D1933005

LAWIN
Praxis der Intensivbehandlung
4. Auflage

Praxis der Intensivbehandlung

Herausgegeben von Peter Lawin

Unter Mitarbeit von Ursel Morr-Strathmann

Geleitwort von Åke Grenvik

Mit Beiträgen von

F. Asbeck
F. Balzereit
V. Bay
F. K. Beller
W. Böker
H. Bünte
A. Burchardi
H. Burchardi
H. Busch
H. J. Buschmann
W. Bushart
F.-H. Caselitz
P. Dangel
W. Dissmann
H. Foitzik
H. Frahm
H. Freyberger
R. Gattiker
E. Götz
H. Harms
U. Hartenauer
V. Heinze
G. Hossli
U. Kirsch
P. Lawin
J. van de Loo
H. Lutz
U. Morr-Strathmann
K.-M. Müller
O. Müller-Plathe
W. Nachtwey
S. Okonek
H. W. Opderbecke
F.-W. Ossenberg
K. Peter
B. Ramdohr
P. Rittmeyer
E. Rügheimer
R. Scherer
K. Schilling
E. R. Schmitz
H. Schoeppner
K. P. Schüren
R. Siewert
H. Stellpflug
G. Strohmeyer
P. M. Suter
W. Thimme
G. Vietor
W. Weissauer
M. Wendt
G. Wolff
P. R. Zellner

4. überarbeitete und erweiterte Auflage
485 Abbildungen in 610 Einzeldarstellungen
247 Tabellen

1981
Georg Thieme Verlag Stuttgart · New York

CIP-Kurztitelaufnahme der Deutschen Bibliothek

Praxis der Intensivbehandlung / hrsg. von Peter Lawin
unter Mitarb. von Ursel Morr-Strathmann.
Mit Beitr. von F. Asbeck . . . Geleitw. von
Åke Grenvik, Pittsburgh. – 4., überarb. u. erw. Aufl. –
Stuttgart ; New York : Thieme, 1981.

NE: Lawin, Peter [Hrsg.]; Asbeck, Frank [Mitverf.]

1. Auflage 1968
1. Nachdruck 1969
2. Nachdruck 1969

2. Auflage 1971
1. Nachdruck 1971
2. Nachdruck 1972
3. Nachdruck 1973
4. Nachdruck 1974

1. spanische Auflage 1973

3. Auflage 1975
1. Nachdruck 1977
2. Nachdruck 1978

1. italienische Auflage 1979
2. spanische Auflage 1979

Wichtiger Hinweis: Medizin als Wissenschaft ist ständig im Fluß. Forschung und klinische Erfahrung erweitern unsere Kenntnisse, insbesondere was Behandlung und medikamentöse Therapie anbelangt. Soweit in diesem Werk eine Dosierung oder eine Applikation erwähnt wird, darf der Leser zwar darauf vertrauen, daß Autoren, Herausgeber und Verlag größte Mühe darauf verwandt haben, daß diese Angabe genau dem Wissensstand bei Fertigstellung des Werkes entspricht. Dennoch ist jeder Benutzer aufgefordert, die Beipackzettel der verwendeten Präparate zu prüfen, um in eigener Verantwortung festzustellen, ob die dort gegebene Empfehlung für Dosierungen oder die Beachtung von Kontraindikationen gegenüber der Angabe in diesem Buch abweicht. Eine solche Prüfung ist besonders wichtig bei selten verwendeten Präparaten oder solchen, die neu auf den Markt gebracht worden sind.

Geschützte Warennamen (Warenzeichen) werden *nicht* besonders kenntlich gemacht. Aus dem Fehlen eines solchen Hinweises kann also nicht geschlossen werden, daß es sich um einen freien Warennamen handele.
Alle Rechte, insbesondere das Recht der Vervielfältigung und Verbreitung sowie der Übersetzung, vorbehalten. Kein Teil des Werkes darf in irgendeiner Form (durch Photokopie, Mikrofilm oder ein anderes Verfahren) ohne schriftliche Genehmigung des Verlages reproduziert oder unter Verwendung elektronischer Systeme verarbeitet, vervielfältigt oder verbreitet werden.
© 1968, 1981 Georg Thieme Verlag, D-7000 Stuttgart 1, Herdweg 63, Postfach 732 – Printed in Germany –
Satz: Tutte GmbH, 8391 Salzweg/Passau, gesetzt auf Linotype VIP
Druck: Georg Appl, 8853 Wemding

ISBN 3 13 441804 5

Unseren Lehrern

Anschriften

Asbeck, F., Prof. Dr., Oberarzt der Medizinischen Klinik und Poliklinik der Westfälischen Wilhelms-Universität Münster, Abteilung Innere Medizin A, Domagkstr. 3, 4400 Münster

Balzereit, F., Prof. Dr., Chefarzt der Neurologischen Abteilung des Allgemeinen Krankenhauses Barmbek, Rübenkamp 148, 2000 Hamburg 60

Bay, V., Prof. Dr., Chefarzt der I. Chirurgischen Abteilung am Allgemeinen Krankenhaus Harburg, Eißendorfer Pferdeweg 52, 2100 Hamburg 90

Beller, F. K., Prof. Dr., Geschäftsführender Direktor der Frauenklinik der Westfälischen Wilhelms-Universität Münster, Domagkstr. 11, 4400 Münster

Böker, W., Prof. Dr., Direktor der Psychiatrischen Universitätsklinik, Bolligenstr. 117, CH-3072 Bern-Ostermundigen

Bünte, H., Prof. Dr., Direktor der Chirurgischen Klinik der Westfälischen Wilhelms-Universität Münster, Jungeblodtplatz 1, 4400 Münster

Burchardi, Antje, Krankengymnastin, Am Weinberge 18, 3406 Bovenden

Burchardi, H., Prof. Dr., Abteilungsdirektor am Institut für Klinische Anästhesie der Universität, Robert-Koch-Str. 40, 3400 Göttingen

Busch, H., Prof. Dr., Direktor der Abteilung für Transfusionsmedizin, Chirurgische Universitätsklinik und Poliklinik Hamburg-Eppendorf, Martinistr. 52, 2000 Hamburg 20

Buschmann, H. J., Dr., Chefarzt an der I. Inneren Abteilung des Städtischen Krankenhauses am Urban, Dieffenbachstr. 1, 1000 Berlin 61

Bushart, W., Priv.-Doz. Dr., Chefarzt der Neurologischen Abteilung am St. Barbara-Hospital, Barbarastr. 1, 4390 Gladbeck

Caselitz, F.-H., Prof. Dr., Chefarzt des Bakteriologischen Instituts am Allgemeinen Krankenhaus Altona, Paul-Ehrlich-Str. 1, 2000 Hamburg 50

Dangel, P., Dr., Chefarzt der Anästhesieabteilung und Leiter der Intensivstation, Universitäts-Kinderklinik, Steinwiesstr. 75, CH-8032 Zürich

Dissmann, W., Prof. Dr., Dirigierender Arzt der I. Inneren Abteilung des Städtischen Krankenhauses am Urban, Dieffenbachstr. 1, 1000 Berlin 61

Foitzik, H., Dr., Chefarzt der Anästhesie-Abteilung des Diakonie-Krankenhauses, Rotenburg (Wümme), Elise-Averdieck-Str. 17, 2720 Rotenburg

Frahm, H., Prof. Dr., Geschäftsführender Direktor der II. Medizinischen Universitätsklinik und Poliklinik Hamburg-Eppendorf, Martinistr. 52, 2000 Hamburg 20

Freyberger, H., Prof. Dr., Leiter der Abteilung für Psychosomatik, Medizinische Hochschule Hannover, Karl-Wiechert-Allee 9, 3000 Hannover 61

Gattiker, Ruth, Prof. Dr., Leitende Ärztin für Anästhesie in der Herz- und großen Gefäßchirurgie, Institut für Anästhesiologie, Universitätsspital Zürich, Rämistraße 100, CH-8091 Zürich

Götz, E., Prof. Dr., Oberarzt der Klinik für Anästhesiologie und operative Intensivmedizin der Westfälischen Wilhelms-Universität Münster, Jungeblodtplatz 1, 4400 Münster

Harms, H., †, Prof. Dr., Hamburg

Hartenauer, U., Dr., Oberarzt an der Klinik für Anästhesiologie und operative Intensivmedizin der Westfälischen Wilhelms-Universität Münster, Jungeblodtplatz 1, 4400 Münster

Heinze, V., Prof. Dr., Chefarzt der Abteilung für Nieren- und Hochdruckkrankheiten an den Krankenhäusern des Landkreises Ortenau, Krankenhaus Offenburg, Ebertplatz 12, 7600 Offenburg

Hossli, G., Prof. Dr., Direktor des Instituts für Anästhesiologie, Universitätsspital Zürich, Rämistraße 100, CH-8091 Zürich

Kirsch, U., Priv.-Doz. Dr., Chirurgische Abteilung des Kreiskrankenhauses Laatzen, Hildesheimer Str. 158, 3014 Laatzen

Lawin, P., Prof. Dr., Direktor der Klinik für Anästhesiologie und operative Intensivmedizin der Westfälischen Wilhelms-Universität Münster, Jungeblodtplatz 1, 4400 Münster

van de Loo, J., Prof. Dr., Direktor der Medizinischen Klinik und Poliklinik der Westfälischen Wilhelms-Universität Münster, Abteilung Innere Medizin A, Domagkstr. 3, 4400 Münster

Lutz, H., Prof. Dr., Direktor des Instituts für Anästhesiologie und Reanimation, Klinikum Mannheim der Universität Heidelberg, Theodor-Kutzer-Ufer, 6800 Mannheim 1

Morr-Strathmann, Ursel, Dr., Klinik Waldhof Elgershausen, 6349 Greifenstein 8

Müller, K.-M., Prof. Dr., Pathologisches Institut der Universität, Domagkstr. 17, 4400 Münster

Müller-Plathe, O., Priv.-Doz. Dr., Chefarzt des Zentrallaboratoriums im Allgemeinen Krankenhaus Altona, Paul-Ehrlich-Str. 1, 2000 Hamburg 50

Nachtwey, W., Priv.-Doz. Dr., Chefarzt der III. Medizinischen Abteilung des Allgemeinen Krankenhauses Altona, Paul-Ehrlich-Str. 1, 2000 Hamburg 50

Okonek, S., Prof. Dr., II. Medizinische Klinik und Poliklinik der Johannes Gutenberg-Universität Mainz, Langenbeckstr. 1, 6500 Mainz

Opderbecke, H.W., Priv.-Doz. Dr., Vorstand des Instituts für Anästhesiologie des Städtischen Klinikums Nürnberg, Flurstr. 17, 8500 Nürnberg 90

Ossenberg, F.-W., Prof. Dr., Abteilung Innere Medizin – Gastroenterologie, Klinik Dr. Guth, Jürgensallee 44–50, 2000 Hamburg 52

Peter, K., Prof. Dr., Direktor des Instituts für Anästhesiologie der Ludwig-Maximilians-Universität München, Klinikum Großhadern, Marchioninistraße 15, 8000 München 70

Ramdohr, B., Priv.-Doz. Dr., Abteilung für Innere Medizin – Kardiologie des St. Gertrauden-Krankenhauses, Paretzer Str. 11–12, 1000 Berlin 31

Rittmeyer, P., Prof. Dr., Chefarzt der Anästhesie-Abteilungen der Krankenanstalten Wesermünde, Krankenhaus am Bürgerpark, Schiffdorfer Chaussee 29, 2850 Bremerhaven

Rügheimer, E., Prof. Dr., Direktor des Instituts für Anästhesiologie der Universität Erlangen-Nürnberg, 8520 Erlangen

Scherer, R., Dr. Dr. (B), Klinik für Anästhesiologie und operative Intensivmedizin der Westfälischen Wilhelms-Universität Münster, Jungeblodtplatz 1, 4400 Münster

Schilling, K., Dr., Chefarzt der Abteilung für Anästhesiologie und Wiederbelebung am Marienkrankenhaus, Alfredstr. 9, 2000 Hamburg 76

Schmitz, E. R., Dr., Institut für Anästhesiologie der Ludwig-Maximilians-Universität München, Klinikum Großhadern, Marchioninistr. 15, 8000 München 70

Schoeppner, H., Prof. Dr. sc. med., Klinik für Anästhesiologie und operative Intensivmedizin der Westfälischen Wilhelms-Universität Münster, Jungeblodtplatz 1, 4400 Münster

Schüren, K. P., Prof. Dr., Chefarzt der I. Inneren Abteilung des Städtischen Krankenhauses Moabit, Turmstr. 21, 1000 Berlin 21

Siewert, R., Prof. Dr., Oberarzt an der Klinik und Poliklinik für Allgemeinchirurgie der Universität, Robert-Koch-Str. 40, 3400 Göttingen

Stellpflug, H., Priv.-Doz. Dr., Oberarzt an der Klinik für Anästhesiologie und operative Intensivmedizin der Westfälischen Wilhelms-Universität Münster, Jungeblodtplatz 1, 4400 Münster

Strohmeyer, G., Prof. Dr., Direktor der Medizinischen Klinik und Poliklinik der Universität, Moorenstr. 5, 4000 Düsseldorf 1

Suter, P. M., Priv.-Doz. Dr., Médecin responsable, Unité de Soins Intensifs Chirurgicaux, Hôpital Cantonal Universitaire, CH-1211 Genève 4

Thimme, W., Prof. Dr., Chefarzt der Inneren Abteilung am Städtischen Humboldt-Krankenhaus, Teichstraße 65, 1000 Berlin 51

Vietor, G., Bio.-Ing., Klinik für Anästhesiologie und operative Intensivmedizin der Westfälischen Wilhelms-Universität Münster, Jungeblodtplatz 1, 4400 Münster

Weissauer, W., Dr. med. h.c., Ministerialdirigent im Bayerischen Staatsministerium für Justiz, Eckerstr. 34, 8050 Freising

Wendt, M., Dr., Oberarzt an der Klinik für Anästhesiologie und operative Intensivmedizin der Westfälischen Wilhelms-Universität Münster, Jungeblodtplatz 1, 4400 Münster

Wolff, G., Priv.-Doz. Dr., Leiter der Abteilung für Intensivmedizin, Departement für Chirurgie der Universität, Kantonsspital, Spitalstr. 21, CH-4031 Basel

Zellner, P.R., Priv.-Doz. Dr. Dr., Chefarzt der Abteilung für Verbrennungen, Plastische und Handchirurgie der Berufsgenossenschaftlichen Unfallklinik, Pfennigsweg 13, 6700 Ludwigshafen-Oggersheim

Geleitwort

Seit der Entstehung der Intensivmedizin zu Anfang der 50iger Jahre hat dieser „junge Zweig" der Medizin eine außerordentlich schnelle Entwicklung erfahren und kann bedeutsame Fortschritte verzeichnen. Wir haben die eindrucksvollen Erfolge erleben können, die auf den neuen Methoden der respiratorischen, kardialen und zerebralen Reanimation beruhen. Da die Überwachung und Behandlung gestörter kardiopulmonaler und zerebraler Funktionen eine große Bedeutung bei der Tätigkeit des Anästhesiologen von jeher hatten, wurde dieser von Beginn an auch mit der Betreuung kritisch kranker Patienten auf den neu eingerichteten Intensivstationen in den verschiedenen Ländern betraut.

In zunehmendem Maße haben sich aber auch Vertreter anderer medizinischer Fachgebiete für die Aufgaben der Intensivmedizin engagiert, insbesondere Internisten, Pädiater, Chirurgen und Neurochirurgen. So ist die Intensivmedizin zu einer interdisziplinären Plattform geworden. Dieses Buch ist von seiner Konzeption her der beste Beweis dafür.

Der Herausgeber dieses Buches, Peter Lawin, ist in Deutschland ein bekannter Anästhesiologe und einer der ersten, die ein vollständiges Lehrbuch der Intensivbehandlung veröffentlicht haben. So wurde die erste Ausgabe aus dem Jahre 1968 eine äußerst populäre Quelle für auf Intensivstationen tätige Ärzte, Bio-Ingenieure, Schwestern, Pfleger, Krankengymnastinnen, medizinisch-technische Assistenten und Studenten, d.h. für alle, die sich für die Probleme des in seinen vitalen Funktionen bedrohten Patienten interessieren. Da das Buch den gesamten Bereich der Intensivbehandlung umfaßt, wurde die im Jahre 1975 veröffentlichte 3. Auflage sowohl in die italienische als auch in die spanische Sprache übersetzt und erfüllte so auch in diesen Ländern die Nachfrage nach einer umfassenderen Informationsquelle.

Als ein Pionier in der Intensivtherapie und heute ein bekannter Intensivmediziner hat der Herausgeber keine Mühe gescheut, die 4. Auflage auf ein besonderes Niveau zu bringen. Die Erweiterung der bisherigen 45 Kapitel auf nunmehr 55 entspricht in vollem Umfang dem außerordentlichen Fortschritt auf diesem Wissensgebiet. Bekannte, in der Intensivmedizin tätige Ärzte wurden als Autoren gewonnen, jeder von ihnen ist ein Experte für das von ihm abgehandelte Spezialgebiet. Ungeachtet des fachspezifischen Hintergrundes wird dieses Buch für jeden, der detaillierte und auf dem neuesten Stand befindliche Informationen über Pflege und Behandlung von kritisch kranken Patienten wünscht, einen faszinierenden und exakten Überblick in die Intensivtherapie vermitteln. Diese neue Ausgabe eines bereits anerkannten Lehrbuches kann für sorgfältige Studien und als Begleiter für die tägliche Arbeit in der Klinik in hohem Maße empfohlen werden.

Der 4. Auflage der „Praxis der Intensivbehandlung", die einen wichtigen Beitrag zur medizinischen Weltliteratur darstellt, wünsche ich weite Verbreitung und den gebührenden Erfolg.

Frühjahr 1981

Åke Grenvik, MD
Professor of Anesthesiology and Surgery
Director, Division of Critical Care Medicine
University of Pittsburgh, USA
School of Medicine

Vorwort zur 4. Auflage

Zwischen dem Erscheinen der 1. Auflage und der nunmehr vorliegenden 4. Auflage liegen 12 Jahre, über 5 Jahre trennen 3. und 4. Auflage. Seither hat die Entwicklung der Intensivmedizin schnelle Fortschritte gemacht. Der Arzt, zu dessen täglicher Arbeit die Intensivbehandlung gehört, hat Mühe, das ganze Spektrum der medizinischen und technischen Verfahren selber abzudecken. Diese Entwicklung und die interdisziplinäre Vielfalt der Kranken setzt eine enge und harmonische Zusammenarbeit mit Spezialisten der verschiedenen Fachgebiete voraus, soll das notwendige hohe Niveau in den Stationseinheiten gewährt bleiben. Fortschritte für die unmittelbare Patientenbehandlung sind vor allem in der Umsetzung physiologischer Methoden in die klinische Praxis zu sehen. Die Anwendung des Arteria-Pulmonalis-Katheters nach Swan und Ganz, zunächst nur dem „Katheterlabor" der Kardiologie vorbehalten, wurde zum wegweisenden Diagnostikum. Erst dieses Verfahren ermöglichte eine differenzierte und gezielte Therapie bei Patienten mit schweren Störungen der hämodynamischen und respiratorischen Funktionen. So groß der Nutzen für den Behandlungserfolg und damit den Patienten auch ist, so streng müssen die Indikationen für dieses Verfahren – nur von erfahrenen Ärzten angewandt – im Bereich der Intensivstation und mit längerer Liegedauer gestellt werden. Die Fortschritte, die die invasiven Methoden mit prolongierter Liegedauer gemacht haben, werden teuer erkauft mit einem hohen technischen und personellen Aufwand, aber auch mit Komplikationen, die wiederum neue Organschäden setzen können.

Die kritische Beurteilung der Ergebnisse nach maschineller Langzeitbeatmung läßt die Frage stellen, ob die konventionellen Beatmungsmethoden und -geräte (kontrollierte/assistierte Beatmung mit PEEP) wirklich als adäquate Behandlungsverfahren ausreichen. Die Vielzahl neuer Beatmungsmuster (IMV, CPAP oder das Konzept der High frequency jet ventilation) weist auf die bestehende Sorge und die dringende Suche nach „Besserem" hin.

In erschreckender Weise klaffen aber Aufgaben und Möglichkeiten der modernen Intensivmedizin auf der einen und eine auch nur annähernd entsprechende apparative, vor allem aber personelle Ausstattung auf der anderen Seite auseinander. Solche Ausstattungs- und Organisationsmängel zählen zu den sogenannten „provozierten Risiken"; diese gehören in den Bereich des objektiv begrenzbaren Ermessens, d. h. sie sind reduzierbar. Eng verbunden damit ist das Risiko der Kreuzinfektion, die vorwiegend durch eine unzureichende personelle Ausstattung begünstigt wird. Solange auch das Personalproblem auf Intensivstationen nicht adäquat gelöst ist, wird die Forderung nach mehr Menschlichkeit im Krankenhaus wohl kaum zu erfüllen sein. Diese großen Lücken im Konzept der Intensivmedizin beruhen weniger auf ärztlich-medizinischen Mängeln als vielmehr auf Unterlassungen derer, die verantwortlich sind für die Zuweisungen von Personalstellen, d. h. die Krankenkassen und die dafür zuständigen Ministerien. Sie haben versäumt, ihren Beitrag zu leisten für eine problemorientierte und patientenwürdige Gestaltung von Intensivstationen und für zumutbare Arbeitsbedingungen des Personals. Auch die Gewerkschaften scheinen diese Situation still zu tolerieren.

Durch leichtfertige Äußerungen von kritiklosen und in der Intensivmedizin unerfahrenen Ärzten, von Journalisten, aber auch von einigen Politikern ist das Ansehen der Intensivmedizin bei der Bevölkerung geschmälert worden. Begriffe wie „Todesstation", „Folterkammer", „inhumane Medizin", „Materialschlacht gegen den Tod" sind weit davon entfernt, die Realität zu beschreiben. Es darf dabei nicht vergessen werden, daß es nur durch den Einsatz aller Mittel in der Intensivmedizin möglich ist, Leben zu erhalten. Dafür stehen all die Patienten als Beweis, die nach einer aufwendigen Intensivbehandlung und großem pflegerischen Einsatz gerettet werden konnten. Der tägliche Einsatz von Ärzten, Schwestern und Pflegern auf Intensivstationen ist bewundernswert. Ihre persönliche Zuwendung zum Patienten ist nicht anzuzweifeln. Noch mehr menschliche Zuwendung und Pflege wäre zwar wünschenswert, aber nur möglich mit mehr Personal.

Es hat den Anschein, daß von einigen Institutionen

und an manchen Orten nach Jahren, in denen klare Organisationskonzepte im Bereich der Intensivmedizin verwirklicht werden konnten, Kompetenzschwierigkeiten und Prestigefragen erneut in den Vordergrund gedrängt werden. Dieses wäre eine bedauerliche Entwicklung, die die in den letzten 15 Jahren in der Intensivmedizin tätigen und erfahrenen Kollegen außerordentlich belasten müßte. Eine Intensivstation kann nur von Ärzten geführt werden, die über jahrelange Erfahrungen in diesem Bereich verfügen und die mit der Entwicklung mitgegangen sind, um die immer komplizierter gewordenen diagnostischen und therapeutischen Verfahren selber beurteilen und beim Patienten richtig anwenden zu können.

πάντα ῥεῖ – alles fließt. Den Veränderungen und den Neuerungen, die in den letzten Jahren relevant wurden, ist in der 4. Auflage versucht worden, weitgehend Rechnung zu tragen. So erscheint die 4. Auflage nicht nur nach völliger Überarbeitung und Aktualisierung der bisherigen Kapitel, sondern auch mit Aufnahme neuer Themen. Hinzugekommen sind die Kapitel: Risiken der Intensivtherapie, akutes Lungenversagen, Polytrauma, Thrombose und Embolie, Streßläsionen im oberen Magen-Darm-Trakt, endokrinologische Notfälle, psychiatrische Notfälle, Todeszeitbestimmung.

Mit Dank und Freude nenne ich die Kollegen, die zur Mitarbeit an der 4. Auflage neu gewonnen werden konnten: Prof. Dr. F. ASBECK (Münster), Prof. Dr. F. K. BELLER (Münster), Prof. Dr. W. BÖKER (Bern), Dr. P. DANGEL (Zürich), Prof. Dr. H. FRAHM (Hamburg), Frau Prof. Dr. Ruth GATTIKER (Zürich), Prof. Dr. V. HEINZE (Offenburg), Prof. Dr. G. HOSSLI (Zürich), Prof. Dr. J. VAN DE LOO (Münster), Prof. Dr. K.-M. MÜLLER (Münster), Prof. Dr. S. OKONEK (Mainz), Prof. Dr. K. PETER (München), Dr. E. R. SCHMITZ (München), Prof. Dr. R. SIEWERT (Göttingen), Priv.-Doz. Dr. P. M. SUTER (Genf), Priv.-Doz. Dr. G. WOLFF (Basel) und Priv.-Doz. Dr. Dr. P. R. ZELLNER (Ludwigshafen).

Fast 5 Jahre sind vergangen, seit ich meine Stelle am Allgemeinen Krankenhaus Altona in Hamburg aufgegeben und die Leitung der neugegründeten Klinik für Anästhesiologie und operative Intensivmedizin an der Universität Münster übernommen habe. In dieser Zeit habe ich eine enge Zusammenarbeit mit erfahrenen Mitarbeitern wachsen lassen können. Einige haben zu meiner großen Freude auch als Koautoren an der 4. Auflage mitgewirkt. Für diese Arbeit – zusätzlich zu der anstrengenden Tätigkeit in Klinik, Lehre und Forschung – danke ich an dieser Stelle sehr herzlich meinen Mitarbeitern Prof. Dr. E. GÖTZ, Dr. U. HARTENAUER, Dr. Dr. R. SCHERER, Priv.-Doz. Dr. H. SCHOEPPNER, Priv.-Doz. Dr. H. STELLPFLUG, Bioingenieur G. VIETOR und Dr. M. WENDT.

Mit den Kollegen aus den verschiedenen Kliniken und Instituten der Universität Münster haben wir eine intensive und harmonische Zusammenarbeit auf unserer Intensivstation. Die täglichen Gespräche und das kompetente Wissen dieser Kollegen haben indirekt auch dazu beigetragen, Anregungen für die Verbesserung dieser neuen Auflage zu geben. So sei all diesen Kollegen an dieser Stelle sehr herzlich gedankt.

Dank gilt auch den ärztlichen Mitarbeitern unserer Klinik, die an der Fertigstellung der 4. Auflage durch gute Ratschläge und „erste Lesung des Umbruchs" beteiligt waren. Dieser Dank gilt Dr. H. VAN AKEN, Dr. H.-G. DORMANN, Dr. Chr. PUCHSTEIN, Dr. U. SCHNEIDER, Dr. J. ZANDER.

Die Hauptlast der Korrekturarbeit lag wiederum bei meiner langjährigen Sekretärin Frau H. BLOHM. Ihre Fähigkeit, fachliche Unklarheiten und Druckfehler zu entdecken, verdient größte Bewunderung, ebenso wie ihre engagierte Mitarbeit an diesem Buch in vielen Stunden ihrer Freizeit. Ich danke ihr sehr herzlich. Dank schulde ich auch den Sekretärinnen Frau C. BROMBY und Frau A. TEWES für ihr Verständnis, ihre Geduld und für Schreiben und Wieder- und Wiederschreiben der Manuskripte, Änderungen und Ergänzungen. Frau LÜTKENHAUS und Herrn TERRAHE von unserem Fotolabor gilt mein Dank für die neuen, mit Sorgfalt ausgeführten Fotoarbeiten.

Besonders dankbar bin ich wiederum dem Verleger, Herrn Dr. med. h. c. G. HAUFF, und seinen hervorragenden Mitarbeitern im Georg Thieme Verlag Stuttgart. Auch bei der 4. Auflage habe ich dankbar die stete Aufgeschlossenheit und gute Beratung durch die Mitarbeiter des Thieme-Verlages zu schätzen gewußt. Die Zusammenarbeit war wiederum geprägt durch besondere Herzlichkeit, Verständnis für besondere Wünsche und schnelles Handeln. Ihnen allen sage ich meinen besten Dank.

Ich hoffe, daß auch die 4. Auflage der „Praxis der Intensivbehandlung" die von Ärzten, Schwestern, Pflegern und Studenten in sie gesteckten Erwartungen erfüllt und allen auch weiterhin ein nützlicher Begleiter bei ihrer schwierigen und verantwortungsvollen Arbeit auf den Intensivstationen sein möge.

Münster, im Februar 1981 PETER LAWIN

Vorwort zur 1. Auflage

Zunehmende Kenntnisse über das pathophysiologische Geschehen bei schweren Krankheitsbildern, die Verbesserung der klinischen Funktionsdiagnostik und die Entwicklung neuer Verfahren und technischer Geräte für Therapie und Observation haben in den letzten Jahren zu wesentlich erweiterten und gezielten Behandlungsmöglichkeiten geführt, die durch den Begriff „Intensivbehandlung" repräsentiert werden. Der Aufwand an erfahrenem Personal, Kosten für Behandlung und Apparate ist hierbei so groß, daß die Einrichtung bestimmter Stationseinheiten im Krankenhaus zur Zentralisierung der intensiv zu behandelnden Patienten aller Abteilungen erforderlich wurde. Die Intensivbehandlung hat daher nicht nur die Ärzte zu neuen Vorstellungen gezwungen, sondern im gleichen Maße auch Verwaltungsbeamte, Architekten und Krankenhausträger interessiert und zu neuen Konzeptionen bei der Organisation eines Krankenhauses geführt.

Das vorliegende Buch ist aus der Praxis für die Praxis geschrieben. Gliederung und Zusammenstellung haben zum Ziel, für lebensbedrohte Kranke gezielte therapeutische Maßnahmen aufzuzeichnen, die sich konsequent aus dem pathophysiologischen Ablauf von Krankheiten und deren Komplikationen ergeben. Ärzte der verschiedenen Disziplinen, die beginnen, sich mit der weite Bereiche der Medizin berührenden Intensivbehandlung zu beschäftigen, mögen in diesem Buche einen Wegweiser für ihre praktische Tätigkeit finden und Anregungen aus dem Literaturverzeichnis für spezielle Probleme gewinnen. Das Literaturverzeichnis hinter jedem Kapitel enthält die im Text verarbeiteten Publikationen sowie solche, die grundlegend und von besonderer Bedeutung sind. In den ersten Kapiteln des Buches wurden Probleme der Organisation, Überwachung und Diagnostik besprochen. Weitere Kapitel umfassen die bei Intensivtherapie anzuwendenden Behandlungsprinzipien. In den übrigen Kapiteln werden Maßnahmen bei speziellen Erkrankungen oder Funktionsstörungen geschildert, die eine Intensivbehandlung erfordern. Da praktische Gesichtspunkte bei der Abfassung dieses Buches im Vordergrund standen, haben wir bei erwähnten Geräten die Herstellerfirmen angegeben.

Ein großer Teil dieses Buches wurde von meinem Oberarzt Herrn Dr. Herden und mir geschrieben. Für die Bearbeitung der speziellen Kapitel konnte ich Ärzte gewinnen, die selber über langjährige praktische Erfahrungen mit der Intensivbehandlung bei speziellen Erkrankungen verfügen. Für ihre verständnisvolle Mitarbeit sei ihnen allen an dieser Stelle sehr herzlich gedankt. Es war unser Bestreben, diese Kapitel möglichst vollständig abzuhandeln, da sie von an speziellen Problemen interessierten Ärzten gelesen werden. Überschneidungen ließen sich nicht immer vermeiden.

Der Leser wird die Erwähnung vieler schwerer Krankheiten vermissen. Die Erkrankungen des Blutes, des Hormonhaushaltes, besondere postoperative Probleme, wie sie sich nach Operationen am offenen Herzen, bei Morbus Cushing, bei Hyperparathyreoidismus ergeben – um nur einige zu nennen – wurden bewußt nicht dargestellt. Schwere Erkrankungen gibt es in jedem Gebiet der Medizin. Diese erfordern eine spezielle Behandlung. Im Sinne der Definition sind Intensivbehandlungspatienten nicht gleichzusetzen mit Schwererkrankten.

Dem hier verarbeiteten Stoff liegen langjährige Erfahrungen und Behandlungsmethoden auf einer eigenen Intensivbehandlungsstation, wertvolle Anregungen, die ich auf Besuchen anderer Abteilungen in Europa und Amerika gewinnen konnte, und eingehende Studien des entsprechenden internationalen Schrifttums zugrunde.

Ein besonderes Anliegen ist es mir, an dieser Stelle meiner verehrten Lehrer Herrn Professor Dr. Karl Horatz, Direktor der Abteilung für Anästhesiologie, und Herrn Professor Dr. Ludwig Zukschwerdt, Em. Direktor der Chirurgischen Klinik der Universität Hamburg, zu gedenken, denen ich die solide Grundlage in Anästhesiologie und Intensivbehandlung verdanke, die mich lehrten, chirurgisch und „funktionell" zu denken, die mir den Weg in dieses Spezialgebiet wiesen und durch die ich so manche Förderung erfahren durfte. Dank schulde ich auch den Pro-

fessoren FRIEDRICH STELZNER, GEORG RODEWALD und HENRY HARMS, die mir in der Zeit unserer Zusammenarbeit an der Chirurgischen Universitätsklinik Hamburg wertvolle Kenntnisse vermittelten. Mein Dank gilt aber auch den Ärzten, die mir vielseitige Anregungen für Krankenhausorganisation, -einrichtung und besondere Behandlungsmaßnahmen bei zum Teil längeren Aufenthalten an ihren Kliniken zuteil werden ließen. In chronologischer Reihenfolge seien genannt Frau Dr. CHARLOTTE LEHMANN, München; die Professoren GEORG MAURER, München; Sir LUDWIG GUTTMANN, Stoke-Mandeville/England: HENNING POULSEN, Aarhus/Dänemark; PETER SAFAR, M.D., Pittsburgh/USA; HENNING PONTOPPIDAN, M.D., Boston/USA.
Den Ärzten und Schwestern meiner Abteilung möchte ich an dieser Stelle meinen herzlichen Dank aussprechen für ihre begeisterte Mitarbeit und stete Einsatzbereitschaft. Sie waren alle irgendwie an der Fertigstellung dieses lange geplanten Buches beteiligt, sei es durch Mitarbeit bei wissenschaftlichen Untersuchungen, die ihren Niederschlag in Veröffentlichungen und in diesem Buch fanden, sei es durch Zusammenstellung des Schrifttums, durch Lesen von Korrekturen oder indirekt durch Entlastung der direkt Beteiligten durch Übernahme von vermehrter klinischer Routinearbeit. Mein Dank hierfür gilt den Doctores Frau UTE ACKERMANN, Frau HALA BADRAN, Herrn HEINZ FOITZIK, Herrn MOSTAFA SADRE-GHAZI, Frau LOTTE MARIE GOLDAMMER, Herrn CHRISTOPH HERBERGER, Herrn WOLF HÖLTJE, Frau Oberärztin HELGA SCHMIDT, Fräulein SYBILLE SCHULZ, Herrn FRIEDRICH-WILHELM WARNSTEDT. Ebenso bin ich zu großem Dank verpflichtet den Oberschwestern LENA KAMP und INGEBORG MARKAU, die sich stets aufgeschlossen allen Neuerungen zeigten und mich in jeder Weise unterstützt haben. Ganz besonderer Dank gebührt meinem Freund und Oberarzt Herrn Dr. HANS-NIKOLAUS HERDEN, der mit bewundernswerter Einsatzfreudigkeit – stets unter Hintansetzung persönlicher Interessen – und großem Verantwortungsbewußtsein an Aufbau und Arbeitsweise der Abteilung maßgeblich beteiligt ist, und der mit Begeisterung an diesem Buch mit mir gearbeitet hat.
Es ist mir ein aufrichtiges Bedürfnis, Herrn Professor Dr. REINHARD ASCHENBRENNER, Ärztlicher Direktor des Allgemeinen Krankenhauses Altona, zu danken für sein Verständnis und seine wohlwollende Unterstützung. Den Kollegen des Chefarztkollegiums unseres Hauses schulde ich Dank für die gute Zusammenarbeit und die vielen nützlichen Gespräche, ganz besonders aber Herrn Professor Dr. HARTWIG KIRSCHNER, Chefarzt der Chirurgischen Abteilung, für harmonische Team-Arbeit. Auch den Herren unserer Krankenhausverwaltung, insbesondere Herrn Oberverwaltungsdirektor KLUFTINGER, gebührt mein Dank für jahrelange verständnisvolle Unterstützung.
Die Manuskripte zu diesem Buch wurden getippt, mehrmals umgeschrieben und wieder neu getippt. Mein Dank an die Sekretärinnen Frau E. KARSTEN, Frau E. SCHMITT und Fräulein CH. HILDEBRANDT schließt meine Bewunderung für ihre nimmermüde Mitarbeit, ihr Verständnis und ihre Geduld mit ein. Die meisten Zeichnungen wurden von Herrn HANS HESS, Wissenschaftlicher Zeichner, einige andere von Herrn FRED ETSCHEID angefertigt. Ihr Einfühlungsvermögen und ihre Kunst verdienen Dank und Anerkennung. Die Photoarbeiten wurden zum großen Teil von der Photolaborantin unseres Krankenhauses Frau GÜNTHER prompt und zuverlässig ausgeführt.
Bei den vielen Fragen, die sich bei der Erstellung eines Literaturverzeichnisses ergeben, war uns Frau U. KOSCHNICK, Leiterin der Ärztlichen Bibliothek unseres Krankenhauses, mit ihren hervorragenden Kenntnissen und ihrer unermüdlichen Hilfsbereitschaft, ebenso Herr JOCHEN REINCKE, von unschätzbarem Wert. Beiden danke ich herzlich für ihre große Hilfe.
Herrn Dr. med. h.c. GÜNTHER HAUFF und seinen sachkundigen Mitarbeitern gilt mein aufrichtiger Dank für die erfreuliche und herzliche Zusammenarbeit und gute Beratung.
Zu den vielen Menschen, die mich gefördert und unterstützt haben, muß ich auch meine Frau zählen, die in den eineinhalb Jahren während der Fertigstellung dieses Buches durch ihr selbstloses Verständnis meine Arbeit wesentlich unterstützte.

Hamburg-Altona,
im August 1968

PETER LAWIN

Inhaltsverzeichnis

Hinweis: Zur Verkürzung der Zeit zwischen Abschluß der Manuskripte und der Fertigstellung des Werkes hat sich der Verlag entschlossen, die Seiten nicht durchgehend, sondern kapitelweise zu numerieren. Jedes Kapitel beginnt mit der Seitenzahl 1 unter Voranstellung der jeweiligen Kapitelnummer. Das Sachverzeichnis ist entsprechend aufgebaut. Der Gesamtumfang des Werkes beträgt XXXII, 1038 Seiten.

Grundlagen der Intensivmedizin

1 Die Organisation der Intensivmedizin

Von P. Lawin und H.W. Opderbecke

Bedeutung der Intensivbehandlung 1.1
Indikationsbereich 1.1
Limitierende Faktoren 1.2
Geschichtliche Entwicklung 1.2
Organisationsformen der Intensivmedizin . 1.3
Gliederung 1.5
Ärztliche Verantwortung und innerbetriebliche Organisation 1.6
Ärztliche Kompetenz und Verantwortung 1.6
Koordination und Abstimmung standardisierter Behandlungsmethoden 1.8
Aufgaben und Ausbildung des Pflegepersonals 1.9
Ärzte 1.11
Pflegepersonal 1.12
Zusätzliches Personal 1.13
Bettenbedarf und Bettennutzung 1.13
Räumliche Zuordnung, Gestaltung und Einrichtung 1.14
Räumliche Zuordnung 1.14
Räumliche Gestaltung 1.15
Bauformen 1.16
Einrichtung 1.23
Ökonomische Faktoren 1.30
Schlußbetrachtungen 1.32
Anhang 1.33
Definition und Bedingungen von Intensivbehandlungseinheiten am Krankenhaus 1.33
Literatur 1.34

2 Hygiene

Von F.-H. Caselitz

Einleitung 2.1
Hygienische Gesichtspunkte zur Planung und Gestaltung 2.1
Raumgestaltung 2.1
Chemische Barrieren 2.2
Klimatisierung 2.2
Ultraviolette Strahlung 2.3
Organisatorische Maßnahmen 2.4
Station und Personal 2.4
Entsorgung 2.4
Schutzkleidung 2.5
Wäsche 2.5
Schuhe 2.5
Händedesinfektion 2.5
Instrumente 2.6
Raumdesinfektion 2.6
Besucher 2.7
Literatur 2.7

3 Juristische Gesichtspunkte der Intensivmedizin

Von W. Weissauer

Selbstbestimmungsrecht des Patienten 3.1
Einwilligungsbedürftigkeit ärztlicher Eingriffe 3.1
Aufklärung des Patienten 3.2
Auskunftserteilung bei infauster Prognose 3.2
Haftung des Arztes 3.2
Haftung bei Aufklärungsmängeln 3.2
Haftung bei fehlerhafter Behandlung 3.3
Beweislast 3.3
Organisation der Intensivmedizin 3.4
Abgrenzung der Verantwortungsbereiche 3.4
Bei fachgebundener Intensivbehandlung 3.4
Bei interdisziplinären Einheiten 3.4
Leitung der Intensiveinheit 3.5
Aufgabenübertragung auf nachgeordnete Ärzte und nichtärztliche Mitarbeiter in der Intensivmedizin 3.5
Nachgeordnete Ärzte 3.5
Nichtärztliche Mitarbeiter 3.6
Literatur 3.6

4 Grenzen zwischen Leben und Tod

Von H.W. Opderbecke und W. Weissauer

Problemstellung 4.1
Definition des Todes und Todeszeitbestimmung 4.1
Grenzen ärztlicher Behandlungspflicht 4.2
Indikationsstellung zu lebensverlängernden Maßnahmen 4.2
Einwilligung zu lebensverlängernden Maßnahmen 4.3
Sterbehilfe, passive und aktive Euthanasie 4.4
Sterbehilfe 4.4
Passive Euthanasie 4.5
Aktive Euthanasie 4.5
Abgrenzung zwischen aktiver und passiver Euthanasie 4.5
Ökonomische Grenzen 4.6
Schlußbetrachtung 4.6
Literatur 4.7

5 Risiken der Intensivtherapie

Von P. Lawin und R. Scherer

Organisationsmängel, Hospitalismus und Zwischenfälle 5.2
Zwischenfälle 5.3
Diagnostik 5.3
Arterienkatheter 5.3
Zentralvenöser Katheter 5.5
Pulmonaliskatheter 5.6
Überwachung der Hirnfunktion 5.7
Beatmung 5.8
Risiken der Ernährungsbehandlung 5.10
Risiken medikamentöser Therapie 5.10
Streßulkus 5.11
„Schleichende Prozesse" 5.11
Psychische Probleme 5.11
Schluß und Zusammenfassung 5.12
Literatur 5.12

Pflege und Überwachung

6 Psychosomatik

Von H. Freyberger

Reaktive psychische Störungen (sekundär-psychische Rückwirkungen) 6.1
Psychodynamische Prozesse 6.1
Verlaufstendenz 6.3
Durchgangssyndrome 6.4
Klinische Psychologie spezifischer Intensivbehandlungssituationen 6.4
Klinisch-psychologische Wirkungsmöglichkeiten 6.7
Indirekte psychologische Wirkungsmöglichkeiten 6.7

Direkte psychologische Wirkungsmöglichkeiten 6.8
Psychosomatische Synopsis 6.10
Spezielle Probleme der Schwestern-Pfleger-Gruppe 6.10
Die psychische Belastung und deren Verarbeitung 6.10
Eignungskriterien 6.11
Literatur 6.11

7 Allgemeine Patientenüberwachung und -pflege

Von P. Lawin und U. Hartenauer

Einleitung 7.1
Venendruck 7.1
Definition des Venendrucks 7.1
Aussagekraft des zentralen Venendrucks . 7.2
Venendruckmessung 7.3
Kontrolle der Urinausscheidung 7.5
Urinableitungssysteme 7.5
Technik des Katheterismus 7.6
Transurethrale Katheterisierung 7.6
Suprapubische Katheterdrainage 7.7
Kondom-Urinal 7.9
Blasendrainage des Rückenmarkverletzten 7.9
Bettwaagen 7.11
Protokolle 7.13
Pflege 7.13
Lagerung des Patienten 7.13
Literatur 7.16

8 Physikalische Therapie und Krankengymnastik

Von A. Burchardi

Methodische Grundlagen 8.1
Behandlung spezieller Symptomgruppen .. 8.6
Physikalische Behandlung der Atmungsorgane 8.6
Thromboseprophylaxe 8.7
Frühmobilisation bei Herzinfarkt 8.7
Physikalische Behandlung der Querschnittslähmung 8.8
Literatur 8.8

9 Elektronische Überwachung

Von P. Lawin, M. Wendt und G. Vietor

Einleitung 9.1
Meßtechnik 9.1
Überwachungssysteme 9.1
EKG-Überwachung 9.2
EKG-Monitor 9.2
EKG-Elektroden 9.3
Applikation der Elektroden 9.3
Störungen (Artefakte) und ihre Beseitigung bei EKG-Aufnahme 9.5
Pflege, Reinigung und Desinfektion des Elektrodenmaterials 9.5
Überwachung des peripheren Pulses 9.5
Pulsabnehmer 9.5
Applikation der Pulsabnehmer 9.6
Pflege, Reinigung und Desinfektion des Pulsabnehmers 9.6
Überwachung der Temperatur 9.6
Temperatursonden 9.6
Applikation der Temperatursonden 9.6
Pflege, Reinigung und Desinfektion der Temperatursonden 9.7
Überwachung des Blutdrucks 9.7
Arterieller Blutdruck 9.7
Zentraler Venendruck 9.10
Pulmonalarteriendruck 9.10
Kontrolle des Herzzeitvolumens (HZV) . 9.12
Überwachung der Atmung 9.14
Rechnergestützte Überwachung 9.16
Weitere Monitorsysteme 9.17
Registrierverfahren 9.17
Raumplanung und Monitoring 9.18
Patientengefährdung und technische Sicherheitsprobleme bei der Intensivbehandlung 9.19
Sichere Geräte 9.20
Sichere Installation 9.21
Sichere Anwendung 9.22
Zusammenstellung einschlägiger Gesetze und Normen 9.23
Literatur 9.23

10 Sterilisation und Desinfektion von Geräten und Zubehör

Von U. Hartenauer und P. Lawin

Einleitung ... 10.1
Allgemeine Gesichtspunkte ... 10.1
Dekontaminationsverfahren ... 10.2
Sterilisationsverfahren ... 10.3
Heißluftsterilisation ... 10.3
Sterilisation im Autoklaven ... 10.3
Sterilisation mit ionisierenden Strahlen .. 10.3
Sterilisation mit mikrobiziden Gasen ... 10.3
Physikalische Desinfektionsverfahren ... 10.4
Reinigungsautomaten ... 10.5
chemische Desinfektionsverfahren ... 10.7
Literatur ... 10.9

Diagnostische und therapeutische Methoden

11 Wichtige Laboruntersuchungen für die Notfalldiagnostik

Von O. Müller-Plathe

Einleitung ... 11.1
Organisatorische Gesichtspunkte ... 11.1
Analysenprogramm ... 11.2
Patientennah durchzuführende Tests ... 11.3
Hämatokrit ... 11.3
Leukozytenzählung ... 11.3
Glucosebestimmung im Blut ... 11.3
Harnpflichtige Substanzen im Serum ... 11.4
Qualitative Harnproben ... 11.5
Zentral durchzuführende Untersuchungen . 11.7
Elektrolytstoffwechsel ... 11.7
Molalität ... 11.8
Säure-Basen-Haushalt und Blutgase ... 11.9
Sauerstoffpartialdruck, Sauerstoffsättigung, gemischt-venöser Sauerstoffgehalt . 11.11
Lactat ... 11.13
Enzymbestimmungen ... 11.13
Hämostaseologische Untersuchungen .. 11.15
Anhang ... 11.19
Bemerkungen zur Blutentnahme ... 11.19
Einrichtung eines Notlabors im Rahmen der Station ... 11.19
Literatur ... 11.19

12 Mikrobiologie

Von F.-H. Caselitz

Bakteriologische Untersuchungen ... 12.1
Material ... 12.1
Nährböden ... 12.1
Blutkultur am Krankenbett ... 12.2
Resistenzbestimmung und Antibiotikaanwendung ... 12.2
Spezielle bakteriologische Untersuchungsmethoden zur Frage der Keimverbreitung auf Intensivstationen ... 12.4
Sedimentationsplatten ... 12.4
Abklatschkulturen ... 12.5
Bakteriologisch-serologische Untersuchungsmethoden unter Berücksichtigung epidemiologischer Fragen auf Intensivstationen ... 12.5
Epidemiologische Probleme auf einer Intensivstation ... 12.6
Art der pathogenen Mikroorganismen .. 12.6
Infektionsquelle und Infektionsweg ... 12.6
Infektionsbereitschaft des Patienten ... 12.7
Literatur ... 12.7

13 Wiederbelebung

Von E. Götz

Definition ... 13.1
Indikation ... 13.1
Hypoxämie ... 13.1
Diagnose der akuten Hypoxämie ... 13.2
Behandlung der akuten Hypoxämie ... 13.3
Beatmung ... 13.6

Kreislaufstillstand 13.8
Diagnose 13.9
Behandlung 13.9
Weiterführende Maßnahmen 13.14
Therapeutische Maßnahmen 13.16
Stabilisierende Maßnahmen 13.21
Protektion der Gehirnfunktion 13.21
Therapeutische Maßnahmen 13.22
Weitere prophylaktische Maßnahmen .. 13.24
Organisation der Wiederbelebung 13.25
Literatur 13.28

14 Todeszeitbestimmung

Von W. Bushart und P. Rittmeyer

Pathophysiologische Grundlagen 14.1
Allgemeine Gesichtspunkte zur Todesfeststellung 14.2
Bestimmung des Hirntodes 14.2
Elektroenzephalographie 14.4
Zerebrale Angiographie 14.6
Messung der zerebralen Kreislaufzeit 14.6
Hirnszintigraphie 14.6
Weitere Untersuchungsmöglichkeiten 14.6
Gleichspannungspotential des Gehirns 14.6
Sogenanntes „appallisches“ Syndrom 14.7
Literatur 14.8

15 Prolongierte Intubation und Tracheotomie

Von P. Lawin und U. Morr-Strathmann

Indikation zur prolongierten Intubation ... 15.1
Technik der nasotrachealen Intubation 15.1
Indikationen zur Tracheotomie 15.6
Technik der Tracheotomie 15.6
Trachealkanülen 15.8
Komplikationen 15.9
Pflege des tracheotomierten Patienten 15.10
Erwärmung und Befeuchtung der Einatemluft 15.10
Absaugen des Bronchialsekretes 15.12
Literatur 15.14

16 Beatmung

Von P. Lawin und R. Scherer

Indikation zur Beatmung 16.1
Prinzipien der maschinellen Beatmung 16.2
Alveolardruck und intrathorakaler Druck während Beatmung 16.2
Beatmungsmuster 16.4
Beatmungsformen 16.7
Beatmung mit erhöhtem endexspiratorischem Druck (PEEP) 16.8
Continuous Positive Airway Pressure (CPAP) 16.20
Seitengetrennte Beatmung der Lunge ... 16.21
Kontrollverfahren 16.21
Respiratorische und hämodynamische Parameter für die Beurteilung des Beatmungseffektes 16.23
Kolloid-osmotischer Druck und pulmonal-arterieller Verschlußdruck ... 16.27
Impedanz 16.28
Sedierung, Analgesie, Relaxation 16.28
Komplikationen durch maschinelle Beatmung 16.29
Entwöhnung vom Respirator 16.30
Probleme bei der Entwöhnung 16.32
Grenzen und Alternativen der maschinellen Beatmung 16.33
Literatur 16.35

17 Beatmungsgeräte

Von P. M. Suter

Einleitung 17.1
Einteilung und Eigenschaften eines Respiratorsystems 17.3
Beschreibung der gebräuchlichsten Beatmungsgeräte 17.4
Pneumatisch angetriebene Apparate 17.4

Druck-Flow-gesteuert 17.4
Geräte mit Fluidic-Steuerung 17.14
Elektrisch betriebene Apparate 17.16
Technische und klinische Beurteilung von 15 modernen Beatmungsgeräten 17.36
Getestete Respiratoren 17.36
Technische Prüfung 17.36
Klinische Beurteilung 17.37
Anfeuchtung der Atemgase 17.40
Literatur 17.40

18 Atemtherapie

Von H. Foitzik und P. Lawin

Einleitung 18.1
Medikamentöse Aerosoltherapie 18.1
Physikalische Grundlagen 18.1
Pathophysiologische Grundlagen 18.1
Pharmakologische Grundlagen 18.2
Dosierte künstliche Totraumvergrößerung 18.6
Assistierende intermittierende Überdruckbeatmung in der Atemtherapie (Beatmungsinhalation) 18.7
Indikationen für die Beatmungsinhalation 18.7
Praktische Anwendung der Beatmungsinhalation 18.7
Nebenwirkungen und Komplikationen der Beatmungsinhalation 18.8
Effektivität der Beatmungsinhalation . . . 18.8
Kombination der intermittierenden Überdruckbeatmung mit dosierter künstlicher Totraumvergrößerung 18.9
Kontinuierliche positive Druckspontanatmung (CPAP) 18.9
Organisation der Atemtherapie im Krankenhaus 18.9
Literatur 18.10

19 Hyperbare Oxygenation

Von H. Harms † und U. Kirsch

Indikationen 19.2
Pathophysiologie des Tauchens 19.3
Methodik 19.4
Behandlungsschema 19.4
Literatur 19.5

20 Intravasale Katheter

Von P. Lawin und U. Morr-Strathmann

Einleitung 20.1
Cavakatheter 20.1
Indikationen zum Cavakatheter 20.2
Kathetermaterial 20.2
Zugänge zur V. cava 20.2
Cavakatheter von der Ellenbeuge aus . . . 20.3
Punktion der V. subclavia 20.9
Punktion der V. jugularis interna 20.11
Punktion der V. jugularis externa 20.12
Punktion der V. brachiocephalica (anonyma) 20.12
Cavakatheter von der Leistenbeuge aus . 20.12
Komplikationen 20.13
Pulmonaliskatheter 20.14
Kathetertechnik 20.15
Pulmonaler Kapillardruck 20.16
Herzzeitvolumen 20.17
Katheterkomplikationen 20.17
Arterienkanülierung 20.17
Punktionstechniken, allgemeine Voraussetzungen 20.18
Auswahlkriterien 20.19
Komplikationen 20.19
Literatur 20.20

21 Infusionstherapie und bilanzierte Ernährung

Von K. Peter und E.R. Schmitz

Parenterale Ernährung 21.1
Einleitung 21.1
Stoffwechselveränderungen bei Intensivpatienten 21.1

Hypermetabolismus ... 21.1
Mangelernährung ... 21.2
Zufuhr von Energieträgern ... 21.3
Anschätzen des Energiebedarfs ... 21.3
Kohlenhydrate ... 21.4
Fettemulsionen ... 21.5
Zufuhr von Aminosäuren ... 21.5
Parenterale Ernährung bei Niereninsuffizienz ... 21.6
Parenterale Ernährung bei Leberversagen ... 21.7
Spezielle Konzepte der parenteralen Ernährung ... 21.7
Spurenelemente und Vitamine ... 21.8
Spurenelemente ... 21.8
Vitamine ... 21.8
Überwachungs- und Kontrollmaßnahmen ... 21.8
Literatur ... 21.10

Behandlung von Störungen des Wasser- und Elektrolythaushaltes ... 21.11
Wasserhaushalt ... 21.12
Flüssigkeitsbilanz ... 21.12
Regulationsmechanismen ... 21.12
Flüssigkeitsdefizit ... 21.13
Wasserüberschuß ... 21.13
Natriumhaushalt ... 21.14
Natriumbilanz ... 21.14
Regulationsmechanismen ... 21.15
Natriumdefizit ... 21.15
Natriumüberschuß ... 21.16
Kaliumhaushalt ... 21.16
K^+-Bilanz und Regulationsmechanismen 21.16
Kaliummangel ... 21.16
Hyperkaliämie ... 21.17
Calcium ... 21.17
Physiologie und Regulationsmechanismen ... 21.17
Hypokalzämie ... 21.17
Hyperkalzämie ... 21.18
Magnesium ... 21.18
Physiologie und Regulationsmechanismen ... 21.18
Magnesiummangel ... 21.18
Hypermagnesiämie ... 21.18
Chlorid ... 21.18
Physiologie und Regulationsmechanismen ... 21.18
Störungen des Chloridstoffwechsels ... 21.19
Phosphat ... 21.19
Physiologie und Regulationsmechanismen ... 21.19
Störungen im Phosphatstoffwechsel ... 21.19
Anionenlücke (Anion gap) ... 21.19
Osmolalitätsveränderungen ... 21.19
Wertigkeit und Berechnung ... 21.19
Plasmahyperosmolalität ... 21.20
Plasmahyposmolalität ... 21.20
Literatur ... 21.20

Praktische Hinweise zur Durchführung der Infusionstherapie ... 21.21

Bilanzierte Ernährung mit Sondenkost ... 21.23
Technik der Sondierung und Indikation zur Sondenernährung ... 21.23
Allgemeine Hinweise zur Sondenernährung ... 21.24
Praxis der Sondenernährung ... 21.25
Komplikationen ... 21.26
Literatur ... 21.26

22 Besonderheiten der Blutübertragung

Von H. Busch

Einleitung ... 22.1
Organisation (Sicherheitssystem) ... 22.2
Massentransfusion ... 22.5
Alterung der Blutkonserve ... 22.5
Kalt-, Warmblutübertragung? ... 22.10
Gerinnungsphysiologische Änderungen und Störungen sowie Mikroaggregationen ... 22.12
Austauschtransfusion und therapeutische Plasmapherese im Leberkoma und anderen lebensbedrohlichen Situationen ... 22.17
Gezielte Hämotherapie ... 22.18
Spezielle Entwicklungen ... 22.22
Leichenblutübertragung ... 22.22
„Künstliches" Blut ... 22.22
Komplikationen ... 22.22
Hämolytischer Zwischenfall ... 22.22
Nichthämolytische Reaktionen ... 22.24
Infektionen durch Blutübertragungen ... 22.26
Störungen durch technische Fehler ... 22.27
Rechtliche Probleme ... 22.27
Literatur ... 22.28

23 Dialyse, Hämofiltration, Hämoperfusion

Von V. HEINZE

Extrakorporale Hämodialyse 23.1
Prinzip 23.1
Anwendungstechnik 23.3
Indikationen 23.6
Peritonealdialyse 23.7
Prinzip 23.7
Anwendungstechnik 23.9
Indikationen 23.12
Hämofiltration 23.13
Prinzip 23.13
Anwendungstechnik 23.14
Indikationen 23.15
Hämoperfusion 23.16
Prinzip 23.16
Anwendungstechnik 23.17
Indikationen 23.18
Zusammenfassung 23.19
Literatur 23.19

24 Therapeutische Hypothermie

Von P. LAWIN und R. SCHERER

Vorbemerkungen zur Physiologie des Wärmehaushaltes 24.1
Pathophysiologie der Hypothermie 24.2
Indikationen zur Hypothermie 24.3
Methoden der Oberflächenkühlung 24.5
Ausschaltung der Gegenregulation bei Oberflächenkühlung 24.7
Überwachung des Patienten während kontrollierter Hypothermie 24.8
Literatur 24.8

25 Spezielle Arzneimitteltherapie

Von W. DISSMANN und W. THIMME

Herzglykoside 25.1
Katecholamine 25.5
Vasodilatatoren 25.6
Antibiotika 25.7
Literatur 25.9

Störungen der Elementarfunktion

26 Störungen der äußeren Atmung

Von P. LAWIN und R. SCHERER

Physiologie 26.1
Formen der Ateminsuffizienz 26.5
Ventilationsstörungen 26.5
Störungen des Belüftungs-Durchblutungs-Verhältnisses im engeren Sinne 26.6
Erhöhte venöse Beimischung 26.6
Diffusionsstörung 26.6
Alveoläre Totraumventilation 26.7
Hypoxie 26.7
Möglichkeiten der Diagnose der akuten Ateminsuffizienz 26.9
Funktionsdiagnostik 26.10
Therapie bei Störungen der äußeren Atmung 26.12
Hypoxie 26.12
Atmung durch Totraumvergrößerer 26.18
Endotracheale und endobronchiale Absaugung 26.60
Zusätzliche Maßnahmen bei der Behandlung der Hypoxie 26.23
Respiratorische Azidose 26.24
Membranoxygenator 26.24
Literatur 26.25

27 Akutes Lungenversagen

Von P. Lawin, K.-M. Müller und R. Scherer

Pathologisch-anatomische Befunde 27.1
Anatomie der Lungenstrombahn und der Alveolarwand 27.2
Lymphsystem 27.3
Perfusionsstörungen 27.3
Folge der Perfusionsstörung: Diffusionsstörung 27.4
Spätphase (proliferative Phase) 27.5
Klinik 27.7
Therapie 27.8
Anhang 27.10
Fettemboliesyndrom 27.10
Luftembolie 27.12
Literatur 27.12

28 Lungenödem

Von G. Hossli und R. Gattiker

Physiologische Vorbemerkungen 28.1
Pathogenese 28.2
Ursachen 28.3
Symptomatik 28.3
Therapie 28.4
Literatur 28.8

29 Störungen des Säure-Basen-Haushaltes

Von P. Lawin und H. Burchardi

Einleitung 29.1
Physiologie 29.1
Störungen 29.4
Einteilung 29.4
Metabolische Störungen 29.5
Respiratorische Störungen 29.9
Diagnostik 29.10
Therapie 29.10
Therapie der Azidose 29.11
Therapie der Alkalose 29.13
Praktische Beispiele zur Berechnung und Deutung der Befunde 29.13
Respiratorische Azidose 29.13
Metabolische Azidose 29.14
Metabolische Alkalose 29.14
Literatur 29.15

30 Akute Störungen des Kohlenhydratstoffwechsels

Von G. Strohmeyer

Coma diabeticum 30.1
Einleitung 30.1
Pathophysiologie 30.1
Auslösende Ursachen 30.2
Diagnose 30.2
Behandlung 30.3
Prognose 30.4
Sonderformen des diabetischen Komas 30.4
Operationen bei Diabetikern 30.5
Hypoglykämie 30.6
Symptome 30.6
Ursache 30.7
Diagnose 30.7
Therapie 30.7
Literatur 30.7

31 Störungen der Hämostase

Von J. van de Loo und F. Asbeck

Einleitung 31.1
Pathophysiologie der wichtigsten Hämostasestörungen 31.1
Angeborene Hämostasestörungen 31.1
Erworbene Hämostasestörungen 31.2
Differentialdiagnose akuter Blutungen 31.4
Klinik typischer Hämostasestörungen in der Intensivmedizin 31.5

Thrombozytäre Blutungsneigungen 31.5
Erworbene plasmatische Gerinnungsstörungen 31.7
Angeborene Gerinnungsstörungen 31.12
Literatur 31.13

32 Schock

Von H. Lutz

Definition 32.1
Schockursachen 32.1
Pathophysiologie 32.1
Makrohämodynamik 32.1
Mikrohämodynamik 32.2
Lungenveränderungen 32.5
Spezielle Schockformen 32.5
Traumatischer Schock und Verbrennungsschock 32.5
Kardiogener Schock 32.6
Endotoxinschock 32.6
Anaphylaktischer Schock 32.7
Schock durch Gefäßverschluß 32.7
Neurogener Schock 32.8
Diagnostik 32.8
Therapie 32.13
Volumensubstitution 32.13
Sauerstoffversorgung 32.17
Kreislaufwirksame Pharmaka 32.18
Puffersubstanzen 32.18
Osmodiuretika 32.19
Nebennierenrindenpräparate 32.19
Normalisierung der Kapillardurchblutung 32.19
Schmerzbekämpfung 32.20
Anästhesieverfahren im Schock 32.20
Prognose 32.20
Literatur 32.21

33 Akutes Nierenversagen

Von V. Heinze

Verlauf 33.4
Diagnose 33.9
Untersuchungsmethoden 33.10
Prophylaxe 33.13
Therapie 33.15
Prognose 33.22
Literatur 33.22

Spezielle Krankheitsbilder

34 Polytrauma

Von G. Wolff

Zustand nach Polytrauma – ein Syndrom .. 34.1
Fünf Phasen der Versorgung Polytraumatisierter 34.1
Reanimation 34.1
Erste Operationsphase 34.1
Stabilisierungsphase 34.2
Zweite Operationsphase 34.13
Erholungsphase 34.14
Schlußfolgerungen 34.15
Literatur 34.15

35 Verletzungen von Thoraxorganen und Brustwand

Von P. Lawin

Physiologie 35.1
Pneumothorax 35.1
Ventilpneumothorax 35.1
Offener Pneumothorax 35.1
Intrathorakale Blutungen 35.3
Hämothorax 35.3
Blutungen ins Perikard 35.4
Blutungen in das Bronchialsystem 35.6

Stumpfe Thoraxverletzungen 35.8
Lungenkontusion 35.8
Rippenserienfrakturen 35.9
Spezielle Maßnahmen 35.10
Pleurapunktion 35.10
Drainage des Thorax 35.12
Thoraxabsaug-Vorrichtungen 35.14
Entfernung des Thoraxdrains 35.17
Literatur 35.17

36 Obstruktive Atemwegserkrankungen

Von W. Nachtwey und K. Schilling

Klinische Erscheinungsformen 36.1
Morphologische Grundlagen 36.1
Pathophysiologische Grundlagen 36.2
Indikation zur Intensivüberwachung und Intensivbehandlung 36.4
Überwachung der Patienten 36.4
Medikamentöse Therapie 36.5
Physikalische Maßnahmen 36.10
Sauerstoffzufuhr 36.10
Inhalationstherapie 36.11
Apparative Ventilation 36.11
Literatur 36.14

37 Pickwick-Syndrom

Von H. Foitzik und P. Lawin

Einleitung 37.1
Definition 37.1
Pathogenese 37.1
Klinik 37.2
Differentialdiagnose 37.3
Therapie 37.4
Sauerstofftherapie 37.4
Beatmung 37.4
Tracheotomie 37.4
Weitere Therapiemaßnahmen 37.4
Prognose 37.5
Literatur 37.5

38 Myokardinfarkt und Rhythmusstörungen

Von H. J. Buschmann, B. Ramdohr, K. P. Schüren und W. Thimme

Myokardinfarkt 38.1
Todesursachen des akuten Myokardinfarktes während der stationären Behandlung 38.2
Pathophysiologie 38.2
Diagnostik 38.6
Therapie 38.8
Literatur 38.15

Bradykarde Rhythmusstörungen 38.17
Einleitung 38.17
Therapie 38.18
Literatur 38.21

Tachykarde Rhythmusstörungen 38.22
Einleitung 38.22
Vorhofflimmern und Vorhofflattern 38.22
Supraventrikuläre Tachykardien 38.23
Ventrikuläre Extrasystolen 38.23
Kammertachykardien 38.24
Kammerflimmern 38.25
Literatur 38.27

39 Thrombosen und Embolien

Von F. Asbeck

Pathophysiologie der Thrombose 39.1
Definition und Pathogenese 39.1
Häufigkeit im intensivmedizinischen Krankengut 39.1
Risikofaktoren 39.2
Klinik der Venenthrombose 39.2
Diagnostik der Venenthrombose 39.4
Therapie der Venenthrombose 39.4
Thrombolysetherapie 39.5
Antikoagulantientherapie (Heparin, Cumarine) 39.5
Thrombo-Embolie-Prophylaxe 39.6

Physikalische Methoden 39.6
Medikamentöse Methoden 39.7
Literatur 39.8

40 Lungenarterienembolie

Von W. DISSMANN, H. J. BUSCHMANN und W. THIMME

Pathophysiologie 40.1
Klinik 40.2
Diagnostik 40.3
Elektrokardiogramm 40.3
Röntgenaufnahme 40.3
Lungenszintigraphie 40.8
Pulmonalisangiographie 40.8
Laboruntersuchungen 40.8
Therapie 40.8
Anmerkungen zu den Behandlungsmaßnahmen 40.9
Literatur 40.11

41 Herzoperation und Herztrauma

Von R. GATTIKER und G. HOSSLI

Einleitung 41.1
Verletzungen des Herzens und herznaher Gefäße 41.1
Herzoperationen 41.2
Verlaufsüberwachung, prophylaktische und therapeutische Maßnahmen 41.4
Herz-Kreislauf-Funktion 41.4
Volumen- und Flüssigkeitsbilanz 41.10
Säure-Basen-, Elektrolytzustand, Laboruntersuchungen 41.11
Atemfunktion, Beatmung 41.12
Langzeitbeatmung bei kardiochirurgischen Patienten 41.14
Literatur 41.15

42 Streßläsionen im oberen Magen-Darm-Trakt

Von E. GÖTZ

Einleitung 42.1
Klinik 42.1
Pathogenese 42.1
Prophylaxe 42.1
Allgemeine Maßnahmen 42.1
Spezielle Maßnahmen 42.2
Blutungen aus Streßläsionen 42.3
Literatur 42.3

43 Intestinale Blutung

Von P. LAWIN und G. STROHMEYER

Einleitung 43.1
Blutung aus dem Verdauungstrakt 43.1
Notfalldiagnostik 43.1
Obere gastrointestinale Blutung 43.3
Konservative Therapie 43.4
Ösophagusvarizenblutung 43.5
Komaprophylaxe 43.7
Literatur 43.7

44 Peritonitis – Ileus – Intraabdominelle Blutung

Von H. BURCHARDI und R. SIEWERT

Einleitung 44.1
Pathophysiologie 44.1
Peritonitis 44.1
Passagestörungen des Intestinums 44.4
Diagnostik 44.6
Operationsvorbereitung und Überwachung beim akuten Abdomen 44.8
Akutes Abdomen im Rahmen der Intensivbehandlung 44.11
Postoperatives akutes Abdomen 44.13

Therapie ... 44.14
Intraabdominelle Blutung ... 44.14
Peritonitis ... 44.15
Ileus ... 44.16
Literatur ... 44.17

45 Akute und chronische Pankreatitis

Von H. Bünte

Ätiologie und klinische Erscheinungsformen ... 45.1
Akute Pankreatitis ... 45.2
Klinische Symptome und ihre Wertigkeit 45.2
Therapie ... 45.2
Postoperative Pankreatitis ... 45.8
Chronische Pankreatitis ... 45.8
Symptome und pathologische Befunde .. 45.8
Therapie ... 45.9
Literatur ... 45.10

46 Coma hepaticum

Von F.-W. Ossenberg

Pathophysiologie ... 46.1
Exogenes Coma hepaticum ... 46.2
Pathogenese ... 46.2
Symptomatik, Diagnostik, ... 46.2
Differentialdiagnose ... 46.4
Therapie ... 46.4
Prognose ... 46.5
Endogenes Coma hepaticum ... 46.5
Pathogenese ... 46.5
Symptomatik ... 46.5
Diagnostik ... 46.6
Therapie ... 46.6
Literatur ... 46.8

47 Endokrinologische Notfälle

Von V. Bay und H. Frahm

Hyperthyreote Krise ... 47.1
V. Bay
Pathophysiologie ... 47.1
Auslösende Ursachen ... 47.1
Diagnose ... 47.2
Behandlung ... 47.2
Literatur ... 47.3

Hypothyreotes Koma ... 47.4
H. Frahm
Auslösende Ursachen ... 47.4
Klinik ... 47.4
Diagnose ... 47.5
Differentialdiagnose ... 47.5
Therapie ... 47.5
Literatur ... 47.6

Tetanisches Syndrom ... 47.6
V. Bay
Ursachen ... 47.6
Symptomatik ... 47.7
Diagnose ... 47.7
Therapie ... 47.7
Literatur ... 47.7

Hyperkalzämische Krise (hyperparathyreote Krise) ... 47.8
V. Bay
Symptomatik ... 47.8
Diagnose ... 47.8
Therapie ... 47.8
Literatur ... 47.9

Primäre Nebennierenrinden-Insuffizienz (Morbus Addison) 47.9
H. Frahm
Addison-Krise ... 47.10
Symptomatik ... 47.10
Diagnostik ... 47.10
Therapie ... 47.10
Andere Formen der akuten primären Nebennierenrinden-Insuffizienz ... 47.11
Besondere Situationen bei NNR-Insuffizienz ... 47.11
Adrenalektomie ... 47.12
Sekundäre NNR-Insuffizienz ... 47.13
Literatur ... 47.13

Hypophysenvorderlappen-Insuffizienz 47.14
H. FRAHM
Ursachen 47.14
Klinik und Symptomatologie 47.14
Hypophysäres Koma 47.15
Therapie 47.15
Literatur 47.16

Diabetes insipidus 47.16
H. FRAHM
Ursachen 47.16
Klinik 47.16
Therapie 47.16
Literatur 47.17

Inadäquate Sekretion von antidiuretischem Hormon 47.17
H. FRAHM
Ursachen 47.17
Therapie 47.17
Literatur 47.18

Phäochromozytom 47.18
V. BAY
Symptomatik 47.18
Therapie 47.18
Literatur 47.19

48 Präeklampsie und Eklampsie

Von F.K. BELLER, P. LAWIN und H. STELLPFLUG

Terminologie und Ätiologie 48.1
Pathogenese 48.1
Symptomatik 48.3
Therapie 48.3
Geburtshilfliche Behandlung 48.5
Literatur 48.5

49 Psychiatrische Notfälle

Von W. BÖKER

Aspekte psychiatrischer Notfallbehandlungen 49.1
Psychiatrische Syndrome mit akuter Behandlungsindikation 49.2
Bewußtseinsstörung 49.2
Erregungszustände 49.3
Schwere Depression und akute Suizidalität 49.4
Wahn und Sinnestäuschungen 49.5
Angstsyndrome 49.6
Akute Erschöpfungsreaktionen 49.6
Syndromübergreifende Gesichtspunkte von Diagnostik und Therapie 49.7
Organisationsformen psychiatrischer Intensivbehandlung 49.8
Juristische Hinweise 49.9
Literatur 49.10

50 Neurologische Erkrankungen

Von F. BALZEREIT

Einleitung 50.1
Zerebrales Koma 50.2
Vaskuläre intrakranielle Prozesse 50.2
Intrakranielle Tumoren 50.3
Metabolische und entzündliche Enzephalopathien 50.4
Rückenmarkläsionen 50.4
Traumatische Rückenmarkschäden (Querschnittlähmungen) 50.4
Vaskuläre und neoplastische Prozesse 50.7
Akute entzündliche Myelitiden 50.7
Entzündliche Vorderhornerkrankungen 50.7
Nichtentzündliche systematische Vorderhornerkrankungen 50.9
Erkrankungen der peripheren Nerven 50.9
Polyneuropathien 50.9
Akute entzündliche Polyneuritiden 50.9
Funktionsstörungen der neuromuskulären Erregungsübertragung 50.15
Myasthenie 50.15
Botulismus, Tetanus 50.18
Myopathien 50.18
Literatur 50.18

51 Schädel-Hirn-Trauma

Von P. Lawin, H. Schoeppner und R. Scherer

Einleitung 51.1
Einteilung, Begriffsbestimmung 51.1
Offene und gedeckte Schädel-Hirn-Verletzung 51.1
Gedeckte traumatische Hirnschädigung . 51.1
Komplikationen nach Schädel-Hirn-Trauma 51.2
Hirnschwellung (Hirnödem) 51.2
Neurogener Schock 51.4
Zentrale Hyperventilation 51.5
Zentrale Hyperthermie 51.5
Intrakranielle Blutung 51.5
Weitere Komplikationen 51.7
Apallisches Syndrom 51.8
Diagnostik 51.10
Anamnese 51.10
Neurologische Untersuchung 51.10
Liquoruntersuchung 51.10
Röntgenuntersuchungen 51.12
Echoenzephalographie 51.13
Hirnszintigraphie 51.13
Elektroenzephalographie 51.14
Behandlung 51.14
Behandlung der gestörten Vitalfunktion . 51.14
Hirnschwellung 51.15
Behandlung zerebraler Komplikationen . 51.18
Überwachung und Pflege 51.19
Ernährung 51.20
Literatur 51.20

52 Tetanus

Von E. Rügheimer

Einleitung 52.1
Bakteriologie 52.1
Pathogenese 52.1
Krankheitsbild 52.2
Diagnose und Differentialdiagnose 52.3
Behandlung 52.4
Passive Immuntherapie 52.4
Aktive Immuntherapie 52.4
Antibiotika 52.4
Sauerstoffüberdruckbehandlung 52.5
Symptomatische Behandlung 52.5
Ernährung 52.6
Wärmeregulation 52.7
Herzglykoside 52.7
Thromboseprophylaxe 52.7
Überwachung und Pflege 52.7
Behandlungsende 52.8
Tetanusprophylaxe bei Verletzten 52.8
Voraussetzungen für die Immunisierung . 52.8
Methoden der Immunisierung 52.9
Literatur 52.10

53 Akute Vergiftungen

Von S. Okonek

Einleitung 53.1
Epidemiologie akuter Vergiftungen 53.1
Vergiftungssyndrome 53.1
Neue bewährte Behandlungsprinzipien ... 53.2
Hypnotika und Tranquillantien 53.5
Antipsychotika und trizyklische Antidepressiva 53.6
Analgetika 53.7
Pyrazolone 53.7
Salicylate 53.8
Paracetamol 53.8
Kardiovaskulär wirksame Medikamente .. 53.8
Digitalis 53.8
Chinidin 53.9
Clonidin 53.10
Pflanzenschutzmittel 53.11
Alkylphosphate (Insektizide) 53.12
Paraquat und Diquat (Herbizide) 53.15
Säuren und Laugen 53.17
Gase 53.19
Stickgase 53.19
Reizgase 53.21
Literatur 53.24

54 Verbrennungskrankheiten

Von P. R. ZELLNER

Schockbehandlung 54.6
Verbrauchskoagulopathie 54.8
Ernährung 54.8
Infektion 54.9
Literatur 54.12

Besonderheiten der Intensivbehandlung in der Pädiatrie

55 Intensivbehandlung in der Pädiatrie

Von P. DANGEL

Einleitung 55.1
Bauliche Organisation 55.1
Personelles 55.2
Infrastruktur 55.3
Psychologische Betreuung 55.3

Behandlung des Risikoneugeborenen 55.5
Nomenklatur 55.5
Postnatale Adaptation 55.6
Primäre Reanimation 55.7
Absaugen 55.8
Wärmeerhaltung und -zufuhr 55.8
Sauerstoffgabe durch Maske 55.8
Beatmung mit Maske und Sauerstoff 55.9
Intubation 55.9
Intravenöse Alkalitherapie 55.9
Andere Medikamente 55.9
Überwachung 55.9
Verlegung 55.10
Atemnotsyndrom des Neugeborenen 55.10
Definition und Diagnose 55.10
Allgemeine Therapie 55.10
Neugeborenenhypoglykämie 55.11
Definition (Schweizerische Neonatologiegruppe) 55.11
Auftreten und Bedeutung 55.11
Therapie 55.11
Temperaturregulation beim Neugeborenen und Hypothermie 55.12
Physiologische Grundlage 55.12
Schutz vor Auskühlung 55.12
Hypothermie 55.12
Hyperthermie und Fieber 55.12
Hyperbilirubinämie des Neugeborenen ... 55.13
Pathophysiologie 55.13
Ursachen der Hyperbilirubinämie 55.13
Therapie 55.13
Ernährung des Neugeborenen 55.13
Neugeborene über 2000 g Geburtsgewicht 55.13
Neugeborene unter 2000 g Geburtsgewicht 55.14
Infusionsbehandlung beim Neugeborenen . 55.14
Besonderheiten beim Wasser- und Elektrolythaushalt 55.14
Schockbehandlung 55.14
Bluttransfusion 55.14
Infusionstechnik 55.15

Notfalltransporte 55.16
Allgemeines 55.16
Personal, Ausrüstung und Transportmittel 55.16
Notfalltransporte älterer Kinder 55.21

Intubation 55.21
Allgemeines 55.21
Indikation 55.21
Vorbereitung 55.21
Instrumentarium 55.22
Lagerung 55.22
Tubusmaterial und Tubusdurchmesser .. 55.23
Tubuslänge und Lagekontrolle 55.23
Fixation des Tubus 55.25
Gefahren und Komplikationen der Intubation 55.25
Behandlung des intubierten Kindes 55.27
Intubationsdauer 55.28
Tracheotomie 55.29

Maschinelle Beatmung bei Kindern 55.29
Indikation 55.29
Beatmungsgeräte 55.30
Besonderheiten bei Kleinkindern 55.32

Einstellung des Respirators und Kontrolle der Beatmung 55.32

Flüssigkeits- und Elektrolythaushalt, Ernährung 55.33
Grundlagen 55.33
Normalbedarf 55.33
Ersatz pathologischer Verluste 55.35
Vorbestehendes Defizit 55.35
Postoperative Infustionsbehandlung 55.36
Kontrolle der Infusionsbehandlung 55.36
Langdauernde vollständige parenterale Ernährung 55.38
Anämie und Bluttransfusion 55.38
Infusionstechnik 55.38
Ernährung 55.39

Monitoring in der pädiatrischen Intensivbehandlung 55.40
Überwachung des Kreislaufs 55.41
Überwachung der Atmung 55.43
Überwachung der Körper- und Umgebungstemperatur 55.43
Überwachung der Sauerstofftherapie 55.45

Häufige Notfallsituationen im Kindesalter 55.48
Fremdkörper in den Atemwegen 55.48
Pseudocroup 55.48
Akute stenosierende Epiglottitis 55.49
Krampfanfälle 55.49
Verbrühungen und Verbrennungen 55.50
Allgemeines 55.50
Schockbehandlung 55.50
Lokale Therapie 55.50
Infektionsverhütung 55.52
Andere Maßnahmen 55.52
Schock und Herzinsuffizienz 55.54
Das polytraumatisierte Kind 55.56
Schweres Schädel-Hirn-Trauma 55.56
Akuter Pneumothorax 55.58
Literatur 55.62

56 Anhang 56.1

Defintionen, Formeln und Normalwerte 56.15
Erläuterungen zum neuen Einheitensystem SI 56.19

57 Sachverzeichnis 57.1

Grundlagen der Intensivmedizin

1 Die Organisation der Intensivmedizin

Von P. LAWIN und H. W. OPDERBECKE

Bedeutung der Intensivbehandlung

Vertiefte Erkenntnisse über pathophysiologische Abläufe, die Anwendung einer gezielten intensiven Therapie und die Entwicklung differenzierter technischer Geräte ermöglichen es heutzutage, Krankheitsbilder erfolgreich zu behandeln, die früher als hoffnungslos und keiner Therapie mehr zugänglich angesehen werden mußten. Die systematische Anwendung dieser vielfältigen neuen therapeutischen Möglichkeiten bei lebensbedrohlichen Situationen umschließt den Begriff der Intensivbehandlung. Intensivbehandlung bedeutet Anwendung aller therapeutischer Möglichkeiten zum temporären Ersatz gestörter oder ausgefallener vitaler Organfunktionen bei gleichzeitiger Behandlung des diese Störungen verursachenden Grundleidens. Ziel der Intensivbehandlung ist es, die Funktionen eines gestörten lebenswichtigen Organsystems wiederherzustellen und in physiologische Bereiche zurückzuführen, um Zeit zur kausalen Behandlung des Grundleidens zu gewinnen und ein weiteres Leben unter tragbaren Bedingungen zu gewährleisten.

Eine Intensivbehandlung benötigen demnach die Patienten, bei denen die übliche Therapie nicht ausreicht und deren Organismus bei schwerster Krankheit, Vergiftung, infolge eines Unfalles, einer Operation oder unvorhergesehener Komplikationen an die Grenze seiner Existenzfähigkeit geraten ist. In solchen Situationen tritt das Grundleiden vorübergehend in den Hintergrund; die ärztlichen Bemühungen müssen sich zunächst ganz darauf konzentrieren, die lebenswichtigen Elementarfunktionen (Atmung, Kreislauf, Temperatur- und Stoffwechselregulation) zu erhalten, wiederherzustellen oder notfalls zu ersetzen, um Zeit für die Behandlung des Grundleidens zu gewinnen (119). Die Komplikationen eines speziellen Leidens, die die Funktionsabläufe lebenswichtiger Organe beeinflussen, erfordern demnach eine aspezifische, polyvalente Therapie. Aspezifische Therapie bedeutet, daß die gleichen Behandlungsmethoden (z. B. Beatmung, Unterkühlung, Wasser- und Elektrolytsubstitution, parenterale Ernährung, forcierte Diurese, antiazidotische Behandlung) bei Krankheiten verschiedenster Ursachen notwendig werden (90). Daraus ergeben sich fast gleichartige therapeutische Prinzipien, seien es Patienten mit chirurgischen, internistischen, neurologischen oder gynäkologischen Erkrankungen.

Indikationsbereich

Intensivbehandlung kann bei folgenden schweren Krankheitszuständen notwendig werden:

1. Akutes Lungenversagen,
2. akutes Herzversagen,
3. akutes Nierenversagen,
4. akute Stoffwechselstörungen,
5. Schockzustände verschiedener Genese,
6. Polytrauma,
7. Verbrennung,
8. tiefe Bewußtlosigkeit,
9. gastrointestinale Blutung,
10. postoperative Komplikationen,
11. Gerinnungsstörungen,
12. Störungen des Wasser-, Elektrolyt- und Säure-Basen-Haushaltes,
13. exogene und endogene Intoxikationen,
14. Tetanus
15. Eklampsie
16. Zustand nach Reanimation.

Diese Aufzählung ist nicht vollständig, sie soll nur einen Anhalt geben. Die Indikation zur Intensivbehandlung ist von Fall zu Fall im Gespräch zwischen den behandelnden Ärzten abzuwägen.

Für die Planung und Organisation ist es von besonderer Bedeutung zu wissen, welches Krankengut den überwiegenden Anteil der Intensivbehandlungspatienten ausmacht. Statistiken, die keine strenge Trennung zwischen Frischoperierten, Intensivüberwachungs- und echten Intensivbehandlungspatienten im Sinne der Definition aufweisen oder keine klaren Diagnosen erkennen lassen, sind von geringem Wert für die Beantwortung dieser Frage und führen zu Mißverständnissen und falschen Konsequenzen.

Limitierende Faktoren

Die aufwendige Intensivbehandlung muß auch solchen Patienten zugute kommen, deren Erkrankung nur geringe Hoffnung auf Überleben bietet. Sie erscheint dagegen sinnlos bei moribunden Kranken mit inkurablen Leiden. Dabei ist zu berücksichtigen, daß die apparativen und mehr noch die personellen Kapazitäten einer Intensivbehandlungseinheit meist begrenzt sind, und damit dem Arzt die Verpflichtung auferlegt wird, die vorhandenen Mittel und Möglichkeiten denjenigen Schwerkranken vorzubehalten, für die die Intensivbehandlung eine, wenn auch vielleicht nur geringe Erfolgschance bietet. Jedoch darf die Prognose keinesfalls zum alleinigen Maßstab werden, ob eine Intensivbehandlung eingeleitet oder fortgesetzt werden soll. Der Arzt ist grundsätzlich dazu verpflichtet, alle ihm zu Gebote stehenden Mittel und Möglichkeiten einzusetzen, um das Leben eines ihm anvertrauten Patienten zu verlängern, unabhängig davon, ob das vorliegende Grundleiden heilbar ist oder nicht.

Über diesen Grundsatz hinaus gibt es aber doch immanente Grenzen der ärztlichen Behandlungspflicht (118). Keinesfalls geht diese Pflicht soweit, in jedem Fall alleine aus formalen Gründen das Leben und damit das Leiden eines Patienten in der absehbaren Schlußphase einer progredienten, inkurablen Krankheit durch intensivtherapeutische Maßnahmen um jeden Preis zu verlängern oder stets die gesetzte biologische Grenze im hohen Alter um einige Stunden oder Tage hinauszuzögern. Intensivmedizin darf nicht zum Selbstzweck werden; der Arzt muß sich stets fragen, ob er dem Patienten im Sinne seines humanitären Auftrages wirkliche Hilfe bringt, wenn er die Vitalfunktionen über Tage oder vielleicht Wochen künstlich aufrecht erhält. Er spielt sich damit nicht etwa zum Herrn über Leben und Tod auf, vielmehr urteilt er über Wert oder Unwert einer spezifischen Behandlungsmethode bezogen auf den Einzelfall (118).

Andererseits ergeben sich berechtigte Indikationen für die Durchführung der Intensivtherapie bei Tumorleiden, wenn mit den modernen Methoden der Radio-Onkotherapie die Prognose günstiger gestaltet werden kann. So ist die Intensivtherapie z. B. nach einer nichtradikalen operativen Entfernung eines Tumors eine nützliche Überbrückungsbehandlung, um eine sich dann anschließende Radio-Onkotherapie zu ermöglichen.

Allgemeingültige Richtlinien für den Beginn oder Abbruch intensivtherapeutischer Maßnahmen allein aufgrund pathophysiologischer Kriterien stehen bisher noch nicht zur Verfügung. Der behandelnde Arzt muß somit in jedem Einzelfall auf dem Boden der vorliegenden komplexen Organschädigungen und des individuellen Krankheitsverlaufs diese Entscheidung allein bzw. in Übereinstimmung mit den mitbehandelnden Ärzten anderer Fachgebiete treffen. Eine so gefällte Entscheidung findet auch die Zustimmung im überwiegenden Teil des juristischen Schrifttums, in dem die Meinung vertreten wird, daß es gerechtfertigt erscheint, eine Intensivbehandlung, die unter Würdigung aller Faktoren als chancenlos angesehen werden muß, nicht mehr einzuleiten bzw. nicht mehr mit dem größtmöglichen therapeutischen Aufwand fortzusetzen.

Der nachweislich gesicherte Hirntod berechtigt in jedem Falle zum Einstellen aller ärztlichen Bemühungen. Der kombinierte Ausfall zweier und mehrerer Organsysteme, z. B. die schwere Funktionsbeeinträchtigung der Lungen- und Nierenfunktion, wird nur in den seltensten Fällen trotz aller medikamentösen und apparativen Maßnahmen zum Behandlungserfolg führen. Die klinische Beurteilung, der bisherige Krankheitsverlauf, die Prognose des Grundleidens, die blutchemischen Parameter und die Herz-Kreislauf-Befunde sind im Einzelfall die Fakten, die die Entscheidung des Arztes zur Reduzierung der therapeutischen Maßnahmen beeinflussen.

Dem für die Aufrechterhaltung der vitalen Funktionen verantwortlichen Arzt ist zu raten, solche schwerwiegenden Entscheidungen nicht allein zu treffen, sondern im Einvernehmen mit den mitbehandelnden Ärzten, insbesondere mit dem für die Behandlung des Grundleidens zuständigen Fachvertreter.

Ärzte und Pflegepersonal von Intensivbehandlungsstationen, die es als ihre Aufgabe ansehen, in jedem Falle Leben zu erhalten, finden sich oft nur schwer mit der Tatsache ab, daß insbesondere chronische Krankheiten bei alten Patienten schließlich doch alle Anstrengungen zunichte machen können (145). Darf der alte Mensch seinen eigenen Tod sterben, wenn die Zeit dafür gekommen ist? Es ist auch heute noch eine ernste und bedeutende ärztliche Aufgabe, sich gegebenenfalls darauf zu beschränken, nur zu lindern vor einem friedlichen Tod in Würde.

Geschichtliche Entwicklung

Räume für die Behandlung Frischoperierter wurden bereits in den 30er Jahren in Deutschland von F. Sauerbruch und M. Kirschner (52) an ihren

Kliniken eingerichtet. Die Polio-Epidemien in den Jahren 1947–1952 zwangen zur Konzentrierung der Atemgelähmten auf sogenannten Beatmungsstationen. Große Verdienste haben sich zu dieser Zeit in Deutschland R. Aschenbrenner und A. Dönhardt mit ihren Mitarbeitern erworben, die unter damaligen Verhältnissen und mit begrenzten Möglichkeiten eine großartige Pioniertätigkeit vollbracht haben (3, 4, 21, 22). In Dänemark waren es Lassen, Dam, Ipsen und Poulsen (87), in Schweden Holmdahl (39, 41) und in Frankreich Mollaret (70), die frühzeitig Beatmungsstationen organisierten.

Im operativen Bereich ergaben sich erste Ansätze einer Intensivmedizin im heutigen Sinne in den 50er Jahren durch die Zusammenfassung von Frischoperierten auf sogenannten „Wachstationen“ chirurgischer Kliniken. Sehr bald entwickelten sich diese Stationen zu einem besonderen Betätigungsfeld des Anästhesisten (58, 112).

Die außerordentlich guten Erfahrungen mit einer derartigen Konzentration von Schweroperierten auf einer Station ließen bald auch das Bedürfnis entstehen, nicht nur operierte, sondern auch präoperative Patienten oder nicht operierte Schwerkranke auf einer solchen Wachstation aufzunehmen und zu behandeln. Daraus folgten Bestrebungen anderer Fächer, diesem Beispiel zu folgen und ihre vital bedrohten Schwerkranken ebenfalls zusammenzufassen, um sie einer intensiven Überwachung und Therapie zuzuführen.

Mit den großen Fortschritten der Akutmedizin entwickelten sich allmählich auch erhöhte Anforderungen an die personelle Besetzung und technisch-apparative Ausstattung solcher Intensivpflegeeinheiten. Die zunehmenden Investitions- und Betriebskosten machten es unmöglich, beliebig viele Intensiveinheiten einzurichten. Dadurch ergab sich die Notwendigkeit, sich an kleineren Krankenhäusern auf eine gemeinsame, an den meisten mittleren und größeren, sich auf zwei Einheiten zu beschränken, eine operative und eine konservativ-interne. So entwickelten sich aus oder neben den operativen Wachstationen interdisziplinäre operative Einheiten, deren koordinierende Leitung in der Regel dem Anästhesisten zufiel, der auch bis dahin meist schon die Haupttätigkeit und Hauptverantwortung auf diesen Stationen innegehabt hatte (76).

Zentrale Intensivbehandlungseinheiten im heutigen Sinne wurden zuerst durch die Initiative der Anästhesisten Safar (35, 94, 96) in Baltimore (1958) und in Pittsburgh (1961) sowie Poulsen (87, 88) in Aarhus (1965) geschaffen.

In Deutschland trägt dieser Entwicklung die ärztliche Weiterbildungsordnung (127) Rechnung. In der Definition des Fachgebietes Anästhesiologie heißt es dort u. a.: „Die Anästhesiologie umfaßt ... die Wiederbelebung und die Intensivtherapie in Zusammenarbeit mit den für das Grundleiden zuständigen Ärzten“. Schon aus dieser Formulierung ist zu ersehen, daß der Anästhesist keineswegs einen Ausschließlichkeitsanspruch für das Gebiet der Intensivtherapie erhebt, sondern im Gegenteil die interdisziplinäre Zusammenarbeit als ihre Grundlage ansieht (77, 79, 135).

Organisationsformen der Intensivmedizin

Die Anwendung der Methoden moderner Intensivmedizin ist an bestimmte organisatorische, räumliche und apparative Voraussetzungen im Krankenhaus geknüpft. Es erscheint undenkbar, eine optimale Intensivtherapie auf einer Allgemeinstation durchführen zu können, auf der zugleich auch diagnostische Fälle oder Rekonvaleszenten betreut werden. Vielmehr ist es erforderlich, spezielle Betteneinheiten zu schaffen, deren personelle Besetzung und apparative Ausrüstung den hohen Anforderungen der Intensivmedizin entsprechen (28, 152). Je nach Größe und Struktur eines Krankenhauses werden solche Intensiveinheiten unter Umständen die Grenzen einzelner Fachabteilungen überschreiten und interdisziplinären Charakter besitzen. Diese organisatorischen Notwendigkeiten stehen in einem gewissen Widerspruch zur bisherigen Struktur unserer Krankenhäuser, die traditionsgemäß nach Fachrichtungen gegliedert sind. Sie erfordern somit ein Umdenken aller Beteiligten und neue Formen interdisziplinärer Zusammenarbeit (2, 26, 27, 40, 44, 81, 114, 117, 125, 130, 131, 135).

Um Klarheit über die organisatorischen Voraussetzungen der Intensivmedizin zu gewinnen, ist es notwendig, sich auf einige geläufige Begriffe zu einigen, eine klare Definition dieser Begriffe zu geben und sie mit den vorhandenen bzw. geplanten Einrichtungen am Krankenhaus in Deckung zu bringen (74, 79, 122, 128, 133). Bei allen Diskussionen sollte unterschieden werden zwischen *Intensivüberwachung* (intensive observation) und *Intensivbehandlung* (intensive therapy).

Beide Bezeichnungen werden durch den übergeordneten Begriff *Intensivmedizin* (intensive care) zusammengefaßt (Abb. 1.1).

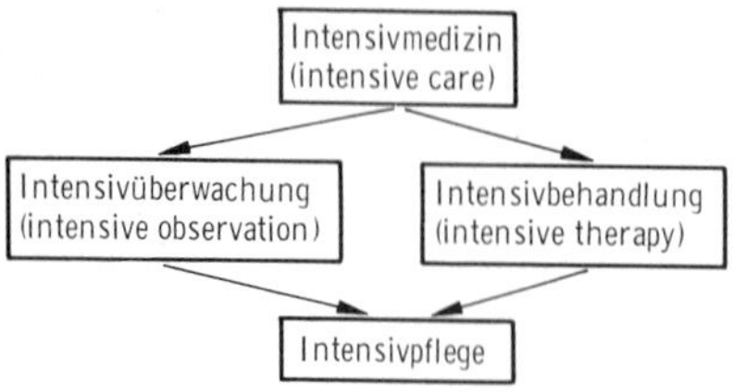

Abb. 1.1

Der Begriff *Intensivpflege* bezieht sich sowohl auf Intensivüberwachung als auch auf Intensivbehandlung. Von Intensivpflege sollte aber nur gesprochen werden, wenn pflegerische Aspekte zur Diskussion stehen, von Intensivmedizin, wenn von ärztlichen Aspekten die Rede ist.

Unter den Begriff *Intensivüberwachung* fallen Patienten, die vorübergehend besonders gefährdet sind und dadurch einer intensiven Pflege und Überwachung bedürfen (z.B. der frischoperierte Patient oder der Patient nach Herzinfarkt). Als typische Beispiele für Einrichtungen der Intensivüberwachung am Krankenhaus sind der *Aufwachraum* und die *Frischoperiertenstation* (Wachstation) zu nennen. Ihre Begriffsbestimmungen lauten:

Aufwachraum (14, 46, 73, 74, 120, 122, 128). *Überwachungsraum für Frischoperierte ohne Stationscharakter und ohne eigene Betten. In diesem Raum verbleibt der frischoperierte Patient im Bett seiner Station so lange, bis er aus der Narkose erwacht, wieder im Vollbesitz seiner Schutzreflexe ist und keine unmittelbaren Komplikationen von seiten der Atmung und des Kreislaufes mehr zu erwarten sind. Der Aufenthalt im Aufwachraum ist in der Regel auf einige Stunden begrenzt.*

Nach dieser Definition dient der Aufwachraum der kurzfristigen Intensivüberwachung operierter Patienten. Zahl und Größe der erforderlichen Aufwachräume richten sich nach der Zahl und Größe der vorhandenen operativen Abteilungen eines Krankenhauses. Die Anzahl der Bettplätze hängt von der täglichen Operationsfrequenz ab, wobei zu berücksichtigen ist, wie viele Patienten unter Umgehung des Aufwachraums postoperativ direkt in einer Intensiveinheit aufgenommen werden. Einer zentralen Operationsabteilung sollte auch ein zentraler Aufwachraum für die Patienten aller operativen Fächer angegliedert sein. Bei dezentralisierten Operationsabteilungen benötigt jede Operationsabteilung einen eigenen Aufwachraum, da dieser in unmittelbarer räumlicher Verbindung mit der Operationsabteilung und dem dort arbeitenden Anästhesiepersonal stehen muß. Der Aufwachraum gehört in den Zuständigkeitsbereich des Anästhesisten.

Frischoperiertenstation (Wachstation) (58, 73, 74, 80, 112, 122, 128, 130, 132, 153). *Bettenstation zur Überwachung und Behandlung von Frischoperierten nach ausgedehnten Eingriffen oder auch für prä- und nichtoperative Schwerkranke. Der Patient verbleibt auf der Wachstation im allgemeinen einige Tage bis zur Überwindung der kritischen Phase seiner Krankheit.*

Die Wachstation war in der Vergangenheit vielfach der Ausgangspunkt für die Entwicklung der Intensivmedizin. Sie diente ursprünglich fast ausschließlich der postoperativen Überwachung und Behandlung Schweroperierter. An einem großen Klinikum, das über räumlich voneinander getrennte operative Kliniken verfügt, wird es sich empfehlen, jeder Klinik eine eigene Frischoperiertenstation anzugliedern, zumal oft eine Trennung für spezielles operatives Krankengut sinnvoll ist, insbesondere für Patienten nach kardiovaskulären oder neurochirurgischen Operationen. Erfahrungsgemäß stellen Frischoperierte mit komplikationslosem Verlauf wegen der kurzen Liegezeiten und des häufigen Wechsels eine Belastung für eine Intensivbehandlungseinheit dar. Die Einrichtung von Frischoperiertenstationen führt somit zu einer Entlastung der Intensivbehandlungseinheit. Auf die Einrichtung einer Frischoperiertenstation wird an mittleren Krankenhäusern bei gut funktionierenden „operativen" Stationen verzichtet werden können, auf eine Intensivbehandlungseinheit jedoch nicht.

Unter dem Begriff *Intensivbehandlung* werden Patienten zusammengefaßt, deren vitale Funktionen vorübergehend in lebensbedrohlicher Weise gestört sind und wiederhergestellt, unterstützt oder künstlich aufrechterhalten werden müssen (z.B. Dauerbeatmungsfälle, Hämodialysepatienten). Intensivbehandlung erfordert somit immer auch eine Intensivüberwachung. In der Praxis werden Intensivüberwachung und Intensivbehandlung ohnehin häufig ineinander übergehen. Aus organisatorischen Gründen ist trotzdem eine Unterscheidung erforderlich, da nur so eine Übereinstimmung über ärztliche Kompetenz, administrative Zuordnung, bauliche und technische Erfordernisse sowie Betten- und Personalbedarf zu erzielen ist.

Einrichtung der Intensivbehandlung am Krankenhaus ist die **Intensivbehandlungseinheit** (Intensivstation) (13, 16, 26–28, 34, 35, 43, 47, 54–56, 59, 61, 62, 68, 85, 93, 100, 113, 119, 120–122, 126,

128). Ihre Begriffsbestimmung lautet: *Betteneinheit für Schwerstkranke, deren vitale Funktionen in lebensbedrohlicher Weise gestört sind und wiederhergestellt bzw. durch besondere Maßnahmen aufrechterhalten werden müssen. Die Behandlungsdauer ist unterschiedlich und kann in einzelnen Fällen Wochen betragen.* Auf einer Intensivbehandlungseinheit überwiegt die Intensivbehandlung gegenüber der Intensivüberwachung. Ihre personelle Besetzung und apparative Ausrüstung geht somit über die Erfordernisse einer Intensivüberwachungseinheit weit hinaus. Auch die räumliche Gestaltung hat den besonderen Bedürfnissen dieser Station Rechnung zu tragen.

Die Intensivbehandlung von Neugeborenen, Säuglingen und Kleinkindern erfordert wegen der besonderen Problematik die Einrichtung von speziellen *pädiatrischen Intensivbehandlungseinheiten* (63, 150).

In einigen Schwerpunkt-Krankenhäusern sind außerdem *spezielle Zentren* für die Durchführung von Langzeitbeatmungen sowie die Überwachung und Behandlung von Herzinfarkten, Vergiftungen, Urämien, Verbrennungen oder Querschnittslähmungen eingerichtet worden. Diese Entwicklung ist zu begrüßen, da die therapeutischen Erfolge dort stets am besten sind, wo Spezialisten aufgrund täglicher Praxis eingehende Erfahrungen sammeln können.

Kardiologische Intensiveinheit (6, 11, 12, 50, 53, 100, 146, 154). Auf kardiologischen Intensiveinheiten ergeben sich fließende Übergänge zwischen der Intensivüberwachung und -behandlung. Der latent gefährdete Herzpatient, etwa nach Herzinfarkt, kann von einer Minute zur anderen durch das Auftreten von Herzrhythmusstörungen, Kammerflimmern oder einer Asystolie zu einem unmittelbar vital bedrohten Intensivbehandlungsfall werden. Dieser Umstand bedingt entsprechende Konsequenzen bei der personellen Besetzung und apparativen Ausstattung solcher Stationen. Insbesondere ist eine minuziöse apparative Dauerüberwachung erforderlich, die eine zuverlässige Alarmgebung sowie die Speicherung und Analyse von EKG-Abläufen ermöglicht. Daraus resultiert die Forderung nach Schaffung besonderer kardiologischer Überwachungsstationen, auf denen jene Patienten aufgenommen werden sollten, bei denen nach ärztlicher Erfahrung mit dem plötzlichen Eintreten von Rhythmusstörungen oder eines Kreislaufstillstandes in erhöhtem Maße gerechnet werden muß.

Die toxikologischen *Entgiftungszentralen* sind spezielle Einheiten, die meist ein größeres Einzugsgebiet haben. Sie dienen gleichzeitig als Informationsstellen für telefonische Anfragen.

Das *Dialysezentrum* (29) kann als selbständige Einheit oder innerhalb einer Intensivbehandlungsstation organisiert werden. Hierbei sind akute Kranke von chronisch Kranken räumlich zu trennen.

Die Selektion von Verbrennungskranken in besonderen *Verbrennungszentren* (71) ist wegen der Notwendigkeit spezieller Erfahrung und geschulten Personals sowie der besonderen aseptischen Erfordernisse der Räumlichkeit von Bedeutung.

Auch die Behandlung von Querschnittsgelähmten ist so spezialisiert, daß sich der Ausbau von Spezialabteilungen als notwendig erwiesen hat (32, 33, 69, 83, 144).

Der *Intensivkreißsaal* (45) – in letzter Zeit von vielen Geburtshelfern gefordert – bietet die Möglichkeit einer verbesserten Überwachung und Behandlung von Mutter und Kind am Ende von Risikoschwangerschaften und während komplizierter Geburtsverläufe. Hierzu stehen aufwendige technische Hilfsmittel zur Verfügung (Wehenregistrierung, Lokalisationsdiagnostik mittels Ultraschall und Szintigraphie, Herztonmonitoring des Kindes, fetales EKG, Amnioskopie und Fotometrie des Fruchtwassers, Überwachung des kindlichen Säure-Basen-Haushaltes). Dabei ist eine enge Zusammenarbeit der Geburtshelfer mit Peri- und Neonatologen erforderlich.

Gliederung

Die Frage einer optimalen *Gliederung der Intensivmedizin* (24, 61, 64, 74, 79, 113, 128, 135, 141, 143) läßt sich nur im engen Zusammenhang mit der jeweiligen Größe eines Krankenhauses erörtern. Dabei ist im Grundsatz davon auszugehen, die Intensivüberwachung nach Möglichkeit fachgebunden zu organisieren. Für die Intensivbehandlung wird man dagegen wegen der besonders hohen personellen und apparativen Anforderungen im allgemeinen fachübergreifende Einrichtungen vorsehen, die über der Trennung in Fachgebiete stehen und interdisziplinären Charakter haben sollten. Die organisatorische Unterscheidung von Intensivüberwachung und -behandlung ist so lange zweckmäßig, wie die Größe eines Krankenhauses überhaupt eine solche Trennung sinnvoll und rationell erscheinen läßt.

In Abhängigkeit von der Größe eines Krankenhauses lassen sich folgende Grundsätze aufstellen:

Große Krankenhäuser (mehr als 800 Betten): *Intensivüberwachung:* Zur längerfristigen Intensivüberwachung sollte jeder Fachabteilung eine fachgebundene Überwachungseinheit angegliedert sein, die dem jeweiligen leitenden Abteilungsarzt untersteht. Das bedeutet für große Häuser in der Regel die Existenz einer internen und mehrerer operativer Wachstationen. In Häusern mit weniger als 500 operativen Betten kann es sich empfehlen, die Intensivüberwachung der operativen Abteilungen auf einer gemeinsamen operativen Wachstation zusammenzufassen. Damit würde der internen eine operative Wachstation gegenüberstehen.

Intensivbehandlung: Nur an Universitätskliniken und einzelnen sehr großen Krankenanstalten wird es möglich und zweckmäßig sein, neben fachgebundenen Wachstationen jeder Fachklinik auch eine facheigene Intensivbehandlungseinheit anzugliedern. In den meisten größeren Häusern ist es aus medizinischen wie wirtschaftlichen Gründen günstiger, die Intensivbehandlung interdisziplinär zu organisieren und zwei Intensivbehandlungseinheiten, eine operative und eine konservativ-interne, einzurichten. Die operative Einheit nimmt alle Intensivtherapiefälle der operativen Fächer auf und wird zweckmäßigerweise vom Anästhesisten geleitet, die konservativ-interne Einheit steht vorzugsweise für interne Fälle zur Verfügung, ist aber auch für alle übrigen nichtoperativen Fächer zuständig und hat somit ebenfalls interdisziplinären Charakter. Sie wird vom Internisten geleitet.

Unabhängig von der Größe eines Krankenhauses ist die Intensivbehandlung in der Kinderheilkunde in jedem Falle wegen ihrer speziellen Problematik fachgebunden zu organisieren, sofern eine selbständige Kinderabteilung bzw. Kinderklinik vorhanden ist.

Mittlere Krankenhäuser (800 bis 300 Betten): In Häusern mittlerer Größenordnung erscheint es nicht mehr sinnvoll, Intensivüberwachung und Intensivbehandlung organisatorisch zu trennen. Hier ist es vielmehr zweckmäßig, je eine kombinierte Intensivstation für den operativen und für den konservativ-internen Bereich vorzusehen. Beide Einheiten haben interdisziplinären Charakter und werden in der Regel vom Anästhesisten bzw. Internisten geleitet.

Kleine Krankenhäuser (weniger als 300 Betten): Für kleine Krankenhäuser wäre es zu aufwendig und würde dem Prinzip rationeller Organisation und Arbeitsgestaltung widersprechen, operative und interne Intensivbehandlungsfälle zu trennen. Hier sollte eine zentrale, allen Disziplinen des Hauses zur Verfügung stehende Einrichtung vorhanden sein in Form einer kombinierten operativ-internen Intensiveinheit. Ob diese Einheit administrativ vom Internisten oder Anästhesisten geleitet wird, hängt von den jeweiligen personellen Gegebenheiten des Krankenhauses ab.

Auf der Skala von groß über mittel zu klein wird der Anteil reiner Intensivbehandlungsfälle um so geringer sein, je kleiner das Krankenhaus ist. Mittlere und kleine Häuser werden bestrebt sein, sich auf die Intensivüberwachung zu beschränken und Schwerstkranke, die einer Intensivbehandlung bedürfen, in größere Zentren zu verlegen. Trotzdem wird es auch in diesen Häusern immer wieder Fälle geben, die an Ort und Stelle einer Intensivtherapie zugeführt werden müssen, weil sie nicht transportfähig sind. Es ist daher entschieden der Ansicht zu widersprechen, kleinere Häuser benötigten keine Intensiveinheit. Gerade für Häuser mit beschränkten personellen und apparativen Möglichkeiten bietet eine Zentralisierung schwerkranker Patienten besondere Vorteile; sie stellt meist sogar die zwingende Voraussetzung für eine angemessene Behandlung nichtverlegungsfähiger Schwerkranker dar.

Ärztliche Verantwortung und innerbetriebliche Organisation

Für die Organisation und den Betriebsablauf sind verbindliche Richtlinien erforderlich, um Unklarheiten und Unsicherheiten zu vermeiden. Das reibungslose Funktionieren einer Intensivbehandlungsstation hängt ab von durchdachter Planung, ärztlichem Können, streng definierten Verantwortungen und Ermächtigungen und standardisierten Behandlungsmethoden. All das muß abgestimmt sein auf die örtlichen Verhältnisse. Richtlinien und Absprachen müssen

1. die Zusammenarbeit und die Kompetenzen der Ärzte untereinander regeln,
2. grundlegende Behandlungsmethoden abstimmen,
3. die Aufgaben der Krankenschwestern und -pfleger definieren sowie die ärztlichen und pflegerischen Belange koordinieren.

Ärztliche Kompetenz und Verantwortung

Das weite Spektrum der Intensivbehandlung stellt so komplexe Anforderungen an das ärztliche Können, daß es von dem Vertreter eines einzigen Faches kaum noch in allen Bereichen beherrscht werden kann. Kein Fachgebiet ist in der Lage, das ganze Spektrum zu decken (27, 40, 44, 77, 79, 88, 114, 115). Vielmehr erfordert gerade die Intensivmedizin das enge und ständige Zusammenwirken von Ärzten verschiedener medizinischer Disziplinen. Da sich Überwachung und Behandlung vital bedrohter Schwerstkranker an den meisten Krankenhäusern auf interdisziplinären Einheiten abspielen, ist es auch aus organisatorischen Gründen notwendig, neue Formen ärztlicher Zusammenarbeit zu praktizieren. Man muß sich in der Intensivmedizin frei machen von der bisherigen Vorstellung, daß der primär behandelnde Arzt nach eigenem Ermessen Ärzte anderer Fachrichtungen als Konsiliarii zuzieht, d. h. als Berater, die einen Rat erteilen, im übrigen aber keine weiteren Kompetenzen übernehmen. In der Intensivmedizin sind alle beteiligten Ärzte mitbehandelnde Ärzte, die für den Teil der Behandlung, für den sie fachlich zuständig sind, die volle juristische und medizinische Verantwortung übernehmen.

Der wesentliche Unterschied gegenüber der Zusammenarbeit auf den traditionellen Fachabteilungen liegt darin, daß sich auf der interdisziplinären Intensiveinheit die Behandlungskompetenz von vornherein teilt. Wird ein Patient von der Fachabteilung auf die interdisziplinäre Intensiveinheit verlegt, so bleibt die Fachabteilung weiter für die Behandlung des Grundleidens zuständig. Die spezifische Intensivüberwachung und Intensivbehandlung, also die Sorge für die Wiederherstellung und Aufrechterhaltung der bedrohten Vitalfunktionen wird dagegen auf interdisziplinären Einheiten regelmäßig in der Hand des Leiters der Intensiveinheit liegen.

Wenn auch, anders als auf der traditionellen Fachabteilung, in der interdisziplinären Intensiveinheit die Behandlungskompetenz von vornherein zwischen den Vertretern verschiedener Fachgebiete geteilt ist, so müssen unseres Erachtens doch auch und gerade hier der Grundsatz der strikten Arbeitsteilung und der Vertrauensgrundsatz die Zusammenarbeit bestimmen. Eine enge gemeinsame Behandlung des Patienten erfordert die sorgfältige Trennung der wechselseitigen Aufgabenbereiche, weil andernfalls Lücken in der Betreuung des Patienten oder Doppelbehandlungen nahezu unvermeidlich sind.

Wie die Aufgaben zwischen dem für die Behandlung des Grundleidens und dem für die Intensivbehandlung zuständigen Arzt zu verteilen sind, läßt sich wohl nicht generell sagen. Die Grenze wird je nach der Art der an der Zusammenarbeit beteiligten Fachgebiete verschieden verlaufen und zudem von Krankenhaus zu Krankenhaus differieren, weil auch das persönliche Engagement der Fachgebietsvertreter verschieden stark sein wird.

Selbstverständlich müssen auch auf der interdisziplinären Einheit die für die Behandlung des Grundleidens und die Intensivtherapie zuständigen Ärzte die Grenzen ihrer Fachgebiete beachten und die für eine optimale Versorgung benötigten Vertreter anderer Fachgebiete zur Mitbehandlung oder zum Konsilium zuziehen (116).

Unabhängig von diesen Kompetenzfragen der ärztlichen Behandlung ist die Notwendigkeit zu sehen, die organisatorische Leitung einer interdisziplinären Betteneinheit in einer Hand zusammenzufassen. Dieser ärztliche Leiter ist verantwortlich für Koordination und Synchronisation der verschiedenen Spezialisten sowie für die korrekte Durchführung der vereinbarten Behandlung. Die Leitung umfaßt ferner die Einteilung und Beaufsichtigung des Pflege- und sonstigen Personals, Gewährleistung einer fachgerechten Überwachung, Pflege und Behandlung, Beachtung der allgemeinen Hygiene, Kontrolle der Arzneimittel, Beschaffung und Wartung der Apparaturen und des Instrumentariums und nicht zuletzt Koordinierung der ärztlichen Behandlung sowie Bettenzuteilung.

Wer von den beteiligten Ärzten diese organisatorischen Aufgaben übernimmt, hängt vom Aufgabenbereich und der administrativen Zuordnung der Betteneinheit im Rahmen des Krankenhauses ab. Bei fachgebundenen Intensiveinheiten stellt sich diese Frage nicht, da sie ohnehin der jeweiligen Fachabteilung zugeordnet sind und somit dem leitenden Arzt dieser Abteilung unterstehen. Interdisziplinäre konservativ-internistische Intensiveinheiten stehen unter der Leitung des Internisten. Bei interdisziplinären operativen Intensiveinheiten liegt es nahe, dem Anästhesisten die ärztliche Leitung zu übertragen. Dies empfiehlt auch die Deutsche Krankenhausgesellschaft (141).

Die zentrale operativ-konservative Intensiveinheit kleiner Häuser wird vom Anästhesisten oder vom Internisten organisatorisch geleitet. Nach einer „Gemeinsamen Empfehlung“ der Fachgebiete Innere Medizin und Anästhesiologie gelten hier besondere Regeln der Zusammenarbeit zwischen diesen beiden Fachvertretern: Danach ist der Internist zuständig für die Diagnostik und Therapie der Patienten mit primär internistischen Grundleiden einschließlich der vital bedrohenden Verläufe und Komplikationen, der Anästhesist gemeinsam mit dem zuständigen Vertreter des operativen Faches für die Diagnostik und Therapie der Patienten mit primär operativen Grundleiden einschließlich der vital bedrohenden Verläufe und Komplikationen. Im übrigen sollen sich die beiden Fachvertreter über die wesentlichen organisatorischen Fragen einigen, unabhängig davon, wer die organisatorische Leitung der konservativ-operativen Intensiveinheit inne hat (135).

Koordination und Abstimmung standardisierter Behandlungsmethoden

Wichtiger noch als die personelle Frage der organisatorischen Leitung ist der gute Wille der beteiligten Ärzte zu einer uneingeschränkten und harmonischen Kooperation. Alle müssen vorbehaltslos gewillt sein, die Chance zu nutzen, die darin liegt, daß die Intensivmedizin die auseinanderstrebenden Spezialfächer der Medizin am Bett des vital bedrohten Schwerkranken wieder zusammenführt und sie zu einer Synthese ihrer Kenntnisse und Erfahrungen veranlaßt. Dies geschieht nicht nur zum Nutzen des jeweiligen Einzelpatienten, sondern bietet auch den beteiligten Spezialisten eine einmalige Gelegenheit, Einblick in den Bereich anderer Fächer und Verständnis für deren Perspektive zu gewinnen.

Jedes Gespräch über die notwendige Abgrenzung der ärztlichen Kompetenzen sollte allein im Hinblick auf das bestmögliche Behandlungsergebnis geführt werden (119). Dabei ist von dem Grundsatz auszugehen, daß jeder verfügbare Arzt mit seinem Wissen und seinen Erfahrungen dazu beitragen kann, einen vital bedrohten Schwerkranken aus der kritischen Phase seiner Krankheit herauszuführen. Konstruktive Diskussionen und gute menschliche Beziehungen sind dabei nicht unbedingt gleichbedeutend mit „freundlich zu jedermann sein" oder „Frieden um jeden Preis halten" (145). Entscheidungen sind kollegial zu besprechen, wobei das Beharren auf einem persönlichen Standpunkt auch einmal einer „ability to be wrong" Platz zu machen hat (26).

Der für das Grundleiden zuständige, verlegende Arzt sollte stets das Recht behalten, seinen Patienten wieder in seine Abteilung zurückzunehmen, falls er über die Grundzüge der Therapie mit dem Leiter der Intensiveinheit nicht übereinstimmt. Umgekehrt muß auch der Leiter der Intensiveinheit berechtigt bleiben, die Übernahme eines Patienten zu verweigern bzw. seine Rückverlegung zu verlangen (115). Dieses Recht ist unentbehrlich auch als Schutzfunktion, um zu vermeiden, daß die Intensiveinheit zum letzten Asyl für moribunde und prognostisch infauste Fälle wird. Alle beteiligten Ärzte müssen bestrebt sein, die Intensivstation nicht unnötig zu belasten; sie darf nicht zu einem Mortuatorium oder als Ersatz eines kontinuierlichen Dienstes für andere Stationen angesehen werden (88). Auch muß dem Leiter einer Intensivstation das Recht zugestanden werden, die psychische und physische Verfassung der Ärzte und Schwestern zu berücksichtigen und bei Überbelegung mit besonders schweren Fällen die Indikation zur Aufnahme kritischer zu stellen. Es empfiehlt sich ferner, jeder der beteiligten Abteilungen ein bestimmtes Bettenkontingent auf der Intensivabteilung zuzuweisen, wobei dieser Bettenschlüssel nach Maßgabe medizinischer Dringlichkeit vom Leiter der Einheit elastisch zu handhaben ist.

Die Grundlage einer konstruktiven ärztlichen Zusammenarbeit ist die gemeinsame Visite, auf der Verlegung bzw. Aufnahme der Patienten sowie der Behandlungsplan abgestimmt werden. Für junge Ärzte und Schwestern ist die Visite und das gemeinsame Gespräch Quelle fundamentaler Ausbildung. Diskussionen und Meinungsverschiedenheiten über die einzuschlagende Therapie sollten aber nicht am Krankenbett geführt werden, sondern innerhalb eines ärztlichen Kolloquiums vor oder im Anschluß an die eigentliche Visite.

Ein solches Kolloquium aller Beteiligten außerhalb des Krankenzimmers erleichtert nicht nur einen ungehinderten Meinungsaustausch, sondern führt auch zu einer zeitlichen Entlastung des Pflegepersonals. Ohnehin ist es schwierig, die umfangreichen Fieberkurven und Tabellen am Krankenbett übersichtlich bereitzuhalten.

Grundlegende Behandlungsmethoden sollten im voraus als feststehende Regeln unter den Ärzten abgestimmt sein. Die Einführung neuer Methoden, Medikamente oder Geräte muß allen Beteiligten zur Kenntnis gebracht werden. Dies ist Ausdruck einer selbstverständlichen kollegialen Courtoisie. Mit dem Laborarzt sind besondere Vereinbarungen zu treffen, die auf eine Bevorzugung dieser Station zielen, da zeitgerechte Laboruntersuchungen zur Kontrolle der Therapie gerade bei Intensivbehandlungspatienten unentbehrlich sind.

In dringlichen Situationen müssen die Ärzte der Intensivbehandlungsstation volle Entscheidungskompetenz besitzen. Notwendige Verlegungen von dieser Station haben stets Vorrang und müssen sofort erfolgen.

Über die Information der Angehörigen sind für jeden Patienten unter den Ärzten klare Absprachen zu treffen. Widersprechende Äußerungen von verschiedenen Ärzten machen einen schlechten Eindruck auf die Angehörigen und führen zur Unsicherheit und einem gestörten Vertrauensverhältnis.

Aufgaben und Ausbildung des Pflegepersonals

Die Einbeziehung der Krankenschwester und des Krankenpflegers in das Team als verantwortliche Mitarbeiter des Arztes ist im Bereich der Intensivmedizin mehr als anderswo eine Notwendigkeit und stellt zugleich eine einmalige Chance dar, das Ansehen und Berufsprestige des Pflegepersonals zu heben. Die Stellung der Krankenschwester und des Krankenpflegers im Krankenhaus ist lange Zeit unterbewertet worden, wie man die des Arztes überbewertet hat; heute stellen wir fest, daß wir mehr denn je auf ihre aktive und verantwortliche, mitdenkende Mitarbeit angewiesen sind. Jedenfalls kann das überkommene Bild der fiebermessenden und bettenmachenden Schwester im Bereich der Intensivmedizin keinen Platz mehr beanspruchen. Wenn man von der konventionellen Kompetenzabgrenzung zwischen Krankenschwester und Arzt ausgeht, so reicht hier der Verantwortungsbereich der Schwester weit in den ärztlichen Sektor hinein (9, 42, 81, 108). Sie ist nicht mehr allein für die eigentliche Pflege im engeren Sinne zuständig, sondern weitgehend verantwortlich für die Überwachung des Patienten, gleichgültig ob diese auf individuelle Beobachtung oder apparativem Monitoring beruht. Der Begriff *Intensivpflege* beinhaltet daher die Notwendigkeit und Voraussetzungen der individuellen und apparativen Intensivüberwachung durch das Pflegepersonal. Daß darüber hinaus die eigentliche Pflege in der Intensivmedizin ganz besondere Anforderungen stellt, bedarf keiner gesonderten Begründung. Es seien als Beispiele nur einige spezielle Maßnahmen für die Pflege bewußtloser und vital gefährdeter Patienten aufgeführt, wie Dekubitusprophylaxe, Mundpflege, Atemgymnastik und Beatmungsinhalation, Sauerstoffapplikation, bettseitige Aerosolbehandlung, Bronchialtoilette bei tracheotomierten Patienten unter sterilen Kautelen, Bedienung und Überwachung von Respiratoren usw. Daneben obliegt es dem Pflegepersonal auf einer Intensivbehandlungsstation, fortlaufend Blutdruck und Puls sowie die stündliche Urinausscheidung zu kontrollieren und entsprechende Verlaufskurven (24-Stunden-Protokolle) zu führen. Auch die nach ärztlicher Anweisung auszuführende Überwachung der in der Intensivbehandlung eine dominierende Rolle spielenden Infusionstherapie gehört zum Aufgabenbereich des Pflegepersonals. Da die meisten Medikamente durch die liegende Infusionskanüle bzw. durch den liegenden Kavakatheter intravenös appliziert werden, fällt auch diese Tätigkeit zunehmend in den Arbeitsbereich des Pflegepersonals. Sie setzt voraus, daß das Pflegepersonal über die Wirkung der applizierten Mittel genauestens informiert ist und daß sich der zuständige Arzt von Vorbildung, Können und Erfahrung der Krankenschwestern überzeugt hat, die von ihm mit der Ausführung der intravenösen Applikation betraut werden (10, 91). Für die am besten in Schriftform zu erfolgende Anordnung der intravenösen Injektionen bleibt selbstverständlich der Arzt verantwortlich (14). Darüber hinaus muß die Schwester bzw. der Pfleger bei plötzlich auftretenden Zwischenfällen erste zielgerechte Wiederbelebungsmaßnahmen bis zum Eintreffen des Arztes durchführen können. Dazu gehören die kontrollierte Beatmung per Maske, möglichst aber die Intubation, das Erkennen grober Herzrhythmusstörungen, Kammerflattern bzw. Asystolie und die Durchführung einer sachgerechten externen Herzmassage; mancherorts wird sogar vorausgesetzt, daß das Pflegepersonal einer Intensiveinheit die Technik der externen elektrischen Defibrillation beherrscht.

Es liegt auf der Hand, daß diese speziellen Kenntnisse und Erfahrungen in der normalen Krankenpflegeausbildung nicht vermittelt werden können. Vielmehr ist hierzu eine spezielle Weiterbildung nach abgeschlossenem Krankenpflegeexamen erforderlich (20). Die Schwierigkeit liegt darin, daß es bisher in der Bundesrepublik Deutschland für das Pflegepersonal nach abgeschlossener Ausbildung keine Möglichkeit einer fachlichen Spezialisierung gegeben hat, etwa in Analogie zur ärztlichen Weiterbildung. Dieser Umstand hat inzwischen Bestrebungen ausgelöst, auch im Pflegebereich eine staatlich anerkannte Weiterbildungsordnung zur Fachschwester bzw. zum Fachpfleger zu schaffen.

Nach eingehenden Vorberatungen mit den berührten Fachgesellschaften hat die Deutsche Krankenhausgesellschaft 1976 ein „Muster für eine landesrechtliche Ordnung der Weiterbildung zu Krankenschwestern, Krankenpflegern und Kinderkrankenschwestern in der Intensivpflege" als Empfehlung veröffentlicht, der sich die Deutsche Gesellschaft für Anästhesiologie und Intensivmedizin, die Deutsche Gesellschaft für Internistische Intensivmedizin, die Deutsche Gesellschaft für Neonatologie und pädiatrische Intensivmedizin sowie die Deutsche Gesellschaft für Fachkrankenpflege angeschlossen haben (142).

Die Richtlinien ersetzen ältere Stellungnahmen der Deutschen Gesellschaft für Anästhesie und Wiederbelebung aus den Jahren 1969 und 1972 sowie der Deutschen Krankenhausgesellschaft aus dem Jahre 1971 (129, 134, 138). Die neue Empfehlung sieht eine zweijährige Weiterbildungszeit nach abgeschlossenem Krankenpflegeexamen vor, wobei praktische Ausbildung und theoretischer Unterricht eng miteinander gekoppelt sind. Die zwei Lehrgangsjahre beinhalten 240 Unterrichtsstunden über einen definierten Stoffkatalog und 480 Stunden praktische Unterweisungen, die durch Testate belegt werden müssen. Der Lehrplan ist so gestaltet, daß er im ersten Jahr für die Fachgebiete Anästhesiologie und Innere Medizin gemeinsam durchgeführt werden kann. Der Lehrgang schließt mit einer praktischen, schriftlichen und mündlichen Prüfung ab.

Das Pflegepersonal einer Intensivbehandlungsstation erwirbt entsprechend seiner besonderen Verantwortung und besseren Ausbildung einen Anspruch auf Besoldung nach der Vergütungsgruppe Kr V BAT. Dabei haben die leitende Schwester und der leitende Arzt die Möglichkeit, ihre Auswahl zu treffen und die für diese Tätigkeit ungeeigneten Schwestern nach einer Probezeit auszutauschen, ehe sie ein unwiderrufliches Anrecht auf höhere Eingruppierung erworben haben. Nicht jede Schwester ist in Anbetracht der besonderen physischen und psychischen Belastungen für den Einsatz auf einer Intensivbehandlungsstation geeignet. Den Ausbildungsstand des Pflegepersonals anzuheben, ihr Wissen und Können zu verbessern, so daß sie den Aufgaben einer modernen Intensivbehandlungsstation gerecht werden, kann nur gelingen durch ärztliche Initiative und persönliches Engagement, regelmäßige Fortbildungskurse innerhalb der eigenen Abteilung und tägliche Erklärungen bei den Visiten.

Ein besonders schwieriges Problem der Intensivmedizin stellt die außerordentlich starke psychische Belastung des Pflegepersonals dar. Sie ist einmal bedingt durch den sehr aufreibenden Pflegedienst, zum anderen durch die hohe Mortalität auf diesen Stationen. Aber auch die erfolgreich behandelten Patienten verlassen im allgemeinen die Betteneinheit so früh, daß der Schwester meist das befriedigende Erlebnis entgeht, einen wiedergenesenden, dankbaren Patienten nach Hause verabschieden zu können. Man ist aus diesem Grunde allgemein der Ansicht, daß es für eine Krankenschwester bzw. für einen Krankenpfleger nicht zumutbar ist, jahrelang ununterbrochen oder sogar Zeit ihres Lebens auf einer Intensivstation zu arbeiten. Vielmehr sollte ein turnusmäßiger Wechsel mit anderen Arbeitsbereichen ermöglicht werden. Die Weiterbildungsempfehlung der Deutschen Krankenhausgesellschaft gestattet es, einen solchen Wechsel zwischen der Intensivpflege und dem Anästhesiedienst vorzunehmen, da sich beide Bereiche fachlich gut ergänzen.

Durch eine straffe Organisation kann die Arbeit auf einer Intensiveinheit erleichtert werden (109, 110). Hierzu gehört das konsequente Einhalten bestimmter Visitenzeiten, das Diskutieren spezieller diagnostischer und therapeutischer Probleme des Einzelfalles außerhalb der Visiten sowie die Reglementierung der Arbeit durch festgelegte pflegerische bzw. therapeutische Schemata.

Es besteht Einigkeit darüber, daß die angemessene Organisationsform der Intensivpflege die *Gruppenpflege* darstellt (2, 25, 37, 90, 108). Hierbei ist die Schwester für alle pflegerischen Einzelmaßnahmen in ihrer Gesamtheit bei einem Patienten oder einer Patientengruppe zuständig und verantwortlich. Dadurch wird das Verantwortungsgefühl gestärkt, größere innere Befriedigung entwickelt und eine engere Bindung zwischen Patient und Schwester hervorgerufen, die gerade bei dem unpersönlichen und hektischen Betrieb einer Intensiveinheit mit dem ständigen Wechsel der Patienten besondere Beachtung verdient. Aber auch die Verständigung zwischen Arzt und Schwester sowie umgekehrt ist unmittelbar und kürzer, da beide während der Visite unter Umgehung der Stationsschwester ihre Beobachtungen und Anweisungen direkt miteinander austauschen. Trotz dieser unbestrittenen, insbesondere psychologischen Vorteile ist das Prinzip der Gruppenpflege jedoch auf Intensiveinheiten nicht uneingeschränkt anwendbar, wie eine Analyse und Gegenüberstellung der beiden Begriffe „Funktionspflege" und „Gruppenpflege" ergibt (51). Die durchschnittliche Größe von Intensiveinheiten einerseits, die personelle Besetzung nach den Anhaltszahlen der Deutschen Krankenhausgesellschaften (57, 137, 140, 141) und die Notwendigkeit eines überlappenden Schichtdienstes andererseits machen es unumgänglich, in der Intensivpflege zwei getrennte Arbeitsbereiche zu unterscheiden:

1. Die vorbereitende Behandlungspflege, verbunden mit allgemeiner Stationsarbeit, und
2. die erweiterte Grundpflege, verbunden mit bettseitiger Behandlungspflege.

Unter den ersten Begriff fallen sämtliche nicht unmittelbar der Pflege dienenden Nebentätigkeiten, soweit sie – aus welchen Gründen auch immer – nicht von Hilfskräften erledigt werden können (Botengänge, Essensverteilen, Aufräumungsarbeiten usw.). Der Begriff „vorbereitende Behandlungspflege" umfaßt alle pflegerischen Verrichtungen, deren Ausführung die Schwester länger als 1–2 Minuten von den ihr zugeteilten Krankenbetten entfernen würde. Dazu gehören die Vorbereitung der verordneten Medikamente insbesondere das Aufziehen der Spritzen, das Herrichten des Tagesbedarfes an Infusionslösungen nach vorgegebenen Infusionsplänen für jeden einzelnen Patienten, das Säubern und Zusammenstellen von gebrauchtem Instrumentarium, die Wartung benutzter Geräte, insbesondere Respiratoren; darüber hinaus die Verlegung von Patienten sowie die erste diagnostische und therapeutische Betreuung neu eingelieferter oder verlegter Notfälle im Behandlungsraum der Einheit.

Mit dem zweiten Begriff „erweiterte Grundpflege“ soll zum Ausdruck gebracht werden, daß die Grundpflege in der Intensivmedizin stets auch die Überwachung der vitalen Funktionen, das Führen von Verlaufsprotokollen, die Pflege des Kavakatheters oder eines Tracheostomas usw. beinhaltet. Untrennbar verbunden damit sind Maßnahmen bettseitiger Behandlungspflege, wie Steuerung und Kontrolle der Infusionstherapie, Aerosolbehandlung, Bronchialtoilette sowie Bedienung und Überwachung eines Respirators oder Dialysegerätes.

Bei der Einteilung des Pflegepersonals ist die Verschiedenheit dieser beiden Bereiche zu berücksichtigen. Die Verrichtung im Rahmen des ersten Arbeitsbereiches können nur nach funktionellen Gesichtspunkten erledigt werden. Die Prinzipien der Gruppenpflege lassen sich lediglich im zweiten Bereich zur Anwendung bringen, der zugleich aber auch die wichtigste Komponente der Intensivpflege darstellt. Die Praktizierung der Gruppenpflege setzt allerdings voraus, daß eine genügend große Zahl hierfür ausreichend qualifizierten Personals zur Verfügung steht, dem die erweiterte Grund- und bettseitige Behandlungspflege als weitgehend selbständige, eigenverantwortliche Tätigkeit überlassen werden kann.

Ideal wäre es, den auf einer Intensivstation tätigen jüngeren Schwestern eine mit der Materie vertraute Lehrschwester zuzuordnen, die nicht nur an der theoretischen Ausbildung und Fortbildung maßgebend beteiligt ist, sondern auch während der praktischen Arbeit lehrend wirkt.

Die neue Weiterbildungsordnung der Deutschen Krankenhausgesellschaft schreibt die Existenz einer hauptamtlichen Unterrichtsschwester im Rahmen der intensivmedizinischen Weiterbildung des Pflegepersonals zwingend vor.

Personalbedarf

Von entscheidender Bedeutung und ausschlaggebend für Niveau und Leistungsfähigkeit einer Intensivbehandlungsstation ist die angemessene Besetzung mit Ärzten und Pflegepersonal. Der Krankenhausträger muß sich darüber im klaren sein, daß die personelle Besetzung gerade in diesem Bereich ausreichend sein muß. Es ist dringend davor zu warnen, eine Intensivbehandlungsstation einzurichten, nur weil es Mode ist und zum Ansehen des Hauses beitragen könnte, wenn die personellen Voraussetzungen hierfür nicht realisiert werden. Die Patienten dieser Station haben einen Anspruch auf wirklich intensive Behandlung, Pflege und Überwachung. Eine personelle Unterbesetzung widerspricht den Aufgaben der Intensivbehandlung und stellt darüber hinaus eine unzumutbare Verantwortung für Ärzte und Schwestern dar. Als Grundlage für die Personalbesetzung von Intensiveinheiten liegen neben den Anhaltszahlen der Deutschen Krankenhausgesellschaft (DKG) (57, 137, 139–141) die Stellungnahmen verschiedener wissenschaftlicher Fachgesellschaften vor (75, 78, 124, 132, 133).

Ärzte

Der ärztliche Stellenschlüssel einer Intensivstation richtet sich weitgehend danach, ob die Einheit vorwiegend Intensivüberwachungs- oder Intensivbehandlungsaufgaben wahrzunehmen hat. Für reine Intensivüberwachungseinheiten (Wachstation) genügt, daß außer einem erweiterten ärztlichen Stationsdienst zu jedem Zeitpunkt ein kompetenter Arzt greifbar ist. Für Einheiten, die auch Intensivtherapiefälle aufzunehmen haben, d.h. Patienten mit gestörten Vitalfunktionen, ist es erforderlich und unumgänglich, daß zu jeder Tages- und Nachtzeit ein Arzt auf dieser Station unmittelbar anwesend und dienstbereit ist. Dieser Arzt darf für andere Arbeiten außerhalb der Station nicht vorgesehen werden. Untersteht die Intensivbehandlungsstation der Anästhesieabteilung, so muß man die Besetzung dieser Station mit Ärzten völlig getrennt vom eigentlichen Anästhesiedienst sehen. Es geht nicht an, daß der diensthabende Arzt der Station die meiste Zeit bei Narkosen im Operationstrakt verbringt. Der ärztliche Dienst eigens für die Intensivstation erfordert somit für den 24-Stunden-Tag in Abhängigkeit von der wöchentlichen regulären Arbeitszeit 5–6 ärztliche Planstellen als Mindestgrundlage eines regulären Schichtdienstes. Eine überwiegend mit Beatmungspatienten belegte Intensiveinheit benötigt eine über diesen Basisschlüssel hinausgehende ärztliche Besetzung. Verfügt eine Intensivstation über mehr als 12 Betten, so ist die Zuweisung einer weiteren Oberarztstelle empfehlenswert, um einerseits den unterschiedlichen Ausbildungsstand der Assistenzärzte zu kompensieren und andererseits die Kontinuität einer optimalen ärztlichen Versorgung der Patienten sicherzustellen. In einer gemeinsamen Stellungnahme haben der Berufsverband Deutscher Anästhesisten und der Berufsverband Deutscher Internisten in Übereinstimmung mit der Deutschen Krankenhausgesellschaft folgende Anhaltspunkte postuliert:

In der Intensivüberwachung für je 3 Betten eine ärztliche Planstelle, in der Intensivbehandlung für je 2 Betten eine ärztliche Planstelle; zusätzlich für die ärztliche Leitung der Einheit eine Oberarztstelle (124, 141).

Nicht nur die jederzeit garantierte ärztliche Versorgung der Patienten, sondern auch die ärztliche Qualifikation ist eine Grundvoraussetzung für den Betrieb von Intensivbehandlungsstationen, da in erster Linie hierdurch Niveau und Leistungsfähigkeit widergespiegelt werden. Mögen räumliche Gestaltung und apparative Ausstattung Kompromisse gestatten und oft weit entfernt sein von den Idealvorstellungen – wie in vielen älteren Krankenhäusern –, so ist von dem ärztlichen Können hier kompromißlos größterMaßstab zu fordern. Diese Forderung jedoch kann nur bei normalen Arbeitszeiten ohne regelmäßige Überstunden erfüllt werden. Bei interdisziplinären Intensiveinheiten ist darüber hinaus Sorge zu tragen, daß, unabhängig von der administrativen Zuordnung dieser Einheit, die nachgeordneten Ärzte aller beteiligten Fachabteilungen Gelegenheit erhalten, in diesem Bereich mitzuarbeiten, um im Zuge ihrer ärztlichen Weiterbildung die erforderlichen Kenntnisse und Erfahrungen in der Intensivmedizin zu erwerben. Die Weisungsbefugnis gegenüber allen auf der Einheit tätigen nachgeordneten Ärzten anderer Abteilungen liegt bei dem Leiter der Einheit. Es ist selbstverständlich, daß ein Wechsel der nachgeordneten Ärzte nur im Benehmen mit dem Leiter erfolgen sollte (135).

Pflegepersonal

Auch bei der Berechnung des Stellenschlüssels für das Pflegepersonal ist zwischen Intensivüberwachung und Intensivbehandlung zu unterscheiden. Für die Intensivüberwachung wird im allgemeinen ein Betten-Pflegepersonal-Schlüssel von 1:1 für erforderlich gehalten, für reine Intensivbehandlung ein Schlüssel von mindestens 1:2. Dieser „Schlüssel" gilt für 24 Stunden und schließt Urlaub, Krankheit, 8-Stunden-Schichtdienst und dienstfreie Tage ein. Die Deutsche Krankenhausgesellschaft hat bereits 1969 folgende Anhaltszahlen publiziert (137):

Für die Intensivüberwachung 1 Schwester auf 1,85 bis 0,95 Betten.

Für die Intensivbehandlung 1 Schwester auf 0,6 bis 0,45 Betten.

Die Deutsche Krankenhausgesellschaft bezieht sich dabei allerdings nicht auf die Anzahl der vorgehaltenen, sondern der durchschnittlich belegten Betten.

In ihren „Richtlinien für die Organisation der Intensivmedizin in den Krankenhäusern" vom September 1974 (141) sieht die Deutsche Krankenhausgesellschaft folgende Schlüssel vor:

- Für die Intensivüberwachung 1 Pflegekraft pro Bett,
- für die Intensivbehandlung 2 Pflegekräfte pro Bett.

  Wenn die Zahl der Beatmungsfälle im Jahresdurchschnitt 20% der Patienten übersteigt, ist eine Anhaltszahl bis zu 3:1 zugrunde zu legen.

Tabelle 1.1 Bedarf an Pflegepersonal auf Intensiveinheiten

Intensivüberwachung:
1 Pflegekraft auf 1 Bett

Intensivbehandlung:
2 Pflegekräfte auf 1 Bett

Maßgeblich sind die in der Einheit planmäßig vorgehaltenen Betten.
In Abhängigkeit von der Anzahl der Beatmungsfälle im Jahresdurchschnitt ist der Personal-Betten-Schlüssel nach dem folgenden Schema zu erweitern:

Anzahl der Beatmungsfälle im Jahresdurchschnitt	Personal-Betten-Schlüssel
über 10%	2,5 : 1
über 20%	3 : 1
über 40%	4 : 1
über 60%	5 : 1

Akute Dialyse- und Hämoperfusionsfälle sind dabei Beatmungsfällen gleichzusetzen; auch andere besondere Aufgabenstellungen können einen höheren Personalbedarf begründen

(Stellungnahme der Deutschen Interdisziplinären Vereinigung für Intensivmedizin zur Besetzung von Intensiveinheiten mit Pflegepersonal)

Die angeführten Richtwerte erscheinen dann ausreichend, wenn sie nicht auf der Zahl der durchschnittlich belegten, sondern der vorgehaltenen Intensivbetten basieren und genügend sonstiges Hilfspersonal zur Verfügung steht, um alle diejenigen Arbeiten zu verrichten, die nicht der unmittelbaren Krankenpflege dienen.

Besonders hervorzuheben ist die Stellungnahme der Deutschen Interdisziplinären Vereinigung für Intensivmedizin (DIVI), die, ausgehend von den Anhaltszahlen der DKG von 1969, einen auf die speziellen Verhältnisse der Intensivmedizin zugeschnittenen Personalschlüssel für die Besetzung mit Pflegepersonal postuliert (136).

Tab. 1.1 gibt einen Überblick über diesen Schlüssel unter Berücksichtigung der Anzahl der im Jahresdurchschnitt zu behandelnden Beatmungsfälle auf einer Intensiveinheit.

Unter der Berücksichtigung einer regelmäßigen Arbeitszeit von 40 Wochenstunden werden bei diesen Anhaltszahlen nur 1 bis 2 Schwestern für 3 bis 4 Patienten pro Schicht auf der Station tätig sein. Bei Beatmungsfällen ist jedoch pro Patient und Schicht eine Pflegekraft erforderlich. Tatsächlich bedingen Beatmungspatienten eine sehr aufwendige Pflege und Überwachung, die eine ständige Präsenz am Bett voraussetzt. Hier zeigt sich besonders klar die inzwischen allgemein akzeptierte Erfahrungstatsache, daß eine apparative Überwachung die unmittelbare persönliche Patientenbetreuung zwar ergänzen, aber niemals ersetzen kann.

Krankenhelferinnen und freiwillig arbeitende Frauen (Volonteers), mit denen man in Amerika gute Erfahrungen gemacht hat, können das Pflegepersonal entlasten; Voraussetzungen für ihre Tätigkeit ist jedoch ein obligatorischer Einführungskurs in ihre zukünftige, eng begrenzt gehaltene Tätigkeit. Der Einsatz von Studenten auf einer Intensivstation kann ebenfalls dazu beitragen, die große Personalnot zu lindern, wenngleich häufig wechselnde Studenten keine erfahrenen Krankenschwestern ersetzen können. Die Studenten sind über ihre Aufgabe und ihre begrenzten Rechte genau zu belehren und an den Geräten zu trainieren, ehe sie zur Patientenüberwachung eingesetzt werden.

Zusätzliches Personal

Das erfahrene und qualifizierte Intensivpflegepersonal muß konsequent von allen nichtmedizinischen Stationsarbeiten entlastet werden. Es ist daher eine Notwendigkeit, zusätzlich genügend Hilfskräfte bereitzustellen. Pro Schicht sollte mindestens eine Person zur Verfügung stehen.

Die ständig anfallenden Reinigungsarbeiten sollten von stationsinternem Reinigungspersonal durchgeführt werden.

Angesichts der ständig fortschreitenden Technik in der Medizin empfiehlt es sich, daß auch technisches Personal für eine Intensivbehandlungsstation eingeplant wird (s. auch Kapitel 9, Patientenüberwachung).

Für die mannigfachen Schreibarbeiten, wie Verlaufs- und Verlegungsberichte, Sektionsanträge, Gutachten usw., ist unbedingt wenigstens eine Schreibkraft vorzusehen. Wichtig ist ebenfalls, mindestens zwei Krankengymnastinnen für diese Station einzuplanen, da sich auch auf diesem Gebiet wichtige Aufgaben stellen.

Nicht nur die Beschaffung von Stellen für das Pflegepersonal ist ein Problem, oft sind die geschaffenen Stellen wegen des allgemeinen Mangels an Krankenschwestern im Krankenhaus nicht zu besetzen; es lohnt sich daher, „sein Pflegepersonal zu pflegen" (132). Aus diesem Grund sollten arbeitsphysiologische Prinzipien, wie sie seit Jahren in industriellen Betrieben praktiziert werden, auch in Krankenanstalten zur Anwendung kommen, um einen guten Nachwuchs an Krankenschwestern zu sichern (132).

Bettenbedarf und Bettennutzung

Die Zahl der Intensivbetten in einem Krankenhaus ist abhängig von der Größe des Einzugsbereiches, der Zusammensetzung des Patientengutes, der Verteilung der Betten auf die einzelnen Fachdisziplinen, ferner von Zahl, Art und Umfang der Spezialabteilungen eines Krankenhauses. Der Bedarf richtet sich nach der durchschnittlichen Belegung zuzüglich 30% Bettenreserve. Im allgemeinen sind etwa 5% der Gesamtbettenzahl eines Krankenhauses als Intensivbetten auszuweisen. Der Bettenbedarf für die Intensivmedizin insgesamt (Intensivüberwachung und Intensivbehandlung) wird für die Fächer Chirurgie und Innere Medizin mit 7–10% angegeben. Für die Intensivbehandlung im engeren Sinne haben die von HOLMDAHL u. DUVERNOY (41) genannten Zahlen allgemeine Gültigkeit behalten:

Chirurgie	3–5%,
Innere Medizin	3–5%,
Gynäkologie	1%,
Orthopädie	0,5%,
HNO	0,5%,
Pädiatrie	4%

(einschließlich Kinderchirurgie).

Tabelle 1.2 Vorschlag für die notwendige Anzahl der Intensivbehandlungsbetten in Abhängigkeit von der Krankenhausgröße

Bettenzahl im Krankenhaus	Bettenzahl für 1 bis 2 zentrale Intensivbehandlungsstationen		
200	8		
300	10		
400	12		
	2 Intensivstationen		
	(anästhesiolog.)		(internist.)
500	8		8
600	10		10
700	12		12
800	15		12
900	15		12
1000	15	zusätzliche Intensivbeobachtungsbetten (fachgebundene Wachstationen)	15
1200	15		15
1500	15		15

Neurochirurgie und Thoraxchirurgie (einschl. offene Herzchirurgie) benötigen mit je 15% bedeutend mehr Betten.

Gegenüber höher liegenden Forderungen ist festzustellen, daß es wenig sinnvoll erscheint, möglichst große Intensivpflegebereiche anzustreben, wenn mit der zunehmenden Ausdehnung eine adäquate apparative Ausrüstung und insbesondere personelle Besetzung nicht Schritt halten. Unrealistisch hohe Forderungen verwässern das Prinzip der Intensivmedizin, das ja gerade darin besteht, die verfügbaren Mittel auf einen, mit der vorhandenen Kapazität in Einklang stehenden, umschriebenen Bettenbereich zu konzentrieren.

Aus ärztlicher, organisatorischer und pflegerischer Sicht liegt die optimale Größe einer Intensivbehandlungseinheit bei 10 bis 12 Betten. Eine Einheit sollte wenigstens über 6 Betten und maximal über 16 Betten verfügen. Ist der Bedarf an Intensivbehandlungsbetten höher, so empfiehlt sich die Teilung in zwei Einheiten.

In Anlehnung an eine Aufstellung von Wiklund (121) werden die in Tab. 1.2 enthaltenen Relationen für die notwendige Anzahl von Intensivbehandlungsbetten in Abhängigkeit von der Krankenhausgröße vorgeschlagen.

Die optimale Bettenausnutzung auf Intensivstationen wird mir 60–70% der belegten Betten angegeben (49, 55). Dies mag zunächst niedrig und unwirtschaftlich erscheinen, es muß jedoch berücksichtigt werden, daß eine routinemäßige Räumung und Desinfektion der einzelnen Krankenzimmer in regelmäßigen Abständen zu erfolgen hat. Es gilt daher nicht die Intensivbehandlungsstation als optimal geführt, die stets voll belegt, sondern die, die stets aufnahmebereit ist (47). Dieses sind die beiden wichtigsten Gründe für ein reichlich zu bemessendes Raumprogramm trotz aller gebotener ökonomischer Überlegungen.

Für vergleichbare Statistiken sind folgende Zahlenangaben notwendig:

- Anzahl der Planbetten,
- Anzahl der Patienten/Jahr,
- Belegung in %,
- geleistete Berechnungstage,
- durchschnittliche Aufenthaltsdauer.

Die durchschnittliche Aufenthaltsdauer ergibt sich bei Teilung der „geleisteten Berechnungstage" durch die Anzahl der Patienten. Für reine Intensivbehandlungsfälle wird eine mittlere Aufenthaltsdauer von 8 bis 10 Tagen angegeben (56). Besonders durch die apparative Dauerbeatmung wird die durchschnittliche Liegezeit der Patienten auf Intensivstationen verlängert. Der Anteil der Respiratorbehandlung hat in den letzten Jahren beträchtlich zugenommen. Im allgemeinen kann damit gerechnet werden, daß 40–50% aller Intensivpatienten Beatmungsfälle sind. Eine durchschnittliche Aufenthaltsdauer von weniger als 6 Tagen spricht mehr für den Charakter einer gemischten Intensivüberwachungs- / Intensivbehandlungsstation. Bei den häufig anzutreffenden gemischten Einheiten ergeben sich in der Regel Zahlen zwischen 4 bis 6 Tagen. Das wird erklärt durch die meist nur wenige Tage andauernde intensive Behandlung bei Schlafmittelintoxikationen und bei Patienten nach größeren operativen Eingriffen.

Räumliche Zuordnung, Gestaltung und Einrichtung

Räumliche Zuordnung

Die räumliche Zuordnung einer Intensiveinheit richtet sich in erster Linie nach ihrer Funktion. Die Bereiche der Intensivüberwachung und -behandlung sollen in unmittelbarer Nähe zur Operationsabteilung und zu den diagnostischen Einrichtungen bzw. zur Notaufnahme liegen, aber außerhalb der normalen Bettenstationen. Ihre Einordnung in die

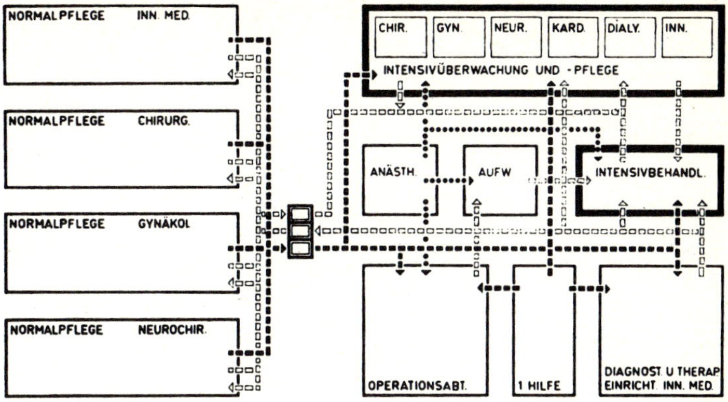

Abb. 1.2 Einordnung der Einheit für Intensivüberwachung, -pflege und -behandlung in das Krankenhaus (Vorschlag Prof. *P. Poelzig*, Berlin)

Funktionskette des Krankenhauses ist aus Abb. 1.2 zu ersehen.

An Häusern, an denen je eine gemischte operative und konservative Intensiveinheit vorhanden ist, sollten diese in enger räumlicher Beziehung zueinander stehen, um die ärztliche Zusammenarbeit zu erleichtern, die gemeinsame Benutzung von Nebenräumen und technischen Einrichtungen zu ermöglichen und einen reibungslosen Austausch von Geräten zu gewährleisten. Für Neubauten ist zu empfehlen, die verschiedenen Intensivbehandlungseinheiten einschließlich des Dialysezentrums räumlich aneinander grenzen zu lassen, wofür der Begriff „Intensivschiene" geschaffen worden ist.

Räumliche Gestaltung

Als bauliche Voraussetzungen einer Intensivstation müssen garantiert sein:

1. Die Möglichkeit, die Patienten voneinander zu isolieren, um einen größtmöglichen hygienischen Standard zu garantieren (89), und
2. direkte Sicht auf die zu überwachenden Patienten von jeder Stelle der Einheit und vom Arbeitsplatz der Schwester aus.

Dies ist um so wichtiger, als die sonst in der Medizin als selbstverständlich angesehene Trennung von septischen und aseptischen Patienten im Bereich der Intensivbehandlung auf größte Schwierigkeiten stößt. Jeder beatmete oder tracheotomierte Patient hat als septischer Keimträger zu gelten (56); trotzdem ist er wegen seiner besonderen Anfälligkeit vor Kreuzinfektionen zu schützen. In letzter Konsequenz würde dies für jeden Patienten isolierte Unterbringung in Einzelräumen mit vorgeschalteter Schleuse erfordern, ebenso wie die strenge Trennung des zugehörigen Pflegepersonals. Da dieses Prinzip kaum zu realisieren ist, läßt sich

Abb. 1.3 Modellskizze einer Intensivbehandlungsstation nach offenem Plan („Rapports du XVe Congrès Français d'Anesthèsie Reanimation 1965", Verlag Masson & Cie., Paris)

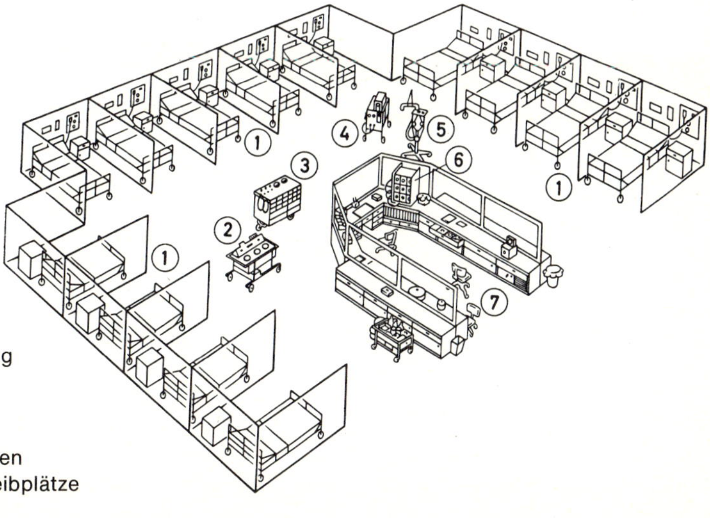

1 Bettenabteile
2 Gerät zur Blutvolumenmessung
3 Medikamentenwagen
4 Hypothermiegenerator
5 Respirator
6 Zentrale für Kreislaufmessungen
7 Schwesternarbeits- und Schreibplätze

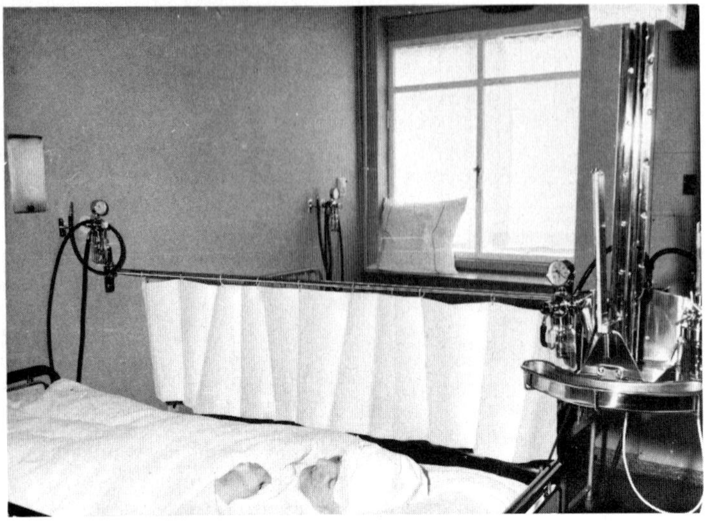

Abb. 1.4 Sichtschutzvorrichtung, bestehend aus an die Wand hochklappbarem Gestell mit auswechselbaren Papiermanschetten (Intensivbehandlungsstation Kommune Hospital Aarhus/Dänemark)

die Tendenz erkennen, nicht die septischen Patienten abzusondern, sondern umgekehrt besonders infektionsgefährdete Kranke (mit ausgedehnten Verbrennungen, nach Herz- und Gefäßoperationen oder Organtransplantationen) in einem eigenen aseptischen Bereich innerhalb einer Intensivbehandlungseinheit streng zu isolieren. Wegen der grundlegenden Bedeutung der hygienischen Maßnahmen auf Intensivstationen wird diesem Thema ein besonderes Kapitel gewidmet (S. 2.1ff.).

Bauformen

Für die räumliche Gestaltung einer Intensivstation sind gemäß ihren Aufgaben
- für die Intensivüberwachung,
- für die allgemeine Intensivbehandlung,
- für die isoliert-aseptische Intensivbehandlung

entsprechende bauliche Grundstrukturen auszuwählen. Als Bauformen bieten sich im wesentlichen drei Möglichkeiten an: Die Anlage nach dem offenen Plan (Abb. 1.3), die Anlage nach dem modifizierten offenen (geschlossenen) Plan (s. Abb. 1.5) und die kombinierte Anlage (s. Abb. 1.7).

Anlage nach dem offenen Plan. Die Anlage nach dem offenen Plan sieht eine großräumige Grundfläche vor (Abb. 1.3). Von einem zentralen Beobachtungsplatz sind alle Bettenplätze leicht zu übersehen. Die Patienten können durch seitlich feststehende Verkleidungen, verschiebbare Wände (sogenannte spanische Wände) oder halbhohe Sichtschutzvorrichtungen mit auswechselbaren Papiermanschetten voneinander optisch getrennt werden (Abb. 1.4). Die offene Bauform entstand aus den ersten Improvisationen (1), wobei die geringen Kosten in der Erstellung, die direkten Überwachungsmöglichkeiten und die kurzen Wege für das Pflegepersonal als besonders günstig angesehen wurden. Die „Saalatmosphäre", die nicht zu vermeidende Unruhe durch Geräusche von Beatmungsgeräten und Monitoren sowie die oft hektisch wirkende Arbeit des Personals stellen eine psychische Belastung für die Patienten dar, die nicht selten Psychosen, besonders bei älteren Patienten, zur Folge haben. Ganz besonders aber die hohe Quote der Kreuzinfektionen ist Grund genug, die Lösung heutzutage als Bauform für eine Intensivbehandlungsstation abzulehnen. Als Prototyp für die offene Lösung ist dagegen der Aufwachraum anzusehen; auch reine Herzüberwachungsstationen (coronary care units) sind häufig so angelegt.

Anlage nach dem modifizierten offenen (**oder geschlossenen**) **Plan.** Aus grundsätzlichen Erwägungen ist heute für Intensivbehandlungsstationen nur noch die „geschlossene" Bauform anzuwenden, genauer gesagt, die Lösung nach dem modifizierten offenen Plan; denn auch bei dieser Anlage müssen die baulichen Voraussetzungen gegeben sein, um einen ausreichenden Überblick über die zugeordneten Patienten zu gewähren. Hierzu bieten sich zwei Möglichkeiten an:

1. 2 bis 4 Zimmer mit jeweils 1 bis 2 Betten werden zu einer Pflegegruppe mit einem davorgeschalteten Aufsichtsplatz (Abb. 1.5) zusammengefaßt. Dieser zentrale Überwachungsplatz dient den Schwestern gleichzeitig als Arbeitsplatz. Auf diesem vorgeschalteten Platz befindet sich ein

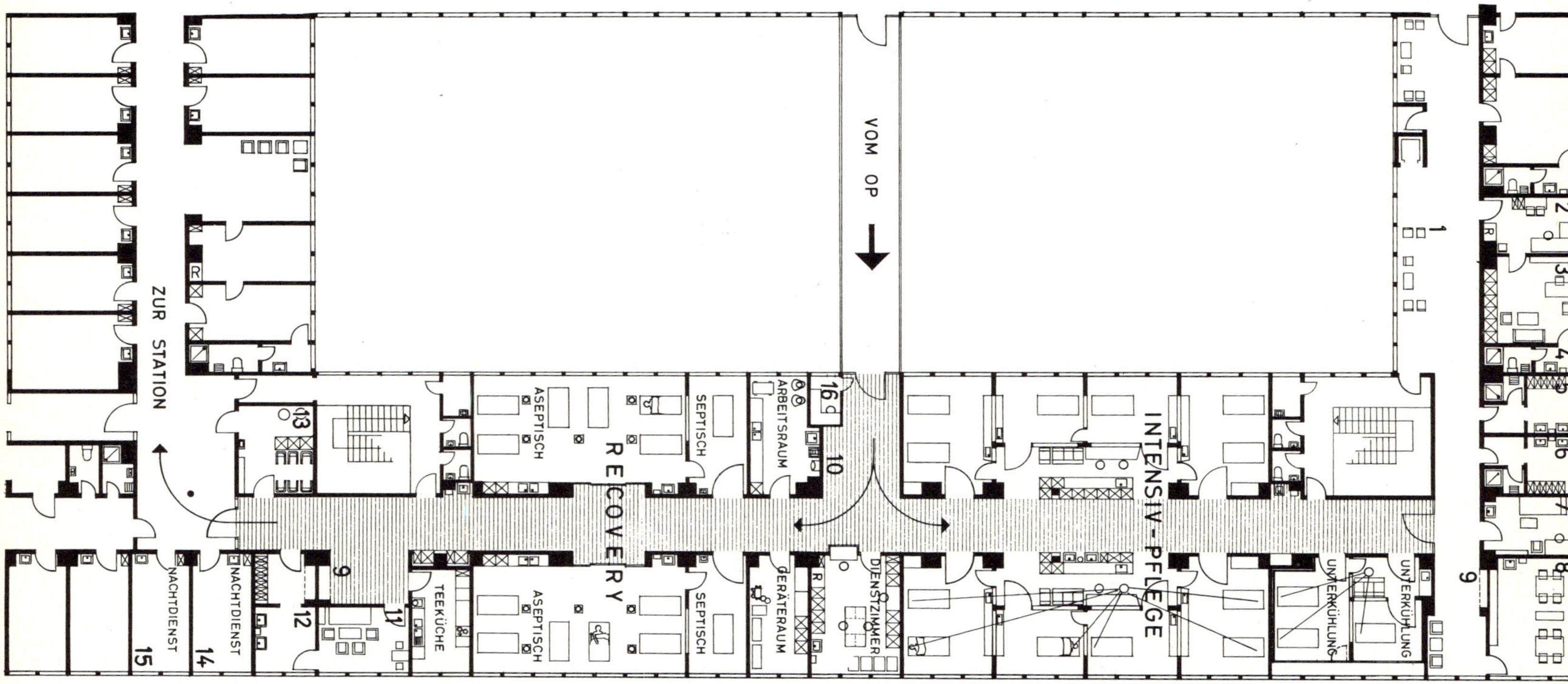

Abb. 1.**5** Grundriß einer Anästhesie-Abteilung mit Intensivbehandlungsstation nach modifiziertem offenem Plan und Aufwachräumen im Allgemeinen Krankenhaus Altona in Hamburg-Othmarschen (Entwurf: Architektenbüro Kallmorgen und Partner, Architekten: *Kallmorgen* sen. und jun., *Karris* u. *Hoppe*, medizinische Beratung: Prof. Dr. *P. Lawin*)

1 Warteplatz für Besucher
2 Vorzimmer
3 Chefarztzimmer mit
4 Umkleide und Dusche
5 Umkleide und Dusche für Ärztinnen
6 Umkleide und Dusche für Ärzte
7 Oberarztzimmer
8 Konferenzraum und Bibliothek
9 Umkleide für Ärzte und Besucher
10 Besprechungsplatz mit Röntgenschautafel
11 Schwesternaufenthaltsraum
12 Schwesternumkleideraum
13 Raum für Schmutzwäsche
14/15 Räume für diensthabende Anästhesisten
16 Labor

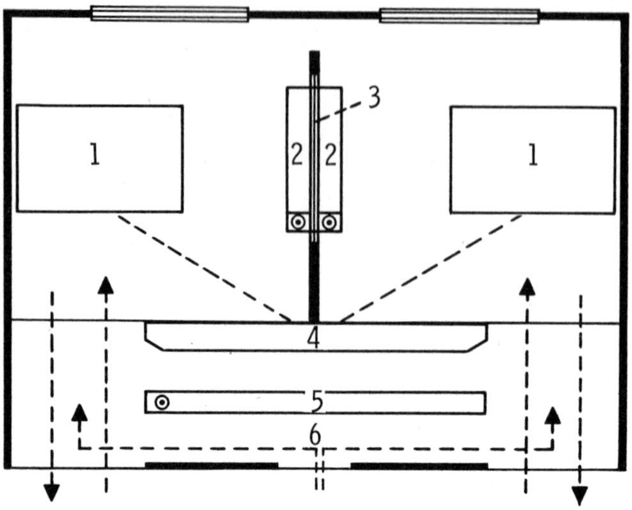

Abb. 1.6 Vorschlag für eine funktionell selbständige Intensiveinheit mit 2 Betten, die im Baukastensystem erweitert werden kann
1 Bett
2 Unterschrank mit Waschbecken
3 Doppelglasfenster mit Jalousie
4 Überwachung und Arbeitstisch
5 Schrankwand mit Waschbecken
6 Personalschleuse

„Abfrage-Monitor", mit dem die Schwester die peripher bei den Patienten installierten Monitore anwählen kann.

2. Zwischen zwei Einbettzimmern wird ein Raum als Schwesternarbeitsplatz geschaltet, so daß eine Zweibetteinheit entsteht. Dieser Vorschlag (1) ermöglicht die empfohlene Gruppenpflege bei der geschlossenen Bauform. An die Stelle des zentralen Beobachtungsplatzes ist hier ein dezentraler Schwesternarbeitsplatz gerückt. Dieser eingefügte Raum ermöglicht Routinearbeiten bei gleichzeitiger direkter Überwachung. Darüber hinaus erlaubt er eine dem Zustand und den therapeutischen Maßnahmen angepaßte personelle Besetzung und eine Belegung unabhängig von der Art der Erkrankung und dem notwendigen apparativen Aufwand.

Bei vorgeschaltetem Übersichtsplatz sowie einer Personalschleuse (Abb. 1.6) ergibt sich zugleich die Möglichkeit der Isolierung von septischen Patienten sowie der aseptischen Isolierung z. B. bei einer Organtransplantation. Diese Vorschläge realisieren die strikte Forderung nach der Plazierung der Betten in Einzelräumen aus Gründen der Asepsis. Die Realisierung dieses architektonischen Prinzips der „Baukasten-Einheit" setzt aber eine ausreichende Zahl von Pflegekräften voraus.

Kombinierte Anlage. Die Kombination von offenen und geschlossenen, aber einsehbaren Arealen innerhalb einer Station ist besonders für gemischte Intensivobservations-/Intensivbehandlungseinheiten (Wachstationen, Frischoperiertenstationen) zu empfehlen. Kombinierte Anlagen wurden von Rügheimer in Erlangen und von Safar in Pittsburgh verwirklicht.

Raumelemente und Betriebseinheiten

Bei der Planung von Intensiveinheiten in Neubaukrankenhäusern müssen Lösungen gesucht werden, die den vielfältigen modernen Anforderungen gerecht werden:

Die Intensiveinheit ist gegenüber dem übrigen Klinikbereich durch ein Schleusensystem abzuschirmen.

Der Korridor innerhalb der Einheit darf keinem fremden Durchgangsverkehr dienen. Die Einheit sollte medizinisch weitgehend autark sein, d. h. alle diagnostischen und therapeutischen Routineverfahren müssen an Ort und Stelle durchgeführt werden können, ohne daß es erforderlich ist, den Patienten von der Station in andere Klinikbereiche zu transportieren.

Blutproben sind über die Rohrpostanlage dem Zentrallabor zuzuschicken.

Trotz des hohen Flächenbedarfs sind kurze Verkehrswege zu gewährleisten.

Die Krankenzimmer selbst sollten je nach Aufgabenstellung variationsfähig sein; deshalb sind alle Installationen in den Außenwänden zu verlegen, die Innenwände sollten nicht tragend sein. Wegen der rasanten Entwicklung der medizinischen Therapiemöglichkeiten und der damit verbundenen Anforderungen an eine variable Raumgestaltung in Neubauten und Umbauten werden neuerdings versetzbare Innenwände im Krankenhausbau empfohlen (101).

Richtungsweisend für Neubauplanungen wurden die Vorschläge von Poelzig (86) mit der Zusammenordnung von drei Raumelementen (Krankenzone, Betriebszone und Schleusensystem) zu einer Betriebseinheit (Intensivstation). Die einzelnen

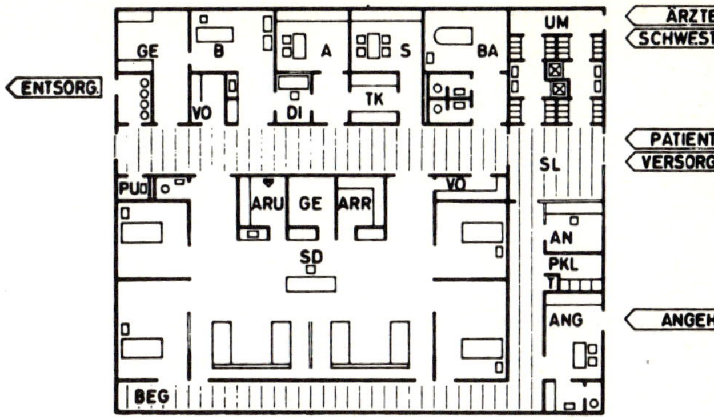

Abb. 1.7 Intensivüberwachungs- und -behandlungseinheit mit 8 Betten (56,7 m² Bruttofläche/Bett) (Vorschlag *P. Poelzig*, Berlin)

Zonen lassen sich elementieren und entsprechend den Anforderungen an die notwendige Bettenzahl zu verschieden großen Betriebseinheiten kombinieren.

Krankenzone. Grundlage für die räumliche Gestaltung einer Intensiveinheit ist der Platzbedarf pro Bett. Dieser – ohne Nebenräume – ist mit 20 bis 25 m^2 bei der geschlossenen, und mit 14 m^2 bei der offenen Bauform anzusetzen. Die Krankenzone kann entsprechend dem Charakter der Intensiveinheit nach der offenen, geschlossenen oder kombinierten Bauform gestaltet werden.

Betriebszone. Von großer Bedeutung für einen störungsfreien Betriebsablauf ist die Notwendigkeit einer genügend großen Zahl von Nebenräumen. Als Raumprogramm kann folgende Aufstellung dienen:

- Sekretariat und Dokumentation,
- Arztdienstzimmer (Besprechungsraum),
- Arztbereitschaftszimmer,
- Schwesterndienstzimmer,
- Schwesternaufenthaltsraum,
- Teeküche,
- Behandlungsraum (für kleine operative Eingriffe),
- Schwesternarbeitsraum,
- Raum zur Vorbereitung von Infusionen,
- Vorratsraum,
- Geräteraum,
- kleines Labor,
- Raum für unreines Material (Entsorgung),
- unsauberer Arbeitsraum,
- Raum für Verstorbene,
- Bad und Personal-WCs.

Die Räume für unreines Material und für Verstorbene (Entsorgung) sollten so gelegen sein, daß sie zum Abholen auch von außerhalb der Station zugänglich sind. Besonders betont werden muß die Einrichtung eines kleinen Notlabors, das unabhängig vom Zentrallabor dringliche Untersuchungen wie Blutgasanalysen, Mikrohämatokritbestimmungen, Blutgruppenbestimmungen und Kreuzproben durch das Personal der Intensivstation gestattet. Für die Betriebszone sind im Durchschnitt 15 m^2/Bett zu veranschlagen.

Schleusensystem. Den hygienischen Anforderungen ist weitgehend durch ein sinnvoll durchdachtes Schleusensystem zu entsprechen. Im einzelnen sollten folgende Raumelemente hierfür vorgesehen werden:

- Umkleide, Duschen und Schleuse für das Personal der Station,
- Schleuse für Patienten und Anlieferung der Versorgungsgüter,
- Anmelderaum (gleichzeitig Schwesterndienstzimmer),
- Raum für Patientenkleidung,
- Raum für Angehörige mit kleinem Nebenraum (sog. contemplationroom) und WC,
- Besuchergang.

Für das Schleusensystem werden ca. 9 m^2/Bett benötigt (86).

Die Nutzflächenanteile für die Betriebszone (15 m^2/Bett) betragen rund 30% der ganzen Intensivbehandlungseinheit, die des Schleusensystems (9 m^2/Bett) rund 20%. Somit ergibt sich, daß 50% für die Krankenzone (Bettenraum) und 50% für die übrigen Räume aufzuwenden sind. Zusätzlich können noch 10–20% für Wandschränke und Baukonstruktionen vorgesehen werden.

Diese geschilderten Anforderungen an die Gestaltung einer Intensivstation werden in Entwürfen von Poelzig (Abb. 1.7) und von Opderbecke (Abb. 1.8) weitgehend berücksichtigt. Beide Entwürfe beweisen, daß nur unkonventionelle Lösungen für eine sinnvolle Gestaltung von Intensivbehandlungseinheiten den Idealvorstellungen nahekommen.

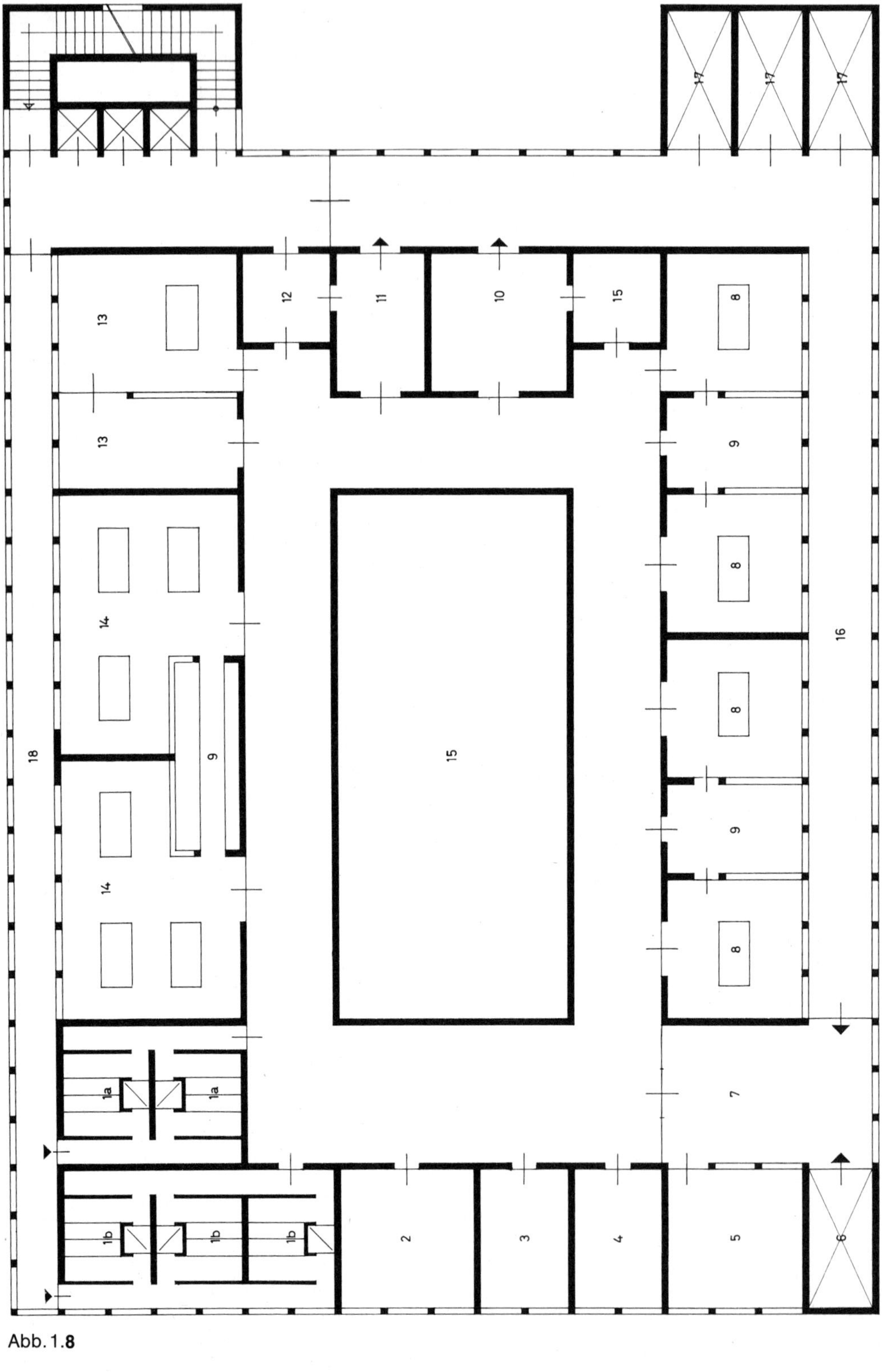
17
17
17
12
11
10
15
13
8
13
9
8
14
16
9
15
8
18
9
14
8
1a
1a
7
1b
1b
1b
2
3
4
5
6

Abb. 1.8

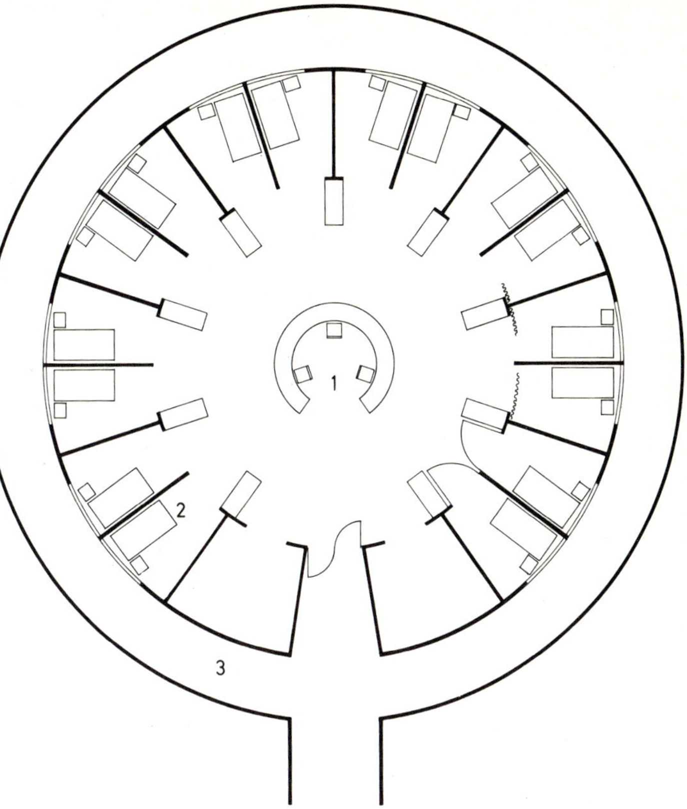

Abb. 1.**9** Vorschlag für einen Grundriß einer zirkulär angeordneten Intensivbehandlungsstation
1 Überwachungsplatz
2 Patienten-Einzelzimmer
3 Besuchergang

Bei der räumlichen Gliederung einer Intensivstation ist besonders das Problem der Krankenbesucher zu berücksichtigen (S. 2.7). Aus organisatorischen wie hygienischen Gründen ist der Besuch von Angehörigen unerwünscht. Aus menschlich-psychologischer Sicht kann er aber bei den vital bedrohten Schwerstkranken wohl eingeschränkt, aber nicht unterbunden werden. Eine Reihe von organisatorischen Vorschlägen zielt darauf ab, eine Lösung dieser beiden entgegengesetzten Aspekte zu finden. Die Vorschaltung eines Besucherganges innerhalb des Schleusensystems löst dieses Problem weitgehend. Bei der zirkulären Anlage einer Intensivstation (Abb. 1.9) läßt sich diese Lösung durch einen vom Flur erschlossenen Rundgang um die ganze Einheit realisieren. Radiär um den Schwesternarbeits- und -beobachtungstisch sind die Betten angeordnet. Die Konzeption des offenen oder des geschlossenen Planes kann bei der zirkulären Anlage berücksichtigt werden, je nach dem, ob man der radiären Anordnung von Bettenstellplätzen mit entsprechenden Sichtschutzvorrichtungen (Boxen) oder Einzelzimmern den Vorzug gibt. Zu empfehlen sind kleine Einzelzimmer, denen individuelle Naß- bzw. Sanitärzellen (Waschbecken, WC, Spüle) angeschlossen sind. Der Grundriß ei-

◀ Abb. 1.**8** Modell einer Intensivpflegeeinheit mit 6 Betten für Intensivüberwachung und 5 Betten für Intensivbehandlung *(Opderbecke)*

1 Personalschleuse
a) männl., b) weibl.
2 Schwesternaufenthaltsraum
3 Arztbereitschaftszimmer
4 Arztdienstzimmer
5 Schwesterndienstzimmer
6 Aufzug von Bettenzentrale
7 Betten- und Versorgungsschleuse
8 Intensivbehandlung
9 Schwesternarbeitsplatz
10 Entsorgungsschleuse
11 Raum für Verstorbene
12 Besucherzimmer
13 aseptischer Intensivbehandlungsbereich
14 Intensivüberwachung
15 Areal für Nebenräume
16 Betten- und Versorgungsflur
17 Betten- und Versorgungsaufzüge
18 Personal- und Besucherflur

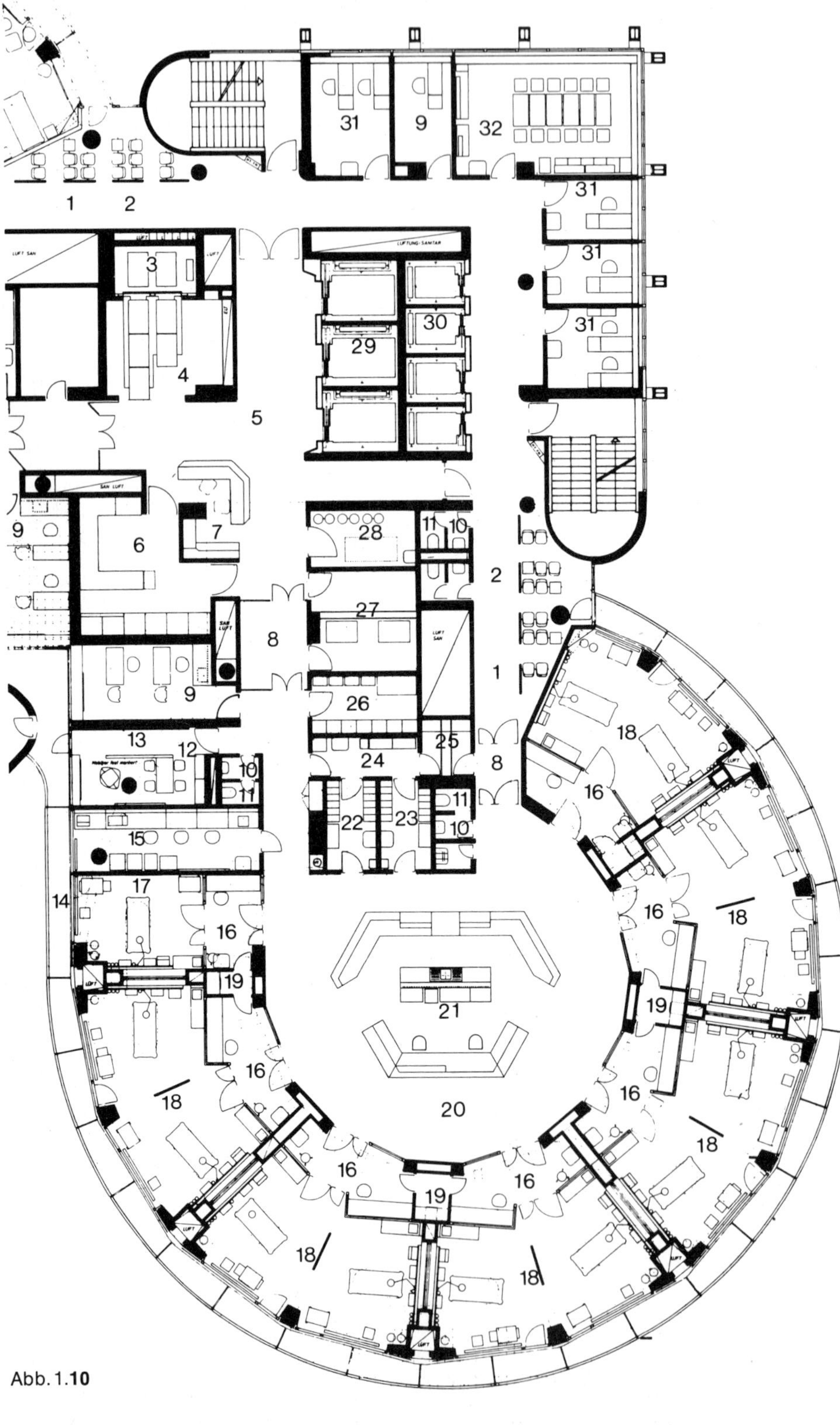
31
9
32
1
2
31
3
31
30
29
31
4
5
9
6
7
28
11
10
2
27
8
1
9
26
13
12
10
11
25
24
8
18
16
22
23
11
10
15
17
14
16
16
18
19
21
19
16
18
16
20
18
16
16
19
18
18

Abb. 1.**10**

ner Circle unit ist bindend für die übrigen Stockwerke; es muß also ein ganzer Trakt des Krankenhauses in der runden Form erstellt werden, was zwangsläufig zur Einrichtung mehrerer Intensivbehandlungsstationen, die übereinander gelegen sind, führt.
Diese Anlage ist eine kostspielige Bauform für Intensivbehandlungsstationen. Erstmalig gebaut wurde eine zirkuläre Station im neuen Methodist Hospital in Rochester/Min., USA.
Ähnlich konzipiert ist die Intensivtherapiestation (Abb. 1.10) der Klinik für Anästhesiologie und operative Intensivmedizin der Westfälischen Wilhelms-Universität in Münster.
Eine interessante Konzeption einer Intensivbehandlungsstation ist 1972 an der Università cattolica del S. Cuore, Rom, mit dem Centro di rianimazione (Leitung Prof. Dr. C. MANNI*) realisiert worden (66) (Abb. 1.11).

Einrichtung

Für den technischen und apparativen Aufwand einer Intensivstation sind zwar einige allgemein gültige Richtlinien zu nennen, ansonsten ist den speziellen Aufgaben der geplanten Einheit Rechnung zu tragen.
Bauseitige Einrichtungen. Vollklimatisierung der Station ist für Neubauten unerläßlich (DIN 1946, Teil 4), in Altbauten möglichst anzustreben (Näheres s. S. 2.2). Die Elektroinstallation muß der VDE 0107 „Bestimmung für das Errichten elektrischer Anlagen in medizinisch genutzten Räumen" entsprechen (Näheres s. S. 9.21). Die einzelnen Zimmer können mit auf einem Mauersockel stehenden großen Glaswänden voneinander getrennt werden. Diese sollten aus Doppelglasscheiben bestehen, zwischen denen kleingliedrige Jalousetten angebracht sind, um bei Bedarf ausreichend Sichtschutz zu ermöglichen. Die optische und akustische Belästigung ist somit für die Patienten auf ein zumutbares Minimum reduziert. Die Fußböden müssen fugenlos, Wände und Decken abwaschbar sein. Als Wandbelag eignet sich Linoleum gut, da es besonders stoßfest ist.
Die Ausleuchtung der Zimmer wirft einige spezielle Fragen auf, die nur zusammen mit Elektrotechnikern zu beantworten sind. Die an den Decken angebrachten Lampen müssen blendfrei und in ihrer Helligkeit stufenlos regulierbar sein. Zusätzlich sind weit ausschwenkbare Wandleuchten an jedem Bett zu installieren, die bei besonderen Verrichtungen genügend Licht auf kleine Bezirke werfen. Leuchtstoffröhren sind als Beleuchtungsquellen für Intensivstationen meist ungeeignet, da zum einen die Ballastdrosseln Magnetfelder verursachen, die Störungen in Monitoren und anderen Geräten hervorrufen, und zum anderen Farbveränderungen bewirken, so daß das rechtzeitige Erkennen von Hautverfärbungen des Patienten erschwert wird. Spezielle Leuchtstoffröhren, welche Farbtöne nicht verändern, sind im Elektrohandel erhältlich, jedoch muß bei Ausfall einer Röhre darauf geachtet werden, daß die gleiche Bauart eingesetzt wird. Die Farben des Wandanstriches sind so auszuwählen, daß mindestens 50% des Lichtes reflektiert werden und daß die Hautfarbe der Patienten nicht zyanotisch erscheint. Blaue und grüne Töne sind daher zu vermeiden. Vorzuziehen sind weiße bis hellgraue Wandanstriche und für die Stirnwände der Zimmer Orangetöne. Orange wird von Farbpsychologen als besonders geeignet für die Farbgestaltung der Krankenzimmer empfohlen.
Möglichst viel Mobiliar sollte eingebaut werden.

---

* Herrn Prof. Dr. MANNI, Rom, sei an dieser Stelle herzlich für die Abdruckgenehmigung der Grundrißskizze seiner Abteilung gedankt.

◀ Abb. 1.10 Intensivstation der Klinik für Anästhesiologie und operative Intensivmedizin der Westfälischen Wilhelms-Universität Münster (Neubau des Zentralklinikums, Entwurf: Planungsbüro Weber, Brand & Partner, Architekten-Ingenieure, Aachen, Beratung: Prof. Dr. *P. Lawin*)

1 Sitzgruppe, Warteplatz
2 externer Korridor
3 automatische Wagentransportanlage
4 AWT-Station
5 mittlerer Korridor
6 Verteilerküche
7 Abteilungssekretariat
8 Luftschleuse
9 Arzt
10 Vorraum
11 WC
12 Personal-Pausenraum
13 Durchgang zur Treppe
14 Wartungsumgang
15 Labor
16 Schleuse
17 Einbettzimmer
18 Zweibettzimmer
19 Ausgang
20 Stationskorridor
21 Pflegezentrum
22 Schleuse Frauen
23 Schleuse Männer
24 Schleuse Besucher
25 Schuhwechsel
26 Geräte
27 Ver- und Entsorgung
28 Bettendesinfektion
29 Bettentransporte
30 Personenaufzug
31 Internatsstudenten
32 Konferenz/Seminar

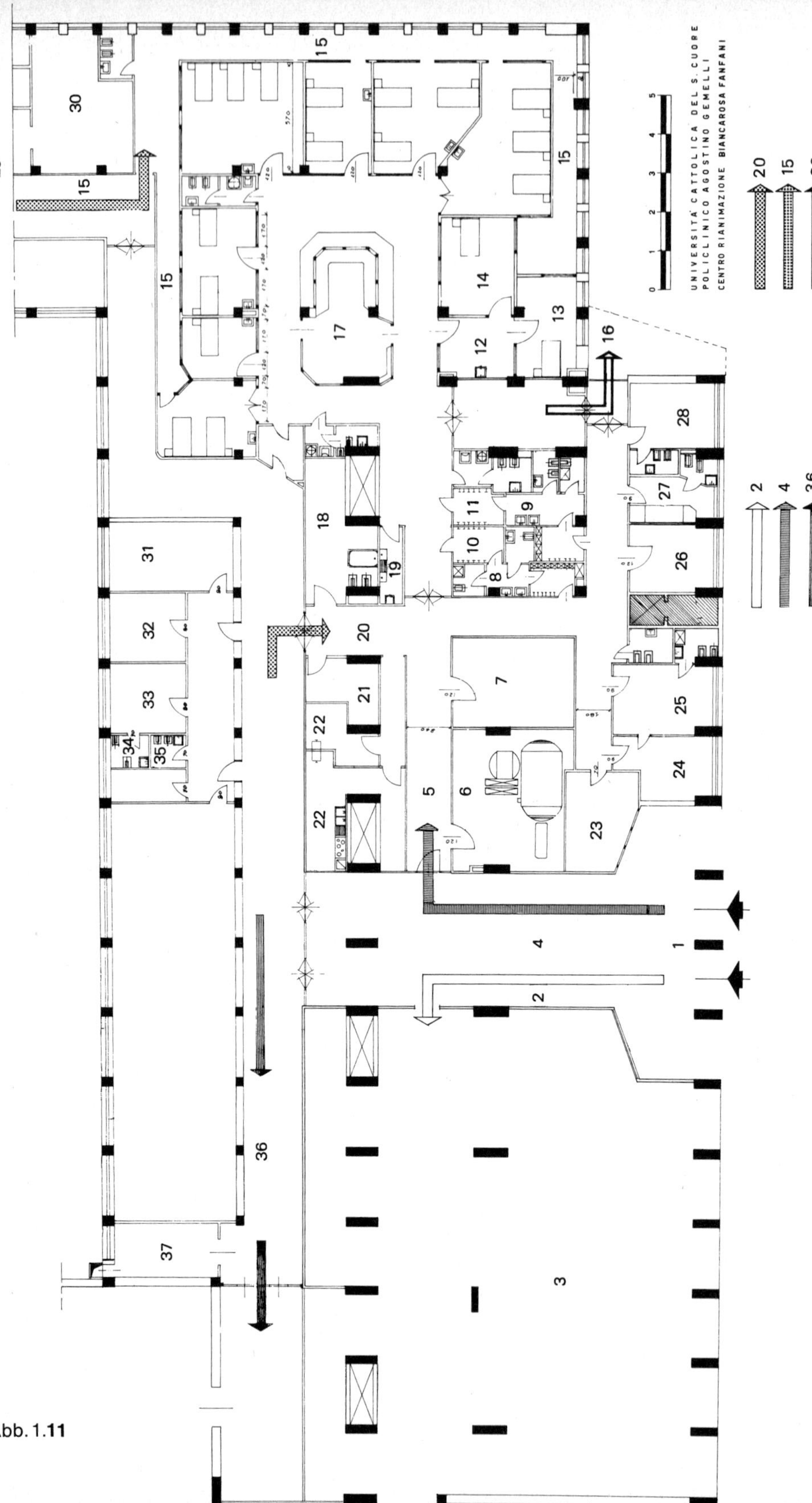
UNIVERSITÀ CATTOLICA DEL S. CUORE
POLICLINICO AGOSTINO GEMELLI
CENTRO RIANIMAZIONE BIANCAROSA FANFANI
0 1 2 3 4 5
20
15
36
2
4
36
1
2
3
4
5
6
7
8
9
10
11
12
13
14
15
16
17
18
19
20
21
22
23
24
25
26
27
28
29
30
31
32
33
34
35
36
37

Abb. 1.11

Hierbei ist der Schrankraum großzügig zu gestalten. Die Schrankwände sollten kunststoffbeschichtet oder aus hochwertigem Stahl (V 2 A) sein. Medikamentenvorräte, Infusionsflaschen und fertig gepackte Sets für operative Noteingriffe, Einwegmaterial, wie Infusions- und Transfusionsbestecke, Plastikkanülen und Plastikspritzen, Urinauffanggefäße, Sonden, Handschuhe u. v. a. m., sind hier unterzubringen. Der Schrankraum für Wäsche ist ebenfalls hoch zu veranschlagen, da der Bedarf entsprechend dem hohen Patientendurchgang besonders groß ist. Die Schrankaufteilung muß exakt vorgeplant werden. Auf herausziehbaren Schüben bzw. Sets sollen die gewünschten Instrumente griffbereit liegen. Es ist zum Beispiel unzweckmäßig, Kopfkissenbezüge, Bettücher und Laken fachweise zu stapeln; praktischer ist die Einordnung von jeweils einem Kopfkissen, einem Bettuch und einem Laken auf einem Metallset oder Schub. Die Einbauschränke für Medikamente und Wäsche sollten vom Flur aus bestückt, von der Zimmerseite entleert werden können. Nicht zahlreich genug können Abstellflächen in den einzelnen Räumen geplant werden. Klappbretter mit kunststoffbeschichteter Oberfläche sind hierfür besonders geeignet.

Unbedingt Voraussetzung bei der Einrichtung einer Intensivbehandlungsstation ist die Installation einer zentralen Sauerstoffanlage mit automatischer Doppelbatterie oder – bei hohem Sauerstoffverbrauch – Versorgung über einen Kaltvergaser. Nur so ist die kontinuierliche Sauerstoffzufuhr garantiert. Der Wechsel von Sauerstoffflaschen, der stets mit Unruhe verbunden ist, darf nicht von zufällig vorhandenem oder nicht vorhandenem Personal abhängen. Beatmungspatienten dürfen auf keinen Fall der Gefahr des Ausfalls der Sauerstoffversorgung ausgesetzt sein. Außerdem werden Druckluftanlagen zum Betreiben der druckgesteuerten Beatmungsgeräte (bei Sauerstoff als Druckgas entstehen unphysiologisch hohe O_2-Werte in der Inspirationsluft) und zentrale Vakuumanschlüsse benötigt. Pro Patient sind drei Vakuumanschlüsse für die Ableitung von Magensonde, abdominaler und Thoraxdrainage sowie ein vierter Anschluß für die Bronchialsekretabsaugung vorzusehen. Pro Bett kann ebenfalls ein Lachgasanschluß empfohlen werden, da dieses Gas zu etwaigen Narkosen bei schmerzhaftem Verbandwechsel, zur Sedierung oder rascheren Unterkühlung Anwendung findet. Zu den Lachgasanschlüssen fordert die Berufsgenossenschaft eine Anlage zur Narkosegas-Absaugung.

Die Skizze (Abb. 1.**12**) zeigt den Aufriß einer Wand mit den notwendigen Installationen für ein Bett. Hier sind 10 bis 12 Steckdosen für 220 V vorzusehen, davon mindestens 2 für die unterbrechungsfreie Stromversorgung, an welche lebenswichtige

◀ Abb. 1.**11** Centro di rianimazione (Leitung Prof. Dr. *Manni*) der Università cattolica del S. Cuore, Rom. Von einem zentralen Übersichtsplatz können die 1-Bett-, 2-Bett- und 3-Bett-Zimmer eingesehen werden. Kurze Wege vom Schwesternaufsichtsplatz zu den Zimmern. Getrennte Eingänge und Wege für Patienten und Personal. Schleusen für ärztliches und Pflegepersonal. Externe Besuchergänge für Angehörige um den Bettentrakt. Ausreichend vorhanden sind Funktionsräume, Labor, OP für kleine Eingriffe, Räume für hyperbare Oxygenation, Sekretariat, Dienstzimmer und Aufenthaltsraum für Ärzte und Pflegekräfte

1 Eingang
2 Eingang Erste Hilfe
3 Erste-Hilfe-Bereich
4 Eingang Intensivtherapieabteilung
5 Eingang Patienten
6 Überdruckkammer
7 Stationslabor
8 Schleuse Männer
9 Schleuse Frauen
10 Stationskleidung
11 Stationskleidung
12 Schleuse zu den sterilen Betteneinheiten
13 sterile Betteneinheiten
14 sterile Betteneinheiten
15 Besuchergang
16 Entsorgung
17 zentraler Überwachungsplatz
18 Abstellraum
19 Dunkelkammer
20 Versorgung
21 Reinigungsraum
22 Küchenzentrum
23 Ärzteaufenthalt
24 Sekretariat
25 Direktor
26 OP für kleine Eingriffe
27 diensthabender Arzt
28 Dienstzimmer der Krankenschwestern
29 Aufnahme-Bereich
30 Aufnahme-Ärzte
31 Ärztedienstzimmer
32 Ärztedienstzimmer
33 Ärztedienstzimmer
34 WC
35 WC
36 zu den Operationssälen
37 Entsorgung

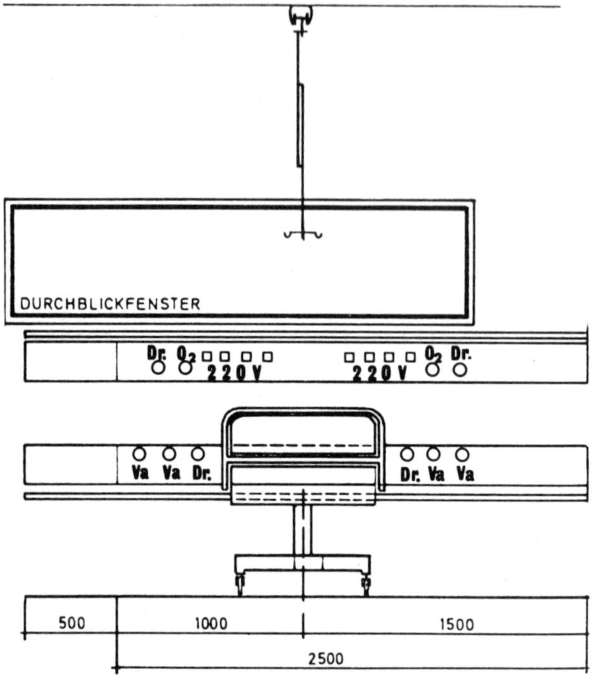

Abb. 1.12 Aufriß einer Wand mit den notwendigen Installationen für ein Bett einer Intensivtherapiestation

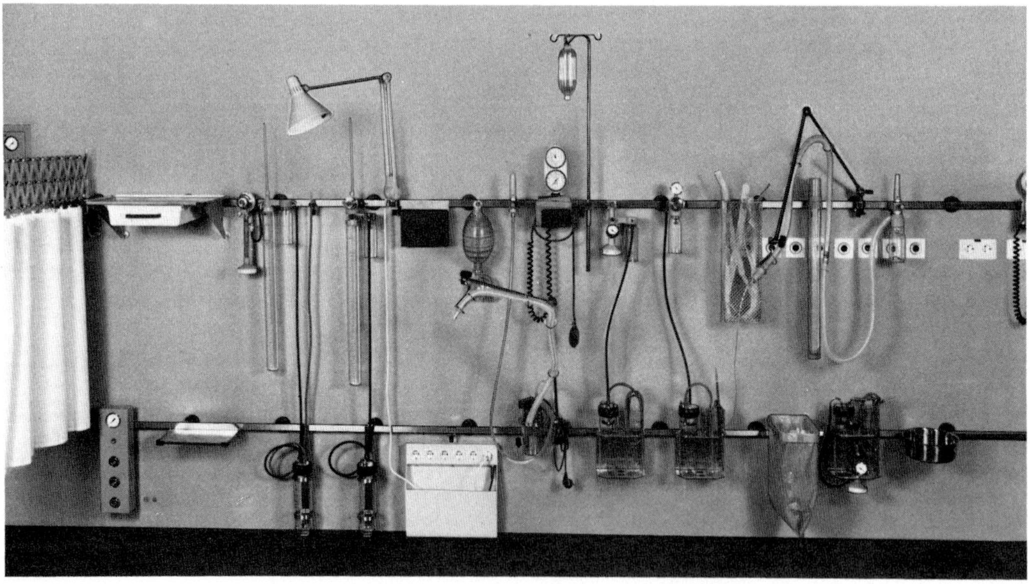

Abb. 1.13 Wandschienensystem mit diversen Zusatzgeräten (Dräger-Werk, Lübeck)

Geräte angeschlossen werden. Ferner werden 2 Anschlüsse für Druckluft und 2 Anschlüsse für Sauerstoff benötigt, damit ein umständlicher Wechsel der Steckkupplungen beim Übergang von einem Beatmungsgerät auf die Sauerstoffanfeuchtung oder bei Wiederbelebungsmaßnahmen mit dem Herz-Lungen-Rettungsgerät vermieden wird. Zusatzgeräte für O_2-Anfeuchtung, Blutdruckapparate, Kurvenhalter usw. können an Profilschienen (Abb. 1.13) oder an wandebenen Steckarmaturen befestigt werden.

An Profilschienen angebrachte Klappbretter erset-

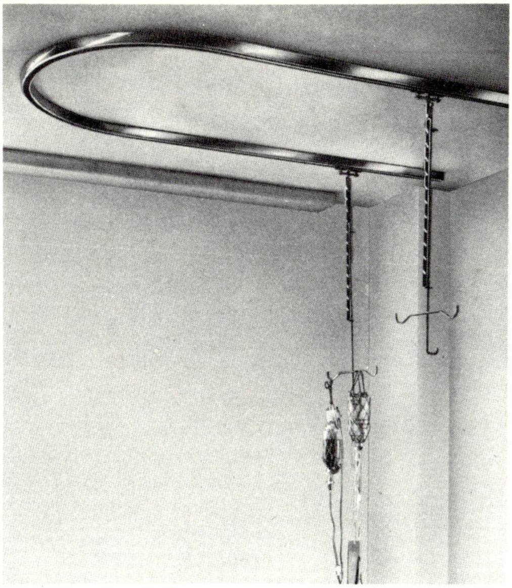

Abb. 1.**14** Deckenschienen in U-Form mit Infusionshängevorrichtung (Dr. Schramm KG, Bremen)

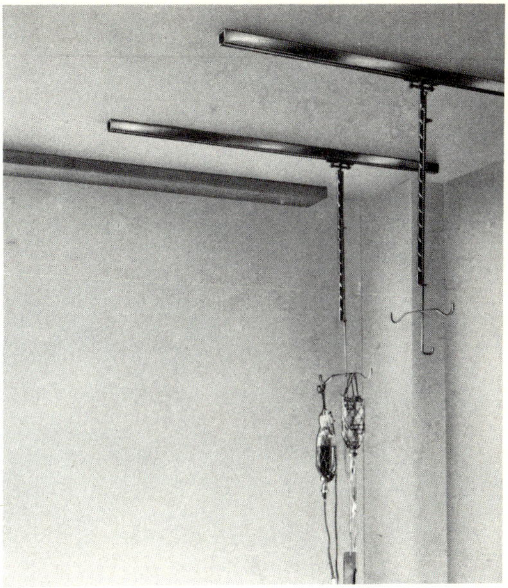

Abb. 1.**15** Deckenschienen in paralleler Anordnung mit Infusionshängevorrichtung (Dr. Schramm KG, Bremen)

zen Nachttische und bieten zusätzliche Abstellflächen. Profilschienen sind auch im Geräteraum vorzusehen, um nicht im Gebrauch befindliche Zusatzgeräte dort anzuklemmen. Für Geräte, die in wandebenen Steckarmaturen (Sauerstoffanfeuchter und Flowmeter) gesteckt werden, sind im Abstellraum „blinde" Steckdosen vorzusehen.

Um den knappen Platz um das Patientenbett nicht noch mehr einzuengen und um möglichst wenig Geräte auf dem Fußboden stehen zu haben, ist es zu empfehlen, anstelle der Infusionsständer Schienen mit Laufkatzen für Infusionsgestelle (Abb. 1.14 und 1.15) an der Decke anzubringen. Hierbei kann jeder gewünschte Standort über der punktierten Vene leicht eingestellt werden.

Wechselsprechanlagen zwischen den einzelnen Schwesternaufsichtsplätzen, allen Funktionsräumen innerhalb der Station, der Operationsabteilung und den wichtigsten Arztdienstzimmern garantieren eine sofortige und sichere Benachrichtigung; damit werden durch belegte Telefonanschlüsse eintretende Verzögerungen vermieden, die sich in dringenden Fällen verhängnisvoll auswirken können. Bei Einheiten, die nach dem offenen Bauplan angelegt sind oder denen ein Aufsichtsplatz vorgeschaltet ist, empfiehlt es sich, einen Arbeitstisch zu verwenden, an dem sowohl Schreibarbeiten auf einer Schreibplatte, die in Sitzhöhe an der Innenseite angebracht ist, als auch eilige Notizen im Stehen an der außen hochgezogenen Brüstung vorgenommen werden können (Abb. 1.16).

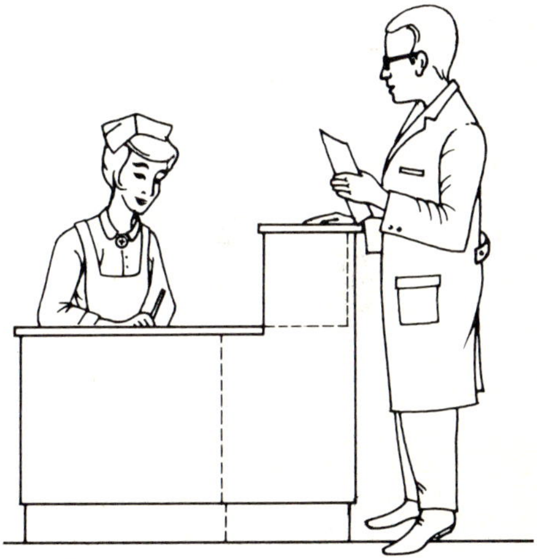

Abb. 1.**16** Schwesternarbeitsplatz mit einer Schreibplatte in Sitzhöhe an der Innenseite und mit hochgezogener Brüstung und einer Schreib- und Abstellfläche in Stehhöhe an der Vorderseite

Vielfältige Erfahrungen zeigen, daß diese hier aufgeführten baulichen Notwendigkeiten keinesfalls übertrieben sind; im Gegenteil, je großzügiger das Raumprogramm angelegt ist, desto elastischer bleibt man auch zukünftigen Aufgaben gegenüber.

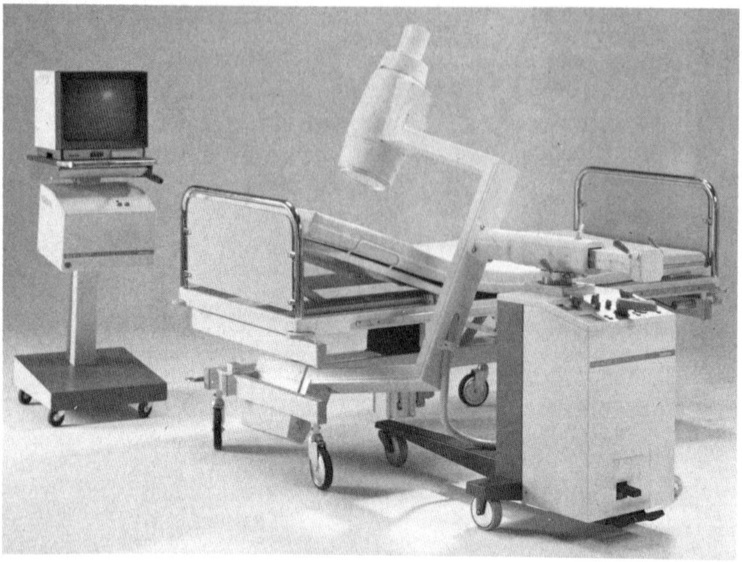

Abb. 1.17 Zur Durchleuchtung mit Bildwandler (Fa. Siemens AG, Erlangen), geeignetes Intensivbett (Fa. Arnold, Kempten)

Spätere Um- und Anbauten sind bekanntlich kostspielig und bleiben doch unzulänglich. Wenn wirtschaftliche Überlegungen zu einer Kostenbegrenzung zwingen, sollte man eher mit der apparativen, beweglichen Einrichtung sparsamer verfahren, denn gerade diese läßt sich im Laufe der Zeit allmählich ergänzen und dabei gleichzeitig an den laufenden technischen Fortschritt vorteilhaft anpassen.

Bewegliche Einrichtung. Grundsätzlich ist von der Forderung auszugehen, daß eine Intensivstation in Einrichtung und Einsatz autark sein muß, d. h., daß alle benötigten Geräte zum Inventar der Station gehören und nicht erst von anderer Stelle geholt werden müssen. Es muß durch sinnvolle Planung und Anordnung garantiert sein, daß innerhalb kürzester Zeit mit allen erforderlichen Geräten und Medikamenten gearbeitet werden kann. Medikamente sind alphabetisch geordnet, Operationsbestecke entsprechend den geplanten Eingriffen steril verpackt zu lagern. Fahrbare Schocktische, kleine Notfallwagen (emergency trollies) müssen mit therapeutischen Sets, Intubationsbestecken, Notbeatmungsgerät (Ambu-Beutel oder Dräger-Laerdal Resuscitator) für die Atemhilfe bestückt sein. Zum Transport gefährdeter Patienten sollte ein tragbares druckgesteuertes Beamtungsgerät vorhanden sein (z.B. Oxylog, Fa. Dräger-Werk, Lübeck, oder Ramerce, Lab. Robert & Carriere, Frankreich). Leicht fahrbare Zubringe-Wagen zum Transport der vorgefertigten Infusionen, aufgezogenen Spritzen usw. in die einzelnen Patientenzimmer sollten zur Verfügung stehen. Leider stellt die Industrie meist nur produktbezogene Geräte und Fahrtische her, die für die geplanten Zwecke ungeeignet sind. Es sollte Aufgabe der Ärzte sein, zusammen mit Medizin-Ingenieuren und Vertretern der entsprechenden Fabriken problembezogene Geräte zu entwickeln.

Geräte zur Dauerbeatmung, zur assistierten Beatmungs-Inhalations-Therapie, zur Unterkühlung, Monitore, Laboreinrichtungen, Schrittmacher und Defibrillatoren, fahrbare Röntgengeräte und Bildwandler, die beim Plazieren von zentralvenösen und Herzkathetern (Lagekontrolle) benötigt werden, sowie Operationslampen zur Punktbeleuchtung für dringende Eingriffe, Bettenwaage*, Eisbereiter und Kühlschränke u. a. gehören zum notwendigen Inventar einer Intensivstation. Auf eine detaillierte Aufzählung kann in diesem Rahmen verzichtet werden. Es sei auf die entsprechenden Spezialkapitel verwiesen.

Besondere Anforderungen sind an die Betten für Intensivstationen zu stellen. Sie müssen leicht fahrbar, die Stahlrohrbügel am Kopf- und Fußteil abnehmbar sein, so daß nichts über die Polsterhöhe hinausragt. Der Bettrahmen muß geeignet sein, Extensionsgeräte, anklemmbare Infusionsständer

* z.B. SECA-Dialysewaage mit Leuchtbildskala, Fa. B. Braun-Fraba, Köln

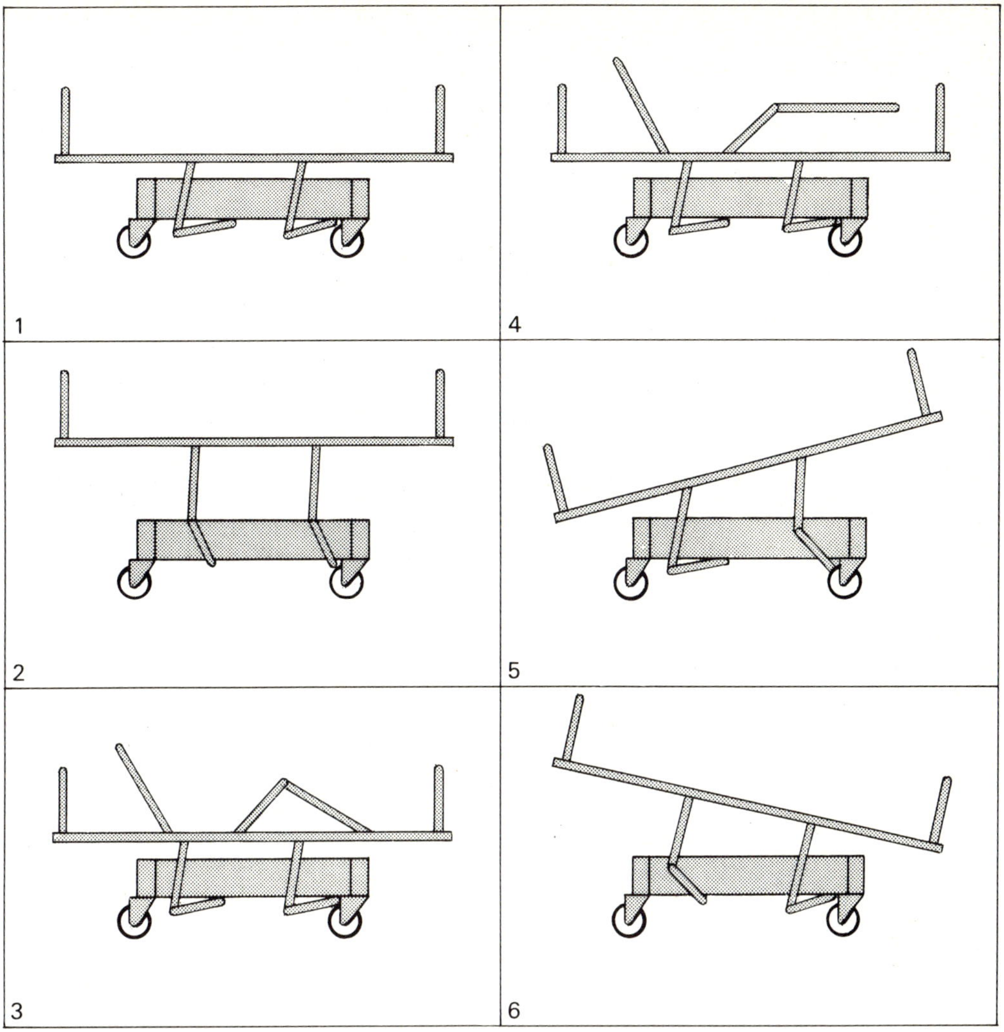

Abb. 1.**18** Notwendige Lageveränderungen eines Bettes

und eventuell Bettische aufzunehmen. Im Bedarfsfall sollte die Liegefläche des Bettes (1,95 m × 0,90 m) auf 2,10 m vergrößert werden können. Vielfache Lageveränderungen (Abb. 1.18), wie Hoch- und Tiefstellen der Auflagefläche, Einstellen einer Kopf-Tief- bzw. Kopf-Hoch-Lagerung sowie einer Cardiac-Lagerung, müssen gewährleistet sein. Zu bevorzugen sind Betten mit Gasdruckfedern, die die Einstellung der verschiedenen Lagerungen erleichtern*. Ferner sollten leicht zu bedienende Seitenbegrenzungen anzubringen sein, am besten eignen sich seitlich verschiebbare Scherengitter. Darüber hinaus sollten Röntgenkontrollaufnahmen im Krankenbett möglich sein. Unabdingbare Voraussetzung an die Konstruktion von Intensivbetten ist die Möglichkeit, mit einem Bildwandler das Bett im Thoraxbereich zu unterfahren, um beim Plazieren von zentralvenösen oder Pulmonalis-Kathetern das „Einschwemmen“ zu beobachten und eine sichere Lagekontrolle zu gewährleisten (Abb. 1.17).

* Fa. Arnold, Kempen (Niederrhein), und Fa. Stiegelmeyer, Herford

Ökonomische Faktoren

Die Diskussion um die Kosten, die die moderne Medizin verursacht, hat internationale Dimensionen erreicht. Weltweit wächst die Erkenntnis, daß in Zukunft eine breite Anwendung aller neuen wissenschaftlichen Erkenntnisse und technischen Möglichkeiten an unsere ökonomischen Grenzen stößt, da das Wachstum des Bruttosozialproduktes mit den Fortschritten der Medizin nicht mehr Schritt hält.

Bei der Einführung neuer diagnostischer und therapeutischer Methoden wird man in Zukunft somit nicht nur den Nutzen für das Einzelindividuum, sondern auch für die Gesellschaft in ihrer Gesamtheit zu bedenken haben (38). Dies gilt insbesondere für die Einrichtung und den Betrieb von Intensiveinheiten bzw. für die Ausnutzung einer stets begrenzten intensivmedizinischen Bettenkapazität (23, 49, 72, 97).

Zweifellos wäre es ideal, sagen zu können: „Ein einziges gerettetes Menschenleben wiegt die Kosten einer Intensiveinheit für ein ganzes Jahr auf!" In Zukunft wird es jedoch mehr als bisher heißen müssen: „Ein Anstieg der Kosten muß von einem vergleichbaren Anstieg definitiv geretteter Menschenleben begleitet sein!" Dazu bedarf es genauerer Untersuchungen über die beiden Fragen: „Bei welchen Erkrankungen lohnt sich eine Intensivbehandlung?" und im Zusammenhang damit: „Wie viele Intensivbetten sind erforderlich?" (31).

Das Bewußtsein beschränkter Ressourcen war in der Intensivmedizin schon immer vorhanden. Die Erkenntnis, daß Intensivpflegebetten nicht beliebig vermehrbar sind, hat sogar die Definition des Begriffes „Intensivbehandlung" insoweit beeinflußt, als hierbei von Patienten die Rede ist, deren Vitalfunktionen *vorübergehend* gestört sind. Sinnvolle Intensivmedizin setzt somit ein prinzipiell heilbares oder zumindest besserungsfähiges Grundleiden voraus.

Systematische Untersuchungen im Sinne einer Kosten-Nutzen-Analyse, bei welchen Krankheitszuständen eine Intensivbehandlung besonders erfolgversprechend ist und bei welchen nicht, sind auch heute noch relativ selten. Verhältnismäßig umfangreich ist das Schrifttum über den effektiven Nutzen von „Coronary-care-units". Das ziemlich einheitliche Patientenkollektiv und das gut definierbare Krankheitsbild des Herzinfarktes erleichtern derartige Untersuchungen (6, 8, 11, 12, 50, 53, 65, 67, 72, 84, 98, 107).

Bei allgemeinen Intensiveinheiten mit ihrem sehr heterogenen Krankheitsgut sind dagegen derartige Erhebungen mit der notwendigen statistischen Genauigkeit nur schwer zu realisieren, zumal einheitliche Kriterien für eine Kategorisierung von Intensivbehandlungsfällen als Voraussetzung für vergleichende Untersuchungen noch fehlen (99). Eine prospektive Studie in einer Klinik mit vorhandener Intensiveinheit ist ohnehin nicht vertretbar.

Am besten lassen sich somit Erkenntnisse über das Kosten-Nutzen-Verhältnis der Intensivmedizin dort sammeln, wo eine Intensiveinheit neu eingerichtet wurde und damit zwei Patientenkollektive – vor und nach Errichtung der Intensiveinheit – verglichen werden können (6, 31). Allerdings sind auch hierbei Unsicherheitsfaktoren, z.B. durch neue Therapiemethoden, nicht gänzlich auszuschließen (53). Nach Griner (31) eignen sich für eine solche Erhebung am ehesten eng umschriebene Krankheitsbilder wie gastrointestinale Blutung, schweres Asthma bronchiale, Coma diabeticum oder akutes Lungenödem. Für letzteres konnte Griner (30) z.B. nachweisen, daß hinsichtlich des Behandlungserfolges in seinem Arbeitsbereich (University of Rochester) keine Unterschiede zwischen der Behandlung auf einer konventionellen und einer Intensivstation erkennbar waren. In Analogie hierzu berichten Spagnolo u. Mitarb. (99), daß die Intensivbehandlung der Leberzirrhose mit oder ohne Blutung an der hohen Mortalität von 80% nichts zu ändern vermag. Als ein weiteres Beispiel sind auch die Feststellungen von Thimme u. Mitarb. (106) von Interesse: Von 553 auf einer internen Intensiveinheit wegen Kreislaufstillstands reanimierten Patienten konnten 60 (= 11%) nach Hause entlassen werden. Es verstarben alle Patienten nach Kreislaufstillstand im Rahmen einer chronisch-obstruktiven Lungenerkrankung oder einer primären Pneumonie und fast alle Patienten mit einer bedrohlichen Infektion.

Dagegen steht der Wert der Intensivüberwachung und -therapie für Patienten mit akutem Herzinfarkt außer Zweifel. Das gleiche gilt für die Respiratortherapie akuter respiratorischer Störungen, wenn auch hierüber weniger Untersuchungen vorliegen als über die Behandlungserfolge auf Coronary-care-units (5, 15, 92, 102, 111).

Zugunsten des sogenannten „Output" bei einer Kosten-Nutzen-Analyse sollte nicht nur die Mortalität eines bestimmten Patientenkollektivs herangezogen werden, sondern auch andere Faktoren wie Dauer der stationären Behandlung, Behandlungskomplikationen sowie vor allem Überlebenszeit nach Klinikentlassung. Aber auch weitere, zahlenmäßig nicht definierbare Vorteile wie der Nutzen für die Weiter- und Fortbildung von Ärzten

und Krankenschwestern sowie für die klinische Fortbildung sind zu berücksichtigen (31).
Für die Berechnung des sogenannten „Input", d.h. der aufgebrachten Kosten, ist die Kostendifferenz zwischen der konventionellen und der Intensivpflege bestimmter Krankheitsbilder zugrunde zu legen. Seitdem jedoch in der Bundesrepublik Deutschland durch die neue Krankenhausgesetzgebung der sogenannte „Vollpauschalierte Pflegesatz" eingeführt ist, erfolgt durch die Krankenhausverwaltungen keine gesonderte Berechnung der Pflegekosten für Intensivpatienten mehr, da die erhöhten Aufwendungen auf die Gesamtzahl aller stationären Patienten umgelegt werden.
Vielleicht ist dies der Grund, warum es im deutschen Raum unseres Wissens für Intensiveinheiten bisher nur eine genaue Kosten-Nutzen-Analyse aus dem Jahre 1967 gibt (7): Auf der Basis einer detaillierten Kostenberechnung für das interne Reanimationszentrum der Freien Universität Berlin im Westendkrankenhaus wurde für 1967 ein jährlicher Gesamtzuschuß von DM 1192820,– (social costs) ermittelt. Bei einer Mortalität von 11% und der begründeten Annahme, daß 25% der Patienten ohne Intensivbehandlung ihre Krankheiten nicht überlebt hätten, läßt sich unter Berücksichtigung der Altersstruktur ein zu erwartender Nettobeitrag dieser geheilten Patienten zum Sozialprodukt von DM 6792,– pro Kopf errechnen. Aufgrund der kalkulierten Lebenserwartung dieser Patientengruppe ergibt sich eine Gesamtzahl von rund 3000 künftigen, der Volkswirtschaft erhalten gebliebenen produktiven Jahren. Das entspricht einem Beitrag von etwa 20 Millionen DM an jährlichen „social benefits".
Ein Beispiel für die Situation in den USA bringen die Untersuchungen von CULLEN u. Mitarb. (19): Von 226 postoperativen Patienten im kritischen Zustand verstarben trotz Intensivbehandlung innerhalb eines Jahres 164 (= 73%); 10 blieben hospitalisiert und 51 Patienten konnten entlassen werden. Davon wurden 27 voll rehabilitiert. Die durchschnittlichen Behandlungskosten pro Fall betrugen US $ 14304.–; der Kostenanteil für Blut und Blutfraktionen belief sich dabei auf 21%. Hiervon wurden 83% für die letztlich Verstorbenen und 17% für die Überlebenden aufgewendet. – CULLEN (17, 18) schlägt zur Kategorisierung von Intensivpatienten ein „Therapeutic Intervention Scoring-System" vor, durch das die Patienten nach Maßgabe der im Einzelfall erforderlichen Anzahl diagnostischer und therapeutischer Maßnahmen der Schwere nach in 4 Klassen eingeteilt werden. Bei seinen 226 Patienten der (schlechtesten) Klasse IV fand er bei 8 unterschiedlichen Krankheitskategorien die in der Tab. 1.3 aufgeführte Kosten-Nutzen-Relation bezogen auf den Aufwand im Verhältnis zu einem Überlebensfall (19).
In Übereinstimmung mit anderen Autoren bezeichnet es CULLEN (17) als eine vordringliche ärztliche Aufgabe, die begrenzten Ressourcen in der Intensivmedizin im Hinblick auf ihre Effektivität in

Tabelle 1.3 Kostenanalyse der Intensivbehandlung von 226 Patienten, aufgegliedert nach Krankheitskategorien und Überlebensrate (nach *Cullen* u. Mitarb.)

Krankheitskategorie	Patientenzahl	Durchschnittsalter	Einjahresüberlebensrate (in %)	Krankenhauskosten (in Dollar)	Kosten, um einen Überlebenden zu erhalten (in Dollar)
1. Elektive Operationen bei malignen Tumoren	17	67,5	6	13619.–	232523.–
2. Massives Trauma	15	42,4	53	12420.–	23287.–
3. Schädel-Hirn-Trauma	33	42,9	24	9820.–	40507.–
4. Notfall-Gefäßchirurgie	29	67,0	17	15191.–	88107.–
5. Elektive Gefäßchirurgie	14	61,7	64	15564.–	24210.–
6. Unerwartete Komplikationen nach elektiven Operationen	24	53,5	46	12811.–	27951.–
7. Gastrointestinale Blutung, Leberzirrhose und portale Hypertension	31	56,5	10	16523.–	170738.–
8. Abdominelle Notfallchirurgie ohne Blutung	63	69,5	27	16074.–	59568.–
Überlebende	62	50,6	–	15077.–	–
Nichtüberlebende	164	62,7	–	14012.–	–
Gesamt	226	59,4	27	14304.–	52140.–

Zukunft kritischer einzusetzen. Thimme u. Mitarb. (107) erklären aus internistischer Sicht im gleichen Sinn: „Neben dem Bemühen, immer raffiniertere Überlebenstechniken zu entwickeln, muß es das wesentliche Ziel sein, Methoden, Einstellungen und Verhaltensweisen zu beschreiben, diese Techniken früh genug und nicht zu lange aufzuwenden."

Für die erforderlichen Untersuchungen wäre auch an deutschen Krankenhäusern eine genaue Kostenstellenberechnung für die Intensivbehandlung wünschenswert, um den so ermittelten Aufwand dem Behandlungserfolg eines genau definierten Patientenkollektivs gegenüberstellen zu können. Allerdings ist zu fragen, ob sich solche mühevollen Analysen, die überdies ebenfalls Kosten verursachen würden, letzten Endes lohnen, da sich die ermittelten Zahlen rasch verändern und auch der quantifizierte „Nutzen" einer bestimmten intensivmedizinischen Behandlungsmethode in Abhängigkeit von den allgemeinen Fortschritten der Medizin keine stationäre Größe bleibt.

Wichtiger erscheint es vielmehr, für die Indikationsstellung zu intensivmedizinischen Methoden, ähnlich wie für andere therapeutische Maßnahmen, konkrete medizinische, allgemein anerkannte Grundsätze zu erarbeiten. Dies kann nur durch eine Quantifizierung der Behandlungsprognose typischer Krankheitszustände auf der Basis breit angelegter, reproduzierbarer statistischer Untersuchungen geschehen, die zugleich, wenn sie mehrere vergleichbare Krankenhäuser umfaßt, einer intensivtherapeutischen Qualitätskontrolle dienen könnten (8,99). Erste Ansätze in dieser Richtung sind bereits erkennbar (17–19, 36, 48, 84; 103–105, 107). Klare, prognostisch begründete Indikationsregeln werden in der Intensivmedizin um so dringender benötigt, als wir für die Zukunft erwarten müssen, daß sich zwischen den wissenschaftlichen Erkenntnissen und technischen Möglichkeiten einer stets fortschreitenden Medizin und den stagnierenden ökonomischen Bedingungen eine immer größer werdende Diskrepanz entwikkeln wird, die in der Intensivmedizin schon jetzt erkennbar ist. Sie wird den Arzt in Zukunft noch mehr als heute schon dem Zwang zur Selektion von Intensivpatienten und zur Restriktion intensivtherapeutischer Maßnahmen aussetzen. Es erscheint unter diesen Umständen besonders wichtig, die Entscheidungskriterien hierfür anhand fundierter wissenschaftlich-medizinischer Indikationsregeln möglichst konkret zu definieren, um den verantwortlichen Arzt davon zu entlasten, solche Entscheidungen allein aufgrund persönlichen Ermessens treffen zu müssen, Entscheidungen, die unter Umständen schwere psychologische Belastungen mit sich bringen und im Einzelfall möglicherweise sogar forensische Konsequenzen zur Folge haben könnten (117).

Tabelle 1.4 Nachteile und Vorteile von Intensivbehandlungsstationen (nach *Kucher, Mayrhofer* u. *Steinbereithner*)

Nachteile der Intensivbehandlungsstation
1. Kontinuität medizinischer Verantwortlichkeit eventuell unterbrochen
2. Mögliche psychische Belastung der Patienten
3. Psychische Überlastung des Pflegepersonals
4. Verschleiß der Ärzte
5. „Elitebewußtsein" des Personals provoziert Animosität bei Außenstehenden
6. Gefahr des „overenergetic treatment"
7. Senkung des Ausbildungsniveaus an anderen Stationen
8. Hohe Kosten
9. Querinfektion!

Vorteile der Intensivbehandlungsstation
1. Ununterbrochene Betreuung durch erfahrenes Ärzteteam
2. Verbesserte Pflege und Behandlung durch besonders geschultes Personal
3. Sinnvolle Konzentration teurer Geräte und Einrichtungen
4. Komplizierte Therapiemethoden werden Routine
5. Sofortige Umsetzung von Kontrollwerten in Therapie
6. Echte Notfallzentrale
7. Hervorragende Ausbildungsmöglichkeit für Ärzte und Schwestern
8. Erprobung neuer Verfahren
9. Klinische Forschung wird in Routinebehandlung umgesetzt („Multidisciplinary approach")
10. Interdisziplinäre Plattform
11. „These units save lives"

Schlußbetrachtungen

Die Konzentration vital bedrohter Patienten auf zentralen Betteneinheiten hat Vor- und Nachteile (Tab. 1.4). Die bisherigen Erfahrungen haben gezeigt, daß die Vorteile bei weitem überwiegen. Planung und Organisation von Intensivstationen können nicht sorgfältig genug sein. Niveau und Leistungsfähigkeit dieser Stationen hängen von

Anzahl und Können der Ärzte und Schwestern ab, ganz besonders aber von Geist und Rhythmus, die diese Menschen tragen. Menschliche Qualifikation und fachliche Kompetenz stellen die wichtigsten Grundvoraussetzungen für die Arbeit auf diesen Einheiten dar. Mögen räumliche Gestaltung und apparative Ausstattung Kompromisse gestatten – und dazu wird man in vielen älteren Krankenhäusern gezwungen sein – so ist vom ärztlichen Können kompromißlos größter Maßstab zu fordern. Luxuriöse Gestaltung und aufwendige Ausstattung an Geräten, oft nur einem zweifelhaften Prestige des Krankenhauses dienend, sind jedenfalls kein Gradmesser für das Niveau solcher Abteilungen.
Intensivbehandlungsstationen einzurichten, ist heute eine aktuelle Aufgabe und Verpflichtung der Krankenhäuser. *Vom Standpunkt der modernen Medizin ist die Einrichtung von Intensivbehandlungsstationen eine Notwendigkeit, für die Patienten bedeutet sie echten Fortschritt, vom Blickpunkt des Krankenhausträgers aus stellt die Bildung eines Schwerpunktes von Arbeit und Aufwand eine Entlastung für die Allgemeinstationen dar.*

Anhang

Definition und Bedingungen von Intensivbehandlungseinheiten am Krankenhaus

Gemeinsame Entschließung der Deutschen Gesellschaft für Anästhesiologie und Intensivmedizin und der Deutschen Gesellschaft für Internistische Intensivmedizin (133).

1. Definition

Intensivbehandlungseinheiten sind geschlossene Betteneinheiten für Schwerstkranke, deren vitale Funktionen in lebensbedrohlicher Weise gestört sind und wiederhergestellt bzw. durch besondere Maßnahmen aufrechterhalten werden müssen. Unter vitalen Funktionen sind insbesondere zu verstehen: Atmung, Herz- und Kreislauffunktion, Temperatur- und Stoffwechselregulation. Betteneinheiten, die lediglich der Intensivüberwachung dienen (Aufwachräume, Wachstationen), fallen nicht unter diesen Begriff.

2. Größe

Die Größe von Intensivbehandlungseinheiten beträgt in der Regel mindestens 6, maximal 16 Betten; als optimal gelten 10–12 Betten. In Ausnahmefällen (gemischte Intensivüberwachungs- und -behandlungseinheiten) können sich Größenverhältnisse bis zu 22 Betten ergeben.

3. Räumliche Voraussetzungen

Für jeden Bettplatz ist eine zentrale Gasversorgung (Sauerstoff, Druckluft und Absaugmöglichkeit) erforderlich.
Bei Neubauplanungen ist von einem Platzbedarf pro Bett von mindestens 15 m^2 in Mehrbettzimmern bzw. 20 m^2 in Einbettzimmern auszugehen. Die gleiche m^2-Zahl wird darüber hinaus für Betriebsflächen und Nebenräume benötigt.

4. Personalbesetzung

a) **Ärzte:** Die Besetzung mit Ärzten muß einen 24stündigen Schichtdienst unabhängig von der ärztlichen Versorgung des übrigen Klinikbereiches gewährleisten.
b) **Pflegepersonal:** Nach 2jähriger Betriebsdauer richtet sich das Personalbettenverhältnis nach einem Schlüssel von 1,5:1, wenn für Beatmungspatienten qualifizierte Sitzwachen in einem Verhältnis von 3:1 vorgesehen sind. In den ersten beiden Jahren des Betriebes einer Intensivbehandlungseinheit kann als befristete Übergangsregelung ein Personal-Betten-Schlüssel von 1:1 als ausreichend anerkannt werden.
c) **Hilfspersonal:** Die Anzahl an Hilfskräften (Schreib- und Reinigungskräfte, Botendienst usw.) muß so bemessen sein, daß das qualifizierte Pflegepersonal sich ausschließlich der Vorbereitung und den Maßnahmen der Grund- und Behandlungspflege widmen kann.

Diese Personalbesetzung ist den Veränderungen der tariflichen Arbeitszeit laufend anzupassen.

5. Apparative Ausstattung

Folgende Voraussetzungen müssen gegeben sein für:

a) *Konservativ-internistische Intensivbehandlungseinheiten:*

- EKG-Monitoring für 65% der Intensivbetten, zusätzlich Möglichkeit der EKG-Langzeitregistrierung für 20% der Betten; zweckmäßig ist die Möglichkeit zur Überwachung und Registrierung des EKG für jeden Bettplatz;
- intraarterielle elektronische Blutdrucküberwachung (für 20% der Betten);
- Defibrillator- und Schrittmachereinheiten;
- Batterieschrittmacher;
- Geräte zur Dauerbeatmung einschließlich assistierter Inhalation und Absauggeräte (für 50% der Betten); Fiberendoskopie;
- Peritonealdialyse (+ Bettwaage);
- Möglichkeiten zu Röntgenkontrollen im Bett, nach Möglichkeit Fernseh-Bildverstärker;
- Durchführung von Blutgasanalysen (pO_2,

pCO_2, pH usw.) während der Tag- und Nachtzeit;
- Durchführung aller einschlägigen klinischen Untersuchungsmethoden durch ein kompetentes Labor während der Tag- und Nachtzeit;
- Blutdepot im Haus;
- Möglichkeit zur Anlage eines Cavakatheters und zur Messung des Venendruckes, zur Durchführung einer Notintubation, einer Bronchoskopie und einer Tracheotomie.

b) *Operativ-anästhesiologische Intensivbehandlungseinheiten:*
- für jeden Bettplatz Möglichkeit zur Überwachung und Registrierung des EKG;
- für mindestens $^2/_3$ der vorhandenen Betten Geräte zur Dauerbeatmung bzw. assistierten Inhalationsbehandlung;
- Respiratormonitore in ausreichender Zahl;
- Defibrillator- und Schrittmachertherapie;
- Möglichkeit zur Peritonealdialyse;
- Möglichkeit zur Unterkühlung;
- Durchführung von Blutgasanalysen (pO_2, pCO_2, pH) während der Tag- und Nachtzeit;
- Durchführung aller einschlägigen klinischen Untersuchungsmethoden durch ein kompetentes Labor während der Tag- und Nachtzeit;
- Blutdepot im Haus;
- Möglichkeit zu Röntgen-Bettaufnahmen innerhalb der Intensiveinheit;
- Möglichkeiten zur Anlage eines Kavakatheters und zur Messung des Venendruckes, zur Durchführung einer Notintubation, Bronchoskopie und Tracheotomie.

Diese vorstehend aufgeführten Bedingungen von Intensivbehandlungseinheiten sind Mindestvoraussetzungen. Eine überdurchschnittliche Bettenausnutzung, besondere Schwere der Krankheitsfälle oder spezielle Aufgabenstellungen können über diese Mindestvoraussetzungen hinaus eine Anpassung und Verbesserung der personellen Besetzung und/oder der apparativen Ausstattung erforderlich machen.

Literatur

1 Ahnefeld, F. W., M. Halmagyi: Räumliche Gliederung und apparative Ausstattung von Intensivbehandlungseinheiten. In: Planung, Organisation und Einrichtung von Intensivbehandlungseinheiten am Krankenhaus, hrsg. von H. W. Opderbecke; Anaesthesiologie und Wiederbelebung, Bd. 33. Springer, Berlin 1969

2 Aschenbrenner, R.: Intensivpflege im modernen Krankenhaus – warum und wie? Münch. med. Wschr. 110 (1968) 984

3 Aschenbrenner, R., A. Dönhardt, K. Foth: Künstliche Dauerbeatmung in der eisernen Lunge. Erfahrungsbericht über 105 atemgelähmte Poliomyelitis-Patienten der Jahre 1947–1952. Münch. med. Wschr. 95 (1953) 748 und 770

4 Aschenbrenner, R., W. Nachtwey: Die akute Poliomyelitis des Erwachsenen-Alters. Internist 2 (1961) 283

5 Asmundsson, J., K. H. Kilburn: Survival of acute respiratory failure. A study of 239 episodes. Ann. intern. Med. 70 (1970) 471

6 Astvad, K., N. Fabricius-Bjerre, J. Kjaerulff, J. Lindholm: Mortality from acute myocardial infarction before and after establishment of a coronary care unit. Brit. med. J. 1974/Bd. 1/H. 5907, 567

7 Bellinger, P.: zitiert nach G. A. Neuhaus, In: Die interne Wachstation, hrsg. von L. Lendle, M. Schwab. Urban & Schwarzenberg, Berlin 1969 (S. 318)

8 Bloom, B., O. Peterson: End results, cost and productivity of coronary care units. New Engl. J. med. 288 (1973) 72

9 Brenner, G.: Weiterbildung zur Fachschwester und zum Fachpfleger für Anaesthesie und Intensivtherapie als haftungsrechtliches Problem. Anaesthesist 23 (1974) 202

10 Brenner, G.: Darf das Krankenpflegepersonal Injektionen, Transfusionen, Infusionen und Blutentnahmen vornehmen. Anästh. Inform. 15 (1974) 99

11 Brown, K. W. G., R. L. MacMillan, N. Forbath, F. Melgrano, J. W. Scott: Coronary Unit: an intensive care center for acute myocardial infarction. Lancet 1963/II, 349

12 Bruck, A., K. Spang: Zur Einrichtung von Kardiologischen Überwachungsstationen im Rahmen Innerer Kliniken. Dtsch. med. Wschr. 92 (1967) 14

13 Burn, J. M. B.: Design and staffing of an intensive care unit. Lancet 1970/I, 1040

14 Buxton-Hopkin, D. A.: Recovery rooms. Lancet 1961/I, 272

15 Campbell, D., J. M. Reid, A. B. M. Telfer, W. Fitch: Four years of respiratory intensive care. Brit. Med. J. Bd. 4 (1967) 255

16 Clark, T. J. H., J. V. Collins, T. R. Evans, K. Tweedily: A review of experience operating a general medicine intensive care unit. Brit. Med. J. Bd. 1 (1971) 158

17 Cullen, D. J.: Results and costs of intensive care. Anesthesiology 17 (1977) 203

18 Cullen, D. J., J. M. Civetta, B. A. Briggs u. Mitarb.: Therapeutic intervention scoring system. Crit. Care Med. 2 (1974) 57

19 Cullen, D. J., L. C. Ferrara, B. A. Briggs, P. F. Walker, J. Gilbert: Survival hospitalization charges and follow-up results in critically ill patients. New Engl. J. med. 294 (1976) 982

20 Dick, W., F. W. Ahnefeld: Kommentar zur Weiterbildungsempfehlung der DKG. Anästh. Inform. 18 (1977) 89

21 Dönhardt, A.: Künstliche Dauerbeatmung. Ein Beitrag zur Klinik und Therapie der Atem- und Kreislaufstörungen bei der Poliomyelitis. Springer, Berlin 1955

22 Dönhardt, A.: Die Behandlung der Atemlähmung bei der Poliomyelitis. Therapiewoche 6 (1956) 277

23 Editorial: Intensive care: how valuable? Mass. Physician 34 (1975) 15

24 Eichhorn, S.: Die Organisation der Intensivbehandlung. In: Planung, Organisation und Einrichtung von Intensivbehandlungseinheiten am Krankenhaus, hrsg. von H. W. Opderbecke; Anaesthesiologie und Wiederbelebung, Bd. 33. Springer, Berlin 1969

25 Eichhorn, S.: Der Einfluß der Progressivpflege und der Intensivmedizin auf die Organisation des Pflegedienstes im Krankenhaus. Dtsch. Schwesternztg. 23 (1970) 119

26 Fuchsig, P.: Allgemeine Aspekte der Intensivbehandlung. In: Planung, Organisation und Einrichtung von Intensivbehandlungseinheiten am Krankenhaus, hrsg. von H. W. Opderbecke; Anaesthesiologie und Wiederbelebung, Bd. 33. Springer, Berlin 1969

27 Fuchsig, P., O. Mayrhofer: Die Intensivpflegestation – ein modernes Forum interklinischer Zusammenarbeit. Wien. klin. Wschr. 49 (1965) 961
28 Fuchsig, P., P. Brücke, R. Kucher, K. Steinbereithner: Intensivbehandlungsstation. Münch. med. Wschr. 108 (1966) 2473
29 Gessler, U.: Die Einrichtung eines Dialysezentrums. In: Planung, Organisation und Einrichtung von Intensivbehandlungseinheiten am Krankenhaus, hrsg. von H. W. Opderbecke; Anaesthesiologie und Wiederbelebung, Bd. 33. Springer, Berlin 1969
30 Griner, P. F.: Treatment of acute pulmonary edema: conventional or intensive care? Ann. intern. Med. 77 (1972) 501
31 Griner, P. F.: Medical intensive care in the teaching hospital: costs versus benefits: the need for an assessment. Ann. intern. med. 78 (1973) 581
32 Guttmann, L.: Discussion on the treatment and prognosis of traumatic paraplegia. Proc. Roy. Soc. Med. 40 (1947) 219
33 Guttmann, J.: 20 Jahre Rehabilitationsarbeit an Querschnittsgelähmten. Münch. med. Wschr. 106 (1964) 1375
34 Hamilton, W. K.: Workshop on intensive care units. Anesthesiology 25 (1964) 192
35 Harris, L. C., P. Safar: Intensive care units. Vortrag: 1. Europ. Kongr. für Anaesthesiologie, Wien 1962, Proceed, Rapp.
36 Hempelmann, G., O. A. Trentz, O. Trentz, H.-J. Oestern, S. Piepenbrock, J. Sturm: Monitoring kardiopulmonaler Parameter nach schwerem Polytrauma. Prakt. Anästh. 12 (1977) 445
37 Heyer, H.: Gruppen- oder Stationspflege. Krankenhausumschau 2 (1966) 85
38 Hiatt, H. H.: Protecting the medical commons: who is responsible? New Engl. J. med. 293 (1975) 235
39 Holmdahl, M. H.: The respiratory care unit. Anesthesiology 23 (1962) 559
40 Holmdahl, M. H.: Die Verantwortung in der Intensivbehandlung aus ärztlicher Sicht. In: Planung, Organisation und Einrichtung von Intensivbehandlungseinheiten am Krankenhaus, hrsg. von H. W. Opderbecke; Anaesthesiologie und Wiederbelebung, Bd. 33 Springer, Berlin 1969
41 Holmdahl, M. H. und W. Duvernoy: Intensivbehandlung in Schweden. Krankenhausarzt 40 (1967), 131
42 Hossli, G.: Schwesternprobleme auf der Intensivbehandlungsstation. In: Probleme der Intensivbehandlung, hrsg. von K. Horatz, R. Frey; Anaesthesiologie und Wiederbelebung, Bd. 17. Springer, Berlin 1966
43 Huguenard, P., J.-P. Picard: L'organisation et le fonctionnement des services d'urgence et de soins intensifs. In: XVè Congrès Français d'Anaesthésie Réanimation. Masson, Paris 1965
44 Hunter, A. R.: Intensive Care as a speciality. Lancet 1967/I, 1151
45 Husslein, H., K. Baumgarten, K. Sokol: Der Intensivkreißsaal. Geburtsh. u. Frauenheilk. 28 (1968) 652
46 Hutschenreuter, K.: Aufwachraum und Anästhesist. Anästh. Inform 15 (1973) 270
47 Ibe, K.: Einrichtung und Organisation des Reanimationszentrums der Medizinischen Klinik und Poliklinik der Freien Universität Berlin. In: Planung, Organisation und Einrichtung von Intensivbehandlungseinheiten am Krankenhaus, hrsg. von H. W. Opderbecke; Anaesthesiologie und Wiederbelebung, Bd. 33. Springer, Berlin 1969
48 Iff. H. W., R. Stäubli, M. M. Schlup: Krankheitsverlauf intensiv behandelter Patienten. Intensivmed. 12 (1975) 386
49 Jung, W.: Die Wirtschaftlichkeit der Intensivbehandlung. In: Planung, Organisation und Einrichtung von Intensivbehandlungseinheiten am Krankenhaus, hrsg. von H. W. Opderbecke; Anaesthesiologie und Wiederbelebung, Bd. 33. Springer, Berlin 1969
50 Killip, T., J. T. Kimball: A survey of the coronary care unit: concept and results. Prog. Cardiovasc. Dis. 11 (1968) 45
51 Kipka, E., H. W. Opderbecke: Die Bedeutung der Gruppenpflege im Rahmen der Intensivmedizin. Prakt. Anästh. 8 (1973) 25
52 Kirschner, M.: Zum Neubau der chirurgischen Universitätsklinik Tübingen. II. Der Krankenhausbau. Chirurg 2 (1930) 54
53 Klaus, A. P., N. S. Sarachek, D. Greenberg, J. Pekover, J. K. Cooper: Evaluating coronary care units. A. Heart J. 79 (1970) 471
54 Kucher, R.: Krankengut und Ergebnisse, Aufbau und Organisation der Intensivbehandlungsstation der I. Chirurgischen Univ-Klinik Wien. In: Probleme der Intensivbehandlung, hrsg. von K. Horatz, R. Frey; Anaesthesiologie und Wiederbelebung, Bd. 17. Springer, Berlin 1966
55 Kucher, R., O. Mayrhofer, K. Steinbereithner: 5 Jahre Erfahrungen mit der Organisation und dem Betrieb einer gemischten Intensivbehandlungsstation. In: Planung, Organisation und Einrichtung von Intensivbehandlungseinheiten am Krankenhaus, hrsg. von H. W. Opderbecke; Anaesthesiologie und Wiederbelebung, Bd. 33. Springer, Berlin 1969
56 Kucher, R., K. Steinbereithner: Die Intensivbehandlungsstation als Notfallzentrale. In: Anaesthesie und Notfallmedizin, hrsg. von K. Hutschenreuter; Anaesthesiologie und Wiederbelebung, Bd. 15. Springer, Berlin 1966
57 Lautenbacher, J., G. Golombek: Anhaltszahlen für die Besetzung der Krankenhäuser mit Mitarbeitern. Anästh. Inform. 16 (1975) 290
58 Lawin, P.: Neu-Organisation einer Anaesthesie-Abteilung mit Wachstation in einem alten Krankenhaus. Krankenhausarzt 37 (1964) 32
59 Lawin, P.: Intensivbehandlung im Großkrankenhaus. Krankenhausarzt 40 (1967) 116
60 Lawin, P.: Intensivpflege. Helv. Chirurg. Acta 36 (1969) 489
61 Lawin, P.: Planung und Organisation einer Intensivbehandlungseinheit am großen Krankenhaus. In: Planung, Organisation und Einrichtung von Intensivbehandlungseinheiten am Krankenhaus, hrsg. von H. W. Opderbecke; Anaesthesiologie und Wiederbelebung, Bd. 33. Springer, Berlin 1969
62 Lawin, P., U. Morr-Strathmann: Die Intensivabteilungen am neuen Klinikum der Universität Münster. In: Aktuelle Probleme der Intensivbehandlung. Intensivmedizin, Notfallmedizin, Anästhesiologie Bd. 12, hrsg. von P. Lawin u. a., Thieme, Stuttgart 1978
63 v. Loewenich, V., D. Berg: Planung und Organisation einer interdisziplinären Intensivbehandlungseinheit für Neugeborene. In: Planung, Organisation und Einrichtung von Intensivbehandlungseinheiten am Krankenhaus, hrsg. von H. W. Opderbecke; Anaesthesiologie und Wiederbelebung, Bd. 33. Springer, Berlin 1969
64 Mackey, W. A.: Symposium on intensive care and therapy. Introduction. Brit. J. Surg. 57 (1970) 717
65 Mac Millan, R. L., K. W. G. Brown, G. B. Peckham, O. Kahn, D. B. Hutchison, M. Paton: Changing perspectives in coronary care. A five years study. Am. J. Cardiol. 20 (1967) 451
66 Manni, C.: Università cattolica del S. Cuore, centro di rianimazione „Biancarosa Fanfani". Tecnica Ospedaliera 2 (1974) 4
67 Martin, S. P., M. C. Donaldson, C. D. London, O. L. Peterson, Th. Colton: Inputs into coronary care during 30 years: a cost effectiveness study. Ann. intern. Med. 81 (1974) 289

68 Mayrhofer, O.: Die Intensivabteilungen am neuen Klinikum der Universität Wien. In: Aktuelle Probleme der Intensivbehandlung, In: Intensivmedizin, Notfallmedizin, Anästhesiologie Band 12, hrsg. von P. Lawin u.a. Thieme, Stuttgart 1978
69 Meinecke, F.W.: Über die Behandlung von Querschnittslähmungen. Med. Welt 23 (1960) 1281
70 Mollaret, P., J. Emile, P. Amstutz: Klinischer Erfahrungsbericht des Reanimationszentrums Hôpital „Claude Bernard" Paris. In: Die Ateminsuffizienz und ihre klinische Behandlung, hrsg. von O.H. Just, H. Stoeckel. Thieme, Stuttgart 1967
71 Müller, F.E.: Neuere Grundsätze der Behandlung Schwerverbrannter und die Notwendigkeit besonderer Behandlungszentren. Med. Klin. 60 (1965) 636
72 Oliver, M.F., D.G. Julian, K.W. Donald: Problems in evaluating coronary care units. Their responsibilities and their relation to the community. Am. J. Cardiol. 20 (1967) 465
73 Opderbecke, H.W.: Die Planung von Operationszentren aus der Sicht des Anaesthesisten. Krankenhaus 56 (1964) 59
74 Opderbecke, H.W.: Die Organisation der Intensivmedizin im Krankenhaus. Krankenhaus 61 (1969) 304
75 Opderbecke, H.W.: Der Personalbedarf einer Anästhesie-Abteilung. Anästh. Inform. 13 (1972) 198
76 Opderbecke, H.W.: Die Stellung des Fachgebietes Anästhesiologie in der Intensivmedizin. Anästh. Inform. 14 (1973) 273
77 Opderbecke, H.W.: Interdisziplinäre Zusammenarbeit in der Intensivmedizin. Langenbecks Arch. Chir. 337 (1974) 219
78 Opderbecke, H.W.: Die Anhaltszahlen der DKG. Anästh. Inform. 17 (1976) 424
79 Opderbecke, H.W.: Organisation der Intensivmedizin. Anästh. Prax. 11 (1975) 1
80 Opderbecke, H.W., O. Pohl: Planung und Gestaltung einer „Wachstation" für Frischoperierte. Krankenhaus 53 (1961) 70
81 Opderbecke, H.W., W. Weissauer: Zur Abgrenzung der Aufgaben zwischen Arzt und nichtärztlicher Mitarbeiter in der Intensivtherapie. Anästh. Inform. 15 (1974) 94
82 Päselt, W.: Probleme in Wach- und Intensivpflegestationen aus der Sicht des Medizin-Ingenieurs. Krankenhausarzt 41 (1968) 158 und 42 (1969) 172
83 Paeslack, V.: Querschnittslähmung: Behandlung, Pflege und Rehabilitation. Kohlhammer, Stuttgart 1968
84 Peterson, D.R., N. Chinn: Survival after intensive coronary care. A method for evaluating therapeutic intervention. Northwest Med. 70 (1971) 34
85 Pichlmaier, H., A. Jabour, H.W. Besirsky, E. Kanz, K. Linke, B. Altmeyer, H.-H. Edel, R. Müller: Intensivbehandlung nach Organverpflanzung unter aseptischen Bedingungen. Bruns' Beitr. klin. Chir. 216 (1968) 122
86 Poelzig, P.: Bau und Einrichtung von Pflegeeinheiten der Intensivbehandlung. In: Planung, Organisation und Einrichtung von Intensivbehandlungseinheiten am Krankenhaus, hrsg. von H.W. Opderbecke; Anaesthesiologie und Wiederbelebung, Bd. 33. Springer, Berlin 1969
87 Poulsen, H.: Abteilung für intensive Therapie, Aufgaben, Einrichtung und Funktion. Anaesthesist 14 (1965) 9
88 Poulsen, H.: Allgemeine Problematik der Intensivbehandlung. In: Die Ateminsuffizienz und ihre klinische Behandlung, hrsg. von O.H. Just, H. Stoeckel. Thieme, Stuttgart 1967
89 Poulsen, H.: Zur hygienischen Problematik der Intensivbehandlung aus der Sicht des Klinikers. In: Planung, Organisation und Einrichtung von Intensivbehandlungseinheiten am Krankenhaus, hrsg. von H.W. Opderbecke; Anaesthesiologie und Wiederbelebung, Bd. 33. Springer, Berlin 1969
90 Ramge, C.: Von der Funktionspflege zur Gruppenpflege. Dtsch. Schwesternztg. 19 (1966) 447
91 Rieger, H.-J.: Vornahme von Injektionen, Infusionen und Blutentnahmen durch Angehörige der medizinischen Assistenzberufe. Dtsch. med. Wschr. 99 (1974) 1380
92 Rogers, R.M., C. Weiler, B. Ruppenthal: Impact of the respiratory intensive care unit on survival of patients with acute respiratory failure. Chest 62 (1972) 94
93 Rügheimer, E.: Intensivtherapie im operativen Bereich. In: Planung, Organisation und Einrichtung von Intensivbehandlungseinheiten am Krankenhaus, hrsg. von H.W. Opderbecke; Anaesthesiologie und Wiederbelebung, Bd. 33. Springer, Berlin 1969
94 Safar, P.: Workshop on Intensive Care Units. In: W.K. Hamilton (Hrsg.): Anesthesiology 25 (1964) 204
95 Safar, P.: Intensive Care Unit Organization. In: Respiratory Therapy. Clinical Anesthesia, hrsg. P. Safar. Davids, Philadelphia 1965
96 Safar, P., T.J. Dekornfeld, J.W. Pearson, J.S. Redding: Intensive Care Unit. Anaesthesia 16 (1961) 275
97 Scott, P.V.: Guide lines and cost of intensivmedicine. New Engl. J. Med. 295 (1976) 398
98 Sloman, J., M. Stannard, A.J. Goble: Coronary care unit: a review of 300 patients monitored since 1963. Am. Heart J. 75 (1968) 140
99 Spagnolo, S.V., P.G. Hershberg, H.J. Zimmermann: Medical intensive care unit: mortality rate experience in large teaching hospital. New York State J. Med. 73 (1973) 754
100 Schölmerich, P.: Planung, Organisation und Einrichtung einer internen Intensivbehandlungseinheit. In: Planung, Organisation und Einrichtung von Intensivbehandlungseinheiten am Krankenhaus, hrsg. von H.W. Opderbecke; Anaesthesiologie und Wiederbelebung, Bd. 33 Springer, Berlin 1969
101 Schönfeld, J.W.: Versetzbare Innenwände im Krankenhausbau. medita 3 (1973) 25
102 Scholler, K.L., W. Vogel, K. Wiemers, H. Burchardi, J. Groh-Bruch: Die Langzeitbeatmung in der Behandlung von Thoraxverletzungen. Dtsch. med. Wschr. 93 (1968) 747
103 Schuster, H.P., P. Baum, P. Schölmerich: Intensivtherapie und Prognose des akuten Kreislaufstillstandes. Klin. Wschr. 47 (1969) 4
104 Schuster, H.P., H. Schönborn, R. Bork, C.J. Schuster: Prognostische Indices, eine neue Behandlungsgrundlage in der Intensivmedizin. Med. Welt 27 (1976) 1268
105 Tagge, G.F., D. Adler, C.W. Bryan-Brown u. Mitarb.: Relationship of therapy to prognosis in critically ill patients. Crit. Care. Med. 2 (1974) 61
106 Thimme, W., J.H. Schäfer, U. Tönnesmann: Ergebnisse der „Reanimation". Intensivmed. 14 (1977) 458
107 Thimme, W., C. Boytscheff, S. Geerken, H. Riechert, J.H. Schäfer, U. Tönnesmann, J. Tritschler: Prognose von Patienten einer Intensivstation. Münch. med. Wschr. 120 (1978) 511
108 Valerius, Th.: Gedanken zur Intensivpflege aus der Sicht der Schwester. Anaesthesist 16 (1967) 17
109 Valerius, Th.: Die Organisation der Intensivpflege aus der Sicht der Schwester. In: Planung, Organisation und Einrichtung von Intensivbehandlungseinheiten am Krankenhaus, hrsg. von H.W. Opderbecke; Anaesthesie und Wiederbelebung, Bd. 33. Springer, Berlin 1969
110 Valerius, Th.: Organisation des Pflegedienstes auf Intensivpflegeeinheiten. In: Internistische Intensivmedizin kardiologischer Erkrankungen, hrsg. von F.A. Pezold. Medicus, Berlin 1971

111 Vogel, W., E. Adam. K. L. Scholler, K. J. Meyer, W. E. Zimmermann, K. Wiemers: Indikationen und Ergebnisse der Langzeitbeatmung nach Abdominaloperationen. Brun's Beitr. klin. Chir. 219 (1971) 40
112 Vogel, W., K. Wiemers: Aufgabe und Funktion eines Institutes für Anästhesiologie mit Beatmungszentrale und Betreuung einer chirurgischen Wachstation. Krankenhausarzt 40 (1967) 134
113 Weil, M. H., H. Shubin: Centralized hospital care for the critically ill. Clin. Anesth. 10 (1974) 127
114 Weissauer, W.: Die Verantwortung in der Intensivbehandlung aus juristischer Sicht. In: Planung, Organisation und Einrichtung von Intensivbehandlungseinheiten am Krankenhaus, hrsg. von H.W. Opderbecke; Anaesthesiologie und Wiederbelebung, Bd. 33. Springer, Berlin 1969
115 Weissauer, W.: Zu den Vereinbarungen zwischen den Fachgebieten Chirurgie und Anästhesie über die Aufgabenabgrenzung und die Zusammenarbeit in der Intensivmedizin. Anästh. Inform. 11 (1970) 168
116 Weissauer, W.: Die Organisation der Intensivmedizin aus rechtlicher Sicht. Anästh. Inform. 17 (1976) 11
117 Weissauer, W., W.F. Henschel: Zu den Vereinbarungen zwischen den Fachgebieten Urologie und Anästhesie über die Aufgabenabgrenzung und die Zusammenarbeit im operativen Bereich und in der Intensivmedizin. Anästh. Inform. 13 (1972) 220
118 Weissauer, W., H. W. Opderbecke: Tod, Todeszeitbestimmung und Grenzen der Behandlungspflicht. Anästh. Inform. 14 (1973) 2
119 Wiemers, K.: Allgemeine Gesichtspunkte, Organisation und Aufbau von Intensivbehandlungsstationen. In: Probleme der Intensivbehandlung, hrsg. von K. Horatz, R. Frey; Anaesthesiologie und Wiederbelebung, Bd. 17. Springer, Berlin 1966
120 Wiklund, P. E.: Design of a recovery room and intensive care unit. Anesthesiology 26 (1965) 667
121 Wiklund, P. E.: Special problems of organization and construction. Symposium: The organisation and exploitation of an intensive-care unit. II. Europ. Kongr. f. Anaesth. Kopenhagen 8.–13. Aug. 1966. Zusammenfassungen S. 115
122 Zindler, M.: Intensivbehandlungseinheit, Wachstation und Aufwachraum – Abgrenzung, Aufgaben, Planung und Leitung. Krankenhausarzt 40 (1967) 330

Empfehlungen, Stellungnahmen, Vereinbarungen

123 Arbeitsgemeinschaft für internistische Intensivmedizin: Stellungnahme zur Weiterbildung von Fachschwestern und Fachpflegern. Intensivmedizin 9 (1972)
124 Berufsverband Deutscher Anästhesisten und Berufsverband Deutscher Internisten: Stellungnahme zur Veröffentlichung der Deutschen Krankenhausgesellschaft und des Verbandes der leitenden Krankenhausärzte in „Das Deutsche Ärzteblatt" und in „Der Krankenhausarzt" Anästh. Inform. 12 (1971) 136
125 Berufsverband Deutscher Anästhesisten und Berufsverband der Deutschen Urologen: Vereinbarungen zwischen den Fachgebieten Urologie und Anästhesie über die Aufgabenabgrenzung und die Zusammenarbeit im operativen Bereich und in der Intensivmedizin. Anästh. Inform. 13 (1972) 219
126 British Med. Association: Planning unit report No. 1. Intensive care. Brit. med. Ass. (1967) 7
127 Deutscher Ärztetag: Weiterbildungsordnung. Dtsch. Ärzteblatt 73 (1976) 1562
128 Deutsche Gesellschaft für Anästhesie und Wiederbelebung: Stellungnahme zur Organisation von Aufwachraum, Wachstation und der Intensivbehandlung im Krankenhaus. Anaesthesist 16 (1967) 282; Prakt. Anästh. 2 (1967) 290
129 Deutsche Gesellschaft für Anästhesie und Wiederbelebung: Stellungnahme zur Ausbildung von Schwestern und Pflegern für den Anästhesiedienst und die Intensivpflege. Anaesthesist 18 (1969) 229
130 Deutsche Gesellschaft für Anästhesie und Wiederbelebung und Deutsche Gesellschaft für Chirurgie: Vereinbarung zwischen den Fachgebieten Chirurgie und Anästhesie über die Aufgabenabgrenzung und die Zusammenarbeit in der Intensivmedizin. Anaesthesist 19 (1970) 487; Anästh. Inform. 11 (1970) 167
131 Deutsche Gesellschaft für Anästhesie und Wiederbelebung und Deutsche Gesellschaft für Neurochirurgie: Empfehlungen zur Organisation der Anästhesie im Rahmen der Neurochirurgie. Anästh. Inform. 12 (1971) 34
132 Deutsche Gesellschaft für Anästhesie und Wiederbelebung: Entgegnung zum Beitrag von C. Ramge und P. Swertz „Intensivbehandlung und -überwachung. Organisation von Intensivpflegeeinheiten". Anästh. Inform. 12 (1971) 135
133 Deutsche Gesellschaft für Anästhesie und Wiederbelebung: Definition und Bedingungen von Intensivbehandlungseinheiten am Krankenhaus. Anaesthesist 22 (1973) 546; Anästh. Inform. 13 (1972) 305
134 Deutsche Gesellschaft für Anästhesie und Wiederbelebung: Richtlinien über die Weiterbildung zur Fachschwester/zum Fachpfleger. Anästh. Inform. 14 (1973) 28
135 Deutsche Gesellschaft für Anästhesiologie und Intensivmedizin – Deutsche Gesellschaft für Internistische Intensivmedizin: Gemeinsame Empfehlung für die Fachgebiete Anästhesiologie und Innere Medizin zur Organisation der Intensivmedizin am Krankenhaus. Anaesthesist 29 (1980) 395; Anästh. Intensivmed. 21 (1980) 166
136 Deutsche Interdisziplinäre Vereinigung für Intensivmedizin: Stellungnahme zur Besetzung von Intensiveinheiten mit Pflegepersonal. Anästh. Intensivmed. 20 (1979) 152; Anaesthesist 28 (1979) 416
137 Deutsche Krankenhausgesellschaft: Anhaltszahlen für die Besetzung mit Pflegepersonal. Krankenhaus 61 (1969) 420
138 Deutsche Krankenhausgesellschaft: Empfehlung zur Weiterbildung zu Fachkrankenschwestern/Fachkrankenpflegern/Fachkinderkrankenschwestern. Krankenhaus 63 (1971) 269
139 Deutsche Krankenhausgesellschaft: Anhaltszahlen für die Besetzung der Krankenhäuser mit Ärzten. Krankenhaus 66 (1974) 427; Anästh. Inform. 16 (1975) 291
140 Deutsche Krankenhausgesellschaft: Anhaltszahlen für die Besetzung der Krankenhäuser mit Pflegekräften. Krankenhaus 66 (1974) 420; Anästh. Inform. 16 (1975) 293
141 Deutsche Krankenhausgesellschaft: Richtlinien für die Organisation der Intensivmedizin in den Krankenhäusern. Krankenhaus 66 (1974) 457; Anästh. Inform. 16 (1975) 29
142 Deutsche Krankenhausgesellschaft: Muster für eine landesrechtliche Ordnung der Weiterbildung und Prüfung zu Krankenschwestern, Krankenpflegern und Kinderkrankenschwestern in der Intensivpflege. Krankenhaus 68 (1976) 439; Anästh. Inform. 18 (1977) 96
143 Deutscher Städtetag: Empfehlungen zur Organisation der Intensivmedizin am Krankenhaus. Anästh. Inform. 14 (1973) 285
144 Deutsche Vereinigung für die Rehabilitation Behinderter: Richtlinien für Behandlungsmaßnahmen bei frischer Querschnittslähmung. Rehabilitation 4 (1956) 138
144 a Stellungnahme der Deutschen Krankenhausgesellschaft zur Durchführung von Injektionen, Infusionen und Blutentnahmen durch das Krankenpflegepersonal. Dtsch. Ärztebl. 77 (1980) 1710

Zusammenfassende Darstellungen

145 Barnes, E.: Menschliche Konflikte im Krankenhaus. Kohlhammer, Stuttgart 1963
146 Braimbridge, M. V.: Postoperative Cardiac Intensive Care. Blackwell Scientific Publications, Oxford, London, Edinburgh 1972
147 Frey, R., W. Hügin, O. Mayrhofer: Lehrbuch der Anästhesiologie, Reanimation und Intensivtherapie. 4. Auflage. Springer, Berlin 1976
148 Horatz, K., R. Frey: Probleme der Intensivbehandlung. Anaesthesiologie und Wiederbelebung, Bd. 17. Springer, Berlin 1966
149 Kucher, R., K. Steinbereithner: Intensivstation, Intensivpflege, Intensivtherapie. Thieme, Stuttgart 1972
150 v. Loewenich, V., H. Koch: Pädiatrische Intensivbehandlung. Thieme, Stuttgart 1974
151 Neville, W. E.: Care of the Surgical Cardiopulmonary Patient. Year Book, Chikago 1971
152 Opderbecke, H. W.: Planung, Organisation und Einrichtung von Intensivbehandlungseinheiten im Krankenhaus. Anaesthesiologie und Wiederbelebung, Bd. 33. Springer, Berlin 1969
153 Satter, P., R. Dudziak: Frischoperiertenstation und Intensivpflege. Barth. München 1971
154 Schwab, H.: Die interne Wachstation. Diagnostische, therapeutische und organisatorische Probleme. Urban & Schwarzenberg, München 1969
155 Wåhlin, Å., L. Westermark, A. van der Vliet: Intensivpflege – Intensivtherapie. Springer, Berlin 1972
156 Wiemers, K., E. Kern, M. Günther, H. Burchardi: Postoperative Frühkomplikationen. Thieme, Stuttgart 1969

2 Hygiene

Von F.-H. Caselitz

Einleitung

Die Konzentrierung schwerkranker Patienten birgt besondere hygienische Probleme in sich, die nicht übersehen werden dürfen. Zentrale Intensivbehandlungsstationen werden nicht selten als Quelle des Hospitalismus mit der Möglichkeit von Querinfektionen angesehen, was durch den häufigen Wechsel schwerkranker Patienten verschiedener Abteilungen zu erklären ist. Das Krankengut einer Intensivbehandlungsstation setzt sich zum überwiegenden Teil aus infektionsgefährdeten, resistenzgeschwächten Patienten oder aus solchen mit schweren bakteriellen Infektionen zusammen. Den großen Vorzügen der Konzentration und Zentralisation vital bedrohter Patienten steht als ernster Nachteil das Risiko von Kreuzinfektionen gegenüber. Diese können sich deletär auswirken und alle therapeutischen Konsequenzen zunichte machen. Man muß sich darüber im klaren sein, daß nach Einführung der Antibiotikatherapie die bakteriellen Infektionen nicht an Bedeutung verloren haben und sie gerade auf den Intensivstationen im Rahmen des Hospitalismus eine besondere Beachtung verdienen.

Hygienische Gesichtspunkte zur Planung und Gestaltung

Die hygienische Problematik der Intensivbehandlungseinheit berührt direkt oder indirekt fast alle Punkte der Planung, Einrichtung und Organisation (17).
Es muß in diesem Zusammenhang auf die im Bundesgesundheitsblatt erschienene Richtlinie für die Erkennung, Verhütung und Bekämpfung von Krankenhausinfektionen hingewiesen werden (31).

Raumgestaltung

Die räumliche Gestaltung einer Intensivbehandlungseinheit ist abhängig vom Krankengut, zu dessen Versorgung sie geplant wird. So bedürfen Patienten nach Organtransplantationen oder Patienten einer „coronary care unit" anderer hygienischer Voraussetzungen als solche einer gemischten operativen Intensivstation (8). Als wichtigstes Prinzip einer operativen Intensivbehandlungseinheit wird nicht mehr eine gute Übersichtlichkeit angesehen, sondern die Möglichkeit, die Patienten aus hygienischen Gründen voneinander zu isolieren. Die bloße räumliche Trennung „septischer" von „aseptischen" Patienten ist heute epidemiologisch nicht mehr zu rechtfertigen. Die Pflege des „septischen" Patienten erfolgt oft gemeinsam mit anderen infektiösen Patienten, wodurch er leichter infiziert wird als der aseptische Patient. Selbst gemeinsam gepflegte Patienten, welche mit der gleichen Keimart infiziert sind, unterliegen dem Risiko einer Superinfektion, da es sich nur selten tatsächlich um identische Stämme handelt. Ein zur Kategorie „aseptisch" zählender Patient unterliegt dem Risiko, in seltener desinfizierte Räume gelegt bzw. nur von einer Pflegekraft versorgt zu werden, die häufig mehrere Patienten zu betreuen hat (29). In letzter Konsequenz würde dies für jeden Patienten die isolierte Unterbringung in Einzelräumen mit vorgeschalteter Schleuse erfordern ebenso wie die strenge Trennung des zugehörigen Pflegepersonals. Da dieses Prinzip kaum zu realisieren ist, läßt sich die Tendenz erkennen, nicht die Patienten abzusondern, sondern die isolierte Pflege des Patienten durch jeweils eine Pflegekraft durchzuführen. Die Vorstellungen bezüglich der Relation von offenen Betten zu Isolierbetten schwanken zwischen 2:1 (5) und 4:1 (15).
Strenge Isolation allerdings wird notwendig für Patienten mit ausgedehnten Verbrennungen, mit Leukämie, für Patienten nach Organtransplantationen, die unter immunsuppressiven Drogen stehen, aber auch für Patienten mit therapieresistenten Infektionen.
Als Möglichkeiten zur Raumgestaltung für Isolierungspatienten in Intensivbehandlungseinheiten seien erwähnt:

1. Vorschaltung einer den sterilen Forderungen entsprechenden Durchgangsschleuse vor das Krankenzimmer (Abb. 2.1). Diese Schleuse schafft keimarme Räume und Isolierungsmöglichkeiten, die für die Behandlung oben genann-

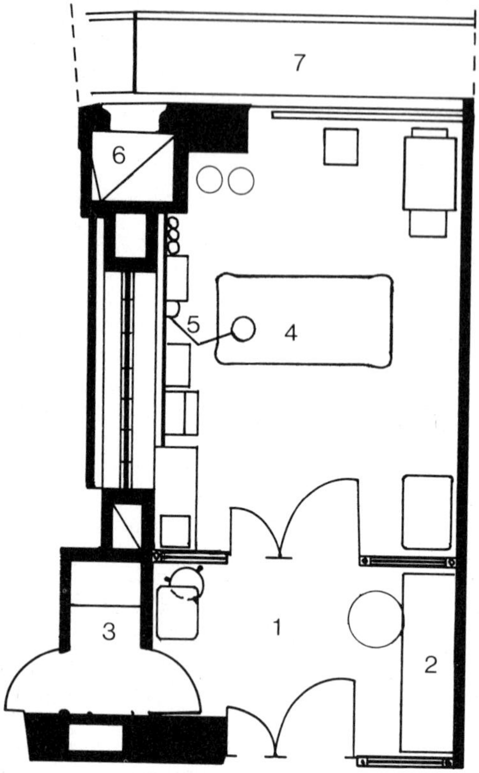

Abb. 2.1 Grundriß eines Isolierzimmers mit vorgeschalteter Schleuse und umlaufendem Besuchergang. Intensivtherapiestation der Klinik für Anästhesiologie und operative Intensivmedizin im Neubau des Zentralklinikums der Westfälischen Wilhelms-Universität Münster
1 Schleuse
2 Schwesternarbeitsplatz
3 Naßzelle mit Fäkalienspüle
4 Bett
5 Elektro- und Gasversorgung, Schienensystem für Geräte und Zubehör
6 Klimaanlage
7 Besuchergang

ter Patienten zur Voraussetzung werden. Dieses Ziel läßt sich aber nur erreichen, wenn man bestimmte Punkte berücksichtigt. Es muß bei den Schleusen darauf geachtet werden, daß sich die Türen gleichzeitig öffnen lassen. Wichtig ist die sorgfältige Durchführung dekontaminierender Maßnahmen des Personals: Kleidungswechsel, Anlegen von Hauben und Mund-Nasen-Masken sowie regelmäßige Händedesinfektion (4).

2. Der Einschub des „life island mark 10 modular isolation system"* in ein Patientenzimmer. Dieses System ist von noch größerer Effektivität. Die Patientenkabine besteht aus Holz und durchsichtigen Plastikteilen. Weitgehender Schutz vor Infektionen wird ermöglicht durch kontinuierliche Strömung gefilterter Luft und Variationsmöglichkeiten von positivem und negativem Druck.

Aus den angeführten hygienischen Gründen ist die Intensiveinheit als Ganzes gegenüber dem übrigen Klinikbereich durch ein Schleusensystem, möglichst mit Umkleidegelegenheiten für das Personal, abzuschirmen. Daß der Korridor innerhalb der Einheit keinem betriebsfremden Durchgangsverkehr dienen darf, versteht sich von selbst.

Chemische Barrieren

Das Auslegen sogenannter chemischer Barrieren, insbesondere beim Fehlen von Schleusen, in Form von desinfektionsmittelgetränkten Teppichen oder Klebematten hat in der letzten Zeit zu erheblicher Kritik Anlaß gegeben. Klebematten oder desinfektionsgetränkte Teppichmatten gehören zu den Maßnahmen, deren Wirksamkeit zur Verminderung der Hospitalinfektionsrate nicht nachgewiesen ist. Durch Klebematten bzw. Desinfektionsmatten wird höchstens Schmutz gebunden, nicht aber die Bakterienausbreitung vom Fußboden auf den Patienten, bei dem sie zu Harnwegsinfektionen, Wundinfektionen, Atemwegsinfektionen und Sepsis führen könnte, verhindert (6, 23).

Den besten Schutz vor dem gefürchteten Hospitalismus bietet unseres Erachtens eine Belegung, die einen kontrollierten Pflegebetrieb gewährleistet. Das Raumprogramm muß daher trotz aller gebotenen ökonomischen Überlegungen so reichlich bemessen sein, daß eine routinemäßige Räumung und Desinfektion einzelner Krankenzimmer in regelmäßigen engen Abständen erfolgen kann.

Klimatisierung

Im engen Zusammenhang mit diesen hygienischen Forderungen steht die Klimatisierung einer Intensiveinheit (20). Daß sämtliche Krankenräume oder besser noch die gesamte Station klimatisiert wird, gilt heute als Selbstverständlichkeit bei neueren Projekten. Als weniger selbstverständlich, aber ebenso wichtig, gelten einige hygienisch-technische

---

* Matthews Research Inc., Alexandria/Virginia 22 304 (USA)
Bezug in Deutschland: Fa. Heinen Nachfolger, Bonn

Detailforderungen. Hierzu gehört die Forderung, möglichst jedes einzelne Krankenzimmer mit einer unabhängigen, effektiven Klima- und Ventilationsanlage mit dazugehöriger „Kühldecke" auszurüsten. Der Luftdruck muß zur Quellenisolierung als Unterdruck, für Schutzisolierung als Überdruck gegenüber den benachbarten Räumen regelbar sein, so daß eine Keimverschleppung von Raum zu Raum verhindert und eine Desinfektion einzelner Räume während des laufenden Betriebes durchgeführt werden kann (21, 22, 30).

Im weiteren soll an Schutzmaßnahmen gegen „Durchschlagen" der Elektrofilter bei Stromausfall gedacht werden. Der Notwendigkeit, auch die Schächte der Klimaanlage reinigen und desinfizieren zu können, muß von technischer Seite mehr Beachtung geschenkt werden. Ein neues, von Sulzer entwickeltes Gerät soll die Desinfektion auch weitverzweigter Kanalnetze mit guter Wirkung ermöglichen, vorausgesetzt, daß die Luftkanäle die erforderlichen Anschlüsse aufweisen (25, 26). Auch empfiehlt sich der Einbau von UV-Strahlern in die Zuluftkanäle unter bestimmten Voraussetzungen. Besondere Aufmerksamkeit hinsichtlich Reinigung und Desinfektion verdienen die vor den Ablaufkanälen angebrachten Gitter, die relativ schnell verschmutzen. Die Klimaanlage sollte so dimensioniert sein, daß die Luftwechselrate nach DIN 1946 garantiert ist. Ebenso große Bedeutung besitzt in diesem Zusammenhang ein regulierbares Druckgefälle von Orten geringerer Keimzahl zu Orten größerer Keimdichte (Schutzisolierung) (15, 19, 20, 21, 23). Die sicherste aber auch teuerste Methode der Luftfiltrierung ist zur Zeit das „Laminar-flowing-system" (turbulenzarme Verdrängungsströmung). Die zugeführte Luft wird hierbei mit Hochleistungsfiltern filtriert und kann möglichst unter Vermeidung von Turbulenz in Form einer laminaren Strömung entweder von oben nach unten (Fallstrom) oder in seitlicher Richtung (Querstrom) wieder abgeführt werden (18).

Man muß sich darüber im klaren sein, daß die sachgerechte Klimatisierung einer Intensivbehandlungsstation sorgfältige Überlegungen notwendig macht und finanzielle Mittel besonders in diesem Bereich nicht gescheut werden dürfen (24–26).

Zusammenfassend läßt sich sagen, daß in dieser Hinsicht die folgenden Punkte berücksichtigt werden müssen:

1. Filterung aller großen Partikel aus der Zu- und Abluft,
2. Feinstfilterung,
3. konstante Raumtemperatur (im allgemeinen 18–24 °C),
4. gleichmäßige Luftfeuchtigkeit (60–70%),
5. mäßiger Überdruck im Versorgungsbereich,
6. Garantierung der Luftwechselrate nach DIN 1946,
7. Möglichkeit der Kühlung von Einzelräumen bis auf + 10 °C,
8. regulierbarer Luftdruck,
9. Desinfektionsmöglichkeit der Klimaschächte,
10. endständige Filter.

Ultraviolette Strahlung

Bei den Erörterungen über eine Reduzierung der Luftkeime in den Bettenräumen der Intensivstation wird immer wieder die Frage aufgeworfen, ob der Einbau von UV-Strahlern sinnvoll und effektiv ist. Wenn auch an der letalen Wirkung von UV-Strahlern auf Mikroorganismen nicht gezweifelt werden kann, so darf nicht vergessen werden, daß die tatsächliche Wirkung eine Trefferfrage ist. Aus diesem Grunde muß den an Partikeln haftenden Keimen durch eine turbulente Luftströmung Gelegenheit gegeben werden, von den UV-Strahlen getroffen zu werden. Bei der Anwendung der Ultraviolettbestrahlung ist zu unterscheiden zwischen indirekter und direkter UV-Strahlung, wobei zu letzterer auch die UV-Schranke bzw. auch der UV-Vorhang zu rechnen ist (12). Die direkte UV-Strahlung kann nur angewandt werden, wenn sich keine Personen im Raum befinden. Die UV-Schranke kann dagegen ununterbrochen in Tätigkeit sein. Bei Installation einer UV-Schranke ist darauf zu achten, daß der Strahler direkt über dem Türrahmen installiert wird (Höhe 2,05 m), so daß sich der Strahlenkegel im Rahmen der gegebenen Eintrittsöffnung der Blende entsprechend entfalten kann. Der so gebildete desinfizierende UV-Vorhang erzielt eine pausenlose, hochgradige Keimreduktionswirkung auf die durchtretende Luft. Strahlenschädigungen sind hierbei nicht zu erwarten. Bei indirekter Bestrahlung sind Luftkeimreduktionen wesentlich über 40–50% nicht zu erwarten (3).

Eine UV-Schranke ist für Intensivbehandlungseinheiten nicht mehr generell zu empfehlen. Die UV-Bestrahlung führt zu keiner erkennbaren Senkung der Infektionsrate (29). Dies schließt jedoch nicht aus, daß sie unter besonderen Bedingungen in einzelnen Krankenhäusern zu empfehlen ist. Sie ist aber nur dann effektiv, wenn die Infektionsquelle vor und hinter der Strahlenschranke die gleiche bleibt, d. h. wenn das Personal, welches vor oder während des Durchschreitens durch den bestrahlten Durchgang keinen weiteren Dekontaminationsmaßnahmen unterworfen ist (4). Die direkte

UV-Strahlung eignet sich nur für Geräteräume, die sogenannten Arbeitsräume und das Labor, für Räume also, in denen nicht ununterbrochen Personal tätig ist. Während der arbeitsfreien Zeit kann man sich des Effektes der UV-Strahlen bedienen. Das gleiche gilt für die Patientenzimmer, in denen die UV-Strahlung nur in der Zeit angewandt werden kann, in der das Zimmer nicht mit Patienten belegt ist.
Bei der indirekten Bestrahlung sind die Strahlen nur nach oben gerichtet, dadurch werden allerdings auch nur die oberhalb der UV-Lampe liegenden Luftkeime erfaßt. Erforderlich hierfür ist jedoch, daß die Wand- und Deckenflächen, die von der Strahlung unmittelbar getroffen werden, zu den Maueranstrichen Zusätze erhalten, die eine Reflexion der UV-Strahlen verhindern. Bei Beachtung dieser Besonderheiten sollen Schäden beim Personal und bei Patienten vermieden werden.
Ob sich der Aufwand von UV-Strahlern lohnt, ist umstritten, da sie wie z. B. Desinfektionsmatten und anderes zu den Maßnahmen gehören, deren Wirksamkeit zur Verminderung der nosokomialen Infektionsrate nicht nachgewiesen ist.
Bei der Planung von Intensivbehandlungseinheiten ergibt sich zwingend die Forderung, daß unter den Gesichtspunkten strengster hygienischer Anforderungen Baumaterialien, Klimaanlage und Ventilation ausgesucht werden müssen.

Organisatorische Maßnahmen

Intensivpflegestationen stellen einen Schwerpunkt der Krankenhaushygiene dar. Unter Berücksichtigung der Infektionsquellen und der möglichen Keimausscheidungen und Keimverbreitungswege nehmen sie eine Spitzenstellung ein (10, 14). Den strengen hygienischen Ansprüchen muß und kann durch Organisation und Arbeitsweise entsprochen werden. Entsprechende Richtlinien sind von einem Team von Fachleuten, der Hygienekommission, gemeinsam zu entwerfen und zu fixieren. In der Hygienekommission sollten außer dem Mikrobiologen und der Hygienefachschwester alle Beteiligten dem stationseigenen Personal angehören. Die von der Hygienekommission aufgestellten Regeln müssen von allen, die in der Abteilung arbeiten oder diese besuchen, befolgt werden. In Zusammenarbeit mit dem Leiter der Intensivstation, der die eigentliche Verantwortung für deren Organisation hat, sollte der Hygieniker bindende Maßstäbe für diesen Bereich setzen, die die Station, das Personal, die Instrumente und den Besucherkreis betreffen.
Die eigentliche hygienische Aufgabe läßt sich in drei Punkten zusammenfassen (13, 14):

1. Die Maßnahmen am Krankenbett müssen so gestaltet sein, daß eine „cross-infection" (von Bett-zu-Bett-Infektion) bestmöglich vermieden wird.
2. Eine Verschleppung der Krankheitskeime in andere Klinikbereiche muß ausgeschlossen sein.
3. Eine Eigeninfektion soll soweit als möglich unwahrscheinlich gemacht werden.

Hygienische Aufgaben lassen sich auf die Dauer nur dann vorbildlich lösen, wenn Hygienefachschwestern bzw. -pfleger eingesetzt werden können (16).

Station und Personal

Ein Teil der Patienten stellt eine gefährliche Infektionsquelle dar. Sie darf hinsichtlich des Hospitalismus und der gefürchteten Kreuzinfektion nicht unterschätzt werden. Aus diesem Grund sind die reinen und die unreinen Wege auf der Station klar zu trennen. Diese Trennung betrifft ebenfalls das auf der Intensivstation tätige Personal. Pflegepersonal, das Patienten mit septischen Erkrankungen zugeordnet ist, darf keinen Kontakt mit nichtinfizierten Patienten haben. In diesem Zusammenhang sollte man an das zahlenmäßig deutlich geringere ärztliche Personal denken. Meistens ist außerhalb der Regeldienstzeit nur ein Arzt tätig. Er muß sich stets seiner Verantwortung hinsichtlich der hygienischen Disziplin bewußt sein. Nicht vergessen werden dürfen Krankengymnastinnen und Röntgenassistentinnen, die vorübergehend auf der Intensivstation arbeiten.

Entsorgung

Ein besonderes Problem stellt die Entsorgung der Intensivstationen dar. Der große Anfall an Abfällen erfordert entsprechende Container. Ebenso steht die Beseitigung der Schmutzwäsche und die Fäkalienentsorgung zur Diskussion. Für alle Entsorgungen sind kürzeste Wege zu fordern, um die Möglichkeit von Querinfektionen zu vermeiden. In diesem Zusammenhang ist auch die mikrobielle Verunreinigung des zu fördernden Materials zu diskutieren. Diese Verunreinigung kann sowohl das Material als auch die Transportbehälter betreffen (2).

Schutzkleidung

Ärzte und Schwestern sollen täglich die Berufskleidung wechseln. Der Wechsel der Schutzkleidung hat beim Betreten und Verlassen der Station zu erfolgen. Darüber werden beim pflegerischen Dienst Einmal-Plastikschürzen empfohlen.

Wäsche

Eine desinfizierende Imprägnation der Wäsche läßt sich auf die Art durchführen, daß man in die letzte Spülphase des Waschprozesses einen Zusatz gibt, der dann im textilchemischen Sinne weitgehend auf die Gewebsfaser aufzieht (12).
Der Effekt ist dann besonders wirkungsvoll, wenn diese imprägnierte Kleidung in einer Garderobe mit einem hohen Feuchtigkeitsgehalt aufgehängt wird. Wird diese hohe Luftfeuchtigkeit auch während der Nacht beibehalten, so ist selbst bei eiweißgeschützten Keimen mit einer Abtötungsrate von 90% zu rechnen. Vor der Arbeit in einem Isolier- oder Beatmungszimmer, in dem sich ein besonders infektionsgefährdeter Kranker befindet, muß in der Schleuse die Stationsbekleidung abgelegt und sterile Schutzkleidung, einschließlich Mundschutz, sterile Einmalhandschuhe und eine die Haare abdeckende Kopfbedeckung angelegt werden. Selbstverständlich hat der sogenannte Mundschutz auch die Nase abzudecken. Ein Auswechseln hat mindestens alle 2 Stunden zu erfolgen. „Abhängen" oder „Abklappen" der Mund- und Nasenmaske ist zu vermeiden (7).
Wahrscheinlich wird sich in Zukunft die Anwendung von sogenannten Wegwerfkleidungen mehr durchsetzen.

Schuhe

Ohne Zweifel ist die Keimzahl an den Schuhen hoch zu veranschlagen, und die Schuhsohle gilt als das Spiegelbild der Bodenbeschmutzung. Dementsprechend ist das Schuhwerk als Keimeinschleppungs- und Keimausschleppungsfaktor nicht zu unterschätzen. Die Schuhe, die nur auf der Station getragen werden und beim Verlassen gewechselt werden müssen, bedürfen einer besonderen Pflege. Es wird daher empfohlen, die Stationsschuhe täglich zu desinfizieren. Selbstverständlich ist den Laufsohlen hinsichtlich der Lärmerzeugung besondere Aufmerksamkeit zu schenken.

Händedesinfektion

Das Händewaschen, die Händedesinfektion bzw. das Anlegen von Einmal-Handschuhen sind Maßnahmen, die wegen ihrer Effektivität bei der Verhütung nosokomialer Infektionen Primat haben. Das Ziel einer hygienischen Händedesinfektion besteht einerseits darin, jene Keime zu beseitigen, die durch Kontakt mit infektiösem Material auf die Haut gelangt sind und andererseits darin, die Beseitigung jener pathogenen Keime anzustreben, die sich auf der Haut angesiedelt haben, so daß die Hand die Keime nicht mehr verbreiten kann. Das Waschen mit Seife reicht nicht aus, um die transitorische Flora restlos auszuschalten, es wird lediglich eine Reduzierung erzielt (11). Auch mit Wirkstoffseifen läßt sich das gewünschte Ziel kaum erreichen, insbesondere dann, wenn der betreffende Wirkstoff, wie z. B. Hexachlorophen nicht gegen gramnegative Stäbchen wirksam ist, sondern sogar zur Selektion einer gramnegativen Flora auf der Haut führt (13). Prinzipiell ist von der Anwendung desinfizierender fester Seifen abzuraten, da die Konzentration nicht sicher eingestellt werden kann. Ein häufiges Waschen mit Seife sollte unterbleiben, da dadurch die Disposition der Hände für einen Befall mit pathogenen Keimen erhöht wird. Chemische Desinfektionsmittel müssen bereitstehen. Ein breites mikrobizides Spektrum haben alkoholische Präparate, wie der 70%ige Äthylalkohol, der 50–60%ige Propylalkohol und gleichwertige Mischpräparate auf alkoholischer Basis allerdings mit einer Lücke gegen Hepatitis-B-Viren. Chloraminhaltige Verbindungen oder Substanzen mit organisch gebundenem Jod sind auf Intensivstationen zur Händedesinfektion vorzuziehen (1, 9). Händedesinfektionsmittelspender sind direkt an den Geräten bzw. in unmittelbarer Umgebung der Arbeitsbereiche anzubringen, da nur so die Vorsichtsmaßnahme nicht vergessen wird (7). Ein Anbringen am Waschbecken selbst ist in bestimmten Bereichen deshalb oft nicht günstig. Hygienische Händedesinfektionsmittel, die den Anforderungen entsprechen, sind in der „Liste der DGHM" aufgeführt (32). Man sollte sich darüber im klaren sein, daß eine allzu häufige und laufende Desinfektion mit „chirurgischen Desinfektionsmitteln" in vielen Fällen wegen auftretender Unverträglichkeit bedenklich ist. Desinfektionsmittel, die häufig zur Anwendung kommen, müssen hautschonend und hautpflegend sein und außerdem ein sehr breites Wirkungsspektrum und eine Langzeitwirkung aufweisen. Nach Beendigung der täglichen Arbeit empfiehlt sich eine regelmäßige Hautpflege mit sauren Hautcremes, da nur dadurch der physiologische Säuremantel der Haut wieder hergestellt werden kann.
Trotz aller dieser Überlegungen und Vorschläge

besteht kein Zweifel daran, daß die beste Hautpflege auf den Stationen den Gebrauch von Einmal-Handschuhen nicht ersetzen kann und letztere bei der Pflege septischer Patienten unbedingt angelegt werden müssen. Selbstverständlich sind Einmal-Handtücher obligatorisch, und die Benutzung der Waschbecken hat über Fuß- und Ellenbogenbedienung zu erfolgen.

Instrumente

Soweit es sich irgendwie ermöglichen läßt, dürfte auf Intensivstationen Einmalgeräten aus Plastik der Vorzug zu geben sein, z. B. Spritzen, Infusions- und Transfusionsbestecke, sterile und unsterile Handschuhe, Absaugkatheter, Sauerstoffinsufflationskatheter, Einmalbehälter für Sputum und andere Ausscheidungen wie Eiter oder Sekret aus Fisteln, Drainagen usw. Sie stellen für das Pflegepersonal eine große Entlastung dar, doch muß die Anwendung und die Auswahl wegen der hohen Kosten gezielt erfolgen. Gedankenlose Verschwendungen führen zu unnötiger Geldausgabe. Werden Instrumente benutzt, die für einen mehrmaligen Gebrauch gedacht sind, sind diese nach Benutzung einer sofortigen Desinfektion zu unterziehen, um sie als Infektionsquelle auszuschalten und eine Keimverschleppung in andere Bereiche zu vermeiden (Abb. 2.2). Selbstverständlich hat die Entsorgung von Verbandsmaterial und benutzten Einwegutensilien im Patientenzimmer zu erfolgen. – Fieberthermometer sollten nur mit einem Einmal-Plastikschutz verwendet und nach Gebrauch für jeden Patienten getrennt in einem Gefäß aufbewahrt werden, das 70%igen Alkohol enthält. Die Quecksilbersäule ist erst nach der Desinfektion, also vor einer neuerlichen Körpertemperaturmessung, herunterzuschütteln (10). Alle Thermometer sind vor der Verwendung bei einem neuen Patienten mit einem Instrumentendesinfektionsmittel zu desinfizieren. – In diesem Zusammenhang wird darauf hingewiesen, daß die Verwendung von Einmal-Geschirr aus hygienischer Sicht auf diesen Stationen am zweckmäßigsten erscheint.

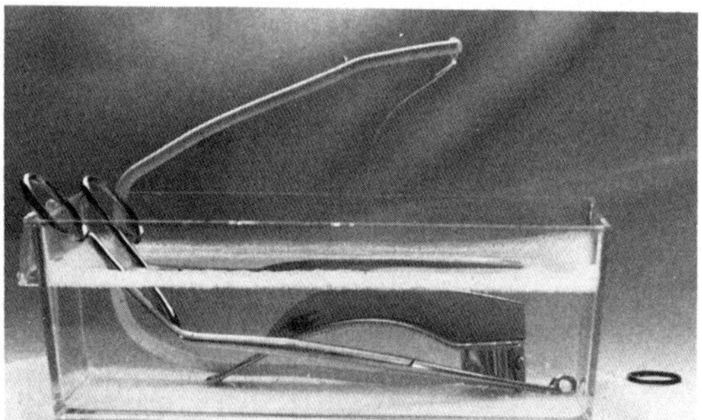

Abb. 2.2 Sofortdesinfektion von gebrauchtem Instrumentarium

Raumdesinfektion

Im Rahmen der allgemeinen Raumdesinfektion bedürfen Fußboden und Waschbecken in Risikobereichen unserer besonderen Beachtung. Es besteht kein Zweifel, daß hinsichtlich der Fußbodenreinigung die alte Scheuerdesinfektion eine sehr wirksame Methode darstellt, doch müssen weitere ergänzende Maßnahmen zur Verfügung stehen. Das Ziel einer Desinfektion in diesem Bereich ist darin zu sehen, alle grampositiven und gramnegativen Bakterien, nicht zu vergessen Mycobacterium tuberculosis, aber auch Pilze und Viren abzutöten. Bei der Auswahl eines Desinfektionsmittels sind diese Punkte zu berücksichtigen. Das ausgewählte Desinfektionsmittel soll außerdem in Anwesenheit organischer Substanzen wirksam sein, keine Allergien oder toxischen Schäden verursachen und nichtschädigend auf das Material einwirken (1,27). Die Feuchtwischmethode, wie sie heute in vielen Bereichen üblich ist, wird den Anforderungen gerecht, wenn dem hierbei benutzten Reinigungsmittel ein wirksames Desinfektionsmittel in der notwendigen Konzentration zugesetzt wird. Selbstverständlich sind Mops nach der Benutzung in Desinfektionslösung zu legen und je nach Verschmutzung in die Wäscherei zu geben. Es empfiehlt sich, in größeren Abständen eine maschinelle Grundreinigung mittels Scheuermaschine durchzuführen. Reinigung und Desinfektion haben parallel zu laufen. Das Reinigungsmittel darf die Wirksamkeit des Desinfektionsmittels nicht beeinträchtigen. Zweimal tägliches Aufwischen ist auf einer Intensivpflegestation absolut notwendig, und bei auffälliger Kontamination ist zwischenzeitlich ebenfalls eine Reinigung durchzuführen (10).

Als gefährliche Infektionsquelle im Rahmen des Hospitalismus sind die Waschbecken und insbesondere deren Abflüsse anzusehen. Gerade an diesen Prädilektonsstellen halten sich die sogenannten „Naß- und Pfützenkeime", unter denen Pseudomonas aeruginosa als der Problemkeim des modernen Hospitalismus die erste Stelle einnimmt. Aus diesem Grund muß auf den eingeformten Überlauf verzichtet werden. Am Ende des Abflußrohres ist ein Sperrmechanismus oder ein sogenanntes Schnellschlußventil anzubringen (Abb. 2.3). Durch diese Einrichtung ist es möglich, das

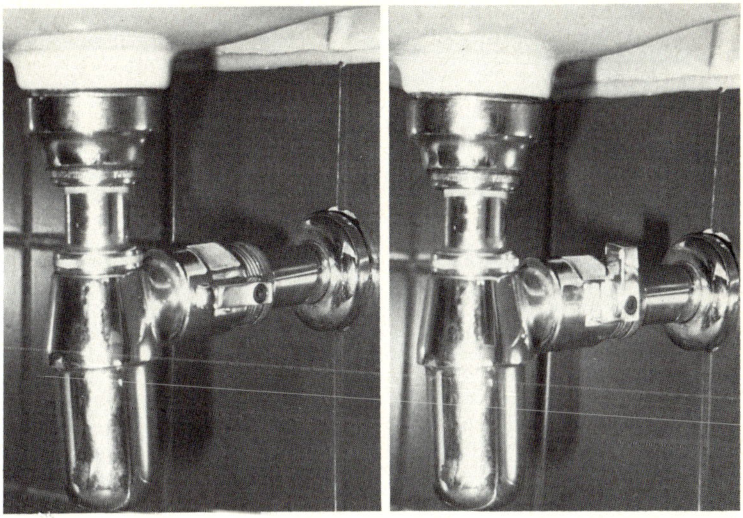

Abb. 2.3 Schnellschlußventil am Abflußrohr des Waschbeckens a) in geöffneter und b) in geschlossener Position

mit einem Desinfektionsmittel versetzte Wasser für Stunden im Waschbecken selbst und in dem nahegelegenen Teil des Abflußsystems zu halten. Nur so dürfte eine wirksame Keimreduktion für einen längeren Zeitraum zu erzielen sein. – In diesem Rahmen sollten medizinische Apparate und Geräte kurz berücksichtigt werden. Geräte, die direkt am Patienten betrieben werden, sind einer regelmäßigen Sprühdesinfektion zu unterziehen. Nach KANZ empfiehlt es sich, am Ende der Behandlungsphase, mindestens aber einmal wöchentlich, die Geräte gründlich zu desinfizieren und wenn möglich zu sterilisieren (10, 12). – Zwingend ist eine Raumdesinfektion nach jeder Verlegung eines septischen Patienten. Eine Desinfektion der gesamten Intensivstation einschließlich der Nebenräume und Flure stellt immer ein Problem dar. Aus diesem Grund wäre die Idealforderung aufzustellen, eine Unterteilung der Station in vollfunktionstüchtige selbständige Einheiten, die abgeschaltet und damit getrennt desinfiziert werden können, vorzusehen; es brauchte dann die gesamte Station nicht geräumt und die Schließung nicht in Kauf genommen zu werden.

Besucher

Das Besucherproblem auf Intensivpflegestationen stellt den Hygieniker vor besonders schwer zu beantwortende Fragen. Aus menschlichen Gründen ist den Angehörigen von Schwerkranken der Zutritt zu einer Intensivstation nicht zu verwehren. Die meisten der hier behandelten Patienten schweben zwischen Leben und Tod. Die Mortalität auf Intensivbehandlungsstationen wird mit 20–30% angegeben. Daran ist zu denken, und so wird man grundsätzlich die Besuche nicht untersagen können. Eine Reihe von Vorschlägen zielt darauf ab, eine Lösung der entgegengesetzten Aspekte zu finden. Für Neubauprojekte sollte ein Besuchergang vorgesehen werden mit der Möglichkeit des Sprech- und Sehkontakts. Die konsequente Benutzung von Schutzkitteln durch die Angehörigen beim Betreten der Krankenstation stellt eine unabdingbare Forderung dar. Selbstverständlich muß dieses auch von stationsfremden Klinikangehörigen erfüllt werden. Die Besuchszeiten der Angehörigen sind auf ein Minimum, 5 Minuten für die nächsten Angehörigen, und zwar für nicht mehr als 2 Personen pro Patient zu beschränken.

Literatur

1 Bösenberg, H.: Allgemeine Maßnahmen auf dem Gebiet der Desinfektion und Sterilisation. In: Krankenhaushygiene, hrsg. von W. Steuer, Fischer, Stuttgart 1979

2 Botzenhart, K., L. Krizek, E. Thofern: Transportanlagen in Krankenhäusern aus der Sicht der Infektionsverhütung. Krankenhaus 12 (1975)

3 Botzenhart, K., H. Rüden, M. Tolon: Klinischer Einsatz von UV-Strahlern. Prakt. Anästh. 11 (1976) 320

4 Botzenhart, K.: Hygienische Gefahrenquellen im apparativen und technischen Bereich des Krankenhauses. Immun. Infekt. 5 (1977) 77

5 British Medical Association: Planning unit report Nr. 1., Intensive care. Brit. med. Ass. (1967)
6 Daschner, F.: Infektionskontrolle in Klinik und Praxis. Witzstrock, Baden-Baden 1979
7 Dietzel, W., K. Botzenhart: Die Durchführung der Anästhesie unter hygienischen Gesichtspunkten. In: Praxis der klinischen Hygiene in Anästhesie und Intensivpflege, hrsg. von O. H. Just. Intensivmedizin-Notfallmedizin-Anästhesiologie, Bd. IX. Thieme, Stuttgart 1977
8 Dietzel, W.: Hygiene auf einer Intensivtherapie-Station in der Praxis. Hosp.-Hyg. 8 (1975) 262
9 Dietzel, W.: Infektionsprophylaxe in der Intensivtherapie durch Patientenwaschungen mit PVP-Jod. Prakt. Anästh. 12 (1977) 318
10 Dohrmann, R., E. Kanz: Allgemein-hygienische Maßnahmen auf Intensiv-Stationen. In: Praxis der klinischen Hygiene in Anästhesie und Intensivpflege, hrsg. von O. H. Just. Intensivmedizin-Notfallmedizin-Anästhesiologie, Bd. IX. Thieme, Stuttgart 1977
11 Grün, L.: Desinfektion, Sterilisation und Desinfektion. In: Lehrbuch der medizinischen Mikrobiologie, hrsg. von H. Reploh, H. J. Otte, Fischer, Stuttgart 1968
12 Kanz, E.: Hospitalismus-Fibel. Kohlhammer, Stuttgart 1966
13 Kanz, E.: Aseptik in der Chirurgie. Desinfektion und Sterilisation. Urban & Schwarzenberg, München 1971
14 Kanz, E.: Hygienische Anforderungen bei Planung und Organisation von Intensiveinheiten. Hyg. Med. 9 (1976) 13
15 Kucher, R., K. Steinbereithner: Planung, Aufbau und Einrichtung. In: Intensivstation, -pflege, -therapie, hrsg. von R. Kucher, K. Steinbereithner. Thieme, Stuttgart 1972
16 Langmaack, H., H. Annen, F. Daschner: Wege zur effizienten und praktikablen Krankenhaushygiene aus der Sicht eines Krankenhaushygienikers. Immun. Infekt. 5 (1977) 66
17 Lawin, P.: Planung und Organisation einer Intensivbehandlungseinheit am großen Krankenhaus. In: Anästhesiologie und Wiederbelebung, Bd. XXXIII, hrsg. von H. W. Opderbecke. Springer, Berlin 1969
18 Neff, G.: Die Asepsis in der Chirurgie. Helv. chir. Acta, Suppl. 36 (1969)
19 Opderbecke, H. W.: Die Organisation der Intensivmedizin im Krankenhaus. Krankenhaus 61 (1969) 304
20 Ostertag, H.: Lufthygienische Untersuchungen an der Dräger-Keimfilteranlage für OP- und Spezialpflegebereiche mit unzulänglicher Klimaanlage. Zbl. Bakt., I. Abt. Orig. 159 (1974) 209
21 Poulsen, H.: Abteilung für intensive Therapie. Anaesthesist 14 (1965) 9
22 Poulsen, H.: Zur hygienischen Problematik der Intensivbehandlung aus der Sicht des Klinikers. In: Anaesthesiologie und Wiederbelebung, Bd. XXXIII, hrsg. von H. W. Opderbecke. Springer, Berlin 1969
23 Rotter, M., H.-P. Werner, H. Benzer: Allgemeine Forderungen der Hygiene bei der Pflege der Intensivpatienten. In: Praxis der klinischen Hygiene in Anästhesie und Intensivpflege, hrsg. von O. H. Just. Intensivmedizin – Notfallmedizin – Anästhesiologie, Bd. IX. Thieme, Stuttgart 1977
24 Schicht, H., W. Steinter: Klimatechnische Beiträge zur Asepsis im Operationssaal (II). Die Luftreinheit im konventionellen klimatisierten Operationssaal. Medita 3/2 (1973) 35
25 Steuer, W.: Klima- und Belüftungsanlagen in Krankenanstalten. Öff. Gesundh.-Wes. 35 (1973) 652
26 Steuer, W., R. Eschment, C. Sacré: Hygienische Forderungen an Klimaanlagen in Krankenanstalten. Krankenhaus 9 (1974) 374
27 Steuer, W., U. Lutz-Dettinger: Leitfaden der Desinfektion, Sterilisation und Entwesung, 2. Aufl. Fischer, Stuttgart 1976
28 Werner, H.-P., G. Wiedermann: Angewandte Hygiene im Krankenhaus. Göschl, Wien 1970
29 Werner, H.-P.: Bewertung der Infektionsursachen und Präventivmaßnahmen. In: Praxis der klinischen Hygiene in Anästhesie und Intensivpflege, hrsg. von O. H. Just. Intensivmedizin – Notfallmedizin – Anästhesiologie, Bd. IX. Thieme, Stuttgart 1977
30 Ziemba, W.: Die Klimatisierung von Krankenhausbauten. Medita 4/2 (1974) 13

Empfehlungen

31 Bundesgesundheitsamt Berlin: Richtlinie für die Erkennung, Verhütung und Bekämpfung von Krankenhausinfektionen. Fischer, Stuttgart 1976
32 Deutsche Gesellschaft für Hygiene und Mikrobiologie: V. Liste der nach den „Richtlinien für die Prüfung chemischer Desinfektionsmittel" geprüften und von der Deutschen Gesellschaft für Hygiene und Mikrobiologie als wirksam befundenen Desinfektionsverfahren. Hygieneplan, Friedberg 1979

Zusammenfassende Darstellungen

33 Ahnefeld, F. W., C. Burri, W. Dick, M. Halmágyi: Prophylaxe und Therapie bakterieller Infektionen. Klinische Anästhesiologie und Intensivtherapie, Bd. VIII. Springer, Berlin 1975
34 Bennett, J. V., P. S. Brachmann: Hospital Infections. Little, Brown & Co., Boston 1979
35 Daschner, F.: Infektionskontrolle in Klinik und Praxis. Witzstrock, Baden-Baden 1979
36 Just, O. H.: Praxis der klinischen Hygiene in Anästhesie und Intensivpflege. Intensivmedizin-Notfallmedizin-Anästhesiologie, Bd. IX. Thieme, Stuttgart 1977
37 Just, O. H.: Klinische Hygiene und Intensivtherapie-Patient. Intensivmedizin-Notfallmedizin-Anästhesiologie, Bd. XVIII. Thieme, Stuttgart 1979
38 Kanz, E.: Hospitalismus-Fibel. Kohlhammer, Stuttgart 1966
39 Kanz, E.: Aseptik in der Chirurgie. Urban & Schwarzenberg, München 1971
40 Otte, H. J., H. Brandis: Lehrbuch der medizinischen Mikrobiologie. Fischer, Stuttgart 1978
41 Phillips, I., P. D. Meers, P. F. D'Arcy: Microbiological Hazards of Infusion Therapy. MTP Press, Lancaster 1976
42 Seeliger, H. P. R., M. Dietrich, W. K. Raff: Bekämpfung des infektiösen Hospitalismus durch antimikrobielle Dekontamination. Braun, Karlsruhe 1977
43 Steuer, W., U. Lutz-Dettinger: Leitfaden der Desinfektion, Sterilisation und Entwesung, 2. Aufl. Fischer, Stuttgart 1976
44 Walter, A. M., L. Heilmeyer: Antibiotika-Fibel, 4. Aufl. Thieme, Stuttgart 1975

3 Juristische Gesichtspunkte der Intensivmedizin

Von W. WEISSAUER

Die Heilbehandlung ist wegen der Unwägbarkeiten der individuellen physiologischen Reaktionen mit Risiken verbunden, die trotz aller Fortschritte der Medizin auch der gewissenhafte Arzt nicht in jedem Fall zu beherrschen vermag. Die Rechtsprechung unserer Zivil- und Strafgerichte zur Haftung des Arztes für Behandlungszwischenfälle hat dies in Rechnung zu stellen; andererseits hat sie aber auch für einen wirksamen Schutz des Patienten gegen Sorgfaltsmängel zu sorgen.

Die von ihr zur Heilbehandlung, insbesondere zur Aufklärung und Einwilligung des Patienten, zur ärztlichen Sorgfaltspflicht sowie zum Organisations- und Übernahmeverschulden und zur Arbeitsteilung entwickelten Grundsätze gelten auch für die Intensivmedizin. Sie bedürfen in einzelnen Aspekten jedoch einer Differenzierung, die den spezifischen Bedürfnissen Rechnung trägt, die sich in der Intensivmedizin aus der engen interdisziplinären Zusammenarbeit und den durch sie bedingten besonderen Organisationsformen ergeben.

Selbstbestimmungsrecht des Patienten

Einwilligungsbedürftigkeit ärztlicher Eingriffe

Oberstes Gebot ärztlichen Handelns ist die Erhaltung und Wiederherstellung der Gesundheit des Patienten. Diese bereits auf den Hippokratischen Eid zurückgehende Verpflichtung, der sich der Arzt im Gelöbnis unterwirft, deckt sich in der Regel mit den Interessen des Patienten. Hebt der Patient ausnahmsweise diese Kongruenz auf, indem er sich weigert, sich einem dringend indizierten, möglicherweise lebensnotwendigen Eingriff zu unterziehen, so stellt sich die Frage, ob der Arzt diese Entscheidung respektieren muß (voluntas aegroti suprema lex) oder ob er als „Sachwalter der Interessen des Patienten" die Maßnahmen treffen darf, die er zum Besten des Patienten für geboten hält (salus aegroti suprema lex).

Im Grundsatz ist heute zwischen Ärzten und Juristen unbestritten, daß jeder Eingriff in die Körperintegrität der Einwilligung des Patienten bedarf. Dies gilt für alle diagnostischen und therapeutischen Eingriffe, also z.B. auch für Infusionen, Intubationen sowie für die medikamentöse und die Strahlenbehandlung (10). Bei den zur Wiederherstellung und Aufrechterhaltung der vitalen Körperfunktionen erforderlichen intensivmedizinischen Maßnahmen handelt es sich in der Regel um einwilligungsbedürftige Eingriffe in die Körperintegrität.

Ist der Patient nicht fähig, selbst eine sachgerechte Entscheidung über den Eingriff zu treffen, etwa weil er nicht ansprechbar ist oder weil er nicht in der Lage ist, Wesen, Bedeutung und Tragweite des Eingriffs zu erfassen und seinen Willen danach zu bestimmen, so obliegt die Entscheidung den Personensorgeberechtigten. Bei Kindern bis zu 14 Jahren kann generell davon ausgegangen werden, daß ihnen die erforderliche Einsichtsfähigkeit fehlt; bei 14- bis 18jährigen ist dies in jedem Einzelfall vom Arzt zu prüfen (4). Zur Personensorge berechtigt sind bei Kindern und Minderjährigen in der Regel die Eltern, bei Erwachsenen muß ein Pfleger bestellt werden.

Kann die Entscheidung des Personensorgeberechtigten – wie sehr oft in der Reanimationsbehandlung – nicht rechtzeitig eingeholt werden, so ist der mutmaßliche Wille des Patienten entscheidend. Soweit keine eindeutigen gegenteiligen Erklärungen des Patienten vorliegen, ist davon auszugehen, daß er auch in nahezu aussichtslosen Situationen einem Rettungsversuch zustimmen würde.

Der Grundsatz, daß ein Eingriff nur zulässig ist, wenn der Patient vorher eingewilligt hat oder seine mutmaßliche Einwilligung unterstellt werden darf, gilt auch dann, wenn es sich um einen zur Lebensrettung dringend indizierten Eingriff handelt und der Patient bei vernünftiger Beurteilung eigentlich keine andere Wahl hat. Auch rational schwer nachvollziehbare Erwägungen des Patienten sind grundsätzlich zu respektieren. Lehnt der Patient im Vollbesitz seiner geistigen Kräfte und in Kenntnis der Tragweite seiner Entscheidung den lebensrettenden Eingriff etwa aus religiösen oder weltanschaulichen Gründen ab (z.B. Bluttransfusion bei Zeugen Jehovas), so muß er unterbleiben (5, 6).

Aufklärung des Patienten

Mit dem Einwilligungsbedürfnis korrespondiert die *Aufklärungspflicht*. Die Entscheidung des Patienten über den Eingriff ist nur wirksam, wenn er sie im Bewußtsein ihrer Tragweite, also in Kenntnis von Art, Bedeutung und Indikation des Eingriffs und seiner Folgen und Risiken, getroffen hat. Hat der Patient diese Kenntnis nicht, wie regelmäßig der medizinische Laie, so muß sie ihm der Arzt verschaffen und ihn über all die Umstände aufklären, die ein vernünftiger Mensch in der Situation des Patienten in seine Entscheidung einbezieht.

Da der Patient die Bedeutung des Eingriffs in der Regel nur dann sachgerecht beurteilen kann, wenn er die Art seiner Erkrankung kennt, umfaßt die Aufklärungspflicht grundsätzlich auch die Diagnose. Es ist jedoch weder erforderlich noch stets ausreichend, dem Patienten den Namen der Erkrankung mitzuteilen; er muß vielmehr über die Art und das Wesen der Krankheit unterrichtet werden.

Die allgemeinen Grundsätze zur Aufklärung und Einwilligung des Patienten gelten auch für Eingriffe im Rahmen einer Intensivbehandlung. Der Arzt darf sie grundsätzlich nur mit Einwilligung des ausreichend aufgeklärten Patienten durchführen. Wenn es sich um eilbedürftige Maßnahmen bei nicht ansprechbaren Patienten handelt, genügt jedoch die mutmaßliche Einwilligung.

Intensität und Umfang der Aufklärung bestimmen sich nach einer Reihe von Parametern: Die Anforderungen an die Aufklärungspflicht sind um so geringer, je dringlicher und notwendiger ein Eingriff ist. Dagegen besteht eine um so strengere Aufklärungspflicht, je geringer die Erfolgschancen des Eingriffs sind, je größer seine Risiken sind und je schwerer eine drohende Komplikation wiegt.

Da es in der Intensivtherapie um die Aufrechterhaltung vitaler Funktionen geht, andererseits aber die mit der Intensivbehandlung verbundenen Eingriffe in die Körperintegrität in aller Regel keine mit den Gefahren lebenserhaltender Operationen vergleichbaren Risiken aufweisen, können an die Aufklärung über dringend notwendige Reanimationsmaßnahmen keine strengen Anforderungen gestellt werden.

Auskunftserteilung bei infauster Prognose

Besonders problematisch ist die Frage, ob und mit welchen Einschränkungen eine Pflicht zur Diagnoseaufklärung bei infauster Prognose besteht. Uns erscheint eine differenzierende Lösung erforderlich:

Die Eingriffsaufklärung umfaßt prinzipiell auch die Unterrichtung des Patienten über seine Erkrankung. Sie findet ihre Grenze jedoch dort, wo sie zu einer ernsten und nicht behebbaren Gesundheitsschädigung des Patienten führen würde (1, 2). Der Patient kann schließlich auch auf die Aufklärung über die Natur seines Leidens ausdrücklich oder konkludent verzichten.

Von der Eingriffsaufklärung ist die Auskunftserteilung an den Patienten zu unterscheiden, bei dem Maßnahmen zur Lebensrettung oder Lebensverlängerung keinen Erfolg mehr versprechen und bei dem der Arzt sich deshalb auf die Schmerzlinderung beschränken muß. Hier wird man dem Arzt ein Recht zur „barmherzigen Lüge" nicht absprechen können. Etwas anderes gilt jedoch dann, wenn der Patient von der Auskunft erkennbar bestimmte Dispositionen (z. B. im Beruf oder in Vermögensangelegenheiten) abhängig macht.

Haftung des Arztes

Eine zivil- und strafrechtliche Haftung des Arztes kommt in Betracht bei unzureichender Aufklärung des Patienten oder bei fehlerhafter Behandlung (11). Die forensische Praxis zeigt, daß zivilrechtliche Schadensersatzansprüche immer mehr auf beide Anspruchsgrundlagen gestützt werden. Der Geschädigte behauptet zunächst, der durch die Behandlung entstandene Schaden beruhe auf einem Kunstfehler. Bestreitet der Arzt dies mit dem Hinweis auf die immanenten, auch durch ärztliche Sorgfalt nicht beherrschbaren Risiken, so macht der Patient geltend, über diese Risiken hätte er aufgeklärt werden müssen (15).

Haftung bei Aufklärungsmängeln

Eine fehlerhafte oder unzulängliche Aufklärung kann dazu führen, daß der Patient eine Entscheidung über den Eingriff trifft, ohne sich über seine Bedeutung im klaren zu sein. Eine Einwilligung, die auf derartigen rechtsgutbezogenen Fehlvorstellungen beruht, ist unwirksam. Der Eingriff stellt in diesem Fall eine rechtswidrige Verletzung der Körperintegrität dar und führt unter Umständen auch dann zu einer zivilrechtlichen und strafrechtlichen Haftung, wenn er indiziert war und lege artis durchgeführt wurde. Verläuft der nicht durch eine wirksame Einwilligung gedeckte Eingriff erfolgreich, so scheidet zwar in Ermangelung eines Schadens eine zivilrechtliche Haftung aus, nicht jedoch eine Strafbarkeit des Arztes.

Nimmt der Arzt irrig an, der Patient sei ausreichend aufgeklärt, so ist für seine Haftung entscheidend, ob der Irrtum auf Fahrlässigkeit beruht und ob er sich auf tatsächliche Umstände bezieht (z.B. irrige Annahme, der Patient sei bereits vom überweisenden Arzt aufgeklärt worden) oder auf die rechtlichen Voraussetzungen einer wirksamen Einwilligung (z.B. irrige Annahme, über eine Krebsdiagnose müßte generell nicht aufgeklärt werden).

Auch der umgekehrte Fall ist denkbar, nämlich daß der Patient aufgrund einer fehlerhaften oder unzulänglichen Aufklärung etwa über die Erfolgschancen des Eingriffs die Einwilligung in einen indizierten Eingriff verweigert und dieser deshalb unterbleibt. Wird dadurch kausal eine Schädigung des Patienten verursacht, so haftet der Arzt hierfür dann, wenn er entweder aus einer Garantenstellung oder als Hilfeleistungspflichtiger bei einem Unglücksfall nach § 330 c StGB eine Rechtspflicht zum Eingreifen hatte. Die Verweigerung der Einwilligung rechtfertigt sein Untätigbleiben nur dann, wenn ihr eine ausreichende Aufklärung vorangegangen ist. Der Arzt muß versuchen, den Patienten durch umfassende, unter Umständen auch drastische Aufklärung über die Natur seines Leidens zur Einwilligung in einen indizierten Eingriff zu bewegen.

Haftung bei fehlerhafter Behandlung

Zivil- und strafrechtlich haftet der Arzt grundsätzlich nicht für den Erfolg der Behandlung. Die lege artis indizierte und ausgeführte Heilbehandlung, in die der Patient wirksam eingewilligt hat, bleibt rechtmäßig, auch wenn sie mißlingt.

Der Arzt haftet jedoch dann, wenn er den Patienten fahrlässig fehlerhaft behandelt und dadurch an Leib oder Leben schädigt. Fahrlässig handelt, wer die im jeweiligen Lebens- und Berufsbereich erforderliche Sorgfalt außer acht läßt. Ob damit zugleich der Begriff des ärztlichen Kunstfehlers umschrieben ist, ist umstritten, kann jedoch als Definitionsfrage hier dahingestellt bleiben (12). Die strafrechtliche Haftung setzt zusätzlich voraus, daß das objektiv sorgfaltswidrige Verhalten dem Arzt bei Berücksichtigung seiner persönlichen Kenntnisse und Fähigkeiten vorzuwerfen ist.

Mit Rücksicht auf die mit der Heilbehandlung verbundenen Gefahren, stellt die Rechtsprechung strenge Anforderungen an die Sorgfaltspflicht des Arztes. Er muß alles vermeiden was diese Gefahren über das unvermeidbare Maß hinaus erhöht. Maßstab der von der Rechtsprechung geforderten Sorgfalt ist das Verhalten des gewissenhaften Durchschnittsarztes, bei Fachärzten das des gewissenhaften Fachkollegen in der gleichen Situation (Beurteilung ex ante).

Eine zivil- oder strafrechtliche Haftung kommt aber nur in Betracht, wenn die Verletzung der (objektiv) gebotenen Sorgfalt zu einer Gesundheitsschädigung oder zum Tod des Patienten geführt hat. Die strafrechtliche Haftung setzt weiter ein individuelles Verschulden des Arztes voraus und kennt deshalb keine Haftung für Dritte. Zivilrechtlich haftet der Arzt dagegen in weitem Umfang auch für das Verschulden seiner Erfüllungs- und Verrichtungsgehilfen.

Beweislast

Im Strafprozeß gibt es keine Beweislast des Beschuldigten. Kann ihm ein Aufklärungsmangel, ein Verstoß gegen die Kunstregeln, ein Verschulden oder die Kausalität eines Verschuldens für den Körperschaden oder den Tod des Patienten nicht nachgewiesen werden, so ist er nach dem Grundsatz „in dubio pro reo“ freizusprechen.

Im Zivilprozeß, in dem gegen den Arzt Schadensersatzansprüche aus Vertragsverletzung oder unerlaubter Handlung erhoben werden, hat der Kläger den Behandlungsfehler (Verletzung der objektiv gebotenen Sorgfalt) und die Kausalität dieses Fehlers für den Schaden zu beweisen. Ist jedoch ein nachweisbarer Schaden nach den medizinischen Erfahrungen typischerweise auf einen Behandlungsfehler zurückzuführen oder hat ein nachweisbarer Behandlungsfehler typischerweise den eingetretenen Schaden zur Folge, so genügt damit der Kläger seiner Beweispflicht (Prima-facie-Beweis). Es ist dann Sache des Arztes, den Prima-facie-Beweis durch den Nachweis von Tatsachen zu erschüttern, die einen atypischen Geschehensablauf ernsthaft in den Bereich der abzuwägenden Möglichkeiten rücken.

Die Beweislast kehrt sich zum Nachteil des Arztes um, wenn er bewußt, leichtfertig oder gröblich gegen die Regeln der ärztlichen Kunst verstößt und dieser Behandlungsfehler geeignet ist, einen Schaden der Art herbeizuführen, der eingetreten ist. Der Arzt muß hier beweisen, daß ein ursächlicher Zusammenhang zwischen seinem Fehler und dem Schaden nicht besteht.

Macht der Patient im Zivilprozeß geltend, daß er nicht ausreichend aufgeklärt worden sei, so muß der Arzt Beweis für das Gegenteil erbringen. Die forensische Ausgangssituation ist also für ihn wesentlich ungünstiger als bei Haftungsansprüchen wegen fehlerhafter Behandlung. Sie wird dadurch noch weiter verschlechtert, daß nach der neuen Rechtsprechung sehr strenge Anforderungen an die Pflicht zur Aufklärung über „typische“ Risiken gestellt werden (wobei der Begriff des „typischen“ Risikos noch nicht ausreichend geklärt erscheint)*.

Organisation der Intensivmedizin
(13)

Die Intensivmedizin kann als ein Zweig der Medizin definiert werden, der sich die Aufgabe stellt, mit speziellen diagnostischen und therapeutischen Methoden (Reanimationsmethoden) gestörte Vitalfunktionen Schwer- und Schwerstkranker zu überwachen, wiederherzustellen und über kürzere oder längere Zeiträume aufrechtzuerhalten. Sie umfaßt damit einen gut abgrenzbaren Aufgabenbereich, der in den Krankenhäusern immer mehr eine gewisse organisatorische Selbständigkeit erlangt.

Die Frage, welchem Fachgebiet die Intensivmedizin zuzuordnen ist, hat in der Vergangenheit zu lebhaften Kontroversen geführt. Wenn auch in der Fachgebietsdefinition der Weiterbildungsordnung die Wiederbelebung ausdrücklich bei der Anästhesie erwähnt wird, so bedeutet dies doch keineswegs die Zuerkennung eines Monopols. Insbesondere umfaßt auch die weitgespannte Definition der Inneren Medizin die Intensivmedizin.

Es gibt verschiedene Organisationsformen für die Intensivmedizin im Krankenhaus. Sie kann jedem Fachgebiet innerhalb seines Aufgabenbereichs zur Durchführung am Krankenbett oder in speziell ausgestatteten Betteneinheiten (sog. fachgebundenen Einheiten) übertragen werden oder in interdisziplinären Intensiveinheiten konzentriert werden. Die Entscheidung über die Organisationsform hat der Krankenhausträger zu treffen. Führt ein organisatorischer Mangel kausal zu einer Schädigung des Patienten, so kann den Krankenhausträger hierfür aus dem Gesichtspunkt des Organisationsverschuldens die Haftung treffen. Die Ärzte, die aufgrund der Organisationsentscheidung des Krankenhausträgers mit der Intensivbehandlung befaßt sind, müssen die Rechtsprechungsgrundsätze zum Übernahmeverschulden beachten: Obwohl der Arzt aufgrund der Approbation zur umfassenden Ausübung der Heilkunde befugt ist, darf er unter dem Aspekt der zivilrechtlichen Haftung und der strafrechtlichen Verantwortung doch eine Behandlung nur dann übernehmen, wenn er ihr nach seinen persönlichen Kenntnissen und Fähigkeiten sowie unter Berücksichtigung der ihm zur Verfügung stehenden sachlichen Mittel gewachsen ist. Erkennt er nach Übernahme einer Behandlung, daß sie ihn zu überfordern beginnt, so muß er einen Spezialisten zuziehen oder sogar die Behandlung an ihn abgeben.

Abgrenzung der Verantwortungsbereiche
(14)

Bei fachgebundener Intensivbehandlung

Werden Patienten mit lebensbedrohlichen Störungen der Vitalfunktionen im normalen Krankenbett weiterbehandelt oder auf fachgebundenen Intensiveinheiten zusammengefaßt, so trägt der leitende Arzt der Fachabteilung primär auch die Verantwortung für ihre intensivmedizinische Betreuung. Ob und inwieweit er bei dieser Organisationsform die Vertreter anderer Fachgebiete für den Bereich der Intensivbehandlung zur Mitbehandlung oder zum Konsilium zuzuziehen hat, bestimmt sich nach der Abgrenzung seines Aufgabenbereichs im Dienstvertrag und den vom Krankenhausträger erlassenen Organisationsvorschriften sowie nach den konkreten Gegebenheiten. Auf das Problem des Übernahmeverschuldens wurde bereits hingewiesen.

Die meisten Dienstverträge leitender Anästhesisten sehen in Übereinstimmung mit dem vom Fachgebiet empfohlenen Mustervertrag vor, daß ihr stationärer Aufgabenbereich auch die Mitbehandlung beim Schock und bei Maßnahmen der Wiederbelebung umfaßt. Auch die von der Deutschen Krankenhausgesellschaft zum Thema „Moderne Krankenhausstrukturen“ erarbeiteten Empfehlungen gehen davon aus, daß der Fachanästhesist bei der Intensivversorgung auf fachdisziplinären Einheiten mitwirkt (3).

Bei interdisziplinären Einheiten

Die fachgebundenen Intensiveinheiten sind – jedenfalls in den operativen Fächern – relativ selten.

*Nach BGH, NJW 1976, 363, muß im Grundsatz über sämtliche „typischen“ Risiken aufgeklärt werden, auch wenn sie extrem selten sind (z.B. 1:1000 oder 1:2000). Dies soll allerdings dann nicht gelten, wenn sich dem Patienten aus der ihm bekannten schwerwiegenden Natur des Eingriffs die Möglichkeit des in Frage stehenden Risikos offenbart.

Meist werden die Intensiveinheiten aus Gründen des rationellen Einsatzes, der erforderlichen aufwendigen Einrichtungen und des optimalen Einsatzes des Krankenhauspersonals, das die notwendigen speziellen Kenntnisse und Erfahrungen in diesem Aufgabenbereich hat, als interdisziplinäre Einheiten geführt.

Als charakteristisch für die Zusammenarbeit auf den interdisziplinären Intensiveinheiten kann gelten, daß die Behandlungskompetenzen von vornherein in zwei große Aufgabenbereiche, in die kausale Therapie (Behandlung des Grundleidens) und in die Intensivtherapie (Aufrechterhaltung und Wiederherstellung gestörter Vitalfunktionen), geteilt sind. Für die Abgrenzung der Verantwortung, die sich aus der damit vorgezeichneten, engen, gemeinsamen Behandlung des Patienten durch die Vertreter mehrerer Fachgebiete und das Personal verschiedener Fachabteilungen ergibt, ist vom Grundsatz der Eigenverantwortung auszugehen: Jeder trägt primär die rechtliche Verantwortung für den Aufgabenbereich, den er im Rahmen der Zusammenarbeit übernimmt.

Sollte im Einzelfall nicht ermittelt werden können, wer für eine bestimmte Aufgabe zuständig war (etwa für eine unterbliebene Voruntersuchung), so spricht dies dafür, daß ein Organisationsverschulden bei der Abgrenzung der Aufgabenbereiche vorliegt.

Für die Zusammenarbeit zwischen den Fachärzten, die für die Behandlung des Grundleidens und für die Intensivtherapie zuständig sind, aber auch für ihre Zusammenarbeit mit anderen Fachärzten, die zur Therapie oder zur Diagnose zugezogen werden, gilt der Vertrauensgrundsatz. Solange nicht offenkundige Mängel das Vertrauen zerstören, darf jeder der an der gemeinsamen Behandlung Beteiligten sich darauf verlassen, daß sein Partner, auf dessen Diagnose oder Therapie er aufbaut, die für Verrichtungen auf seinem Fachgebiet erforderliche Qualifikation besitzt, seine Leistungen mit der gebotenen Sorgfalt erbringt und die ihm bei der Einteilung und Überwachung seiner Mitarbeiter obliegenden (sekundären) Sorgfaltspflichten erfüllt.

Leitung der Intensiveinheit

Die fachgebundene Intensiveinheit steht regelmäßig unter der Leitung des Arztes, zu dessen Abteilung sie gehört. Auch für interdisziplinäre Einheiten sollte ein leitender Arzt bestellt werden, der die Verantwortung für die Koordinierung der Behandlungsmaßnahmen sowie für die Erteilung einheitlicher Weisungen und die zentrale Überwachung der auf der Einheit tätigen Dienstkräfte übernimmt. Eine einheitliche ärztliche Leitung, wie sie für Betteneinheiten im Krankenhaus seit jeher üblich ist, erscheint auch erforderlich, um die Beachtung der in der Intensivmedizin besonders bedeutsamen hygienischen Vorschriften und die Instandhaltung der technischen Einrichtungen, von der Erfolg oder Mißerfolg der Behandlung abhängen können, sicherzustellen. Der Krankenhausträger genügt mit der Bestellung eines leitenden Arztes am einfachsten seinen Organisationspflichten auch im Bereich der interdisziplinären Intensiveinheit. Nähere Anhaltspunkte für die Abgrenzung der Aufgaben und die fachliche Zusammenarbeit in der Intensivmedizin geben die Vereinbarungen zwischen den Fachgebieten Anästhesie und Innere Medizin sowie Anästhesie und Chirurgie (7).

Das Honorar für die Intensivbehandlung steht dem leitenden liquidationsberechtigten Arzt zu, der die in Frage stehende Leistung selbst erbringt oder unter seiner Verantwortung durch einen ärztlichen Mitarbeiter erbringen läßt. Ist die ärztliche Behandlung als gesondert berechenbare Leistung vereinbart, so gilt dies wegen der in § 6 der BundespflegesatzVO vorgeschriebenen Bündelung für alle an der Behandlung beteiligten Ärzte. Der Patient kann also nicht etwa die Behandlung des Grundleidens als gesondert berechenbare Leistung in Anspruch nehmen und die intensivmedizinische als Regelleistung. Er kann sein Wahlrecht nur einheitlich ausüben.

Aufgabenübertragung auf nachgeordnete Ärzte und nichtärztliche Mitarbeiter in der Intensivmedizin

Nachgeordnete Ärzte

(8)

Besonderheiten weist die interdisziplinäre Intensiveinheit auch hinsichtlich der Verantwortung des leitenden Arztes für die ärztlichen Mitarbeiter auf. Anders als auf den Fachabteilungen stehen den leitenden Ärzten interdisziplinärer Intensiveinheiten oft nicht genug eigene ärztliche Mitarbeiter zur Verfügung, um diese sehr personalintensive Aufgabe zu bewältigen. Der Einsatz ärztlicher Mitarbeiter anderer Abteilungen ist im übrigen auch deshalb erforderlich, weil sie nur dadurch Gelegenheit erhalten, sich auf diesem Gebiet weiterzubilden.

Das rechtliche Problem, das sich hier abzeichnet, löst sich jedoch verhältnismäßig einfach anhand des Prinzips, daß nachgeordnete Ärzte stets der Weisung des leitenden Arztes unterstehen, in dessen fachlichem Aufgabenbereich sie tätig werden. Dies wird im übrigen in einem Teil der Dienstverträge auch ausdrücklich statuiert.

Die Intensität der Weisungspflichten des leitenden Arztes gegenüber ärztlichen Mitarbeitern bestimmt sich nach dem Stand ihrer Aus- und Weiterbildung sowie ihrer persönlichen Zuverlässigkeit. Während der Leiter der Einheit dem Facharzt Einzelaufgaben und selbst ganze Aufgabenbereiche zur selbständigen und eigenverantwortlichen Erledigung übertragen darf, muß er den jungen Arzt, der eben mit der Weiterbildung beginnt, anleiten und überwachen oder durch qualifizierte Mitarbeiter überwachenlassen, bis er sich schrittweise in den fachlichen Aufgabenbereich eingearbeitet hat.

Nichtärztliche Mitarbeiter
(9)

Der Einsatz von Schwestern und Pflegern, dem auf der Intensiveinheit ganz besondere Bedeutung zukommt, findet seine Grenze darin, daß sie auch bei größter persönlicher Erfahrung und erwiesener Zuverlässigkeit zur Ausübung der Heilkunde nicht befugt sind. Die diagnostische Schlußfolgerung aus erhobenen Befunden und die Anordnung therapeutischer Maßnahmen ist dem Arzt vorbehalten. Weiter ist ihm auch die Durchführung aller diagnostischen und therapeutischen Maßnahmen vorbehalten, die theoretische Kenntnisse und praktische Erfahrungen erfordert, über die nur der Arzt aufgrund seiner wissenschaftlichen und praktischen Ausbildung verfügt.

Welche Verrichtungen Schwestern und Pflegern im Rahmen der sogenannten Behandlungspflege und der ärztlichen Hilfstätigkeit übertragen werden dürfen, ist weder normativ abgegrenzt noch gibt es dazu bisher eindeutige Rechtsprechungsgrundsätze. Wenn auch Einigkeit darüber besteht, daß die Durchführung diagnostischer und therapeutischer Verrichtungen unter bestimmten Voraussetzungen auf nichtärztliche Mitarbeiter delegiert werden darf, so besteht doch im einzelnen ein lebhafter Meinungsstreit, z. B. bei der Frage, ob ihnen die intravenöse Injektion übertragen werden kann.

Mit einer starren Grenzziehung, wie sie vielfach versucht wird, erscheint eine Lösung dieses die tägliche Arbeit in den Krankenhäusern und insbesondere in den Intensiveinheiten belastenden Problems nicht möglich. Behandlungsmaßnahmen, deren Durchführung zunächst mit einer Reihe unbekannter Risiken belastet ist, werden im Laufe der Jahre zu Routineverrichtungen. Schwestern und Pfleger können und müssen einen Teil dieser Verrichtungen übernehmen, um die ärztliche Arbeitskraft für andere Aufgaben freizumachen. Wieweit dies möglich ist, bestimmt sich einmal nach dem theoretischen und praktischen Leistungsstandard, der den nichtärztlichen Mitarbeitern und Mitarbeitergruppen im Wege der Aus- und Weiterbildung vermittelt werden kann, und zum anderen danach, ob und inwieweit eine effektive ärztliche Aufsicht und Kontrolle sichergestellt werden kann.

Im einzelnen darf dazu auf die Ausführungen bei Opderbecke u. Weissauer verwiesen werden (8, 9).

Literatur

1 BGHSt: 11 (1958) 111, 116

2 BGHZ: 29 (1959) 176, 185

3 Deutsche Krankenhausgesellschaft: Organisatorische Gliederung des ärztlichen und pflegerischen Dienstes im Allgemeinkrankenhaus. In: Empfehlungen, hrsg. von der Strukturkommission der DKG 1973 (S. 17)

4 Hiller, C., H.-D. Hiersche: Die rechtliche Situation des Arztes bei der Behandlung minderjähriger Patientinnen. Gynäkologe 5 (1972) 113

5 Kohlhaas, M.: Lebensrettung wider Willen? Münch. med. Wschr. (1967) 2176

6 Kohlhaas, M.: Medizin und Recht (1969) 83, 130, 131

7 Opderbecke, H. W., W. Weißauer: (Anmerkungen). Anästh. Inform. H. 2, 5 (1970)

8 Opderbecke, H. W., W. Weißauer: Die Verantwortung des leitenden Anästhesisten und die Delegation von Aufgaben an ärztliche und nichtärztliche Mitarbeiter. Anästh. Inform. H. 6 (1973) 216

9 Opderbecke, H. W., W. Weißauer: Zur Abgrenzung der Aufgaben zwischen Arzt und nichtärztlichen Mitarbeitern in der Intensivtherapie. Anästh. Inform. H. 1 (1976) 25

10 Spann, W.: Ärztliche Rechts- und Standeskunde. Lehmann, München 1962 (S. 125)

11 Weißauer, W.: Forensische Konsequenzen ärztlichen Handelns. Diagnostik 6 (1973) 729

12 Weißauer, W.: Zum Begriff des ärztlichen Kunstfehlers. Inform. Berufsverb. Dtsch. Chir. 8 (1975) 78

13 Weißauer, W.: Die Organisation der Intensivmedizin aus rechtlicher Sicht. Anästh. Inform. H. 17 (1976) 11

14 Weißauer, W.: Interdisziplinäre Abgrenzung der Zuständigkeit und Verantwortung. Langenbecks Arch. Chir. 345 (1977) 493

15 Weißauer, W.: Ärztliche Aufklärungspflicht. Informationen des Berufsverbandes der Deutschen Chirurgen 11 (1977) 161

16 Weißauer, W., G. Hirsch: Bluttransfusion und Einwilligung des Patienten. Dtsch. med. Wschr. 103 (1978) 1770

4 Grenzen zwischen Leben und Tod

Von H. W. Opderbecke und W. Weissauer

Problemstellung

Die Methoden der Intensivmedizin befähigen uns heute, unter günstigen Voraussetzungen Kreislauf und Atmung nach einem Herzstillstand wieder in Gang zu setzen und gestörte Vitalfunktionen über eine Zeitspanne von Tagen, gelegentlich sogar Wochen und Monaten, künstlich aufrechtzuerhalten. Gelegentliche Spontanremissionen eines Herz- oder Atemstillstandes oder erfolgreiche Wiederbelebungen hat es auch früher gegeben. Gleichwohl sind Tod und Todeszeitpunkt seit Menschengedenken mit solcher Selbstverständlichkeit mit dem Stillstand von Atmung und Kreislauf gleichgesetzt worden, daß weder unser Bürgerliches Gesetzbuch noch das Strafgesetzbuch ein Bedürfnis sahen, den Tod zu definieren. Die wissenschaftlichen Erkenntnisse über die Reversibilität des Herzstillstandes und die praktischen Erfolge in der Intensivmedizin zwangen dazu, die hergebrachte Definition des Todes aus ärztlicher wie rechtlicher Sicht zu überdenken.

Die Methoden zur Aufrechterhaltung gestörter Vitalfunktionen mit den Mitteln der Intensivmedizin sind geschaffen worden, um Zeit für die Behandlung des für die Störung verantwortlichen Grundleidens zu gewinnen. Damit kann in vielen bisher hoffnungslosen Fällen das Leben der Patienten gerettet werden. Dort allerdings, wo eine kausale Behandlung des Grundleidens sich als aussichtslos erweist und der Einsatz aller therapeutischen Mittel nicht mehr erreichen kann, als das Sterben zu verlängern, konfrontiert uns die Intensivmedizin unausweichlich mit der Frage nach den grundlegenden Zielen ärztlicher Tätigkeit (1, 8, 17, 21, 29, 40, 48, 49, 60, 61). Darüber hinaus zwingt sie zur Reflexion über den Sinn des menschlichen Lebens sowie über den Auftrag unserer Rechtsordnung, die menschliche Persönlichkeit zu schützen und die Grenzen der ärztlichen Behandlungspflicht abzustecken (13, 14, 38, 51, 63, 68).

Die Frage nach den Grenzen der ärztlichen Behandlungspflicht steht in engem Zusammenhang mit dem Problem der Definition des Todes und der Todeszeitbestimmung. Nur bis zum Zeitpunkt des Todes als dem irreversiblen Ende der menschlichen Persönlichkeit reicht die Behandlungspflicht des Arztes (7, 9, 14, 18, 49, 53, 65, 69, 70). Andererseits ist die Entnahme lebenswichtiger Organe für Transplantationszwecke erst von dem Zeitpunkt ab zulässig, in dem die Kriterien des Todes eindeutig festgestellt werden können (3, 19, 20, 22, 24, 31, 43, 56, 67, 69).

Nirgendwo findet die wechselseitige Interdependenz ärztlich-naturwissenschaftlicher und juristisch-gesellschaftlicher Wertungen des gleichen Phänomens ihren zwingenderen Ausdruck: Die Rechtsordnung kann die für das Ende der menschlichen Persönlichkeit relevanten Kriterien nur mit Hilfe des Mediziners und Biologen definieren, andererseits ist der Arzt aber bei seiner Berufstätigkeit an diese Definition gebunden.

Definition des Todes und Todeszeitbestimmung

Aus biologischer Sicht ist der Tod kein plötzlich eintretendes Ereignis, sondern ein sich stufenlos vollziehender Vorgang, der vom irreversiblen Ausfall einzelner lebenswichtiger Organe, dem Organtod, über den Untergang großer Zellverbände bis zum Absterben der letzten Körperzelle, dem Totaltod, reicht. Für die Gesellschaft bedeutet der Tod dagegen das Ende der Rechtspersönlichkeit und damit auch das Ende des besonderen Schutzes, den die Rechtsordnung ihr gewährt; im Interesse der Rechtssicherheit bedarf es eindeutiger Kriterien und einer klaren Zäsur zwischen Leben und Tod.

Auch bisher stellte die Rechtsordnung nicht etwa auf den „Totaltod" ab, sondern auf den Organtod des Herzens. Die Methoden der Intensivmedizin haben jedoch erwiesen, daß der Herzstillstand, der „klinische Tod", nicht etwa dem Organtod des Herzens gleichgestellt und daß das Herz nicht als das für die Integration der Lebensvorgänge repräsentative Organ angesehen werden kann. Während der Kreislauf unter Ausschaltung der Herztätigkeit über längere Zeit aufrechterhalten und das Herz sogar durch ein Spenderherz oder in absehbarer Zeit vielleicht auch durch mechanische Pumpen ersetzt werden kann, bedingt der Organtod des Gehirns die Dissoziation aller Lebensvorgänge und

damit die definitive Auflösung der biologischen Funktionseinheit des menschlichen Organismus. Diese Desintegration der Lebensfunktionen bedeutet zugleich das Ende der individuellen Gesamtpersönlichkeit. Es ist somit aus medizinischer wie aus juristischer Sicht gerechtfertigt, den irreversiblen Funktionausfall des Gehirns, den „Hirntod", als maßgeblichen Todesbegriff an die Stelle des Herz- und Atemstillstandes zu setzen (3, 4, 9, 25, 26, 43, 58, 65, 69). Zumindest für den Bereich des Strafrechtes kann die Anerkennung des Hirntodes als Tod im Rechtssinne heute als gesichert gelten.
Auf die Kriterien des Hirntodes, die Methoden zu ihrer Feststellung und daraus resultierende Bestimmung des Todeszeitpunktes wird in Kapitel 14 eingegangen.

Grenzen ärztlicher Behandlungspflicht

Indikationsstellung zu lebensverlängernden Maßnahmen

Der Arzt hat seinem Patienten aus rechtlicher wie aus berufsethischer Sicht im Rahmen der ihm zur Verfügung stehenden Mittel die „bestmögliche Hilfe" zu leisten. Dies bedeutet: Er muß grundsätzlich alle ihm zu Gebote stehenden Behandlungsmöglichkeiten ausschöpfen. Ist eine Lebensrettung nicht möglich, so muß er sich um eine Lebensverlängerung bemühen. Eine infauste Prognose für sich allein rechtfertigt somit keinesfalls den Verzicht auf intensivmedizinische Maßnahmen. Auch eine relativ kurze Zeitspanne, um die sich das Leben des Patienten verlängern läßt, kann für diesen eine höchst lebenswerte Frist bedeuten (3, 7, 12, 46, 48, 53, 69).
Die Verpflichtung des Arztes zur Hilfeleistung darf aber trotzdem nicht als Forderung nach einer Lebensverlängerung um jeden Preis verstanden werden, wenn diese Auffassung auch vereinzelt vertreten wird, am schärfsten wohl von dem Strafrechtslehrer Bockelmann (3), der einmal äußerte, der Arzt müsse das Äußerste, was ihm seine Mittel erlaubten, zur Verlängerung des Lebens auch dann tun, wenn es nicht um Jahre, sondern nur „... um Tage oder Stunden oder Minuten geht und wenn überdies das Leben in der kurzen Spanne Zeit, für die es sich noch erhalten läßt, nur ein klägliches, trostloses Leben sein kann, vielleicht nur ein Dahindämmern in dumpfer Bewußtlosigkeit".
Diese Aussage, die auf nahezu einhelligen Widerspruch auch in der juristischen Literatur gestoßen ist, verkennt die immanenten Grenzen der ärztlichen Behandlungspflicht, die dort erreicht sind, wo es nicht mehr um eine Verlängerung des Lebens, sondern des Sterbens geht und intensivmedizinische Maßnahmen keine Hilfe mehr darstellen, vielmehr in Anbetracht ihrer Aussichtslosigkeit im Einzelfall für den Patienten und seine Angehörigen die Grenze der Zumutbarkeit überschreiten (7, 14, 17, 21, 34, 35, 49, 53, 60, 61). Man sollte sich klar dazu bekennen, daß unter solchen Voraussetzungen intensivtherapeutische Maßnahmen medizinisch nicht mehr indiziert sind.
Ebenso wie bei einer Operation sind auch bei der Indikationsstellung zu intensivmedizinischen Maßnahmen die damit verbundenen Nachteile gegen die Erfolgschancen der Therapie abzuwägen, um festzustellen, ob „bestmögliche Hilfe" für den Patienten eher im Tun oder im Unterlassen liegt. Wenn die Belastungen durch die Methoden der Intensivtherapie häufig auch „nur" durch psychologische Faktoren bedingt zu sein scheinen, so sind diese unter Umständen nicht geringer zu bewerten als Schmerzen und körperliche Verstümmelung durch einen operativen Eingriff.
Beim irreversibel bewußtlosen Patienten scheidet zwar jede unmittelbare und persönliche Belastung durch die Intensivbehandlung aus. Andererseits kann ihn aber in diesem Zustand ärztliche Hilfe nicht mehr erreichen. Wir stimmen mit Eser (14) überein, daß die medizinische Indikation zu lebenserhaltenden Maßnahmen dort endet, „wo dem Menschen aufgrund unwiderruflichen Verlustes jeglicher Reaktions- und Kommunikationsmöglichkeit jede Möglichkeit weiterer Selbstwahrnehmung und Selbstverwirklichung genommen ist".
Verneint der Arzt unter diesen Umständen die Indikation zu lebensverlängernden Maßnahmen, so fällt er kein Urteil über den Wert oder Unwert des Lebens seines Patienten, sondern über den Wert oder Unwert einer medizinischen Behandlungsmethode in ihrer Anwendung auf den konkreten Fall (69).
Nur für diese streng medizinische Indikationsstellung besitzt der Arzt einen Beurteilungsspielraum. Dagegen steht ihm ein Urteil aus eigener Lebensauffassung darüber nicht zu, ob eine Lebensverlängerung für den Patienten bei Berücksichtigung seiner gesamten Lebensumstände sinnvoll oder weniger sinnvoll wäre. Die Gefahr, den Begriff „sinnvoll" schließlich auch in bezug auf die Umgebung des Patienten oder sogar darüber hinaus auf die Gesellschaft in ihrer Gesamtheit zu beziehen, ist evident. Von hier aus wäre es nur noch ein kleiner

Schritt zu einer differenzierenden Wertung zwischen „Lebenswert“ und „Lebensunwert“, deren letzte Konsequenz Inhalt einer aufs äußerste belasteten historischen Erfahrung darstellt (4, 8, 11, 13, 14, 46, 47, 62). In eindrucksvoller Weitsicht hat HUFELAND (zit. nach SCHADEWALDT [48]) im Jahre 1836 hierzu folgendes geäußert:

„Das Leben der Menschen zu erhalten und womöglich zu verlängern, ist das höchste Ziel der Heilkunst, und jeder Arzt hat geschworen, nichts zu tun, wodurch das Leben eines Menschen verkürzt werden könnte. Dieser Punkt ist von großem Gewicht, und er gehört zu denen, von welchen nicht eine Linie breit abgewichen werden darf, ohne die Gefahr unabsehbaren Unglücks hervorzubringen. Der Arzt soll und darf nichts anderes tun, als Leben erhalten, ob es ein Glück oder ein Unglück sei, ob es Wert habe oder nicht. Dies geht ihn nichts an. Und maßt er sich einmal an, diese Rücksicht mit in sein Geschäft aufzunehmen, so sind die Folgen unabsehbar, und der Arzt wird der gefährlichste Mensch im Staate, denn ist einmal diese Linie überschritten, glaubt sich der Arzt einmal berechtigt, über die Notwendigkeit eines Lebens zu entscheiden, so braucht es nur stufenweiser Progressionen, um den Unwert und folglich die Unnötigkeit eines Menschenlebens auch auf andere Fälle anzuwenden.“

Einwilligung zu lebensverlängernden Maßnahmen

Der Arzt hat weiter stets zu prüfen, ob die Einwilligung oder bei nicht entscheidungsfähigen Patienten, soweit nicht die Entscheidung des Personensorgeberechtigten herbeigeführt werden kann, die mutmaßliche Einwilligung für die vorgesehene Behandlung gegeben ist. Er benötigt diese Einwilligung für intensivmedizinische Maßnahmen ebenso wie für jeden anderen Eingriff in die Körperintegrität. Die Verweigerung einer lebensverlängernden Behandlung durch den Patienten hat der Arzt selbst dann zu respektieren, wenn ihm die Motive des Patienten nicht einfühlbar erscheinen. Im Rahmen seines Selbstbestimmungsrechts kann der Patient auch entscheiden, daß bereits eingeleitete Behandlungsmaßnahmen abzubrechen sind (7, 12, 14, 33, 51, 53).

Die vehement geführte Diskussion über das „Recht des Menschen auf seinen Tod“ stößt insoweit ins Leere, als unsere Rechtsordnung das Recht, lebenserhaltende Heilmaßnahmen abzulehnen, respektiert und die behandelnden Ärzte an diesen Grundsatz bindet (53).

Eine Ausnahme gilt nach der Rechtsprechung für den Selbstmörder. Hat dieser die Tatherrschaft verloren, wie z. B. als Bewußtloser nach einer Selbstvergiftung, kann er also nicht mehr von sich aus seinen Entschluß rückgängig machen, so muß der Arzt ihm Hilfe leisten, selbst wenn er davon ausgehen kann, daß der Patient jede Behandlungsmaßnahme ablehnen würde. Begründet wird diese Auffassung damit, daß unsere Rechtsordnung zwar den Selbstmord nicht unter Strafdrohung stellt, ihn aber mißbilligt und deshalb auch der Verweigerung der Einwilligung in eine Rettungsbehandlung die Anerkennung versagt. Die Rechtsprechung tendiert aber offenbar dahin, für die Hilfeleistungspflicht auch hier Grenzen der Zumutbarkeit anzuerkennen (5, 12, 14, 50, 62).

Das Einholen einer rechtswirksamen Einwilligung in eine geplante Heilmaßnahme stößt allerdings in der Intensivmedizin nicht selten auf zwei elementare Schwierigkeiten:

1. Die erforderliche Aufklärung des Patienten angesichts einer lebensbedrohlichen, unter Umständen infausten Erkrankung und
2. die Einschränkung der freien Willensfähigkeit eines Patienten im Grenzbereich zwischen Leben und Tod.

Wollte der Arzt auf die ausdrückliche Einwilligung des Patienten in lebensverlängernde Behandlungsmaßnahmen oder auf die ausdrückliche Verweigerung dieser Einwilligung abstellen, so müßte er ihn zunächst voll über die Aussichtslosigkeit seines Zustandes aufklären. Dazu ist der Arzt in den Fällen verpflichtet, in denen der Patient dies klar und eindeutig fordert, etwa weil er seine letzten Angelegenheiten ordnen möchte. Von solchen Ausnahmen abgesehen, erscheint uns eine rückhaltlose Aufklärung des Sterbenden über seinen Zustand jedoch weder mit dem humanitären Auftrag des Arztes vereinbar, noch aus rechtlicher Sicht geboten. Der Arzt wird auch ohne volle Aufklärung des Patienten und ohne dessen ausdrückliche Erklärung erkennen können, ob dieser von ihm eine Lebensverlängerung um jeden Preis oder nur noch eine Sterbehilfe durch Schmerzlinderung erwartet, oder ob er es ihm vertrauensvoll überläßt, die Maßnahmen zu ergreifen, die er bei Kenntnis seines Zustandes für richtig hält (12, 14, 48).

Darüber hinaus wird selbst in den Fällen, in denen keine Bewußtlosigkeit oder Trübung des Bewußtseins vorliegt und die nicht unter einer sedativen oder analgetischen Behandlung stehen, im Zustand einer lebensbedrohlichen Krankheit meist eine Einschränkung der freien Willensfähigkeit anzunehmen sein, die es fraglich macht, ob Äußerungen des

Patienten als relevante Willenserklärung im Sinne einer ausdrücklichen Einwilligung oder Ablehnung gewertet werden dürfen. Aufgrund der extremen Lebenssituation ist mit affektiven, aus dem Augenblick geborenen Äußerungen zu rechnen, die wenig später schon ganz anders lauten können (34, 45). Umstritten ist auch die Verbindlichkeit einer, zu einem früheren Zeitpunkt vorbereiteten schriftlichen Erklärung, mit der etwa Wiederbelebungsmaßnahmen oder die Aufnahme auf eine Intensiveinheit abgelehnt werden. Ist der Patient zum Zeitpunkt des Behandlungsbeginns nicht in der Lage, diese Willenserklärung zu bestätigen, bleibt fraglich, ob er sie in gleicher Form zu diesem Zeitpunkt unter den jetzt vorliegenden Umständen ebenso abgegeben hätte (11, 14, 46, 53).

Sofern eine medizinische Indikation nach objektiven Kriterien prinzipiell noch bejaht werden kann, bleibt somit in vielen Fällen keine andere Möglichkeit, als zu akzeptieren, daß der Arzt nach sorgfältiger Prüfung aller Umstände eine Entscheidung nach dem mutmaßlichen Willen des Patienten trifft. Dazu ist er berechtigt und verpflichtet, wenn eine Maßnahme nicht so lange aufgeschoben werden kann, bis ein Personensorgeberechtigter (etwa der vom Vormundschaftsgericht für den Willensunfähigen bestellte Pfleger) über die Einwilligung oder ihre Versagung entscheidet.

Die Angehörigen können dem Arzt zwar helfen, sich über den mutmaßlichen Willen des Patienten ein Bild zu machen; an seiner Stelle entscheiden können sie aber nur dann, wenn ihnen (als Eltern über minderjährige Kinder, als gerichtlich bestellter Vormund oder Pfleger) das Personensorgerecht zusteht (7, 12, 14, 40, 53, 62, 70).

Der Arzt hat zur Erforschung des mutmaßlichen Willens des Patienten alle ihm bekannten Umstände zu berücksichtigen und allein darauf abzustellen, ob der Patient der vorgesehenen Behandlung zustimmen würde, falls er in der Lage wäre, seinen Willen nach ärztlicher Aufklärung frei zu äußern. Diese Prüfung unter Berücksichtigung der subjektiven Einstellung des Patienten ist klar zu unterscheiden von der medizinischen Indikationsstellung, also von der objektiven Prüfung, ob bei Abwägung der Erfolgsaussichten einer Intensivbehandlung mit den damit verbundenen psychischen und physischen Belastungen aus ärztlicher Sicht lebensverlängernde Maßnahmen angezeigt erscheinen.

Falls kein gegenteiliger Wille erkennbar ist, wird der Arzt in der Regel davon ausgehen dürfen, daß der Patient bei einem voraussehbaren Herz- oder Atemstillstand am Ende einer inkurablen Erkrankung oder als natürliche Folge eines hohen Lebensalters nicht mit einer Wiederbelebung einverstanden wäre, die lediglich eine Verlängerung des Sterbevorganges bedeuten würde. Das gleiche kann für Maßnahmen der Intensivbehandlung gelten, die nur noch ein kurzfristiges Hinauszögern des zu erwartenden und unabwendbaren Todes bewirken könnten.

Zusammenfassend ist festzustellen, daß es in der Intensivmedizin ebenso wie in anderen medizinischen Bereichen Umstände gibt, die den Arzt berechtigen oder sogar verpflichten, auf die Einleitung oder Fortsetzung lebenserhaltender Maßnahmen zu verzichten, dann nämlich, wenn diese Maßnahmen nicht mehr „bestmögliche Hilfe“ im Sinne des humanitären Auftrages des Arztes bedeuten, sei es, daß diese Maßnahmen unter Berücksichtigung aller Umstände medizinisch nicht oder nicht mehr indiziert sind, sei es, daß der Wille oder der mutmaßliche Wille des Patienten ihnen entgegensteht. An diese Entscheidung können nur der hiervon berührte Patient und die an der Behandlung beteiligten Ärzte mitwirken. Die Entscheidungskompetenz an ein wie auch immer geartetes Gremium zu delegieren, wie dies vorgeschlagen wird (30, 52), erscheint nicht praktikabel und darüber hinaus inhuman. Wegen der Vielfalt der in eine solche Entscheidung einfließenden Faktoren und Imponderabilien entzieht sie sich auch jeder Codifizierung (11, 35).

Sterbehilfe, passive und aktive Euthanasie

Offenbar bewegt die Öffentlichkeit viel weniger die Sorge, die intensivtherapeutischen Möglichkeiten der Lebensverlängerung würden nicht immer voll ausgeschöpft, als vielmehr im Gegenteil die Angst vor einer Emanzipation der medizinischen Technik, die den humanitären Auftrag des Arztes, zu heilen und zu helfen, in den Hintergrund treten läßt gegenüber einer unkritischen Anwendung aller zur Verfügung stehenden therapeutischen Mittel. Nicht zuletzt durch die Erfolge der Intensivmedizin angestoßen, ist eine lebhafte Diskussion um die Begriffe Sterbehilfe, passive und aktive Euthanasie entstanden. Diese Begriffe sollen deshalb kurz erläutert werden.

Sterbehilfe

Es gehört sowohl ethisch als auch juristisch zu den ärztlichen Pflichten, Sterbehilfe zu leisten in dem

Sinne, einem Sterbenden durch Schmerzlinderung und sonstige symptomatische Maßnahmen das Sterben zu erleichtern (Hilfe *beim* Sterben), auch wenn als ungewollte Nebenwirkung die Gefahr einer Bewußtseinstrübung und Lebensverkürzung nicht auszuschließen ist (14, 21, 37, 46, 49, 51, 55, 63).

Passive Euthanasie

Auch der Verzicht auf die Einleitung oder Fortsetzung lebensverlängernder ärztlicher Maßnahmen im Sinne der passiven Euthanasie ist unter eng umschriebenen Voraussetzungen gerechtfertigt und mit unserer Rechtsordnung vereinbar, wie oben eingehend dargelegt wurde.

Aktive Euthanasie

Ganz anders liegen die Verhältnisse bei der aktiven Euthanasie, d. h. bei der beabsichtigten Lebensverkürzung durch eine aktive Handlung (Hilfe *zum* Sterben), aus welchen Motiven und unter welchen Umständen sie auch immer geschehen mag. Selbst die Tötung auf ernsthaftes Verlangen des Patienten ist nach § 226 des deutschen StGB als Tötungsdelikt mit Strafe bedroht.

Abgrenzung zwischen aktiver und passiver Euthanasie

Zu schwierigen rechtlichen Fragen kann die Unterscheidung zwischen dem – beim Fehlen einer Behandlungspflicht – zulässigen Unterlassen lebensverlängernder Behandlungsmaßnahmen und der Tötung durch aktives Tun, also die Abgrenzung zwischen zulässiger passiver und strafbarer aktiver Euthanasie in den Fällen führen, in denen es darum geht, laufende Intensivbehandlungsmaßnahmen abzubrechen.

Rein vom mechanischen Handlungsablauf her gesehen, ist das Abschalten des Respirators ein aktives Handeln. Für die rechtliche Beurteilung hat es jedoch nicht auf dieses äußere Erscheinungsbild, sondern auf die Gesamtwertung und den sozialen Sinn der Handlung anzukommen. Danach sollte nicht zweifelhaft sein, daß das Abstellen des Respirators im Zusammenhang mit der Willensentscheidung des Arztes gesehen werden muß, weitere lebensverlängernde Maßnahmen, die weit mehr umfassen als die maschinelle Beatmung, zu unterlassen. Im Ergebnis geht in der juristischen Literatur die weit überwiegende Meinung heute dahin, hier einen Fall der passiven Euthanasie anzunehmen.

Unter Hinweis darauf, daß zwischen passiver und aktiver Euthanasie im Hinblick auf den Erfolg einer Unterlassung bzw. aktiven Handlung keine grundsätzlichen Unterschiede erkennbar seien und daß es zwischen beiden Tatbeständen fließende Übergänge gäbe (13, 14, 55), haben sich weltweit Bestrebungen entwickelt, die Strafbestimmungen gegen die Tötung auf Verlangen abzuschaffen (5, 11, 38, 44, 50, 55, 63). Die Befürworter einer aktiven Euthanasie verkennen jedoch, daß zwischen beiden Begriffen hinsichtlich ihrer Konsequenzen eben doch ganz grundsätzliche Unterschiede bestehen, unabhängig davon, ob man die Tötung auf Verlangen im Einzelfall mit der ärztlichen Ethik für vereinbar hält oder nicht (12–14, 40, 46).

Allein schon die nähere Betrachtung der zwangsläufigen Modalitäten einer aktiven Euthanasie zeigen an, auf welchen Weg wir uns begeben würden. Auf die Schwierigkeiten und Unsicherheiten, die eindeutige Willenserklärung eines schwerkranken Menschen zu erhalten, wurde bereits hingewiesen. Sie wäre aber bei der aktiven Euthanasie unverzichtbar und würde eine schonungslose Aufklärung des Patienten voraussetzen (5, 6). Befürworter einer aktiven Euthanasie erkennen dies an und schlagen überdies vor, nach einer notariell beglaubigten Erklärung des Patienten eine Frist von 1 Monat als Bedenkzeit bis zum Vollzug der Tötung einzulegen, um eine aus dem Augenblick geborene, affektive Entscheidung auszuschließen. Welche qualvolle Frist dies für den Patienten bedeuten würde, ist kaum vorstellbar. Darüber hinaus dürfen die Möglichkeiten der Beeinflussung des Patienten, d. h. der Meinungsmanipulation, aus bewußten oder unbewußten Motiven heraus durch Ärzte, Pflegepersonal oder auch Angehörige einem Kranken gegenüber nicht unterschätzt werden, der sich in aller Regel in einer völligen Abhängigkeit von diesem Personenkreis befindet (8, 13, 28, 57). Wie nahe liegt die Möglichkeit, daß ein solcher Patient allein aus Rücksichtnahme auf die durch seine Pflege belastete Umgebung sich zu einer derartigen Erklärung durchringt, von möglichen wirtschaftlichen Gesichtspunkten einmal ganz abgesehen (6). Hat man so weit die Konsequenzen durchdacht, erübrigt sich fast die letzte, entscheidende Frage, wer schließlich die tödliche Injektion ausführen soll und unter welchen Umständen dies zu geschehen hätte (11).

Ökonomische Grenzen

Der hohe personelle und apparative Aufwand der Intensivtherapie gab den Anstoß zur Erörterung der Frage nach den ökonomischen Grenzen der Medizin. Hier wurde erstmals klar erkennbar, daß die Gesellschaft weder bereit noch imstande ist, einen immer höheren Anteil des Sozialprodukts für die medizinische Versorgung zur Verfügung zu stellen. Wir werden uns daran gewöhnen müssen, auch den Gesichtspunkt der Wirtschaftlichkeit als limitierenden Faktor ärztlichen Handelns anzuerkennen.

Da die Zahl der Intensivbetten nicht beliebig vermehrbar ist, muß in die Indikation zur Intensivbehandlung stets die sorgfältige Prüfung auch unter ökonomischen Gesichtspunkten einbezogen werden, ob sie im konkreten Fall das zu leisten vermag, wozu sie von der modernen Medizin entwickelt wurde. Die Verlegung von Sterbenden auf die Intensiveinheit, um den Angehörigen zu demonstrieren, daß alle erdenklichen Mittel und Möglichkeiten ausgeschöpft werden, führt zur Fehlbelegung und Überlastung dieser Einheiten, nicht selten aber auch zu einer von allen Beteiligten als inhuman empfundenen Verlängerung des Sterbens.

Die durch ökonomische Zwänge vorbestimmte Kapazitätsgrenze erkennen offenbar auch diejenigen als limitierenden Faktor an, die im Prinzip eine Lebensverlängerung um jeden Preis für geboten erachten, ja sie sehen darin sogar das natürliche Korrektiv der Forderungen, die sich aus ihrer Grundauffassung ergeben (3). Der Schlußfolgerung, daß die Intensivtherapie dort endet, wo die apparativen und personellen Kapazitäten erschöpft sind, ist zweifellos richtig. Im Ergebnis führt diese Auffassung jedoch zu einem verfehlten Einsatz der verfügbaren Mittel und zu einer zufallsbedingten Selektion. Denn auch in der Intensivtherapie gilt das Prinzip, daß eine Behandlung nicht etwa allein deshalb beendet werden darf, weil ein Patient mit besserer Prognose das Bett oder das Gerät benötigt. Die richtige Lösung kann deshalb auch bei Berücksichtigung der limitierenden Faktoren, die sich aus den Kapazitätsgrenzen ergeben, nur darin gefunden werden, daß in Fällen, in denen die Lebensverlängerung für den Patienten keine Hilfe mehr bedeutet, eine Intensivbehandlung als nicht mehr indiziert nicht begonnen oder nicht fortgesetzt wird (49).

Schlußbetrachtung

Dem in der Intensivmedizin tätigen Arzt wird nicht nur in medizinischer Hinsicht ein besonders hohes Maß an Entscheidungskraft und Verantwortungsbewußtsein abgefordert, sondern auch im Hinblick auf die sich ergebenden ethischen und juristischen Probleme. Gerade die Intensivtherapie hat dazu beigetragen, die Frage nach dem Sinn und Ziel ärztlicher Tätigkeit dahingehend zu beantworten, daß sie nicht allein in einer Verlängerung des Lebens um jeden Preis zu suchen ist. Der Grundauftrag allen ärztlichen Handelns orientiert sich vielmehr an dem humanitären Gebot, dem leidenden Menschen bestmögliche Hilfe zu bringen. Dies setzt die grundsätzliche Einsicht voraus, daß nicht alles, was die medizinische Wissenschaft an Mitteln und Möglichkeiten jetzt und in Zukunft anzubieten hat, sinnvollerweise auch stets bis zum äußersten angewandt werden muß. Der Arzt darf sich nicht allein den Fortschritten der Medizin verpflichtet fühlen. Er muß anerkennen, daß diese Fortschritte keinen Zweck an sich darstellen, sondern Mittel zum Zweck, seinen humanen Auftrag zu erfüllen, dem sich ihm anvertrauenden Patienten bestmögliche Hilfe zu leisten.

Bedeutet die Anwendung oder Fortsetzung lebenserhaltender Maßnahmen nicht mehr bestmögliche Hilfe, so ist damit die ärztliche Hilfeleistungspflicht allerdings keineswegs beendet. Vielmehr beinhaltet dieser Verzicht gerade umgekehrt für den Arzt die Verpflichtung, sich dem Patienten vermehrt zuzuwenden und alles zu tun, um durch Schmerzbekämpfung und andere geeignete Maßnahmen dem Kranken auf diese Weise bestmögliche Hilfe zu leisten (7, 8, 10, 14, 27–29, 32, 35, 49, 53, 63). Hierzu gehört auch die Aufrechterhaltung einer adäquaten Grundpflege sowie – notfalls auch künstlichen – Ernährung als eine selbstverständliche humanitäre Verpflichtung. Gerade, weil diese ärztliche Beistandspflicht nicht selten allzusehr im Schatten von eindrucksvolleren intensivtherapeutischen Methoden steht, soll sie am Schluß dieser Ausführungen mit aller Deutlichkeit in den Vordergrund gestellt werden.

In jüngster Zeit sind von ärztlicher Seite mehrere grundsätzliche Stellungnahmen zur Sterbehilfe und zu den Grenzen ärztlicher Behandlungspflicht publiziert worden. Im Jahre 1977 hat die Schweizerische Akademie der Medizinischen Wissenschaften „Richtlinien für die Sterbehilfe" veröffentlicht (53). Anfang 1979 wurden analoge Richtlinien der Bundesärztekammer bekanntgegeben (7). Wenig später erschien eine „Resolution zur Behandlung

Todkranker und Sterbender" der Deutschen Gesellschaft für Chirurgie (10).
Die drei Verlautbarungen stimmen in ihren Grundsätzen überein; sie decken sich weitgehend mit den hier gemachten Ausführungen. Mit ihnen hat die durch die Methoden und Erfolge der Intensivmedizin in Gang gesetzte Diskussion über Sterbehilfe, passive und aktive Euthanasie zu einem prinzipiellen Konsens der Ärzteschaft geführt und einen gewissen Abschluß gefunden.

Literatur

1 Ansohn, E.: Der Arzt und das endende Leben. Wien. med. Wschr. 118 (1968) 1026–1029
2 Auer, A.: Die Unverfügbarkeit des Lebens und das Recht auf einen natürlichen Tod. In: Zwischen Heilauftrag und Sterbehilfe, hrsg. von A. Auer, H. Menzel, A. Eser. Heymanns, Köln 1977
3 Bockelmann, P.: Strafrechtliche Aspekte der Organtransplantation. Langenbecks Arch. Chir. 322 (1968) 44–60
4 Bockelmann, P.: Strafrecht des Arztes. Thieme, Stuttgart 1968
5 Bringewat, P.: Unbeachtlicher Selbsttotungswille und ernstliches Tötungsverlangen – ein Widerspruch? In: Suizid und Euthanasie als human- und sozialwissenschaftliches Problem, hrsg. von A. Eser. Enke, Stuttgart 1976
6 Büchner, F.: Der Eid des Hippokrates. In: Von der Größe und Gefährdung der modernen Medizin, von F. Büchner. Herder, Freiburg 1961
7 Bundesärztekammer: Richtlinien für die Sterbehilfe. Dtsch. Ärztebl. 76 (1976) 957–960,
8 Deutsche Bischofskonferenz: Das Lebensrecht des Menschen und die Euthanasie. Sekretariat der Deutschen Bischofskonferenz Bonn 1975
9 Deutsche Gesellschaft für Chirurgie: Todeszeichen und Todeszeitbestimmung. Chirurg 39 (1968) 196–197
10 Deutsche Gesellschaft für Chirurgie: Resolution zur Behandlung Todkranker und Sterbender. Anaesthesist 28 (1979) 357–358
11 Ehrhardt, H. E.: Schwangerschaftsabbruch und Euthanasie. Dtsch. Ärzteblatt 71 (1974) 1695–1705
12 Engisch, K.: Suizid und Euthanasie nach deutschem Recht. In: Suizid und Euthanasie als human- und sozialwissenschaftliches Problem, hrsg. von A. Eser. Enke, Stuttgart 1976
13 Eser, A.: Neues Recht des Sterbens? Einige grundsätzliche Betrachtungen. In: Suizid und Euthanasie als human- und sozialwissenschaftliches Problem, hrsg. von A. Eser. Enke, Stuttgart 1976
14 Eser, A.: Lebenserhaltungspflicht und Behandlungsabbruch in rechtlicher Sicht. In: Zwischen Heilauftrag und Sterbehilfe, hrsg. von A. Auer, H. Menzel, A. Eser. Heymanns, Köln 1977
15 Fritsche, P.: Konfliktsituationen in der heutigen Medizin. Z. Laryng. Rhinol. 47 (1968) 317–329
16 Fritsche, P.: Grenzbereich zwischen Leben und Tod. Thieme, Stuttgart 1973
17 Fritsche, P.: Der Patient als Mensch und Objekt-Lebensverlängerung bis zum letzten Atemzug? In: Suizid und Euthanasie als human- und sozialwissenschaftliches Problem, hrsg. von A. Eser. Enke, Stuttgart 1976
18 Geilen, G.: Legislative Erwägungen zum Todeszeitproblem. In: Suizid und Euthanasie als human- und sozialwissenschaftliches Problem, hrsg. von A. Eser. Enke, Stuttgart 1976
19 Gütgemann, A., W. Vahlensieck: Voraussetzungen zur Nierentransplantation. Dtsch. med. Wschr. 93 (1968) 671–674
20 Gütgemann, A., C. Käufer: Organentnahme und Transplantation. Dtsch. med. Wschr. 96 (1971) 609–614
21 Haid, B.: Religiös-sittliche Fragen betreffend die Wiederbelebung. Anaesthesist 7 (1958) 241–244
22 Hanack, E.-H.: Todeszeitbestimmung, Reanimation und Organtransplantation. Dtsch. Ärzteblatt 66 (1969) 1320–1331
23 Heifetz, M. D., Ch. Mangel: Das Recht zu sterben. Umschau, Frankfurt/M. 1976
24 Heinitz, E.: Rechtliche Fragen der Organtransplantation. de Gruyter, Berlin 1970
25 Hutschenreuter, K.: Grenzen von Leben und Tod. Saarländ. Ärzteblatt (1968) 471–478
26 Hutschenreuter, K., K. Wiemers: Intensivbehandlung und ihre Grenzen. Anaesthesiologie und Wiederbelebung, Bd. 55. Springer, Berlin 1971
27 Jatho, K.: Gedanken zur ärztlichen Sterbehilfe. Dtsch. Ärzteblatt 71 (1974) 2587–2590
28 Kautzky, R.: Sterben im Krankenhaus. Herderbücherei, Freiburg 1976
29 Kautzky, R.: Die Freiheit des Sterbenden und die Pflicht des Arztes. In: Suizid und Euthanasie als human- und wissenschaftliches Problem, hrsg. von A. Eser. Enke, Stuttgart 1976
30 Kittrie, N. N.: Das Recht zu leben und zu sterben: Probleme der Entscheidungsfindung. In: Suizid und Euthanasie als human- und sozialwissenschaftliches Problem, hrsg. von A. Eser. Enke, Stuttgart 1976
31 v. Kress, H. Frh.: Ärztliche Fragen der Organtransplantation. de Gruyter, Berlin 1970
32 Kübler-Ross, E.: Interviews mit Sterbenden. Kreuz, Stuttgart 1971
33 Kutner, L.: Die Verfügung zu Lebzeiten – Zur Bewältigung des historischen Vorgangs Tod. In: Suizid und Euthanasie als human- und sozialwissenschaftliches Problem, hrsg. von A. Eser. Enke, Stuttgart 1976
34 v. Lutterotti, M.: Ärztlicher Heilauftrag und Euthanasie. In: Suizid und Euthanasie als human- und sozialwissenschaftliches Problem, hrsg. von A. Eser. Enke, Stuttgart 1976
35 Menzel, H.: Kriterien für den Behandlungsabbau. In: Suizid und Euthanasie als human- und sozialwissenschaftliches Problem, hrsg. von A. Eser. Enke, Stuttgart 1976
36 Menzel, H.: Ziel und Grenzen ärztlichen Handelns im Extrembereich menschlicher Existenz. In: Zwischen Heilauftrag und Sterbehilfe, hrsg. von A. Auer, H. Menzel, A. Eser. Heymanns, Köln 1977
37 Möllering, J.: Von der „Privatheit" des eigenen Todes – Zugleich eine Darstellung der rechtlichen Grundlagen der Suizid- und Euthanasieproblematik in den USA. In: Suizid und Euthanasie als human- und sozialwissenschaftliches Problem, hrsg. von A. Eser. Enke, Stuttgart 1976
38 Möllering, J.: Schutz des Lebens – Recht auf Sterben. Enke, Stuttgart 1976
39 Moor, P.: Die Freiheit zum Tode. Rowohlt, Reinbek 1973
40 Opderbecke, H. W.: Medizinische Aspekte der Sterbehilfe. Krankenhausarzt 48 (1975) 303–307
41 Opderbecke, H. W.: Grenzen ärztlicher Behandlungspflicht. In: Suizid und Euthanasie als human- und sozialwissenschaftliches Problem, hrsg. von A. Eser. Enke, Stuttgart 1976
42 Opderbecke, H. W.: Limitierende Faktoren ärztlicher Behandlungspflicht. Ärztl. Praxis 27 (1975) 2978–2985
43 Pribilla, O.: Juristische, ärztliche und ethische Fragen zur Todesfeststellung. Dtsch. Ärzteblatt 65 (1968) 2256–2259, 2318–2322, 2396–2398
44 Regenbrecht, J.: Zum Problem der Sterbehilfe. Münch. med. Wschr. 115 (1973) 601–603
45 Roellecke, G.: Gibt es ein „Recht auf den Tod?". In: Suizid und Euthanasie als human- und sozialwissenschaftliches Problem, hrsg. von A. Eser. Enke, Stuttgart 1976

46 Rüping, H.: Sterbehilfe und „gelenkte Sterblichkeit". Dtsch. med. Wschr. 101 (1976) 1332–1335
47 Samson, E.: Rechtsfragen beim Einsatz von Reanimatoren. Internist 15 (1974) 546–550
48 Schadewaldt, H.: Der Arzt vor der Frage von Leben und Tod. Klin. Wschr. 47 (1969) 557–568
49 Schara, J.: Die Grenzen der Behandlungspflicht in der Intensivmedizin. Dtsch. Ärzteblatt 73 (1976) 587–591
50 Schubert, R.: Ärztliche Probleme der Sterbehilfe. Bayer. Ärzteblatt 30 (1975) 571–578
51 Schwalm, G.: Juristische Aspekte der Sterbehilfe. Bayer. Ärzteblatt 30 (1975) 565–568
52 Schweisheimer, W.: Das Recht, sterben zu dürfen. Bremer Ärzteblatt 7/1977 15–16
53 Schweizerische Akademie der Medizinischen Wissenschaften: Richtlinien für die Sterbehilfe. Dtsch. Ärzteblatt 74 (1977) 1933–1937
54 Simpson, M. A.: Planning for terminal care. Lancet 1976/II, 192–193
55 Simpson, G.: Die Tötung aus Barmherzigkeit in rechtsvergleichender Sicht. In: Suizid und Euthanasie als human- und sozialwissenschaftliches Problem, hrsg. von A. Eser. Enke, Stuttgart 1976
56 Spann, W.: Rechtliche Probleme bei der Organentnahme für Transplantationen. Wien. klin. Wschr. 81 (1969) 370–372
57 Sporken, P.: Euthanasie im Rahmen der Lebens- und Sterbehilfe. In: Suizid und Euthanasie als human- und sozialwissenschaftliches Problem, hrsg. von A. Eser. Enke, Stuttgart 1976
58 Steinbereithner, K.: Grenzgebiete zwischen Leben und Tod – Anästhesiologische Probleme. Wien. klin. Wschr. 31 (1969) 530–533
59 Steinbereithner, K., R. Kucher: Grenzen der Wiederbelebung. In: Intensivstation, Intensivpflege, Intensivtherapie, hrsg. von R. Kucher, K. Steinbereithner. Thieme, Stuttgart 1972
60 Thielicke, H.: Wer darf leben? – Der Arzt als Richter. Wunderlich, Tübingen 1968
61 Thielicke, H.: Ethische Fragen der modernen Medizin. Langenbecks Arch. Chir. 321 (1968) 1–34
62 Trockel, H.: Sterbehilfe im Wandel der Zeit. Neue jur. Wschr. (1975) 1440–1446
63 Uhlenbruck, W.: Der Rechtsanspruch des Patienten auf einen menschenwürdigen Tod. Ther. d. Gegenw. 113 (1974) 127–142
64 Wachsmuth, W.: Ansprache zur Eröffnung der 84. Tagung der Deutschen Gesellschaft für Chirurgie. Langenbecks Arch. Chir. 319 (1967) 3–11
65 Wawersik, J.: Kriterien des Todes unter dem Aspekt der Reanimation. Chirurg 39 (1968) 345–348
66 Wawersik, J.: Todeszeitpunkt und Organtransplantation. Dtsch. Ärzteblatt 66 (1969) 1315–1319
67 Wawersik, J.: Reanimation und ihre Grenzen. In: Suizid und Euthanasie als human- und sozialwissenschaftliches Problem, hrsg. von A. Eser. Enke, Stuttgart 1976
68 Weissauer, W.: Rechtliche Aspekte der Sterbehilfe. Krankenhausarzt 48 (1975) 307–312
69 Weissauer, W., H. W. Opderbecke: Tod, Todeszeitbestimmung und Grenzen der ärztlichen Behandlungspflicht. Anästh. Inform. 14 (1972) 2–19
70 Wiemers, K.: Probleme und Definition des klinischen Todes. Internist 10 (1969) 181–184

5 Risiken der Intensivtherapie

Von P. Lawin und R. Scherer

Die Intensivbehandlung bedeutet für einen vital bedrohten Patienten nicht nur die Ausschöpfung aller therapeutischen Möglichkeiten, ihr Einsatz stellt zugleich auch eine besonders schwere Aggression auf den Gesamtorganismus dar.
Die in der Intensivmedizin zur Anwendung kommenden therapeutischen Maßnahmen induzieren häufig neue, vom Grundleiden unabhängige Komplikationen, die sich gegenseitig negativ beeinflussen können. Die der Intensivbehandlung eigenständigen Komplikationen erfordern allzuoft die Behandlung der Folgen vorausgegangener therapeutischer Maßnahmen.
Die typischen Komplikationen der Intensivmedizin können entstehen durch technische Ursachen, menschliches Versagen, typische Komplikationen einer lebensbedrohenden Grundkrankheit und ihrer Behandlung und die eigentlichen Intensivbehandlungsmaßnahmen.
Eine zusammenfassende Darstellung der Komplikationen und Risiken der Intensivtherapie ist nicht nur aus klinischer Sicht notwendig, sie gewinnt auch in zunehmendem Maße forensische Bedeutung. Krankheitsimmanente Verläufe mit ihren typischen Komplikationen müssen klar beschrieben werden, um ein Abweichen von den Regeln der ärztlichen Kunst eindeutiger als bisher markieren zu können. Die neuesten Entscheidungen des Deutschen Bundesgerichtshofes unterscheiden nur noch zwischen allgemeinen und typischen Risiken. Es wird nunmehr die Aufklärung über die sogenannten typischen Risiken ohne jede Rücksicht auf die Komplikationsdichte gefordert. Nach Weissauer (105) werden „die Anforderungen an die Risikoaufklärung um so strenger, je schwerer die drohenden Komplikationen wiegen und je häufiger sie auftreten".
Umgekehrt kann sich auch der Arzt um so eher mit einer mehr pauschalen Aufklärung begnügen, wenn es um eine unaufschiebbare oder gar lebensrettende Maßnahme geht. Eser (30) sieht die Grenze der Aufklärung dort, wo sie für den Patienten riskanter sein könnte als der Eingriff. Dies gilt besonders für die Risiken der Intensivtherapie, deren Darstellung selbst in einer auf das Wesentliche beschränkten Form einen Patienten vor mancher größeren Operation zurückschrecken ließe.
Eng verbunden ist damit auch die Frage des ärztlichen Kunstfehlers. „Kunstfehler umfaßt alles, was dem Arzt nicht passieren darf. Unvermeidbare Nebenwirkung ist alles, was dem Arzt auch bei äußerster Sorgfalt passieren kann" (81).
Das ärztliche Risiko mindert sich immer dann, wenn die Indikationen zur speziellen Behandlung sorgfältig und nach den Regeln der Kunst abgewogen sind. Risiken, die einer Behandlung immanent sind und trotz größter ärztlicher Sorgfalt nicht beherrscht werden können, müssen als schicksalshaft hingenommen werden.
Auf diese Risiken bezieht sich auch die ärztliche Aufklärungspflicht, bei der der Patient entscheiden soll, ob er diese Risiken auf sich nehmen oder die Einwilligung zur Behandlung verweigern will. Diese Situation besteht aber nur vor planmäßigen größeren Operationen oder nach Traumen mit erhaltener Bewußtseinslage, denen sich eine Intensivbehandlung anschließt. Bei Bewußtlosigkeit und Mangel an Einsicht muß der Intensivmediziner den mutmaßlichen Willen des Patienten voraussetzen und damit ein noch größeres Risiko – nämlich eine Geschäftsführung ohne Auftrag – auf sich nehmen (105).
Mehr noch als die Verletzung der Integrität des Körpers durch eine Operation stellt die Anwendung der modernen invasiven, medikamentösen und apparativen Methoden der Intensivbehandlung eine besonders schwere Aggression auf den Gesamtorganismus dar.
Die während der Intensivbehandlung zur Anwendung kommenden indizierten Maßnahmen verursachen bisher nicht übliche, vom Grundleiden häufig unabhängige Krankheitsverläufe und Komplikationen. Begriffe wie Beatmungslunge, Transfusionslunge, Infusionsthorax, Respiratorhirn, Kathetersepsis, Tubusschaden, Intensive-care-Syndrom, seien unter anderem als Beispiele genannt. Daß sie nicht alle unmittelbar Folge der Intensivbehandlungsmaßnahmen sind, hat sich inzwischen erwiesen.
Die der Intensivbehandlung eigenständigen Kom-

plikationen erfordern oft auch die Behandlung der Folgen vorausgegangener diagnostischer und therapeutischer Maßnahmen. Gerade aber die neuen – meist invasiven – Diagnose- und Überwachungsverfahren sind es, die zum Fortschritt beigetragen und erst die gezielte Behandlung gestörter Funktionen ermöglicht haben, die vor kurzem überhaupt nicht erfaßbar waren. Deshalb soll versucht werden, im folgenden das Ausmaß der Risiken, die Auswirkung der Komplikationen und die Möglichkeiten der Risikominderung bei einigen organisatorischen Problemen sowie einigen üblichen diagnostischen und therapeutischen Methoden aufzuzeigen sowie einen Beitrag zu leisten zu dem, was „anerkannte Regeln" sein können. Der Jurist Schreiber (81) hat nämlich konstatiert, daß „Konflikte über Kunstfehler Konflikte der Medizin sind". Also sind wir aufgefordert, die Probleme offenzulegen.

Organisationsmängel, Hospitalismus und Zwischenfälle

Den größten Risiken ist der Patient durch Organisationsmängel, dem sogenannten Hospitalismus, und Zwischenfälle ausgesetzt; Risiken, die im Vergleich zu den therapeutischen am ehesten auf ein Minimum reduziert werden könnten.
Hierzu zählen in besonderem Maße Organisationsmängel, die weniger von den Ärzten als von den Krankenhausträgern zu verantworten sind. Es gibt kaum noch Grenzen für die Durchführung einer Operation; Vorschädigung des Patienten und Alter finden meist unter dem Hinweis der Möglichkeit einer „guten Intensivbehandlung" kaum noch Berücksichtigung. Patienten nach ausgedehnten Operationen und schwerem Polytrauma gelangen immer häufiger zur Intensivbehandlung. Dieser ständigen Zunahme der Anforderungen an die Intensivmedizin sind in den letzten Jahren von seiten der verantwortlichen Krankenhausträger keine entsprechenden Voraussetzungen in personeller und räumlicher Hinsicht entgegengesetzt worden. In erschreckender Weise klaffen Aufgaben und Möglichkeiten der modernen Intensivmedizin auf der einen und eine auch nur annähernd entsprechende Ausstattung auf der anderen Seite auseinander. Fehlende Sicherungsmaßnahmen und Organisationsmängel zählen aber zu „provozierten Risiken" und gehören in den Bereich des objektiv begrenzbaren Ermessens. Mit anderen Worten: sie sind reduzierbar.
Wo das nicht der Fall ist, sind sie leicht kalkulierbar.
Hierzu zählen:
1. bauliche Konzeption,
2. personelle und apparative Ausstattung,
3. Regelung der Verantwortlichkeiten und Zuständigkeiten,
4. hygienischer Standard und
5. Bettenausnutzung.

Eine moderne, patientengerechte Intensivstation sollte aus geräumigen 1-Bett-Einheiten von wenigstens 10 m^2 bestehen. Zusätzliche Funktionsräume und ausreichend Lagerkapazität sowie eine getrennte Ver- und Endsorgung sind wichtige Faktoren für einen reibungslosen Stationsbetrieb, so daß insgesamt pro Bett 40–50 m^2 erforderlich sind.
Von besonderer Bedeutung für das Niveau und die Effizienz einer Intensivstation ist die personelle Ausstattung. Überall dort, wo im Jahresdurchschnitt mehr als 30% Beatmungspatienten behandelt werden, ist ein Personalschlüssel von 1 Schwester pro Bett pro Schicht, d.h. 4:1, unumgänglich. Wegen der bei modernen Beatmungstechniken auftretenden hämodynamischen Veränderungen, die oft eines aufwendigen Monitorings bedürfen, sollte pro Schicht ein Arzt für höchstens 4 Patienten zuständig sein.
So kann z.B. das Risiko der Kreuzinfektion durch eine ausreichende personelle Ausstattung und die Realisierung einer sinnvollen baulichen Konzeption allein weitgehend gemindert werden.
So lange das Personalproblem nicht adäquat gelöst ist, wird die Forderung nach mehr Menschlichkeit im Krankenhaus wohl kaum zu erfüllen sein.
Wenn die Intensivstation im Ansehen der Bevölkerung oft versehen wird mit Begriffen wie „Todesstation", „Folterkammer", „Hölle der Einsamkeit", „Mekka der Mikroben" und überwiegend den Eindruck von „technisierter inhumaner Medizin" und „hektischem Treiben", auch „Materialschlacht gegen den Tod" (34) genannt, bietet – so beruht das weniger auf ärztlich-medizinischen Mängeln als vielmehr auf Unterlassungen der Krankenhausträger. Sie haben versäumt, ihren Beitrag zu leisten für eine problemorientierte und patientenwürdige Gestaltung der Intensiveinheiten und für zumutbare Arbeitsbedingungen des Personals.
Verbindliche und vom Personal befolgte Hygienerichtlinien können dazu beitragen, einen akzeptablen hygienischen Standard zu schaffen.
Die Bettenausnutzung sollte aus bekannten Gründen auf maximal 75% limitiert werden. Intensivstationen, die unter dem „Pferchungssyndrom" zu leiden haben („schieb doch noch ein Bett dazwischen"), müssen als Gefahrenquelle erster Ord-

nung für den Patienten gelten. Den leitenden Ärzten und Schwestern ist zu raten, den Krankenhausträger und alle einweisenden Ärzte darauf hinzuweisen, daß die Bettenausnutzung strikte nur nach dem jeweiligen Personalschlüssel vorgenommen wird. Kompromisse gehen stets zu Lasten des Patienten und setzen den leitenden Arzt dem Vorwurf des sogenannten „Übernahmeverschuldens" aus.

Zwischenfälle

In einer Station, wo vital bedrohte Patienten mit einem hohen technischen Aufwand, immer komplizierter werdenden Überwachungsgeräten und komplexem therapeutischen Management ärztlich und pflegerisch betreut werden, ist mit unvorhersehbaren, aber auch kalkulierbaren Zwischenfällen zu rechnen (Tab. 5.1). In einem Bereich höchster Arbeitsintensität, in dem sich technische Perfektion und persönliche Inanspruchnahme gegenüberstehen, ist mit menschlichem Versagen, das stets sogleich zu ernsten Komplikationen beim Patienten führen kann, zu rechnen. Zu den typischen vermeidbaren Komplikationen zählen Fehlinjektionen, Medikamentenverwechslung, Fehltransfusionen, Bedienungsfehler an Apparaten und Luftembolie bei Druckinfusion. 50% aller erfaßten Zwischenfälle auf Intensivstationen wurden von Grenvik (35) hierauf zurückgeführt.

Personalmangel, Überarbeitung, ungenügende Ausbildung, fehlerhafte Information und Mangel an Motivation sind die Voraussetzungen hierfür. Zwischenfälle auf Intensivstationen können unter anderem erheblich eingeschränkt werden durch strikte Anwendung detaillierter Richtlinien, Beschreibung von Arbeitsvorgängen, ärztlicher und pflegerischer Verrichtungen usw. Die Ausarbeitung sogenannter „Manuals" erleichtert darüber hinaus neu hinzukommenden Ärzten, Schwestern und Pflegern die Einarbeitung in die Tätigkeiten (19). So werden auch komplizierte Therapiemaßnahmen für alle Beteiligten zu Routinestandardmethoden. Technische Fehler können in ihrem Ausmaß nur durch regelmäßige und gewissenhafte Kontrolle der Geräte von geschultem Fachpersonal, Technikern und Bio-Ingenieuren vermieden werden. Auf die strikte Einhaltung der DIN-Vorschriften, insbesondere der VDE 0750 (26) bei der Anwendung von invasiven Methoden, ist zu achten. Weitere Voraussetzungen für Zwischenfälle, denen nur durch konsequente Organisation begegnet werden kann, sind Schichtwechsel, Unterrichtsveranstaltungen, akut eintretender Personalmangel und alle – den Intensivmedizinern verhaßte – „Crowding-Situationen" (35).

Tabelle 5.1 Risiken durch Zwischenfälle

Wodurch?	„Menschliches Versagen" (*Grenvik* u. Mitarb. [35], 50%)	
	Warum?	Überarbeitung Ungenügende Ausbildung Fehlerhafte Information Motivation
Wodurch?	Technische Fehler:	
	Warum?	Defekte Therapiegeräte (Verschleiß und Überalterung) Mangelhaftes Check-up Unterbrechung der Alarmfunktion
Wodurch?	Kritische Zeitpunkte:	
	Wann?	Schichtwechsel Visiten Unterrichtsveranstaltungen Personalmangel „Crowding"

Diagnostik

Die im folgenden genannten diagnostischen Verfahren gelten heute als Grundlage einer gezielten Intensivbehandlung.

Arterienkatheter

Der arterielle Verweilkatheter ermöglicht die jederzeitige Entnahme von Blut – bei Beatmungstherapie unerläßlich zur Bestimmung der Blutgase – und zur kontinuierlichen Druckmessung. Die wichtigsten Risikofaktoren sehen Sie in der Tab. 5.2. *Anlagebedingte* Faktoren erhöhen das Risiko. Eine hypoplastisch angelegte A. ulnaris ist nicht eindeutig durch den Allen-Test zu diagnostizieren. *Funktionelle Risikofaktoren* werden aber nur wirksam bei „labilem Anlagesystem".

Bei ausgeprägter Vasokonstriktion können diskrepante Drucke in Aorta und kanülierter peripherer Arterie zu Fehlmessungen und damit zu falschen therapeutischen Entscheidungen führen.

Die intraarterielle Applikation von Medikamenten hat meist den teilweisen oder vollständigen Verlust der betroffenen Gliedmaßen zur Folge und beruht überwiegend auf organisatorischen Mängeln und menschlichem Versagen. Kanülendurchmesser und -material sowie die Einführungstiefe haben

Tabelle 5.2 Risikofaktoren bei der intraarteriellen Kanüle

Anlagebedingte:	
Durchmesser der Arterien	
Cave: Hypoplasie der A. ulnaris	
Funktionelle:	
Lokale Stase durch:	Fehlinformation:
Vasokonstriktion	Diskrepanz RR Aorta –
Hypotonie	RR art. bei Vasokonstriktion
Hypovolämie	
Hypothermie	
Medikamentöse:	
Intraarterielle Applikation	
Technische:	
Kanülendurchmesser	
Kanülenmaterial	
Diskonnektion	
Fehlmessung	
Zeitliche:	
Verweildauer	

Einfluß auf Häufigkeit und Ausmaß von Arterienverschlüssen.

Thromboembolische Verschlüsse wurden 1973 von Bedford u. Wollmann (6) bei 18-G-Kanülen aus Argyl-Polypropylen noch mit 38% angegeben. Sie betrugen nach neueren Angaben mehrerer Autoren nach Anwendung von 20-G-Teflonkanülen in dem Zeitraum von 1974–1978 nur noch 16,5–19,3% (Tab. 5.3).

Die Auswirkung dieser Komplikation sind aber gering (Tab. 5.4). Mit partiellem Verschluß ist nach allen Arterienkanülierungen zu rechnen, ebenso aber mit einer meist vollständigen Rekanalisierung. Zur Beurteilung der Wiederherstellung der

Tabelle 5.3 Komplikationen bei der intraarteriellen Kanüle

Thromboembolischer Verschluß:		
	16,5% n = 114	(*Bedford* [8])
	23% n = 104	(*Downs* u. Mitarb. [27])
Partieller Verschluß:		
	19,3% n = 280	(*Gardner* [33])
Kompletter Verschluß:		
	0,56% n = 536	(*Gardner* [33])
Retrograde Embolie durch Intraflo-Injektionen:		
	0,96% n = 104	(*Downs* u. Mitarb. [27])
	1,76% n = 114	(*Bedford* [8])

Tabelle 5.4 Auswirkungen der Komplikationen der intraarteriellen Kanüle

Klinische Symptome:		
	1,92% n = 104	(*Downs* u. Mitarb. [27])
Hautnekrose:		
	1,76% n = 114	(*Bedford* [8])
Thrombektomie:		
	0,56% n = 531	(*Gardner* [33])
Amputation:		
Fingerendglieder	0,03% n = 3500	(*Lawin* u. *Wendt* [65])
Unterarm		
	0,03% n = 3500	(*Lawin* u. *Wendt* [65])
Keine Amputationen:		
	0% n = 4000	(*Gardner* [33])

Tabelle 5.5 Risikominderung bei der intraarteriellen Kanüle

Voruntersuchung:	Allen-Test
	Ultraschall-Doppler
Punktionstechnik:	Kanülendurchmesser
	20 G versus 18 G
	Häufigkeit der Punktionsversuche
Punktionsort:	Rechtshänder: Linke Arterie
	Linkshänder: Rechte Arterie
	A. radialis
	A. femoralis
	A. dorsalis pedis
	A. temporalis
	A. axillaris
Liegedauer:	So kurz wie notwendig

Durchgängigkeit sind Nachuntersuchungen zu empfehlen.

Im eigenen Krankengut kam es in 3 Jahren und 3 Monaten bei über 3500 arteriellen Kanülierungen bei 1 Kind zu einer Amputation der Fingerendglieder bei durch Freilegung bewiesener Hypoplasie der A. ulnaris und bei 1 älteren Patienten zur Amputation der Hand.

Genaue Voruntersuchung, Punktionstechnik und Wahl des geeigneten Punktionsortes, die Bevorzugung einer kurzen (± 3 cm) Teflonkanüle mit 20 G Durchmesser ohne schrägen Anschliff tragen entscheidend zur Risikominderung bei (Tab. 5.5).

Es bleibt dem Ergebnis einer langfristigen Studie vorbehalten, ob tatsächlich die von Adler u. Bryan-Brown (1) favorisierte Punktion der A. axillaris mit der Seldinger-Technik die Methode der Wahl wird.

Die Liegedauer einer arteriellen Verweilkanüle sollte beschränkt werden auf die absolute Notwendigkeit. Eine Beziehung zwischen Liegedauer und Komplikationsrate läßt sich aber nicht herstellen.

Zusammenfassend ist der Schluß erlaubt: Die Kanülierung einer Arterie – Indikation und Beachtung der Möglichkeiten der Risikominderung vorausgesetzt – ist eine unerläßliche und aussagekräftige Methode, die mit einem minimalen und zumutbaren Risiko belastet ist.

Zentralvenöser Katheter

Der zentralvenöse Katheter ist eine unentbehrliche Voraussetzung für die Durchführung der parenteralen Ernährung und die Messung des zentralen Venendruckes.

Die Risiken wurden bewußt unterteilt nach „häufigen" und „seltenen" Komplikationen. Nur für die ersteren sind statistisch aussagekräftige Zahlen publiziert worden (Tab. 5.6). Abgesehen von der Fehllage (5,3% in der Burri-Studie [18]) liegen die übrigen hier aufgeführten Komplikationen unter 2,3% bei einer Mortalitätsrate zwischen 0,02 und 0,28%.

Tabelle 5.6 Häufige Komplikationen des zentralvenösen Katheters

Art der Komplikation	V. subclavia (*Burri* [18] n = 17679	(*Ryan* u. Mitarb. [80] n = 355	V. jugularis interna (*Burri* [18] n = 10342
Malposition	5,3%		0,75%
Verletzung der Pleura	1,0%	2,3%	0,07%
Arterielle Punktion	1,4%	0,28%	0,61%
Verletzung von Nerven		0,56%	
Mortalität	0,1%	0,28%	0,02%

Tabelle 5.7 Risiken des zentralvenösen Katheters

Autoren	Katheterbedingte Sepsis bei totaler parenteraler Ernährung Anzahl	Sepsis (%)
CDC–US Survey	2078	7%
Ryan (80)	355	7%
Hansen (39)	292	0%
Hartenauer (40)	50	2%

Zu den selteneren Komplikationen zählen: Luftembolie, Verletzung des Ductus thoracicus, broncho-pleurale Fistel, Herzbeuteltamponade, Herzperforation, Lebervenenthrombose, Katheterembolien.

Die katheterbedingte Sepsis tritt nach Angaben im Schrifttum in 2–7% bei totaler parenteraler Ernährung auf (Tab. 5.7 – in der Burri-Studie 17, 18) wird die sogenannte „Kathetersepsis" in der Häufigkeit zwischen 0% (V. jugularis externa) bis 0,5% (V. basilica) angegeben. Der Begriff „Katheterinduzierte Sepsis" muß unbedingt definiert werden:

Der Nachweis einer „Katheterinduzierten Sepsis" ist dann erbracht, wenn *identische Erreger* im strömenden Blut *und* am intravasalen Kathetersegment gefunden werden. Der Nachweis von pathogenen Keimen an der Katheterspitze stellt aber methodische Probleme dar:

1. Bei Herausziehen des Katheters können die im Fibrinbelag an der Katheteroberfläche haftenden Keime abgestreift werden,
2. durch unsaubere Technik kann die Katheterspitze sekundär mit auf der Haut und im Bereich der Katheterpunktionsstelle befindlichen pathogenen Keimen kontaminiert werden.

Im Zweifelsfalle ist nach Ausschluß aller anderen möglichen streuenden Infektionsherde der Katheter zu entfernen und an anderer Stelle ein neuer zentralvenöser Katheter zu applizieren.

Die Bedeutung der regelmäßig auftretenden Thrombenbildung durch zentralvenöse Katheter ist – besonders wegen fehlender deutlicher klinischer Symptome – jahrelang unterschätzt worden. Diese Thrombenbildung ist zwar eine physiologisch zu nennende Reaktion auf den Fremdkörper „Katheter", sie ist nach Untersuchungen des Pathologen MÜLLER (71–73) in mehr als 80% (n = 350) angetroffen worden. Dieses Geschehen kann, muß aber nicht Krankheitswert bekommen. Thromboembolische Komplikationen können vermieden werden, wenn der *Zeitpunkt der Katheterentfernung* entsprechend dem pathophysiologischen Ablauf der Thromben und ihrer Organisation gewählt wird, d.h. allein aus pathologischen Überlegungen ohne Berücksichtigung sonstiger klinischer Gesichtspunkte sollte die Entfernung eines Katheters erfolgen entweder innerhalb von 24 Stunden, z.B. nach der unmittelbaren perioperativen Periode (in dieser Zeit sind Wanddefekte oder

Thromben voll reversibel, die Gefahr einer Embolie ist gering), oder der Katheter sollte erst nach einem Intervall von etwa 8 bis 10 Tagen entfernt werden (Teile der neugebildeten Thromben sind wandadhaerent und in Organisation begriffen). Der Kliniker wird nicht immer diese einleuchtende Empfehlung aus morphologischer Sicht befolgen können. Dringliche klinische Situationen (Sepsis, Katheterobturation) können zur sofortigen Entfernung des Katheters zwingen, das Risiko eines abgescherten Thrombus ist dann einzugehen. Risikominderungen können erzielt werden durch strikte Beachtung hygienischer Maßnahmen und Pflege des Katheters (s. Tab. 20.1). Bevorzugte Zugangswege sollten sein:

1. V. jugularis interna oder
2. V. subclavia.

Die Rate gravierender Komplikationen ist insgesamt niedrig und in Anbetracht des großen Nutzens dieser invasiven Methode in Kauf zu nehmen. Zwischen Liegedauer und partieller Infektion sind bisher keine Beziehungen abzuleiten.

Pulmonaliskatheter

Seit seiner 1974 veröffentlichten Schrift „Central venous pressure monitoring is an outmoded procedure of limited practical value" stellte Swan (95) das Diktum auf: „That if a CVP line is considered, a S-G should be used."

Die Vorstellung, einen „Herzkatheter" über mehrere Tage zur Diagnostik und Überwachung eines kritisch Kranken zu benötigen, war für viele aber ein „Diktum horribile". Die Angst vor Komplikationen ließ die Methode nur zögernd Eingang in die Klinik finden. Sie ist aber einer der größten Fortschritte in der Intensivmedizin geworden, und es kann heute festgestellt werden, daß es für die Anwendung des Swan-Ganz-Katheters *absolute Indikationen* gibt:

Das ist der Fall, wenn der Patient respiratorisch und/oder hämodynamisch instabil wird (Tab. 5.8). Diese Bedingungen sind gegeben bei septischem und kardiogenem Schock, schwerem Polytrauma, Fettembolie, diffuser Peritonitis, akutem Lungenversagen mit Beatmung.

Von besonderer Bedeutung sind die Bestimmung des Cardiac output, der gemischtvenösen Sättigung, des Pulmonalarteriendruckes und es Pulmonalisverschlußdruckes. Neben den direkten meßbaren Größen lassen sich weitere wichtige Parameter errechnen (Tab. 5.9).

Diese Methode ermöglicht auch eine Beurteilung des Funktionszustandes des linken Herzens sowie die Messung und Berechnung von Parametern, die Richtwerte für eine gezielte Behandlung bei hämodynamischer und respiratorischer Instabilität sind. Trotz dieses reichen Angebots an wertvollen hämodynamischen Parametern sollte nicht außer acht gelassen werden, daß diese Überwachungsmethode kostspielig ist und zu tödlichen Komplikationen führen kann. Sie sollte nur dann zur Anwendung kommen, wenn die durch den Pulmonaliskatheter gewonnenen Informationen für die Therapie entscheidende Bedeutung haben und durch keine nichtinvasive, klinische oder röntgenologische Untersuchungsmethode zu ersetzen sind. Swan u. Ganz (96) schätzen, daß seit 1970 zwischen 1 bis 2 Millionen Einschwemmkatheter gelegt wurden. Wie für alle invasiven Maßnahmen

Tabelle 5.**8** Indikationen für einen Pulmonaliskatheter

Patient ist oder wird respiratorisch und/oder hämodynamisch instabil

Ein Patient ist instabil bei folgenden Bedingungen:
- PEEP $\geqq$ 10 und $F_I O_2 > 0{,}4$ länger als 24 h
- positiv inotrop wirkende Medikamente werden benötigt
- Afterload-Reduktion bewirkende Medikamente werden benötigt
- anhaltender Volumenverlust

Tabelle 5.**9** Bestimmungen durch den Swan-Ganz-Katheter

Der Swan-Ganz-Katheter erlaubt zusätzlich zu den mittels einer Arteriennadel und eines zentralvenösen Katheters bestimmten Parametern folgende Bestimmung:

1. Systolischer diastolischer Mitteldruck und Verschlußdruck in der A. pulmonalis
2. Zentrale Körpertemperatur
3. Entnahme von gemischt-venösem Blut zur Bestimmung etwa der $avDO_2$ der Berechnung des HZV nach Fick und von Q_S/Q_T
4. Bestimmung des HZV und seiner rechnerischen Varianten durch Thermodilution oder Farbstoffverdünnung
5. Berechnung des Gefäßwiderstandes im großen und kleinen Kreislauf sowie der Arbeit des rechten und des linken Herzens
6. Bestimmung der Sauerstoffausschöpfung, des Sauerstoffangebotes, des Sauerstoffverbrauches und des Shunts
7. Weitere errechnete Werte und Kurven zur Funktion des Herzens

Tabelle 5.**10** Risiken des Pulmonaliskatheters

1. Lungeninfarkt
2. Lungenarterienruptur
3. Thrombose – Embolie
4. Infektion
5. Knotenbildung
6. Ballonruptur
7. Fehlerhafte Messung wegen defekter Spülung des Katheters
8. Schädigung des Endokards

sind auch für den Swan-Ganz-Katheter zahlreiche Komplikationen beschrieben worden. Die Liste der möglichen Komplikationen (Tab. 5.**10**) umfaßt heute Lungeninfarkt und Lungenembolie, Arrhythmien, Herzblock, Endokarditis, Beschädigungen der Trikuspidal- und Pulmonalisklappe, Katheterknoten, sogenannte In-situ-Thrombosen der oberen Hohlvene, des rechten Herzens oder der Lungenstrombahn und die Ruptur der A. pulmonalis (15, 22, 32, 37, 74, 75, 86, 96, 97, 99).

Die Risiken des Pulmonaliskatheters sind in zahlreichen Einzelpublikationen beschrieben worden, große Sammelstatistiken fehlen bis jetzt. Einer Zusammenstellung von PACE (74) aus dem Jahr 1977 aus 32 Veröffentlichungen ist zu entnehmen, daß es bei 62 katheterbedingten Komplikationen zu 7 Todesfällen kam. VINCOUR u. Mitarb. (99) berichten über 250 Implantationen ohne Komplikationen. Im eigenen Krankengut ist es ebenfalls bei über 130 Swan-Ganz-Katheter-Anwendungen zu keiner katheterinduzierten Komplikation gekommen.

Gezielte Maßnahmen zur Risikominderung sind im klinischen Bereich zu regeln, sie sind in Tab. 5.**11** zusammengefaßt. Nur ein mit der Technik des Einschwemmkatheters und den dazugehörigen elektronischen Geräten vertrauter Arzt ist ein zuverlässiger Garant für die Genauigkeit der ermittelten Daten. Nachlässigkeiten beim Meßvorgang führen zu ungenauen Ergebnissen und möglicherweise gefährlichen Therapiefehlern.

Das Risiko kann bei Beachtung aller Vorsichtsmaßnahmen und strenger Indikationsstellung als so gering eingestuft werden, daß diese Methode wegen ihres außerordentlichen Wertes im Konzept der Behandlung von kritisch Kranken einen festen Platz hat.

Die Liegedauer des Swan-Ganz-Katheters ist zu limitieren auf den für die Therapie unbedingt notwendigen Zeitraum.

CIVETTA (20) empfiehlt, den Katheter spätestens nach 7 Tagen zu entfernen, bei weiter bestehender Indikation einen neuen zu applizieren. Korrekter wäre es, entsprechend den morphologischen Gegebenheiten so wie beim zentralvenösen Katheter zu verfahren.

Tabelle 5.**11** Maßnahmen zur Verhütung von Risiken durch den Pulmonaliskatheter

Lungeninfarkt:
1. Ballonkontrolle vor Einführen des Katheters
2. Nur 1-ml-Spritzen zur Ballonfüllung verwenden
3. Beim Messen des POP den Ballon nicht länger als 1 Minute gefüllt lassen
4. Nach jeder Messung den Ballon vollständig entleeren
5. Kontinuierliche Spülung sowie Kontrolle des PAP durch Monitor
6. Tägliche Röntgenkontrolle der Katheterlage

Lungenarterienruptur:
1. Besondere Vorsicht bei Patienten mit pulmonaler Hypertonie
2. Katheter nur bis in eine zentralgelegene Lungenarterie vorschieben
3. Den Ballon nur füllen bis POP-Kurve erscheint

Katheterverschluß:
Kontinuierliche Intraflospülung

Infektionen:
1. Auf strenge Asepsis bei der Punktion achten
2. Transparenter, gas- und wasserdampfdurchlässiger Folienverband
3. Zuleitungen zum Katheter alle 24 Stunden erneuern
4. Kurze Verweildauer des Katheters (Indikation täglich überprüfen!)
5. Keine Infusionslösungen in die A. pulmonalis
6. Nicht wiederholt dieselbe Punktionsstelle zur Katheterisierung benutzen
7. Thermodilutionslösung alle 12 Stunden wechseln
8. Einmalspritzen für Messungen verwenden

Knotenbildung:
1. V. jugularis interna dextra verwenden
2. Auf Verhältnis „Eingeführte Katheterlänge – Druckkurve" achten
3. Katheter unter Bildwandlerkontrolle vorschieben (?)

Ballonrupturen:
1. Zur Füllung des Ballons CO_2 benutzen
2. Pulmonaliskatheter nicht mehr als 2mal verwenden

Überwachung der Hirnfunktion

Die intensivmedizinische Überwachung der Hirnfunktion beschränkte sich bisher auf klinische und

Tabelle 5.12 Risiken der intrakraniellen Druckmessung

Autoren	Anzahl n =	Meningitis n =	Komplikationen suspekte Infektionen mit und ohne positive Kultur n =
Jennet u. *Johnsons* (44)	328	9 (2,7%)	
Sundberg u. Mitarb. (93)	938	11 (1,2%)	35 (3,7%)
Richard (78)	220	7 (3,2%)	
Winn u. Mitarb. (107)	147	9 (6,1%)	21 (14,3%)

nichtinvasive Untersuchungsmethoden. Erst mit der Möglichkeit kontinuierlicher intrakranieller Druckmessung wurde ein Parameter geschaffen, der das Ausmaß der Hirndrucksteigerung bei Schädel-Hirn-Traumen, nach intrakraniellen Eingriffen und zerebraler Hypertension objektiv erfassen läßt. Die Zeitdauer der intraventrikulären Messung im Seitenventrikel wird im allgemeinen auf eine Woche beschränkt. Die epidurale Messung, bei der die subdurale Infektionsgefahr gering ist, kann bis zu 3 Wochen angewendet werden. Doch muß der Nutzen einer invasiven Methode zur Überwachung dieses Zentralorgans ganz besonders sorgfältig gegen die möglichen Gefahren abgewogen werden. Das Infektionsrisiko steht aus verständlichen Gründen bei der intrakraniellen Druckmessung im Vordergrund des Interesses.

Einer Statistik von 4 Veröffentlichungen (Tab. 5.12) ist zu entnehmen, daß die Rate schwerer Komplikationen, wie Meningitis, zwischen 1,2 und 6,1% schwankt.

Alle invasiven Methoden bieten die Voraussetzung zu Komplikationen und haben ihr definiertes Risiko. Bisher gibt es jedoch keine vergleichbar aussagekräftigen nichtinvasiven Methoden. Hier liegt eine wichtige Zukunftsaufgabe für die Forschung.

Beatmung

Die mechanische Ventilation ist eine der bedeutsamsten intensivmedizinischen Behandlungsverfahren. Die Techniken haben sich in den letzten Jahren geändert: PEEP, CPAP und IMV wurden eingeführt, die negativen Einflüsse der Beatmung mit erhöhtem PEEP auf die Hämodynamik wurden erkannt, Beatmung und Hämodynamik unter „Optimum-PEEP"-Bedingungen gesteuert. Bezeichnungen wie „adaptierte Ventilation" oder „differenzierte Beatmung" wurden eingeführt (108).

Die Beatmungstechnik basiert auf der Anwendung hoher Atemzugvolumina, niedriger Atemfrequenz, inspiratorischem Hold und PEEP. Dieses Prinzip hat sich vielfach bewährt, eindrucksvolle Therapieerfolge waren zu verbuchen, wenn die Ursache der ventilatorischen Insuffizienz rein pulmonaler oder zentralvenöser Natur war, insbesondere dann, wenn keine schwerwiegenden Störungen im oberflächenaktiven System vorlagen (11).

Mit seiner Feststellung: „Die künstliche Beatmung mit dieser Technik gilt als hervorragendes und differenziertes therapeutisches Instrument", drückt Wolff (108) den allgemein vorherrschenden positiven Eindruck aus.

Klinische Beobachtungen, kritische Veröffentlichungen und Sammelstatistiken aus jüngster Zeit lassen aber Zweifel aufkommen, ob diese Beatmungstechnik wirklich die erfolgversprechende, lebensrettende therapeutische Maßnahme beim ARDS darstellt. In der Tat weisen die Behandlungsergebnisse bei differenzierter Aufschlüsselung eine deprimierend hohe Mortalitätsrate auf, wenn dem ARDS schockinduzierende Erkrankungen vorausgehen, wie Sepsis, Peritonitis, Pankreasnekrose, traumatische Hämorrhagie usw.

Die Behandlungsergebnisse reduzieren sich auf fast 0% immer dann, wenn eine oder mehrere Organfunktionen zusätzlich versagen. Im eigenen Krankengut entspricht der Prozentsatz der Verstorbenen zwischen 63 und 95% den Ergebnissen einer multizentrischen Studie von Bartlett (5), wo die Mortalität 42–100% betrug (Tab. 5.13). Bei Patienten, die länger als 24 Stunden mit einem F_IO_2 0,5 – bei Bestehen mehrerer Organfehler – beatmet wurden, betrug die Mortalität im eigenen Krankengut 96% (Tab. 5.14), ein Ergebnis, das den detaillierten Ergebnissen der Bartlett-Studie (5) entspricht.

Diese Ergebnisse haben die bisher verwendeten Beatmungstechniken so in Frage gestellt, daß die Forschung neue Wege beschritten hat, um die Risiken der Beatmung zu vermindern. Die von Benzer u.

Tabelle 5.**13** Ergebnisse in der Behandlung des ARDS seit 1975

Autoren	Zahl der Patienten	Zahl der Überlebenden	Überlebende %	Todesfälle %
Bone	12	4	33	67
Bone u. Mitarb.	30	7	23	77
Benzer u. Mitarb.	96	32	33	67
Lamy u. Mitarb.	45	15	33	67
Lashminarayan	55	23	42	58
Zapol u. *Snider*	30	6	20	80
	(Zusammenstellung von *Benzer* u. Mitarb. [11])			
Bartlett u. Mitarb. (5)	674	229	34%	x = 66% (42% – 100%)

Tabelle 5.**14** Klinik für Anästhesiologie und operative Intensivmedizin, Universität Münster, Intensivstation 1979

	Patienten	n = 1602
Beatmung bei		n = 1338 (83,5%)
Beatmung bei		n = 1338
davon: < 24 h		n = 1036 (77,4%)
Überlebende	n = 968 (93,4%)	
Verstorbene	n = 68 (6,6%)	
Beatmung bei		n = 1338
davon: > 24 h		n = 302 (22,6%)
Überlebende	n = 145 (48,0%)	
Verstorbene	n = 157 (52,0%)	
davon: >24 h + $F_IO_2 \geqq 0{,}5$		n = 52 (3,9%)
Überlebende	n = 8 (15,4%)	
Verstorbene	n = 44 (84,6%)	

Mitarb. (11) vorgeschlagene „respiratorische Beatmung" hat eine „Ruhigstellung des erkrankten Organs" zum Ziel, indem die maschinelle Ventilation nahe im Bereich des statischen Alveolarvolumens erfolgt bei möglichst geringem Verlust an Surfactant.

Voraussetzung für ein neues Konzept haben Sjöstrand (89) in Schweden und Klain u. Smith (53) in USA mit der Technik der High-frequency-ventilation mit positivem Druck oder mittels einer Jet-Ventilation geschaffen.

Wie komplex typische therapiebedingte Risiken im Rahmen der Respiratorbehandlung sein können, sei am folgenden Beispiel kurz skizziert:

Die einseitige Berücksichtigung des Parameters „kolloidosmotischer Druck", dessen Bedeutung Lundsgaard-Hansen u. Pappova (68) und Weil (101) betont haben, und der Ausgleich des durch PEEP verursachten Abfalls des HZV mit kolloidalen Substanzen hat zu einer großzügigen Anwendung von Albumin geführt. Dem gegenüber stehen neuere Untersuchungen (42, 66, 106), mit denen nachgewiesen wird, daß große Mengen des infundierten Albumins in die Alveole und das Interstitium diffundieren, dort zur beschleunigten Proliferation beitragen und so zusätzlich bereits gestörte Sauerstoffdiffusion beeinträchtigen. Eine zunächst sinnvoll erscheinende Therapie mündet in einen Circulus vitiosus.

Eine häufige Komplikation bei PEEP ist das Barotrauma der beatmeten Lunge. Diese Komplikation steht nicht in direktem Zusammenhang mit der Höhe des PEEP-Niveaus, sondern ist Ausdruck für bereits geschädigtes Lungengewebe (57). Während Cullen u. Caldera (21) eine phänomenal niedrige – allerdings zweifelhafte – Frequenz dieser Komplikation mit 0,5% angeben, beträgt im allgemeinen die Häufigkeit zwischen 10 und 20% (50).

Neben dem technischen Risiko, das in jeder Maschine liegt, erfährt das Risiko des Therapieverfahrens „Beatmung" eine weitere Steigerung durch Trachealschädigungen bei prolongierter Intubation oder Tracheotomie. Akute Komplikationen, wie Tubusverlegungen oder Blutungen, sind von Langzeitschäden, wie subglottischen Stenosen, ösophagotrachealen Fisteln usw. zu unterscheiden. Wenngleich auch große Sammelstatistiken aus den letzten Jahren fehlen, kann festgehalten werden, daß diese Komplikationen unter Voraussetzung der Anwendung von Low-pressure-high-volume-cuff-Tuben

1. als krankheitsimmanent einzustufen sind und daß
2. diese Schädigungen im Zusammenhang stehen mit verminderter Gewebsperfusion nach anhaltenden Schockphasen.

Risiken der Ernährungsbehandlung

Die parenterale Ernährung vermag mit den heute zur Verfügung stehenden Lösungen Kalorienbedarf, Wasser, Mineral- und Eiweißhaushalt auszugleichen. Die parenterale Ernährung kann aber auch zu komplexen Stoffwechselstörungen führen, die als Zweitkrankheit mit eigenständigen Komplikationen Bedeutung erlangt. Aus der Vielzahl der Komplikationsmöglichkeiten seien erwähnt: hyper- und hypotone Hyperhydratation durch zu große Mengen hyper- oder hypotonen Elektrolytlösungen, Fluid-over-loading und unzureichende Kalorienzufuhr, Septikämie (25). Katabolismus, sekundärer Aldosteronismus und eingeschränkte Nierenfunktionen können den Bedarf an Kalium erheblich variieren. Hypokaliämie tritt unter parenteraler Ernährung auf durch den erhöhten Kalorienbedarf bei anabolen Prozessen in erhöhtem Stickstoff- und Kohlenhydratangebot. Da sich Kalium und Wasserstoffionen intrazellulär zu ersetzen vermögen, kommt es bei extrazellulärer Hyperkaliämie zur metabolischen Azidose, bei extrazellulärer Hypokaliämie zu metabolischer Alkalose. Die metabolische Alkalose ist bei kritisch Kranken wegen ihrer negativen Auswirkung als gravierende Komplikation aufzufassen (9, 88, 90).

Im Rahmen der parenteralen Ernährung kann es auch zu einer Hypophosphatämie kommen, besonders bei Zufuhr großer Kohlenhydratmengen (0,5 g/kg/h); diese Störung führt durch Reduktion des Erythrozytendiphosphoglycerat zur Linksverschiebung der Sauerstoffdissoziationskurve und damit zur bedrohlichen Gewebshypoxie (70, 85).

Die komplette parenterale Ernährung stellte die extremste Form der bilanzierten synthetischen Diät dar. Zum frühestmöglichen Zeitpunkt sollte mit enteraler Ernährung begonnen werden, um den Bedarf auf physiologischem Wege zu decken.

Tabelle 5.**15** Risiken durch medikamentöse Therapie

Vielzahl der Präparate
Nebenwirkungen der einzelnen Präparate
Nebenwirkungen und Dosierungsprobleme bei pathologischen Stoffwechselzuständen
Veränderte Pharmakodynamik durch:
– Δ Verteilung
– Δ Eiweißbindung
– Δ Elimination
– Enzyminduktion
Interaktionen

Komplikationen der Ernährung per Sonde mit bilanzierten Diäten sind Diarrhöen durch hypertone Dehydrierung. Die Dehydrierung ist Folge einer durch hyperosmolare Sondennahrung bedingten Azotämie mit Hyperelektrolytämie bei entsprechender osmotischer Diurese. Diese Störung, die tödlich verlaufen kann, wird häufig zu wenig beachtet. Besonders durch diese Störung gefährdet sind bewußtlose Schädel-Hirn-Verletzte (91).

Risiken medikamentöser Therapie

Die medikamentöse Therapie stellt ein schwer kalkulierbares Risiko dar, weil allein die individuellen Gegebenheiten das Ausmaß der Medikamentenanwendung bestimmen (Tab. 5.15). Bei jedem schwerkranken Patienten werden im Rahmen der Intensivbehandlung nach Untersuchungen von Buchanan u. Cane (14) und Rietbrock (79) im Durchschnitt zwischen 7 und 17 verschiedene Medikamente gleichzeitig angewendet. Hierbei handelt es sich vornehmlich um Antibiotika, Diuretika, Digitalispräparate sowie Schmerzmittel und Sedativa.

Nicht nur die Nebenwirkungen der einzelnen Präparate sind zu beachten, sondern auch die besondere pathologische Stoffwechsellage der Schwerstkranken läßt das Verhältnis von Dosis zu Wirkung verschieben, so daß toxische Nebenwirkungen schon bei niedrigen Dosierungen zur Regel werden, so z. B. bei Digitalisierung von Niereninsuffizienten, bei schwerer metabolischer Azidose bleibt die Wirkung von Katecholaminen eingeschränkt.

Die Wirkungsweise von Medikamenten wird beeinflußt durch Veränderungen der Pharmakodynamik, wie sie durch Verteilungsstörungen, Hypoproteinämie, Nieren- oder Leberversagen, aber auch durch Enzyminduktion entstehen können. Schließlich können zahlreiche Interaktionsmöglichkeiten zusätzliche Probleme schaffen.

Die durch die aufwendigen therapeutischen Maßnahmen erwarteten Erfolge werden durch die Infektion eingeschränkt, die Mortalität wird durch sie erhöht (48).

Die allzu großzügige und prophylaktische Anwendung immer neuer und stärkerer Breitbandantibiotika hat zur Resistenz der Keime und Wechsel im Erregerspektrum geführt. In die Lücke des Keimspektrums, die durch Rückgang von Streptokokken und Staphylokokken entstanden ist, sind vorwiegend die gramnegativen Keime und Anaerobier eingetreten. In den letzten Jahren haben in wechselnder Intensität Enterokokken, E. coli, Proteus, Pseudomonas und Klebsiellen pathogene Bedeutung erlangt. Durch Störung des ökologischen Gleichgewichts haben in letzter Zeit Saprophyten, wie Serratia marcescens und Candida, eine Virulenzsteigerung erfahren. Gerade diese Keime sind die Auslöser des gefürchteten septischen Schocks, wenn sie alle physiologischen und anatomischen Barrieren durchbrechen (2, 29, 48, 56).

Ein neues Beispiel für folgenschwere Interaktionen wurde aus der geburtshilflichen Intensivbehandlung berichtet. Vom Uterusaktivitätshemmer Fenoterol sind kardiotoxische Effekte, die zu funktionellen wie auch morphologischen Veränderungen führen können, bekannt geworden. Kortikoide, Calcium, Kalium- und Magnesiummangel steigern zusätzlich die Toxizität. Nach den ersten Mitteilungen von JONATHAN u. Mitarb. (45) ist inzwischen vermehrt von akuten interstitiellen Lungenödemen berichtet worden, wenn Fenoterol zusammen mit Isoptin und Celestan zur Anwendung kamen.

Ein besonderes Risiko bedeutet die Kumulation von Analgetika und Sedativa, die im Rahmen der Langzeitbeatmung gegeben werden müssen. In Ermangelung routinemäßig durchgeführter Blutspiegelbestimmungen ist die Tiefe der Sedierung schwer objektivierbar. Im Rahmen der Entwöhnung vom Respirator nach erfolgreicher Beatmungstherapie kann die Entwöhnung von der Sedierung Probleme bereiten.

Das Ausmaß des Risikos der medikamentösen Therapie unter klinischen Bedingungen ist bis heute nicht kalkulierbar. Einen Fortschritt für den Kranken wie für den Therapeuten und gleichzeitig ein Beitrag zur Risikominderung wären Konzentrationsbestimmungen der Medikamente im Blut.

Streßulkus

Eine nicht seltene Komplikation im Rahmen der Intensivbehandlung ist das Auftreten von Streßulzera. Ihre Häufigkeit ist jedoch abhängig von der Art der Grunderkrankung und dem Ausmaß der Begleitkrankheit. Bei den überwiegend allgemeinchirurgischen Patienten der Mayo-Klinik wurde eine Häufigkeit von 0,05% beobachtet (23), nach Thoraxoperationen sind es dagegen 4% (55) und in Verbrennungszentren kommt es nach PRUITT u. Mitarb. (76) bei 11,7% der Patienten zu dieser Komplikation. Prädisponierende Erkrankungen, wie Verbrennungen, Schädel-Hirn-Traumen, Polytraumen, große Operationen, Sepsis sowie Atem- und Niereninsuffizienz erklären das gehäufte Auftreten von Streßulzera auf Intensivstationen (13). Zusätzlich wird ihre Entstehung durch medikamentöse und intensivmedizinische Maßnahmen begünstigt. Die Prognose ist schlecht, die Mortalität beträgt bei konservativer Therapie 60% und bei operativer Behandlung 40% (13). Nur eine rechtzeitige Schockbehandlung und eine frühzeitige Nahrungsaufnahme sowie eine konsequente Anwendung von H_2-Rezeptorenblockern vermindern möglicherweise das Risiko, auf einer Intensivstation ein Streßulkus zu entwickeln.

„Schleichende Prozesse"

Die schleichende Verschlechterung der Hirnfunktion bei langdauernder Intensivbehandlung kann leicht übersehen werden. Am Ende einer Langzeitbeatmung mit tiefer Sedierung und Relaxation gibt es Patienten, die nicht mehr „wach" werden oder verzögert „aufwachen".

Neben einer Kumulation von Sedativa und Analgetika muß für diese vielfach irreversible Schädigung eine passagere Hypoxie mit Azidose und reaktivem Hirnödem (31) oder eine schockbedingte intravasale Mikrothrombosierung verantwortlich gemacht werden. Solange sich diese schleichenden Prozesse nicht mit einem geeigneten Monitoring genauer erkennen und erklären lassen, warnen KJELDSBERG (52) sowie WALKER u. Mitarb. (100) vor dem voreiligen Gebrauch des so unwissenschaftlichen wie irreführenden Begriffs des „Respiratorgehirns".

Psychische Probleme

Abnorme Verhaltensweisen von Patienten sind nicht immer nur Zeichen einer hirnorganischen Störung, sondern drücken auch den psychischen Streß aus, dem die Patienten auf Intensivstationen ausgesetzt sind.

Nach einer als Aggression empfundenen Operation fühlt sich der Patient hilflos einer Science-fiction-Landschaft von Monitoren und Beatmungsmaschinen ausgeliefert, in der es weder Tag noch Nacht gibt und zu der ein permanenter Schlafentzug genauso gehört wie das Bewußtsein der unmittelbaren Lebensbedrohung (98, 102).

Die postoperative Lethargie ist nicht nur ein Zeichen physischer Erschöpfung, sie ist auch als Zustand absoluter Panik zu deuten, in der dem Patienten jede Reaktionsmöglichkeit genommen ist und ihm nur noch der völlige Rückzug auf sich selbst bleibt.

Dieser Zustand kann nach 1 bis 2 Wochen in eine reaktive apathische Depression übergehen, wenn der Patient trotz beginnender Rekonvaleszenz beim Anblick des langen Weges bis zur völligen Genesung den Mut verliert.

Psychotische und delirante Verhaltensweisen haben meist organische Ursachen oder treten im Rahmen eines Medikamentenentzugs auf. Ob die Langzeitsedierung psychische Schäden verursachen kann, ist noch weitgehend unbekannt.

Die Möglichkeiten, das Risiko des seelischen Traumas zu mindern, sind zahlreich und relativ einfach. Der Patient sollte schon präoperativ unter Betonung des präventiven Charakters auf die Intensivstation vorbereitet werden. Postoperativ ist eine frühzeitige Mobilisierung der geistigen Aktivität wichtig, hierzu gehören Fernsehen, Radio und eine zeitliche Orientierung. Schwestern und Pfleger, die sich als Anwälte ihrer Patienten fühlen, verleihen ihrer Arbeit mit dem Patienten eine persönliche Note und versuchen, so dem Kranken ein Gefühl der Geborgenheit zu geben. Bei Visiten sollten keine ausgedehnten technischen Diskussionen am Krankenbett geführt werden.

Schließlich sind Maßnahmen zur wirksamen Reduzierung des Lärmpegels auf Intensivstationen wünschenswert. Redding u. Mitarb. (77) empfehlen, vermehrt visuelle Signale zur Verständigung zwischen intubierten Patienten und dem Pflegepersonal zu verwenden, da akustische Alarmsignale, Monitortöne, Klingeln und das Rattern mit Bettgittern zur Verständigung das Geräuschniveau einer Intensivstation auf Bereiche anschwellen lassen, die Arbeitsmediziner als Dauerbelastung am Arbeitsplatz für bedenklich halten (die Höchstgrenze für eine 8stündige Dauerbelastung beträgt 90 dB [77]).

Schluß und Zusammenfassung

In der Intensivmedizin kann leider vieles mißlingen, was noch lange nicht fehlerhaft ist. Um die Risiken, die der Intensivbehandlung immanent sind, so niedrig wie möglich zu halten, ist der Kliniker verpflichtet, unter der Berücksichtigung der potentiellen Risiken sorgfältigste Indikationen für alle diagnostischen und therapeutischen Maßnahmen zu stellen. Trotzdem zählen die Komplikationen der Intensivbehandlung nicht zu den Krankheiten mit infauster Prognose, sie sind behandelbar. Wenn auch das Risiko der eigenständigen Komplikationen der Intensivbehandlung hoch ist, so stehen dem Negativkatalog beachtliche und ermutigende Behandlungserfolge gegenüber. Eine Risikominderung ist nur möglich durch Qualitätssicherung.

Literatur

1 Adler, D. C., C. W. Bryan-Brown: Use of the axillary artery for intravascular monitoring. Crit. Care Med. 1 (1973) 148

2 Alexander, M.: Candidiasis. Med. Klin. 67 (1972) 1233

3 Allen, E. V.: Thromboangiitis obliterans: Methods of diagnosis of chronic occlusive arterial lesions distal to the wrist, with illustrative cases. Amer. J. med. Sci. 178 (1929) 237

4 Ashbaugh, D. G., T. L. Petty, D. B. Bigelow, T. M. Harris: Continuous positive-pressure breathing (CPPB) in adult respiratory distress syndrome. J. thorac. cardiovasc. Surg. 57 (1969) 31

5 Bartlett, R.: Panel: „ARDS – support or treatment?“ The Eighth Annual Scientific and Educational Symposium of the Society of Critical Care Medicine, San Francisco, (27.–30. Mai 1979)

6 Bedford, R. F., H. Wollman: Complications of percutaneous radial-artery cannulation: An objective prospective study in man. Anesthesiology 38 (1973) 228

7 Bedford, R. F.: Radial arterial function following percutaneous cannulation with 18- and 20-gauge catheters. Anesthesiology 47 (1977) 37

8 Bedford, R. F.: Long-term radialartery cannulation: Effects on subsegment vessel function. Crit. care Med. 6 (1978) 64

9 Beisbarth, H., K. Horatz, P. Rittmeyer: Die Bausteine der parenteralen Ernährung. Enke, Stuttgart 1973

10 Benzer, H.: Oberflächenspannung in der Lunge und Schocklunge. Verh. dtsch. Ges. inn. Med. 81 (1975) 455

11 Benzer, H., F. Coraim, N. Mutz, A. Geyer, G. Pauser: Probleme der „respiratorischen“ Beatmung bei der Schocklunge. In: Intensivmedizin, Notfallmedizin, Anästhesiologie, Bd. XVI: Akutes progressives Lungenversagen, hrsg. von O. Mayrhofer-Krammel, G. Schlag u. H. Stoeckel. Thieme, Stuttgart 1979

12 Berk, J. L., J. F. Hagen, R. K. Tong, G. Maly: The use of dopamine of correct the reduced cardiac output resulting from positive endexspiratory pressure. A two-edge sword. Crit. Care Med. 5 (1977) 269

13 Berndt, V., E. Götz, K. Schönleben, P. Langhans: Das Streßulkus: derzeitiger Stand von Pathogenese, Klinik, Prophylaxe und Therapie. Prakt. Anästh. 13 (1978) 108

14 Buchanan, N., R. D. Cane: Drug utilization in a general intensive care unit. Intens. Care Med. 4 (1978) 75

15 Buchbinder, N., W. Ganz: Hemodynamic monitoring: Invasive techniques. Anesthesiology 45 (1976) 146

16 Burchardi, H.: Pathologie der Intensivmedizin – aus der Sicht des Klinikers. In: Schock und Intensivmedizin, hrsg. von G. Dhom. Fischer, Stuttgart, 1979 (S. 163)

17 Burri, C.: Die Problematik des Cava-Katheters. In: Wissenschaftliche Informationen 3 (1973) 161. Dr. E. Fresenius KG; Bad Homburg

18 Burri, C., F. W. Ahnefeld: Cava-Katheter. Springer, Berlin 1977

19 Civetta, J. M.: Pers. Mitt. 1979

20 Civetta, J. M.: Pers. Mitt. 1979
21 Cullen, D. J., D. L. Caldera: The incidence of ventilator-induced pulmonary barotrauma in critically ill patients. Anaesthesiology 50 (1979) 185
22 Dalen, J. E.: Bedside hemodynamic monitoring. New Engl. J. Med. 91 (1979) 1176
23 David, E., D. CV. Mollrath, J. A. Higgins: Clinical experience with acute peptic gastrointestinal ulcers. Mayo Clin. Proc. 46 (1971) 15
24 Deutsche Interdisziplinäre Vereinigung für Intensivmedizin (DIVI): Besetzung von Intensiveinheiten mit Pflegepersonal – Stellungnahme der DIVI. Prakt. Anästh. 14 (1979) 271
25 Dillon, J. D., W. Schaffner, Ch. Van Way, H. C. Meng: Septicemia and total parenteral nutrition: distinguishing catheter-related from other septic episodes. J. Amer. med. Ass. 223 (1973) 1341
26 DIN-Vorschrift VDE 0750. VDE-Verlag, Berlin 1968
27 Downs, J. B., A. D. Rackstein, E. F. Klein, I. F. Hawkins, jr.: Hazards of radial-artery catheterization. Anesthesiology 38 (1973) 283
28 Eckart, J.: Grundlagen der parenteralen Ernährung in der operativen Medizin. Med. Welt 23 (1972) 1831
29 Elkeles, G.: Probleme und Wege antiinfektiöser Therapie. Med. Klin. 67 (1972) 1250
30 Eser, A.: Aufklärung und Einwilligung bei Intensivtherapie. Anaesth. u. Intensivmed. 20 (1979) 211
31 Feigin, I., G. Budzilovich, S. Weinberg, J. Ogate: Degeneration of white matter in hypoxia, acidosis and edema. J. Neuropath. exp. Neurol. 32 (1973) 125
32 Foote, A., St. J. Schabel, M. Hodges: Pulmonary complications of the flow-directed balloon-tipped catheter. New Engl. J. Med. 290 (1974) 927
33 Gardener, R. M., R. Schwartz, H. C. Wong, J. P. Burke: Percutaneous indwelling radial-artery catheters for monitoring cardiovascular function. Prospective study of the risk of thrombosis and infection. N. Engl. J. Med. 290 (1974) 1227
34 Geissler, H.: Ökonomische und sozialpolitische Aspekte der Intensivmedizin. In: Sterbehilfe oder wie weit reicht die ärztliche Behandlungspflicht? Hrsg. von V. Eid, R. Frey. Grünewald, Mainz 1978
35 Grenvik, A. u. Mitarb.: Incedents in ICU's. Vortrag. Pittsburgh 1979
36 Gülke, Ch., E. H. Kipka, H. W. Opderbecke: Der Kava-Katheter. Münch. med. Wschr. 114 (1972) 1503
37 Haapaniemi, J., R. Godowski, M. Naini u. Mitarb.: Massive hemoptysis secondary to flow-directed thermodilution catheters. Cath. cardiovasc. Diagn. 5 (1979) 151
38 Hale, M., N. Koss, M. Kerstein, K. Camp, P. Barash: Psychiatric complications in a surgical ICU. Crit. Care Med. 5 (1977) 199
39 Hansen, L. M., W. R. Hardie, J. Hidalgo: Fat emulsion for intravenous administration. Ann. Surg. 184 (1976) 80
40 Hartenauer, U.: Hygienische Maßnahmen beim zentralvenösen Katheter im Rahmen der Intensivbehandlung. In: INA-Schriftenreihe: Der intravasale Katheter – Indikation, Technik, Komplikationen, hrsg. von P. Lawin, U. Hartenauer. Thieme, Stuttgart (im Druck)
41 Heitmann, D., H. Grimm, D. Gasser: Punktion der Vena jugularis interna, neuer Zugangsweg zur Vena cava superior. Anaesth. Inform. 14 (1973) 67
42 Hollycroft, J. W., D. D. Trunkey, M. A. Carpenter: Pulmonary extravasation of albumin during and after hemorrhagic shock in baboons. J. surg. Res. 18 (1975) 91
43 Jahnke, J., A. Fleckenstein: Kardiotoxische Nebenwirkungen der Tokolyse mit β-Adrenagen, Sympaticomimetica und deren Verhütung mit Hilfe des Calcium-Antagonisten Verapramil. In: Fenoterol (Partusisten[R]) bei der Behandlung in der Geburtshilfe und Perinatologie, hrsg. von H. Jung, E. Friedrich. Thieme, Stuttgart 1978
44 Jennet, B., J. H. Johnsons: The uses of intracranial pressure monitoring in clinical management. In: Intracranial Pressure. Experimental and Clinical Aspects, hrsg. von M. Brock, H. Dietz. Springer, Berlin 1972 (S. 392)
45 Jonathan, W., L Goessens, E. Traub, W. Dick: Pulmonale Komplikationen während der Tokolyse. In: Fenoterol (Partusisten[R]) bei der Behandlung in der Geburtshilfe und Perinatologie, hrsg. von H. Jung, E. Friedrich. Thieme, Stuttgart 1978
46 Just, O. H.: Praxis der klinischen Hygiene in Anästhesie und Intensivpflege. In: Intensivmedizin, Notfallmedizin, Anästhesiologie, Bd. IX. Thieme, Stuttgart 1977
47 Just, O. H.: Klinische Hygiene und Intensivtherapiepatient. In: Intensivmedizin, Notfallmedizin, Anästhesiologie, Bd. XVIII. Thieme, Stuttgart 1979
48 Kanz, E.: Therapeutische Techniken und pflegerische Praktiken in der Sicht des Hygienikers. Prakt. Anästh. 9 (1974) 1
49 Kim, J. M., K. Arakawa, J. Bliss: Arterienpunktion: Faktoren bei der Entwicklung des Gefäßverschlusses. Anästh. u. Analg. 54 (1975) 836
50 Kirby, R. R., J. C. Perry, H. W. Calderwood, B. C. Ruiz, D. S. Lederman: Cardiorespiratory effects of high positive end-expiratory pressure. Anaesthesiology 43 (1975) 533
51 Kirby, R. R.: Ventilatory support and pulmonary barotrauma. Anesthesiology 50 (1979) 181
52 Kjeldsberg, C. R.: Respiratory brain. In: Pathology of the Nervous System, hrsg. von J. Minckler. McGraw-Hill, New York 1971 (S. 2952)
53 Klain, M., R. B. Smith: High frequency percutaneous transtracheal jet ventilation. Crit. Care Med. 5 (1977) 280
54 Konold, P., U. Ullmann, C.-P. Schrader, G. Kieninger: Klinische und bakteriologische Beobachtungen bei intravenös eingeführten Kathetern. Dtsch. med. Wschr. 99 (1974) 1009
55 Konrad, P. M.: Neuere Gesichtspunkte zur Genese des Magen-Duodenal-Ulkus nach thoraxchirurgischen Eingriffen. Thoraxchirurgie 14 (1966) 394
56 Kucher, R., K. Steinbereithner: Medizinische Hygiene im Betrieb einer Intensivbehandlungsstation. In: Intensivstation, Intensivpflege, Intensivtherapie, hrsg. von R. Kucher, K. Steinbereithner. Thieme, Stuttgart 1972 (S. 210)
57 Kumar, A., K. Falke, B. Geffin, C. F. Aldredge, M. B. Laver, E. Lowenstein, H. Pontoppidan: Continuous positive pressure ventilation in acute respiratory failure. New Engl. J. Med. 283 (1970) 1430
58 Kumar, A., H. Pontoppidan, K. J. Falke, R. S. Wilson, M. B. Laver: Pulmonary barotrauma during mechanical ventilation. Crit. Care Med. 1 (1973) 181
59 Lahsminarayan, S., R. E. Standford, T. L. Petty: Prognosis after recovery from adult respiratory distress syndrome. Amer. Rev. resp. Dis. 113 (1976) 7
60 Lawin, P.: Säure-Basen-Haushalt im Schock. Wiederbeleb., Organers., Intensivmed. 7 (1970) 132
61 Lawin, P.: Eigenständige Komplikationen der Intensivtherapie. Langenbecks Arch. Chir. 337 (1974) 281
62 Lawin, P.: Arzneimittel-Wechselwirkungen in der prä- und postoperativen Phase. Therapiewoche 24 (1974) 4760
63 Lawin, P., H. W. Opderbecke: Die Organisation der Intensivmedizin. In: Praxis der Intensivbehandlung, 3. Aufl., hrsg. von P. Lawin. Thieme, Stuttgart 1975
64 Lawin, P.: Spezielle Risiken der Reanimation und Intensivtherapie. Anästh. Inform. 17 (1976) 448
65 Lawin, P., M. Wendt: Respiratorische und hämodynamische Parameter für eine Beurteilung des Beatmungseffektes. In: Klinische Anästhesiologie und Intensivtherapie: Akutes

Lungenversagen, hrsg. von F. W. Ahnefeld, H. Bergmann, C. Burri, W. Dick, M. Halmagyi, G. Hossli, E. Rügheimer. Springer, Berlin 1979
66 Lawin, P., R. Scherer: Risikoerfassung und Risikominderung in der Intensivmedizin, In: Intensivmedizin, Notfallmedizin, Anästhesiologie, Bd. XVII: Aktuelle Probleme der Intensivbehandlung II, hrsg. von P. Lawin, M. Wendt. Thieme, Stuttgart 1980
67 Leith, D. E.: Barotrauma in human research. Crit. Care Med. 4 (1976) 159
68 Lundsgaard-Hansen, P., E. Pappova: Infusionstherapie und Flüssigkeitslunge. In: Intensivmedizin, Notfallmedizin, Anästhesiologie, Bd. II: Volumenregulation und Flüssigkeitslunge. Thieme, Stuttgart 1976
69 Mössner, G., W. Ritzerfeld: Nebenwirkungen von Antibiotica. Münchn. med. Wschr. 115 (1973) 1637
70 Moore, D.F., M.F. Brennan: Intravenous feeding. New Engl. J. Med. 287 (1972) 862
71 Müller, K.-M., B. Blaeser: Tödliche thromboembolische Komplikationen nach zentralem Venenkatheter. Dtsch. med. Wschr. 101 (1976) 411
72 Müller, K.-M., R. Blaschke, F. Steinmaier: Oberflächenstrukturen von Venenkathetern. Med. Welt 28 (1977) 2055
73 Müller, K.-M., N. Hartmann: Herzverletzungen durch zentrale Venenkatheter. Dtsch. med. Wschr. 103 (1978) 349
74 Pace, N. L.: A critique of flow-directed pulmonary arterial catheterization. Anesthesiology 47 (1977) 455
75 Pape, L. A., C. L. Haffajee, J. E. Markis u. Mitarb.: Fatal pulmonary hemorrage after use of flow directed balloontipped catheter. Ann. intern. Med. 90 (1979) 344
76 Pruitt, B. A., F.D. Poley, J. A. Moncrief: Curling's ulcer. Ann. Surg. 171 (1972) 523
77 Redding, J. S., Th. S. Hargest, St. H. Minsky: How noisy is intensive care? Crit. Care Med. 5 (1977) 275
78 Richard, K. E.: C. S. F. pressure monitoring with microcatheter and pressure controlled experimental drain. Zusammenstellung des Turbe International Symposium Intracranial Pressure, Groningen, 11.–13. Juni 1966
79 Rietbrock, I.: Beeinflussung der Arzneimittel-Elimination bei Patienten auf einer Beatmungsstation. Anästh. Inform. 18 (1977) 58
80 Ryan jr., J. A., R.M. Abel, W.M. Abbott, C.C. Hopkins, T.Mc.C. Chesney, R. Colley, K. Phillips, J. E. Fischer: Catheter complications in total parenteral nutrition. New. Engl. J. Med. 290 (1974) 757
81 Schreiber, H.-L., E. Deutsch: Seminar „Medizin und Recht", Göttingen 1978
82 Schreiber, H.-L., E. Deutsch: „refero-med" Nr. 39 (1975)
83 Schumann, G.: Die Komplikationen bei der Anwendung sog. zentraler Venenkatheter aus pathologisch-anatomischer Sicht. Z. Kreisl.-Forsch. 60 (1970) 355
84 Schwartz, A. J., B. B. Stoner, D. R. Jobes: A hazard of the Intraflo continuous flush system. Crit. Care Med. 5 (1977) 115
85 Sheldon, G. F., L.F. Plzak, G.M. Watkins, F.D. Moore: Inorganic phosphate and the oxyhemoglobin dissociation curve. Surg. Forum 22 (1971) 81
86 Shin, B. R., J. Ayella, T. C. McAslan: Pitfalls of Swan-Ganz-Catheterization. Crit. Care Med. 5 (1977) 125
87 Shoemaker, W. C.: Prediction of outcome in postoperative patients by frequency distributional analysis of cardiorespiratory values. In: Current Topics in Critical Care Medicine, Bd. III, hrsg. von W. C. Shoemaker, B. M. Tavares. Karger, Basel 1977
88 Sinning, M.: Metabolische Alkalosen nach Operation oder Trauma. Anästh. Prax. 7 (1972) 59
89 Sjörstrand, U.: Experimental and clinical evaluation of high-frequency positive-pressure ventilation. Acta anaesth. scand. Suppl. 64 (1977)
90 Steer, M L., L.S. Bushnell: Metabolic alkalosis and respiratory failure in critically ill patients. Surgery 72 (1972) 408
91 Steinbereithner, K., R. Kucher: Probleme der künstlichen Ernährung. In: Intensivstation, Intensivpflege, Intensivtherapie, hrsg. von R. Kucher, K. Steinbereithner. Thieme, Stuttgart 1972 (S. 205–206)
92 Stellpflug, H.: Indikationen, Grenzen und Komplikationen der intravenösen und intraarteriellen Kunststoffkanülen. In: INA-Schriftenreihe: Der intravasale Katheter – Indikation, Technik, Komplikationen, hrsg. von P. Lawin, U. Hartenauer. Thieme, Stuttgart (im Druck)
93 Sundberg G., A. Kjallquist, N. Lundberg, U. Ponten: Complication due to prolonged ventricular fluid pressure recording in clinical practice. In: Intracranial Pressure. Experimental and Clinical Aspects, hrsg. von M. Brock, H. Dietz. Springer, Berlin 1972 (S. 348)
94 Suter, P., H. B. Fairley, M. D. Isenberg: Optimum endexpiratory airway pressure in patients with acute pulmonary failure. New Engl. J. Med. 292 (1975) 284
95 Swan, H. J. C.: Centralvenous pressure monitoring is an outmoded precedure of limited practical value. In: Controversy in Internal Medicine II, hrsg. von F. J. Ingelfinger, R. V. Ebert, M. Finland, A.S. Relman, Saunders, Philadelphia 1974 (S. 185)
96 Swan, H. J. C., W. Ganz: Complications with flow-directed balloon-tipped catheters. Ann. intern. Med. 91 (1979) 494
97 Thomson, I. R., B. C. Dalton, D. G. Lappas u. Mitarb.: Right bundle-branch block and complete heart-block caused by Swan-Ganz-Catheter. Anesthesiology 51 (1979) 359
98 Tomlin, P. J.: Psychological problems in intensive care. Brit. med. J. 1977/II, 441
99 Vinocur, B., J. E. Sampliner, J. S. Artz: Hemodynamic monitoring. In: Handbook of Critical Care, hrsg. von J. L. Berk, J. E. Sampliner, J. S. Arzt, B. Vinocur. Little, Brown & Co., Boston 1976
100 Walker, A. E., E. L. Diamono, J. Moseley: The neuropathological finding in irreversible coma. A critique of the respirator brain. J. Neuropath. exp. Neurol. 34 (1975) 295
101 Weil, M. H.: Acute respiratory failure associated with shock. Antibiot. and Chemother. 21 (1976) 106
102 Weiss, H. J.: Psychological aspects of intensive care. In: Handbook of Critical Care, hrsg. von J. L. Berk, J. E. Sampliner, J. S. Arzt, B. Vinocur. Little, Brown & Co., Boston 1976
103 Weissauer, W.: Juristische Gesichtspunkte der Intensivmedizin. In: Praxis der Intensivbehandlung, 3. Aufl., hrsg. von P. Lawin. Thieme, Stuttgart 1975
104 Weissauer, W.: Die Organisation der Intensivmedizin aus rechtlicher Sicht Anästh. Inform. 17 (1976) 11
105 Weissauer, W.: Rechtliche Grundlage der Aufklärung. Anästh. Inform. 19 (1978) 231
106 Wichert, P., V. Sill: Die Flüssigkeitslunge aus internistischer Sicht. In: Intensivmedizin, Notfallmedizin, Anaesthesiologie, Bd. II: Volumenregulation und Flüssigkeitslunge, hrsg. von P. Eckert. Thieme, Stuttgart 1976 (S. 48)
107 Winn, H. R., R. G. Datey, J. A. Jane: Intracranial subarachnoid pressure recording. Experience with 650 patients. Surg. Neurol. 8 (1977) 41
108 Wolff, G.: Die künstliche Beatmung auf Intensivstationen, 2. Aufl. Springer, Berlin 1977
109 Zapol, W. M., M. T. Snider: Pulmonary hypertension in severe acute respiratory failure. New Engl. J. Med. 296 (1977) 476

Pflege und Überwachung

6 Psychosomatik

Von H. Freyberger

Psychosomatische Überlegungen in Intensivbehandlungseinheiten haben davon auszugehen, daß für den betroffenen Patienten das Erleben-Müssen der schweren Krankheit und das Annehmen-Müssen der therapeutischen Maßnahmen einer Extremsituation gleichkommt. Dieses psychotraumatisierende Mit-Erleben spielt in medizinischen Intensivbehandlungseinheiten eine größere Rolle als in operativen Intensiveinheiten, denn hier herrschen häufiger deutlichere Bewußtseinsstörungen vor.

Die Psychosomatik betrifft in Intensivbehandlungseinheiten folgende fünf Aspekte:

1. Reaktive psychische Störungen (sekundär-psychische Rückwirkungen),
2. Durchgangssyndrome (präpsychotische und psychotische seelische Störungen),
3. klinische Psychologie spezifischer Intensivbehandlungssituationen,
4. indirekte und direkte klinisch-psychologische Wirkungsmöglichkeiten,
5. spezielle Probleme der Schwestern-Pfleger-Gruppe.

Reaktive psychische Störungen (sekundär-psychische Rückwirkungen)

Psychodynamische Prozesse

Sofern keine deutlicheren Bewußtseinsstörungen vorliegen, können bei potentiell oder manifest vitalbedrohten Patienten folgende vier psychodynamische Prozesse (15) beobachtet werden, die der Ausdruck von wohlcharakterisierbaren reaktivpsychischen Störungen – auch bezeichnet als sekundärpsychische Rückwirkungen – sind (Tab. 6.1).

Objektverlust mit nachfolgenden Zügen von Angst, emotionaler Ohnmacht und Depression

Die Wahrnehmung einer Erkrankung, die stark beeinträchtigend ist, wird psychisch vom Patienten im Sinne eines schweren Objektverlustes erlebt. Objektverlust ist der Vorgang des tatsächlichen oder drohenden oder imaginierten Verlustes eines Objektes, zu dem ein Subjekt in Beziehung steht, die für seine persönliche Bedürfnisbefriedigung unumgänglich notwendig ist. Bei intensivbehandlungsbedürftigen Patienten beinhaltet der Objektverlust erstens den einschneidenden Rückgang von Aktivitäten, die den familiären wie beruflichen Bereich betreffen und einen abrupten Verlust an zwischenmenschlichen Beziehungsmustern darstellen. Zweitens beinhaltet bei diesen Patienten der Objektverlust die Wahrnehmung einer tiefgreifenden Störung des subjektiven körperlichen Befindens und damit ein Verlusterlebnis an den eigenen somatischen Funktionen. Bei den anschließenden reaktiv-psychischen Störungen handelt es sich – sofern keine deutlicheren Bewußtseinsstörungen vorliegen – einesteils um jene initialen Psychosyndrome, die unmittelbar nach Wahrnehmung des schwerwiegenden Krankheitsschubes zutagetreten; anderenteils um jene Psychosyndrome, die während des Intensivbehandlungsstadiums faßbar

Tabelle 6.1 Reaktive psychische Störungen (sekundär-psychische Rückwirkungen)

Psychodynamik (psychosomatisch)	Phänomenologie initial	Phänomenologie späterhin	Abwehrverhalten
Objektverluste ↓	Ängste (Erregung, Stupor)	Gefühle inneren Bedrohtseins und unbedingten Überleben-Müssens	sekundäre Hypochondrie
narzißtische Kränkung ↓	emotionale Ohnmacht	infantil-orale Einstellungen	Verleugnungsarbeit
Aggressionsabwehr		Erschöpfungsdepression	

werden. Die initialen Psychosyndrome lassen sich prägnant anhand des Patienten mit frischem Herzinfarkt verdeutlichen.

Es treten parallel zum schweren Angina-pectoris-Anfall seelische Phänomene zutage, die einem extrem archaischen Erleben mit ausgeprägter angsthafter Verunsicherung (bis zum Ausmaß von Todesängsten) entsprechen. Es handelt sich um eine höchst bedrängende, spezifisch-psychische Erlebnisqualität. Anläßlich der Einweisung in die Intensivbehandlungseinheit dominieren beim Infarktpatienten entweder Züge angsthaften Getriebenseins bis zur – u. U. panischen – Erregung oder eine angsthaft-psychomotorische Hemmung bis zum Angst-Stupor (mit totaler Immobilität, Muskelrigidität und ängstlichem Nach-oben-Starren). Darüber hinaus beobachten wir Züge einer erheblichen emotionalen Ohnmacht. Die emotionale Ohnmacht ist bei diesen Patienten ein charakteristisches Phänomen. Es handelt sich um eine Art von ausgeprägter seelischer Erschütterung, welche die wahrgenommenen Objektverluste und das Trauma der narzißtischen Kränkung einschließt. Symptomatologisch tut sich die emotionale Ohnmacht kund in einer ausgesprochenen – depressiv getönten – Erschöpfung, die psychisch wie physisch sichtlich faßbar wird. Kennzeichnend ist nun, daß unmittelbar nach der Einweisung beim Patienten die Angstzustände und die Züge emotionaler Ohnmacht intensitätsmäßig nachlassen, und zwar direkt im Angesicht der sofort tätigen Ärzte-Schwestern-Pflegergruppe. Für den Patienten stellen nämlich die umgehend-gezielten Aktivitäten der Ärzte und Pflegepersonen ein großes emotionales Sicherungsmoment dar.

Während des anschließenden Intensivbehandlungsstadiums zeigen sich beim Patienten mit ansteigender Entwicklungstendenz depressive Gefühle, die ihrerseits mit Vegetativsymptomen verknüpft sind. Die Depressionen imponieren weniger im Sinne einer manifesten depressiven Verstimmung, sondern korrespondieren vielmehr mit dem Zustand der hochgradigen Erschöpfung (Erschöpfungsdepression). Hiermit eng verwoben sind beim Infarktpatienten typische Ängste, nämlich: Gefühle des inneren Bedrohtseins, die sich allerdings intensitätsmäßig von der initial-„lärmenden" Angstsymptomatik unterscheiden, also diskreter ausgeprägt sind. Es handelt sich um gedankliche und gefühlhafte Präokkupationen in Richtung eines unbedingten Überleben-Müssens. Diese Präokkupationen beinhalten vor allem sekundär-hypochondrische Selbstbeschäftigungen, insbesondere auch ängstliche Erwartungsspannungen im Hinblick auf mögliche somatische Symptomverschlimmerungen, seltener anfallsartig kulminierende Todesängste, z. B. wenn ein Patient fälschlicherweise das Einbett-Überwachungszimmer mit einem sogenannten Sterbezimmer identifiziert oder den Tod eines Mitpatienten wahrgenommen hat.

Während des Intensivbehandlungsstadiums äußern die Patienten ihre Ängste, die emotionale Ohnmacht und die Depressivität meist nicht spontan von sich aus, sondern erst im Anschluß an geduldige explorative Zuwendung. Diese herabgesetzte spontane Kundgabe von emotionalen Befindlichkeiten ist die Folge der überstarken Präokkupation mit den Gedanken und Gefühlen des Überleben-Müssens sowie die Folge von – unbewußt motivierten – Verleugnungen. Wegen dieses Patientenverhaltens neigen für gewöhnlich die Ärzte und Pflegepersonen dazu, psychische Störungen ihrer Patienten unterzubewerten.

Narzißtische Kränkung und die Manifestation von infantil-oralen Zügen

Da der Patient unmittelbar nach der ersten schwerwiegenden Krankheitswahrnehmung die resultierenden Objektverluste nicht zu bewältigen vermag, vielmehr diese massiver in hilfloser Verfassung wahrnimmt, tritt eine ausgeprägte narzißtische Kränkung zutage. Narzißmus oder narzißtisch werden die verschiedenen Zustände des Selbstwertgefühls bezeichnet, also die affektive Einstellung des Menschen zu sich selbst. Die narzißtische Kränkung äußert sich demnach im Leitsymptom »labiles Selbstgefühl«, also in der erheblichen Labilisierung der seelischen Qualitäten »innere Sicherheit« und »Wohlbehagen«. Gleichzeitig beobachten wir beim Patienten verstärkt Abhängigkeitswünsche, die eine reaktive Infantilisierung infolge des Krankheitseinbruches anzeigen. Infantilisierung (Verkindlichung) nennen wir die Reaktualisierung von entwicklungsgeschichtlich früheren Verhaltensweisen, die bei intensivbehandlungsbedürftigen Patienten regelhaft zutage tritt. Die Infantilisierung äußert sich in Gefühlen von erheblicher bis totaler Hilflosigkeit und Abhängigkeit, die mit starken Anlehnungswünschen verbunden sind (sog. „infantil-orale" Modalitäten). Infolge der infantil-oralen Reaktualisierung werden also adulte Modalitäten vollständig unterdrückt („abgewehrt"). Diese infantil-oralen Züge stellen eine wesentliche psychische Voraussetzung für die Akzeptation der therapeutischen Prozeduren dar. Deren bedingungslose Annahme macht nämlich seitens des Patienten kindhaft-„gläubige" Zuwendung sowie Einschränkungen der Kritikfähigkeit notwendig, die für sogenannte reife Erwachsene ungewöhnlich sind.

Fast vollständige Unterdrückung von aggressiven Triebwünschen

Die dem Objektverlust unmittelbar folgende narzißtische Kränkung ruft beim Patienten intrapsychisch eine reaktive Mobilisierung von aggressiven Triebwünschen hervor; wir sprechen von „Frustrationsaggression". Die aktualisierte Aggression vermag der Patient jedoch bewußt nicht zu ertragen, sondern muß diese sofort wieder *abwehren*, und zwar aus zwei Gründen: Erstens schließt die emotionale Ohnmacht die Kundgabe von affektiv intensiveren Triebwünschen aus, zweitens würde der Patient im Fall der Aggressionsäußerung befürchten, die Möglichkeit der Anlehnung an seine (Abhängigkeits-)Objekte – insbesondere Angehörige und Ärzte – endgültig zu verlieren. Die Aggressionsabwehr stellt ihrerseits eine Mitdeterminante für das Entstehen der Depression dar.

Abwehrverhalten im Sinne von psychischen Bewältigungsmechanismen des vitalbedrohlichen Zustandes

Die beim intensivbehandlungsbedürftigen Patienten nachweisbaren Ängste, die emotionale Ohnmacht, die narzißtische Kränkung und die Depressivität lassen sich auffassen als Ausdruck einer fundamentalen emotionalen Schockreaktion im Anschluß an die Wahrnehmung des vitalbedrohlichen Zustandes und der weitgefächerten Therapiemaßnahmen. Darüber hinaus beobachten wir beim Patienten bestimmte *Abwehrverhalten*, die typische psychische Bewältigungsmechanismen im Angesicht von potentiell oder manifest vitalbedrohlichen Zuständen darstellen. Es handelt sich um seelische Mechanismen, die unbewußt motiviert sind. Sie dienen dazu, quälende Gefühle, Gedanken und äußere Wahrnehmungen hinsichtlich ihres bewußten Erlebens abzuschwächen oder gar aufzuheben. Das betrifft widrige Umweltumstände ebenso wie körperliche Unbehagen sowie bedrängende Affekte und Vorstellungen. Bei vitalbedrohten Patienten finden sich vor allem die Abwehrverhalten „sekundäre Hypochondrie" und „Verleugnungsarbeit".

Sekundäre Hypochondrie

Sekundäre Hypochondrie (14) heißt die Neigung des Patienten, in angsthaft-gespannter Weise das befallene Organ – beispielsweise das Herz – zum bevorzugten Gegenstand der Selbstbeobachtung zu machen und aus seiner harmonischen Einfügung in das „Körperschema" zu lösen. Diese Selbstbeobachtungen erfolgen teils in der Phantasie, teils in Form von manifesten Verbalisierungen. Die sekundärhypochondrischen Beschäftigungen dienen dazu, bedrängenden organbezogenen Ängsten und Unbehagen eine Abfuhr („Katharsis") – also eine Abwehr – zu verschaffen.

Verleugnungsarbeit

Verleugnungsarbeit heißt bei intensivbehandlungsbedürftigen Patienten eine recht globale Unterdrückung und Ausblendung von jenen körperlichen Unbehagen, bedrängenden Affekten und Vorstellungen, die auf das reaktive Erleben der schweren Erkrankung rückführbar sind (13). Es handelt sich um eine Art von emotionalem „Selbstschutz", den sich der Patient im Angesicht seiner extremen Krankheitssituation aufbaut. Verleugnungen stellen in Intensivbehandlungseinheiten das am häufigsten vorkommende Abwehrverhalten dar. Die Verleugnungsarbeit betrifft partielle bis totale Verleugnungen des objektiven Schweregrades der Erkrankung sowie der zugehörigen Grade von Angst, emotionaler Ohnmacht, narzißtischer Kränkung und Depression; ferner: die Intensität der weitgefächerten therapeutischen Maßnahmen; schließlich: partielle bis totale Verleugnungen des objektiven Ausmaßes der Abhängigkeit von der Ärzte-Schwestern-Pfleger-Gruppe. Zusammen mit dem Abwehrverhalten „sekundäre Hypochondrie" wird dem Patienten dank einer adaptiven Verleugnungsarbeit ermöglicht, den vitalbedrohlichen Krankheitszustand in begrenztem Umfang zu tolerieren, die Intensivtherapie ohne gröberes Widerstreben zu akzeptieren und den seelischen Leidensdruck ein Stück zu mildern. Umgekehrt führt beim Patienten eine fehladaptive Verleugnungsarbeit zu psychischen Komplikationen.

Dann handelt es sich um eine zu stark ausgeprägte oder zu wenig intensive Verleugnungsarbeit (13). Im ersteren Fall fehlt ein eigentlicher Leidensdruck, und der Patient betrachtet seinen Krankheitszustand als eine Art von „Bagatellereignis, das überhaupt keine eigentliche Behandlung notwendig macht"; im Extrem imponiert der Patient – in grotesk anmutender Manier – als subeuphorisch bis hypomanisch mit dem Bestreben, die Klinik zu verlassen und die Alltagsaktivitäten sofort wieder aufzunehmen. Bei der zu wenig intensiven Verleugnungsarbeit überbewertet der Patient die objektive Schwere der Erkrankung oder er nimmt diese betont real wahr (z. B. bei dubioser oder gar infauster Prognose). Ferner zeigen sich kulminationsartige Zuspitzungen der Ängste (bis zum Grad von Todesängsten), der emotionalen Ohmacht und narzißtischen Kränkung sowie der Depressivität (bis zum Grad der Hoffnungslosigkeit); ebenso nehmen die Zeichen der sekundären Hypochondrie und das Ausmaß des infantil-oralen Bedürfnisdruckes mit betonten Anklammerungswünschen („Personensucht") beträchtlich zu.

Verlaufstendenz

Das quantitative Ausmaß der reaktiven psychischen Störungen ist für gewöhnlich abhängig von der Intensität und dem Tempo des Eintritts eines Krankheitsereignisses, sofern nicht durch fehladaptive Verleugnungen eine stärkere Modifikation der Psychopathologie erfolgt. Je akuter und objektiv schwerwiegender das Krankheitsereignis manifest wird, um so ausgeprägter verläuft beim Patienten die fundamentale emotionale Schockreaktion. Ferner wird die quantitative Ausprägung der reaktiven seelischen Störung mitbestimmt vom „affektiven Klima" der Intensivbehandlungseinheit, schließlich auch von der Qualität jener Objektbeziehungen, die der Patient zur Umwelt hin (außerhalb der Einheit) besitzt. Das heißt: je besser das „affektive Klima" der Einheit ist und je stabiler die Objektbeziehungen des Patienten nach draußen sind, um so eher erfahren die reaktiven psychischen Störungen eine Milderung. Ob und inwiefern diese sekundär-psychischen Rückwirkungen geeignet sein können, ihrerseits – im Sinne einer psychosomatischen Korrelation – die pathophysiologischen Prozesse nachteilig zu beeinflussen, ist noch völlig ungeklärt (23). Hypothetisch darf man unterstellen, daß es im Einzelfall nicht gleichgültig sein dürfte, ob die narzißtische Kränkung und die Depression besonders stark ausgeprägt sind sowie eine zu wenig intensive Verleugnungsarbeit besteht. Die Prognose der reaktiven psychischen Störungen erweist sich durchgehend als eine gute; sie sind nämlich – unabhängig vom ursprünglichen Intensitätsgrad – weitgehend reversibel. Die sekundär-psychischen Rückwirkungen bilden sich zurück, sobald es gelungen ist, intensivtherapeutisch den potentiell oder manifest vitalbedrohlichen Zustand zu beseitigen. Wegen dieser Parallelität zwischen beginnender somatischer Stabilisierung und Rückbildungsneigung der reaktiven seelischen Störungen ist es wichtig, den Patienten nach Beendigung der Intensivbehandlung sofort auf Allgemeinstationen zu verlegen. Anderenteils kommt es zur Prolongierung, unter Umständen auch zur Verstärkung der psychischen Störungen. Sofern der Patient nach Beseitigung des vitalbedrohlichen Zustandes in Intensivbehandlungseinheiten verbleibt, beginnt er die Anwesenheit der anderen Patienten viel nachdrücklicher als vorher wahrzunehmen. Auch jetzt – gegensätzlich zu vorher – beobachten wir eine vermehrte Reaktualisierung der unmittelbar vorangegangenen Krankheits- und Behandlungsstadien. Derartige Reaktualisierungen können – nach Beseitigung des vitalbedrohlichen Zustandes – außerhalb der Intensivbehandlungseinheit besser abgewehrt werden.

Sobald die Verlegung auf die Allgemeinstation bevorsteht, ist es notwendig, den Kranken hierüber aufzuklären. Erfolgt das nicht, beginnt er nachzudenken, warum denn die Verlegung stattfindet. Dies ist zumeist mit einer Anregung der sekundär-hypochondrischen Vorstellungen verbunden. Auch erlebt der Patient den abrupten Fortgang von den betreuenden Ärzten und Pflegepersonen als ein gröberes Trennungstrauma. Dieses wird durch die vorangehende Orientierung vermieden. Der Patient vermißt zwar nach der Verlegung auf die Allgemeinstation die intensive Zuwendung hinsichtlich seiner körperlichen und seelischen Bedürfnisse. Der Verlust wird jedoch aufgewogen, weil sich nunmehr der Patient vom subjektiv bedrängenden Makel des vitalbedrohten Kranken befreit fühlt und in einer Umgebung befindet, die bessere Kontaktmöglichkeiten zu Mitpatienten und Angehörigen bietet. Dennoch gibt es immer wieder Patienten, die nach Beseitigung des vitalbedrohlichen Zustandes „unbedingt gerne bis auf weiteres" in Intensivbehandlungseinheiten bleiben möchten oder aber später – nach Verlegung auf die Allgemeinstation – zur Intensiveinheit zurückstreben. Diese Patientengruppe verdeutlicht eindrücklich jene subjektiven und objektiven Wirkungen, die von den Aktivitäten der Intensivbehandlung und den hiermit verknüpften emotionalen Zuwendungen ausgehen.

Durchgangssyndrome

Durchgangssyndrome sind präpsychotische (Funktionsänderung) oder psychotische (Funktionspsychose) Zustände, die in engem zeitlichem Zusammenhang mit belangvollen somatischen Abweichungen auftreten (32). Sie sind auf operativen Intensivbehandlungseinheiten häufiger und ausgeprägter als in internistischen Einheiten, innerhalb derer die reaktiven psychischen Störungen vorherrschen. Die Durchgangssyndrome zeichnen sich durch qualitativ wie quantitativ jeweils unterschiedliche psychopathologische Bilder aus (Tab. 6.2, s. auch Kapitel 49).

Klinische Psychologie spezifischer Intensivbehandlungssituationen

Künstliche Beatmung

Die klinische Psychologie der künstlichen Beatmung läßt sich wie folgt umschreiben (12):

Tabelle 6.2 Durchgangssyndrome

Pathodynamik (somatopsychisch)	Phänomenologie	Mitdeterminanten
	delirant	nichtzerebrale Erkrankung, zerebraler Prozeß
pathophysiologisch	amentiell	Schlaf- und Traumentzug
definierbare		Alkoholismus
somatische Störungen	Bewußtseinsstörung	primäre Persönlichkeitsstruktur
		Steroid- und Psychopharmakagaben

1. Es bestehen beim Patienten ausgeprägte Gefühle totaler Abhängigkeit von den Ärzten und Pflegepersonen mit einer Überempfindlichkeit gegenüber der geographischen Distanz von diesen. Deshalb treten beim Patienten fast ständig – potentiell oder manifest – Trennungsängste zutage. Diese können im Falle des Verlassenwerdens durch die überwachende Person in Richtung von archaischen Ängsten kulminieren.
2. Die Gefühle totaler Abhängigkeit sind verbunden mit einer Verstärkung von infantil-oralen Zügen.
3. Es liegen beim Patienten Unvermögen zu kommunikativen Äußerungen (z. B. Sprechen) und zu affektiv-kathartischen Abreaktionen (z. B. Unlust, Ärger) vor. Dadurch können Gefühle der Hilflosigkeit gefördert werden.
4. Es kommt beim Patienten zu Unterbrechungen des Schlafrhythmus infolge des stereotyp-monotonen Birdgeräusches und infolge ständig sich wiederholender medizinischer Verrichtungen (z. B. Absaugen, Blutdruckkontrollen). Deshalb erwachen die Patienten morgens immer wieder wenig ausgeruht und erholt; auch wird durch das Schlafdefizit tagsüber die Ausbildung von dysphorisch-depressiven Zuständen begünstigt.
5. Es läßt sich beim Patienten eine erhöhte emotionale Eindrucksfähigkeit gegenüber den Ärzten und Pflegepersonen nachweisen. Insbesondere sind die Empfindungen eines „Sich-geborgen-Fühlens“ (mit der Konsequenz eines Stützungs- und Ermutigungseffektes) bzw. eines „Sich-ausgeliefert-Fühlens“ (mit der Konsequenz ausgeprägter Ängste und Depression) betont abhängig von der Qualität des Handlungsvermögens der Umgebungspersonen.
6. Es tritt nach Abschluß der künstlichen Beatmung beim Patienten das stimulierende Gefühl zutage, „dank des Einsatzes anderer gerettet worden zu sein“ und „überleben zu dürfen“, sofern seitens der Ärzte und Pflegepersonen optimale therapeutische Arbeit geleistet wurde und genügende emotionale Zuwendungen erfolgten. Dann erfahren auch die Entwöhnung vom Respirator und die anschließende psychische Rekonvaleszenz eine Förderung. Umgekehrt beobachtet man im Falle von nicht optimaler therapeutischer Arbeit und ungenügender emotionaler Zuwendung eine erschwerte Entwöhnung vom Respirator und eine verlangsamte psychische Rekonvaleszenz.

Herzinfarkt sowie Zustand nach Kreislaufstillstand mit gelungener Reanimation (externe Defibrillation)

Beim Patienten im Zustand nach externer Defibrillation bestehen die ausgeprägtesten Verleugnungsneigungen, die in Intensivbehandlungseinheiten zutage treten (6, 7). Dem Patienten sind das Defibrillationsereignis an sich und die verknüpften Emotionen bewußt nicht voll zugänglich. Diese abgelaufene Erlebniskette ließe sich auch dann nicht – nachträglich – bewußt machen, falls dem Patienten eine genauere Schilderung der vorausgegangenen Wiederbelebungsmaßnahmen gegeben würde; so tief abgewehrt ist das Gesamt dieser therapeutischen Intervention. Statt dessen herrschen – allerdings nur auf geduldiges Erfragen hin eruierbar – vage, unzusammenhängende, traumhaft anmutende Vorstellungen über „irgend etwas dramatisch Geschehenes“ vor, z. B. „plötzliches Flimmern und Zucken“ mit einem „noch nie dagewesenen Getümmel von Menschen“ oder „schreckliches Elendsgefühl mit minutenlanger katastrophaler Erschütterung und Zittern des ganzen Körpers, als wenn dieser auseinanderbricht“. Diese psychischen Abwehrprozesse finden ihren Niederschlag auch darin, daß der Patient nach abgelaufener externer Defibrillation regelhaft von Träumen befallen wird, die „Angst, Schrecken und Tod“ beinhalten. Das Verbalisieren-Können dieser unzusammenhängenden Vorstellungen gegenüber dem Arzt oder der Pflegeperson bedeutet für den Patienten eine merkliche innerseelische Entlastung. Demgegenüber vermag der Patient immer wieder klar und unmißverständlich in betont rationaler Manier festzustellen, „ich war schon tot, bin aber gerettet worden“ (6).

Akutes Nierenversagen

Beim Patienten mit akutem Nierenversagen dominieren am Anfang der „dekompensierten Urämie" leichtere Bewußtseinsstörungen im Sinne einer Erschwerung der Auffassungsgabe, des Konzentrationsvermögens und der Merkfähigkeit bis zu leichter Benommenheit und vermehrter Schlafneigung. Im Anschluß an diese Initialsymptome werden – bei Zunahme der Urämie – mittelschwere bis schwere Durchgangssyndrome durchlaufen, und zwar in Richtung des Komas. Umgekehrt beobachtet man das prompte Durchlaufen dieser schweren Durchgangssyndrome mit entgegengesetzter Entwicklungstendenz bis zu deren schließlichem Verschwinden, sofern eine konsequente und technisch einwandfreie Dialysebehandlung gewährleistet ist. Auf das Erleben eines leichten Durchgangssyndroms hin, ferner infolge der Konfrontation mit der vorübergehenden Abhängigkeit von der „künstlichen Niere", treten beim Patienten sekundär überformend die reaktiven psychischen Störungen auf, also: Ängste, emotionale Ohnmacht, narzißtische Kränkung und Depression. Dann zeigt sich ein inniges Verwobensein von Anteilen des Durchgangssyndroms mit Anteilen jener psychodynamischen Prozesse, die ein Ausdruck der sekundär-psychischen Rückwirkungen sind (11).

Verbrennungskrankheit

Die ausgedehnte Verbrennungskrankheit zweiten und dritten Grades beinhaltet für den betroffenen Patienten, gerade im Intensivbehandlungsstadium, eine ungewöhnlich heftige reaktiv-seelische Traumatisierung, die geradezu wie eine Katastrophe erlebt wird, und zwar nicht nur infolge des Verbrennungsschadens an sich, sondern auch durch die eingreifenden, vielfältigen Behandlungsmaßnahmen, die subjektiv außerordentlich beeinträchtigend sind (1). Dementsprechend lassen sich besonders ausgeprägte sekundär-psychische Rückwirkungen beobachten. Hinzu treten eine Überempfindlichkeit gegenüber der Wahrnehmung von Schmerzen sowie erhebliche Besorgnisse hinsichtlich der Möglichkeit von äußeren Entstellungen als Konsequenz von bleibenden Residuen des Verbrennungsschadens. An das Kooperationsvermögen des Patienten werden hohe Anforderungen gestellt. Diese Psychopathologie, die für gewöhnlich bei weiblichen Patienten ausgeprägter ist als bei männlichen, wurde mit besonderer Prägnanz exemplifiziert anhand der Verbrennungskranken des „Yom-Kippur-"Krieges im Jahre 1973 (2).

Zustand nach Herzoperation (wegen Herzfehler)

Im Anschluß an Herzoperationen wegen Herzfehler treten – nach einem psychisch beschwerdefreien Intervall von 2 bis 5 Tagen – bei etwa 25% bis 57% der betroffenen Patienten Durchgangssyndrome auf. Diese zeigen fließende Übergänge von *leichten* Verlaufsformen (z. B. hyperästhetisch-emotionelle Schwäche, diskrete Bewußtseinstrübung) bis zu *schweren* Psychosen (z. B. amentielle und delirante Bilder). Als *auslösende* Faktoren werden anlagebedingte oder im Verlauf des Herzleidens fixierte zerebrale Schädigungen vermutet, ferner akute zusätzliche Schädlichkeiten im Zusammenhang mit der Operation sowie Einflüsse der extrakorporalen Zirkulation mit ihren möglichen physikalischen und blutchemischen Abweichungen, schließlich Zustände von Schlaf- und Traumentzug (24). Vornehmlich anglo-amerikanische Autoren nehmen an, daß für die Entstehung der Durchgangssyndrome nach Herzoperation – neben den organischen Faktoren – auch psychoreaktive Momente eine Rolle spielen. Es wurde beobachtet, daß bei Patienten, die unmittelbar vor dem herzchirurgischen Eingriff infolge von überstarken Verleugnungen ihre Ängste nicht auszudrücken vermochten, postoperativ gehäufter Durchgangssyndrome faßbar wurden. Nach dem kardiochirurgischen Eingriff brach dann, bedingt durch die postoperative psychophysische Traumatisierung, die Verleugnungsarbeit zusammen. Infolgedessen kam es zum Durchbruch von ausgeprägten sekundär-psychischen Rückwirkungen. Diese seelischen Gestörtheiten trugen dann ihrerseits mit bei zum Auftreten der präpsychotischen und manifest-psychotischen Symptome, die den organischen Faktoren entsprangen (22). Ähnlich wie bei Patienten mit akutem Nierenversagen lassen sich auch bei jenen herzoperierten Patienten, die nur leichte Durchgangssyndrome zeigen, die typischen reaktiv-psychischen Störungen nachweisen (25). Dann findet sich ebenfalls das innige Verwobensein von Durchgangssyndromen mit den sekundär-psychischen Rückwirkungen.

Kontusionelle Hirnschädigung

Beim Patienten mit stark ausgeprägter kontusioneller Hirnschädigung beobachtet man charakteristische Durchgangssyndrome. Es zeigt sich – als Ausdruck des akuten Hirntraumas – eine Bewußtseinstrübung mit Verwirrtheit oder gar eine tiefere Bewußtlosigkeit. Einen typischen Zustand innerhalb der zugehörigen Durchgangssyndrome stellt die elementare psychische Unruhe dar, nämlich ein unaufhörlich ruheloses Umherwälzen im Bett mit Stöhnen und Jammern sowie dauerndem In-Bewegung-Sein. Dann sind unmittelbare Reaktionsweisen entweder ganz aufgehoben oder eingeschränkt. Im letzteren Fall finden sich Verstärkungen der psychotischen Unruhe auf Außenreize hin (z. B. bei lauter Ansprache, Sensibilitätsprüfung, Injektion), unter Umständen gepaart mit negativistischen Abwehrtendenzen. Die motorischen Abläufe imponieren wie eine ungerichtete motorische Antriebssteigerung (21, 27). Psychoseproduktive Symptome, die sich aus initialen Stadien hirntraumatischer Bewußtlosigkeit entwickeln, sind illusionäre Verkennungen, Sinnestäuschungen oder Wahnbildungen (Delirium traumaticum [21]). Im Rahmen der allmählichen Bewußtseinsaufhellung können vorübergehend dysphorisch-moros-aggressive Einstellungen zutagetreten, die unter Umständen als sogenannte „psychogene Überlagerungen" oder „besonders ausgeformte hirnorganische Schwächezustände" imponieren (hirnorganisches Hysteroid [21]).

Klinisch-psychologische Wirkungsmöglichkeiten

Indirekte psychologische Wirkungsmöglichkeiten

Da bei potentiell wie manifest vitalbedrohten Patienten die reaktiven seelischen Störungen und die zugehörigen psychischen Bewältigungsmechanismen eine direkte Folge des schwerwiegenden Krankheitserlebens sind, führt die Intensivbehandlung – zusammen mit der körperlichen Stabilisierung – indirekt auch zur günstigen Beeinflußung der reaktiven seelischen Störungen (Tab. 6.3). Deren Milderung ist wesentlich mitabhängig vom Handlungsvermögen der Ärzte, Schwestern und Pfleger. Ihr umgehendes und situationsgerechtes Handeln (autonome Handlungsvermögen) stellt in der Vorstellungswelt des intensivbehandlungsbedürftigen Patienten ein unschätzbares emotionales Sicherungsmoment dar. Diese Handlungsvollzüge beinhalten nämlich indirekte psychotherapeutische Einflüsse, deren Wirksamkeit kaum zu überschätzen ist (9). Die indirekten psychotherapeutischen Einflüsse entspringen vor allem der Schwestern-Pfleger-Gruppe. Die Pflegepersonen zeichnen sich nicht nur durch umfassende Kenntnisse in der Grund- und Behandlungspflege aus, sondern entfalten auch in ihrer Eigenschaft als hochtypische Repräsentanten der Einheit ausgeprägte überindividuelle emotionale Effekte. Für den ängstlich-depressiven, emotional ohnmächtigen und narzißtisch gekränkten Patienten mit seinen hypochondrischen Präokkupationen und dem infantil-oralen Bedürfnisdruck bedeutet jede Form der Aktivität von Pflegepersonen – sei es anläßlich der eigentlichen intensivtherapeutischen Verrichtungen, sei es außerhalb derselben auf verbalem oder nichtverbalem Niveau – eine außerordentlich starke Stützung und Ermutigung (Lifeline to the living world [17]). Die Schwestern und Pfleger sollten jede sich bietende Gelegenheit – z. B. anläßlich der Körperpflege, des Bettens, der Medikamenten- und Essens-

Tabelle 6.3 Klinisch-psychologische Wirkungsmöglichkeiten

Modalität	Wirkungsfaktoren		Effekte beim Patienten
indirekt (emotionale Präsenz)	Intensivbehandlung autonome Handlungsvermögen	Ärzte-Schwestern-Pfleger-Gruppe	emotionale Sicherung
	überindividuelle emotionale Effekte	Pfleger-Gruppe	
	affektives Klima (Notfallathmosphäre) technische Apparatur	Stationäre Einheit	adaptive Verfestigung der Verleugnungsarbeit
direkt (supportive Psychotherapie)	Objektbeziehung Stabilisierung der Abwehr Betreuung der Angehörigen Notfallinterventionen	Psychsomatiker	gefühlhafte Besetzung der Apparaturen

verabreichung, der apparativen Versorgung – nutzen („ausnutzen"), um mit dem Patienten zu sprechen. Es kommt weniger auf das „Was", sondern vielmehr auf das „Wie" an. Auch sollte der Patient – sofern es die Zeit irgendwie erlaubt – nicht zurückgewiesen werden, falls er das Bedürfnis verspürt, seinen Leidensdruck zu verbalisieren (9). Diese Aktivitäten der Pflegepersonen lassen sich dem Oberbegriff „emotionale Präsenz" subsummieren. Diese beinhaltet definitorisch deren jederzeitige personelle Verfügbarkeit im Angesicht des Patienten zwecks Stützung, Gewährung und Ermutigung. Diese spezifisch gearteten supportiven Verhaltensweisen, die anläßlich des Umganges mit dem Patienten immer wieder geäußert werden sollten, setzen allerdings – um kontinuierlich effektiv zu sein – eine zugehörige psychologisch-medizinische Weiterbildung, z. B. mittels der Balint-Gruppenarbeit, voraus (26, 28, 29). Ein charakteristisches Beispiel der „emotionalen Präsenz" stellen folgende drei Regeln des psychologischen Umganges mit Beatmungspatienten dar (12).

1. Verbale Begleitung der Handlungsabläufe

Sofern seitens der zuständigen Pflegeperson jeder intensivtherapeutische Handlungsablauf verbal unterbaut wird, erlebt der Patient dies nicht nur als supportive Zufuhr, sondern auch als wichtige Information hinsichtlich des Therapieprogramms, dem er sich sonst wie ausgeliefert fühlen würde. Diese Informationen ermöglichen dem Patienten – zumindest vorübergehend – ein Stück befreiender Distanz vom Therapieprogramm.

2. Angebote zur schriftlichen Äußerung

Schriftliche Mitteilungen seitens des Patienten erlauben den umgebenden Personen ein gezieltes Eingehen auf den Bedürfnisdruck des Patienten. Ferner ermöglichen diese Mitteilungen dem Patienten ein Stück kathartischer Abreaktion.

3. Klärung von Verhaltensänderungen

Sofern beim Patienten – selbst diskrete – Änderungen des seelischen Verhaltens faßbar werden und die überwachende Pflegeperson die zugrundeliegenden Ursachen zu klären versucht, dann ruft dies beim Patienten eine ausgeprägte Beruhigung hervor, vor allem wenn nachfolgend ein stützend-ermutigender Zuspruch erfolgt.
Wie sich katamnestisch feststellen ließ, erleben potentiell oder manifest vitalbedrohte Patienten emotional sehr nahe den jeweiligen Grad der fachlichen Qualität der umgebenden Ärzte und Pflegepersonen (16). Sie nehmen Qualitätsunterschiede der Ärzte-Schwestern-Pfleger-Gruppe hinsichtlich des therapeutischen Handelns wie psychischen Verhaltens genauestens wahr. Dies gilt schon für diskrete Unsicherheiten innerhalb der intensivmedizinischen Behandlungssituation, ebenso für momentan fehlendes seelisches Einfühlungsvermögen. Das letztere betrifft zum Beispiel die mangelhafte Akzeptation und Klärung von solchen Enttäuschungs- und Unlustgefühlen, welche die Patienten infolge von – realen oder imaginierten – Versagungen seitens der Ärzte-Schwestern-Pfleger-Gruppe verbalisieren. Die Zurückweisung dieser Gefühle durch die Ärzte und Pflegepersonen erleben die Patienten als ganz erhebliche Versagung, die prompt eine Verstärkung der sekundär-psychischen Rückwirkungen zur Konsequenz hat. Neben der emotionalen Präsenz beinhaltet auch das „affektive Klima" der Intensivbehandlungseinheit seelisch-stützende Effekte. Die potentiell stets auf schnelles therapeutisches Handeln ausgerichtete „Notfall-Atmosphäre" wirkt sehr beruhigend, denn sie wird im Bewußtsein des Patienten mit einer ständigen menschlichen Präsenz und einem kontinuierlichen Gefälle hilfebringender Aktivitäten gleichgesetzt. Deshalb erfahren die reaktiven psychischen Störungen eine Milderung sowie die Verleugnungsarbeit eine adaptive Verfestigung. Der Patient besitzt die feste Gewißheit, daß eine ausreichende Zahl helfender Personen mit gezielten Handlungsvollzügen jederzeit verfügbar ist. Schließlich bedeuten für den Patienten die technischen Apparaturen – neben ihrem speziellen intensivtherapeutischen Aspekt – auch eine wichtige emotionale Sicherung. Sie werden nämlich gefühlhaft stärker besetzt, so daß sie als eine Art von stützendem und ermutigendem Objekt fungieren. Dies um so mehr, als um die Apparaturen stets eine unverhältnismäßig größere Zahl von Ärzten und Pflegepersonen gruppiert ist, als es ohne technisches Gerät der Fall wäre. Dieser Sicherungsfaktor schlägt sich u. a. auch darin nieder, daß der Patient nach Beseitigung des vitalbedrohlichen Zustandes nicht selten nur ganz allmählich oder gar widerstrebend die Loslösung von den Apparaturen toleriert.

Direkte psychologische Wirkungsmöglichkeiten

Anzeigebereiche

Im Hinblick auf das Krankengut sollte vor allem bei folgenden intensivbehandlungsbedürftigen Zuständen eine ergänzende psychotherapeutische Betreuung erwogen werden, sofern ein psychosomatischer Konsiliarius verfügbar ist:

- Künstliche Beatmung (auch anläßlich der Entwöhnung vom Respirator),
- Herzinfarkt und Zustand nach Kreislaufstillstand mit gelungener Reanimation (externe Defibrillation)
- akutes Nierenversagen,
- Verbrennungskrankheit,
- Zustand nach Herzoperation.

Erfahrungsgemäß werden jene Patienten, die an diesen intensivbehandlungsbedürftigen Zuständen leiden, psychisch heftiger traumatisiert. Sie zeigen dementsprechend sehr starke Ausprägungen der fundamentalen emotionalen Schockreaktion und der psychischen Bewältigungsmechanismen. Ausgehend von der qualitativen und quantitativen Ausprägung der sekundär-psychischen Rückwirkungen sollte auch bei folgenden Psychosyndromen eine ergänzende psychotherapeutische Betreuung erwogen werden:

- Starke Ängste (bis zum Ausmaß von Todesängsten) und Hoffnungslosigkeit mit Zügen der „Selbstaufgabe",
- deutlich verminderte bis fehlende Kooperationsbereitschaft,
- therapieresistente funktionelle Anorexie,
- hartnäckige Schlafstörung.

Psychotherapeutische Technik

Technisch handelt es sich bei der psychotherapeutischen Betreuung von intensivbehandlungsbedürftigen Patienten um eine spezielle Form der Kurztherapie im Sinne der Stützungs- und Ermutigungsbehandlung oder supportiven Psychotherapie (14), auch bezeichnet als „Relationship-therapy" (8) oder „Psychotherapeutic interviews at the bedside" (5, 17). Diese beinhaltet folgende drei therapeutische Prinzipien (14, 15) (s. Tab. 6.3):

1. Aufbau einer stabilen Objektbeziehung zum Patienten aufgrund regelmäßiger Besuche (drei- bis viermal täglich für 5 bis 10 Minuten oder zweimal täglich für 15 Minuten oder einmal täglich für 30 Minuten) mit betonter Einstellung auf den infantil-oralen Bedürfnisdruck des Patienten; insbesondere gezielte Ansprache von erkennbaren Wünschen, Unbehagen und Ängsten sowie Bestätigung von deren weitgehender Einfühlbarkeit aufgrund des potentiell oder manifest vitalbedrohlichen Zustandes. Ferner: zwecks Vorbeugung eines sogenannten „Auskunft-Mangel-Syndroms" (19) geduldiges Eingehen auf alle Fragen der Patienten sowie – zwecks Stimulierung der Kooperationsbereitschaft – breite Aufklärung (Klarifikation) im Falle von offensichtlichen Mißverständnissen hinsichtlich des gestörten „Körperschemas", des Behandlungsprogramms, beabsichtigter Untersuchungen und bevorstehender Eingriffe. Schließlich: Bearbeitung von Enttäuschungs- und Unlustgefühlen infolge – realer oder imaginierter – Versagungen seitens der Ärzte-Schwestern-Pfleger-Gruppe. Für HARTMANN (18) beinhalten die Anwesenheit des Therapeuten und die zugehörigen Gespräche ein „Ausforschen jener Kraftfelder, die dem Patienten noch zur Verfügung stehen, um mit seiner Lage fertig zu werden".
2. Stabilisierung der Abwehrverhalten; nämlich Vermittlung von Gelegenheiten zur Verbalisierung der sekundär-hypochondrischen Vorstellungen. Ferner: Unterstützung der Verleugnungsarbeit in Richtung eines adaptiven Verhaltens.
3. Bei Patienten mit leichten bis mittelschweren Durchgangssyndromen mehrfach täglich kurze Ansprache mit Gabe von örtlichen und zeitlichen Orientierungsdaten.

Notfallpsychotherapie

Eine spezielle Variante der Stützungs- und Ermutigungsbehandlung stellt in Intensivbehandlungseinheiten die sogenannte Notfallpsychotherapie dar. Notfallpsychotherapie ist die sofortige Anwendung von psychotherapeutischen Maßnahmen in besonders kritischen und aktuell dringlichen Krankheits- bzw. Lebenssituationen. Es handelt sich um eine Behandlungsmethode für solche Symptome oder Fehlanpassungen, die wegen ihrer verstümmelnd einschränkenden oder gefährdenden Natur eine möglichst schnelle Entlastung benötigen (3, 13). Höchst bedrängende Symptome oder Fehlanpassungen könne sich bei potentiell oder manifest vitalbedrohten Patienten – als Ausdruck der zu wenig intensiven Verleugnungsarbeit – wie folgt äußern:

1. Anfallsartig auftretende Zustände von Todesängsten in manifester oder abgewehrter Form; bei der letzteren Form können forcierte Wegstrebetendenzen vorliegen, ohne daß sich objektiv direkte Angstmanifestationen fassen lassen.
2. Krisenartig sich zuspitzende Zustände von apathisch-düsterem Resigniertsein im Sinne der Hoffnungslosigkeit mit Zeichen der „Selbstaufgabe".

Im Angesicht dieser Zustände sind – eventuell zusammen mit Gaben von Psychopharmaka – folgende psychotherapeutische Sofortmaßnahmen empfehlenswert (13):

Manifeste Todesängste können durch kathartische Abreaktion schlagartig vermindert werden. Erst nach der Katharsis – und nicht vorher – läßt sich der Patient stützen und ermutigen. Dabei sollte die geduldige Durchsprache jener medizinischer und emotionaler Fakten im Vordergrund stehen, welche die Todesängste begründeten. Sofern diese Technik nicht ausreicht, sind umgehend die nächsten Angehörigen zu mobilisieren, um den Patienten gemeinsam anzusprechen. Dieses kombinierte Vorgehen führt praktisch immer zum Ziel.

Bei Zuständen von Hoffnungslosigkeit ist es notwendig, daß der Psychosomatiker – unter Umständen mehrmals täglich – 15 bis 30 Minuten am Bett des Patienten sitzt und wiederholt versichert, wie verständlich ihm der seelische Zustand als Folge der beeinträchtigenden Krankheit erscheint. Ferner lassen sich anhand jener spontanen Bemerkungen, die der Patient gelegentlich bringt, stützende und ermutigende Formulierungen bilden. Auch hier lassen sich unter Umständen durch Mobilisierung der Angehörigen günstige Wirkungen erzielen.

Psychosomatische Synopsis

Synoptisch betrachtet können wir in Intensivbehandlungseinheiten das emotionale Beziehungsgefüge zwischen dem Patienten einerseits und der Ärzte-Schwestern-Pfleger-Gruppe andererseits wie folgt beschreiben:

1. Die ursprünglich hohe seelische Traumatisierung, welche der Patient infolge des schwerwiegenden Krankheitseinbruches erlitt, wird einesteils merklich gemildert durch psychische Abwehrprozesse beim Patienten; anderenteils durch solche indirekt-psychologischen Wirkungsmöglichkeiten, die den intensivmedizinischen Bemühungen der Ärzte und Pflegepersonen entspringen oder, anders ausgedrückt, jede situationsgerecht vollzogene intensivtherapeutische Aktivität beinhaltet gleichzeitig für den Patienten psychisch-sichernde Wirkungen.

2. Die psychisch-sichernden Wirkungen, die vom Patienten deutlich wahrgenommen werden, begründen ihrerseits – zusammen mit den psychischen Abwehrprozessen – das Kooperationsvermögen im Angesicht der weitgefächerten Therapiemaßnahmen. Diese ausgeprägten emotionalen Wirkungen, die von den intensivtherapeutischen Aktivitäten und den verknüpften personalen Verfügbarkeiten ausgehen, sind eine Ursache dafür, daß etwa ein Drittel der Patienten nach Beseitigung des vitalbedrohlichen Zustandes nur widerstrebend die Verlegung auf die Allgemeinstation akzeptiert. Ferner spricht für diese ausgeprägten emotionalen Wirkungen, daß späterhin die weit überwiegende Mehrzahl der Patienten die abgelaufene Intensivbehandlung im Sinne eines eher positiven Ereignisses registriert hat, das umschreibbar ist anhand der Stichworte „lebensrettende Hilfe", „hoher menschlicher Einsatz" und „große Dankbarkeit" (20). Diese Beobachtungen stimmen überein mit der grundsätzlichen Aussage von HARTMANN (19), wonach „der Gesunde angesichts einer Intensivstation viel mehr geängstigt wird als der Kranke, der dort liegt".

3. In Intensivbehandlungseinheiten kommt die beschriebene protektiv-psychische Verfassung des Patienten nur zustande, sofern die Ärzte-Schwestern-Pfleger-Gruppe effektiv strukturiert ist (30, 31). Der Begriff „effektive Strukturierung" bedeutet hier dreierlei: erstens genügendes Training hinsichtlich der intensivtherapeutischen Aktivitäten; zweitens ausreichende quantitative Besetzung und optimale funktional-organisatorische Abläufe der Einheit, drittens gute zwischenmenschliche Verhältnisse. Falls diese drei Faktoren hinreichend verwirklicht wurden, lassen sich jene vier Kriterien nachweisen, die für optimal arbeitende Intensivbehandlungseinheiten so charakteristisch sind, nämlich

- großer Arbeitsenthusiasmus,
- hohes berufliches Befriedigungserleben,
- ausgeprägte Gefühle einer spezifischen Gruppenzugehörigkeit,
- sog. „Elitebewußtsein".

Spezielle Probleme der Schwestern-Pfleger-Gruppe

Die speziellen Probleme der Schwestern-Pfleger-Gruppe betreffen in psychosomatischer Sicht die psychischen Belastungen und deren Verarbeitung sowie die Eignungskriterien (10).

Die psychische Belastung und deren Verarbeitung

Die Pflegepersonen sind in Intensivbehandlungseinheiten die Schlüsselfiguren. Sie werden nicht nur am unmittelbarsten dem Bedürfnisdruck des Patienten ausgesetzt, sondern stellen auch das eigentliche kontinuierliche Moment der Station dar. Die psychischen Belastungen, denen Intensivschwestern und -Pfleger ausgesetzt sind, lassen sich wie folgt umschreiben:

1. Kontinuierliche Konfrontation mit vitalbedrohlichen Krankheitszuständen sowie das ableitbare vielschichtige Gefordert-Werden im Hinblick auf die Grund- und Behandlungspflege; dabei stellt der Umgang mit bewußtseinsgestörten Patienten eine besondere Belastung dar.
2. Kein durchgehendes Miterleben-Können des vollständigen Heilungsverlaufes des Patienten wegen dessen vorzeitiger Verlegung auf Allgemeinstationen, d. h., relativ schnelle Trennnung von den Patienten nach erheblichem persönlichen Einsatz mit Beseitigung des vitalbedrohlichen Zustandes. Die abrupten Trennungserlebnisse sind in internistischen Intensivbehandlungseinheiten häufiger als in chirurgischen, weil hier im Durchschnitt die Patienten länger verweilen.
3. Häufige Kontakte mit den stark beunruhigten Angehörigen.
4. Miterleben-Müssen einer relativ hohen Zahl von Todesfällen (bis zu 20% aller Patienten).

Die nachfolgenden drei Faktoren sind geeignet, bei Intensivschwestern und -pflegern zur Verarbeitung der psychischen Belastungen beizutragen:

1. Güte-Kriterien

Es handelt sich um jene vier – bereits skizzierten – Kriterien, die für eine optimal arbeitende Intensiveinheit charakteristisch sind, also Arbeitsenthusiasmus, berufliches Befriedigungserleben, Gefühle der Gruppenzugehörigkeit und Elitebewußtsein.

2. Turnusmäßige Wechsel

Turnusmäßige Wechsel in verwandte Arbeitsbereiche der Intensivmedizin begünstigen ebenfalls die Verarbeitungsmöglichkeiten

3. Verleugnungsarbeit seitens der Pflegepersonen

Die möglichen Verleugnungen der Intensivschwestern und -pfleger betreffen vor allem die Konfrontation mit dem seelischen Erleben des Patienten.

Dank ihrer Verleugnungsarbeit vermögen sich die Pflegepersonen betont auf die somatische Seite des vitalbedrohlichen Zustandes zu konzentrieren. Demgegenüber erfährt die psychische Seite des Zustandes, insbesondere der Leidensdruck des Patienten, eine partielle Verleugnung. So vermeiden die Schwestern und Pfleger solche Beschäftigungen mit dem seelischen Erlebnisfeld des Patienten, die über bloße Stützungen und Ermutigungen hinausgehen, z. B. die eingehendere Beschäftigung mit belastenden biographischen Daten des Patienten sowie mit dessen Angehörigen. Solche Auseinandersetzungen würden bei den Pflegepersonen zu einem stärkeren affektiven Berührtwerden führen und unter Umständen die unmittelbare Aufmerksamkeit auf die somatische Situation vermindern. Dies wäre für den Patienten mit schwerwiegenderen Konsequenzen verknüpft. Ebenso erfahren bei den Schwestern und Pflegern die Trauerreaktionen infolge der – bei Vergleich mit Allgemeinstationen häufigeren – Todesraten eine partielle Verleugnung. Auch wird die Unterdrückung („Abwehr") der Traueraffekte begünstigt durch die gleichzeitige laufende Auseinandersetzung mit dem Überleben der anderen Patienten.

Eignungskriterien

Dank der Verarbeitungsmöglichkeiten führen bei den Intensivschwestern und -pflegern die psychischen Belastungen nur zu gelegentlichen, kurzdauernden Zuständen seelischer Entmutigung und/oder körperlicher Erschöpfung. Langhingezogene seelische und/oder körperliche Reaktionen pathologischen Ausmaßes werden selten beobachtet. Voraussetzung für eine adäquate Verarbeitung der beschriebenen Belastungen ist allerdings, daß die Pflegepersonen für die Tätigkeit in Intensivbehandlungseinheiten geeignet sind. Die Eignungskriterien für Intensivschwestern und -pfleger lassen sich wie folgt umschreiben:

1. Ausgeprägte Begabung zur Grund- und Behandlungspflege, überdurchschnittliche körperliche Belastbarkeit, manuelle Geschicklichkeit, Verständnis für apparativ-technische Abläufe.
2. Autonome Handlungsvermögen, d. h. die Fähigkeit, im Angesicht von Notfallsituationen schnell und durchgreifend handeln zu können, ohne den Überblick zu verlieren.
3. Emotionale Stabilität im Angesicht des Bedürfnisdruckes von potentiell oder manifest vitalbedrohten Patienten.
4. Gute Kontaktfähigkeit in der Beziehung zum Patienten, aber auch bezüglich der Zusammenarbeit innerhalb der Schwestern-Pfleger-Gruppe und im Hinblick auf die Kooperation mit der Ärztegruppe.
5. Erhaltene Lernfähigkeit mit innerer Motivation zur Weiterbildung.

Literatur

1 Andreasen, N. J. C., A. S. Norris: Long-term adjustment and adaptation mechanisms in severely burned adults. J. Nerv. Ment. Dis. 154 (1972) 352
2 Avni, J.: Psychiatric care of burn patients during wartime. Psychother. Psychosom. 26 (1975) 203
3 Bellack, L., L. Small: Emergency Psychotherapy and Brief Psychotherapy. Grune & Stratton, New York 1965
4 Bleuler, M., J. Willi, H. R. Bühler: Akute psychische Begleiterscheinungen körperlicher Krankheiten. Thieme, Stuttgart 1966

5 Cassem, N. H., T. P. Hackett: Psychiatric consultation in a coronary care unit. Amer. int. Med. 75 (1971) 9
6 Dlin, B. M., A. Stern, S. J. Poliakoff: Survivors of cardiac arrest. Psychosomatics 15 (1974) 61
7 Druss, R. G., D. S. Kornfeld: The survivors of cardiac arrest. Amer. Med. Ass. 201 (1967) 291
8 Engel, G. L.: Psychological Development in Health and Disease. Saunders, Philadelphia 1962
9 Freyberger, H., B. Porschek, D. Haan, H. Kowitz: Eigenständige Aufgabenbereiche von Schwestern-Pflegergruppen in der modernen Medizin. In: Krankenpflege in unserer Gesellschaft, hrsg. von M. Pinding. Enke, Stuttgart 1972
10 Freyberger, H.: Das Berufsbild der Intensivschwester und des Intensivpflegers. Prakt. Anästh. 7 (1972) 134
11 Freyberger, H.: Psychosomatik, Rehabilitation, Psychotherapie. In: Praxis der Dialysebehandlung, hrsg. von H. E. Franz. Thieme, Stuttgart (1973)
12 Freyberger, H., B. Bessert, P. Barth, H. Bödecke: Klinischpsychologische Probleme in Schwestern-Pflegergruppen, dargestellt am Beispiel der künstlichen Beatmung. Themen der Krankenpflege 1 (1973) 195
13 Freyberger, H.: Psychosomatic aspects of an intensive care unit. In : Modern perspectives in the psychiatric aspects of surgery, hrsg. von J. G. Howells. Brunner/Mazel, New York 1976
14 Freyberger, H., H. Speidel: Die supportive Psychotherapie in der klinischen Medizin. Bibl. psych. neurol. H. 152 (1976)
15 Freyberger, H.: Psychosomatik des Erwachsenen. In: Psychosomatik des Kindesalters und des Erwachsenen. Klinik der Gegenwart 11 (1977) 613
16 Haan, D., H. Freyberger: Ergebnisse der Intensivbehandlung des Herzinfarktes unter gleichzeitiger Berücksichtigung psychosomatischer Gesichtspunkte. Verh. dtsch. Ges. inn. Med. 74 (1968) 990
17 Hackett, T. P.: Detection and treatment of anxiety in the coronary care unit. Amer. Heart J. 78 (1969) 727
18 Hartmann, F.: Psychotherapie-Bermerkungen am Rande von einem Internisten. Prax. Psychoth. 21 (1976) 67
19 Hartmann, F.: Kranksein im Krankenhaus. Vortrag 109. Versammlg. Ges. Dtscher. Naturforscher u. Ärzte, Stuttgart (23. IX. 76)
20 Imig, H.: Persönl. Mitteilung. (1976, 1977)
21 Jacob, H.: Zur Psychopathologie des akuten Hirntraumas. Therapiewoche 26 (1976) 3970
22 Kimball, Ch. H.: The experience of cardiac surgery and cardiac transplant. In: Modern perspectives in the psychiatric aspects of surgery, hrsg. von J. G. Howells. Brunner/Mazel, New York 1976
23 Köhle, K., E. Gaus: Ärztliche Psychotherapie bei Herzinfarktpatienten während der Intensivbehandlungsphase. Themen der Krankenpflege 2 (1974) 434
24 Lehmann, H. J., H. Grahmann, K. Hauss, G. W. Rodewald, Th. Schmitz: Akute organische Psychosyndrome nach Herzoperationen. Nervenarzt 39 (1968) 529
25 Meyer, B. C., R. B. Blacher, F. Brown: A clinical study of psychiatric and psychological aspects of mitral surgery. Psychosom. Med. 23 (1961) 194
26 Paal, J.: Suizidprophylaxe im Rahmen neurologischer Konsiliaruntersuchungen im Allgemeinen Krankenhaus, Erfahrungen mit einer Balintgruppe auf der Intensivstation (noch unveröffentlicht)
27 Reckel, K.: Psychopathologie, Klinik und Therapie von Psychosen nach gedeckten Hirntraumen. Med. Welt 22 (1971) 591
28 Speidel, H.: Die Balint-Gruppe. Therapiewoche 25 (1975) 3696
29 Speidel, H.: Die Arbeit des Psychosomatikers in Dialysezentren. Krankenhausarzt 49 (1976) Nr. 10
30 Valerius, Th.: Die Organisation der Intensivtherapie aus der Sicht der Schwester. In: Planung, Organisation und Einrichtung von Intensivbehandlungseinheiten am Krankenhaus, hrsg. von H. W. Opderbecke. Springer, Berlin 1969
31 Valerius, Th.: Weiterbildung als Forderung und Chance des Krankenpflegeberufes. Vortr. Internat. Sympos. f. Kranken-Schwestern und -pfleger über Anaesthesie und Intensivtherapie. Mainz 1972
32 Wieck, H. H.: Lehrbuch der Psychiatrie. Schattauer, Stuttgart 1957

7 Allgemeine Patientenüberwachung und -pflege

Von P. LAWIN und U. HARTENAUER

Einleitung

Wegen der komplexen Natur einer lebensbedrohlichen Krankheit bedürfen schwerkranke Patienten auf Intensivbehandlungsstationen nicht nur einer vielschichtigen Intensivtherapie, sondern auch einer ebenso intensiven allgemeinen Pflege und Überwachung der Gesamtkörperfunktion mit Berücksichtigung sämtlicher Organsysteme. Exakte allgemeine Kontrollen und Protokolle sind aus folgenden Gründen unbedingt notwendig:

1. Intensivbehandlungspatienten sind infolge ihrer Grundkrankheit einer steten *akuten Bedrohung* der vitalen Funktionen ausgesetzt, die zu determinierenden Komplikationen führen können, für deren Beseitigung oft nur kürzeste Zeit zur Verfügung steht.
2. Die *aggressive Intensivbehandlung* erfordert eine kontinuierliche Kontrolle ihrer Wirkung und rechtzeitige Erkennung schädlicher Nebenwirkungen.

Für diese Überwachung werden den Schwestern und Pflegern Aufgaben übertragen, die früher zur ärztlichen Kompetenz gehörten. Die Messung und Protokollierung von Blutdruck, Pulsfrequenz, Körpertemperatur, Atemminutenvolumen, Atemfrequenz und Atemtyp sowie vaskulärer Drücke – Pulmonalarteriendruck, pulmonaler Kapillarverschlußdruck und zentralvenöser Druck – Einfuhr und Ausfuhr, Bewußtseinslage und anderer Parameter sowie die Kontrolle eingestellter Beatmungsgrößen haben von den Schwestern und Pflegern in regelmäßigen, vorher festgelegten Zeitabständen zu erfolgen. Von gravierenden Änderungen dieser Befunde ist der verantwortliche Arzt zu informieren. Das entbindet ihn jedoch nicht von seiner Aufgabe, selbst orientierende Eindrücke von diesen Größen zu gewinnen und spezielle Kontrollen eigenhändig vorzunehmen. Hierzu gehören u. a. blutige venöse und arterielle Blutdruckmessungen.

Venendruck

(1, 4, 5, 6, 7)

Definition des Venendrucks

Bei der Definition des Venendrucks muß nach dem Meßort unterschieden werden zwischen peripherem Venendruck (PVD) und zentralem Venendruck (ZVD). Während unter peripherem Venendruck der Druck in einer beliebigen peripheren Vene verstanden wird, ist der zentrale Venendruck definiert als Druck im klappenlosen oberen Hohlvenensystem. Zum klappenlosen oberen Hohlvenensystem zählen die V. cava superior und die Vv. brachiocephalicae (dextra et sinistra). Die klinische Bedeutung des Venendrucks, besonders des zentralen, liegt darin, daß er unter Vernachlässigung des intrathorakalen Drucks und des zentralvenösen Gefäßtonus das Verhältnis zwischen dem venösen Angebot und der Leistungsfähigkeit des rechten Herzens darstellt.

Dem Kliniker steht mit dem Venendruck somit ein Parameter zur Verfügung, der jederzeit ohne größeren Aufwand eine Beurteilung des Blutvolumens und der Leistung des rechten Herzens gestattet.

Um die funktionelle Bedeutung des Venendrucks zu verstehen, muß hervorgehoben werden, daß die rein anatomische Unterteilung in großen und kleinen Kreislauf einer Einsicht in die Funktionsprinzipien des Kreislaufs nicht gerecht wird. Eine Einteilung in Hochdrucksystem (von der Aortenklappe bis zu den Metarteriolen) und Niederdrucksystem (von den postarteriolaren Gefäßen bis zur linken Herzkammer) entspricht weit mehr den funktionellen Gegebenheiten. Die Hauptkriterien, die das Hoch- und das Niederdrucksystem voneinander scheiden, sind die unterschiedlichen Arbeitsdrücke bzw. die unterschiedlichen Elastizitätsbedingungen (Abb. 7.1). Der Dehnungswiderstand des arteriellen Stromabschnittes ist 200mal größer als der des Niederdrucksystems oder, mit anderen Worten, das Niederdrucksystem ist 200mal dehn-

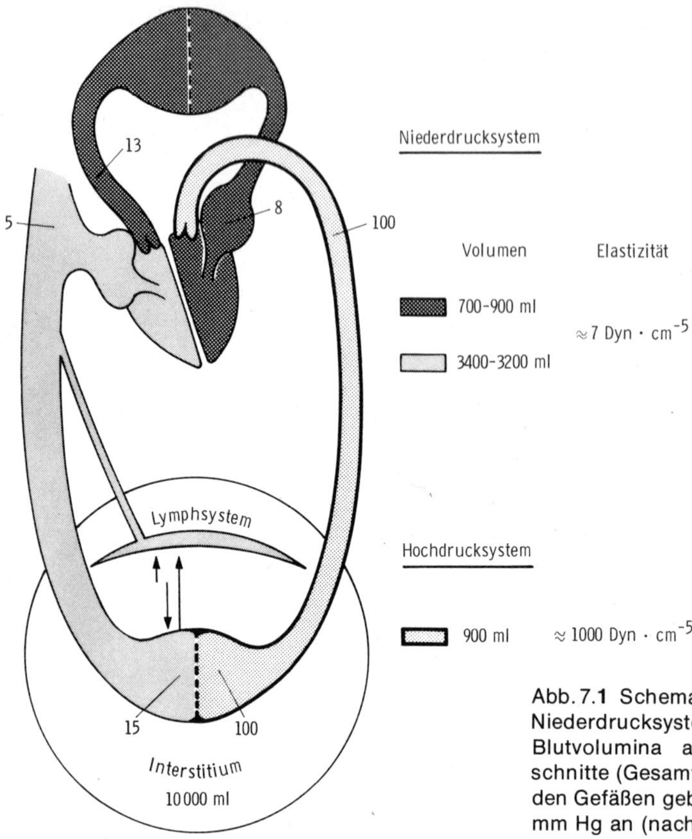

Abb. 7.1 Schematische Darstellung des Hoch- und Niederdrucksystems des Kreislaufs. Verteilung von Blutvolumina auf die wichtigsten Kreislaufabschnitte (Gesamtblutmenge etwa 5 l). Die Zahlen in den Gefäßen geben die mittleren Blutdruckwerte in mm Hg an (nach *Gauer*)

barer als das Hochdrucksystem. Hieraus erklärt sich die Notwendigkeit der Aufrechterhaltung eines entsprechend hohen Blutdruckes in diesem System, zum anderen aber auch eine geringe Volumenkapazität, die nur etwa 15% der Gesamtblutmenge entspricht. Die Bedeutung des Niederdrucksystems für Blutvolumenverschiebungen ist dadurch geklärt. Die Hochdruckseite des Kreislaufs zielt auf Druckkonstanz, das Niederdrucksystem hingegen auf Volumenkonstanz. Das Niederdrucksystem dient aufgrund seiner großen Kapazität (es enthält etwa 85% der Gesamtblutmenge) als wirksames Druckausgleichsgefäß für den arteriellen Schenkel. Blutverluste bzw. -transfusionen, solange sie in toleranten Grenzen bleiben, beeinflussen den arteriellen Blutdruck kaum, dagegen kommt es zu einer frühzeitigen gleichsinnigen Änderung des Venendrucks. Diese lineare Abhängigkeit des Druckes in der Niederdruckstrombahn vom Füllungszustand des Gefäßsystems, läßt den Venendruck zum Parameter der zirkulierenden Blutmenge werden. Es konnte nachgewiesen werden, daß eine Änderung des Blutvolumens um 1000 ml eine gleichsinnige Venendruckänderung um 7 cm H_2O zur Folge hat (11). Der zentrale Venendruck ist zweifellos die Meßgröße mit der größeren Aussagekraft gegenüber dem peripheren Venendruck. Bei Normovolämie liegt der periphere Venendruck, in der Ellbeuge gemessen, um 5 cm über dem zentralen Venendruck, diese Relation verschiebt sich jedoch bei Änderung des Blutvolumens. Die periphere Venendruckmessung muß deshalb und wegen der zahlreichen meßtechnischen Fehlerquellen als eine nur bedingt brauchbare Methode angesehen werden.

Aussagekraft des zentralen Venendrucks

(1, 4, 6)

Der zentrale Venendruck (ZVD) ist ähnlich dem arteriellen Blutdruck gewissen individuellen als auch tageszeitlichen und physiologischen Schwankungen unterworfen. Der durchschnittliche Normwert liegt zwischen 3–10 cm H_2O.

Ein erniedrigter zentraler Venendruck zeigt mit

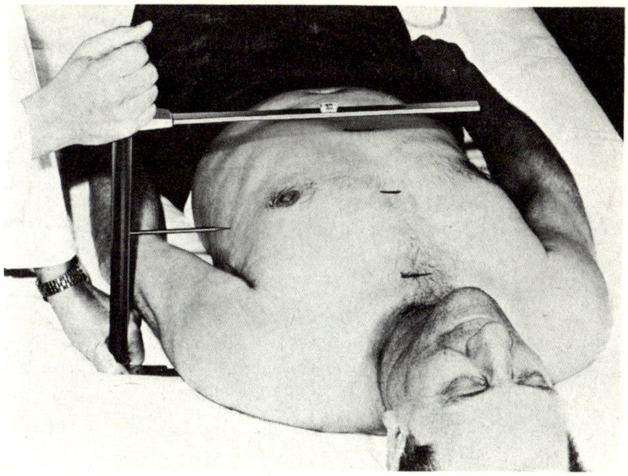

Abb. 7.4 Thoraxschublehre nach Burri und Perren (Fa. B. Braun, Melsungen; Fa. J. Pfrimmer, Erlangen)

den, dessen tiefster Punkt mindestens 10 cm unter dem ermittelten 0-Punkt liegt. Bei Messung des Venendruckes über Druckelemente (z. B. Statham-Element), die als Dimension mm Hg angeben, muß aufgrund des spezifischen Gewichtes von Quecksilber mit dem Faktor 1,36 umgerechnet werden (mm Hg × 1,36 = cm H_2O).

Kontrolle der Urinausscheidung

Eine Bilanzierung des Wasserhaushaltes während der Infusionsbehandlung ist unerläßlich. Die Flüssigkeitszufuhr hat sich an der Flüssigkeitsausfuhr zu orientieren. Eine möglichst genaue Erfassung dieser Flüssigkeitsausfuhr ist Voraussetzung jeder Infusionstherapie, insbesondere jeder länger dauernden parenteralen Ernährung. Unentbehrlich ist eine genaue Bilanzierung bei der Osmotherapie zur Behandlung des Hirnödems und bei akuten Vergiftungen (forcierte Diurese) sowie bei der Behandlung schwerverbrannter und schwerschockierter Patienten. Dabei müssen für die exakte Ermittlung der Urinausscheidung die Nachteile einer kontinuierlichen Blasendrainage in Kauf genommen werden. Der Blasenverweilkatheter – transurethral oder suprapubisch appliziert – ermöglicht jedoch nicht nur ein restloses Erfassen der ausgeschiedenen Urinmenge, er gestattet auch, durch regelmäßige stündliche Messungen die oftmals wichtige Verlaufskontrolle der Harnproduktion durchzuführen.

Urinableitungssysteme

Die kontinuierliche Harnableitung zur Messung der stündlichen Urinproduktion in Standgläser oder Meßzylinder, also in ein offenes System, ist nicht nur zeitraubend und umständlich, sondern aus hygienischer Sicht abzulehnen (2). Auch die Verwendung eines sterilen, geschlossenen Einmal-Plastikbeutels („halboffenes System") bietet keinen Schutz vor Infektionen, da beim Auswechseln oder Entleeren das System geöffnet werden muß. Zur Verhütung bzw. zur Senkung des Risikos eines iatrogenen Harnwegsinfekts ist ein steriles, geschlossenes Urindrainagesystem eine absolute Notwendigkeit (2, 3, 8–10, 17, 22).

Bei den geschlossenen Systemen hat der Blasenverweilkatheter keine direkte Kommunikation mit dem Urin im Meßbehälter bzw. Sammelbeutel. Zum Entleeren des gefüllten Urinbeutels ist eine Diskonnektion des Systems nicht erforderlich. Das gesamte System von der Spitze des Blasenverweilkatheters bis zur Ablaßvorrichtung des Urinsammelbeutels wird über die zur Blasendauerdrainage notwendige Zeit nicht gewechselt, eine Diskonnektion zwischen Katheterkonus und Plastikverbindungsstück an der Spitze des ausreichend langen, nicht knickenden Drainageschlauches darf nur in Ausnahmefällen durchgeführt werden. Das Curity-Urine-Meter (Fa. Kendall, Neustadt/Donau) wird den Anforderungen an ein geschlossenes Urinableitungssystem gerecht (Abb. 7.5a). Die exakte Messung auch kleinster Urinmengen ist durch unterschiedliche Graduierung des Meßbehälters (von 0–34 ml in 1-ml-Stufen und von 35–200 ml in 5-ml-Stufen) gewährleistet. Zur Verhinderung einer retrograden Keimaszension ist eine Tropfkammer zwischen Schlauch und Meßzylinder eingebaut. Eine Ablaßvorrichtung am Boden des Urinsammelbehälters erlaubt den zeitlichen unbegrenzten Einsatz der geschlossenen Sterilein-

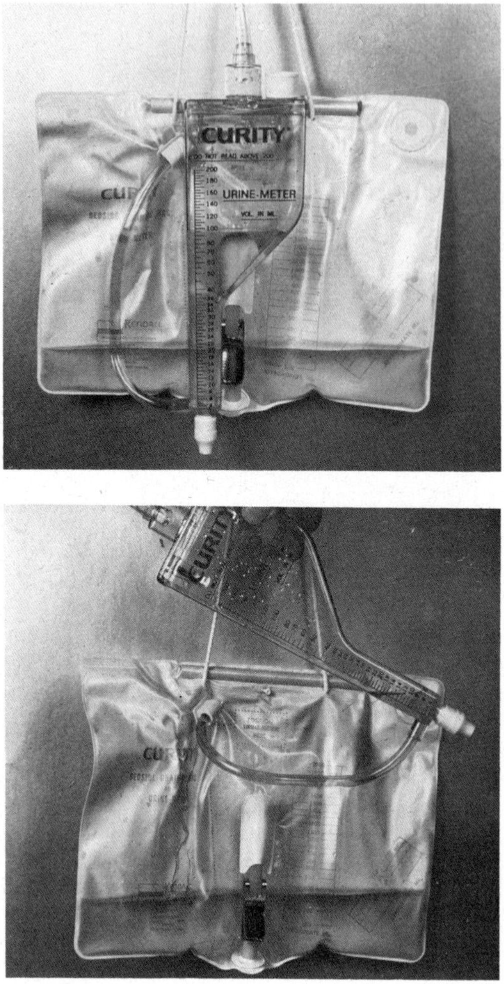

Abb. 7.5 Curity-Urine-Meter. a) Geschlossenes Urindrainagesystem zur kontinuierlichen Harnzeitvolumenmessung. Der Meßbehälter ist mit dem Drainagebeutel fest verbunden. b) Der Überlauf gestattet eine Überführung des Urins vom Meßbehälter zum Urinbeutel ohne Unterbrechung des geschlossenen Systems

heit. Ein zusätzliches Zug-Druck-Ventil am Boden des Meßbehälters macht die Entnahme von frischem Urin für Untersuchungszwecke möglich. Der Überlauf vom Boden des Meßzylinders zum Urinsammelbehälter gestattet eine Überführung des Urins ohne Unterbrechung des geschlossenen Systems (Abb. 7.5b). Eine Überlaufsicherung am Einlaß zum Urinsammelbehälter verhindert ein Überlaufen des Meßbehälters. Vor der transurethralen oder suprapubischen Blasendrainage ist der Drainageschlauch des Harnableitungssystems mit dem Katheterkonus zu verbinden, um eine spätere Kontamination der Umgebung mit Punktionsurin zu verhindern.

Die durchdachte Technik solcher geschlossenen Harnableitungssysteme ermöglicht die geschlossene Urindauerableitung über den gesamten Anwendungszeitraum, ohne daß für diagnostische, pflegerische oder auch Zwecke des Transportes jemals eine Diskonnektion des Systems erfolgen muß.

Technik des Katheterismus

Gebrauchsfertige Kathetersets, in denen das für genormte Maßnahmen Nötige sterilisiert bereitliegt, erleichtern das Einhalten absolut steriler Bedingungen für das Legen eines Blasenverweilkatheters („Non-touch-Technik"). Zahlreiche gebrauchsfertige Sets sind als Einmalbestecke im Handel (Abb. 7.6) (z. B. Curity-Katheterset, Fa. Kendall; Peha-Katheterset Dr. Hartmann, Fa. Paul Hartmann AG, Heidenheim). Der Katheterismus zählt zu den verantwortungsvollsten Methoden und ist hinsichtlich der Sterilität einem chirurgischen Eingriff gleichzusetzen. Es gelten also die gleichen Regeln wie für eine chirurgische Operation.

Transurethrale Katheterisierung

Reinigung und Desinfektion der urethralen Mündung und deren Umgebung, also der Glans bzw. des Vestibulum vaginae, erfolgen am besten mit wäßriger Polyvinylpyrrolidon-Jodlösung. Zur Vermeidung von Läsionen der Urethralschleimhaut sollen vor dem Katheterismus mehrere Kubikzentimeter sterilen Gleitmittels aus einer Einmaltube in die Harnröhre instilliert werden. Der sterile Katheter wird unter Benutzung von sterilen Handschuhen eingeführt. Zur intermittierenden Harnableitung empfiehlt sich beim Mann ein dünnlumiger Tiemann-Katheter (Charr 10–14), bei der Frau ein Nelaton-Katheter (Charr 8–12). Als Blasenverweilkatheter sollten selbsthaltende Ballkonkatheter (Foley Charr 18–20; 5 cm^3 Ballonvolumen) Verwendung finden. Wahl des richtigen Katheterlumens (gleiche Kalibergröße wie der Meatus) und des geeignetsten Kathetermaterials (silikonbeschichtete oder reine Silikonkatheter) können Sekretstauung und Fremdkörperreiz mit konsekutiver Urethritis sowie möglicher kanalikulärer Entzündungsbeteiligung von Nebenhoden und Prostata vermeiden helfen (2, 10).

ausreichender Sicherheit eine Hypovolämie an. Dem Niederdrucksystem ist nur eine geringe Kompensation eines Volumenverlustes möglich, bei einer ausgeprägten Hypovolämie können sogar negative zentrale Venendruckwerte gemessen werden.

Ein erhöhter zentraler Venendruck weist mit Einschränkung auf eine Überfüllung des extraarteriellen Schenkels hin, die durch eine allgemeine Hypervolämie oder eine Insuffizienz des rechten Herzens bedingt sein kann. Eine Differenzierung muß durch die anderen Kreislaufgrößen erfolgen.

Eine Hypervolämie manifestiert sich ebenso wie eine Hypovolämie zuerst im Niederdrucksystem, der Venendruck steigt an in Abhängigkeit von der Infusionsmenge pro Zeiteinheit, vom Tonus der Gefäßwände und von der Leistungsfähigkeit des Herzens. Eine Rechtsinsuffizienz des Herzens führt über eine Erhöhung des rechten Vorhofdruckes zum Anstieg des ZVD. Bei einer Linksinsuffizienz ist eine Venendruckerhöhung erst meßbar, wenn sich die Druckerhöhung im linken Vorhof über den Lungenkreislauf auf die rechte Seite fortpflanzt. Ein *akutes* Lungenödem ist deshalb durch Venendurckmessung nicht vorzeitig zu erfassen.

Eine Reihe anderer Faktoren können den ZVD beeinflussen: mechanische Behinderung des Herzens (Perikardtamponade, Perikarderguß, Perikardempyem, Panzerherz) erhöht infolge Behinderung des venösen Rückstroms den ZVD unter Umständen auf extrem hohe Werte.

Einengung der Lungenstrombahn durch Lungenembolie, Fettembolie als auch Pneumonektomie führt zu einem Druckanstieg in der oberen Hohlvene.

Intrathorakale Druckänderungen verändern gleichsinnig den zentralen Venendruck. Respiratorische Druckschwankungen, besonders Husten oder Pressen, sind am Venendruck erkennbar. Druckerhöhungen im Thorax durch Spannungspneumothorax oder Hämatothorax erhöhen den Venendruck. Ebenso steigt der Venendruck unter Respiratorbehandlung infolge erhöhten intrathorakalen Mitteldruckes an. Bei Beatmungspatienten muß deshalb zur Venendruckmessung die Beatmung kurzzeitig unterbrochen werden. In gleicher Weise können intraabdominelle Druckerhöhungen einen Anstieg des zentralen Venendrucks erkennen lassen.

Medikamente, die am Gefäßsystem angreifen, beeinflussen verständlicherweise den Venendruck, Katecholamine und periphere Kreislaufmittel erhöhen den ZVD, alphablockierende Substanzen, Analgetika, Histamine und andere senken ihn.

Bei kritischer Beurteilung dieser beeinflussenden Faktoren wird die Aussagekraft des zentralen Venendrucks für das zirkulierende Blutvolumen und den Funktionszustand des rechten Herzens nicht geschmälert.

Venendruckmessung

(4, 5, 6, 7, 19)

Unbestritten liefert die zentrale Messung die verläßlicheren Werte gegenüber der peripheren Venendruckbestimmung. Sie ist aber auch anspruchsvoller, da zur Ermittlung des zentralen Venendrucks ein Katheter in das obere Hohlvenensystem vorgeschoben werden muß. Als Zugangsweg eignen sich die perkutane Punktion der V.subclavia, V. mediana cubiti oder V. jugularis externa und interna bzw. die Freilegung einer Ellenbogenvene (s. Kapitel 20). Die zu fordernde röntgenologische Kontrolle der korrekten Lage jedes Cavakatheters ist auch für die ZVD-Messung von entscheidender Bedeutung, denn nur wenn die Katheterspitze im oberen Hohlvenensystem liegt, sind die gemessenen Werte als zentraler Venendruck zu verwerten. Zur korrekten röntgenologischen Lagebestimmung kann in etwa 50% der Fälle auf ein zusätzliches Anspritzen mit einem röntgenkontrastfähigen Mittel nicht verzichtet werden (19). Zur peripheren Venendruckbestimmung wird fast ausschließlich die Ellenbogenvene benutzt.

Für die Klinik kommt zur Venendruckmessung vor allem die Flüssigkeitsmanometrie in Betracht. Zur

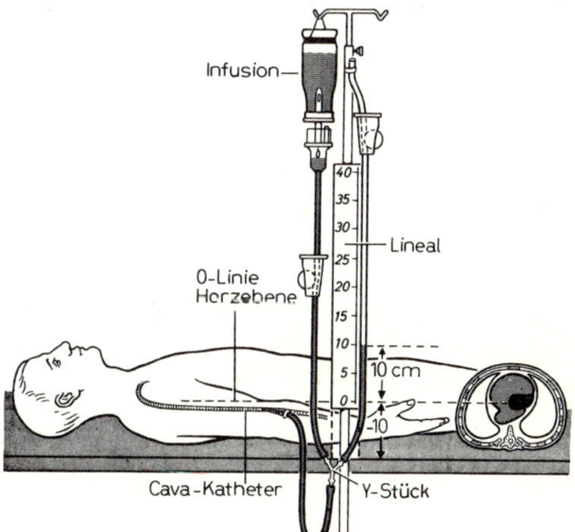

Abb. 7.2 Meßanordnung zur Bestimmung des Venendruckes

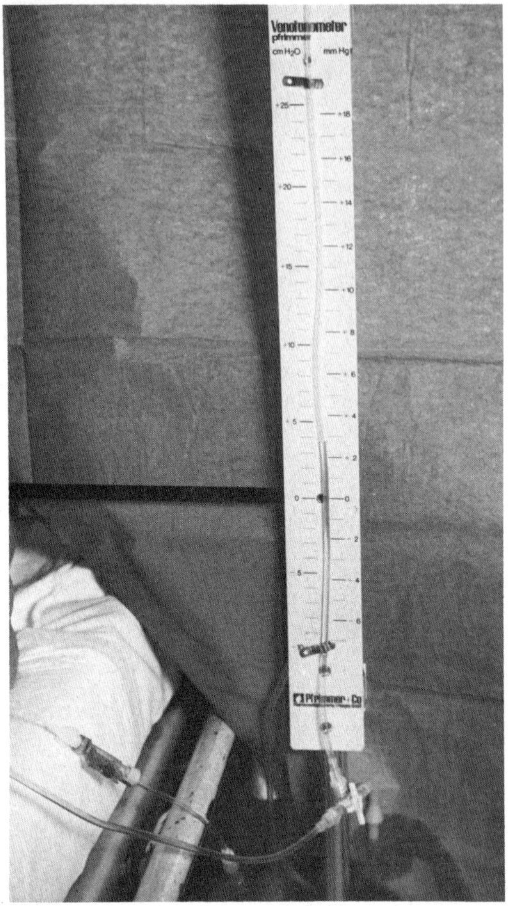

Abb. 7.3 ZVD-Messung mit Hilfe des Venotonometers (Druck ablesbar in cm H_2O oder mm Hg)

korrekten ZVD-Messung ist ein Katheterinnenlumen von mindestens 1 mm erforderlich (7).
Abb. 7.2 zeigt die Anordnung, die sich zu wiederholten oder kontinuierlichen Messungen des Venendruckes eignet. Mit Hilfe eines Y-Stückes oder eines Dreiwegehahnes wird an den Cavakatheter bzw. an die Kanüle ein eigenes Manometersystem, bestehend aus einem Polyvinylschlauch und einer cm H_2O- oder mmHg-Skala angeschlossen, das am Infusionsständer befestigt wird. Der offene Schenkel ist mit einem Luftfilter zu verschließen. Derartige Venendruckbestecke sind heute fertig lieferbar (Venotonometer, Fa. B. Braun, Melsungen; Fa. J. Pfrimmer, Erlangen). Zur Messung wird das System aus der Infusionsflasche über einen Dreiwegehahn gefüllt. Danach wird der Dreiwegehahn zum ZV-Katheter und zum Manometerrohr hin geöffnet. Nun fließt die Flüssigkeitssäule in dem Manometerrohr bis zu der Höhe des vorliegenden Venendruckes ab und ist dort in cm H_2O oder mm Hg direkt ablesbar (Abb. 7.3). Nach beendeter Messung wird das Manometerrohr erneut über die Infusionsflasche gefüllt und ist für eine spätere Messung wieder einsatzbereit. Die einzige Unsicherheit liegt in der 0-Punkt-Bestimmung.
Der Venendruck bezieht sich auf die Höhe des rechten Vorhofes. Die Vorhofhöhe ist jedoch nur schwer exakt festzulegen. Eine Reihe von Methoden zur Ermittlung des 0-Punktes haben deshalb Eingang in die klinische Praxis gefunden. Häufig gebräuchlich ist eine Bezugsebene 10 cm oberhalb der Auflagefläche des Patienten oder 5 cm unterhalb des vorher markierten Angulus sterni. Der Vorhofhöhe am exaktesten entspricht jedoch ein Punkt, der $^2/_5$ des sagittalen Thoraxdurchmessers unter der Mitte des Sternums bzw. $^3/_5$ des Durchmessers über der Auflage des Patienten liegt.
Zur 0-Punkt-Bestimmung ist es erforderlich, den sagittalen Thoraxdurchmesser in Höhe der Mitte des Sternums in $^2/_5$ und $^3/_5$ zu unterteilen. Die *Thoraxschublehre* (Abb. 7.4) ermöglicht in kürzester Zeit die Bestimmung dieses Punktes. Der Thoraxdurchmesser in der Mitte des Sternums wird mit der Schublehre abgegriffen, indem der fest mit dem Stamm verbundene Schenkel der Schublehre unter den Rücken des Patienten geschoben und der bewegliche Schenkel mit Hilfe der kleinen Wasserwaage waagerecht auf das Sternum aufgelegt wird. Der in der beide Schenkel verbindenden Feder befestigte Zeiger unterteilt den Thoraxdurchmesser genau im Abstand von $^2/_5 : {}^3/_5$. Dieser Punkt wird an der Thoraxwand mit Fettstift markiert und darauf der Nullpunkt der Meßskala des Venendrucksystems (Venotonometer) in Übereinstimmung gebracht.
Um den Fehler der Infusionsmanometrie möglichst klein zu halten, muß die Messung am horizontalliegenden Patienten bei ruhiger Atmung und muskulärer Inaktivität erfolgen. Der Manometerschlauch soll einen Durchmesser von 3–4 mm haben, das Luftfilter am Ende darf nicht feucht sein. Atemabhängige Schwankungen lassen auf eine korrekte Lage der Katheterspitze schließen. Falsch hohe zentralvenöse Drücke werden beim Hineinrutschen der Katheterspitze in den rechten Ventrikel oder bei durch feuchten Filter verschlossenem, offenem Ende des Manometerschlauches abgelesen. Bei der peripheren Messung sind fehlerhafte Werte zu ermitteln durch zu starke Abduktion des Armes oder Anliegen der Kanüle an der Venenwand. Um der Gefahr einer Luftembolie vorzubeugen, soll der Manometerschlauch einen Siphon bil-

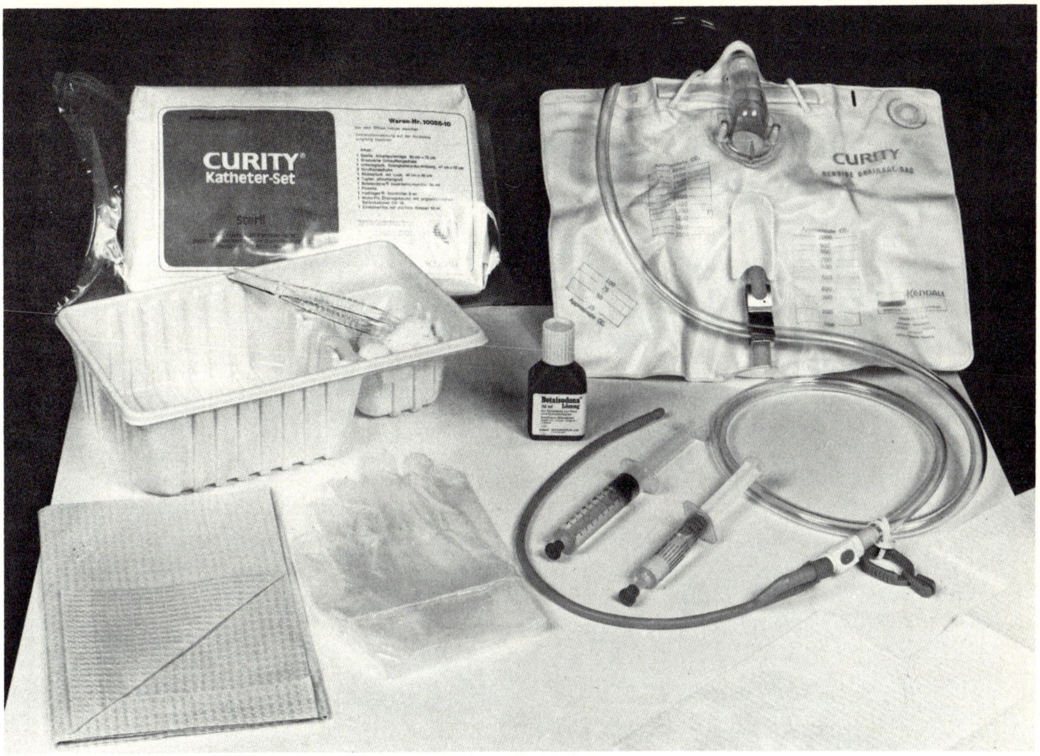

Abb. 7.6 Steriles Einmal-Katheterset mit allen zur transurethralen Katheterdrainage benötigten Hilfsmitteln

Die herkömmliche Blasendrainage mit Hilfe des transurethralen Verweilkatheters hat wegen des Auftretens von Primär- und Sekundärkomplikationen eine Reihe von Nachteilen. Die mukopurulente Membran des Urethralschleims zwischen Katheter und Urethralwand macht das Blasenlumen leicht zugänglich für Keime der perianalen Flora (2, 8–10). Die aufsteigende Harnwegsinfektion als Folge einer sekundären Kontamination ist die praktisch unvermeidbare Frühkomplikation beim transurethralen Dauerkatheter. Eine Bakteriurie ist ab dem 3. Tag zu erwarten. In Verbindung mit einer mangelnden Einführungstechnik und dabei gesetzten Verletzungen können Frühkomplikationen wie eine Urosepsis, aber auch zahlreiche Spätkomplikationen an der Harnröhre, den übrigen ableitenden Harnwegen und den männlichen Adnexen auftreten. Die iatrogene Harnröhrenstriktur, als häufigste Spätkomplikation, wird dem in der Intensivmedizin tätigen Arzt selten bewußt, da der aus der Intensivtherapie entlassene Patient mit seinen Beschwerden zum Hausarzt oder Urologen geht (17).

Zur Vermeidung dieser schwerwiegenden Probleme wurde der perkutane suprapubische Katheter wiederholt empfohlen.

Suprapubische Katheterdrainage

Der suprapubische Zugang zur Blase stellt die alternative Möglichkeit der Blasendrainage dar. Er hat sich in der Intensivtherapie ganz außerordentlich bewährt und hat gegenüber dem transurethralen Vorgehen folgende erhebliche Vorteile:

1. Eine Urethritis und spätere Strikturen der Harnröhre werden vermieden.
2. Epididymitis und Prostatitis entfallen.
3. Durch Wegfall einer mukopurulenten Membran und Vermeidung der unmittelbaren Nachbarschaft zur perianalen Region wird eine Blaseninfektion hintangehalten.

Der Übergang von instrumenteller Harnableitung zur Spontanmiktion ist jederzeit möglich, ohne daß der Katheter entfernt werden muß. Er wird dazu abgeklemmt (3, 10). Als Einmalpunktionssystem zur perkutanen suprapubischen Katheterdrainage

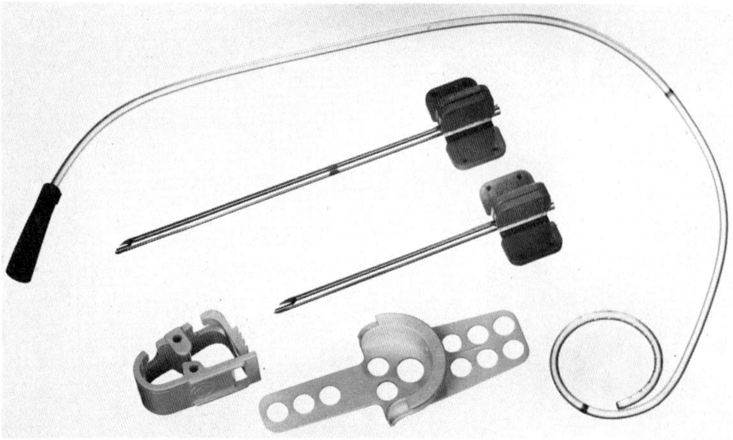

Abb. 7.7 Cystofix-Punktionsset (Fa. Braun, Melsungen) für die suprapubische Blasendrainage mit am Ende eingerolltem perforiertem Kunststoffschlauch, Brechkanülen und Kunststoff-Fixierplatte zur Katheterbefestigung

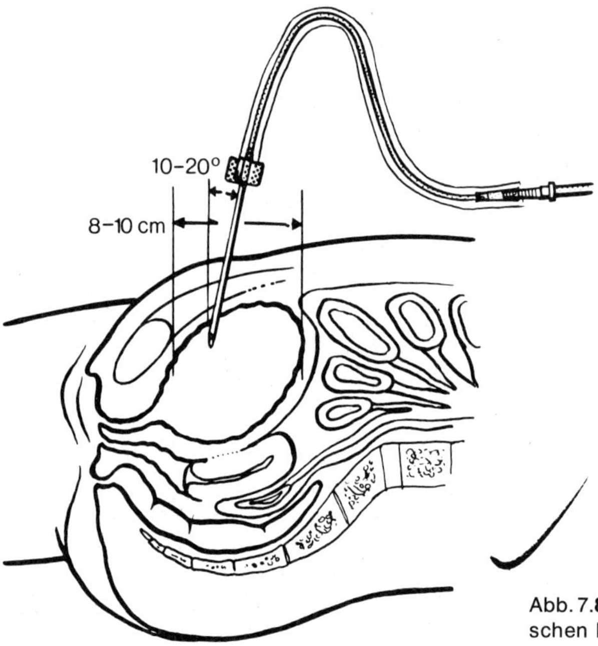

Abb. 7.8 Punktionsort und -richtung zur suprapubischen Blasenpunktion

hat sich das Cystofix-System (Fa. Braun, Melsungen) bewährt (Abb. 7.7).
Bei voller Blase und nach Hautdesinfektion wird die Punktionskanüle etwa 2 cm oberhalb der Symphyse in der Linea alba in senkrechter Richtung in die Blase eingestochen (Abb. 7.8). Nach Punktion, deren Erfolg austretender Blaseninhalt anzeigt, wird der Katheter mit Hilfe des Folienschlauches durch die Kanüle in die Blase eingeführt. Das intravesikale Ende ist durch eine entsprechende Fertigungstechnik aufgerollt („Memory curve") und trägt zahlreiche Perforationen. Markierungen sind in Höhe von 10 und 25 cm angebracht. Passiert die zweite Markierung die Kanüle, so wird diese zurückgezogen, der Länge nach aufgerissen und entfernt (Abb. 7.9). Indikationen zur suprapubischen Blasendrainage in der Intensivmedizin sind:

1. Neurogene Blasenentleerungsstörungen, die voraussichtlich eine Blasendauerdrainage über mehr als 3 Tage erforderlich machen.

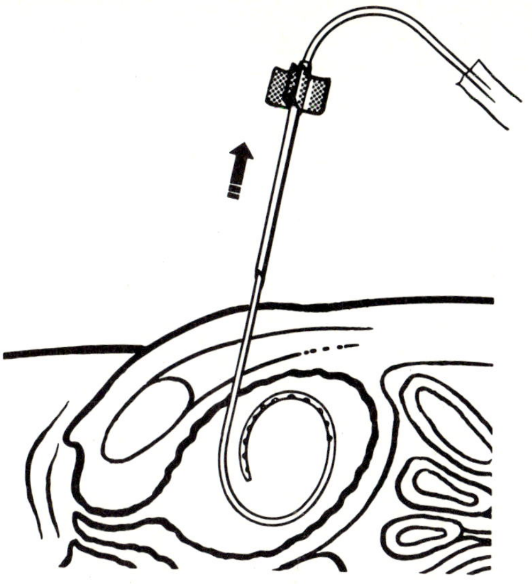

Abb. 7.**9** Aufgerollter Blasenkatheter in situ nach Entfernung der Punktionskanüle

2. Protrahierte Schockzustände und Grunderkrankungen mit komplizierender Niereninsuffizienz, die eine stündliche Kontrolle des Harnzeitvolumens über 24 Stunden hinaus notwendig machen.
3. Querschnittslähmungen als Sonderfall neurogener Blasenfunktionsstörungen, dort in Verbindung mit der Tidal-Drainage als alternatives Verfahren zum intermittierenden Katheterismus.

Als Kontraindikationen zur Blasenpunktion gelten eine unzureichend gefüllte Blase, eine Schrumpfblase, prävesikale oder suprasymphysäre Vernarbungen und Verbrennungen, Blasendislokation durch Tumor oder Trauma, Erweiterung benachbarter Hohlorgane (Gravidität, Meteroismus, Ileus, portale Hypertension) sowie stärkere Makrohämaturie. Generell treten offenbar Komplikationen durch Blasenpunktionen nur in etwa 0,06% auf (3).

Wenn auch die suprapubische Blasendrainage kein Allheilmittel gegen die Harnwegsinfektion darstellt, so bedeutet sie zweifellos einen erheblichen Fortschritt und wird sich in der Klinik zunehmend durchsetzen (10).

Kondom-Urinal

Für männliche, nicht kooperative oder bewußtlose Patienten, sofern sie keine Blasenentleerungsstörungen haben und die Messung der stündlichen Urinausscheidung nicht erforderlich ist, empfiehlt sich bei Harninkontinenz ohne Restharn der einem Kondom ähnliche Uri-Tip (Fa. Schlichtmann) (Abb. 7.**10**) oder ein Kondom-Urinal (Fa. Sauer, Neckargemünd-Dilsberg; Fa. Kontron, Eching). Aszendierende Entzündungen, wie sie beim Dauerkatheter die Regel sind, können dadurch verhindert werden. Dagegen ist es möglich durch Anschluß an einen Urinbeutel, den 24-Stunden-Urin zu sammeln bei gleichzeitiger Pflegeerleichterung.

Blasendrainage des Rückenmarkverletzten

Während bei vielen akuten Erkrankungen das Legen eines Dauerkatheters trotz der bekannten Ge-

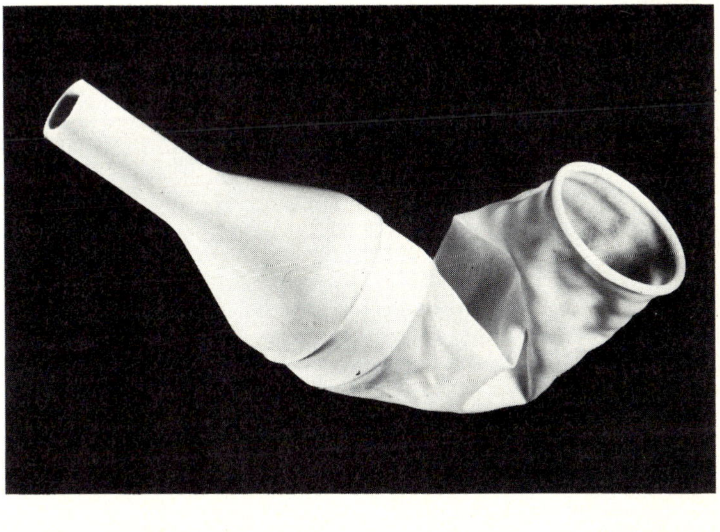

Abb. 7.**10** Uri-Tip

fahren unumgänglich ist, um stündliche Urinmengen erfassen zu können, stellt sich bei Blasenentleerungsstörungen, wie sie z.B. bei Querschnittslähmungen auftreten, eine andere Problematik. Hier ist die stündliche Erfassung der Urinmenge nicht erforderlich, häufig dagegen ist über Monate keine spontane Blasenentleerung möglich. Die Gefahren einer Blasendauerkatheterisierung, vor allem die aszendierende Harnweginfektion, die Ausbildung einer Schrumpfblase und die Katheter- und Blaseninkrustierung durch Urinsalze sind hierbei vorrangig. Im National Spinal Injuries Centre, Stoke Mandeville Hospital, Aylesbury, England, (Direktor: Professor Dr. Sir L. GUTTMANN), wird dieses Problem durch dreimal tägliche Katheterisierung unter hochsterilen Kautelen umgangen (13). Eine andere Möglichkeit zur Vermeidung der erwähnten Komplikationen durch einen Dauerkatheter ist die Benutzung einer Tidal-Drainage (Abb. 7.11a–d). Auf dieser Basis wurde 1970 von HOLM u. EGEBLAD (16) ein Einmalgerät zur geschlossenen Blasenspülung nach dem Tidal-Prinzip entwickelt, das an die suprapubische Blasendrainage angeschlossen werden kann. Diese Tidal-Drainage oder auch „Überlaufdrainage" bezeichnete Ableitungsform wurde von ROSENBLUM (21) weiterentwickelt. Nach ihm ist die Tidal-Drainage ein alternatives Verfahren zum intermittierenden Katheterismus, weil dieser eine Luxusbehandlung darstellt. Der Autor sieht einen wesentlichen Vorteil in der Einsparung von Hilfskräften durch die Automatik der Tidal-Drainage und der Mitarbeit des Patienten an seiner eigenen Rehabilitation, indem er die sensorischen Affektionen der vollen Blase erkennt und seine Auxiliarmuskulatur für die Miktion gebrauchen lernt.

Einer Blasenwandveränderung mit Ausbildung einer Schrumpfblase kann durch optimal eingestellten Blasendruck vorgebeugt werden. Eine Blasenüberdehnung ist durch die völlige Entleerung über den Siphon unmöglich. Die Bildung von Blasensteinen und Blasenwandinkrustierungen lassen sich vermeiden. In vielen Fällen kann durch diese Drainageform der Zustand der automatischen Miktion erreicht werden.

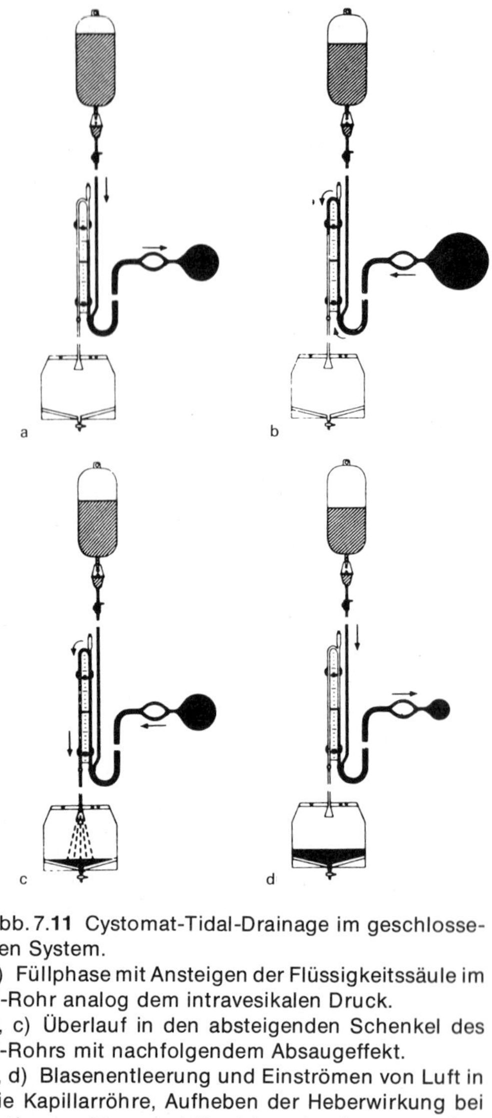

Abb. 7.11 Cystomat-Tidal-Drainage im geschlossenen System.

a) Füllphase mit Ansteigen der Flüssigkeitssäule im U-Rohr analog dem intravesikalen Druck.

b, c) Überlauf in den absteigenden Schenkel des U-Rohrs mit nachfolgendem Absaugeffekt.

c, d) Blasenentleerung und Einströmen von Luft in die Kapillarröhre, Aufheben der Heberwirkung bei entleerter Blase und Erreichen des Ausgangsniveaus der Flüssigkeitssäule im aufsteigenden Schenkel des U-Rohrs. Im Anschluß erneutes Auffüllen der Blase

Das Prinzip dieses Cystomat-Einmal-Sets (Fa. Medac, Hamburg) (Abb. 7.11a–d) zur geschlossenen Blasenspülung nach dem Tidal-Prinzip über eine suprapubische Blasenfistel beruht auf einem intermittierenden Absaugeffekt. Dadurch, daß die Spülflüssigkeit nach und nach in die Blase einfließt, erhöht sich der intravesikale Druck, den man an einer Skala ablesen kann. Ist der Druck so weit angestiegen, daß sich die Flüssigkeitssäule druckanalog in der Krümmung des U-Rohrs befindet, kommt es zu einem Überlaufen in den absteigenden Rohrschenkel, das von einem Absaugeffekt gefolgt wird. Während des Absaugvorgangs wird die Flüssigkeit aus der Blase entleert und Luft durch die Kapillarröhre zugeführt. Ist die Blase entleert, so erlaubt der Lufteinlaß der Flüssigkeit, in der aufsteigenden Röhre frei nach unten zu sinken, wodurch der verbleibende Druck in der Blase angezeigt und abgelesen werden kann. Er bewirkt, daß das absteigende Rohr völlig entleert ist. Das ununterbrochene Nachlaufen von Spülflüssigkeit hat zur Folge, daß sich die Blase wieder füllt und sich der Vorgang wiederholt. Der maximale intravesikale Druck kann durch die Höheneinstellung des Gerätes bestimmt werden. Die Anwendung des Tidal-Prinzips in Verbindung mit der suprapubischen Katheter-Spüldrainage auf der Basis zystometrischer Kapazitätsbestimmungen ist ein Fortschritt in der Behandlung der gelähmten Harnblase (3).

Bettwaagen

Zur Erfassung von schweren Störungen des Flüssigkeitshaushaltes ist das Körpergewicht ein aussagekräftiger Parameter, da rasche Gewichtsveränderungen immer durch Veränderungen des Wassergehaltes des Organismus bedingt sind. Die tägliche oder mehrmals tägliche Gewichtskontrolle von Patienten ist somit vor allem indiziert bei Krankheitsbildern mit extremen oder nicht überschaubaren Flüssigkeitsverlusten und bei erforderlichen hohen Infusionsmengen, wie z.B. bei Verbrennungsverletzten, Kranken mit Peritonitis, Herzinsuffizienz oder Schock und bei Beatmungspatienten. Besondere Bedeutung erlangt die laufende Körpergewichtskontrolle während Dialysebehandlung. Bei der Durchführung einer Peritonealdialyse erleichtert die stündliche Gewichtskontrolle erheblich die Überwachung. Darüber hinaus ist bei allen Intensivbehandlungspatienten mit konsumierenden Leiden und bei denen über lange Zeiträume eine künstliche Ernährung erforderlich wird, eine regelmäßige Gewichtskontrolle als unumgängliche Forderung anzusehen.

Die Ermittlung des Körpergewichtes ist bei der überwiegenden Mehrzahl der Intensivbehandlungspatienten jedoch nur mittels Wiegebetten oder Bettwaagen möglich. Trotz der noch relativ hohen Kosten muß deshalb für jede Intensivstation mit gemischtem operativen Krankengut eine Bettwaage als unentbehrlich angesehen werden. Auf Spezialstationen für Brandverletzte bzw. Intensivstationen für Akutdialyse muß für jeden Intensivpatienten eine Bettwaage zur Verfügung stehen.

Bei Planungen von Krankenhausneubauten sind eine Zeitlang Einbauwaagen bevorzugt worden. Heute wird jedoch generell den fahrbaren Bettwaagen wieder der Vorzug gegeben. In Deutschland am gebräuchlichsten sind *seca-Bettwaagen* (Fa. Vogel & Halke, Hamburg). Eine Reihe verschiedener Typen wird angeboten, von bewußt einfachen und damit preisgünstigen Konstruktionen (Bettwaage seca 780) bis zu aufwendigeren Varianten mit automatischer Gewichtsanzeige und Monitorüberwachung (Bettwaage seca 759), die nur dort zweckmäßig sind, wo sie über 12 oder 24 Stunden am Tag ausgenutzt werden.

Ein Bettwaagentyp, der weitgehend allen Anforderungen gerecht wird, ist das Modell seca 780 in Verbindung mit dem Analogmonitor seca 781 (Abb. 7.12). Die Bettwaage seca 780 ist leicht von

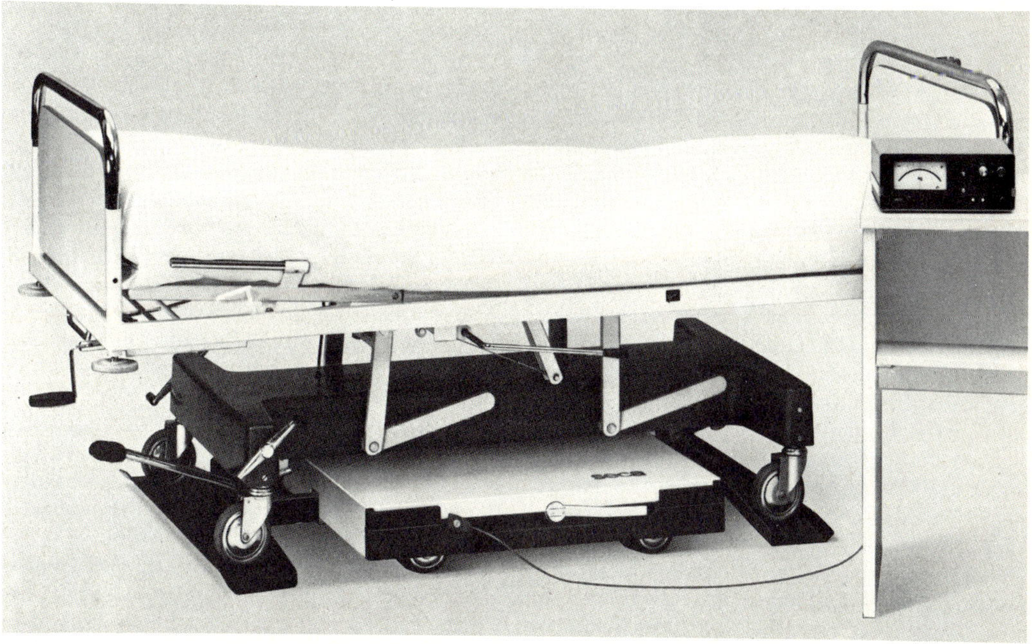

Abb. 7.**12** Bettwaage seca, Modell 780, mit Analogmonitor 781 als Bettwiegeplattform

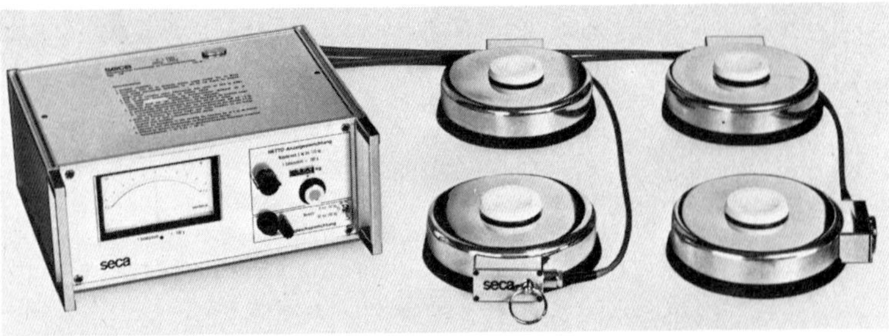

Abb. 7.**13** Bettwaage seca, Modell 759, zur kontinuierlichen Gewichtsüberwachung

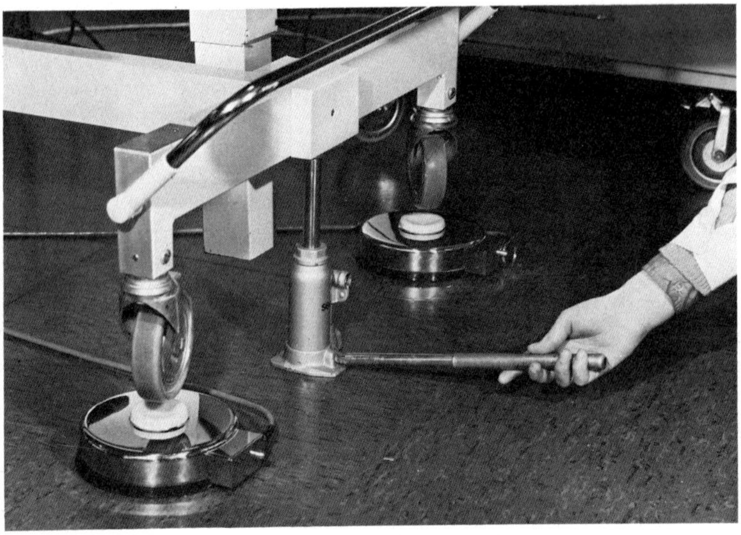

Abb. 7.**14** Spezialhydraulikheber zum Anheben des Bettes beim Unterlegen der 4-Teller-Waage

einer Person fahrbar. Die Betten werden quer zur Auswägevorrichtung aufgefahren. Die Enden der Radaufnahmeschienen federn, so daß ein leichtes Auffahren ohne Anheben des Bettes möglich ist. Die Gewichtsermittlung erfolgt elektronisch, die Anzeige analog (seca 781 Analogmonitor) oder digital (seca 783 Digitalmonitor). Ein Ausgleich des vorher ermittelten Tara- (Bett, Matratze und Bettzeug) sowie Nettogewichts (Patient) erspart Rechnen und Notieren. Die Differenzwertskalen mit einem 4-kg- bzw. 10-kg-Plus- und Minusbereich ermöglichen eine einfache Überwachung der täglichen oder auch stündlichen Gewichtsveränderung. Serienmäßig wird über einen Signalgeber eine automatische Gewichtsüberwachung vorgenommen, wie sie bei Dialysebehandlung wünschenswert sein kann. Die kompakte Bauweise des Modells seca 780 erleichtert die Sauberhaltung der Waage. Bei Betten, die einen exzentrisch sitzenden Stützrahmen haben, wie er zum Unterfahren des Bettes mit der Röntgenröhre eines C-Bogens notwendig ist, ist die Bettwiegeplattform des Modells seca 780 nicht einsetzbar. Für die kontinuierliche Gewichtsüberwachung, wie sie bei der Dialyse, der Behandlung von Brandverletzten sowie in der postoperativen Überwachung von Patienten nach Operationen mit extrakorporaler Zirkulation notwendig ist, eignet sich das Bettwaagemodell seca 759. Die Einheit besteht aus 4 Lastzellen mit konkav ausgeführten Wiegetellern zur Aufnahme je eines Bettrades sowie einem Monitor mit Analog- und Digitalanzeige (Abb. 7.13). Diese 4-Teller-Waage ist besonders raumsparend und läßt sich mit Hilfe eines Spezialhydraulikhebers bequem unter die Räder des Bettes plazieren (Abb. 7.**14**). Am Monitor ist das Patientengewicht bis 170 kg über Digital – und das Differenzgewicht bis ± 5 kg über Analoganzeige abzulesen.

Weiterhin stehen Wiegesysteme mit einer Genauigkeit bis zu 0,25 g zur Verfügung, die in der Pädiatrie, besonders bei der Behandlung Früh- und Neugeborener, ihre Berechtigung haben.

Protokolle

Alle erhobenen Meßgrößen müssen zur Verlaufsbeurteilung des Krankheitsbildes auf entsprechenden Protokollbögen eingetragen werden. Vorlagen notwendiger Verlaufskurven und Protokollbögen sind im Anhang dargestellt.

Für jeden Intensivbehandlungspatienten ist ein tägliches 24-Stunden-Protokoll notwendig (s. Anhang Abb. 56.1: Tageskurve, Abb. 56.2: Verordnungsbogen und Abb. 56.3: Bilanzbogen). Es empfiehlt sich eine Zweiteilung dieses Protokolls, wie aus der Vorlage zu ersehen ist. Im oberen Teil der Tageskurve werden in der oberen Spalte die diagnostischen, pflegerischen und nicht medikamentösen therapeutischen Maßnahmen sowie z. B. synchron mit der Gabe spezifischer Medikamente auftretende Besonderheiten zeitgerecht protokolliert. In der zweiten Spalte werden applizierte Medikamente und Infusionen entsprechend ihrer Numerierung auf dem Verordnungsbogen aufgezeichnet. Den mittleren und unteren Teil der Tageskurve nimmt das eigentliche Verlaufsprotokoll ein. Hier werden hämodynamische Parameter, Körpertemperatur und bei speziellen Krankheitsbildern als häufig zu messender Parameter der Blutzuckerwert eingetragen. Kontinuierlich erhobene neurologische Befunde wie Bewußtseinslage und Pupillenbefund bei Patienten nach neurochirurgischen Eingriffen oder Schädel-Hirn-Verletzungen werden neben den üblichen Kontrollen von Temperatur, Urinausscheidung und Hämodynamik im unteren Teil der Tageskurve niedergeschrieben. Flüssigkeits-, Volumen- und Blutverluste über Drainagen und Sonden sowie das Harnzeitvolumen werden ebenso zeitgerecht dokumentiert. Die ausgeklappte Seite der Tageskurve läßt Raum für die schriftliche Anordnung spezieller pflegerischer Maßnahmen, knappe und konzentrierte schriftliche Verlaufsbeobachtung während der Tag- und der Nachtschicht sowie für die schriftliche Niederlegung angestrebter Behandlungsziele und durch einen Konsiliararzt erhobener Befunde.

Der Verordnungsbogen (s. Anhang Abb. 56.2) dokumentiert die bei der Abendvisite des Vortages schriftlich festgelegte medikamentöse und Infusionstherapie.

Bei Krankheitsbildern und therapeutischen Maßnahmen, die eine strenge Bilanzierung des Flüssigkeitshaushaltes notwendig machen, sind spezielle Bilanzbögen erforderlich (s. Anhang Abb. 56.3).

Ein zusätzliches, am Bett des Patienten zu führendes Übersichtsprotokoll für besondere Maßnahmen (invasive Überwachung und Therapie, spezifische medikamentöse und maschinelle Therapie) erleichtert bei den Visiten die Antwort auf die Frage nach der Liegedauer von intravasalen Kathetern, Endotrachealtuben und der Dauer der Beatmung oder einer spezifischen antibiotischen Therapie (s. Anhang Abb. 56.4).

Für respiratorisch instabile Patienten empfiehlt sich ein besonderes Respirationsprotokoll, das die gemessenen atemmechanischen Parameter und die darunter erhobenen blutgasanalytischen Werte aufnimmt sowie bei beatmeten Patienten zusätzlich die Niederschrift enthält über Beatmungsmethode, benutzten Respirator und der am Respirator eingestellten sowie am Patienten gemessenen Werte einschließlich der Blutgasanalyse als Resultat des Beatmungserfolges (s. Anhang Abb. 56.5). Ebenso wird auf diesem Respirationsprotokoll die Phase der Entwöhnung (Weaning) vom Respirator festgehalten.

Ein zusätzliches Katheterprotokoll (s. Anhang Abb. 56.6) erleichtert die Überwachung klinikeigener Richtlinien zur Technik, Indikation und Pflege intravasaler Katheter.

Ein übersichtliches Laborprotokoll (s. Anhang Abb. 56.7) nimmt die zum Teil mehrmals täglich erhobenen Laborbefunde auf.

Bei nicht vorhandener problemorientierter, klinikbezogener Software zum Anschluß an eine zentrale Datenverarbeitungsanlage kann man sich Randlochkarten mit manueller Auswertung zur statistischen Dokumentation bedienen (s. Anhang Abb. 56.8).

Pflege

Die Pflege der schwerkranken Patienten auf Intensivbehandlungsstationen ist im besonderen Maße aufwendig, das gilt besonders für Bewußtlose, Beatmungspatienten, Querschnittsgelähmte und Patienten nach großen operativen Eingriffen und schweren Traumen.

Lagerung des Patienten
(15, 18)

Sachgemäße Lagerung und Lagewechsel des Patienten helfen nicht nur, Lagerungsschäden zu vermeiden und Dekubitalgeschwüre zu verhindern, sie verbessern zusätzlich die Atemfunktion, trainieren den Kreislauf und sind ein wichtiger Beitrag zur Thromboseprophylaxe. Durch konsequente, kontinuierliche sachgerechte Lagerung werden u. a. die Weichen gestellt für eine erfolgreiche Rehabilitation des Patienten bis zur Restitutio

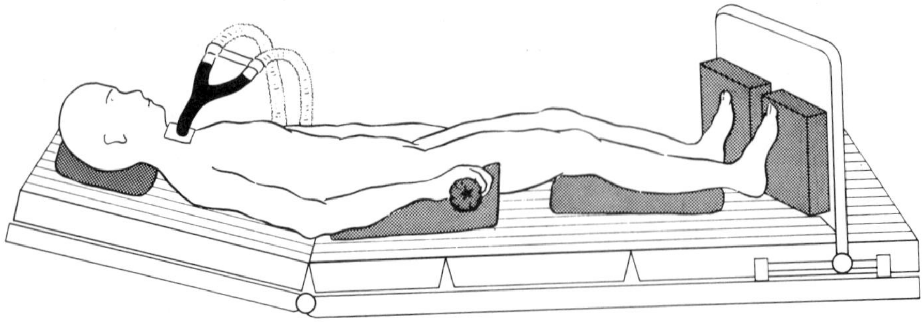

Abb. 7.15 Sachgerechte Lagerung des Patienten in Rückenlage (nach *Halmágyi* u. *Valerius*)

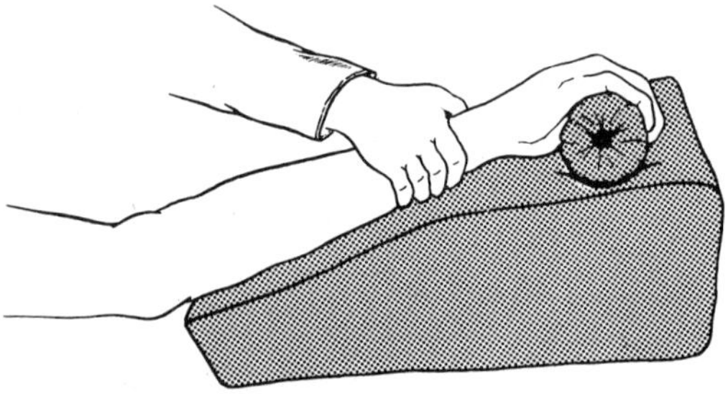

Abb. 7.16 Lagerung des Unterarms mit vormodelliertem Kissen und Handrolle (nach *Halmágyi* u. *Valerius*)

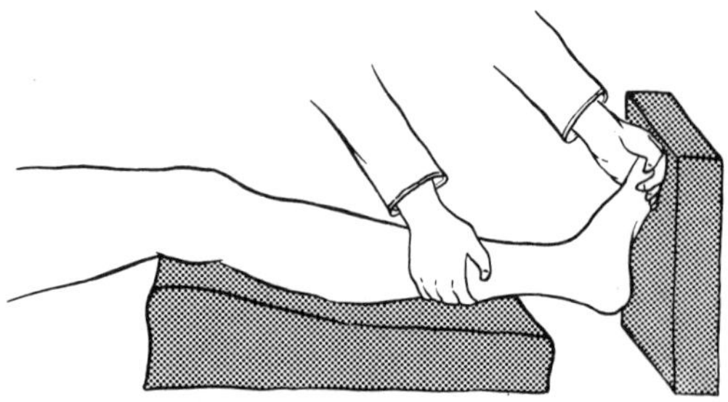

Abb. 7.17 Lagerung des Unterschenkels und Fußes in Funktionsstellung (nach *Halmágyi* u. *Valerius*)

ad integrum. Die korrekte Lagerung wird durch Lagerungskissen erleichtert, die mit einer atmungsaktiven, gut modellierbaren Füllung (Styroporkügelchen) versehen sind. Zusätzlich sind Handrollen, Schaumgummipolster und ein Skrotumkissen erforderlich. Moderne Intensivbetten sind außerdem in der Regel mit einem verstellbaren Fußbrett ausgestattet.

Zur Rückenlage (Abb. 7.15) wird der Patient in der Bettmitte gelagert. Kopf und Nacken werden mit einem Styroporkissen gut unterstützt und leicht angehoben. Zur Funktionserhaltung des Bewegungsapparates werden alle Gelenke in Mittel- bzw. Funktionsstellung gebracht. Die Arme werden leicht abduziert, im Ellenbogengelenk angewinkelt und auf gut modellierbaren Kissen leicht angehoben gelagert, um eine Gewichtsverteilung auf größere Fläche zu erzielen. Um eine Funktionseinschränkung oder einen Funktionsverlust peripherer Nerven zu vermeiden, darf der Ellenbogen nicht aufliegen. Da an den Händen der Beugetonus überwiegt, läßt man beide Hände zur Prophylaxe einer Krallhandbildung eine Rolle umgreifen (Abb. 7.16). Beide Unterschenkel liegen ebenfalls auf einer Unterlage, wobei die Knie wechselweise

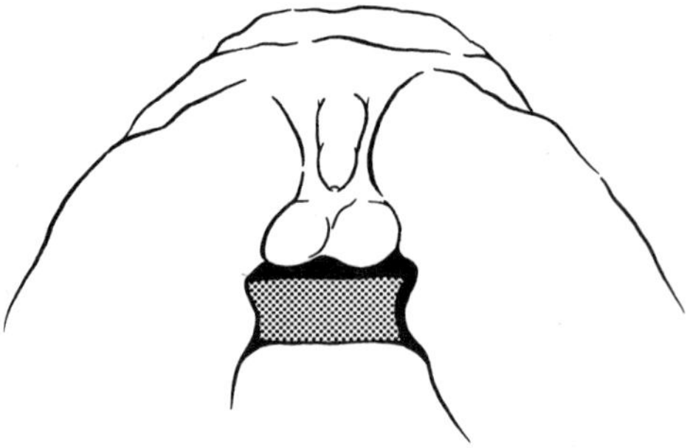

Abb. 7.18 Hochlagerung des Hodens zur Vermeidung einer Hoden- und Samenleiterentzündung (nach *Halmágyi* u. *Valerius*)

leicht gebeugt bzw. gestreckt zu unterstützen sind. Fersen und Füße müssen frei schweben, um einem Fersendekubitus vorzubeugen, und in 90 Grad gegen das Fußbrett abgestützt sein, um auch hier dem gesteigerten Beugetonus mit der Gefahr einer Spitzfußstellung entgegenzuwirken (Abb. 7.17). Bei Männern wird das Herunterhängen von Skrotum und Hoden in Rückenlage durch Unterschieben eines Skrotumkissens zur Zugentlastung erreicht. So kann eine Entzündung von Hoden und Samenleiter vermieden werden (Abb. 7.18).

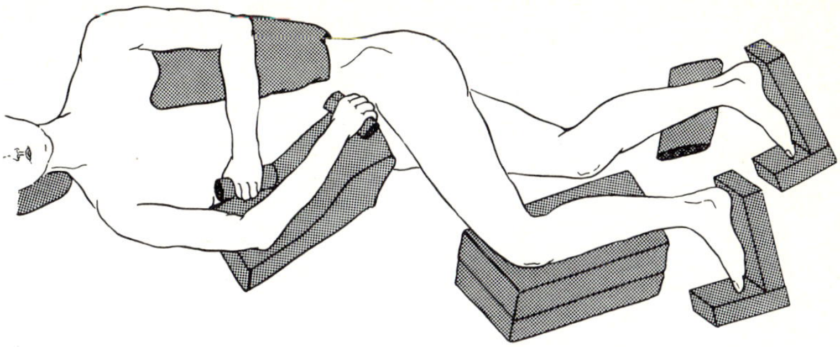

Abb. 7.**19** Korrekte Seitenlagerung des Intensivpflegepatienten (nach *Halmágyi* u. *Valerius*)

In der Seitenlage sind zusätzlich folgende Maßnahmen zu beachten (Abb. 7.19): Der Rücken wird bis hin zum Kreuz mit einem Kissen abgestützt. Ein zweites Kissen, dessen Füllung nach unten geschüttelt worden ist, wird auf das Kreuzkissen gestellt. Die Kissenhülle wird unter dem Arm durchgezogen, so fällt der Arm nicht nach hinten und Thoraxexkursionen werden nicht behindert. Die untere Schulter wird vor- und herabgezogen und leicht abduziert. Im Ellbogengelenk leicht gebeugt wird der untere Arm auf ein modelliertes Kissen gelagert. Das Gesäß wird durch Zug am Oberschenkel in Seitenlage gebracht. Unter leichter Beugestellung des Hüft- und Kniegelenks wird das obere Bein in Hüfthöhe auf zwei übereinander liegende Kissen gelagert. Fußknöchel und Fersen beider Beine müssen frei lagern, die Füße auch in dieser Lagerung in einem Winkel von 90 Grad gegen das Fußbrett abgestützt werden.

Als wertvolle Hilfe für das Pflegepersonal seien einige praktische Hilfsmittel aufgezählt: *Moltexunterlagen* haben sich bei der Pflege dieser Patienten bewährt. Flüssigkeiten werden leicht aufgesogen, bei Verschmutzung können sie mit einfachen Handgriffen ausgetauscht werden, was den Schwestern das häufige Wechseln der Bettwäsche erspart. Gepudert werden sie unter besonders stark schwitzende und schwer aufliegende Körperstellen zur Dekubitusprophylaxe gelegt. Mit der Ausbildung von Dekubitalgeschwüren ist bei langer Dauer einer notwendigen Intensivbehandlung zu rechnen. Zur Prophylaxe empfiehlt sich neben häufigem Lagewechsel die Anwendung von *Antidekubitusmatratzen*. Diese Matratzen sind so konstruiert, daß verschiedene Schlauchsysteme wechselweise mit Luft gefüllt und wieder entleert werden. Durch diesen Druckwechseleffekt wird die Durchblutung in den aufliegenden Körperpartien verstärkt. Um diesen Effekt auszuüben, ist es Voraussetzung, daß die verschiedenen Luftkammern der Matratzen entweder in Quer- oder in Längsrichtung angeordnet sind, also quer oder parallel zum Verlauf der Blutgefäße. Die Antidekubitusmatratze ersetzt zwar keine Pflegemaßnahme, bewirkt aber durch die ständige Druckverlagerung eine kontinuierliche Massage von Haut und Unterhautfettgewebe. Im Handel sind drei Modelle: der Anti-Decubitor mit Querrippung (Drägerwerk, Lübeck) und zwei Modelle mit Längsrippung, der Hico-Dekubimat und der Hico-Dekubimat Aeroflow (Fa. Hirtz & Co., Köln). Das zuletzt genannte System ist erst seit kurzem erhältlich. Durch regelbare Belüftung mit steril filtrierter Luft, die zwischen den längs angeordneten Luftdruckschläuchen der Matratze austritt, soll durch Vermeidung eines Wärme- und Feuchtigkeitsstaus zusätzlich einem Dekubitus vorgebeugt werden.

Zum Fixieren von Armen oder Beinen bei motorisch unruhigen Patienten oder zur Ruhigstellung von Armen, in denen Verweilkanülen oder Katheter zur Infusionstherapie liegen, sind die aus einem Kunststoffstreifen mit Klettenverschluß versehenen *Manschetten* („Menottes“, Fa. Sodies, Moulhouse/Elsaß) gut geeignet (Abb. 7.20). Sie sind sicher in ihrer Anwendung, Scheuerstellen, wie sie

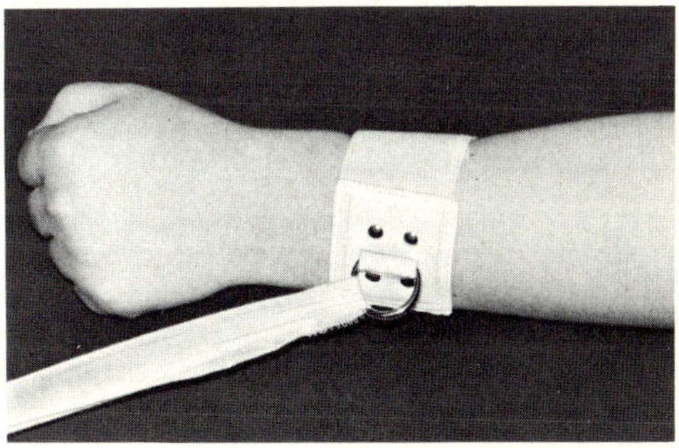

Abb. 7.**20** Kunststoffmanschetten mit Klettenverschluß zum Fixieren von Extremitäten („Menottes“ Fa. Sodies, Moulhouse/Elsaß, Frankreich; Fa. A. D. Krauth, Hamburg)

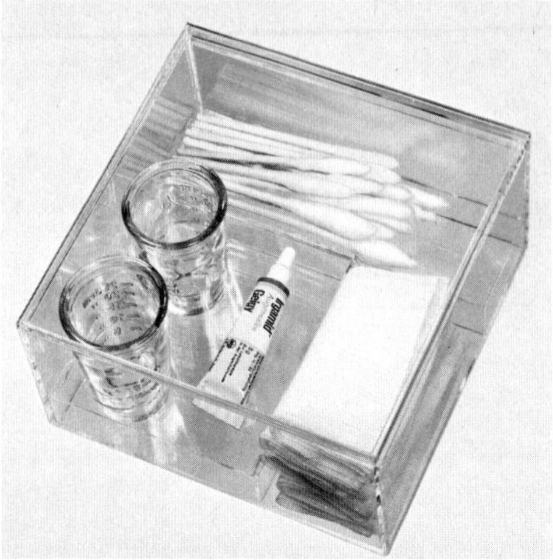

Abb. 7.**21** Salbenkasten zur Mund-, Nasen- und Augenpflege (Entwurf: Oberschwester *Lena Kamp*; Fa. A. D. Krauth, Hamburg)

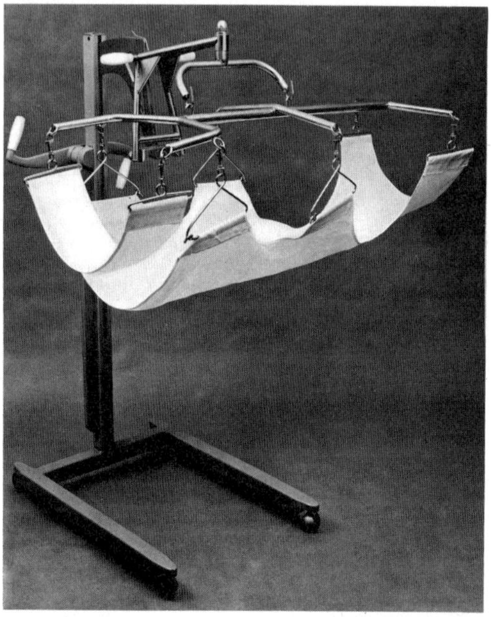

Abb. 7.**22** „ambulift" (Hersteller: Mecanaids Ltd., Gloucester/England; Vertrieb in Deutschland: Wolff Medizin-Technik, Düsseldorf)

bei den starren Lederfesseln festzustellen waren, entstehen nicht. Ein weiterer Vorteil ist, daß diese Manschetten leicht zu reinigen und zu desinfizieren sind.

Bei der Pflege Bewußtloser müssen zur Verhütung von Schäden durch Austrocknung der Kornea und der Nasenschleimhaut mehrmals täglich Salbenbehandlungen vorgenommen werden. Es empfiehlt sich, für jeden Patienten ein eigenes *Salbenkästchen* mit Augen- und Nasensalbe sowie Watteträgern, Glasstäbchen und Mulläppchen (Abb. 7.21) am Krankenbett zu haben.

Besondere Schwierigkeiten bereitet dem Pflegepersonal das häufig aufwendige Betten von schwerkranken und nicht kooperativen Patienten, wie von Bewußtlosen, Polytraumatisierten, relaxierten Beatmungspatienten usw. Speziell konstruierte Patientenhebegeräte wie z.B. der „ambulift"* (Abb. 7.**22**) und die „Stahlschwester"** können die pflegerischen Maßnahmen erleichtern.

Intensive Überwachung, Therapie und Pflege stellen für den Patienten auch eine intensive psychische Belastung dar. Daran sollten Ärzte, insbesondere aber auch Krankenschwestern denken, auch wenn sie gerade für die Tätigkeit auf Intensivbehandlungsstationen zu funktionellem Denken erzogen sind, wenn Zahlen, Laborwerte und elektronische Übermittlungen Wegweiser der Behandlung sind.

Literatur

1 Borow, M., L. Aquilizan, A. Krausz, A. Stefanides: The use of central venous pressure as an accurate guide for body fluid replacement. Surg. Gynec. Obstet. 120 (1965) 545

2 Brühl, P.: Die Katheterdrainage der Harnblase. In: Praxis der klinischen Hygiene in Anästhesie und Intensivpflege, hrsg. von O. H. Just. Intensivmedizin – Notfallmedizin – Anästhesiologie, Bd. IX. Thieme, Stuttgart 1977

3 Brühl, P., R. Dohrmann, E. Kanz: Die suprapubische Katheterdrainage der Harnblase in der Intensivmedizin. In: Klinische Hygiene und Intensivtherapie-Patient, hrsg. von O. H. Just. Intensivmedizin – Notfallmedizin – Anästhesiologie, Bd. XVIII. Thieme, Stuttgart 1979

4 Bruner, J. M. R.: Handbook of Blood Pressure Monitoring. PSG Publishing Company, Littleton USA 1978

5 Burri, C., W. Müller, E. Kuner, M. Allgöwer: Methodik der Venendruckmessung. Schweiz. med. Wschr. 96 (1966) 624

6 Burri, C., M. Allgöwer: Klinische Erfahrung mit der Messung des ZDV. Schweiz. med. Wschr. 97 (1967) 1414

7 Burri, C., F. W. Ahnefeld: Cava – Katheter. Springer, Berlin 1977

8 Daschner, F.: Epidemiologie krankenhauserworbener Harnwegsinfektionen. Münch. med. Wschr. 121 (1979) 1359

9 Dietzel, W.: Prioritäten in der Infektionsprophylaxe auf Intensivtherapie-Stationen II: Pflegerische Maßnahmen. Infection, Suppl. 2 (1978) 187

10 Dietzel, W.: Der iatrogene Harnwegsinfekt. Münch. med. Wschr. 121 (1979) 1341

---

* Hersteller: Mecanaids Ltd., Cloucester, England; Vertrieb in Deutschland: Wolff Medizin-Technik, Düsseldorf.

** Hersteller: J. P. Bakker, Dorn/Holland; Vertrieb in Deutschland: J. Lennartz, Hamburg.

11 Feuerstein, V.: Grundlagen und Ergebnisse der Venendruckmessung zur Prüfung des zirkulierenden Blutvolumens. In: Anaesthesiology and Resuscitation, Bd. VII, hrsg. von R. Frey, F. Kern, O. Mayrhofer. Springer, Berlin 1965
12 Gauer, O.H.: Kreislauf des Blutes. In: Physiologie des Menschen, Bd. III, hrsg. von O.H. Gauer, K. Kramer, R. Jung. Urban & Schwarzenberg, München 1972
13 Guttmann, L., H. Frankel: The value of intermittent Catheterisation in the early management of traumatic Paraplegia and Tetraplegia. Int. J. Paraplegia 4 (1966) 63
14 Haan, D.: Ergebnisse einer neuen Methode zur Registrierung des zentralen Venendrucks. Arch. Kreisl.-Forsch. 53 (1967) 192
15 Halmágyi, M., Th. Valerius: Weiterbildung 2. Fachschwester-Fachpfleger, Anästhesie-Intensivmedizin. Springer, Berlin 1975
16 Holm, H.H., K. Egeblad: Disposable apparatus for closed bladder tidal drainage. J. Urol. 104 (1970) 753
17 Kastert, H.-B.: Urologische Erfahrungen mit einem Einmalbesteck zur suprapubischen Blasendrainage. Prakt. Anästh. 13 (1978) 229
18 Kennedy, L.: Methoden und Bedeutung der Patientenlagerung in der Intensivpflege. Vortrag auf der Fortbildungsveranstaltung „Praxis der Intensivtherapie". Osnabrück, 28. April 1979
19 Lawin, P., U. Hartenauer: Der intravasale Katheter. Indikation – Technik – Komplikationen. Intensivmedizin – Notfallmedizin – Anästhesiologie. Thieme, Stuttgart 1980 (im Druck)
20 Rams, J. J., G. R. Daicoff, P. v. Moulder: A simple method for central venous pressure measurements. Arch. Surg. 92 (1966) 886
21 Rosenblum, R.: Urological care of patients with acute spinal cord injury using tidal drainage. J. Urol. 116 (1976) 587
22 Wieland, W., A. Hofstetter, H.-E. Mellin: Infektionsgefährdung mittels suprapubischem und transurethralem Katheter. Notabene medici 7 (1977) 50

8 Physikalische Therapie und Krankengymnastik

Von A. BURCHARDI

Physikalische und krankengymnastische Maßnahmen sind eine wichtige Ergänzung der Intensivtherapie. Nach Möglichkeit soll jede Intensivstation über 1 bis 2 Krankengymnastinnen verfügen. Sie müssen eng an das Arbeitsteam angegliedert sein; an den täglichen ärztlichen Visiten nehmen sie wie die Schwestern teil, damit sie jederzeit über den Zustand der Patienten und über das Ziel der Behandlung orientiert sind.
Die physikalische Behandlung der Patienten muß mehrmals am Tage durchgeführt werden; eine sorgfältige Behandlung beansprucht 2- bis 4mal 20–45 Minuten für jeden Patienten. Bei besonders gefährdeten Patienten ist auch an Sonn- und Feiertagen zumindest eine krankengymnastische Behandlung anzustreben (Personalaustausch aus einer größeren krankengymnastischen Abteilung).

Methodische Grundlagen

(26–29)

Neben der Kenntnis des ärztlichen Befundes und der Diagnose ist eine eingehende Befundaufnahme, die die besondere krankengymnastische Fragestellung berücksichtigt, unerläßlich. Eine spezielle *krankengymnastische Befundaufnahme* steht daher am Anfang jeder krankengymnastischen Behandlung. Sie umfaßt je nach Fragestellung unter anderem Hautbeschaffenheit, Tastbefund der Muskulatur (Tonus, Atrophie), Funktionsfähigkeit aller Gelenke, Prüfung der Koordination und der Sensibilität (kalt – warm), Klonus, Information über die Atemfunktion (z.B. Fehlatmung, pathologische Lungenbefunde). Diese erste krankengymnastische Befundaufnahme soll schriftlich fixiert und regelmäßig kontrolliert werden. Bei vorhandenen Lähmungen wird ein sogenannter „Muskelstatus" (19)* erhoben und laufend ergänzt, bei dem der Lähmungsgrad für alle betroffenen Muskeln semiquantitativ festgestellt wird.

* Sehr bewährt hat sich das seinerzeit vom „Nerve Injuries Committee" entwickelte System mit 6 Graden: 0 = völlige Lähmung, 1 = geringste Kontraktion, 2 = Kontraktion bei Ausschaltung der Schwerkraft, 3 = Kontraktion gegen Schwerkraft, 4 = Kontraktion gegen leichten Widerstand, 5 = Kontraktion gegen kräftigen Widerstand = normale Kraft.

Lagerung

Dem bewußtseinsklaren Patienten soll eine bequeme Lagerung ermöglicht werden; sie ist meist auch Gewähr für eine funktionell optimale Lage: Patienten mit orthostatischen Kreislaufstörungen bevorzugen die flache Lagerung, bei Schädigung von Herz und Lunge (Herzinsuffizienz, Lungenstauung, Lungenödem) gewährt Hochlagerung des Oberkörpers Entlastung für Atmung und Kreislauf (günstig sind hierfür sogenannte „Herzbetten" mit Verstellung aller drei Matratzenteile). Bei der Kopftieflagerung von 5 bis 10 Grad, die bei Volumenmangel erforderlich wird, ist auf eine evtl. Behinderung der Zwerchfellbeweglichkeit und damit auf eine Ateminsuffizienz zu achten. Die Extensionsbehandlung von Frakturen setzt eine sorgfältige Lagerung voraus (Vermeidung von Druckstellen durch Unterpolsterung); die notwendige konstante Rückenlage ist dabei besonders für die Lungenfunktion ungünstig. Bei schwerer Schädigung des Patienten ist dann eine baldige, fixierende Frakturenbehandlung (Osteosynthese, fixierender Gipsverband) anzustreben, damit wieder eine freie Lagerung des Patienten möglich wird.
Die Lagerung bewußtloser Patienten erfordert besondere Sorgfalt. Auch bei intubierten oder tracheotomierten Kranken ist die Seitenlagerung vorzuziehen. Zur Vermeidung von Dekubitus und als wesentlicher Beitrag zur Bronchialtoilette ist die Lagerung regelmäßig (alle 2–4 Stunden) von Seite zu Seite zu wechseln (15, 24). Diese Seitenlagerung wird am besten durch große, feste Kissen (im Rükken, zwischen den Beinen und unter den Armen) aufrechterhalten. Der regelmäßige Lagewechsel erfordert einen erheblichen pflegerischen Aufwand; durch zweckmäßige Anordnung der Infusionssysteme (Vena-subclavia-Katheter, Venenkatheter) und der Monitorelektroden wird aber die Arbeit erleichtert.

Massage

Die Massage ist eine der ältesten Behandlungsprinzipien der physikalischen Therapie. Sie ist unter

anderem eine wesentliche Vorbereitung für die krankengymnastische Übungsbehandlung. Ihre verschiedenartigen Wirkungsweisen sind jedoch bisher nur wenig erforscht.
Empirisch lassen sich drei wesentliche Effekte nachweisen:

1. Einwirkung auf das Venen-Lymph-System:
Als lokale Wirkung auf Haut, Unterhaut und Bindegewebe läßt sich der Rückstrom im Venen- und Lymphsystem fördern. Stauungen (z.B. nach Dystorsionen, Luxationen, Frakturen, Thrombophlebitiden) und Ödeme lassen sich durch Streichungen, Drückungen und Knetungen in zentripetaler Richtung beseitigen.

2. Einwirkung auf die arterielle Durchblutung:
Hyperämisierung der Haut sowie Förderung der Durchblutung und des Stoffwechsels auch tieferer Gewebsschichten (Muskulatur und tiefere Organe, z.B. Lunge) lassen sich durch Reibungen und sogenannte Reizgriffe erzielen: „Harkengriff", „Hobelgriff", „Hackungen", „Klopfungen" und – mit besonderer Tiefenwirkung – Hautverschiebungen und Klatschungen.
Je größer die massierte Körperoberfläche ist, desto größer sind die Auswirkungen auf den Gesamtorganismus.
Als besonders kräftige, hyperämisierende Maßnahmen bewähren sich Stauungen und Drosselungen; sie werden als spezielles Gefäßtraining, z.B. bei spastischen Gefäßerkrankungen (Morbus Raynaud, Morbus Buerger) und bei schweren Dystrophien, wie Morbus Sudeck, angewandt. Das Gefäßtraining wird nach der Stauung durch kurzfristiges, abwechselndes Tief- und Hochlagern der Extremität weiter gefördert.

3. Einwirkungen auf die Muskulatur:
Die Wirkung der Massage auf die Muskulatur besteht im wesentlichen in Dehnung und Lockerung des Tonus sowie in Förderung der Durchblutung und des Stoffwechsels. Hierzu dienen Knetungen, Walkungen, Vibrationen, Schüttelungen. Knetungen ohne Druck lockern Muskelspannungen, mit weichem Druck fördern sie den Rückstrom des Venen-Lymph-Systems, mit starkem Druck regen sie die arterielle Durchblutung an. Vibrationen und Schüttelungen lockern erhöhten Muskeltonus. Vibrationen beeinflussen aber auch innere Organe wie Lunge (Lockerung von Sekret, Bronchialtoilette) und Darm (Anregung der Motilität).
Als besondere Massagemethode haben Reflexzonen- (14) und Bindegewebsmassagen (3, 22) ihre eigene Bedeutung. Durch festgelegte Strichführungen, die nach Headschen Zonen und segmentaler Innervation ausgerichtet sind, lassen sich selbst innere Organe beeinflussen. Sie haben sich darüber hinaus als guter Atemreiz bewährt. Sie sind anwendbar z.B. bei Asthma bronchiale, Durchblutungsstörungen, Darmmotilitätsstörungen, Miktionsstörungen.

Bewegungsübungen

Bewegungsübungen sind bei den schwerkranken, bettlägerigen und häufig bewußtlosen Patienten einer Intensiveinheit mit der wichtigste Bestandteil krankengymnastischer Behandlung. Nur sie können die Folgen beseitigen oder vermindern, die eine längere Ruhigstellung des Körpers mit sich bringt z.B. Muskelatrophien, Gelenkkontrakturen, trophische Störungen (Morbus Sudeck, Osteoporose), Kreislaufregulationsstörungen u.a. Sie sind damit praktisch bei allen Patienten einer Intensivstation indiziert. Allerdings ist die Belastung des Organismus durch die Übungen dem Schweregrad der Erkrankung anzupassen. Die heute mit Erfolg angewandte Frühmobilisation beim komplikationslosen Herzinfarkt (13, 20) sieht bereits in der ersten Woche unterstützte aktive Bewegungsübungen im Bett vor.
Je nach Art der Übungen können Lockerung und Entspannung, Tonisierung und Anspannung sowie Kräftigung angestrebt werden.
Nach dem Grad der aktiven Mitarbeit des Patienten läßt sich eine konsequente Steigerung der Anforderungen erreichen:

1. Rein *passive Bewegungsübungen* und Dehnungen haben Lockerung und Entspannung der Muskulatur sowie freie Bewegungsfunktion der Gelenke zum Ziel. Bei bewußtlosen Patienten ist dieses die einzig mögliche Form der Übungsbehandlung.
2. *Unterstützte aktive Übungen:* Hier ist bereits eine geringe Mitarbeit des Patienten erforderlich, wobei der Behandler einen Teil der Kraft und der Koordination der Bewegung abnimmt, z.B. bei Paresen. Besondere Bedeutung hat hierfür die Behandlungsmethode nach Kabat.
3. *Eigentätige, aktive Bewegungsübungen ohne Widerstand* dienen der Aktivierung einzelner Muskeln oder großer Muskelsysteme sowie zur Mobilisierung der Gelenke.
4. *Eigentätige, aktive Bewegungsübungen gegen Widerstand* führen zur weiteren Kräftigung der Muskulatur. Ein besonderes Beispiel sind isometrische Spannungsübungen, die allerdings bei Ödemen, schwerwiegenderen Durchblutungsstörungen, Sehnenscheidenergüssen und Schmerzen kontraindiziert sind.

5. *Entspannungsübungen* sind spezielle Übungen, die zum Ziel haben, den Tonus einzelner Muskelgruppen herabzusetzen (z.B. über den Weg der Ermüdung der hypertonen Muskulatur), so bei spastischem Muskeltonus, bei Schonhaltungen, bei Kontrakturen. Auch sie erfordern eine aktive Mitarbeit des Patienten.

Die Übungsbehandlung hat neben ihrer Bedeutung für den Bewegungsapparat eine wichtige Aufgabe in der Behandlung und Prophylaxe für die Atmungsfunktion und in der Thromboseprophylaxe.

Reizstrombehandlung

Auf einer Intensivstation bieten sich zahlreiche Anwendungsmöglichkeiten für eine Reizstrombehandlung (9). Im wesentlichen werden drei Reizstromarten verwendet:

1. Galvanische Reizströme sind Gleichstromimpulse mit einer Dauer von 100–200 ms oder beliebig länger. Sie werden vor allem eingesetzt in der Diagnose und Therapie von peripheren Nervenschäden und den dadurch bedingten Funktionsstörungen der Skelettmuskeln. Man unterscheidet die direkte Reizung am Muskel und die indirekte am zugehörigen Nerv („Nervenreizpunkte"). Bei der Reizstromdiagnostik wird von dem Minimum der Stromstärke („Rheobase") und der Impulsdauer („Nutzzeit") ausgegangen, die eben eine Muskelkontraktion bewirken. Als Kurve gegeneinander aufgetragen ergeben die entsprechenden Wertepaare die sogenannte i-t-Kurve als wesentliche Grundlage der Reizstromdiagnostik und der elektrischen Reiztherapie gelähmter Muskeln. Während die schnelle Kontraktion eines Muskels mit intakter motorischer Innervation auf direkten und indirekten Reiz immer durch Erregung der Nervenfasern bewirkt wird und auch bei sehr kurzen Impulsen (0,01–1,0 ms) erfolgt, reagieren denervierte Muskelfasern nur auf einen direkten längeren, „galvanischen" Reiz mit einer trägen Kontraktion infolge der längeren Nutzzeit bei praktisch verwendbaren Stromstärken („partielle" bzw. „totale" Entartungsreaktion).
2. Der Begriff des *faradischen Reizstroms* stammt aus der alten, heute überholten Apparatetechnik der Induktoren. Man verwendet mit den modernen Apparaten Serien von kurzen Einzelimpulsen (meist 0,5–10 ms, 20–50 Hz) und kann damit „tetanische" Dauerkontraktionen im Gegensatz zur Einzelzuckung beim galvanischen Reiz auslösen, allerdings nicht von denervierten Muskelfasern mit langer Nutzzeit. In der Praxis wird gern dabei ein rhythmisches Ansteigen und Abfallen der Stromstärke verwandt, der sogenannte „Schwellstrom", der sich für die Behandlung von Neuritiden und Hypästhesien einsetzen läßt.
3. Der *Exponentialstrom* ist ein Impuls mit verzögertem Anstieg und Abfall der Amplitude, also von angenäherter Dreieckform. Sein wesentlicher Vorteil bei der Therapie liegt darin, daß gesunde Muskeln wegen ihrer Akkomodationsfähigkeit durch den langsameren Impulsanstieg nicht gereizt werden; es lassen sich geschädigte Muskeln also *selektiv* reizen. Die Behandlung ist schonend und fast schmerzfrei.

Allgemein soll durch die elektrische Reizbehandlung von gelähmten oder paretischen Muskeln eine Kontraktion erreicht werden und damit eine vorzeitige Atrophie oder narbige Umwandlung verhütet werden. Eine Beschleunigung der Reinnervation ist damit nicht zu erreichen. Die Reizstromtherapie mit galvanischem Strom ist schmerzhafter und wird heute daher im wesentlichen durch die Behandlung mit Exponentialstrom ersetzt. Zur Hyperämisierung, Gefäßerweiterung und zur Schmerzlinderung bei Neuralgien, Myalgien und Gelenkschmerzen läßt sich aber ein niedrigerer galvanischer Strom mit Vorteil anwenden.

Die Indikationen zur Reizstrombehandlung mit Exponentialstrom sind: alle schlaffen Lähmungen (bei entzündlicher Genese erst nach Abklingen der akuten Entzündung), auch Inaktivitätsatrophien; alle spastischen Lähmungen sind von einer Reizstrombehandlung ausgeschlossen. Gelegentliche Erfolge wurden von der selektiven Reizung glatter Muskulatur durch Exponentialstrom berichtet (9), z.B. Blasenatonie, schlaffe Obstipation.

Vor Beginn einer Reizstrombehandlung muß eine möglichst exakte *Reizstromdiagnostik* mit semiquantitativer Befundung der Funktion einzelner Muskeln und peripherer Nerven durchgeführt werden. Durch wiederholte Kontrollen läßt sich der Erfolg der Behandlung ständig überprüfen.

Sonstige Maßnahmen

Feuchte Abreibungen mit 70%igem Alkohol haben einen Verdunstungseffekt und damit einen lokalen Kältereiz zur Folge. Sie dienen zur Anregung der peripheren Durchblutung, insbesondere der Haut (Dekubitusprophylaxe). Der Kältereiz kann aber auch zur physikalischen Behandlung der Lunge eingesetzt werden: Er führt kurzfristig zu einer Vertiefung der Atmung. Bei *feuchten Abklatschungen* ist dieser Effekt noch ausgeprägter und läßt sich zur Förderung der Bronchialtoilette ausnutzen.

Mit der sogenannten *„heißen Rolle"* läßt sich ein intensiver feuchtheißer Wärmereiz erreichen, der lokal und über den Headschen Zonen reflektorisch wirksam wird. Er wirkt hyperämisierend und löst Spannungsschmerzen; anwendbar bei Myalgien, Bronchospasmus und spastischen Obstipationen u.a.

Zur Applikation von trockener Wärme ist der *Heißluftkasten* geeignet.

Tabelle 8.1 Krankengymnastische Behandlungsmethoden in der Phase der Intensivtherapie

Hauptindikationen	Lagerung	Massage	Bindegewebs-Massage
1. *Allgemeinmaßnahmen:* bei bettlägerigen Schwerkranken	Lagewechsel	Streichungen, Knetungen, Klopfungen an Extremitäten und Rumpf, Thoraxvibrationen	zur prophylaktischen Atmungsbehandlung s. 2.
dauerbeatmete Patienten	Lagerungsdrainage Lagewechsel	„Harkengriff", Klopfungen, Vibrationen	ja
2. *Atmungserkrankungen:* Obstruktion: Bronchitis, (Broncho-)Pneumonie, Asthma Atelektasen, Thoraxtraumen	Lagerungsdrainage Lagewechsel	„Harkengriff", Vibrationen, Klopfungen	stets zu Beginn der Behandlung (nach Abklatschung und heißer Rolle)
3. *Herz-Kreislauf-Störungen:* orthostatische Dysregulation, Hypotonie	Gefäßtraining (Umlagerung der Extremitäten)	Streichungen, Drückungen, Knetungen. „Harkengriff",	
Herzinfarkt (solang intensivbehandlungsbedürftig)	flach; bei kardialer Stauung: Herzlagerung	nein!	nein!
4. *Bewußtlosigkeit:* a) Schädel-Hirn-Trauma, Hirn-Operation b) Intoxikation c) apallisches Syndrom	Lagewechsel (2-4 stdl.) Dekubitusprophylaxe Spitzfußkasten	alle Arten an Extremitäten und Rumpf	zur prophylaktischen Atmungsbehandlung s. 2.
5. *Neurologische Erkrankungen:* Querschnittslähmung spastische Lähmung apoplektischer Insult Paresen peripherer Nerven	Lagewechsel (2-4stdl.). Dekubitusprophylaxe, Spitzfußkasten (Querschnittslähmung: s. Text) Lagerung u. Dekubitusprophylaxe der betroffenen Extremität	weiche Knetungen der betroffenen Extremitäten, bei spastischen Lähmungen: Schüttelungen	zur prophylaktischen Atmungsbehandlung s. 2.
6. *Tetanus:*	Lagewechsel, Lagerungsdrainage	Streichungen, Knetungen, Vibrationen	zur prophylaktischen Atmungsbehandlung s. 2.
7. *Muskelerkrankungen:* z. B. Atrophie	ggf. Dekubitusprophylaxe	alle Arten	
8. *Trophische Störungen:* z. B. Morbus Sudeck	Lagewechsel (Dekubitusprophylaxe), Lagerung der Extremität	erst später: Vibrationen	zu Beginn der Behandlung (beginnend mit gesunder Seite)
9. *Chirurgische Erkrankungen:* Frakturen	Lagerung, Dekubitusprophylaxe, Spitzfußprophylaxe	Knetungen: nur bei den nicht betroffenen Extremitäten!	
Verbrennungen	Lagerung		

Tabelle 8.**1** (Fortsetzung)

Bewegungsübungen	Reizstrombehandlung	Feuchtigkeit, Wärme	Sonstiges
Grundsätzlich! Intensität nach Mitarbeit und Belastbarkeit		feuchte Abklatschung, heiße Rolle	gezielte Atemschulung, ggf. Thromboseprophylaxe
			bei Beatmung: Blähen
Grundsätzlich! Intensität nach Mitarbeit und Belastbarkeit		feuchte Abklatschung, heiße Rolle	gezielte Atemschulung (Kontaktatmung), Totraumatmung, Blähen, Beatmungsinhalation
aktive Bewegungsübungen, sowie gegen Widerstand		feuchte Abklatschung (Wechselbäder)	u.U. Beine wickeln
Bei komplikationslosem Verlauf: *leichte* aktive Bewegungsübungen, steigernd, ab 1. Tag.	nein!	nein!	Beine wickeln, ab 4. Tag Atemschulung
nur intensive, passive Bewegungsübungen möglich, Mobilisation der Gelenke! (insbesondere beim apallischen Syndrom)	a) möglich b) nur bei längerer Dauer c) ja	feuchte Abklatschung, heiße Rolle	*Grundsätzlich:* Atemtherapie s. 2. Beine wickeln (nicht bei apallischem Syndrom). Thromboseprophylaxe, ggf. Kolonmassage
Schlaffe Lähmungen: passive Übungen, wenn möglich aktive Übungen (nach *Kabat*) *Spastische Lähmungen:* passive Bewegungsübungen, Entspannungsübungen; anschließend aktive Übungen	schlaffe Lähmung: Exponentialstrom-Reizung (bei Querschnittslähmung ggf. galvanische Reizung. Kein Exponentialstrom!)	feuchte Wärme (keine heiße Rolle bei Querschnittslähmung u. Paresen) (Achtung: Verbrühungsgefahr!)	*Grundsätzlich:* Atemtherapie s. 2. Thromboseprophylaxe, Beine wickeln (bei spastischen Lähmung nicht erforderlich!). Kolonmassage (bei Querschnittslähmung)
anfangs passive Bewegungsübungen, später aktive Übungen, steigernd	ggf. in Rekonvaleszenzphase	feuchte Abklatschung heiße Rolle	*Grundsätzlich:* Atemtherapie s. 2. Thromboseprophylaxe, ggf. Kolonmassage
passive und möglichst aktive Übungen (nach *Kabat*), steigernd	Exponentialstrom-Reizung; ggf. mit Impulsserien als Schwellstrom		ggf. Thromboseprophylaxe
später: möglichst aktive Übungen (ggf. gegen Widerstand), Mobilisation der Gelenke		feuchte Wärme (aufsteigende Bäder), heiße Rolle	
passive und möglichst aktive Übungen der nicht betroffenen Extremitäten, isometrische Spannungsübungen für frakturierte Extremitäten	nur bei Nervenläsionen		Atemtherapie s. 2.
Passiv und aktiv soweit möglich intensive Mobilisation der Gelenke			

Behandlung spezieller Symptomgruppen

Physikalische Therapie ist im wesentlichen eine symptomatische Behandlung. Die Auswahl der Behandlungsmethoden wird zunächst nach großen Symptomgruppen bestimmt; spezielles Vorgehen, Reihenfolge, Intensität und Steigerung der Maßnahmen richten sich dann nach den individuellen Erfordernissen des Patienten (Kräftezustand, Schweregrad der Erkrankung).

Die Tab. 8.1 gibt einen informierenden Überblick über die Wahl der Behandlungsmethoden, die für die Phase der Intensivtherapie in Frage kommen. Weiterführende Maßnahmen nach Beendigung der Intensivbehandlung sind ausgeklammert.

Physikalische Behandlung der Atmungsorgane

(1, 2, 4–8, 18, 21, 25)

Die krankengymnastische Atmungsbehandlung hat eine wesentliche Stellung in der Therapie obstruktiver Atemwegserkrankungen (z.B. Bronchitis, Bronchopneumonie, obstruktives Lungenemphysem, Asthma bronchiale, Atelektasen), aber auch bei operativer oder traumatischer Beeinträchtigung der Atemfunktion (Thorax- und Oberbauchoperationen, Rippenserienfrakturen) sowie zur Prophylaxe bei allen bettlägerigen Patienten. Thoren (23) konnte zeigen, daß durch konsequente postoperative physikalische Therapie die Häufigkeit von Atelektasen und Pneumonien von 42% auf 27% gesenkt werden konnten.

Bei *spontanatmenden Patienten* muß vor Beginn der Behandlung eine krankengymnastische Befundaufnahme der Atemfunktion vorgenommen werden: Beurteilung einer Fehlatmung, Prüfung seitengleicher Thoraxbeweglichkeit, Messung der in- und exspiratorischen Atemexkursionen (über Thoraxmitte, Flanke, Bauch). Dieser Befund wird als Verlaufskontrolle regelmäßig erhoben.

Die Behandlung beginnt mit der Bindegewebsmassage, bei reichlichem Bronchialsekret zunächst heiße Rollungen oder feuchte Abklatschungen. Danach folgt die *gezielte Atemschulung*. Sie hat zum Ziel, dem Patienten die Kontrolle über die selektive Anwendung seiner Atemmuskulatur zu lehren; dadurch werden Fehlatmungen dem Patienten bewußt gemacht und können von ihm korrigiert werden. Hierfür ist allerdings eine gute Mitarbeit des Patienten erforderlich: Der Patient atmet gegen den Widerstand der auf den Thorax aufgelegten Hände der Krankengymnastin; dadurch lernt er, bestimmte Lungenpartien selektiv betont zu ventilieren *(Kontaktatmung)*. Hierbei kann Richtung und Dauer der In- und Exspiration beeinflußt werden. Eine zweckmäßige Reihenfolge bei den Übungen zeigt Tab. 8.2.

Durch vibrierendes Drücken (Vibrationen) während der Exspirationsphase oder Klopfungen kann die Bronchialtoilette gefördert werden. Bei fehlender Mitarbeit des Patienten und bei seitenungleicher Thoraxbeweglichkeit wird die *Dehnungs-* oder *Torsionslagerung* (Abb. 8.1) angewandt.

Zur Erleichterung der Expektoration des Bronchialsekrets (z.B. Atelektasen) wird die gezielte *Lagerungsdrainage* durchgeführt (s. Kapitel 18) und durch Vibrationen und Klopfungen unterstützt.

Bei *beatmeten* und nicht kooperativen Patienten können alle Maßnahmen außer der gezielten Atemschulung mit Kontaktatmung angewandt werden. In der Phase der Entwöhnung vom Respirator, in der eine sehr intensive krankengymnastische Behandlung nötig ist, läßt sich mit der vorsichtig dosierten, gezielten Atemschulung eine Verbesserung der Atmungsfunktion erreichen. In diese Phase ist aber auch nicht zuletzt die psychische Führung des Patienten durch die Krankengymnastin von größter Bedeutung.

Schmerzen beeinträchtigen den Erfolg der atemgymnastischen Behandlung, daher sollten bei Bedarf vorher Analgetika gegeben werden; Operationswunden müssen mit der Hand stabilisiert werden.

Beseitigung von Mikroatelektasen durch Eröffnung kollabierter Alveolen und gleichmäßige Be-

Tabelle 8.2 Reihenfolge bei der Kontaktatmung (nach *Giebel*)

1. Epigastrium und Mittelbauch	– Zwerchfellbeweglichkeit
2. Vordere untere Flanke	– Lungenunterfelder vorn
3. Seitliche untere Flanke	– Lungenunterfelder seitlich
4. Hintere untere Flanke	– Lungenunterfelder hinten
5. Vordere mittlere Flanke	– Lungenmittelfelder vorn seitlich
6. Vordere obere Flanke	– Lungenoberfelder vorn

Flanken (prakt. Terminologie der Krankengymnastik) = Brustwandbereich

lüftung können durch regelmäßige Blähung der Lunge erreicht werden: Unter der Beatmung wird mehrmals täglich manuell mit dem Beutel-Resutator oder maschinell durch vorübergehend erhöhte exspiratorische Stenose oder PEEP gebläht; der spontanatmende Patient kann diesen Effekt durch Aufblasen eines Gummiballons erreichen.
Die krankengymnastische Atemtherapie intensiviert die Wirkungen der Inhalationstherapie und der Totraumatmung, daher sollte die krankengymnastische Behandlung stets im Anschluß an diese Maßnahmen erfolgen. Es ist zweckmäßig, notwendige röntgenologische Kontrollaufnahmen des Thorax regelmäßig *nach* der physikalischen Behandlung vorzunehmen.
Um einen ausreichenden Erfolg zu erzielen, muß die krankengymnastische Atmungsbehandlung auf jeden Fall mehrmals am Tag durchgeführt werden (Dauer mindestens jeweils 30 Minuten).

Thromboseprophylaxe

Die krankengymnastischen Maßnahmen zur Thromboseprophylaxe haben alle zum Ziel, den venösen Rückstrom zu fördern: Ausstreichungen der Beine mit Knetungen der Muskulatur und Bewegungsübungen, die passiv oder – bei kooperativen Patienten – möglichst aktiv gegen Widerstand durchgeführt werden, sollen mehrfach täglich wiederholt werden. Stauungen werden durch Hochlagerung und Ausstreichen der Beine beseitigt; anschließend wird durch Wickelung mit elastischen Binden eine Stützung des verminderten Muskel- und Gefäßtonus angestrebt (insbesondere bei Varikosis). Wichtigste und effektivste Maßnahme bleibt jedoch die möglichst frühe Mobilisation des Patienten.

Frühmobilisation bei Herzinfarkt

(13, 16, 20)

Die Frühmobilisation der Herzinfarktpatienten darf nur von einer erfahrenen Krankengymnastin durchgeführt werden; etwaige Komplikationen müssen sofort erkannt werden.
Komplikationen sind:
- Hypotonie,
- plötzliche Arrhythmie,
- Herzschmerzen,
- Temperatur über 38 °C.

Mobilisation

1. Aktive Übungen: Anfänglich kleinere Muskelgruppen (z.B. Unterschenkel) üben. Steigerung

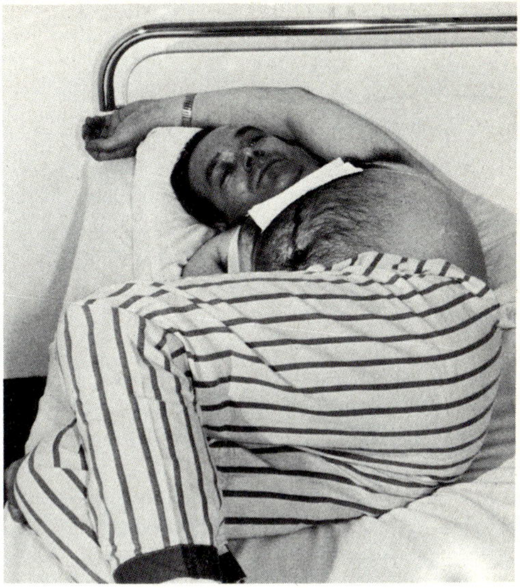

Abb. 8.1 Dehnungs- und Torsionslagerung zur Verbesserung der verminderten Beweglichkeit einer Thoraxseite

   bis zu großen Muskelgruppen. Immer nur jeweils eine Extremität üben.
   Zeitfolge:
   1 Bewegung/s,
   Pause nach 10 Übungen,
   Pausendauer: 10 s.
2. Isometrische Spannungsübungen: Bevorzugung der Streckmuskulatur der Beine, um die aufrechte Körperhaltung vorzubereiten. 2 bis 3 isometrische Spannungsübungen, Haltedauer etwa 5 s. Dabei darf der Patient nicht den Atem anhalten.
3. Aufsetzen auf die Bettkante mit gewickelten Beinen. Später Gehen und Treppensteigen.
   Nur langsame Steigerung von 10 m bis 500 m, so wie von 2 Stufen bis zu mehreren Treppen.
   Dosierungsprinzip:
   – Steigerung der Dauer,
   – Steigerung zu größeren Muskelgruppen,
   – Steigerung von Tempo und Kraft.
4. Atemübungen: s. oben.

Überwachung während der Behandlung

- Pulsfrequenz,
- Blutdruckverhalten,
- Allgemeinsymptome wie Schwindel, Schweißausbruch.

Bei Zeichen einer kardialen Überbeanspruchung ist die krankengymnastische Behandlung sofort abzubrechen und der Arzt zu informieren.

Physikalische Behandlung der Querschnittslähmung

(10–12, 17)

Die krankengymnastische Frühbehandlung bei querschnittsgelähmten Patienten besteht in Dekubitusprophylaxe, Pneumonieprophylaxe, Thromboseprophylaxe, Verhütung von Kontrakturen und Verhütung einer Inaktivitätsatrophie der noch intakten Muskulatur.

Dekubitusprophylaxe bedeutet sorgfältigste Lagerung und Hautpflege.

Die *Lagerung* querschnittsgelähmter Patienten stellt an das Pflegepersonal die höchsten Anforderungen: Der Lagewechsel muß unbedingt regelmäßig alle 2–4 Stunden bei Tag und Nacht durchgeführt werden; um bei frischen Frakturen Verschiebungen der Wirbelsäule zu vermeiden, müssen 4 Personen für den Lagewechsel zur Verfügung stehen. Die Lage wird gestützt durch große Schaumstoffblöcke und -keile, die jede harte Auflage des Körpers verhindern. Geeignet sind auch Spezialbetten, wie Drehbetten, Dekubitusbetten nach Meinicke und Dekubitusmatratzen. Der Kontakt der Haut mit unnachgiebigem Material muß unbedingt vermieden werden. Jede kleinste Unebenheit und Falte sind zu beseitigen. Bei beginnenden Zeichen einer Hautischämie muß der betroffene Bereich massiert werden. Durch konsequente Lagerung mit regelmäßigem Lagewechsel läßt sich auch bei Querschnittgelähmten ein Dekubitus fast mit Sicherheit vermeiden. „Ohne Druck oder Friktion kein Dekubitus" (10).

Zur *Hautpflege* sollen Alkohol und hautfreundliche Salben (z.B. Bepanthensalbe) verwendet werden; die Massage hat dabei einen durchblutungsfördernden Effekt. Von Puder ist wegen der Gefahr der Krümelbildung abzuraten.

Für die *Pneumonie- und Thromboseprophylaxe* gelten die bereits erwähnten Grundsätze.

Zur *Verhütung von Kontrakturen* müssen alle betroffenen Gelenke konsequent passiv durchbewegt werden; dies erfordert große krankengymnastische Erfahrung, damit eine Überdehnung der Gelenke vermieden wird. Im behandlungsfreien Intervall werden die Extremitäten sorgfältig gelagert, so daß die Gelenke in ihrer Mittelstellung fixiert werden: Spitzfußkasten, Knierollen, Kissenlagerung der Ellenbogengelenke, Handpolster.

Zur *Vorbeugung der Inaktivitätsatrophie* der noch intakten Muskulatur sind aktive Bewegungsübungen und Übungen gegen Widerstand auszuführen. Wichtig ist, daß diese Rehabilitation des Querschnittsgelähmten bereits vom ersten Tag an eingesetzt wird, da der Funktionsverlust der ersten Tage nur sehr schwer wieder einzuholen ist.

Literatur

1 Bendixen, H. H., L. D. Egbert, J. Hedley-Whyte, M. B. Laver, H. Pontoppidan: Respiratory Care. Mosby, St. Louis 1965 (S. 93)

2 Brüne, L., H. Ehrenberg: Über die Atemmassage von Dr. J. L. Schmitt. Krankengymnastik 22 (1970) 183–184

3 Dicke, E.: Meine Bindegewebsmassage, 3. Aufl. Hippokrates, Stuttgart 1956

4 Ehrenberg, H.: Atemtherapie in der Krankengymnastik – Behandlungsziele und Methoden (Versuch einer Gliederung). Krankengymnastik 23 (1971) 239–244

5 Fuhrmann, G.: Physiologische und klinische Grundlagen für eine gezielte Atemtherapie. Krankengymnastik 20 (1968) 317–321

6 Giebel, O.: Atemgymnastik. Melsunger Med. Mitt. 41, H. 109 (1967) 79–95

7 Giebel, O.: Präoperative Maßnahmen bei normaler und pathologischer respiratorischer Funktion. Krankengymnastik 24 (1972) 149–151

8 Giebel, O.: Präoperative Atemgymnastik. Z. prakt. Anästh. 2 (1967) 101–114

9 Gillert, O.: Niederfrequente Reizströme in der therapeutischen Praxis, 10. Aufl. Pflaum, München 1977

10 Guttmann, L.: Fehler und Gefahren bei der Frühbehandlung der traumatischen Querschnittslähmung. Langenbecks Arch. klin. Chir. 298 (1961) 184–195

11 Guttmann, L.: 20 Jahre Rehabilitationsarbeit an Querschnittgelähmten. Münch. med. Wschr. 106 (1964) 1375–1385

12 Heipertz, W.: Rehabilitation von Querschnittsgelähmten. Dtsch. med. Wschr. 93 (1968) 657–659

13 Jeschke, D., K. Caesar, W. Kaufmann: Frühmobilisation von Herzinfarktkranken. Dtsch. med. Wschr. 97 (1972) 344–346

14 Kohlrausch, W.: Reflexzonenmassage in Muskulatur und Bindegewebe. Hippokrates, Stuttgart 1955

15 Krenn, J., R. Kucher, K. Steinbereithner: Pflege des Patienten. In: Intensivstation, Intensivpflege, Intensivtherapie, hrsg. von R. Kucher, K. Steinbereithner. Thieme, Stuttgart 1972 (S. 133)

16 Laubinger, G.: Die Frühmobilisation des Herzinfarktes – Voraussetzung und Durchführung im Akutkrankenhaus. Krankengymnastik 26 (1974) 37–38

17 Lemberg, K. L.: Die krankengymnastische Behandlung Querschnittsgelähmter aus der Sicht des Neurologen. Krankengymnastik 17 (1965) 358–366

18 Parow, J.: Funktionelle Atmungstherapie, 3. Aufl. Thieme, Stuttgart 1972

19 Rossier, A. B.: Über die Rehabilitation der Paraplegiker. Acta clin. (Geigy) 3 (1964)

20 Smekal, P. v., H. Ehrenberg: Grundlagen für die Krankengymnastik bei der Mobilisation von Herzinfarktkranken. Krankengymnastik 28 (1976) 261–270

21 Spalding, J. M. K., A. Crampton-Smith: Clinical Practice and Physiology of Artificial Respiration. Blackwell, Oxford 1963

22 Teirich-Leube, H.: Grundriß der Bindegewebsmassage, 10. Aufl. Fischer, Stuttgart 1978

23 Thoren, L.: Postoperative pulmonary complications; observations on their prevention by means of physiotherapy. Acta chir. scand. 107 (1954) 193–205

24 Wiemers, K., E. Kern, M. Günther, H. Burchardi: Postoperative Frühkomplikationen, 2. Aufl. Thieme, Stuttgart 1969

25 Young, J. A., D. Crocker: Principles and praktice of inhalation therapy. Yearbook Medical Publishers, Chikago 1970

Zusammenfassende Darstellungen

26 Cotta, H., W. Heipertz, H. Teirich-Leube: Lehrbuch der Krankengymnastik, 4. Bände. Thieme, Stuttgart 1975, 1978
27 Gillmann, H.: Physikalische Therapie. Thieme, Stuttgart 1966
28 Grober, J.: Klinisches Lehrbuch der physikalischen Therapie, 5. Aufl. Fischer, Stuttgart 1970
29 Grober, J., F. E. Stieve: Handbuch der physikalischen Therapie. Fischer, Stuttgart 1968

9 Elektronische Überwachung

Von P. Lawin, M. Wendt und G. Vietor

Einleitung

Die apparative Überwachung auf Intensivstationen ist eine notwendige Ergänzung der unmittelbaren Patientenüberwachung durch Ärzte, Schwestern und entsprechend geschulte Hilfskräfte. Nach wie vor ist der persönliche Kontakt zum Patienten unerläßlich und oft entscheidend zur Erkennung lebensbedrohender Situationen. Diese können jedoch durch einen sinnvoll gestalteten Einsatz elektronisch gesteuerter Monitore exakter und rechtzeitiger erkannt und die Störungen dann objektiviert werden. Darüber hinaus vermögen Überwachungseinrichtungen, die bestimmte Meßwerte kontinuierlich ermitteln, die Patientenüberwachung zu erleichtern. Das mannigfaltige Angebot an Überwachungseinrichtungen zwingt zur Unterscheidung zwischen möglichen und notwendigen Monitoren. Wie ein „Zuviel" an Geräten sinnlos ist, kann ein „Zuwenig" gefährlich werden.

Meßtechnik

Patient und Überwachungssystem sind als technische Einheit anzusehen (24). Sie gliedert sich in Meßobjekt (Patient), Meßfühler (Rezeptor), zu- bzw. ableitendes Kabelsystem, Meßgerät mit Anzeige und Registriereinheit. Aufgabe des Rezeptors ist die Impulsaufnahme am Patienten und die Umwandlung in eine elektrische Größe, die dann das elektronische Gerät steuert. Die Funktion des Meßgerätes beinhaltet die *Signalerfassung, Verarbeitung, Kontrolle* und *Anzeige* (Abb. 9.1). Die Sicherheit der Meßwertanzeige kann an jeder Stelle dieser Meßkette gestört werden.

Überwachungssysteme

Beim apparativen Aufbau und bei der Auswahl der Geräte einer Intensivstation sind folgende Faktoren zu berücksichtigen:

- Anzahl der zu überwachenden Patienten,
- räumliche Aufteilung der Station,
- Entscheidung über individuelle, zentrale oder kombinierte Überwachung,
- zur Verfügung stehende Mittel,
- ortsnaher, zuverlässiger Firmenservice.

Die Art des Krankengutes spielt eine untergeordnete Rolle, da fast stets die gleichen Parameter der Vitalfunktionen in kritischen Phasen von entscheidender Bedeutung sind. Auch aus Rationalisierungsgründen muß eine Intensivstation apparativ so ausgestattet sein, daß nahezu jede Erkrankung überwacht und behandelt werden kann.

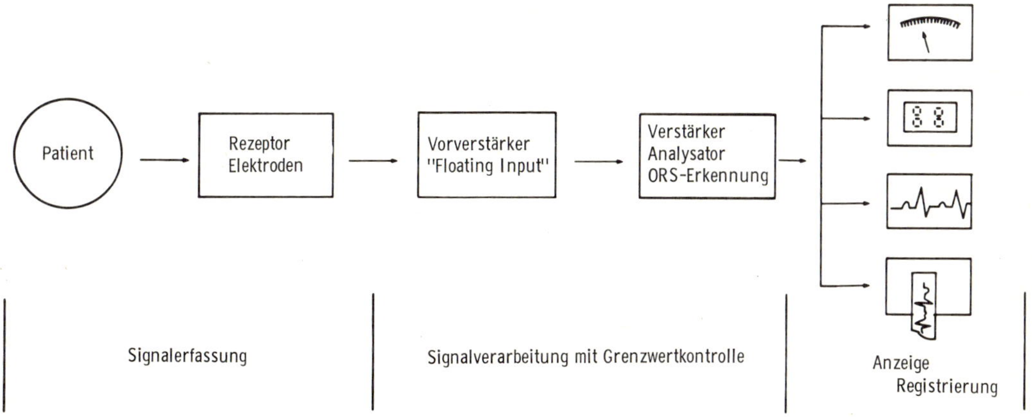

Abb. 9.1 Meßkette der Überwachungssysteme in schematischer Darstellung

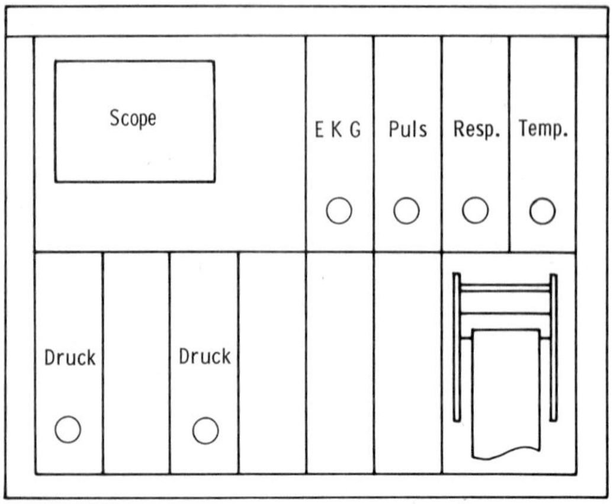

Abb. 9.2 Schematischer Aufbau eines 19-Zoll-Einschubsystems

Es erscheint daher heute sinnvoll, die Vorteile des bekannten 19-Zoll-Baukastenprinzips hinsichtlich Beweglichkeit, Aufbau- und Kombinationsmöglichkeiten zu nutzen. Durch die genormten Meßeinschübe entsteht ein Überwachungssystem, das für Intensivstationen jeder Größe und jeder Aufgabenstellung die passende Einrichtung bietet (Abb. 9.2). Darüber hinaus gewährleistet die Austauschbarkeit der Einzeleinschübe die zu fordernde Servicefreundlichkeit. Weiterhin ist das System erweiterungs-, anpassungs- und ausbaufähig.

Grundsätzlich soll für jedes Patientenbett eine Überwachungseinheit mit Grenzwertmelder eingeplant werden, der bei individuell einstellbarer Unter- und Überschreitung kritischer Meßwertbereiche selbsttätig akustisch und optisch Alarm auslöst.

EKG-Überwachung

Dem EKG-Monitor kommt auf der Intensivstation besondere Bedeutung zu, wobei zu beachten ist, daß die Ableitung der elektrischen Herzaktionsströme nur eine Aussage (hauptsächlich Rhythmusstörungen) über bestimmte kardiale Aspekte zuläßt. Hierzu wird das elektrische Signal, welches das EKG auf dem Bildschirm sichtbar macht, vom Herzen durch die Haut zu den Elektroden und von dort durch das Kabel zum Monitor übergeleitet.

EKG-Monitor

Die herkömmlichen *Oszilloskope* besitzen den Nachteil, daß die Schirmnachleuchtdauer bei langsamen Vorgängen zu kurz ist und meist nur ein QRS-Komplex sichtbar wird. Unvorteilhaft sind auch kleine Bildröhren, da ein zu geringer Ausschnitt der Herzstromkurve wiedergegeben wird. Es sollte heute daher ein 2-Kanal-Oszilloskop mit einem Diagnonaldurchmesser der Bildröhre von mindestens 17 cm sowie einer ausreichenden Nachleuchtdauer gefordert werden.

Einen Fortschritt stellten die sogenannten „*Speicheroszilloskope*" dar. Sie enthalten elektronische Speicher wie in einem Rechner, wobei die Informationen der Herzstromkurve für einige Sekunden gespeichert und dann so oft und so schnell abgerufen werden, daß ein stehendes Bild sichtbar wird. Nach Durchlaufen des linken Bildrandes wird die Information gelöscht oder kann bei Verwendung eines 2-Kanal-Speicheroszilloskopes für beliebig lange Zeit auf den zweiten Kanal zu Vergleichszwecken übertragen werden. Diese Art der Darstellung erlaubt eine eingehendere Betrachtung und damit eine bessere Diagnose. Zusätzlich kann bei entsprechender Einstellung im Alarmfall dessen Ursache wiedergegeben werden.

Die Entwicklung der neuesten Gerätegeneration schließt neben der bisher bekannten „Non-fade-Technik" auch die Darstellung der gemessenen Parameter in „Video-Technik" ein und ermöglicht damit, Informationen alpha-numerischer Art in den Bildschirm einzublenden. Bedingt durch den raschen Fortschritt der Mikroprozessortechnik bieten die bettseitigen Monitore zusätzliche Möglichkeiten. Diese bestehen z. B. in einem selbständigen technischen Test der internen Schaltkreise oder Prüfung des Eingangssignales auf Plausibilität sowie Speicherung der einzelnen Parameter zur Trenddarstellung.

Neben diesen Verbesserungen der neuen Gerätegeneration wurden auch die hygienischen Belange der Monitore berücksichtigt. So werden die Bedienungselemente durch abgedeckte Mikroschalter ersetzt und damit erreicht, daß eine glatte Frontfläche entsteht, die eine einfache Reinigung erlaubt (z. B. Sirecust 404, Fa. Siemens, Erlangen).

Das EKG ist unter den bekannten Vitalwerten als die Basis klinischer Patientenüberwachung anzusehen. Mit dieser Bedeutung ist die Forderung verbunden, eine in jeder Hinsicht störungsfreie Langzeitüberwachung durchführen zu können. Die Auswahl des Elektrodenmaterials, dessen Anlageort, die Vorbereitung des Patienten und des Zubehörs sowie die Behandlung der Elektroden und Leitungen sind von entscheidender Bedeutung für die Qualität der Überwachung.

Von dem EKG-Monitor wird verlangt, daß er den QRS-Komplex als solchen erkennt und Störungen wie z.B. Netzbrummen (50 Hz) unterdrückt. Bei Geräten der neueren Generation ist eine zusätzliche Funktion, nämlich die Unterdrückung der Herzschrittmacherimpulse eingebaut. Dies bedeutet, daß bei einem Patienten mit einem Herzschrittmacher diese Impulse nicht zu einer Frequenzzählung herangezogen werden und damit auch nicht zu einer Fehlbeurteilung während der Überwachung führen können. Zu beachten ist, daß einige Geräte den Schrittmacherimpuls auf dem Oszilloskop *nicht* anzeigen (was zu einer falschen Interpretation der Schrittmacherfunktion führen kann).

EKG-Elektroden

Sie sind das erste Glied im komplizierten Übertragungsweg vom Potential auf der Haut bis zur Registrierung. Artefaktfreiheit der EKG-Kurve setzt ein sicheres, ausreichend großes EKG-Signal voraus, das nur mit geeignetem Material nach sorgfältiger Applikation gewonnen werden kann.
Die Vielzahl der zur EKG-Überwachung benutzten Arten von Elektroden läßt sich in solche einteilen, die unter der Haut liegen und solche, die auf der Haut angebracht sind.
Unter der Haut liegende Elektroden sind Nadelelektroden (Subtroden, Fa. Siemens, Erlangen; Einmalkanüle mit Metallkonus, Fa. Braun, Melsungen: Nadelelektroden, Fa. Hellige, Freiburg). Sie haben den Vorzug, daß sie die isolierende Hautbarriere durchbrechen und relativ gut im Gewebe verankert sind. Um die Belästigung des Patienten so gering wie möglich zu halten, finden diese Elektroden nur noch bei schweren Verbrennungen und anderen Oberhautschädigungen (z.B. Lyell-Syndrom) Anwendung.
Zu den auf der Haut angebrachten Elektroden zählen die breiten Metallplattenelektroden, welche heute kaum noch benutzt werden, und die wiederverwendbaren sowie zum Einmalgebrauch bestimmten Klebeelektroden.
Folgende Forderungen werden an eine Elektrode gestellt:
- Stabile elektrochemische Verhältnisse zwischen Haut und Elektrode,
- gleichbleibender Übergangswiderstand,
- gut- und langanhaltende Haftung auf der Haut,
- Verträglichkeit auch bei langdauernder Applikation.

Ein gewisses Optimum der gewünschten Forderungen dürften die heutigen Klebeelektroden erfüllen (Abb. 9.3). Es hat sich gezeigt, daß bei Elektroden mit großem Napf, sehr viel Elektrodengel oder -creme der Hautübergangswiderstand wesentlich verbessert wird. Außerdem sollten Elektroden, um Polarisationsspannungen auf ein Minimum zu reduzieren, möglichst eine Metallschicht aus Ag/AgCl (Silber/Silberchlorid) besitzen.
Der eigentliche Elektrodenkörper ist von der Haut entfernt. Die leitende Verbindung wird über Kontaktmittel hergestellt, um das unstabile elektrochemische Verhalten beim Kontakt eines Metalles mit der Haut zu vermeiden. Das Elektrodengehäuse sollte aus flexiblem Plastikmaterial bestehen, das sich der Körperoberfläche gut anpaßt.

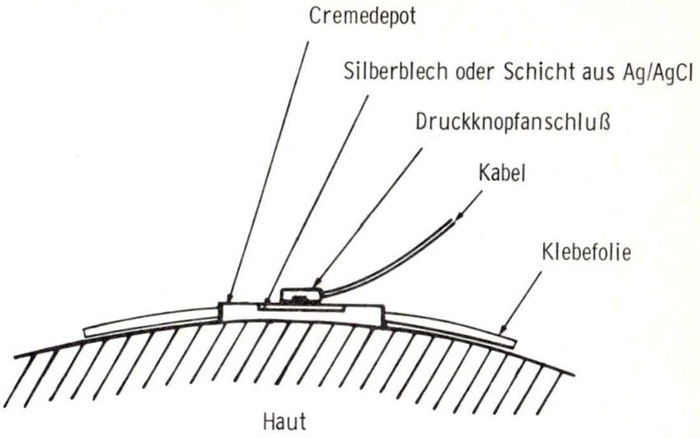

Abb. 9.3 Schematische Darstellung der gebräuchlichen Einmal-EKG-Elektroden mit Druckknopfanschluß und Kontaktschicht aus Silberblech oder Ag/AgCl

Applikation der Elektroden

Die Applikationsstellen (25) variieren nach den Verhältnissen, die durch den Patientenzustand, den Überwachungszweck und die Elektrodenart vorgegeben sind. Im Normalfall werden die Elektroden am Thorax so angebracht, daß durch Bewegung der Patienten sowie der Muskelaktion die Elektroden nicht zu sehr belastet werden. Die Anlageorte können unterschiedlich gewählt werden,

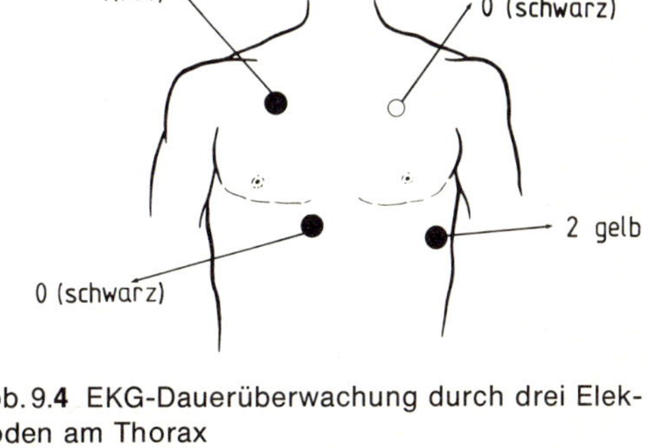

Abb. 9.4 EKG-Dauerüberwachung durch drei Elektroden am Thorax

jedoch sollten sie immer so liegen, daß die Elektroden 1 (rot) und 2 (gelb) mit der elektrischen Herzachse übereinstimmen (Abb. 9.4).
Die schwarze oder neutrale Elektrode dient als Referenz und kann frei am Körper angebracht werden. Bei den meisten Patienten wird dadurch eine ausreichend hohe Amplitude der R-Zacke erreicht, ohne am Monitor die Verstärkung zu erhöhen.

Die Vorbereitung der Haut zum Anlegen der Elektroden verlangt besondere Sorgfalt, da die Güte eines EKGs von einem niedrigen Übergangswiderstand zwischen Elektrode und Haut bestimmt wird. Hierzu sollte die Haut des Patienten von Schweiß und Fett gereinigt und eventuell mit einem feinen Schmirgelleinen aufgerauht werden. Es sollte hier nicht unerwähnt bleiben, daß für diese

Wechselspannung überlagert:

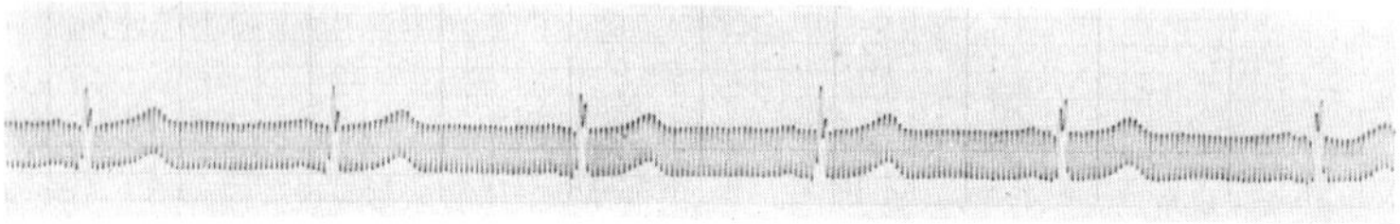

Abb. 9.5 EKG-Aufzeichnung durch Wechselspannung (50 Hz) überlagert

Ursachen der Störung	Beseitigung der Störung
– Die Patientenleitung befindet sich zu nah an der Netzleitung oder wird mit ihr parallel geführt.	– Patientenleitung auf einem anderen Weg zum Patienten führen.
– Der Hautübergangswiderstand ist zu hoch.	– Elektroden reinigen und neu aufkleben.
– Das Kontaktmittel ist eingetrocknet, oder es ist nicht genügend Creme vorhanden.	– Elektroden reinigen und neu ankleben.
– Die Elektrodenfläche ist zu klein.	– Größere Elektroden verwenden.

Polarisationsspannungen:

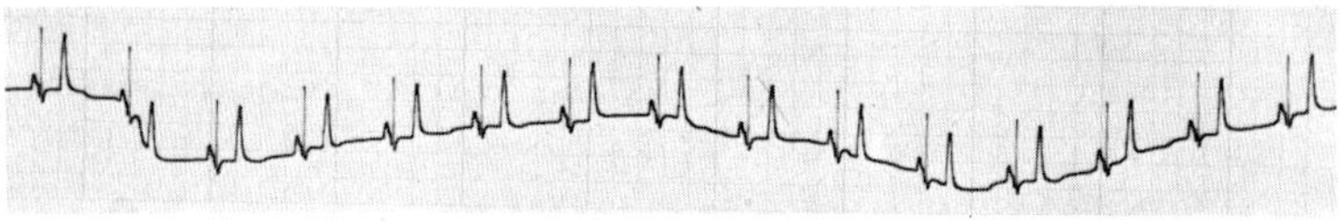

Abb. 9.6 Artefakte durch Polarisationsspannungen

Ursachen der Störung	Beseitigung der Störung
– Schlechtes Elektrodenmaterial.	– Elektroden verwenden, die keine Polarisationsspannungen aufkommen lassen.
– Schlechte Hautvorbereitung.	– Elektroden erneut sorgfältig anbringen.

Bewegungsartefakte:

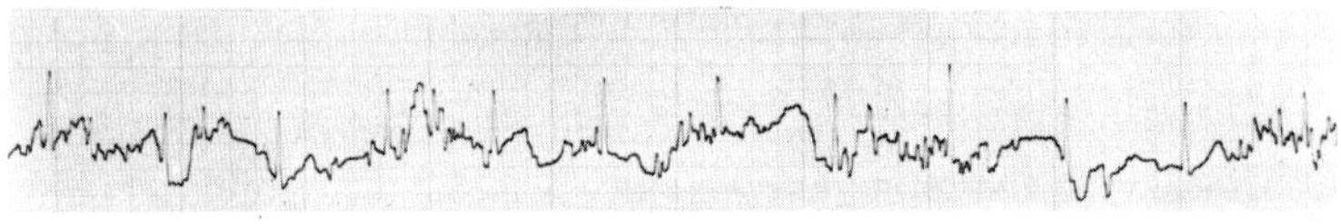

Abb. 9.7 Artefakte durch Bewegungen des Patienten

Ursachen der Störung	Beseitigung der Störung
– Falsche Elektrodenlage.	– Elektroden sollen möglichst nicht im Bereich von Extremitätenmuskeln angebracht werden.
– Schlechte Hautvorbereitung.	– Elektroden erneut sorgfältig anbringen.
– Zuwenig oder ungeeignetes Kontaktmittel.	– Elektroden mit neuem Kontaktmittel versehen.

Artefakte durch Muskelaktionen:

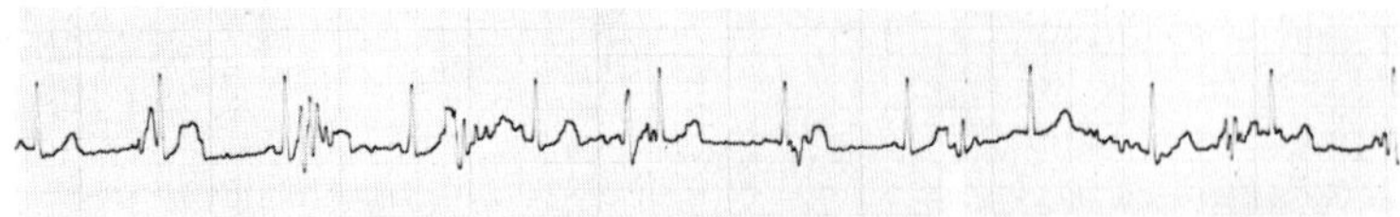

Abb. 9.8 Artefakte durch Muskelaktionen des Patienten

Ursachen der Störung	Beseitigung der Störung
– Elektrode nimmt unerwünschte Muskelpotentiale auf, sie ist zu nah am Muskel befestigt.	– Elektrode an eine andere Stelle kleben.

Hautvorbereitungen im hektischen Routinebetrieb einer Intensivstation meist zuwenig Zeit verbleibt. Werden jedoch besonders hohe Anforderungen an die Überwachung gestellt, dann ist diese Hautvorbereitung unumgänglich.
Der niedrige Übergangswiderstand wird auch durch die Elektrodencreme oder das Elektrodengel erreicht.
Hierbei ist zu beachten, daß die Klebeelektrode allein im Kontaktbereich ausreichend mit Creme oder Gel versehen wird. Die heute gebräuchlichen Einmal-Klebeelektroden sind zum Teil mit Kontaktmittel aufgefüllt und können – nach Vorbereitung der Haut – sofort aufgeklebt werden.

Störungen (Artefakte) und ihre Beseitigung bei EKG-Aufnahme

Störungen bei der EKG-Aufzeichnung sind häufig auf Bedienungsfehler oder nachlässige Applikation der Elektroden zurückzuführen. In den wenigsten Fällen treten sie durch raumbedingte Abschirmmaßnahmen auf. An dieser Stelle sollen einige Störungen und ihre Beseitigung beschrieben werden.

Pflege, Reinigung und Desinfektion des Elektrodenmaterials

Nur mit gepflegtem Material läßt sich auch eine gute EKG-Ableitung erzielen. Aus hygienischer Sicht ist die Reinigung und Desinfektion von Elektroden und Zubehör zu verlangen. Elektroden für den mehrmaligen Gebrauch lassen sich mit Bürste und warmem Wasser gut reinigen. Auf keinen Fall dürfen sie mit scharfen Gegenständen ausgekratzt werden (Beschädigung der Schicht aus Ag/AgCl!). Reste von Klebstoff lassen sich leicht mit Reinbenzin entfernen (keinen Äther oder Alkohol verwenden!).
Die Desinfektion von Elektroden, Anschluß- und Verbindungskabeln erfolgt am besten durch Abwischen mit handelsüblichen Desinfektionslösungen; auf keinen Fall dürfen Anschlußkabel und Elektroden in eine Reinigungsflüssigkeit eingetaucht oder sterilisiert werden.

Überwachung des peripheren Pulses

Die Möglichkeit der Pulsüberwachung sollte zur Basisausstattung der Monitorsysteme gehören. Hierbei handelt es sich prinzipiell um die gleichen

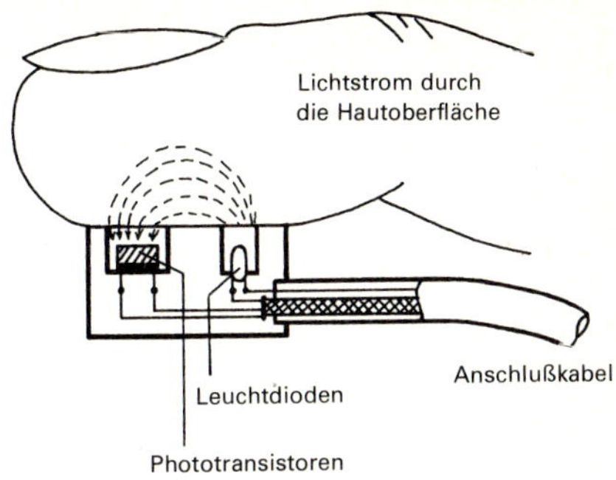

Abb. 9.**9** Schematische Darstellung des photoelektrischen Reflexionsrezeptors zur peripheren Pulsabnahme

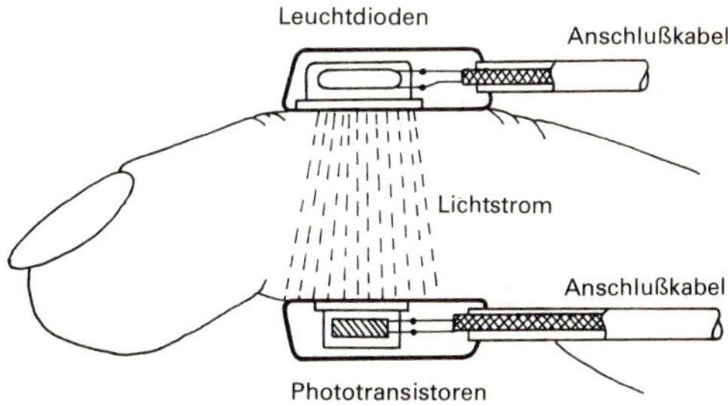

Abb. 9.**10** Schematische Darstellung des photoelektrischen Transmissionsrezeptors zur peripheren Pulsabnahme

Geräte wie für die fortlaufende EKG- bzw. Frequenzkontrolle

Pulsabnehmer

Für die Ermittlung der Pulsfrequenz stehen folgende Möglichkeiten zur Verfügung:
- Pulsrezeptoren mit Dehnungsmeßstreifen oder druckempfindlichen Kapazitäten leiten den Impuls zum Gerät. Wesentliche Nachteile dieses Verfahrens sind Artefakte bei unruhigen Patienten bzw. die zu geringe Empfindlichkeit des Rezeptors.
- Vorteilhafter ist die Kontrolle über photoelektrische Pulsrezeptoren, die die periphere Durchblutung mit *Reflexions-* bzw. *Transmissionsverfahren* erfassen (Abb. 9.9 und 9.10). Das technische Prinzip beruht auf der während der Systole verstärkten peripheren Durchblutung, deren Änderung mit Leuchtdioden und Phototransistoren in ein entsprechendes Signal umgesetzt im Monitor verarbeitet wird. Das unzuverlässigere Verfahren bei dieser Methodik ist die photoelek-

trische Reflexionsabnahme (Abb. 9.9), da hier die Störanfälligkeit – etwa beim Anschluß an eine Fingerbeere – relativ groß ist. Am sichersten erscheint die Volumenpulsabnahme mittels Transmissionsverfahren (Abb. 9.10), z.B. über einen Phototransistor, der auch am Ohr ohne Belästigung des Patienten angebracht werden kann.

Durch die Kombination von Pulsmonitoren mit Pulsfrequenzanzeigen und oszilloskopischer EKG-Kontrolle ist es möglich, Schrittmacherpatienten sachgerecht zu überwachen. Wird bei diesen Patienten nur über den EKG-Monitor die Herzfrequenz gezählt, so simulieren die Spikes des weiterverarbeitenden Schrittmachers auch noch bei Asystolie eine normale Herzfrequenz. Dieser Problematik ist bei Monitoren der neueren Generation dadurch Rechnung getragen, daß Schrittmacherimpulse bei der Frequenzmessung im Zählkreis ausgeblendet und nicht mehr angezeigt werden.

Applikation der Pulsabnehmer

Die Applikation des photoelektrischen Pulsabnehmers erfolgt am Finger (nur Zeige-, Mittel- und Ringfinger) oder am Ohr. Es ist dabei zu beachten, daß die Befestigungsmanschette nicht zu lose oder zu fest angelegt wird, da sonst entweder Artefakte durch einfallendes Licht entstehen oder die Anzeige unterbleibt. Die zum Teil von einigen Firmen angebotenen Flächenpulsabnehmer können im Bereich von größeren Gefäßen (wie z.B. an der Schläfe) mit Hilfe eines doppelseitigen Kleberinges angebracht werden.

Pflege, Reinigung und Desinfektion des Pulsabnehmers

Die Reinigung der photoelektrischen Pulsabnehmer erfolgt durch Abwischen mit nichtalkoholhaltigen Desinfektionslösungen. Zu beachten ist, daß der Pulsabnehmer und die Anschlußleitung nicht mit Äther oder Alkohol gereinigt und nicht ganz in Desinfektionslösungen getaucht oder sterilisiert werden dürfen.

Überwachung der Temperatur

Temperatursonden

Die auf die Rezeptoren abgestimmten Meßeinheiten zeigen in Celsiusgraden (etwa 20–42°C) die Körpertemperatur an. Das Meßprinzip der Temperatursonden basiert auf der Temperaturabhängigkeit von Leitern, wobei Widerstandsthermometer, Thermoelemente oder Thermistoren die gebräuchlichsten Verfahren sind.

Die Messung beruht auf der physikalischen Erscheinung, daß Metalle ihren Ohmschen Widerstand gleichmäßig mit der Temperatur ändern und somit durch eine Widerstandsmessung auf die Temperatur der Meßstelle geschlossen wird. Die Masse der Sonde bestimmt ihre thermische Trägheit und damit die Geschwindigkeit, mit der eine rasche Temperaturänderung angezeigt wird.

Halbleitertemperatursonden, wie sie z.B. bei der HZV-Thermodilutionsmessung verwendet werden, bieten besondere Vorteile. Diese ermöglichen bei kürzester Einstellzeit auf den Meßwert eine genaue und kontinuierliche Messung über beliebig lange Zeiträume. Wesentliche Unterschiede in der Zuverlässigkeit bestehen bei diesen Elementen nicht.

Die Bedeutung der simultanen kontinuierlichen Überwachung der Kern- und Oberflächentemperatur kann für die Beurteilung der Schocktiefe, des Schockverlaufs und der Therapie bedeutungsvoll sein. Zum Beispiel ergibt sich beim kardiogenen Schock zunehmender Symptomatik eine stetig größere Differenz zwischen Oberflächen- und Kerntemperatur, die sich bei Besserung des Gesamtzustandes wieder verringert.

Bei der Beschaffung solcher Geräte ist darauf zu achten, daß die Temperaturfühler und die Meßgeräte den deutschen Eichgesetzen entsprechen und ein Eichsiegel tragen. Nach Ablauf der Eichfrist von 2 Jahren muß das System dem Eichamt zur Neueichung vorgelegt werden.

Applikation der Temperatursonden

Zur Messung der Kerntemperatur wird bei Erwachsenen die Sonde – am besten mit einem dünnen Kunststoffschlauch überzogen – 8–10 cm ins Rektum eingeführt und mit einem Pflasterstreifen am Oberschenkel befestigt. Um die Hauttemperatur zu bestimmen, wird der Oberflächenfühler mit einem Pflaster an der entsprechenden Stelle fixiert. Zur Messung der Ösophagustemperatur werden von einzelnen Firmen spezielle Temperatursonden angeboten, die sich nur durch einen geringeren Durchmesser von den Rektalsonden unterscheiden. Sie werden so weit in den Ösophagus vorgeschoben, daß eine ausreichende Temperaturmessung erfolgen kann.

Pflege, Reinigung und Desinfektion der Temperatursonden

Zur Reinigung werden die Meßfühler etwa 2 bis 3 Stunden in eine nichtalkoholhaltige Desinfektionslösung gelegt und anschließend unter fließendem Wasser abgespült. Eine Sterilisation kann nur in einer Lösung erfolgen (z.B. Cidex, Fa. Johnson u. Johnson, Norderstedt).
Die Rezeptoren sollten hängend aufbewahrt werden. Von Zeit zu Zeit muß die Kunststoffspitze der Sonde überprüft werden, um Isolationsschäden auszuschließen. Bei defektem Rezeptor ist die Anzeige am Monitoreinschub immer zu hoch.

Überwachung des Blutdrucks

Arterieller Blutdruck

Die indirekte (unblutige) oder direkte (blutige) automatische Blutdruckmessung über entsprechende Monitorsysteme ist eine wünschenswerte Ausrüstung von Intensivstationen (4, 5, 16, 20, 27, 29, 32), da das bisher übliche Messen mit Stethoskop und Blutdruckmanschette (nach Riva-Rocci) durch geschulte Pflegekräfte nicht immer ausreicht. Die zwischen den intermittierenden Messungen auftretenden Druckschwankungen werden hierbei nicht erfaßt.
Die Geräte zur arteriellen indirekten Blutdruckkontrolle enthalten Baugruppen zur Erzeugung eines Manschettendruckes, zur Verarbeitung der Korotkoff-Töne, zur Steuerung des Meßablaufes und zur Anzeige der Meßwerte. Zwei Zeigerinstrumente (Manometer) geben bis zum nächsten Meßvorgang den systolischen und diastolischen Blutdruck an, wobei die Zeitintervalle der Registrierung frei wählbar sind. Über den eingebauten Kompressor wird eine normale Meßmanschette, die ebenso wie bei der Handmessung am Oberarm des Patienten angelegt wird, aufgepumpt. Anstelle des Stethoskops liegt unter der Manschette ein Körperschallmikrophon, welches die Korotkoff-Töne auffängt ud hierüber die Druckwerte bestimmt. Über Punktdrucker können die systolischen und diastolischen Meßdaten dokumentiert werden. Nach diesem Prinzip arbeitet z.B. der „Diasyst" (Fa. Siemens, Erlangen).
Ein neues Verfahren, basierend auf der Anwendung von Ultraschallsensoren, erlaubt bei Säuglingen und Kleinkindern eine hinreichend genaue Messung des arteriellen Blutdruckes auf nicht invasivem Wege. Ein solches Gerät wird unter der Bezeichnung „Arteriosonde" von der Fa. Kontron / La Roche, Zürich, angeboten.
Die indirekte elektronische Blutdrucküberwachung ist auch heute noch nicht technisch exakt gelöst. Ungenauigkeit und Unzuverlässigkeit der Meßmethoden sind so groß, daß bei notwendiger kontinuierlicher Blutdrucküberwachung die direkte Druckmessung angewandt werden muß.
Um direkt den arteriellen Druck zu messen (12, 15, 16, 20, 25, 27, 30), werden Elektromanometer, die aus Vorverstärkern und Anzeigeinstrumenten bestehen, angeboten. Wahlweise werden systolischer, diastolischer oder mittlerer Druck dargestellt. die Geräte sollten Scheitelwertspeicher enthalten, die den systolischen bzw. diastolischen Druck über einen gewissen Zeitraum (z.B. 10 Sekunden) ermitteln, wodurch das Hin- und Herpendeln der Ableseskalen verhindert und eine bessere Möglichkeit zur Langzeitregistrierung gegeben wird. Die Blutdruckmonitore zur Überwachung des arteriellen Systemdrucks sollten einen Meßbereich von 0 bis mindestens 300 mm Hg (40,0 kPa) aufweisen (17).
Die jetzt im Handel befindlichen Geräte zeichnen sich durch hohe Anzeigeempfindlichkeit, große Ablesegenauigkeit in mehreren Meßbereichen, elektrische Nullpunktabgleichungen und stabile Nullpunktkonstanz aus. Grenzwertmelder zeigen kritische Druckwerte an.

Anmerkung: Die in Klammern gesetzten Blutdruckwerte entsprechen den SI-Einheiten in der Medizin.

Es sei zum einen darauf hingewiesen, daß – z.B. bei Schock und starker Zentralisation – Druckdifferenzen zwischen der direkten Messung und der indirekten Messung auftreten können (8,27), wobei ein Unterschied von etwa 15 mm Hg (2,0 kPa) noch in die Toleranzbreite fällt. Zum anderen kann die unblutige auskultatorische Messung nur intermittierend aber nicht kontinuierlich durchgeführt werden:
Systolischer und diastolischer Blutdruck können nicht so rasch nacheinander erfaßt werden, daß beide Werte ein und derselben Pulswelle zuzuordnen sind, da zwischen der Messung des systolischen und des diastolischen Druckwertes der Staudruck in der Manschette erst abfallen muß, um den Druck bestimmen zu können.
Zur Frage der entstehenden Druckdifferenz gegenüber der blutigen Messung wurden Vergleichsuntersuchungen durchgeführt (27). Die Messungen haben gezeigt, daß die Differenz – infolge ungleichzeitiger Bestimmung vom systolischen und diastolischen Druck bei der unblutigen Methode – 10–15 mm Hg (1,3–2kPa) erreichen kann. Bei Patienten

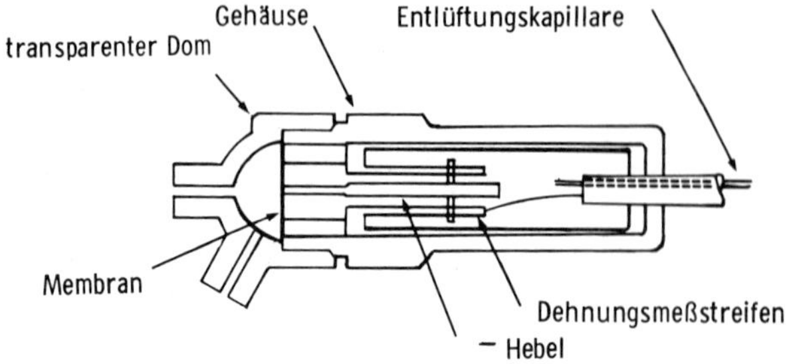

Abb. 9.**11** Schematischer Aufbau eines Druckwandlers

mit stark ausgeprägter Blutdruckrhythmik können vereinzelt Differenzen bis zu 20 mmHg (2,7 kPa) auftreten.

Druckwandler (Transducer)

Druckwandler (24) (z.B. Statham, Vertrieb Fa. Godart Statham, Bremen; Bentley-Transducer, Vertrieb Fa. Schubart, Wiesbaden; Druckaufnehmer, Fa. Hewlett u. Packard, Böblingen; Druckwandler AE840, Fa C. H. F. Müller, Hamburg; Druckwandler Elema, Fa. Siemens, Erlangen) sind hochempfindliche elektrische Elemente, die physikalische Drucke in elektrische Signale umwandeln. Sie sind dementsprechend vorsichtig zu behandeln, d. h., in erster Linie vor übermäßigen Stoß- und Temperatureinflüssen (über 45 °C) zu schützen.
Der Druckwandler (Abb. 9.11) besteht im wesentlichen aus dem Gehäuse mit einer Membran, die über einen Hebel mit Widerstandsdrähten (Dehnungsmeßstreifen) verbunden ist. Eine rückwärtige Öffnung dient zum Druckausgleich bei der Eichung. Der aufgeschraubte transparente Druckdom – gefüllt mit dem Übertragungsmedium (Kochsalzlösung 0,9%) – hat zwei Luer-Lock-Anschlüsse, von denen einer mit einem Drei-Wege-Hahn versehen der Entlüftung des Systems dient, an den anderen wird ein Teflonschlauch über einen weiteren Drei-Wege-Hahn angeschlossen.
Durch den über die Flüssigkeitssäule anstehenden intravasalen Blutdruck erfolgt eine elastische Auslenkung der Membran, die sich durch den Hebel auf die Widerstandsdrähte in Form einer Längenänderung auswirkt und ein druckproportionales elektrisches Signal an das nachfolgende Meßgerät gibt.

Vorbereitung des Systems

Bei der Druckmessung sind eine Reihe von Maßnahmen zu berücksichtigen, die über sonst übliche Hinweise bei der Anlage von Rezeptoren anderer Vitalwerte hinausgehen. Eine fehlerfreie Druckmessung ist nur dann möglich, wenn sich im Übertragungssystem Katheter und Druckdom keine Luftblasen befinden. Daher wird zuerst der Druckdom und der Katheter mit physiologischer Kochsalzlösung gefüllt und während einer laufenden Spülung mit der arteriellen Kanüle verbunden. Der eigentliche Meßvorgang beginnt mit zwei notwendigen Kontrollvorgängen, und zwar der exakten Einstellung der Meßhöhe und dem Nullabgleich des Meßsystems.
Da die Druckübertragungen von der Katheterspitze über eine Flüssigkeitssäule erfolgt, geht der hydrostatische Druck zwischen Katheterspitze und Druckrezeptor in die Messung ein, d. h., es entstehen je nach Niveauunterschied geringere (höhere Lage des Druckrezeptors) oder höhere (tiefere Lage des Druckrezeptors) Absolutwerte. Aus diesem Grund muß der Druckrezeptor immer auf gleicher Höhe wie die Katheterspitze sicher und schwingungsfrei befestigt werden.
Der Nullabgleich ist vor jeder Messung – nach einer Aufwärmzeit von mindestens 5 Minuten – durchzuführen und auch während längerer Meßphasen zu wiederholen. Hierzu wird ein Drei-Wege-Hahn in die Position gebracht, die eine Verbindung der Flüssigkeitssäule mit der umgebenden Atmosphäre ermöglichen und am Meßverstärker – entsprechend der jeweiligen Betriebsanleitung – den Nullabgleich durchführen lassen. Es empfiehlt sich nach längeren Betriebspausen und beim Einsatz eines neuen Rezeptors, eine Kalibrierung mit einem Druckkalibriergerät (z.B. Gerät nach Professor Gauer, Vertrieb Fa. Diefenbach, Frankfurt/M.) durchzuführen und bei Abweichung der Anzeige vom eingestellten Prüfwert den Meßverstärker nach Angabe der zugehörigen Betriebsanleitung nachzustellen.

Applikation des Druckaufnehmers

Zur direkten Druckmessung muß eine Arterie (z.B. A. radialis) kanüliert werden. Nach Punktion oder, wenn diese nicht gelingt, nach Freilegung der Arterie kann eine dünne Teflonkanüle eingeschoben

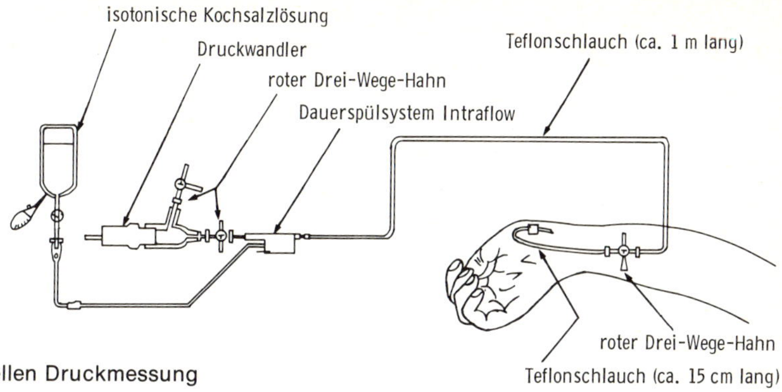

Abb. 9.**12a** Prinzip der arteriellen Druckmessung

werden (z.B. Abbocath T (Teflon) Kanülen Nr. 18 oder 20 Deutsche Abbott GmbH, Ingelheim; Medicut „T", Fa. Sherwood, Eschborn; Quick-Cath, Fa. Travenol; Vygoflon T, Fa. Vygon, Aachen).

Die Kanüle wird dann über ein Verbindungsstück von etwa 15 cm Länge mit einem Durchmesser von etwa 0,5–1,0 mm (z.B. Lectro-Cath, Fa. Vygon, Aachen, oder Fa. Lutz, Köln) an einen *roten* (Arterie!) Drei-Wege-Hahn angeschlossen (Abb. 9.**12a** und Abb. 9.12**b**). Zur deutlichen Unterscheidung der arteriellen von den venösen Zuleitungen empfiehlt es sich, mit roten Streifen markierte Schlauchsysteme für die arteriellen Wege aus Sicherheitsgründen zu verwenden (s. Abb. 20.**26**) (Modell „Monitoring-Kit-Münster", Hersteller Fa. Lutz, Köln).

Hierdurch lassen sich Dauerregistrierungen über mehrere Tage ohne mechanische Schädigung der Gefäßwand und ohne schmerzhafte Belästigung des Patienten durchführen. An dem roten Drei-Wege-Hahn (Vertrieb Fa. Braun, Melsungen; Fa.

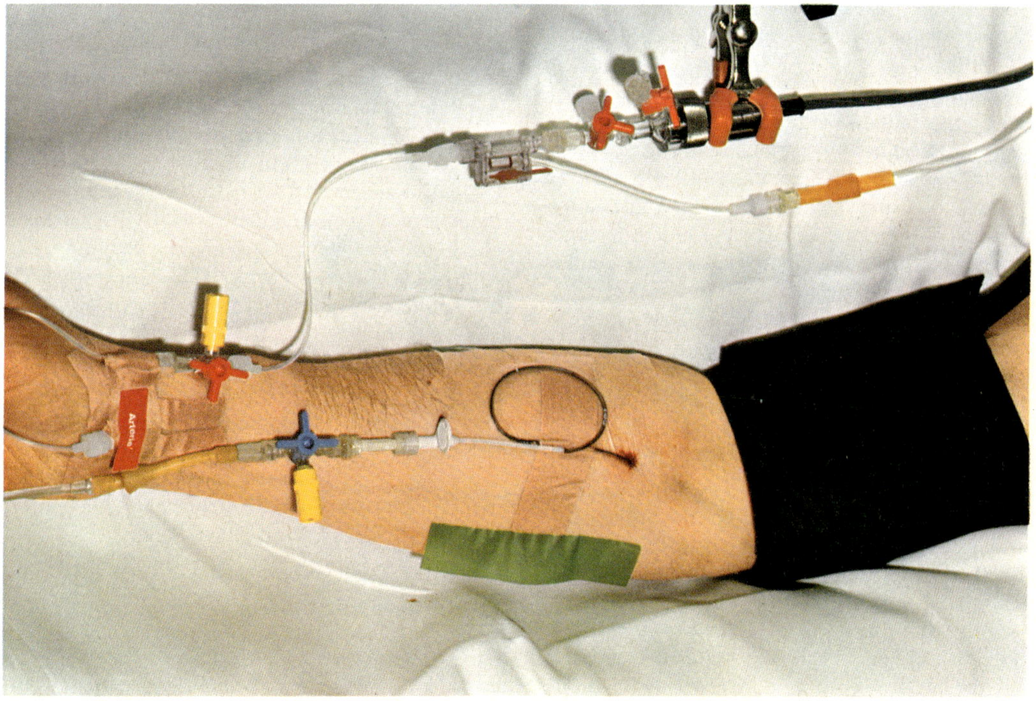

Abb. 9.**12b** Farbliche Unterscheidung arterieller und venöser Zugangswege (rote Drei-Wege-Hähne für arteriellen Zugangsweg und arterielle Druckmessung; blauer Drei-Wege-Hahn am venösen Zugang)

Danula, Köln; Fa. Vygon, Aachen) schließt sich nun ein Teflonschlauch mit dem gleichen Durchmesser und einer Länge von etwa 1 m an, der wiederum über einen roten Drei-Wege-Hahn an den Druckaufnehmer angeschlossen wird.
Zur Freihaltung des Lumens ist über den zwischengeschalteten Drei-Wege-Hahn zeitweilig eine stoßartige Durchspülung notwendig. Zum gleichen Zweck wird bei der Langzeitüberwachung eine Dauerspülung mit einer isotonischen Kochsalzlösung, deren Flüssigkeitsstrom bei einigen ml/h liegt, empfohlen. Hierzu werden Einmalartikel (z.B. Intraflow, Vertrieb in Deutschland Fa. Lutz, Köln) oder sterilisierbare Durchflußeinrichtungen (Druckmeßkopf, Fa. Hellige, Freiburg; Reduziereinheit, Fa. Siemens, Erlangen) angeboten.
Zu erwähnen sei hier noch die Dauerüberwachung des Blutdrucks mittels der Mikrokathetereinheit nach Grandjean, die heute nur noch selten Anwendung findet, sowie die Verwendung von Miniaturdruckaufnehmern (z.B. Statham P 37, P 50, Fa. Godart-Statham, Bremen), die eine gute Überwachung ermöglichen. Sowohl das oben beschriebene Verfahren wie auch diese beiden Methoden eignen sich auch zur kontinuierlichen Kontrolle des venösen und Pulmonalarteriendruckes.

Pflege, Reinigung und Desinfektion des Druckaufnehmers

Zur Reinigung wird der transparente Dom ohne Gewaltanwendung von dem Rezeptor abgeschraubt. die nun freiliegende Membran ist mit äußerster Vorsicht zu behandeln und kann zur Entfernung von Fettrückständen mit einem alkoholgetränkten Tupfer abgewaschen werden. Danach wird der Rezeptor mit dem Druckdom in eine Lösung von Detergenzien, Tergizide-Lösung (Fa. Vygon, Aachen) oder Alhydex gelegt. Der Anschlußstecker ist bei allen Maßnahmen sorgfältig vor eindringender Flüssigkeit zu schützen, da im Kabel eine Druckausgleichskapillare verläuft. Abschließend ist der Druckrezeptor gründlich mit sterilem destillierten Wasser nachzuspülen. Nach der Trocknung wird das Kabel in einer losen Schleife zusammengelegt und steril verpackt aufbewahrt, wobei zu beachten ist, daß der Anschlußstecker bei den vorangegangenen Maßnahmen von der Sterilisation ausgenommen wurde.
Eine Sterilisation durch Auskochen, Dampf oder Heißluft führt zur Zerstörung des Druckrezeptors. Auf die speziellen Behandlungsempfehlungen des Rezeptorherstellers wird hingewiesen und deren Beachtung angeraten.

Zentraler Venendruck

(s. auch S. 7.1)

Die hierfür verwendbaren Monitorsysteme sind in Ausführung und Technik die gleichen wie für die arterielle Messung. Die Elektromanometer müssen jedoch die Möglichkeit bieten, entsprechend kleinere Meßbereiche (0–30 mmHg, 0–4 kPa) zu erfassen. Vorteilhaft, da gleichzeitig für arterielle Messung verwendbar, sind jedoch Elektromanometer mit variablen Meßbereichen. Die Langzeitmessung erfolgt über dünnlumige Katheter, die von zahlreichen Firmen angeboten werden (z.B. Fa. Braun, Melsungen; Fa. Vygon, Aachen; Fa. Boehringer, Ingelheim)
Das übliche Verfahren, den Venendruck über eine Wassersäule zu messen, ist zuverlässig. Die Kontrolle kann jedoch im Gegensatz zu den beschriebenen Methoden nicht kontinuierlich vorgenommen werden (21).

Applikation

Der Venenkatheter wird durch Punktion einer peripheren Vene (z.B. V. subclavia oder V. jugularis interna) in die V. cava superior vorgeschoben und der Nachweis der zentralen Lage des Katheters durch ein Röntgenbild erbracht. Die Bestimmung des äußeren Nullpunktes erfolgt mit der Thoraxschublehre (nach Burri und Perren), wobei der Druckaufnehmer auf die Höhe des markierten Nullpunktes eingestellt den zentralvenösen Druck (CVP) am Monitor anzeigt.
Um das übliche Verfahren, den Venendruck über eine Wassersäule (Flüssigkeitsmanometrie) zu messen, wird eine Infusionsflasche vorbereitet und mit einem Venendruckmeßbesteck versehen. Der Nullpunkt des Venotometers (Fa. Pfrimmer, Erlangen; Fa. Braun, Melsungen) muß auch hier mit dem äußeren Nullpunkt am Patienten auf einer Höhe liegen.

Pflege, Reinigung und Desinfektion

Zur Reinigung und Desinfektion des Druckrezeptors wird auf den Abschnitt „Der arterielle Blutdruck" verwiesen. Da es sich bei der Flüssigkeitsmanometrie um Einmalsysteme handelt, entfällt hier eine Reinigung und Desinfektion.

Pulmonalarteriendruck

Die kontinuierliche Überwachung der Drucke in der A. pulmonalis erfolgt über die gleichen Monitorsysteme, die auch zur Kontrolle des arteriellen Druckes verwendet werden (5, 6, 12, 15, 16, 20,

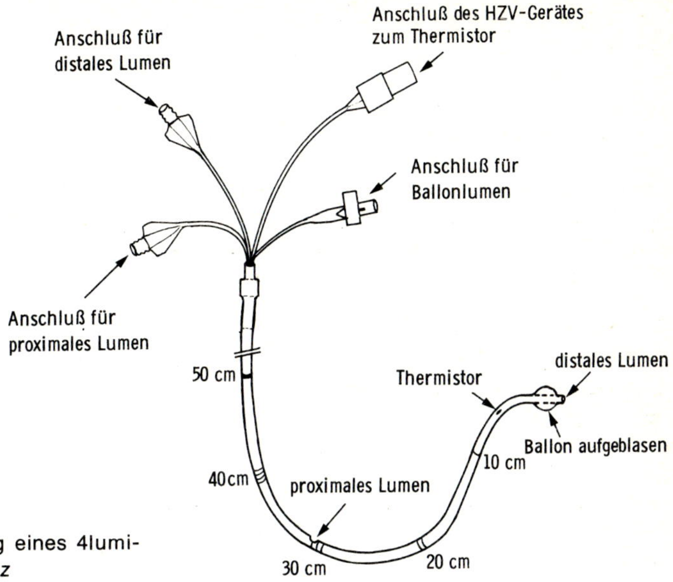

Abb. 9.**13** Schematische Darstellung eines 4lumigen Ballonkatheters nach *Swan-Ganz*

29, 30, 31). Da es sich beim Pulmonalarteriendruck sowie beim pulmonalen Kapillarverschlußdruck um niedrige Druckbereiche handelt (normalerweise <30 mmHg oder 4,0 kPa) , ist zu beachten, daß die Monitorsysteme entsprechend dem Niederdrucksystem umschaltbare Meßbereiche besitzen sowie ein druckresistentes Schlauchsystem zwischen dem Katheter und dem Druckaufnehmer benutzt wird, damit Druckverluste bzw. Dämpfungen durch das Leitungssystem ausgeschlossen sind.

Der derzeit gebräuchlichste Katheter nach Swan-Ganz (Abb. 9.**13**) ermöglicht die kontinuierliche Überwachung der Drucke in der A. pulmonalis (Systole, Diastole und Mitteldruck). Ein weiteres Lumen erlaubt die Messung des rechten Vorhofdrukkes (RAP). Hierdurch lassen sich Veränderungen des pulmonalen Gefäßwiderstandes erkennen. Die Drucke in der A. pulmonalis (Abb. 9.**14**) werden mit entleertem Ballon gemessen. Zur Kontrolle des Kapillarverschlußdruckes (POP) wird der Ballon mit 1 ml Luft gefüllt. Dieser Meßwert zeigt in den meisten Fällen eine enge Korrelation mit dem mittleren linken Vorhofdruck (Ausnahme. z.B. Beatmung mit hohem PEEP). Der linke Vorhofdruck (LAP) repräsentiert, wenn keine Mitralklappenstenose vorliegt, den Füllungsdruck des linken Ventrikels (LVEDP). Dieser ist ein Parameter für die myokardiale Leistungsfähigkeit des linken Ventrikels.

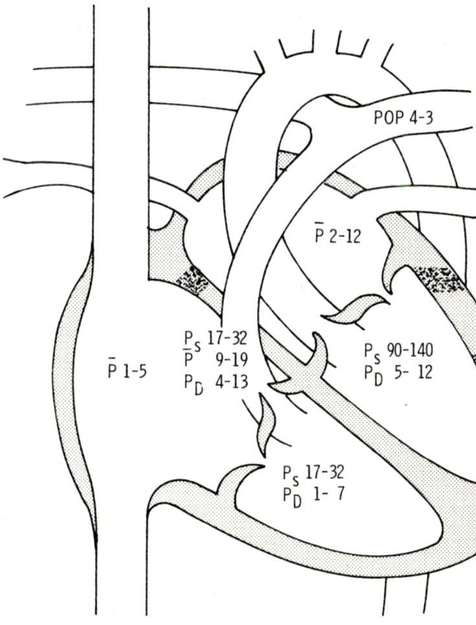

Abb. 9.**14** Physiologische Druckbereiche im Herzen in (mm Hg)
Umrechnungsfaktor:
mm Hg × 0,1333 = kPa
P̄ = Mitteldruck
P_S = Systolischer Druck
P_D = Diastolischer Druck
POP = Pulmonary Occlusion Pressure

Schließlich erlauben mehrlumige Spezialausführungen dieses Ballonkatheters die Messung des Herzzeitvolumens mit der Thermodilutionsmethode sowie die Entnahme des gemischt-venösen Blutes zur Messung der arteriovenösen Sauerstoffdifferenz. Spezialkatheter mit einer Fiberoptik (Fa. Schwarzer, München) lassen eine kontinuierliche Bestimmung der Sauerstoffsättigung zu oder intermittierend die Ermittlung des Herzzeitvolumens nach der Indikatorverdünnungsmethode (Dye-Dilution).

Technik des Kathetereinführens

Zur Vorbereitung des Katheters werden zwei Drei-Wege-Hähne mit den distalen und proximalen Anschlüssen verbunden und die Lumina des Katheters mit physiologischer Kochsalzlösung unter Druck durchgespült und gefüllt, um den Einschluß von Luftblasen zu vermeiden. Der ebenso gefüllte Druckwandler und das Schlauchsystem werden mit dem Katheter verbunden, damit während des Einführens eine kontinuierliche Druckregistrierung zur Positions- und Lagebestimmung der distalen Katheteröffnung möglich ist (Abb. 9.15). Die Überprüfung des Ballons erfolgt mit einer 2-ml-Spritze, die an den Anschluß für das Ballonlumen aufgesetzt wird. Nun wird der Ballon 2- bis 3mal mit 1 ml Luft aufgefüllt, damit sichergestellt ist, daß er intakt ist.

Der Swan-Ganz-Katheter wird perkutan oder durch eine Venae sectio unter sterilen Kautelen eingeführt. Für die perkutane Implantation stehen Einführungsbestecke (Seldinger-Technik; z.B. Introducath, Fa. Vygon, Aachen) zur Verfügung.

Die rechte V. jugularis interna, die V. subclavia oder die linke V. basilica bieten sich zum Einführen an. Befindet sich der Katheter dann in der oberen Hohlvene, wird der Ballon mit 1 ml Luft gefüllt, um so ohne größere Myokardirritationen mit dem Blutstrom in die A. pulmonalis „eingeschwemmt" zu werden.

Ist nach der Druckkurve die Wedge-Position erreicht, der Katheter also in der richtigen Lage, wird der Ballon entlüftet; die Kurve des Pulmonalarteriendruckes muß dann auf dem Monitorbildschirm zu sehen sein, sonst ist der Katheter zu weit eingeführt (normal 50–60 cm Einführungslänge). Bei erneuter Füllung des Ballons mit 1 ml Luft ist die Kurve des Pulmonalis-Verschlußdruckes am Monitor ersichtlich und der Wert des POP wird digital angezeigt. Eine längere Füllungsphase des Ballons kann zu einem Lungeninfarkt führen, daher wird empfohlen, nach 30–60 Sekunden den Ballon wieder zu entlüften.

Das Legen des Katheters kann auch unter Bildwandlerkontrolle erfolgen. In jedem Falle sollte eine Thoraxaufnahme schließlich die gewünschte Katheterlage sichern (s. Abb. 20.25).

Kontrolle des Herzzeitvolumens (HZV)

Die differenzierte Überwachung und Therapie kardiovaskulärer Funktionen (15, 16, 21) in der Intensivmedizin wurden erst möglich durch die Entwicklung des Swan-Ganz-Katheters (s. Abb. 9.13). Er erlaubt neben der Messung der Drucke in der A. pulmonalis (s. hierzu den Abschnitt „Pulmonalarteriendruck") die Bestimmung des Herzzeitvolumens. Dieser Wert repräsentiert die Menge Blut, die in einer Minute durch das Herz gepumpt wird, sie wird in Litern pro Minute angegeben.

Zweifellos besitzt der Wert des HZV eine große Aussagekraft für die Beurteilung kritischer Kreislaufsituationen (z.B. Schock, Sepsis). Diese Kreislaufgröße kann jedoch nicht kontinuierlich gemessen werden. Die Bestimmung des HZV erfolgt nach den Indikatorverdünnungsmethoden, die mit entsprechendem technischen Aufwand am Krankenbett durchgeführt werden können (6).

Die gemeinsame Grundlage dieser Methoden ist das Ficksche Prinzip. Es basiert auf der Zufuhr eines Indikators (hier: Sauerstoff) über die Lungen.

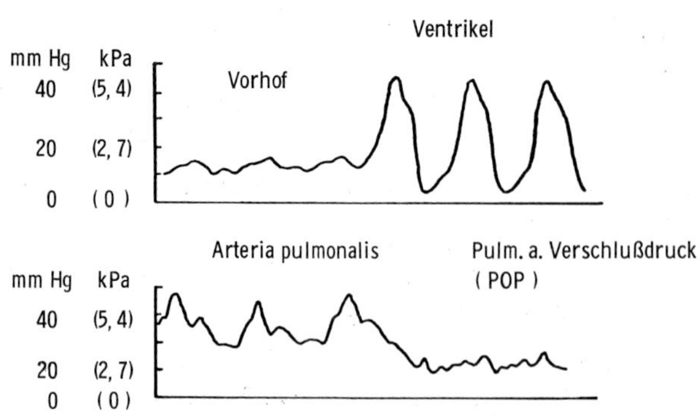

Abb. 9.15 Typischer Kurvenverlauf beim Plazieren eines Pulmonaliskatheters mit normalem Druck im rechten Vorhof, rechter Herzkammer und Pulmonalarteriendruck sowie dem Druck bei der Wedge-Position.

Weiterentwicklungen von diesem Prinzip sind die Thermodilution-(Indikator: kalte Glucoselösung) und die Farbstoffverdünnungs-Methoden (Indikator: Cardiogreen). Beide Indikatoren werden über ein zusätzliches Lumen des Swan-Ganz-Katheters mit Öffnung im rechten Vorhof zugeführt.

Gegenüber den Indikatorverdünnungsmethoden (5, 15, 20, 21, 26, 29) ist die Bestimmung des HZV nach der Fick-Methode aufwendiger und zeitraubender (Katheterisierung der A. pulmonalis, Bestimmung der Blutgase, Analysen der Expirationsluft). Sie erfordert die Bestimmung der arteriovenösen Sauerstoffdruckdifferenz und des Sauerstoffverbrauches. Die Berechnung erfolgt nach der Formel:

$$\text{HZV (ml/min)} = \frac{O_2\text{-Verbrauch (ml/min)}}{a\bar{v}DO_2 \text{ (Vol. \%)}}$$

Dieses Verfahren hat in der heutigen Intensivmedizin nur noch einen wissenschaftlichen Stellenwert, die routinemäßige Bestimmung des HZV erfolgt fast ausschließlich über die Thermodilution oder die Farbstoffverdünnung.

Bei der Farbstoffverdünnungsmethode werden bekannte Mengen von Indikatoren auf der venösen Seite des Kreislaufs injiziert und fließen mit der Strömung durch das Herz in das arterielle System. Die Form der Farbstoffverdünnungskurve, auf der arteriellen Seite des Kreislaufs gemessen, ist von den Strömungsvorgängen und von der Verteilung der Indikatorsubstanz in der Strömung abhängig. Als Indikator wird heute hauptsächlich Trikarbozyanin (Cardiogreen) verwendet. Evans-Blue sollte wegen seiner Toxizität und gelegentlich auftretenden Hautverfärbungen nicht mehr benutzt werden. Methylenblau, eine weitere Indikatorsubstanz, verändert sich im Blut (3), so daß es zu einem Konzentrationsverlust kommt und damit eine quantitative Aussage nicht mehr möglich ist.

Heutige Meßverfahren beruhen auf der Anwendung eines Reflexionsspektrophotometers, das die Intensität von reflektiertem Licht bestimmter Spektralbereiche mit einem Fiberoptikkatheter direkt im Blutkreislauf an der Spitze des Katheters mißt. Die angeschlossene Recheneinheit erlaubt entweder die Kontrolle des HZV oder der O_2-Sättigung (z.B. Invivo-Hämoreflektometer, Fa. Schwarzer, München). Hierfür entwickelte Katheter sind vorkalibriert, eine Nacheichung im Blut ist daher nicht erforderlich.

Die Thermodilutionsmethode ist für die Intensivstation das einfachere und jederzeit reproduzierbare Verfahren und setzt sich in der klinischen Praxis immer mehr durch. Das Prinzip der Messung besteht darin, daß ein im Blutstrom der A. pulmonalis liegender Thermistor eine Temperaturänderung durch Injektion einer kalten 5%igen Glucoselösung in den rechten Vorhof erfährt. Die resultierende Widerstandsänderung wird von einer eingebauten Recheneinheit verarbeitet und direkt digital angezeigt. Von folgenden Firmen werden Cardiac-Output-Computer angeboten. Fa. American Hospital Supply, München; Fa. Hoyer, Bremen, Fa. Godard-Statham, Bremen; Fa. Roche-Bioelectronic, Basel.

Weitere Methoden zur – allerdings relativen – Ermittlung des Herzzeitvolumens sind das Pulskonturverfahren und die Impedanzkardiographie (10, 11, 12, 16, 20, 32). Für beide Verfahren müssen die angezeigten Werte einmal pro Patient gegenüber den Werten kalibriert werden, die bei einer absoluten Messung z.B. mit der Thermodilutionsmethode gewonnen wurden. Der Vorteil gegenüber den Indikatorverfahren ist die kontinuierliche Schlag-zu-Schlag-Analyse des Herzzeitvolumens.

Bei dem Pulskonturverfahren (20, 25, 32) (z. B. Herzminutenvolumen-Modul, Fa. C.H.F. Müller, Hamburg) wird ein Teil der Fläche unter der Arteriendruckkurve elektronisch berechnet und digital angezeigt. Hinreichend befriedigende Ergebnisse können jedoch nur dann gewonnen werden, wenn für die Auswerteeinheit der Aortenklappenverschluß erkennbar ist. Die Druckkurve der A. radialis genügt häufig diesen Anforderungen nicht.

Bei der Impedanzkardiographie (10, 11, 20, 25) (z.B. IFM/Minnesota Impedance Cardiograph, Vertrieb Fa. Diefenbach, Frankfurt/Main) wird der Wechselstromwiderstand des Thorax gemessen. Hierzu werden Bandelektroden paarweise an der oberen und unteren Thoraxapertur angebracht. Der gemessene Wechselstromwiderstand ist abhängig vom Flüssigkeitsgehalt zwischen den Elektroden. Er wechselt in Abhängigkeit vom Herzauswurf. Bis heute sind die wissenschaftlichen Grundlagen der Meßmethode – erschwert durch den Einfluß zahlreicher Variablen – noch nicht endgültig abgeklärt. Ein Einsatz zur Routinebestimmung des Herzzeitvolumens ist daher noch nicht möglich.

Praktische Durchführung

In der klinischen Praxis der Intensivmedizin dominiert heute die Methode der Thermodilution. Zu diesem Verfahren wird der Swan-Ganz-Katheter eingesetzt, der zusätzlich die Möglichkeit der Druckmessung in der A. pulmonalis bietet und damit die Ermittlung zahlreicher Kenngrößen der

kardiopulmonalen Situation des Patienten ermöglicht. Daher wird nachfolgend näher auf die Handhabung und Technik des Swan-Ganz-Katheters zur Messung des Herzzeitvolumens eingegangen.
Zur Vorbereitung des Katheters und der Technik des Einführens wird an dieser Stelle auf den Abschnitt „Pulmonalarteriendruck“ verwiesen.
Bei dem HZV-Katheter endet das proximale Lumen 30 cm vom distalen und sollte damit bei einem normal großen Patienten in der oberen V. cava am Übergang zum rechten Vorhof liegen. Diese Position ist zur Bestimmung des HZVs exakt einzuhalten. Der Thermistor befindet sich 5 cm proximal zur distalen Öffnung des Katheters. Nach Anschluß des Katheters an die HZV-Recheneinheit wird sofort die Kerntemperatur digital angezeigt. Zur Berechnung des HZVs benötigt der Rechner einige Parameter, die entweder automatisch gemessen oder manuell eingestellt werden müssen. Direkt gemessen wird bei fast allen Geräten der neueren Generation die Kerntemperatur. Die Injektattemperatur kann über einen zusätzlichen Thermistor, der sich ständig im Injektat befindet, ermittelt werden. Wegen der größeren Meßgenauigkeit und der Sterilität des Injektats empfiehlt es sich, in eine mit Eis gefüllte Kühlbox zwei Vorratsgefäße zu stellen; eine zur Entnahme des Injektates und die zweite zur Ermittlung der Injektat-Temperatur. Die Injektatmenge muß in der Regel manuell am Gerät eingestellt werden.
Zur HZV-Messung (21) sollte möglichst 10 ml Injektat als Bolus innerhalb von 5 Sekunden injiziert werden. Es kann in einzelnen Fällen (z. B. beatmete Patienten) zu erheblichen Schwankungen der Herzzeitvolumina kommen. Daher sollte bei jeder HZV-Bestimmung die Messung 3mal wiederholt werden, jeweils beginnend in der gleichen Atemphase. Aus diesen Werten wird der Mittelwert gebildet.

Überwachung der Atmung

Die Überwachung der Atmung (2, 22, 26, 33) erfolgt durch Monitoreinheiten (Modul-Respiration), die auf einem Speicheroszilloskop die Atemkurve und auf einer elektronischen Anzeigeeinheit die Atemfrequenz darstellt. Es stehen verschiedene Verfahren zur Meßwerterfassung zur Verfügung, die in der praktischen Anwendung bis heute nicht völlig befriedigend sind.
Als zu störanfällig bzw. zu unempfindlich haben sich Rezeptoren vom Typ der Atemschalter oder Dehnungsmeßstreifen erwiesen, die über die respiratorische Thoraxbewegung gesteuert werden. Zuverlässiger arbeiten Rezeptoren, die sich auf der Grundlage von Halbleitern oder Thermoelementen an der Temperaturdifferenz zwischen Ein- und Ausatemluft orientieren. Ein in den Atemstrom von Nase oder Mund eingebrachter Thermistor erfaßt die Temperaturänderungen und setzt sie in ein elektrisches Signal um. Ein neueres Verfahren, welches basierend auf rheographischen Methoden (2) (Impedanzmessung), die bei Ein- und Austamung unterschiedlichen transthorakalen Widerstände und somit die Atemfrequenz und -tiefe mißt, hat sich besonders bei Frühgeborenenüberwachung im Inkubator – wegen der geringen Temperaturdifferenz – als nützliche Ergänzung erwiesen. Ein Vorzug dieser Methode ist, daß über dieselben Elektroden das EKG und die Überwachung der Atemfrequenz möglich ist, wobei das hochfrequente Impedanz- leicht von niederfrequenten EKG-Signal getrennt werden kann, also auch keine gegenseitige Beeinflussung erfolgt.
Der Wert der Atmungskontrolle über Monitorsysteme ist von geringerer Bedeutung als die Erfassung der Kreislaufparameter. Denn hierdurch wird nicht die Kontrolle der Effizienz der Atmung ersetzt, die nur durch die Blutgasanalyse erfolgen kann. Notwendig ist jedoch die Kontrolle der Atmung bei Patienten, bei denen mit einem plötzlichen Atemstillstand zu rechnen ist (z. B. Schädel-Hirn-Trauma) und bei beatmeten Patienten. Die bei Beatmungspatienten stets gefürchtete „disconnection“, das Abgleiten des Ansatzstutzens vom Endotrachealtubus oder von der Trachelakanüle, kann mit Monitoren frühzeitig erkannt werden. Derartige Respiratormonitore überwachen die Beatmung durch Kontrolle unterschiedlicher Parameter:
- Kontinuierliche Überwachung der Atemfrequenz durch Thermistoren, die in den Endotrachealtubus bzw. in die Trachealkanüle eingeführt werden.
- Nach dem Prinzip der Erfassung der Beatmungsdrucke arbeitet der Respiratormonitor „Tegimenta 30“ (Fa. Tegimenta, Rotkreuz, Schweiz), der gleichzeitig bei elektrisch betriebenen Beatmungsgeräten einen Stromausfall anzeigt. Die einwandfreie Funktion dieses Gerätes kann jedoch durch eintretendes Kondenswasser gestört werden.
- Die Kontrolle der Atemvolumina kann mit einem elektronischen Spirometer (z. B. Spirolog, Fa. Dräger, Lübeck, Bird-Electronic-Spirometer, Fa. Godart-Statham, Bremen) erfolgen. Als Rezeptor dient hierbei ein Pneumotachograph,

der in den Exspirationsschenkel des Respirators geschaltet, wahlweise das Atemminutenvolumen oder das Atemzugvolumen anzeigt. Beim Unterschreiten eines eingestellten Grenzwertes wird akustischer und optischer Alarm ausgelöst.

Die modernen, elektronisch gesteuerten Beatmungsgeräte, wie der Servoventilator 900 und 900 B, der Bennet MA 1, der Dräger UV 1 und der Engström ER 300, enthalten eingebaute Alarmvorrichtungen zur Druck- und Volumenkontrolle.

Überwachung der Blut- und Atemgase

Die Bestimmung der Blut- und Atemgase dient der Beurteilung des Schweregrades einer respiratorischen Störung und liefert darüber hinaus wichtige Informationen über die Funktion des Kreislaufs (9, 19, 22, 26, 30, 31). So läßt sich durch die Bestimmung der Sauerstoffsättigung im arteriellen und gemischt-venösen Blut das Ausmaß einer Kurzschlußverbindung (Rechts-links-Shunt) feststellen. Außerdem gibt die O_2-Sättigung in der A. pulmonalis ein brauchbares Maß für die Verlaufsabschätzung des HZV. Die Höhe des arteriellen Kohlensäurepartialdrucks zeigt Störungen der alveolären Ventilation an. Die O_2-Sättigung des Blutes kann durch fortlaufende oxymetrische Kontrollverfahren überprüft werden. Am einfachsten, jedoch am ungenauesten und nur zur groben Orientierung brauchbar, ist die Messung der Sauerstoffkonzentration mit einer Transmissionsphotozelle (Oxymeter, Fa. Atlas, Bremen), die am Ohr angebracht wird, in Kombination mit einem Relativ-Oxymeter. Vorher muß eine exakte Eichung durch gleichzeitige Überprüfung der direkten blutig gemessenen Sauerstoffkonzentration (z.B. mit dem AO-Oxymeter, Fa. Schwarzer, München) erfolgen. Ein anderes Verfahren, das AO-in-vivo-Hämoreflektometer (Fa. Schwarzer, München), erlaubt die kontinuierliche Bestimmung der O_2-Sättigung mittels eines in einer Arterie liegenden Fiberglaskatheters, über den nach dem Prinzip der Reflexionsphotometrie die Sauerstoffsättigung kontinuierlich gemessen wird.

Der Sauerstoffgehalt des Blutes wird gebildet aus der Summe des physikalisch im Plasma gelösten und des chemisch an das Hämoglobin gebundenen O_2.

$$\frac{O_2\text{-Gehalt (Vol.-\%)}}{\text{(o. physik. gel. } O_2)} = (Hb \cdot 1{,}36) \times SaO_2$$

Die Bestimmung dieses Wertes kann mit dem Lex–O_2–Con (Fa. Leximed, Kehl-Marlen) erfolgen. Das Meßprinzip beruht darauf, daß durch O_2-freies Gas beim Durchströmen des Meßgefäßes das Hämoglobin den gebundenen Sauerstoff abgibt und dieser, nachdem er in physikalische Lösung übergegangen ist, in einer Meßzelle, die nur für O_2 empfindlich ist, einen proportionalen Strom erzeugt. Dieser wird digital angezeigt und kann direkt in Volumenprozent geeicht werden.

Zur Ermittlung der Partialdrucke der Blutgase (14) ist die Blutgasanalyse das wichtigste Meßverfahren. Es sollte bei intensivmedizinischen Patienten regelmäßig durchgeführt werden, um Verlauf, Prognose und Steuerung von Beatmungsverfahren richtig einzuschätzen. Die O_2-Bindungskurve des Blutes beschreibt die Beziehung zwischen der O_2-Sättigung und dem O_2-Partialdruck (Po_2), die wichtige Aussagen über die Störungen des Ventilations-Perfusions-Verhältnisses in der Lunge und über die Diffusion zuläßt. Die Bestimmung des CO_2-Partialdruckes (Pco_2) erfaßt die alveoläre Ventilation, und schließlich liefert die Blutgasanalyse die Daten für die Beurteilung des Säure-Basen-Haushaltes. Für diese Bestimmungen empfiehlt es sich, vollautomatische Blutgasanalysatoren (z.B. Corning 175, Vertrieb Fa. IMA, Gießen; Blutgasautomat ABL 2, Fa. Hillerkus, Krefeld) zu benutzen, die auch durch eingebaute Rechner die Daten des Säure-Basen-Haushaltes digital anzeigen und ausdrucken und somit umständliche Berechnungen ersparen. Weiterhin besteht die Möglichkeit, mit einem Massenspektrometer (19, 22, 29) (z.B. MGA 1100, Fa. Bodensee-Werk Perkin-Elmer, Offenbach) und einem in einer Arterie liegenden speziellen Katheter den Partialdruck von O_2 und CO_2 kontinuierlich zu bestimmen.

Eine neue, nicht invasive Methode beruht auf der transkutanen Bestimmung des Po_2 (1, 4, 13, 23). Die Korrelation dieser Werte zur intravasalen Bestimmung des Po_2 ist bei Kindern besser als bei Erwachsenen. Leider ist die Korrelation besonders in Schockzuständen nicht optimal, da in diese Messung die Hautdurchblutung und -temperatur eingeht, die trotz technischer Vorkehrungen bei instabilen Kreislaufverhältnissen unsicher ist (9).

Zur Kontrolle der CO_2-Konzentration (22) der Expirationsluft dient der Uras (Fa. Hartmann & Braun, Frankfurt; CO_2-Analysator UG 51, Fa. Hellige, Freiburg; Co_2-Analysator [Neuentwicklung], Fa. Siemens-Elema, Stockholm). Das Prinzip der Messung beruht auf der CO_2-Absorption der Infrarotstrahlung bei einer Wellenlänge von etwa 3–5 μm. Das CO_2 absorbiert in diesem Bereich je nach Konzentration mehr oder weniger der Strahlung, die infrarotempfindliche Meßzellen quantifiziert und zeigt die CO_2-Konzentration digital oder analog an. Störende Einflüsse bei der Messung entstehen durch den in der Exspirationsluft vorhandenen Wasserdampf.

Rechnergestützte Überwachung

Im Gegensatz zu Datenerfassungssystemen sind Datenverarbeitungsanlagen, die in One-line- oder Off-line-Verfahren arbeiten, erst im Entwicklungsstadium oder in der Erprobung (14, 18, 26, 28). Sie werden jedoch in absehbarer Zeit zumindest in kleinerem Umfang eingesetzt werden können. Das angestrebte Ziel ist, daß der Computer die anfallenden Meßdaten vom Patienten und aus dem Labor speichert, sie auf Plausibilität prüft und auf Über- oder Unterschreiten von eingestellten Grenzwerten überwacht, und sie im Zusammenhang untereinander (Korrelation) und im Hinblick auf zeitlich vorangegangene Meßwerte (Trend) analysiert. Entsprechend den vorgegebenen Programmen kann bei Verschiebung eines oder mehrerer Parameter eine determinierte Gefahrensituation so frühzeitig erkannt werden, daß die ausgegebene exakte Information eine rasche und gezielte Therapie erlaubt (siehe Abb. 9.16).

Der Einsatz im Routinebetrieb einer größeren Intensivstation ist vorteilhaft, da damit eine qualitative Verbesserung der medizinischen Versorgung erreicht werden kann. Der Computer sollte nie als Alternative zum Arzt angesehen werden, sondern als zusätzliches Hilfsmittel für seine diagnostischen und therapeutischen Bemühungen, um damit umfassendere Informationen zu erhalten und wirkungsvolleres Arbeiten zu ermöglichen.

Die auf dem Markt befindlichen Systeme unterscheiden sich hauptsächlich durch die zentrale Datenverarbeitungsanlage (wie: Simon-System, Fa. Siemens, Erlangen; Patientenüberwachungssystem, Fa. Kontron/Roche, Basel; Patientenüberwachungssystem, Fa. Hewlett-Packard, Böblingen) und die dezentrale Verarbeitungsanlage mit einem Datenbanksystem im Hintergrund (wie: Patientenüberwachungssystem AM 402, Fa. C.H.F. Müller, Hamburg; Patientenüberwachungssystem Solo/1041, Fa. Mennen-Greatbatch, Hamburg). Die bisherigen Erfahrungen mit den zentralen Datenverarbeitungsanlagen scheinen nicht die hohen Erwartungen erfüllt zu haben, die man in sie gesetzt

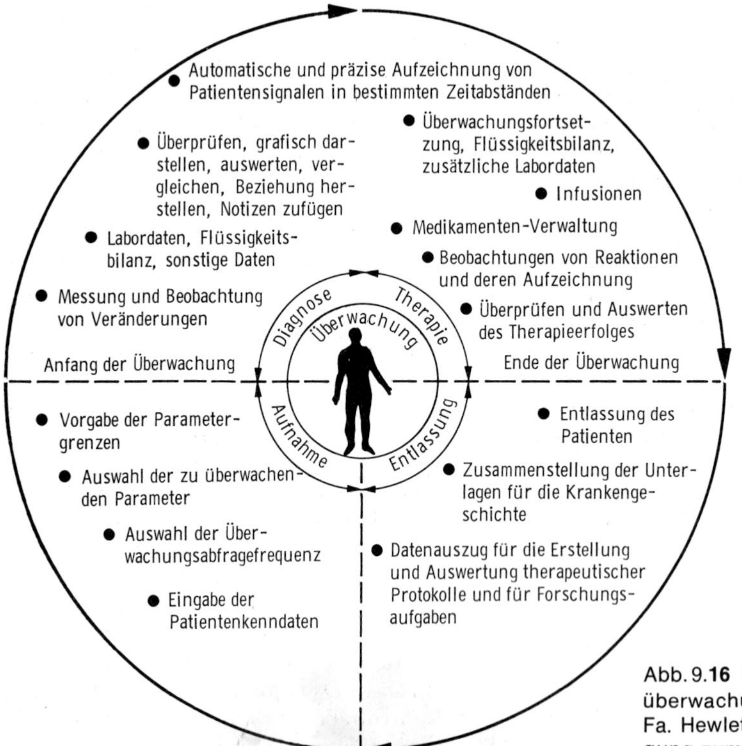

Abb. 9.16 Rechnergestütztes Patientenüberwachungssystem (wir danken der Fa. Hewlett-Packard für die Genehmigung zum Abdruck dieser Skizze)

hatte (14). Neuere Konzepte zeigen eine starke Tendenz zur Dezentralisierung oder vielfältigen Mischformen. Offensichtliche Vorteile der dezentralen Verarbeitung sind die kompromißlose Anpassung an spezifische Aufgabenstellung, geringe Investitionskosten und die modulare Erweiterbarkeit. Vor- und Nachteile der einzelnen Systeme sind vom Benutzer der Aufgabenstellung entsprechend abzuwägen, wobei darauf zu achten ist, daß eine Anpassungs- und Ausbaufähigkeit gewährleistet wird.

Weitere Monitorsysteme

Basierend auf den jeweils vorhandenen Geräten können Überwachungseinheiten in sinnvoller Weise ergänzt werden:

Arrhythmographen

Speziell für kardial-gefährdete Patienten haben sich die Geräte Card-Alarm (Fa. Siemens, Erlangen, Arrhythmiemodul (Fa. C.F.H. Müller, Hamburg und der Dysrhythmiemonitor (Fa. Hellige, Freiburg) als nützlich erwiesen, welche je nach Einstellung der Grenzwerte Veränderungen der Aktionspotentiale sowie supraventrikuläre und ventrikuläre Arrhythmien akustisch, optisch und digital nummerisch erfassen und über einen eingebauten Registrierer aufzeichnen. Wesentlich für die Therapiekontrolle ist die Überprüfung der Arrhythmiehäufigkeit durch den gleichzeitig eingebauten Trendrecorder. Grundsätzlich nach dem gleichen System sind Arrhythmiemonitore von anderen Firmen konzipiert worden. Natürlich existieren auch heutzutage Arrhythmographie-Einheiten wesentlich aufwendigerer Art, die jedoch zum größten Teil Forschungszwecken dienen (z.B. Meditape K, Fa. Siemens, Erlangen).

Magnetbandgeräte (Kurzzeitspeicher)

Endlos-Magnetbandgeräte nehmen wahlweise 3 bis 15 Minuten lang das EKG oder sonstige interessierende Parameter auf. Danach wird die Aufnahme gelöscht und der nächstfolgende Zyklus registriert. Ergibt sich eine Alarmsituation, stoppt sofort das Bandgerät und gleichzeitig startet die in der Überwachungseinheit eingebaute Registriereinrichtung. Hierdurch ist eine genauere Analyse des vorgegebenen Parameters (z.B. EKG) vor und nach der den Alarm auslösenden Ursachen möglich. Entsprechende Geräte sind zu beziehen über die Firmen Picker, Hamburg; Hewlett-Packard, Böblingen; Schwarzer, München; Hellige, Freiburg; Siemens, Erlangen.

Das Langzeit-EKG-System nach Holter Avionics arbeitet mit Magnetbandkassetten über 10 bis 20 Stunden (Holter Avionics, Vertrieb in Deutschland: Fa. Schubarth, Wiesbaden). Ähnlich konzipiert sind das Meditape-Gerät (Fa. Siemens, Erlangen) Rhythmognost (Fa. C.H.F. Müller, Hamburg) und Memoportsystem (Fa. Hellige, Freiburg), mit diesen Geräten ist eine exakte Analyse der auf dem Bandgerät aufgenommenen EKG-Potentiale während des Beobachtungszeitraums möglich. Die rasche Auswertung wird durch Zeitraffung im Verhältnis von 60:1 und eine Triggerung der EKG-Potentiale auf dem Oszilloskop determiniert und vereinfacht. Bei den neueren Geräten bietet sich darüber hinaus die Möglichkeit, eine automatisch arbeitende, digitalanzeigende Arrhythmieanalyse vorzunehmen.

Telemetrie

Die drahtlose Übertragung einzelner oder mehrerer physiologischer Meßdaten hat sich unter bestimmten Bedingungen auch bei der Intensivüberwachung bewährt. Derartige Anlagen sind vor allem dann von Bedeutung, wenn ein gefährdeter Patient innerhalb der Klinik oder im Klinikgebäude transportiert werden muß oder auf anderen Stationen keine Monitore zur Verfügung stehen. Die handlichen Telemetriesender können wahlweise batterie- oder netzbetrieben werden. Sie stehen am Patientenbett oder werden am Patienten befestigt, während der Telemetrie-Empfänger in einer Zentrale das EKG oder andere Meßwerte umsetzt und auf einem Oszilloskop sichtbar macht. Monitore mit Grenzwertmeldern erlauben die kontinuierliche Datenkontrolle, etwa die Herzfrequenz. Bei der Beschaffung eines derartigen Gerätes ist zu beachten, daß für Telemetriesysteme nur 8 verschiedene Frequenzen im 151 MHz-Band zugelassen sind. Die Sendeleistung darf bis zu 50 mW betragen.

Registrierverfahren

Bei der Registrierung der besprochenen Vitalwerte sind langsam (z.B. Temperatur) und schnell (z.B. EKG) veränderliche Vorgänge zu unterscheiden. Da es unökonomisch ist, auf ein und demselben Papierstreifen langsame und schnelle Vorgänge gleichzeitig aufzuzeichnen, ist man gezwungen zwei Registriergeräte mit entsprechend sinnvollen Laufgeschwindigkeiten zu benutzen.

Für die Registrierung der sich langsam verändernden Daten oder generell zur Darstellung von integrierten Mittelwerten über größere Zeiträume (bis 30 Sekunden) verwendet man Mehrfarben-Punktdrucker oder Mehrkanal-Langsamschreiber (z. B. Trendrecorder). Zweckmäßigerweise sollte hier die Möglichkeit gegeben sein, mindestens drei veränderliche Abfragezeiten oder Papiergeschwindigkeiten einzustellen, um ein ausreichendes Auflösungsvermögen des Kurvenbildes zu erreichen.
Zur Aufzeichnung der schnellen Vorgänge stehen thermosensitive Registrierer, Pigmentschreiber und eventuell in verschiedenen Farben aufzeichnende Flüssigkeitsstrahlschreiber zur Verfügung. Am genauesten, jedoch am teuersten und aufwendigsten sind die Licht- bzw. Ultraviolettschreiber, bei welchen eingebaute Schnellentwicklungseinrichtungen die aufgezeichneten Meßkurven sichtbar werden lassen. Für den routinemäßigen Einsatz sind die letztgenannten Registrierverfahren nicht notwendig.
Die Registriereinrichtungen zur Aufnahme der schnell veränderlichen Meßgrößen können als Alarmschreiber (z. B. EKG) oder als universell für einen oder mehrere Patienten verwendbare Dokumentationseinheiten vorhanden sein. Es sollte allerdings zur genauen EKG-, EEG- und Kreislaufdiagnostik noch ein Mehrfachschreiber zur Verfügung stehen, der unmittelbar am Patientenbett die Registrierung vornimmt.
Zur Aufzeichnung bzw. Dokumentation der langsamen wie der schnell veränderlichen Meßdaten eignen sich Magnetbandspeicher, die bis zu 12 verschiedene Parameter aufnehmen können. Die Skala der hier zur Verfügung stehenden Standard- und Spezialausführungen reicht von Endlos-Bandgeräten und EKG-Langzeitspeicher mit Zeitraffung über unmittelbar auf das Magnetband in der Überwachungszentrale auflaufende Daten bis zu den Platten- bzw. Magnetbandspeichern von Datenverarbeitungsanlagen.

Raumplanung und Monitoring

Aus der Vielzahl der Möglichkeiten und Angebote der Industrie müssen Ärzte und Schwestern eine sinnvolle Planung gestalten, ehe an die Beschaffung der Apparate gedacht werden kann. Während die apparative und räumliche Planung allgemeiner Intensivstationen möglichst universellen Anforderungen Rechnung tragen soll, können sich die Akzente bei speziellen Aufgabenstellungen verschieben, wie dies z. B. bei der Einrichtung von Beatmungsstationen, postoperativen Intensivstationen oder sogenannten Frischoperiertenstationen (z. B. für kardiovaskuläre Chirurgie, Neurochirurgie), pädiatrischen und kardiologischen Intensiveinheiten der Fall ist. Bei der räumliche Gestaltung gilt als Grundforderung, daß von einer oder mehreren Überwachungszentralen aus jedes Patientenbett zu übersehen ist und die notwendigen Laufwege möglichst kurz sind. Durch diese Raumaufteilung hängen Organisation einer Intensiveinheit und deren apparativer Aufbau eng zusammen, wobei die Art der Patientenüberwachung von wesentlicher Bedeutung ist. Es gibt drei unterschiedliche Konzeptionen der Überwachung, deren Für und Wider auch heute noch diskutiert wird: die dezentralisierte, die zentralisierte und die kombinerte Patientenüberwachung. Die Entscheidung, für welches System man sich entschließt, ist weitgehend von der Größe der Intensiveinheit und den räumlichen Gegebenheiten abhängig.
Die *dezentralisierte Überwachung* mit ausschließlich bettseitigen Monitoren kann dann empfohlen werden, wenn es sich um kleine, 2- evtl. bis 6-Betten-Intensiveinheiten handelt, bei denen sich die gesamte Überwachung um den zentralen Arbeitsplatz in einem Großraum befindet. Die bettseitigen Monitore können somit genau überblickt werden. Hier eignen sich am besten kleinere Apparaturen, die auf eine Konsole oder auf einen Gerätetisch gestellt werden. Für größere Geräteeinheiten zur individuellen Überwachung sind Fahrgestelle konstruiert worden, die zusätzlich Registriergeräte und Schrankfächer für das notwendige Zubehör enthalten. Die Aufstellung am Bett erfordert keine feste Installation unter Putz und bietet den Vorteil, daß sich Überwachungsplätze mit räumlich fest zugeordneten Betten eingerichtet werden müssen.
Den peripheren bzw. individuellen Überwachungsmethoden steht die *zentrale Patientenüberwachung* gegenüber. Eine zentrale Überwachungseinheit ist am Aufsichtsplatz der Schwester aufgestellt und kann wahlweise mit den gewünschten Meßinstrumenten bestückt werden. An den Patientenbetten befinden sich nur Steckvorrichtungen zum Anschluß der entsprechenden Rezeptoren bzw. Elektroden. Dieses Überwachungsverfahren ermöglicht zwar mit einem Blick die Vitalfunktionen mehrerer Patienten zu erfassen, es hat jedoch den *entscheidenden Nachteil,* daß am Patientenbett selbst – insbesondere in kritischen Situationen – die Meßdaten bzw. das EKG nicht abgelesen werden können. Darüber hinaus stört diese kostspielige Überwachung in gefährlicher Weise den Kontakt zwischen Patient und überwachendem

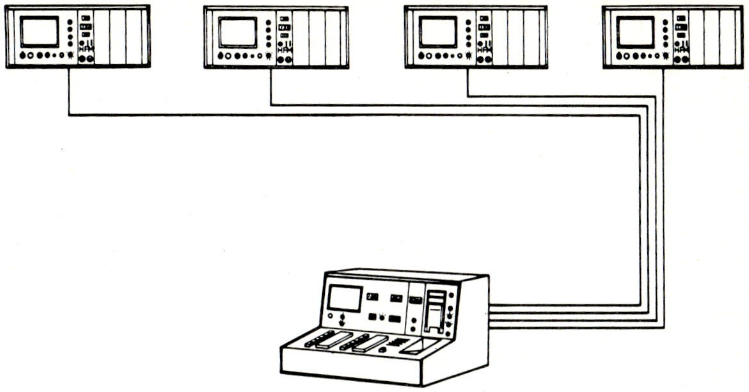

Abb. 9.17 Beispiel einer kombinierten Überwachungsanlage mit bettseitigen Überwachungsgeräten und zentralem Alarm- und Kontrollgerät

Ärzte- und Schwesternpersonal. Es ist nach unserer Ansicht nicht vertretbar, daß das Personal nur von einer Zentrale, von der es womöglich keine freie Sicht auf alle Patienten hat, die Überwachung durch Elektronik vornimmt.

Die beste Lösung stellen *kombinierte Überwachungseinrichtungen* (Abb. 9.17) dar, wobei bettseitig Meßgeräte mit Alarmeinrichtung vorhanden sind und in der Zentrale sich gleichartige Kontrollgeräte befinden. Dieses System beinhaltet die Möglichkeit, gefährdete Patienten kontinuierlich von der Zentrale aus zu überwachen und die Daten anderer Patienten abzufragen. Gibt ein peripherer Monitor Alarm, so schaltet sich eines der Kontrollsysteme automatisch sofort auf diesen Patienten, so daß die entsprechenden Daten an beiden Überwachungsplätzen abzulesen und zu registrieren sind. Der große Vorteil dieser kombinierten Überwachung besteht darin, daß jederzeit am Patientenbett die Parameter zur Verfügung stehen und gleichzeitig in der Zentrale die Meßdaten überblickt werden können.

Die elektronischen Geräte ermöglichen eine sinnvolle Überwachung der Vitalwerte nur dann, wenn zwischen notwendigen und zusätzlich nützlichen Apparaturen unterschieden wird. Eine Vielfalt von Meßdaten kann den Blick für das im Krankheitsprozeß Wesentliche trüben und zu einer ungewollten Distanz dem kranken Menschen gegenüber verleiten. In diesem Zusammenhang muß auch zum Personalproblem Stellung genommen werden, da oft noch die Auffassung besteht, daß apparative Überwachungseinrichtungen Personal einsparen bzw. zu seiner Entlastung beitragen. Es hat sich jedoch gezeigt, daß elektronische Geräte durch geschultes Personal bedient werden müssen. Häufig erfordern die komplizierteren Anlagen zusätzliches, technisch versiertes Personal und in Großkliniken mit mehreren Intensiveinheiten auch Bio-Ingenieure, die sich ausschließlich mit der Wartung und Instandhaltung dieser Einrichtungen sowie deren Verbesserungsmöglichkeiten befassen. Auch wird durch noch so exakt arbeitende elektronische Geräte die unmittelbare Patientenüberwachung nicht ersetzt. Sie stellen lediglich die notwendige Ergänzung des gesamten Überwachungsverfahrens dar. Obwohl die Technik viele Vorteile bietet, wird auf den Griff zum Puls und eine direkte Beobachtung des Patienten durch eine erfahrene Schwester nicht verzichtet werden können.

Patientengefährdung und technische Sicherheitsprobleme bei der Intensivbehandlung

Die moderne Medizin bedient sich in immer größerem Maße der elektrischen Energie zur Diagnostik und Therapie. Dies geschieht vorwiegend durch Verwendung elektronischer Geräte zur Patientenüberwachung, durch Anwendung elektrischer Ströme zu therapeutischen Zwecken und durch Einsatz einer Vielzahl von elektrisch betriebenen Hilfsgeräten. Bei gleichzeitiger Benutzung dieser Geräte an einem Patienten entstehen mitunter unübersehbare Wechselwirkungen der Anlagen untereinander, wobei durch auftretende Fehler in den Geräten, in der Installation oder bei der Anwendung besonders leicht Situationen entstehen, in denen es möglich wird, den Patienten durch Einwirkung des elektrischen Stromes zu schädigen.

Daher gelten für die Einrichtung und für den Betrieb elektrischer Anlagen und Geräte in medizinisch genutzten Räumen eine Reihe von Bestimmungen des VDE (Verband Deutscher Elektrotechniker e.V.) und Vorschriften anderer Institutionen, die zum Teil durch Bundesgesetz legalisiert werden und dadurch Gesetzescharakter erhalten. Das Ziel dieser Bestimmungen und Vorschriften ist, den Patienten und das Bedienungspersonal vor Gefahren, die bei der Anwendung elektrischer Geräte auftreten können, zu schützen. Eine Aufstellung dieser Druckschriften befindet sich am Ende dieses Kapitels.

Die erforderliche Sicherheit bei der Anwendung elektromedizinischer Geräte ist nur dann gewährleistet, wenn auch die elektrische Installation besonderen Bedingungen entspricht. Darüber hinaus muß für die Ausbildung des medizinischen Personals und Hilfspersonals vom Hause ein Schulungsprogramm aufgestellt werden, worin die sichere Anwendung und der sachgemäße Umgang mit den elektromedizinischen Geräten gelehrt wird. Denn es darf nicht übersehen werden, daß die meisten Patienten unter Umgehung des natürlichen Hautwiderstandes gut leitend mit Metallteilen in Berührung kommen oder mit elektromedizinischen Geräten in Verbindung stehen und entsprechend ihres Krankheitsgrades keine natürlichen Reaktionen beim Auftreten zu großer Berührungsspannungen zeigen oder zeigen können. Daher lautet der Hauptsatz des heutigen Sicherheitskonzeptes:

Das *Gerät* muß sicher sein, und die *Installation* muß sicher sein, und die *Anwendung* muß sicher sein.

Nur wenn diese drei Faktoren optimal zusammenwirken, kann der geforderte Grad an Sicherheit im medizinischen Bereich erreicht werden.

Sichere Geräte

Nach dem „Gesetz über technische Arbeitsmittel" vom 24.6.1968 (Maschinenschutzgesetz) und der Änderung dieses Gesetzes vom 13.8.1979 dürfen nur Geräte in den Handel gebracht werden, deren Sicherheitsmerkmale den „allgemein anerkannten Regeln der Technik" entsprechen. Als solche Regeln gelten nach diesem Gesetz vor allem die VDE-Bestimmungen, DIN-Normen und Unfallverhütungsvorschriften der Berufsgenossenschaften. In erster Linie werden elektromedizinische Geräte als sicher angesehen, wenn sie der VDE 0750 „Bestimmungen für elektromedizinische Geräte" in der jeweils geltenden Fassung entsprechen.

Diese elektrisch betriebenen Geräte, die zur Registrierung elektrischer Potentiale des Patienten, wie z.B. EKG oder EEG, bestimmt sind, wie auch zur Registrierung von Körperfunktionen, z.B. Druckwandler zur blutigen Druckmessung oder Thermoelemente zur Messung der Körpertemperatur sowie zur HZV-Bestimmung bei der Thermodilutionsmethode, sind aus Sicherheitsgründen so konstruiert, daß immer zwei Sicherheitsmaßnahmen einander ergänzen; d.h., sie bieten doppelte Sicherheit gegen Fehlerstromschluß durch den Körper des Patienten. Die technischen Lösungen bestehen darin, daß die Netzteile gegen berührbare Metallteile isoliert aufgebaut sind (Betriebsisolierung) und einen niedrigen Ableitstromwert besitzen. Darüber hinaus sind manche Geräte zusätzlich dadurch gesichert, daß der Patientenanwendungsteil isoliert aufgebaut ist. Durch diesen sogenannten „floating input" wird der Patient isoliert von anderen Geräteteilen und somit erdfrei gehalten. Das bedeutet, daß die Verbindungsleitung zwischen Patient und Gerät nie Teil eines über den Patienten geschlossenen Stromkreises werden kann. Diese Isolierung wird natürlich aufgehoben, wenn die bedienende Person gleichzeitig den Patienten und das Gerätegehäuse oder ein anderes geerdetes Metallteil berührt, d.h., die Isolierung überbrückt.

Ein Stromfluß über das Myokard kann bei Verwendung eines intravasalen Katheters zur Druckmessung oder Bestimmung des HZVs leicht zum Kammerflimmern führen, denn bereits eine Potentialdifferenz von 10 mV läßt bei einem angenommenen Patientenwiderstand von 1000 Ohm einen Strom von 10 μA (10^{-5}A) fließen. Dieser Wert gilt heute aufgrund vieler Untersuchungen als noch zulässiger Grenzwert für Ströme, die über das Herz fließen und ist daher in der VDE 0750 angegeben.

Ein Stromfluß weit über diesem Grenzwert kann z.B. auftreten, wenn verschiedene Geräte gleichzeitig an einem Patienten angeschlossen werden und eines der Geräte mehrere Fehler aufweist, die einen unzulässig hohen Ableitstrom hervorrufen. In der heutigen Gerätetechnik werden immer mehrere Arten zusätzlicher Schutzmaßnahmen zur Vermeidung von Patientenschädigungen angewandt. Ein einzelner Fehler (der „erste Fehler") darf keine für den Patienten gefährliche Situation hervorrufen.

Die Geräte der „Schutzklasse I" haben eine gut leitende Verbindung des leitfähigen Gehäuses über den sogenannten „Schutzleiter" zur Erde. Bei diesem Schutzleiter handelt es sich um den immer vorhandenen dritten Leiter in der Netzanschlußleitung; dieser ist nicht mit der „Potentialausgleichsleitung" zu verwechseln, die bei intrakardialen Untersuchungen als zusätzliche Schutzmaßnahme an

die Geräte der Schutzklasse I angebracht werden muß, um bei evtl. Unterbrechung des Schutzleiters in der Netzanschlußleitung („erster Fehler"!), dessen Funktion zu übernehmen. Die Potentialausgleichsleitung muß nach der VDE 0750 eine grüngelbe Isolierung besitzen und wird an der vorgeschriebenen Anschlußstelle am Gerät befestigt und zum vorhandenen „Potentialausgleichsleiteranschluß" der Gebäudeinstallation geführt.
Werden mehrere Geräte, für die der zusätzliche Potentialausgleich gefordert ist, gleichzeitig an einem Patienten angeschlossen, so muß jedes Gerät einzeln durch eine Potentialausgleichsleitung mit dem Potentialausgleichsanschluß der Gebäudeinstallation verbunden werden. Eine Verbindung der Geräte untereinander ist nicht statthaft und kann zur Stromschleifenbildung führen.
Die hier beschriebene Schutzmaßnahme kann jedoch nur dann durchgeführt werden, wenn auch die Gebäudeinstallation nach der VDE-Bestimmung 0107 ausgeführt ist und die Anschlüsse für den zusätzlichen Potentialausgleich vorhanden sind. Im Zweifelsfall sollte hierzu der medizinisch technische Dienst um Auskunft gebeten werden.
Eine weitere, oft verwendete zusätzliche Schutzmaßnahme bildet die „Geräteschutzklasse II". Solche Geräte haben zusätzlich zu der immer vorhandenen Betriebsisolierung eine weitere oder doppelte Isolierung. Gleichzeitiges Versagen beider Isolierungen ist unwahrscheinlich, auftretende Ableitströme können jedoch durch Berührung des Gehäuses zur Erde abfließen, da kein zusätzlicher Schutzleiter vorhanden ist. Bei den Geräten der Schutzklasse II fließt daher ständig ein Ableitstrom über berührende Personen, deswegen lassen die Gerätebestimmungen, insbesondere für die bestimmungsgemäß auch intrakardial verwendbaren Anlagen nur sehr niedere Ableitstromwerte zu.
Ferner bestimmt die VDE 0750 hierzu, daß die Geräte auf Allgemeinstationen und auch außerhalb medizinisch genutzer Räume verwendet werden dürfen. Das gilt natürlich nicht für intrakardiale Untersuchungen, die aus naheliegenden medizinischen Gründen generell nur in Räumen durchgeführt werden dürfen, die ihrer Bestimmung gemäß chirurgische Eingriffe oder chirurgisches Einbringen von Geräteteilen erlauben. Eine Tabelle der bekannten Raumarten und ihrer Nutzung wird in der VDE-Bestimmung 0107 dargelegt.

Sichere Installation

Die erforderliche Sicherheit bei der Anwendung elektromedizinischer Geräte ist nur dann gewährleistet, wenn auch, wie vorher erwähnt, die elektrische Installation besonderen Bedingungen entspricht. Die allgemeinen „Bestimmungen für das Errichten von Starkstromanlagen mit Nennspannungen bis 1000 V", VDE 0100, werden für medizinisch genutzte Räume durch die „Bestimmungen für das Errichten elektrischer Anlagen in medizinisch genutzten Räumen", VDE 0107, ergänzt. Zusätzlich gelten für Krankenhäuser die „Bestimmungen für das Errichten und den Betrieb von Starkstromanlagen in Versammlungsstätten, Waren- und Geschäftshäusern, Hochhäusern, Beherbergungsstätten und Krankenhäusern", VDE 0108. Die Anwendung dieser Bestimmungen wird gefordert durch das „Gesetz zur Förderung der Energiewirtschaft (Energiewirtschaftsgesetz)", vom 13. 12. 1935. Um dem fortschreitenden Stand der Technik und der Medizin Rechnung zu tragen, werden in notwendig erscheinenden Abständen Überarbeitungen vorgenommen.
Die „International Electrotechnical Commission" (IEC) und hier speziell das Unterkomitee 62 A erstellt zur Zeit ebenfalls Standards für die „Elektrische Installation von Krankenhäusern und von medizinisch genutzten Räumen außerhalb von Krankenhäusern". Zu einem späteren Zeitpunkt wird die Anpassung der VDE-Bestimmungen an diese IEC-Standards erfolgen.
Die Wirksamkeit der zusätzlichen Schutzmaßnahmen von Geräten der Schutzklasse I ist nur dann gewährleistet, wenn auch ein zuverlässiger Schutzleiteranschluß in der Installation vorhanden ist. Ergänzend fordern hierzu die Bestimmungen der VDE 0107 für die Installation in medizinisch genutzten Räumen die Durchführung des Potentialausgleiches zwischen allen großflächig berührbaren elektrisch leitfähigen Teilen in diesen Räumen. Werden darin intrakardiale Untersuchungen vorgenommen, so muß die Wirksamkeit des Potentialausgleichs durch eine Messung der möglichen Berührungsspannung kontrolliert werden; sie darf 10 mV nicht übersteigen. Die heute noch oft als „Erdung" benutzten Wasserleitungs- und Heizungsrohre stellen nur eine sogenannte „Betriebserdung", z. B. zu Entstörzwecken, dar; sie sind also keine Sicherheitsmaßnahme. Der Effekt (die Entstörung) kann aber ausbleiben, da oft solche Rohre, durch nichtleitendes Dichtungsmaterial oder Wärmeausdehnungsstücke aus Kunststoff, einen hohen Erdungswiderstand besitzen, womit der gewünschte Erfolg, die Erdung eines Gerätes, nicht erreicht wird, sondern durch Spannungsverschleppung sogar eine Gefährdung des Patienten eintreten kann. Daher sollten insbeson-

dere bei intrakardialen Untersuchungen alle Geräte mit dem Potentialausgleichsleiteranschluß der bauseitigen Installation verbunden werden, wie es für Geräte der Schutzklasse I ohnehin vorgeschrieben ist.
Weiterhin bestimmt die VDE 0107, daß die Räume von Intensivpflege- und Intensivüberwachungsstationen über Transformatoren mit getrennten Wicklungen (Schutzleitungssystem nach VDE 0100) zu versorgen sind, da in diesen Räumen ein Ausfall der Stromversorgung im „ersten Fehlerfall" nicht hingenommen werden kann. Zusätzlich gilt hierfür, daß für jedes Schutzleitungssystem eine gesonderte Überwachungseinrichtung vorzusehen ist, die optisch und akustisch anzeigt, wenn der Isolationswert der Anlage 15 k Ohm unterschreitet. Dies bedeutet, daß dann in der Installation oder in den Geräten durch eine schadhafte gewordene Isolierung ein Fehlerstrom über den Schutzleiter oder den Potentialausgleichsleiter fließt. Ein Weiterbetrieb ist bis zur Ankunft des Technikers ohne Gefährdung des Patienten möglich.
Neben diesen Schutzmaßnahmen, die die Installation betreffen, wird im § 8 der VDE 0107 bestimmt, daß für alle Geräte zur Aufrechterhaltung lebenswichtiger Körperfunktionen, insbesondere der Atmung oder der Wiederbelebung, eine besondere Ersatzstromversorgung vorgesehen werden muß, die innerhalb von 15 Sekunden einschaltet und für die Dauer von 3 Stunden weiter betreibbar ist. Diese Ersatzstromversorgung wie auch die gesamte elektrotechnische Installation muß vor Inbetriebnahme durch den Errichter und in regelmäßigen Abständen durch einen Fachmann in ihren Eigenschaften geprüft (s. VDE 0107) und in einem Meßprotokoll aktenkundig festgehalten werden. Diese Unterlagen sind zusammen mit den Installations- und Schaltplänen vom Betreiber aufzubewahren.

Sichere Anwendung

Die sichere Anwendung von elektromedizinischen Geräten fällt in den Verantwortungsbereich des Arztes und seiner Helfer. Mit der Erhaltung und Prüfung des einwandfreien technischen Zustandes der Geräte und der Einrichtungen werden durch den Arzt technische Fachleute wie z.B. ein Bio-Ingenieur (Ingenieur für Medizintechnik), beauftragt, welche auch, wie vorher erwähnt, für die Ausbildung des Personals in der sicheren Anwendung der elektromedizinischen Geräte am Patienten und in richtigem und sachgemäßem Umgang mit den Geräten zuständig sein können.
Im weiteren sollen hier einige Grundregeln und Maßnahmen genannt werden, die jedoch keine Gewähr für Vollständigkeit bieten, aber als Basisinformation für jeden Benutzer wesentlich sind:

- Es muß stets sichergestellt sein, daß Geräte der VDE-Schutzklasse I, d.h., Geräte mit einem Schutzleiter, nur an den Steckdosen betrieben werden, welche tatsächlich einen Schutzleiter führen.
- Beim Einsatz von mehreren Geräten an einem intrakardial untersuchten Patienten sollten alle Geräte die gleiche VDE-Schutzklasse I besitzen und mittels zusätzlicher Potentialausgleichsleitungen von jedem Gerät einzeln mit den vorhandenen Anschlüssen der Gebäudeinstallation verbunden sowie von einer Steckdosengruppe gespeist werden.
- Elektrische Geräte im Patientenbereich sollten nicht über Verlängerungskabel oder Kabel mit Mehrfachsteckdosen betrieben werden, denn es ist nicht auszuschließen, daß deren Schutzkontakt keinen Schutzleiter führen oder durch schlechten Kontakt die Schutzleiterverbindung unzuverlässig wird. Außerdem sind lange Stromkabel Quellen von Signalstörungen und Induktionsströmen in Leitern, die am Patienten liegen.
- Die meiste Aufmerksamkeit sollte solchen Patienten geschenkt werden, die an intravasale wie auch an intrakardiale Überwachungssysteme angeschlossen sind. Die hier benutzten Geräte sollten unbedingt einen isolierten Patienteneingang („floating input") besitzen, der Potentialausgleich, die Signalverbindung der Geräte untereinander und die Verbindung zwischen Patient und Gerät müssen sorgfältig überprüft werden; danach soll ein Probelauf stattfinden und erst dann sollen die Rezeptoren am Patienten angeschlossen werden. Haushaltsübliche Stromverbraucher, wie Nachttischlampe, Rasierapparat, Heizlüfter usw. sollten aus dem Bereich des Patienten entfernt werden. Bedienungs- und Pflegepersonal sollte angewiesen werden, gleichzeitigen Kontakt zwischen elektrischen Überwachungs- und Therapiegeräten und dem Patienten strikt zu vermeiden, denn hierdurch würden hochwertige Isolationsmaßnahmen moderner Geräte durch Überbrückung in oben beschriebener Weise zunichte gemacht.
- Der Einsatz von batteriebetriebenen Geräten bietet einen guten Schutz, der jedoch nicht als absolut anzusehen ist, da diese Geräte vollständig isoliert aufgestellt werden müssen und bei der Bedienung der Patient und das Gerät nicht gleichzeitig berührt werden darf.

Zur vorbeugenden Instandhaltung wird ein verantwortungsbewußter Anwender regelmäßige Wartungen oder Inspektionen aller Geräte und der Gebäudeinstallation durch fachkundiges Personal, wie den Bio-Ingenieur, durchführen lassen, doch es sollten auch Benutzer auf einwandfreien Zustand der Geräte achten. Auffallende Funktionsstörungen werden immer Anlaß zur baldigen Reparatur geben. Zerbrochene Netzstecker, eingeklemmte oder abgeknickte Netzleitungen sollten Grund genug sein, ein Gerät umgehend außer Betrieb zu nehmen und instandsetzen zu lassen. Regelmäßige Instruktionen aller Ärzte, Schwestern und Pfleger in der sorgfältigen Handhabung von Geräten und Kabeln tragen zur sicheren Anwendung der Geräte bei und helfen mit, eine größtmögliche Patientensicherheit zu erreichen.

Die in diesem Kapitel dargestellten Sicherheitsprobleme erheben keinen Anspruch auf Vollständigkeit, sie sind nur als Basisinformation zu verstehen. Es konnten hier nur Schwerpunkte angesprochen werden, weitere Einzelheiten sollten dem nachfolgenden Schrifttum entnommen werden.

Zusammenstellung einschlägiger Gesetze und Normen

VDE 0100 Bestimmungen für das Errichten von Starkstromanlagen mit Nennspannungen bis 1000 V

VDE 0105 Bestimmungen für den Betrieb von Starkstromanlagen

VDE 0107 Bestimmungen für das Errichten von elektrischen Anlagen in medizinisch genutzten Räumen

VDE 0108 Bestimmungen für das Errichten und den Betrieb von Starkstromanlagen in Versammlungsstätten, Waren- und Geschäftshäusern, Hochhäusern, Beherbergungsstätten und Krankenhäusern

VDE 0165 Bestimmungen für das Errichten elektrischer Anlagen in explosionsgefährdeten Betriebsstätten

VDE 0171 Vorschriften für explosionsgeschützte elektrische Betriebsmittel

VDE 0750 Vorschriften für elektromedizinische Geräte (Teil 1 und Teil 2)

Gesetz über technische Arbeitsmittel (Maschinenschutzgesetz) vom 24. Juni 1968

Gesetz zur Änderung des Gesetzes über technische Arbeitsmittel und der Gewerbeordnung vom 13.8.1979 (Gerätesicherheitsgesetz)

Energiewirtschaftsgesetz und 2. Durchführungsverordnung zum Energiewirtschaftsgesetz vom 31.8.1937

Brand- und Explosionsschutz in Operationseinrichtungen, Merkblatt M 639 – 5.77, Berufsgenossenschaft für Gesundheitsdienst und Wohlfahrtspflege, Hamburg, 1977

Literatur

1 Al-Diaidy, W., S. J. Slater, P. W. Hill, J. Tinter: The use of transcutaneous oxygen elektrodes in intensive therapy. Intens. Care Med. 3 (1977) 35–39

2 Benzer, H.: Überwachung der Lungenentlüftung mittels der Rheografie. Anaesthesist 26 (1977) 534–542

3 Blass, D. F: Dyed but not dead methylene blue overdose. Anesthesiology 45 (1976)

4 Bleifeld, W., P. v. Wichert, H. J. Augustin: Meßmethoden in der internistischen Intensivmedizin. Inn. Med. 2 (1978) 84–92

5 Buchbinder, N., W. Ganz: Hemodynamic monitoring: invasive techniques. Anesthesiology 45 (1976) 146–155

6 Burri, C., F. W. Ahnefeld: Cava-Katheter. Springer, Berlin 1977

7 Dworatschek, S: Computer in der Medizin. De Gruyter, Berlin 1973

8 Geddes, L. A., S. J. Whistler: The error in indirect blood pressure measurement with the incorrect size of cuff. Amer. Heart J. 96 (1978) 4

9 Goeckenjahn, H.: Kontinuierliche Blutgasüberwachung (Diskuss). Internistische Intensivmedizin – Ergebnisse und Entwicklungen. Springer, Berlin 1977

10 Hartung, E., R. Purschke, R. Henning, P. Brucks, H. Wust, M. Zindler: Die Impedanz-Kardiographie (thorakale Plethysmographie), eine neue, nicht invasive Methode zur Beurteilung der Herzleistung. In: Anaesthesiologie und Wiederbelebung, Band 93. Respiration, Zirkulation, Herzchirurgie. Springer, Berlin 1975 (S. 107)

11 Hartung, E.: Impedanzkardiographie: Vergleichsmessungen beim Menschen. Neue kontinuierliche Methoden zur Überwachung der Herz-Kreislauffunktion. Thieme, Stuttgart 1976

12 Hempelmann, G., O. A. Trentz, O. Trentz, H. J. Oestern, S. Piepenbrock, J. Sturm: Monitoring kardiopulmonaler Parameter nach schwerem Polytrauma. Prakt. Anästh. 12 (1977) 445–463

13 Huch, R., A. Huch: Transcutane Überwachung des arteriellen pO_2 in der Anaesthesie. Anaesthesist 23 (1974) 181

14 Hugenholtz, P., L. S. van der Voorde, F. Deutsch, C. Zeelenberg: An overview of recent development in computerized intensive care monitoring. Biomed. Techn. 22 (1977)

15 Just, H. u. Mitarbeiter: Herzkatheter-Diagnostik. Methodik, Messungen, Formeln, Monogramme. Boehringer & Sohn, Mannheim 1976

16 König, W. D.: Klinisch-physiologische Untersuchungstechnik. Thieme, Stuttgart 1972

17 Lippert, H.: SI-Einheiten in der Medizin. Urban & Schwarzenberg, München 1976

18 Little, A. D.: Inc. guidelines for computerbased patient monitoring systems. Contract HSM Nr. 110–70–406 (1975)

19 Lotz, P., F.W. Ahnefeld: Einsatzmöglichkeit des Respirationsmassenspektometers auf der Intensivstation. Anaesthesist 26 (1977) 22–29

20 Meyer-Waarden, K.: Technische Verfahren in der kardiologischen Diagnostik und Therapie. Schattauer, Stuttgart 1977

21 Nordbeck, H., G. Hellige, H. Kahles, F. V. Vohl, C. J. Preusse, P. G. Spieckermann, H. J. Bretschneider: Möglichkeiten und Fehlerquellen der Herzzeitvolumen-Überwachung mit Indikatorverdünnungsmethoden (Kälte, Farbstoff, Fick'sches Prinzip). In: Neue kontinuierliche Methoden zur Überwachung der Herz-Kreislauf-Funktion, hrsg. von M. Zindler, R. Purschke. Intensivmedizin – Notfallmedizin – Anästhesiologie, Bd. I. Thieme, Stuttgart 1976 (S. 114)

22 Oehmig, H. R. Oehmig: Beatmung und Spontanatmung unter CO_2-Kontrolle. Anaesthesist 26 (1977) 456–460

23 Reinicke, H., G. Fierd, Frankenberger, F. W. Ahnefeld: Der Oxymeter®, ein neues Gerät zur kontinuierlichen transkutanen Messung des Sauerstoffpartialdruckes im arteriellen Blut. Anaesthesist 26 (1977) 361

24 Reis, A.: Biomedizinische Technik. Oldenbourg, München 1977

25 Riecker, G.: Klinische Kardiologie. Springer, Berlin 1975

26 Shatot, M. M., W. C. Shoemaker, D. State: Rapid technique computation of cardiorespiratory variethes with a programme on calculator. Crit. Care Med. 5 (1977) 105–111

27 Schennetten, F.: Die Anwendung elektronischer Blutdruckmeßverfahren in der täglichen Praxis. Techn. Med. 7/6 (1977), 7/1 (1978)

28 Sheppard, L. C., N. T. Kouchouks: Computers as Monitors. Anesthesiology 45 (1976) 250–259

29 Shoemaker, W. C., B. M. Tovares: Physiology, Monitoring and Therapy of the Critically Ill Patient. Karger, Basel 1977

30 Speer-Schröder, J.: Techniques in Bedside Hemodynamic Monitoring. Mosby St. Louis 1976

31 Sykes, M. K. u. Mitarb.: Principles of Measurement for Anaesthesists. Blackwell, Oxford 1977

32 Weinmann, J., D. Sapoznikow: Elektrical simulation of arterial pulse waves – an aid in continuous pulse wave veiocity measurements. Med. biol. Engng. 86 (1970)

33 Wilson, R. S.: Monitoring the lung: Mechanics and volume. Anesthesiology 15 (1976) 135–145

Zusammenfassende Darstellungen

34 Hill, D. W.: Electronic Techniques in Anaesthesia and Surgery, 2nd ed. Butterworths, London 1973

35 Kaplan, J. A.: Cardiac Anesthesia. Grune & Stratton, New York 1979

36 Kelman, G. R.: Applied Cardiovascular Physiology. Butterworths, London 1977

37 Nunn, J. F.: Applied Respiratory Physiology, 2nd ed. Butterworths, London 1977

38 Nusser, E., G. Trieb, A. Weidner: Differentialdiagnostik des EKG. Schattauer, Stuttgart 1977

39 Pätzold, J. u. Mitarb.: Kompendium Elektromedizin. Grundlagen, Technik, Anwendungen, hrsg. von Siemens AG. Berlin 1976

40 Rushmer, R. F.: Cardiovascular Dynamics, 4th ed. Saunders, Philadelphia 1976

41 Saidman, L. J., N. T. Smith: Monitoring in Anesthesia. Wiley & Sons, New York 1978

42 Vinocur, B., J. S. Artz, J. E. Sampliner: Monitoring of respiratory status. In: Handbook of Critical Care, hrsg. von I. L. Berk. Little, Brown & Co., Boston 1976

43 Warren, J. V.: Cardiovascular Physiology. Dowden, Hutchinson & Ross, Stroudsburg 1975

44 Weil, M. H., M. Ben Bassat, L. Portigal: Computer Aided Medical Emergency Dicions and Assistance System (Medas), Computers in Cardiology. St. Louis 1976

45 West, J. B.: Ventilation/blood flow and gas exchange. Blackwell, Oxford 1977

46 West, J. B.: Pulmonary Pathophysiology. Williams & Wilkins, Baltimore 1977

47 West, J. B.: Respiratory Physiology. Williams & Wilkins, Baltimore 1979

48 Yang, S. S., L. G. Bentivoglio, V. Maranhao and H. Goldberg: From Cardiac Catherization Data To Hemodynamic Parameters, 2nd ed. Davis, Philadelphia 1978

49 Zindler, M., R. Purschke: Neue kontinuierliche Methoden zur Überwachung der Herz-Kreislauf-Funktion. Intensivmedizin-Notfallmedizin-Anästhesiologie, Bd. 1. Thieme, Stuttgart 1976

10 Sterilisation und Desinfektion von Geräten und Zubehör

Von U. Hartenauer und P. Lawin

Einleitung

Zur Verhütung und Bekämpfung nosokomialer Infektionen in der Intensivmedizin kann die sinnvolle Organisation der Pflege und Wiederaufbereitung kontaminierter Geräte und des Zubehörs einen bedeutenden Beitrag leisten. Die Voraussetzungen dafür liegen zum einen im funktionell-baulichen, zum anderen im betrieblich-organisatorischen Bereich (51). Größere Intensiveinheiten benötigen ein ausreichend großes und sinnvoll ausgestattetes eigenes Gerätepflegezentrum (4,44), das idealerweise in reine und unreine Seite gegliedert sein sollte. Nur so kann sicher ausgeschlossen werden, daß kontaminiertes Gut mit dekontaminiertem verwechselt wird. Ausreichende Kapazitäten an Spülen, Reinigungsautomaten und Spezial-Desinfektionsapparaten sowie vor allem geschultem Personal sollten an dem Spitzenbedarf für Material und Geräte der Intensivstation orientiert sein. Ein standardisierter Katalog, der das jeweilige Dekontaminationsverfahren für gebrauchte und zur Wiederverwendung bestimmte Materialien und Geräte genau festlegt, erleichtert die Wiederaufbereitung durch richtige Reinigung, Desinfektion und/oder Sterilisation sowie Funktionskontrolle (22).

Allgemeine Gesichtspunkte

Grundsätzlich gilt, daß benutztes Instrumentarium unmittelbar nach Anwendung am Patienten in eine Desinfektionsmittellösung einzubringen ist. In der Intensivmedizin kann nur eine Substanz zur primären Dekontamination gebrauchten Materials unmittelbar am Patienten eingesetzt werden, die bei kurzer Einwirkungszeit ausreichend wirksam und vor allem ohne toxische Nebenwirkung ist. Ein Desinfektionsmittel, das Persalze und Peressigsäure bildende Acetylverbindungen (Sekusept, Fa. Henkel, Düsseldorf) enthält, konnte erfolgreich in diesem Bereich eingesetzt werden (23). So kann eine bakterielle Kontamination der Umgebung verhindert und die Infektionsgefährdung des Personals herabgesetzt werden (15). Erst im Anschluß daran darf eine manuelle oder automatisierte mechanische Reinigung vorgenommen werden, bevor sich Sterilisation oder Desinfektion anschließen. Thermostabiles Gut sollte immer sterilisiert werden. Operationsinstrumente, hitzebeständige Injektionsspritzen und Verbandsstoffe sollten außerhalb der Intensiveinheit in Zentralsterilisationsabteilungen mit einem der üblichen Sterilisationsverfahren wiederaufbereitet werden. Die Verpackung des Sterilgutes erfolgt heute üblicherweise als Set in Textil-, Papier-, Folien- oder Container-Verpackung. In diesen Sets ist das Instrumentarium für bestimmte Eingriffe (z.B. Tracheotomie, Pleuradrainage, Venae oder Arteriae sectio usw.) in normierter Zusammenstellung steril verpackt und kann bei Lagerung an staubarmen und trockenen Orten 4 Wochen und länger bevorratet werden, ohne resterilisiert werden zu müssen. Zur Einwegverpackung eignet sich Spezialpapier, das ohne wesentliche Schädigung die bei der Sterilisation erfolgende Belastung aushält, genügend luft- und dampfdurchlässig sowie wasserabweisend ist (2). Die Kompatibilität der verschiedenen Verpackungsarten für das jeweils gewählte Dampfsterilisationsverfahren ist aus DIN 58946 Teil 5, Tabelle 3, ersichtlich (52). Die Lagerfähigkeit der in Papier verpackten Sets ist der von Stoffpäckchen überlegen (2). Der Sterilisationserfolg läßt sich – außerhalb der amtlich vorgeschriebenen Prüfungen für Sterilisatoren – mit Indikatorpapierstreifen (3 M Comp. Autoclave-Tape Nr. 1222), die nach erfolgter Sterilisation einen Farbumschlag zeigen, für den täglichen Routinebetrieb überprüfen (1).

Für die Sterilisation und Desinfektion von vorwiegend thermolabilem Material für den Bereich der Anästhesie und Intensivmedizin gibt es bisher keine ideale Lösung. Die Verschiedenartigkeit der in der Anästhesie und Intensivmedizin verwendeten Materialien wie Metall, Gummi, Kunststoffpolymere, Latex, Silikon, Kautschuk u.a. verlangt eine unterschiedliche mikrobizide Behandlung (17, 40). Zubehörteile von Beatmungs- und Inhalationsgeräten, Ventile, Vernebler, Atemluftanfeuchter,

Totraumvergrößerer und Trachealkanülen sowie Sonden und intravasale Katheter, die wegen ihres hohen Anschaffungspreises aus ökonomischen Gründen nicht bestimmungsgemäß nur einmal verwandt werden können (Swan-Ganz-Katheter), lassen sich häufig nicht mit einem „sicheren" Sterilisationsverfahren dekontaminieren, ohne eine wesentliche Funktionseinbuße zu erleiden. Das Center for Disease Control in den USA empfiehlt aufgrund mitgeteilter Endotoxinreaktionen bei Wiederverwendung von resterilisierten Herzkathetern, Herzkatheterisierungen möglichst nur mit Einmalkathetern durchzuführen (55).

Der ausschließlichen Verwendung von Einmal-Artikeln stehen zum einen die hohen Kosten, zum anderen der Verzicht auf gewünschte, spezifische Materialeigenschaften gegenüber, die nur durch in der Produktion teure, aber nach Dekontamination wiederverwendbare Materialien gewährleistet sind.

Dekontaminationsverfahren

Kritische Objekte (Spritzen, Nadeln, chirurgisches Instrumentarium usw.) müssen steril, also sporenfrei sein. Halbkritische Gegenstände (Endotrachealkatheter, Beatmungsgeräte, spezielle Absaugkatheter usw.), die mit gewöhnlich intakter Mukosa in Berührung kommen, sollten steril sein, doch muß die Eliminierung von Sporen nicht unbedingt erfolgen (41). Nicht kritische Materialien (EKG-Elektroden usw.) kommen nur mit intakter Haut in Berührung.

Eine Infektion durch sporenbildende Anaerobier (Tetanus-, Gasbrand- und Milzbrandsporen) durch in Anästhesie und Intensivmedizin verwendetes Instrumentarium ist bisher noch nicht beschrieben worden (40) und höchst unwahrscheinlich (34). Über Infektionen durch aerobe Sporen beim Menschen wurde selten berichtet (29). Bei hochgradig resistenzgeschwächten Patienten sollen jedoch auch apathogene Sporenbildner eine Erkrankung hervorrufen können (5). Früher wurde die Ansicht vertreten, daß für Anästhesiezubehör lediglich das Nichtvorhandensein von pathogenen Keimen erforderlich sei (16, 20), heute wird jedoch zum Teil, die Sterilität dieses Zubehörs für den anästhesierten operativen als auch Intensivpatienten gefordert (43).

Tabelle 10.1 Sterilisationsmethoden und ihre Anwendbarkeit in Anästhesie und Intensivmedizin

	Behandlung mit Heißluft	gespanntem Dampf	ionisierenden Strahlen	Äthylenoxid
Sterilität	++++++	++++++	++++++	++++++
Materialverträglichkeit	—	+/−	+/(+)*	+/(+)*
Atoxizität	+	+	+	+/−
Reinigungskraft	−	−	−	−
Praktikabilität	−/+	++	−/−	+/−

Sterilität:	Abtötung von grampositiven Bakterien (+) einschließlich Mykobakterien (+) und Sporen (+): +++. Abtötung von gramnegativen Bakterien (+), Pilzen (+) und Viren (+): +++.
Materialverträglichkeit:	Kompatibel für oberflächenveredelte Eisen-/Nichteisenmetalle (+) sowie für Gummi- und Kunststoffmaterialien (+): +/+ Inkompatibilität für eines der Materialien (+/−), für beide (−).
Atoxizität:	Haut- und Schleimhautverträglichkeit für Patient und Personal: ohne Nachbehandlung des Dekontaminationsgutes (+), mit Nachbehandlung (Neutralisationsbad, Nachlüften) (+/−). Keine sichere Atoxizität mit Nachbehandlung: (−).
Reinigungskraft:	Dekontaminationserfolg bei Belastung mit organischem Material (geringer Eiweißfehler: +) bzw. -Mißerfolg bei organischen Rückständen (hoher Eiweißfehler: −).
Praktikabilität:	Wirtschaftliches (+) bzw. aufwendiges (−) aber ohne spezielle Sicherheitsmaßnahmen für das Personal (+) durchzuführendes Verfahren: (+/+) oder (−/+). Nur mit speziellen Schutzmaßnahmen für das Personal (−) durchführbares Verfahren: (+/−) oder (−/−).

* Die Materialverträglichkeit ist nicht sicher vorhersehbar und muß im Einzelfall vorher geprüft werden.

Sterilisationsverfahren

(Tab. 10.1)

Der Medizintechnik obliegt es, möglichst thermostabile Materialien herzustellen, ohne auf gewünschte charakteristische Eigenschaften des Instrumentariums verzichten zu müssen. Sterilisationsverfahren sollten überall da eingesetzt werden, wo sie vom Material her vertragen werden (5, 17, 51). Dabei sind physikalische Sterilisationsverfahren chemischen vorzuziehen (5, 51). Ein gewisser Verschleiß muß dabei in Kauf genommen werden (11).

Heißluftsterilisation

Heißluftsterilisatoren behandeln das Sterilisationsgut bei 180 °C über 30 Minuten (52). Bei gelöteten Instrumenten muß das Lötmittel einen entsprechend hohen Schmelzpunkt besitzen. Für thermolabiles Material – Gummi und Kunststoffe – ist die Heißluftsterilisation wegen des daraus resultierenden Materialverschleißes nicht anwendbar (9).

Sterilisation im Autoklaven

Die Dampfsterilisation ist die sicherste und billigste Methode zur Behandlung von ausreichend thermoresistentem Material (40, 46). Die Sterilisation wird erreicht durch gesättigten gespannten Dampf bei einer Temperatur von 120 °C (entsprechend 1 bar Überdruck) über eine Einwirkungszeit von mindestens 20 Minuten, oder bei einer Temperatur von 134 °C (entsprechend 2 bar Überdruck) und einer Einwirkungszeit von mindestens 5 Minuten (52). Endotrachealtuben mit Latexballons und wenig wandstabile Kunststofftrachealkanülen, also thermolabiles Material, lassen sich nicht autoklavieren (17, 40). Durch Verlust von Weichmachern (Phthalsäureester) kann es zu einer Nachvulkanisation oder Härtung kommen, durch Platzen des Ballons werden Balloninstrumente unbrauchbar (37). Erstaunlich häufig funktionieren Autoklaven in der Praxis nicht (8, 50). Nur regelmäßige bakteriologische Kontrolluntersuchungen können Fehlverhalten in der Bedienung aufdecken (5).

Sterilisation mit ionisierenden Strahlen

Einwegartikel wie Katheter aus PVC, Polyäthylen, Weichgummi und Latex sowie andere medizinische Produkte werden auf diese Weise großindustriell sterilisiert. Bei Polypropylenprodukten schwankt jedoch die Strahlenbelastbarkeit von einem zum anderen Hersteller und auch Silikongummi ist nur schwach strahlenbelastbar (63). Auch auf das Verpackungsmaterial können Gammastrahlen verändernde Wirkung ausüben, z.B. kann aus PVC durch Strahlen Salzsäure freigesetzt werden, die dann mit säureempfindlichen Materialien reagiert (48) und die Verpackung durch Verfärbung unansehnlich macht. Wegen des großen apparativen und finanziellen Aufwandes ist dieses Verfahren für den klinischen Bereich nicht diskutabel (9).

Sterilisation mit mikrobiziden Gasen

Für die Behandlung thermolabiler Materialien mit mikrobiziden Gasen hat die Äthylenoxidsterilisation erheblich an Bedeutung gewonnen (7, 35). Sie erlaubt eine Sterilisation von hitzeempfindlichen Materialien bei erheblich niedrigeren Temperaturen (37 °C bzw. 55 °C), so daß Materialschäden durch Hitze wie bei der Dampf- und Heißluftsterilisation vermieden werden können (43). Gebräuchlich sind Verfahren mit Überdruck (DMB-Sterivit, Fa. DMB Apparatebau, Wiesbaden) oder Unterdruck (Webeco Ätomat, Fa. Webecke & Co., Bad Schwartau; MMM, Münchener Medizin Mechanik, Planegg bei München; Steri-Vac 400 B, Fa. 3 M, Neuss). Bei allen Geräten läuft der Sterilisationsvorgang vollautomatisch ab.
Da die keimtötende Wirkung des Äthylenoxids auf einer Alkylierungsreaktion beruht und nicht spezifisch ist, sondern auch am menschlichen Protein stattfindet, ist die Substanz für den Menschen toxisch. Nach dem Sterilisationsvorgang müssen daher durch genaues Einhalten der Desorptionszeiten Rückstände auf ein Minimum reduziert werden (43, 63). Die Wahl geeigneter Verpackungsmaterialien, die sowohl eine einwandfreie Sterilisation als auch ein leichtes Entweichen der Gasreste ermöglichen, muß beachtet werden (43). Klarsichtverpackungen, bei der eine Seite aus einer durchsichtigen Folie, die andere aus Papier besteht, sollten Verwendung finden (36). Äthylenoxid ist brennbar und explosionsfähig, daher müssen bei seiner Verwendung bestimmte Vorkehrungsmaßnahmen getroffen und nur geschultes Personal mit seiner Handhabung beauftragt werden (43, 52). Die gesetzlichen Grundlagen, die den Schutz des Bedienungspersonals beim Umgang mit Äthylenoxid regeln (56, 57), sind in den „Grundsätzen für die Arbeitssicherheit bei Desinfektions-, Sterilisations- und Entwesungsanlagen nach dem Kaltgasverfahren“ der Berufsgenossenschaft für Gesund-

heitsdienst und Wohlfahrtspflege zusammengefaßt (54).
Materialschäden durch Polymerisationsprodukte des Äthylenoxids können an Flaschenventilen, Leitungen und Kartuschen auftreten. An Latex- und Weichgummiinstrumenten kann das unterschiedlich schnelle Eindringen zur irreversiblen Blasenbildung und Schichtenlösung mit teilweiser Verlegung des Lumens von Trachealtuben führen (13, 37). Durch Blockerhernien können gefährliche Situationen heraufbeschwört werden (40). Bei nicht ausreichender Desorptionszeit wurden zahlreiche toxische Wirkungen des Äthylenoxids und seiner Derivate – Äthylenglykol und Äthylenchlorhydrin – am Menschen beobachtet. Entzündungen und Nekrosen der Trachealschleimhaut durch Endotrachealkatheter und Trachealkanülen (39), Gesichtsschwellungen und Erytheme infolge nicht ausreichend gelüfteter Narkosemasken (35) sowie Hämolyse in Herz-Lungen-Maschinen (18, 28) und Bluttransfusionsbestecken wurden beschrieben. Bei streng vorschriftsmäßiger Anwendung und Beschränkung auf solche Gegenstände, die durch Dampf- oder Hitzesterilisation geschädigt werden (wie z.B. Kunststoffschlauchsysteme, HZV-Katheter und Druckaufnehmer usw.) können Schäden für Patient und Personal vermieden werden. Von zentralvenösen Kathetern, die von einigen Herstellern mit Äthylenoxid sterilisiert werden, sind keine toxischen Nebenwirkungen bisher bekannt geworden.

Polyvinylchlorid (PVC) als Material oder Verpakkung sollte in keinem Fall mit Äthylenoxid sterilisiert werden. Es absorbiert Äthylenoxid in hohem Maße und verlängert dadurch den Entgasungsprozeß. Durch eventuell vorausgegangene Gammabestrahlung freigesetzte Chloridionen können sich mit Äthylenoxid zu dem schwer entfernbaren Äthylenchlorhydrin verbinden.
Wirtschaftlich, rationell und angenehm in der Anwendungsweise, also praktikabel für die Klinik, sind das Autoklavieren und mit Einschränkung unter Beachtung der Sicherheitsvorschriften die Äthylenoxidsterilisation. Die Summe aus Investitions-, Betriebs- und Kosten für Verschleiß an Material ist für die Dampf- und Äthylenoxidsterilisation annähernd gleich (25).
Über eine gute Reinigungskraft bzw. Kompatibilität mit organischem Material verfügt keines der 4 genannten Verfahren. Im Gegenteil, es erfordern alle eine sorgfältige mechanische Vorreinigung für einen sicheren Sterilisationserfolg – sei es mit der Hand oder mit einem Reinigungsautomaten.

Physikalische Desinfektionsverfahren

(Tab. 10.2)

Halbkritische Objekte, die in der Intensivmedizin Verwendung finden und nicht frei von Sporen sein müssen, können mit physikalischen oder chemi-

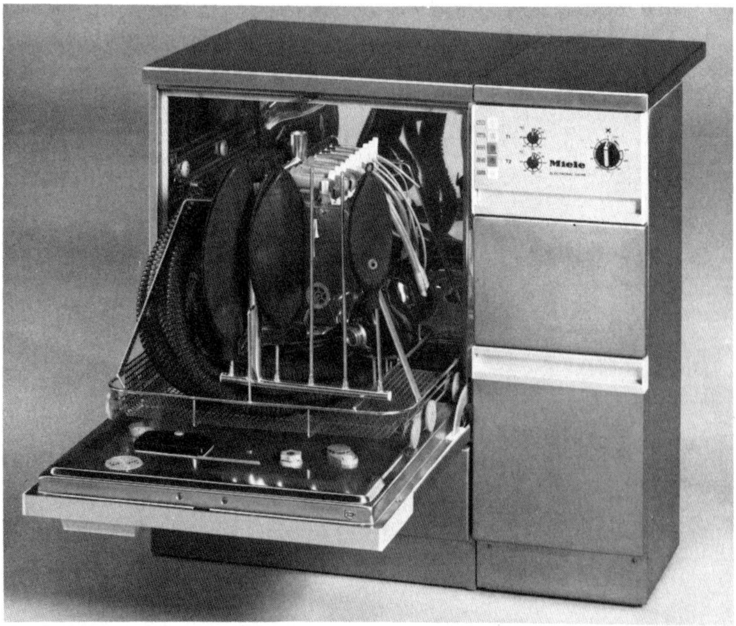

Abb. 10.1 Miele-Thermodesinfektor G 715 AN mit Steuersäule GS 748 (Fa. Miele, Gütersloh)

Tabelle 10.2 Physikalische Desinfektionsverfahren

	Auskochen (100°C) Wasserdampf (105°C)	Reinigungsautomat (95°C) thermisch/chemothermisch
Wirkungsspektrum	++/−/+++	++/−/(+) (+) (+)
Entkeimungsgrad	++	+(+)
Materialverträglichkeit	+/−	++
Atoxizität	+	+
Reinigungskraft	−	+
Praktikabilität	++	(+) +

Wirkungsspektrum bzw. Sterilität**:	Abtötung von grampositiven Bakterien (+) einschließlich Mykobakterien (+) und Sporen (+): +++ Abtötung von gramnegativen Bakterien (+), Pilzen (+) und Viren (Hepatitis-B-Virus (+): +++
Entkeimungsgrad:	Abtötung der vegetativen Formen grampositiver Bakterien, von Pilzen und selektiv von Viren (= niedrige Wirkungsstufe) mit dem Desinfektionsziel nicht kritischer Objekte (+). Zusätzliche Abtötung von gramnegativen Keimen, Mykobakterien und Viren einschließlich des Hepatitis-B-Virus (= mittlere Wirkungsstufe) mit dem Desinfektionsziel halbkritischer Objekte (++). Zusätzliche Abtötung von Sporen (= hohe Wirkungsstufe) mit dem Desinfektionsziel kritischer Objekte (sog. „Kaltsterilisation"): +++
Materialverträglichkeit**:	Kompatibel für oberflächenveredelte Eisen-/Nichteisenmetalle (+) sowie für Gummi- und Kunststoffmaterialien (+): +/+ Inkompatibilität für eines der Materialien (+/−), für beide (−).
Atoxizität**:	Haut- und Schleimhautverträglichkeit für Patient und Personal: ohne Nachbehandlung des Dekontaminationsgutes (+), mit Nachbehandlung (Neutralisationsbad, Nachlüften) (+/−). Keine sichere Atoxizität mit Nachbehandlung: (−)
Reinigungskraft:	Dekontaminationserfolg bei Belastung mit organischem Material (geringer Eiweißfehler: +) bzw. -Mißerfolg bei organischen Rückständen (hoher Eiweißfehler: −).
Praktikabilität**:	Wirtschaftliches (+) bzw. aufwendiges (−) aber ohne spezielle Sicherheitsmaßnahmen für das Personal (+) durchzuführendes Verfahren: (+/+) oder (−/+). Nur mit speziellen Schutzmaßnahmen für das Personal (−) durchführbares Verfahren: (+/−) oder (−/−).

** Das Wirkungsspektrum, die Materialverträglichkeit, Atoxizität und Praktikabilität sind auf realistische, d. h. für die Desinfektion im Krankenhaus empfohlene Konzentration (in der Regel = 4%) und Einwirkungszeit (in der Regel = 1 Stunde) chemischer Desinfektionsmittel bezogen (s. auch V. Liste der DGHM).

schen Verfahren, die einen Entkeimungsgrad mittlerer Stufe gewährleisten, dekontaminiert werden. Thermische Verfahren, wie das Auskochen oder das Behandeln mit strömendem Dampf, zeigen nur die Nachteile der physikalischen Sterilisationsverfahren, wie Materialschäden durch Verlust von Elastizität und antistatischen Eigenschaften an Gummi und Plastikteilen, ohne die Sicherheit der Sporenabtötung zu bieten.

Reinigungsautomaten

Analog zur thermischen maschinellen Wäschedesinfektion wird seit einiger Zeit auch die sehr arbeitsaufwendige Reinigung und Dekontamination von in Anästhesie und Intensivmedizin gebrauchtem Material durch den Einsatz speziell für diese Zwecke konstruierter Reinigungs- und Desinfektionsautomaten zu vereinfachen versucht. Personalersparnis (40) durch Wegfall der manuellen Reinigung und Ausschalten der Infektionsgefährdung für das Personal (17, 46) sind wesentliche Vorteile dieser Geräte.

Das thermische Desinfektions- und Reinigungsverfahren für den Thermodesinfektor G 715 AN (Fa. Miele, Gütersloh) (Abb. 10.1) wurde als „System Miele" in die vom Bundesgesundheitsamt gemäß § 41 BSeuchG aufzustellende Liste aufgenommen (53).

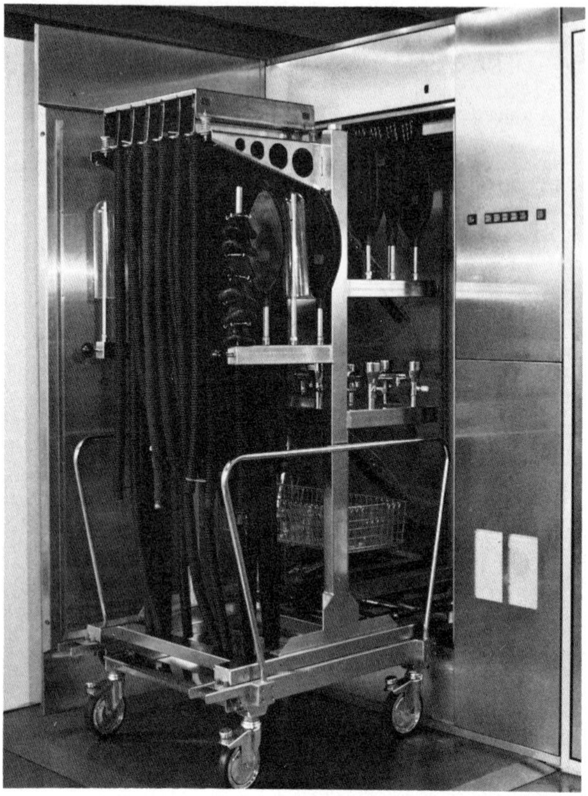

Abb. 10.2 Wasch- und Desinfektionsmaschine Purfactor (Drägerwerk/Lübeck)

Der Spülautomat enthält einen geeigneten Einsatzkorb, der das Anästhesiematerial von 5 Narkosen bzw. entsprechende Utensilien von Beatmungsgeräten faßt. Während jeder Spülphase werden 10 l frisches Wasser durch eine Umwälzpumpe mit einer Leistung von 200 l/min durch die Düsen und damit durch das Anästhesiematerial gespritzt. Drei Dosierautomaten sorgen für die Zumischung des jeweiligen, auf Programmkarte abrufbaren Desinfektions- bzw. Neutralisations- und Klarspülmittels. Das Spülmittel selbst wird von Hand dosiert. Der Arbeitsablauf erfolgt programmkartengesteuert in zwei Heizphasen. In der ersten Spülphase wird das Material bei etwa 75 °C unter Zusatz eines Spülmittels gereinigt. Dann erfolgt eine Neutralisationsphase. Im zweiten Spülgang wird das Wasser kontinuierlich bis auf 93 °C aufgeheizt und bei dieser Temperatur für 10 Minuten gehalten. Unter diesen Bedingungen werden alle vegetativen Keime abgetötet und Viren einschließlich des Hepatitis-infectiosa-Virus inaktiviert. Die elektronisch verriegelte Tür kann erst nach Beendigung der thermischen Desinfektionsphase, wenn 85 °C erreicht worden sind, geöffnet werden. Der gesamte Programmablauf dauert 35 Minuten.

Speziell für die integrierte Wiederaufbereitung von Narkose- und Beatmungszubehör wurde der „Purfactor" (Drägerwerk, Lübeck) entwickelt (Abb. 10.2). Säuberung, Desinfektion, Spülen und Trocknen von Narkose- und Beatmungszubehör und sonstigen Einzelteilen aus dem Operations- und Intensivbehandlungsbereich können mit dieser Maschine in einem Arbeitsgang weitestgehend automatisiert erledigt werden.

Ein speziell konstruierter Wagen nimmt das zu dekontaminierende Material auf. Die Arbeitsgänge setzen sich aus Reinigungs- und Desinfektionsphase bei 65 °C, in der chlor- oder aldehydhaltige Desinfektionsmittel zugefügt werden, einer anschließenden Spül- oder thermischen Desinfektionsphase mit einer Temperatur von 95 °C über 5 Minuten und einer abschließenden Trockenphase mit 110 °C heißer gefilterter Luft zusammen. Der Programmablauf dauert etwa 2,5 Stunden.

Neben der größeren Kapazität bietet der Purfactor gegenüber dem Miele-Desinfektionsautomaten den Vorteil der integrierten Trockenphase, so daß das Risiko einer Rekontamination geringer ist. Beide Geräte sind auch als Durchlader lieferbar, so daß gebrauchtes Material von der unreinen Seite eingefahren und nach Ende des Programmablaufs

auf der reinen Seite sauber, desinfiziert und trocken (Purfactor) entnommen werden kann.
Desinfektionsautomaten stellen einen bedeutenden Fortschritt dar zur rationellen Wiederaufbereitung kontaminierter Utensilien in Anästhesie und Intensivmedizin. Hinsichtlich ihres praktischen Desinfektionserfolges sind strenge Überprüfungen nötig mit Methoden, nach denen quantifizierbar die tatsächlich überlebenden Keime erfaßt werden können.

Chemische Desinfektionsverfahren

Bei der Desinfektion von thermolabilem Zubehör aus der Anästhesie und Intensivmedizin wird in absehbarer Zukunft aus praktischen und wirtschaftlichen Erwägungen die chemische Desinfektion nicht zu verdrängen sein (17). Die Desinfektion mit anorganischen Mitteln wie Laugen, Metallverbindungen, Oxidationsmitteln und Halogenen kommt wegen der nicht vorhandenen oder unsicheren Wirkung gegenüber Mykobakterien, gramnegativen Keimen und Viren nicht in Betracht (16, 41, 46, 63).

Chemische Desinfektionsverfahren mit organischen Mitteln

(Tab. 10.3)

Beim Einsatz von Alkohol – als Desinfektionsmittel mittlerer Wirksamkeit – zur Instrumentendesinfektion darf nur über Sterilfiltration entkeimter Alkohol verwendet werden, um die Gefahr einer Gasbrand- oder Tetanusinfektion auszuschalten (10). Möglich ist die Anwendung eines Alkoholaerosols zur Desinfektion von Beatmungsgeräten (17, 40, 46). Bei laufender Anlage wird ein alkoholisches Ultraschallaerosol im Hohlraumsystem verbreitet (21, 31). Die Annahme einer Explosionsgefahr (31) konnte widerlegt werden (26).

Phenole oder Diphenylderivate (Hexachlorophen) sind für die Desinfektion von Geräten und Zubehör in der Intensivmedizin ungeeignet wegen ihres nicht ausreichenden mikrobiziden Spektrums und gefährlicher toxischer Nebenwirkungen. Da es zur selektiven Anreicherung von Phenolderivaten in organischen Polymeren (Latex- und Weichgummiinstrumente) kommt (14, 37) und es schwierig ist, Desinfektionsmittelrückstände aus den Instrumenten zu entfernen, können Hautverbrennungen und Schleimhautschäden mit Tracheitiden und Glottisödem resultieren (14).
Oberflächenaktive Verbindungen auf der Basis quaternärer Ammoniumbasen („Quats") oder amphoterer Verbindungen (Amphotenside) sind wegen ihrer guten Materialverträglichkeit, Atoxizität und einfachen Handhabung auch zur Desinfektion im Anästhesie- und Intensivbereich eingesetzt bzw. empfohlen worden (13, 24, 49). Vor der Anwendung von Benzalkoniumchlorid (Zephirol) und Chlorhexidin (Hibitane) aus der Gruppe der „Quats" wird ausdrücklich gewarnt, da solche z. B. mit Pseudomonas aeruginosa kontaminierten Lösungen Ausgangspunkte schwerer Hospitalinfektionen waren (12).
Wegen unsicherer Desinfektionswirkung wird auch von der Anwendung amphoterer Verbindungen für Anästhesiematerial abgeraten (16, 46).
Von allen organischen Desinfektionsmitteln verfügen nur Peressigsäure und aldehydhaltige Substanzgemische über ein ausreichend mikrobizides Spektrum. Formaldehyd und Glutaraldehyd gehören neben der Peressigsäure und dem gasförmigen Äthylenoxid zu den wenigen Desinfektionsmitteln, die als prinzipiell sporozid und damit sterilisierende Wirkstoffe anerkannt sind (41, 63).
Glutaraldehyd als Desinfektionsmittel für Anästhesiematerial wird von vielen Autoren vorgeschlagen. Lawin u. Mitarb. (34) machten es als

Tabelle 10.3 Chemische Desinfektionsverfahren mit organischen Mitteln (Erläuterungen s. Tab. 10.2)

	Alkohole	Phenole	Aldehyde	Oberflächenaktive Verbindungen „Quats"	Oberflächenaktive Verbindungen Amphotenside	Persäuren
Wirkungsspektrum	++/–/++/–	+(+)/– – – –	++(+)++(+)	(+)/– – – – –	+/– –/(+)+–	++(+)+++
Entkeimungsgrad	++	+	+++	(+)	(+)	+++
Materialverträglichkeit	+(+)	–	+(+)	+(+)	++	–/+
Atoxizität	(+)	–	+/–	+	+	+/–
Reinigungskraft	(+)	+	–	–	–	–
Praktikabilität	++	++	+/–	++	++	+/–

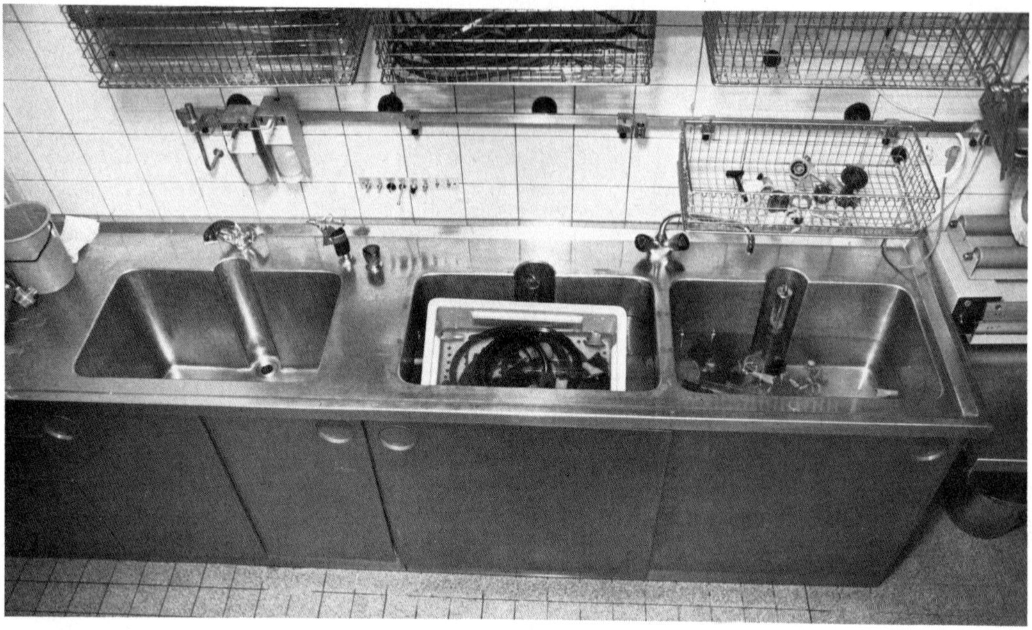

Abb. 10.3 Drei-Becken-Spüle zur Desinfektion mit Glutardialdehyd (Cidex) bestehend aus einem Becken zur manuellen Vorreinigung, einem Becken zum Aldehyd-Eintauchbad und einem Nachspül- bzw. Neutralisationsbecken

„Alhydexverfahren“ (jetziger Handelsname: Cidex) im deutschsprachigen Raum bekannt.
Die materialschonende Wirkung für Gummi- und Plastikteile, Erhalt der antistatischen Eigenschaften und dadurch bedingte Einschränkung des Verschleißes sind neben der Wirtschaftlichkeit (25) entscheidende Vorteile des Verfahrens.
Je nach Desinfektionsgut und Desinfektionsziel können Konzentrationen zwischen 2 und 10% und Einwirkungszeiten zwischen 10 Minuten und 10 Stunden gewählt werden. Zu verwenden ist eine mit Natriumbicarbonat auf einen pH-Bereich zwischen 7,5–8,5 stabilisierte 2%ige Lösung.

Die Dekontamination wird in einer 3-Becken-Edelstahlspüle durchgeführt (Abb. 10.3). Im ersten Becken wird mechanisch vorgereinigt. Das zweite Becken enthält die aktivierte Glutaraldehydlösung, in der das vorgereinigte Material in einer Plastiksiebschale desinfiziert wird. Die Nachspülung in 0,2%iger Natriumbisulfitlösung dient der Auswaschung und Neutralisation möglicher Aldehydrückstände. Nach Abtropfen in Drahtsiebkörben werden die Teile anschließend in Klarsichtfolien eingeschweißt.

Gigasept, bestehend aus Bernsteinsäuredialdehyd und 2,5-Dimethoxytetrahydrofuran, bietet neben der in vitro am Dane-Partikel erstmals nachgewiesenen sicheren Hepatitis-B-Virus inaktivierenden Wirkung (45) den Vorteil der einfacheren Anwendungsweise, da die Aktivierung mit Natriumbicarbonat entfällt. Zur Desinfektion von Kleinteilen (z. B. Zusatzteile von Beatmungs- oder Geräten zur Inhalationstherapie mit intermittierenden Überdruck), die einen hohen Umschlag haben, ist das Eintauchbad in Aldehydlösung zur Zeit noch unverzichtbar.
Formaldehydlösungen werden hauptsächlich in sogenannten Sprüh- oder Begasungsverfahren verwendet. Für die schonende und zuverlässige Desinfektion von Beatmungsgeräten, Narkoseapparaten, Inkubatoren und sperrigem Anästhesiezubehör hat sich die Dekontamination in der Desinfektionskammer „Aseptor“ (Drägerwerk Lübeck) (Abb. 10.4) bewährt (3, 27, 32, 33, 35, 38).

Durch Einleiten eines Formalinaerosols in die Hohlräume dieser Geräte lassen sich auch nicht montierbare Teile desinfizieren. Gleichzeitig werden auch die äußeren Flächen der Geräte desinfiziert, da die Kammer selbst mit Formalindämpfen durchströmt wird. Anschließend erfolgt eine Neutralisation von eventuell noch zurückgebliebenen Formaldehydresten durch Ammoniak. Das dabei entstehende Hexamethylentetramin ($C_6 H_{12} N_4 \triangleq$ Urotropin), das sich als weißer Belag nach der Desinfektion auf der Oberfläche der Geräte niederschlagen kann, soll

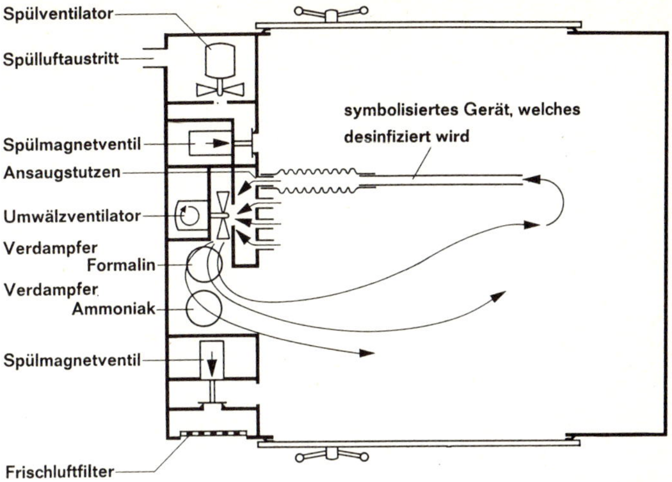

Abb. 10.4 Funktionsschema des Dräger-Desinfektionsschrankes „Aseptor" während des Desinfektionsvorganges (Drägerwerk, Lübeck)

noch eine gewisse bakteriostatische Nachwirkung entfalten (3).
Beschickt wird der automatisch arbeitende Aseptor mit 50 cm³ 10%igem Formaldehyd pro m³ Schrankinhalt und 15 cm³ 20%igem Ammoniak pro m³ Schrankinhalt.

Ein Nachlüften der Geräte nach Desinfektion im Aseptor bzw. eine genaue Beachtung der Bedienungsanleitung ist entscheidend, um toxische Nebenwirkungen durch Rückstände oder Überdosierung von Formaldehyd, wie Bronchospasmen, Asthmabeschwerden und Schleimhautirritationen zu vermeiden (19).
Die umfassende antimikrobielle Wirkung der Persäuren (Peressigsäure) gegen Bakterien, Mykobakterien, Sporen, Pilze und Viren bedarf zur Entfaltung im Vergleich zu anderen Breitspektrumdesinfizientien einer wesentlich kürzeren Expositionszeit und niedrigerer Wirkstoffkonzentration (42). Nachdem sicherheitstechnische Fragen bei der Handhabung, der Lagerung, dem Transport und der Herstellung der Substanz durch Zugabe geeigneter Phlegmatisierungsmittel und Stabilisatoren gelöst wurden (30), stehen inzwischen auch in der Bundesrepublik Deutschland eine 17%ige (Freka-Peressigsäure-Lösung, Fa. Fresenius, Bad Homburg) und eine 10%ige (Sekusept steril, Fa. Henkel, Düsseldorf) gebrauchsfertige Lösung lager- und handhabungsstabil zur Verfügung, die zu einer 1%igen Lösung verdünnt werden müssen. Zahlreiche Empfehlungen liegen zur Desinfektion thermolabiler Instrumente mit Peressigsäure vor (6, 42, 47). Eine endgültige Beurteilung über Wirkungsspektrum, Materialverträglichkeit und Praktikabilität bei Desinfektion mit Peressigsäure ist erst nach einigen Jahren der Praxiserfahrungen möglich (30). Der Weiterentwicklung von Präparaten zur kombinierten Vorreinigung und Desinfektion von thermolabilen Instrumenten auf der Basis der Peressigsäure sollte besondere Aufmerksamkeit geschenkt werden (30, 42).
Angesichts aller Vergleichskriterien sind – bei Unmöglichkeit einer Sterilisation im Autoklaven – Desinfektionsverfahren mit Hilfe eines Reinigungsautomaten in Kombination mit einem aldehydhaltigen Präparat und die manuellen Dekontaminationsverfahren mit Präparaten auf Aldehyd- und Persäurebasis für die endgültige Wiederaufbereitung von kontaminierten Geräten und Zubehör aus dem Anästhesie- und intensivmedizinischen Bereich am besten geeignet.

Literatur

1 Adam, W.: Eine einfache Methode zur Prüfung von Dampfsterilisationsapparaten. Gesundh.-Wes. u. Desinf. 1 (1966)
2 Adam, W.: Papierverpackung von Sterilisiergut in Sterilisationszentralen. Arch. Hyg. (Berl.) 151 (1967) 762
3 Adam, W., P. Lawin: Die Desinfektion von Narkosegeräten. Z. prakt. Anästh. 2 (1967) 316
4 Ahnefeld, F. W., K. H. Bock, W. Dick, J. Kilian, A. Karrer: Das Anästhesie-Geräte-Pflegezentrum – eine Voraussetzung zur methodischen Geräteaufbereitung in der Anästhesie und Intensivmedizin. Anaesthesist 25 (1976) 294
5 Ahnefeld, F. W., L. Grün, E. Kanz, J. Kilian: Aufbereitung von Apparaten und Instrumentarium zur Anästhesie und Atemtherapie. In: Praxis der klinischen Hygiene in Anästhesie und Intensivpflege, hrsg. von O. H. Just. Intensivmedizin – Notfallmedizin – Anästhesiologie, Bd. IX. Thieme, Stuttgart 1977
6 Bansemir, K., H. Bellinger, K. Disch, W. Kästner: Peressigsäure, eine Möglichkeit der Kaltsterilisation bei der Aufbereitung thermolabiler Instrumente. Hyg. Med. 4 (1979) 311
7 Bishop, C., D. S. Robertson, S. R. Williams: The use of ethyle-

ne-oxide for sterilisation of mechanical ventilators. Brit. J. Anaesth. 36 (1964) 53

8 Bösenberg, H.: Erfahrungen bei der Überprüfung von Sterilisationsgeräten in Krankenhäusern. Dtsch. med. Wschr. 91 (1966) 1600

9 Bösenberg, H.: Neuere Gesichtspunkte zu Begriff und Methodik von Desinfektion und Sterilisation. Öff. Gesundh.-Wes. 32 (1970) 105

10 Bösenberg, H.: Allgemeine Maßnahmen auf dem Gebiet der Desinfektion und Sterilisation. In: Krankenhaushygiene, hrsg. von W. Steuer. Fischer, Stuttgart 1979

11 Borneff, J.: Hygiene, 3. Aufl. Thieme, Stuttgart 1977

12 Borneff, J.: Fehlanwendungen von Desinfektionsmitteln und -verfahren. Hyg. Med. 3 (1978) 348

13 Bosomworth, P. P., W. Hamelburg: Effects of sterilization techniques on safety and durability of endotracheal tubes and cuffs. Anesth. Analg. Curr. Res. 44 (1965) 567

14 Büch, H., O. Neurohr, K. Pfleger, U. Büch, K. Hutschenreuter: Gefährliche Schleimhautschäden durch Endotracheal-Katheter infolge Anreicherung von Phenolen aus einem Desinfektionsmittel. Anästhesist 17 (1968) 204

15 Dietzel, W., K. Botzenhart: Die Durchführung der Anästhesie unter hygienischen Gesichtspunkten. In: Praxis der klinischen Hygiene in Anästhesie und Intensivpflege, hrsg. von O. H. Just. Intensivmedizin–Notfallmedizin–Anästhesiologie, Bd. IX. Thieme, Stuttgart 1977

16 Dietzel, W., E. v. Scheven, K. Botzenhart: Klinische und bakteriologische Untersuchungen zur Desinfektion von Anästhesiebehör mit chemischen Lösungen. Prakt. Anästh. 9 (1974) 330

17 Dietzel, W., E. v. Scheven: Die antimikrobielle Behandlung von Anästhesiezubehör. Hosp. Hyg. 67 (1975) 259

18 Finsterbusch, W.: Äthylenoxidsterilisation und Hämolyse. Langenbecks Arch. klin. Chir. 307 (1964) 125

19 Frey, G., K. H. Bock, H. Meister, H.-U. Haug, J. Kilian, F. W. Ahnefeld: Auswirkungen einer Beatmung mit definierten Formaldehydkonzentrationen auf Lungenfunktion und Lungenstruktur. Tierexperimentelle Untersuchungen über die Schädlichkeit von Formaldehydrückständen nach Aseptordesinfektion. Anaesthesist 28 (1979) 271

20 Gröschel, D.: Der Krankenhausarzt und die chemische Desinfektion. Theorie und Praxis in den U.S.A. Immun. Infekt. 2 (1974) 114

21 Guller, K., A. S. Malmberg, B. Nyström, O. Norlander, N. Peterson: Clinical experience of desinfection of the Engström respirator by ultrasonic nebulized ethyl-alcohol. Acta anaesth. scand. 13 (1969) 247

22 Hartenauer, U., P. Lawin: Hygienische Erfordernisse in Intensivpflegebereichen. Arzt u. Krankenh. 2 (1978) 55

23 Hartenauer, U., W. Dietzel, K. Botzenhart: Klinische und bakteriologische Untersuchungen zur Desinfektion von Instrumentarium aus Anästhesie und Intensivmedizin mit einer neuen chemischen Lösung. Prakt. Anästh. 15 (1980)

24 Hennes, H. H., M. Kienholz: Die Desinfektion von Anästhesiezubehör mit Chlorhexidin. Anästhesist 19 (1970) 116

25 Herbst, H.: Wirtschaftlichkeit verschiedener Desinfektionsverfahren für Anästhesiezubehör. Prakt. Anästh. 10 (1975) 163

26 Herzog, P., O. Norlander, B. Nyström: Physical principles of ultrasonic aerosol generation for disinfection. Proc. roy. Soc. Med. 63 (1970) 911

27 Hinrichs, A.: Wirkungsweise des Dräger-Desinfektionsschrankes „Aseptor". Z. prakt. Anästh. 2 (1967) 305

28 Hirose, T., R. Goldstein, C. P. Bailey: Hemolysis of blood due to different types of plastic tubing and the influence of ethylene oxide sterilization. J. thorac. cardiovasc. Surg. 45 (1963) 245

29 Horn, H.: Biologische Prüfung und Leistungskriterien der Sterilisation. Volk und Gesundheit, Berlin/DDR (VEB) 1968

30 Jentsch, G.: Peressigsäure, ein Desinfektionswirkstoff (Eigenschaften). Hyg. Med. 3 (1978) 230

31 Judd, P. A., P. J. Tomlin, J. L. Whitby, T. C. M. Inglis, J. S. Robinson: Desinfection of ventilators by ultrasonic nebulization. Lancet 1968/II, 1019

32 Kanz, E.: Hygienisch-bakteriologische Untersuchungen des Dräger-Desinfektionsschrankes „Aseptor". Sonderdruck MT6, Drägerwerk AG, Lübeck

33 Kanz, E.: Aseptik in der Chirurgie. Desinfektion und Sterilisation. Urban & Schwarzenberg, München 1971

34 Lawin, P., H.-N. Herden, W. Adam: Mikrobizide Behandlung von Anästhesiezubehör. Z. prakt. Anästh. 2 (1967) 305

35 Lehmann, Ch.: Eine Zentralsterilisationsanlage für Anästhesiematerial. Z. prakt. Anästh. 2 (1967) 305

36 Marcy, G., W. Adam: Praktische Hinweise zur Gassterilisation mit Äthylenoxid. Hosp. Hyg. 68 (1076) 178

37 Peter, K.-H.: Verträglichkeit verschiedener Sterilisationsverfahren für Kunststoffe und Gaummimaterial. Z. prakt. Anästh. 2 (1967) 312

38 Preuner, R., U. Roester, A. Richter: Über die Desinfektion großer ärztlicher Geräte. Chirurg 34 (1963) 49

39 Rendell-Baker, L., R. B. Roberts: Gas versus steam sterilization: when to use which. Med. surg. Rev. 4 (1969)

40 v. Scheven, E., W. Dietzel: Hygienische Probleme im Bereich der Anästhesie und Intensivtherapie. Prakt. Anästh. 10 (1975) 213

41 Spaulding, E. H.: Evaluation of desinfectants for hospital hygiene: an American view. Goldschmidt inform. 1 (1974) 5

42 Sprößig, M.: Anwendungsmöglichkeiten der Peressigsäure für die Desinfektion und Sterilisation. Hyg. Med. 4 (1979) 294

43 Star, E. G.: Äthylenoxid-Sterilisation. Anaesthesiologie und Intensivmedizin, Bd. 120. Springer, Berlin 1979

44 Steuer, W.: Baulich-funktionelle Maßnahmen zur Verhütung von Krankenhausinfektionen. In: Krankenhaushygiene, hrsg. von W. Steuer. Fischer, Stuttgart 1979

45 Thraenhart, O., E. K. Kuwert, R. Dermietzel, N. Scheiermann, P. G. Höher: Morphologische Alteration und Desintegration von Dane-Partikel nach Kontakt mit einem chemischen Desinfektionsmittel auf Aldehydbasis (Gigasept). Mitt. öst. Sanit.-Verwalt. 78 (1977) 192

46 Werner, H.-P.: Schwerpunkte zur Verhütung von Krankenhausinfektionen durch gramnegative Bakterien. Prakt. Anästh. 9 (1974) 316

47 Wewalka, G., H.-P. Werner: Die Anwendung von Peressigsäure-Aerosol zur Desinfektion medizinischer Apparate. Zbl. Bakt., I. Abt. Orig. 156 (1973) 557

48 Wigert, R., R. Machmerth, P. Černy: Grundlagen der Sterilisation mit ionisierenden Strahlen. In: Handbuch der Desinfektion und Sterilisation, Bd. III, hrsg. von W. Weuffen. Volk und Gesundheit, Berlin/DDR (VEB) 1974

49 Winge-Hedén, K.: Bacteriological studies on anaesthetic apparatus. Acta chir. scand. 124 (1962) 294

50 Wittig, J. R., H. Dunkelberg, E. H. Pfeiffer, H.-P. Werner: Hygienisch-bakteriologische Vergleichsuntersuchungen an 50 Krankenhäusern: III. Die Effektivität der Sterilisation. Zbl. Bakt., I. Abt. Orig. 161 (1976) 408

Empfehlungen, Verordnungen, Gesetze

51 Bundesgesundheitsamt Berlin: Richtlinie für die Erkennung, Verhütung und Bekämpfung von Krankenhausinfektionen. Fischer, Stuttgart 1976

52 Bundesgesundheitsamt Berlin: Anlage zu Ziffer 7.1 der Richtlinie für die Erkennung, Verhütung und Bekämpfung von

Krankenhausinfektionen, Lieferung 3. Fischer, Stuttgart 1979

53 Bundesgesundheitsamt: Liste der vom BGA gemäß § 41 BSeuchG geprüften und anerkannten Desinfektionsmittel und -verfahren. Nachtrag zur 7. Ausgabe

54 Berufsgenossenschaft für Gesundheitsdienst und Wohlfahrtspflege: Grundsätze für die Arbeitssicherheit bei Desinfektions-, Sterilisations- und Entwesungseinrichtungen nach dem Kaltgasverfahren. Entwurf vom April 1970. Berufsgenossenschaft für Gesundheitsdienst und Wohlfahrtspflege, 2000 Hamburg 6, Schäferkampsallee 24.

55 Center for Disease Control: Endotoxic reactions associated with the reuse of cardial catheters. Morb. Mort. weekly Rep. 28 (1979) 25

56 Gesetz über technische Arbeitsmittel. Bundesgesetzblatt, Teil I, Nr. 42 (1968) 717

57 Verordnung über gefährliche Arbeitsstoffe. Bundesgesetzblatt, Teil I, Nr. 100 (1971) 1609

Zusammenfassende Darstellungen

58 Horn, H., M. Přívora, W. Weuffen: Handbuch der Desinfektion und Sterilisation, Bd. III. Spezialgebiete der Desinfektion und Sterilisation, hrsg. von W. Weuffen. Volk und Gesundheit, Berlin/DDR (VEB) 1974

59 Just, O. H. u. Mitarb.: Praxis der klinischen Hygiene in Anästhesie und Intensivpflege. Intensivmedizin – Notfallmedizin – Anästhesiologie, Bd. IX. Thieme, Stuttgart 1977

60 Star, E. G.: Äthylenoxid-Sterilisation. Anaesthesiologie und Intensivmedizin, Bd. 120. Springer, Berlin 1979

61 Steuer, W.: Krankenhaushygiene. Fischer, Stuttgart 1979

62 Steuer, W., U. Lutz-Dettinger: Leitfaden der Desinfektion, Sterilisation und Entwesung, 2. Aufl. Fischer, Stuttgart 1976

63 Wallhäußer, K. H.: Sterilisation – Desinfektion – Konservierung, 2. Aufl. Thieme, Stuttgart 1978

Diagnostische und therapeutische Methoden

11 Wichtige Laboruntersuchungen für die Notfalldiagnostik

Von O. Müller-Plathe

Einleitung

Wo Notfall- und Intensivmedizin betrieben wird, werden Laborinformationen rascher und in dichterer Folge benötigt als es normalerweise üblich ist. Die Intensivbehandlung am Krankenbett ist zwangsläufig mit Intensivdiagnostik im Labor verbunden. Notarztwagen, Hubschraubertransporte und Intensivbehandlungseinrichtungen müssen in ihrer Effizienz beeinträchtigt werden, wenn nicht leistungsfähige Laboratorien vorhanden sind, die den behandelnden Arzt rasch und zuverlässig mit den erforderlichen Informationen versorgen.

Nur sehr leicht erlernbare und schnellstens durchführbare Untersuchungen wie Streifentests, einfachste naßchemische Proben und Mikrohämatokrit sollten patientennah vorgenommen werden, da ihre Durchführung oft weniger Zeit erfordert als der Probentransport zum Labor. Der Einsatz komplizierter Laborgeräte im hektischen Betrieb einer durch Schichtdienst und Fluktuation belasteten Intensivstation schafft im Hinblick auf Analysenqualität, Betriebsbereitschaft und Wartung oft erhebliche medizinische und ökonomische Probleme.

Nach eigenen Erfahrungen werden in einem 1100-Betten-Klinikum mit lebhaftem Aufnahme- und Operationsbetrieb während der Dienstzeit des Labors (8.00 bis 18.00 Uhr) 100 bis 200 und außerhalb dieser Zeit 50 bis 110 Eiluntersuchungen* angefordert, davon drei Viertel vor und ein Viertel nach Mitternacht. – Nur ein straff geleitetes Labor mit einem schichtdienstartigen Dienstbetrieb wird den Ansprüchen der Intensivmedizin dauerhaft gerecht werden können.

Organisatorische Gesichtspunkte

Eine Notfalluntersuchung ist eine Untersuchung, deren Durchführung zur Abwendung von vitalen Bedrohungen keinen Aufschub duldet. Das Ergebnis der Untersuchung sollte in der Regel innerhalb 30 Minuten, spätestens aber nach 60 Minuten in einer Weise übermittelt werden, die Mißverständnisse weitestgehend ausschließt. Die Analyse ist mit einem Verfahren durchzuführen, das dem Normalverfahren an Zuverlässigkeit gleichkommt und wie dieses der Qualitätskontrolle nach den einschlägigen Richtlinien (7) unterzogen wird. Andernfalls muß eine deutliche Kennzeichnung des Ergebnisses als „halbquantitativ" oder „Screeningtest" erfolgen. Das Ergebnis einer Notfalluntersuchung soll in den gleichen gesetzlichen Einheiten (3) ausgedrückt werden wie die Routineergebnisse und mit diesen vergleichbar sein. Im einzelnen sind folgende Regelungen zweckmäßig:

1. Deutliche Kennzeichnung des Materials und des Begleitzettels (Name, Station, Art des Materials, Entnahmezeitpunkt, gewünschte Untersuchung).
2. Sofortiger Transport des Materials zum Labor. Dort persönliche Übergabe und Eingangskontrolle (z. B. Uhrzeitstempel).
3. Durchführung der Analyse einschließlich Präzisionskontrolle. Auch die nächtliche Einzeluntersuchung ist im Sinne der Richtlinien (7) eine „Serie", die der Präzisionskontrolle bedarf.
4. Sofortige Übermittlung des Ergebnisses durch Rohrpost, über Fernschreiber oder im Rahmen einer EDV-Anlage. Die fernmündliche Durchsage ist ungemein fehlerträchtig (Ausländer! Lernende! Technische Störungen!). Wenn sie unvermeidbar ist, sollte man auf der vollständigen Wiederholung des durchgesagten Ergebnisses durch den Hörenden bestehen. – Übermittlungsvermerke (Uhrzeit, Name des Entgegennehmenden) sind niederzulegen.
5. Es ist eine Befunddurchschrift zur späteren Kontrolle durch den Laborleiter aufzuheben. Ebenso sollte man für eventuelle Kontrollzwecke das Untersuchungsmaterial bis zum nächsten Tage asservieren.

* Diese Angaben beziehen sich nur auf Werktage außer Sonnabend.

Tabelle 11.1 Untersuchungsspektrum des Notfallabors

Bereich	Parameter	Material	Untersuchung dezentral (patientennah)	Untersuchung zentral (Labor)
Hämatologie	Hämoglobin	EDTA-Blut oder	–	+
	Hämatokrit	Kapillarblut	+	+
	Leukozyten		+	+
Hämostaseologie	Thrombozyten	EDTA-Blut		+
	Thromboplastinzeit	Citratplasma	–	+
	partielle Thromboplastinzeit	Citratplasma	–	+
	Thrombinzeit	Citratplasma	–	+
	Reptilasezeit	Citratplasma	–	+
	Fibrinogen	Citratplasma	–	+
	(Thrombelastogramm)	Citratblut	–	+
Chemie	Glucose im Blut (Teststreifen)	Kapillarblut	+	–
	Glucose im Blut quantitativ	Fluoridblut	–	+
	Bilirubin (Neugeb.)	Serum	–	+
	Kreatinin	Serum	–	+
	ersatzweise Harnstoff	Serum	(+)	+
	Kalium	Serum	–	+
	Natrium	Serum	–	+
	Chlorid	Serum	–	+
	Calcium	Serum	–	+
	CK	Serum	–	+
	(GOT)	Serum	–	+
	Amylase	Serum	–	+
	Amylase	Harn	–	+
	qualitative Harnproben: Glucose, Ketonkörper, pH, Protein, Hämoglobin (Teststreifen)	Harn	+	–
	Porphobilinogen	Harn	+	–
Blutgase	pH, pCO_2, pO_2, HCO_3^- u. Basenabw.	Heparinblut	+	+

Analysenprogramm

Das Programm des Notfallabors muß auf solche Untersuchungen beschränkt werden, deren sofortige Durchführung für die dringliche Diagnostik oder zur Überwachung vitaler Funktionen jederzeit notwendig werden kann. Bei einem zu umfangreichen Programm besteht die Gefahr, daß der Untersucher sich „verzettelt" und daß dadurch die wirklich wichtigen Untersuchungen verzögert werden. Aus dem gleichen Grund soll der Arzt in der Notfallsituation nicht in biochemischen Profilen oder Staten denken, sondern die Bestimmungen gezielt anordnen.

Die Aufstellung in Tab. 11.1 erhebt keinen Anspruch auf Allgemeingültigkeit. Für große oder sehr speziell ausgerichtete Kliniken mögen Ergänzungen erforderlich werden. Kleinere Einrichtungen werden sich gegebenenfalls mit einem bescheideneren Programm begnügen. Auch im Hinblick auf den Ort der Durchführung (Station oder Labor) sind örtliche Gegebenheiten zu berücksichtigen. Im folgenden werden zunächst die patientennah, also auf der Station durchzuführenden Tests besprochen. Danach folgen Ausführungen zu denjenigen Untersuchungen, die zentral vorgenommen werden sollten.

Patientennah durchzuführende Tests

Hämatokrit

Unter dem Hämatokritwert versteht man den Anteil des Gesamt-Erythrozytenvolumens am Vollblut. Die Bestimmung wird als Mikromethode durchgeführt. Heparinisierte Kapillarröhrchen werden mit Kapillarblut ohne jegliches Quetschen am Ohrläppchen so weit gefüllt, daß etwa 1 cm der Kapillare freibleibt. Das freie Ende des Röhrchens wird mit einem speziellen Kitt verschlossen. Eine Doppelbestimmung ist erforderlich und ohne nennenswerten Mehraufwand möglich. Man zentrifugiert 5 Minuten lang mit einer der handelsüblichen Mikrohämatokrit-Zentrifugen, die eine Zentrifugalbeschleunigung von 12000 g aufweisen. Die Auswertung erfolgt mt speziellen Ablesegeräten.

Normalbereich:

Männer	0,43–0,49 l/l,
Frauen	0,36–0,46 l/l,
Kinder	0,39–0,44 l/l,
Säuglinge	0,35–0,38 l/l,
Neugeborene	0,54–0,57 l/l.

Der Hämatokritwert ist vermindert bei Anämie, Hämolyse und Überwässerung, vermehrt bei Polyglobulie und Exsikkose. Pseudonormale Werte können zustandekommen durch Kombination von Anämie und Exsikkose oder Zusammenwirken von Polyglobulie und Überwässerung. Die frische massive Blutung zeigt sich nicht im Hämatokritwert, die Werte sinken erst mit beginnendem Flüssigkeitseinstrom ab. Zusammen mit der Erythrozytenzahl bzw. dem Hämoglobingehalt dient der Hämatokrit als mathematische Grundlage für die Berechnung von MCV* (mittleres Korpuskularvolumen der Erythrozyten) und MCHC** (mittlerer prozentualer Hämoglobingehalt der Erythrozyten). Diese Größen dienen zur Differenzierung hypertoner, isotoner und hypotoner Wasserbilanzstörungen (s. Molalität, S. 11.10).

Leukozytenzählung

Sofern nicht mit elektronischen Zählgeräten gearbeitet wird, ist das bekannte mikroskopische Zählkammerverfahren nach Verdünnung des Blutes mit 3%iger Essigsäure zur Auflösung der Erythrozyten anzuwenden.

Benötigt werden:
- Mikroskop, Objektiv 10 : 1, Okular 6- bis 8fach,
- Neubauer-Zählkammer,
- geschliffene Deckgläser,
- Leukozytenpipetten (weiße Perle),
- Pipettenschlauch,
- Blockschälchen,
- Tupfer,
- 3%ige Essigsäure.

Durchführung: Blut bis zur Marke 0,5 luftblasenfrei aufziehen, Pipettenspitze in waagerechter Haltung von außen abtupfen. Sofort aus dem Blockschälchen 3%ige Essigsäure bis zur Marke 11 aufziehen. Pipette zwischen Daumen und Mittelfinger halten und kräftig schütteln. Geschliffenes Deckglas auf die leicht angefeuchteten Stege der Kammer seitlich aufschieben (Newtonsche Ringe). Vor der Kammerfüllung wird die Pipette noch einmal aufgeschüttelt. Die ersten 3 Tropfen aus der Pipette verwerfen. Inhalt der Pipette vorsichtig von der Seite her in die Kammer laufen lassen. Zellen einige Minuten sedimentieren lassen. Kondensor des Mikroskops herunterdrehen. Abblenden. Die Leukozyten in den vier *großen* Eckquadraten der Kammer auszählen und addieren (Summe n).

Berechnung: n × 0,05 = Leukozyten/nl.

Doppelbestimmung erforderlich.

Normalbereich: Erwachsene 4–10 /nl, Kinder 6–15 /nl.

Glucosebestimmung im Blut

Während im Laboratorium die Glucosebestimmung enzymatisch-photometrisch oder enzymatisch-polarographisch erfolgt, empfiehlt sich für die Glucoseschnellbestimmung auf der Station der enzymatische Teststreifen mit visueller (Dextrostix*, Haemo-Glucotest**) oder besser reflektometrischer Auswertung (Eyetone-Reflektometer*, Reflomat**).

Die Glucoseteststreifen enthalten in der reaktiven Zone Glucoseoxydase (GOD), Peroxydase (POD), ein Chromogengemisch und ein Puffersystem. Die reaktive Zone ist von einer Kunststoffmembran umhüllt, die kleine Moleküle wie Wasser, Salze und Glucose durchtreten läßt, Eiweiß und Blutzellen jedoch zurückhält.

$$* \ \mathrm{MCV\ (fl)} = \frac{\text{Hämatokrit (l/l)} \cdot 1000}{\text{Erythrozyten/pl}}$$

$$** \ \mathrm{MCHC\ (g/dl)} = \frac{\text{Hämoglobin (g/dl)}}{\text{Hämatokrit (l/l)}}$$

---

* Miles-Ames

** Boehringer, Mannheim

Reaktionen:

$$\text{Glucose} + H_2O + O_2 \xrightarrow{\text{GOD}} \text{Glukonolacton} + H_2O_2$$

$$H_2O_2 + \text{Chromogen} \xrightarrow{\text{POD}} \text{Chromophor} + H_2O$$

Bei allen Blutglucose-Teststreifen wird ein großer Tropfen Blut auf die Reaktionszone gebracht und nach genau 1 Minute entfernt. Die entstandene Färbung wird mit einer Farbskala verglichen. Die Ablesung erfolgt bei Haemo-Glucotest nach 2 weiteren Minuten (Skala von 60 bis 400 [800]) mg/dl und bei Dexstrostix sofort (Skala von 0 bis 250 mg/dl). Gebrauchsanweisung und Verfallsdatum genau beachten. Es empfiehlt sich die Lagerung im Kühlschrank. Angebrochene Packungen möglichst rasch aufbrauchen.
Normalwert: 60–110 mg/dl, 3,3–6,1 mmol/l.
Die individuellen Unsicherheiten bei der Beurteilung von Farbintensitäten und Farbnuancen können durch reflektometrische Auswertung der Teststreifen umgangen werden. Als Ergebnis dieser Auswertung resultiert nicht eine Bereichsangabe sondern ein punktueller Wert. Es sind zur Zeit zwei Reflektometer für die Blutglucosebestimmung auf dem Markt:

a) *Reflomat* (Labora, Mannheim): Dieses Gerät (Abb. 11.1) dient zur Auswertung des Reflotests (Boehringer, Mannheim), der aus dem Haemo-Glucotest entwickelt wurde. Mit dem unbenutzten Teststreifen wird das Gerät auf Null abgeglichen, mit einem Justierstreifen wird entsprechend einer bestimmten Konzentration geeicht. Eine Minute nach dem Abwischen des Blutes mit Watte wird der Teststreifen ausgewertet. Ablesebereich von 60 bis 350 mg/dl. Das Gerät kann sowohl zur Messung im Vollblut als auch im Plasma verwendet werden. Jede Packung enthält zwei chargenabhängige Skalen, für Vollblut und Plasma, und eine Glucoselösung, die eine Qualitätskontrolle jeder einzelnen Meßserie erlaubt und dem Untersucher ein hohes Maß an Sicherheit gibt. Mit diesem Verfahren läßt sich eine gute Übereinstimmung zu qualifizierten Referenzmethoden erreichen (4). Stark erhöhte Hämatokritwerte bewirken etwas zu niedrige Glucoseergebnisse, bei niedrigem Hämatokrit kommt es zu einer leichten Erhöhung (4). Verfallsdatum der Packung beachten!
b) *Eyetone-Reflektometer* (Ames, Frankfurt/M.): Dieses Gerät (Abb. 11.2) wird zur Auswertung des Dextrostixstreifens eingesetzt. Durch Einführung einer Zweipunkteichung mit zwei Referenzstreifen entsprechend 50 und 400 mg/dl wurde das Gerät in den letzten Jahren verbessert. Bezüglich des Einflusses des Hämatokritwertes gilt das oben Gesagte. Eine Qualitätskontrolle liegt bisher bei diesem System nicht vor. Verfallsdatum der Streifen beachten!

Harnpflichtige Substanzen im Serum

Der am besten geeignete Parameter für die Beurteilung der Nierenfunktion in der Intensivmedizin ist zweifelllos das Serumkreatinin. Es ist fast ausschließlich von der glomerulären Filtration abhängig und wird durch extrarenale Faktoren kaum beeinflußt. Das Notlabor sollte also möglichst eine schnelle und exakte Kreatininbestimmung zur Verfügung halten, zum Beispiel nach dem Prinzip der kinetischen Substratbestimmung (Merckotest Nr. 3385, Merck, Darmstadt) . Die Kreatininbestimmung setzt sorgfältiges Arbeiten und hochwertige Meßgeräte voraus und eignet sich nicht für den Stationsbetrieb.
Aussagen über den Harnstoffgehalt sind mit Schnellmethoden jedoch möglich. Mit dem Teststreifen *Azostix* (Ames) läßt sich bei grobquantitativer Abstufung eine Azotämie erkennen. Das Ergebnis steht nach einer Minute zur Verfügung, ist aber nicht sehr genau.

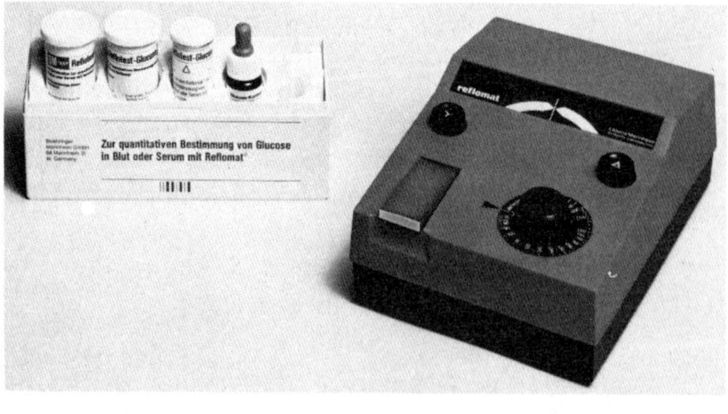

Abb. 11.1 Reflomat-Reflotest-System zur Glucosebestimmung im Blut

Bereich: 10–60 mg/dl Harnstoff-N entsprechend etwa 20–130 mg/dl Harnstoff.

Genauere Ergebnisse kann man mit dem *Urastrat-Teststreifen* (Goedecke, Berlin) erreichen, der sich in unserem Labor seit vielen Jahren bewährt hat.

Prinzip: Das Serum kommt zunächst mit einem Überschuß an Urease in Berührung. Dadurch wird aus dem Harnstoff CO_2 und Ammonium freigesetzt. Das Ammoniumsalz wandert im Streifen aufwärts. In einer Kaliumkarbonatzone wird Ammoniak freigesetzt, welches eine Krylon-Plastik-Schranke (die das Weiterwandern des Serums blockiert) durchdringt. Oberhalb der Plastikschranke reagiert das freie Ammoniak mit weinsaurem Bromkresolgrün. Es bildet sich Ammoniumtartrat. Durch die Bildung des Ammoniumtartrats wird der pH-Wert in der Indikatorzone so verschoben, daß der Indikator nach blau umschlägt. Die Höhe der blauen Farbzone ist der gebildeten Ammoniakmenge und damit dem Harnstoff- bzw. Harnstoff-N-Gehalt des Serums direkt proportional.

Den Testpackungen liegt eine genaue Arbeitsvorschrift bei. Zur Methodik noch einige Anmerkungen: Zur Kontrolle der eigenen Technik und der des Streifens empfiehlt es sich, stets gleichzeitig eine Kontrollanalyse mit Normalserum durchzuführen. Für die Bestimmung benutzt man am besten die von der Firma Goedecke gelieferten Spezialröhrchen. Es werden genau 0,2 ml Serum mit einer Kolbenpipette, die von außen anhaftendem Serum durch Abwischen befreit werden muß, so auf den Boden des Gefäßes pipettiert, daß kein Serum an die Wandung des Gefäßes gerät. Der Streifen wird mit einer Pinzette aus dem Vorratsgefäß in das Analysengefäß überführt. Er muß lotrecht im Röhrchen stehen, was mit Hilfe einer Büroklammer erreicht werden kann, die auf die Röhrchenmündung gelegt wird und das obere Streifenende in der Mitte hält. Die Testzeit von 30 Minuten ist genau einzuhalten. Mit einem spitzen Bleistift und einem Lineal wird sofort nach Herausnahme die Grenze der blauen Zone (unterer Meniskus) markiert. Eine Schablone erlaubt die Ablesung des Ergebnisses als Harnstoff oder Harnstoff-N.

Harnstoff-N-Gehalte von mehr als 75 mg/dl entsprechend 160 mg/dl Harnstoff können nicht mit der Originalmethode gemessen werden. Ebenso brauchbare Ergebnisse bekommt man auch mit dem *Merckognost-Harnstoff* (Merck, Darmstadt). Das Verfahren ist sehr handlich und zeichnet sich dadurch aus, daß auch Vollblut verwendet werden kann.

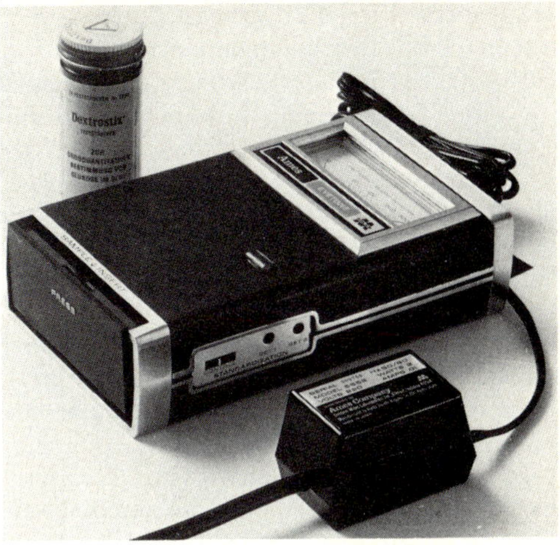

Abb. 11.2 Das durch eine Zweipunkteichung verbesserte Eyetone-Reflektometer für die Dextrostixauswertung

Normalbereich: Harnstoff-N 8–23 mg/dl, Harnstoff 17–50 mg/dl oder 2,8–8,2 mmol/l.

Qualitative Harnproben

Die qualitativen Harnuntersuchungen sollten grundsätzlich auf der Station ausgeführt werden. Für die Intensivmedizin empfiehlt sich für die meisten Untersuchungen die Anwendung eines kombinierten Teststreifens, der mindestens Glucose, Ketonkörper, Protein, pH-Wert und Blut erfaßt, wie zum Beispiel Labstix (Ames). Innerhalb einer Minute vermitteln solche Kombinationsstreifen dem Kliniker, besonders bei Neuaufnahmen, eine Fülle von wertvollen Informationen. Wichtig: Alle qualitativen Harnproben grundsätzlich mit dem frischen Urin durchführen. Bereits während einer mehrstündigen Sammelperiode, auch bei Verwendung eines Urinbeutels, kann sich durch bakterielle Einflüsse die Zusammensetzung des Urins verändern. Glucose wird verbraucht, es tritt eine Ammoniakbildung ein mit der Folge einer Verschiebung des Harn-pH zur alkalischen Seite. Urobilinogen wird zu Urobilin umgewandelt.

Glucose

Es handelt sich im Prinzip um den gleichen Reaktionsablauf wie bei der Blutglucosebestimmung (S. 11.5). Die erste dort beschriebene Reaktion, die zur Bildung von H_2O_2 führt, ist sowohl im Harn wie auch im Blut für Glucose spezifisch. Die zweite Reaktion jedoch kann durch eine Reihe von Substan-

zen gestört werden, die in genügend hoher Konzentration im Harn vorkommen können.
Falsch-positive Resultate kommen dann zustande, wenn das Chromogen durch Fremdstoffe zur Farbstufe oxydiert wird. Das kann durch oxydierende Verunreinigungen im Sammelgefäß wie H_2O_2, Hypochlorit oder perborathaltige Detergentien geschehen.
Falsch-negative Resultate entstehen bei der Anwesenheit von Reduktionsmitteln im Harn: Ascorbinsäure (Vitamin C)*, Gentisinsäure (Rheumabehandlung). Auch bei schwerer Ketoazidose (pH unter 5) wurden falsch-negative Resultate beobachtet. In diesen seltenen Fällen ist die Reaktion nicht verwertbar. Ascorbinsäure wird dem Organismus häufig unbemerkt, z. B. als Konservierungsmittel für Lebensmittel oder zur Stabilisation bei parenteralen Antibiotika, zugeführt. Auch Methyldopa (Antihypertonicum) und Levodopa (Parkinson-Therapie) sollen die Glucosereaktion hemmen.
Der Test wird nach 30 Sekunden abgelesen. Bereich 0 bis 2000 mg/dl. Eine Glukosurie liegt vor, wenn im Urin mehr als 15 mg/dl Glucose vorhanden sind.

Ketonkörper

Der Nachweis von Ketonkörpern im Harn (Acetessigsäure, Aceton, β-Oxybuttersäure) ist zusammen mit dem Befund einer Glukosurie und Hyperglykämie entscheidend für die Diagnose des dekompensierten Diabetes mellitus. Fehlt beim Coma diabeticum die Azetonurie, so handelt es sich um die sogenannte hyperosmolare, nichtazidotische Form, die einer speziellen Behandlung bedarf.
Der Nachweis der Ketonkörper beruht wie die bekannte Legalsche Probe auf der Nitroprussidreaktion, ist aber als Streifen- oder Tablettentest wesentlich leichter zu handhaben. Es bildet sich eine violette Verfärbung, deren Intensität geschätzt wird.
Mit dieser Reaktion werden Acetessigsäure und Aceton, nicht aber β-Oxy-Buttersäure erfaßt. Die Ablesung erfolgt nach 15 Sekunden. Die Nachweisgrenze liegt für Acetessigsäure bei etwa 10 mg/dl, für Aceton bei 70–80 mg/dl. Mit einer falsch-positiven Reaktion muß man bei Phenylketonurie und bei Medikation von L-Dopa rechnen. Durch Phenolphthalein (Laxans), Phenolsulfonphthalein (Nierenfunktionsprüfung) und Bromsulfonphthalein (Leberfunktionsprüfung) kommt es zu einer sofortigen Verfärbung der Testzone, die ein falsch-positives Resultat vortäuschen kann.

Harn-pH

Die Anzeige beruht auf Mischindikatoren. Auf einer Farbskala lassen sich durch Farbvergleich Werte zwischen 5 und 9 ablesen. Ein Urin-pH im alkalischen oder neutralen Bereich spricht beim Vorliegen einer metabolischen Azidose im Blut für deren renale Genese. Das Harn-pH muß im frischen Urin gemessen werden (Alkalisierung durch mikrobielle Ammoniakbildung).

Protein

Der Eiweißnachweis beruht auf dem bekannten Proteinfehler der Indikatoren. Es sei daran erinnert, daß eine positive Eiweißreaktion auf einem Teststreifen nur bei neutralem oder saurem Harn verwertbar ist. Bei alkalischem Harn ist die Probe nach Ansäuern des Urins mit einigen Tropfen Essigsäure zu wiederholen.

Blut

Zum Nachweis einer Hämaturie oder Hämoglobinurie wird die Pseudoperoxydaseaktivität des Hämoglobins ausgenutzt. Durch diese enzymatische Aktivität wird Sauerstoff von einem Peroxid auf ein geeignetes Chromogen übertragen. Die Ablesung erfolgt nach 30 Sekunden. Es werden sowohl intakte Erythrozyten als auch freies Hämoglobin nachgewiesen. Der Test ist also nicht nur im Hinblick auf die Harnwege, sondern auch zum Ausschluß einer Hämoglobinurie bei Verdacht auf intravasale Hämolyse geeignet. Da der Test auch auf Myoglobin anspricht, kann es bei ausgedehntem Muskeltrauma, Crush-Syndrom, Muskelnekrosen, großen chirurgischen Eingriffen, körperlicher Überanstrengung und Drucknekrosen (bei komatösen Patienten) zu einer positiven Reaktion kommen. Gelegentlich wird auch bei einem größeren Herzinfarkt Myoglobin im Urin ausgeschieden.

Porphobilinogen

Porphobilinogen, eine Vorstufe der Porphyrine, wird bei der akuten intermittierenden Porphyrie vermehrt ausgeschieden. Dieses Krankheitsbild ist durch unklare abdominale Beschwerden, Polyneuritis und vegetative Symptome gekennzeichnet. Nicht selten kommt es hierbei zu einem Zustandsbild, das ein akutes Abdomen vortäuscht und fälschlich zu chirurgischer Intervention führt. Der nachfolgend beschriebene *Hoesch-Test* gestattet

---

* Auf den Teststreifen „Rapignost-Glucose“ und „Rapignost-Diabetesprofil“ der Behringwerke wird die Anwesenheit von Ascorbinsäure angezeigt.

den Nachweis einer vermehrten Porphobilinogenausscheidung.
Porphobilinogenreagenz: 2 g p-Dimethylaminobenzaldehyd werden in 100 ml 6 molarer Salzsäure gelöst. Bei Zimmertemperatur ist diese Lösung in einem Glasgefäß mindestens 9 Monate haltbar (2).
Durchführung: In einem Reagenzglas wird zu 1 ml Porphobilinogenreagenz 1 Tropfen Urin gegeben. Das sofortige Auftreten einer rosaroten Farbe an der Oberfläche spricht für vermehrte Porphobilinogenausscheidung. Durch Schütteln verteilt sich die Farbe in der ganzen Flüssigkeit. Gelb- oder Orangeverfärbung ist als negativ zu beurteilen. Der Test wird ab etwa 4 mg/l schwach positiv.
Die *normale Ausscheidung* liegt unter 2 mg/d. Bei der akuten Porphyrie werden Mengen bis zu 200 mg/d ausgeschieden.

Zentral durchzuführende Untersuchungen

Elektrolytstoffwechsel

Im Ionogramm des Serums stehen sich je 155 Äquivalente Anionen und Kationen pro Liter gegenüber. Praktische Bedeutung kommt den Anionen Chlorid und Bicarbonat sowie den Kationen Natrium, Kalium und Calcium zu. Die Maßeinheit mval/l ist nicht mehr gesetzlich. Die Elektrolyte sind sämtlich in mmol/l anzugeben. Für die einwertigen Ionen ändert sich hierdurch am Zahlenwert nichts. Bei den zweiwertigen Ionen wie Calcium und Magnesium halbiert sich der Zahlenwert beim Übergang von mval/l auf mmol/l.
Das Anion Bicarbonat wird im Rahmen des Säure-Basen-Haushalts besprochen. Das *Chlorid* muß im Laboratorium bestimmt werden. Hierfür empfiehlt sich die coulometrische Bestimmung mit einem Chloridmeter.
Die Bestimmung von Natrium, Kalium und Calcium erfolgt entweder mit einem Flammenphotometer oder mit ionenselektiven Elektroden. – Der Kaliumgehalt der Erythrozyten ist etwa 25mal so hoch wie der des Plasmas. Daher ist eine sachgemäße Blutentnahme unter Vermeidung von Hämolyse erforderlich. Blut, das nicht sofort zur Untersuchung kommt, muß auf der Station nach erfolgter Gerinnung (30 Minuten) zentrifugiert und das Serum in ein sauberes Glas gegossen werden.
Mit der Flammenphotometrie wird ebenso wie mit titrimetrischen Methoden das Gesamtcalcium erfaßt. Nur die Hälfte davon ist ionisiert, der Rest fest an Serumeiweiß oder anderweitig komplexgebunden, nicht ionisiert und nicht diffundierbar. Das ionisierte Calcium kann unter besonderen Kautelen mit einer Calciumelektrode gemessen werden. Nur das ionisierte Calcium ist biologisch wirksam. Aus Gesamteiweiß- und Gesamtcalciumgehalt des Serums kann die Konzentration des ionisierten Calciums jedoch mit Hilfe des Nomogramms nach McLean u. Hastings bestimmt werden, was zur Aufklärung von tetanischen Zuständen von Bedeutung sein kann (Abb. 11.3).

Normalwerte im Serum:

Kalium	3,7– 5,0 mmol/l,
Natrium	133–150 mmol/l,
Calcium	2,2– 2,6 mmol/l,
Chlorid	95–108 mmol/l.

Zur Deutung pathologischer Serumelektrolytwerte muß auf die spezielle Literatur verwiesen werden. Es ist stets zu berücksichtigen, daß die Verminderung der Serumkonzentration eines Elektrolyts nicht immer mit der Abnahme des Gesamtbestandes verbunden sein muß. Entsprechendes gilt für erhöhte Serumwerte, die ebenfalls nicht immer einer Zunahme des Gesamtbestandes entsprechen. Die Möglichkeit extrazellulärer Konzentrierung oder Verdünnung oder der Verschiebung eines Elektrolyts von einem Flüssigkeitsraum in den an-

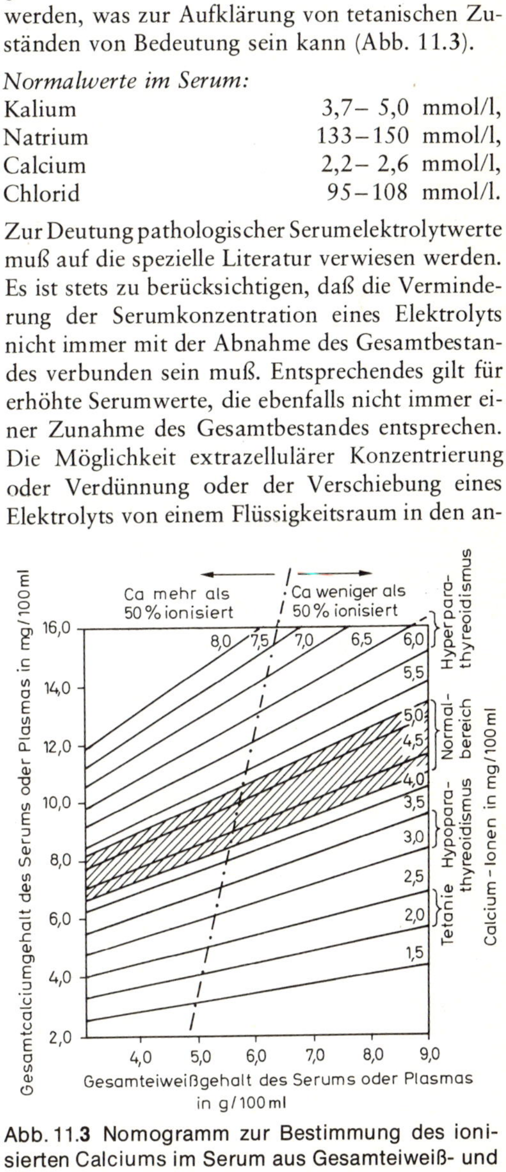

Abb. 11.3 Nomogramm zur Bestimmung des ionisierten Calciums im Serum aus Gesamteiweiß- und Gesamtcalciumgehalt (nach *McLean* u. *Hastings*, in: Thannhausers Lehrbuch des Stoffwechsels und der Stoffwechselkrankheiten. Thieme, Stuttgart 1957)

deren ist stets zu erwägen. Zur Bilanzierung, z. B. bei künstlicher Ernährung, kann die Bestimmung der Elektrolytausscheidung im 24-Stunden-Harn von Bedeutung sein.

Die Tagesausscheidung der Elektrolyte im Harn ist sehr stark von der Zufuhr abhängig. Als Anhaltspunkt können die folgenden Angaben dienen:

Natrium	100–140 mmol/d,
Kalium	50– 80 mmol/d,
Calcium	2– 6 mmol/d,
Chlorid	100–140 mmol/d.

Der Quotient Na/K liegt normalerweise über 1.

Für Calciumbestimmungen muß der Harn angesäuert gesammelt werden:

Der ersten Harnportion werden 20 ml 25%ige Salzsäure zugesetzt, die weiteren Harnportionen werden der ersten Portion zugemischt.

Molalität

Die Bestimmung der Molalität (früher: Osmolalität) im Serum informiert den Kliniker über die Tonizität im extrazellulären Raum. Sie gewinnt zunehmende Bedeutung, vor allem für die Infusions- und Dialysetherapie. – Die Molalität ist abhängig von der Anzahl der gelösten Teilchen. Sie ist unabhängig von deren Größe, Gewicht und Ladung.

Die Molalität ergibt sich aus der molalen Konzentration der gelösten Stoffe unter Berücksichtigung der elektrolytischen Dissoziation. Die molale Konzentration wird auf das kg Lösungsmittel bezogen. Ihre Einheit ist das Millimol pro kg Wasser (mmol/kg H_2O).

Die Messung der Molalität erfolgt kryoskopisch, d. h. über die Gefrierpunktserniedrigung. Für die Messung hat sich seit Jahren das Halbmikro-Osmometer der Firma Knauer, Berlin, bewährt*.

Die *Harnmolalität* liegt meistens zwischen 500 und 900 mmol/kg. Unter extremen Bedingungen werden Werte von 40 (Verdünnung) und 1400 mmol/kg (Konzentrierung) erreicht. Der Morgenharn enthält 600–900 mmol/kg. Werte, die ständig unter 400 liegen, weisen auf eine Isosthenurie hin. Mit dieser Untersuchung kann ein polyurisches Nierenversagen oder ein Diabetes insipidus frühzeitig erkannt werden. Die Bestimmung der Harnosmolalität ist keine Notfalluntersuchung im engeren Sinne, jedoch ist die Untersuchung der Osmolalität im Harn für die Überwachung von Intensivbehandlungsfällen außerordentlich wertvoll.

*Neuerdings ist im Handel das Mikroosmometer der Firma Gonotec, Berlin; ferner gibt es das Dampfdruckosmometer der Firma Schlag, Bergisch Gladbach.

Die *Serummolalität* wird maßgeblich durch Natrium und Chlorid beeinflußt. Neben diesen beiden Soluten tragen vor allem der Harnstoff und die Glucose zur Molalität bei.

Eine Hypomolalität des Serums geht immer mit einer Hyponatriämie einher. Sie kann zustandekommen durch Kochsalzmangel oder auch durch Überdosierung salzfreier Flüssigkeit. Eine Hypermolalität des Serums entsteht durch die Vermehrung folgender Substanzen:

a) Natrium und Chlorid: Wassermangel durch verminderte enterale oder parenterale Flüssigkeitszufuhr sowie Fieber, polyurische Phase des akuten Nierenversagens, Diabetes insipidus, eiweißreiche Sondenernährung, Überdosierung natriumhaltiger Infusionslösungen.
b) Glucose: Coma diabeticum (Hyperosmolalität besonders ausgeprägt bei der nichtazidotischen Form).
c) Harnstoff: Urämie.
d) Diverse Metaboliten: Leberkoma, Urämie, Verbrennungen, Schock.
e) Fremdstoffe: Plasmaexpander, Alkohol.

Besonders wichtig ist die Kontrolle der Molalität von Serum und Liquor bei der Hämodialyse. Dem raschen Abfall der Molalität im Blut kann der Hirn-Liquor-Raum nur verzögert folgen. Durch osmotisch bedingte Flüssigkeitsverschiebung in diesen Raum kann ein Hirnödem entstehen.

Dehydration oder Hyperhydration können durch die Bestimmungen von Hämoglobin, Erythrozytenzahl oder Mikrohämatokrit erkannt werden. Zur Differenzierung dieser Störungen in isotone, hypertone und hypotone Formen dient die Osmometrie (Tab. 11.2) oder behelfsweise MCV und MCHC (S. 11.5).

Tabelle 11.2 Differenzierung von Wasserbilanzstörungen nach ihrer Tonizität

		Hämoglobin Erythrozyten	Mikrohämatokrit	Molalität
Dehydration	isoton	↑	↑	→
	hyperton		(↑)	↑
	hypoton		↑↑	↓
Hyperhydration	isoton	↓	↓	→
	hyperton		↓↓	↑
	hypoton		(↓)	↓

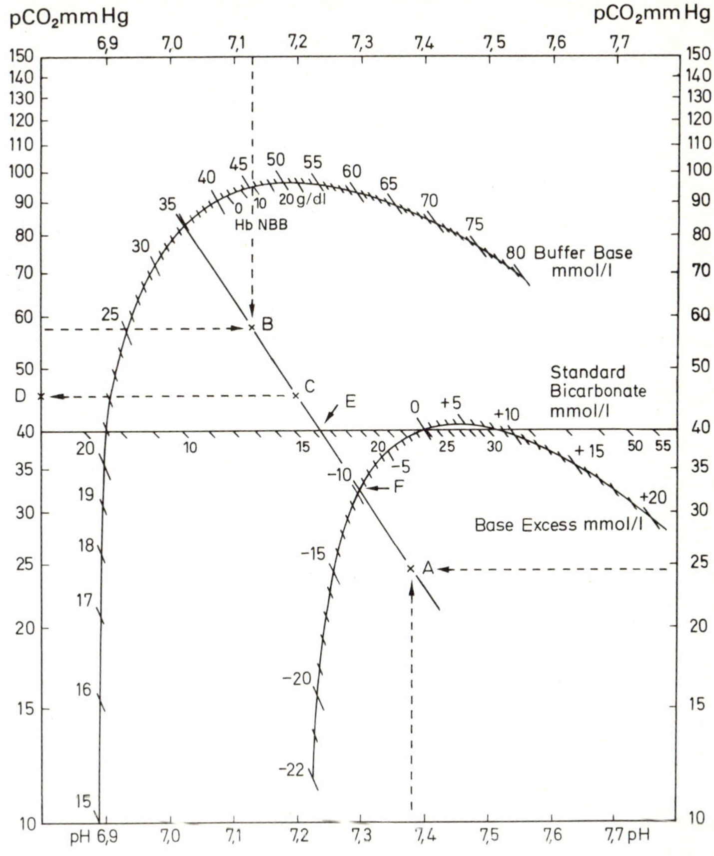

Abb. 11.**4** Siggaard-Andersen-Nomogramm mit Auswertungsbeispiel: pH nach Äquilibrierung mit pCO_2 = 24,4 mm Hg 7,38 (A). pH nach Äquilibrierung mit pCO_2 = 57,8 mm Hg 7,13 (B). A und B werden durch eine Gerade verbunden. Für den gemessenen aktuellen pH-Wert wird auf der Geraden der Punkt C eingezeichnet und der zugehörige pCO_2 (D) ermittelt. – Am Schnittpunkt mit der Standardbicarbonatlinie (E) wird Standardbicarbonat und am Schnittpunkt mit der bogenförmigen Basenüberschußlinie (F) wird die Basenabweichung abgelesen.
Ergebnis der Analyse:

aktuelles pH	7,20,
pCO_2	45,3 mm Hg,
Standard-bicarbonat	16,4 mmol/l
Basen-abweichung	–9,6 mmol/l

Isotonie: MCV normal, MCHC normal.
Hypertonie: MCV vermindert, MCHC erhöht.
Hypotonie: MCV erhöht, MCHC vermindert.

Säure-Basen-Haushalt und Blutgase

Die Untersuchung des Säure-Basen-Gleichgewichts kann nach zwei Methoden vorgenommen werden, erstens nach der indirekten Methode (Äquilibriermethode) und zweitens nach der direkten Methode. Die Ausdrücke „direkt" und „indirekt" beziehen sich in diesem Zusammenhang auf die Art der pCO_2-Bestimmung, die bei der Äquilibriermethode rechnerisch mit Hilfe von Nomogrammen und bei der direkten Methode mit einer pCO_2-Elektrode erfolgt.

Bei beiden Methoden benötigt man drei Meßwerte. Bei der Äquilibriermethode geht man von 3 pH-Werten aus. Bei der direkten Methode benötigt man das aktuelle pH, pCO_2 und die Hb-Konzentration in der Probe. Die Äquilibriermethode kommt mit einer Mikroglaselektrode als einziger Meßstelle aus, für die direkte Methode sind drei Meßstellen erforderlich: Mikroglaselektrode, pCO_2-Elektrode und Photometer (für die Hb-Bestimmung).

Die zwar wenig störanfällige, aber zeitaufwendige und nicht automatisierbare Äquilibriermethode ist in den letzten Jahren in den Hintergrund getreten. Sie wird aber noch in vielen Krankenhäusern durchgeführt. – Beide Methoden können zusätzlich mit einer pO_2-Elektrode kombiniert werden. Bei der direkten Methode ergibt sich dabei die Möglichkeit, pO_2- und pCO_2-Elektrode zu einer Meßkammer zu kombinieren.

Äquilibriermethode: Sie wird meistens mit dem Mikro-Astrup-Gerät der Firma Radiometer, Kopenhagen, durchgeführt. Dieses Gerät erlaubt mit drei pH-Messungen (aktuelles pH, pH bei einem niedrigen und einem hohen CO_2-Partialdruck) die Bestimmung bzw. Berechnung folgender Größen:

1. Aktuelles pH (tatsächliche Wasserstoffionenkonzentration im Plasma des Vollblutes bei 37°C), Normalwert: 7,37–7,44.

Tabelle 11.**3** Schema zur orientierenden Diagnostik bei Störungen des Säure-Basen-Haushalts. Die primär veränderten Größen sind durch senkrechte dicke Pfeile markiert. Durch auf- oder abwärts geneigte dünne Pfeile sind die kompensatorischen Veränderungen und das Verhalten des pH gekennzeichnet. Wie sich diese Größen bei fortschreitender Kompensation ändern, ist durch die Pfeilrichtung der Kreisbögen angedeutet. Bei pH weist mit fortschreitender Kompensation der Pfeil des Kreisbogens naturgemäß immer auf den Normalbereich (Waagerechte) (aus *O. Müller-Plathe:* Säure-Basen-Haushalt und Blutgase. Thieme, Stuttgart 1973)

Störung	Basenabweichung oder Bikarbonat	pH	pCO_2
metabolische Azidose	↓	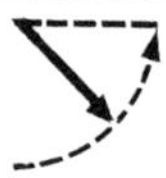	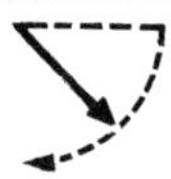
metabolische Alkalose	↑	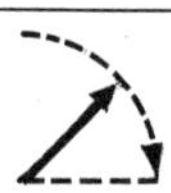	
respiratorische Azidose			↑
respiratorische Alkalose	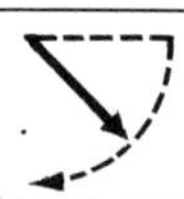		↓

2. pCO_2 (Partialdruck des Kohlendioxids im Vollblut bei 37°C), Normalwert: 34–44 mm Hg = 4,53–5,87 kPa.
3. Standardbicarbonat (Bicarbonatkonzentration im Plasma von O_2-gesättigtem Vollblut, welches bei 37°C mit einem Kohlendioxidpartialdruck von 40 mm Hg äquilibriert ist). Normalwert: 21–26 mmol/l.
4. Aktuelles Bicarbonat (tatsächliche Bicarbonatkonzentration im Plasma von anaerob entnommenem Vollblut). Normalwert: 24 mmol/l.
5. Basenabweichung (Basenkonzentration in mmol/l Vollblut, die sich durch Titration mit starker Säure auf pH 7,40 bei einem pCO_2 von 40 mm Hg und 37°C ergibt). Normalwert: ± 2,5 mmol/l. Die Basenabweichung gibt in Millimol das Zuviel oder Zuwenig an Basen in 1 l Vollblut an.

Die Methode beruht auf dem Prinzip, daß für ein Blut zwischen dem pH und dem dekadischen Logarithmus des pCO_2 eine lineare Beziehung besteht. Das Siggaard-Andersen-Nomogramm (Abb. 11.**4**) gestattet auf einfache Weise die Ablesung der einzelnen Größen. Veränderungen der Konzentration an fixer Säure oder Base führen bei unverändertem Hämoglobingehalt zu einer Parallelverschiebung der einzuzeichnenden Geraden nach links bei Zunahme von Säure, nach rechts bei Abnahme von Säure. Veränderungen der Hämoglobinkonzentration führen bei unverändertem Gehalt an Säure und Base zu einer Änderung der Steilheit der Geraden mit Drehung um den Wert des Basenüberschusses (auf dem Basenüberschußbogen des Nomogramms) als Drehpunkt. Durch das Zusammenspiel beider Faktoren, Basengehalt und Hämoglobinkonzentration, kommt der für eine Blutprobe definierte Verlauf der Geraden zustande. Einzelheiten der Arbeitsweise müssen der methodischen Anleitung entnommen werden. Auf die Begriffsbestimmung von Azidose und Alkalose kann hier nicht eingegangen werden. Tab. 11.3 erlaubt aus den drei Werten aktuelles pH, pCO_2 und Basenabweichung die Aussage, welche Art von Störung im Säure-Basen-Haushalt vorliegt und wie weit diese kompenisert oder dekompensiert ist. – Eine Doppelbestimmung der drei erforderlichen pH-Werte ist unumgänglich.

Direkte Methode: Bei dieser Methode werden pH und pCO_2 in der Regel zusammen mit pO_2 in einer gemeinsamen Meßkammer gemessen und zusätzlich der Hämoglobingehalt photometrisch ermittelt. Bei einigen Geräten sind die Meßstellen so angeordnet, daß zunächst eine pH-Messung erfolgt und das Blut sodann in einen gesonderten Meßraum für pCO_2 und pO_2 hineingedrückt wird. Basenabweichung, Standardbicarbonat und aktuelles

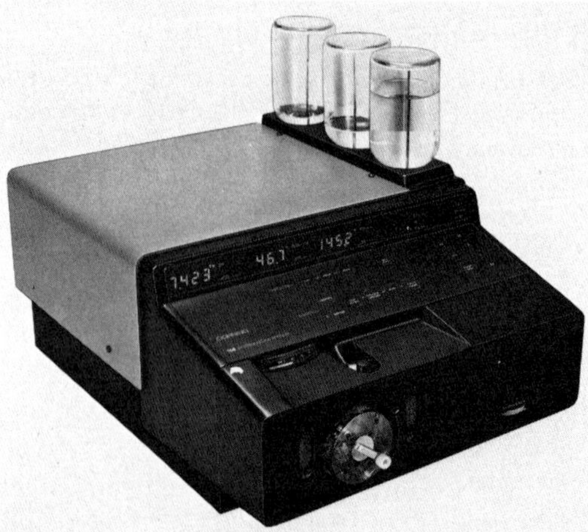

Abb. 11.**5** Corning-Blutgasgerät 168

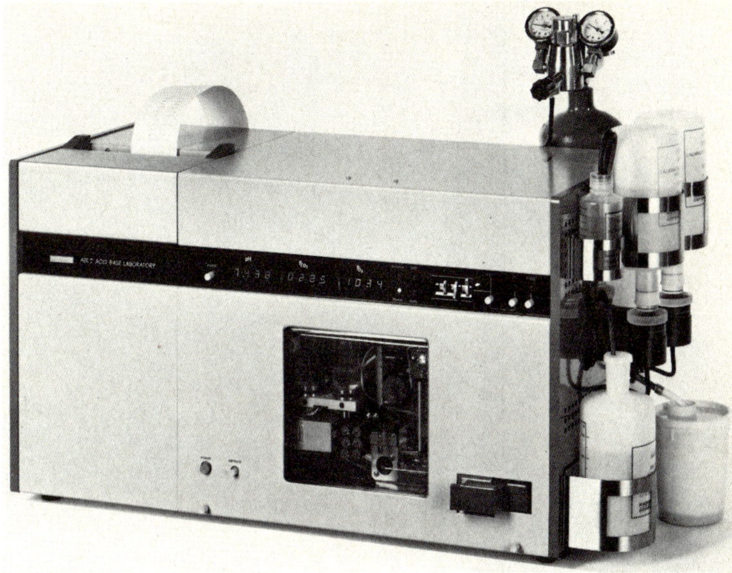
Abb. 11.6 Blutgas-Vollautomat ABL-2 (Radiometer, Kopenhagen)

Bicarbonat werden berechnet. Solche kombinierten Meßsysteme finden sich zum Beispiel im Combi-Analysator*, IL-213** und BGA***. Das Gas-Check-AVL-Gerät nach Harnoncourt****, der IL-Analysator 413** und das Corning-Gerät 168***** bilden eine Gruppe komfortablerer und teurerer Geräte, bei denen diverse Reinigungs-, Eich- und Kontrollvorgänge mechanisiert sind (Abb. 11.5). Durch eine Rechenautomatik wird dem Benutzer nach Eingabe des Hämoglobinwertes die Berechnung der metabolischen Parameter, also die gesamte Nomogrammarbeit, abgenommen.

Die Entwicklung der Blutgasgeräte gipfelt in einer Gruppe von sogenannten Blutgasvollautomaten, zu denen folgende Geräte zu rechnen sind: Corning 175*****, ABL-2*** (Abb. 11.6) sowie der Technicon-BG und AVL 940****. Bei diesen Geräten laufen sämtliche Eich-, Meß- und Reinigungsvorgänge vollautomatisch ab. Die Geräte führen selbsttätig in festen Zeitabständen Ein- und Zweipunkteichungen durch und berücksichtigen fortlaufend den durch ein elektronisches Barometer ermittelten Luftdruck. Der Corning 175 verfügt zudem über ein ausgeklügeltes System elektronischer Fehleranzeige, mit dessen Hilfe ein eingearbeiteter Benutzer eine große Zahl von auftretenden Störungen erkennen und somit auch beseitigen kann. ABL-2 und Technicon-BG sind mit einer photometrischen Meßzelle ausgestattet, die eine approximative Hämoglobinbestimmung im Zuge der Blutgasanalyse gestattet.

* Eschweiler, Hansastr. 48, 2300 Kiel

** Instrumentation Laboratory Inc., Lexington/Mass. (Vertretung für die BRD: Boskamp GmbH, Kleinstr. 14, 5303 Hersel)

*** Radiometer, Kopenhagen (Vertretung für die BRD: Kurt Hillerkus, Ürdinger Str. 463, 4150 Krefeld)

**** Hersteller: AVL AG, Bahnhofstr. 70, Ch-8200 Schaffhausen

***** Vertrieb in der BRD: IMA, Marburger Str. 81, 6300 Gießen

Sauerstoffpartialdruck, Sauerstoffsättigung, gemischt-venöser Sauerstoffgehalt

Zur Beurteilung des pulmonalen Gasaustausches gehört neben der Kenntnis des pCO_{2a}, der in erster Linie von der alveolären Ventilation abhängt, diejenige des pO_{2a} oder wenigstens der Sauerstoffsättigung. pO_2 und Sauerstoffsättigung zeigen Störungen des Belüftungs-Durchblutungs-Verhältnisses, der Diffusion sowie pathologisch-erhöhte Rechts-links-Shunts an. Beginnende Mikroatelektasen zeigen sich zuerst in einem Absinken des pO_{2a}. Der pO_2 zeigt wegen des besonderen Verlaufs der O_2-Dissoziationskurve (Abb. 11.7) im oberen Bereich eine Veränderung des Gasaustau-

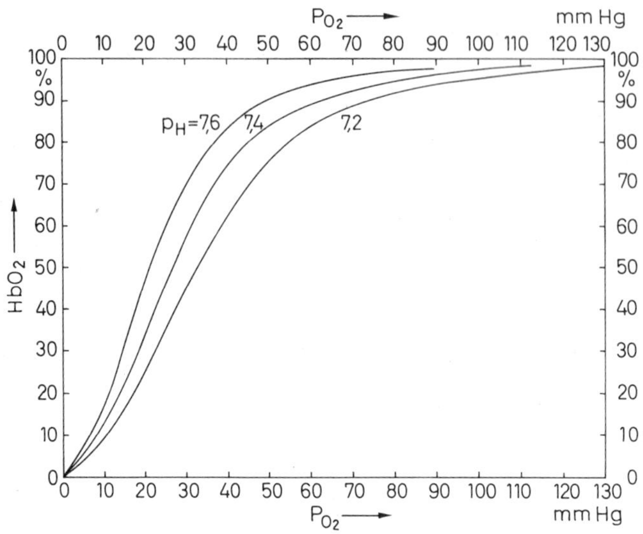

Abb. 11.**7** Sauerstoff-Dissoziationskurven bei verschiedenem pH. Man erkennt, daß bei pH 7,4 eine Verminderung der Sauerstoffsättigung von 97 auf 94% mit einem Absinken des pO_2 um 20 mm Hg (von 100 auf 80 mm Hg) verbunden ist

sches wesentlich empfindlicher an als die Sauerstoffsättigung. Im venösen Bereich (steil abfallender Teil der Sauerstoffbindungskurve) verhält es sich umgekehrt.

Zur Berechnung des gemischt-venösen Sauerstoffgehalts ist die Kenntnis der Hämoglobinkonzentration und der Sauerstoffsättigung erforderlich. Die Sauerstoffsättigung läßt sich sehr schnell und einfach mit dem AO-Oxymeter der Firma Hellige, Freiburg, ermitteln. Dieses Gerät eignet sich für den patientennahen Einsatz (Abb. 11.8). Für zentrale Laboreinrichtungen empfiehlt sich das CO-Oximeter der Firma IL.

Mit der neuesten Version dieses Gerätes (Abb. 11.9) lassen sich in einem Arbeitsgang folgende Messungen an einer Blutprobe durchführen: Gesamthämoglobin, Sauerstoffsättigung, Kohlen-

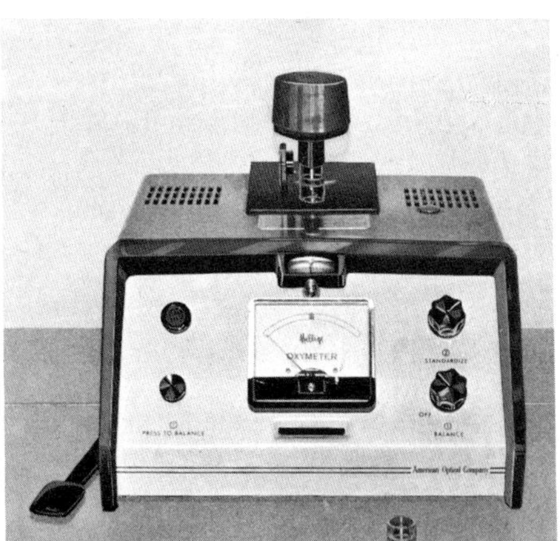

Abb. 11.**8** AO-Oxymeter (Hellige, Freiburg)

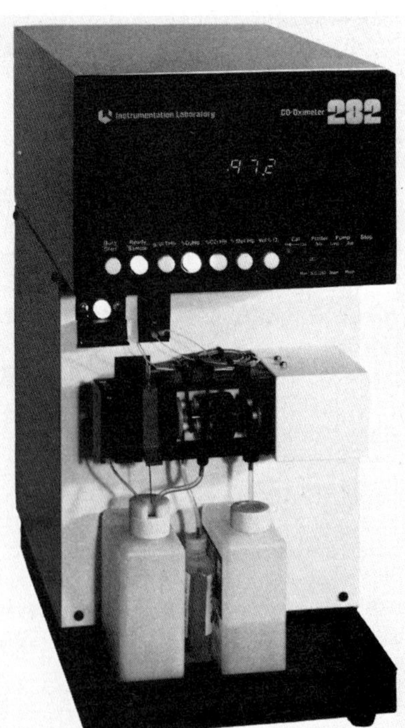

Abb. 11.**9** CO-Oximeter IL 282

oxidhämoglobin und Methämoglobin. Die Verdünnung und Hämolysierung der Blutprobe wird vom Gerät selbsttätig vorgenommen.

Temperaturkorrektur: Bei größeren Abweichungen der Körpertemperatur des Patienten von der Normaltemperatur 37 °C müssen die Werte für pH, pO_2 und pCO_2 korrigiert werden. Aus Abb. 11.10 sind die erforderlichen Korrekturen zu entnehmen. Die Abbildung berücksichtigt die Tatsache, daß der Korrekturfaktor für pO_2 nicht nur von der Temperaturdifferenz, sondern auch von der Sauerstoffsättigung abhängig ist.

Beispiel für die Anwendung: Bei 37 °C wurden gemessen

pCO_2 = 40 mm Hg,
pO_2 = 80 mm Hg,
pH = 7,40,
O_2-Sättigung = 96%.

Welche Werte ergeben sich für eine Körpertemperatur von 30 °C?

Faktor für pCO_2 (gestrichelte Linie)	0,74,
Faktor für pO_2 (96-%-Linie)	0,68,
ΔpH (Abszisse oben)	+ 0,103.

Ergebnisse für 30°C:
pCO_2 = 29,6 mm Hg,
pO_2 = 54,4 mm Hg,
pH = 7,503.

Lactat

Die Lactatbestimmung im Vollblut oder Plasma ist eine wertvolle Ergänzung zur Blutgasanalyse. Lactatazidosen entstehen durch Störungen des oxydativen Stoffwechsels. Die Lactatbestimmung ist deshalb ein sensibler Indikator für eine Gewebshypoxie. Die wichtigsten Ursachen einer Lactatvermehrung (5) sind

- allgemeine und lokale Hypoxie (kardiogener, hämorrhagischer und septischer Schock, Herzinsuffizienz, periphere Durchblutungsstörung, Verbrennung, Declamping, Erstickung, schwere körperliche Belastung),
- Hypothermie, extrakorporale Zirkulation, Massentransfusion, Leberzirrhose im Finalstadium, alkoholische und andere toxische Hepatopathien, Glykogenspeicherkrankheit Typ I, chronische kongenitale Lactatazidose, Biguanid-Therapie.

Für die Intensivmedizin hat sich die Lactatbestimmung als wertvoller Parameter bei Kreislaufinsuffizienz mit Schocksymptomatik erwiesen. Hier weist die Lactatvermehrung sowohl auf einen Sauerstoffmangel als auch auf Störungen der Lactatverwertung in der Leber hin. Ebenso kann während der Behandlung mit Glucoseaustauschstoffen (z. B. parenterale Ernährung) eine Lactatvermehrung im Blut auftreten, die insbesondere dann, wenn Faktoren wirksam werden, die die Gluconeogenese hemmen, bis zur Azidose führen kann.

In den letzten Jahren sind vermehrt schwerste Lactatazidosen, zum Teil mit tödlichem Ausgang, bei mit Biguanid behandelten Diabetikern beschrieben worden. Es ist deshalb ratsam, das Lactat vorbeugend bei den einschlägigen Patienten zu kontrollieren und bei schweren diabetischen Acidosen neben der Untersuchung auf Ketonkörper auch eine Lactatbestimmung vorzunehmen.

Der Normalbereich des Plasmalactats beträgt 1,0–2,0 mmol/l. Eine Blutentnahme *ohne venöse Stauung* ist für die Lactatbestimmung unabdingbar. – Die Bestimmung des Plasmalactats ist durch einen Monotest der Firma Boehringer, Mannheim, rasch und sicher in jedem normal eingerichteten Labor möglich. Außerdem steht für die Bestimmung der Lactat-Analyser 640 der Firma Roche zur Verfügung, mit dem Lactat ohne Probenvorbereitung auf enzymatisch-elektrochemischem Weg sehr schnell gemessen werden kann.

Enzymbestimmungen

Enzymbestimmungen sind im Rahmen der Notfalldiagnostik in erster Linie zur Erkennung von Herzinfarkten und akuten Pankreaserkrankungen erforderlich.

EKG-Befunde können unter bestimmten Umständen (Schwielenherz, Schenkelblock) sehr schwer interpretierbar sein. Die Enzyme Kreatinphosphokinase (CK), Glutamatoxalacetat-Transaminase (GOT) und Lactat-Dehydrogenase (LDH) weisen nacheinander einen Anstieg der Aktivität beim Herzinfarkt auf. Die zeitlichen Verhältnisse gehen aus der Abb. 11.11 hervor, aus der zu ersehen ist, welche Enzyme zu einem bestimmten Zeitpunkt für die Diagnostik herangezogen werden müssen. Die CK ist nicht nur beim Herzinfarkt, sondern auch bei Erkrankungen der Skelettmuskulatur erhöht. Geringgradige Erhöhungen entstehen schon durch intramuskuläre Injektionen. Deshalb sollen intramuskuläre Injektionen bei Fällen von Infarktverdacht vor der Blutabnahme für die Enzymbestimmungen vermieden werden. Durch die ergänzende Bestimmung des weitgehend herzmuskelspezifischen Isoenzyms CK-MB kann die Diagnose Herzinfarkt trotz vorliegender extrakardialer Einflüsse auf die CK-Aktivität gesichert werden.

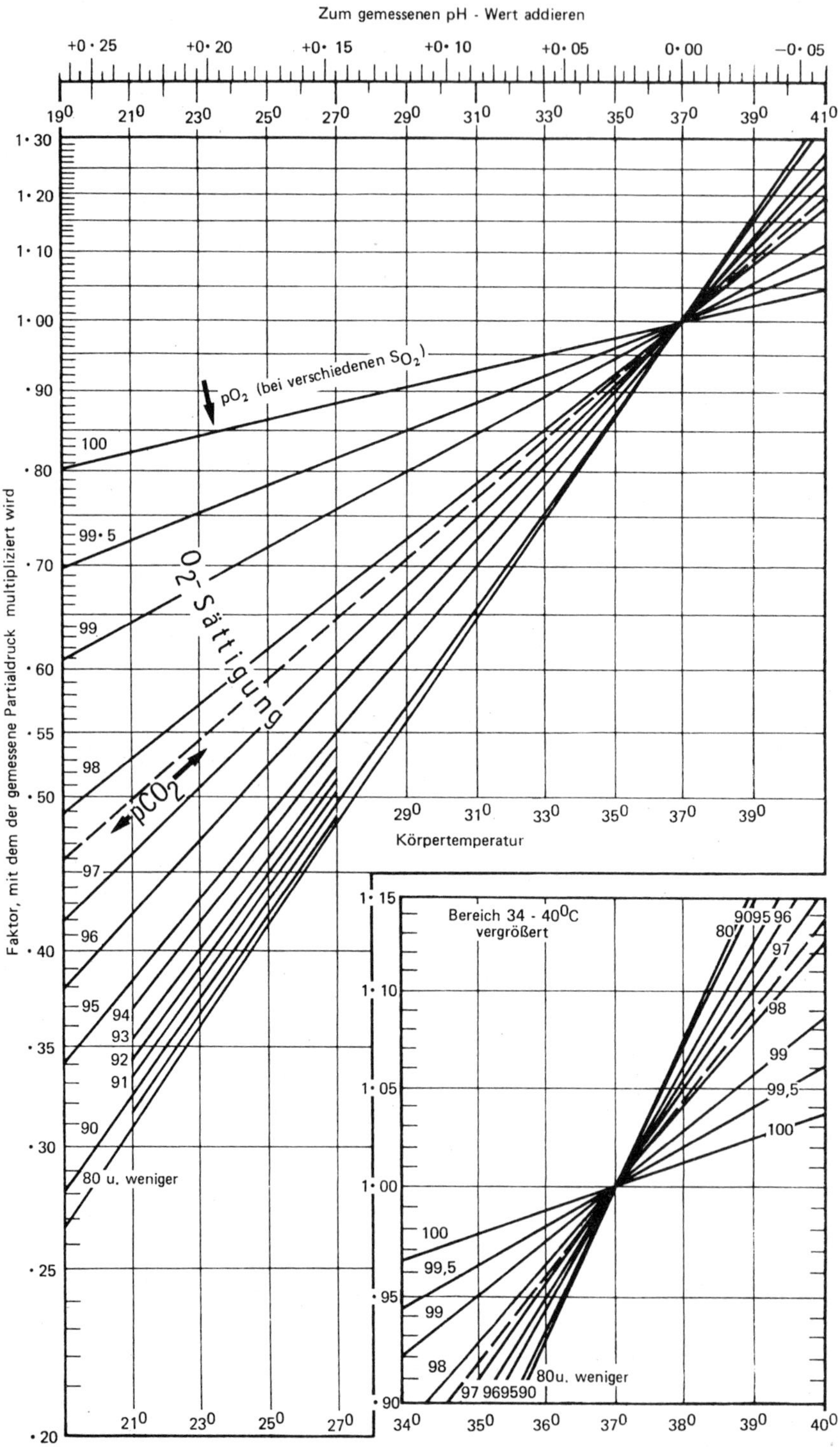

Abb. 11.**10** Nomogramm zur Temperaturkorrektur von pH, pCO_2 und pO_2 für eine Meßtemperatur von 37°C. Abszisse: Körpertemperatur des Probanden; Ordinate: Faktor F, mit dem der gemessene Partialdruck multipliziert werden muß. Oberste Skala: Δ pH, das dem gemessenen pH-Wert addiert wird. – In der rechten unteren Ecke ist der Bereich zwischen 34 und 40°C vergrößert dargestellt. Auf der gestrichelten Linie wird F für pCO_2 aufgesucht, mit Hilfe der O_2-Sättigungslinien findet man F für pO_2. Anwendungsbeispiel im Text (aus *G. R. Kelman, J. F. Nunn:* J. Appl. Physiol. 21 [1966] 1484)

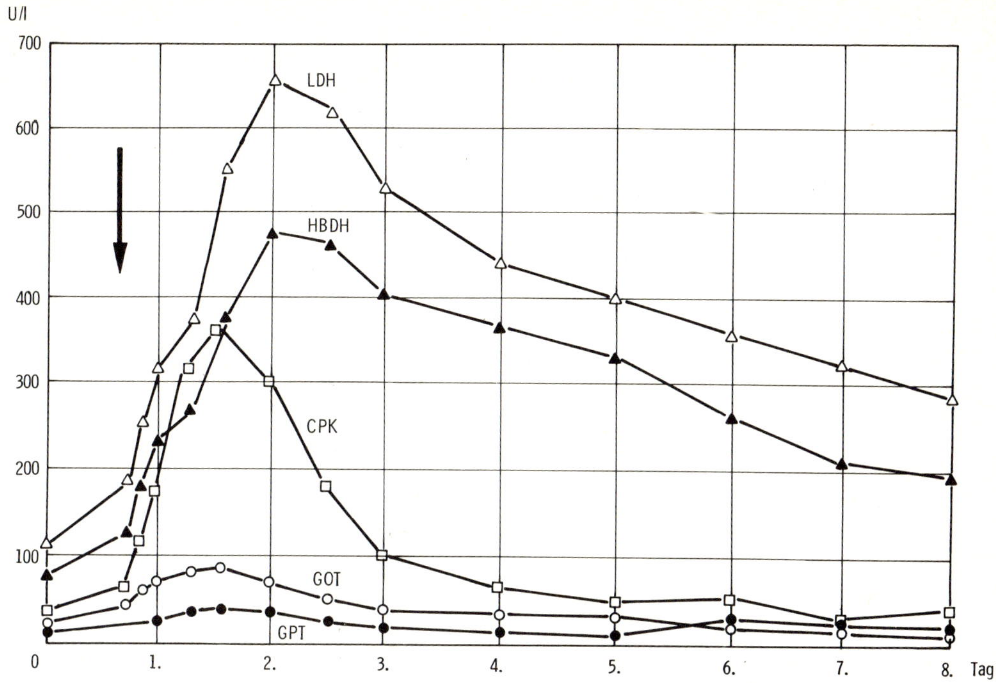

Abb. 11.**11** Enzymbestimmungen beim Herzinfarkt (nach *E. Schmidt* u. *F. W. Schmidt*)

Nur wenig später als die CK steigt die GOT an, die bei einem frischen Infarktereignis etwa für 3 bis 4 Tage erhöht bleibt. Dieses Enzym wird aber sehr stark beeinflußt durch hepatozelluläre Schädigungen und hämolytische Vorgänge (in vivo oder in vitro), so daß eine GOT-Erhöhung nicht immer als Zeichen eines Herzinfarktes interpretiert werden darf. Der schon einige Tage zurückliegende Herzinfarkt kann am besten durch die Bestimmung der LDH bzw. des LDH_1-Isoenzyms α-HBDH erkannt werden. Auch die Aktivität dieser Enzyme kann durch Hämolyse sehr stark erhöht sein.

Normalwerte bei Verwendung der optimierten Testansätze:

CK	bis 70 U/l	GPT	bis	22 U/l
GOT	bis 18 U/l	LDH	bis	240 U/l
		α-HBDH	bis	140 U/l

Bei akuten Pankreaserkrankungen ist die Aktivität der α-Amylase im Serum und im Harn erhöht. Im Gegensatz zu den bisher erwähnten Enzymbestimmungen gibt es für die α-Amylase noch kein standardisiertes bzw. optimiertes Verfahren. Die Normalbereiche sind sehr stark methodenabhängig, so daß in diesem Rahmen auf ihre Angabe verzichtet werden kann. Bei Verdacht auf akute Pankreaserkrankung ist es im Rahmen der Notfalldiagnostik zweckmäßig, das Enzym gleichzeitig im Serum und im Urin zu bestimmen. Hinsichtlich der Bestimmung im Urin ist darauf zu achten, daß die geringste Spur von Speichel das Ergebnis stark verfälscht. Dadurch, daß Patienten Speichel in die für die Harnsammlung bestimmte Bettflasche entleert haben, sind schon falsch-positive Resultate vorgekommen. – Die Konzentration der Amylase im Harn kann bei Oligurie den Normbereich überschreiten. Leichte Erhöhungen der Harnamylase sind daher bei hohem spezifischen Gewicht des Harns nicht beweisend für eine Pankreatitis bzw. Speicheldrüsenschädigung.

Hämostaseologische Untersuchungen

Besonders auf dem Gebiet der Gerinnungs- und Fibrinolyseuntersuchungen ist ein „rund um die Uhr" besetztes Notfallabor erforderlich. Mehr noch als in anderen Bereichen ist hier das Labor an der Sicherung des Erfolges aufwendiger Eingriffe oder kostspieliger Medikationen beteiligt.

Das hämostaseologische Testprogramm des Notfallabors muß folgenden Aufgaben gerecht werden:

1. Ausschluß erhöhter Blutungsbereitschaft vor dringlichen Operationen oder diagnostischen Eingriffen,

Thrombozyten	PTT	Quick	Thrombinzeit	Fibrinogen	Rept.-Zeit	Störung
+						Thrombozyten
	+					inneres System
	+	+				äußeres System + V, X
	+	+	+			Heparin
	(+)	(+)	+	+	(+)	Fibrinogenmangel
	+	+	+	+	+	Hyperfibrinolyse
+	+	+	+	+	(+)	Verbrauchskoagulopathie

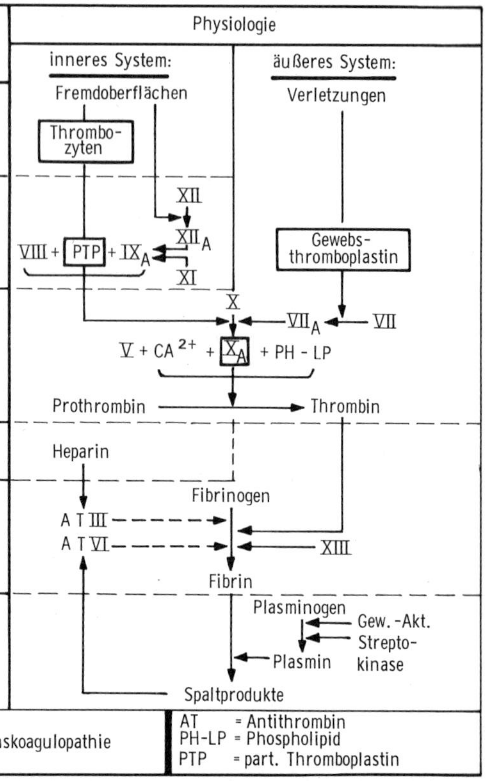

Abb. 11.**12** Physiologie und Labordiagnostik bei Hämostasestörungen

2. Erkennung und Behandlung postoperativer Komplikationen wie Verbrauchskoagulopathie und Hyperfibrinolyse,
3. Antikoagulantien-Therapie bei thromboembolischen Prozessen und nach operativen Eingriffen, besonders in der Angiologie,
4. Steuerung der thrombolytischen Therapie.

Pathophysiologie der Gerinnung und Fibrinolyse (Abb. 11.12)

1. Bildung von aktivem Faktor X: Eine Schlüsselfunktion für die Gerinnung kommt der Aktivierung des Faktors X zu Xa zu. Sie kann auf zwei Arten erfolgen. Im sogenannten äußeren System steht am Anfang die Freisetzung von Gewebsthromboplastin. Dieses Thromboplastin aktiviert den Faktor VII, der dann im Verein mit Ca^{2+} und Phospholipiden den Faktor X aktiviert. Im sogenannten inneren System steht am Anfang der Kontakt des Blutes mit einer fremdartigen Oberfläche (körperfremdes Material, alterierte Endothelien, Kollagenfasern). An dieser Oberfläche kommt es zur Anhaftung von Thrombozyten, die partielles (inkomplettes) Thromboplastin freisetzen. Gleichzeitig tritt an der Fremdoberfläche eine Aktivierung des Faktors XII ein. Unter Mitwirkung der Faktoren XI, IX und VIII wird das partielle Thromboplastin der Plättchen zu einem Komplex ergänzt, der ebenfalls in der Lage ist, den Faktor X zu aktivieren.

2. Bildung von Thrombin und Fibrin: Nach der Aktivierung des Faktors X entsteht aus Faktor V, Calcium und Phospholipiden ein „Prothrombinaktivator". Dieser löst die Thrombinbildung aus. Thrombin, ein proteolytisches Enzym, überführt durch Abspaltung von Fibrinopeptiden das Fibrinogen in Fibrinmonomer. Die Fibrinmonomere polymerisieren zu dem noch löslichen Fibrin S. Dessen labile Vernetzung wird durch den Faktor XIII stabilisiert zu Fibrin I.

3. Fibrinolyse: Der Abbau des Fibrins erfolgt durch Plasmin, eine Endopeptidase, die auch andere Eiweißkörper angreifen kann. Die inaktive Vorstufe des Plasmins, das Plasminogen, wird schon während des Gerinnungsvorgangs dem Fibrinnetz an-

gelagert. Antiplasmine (α_2-Makroglobulin, α_1-Antitrypsin) schützen den Organismus vor zu hoher Plasminaktivität außerhalb des Gerinnsels. Plasminogen wird aktiviert durch
a) gewebliche Aktivatoren (Uterus, Prostata, Lunge, Niere),
b) therapeutische Aktivatoren (Streptokinase).
Plasmin wird durch Trasylol gehemmt, die Wirkung der Aktivatoren läßt sich durch ε-Aminocapronsäure aufheben.
4. *Hemmstoffe der Blutgerinnung:* In vivo wird die Blutgerinnung in erster Linie durch Antithrombine in Schranken gehalten. Die Wirkung des Antithrombins III kann durch Heparinzufuhr verstärkt werden. Als Antithrombin VI bezeichnet man die Fibrinogenspaltprodukte, die bei der Fibrinolyse anfallen. Ihre Antithrombinwirkung kann bei hyperfibrinolytischen Prozessen zu bedrohlichen Blutungen führen.

Prinzip und Aussagefähigkeit der wichtigsten Gerinnungsuntersuchungen

Thrombozytenzahl

Normalbereich 150–400 /nl, Blutungsgefährdung bei weniger als 40 /nl. – Die Bestimmung der Thrombozytenzahl ist an das Labor gebunden. Sie wird im allgemeinen mit elektronischen Zählgeräten vorgenommen. Bei Werten unter 30/nl ist die konventionelle Kammerzählung erforderlich. Abgesehen von Knochenmarksschädigungen sind die Thrombozyten bei der Verbrauchskoagulopathie vermindert. Gewisse Anhaltspunkte über die Zahl und Funktion der Thrombozyten lassen sich auch aus dem Thrombelastogramm (S. 11.20) und aus der Blutungszeit gewinnen. Die Thrombozytenzahl sollte zusammen mit der Thromboplastinzeit nach Quick und der partiellen Thromboplastinzeit zur präoperativen Routinediagnostik gehören.

Blutungszeit und Nachblutung nach Ivy

Am Oberarm wird mit dem Blutdruckapparat eine Stauung von 30–40 mm Hg angelegt. Es folgt ein 3 mm tiefer und etwa 2 mm breiter Lanzetteneinstich in die Fingerbeere, die sofort in ein Glas mit warmer (37°C) physiologischer Kochsalzlösung eingetaucht wird. Stoppuhr drücken! Das austretende Blut sinkt fortlaufend nach unten ab. Man mißt die Zeit bis zum Aufhören dieses Vorganges. Werte über 4 Minuten sind pathologisch und sprechen für eine Thrombozytenstörung. – Zur Prüfung der Nachblutung wird der Finger vorsichtig abgetupft, der Stauungsdruck auf 100 mm Hg erhöht und der Finger sodann erneut in das Glas getaucht. – Bei Koagulopathien, besonders bei Hämophilie, tritt eine langdauernde Nachblutung auf.

Partielle Thromboplastinzeit (PTT)

Prinzip: Messung des Gerinnungseintritts nach Zugabe von partiellem Thromboplastin, Calcium und Kaolin (Oberfläche) zu Citratplasma.
Normalbereich: 35–45 s.
Eine verlängerte PTT bei normalem Quick-Wert spricht in erster Linie für einen Mangel an Faktor VIII oder IX (Hämophilie), in zweiter Linie für einen Mangel an Faktor XI oder XII. Ist auch der Quick-Wert pathologisch, so liegt ein Mangelzustand im Bereich des Prothrombins, der Faktoren V oder X oder auch des Fibrinogens vor. Auch durch Heparin oder Fibrinogenspaltprodukte kann die PTT pathologisch werden. Diese Fälle lassen sich durch die zugleich verlängerte Thrombinzeit erkennen.

Thromboplastinzeit nach Quick

Prinzip: Messung des Gerinnungseintritts nach Zugabe von Gewebsthromboplastin und Calcium zu Citratplasma.
Normalbereich: 70–100%.
Die Thromboplastinzeit ist verlängert bei
1. Verminderung von Prothrombin, Faktor VII oder Faktor X,
2. bei ausgeprägtem Mangel an Fibrinogen oder Faktor V,
3. unter dem Einfluß von Heparin und Fibrinogenspaltprodukten.

In den beiden zuletzt genannten Fällen ist auch die Thrombinzeit pathologisch verlängert.
Der Quick-Test ist wichtig zur Erfassung der Leberfunktion (Prothrombinsynthese) und zur Kontrolle der Therapie mit Antikoagulantien vom Cumarintyp.

Thrombinzeit

Prinzip: Messung des Gerinnungseintritts nach Zugabe von Thrombin zu Citratplasma.
Normalbereich: 17–23 s.
Pathologischer Ausfall bei Anwesenheit von Antithrombinen wie Heparin und Fibrinogenspaltprodukten, ferner bei schwersten Hypofibrinogenämien (unter 60 mg/dl) und bei einigen Paraproteinämien.

Reptilasezeit

Prinzip: Messung des Gerinnungseintritts nach Zugabe von Reptilase zu Citratplasma.
Normalbereich: 18–22 s.

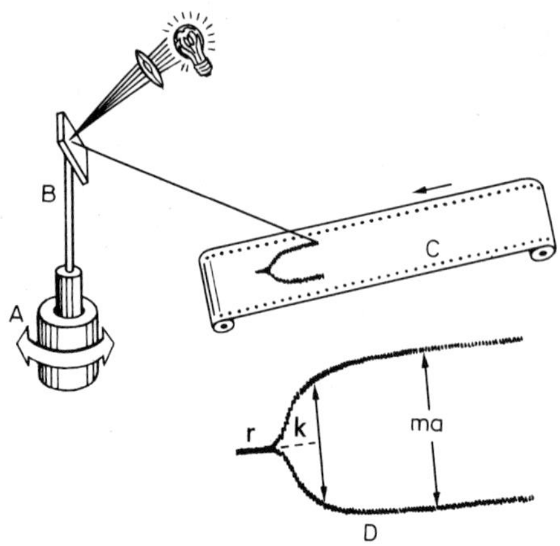

Abb. 11.13 Funktionsprinzip des Thrombelastographen. A= Küvette, B = zylindrischer Stift, C= Film, D = Ausmessung des Thrombelastogramms. Weitere Erläuterungen s. Text (aus: Surgical Bleeding, hrsg. von *A. W. Ulin, S. S. Gollub.* McGraw-Hill, New York 1966)

Reptilase wird im Gegensatz zu Thrombin nicht durch Heparin gehemmt. Somit ist die Reptilasezeit eine wertvolle Ergänzung zur Abklärung der verlängerten Thrombinzeit. Die Reptilasezeit wird verlängert gefunden bei Hyperfibrinolyse (Spaltprodukte), Hypofibrinogenämie und Dysfibrinogenämie.

Fibrinogen

Fibrinogen wird im allgemeinen nach der Methode von Clauss bestimmt. Es handelt sich um eine Modifikation der Thrombinzeit, bei der die Konzentrationsverhältnisse so gewählt sind, daß der Gerinnungseintritt nicht mehr von der Thrombin-, sondern von der Fibrinogenkonzentration abhängt.

Normalbereich: 200–450 mg/dl.

Der Test (Testpackung der Behringwerke) wird von Heparinkonzentrationen bis zu 2 E/ml nicht beeinflußt. Bei höheren Heparinkonzentrationen muß Fibrinogen immunologisch oder photometrisch bestimmt werden. Hypofibrinogenämie findet sich bei Verbrauchskoagulopathie, Hyperfibrinolyse und angeborenem Fibrinogenmangel. Bei vielen konsumierenden Prozessen finden sich erhöhte Fibrinogenwerte.

Thrombelastographie (TEG)

Der Thrombelastograph (Hellige, Freiburg) gestattet eine fortlaufende visuelle und photokymographische Beobachtung des Gerinnungsablaufs. Als Meßgrundlage dient die Scherelastizität des Gerinnsels. Das zu untersuchende Blut oder Plasma wird in eine Mikroküvette aus unbenetzbarem Stahl gegeben, in die ein zylindrischer Stift eintaucht. Die Küvette wird automatisch um ihre Längsachse hin und her gedreht. Nach Einsetzen der Gerinnung wird diese Drehbewegung der Küvette auf den in der Mitte befindlichen Stift übertragen, der mit einem Spiegel versehen ist zur photokymographischen Registrierung (Abb. 11.13). Es werden ausgewertet

a) die Reaktionszeit r (vom Start bis zur Verbreiterung der Kurvenschenkel auf 1 mm),
b) die Gerinnselbildungszeit k (vom Ende der Reaktionszeit bis zu einer Amplitude von 20 mm),
c) die maximale Thrombuselastizität $m\varepsilon$, die aus der Maximalamplitude ma berechnet wird.

Normalbereich (Richtwerte für Citrat-Vollblut):
r = bis 7 Minuten,
k = bis 6 Minuten,
$m\varepsilon = 100$.

Neben Störungen der Vorphase der Gerinnung (Verlängerung von r und k) erfaßt das TEG vor allem Störungen im Thrombusaufbau, wie sie bei Fibrinogenmangel, Thrombozytenstörungen und erhöhter Fibrinolyse vorkommen (Abb. 11.14). Wegen des hohen Zeitaufwandes ist das TEG für die Notfalldiagnostik nur bedingt einsetzbar, vor allem wenn lange Registrierzeiten zur Erkennung von leichten Hyperfibrinolysen erforderlich sind.

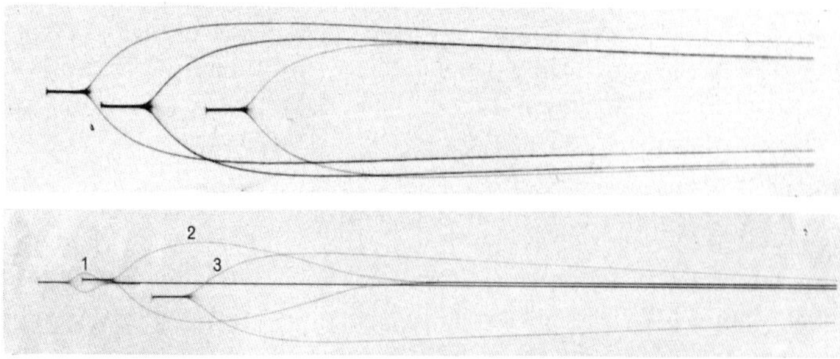

Abb. 11.14 Oben normale Thrombelastogramme, unten Thrombelastogramme bei Hyperfibrinolysen verschiedenen Ausmaßes (Nr. 1 mit gleichzeitigem Fibrinogenmangel). Die Abbildungen verdanken wir Herrn Prof. *Thies*, Heilbronn

Anhang

Bemerkungen zur Blutentnahme

Blutentnahmen für Untersuchungen im Serum sollen mit möglichst kurz dauernder Stauung der Venen mittels einer sauberen, nicht zu engen Kanüle durchgeführt werden. Das Blut soll zur Vermeidung von Hämolyse nicht mit einer Spritze aspiriert werden, sondern möglichst aus der Kanüle tropfend direkt im Röhrchen aufgefangen werden. Ist die Verwendung von Spritzen unumgänglich, muß ein so geringer Sog ausgeübt werden, daß es nicht zur Schaumbildung kommt. Schaumbildung verursacht Hämolyse. Beim Ausspritzen aus der Spritze ist vorher die Kanüle abzunehmen. Hämolyse stört bei folgenden Bestimmungen: LDH, saure Phosphatase, GOT, Kalium, Bilirubin, Bromthaleintest und hämatologischen Untersuchungen. Viele Gerinnungsuntersuchungen werden mit Citratplasma durchgeführt. Hierfür wird zunächst 1 ml 3,8%ige Natriumcitratlösung aufgezogen und 9 ml Blut hinzu entnommen. Das Mischungsverhältnis 1 : 10 muß genau eingehalten werden, wenn die Ergebnisse des Gerinnungsstatus nicht verfälscht werden sollen. Unmittelbar nach Ende der Blutaspiration werden Blut und Citratlösung durch Aufziehen einer kleinen Luftblase und Hin- und Herbewegen der Spritze innig vermischt, erst dann wird das Blut in ein bereitstehendes Röhrchen gegeben.
Für hämatologische Untersuchungen wird Venenblut in EDTA-Röhrchen entnommen. Durchmischung durch Kippen erforderlich.

Einrichtung eines Notlabors im Rahmen der Station

Es ist ein 8–10 m^2 großer, möglichst gekachelter Raum mit gutem Licht- und Belüftungsverhältnissen erforderlich. Man benötigt eine Arbeitsplatte von 4–5 m Länge mit heller, glatter Oberfläche (Resopal oder ähnliches). Ein Teil der Arbeitsfläche sollte als Leuchtplatte ausgebildet sein. Neben einem Handwaschbecken ist ein Spülbecken erforderlich, ferner ein Gasanschluß für einen Bunsenbrenner und mindestens 8 Steckdosen für 220-V-Wechselstrom.
Weiter werden benötigt: ein Kühlschrank (100 l), ein Brutschrank (30 l), ein Wandbord für Reagentien, ein Trockengestell für Glassachen, ein Mikroskop mit Mikroskopleuchte, eine Tischzentrifuge für vier Zentrifugenröhrchen, eine Mikro-Hämatokritzentrifuge, eventuell ein Blutgasgerät, ein Bunsenbrenner, ein Barometer, ein Raumthermometer, ein durchsichtiges Wasserbad mit Thermostat und einhängbarem Reagenzglasgestell, ein Kurzzeitwecker und eine Stoppuhr, ferner Kleinmaterial, wie z. B. Reagenzglasständer, Zentrifugengläser, Reagenzgläser, Gerinnungsröhrchen und Pipetten, Objektträger, Zählkammern, Deckgläser.

Literatur

Zusammenfassende Darstellungen

1 Barthels, M., H. Poliwoda: Gerinnungsanalysen – Interpretation, Schnellorientierung, Therapiekontrollen. Thieme, Stuttgart 1975; 2. Auflage 1979
2 Colombo, J.-P., R. Richterich: Die einfache Urinuntersuchung. Huber, Bern 1977
3 v. Klein-Wisenberg, A., K.-G. v. Boroviczeny, R. Merten: Medizin und Einheitengesetz. Instand-Schriftenreihe, H. 2. Triltsch Verlag, Düsseldorf 1977
4 Kutter, D.: Schnelltests in der klinischen Diagnostik. Urban & Schwarzenberg, München 1976
5 Müller-Plathe, O.: Säure-Basen-Haushalt und Blutgase. Thieme, Stuttgart 1973
6 Schmidt, E., F. W. Schmidt: Kleine Enzymfibel. Boehringer, Mannheim 1973
7 Richtlinien der Bundesärztekammer zur Durchführung der statistischen Qualitätskontrolle und von Ringversuchen im Bereich der Heilkunde. Dtsch. Ärztebl. 68 (1971) 2228

12 Mikrobiologie

Von F.-H. Caselitz

Bakteriologische Untersuchungen

Zwischen einer Intensivstation und einer bakteriologischen Abteilung ist eine enge Zusammenarbeit absolut notwendig. Gerade in diesem Bereich läßt sich die von Schottmüller postulierte Bakteriologie am Krankenbett gut demonstrieren, denn laufende bakteriologische Untersuchungen der Patienten sind auf einer Intensivstation unerläßlich. Eine gezielte und erfolgreiche spezifische antibakterielle Behandlung kann nur unter Heranziehung eines Bakteriologen und einer guten Zusammenarbeit zwischen der Station und der Bakteriologischen Abteilung möglich sein (10, 26).

Material

Als Untersuchungsmaterial kommen vom Patienten Trachealsekret, Abstriche vom Tracheostomarand, Nasen- und Rachenabstriche, Eiter, Sputum, Urin, Punktate, Sekrete, Blut, Liquor und Abstriche von Wundflächen in Betracht.

Entnahme und Aufbewahrung des Materials

Die Entnahme des Materials hat nach den üblichen Richtlinien zu erfolgen und soll möglichst vom behandelnden Arzt durchgeführt werden. Gezielte Abnahme und schnelle Verarbeitung des Untersuchungsgutes ist die Voraussetzung für eine erfolgversprechende bakteriologische Diagnostik. Das Begleitformular muß sorgfältig ausgefüllt werden. Nur dann ist der Bakteriologe in der Lage, auch klinische Gesichtspunkte zu berücksichtigen und ein brauchbares Ergebnis in einer relativ kurzen Zeit mitzuteilen. Bei fehlender Versandmöglichkeit sollten Stuhl-, Sputum- und Urinproben im Kühlschrank bei +4°C, Blutkulturen, Liquores und möglicherweise auch Eiter und Punktate im Brutschrank bei 37°C aufbewahrt werden (23). Für die bakteriologische Verarbeitung des Materials gelten die folgenden Richtlinien:

1. Anfertigung eines oder mehrerer Originalpräparate,
2. Beimpfen von festen, flüssigen und halbflüssigen Nährböden,
3. Austestung des als pathogen anzusehenden Mikroorganismus gegenüber Chemotherapeutika und Antibiotika.

Originalpräparat

Neben den gebräuchlichen Gramfärbungen müssen bei besonderen Fragestellungen Spezialfärbungen zur Anwendung kommen. Mindestens einmal soll von jedem Tracheotomierten das Trachealsekret und das Material vom Tracheostomarand durch eine Färbung nach Ziehl-Neelsen oder mit Hilfe der Fluoreszenzmikroskopie auf säurefeste Stäbchen untersucht werden, um unerkannte offene Tuberkulose zu erfassen. Eine Unterlassung ist verantwortungslos gegenüber dem Pflegepersonal und den anderen Patienten. Die massive Antibiotikatherapie führt häufig zur Verschiebung der Keimflora. Nicht selten beherrschen nach einigen Tagen oder Wochen antibiotischer Behandlung Pilze, insbesondere Vertreter der Candidagruppe, das mikroskopische Bild. Nativpräparate mit und ohne KOH-Behandlung sollten aus diesem Grunde mehr denn je bei Langzeitbeatmeten und bei Verdacht auf Pilzinfektion zur Diagnostik herangezogen werden.

Nährböden

Feste Nährböden

Neben der Blutagarplatte gehören Spezialnährböden mit weitem Wachstumsspektrum zur Züchtung gramnegativer Stäbchen aus den Familien Enterobacteriaceae und Pseudomonadaceae zum täglichen Rüstzeug. Daneben müssen Medien für die Isolierung von Corynebakterien, hämophilen Bakterien und Pilzen bereitstehen. Sie sollten bei den Untersuchungen von Trachealabstrichen und Sputum immer herangezogen werden. Liegt der Verdacht einer Anaerobeninfektion nahe, werden spezielle Traubenzuckerblutagarplatten beimpft und anaerob bebrütet, z.B. Methode nach Zeissler für Clostridien, Methode nach MacIntosh und Fildes – modifiziert nach Heller – für Bacteroidesstämme, Peptokokken, Peptostreptokokken usw. – Neben diesen in der Routinediagnostik täglich benutzten Nährböden müssen eventuell besondere Selektivnährböden zum Nachweis von Staphylokokken und Pseudomonaden in stark mischinfiziertem Untersuchungsmaterial angefertigt werden.

Flüssige bzw. halbflüssige Nährböden

Die flüssigen bzw. halbflüssigen Nährböden dienen als Anreicherungsmedien. Es ist zu bedenken, daß die Zusammensetzung der einfachen Nährbouillon keine günstigen Wachstumsbedingungen für alle Keime bietet. Spezielle flüssige bzw. halbflüssige Medien sind zu beimpfen, wenn man mit bestimmten Bakterien zu rechnen hat, die besondere Anforderungen an den Nährboden stellen, z. B. Anaerobier, Meningokokken, hämophile Bakterien, Pilze, Salmonellen, Shigellen usw.
Die Interpretation der bakteriologischen Befunde ist oft nicht einfach und sollte in Zweifelsfällen stets in Zusammenarbeit zwischen dem behandelnden Arzt und dem Mikrobiologen erfolgen. Der Befund im Originalpräparat, das direkte Züchtungsergebnis und die bakteriologischen Resultate nach Anreicherung in den flüssigen bzw. halbflüssigen Medien müssen gegeneinander abgewogen werden.

Blutkultur am Krankenbett

Bei allen schwerkranken Patienten auf den Intensivstationen muß mit Bakteriämien gerechnet werden. Aufgabe des Klinikers ist es, den richtigen Zeitpunkt zur Anlage einer Blutkultur auszuwählen. Die Aufgabe des Bakteriologen besteht darin, mit einer geeigneten Methodik möglichst schnell die Bakterien zu isolieren. Da die Keimart im strömenden Blut nicht bekannt sein kann, sollten verschiedenartige Nährböden beimpft werden, um einem jeglichen Keim eine optimale Wachstumsmöglichkeit zu bieten. Die Anlage einer Blutkultur erfolgt unter Verwendung flüssiger bzw. halbflüssiger Nährböden, gleichzeitig kann eine Gußplattenmethode herangezogen werden.

Blutkultur mit flüssigen bzw. halbflüssigen Nährböden

Es bieten sich vier verschiedenartige Nährmedien an: Gallebouillon, Traubenzuckerbouillon, TVLS-Medium (9) und Tryptosebouillon mit Liquoidzusatz.
Diese Nährböden sind zu 30 ml in großen Röhrchen – 24 cm lang, 2 cm breit – abgefüllt und sterilisiert. Unter sterilen Kautelen wird zum richtigen Zeitpunkt, im allgemeinen während des Fieberanstieges, mit einer 20 ml sterilen Spritze Blut aus einer Vene oder Arterie entnommen und je 5 ml direkt am Krankenbett in einen jeden flüssigen bzw. halbflüssigen Nährboden gegeben. Die beimpften Nährböden werden sofort in die bakteriologische Abteilung zur Bebrütung gebracht oder, z. B. während der Nacht, in einem Brutschrank bei 37 °C auf der Station abgestellt. Aus diesem Grund gehört ein kleiner Brutschrank zur Ausrüstung einer Intensivstation.

Blutkultur mit Gußplattenmethoden

Zur Durchführung dieser Blutkultur muß in der bakteriologischen Abteilung des Krankenhauses ein Blutkulturdienst vorhanden sein. Das Blutkulturbesteck besteht neben den vier erwähnten flüssigen bzw. halbflüssigen Nährböden noch aus vier Röhrchen der gleichen Größe, von denen zwei 20 ml Nähragar und zwei 20 ml Traubenzuckeragar enthalten. Der Agar wird im Dampftopf verflüssigt, und anschließend werden die Röhrchen in ein Gefäß mit Wasser – Temperatur etwa 60 °C – gestellt. Ein für diese Aufgabe ausgebildeter Laborant geht mit dem Blutkulturbesteck auf die Station und übernimmt die Beimpfung der Nährböden, nachdem das Blut vom Stationsarzt abgenommen worden ist. Nach der Beimpfung der flüssigen Nährböden werden etwa 2 ml Blut in je ein Röhrchen mit dem verflüssigten Agar gegeben, gut durchmischt und sofort am Krankenbett in sterile Petrischalen gegossen. Anschließend erfolgt Bebrütung. – In einem großen Prozentsatz der Fälle dürfte die alleinige Verwendung flüssiger bzw. halbflüssiger Nährmedien allen Anforderungen gerecht werden. Die zusätzliche Gußplattentechnik gibt Auskunft über das Ausmaß der Bakteriämie und die Keimzahl, da die Bakterien nach dem Gießen der Platten sofort im Nährboden fixiert werden.

Die Anlage von Blutkulturen am Krankenbett ist auf den Intensivstationen äußerst wichtig und von zwingender Aussagekraft. Klinische Diagnosen wie „septischer Schock", Sepsis oder Bakteriämie können nur dann einer kritischen Beurteilung standhalten, wenn die notwendigen bakteriologischen Untersuchungen durchgeführt und exakte Grundlagen geschaffen worden sind.

Resistenzbestimmung und Antibiotikaanwendung

Ziel der bakteriologisch-diagnostischen Maßnahmen ist in erster Linie die gezielte Antibiotikatherapie. Dementsprechend müssen alle aeroben und anaeroben Stämme, die als pathogen angesehen werden, gegenüber verschiedenen Antibiotika und Chemotherapeutika ausgetestet werden. Was die „klinische Heilung" anbetrifft, so sollte man nicht vergessen, daß es sich hier um ein komplexes Geschehen handelt, das auch von der Abwehrlage des Patienten abhängt. Das Antibiotikum kann lediglich die antibakterielle Voraussetzung schaffen (24). Die Verabreichung von Antibiotika oder Chemotherapeutika hat, wenn irgend möglich, erst nach Vorlage des Antibiogramms zu erfolgen. Ist jedoch eine sofortige Applikation aus klinischen Gesichtspunkten indiziert, so stehen gewisse Überlegungen zur Diskussion. Nach den heutigen Erfahrungen zu urteilen, beherrschen auf einer Intensivstation Spezies der Familie Enterobacteriaceae und Pseudomonadaceae das bakteriologische Bild. Von den grampositiven Elementen ist es der Staphylococcus aureus, der besondere Beachtung verdient. Da die an den Krankheitsprozessen im Hospital beteiligten Staphylokokken in einem hohen Prozentsatz Penicillinasebildner sind, kommen primär nur penicillinase-stabile „Staphylokokken-Penicilline" – Oxacillin, Cloxacillin und Dicloxacillin – für die therapeutische Anwendung in Betracht. Bei den häufig anzutreffenden Mischfloren sind ebenfalls die bakterizid wirkenden Cephalosporine – u.a. Cephalotin, Cefalexin, Cefamandol, Cefuroxim und Cefotaxim –, die über ein breites Wirkungsspektrum verfügen, nicht wegzudenken. Aus dieser Stoffklasse dürfte in Zukunft das Antibiotikum Cefoxitin von besonderem Interesse sein, da das Spektrum des Cefoxitins im gramnegativen Bereich gegenüber den konventionellen Cephalosporinen verbreitert ist. Dies betrifft „resistente Problemkeime", insbesondere Klebsiellen, Indol-positive Proteusspezies und Serratia marcescens. Dazu kommt die Tatsache, daß dieses Medikament ebenfalls wirksam ist gegen anaerobe, gramnegative, nichtsporenbildende Stäbchen. Gegenüber Pseudomonas aeruginosa und Enterokokken ist das Präparat unwirksam (7, 16). Beim vermehrten Auftreten von Enterokokken ist auch heute noch das Breitbandantibiotikum Ampicillin das Medikament der Wahl.

Relativ schnell hat sich ein unter bestimmten Voraussetzungen bakterizid wirkendes Breitbandchemotherapeutikum, eine Kombination von Trimethoprim und Sulfamethoxazol (Bactrim, Eusaprim), aufgrund seines ausgedehnten Wirkungsspektrums durchsetzen können. Die biologische Eliminationshalbwertzeit ist für beide Substanzen ähnlich und beträgt im Durchschnitt etwa 10 bis 12 Stunden. Das Kombinationspräparat ist hochwirksam gegenüber einer Vielzahl gramnegativer und grampositiver Bakterien. Hinsichtlich der Nebenwirkungen muß mit den gleichen Komplikationen wie bei einer Sulfonamidtherapie gerechnet werden (28). Von den bakteriostatisch wirkenden Breitbandantibiotika Chloramphenicol und Tetracyclin hat das letztere ebenfalls seinen berechtigten Platz in der antibakteriellen Therapie. Chloramphenicol wird nur dann eingesetzt, wenn Liquorgängigkeit erforderlich ist oder eine Mischinfektion mit aeroben und anaeroben Mikroorganismen, ein ausgefallenes Antibiogramm oder eine Salmonellainfektion vorliegt, sowie wenn wegen einer Niereninsuffizienz ein Abbau über die Leber vorzuziehen ist. Einer lokalen Verabreichung von Nebacetin – eine Kombination von Neomycin und Bacitracin – kann wegen des breiten Wirkungsspektrums zugestimmt werden.

Das Auftreten einer gefürchteten Pseudomonas aeruginosa-Infektion verlangt eine spezifische Behandlung mit Aminoglykosiden oder bestimmten halbsynthetischen Penicillinpräparaten (z.B. Azlocillin). Aminoglykosidantibiotika wie Gentamicin, Tobramycin, Amikacin und Sisomicin sind nicht ohne Nebenwirkungen. Bei ihrer therapeutischen Anwendung muß sich der behandelnde Arzt streng an die Vorschriften halten. Bei vorliegenden Nierenfunktionsstörungen können diese Präparate wegen der Kumulationsgefahr nur bei sorgfältiger klinischer Überwachung und entsprechenden Laboratoriumskontrollen sowie bei individueller reduzierter Dosis und Verlängerung der Dosisintervalle angewandt werden. So verlängert sich z.B. die Serumhalbwertzeit für Gentamicin bei Reduktion der Nierenclearance-Serumhalbwertzeit auf 10% um das 6- bis 7fache. Bei dem Präparat Tobramycin wird die Halbwertzeit unterschiedlich angegeben und ergibt sich als Mittel mit 2,2 (1,3–3) Stunden (28). Die Halbwertzeit bei dem neu eingeführten Präparat Amikacin soll ungefähr zwei Stunden betragen. Es darf nicht unerwähnt bleiben, daß das Antibiogramm bei den hier aufgeführten Aminoglykosiden nicht einheitlich zu sein braucht. Es ist daher absolut notwendig, im Bedarfsfall mehrere Aminoglykoside zur Resistenzbestimmung heranzuziehen. In vielen Bereichen wird das Antibiotikum Gentamicin wegen seiner großen Breitenwirkung auch vor dem Vorliegen der bakteriologischen Resultate zur Therapie herangezogen. Man darf aber nicht vergessen, daß Aminoglykoside unwirksam gegen Anaerobier sind. Gegenüber den Aminoglykosiden können die in Betracht kommenden halbsynthetischen Penicillinpräparate als weitgehend atoxisch angesehen werden. Neben dem Antibiotikum Carbenicillin, das auch in hohen Dosen gut vertragen wird, sind weitere Präparate entwickelt worden, die ebenfalls als gut und zum Teil besser wirksam gegen Pseudomonas aeruginosa sein dürften, z.B. Ticarcillin, ein α-Carboxy-3-Thienyl-Methylpenicillin. Vielversprechend ist das Antibiotikum Azlocillin, ein halbsynthetisches Breitspektrumpenicillin aus der neuen Gruppe der Acylureidopenicilline (12). Es kommt neben der Behandlung von Infektionen mit Problemkeimen in erster Linie für die Pseudomonas-aeruginosa-Infektion in Betracht. Wenn auch dem Mezlocillin, ebenfalls ein halbsynthetisches Breitspektrumpenicillin aus der Gruppe der ringförmigen Acylureidopenicilline, eine sehr gute Wirksamkeit gegen Problemkeime zukommt, so dürfte doch dieses Präparat bei der Bekämpfung von Pseudomonas-aeruginosa-Infektionen dem Azlocillin unterlegen sein. – Kombinationen zwischen halbsynthetischen Pseudomonas-aeruginosa-wirksamen Breitspektrumpenicillinen mit Aminoglykosiden sind insbesondere bei mäßig empfindlichen Pseudomonas-aeruginosa-Stämmen von Erfolg (12). Bestimmte Richtlinien bei der Applikation muß man berücksichtigen. So soll z.B. Ticarcillin mit Aminoglykosen nicht in Infusionslösungen gemischt werden. Eine gretrennte parenterale Verabreichung ist notwendig.

Für die immer häufiger zu beobachtenden Candidaseptikämien auf Intensivpflegestationen hat lange Zeit das Antimykotikum Amphotericin B eine bedeutende Rolle gespielt. Inzwischen sind verschiedene andere Antimykotika herangezogen und getestet worden, z.B. Clotrimazol, 5-Fluorcytosin, Nystatin (28). Von nicht zu unterschätzender Bedeutung dürfte das Antimykotikum Miconazol – wie Clotrimazol ein Imidazolyl-Antimykotikum – sein, das i. v. angewandt wird und von dem gute Erfolge bei Candidaseptikämien erwartet werden können (30).

Im allgemeinen kommen invasive Verlaufsformen bei bestehender Candidainfektion nur bei schwerkranken Patienten mit zusammengebrochenem Abwehrmechanismus vor, und dementsprechend ist eine erfolgreiche Bekämpfung dieser Mikroorganismen nicht eine Garantie für eine endgültige Heilung des Patienten.

Das Auftreten resistenter Stämme gegenüber Antibiotika ist von besonderer Bedeutung (5). Unter den verschiedenen Möglichkeiten der Entwicklung einer Resistenz gegenüber Antibiotika scheint auch für den infektiösen Hospitalismus die durch R-Faktoren bedingte Resistenz von großer Bedeutung zu sein. Diese Art von Resistenzentwicklung ist deshalb so bedeutsam, weil der hier vorkommende Konjugationsvorgang und damit die Resistenzübertragung sich keineswegs nur innerhalb einer Bakterienspezies abzuspielen oder darauf zu beschränken braucht. Die Übertragung scheint vielmehr wahllos zwischen den einzelnen Bakterien durcheinander zu gehen, so daß die Verbreitung der sogenannten R-Faktorenresistenz entsprechende Ausmaß annehmen kann (20).

Spezielle bakteriologische Untersuchungsmethoden zur Frage der Keimverbreitung auf Intensivstationen

Die bisher geschilderten Untersuchungsmethoden beziehen sich auf das Material vom Patienten. Es besteht aber kein Zweifel, daß gerade auf einer Intensivstation die Keimverbreitung und Keimbesiedlung der Instrumente von besonderer Bedeutung sind. Die nachzuweisenden Luftkeime werden entweder auf Sedimentationsplatten, durch Filtration oder mittels Aufprallverfahren aufgefangen.

Sedimentationsplatten

In der Luft schwebende Keime lassen sich leicht durch das Aufstellen von festen Nährböden im Krankenzimmer nachweisen. Diese Methode ist einfach und im allgemeinen zur Erfassung des Luftkeimstatus auf einer Intensivpflegestation ausreichend. Selbstverständlich können mit diesem Verfahren nur sedimentierende Keime, also solche an oder in schweren Partikeln haftende, bestimmt werden. Aufgrund dieser Tatsache ist damit eine exakte Bestimmung der Keimzahl/m^3 Luft nicht möglich.

Methode: Die den Nährboden enthaltenden Petri- oder Drigalski-Schalen – letztere weisen einen größeren Durchmesser auf – werden offen an verschiedenen Plätzen und in verschiedenen Höhen aufgestellt und für eine bestimmte Zeit der Luft ausgesetzt. Danach werden die Nährböden wieder mit dem Deckel verschlossen und nach exakter Bezeichnung – Zeitdauer der Exposition, Ort und Höhe – bebrütet. Aerobe und anaerobe Verfahren sind notwendig, Nach 24 bis 48 Stunden Bebrütung lassen sich die gewachsenen Kolonien näher analysieren. Es empfiehlt sich, derartige Kontrollstudien sowohl während der Ruhepausen auf der Station als auch zu Stoßzeiten durchzuführen. Im allgemeinen dürfte das Aufstellen von Sedimentationsplatten bei laufenden Kontrollen den Anforderungen gerecht werden; denn letzten Endes ist für das Angehen einer aerogenen Wundinfektion auch eine Sedimentation notwendig.

Zur exakten Bestimmung der Keimzahl in der Luft

wird man in bestimmten Fällen *Luftkeimsammler*, von denen verschiedene Arten existieren, einsetzen müssen. Recht häufig wird das Gelatinefilterverfahren verwandt und ebenfalls kommt unter anderen der „Slit Sampler" (C. F. Casella, London) in Betracht. Bei diesem Apparat werden durch eine schmale Schlitzöffnung (28 × 0,3 mm) pro Minute 28 l Luft angesaugt und direkt auf einen Kreissektor einer rotierenden Nährbodenplatte geblasen, die sich 2 mm unter der Schlitzöffnung befindet und im Verlauf der Probenahme eine volle Umdrehung ausführt. Ein weiteres gebräuchliches Gerät ist der „Anderson Sampler" (Anderson Samplers Provo, Utah/USA), mit welchem eine Auftrennung nach der Größe der Keimträger erfolgen kann (29). Von Reckzeh u. Dontenwill (27) ist ein neuer nach dem Impaction-Prinzip arbeitender Monitor zur quantitativen Luftkeimmessung beschrieben worden. Mit ihm ist es möglich, durch Eingabe verschiedener Programme kurzfristig und langfristig (bis zu 24 Stunden) Luftkontrollen vollautomatisch vorzunehmen. – Die alleinige Anwendung von Verfahren der Staubmeßtechnik kann bakteriologische Prüfung nicht ersetzen.

Abklatschkulturen

Für die Feststellung der Keimbesiedlung von Gegenständen sind spezielle Methoden entwickelt worden, um einen besseren Überblick über die Keimverarbeitung und Keimlage an den betreffenden Gegenständen zu bekommen. Ein Abklatschverfahren stellt die Agarflexkultur nach Kanz dar. Es handelt sich hierbei um Nährbodentaschen, auch Kulturbeutel genannt, die etwa ein Jahr bei Zimmertemperatur lagerfähig sind. Vor Gebrauch wird die den Nährboden bedeckende Folie abgerissen und danach die freie Nährbodenfläche auf den zu untersuchenden Gegenstand aufgedrückt. Nach einem bzw. zwei Tagen Bebrütung sind die dem Nährboden anhaftenden Keime zu sichtbaren Kolonien ausgewachsen und geben spiegelbildlich die Keimbesiedlung wieder. Sogenannte *Abklatschfolien* kommen zur Anwendung, wenn die Keimbesiedlung von scharfkantigen Gegenständen und Hohlkörpern zur Diskussion steht. Es handelt sich bei der Abklatschfolie um eine weiße, auf einer transparenten Schutzfolie liegenden Cellophanfolie. Nach dem Abklatschen wird die keimhaltige weiße Folie abgezogen und anschließend auf die freie Nährbodenfläche aufgelegt, so daß die keimtragende Schicht oben liegt. Die Nährstoffe dringen durch die Folie durch, und die Keime wachsen auf der Folie zu Kolonien heran (22).

Die *Tupfer-Abstrich-Methode* kann zur qualitativen Aussage der Keimbesiedlung herangezogen werden. Eine quantitative und exakt topographische Wiedergabe der Keimbesiedlung ist mit dieser Methode nicht zu erzielen.

Bakteriologisch-serologische Untersuchungsmethoden unter Berücksichtigung epidemiologischer Fragen auf Intensivstationen

Zur Erfassung von Keimträgern, zur Klärung der Keimverschleppung und zur Entdeckung von Infektionsquellen müssen eventuell neben bakteriologischen Methoden serologische und andere mikrobiologische Untersuchungsverfahren durchgeführt werden. Die routinemäßige Untersuchung des Pflegepersonals wird in erster Linie Nasen- und Rachenabstriche betreffen, um Staphylokokkenträger zu entlarven. Da die Patienten im allgemeinen erst auf der Station infiziert werden und recht häufig ein Wechsel der Bakterienflora stattfindet, ist es wünschenswert, bestimmte Verfahren zur Klärung der Epidemiologie heranzuziehen. Bereits das Antibiogramm läßt in dieser Hinsicht bei einigen Bakterien, z. B. Staphyloccocus aureus gewisse epidemiologische Rückschlüsse zu. Sein Ausfall kann einen Hinweis geben, ob der zur Diskussion stehende Staphylokokkenstamm in die Klinik eingeschleppt oder auf der Station akquiriert wurde und ein Angehöriger des Pflegepersonals als Infektionsquelle in Betracht kommt.

Bei exakten epidemiologischen Studien wird man zu komplizierten Methoden greifen müssen. Sie betreffen die Analyse der antigenen Struktur, die Phagentypisierung und die Typisierung durch Bacteriocine. Diese Untersuchungsverfahren sind von großem Nutzen, werden aber bisher nur in Speziallaboratorien durchgeführt. Von den auf einer Intensivstation vorherrschenden Keimen sind in erster Linie Pseudomonas aeruginosa, Serratia marcescens und Staphylococcus aureus Anlaß zu derartigen Studien gewesen (25). Bisweilen muß man diese kompliziertere Methoden kombinieren, um einen echten Typenwechsel feststellen und exakte Aussagen über Infektionsquelle und Infektionsweg machen zu können (10, 11). Antigene Struktur und Bacteriocintyp brauchen nicht immer identisch zu sein (10, 11).

Epidemiologische Probleme auf einer Intensivstation

Eng mit hygienischen Problemen sind epidemiologische Fragen gekoppelt, die ohne exakte bakteriologische Untersuchungen nicht gelöst werden können. Hinsichtlich der Infektionsprophylaxe müssen die folgenden Punkte berücksichtigt werden:
1. Art der pathogenen Mikroorganismen,
2. Infektionsquelle und Infektionsweg,
3. Infektionsbereitschaft der Patienten.

Art der pathogenen Mikroorganismen

Alle in einem Krankenhaus vorkommenden pathogenen bzw. fakultativ pathogenen Mikroorganismen können auf einer Intensivstation als Infektionserreger in Betracht kommen. Während man früher dem Staphylococcus aureus die wichtigste Bedeutung beimaß, wird heute im allgemeinen die Auffassung vertreten, daß die gramnegativen Stäbchen, insbesondere bei den Langzeitbeatmungspatienten, das bakteriologische Bild beherrschen. Es handelt sich dabei um Pseudomonas aeruginosa und bestimmte Spezies der Familie Enterobacteriaceae, z. B. Klebsiella, Enterobakter, Escherichia coli, Citrobacter, Proteus mirabilis, Proteus vulgaris, Proteus morganii, Rettgerella und Serratia marcescens. Gerade der letztere Keim hat sich im Augenblick in den Vordergrund geschoben. Anaerobe Sporenbildner, z. B. Clostridium welchii und Clostridium tetani, dürfen nicht übersehen werden (2, 4, 8, 11, 19, 21, 22).

Infektionsquelle und Infektionsweg

Die Bakterienreservoire, die für die Hospitalinfektionen verantwortlich zu machen sind, finden sich vor allem als menschliche Infektionsträger unter den infizierten Patienten und gesunden Keimträgern, z. B. unter dem Personal. Bei bakteriellen Infektionen der Haut, des Respirationstraktes, des Magen-Darm-Kanals werden große Mengen von Keimen ausgeschieden. Besondere Aufmerksamkeit verdient das Pflegepersonal als Staphylokokkenträger. Gerade dieser Personenkreis beherbergt nicht selten den Staphylococcus aureus im Nasen-Rachen-Raum und auf der Haut, von wo er in größerer oder geringerer Menge in die Umgebung abgegeben wird. Der Infektionserreger kann vom Patienten selbst oder von anderen Patienten stammen (21). Patienten auf Intensivstationen bieten meist viele Eintrittspforten für die pathogenen Hospitalkeime. Neben den Eintrittsöffnungen Endotrachealtubus oder Tracheostoma zum Respirationstrakt sind weitere Infektionsmöglichkeiten durch drainierte Wunden, Gefäßkatheter, Blasenkatheter und Magensonden gegeben. Die Resistenzminderung des Patienten infolge Schock und Katabolismus begünstigt die Manifestierung und Ausbreitung der Infektion. Die normalerweise im oberen Respirationstrakt vorhandene Bakterienflora wird gestört durch Überwuchern hochvirulenter und antibiotikaresistenter Mikroorganismen. Dieser Prozeß wird noch begünstigt durch kritiklose Anwendung von Antibiotika mit breitem Wirkungsspektrum als Infektionsprophylaxe. – Es ist zu unterscheiden zwischen einer Selbstinfektion und einer Kreuz- bzw. Kreisinfektion. Hinsichtlich des Infektionsweges stehen die eigentliche aerogene Keimverbreitung und die Kontaktwege zur Diskussion. Nach allgemeiner Auffassung ist die aerogene Keimverbreitung von untergeordneter Bedeutung und sollte nicht überbewertet werden. Sie ist durch das Aufstellen von Sedimentationsplatten leicht zu erfassen. Davon abgesehen dürfte es sich bei den in der Luft schwebenden Mikroorganismen primär um Kontaktkeime handeln, die von den Wäschestücken, Möbeln und Geräten ausgehend in die Luft gewirbelt werden und so das Hauptkontingent der aerogenen Keimverschleppung darstellen. – Weit wichtiger als die aerogene Keimverbreitung ist die Weitertragung von pathogenen Mikroorganismen durch die Hände der Ärzte und des Pflegepersonals, wenn die üblichen hygienischen Regularien der Händedesinfektion nicht eingehalten werden. – Nicht unterschätzt werden dürfen die Gefahren durch unsterile Medikamente und Lösungen. Neben den üblichen Stationseinrichtungen befinden sich gerade auf einer Intensivstation eine große Anzahl von Geräten und Apparaturen, die laufend in Gebrauch sind und sich relativ schwer reinigen lassen. Die Erfassung der Infektionswege gestaltet sich daher schwieriger als auf anderen Abteilungen, und nur in einer intensiven Zusammenarbeit zwischen Kliniker und Krankenhausbakteriologen wird es möglich sein, die Orte der Keimbesiedlung festzustellen und eine gezielte Bekämpfung durchzuführen. Neben den von vornherein suspekten Infektionswegen muß man mit weniger verdächtigen latenten Infektionswegen rechnen, und man stößt bei bakteriologischen Untersuchungen auf überraschende Ergebnisse. So kann erstaunlicherweise gerade dort eine relativ hohe Staphylokokkenkeimzahl auftreten, wo man sie am wenigsten erwartet: an den Rändern, dem Haltegriff und der Fiebertafel eines frischüberzogenen Bettes. Negative Resultate findet man oft an solchen Stellen, an denen man eine starke Keimbesiedelung annehmen müßte, z.B. Deckel des Müllsackes. Nicht frei von Staphylokokken sind ebenfalls untersuchte Beatmungsgeräte, die eine relativ hohe Keimzahl an den Bedienungsknöpfen aufweisen (21). Die Frage der Keimbesiedlung wird sich aber nicht nur auf den Staphylococcus aureus beschränken dürfen, sondern muß sich – wie wir heute wissen – insbesondere auf die gramnegativen Stäbchen erstrecken, die sich bekanntlich an Naßstellen halten und vermehren können. Wie bereits oben erwähnt, findet man diese sogenannten „Naßkeime" oder „Pfützenkeime", unter denen die Pseudomonas aeruginosa eine bedeutende Rolle spielt, insbesondere in Waschbecken und Ausgüssen (10, 11). Nicht unerwähnt bleiben darf in diesem Zusammenhang die gefürchtete Serratia marcescens, die sich besonders gern an feuchten Stellen der Infusionsgeräte hält (11, 14).

Infektionsbereitschaft des Patienten

Bei den Patienten auf den Intensivstationen handelt es sich um Schwerkranke, die hinsichtlich ihrer Infektionsbereitschaft als stark prädisponiert angesehen werden müssen. Patienten mit Schädel-Hirn-Traumen, Meningitiden, Thoraxverletzungen, Intoxikationen, postoperativer Ateminsuffizienz, Pneumonien und anderen schweren Erkrankungen, bei denen künstliche Beatmung, Hämodialyse oder Peritonealdialyse angewandt werden müssen, sind besonders infektionsgefährdet. Auch bei gezielter Therapie und strengen hygienischen Maßstäben wird man bei tracheotomierten Patienten eine Infektion der oberen Luftwege nicht vermeiden, sondern die Keimzahl nur in Schranken halten können. Bereits 5 Tage nach der Tracheotomie findet man bei 70% der tracheotomierten Patienten die Pseudomonas aeruginosa im Trachealsekret.

Epidemiologische Probleme auf Intensivstationen lassen sich nur unter Mitarbeit eines Mikrobiologen lösen. Gerade auf diesem Gebiet ist eine intensive Zusammenarbeit zwischen der Intensivstation und der mikrobiologischen Abteilung unerläßlich.

Literatur

1 Ahnefeld, F. W., C. Burri, W. Dick, M. Halmágyi: Prophylaxe und Therapie bakterieller Infektionen. Springer, Berlin 1975

2 Alexander, M.: Erregerwechsel in verschiedenen Krankenhausbereichen im Verlaufe der letzten 20 Jahre unter Einfluß der Antibiotikabehandlung. Immun. Infekt. 5 (1977) 62

3 Botzenhart, K., W. Sattel: Luftkeime und Infektionsverhütung in Operations- und Behandlungsräumen mit hohen Reinheitsansprüchen. Krankenhaus 2 (1972) 55

4 Botzenhart, K.: Zur Ökologie fakultativ-pathogener Bakterien mit geringen Nährstoffansprüchen im Krankenhaus. Immun. Infekt. 2 (1974) 110

5 Botzenhart, K., H. Rüden, Chr. Krasemann: Verhalten von Hospitalismuserregern auf Intensivpflegestationen gegenüber Antibiotika, Desinfektionsmaßnahmen und Umwelteinflüssen. Prakt. Anästh. 11 (1976) 327

6 Botzenhart, K.: Gefahren durch unsterile Medikamente und Lösungen. Krankenhaus 2 (1977) 67

7 Brumfitt, W., J. Kosmidis, J. M. T. Hamilton-Miller, I. N. G. Gilchrist: Cefoxitin und Cephalothin: Antimicrobial activity, human pharmacokinetics, and toxicology. Antimicrob. Agents Chemother. 6 (1974) 290

8 Caselitz, F.-H.: Pseudomonas-Aeruginosa und ihre humanmedizinische Bedeutung. Fischer, Jena/DDR (VEB) 1964

9 Caselitz, F.-H., V. Freitag: Halbflüssiges Kombinationsnährmedium zur Züchtung anaerober Bakterien. Ärztl. Lab. 15 (1969) 426

10 Caselitz, F.-H., M. Mercier, M. Peters, H. Specht: Die epidemiologische Bedeutung der Pseudomonas aeruginosa im Rahmen des modernen Hospitalismus. Zbl. Bakt., I. Abt. Orig. 228 (1974) 16

11 Caselitz, F.-H.: Der Hospitalismus aus bakteriologischer Sicht. 109. Versammlung der Gesellschaft Deutscher Naturforscher und Ärzte. Stuttgart 19.–23. 9. 76

12 Daschner, F.: In vitro Kombinationswirkung von Carbenicillin, Mezlozillin, Azlozillin mit Gentamicin und Sisomicin auf Pseudomonas aeruginosa, Serratia marcescens, indolpositive Proteus- und Klebsiella-pneumoniae-Stämme. Infection 4 (1976) 331

13 Dietzel, W., K. Botzenhart: Die Durchführung der Anästhesie unter hygienischen Gesichtspunkten. In: Praxis der klinischen Hygiene in Anästhesie und Intensivpflege, hrsg. von O. H. Just. Intensivmedizin – Notfallmedizin – Anästhesiologie, Bd. IX. Thieme, Stuttgart 1977

14 Freitag, V., U. Morr-Strathmann, F.-H. Caselitz, P. Lawin: Zur Bedeutung von Serratia marcescens Infektionen auf Intensivstationen. Prakt. Anästh. 3 (1975) 119

15 Freitag, V., N. Veelken, F.-H. Caselitz, P. Lawin: Beitrag zur Epidemiologie von Sproßpilzen unter besonderer Berücksichtigung einer operativen Intensivstation. Prakt. Anästh. 12 (1977) 493

16 Freitag, V.: In-vitro-Aktivität von Cefoxitin-Natrium im Vergleich mit anderen Antibiotika und Trimethoprim-Sulfamethoxazol. Med. Klin. (im Druck)

17 Gibson, G. L.: Infection in Hospital. Churchill-Livingstone, Edinburgh 1974

18 Grün, L.: Staphylokokken in Klinik und Praxis. Wissenschaftliche Verlagsgesellschaft, Stuttgart 1964

19 Gundermann, K.-O.: Wege mikrobieller Kontamination im Krankenhaus und deren Bedeutung für die Krankenhausinfektionen. Immun. Infekt. 5 (1977) 54

20 Heinrich, S.: Hospitalismuserreger und Antibiotika. Arzt u. Krankenh. 2 (1977) 12

21 Kanz, E.: Hospitalismus-Fibel. Kohlhammer, Stuttgart 1966

22 Kanz, E.: Aseptik in der Chirurgie. Desinfektion und Sterilisation. Urban & Schwarzenberg, München 1971

23 Linzenmeier, G.: Materialgewinnung und Methoden der Resistenzprüfung. In: Prophylaxe und Therapie bakterieller Infektionen. Klinische Anästhesiologie und Intensivtherapie, Bd. VIII, hrsg. von F. W. Ahnefeld, C. Burri, W. Dick, M. Halmágyi. Springer, Berlin 1975

24 Naumann, P., J. B. Kempf: Bakteriologische Probleme beim tracheotomierten Patienten. Prakt. Anästh. 1 (1966) 305

25 Nehse, W., V. Freitag, F.-H. Caselitz: Epidemiologische Studien mit Serratia marcescens-Stämmen. Ärztl. Lab. 23 (1977) 397
26 Pulverer, G., K. P. Schaal: Krankenhausinfektionen – infektiöser Hospitalismus (Hospital Infections). Immun. Infekt. 2 (1974) 104
27 Reckzahn, G., W. Dontenwill: Monitor für Langzeitmessungen von Luftkeimen. G-I-T Fachz. Laborat. 8 (1974) 774
28 Walter, A. M., L. Heilmeyer: Antibiotika-Fibel, hrsg. von H. Otten, M. Plempel, W. Siegenthaler. Thieme, Stuttgart 1975
29 Wanner, H. U.: Der Keimgehalt in der Luft von Operationssälen in Abhängigkeit des Belüftungsverfahrens. Immun. Infekt. 2 (1974) 118
30 Wüst, H. J., H. Lennartz: Erfolgreiche Behandlung der Hefesepsis mit Miconazol. Deutsch. med. Wschr. 99 (1974) 2515

13 Wiederbelebung

Von E. Götz

Definition

Unter dem Begriff der Wiederbelebung ist eine Kette therapeutischer Maßnahmen zusammengefaßt, die geeignet ist, einen drohenden Energiemangel vitaler Organe zu verhindern und einen gerade eingetretenen zu beheben. Rechtzeitig und in logischer Reihenfolge durchgeführt, können hierdurch irreversible Organschäden, die bis zum Tode führen, verhindert werden und insuffiziente oder erloschene Organfunktionen können wieder hergestellt werden.

Die Energieversorung der Zelle wird immer bedroht, wenn Hypoxämie, Hypoperfusion oder Hypoglykämie auftreten. Maßnahmen der Wiederbelebung werden daher notwendig, sobald der energieliefernde Stoffwechsel der Zelle durch mangelnde Oxygenierung des Blutes, durch Herzstillstand oder unzureichende Blutzirkulation und durch Glucosemangel gefährdet wird. Da die meisten Organe einen Vorrat energiereichen Substrates in Form von Glucose besitzen, nicht jedoch an Sauerstoff, können sich die Sofortmaßnahmen der Wiederbelebung auf die Zufuhr von Sauerstoff und auf die Aufrechterhaltung einer minimalen Perfusion beschränken.

Indikation

Die Bemühungen der Wiederbelebung sind nur so lange sinnvoll, solange die Wiederherstellung suffizienter Organfunktionen möglich ist und solange die vitale Bedrohung nicht durch ein inkurables Leiden ausgelöst wird, so daß sie anhaltend nicht zu beheben ist. Letztlich ist Wiederbelebung nur dann ein positiver Gewinn für die Menschheit, wenn sie die Erhaltung des menschlichen Geistes zum Ziele hat (21). Indikation und Behandlungserfolg können nur dann gegeben sein, wenn eine berechtigte Aussicht auf Wiedererlangung der Hirnfunktion besteht, die den geistigen Leistungen des Menschen entspricht.

Hypoxämie

Sauerstoffmangel im Blut (Hypoxämie) kann die Folge vier verschiedener **Störungen** sein:

1. Mangel an Sauerstoff im Einatmungsgas,
2. unzureichende Ventilation der Lunge,
3. erhöhter Rechts-links-Shunt der Lungenperfusion und
4. eine Störung der Gasdiffusion in der Lunge.

Ein *Sauerstoffmangel in der Einatmungsluft* ist meist rasch erkannt und ebenso schnell behoben. Weit häufiger ist eine *mangelhafte oder unterbrochene Ventilation* der Lunge Ursache einer Hypoxämie. Einer unzureichenden Ventilation können zwei verschiedene Störungen zugrunde liegen, entweder eine verminderte Atemtätigkeit bis zum Atemstillstand oder eine normale, eventuell auch gesteigerte Atemtätigkeit, deren ventilatorischer Effekt auf das Lungengewebe jedoch insuffizient ist.

Auslösende Faktoren einer *abgeschwächten oder erloschenen Atemtätigkeit* sind entweder Noxen, die zu einer Depression des Atemzentrums führen, oder Erkrankungen der Atemmuskulatur, ihrer innervierenden Nerven oder ihrer Bahnen im Rückenmark. Auslösende Ursachen können Gehirntraumen, Tumoren und Entzündungen, zerebrale Hypoxie und Wirkungen von Medikamenten wie z. B. Barbiturate, Morphine, Narkotika und Muskelrelaxantien sein. Ebenso können myasthenische Erkrankungen und die Poliomyelitis einen Atemstillstand zur Folge haben.

Von besonderer Bedeutung für die Wiederbelebung sind Ursachen der zweiten Gruppe, die bei normaler oder gesteigerter Atemtätigkeit den *ventilatorischen Effekt* auf die Lunge *verhindern*. Eine rechtzeitige Beseitigung verhindert das Auftreten eines hypoxämisch bedingten zentralen Atemstillstands und damit einen Übergang in die erste Gruppe. Hierzu zählen die Atemwegsverlegungen im Bereich des gesamten Respirationstraktes. Durch Traumen, Zurückfallen der Zunge, Fremdkörper, Entzündungen, Ödeme, Laryngospasmus, Tumoren und Bronchospasmus ausgelöst, können sie in jedem Bereich der Atemwege auftreten. Aber auch anatomische Veränderungen des Thorax, die

trotz erhaltener muskulärer Aktivität eine ausreichende Ventilation der Lunge verhindern, wie Rippenfrakturen, Hämatothorax, Pneumothorax und Spannungspneumothorax können die Atmung so behindern, daß eine Hypoxämie auftritt (s. Kapitel 35).
Die verschiedenen Ursachen sowie die Behandlungsmethoden eines *erhöhten Rechts-links-Shunts* der Lungenperfusion werden ebenso wie die *Störungen der Diffusion* in der Lunge in Kapitel 26 behandelt und sind hier nur der Vollständigkeit halber aufgeführt. Sind diese Störungen auslösend für eine Hypoxämie, so können zunächst Sofortmaßnahmen der Wiederbelebung nötig sein, ihre spezifische Behandlung fällt jedoch höchstens im erweiterten Sinne unter den Begriff der Wiederbelebung.
Die Möglichkeit der *verminderten Sauerstoffbindungskapazität* des Blutes, z.B. als Folge eines Mangels an Hämoglobin oder oxygenierbarem Hämoglobin, ist eine weitere Ursachengruppe der Hypoxämie, die ebenfalls nur im Rahmen der Sofortmaßnahmen unter den Begriff der Wiederbelebung fällt.

Diagnose der akuten Hypoxämie

Symptome der Hypoxämie entwickeln sich unabhängig von der Ursache immer gleich. Die ersten **klinischen Zeichen** sind motorische Unruhe und Dyspnoe. Sie sind schon erkennbar, bevor Veränderungen des Sauerstoffgehalts des Blutes nachweisbar sind. Mit Zunahme der Hypoxämie entwickeln sich Schwitzen und gegebenenfalls Zyanose. Da das Gehirn als erstes Organ vom Sauerstoffmangel betroffen ist, reagiert es sehr rasch mit einer Funktionseinschränkung. Zuerst stellt sich Bewußtlosigkeit ein, dann folgt Atemstillstand und schließlich Erweiterung der Pupille und Reaktionslosigkeit auf Licht.
Die *Zyanose* ist kein zuverlässiges Zeichen für eine Hypoxämie. Weder ist Zyanose grundsätzlich ein Zeichen für Sauerstoffmangel, noch verursacht Hypoxämie zwangsläufig eine Zyanose. Stasen in der Mikrozirkulation können lokal oder auch generalisiert eine zyanotische Hautfarbe erzeugen, ohne daß ein Sauerstoffmangel für den Gesamtorganismus vorliegt. Stauungen oder andere Zirkulationsstörungen können dafür die Ursache sein. In diesen zyanotischen Bezirken ist dann die Sauerstoffausschöpfung so groß, daß diese Farbwirkung entsteht. Es muß daher immer erst geprüft werden, ob eine Zyanose tatsächlich aufgrund eines generalisierten Sauerstoffmangels im Blut aufgetreten ist.
Die typische bläuliche Farbe tritt immer dann auf, sobald 5 g% des Hämoglobingehaltes im Blut nicht mehr oxygeniert sind. Je nach Hämoglobingehalt kann daher die zyanotische Farbe auftreten, ohne daß tatsächlich ein Sauerstoffmangel vorliegt. Es ist jedoch auch möglich – in diesem Fall kann es zu fatalen Täuschungen kommen –, daß der Hämoglobingehalt des Blutes so niedrig ist, daß die zyanotische Farbe viel später als der Sauerstoffmangel oder gar nicht eintritt. Zyanose ist daher kein klinisch notwendiges Zeichen einer Hypoxämie, jedoch ein wichtiges Symptom, das zu einer sofortigen Abklärung Anlaß geben muß.
Mit zunehmender Hypoxämie zeigt das *Kreislaufverhalten* typische Veränderungen. Zunächst entwickelt sich ein Pulsfrequenz- und Blutdruckanstieg. Nimmt der Sauerstoffmangel zu, sinkt die Myokardleistung zunehmend und es kommt infolgedessen zum Blutdruckabfall und später zur Bradykardie. Sobald die Perfusion der Haut von der schwindenden Kreislaufleistung betroffen ist, wird ihre Farbe fahl, aschgrau. Die Bradykardie führt über Arrhythmie und meistens Kammerflimmern bis zum Herzstillstand.
Der rasch progrediente Verlauf und die typischen Symptome lassen die Entwicklung einer Hypoxämie sofort erkennen und müssen unmittelbar zu Sofortmaßnahmen der Reanimation führen, um bleibende Organschäden zu verhindern. Die Dringlichkeit läßt eine differenziertere Suche nach der Ursache nicht zu. Es muß sofort nach den standardisierten Regeln der Wiederbelebung (s. Tab. 13.6) gehandelt werden. Pathologische *Atemgeräusche* können jedoch Anhaltspunkte für Sofortmaßnahmen zur Beseitigung von Atemwegshindernissen geben (Tab. 13.1).

Tabelle 13.1 Leitsymptome für die Art der Atemwegsverlegung

Leitsymptom	Behinderung der Atmung
Schnarchen	zurückfallende Zunge
inspiratorischer Stridor	Stenose der oberen Luftwege
exspiratorischer Stridor, Pfeifen, Giemen	Bronchospasmen
Gurgeln	Fremdkörper
Rasseln	Sekret in Trachea und großen Bronchien
Darmgeräusche im Thorax	Zwerchfellruptur
paradoxe Atmung, Mediastinalflattern	Thoraxwandbruch

Behandlung der akuten Hypoxämie

Der Sauerstoffgehalt des arteriellen Blutes ist das Ergebnis der Lungendurchblutung und der Sauerstoffkonzentration in der Alveole. Wichtigstes Ziel der Hypoxämiebehandlung bei erhaltener Kreislauffunktion ist daher die Erhöhung der Sauerstoffkonzentration in der Alveole. Dies wird unabhängig von der Ursache und vom Schweregrad der Hypoxämie rasch und zuverlässig durch standardisierte Regeln erreicht. Nach dem „ABC der Wiederbelebung" (20, 26, 33) ist die Reihenfolge:

1. Freimachen der Atemwege,
2. Freihalten der Atemwege,
3. Beatmung (möglichst mit Sauerstoff).

Freimachen der Atemwege

In Notfallsituationen kann der Mund rasch und einfach mit einem Finger gereinigt werden. Der Kopf des Patienten wird dazu auf die Seite gedreht. Mit dem Zeigefinger, der zweckmäßigerweise mit einem Taschentuch oder einem Gazestreifen umwickelt ist, faßt man in den Mund und fährt um die Zunge herum. Auf diese Weise können größere Fremdkörper wie Blutkoagel, Zähne, Gebißteile, Erbrochenes usw. rasch entfernt werden. Steht ein Absauggerät zur Verfügung, können vor allem Flüssigkeiten aus dem hinteren Pharynx gut abgesaugt werden. Mit einem größeren Tupfer oder einer Kompresse an einer Klemme läßt sich der Mund ebenfalls bis in den Pharynx hinein reinigen. Größere und feste Teile werden am schnellsten mit einer Klemme oder einer Magill-Zange entfernt. Die Reinigung des Mundes mit Finger und Tuch ist im Zweifelsfall die schnellere Methode.

Das **Freihalten der Atemwege** unter Spontanatmung ist in Seiten-, Rücken- und Bauchlage möglich. Wird eine Beatmung erforderlich, ist in jedem Fall die Rückenlage vorzuziehen. Der Kopf wird maximal nach hinten überstreckt (rekliniert), so daß die Zunge von der Rachenhinterwand abgehoben wird (Abb. 13.1 und 13.2). In 60% aller Fälle kann dadurch der Atemweg freigehalten werden. Durch Druck von hinten auf beide Kieferwinkel kann der Unterkiefer so weit vorgeschoben werden, daß auch in allen anderen Fällen die Zunge von der Rachenhinterwand abgehoben ist. Nur selten ist es unumgänglich, die Zunge mit einer Zungenzange nach vorn zu ziehen.

Von allen Möglichkeiten zum Freihalten der Atemwege ist die Intubation, das Einlegen eines Katheters in die Trachea, die sicherste Methode. In dringlichen Notsituationen ist jedoch das Einlegen eines oropharyngialen oder nasopharyngialen Tubus (Abb. 13.3) insbesondere für den Ungeübten rascher und sicher zu handhaben. Von den verschiedenen Modellen haben der Guedel- und der Wendl-Tubus die verbreitetste Anwendung gefunden.

Der *Guedel-Tubus* wird durch eine Drehung um 180 Grad so über den Mund eingeschoben, daß er die Zunge von der Rachenwand abhebt. Eine harte Einlage in Höhe der Zahnreihe verhindert ein Zusammenbeißen und Abklemmen des Tubus. Da er sehr leicht Würgereize, Erbrechen und Laryngospasmen auslösen kann, sollte er nur angewandt werden, wenn diese Abwehrreflexe erloschen sind.

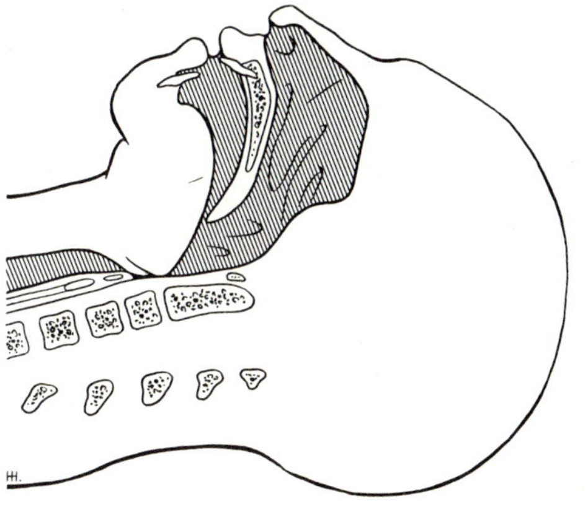

Abb. 13.1 Schematische Darstellung der Blockierung der Atemwege in Rückenlage durch Zurückfallen der Zunge

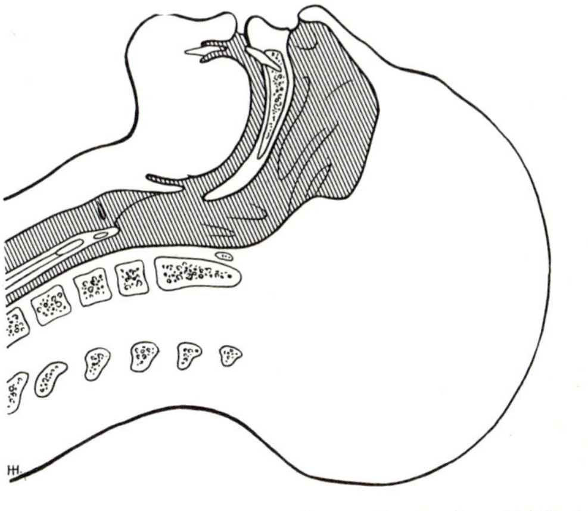

Abb. 13.2 Schematische Darstellung der Freihaltung der Atemwege durch Überstrecken des Halses und Vorschieben des Unterkiefers

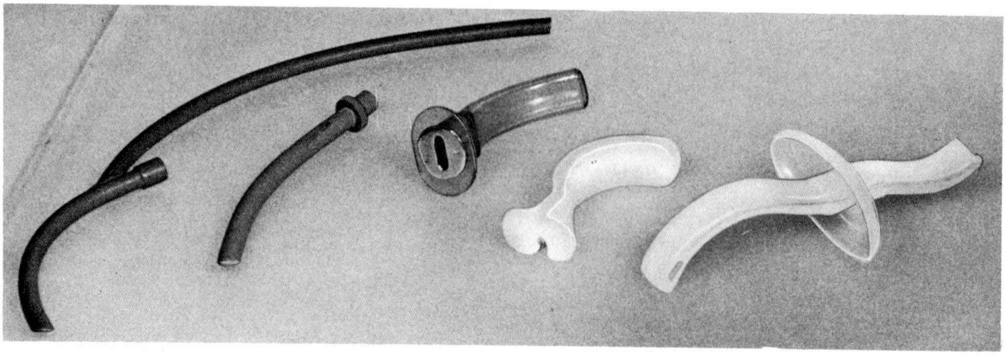

Abb. 13.3 Zur Freihaltung der Luftwege gebräuchliche Tuben (von links: modifizierter Wendl-Tubus, Wendl-Tubus, 2 Guedel-Tuben, Safar-Tubus)

Da ein zu langer Tubus die Epiglottis auf den Kehlkopf drücken kann und ein zu kurzer die Zunge nicht ausreichend von der Rachenwand abhebt, sollte die Größe des Tubus vor dem Einlegen abgeschätzt werden.

Der *Wendl-Tubus* wird über ein Nasenloch eingeführt und ebenfalls so weit vorgeschoben, daß er die Zunge von der Rachenwand abhebt. Auch hier ist es wichtig, die richtige Länge vor dem Einführen abzuschätzen. Der Wendl-Tubus ist weich und flexibel gearbeitet und hat gegenüber dem Guedel-Tubus den Vorteil, daß er den wachen Patienten weniger stört und nur selten Würgreiz, Erbrechen und Laryngospasmen auslöst. Das Einlegen des Tubus durch die Nase muß sorgfältig geschehen und ohne Gewalt, damit keine Läsionen gesetzt werden, die Blutungen und Aspirationsgefahr zur Folge haben können. Es ist ratsam, den Tubus vor Einführen mit Silikonspray oder einem Gel gleitfähig zu machen. Wendl- und auch Guedel-Tubus sind beide geeignete Hilfen bei der Mund-zu-Mund- und Maskenbeatmung.

Der *Safar-Tubus* entspricht dem Guedel-Tubus, hat jedoch ein Mundstück, so daß über ihn eine Beatmung durchgeführt werden kann. Da die Beatmung jedoch nur vom Kopfende aus möglich ist und die Abdichtung des Mundes oft nur schwer gelingt, hat sich diese Atemhilfe nur für wenige Situationen bewährt. Für die Ein-Mann-Wiederbelebung z.B. ist der Safar-Tubus ungeeignet.

Der *Orotubus* hält den Mund offen, da er aus einem harten Gummi besteht, und gestattet ebenfalls eine einfache Mund-zu-Mund-Beatmung. Er verhindert, daß der Reanimierende mit dem Mund des Patienten in Berührung kommt. Die Gummiplatte, über die er befestigt wird, dichtet den Mund ab und die über eine Kette angehängte Nasenklemme erleichtert die Abdichtung der Nase. Da nur ein kurzer Stutzen in den Mund ragt, können keine Würge- und Brechreflexe ausgelöst werden. Nachteilig ist, daß die Zunge von der Rachenwand nicht abgehoben wird, so daß bei seiner Anwendung der Kopf gut rekliniert sein muß und der Unterkiefer nach Möglichkeit nach vorn geschoben werden sollte.

Alle Pharyngealtuben bieten keinen Schutz vor Aspiration, und es läßt sich nicht vermeiden, daß unter der Beatmung der Magen mehr oder weniger gebläht wird. Aus diesen Gründen wurde ein Tubus entwickelt, der den Ösophagus abdichten soll (*Ösophagustubus*). Er ist endständig verschlossen und mit einer aufblasbaren Manschette versehen. Auf oralem oder nasalem Wege eingeführt, kann er den Ösophagus abdichten. Durch Öffnungen im proximalen Drittel kann dann Atemgas in den Rachenraum geblasen werden. Es hat sich gezeigt, daß auch dieser Tubus eine Aspiration, insbesondere von Blut und Schleim aus dem Nasen-Rachen-Raum, nicht verhindern kann. Darüber hinaus ist es nicht zu vermeiden, daß die Spitze blind eingeführt häufig in den Kehlkopf statt in den Ösophagus gelangt. Wird dies nicht rasch erkannt, geht wertvolle Zeit zur Reanimation verloren. Er hat sich daher als Hilfsmittel zum Freihalten der Atemwege in der Notfallmedizin nur wenig durchsetzen können (8).

Die beste Methode zum Freihalten der Atemwege ist die *endotracheale Intubation.* Sie wird rasch und sicher mit Hilfe eines Laryngoskopes vorgenommen (Abb. 13.4). Damit sie gerade in Notsituationen rasch durchgeführt werden kann, bedarf sie jedoch einer gewissen Übung. Mit den Fingern der rechten Hand wird der Mund möglichst weit geöffnet und offen gehalten. Das Laryngoskop kann dann mit der linken Hand so eingeführt werden, daß die Zunge durch den Winkel des

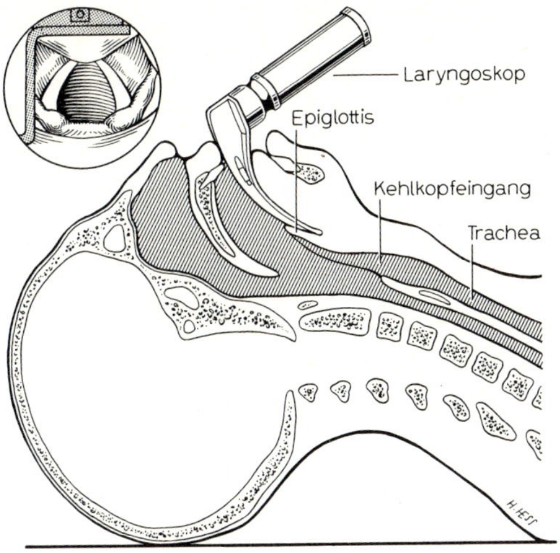

Abb. 13.**4** Direkte Laryngoskopie mit dem Macintosh-Spatel zur trachealen Intubation

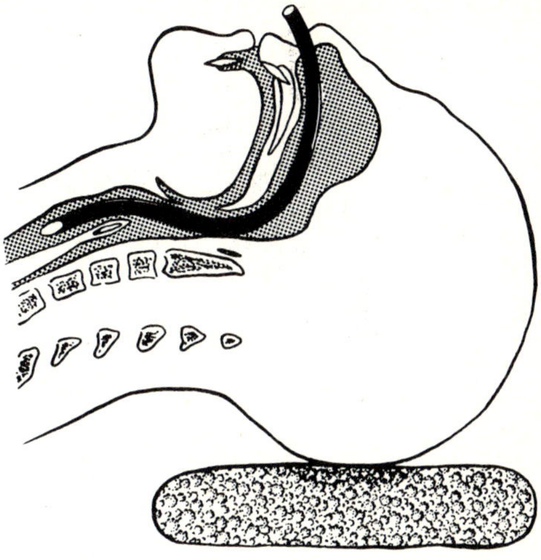

Abb. 13.**5** Schematische Darstellung der Lage eines nasotrachealen Tubus

Laryngoskopspatels nach links abgedrängt wird. Die Spitze des Spaltes wird so weit über den Zungengrund eingeführt, bis sie hinter den Kehldeckel gelangt. Durch Zug am Laryngoskopgriff nach oben kann nunmehr der Kiefer mit Zungenmuskulatur und Kehldeckel so weit angehoben werden, daß der Eingang des Kehlkopfes von der eingebauten Lampe beleuchtet sichtbar wird. Mit der rechten Hand wird nun vom rechten Mundwinkel aus der Endotrachealtubus unter Sicht eingeführt. Er wird so weit vorgeschoben, bis die Blockermanschette im Abstand von 0,5–1,0 cm hinter den Stimmritzen zu liegen kommt. In dieser Lage wird der Tubus festgehalten und die Manschette mit einer Spritze aufgeblasen, bis sie den Tubus gegen die Trachealwand abdichtet. Eine Aspiration ist dann nicht mehr möglich, und die Lunge kann mit Überdruck beatmet bzw. gebläht werden. Sind keine Hilfsmittel vorhanden, kann die Intubation blind oral vorgenommen werden. 2 oder 3 Finger der linken Hand werden tief in den Mund vorgeschoben und heben Unterkiefer und Epiglottis an,

Abb. 13.**6** Notfall-Tracheotomiekanüle mit Befestigungsband und Spritze zur Punktion

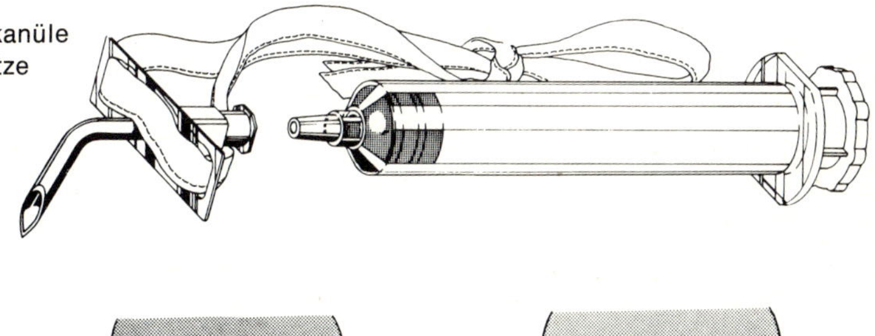

Abb. 13.**7** Punktion und fixierte Lage der Notfall-Tracheotomienadel

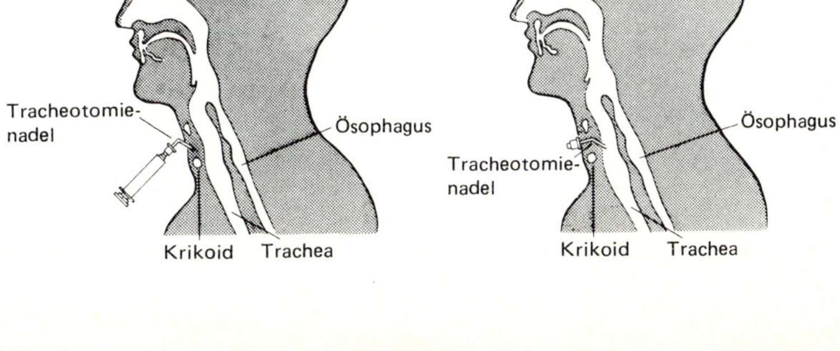

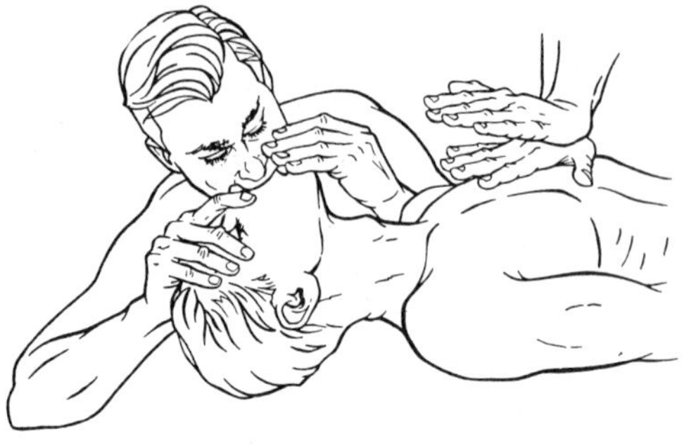

Abb. 13.8 Mund-zu-Mund-Beatmung bei gleichzeitiger Herzmassage durch einen 2. Helfer (aus *K. Wiemers, E. Kern, M. Günther, H. Burchardi:* Postoperative Frühkomplikationen. 2. Aufl. Thieme, Stuttgart 1969)

so daß der Tubus mit der rechten Hand von diesen Fingern geschient bis zum Kehlkopfeingang vorgeschoben werden kann. Die blinde nasale Intubation ist einfacher durchzuführen, da keine Hand in den Mund eingeführt werden muß. Der Naseneingang schient den Tubus, so daß er über den Rachen zum Kehlkopf hin geleitet wird. Durch entsprechendes Anheben des Kopfes kann der Kehlkopfeingang gefunden werden (Abb. 13.5). Sicher und rasch ist diese Methode jedoch nur bei erhaltener Spontanatmung anzuwenden, da dann das Atemgeräusch über den Tubus die richtige Lage angibt.
Unmittelbar nach Intubation muß der Tubus sicher fixiert werden, was nicht viel Zeit in Anspruch nehmen darf. Am zweckmäßigsten wird eine Mullbinde, ein Guedel-Tubus oder ein Gummikeil als Beißschutz neben den Tubus zwischen die Schneidezähne gelegt. Tubus und Beißschutz werden mit Heftpflaster oder mit einem Bändchen fixiert, das um den Hals befestigt werden kann.
In besonderen Fällen, z.B. bei anatomischen Anomalien oder Gesichtsschädelzertrümmerungen, kann eine Intubation sehr erschwert oder unmöglich sein. Dann ist es erforderlich, eine *Nottracheotomie* durchzuführen (s. Kapitel 15). Noch rascher und einfacher kann in solchen Fällen die Punktion der Trachea mit einer speziellen *Tracheotomiekanüle* (Abb. 13.6) eine Beatmung ermöglichen. Diese Kanüle wird, wie auf Abb. 13.7 dargestellt, unterhalb des Ringknorpels eingestochen. Die Fixation ist einfach wie bei einer Trachealkanüle möglich, und das Lumen reicht zu einer notfallmäßigen Belüftung aus. Hat man eine solche Spezialkanüle nicht zur Hand, kann auch über eine möglichst große Injektionskanüle eine notfallmäßige Belüftung durchgeführt werden. Als Adapter zu einem Ambu-Beutel oder einem Beatmungsgerät kann eine 5-ml-Einmalspritze benutzt werden. Nach Entfernung des Stempels wird die Spitze in den Konus gesteckt und das Ende abgeschnitten, das dann in den Konus des Ambu-Beutels paßt.

Beatmung

Nach der Entfernung des Atemwegshindernisses wird es immer dann rasch zu einer ausreichenden Spontanatmung und Oxygenierung kommen, wenn die Atemwegsverlegung nur kurzfristig bestand und der Grund der Hypoxämie war. Meist muß dem Freimachen und Freihalten der Atemwege zur Reanimation die künstliche Beatmung angeschlossen werden, da über eine zentrale Hypoxie auch ein Stillstand der Atemtätigkeit eingetreten ist.
Vor Beginn einer Beatmung muß insbesondere bei einem Notfall mit einfachen Maßnahmen (Perkusion) ein *Pneumothorax* ausgeschlossen werden. Bei nicht entlastetem Pneumothorax ist nämlich eine Beatmung besonders gefährlich, da er unter der Überdruckbeatmung zunimmt und so die Reanimation aussichtslos werden läßt. Auch in Zweifelsfällen muß daher vor der Beatmung eine Entlastung geschaffen werden (s. Kapitel 35). Notfallmäßig kann durch Punktion des Thorax mit einer Venenverweilkanüle großen Kalibers (Gauge Nr. 14) zunächst ein geschlossener Pneumothorax in einen offenen umgewandelt werden.
Ohne technische Hilfsmittel ist es möglich, zumindest vorübergehend eine ausreichende Beatmung von *Mund zu Mund* oder von *Mund zu Nase* durchzuführen. Die Ausatmungsluft enthält nämlich in ihrem ersten Anteil etwa 17% Sauerstoff. Damit kann eine minimale Oxygenierung erreicht werden. Der Patient liegt dazu am zweckmäßigsten auf dem Rücken und der Beatmende befindet sich seitlich von ihm. Eine Hand legt er auf die Stirn und rekliniert damit zugleich den Kopf, mit der anderen Hand hebt er das Kinn so an, daß die Lippen etwa einen Querfinger breit geöffnet sind. Nach einer leicht vertieften Einatmung umschließt der Beatmende mit seinen Lippen die des Patienten abdichtend, hält die Nase mit Daumen und Zeigefinger zu und bläst seine Ausatmungsluft in die Lungen des Patienten (Abb. 13.8). Durch gleichzeitigen Blick auf den Thorax muß das Anheben der Brustwand beobachtet werden, um den Beatmungserfolg zu kontrollieren. Hebt sich der Thorax nicht, muß das Freihalten der Atemwege überprüft und korrigiert werden. Nach der Atemspende läßt man die Luft passiv über Mund und Nase entweichen. Am be-

sten beginnt man mit 3- bis 5maliger, schnell hintereinander durchgeführter Beatmung, um den Sauerstoffgehalt der Alveolen rasch zu erhöhen. Anschließend wird im Abstand von 5 Sekunden bzw. mit einer Frequenz von 12–16/min weiterbeatmet. Auf diese Weise kann eine minimale Oxygenierung des Blutes erreicht werden, vorausgesetzt, die Lunge wird perfundiert. Für die Mund-zu-Nase-Beatmung werden die Lippen des Patienten mit der Hand, die das Kinn anhebt, verschlossen und Luft wird über die Nase eingeblasen. Hierzu müssen die Lippen des Beatmenden die Nase umschließen und abdichten. Auf eine ausreichende Reklination des Kopfes während der Beatmung muß ständig geachtet werden, da sonst die Zunge zurückfällt, der Atemweg verlegt und der Magen aufgebläht wird. Ein aufgeblähter Magen behindert nicht nur die Ausdehnung der Lunge zum Abdomen hin, sondern durch die Überblähung wird Mageninhalt zum Pharynx gepreßt und dadurch kann eine Aspiration eintreten. Jede Beatmung ohne Intubation birgt die Gefahr der Magenüberblähung. Durch Druck auf den Oberbauch muß daher der Magen rechtzeitig und eventuell mehrmals im Laufe der Beatmung entleert werden. Dabei wird der Kopf zur Seite gedreht und der Mund sofort von Erbrochenem gereinigt. So kann eine Aspiration rechtzeitig verhindert werden. Oropharyngeale und nasopharyngeale Tuben erleichtern das Freihalten der Atemwege auch zur Mund-zu-Mund- bzw. Mund-zu-Nase-Beatmung. Es muß jedoch nochmals betont werden, daß diese Tuben nicht zu lang sein dürfen, da sie sonst Würgreiz und Erbrechen auslösen können.

Neugeborene, Säuglinge und auch *Kleinkinder* werden über Mund und Nase gleichzeitig beatmet, da diese so nahe beieinander liegen, daß die Lippen des Beatmenden beide umschließen und abdichten können. Neugeborene werden mit einer Frequenz von 40/min, Säuglinge und Kleinkinder mit einer Frequenz von 30–20/min beatmet. Es darf dabei nicht vergessen werden, daß je nach Alter viel kleinere Atemzugvolumina erforderlich sind.

Hilfsmittel

Mit einem selbstfüllenden *Beatmungsbalg*, der mit einem Zwei-Wege-Ventil nach dem Prinzip „Ruben" versehen ist (z.B. „Ambu"-Beutel oder „Dräger-Laerdal-Beatmungsbeutel") ist eine effektivere und hygienischere Ventilation der Lunge möglich. Der Beutel wird entweder über eine Maske auf das Gesicht aufgesetzt oder er kann mit dem Intubationstubus konnektiert werden. Das Halten der Gesichtsmaske bedarf der Übung. Sie muß mit Daumen und Zeigefinger auf das Gesicht luftdicht aufgedrückt werden, zugleich wird der Kopf rekliniert und das Kinn mit Ring- und kleinem Finger angehoben (Abb. 13.9). Die Handhabung wird durch das Einlegen eines Guedel- oder Wendl-Tubus erleichtert. Da diese Beutelbeatmung mit Raumluft oder sogar mit Sauerstoffzumischung über einen gesonderten Stutzen am Einlaßventil durchgeführt werden kann, ist die Oxygenierung viel besser als durch Mund-zu-Mund-Beatmung.

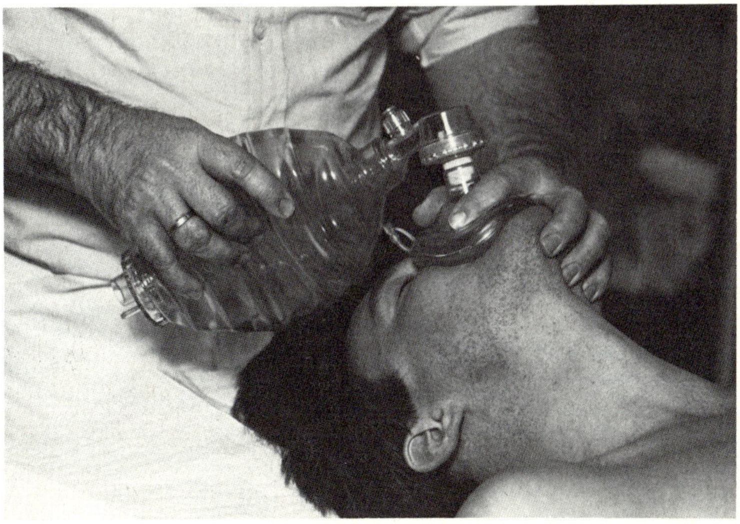

Abb. 13.9 Beatmung mit einem Beatmungsbalg (Dräger-Laerdal-Beatmungsbeutel, Drägerwerk, Lübeck)

Aus Sicherheitsgründen besitzen diese Beutel eine Druckbegrenzung. Für Neugeborene und Säuglinge gibt es besondere Modelle mit kleinem Volumen. Der Laerdal-Beutel hat gegenüber dem Ambu-Beutel den Vorteil, daß er zusammenfaltbar und durchsichtig ist. Verschmutzungen können daher sofort erkannt werden. Es ist auch ratsam, durchsichtige Beatmungsmasken zu benutzen, da dann während der Beatmung die Lippenfarbe beurteilt werden kann und Fremdkörper vor dem Mund (Erbrochenes, Blut usw.) sofort sichtbar sind. Das Ruben-Ventil des Ambu-Beutels ist mit einem exspiratorischen Überdruckventil erhältlich, damit ist eine PEEP-Beatmung möglich. Dieses Ventil ist besonders zu empfehlen. Während der Reanimation entwickeln sich fast immer Mikroatelektasen und Störungen des Ventilations-/Perfusionsverhältnisses, so daß eine PEEP-Beatmung häufig vorteilhaft ist.

In der Praxis hat sich, vorausgesetzt, es sind die entsprechenden Hilfsmittel vorhanden, bei unerwarteten Notfällen folgendes Vorgehen zur Beatmung bewährt: Um den Sauerstoffgehalt der Lunge schnellstens zu verbessern, wird zuerst eine Atemspende durch Mund-zu-Mund- oder Mund-zu-Nase-Beatmung durchgeführt. Sie ist ohne Zeitverzögerung sofort anwendbar. Wurde damit eine Mindestoxygenation erreicht, kann schnell intubiert werden. Nunmehr ist eine gute Ventilation mit einem Beatmungsbalg, wenn vorhanden unter Sauerstoffzusatz und Einsatz des PEEP-Ventils, möglich. Ohne Hetze kann dann ein Beatmungsgerät gerichtet und maschinell weiterbeatmet werden.

Für den Transport unter Beatmung und für den Einsatz außerhalb von Kliniken haben sich kleine, druckgesteuerte *Beatmungsgeräte* sehr bewährt (Abb. 13.10). Sie können auf die Trage des Patienten gelegt werden, das Gerät neben den Kopf und die Sauerstoffflasche zwischen die Beine, oder sie können mit Gurten umgehängt von Helfern getragen werden. Atemfrequenz, Atemminutenvolumen und Sauerstoffzumischung sind getrennt regelbar. Der Beatmungsdruck wird an einem eingebauten Manometer angezeigt. Die Ventilation mit diesen Geräten (Oxylog, Fa. Dräger, Lübeck; Ramercé-Ventilator, Laboratories Robert et Carriere, F-92160 Antony, Frankreich) ist einfach und zuverlässig beim intubierten Patienten. Für eine Maskenbeatmung sind sie weniger geeignet, da es unkontrolliert zum Aufblähen des Magens kommt und erhebliche Volumenverluste durch Undichtigkeiten auftreten.

Kreislaufstillstand

Unter dem Begriff des Kreislaufstillstandes werden alle Formen des Zusammenbruchs der Perfusion des Organismus verstanden. Die *Ursache eines Kreislaufstillstandes* kann ein Mißverhältnis zwischen der Kapazität des Gefäßsystems und dem zirkulierenden Blutvolumen sein. Ein solches Mißverhältnis entsteht sowohl durch Volumenmangel als auch durch Vergrößerung der Volumenkapazität des Gefäßbettes, z.B. im anaphylaktischen Schock. Ebenso kann aber auch ein Versagen der Pumpleistung des Herzens (Herzstillstand) einen Kreislaufstillstand verursachen. Ein *Herzstillstand* tritt ein durch Asystolie, Kammerflimmern oder Verlust der Kontraktionsfähigkeit des Herzmuskels. Wegen des engen Zusammenhangs zwischen Hypoxämie und Herzstillstand ist es meist schwer erkennbar, ob Sauerstoffmangel oder Kreislaufstillstand primär aufgetreten sind. Rund 2 Minuten nach einem Hypoxiebeginn setzen deutliche Hyperventilationsbestrebungen und eine Tachykardie ein. Bis es zum Herzstillstand kommt, vergehen oft

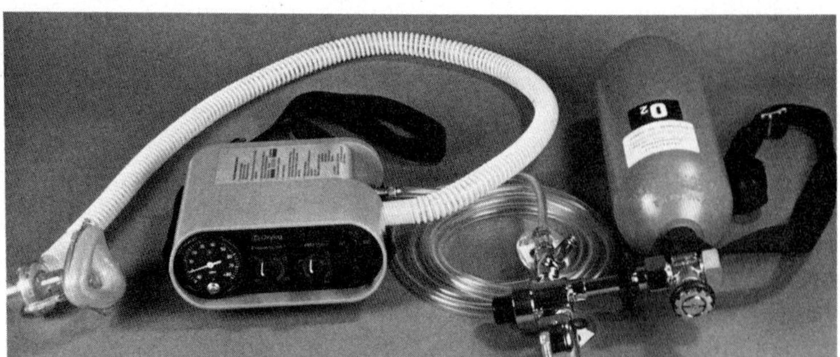

Abb. 13.**10** Transportables Beatmungsgerät mit Sauerstoffflasche (Oxylog, Drägerwerk, Lübeck)

5–10 Minuten. Dagegen folgt dem primären Kreislaufstillstand nach 10 Sekunden Bewußtlosigkeit und nach 30–60 Sekunden fallen alle wesentlichen zerebralen Funktionen einschließlich der Spontanatmung aus.

Diagnose

Jede Art des Kreislaufstillstandes erfordert schnellstmögliches Handeln, da eine irreversible Schädigung vitaler Organe, insbesondere des Gehirns, in 3–5 Minuten eintritt. Daher muß sich die Diagnose auf einfach und schnell zu erhebende Befunde stützen. Das wichtigste Zeichen ist die Pulslosigkeit der großen Arterien, der A. carotis und der A. femoralis. Fehlender Blutdruck, weite, reaktionslose Pupillen (die Erweiterung der Pupillen beginnt 45 Sekunden nach Kreislaufstillstand und 90 Sekunden danach sind sie weit und reaktionslos), fehlender Herzton, livide und blass-graue Hautfarbe, fehlende Spontanatmung und Bewußtlosigkeit sind weitere Symptome, die die Diagnose rasch bestätigen. Durch EKG-Diagnostik darf der Beginn von Reanimationsmaßnahmen nicht verzögert werden. Ist ein EKG-Gerät ohnehin angeschlossen, kann ein Herzstillstand bestätigt werden. Nie darf jedoch der EKG-Befund allein Maßnahmen der Reanimation veranlassen. Kammerflimmern oder Asystolie muß durch fehlenden Puls der großen Arterien bestätigt werden, um Artefakte im EKG-Bild auszuschließen.

Behandlung

Besteht ein Kreislaufstillstand, muß durch Reanimationsmaßnahmen eine Perfusion und Oxygenierung der vitalen Organe erreicht werden. Die Erzeugung eines Mindestkreislaufs und die Ventilation der Lunge mit Sauerstoff sind die dringlichsten Sofortmaßnahmen und bilden eine Einheit. Es muß daher möglichst schon vor und spätestens während der Herzmassage mit der Ventilation der Lunge begonnen werden. Die *externe Herzmassage* ist bis heute die bewährteste Methode zur Erzeugung eines Minimalkreislaufs. Sie wurde 1960 von KOUWENHOVEN (13) eingeführt. Wegen ihrer einfachen Art der Anwendung ohne jedes Hilfsmittel kann sie auch vom Laien gut durchgeführt werden. Durch Druck auf den Thorax wird das Herz zwischen Sternum und Wirbelsäule rhythmisch komprimiert, so daß ein regelmäßiger Volumenauswurf zustande kommt. Voraussetzung ist allerdings eine ausreichende venöse Füllung und ein intakter Klappenapparat des Herzens (Abb. 13.11). Mit

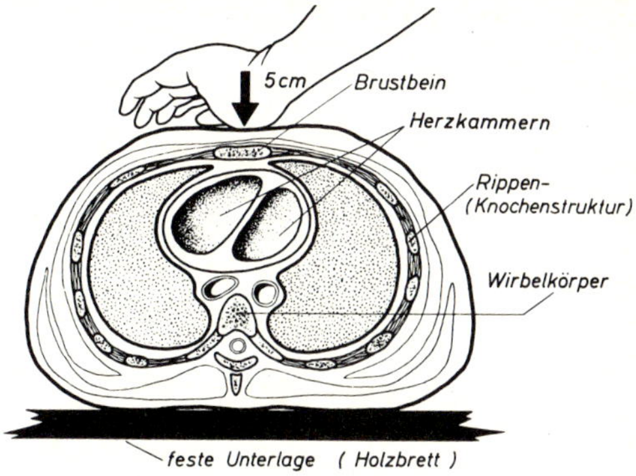

Abb. 13.11 Schematische Darstellung der externen Herzmassage im Thoraxquerschnitt (aus *L. Stöcker:* Narkose. Thieme, Stuttgart 1967)

dieser Methode kann ein Herzzeitvolumen von 1–2 l/min erzeugt werden. Der Patient muß auf dem Rücken und mit dem Thorax auf einer harten Unterlage liegen. Im Bett wird ein Brett oder eine spezielle Reanimationsplatte untergeschoben. Ist keine harte Unterlage vorhanden, muß der Patient notfalls auf den Fußboden gelegt werden. Der Helfer steht oder kniet neben dem Patienten und legt den Ballen seiner Hand auf das untere Drittel des Sternums, die andere Hand wird in gleicher Weise darüber gelegt. Durch Beugen des Oberkörpers kann nun bei gestreckten Ellenbogengelenken das Sternum um 4–5 cm gegen die Wirbelsäule gedrückt werden. Die Kompression sollte dabei weitgehend durch das Gewicht des Oberkörpers und nicht durch aktive Muskelkraft erzeugt werden. Beim Erwachsenen ist ein Druck von 25–30 kp erforderlich. Bei dicken Patienten und bei einem Faßthorax ist es meistens sehr schwierig, mit der äußeren Herzmassage allein einen ausreichenden Herzauswurf zu erzeugen. Durch zusätzliche Kompression im epigastrischen Winkel kann ein Ausweichen des Herzens zum Zwerchfell hin vermieden werden und die Auswurfleistung steigt. Es ist außerdem sehr nützlich, während der Reanimation die Beine hochzulegen oder anzuheben, hierdurch wird der venöse Rückfluß erhöht und die diastolische Füllung verbessert. Ein überblähter Magen kann durch Cavakompression den Rückfluß behindern. Gegebenenfalls muß daher über einen Magenschlauch die Luft abgeleitet werden.

Bei *Neugeborenen, Säuglingen* und *Kleinkindern* wird die Herzmassage je nach Alter nur mit Mittel- und Zeigefinger oder mit einer Hand durchgeführt. Die andere Hand kann zur Erzeugung des Gegendruckes unter den Thorax gelegt werden

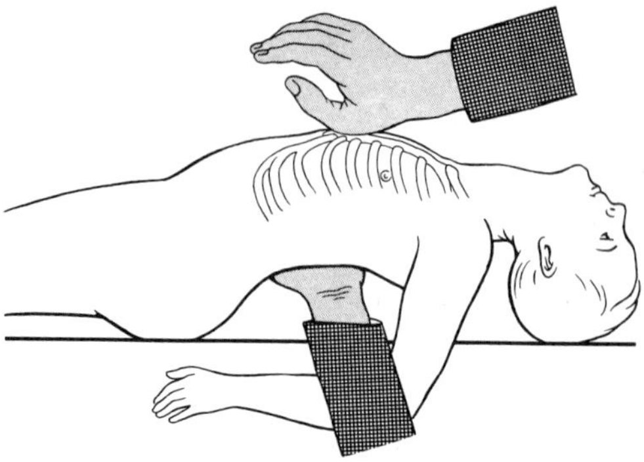

Abb. 13.12 Technik der extrathorakalen Herzmassage beim Kleinkind

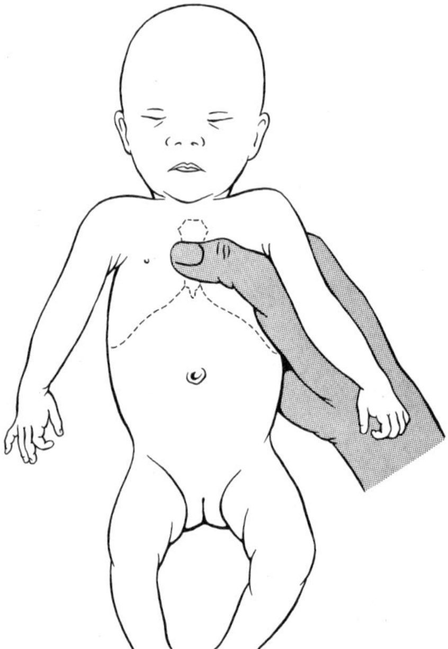

Abb. 13.13 Technik der extrathorakalen Herzmassage beim Säugling

(Abb. 13.12). Es ist auch möglich, den Thorax mit beiden Händen so zu umfassen, daß die Kompression mit den Daumen beider Hände erzeugt wird (Abb. 13.13).

Die Effektivität der Herzmassage wird wesentlich von der *Kompressionsfrequenz* beeinflußt. Im Übereifer der Reanimationsbemühungen werden oft zu hohe Frequenzen gewählt. Es ist daher notwendig, daß man den Kompressionsrhythmus regelmäßig überprüft. Bei einem Kompressionsrhythmus von 60–80/min werden die besten Perfusionsergebnisse für den Organismus erzielt (6). Das Zeitverhältnis der Kompression zur Dekompression beeinflußt die Flow-Leistung der einzelnen Massage. Bei Kompressionsfrequenzen von 40–80/min ist ein Zeitverhältnis der Kompression zur Dekompression von 60% : 40% am günstigsten (27). Durch die ersten 5 Kompressionen während des Kreislaufstillstandes wird zunächst ein arteriovenöses Druckgefälle aufgebaut. Die nachfolgenden Kompressionen erzeugen dann eine effektive Perfusion. Daraus ergibt sich, daß Unterbrechungen der Herzmassage möglichst vermieden werden sollten. In der Zeit der Unterbrechung fällt nämlich der Druck wieder ab und muß dann erneut aufgebaut werden. Die Beatmung kann grundsätzlich unabhängig von der Herzmassage mit einer Frequenz von 12–16/min durchgeführt werden. Praktisch ist dies nur dann möglich, wenn der Patient intubiert ist. Mund-zu-Mund- und auch Maskenbeatmung muß mit der Herzmassage abgestimmt werden. Dabei kommt es darauf an, ob ein Reanimierender allein Beatmung und Herzmassage durchführen muß oder ob noch weitere Helfer zur Verfügung stehen. Muß eine Person allein Herzmassage und Beatmung durchführen, beginnt sie zunächst mit 3- bis 5maliger Belüftung der Lunge, schließt 15 Herzmassagen an, unterbricht für 2malige Beatmung und fährt wieder mit 15 Herzmassagen fort, um 2 Beatmungen anzuschließen. Dieses Verhältnis 15 : 2 hat sich als der sinnvollste Kompromiß zwischen Effektivität für den Patienten und Ökonomie für den Helfer herausgestellt. Die körperliche Belastung für den Reanimierenden ist dann am geringsten und Oxygenierung sowie Minimalperfusion sind gerade eben ausreichend. Es ist allerdings erforderlich, daß die Herzmassagen und die Beatmung schnell durchgeführt werden, die Herzmassagen in einer Frequenz von 80/min und die Beatmung mit 30/min. Theoretisch wird damit eine Leistung von 53 Kompressionen und 7 Ventilationen pro Minute erreicht (30). Effektiver und ausdauernder ist eine Reanimation mit mehreren Personen durchzuführen. Die Herzmassage wird ohne Unterbrechung 60 mal/min durchgeführt, und die Ventilation muß mit einer Beatmungsfrequenz von 12/min auf die Herzmassage abgestimmt werden. Dies fordert eine gewisse Übung. Der Beatmende beginnt mit der Ventilation während einer Kompression, so daß die volle Blähung der Lunge in eine Dekompressionsphase fällt. Es ergibt sich dann ein Verhältnis der Herzmassage

Tabelle 13.**2** Rhythmus von Herzmassage und Beatmung unter verschiedenen Reanimationsbedingungen

1. **Reanimation durch 1 Person**		
	Rhythmus:	15mal Herzmassage, 2mal Beatmung
	Geschwindigkeit:	Herzmassage 80/min, Beatmung 30/min
2. **Reanimation durch mehrere Personen**		
	Rhythmus:	5mal Herzmassage, 1mal Beatmung (keine Unterbrechung der Herzmassage)
	Geschwindigkeit:	Herzmassage 60/min, Beatmung 12/min
3. **Reanimation bei Intubation**		
	Rhythmus:	Herzmassage und Beatmung unabhängig voneinander durchführbar
	Geschwindigkeit:	Herzmassage 60–80/min, Beatmung 12–16/min
Beginn der Reanimation grundsätzlich mit 3- bis 5maliger schneller Beatmung		

zur Beatmung von 5:1 (Tab. 13.**2**). Bei der Reanimation von Neugeborenen, Säuglingen und Kleinkindern müssen Massagefrequenzen von 120–80/min erreicht werden, die Beatmung wird entsprechend im Verhältnis 5:1 angepaßt.

In letzter Zeit wird die *Herzmassage mit dem Fuß* vermehrt propagiert. Diese Methode ist nur anwendbar, wenn eine zweite Person die Beatmung übernimmt. Das Körpergewicht des Reanimierenden ruht auf einem Bein, während die Ferse des anderen Beines dem unteren Drittel des Sternums aufgesetzt wird (Abb. 13.**14**). Das Sternum kann so um 4–5 cm gegen die Wirbelsäule gedrückt werden. Schwächere und leichte Personen (unter 60 kg Körpergewicht) können mit dieser Methode ausdauernder, gleichmäßiger und gezielter eine Herzmassage durchführen (3). Es besteht jedoch die Gefahr, daß zuviel Druck angewandt und die Dekompression, zu der das Bein aktiv angehoben werden muß, auf die Dauer nicht immer konsequent beibehalten wird (23).

Bei bestimmten Formen der Asystolie, insbesondere AV-Block und Arrhythmien, kann vor Beginn der Herzmassage durch *präkordialen Faustschlag* über einen unspezifischen Myokardreiz spontanes Einsetzen eines normalen Herzrhythmus ausgelöst werden. Die Anwendung des präkordialen Faustschlages ist jedoch umstritten, da auch ein Umspringen einer Arrhythmie in Kammerflimmern bewirkt werden kann (33). Auf jeden Fall sollte in dringlichen Situationen nicht unnötig Zeit damit verloren werden. Kontraindiziert ist er bei hypoxischer Genese des Kreislaufstillstandes und bei Kindern.

Da die extrathorakale Herzmassage eine besondere Form des stumpfen Thoraxtraumas ist, muß mit teilweise schwerwiegenden traumatischen *Komplikationen* gerechnet werden. Die häufigsten Reanimationsschäden sind Rippenfrakturen mit allen bekannten Folgen. Je starrer der Thorax, desto leichter ist eine Fraktur möglich. Diese Frakturen mindern die Effektivität der Herzmassage, da sie die Elastizität des Thorax verschlechtern, obwohl dann die Herzmassage subjektiv leichter durchführbar ist. Nach jeder 3. Reanimation werden Rippenfrakturen gefunden. Pneumothorax und Hämothorax sind nicht selten Folgen solcher Frakturen und können die Prognose erheblich verschlechtern. Die zweithäufigste Komplikation (8–20%) sind Leber- und Milzrupturen (15). Sie treten besonders leicht bei Kindern auf und dann, wenn der Massagedruck versehentlich auf das Xiphoid anstatt auf das Sternum ausgeübt wurde. Durch den erheblichen Volumenverlust bedeuten solche Organverletzungen im allgemeinen das Ende der Chance einer Reanimation. In seltenen Fällen können auch Lungenrupturen, Herztamponaden oder gar Myokardrupturen auftreten. Das Risiko solcher Verletzungen kann durch gewissenhafte Anwendung der Methode klein gehalten werden.

Die *Effektivität einer Herzmassage* muß über die

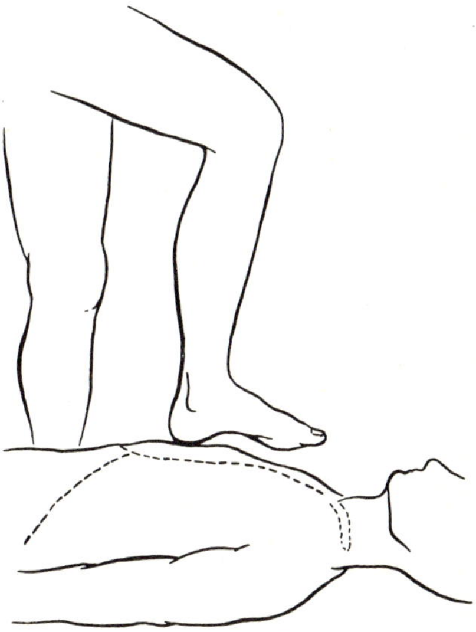

Abb. 13.**14** Technik der Herzmassage mit dem Fuß

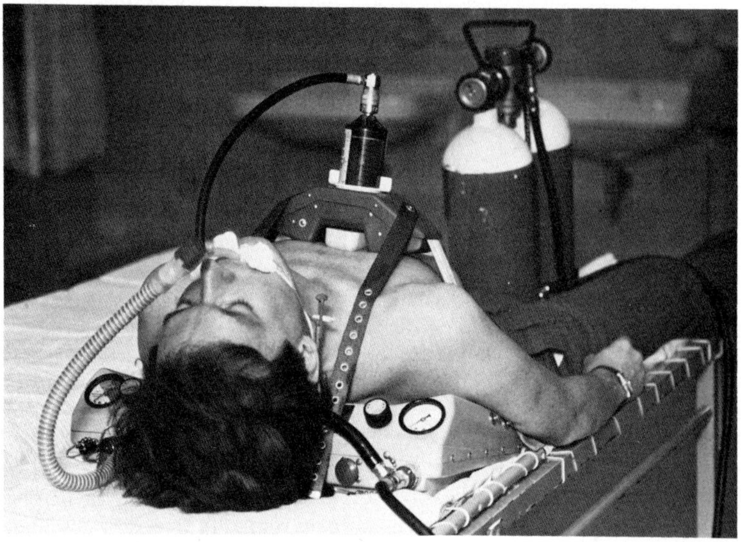

Abb. 13.15 Äußere Herzmassage und Beatmung mit einem Herz-Lungen-Wiederbelebungsgerät (Fa. Hellige, Freiburg)

Hautfarbe und über den Femoralispuls kontrolliert werden. Der Carotispuls läßt sich wegen der fortgeleiteten Erschütterungen der Herzmassage meist nicht sicher beurteilen. Häufig können bei effektiver Massage Blutdruckwerte über 50 mmHg systolisch gemessen werden. Ebenso wichtig wie die Pulskontrolle ist die Beobachtung der Pupillen. Werden sie enger, ist es ein Zeichen dafür, daß die Schädigung des Gehirns noch nicht stark ausgeprägt und eine Reanimation möglich ist. Bleiben sie weit und entrundet, muß alles unternommen werden, um Oxygenierung und Perfusion zu verbessern. Sind alle Bemühungen erfolglos, muß rechtzeitig überdacht werden, ob ein Weiterführen der Reanimation sinnvoll ist.

Für längere Phasen der externen Herzmassage und insbesondere während des Transportes eines Patienten mit gleichzeitiger Massage ist die Anwendung eines *Herz-Lungen-Rettungsgerätes* (Fa. Hellige, Freiburg; Fa. Siemens, Erlangen) sehr vorteilhaft. Es setzt sich zusammen aus einer festen Unterlage, die unter den Thorax gelegt wird, und aus einem pneumatisch getriebenen Stempel, der an der Platte fest installiert ist oder über Gurtzüge angeschnallt werden kann. Der Stempel wird auf das untere Drittel des Sternums aufgesetzt und komprimiert, von Sauerstoff oder Druckluft angetrieben, rhythmisch den Thorax. Zusätzlich kann der Patient druckgesteuert beatmet werden (Abb. 13.15). Hierzu ist jedoch die Intubation eine notwendige Voraussetzung. Der Einsatz dieses Gerätes sollte gelernt und geübt werden, damit es ohne Zeitverlust und sachgerecht angewandt werden kann. Es wird unter gleichzeitiger manueller Massage am Patienten installiert. Bevor der Stempel auf das Sternum aufgesetzt wird, muß die Funktionsfähigkeit überprüft werden. Erst dann sollte durch Freigabe des Kompressionsdruckes das Gerät in Betrieb gesetzt werden. Durch die Regulierung des Kompressionsdruckes kann die Stempelbewegung individuell so eingestellt werden, daß sie 4–5 cm beträgt. Während des Betriebs muß der Druckpunkt des Stempels auf das Sternum immer wieder überprüft werden, da er sich durch die Erschütterungen verschieben kann. Kompressionsaufbau, Stempeldruck und Beatmung sind getrennt regelbar. Das Zugvolumen der Ventilation wird über den inspiratorischen Druck eingestellt. Da das Gerät rein pneumatisch arbeitet, ist es stromunabhängig einsetzbar. Der Betrieb wird am sinnvollsten mit Sauerstoff durchgeführt, da Betriebsgas und Atemgas aus der gleichen Flasche entnommen werden. Die Massage- und Ventilationsfrequenz ist im Gerät vorgegeben. Richtig bedient, erleichtert dieses Gerät die Herzmassage erheblich und erzeugt eine regelmäßige und kräftige Kompression des Thorax. Daher ist es für längere Herzmassagen auf Intensivstationen oder für Transporte unter Reanimation besonders geeignet.

Wegen der guten Erfolge mit der externen Herzkompression ist die **offene Herzmassage** mehr und mehr in den Hintergrund getreten. Sie wird prak-

Tabelle 13.**3** Kontraindikationen zur extrathorakalen Herzmassage

Sternumfraktur

Sternumnahe Rippenserienfrakturen

Brustwirbelsäulenverletzungen
mit drohendem oder bestehendem Querschnittssyndrom

Blutung größerer intrathorakaler Gefäße und des Herzens durch
a) Schuß,
b) Stich,
c) postoperative Nahtinsuffizienz.

Herzbeuteltamponade nach
a) diagnostischen Punktionen,
b) Ruptur eines Herzwandaneurysmas

Relative Kontraindikationen
a) Herzstillstand bei eingenähten internen Schrittmacherelektroden,
b) Faßthorax,
c) Kyphoskoliose der Brustwirbelsäule

tisch nur noch unter Klinikbedingungen durchgeführt und meist mit thoraxchirurgischen Möglichkeiten. Es muß jedoch betont werden, daß es Situationen gibt, in denen die offene Herzmassage die einzige Möglichkeit darstellt, eine kardiale Reanimation durchzuführen. Sie ist der externen Massage vorzuziehen, wenn eine Herztamponade oder ein instabiler Thorax besteht, z.B. nach schweren Thoraxtraumen oder nach operativer Sternumspaltung. Darüber hinaus ist sie immer dann indiziert, wenn die externe Herzmassage durch die anatomischen Gegebenheiten nicht zum Erfolg führen kann (Tab. 13.3).

Da wie bei jeder Thorakotomie eine Überdruckbeatmung möglich sein muß, ist die Intubation eine wesentliche Voraussetzung zur offenen Herzmassage. Notdürftige Hautdesinfektion und sterile Handschuhe müssen in der Eile als Infektionsschutz ausreichen. Ein steriles Thorakotomiebesteck sollte in allen Bereichen, in denen Reanimationen durchgeführt werden, vorrätig sein (Abb. 13.**16**). Ist dies nicht der Fall, muß man sich behelfen. Der Thorax wird im 4., 5. oder 6. Interkostalraum links durch einen langen Schnitt vom linken Sternumrand bis zur mittleren Axillarlinie eröffnet. Ging eine Sternumspaltung voraus, werden rasch die Nähte und Verschnürungen durchtrennt, so daß das Herz wieder frei liegt. Haut, Unterhautfettgewebe und Muskulatur können rasch durchtrennt werden. Blutstillung ist überflüssig, da es während des Kreislaufstillstandes nicht blutet. Die Pleura muß sehr vorsichtig eröffnet werden, damit die Lunge nicht verletzt wird. Sobald der Thorax offen ist, wird die rechte Hand eingeführt und das Herz durch Kompression gegen das Sternum oder durch Ausdrücken rhythmisch entleert (Abb. 13.**17**). Gleichzeitig wird die Thoraxöffnung mit einem Thoraxsperrer vergrößert. Dann kann das Herz zwischen zwei Händen, am besten nach der Eröffnung des Perikards, ausgedrückt werden (Abb. 13.**18**).

Es muß darauf geachtet werden, daß das Herz mit der ganzen Hand massiert wird und nicht mit den Fingern, sonst können sehr leicht Verletzungen des Myokards und insbesondere des Vorhofes entste-

bestehend aus:

2 Skalpellen,
2 Mikulicz-Klemmen,
4 Kocher-Klemmen, klein,
1 Kocher-Klemme, groß,
3 Pean-Klemmen, groß,
2 chirurgische Pinzetten,
2 anatomische Pinzetten,
2 Cooper-Scheren,
1 Nadelhalter mit Nadeln,
2 scharfen Wundhaken,
1 Rippensperrer,
1 Kontraktor,
2 Thoraxdrains,
2 Abdampfschälchen,
sowie Kanülen, Spritzen,
3 Paar Handschuhen und
großen Abdecktüchern

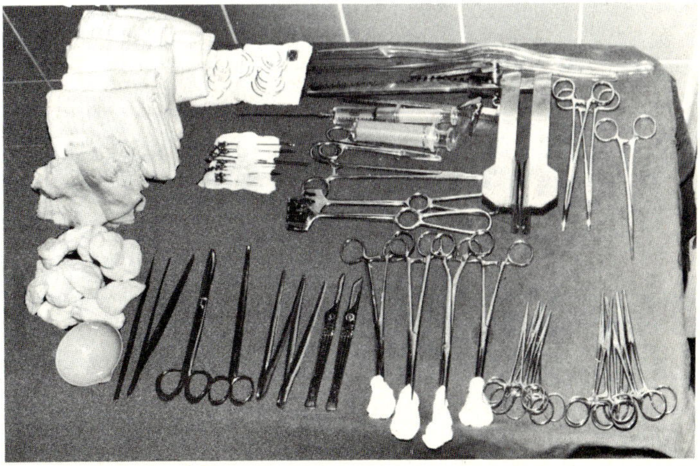

Abb. 13.**16** Instrumentarium zur Notthorakotomie

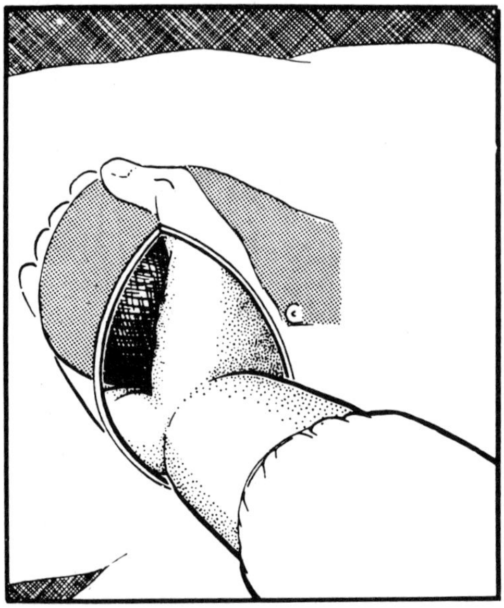

Abb. 13.17 Schematische Darstellung der intrathorakalen Herzmassage mit einer Hand (Abb. 13.17, 13.18, 13.22 und 13.24 wurden übernommen aus *A. Gilston, L. Resnekov:* Cardiorespiratory Resuscitation. Heinemann, London 1971)

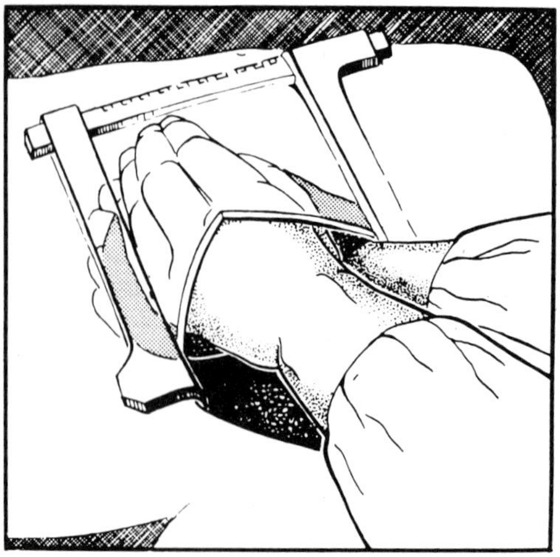

Abb. 13.18 Schematische Darstellung der intrathorakalen bimanuellen Herzmassage

hen. Die Wirksamkeit der Massage wird ebenfalls über den tastbaren Puls der großen Gefäße überprüft. Häufig läßt man dem Herz nicht genug Zeit zur Füllung oder luxiert so, daß die großen Gefäße abgedrückt werden. Dann kann kein ausreichender Auswurf erreicht werden. Um die Gehirndurchblutung während der Massage zu steigern, kann man zusätzlich die Aorta ascendens zeitweise komprimieren.

Setzt die spontane Herzaktion wieder ein, dazu sind meist weitere Maßnahmen außer der Herzmassage nötig, darf die Thorakotomie nicht sofort wieder verschlossen werden. Es ist ratsam, möglichst lange zu warten, bis eine Stabilisierung der Kreislauffunktion eingetreten ist. In dieser Zeit kann in aller Ruhe die Blutstillung vorgenommen werden. Wird die Herzaktion wieder schlechter, kann die Massage sofort aufgenommen werden. Der Thoraxwandverschluß ist unter sterileren Bedingungen möglich als die Eröffnung. Das Perikard sollte nicht ganz verschlossen werden, so daß ein Drainagefenster stehen bleibt. In die Pleurahöhle muß eine Thoraxdrainage eingelegt werden. Vor dem Verschluß der Pleura wird die Lunge durch Aufblähen zum völligen Entfalten gebracht und die Rippen werden dann mit einem Kontraktor adaptiert. Muskulatur, Unterhautfettgewebe und Haut werden wie üblich schichtweise vernäht. Sobald die Thoraxwand verschlossen ist, muß die Drainage an eine entsprechende Saugung angeschlossen werden (s. Kapitel 35). Danach wird die Lunge nochmals gut gebläht, damit alle Atelektasen aufgehen und der Pleuraraum luftfrei wird. Durch eine anschließende Röntgenthoraxaufnahme wird die Lage des Herzens und die Entfaltung der Lunge kontrolliert.

Die Möglichkeit der *Komplikationen* nach offener Herzmassage sind nicht geringer und nicht weniger gefährlich als nach externer. Am Herzen können Hämatome, Wandperforationen und Schnittverletzungen gesetzt werden. Hämatopneumothorax, Atelektasen, Nachblutungen in die Pleura und Infektionen (Pleuraempyem) können ebenfalls als Folge der Thorakotomie entstehen. Die offene Herzmassage muß daher nach strenger Indikation und am besten durch einen in der Thorakotomie erfahrenen Chirurgen durchgeführt werden.

Es besteht auch die Möglichkeit, eine offene Herzmassage *transabdominal* vorzunehmen. Dies ist dann sinnvoll, wenn das obere Abdomen ohnehin eröffnet ist. Während eine Hand auf das Sternum zum Gegendruck aufgelegt wird, komprimiert die andere das Herz durch Druck auf das Zwerchfell direkt unterhalb des Sternums.

Weiterführende Maßnahmen

Die Erstmaßnahmen der Ventilation und Perfusion allein bewirken nur selten das Einsetzen einer spon-

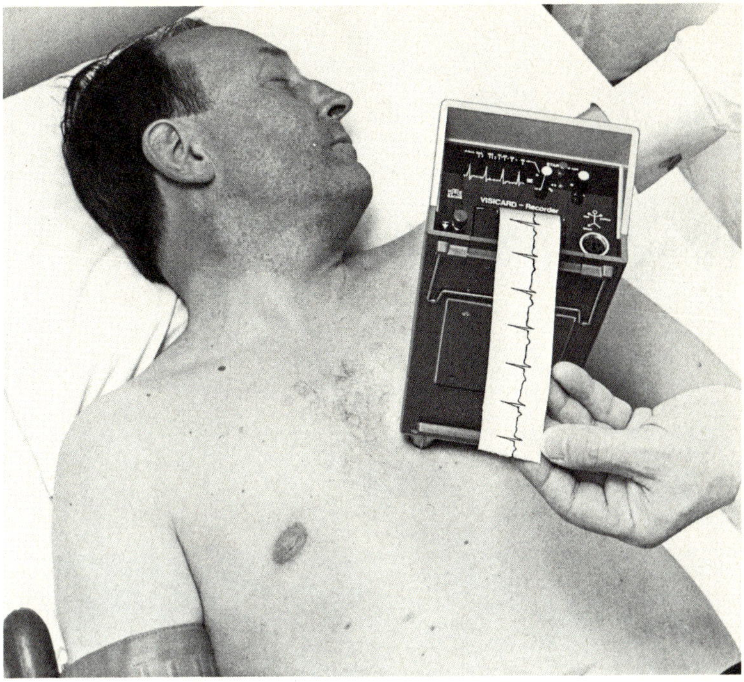

Abb. 13.**19** Anwendung eines batteriebetriebenen EKG-Gerätes (Visicard-Rekorder, Fa. Hugo Sachs Elektronik, March-Hugstetten/Freiburg)

tanen, suffizienten Herzaktion. Da sich die weitere Behandlung wesentlich an der **EKG-Diagnose** orientiert, ist die Ableitung des EKGs eine wichtige Voraussetzung zur spezifischen Therapie des Kreislaufstillstandes. Wenn der Patient nicht ohnehin an einen EKG-Monitor angeschlossen ist, läßt sich mit transportablen EKG-Monitoren, die über dem Herzen auf der Brust aufgesetzt werden, rasch ein Überblick gewinnen. Die Geräte sind batteriebetrieben, haben 3 Elektroden an der Rückseite und sind meist mit Frequenzzähler und teilweise sogar mit 1-Kanal-Schreiber ausgestattet (Abb. 13.**19**). Sie können aber auch über ein Kabel mit aufgeklebten Elektroden verbunden werden (Visicard, Fa. Hugo Sachs, March-Hugstetten; Miniscop, Fa. Schiller, Bahr, Schweiz). Die modernen batteriebetriebenen Defibrillatoren beinhalten meist ebenfalls einen EKG-Monitor, der für diese Notfalldiagnostik ausreicht.

Während eines Kreislaufstillstandes müssen drei grundsätzlich verschiedene EKG-Bilder voneinander unterschieden werden: das Kammerflimmern, die Asystolie und die Hyposystolie (Abb. 13.**20**a–c).

Eine ebenfalls wesentliche Voraussetzung zur weiteren medikamentösen Behandlung ist ein verläßlicher **venöser Zugang**. Nur wenn ein Zugang nicht vorhanden ist und in kurzer Zeit auch nicht geschaffen werden kann, darf zur Sofortbehandlung, und zwar einmalig, eine *intrakardiale Injektion* durchgeführt werden. Dazu wird eine 8–10 cm lange, dünne Nadel mit aufgesetzter und aufgezogener Spritze im 4. oder 5. Interkostalraum am linken Sternumrand unter Aspiration senkrecht zum Thorax eingestochen. Sobald Blut aspiriert wird, muß injiziert und die Nadel rasch entfernt werden. Im allgemeinen wird auf diese Weise der rechte Ventrikel punktiert. Nach der Injektion muß sofort wieder Herzmassage durchgeführt werden, damit das Medikament über Lungenkreislauf und linken Ventrikel in die Koronarien gelangen kann.

Die *Gefahren* einer intrakardialen Injektion dürfen nicht unterschätzt werden. Durch die Verletzung von Koronar- oder Perikardgefäßen kann sich eine Herztamponade entwickeln, Injektionen in die Kammerwand oder in das Septum führen zu unbeherrschbarem Kammerflimmern, Verletzungen von Pleura und Lunge können einen Hämatopneumothorax erzeugen. Schließlich können Standzylinder der langen Nadel in die Kammer injiziert oder ins Myokard implantiert werden (Abb. 13.**21**). Dies kann vermieden werden, wenn vor der

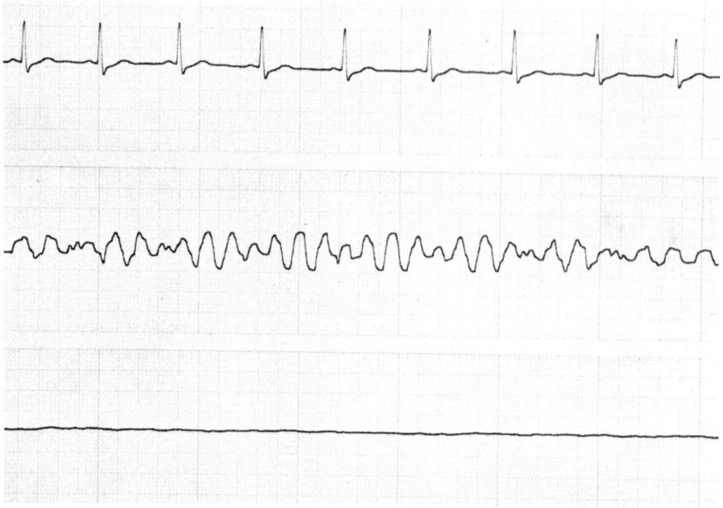

Abb. 13.**20** EKG-Ableitung bei
a) Sinusrhythmus,
b) Kammerflimmern,
c) Asystolie

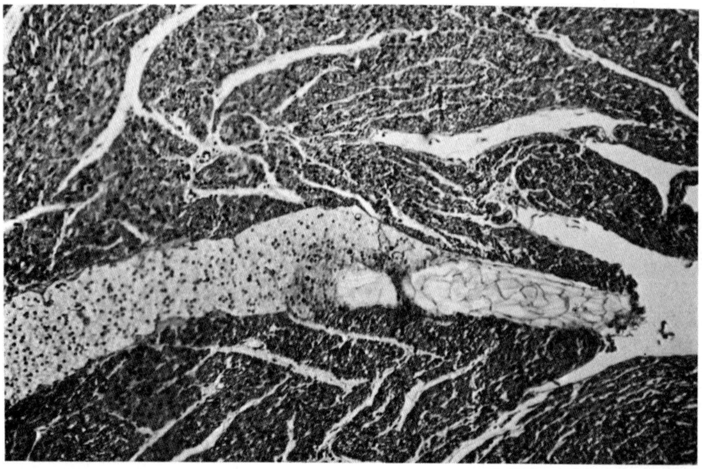

Abb. 13.**21** Histologisches Bild eines Herzmuskels, in den ein Hautzylinder durch intrakardiale Injektion implantiert ist (aus *P. Lawin:* Anaesthesist 12 [1963] 163)

Punktion die Haut mit einer Lanzette oder einem Skalpell perforiert wird (14).

Der beste Zugangsweg ist der *zentral-venöse Katheter.* Über ihn können die Notfallmedikamente herznah appliziert und der Venendruck gemessen werden. Das Legen eines solchen Katheters unmittelbar mit Reanimationsbeginn ist daher eine wichtige ärztliche Sofortmaßnahme. Am einfachsten ist er in Notsituationen über die Ellenbeuge zu legen. Der Geübte wird auch trotz der Unruhe während der Herzmassage einen Jugularis-interna-Katheter legen können. Nur im Notfall sollte die V. subclavia als Zugang gewählt werden, da gerade unter den Reanimationsmaßnahmen die Pleura sehr leicht versehentlich punktiert wird. Wenn vorhanden, ist jedoch auch eine Verabreichung der Notfallmedikamente über *periphere Venen* möglich. Es muß im Anschluß an die Injektion ausreichend nachgespült werden, damit die Medikamente bis zum Herzen gelangen. In extremen Notfällen ohne intravenöse Zugänge muß eine Venae sectio durchgeführt werden. Von intramuskulären Injektionen sollte während der Reanimation Abstand genommen werden, da die Perfusion der Muskulatur in dieser Zeit mit Sicherheit zu gering ist. Notfallmäßig ist lediglich eine *intralinguale Injektion* sinnvoll, da die Zunge sehr gut durchblutet wird.

Therapeutische Maßnahmen

Der Einsatz verschiedener Medikamente zur Notfallbehandlung ist in eine initiale und in eine fortführende Therapie aufgeteilt. Die initiale Behandlung schließt immer die Gabe von **Natriumbicarbonat** ein. Spätestens 2 Minuten nach Kreislaufstillstand nämlich entwickelt sich eine metabolische Azidose durch gesteigerte Lactatbildung aus der anaeroben Energiegewinnung. Unter der Herzmassage und der Oxygenierung nimmt die Azidose des Blutes massiv zu, da nun die Kohlensäurebildung wieder einsetzt und infolge der wiedereinsetzenden Perfusion Lactat in großen Mengen aus den verschiedenen Geweben abtransportiert wird. Zu einer erfolgreichen Reanimation ist die Behandlung dieser Azidose unerläßlich. Azidose läßt die Katecholamine am Myokard unwirksam werden und senkt die Myokardkontraktilität. Außerdem steigt die Irritabilität des Myokards, so daß die Fibrillationsschwelle erniedrigt ist. Aber auch zur Prophylaxe irreversibler Hirnschäden ist die Behandlung der Azidose ebenso bedeutungsvoll wie die Oxygenierung (12, 18).

Man injiziert oder infundiert initial Natriumbicarbonat 1 mval/kg KG. Es eignet sich besonders gut die 8,4%ige Lösung, da sie 1 mval Natriumbicarbonat in 1 ml enthält. Die weitere *Dosierung* orientiert man am besten an der Blutgasanalyse (negativer BE × 0,3 × kg KG, s. auch Kapitel 29). Ist dies nicht möglich, kann die Hälfte der Initialdosis im Abstand von 10 Minuten wiederholt injiziert oder besser auf 10 Minuten verteilt infundiert werden. Es muß jedoch vor einer *Überdosierung* gewarnt werden, da sie einen hyperosmolaren Zustand und eine metabolische Alkalose bewirken kann. Unter Alkalose nämlich ist die Sauerstoffabgabe an das Gewebe schlechter als unter Azidose, außerdem wird Kalium vermehrt in die Zelle eingeschleust. Während der Bicarbonattherapie muß eine gute Ventilation gesichert sein, da nunmehr vermehrt CO_2 entsteht, das über die Lunge eliminiert werden muß. Gegebenenfalls ist die Behandlung der Azidose auch mit THAM möglich (16). Den Bicarbonatlösungen dürfen auf keinen Fall Medikamente zugemischt werden. Katecholamine werden in Bicarbonat inaktiviert, und Calcium bildet unlösliche Salzkristalle.

Kammerflimmern

Kammerflimmern tritt dann ein, wenn verschiedene Muskelpartien und Muskelfasern die zeitliche Koordination verloren haben. Sie befinden sich zum gleichen Zeitpunkt teilweise in Kontraktion, teilweise sind sie refraktär und teilweise befinden sie sich in der Ruhepause. Impulse des Sinusknotens können keine gleichmäßige Kontraktion auslösen, so daß kein Volumenauswurf zustande kommen kann. Durch einen monophasischen Stromimpuls kann das flimmernde Myokard zum gleichen Zeitpunkt insgesamt depolarisiert werden, so daß anschließend ein intakter Sinusknoten die Rhythmusführung der Kontraktionen wieder übernehmen kann. Dies ist das Prinzip der **elektrischen Defibrillation.** Voraussetzung einer anhaltenden Defibrillation ist eine ausreichende Energieversorgung des Myokards, d.h. eine Perfusion und Oxygenation über die Koronargefäße. Die Sofortmaßnahmen der Ventilation möglichst mit Sauerstoff und der Herzmassage bis unmittelbar vor der elektrischen Defibrillation ist daher eine wichtige Voraussetzung zur effektiven Behandlung. War eine Defibrillation wirkungslos, muß die Reanimation sofort weitergeführt werden.

Zur elektrischen Defibrillation werden heute nur noch *Gleichstromdefibrillatoren* angewandt, die den Vorschriften der VDE 0750 entsprechen. Der Stromstoß wird durch Entladung eines unmittelbar zuvor aufgeladenen Kondensators erzeugt. Die Stärke des Stromstoßes in Joule (Watt × Sekunden) wird am Gerät vorgewählt. Ist der Kondensator aufgeladen, ertönt ein optisches oder akustisches Zeichen. Wird dann in einer kurzen Zeitspanne, die von Fabrikat zu Fabrikat wechselt und nicht länger als 40 Sekunden ist, keine Defibrillation durchgeführt, entlädt sich der Kondensator geräteintern von selbst aus Sicherheitsgründen.

Alle Defibrillatoren sind so konstruiert, daß sie sowohl für die externe als auch für die interne Defibrillation geeignet sind. Zur *externen Defibrillation* ist wegen des erhöhten Widerstandes des Brustkorbes eine wesentlich höhere Joule-Zahl erforderlich als zur internen. Der Dosisrichtwert ist 3,5–6,5 Joule/kg KG (29). Ohne weitere Berechnung kann man jedoch die Defibrillation mit

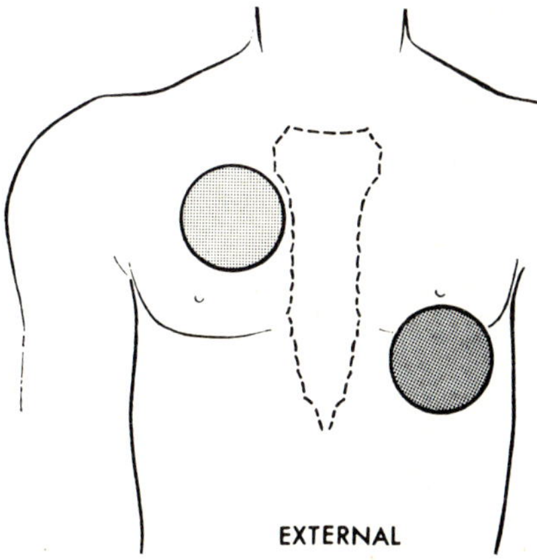

Abb. 13.**22** Schematische Darstellung der Elektrodenlage zur externen Defibrillation des Herzens

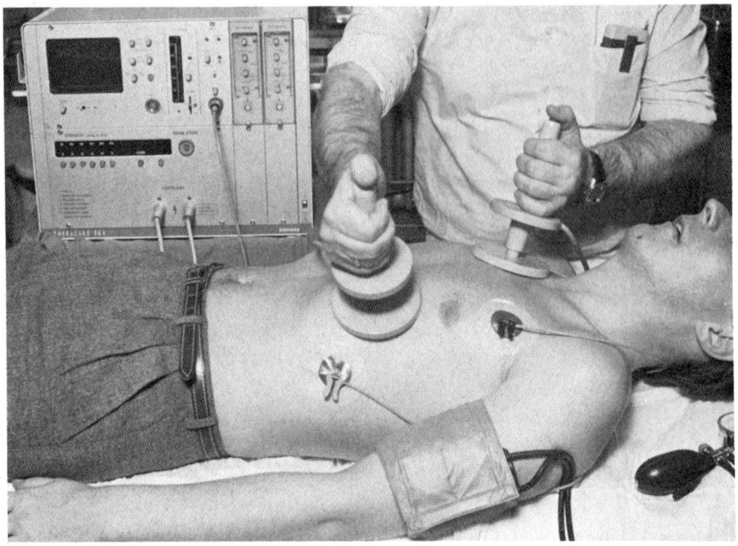

Abb. 13.23 Technik der externen Defibrillation des Herzens

150–250 Joule beginnen. Führt dies nicht zum Erfolg, wird der Stromstoß zu jeder nächsten Defibrillation um 50–100 Joule erhöht. Maximal ist eine Applikation von 400 Joule möglich. Der Stromstoß zur Defibrillation wird in einem Zeitraum von 6 ms abgegeben. Von modernen Geräten wird verlangt, daß sie die tatsächlich abzugebende Stromstärke präzise angeben (Digital- oder Zeigerinstrument). Es muß jedoch bedacht werden, daß nur 20–30% bei der externen Applikation am Herzen wirksam wird. Zur Übertragung des Stromstoßes auf den Körper werden großflächige Elektroden (50 cm^2 Oberfläche) benutzt, die mit einem Druck von mindestens 5 kp in der Längsachse des Herzens aufgesetzt werden müssen, eine Elektrode über der Herzspitze, die andere über der Basis (Abb. 13.22 und 13.23). Es gibt auch die Möglichkeit, daß eine Elektrode unter den Brustkorb gelegt und die zweite über dem Herzen aufgesetzt wird. Durch Knopfdruck an den Haltegriffen der Elektroden oder am Gerät wird der Stromstoß freigegeben. Es ist unbedingt wichtig, daß der Patient während der Defibrillation nicht von anderen Personen berührt wird, da der Impuls sonst übertragen wird. Mit Elektroden-Gel oder feuchten Kompressen kann die Leitfähigkeit der Elektroden entscheidend verbessert werden. Ist die Leitfähigkeit nämlich zu gering, z. B. durch zu wenig Auflagefläche, können sehr leicht Verbrennungen auftreten. Für die Reanimation sind Kompressen, die mit physiologischer Kochsalzlösung getränkt sind, einem Elektroden-Gel vorzuziehen, da die Hände bei der Herzmassage auf dem Gel abrutschen.

Zur *internen Defibrillation* müssen löffelförmige, steril aufbewahrte Elektroden benutzt werden. Diese Löffel werden seitlich am Herzen angelegt (Abb. 13.24). Dabei muß darauf geachtet werden, daß sie möglichst mit ihrer ganzen Fläche dem Herzmuskel anliegen, da sonst von der Kante ausgehend schwere Verbrennungen entstehen können. Die benötigte Stromstärke ist bei interner Applikation wesentlich niedriger, sie beträgt zwischen 20 und 35 Joule.

Die meisten Defibrillatoren gestatten wahlweise eine EKG-getriggerte sogenannte *synchrone Defi-*

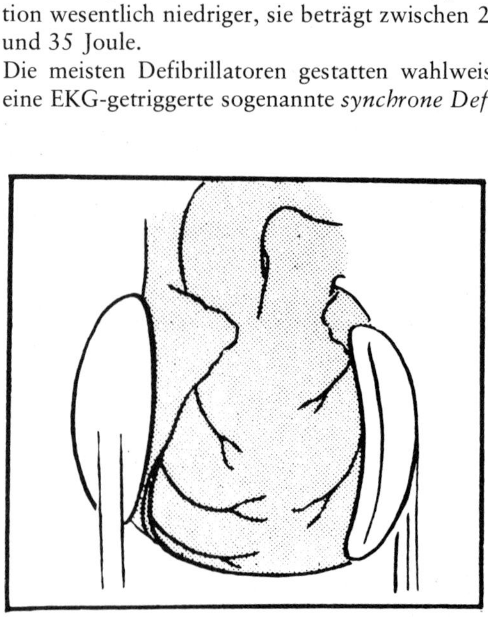

Abb. 13.24 Schematische Darstellung der Lage der Defibrillationslöffel zur internen Defibrillation des Herzens

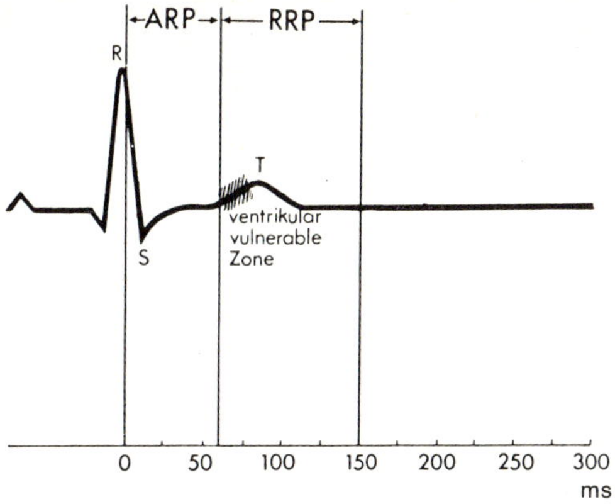

Abb. 13.**25** Schematische Darstellung der Refraktärzeit und der vulnerablen Phase im EKG; ARP = absolute Refraktärphase, RRP = relative Refraktärphase

brillation. Dies ist dann erforderlich, wenn bei Kammertachykardie oder ähnlichen Rhythmusstörungen eine Kardioversion durchgeführt werden soll. In diesem Falle darf der Stromstoß nicht in die Refraktärzeit fallen, da er sonst Kammerflimmern auslösen kann (Abb. 13.25). Es ist darauf zu achten, daß für diesen Zweck das Gerät auf „synchron" eingestellt ist.

Neben den netzbetriebenen Defibrillatoren, die meistens mit EKG-Monitor und Registriermöglichkeiten ausgestattet werden, sind für die Notfallreanimation tragbare, *batteriebetriebene Geräte* besonders praktisch, da sie ohne Netzanschluß überall schnell einsetzbar sind. Sie sind mit EKG-Monitor und teilweise 1-Kanal-Schreiber ausgestattet (Abb. 13.**26**). Das EKG läßt sich einfach über die aufgesetzten Defibrillationselektroden ableiten. Da für die Defibrillation eine hohe Batteriekapazität notwendig ist, muß darauf geachtet werden, daß die Batterien dieser Geräte möglichst immer in vollgeladenem Zustand sind. Erfahrungsgemäß ist dies nur dann gesichert, wenn die Geräte auf ihrem Standplatz immer am Netz angeschlossen sind. Sie sollten nur zum Transport und Einsatz abgekoppelt sein. Ist die Batterie doch entladen, können diese Geräte im allgemeinen auch über Netzanschluß betrieben werden. Da die elektrischen Defibrillatoren für unvorhergesehenen und wechselnd häufigen Einsatz immer auf Anhieb funktionstüchtig sein müssen, ist es notwendig, regelmäßig *Funktionskontrollen* durchzuführen. In den Betriebsanweisungen sind solche Kontrollen angegeben. Es hat sich bewährt, wöchentlich eine Kontrolle mit einer sogenannten Testlampe durchzuführen. Bei betriebsbereitem Gerät wird diese Lampe zwischen den Elektroden eingeklemmt gehalten. Leuchtet sie bei der Defibrillation blitzartig auf, hat eine Entladung stattgefunden (Abb. 13.**26**).

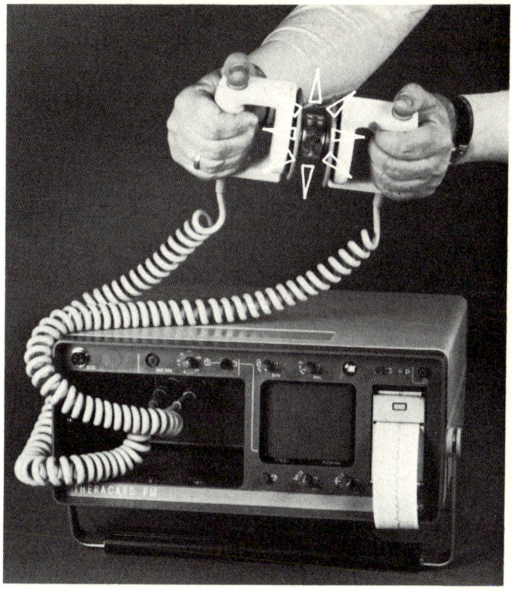

Abb. 13.**26** Technik der Funktionskontrolle eines tragbaren, batteriebetriebenen Defibrillators mit EKG-Monitor und Schreiber (Theracard, PM, Fa. Siemens, Erlangen) über einer Testlampe

Häufig ist die Elektrodefibrillation auch mit hoher Joule-Zahl aufgrund der Vorschädigung des Myokards erfolglos. Mit **medikamentösen Maßnahmen** muß dann versucht werden, die Flimmerschwelle zu erhöhen. *Lidocain* (Xylocain) und *Procainamid* sind wegen ihrer guten Steuerbarkeit in der Notfallmedizin dafür besonders gut geeignet. Sie senken die Irritabilität des Myokards, unterdrücken prämature ventrikuläre Kontraktionen und ektope Reize ohne den Sinusknoten zu beeinflussen. Man injiziert Lidocain zunächst als Bolus in einer Dosierung von 1 mg/kg KG. Dieser Bolus kann alle 3–5 Minuten wiederholt werden. Es ist jedoch sinnvoller, unmittelbar nach dem Bolus eine Lidocaininfusion anzuhängen, die mit einer Geschwindigkeit von 1–4 mg/min einläuft. Besteht anfangs kein venöser Zugang, kann die initiale Lidocainmenge über die Trachea appliziert werden.

Insbesondere bei niedriger Flimmeramplitude und erfolgloser Defibrillation sollte mit der Gabe von *Adrenalin* 0,5–1,0 mg, eventuell auch von Isoproterenol oder Orciprenalin, nicht gezögert werden. Schwaches Flimmern wird dadurch verstärkt und

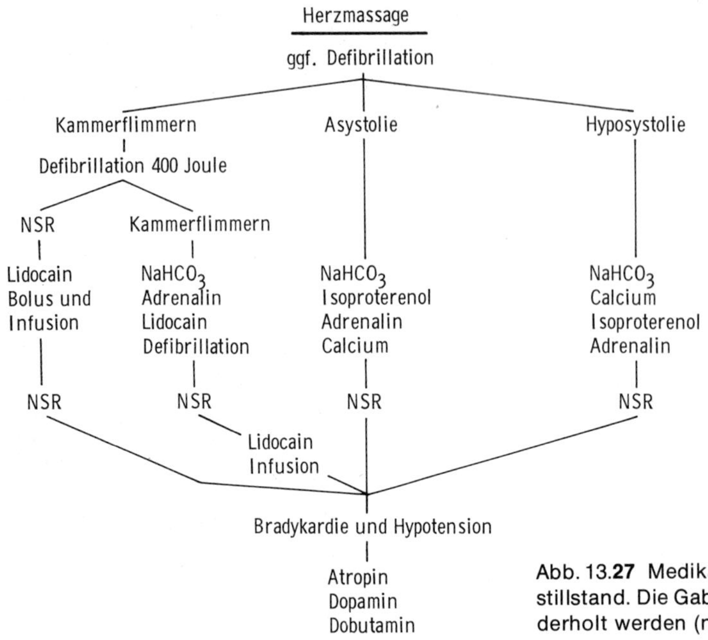

Abb. 13.27 Medikamentöse Therapie bei Kreislaufstillstand. Die Gabe der Medikamente muß ggf. wiederholt werden (nach *Sladen*)

die Myokardkontraktilität steigt, so daß die Elektrodefibrillation effektiver wird. Diese Dosis kann alle 5 Minuten wiederholt werden. Notfalls ist auch für Adrenalin die tracheale Applikation möglich.

In seltenen Fällen ist das Kammerflimmern Folge eines hyperergen, tachykarden Zustandes oder einer zu hohen Katecholamindosis. Dann kann der Einsatz von *Betablockern* (Visken, Dociton) richtig sein, sollte jedoch wegen des starken negativinotropen Effektes streng auf solche Indikationen beschränkt bleiben. Zur Sicherheit wird der Betablocker 1 : 10 verdünnt und milliliterweise bis zur ausreichenden Wirkung injiziert.

Nicht selten wird durch die elektrische Defibrillation eines Kammerflimmerns eine Asystolie ausgelöst. Sie muß dann entsprechend weiterbehandelt werden (s. Abb. 13.27).

Asystolie

Jede Asystolie muß initial mit *Katecholaminen*, am besten mit Adrenalin, behandelt werden. Adrenalin erhöht die Myokardkontraktilität, stimuliert die Herzfrequenz und steigert die Reizleitungs- und Reizbildungsfähigkeit des Herzens, dillatiert die Koronargefäße und verengt die peripheren Gefäße, die während eines Herzstillstandes meistens erheblich erweitert sind. Adrenalin (Suprarenin) kann in Einzeldosen von 0,5–1,0 mg in 3-Minuten-Abständen injiziert werden.

Die Adrenalintherapie bei Asystolie wird durch *Calciumgaben* unterstützt. Das ionisierte Calcium erhöht ebenfalls die Myokardkontraktilität und steigert die Ventrikelerregbarkeit. Man gibt 3–5 ml einer 10%igen Calciumchloridlösung, sie enthält 3,5–7,0 mval ionisiertes Calcium. Calciumgluconat ist nicht so wirkungsvoll, da es weniger ionisiert ist. 10 ml einer 10%igen Lösung enthalten 4,8 mval ionisiertes Calcium. Die Repetition von Calcium ist nach 10 Minuten möglich. Es wurde schon erwähnt, daß Calciumlösungen nicht mit Natriumbicarbonat gemischt werden dürfen, da sie ein unlösliches Salz bilden. Während Laktazidose, wie dies bei Kreislaufstillstand der Fall ist, sind größere Mengen Calcium erforderlich, da im Organismus nur wenig Calcium ionisiert ist. Dagegen ist unter einer hyperkapnischen Azidose sehr viel körpereigenes Calcium ionisiert, so daß nur geringe Dosen angewandt werden sollten. Besteht eine Asystolie unter Hyperkaliämie, muß sie primär mit Calciuminjektionen behandelt werden (11).

Bei extremen bradykarden Blockbildern und immer dann, wenn noch Aktionen des Myokards im EKG sichtbar sind, kann zunächst anstatt mit Adrenalin durch ein starkes beta-2-stimulierendes Katecholamin, am besten Isoproterenol (Aludrin) in einer Dosierung von 0,1–0,5 mg oder auch das weniger potente Orciprenalin (Alupent) in einer Dosis von 0,5–1,0 mg versucht werden, die

Herzaktion zu stimulieren. Gelingt dies, kann auf Adrenalin verzichtet werden. Isoproterenol und Orciprenalin erhöhen die Myokardkontraktilität, stimulieren die Herzfrequenz, steigern die Reizleitungs- und Reizbildungsfähigkeit des Herzens, verengen aber nicht die peripheren Gefäße.
Ist eine Asystolie mit Katecholaminen und Calcium nicht zu beheben, muß der Versuch unternommen werden, das Herz mit Hilfe eines *intravenösen Schrittmachers* zu stimulieren. Externe Schrittmacherstimulation sollte nicht mehr angewandt werden, da sie im allgemeinen wirkungslos ist. Bei Kindern ist es gut möglich, über den Ösophagus zu stimulieren (9).
Gelegentlich gelingt es, durch Katecholamin- und Calciumbehandlung eine Asystolie in ein Kammerflimmern umzuwandeln. Dies ist ein günstiges Zeichen für die Myokardfunktion. Das Kammerflimmern wird dann entsprechend mit Defibrillation behandelt (Abb. 13.27).

Hyposystolie

Mit Hyposystolie oder elektromechanischer Entkoppelung bezeichnet man eine Form des Kreislaufstillstandes, wenn zwar ein normales EKG-Bild abgeleitet werden kann, aber kein Puls tastbar ist; d. h., trotz regelrechter elektrischer Reizung des Myokards kommt kein Herzauswurf zustande. Dies kann der primäre Zustand eines Kreislaufstillstandes sein oder auch im Verlauf einer Reanimation erst auftreten. Zunächst muß ein *Volumenmangel* ausgeschlossen oder dringlich behoben werden. Die Myokardleistung kann mit *Katecholaminen* und *Calcium* erhöht werden. Je nach Herzfrequenz und EKG-Bild muß eine Bradykardie zunächst mit *Atropin*, 0,5 mg als Bolus, behandelt werden. Atropin verbessert die AV-Überleitung und erhöht die Sinusfrequenz. Häufig reicht Atropin jedoch nicht aus, dann muß die Kontraktilität, AV-Überleitung und Herzfrequenz mit *Betastimulatoren* wie Isoproterenol oder Orciprenalin (s. oben) erhöht werden. Besteht der Verdacht einer Weitstellung der peripheren Gefäße, wird besser *Adrenalin* angewandt. Wenn bereits eine hohe Herzfrequenz besteht, sollte die Herzleistung durch *Dopamin-Infusion*, 5–10γ/kg/min und/oder *Dobutamin-Infusion*, 2–3γ/kg/min, gesteigert werden (Abb. 13.27).

Stabilisierende Maßnahmen

Ist es gelungen, durch Reanimationsmaßnahmen und initialer Medikamentenbehandlung eine ausreichende Kreislauffunktion wiederherzustellen, muß der Patient zur weiteren Überwachung und Stabilisierung der vitalen Funktionen einer *Intensivbehandlung* zugeführt werden. Diese stabilisierenden Maßnahmen beziehen sich wesentlich auf Herz-Kreislauf, Gehirn und Nieren. Einzelne Behandlungen können schon während des Transportes zur Intensivstation begonnen werden. Nachfolgend sollen nur die allgemeinen und spezifischen Maßnahmen zur Protektion des Zentralnervensystems behandelt werden.
Neben der Therapie reversibler und irreversibler Veränderungen, die durch Hypoxie und Kreislaufstillstand verursacht wurden, müssen in die Intensivbehandlung Maßnahmen aufgenommen werden, die die vitalen Organe vor Schäden schützen, die reaktiv nach Beendigung des Sauerstoff- und Perfusionsmangels entstehen können. Dies betrifft in besonderer Weise das *zentrale Nervensystem.* Etwa 20% der Patienten, die eine Reanimation überlebt haben, leiden an einer zerebralen Veränderung verschiedenen Ausmaßes. Daher haben sich im letzten Jahrzehnt zahlreiche Forschungsprojekte mit der Protektion und Behandlung ischämischer Hirnschäden beschäftigt (18). Die Arbeitsgruppe um SAFAR hat inzwischen für die klinische Anwendung richtungsweisende Regeln erarbeitet, die sich in besonderem Maße auf die „postischämische Anoxie“ des Gehirns beziehen (22). Da die Erhaltung des menschlichen Geistes immer das wesentliche Ziel der Wiederbelebung sein muß, hat SAFAR mit Recht den Begriff der *kardio-pulmonal-zerebralen Reanimation* geprägt (21).

Protektion der Gehirnfunktion

Je nach Dauer der Ischämie und je nach den Voraussetzungen zur Reanimation treten nach der Wiederbelebung drei unterschiedliche *zerebrale Folgezustände* auf:

1. Sofortiges Erwachen nach Reanimation und Wiedererlangung aller zentral-nervösen Funktionen (Hypoxie nicht länger als 3–5 Minuten).
2. Erwachen nach Reanimation, aber später Wiedereintrüben und Entwicklung eines Hirnödems (Folge einer postischämischen Anoxie).
3. Anhaltende Bewußtlosigkeit nach Reanimation (Hypoxie länger als 3–5 Minuten).

Immer dann, wenn der 2. oder 3. Folgezustand eintritt, muß eine intensive Behandlung durchgeführt werden, die sich an der Protektion des Gehirns orientiert.

Postischämische Anoxie

Das Gehirn hat einen Energieverbrauch von etwa 8

Kalorien pro 100 g/min. Diese Energie wird fast nur aus der Glucoseoxidation gewonnen. Auch in Ruhefunktion (Schlaf) ist dieser Bedarf unverändert. Da das Gehirn keinen Sauerstoffvorrat und nur ein geringes Glucosedepot besitzt, muß es sehr rasch seine Funktion aufgeben, sobald die Perfusion und/oder die Oxidation unterbrochen wird. Obwohl die vorhandenen Energiereserven des Gehirns nur für 2–3 Minuten ausreichen, kann es durch sofortige Leistungseinschränkung (Bewußtseinsverlust usw.) diese Zeitspanne verlängern. Nach 6–8 Minuten jedoch tritt eine Depolarisation der Zellen ein und damit erlischt jede Funktion. Von allen Organen reagiert das Gehirn daher am frühesten auf einen Sauerstoffmangel und/oder einen Perfusionsstop mit irreversiblen Schäden. Allerdings ist die Dauer des Sauerstoffmangels nur ein Faktor dieser Schädigung und möglicherweise der geringere. Im Tierexperiment konnte HOSSMANN (12) zeigen, daß unter besonderen Perfusionsbedingungen und bei Normothermie das Gehirn von Katzen bis zu 60 Minuten ohne Sauerstoff überleben kann. Voraussetzung ist offensichtlich die Erhaltung einer Perfusion für das Glucoseangebot und für den Abtransport der sauren Stoffwechselprodukte. Solche Untersuchungen bestätigen die Vorstellung, daß die „postischämische Anoxie" auf dem Boden von Störungen der Mikrozirkulation entsteht, die erst nach Beendigung der Ischämiephase auftreten und wesentlich zum bleibenden Gehirnschaden beitragen. Der Erfolg der Wiederbelebung des Gehirns ist somit nicht nur eine Frage des Sauerstoffmangels, sondern auch der Durchblutung. Unmittelbar im Anschluß an eine ischämische Periode reagiert das Gehirn mit einer *Steigerung des Stoffwechsels* und einer *Hyperämie*, der wahrscheinlich eine Unterbrechung der Autoregulation der Gehirndurchblutung zugrunde liegt. Kann der Kreislauf des Gesamtorganismus das Gehirn in dieser Phase nicht ausreichend durchbluten, führt diese postischämische Hypoperfusion zu einer weiteren ischämischen Schädigung des Gehirns. In dieser postischämischen Phase sind nämlich nicht nur die Gefäße weit gestellt, es steigt auch das Lactatangebot sowie der Glucose- und Sauerstoffbedarf des Gehirns an. Hypoperfusion in diesem Zustand führt zu Stasen, lokaler Azidose und zu Endothelläsionen. Daraus resultierende, länger anhaltende Perfusionsminderung durch Störung der Mikroperfusion leistet einen erheblichen Beitrag zum bleibenden Hirnschaden. Wie in tierexperimentellen Untersuchungen gezeigt werden konnte, werden tatsächlich durch maximale Perfusion des Gehirns unmittelbar nach einer Ischämie (postischemie reflow promotion) zerebrale Schäden vermindert (33).

Wichtigstes Ziel der Intensivbehandlung nach der kardiopulmonalen Reanimation muß daher die *Aufrechterhaltung einer zerebralen Homöostase* sein. Durch entsprechende therapeutische Maßnahmen muß eine Optimierung der Kreislauffunktion und eine Reduktion des gesteigerten Hirnstoffwechsels erreicht werden. Dazu sind allgemeine Behandlungsprinzipien für Kreislauf und Atmung wie auch spezifische Therapieformen zur Reduktion des Gehirnstoffwechsels und der Gehirndurchblutung erforderlich.

Therapeutische Maßnahmen

Kreislauf

Sofort nach der Ischämiezeit muß durch leicht erhöhten *Blutdruck* (Mitteldruck 110–130 mm Hg, systolisch 130–160 mm Hg) über einen Zeitraum von 1–5 Minuten versucht werden, die intensivierte postischämische Reperfusion zu unterstützen („brain flush"). Danach sollte der Blutdruck auf normalen bis leicht erhöhten Werten gehalten werden. Selbstverständliche Voraussetzung für eine gute Kreislauffunktion ist eine exakte *Volumenbilanz* und eine optimale Auffüllung des Kreislaufs. Mit der Anwendung von *Vasopressoren* wie Dopamin und auch kurzfristig Adrenalin darf in der Reperfusionsphase nicht gezögert werden. Allerdings müssen stärker ausgeprägte Hypertonien vermieden werden, damit sie einen intrakraniellen Druckanstieg nicht fördern. Gegebenenfalls wird dann die Anwendung von Vasodilatatoren (NNP) erforderlich. Bestehen jedoch Erkrankungen, die die Blut-Hirn-Schranke so beeinflussen, daß ein vasogenes Hirnödem droht, wie z.B. Enzephalitis oder Trauma, muß der Blutdruck eher niedrig gehalten werden.

Um eine solche differenzierte Kreislaufbehandlung durchführen zu können, ist es in der Regel unumgänglich, eine exakte *Überwachung* mit zentralvenösem Katheter, arteriellem Katheter und gegebenenfalls Pulmonaliskatheter vorzunehmen.

Atmung

Durch maschinelle Beatmung muß eine mäßige *Hyperventilation* mit arteriellen P_{CO_2}-Werten von 25–30 Torr erreicht werden. Hierdurch kann in der ersten postischämischen Phase die Normalisierung des zerebralen pH-Wertes beschleunigt und eine Umkehrung des Steal-Effektes erreicht werden. Außerdem wird das intrazerebrale Blutvolumen gesenkt und damit der Entstehung eines erhöhten intrakraniellen Druckes vorgebeugt. Durch kontinuierliche Überwachung (am besten über eine endexspiratorische CO_2-Messung, mindestens durch regelmäßige Blutgasanalysen) müssen kurzfristige P_{CO_2}-Anstiege unbedingt vermieden werden.

Das *Sauerstoffangebot* an das Gehirn kann durch einen erhöhten arteriellen Sauerstoffdruck in den ersten 12 Stunden verbessert werden. Der arterielle P_{O_2} sollte durch einen hohen F_{IO_2} (0,5–1,0) über 100 Torr angehoben werden. Die Anwendung eines PEEP in solchen Fällen muß unter Berücksichtigung eines möglichen Anstieges des intrakraniellen Druckes sorgfältig abgewogen werden (s. S. 16.18).

Um eine gleichmäßige Hyperventilation zu ermöglichen und eine allgemeine Ruhigstellung zu unterstützen, ist es meistens unumgänglich, daß der Patient *relaxiert* wird. Damit trotzdem neurologische Verlaufskontrollen möglich sind, sollte man die Relaxierung immer wieder kurzfristig abklingen lassen.

Hypothermie

Da Hyperthermie den zerebralen Stoffwechsel steigert und die Entstehung eines Hirnödems fördert, müssen auf jeden Fall durch Kühlung *normale Körpertemperaturen* erreicht werden. Die *kontrollierte Hypothermie* ist besonders bei Verdacht auf eine Hirndrucksteigerung indiziert und trägt zur Verlangsamung des Stoffwechsels bei. Es müssen jedoch die erforderlichen Voraussetzungen gegeben sein (s. Kapitel 24), da reaktive Vasokonstriktion und Kältezittern mehr Schaden verursachen können, als die Hypothermie Nutzen bringt. Richtig durchgeführt, kann die kontrollierte Hypothermie bis auf 30°C in der postischämischen Phase einen Schutz vor gesteigerter Stoffwechselaktivität, Entzündungsneigung und Ödembildung ausüben (22).

Medikamentöse Behandlung

Die *Steroidtherapie* zur Behandlung und Prophylaxe des Hirnödems (s. Kapitel 51) ist bei dieser Patientengruppe obligat. Sie sollte so früh wie möglich in ausreichender Dosierung einsetzen (Tab. 13.4). Diese Ödemprophylaxe wird durch eine Osmotherapie mit *Mannit* sinnvoll ergänzt. Die Infusion von *niedermolekularem Dextran* 10%, 4stündlich 100 ml, kann zusätzlich in der ersten Phase der Reperfusion zu einer Verbesserung der Mikrozirkulation beitragen.

Generalisierte Krämpfe werden am besten mit *Barbituraten* (Phenobarbital, 1 mg/kg KG) behandelt. Auch zur Sedierung sind Barbiturate in der postischämischen Phase ebenso wie Diazepam geeignet. Nachdem in tierexperimentellen Untersuchungen eine erstaunlich gute Protektion des Gehirns durch hohe Barbituratdosen nachgewiesen werden konnte, haben inzwischen auch klinische Beobachtungen gezeigt, daß solche Effekte bei

Tabelle 13.4 Richtlinien der Intensivbehandlung nach zerebraler Ischämie und nachfolgender Bewußtlosigkeit (nach *Safar* u. Mitarb.)

1. Überwachung des arteriellen Druckes
   a) leichte, kurzzeitige Hypertension (z.B. MAP 110–130 mmHg) für 1–5 min unmittelbar nach Ischämieende.
   b) Normotension bis leichte Hypertension (MAP 90–110 mmHg), leichte Hypotension bei Verdacht auf vasogenes Hirnödem, z.B. nach Trauma
2. Mäßige Hyperventilation, P_{aCO_2} 25–30 torr
3. Erhöhtes Sauerstoffangebot, $P_{aO_2} > 100$ torr (F_{IO_2} 1,0–0,5)
4. Arterieller pH 7,3–7,6
5. Invasive Überwachung: ZV-Katheter, arterieller Katheter, Pulmonaliskatheter nach Bedarf
6. Ruhigstellung und kontrollierte Beatmung (zeitweise medikamentöse Muskelrelaxierung)
7. ZNS-Beobachtung
   Neurologischer Status
   EEG
   Computertomogramm bei Bedarf
8. Sedierung und Behandlung von Krämpfen mit Barbiturat oder Diazepam
9. Steroide, z.B. Dexamethason 1 mg/kg KG initial, anschließend 0,2 mg/kg KG 6stündlich
10. Temperaturüberwachung und gegebenenfalls Kühlung (Normothermie)
11. Verschiedene Blutwerte:
    Hämatokrit 30–40%, Elektrolyte normal, kolloidosmotischer Druck im Plasma > 15 torr (Albumin > 3 g%)
    Serum-Osmolalität 280–330 mmol/kg H_2O
    Glucose 100–300 mg%
12. Infusionstherapie
    a) 30–50 ml Flüssigkeit/kg KG pro Tag (Kinder 100 ml/kg KG pro Tag) als Glucose 5–20%ig mit Elektrolytzusatz
    b) 2000–4000 kcal/Tag/70 kg und Aminosäuren und Vitamine
13. Neuropsychiatrische Untersuchung nach dem Erwachen

Menschen ebenfalls zu beobachten sind. Man darf annehmen, daß diese hochdosierte Barbituratbehandlung die Gefahr einer postischämischen Anoxie reduziert. Ohne Barbituratbehandlung kann nach einer Ischämiezeit von 5–22 Minuten beim Menschen nur in 10% ein Ausbleiben neurologischer Schäden erwartet werden. Die Arbeitsgruppe von SAFAR hat in solchen Fällen nach Barbituratbehandlung mit hohen Dosen in 64% eine völlige neurologische Wiederherstellung erreichen können (4). Die bisher bekannten klinischen Beobachtungen reichen nicht aus, um die hochdosierte Barbituratthérapie für die postischämische Phase grundsätzlich zu empfehlen. Eigene eindrucksvolle Beobachtungen haben uns allerdings in der Auffassung bestärkt, daß diese Therapieform in zunehmendem Maße einen entscheidenden Beitrag zur Verhinderung postischämischer Schäden leisten wird. Es ist immer dann sinnvoll, diese Therapie durchzuführen, wenn eine Hypoxie des Gehirns länger als 5 Minuten andauerte oder wenn ein Patient nach der Reanimation das Bewußtsein nicht wieder erlangt (33).

Der Wirkungsmechanismus der *hohen Barbituratthérapie* ist noch nicht ausreichend geklärt. Man geht davon aus, daß diese hohen Barbituratdosen

1. den Gehirnstoffwechsel reduzieren und damit die Differenz des Energiebedarfs zum Energieangebot verkleinern,
2. durch Reduktion der Gehirndurchblutung und des intrazerebralen Blutvolumens wesentlich zur Senkung des intrakraniellen Druckes beitragen,
3. durch Anstieg der Gehirnosmolalität, Stabilisierung der Zellmembran und Hemmung lytischer Enzyme Infarzierungen verhindern oder zumindest gering halten,
4. durch Anstieg der Membranpermeabilität über eine Reduzierung des erhöhten osmolaren Gradienten zwischen Gehirn und Blut die Ödembildung hemmen und
5. die Fähigkeit der Gehirnzelle, intrazelluläre Volumenanstiege zu tolerieren, erhöhen (17).

Dosierungsrichtlinien

Da die hohen Barbituratdosen zu erheblichen Kreislaufbelastungen führen können, müssen die Dosierungsrichtlinien variabel gehandhabt werden. Auch wenn das Barbiturat so früh wie möglich gegeben werden sollte, ist die Applikation erst dann möglich, wenn der Kreislauf ausreichend stabilisiert ist. Eine weitere Voraussetzung ist die sichere Kreislaufüberwachung und -behandlung. In der Regel ist daher die Barbituratthérapie erst unter den Bedingungen einer Intensivstation möglich. Barbiturate sollten nicht mehr angewandt werden, wenn der Patient bereits 2 Stunden komatös ist. Dann ist ein protektiver Effekt nicht mehr zu erwarten.

Initial werden 10–20 mg/kg KG Thiopental (andere Barbiturate sind sicherlich ebenfalls gut geeignet, es liegen jedoch keine ausreichenden Empfehlungen für die Dosierung vor) je nach Kreislaufverhalten intravenös injiziert innerhalb von 10–30 Minuten. Danach wird eine Dosis von 30 mg/kg KG über 24 Stunden verteilt kontinuierlich, am besten mit einer Infusionspumpe, zugeführt. Spätestens nach 48 Stunden ist kein protektiver Effekt mehr zu erwarten und die Therapie kann beendet werden. In der weiteren Behandlung sind Barbiturate nur noch zur Krampfbehandlung in entsprechend niedriger Dosierung sinnvoll.

Die größte Gefahr dieser hohen Barbiturat-Dosen ist die *Kreislaufdepression*. Sie muß durch ausreichende Volumensubstitution und gegebenenfalls Katecholamintherapie behandelt werden. Es kann auch aus diesen Gründen eine Unterbrechung der Barbituratthérapie notwendig werden. Hat sich der Kreislauf dann wieder stabilisiert, kann die Therapie fortgeführt werden. Auf jeden Fall muß mehr Wert auf einen guten Blutdruck zur Aufrechterhaltung der Gehirnperfusion als auf die Barbituratthérapie gelegt werden. Ein weiterer Nachteil ist die tiefe *Barbituratnarkose*, die eine Beurteilung des neurologischen Zustandbildes nicht mehr zuläßt. Selbst das EEG zeigt im allgemeinen nur noch geringe Aktion des Gehirns. Dies muß unter dem Gesichtspunkt des Therapieerfolges in Kauf genommen werden.

Weitere prophylaktische Maßnahmen

Um einem akuten Nierenversagen vorzubeugen, werden häufig Maßnahmen zur Steigerung der Diurese durch Infusion von hochprozentigem Mannit oder durch Furosemidanwendung empfohlen. Mit dieser „Prophylaxe" kann jedoch eher ein akutes Nierenversagen verstärkt als verhindert werden. Man sollte sich im Sinne der *Aufrechterhaltung einer guten Nierenfunktion* auf eine exakte Flüssigkeitsbilanz beschränken und die Urinausscheidung aufmerksam beobachten. Tritt ein Nierenversagen ein, muß es entsprechend behandelt werden (s. Kapitel 33).

Eine weitere sinnvolle Protektion ist die medikamentöse *Prophylaxe von Streßläsionen* im oberen Magen-Darm-Trakt, die in Kapitel 42 wiedergegeben ist. Diese Prophylaxe ist grundsätzlich indiziert, sobald ein Patient nach Reanimation einer Intensivbehandlung zugeführt wird, denn allein die Kortikoidtherapie prädisponiert diese Patientengruppe für Streßläsionen. Diese Behandlung gehört jedoch nicht zu den dringlichen Maßnahmen und kann innerhalb der ersten 24 Stunden begonnen werden.

Organisation der Wiederbelebung

Da der frühzeitige Beginn von Wiederbelebungsmaßnahmen grundsätzlich über den Erfolg einer Reanimation entscheidet, muß organisatorisch gesichert werden, daß die notwendigen Voraussetzungen in kürzester Zeit am Ort des Ereignisses geschaffen sind. Dieser Gesichtspunkt steht im Gegensatz zu den üblichen Organisationsformen in einem Krankenhaus, die davon ausgehen, daß der Patient zum Behandlungsraum gebracht wird und nicht umgekehrt. Geschultes Personal und notwendiges Gerät müssen zur Reanimation jederzeit und an jedem Ort schnell verfügbar sein.

Obwohl die Sofortmaßnahmen der Wiederbelebung von jedem Arzt beherrscht werden müssen, ist es in größeren Krankenhauseinheiten sinnvoll, ein **Reanimationsteam** zu organisieren. Einem solchen Team sollten Personen angehören, die aufgrund ihrer fachspezifischen Tätigkeit Wissen und Methoden der Reanimation routiniert anwenden können. Da diese Voraussetzungen fachgebietsübergreifend sind, müssen im Einzelfalle die örtlichen Gegebenheiten entscheiden, wer für dieses Team geeignet ist. Ärzte und Pflegepersonal, die intensivmedizinische Erfahrung besitzen, sind grundsätzlich für diese Aufgabe besonders geeignet. Eine wichtige Voraussetzung für eine solche Personengruppe ist, daß sie jederzeit abkömmlich ist.

Durch *interdisziplinäre Schulung* und regelmäßiges Training läßt sich die personelle Bereitschaft zum Einsatz der Wiederbelebungsmaßnahmen in einem Krankenhaus erheblich verbessern. Dies gilt insbesondere für Kliniken, die ein spezielles Reanimationsteam nicht einrichten können. Für dieses Training gibt es geeignetes Übungsmaterial wie Reanimationspuppen, Intubationstrainer und EKG-Simulatoren (Drägerwerk, Lübeck).

Wenn möglich, sollte ein spezieller Gruppenruf über die Krankenhausrufanlage möglich sein, dadurch kann wertvolle Zeit zum Suchen von Personal eingespart werden. Sehr bewährt hat sich die Ausstattung des Reanimationspersonals mit Gegensprechfunkgeräten. Personal, Geräte und Material können so schnell angefordert werden, ohne daß Personen den Raum verlassen müssen.

Die wesentlichsten **Hilfsmittel** für Sofortmaßnahmen müssen in jedem Krankenhausbereich (Station, Diagnostik- oder Behandlungseinheit) vorhanden sein. Umfang und Aufwand der Bereitstellung können sich jedoch danach richten, wie häufig in diesem Bereich mit Reanimationen zu rechnen ist. Die einfachste Ausstattung hat in einem *Koffer* Platz. Praktisch sind dafür Kunststoffkoffer in leuchtender Farbe, die mit Schnappverschlüssen an die Wand befestigt werden können (Fa. Söhngen, Taunusstein-Wehen). Der Inhalt läßt sich individuell zusammenstellen und sollte auf jeden Fall Intubationsbesteck, Beatmungsbalg, Medikamente, Kanülen und Infusionen enthalten. In Tab. 13.5 ist

Tabelle 13.**5** Inhalt eines Notfallkoffers

1 Laryngoskop für Erwachsene
1 Laryngoskop für Kinder
Endotrachealtuben Größe 4,5; 5,5; 6,5; 7,5
Führungsstab Größe 1 und 2
2 Oxfordtuben Größe 9,0 und 10,0
1 Magill-Zange
1 Schere
2 Klemmen
1 Blockerspritze
Xylocain-Gel
1 Einmal-Skalpell
1 Rolle Pflaster
2 Infusionssysteme
Guedel-Tuben Größe 1–5
2 intrakardiale Kanülen
1 Staubinde
1 Dräger-Laerdal-Beatmungsbeutel
2 Dräger-Laerdal-Masken Größe 3 und 4
2 Beutel Plasmaersatzlösung
Einmal-Spritzen 2, 5, 10, 20 ml
Injektionskanülen
Sterile Tupfer
Venenverweilkanülen 14, 16, 18, 20 Gauge
2 Amp. Calciumchlorid 10%
2 Amp. Kaliumchlorid
5 Amp. Lidocain 1%
3 Amp. Dociton
5 Amp. Atropin
5 Amp. Adrenalin
5 Amp. Alupent
3 Amp. Aludrin
5 Amp. Dopamin á 50 mg
3 Amp. Kortison á 250 mg
2 Amp. Akrinor
2 Amp. Effortil
3 Infusionsflaschen Natriumbicarbonat 8,4% á 100 ml
5 Amp. Natriumchlorid 0,9%

die Ausstattung eines solchen Koffers zusammengestellt. Es empfiehlt sich, eine Inhaltsliste an dem Koffer zu befestigen, damit der Benutzer einen Überblick gewinnt, was vorhanden ist, und damit jederzeit eine Überprüfung und Ergänzung möglich ist. Zur Aufbewahrung ist ein immer zugänglicher, auffälliger Platz zu wählen (Pforte, Fahrstuhlnähe, vor den Dienstzimmern der Ärzte usw.). Da solche Koffer regelmäßig auf Vollständigkeit und Funktionsfähigkeit überprüft werden müssen, empfiehlt es sich, ihre Zahl in einem Krankenhaus übersichtlich klein zu halten und den Service zentral organisiert durchzuführen. Nicht jede Station z. B. muß einen Koffer besitzen, er kann an einem Knotenpunkt mehrerer Stationen hängen und gemeinschaftlich benutzt werden. Eine große Zahl nicht kompletter Koffer nutzt weniger als eine kleine Zahl immer einsatzfähiger. Durch Verplomben kann angezeigt werden, ob der Koffer seit der letzten Kontrolle geöffnet wurde. Ist die Plombe offen, kann der Servicedienst sofort erkennen, daß er überprüft und gegebenenfalls ergänzt werden muß. Leider wird aus solchen Koffern allzuhäufig etwas „ausgeliehen“ und fehlt dann im Ernstfall. Auch

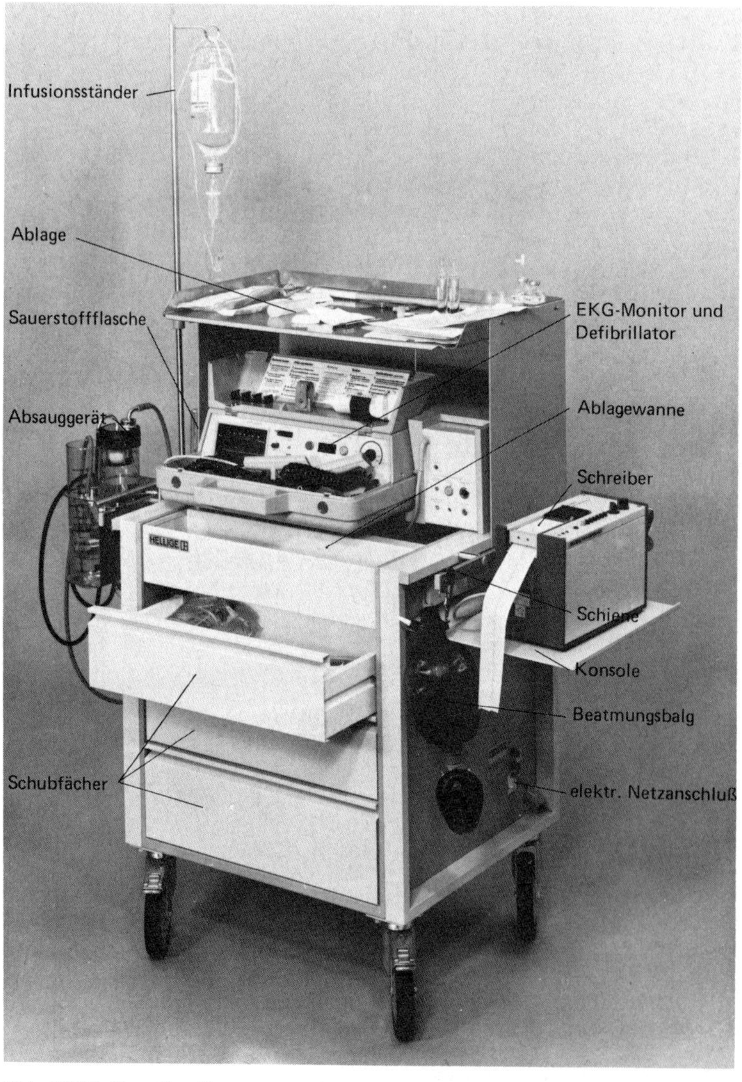

Abb. 13.**28** Reanimationswagen, batteriebetriebene EKG-Defibrillatoreinheit als Koffer herausnehmbar (Fa. Hellige, Freiburg)

Tabelle 13.**6** Phasen der Wiederbelebung (modifiziert nach *Safar*)

Phasen	Methoden	Auszubildendes Personal: Laien	Med. Hilfspersonal	Ärzte	Wiederbelebungsspezialisten
I. Dringliche Oxygenisierung des Zentralnervensystems	A. Atemwege (Airway): Reinigen von Mund und Rachen Überstrecken des Halses nach hinten	x	x	x	x
	Vorwärtsziehen des Unterkiefers	?	x	x	x
	Rachentubus	?	x	x	x
	Trachealtubus			x	x
	B. Beatmung (Breathing): Mund-zu-Mund-Beatmung Mund-zu-Nase-Beatmung	x	x	x	x
	Mund-zu-Tubus-Beatmung		x	x	x
	Beatmung mit Beutel und Balg		x	x	x
	C. Zirkulation (Circulation): Erkennung des Herzstillstandes Extrathorakale Herzmassage	?	x	x	x
	Intrathorakale Herzmassage			?	x
II. Wiederherstellung der spontanen Blutzirkulation	D. Drogen (Drugs): Suprarenin (Adrenalin) Noradrenalin Aludrin/Alupent $NaHCO_3$/THAM			x	x
	E. EKG: Diagnostik Defibrillation Schrittmacher			x	x
	F. Flüssigkeiten (Fluids): Elektrolytlösungen Plasmaexpander Blut			x	x
III. Langzeitwiederbelebung	G. Gespräch über die Aussichten auf Erfolg (Gauging)				x
	H. Hypothermie (Hypothermia)				x
	I. Intensivbehandlung (Intensive care): Kreislauf Künstliche Beatmung Medikamente Pflege bewußtloser Patienten Beseitigung der Ursache des Herzstillstandes Rehabilitation				

das ist durch Verplomben besser in den Griff zu bekommen. Außer diesem Kofferinhalt muß für den Fall der Reanimation ein EKG-, ein Defibrillator- und ein Absaugegerät leicht beschafft werden können. Hierfür eignen sich die in Abb. 13.19 und Abb. 13.**26** dargestellten batteriebetriebenen Geräte ganz besonders.

Überall dort, wo häufiger Reanimationen zu erwarten sind, wie z. B. auf Intensivstationen, in Aufnahmebereichen (Poliklinik, Unfallaufnahme) und OP-Abteilungen sollten komplette *Reanimationseinheiten* am besten in Form eines Wagens verfügbar sein. Dieser Wagen sollte außer dem notwendigsten Zubehör, das dem in Tab. 13.5 angegebenen Kofferinhalt entspricht und im Wagen umfangreicher bevorratet werden kann, einen EKG-Monitor, einen Defibrillator, einen Schreiber, ein Absaugegerät, Sauerstoff, Tracheotomie-, Thorakotomie- und Venae-sectio-Besteck sowie gegebenenfalls ein Reanimationsbrett und ein Herz-Lungen-Wiederbelebungsgerät enthalten. Solche Wagen werden von verschiedenen Firmen (Fa. Hellige, Freiburg; Fa. Hewlett-Packard, Böblingen; Fa. Siemens, Erlangen) angeboten und können den individuellen Bedürfnissen angepaßt ausgestattet werden. In Abb. 13.28 ist ein solcher Wagen dargestellt. Es ist selbstverständlich, daß auch dieser Wagen regelmäßig überprüft und ergänzt werden muß. Enthält er batteriebetriebene Geräte, was sich wegen der Mobilität sehr bewährt hat, muß dafür gesorgt werden, daß er in Ruheposition an das Netz angeschlossen ist, damit die Batterien immer voll geladen sind.

In der Hektik der Erstmaßnahmen einer Wiederbelebung bleibt keine Zeit für Aufzeichnungen. Da aber bei einer Reanimation meist verschiedene Personen beteiligt sind und in kürzester Zeit zahlreiche therapeutische Maßnahmen durchgeführt werden, ist eine *schriftliche Dokumentation* besonders wichtig. Sie sollte unmittelbar nach dem Ereignis durchgeführt werden und muß über den vorgefundenen Zustand, über die zeitlichen Zusammenhänge und über alle angewandten Maßnahmen Auskunft geben. Es empfiehlt sich daher, in der Reanimationseinheit oder im Reanimationskoffer standardisierte Formulare (s. Anhang) aufzubewahren, die nach der Reanimation sofort ausgefüllt und dem Patienten zur Weiterbehandlung mitgegeben werden können.

Die verschiedenen Hilfsmittel der Wiederbelebung und deren Organisation dürfen nicht darüber hinwegtäuschen, daß die ersten Sofortmaßnahmen am Platz des Ereignisses Vorrang haben und ohne Hilfsmittel begonnen werden müssen. Zum Vorgehen sei zum Abschluß dieses Kapitels nochmals an das standardisierte Vorgehen nach dem *ABC der Wiederbelebung* erinnert, das im wesentlichen von SAFAR propagiert wurde und sich inzwischen international bewährt hat. Improvisationen im Rahmen einer Wiederbelebung sind unumgänglich, um aber Konfusionen in der Hektik des Ernstfalles zu vermeiden, müssen sich alle Beteiligten an das Konzept des ABC der Wiederbelebung (Tab. 13.6) halten.

Literatur

1 Ahnefeld, F. V., W. Dick, P. Milewski, H. Reinecke: Die Neugeborenen-Reanimation als Aufgabe der Rettungsdienste. Anaesthesist 22 (1973) 517–521

2 Bech-Jansen, P., S. H. Johansen, J. Jordanov, H. Ruben: Changes in acid-base parameters during resuscitation from acute anoxia. Acta anaesth. scand. 18 (1974) 270–276

3 Bilfield, L. H., G. A. Regula: A New Technique for external heart compression. J. Amer. med. Ass. 239 (1978) 2468–2469

4 Breivik, H., P. Sands, R. Fabritius, B. Lind, P. Lust, A. Mullic, M. Orr, H. Renck, J. V. Snyder: Clinical feasibility trials of barbiturate therapy after cardiac arrest. Crit. Care Med. 6 (1978) 228–244

5 Dick, W.: Die Rolle von Notfallmedikamenten bei verschiedenen Schockzuständen. Notfallmedizin 5 (1979) 1–27

6 Dölp, R., F. W. Ahnefeld, W. Dick: Die kardio-pulmonale Wiederbelebung – Variation der Methodik. Anaesthesist 23 (1974) 450

7 Fischer, J. H., W. Isselhard: Anaerobiosetoleranz von Herz und Kreislauf. In: Jahrestag. der Deutschen Gesellschaft für Anästhesie und Wiederbelebung 1974, Kongreßbericht, hrsg. von E. Rügheimer. Strauber, Erlangen 1975 (S. 82–98)

8 Gorgaß, B., E. Thiemens: Reanimation mit Hilfsmitteln. In: Jahrestag. der Deutschen Gesellschaft für Anästhesie und Wiederbelebung 1974, Kongreßbericht, hrsg. von E. Rügheimer. Strauber, Erlangen 1975 (S. 140–146)

9 Grote, B., J. A. Richter, H. Meisner: Therapie des Herzstillstandes: Die kardiopulmonale Wiederbelebung. Herz 3 (1978) 80–86

10 Hossli, G.: Medikamentöse Ergänzung der mechanischen Reanimationsmaßnahmen. In: Jahrestag. der Deutschen Gesellschaft für Anästhesie und Wiederbelebung 1974, Kongreßbericht, hrsg. von E. Rügheimer. Strauber, Erlangen 1975 (S. 147–167)

11 Hossli, G.: Kardiale Funktion. In: Klinische Anästhesiologie und Intensivtherapie, Bd. X. Notfallmedizin, hrsg. von F. W. Ahnefeld u. Mitarb. Springer, Berlin 1976 (S. 56–71)

12 Hossmann, K.-A.: Limitierende Faktoren der Wiederbelebung des Gehirns nach langdauernder Ischämie. In: Jahrestag. der Deutschen Gesellschaft für Anästhesie und Wiederbelebung 1974, Kongreßbericht, hrsg. von E. Rügheimer. Strauber, Erlangen 1975 (S. 99–109)

13 Kouwenhoven, W. B., J. R. Jude, G. G. Knickerbocker: Closed-chest cardiac massage. J. Amer. med. Ass. 173 (1960) 1064

14 Lawin, P.: Zur Technik der percutanen, intracardialen Injektion. Anaesthesist 12 (1963) 163

15 Lignitz, E., E. Gillner, D. May: Zur Problematik von Reanimationsschäden mit besonderer Berücksichtigung der Leberruptur. Prakt. Anästh. 12 (1977) 523–526

16 Minuck, M., G. P. Sharma: Comparison of THAM and sodium bicarbonate in the resuscitation of the heart after ventricular fibrillation in dogs. Anesth. Analg. 56 (1977) 38

17 Nemoto, E. M., A. L. Bleyaert, W. Stezoski, N. Bandaranarjake, J. Moossy, R. G. Rao, P. Safar: Amelioration of postischemic anoxie brain damage by Thiopental. In: Advances in Cardiopulmonary Resuscitation, hrsg. von P. Safar. Springer, Berlin 1977 (S. 187–194)

18 Nemoto, E. M.: Pathogenesis of cerebral ischemia-anoxia. Crit. Care Med. 6 (1978) 203–214

19 Rügheimer, E.: Atemfunktion. In: Klinische Anästhesiologie und Intensivtherapie, Bd. X. Notfallmedizin, hrsg. von F. W. Ahnefeld u. Mitarb. Springer, Berlin 1976 (S. 24–42)

20 Safar, P.: Über Philosophie, Geschichte und Zukunft der Wiederbelebung. Anaesthesist 23 (1974) 507–519

21 Safar, P.: Introduction: on the evolution of brain resuscitation. Crit. Care Med. 6 (1978) 199–202

22 Safar, P., A. Bleyaert, E. M. Nemoto, J. Moossy, I. v. Snyder: Resuscitation after global brain ischemia-anoxia. Crit. Care Med. 6 (1978) 215–226

23 Sefrin, P., M. Albert: Herzdruckmassage durch Fußkompression. Anaesthesist 28 (1979) 540–545

24 Sladen, A.: Pharmacologic Managment of Cardiopulmonary Resuscitation. Refresher Courses in Anesthesiology, hrsg. von S. G. Hershey. Lippincott, Philadelphia 1976 (S. 113–124)

25 Smith, A. L.: Barbiturate protection in cerebral hypoxia. Anesthesiology 47 (1977) 285–293

26 Standards for cardiopulmonary resuscitation (CPR) and emergency cardiac care (ECC). J.. Amer. med. Ass., Suppl. 227 (1974) 883

27 Taylor, G. J., W. M. Tucker, H. L. Greene, M. T. Rudikoff, M. L. Weisfeldt: Importance of prolonged compression during cardiopulmonary resuscitation in man. New Engl. J. Med. 296 (1977) 1515–1517

28 Thiemens, E.: Methoden der Beatmung. Klinische Anästhesiologie und Intensivtherapie, Bd. X. Notfallmedizin, hrsg. von F. W. Ahnefeld u. Mitarb. Springer, Berlin 1976 (S. 11–14)

29 Tracker, W. A. u. Mitarb.: An energy dose for human ventricular defibrillation. Amer. J. Cariol. 33 (1974) 172

Übersichten

30 Ahnefeld, F. W., H. Bergmann, C. Burri, W. Dick, M. Halmágyi, E. Rügheimer: Klinische Anästhesiologie und Intensivtherapie, Bd. X. Notfallmedizin. Springer, Berlin 1976

31 Feldmann, S., H. Ellis: Principles of Resuscitation, 2. Aufl. Blackwell, Oxford 1975

32 Gilston, A., L. Resnekov: Cardio-Respiratory Resuscitation. Heinemann, London 1971

33 Safar, P.: Advances in Cardiopulmonary Resuscitation. Springer, Berlin 1977

34 Schuster, H.-P.: Notfallmedizin. Enke, Stuttgart 1977

35 Standards for cardiopulmonary resuscitation (CPR) and emergency cardiac care (ECC). J. Amer. med. Ass., Suppl. 227 (1974)

36 Stauch, M.: Kreislaufstillstand und Wiederbelebung. Thieme, Stuttgart 1967, 4. Auflage 1977

37 Zorab, J. S. M., P. J. Baskett: Immediate Care. Saunders, Philadelphia 1977

14 Todeszeitbestimmung

Von W. Bushart und P. Rittmeyer

Pathophysiologische Grundlagen

Wenn auch vereinzelte Mitteilungen über eine erfolgreiche Wiederbelebung des Herzens aus früherer Zeit vorliegen, so war doch vor rund 25 Jahren ein Kreislaufstillstand gleichzusetzen mit dem klinischen Tod. Durch die Entwicklung von Wiederbelebungsmaßnahmen, die auch ohne weitere Hilfsmittel und ohne Zeitverlust unmittelbar nach dem Herzstillstand am Ort des Ereignisses angewandt werden können, sind die bisher gültigen Grenzen zwischen Leben und Tod verschoben, die bislang verbindliche Begriffsbestimmung des klinischen Todes reicht nicht mehr aus.

Pathophysiologische Grundlagen einer Wiederbelebung nach temporärem Kreislaufstillstand sind von Opitz u. Schneider (20), Hirsch u. Mitarb. (10–12) und anderen (24, 25) erarbeitet worden. Forschungsergebnisse aus jüngerer Zeit haben für die Wiederbelebungsfähigkeit des Hirns neue Perspektiven eröffnet (15). Der Gesamtorganismus und die einzelnen Gewebe haben unter definierten Bedingungen eine bestimmte Wiederbelebungszeit nach totaler Ischämie.

Unter *Wiederbelebungszeit* ist die Zeitspanne totaler Ischämie zu verstehen, innerhalb der es möglich ist, durch Wiederzufuhr von oxygeniertem Blut die Funktionen des Organismus oder einzelner Organe voll wiederherzustellen.

Als *Lähmungszeit*, nach deren Ablauf der Funktionsstoffwechsel des Gewebes zusammenbricht, bezeichnet man den ersten Teil der Wiederbelebungszeit (Abb. 14.1).

Überschreitet die Dauer der Ischämie die Wiederbelebungszeit, so wird auch der Strukturstoffwechsel geschädigt. Es kommt zum Zelltod, innerhalb einer Zeitspanne von einigen Stunden manifestieren sich die Nekrosen histologisch. Wird jedoch der Kreislauf vor Ablauf der Wiederbelebungszeit wiederhergestellt, so darf man mit Erholung rechnen. Die Erholungszeit ist eine Exponentialfunktion der Dauer der totalen Ischämie (Abb. 14.2). In ihrer ersten Phase, der *Erholungslatenzzeit*, zeigt das Organ noch keine Funktion. Funktionstüchtig ist es erst wieder am Ende der Erholungszeit.

Während der Wiederbelebungszeit werden zunächst der an Hämoglobin gebundene Sauerstoff und der geringe Anteil des im Plasma gelösten Sauerstoffs an das Gewebe abgegeben. Die weitere Gewinnung von Energie in der Zelle erfolgt durch Spaltung von Phosphorkreatin, durch Abbau von Adenosintriphosphat zu Adenosindiphosphat und Adenosinmonophosphat. Weitere Energiequellen unter anaeroben Bedingungen werden durch eine gesteigerte Glykolyserate erschlossen. Der Gehalt an energiereichen Phosphaten und Glykogen bestimmt neben Besonderheiten des Stoffwechsels, wie z. B. beim Herzmuskel, weitgehend die Dauer der Wiederbelebungszeit mit. Das Hirngewebe weist einen relativ geringen Glykogengehalt auf.

Die *Wiederbelebungszeit des Gesamtorganismus* wird ohne unterstützende Maßnahmen durch die *Wiederbelebungszeit des Herzens* begrenzt. Sie beträgt 4 bis 6 Minuten. Das bedeutet, daß innerhalb dieser Zeit die Herzaktion spontan ohne Herzmas-

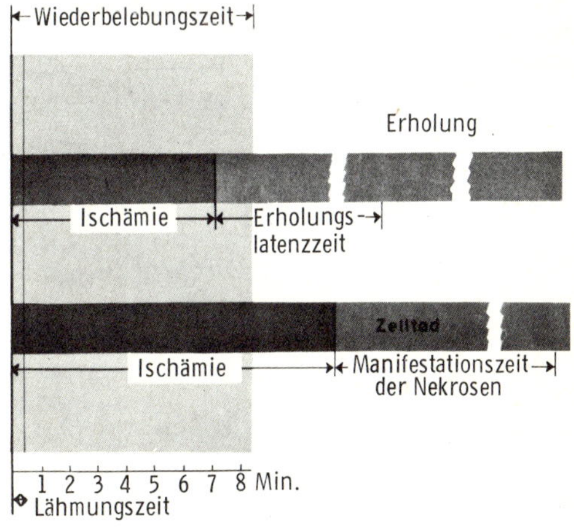

Abb. 14.1 Beziehungen zwischen Ischämiedauer, Wiederbelebungszeit und Erholungszeit bzw. Manifestationszeit der Nekrosen. Liegt das ischämische Intervall innerhalb der Wiederbelebungszeit, so kann Erholung erfolgen (obere Darstellung). Wird die Wiederbelebungszeit überschritten (untere Darstellung), tritt der Zelltod ein. Innerhalb der folgenden Stunden manifestieren sich die Nekrosen (nach *Opitz* u. *Schneider*)

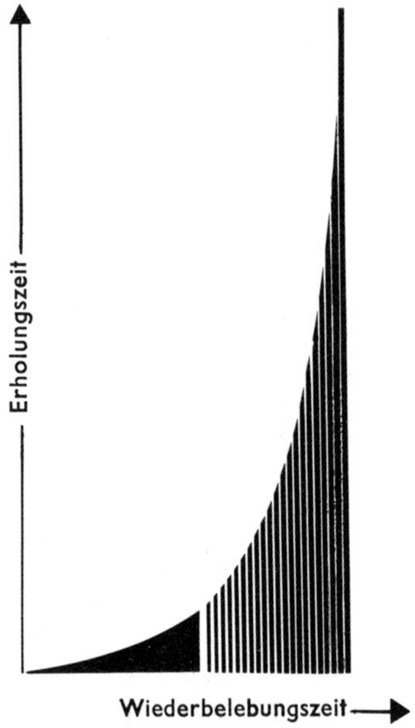

Abb. 14.2 Beziehung zwischen Wiederbelebungszeit und Erholungszeit (schematisch dargestellt nach Befunden von *Hirsch* u. *Schneider*)

sage wieder in Gang kommen kann. Klinische Bedeutung erlangt diese Tatsache praktisch nur beim Adam-Stokes-Anfall. Durch Herzmassage kann die Wiederbelebungszeit des Herzens jedoch auf das Vielfache verlängert werden, so daß zum limitierenden Faktor für den Erfolg der Wiederbelebungsmaßnahmen die zulässige Anoxiedauer (Wiederbelebungszeit) für das Gehirn wird. Diese wird von SCHNEIDER (24) bei Normothermie mit 8 bis 10 Minuten angegeben. Die Wiederbelebungszeit des Gehirns kann diese Frist überschreiten z. B. nach vorangegangener Glucoseinfusion, hyperbarer Oxygenation und bei Hypothermie. Nach neueren tierexperimentellen Erkenntnissen wird die Wiederbelebungszeit des Hirns nicht durch eine mangelnde Ischämietoleranz der Hirnzellen selbst auf diese Fristen begrenzt, vielmehr wird ihre Erholungsfähigkeit durch die gestörte zerebrale Mikrozirkulation und weitere Faktoren eingeschränkt, deren Beseitigung Wiederbelebungszeiten im Tierexperiment bis zu 60 Minuten ermöglicht hat (13–15, 35). In der Klinik sind bislang die Bedingungen besonders ungünstig dadurch, daß nach Wiederherstellung der Herzfunktion der systemische Kreislauf zunächst insuffizient bleibt.

Allgemeine Gesichtspunkte zur Todesfeststellung

Da das Gehirn noch nicht irreversibel geschädigt zu sein braucht, wenn ein Kreislaufstilland für eine kurze Zeitspanne eintritt, auf der anderen Seite aber die Kreislauffunktionen wieder normalisiert werden können, obwohl die Wiederbelebungszeit des Gehirns überschritten ist, besteht häufig Unsicherheit in der Frage nach dem Zeitpunkt des *Eintrittes des Todes*, der mit dem *Hirntod* gleichzusetzen ist. In der Regel finden sich keine Probleme, wenn der Tod eintritt als Abschluß eines bekannten und nach klinischer Erfahrung zum Tod führenden Leidens. In einem derartigen Fall wird der Arzt von Wiederbelebungsmaßnahmen absehen. Man wird sich hier unter Umständen mittels eines EKG davon überzeugen, daß die Kreislauffunktionen erloschen sind und die *klassischen Zeichen des Todes*, wie Leichenstarre, Auskühlung, Leichenflecke, abwarten. Bei eingetretener Autolyse gibt es ohnehin keinen Zweifel; die mit dem Tod eintretenden Veränderungen in Gesichtsausdruck und Blick, die Blässe, lassen in Verbindung mit den übrigen Todeszeichen kaum Zweifel. Einzelsymptome allerdings könnten irreführen: „Leichenflecke" in abhängigen Körperpartien können bei einer Minimalzirkulation vorgetäuscht werden. Auskühlung bei Versagen von Herz- und Kreislauf kann in seltenen Fällen die Aussicht auf Erfolg der Wiederbelebungsmaßnahmen sogar vergrößern.

Besteht Unklarheit über die Begleitumstände des Kreislaufstillstandes und sind keine *sicheren Zeichen des Todes* vorhanden, so müssen zunächst Wiederbelebungsmaßnahmen eingeleitet werden. Diese dürfen abgebrochen werden, wenn innerhalb von 30 Minuten die Pupillen nicht enger werden oder die Spontanatmung nicht einsetzt und die Kreislauffunktionen in dieser Zeit nicht in Gang kommen. Für die Beendigung des Reanimationsversuches müssen alle drei Punkte gemeinsam erfüllt sein. Bieten sich dagegen nach 30 Minuten Zeichen einer zerebralen Erholung, auch wenn die Kreislauffunktionen nicht in Gang kommen, so müssen die Wiederbelebungsmaßnahmen auf dem Transport ins Krankenhaus und dort mit erweiterten diagnostischen und therapeutischen Möglichkeiten fortgesetzt werden.

Bestimmung des Hirntodes

Herrscht aber nach Wiederherstellung des Kreislaufs weiterhin Koma, sind Atmung, Reaktionen, Reflexe erloschen, ist die Muskulatur atonisch und

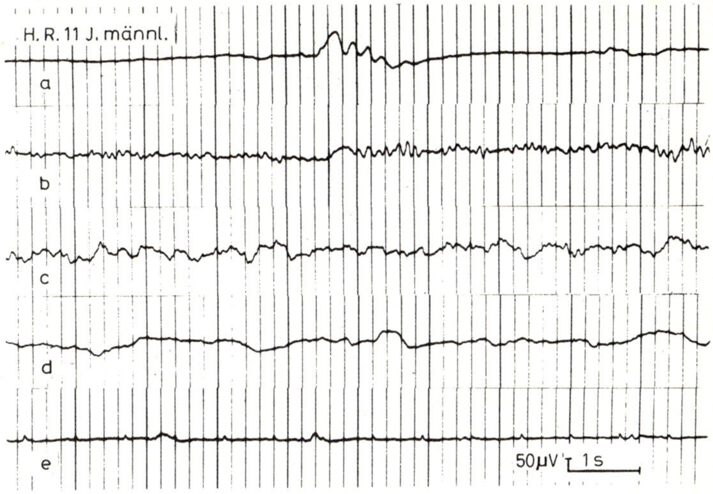

Abb. 14.**3** EEG-Verlauf nach Wiederbelebung des Herzens bei 11jährigem Ertrunkenen:
a) 2 Tage nach Wiederbelebung Auftreten generalisierter Gruppen langsamer Wellen aus elektrischer Stille heraus,
b) 3 Tage nach Wiederbelebung weitgehende Erholung der Hirnrindentätigkeit,
c)–e) zeigen in zunehmendem Maße wieder eine Frequenzverlangsamung und Abflachung bis zur elektrischen Stille. Die noch vorhandene Kurvenunruhe ist durch Artefakte, u. a. EKG, bedingt. Der erneute, jetzt irreversible Zusammenbruch der Hirnfunktionen beruht auf einer zweiten temporären Hypoxie infolge eines schwer zu beherrschenden Lungenödems. Der Kreislauf funktionierte ungestört weiter

sind die Pupillen weit oder mittelweit und reagieren sie nicht auf Lichteinfluß, so weiß man zunächst nichts über die Erholungsfähigkeit des Hirns. Gleichartige Krankheitsbilder sehen wir auch ohne vorangegangenen Kreislaufstillstand unter Beatmung bei isolierten Zirkulationsstörungen im Gehirn, wie bei Luftembolie im Rahmen der offenen Herzchirurgie, in der Traumatologie nach Fettembolien, nach schwerstem Hirnödem, bei schwerer Contusio und Compressio cerebri. Auch bei Vergiftungen wird man nicht selten mit dieser Situation konfrontiert. In all diesen Fällen stellt sich die Frage nach dem Funktionszustand des Gehirns. Neben einigen mehr nur für die Wissenschaft interessanten Methoden (34, 35) bieten sich im wesentlichen in der Klinik drei Verfahren für die Antwort an: Elektroenzephalographie, zerebrale Angiographie, Hirnszintigraphie.

Findet man in einem derartigen Zustand noch hirnelektrische Aktivität, so ist man sicher, daß die Hirnfunktion noch auf einer relativ hohen Organisationsebene erhalten ist. Der Funktionsstoffwechsel des Hirns ist bei diesen Patienten mit Bestimmtheit noch nicht erloschen. Herrscht dagegen hirnelektrische Stille, so ist die Grenze zum reinen Strukturstoffwechsel erreicht. Auch aus diesem Zustand ist vollständige Erholung des Gehirns möglich (2–4, 9, 19, 22, 23, 28). Bildet sich allerdings nach vorübergehender Erholung die Hirnrindentätigkeit trotz intakten Kreislaufs und suffizienter Beatmung erneut bis zur elektrischen Stille zurück, so ist nach den bisherigen Erfahrungen der endgültige Funktionsuntergang des Gehirns erreicht (Abb. 14.3).

Unter 40 Wiederbelebungsfällen, die aus einem Gesamtkollektiv von mehr als 1000 Reanimierten elektroenzephalographisch und klinisch genauer verfolgt wurden, fand sich nur in 6 Fällen (15%) primär eine dauernde elektrische Stille. Dagegen wurde 34mal (85%) Erholung der Rindentätigkeit registriert, davon 7mal (17,5%) beständige Erholung, 27mal (67,5%) vorübergehende Erholung mit sekundärer, nun definitiver elektrischer Stille. Diese 27 sogenannten Spättodesfälle werfen besondere Probleme auf (4) (Tab. 14.1).

Tierversuche haben gezeigt, daß der sogenannte Spättod mit passagerer weitgehender hirnelektrischer Erholung auch nach Überschreiten der Wiederbelebungszeit des Hirns eintritt.

In der Klinik sind die Gründe der erneuten Ver-

Tabelle 14.1 EEG-Verläufe bei 40 Reanimierten

Von 40 wiederbelebten Patienten mit elektrischer Stille im EEG und fehlenden Zeichen einer Hirnfunktion erholten sich		
hirnelektrisch und klinisch vollständig	7	(17,5%)
vorübergehend	27	(67,5%)
nicht (persistierende elektrische Stille)	6	(15%)

schlechterung häufig unklar. Verschiedene Patienten sterben an ihrem Grundleiden.

Inzwischen wissen wir, daß häufigste Ursache des Hirntodes Wiederbelebter das Hirnödem ist; weitere Ursachen wie intrakranielle Blutungen folgen mit Abstand. Im Tierexperiment konnte gezeigt werden, daß die wirksamste Prophylaxe und Behandlung des Hirnödems in der hyperbaren Sauerstofftherapie besteht (29). Der Grad des ausgebildeten Hirnödems ist eine direkte Funktion der Hirndurchblutung. Diese hängt neben der Regulation durch den Kohlensäurepartialdruck vom arteriellen Sauerstoffdruck ab. Unter hyperbarer Sauerstoffbehandlung wird die Hirnperfusion gedrosselt, ohne resultierende Hypoxie des Gewebes. Leider versagt die gängige Therapie des Hirnödems, auch mit Dexamethason und Spirolactone immer wieder beim fortgeschrittenen Ödem. Unsere Kenntnisse sind noch zu lückenhaft, um den komplizierten Zusammenhängen gerecht zu werden, wie auch jüngste Untersuchungen von Hossmann (15) an Katzen- und Affenhirn zeigen. Hossmann hat mit Erfolg nach Reanimationen den Perfusionsdruck des Hirns im Tierexperiment gesteigert unter Korrektur weiterer entgleister Parameter (13–15). Wie weit diese Untersuchungen klinisch-therapeutisch relevant sind, muß die Zukunft erweisen.

Elektroenzephalographie

Da dem Faktum *hirnelektrischer Stille* nicht zu entnehmen ist, ob es sich um einen vorübergehenden oder definitiven Zustand handelt, ist nach verbindlichen Kriterien gesucht worden, die erlauben, nach längerem Bestehen die substituierenden Maßnahmen zu beenden. Abgesehen von ethischen und juristischen Erwägungen, die den Arzt in dieser extremen Situation bedrängen, ist der außergewöhnliche personelle und materielle Aufwand der Intensivbehandlung zu berücksichtigen. Auch den Angehörigen ist die unerträgliche seelische Belastung nicht länger als nötig zuzumuten. Da sonst alle Zeichen des Todes fehlen, begreifen sie andererseits häufig nicht den eingetretenen Hirntod. Die Kriterien, welche die einzelnen Autoren aufgrund ihrer persönlichen Erfahrungen erarbeitet haben, divergieren nun aber nicht unerheblich hinsichtlich der Dauer der zu fordernden hirnelektrischen Stille (17, 21, 33). Die von Spann u. Mitarb. (26) veröffentlichte Publikation gipfelt in der Feststellung, bei sonst erloschenen Funktionen des Zentralnervensystems genüge eine 6stündige hirnelektrische Stille, um den Tod des Hirns annehmen zu können. Die Deutsche Gesellschaft für Chirurgie hat auf ihrer Jahrestagung 1967 nach traumatischer Hirnschädigung oder intrakraniellem Druckanstieg neben den übrigen Zeichen des Hirntodes ein isoelektrisches EEG während kontinuierlicher Ableitung über eine Stunde, wiederholt nach 12 Stunden, als ausreichend für die Feststellung des Hirntodes angesehen (Chirurg 39 [1968] 196). Die Niederländische Gesellschaft für EEG und klinische Neurophysiologie sieht in einem isoelektrischen EEG von über 24 Stunden den Beweis für einen irreversiblen Verlust der Rindenfunktion. Ein isoelektrisches EEG von über einer Stunde zeige zumindest einen schweren, irreversiblen Schaden der Rindenfunktion an (document 17.14/49; Wld. med. Assembly 1969). Noch weiter gingen französische Autoren, die 48 Stunden forderten. Eine Wiederkehr von Rindentätigkeit wurde aber auch noch nach zweitägiger Stille im EEG gesehen. In Schweden z.B. fordert man immer auch den erwiesenen definitiven Herzstillstand, nicht nur den Hirntod für die juristisch akzeptierte Todesfeststellung (Acta anaesth. scand., Suppl. 29 [1968], 361).

Die Richtlinien für die Definition und die Diagnose des Todes der Schweizerischen Akademie der Medizinischen Wissenschaften (1969) sehen neben dem klinisch bei mehrfacher Untersuchung überprüften vollständigen zerebralen Funktionsausfall das EEG nur als *fakultative* Ergänzung der Diagnose des Hirntodes vor. Bei Organentnahme zur Transplantation allerdings *müsse* der zerebrale Tod durch elektroenzephalographische Untersuchungen oder den fehlenden zerebralen Stoffwechsel bzw. die fehlende zerebrale Blutzirkulation erwiesen sein. Zeitangaben zur EEG-Ableitung sind nicht gemacht.

Grundsätzlich besteht heute Einigkeit über folgende Anschauungen:

Wird der *Hirntod* nach schwerem Schädel-Hirn-Trauma vermutet, so genügt bei zerebralem Funk-

tionsausfall der Nachweis hirnelektrischer Stille unter standardisierten Ableitebedingungen über 12 Stunden (21, 31), falls nicht schon zuvor Klarheit über die zerebrale Angiographie erlangt wurde (Tab. 14.2).
Ist dagegen die Ursache des zerebralen Funktionsausfalles und somit der hirnelektrischen Stille bei *bestehendem Hirnkreislauf* unklar, so muß das isoelektrische EEG wenigstens 2 Tage lang verfolgt werden. Funktionswiederkehr ist möglich, z.B. nach einer Intoxikation (Tab. 14.3).
Hirnelektrische Stille über 3 Tage oder eine Verschlechterung des EEG nach Erholung aus elektrischer Stille bis zur erneuten elektrischen Stille erlauben zur Zeit für sich allein die Annahme des irreversiblen Hirnschadens.
Zusätzliche Anhaltspunkte ergeben sich aus der Klinik (Tab. 14.4): Sind die zerebralen Kreislaufreflexe nicht mehr auszulösen und fehlen bei spontanem allmählichen Temperaturabfall die tagesperiodischen Schwankungen der Körpertemperatur, so ist eine gleichzeitige Stille im EEG auch schon früher als definitiv zu werten. Abbrechen der Beatmung ist in diesen Fällen nicht nur erlaubt, sondern aus ärztlichen und ethischen Erwägungen sogar indiziert, Organentnahme möglich.
In diesem Zusammenhang ist darauf hinzuweisen, daß die angegebenen Leitsätze zur Feststellung des Hirntodes zwar heute mit allen Konsequenzen gelten, daß sie aber nur den Stand unserer gegenwärtigen therapeutischen Möglichkeiten berücksichtigen, die sich in der Zukunft noch sicher ändern werden. So berichten SAFAR u. Mitarb. (22a) über verbesserte Wiederbelebungschancen und verlängerte Wiederbelebungszeiten durch hohe Barbituratgaben im Tierexperiment, vereinzelt auch am Menschen.
Ein Problem besonderer Art können den Hirntod überdauernde oder wiederkehrende periphere Reflexe sein, die *Spinalisierung*. Die Reflexe sind jetzt seitengleich, wenn nicht eine Schädigung auf spinaler oder peripherer Ebene besteht; tonische Reflexe werden beobachtet. Bauchhautreflexe und Cremasterreflex können sich selten auf spinaler Ebene organisieren (7). Auch ist schon ein spinales Thermoregulationszentrum vermutet worden. Einzelbeob-

Tabelle 14.**2** Sicherung des Hirntodes bei Schädel-Hirn-Traumen

A. Klinisch vollständiger zerebraler Funktionsausfall (s. Tab. 14.**4**) in Verbindung mit
   1. kontinuierlicher elektrischer Stille im EEG von 12 Stunden oder
   2. hirnelektrischer Stille und Kontrastmittelstopp im Karotisangiogramm beiderseits in Höhe der Schädelbasis, gesichert durch eine Kontrolle nach 30 Minuten oder
   3. wenn EEG nicht verfügbar, Kontrastmittelstopp in Höhe der Schädelbasis bei Angiographie aller 4 Hirnarterien, am besten Aortenbogenangiographie, gesichert durch Kontrolle nach 30 Minuten.
      Voraussetzung, daß Gesetzgeber nicht zusätzliche EEG-Untersuchung fordert
   4. Soweit technisch einwandfrei möglich, hirnszintigraphisch nachgewiesener kompletter Durchblutungsstopp des Hirns.

B. Erreichen hirnelektrischer Stille zusammen mit klinischer zerebraler Funktionslosigkeit als Abschluß eines fortschreitenden Verfalls sämtlicher zerebraler Funktionen.

Tabelle 14.**3** Sicherung des Hirntodes bei zerebralem Funktionsausfall unklarer Genese oder nach temporärem Kreislaufstillstand

1. Gelten die Bedingungen der Tab. 14.**2** mit Ausnahme von A/1.
2. Im Zweifelsfall Abwarten hirnelektrischer Stille von 48 Stunden. Verkürzung der Sicherheitsfrist, wenn neben elektrischer Stille und klinischem Funktionsausfall die Körpertemperatur spontan auf 30–32 °C absinkt.

Tabelle 14.**4** Klinische Kriterien des Hirntodes (bei künstlich erhaltener Atmungs- und Kreislauffunktion)

1. Keine spontane Lebensäußerung physischer oder psychischer Art mit Ausnahme der auf niederer Ebene ablaufenden vegetativen Funktionen.
2. Keine Reaktion auf Reize; Husten- und Würgereflexe, auch sonst sensible und sensorische Erregbarkeit erloschen.
3. Verlust des Muskeltonus, Augäpfel sinken auf Druck tonuslos zurück, alle Reflexe geschwunden, mittelweite bis weite reaktionslose Pupillen, gelegentlich mit bleibender Anisokorie. In seltenen Fällen Spinalisierung.
4. Regulationen auf zerebraler Ebene aufgehoben, keine Kreislaufreflexe, keine tagesperiodischen Schwankungen der Temperatur, allmählicher, spontaner, kontinuierlicher Temperaturabfall, nur vereinzelt Hyperthermie. Blutdruck sinkt ab.
5. Spontanatmung sistiert.

achtungen einer Hyperthermie nach eingetretenem Hirntod setzen jedoch noch nicht die Annahme einer spinalen Regulation voraus.

Zerebrale Angiographie

Übersteigt infolge Hirnödems über anderweitiger Raumforderung der intrakranielle Druck den arteriellen Blutdruck, so ist eine Durchblutung des Hirns nicht mehr möglich. Im Karotisangiogramm findet sich dann ein Stop des Kontrastmittels in Höhe der Schädelbasis. Läßt sich dieser Befund nach 30 Minuten reproduzieren, so kann man sicher sein, daß das Hirn über 30 Minuten nicht durchblutet war und damit seine Wiederbelebungszeit überschritten ist. Neuerdings wird aber die Ansicht vertreten, daß auf diese Wiederholung verzichtet werden kann. Eine einseitige Angiographie allein beweist noch nicht den Durchblutungsstop. Strenggenommen müssen alle 4 Hirnarterien wegen der Frage einer restlichen Hirnstammfunktion angiographiert werden, Verfahren der Wahl ist die Aortenbogenangiographie (s. Tab. 14.2). Zusammen mit der Klinik (s. Tab. 14.4) beweist der mittels Angiographie dokumentierte, über 30 Minuten anhaltende zerebrale Kreislaufstillstand *für sich allein* den eingetretenen Hirntod ohne zusätzliche Untersuchungen (s. Tab. 14.2: A/3., Tab. 14.3:1.). Der Nachweis hirnelektrischer Stille entfällt, soweit nicht vom Gesetzgeber verlangt. EEG-Laboratorien sind im allgemeinen nachts nicht besetzt; auch kann Unsicherheit in der Beurteilung hirnelektrischer Stille durch einen nicht genügend erfahrenen EEG-Auswerter mehr Schaden als Nutzen stiften (31). Die Todesbestimmung ist auch dort möglich, wo das EEG-Labor im Gegensatz zum Angiographieplatz fehlt. Im diagnostischen Vorfeld dagegen kann das EEG unverzichtbar sein.

Messung der zerebralen Kreislaufzeit

Von einigen Autoren wird bereits eine Verlängerung der zerebralen Kreislaufzeit auf mehr als das Doppelte der Norm als Zeichen einer irreversiblen Hirnschädigung gewertet. Hierzu ist aber zu vermerken, daß von verschiedenen Untersuchern recht unterschiedliche normale Zirkulationszeiten festgestellt worden sind (18). Bemühungen, auch hier zu brauchbaren Kriterien zu kommen, sind in jüngster Zeit angelaufen. Theoretisch wäre der Fall denkbar, daß in einer späten Phase des Hirnödems eine Hirndurchblutung wieder in Gang kommt auch nach eingetretenem Hirntod.

Hirnszintigraphie

Neue Aspekte eröffnet die Möglichkeit, den zerebralen Durchblutungsstop szintigraphisch zu belegen. Diese Methode erlaubt gleichzeitig die Überprüfung der Nierenfunktion, wichtig bei Nierentransplantation (16).

Weitere Untersuchungsmöglichkeiten

Die Bestimmung der *zerebralen arteriovenösen Sauerstoffdifferenz* zwischen A. carotis und Bulbus v. jugularis hat zur Sicherung des Hirntodes bisher nicht die in sie gesetzten Erwartungen erfüllt. Dieses Verfahren kann den Untersucher im Stich lassen, wenn z.B. der zerebrale Stoffwechsel infolge Intoxikation und Unterkühlung auf ein Minimum beschränkt ist. Theoretisch ist bei aufgehobener arteriovenöser zerebraler Sauerstoffdifferenz ein Stoffwechsel des Hirns nicht mehr denkbar. Ein gleichartiger Befund nach 30 Minuten müßte dann ebenfalls für die irreversible Hirnschädigung sprechen.
Nur wissenschaftlichen Wert besitzen eine Reihe weiterer Funktionsprüfungen, erwähnt in größeren Überblicken zum Thema (33, 34).

Gleichspannungspotential des Gehirns

Auch das Problem der hirnelektrischen Stille erschöpft sich nicht im bisher Gesagten. Selbst nach viertägiger elektrischer Stille im EEG mit Erlöschen aller klinischen zerebralen Äußerungen wurden nach Einstellen der Beatmung Streckkrämpfe und Schnappatmung unter der sich entwickelnden Sauerstoffnot beobachtet. Hirnstammstrukturen müssen demnach am Leben gewesen sein. Die Tempe-

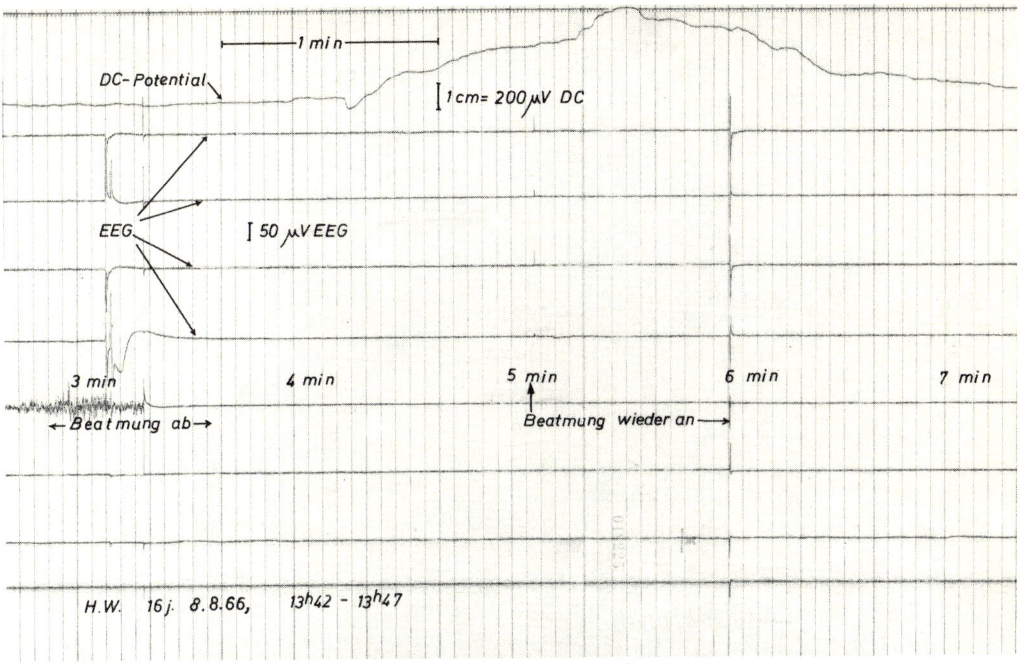

Abb. 14.4 Überprüfung der kortikalen Gleichspannung (DC-Potential) bei kurzfristiger Unterbrechung der Beatmung. Nach 4minütiger Apnoe lenkt die Gleichspannung (oberer Kanal) zunächst kurz negativ, danach positiv und schließlich verstärkt nach negativ aus, insgesamt über 700 µV, um nach Wiedereinsetzen der Beatmung sich wieder zu positivieren. Die Kanäle 2 bis 5 zeigen das EEG, mit einfacher Registrierempfindlichkeit aufgenommen (zwischenzeitlich wurde immer wieder durch maximale – 4fache – Verstärkung die elektrische Stille bestätigt), mit überlagerndem EKG. Die unteren 4 Kanäle sind nicht benutzt, Zeitbeschreibung in Sekunden

ratur war bei diesem Patienten nicht abgesunken gewesen. Die *Gleichspannung des Hirns* (DC-Potential) war während dieser 4 Tage elektrischer Stille durch Blutgasänderungen manipulierbar (Abb. 14.4); nach der definitiven Unterbrechung der Beatmung erfolgte die *terminale Depolarisation* (5, 6, 27). Inzwischen ist durch HIRSCH (12a) im Tierexperiment erwiesen, daß die Gleichspannung auch nach Überschreiten der Wiederbelebungszeit des Hirns fortbestehen kann. Welche Strukturen sie aufrechterhalten, muß zunächst dahingestellt bleiben; CASPERS (5) deutet das DC-Potential als Summenpotential der aktuellen nervalen Membranladungen, in das aber weitere Parameter mit eingehen. Eine Negativierung bedeutet eine *Depolarisierung* nervöser zerebraler Strukturen, eine Positivierung eine Polarisierung. Sicher ist, daß eine nicht mehr erregbare Gleichspannung dem Hirntod gleichzusetzen ist. Die technischen Voraussetzungen für die klinische Routineuntersuchung sind aber noch nicht gegeben.

Sogenanntes „apallisches" Syndrom

Dem Kliniker nur allzu geläufig ist die Unmöglichkeit, die Erholungspotenz des Hirns bei Wiederkehr oder Erhaltung einer Partialfunktion frühzeitig zu beurteilen. Die Ungewissheit zwingt, auch schwerste bleibende Hirnschädigungen in Kauf zu nehmen.

Unter dem „apallischen" Syndrom (8) ist eine Dissoziation der Funktionen von Großhirn und Stammhirn zu verstehen, d.h. eine Ausschaltung der Großhirntätigkeit. Es wird nach Hirnschädigungen verschiedener Genese, mehr oder weniger lang anhaltend, beobachtet, so nach schweren Traumen, temporärer Ischämie des Hirns und Vergiftungen. Die *Hirnstammechanismen*, die man in der Erholungsphase bei einem Adam-Stokes-Anfall sehen kann, stellen ein Beispiel einer kurzfristigen Dissoziation zwischen Großhirn und Stammhirn dar. Die entscheidende Frage, die anhand klinisch-neurologischer und hirnelektrischer Kriterien zu prüfen ist, lautet: Handelt es sich um einen passageren Zustand oder um ein Endstadium? Auch hier kann Sekundärschäden die entscheidende Bedeutung für den weiteren Verlauf zukommen. Die *apallische Durchgangsphase* kann sich unter Umständen lange hinziehen, sie kann Tage, Wochen, selbst Monate anhalten. Die subtile Verlaufsbeobachtung ermöglicht im allgemeinen eine Prognose. Der Einsatz aller Mittel ist gerechtfertigt, solange sich nicht eine eindeutige Wendung zum ungünstigen Verlauf mit schwerstem kortikalen Defekt abzeichnet. Selbst nach Monaten eines mehr oder weniger stationären „apallischen" Syndroms kehren erstaunliche Leistungen der Hirnrinde zurück, da der Hirnmantel nicht wesentlich geschädigt zu sein braucht und die Dauer des Syndroms vom Ausmaß der Ödemnekrosen im Marklager abhängt. Beim apallischen Syndrom kann weitgehend normale elektrische Grundaktivität aufgezeichnet werden als Ausdruck der geringen unmittelbaren Schädigung der Hirnrinde. EEG und Bewußtseinslage bieten Kriterien des Verlaufs an, auch wenn im übrigen Befund sich eine Änderung noch nicht bemerkbar macht. Die zahlreichen Variablen im Einzelfall verbieten die Aufstellung eines allgemein verbindlichen Schemas für die Prognose. Eine anhaltende Pflege erfordernder Defektzustand kann so das unvermeidbare Ergebnis der Intensivbehandlung sein. Treten in diesem Stadium lebensbedrohliche Komplikationen auf, ist man berechtigt, eine Therapie zu unterlassen.

Wie problematisch die Folgen einer gelungenen Reanimation aber auch dann sein können, wenn die Hirnfunktion dauerhaft wiederhergestellt worden ist, zeigt der nachfolgende Fall:

Ein 3jähriges Kind erleidet auf dem Rücksitz eines PKW bei einem Frontalzusammenstoß mit einem anderen Fahrzeug Bewußtlosigkeit, Atem- und Kreislaufstillstand. Sofort eingeleitete Wiederbelebungsmaßnahmen stellen nach Einlieferung in die Klinik den Kreislauf wieder her. Die Atmung sistiert aber weiter, das Mädchen muß mit dem Respirator behandelt werden. In den folgenden Tagen klart das Bewußtsein auf. Jetzt erst wird eine hohe, vollständige Querschnittslähmung des Halsmarks deutlich. An diesem Befund ändert sich nichts. Das Kind kann nur den Kopf bewegen, Tetraplegie und Atemlähmung bestehen bei intakter Hirnfunktion fort. Das Mädchen nimmt regen Anteil an seiner Umwelt, ist bildungsfähig, hat gelernt, mit Exspirationsluft zu sprechen, mit dem Mund einfache Werkzeuge zu führen. Ein Rollstuhl mit eingebautem Respirator ermöglicht beschränkte Exkursionen in die Umgebung. Schulkenntnisse vermittelt eine Hauslehrerin.

Die Todesfestellung ist unter den Bedingungen der Intensivmedizin schwierig geworden. Der Eingriff in das Sterben schafft neue Probleme.

Literatur

1 Bretschneider, H. J.: Überlebenszeit und Wiederbelebungszeit des Herzens bei Normo- und Hypothermie. Verh. dtsch. Kreisl.-Forsch.

2 Bushart, W., P. Rittmeyer: Über die prognostische Bedeutung des EEG-Befundes nach Wiederbelebung des Herzens. In: Anaesthesie und Notfallmedizin-Anaesthesiologie und Wiederbelebung, Bd. 15, hrsg. von K. Hutschenreuther. Springer, Berlin 1966

3 Bushart, W., P. Rittmeyer: Die Bedeutung des EEG-Befundes im Rahmen der Intensivbehandlung. In: Anaesthesiologie und Wiederbelebung, Bd. 17, hrsg. von K. Horatz, R. Frey. Springer, Berlin 1966

4 Bushart, W., P. Rittmeyer: Kriterien der irreversiblen Hirnschädigung bei Intensivbehandlung. Elektroenzephalographische und klinische Verlaufsüberwachung. Med. 64 (1969) 184–193

5 Caspers, H.: Die Entstehungsmechanismen des EEG. In: Klinische Elektroenzephalographie. hrsg. von R. Janzen. Springer, Berlin 1961

6 Caspers, H., E. Schütz, E. J. Speckmann: Gleichspannungsveränderungen an der Hirnrinde bei Sauerstoffmangel. Z. Biol. 114 (1963) 112

7 Crüger, M., R. Hagenah, W. Hupe: Bauchhautreflexe und Cremasterreflexe bei traumatogenem Hirntod – Kasuistische Mitteilung. Prakt. Anaesth. 11 (1976) 39–42

8 Gerstenbrand, F.: Das traumatische apallische Syndrom. Springer, Wien 1967

9 Grahan, G. R., G. Pampiglione: Erfahrungen beim Herz- bzw. Kreislaufstillstand im Kindesalter. Verh. dtsch. Kreislauf-Forsch.

10 Hirsch, H.: Über die Bedeutung einer asphyktischen Herzschädigung für die Wiederbelebungszeit bei Normo- und Hypothermie. Verh. dtsch. Kreisl.-Forsch. 23 (1957) 148

11 Hirsch, H., A. Bote, A. Schadig, D. Tönnes: Über die Wiederbelebung des Gehirns bei Hypothermie. Pflügers Arch. ges. Physiol. 265 (1957) 328

12 Hirsch, H., R. L. Swank, M. Breuer, W. Hissen: Filtration pressure of homologous and heterologous blood and electroencephalogram. Amer. J. Physiol. 206 (1964) 811

12a Hirsch, H.: in: Intensivbehandlung und ihre Grenzen. Anästhesiologie und Wiederbelebung, Bd. 55, hrsg. von K. Hutschenreuter, K. Wiemers. Springer, Berlin 1971 (S. 120)

13 Hossmann, K. A., K. Sato: Recovery of neuronal function after prolonged cerebral ischemia. Science 168 (1970) 375–376

14 Hossmann, K. A., Y. Olsson: The effect of vascular perfusion on the functional and morphological sequelae of transient cerebral ischemia. In: Cerebral Circulation and Stroke, hrsg. von K. J. Zülch. Springer, Berlin 1971 (S. 148–155)

15 Hossmann, K. A.: Total ischemia of the brain. In: Brain and Heart Infarct, von K. J. Zülch. Springer, Berlin 1977 (107–124)

16 Hupe, W., R. Montz, M. Doehn, H. F. Otto, K.-H. Höhne, G. Pfeiffer: Kombinierte Hirnkreislauf- und Nierenuntersuchung mit 99 m Tc DTPA bei potentiellen Nierenspendern. Schattauer, Stuttgart 1975

17 Juul-Jensen, P.: Criteria of Brain Death. Munksgaard, Kopenhagen 1970

18 Krayenbühl, H., M. G. Yasargil: Die cerebrale Angiographie. Thieme, Stuttgart 1965
19 Kubicki, St.: Veränderungen bei schweren Vergiftungen. Anaesthesist 13 (1964) 105
20 Opitz, E., M. Schneider: Über die Sauerstoffversorgung des Gehirns und den Mechanismus von Mangelwirkungen. Ergebn. Physiol. 46 (1950) 126
21 Penin, H., C. Käufer: Der Hirntod. Thieme, Stuttgart 1969
22 Rittmeyer, P., W. Bushart: EEG-Verläufe nach behobenem Herzstillstand. Zbl. ges. Neurol. Psychiat. 6 (1965) 180; Elektroenceph. clin. Neurophysiol. 20 (1966) 276
22a Safar, P., A. Bleyaert u. Mitarb.: Resuscitation after global brain ischemia – anoxia. Crit. care med. 6 (4) 215–227, 1978
23 Schädlich, M., E. David: Funktionelle und morphologische Veränderungen am Gehirn nach Herz-Kreislaufstillstand und Wiederbelebung. Zbl. Chir. 90 (1963) 1193
24 Schneider, M.: Die Wiederbelebungszeit verschiedener Organe nach Ischämie. Langenbecks Arch. klin. Chir. 308 (1964) 252
25 Schneider, M.: Proc. Intern. Kongr. Neurol. Roma 1961. Acta neurochir. (Wien) Suppl. 7 (1961) 34
26 Spann, W., J. Kugler, E. Liebhardt: Tod und elektrische Stille im EEG. Münch. med. Wschr. 109 (1967) 2161
27 Speckmann, E. J., H. Caspers: Verschiebungen des corticalen Bestandpotentials bei Atemstillstand. Pflügers Arch. ges. Physiol. 278 (1963) 76
28 Spoerel, W. E.: Elektroencephalogramm nach akutem Herzstillstand. Anaesthesist 10 (1961) 353
29 Sukooff, M. H., S. A. Hollin, J. H. Jacobson: The protective effect of hyperbaric oxygenation in experimentally produced cerebral edema and compression. Surgery 62 (1967) 40–46
30 Weissauer, W., H. W. Opderbecke: Tod, Todeszeitbestimmung und Grenzen der Behandlungspflicht. Anaesth. Inform. 14 (1973) 2–19

Zusammenfassende Darstellungen

31 Bennett, D.: Atlas of electroencephalography in coma and cerebral death. Raven-Press, New York 1976
32 Fritsche, P.: Grenzbereich zwischen Leben und Tod. Thieme, Stuttgart 1973
33 Krösl, W., E. Scherzer: Die Bestimmung des Todeszeitpunktes. Maudrich, Wien 1977
34 Penin, H., C. Käufer: Der Hirntod. Thieme, Stuttgart 1969
35 Safar, P.: Advances in Cardiopulmonary Resuscitation. Springer, Berlin 1977

15 Prolongierte Intubation und Tracheotomie

Von P. Lawin und U. Morr-Strathmann

Indikation zur prolongierten Intubation

Bei allen akut einsetzenden Störungen der Atmung ist die endotracheale Intubation die Methode der Wahl. Sie ist die schnellste und sicherste Technik zur Herstellung freier Atemwege und zur Verhütung von Aspiration. Sie ermöglicht ferner die Absaugung von Bronchialsekret, ausreichende O_2-Insufflation und kontrollierte bzw. assistierte Beatmung und bietet die Voraussetzung für die gefahrlose Durchführung einer Tracheotomie ohne Zeitnot. Dadurch ist die Tracheotomie nur noch in wenigen Fällen z.B. bei Kehlkopfzertrümmerung und ausgedehnten Gesichtsverletzungen eine Notoperation.

Bei einigen Krankheitsbildern, die noch vor kurzer Zeit eine absolute Indikation zur Tracheotomie darstellten, besteht heute zunehmend die Tendenz, den endotrachealen Tubus bis zu zwei Wochen in situ zu belassen. Dies ist möglich bei Erkrankungen mit kurzfristiger Ateminsuffizienz (Status asthmaticus, postoperative und posttraumatische Ventilationsstörungen, Vergiftungen, eklamptischem Anfall, Schädel-Hirn-Traumen sowie Pseudokrupp und Epiglottitis im Kindesalter u. a.), bei denen die akuten Erscheinungen in der Regel im genannten Zeitraum beherrscht sind.

Die prolongierte Intubation (3, 4, 9, 13, 15, 20, 25, 28, 30, 39, 47) ist gegenüber der Tracheotomie mit weniger Komplikationen verbunden und sollte bis auf die absoluten Indikationen zur dringlichen Tracheotomie dieser stets vorausgehen. Zur prolongierten Intubation eignet sich am besten der nasotracheale Weg (40, 51), da bei dieser Technik nicht nur der Tubus leichter fixiert werden kann, sondern vor allem auch die Mundhöhle des Patienten freibleibt und damit die Voraussetzung für eine gute Mundpflege und die Prophylaxe einer Parotitis gegeben ist.

Technik der nasotrachealen Intubation

Auf jeder Intensivstation sollten steril verpackte Intubationsbestecke bereitstehen, die folgendes Instrumentarium enthalten müssen: Laryngoskop, armierte Magill-Zange, mehrere nasotracheale Intubationskatheter verschiedener Größen, Blockerspritze, armierte Klemme, Magensonde zur eventuell notwendig werdenden Schienung des Trachealtubus, Lezius-Katheter bzw. Einmalabsaugkatheter. Zusätzlich sollten sterile Handschuhe und Silikonspray bereit gehalten werden.

Zur nasotrachealen Intubation bedarf nach sorgfältiger Überprüfung des obengenannten Instrumentariums auch der Patient einer exakten Vorbereitung. Zur Ausschaltung vagaler Reflexe ist eine Atropingabe unerläßlich. Bei nicht bewußtlosen Patienten ist der Eingriff in tiefer Sedierung oder in Narkose gegebenfalls auch nach vorheriger Relaxation durchzuführen. Zur Verhütung von Inkrustierungen ist der Trachealtubus innen und außen mit Silikonspray gründlich zu silikonisieren. Die Intubation selber hat auf schonendste Weise zu erfolgen, um Läsionen und Blutungen im Nasen-Rachen-Raum und im Bereich der Glottis zu vermeiden, die Ursache schwerer Komplikationen (Nekrosen, Infektionen) sein können.

Nach sorgfältiger Inspektion der Nasenöffnungen wird die besser durchgängige Seite zur Intubation gewählt. Der außen und innen mit Silikonspray gleitfähig gemachte Tubus wird am Boden der Nasenhöhle nach unten durch die Choanen (leichter Widerstand) in den Mesopharynx vorgeschoben. Nach Einsetzen eines Laryngoskops wird nun der Tubus unter weiterem Vorschieben in der Trachea plaziert, eventuell mit Hilfe einer armierten Magill-Zange. (Analoge Technik wie bei der Einführung der Magnsonde, s. Abb. 43.1). Dabei ist zu beachten, daß die Zange stets oberhalb des Cuffs anzusetzen ist, damit dieser nicht durch die Branchen der Zange verletzt und ein sofortiger Tubuswechsel erforderlich wird. Als sicheres Hilfsmittel zur Vermeidung von Läsionen im Nasen-Rachen-Raum durch die abgeschrägte Tubusspitze (Bahnung einer Via falsa, Schleimhautabschürfungen

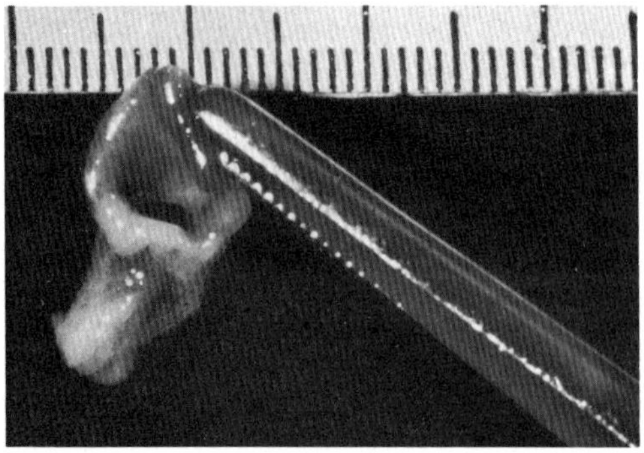

Abb. 15.1 Tracheoskopisch entfernter Fibrinausguß des Kehlkopfes nach drei Tagen endotrachealer Intubation

und Verletzungen), bei besonders stark ausgebildeten Tonsillen oder Adenoiden hat es sich als praktisch erwiesen, eine Magensonde zur Präformierung der nasopharyngealen Passage zu verwenden. Hierbei wird eine dünne Magensonde durch den Intubationskatheter gezogen, an deren hinterem Ende eine armierte Klemme das völlige Durchrutschen der Sonde durch den Tubus verhindert. In oben beschriebener Weise wird die Magensonde in den oropharyngealen Raum eingeführt und aus dem Mund herausgezogen. Über die leicht angespannte Magensonde wird nunmehr der Tubus in den Rachenraum vorgeschoben, die Magensonde anschließend an der armierten Klemme zurückgezogen und der Tubus in üblicher Weise in der Trachea plaziert.

Die sogenannte „blinde nasale Intubation" soll unter erhaltener Spontanatmung durchgeführt werden. Der Innendurchmesser des nasotrachealen Tubus sollte beim Erwachsenen in der Regel 7,5 mm (Ch 32), bei Kindern zwischen 8 und 14 Jahren 5,5–6,5 mm (Ch 24–28) betragen. Nach Einführung des Tubus durch die Nasenöffnung in den Rachenraum ist das durch den Tubus fortgeleitete Atemgeräusch orientierender Anhalt für die weitere Intubationsrichtung. Anheben und Seitwärtsbewegen des Kopfes mit der kontralateralen Hand verändern den Mundboden-Larynx-Winkel und erleichtern dadurch die Intubation.

Nach der auf schonendste Weise erfolgten Intubation wird der Tubus geblockt und unter Blähung der Lungen mit dem Atembeutel über beiden Thoraxseiten möglichst lateral auskultiert, um eine versehentlich zu tiefe Lage des Tubus im rechten Bronchialsystem auszuschließen. An den korrekt liegenden Tubus wird ein Leinenbändchen angeschlungen, das zur sicheren Fixierung des Tubus um den Kopf herumgeführt und über einem Tupfer fest verknotet wird. Abschließend sollte zur Dokumentation und Kontrolle der Tubuslage ein Röntgenbild angefertigt werden.

Es sollten weiche Plastiktuben aus PVC mit einem Silikonüberzug innen und außen gewählt werden, die an Trachealwand und Kehlkopf geringere Schäden verursachen als die mit Latex bezogenen Gummituben. Nicht seltene Komplikationen bei Anwendung von Gummi-Latextuben sind: Larynxödem, Stimmbandpolypen, Druckulzera der Trachea und im Nasen-Rachen-Raum sowie durch Ausschwitzen von Fibrin entstehende fibrinöse Membranen im Kehlkopf und in der Trachea, die nach Extubation zu lebensbedrohlicher Stenoseatmung führen können (2, 32, 53). Bei derartigen Situationen kann eine überstürzte Tracheotomie durch eine Laryngo- und Tracheoskopie mit Entfernung der Fibrinbelege umgangen werden (Abb. 15.1). Zur Verminderung dieser Nachteile, die bei den Low-volume-high-pressure-cuff-Endotrachealkathetern bestanden, müssen an Endotrachealtuben folgende Bedingungen gestellt werden (33):

1. Der Katheter muß weich und leicht verformbar sein, ohne daß es bei Bewegung des Kopfes zu einer Verengung des Tubus kommt.
2. Der Tubus soll mit einer Längenmarkierung versehen und röntgenkontrastgebend sein.

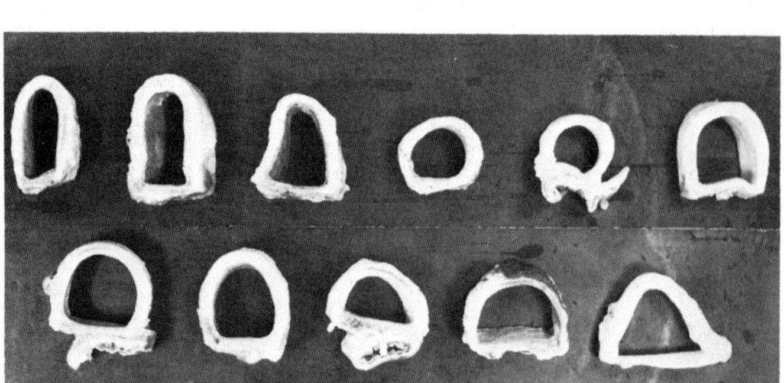

Abb. 15.2 Formvariationen von Tracheaquerschnitten (Abb. 15.2–15.4 sind entnommen aus *C. Lüdemann, U. Witte:* Z. prakt. Anästh. 7 [1972] 212)

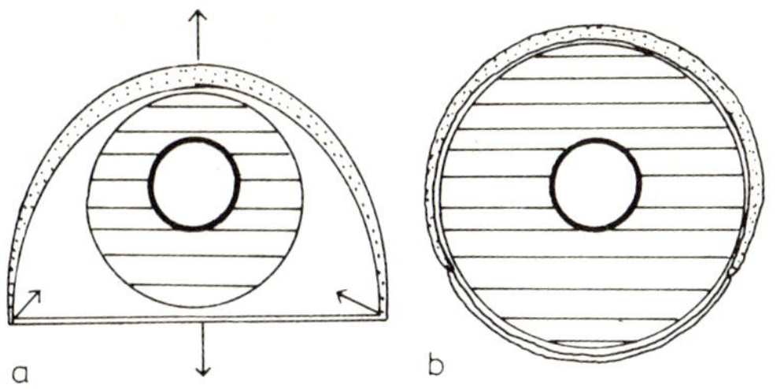

Abb. 15.**3** Herkömmliche Blockungsmanschette, a) ungeblockt, b) geblockt

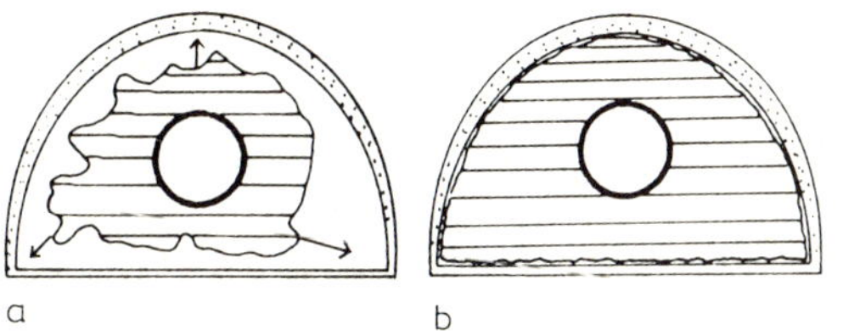

Abb. 15.**4** Großvolumig, unelastische Blockungsmanschette, a) ungeblockt, b) geblockt

3. Die Tubusspitze soll abgeschrägt sein und keine scharfen Ränder aufweisen.
4. Die Blockermanschette (Cuff) muß Leckagen und Aspiration in jedem Falle vermeiden, ohne daß es dabei zu einer Schädigung der Trachealwandschleimhaut kommt.
5. Der auf der Trachealschleimhaut lastende Druck (cuff-tracheal-pressure) soll leicht meßbar sein.

Alle Anforderungen an die Blockermanschetten basieren auf den besonderen anatomischen Verhältnissen der menschlichen Trachea. Sie ist entgegen einer oft vertretenen Meinung kein kreisrundes Rohr, sondern sie zeigt erhebliche Formvariationen des Querschnitts, der von der Säbelscheidentrachea über die rundbogige bis zur breitgespreizten reicht (Abb. 15.2). Eine ideale Kreisform hat sie nie, da die Pars membranacea immer plan verläuft. Wenn man die Trachea mit einer Kugel oder walzenförmigen Blockermanschette abdichtet, so wird die Trachea ebenfalls in eine Kugel- oder Walzenform gezwungen (Abb. 15.3). Dabei wird je nach der natürlichen Form der Luftröhre der höchste Wanddruck an den Stellen liegen, die zuerst Kontakt mit der Blockermanschette haben, also bei der Säbelscheidentrachea die Seitenwände, bei der breitgespreizten die Pars membranacea und die vorderen Anteile.

Eine dünnwandige, großvolumige, leicht verformbare und damit anpassungsfähige Blockermanschette wird sich dagegen beim Aufblasen einer vorgegebenen Trachealform anpassen und auf alle Wandstellen einen gleich hohen Druck ausüben (Abb. 15.**4**). Bei den alten Tuben entspricht der Manschetteninnendruck nicht dem Druck zwischen Blockermanschette und Trachealwand, sondern ist wesentlich höher (80–500 Torr). Bei den Endotrachealtuben mit großlumigen Niederdruckmanschetten (high volume low pressure cuffed endotracheal tubes) findet sich dagegen eine ausreichende Korrelation zwischen Manscheteninnendruck (intracuff pressure) und Trachealwanddruck. Durch diese beiden Drücke wird der Kapillarperfusionsdruck, der in der Trachealwand herrscht, maßgeblich beeinflußt. Unter diesen Voraussetzungen ergibt sich die Möglichkeit, den Druck mit einem Manometer im Nebenschluß zu messen, Über- und Unterblockung zu vermeiden und über einen Druckmonitor fortlaufend zu registrieren. Als Monitorgeräte eignen sich hierfür die Manometer von Portex (Fa. Portex, Hythe Kent/England) und Medimex (Fa. Medimex, Hamburg; Abb. 15.5). Über die Monitorfunktion hinaus ist es möglich, mit dem Tubomat (Fa. Willy Rüsch, Kernen i. R. b. Stuttgart; Abb. 15.**6**) den beatmungssynchronen Druckanstieg in der Man-

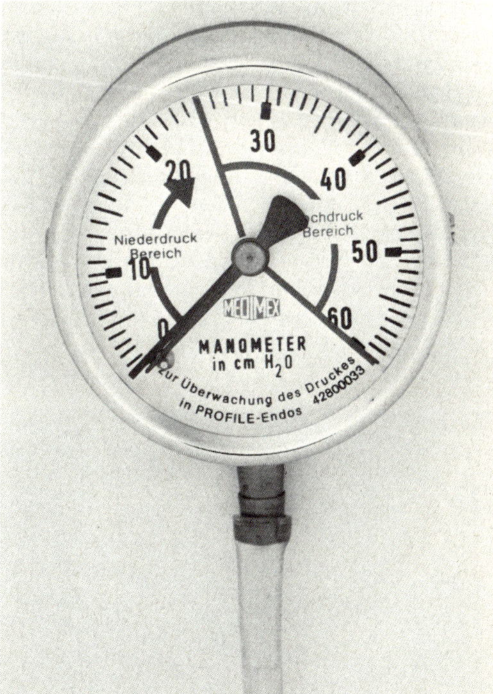

Abb. 15.**5** Druckmanometer zur Überwachung des Cuff-Druckes (Fa. Medimex, 2000 Hamburg)

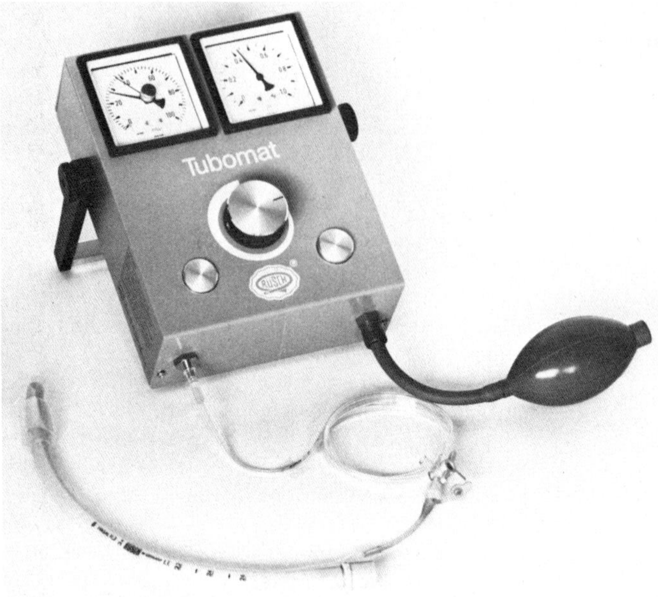

Abb. 15.**6** Tubomat (Fa. Rüsch, 7053 Kernen i. R.)

schette über ein Entlastungsventil zu begrenzen. Um die Druckbelastung der Trachealwand (31) in jeder Phase des Atemzyklus auf das unbedingt erforderliche Maß zu begrenzen, ist eine atemphasengesteuerte Tubusmanschettenbelüftung das anzustrebende Ziel. Ein entsprechendes Gerät ist jetzt im Handel (16). Die Überwachung der Druckmessung erfährt eine weitere Bedeutung durch die Beobachtung, daß durch die Mitteilung der Beatmungsbewegungen vom Respirator auf die geblockte Manschette des an der Nase fixierten Tubus druckwellenbedingte Reibekräfte und Verschiebungen zwischen Trachealwand und äußerem Umfang der Manschetten entstehen (M. Sych, Krakau, persönl. Mitteilung). Auch deshalb ist es wichtig, den Cuff-Innendruck bei ausreichender Abdichtung, so niedrig wie möglich zu halten. Ein endexspiratorischer Manschetteninnendruck von 15 Torr bei den großvolumigen Blockermanschetten, der einen akzeptablen Perfusionskapillardruck unter normotensiven Bedingungen gestattet, läßt gravierende Schädigungen der Trachealwand einschränken und bietet darüber hinaus auch einen sicheren Schutz vor Aspiration. Anregungen zu dieser neuen Konzeption (vorgedehnte Tuben) gaben Geffin u. Pontoppidan (10), Carrol u. Mitarb. (56) und Lüdemann (29). Diese dringenden ärztlichen Forderungen an die Konstruktion der Trachealkatheter wurden von der Industrie aufgenommen und entsprechende Tuben von mehreren Firmen nach dem oben beschriebenen Konzept hergestellt.

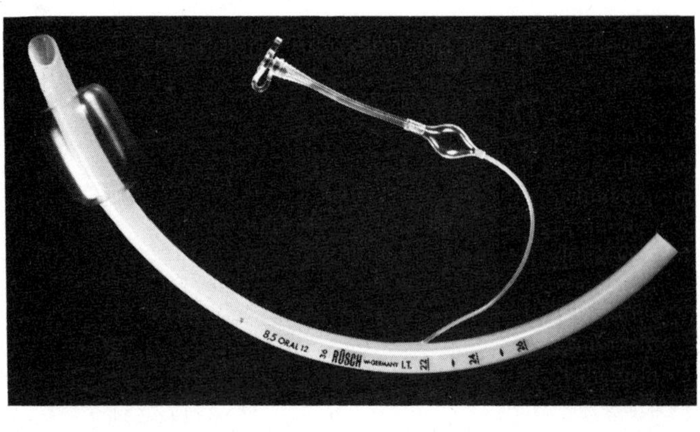

Abb. 15.**7** Safety-Trachealtubus mit Super-Safety-Ballon aus Rüschelit (Fa. Rüsch; 7053 Kernen i. R.)

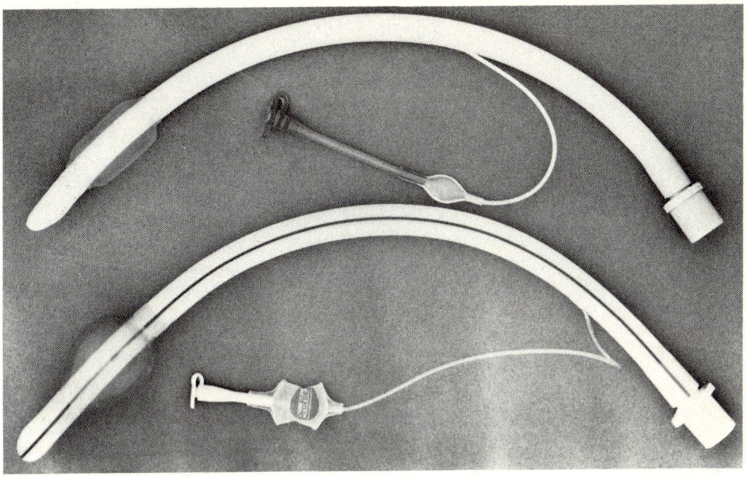

Abb. 15.8 Blue-line-cuffed-endotracheal-tube mit walzenförmigem Low-pressure-Cuff und Blue-line-profile-high-volume low-pressure-endotracheal-tube mit birnenförmigem Cuff (Fa. Portex, Hythe, Kent/England)

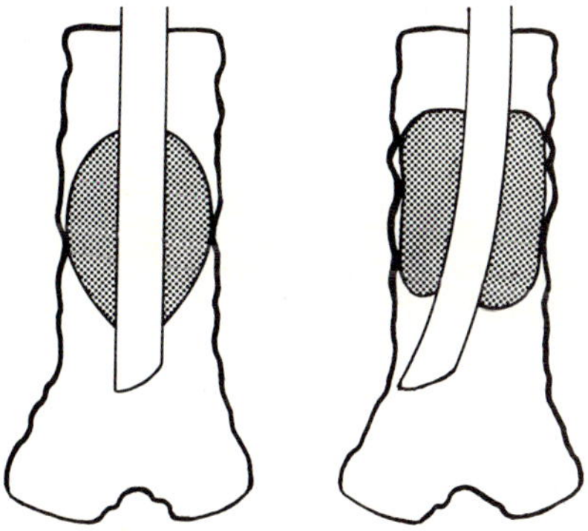

Abb. 15.9 Schematische Darstellung des Verhaltens von walzen- bzw. birnenförmigem Cuff, Tubusschaft und Tubusspitze zur Trachealwand

Heutzutage gelten als die technisch besten Tuben, die in der Klinik zur prolongierten Intubation nur noch Anwendung finden sollten:

- Trachealtubus aus Rüschelit mit Super-Safety-Ballon (Abb. 15.7; Fa. Willy Rüsch, Kern i. R. b. Stuttgart),
- Blue-line-cuffed-endotracheal-tube mit walzenförmigem Low-pressure-Cuff (Abb. 15.8; Fa. Portex, Hythe Kent/England),
- Blue-line-profile-high-volume low-pressure-endotracheal-tube mit „birnenförmigem Cuff" (Abb. 15.8; Fa. Portex).

Der Vorteil der birnenförmigen, stromlinienförmigen Kontur des Cuffs soll darin liegen, daß die Tubusspitze in die Mitte des Tracheallumens gehalten wird und so die gefürchteten Mukosaverletzungen durch das Anliegen der Tubusspitze vermieden werden können (Abb. 15.9).

Aufgrund der Verbesserung des Materials und der Herstellung eines Spiraltubus (nach Woodbridgeart) aus dem weichen Rüschelit mit Super-Safety-Cuff ist es jetzt auch möglich, bei gegebener Indikation (Obstruktion der oberen Atemwege durch Blutungen, Schwellungen usw.) diesen Tubus zur prolongierten Intubation zu verwenden (Abb. 15.10). Der Kamen-Wilkinson-Tubus (50), der zwar eine Konstruktionsverbesserung gegenüber Tuben mit den alten High-pressure-low-volume-Blockermanschetten zeigt, erfüllt nicht voll die obengenannten Kriterien und sollte deshalb besser nicht verwendet werden (18, 19).

Die Überwachung und Pflege ist bei Patienten mit prolongierter Intubation besonders sorgfältig durchzuführen. Stets sollte die Durchgängigkeit des Tubus über einen Atemmonitor oder bei maschineller Beatmung über den Respiratormonitor überwacht werden, damit bei akuter Obstruktion durch inkrustriertes Bronchialsekret sofort die Durchgängigkeit wiederhergestellt und gegebenenfalls eine Umintubation vorgenommen werden kann. Aus diesem Grunde muß in Bettnähe ein Reserveintubationsbesteck bereitliegen. Um einen häufigen Tubuswechsel, der immer mit erneuten Verletzungsmöglichkeiten verbunden ist, zu vermeiden, ist eine peinliche Tracheobronchialtoilette (stündliches Absaugen zur Vermeidung von Sekretansammlung) und eine suffiziente Anfeuchtung der Atemluft (S. 15.10) zur Verhinderung einer raschen Inkrustration des Bronchialsekretes

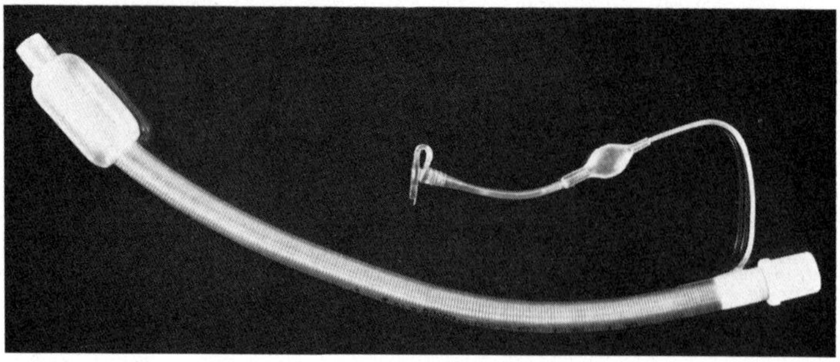

Abb. 15.10 Spiraltubus aus Rüschelit mit Super-Safety-Cuff (Fa. Rüsch, 7053 Kernen i. R.)

notwendig. Abgesehen von der akuten Indikation sollte ein Tubuswechsel in der Regel in Abständen von mehreren Tagen erwogen werden. Um einen Anhalt für die Notwendigkeit einer Umintubation zu bekommen, empfiehlt sich die Inspektion des Tubuslumens mit einem Fiberbronchoskop.

Indikationen zur Tracheotomie

(15, 17, 21, 23, 37, 45, 46, 55)

Die Tracheotomie wurde früher bei akuter Erstikkungsgefahr als lebensrettende Notoperation durchgeführt, so bei Diphtherie, Glottisödem u. a. In den letzten Jahren war die Indikation zur Tracheotomie einem ständigen Wechsel unterschiedlicher Meinungen ausgesetzt. Sie fand viele begeisterte Befürworter, es fehlte jedoch auch nicht an kritischen Stimmen. Neben der Freihaltung der Atemwege stellt die Beeinflussung der respiratorischen Insuffizienz ein wichtiges Argument für die Tracheotomie dar, so daß neben den anatomischen Ursachen funktionelle Gesichtspunkte in den Vordergrund treten. Bei der Pflege bewußtloser oder atemgelähmter Patienten, deren Krankheitsverlauf über Wochen oder Monate hinaus voraussehbar ist, wird die Tracheotomie frühzeitig aus prophylaktischen Gründen durchgeführt, um die Nachteile der prolongierten Intubation (Schädigung des Nasen-Rachen-Raumes, der Stimmbänder und des Kehlkopfes) zu vermeiden. Darüber hinaus ist die Tracheotomie indiziert bei Patienten mit Kehlkopfverletzungen, mit Ödemen oder Hämatomen im Bereich des Halses. Prinzipiell ist die Tracheotomie durchzuführen, wenn die Möglichkeiten der prolongierten Intubation erschöpft sind.

Bei Patienten mit zunehmend starker Verschleimung des Bronchialsystems, bei denen zugleich die Bronchialtoilette über den endotrachealen Tubus technische Schwierigkeiten bietet, sollte die Indikation zur Tracheotomie früher und großzügig gestellt werden, um einer Obstruktion des Bronchialsystems und damit der Gefahr einer möglichen Erstickung am eigenen Bronchialsekret effektiver entgegenwirken zu können.

Technik der Tracheotomie

(11, 42, 45, 46)

Die Tracheotomie sollte möglichst in Vollnarkose mit Intubation vorgenommen werden. Freie Atemwege und ausreichende Beatmung während des Eingriffs sind auf diese Weise garantiert, die Aspiration von Blut und Gewebeteilen wird vermieden. Die Intubation und Beatmung mit genügendem Sauerstoffanteil im Narkose-Gas-Gemisch läßt dem Operateur Zeit, diesen Eingriff in Ruhe durchzuführen. Diese Technik hat die Dramatik, die früher bei der Tracheotomie oft bestand, verbannt. Wie vor jeder Narkose ist auch hier die Gabe von Atropin unbedingt erforderlich, um das Reflexgeschehen zu dämpfen, zumal die endotracheale Absaugung einen besonderen Reiz darstellt. Die Überwachung der Herztätigkeit durch Monitore mit akustischer Signalanzeige ist dringend anzuraten.

Verschiedene Größen von Trachealkanülen müssen bereitliegen. Für Erwachsene bieten sich Kanülen von 9–12 mm Durchmesser mit Blockermanschetten an. Es ist die Trachealkanüle mit dem größtmöglichen Innendurchmesser zu wählen; erst bei einem Innendurchmesser von 10 mm gelingt es, durch Verminderung der Atemwiderstände das erstrebte Absinken der Atemarbeit zu erreichen. Die Blockermanschetten müssen vorher auf richtigen Sitz und Dichtigkeit geprüft worden sein.

Das Instrumentarium für eine Tracheotomie ist auf Abb. 15.11 dargestellt.

Nach Hautdesinfektion und sterilem Abdecken wird die Haut zwischen Krikoid und Jugulum in Längsrichtung gespalten. Ein Querschnitt der Haut würde im voraus die Höhe der Trachealeröffnung festlegen ohne Kenntnis der darunter liegenden

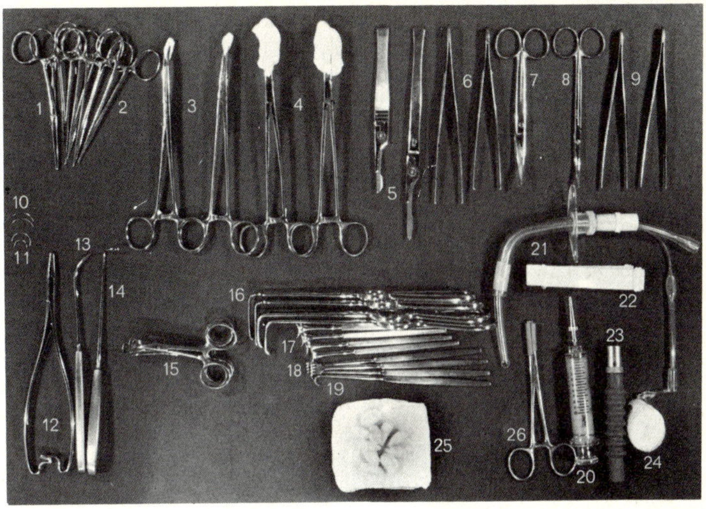

Abb. 15.**11** Instrumentarium zur Tracheotomie

1 2 Kocherklemmen
2 4 Moskitoklemmen
3 2 Präpariertupfer
4 2 Stieltupfer
5 2 Skalpelle mit verschieden großen Klingen
6 2 chirurgische Pinzetten
7 Cooper-Schere
8 Präparierschere
9 2 anatomische Pinzetten
10 Hautnadeln
11 Umstechungsnadeln
12 Nadelhalter nach Mathieu
13 Kocherrinne
14 Deschamps
15 4 Backhaus-Klemmen
16 4 Langenbeck-Haken
17 4 Lidhaken
18 2 scharfe Wundhaken
19 2 Einzinkerhaken
20 Luer-Spritze
21 Trachealkanüle „Tracheoflex" (Fa. Rüsch)
22 Halteband für Trachealkanüle
23 Katheteransatzstutzen mit Faltenschlauch
24 schmale Tamponade
25 Tupfer
26 armierte Klemme

anatomischen Situation. Mit der Präparierschere werden die Schichten der Halsweichteile stumpf präpariert, um Blutungen zu vermeiden. Im Operationsgebiet sich darstellende Venen müssen mit dem Deschamps unterfahren, doppelt ligiert und durchtrennt werden. Je nach Lage der Schilddrüse muß man sich zu einer Tracheotomia superior, media oder inferior entschließen. Erfahrungsgemäß ist die *mediane Tracheotomie* die geeignetste Methode, um in der gewünschten Höhe des 3. bis 4. Trachealringes die Luftröhre zu eröffnen. Der Isthmus der Schilddrüse wird hierbei durchtrennt oder inzidiert. Der Nachteil der *Tracheotomia superior* besteht in der möglichen Verletzung des Ringknorpels oder des 1. Trachealringes, was häufig zu späteren Trachealstenosen führt. Die *Tracheotomia inferior* ist mit den größten Komplikationen belastet: bifurkationsnahe Tracheomalazie mit nachfolgender Stenose, Arrosionsblutungen aus dem Truncus brachiocephalicus, Intubation eines Stammbronchus. Nach Freipräparieren der Trachea wird diese mit zwei seitlich eingesetzten Einzinker-Wundhaken angehoben. Mit einem kleinen Skalpell wird die Vorderwand der Trachea in Größe der zu verwendenden Kanüle gefenstert. Bei Kindern ist auf die Knorpelexzision zu verzichten, um eine Trachealstenose zu verhindern. Hier genügt es, mit zwei Einzinkerhaken nach der Längsinzision die leicht deformierbaren Knorpelspangen auseinanderzubiegen, um die Kanüle in der Trachea zu plazieren. Von verschiedenen Autoren wird empfohlen, lateral neben dem Tracheostoma zwei Haltefäden um einen Trachealring zu legen und diese nach außen zu leiten, wodurch der Kanülenwechsel innerhalb der ersten Tage erleichtert wird. Während der Anästhesist unter Absaugung mit einem Lezius-Katheter die Extubation vornimmt, wird ein Abstrich zur bakteriologischen Untersuchung entnommen und die silikonisierte Trachealkanüle drehend in die Trachea eingeführt. Um die Kanüle wird für 24 Stunden eine Tamponade mit Nebacetinpuder gelegt. Von einer Naht der Haut wird meist abgesehen, da durch einen dichten Verschluß ein Hautemphysem bei künstlicher Beatmung entstehen kann, wenn die Blockermanschette die Trachea nicht vollständig abdichtet. Außerdem stellt das Tracheostoma eine septische Wunde dar, bei der der Abfluß von Wundsekret nach außen gewährleistet und ein Abfluß ins Mediastinum vermieden werden soll. Die Haut um die Kanüle wird mit einer Billroth-Batistplatte, die mit Mull umkleidet ist, abgedeckt; die Kanüle wird mit einem elastischen Band um den Hals des Patienten fixiert. Der Knoten soll seitlich zu liegen kommen und über einen Tupfer geknüpft werden. Nach diesem operativen Eingriff ist stets eine Röntgenaufnahme des Thorax durchzuführen, um etwaige Komplikationen wie Pneumothorax und Mediastinalemphysem auszuschließen.

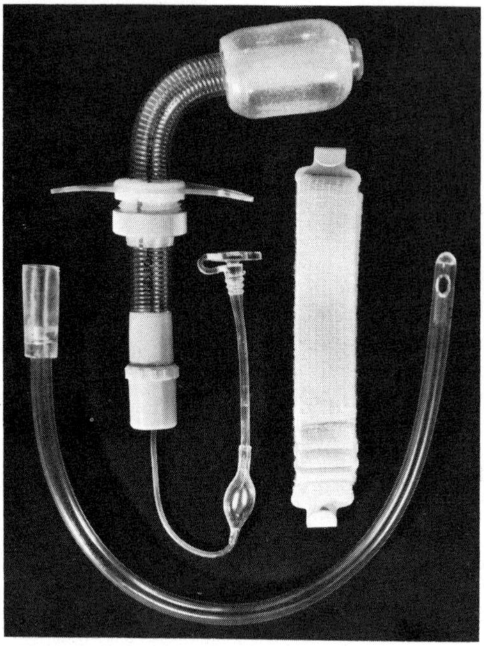

Abb. 15.**12** Tracheostoma-Set mit Tracheotomiekanüle „Tracheoflex" nach Rügheimer (Fa. Rüsch, Kernen i. R.) mit Niederdruckblockermanschette

Trachealkanülen

Trachealkanülen verschiedenartiger Formen und aus unterschiedlichen Materialien sind im Handel. Material (Silber, mineralisierter Gummi, Latex, Polyäthylen), Art der Krümmung, Länge und Anzahl der aufblasbaren Manschetten, einfache oder Doppelkanüle mit Innenrohr, die Art der Fixationsvorrichtung usw. sind jeweils in verschiedenen Kombinationen angewandt worden. Trotz dieser zahlreichen Bemühungen war es jedoch nicht gelungen, eine ideale Kanüle zu konstruieren, die optimale Freihaltung der Atemwege und Vermeidung von anatomischen Läsionen garantiert. Die von RÜGHEIMER entwickelte flexible Tracheotomiekanüle „*Tracheoflex*" (Abb. 15.**12**) stellt aufgrund einer neueren Konzeption gegenüber den früher verwandten Trachealkanülen eine Verbesserung dar, da sie aus einem Skelett aus dünnem hochelastischen Walzstahl und einem Kunststoffüberzug aus toxikologisch einwandfreiem PVC besteht. Auch der Cuff ist dem Konzept der Niederdruckblockermanschette angepaßt, wie bereits bei den Safety-Trachealtuben beschrieben. Prinzipiell sollte den Trachealkanülen mit solchen Blokkermanschetten der Vorzug gegeben werden, die die gleichen Vorteile bieten, wie die beschriebenen Endotrachealkatheter. Hierzu gehört auch der Lanz-control-pressure-cuff-tracheostomic-tube (Abb. 15.**13**).

Für Patienten, die keine luftdichte Kanüle mehr benötigen, die also nicht beatmet werden müssen und bei denen keine Gefahr der Aspiration besteht (z. B. in der Zeit der Entwöhnung von der Kanüle), empfiehlt es sich, die *Resinil-Kanüle* (Fa. Eynard, Paris) anzuwenden (Abb. 15.**14**). Besonders konstruierte Sprechkanülen aus Silber ermöglichen dem Patienten bei entsprechender Bewußtseinslage eine Verständigung mit dem Pflegepersonal.

Die verschiedenen Kanülen und Tuben sollen nach Größe und Art geordnet in Gläsern steril aufbewahrt werden und stets griffbereit sein.

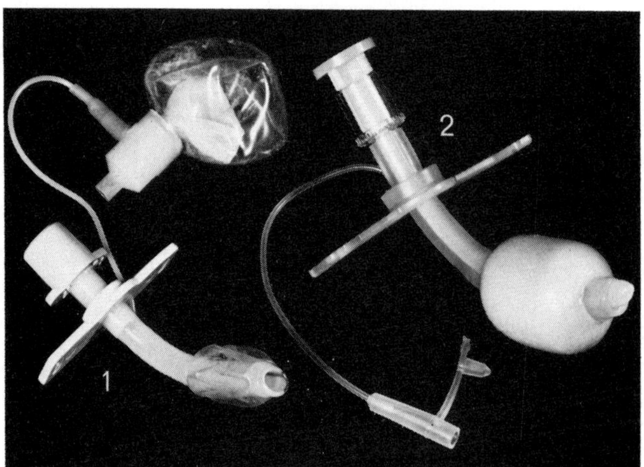

Abb. 15.**13** Trachealkanülen. 1 = Lanz-Kanüle, 2 = Kamen-Wilkinson-Kanüle

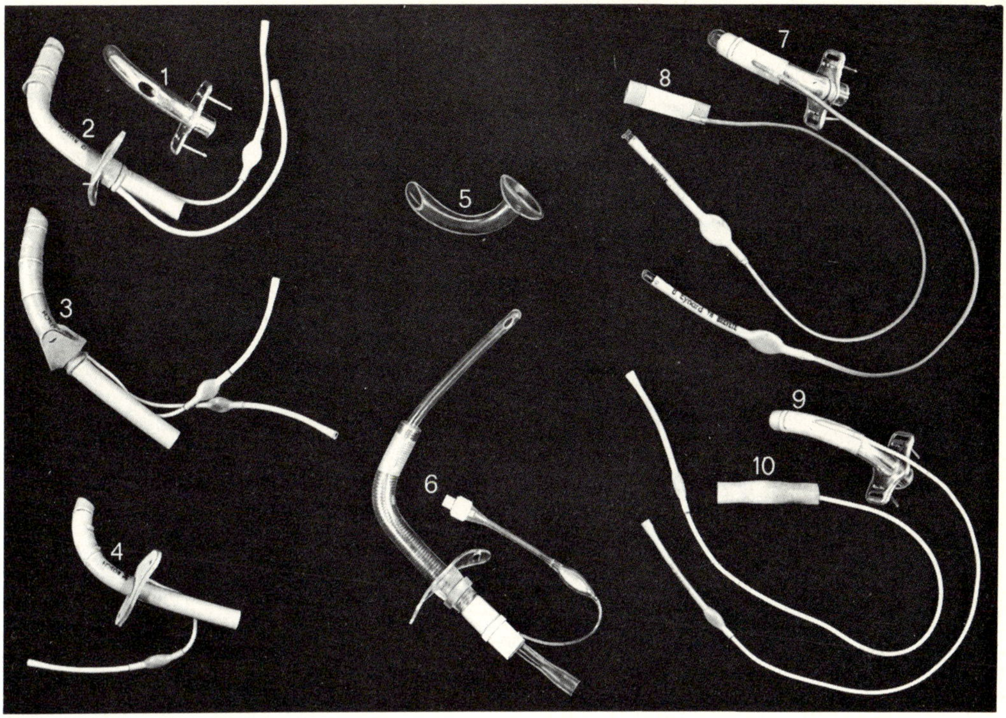

Abb. 15.14 Verschiedene Trachealkanülen

1 Sprechkanüle aus Silber
2 Phonationstubus nach Cara (Fa. Rüsch, Kernen i.R.)
3 Tracheostomatubus mit Doppelblocker (Fa. Rüsch, Kernen i.R.)
4 Tracheostomatubus (Fa. Rüsch, Kernen, i.R.)
5 Resinil-Kanüle (Fa. Eynard, Paris)
6 Trachealkanüle „Tracheoflex" mit Führungsstab nach Rügheimer (Fa. Rüsch, Kernen i.R.)
7 Engström-Silberkanüle mit Eynard-Blockermanschette
8 Blockermanschette (Fa. Eynard, Paris)
9 Engström-Silberkanüle mit Rüschblockermanschette
10 Blockermanschette (Fa. Rüsch, Kernen i.R.)

Komplikationen

Neben den erwähnten Vorteilen der endotrachealen Intubation können jedoch für den Patienten hierdurch auch erhebliche Nachteile eintreten. Diese müssen von Ärzten und vom Pflegepersonal erkannt und verhütet werden. Hauptnachteil von Intubation und Tracheotomie ist die *Ausschaltung des Nasen-Rachen-Raumes.* Dadurch entfällt der Nasen-Rachen-Raum als Staubfilter sowie auch als Wärme- und Befeuchtungsaggregat. Normalerweise wird durch 390 kcal und 570 g Wasser im Nasen-Rachen-Raum die Anwärmung und Befeuchtung der Einatemluft auf 95% relative Luftfeuchtigkeit garantiert (24) (Abb. 15.15). Beim Intubierten beträgt sie aber nur nur noch 50% und weniger! Dadurch kommt es zur Austrocknung der Schleimhäute, zur Eindickung des Tracheal- und Bronchialsekretes und zum Sistieren des normalerweise nach außen gerichteten Flimmerstroms der Zilien. Damit sind die Voraussetzungen für ein ungehemmtes Eindringen von Bakterien auch in tiefere Lungenabschnitte gegeben.

Durch die Bronchialtoilette werden zusätzlich kleinere Verletzungen an der Bronchialschleimhaut gesetzt, die Infektionen begünstigen (48). Es muß daher auf peinlich exaktes, steriles Arbeiten bei der endobronchialen Absaugung geachtet werden.

Gefürchtete Komplikationen (35, 43) stellen deszendierende Infektionen und Druckulzera der Trachealwand dar. Die Druckstellen können durch die scharfkantige Vorderwand der Metallkanülen oder durch ischämische Nekrosen an den Anlageflächen des aufgeblasenen Cuffs entstehen (22, 35). Perforationen in den Ösophagus, Arrosionen großer Gefäße, besonders des Truncus brachiocephalicus mit meist tödlichen Blutungen (6), können die

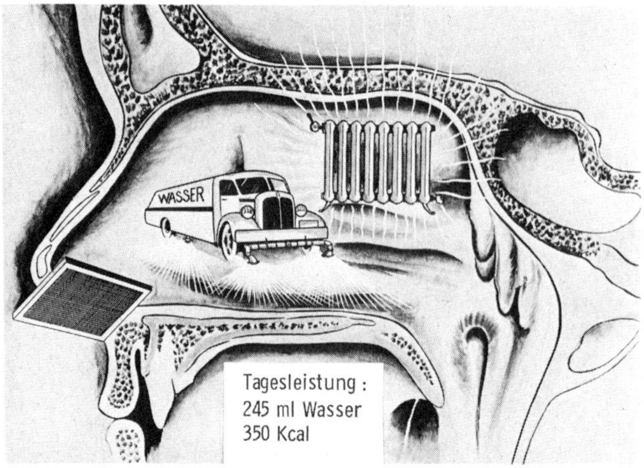

Abb. 15.**15** Die physiologische Funktion des Nasen-Rachen-Raumes nach Rügheimer

unvermeidbare Folge sein. Für diese Komplikationen ist sicherlich die unzweckmäßige Formgestaltung bisher handelsüblicher Blockermanschetten anzuschuldigen. Ausgedehnten Infektionen kann dadurch Vorschub geleistet werden.
Unvermeidbar ist das gelegentliche Auftreten eines oft ausgedehnten Hautemphysems, das bei undichtem Verschluß der Trachea durch die Blockermanschette und bei Überdruckbeatmung entstehen kann. Eine gravierende Komplikation stellt die Verlegung des Lumens von Kanüle oder Tubus durch inkrustiertes Bronchialsekret dar. Durch Verwendung primär silikonisierter Trachealkanülen und zusätzlichen Gebrauch von Silikonspray kann das Anhaften von Sekret reduziert werden. In einem sehr hohen Prozentsatz (24, 27, 49) kommt es nach prolongierter Intubation und Tracheotomie zur Ausbildung zirkulärer Trachealstenosen, die durch den Druck der Blockermanschette auf die Trachealschleimhaut entstehen. Bei der Tracheotomie kommt es durch die Fensterung der Trachea zusätzlich zu einer weiteren Einengung der Trachea und narbigen Strikturen im Bereich der Tracheavorderwand. Regelmäßig sollte eine Nachkontrolle der tracheotomierten Patienten nach 2 Monaten erfolgen.

Pflege des tracheotomierten Patienten

Größter Wert muß darauf gelegt werden, daß die Einschleppung von Bakterien in das Bronchialsystem durch die notwendigen therapeutischen Maßnahmen vermieden wird.

Erwärmung und Befeuchtung der Einatemluft

Erwärmung und Befeuchtung der Einatemluft müssen beim intubierten Patienten künstlich erzeugt werden. Diese Forderung, Anfeuchtung und Erwärmung der Inspirationsluft den physiologischen Bedingungen anzupassen, konnte durch die bisherigen Geräte noch nicht erfüllt werden. Eine relative Luftfeuchtigkeit von 100% ist mit geeigneten Verneblern zwar bei Raumtemperatur zu erreichen, bei Erwärmung der Einatemluft im Tracheobronchialsystem auf 37°C fällt jedoch diese relative Luftfeuchtigkeit bis auf rund 40% ab. Für die Funktion des Flimmerepithels der Trachea sind jedoch mindestens 70% relative Luftfeuchtigkeit erforderlich. Zur *Atemluftanfeuchtung* haben feuchte Mulläppchen auf der Trachealkanülenöffnung nur dekorativen Zweck. Auch der Bronchitiskessel, ein wasserdampfbereitendes System, ist zur Erhöhung der relativen Luftfeuchtigkeit der Einatemluft völlig ungeeignet, da aufgrund des großen Teilchendurchmessers und der relativ großen Fallgeschwindigkeit der Tröpfchen der Tracheobronchialbaum nicht erreicht wird. Einen etwas günstigeren Effekt kann man von Kaltverneblern (Croupaire, Fa. Air-Shield) erwarten, die einen Nebel mit kleinerer Teilchengröße produzieren. Die erforderliche Luftfeuchtigkeit im Tracheobronchialsystem wird durch mechanisch erzeugte *Aerosole* erreicht. Dieses Prinzip wird z.B. bei den Verneblern der Birdrespiratoren angewandt.
Eine andere Möglichkeit einer ausreichenden Wasserdampfanreicherung der Inspirationsluft ist durch *Verwendung von geheizten Verdampferkes-*

seln gegeben, die von Luft bzw. Sauerstoff durch- oder überströmt werden.
Dieser Technik bedient man sich bei den Bennett-Respiratoren und bei dem Heated Aerosol-Nebulizer der Firma Puritan (s. Abb. 26.16). Bei der Anwendung dieser Geräte muß jedoch darauf geachtet werden, daß das Verdampfergefäß tiefer hängt als das Tracheostoma, da sonst durch die Temperaturdifferenz im Patientenzuleitungsschlauch kondensiertes Wasser in die Trachea fließen kann. Thermometer zur Temperaturkontrolle am Verdampfer und am Schlauchende sind unbedingt notwendig. Gleichmäßige Befeuchtung der oberen und tiefen Bronchialabschnitte gelingt durch die Anwendung von *Ultraschall-Aerosolen.* Besonders bei intubierten Patienten, die immer der Gefahr einer exzessiven Austrocknung der Schleimhäute ausgesetzt sind, wird die Anwendung von Ultraschall-Aerosolen empfohlen.
Ein günstiger Effekt der Luftanfeuchtung bei Intubierten wird durch *Wärme- und Feuchtigkeitsaustauscher*, die auch „künstliche Nasen" genannt werden (52), erzielt. Ein solches Gerät dieser Art wurde von RÜGHEIMER (44) entwickelt (Hersteller Drägerwerk, Lübeck) (Abb. 15.16). Auf einer großen Metalloberfläche, die aus Nickelsieben besteht, schlägt sich bei jeder Ausatmung Feuchtigkeit nieder und das Metall erwärmt sich. Bei der darauf folgenden Inspiration wird diese gespeicherte Feuchtigkeit und Wärme an die Einatemluft wieder abgegeben. Dadurch soll eine relative Luftfeuchtigkeit von etwa 80–90% erreicht werden. Der Atemwiderstand wird durch dieses Gerät bei einem Atemminutenvolumen von 10 l nur um

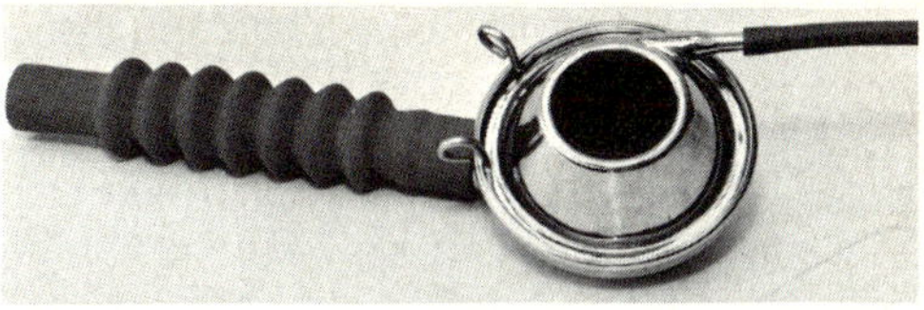

Abb. 15.**16** Wärme- und Feuchtigkeitsaustauscher „künstliche Nase" nach Rügheimer (Drägerwerk, Lübeck)

1 mm Wassersäule erhöht. Der Totraum für dieses Gerät einschließlich des Anschlußstückes beträgt 12 ml. Das flache Modell liegt gut auf dem Thorax auf. Es läßt sich einfach reinigen und sterilisieren, da die Nickelsiebe nur mit einem Sprengring gehalten werden und sich leicht auswechseln lassen. Zusätzliche Befeuchtung durch Vernebler sind zur weiteren Verbesserung der Luftfeuchtigkeit zu empfehlen. Das Pflegepersonal muß darauf achten, daß es nicht durch eine kräftige Expektoration von eitrigschleimigem Sekret zu einer Verklebung der Nickelsiebe kommt. Von der Fa. Portex (Hythe Kent/England) wurde eine neue „künstliche Nase" (Abb. 15.17) für tracheotomierte und intubierte Patienten entwickelt (Thermal-Humidifying-Filter). Anstelle der Nickelsiebe der Rügheimer-Nase werden zwei Papierelemente mit Mikroporen als Filter verwandt. Bei Austritt warmer wasserdampfgesättigter Expirationsluft kondensiert Wasserdampf auf dem Filter und erzeugt dabei Wärme und Feuchtigkeit für die Einatemluft. Neben der praktischen Handhabung hat dieses Gerät den Vorteil des Einmal-Artikels. Bei Anwendung der künstlichen Nase hat das Pflegepersonal häufig

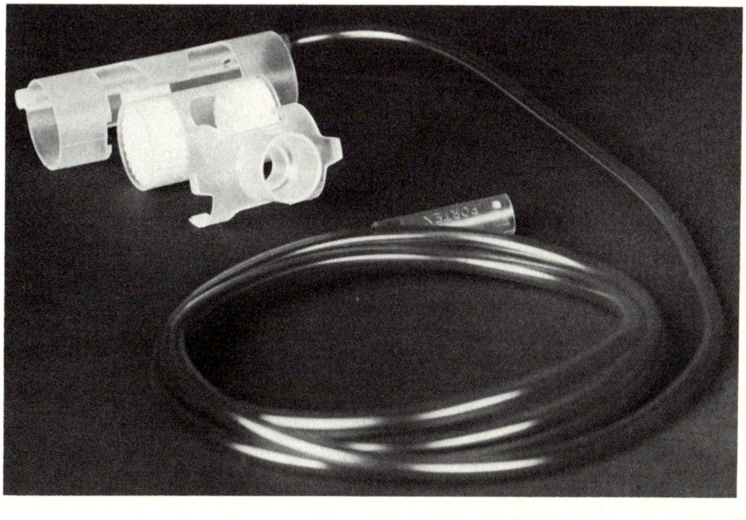

Abb. 15.**17** Thermal-Humidifying-Filter (Fa. Portex, Hythe, Kent/England)

wiederholte Absaugungen des Rachenraumes vorzunehmen, um Sekretansammlungen in der künstlichen Nase zu verhindern.
Ist eine Anreicherung der Einatemluft mit Sauerstoff erforderlich, so kann der Zuleitungsschlauch vom 500-ccm-Birdvernebler mittels Y-Konnektor mit der Kanüle verbunden werden. Der freie Schenkel des Y-Stückes erlaubt eine unbehinderte Ausatmung und zusätzliche Einatmung von Raumluft.

Absaugen des Bronchialsekretes

Das Absaugen des Bronchialsekretes hat stets unter absolut sterilen Bedingungen zu erfolgen. Es ist selbstverständlich, daß für jeden Intubierten ein gesondertes Absauggerät mit dem entsprechenden notwendigen Zubehör in Bettnähe aufgestellt wird. Die zur endobronchialen Absaugung geeigneten Katheter müssen entweder steril verpackt bereitliegen oder steril mit einer Pinzette aus einem Behälter entnommen werden. Besonders geeignet sind die Lezius- und Métras-Katheter der Fa. Rüsch. Auch Tiemann-Katheter können verwendet werden. Einmal-Absaugkatheter aus Plastik sind eine wesentliche Arbeitsentlastung, da die langwierige Reinigung der Gummikatheter (Durchspritzen, Vorreinigen, In-Lösung-Legen, Plastikverschweißen und Sterilisieren) entfällt. Der Rüsch-Velvet-Safety-Absaugkatheter (Fa. Rüsch, Kernen i. R.) und der Unoplast-Absaugkatheter Typ Optimal (Fa. Plastik für die Medizin, Köln) erfüllen alle

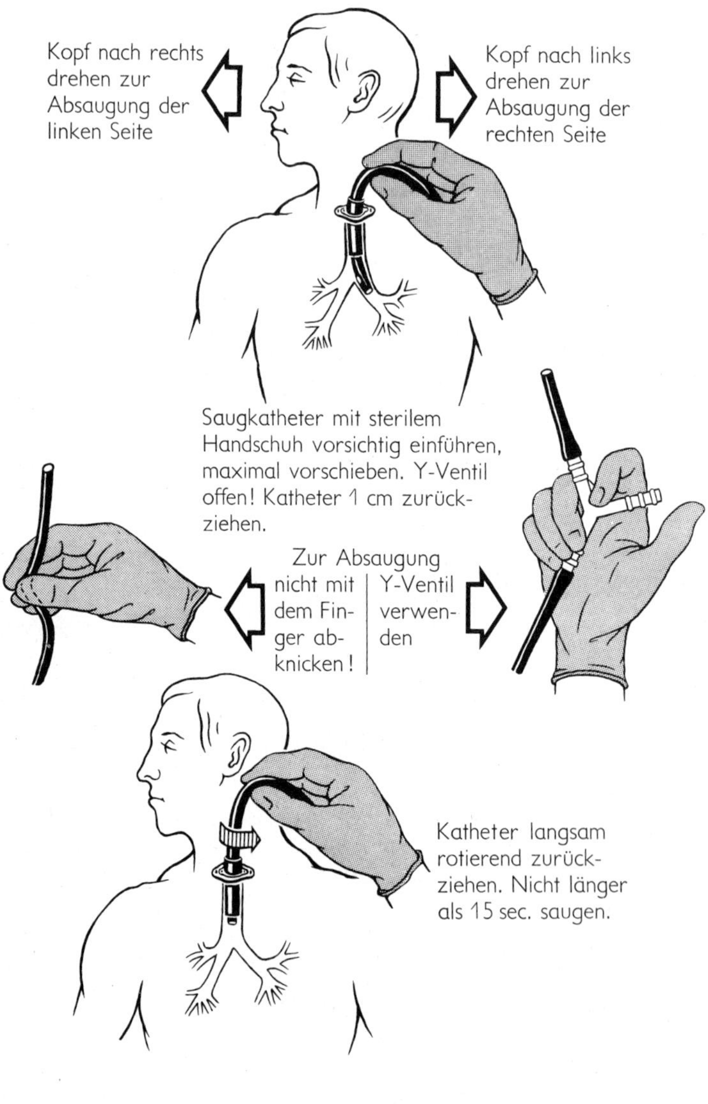

Abb. 15.**18** Schematische Darstellung der Grundregeln der Bronchialtoilette nach Rügheimer

an einen Trachealabsaugkatheter gestellten Forderungen. Sie haben eine weiche Konsistenz, eine gefeilte, nicht scharfrandige Öffnung und ein bzw. zwei kleine, seitliche Löcher, wodurch der Ansaugeffekt vom Zentralloch auf die kleinen seitlichen Löcher verlagert wird; sie sind durchsichtig und haben einen trichterförmigen Ansatz zum Anschluß an das Absauggerät.

Bei den Grundregeln der *Bronchialtoilette* (Abb. 15.**18**) ist folgendes zu beachten (s. auch S. 15.5) (14):

Die mechanischen Schädigungen der Bronchialschleimhaut sind zu vermeiden, da sie Infektionen begünstigen. Zur Absaugung der linken Seite des Bronchialsystems Kopf nach rechts drehen. Zur Absaugung der rechten Seite Kopf nach links drehen. Saugung anschließen und den Unoplast-Fingertip (Fa. Plastik für die Medizin, Köln) (Abb. 15.**19**) oder das Y-Stück offen lassen. Absaugkatheter mit sterilem Handschuh vorsichtig einführen und maximal vorschieben, d.h. bis der Katheter auf Widerstand stößt. Dann den Katheter einen Zentimeter zurückziehen und den Fingertip schließen. Öfter mit dem Daumen den Fingertip wieder öffnen. Unter drehenden Bewegungen den Katheter langsam zurückziehen. Die Absaugung soll nicht länger als 15 Sekunden dauern. Der Katheter soll vor Einführen in das Bronchialsystem mit 0,9prozentiger Kochsalzlösung angefeuchtet werden (44). In dem Abwurfeimer für Trachealkatheter soll eine desinfizierende Lösung sein. Sekret- oder Blutansammlungen im Rachen sind mit Hilfe der Rachen-Absaugkatheter nach Mülly abzusaugen. Durch grobe, unachtsame Handhabung kann das zarte Flimmerepithel der Schleimhäute zerstört werden. Daher gilt es, Fehler zu vermeiden, die für den Patienten schwerwiegende Folgen haben können.

Die Kanüle muß am 2. Operationstag einmal gewechselt werden. Das *Wechseln der Kanüle* oder des Kanüleneinsatzes hat unter strengsten aseptischen Kautelen zu erfolgen. Ein Trachealspreitzer mit 3 Branchen sollte bereitliegen, um notfalls das Tracheostoma zu dehnen. Vor jedem Kanülenwechsel ist das Bronchialsystem gründlich abzusaugen, damit das Tracheostoma beim Einführen der neuen Kanüle nicht durch Schleimansammlungen verlegt wird. Auch sollte vor dem „Entblokken" bei liegender Magensonde der Magen zuerst abgesaugt werden, da es durch den Reiz des nachlassenden Druckes der Blockermanschette zur Aspiration kommen kann. Die Entblockung und Entfernung der Trachealkanüle sollte nach Einführung eines Absaugkatheters und unter Sog vorgenommen werden, um die Aspiration von oberhalb der Blockermanschette angesammelten Sekretes zu verhindern. *Zum Kanülenwechsel müssen steril angereicht werden:*

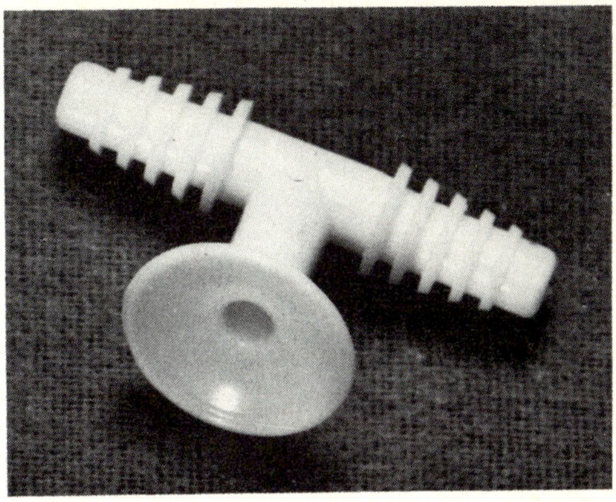

Abb. 15.**19** Unoplast-Fingertip (Fa. Plastik für die Medizin; Köln)

1 Paar sterile Handschuhe,
je eine Trachealkanüle verschiedener Größe, wenn notwendig mit Blocker, die vorher geprüft worden sind.
1 Blockerspritze,
1 armierte Klemme
1 Trachealspreitzer,
1 Handoperationslampe oder Stirnlampe,
1 Trachealspray nach Zürn oder Macintosh,
Nebacetinpuder,
1 Pinzette,
1 Schere,
Bioformgaze-Streifen,
Mull und Billroth-Batist zur Unterlage,
Bänder zur Befestigung der Kanüle.

Bei jedem Kanülenwechsel sollte Atropin zur Ausschaltung vagaler Reflexe gegeben werden. Beim atemgelähmten oder curarisierten Patienten hat der Kanülenwechsel rasch zu erfolgen, da bereits kurzfristige Unterbrechungen der Belüftung gefährlich werden. Ein Intubationsbesteck (Laryngoskop und orotrachealer Tubus) sowie ein Ruben-Beutel sollten für alle Fälle bereit liegen.

Die gute Vorbereitung des Instrumentariums und das Vorausbedenken möglicher Schwierigkeiten sind ebenso wichtig wie die kurze ärztliche Leistung!

Bei Patienten, die nicht beatmet werden, aber bewußtlos sind und durch die Magensonde ernährt werden, sollte die Manschette des Trachealtubus oder der -kanüle vor Gabe der Sondenkost geblockt und erst eine Stunde später wieder gelöst werden.

Ist der tracheotomierte Patient kontaktfähig, so sollte für ihn eine kleine Schreibtafel oder besser ein „Dauerblock" bereit liegen. Letzterer ist sehr zu empfehlen, da der Patient mit einem kleinen Holzstab schreiben kann und somit keine Verschmutzungen, z.B. durch Kugelschreiber, eintreten können.

Die exakte Beachtung der geschilderten Regeln und die gewissenhafte Durchführung dieser Maßnahmen durch gut geschultes und erfahrenes Pflegepersonal sind bei der Pflege und Behandlung tracheotomierter Patienten ausschlaggebend für die Verhütung gravierender Komplikationen (34).

Literatur

1 Aas, B.S.: Complications to tracheotomy and longterm intubation. A Follow-Up Study. Acta anaesth. scand. 19 (1975) 127

2 Ackermann, U., P. Lawin: Schädigungen durch länger liegenden Trachealtubus. Z. prakt. Anästh. 1 (1966) 237

3 Allen, T.H., I.M. Steven: Prolonged nasotracheal intubation in infants and children. Brit. J. Anaesth. 44 (1972) 835

4 Battersby, E.F., D.J. Hatch, R.M. Towey: The effects of prolonged naso-tracheal-intubation in children. Anaesthesia 32 (1977) 154

5 Berger, A., R. Kucher, G. Lechner, K. Steinbereithner: Die „eingenähte" Tracheotomie. Z. prakt. Anästh. 5 (1970) 310

6 Bihler, K., K. Hutschenreuter. Tödliche Arrosionsblutungen nach Tracheostomie. Z. prakt. Anästh. Wiederbeleb. 1 (1966) 312

7 Crawley, B.E., D.E. Cross: Tracheal cuffs. Anaesthesia 30 (1975) 4

8 Demmers, R. R., M. Sahlad: Intratracheal inflatable cuffs: A Review. Resp. care 22 (1977) 29

9 Fearon, B., R.E. MacDonald, C. Smith, D. Mitchell: Airway problems in children following prolonged: Influence of cannula size on resistance to breathing through tracheostomies. Surg. Forum 14 (1963) 219

10 Geffin, B., H. Pontoppidan: Reduction of tracheal damage by the prestretching of inflatable cuffs. Anesthesiology 31 (1969) 462–463

11 Hamelmann, H.: Gebrauch und Mißbrauch der Tracheotomie. I. Technik und Komplikationen. Chirurg 35 (1964) 118

12 Hansen, H.M., S. Joergensen: Tracheotomy and prolonged nasotracheal intubation. Dan. med. Bull. 15 (1968) 53

13 Harrison, G.A., J.P. Tonkin: Prolonged (therapeutic) endotracheal intubation. Brit. J. Anaesth. 40 (1968) 241–249

14 Heinonen, J., H. Poppius: Effect of tracheobronchial suction on arterial oxygen tension. Ann. Chir. Gynaec. Fenn. 58 (1969a) 27–31

15 Helms, U.: Indikationen zur prolongierten Intubation und Tracheotomie. Prakt. Anästh. 11 (1976) 249

16 Heller, K., P. Reinhold, U. Hartenauer: Atemphasengesteuerte Tubusmanschettenbelüftung. Prakt. Anästh. 13 (1978) 235

17 Hövener, B., U. Henneberg: Zur Limitierung der nasotrachealen Langzeit-Intubation. Anaesthesist 24 (1975) 529

18 Hövener, B.: Cuffdruckmessungen bei verschiedenen Endotrachealtuben mit Niederdruckmanschetten unter maschineller Beatmung. Anaesthesist 26 (1977) 651

19 Hövener, B.: Cuffdruckmessungen bei verschiedenen Endotrachealtuben mit Niederdruckmanschetten unter maschineller Beatmung. Anaesthesist 27 (1978) 344

20 Horatz, K., J. Schumann: Die prolongierte Intubation. In: Die Ateminsuffizienz und ihre klinische Behandlung, hrsg. von O.H. Just, H. Stoeckel. Thieme, Stuttgart 1967

21 Just, O.H., H. Lutz, J. Wawersik, J. Deichl: Die Tracheotomie aus anästhesiologischer Sicht. Dtsch. med. Wschr. 90 (1965) 505

22 Krause, D., C. Lüdemann: Trachealwandschäden nach maschineller Dauerbeatmung. Z. prakt. Anästh. 7 (1972) 217

23 Kucher, R.: Indikationen und Komplikationen der Tracheotomie,. Anaesthesiologie und Wiederbelebung, Bd. 30. Springer, Berlin 1969 (S. 125–128)

24 Kucher, R., G. Lechner, H. Pokieser, K. Steinbereithner: Spätschäden der Trachea nach Tracheotomie. Anästhesist 13 (1967) 157

25 Kügler, J., K. Horatz: Vor- und Nachteile der endotrachealen Intubation in Notfallsituationen und bei Dauerbeatmung. Z. prakt. Anästh. 1 (1966) 223

26 Lanz, E., W. Zimmerschiff: Volumen- und Druckänderungen durch Lachgas-Diffusion in herkömmlichen und Niederdruck-Blockungsmanschetten von Endotrachealtuben. Anaesthesist 25 (1976) 491

27 Leverment, J.N., F.G. Pearson: Tracheal damage associated with cuffed tracheostomy tubes. Anaesthesia. 32 (1977) 603

28 Lindholm, C.E.: Prolonged endotracheal intubation. Acta anaesth. scand., Suppl. 33 (1969)

29 Lüdemann, C., U. Witte: Messungen des auf die Trachealwand ausgeübten Druckes bei Beatmungskanülen mit herkömmlichen und einer neuartigen Blockungsmanschette. Z. prakt. Anästh. 7 (1972) 212

30 Markham, W.G., M.J.A. Blackwood, A.W. Conn: Prolonged nasotracheal intubation in infants and children. Canad. Anästh. Soc. J. 14 (1967) 11

31 Marquort, H., K.-J. Fischer: Zur Trachealwandbelastung bei prolongierter Intubation. Experimentelle Untersuchungen an einer Modelltrachea. Anaesthesist 27 (1978) 187

32 Minnigerode, B.: Doppelseitige Ankylose des Cricoarytenoidgelenkes und obturierende subglottische Kehlkopfstenose nach mehrtägiger translaryngealer trachealer Intubation. Anaesthesist 17 (1968) 230–232

33 Morr-Strathmann, U.: Anforderungen an Konstruktionsprinzipien für Endotracheal- und Tracheostomatuben. In: Aktuelle Probleme der Intensivbehandlung, Bd. I, hrsg. von P. Lawin, U. Morr-Strathmann. Intensivmedizin-Notfallmedizin-Anästhesiologie, Bd. XII. Thieme, Stuttgart 1978

34 Naumann, P., J.B. Kempf: Bakteriologische Probleme beim tracheotomierten Patienten. Z. prakt. Anästh. 1 (1966) 305

35 Neumann, O.G.: Untersuchungen zur Entstehung von Trachealschäden als Infektionsfolge bei Langzeitintubation. Anaesthesist 23 (1974) 359

36 Nordin U., C.E. Lindholm, M. Wolgast: Blood flow in the rabbit tracheal mucosa under normal conditions and under the influence of tracheal intubation. Acta anaesth. scand. 21 (1977) 81

37 Otteni, J.C., P. Gauthier-Lafaye: Indikationen und Komplikationen bei Tracheotomie und Dauerintubation. Anaesthesist 18 (1969) 291–295

38 Owen-Thomas, J.B.: The management of acute upper airway obstruction in childhood. Proc. roy. Soc. Med. 59 (1966) 1296

39 Racenberg, E., P. Fritsche: Langzeitintubation. Prakt. Anästh. 12 (1977) 499

40 Rees, G.J., J.B. Owen-Thomas: A technique of pulmonary ventilation with a nasotracheal tube. Brit. J. Anästh. 38 (1966) 901

41 Rees, G. J., A. L. Stead, G. H. Bush, R. S. Jones: Intensive therapy in paediatrics. Brit. med. J. 2 (1966) 1611–1616

42 Rügheimer, E.: Die Tracheotomie, eine nützliche aber gefährliche Methode. Chir. Praxis 8 (1964) 227

43 Rügheimer, E.: Die Komplikationen der Tracheotomie, ihre Verhütung und deren Behandlung. In: Probleme der Intensivbehandlung, hrsg. von K. Horatz, R. Frey: Anästhesiologie und Wiederbelebung, Bd. XVII Springer, Berlin 1966

44 Rügheimer, E.: Neue Gesichtspunkte der Tracheotomie. Z. prakt. Anästh. 1 (1966) 277

45 Rügheimer, E.: Die Tracheotomie – Indikationen, Technik, Kanülenprobleme. In: Die Ateminsuffizienz und ihre klinische Behandlung, hrsg. von O. H. Just, H. Stoeckel. Thieme, Stuttgart 1967

46 Rügheimer, E.: Die Tracheotomie. In: Lehrbuch der Anaesthesiologie und Wiederbelebung, hrsg. von R. Frey, W. Hügin, O. Mayrhofer. Springer, Berlin 1971

47 Rügheimer, E.: Die prolongierte Intubation und Tracheotomie. Anästh. Inform. 15 (1974) 280

48 Schmidt, K.: Tracheotomie und Hospitalismus. Chirurg 33 (1962) 149

49 Stoeckel, H.: Spätkomplikationen nach Tracheotomie. Excerp. Med. Internat. Congr. Series. Bd. 168. Heidelberg (S. 85)

50 Stoeckel, H.: Die Kamen-Wilkinson-Trachealkanüle. Z. prakt. Anästh. 8 (1973) 320

51 Stricker, T. W., S. Stool, J. J. Downes: Prolonged nasotracheal intubation in infants and children. Arch. Otolaryng. 85 (1967) 210

52 Toremalm, N. G.: A heat and moisture exchanger for posttracheostomy care. Acta Oto-laryng. (Stockh.) 52 (1960) 5

53 Tonkin, J. P., G. A. Harrison: The effect on the larynx of prolonged endotracheal intubation. Med. J. Aust. 2 (1966) 581

54 Zeitelberger, P., E. Bauer: Verwendung „vorgedehnter“ Trachealkanülen zur Verringerung einer Schädigung der Trachealwand Anaesthesist 19 (1970) 188–189

55 Zukschwerdt, L.: Die Tracheotomie bei Ateminsuffizienzzuständen. Langenbecks Arch. klin. Chir. 295 (1960) 645

Zusammenfassende Darstellungen

56 Carroll, R., M. Hedden, P. Safar: Intratracheal cuffs: performance characteristics. Anesthesiology 31 (1969) 275

57 Carroll, R. G.: Evaluation of tracheal tube cuff designs. Crit. Care Med. 1 (1973) 45

58 Carroll, R. G., A. Grenvik: Proper use of large diameter, large residual volume cuffs. Crit. Care Med. 1 (1973) 153

59 Carroll, R. G., J. M. Kamen, A. Grenvik, P. Safar, E. Robinson, D. L. Stoner, D. Sheridan, G. E. McGinnis: Recommended performance specifications for cuffed endotracheal and tracheostomy tubes: A joint statement of investigators inventors, and manufactures. Crit. Care Med. 1 (1973) 155

60 Hofmeister, F. v., A. Läwen: Die Operation an den Luftwegen. In: Handbuch der praktischen Chirurgie, Bd. II, hrsg. von C. Garre, H. Küttner, E. Lexer. Enke, Stuttgart 1930

61 Körner, M.: Die nasotracheale Intubation. Anaesthesiologie und Wiederbelebung. Bd. 39. Springer, Berlin 1968

62 Rügheimer, E.: Die Tracheotomie. In: Lehrbuch der Anaesthesiologie und Wiederbelebung, hrsg. von R. Frey, W. Hügin, O. Mayrhofer. Springer, Berlin 1971

16 Beatmung

Von P. Lawin und R. Scherer

Indikation zur Beatmung

Maschinelle Beatmung bedeutet Ersatz der Spontanatmung und Behandlung einer respiratorischen Insuffizienz. Sie liegt immer dann vor, wenn eine ausreichende Sauerstoffversorgung des Gewebes bzw. eine genügende Elimination der Kohlensäure nicht gewährleistet ist. Ursächlich hierfür sind nicht nur Störungen der pulmonalen Funktionen, sondern auch die Störungen des Gasaustausches, die Folge einer ausgeprägten Kreislaufinsuffizienz, einer zentralen oder peripheren Atemlähmung oder einer gestörten Atemmechanik sind (26, 107, 117, 128). Eine weitere Indikation für die maschinelle Beatmung ist die Zunahme der Atemarbeit. Sie ist erhöht bei vergrößertem Ventilationsvolumen, erniedrigter Compliance und erhöhtem Atemwiderstand. Bei einem hyperventilierenden Patienten mit sicherer respiratorischer Insuffizienz kann der Sauerstoffverbrauch der Atemmuskulatur, der normalerweise weniger als 5% des totalen Sauerstoffverbrauchs beträgt, bis zu 50% ansteigen. Dieses trifft besonders für Patienten mit ausgeprägter Herzinsuffizienz und chronischen Lungenerkrankungen zu. Bei letzteren ist in der Regel aufgrund des erhöhten physiologischen Shunts der arterielle Sauerstoffdruck erniedrigt und die Atemarbeit erhöht. Häufig können diese Patienten in Streßsituationen während einer Intensivbehandlung ihre Ventilation nicht mehr ausreichend steigern. Dann muß mit Hilfe der maschinellen Beatmung die erhöhte Atemarbeit reduziert und die Ventilation verbessert werden.

Eine Ateminsuffizienz läßt sich meistens schon anhand unspezifischer klinischer Symptome (z.B. Dys- und Tachypnoe, Tachykardie, Betätigung der Atemhilfsmuskulatur) feststellen. Über das wirkliche Ausmaß und die Art der respiratorischen Insuffizienz läßt sich jedoch nur anhand einer Blutgasanalyse eine exakte Aussage machen. Sie liefert mit dem P_{aO_2} und dem P_{aCO_2} nicht nur die ausschlaggebenden Parameter für den Beginn einer maschinellen Beatmung, sondern gibt gleichzeitig maßgebliche Hinweise für die spezielle Beatmungstherapie. Der Wert des arteriellen Sauerstoffdruckes ist der wichtigste Indikator für den Start zur maschinellen Beatmung, da eine Ateminsuffizienz in den meisten Fällen durch eine Hypoxie gekennzeichnet ist. Ein arterieller Sauerstoffdruck von 45–50 Torr unter Luftatmung (F_{IO_2} = 0,21) stellt eine absolute Indikation zur Beatmung dar. Bei P_{aCO_2}-Werten über 60 Torr bei alveolärer Hypoventilation und bei P_{aCO_2}-Werten unter 25 Torr bei alveolärer Hyperventilation ist die Indikation zur Beatmung gegeben.

Weitere Leitlinien für die Indikation zur maschinellen Beatmung sind in Tab. 16.1 dargestellt. Die dort angegebenen Parameter und ihre Grenzwerte

Tabelle 16.1 Leitlinien für die Indikation zur maschinellen Beatmung bei akuter Ateminsuffizienz (nach *Pontoppidan* u. Mitarb. sowie *Wilson* u. *Pontoppidan*)

	Normalwerte	Indikation zur Beatmung
Atemmechanik:		
Atemfrequenz	12–20	35
Vitalkapazität (ml/kg KG)	65–75	15
FEV (ml/kg KG)	50–60	10
Inspiratorische Atemzugstärke (cm H_2O)	75–100	25
Oxygenation:		
P_{aO_2} (Torr)	100–75 (Raumluft)	60 (Raumluft)
$P_{(AaDO_2)}^{1.0}$ (Torr)	25–65	450
Ventilation:		
P_{aCO_2} (Torr)	35–45	55 (60) außer bei chron. Hyperkapnie
V_D/V_T	0,25–0,40	0,60

werden bewußt als Leitlinien bezeichnet, bei der Beurteilung eines Krankheitsverlaufes kommt es weit mehr auf den Trend dieser Werte an als auf das Über- bzw. Unterschreiten bestimmter Normgrenzen.

Folgende Krankheitszustände können eine künstliche Beatmung über längere Zeit notwendig machen (107, 117):

1. Zentrale Atemlähmung durch
   Narkotika und Schlafmittel,
   zerebrale Hypoxie,
   akuten Hirndruck.
2. Periphere Atemlähmung bei
   speziellen neurologischen Erkrankungen, z.B. Myasthenie,
   traumatischer Querschnittslähmung,
   medikamentöser Relaxation zur Verhinderung von Krämpfen, (Tetanus, Eklampsie, Kampfgifte).
3. Pulmonale Insuffizienz:
   akutes Lungenversagen nach Schock,
   abdominalen und thorakalen Operationen,
   Peritonitis,
   Lungenödem,
   Aspiration,
   Fettembolie,
   Brustwandverletzungen,
   Schädel-Hirn-Trauma,
   obstruktives Emphysem,
   Status asthmaticus,
   Pneumonie, Atelektasen,
   hyaline Membranen des Neugeborenen.
4. Zirkulatorische Insuffizienz bei
   ausgeprägter kardialer Insuffizienz (vermindertes Herzzeitvolumen), besonders in Kombination mit chronischen Lungenerkrankungen.

Der Erfolg einer Beatmungsbehandlung hängt weitgehend vom rechtzeitigen Erkennen einer Atemstörung ab. Daraus ergibt sich, daß die Indikation zur maschinellen Beatmung frühzeitig zu stellen ist.

Es wird mit allem Ernst die Feststellung getroffen, daß das Nichterkennen einer Lungenfunktionsstörung in der postoperativen und posttraumatischen Phase als grobe ärztliche Unterlassung deklariert werden muß. Diese Feststellung wird deshalb getroffen, weil das Auftreten von Lungenfunktionsstörungen im Sinne von Ventilations-Perfusions-Störungen und Mikroatelektasen nach größeren Operationen eher zur Regel als zur Ausnahme zählt.

Es ist erfolgreicher, einen Patienten bei beginnender respiratorischer Insuffizienz einige Tage zu beatmen, als nach zunächst nicht erkanntem, aber bereits fortgeschrittenem Lungenversagen die Beatmung zu beginnen.

Die zum Teil auf ärztlichen Fehleinschätzungen beruhenden Erfahrungen in der Beatmungstherapie haben gezeigt, daß die Überweisung eines Patienten auf die Intensivstation zur Beatmung, z.B. nach einer abdominellen Operation mit einem P_{aO_2} von 45 Torr bereits eine fast hoffnungslose Ausgangsposition für eine Behandlung darstellt. Ein solches Vorgehen muß zwangsläufig die Beatmungstherapie in Mißkredigt bringen.

Prinzipien der maschinellen Beatmung

Die maschinelle Beatmung mit intermittierend positivem Druck (IPPV) hat Auswirkungen auf zwei wichtige Aspekte der Lungenfunktion.

Der positive Druck des Respirators preßt eine definierte Menge Gas in die Lunge. So können das Atemminutenvolumen und dementsprechend auch die alveoläre Ventilation gesteigert werden, wenn Atemzugvolumen und Atemfrequenz des Respirators so gewählt werden, daß es nicht zu einer vermehrten Totraumventilation kommt. Neben der Normalisierung des pulmonalen CO_2-Austausches wird die Atemarbeit des Patienten ganz oder teilweise von der Maschine übernommen.

Durch intermittierend positive Druckbeatmung erhöhte Atemzug- und Atemminutenvolumina vergrößern das durchschnittliche Lungenvolumen, atelektatische Lungenbezirke werden wieder eröffnet. Ein verbessertes Ventilations-Perfusions-Verhältnis verringert den intrapulmonalen Shunt. Schließlich steigert die maschinelle Beatmung den intraalveolären und intrathorakalen Druck, was wiederum die erkrankte Lunge und benachbarte Organe beeinflußt.

Alveolardruck und intrathorakaler Druck während Beatmung

Voraussetzung jeder Gasströmung ist eine Druckdifferenz. Deshalb muß zur Gasvolumenänderung in den Lungen während In- bzw. Exspiration eine Druckdifferenz zwischen Alveolen und oberen Luftwegen aufgebaut werden.

Bei Spontanatmung entsteht durch die aktive Erweiterung des Brustkorbs während der Inspiration mit Hilfe der Atemmuskulatur ein subatmosphärischer Druck in den Lungen. Die dadurch entstehende Druckdifferenz zwischen Alveolarraum und

Atmosphäre führt zur Luftbewegung in die Lungen. Die Druckdifferenz zu Beginn der Inspiration bei ruhiger Atmung ist gering (1–2 cm H_2O), da sie nur den Atemwegswiderstand überwinden muß. Am Ende der Inspiration ist der Alveolardruck wieder dem atmosphärischen Druck angeglichen. Zu Beginn der Exspiration steigt der Druck in den Alveolen durch die Eigenelastizität von Lungen und Thoraxwand um wenige Zentimeter über den atmosphärischen Druck an, die Luft strömt aus den Lungen ins Freie. Der Alveolardruck ist am Ende der Exspiration wieder atmosphärisch (Abb. 16.1a–d).

Im Gegensatz zur Spontanatmung wird bei Beatmung zu Beginn der Inspiration nicht der Alveolardruck auf subatmosphärische Werte erniedrigt, sondern der Munddruck erhöht. Damit steigt in der Inspiration der Alveolardruck auf überatmosphärische Werte an. Während der Exspiration fällt der Druck im Beatmungssystem und damit auch der Alveolardruck wieder auf atmosphärische Werte ab.

Intrapleuraler bzw. intrathorakaler Druck differieren zwischen Spontanatmung und kontrollierter Beatmung gleichsinnig dem intraalveolären Druck. Der intrapleurale Druck schwankt bei Spontanatmung etwa zwischen −5 cm H_2O in der Exspiration und −10 cm H_2O in der Inspiration.

Bei positiver Druckbeatmung steigt der intrapleurale und intrathorakale Druck an (um 8 cm H_2O bei einem Hubvolumen von 0,8 l und einer Compliance von 0,05 l/cm H_2O) und fällt in der Exspiration wieder auf den Normalwert (−5 cm H_2O) ab.

Die unphysiologischen intrathorakalen Druckverhältnisse unter Beatmung sind nicht ohne Auswirkungen auf das kardiozirkulatorische System.

Unter Spontanatmung begünstigt der negative Druck im Thorax den venösen Rückstrom zum Herzen, da zwischen den extra- und intrathorakalen Venen ein Druckgefälle aufrechterhalten wird. Dieses Druckgefälle wird durch den negativen Druck in der Inspiration verstärkt. Es wird während der Inspiration nicht nur Luft, sondern auch Blut in den Thorax gesogen („Thoraxpumpe“). Dieser Mechanismus wird bei positiver Druckbeatmung gestört. Das Druckgefälle zwischen den peripheren und den intrathorakalen Venen wird geringer, die Thoraxpumpe fehlt, der Druck im rechten Vorhof ist am Ende der Inspiration erhöht und dadurch der venöse Rückstrom zum Herzen herabgesetzt. Die Folge davon ist, daß zu Beginn einer positiven Druckbeatmung auch das Herzzeitvolumen und der arterielle Systemdruck absinken

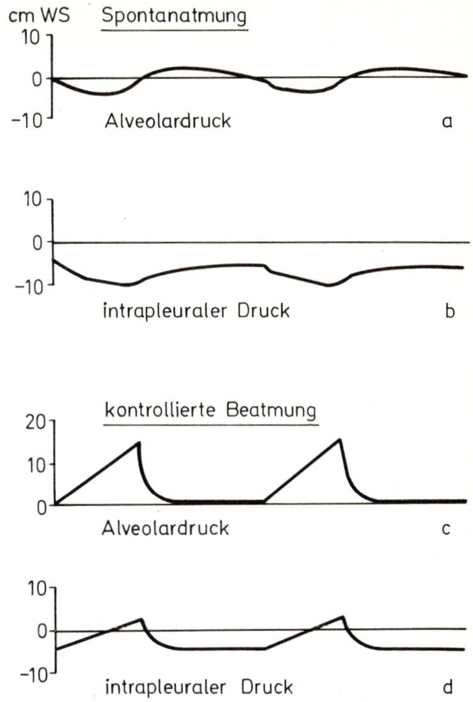

Abb. 16.1 Änderungen des Alveolardruckes und des intrathorakalen Druckes bei Spontanatmung und kontrollierter Beatmung. a) Alveolardruck bei Spontanatmung, b) intrathorakaler Druck bei Spontanatmung, c) Alveolardruck bei kontrollierter Beatmung, d) intrathorakaler Druck bei kontrollierter Beatmung (IPPV)

können. Unter normalen Bedingungen setzen jedoch Kompensationsmechanismen ein, die das venöse Druckgefälle durch Ansteigen des peripheren Venendrucks wiederherstellen und dadurch das venöse Angebot zum rechten Herzen normalisieren. Dieser Kompensationsmechanismus ist bei kontrollierter Beatmung für die Aufrechterhaltung eines normalen Herzzeitvolumens von ausschlaggebender Bedeutung. Zwei Faktoren sind dafür erforderlich: ein normales zirkulierendes Blutvolumen und die Möglichkeit durch Vasokonstriktion den peripheren Gefäßtonus zu erhöhen. Sind diese Voraussetzungen nicht gegeben, so bei Hypovolämie oder Beeinflussung des Gefäßtonus durch Medikamente, kann die Beatmung zu folgenschwerer Beeinflussung des Kreislaufs führen. Der unphysiologisch hohe Alveolardruck kann darüber hinaus unter ungünstigen Bedingungen, z. B. bei erforderlichen hohen Beatmungsdrücken oder ungleichmäßiger Verteilung der Gase in den Lungen zu Störungen im Lungenkreislauf führen.

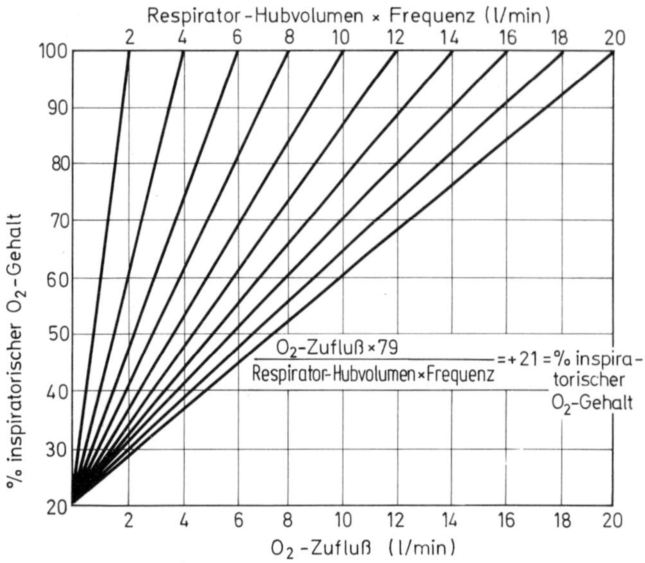

Abb. 16.**2** Diagramm zur Ermittlung der F_{IO_2} aus dem Verhältnis von Minutenvolumen in l/min und Sauerstoffzufluß in l/min zum Luftzustrom des Respirators (nach *Pontoppidan* u. Mitarb.)

So entstehen beatmungsbedingte Ventilations-Perfusions-Störungen. Nähert sich der Alveolardruck dem Druck im kapillären Lungenkreislauf, kann es zur teilweisen oder kompletten Kompression der Lungenkapillaren kommen. Folge davon ist eine Druckerhöhung im Lungenkreislauf mit Rechtsherzbelastung.

Neben den kardiozirkulatorischen Einflüssen hat die Beatmung auch Auswirkungen auf die Lungen. Nach maschineller Beatmung kann nahezu regelmäßig eine arterielle Hypoxie unterschiedlichen Grades nachgewiesen werden. Verursacht wird diese Hypoxie überwiegend durch Verteilungsstörungen im weiteren Sinne, d.h. durch bestehende Mikroatelektasen, nicht belüftete Lungenbezirke, die eine erhöhte venöse Beimischung zum arteriellen Blut bedingen (Näheres s. unter Komplikationen durch maschinelle Beatmung (S. 16.28).

Beatmungsmuster

Es ist von entscheidender Bedeutung für die Wirksamkeit einer Beatmungstherapie, auf welche Weise der Respirator in einer angegebenen Zeit (Inspirationszeit) ein adäquates Gasvolumen (Hubvolumen) in die Lungen insuffliert, eine weitgehend gleichmäßige Verteilung dieses Gases in den Lungen gewährleistet und zu einem definierbaren Zeitpunkt die Exspiration über einen ausreichend langen Zeitraum (Exspirationszeit) ermöglicht.

Tabelle 16.**2** Parameter zur Grundeinstellung des Respirators

Gaszusammensetzung:	F_{IO_2}
Gasmenge:	V_T, V_E (AMV)
Formfaktoren:	Flow, [PEEP] (s. S. 16.8)
Zeitfolge:	I : E, Frequenz (f)

Dieser Atemzyklus muß in Abhängigkeit von Hubvolumen pro Zeiteinheit so oft wiederholt werden, daß das Produkt der sinnvoll gewählten Faktoren Hubvolumen und Frequenz ein Minutenvolumen ergibt, das eine ausreichende alveoläre Ventilation garantiert. Der Gasvolumenaustausch in den Lungen bei Beatmung wird durch die elastischen Widerstände von Lunge und Thorax (Compliance) und durch die Strömungswiderstände der Atemwege beeinflußt.

In Tab. 16.**2** sind die Parameter dargestellt, die zur Grundeinstellung des Respirators benötigt werden. Da das Ziel der Beatmungstherapie die Verbesserung der Sauerstoffversorgung ist, muß die *inspiratorische Sauerstoffkonzentration* (F_{IO_2}) den Bedürfnissen des Patienten angepaßt werden.

Im Rahmen der Langzeitbeatmung ist die Erhöhung des inspiratorischen Sauerstoffanteils über 21 Vol. % in den meisten Fällen jedoch unerläßlich. *Dabei ist es von großer Bedeutung, mit dem inspiratorischen Sauerstoffgehalt auszukommen, der gerade noch einen akzeptablen arteriellen Sauerstoffpartialdruck ermöglicht.*

Zur exakten Einhaltung einer definierten F_{IO_2} ist die Verwendung von Gasmischeinrichtungen mit entsprechender Genauigkeit optimal. Stehen derar-

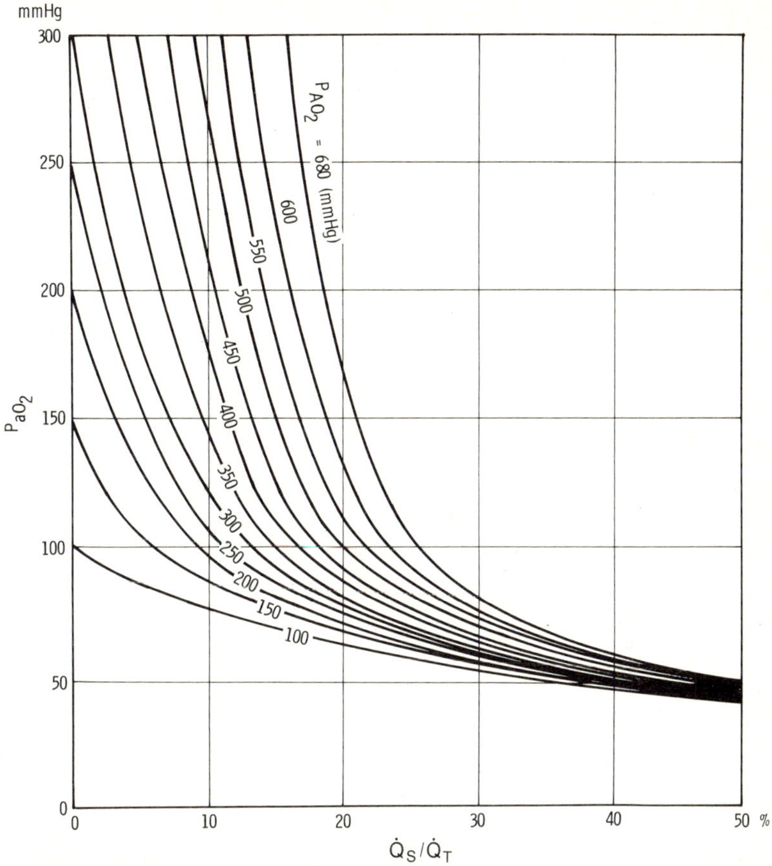

Abb. 16.**3** Arterielle Sauerstoffspannung (P_{aO_2}) und $\dot{Q}_S/\dot{Q}_T$ bei verschiedener alveolärer Sauerstoffspannung (P_{AO_2}). Die Kurven wurden berechnet unter Voraussetzung eines Hämoglobins von 15 g%, eines arteriellen pH von 7,4, einer arteriovenösen Sauerstoffdifferenz von 6 ml/100 ml (aus *H. Pontoppidan, B. Geffin, G. Löwenstein:* New Engl. J. Med. 287 [1972] 743)

tige Vorrichtungen nicht zur Verfügung, muß die Sauerstoffkonzentration im Inspirationsgas durch Addition des eingestellten Sauerstoffflows und des Sauerstoffanteils der zusätzlichen Luft exakt errechnet werden.

Ein Diagramm von Pontoppidan (Abb. 16.2) ermöglicht eine schnelle Kalkulation des erforderlichen Sauerstoffzuflusses in Litern pro Minute, um in Abhängigkeit von der Minutenventilation eine definierte Sauerstoffkonzentration zu erreichen bzw. um bei vorgegebenem F_{IO_2} den erforderlichen Sauerstoffzufluß zur Minutenventilation zu ermitteln. Zur Überwachung der Sauerstoffzufuhr eignet sich das neue Sauerstoffmeßgerät „Oxycomb" (Drägerwerk, Lübeck).

Werden hohe inspiratorische Sauerstoffkonzentrationen von 50–100% benötigt, muß der F_{IO_2} vorsichtig titriert werden, um mögliche Gefahren zu vermeiden.

Bei hohen Sauerstoffkonzentrationen kommt es zu einer Stickstoffauswaschung und Bildung von Resorptionsatelektasen (2, 94, 105), Vasodilatation hypoxischer Lungengefäßabschnitte (94) und einer aktiven Umverteilung der Perfusion mit Verminderung der V/Q-Ratio, die nach Reduzierung der F_{IO_2} reversibel ist (48).

Neben der Verkleinerung der funktionellen Residualkapazität (FRC) nimmt auch der Shunt zu. Abb. 16.3 zeigt, daß eine Erhöhung der F_{IO_2} bei einem Shunt von mehr als 30% nutzlos ist und nur die Gefahren der Sauerstofftoxizität mit Schädigung der Flimmerepithelien, des Surfactants und des Alveolarendothels erhöht (72, 116, 117). In der klinischen Praxis sollten daher Sauerstoffkonzentrationen von 50% oder mehr nie länger als höchstens 48 Stunden lang zur Anwendung kommen. Je höher der F_{IO_2}, desto schneller kommt es zu einer Schädigung der Lunge (72). Außer bei Patienten mit chronischer Hypoxie sollte man F_{IO_2}-Werte wählen, die zu einer Normalisierung der P_{aO_2} führen. Beträgt jedoch der intrapulmonale Shunt $\dot{Q}_S/\dot{Q}_T$ mehr als 20–30%, ist es möglicherweise sinnvoller, sich mit niedrigeren P_{aO_2}-Werten abzufinden, auch wenn diese im hypoxischen Bereich liegen (117).

Es ist ein Paradoxum der Natur, daß die Lunge, deren Hauptaufgabe darin besteht, dem Körper Sauerstoff zuzuführen, durch ein Überangebot an Sauerstoff in solchem Ausmaß geschädigt wird, daß sie dem Körper nicht mehr genug Sauerstoff zur Verfügung stellen kann (128).

Schwierigkeiten bestehen oft beim Einstellen des konkreten *Atemhubvolumens.* Die Ventilationsnomogramme von RADFORD u. Mitarb. (82) oder ENGSTRÖM u. Mitarb. (26) geben gewisse Anhaltspunkte, aber für die kranke Lunge mit ihren Ventilationsstörungen (V_D/V_T) haben diese Angaben nur begrenzten Wert. Im allgemeinen wird mit Atemhubvolumina zwischen 15 und 20 ml/kg KG begonnen. Diese relativ großen Volumina sollten Atelektasen verhüten, die Atemwege offen halten und eine „Lungentoilette" (110) erleichtern. Manche Patienten verlangen nach einem großen Atemhubvolumen, da die Dehnung der Lunge ihre Dyspnoe lindert. Mit Stillung ihres „Lufthungers" verringert sich bei diesen Patienten der Bedarf an Sedativa und Hypnotika.

Andererseits wird aber auch vor den Gefahren einer Hyperinflation mit hohen Beatmungsdrücken gewarnt. Neben der Gefahr eines Barotraumas wird von BENZER (10, 11) auf mögliche Schädigungen des Surfactantsystems hingewiesen, da eine übermäßige Dehnung des Alveolarfilmes zu einem gesteigerten Surfactantverbrauch führt. Durch die rhythmisch wiederkehrenden Änderungen der Alveolarvolumina weit hinaus über den Bereich der statischen Oberflächenspannung (2, 8, 9, 11, 12), gehen Surfactantmoleküle über das Bronchialsystem verloren bei gleichzeitiger Produktions- und Funktionseinschränkung noch verbleibender Moleküle.

Entscheidende Größen zur gleichmäßigen Luftverteilung in den einzelnen Lungenabschnitten auch bei einseitiger Complianceverminderung bzw. isolierten Atemwegsstenosen sind die *Strömungsgeschwindigkeit* und ein *endinspiratorisches Plateau.* Soweit realisierbar, sollten langsame Strömungsgeschwindigkeiten gewählt werden, die bei geringstem intrapulmonalen Druck eine optimale Gasdistribution ermöglichen. Hoher Flow führt zu Turbulenzen vor Stenosen mit Druckerhöhung und ungleicher Verteilung. Ein Flow, der sich den Atemwegsbedingungen jederzeit anpassen kann, muß als ideal angesehen werden. Einen wesentlichen Effekt auf die intrapulmonale Gasdistribution hat eine einschaltbare Verschlußzeit, ein endinspiratorisches Druckplateau. Dabei kommt es nach abgeschlossener Insufflation zum intrapulmonalen Druck- und Volumenausgleich.

Um der Ausbildung von Mikroatelektasen vorzubeugen, sollte in regelmäßigen Abständen (etwa alle 100 Atemzüge) die Lunge durch ein überhöhtes Volumen gebläht werden. Damit werden periodische tiefe Atemzüge, wie sie unter Spontanatmung als Seufzeratmung physiologisch sind, nachgeahmt.

Die intrapulmonale Gasverteilung und der alveoläre Mitteldruck werden ferner durch das *Atemzeitverhältnis* (I : E) beeinflußt. Verlängert man die Inspirationszeit, so erreicht man für ein identisches Hubvolumen wesentlich geringere Beatmungsdrücke, gleichzeitig erhöht sich aber der mittlere intrathorakale Druck. Die Folge ist ein vermindertes HZV und das sogenannte „air-trapping"-Phänomen. Im Extremfall findet am Ende der Exspirationsphase kein Druckausgleich zwischen den einzelnen Lungenkompartimenten und der Atmosphäre statt. Daher sollte unter normalen Bedingungen die Relation von Inspiration zu Exspiration nicht kleiner als 1 : 2 gewählt werden. Dadurch ist die kardiozirkulatorische Beeinflussung auch unter Überdruckbeatmung gering zu halten und der Entleerung der Lunge steht eine ausreichende Zeit zur Verfügung.

Bei obstruktiven Ventilationsstörungen ist die Exspirationszeit zu verlängern. Darüber hinaus kann bei bronchialer Spastik ein erhöhter exspiratorischer Widerstand sinnvoll sein. Die Ausatmung gegen eine Stenose kann dem Phänomen des „air trapping" entgegenwirken.

Bei Aufrechterhaltung der alveolaren Ventilation kommt neben dem Atemhubvolumen der *Atemfrequenz* eine entscheidende Bedeutung zu. Eine Steigerung der Frequenz bei konstantem Atemminutenvolumen vergrößert die Totraumventilation, eine alveoläre Hypoventilation mit Anstieg des P_{aCO_2} ist die Folge. Eine gewisse Ausnahme stellt in diesem Zusammenhang die Highfrequency-jetventilation (HFJV) (S. 16.33) dar, bei der Frequenzen von 60–1000/min angewendet werden.

Um pulmonalen Komplikationen durch die Beatmung vorzubeugen, sollte das Atemhubvolumen hoch und demzufolge die Atemfrequenz niedrig gehalten werden. Hubvolumina um 1000 ml bei entsprechend langsamen Frequenzen um ca. 10/min sind anzustreben. Der Patient ist durch anfängliche Hyperventilation mit höheren Frequenzen an diesen Beatmungstyp heranzuführen. Ist eine Synchronisation des Patienten mit dem Respirator bei derart langsamen Frequenzen nicht möglich und eine Erhöhung der Frequenz ohne Reduktion des Hubvolumens wegen einer entstehenden Hypokapnie ausgeschlossen, empfiehlt es sich, zwischen Beatmungstubus und Respirator einen Schlauch als Totraumvergrößerung zwischenzuschalten, um dadurch bei überhöhten Minutenvolumina durch Frequenzerhöhung trotzdem eine Normokapnie zu erzielen.

Es ist streng darauf zu achten, daß sich unter Beatmung nicht unbemerkt P_{aCO_2}-Werte von <25 Torr einstellen. Eine solche Hypokapnie ist gefährlich, weil hierdurch Herzrhythmusstörungen verursacht werden können und die Wirkung von Digitalispräparaten potenziert wird. Der zerebrale Blutfluß nimmt ab. Die Sauerstoffdissoziationskurve wird nach links verschoben, was die Sauerstoffabgabe an die Gewebe behindert und eine renale Retention von H^+ fördert (23).

Diese unterschiedlichen Beatmungsparameter fügen sich zum Beatmungsmuster der positiven Druckbeatmung zusammen. Ein solches Beatmungsmuster kommt in den drei wesentlichen Beatmungsformen, assistierte und kontrollierte Beatmung sowie IMV (intermittent mandatory ventilation) zur Anwendung.

Beatmungsformen

Assistierte Beatmung

Nach der Auslösung der Inspirationsphase wird unterschieden zwischen assistierter und kontrollierter Beatmung sowie IMV. Bei der assistierten Beatmung triggert ein spontaner Atemimpuls des Patienten durch den entstehenden Unterdruck das Gerät, das durch positiven Druck die Einatmung des Patienten unterstützt (Abb. 16.4).

Der Patient kann theoretisch sein P_{aCO_2} selbständig regulieren, der venöse Rückfluß wird durch eine kurze negative Triggerphase begünstigt. Doch erfordert diese Beatmungsform einen wachen, kooperativen Patienten, da eine Steigerung der Atemfrequenz des Patienten bei Geräten mit konstantem Atemhubvolumen zu einer Hyperventilation führen kann. Andere Geräte halten ein konstantes Atemminutenvolumen, so daß sich bei einer Frequenzsteigerung der Patient durch die zunehmende Totraumventilation in eine Hyperkapnie „beatmen" kann. Die assistierte Beatmung sollte heute nur noch in der postoperativen Phase als eine Form des IPPB oder in der Weaningphase angewendet werden.

Kontrollierte Beatmung

Bei der kontrollierten Beatmung (IPPV) wird die Inspiration automatisch und unabhängig von eventuell bestehender Eigenatmung des Patienten eingeleitet (Abb. 16.5). Diese Beatmungsform ist notwendig bei Patienten mit zerebraler Atemlähmung, hohen Querschnitten, Tetanus, Poliomyelitis, Eklampsie. Außerdem ist sie beim schweren akuten Lungenversagen im Rahmen einer Peritonitis oder Sepsis meist unumgänglich. Bei Rippenserienfrakturen mit großem „volet thoracique" (s. Kapitel 35) stellt die kontrollierte Beatmung eine Art interner Schienung des Thorax dar.

Der Nachteil dieser Beatmungsform liegt in der Schwierigkeit, den Patienten mit der Maschine zu synchronisieren, so daß man oft zur Relaxation und Sedierung gezwungen ist. Dies schafft zusätzliche Probleme bei der Entwöhnung vom Respirator nach einer Langzeitbeatmung.

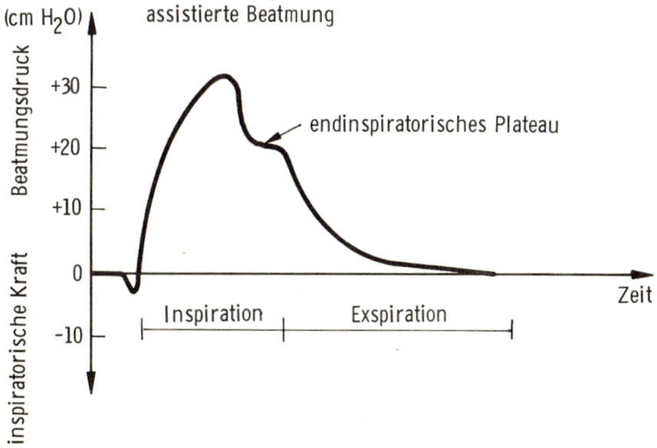

Abb. 16.4 Beatmungsdruckkurve der assistierten Beatmung

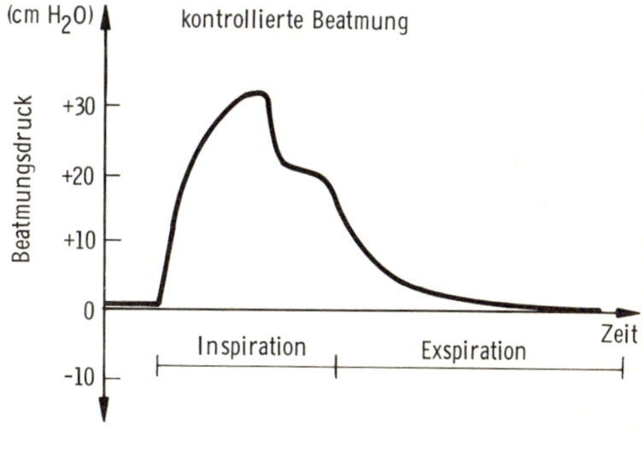

Abb. 16.5 Beatmungsdruckkurve der kontrollierten Beatmung

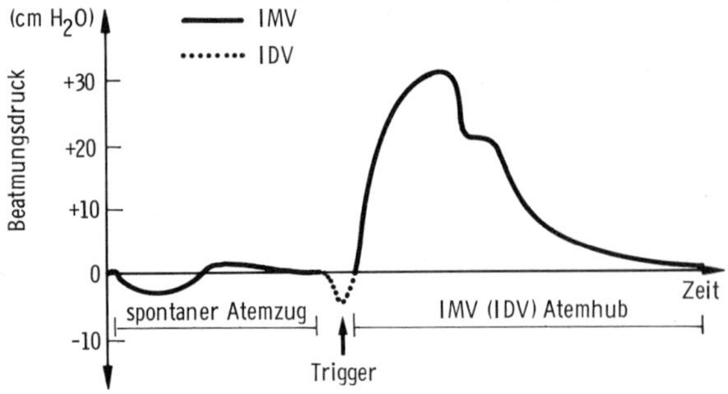

Abb. 16.6 Beatmungsdruckkurve der Intermittent mandatory ventilation und Intermittent demand ventilation

Intermittent Mandatory Ventilation (IMV)

Diese Beatmungsform wurde 1973 von Downs u. Mitarb. (24) als spezielle Technik zur Entwöhnung vom Respirator vorgestellt. Bei dieser Form der Beatmung kann der Patient zwischen den maschinellen Atemzügen über einen zusätzlichen Atemkreis spontan atmen. Durch einen spontanen Atemimpuls öffnet der Patient ein „low resistance"-Ventil zum Zusatzreservoir. Unabhängig von der Spontanatmung garantiert der Respirator dafür, daß das Atemminutenvolumen ein bestimmtes Mindestvolumen nicht unterschreitet. Hierbei können maschinelle Atemzüge unbeeinflußt von der Spontanatmung dem Patienten „aufgezwungen" oder durch eine spontane Inspirationsbewegung des Patienten „abgerufen" werden. Diese Beatmungsform wird auch als IDV (intermittent demand ventilation) bezeichnet (42, 52, 85). Diese Methode hat sich zuerst in der Pädiatrie etabliert, wurde aber bald auch beim Erwachsenen erfolgreich in der Weaningphase und als primäre Beatmungsform angewandt (Abb. 16.6).

Gegenüber der kontrollierten Beatmung hat IMV einige überzeugende Vorteile: Die Entwöhnung setzt quasi mit dem Beginn der Beatmung ein, der Patient erhält nur das Maß an respiratorischer Unterstützung, welches er unbedingt benötigt. Der große Vorteil liegt ferner darin, daß die Atemmuskulatur des Patienten nicht untrainiert bleibt. Der Respirator paßt sich den Bedürfnissen des Patienten an. Dies kann im Einzelfall eine deutliche Einsparung von Sedativa bedeuten und die Anwendung von Relaxantien überflüssjg machen. Da sich die Zahl der maschinellen Atemzüge gegenüber einer kontrollierten Beatmung deutlich verringert, werden Veränderungen der Hämodynamik und der Nierenfunktion weniger oft beobachtet. Die Gefahr eines Barotraumas der Lunge nimmt ab. Durch die erhaltene Spontanatmung wird die beatmungsbedingte Bildung von Mikroatelektasen mit entsprechenden Ventilations-Perfusions-Störungen verzögert.

Zusammenfassend kann IMV überall dort angewandt werden, wo eine Spontanatmung erhalten ist und der Patient nicht kontrolliert beatmet werden muß. Dies gilt besonders für die postoperative oder posttraumatische Phase zur Prophylaxe des akuten Lungenversagens. IMV ist weiterhin das Weaningverfahren der Wahl (S. 16.30). Wegen ihrer vielen Vorteile wird IMV in zunehmendem Maße als bevorzugte Beatmungsmethode in Kombination mit PEEP angewandt.

Beatmung mit erhöhtem endexspiratorischem Druck (PEEP)

Die Beatmung mit positiv-endexspiratorischem Druck (PEEP) wird durch ein positives exspiratorisches Überdruckplateau charakterisiert (Abb. 16.7.). Der positive endexspiratorische Druck, in der Regel 5–15 cm H_2O, ist an modernen zeit-volumen-gesteuerten Respiratoren durch ein Zusatzventil einstellbar.

In Abb. 16.7 sind zum besseren Verständnis die im Schrifttum nicht einheitlich verwendeten Begriffe mit den dazugehörigen Beatmungsdruckkurven zusammengestellt.

1964 haben Bühlmann u. Mitarb. (18) in einer eindrucksvollen Studie in der Schweizerischen Medizinischen Wochenschrift über die Behandlung des Lungenödems mit Überdruckbeatmung berichtet. Durch Anwendung eines zusätzlichen variablen Exspirationswiderstandes wurde es möglich, den Alveolar- und Pleuradruck wählbar zu erhöhen. Die Autoren berichteten, daß es trotz Abnahme des Herzzeitvolumens und der Vergrößerung der arteriovenösen Sauerstoffdruckdifferenz bei dieser Form der Beatmung, allerdings mit einer hohen Sauerstoffkonzentration in der Inspirationsluft, zu einem Anstieg der Sauerstoffsättigung des venösen Mischblutes gekommen ist und daß auch bei stärkerer Erhöhung des Alveolardruckes und zusätzlicher Steigerung des Pleuradruckes mit Hilfe eines dosierbaren Exspirationswiderstandes keine Nachteile von entscheidender Bedeutung zu befürchten sind. Die Befunde ließen die Annahme zu, daß eine durch den Atmungstyp bedingte Abnahme der Lungenstauung mit Verbesserung der Oxygenation auftrat.

1959 haben FRUMIN u. Mitarb. (34) in Erinnerung an die Erfahrungen der 40er Jahre erneut erhöhten endexspiratorischen Druck zur Beatmung angewandt. Bei ihren Untersuchungen stellten sie einen Anstieg des arteriellen P_{O_2} mit Erhöhung des endexspiratorischen Druckes fest und führten diese Veränderungen auf eine Verminderung des sogenannten „Shunt in time“, nämlich des Shunts, der während der exspiratorischen Phase infolge alveolären Kollapses auftreten kann, zurück.

Nicht zuletzt waren die fatalen Ergebnisse nach Beatmung mit IPPB und hohem inspiratorischen Sauerstoffgehalt der Grund für einen erneuten Versuch der Anwendung von PEEP und intensive Überprüfung der Nebenwirkungen. Sowohl ASHBAUGH u. Mitarb. (3) als auch PONTOPPIDAN u.

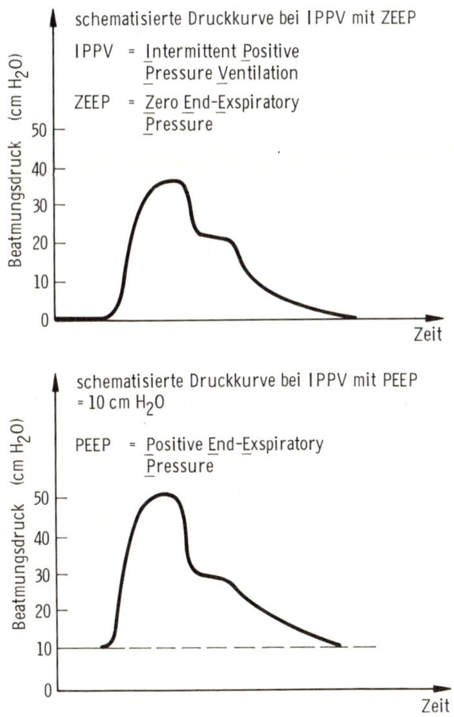

Abb. 16.**7** Bezeichnung für Beatmung mit verschiedenen Druckverläufen

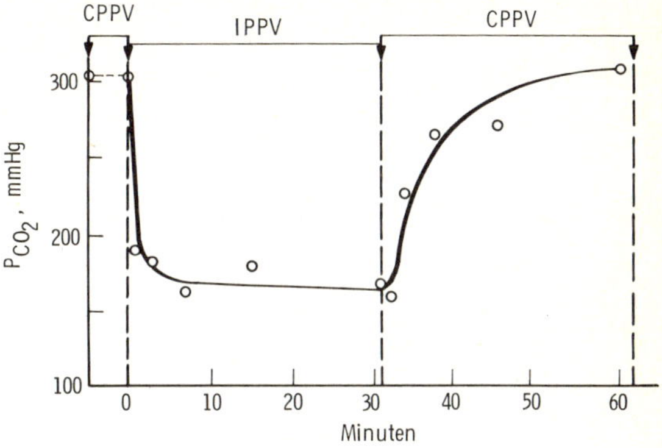

Abb. 16.**8** Zusammenhänge zwischen positivem endexspiratorischem, kontinuierlich-positivem, intermittierend-positivem Druck und arterieller O_2-Spannung (aus *A. Kumar, K. J. Falke, B. Greffin:* New Engl. J. Med. 283 [1970] 1430)

Mitarb. (78), KUMAR u. Mitarb. (65), und FALKE u. Mitarb. (28) haben die Wirkung der Beatmung mit endexspiratorischem Überdruck auf Gasaustausch und Hämodynamik untersucht und wichtige Behandlungsrichtlinien angegeben. Die ersten Befunde von KUMAR, FALKE u. Mitarb. (55), veröffentlicht 1970, waren ermutigend:

Durch PEEP gelang es, eine bessere arterielle Oxygenierung bei Reduzierung des inspiratorischen Sauerstoffanteils zu erreichen (Abb. 16.8).

Wirkung von PEEP auf die Lunge

Die Wirkung der Beatmung mit PEEP wird erklärt durch eine Erhöhung der um bis zu 2 l verminderten funktionellen Residualkapazität (FRC). Die funktionelle Residualkapazität beinhaltet den Lungenraum, der bei normaler Ausatmung in Atemruhelage nicht verändert wird, dessen Luftmenge also gleich bleibt (Abb. 16.9). Das Ausmaß der apparativen Erhöhung der FRC ist abhängig von der Höhe des PEEP (3). Das Atemhubvolumen wird somit über das Niveau des sogenannten „closing-volume“ angehoben, d.h., die terminalen Atemwege können am Ende einer Exspiration nicht mehr kollabieren, der sogenannte „shunt in time“ findet nicht mehr statt. Mikroatelektasen werden beseitigt, durch das verbesserte Ventilations-Perfusions-Verhältnis nimmt der intrapulmonale Rechts-links-Shunt ($\dot{Q}_S/\dot{Q}_T$) ab. Die vergrößerte FRC führt zu einer Senkung des Gesamtwiderstandes der Luftwege (116), der erhöhte alveoläre Druck verkleinert den transmuralen Druckgradienten zu den Lungenkapillaren, so daß der Flüssigkeitsgehalt der Lunge abnimmt. Beides verbessert die Lungencompliance. Das Verhältnis

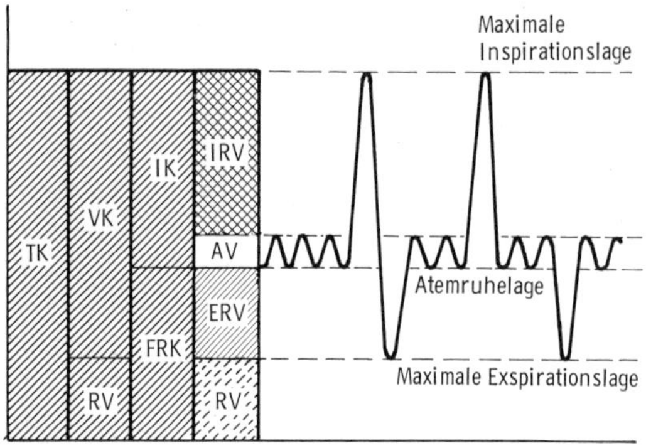

Abb. 16.**9** Die Volumina und Kapazitäten der Lunge (aus *J. H. Comroe, R. E. Forster, A. B. DuBois, W. A. Briscoe, E. Carlsen:* The Lung. Year Book Medical Publ., Chikago 1962)

von Totraumvolumen zum Atemhubvolumen (V_D/V_T) bleibt allgemein unverändert (117), auch wenn Suter u. Mitarb. (94) zeigen konnten, daß PEEP den Totraum des Patienten vergrößert und das größere Lungenvolumen ebenfalls eine Zunahme des anatomischen Totraums bedeuten würde. Insgesamt führt die Verbesserung von Belüftung und Gasaustausch zu einem Anstieg des P_{aO_2} und zu einer Herabsetzung der erhöhten AaD_{O_2}. Der große Vorteil von PEEP ist es, den Circulus vitiosus immer größerer Atemminutenvolumina mit höheren Beatmungsdrucken bei steigender F_{IO_2} zu durchbrechen und mit tolerablen inspiratorischen O_2-Konzentrationen eine ausreichende Oxygenierung zu gewährleisten.

Wenn es bisher notwendig war, zur Vermeidung von arterieller Hypoxie mit 80–100% Sauerstoff in der Inspirationsluft für länger als 1–2 Tage zu

laD_{O_2} = P_{IO_2} $-PaO_2$
P_{IO_2} = 760 Torr – P_{H_2O} $-P_{N_2}$
= 760 Torr (Gesamtgasdruck auf Meereshöhe)
– 47 Torr (P_{H_2O} Wasserdampfspannung bei 37°C)
– x Torr (P_{N_2}, Partialdruck von Stickstoff)

bei F_{IO_2} = 1 ist P_{IO_2}	bei F_{IO_2} = 0,5 ist P_{IO_2}
= 760	= 760
–47	–47
– 0	–356,5
713 Torr	356,5 Torr

Abb. 16.**10** Inspiratorisch-arterielle Sauerstoffdruckdifferenz

beatmen, so ist es jetzt möglich, durch Erhöhung des endexspiratorischen Druckes auf 5–20 cm Wassersäule die Sauerstoffkonzentration im inspiratorischen Gasgemisch auf 40 bis 50% zu reduzieren. Eine Einsparung von Sauerstoff im inspiratorischen Gasgemisch scheint aber erst dann sinnvoll, wenn mindestens 30% Sauerstoff inspiratorisch eingespart werden können.

Diese Empfehlung erfährt jedoch ihre Grenzen durch die Befunde des Patienten, die eventuell eine kontinuierlich hohe Sauerstoffkonzentration erforderlich machen, um eine deletäre Hypoxie zu vermeiden.

Die Beeinflussung des arteriellen O_2-Partialdruckes durch PEEP läßt sich nach Ashbaugh u. Mitarb. (3) klinisch am einfachsten belegen durch die Ermittlung der Differenz von inspiratorischem und arteriellem Sauerstoffpartialdruck, für den der Begriff laD_{O_2} sinnvoll erscheint (30). Die Ermittlung der laD_{O_2} ist am einfachsten bei einem F_{IO_2} von 1, da dabei lediglich die Wasserdampfspannung von 47 mm Hg zu berücksichtigen ist. Es ergibt sich ein P_{IO_2} von 713, ein Wert, von dem die meisten Berechnungen ausgehen (Abb. 16.**10**).

Folgendes Beispiel (Abb. 16.**11**) veranschaulicht deutlicht, in welchem Maße die O_2-Konzentration der Inspirationsluft durch Anwendung von PEEP reduziert werden kann. Bei ZEEP (IPPV) betrug die laD_{O_2} 611 mm Hg, weshalb eine Beatmung mit 100% Sauerstoff notwendig war; es resultierte hierbei ein P_{aO_2} von nur 102 mm Hg. Unter Verwendung eines PEEP von + 5 cm H_2O konnte die laD_{O_2} gesenkt werden auf 428 mm Hg, die arterielle Sauerstoffspannung stieg dabei unter gleichen Bedingungen (F_{IO_2} = 1) auf 285 mm Hg. Dies berechtigte zur Einschränkung des inspiratorischen Sauerstoffpartialdruckes von 713 auf 535 mm Hg entsprechend einem F_{IO_2} von etwa 0,75. Dabei resultierte ein arterieller Sauerstoffdruck von 115 mm Hg.

Aus dieser graphischen Darstellung wird deutlich, daß eine Korrelation besteht zwischen PEEP und dem eingesparten Sauerstoffanteil in der Inspirationsluft.

Neben einer Verbesserung der Oxygenation hat PEEP möglicherweise auch eine günstige Beeinflussung des Surfactantsystems (11, 12). Die durch IPPV bedingten Änderungen des Alveolarvolumens rufen starke Schwankungen der Oberflächenspannung mit Complianceminderung hervor, sie können durch einen PEEP von 5 cm H_2O aufgehoben werden. Idealerweise müßte die FRC so früh wie möglich so weit angehoben werden, bis sich die Alveolarwände im Bereich der stabilen

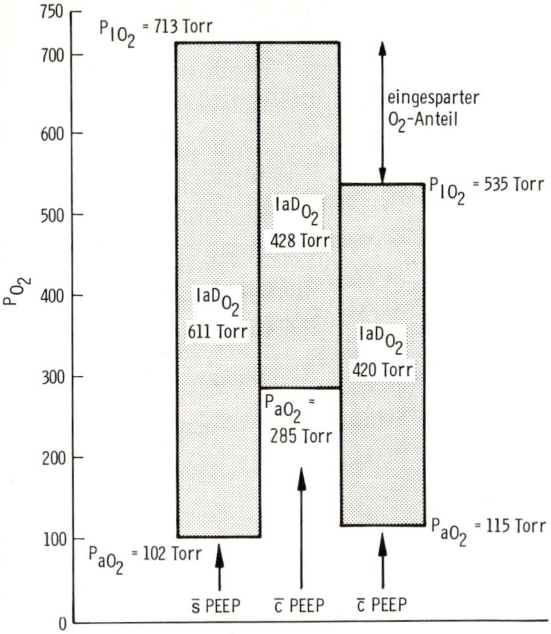

Abb. 16.**11** Beispiel für die Bedeutung der laD_{O_2} für die Abschätzung des einzusparenden inspiratorischen Sauerstoffanteils

	P_{RA}	$- P_{pleural}$	$= P_{transmural}$
ohne PEEP	5	− (−3)	= 8
mit PEEP	8	− (+2)	= 6

RV: $P_{TM} = P_{RA} - P_{P_1}$
LV: $P_{TM} = P_{PCW} - P_{P_1}$

Abb. 16.**12** Beispiel für den Abfall des transmuralen Druckes im rechten Vorhof durch PEEP

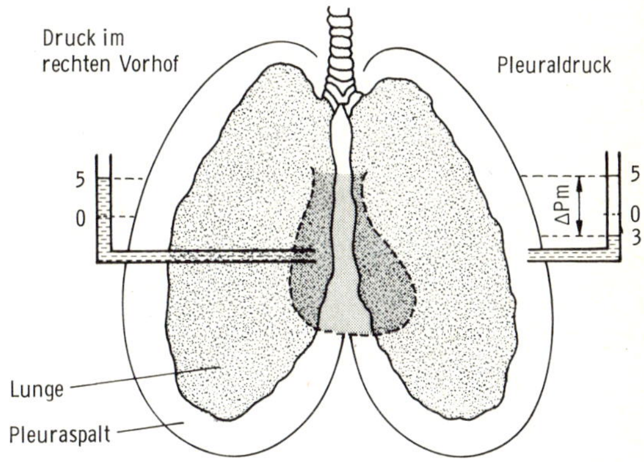

Abb. 16.**13** Transmuraler Füllungsdruck (rechtes Herz)
ΔPm = Druck im rechten Vorhof–Pleural-Druck
$\Delta Pm = 5 - (-3) = +8$ mmHg
Beispiel ohne PEEP (schematische Darstellung nach *Trichet* u. Mitarb.)

Oberflächenspannung befinden, da Atelektasen, die auf einer Surfactantstörung beruhen, sich wegen ihrer hohen Oberflächenspannung nur schwer öffnen lassen. Dies würde jedoch zu einer Überblähung noch belüfteter Alveolen führen und hätte wiederum einen erhöhten Surfactantverbrauch zur Folge.

Die Wirkung von PEEP auf die Hämodynamik

Der angehobene positive intrathorakale Druck unter PEEP kann in Abhängigkeit von der Größe der Atemwegsdruckerhöhung hämodynamische Wirkungen bewirken. Betroffen sind hiervon der transmurale Füllungsdruck des Herzens, die Drücke im kleinen Kreislauf und der intrapleurale Druck.

Aufgrund vorliegender Untersuchungen (Kumar u. Mitarb. [55], Falke u. Mitarb. [28], Suter u. Mitarb. [95], Sugerman u. Mitarb. [93]), ist damit zu rechnen, daß das Herzzeitvolumen (HZV) um 10–20% unter PEEP 10 absinkt.

Cournand u. Mitarb. (21) haben schon 1948 nachweisen können, daß Beatmung mit positivem endexspiratorischen Druck, erzeugt durch exspiratorischen Flowwiderstand, ein 20,5% niedrigeres

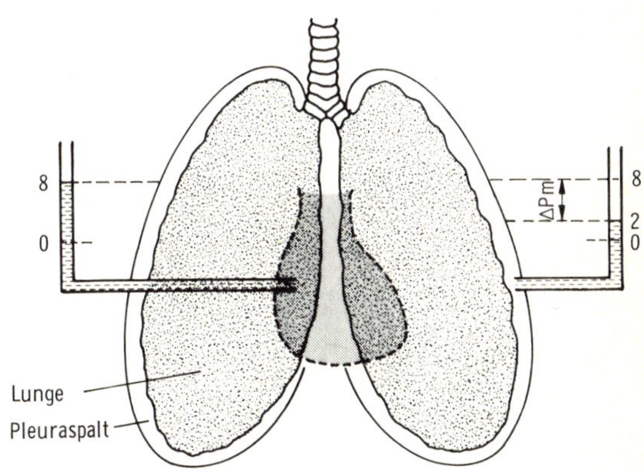

Abb. 16.**14** Transmuraler Füllungsdruck (rechtes Herz)
ΔPm = Druck im rechten Vorhof – Pleural-Druck
$\Delta Pm = 8 - (+2) = +6$ mm Hg
Beispiel mit PEEP (schematische Darstellung nach *Trichet* u. Mitarb.)

HZV bewirkte als Beatmung mit intermittierendem Überdruck.

Der Streit um die Frage, welche der beiden Beatmungsmethoden – IPPB oder PEEP – die bessere für den Patienten sei, wurde nicht zuletzt durch diese Untersuchungen von COURNAND zugunsten von IPPB entschieden. Damit wurde die Entwicklung für 3 Jahrzehnte in eine falsche Bahn gelenkt. Ursache für diesen Abfall des HZV ist vor allem eine Verminderung des transmuralen Füllungsdruckes des rechten und linken Herzens. Abb. 16.**12** zeigt ein willkürlich gewähltes Beispiel. Unter PEEP kommt es hier zu einer Abnahme des transmuralen Füllungsdruckes, was aber als zumutbar für den Patienten anzusehen ist, sofern keine Verschlechterung der Oxygenation des venösen Mischblutes nachzuweisen ist.

Auf Abb. 16.**13** sind die Beziehungen dargestellt zwischen Druck im rechten Vorhof und Druck im Pleuraspalt unter normalen Verhältnissen ohne Beatmung. Der transmurale Füllungsdruck für das rechte Herz ergibt sich aus der Differenz des Druckes im rechten Vorhof und des Pleuradruckes.

In Abb. 16.**14** ist die Situation während der Beatmung mit PEEP dargestellt. Es kommt zu einem Anstieg des Pleuradruckes unter Beatmung mit PEEP infolge der intrathorakalen Druckerhöhung und zu einem leichten Anstieg des Druckes im rechten Vorhof. Entsprechend der Formel Pm = P rechter Vorhof – P pleural ergibt sich in diesem Beispiel nun eine Abnahme des transmuralen Füllungsdrucks für das rechte Herz. Diese schematische Darstellung nach TRICHET u. Mitarb. (98) verdeutlicht, daß es unter Beatmung mit PEEP zu einer Abnahme des transmuralen Füllungsdrucks des Herzens und daher zu einer Abnahme des Herzzeitvolumens durch Beatmung mit PEEP kommt.

Ähnliche Ergebnisse werden von POWERS u. Mitarb. (79) beim Menschen berichtet. In mehreren tierexperimentellen Untersuchungen (16, 66, 68) wurden dagegen nur geringfügige, zum Teil nicht signifikante Abnahmen des transmuralen Füllungsdrucks beschrieben.

Dennoch scheint die Erhöhung des intrathorakalen Druckes und damit die Verminderung des venösen Rückflusses zum Herzen einen entscheidenden Einfluß auf das HZV bei PEEP-Beatmung zu haben. Darüber hinaus werden von MANNY u. Mitarb. (68, 69) gefäßaktive Polypeptide diskutiert, die bei der Dehnung der Lunge freigesetzt werden und auf diese Weise das HZV verringern sollen.

Eine weitere Erklärung für den HZV-Abfall bei PEEP-Beatmung sind die erhöhten intraalveolären Drücke, die wie ein Starling-Resistor auf das pulmonale Kapillarnetz wirken können. Bei PEEP-Beatmung kann im Lungenkreislauf eine deutliche Zunahme des Gefäßwiderstandes gemessen werden (79, 81, 98), es entsteht bei steigendem Alveolardruck in weiten Teilen der Lunge eine Situation wie in der Zone I nach West (s. Abb. 26.**7**). Das Ausmaß der Druckübertragung von der Alveole auf die Lungenkapillare ist jedoch abhängig von der Compliance des Lungengewebes und seiner Konsistenz. Dies erklärt, warum lungengesunde Patienten und Tiere eine wesentlich stärkere Beeinträchtigung des HZV durch PEEP zeigen als Patienten mit Veränderungen des Lungengewebes. Diese Druckübertragung führt zu einer Erhöhung des Afterloads mit gesteigerter Druckbelastung für den rechten Ventrikel. Dem steht jedoch eine unveränderte Koronarperfusion bei Zunahme der myokardialen Sauerstoffextraktion gegenüber (16), so daß der akuten PEEP-bedingten pulmonalen Hypertonie eine relative Minderperfusion des rechten Ventrikels gegenübersteht.

Die Auswurfleistung des linken Ventrikels wird vermindert durch das geringe enddiastolische Volumen und die somit reduzierte Wandspannung. Beide Begriffe gehen nach dem Laplaceschen Gesetz in den Begriff des Afterloads des linken Herzens ein.

$$\text{Wandspannung} = \frac{\text{Innendruck} \cdot \text{Radius}}{\text{Wanddicke}}$$

Die Höhe des zu erzeugenden Innendrucks entspricht in etwa dem Afterload des linken Ventrikels. Die akute Rechtherzbelastung durch PEEP mit Zunahme des enddiastolischen Volumens kann insbesondere bei zunehmendem „akutem Lungenversagen“ (13) oder auch ARDS (acute respiratory distress syndrome) und längerfristiger Beatmungsdauer zur Insuffizienz des rechten Herzens führen. Da sich bei akuter Vergrößerung des Ventrikels das Perikard nicht entsprechend dehnen kann, wölbt sich das Ventrikelseptum in den linken Ventrikel vor und behindert seine Auswurfleistung. Dieses Phänomen bezeichnen LAVER u. Mitarb. (58) nach einem Vorschlag von BARTLE u. Mitarb. (7) als „enddiastolische Tamponade des rechten Ventrikels“. Mit der Dilatation des rechten Ventrikels nimmt auch die Wandspannung zu, was die Koronarperfusion des rechten Ventrikels beeinträchtigt. Gleichzeitig verschlechtert der dilatierte rechte Ventrikel die Compliance des linken Ventrikels, so daß ein Druckanstieg in der linken Herzkammer eine Verschlechterung auch der linksventrikulären endokardialen Druchblutung zur Folge haben kann (84). Dieser Mechanismus kann besonders für Patienten mit koronarer Herzerkrankung von Bedeutung sein.

Ein steigender pulmonal-kapillärer Verschlußdruck muß in diesem Zusammenhang nicht in jedem Fall ein Linksherzversagen ankündigen, sondern kann primär durch die „enddiastolische Tamponade" bedingt sein, was durch eine normale Auswurffraktion des linken Ventrikels bestätigt wird (58).

Zusammenfassend kann man sagen, daß bei PEEP-Beatmung im allgemeinen mit einer Verminderung der Herzleistung zu rechnen ist. Einige Ausnahmen von dieser Regel müssen erwähnt werden:

Beim *Linksherzversagen* führt die Abnahme des transmuralen Füllungsdrucks zu einer Verkleinerung von Pre- und Afterload für das linke Herz und verringert so das Lungenödem.

Beim primären *Rechtsherzversagen* wird mit der Verminderung des venösen Rückflusses möglicherweise eine Rekompensation erreicht, da die Reduzierung des enddiastolischen Volumens nach der Starling-Gleichung zu einer verbesserten Herz-

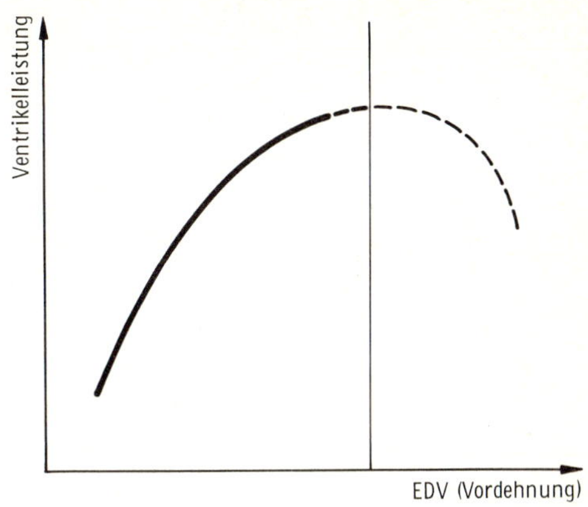

Abb. 16.**15** Schematische Darstellung des Starlingschen Herzgesetzes nach *Branwald* u. Mitarb. Mit einem Anstieg des enddiastolischen Ventrikelvolumens (EDV) ist ein Anstieg der Ventrikelleistung verbunden (durchgezogene Kurve), bei extremer Zunahme des enddiastolischen Ventrikelvolumens kommt es jedoch zu einem Nachlassen der Herzleistung,d.h., es kommt zur Herzinsuffizienz (gestrichelte Kurve)

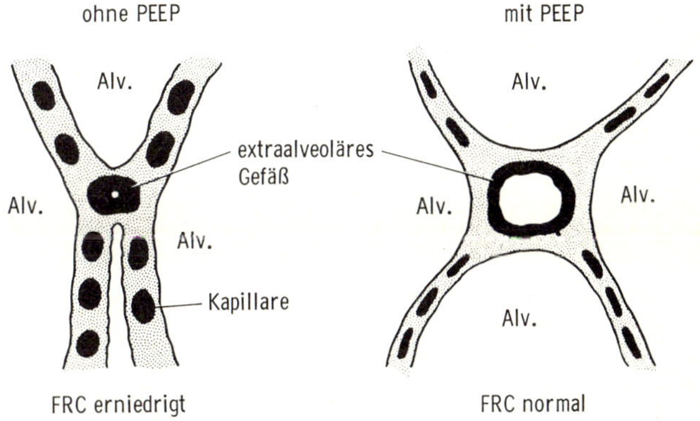

Abb. 16.**16** Auswirkung der Lungendehnung auf die Weite der extraalveolären Gefäße. – Wenn die Lunge kollabiert, geht der Stützeffekt der Alveolen verloren, und das Lumen der extraalveolären Gefäße ist klein. Die Beziehung zwischen dem intraalveolären Druck P, der Oberflächenspannung T und dem Radius R wird durch die Laplacesche Gleichung ausgedrückt: $P = 2T:R$. Bei konstantem T kann also eine Vergrößerung des Radius mit einem geringeren Druck erzielt werden. Ein verminderter Druck auf die Oberfläche geht mit entsprechender Abnahme des interstitiellen Drucks einher, der transmurale Druckgradient in den Gefäßen steigt; daraus resultiert eine Zunahme des Gefäßdurchmessers. Wenn die Oberflächenspannung T hoch ist (wie das bei respiratorischer Insuffizienz oft der Fall ist), muß auch ein hoher Beatmungsdruck aufgewendet werden, um die Alveolen offenzuhalten. Der effektive Druck, der auf das Interstitium übertragen wird, ist stets eine Funktion von P und T. – Aus diesen Überlegungen ergeben sich zwei wichtige Folgerungen: 1. Kollaps oder Verkleinerung der Alveolen führt zu einer Verengung der extraalveolaren Gefäße und zu einer Steigerung des Gefäßwiderstandes. Die Durchblutung nimmt ab, hört aber nicht auf – aus diesem Grunde gehen Atelektasen mit Hypoxämie einher. 2. Eine Zunahme des transmuralen Druckgradienten fördert den Wasseraustritt aus dem intra- in den extravaskulären Raum – was bedeuten müßte (aber nicht bewiesen ist), daß ein interstitielles Ödem durch eine stärkere Blähung der Lunge begünstigt wird (aus *M. B. Laver:* Störungen der Lungendurchblutung und des Ventilations-Perfusions-Verhältnisses unter spezieller Berücksichtigung von Herzpatienten. In: Lungenveränderung bei Langzeitbeatmung, hrsg. von *K. Wiemers, K. L. Scholler.* Thieme, Stuttgart 1973)

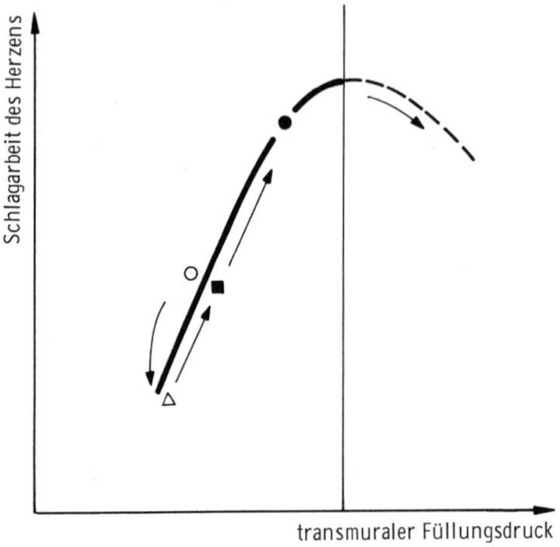

Abb. 16.17 Ventrikelfunktionskurve (nach *Quist*)
Ordinate: Schlagarbeit des Herzens,
Abszisse: Transmuraler Füllungsdruck des linken und rechten Herzens
○ = Beatmung mit IPPB
△ = Beatmung mit PEEP: Abfall der Herzleistung
■ = Beatmung mit PEEP und nach Transfusion: durch Volumenauffüllung kann die negative hämodynamische Beeinflussung kompensiert werden
● = Nach PEEP: Nach Abstellen von PEEP kommt es infolge Zunahme des transmuralen Füllungsdruckes zu Hypervolämie und überschießender Herzbelastung

leistung führt (Abb. 16.15). Bei erniedrigter FRC führt ein geringer PEEP zu einer Weitstellung der interstitiellen Gefäße im Lungenparenchym mit Afterload-Reduzierung für den rechten Ventrikel. Bei höherem PEEP-Niveau tritt dann die Widerstandserhöhung in der Lungenstrombahn mit Rechtsherzbelastung auf (Abb. 16.16).

Unter Beatmung mit PEEP wird die Beurteilung wichtiger Kreislaufgrößen wie z. B. des linken Vorhofdruckes schwierig: Ist es auch unter der die Hämodynamik beeinflussenden PEEP-Beatmung berechtigt, den Pulmonary capillary wedge pressure mit dem Druck im linken Vorhof gleichzusetzen? Wenn der Atemwegsdruck den linken Vorhofdruck überschreitet, dann wird man mit dem PCWP eher den Alveolardruck messen als den linken Vorhofdruck. Diese Messung kann mißgedeutet werden bei hypovolämischen Patienten, bei denen – unter PEEP-Beatmung – auf einen erhöhten linken Vorhofdruck und Flüssigkeitsüberladung geschlossen werden würde – der Patient in Wirklichkeit aber Flüssigkeit benötigen würde. Der unter PEEP-Bedingungen gemessene PCWP kann verwendet werden, solange die Druckkurve den vorhoftypischen zweigipfligen Verlauf zeigt.

Auch die Untersuchungen von Quist u. Mitarb. (81) geben einen wichtigen Beitrag zur Klärung der bisher noch offenen Frage, inwieweit die hämodynamische Beeinflussung durch PEEP negative oder sogar unter bestimmten Voraussetzungen positive Auswirkungen haben kann (Abb. 16.17).

Die Untersuchungen von Quist u. Mitarb. (81) lassen folgende klinisch relevante Schlüsse zu:

Durch intravenöse Volumenzufuhr ist der durch PEEP verursachte Abfall des HZV zu kompensieren.

Bei Rückkehr von PEEP auf ZEEP, das heißt bei Abnahme des Atemwegdruckes und gleichzeitig bestehender Hypervolämie, kann es bei latenter Herzinsuffizienz zu einem paradox erscheinenden Abfall des HZV kommen. Gleichzeitig kommt es zu einer Vermehrung des „Rechtsherz-afterload“. Bei der Ventrikelfunktionskurve käme man dann in den abfallenden Bereich, d. h. in den Bereich der Herzinsuffizienz.

Die Konsequenz aus diesen Untersuchungen zu der klinischen Praxis ist: Im Rahmen der Entwöhnungsbehandlung muß der Übergang von der Beatmung mit positiv-endexspiratorischem Druck auf zero-exspiratorischen Druck langsam und stufenweise erfolgen unter gleichzeitiger Einleitung „entwässernder“ Maßnahmen.

„Best-PEEP“

Wenn es unter PEEP zu einer Abnahme des Herzzeitvolumens kommt, dann muß es von großer Bedeutung sein, zu wissen, wie hoch der endexspiratorische Druck eingestellt werden darf, um eine zu starke Abnahme des Herzzeitvolumens, das ja bei jedem Patienten verschieden ist, zu vermeiden. Es sollte also ein individuell auszutestender optimaler PEEP ermittelt werden, für den die Oxygenation des venösen Mischblutes einen Anhalt geben kann. Eine genauere Aussage würde die Bestimmung des Sauerstofftransportes (Sauerstoffgehalt × HZV) gestatten.

Suter u. Mitarb. (95) untersuchten 15 Patienten, die wegen einer akuten respiratorischen Insuffizienz über mehrere Tage oder Wochen künstlich beatmet werden mußten. Es wurden kardiovaskuläre und pulmonale Funktionsprüfungen während assistierter Beatmung mit verschiedenen positiven endexspiratorischen Druckniveaus (PEEP) durchgeführt. Der Sauerstofftransport nahm mit PEEP meistens als Folge der Verbesserung des arteriellen Sauerstoffgehaltes zu, wobei der maximale Wert je nach Patient zwischen 0 und 15 cm H_2O erreicht wurde. Bei höheren PEEP-Werten nahm der Sauerstofftransport infolge des abfallenden Herzminutenvolumens ab (Abb. 16.18). Patienten

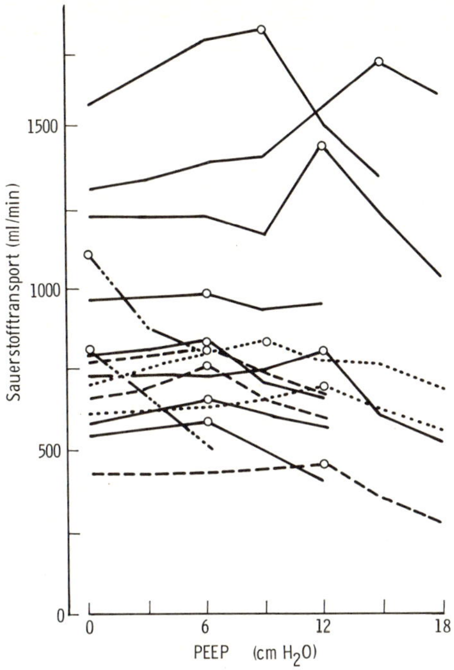

Abb. 16.**18** Der Effekt von PEEP verschiedener Größenordnung auf den Sauerstofftransport. Der maximale Wert des Sauerstofftransports ist mit o markiert. Für jeden der untersuchten Patienten ergibt sich ein optimaler Wert für den Sauerstofftransport bei individuell verschieden hohen PEEP-Werten (aus *P. M. Suter:* New Engl. J. Med. 292 [1975] 284)

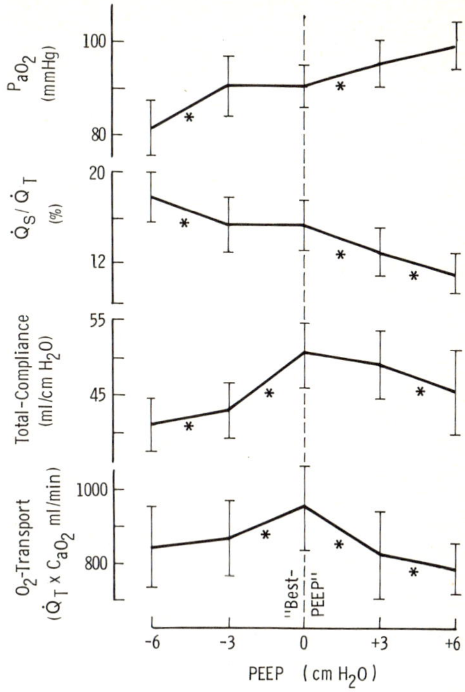

Abb. 16.**19** Auf der Ordinate dargestellt sind die Mittelwerte von arteriellem Sauerstoffdruck (P_{aO_2}), des intrapulmonalen Rechts-links-Shunts ($\dot{Q}_S/\dot{Q}_T$), der totalen Compliance und des Sauerstofftransports.

Auf der Abszisse sind in der Mitte die Summe der Werte mit „Best-PEEP" aufgetragen. Während arterieller Sauerstoffdruck und intrapulmonaler Rechts-links-Shunt bei weiterer Erhöhung des endexspiratorischen Druckes verbesserte Werte „vortäuschen", kommt es jedoch nach Erreichen des jeweiligen „Best-PEEP" zu einer Abnahme der totalen Compliance und des Sauerstofftransports (aus *P. M. Suter:* New Engl. J. Med. 292 [1975] 284)

mit stark erniedrigter funktioneller Residualkapazität benötigten höhere Niveaus von PEEP, um den maximalen Sauerstofftransport zu erreichen. Die statische Compliance des respiratorischen Systems nahm parallel zum Sauerstofftransport mit stufenweiser Erhöhung des PEEP zu, um jedoch bei höheren Werten von PEEP abzunehmen, wieder parallel zum Sauerstofftransport. Arterieller Sauerstoffpartialdruck und intrapulmonaler Shunt verbesserten sich kontinuierlich und parallel mit der Erhöhung des endexspiratorischen Druckes, auch wenn der Sauerstofftransport abnahm, wodurch der Kliniker – wenn er nur den arteriellen O_2-Druck bestimmt, falsche Schlüsse ziehen muß (Abb. 16.19). Diese vielen hämodynamischen und respiratorischen Parameter haben einen großen Wert hinsichtlich ihrer Aussagekraft, sie haben aber auch einen großen Nachteil. Sie erfordern einen großen Aufwand für die Meßmethoden und darüber hinaus benötigen einige Methoden selber einen Grad von „technical sophistication", der nicht überall, wo Beatmung angewandt ist, anzutreffen ist.

Darüber hinaus sieht sich der behandelnde Arzt einem Dilemma ausgesetzt: entweder er wendet PEEP blind an, d. h. er weiß nicht, ob er dem Patienten ein Benefiz erweist oder einen Schaden zufügt, oder er muß auf PEEP ganz verzichten, wohlwissend um die potentiellen Vorteile dieser Beatmungsmethode.

Suter u. Mitarb. (95) haben mit ihren Untersuchungen zur Klärung der Frage beigetragen, ob es eine nicht aufwendige, überall durchzuführende und dennoch aussagekräftige Methode zur Ermitt-

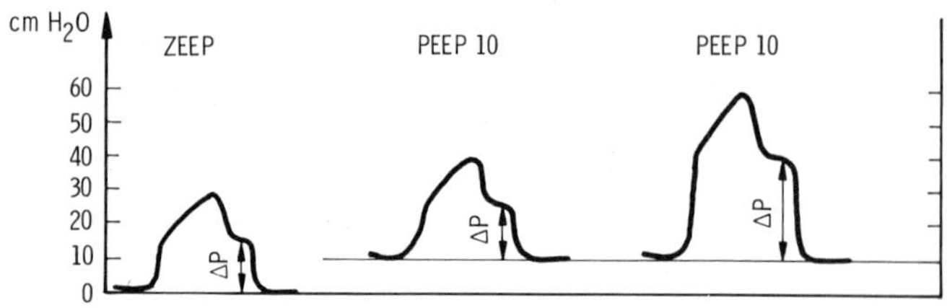

$V_T = 1000$ ml ⟶ = ⟶ =

$\Delta P = 15$ $\Delta P = 15$ $\Delta P = 30$

CT=0,06 l/cm H_2O CT=0,06 l/cm H_2O CZ=0,03 l/cm H_2O

a) $$CT_{Stat.} = \frac{V_T}{P_{endinsp.} - P_{endexsp.}} = \frac{V_T}{\Delta P}\ \text{l/cm } H_2O$$

$$\boxed{\text{O}_2\text{-Transport (ml/min)}} = \dot{Q}_T \text{ ml/min} \times C_aO_2 \text{ ml/l}$$

b) $C_aO_2 = Hb \cdot 1{,}34 + P_aO_2 \cdot 0{,}0031$

Abb. 16.**20** Diagnostische Maßnahmen zur Beurteilung von „Best-PEEP".

a) Die Bestimmung der Compliance als einfaches Maß für die Ermittlung von „best PEEP". Voraussetzung dafür ist ein Beatmungsgerät mit einer Plateaudruckkurve zur Ermittlung der Differenz von endinspiratorischem und endexspiratorischem Beatmungsdruck

b) Errechnung der Sauerstofftransportkapazität

lung eines individuell zu testenden optimalen PEEP gibt. Da eine signifikante Korrelation zwischen Sauerstofftransport und der totalen Compliance besteht (Abb. 16.19), kann die Compliance als leicht zu bestimmende Meßgröße als wichtiger Parameter zur Beurteilung der Effektivität der Beatmung herangezogen werden (Abb. 16.20).

Die Errechnung der statischen Compliance des respiratorischen Systems

Die statische Compliance des respiratorischen Systems CT_{Stat} ergibt sich aus dem Quotienten des Atemhubvolumens V_T zu der Differenz des endinspiratorischen und endexspiratorischen Druckes. Die Differenz des endinspiratorischen und endexspiratorischen Druckes läßt sich an Respiratoren leicht regeln, deren Druckkurve ein Plateau aufweist. Wird infolge „Versteifung" der Lunge zum Beispiel durch Alveolarschäden oder durch Obstruktion im Bronchialsystem eine Erhöhung des Beatmungsdruckes notwendig, dann ist damit verbunden eine Zunahme der Differenz des endinspiratorischen und endexspiratorischen Druckes (Abb. 16.20a). Wird dieser Wert in die Formel zur Berechnung der statischen Compliance eingesetzt, so finden wir im Ergebnis eine erniedrigte Compliance.

Da nun zwischen der statischen Compliance und der wichtigen Meßgröße für die Abschätzung eines nützlichen Beatmungseffektes des Sauerstofftransportes (Abb. 16.20b) eine direkte Beziehung besteht – wie Suter u. Mitarb. (95) festgestellt haben – muß der Wert der statischen Compliance als unerläßliche Meßgröße während künstlicher Beatmung mehrmals ermittelt werden (Abb. 16.20a, b). Die Werte des endinspiratorischen und endexspiratorischen Beatmungsdruckes können am Beatmungsdruckmesser der neuen volumen- und zeitgesteuerten Respiratoren, sofern sie eine Plateaukurve im Druckverlauf aufweisen, abgelesen werden.

Zur Vereinfachung der Ablesemethode wurden Computer entwickelt, die digital die wichtigsten Meßgrößen anzeigen. Solche Computer sind als Zusatzgeräte der modernen Respiratoren zu erhalten (z. B. Computer Calculating Unit zum Servo-Ventilator 900 von Siemens Elema).

Aus der Studie von Suter können die folgenden Schlüsse gezogen werden: Der endexspiratorische Druck, welcher bei einem Patienten mit akuter respiratorischer Insuffizienz einen optimalen Sauerstofftransport erzeugt, ist individuell sehr verschieden. Dieser endexspiratorische Druck ist mit der funktionellen Residualkapazität reziprok korreliert. Arterieller Sauerstoffpartialdruck und intrapulmonaler Shunt sind schlechte Indikatoren eines optimalen PEEP-Niveaus. Die statische Compliance des respiratorischen Systems hingegen zeigt eine positive Korrelation mit dem wichtigsten

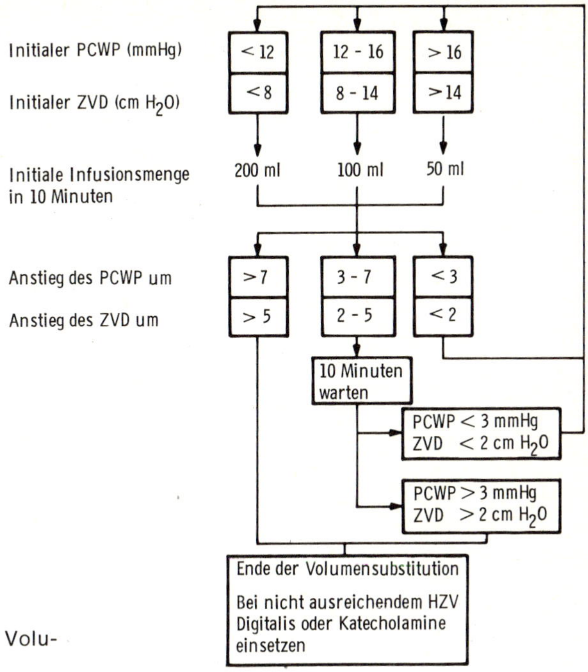

Abb. 16.**21** Die „7–3"- bzw. „5–2"-Regel der Volumensubstitution (nach *Weil* u. *Henning*)

Parameter zur Beurteilung des Beatmungseffektes, dem Sauerstofftransport. Die klinische Bedeutung der Studie liegt darin, daß die Compliance eine einfache Meßgröße ist, die beliebig oft und ohne komplizierte Apparaturen gemessen werden kann, und vor allem, daß sie eine gute Korrelation zum Sauerstofftransport besitzt. Damit hat der Arzt der Intensivstation ein einfaches Mittel zur Verfügung, die künstliche Beatmung der akuten respiratorischen Insuffizienz jedem Patienten individuell anzupassen und eine optimale Oxygenierung zu erreichen.

„High-PEEP" – „Optimal-PEEP"

Durch die vermehrte Anwendung von IMV mit PEEP ergeben sich Schwierigkeiten beim spontan atmenden Patienten, die Compliance zuverlässig zu bestimmen, da bei einem maschinellen IMV-Atemhub der Einfluß einer gewissen Gegenatmung des nicht relaxierten Patienten kaum abschätzbar ist. Diese Überlegungen und die Anwendung sogenannter High-PEEP-Niveaus (51) haben zu einer neuen Betrachtungsweise bei der Suche nach dem günstigsten PEEP-Niveau geführt. *Das Ziel der PEEP-Beatmung soll nicht mehr in erster Linie in einer Anhebung des* Pa_{O_2} *bei gleichzeitiger Reduktion der* F_{IO_2} *bestehen, vielmehr wird die Verbesserung der Sauerstoffversorgung des Körpers durch eine Reduzierung des intrapulmonalen Rechts-links-Shunts auf 15% angestrebt* (39). Bei IMV wird PEEP in Stufen von 3–5 cm H_2O bis zu einer Höhe eingesetzt, die eine Shuntreduktion auf 15% ohne wesentliche Einbußen des Herzzeittvolumens gestattet. Dabei kann ein zum Teil überraschend hohes PEEP-Niveau von bis zu 60 cm Wassersäule erreicht werden (51). Bei der Anwendung dieser hohen PEEP-Niveaus sollte nach Möglichkeit eine Beatmung mit einer relativ hohen IMV-Rate durchgeführt werden, da eine kontrollierte Beatmung mit größerem Risiko eines Barotraumas verbunden ist als eine IMV-Beatmung. Für die Beurteilung und die parameterbezogene pharmakologische Optimierung der Herzleistung ist der Pulmonaliskatheter eine unabdingbare Voraussetzung. Dies erfordert zunächst eine Verbesserung der Herzleistung durch Steigerung des Herzminutenvolumens. Gleichzeitig ist aber auch eine Senkung des myokardialen Sauerstoffverbrauches anzustreben.

Die Volumensubstitution erfolgt zweckmäßigerweise mit Hilfe der „7-3"-Regel nach Weil u. Henning (102), sofern ein Pulmonaliskatheter liegt, oder nach der „5-3"-Regel, wenn nur die Messung des zentralen Venendrucks (ZVD) möglich ist. Entsprechend den klinischen Erfordernissen und dem kolloid-osmotischen Druck können kolloidale Lösungen (KOD < 18 mm Hg) oder kristalline Lösungen (KOD > 18 mm Hg) verwendet werden. Je nach Höhe des pulmonal kapillären Verschlußdruckes (PCWP) oder ZVD werden zwischen 50 und 200 ml Flüssigkeit (Abb. 16.21) innerhalb von 10 Minuten infundiert. Steigt daraufhin der PCWP um weniger als 3 mm Hg (ZVD um weniger als 2 cm H_2O) an, wird erneut eine dem aktuellen PCWP (ZVD) entsprechende Menge infundiert (Abb. 16.21). Steigt nunmehr der Druck um 3–7 mm Hg (5–2 cm H_2O) wird 10 Minuten abgewartet, liegt anschließend der Druck weniger als 3 mm Hg (2 cm H_2O) über dem Ausgangswert, kann erneut ein dem aktuellen PCWP (ZVD) entsprechendes Volumen gegeben werden. Steigt unter der Infusion der Druck um mehr als 7 mm Hg (5 cm H_2O) an, wird die Infusion unterbrochen und 10 Minuten abgewartet. Das weitere Vorgehen wird dann von dem Absinken des Drucks bestimmt (Abb. 16.21).

Nach ausreichender Volumensubstitution wird eine weitere Verbesserung der Herzleistung erreicht durch die kombinierte Gabe von Katecholaminen und Vasodilatatoren (35). (Katecholamine sind Phenyläthylamine mit unterschiedlichen Substitutionen der Hydroxylgruppe im aromatischen Ring. Hierzu zählen Adrenalin, Noradrenalin, Dopamin, Dobutamin und Isoproterenol.) Von den Katecholaminen kommt dem Dobutamin (Dobutrex) die zentrale Bedeutung zu, seine stark ausgeprägte Wirkung auf die Beta-$_1$- und Beta-$_2$-Rezeptoren vergrößert das HZV und hat in der gesunden Lunge keinen Einfluß auf den pulmonal-arteriellen Druck (83). Wegen der zunehmenden Stimulierung der Alpharezeptoren nimmt bei Dopamin in Dosierungen über 6 μg/kg/min der pulmonalarterielle Druck zu (15). Gleichzeitig wird bei Dobutamin und Dopamin eine Zunahme des Shunts beobachtet. Dies kann durch eine regional unterschiedliche, PEEP-bedingte Kompression der Lungenkapillare erklärt werden, wobei die verbesserte Lungendurchblutung zu Ventilations-Perfusions-Veränderungen führen kann. Ferner wird die Eröffnung von pulmonalen arteriovenösen Shunts diskutiert sowie eine Umverteilung des pulmonalen Blutflusses über eine aktive Wirkung auf die pulmonale Mikrozirkulation (15). Die Shuntzunahme ist bei Dopamin stärker ausgeprägt als bei Dobutamin (14). Isoproterenol wirkt zwar stark positiv-inotrop, ein starker Frequenzanstieg mit der Gefahr von Rhythmusstörungen und ein Abfall des peripheren Gefäßwiderstandes mit Blutdruckabfall lassen seinen Nutzen bei koronargeschädigten Herzen fraglich erscheinen.

Eine weitere Möglichkeit, die Herzleistung zu verbessern, besteht in der gezielten Senkung von Pre- und Afterload durch die Anwendung von Vasodilatatoren. Der Preload entspricht dem enddiastolischen Füllungsdruck bzw. dem PCWP, der Afterload ist die Kraft, gegen die sich das Herz kontrahieren muß. Nitroglycerin ist eine vornehmlich den Preload des rechten und linken Herzens senkende Substanz, da sie die Venen stärker dilatiert als die Arteriolen (Abb. 16.22). Dafür kommt es zu einer Verminderung des linken ventrikulären enddiastolischen Volumens. Mit dem Preload sinkt der Sauerstoffverbrauch des Herzens. Das HZV kann durch Nitroglycerin verbessert werden, wenn das Herz bereits auf dem absinkenden Schenkel der Starlingschen Ventrikelfunktionskurve arbeitet. Andernfalls tritt eine HZV-Reduktion ein. Seiner drucksenkenden Eigenschaften auf die Drücke im kleinen Kreislauf steht aber auch eine Shuntzunahme gegenüber. Für diese Shuntzunahme werden die gleichen Mechanismen diskutiert wie für Dobutamin und Dopamin (21, 22, 100).

Natriumnitroprussid dagegen ist eine vornehmlich den Afterload reduzierende Substanz, da die Weitstellung der Arteriolen deutlich stärker ausgeprägt ist als die der Venen (Abb. 16.23). Somit kommt es durch die Senkung des peripheren Widerstandes bei gleichzeitig reduziertem Preload zur Erhöhung des HZV. Die zeitliche Anwendung von Natriumnitroprussid ist limitiert wegen der Kumulation toxisch wirkender Metabolite wie Thiocyanid. Die Dosierung der Katecholamine und Vasodilatatoren richtet sich nach ihrer Wirkung und hat über eine Infusionspumpe zu erfolgen.

Wirkung von PEEP auf die Organdurchblutung

Die Verminderung des Herzzeitvolumens unter PEEP-Beatmung muß zwangsläufig auch Auswirkungen haben auf die Durchblutung von verschiedenen Organen, wobei sich gezeigt hat, daß die Perfusionsverminderung nicht alle Organe gleichmäßig betrifft.

Die Niere reagiert auf eine kontrollierte Beatmung mit PEEP mit einem Rückgang des Harn-Zeit-Volumens (5, 6, 41, 57, 81), gleichzeitig wird ein Anstieg des ADH im Plasma ausgelöst, ohne daß die Urinosmolalität nennenswert ansteigt (57). Die Natriumexkretion nimmt ab (41, 57). Neben der ADH-Ausschüttung ist wahrscheinlich eine intrarenale Umverteilung der Perfusion von der äußeren Nierenrinde zugunsten der inneren Nierenrinde und des äußeren Nierenmarks für den Rückgang der Urinproduktion verantwortlich (41). Die Gesamtperfusion der Niere bleibt meist unverändert. Diese Phänomene sind mit einer Reduzierung des

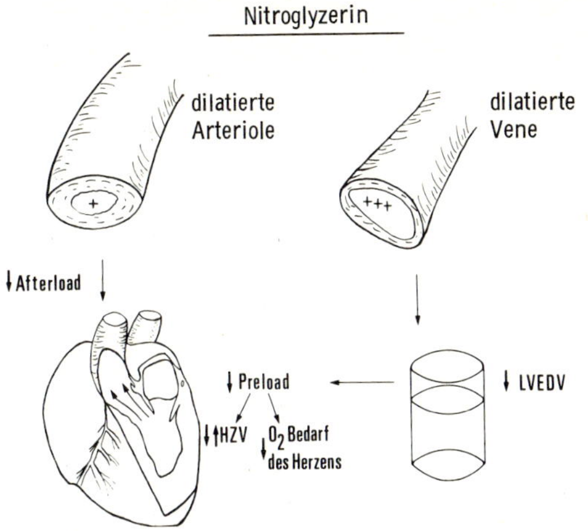

Abb. 16.**22** Unterschiedliche Wirkungsweise von Nitroglycerin auf das arterielle und venöse Gefäßsystem mit stärkerer Dilatation der Venen als der Arterien (nach *De Angelis*)

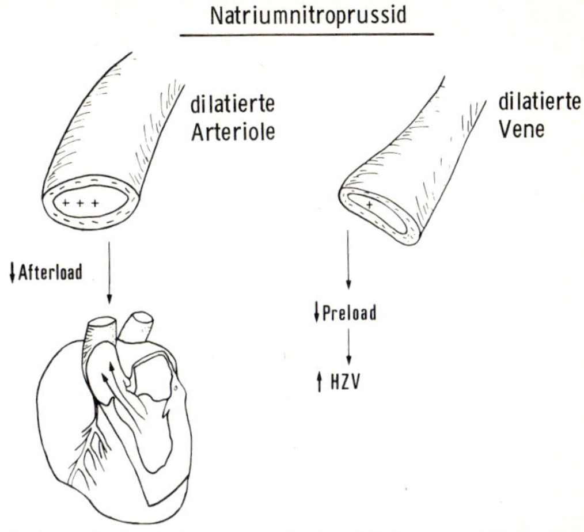

Abb. 16.**23** Unterschiedliche Wirkungsweise von Natriumnitroprussid auf das arterielle und venöse Gefäßsystem mit stärker ausgeprägter Weitstellung der Arterien (nach *De Angelis*)

PEEP reversibel. Ferner konnten STEINHOFF u. FALKE (90) zeigen, daß die Auswirkungen von PEEP auf die Niere im Rahmen einer IMV-Beatmung deutlich geringer sind.

Die Beatmung mit PEEP reduziert auch die Durchblutung in der V. portae, wo deutliche Druckanstiege gemessen werden (113). Erhöhte Transaminasen und ein Anstieg des Bilirubins sind die klinischen Zeichen dieser Leberstauung.

Ein hoher endexspiratorischer Druck senkt nicht nur den arteriellen Blutdruck, er läßt auch den zentralen Venendruck ansteigen. Der für die Durchblutung des Gehirns entscheidende Perfusionsdruck ist abhängig vom arteriellen und intrakraniellen Druck. Dieser wiederum steigt an, wenn der venöse Rückfluß aus dem Schädelinneren durch einen hohen zentralen Venendruck behindert wird und die Compliance des Gehirns reduziert ist (115). Somit ist besondere Vorsicht angebracht, wenn Patienten mit intrakranieller Hypertension einer Beatmung mit PEEP ausgesetzt werden sollen. Zwar gibt es tierexperimentelle Hinweise, daß eine pathologisch veränderte Lunge die Übertragung des Beatmungsdruckes auf das intrathorakale Gefäßsystem vermindert (1), doch setzt eine PEEP-Beatmung bei Patienten mit einer Hirndrucksteigerung eine Titrierung des PEEP, eine genaue neurologische Überwachung sowie eine intrakranielle Druckmessung voraus.

Um das Spektrum der Auswirkungen von PEEP zu vervollständigen, muß zum Schluß noch auf die Zunahme des Gefäßwiderstandes im Splanchnikusgebiet hingewiesen werden, die möglicherweise an der Entstehung von Subileuszuständen, Oberbauchatonien und erosiven Magenblutungen beteiligt ist (46, 113).

Ein positiver endexspiratorischer Druck führt also zu hämodynamischen Veränderungen, die den gesamten Organismus betreffen. Die Sauerstoffaufnahme der Lunge wird dadurch meist verbessert, ob aber hiervon der gesamte Organismus in vollem Umfang profitieren kann, hängt von der Beeinträchtigung der Herzleistung ab.

Indikation zur Anwendung von PEEP

Die erste und absolute Indikation für die Beatmung mit PEEP ist die lebensbedrohende Hypoxie, sofern sie durch gestörten pulmonalen O_2-Transport (hypoxische Hypoxie) und nicht durch ein extrem niedriges Herzzeitvolumen (Stagnationshypoxie) bedingt ist. Diese Störung, die bei Intensivbehandlungspatienten die häufigste Form der Ateminsuffizienz darstellt, wird als „akutes Lungenversagen" (13) oder ARDS (adult respiratory distress syndrome) bezeichnet. Die Indikationen zur Anwendung von PEEP ergeben sich aufgrund der Werte des arteriellen Sauerstoffdruckes (Tab. 16.3):

Tabelle 16.**3** Indikation zur Beatmung mit positivem endexspiratorischen Druck (IPPV mit PEEP)

1. Akute arterielle Hypoxie während IPPV und $F_{IO_2} = 1$ ($P_{aO_2} < 70$ Torr)
2. Andauernder hoher Sauerstoffbedarf ($F_{IO_2} > 0{,}5$) während IPPV zur Aufrechterhaltung von P_{aO_2} 70–100 Torr ($P_{aO_2} < 70$ mit $F_{IO_2} = 0{,}5$; $P_{aO_2} < 300$, $F_{IO_2} = 1$)

1. Wenn bei einer akuten arteriellen Hypoxie unter ZEEP (IPPV) bei einem F_{IO_2} von 1 nur arterielle Sauerstoffdrücke unter 70 mm Hg erreicht werden können und
2. wenn über lange Zeit zur Erreichung eines arteriellen Sauerstoffdruckes von etwa 80–100 mm Hg die F_{IO_2} von mehr als 0,5 während IPPB erforderlich ist. Bei Beatmung mit 100% Sauerstoff in der Inspirationsluft müßte dabei dann ein P_{aO_2} unter 300 mm Hg zu messen sein.

Die Indikation zu PEEP darf nicht erst gestellt werden, wenn die Beatmung mit IPPB versagt hat. Vielmehr ist es wichtig, die Einschaltung eines positiven endexspiratorischen Druckes rechtzeitig zu stellen.

Komplikationen von PEEP

Die beiden wesentlichen Nachteile der PEEP-Beatmung bestehen in der bereits diskutierten Verminderung des Herzzeitvolumens, insbesondere bei hypovolämischen Patienten (81) und der erhöhten Gefahr eines Barotraumas der Lunge (56), da unter PEEP nicht nur der endexspiratorische, sondern auch der inspiratorische Spitzendruck ansteigt.

Mit der Entstehung eines Barotraumas der Lunge wie Pneumothorax, Pneumomediastinum, Pneumoperikard und Hautemphysem muß bei 20–25% der Beatmungspatienten mit PEEP gerechnet werden (22, 50, 71). Der Pneumothorax ist die gefährlichste Form des Barotraumas, weil unter den Bedingungen der maschinellen Beatmung leicht ein Spannungspneumothorax entstehen kann. Nach Untersuchungen von Kumar u. Mitarb. (56) kann ein Barotrauma auch als „Signum malum ominis" gewertet werden. Das Auftreten eines Barotraumas ist ein Zeichen für die Schwere der bereits eingetretenen pathologischen Lungenveränderung. Die Anwendung von PEEP im Rahmen des IMV verringert die Gefahr einer Lungenruptur. So haben Gallagher u. Mitarb. (35) bei einer Beatmung mit IMV trotz eines PEEP-Niveaus von 16–65 cm H_2O nur bei 10% der Patienten die Entwicklung eines Pneumothorax beobachten können.

Um einen Pneumothorax so früh wie möglich zu erkennen, sollte neben einer gewissenhaften klinischen Untersuchung des beatmeten Patienten der Radiologe zur Beurteilung jeder routinemäßigen Röntgenaufnahme des Thorax über Beatmungsart und Höhe des PEEP-Niveaus informiert werden. Vesikuläre Rarefizierungen, streifige Zeichnungen und sogenannte Gaskränze in der Nachbarschaft von Bronchien oder Lungengefäßen sind erste Hinweise auf eine interstitielle Gasansammlung in der Lunge, lange bevor sich das klassische Bild eines Pneumothorax entwickelt hat (45). Ein plötzlicher, nicht zu erklärender Anstieg des pulmonalarteriellen Druckes, über einen Pulmonaliskatheter gemessen, kann ebenfalls das erste Zeichen eines sich entwickelnden Pneumothorax sein (71).

Beim Emphysematiker ist die Indikation für die Anwendung von PEEP besonders kritisch zu stellen. PEEP kann bei diesen Patienten den gewünschten Effekt vermissen lassen, weil durch den Verlust der Elastizität auch die Bremse für die Druckübermittlung verlorengegangen ist. Das überdehnte Lungengewebe ist nicht mehr für den Gasaustausch geeignet. Dennoch kann bei Patienten mit chronisch obstruktiver Lungenerkrankung und atelektatischen Veränderungen eine PEEP-Beatmung nützlich sein (39).

Continuous Positive Airway Pressure (CPAP)

Wird unter Spontanatmung des Patienten die Anwendung eines positiv-endexspiratorischen Drukkes zur Verbesserung der Oxygenation erforderlich, so spricht man von CPAP oder auch CPPB, der kontinuierlichen positiven Druckatmung (38).

Bei intubierten Patienten wird ein hoher Gasfluß mit der gewünschten Sauerstoffkonzentration in ein Reservoir (5-l-Beutel) mit regulierbarem Überdruckventil in den Inspirationsschenkel geleitet. Der Exspirationsschenkel mündet mit variabler Eintauchtiefe in einen Wasserbehälter, wodurch ein positiv-endexspiratorischer Druck erzeugt wird. Bei nicht intubierten Patienten kann CPAP auch über eine luftdicht sitzende Gesichtsmaske gegeben werden. Wie der Name besagt, bedeutet CPAP die Applikation eines kontinuierlichen positiven Druckes während des gesamten Atemzyklus. Es ist jedoch nur der exspiratorische positive Druck (EPAP) (Abb. 16.24), der die Vergrößerung der FRC bewirkt. Ein positiver Druck während der Inspiration wird nach Grenvik (40) und Sturgeon u. Mitarb. (92) aus einem anderem Grund gewählt. Je kleiner der inspiratorische Druck (IPAP), desto niedriger ist der intrapleurale Druck, was den venösen Rückfluß zum Herzen fördert. Der IPAP kann durch die Höhe des Gasflusses im Inspirationsschenkel verändert werden. Bei niedrigem Gasfluß erhöht sich die Atemarbeit des Patienten, Atemzugvolumen und alveoläre Ventilation nehmen ab. In dieser Situation bedeutet ein CO_2-Anstieg nicht, daß der Patient erneut eine maschinelle Unterstützung der Atmung benötigt, es genügt vielmehr, den Gasfluß oder den Druck im Reser-

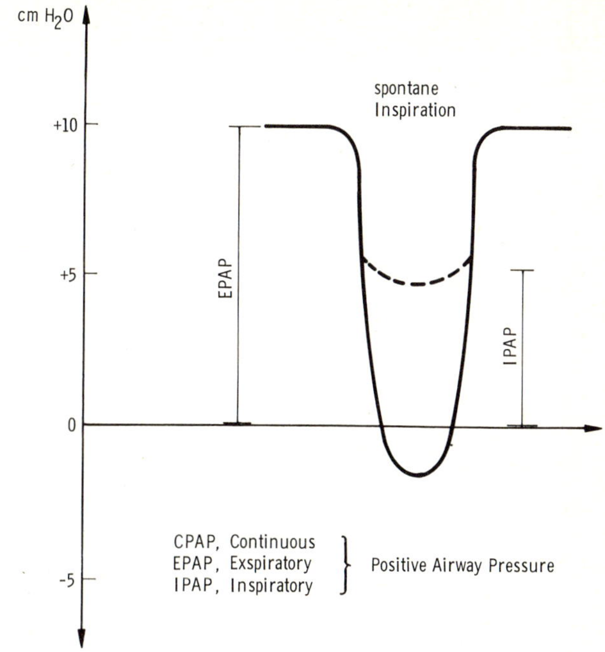

Abb. 16.**24** Spontanatmung mit CPAP

voirbeutel zu erhöhen, um das Problem zu lösen. Die Indikationen für CPAP sind im Prinzip mit denen für PEEP identisch, Verbesserung des Gasaustausches bei gleichzeitiger Reduzierung der F_{IO_2}. CPAP wird im Rahmen der IMV-Beatmung angewendet, wenn während der spontanen Atemzüge auch ein erhöhter endexspiratorischer Druck benötigt wird. Es ist ferner in der Weaning-Phase anwendbar, wenn bei schon ausreichender Spontanatmung der positiv-endexspiratorische Druck zur besseren Oxygenierung erst langsam, schrittweise gesenkt werden soll. CPAP trägt somit auch zur Verminderung einer Hypervolämie bei plötzlicher PEEP-Reduzierung bei (s. auch S. 16.14). CPAP wurde postoperativ nach herzchirurgischen Eingriffen bei Säuglingen und beim instabilen Thorax sowie bei beginnendem Lungenödem infolge Linksherzversagen erfolgreich angewendet (49).
Die Gefahren und Nebenwirkungen von CPAP bei Werten zwischen 5–10 cm Wassersäule sind gering.

Seitengetrennte Beatmung der Lunge

Bei einseitigen Lungenveränderungen, wie z.B. nach Lungenkontusion, erscheint es unnötig, beiden Lungen die maschinelle Beatmung mit positiv-endexspiratorischem Druck aufzuzwingen. Mit Hilfe eines Robertshaw-Broncho-Katheters (Fa. National Catheter) (Abb. 16.25), einem Einmal-Tubus mit 2 Low-pressure-high-volume-Manschetten, ist es möglich, beide Lungen seitengetrennt zu beatmen (37, 80). Hierzu eignen sich am besten zwei elektronische Beatmungsgeräte, die synchron arbeiten oder eine von Banner u. Mitarb. (4) angegebene Zusatzeinrichtung zum Bird-MK-II-Respirator.

Kontrollverfahren

Durch die maschinelle Beatmung werden beim Patienten lebenswichtige Regulationsmechanismen ausgeschaltet. Sie werden teils vom Respirator, teils vom Pflegepersonal übernommen und bedürfen einer exakten Kontrolle. Diese muß umfassen:

1. Kontrolle des Beatmungssystems,
2. klinische Überwachung des Patienten,
3. Überprüfung des Beatmungseffektes am Patienten.

Kontrolle des Beatmungssystems

Das störungsfreie Arbeiten eines Respirators muß durch fortlaufende Prüfung der Beatmungsgrößen (Arbeitsdruck des Gerätes, In- und Exspirationsdruck am Patienten, Atemhubvolumen und -frequenz sowie Atemminutenvolumen) überwacht werden. Die Veränderung einer dieser Größen zwingt das Pflegepersonal zu sofortiger Benachrichtigung des verantwortlichen Arztes und diesen wiederum zur Feststellung und Beseitigung der Störungsquelle. So weist z.B. eine Erhöhung des

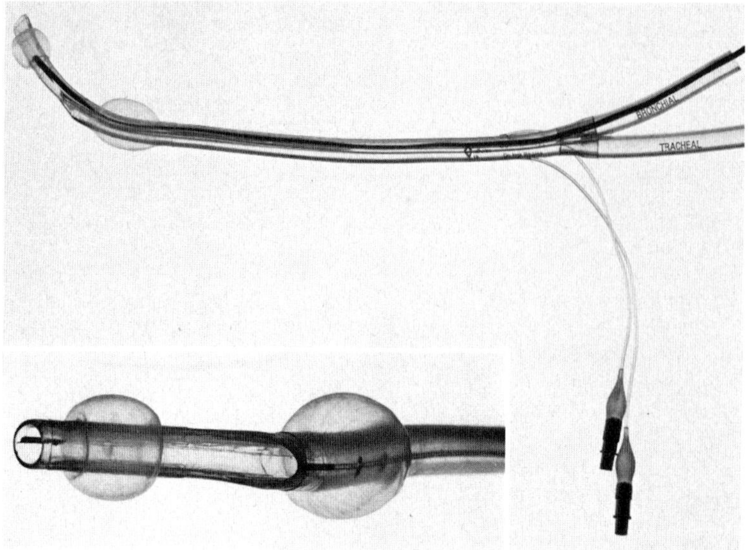

Abb. 16.25 Doppellumiger Robertshaw-Broncho-katheter (Einmal-Katheter der Fa. National Catheter)

Druckes oder eine Verminderung des Hubvolumens auf eine Atemwegsverlegung hin, die entweder in den Atemwegen des Patienten oder im Schlauchsystem zu suchen ist (Bronchialsekret, Kondenswasser in den Schläuchen). Ein Absinken des Druckes deutet auf eine Leckage im System hin. Selbst bei vollständiger Unterbrechung der Verbindung zwischen Gerät und Patient kann die Druckänderung der einzige Hinweis sein. Um die Ursache dieser häufig verhängnisvollen Komplikation rechtzeitig zu erkennen, ist eine Alarmvorrichtung erforderlich. Die größeren modernen Beatmungsgeräte enthalten diese in der Regel. Alle Respiratoren ohne eine eingebaute Überwachungseinrichtung sind mit einem Beatmungsmonitor zu koppeln. Wichtig ist ferner die Kenntnis der Atemvolumina, die mit dem Volumeter bestimmt werden können; hierbei ist darauf zu achten, daß das Volumeter stets am exspiratorischen Schenkel angebracht ist. Nur so können die effektiven Beatmungsvolumina relativ sicher bestimmt werden, da im inspiratorischen Schenkel eingeschaltete Volumeter bei Undichtigkeiten am Tubus oder an der Trachealkanüle höhere Volumina anzeigen, als am Patienten wirksam werden.

Außer Kontrollen der Luftanfeuchtung ist auch die Überwachung der Sauerstoffzufuhr erforderlich. Hierfür eignet sich das Sauerstoffmeßgerät „Dräger Oxycom“ (Drägerwerk, Lübeck). Dieses Gerät besteht aus einem Sensor und einem Anzeigegerät mit Alarmfunktion und ist in jedes Beatmungssystem zu schalten. Der Sauerstoff diffundiert durch eine Kunststoffmembran in eine elektrochemische Zelle (Sensor) und führt durch elektrochemische Reaktion an den sich hier befindenden Blei- bzw. Goldelektroden zum Aufbau einer elektrischen Spannung. Die Stärke des im Meßstromkreis entstandenen Stromes ist dem zu messenden Sauerstoffpartialdruck proportional und wird auf einer Meßskala in Prozent angezeigt. Die Zelle arbeitet ohne Energiezufuhr und verbraucht sich deshalb allmählich (Lebensdauer in Luft: über 10000 Betriebsstunden).

Korrekturen der Einstellung am Beatmungsgerät sind grundsätzlich nur vom Arzt vorzunehmen. Die jeweils zuletzt eingestellten Werte sind schriftlich auf einem besonderen Beatmungsprotokoll (Anhang Abb. 56.5) zu vermerken, so daß die Schwester bei ihren Kontrollen Vergleichsmöglichkeiten hat. Auf dem Protokoll sind ferner besondere Maßnahmen wie endotracheale Absaugung oder Spraybehandlung, Gabe von relaxierenden und/ oder sedierenden Medikamenten usw. zu vermerken.

Regelmäßige bakteriologische Kontrollen im Beatmungssystem sind zu fordern.

Klinische Überwachung

Die ständige Anwesenheit von geschultem Pflegepersonal ist erforderlich. Es ist selbstverständlich, daß psychisches und motorisches Verhalten, Atemexkursionen, Hautfarbe, Hauttemperatur und -feuchtigkeit fortlaufend beobachtet werden müssen, wodurch schon Hinweise auf den Effekt der Beatmung gegeben sind. Wird der Patient unruhig und atmet er gegen den Rhythmus des Respirators an, so ist eine sofortige umfassende Kontrolle erforderlich. Ursachen dafür können sein: Hypoxie und/oder inadäquate alveoläre Ventilation – häufig bedingt durch Sekretansammlung im Bronchialsystem – und Gewebshypoxie infolge eines verminderten Herzzeitvolumens. Kontinuierliche Kontrolle von Pulsfrequenz und -qualität, Blutdruck, Körpertemperatur und Urinausscheidung ist von den Schwestern, häufige Auskultation der Lunge von den Ärzten durchzuführen.

Apparative Überwachung durch elektronische Geräte erleichtert die Kontrolle. Diese Geräte geben optische und/oder akustische Signale. Eine EKG-Registrierung ist wegen der häufig auftretenden Irritabilität des Herz-Kreislauf-Systems während der Beatmung erforderlich. Besonders während der endotrachealen Absaugung mit Gefahr einer akuten Pulsverlangsamung durch den kurzfristigen Atemstillstand ist eine akustische Frequenzanzeige unentbehrlich.

Wegen der Komplikationsmöglichkeiten durch Sekretansammlungen, Bronchialverlegung, Bildung von Atelektasen, Pneumothorax und Erguß zählt die häufig durchzuführende Röntgenübersichtsaufnahme des Thorax zu den wichtigen Kontrollverfahren. Elektrolytkontrollen, Bestimmung des Hämatokrits, Messungen des zentralen Venendruckes und eine exakte Flüssigkeitsbilanzierung sind erforderlich.

Die Durchführung einer über Tage oder Wochen dauernden Beatmung stellt an Ärzte und Schwestern höchste Anforderungen. Sitzwache mit erfahrenen Schwestern ist unbedingt zu fordern. Neben peinlicher Pflege des Patienten und häufigem endotrachealen Absaugen ist ein regelmäßiger Lagewechsel zur besseren Belüftung abhängiger Lungenpartien und zur Drainage des Bronchialsekrets unbedingt erforderlich. Nur dann wird diese für den Patienten so belastende und einschneidende therapeutische Maßnahme erfolgreich zu gestalten sein.

Respiratorische und hämodynamische Parameter für die Beurteilung des Beatmungseffektes

(65)

Mit zunehmenden Kenntnissen über die Pathophysiologie der Lunge unter Beatmung und durch neue diagnostische Methoden konnten in den letzten Jahren immer mehr Parameter zur Beurteilung des Beatmungseffektes herangezogen werden. Die heute für die Therapie relevanten Methoden werden im folgenden kurz dargestellt.

Grundsätzlich sind zur Beurteilung des Beatmungseffektes (Tab. 16.4) Parameter erforderlich, die respiratorische, hämodynamische und metabolische Funktionen repräsentieren. Ferner sind röntgenologische Untersuchungen und klinische Zeichen aussagekräftig.

Bei der kontrollierten Beatmung wird die Autoregulation der Atmung ausgeschaltet, Atemsteuerung und Atemarbeit werden vom Respirator übernommen. Parameter wie Atemfrequenz und Atemminutenvolumen, die beim spontan atmenden Patienten entscheidende Hinweise für Suffizienz oder Insuffizienz der Lungenfunktion liefern, können zur Beurteilung des Beatmungseffektes also nicht herangezogen werden.

$$CT_{Stat} = \frac{V_T}{P_{endinsp.} - P_{endexsp.}} = \frac{V_T}{\Delta P} \ \mathrm{l/cm\,H_2O}$$

Die einzige und leicht ermittelbare respiratorische Meßgröße, die effektive Compliance des respiratorischen Systems, ist aus den Werten von Druck und Volumen zu ermitteln. Eine sich ständig erniedrigende Compliance ist die Antwort der respiratorischen Malfunktion auf den morphologischen Umbau der Lunge, d.h. erniedrigt sich die Compliance, so ist die Lunge steifer geworden. Wird die Gasaustauschfläche der Lunge durch Fortschreiten des akuten Lungenversagens verringert, so werden unphysiologisch hohe Atemvolumina – bis zu 20 l/min – erforderlich. Dann ist die Compliance an den heute zur Verfügung stehenden Respiratoren visuell aber nicht mehr zu ermitteln: Die Geräteanzeigen lassen ein endinspiratorisches Pausenplateau nicht mehr erkennen. Für die Beurteilung des Beatmungseffektes im Rahmen der Langzeitbeatmung sollte der Einzelwert der so ermittelten Compliance nicht überschätzt werden. Der Aussagewert der Compliancemessung liegt vielmehr im Trend.

Die akute Erniedrigung der Compliance stellt eine Ausnahme dar: Sie ist ein Alarmzeichen für eine akute Atemwegsblockade oder ein Barotrauma der Lunge. Leider ist es heute noch nicht möglich, wäh-

Tabelle 16.4 Beurteilung des Beatmungseffektes

Respiratorische Parameter
Hämodynamische Parameter
Metabolische Parameter
Röntgenologische Diagnostik
Klinische Zeichen

rend der Beatmungstherapie die Lungenkapazitäten und -volumina, insbesondere die funktionelle Residualkapazität, klinisch zu bestimmen. Dieser Wert würde deutlicher Indikationen zu Beatmung und Entwöhnung aufzeigen sowie den Beatmungserfolg verdeutlichen. Die Bestimmung der FRC ist mit Hilfe eines Massenspektrometers auch am Patientenbett möglich, wegen der hohen Kosten jedoch nur in wenigen Kliniken durchführbar.

Weitere rein respiratorische Meßgrößen, die den Beatmungseffekt ausdrücken oder die nähere Auskünfte über Teilabschnitte oder Teilfunktionen der Lunge geben könnten, stehen zur Zeit klinisch nicht zur Verfügung.

Die Ermittlung der AaD_{O_2} bei einem $F_{IO_2} = 1{,}0$ ist leicht möglich. Dabei ist jedoch zu bedenken, daß durch diese maximale inspiratorische Sauerstoffkonzentration Resorptionsatelektasen entstehen. Dadurch werden höhere AaD_{O_2}-Werte ermittelt als sie sich unter einem niedrigeren inspiratorischen Sauerstoffgehalt ergeben würden. Die unter aktuellen Bedingungen ermittelte AaD_{O_2} ist daher repräsentativer. Diese Tatsache erfährt jedoch eine Einschränkung dadurch, daß es bisher keine Geräte gibt, die einen exakten inspiratorischen Sauerstoffgehalt angeben. Daraus ergibt sich zwingend die Forderung, bei der Entwicklung neuer oder verbesserter Respiratoren die Möglichkeit der exakten Kontrolle des inspiratorischen und des exspiratorischen P_{O_2} zu ermöglichen. Heute ist eine Durchführung nur über die Kontrolle mit einem Massenspektrographen möglich. Ob dieser hohe Aufwand aber für die klinische Praxis in einem vertretbaren Verhältnis zur Aussagekraft steht, sei dahingestellt.

Die AaD_{O_2} ist ein semiquantitativer Index für den physiologischen Shunt, den Anteil der Alveolen, die nicht oder nur teilweise zur Oxygenierung des venösen Blutes beitragen. Die AaD_{O_2} ist aber auch abhängig vom HZV und dem O_2-Verbrauch des Organismus. O_2-Verbrauch und HZV bestimmen die Höhe der $a\bar{v}D_{O_2}$. Die Abb. 16.26 zeigt die wichtige Wechselbeziehung zwischen AaD_{O_2}, $a\bar{v}D_{O_2}$ und dem Rechts-links-Shunt. Trotz gleichbleibender AaD_{O_2} kann im Verlauf einer Erkrankung der Rechts-links-Shunt deutlich zunehmen, z. B. wenn die Herzleistung abnimmt (z. B bei Herzbeuteltamponade) und/oder sich der O_2-Verbrauch erhöht.

Das Verhältnis V_D/V_T wird stark beeinflußt durch das Herzzeitvolumen, aber auch durch das Atemzugvolumen und die weiteren Beatmungsparameter.

Einen Anstieg des V_D/V_T-Verhältnisses findet man auch bei Ventilations-Perfusions-Veränderungen wie z. B. beim Anstieg des Beatmungsmitteldruckes.

Dabei kommt es zu einer Umleitung der Perfusion von überdehnten Alveolen nach atelektatischen Bereichen.

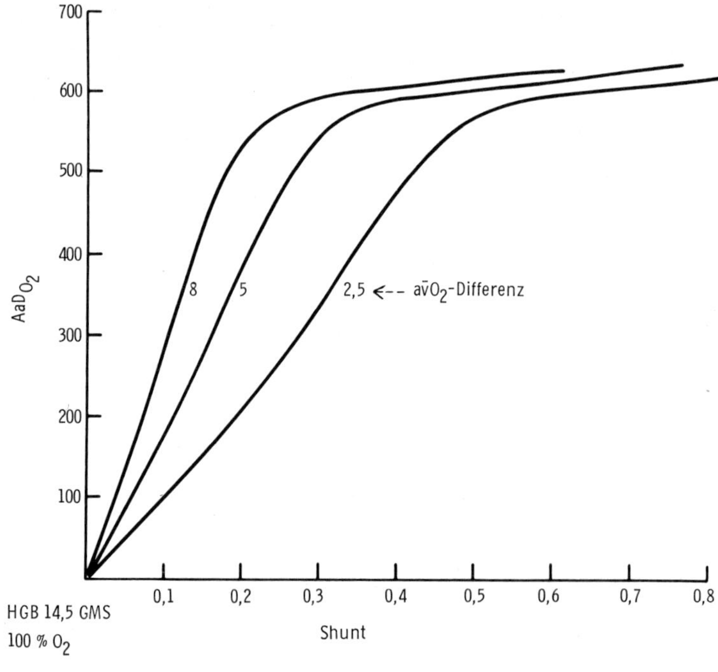

Abb. 16.26 Wechselbeziehung zwischen AaD_{O_2}, $a\bar{v}D_{O_2}$ und dem Rechts-links-Shunt

AaD_{O_2} und V_D/V_T sind zwei nützliche Parameter mit unterschiedlicher Aussagekraft. Die AaD_{O_2} ist aussagekräftig speziell in der Frühphase der Lungenveränderung. Häufig kommt es unter der Beatmung mit der Normalisierung des Ventilations-Perfusions-Verhältnisses zu einer relativ raschen Normalisierung der AaD_{O_2}. Das Verhältnis V_D/V_T sowie auch die funktionelle Residualkapazität und die Compliance bleiben aber noch längere Zeit pathologisch als Ausdruck der pulmonalen Funktionseinschränkung und können somit auch Indikator für eine Fortsetzung der maschinellen Beatmung sein.

Die erfolgreiche Bestimmung des mittleren P_{CO_2} in der Exspirationsluft (P_{ECO_2}) ist im klinischen Betrieb zur Zeit kein Problem mehr. Da die $AaDo_2$ nur ein semiquantitativer Index für den physiologischen Shunt ist, benötigt man zu seiner genauen Beurteilung die Bestimmung des HZV (Q_T) mit Hilfe eines Pulmonaliskatheters. Zur Berechnung des $\dot{Q}_s/\dot{Q}_T$ werden folgende Meßgrößen benötigt.

P_{AO_2}, Pa_{O_2} und $a\bar{v}D_{O_2}$ als O_2-Gehaltsdifferenz. Hierzu sind also arterielle und gemischt-venöse Blutgasanalysen erforderlich.

Alle im folgenden aufgezählten Parameter (Tab. 16.5) repräsentieren Funktionen der verbundenen Systeme Respiration und Hämodynamik gleichermaßen. Sie sind also Kombinationsparameter. Auch sie gestatten nur einen Einblick in die Globalfunktion von Lunge und Hämodynamik. Die Funktion einzelner Lungenabschnitte kann jedoch immer noch nicht isoliert beurteilt werden. Warum wäre dieses bedeutsam für die Klinik? Fast nie sind alle Lungenabschnitte gleichermaßen durch Kontusion, Pneumonie oder durch Frühstadien eines morphologischen Umbaues im Sinne des akuten Lungenversagens betroffen. Die Beatmungstherapie, die für die geschädigten Abschnitte sinnvoll ist, stellt für die nicht betroffenen Abschnitte eine unnötige Aggression dar. Diagnostische Parameter, die den positiven Beatmungseffekt auf geschädigte Lungenabschnitte oder Auswirkung der Beatmung auf die nicht vorgeschädigten Lungenabschnitte repräsentieren könnten, gibt es nicht. Vorweg kann also festgestellt werden: Alle im folgenden genannten Meßgrößen sind die Summe von pathologischen und normalen Teilfunktionen. Daraus ergibt sich der Schluß: Eine Diagnose mit globaler Aussagekraft ermöglicht nur eine globale aspezifische Therapie.

Tabelle 16.5 Respiratorisch-hämodynamische Parameter

$S_{\bar{v}O_2}$	gemischt-venöse O_2-Sättigung
$P_{\bar{v}O_2}$	gemischt-venöser O_2-Partialdruck
P_{aO_2}	arterieller O_2-Partialdruck
S_{aO_2}	arterielle O_2-Sättigung
c_{aO_2}	arterieller O_2-Gehalt (Vol. %)
$c_{\bar{v}O_2}$	gemischt-venöser O_2-Gehalt (Vol. %)
P_{aCO_2}	arterieller CO_2-Partialdruck
$P_{\bar{v}CO_2}$	gemischt-venöser CO_2-Partialdruck
AaD_{O_2}	alveolo-arterielle O_2-Druckdifferenz
V_D/V_T	Verhältnis Totraumvolumen/Hubvolumen
$\dot{Q}_S/\dot{Q}_T$	intrapulmonaler Rechts-links-Shunt
$\dot{Q}_T \times Ca_{O_2}$	O_2-Transport

Tabelle 16.6 AaD_{O_2} unter Beatmung

AaD_{O_2}	$= P_{AO_2}$	$- P_{aO_2}$		
P_{AO_2}	$= P_{IO_2}$	$- P_{aCO_2}$	$\frac{P_{IO_2} - P_{EO_2}}{P_{\bar{E}CO_2}}$	
P_{AO_2}	$= P_{IO_2}$	$- P_{aCO_2}$	(F_{IO_2}	$= 1{,}0$)

Einer der wichtigsten Parameter zur Beurteilung der Beatmung ist die Gasanalyse. Daneben kann eine Verbesserung der Lungenfunktion auch durch die AaD_{O_2} erfaßt werden. Dieser Verlaufsparameter gibt Auskunft über den Teil der Alveolen, die nicht an der Oxygenierung teilnehmen. Die Bestimmung der AaD_{O_2} ist aus Tab. 16.6 zu entnehmen.

Die Größe des Shunts ist ein wichtiger Verlaufsparameter zur Trendanzeige des Therapieerfolges. Er gewinnt somit prognostische Bedeutung. So ist ein fixierter Shuntanteil über 50% als therapierefraktär einzustufen. Eine therapeutische Konsequenz aus der Bestimmung des Shunts kann nur in einer Änderung des PEEP und/oder einer Änderung der F_{IO_2} liegen.

Da sich Kreislauf und Beatmung beeinflussen, sind die in Tab. 16.7 aufgezeigten Parameter der Hämodynamik zu ihrer Differenzierung notwendig.

Tabelle 16.7 Hämodynamische Parameter

HF	Herzfrequenz/min
$P_{art.}$	mm Hg systolisch/diastolisch/$\bar{M}$ (mm Hg)
$P_{pulm.\,art.}$	mm Hg systolisch/diastolisch/$\bar{M}$ (mm Hg)
PCWP	Pulmonary capillary wedge pressure (mm Hg)
CVP	Central venous pressure (mm Hg)
Q_T	Cardiac output (l/min) (HZV)
COP	Colloid-osmotic pressure

Tabelle 16.**8** Zentraler Venendruck

Der ZVD hängt ab von:
1. dem Volumen und dem Fluß von Blut in den zentralen Gefäßen,
2. der Dehnbarkeit und der Kontraktilität des rechten Ventrikels,
3. dem Gefäßtonus im Niederdrucksystem,
4. dem intrathorakalen Druck

Die Aussagekraft des zentralvenösen Druckes ist dadurch limitiert, daß er nur repräsentativ ist für den Funktionszustand des rechten Ventrikels (Tab. 16.8). Insbesondere unter Beatmungsbedingungen ist in vielen Fällen die hämodynamische Situation des linken Ventrikels aber nicht identisch mit der des rechten. Die Abb. 16.**27** zeigt die unterschiedlichen Ventrikelfunktionskurven des rechten und linken Ventrikels als Beispiel hierfür.

Bei kritisch Kranken reicht daher das Routinemonitoring zur Differenzierung und Überwachung der Therapie nicht aus. Hier ist der Pulmonaliskatheter absolut indiziert.

Die Aussagekraft des Pulmonary capillary wedge pressure (PCWP) ist unter PEEP eingeschränkt. Der sonst mögliche Rückschluß auf den linksatrialen Druck ist unter PEEP dann nicht gestattet, wenn der intrathorakale, d. h. der Beatmungsdruck den linken Vorhofdruck übersteigt. Aus diesem Dilemma kann man nicht dadurch heraus, daß man kurzzeitig von PEEP auf ZEEP übergeht. Man würde hierdurch nämlich eine instabile hämodynamische Situation schaffen, in der man sich auf den absteigenden Schenkel der Starlingschen Ventrikelfunktionskurve zubewegen würde.

Der zweilumige Swan-Ganz-Katheter (Tab. 16.9) ermöglicht Untersuchungen zur qualitativen Kontrolle der Hämodynamik und der Oxygenierung des Gesamtorganismus. Mit dem vierlumigen Swan-Ganz-Katheter kann man darüber hinaus das Herzzeitvolumen bestimmen. So kann der Respiratoreffekt auf Hämodynamik, O_2-Sauerstoffangebot und Sauerstoffausschöpfung quantitativ erfaßt werden.

Voraussetzung für die Anwendung von invasiven Methoden – insbesondere von intrakardialen Kathetern auf Intensivstationen – ist die Beachtung der VDE 0750, die besondere technische Sicherheitsmaßnahmen fordert. Von den Pulmonaliskathetern sind aber auch typische Komplikationen (s. Kapitel 20) bekannt geworden. Die Komplikationsrate wird erhöht, wenn die technischen Sicherheitsbestimmungen nicht konsequent erfüllt werden.

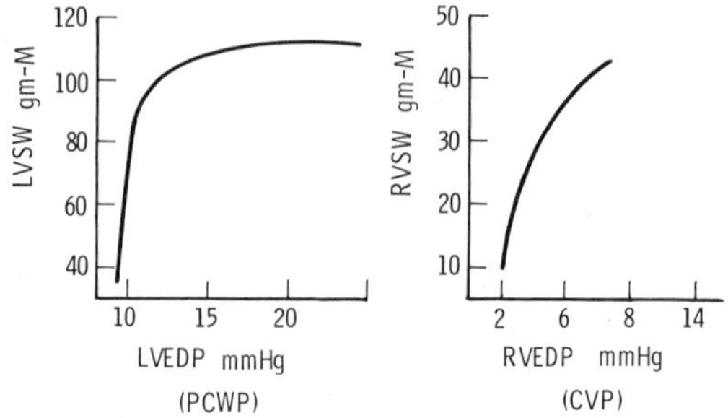

Abb. 16.**27** Beispiel für unterschiedliche rechts- und linksventrikuläre Funktionskurven. Dieses Bild veranschaulicht, daß der CVP kein Parameter zur Beurteilung der Funktion des linken Ventrikels sein kann (aus *J. L. Berk, J. F. Hagen, R. K. Tony, G. Maly:* Crit. Care Med. 5 [1977] 269)

LVEDP – linksventrikulärer enddiastolischer Druck
RVEDP – rechtsventrikulärer enddiastolischer Druck
LVSW – linksventrikuläre Schlagarbeit
RVSW – rechtsventrikuläre Schlagarbeit
PCWP – Pulmonalisverschlußdruck
CVP – ZVD

Tabelle 16.**9** Untersuchungsmöglichkeiten mit dem Swan-Ganz-Katheter

Der Swan-Ganz-Katheter erlaubt zusätzlich zu den mittels einer Arteriennadel und eines zentralvenösen Katheters bestimmten Parametern folgende Bestimmung:
1. Systolischer und diastolischer Druck, Mitteldruck und Verschlußdruck in der A. pulmonalis,
2. zentrale Körpertemperatur,
3. Entnahme von gemischt-venösem Blut zur Bestimmung etwa der $a\bar{v}D_{O_2}$ zur Berechnung des HZV nach Fick und von $\dot{Q}_S/\dot{Q}_T$,
4. Bestimmung des HZV und seiner rechnerischen Varianten durch Thermodilution oder Farbstoffverdünnung,
5. Berechnung des Gefäßwiderstandes im großen und kleinen Kreislauf sowie der Arbeit des rechten und des linken Herzens,
6. Bestimmung der Sauerstoffausschöpfung, des Sauerstoffangebotes, des Sauerstoffverbrauches und des Shunts,
7. weitere errechnete Werte und Kurven zur Funktion des Herzens

Trotz der Komplikationsmöglichkeiten durch den Pulmonaliskatheter ist seine Indikation wegen der großen Aussagekraft zu dem Beatmungseffekt großzügig bei den Patienten zu stellen, die respiratorisch und/oder hämodynamisch instabil sind. Dabei sind klinische Gesamtaspekte und Prognose mit zu berücksichtigen.

Die Indikationen für das Anlegen eines Pulmonaliskatheters sind in Tab. 16.10 zusammengefaßt. Diese Indikationen stellen einen Vorschlag dar, dabei sind klinische und auch juristische Gesichtspunkte mit berücksichtigt.

Tabelle 16.**10**. Pulmonaliskatheter – Indikationen

Patient ist oder wird respiratorisch und/oder hämodynamisch instabil.
Ein Patient ist instabil bei folgenden Bedingungen:
- PEEP≥10 cm H_2O und F_{IO_2}>0,4 länger als 12 h
- positiv inotrop wirkende Medikamente werden benötigt
- Medikamente zur Reduktion des Afterload werden benötigt
- anhaltender Volumenverlust

Für die Erfassung und Berechnung dieser wichtigen hämodynamischen und respiratorischen Parameter ist der Einsatz von programmierten Computern unerläßlich. Hierzu können Taschencomputer (Texas Instruments TI 59 mit Printer TC 100 B oder Hewlett Packard HP 41 C) verwandt werden oder Tischcomputer (Hewlett Packard HP 97). Die vom Computer ausgedruckten Streifen werden in ein spezielles Formblatt eingeklebt (s. Anhang Abb. 56.11).

Da die Beatmungsbehandlung nicht nur eine erhöhte Sauerstoffaufnahme durch die Lunge zum Ziel hat, sondern die Oxygenierung des gesamten Organismus verbessert werden soll, ist es wichtig zu wissen, ob den Zellen ausreichend Sauerstoff angeboten wird. Das Sauerstoffangebot hängt von der Sauerstofftransportkapazität des Blutes ab, die das Produkt von HZV, Sauerstoffsättigung und Hämoglobingehalt ist.

Die Beurteilung des Beatmungseffektes bei der Hypoxiebehandlung kann somit über die Bilanzierung der O_2-Transportkapazitäten im arteriellen und gemischt-venösen Blut erfolgen.

Die arteriovenöse Sauerstoffgehaltsdifferenz ($a\bar{v}D_{O_2}$) eignet sich gut für eine solche Bilanzierung. Sie spiegelt Sauerstoffangebot und -nachfrage wider und ist als Indikator eines Sauerstoffdefizits anzusehen. Ein weiterer Parameter und Indikator eines Sauerstoffdefizits ist der Lactatspiegel (19). Ein Abfall eines erhöhten Lactatspiegels unter Beatmung ist ein günstiges Zeichen, der Organismus hat von einem anaeroben auf einen aeroben Stoffwechsel umgeschaltet, Lactat wird vermehrt in Pyruvat zurückverwandelt und in den Citronensäurezyklus eingebaut.

Kolloid-osmotischer Druck und pulmonal-arterieller Verschlußdruck

Ein zusätzlicher nützlicher Parameter ist der kolloidosmotische Druck. Er sollte ~20 mm Hg liegen.

Der Pulmonary capillary wedge pressure als Kapillardruck und der kolloidosmotische Druck repräsentieren Parameter der Starling-Gleichung. Sie sind bisher die einzigen klinischen Parameter zum Abschätzen des Lungenwassers. Die von LUNDSGAARD-HANSEN u. PAPPOVA (67) angegebenen Formeln (Tab. 16.11) zur Berechnung des kolloidosmotischen Druckes sind in der Klinik von praktischem Wert.

Tabelle 16.**11** Formel zur Berechnung des kolloidosmotischen Drucks

g Albumin	= (GE gewünscht – GE aktuell)× Plasmavolumen × 2
KOD	= (GE g % × 4) – 0,8

Daneben besteht seit kurzem die Möglichkeit, den kolloid-osmotischen Druck mit Hilfe eines von WEIL und Mitarbeitern entwickelten Oncometers zu messen (Instrumentation Laboratory Inc., Lexington/Mass., Vertrieb in Deutschland Fa. Fresenius). Eine Testkammer ist durch eine semipermeable Membran, die nur Moleküle mit einem Molekulargewicht von weniger als 30000 passieren läßt, von einer mit Kochsalzlösung gefüllten Referenzkammer getrennt. Die in die Testkammer eingebrachten kolloidhaltigen Flüssigkeiten verursachen eine Diffusion von Wasser aus der Referenzkammer in die Testkammer, was einen negativen Druck in der Testkammer erzeugt, der von einem Statham-Element aufgenommen und über einen Verstärker angezeigt wird (17). Die Normalwerte des kolloid-osmotischen Drucks (KOD) liegen zwischen 21 und 26 Torr (104). Nach WEIL ist jedoch nicht der absolute Wert des kolloid-osmotischen Druckes für die Abschätzung des Lungenwassers bzw. die Entstehung eines Lungenödems entscheidend, sondern der sogenannte kolloid-hydrostatische Gradient zwischen kolloidosmotischem Druck und dem pulmonal-kapillären Verschlußdruck (PCWP). Er erfaßt die beiden nach der Starling-Gleichung wichtigen Parameter für die Flüssigkeitsbewegungen in der Lunge zusammen. Normalerweise beträgt dieser Gradient 9–22 Torr (KOD 21–26 Torr, PCWP 4–12 Torr). Unklarheit besteht noch über die Höhe des interstitiellen Druckes im Lungengewebe, STAUB (88) postuliert einen negativen interstitiellen Druck, was die Ansammlung von interstitieller Flüssigkeit begünstigen würde, wenn die Drainagekapazität des Lymphsystems überschritten wird. Sinkt der kolloid-hydrostatische Gradient unter 6 Torr, so erhöht sich die Gefahr einer Wasseransammlung in der Lunge signifikant (104). Dies ist bei Linksherzinsuffizienz mit steigenden linksventrikulären enddiastolischen Füllungsdrucken oder hypoonkotischen Zuständen wie hämorrhagischem Schock und Hämodilutionen sowie chronischer Leberinsuffizienz möglich (101). Bei Permeabilitätsstörungen der Lungenkapillaren wie nach Aspiration und septischem Schock verliert der kolloid-hydrostatische Gradient seine Aussagekraft, die Messung des kolloid-osmotischen Drucks in der abgesaugten Tracheobronchialflüssigkeit kann aber die Diagnose eines Permeabilitätslungenödems sichern. Hier ist der KOD etwa mit dem des Plasma identisch, beim kardiogenen oder hypoonkotischen Lungenödem beträgt er dagegen etwa zwei Drittel oder weniger des Normalwertes im Serum.

Impedanz

Eine Möglichkeit, das Lungenwasser abzuschätzen besteht in der Messung der Impedanz im Thoraxbereich.

Die Messung des elektrischen Wechselstromwiderstandes (Impedanz) des Thorax ist eine erstmals von Kubicek u. Mitarb. (54) beschriebene Methode zur nichtinvasiven Messung der Herzauswurfleistung. Van de Water u. Mitarb. (99), sowie Tempel u. Mitarb. (97) nutzten die statische Grundimpedance des Thorax erstmalig zur Beurteilung des intrathorakalen Flüssigkeitsgehaltes. Sie erfaßten damit nicht nur intravasales Volumen, sondern auch extravasale Flüssigkeit (etwa im Interstitium der Lunge). Eine durch Flüssigkeitszufuhr bedingte Änderung dieser Grundimpedanz (Z_o) ist hoch signifikant. Der Grundwert dieser Impedanz ist relativ hohen Schwankungen unterworfen. Unter standardisierten Bedingungen (Körperlage, Elektrodenplazierung) ist aber eine gute Trendbeobachtung und damit Therapiekontrolle möglich. Ausgehend von der Überlegung, daß auch eine Flüssigkeitseinlagerung in das Interstitium den Widerstand verringern muß, läßt sich eine Fluid lung durch eine erniedrigte Grundimpedanz Z_o diagnostizieren. Weiter läßt sich der Effekt einer PEEP-Beatmung mit Erhöhung der FRC als Impedanzanstieg verfolgen. Für die Grundimpedanz fanden Tempel u. Mitarb. (97) Normalwerte von 21,8 ± 1,8 Ohm beim Erwachsenen. Es scheint nach eigenen Beobachtungen kein Patient zu überleben, der über mehr als 6 Stunden eine Impedanz von weniger als 15 Ohm hatte.

Ein neues von Freitag und Dankwart (33 a) entwickeltes Impescope liefert unter Verwendung von Doppelelektroden getrennte Werte für die rechte und linke Thoraxseite. So ist ein Monitoring des Atemzuges oder einseitiger pleuraler Prozesse (Pleuraerguß, Pneumothorax) möglich. Da über die Elektroden auch ein EKG abgeleitet wird, sind keine weiteren Elektroden erforderlich.

Es ist heute möglich, eine Vielzahl für die Beurteilung respiratorischer und hämodynamischer Störungen wichtiger Parameter auch im stationären Bereich einer Intensiveinheit zu gewinnen. Sie sind Leitpunkte des therapeutischen Handelns. Der Arzt darf dabei jedoch nicht in den Fehler verfallen, nur Laborwerte und Meßgrößen zu behandeln und zu korrigieren. Vielmehr müssen auch der Gesamtaspekt des Kranken, klinische Zeichen und röntgenologische Hinweise beachtet werden. Wenn z. B. die Direktmessung des Herzzeitvolumens nicht möglich ist, so können Veränderungen, die Ausdruck eines verminderten Herzzeitvolumens sind, wie z. B. Abfall des Harn-Zeit-Volumens, Hypotonie, Tachykardie und andere klinische Zeichen, wichtige Hinweise liefern und Anlaß für gezielte und differenziertere Diagnostik und dementsprechend für eine Änderung des Therapieplanes sein.

Sedierung, Analgesie, Relaxation

Patienten, die kontrolliert beatmet werden müssen, lassen sich in vielen Fällen nur schwer mit dem Respirator synchronisieren. Hypoxische Patienten neigen zu einer frequenten und flachen Spontanatmung, die Respiratorbeatmung mit hohen Atemhubvolumina und niedriger Atemfrequenz steht dem Atmungsmuster des spontan atmenden Patienten diametral entgegen. Es entsteht oft ein qualvoller Kampf zwischen Mensch und Maschine, der auch bei optimaler Respiratoreinstellung nur durch eine ausreichende Sedierung und eventuell Relaxation des Patienten zu beenden ist.

Zur Sedierung kommen vorwiegend Psychopharmaka aus der Benzodiazepingruppe (Valium, Rohypnol) und Butyrophenonabkömmlinge wie Droperidol (DHB) und Haloperidol (Haldol) und anderen Neuroleptika wie Atosil zur Anwendung. Der Patient sollte so weit sediert werden, daß er „vor sich hindöst“, aber jederzeit erweckbar, orientiert und kooperativ ist, auf Aufforderung spontan atmen kann und durch endotracheale Absaugung ein heftiger Hustenreflex ausgelöst

werden kann (128). Vor jeder Gabe eines sedierenden Medikamentes muß geprüft werden, ob die Unruhe des Patienten nicht eine Ursache hat, die andere Maßnahmen erfordert.
Hierzu gehört
1. die Auskultation des Thorax (cave: Spannungspneumothorax),
2. die Überprüfung des Respirators und der eingestellten Beatmungsgröße und
3. die Frage nach möglichen Schmerzen.

Zur Analgesie werden Morphium (0,05–0,15 mg/kg KG i. v.) oder Dipidolor (15 mg i. m.) eingesetzt. Läßt sich mit den erwähnten Maßnahmen keine ausreichende Ruhigstellung des Patienten erreichen, ist eine Relaxation mit Pancuronium (0,1 mg/kg KG i. v.) nicht zu umgehen, da eine starke Unruhe und mangelnde Synchronisation zwischen Patient und Respirator auf die Dauer die Atemarbeit um ein Vielfaches steigert und damit den Sauerstoffverbrauch unnötig erhöht.

Bei jeder Pharmakotherapie unter Beatmung, insbesondere mit PEEP, muß an die PEEP-bedingte Beeinträchtigung von Leber- und Nierenfunktion infolge von Stauung gedacht werden. Dies gilt in besonderem Maße für den Zeitpunkt und die Höhe von Repetitionsdosen.

Die Problematik von Sedierung und Relaxation hat durch die modernen Beatmungstechniken wie IMV und PEEP sowie CPAP einen geringeren Stellenwert bekommen, da es gelungen ist, die Maschinen weitgehend den Bedürfnissen des Menschen anzupassen. Dennoch sollte im Einzelfall bedacht werden, daß eine leichte Sedierung und ausreichende Analgesie dem Patienten die Beatmungsbehandlung und den Aufenthalt auf einer Intensivstation erträglicher machen. Bei kooperativen und einsichtigen Patienten sollte es jedoch das Ziel sein, ohne sedative Medikamente auszukommen und mit frühzeitiger Physiotherapie unter Beatmung zu beginnen.

Komplikationen durch maschinelle Beatmung

Die Entstehung von *diffusen Atelektasen* ist die häufigste Komplikation der maschinellen Beatmung. Als Ursache hierfür wird eine Blockade der Synthese des Antiatelektasefaktors (pulmonary surfactant) und Inaktivierung bereits synthetisierter Surfactant-Aktivitäten diskutiert (9, 11), wodurch es zu einer Verminderung der Gas-Blut-Kontaktfläche kommt. Abnahme der Sauerstoffsättigung bzw. des Sauerstoffpartialdruckes als Ausdruck dieser zunehmenden venösen Beimischung ist erster objektiver Hinweis auf das Vorliegen von Mikroatelektasen. Durch Auskultation und röntgenologische Untersuchung der Lungen gelingt es nicht, diese gravierende Störung zu erkennen. Erst nach Ausbildung größerer atelektatischer Bezirke sind mit diesen Methoden pathologische Befunde zu erheben.

Während bei Lungengesunden eine Langzeitbeatmung über Jahre ohne Schädigung der Lunge möglich ist (z. B. bei Poliomyelitis, Querschnittslähmungen) (44, 127), kann es bei fortschreitendem ARDS schon frühzeitig zu Fibrose und irreversibler Lungenfunktionsstörung kommen.

Deshalb ist zur Verminderung der sauerstoffbedingten Schäden dem inspiratorischen Sauerstoffanteil große Bedeutung beizumessen.

Die Gefahr einer Infektion der Atemwege und Ausbildung von Bronchopneumonien ist bei Beatmungspatienten (89), besonders bei resistenzgeschwächten, groß. Deshalb sollten alle Maßnahmen wie endotracheale Absaugung, Wechsel von Tuben und Trachealkanülen usw. unter strengen aseptischen Kautelen durchgeführt werden. Eine bei klinisch relevanten Infektionen notwendig werdende Antibiotikatherapie hat nach dem Ergebnis der im Antibiogramm getesteten Keime aus dem Bronchialsystem zu erfolgen. Die prophylaktische Anwendung von Antibiotika bei Beginn der Beatmung ist unbegründet. Bei einer während der Beatmung notwendig werdenden Umintubation muß besonders auf eine ausreichend tiefe Narkose geachtet werden, da sonst der myokardiale Sauerstoffverbrauch extrem ansteigt. Das sogenannte „rate pressure product" (RPP) setzt sich zusammen aus den Faktoren Blutdruck und Herzfrequenz. Dieses Produkt reflektiert sehr gut den myokardialen Sauerstoffverbrauch. Nach Kaplan (47) sollte dieses Produkt stets unter einem Wert von 12000 gehalten werden. Da das „rate pressure product" jedoch nicht den linksventrikulären enddiastolischen Druck oder das linksventrikuläre enddiastolische Volumen repräsentiert, empfehlen Kaplan und Mitarbeiter den sogenannten Tripple-Index zur Erfassung des myokardialen Sauerstoffverbrauches. Dieser Index setzt sich zusammen aus: Tripple-Index (TI) = systolischer Blutdruck · Herzfrequenz · PCWP. Dieser Index sollte nach Möglichkeit um 150000 gehalten werden.

Wie bei vielen Krankheitsbildern, die einer Intensivbehandlung bedürfen, werden besonders häufig bei Beatmungspatienten Ulzerationen und Blutungen im Magen-Darm-Trakt beobachtet. Streßulzera können in kurzer Zeit zur Perforation führen. Bei sedierten oder relaxierten Beatmungspatienten

kann die Erkennung einer derartigen Komplikation, einschließlich einer Perforationsperitonitis, schwierig sein. Stuhluntersuchungen auf okkultes Blut sind in regelmäßigen Abständen notwendig. Zur Prophylaxe ist eine entsprechende medikamentöse Behandlung durchzuführen (s. Kapitel 42).
In vielen Fällen ist bei länger dauernder maschineller Beatmung eine zunehmende *Wasserretention* festzustellen. Diese äußert sich in interstitieller Wassereinlagerung in den Lungen (fluid lung) und generalisierter Ödembildung (Anasarka). Als Ursache kommen in Frage: verminderter kolloidosmotischer Druck infolge Albuminmangels und ständig erhöhter Rückstau im venösen Kreislaufschenkel infolge vermehrten intrathorakalen Mitteldruckes. Aus diesem Grund ist die Flüssigkeitsbilanz bei beatmeten Patienten sehr exakt zu führen und eine ausgeglichene bzw. eher leicht negative Flüssigkeitsbilanzierung anzustreben, um die Gefahr einer Wassereinlagerung weitgehendst einzuschränken. Zur Behandlung bieten sich Aldosteronhemmer in Verbindung mit Diuretika (Aldactone-Saltucin) (91) an, gegebenenfalls niedrigstdosierte Humanalbumingabe. Die Ernährung der Beatmungspatienten sollte daher weitgehend über eine Magensonde enteral erfolgen, um so am ehesten einer Flüssigkeitsüberladung der Lunge vorzubeugen.
Die in der Zeiteinheit zu große Flüssigkeitsmenge wird von den Lungenkapillaren in das Interstitium und Lymphsystem drainiert. Das Lymphsystem dient somit als „Überlaufgefäß" bei einer akuten Kreislaufkongestion (33, 74).

Entwöhnung vom Respirator

So gut und leicht heutzutage die technischen Probleme der maschinellen Beatmung zu lösen sind, so schwierig kann sich oft die Entwöhnungsbehandlung gestalten. Von größter Bedeutung ist es, den richtigen Zeitpunkt für die Entwöhnung zu finden. So früh wie möglich sollte versucht werden, die Entwöhnung vom Respirator zu beginnen, um eine Inaktivierung der Atemmuskulatur durch baldigen Gebrauch zu verhindern und dem Patienten deutlich den Erfolg der Behandlung vor Augen zu führen. Dieser psychologische Effekt ist besonders wertvoll, da eine aktive Mitarbeit des Patienten bei der Entwöhnung unbedingt erforderlich ist.
Ein abrupter Übergang zur Spontanatmung ist meist nicht möglich. Relaxation und Sedierung müssen stufenweise ausgeschaltet werden. Zunächst soll die Wirkung der Relaxantien abklingen. Dabei ist die Gabe von Cholinesterasehemmern wegen der unerwünschten Nebenwirkungen (Verschleimung, Bradykardie) zu vermeiden. Unter Fortsetzung der kontrollierten Beatmung wartet man ab, bis die atemdepressorische Wirkung der verwendeten Sedativa nachgelassen hat.
Bis heute stützen sich die Erfahrungen über Beginn und Ende der maschinellen Beatmung weitgehend auf klinische Erfahrungen (75). Die Kriterien, nach denen diese Entscheidung gefällt wird, sind im wesentlichen dieselben für den Beginn und das Ende einer Beatmung.

Tabelle 16.**12** Kriterien für die Einleitung der Entwöhnung vom Respirator (nach *Feeley* u. *Hedley-White, Pontoppidan* u. Mitarb. sowie *Suter*)

Vitalkapazität (VC)	> 15 ml/kg KG
Atemfrequenz (f)	< 35/min
Atemminutenvolumen (V_E)	< 10 l/min
Inspiratorische Kraft	> 25 cm H_2O
P_{aO_2} (F_{IO_2} = 0,4)	> 60 mmHg
P_{aCO_2}	< 55 mmHg (ausgenommen chronische Lungenerkrankungen)
pH	> 7,3
AaD_{O_2}	< 300–350
V_D/V_T	< 0,6

Sie umfassen Parameter der Atemmechanik, insbesondere der Leistungsfähigkeit der Atemmuskulatur und des pulmonalen Gasaustausches (Tab. 16.12).
Eine Grundvoraussetzung zu einer erfolgreichen Entwöhnung ist eine stabile Kreislaufsituation, wobei die Notwendigkeit einer Unterstützung der Herzleistung mit Katecholaminen, besonders nach kardiochirurgischen Eingriffen, primär keine Kontraindikation zur Einleitung der Entwöhnung darstellt (32). Eine erhöhte CO_2-Produktion wie bei Fieber und Muskelzittern macht oft ein „Weaning" aussichtslos. Ebenso sollte der Säure-Basen-Haushalt des Patienten ausgeglichen sein. Eine metabolische Azidose kann zu Hyperventilation und vorzeitiger Erschöpfung des Patienten führen und muß demnach ausgeglichen werden (32, 77). Eine metabolische Alkalose, die meist durch eine Hypochlorämie verursacht ist, muß entsprechend behandelt werden durch Zufuhr von Chlorionen (S. 29.14), da sie einen gravierenden negativen Effekt auf die Sauerstoffversorgung des Organismus hat. Die Alkalose führt zu einer erschwerten Sauerstoffabgabe an das Gewebe (Bohreffekt) durch

Linksverschiebung der Sauerstoffdissoziationskurve. Patienten, die noch einen PEEP von mehr als 10 cm Wasser benötigen, sind ebenfalls meist ungeeignet für eine frühzeitige Entwöhnung (75), das gleiche gilt für Patienten mit instabilem Thorax, bronchopleuralen Fisteln sowie Oberbauchatonie (78).

Bei der Beurteilung der Kriterien zum Beginn der Entwöhnung hat sich die Vitalkapazität als zuverlässiger Indikator für eine ausreichende Spontanatmung erwiesen. Das Atemminutenvolumen (< 10 l/min) sollte sich zusammensetzen aus einem ausreichend großen Atemhubvolumen und einer Atemfrequenz (< 35/min), die eine ausreichende alveoläre Ventilation bei möglichst ökonomischer Atemarbeit sichern. Darüber hinaus können die AaD_{O_2} und V_D/V_T zur Beurteilung herangezogen werden.

Bevor mit dem „weaning" begonnen wird, muß dem Patienten das Verfahren erklärt werden, er sollte auf eine mögliche Dyspnoe hingewiesen werden mit der Versicherung, man werde ihm sofort helfen, sollte dieser Fall eintreten. Dies ist jedoch nur bei wachen und kooperativen Patienten möglich. Feeley u. Hedley-White (32) hingegen sind der Ansicht, daß die Bewußtseinslage des Patienten die Entscheidung über einen Weaning-Beginn nicht wesentlich beeinflussen sollte, im Gegensatz zur Extubation, wo die Schutzreflexe vorhanden sein müssen. Jede Weaning-Episode muß zeitlich begrenzt sein und vom Patienten als Erfolgserlebnis empfunden werden. Erschöpfung des Patienten ist unbedingt zu vermeiden.

Nach Absetzen der Medikamente ist der Patient zunächst durch ein krankengymnastisches Übungsprogramm so weit zu trainieren, daß er körperlich und seelisch auf eine größere Autonomie vorbereitet ist. Erst dann sollte die endgültige Trennung vom Respirator erfolgen.

Grundsätzlich ist eine Entwöhnung auf zweierlei Weise möglich: die konventionelle Methode und die Anwendung von IMV (Abb. 16.28 und 16.29). Bei der konventionellen Methode wird der Patient vom Respirator abgenommen und atmet über ein „T-Stück" sauerstoffangereicherte, angefeuchtete Luft mit einem 10–20% höheren inspiratorischen Sauerstoffgehalt als dem während der Beatmung applizierten F_{IO_2}. Ein CPAP von 3–10 cm Wasser ist dabei sehr nützlich, um eine Verkleinerung der funktionellen Residualkapazität zu verhindern (Tab. 16.13) (32, 75, 96), auch wenn im allgemeinen vor Einleitung der Entwöhnung vom Respirator eine Entwöhnung vom PEEP angestrebt werden sollte (34). Der PEEP wird stufenweise um 5 cm Wasser zurückgenommen und die Auswirkungen auf den Shunt ($\dot{Q}_S/\dot{Q}_T$) und den P_{O_2} innerhalb der nächsten 30 Minuten abgewartet. Tritt keine schwerwiegende Verschlechterung der Oxygenierung ein, kann das PEEP-weaning fortgesetzt und mit der Entwöhnung vom Respirator begonnen werden. Downs u. Mitarb. (24) hingegen stellen die Reduzierung des PEEP ans Ende der Entwöhnungsphase. Um optimale Ventilations-Perfusions-Verhältnisse unter Spontanatmung zu ge-

Tabelle 16.**13** Übergang zur Spontanatmung: Vorteile von CPAP (nach *Suter*)

- ● Erhöhung der FRC
- ● Änderung des Atemmusters (f, V_T)
- ● Verbesserung des Gasaustausches während der Entwöhnungsphase
- ○ Verhinderung von Atelektasenbildung
- ○ Dämpfung von Änderungen der Füllungsdrucke im RV und LV
- Erhöhung der Vitalkapazität
- Verbesserung der inspiratorischen Kraft

● gesichert
○ wahrscheinlich
andere: theoretische Vorteile

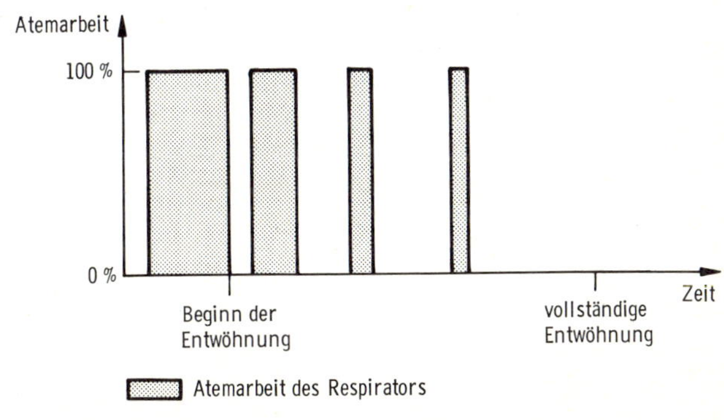

Abb. 16.**28** Konventionelle Entwöhnung

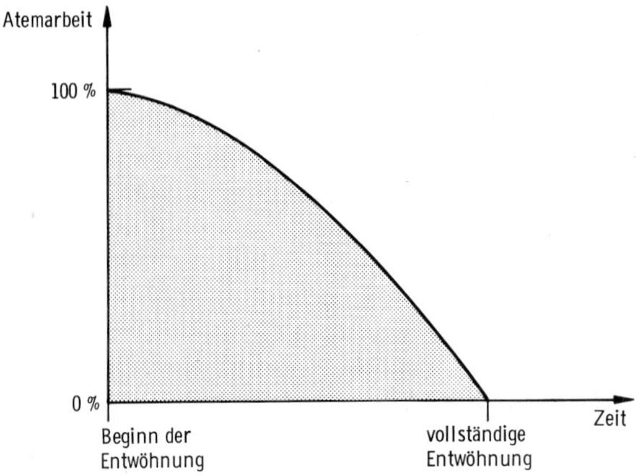

Abb. 16.29 Entwöhnung mit IMV

währleisten, wird der Oberkörper des Patienten im Bett etwa 20–40 Grad aufgerichtet oder der Patient in die sogenannte Cardiac-Lage gebracht.

Der Übergang zur Spontanatmung erfordert exakte Überwachung des Patienten durch erfahrene Ärzte und geschultes Pflegepersonal und stellt an deren Geduld und Einfühlungsvermögen hohe Anforderungen. Atemzugvolumen und Atemfrequenz müssen in regelmäßigen Abständen gemessen werden. Die Vitalkapazität soll nicht weniger als 10 ml/kg KG betragen. Unerläßlich ist weiterhin die Beobachtung des Kreislaufes, des Allgemeinzustandes und der Bewußtseinslage des Patienten. Dyspnoe, Tachykardie oder gar Bradykardie, Blutdruckanstiege oder Abfälle, Schwitzen, motorische und psychische Unruhe sind alarmierende Zeichen erneuter Ateminsuffizienz. Der Patient selbst muß stets das Gefühl haben, daß ihm jederzeit aus seiner Atemnot geholfen werden kann.

Eine genaue Angabe über die Effektivität der Spontanatmung gibt jedoch nur das Resultat der arteriellen Blutgasanalyse.

Mit Hilfe von IMV wird ein progressiver Übergang von maschineller Beatmung zur Spontanatmung erreicht, indem schrittweise die IMV-Rate gesenkt wird. Die Entwöhnung wird mit dem Beatmungsgerät erreicht, der umständliche Wechsel vom Respirator zum Sauerstoffinsufflationsgerät und die Messung von Vitalkapazität und inspiratorischer Kraft entfallen (75). Da das Monitoring der Spontanatmung vom Beatmungsgerät übernommen wird (Tab. 16.14) (24, 96), müssen nur noch P_{O_2} und P_{CO_2} gemessen werden.

Mit zunehmender Spontanatmung kann die IMV-Rate zurückgenommen werden, bis daß der Patient die gesamte Atemarbeit übernommen hat.

Tabelle 16.14 Übergang zur Spontanatmung: Vorteile von IMV

- ● Verminderter Bedarf an intensiver Überwachung
- ○ Progressiver Übergang von MB zu SA
- Weniger Sedation notwendig
- Verbesserte Verteilung der Ventilation
- Verminderte Depression der Herz-Kreislauf-Funktion
- Verhütung von Atemmuskelatrophie
  Atemmuskeldiskoordination

● gesichert
○ wahrscheinlich
andere: theoretische Vorteile

Trotz der scheinbar überzeugenden Vorteile von IMV fehlt bisher eine kontrollierte Studie, welche die Überlegenheit des einen oder anderen Entwöhnungsverfahrens beweisen konnte (96).

Probleme bei der Entwöhnung

Zum Zeitpunkt des ersten Versuches ist die Spontanatmung meistens nicht ausreichend und die Atemarbeit merklich erhöht. Diskoordinierte Atembewegungen von Diaphragma und Interkostalmuskulatur werden häufig beobachtet (32, 117). Ein Anstieg des P_{CO_2} durch Hypoventilation ist die Folge. Die Ursache hierfür ist wahrscheinlich in einer Überbeanspruchung durch Beatmung geschwächter und untrainierter Atemmuskulatur zu sehen. Eine Störung des Atemzentrums gilt als unwahrscheinlich (96). IMV soll in diesem Zusammenhang einer beatmungsbedingten Schwächung der Muskulatur vorbeugen bzw. einen Trainingseffekt in der Weaning-Phase erzielen. Es fehlen aber auch hier kontrollierte Studien, die diese Behauptung beweisen (75). Nach QUIST u. Mitarb. (81) kann es bei Rückkehr von der kontrollierten Beatmung zur Spontanatmung und besonders von der Rückkehr von PEEP auf ZEEP, d.h. bei Abnahme des Atemwegdruckes und gleichzeitig bestehender „Hypervolämie" – besonders bei latenter Herzinsuffizienz –, zu einer bedrohlichen Hypervolämie und zu konsekutivem Anstieg der Füllungsdrucke kommen. Gleichzeitig kommt es zu einer Vermehrung des „Rechtsherz-Afterload". Bei der Ventrikelfunktionskurve käme man dann in den abfallenden Bereich, d.h. in den Bereich der Herzinsuffizienz (s. Abb. 16.17). Die Konsequenz aus diesen Untersuchungen zu der klinischen Praxis ist: Im Rahmen der Entwöhnungsbehandlung muß wegen der hämodynamischen Beeinflussung der Übergang von der Beatmung mit positiv-endexspiratorischem Druck auf zero-endexspiratorischen Druck langsam und stufenweise erfolgen. Bei gesundem Herzen dagegen sollte der Übergang zur Spontanatmung mit einer Verbesserung des HZV verbunden sein (31, 32, 81, 96), bei gleichzeitiger Zunahme der Diurese.

Auch Medikamente können im Rahmen der Maßnahmen der Entwöhnung vom Respirator angewandt werden. Durch eine mit Karboanhydrasehemmern (Diamox) induzierte metabolische Azidose kann über den erniedrigten pH das Atemzentrum gereizt werden. Voraussetzungen dafür ist jedoch ein vom Organismus kompensatorisch aufgebautes, über der Norm liegendes Standardbicarbonat und ein im alkalischen Bereich liegendes pH. Werte unter 25 mval/l stellen eine Kontraindikation für die Anwendung von Karboanhydrasehemmern dar. Zentral wirkende atemstimulierende Substanzen wie Doxapram (106) können ebenfalls bei der Entwöhnungsbehandlung angewendet werden. Besondere Probleme bieten Patienten mit obstruktivem Lungenemphysem. Bei diesen besteht schon vor der akuten Verschlechterung, die zur Beatmung gezwungen hat, eine Globalinsuffizienz mit kompensierter respiratorischer Azidose und Hypoxämie. Diese besondere Ausgangslage muß bei der Entwöhnung vom Respirator berücksichtigt werden. Während bei Lungengesunden ein P_{CO_2}-Anstieg über die Norm zur Wiederaufnahme der Beatmung zwingt, ist bei dieser Patientengruppe ein erhöhter Kohlensäuredruck zur Aufrechterhaltung ihrer Spontanatmung notwendig. Bei Patienten mit ausgeprägtem Cor pulmonale spricht das Atemzentrum nicht mehr auf einen erhöhten P_{CO_2} an. Bei ihnen wird die Atmung durch einen erniedrigten Sauerstoffpartialdruck über das Glomus caroticum reguliert. Aus diesem Grunde verbietet sich bei ihnen während der Entwöhnungsbehandlung die kontinuierliche Sauerstoffgabe. Die intermittierende Sauerstoffinsufflation mit Ulmer-Geräten kann hier indiziert sein.

Patienten, die gerade mit Erfolg vom Respirator entwöhnt wurden, sind noch lange nicht gesund. Sie bedürfen weiterhin einer ständigen Überwachung über mehrere Tage. Infektion, Borkenbildung und Sekretretention im Bronchialsystem haben zur Obstruktion und gesteigerter Bronchospastik geführt. Oft wird es notwendig, diese Patienten erneut für einige Stunden zu beatmen. Daher ist es erforderlich, daß ein Beatmungsgerät in Patientennähe bereitgehalten wird. Während und nach der Entwöhnung sind bestimmte Parameter und klinische Befunde auf dem Respirationsprotokoll zu vermerken (s. Anhang Abb. 56.5).

Zu den wichtigsten Maßnahmen nach Entwöhnung vom Respirator gehören:

1. Ständige Überwachung des Patienten:
   a) Allgemeinzustand (z.B. Hautfarbe, Hautfeuchtigkeit),
   b) Bewußtseinslage,
   c) Kreislauf,
   d) Atemfrequenz und Atemhubvolumen.
2. Mehrfache Kontrolle der arteriellen Blutgase.
3. Bereitstellung eines Beatmungsgerätes in Bettnähe.
4. Inhalationstherapie und physikalische Therapie:
   a) Physikalische Therapie mit regelmäßigem Lagewechsel und Atemgymnastik,
   b) Atmung von angefeuchteter und erwärmter Luft bzw. Sauerstoff,
   c) Sauerstoffinsufflation und Training von periodisch tiefen Atemzügen zur Beseitigung von diffusen Atelektasen,
   d) Atmung mit Totraumvergrößerern,
   e) assistiertes IPPB zur Inhalation und zum Transport lungengängiger Aerosole (Bronchodilatatoren, Sekretolytika).
5. Psychologische Führung des Patienten.

Grenzen und Alternativen der maschinellen Beatmung

Die Grenzen der Beatmungsmethoden sind dann erreicht, wenn auch differenzierte Beatmung mit Anwendung des individuell ermittelten „best" oder „optimal" PEEP keine ausreichende Oxygenierung mehr erreichen kann, die Compliance weiter absinkt, und der Organismus durch einen sogenannten „fixed shunt" von mehr als 40% belastet wird. Die zunehmende Fibrosierung, gelegentlich sogar Ossifizierung ausgedehnter Lungenbezirke (Abb. 16.30) erreicht ein Ausmaß, das bei den heutigen Beatmungsmöglichkeiten mit dem Leben nicht mehr vereinbar ist. Ein weiterer wichtiger Faktor bestimmt die Überlebensrate von Beatmungspatienten. Dies ist die Zahl der neben der Lunge zusätzlich auftretenden Organversagen. Nach FALLAT u. SNIDER (27) steigt die Mortalität des Lungenversagens von 41 auf 56, 72, 84 und 99%, je nachdem, ob 1, 2, 3 oder 4 zusätzliche Organversagen hinzukommen.

Wahrscheinlich müssen auch die heutigen Beatmungsmethoden mit großen Atemzugvolumina und niedriger Frequenz kritisch überdacht werden (12, 36, 109), Überlegungen, die BENZER (12) zur Prägung des Begriffs einer „respiratorischen" Beatmung veranlaßt haben. Eine solche Beatmungstechnik müßte einer Ruhigstellung des erkrankten Organs gleichkommen, einem in der Medizin weitverbreiteten Konzept. Dies würde bedeuten, daß die negativen Beeinflussungen von Flüssigkeitshaushalt und Surfactantsystem durch die konventionelle Überdruckbeatmung ausgeschlossen werden.

Eine solche absolute Ruhigstellung kann z.B. durch einen Membranoxygenator erreicht werden, mit statischer Insufflation oder konstantem Überdruck in der Lunge.

Mit dieser Methode kann Zeit für die Heilung eines reversibel erscheinenden Lungenschadens gewonnen werden. Eine Heilungschance für die Lunge wird dadurch geschaffen, daß ein angemessener extrakorporaler Gasaustausch die Lunge des Patienten entlastet und dadurch die extreme Beatmungstherapie mit hohen Beatmungsdrücken und toxisch wirkendem hohen inspiratorischen Sauerstoffpartialdruck vermieden werden kann. Zu den Aufgaben der Zukunft wird es gehören, den richtigen Zeitpunkt für die Anwendung des Membranoxygenators zu bestimmen. Auch diese Methode kann einer schwer geschädigten Beatmungslunge letztlich wohl nicht zu einer Heilung ad integrum verhelfen.

Mit der Durchführung langdauernder extrakorporaler Perfusion am Menschen verbinden sich große Anforderungen an moderne Intensivbehandlungsabteilungen in medizinischer, technischer und organisatorischer Hinsicht. Kontinuierliche Betreuung des Patienten und des extrakorporalen Kreislaufsystems durch Schwestern, Ärzte und medizinisch-technische Assistenten, gute Kooperation

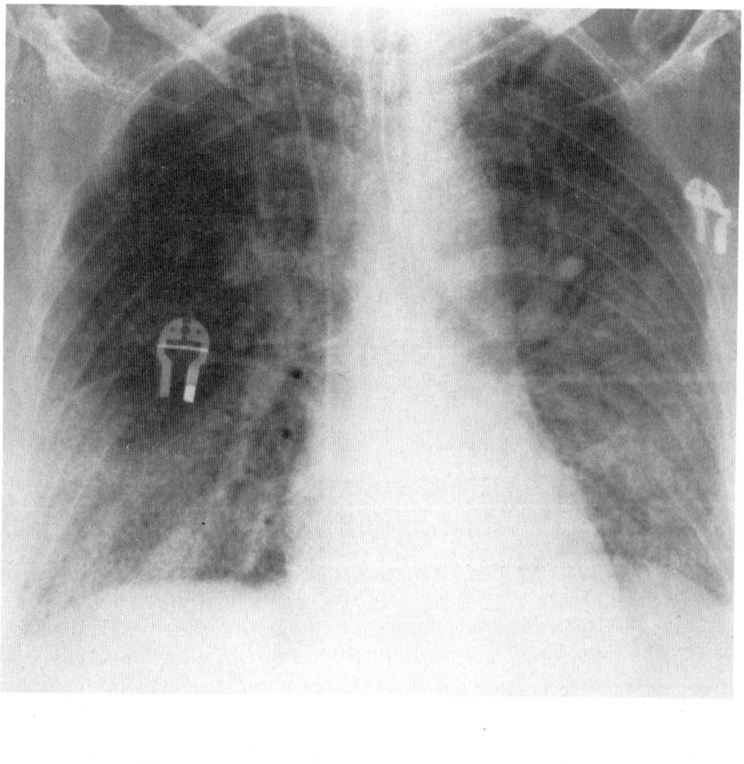

Abb. 16.**30** Protrahiertes Lungenversagen bei einem 63jährigen, Zustand nach Cholezystektomie und hämorrhagischer Pankreatitis, sogenannte „weiße" Lunge nach 7 Tagen maschineller Beatmung

mit Blutbank-, Gerinnungs- und Infektionsspezialisten sowie ein rund um die Uhr funktionsbereites Labor sind Voraussetzungen für die Anwendung dieser aufwendigen Behandlungsmethode.
Diese zunächst an Tieren angewandte Methode wurde in den letzten Jahren auch am Menschen versucht. Einige Erfolgsberichte wurden veröffentlicht (36, 108, 109). Insgesamt waren die Ergebnisse letztlich jedoch so schlecht, daß die Anwendung der Membranlunge in den meisten Zentren eingestellt worden ist.
Vielleicht wird der Membranoxygenator erst dann eine weitere Verbreitung finden, wenn die Möglichkeiten der Lungentransplantation erfolgversprechender geworden sind.

High frequency ventilation

(12, 53, 86, 129–135)
In den letzten Jahren konnte mehrfach im Tierexperiment und in der Klinik gezeigt werden, daß ein guter Gasaustausch in der Lunge erreicht werden kann mit Methoden, die sich völlig von der Spontanatmung und der „klassischen" positiven Druckbeatmung unterscheiden. Dieser neue „approach" eliminiert nicht nur die meisten nachteiligen Effekte der positiven Druckbeatmung, sondern stellt zugleich die physiologischen Grundlagen der Atmung und das derzeitige Therapiekonzept der maschinellen Beatmung in Frage. Eine Möglichkeit der „relativen" Ruhigstellung der Lunge besteht in der Beatmung mit Hilfe einer „high frequency ventilation" (HFV) mit Frequenzen zwischen 20 und 3000/min (12,53). Sjöstrand (86) hat als erster eine Technik entwickelt, die eine Kombination der konventionellen Beatmung mit hoher Atemfrequenz um 60/min darstellt.
„High frequency ventilation" ist der Sammelbegriff für die verschiedenen Muster dieser Beatmungsart. Man unterscheidet folgende Formen der „high frequency ventilation" (HFV):

1. High frequency positive pressure ventilation (HFPPV)
   mit Frequenzen zwischen 60–100/min (Sjörstrand),
2. High frequency jet ventilation (HFJV)
   mit Frequenzen zwischen 20–600/min (Klain, Carlon)*,
3. High frequency oscillation
   mit Frequenzen zwischen 600–3000/min (Lunkenheimer).

*) HFJ-Ventilator Modell VS 600 und Modell 800, Fa. Acutronic, St. Gallerstraße 115, CH–8645 Jona-Rapperswil

Die Haupteigenschaften der HFV bestehen in einer adäquaten Ventilation und Oxygenation ohne negative Beeinflussung der Hämodynamik dank kleiner Atemhubvolumina und niedriger intratrachealer und transpulmonaler Drücke. Da der Patient ungehindert spontan atmen kann, erübrigen sich Sedierung und Relaxierung; es verringert sich die Gefahr von Barotraumen der Lunge. Bei hohen Frequenzen ergibt sich zusätzlich ein PEEP-Effekt mit Erhöhung der FRC.
Das Spektrum der Indikationen für HFV ist heute noch nicht vollständig abgegrenzt. Bewährt hat sich bereits der Einsatz dieser Beatmung bei Bronchoskopien und bei der Beatmung von Patienten mit bronchopleuralen Fisteln.
Hoffnungsvolle Berichte über die Anwendung bei Patienten mit ARDS liegen vor, jedoch längere klinische Versuche stehen noch aus. Das Verfahren der HFJV ist überzeugend und berechtigt zur klinischen Anwendung mit der Hoffnung, die häufig enttäuschend schlechten Ergebnisse der kontrollierten Langzeitbeatmung mit PEEP zu verbessern. Angelangt am Ende einer „Einbahnstraße, genannt kontrollierte Beatmung", ist jeder Versuch berechtigt, der Hoffnung auf eine Verbesserung der bisherigen Ergebnisse bietet.

Auf der Basis der heute vorliegenden Kenntnisse ergibt sich somit eine differenzierte Beatmungsbehandlung. Die Behandlung der arteriellen Hypoxie kann jedoch im Rahmen der Intensivbehandlung bei der meist multifaktoriellen Schädigung des Gesamtorganismus immer nur ein Teilaspekt aller therapeutischen Bemühungen bleiben.
Zum Schluß sei ein teleologischer Gedanke angeführt: Die Indikation zur Beatmung leitet sich meist ab vom Wert des $P_{a_{O_2}}$. Das darf aber nicht absolut verstanden werden: Die Grundkrankheit ist mitentscheidend bei dem Entschluß zu dieser aggressiven Therapie. Da der menschliche Organismus für O_2 kein Depot hat, kann man dann – unter bestimmten Voraussetzungen, z.B. bei inkurablen Leiden – Hypoxie nicht auch als Gnade auffassen?

Literatur

1 Aidinis, S.J., J. Lafferty, H.M. Shapiro: Intracranial responses to PEEP. Anesthesiology 45 (1976) 275
2 Anthonisten, N.R.: Changes in shunt flow, compliance and volume of lungs during apnoeic oxygenation. Amer. J. Physiol. 207 (1964) 239
3 Ashbaugh, D.G., T.L. Petty, D.B. Bigelow, T.M. Harris: Continuous positive-pressure breathing (CPPB) in adult respiratory distress syndrome. J. thorac. cardiovasc. Surg. 57 (1969) 31
4 Banner, M.J., R.A. Smith, T.J. Gallagher, J.M. Civetta:

Method for synchronized-differential lung ventilation. Abstract in program of the 8th annual scientific and educational symposion of the Society of Critical Care Medicine. San Francisco, 27.–30. Mai 1979 (S. 137)

5 Baratz, R. A., D. M. Phübin, R. W. Patterson: Plasma antidiuretic hormone and urinary output during continuous positive pressure-breathing in dogs. Anesthesiology 34 (1971) 510

6 Baratz, R. A., D. M. Phübin, R. W. Patterson: Urinary output and plasma levels of antidiuretic hormone during intermittent-positive-pressure-breathing. Anesthesiology 32 (1970) 17

7 Bartle, S. H., H. J. Harmann, J. W. Cavo, R. A. Moore, J. M. Costenbader: Effect of the pericardium on left ventricular volume and function in acute hypervolaemia. Cardiovasc. Res. 3 (1968) 284

8 Baum, M., H. Benzer, G. Blümel, J. Bolcic, K. Irsigler, W. Tölle: Die Bedeutung der Oberflächenspannung in der Lunge beim experimentellen posttraumatischen Syndrom. Z. exp. Chir. 4 (1971) 359

9 Benzer, H.: Oberflächenspannung in der Lunge und Schocklunge Verh. dtsch. Ges. inn. Med. 81 (1975) 455

10 Benzer, H., M. Baum, G. Blümel, J. Bolcic, K. Irsingler, W. Tölle: Das Verhalten des Antiatelektasestoffes der Lunge bei experimentellen posttraumatischen Zustandsbildern Langenbecks Arch. klin. Chir. 329 (1971) 637

11 Benzer, H., W. Haider, A. Geyer, N. Mutz, G. Pauser: Atemmechanische und Surfactant-bedingte Störfaktoren bei der Entstehung des akuten Lungenversagens. In: Klinische Anästhesiologie und Intensivtherapie, Bd. XX. Akutes Lungenversagen, hrsg. F. W. Ahnefeld, H. Bergmann, C. Burri, W. Dick, M. Halmágy, G. Hossli, E. Rügheimer Springer, Berlin 1979

12 Benzer, H.: Probleme der respiratorischen Beatmung. In: Das akute progressive Lungenversagen, hrsg. von O. Mayrhofer-Krammel, G. Schlag, H. Stoeckel. Intensivmedizin-Notfallmedizin-Anästhesiologie, Bd. XVI. Thieme, Stuttgart 1979

13 Bergmann, H.: Einführungsreferat zum Thema Beatmungslunge. Kongreßbericht der Jahrestagung der Deutschen Gesellschaft für Anästhesiologie und Wiederbelebung. Erlangen 2.–5. Okt. 1974 (S. 421)

14 Berk, J. L., J. F. Hagen, M. L. Levy, P. J. Martin: Superiority of dobutamine over dopamine in augmenting the cardiac output at a smaller pulmonary shunt. Crit. Care Med. 6 (1978) 120

15 Berk, J. L., J. F. Hagen, R. K. Tong, G. Maly: Dopamine to correct reduced cardiac output from PEEP. Crit. Care. Med. 5 (1977) 269

16 Beyer, J.: Tierexperimentelle Untersuchungen zur regionalen Organdurchblutung bei künstlicher Beatmung mit positiv-endexspiratorischem Druck. Vortrag auf dem 59. Kolloquim des Fachbereiches Medizin der Universität München 23. 1. 1980

17 Bisera, J., M. H. Weil, S. Michaels u. Mitarb.: An „oncometer" for clinical measurement of colloid osmotic pressure. Clin. Chem. 24 (1978) 1586

18 Bühlmann, A., H. Gattiker, G. Hossli: Die Behandlung des Lungenödems mit Überdruckbeatmung. Schweiz. med. Wschr. 94 (1964) 1547

19 Cohen, R. D.: Lactate metabolism. Anesthesiology 43 (1975) 661

20 Colley, P. S., F. W. Cheney, M. P. Hlastala: Ventilation-Perfusion effects of Nitroglycerin. Anesthesiology 51 (1979) 372

21 Cournand, A., H. L. Thotley, L. Werko, D. W. Richards jr.: Physiological studies of the effects of intermittent positive pressure breathing on cardiac output in man. Amer. J. Physiol. 152 (1948) 162

22 Cullen, D. J., D. L. Caldera: The incidence of ventilator-induced pulmonary barotrauma in critically ill patients. Anesthesiology 50 (1979) 185

23 Don, H. F.: Ventilatory management. In: Handbook of Critical Care, hrsg. von J. L. Berk. Little, Brown & Co., Boston 1976

24 Downs, J. B., E. F. Klein jr., D. Desautels u. Mitarb.: Intermittent mandatory ventilation: A new approach to weaning patients from mechanical ventilators. Chest 64 (1973) 331

25 Dudziak, R., A. Steuer: Über die Abhängigkeit des intrapulmonalen Shunt von Druck und Widerstand im kleinen Kreislauf. In: Aktuelle Probleme der Intensivbehandlung, Bd. II, hrsg. von P. Lawin, M. Wendt. Intensivmedizin – Notfallmedizin – Anästhesiologie, Bd. XVII. Thieme, Stuttgart 1980

26 Engström, C. G., P. Herzog, O. P. Norlander: Ventilation nomogram for practical use with the Engström-Respirator Acta chir. scand., Suppl. 245 (1959) 37

27 Fallat, R. J., M. Snider: Survival from ARDS: The current and future status of extracorporal membrane oxygenation (ECMO). In: Das akute progressive Lungenversagen, hrsg. von O. Mayrhofer-Krammel, G. Schlag, H. Stoeckel. Intensivmedizin – Notfallmedizin – Anästhesiologie, Bd. XVI. Thieme, Stuttgart 1979

28 Falke, K. J., A. K. Pontoppidan, D. E. Leith u. Mitarb.: Ventilation with end-expiratory pressure in acute lung disease. J. clin. Invest. 51 (1972) 2315

29 Falke, K., G. Benz, H.-N. Herden, P. Lawin: Beatmung mit positiv-endexspiratorischem Druck bei akuter arterieller Hypoxie. Z. prakt. Anästh. 8 (1973) 2

30 Falke, K., G. Benz, H.-N. Herden, P. Lawin: Die inspiratorisch arterielle Sauerstoff-Druckdifferenz – ein wichtiger Parameter bei der Kontrolle der künstlichen Beatmung. Jahrestagung der Deutschen Gesellschaft für Anästhesie und Wiederbelebung 1972 in Hamburg. Springer, Berlin 1974

31 Feeley, T. W., R. Saumarez, J. M. Klick u. Mitarb.: Positive endexspiratory pressure in weaning patients from controlled ventilation: A prospective randomized trial. Lancet 1975/II, 725

32 Feeley, T. W., J. Hedley-Whyte: Weaning from controlled ventilation and supplemental oxygen New Engl. J. Med. 28 (1975) 903

33 Földi, M.: Die Bedeutung des Lymphgefäßsystems der Lunge in Physiologie und Pathophysiologie. In: Volumenregulation und Flüssigkeitslunge, hrsg. von P. Eckert. Intensivmedizin – Notfallmedizin – Anästhesiologie, Bd. II. Thieme, Stuttgart 1976

33a Freitag, L., M. Wendt, F. Dankwart, P. Lawin: More highly sopisticated thoracic impedance monitor. 7th World Congress of Anaesthesiologists. Abstracts, hrsg. E. Rügheimer, J. Wawersik, M. Zindler. International Congress Series No. 533. Exerpta Medica, Amsterdam 1980 (S. 486)

34 Frumin, M. J., N. A. Bergmann, D. A. Holaday, H. Rackowand, E. Salanitre: Alveolar-arterial O_2 difference during artificial respiration in man. J. appl. Physiol. 14 (1959) 694

35 Gallagher, T. J., M. Civetta, R. R. Kirby: Terminology update: optimal PEEP. Crit. Care Med. 6 (1978) 323

36 Gille, J. P., A. M. Bagniewski: Ten years of use of extracorporeal membrane oxygenation (ECMO) in the treatment of acute respiratory insufficiency (ARI). Trans. Amer. Soc. artifi. intern. Organs 22 (1976)

37 Glass, D. D., A. S. Tonnesen, J. C. Gabel, J. F. Arens: Therapy of unilateral pulmonary insufficiency with a double lumen endotracheal tube. Crit. Care Med. 4 (1976) 323

38 Gregory, G. A., J. A. Kitterman, R. H. Phibbs, W. M. Too-

ley, W. K. Hamilton: Treatment of the idiopathic respiratory distress syndrome with continuous positive airway pressure. New Engl. J. Med. 284 (1971) 1333
39 Grenvik, A.: Optimal PEEP Acta anaesth. scand., Suppl. 70 (1978) 165
40 Grenvik, A.: Guest Discussion of Sturgeon et al. paper „PEEP and CPAP etc.“ Anesth. Analg. 56 (1977) 639
41 Hall, S. V., E. E. Johnson, J. Hedley-Whyte: Renal hemodynamics and function with continous positive-pressure ventilation in dogs. Anaesthesiology 41, 54 (1974) 452
42 Harboe, S.: Weaning from mechanical ventilation by means of intermittent assisted ventilation (I. A. V.) case reports. Acta anaesth. scand. 21 (1977) 252
43 Hill, D. W.: Electronic Techniques in Anaesthesia and Surgery, 2. Aufl. Butterworth, London 1973 (S. 275)
44 Hossli, G., A. Bühlmann, Th. Hardmeier: Dauerbeatmung während 2134 Tagen wegen hoher Halsmarkdurchtrennung. In: Lungenveränderungen bei Langzeitbeatmung, hrsg. von K. Wiemers, K. L. Scholler. Thieme, Stuttgart 1973
45 Johnson, T. H., A. R. Altman: Pulmonary interstitial gas: first sign of barotrauma due to PEEP therapy. Crit. Care Med. 7 (1979) 532
46 Johnson, E. E., J. R. Hedley-Whyte: Continuous positive pressure ventilation and choledochoduodenal flow resistance. J. appl. Physiol. 39 (1975) 937
47 Kaplan, J. A.: Cardiac Anesthesia. Grune & Stratton, New York 1979
48 Kerr, J. H.: Pulmonary oxygen transfer during IPPV in man. Brit. J. Anaesth. 47 (1975) 695
49 Kerr, F., D. J. Ewing, J. B. Irving, M. F. Sudlow, B. J. Kirby: Positive expiratory pressure plateau breathing in spontaneously breathing patients with myocardial infarction and pulmonary edema. Thorax 29 (1974) 690
50 Kirby, R. R.: Ventilatory support and pulmonary barotrauma. Anesthesiology 50 (1979) 181
51 Kirby, R. R. u. Mitarb.: High level positive end-expiratory pressure (PEEP) in acute respiratory insufficiency. Chest 67 (1975) 156
52 Kirby, R. R.: Intermittent mandatory ventilation in the neonate. Crit. Care Med. 5 (1977) 18
53 Klain, M., R. B. Smith: High frequency percutaneous transtracheal jet ventilation. Crit. Care Med. 5 (1977) 280
54 Kubicek, W. G. u. Mitarb.: Development and evaluation of an impedance cardiac output system. Aerospace Med. 37 (1966) 1208
55 Kumar, A., K. Falke, B. Geffin, C. F. Aldredge, M. B. Laver, E. Lowenstein, H. Pontoppidan: Continuous positive pressure ventilation in acute respiratory failure. New Engl. J. Med. 283 (1970) 1430
56 Kumar, A., H. Pontoppidan, K. J. Falke, R. S. Wilson, M. B. Laver: Pulmonary barotrauma during mechanical ventilation. Crit. Care Med. 1 (1973) 181
57 Kumar, A., H. Pontoppidan, R. A. Baratz u. Mitarb.: Inappropriate response to increased plasma ADH during mechanical ventilation in acute respiratory failure. Anesthesiology 40 (1974) 215
58 Laver, M. B., H. W. Strauss, G. M. Pohost: Right and left ventricular geometry: adjustments during acute respiratory failure. Crit. Care Med. 7 (1979) 509
59 Laver, M. B., Austen W. G.: Lung function: physiologic considerations applicable to surgery. In: Davis-Christopher Textbook of Surgery, hrsg. von D. C. Sabiston. Saunders, Philadelphia 1977 (S. 2019)
60 Laver, M. B.: Kardiorespiratorische Probleme in der Intensivpflege. Langenbecks Arch. klin. Chir. 342 (1976) 331
61 Laver, M. B.: Störungen der Lungendurchblutung und des Ventilations-Perfusions-Verhältnisses unter spezieller Berücksichtigung von Herzpatienten. In: Lungenveränderungen bei Langzeitbeatmung, hrsg. von K. Wiemers, K. L. Scholler. Thieme, Stuttgart 1973
62 Lawin, P.: Die Beeinflussung der postoperativen Hypoxie durch intermittierende positive Druckbeatmung mit Raumluft. Habil., Universität Hamburg 1969
63 Lawin, P.: Die Wirkung von PEEP auf die Hämodynamik. In: Volumenregulation und Flüssigkeitslunge, hrsg. von P. Eckert. Intensivmedizin – Notfallmedizin – Anästhesiologie, Bd. II. Thieme, Stuttgart 1975
64 Lawin, P.: Erkennung und Behandlung der arteriellen Hypoxie. Prakt. Anästh. 12 (1977) 159
65 Lawin, P., M. Wendt: Respiratorische und hämodynamische Parameter für eine Beurteilung des Beatmungseffektes. In: Klinische Anästhesiologie und Intensivtherapie. Bd. XX. Akutes Lungenversagen, hrsg. von F. W. Ahnefeld, H. Bergmann, C. Burri, W. Dick, M. Halmágyi, G. Hossli, E. Rügheimer. Springer, Berlin 1979
66 Lenfant, C.: Practical method to regulate PEEP. New Engl. J. Med. 292 (1975) 313
67 Lundsgaard-Hansen, P., E. Pappova: Infusionstherapie und Flüssigkeitslunge. In: Volumenregulation und Flüssigkeitslunge, hrsg. von P. Eckert. Intensivmedizin – Notfallmedizin – Anästhesiologie, Bd. II. Thieme, Stuttgart 1975
68 Manny, J., Patten, M. T., P. R. Liebmann, H. B. Hechtmann: The association of lung distension, PEEP and biventricular failure. Ann. Surg. 18 (1978) 151
69 Manny, J., G. Grindlinger, A. A. Mathe u. Mitarb.: Positive end-expiratory pressure, lung stretch and decreased myocardial contractility. Surgery 84 (1978)
70 McIntyre, R. W., A. K. Laws, P. R. Ramachandran: Positive exspiratory pressure plateau: Improved gas exchange during mechanical ventilation. Canad. Anesth. Soc. J. 16 (1969) 477–487
71 McLoud, T. C., P. G. Barash, C. E. Ravin, S. O. Mandel: Elevation of pulmonary artery pressure as a sign of pulmonary barotrauma (Pneumothorax). Crit. Care Med. 6 (1978) 81
72 Müller, K. M.: Zur Frage der Sauerstofftoxizität bei der Beatmung Prakt. Anästh. 14 (1979) 487
73 Nash, G., J. A. Bowen, P. T. Langlinais: „Respirator Lung“: a misnomer. Arch. Path. 21 (1971) 234–240
74 Pfeiffer, M., P. Eckert, B. Rauchenberger: Zur Pathophysiologie der experimentellen Lungenkontusion. In: Volumenregulation und Flüssigkeitslunge, hrsg. von P. Eckert. Intensivmedizin – Notfallmedizin – Anästhesiologie, Bd. II. Thieme, Stuttgart 1975
75 Pontoppidan, H. u. Mitarb.: Respiratory intensive care. Anesthesiology 47 (1977) 96
76 Pontoppidan, H., L. S. Bushnell: Respiratory therapy for convalescing surgical patients with chronic lung diseases. In: Lung Disease, hrsg. von D. A. Holada. Blackwell, Oxford 1967
77 Pontoppidan, H., B. Geffin, E. Löwenstein: Acute respiratory failure in the adult. New Engl. J. Med. 287 (1972) 690, 743
78 Pontoppidan, H., M. B. Laver, B. Geffin: Acute respiratory failure in the surgical patient. Advanc. Surg. 4 (1970) 163
79 Powers, S. R., u. Mitarb.: Physiologic consequences of positive end expiratory pressure (PEEP) ventilation. Ann. Surg. 178 (1973) 265.
80 Powner, D. J., B. Eross, A. Grenvik: Differential lung ventilation with PEEP in the treatment of unilateral pneumonia. Crit. Care Med. 5 (1977) 170
81 Quist, J., H. Pontoppidan, R. S. Wilson, E. Lowenstein, M. B. Laver: Hemodynamic responses to mechanical ventilation with PEEP: The effect of hypervolemia. Anesthesiology 42 (1975) 45

82 Radford, E.P., B.G. Ferries, B.C. Kriete: Clinical use of a nomogram to estimate proper ventilation during artificial respiration. New Engl. J. Med. 251 (1954) 877
83 Rigaud, M., J. Boschat, P. Rocha, A. Ferreira, J. Bardet, J.P. Bourdarias: Comparative haemodynamic effects of Dobutamine and Isoproterenol in man. Intens. Care Med. 3 (1977) 57
84 Sestier, H., R.R. Mildenberger, G.A. Klassen: Redistribution in left ventricular regional flow following acute right ventricular pressure overload. Canad. J. Physiol. Pharmacol. 56 (1978) 185
85 Shapiro, B.A., A. Harrison, J.R. Walton, R. Davison: Intermittent demand ventilation (IDV). A new technique for supporting ventilation in critically ill patients. Resp. Care 21 (1976) 521
86 Sjöstrand, O.: Experimental and clinical evaluation of high-frequency positive-pressure ventilation HFPPV. Acta anaesth. scand., Suppl. 64 (1977) 165
87 Sladen, A., M.B. Layer, H. Pontoppidan: Pulmonary complications and water retention in prolonged mechanical ventilation. New. Engl. J. Med. 279 (1968) 448
88 Staub, N.C.: Pulmonary edema. Physiol. Rev. 54 (1974) 678
89 Steinbereithner, K., J. Krenn, R. Schertler, V. Vecsei, E. Bauer: Bronchopulmonale Infektion als Komplikation der Langzeitbeatmung. In: Lungenveränderungen bei Langzeitbeatmung, hrsg. K. Wiemers, K.L. Scholler. Thieme, Stuttgart: 1973
90 Steinhoff, H., K. Falke: Intermittend mandatory ventilation als eine Alternative zur kontrollierten Überdruckbeatmung: Auswirkung auf die Nierenfunktion bei Patienten mit akutem Lungenversagen. In: Das akute progressive Lungenversagen, hrsg. von. O. Mayrhofer-Krammel, G. Schlag, H. Stoeckel. Intensivmedizin – Notfallmedizin – Anästhesiologie, Bd. XVI. Thieme, Stuttgart 1979
91 Stoeckel, H., A. Korpassy: Das Verhalten der Aldosteronexkretion und Hydrokortisonsekretion bei prolongiertem Streß und Langzeitbeatmung. Z. prakt. Anästh. 7 (1972) 28
92 Sturgeon, jr. C.L. u. Mitarb.: PEEP and CPAP: Cardiopulmonary effects during spontaneous ventilation. Anesth. Analg. 56 (1977) 633
93 Sugerman, H.J., K.B. Olofsson, T.W. Pollock, R.F. Agnew, R.M. Rogers, L.D. Miller: Continuous positive endexpiratory pressure ventilation (PEEP) for the treatment of diffuse interstitial pulmonary edema, J. Trauma 12 (1972) 263
94 Suter, P.M., H.B. Fairley, R.M. Schlobohm: Shunt, lung volume and perfusion during short periods of ventilation with oxygen. Anesthesiology 43 (1975) 6
95 Suter, P.M., H.B. Fairley, M.D. Isenberg: Optimum end-expiratory airway pressure in patients with acute pulmonary failure. New Engl. J. Med. 292 (1975) 284
96 Suter, P.M.: Übergang zur Spontanatmung nach Langzeitbeatmung: Kriterien und Techniken. In: Band 17: Aktuelle Probleme der Intensivbehandlung, Bd. II, hrsg. von P. Lawin, M. Wendt. Intensivmedizin – Notfallmedizin – Anästhesiologie, Bd. XVII. Thieme, Stuttgart 1980
97 Tempel, G., S. Jelen, B. v. Hundelshausen, G. Jelen: Transthorakale Impedanz zur Beurteilung des Hydratationszustandes der Lunge. In: Impedanz-Kardiographie, hrsg. von E. Lang, R. Kessel, A. Weikl. Silinsky, Nürnberg 1978
98 Trichet, B., K. Falke, A. Togut u. Mitarb.: The effect of pre-existing pulmonary vascular disease on the response to mechanical ventilation with PEEP following open-heart surgery. Anesthesiology 42 (1975) 56
99 Van de Water, J.M. u. Mitarb.: Monitoring the chest with impedance Chest 64 (1973)
100 Webster, L.R. u. Mitarb.: Comparison of intra venous nitroglycerin and sodium nitroprusside on hypoxic pulmonary vasoconstriction. ASA Annual Meeting. Abstract 67 (1979)
101 Weil, M.H., R.W. Carlson: Colloid osmotic pressure and pulmonary edema. Chest 72 (1977) 692
102 Weil, M.H., R.J. Henning: Early treatment of circulatory shock. Hosp. Phycn. 7 (1977) 20
103 Weil, M.H. u. Mitarb.: Relationship between colloid osmotic pressure and pulmonary artery wedge pressure in patients with acute cardiorespiratory failure. Amer. J. Med. 64 (1978) 643
104 Weil, M.H., R.J. Henning, V.K. Puri: Colloid oncotic pressure: clinical significance. Crit. Care Med. 7 (1979) 113
105 West, J.D.: New advances in pulmonary gas exchange. Anesth. Analg. 54 (1975) 4
106 Winnie, A.P., J.V. Collins: The Doxapram Test: A new technique for the differential diagnosis of apnea. Anesthesiology 26 (1965) 265
107 Wilson, R.F., H. Pontoppidan: Acute respiratory failure: diagnostic and therapeutic criteria. Crit. Care Med. 2 (1974) 293
108 Zapol, W.M., M.T. Snider, R.C. Schneider, M. Rie, S.I. Roth: Pulmonary hypertension in severe acute respiratory failure. In: Artificial Lungs and Acute Respiratory Failure, (hrsg. von W.M. Zapol, J. Qvist. Hemisphere, Washington, 1976
109 Zapol, W.M., M.T. Snider, R.C. Schneider: Extracorporeal membran oxygenation for acute respiratory failure. Anaesthesiology 46 (1977) 272

Zusammenfassende Darstellungen

110 Berk, I.L.: Handbook of critical care. Little, Brown & Co. Boston 1976
111 Cherniack, R.M.: Pulmonary Function Testing. Saunders, Philadelphia 1977
112 Comroe, J.H., R.E. Forster, A.B. DuBois, W.A. Briscoe, E. Carlse: The Lung. Year Book Medical Publishers, Chicago 1962
113 Hedley-White, J. u. Mitarb.: Applied Physiology of Respiratory Care. Little, Brown & Co., Boston 1976
114 Heironimus, T.W., R.A. Bageant: Mechanical Artificial Ventilation, 3. Aufl. Thomas, Springfield/Ill. 1977
115 Langfitt, T.W. u. Mitarb. Vascular factors in head injury: contribution of brain swelling and intracranial hypertension. Head injury: Proceeding of the conference Lippincott, Philadelphia, 1966 (S. 172)
116 Nunn, J.F.: Applied Respiratory Physiology. Butterworth, London 1977
117 Pontoppidan, H., B. Geffin, E. Lowenstein: Acute Respiratory Failure in the Adult. Little, Brown & Co., Boston 1973
118 Ruppel, G.: Manual of Pulmonary Function Testing, 2. Aufl. Mosby, St. Louis 1979
119 Rushmer, F.R.: Cardiovascular Dynamics, 4. Aufl. Saunders, Philadelphia 1976
120 Shapiro, A.B., A.R. Harrison, A.C. Trout: Respiratory Care, 2. Aufl. Year Book Medical Publishers, Chicago 1979
121 Skillman, J.J.: Intensive Care. Little, Brown & Co., Boston 1975
122 Taylor, J.P.: Manual of Respiratory Therapy, 2. Aufl. Mosby, St. Louis 1978
123 Warren, V.J.: Cardiovascular Physiology. Dowden, Hutchinson & Ross, Stroudsburg 1975
124 West, J.B.: Pulmonary Pathophysiology – the Essentials. Williams & Wilkins, Baltimore 1977
125 West, J.B.: Respiratory Physiology – the Essentials, 2. Aufl. Williams & Wilkins, Baltimore 1979

127 Wiemers, K., L. Scholler: Lungenveränderungen bei Langzeitbeatmung. Thieme, Stuttgart 1973

128 Wolff, G.: Die künstliche Beatmung auf Intensivstationen, 2. Aufl. Springer, Berlin 1977

Ergänzung zur Literatur

129 Bird, F. M.: The Theoretical Aspects of High Frequency Pulmonary Ventilation. The Flying Physician, Summer 1980 (S. 12)

130 Carlon, G. C., R. C. Kahn, W. S. Howland, C. Ray jr., A. D. Turnbull: Clinical experience with high frequency jet ventilation. Crit. Care Med. 9 (1981) 1

131 Carlon, G. C., S. Miodownik, C. Ray jr., R. C. Kahn: Technical aspects and clinical implications of high frequency jet ventilation with a solenoid valve. Crit. Care Med. 9 (1981) 47

132 Gallagher, T. J., M. J. Banner: High frequency positive pressure ventilation for oleic acid induced lung injury. Crit. Care Med. 8 (1980) 232

133 Klain, M., H. Keszler: Circulatory assist by high frequency ventilation. Crit. Care Med. 8 (1980) 232

134 Lunkenheimer, P. P., W. Rafflenbeul, H. Keller, I. Frank, H.-J. Dickhut, Chr. Fuhrmann: Application of transtracheal pressure oscillations as a modification of "diffusion respiration". Brit. J. Anaesth. 44 (1972) 627

135 Lunkenheimer P. P., I. Frank, H. Ising, H. Keller, H. H. Dickhut: Intrapulmonaler Gaswechsel unter simulierter Apnoe durch transtrachealen, periodischen intrathorakalen Druckwechsel. Anaesthesist 22 (1973) 232

17 Beatmungsgeräte

Von P. M. Suter

Einleitung

Die Aufgabe der maschinellen Beatmung ist es, die respiratorische Funktion in den Teilen zu unterstützen oder zu übernehmen, zu welchen der Patient nicht oder in nur ungenügendem Maße fähig ist. Während einer Atemmuskellähmung im Verlauf einer neurologischen Erkrankung oder beim instabilen Thorax nach Rippenserienfrakturen ist das die Atemarbeit, bei einer akuten Vergiftung die zentrale Steuerung der Atmung, bei schweren Lungenparenchymveränderungen (Pneumonie, Lungenödem) die alveoläre Ventilation und der Gasaustausch. Um diese Ziele zu erreichen, muß der Beatmungsapparat fähig sein, in rhythmischer Weise die Lunge mit einem bestimmten Atemzugvolumen aufzublähen. Die inspiratorische Flußform sollte dabei so gewählt sein, daß einerseits eine möglichst „physiologische" Verteilung der Atemgase erreicht wird, andererseits dem Lungenparenchym kein Schaden zugefügt und der Kreislauf nicht ungünstig beeinflußt wird (11, 12, 17, 18, 22, 24, 28).

Beim Patienten mit respiratorischer Insuffizienz scheint die Flowform die inspiratorische Gasverteilung kaum zu beeinflussen, während im Lungenmodell und beim Tier der akzelerierende Flow Vorteile aufweist (1, 5). Der dezelerierende Flow bietet gewisse theoretische Vorzüge (6). Die Inspirationsphase kann durch ein endinspiratorisches Plateau (12) verlängert werden.

Ein Atemzugvolumen von 12–25 ml/kg ergibt in den meisten Fällen eine adäquate alveoläre Ventilation, verhindert die Bildung von Mikroatelektasen und erhöht den subjektiven Komfort des Patienten (24). Durch die Verwendung dieses relativ großen Atemzugvolumens ist der intermittierende maschinelle „Seufzer" (englisch: sigh) überflüssig geworden (24, 25). Wird die Beatmung hingegen mit einem Hubvolumen von 7 ml/kg oder weniger durchgeführt, ergeben sich im Verlaufe weniger Stunden oder Tage deutliche Gasaustauschstörungen, eine Abnahme der Compliance und Veränderungen im Röntgenbild (13), welche wahrscheinlich die Folgen der Bildung von Mikroatelektasen sind (20). Die Zeit des Auftretens dieser pathologischen Veränderung hängt vom Alter und der bestehenden Lungenkrankheit ab, wobei wahrscheinlich dem „closing volume" und der Kollapsbereitschaft der Alveolen eine wichtige Bedeutung zukommen (24). Ein positives endexspiratorisches Druckplateau (PEEP) verbessert den Gasaustausch durch eine Erhöhung der funktionellen Residualkapazität, eine Verbesserung der regionalen Ventilations-Perfusions-Verhältnisse und eine Verminderung der Kollapstendenz peripherer Atemwege und Alveolen (18, 24).

Tabelle 17.1 Verwendete Abkürzungen

AMV	Atemminutenvolumen
AZV	Atemzugvolumen
CPAP	Kontinuierlich positiver Atemwegsdruck (continuous positive airway pressure)
CPPV	Kontinuierliche Überdruckbeatmung (continuous positive pressure ventilation)
EPAP	Positiver exspiratorischer Atemwegsdruck (expiratory positive airway pressure)
IAV	Intermittierende assistierte maschinelle Beatmung (intermittent assisted ventilation)
IDV	Intermittierende obligate maschinelle Beatmung (intermittent demand ventilation)
IMV	Intermittierende maschinelle Beatmung (intermittent mandatory ventilation)
IPPB	Intermittierende Überdruckatmung (intermittent positive pressure breathing)
IPPV	Intermittierende Überdruckbeatmung (intermittent positive pressure ventilation)
MB	Maschinelle Beatmung
MMV	Minimales Beatmungsminutenvolumen (mandatory *minute volume*)
PEEP	Positives endexspiratorisches Druckplateau (positive endexpiratory pressure)
SA	Spontanatmung
SIMV	Synchronisierte intermittierende maschinelle Beatmung (synchronized intermittent mandatory ventilation)

Tabelle 17.2 Anforderungen und spezielle Ausrüstung des Respirators für die Intensivmedizin

Atemgrößen, regulierbar:
- Atemminutenvolumen 4–40 l/min
- Atemzugvolumen 0,2–2 l
- Frequenz 0–60/min (mit IMV)
- Sauerstoffkonzentration 21–100%
- Zeitverhältnis Inspiration/Exspiration 2:1 bis 1:4

Wahl des Beatmungsmodus:
Assistiert-kontrolliert bevorzugt. Trigger obligatorisch, differentialdruck-gesteuert, mit Anzeige
- inspiratorischer Fluß 0,5–2 l/s (gegen Atmosphärendruck gemessen)
- inspiratorische Pause 0–2 s
- PEEP 0–30 cm H_2O
- IMV (8); SIMV bevorzugt Frequenz 1–15/min
- CPAP 0–30 cm H_2O

Kontrollanzeigen:
- Trachealdruck
- Spirometrie, exspiratorisch: AZV, AMV, Frequenz
- Temperatur der Inspirationsgase

Alarmsystem:
- Trachealdruck: tief (Mitteldruck, Latenzzeit) hoch (absolut, Sofortanzeige), wählbar
- Sauerstoff
- AZV, AMV; wählbar
- elektrische Panne
- Umschaltstörung (fail to cycle)
- Temperatur der Inspirationsgase

Sicherheiten:
- Druckbegrenzungsventil im Patientensystem, regulierbar von 10–120 cm H_2O
- Spontanatmungsmöglichkeit bei Panne, wenn möglich auch in jeder anderen Situation
- Möglichkeit zur manuellen Beatmung

Antrieb:
- elektrisch, mit Sicherheitsnetz
- Batteriebetrieb oder
- pneumatisch für gewisse Anwendungen (z.B. Transport)

Format und Beschriftung:
- mobil, platzsparend
- praktische Form, Ablagefläche
- klare und einfache Beschriftung
- Checkliste für Inbetriebnahme und Pannen

Sterilisation:
- Patientensystem
- Desinfektion des ganzen Gerätes

Entsprechend der heutigen Tendenz, die Beatmung dem Patienten individuell anzupassen, muß das Gerät über eine Vielfalt von Einstellungsmöglichkeiten der Ventilationsparameter verfügen. In Tab. 17.2 sind die Anforderungen für einen polyvalenten Respirator aufgeführt, welcher eine patientenangepaßte Behandlung der akuten respiratorischen Insuffizienz ermöglicht. Zur Langzeitbeatmung eignen sich die mit konstantem Atemzugvolumen arbeitenden Geräte besser als die druckgesteuerten Apparate, da die ersteren auch bei veränderlicher Elastizität und Resistenz des respiratorischen Systems eine adäquate Ventilation sicherstellen. Zudem sollen sie durch einen großen Bereich von Atemfrequenz, Atemzugvolumen (AZV) und Atemminutenvolumen (AMV) ausgezeichnet sein. Die kontrollierte Beatmung ist mit sehr wenigen Ausnahmen wie z.B. zentralnervösen Störungen, Rippenserienfrakturen mit paradoxer Atmung in der Frühphase, durch die assistiert-kontrollierte Beatmung ersetzt worden, was einen guten Triggermechanismus erfordert. Die Mitarbeit des Patienten wird noch weiter gefördert, wenn die Möglichkeit für eine Spontanatmung zwischen den von der Maschine abgegebenen Hubvolumen besteht: intermittierende maschinelle Ventilation = intermittent mandatory ventilation (IMV [8]), oder intermittierende obligatorische Ventilation = intermittent demand ventilation (IDV), oder synchronisierte IMV mit den Spontanatmungsbewegungen (SIMV). IMV und die Applikation eines kontinuierlich positiven Atemwegsdruckes bei Spontanatmung (CPAP) können bei vielen Patienten die Übergangsphase von der maschinellen zur spontanen Atmung erleichtern oder auch als eigentliche Beatmungsarten schon zu Beginn der Behandlung eingesetzt werden (7). Ein einfaches IMV-System, welches an jedes Beatmungsgerät angefügt werden kann, ist in Abb. 17.1 dargestellt. Eine genaue Dosierung und Konstanthaltung der inspiratorischen Sauerstofffraktion (F_{IO_2}) ist wesentlich, um eine adäquate Oxygenation zu garantieren und gleichzeitig eine potentielle Sauerstofftoxizität zu verhindern (19).

Die Atemgase müssen angewärmt und mit Wasserdampf gesättigt zum Patienten gelangen. Aus hygienischen Gründen sollten die Inspirationsluft entkeimt und die exspiratorischen Gase aus der Umgebung des Patienten entfernt werden können. Die Kontrollanzeigen, Alarmsysteme und Sicherheitseinrichtungen sollen nicht nur die Betriebssicherheit erhöhen, sondern auch die Überwachung durch das Pflegepersonal erleichtern und rationalisieren. Die Betriebssicherheit kann zusätzlich

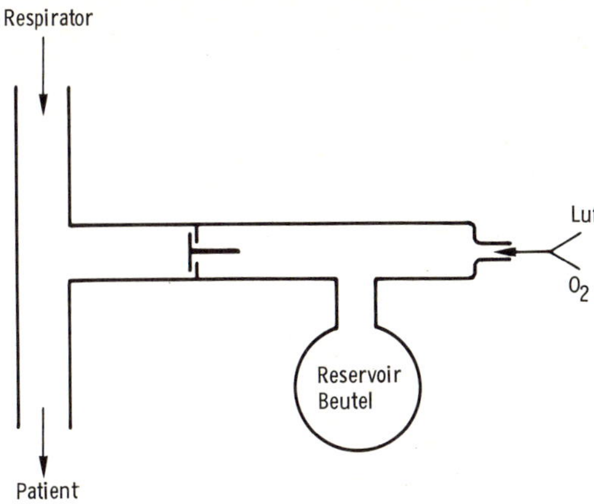

Abb. 17.1 IMV-System (intermittent mandatory ventilation). Dieser Zusatz besteht aus einem Luft-Sauerstoff-Mischer (über ein Mischgerät oder zwei Durchflußmesser), einem Reservebeutel (z. B. 3-Liter-Anästhesie-Beutel), einem Einwegsventil und einem T-Stück, womit das System zwischen das Beatmungsgerät und den Patienten eingefügt wird. Die Vorteile liegen vor allem im nicht teuren und einfachen Aufbau sowie der Adaptationsmöglichkeit an jeden Beatmungsapparat.

durch eine einfache und klare Beschriftung sowie eine auf das Gerät aufgedruckte Checkliste für Inbetriebnahme und Pannen verbessert werden. Die Sterilisation des Patientenschlauchsystems sowie die Desinfektion des ganzen Apparates sollen so durchführbar sein, daß sie mit der spitalinternen personellen und technischen Struktur eine rasche Bereitstellung des Gerätes erlauben.

Einteilung und Eigenschaften eines Respiratorsystems

Die Insufflationsphase (maschinelle Inspiration) eines Respirators wird durch die Kriterien Zeit, Volumen, Druck und Fluß (Flow) bestimmt. Die Arbeitsweise des Gerätes wird durch die folgenden Eigenschaften charakterisiert (3, 23):

Art des Antriebes (Energiequelle)

Elektrisch: Die meisten leistungsfähigen Beatmungsgeräte benützen diese Stromquelle. Die Nachteile sind neben der Netzabhängigkeit die meist voluminöse und schwere Konstruktion. Vorteil: Betrieb bei Ausfall der Druckgasversorgung ist bei gewissen Geräten möglich.
Pneumatisch: Diese Apparate benötigen eine leistungsfähige Druckgasversorgungsanlage; sie sind jedoch unabhängig vom elektrischen Strom einsetzbar, was oft Vorteile mit sich bringt (Beatmung während Patiententransport, in der Überdruckkammer, während Stromunterbrechung).

Art der Steuerung

Entsprechend der Beatmungsgröße, welche die Exspirationsphase einleitet, unterscheidet man folgende Steuerungsarten:
Volumengesteuert: Die Exspirationsphase wird nach Austritt eines bestimmten Volumens eingeleitet.
Druckgesteuert: Das Atemzugvolumen und die Inspirationszeit sind vom Erreichen eines vorgewählten Druckes abhängig.
Flowgesteuert: Das Erreichen eines vorbestimmten Flusses steuert das Inspirationsvolumen.
Zeitgesteuert: Die Insufflationsphase wird nach einer vorgegebenen Zeit unterbrochen.
Die Schaltung dieser Steuerung erfolgt entweder rein pneumatisch, elektrisch-elektronisch oder mit Hilfe von Fluidic-Elementen (26).

Art der Begrenzung der Inspirationsphase

Unabhängig vom eingestellten Atemzugvolumen löst das Erreichen der Begrenzungsgröße entweder die Exspirationsphase aus, oder der inspiratorische Fluß wird so weit gedrosselt, daß der Begrenzungswert nicht überschritten wird.
Volumenbegrenzt: Ein vorgewähltes Inspirationsvolumen wird nicht überschritten.
Druckbegrenzt: Ein bestimmter Druck wird während der Inspiration nicht überschritten, was entweder durch die Einleitung der Exspiration beim Erreichen dieses Druckes oder durch eine Reduktion des Flusses erreicht wird.
Flowbegrenzt: Ein bestimmter inspiratorischer Fluß kann nicht überschritten werden. Dieses Prinzip unterscheidet sich in der Anwendung kaum vom druckbegrenzten Modus.
Zeitbegrenzt: Die Exspiration wird nach einer vorbestimmten Zeit eingeleitet.

Art der Gaslieferung

Stromgeneratoren: Sie halten das Atemzugvolumen bei Veränderungen der Compliance oder der Resistenz weitgehend konstant, nicht aber beim Auftreten eines Lecks.
Druckgeneratoren: Das Atemzugvolumen sinkt bei einem Leck im System nicht ab, wohl aber bei einer Erhöhung der Resistenz oder einer Erniedrigung der Compliance.

Nach der Trennung von Antriebs- und Beatmungseinheit

Primär- und Sekundärsystem: Das Primärsystem arbeitet als Arbeitseinheit und bringt das im Sekundärsystem (Patientensystem, Atembalg oder -beutel) gespeicherte Atemzugvolumen durch Druckübertragung in die Lunge des Patienten.
Direkte Verwendung des Druck- und Strömungsgenerators zur Insufflation der Lunge über Ventil- und Steuereinheiten, welche die Beatmungsparameter bestimmen.

Art der Atemvolumeneinstellung

Atemminutenvolumen wird *direkt gewählt,* das Atemzugvolumen ergibt sich aus der Einstellung von Atemminutenvolumen und Atemfrequenz. Dies gilt nur für kontrollierte Beatmung, ausgenommen für den Engström ECS 2000 und Elema Servoventilator 900.
Atemzugvolumen wird *vorbestimmt.* Das Atemminutenvolumen ergibt sich aus dem Produkt Atemzugvolumen mal Atemfrequenz.

Art der Kontrolle der Beatmung

Kontrolliert: Atemfrequenz, Intervall und Minutenvolumen sind vorbestimmt und können vom Patienten nicht beeinflußt werden.
Assistiert: Der Patient löst jede Inspiration aus, das Gerät liefert dann das eingestellte Atemzugvolumen.
Assistiert – kontrolliert: Das Gerät ist für eine „Minimalfrequenz" eingestellt, der Patient kann aber die Inspiration selber auslösen und das Minutenvolumen beliebig erhöhen, jedoch nicht unter die eingestellte Größe vermindern. Ausnahmen: Engström ECS 2000, Roche Respirator 3100; bei diesen Geräten wird das maximale Atemminutenvolumen eingestellt.
Assistierte und assistiert-kontrollierte Beatmung erfordern einen vom Patienten steuerbaren Auslösemechanismus der Inspiration (englisch: trigger).
Intermittierende maschinelle Beatmung (IMV [8]): Der Patient atmet spontan zwischen den von der Maschine gelieferten Hubvolumina, welche mit einer bestimmten Frequenz ohne (IMV) oder mit Synchronisation mit der Spontanatmung (SIMV = synchronized intermittent mandatory ventilation, oder IAV = intermittent assisted ventilation) verabfolgt werden. Beim Modus IDV (intermittent demand ventilation) wird nicht die Frequenz der maschinellen Beatmung, sondern das Verhältnis von maschineller zu spontaner Atemfrequenz eingestellt.
Obligatorisches Atemminutenvolumen (MMV = mandatory minute volume [14]): Am Beatmungsgerät wird ein bestimmtes Minutenvolumen eingestellt; der Patient atmet davon soviel er kann oder will spontan, der Rest wird ihm durch die Maschine in vorbestimmten Hubvolumen appliziert. Diese Beatmungsart ist geräteseitig aufwendig und klinisch unpraktisch; sie wird daher nur an wenigen Kliniken angewendet.

Beschreibung der gebräuchlichsten Beatmungsgeräte

Pneumatisch angetriebene Apparate

Druck-Flow-gesteuert

Bird-Respiratoren

(Abb. 17.2–17.5)
Vertrieb: 3 M Deutschland; Reiner, Wien; Wullschlegel, Basel.
Antrieb: pneumatisch.
Druckgesteuert.
Flowbegrenzt.
Druckgenerator.
Atemzugvolumen wird bestimmt durch inspiratorischen Flow und Inspirationsdruck, die Frequenz durch die resultierende Inspirations- und die Exspirationszeit; das Atemminutenvolumen ist durch Atemzugvolumen und Frequenz definiert.
Beatmungsmodus: kontrolliert, assistiert-kontrolliert oder assistiert.

Funktionsprinzip und Bedienung

Die verschiedenen Bird-Respiratoren arbeiten nach dem gleichen Prinzip. Sie sind druckgesteuert mit variablem inspiratorischen Flow. Ein keramisches Ventil gelangt wechselweise in das Kraftfeld zweier Magneten. Als Gegenkräfte wirken apparateseitiger und inspiratorischer Druck (Abb. 17.2). Einstellbar sind der inspiratorische Fluß, der maximale inspiratorische Druck, die Dauer der exspiratorischen Pause und die Empfindlichkeit des Trig-

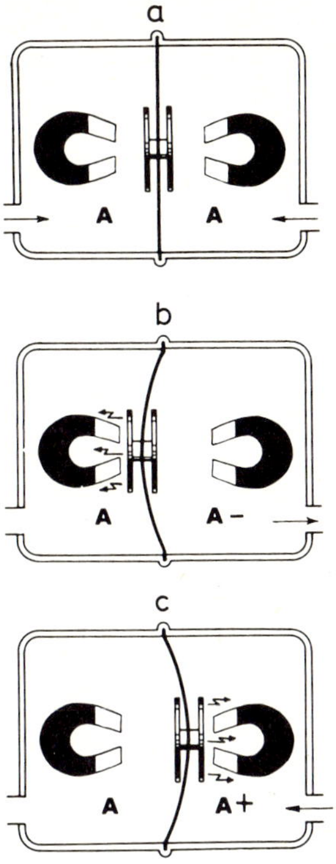

Abb. 17.2 Prinzip der Arbeitsweise des Bird-Respirators. a) Null- oder Mittelstellung, b) Exspirationsstellung, c) Inspirationsstellung

gers. Mittels Beatmungsdruck und -fluß sind Hubvolumen und Inspirationszeit indirekt kontrollierbar.

Mit beginnender Inspiration wird das keramische Ventil, das an einer Gummimembran befestigt ist und an deren beiden Seiten Stahlplatten angebracht sind, nach rechts gezogen und gelangt in das Kraftfeld des rechten Magneten. Durch Regulierung des Abstandes zwischen Magneten und keramischem Ventil ist der Inspirationsdruck einzustellen. Übersteigt der Beatmungsdruck die Kraft dieses Magneten, schaltet das Gerät in Exspirationsstellung und das keramische Ventil gelangt in das Kraftfeld des linken Magneten. Durch Regulierung des Abstandes dieses Magneten von dem keramischen Ventil ist die Empfindlichkeit des Triggers regulierbar. Die nächste Inspiration wird ausgelöst durch den Einatemimpuls des Patienten, der die Kraft des linken Magneten überwinden muß, oder durch eine einstellbare Zeitautomatik, die die Exspirationszeit kontrolliert. Der inspiratorische Fluß ist in einem großen Bereich zu regeln, wodurch das Gerät an verschiedene Beatmungsbedingungen anzupassen ist.

Bei Verwendung von Druckluft als Antriebgas arbeitet das Gerät mit einem $F_{IO_2} = 0{,}21$. Wird Sauerstoff als Antriebsgas benutzt, erlaubt der Airmix-Zugknopf die Mischung von Sauerstoff mit Raumluft im Verhältnis von etwa 40:60. Dieses Mischungsverhältnis ist jedoch stark abhängig vom inspiratorischen Fluß und der Atemfrequenz. Der Sauerstoffanteil kann gegen Ende der Inspiration durch Verminderung der Strömungsgeschwindigkeit besonders bei hohem Inspirationsdruck ungünstigenfalls bis 94% ansteigen (9). Die Gefahren einer potentiellen pulmonalen Toxizität hoher Sauerstoffkonzentrationen (19) sowie die Störungen der Steuerung der Atmung durch hohe Sauerstoffzufuhr bei chronischer Ateminsuffizienz (4) machen die Anwendung von Sauerstoffmischgeräten in den meisten Fällen obligatorisch. Die Bird- oder Veriflo-McGaw-Sauerstoffblender ermöglichen den Betrieb des Gerätes mit einer definierten O_2-Konzentration mit ausreichender Genauigkeit. Dabei wird das definierte Gasgemisch auch als Antriebskraft benutzt, und der Injektor des Verneblers erhält aus einem Reservoirbeutel das zusätzliche Gasvolumen mit der gleichen Sauerstoffkonzentration. Eine andere Möglichkeit ist die Verwendung einer Regeleinrichtung (parallel inspiratory gas mixing flow cartridge), die eine definierte Sauerstoffzufuhr während der Inspiration garantiert. In diesem Falle ist der Respirator mit Druckluft zu betreiben.

Die Bird-Respiratoren sind mit Aerosolverneblern ausgestattet, wodurch die Geräte besonders für die Inhalationstherapie mit intermittierendem Überdruck geeignet sind.

Verschiedene Typen der Bird-Respiratoren haben Eingang in die klinische Praxis gefunden. Der *Bird-Mark 7* ist das eigentliche Grundgerät. Der maximale endinspiratorische Druck ist mit 70 cm H_2O begrenzt. In den hohen Druckbereichen verschlechtert sich die Charakteristik des Gasflows.

Der *Bird-Mark 8* ermöglicht durch eine zusätzliche Injektoreinrichtung bei der kontrollierten Beatmung eine Unterstützung der Expiration durch einen negativen Druck bis -10 cm H_2O.

Der *Bird Mark 9* ist ein verstärkter Mark 8, mit dem höhere inspiratorische Beatmungsdrücke ermöglicht werden.

Der *Bird Mark 10* besitzt neben den Eigenschaften des Mark 7 eine automatische endinspiratorische Flowsteigerung.

Der *Bird Mark 14* hat die gleichen Eigenschaften des Mark 10 mit der zusätzlichen Möglichkeit der

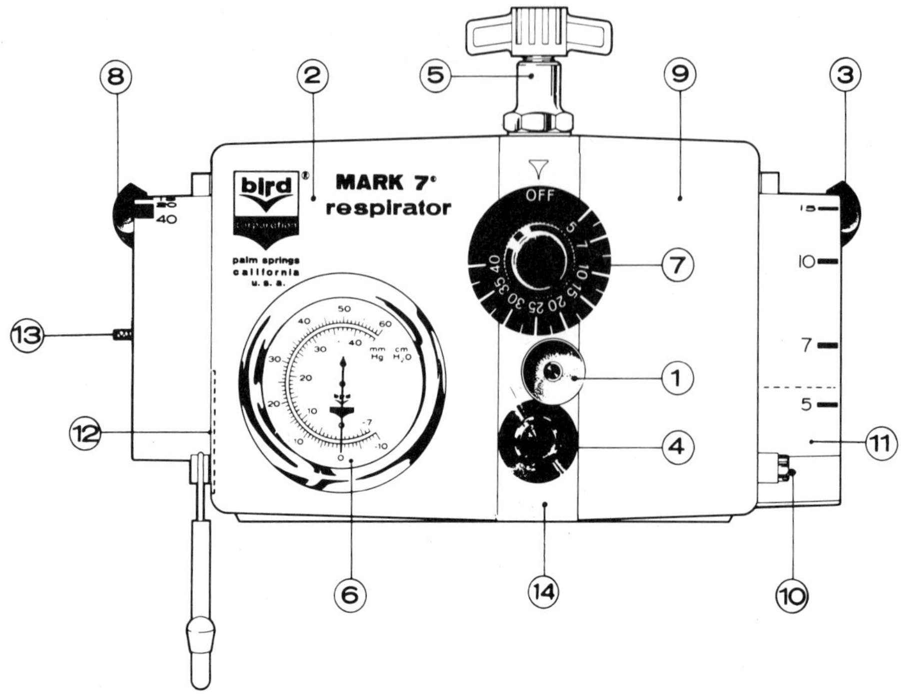

Abb. 17.**3** Bird Mark 7: Steuergehäuse und Bedienungsknöpfe

1 Airmix-Wählknopf
2 Gehäuseteil mit Atmosphärendruck
3 inspiratorische Drucklimitierung
4 Exspirationszeiteinstellung
5 Druckgasanschluß
6 Atemwegsdruckanzeige
7 inspiratorischer Flow-Regler
8 Empfindlichkeitsregler des Triggers
9 Überdruckabteil
10 inspiratorische Steuerdruckleitung
11 inspiratorischer Atemschlauchanschluß
12 Luftfilter
13 manuelle Inspirationsauslösung
14 Mittelkörper mit Steuerknöpfen

Beatmung mit extrem hohen Inspirationsdruck bis 120 mm Hg. Die Möglichkeit der endinspiratorischen Flowsteigerung erlaubt eine langsame Anfangsgeschwindigkeit des Gasstromes, wodurch eine gleichmäßigere Gasverteilung in den Lungen erreicht wird, und die Flowsteigerung am Ende der Inspiration erlaubt eine Applikation ausreichender Hubvolumina.

Durch Kombination des Bird Mark 14 mit dem Bird Mark 6 (*Bird Mark 6/14 MVV*) ist eine volumenkontrollierte Beatmung möglich. Über eine Mischeinrichtung von Luft und Sauerstoff ist das Gasgemisch definiert. Der Bird Mark 14 dient als Antriebsaggregat für den Bird Mark 6. Bei Änderung der Compliance oder der Atemwegswiderstände hält der Bird Mark 6 weitgehend das vorher eingestellte Atemminutenvolumen konstant.

Der *IMV-Bird* ist ein neues Modell der Serie, welches gegenüber seinen Vorgängern neue Qualitäten und Möglichkeiten bietet. Wie sein Name angibt, ist er besonders für die „intermittent mandatory ventilation" (IMV [8]) konzipiert. Das Gerät ist pneumatisch angetrieben und gesteuert. Das Atemzugvolumen (Bereich 0,1–2,5 l) wird durch den inspiratorischen Flow und die Inspirationszeit (0,5–3 s) bestimmt, die Frequenz (0,3–30/min) durch Inspirations- und Exspirationszeit (Bereich 1–180 Sekunden). Es handelt sich somit um einen zeitgesteuerten, druckbegrenzten und praktisch volumenkonstanten Apparat, welcher zur kontrollierten, assistiert-kontrollierten und IMV-Beatmung verwendet werden kann. Ein positiver endexspiratorischer Druck (PEEP) wird durch einen Drehknopf eingestellt. Die Anfeuchtung der Atemgase geschieht durch einen Bird-Vernebler, das Gasgemisch wird mit einem Sauerstoffblender gewählt. Ein sogenannter „Compliance-Kompensator" verlangsamt von einem einstellbaren Inspira-

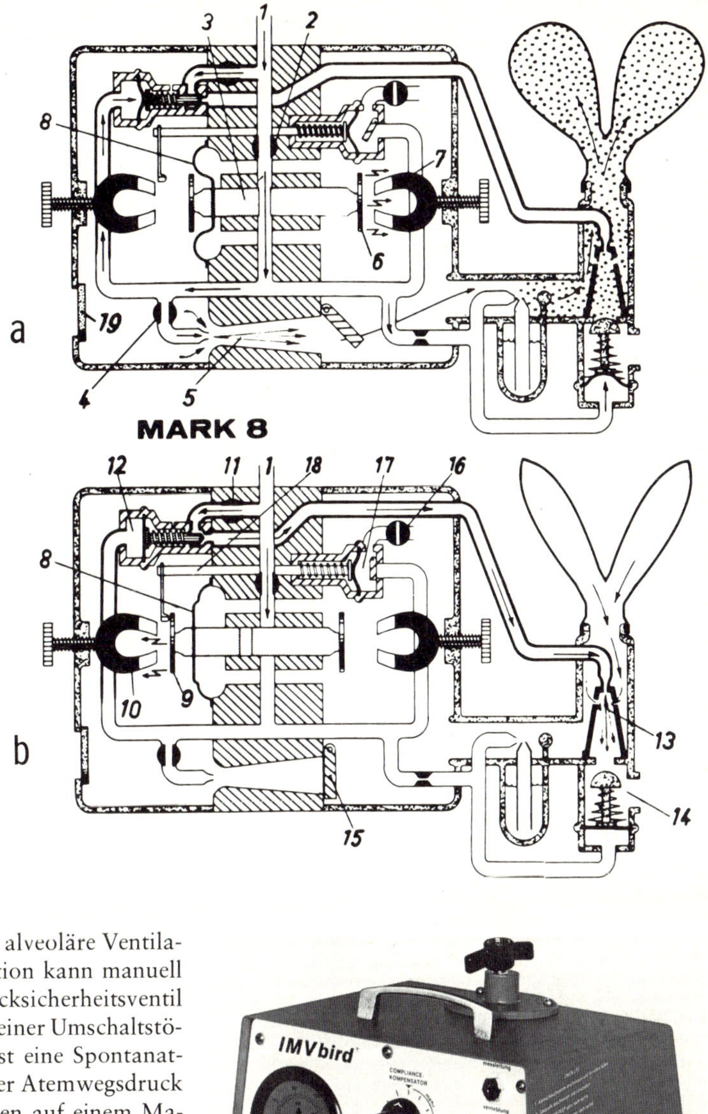

Abb. 17.4 Funktionsschema des Bird-Respirators Mark 8 (Erläuterungen im Text)

tionsdruck an den Flow, um die alveoläre Ventilation zu verbessern. Die Inspiration kann manuell ausgelöst werden. Ein Überdrucksicherheitsventil öffnet sich bei 110 cm H_2O. Bei einer Umschaltstörung oder einem Druckabfall ist eine Spontanatmung mit Raumluft möglich. Der Atemwegsdruck wird wie bei allen Bird-Modellen auf einem Manometer kontinuierlich angezeigt. Ein zusätzliches Überwachungs- und Alarmsystem für das Atemvolumen ist erhältlich. Die Sterilisation der Bird-Atemschläuche wird mit Desinfektionslösungen (z. B. Ivisol) vorgenommen.

Inspirationsvorgang (Abb. 17.4 a)

Das keramische Ventil [3], das in Inspirationsstellung geöffnet ist, läßt das Druckgas – Druckluft oder Sauerstoff – von dem Druckgaseintritt [1] über den Strömungsgeschwindigkeitsregler [2] folgende Wege strömen:

a) Über den Airmix-Schieber [4] zum Venturi [5]. Im Venturi erfolgt Mischung des Druckgases

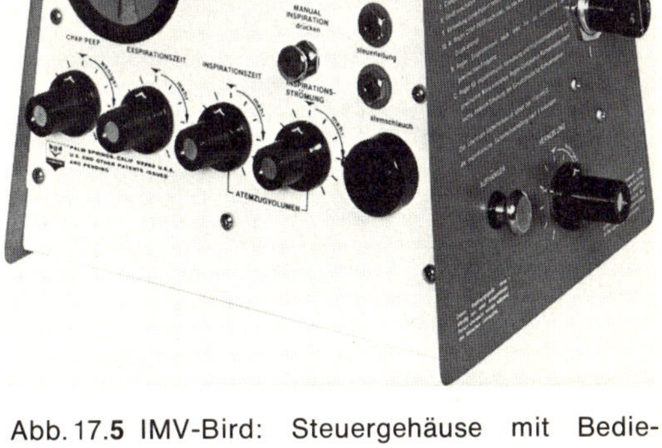

Abb. 17.5 IMV-Bird: Steuergehäuse mit Bedienungsknöpfen

mit Raumluft, die über das Bronzefilter [19] angesaugt wird. Diese Mischung geht über den Vernebler (Hauptstrom) zum Patienten.

b) Gleichzeitig geht die Strömung über eine Stenose zum Vernebler, über ein T-Stück weiter zum Ausatemventil, das durch Druck geschlossen ist.
c) Eine Abzweigung vor dem Airmix-Schieber [4] verschließt in der Negativpatrone [12] den Schieber für den Negativdruck der Exspiration.
d) Durch eine weitere Druckgasleitung wird die Automatikpatrone [17] „geladen".

Ist der (bis max. 70 cm H_2O) eingestellte inspiratorische Enddruck erreicht, stößt der Druck in der rechten Kammer die Membran [8] und das keramische Ventil [3] nach links. Die Metallplatte [6] wird also von dem Magneten [7] so lange gehalten, bis der eingestellte maximale Inspirationsdruck erreicht ist.

Exspirationsvorgang (Abb. 17.**4** b)

Der Drucklufteintritt [1] ist durch das keramische Ventil [3] versperrt. Der Druck im System ist über den Vernebler abgebaut. Die Metallplatte [9] wird von Magneten [10] in dieser Exspirationsstellung gehalten. Das Ausatemventil [14] ist geöffnet. Wird die Exspiration aktiv (Bird Mark 8) unterstützt, strömt über den Negativdruck-Generator [11] Druckluft über das durch die Patrone [12] geöffnete Ventil zum Negativ-Venturi [13]. Dadurch entsteht ein Unterdruck im Exspirationskreis. Ein Rückschlagventil [15] verschließt das Venturi und verhindert damit die Rückatmung in das System. Gleichzeitig hat diese pneumatisch wirkende Klappe die Aufgabe, während der Inspiration entstehende Druckwellen aufzunehmen, die Strömungsgeschwindigkeit zu bremsen und damit ein vorzeitiges Umschalten des Respirators in die Exspirationsstellung bei Turbulenzen zu vermeiden. Das Nadelventil „Automatik" ([16] Exspirationszeit) entlädt den während der Inspiration gespeicherten Druck in der Patrone [17], wodurch sich durch Federdruck die Schubstange [18] nach rechts bewegt und am Ende der Exspirationszeit die Metallplatte [19] und das keramische Ventil nach rechts verschiebt (= Inspirationsstellung). Dies gilt für die kontrollierte und assistiert-kontrollierte Beatmung.

Ist das Nadelventil [16] geschlossen, arbeitet der Respirator als Assistor. Durch die Inspiration des Patienten entsteht in der rechten Hälfte des Gerätes ein Unterdruck, der sich bis zur Membran [8] auswirkt und die Metallscheibe [9] aus dem Kraftfeld des Magneten [10] herauszieht. Das keramische Ventil mit der Membran und die beiden Metallplatten werden nach rechts verschoben und die Inspirationsphase eingeleitet.

Der Abstand des Magneten [7] zur Metallscheibe [6] regelt den endinspiratorischen Druck, der Abstand des Magneten [10] zur Metallscheibe [9] die Empfindlichkeit des Triggers. Je kleiner der Abstand der Metallscheiben [6 + 9] zu ihren Magneten [7 + 10] ist, desto größer ist die magnetische Kraft.

Bennett-Respirator PR 2

(Abb. 17.**6**)

Vertrieb: Hoyer, Bremen; Comesa, Wien; Rüegge, Wettingen (CH).

Antrieb: pneumatisch.

Flowgesteuert als Assistor, sonst zeitgesteuert.

Druckbegrenzt.

Druckgenerator.

Atemzugvolumen bestimmt durch inspiratorischen Flow, Versorgungsdruck und Inspirationszeit; Atemfrequenz bestimmt durch Inspirations- und Exspirationszeit.

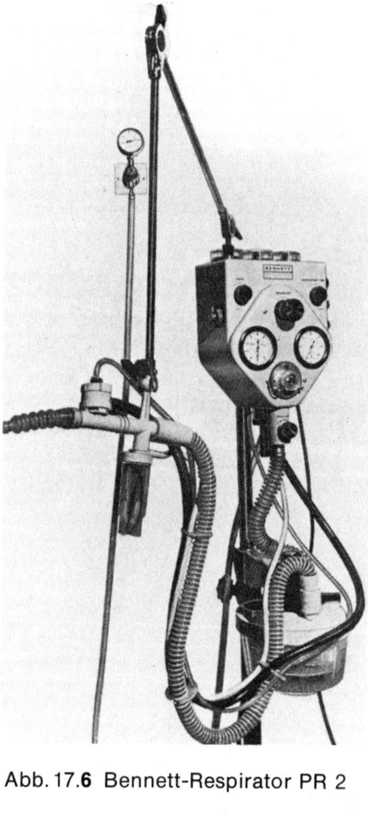

Abb. 17.**6** Bennett-Respirator PR 2

Atemmodus: kontrolliert, assistiert-kontrolliert oder assistiert.

Funktionsprinzip

Die Steuerung des Bennet PR 2 geschieht durch pneumatische Ventile. Als Antriebsquelle wird ein Druckgas (Sauerstoff oder Luft) verwendet, welches einerseits die Steuer- und Relaisventile bedient, andererseits über Druckreduzierklappen das Atemgas liefert. Das Kernstück des Regulationsmechanismus ist das flowsensitive Bennett-Ventil. Dieses schaltet dann von Inspiration auf Exspiration um, wenn sich der Atemwegsdruck dem eingestellten Versorgungsdruck nähert und die Strömungsgeschwindigkeit dadurch unter 1 l/min absinkt. Die Beatmung kann mit reinem Sauerstoff erfolgen oder mit einem Luft-Sauerstoff-Gemisch, wobei die F_{IO_2} nicht definiert ist. Mit Hilfe einer Injektoreinrichtung kann die Exspiration durch einen negativen Druck unterstützt werden. Die Anfeuchtung der Atemgase kann durch einen geheizten Verdampfer (z. B. Bennett-Kaskade) oder einen Kalt-Aerosol-Vernebler erfolgen. Ein spezieller Vernebler erlaubt die endobronchiale Applikation von Medikamenten.

Bedienung

Das Atemzugvolumen wird durch die Einstellung von inspiratorischem Fluß und Inspirationszeit bestimmt, die Frequenz sodann durch die Exspirationszeit. Dadurch ergibt sich ein Zeitverhältnis Inspiration zu Exspiration, welches von den drei eingestellten Größen abhängig ist. Durch den eingebauten Auslösemechanismus kann der Patient den Beginn der Inspiration auch selbst bestimmen.

Überwachung und Alarm

Der Atemwegsdruck wird kontinuierlich angezeigt, sein maximaler Wert ist durch den eingestellten Versorgungsdruck bestimmt. Zusätzlich ist eine Anzeige der Temperatur in den Atemschläuchen vorhanden.

Sterilisation

Das Patientenschlauchsystem kann in einer Ivisollösung oder im Autoklav sterilisiert werden.

Dräger Inhalog 1, Inhalog 2

(Abb. 17.7 und 17.8)

Vertrieb: Dräger, Lübeck; Wien; Zürich.
Antrieb: Inhalog 1: pneumatisch,
Inhalog 2: elektrisch/pneumatisch.

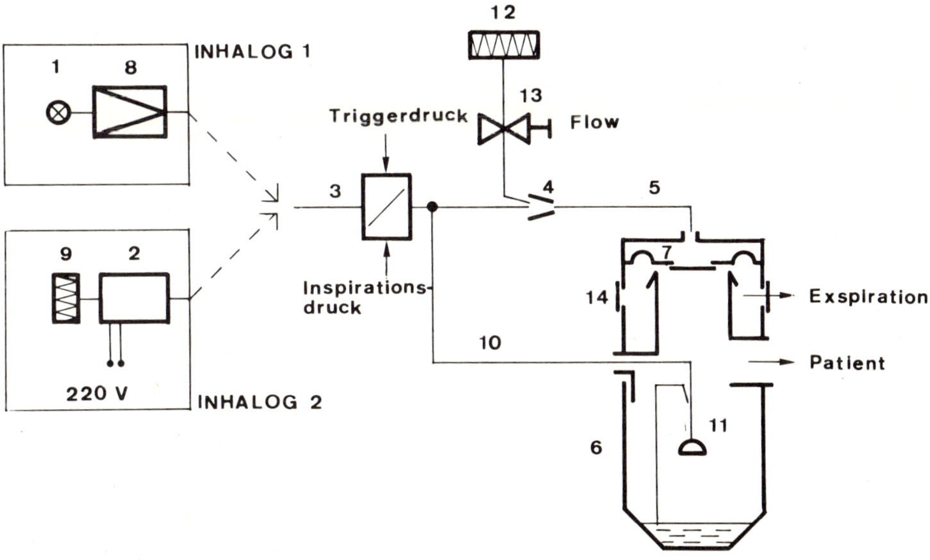

Abb. 17.7 Funktionsschema der Inhalog-Geräte

1 Gasversorgung
2 Kompressor
3 Druckschalter
4 Injektor
5 Inspirationsschlauch
6 Medikamentenvernebler
7 Ausatemventil
8 Druckminderer
9 Filter
10 Verneblerleitung
11 Zerstäuberinjektor
12 Filter
13 Flow-Reglungsventil
14 Ausatembremsring

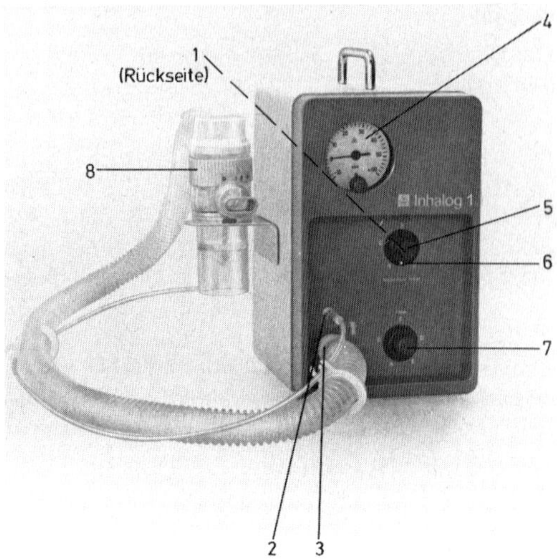

Abb. 17.8 Dräger Inhalog 1
1 Einstellung der Triggerempfindlichkeit
2 Anschluß für Verneblerschlauch
3 Anschluß für Hauptatemgasstrom
4 Beatmungsdruckanzeige
5 Beatmungsdruckeinstellung, mit
6 Markierknopf
7 Inspirationsflußregelung
8 Vernebler mit Ausatembremse, regulierbar

Druckgesteuert.
Druckbegrenzt.
Druckgenerator.
Atemzugvolumen bestimmt durch inspiratorischen Fluß und Maximaldruck.
Beatmungsmodus: assistiert.

Funktionsprinzip

Die beiden Inhalog-Geräte werden zur Inhalationstherapie mit Atemgymnastik verwendet (IPPB). Der Inhalog 1 wird durch Druckgas (2–6 bar) angetrieben, während beim Inhalog 2 der eingebaute Kompressor elektrisch betrieben wird. Das Druckgas aus der zentralen Gasversorgung ([1] in Abb. 17.7) oder dem integrierten Kompressor [2] gelangt zu einem Druckschalter [3], der auf einen Triggerimpuls des Patienten den Durchgang über den Injektor [4], Inspirationsschlauch [5], Medikamentenvernebler [6] zum Patienten freimacht und so eine Insufflation erzeugt. Beim Erreichen des eingestellten Umschaltdruckes wird im Druckschalter [3] der freie Durchgang geschlossen, die Exspiration beginnt, und der Patient kann über das im Medikamentenvernebler [6] integrierte Ausatemventil [7] ausatmen. Beim Inhalog 1 (Abb. 17.8) wird das aus der zentralen Gasversorgung [1] kommende Gas im Druckminderer [8] auf einen Betriebsdruck von 1,4 bar reduziert. Beim Inhalog 2 fördert der Kompressor [2] die über einen Filter [9] angesaugte Umgebungsluft gleich mit einem Betriebsdruck von 1,4 bar. Mit dem als auf/zu-Ventil arbeitenden Druckschalter [3] werden der Triggerdruck (von − 1,5 bis − 5 mbar) und der Inspirationsdruck (10 bis 45 mbar) eingestellt. Hinter dem Druckschalter [3] zweigt eine Leitung [10] ab, die den Zerstäuberinjektor [11] des Medikamentenverneblers [6] antreibt. So ist der Vernebler nur während der Inspiration in Funktion. Der Injektor [4] saugt Umgebungsluft über einen Filter [12] an. Die Flowregelung im Ventil [13] regelt nur den angesaugten Gasstrom, wobei der Flow von 22–50 l/min eingestellt werden kann. Die Exspiration kann mit dem Ausatembremsring [15] verzögert werden.

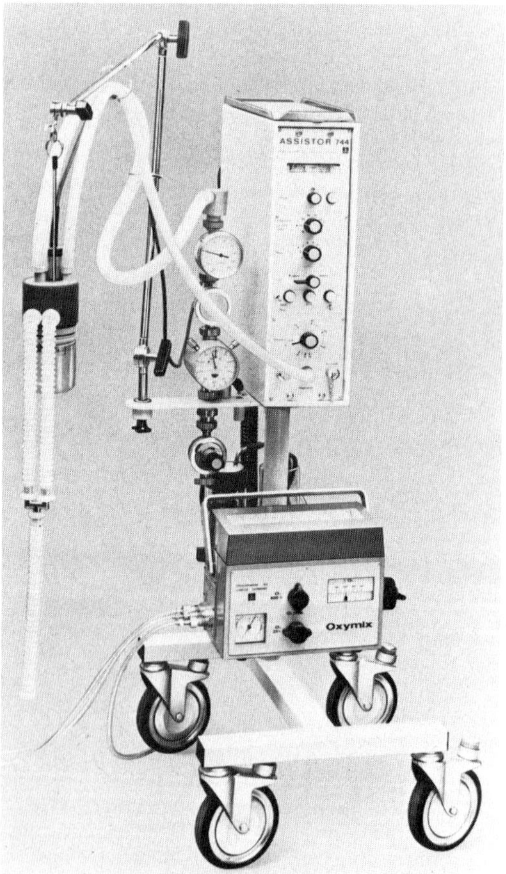

Abb. 17.9 Dräger Assistor 744 mit Oxymix-Sauerstoffmischer

Bedienung

Inhalog 1 und 2 sind in den Bedienungsfunktionen systemidentisch aufgebaut, um einen Übergang vom Klinikgerät (Inhalog 1) zum Heimgerät (Inhalog 2) zu erlauben. Nach dem Anschluß an die Druckgas- oder Stromleitung werden der Inspirationsdruck und der Inspirationsflow eingestellt. Beim Inhalog 1 kann zusätzlich die Triggersensibilität geregelt werden.

Überwachung

Der Beatmungsdruck kann am Atemdruckmesser abgelesen werden.

Sterilisation

Das Patientenschlauchsystem mit Medikamentenvernebler kann gas- oder heißdampfsterilisiert (120 °C) werden. Die angesaugte Raumluft wird durch ein Filter entkeimt.

Dräger Assistor 744
(Abb. 17.9 und 17.10)

Vertrieb: Dräger Lübeck; Wien; Zürich.
Antrieb: pneumatisch.
Druckgesteuert.
Flowbegrenzt.
Druckgenerator.
Atemzugvolumen bestimmt durch inspiratorischen Fluß und Maximaldruck, Atemfrequenz direkt einstellbar.
Beatmungsmodus: kontrolliert, assistiert-kontrolliert oder assistiert.

Funktionsprinzip

Der Dräger Assistor 744 ist ein druckgesteuertes

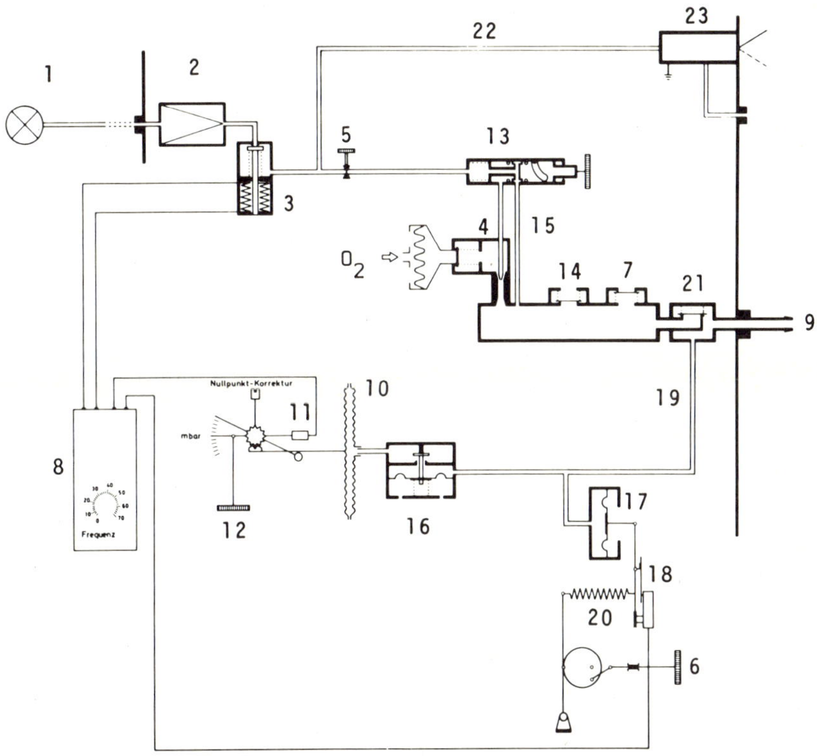

Abb. 17.**10** Funktionsschema des Dräger Assistor 744

1 Druckgasanschluß
2 Druckminderer
3 Magnetventil
4 Injektor
5 Flow-Reglerventil
6 Inspirationsdruckregler
7 Zusatzluftventil
8 Elektronikeinheit/Frequenzregler
9 Patientenanschluß
10 Membrandose
11 kontaktlose Schranke
12 Triggereinstellung
13 Gasmischumschalter
14 Sicherheitsventil
15 Bypassleitung
16 Überdruckventil
17 Membrandose
18 Mikroschalter
19 Druckleitung
20 Feder
21 Rückschlagventil
22 Steuerleitung
23 IPPB/CPAP Wählschalter

Gerät, welches über vielseitige Einstellmöglichkeiten verfügt. Als Antriebsgas dient Sauerstoff oder Luft mit einem Druck von 2–10 bar. Über Druckminderer und einen Gasmischer gelangt das Atemgas zum Patienten. Bei Erreichen des vorgewählten Inspirationsdruckes schaltet das Gerät auf Exspiration um. Der Beginn der nächsten Inspiration wird entweder durch ein Magnetventil entsprechend der gewählten Frequenz oder aber durch den Triggerimpuls des Patienten ausgelöst. Ein Teil der Steuerelemente sowie der geheizte Befeuchter sind elektrisch versorgt. Das Gerät ist mit IMV (intermittent mandatory ventilation) ausgerüstet.

Bedienung

Nach dem Anschluß an die Druckgasquelle wird das Atemzugvolumen indirekt durch den inspiratorischen Fluß und den Maximaldruck vorbestimmt und die Atemfrequenz direkt gewählt (Bereich 8–70/min oder 3–60 für die IMV-Version). Für eine rein kontrolllierte Beatmung wird der Trigger auf über 2 mbar gestellt.
Während der Exspirationsphase können eine Ausatembremse oder ein positives endexspiratorisches Druckplateau (PEEP) eingestellt werden. Der PEEP wird mit einem federbelasteten Membranventil erzeugt. Der Assistor 744 ist mit einer integrierten Spontanatmungseinrichtung ausgestattet, welche über den Wählschalter CPAP eingeschaltet wird. Der Apparat liefert dann einen regulierbaren kontinuierlichen Gasstrom, wobei ein kontinuierlich positiver Atemwegsdruck (CPAP) über das PEEP-Ventil geregelt wird. Die inspiratorische Sauerstoffkonzentration wird entweder intern (durch Ansaugen von Luft bei Betrieb mit Sauerstoff oder durch Sauerstoffzusatz bei Betrieb mit Druckluft) geregelt oder durch ein externes Zusatzgerät eingestellt.
Eine Kurzgebrauchsanleitung erleichtert die Inbetriebnahme.

Überwachung und Alarm

Ein Schauzeichen zeigt an, ob der Patient assistierend oder kontrolliert beatmet wird. Der Beatmungsdruck ist auf einem Manometer sichtbar. Das exspiratorische Atemvolumen kann auf einem Volumeter abgelesen werden. Das Alarmsystem zeigt die folgenden Fehlzustände optisch und akustisch an: Ausfall des Versorgungsgases, elektrischer Stromausfall (nur akustisch), Ansteigen des Atemzeitverhältnisses über 1 : 1 (dient als „disconnect"-Alarm). Alle Warnzustände können über ein elektrisches Kabel auf eine Zentrale übertragen werden.

Sterilisation

Ein Bakterienfilter schützt die Inspirationsgase vor Verunreinigungen. Atemschläuche, Anfeuchter, Druckmesser, Ausatemventile und die meisten anderen Geräteteile können mit Gas oder in Heißdampf (bis 120 °C) sterilisiert werden.

McGaw CV 2000

(Abb. 17.11 und 17.12)

Vertrieb: Jaeger und Koellisch, München; Schoch Elektronics, Zürich.
Antrieb: pneumatisch.
Zeitgesteuert.
Druckbegrenzt.
Stromgenerator.

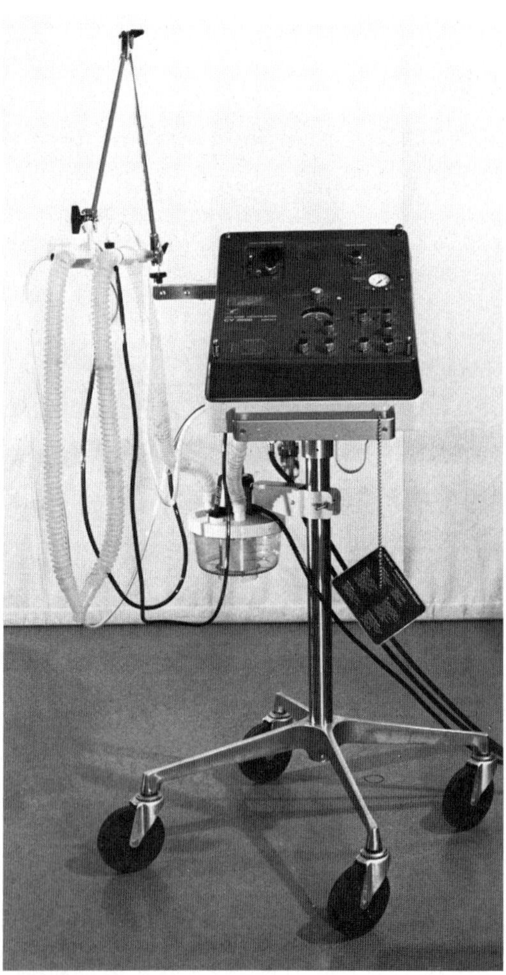

Abb. 17.11 McGaw CV 2000

Atemzugvolumen bestimmt durch inspiratorischen Fluß und Inspirationszeit, Atemfrequenz durch inspiratorische und exspiratorische Zeit.
Beatmungsmodus: kontrolliert oder assistiert-kontrolliert, IMV, CPAP.

Funktionsprinzip (30)

Der McGaw CV 2000 ist rein pneumatisch angetrieben und gesteuert. Das Beatmungsmuster ergibt sich aus der Einstellung eines inspiratorischen Flusses sowie einer Inspirations- und Exspirationszeit. Durch ein Kontrollmodul wird aus dem Sauerstoffmischgerät ein festgelegter inspiratorischer Gasfluß geliefert, indem über ein Meßventil ein bestimmter Differentialdruck beibehalten wird. Die Inspirationszeit wird durch einen pneumatischen Zyklusgenerator festgelegt. Mit einem Schalter kann zwischen kontrollierter Beatmung und „intermittent mandatory ventilation“ (IMV), assistiert-kontrollierter Beatmung oder Spontanatmung gewählt werden. Zur Spontanatmung und IMV, welche mit oder ohne kontinuierlichen positiven Atemwegsdruck (CPAP) durchgeführt werden können, wird ein von 0–30 l/min wählbarer Gasfluß im Schlauchsystem erzeugt. Der IMV-Atemzug erfolgt synchrom mit dem Spontanatmungsrhythmus. Die Empfindlichkeit des Differentialdrucktriggers kann von 0 bis −8 cm H_2O eingestellt werden. Bei allen Beatmungsarten fließt im Schlauchsystem ein zusätzlicher Flow von 100 l/min, solange im Schlauchsystem ein Unterdruck von −1 cm H_2O herrscht. Die Anfeuchtung und Erwärmung der Atemgase erfolgt durch eine Bennett-Kaskade.

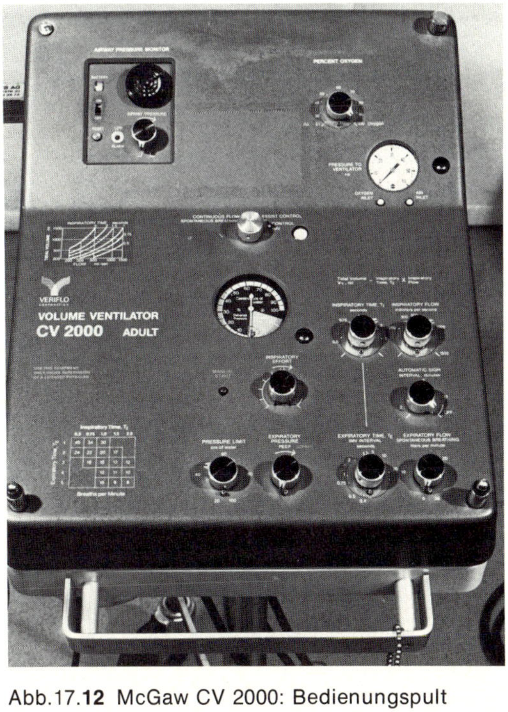

Abb.17.**12** McGaw CV 2000: Bedienungspult

Bedienung

Nach dem Anschluß an Druckluft- und Sauerstoffleitung (Gasdruck 3,5 bar) wird der Beatmungsmodus gewählt. Das Atemzugvolumen wird mit der Inspirationszeit und dem Flow, die Atemfrequenz durch Inspirations- und Exspirationszeit mit Hilfe einer auf dem Gerät aufgedruckten Tabelle eingestellt. Der positive endexspiratorische Druck (PEEP) kann von 0–25 cm H_2O gewählt werden. Die Sauerstoffkonzentration wird mit einem Wählknopf stufenlos von 21–100% eingestellt. Eine Seufzerautomatik kann wahlweise mit einem Intervall von 2–10 Minuten vorgewählt werden. Eine synchronisierte IMV-Beatmung (auch SIMV genannt) ist bis zu einer Minimalfrequenz von 1mal pro 3 Minuten möglich. Die Applikation eines kontinuierlichen positiven Druckplateaus während Spontanatmung (CPAP) wird durch die entsprechende Einstellung am Atemmodus-Wählschalter und am PEEP-Knopf durchgeführt.

Überwachung und Alarm

Ein Manometer gibt den Betriebsdruck des Gasmischers sowie auf Knopfdruck auch den Druck in der Sauerstoff- und Druckluftversorgung an. Der Atemwegsdruck wird auf einem anderen Instrument kontinuierlich angezeigt. Atemzug- und Atemminutenvolumen müssen mit einem externen Spirometer gemessen werden. Der Maximaldruck in den Atemwegen kann zwischen 20 und 100 cm H_2O beschränkt werden; der Überdruck entweicht bei Erreichen dieser Grenze in die Außenluft, und ein akustisches Alarmsignal wird ausgelöst. Ein batteriebetriebener audiovisueller Niederdruckalarm (als „disconnect alarm“ und „fail to cycle alarm“ funktionierend) spricht mit einer festen Zeitverzögerung von 10 Sekunden an. Das akustische Warnsignal kann durch Knopfdruck für eine Dauer von 20 Sekunden ausgeschaltet werden. Ein zweites akustisches und visuelles Alarmsignal gibt einen Druckabfall in der Gasversorgung oder im Gasmischer an. Die aktive Auslösung der Inspiration durch den Patienten wird durch ein Schauzeichen angezeigt.

Sterilisation

Ein Bakterienfilter verhindert eine Verunreinigung der Inspirationsgase. Das Patientenschlauchsystem und der Befeuchter können mit einer Desinfektionslösung oder im Autoklav (120 °C) sterilisiert werden.

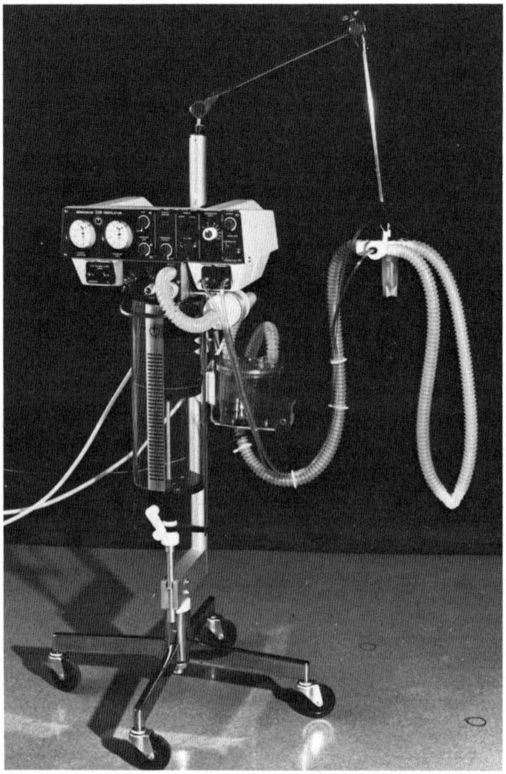

Abb. 17.**13** Monaghan-Respirator M 228

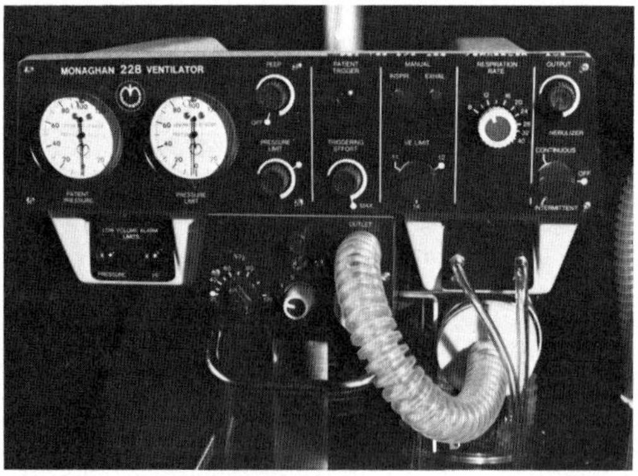

Abb. 17.**14** Monaghan-Respirator M 228: Bedienungs- und Steuereinheit

Geräte mit Fluidic-Steuerung

Monaghan 228

(Abb. 17.13 und 17.14)

Vertrieb: Hospal Medizinische Technik, Nürnberg; Hospal, Basel.

Antrieb: pneumatisch.

Steuerung: Fluidic-Steuerung, volumen-, druck- oder zeitgesteuert, je nach Einstellung.

Druckbegrenzt oder zeitbegrenzt, je nach Einstellung.

Stromgenerator (oder Druckgenerator).

Primär- und Sekundärsystem.

Atemvolumen bestimmt durch Atemzugvolumen und Frequenz.

Atemmodus: kontrolliert oder assistiert-kontrolliert.

Funktionsprinzip (31)

Der Monaghan 228 ist ein rein pneumatisch betriebenes Gerät; somit sind Antrieb, Steuerung und Alarmeinrichtungen stromunabhängig. Eine Serie von Fluidic-Elementen (26) mit verschiedenen Funktionen steuert das Gerät und ermöglicht eine differenzierte Einstellung der Beatmung.

Der obere Teil des Monaghan 228 enthält die mit vielfachen Querverbindungen versehenen Schalt- und Steuereinheiten.

Im unteren Teil ist der Faltenbalg in einem durchsichtigen Zylinder mit aufgedruckter Graduierung für das Atemzugvolumen untergebracht. Der Balg kann für die Reinigung aus dem Gehäuse entfernt werden. Während der Inspiration wird der Inhalt des Faltenbalges durch einen regulierbaren Druckaufbau im Behälter in die Patientenlunge gebracht. Während der Exspirationsphase entfaltet sich der Balg durch sein Eigengewicht und füllt sich dabei mit dem vorgewählten Gasgemisch. Das Instrumenten- und Bedienungspanel auf der Vorderseite des Steuergehäuses enthält zwei Druckanzeigen, die erste für die kontinuierliche Überwachung des Atemwegdruckes, die zweite für die Kontrolle der wählbaren oberen Drucklimite.

Bedienung

Die weißen Bedienungselemente erlauben die Grundeinstellungen: unten am Faltenbalg wird das Atemzugvolumen mit einer Handkurbel zwischen 0,1–3,3 l vorgewählt, am Steuergehäuse sind Atemfrequenz (4–40/min) und der inspiratorische Fluß (10–100 l/min) mit Drehknöpfen einstellbar. Aus diesen drei Einstellungen ergibt sich das Atemmuster, Atemminutenvolumen und das Zeitverhältnis Inspiration zu Exspiration (I/E). Daneben können die folgenden Größen vorgewählt werden: inspiratorische Sauerstofffraktion (F_{IO_2}, 0,21–1,0), positiver endexspiratorischer Druck (PEEP, 0–24 cm H_2O), Empfindlichkeit des Triggers (– 0,25 bis – 10 cm H_2O, differentialdruckgesteuert), inspiratorische Drucklimite (10–120 cm H_2O), Verneblerfunktion, Grenzwert für das Zeitverhältnis I/E (1:4–1:1). Durch eine entsprechende Einstellung des maximalen Inspirationsdruckes ist eine druckgesteuerte, volumenbegrenzte Beatmung möglich; durch eine Begrenzung des Zeitverhältnisses I/E ist auch ein zeitgesteuerter Modus wählbar. Diese Beatmungsarten werden jedoch kaum je angewendet. Inspiration und Exspiration können manuell ausgelöst und beibehalten werden. Die Auslösung der Inspiration durch den Patienten wird durch ein Schauzeichen angezeigt. Die Atemgase werden durch den nach dem Kaskaden-Prinzip gebauten Befeuchter M 610 angewärmt und mit Wasserdampf gesättigt. IMV kann mit einem Zusatz realisiert werden.

Überwachung und Alarm

Das Atemvolumen muß über ein externes Meßgerät bestimmt werden. Dazu eignen sich verschiedene herkömmliche Flügelspirometer sowie auch das von Monaghan entwickelte elektrische Überwachungs- und Alarmsystem M 700, welches das Volumen mittels einer Wärmesonde mißt und als Atemzugvolumen, Frequenz und Atemminutenvolumen digital anzeigt. Obere und untere Alarmgrenzen sind für Atemzugvolumen und Frequenz getrennt einstellbar. Das Alarmsignal wird optisch und akustisch angegeben, wobei das akustische Signal mit einem Kippschalter ausgeschaltet werden kann.

Das Alarmsystem des Monaghan 228 umfaßt einen Niederdruckalarm (disconnect alarm), ein Signal für den einstellbaren Maximaldruck und die gewählte Limite für das Zeitverhältnis Inspiration zu Exspiration. In den beiden letzteren Fällen schaltet das Gerät sofort auf Exspiration um. Ein „fail-to-cycle"-Alarm zeigt eine Störung der zyklischen Arbeitsweise an.

Sterilisation

Die inspiratorischen Atemgase werden über einen Bakterienfilter zum Befeuchter und dann zum Patienten geleitet, so daß das Inspirationssystem als keimfrei gelten kann. Das ganze Patientenschlauchsystem sowie der Befeuchter werden bei jedem Wechsel des Gerätes zu einem anderen Patienten in 2%iger Ivisollösung desinfiziert und mit Aqua destillata nachgespült; es kann auch während 30 Minuten bei 120°C sterilisiert werden.

Ohio 550

(Abb. 17.15 und 17.16)

Vertrieb: Laubscher, Basel; Sanitas, Salzburg.
Antrieb: pneumatisch.
Steuerung: Fluidic-Steuerung, volumengesteuert.
Druckbegrenzt.
Stromgenerator.
Primär- und Sekundärsystem.
Atemvolumen bestimmt durch Atemzugvolumen und Frequenz, letztere indirekt durch Exspirationszeit und inspiratorischen Fluß.
Atemmodus: kontrolliert oder assistiert-kontrolliert.

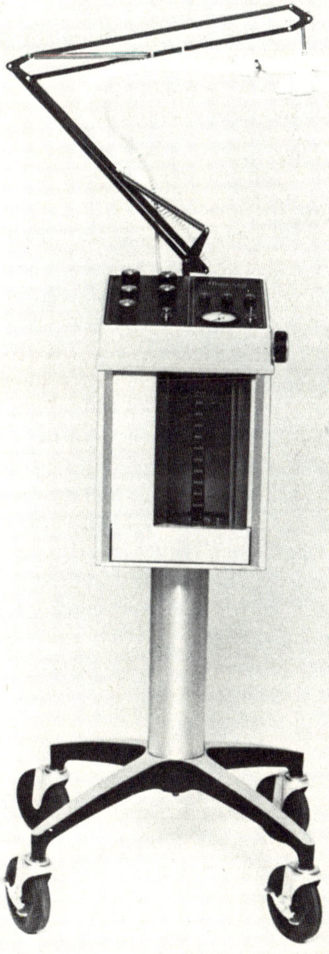

Abb. 17.**15** Ohio-Respirator 550

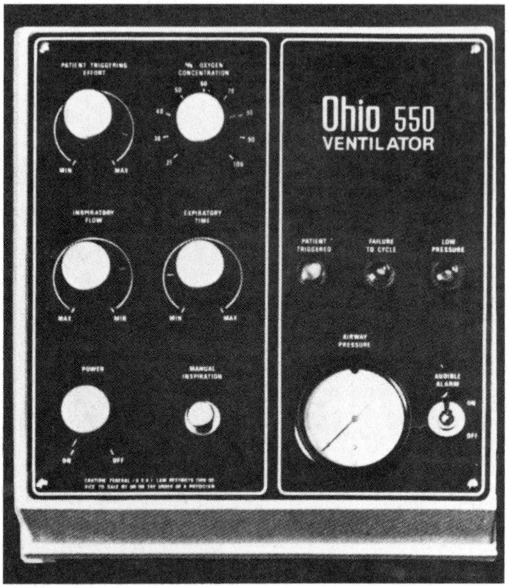

Abb. 17.**16** Ohio-Respirator 550: Bedienungs- und Überwachungspult

Funktionsprinzip

Der Ohio 550 Ventilator ist ein rein pneumatisch betriebenes Gerät. Durch die Verwendung von integrierten Fluidic-Steuer- und Kontroll-Einheiten ergibt sich ein kompakter, leicht transportierbarer Apparat, der einschließlich der Alarmeinheit stromunabhängig ist. Er arbeitet als volumenkonstantes Gerät. Ein Hochdruckventil verhindert einen unerwünschten Druckaufbau im Patientensystem (Sekundärsystem), indem es bei Erreichen des vorgewählten Maximaldruckes ein Entweichen der Atemgase in die Außenluft erlaubt. Das Gerät ist mit einem Trigger mit verstellbarer Empfindlichkeit versehen (– 0,5 bis – 5 cm H_2O), und das aktive Auslösen der Inspiration wird durch ein Schauzeichen angezeigt.
Als Zusatzgeräte können PEEP (von 0–15 cm Wassersäule einstellbar) sowie ein Medikamentenvernebler eingesetzt werden.

Bedienung des Gerätes

Nach dem Anschluß an die Sauerstoffzufuhr wird das Gerät durch einen Kippschalter eingeschaltet. Das Atemzugvolumen kann mit der Höhe des Balges im Zylinder des Primärsystems zwischen 0,2 und 2 l eingestellt werden. Die Frequenz wird mittels der Exspirationszeit gewählt. Der inspiratorische Fluß kann eingestellt werden und beeinflußt die Inspirationszeit, das Zeitverhältnis Inspiration zu Exspiration, den Inspirationsdruck und, in geringem Maße, die Atemfrequenz.

Überwachung und Alarm

Die Atemvolumenkontrolle muß über ein zusätzliches Spirometer erfolgen, welches an den exspiratorischen Schenkel des Patientensystems angeschlossen wird. Bei Überschreitung des eingestellten maximalen Beatmungsdruckes entweicht der Druck durch ein Überdruckventil nach außen. Ein optischer und akustischer Niederdruckalarm wird dann ausgelöst, wenn während 15 Sekunden ein minimaler Atemwegsdruck von 8 cm Wassersäule nicht erreicht wird (low pressure alarm). Eine Störung in der zyklischen Arbeitsweise wird optisch und akustisch durch einen „failure-to-cycle"-Alarm ausgelöst, und zwar sobald die Exspirationsphase länger als 15 Sekunden oder die Inspiration länger als 5 Sekunden dauert. Zusätzlich zum Alarmsignal erfolgt in dieser Situation eine automatische Öffnung des Exspirationsventils. Für beide Alarmsysteme kann das akustische Signal durch einen Kippschalter ausgeschaltet werden.

Sterilisation

Ein Bakterienfilter ist zwischen das Gerät und den inspiratorischen Schenkel eingebaut. Das Patientenschlauchsystem ist in Ivisol (2%) zu desinfizieren oder autoklavierbar.

Elektrisch betriebene Apparate

Servo-Ventilator 900/900 B

(Abb. 17.17–17.19)

Vertrieb: Siemens, Erlangen; Zürich; Wien.
Antrieb: elektrisch.
Zeitgesteuert.
Volumenbegrenzt oder druckbegrenzt.
Stromgenerator oder Druckgenerator.
Primär- und Sekundärsystem.
Atemzugvolumen indirekt bestimmt durch die Einstellung von Atemminutenvolumen und Frequenz.
Atemmodus: kontrolliert oder assistiert-kontrolliert; IMV, CPAP beim 900B.

Funktionsprinzip (15)

Der Servo-Ventilator 900 ist ein elektronisch gesteuertes, kompaktes und vielseitiges Gerät. Es besteht aus zwei getrennten Einheiten:

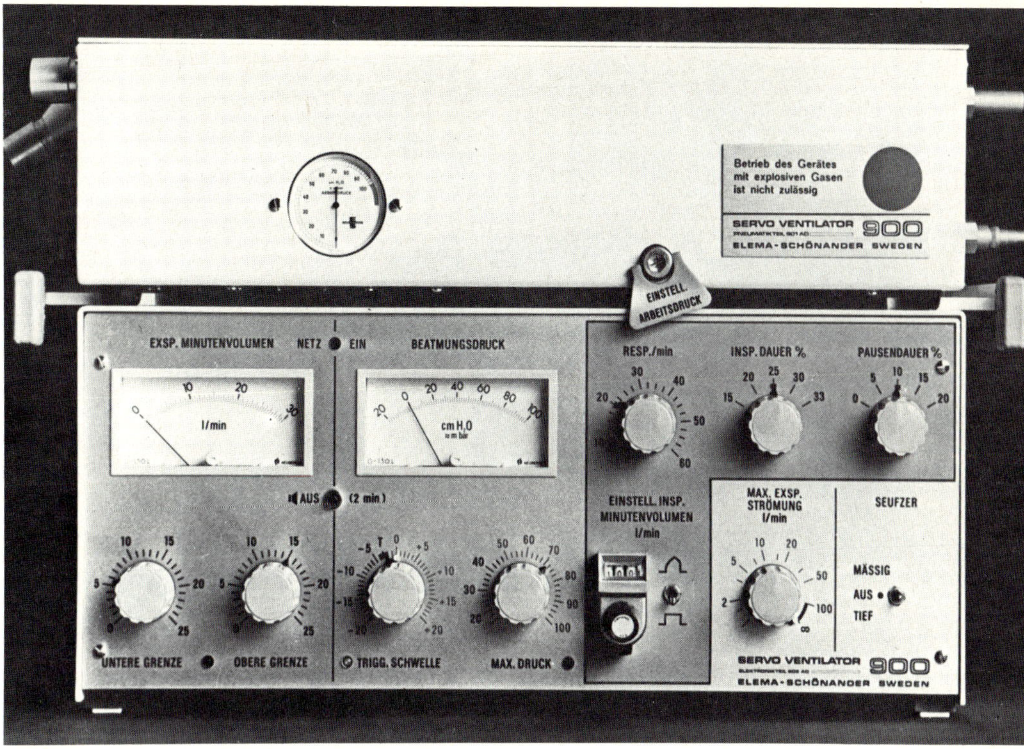

Abb. 17.**17** Servo-Ventilator 900

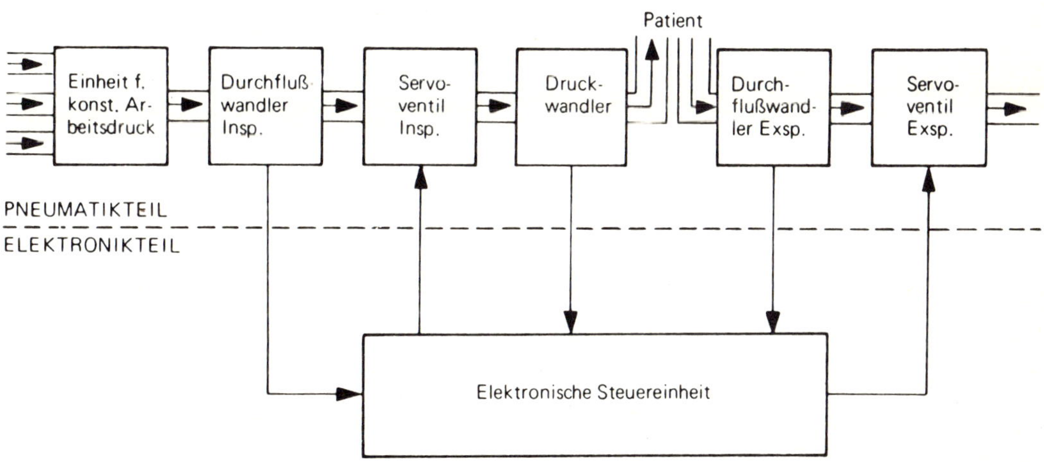

Abb. 17.**18** Servo-Ventilator 900: Funktionsschema

1. einem pneumatischen Teil, in welchen das Atemgas bereitgestellt und dem Patienten zugeführt wird,
2. einem elektronischen Teil, welcher die Funktion des pneumatischen Teils steuert und kontrolliert.

Sauerstoff und Druckluft werden über den Gasmischer einem Faltenbalg zugeführt, wo das Gasgemisch unter einem konstanten Druck gespeichert wird. Der Druck ist zwischen 10 und 100 cm Wassersäule als Arbeitsdruck einstellbar. Das Atemgas gelangt aus dem Faltenbalg über ein Servosystem

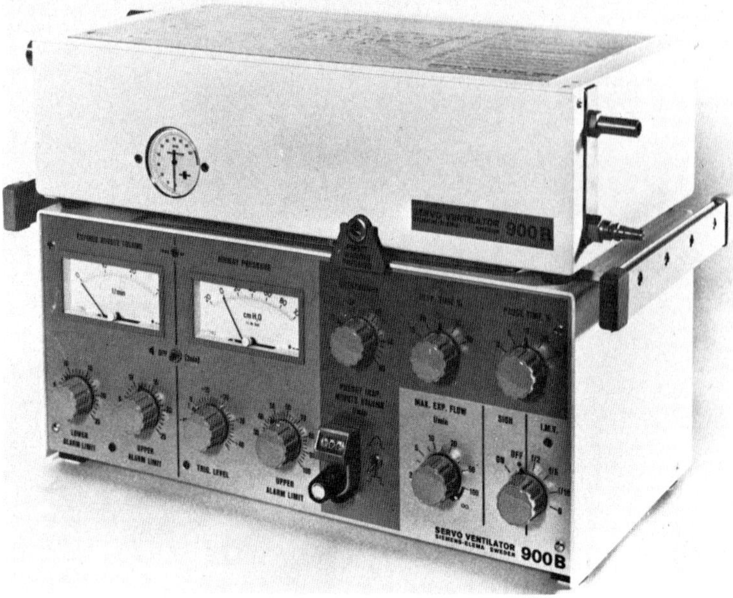

Abb. 17.19 Servo-Ventilator 900 B

und ein Atemschlauchsystem, dem ein Anfeuchter zwischengeschaltet ist, zum Patienten. Das Servosystem (Abb. 17.18) besteht aus einem inspiratorischen Durchflußwandler und einem Druckwandler, die dem elektronischen Steuerteil Informationen zuleiten, und einem Servoteil, das durch den Elektronikteil gesteuert wird. Dadurch wird sowohl das gewählte Atemminutenvolumen als auch die gewählte Durchflußform weitgehend beibehalten.

Die Ausatmung wird durch den exspiratorischen Durchflußwandler und das Exspirationsventil ähnlich elektronisch kontrolliert. Das Exspirationsgas gelangt vom Patienten über den exspiratorischen Meßkopf und ein Rückschlagventil nach außen. Durch die Einstellungen an der Frontplatte des Gerätes der elektronischen Steuereinheit werden elektrische Signale eingegeben, die mit proportionalen elektrischen Signalen aus den Durchflußwandlern verglichen werden. Beide Signale werden ständig in Übereinstimmung gehalten und die Beatmung über die Servoventile so gesteuert, daß die eingestellten Größen exakt eingehalten werden. Ändert sich zum Beispiel während der Beatmung die Resistance des Patienten, wird das unmittelbar vom inspiratorischen Durchflußwandler im Pneumatikteil registriert, dem Elektronikteil weitergeleitet, dort die Korrektur berechnet und entsprechende Steuersignale dem Inspirationsventil zugeleitet. Eine Einrichtung für die periodische Blähung der Lungen (Seufzerfunktion) sowie eine Ausatembremse sind vorhanden. Als Zusätze können eine aktive Unterstützung der Exspiration durch einen negativen Druck und ein Ventil für ein positives endexspiratorisches Druckplateau (PEEP, Bereich 0–20 oder 0–50 cm H_2O) eingebaut werden.

Bedienung

Nach Anschluß der Netzspannung der Atemgaszufuhr und der Patientenschläuche mit Anfeuchter ist der Arbeitsdruck am Pneumatikteil einzustellen und auf dem Manometer abzulesen (Normalwert 60–80 cm H_2O). Die Beatmungsparameter werden gewählt durch das Atemminutenvolumen zwischen 0,5 und 25 l/min und die Atemfrequenz zwischen 6 und 60 Atemzügen/min, wodurch das Atemzugvolumen indirekt bestimmt wird. Durch einen Kippschalter ist zwischen konstantem Gasstrom und beschleunigtem Gasstrom zu wählen. Einstellbar sind weiterhin die Inspirationsdauer zwischen 15 und 33% und die inspiratorische Pausendauer (Plateau) zwischen 0 und 20% des Atemzyklus. Beim Servo-Ventilator 900 B kann die Insufflationsdauer von 15–50% und die Plateaudauer von 0 bis 30% des Atemzyklus gewählt werden.

Daraus ergibt sich das Atemzeitverhältnis von Inspiration zu Exspiration. Die inspiratorische Sauerstoffkonzentration kann stufenlos von 21 bis 100% reguliert werden, wobei verschiedene Gasmischgeräte Anwendung finden. Die Triggerschwelle ist zwischen − 20 und + 20 cm Wassersäule wählbar. Der positive Bereich ist für die assistierte Beatmung mit positiv-endexspiratorischen Druck vorgesehen und vor versehentlicher Einstellung gesichert.

Beim Servo-Ventilator 900 B ist diese Schwelle, nach dem Drücken eines zweiten Sicherungsknopfes bis + 45 cm H_2O einstellbar. Von dieser Möglichkeit wird natürlich nur bei Anwendung von einem hohen PEEP-Niveau (d. h. über 25 cm H_2O) Gebrauch gemacht.

Beim Servo-Ventilator 900 B ist eine Einrichtung für IMV/IDV und Spontanatmung vorhanden. Dazu wird der IMV-Knopf auf 0 (Spontanatmung) oder auf „f/2", „f/5", „f/10" gestellt, wodurch dem Patienten respektive $^1/_2$, $^1/_5$ oder $^1/_{10}$ des eingestellten Atemminutenvolumens und der gewählten Frequenz geliefert werden. Die maschinellen Atemzüge erfolgen synchron mit dem Spontanatemrhythmus des Patienten (daher auch SIMV abgekürzt). Zwischen den maschinellen Atemzügen atmet der Patient spontan vom eingestellten Gasgemisch. Während IMV und Spontanatmung wird die Servokontrolle des Flows durch eine Kontrolle des Druckes ersetzt.

Überwachung und Alarm

Die Volumenüberwachung erfolgt über eine ständige Anzeige des exspiratorischen Minutenvolumens, das aus dem Exspirationsdurchfluß, im exspiratorischen Durchflußwandler gemessen, errechnet wird. Bei Über- oder Unterschreiten der einstellbaren Grenzwerte des Minutenvolumens wird optischer und akustischer Alarm ausgelöst. Das akustische Signal ist durch Knopfdruck für 2 Minuten abschaltbar, um kurzfristige Unterbrechung der Beatmung zum Beispiel zur Sekretabsaugung ohne akustische Irritation durchführen zu können.

Der inspiratorische Beatmungsdruck wird über den inspiratorischen Druckwandler auf einem zweiten Instrument ebenfalls ständig angezeigt. Bei Überschreitung des zwischen 15 und 100 cm H_2O einstellbaren maximalen Beatmungsdruckes wird ein kurzes akustisches und optisches Alarmsignal ausgelöst und das Gerät schaltet auf Ausatmung um. Falls der Alarm über mehrere Atemzüge bestehen bleibt, sinkt das exspiratorische Minutenvolumen, und der Volumenalarm kann zusätzlich ausgelöst werden. Das aktive Auslösen der Inspiration durch den Patienten wird durch eine gelbe Lampe angezeigt.

Bei Ausfall der Netzspannung werden über eine Batterie kurze Alarmtöne in längeren Abständen über etwa 1 Minute signalisiert. Bei technischen Fehlern im Gerät ertönt das gleiche Signal.

Sterilisation

Die Atemgase werden vor der Insufflation über ein Bakterienfilter geleitet. Alle gasführenden Teile innerhalb und außerhalb des Gerätes können autoklaviert oder in 2%iger Ivisollösung sterilisiert werden.

Monitoring

Auf der Rückseite des Gerätes sind elektrische Ausgänge für eine kontinuierliche Überwachung von Atemmuster und -mechanik über eine „Calculating Unit" mit Digitalanzeige oder einen Mehrkanalschreiber angebracht.

Bennett-Respirator MA 1 B

(Abb. 17.20)

Vertrieb: Hoyer, Bremen; Comesa, Wien; Rüegge, Wettingen CH.

Antrieb: Elektrisch.

Zeitgesteuert oder druckgesteuert, regulierbarer konstanter inspiratorischer Druck.

Volumenbegrenzt oder druckbegrenzt oder zeitbegrenzt.

Druckgenerator bei kleinem Atemzugvolumen, sonst Stromgenerator.

Primär- und Sekundärsystem.

Atemminutenvolumen bestimmt durch Atemzugvolumen und Frequenz.

Beatmungsmodus: kontrolliert oder assistiert-kontrolliert.

Funktionsprinzip

Der Bennett MA 1 ist ein elektronisch gesteuerter Apparat und wird normalerweise als volumenkonstantes Gerät eingesetzt. Gefilterte Luft wird vor einem Hauptmagnetventil komprimiert. Während der Inspiration öffnet sich dieses Magnetventil und das komprimierte Gas fließt über einen Venturi, wo der maximale Druck auf ungefähr 120 cm H_2O abfällt und der maximale Flow auf etwa 130 l/min erhöht wird. Von hier aus geht der Gasstrom über die Peak-flow-Regulierung zu der Faltenbalgkammer. Der Faltenbalg wird komprimiert und das Atemgas über das Patientenschlauchsystem mit Gasanfeuchter in die Patientenlunge insuffliert. Das Kontrollelement ist ein Potentiometer, das durch Wahl des Volumens ein elektrisches Signal in den elektronischen Teil des Gerätes gibt. Während der Inspiration wird durch die Bewegung des Fal-

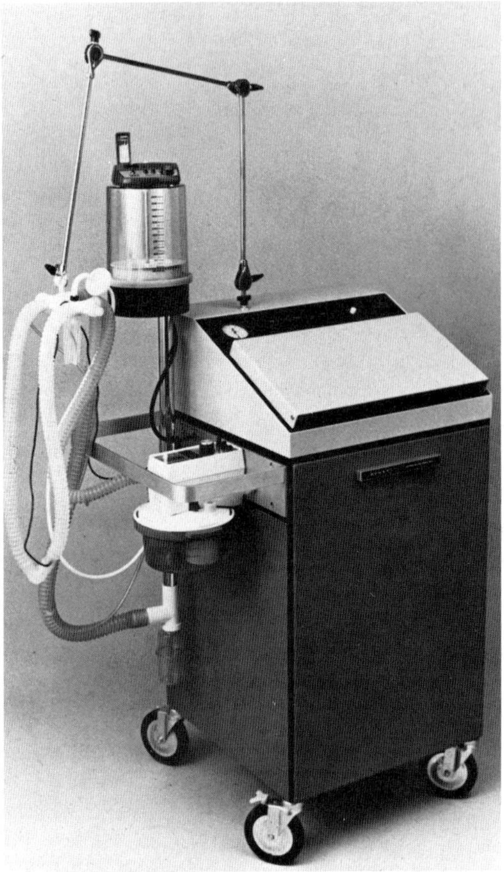

Abb. 17.20 Bennett-Respirator MA 1B

tenbalges über ein Repotentiometer ein zweites Signal der Elektronik zugeleitet. Sind beide Signale gleich, schaltet das Hauptmagnetventil in Exspirationsstellung um.

Während der Exspiration wird der Faltenbalg druckentlastet, entfaltet sich durch sein Eigengewicht und füllt sich erneut mit Frischgas. Die Exspirationsluft gelangt über ein pneumatisch gesteuertes Ventil zur Anzeige in das Spirometer, das zu Beginn der nächsten Inspiration entleert wird.

Bedienung

Nach dem Anschluß an das elektrische Netz, die Druckluft- und Sauerstoffzufuhr wird das Gerät durch einen Kippschalter in Betrieb genommen. Das Hubvolumen wird zwischen 0 und 2,2 l vorgewählt, die Frequenz von 6–60/min, die Sauerstoffkonzentration zwischen 21 und 100%. Der inspiratorische Fluß ist regulierbar (peak flow), und ein inspiratorisches Plateau oder Pause kann eingestellt werden (expiratory resistance). Der maximale Inspirationsdruck kann über eine Druckregulierung begrenzt werden und ist auf maximal 80 cm H_2O limitiert. Die Erwärmung und Anfeuchtung der Inspirationsgase erfolgt im Bennett-Kaskade-Anfeuchter mit regulierbarer Aufheizung. Das Gerät verfügt zusätzlich über einen Vernebler zur Verabreichung von Medikamenten.

Ein positives endexspiratorisches Druckplateau (PEEP) wird mit einem Zusatzventil erzeugt. Eine Seufzerbeatmung ist mit einem zweiten System für Volumeneinstellung und Druckkontrolle regulierbar. IMV (intermittent mandatory ventilation) kann mit einem Zusatz realisiert werden. Der größte Nachteil dieses Gerätes ist wohl die Begrenzung des maximalen Inspirationsdruckes auf 80 cm H_2O, welcher in gewissen Fällen von ausgeprägter Lungenparenchymkonsolidation für eine ausreichende Beatmung ungenügend ist.

Überwachung und Alarm

Das Monitoring- und Alarmsystem des Bennett MA 1B umfaßt einen einstellbaren Hochdruckalarm, gekoppelt mit einem akustischen und optischen Signal sowie einem Druckablaßventil, ein Balgspirometer zur Messung des exspiratorischen Hubvolumens und als Alarmgeber bei Unterschreitung des eingestellten Minimalwertes, ein Frequenzalarm zeigt ein Überschreiten des Inspirations:Exspirations-Zeitverhältnisses über 1:1 an. Als Zusatz ist ein Temperaturalarm erhältlich, welcher eine Überhitzung des inspiratorischen Gasgemisches anzeigt. Der Beatmungsdruck kann an einem Manometer ständig abgelesen werden. Kontrollampen zeigen eine patientenausgelöste (assistierte) Beatmung, eine Seufzeratmung und die adäquate Sauerstoffzufuhr an.

Desinfektion

Das Patientenschlauchsystem kann autoklaviert werden (120°C) oder in Desinfektionslösungen eingelegt und gereinigt werden. Die Inspirationsgase sowie die Gaszufuhr zum Vernebler werden über Bakterienfilter geleitet.

Bennett-Respirator MA 2B

(Abb. 17.21 und 17.22)

Vertrieb: Hoyer, Bremen; Comesa, Wien; Rüegge, Wettingen (CH).

Antrieb: elektrisch.

Zeitgesteuert oder druckgesteuert, einstellbarer konstanter inspiratorischer Fluß.

Volumenbegrenzt oder zeitbegrenzt oder druckbegrenzt.
Flußgenerator.
Primär- und Sekundärsystem.
Atemminutenvolumen bestimmt durch Atemzugvolumen und Frequenz.
Beatmungsmodus: kontrolliert, assistiert-kontrolliert, IMV, CPAP.

Beschreibung

Der Bennett-Respirator MA 2B ist eine Weiterentwicklung des MA 1B. Er enthält neben der Eingliederung von bewährten Einzelfunktionen des MA 1B eine Erweiterung der Beatmungsmöglichkeiten, des Alarm- und Überwachungssystems sowie einen neuen Kaskade-Befeuchter, welcher um 180 Grad um das Gerät schwenkbar ist. Die Bedienung erfolgt mit Drucktasten und Drehknöpfen, welche auf dem Bedienungstableau nach Funktion und Beatmungstyp in „Feldern" zusammengefaßt sind, was die Einstellung übersichtlicher und einfacher macht.

Bedienung

Das Gerät wird nach dem Anschluß an Sauerstoff- und Druckluftzufuhr sowie an das elektrische Netz durch einen Drehknopf in Betrieb gesetzt. Der Be-

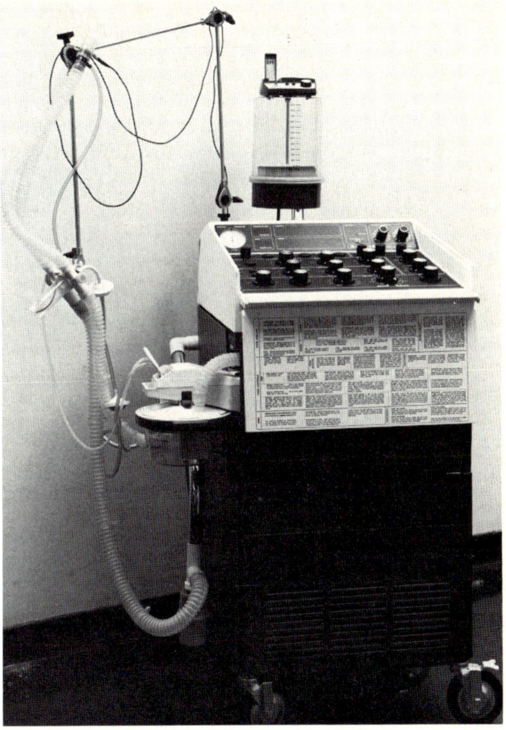

Abb. 17.**21** Bennett-Respirator MA 2B

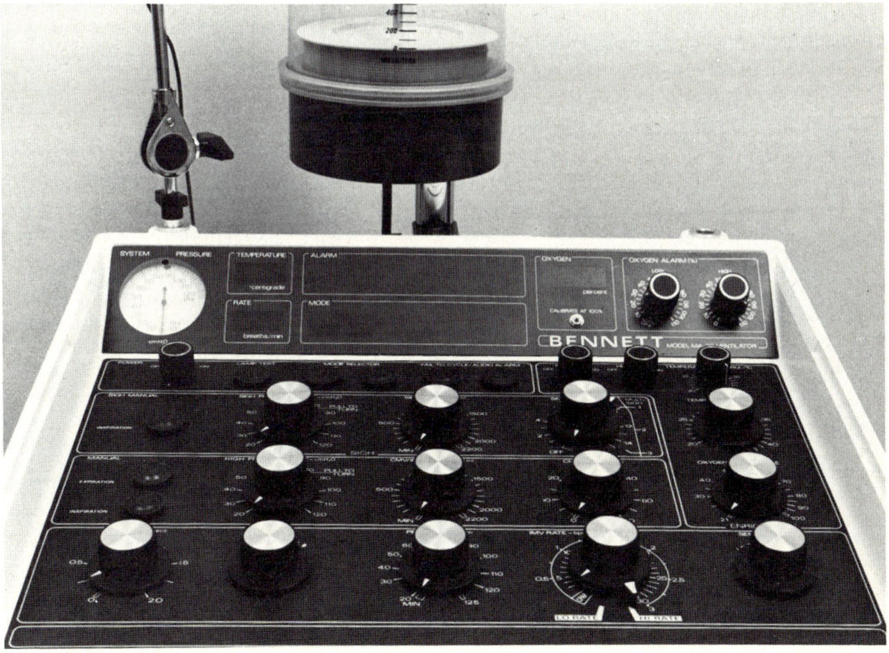

Abb. 17.**22** Bennett-Respirator MA 2B: Bedienungs- und Überwachungstableau

atmungsmodus wird mit einem Druckschalter auf kontrolliert-assistiert oder IMV/CPAP vorgewählt. Auf dem CMV-Manual kann die Überdrucklimite (20–80 cm H_2O), das Atemzugvolumen (0–2,2 l) und die Atemfrequenz (0–60/min) eingestellt werden. Das inspiratorische Plateau (0–2 Sekunden), der PEEP/CPAP (0–40 cm H_2O), der inspiratorische Fluß (peak flow, 10–100 l/min), die Triggersensibilität, die inspiratorische Sauerstoffkonzentration, Funktion und Temperatur des Anfeuchters sowie der Vernebler werden mit individuellen Drehknöpfen eingestellt. Der IMV-Modus wird mit einem Druckschalter vorgewählt; die Frequenz kann in zwei Bereichen (0–30 und 0–3/min) reguliert werden.

Sicherheiten und Alarmsystem

Die folgenden Variablen werden kontinuierlich angezeigt: Atemwegsdruck, Temperatur und Sauerstoffkonzentration der Inspirationsgase, Atemfrequenz, Atemmodus, Alarmausschaltung (audio alarm bypass), Seufzer (sigh), Patientenauslösung (assist), Sauerstoffversorgung (oxygen). Das Alarmsystem zeigt die folgenden Situationen akustisch und optisch an: Umschaltpanne (fail to cycle), Überhitzung der Inspirationsgase (Limite einstellbar), Disconnect- (low pressure) und Überdruckzustand (high pressure), Zeitverhältnis Inspiration/Exspiration über 1:1 (ratio), inadäquate Sauerstoffkonzentration (untere und obere Limite einstellbar). Das exspiratorische Volumen wird von einem Balgspirometer gemessen, das mit einem einstellbaren Alarm versehen ist.
Werden beim IMV- oder CPAP-Modus während 20 Sekunden oder mehr keine Atembewegungen registriert, ertönt ein Alarmsignal, und das Gerät schaltet automatisch auf kontrollierte Beatmung (CMV).

Desinfektion

Das Patientenschlauchsystem kann in Desinfektionslösungen oder im Autoklaven sterilisiert werden.

Bourns-Respirator Bear 1

(Abb. 17.23)

Vertrieb: Bourns Medical Systems CH-6340 Baar
Antrieb: elektrisch.
Volumengesteuert oder volumen-zeit-gesteuert.
Zeitbegrenzt oder volumenbegrenzt oder druckbegrenzt.
Flußgenerator.

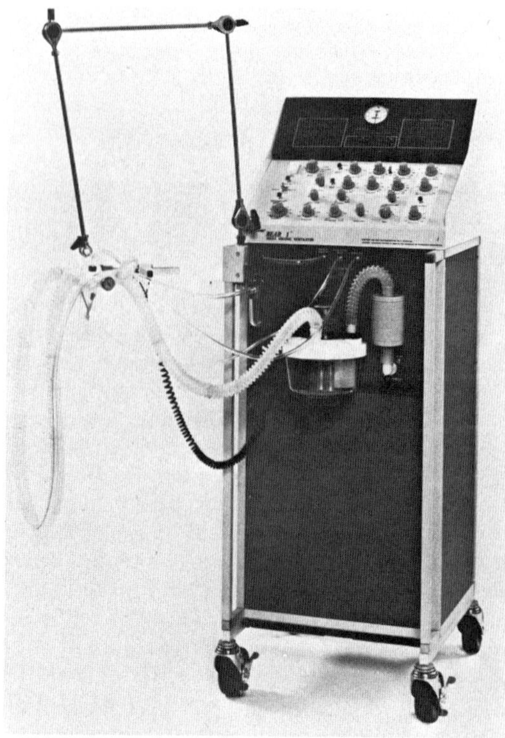

Abb. 17.23 Bourns-Respirator Bear 1

Atemminutenvolumen bestimmt durch Atemzugvolumen und Frequenz.
Beatmungsart: kontrolliert, assistiert-kontrolliert, IMV, CPAP.

Beschreibung

Der Bourns-Respirator Bear 1 ist ein elektrisch angetriebener, elektronisch gesteuerter Apparat mit vielen Einstellungs- und Überwachungsmöglichkeiten, welche eine differenzierte Therapie der akuten respiratorischen Insuffizienz erlauben. Dieses Gerät ist mit einem entsprechend ausführlichen und komplexen Bedienungs- und Monitoring-Tableau ausgestattet.

Bedienung

Nach dem Anschluß an Sauerstoff-, Druckluft- und Netzleitung wird das Gerät mit dem Hauptschalter in Betrieb genommen. Mit dem Mode-Selector kann die Beatmungsart eingestellt werden. Das Atemzugvolumen (0,1–2,0 l), die Atemfrequenz (5–60 oder 0,5–6/min für IMV), die Überdrucklimite (0–100 cm H_2O), die inspiratorische Flow-Form, die Triggersensibilität, die inspiratorische

Sauerstoffkonzentration, der inspiratorische Fluß (peak flow, 20–120 l/min), die inspiratorische Pause (0–2 s) sowie der PEEP werden mit den entsprechenden Drehknöpfen vorgewählt. Eine Seufzeratmung kann zugefügt werden. Die Befeuchtung der Atemgase erfolgt über eine Cascade; ein Vernebler kann eingeschaltet werden. Bei IMV und CPAP kann der Patient spontan ein von einer „demand valve" geliefertes Gasgemisch atmen. Dieses Ventil öffnet sich, sobald der Druck im Patientensystem unter den eingestellten exspiratorischen Druck abfällt.

Sicherheiten und Überwachungssystem

Die folgenden Elemente werden kontinuierlich auf dem Überwachungs- und Alarmtableau angezeigt: exspiratorisches Volumen (wahlweise Hubvolumen oder Minutenvolumen), Frequenz, Zeitverhältnis Inspiration/Exspiration, Beatmungsmodus, Atemwegsdruck, Typ der Auslösung der Inspirationsphase (kontrolliert, assistiert, spontan, Seufzer). Die folgenden Zustände werden durch ein akustisches und optisches Warnsignal angezeigt: Druckabfall in der Druckluft- oder Sauerstoffversorgung, Überschreiten des eingestellten Maximaldruckes (0–100 cm H_2O) oder des Zeitverhältnisses Inspiration/Exspiration 1:1, Unterschreiten eines Minimaldruckes (disconnect alarm), des eingestellten PEEP-/CPAP-Druckes sowie des minimalen Atemzugvolumens (einstellbare Limite von 0–2,0 l), Atemstillstand und technische Panne. Das exspiratorische Volumen wird mit einem Vortex-Spirometer gemessen, dessen Funktion weitgehend unabhängig ist von Temperatur und Feuchtigkeit der Atemgase.

Sterilisation

Das Patientenschlauchsystem kann im Desinfektionsbad oder im Autoklav sterilisiert werden.

Dräger Universalventilator UV 1

(Abb. 17.24 und 17.25)

Vertrieb: Dräger, Lübeck; Wien; Zürich.
Antrieb: elektrisch.
Zeitgesteuert und/oder druckgesteuert, je nach Einstellung.
Volumenbegrenzt oder druckbegrenzt.
Stromgenerator oder Druckgenerator.
Primär- und Sekundärsystem.
Atemminutenvolumen bestimmt durch Atemzugvolumen und Atemfrequenz.
Beatmungsmodus: kontrolliert, assistiert-kontrolliert, SIMV, CPAP.

Funktionsprinzip

Der UV 1 ist ein kompaktes, elektronisch gesteuertes Beatmungsgerät mit vielseitigen Einstellmöglichkeiten. Es wird mit Druckluft gespeist, welche über einen Druckregler und ein elektronisches Steuerventil zu einem Injektor geleitet wird. Vom Injektor gelangt das Gas über das Flow-Ventil in die Druckkammer und komprimiert den sichtbaren Faltenbalg, welcher das Atemgas mit einer vorbestimmten Sauerstoffkonzentration enthält. Der Arbeitsdruck in der Kammer wird mit einem einstellbaren Druckregler begrenzt. Das Atemzugvolumen wird sodann über den beheizten Anfeuchter zum Patienten gebracht. Nach dem Ablauf der durch die Frequenz und das Zeitverhältnis Inspiration zu Exspiration vorgewählten Inspirationsdauer wird das Exspirationsventil entlastet, und die Exspirationsgase entweichen über die Volumenmeßvorrichtung nach außen. Der Faltenbalg fällt während der Exspirationsphase nach unten und füllt sich dabei mit Frischgas aus einem mit Drucksauerstoff und Druckluft versorgten Mischer.

Bedienung

Das Gerät wird nach dem Anschluß an das Stromnetz, die Sauerstoff- und Druckluftzufuhr mit einem Druckschalter eingeschaltet. Das Atemzugvolumen (Bereich 0,02–1,7 l), die Frequenz (7–70/min) und das gewünschte I/E-Zeitverhältnis (1:4–2:1) werden mit den entsprechenden Drehknöpfen vorgewählt. Die Charakteristik der Inspirationsphase wird im weiteren durch die Einstellungen von Arbeitsdruck und Flow beeinflußt, wodurch verschiedene Variationen der inspiratorischen Flußform und ein endinspiratorisches Plateau eingestellt werden können. Zusätzlich kann eine Druckbegrenzung gewählt werden. Die inspiratorische Sauerstoffkonzentration wird stufenlos von 21–100% eingestellt. Die Triggerschwelle ist von −2 bis +25 mbar regulierbar. Ein positiver endexspiratorischer Druck (PEEP) kann als kontinuierliches Plateau (von 0–25 mbar wählbar) und/oder intermittierend (von 0–35 mbar, manuell auslösbar oder automatisch zweimal alle 3 Minuten) eingestellt werden. Für die IMV-Beatmung wird der Wählschalter auf IMV umgestellt; die Frequenz kann von 0,7–7 pro Minute und die Inspirationszeit von 0,5–2,5 Sekunden reguliert werden. Dabei wird der Beginn des vom Gerät bestimmten Hubvolumens durch den Patienten ausgelöst, d. h., es wird „synchron" mit der Spontanatmung verabfolgt. Ein CPAP (7) kann über den

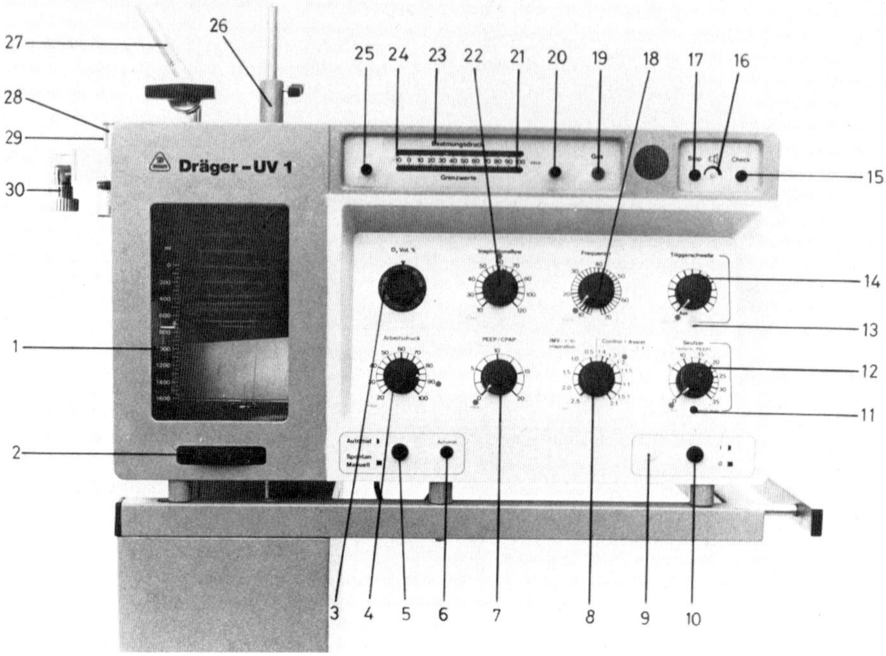

Abb. 17.**24** Dräger Universalventilator UV 1

1 Hubvolumenanzeige
2 Hubvolumeneinstellung
3 Drehknopf für O_2-Konzentrationseinstellung
4 Drehknopf für Arbeitsdruck
5 Betriebsartschalter „Automat"/„Spontan – Manuell"
6 grünes Schauzeichen für Betriebsart „Automat"
7 Drehknopf für PEEP/CPAP
8 Drehknopf für Beatmungszeitverhältnis bei kontrollierter bzw. assistierender Beatmung, kombiniert mit Umschalter zum Einstellen der Inspirationszeit bei SIMV
9 weißes Schauzeichen für Netzschalter
10 Netzschalter
11 Taster für manuell auslösbaren Seufzer
12 Drehknopf zum Einstellen der Seufzertiefe
13 Schauzeichen zum Einstellen und Anzeigen des Triggers
14 Drehknopf zum Einstellen der Triggerschwelle
15 Checktaste zum Prüfen und Starten der Überwachung
16 Lautstärkesteller für Summer
17 Stopptaste zum Löschen des Summers
18 Drehknopf für Beatmungsfrequenz
19 Schauzeichen für Gasmangel
20 Grenzwertsteller für Überdruckalarm
21 Grenzwertanzeige für Überdruck
22 Drehknopf für Inspirations-Flow
23 Beatmungsdruckanzeige
24 Grenzwertanzeige für Niederdruck (disconnect)
25 Grenzwertsteller für Niederdruckalarm
26 Höhenverstellung des Aqua-dest.-Flaschenhalters
27 Gelenkarm
28 Inspirationstülle
29 Exspirationstülle
30 Abgastülle und Anschluß für Spirolog-1-Sensor

PEEP-Wählschalter sowohl bei IMV wie auch bei unassistierter Spontanatmung von 0 bis 25 mbar eingestellt werden. Bei Stromausfall sind eine manuelle Beatmung und eine Spontanatmung mit oder ohne CPAP möglich.

Überwachung und Alarm

Auf dem UV 1 werden der Beatmungsdruck, die obere und untere Begrenzung des Druckalarms sowie die Triggerschwelle direkt angezeigt. Das Alarmsystem umfaßt einen Niederdruckalarm (disconnect alarm, durch den unteren Grenzwert des Atemwegdruckes eingestellt), einen Überdruckalarm mit Druckbegrenzungsventil kombiniert (durch den oberen Druckgrenzwert wählbar), einen Druckgasalarm (der bei Ausfall eines Versorgungsgases oder bei Druckabfall im Mischer ausgelöst wird), einen Netzausfallalarm so-

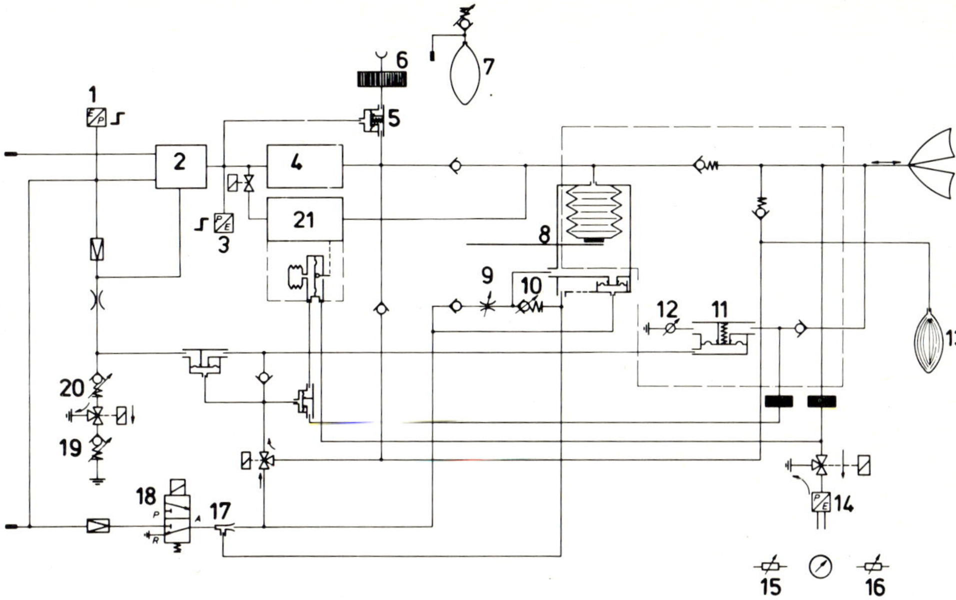

Abb. 17.**25** Dräger Universalventilator UV 1: Funktionsschema

1 Druckschalter
2 O_2-Luft-Mischer
3 Druckschalter
4 Versorgungseinheit für Inspirationsbalg
5 Zusatzluftventil
6 Bakterienfilter
7 Beutel für Frischgasversorgung
8 Volumeneinstellung
9 Inspirations-Flow-Einstellung
10 Druckbegrenzung
11 Exspirationsventil
12 Volumenmeßvorrichtung
13 manuelle Beatmungsvorrichtung
14 Beatmungsdruckmessung
15 Niederdrucküberwachung
16 Überdrucküberwachung
17 Antriebsinjektor
18 Steuerventil
19 Seufzereinstellung
20 PEEP/CPAP-Einstellung
21 Versorgungsautomat für CPAP

wie einen „fail-to-cycle"-Alarm. Der akustische Warnton kann durch eine Drucktaste für 2 Minuten ausgeschaltet werden. Als Zusatz kann ein Atemmuster-Monitoring (Spirolog 1) eingesetzt werden: Dieses Gerät zeigt kontinuierlich das Atemminutenvolumen (mit Alarmsystem) und wahlweise die Atemfrequenz oder das Hubvolumen an.

Sterilisation

Ein Bakterienfilter entkeimt bei Strom- oder Versorgungsgas-Ausfall die zusätzlich angesaugte Raumluft. Das Schlauchsystem, der Faltenbalg und der Anfeuchter können gas- oder dampfsterilisiert (134 °C) werden; das ganze Gerät kann sterilisiert werden (Aseptor).

Respirator Monaghan M 250

(Abb. 17.26 und 17.27)

Vertrieb: Hospal Medizinische Technik, Nürnberg; Hospal, Basel.

Antrieb: elektrisch.

Volumengesteuert, konstanter inspiratorischer Fluß.

Druckbegrenzt.

Stromgenerator.

Primär- und Sekundärsystem.

Atemzugvolumen direkt eingestellt, Atemfrequenz indirekt durch Inspirations- und Exspirationszeit.

Atemmodus: kontrolliert und assistiert-kontrolliert.

Funktionsprinzip

Der Monaghan M 250 ist ein elektronisch gesteuerter Apparat mit vielseitigen Einstellmöglichkeiten. Im unteren Teil ist die Turbine untergebracht, welche den in einem durchsichtigen Zylinder untergebrachten Faltenbalg komprimiert. Die Atemgase werden so während der Inspiration aus dem Balg zum Patienten gebracht. Am Ende der Inspirationsphase öffnet sich das Exspirations-Druckven-

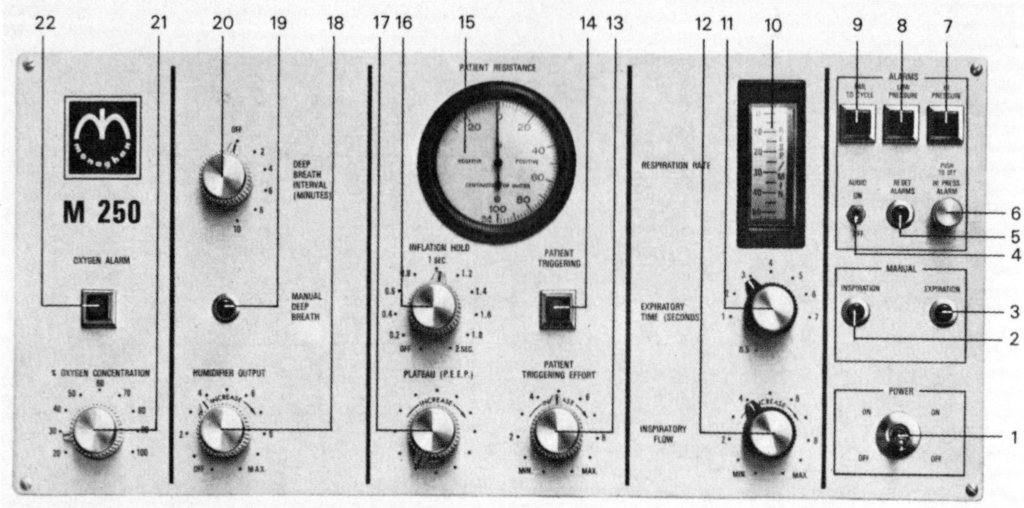

Abb. 17.**26** Monaghan-Respirator M 250: Instrumententafel

1 Ein- und Ausschalter (Netzstrom)
2 Druckknopf für manuelle Inspiration
3 Druckknopf für manuelle Exspiration
4 Kippschalter für akustischen Alarm (kontinuierlich oder intermittierend)
5 Druckknopf zum Löschen des Alarms
6 Einstellknopf für den oberen Grenzdruck
7 optischer Hochdruckalarm
8 optischer Niederdruckalarm
9 optischer Alarm für Umschaltversagen
10 Atemfrequenzanzeige
11 Einstellknopf für die Exspirationszeit
12 Einstellknopf für den Inspirations-Flow
13 Einstellknopf für den Trigger
14 optische Triggeranzeige
15 Patientendruckanzeige
16 Einstellknopf für endinspiratorisches Plateau
17 Einstellknopf für positiv-endexspiratorisches Plateau (PEEP)
18 Einstellknopf für die Ausgangsleistung des Ultraschallbefeuchters
19 Knopf für die manuelle Auslösung einer Tiefatmung
20 Einstellknopf für die Tiefatmung, 2-Minuten-Intervalle von 2–10 Minuten
21 Einstellknopf für die Sauerstoffkonzentration
22 optischer Alarm für Sauerstoffausfall

til und ermöglicht eine passive Exspiration. Gleichzeitig füllt sich der Faltenbalg mit frischem Atemgas. Das Gerät ist mit einem getrennten Faltenbalg für eine Seufzerautomatik ausgerüstet, deren Intervall von 2–10 Minuten gewählt werden kann; eine manuelle Auslösung ist ebenfalls möglich. Mit Druckknöpfen können die Inspiration und die Exspiration ausgelöst und beibehalten werden. Die Anfeuchtung der Atemgase kann über einen Ultraschallvernebler oder eine geheizte Kaskade erfolgen.

Bedienung

Nach dem Anschluß an das Stromnetz und die Sauerstoffversorgung wird das Gerät durch den Hauptschalter eingeschaltet. Das Atemzugvolumen wird mit einem Rasterknopf eingestellt (Bereich 0–2 l), wobei die Höhe des Faltenbalges als Anzeige dient.

Der inspiratorische Flow (Bereich 10–180 l/min) und die inspiratorische Pause (0–2 s) werden vorgewählt. Die Atemfrequenz ergibt sich nun aus der Einstellung der exspiratorischen Pause (Bereich 0,5–7 s) und wird auf einem Instrument angezeigt. Ein positiver endexspiratorischer Druck (PEEP) kann vor 0–10 cm H_2O eingestellt werden. Die Sauerstoffkonzentration ist stufenlos von 21–100% wählbar. Die Empfindlichkeit des Triggers kann reguliert werden, und das Auslösen der Inspiration durch den Patienten wird durch ein Schauzeichen angezeigt. Ein IMV-System ist als Zusatz erhältlich.

Überwachung und Alarm

Auf dem Frontpanel werden die Atemfrequenz und der Atemwegdruck kontinuierlich angezeigt. Der maximale Beatmungsdruck kann mit einem Überdrucksicherheitsventil limitiert werden. Die

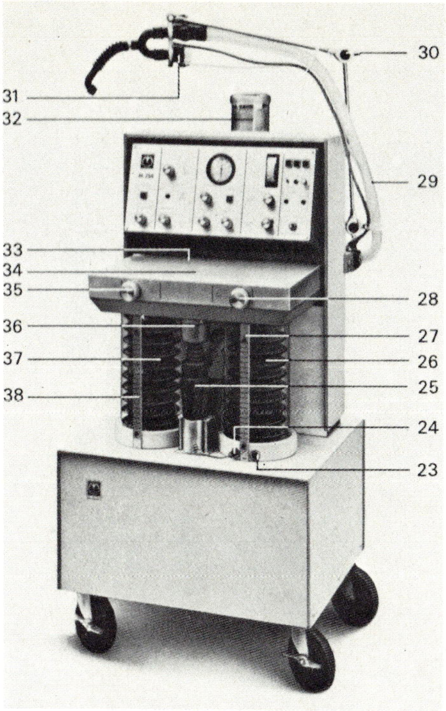

Abb. 17.**27** Monaghan-Respirator M 250: Übersichtsaufnahme
23 Kontrollampe für Ultraschallbefeuchter
24 Steckbuchse für Kabel des Ultraschallbefeuchters
25 Ultraschallbefeuchter
26 Balg für Atemzugvolumen
27 Skala für Atemzugvolumen
28 Rasterknopf für das Atemzugvolumen
29 Patientenschlauch
30 Gelenkarm für Patientenschlauch, beidseitig montierbar
31 Ausatemventil mit Spirometer-Adapter
32 graduierte Flasche zu Ultraschallbefeuchter
33 Batterie für Stromausfall-Alarm
34 Einstellbares Überdruckventil
35 Rasterknopf für das Seufzervolumen von 0,1–2 l
36 Bakterienfilter
37 Balg für Seufzervolumen
38 Skala für das Seufzervolumen

Alarmanlage schließt die folgenden optischen und akustischen Warnsignale ein: Niederdruckalarm, wird ausgelöst, wenn innerhalb einer bestimmten Zeit 8 cm H_2O nicht erreicht werden; ein Hochdruckalarm spricht beim Überschreiten eines von 20–100 cm H_2O regulierbaren Druckes an; ein Zyklusalarm (fail to cycle) wird aktiviert, wenn die Inspiration länger als 12 Sekunden oder die Exspiration länger als 15 Sekunden dauert. Der akustische Alarm für die erwähnten Warnsignale kann mit einem Kippschalter unterbrochen werden, wobei zur Erkennung dieser Stellung alle 6 Sekunden ein kurzer Signalton ertönt. Bei Sauerstoffausfall leuchtet ein optischer, bei Stromausfall ertönt ein akustischer Alarm. Die Alarme können durch einen „Reset"-Knopf gelöscht werden, sofern die Alarmursache behoben ist. Die Kontrolle des Atemvolumens muß mit einem zusätzlichen Spirometer erfolgen.

Sterilisation

Die Atemgase werden durch ein Bakterienfilter in den inspiratorischen Schenkel geleitet. Die Patientenschläuche und der Befeuchter können gas- oder dampfsterilisiert werden (max. 120 °C).

Engström-Respirator ER 300

(Abb. 17.28 und 17.29)

Vertrieb: Engström, München; Reiner, Wien; AVL, Schaffhausen.
Antrieb: elektrisch.
Zeitgesteuert.
Druckbegrenzt.
Stromgenerator.
Primär- und Sekundärsystem.
Atemminutenvolumen und Frequenz direkt eingestellt, Atemzugvolumen ergibt sich aus AMV und Frequenz.
Beatmungsmodus: kontrolliert.

Funktionsprinzip

Der Engström ER 300 ist ein volumenkonstantes, robustes und zuverlässiges Gerät für Narkose und kontrollierte Beatmung.
In einem Antriebs- oder Primärsystem wird ein Kolben sinusförmig bewegt, der über eine pneumatische Koppelung in der Überdruckkammer die Kraft auf das Patientensystem oder Sekundärsystem überträgt und dadurch dem Beatmungsgas eine steigende Beschleunigung verleiht. Das eingestellte Atemvolumen wird anfangs mit geringer Geschwindigkeit, aber mit schnell zunehmendem Gasfluß appliziert.
Nach Abschluß der Insufflation des eingestellten Volumens bildet sich bis zum Ende der Inspirationsphase ein inspiratorisches Druckplateau aus, wodurch ein Volumen- und Druckausgleich in der Patientenlunge erfolgen kann. Das Zeitverhältnis Inspiration zu Exspiration ist fest auf 1:2 eingestellt. Die Exspirationsphase kann durch einen negativen Druck, der durch ein Venturi-System er-

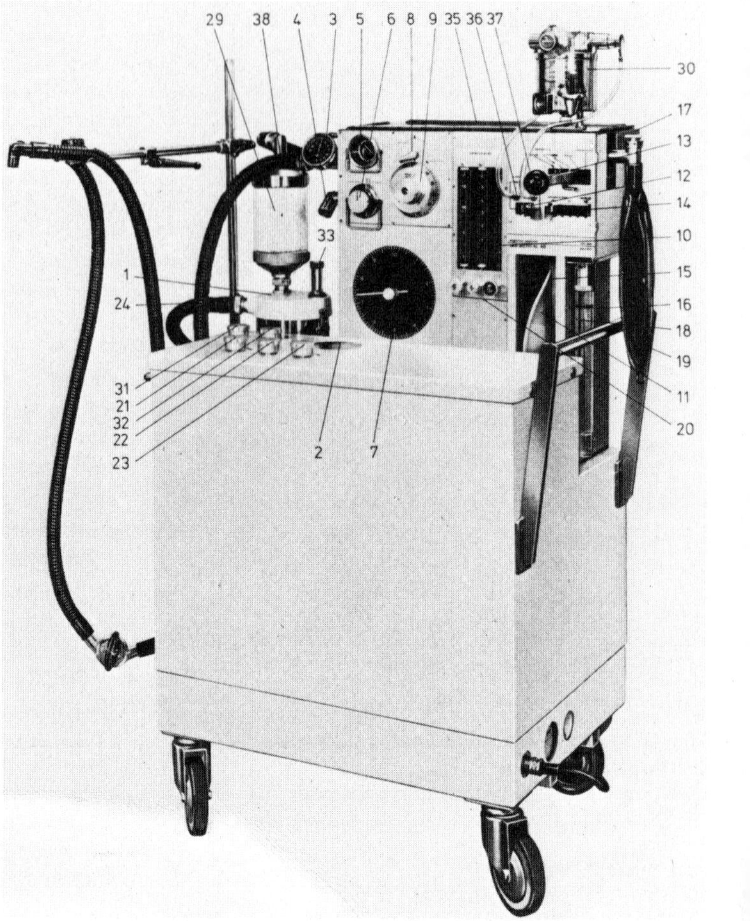

Abb. 17.**28** Engström-Respirator ER 300 (Erläuterungen s. Abb. 17.29)

zeugt wird, unterstützt werden. Außerdem ist es möglich, mit einem besonderen Ventil einen exspiratorischen Widerstand einzuschalten, oder den endexspiratorischen Druck von 0–20 cm H_2O zur Beatmung mit PEEP zu erhöhen.
Die Anfeuchtung der Atemgase erfolgt durch einen geheizten Anfeuchterkessel, der jedoch die relative Luftfeuchtigkeit der Inspirationsluft nur auf etwa 60% bei 24°C steigert. Die Verwendung eines zusätzlichen Ultraschallverneblers ermöglicht eine bessere Anfeuchtung der Inspirationsluft.

Bedienung

Das Atemminutenvolumen ist zwischen 0 und 30 Litern, die Atemfrequenz zwischen 12 und 35 pro Minute wählbar. Das Atemzugvolumen ergibt sich aus diesen Einstellungen. Am Druckregler, welcher die Kompression des Atembalges in der Überdruckkammer steuert (Inspirationsphase), muß der Arbeitsdruck um etwa 30 cm H_2O höher als der notwendige Insufflationsdruck eingestellt werden. Dieser Insufflationsdruck wird kontinuierlich an einem Manometer angezeigt. Der eingestellte Arbeitsdruck beeinflußt das inspiratorische Atemmuster, indem z. B. eine große Druckreserve die Insufflation beschleunigt und, entsprechend dem festen I/E-Zeitverhältnis, eine längere inspiratorische Pause ergibt. Ein niedriger Arbeitsdruck hingegen erzeugt eine langsamere Insufflation. Eine Handbeatmung ist möglich und ein IMV-System ist als Zusatz erhältlich. Leider fehlt ein Trigger. Für die Ermittlung des Beatmungsmuster ist ein „Nomogram" entwickelt worden (10), welches jedoch für die Langzeitbeatmung auf ein Atemzugvolumen von 12–15 ml pro kg ungerechnet werden sollte (24). Die inspiratorische Sauerstoffkonzentration wird nach einer Tabelle mit einem Sauerstoff-Rotameter eingestellt.

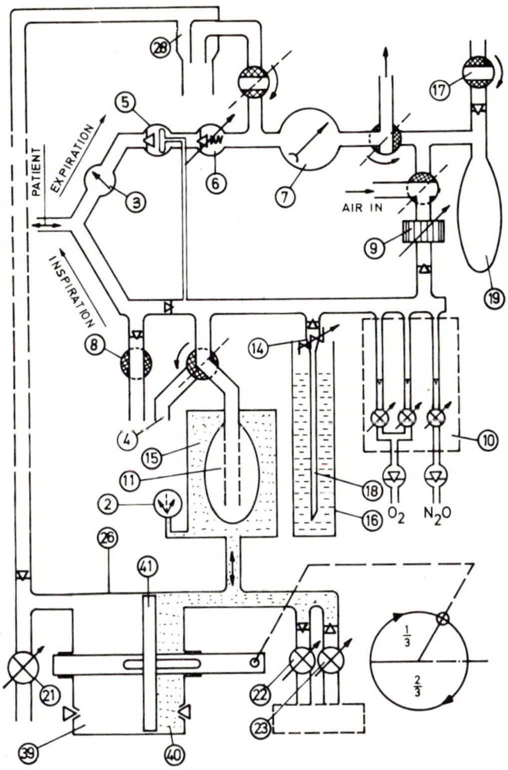

1 Inspirationsluftanfeuchter
2 Doppelmanometer (Entleerungsdruck) regulierbar durch 22 und 23
3 Präzisionsmanometer (Beatmungsdruck)
4 Anschlußstutzen für Atembeutel zur manuellen Beatmung
5 Exspirationsventil (druckkompensiert)
6 Regler und Ventil für endexspiratorischen Druck und exspiratorischen Widerstand
7 Spirometer
8 Schalter zur Entleerung des Atembeutels und zum Einlaß zusätzlicher Spontanatemluft
9 Dosierventil für das Atemminutenvolumen
10 Rotametereinheit für O_2 und N_2O
11 Atembeutel
12 Einschalthebel für Halothan-Vaporizer
13 Schalthebel zur Wahl der Beatmungsart (Mehrfachventilhebel)
14 inspiratorisches Sicherheitsventil
15 Überdruckkammer
16 Wasserschloß
17 Überdruckventil für geschlossenes System
18 Manometerrohr im Wasserschloß
19 Reservoirbeutel
20 O_2/N_2O-Regler
21 Regler und Ventil für exspiratorisch negativen Druck
22 Regler und Ventil des negativen Druckes zur Füllung des Atembeutels
23 Regler des inspiratorischen Entleerungsdruckes
24 Atemschlauch, Inspirationsseite

26 Kolbenkompressor

28 Venturi-Ventil
29 CO_2-Absorber
30 Fluotec-Vaporizer
31 Hauptschalter
32 Frequenzregler
33 Wasserstandanzeiger des Anfeuchters

35 Abdeckplatte
36/37 Anschlußstutzen für Gasleitung zum Halothan-Vaporizer
38 Atemschlauch, Exspirationsseite
39 linke Kompressorkammer
40 rechte Kompressorkammer
41 Kolben

Umschaltung durch Schalthebel 13
Anzeigeinstrument
einstellbares Leckage-Ventil
Einwegventil
Einwegventil mit variabler Ansprechbarkeit
handbetriebene Umschaltung

Abb. 17.**29** Engström-Respirator ER 300: Funktionsschema

Überwachung und Alarm

Der Atemwegsdruck (Insufflationsdruck) und das Atemzugvolumen können kontinuierlich abgelesen werden. Ein Wasserschloß dient als Überdrucksicherheitsventil und kann von 30–70 cm H_2O reguliert werden. Ein Niederdruckalarm (disconnect alarm) spricht bei Undichtigkeiten im System mit einer Verzögerung von 6 Sekunden an. Ein akustisches Warnsignal gibt eine elektrische Panne an.

Sterilisation

Ein Bakterienfilter reinigt die angesaugte Luft. Das Patientensystem ist ohne Werkzeug abnehmbar und kann wie die Schläuche autoklaviert werden.

Engström Care System ECS 2000
(Abb. 17.30 und 17.31)

Vertrieb: Engström, München; Reiner, Wien; AVL Schaffhausen.
Antrieb: elektrisch.
Zeitgesteuert.
Druckbegrenzt.
Stromgenerator.
Primär- und Sekundärsystem.

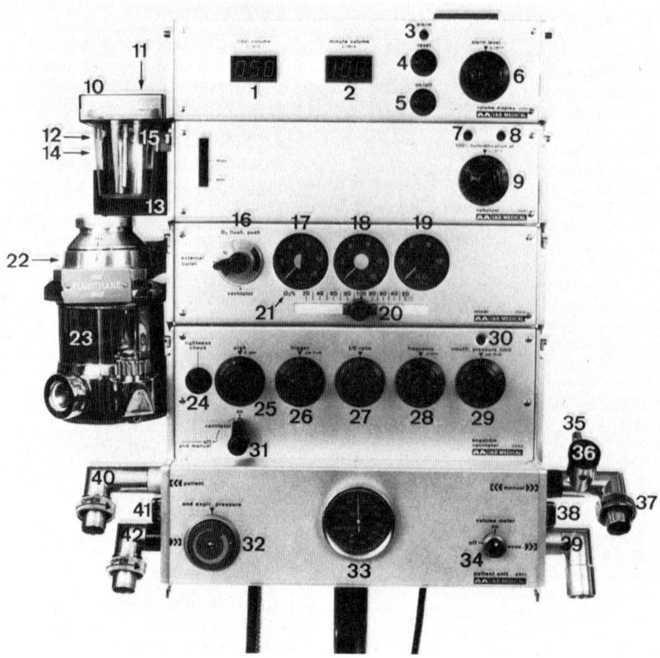

Abb. 17.**30** Engström Care System ECS 2000

Elektronischer Volumenmesser mit Digitalanzeige: 1–6
1 Atemzugsvolumenanzeige
2 Atemminutenvolumenanzeige
3 rote Alarmlampe
4 Alarmrückstellung (reset)
5 Ein/Aus-Druckknopf
6 Volumenalarmeinstellung

Ultraschallvernebler: 7–15
7 Kontrollampe für Flüssigkeitsniveau
8 Einschaltkontrolle
9 Funktionseinstellung (in l/min zu befeuchtende Gase)
10 Deckel
11 Wasser-Einfüllöffnung
12 Pumpschläuche
13 Verneblerkammer
14 Rollenpumpe
15 Wasserbehälter

Gasmischer: 16–23
16 Funktionswählschalter
17 Flußmesser Luft
18 Flußmesser Sauerstoff
19 Flußmesser Lachgas
20 Einstellknopf für Atemminutenvolumen
21 Mischskala, in % Sauerstoff
22 externer Auslaß (Anschluß an Anästhesiesystem)
23 Anästhesiegasverdampfer

Ventilator: 24–42
24 Dichtigkeits-Testknopf
25 Seufzereinstellung
26 Triggerschwelle
27 Einstellung von I/E-Verhältnis
28 Frequenzwahl
29 Einstellung des Überdruckalarms und -sicherheitsventils
30 Kontrollampe des Überdruckventils
31 Hauptschalter des Ventilators
32 Positiver endexspiratorischer Druck (PEEP)
33 Druckanzeige im Patientensystem
34 Druckventil für Volumenanzeige
35 Evakuierungsanschluß für Anästhesiegase (manuelle Beatmung)
36 Überlaufventil
37 Anschluß für Atembeutel zur manuellen Beatmung
38 Raster für Patienteneinheit
39 Auslaß für Exspirationsgase
40 Anschluß für Inspirationsschlauch
41 Raster für Patienteneinheit
42 Anschluß für Exspirationsschlauch

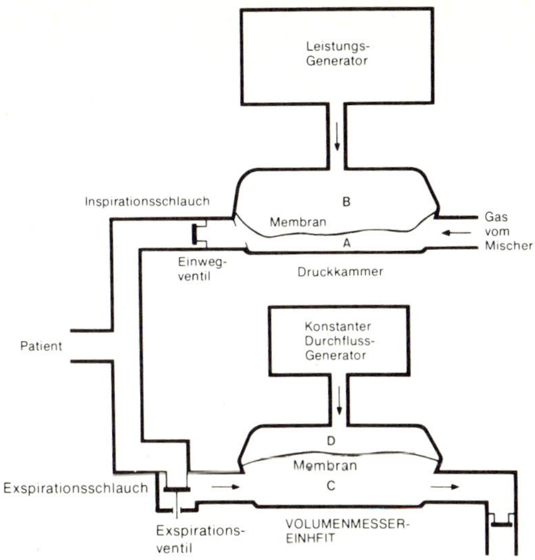

Abb. 17.**31** Funktionsschema des Engström ECS 2000

Atemminutenvolumen und Frequenz werden direkt eingestellt, das Atemzugvolumen ergibt sich aus diesen beiden Größen.

Beatmungsmodus: kontrolliert oder assistiert-kontrolliert.

Funktionsprinzip

Das Engström Care System ECS 2000 ist nach dem Baukastenprinzip aus mehreren Einzelelementen aufgebaut:

a) Der *Gasmischer* erlaubt eine getrennte Einstellung des Atemminutenvolumens und des Sauerstoffanteils. Die Druckgase werden über Druckminderer in den Mixer geführt.
b) Der *Ventilator* arbeitet nach dem Engström-Prinzip des ansteigenden Gasflusses während der Inspiration. Die Kraftreserve des Gerätes erlaubt eine volumenkonstante Beatmung auch bei erhöhter Resistenz. Ein endinspiratorisches Druckplateau kann indirekt eingestellt werden. Das Atemzeitverhältnis ist von 1:3 bis 1:1 wählbar. Eine periodische Seufzeratmung sowie eine Unterstützung der Exspiration durch einen negativen Druck ist möglich.
Das Patientensystem ist von dem Primärsystem in der Druckkammer durch eine flexible Membran getrennt, über die der Arbeitsdruck auf das Inspirationsgas einwirkt, das dadurch in die Lungen insuffliert wird. Durch enstprechende Ventilsteuerung gelangt das Exspirationsgas in die Volumenmetereinheit und wird bei der nächsten Inspiration ebenfalls durch Druckübertragung über eine flexible Membran ins Freie entleert und gemessen.
c) Ein Ultraschall-Nebulizer ermöglicht die Anfeuchtung der Atemgase
d) Ein Atemvolumen-Überwachungsgerät dient als Überwachungs- und Alarmeinheit.

Bedienung

Das Atemminutenvolumen (Bereich 1,5–30 l/min) und die Frequenz (6–60/min) werden direkt eingestellt, das Atemzugvolumen ergibt sich daraus. Die inspiratorische Sauerstoffkonzentration ist stufenlos von 21–100% wählbar. Beim assistiert-kontrollierten Beatmungsmodus wird die obere Drucklimitierung als Begrenzung der Inspiration verwendet, das Gerät ist dann also druckgesteuert, volumen- oder zeitbegrenzt. Die Triggerempfindlichkeit kann zwischen −1 und −20 cm H_2O eingestellt werden. Ein positiver endexspiratorischer Druck ist von 0–10 cm H_2O wählbar.

Überwachung und Alarm

Der Atemwegsdruck kann kontinuierlich abgelesen werden. Der maximale Inspirationsdruck kann zwischen +10 und +100 cm H_2O limitiert werden. Auf dem Atemvolumenmonitor werden Atemzug- und Atemminutenvolumen digital angezeigt. Eine akustische und optische Warnanlage gibt die folgenden Störungen an:

a) Abfall des exspiratorischen Minutenvolumens unter einen von 0–20 l/min wählbaren Grenzwert,
b) Überschreiten der Inspirationsdrucklimite,
c) Wassermangel im Befeuchter.

Sterilisation

Ein Gasfilter dient zur Säuberung der Inspirationsgase. Alle mit den Atemgasen in Berührung kommenden Einheiten können leicht demontiert und autoklaviert werden.

Engström-Respirator ERICA (Abb. 17.32)

Nunmehr steht das neueste Modell der Engström-Serie, ERICA, in der klinischen Prüfung. Dieses Gerät ist elektronisch gesteuert. Atemzugvolumen (0–2 l) und Frequenz (0,4–40/min) werden direkt eingestellt. Als Atemmuster können eine kontrollierte, assistiert-kontrollierte Beatmung, SIMV, MMV (mandatory minute volume = obligatorisches Minutenvolumen) oder Spontanatmung vorgewählt werden. Das Zeitverhältnis Inspiration/Exspiration kann zwischen 1:3 und 3:1

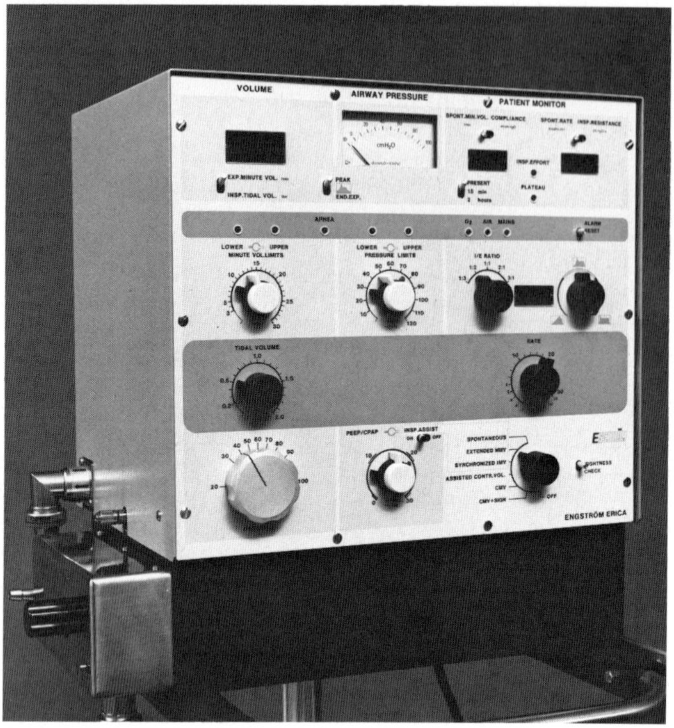

Abb. 17.**32** Engström-Respirator ERICA

eingestellt werden; der inspiratorische Fluß ist zusätzlich regulierbar. Neu ist ebenfalls eine „Inspirationshilfe" während der Spontanatmung (inspiration assist) durch einen positiven Druck von 0–30 cm H_2O während der Inspirationsphase. Ein PEEP oder CPAP kann von 0–30 cm H_2O eingestellt werden.

Das Überwachungs- und Alarmsystem umfaßt eine kontinuierliche Anzeige von Atemvolumen, Atemwegsdruck, totale respiratorische Compliance und inspiratorische Resistance sowie Alarme für alle wichtigen Funktionen.

Roche-Respirator 3100

(Abb. 17.33 und 17.34)

Vertrieb: Kontron, München; Wien; Zürich.
Antrieb: elektrisch.
Zeitgesteuert.
Volumenbegrenzt.
Stromgenerator.
Primär- und Sekundärsystem.
Atemminutenvolumen und Frequenz direkt eingestellt, Atemzugvolumen ergibt sich aus diesen beiden Größen.
Beatmungsmodus: kontrolliert und assistiert-kontrolliert, IMV, CPAP.

Funktionsprinzip

Der Roche-Respirator 3100 ist ein elektronisch gesteuertes, volumenkonstant arbeitendes Gerät, welches nach dem Modul-Prinzip aufgebaut ist. Eine elektronische Steuereinheit bestimmt Atemfrequenz und Atemvolumen über einen Motor, welcher durch Kraftübertragung über eine Spindel das in einem Balg gespeicherte Atemzugvolumen dem Patienten durch ein Inspirationsventil zuführt. Während der Exspirationsphase bewegen sich Balg und Spindel in der Gegenrichtung und saugen neues Gas aus einer Vorratsblase an. Das Exspirationsventil öffnet sich während dieser Phase und läßt die Atemgase an die Außenluft entweichen. Die Anfeuchtung der Beatmungsgase erfolgt über einen beheizten Wasserverdampfer.

Bedienung

Nach dem Einschalten des Gerätes durch einen elektrischen Druckknopf werden Atemminutenvolumen (3–30 l/min) und Atemfrequenz (6–50/min) vorgewählt. Das aus dieser Einstellung resultierende Atemzugvolumen kann auf einem Instrument direkt abgelesen werden. Der inspiratorische Fluß kann konstant oder akzelerierend gewählt werden.

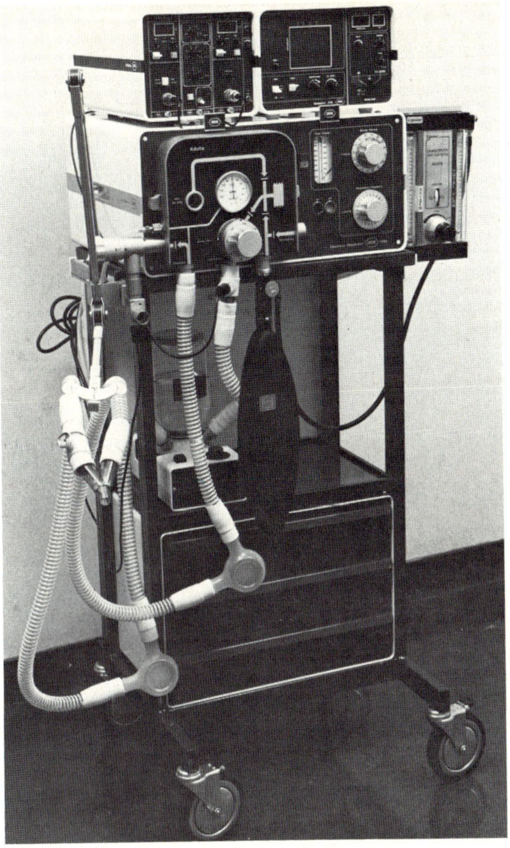

Abb. 17.**33** Roche-Respirator 3100

Das Zeitverhältnis Inspiration zu Exspiration kann von 1 : 4 bis 2 : 1 eingestellt werden. Die Empfindlichkeit des Triggers ist von −0,8 bis −4,25 cm H_2O regulierbar, wobei je nach Einstellung des Gerätes eine Verzögerung der Inspiration entsteht. Ein endinspiratorisches Plateau mit variabler Dauer kann eingestellt werden sowie ein endexspiratorisches Druckplateau von 0–20 cm H_2O. Die Möglichkeit für eine intermittierende Blähung (Seufzeratmung) ist vorhanden sowie für intermittierende obligatorische (IMV-) oder synchrone (SIMV-)Beatmung und kontinuierlichen positiven Atemwegsdruck während Spontanatmung (CPAP). Die inspiratorische Sauerstoffkonzentration ist von 21–100% einstellbar, wobei die Toleranz mit ± 5% angegeben wird.

Überwachung und Alarm

Der patientenseitige Beatmungsdruck wird direkt an einem Manometer angezeigt. Das Atemminutenvolumen wird exspiratorisch gemessen und auf einem speziellen Überwachungsgerät angezeigt. Der Verlauf der Atemdruckkurve wird auf einem Oszilloskop kontinuierlich dargestellt. Der Maximaldruck kann von 20–70 cm H_2O limitiert werden, und es besteht eine zusätzliche elektrische Druckbegrenzung ab 70 cm H_2O. Der Befeuchter ist mit einer Temperaturanzeige und optischem Temperaturalarm ausgerüstet.

Sterilisation

Ein Bakterienfilter, welcher Verunreinigungen bis zu 0,5 µm absorbiert, ist dem Gerät vorgeschaltet. Das ganze Patientensystem ist autoklavierbar.

Respirator Sabathié-Fourès SF 4

(Abb. 17.35)

Vertrieb: Robert et Carrière, Paris.
Antrieb: elektrisch.

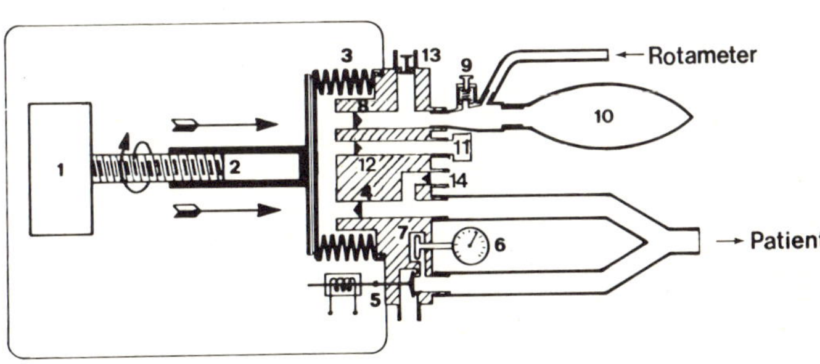

Abb. 17.**34** Roche-Respirator 3100: Funktionsschema

1 Motor
2 Spindel
3 Faltenbalg
4 Inspirationsventil
5 Exspirationsventil
6 Manometer
7 Protektor gegen Verunreinigung des Manometers
8 Einwegventil für Atemgase
9 Einstellbares Überdruckventil
10 Blase für Atemgase
11 Bakterienfilter
12 Einwegventil für Raumluftzufuhr
13 Einlaßventil der Rückatmungsgase
14 Sicherheitsventil

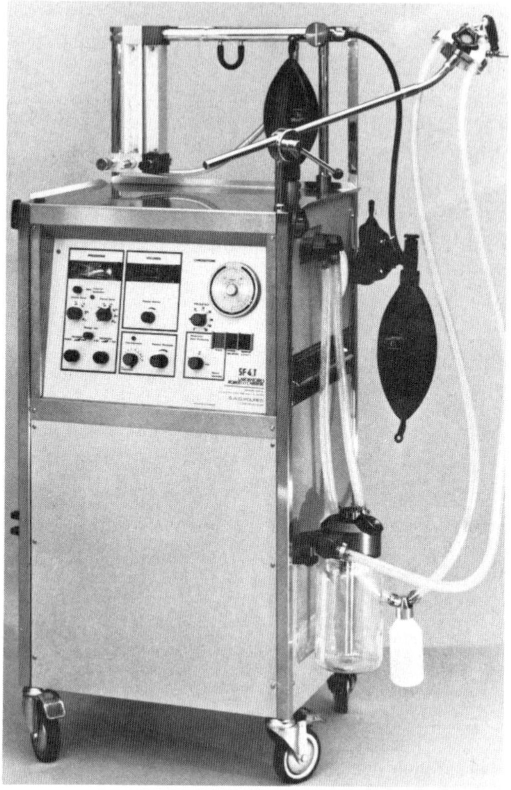

Abb. 17.35 Sabathié-Fourès SF 4

Zeitgesteuert.
Volumenbegrenzt.
Stromgenerator.
Atemzugvolumen bestimmt durch inspiratorischen Flow und Inspirationszeit, Atemfrequenz direkt einstellbar.
Beatmungsmodus: kontrolliert und assistiert-kontrolliert, IMV.

Funktionsprinzip

Der Respirator SF 4 wird mit Raumluft und Sauerstoff oder mit Druckluft und Sauerstoff gespeist. Die Atemgase werden über eine elektrische Kolbenpumpe insuffliert. Die Exspiration kann mit derselben Pumpe aktiv, d. h. mit einem negativen Druck, unterstützt werden. Der Atemzyklus wird durch einen „Chronotom", das ist ein Zeitunterteiler, in die Phasen Inspiration, passive Exspiration, aktive Exspiration und exspiratorische Pause eingeteilt. Eine Ausatembremse ist eingebaut. Auf Wunsch sind folgende Zusätze erhältlich:
Einrichtung für eine periodische Blähung (Seufzer), Trigger, IMV, positives endexspiratorisches Druckplateau (PEEP). Die Atemgase werden durch einen geheizten Befeuchter erwärmt und mit Wasserdampf gesättigt.

Bedienung

Nach dem Anschluß an das Stromnetz und die Druckgaszufuhr wird das Gerät durch den Hauptschalter eingeschaltet. Die Atemfrequenz kann zwischen 8 und 60/min gewählt werden. Das Atemzugvolumen wird indirekt durch den inspiratorischen Flow und die Inspirationszeit festgelegt. Mit dem „Chronotom" wird die Inspirationszeit, der Zeitraum für die passive und aktive Exspiration sowie die exspiratorische Pause bestimmt. Dadurch ergibt sich auch das Zeitverhältnis Inspiration zu Exspiration und das Atemminutenvolumen, welche sich bei einer Änderung der Frequenz nicht mehr verändern.
Die inspiratorische Sauerstoffkonzentration wird mit Hilfe von Rotametern für Raumluft- und Sauerstoffzumischung gewählt.

Überwachung und Alarm

Der maximale Inspirationsdruck kann eingestellt werden und ist mit einem akustischen Warnsignal verbunden. Ein eingebautes exspiratorisches Spirometer erlaubt die Überwachung des Atemvolumens. Bei Einstellung der Ausatembremse leuchtet eine rote Lampe auf. Ein Niederdruckalarm („disconnect alarm") sowie ein Netzausfallalarm sind ebenfalls vorhanden.

Sterilisation

Die zur Beatmung verwendete Raumluft wird über ein Filter angesaugt. Das Gerät kann gassterilisiert werden.

Dräger-Respirator EVA (experimental-ventilator-adult) (Abb. 17.36)

Der Dräger-Respirator EVA (experimental-ventilator-adult) ist ein Prototyp einer neuen Generation von Beatmungsgeräten.
Neben den heute eingesetzten Therapiemöglichkeiten wurde hier der Versuch unternommen, ein hierarchisch geordnetes Maschinen-Überwachungs-System mit Hilfe eines Mikroprozessors zu realisieren. Darüber hinaus werden Atemzug für Atemzug verschiedene Lungenfunktionswerte aus den Beatmungswerten Flow, Druck und CO_2 errechnet. Die Anzeigen werden digital oder graphisch auf einem Bildschirm dargestellt. Die Anordnung der Bedienungselemente orientiert sich

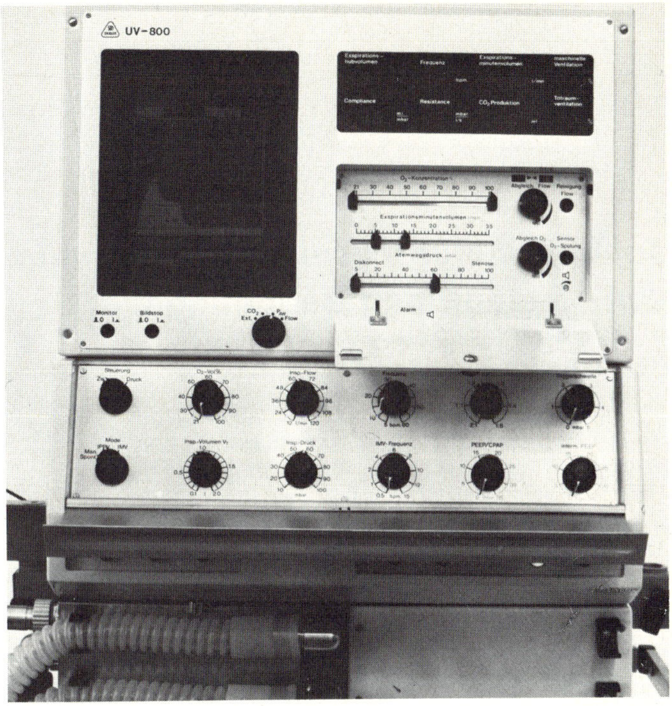

Abb. 17.**36** Dräger-Respirator EVA

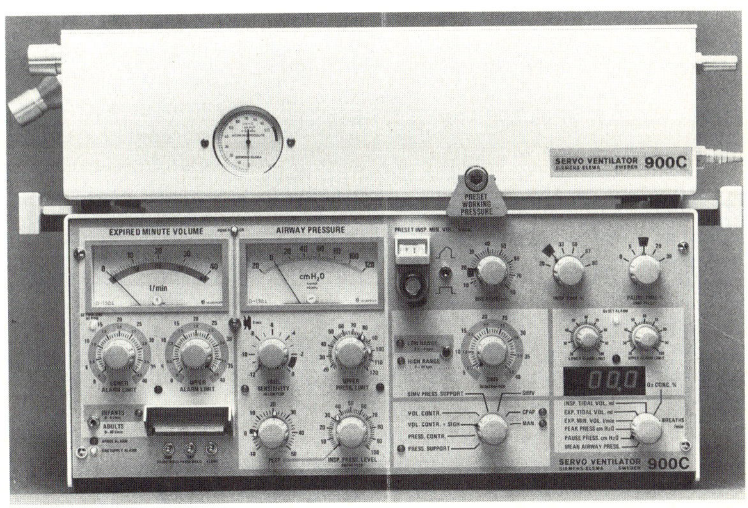

Abb. 17.**37** Siemens Servoventilator 900 C

an dem Bedienungstableau der UV-1, wurde jedoch in einigen Punkten klarer gestaltet.

Siemens Servoventilator 900 C (Abb. 17.37)
Dieses Gerät ist auf den Modellen 900 und 900 B aufgebaut und ist mit erweiterten Therapie- und Überwachungsmöglichkeiten ausgerüstet:

- als neuer Beatmungsmodus ist eine Inspirationshilfe während der Spontanatmung einstellbar (inspiratory pressure level),
- die Inspirationszeit kann bis auf 80% des Atemzyklus verlängert werden, was eine Beatmung mit großem I/E-Zeitverhältnis erlaubt (inversed I/E ratio),

- der Atemfrequenzbereich ist bis zu 80/min erweitert,
- die folgenden Variablen werden wahlweise digital angezeigt:
  inspiratorische Sauerstoffkonzentration
  Atemvolumen: inspiratorisch, exspiratorisch, Minutenvolumen
  Atemwegsdruck: Spitze, Plateau, Mitteldruck.

Die klinische Erprobung dieses Gerätes ist angelaufen.

Technische und klinische Beurteilung von 15 modernen Beatmungsgeräten

Getestete Respiratoren

Die folgenden Geräte wurden einer technischen sowie einer klinischen Prüfung unterzogen: Bennett MA 1B, Bennett MA 2B, Bourns Bear 1, Dräger UV 1, Engström ER 300, Engström ECS 2000, McGaw CV 2000, Monaghan 228, Monaghan 250, Monaghan 251, Ohio 550, Roche 3100, Sabathié-Fourès SF 4, Servo-Ventilator 900, IMV-Bird[1].

Technische Prüfung

Methodik

Im technischen Prüflabor wurden die Respiratoren mit ihrem normalen Patientenschlauchsystem über einen Fleischschen Pneumotachographen und 13 cm langen Trachealtuben mit veränderlichem Innendurchmesser (9–4 mm) mit einer 50-Liter-Gasflasche (Compliance 0,05 l/cm H_2O) verbunden (2,16). Die Temperaturschwankungen im Innern der Flasche betrugen maximal 0,2 °C[2]. Wir arbeiteten unter ATPD-Bedingungen (ambiant temperature, pressure, dry). Der Pneumotachograph wurde bei den herrschenden Temperatur-, Feuchtigkeits- und Gaskonzentrationsbedingungen geeicht; die Resultate wurden mit einem Analogrechner[3] ausgewertet und kontinuierlich aufgezeichnet. Die Präzision der Sauerstoffmischgeräte wurden mit Hilfe eines Massenspektrometers[4] und eines Sauerstoffanalyzers[5] geprüft. Für alle Apparate wählten wir eine Grundeinstellung mit einem Hubvolumen von 1,2 l und einer Atemfrequenz von 12/min. Für die Funktion bei hohen Resistenzen wurden die Geräte in Bezug auf Inspirationsfluß und/oder Arbeitsdruck optimal eingestellt.

Ergebnisse der technischen Prüfung

Wird der inspiratorische Flow direkt oder indirekt progressiv erhöht, ändert sich das Hubvolumen leicht bei verschiedenen Geräten, wie in Abb. 17.38 dargestellt. Auf diesem Diagramm kann auch der Flow-Bereich dieser Apparate bei der gewählten Grundeinstellung abgelesen werden. Da bei 3 Geräten (SF 4, SV 900 und CV 2000) das Atemzugvolumen durch den Flow und die Inspirationszeit bestimmt wird, konnte bei diesen Respiratoren keine Volumenänderung, sondern nur der Flow-Bereich bei der gewählten Grundeinstellung angegeben werden. Auffallend sind die sehr hohen und beschränkt variablen Flows der Engström-Geräte, während sich die Monaghan-Respiratoren und der UV 1 sowie der Bear 1 und die Bennet MA 1B und 2B durch ihren ausgedehnten Flow-Bereich auszeichnen.

Erhöht man den endexspiratorischen Druck (PEEP), so fällt das Atemzugvolumen in unterschiedlichem Maße ab. Dieser Abfall ist das Resultat der folgenden Faktoren: a) Die innere Compliance der Geräte und des Schlauchsystems ist für einen Teil des Volumenverlustes verantwortlich. In Abb. 17.39 ist der totale Hubvolumenabfall für dieses Kompressionsvolumen korrigiert, d. h. es ist die effektive Leistung des Respirators dargestellt.
b) Der Steuermechanismus wird, z. B. beim McGaw CV 2000, von einem erhöhten Gegendruck beeinflußt.
c) Schließlich kann der Hubvolumenabfall durch das Erreichen der Leistungsgrenze des Gerätes bedingt sein.

Auch bei hohen PEEP-Werten verliert kein Apparat mehr als 10% des Hubvolumens. Bei zwei Respiratoren, dem Engström ECS 2000 und dem

[1] Wegen seiner technisch ganz andersartigen Konzeption wurde dieses Gerät nur in die klinische Beurteilung eingeschlossen.
[2] gemessen mit einem Präzisionsthermometer von Ellab Instruments, Kopenhagen
[3] Megamed 05, Megamed AG, Rüschlikon, Schweiz
[4] Perkin-Elmer
[5] Taylor Servomex, Syborn Corp.

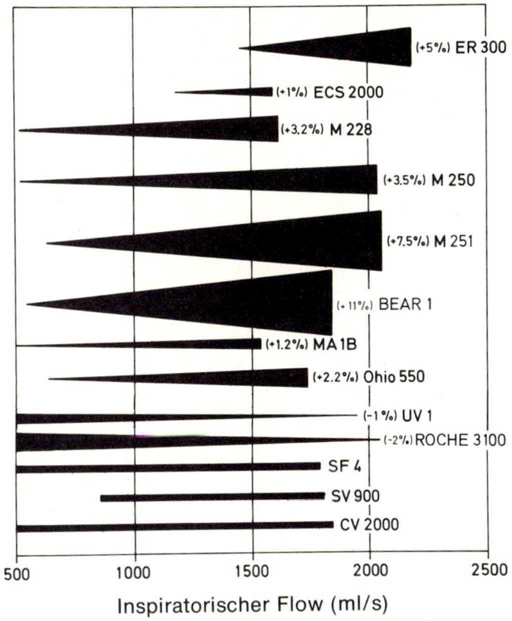

Abb. 17.**38** Bereich des wählbaren inspiratorischen Flows (horizontale Achse) bei der folgenden Grundeinstellung: Hubvolumen 1,2 l, Frequenz 12/min. Auf der vertikalen Achse ist die Hubvolumenänderung in Prozent dargestellt, welche als Folge der progressiven Flow-Erhöhung entsteht.

Monaghan 250, kann nur ein PEEP von 10 cm H_2O erreicht werden.

In Abb. 17.40 ist die Präzision der Sauerstoffmischgeräte wiedergegeben. Die besten Mixer findet man auf dem SV 900, dem Dräger UV 1, dem Bennett MA 1B, MA 2B, dem Bourns Bear 1 und dem Monaghan 251, gefolgt von Monaghan 228 und den Engström-Geräten.

Klinische Beurteilung

Methodik

Die Respiratoren wurden während mindestens 8 Wochen in einer chirurgischen Intensivpflegestation eingesetzt. Mittels Fragebögen wurden von den Krankenschwestern und den Ärzten der Station Auskunft über Zuverlässigkeit, Handlichkeit und Einsatzmöglichkeiten jedes einzelnen Gerätes verlangt. Die Analyse dieser Befragung ergab spezifische Vor- und Nachteile der Apparate, die tabellarisch zusammengestellt wurden.

Ergebnisse im praktischen Einsatz

Die Beurteilung durch die Krankenschwestern und Ärzte, welche mit den aufgeführten Beatmungsgeräten gearbeitet haben, können wie folgt zusammengefaßt werden:

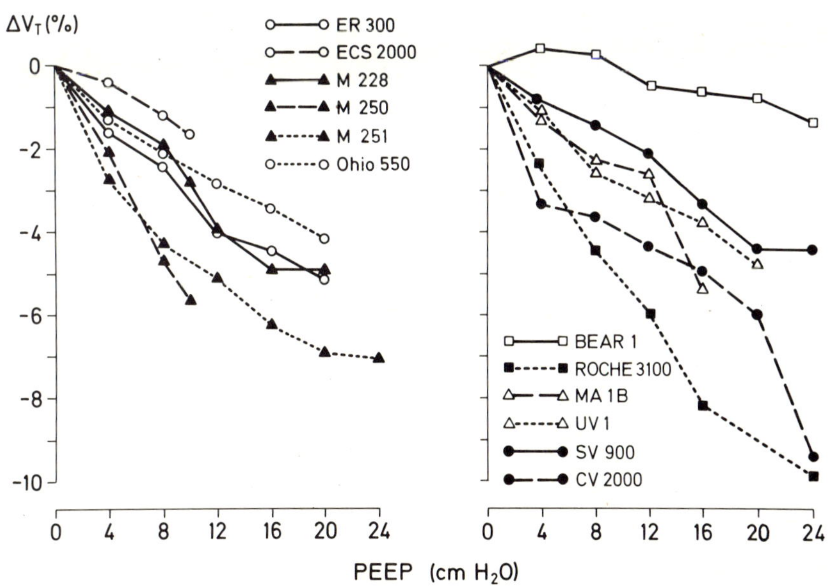

Abb. 17.**39** Hubvolumenänderungen in Prozent (ΔV_T) als Folge einer progressiven Erhöhung des endexspiratorischen Druckes (PEEP), mit Korrektur für das Kompressionsvolumen im Respirator und im Schlauchsystem, d.h., die effektive Leistung des Respirators wird gemessen.

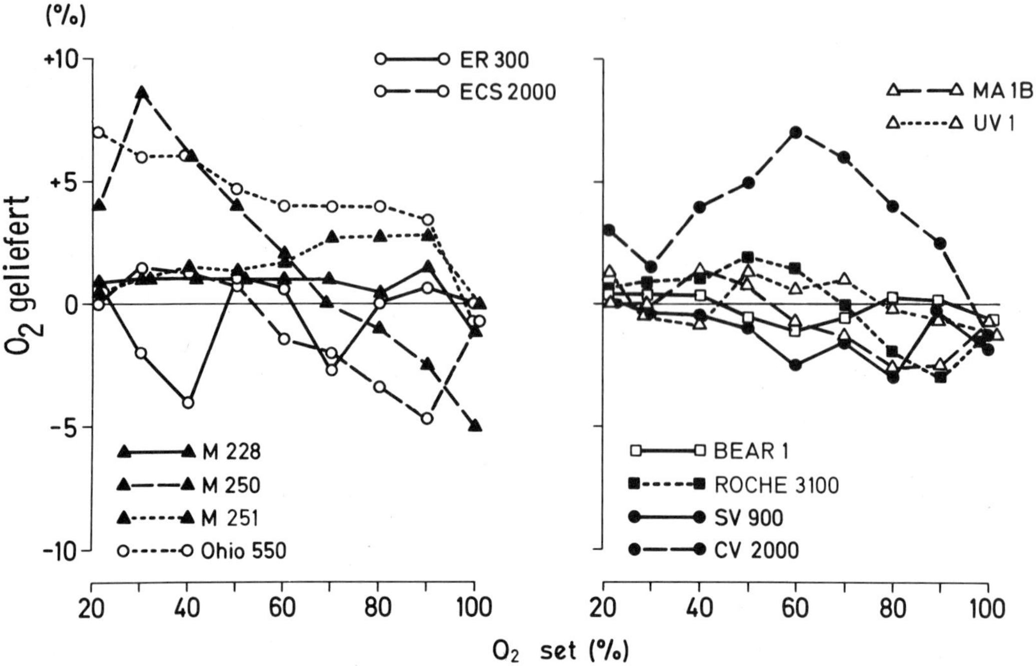

Abb. 17.**40** Abweichung der eingestellten von der effektiven (gemessenen) Sauerstoffkonzentration bei den getesteten Geräten

Benett MA 1B

Vorteile: Leistungsfähiges, vielseitiges Gerät; klar beschriftetes Bedienungspanel; einfache und zuverlässige Atemzugvolumenangabe; vielseitiges Alarmsystem; Differentialdrucktrigger.
Nachteile: Großer und schwerer Apparat; PEEP maximal 16 cm H_2O mit schwer zugänglichem Regulierknopf.

Bennett MA 2B

Vorteile: Sehr vielseitiges und anpassungsfähiges Gerät, klare Anordnung der Bedienungsknöpfe. Leistungsfähiges Überwachungssystem, gute PEEP-, IMV- und CPAP-Funktionen. Genauer Sauerstoffmischer.
Nachteile: Großer Apparat, geräuschvoller Betrieb.

Bourns Bear 1

Vorteile: Leistungsfähiger Apparat, kann für ein großes Spektrum von Beatmungsproblemen eingesetzt werden. Sehr gutes Überwachungs- und Alarmsystem. Präziser Sauerstoffmischer.
Nachteile: Raumfordernder Apparat, verwirrend große Anzahl von Einstellknöpfen.

Dräger UV 1

Vorteile: Funktionstreues, übersichtliches Gerät; sehr gute Atemzug- und Atemminutenvolumen-Angabe; gute Einstellmöglichkeiten der Inspirationsphase, PEEP, IMV.
Nachteil: Wasserniveau im Befeuchter nicht sichtbar.

Engström ER 300

Vorteile: Einwandfreier, zuverlässiger Betrieb seit vielen Jahren; robust; einfache Handhabung.
Nachteile: Schwerer, platzfordernder Apparat; schlechte Anpassungsmöglichkeit an den Patienten (fehlender Trigger, limitierter Frequenzbereich, großer inspiratorischer Flow), so daß dieser meist kurarisiert werden muß; minimale Atemfrequenz zu hoch (12/min); unpraktisches Schlauchsystem.

Engström ECS 2000

Vorteile: Handlicher, nicht zu großer Apparat mit gutem Alarmsystem und Sauerstoffmischgerät.
Nachteile: Komplizierter Befeuchter; ungenügendes Atemminutenvolumen bei sehr hohen Sauerstoffkonzentrationen (max. 15 l Sauerstoff pro Minute); unphysiologischer Trigger (Atemminu-

tenvolumen bleibt trotz Erhöhung der Frequenz konstant); PEEP limitiert auf 10 cm H_2O; unpraktisches Schlauchsystem; teures Gerät.

McGaw CV 2000

Vorteile: Sehr vielseitiges, handliches Gerät; Differentialdruck-Trigger; gutes Alarmsystem.
Nachteile: Keine Anzeige der Atemvolumen; Atemzugvolumen und Atemfrequenz müssen indirekt eingestellt werden.

Monaghan 228

Vorteile: Handlicher, zuverlässiger Apparat; gute Anpassungsmöglichkeiten an den Patienten durch individuell einstellbare Beatmungsparameter; leicht verständliche Anordnung der Bedienungsknöpfe, Differenzialdruck-Trigger; Gerät unabhängig vom elektrischen Strom; günstiger Preis.
Nachteile: Fehlender Alarm für Sauerstoffausfall; keine inspiratorische Pause; kein eingebautes Spirometer; englische Beschriftung.

Monaghan 250

Vorteile: Polyvalenter, praktischer und robuster Apparat mit guten Anpassungsmöglichkeiten; technisch leicht verständlich; angenehmes Format; angemessener Preis.
Nachteile: Nach mehreren Sterilisationen werden die Schlauchanschlüsse undicht; kein Spirometer eingebaut; maximaler PEEP 10 cm H_2O; unbefriedigendes Überdrucksicherheitsventil.

Monaghan 251

Vorteile: Gute Anpassungsmöglichkeiten an schwierige Beatmungssituationen dank erweiterter Funktionen im Vergleich zum Monaghan 250; großer inspiratorischer Flow-Bereich, guter Sauerstoffmischer.
Nachteile: Großer, schwerer Apparat; Apnoesicherheit (automatisches Umschalten von IMV auf kontrollierte Beatmung) sollte abgeschaltet werden können. IMV-Funktion unzuverlässig.

Ohio 550

Vorteile: Einfaches, handliches Gerät, das unabhängig vom elektrischen Strom arbeitet; keine Pannen; sehr günstiger Preis.
Nachteile: Kein endinspiratorisches Plateau; kein Alarm bei Sauerstoffausfall; kein eingebautes Spirometer; kein PEEP.

Roche 3100

Vorteile: Interessantes Überwachungssystem, vielseitige Einstellmöglichkeiten.
Nachteile: Komplexe und schwierige Bedienung aller Elemente.

Sabathié-Fourès SF 4

Vorteile: Robuster, zuverlässiger Apparat; Atemzyklus dank „Chronotom" gut einstellbar.
Nachteile: Sehr groß und schwer; Einstellung des Atemzugvolumens schwierig; kein PEEP; Frequenzbereich nicht unter 8/min; relativ große Atemzugvolumen-Veränderungen bei Modifikationen von Compliance- oder Resistenzverhältnissen; unpraktisches Schlauchsystem.

Servo-Ventilator 900

Vorteile: Präzises, handliches Gerät mit übersichtlicher Anordnung der Bedienungsknöpfe; gute Anpassungsfähigkeit an den Patienten dank individueller Einstellung der Beatmungsparameter; guter Trigger; gutes Alarmsystem.
Nachteile: Häufige Pannen infolge Störung des elektronischen Meßkopfes durch Feuchtigkeit und Sekretansammlung in den Patientenschläuchen; keine Anzeige für Atemzugvolumen; hoher Preis. Häufige Bemerkung der Krankenschwestern: Arbeitsgeräusch zu leise.

IMV-Bird

Vorteile: Handlicher, zuverlässiger Apparat; nach dem „Bird-Prinzip" arbeitendes, volumenkonstantes Gerät; guter PEEP.
Nachteile: Geräuschvoller Betrieb; Atemzugvolumen und Atemfrequenz müssen indirekt eingestellt werden; keine Graduierung für die Bedienungsknöpfe; zusätzlicher Atemmonitor erforderlich

Anfeuchtung der Atemgase

Verschiedene physikalische Prinzipien und technische Mittel können zur Anfeuchtung der inspiratorischen Atemgase angewendet werden. Es soll hier nicht auf technische Details eingegangen, sondern lediglich die häufigsten Typen der mit den Beatmungsgeräten verwendeten Anfeuchter erwähnt werden:
- die geheizte Kaskade (Bennett),
- der Ultraschallvernebler,
- der Kaltwasservernebler oder -verdunster.

Neben diesen Wasserdampfquellen sind zwei kleine Einsätze für den Inspirationsschenkel erhältlich, welche die Anfeuchtung und Erwärmung der Inspirationsgase verbessern helfen. Es handelt sich um eine Art „künstliche Nasen", entwickelt von Portex (Abb. 17.**41**), respektive Siemens (Abb. 17.**42**) welche in einem Lamellensystem Wasserdampf und Wärme retinieren (Exspiration) und wieder abgeben (Inspiration). Beide Einsätze sind zum Einmalgebrauch bestimmt. Das Gewicht und der erzeugte Widerstand für den Gasfluß sind klein; diese Größen können sich jedoch bei starker Sekretausscheidung aus dem Bronchialbaum deutlich ändern.

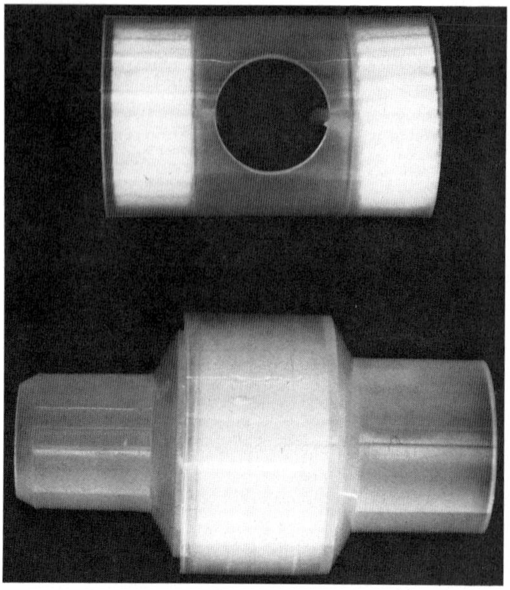

Abb. 17.**41** Zwei Formen der Anwärmungs- und Befeuchtungshilfe von Portex: „künstliche Nase" für tracheotomierten, spontan atmenden Patienten (oben) sowie für den beatmeten Patienten als Einsatz zwischen Endotrachealtubus und Y-Stück des Respirators (unten)

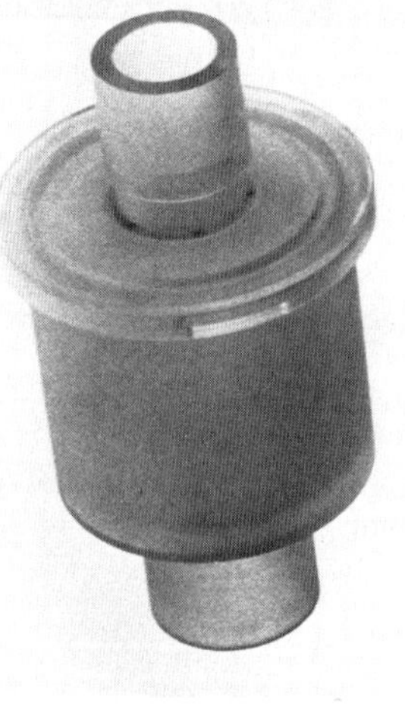

Abb. 17.**42**. „Künstliche Nase" von Siemens, einzuschließen in das Schlauchsystem des Respirators. Das Gehäuse ist autoklavierbar, der schaumartige Einsatz ist für den Einwegverbrauch vorgesehen

Literatur

1 Adams, A. P., A. P. Economides, W. E. I. Finlay, M. K. Sykes: The effects of variations of inspiratory flow waveform on cardiorespiratory function during controlled ventilation in normo-, hypo- and hypervolaemic dogs. Brit. J. Anaesth. 42 (1970) 818

2 American National Standard for breathing machines for medical use. Amer. National Standard Institute, New York 1976

3 Baum, M., H. Benzer, R. Kucher, K. Steinbereithner: Künstliche Beatmung. In: Intensivstation – Intensivpflege-Intensivtherapie, hrsg. von R. Kucher, K. Steinbereithner. Thieme, Stuttgart 1972 (S. 245–301)

4 Bendixen, H. H., L. D. Egbert, J. Hedley-Whyte, M. B. Laver, H. Pontoppidan: Respiratory Care. Mosby, St. Louis 1965

5 Bergman, N. A.: Effects of varying waveforms on gas exchange. Anesthesiology 28 (1967) 390

6 Damman, F. J., T. C. McAslan: Optimal flow pattern for mechanical ventilation of the lungs. Crit. Care Med. 5 (1977) 128

7 Downes, J. J.: CPAP and PEEP – a perspective (Editorial). Anesthesiology 44 (1976) 1

8 Downs, J. B., E. F. Klein, D. Desautels, J. H. Modell, R. R. Kirby: Intermittent mandatory ventilation: a new approach to weaning patients from mechanical ventilators. Chest 64 (1973) 331

9 Drechsel, U., R. Dudziak: Die Sauerstoffkonzentration in der Inspirationsluft bei der Beatmung mit einem Bird-Respirator. Anaesthesist 17 (1968) 85

10 Engström, C. G., P. Herzog, O. P. Norlander: Ventilation nomogram for practical use with the Engström-Respirator. Acta chir. scand. Suppl. 245 (1959) 37

11 Falke, K. J., H. Pontoppidan, A. Kumar, D. E. Leith, B. Geffin, M. B. Laver: Ventilation with end-expiratory pressure in acute lung disease. J. clin. Invest. 51 (1972) 2315

12 Fuleihan, S. F., R. Wilson, H. Pontoppidan: Effect of mechanical ventilation with end-inspiratory pause on blood gas exchange. Anesth. Analg. 55 (1976) 122

13 Hedley-Whyte, J., H. Pontoppidan, M. J. Morris: The response of patients with respiratory failure and cardiopulmonary disease to different levels of constant volume ventilation. J. clin. Invest. 45 (1966) 1543

14 Hewlett, A. M., A. S. Platt, V. G. Terry: Mandatory minute volume: A new concept in weaning from mechanical ventilation. Anaesthesia 32 (1977) 163

15 Ingelstedt, S., B. Johnson, L. Nordström, S.-G. Olsson: A servo-controlled ventilator measuring expired minute volume, airway flow and pressure. Acta anaesth. scand. Suppl. 47 (1972) 9

16 ISO/TCS 121: Proposed draft for international standards for breathing machines for medical use, 1976

17 Knelson, J. H., W. F. Howatt, G. R. de Muth: Effect of respiratory pattern on alveolar gas exchange. J. appl. Physiol. 29 (1977) 328

18 Kumar, A., K. Falke, B. Geffin, C. F. Aldredge, M. B. Laver, E. Lowenstein, H. Pontoppidan: Continuous positive pressure ventilation in acute respiratory failure. New Engl. J. Med. 283 (1970) 1430

19 Lambertsen, C. J., J. M. Clark: Pulmonary oxygen toxicity: a review. Pharmacolog. Rev. 23 (1971) 37

20 Laver, M. B., J. Morgan, H. H. Bendixen, E. P. Radford jr.: Lung volume, compliance, and arterial oxygen tensions during controlled ventilation. J. appl. Physiol. 19 (1964) 725

21 Lyager, S.: Influence of flow pattern on the distribution of respiratory air during intermittent positive-pressure ventilation. Acta anaesth. scand. 12 (1968) 191

22 Meier, A., M. Baum: The influence of the internal compliance of a respirator on the alveolar gas distribution. Acta anaesth. scand. Suppl. 63 (1976) 1

23 Mushin, W., L. Rendell-Baker, P. Thompson, W. W. Mapleson: Automatic ventilation of the lungs, 3. Aufl. Blackwell, Oxford 1980

24 Pontoppidan, H., B. Geffin, E. Löwenstein: Acute respiratory failure in the adult. New Engl. J. Med. 287 (1972) 690, 743, 799

25 Pontoppidan, H., R. S. Wilson, M. A. Rie, R. C. Schneider: Respiratory intensive care. Anesthesiology 47 (1977) 96

26 Rau, J. L.: An evaluation of fluidic control in ventilators. Resp. Therapy 6 (1976) 29

27 Schwanbom, E., M. Baum, H. Frankenberger: Technische Möglichkeiten eines Respiratorsystems. Klin. Anaesth. Intensivmed., Bd. 12. Springer, Berlin 1976 (S. 126)

28 Suter, P. M., H. B. Fairley, M. D. Isenberg: Optimum endexpiratory airway pressure in patients with acute pulmonary failure. New Engl. J. Med. 292 (1975) 284

29 Suter, P. M., M. A. Weibel: Charakteristiken und Auswahl moderner Beatmungsgeräte. Intensivmedizin 14 (1977) 210

30 Suter, P. M., M. A. Weibel: Der Veriflo CV 2000: ein vielseitiges, pneumatisch betriebenes und gesteuertes Beatmungsgerät für die Intensivpflege. Prakt. Anästh. 12 (1977) 526

31 Weibel, M. A., P. M. Suter: Der Monaghan 228: ein leistungsfähiges, nach der Fluidic-Technik konstruiertes Beatmungsgerät. Anästhesist 27 (1978) 90

18 Atemtherapie

Von H. Foitzik und P. Lawin

Einleitung

Der Terminus Inhalationstherapie sollte heute durch den übergeordneten Begriff Atemtherapie ersetzt werden. Atemtherapie im weiteren Sinne umfaßt einen Komplex verschiedener Behandlungsverfahren, die gemeinsam die Normalisierung des Gashaushalts, der Atemmechanik und die Prophylaxe wie Therapie entzündlicher Komplikationen im Respirationstrakt zum Ziel haben. Ihre therapeutischen Prinzipien sind:

- Atemtraining und Physiotherapie,
- Behandlung mit Sauerstoff,
- medikamentöse Aerosoltherapie,
- Atmung mit dosierter Totraumvergrößerung,
- Beatmungsinhalation,
- die kombinierte Anwendung von Totraumatmung und Beatmungsinhalation,
- CPAP.

Gegenstand dieses Beitrags sind die medikamentöse Aerosoltherapie, die Atmung mit dosiertem Totraum, die Beatmungsinhalation und die Atemtherapie mit CPAP. Die übrigen Verfahren der Atemtherapie werden in anderen Beiträgen behandelt.

Medikamentöse Aerosoltherapie

Physikalische Grundlagen

Die Inhalationstherapie stellt die einzige Möglichkeit einer lokalen Behandlung bronchialer Erkrankungen dar. Ihr Ziel ist die topische Wirkung vernebelter Medikamentenaerosole an der Bronchialschleimhaut. Ihre Effektivität wird im wesentlichen von den anatomischen Gegebenheiten und den physikalischen Eigenschaften der Aerosole beeinflußt.

Für die Vernebelung von Medikamenten im Tracheobronchialbaum sind nur Partikel im Größenbereich von 1–10 μm von therapeutischem Interesse. Tröpfchen mit einem Durchmesser von unter 1 μm sind hierfür nicht geeignet, da sie eine zu geringe Masse haben. Partikel der Größenordnung von 5–10 μm Durchmesser werden im wesentlichen innerhalb der ersten 6 Bronchialaufteilungen deponiert, nur ein geringer Anteil sedimentiert bereits im Pharynx- und Larynxbereich. Ihre Sedimentation in den Alveolargängen und in den Alveolen selbst ist gering (42).

Die Deposition ist weitgehend vom inspiratorischen Flow abhängig. Sie folgt nicht streng linear dem Belüftungs-Durchblutungs-Verhältnis. Eine lineare Beziehung gilt nur für extrem kleine Partikel, die jedoch für eine Therapie mit Aerosolen ebenfalls ungeeignet sind (43). Im allgemeinen läßt sich eine optimale Sedimentationsrate im peripheren Bronchialsystem nur durch einen möglichst niedrigen Atemstrom erreichen. Dieser muß daher den jeweiligen Gegebenheiten beim Patienten angepaßt sein.

Die Sedimentationsrate von Aerosolpartikeln ist bei Applikation durch Mundstück am höchsten.

Pathophysiologische Grundlagen

Der Entstehung eines chronisch-obstruktiven Emphysems gehen in der Regel entzündliche Bronchialveränderungen voraus. Pathogenese und Ablauf des bronchitischen Syndroms werden hierbei weitgehend bestimmt durch eine hereditäre Disposition und durch endogene und exogene Noxen (36). Neben einer allergischen Diathese als dem wohl wichtigsten endogenen Faktor spielen exogene Störfaktoren wie Rauch, Luftverschmutzung, berufliche inhalative Noxen, aber auch Witterungseinflüsse und bakterielle Infektion eine bedeutende Rolle.

Die unterschiedliche Reagibilität des Bronchialsystems auf diese Noxen ist wahrscheinlich bedingt durch einen individuell verschieden stark ausgeprägten Alpha-1-Antitrypsin-Mangel. Immunglobulin A im Serum, Lysozym und Laktoferrin im Bronchialsekret können ebenfalls vermindert sein (20).

Das Bronchialsystem antwortet auf die Summe der endogenen und exogenen Noxen im wesentlichen mit dreierlei Reaktionen:

- Bronchiale Mukoziliarinsuffizienz mit Mukostase,
- bakterielle Infektion und Destruktion der Bronchialwand und
- bronchiale Obstruktion.

Die bronchiale Obstruktion ist das Resultat einer volumen- und druckabhängigen Bronchiallumeneinengung durch Hyperkrinie, Dyskrinie und Ziliarinsuffizienz und wird letztlich durch verschiedene Mechanismen verursacht:
- Bronchospasmus,
- Hyperkrinie, Dyskrinie und Mukostase,
- Schleimhautschwellung,
- Bronchialgerüsterschlaffung durch Destruktion der Bronchialwand,
- Bronchialkollaps durch intrathorakale Drucksteigerung.

Die regelmäßige Folge von bronchialer und bronchiolärer Obstruktion ist die Ventilstenose mit progredienter Entwicklung eines bronchostenotischen Überdehnungsemphysems (obstruktives Emphysem).

Aus der Sicht der Pathogenese des chronisch-obstruktiven Emphysems ergeben sich die therapeutischen Ansatzpunkte zu ihrer Behandlung in der Atemtherapie. Während Bronchospasmus, Schleimhautschwellung und Sekretionssteigerung als Ausdruck des bronchitischen Prozesses einer gezielten Therapie durch Medikamente relativ gut zugänglich sind, ist die Bronchialwanderschlaffung nur durch Atemgymnastik zu beeinflussen. Die Lungengerüsterschlaffung ist jedoch therapeutisch praktisch nicht mehr beeinflußbar. Da die bakterielle Infektion sowohl am Anfang wie am Ende des chronisch-progredienten Krankheitsprozesses steht, ist ihre Beseitigung ein wichtiger Bestandteil der Atemtherapie (36).

Pharmakologische Grundlagen

Entsprechend den pathogenetischen Mechanismen lassen sich die Einzelfaktoren, die am bronchitischen Syndrom und am chronisch-obstruktiven Emphysem zusammenwirken, durch folgende Medikamentengruppen im Rahmen der Aerosoltherapie beeinflussen:
- Broncholytika,
- Sekretolytika und Mukolytika,
- antiphlogistisch und vasokonstriktorisch wirkende Substanzen,
- Antibiotika,
- Kortikosteroide.

Als Trägersubstanz für medikamentöse Aerosole sind physiologische Kochsalzlösung oder eine Mischung von physiologischer Kochsalzlösung und Aqua destillata im Verhältnis 1:1 geeignet. Hypertone Lösungen fördern die Hypersekretion. Pantothensäure (Bepanthen) als Adjuvans ist wegen seiner bekannten Schutzwirkung auf Schleimhäute ebenfalls günstig (8). Hingegen hemmt Äthylalkohol, besonders in höheren Konzentrationen, die Aktivität der Zilien.

Broncholytika

Die meisten der gebräuchlichen Broncholytika sind Katecholaminderivate. Je nach ihrer Struktur überwiegen Alpha-1-, Beta-1- oder Beta-2-rezeptorenstimulierende Eigenschaften (Tab. 18.1). Alphastimulierende Katecholamine führen nicht zur Broncholyse. Sie können aber wegen ihrer vaso-

Tabelle 18.1 Angriffspunkte der wichtigsten in der Atemtherapie verwendeten broncholytisch wirkenden Substanzen

	Alpha-1-Rezeptoren	Beta-1-Rezeptoren	Beta-2-Rezeptoren
Adrenalin	+++	++++	+++
Racemisches Adrenalin (Micronefrin)	++	+++	++
Isoprenalin (Aludrin)	+	++++	+++++
Orciprenalin (Alupent)	–	+	+++
Fenoterol (Berotec)	–	+	++++
Salbutamol (Sultanol, Ventolin)	–	+	+++++
Terbutalin (Bricanyl)	–	+	+++++
Hexoprenalin (Ipradol)	–	+	+++++
Protokylol (Protokyl, Caytine)	–	+	+++++

konstriktiven Wirkung zur Schleimhautabschwellung eingesetzt werden. Allerdings können sie bei alleiniger endobronchialer Zufuhr Bronchospastik auslösen (40, 49).

Betaadrenergika stimulieren über spezifische Rezeptoren das Enzym Adenylzyklase, das die Bildung von zyklischem AMP aus ATP katalysiert. Hierdurch kommt es zu einer Hemmung der Bronchokonstriktion, therapeutisch zu Bronchospasmolyse und vermutlich auch zu Sekretolyse. Darüber hinaus hemmen sie die Freisetzung der sogenannten H-Substanzen (3, 39) und haben eine anregende Wirkung auf die Aktivität des Flimmerepithels (51).

Die neueren Beta-2-adrenergen Katecholamine wirken selektiv auf die glatte Bronchialmuskulatur. Bei niedriger Dosierung, insbesondere bei Applikation als Aerosol, sind kardiale oder vaskuläre Effekte praktisch nicht mehr nachweisbar. Pulsfrequenzzunahme, Blutdruckanstieg, Unruhe und Tremor kommen bei höherer Dosierung allerdings auch bei den selektiven betaadrenergen Rezeptorstimulantien vor.

Erwähnt werden muß, daß es auch mit Bronchodilatation zur Senkung eines hypoxiebedingten erhöhten pulmonalarteriellen Widerstandes kommen kann. Dies kann zu einer weiteren Inhomogenität des Belüftungs-Durchblutungs-Verhältnisses und zur Zunahme der arteriellen Hypoxämie führen (29, 49). Diese „paradoxe Blutgasreaktion" wird besonders bei Inhalation von Orciprenalin und Salbutamol beobachtet. Aus diesem Grund wird neuerdings für die Aerosolbehandlung mit Broncholytika Sauerstoffzufuhr empfohlen (9).

Es ist weiter zu beachten, daß ein Wirkungsverlust durch Tachyphylaxie auftreten kann (33). Dies gilt vor allem für Patienten mit einem chronischen bronchitischen Syndrom mit respiratorischer Azidose.

Racemisches Epinephrin

Das Gemisch aus L- und D-Epinephrin (racemisches Epinephrin) hat einen wesentlich schwächeren Effekt auf die Alpharezeptoren als L-Epinephrin. Es ist in 1,25%iger Lösung als Micronefrin im Handel und kann als verdünnte Lösung (1:10 bis 1:20) zwei- bis dreimal täglich in einer Gesamtdosis von 0,3–1,0 ml zur Aerosoltherapie verwendet werden.

Isoprenalin (Aludrin)

Isoprenalin hat sehr ausgeprägte Beta-2-stimulierende Eigenschaften, doch werden auch Beta-1-Rezeptoren deutlich stimuliert. Hierdurch kommt es zu kardialer Stimulation und Vasodilatation mit Anschwellung der Bronchialschleimhaut. Seine Wirkung ist relativ kurz, vermutlich wegen des raschen Abbaues durch COMT (Catechol-Orthomethyl-Transferase) (17). Nebenwirkungen wie Tachykardie, Arrhythmien, Koronarinsuffizienz, Hyper- oder Hypotonie (infolge Vasodilatation) sind möglich. Flush, Tremor und Ohrensausen können auftreten. Bei Patienten mit koronarer Herzkrankheit, insbesondere bei bestehender arterieller Hypoxie, sollte Aludrin mit großer Vorsicht verwendet werden. Da eine Resorption auch über die Mundschleimhaut möglich ist, sollte nach beendeter Inhalation der Mund gespült werden. Zur Inhalation wird eine 1%ige Lösung 5- bis 10fach mit Aqua destillata verdünnt.

Orciprenalin (Alupent)

Im Vergleich zu Aludrin hat Alupent eine etwas schwächer ausgeprägte broncholytische Wirkung bei längerer Wirkungsdauer (60–90 Minuten) und schwächere Beta-1-stimulierende Eigenschaften. Es eignet sich daher bevorzugt für leichtere Formen von Bronchospasmus (12). Tremor und Nervosität sind relativ häufig. Bei Kindern unter 12 Jahren darf Alupent nicht angewendet werden. Zur Inhalationstherapie stehen die 2%ige und 5%ige Lösung zur Verfügung. Bei Anwendung im Düsenzerstäuber mit Überdruckrespirator wird eine Verdünnung von 1:10 bis 1:20 appliziert. Die Abstände zwischen den einzelnen Sitzungen dürfen 4–6 Stunden nicht unterschreiten.

Fenoterol (Berotec)

Zur Verneblung im Rahmen der Inhalationstherapie mit Überdruckbeatmung werden 5 Tropfen der 0,5%igen Lösung in 3 ml einer 5%igen Bepanthenlösung aufgelöst. Wegen der langen Halbwertszeit von 180–240 Minuten eignet sich diese Substanz vor allem zur Langzeittherapie obstruktiver Lungenerkrankungen. Für diese Indikation wird sie überwiegend als Dosieraerosol verwendet.

Salbutamol (Sultanol)

Dieses Präparat wird durch COMT nicht abgebaut und hat daher eine langanhaltende, stark bronchodilatorische Wirkung. Sowohl die orale wie die Aerosolapplikation sind möglich. Zur Inhalation wird 0,5%ige Lösung verwendet. Es werden 3- bis 4mal täglich 5 Tropfen in 3 ml physiologischer Kochsalzlösung appliziert. Als Dosieraerosol werden 0,1 mg inhaliert, eine einmalige Wiederholung ist nach 5 Minuten erlaubt. Die Zeitspanne zwischen 2 Inhalationen darf 3 Stunden nicht unterschreiten.

Xanthinderivate

Durch Kombination der Katecholaminabkömmlinge mit Xanthinderivaten läßt sich deren broncholytische Wirkung verstärken und verlängern (1). Neben den direkten bronchodilatierenden Eigenschaften der Methylxanthine, die ähnlich wie bei den Katecholaminen auf einer Akkumulation von zyklischem AMP durch Hemmung seiner hydrolytischen Spaltung (durch Phosphodiesterase) beruhen, haben diese Stoffe zusätzlich noch koronarer-

weiternde und atemanaleptische Eigenschaften. Außerdem führen sie durch Vasodilatation zu einer Druckentlastung im kleinen Kreislauf mit Senkung des Pulmonalarteriendruckes (62). Bei alleiniger Anwendung als Aerosol ist ihre bronchospasmolytische Wirkung jedoch nicht ausreichend. Erst in höheren Dosierungen (200–300 mg) in konzentrierter Lösung ist ein deutlicher Effekt auslösbar. Allerdings treten dann Reizerscheinungen der Bronchialschleimhaut auf.
Eine paradoxe Senkung des arteriellen Sauerstoffpartialdrucks ist trotz gesteigerter alveolärer Ventilation durch eine Zunahme der Verteilungsstörung infolge Gefäßerweiterung in hypoventilierten Bezirken möglich (63).

Ipratropiumbromid (Atrovent)

Diese Substanz ist in ihrer bronchospasmolytischen Wirkung dem Orciprenalin vergleichbar. Als Ester der Tropasäure mit atropinähnlichem Charakter fehlen ihm weitgehend Wirkungen auf den Kreislauf. Bei niedriger Dosierung sind auch die übrigen atropinbedingten Nebenwirkungen wie Trockenheit der Mundschleimhaut, Mydriasis, Akkomodationsstörungen, Meteorismus und erschwerte Expektoration nicht nachweisbar. Für Patienten, bei denen eine Broncholyse erwünscht, eine sympathikomimetische Wirkung jedoch vermieden werden soll (z.B. bei Cor pulmonale oder bei tachykarden Rhythmusstörungen), ist die Kombination von Ipratropiumbromid mit einem niedrig dosierten betaadrenergen Broncholytikum die Methode der Wahl.
Neuere Untersuchungen zeigten, daß der Vagus für die Pathogenese der Atemwegsobstruktion eine weit größere Bedeutung hat, als bisher angenommen wurde. Er ist bei der Entstehung der Reflexbronchokonstriktion und der antigeninduzierten Bronchokonstriktion mitbeteiligt (45).

Sekretolytika

Die ziliäre Klärfunktion läßt sich durch Inhalation von sekretolytisch wirkenden Substanzen erleichtern und beschleunigen. Ihre Wirkung beruht grundsätzlich auf Veränderungen der physikalischen Eigenschaften des Bronchialsekrets im Sinne einer Reduzierung von Viskosität, Adhäsivität und Oberflächenspannung des Bronchialschleims. Nach ihrem überwiegenden pharmakologischen Angriffspunkt lassen sie sich in 3 Gruppen unterteilen:
- Detergentien,
- Sekretolytika, die Mucopolysaccharide spalten,
- Fermentpräparate.

Detergentien

Detergentien haben nur eine schwache mukolytische Wirkung, ihre klinische Bedeutung ist umstritten (46). Sie stabilisieren jedoch Medikamentenaerosole und erleichtern damit ihre Deposition auf der Schleimhaut (60).

Tacholiquin

Zur Inhalationstherapie wird die 1%ige Lösung in einer Dosierung von 4 ml 1- bis 3mal täglich im Gemisch mit anderen Mucolytika dann verwendet, wenn die Oberflächenaktivität zum Hauptproblem wird wie bei Langzeitbeatmung.

Sekretolytika

Bromhexin (Bisolvon)

Bromhexin werden zahlreiche günstige Effekte auf die Mukoziliarfunktion zugeschrieben (Spaltung saurer Mucopolysaccharide, Aktivierung der Clearance, leichte Bronchospasmolyse, vermehrte Produktion von Surfactant durch die Pneumozyten). Da es weitgehend frei von Nebenwirkungen ist, eignet es sich hervorragend zur Langzeittherapie. Es wird zum Teil durch die Bronchialschleimhaut resorbiert und kann daher seine Wirkung in der gesamten Lunge entfalten (16). Die beste Wirkung hinsichtlich einer Verminderung der Sputumviskosität wird durch die kombinierte Verabreichung von täglich 2mal 3 ml per inhalationem neben oraler Behandlung erreicht. Bei floriden bakteriellen Atemwegsinfektionen ist seine Wirkung allerdings nicht ausreichend.

N-Acetylcystein (Mukolytikum Lappe, Fluimucetin)

Die Wirkung von N-Acetylcystein beruht auf seiner Fähigkeit, Disulfidbrücken des Bronchialschleims zu sprengen. Hierdurch wird die Schleimviskosität erheblich reduziert. Es ist zur Zeit das am stärksten wirkende Sekretolytikum und eignet sich zur Beseitigung auch stark viskösen Schleims wie bei der Mukoviszidose. Seine Wirkung setzt innerhalb von 10 Minuten ein. Bei seiner Anwendung sind einige spezielle Eigenschaften, die Nebenwirkungen verursachen, mit zu berücksichtigen:
N-Acetylcystein kann Bronchospastik auslösen (50, 61). Bei Beatmungsinhalation und kombinierter Anwendung von Bronchodilatatoren ist diese Nebenwirkung jedoch unerheblich (31, 47).
Es inaktiviert die bakterizide Wirkung von inhalierten Antibiotika wie Penicillin, Ampicillin und Oxacillin (37). Systemisch applizierte Antibiotika werden in ihrer Wirkung jedoch nicht beeinträchtigt.
Bei seiner Anwendung zur Aerosoltherapie ist zu berücksichtigen, daß bei Verdünnung auf unter 10% ein rascher Wirkungsverlust eintritt. Bei stark saurem (eitrigem) Sekret ist seine Wirkung erheblich eingeschränkt. Es empfiehlt sich, alkalisch wirkende Xanthinderivate zusätzlich mitzuverwenden.

Hohe Sauerstoffkonzentrationen im Verneblerstrom inaktivieren N-Acetylcystein.
Neuerdings wird auch auf eine Inaktivierung von Proteasen-Inhibitoren im Bronchialsekret durch N-Acetylcystein hingewiesen. Es sollte daher nicht zur Langzeitbehandlung verwendet werden.

2-Mercaptomethansulfonat (Mesna)

Mesna besitzt ähnliche Wirkungen wie N-Acetylcystein (58). Sowohl als Aerosol wie auch bei endotrachealer Instillation wirkt es lösend auf stark visköses und borkiges Sekret.

Fermentpräparate

Die Effektivität von Fermentpräparaten (Streptodornase, Desoxyribonuclease aus Rinderpankreas, Trypsinpräparate) ist umstritten. Sie können durch Sensibilisierung zu anaphylaktischen Reaktionen führen (41). Bei Patienten mit genetisch bedingtem Alpha-1-Antitrypsin-Mangel sind Exazerbationen der obstruktiven Ventilationsstörung bekannt geworden (19). Langzeitanwendung führt zu morphologischen Veränderungen am Bronchialepithel (Metaplasien, Dyskeratosen).

Antibiotika

Ziel der Aerosoltherapie mit Antibiotika ist eine lokale Bakteriostase bzw. Bakterizidie des Tracheobronchialschleims. Da durch Vernebelung nur niedrige Antibiotikakonzentrationen im Bronchialsekret erreicht werden können, ist ihre Effektivität unsicher. Bronchospastik durch das applizierte Antibiotikaaerosol schränkt ihre Wirkung weiter ein. Aus diesem Grund ist die alleinige Antibiotikaapplikation durch Vernebelung völlig unzureichend.
Sinnvoll erscheint die Aerosolapplikation bei Nebacetin und Gentamycin.

Gentamycin läßt sich noch eine Stunde nach Inhalation in hochbakterizider Konzentration im Bronchialsekret nachweisen, wobei seine Resorption so minimal ist, daß sie bezüglich einer Kumulation bei gleichzeitiger parenteraler Gabe vernachlässigt werden kann (48). Offensichtlich schwanken die Blutspiegel nach Inhalation erheblich, wie neurere Untersuchungen gezeigt haben (22).
Endobronchial applizierte Antibiotika können zu Sensibilisierung durch Antigen-Antikörper-Reaktionen führen. Generalisierte anaphylaktische Reaktionen sind zwar bei nicht wasserlöslichen Antibiotika nach Inhalation selten, doch ist jederzeit mit lokaler Sensibilisierung und hierdurch ausgelöster Bronchospastik zu rechnen. So wurde nach Inhalation von Polymyxin ein signifikanter Abfall der Vitalkapazität und der exspiratorischen Flow-Rate gemessen (15).
Inhalation von Antibiotika fördert zudem die Resistenzentwicklung und begünstigt Pilzinfektionen im Tracheobronchialbaum. Dies gilt besonders für Patienten auf Intensivbehandlungsstationen und Beatmungseinheiten.

Die Indikation zur Aerosolapplikation von Antibiotika ist daher streng zu stellen. Folgendes muß berücksichtigt werden:
- Art, Menge und Konsistenz von Sputum und Bronchialsekret,
- Antibiogramm des Bronchialsekrets mit Resistenzbestimmung,
- Kombination mit gezielter antibiotischer Allgemeinbehandlung,
- Vermeidung toxisch wirkender Antibiotika, bei denen eine Resorption nicht ausgeschlossen werden kann,
- bei Applikation über Düsenvernebler mit intermittierendem Überdruck vorheriger Inhalation eines Broncholytikums,
- sofortiges Absetzen bei Auftreten von Bronchospastik, Dyspnoe oder allergischen Reaktionen.

Eine Übersicht über einige gebräuchliche Antibiotikaaerosole gibt die Tab. 18.2 wieder.

Kortikosteroide

Behandlung mit Kortikosteroiden gehört zur Standardtherapie des Asthma bronchiale, von Exazerbationen der asthmoiden Bronchitis und der chronisch-obstruktiven Bronchopneumopathie.
Auch durch Inhalation läßt sich der antiphlogistische und antiallergische Effekt der Kortikosteroide an der Bronchialschleimhaut ausnutzen. Im allgemeinen läßt sich hierbei eine Reduktion der systematischen Kortikoidtherapie um 5–10 mg Prednisonäquivalent erreichen (14).

Tabelle 18.2 Antibiotika zur Aerosoltherapie (nach *Briganti* u. *Ziment*). Die angegebenen Mengen entsprechen einer Einzeldosis. Sie sollten in 2–5 ml physiologischer Kochsalzlösung aufgelöst und 2- bis 4mal täglich appliziert werden

Antibiotikum	Dosis pro Inhalation
Neomycin	50–400 mg
Bacitracin	5000–200000 E
Nebacetin	
(Neomycin)	(50 mg)
(Bacitracin)	(2500 E)
Gentamycin	40–120 mg
Kanamycin	250–500 mg
Carbenicillin	1 g
Colistin	2–8 mg
Polymyxin	10–50 mg
Amphotericin	5–20 mg

Neurere Versuche, Kortikosteroide als Aerosol auch bei der chronischen Bronchitis einzusetzen, bestätigen die Erfahrung, daß sie die Atemwege auch dann günstig beeinflussen, wenn sie nicht resorbiert werden.

Das Konzept einer Kortikosteroidtherapie der chronischen Bronchitis fußt auf der Vorstellung, daß das Immunglobulin-A-System in der Genese der Bronchitis eine entscheidende Rolle spielt. In der Submukosa von Lymphozyten und Plasmazellen synthetisiertes Immunglobulin-A aggregiert während des Transports zur Schleimhautoberfläche mit einem sogenannten „secretory piece", das in den Epithelzellen synthetisiert wird. Das entstehende Dimer wird „secretory IgA" genannt. Bei vorgeschädigter Schleimhaut kann trotz ausreichend vorhandenen Immunglobulin-A dieser Komplex nicht gebildet werden. Hierdurch wird der bakteriellen Infektion Vorschub geleistet. Durch möglichst frühzeitig einsetzende Kortikoidbehandlung läßt sich, gemeinsam mit antibiotischer Therapie, der Verfall des Bronchialepithels verlangsamen (57).

Wegen ihrer erheblichen Nebenwirkungen dürfen Kortikosteroide nicht routinemäßig zur Inhalationstherapie eingesetzt werden. Ihre Anwendung ist nur dann indiziert, wenn infolge Exazerbation einer chronisch-asthmoiden Bronchitis oder einer chronischen Bronchitis respiratorische Notfälle auftreten oder wenn durch rezidivierende Entzündungsprozesse mit Überproduktion von Schleim und Obstruktion der Atemwege der Progredienz einer obstruktiven Emphysembronchitis Vorschub geleistet wird (8).
Die Dosierung entspricht 25 mg Prednisonäquivalent pro Einzeldosis bei dreimaliger Anwendung pro Tag.

Dosierte künstliche Totraumvergrößerung

Störungen des Belüftungs-Durchblutungs-Verhältnisses können durch Atmung mit Totraumvergrößerung korrigiert werden (57). Hierbei kommt es zu einer Steigerung der Gesamtventilation bei leichter Erhöhung des Kohlendioxidpartialdrucks im Inspirationsgemisch, in den Alveolen und im arteriellen Blut. Es handelt sich also bei der Atemsteigerung mit Totraumvergrößerung nicht um eine Hyperventilation im Sinne der Definition, sondern nur um eine Ventilationssteigerung bei Normokapnie bzw. leichter Hyperkapnie (68). Während Giebel (26) unter Luftatmung mit Totraumvergrößerung keinen Abfall des arteriellen Sauerstoffpartialdrucks finden konnte, schränken andere Autoren (55, 56) den Wert dieser Methode ein, da mit dem Auftreten einer Hypoxie während der Behandlung gerechnet werden muß. Neuere Untersuchungen bestätigen dies (6, 7, 22, 28, 32). Auch beim Lungengesunden fällt der arterielle Sauerstoffpartialdruck ab, ohne in kritische Bereiche abzufallen.
Durch Sauerstoffinsufflation am distalen Ende des Totraumrohres kann der Abfall des Sauerstoffpartialdrucks vermieden oder vermindert werden, ohne daß es zu einer Auswaschung und einer damit verbundenen Wirkungsminderung der Totraumatmung kommt (6, 7, 22, 28, 32).

Pneumotachographische Untersuchungen haben gezeigt, daß das Atemvolumen bis zum Erreichen eines „steady state" nach etwa 7 Minuten kontinuierlich und ohne Zunahme der Atemfrequenz ansteigt. Tritt eine Atemfrequenzsteigerung doch auf, bedeutet dies, daß das Totraumvolumen zu groß wird.

Indikationen für die Anwendung der dosierten künstlichen Totraumvergrößerung sind
- Prophylaxe und Therapie von Atelektasen,
- Pneumothorax,
- Pleuraerguß,
- präoperative Prophylaxe und postoperative Therapie von Atelektasen, besonders nach Thorax- und Oberbauchoperationen,
- Förderung der Lungenausdehnung nach Lobektomien und Pneumonektomien.

Kontraindiziert ist die Totraumatmung bei
- respiratorischer Globalinsuffizienz,
- dekompensierter Herzinsuffizienz, insbesondere bei Stauungslunge und drohendem Linksversagen (Förderung der Ödemneigung durch transmuralen Sog während der gesteigerten Ventilation, energetische Belastung durch erhöhte Atemarbeit),
- instabilem Thorax und nach Herzoperationen (hohe energetische Belastung infolge der auftretenden intrathorakalen Druckschwankungen).

Richtlinien und praktische Hinweise für die dosierte Therapie mit Totraumvergrößerern:
Die im Handel befindlichen Totraumrohre nach Giebel bestehen aus beliebig zusammenfügbaren Einzelstücken mit je 100 ml Volumen. Der zusätzliche Totraum des Mundstückes beträgt 50 ml. Erwachsene sollen zu Beginn mit einem Rohr von 500 ml, Kinder mit 200–300 ml atmen. Je nach Verträglichkeit, wobei die Atemfrequenz 24/min nicht überschreiten soll, kann beim Erwachsenen das Volumen erhöht werden. Nach Oberbaucheingriffen und Thoraxoperationen sollte zunächst mit einem 300-ml-Rohr begonnen und langsam bis zu 500 ml gesteigert werden. Bei starker Verschlei-

mung empfiehlt es sich, für etwa 10–15 Atemzüge mit einem 1000-ml-Rohr atmen zu lassen. Das gleiche Vorgehen gilt auch für die Therapie von größeren Atelektasen (25).
Es empfiehlt sich, am distalen Ende Sauerstoff in Höhe der Minutenventilation zu insufflieren.
Die Zahl der Behandlungen pro Tag sollte 8–10 betragen.

Assistierende intermittierende Überdruckbeatmung in der Atemtherapie (Beatmungsinhalation)

Die endobronchiale Sedimentation von Medikamentenaerosolen mit Düsenverneblern unter Spontanatmung ist besonders bei Bronchialobstruktion ineffektiv. Hier bietet sich als therapeutisches Prinzip die Kombination der Düsenverneblung mit intermittierendem Überdruck an. Hieraus ergeben sich für die Atemtherapie folgende Vorteile:
- Mechanische Bronchodilatation,
- Wiedereröffnung verschlossener Bronchien durch Sprengung obstruierender Schleimpfröpfe,
- Wiederentfaltung verschlossener Alveolarbezirke mit Verbesserung der alveolären Ventilation,
- optimale Deposition des medikamentösen Aerosols bis in den Bereich der peripheren Bronchien während der maschinell unterstützten und vertieften Atmung,
- Reduzierung der Atemarbeit und Verlängerung der Pausen zwischen zwei Atemzyklen,
- Normalisierung eines gestörten Belüftungs-Durchblutungs-Verhältnisses mit Korrektur des Säure-Basen-Haushalts.

Indikationen für die Beatmungsinhalation

Hiermit ergeben sich folgende Indikationen für die Anwendung der Beatmungsinhalation mit intermittierendem Überdruck:
- Präoperative Prophylaxe und postoperative Therapie von Atelektasen,
- Verteilungsstörungen,
- instabiler Thorax (innere Schienung),
- Zustand nach Thorax- und Herzoperationen,
- Prophylaxe und Therapie des Lungenödems,
- Obstruktionen im Bereich des Bronchialsystems und bei emphysematösen Lungenveränderungen.

Praktische Anwendung der Beatmungsinhalation

Entscheidend für eine effektive Anwendung der Beatmungsinhalation sind ein ausreichendes Training des Patienten am Gerät, eine störungsfreie Adaptation des Respirators an den Patienten und die Wahl eines Respirators mit druckgesteuertem Funktionsprinzip.
Folgende Einstellungen am Respirator werden heute empfohlen:
- Atemhubvolumen 10–12 ml/kg KG,
- ein endinspiratorischer Druck von 10–20 cm Wassersäule,
- eine Atemfrequenz von 10–15/min,
- ein Atemverhältnis von 2:3 und
- die Anordnung des Medikamentenverneblers im Hauptstrom (30).

Für die Atemstromstärke lassen sich keine allgemein verbindlichen Richtlinien angeben. Ein niedriger Flow ist generell gerade für die Deposition von Aerosolpartikeln in der Peripherie einer hohen Atemstromstärke vorzuziehen. Bei Patienten mit bronchialer Obstruktion ist aber häufig die Einhaltung dieser Regel kaum möglich. Psychologische Führung und intensives Training können diese Schwierigkeit umgehen. Die Einstellung einer sogenannten „apneustic-flow-time" am Gerät (22) erleichtert die Sedimentation. Hierbei wird während eines endinspiratorisch erreichten Plateaus ein weiterer Gasstrom von 150–200 ml/s durch den Vernebler geleitet. Die Plateauphase kann entsprechend den individuellen Bedürfnissen des Patienten stufenlos zwischen 0,3 und 3 Sekunden variabel eingestellt werden. Der Vorteil liegt in einer verbesserten alveolären Verteilung, wodurch eine noch günstigere Sedimentation von Medikamenten erreicht werden kann (22).
Die Zahl der Behandlungen ist individuell nach dem klinischen Zustand des Patienten festzulegen. Bei schwerer Ateminsuffizienz, insbesondere bei Patienten mit chronisch-obstruktivem Emphysem und Bronchitis sind Inhalationen im Abstand von einer halben bis einer Stunde notwendig.
Die *Dauer* der Beatmungsphasen sollte wegen der Gefahr einer respiratorischen Alkalose 15 Minuten nicht überschreiten (nach forcierter Hyperventilation besteht die Gefahr einer posthyperventilatorischen Hypoventilation) (32).
Bei operierten und traumatisierten Patienten (be-

Tabelle 18.3 Schema einer Langzeit-Aerosolbehandlung bei chronischer Bronchitis mit obstruktivem Emphysem (nach *Keller*). Die Behandlung sollte alternierend 3 bis 5mal täglich als Mischaerosol mit Düsenvernebler erfolgen

Berotec 0,5%	5 Tropfen
Bepanthen 5%	3 ml
Berotec 0,5%	5 Tropfen
Bisolvon 0,2%	3 ml

sonders bei Thoraxtraumen) sollte vor Beginn der Beatmungsinhalation ein Analgetikum verabreicht werden.

Bei Patienten unter *Langzeitbeatmung* empfiehlt es sich, die physikalischen und physiotherapeutischen Maßnahmen (Blähen der Lunge, Lagerungsdrainage, Vibrations- und Percussionsmassage, Bronchialtoilette) zu synchronisieren.

Bei Patienten mit *arterieller Hypoxie* sollte grundsätzlich Sauerstoff als Treibgas verwendet werden. Bei den im Handel befindlichen Respiratoren überschreitet der Sauerstoffanteil in der Inspirationsluft in der Regel nicht 70%, so daß die Sauerstofftoxizität für die Lunge während der kurzen Expositionszeit vernachlässigt werden kann. Bei Inhalation von *Broncholytika* empfiehlt sich ohnehin die Gabe von Sauerstoff, da die Hypoxie zunehmen kann („paradoxer Blutgaseffekt") (9, 64). Bei lungengesunden Patienten ist die Verwendung von Druckluft zum Antrieb des Respirators ausreichend.

Für die Deposition vernebelter Medikamente ist die Applikation über Mundstück der Zufuhr über Gesichtsmaske eindeutig überlegen (30).

Die Auswahl der Medikamente und ihrer Mischungen im Vernebler ist individuell zu variieren. Starre Schemata sind hier von Nachteil. Als Beispiel soll die Langzeitbehandlung bei chronischer Bronchitis und obstruktivem Emphysem angeführt werden (s. Tab. 18.3).

Nebenwirkungen und Komplikationen der Beatmungsinhalation

Als differenzierte Behandlungsmethode ist die Beatmungsinhalation auch mit Komplikationen belastet. Diese sind bei korrekter Anwendung und Kontrolle der Therapie weitgehend vermeidbar. Pneumothorax, Aufblähen des Magens, Verminderung des Herzzeitvolumens durch Abnahme des venösen Rückflusses und Erhöhung des Pulmonalarteriendruckes sind bei sorgfältiger Wahl der Beatmungsparameter sehr selten.

Effektivität der Beatmungsinhalation

Während die unmittelbaren Effekte der Beatmungsinhalation auf die Blutgase positiv sind (4, 32), ist der Beweis einer günstigen Langzeitprognose nicht so eindeutig zu führen. Die Verbesserungen im Blutgashaushalt sind nach Untersuchungen von Smith (54) nur von kurzer Dauer. Sie dürften 30 Minuten nicht überschreiten. Andere Autoren konnten auch länger anhaltende Effekte auf die arteriellen Blutgase nachweisen (44). Intermittierende Überdruckbeatmung scheint ein Offenhalten wiedereröffneter Alveolarbezirke länger zu garantieren als freiwillige tiefe Inspiration (21). Auch klinische Studien belegen den Nutzen dieser Therapie (2, 5, 10, 11, 13, 23, 35, 44, 64). So fanden Anderson u. Mitarb. (2) bei 20% ihrer unbehandelten Patienten postoperative Atelektasen und Pneumonien, während die Häufigkeit pulmonaler Komplikationen bei Patienten mit Beatmungsinhalation nur 2,5% betrug.

Entscheidend für die Effektivität der intermittierenden Überdruckbeatmung ist offensichtlich eine optimale Anpassung an die jeweiligen pulmonalen Verhältnisse des Patienten (52–54). Auch für die Anwendung von Broncholytika konnte gezeigt werden, daß im submaximalen Dosisbereich durch Aerosolzufuhr mit gleichzeitiger assistierender Beatmung ein stärkerer broncholytischer Effekt zu erzielen ist als bei gleichdosierter Aerosolinhalation unter Spontanatmung oder Vernebelung mit einem Dosieraerosol (65).

Diesen überwiegend positiven Wertungen der Effektivität der Beatmungsinhalation steht eine Anzahl kritischer Stellungnahmen besonders aus dem anglo-amerikanischen Sprachraum gegenüber (10, 13, 18, 24, 27, 38, 59, 66, 67).

Yanda (66, 67) hat die Effizienz der Beatmungsinhalation anhand von Messungen von Hubvolumen, Atemfrequenz und Atemminutenvolumen überprüft. Ein Drittel seiner untersuchten Patienten war signifikant hypo- oder hyperventiliert. Ein weiterer, häufiger Befund war eine zu hohe Atemfrequenz. Diese negativen Resultate lassen sich nach Ansicht des Autors nicht primär der Methode anlasten. Sie zeigen nur, daß sich Fehlbehandlungen nur vermeiden lassen, wenn das mit der Atemtherapie betraute medizinische Assistenzpersonal ständig ärztlich überwacht wird.

Goldberg u. Mitarb. (27) haben bei nicht-chirurgischen Patienten mit chronisch-obstruktiven Atemwegserkrankungen die Wirkung einer broncholytischen Aerosoltherapie untersucht. Bezogen auf die Atemwegswiderstände fanden sie keine

signifikanten Unterschiede zwischen der Applikation von IPPB und freiwilliger tiefer Inspiration.
Die Schwierigkeit der Objektivierung der Effizienz der Beatmungsinhalation wird auch durch die Untersuchungen von THORNTON u. Mitarb. (59) deutlich: Diese Autoren konnten bei Patienten mit chronisch-obstruktivem Emphysem nach einer Behandlungsdauer von 14 Tagen mit IPPB eine Linderung subjektiver Atembeschwerden, nicht aber eine relevante Verbesserung der Lungenfunktion feststellen.
Nach 6tägiger Anwendung von IPPB kamen LEFCOE u. CARTER (38) hinsichtlich der arteriellen Blutgase und der forcierten exspiratorischen Atemvolumina zu ähnlichen Resultaten.
BAXTER u. LEVINE (5) haben 200 Patienten nach Oberbaucheingriffen untersucht. In dieser randomisierten Studie erhielten 50 Patienten IPPB mit physiologischer Kochsalzlösung, 50 Patienten mit Isoproterenol (jeweils 4mal täglich mit Sauerstoff über 15 Minuten), 100 Patienten dienten als Kontrollgruppe. Ein signifikanter Unterschied zwischen den einzelnen Gruppen ließ sich weder nach klinischen noch nach radiologischen Kriterien nachweisen.

Kombination der intermittierenden Überdruckbeatmung mit dosierter künstlicher Totraumvergrößerung

Die Komplikationen und Nebenwirkungen, die sich durch Hyperventilation ergeben, wie posthyperventilatorische Hypoventilation, respiratorische Alkalose mit Parästhesien und Tetanie, lassen sich durch Kombination der Beatmungsinhalation mit dosierter Totraumvergrößerung sicher ausschalten. Neben diesem entscheidenden Vorteil hat das kombinierte Verfahren der Überdruckbeatmung mit vorgeschaltetem Totraum noch weitere Vorzüge genüber der alleinigen Anwendung:
Es resultiert ein Summationseffekt auf die Gesamtventilation, der eine weitere Verbesserung des Belüftungs-Durchblutungs-Verhältnisses zur Folge hat.
Die energetische Belastung durch Totraumatmung, ein Nachteil dieser Methode, entfällt bei Kombination mit der Überdruckbeatmung, da der Respirator die Atemarbeit übernimmt. Das Verfahren kann daher auch bei herzinsuffizienten Patienten mit Lungenstauung und Neigung zu Lungenödem sowie nach Herzoperationen angewendet werden.

Kontinuierliche positive Druckspontanatmung (CPAP)

Neben ihren bekannten Indikationen bei Atemnotsyndrom der Frühgeborenen hat die kontinuierliche positive Druckspontanatmung auch im Rahmen der Atemtherapie Erwachsener ihren Platz gefunden. Die CPAP-Atmung hat sich bei der Entwöhnung vom Respirator bewährt, hier besonders nach längerer Beatmung mit PEEP. Weitere Indikationen sind die postoperative Phase bei Kindern, insbesondere nach Herz- und Thoraxeingriffen, der instabile Thorax und das Lungenödem.

Organisation der Atemtherapie im Krankenhaus

Die Erfahrungen mit verschiedenen Organisationsformen der Atemtherapie haben gezeigt, daß zur Bewältigung dieser wichtigen Aufgabe folgende Empfehlungen berücksichtigt werden sollten:
Die Organisation der Atemtherapie sollte zentral geregelt werden. Das bedeutet, daß sie *einer* Abteilung angegliedert und innerhalb des Krankenhauses als zentrale Betriebseinheit funktionieren sollte.
Die mit der Atemtherapie betraute Abteilung sollte auf dem ärztlichen Sektor über spezielle Kenntnisse in der klinischen Pathophysiologie des Respirationstrakts, über genügend Personal und ausreichende apparative Ausstattung verfügen.
In vielen Krankenhäusern in den USA und in zunehmendem Maße auch in Europa haben diese Aufgaben Anästhesieabteilungen übernommen. Dies erklärt sich daraus, daß apparative Techniken und Geräte, wie sie in der klinischen Anästhesie verwendet werden, auch in der Atemtherapie benötigt werden. Der interdisziplinäre Charakter der Anästhesieabteilung schafft die günstigsten Voraussetzungen für eine wirksame Therapie respiratorischer Störungen, die besonders häufig im operativen Bereich vorkommen.
Die Ausbildung von Ärzten und Pflegepersonal sollte ebenfalls dieser Abteilung obliegen. Das Pflegepersonal muß sowohl theoretisch als auch praktisch am Patienten in diesen Behandlungsmethoden unterwiesen und trainiert werden.
Zum Aufgabengebiet der zentral organisierten Abteilung für Atemtherapie gehören:
- Einrichtung und apparative Ausstattung zur Durchführung von Lungenfunktionsprüfungen (einschließlich von „bed-side"-Methoden);
- Ausbildung und Unterweisung qualifizierter Ärzte und Atemtherapeuten;

- Indikationsstellung durch erfahrene Ärzte aufgrund von Anamnese, klinischem, röntgenologischem und Laborbefund;
- prophylaktische Atemtherapie vor geplanten operativen Eingriffen und Fortsetzung der Behandlung in der postoperativen Phase. Hierbei müssen Patienten mit Vorerkrankungen des Respirationstrakts vorrangig behandelt werden,
- Durchführung und Überwachung der Atemtherapie, insbesondere der Beatmungsinhalation auf Bettenstationen und zentral in einer besonders eingerichteten Abteilung für gehfähige Patienten;
- Koordination der Beatmungsinhalation mit krankengymnastischen und physiotherapeutischen Maßnahmen;
- Durchführung und Überwachung der Sauerstofftherapie;
- Wartung und Pflege aller zur Atemtherapie verwendeten Respiratoren und Aerosolgeräte;
- Überwachung und Pflege sowie Desinfektion und Sterilisation der verwendeten Geräte.

Bei gehfähigen Patienten auf Bettenstationen legt das Team der Atemtherapeuten bei einer Visite die Richtlinien für die einzuschlagende Therapie fest. Die Behandlung erfolgt dann in einer speziell eingerichteten Abteilung für Atemtherapie oder in einem dafür eingerichteten Raum nach einem Zeitplan, der die übrigen Maßnahmen der Atemtherapie, wie Physiotherapie und Atemgymnastik, mitberücksichtigt. Auf Karteikarten werden Therapieplan, Verlauf und Kontrolluntersuchungen festgehalten. Eine lückenlose Protokollierung erleichtert die ständige Kontrolle der Effektivität der Atemtherapie. Sie ist notwendig für die Planung des weiteren diagnostischen und therapeutischen Vorgehens.

Bei *bettlägerigen* Patienten wird ähnlich vorgegangen. Die Ausführung des vom Atemtherapeuten festgelegten Behandlungsplanes obliegt den Heil- bzw. Atemgymnastinnen, die einer entsprechenden Schulung bedürfen. Auch Anästhesieschwestern können hierfür herangezogen werden, zumal sie von ihrer Ausbildung her die Qualifikation hierfür besitzen.

Bei Patienten auf *Intensivbehandlungsstationen* empfiehlt es sich, die Ausführung dem Pflegepersonal der Station zu übertragen. Differenzierte Kenntnisse im Umgang mit Respiratoren, ein enges Vertrauensverhältnis zwischen behandelnder Schwester und Patient, das Vertrautsein der Schwester mit den spezifischen medizinischen und psychologischen Problemen des Patienten sowie die ständige Anwesenheit qualifizierter Ärzte erleichtern hier die Durchführung der Atemtherapie. Sie ist auch bei Patienten mit Langzeitbeatmung von großer Wichtigkeit und muß sinnvoll in den zeitlichen Ablauf aller therapeutischen Maßnahmen eingegliedert werden (23).

Es ist anzustreben, daß der atemtherapeutischen Abteilung auch eine *Atemtherapieambulanz* angeschlossen ist. Es ist von großem Vorteil, wenn Patienten vor einem geplanten operativen Eingriff bereits vor ihrer stationären Aufnahme die Atemtherapieambulanz aufsuchen und mit den Techniken der Atemtherapie vertraut gemacht werden. Nach der Aufnahme im Krankenhaus werden sie einer intensiveren Therapie zugeführt, die postoperativ auf der Intensivbehandlungsstation oder auf einer Bettenstation fortgesetzt wird. Besteht am Krankenhaus eine *Atemtherapieambulanz*, kann die Behandlung als letztes Glied einer langen Kette von Rehabilitationsmaßnahmen der Atmung in Zusammenarbeit mit dem Hausarzt fortgeführt werden.

Literatur

1 Aepli, R.: Les effects de la physiothérapie dans le traitement de l'asthma bronchique. Schweiz. med. Wschr. 93 (1963) 366
2 Anderson, W. H., B. E. Dosset, G. L. Hamilton: Prevention of postoperative complications. J. Amer. med. Ass. 186 (1963)
3 Assem, E. S. K., H. O. Schild: Nature 224 (1969) 1028
4 Baumann, H. R.: Behandlungsergebnisse bei chronisch-obstruktiven Lungenkrankheiten. Schweiz. med. Wschr. 99 (1963) 320
5 Baxter, W. D., R. S. Levine: An evaluation of IPPB in the prevention of postoperative pulmonary complications. Arch. Surg. 98 (1969) 795
6 Benzer, H., S. Fitzal, A. Geyer, F. L. Jenkner, G. Pauser: Behandlungsprinzipien der Atemtherapie. In: Intensivmedizin, Notfallmedizin, Anästhesiologie, Bd. XII: Aktuelle Probleme der Intensivbehandlung I, hrsg. von P. Lawin, U. Morr-Strathmann. Thieme, Stuttgart 1978 (S. 82)
7 Benzer, H., S. Fitzal, W. Haider, F. Lackner, F. Muhar, G. Panser, A. Stoeger: Prae- und postoperative Atemtherapie. Tagungsber. Int. Fortbildungskurs f. klin. Anaesthesiologie, Wien 1973
8 Böhlau, V., E. Böhlau: Fibel der Inhalationsbehandlung mit Aerosolen. Urban & Schwarzenberg, München 1971 (S. 185)
9 Briganti, F., J. Ziment: Pharmacology. In: Principles and Practice of Respiratory Therapy, hrsg. von J. A. Young, D. Crocker. Year Book, Med. Publ., Chicago 1976 (S. 313–341)
10 Cheney, F. W., E. J. Nelson, W. G. Horton: The function of intermittent positive pressure breathing related to breathing patterns. Amer. Rev. resp. Dis. 110 (1974) 183
11 Cherniack, R. M.: Intermittent positive pressure breathing in management of chronic obstructive pulmonary disease. Amer. Rev. resp. Dis. 110 (1974) 190
12 Choo-Kang, Y. F. u. Mitarb.: Controlled comparison of the bronchodilator effects of three beta – adrenergic stimulant drugs administered by inhalations to patients with asthma. Brit. med. J. 2 (1969) 287

13 Curtis, J. K., A. P. Liska, H. K. Rasmussen, E. M. Cree: IPPB therapy in chronic obstructive pulmonary disease. J. Amer. med. Ass. 206 (1968) 1037

14 Debelić, M.: Inhalative Corticoidbehandlung. Atemwegs- u. Lungenkr. 1 (1975) 41

15 Didue, U. J., W. J. de Groot: Ventilatory effects of aerosolized kanamycin and polymyxin. Chest 63 (1973) 694

16 Dold, U., U. Feine, J. Schoene, A. Zysno: Wirkung von Bromhexin-Inhalation auf Ventilationsstörungen nach Bronchographie, gemessen mit der Lungenperfusionsszintigraphie. Münch. med. Wschr. 114 (1972) 2175

17 Dollery, C. T.: Symposium on isoproternenol therapy in asthma. Ann. Allergy 31 (1973) 1

18 Emmanuel, G. E., W. A. Briscoe, W. M. Smith: The effect of intermittent positive pressure breathing an voluntary hyperventilation upon distribution of ventilation and pulmonary blood flow to the lung in chronic obstructive lung disease. J. clin. Invest. 45 (1966) 1221

19 Eriksson, S., M. Berven: Lung function in homozygous alpha-1-antitrypsin deficiency: Studies in patients with severe disease. In: Pulmonary Emphysema and Proteolysis, hrsg. von C. Wittman. Academic Press, New York 1972 (S. 7)

20 Ferlinz, R.: Die Ätiologie der chronischen Bronchitis. Münch. med. Wschr. 115 (1973) 1417–1421

21 Ferris, B. G., D. S. Pollard: Effect of deep and quiet breathing on pulmonary compliance in man. J. clin. Invest. 39 (1960) 143

22 Fitzal, S., A. Stoeger: Atemschulung, Aerosoltherapie und Inhalationsbeatmung. In: Der Risikopatient in der Anästhesie. 2. Respiratorische Störungen, hrsg. von F. W. Ahnefeld, H. Bergmann, C. Burri, W. Dick, M. Halmágyi, E. Rügheimer. Springer, Berlin 1976

23 Foitzik, H.: Aerosol- und Physiotherapie während der Beatmung. Therapiewoche 3 (1974)

24 Fowler, W. S., H. F. Helmholz jr., R. D. Miller: Treatment of pulmonary emphysema with aerosolized bronchodilator drugs and intermittent positive pressure breathing. Proc. Mayo Clin. 28 (1953) 743

25 Giebel, O.: Das Verhalten der alveolo-arteriellen Sauerstoffdruck-Differenz bei Spontanatmung mit Totraumvergrößerung. Anaesthesist 13 (1964) 337

26 Giebel, O.: Ventilation, Gasaustausch und Kreislauf unter künstlicher Totraumvergrößerung. In: Anaesthesiologie und Wiederbelebung, Bd. XLI. Springer, Berlin 1969

27 Goldberg, I., R. M. Cherniack: The effect of nebulized bronchodilator delivered with and without IPPB on ventilatory function in chronic obstructive emphysema. Amer. Rev. resp. Dis. 91 (1965) 13

28 Haider, W., M. Baum, H. Benzer, M. Haider, E. Knapp, F. Lackner, M. Neuberger, J. Neumark, U. Wöber: Atemmechanik, Blutgase und Pathophysiologie bei Hyperkapnie durch Totraumvergrößerung und O_2-Insufflation. Wien. klin. Wschr. 86 (1974) 357

29 Harris, L. H.: Effects of isoprenaline plus epinephrine by pressurized aerosol on blood gases, ventilation, and perfusion in chronic obstructive lung disease. Brit. med. J. 1970/IV, 579

30 Herzog, H., R. Goerg, R. Fridrich: Die Beurteilung verschiedener Techniken der Aerosoltherapie durch Aktivitätsmessung über den Lungen nach Applikation radioaktiver Kolloide. Med. Klin. 66 (1971) 948

30a Herzog, H., C. Kopp, A. Perruchoud: Prophylaktische und therapeutische Maßnahmen bei chronischem Cor pulmonale. Klin. Wschr. 55 (1977) 777

31 Hirsch, S. R., P. F. Viernes, R. C. Kory: Clinical and physiological evaluation of mucolytic agents nebulized with isoproterenol: 10% N-acetylcysteine versus 10% 2 – mercaptoethane sulphonate. Thorax 25 (1970) 737

32 Kania, J.: Die Wirkung der Beatmungsinhalation auf die Blutgase. Diss., Hamburg 1974

33 Keighley, J. F.: Refractory asthma and adrenergic aerosols. N. Y. St. J. Med. 69 (1969) 662

34 Keller, R.: Inhalationstherapie bei obstruktiven Atemwegserkrankungen. Atemwegs- u. Lungenkr. 1 (1975) 55

35 Keller, R.: Inhalationstherapeutische Maßnahmen zur Verbesserung der Atmung bei chronischer Ateminsuffizienz. In: Rehabilitation der Atmung, hrsg. von R. Frey, U. Gerbershagen, K. P. Müller. Fischer, Stuttgart 1976

36 Kuntz, E.: Pathophysiologie der chronischen Bronchitis. Münch. med. Wschr. 115 (1973) 1422–1428

37 Lawson, D., Saggers, B. A.: NAC and antibiotics in cystic fibrosis. Brit. med. J. 1965/I, 317

38 Lefcoe, N. P. Carter: Intermittent positive pressure breathing in chronic obstructive pulmonary disease. Canad. med. Ass. J. 103 (1970) 279

39 Lichtenstein, L. M., S. Margolis: Histamine release in vitro: Inhibition by catecholamines and methylxanthines. Science 161 (1968) 902

40 Middleton jr., E.: Autonomic imbalance in asthma with special reference to beta adrenergic blockade. Advanc. intern. Med. 18 (1972) 177

41 Mitt. Arzneimittelkommission der Dtsch. Ärzteschaft. Dtsch. Ärztebl. 70 (1973) 1523

42 Morrow, P. E.: Aerosol characterization and deposition. Amer. Rev. resp. Dis. 110 (1974) 94

43 Murray, J. F.: Review of the state of the art in intermittent positive pressure breathing therapy. Amer. Rev. resp. Dis. 110 (1974) 194

44 Neuhaus, R., U. Lips, M. Zenz: Kritische Bewertung des Atemtrainings mit intermittierendem Überdruck bei akuten pulmonalen Störungen (im Druck)

45 Nolte, D.: Physiologische und therapeutische Aspekte der Reflexbronchokonstriktion. Wien med. Wschr. Suppl. 21/5 (1974) 22

46 Paez, P. N., W. F. Miller: Surface active agents in sputum evacuation. A blind comparison with normal saline solution and distilled water. Chest 60 (1971) 312

47 Pullc, D. F., P. Glass, M. J. Dulfano: A controlled study of the safety and efficiency of acetylcysteine – isoproterenol combination. Curr. ther. Res. 12 (1970) 485

48 Regula, H., W. Wundt, U. Kleinhuber, O. Wieser: Die Aufnahme von Gentamycin über den Bronchialbaum. Münch. med. Wschr. 114 (1972) 1019–1021

49 Reisman, R. E.: Asthma induced by adrenergic aerosols. J. Allergy clin. Immunol. 46 (1979) 162

50 Rao, S., D. B. Wilson, R. C. Brooks, B. J. Sproule: Acute effects of nebulization of N-acetylcysteine on pulmonary mechanics and gas exchange. Amer. Rev. resp. Dis. 102 (1970) 17

51 Schmidt, O. P.: Die Langzeittherapie der chronisch-obstruktiven Atemwegssyndrome. In: Der Risikopatient in der Anästhesie. 2. Respiratorische Störungen, Bd. XII, hrsg. von F. W. Ahnefeld, H. Bergmann, C. Burri, W. Dick, M. Halmagyi, E. Rügheimer. Springer, Berlin 1976 (S. 28)

52 Seith, U.: Über die Schwierigkeit, die Behandlungsergebnisse der Inhalation mit intermittierendem Überdruck (IPPB) zu verifizieren. Prax. Pneumol. 30 (509) 1976

53 Shim, C., S. Bajwa, H. W. Williams: The effect of inhalation therapy on ventilatory function and expectoration. Chest 73 (798) 1978

54 Smith, G. B.: Prophylaxis of pulmonary complications following abdominal surgery, including atelectasis, ARDS, and pulmonary embolism. Surg. Ann. 9 (29) 1977

55 Schlosser, D.: Die Auswirkung einmaliger Atemgymnastik mit Totraumvergrößerern auf Lungenvolumina, Ventilation

und Blutgase vor und nach Oberbauchoperationen. Anästhesist 21 (1973) 311
56 Schwartz, S. J., W. Dale, Ph. D. Rahn: Dead-space rebreathing tube for prevention of atelectasis. J. Amer. med. Ass. 163 (1957) 1248
57 Schwartz, S. J., W. A. Dale: Addition of dead space to produce hyperventilation for prophylaxis of atelectasis. Surg. Forum 6 (1956) 282
58 Steen, S. N. u. Mitarb.: Clinical trail of 2 – mercaptoethane sulfuric acid sodium salt in chronic bronchitis. J. Int. Res. Comm. System 1 (1973) 12
59 Thornton, J. A., C. S. Darke, P. Herbert: Intermittent positive pressure breathing (IPPB) in chronic respiratory disease. Anaesthesia 29 (1974) 44
60 Walkenhorst, W., L. Dautrebande: New studies on aerosols. Arch. int. Pharmacodyn. 150 (1964) 264
61 Waltemath, C. L., N. A. Bergman: Increased respiratory resistance provoked by endotracheal administration of aerosols. Amer. Rev. resp. Dis. 108 (1973) 520
62 Wettengel, R.: Kriterien zur Beurteilung der Wirkungen therapeutischer Maßnahmen bei bronchopulmonalen Erkrankungen Z. phys. Med. 5 (1975) 191
63 v. Wichert, P., H. Morr, E. Luckmann: Die Behandlung der akuten obstruktiven Ventilationsstörung, dargestellt am allergischen Asthma bronchiale (Status asthmaticus). Med. Klin. 69 (1974) 17
64 Wu, N., W. F. Miller, R. Cade, R. Horn, P. L. B. Richburg: A comparative evaluation of the effects of intermittent positive pressure breathing (IPPB) alone, nebulized bronchodilators alone, and IPPB plus nebulized bronchodilators, in patients with chronic bronchopulmonary disease. Clin. Res. Proc. 2 (1954) 106
65 Wylićil, P., M. Beil: Wirksamkeit und Organisation der assistierenden Überdruckbeatmung mit Aerosolinhalation bei chronischen obstruktiven Lungenkrankheiten. Dtsch. med. Wschr. 99 (1974) 1101
66 Yanda, R. L.: Quality control of IPPB therapy. A baseline study. Resp. Care 18 (1973) 33
67 Yanda, R. L.: Quality control of inhalation therapy. Chest 66 (1974) 61–66
68 Zobel, Ch.: Der Einfluß künstlicher Totraumvergrößerung auf Ventilation und Gasaustausch. Diss., Hamburg 1965

19 Hyperbare Oxygenation

Von H. Harms und U. Kirsch

Ziel der hyperbaren Oxygenation ist es, Blut und Gewebe mit mehr Sauerstoff zu versorgen, als bei Luftatmung oder Atmen von reinem Sauerstoff auf Meereshöhe möglich ist. Das Hämoglobin ist dann vollständig mit Sauerstoff gesättigt, wenn der Sauerstoffpartialdruck 150 Torr und mehr beträgt. Die physikalische Löslichkeit des Sauerstoffs im Blut mit 20 Vol.% O_2-Kapazität beträgt pro 1 Torr 0,0031 Vol.%. Bei Atmen von Luft und einer Sauerstoffkapazität des Blutes von 20 Vol.% beträgt der arterielle Sauerstoffdruck (P_{aO_2}) bei normaler alveolärer Ventilation (P_{CO_2} = 40 Torr) und sonst normalem Gasaustausch (venoarterielle Beimischung 2% des Herzzeitvolumens [HZV], arteriovenöse Sauerstoffgehaltsdifferenz [avD_{O_2}] 5 Vol.%) 96 Torr. Dies entspricht einer arteriellen Sauerstoffsättigung von 96,5% HbO_2. Dabei sind im Blut 19,30 Vol.% chemisch gebunden und 0,30 Vol.% physikalisch gelöst. Es sind also 19,60 Vol.% Sauerstoff im arteriellen Blut vorhanden. Wenn unter sonst unveränderten Bedingungen reiner Sauerstoff geatmet wird, steigt die arterielle Sauerstoffspannung auf 633 Torr, die arterielle Sauerstoffsättigung ist hierbei 100% HbO_2, chemisch gebunden sind 20 Vol.% O_2, physikalisch gelöst 1,96 Vol.%, dementsprechend beträgt der Sauerstoffgehalt 21,96 Vol.%. Wird Sauerstoff bei 2 Atmosphären Überdruck (= 3 ata) eingeatmet, so ist unter der Voraussetzung, daß normale alveoläre Ventilation, ein sonst normaler Gasaustausch und eine Sauerstoffkapazität des Blutes von 20 Vol.% vorhanden sind, die arterielle Sauerstoffspannung auf 2154 Torr erhöht. (Dies entspricht einer arteriellen Sauerstoffsättigung von 100%.) Dabei sind im Blut 20 Vol.% chemisch gebunden und 6,68 Vol.% physikalisch gelöst, so daß also der arterielle Sauerstoffgehalt 26,68 Vol.% beträgt (Tab. 19.1).

Wenn die arteriovenöse Sauerstoffgehaltsdifferenz den Normalwert von 5 Vol.% hat, d.h. wenn aus

Tabelle 19.1 Druckverhältnisse bei Luft- und Sauerstoffbeatmung (Einzelheiten s. Text)

Bedingungen	Luftatmung				Sauerstoffatmung				
	P_{IO_2}	P_{AO_2}	P_{aO_2}	$P_{\bar{v}O_2}$	O_2-Druck	P_{IO_2}	P_{AO_2}	P_{aO_2}	$P_{\bar{v}O_2}$
normales HZV					1 ata	713	666	633	50
(avD_{O_2} = 5,0 Vol.%)	149	104	96	39	2 ata	1473	1426	1394	86
$v'_{\bar{v}a}$ = 2% des HZV					3 ata	2233	2186	2154	542
normales HZV (avD_{O_2} = 5,0 Vol.%) $v'_{\bar{v}a}$ = 29% des HZV	149	104	57	33	1 ata	713	666	116	40
vermindertes HZV (avD_{O_2} = 10,0 Vol.%) $v'_{\bar{v}a}$ = 2% des HZV	149	104	93	25	2 ata	1473	1426	1361	37
vermindertes HZV					1 ata	713	666	60	22
(adV_{O_2} ≡ 10,0 Vol.%)	149	104	43	17	4 ata	2993	2946	1677	40
$v'_{\bar{v}a}$ = 29% des HZV									

O_2-Kapazität = 20,0 Vol.%. Standardbicarbonat = 47,0 Vol.%. Standard-O_2-Dissoziationskurve

HZV = Herzzeitvolumen
avD_{O_2} = arteriovenöse O_2-Gehaltsdifferenz
$v'_{\bar{v}a}$ = venoarterielle Beimischung (= Kurzschlußblutmenge)
ata = Atmosphären absolut
P_{IO_2} = inspiratorischer O_2-Druck
P_{AO_2} = alveolarer O_2-Druck
P_{aO_2} = arterieller O_2-Druck
$P_{\bar{v}O_2}$ = O_2-Druck im venösen Mischblut

100 ml Blut im Mittel 5 ml O_2 in der Peripherie entnommen werden, beträgt der Sauerstoffdruck im venösen Mischblut ($P_{\bar{v}O_2}$) bei Luftatmung auf Meereshöhe (760 Torr) 39 Torr. Unter sonst gleichen Bedingungen, jedoch beim Atmen von reinem Sauerstoff, steigt der Sauerstoffdruck im venösen Mischblut auf 50 Torr. Bei Sauerstoffatmung unter 2 atü (= 3 ata), sonst aber gleichen Bedingungen, ist die venöse Sauerstoffspannung 542 Torr, das bedeutet: das Hämoglobin ist noch im venösen Mischblut voll mit Sauerstoff gesättigt. Die avD_{O_2} ist in der Peripherie aus dem physikalisch gelösten Anteil entnommen worden (Tab. 19.1).

Wenn die normale arteriovenöse Beimischung von 2% auf 29% des HZV ansteigt, so beträgt beim Atmen von Außenluft und den vorgenannten Bedingungen (normale alveoläre Ventilation und Sauerstoffkapazität von 20 Vol.%) die Sauerstoffspannung im arteriellen Blut 57 Torr und im venösen Mischblut 33 Torr. Bei Atmen von reinem Sauerstoff auf Meereshöhe betrüge hierbei die arterielle Sauerstoffspannung 116 Torr und die venöse 40 Torr. Im ersten Fall beträgt die arterielle Sättigung mit Sauerstoff 88% HbO_2 = 17,80 Vol.%, die venöse 64% HbO_2 = 12,80 Vol.%, im zweiten Fall (Sauerstoffatmung) ist die arterielle Sättigung 98,5% HbO_2 = 20,00 Vol.%, die venöse 75% HbO_2 = 15,00 Vol.%. Man sieht also, daß eine venöse Beimischung von nicht mehr als 29% eines normalen HZV durch Atmen von Sauerstoff kompensiert werden kann (Tab. 19.1). Ist die avD_{O_2} durch inadäquates Herzminutenvolumen z. B. auf 10 Vol.% gesteigert und beträgt die venoarterielle Beimischung 2% des HZV, so beträgt die arterielle O_2-Spannung bei Luftatmung 93 Torr, die venöse Sauerstoffspannung ist auf 25 Torr, = 47% HbO_2 = 9,70 Vol.% O_2 vermindert. Diese Störung kann durch Atmen von reinem Sauerstoff unter 1 Atmosphäre Überdruck (= 2 ata) kompensiert werden. Der P_{aO_2} ist dann 1361 Torr = 24,20 Vol.% O_2-Gehalt, der $P_{\bar{v}O_2}$ ist mit 37 Torr = 14,20 Vol.% O_2-Gehalt etwa normal (Tab. 19.1).

Ist das verminderte HZV des vorherigen Beispiels kombiniert mit einer arteriovenösen Beimischung von 29% des HZV, so beträgt der P_{aO_2} nur 43 Torr = 15,70 Vol.%, der $P_{\bar{v}O_2}$ 17 Torr = 5,70 Vol.%. Diese Werte sind kaum mit dem Leben vereinbar. Selbst Atmen von reinem Sauerstoff bei normalem Umgebungsdruck kann die Sauerstoffversorgung des Gewebes nicht wesentlich verbessern. Die Sauerstoffspannung im venösen Mischblut steigt von 17 auf 22 Torr, die im arteriellen von 43 auf 60 Torr, entsprechend einem arteriellen O_2-Gehalt von 18 Vol.% und einem venösen von 8,00 Vol.%. Erst hyperbare Oxygenation bei 3 Atmosphären Überdruck (= 4 ata) kann mit einem P_{aO_2} von 1677 Torr einen $P_{\bar{v}O_2}$ von 40 Torr herbeiführen. Der Sauerstoffgehalt im arteriellen Blut beträgt nun 25,20 Vol.%, im venösen Mischblut 15,20 Vol.% (Tab. 19.1).

Indikationen

Man kennt folgende Indikationen für die Anwendung der hyperbaren Oxygenation:

1. Caissonkrankheit und Luftembolie,
2. Gasbrand,
3. CO-Intoxikation,
4. periphere Durchblutungsstörungen,
5. vermindertes HZV mit wesentlicher venoarterieller Beimischung in der postoperativen Phase nach intrakardialen Eingriffen,
6. Behandlung von Verbrennungen,
7. Korrektur von (zyanotischen) Herzvitien,
8. Kombination von Röntgenbestrahlung und hyperbarer Oxygenation bei der Behandlung von Tumoren.

Zu 1: In neuerer Zeit geht man von der konventionellen Behandlung der Taucherunfälle wie Caissonkrankheit und Luftembolie immer mehr zugunsten der hyperbaren Oxygenation ab. Die konventionelle Behandlung sah Preßluftbeatmung bis zu 6 ata vor. Bei der Behandlung mit hyperbarer Oxygenation werden nicht mehr als 2,8–3 ata O_2 angewendet.

Zu 2: Erhöhung der Sauerstoffspannung im arteriellen und venösen Blut und die damit verbundene Erhöhung des Sauerstoffdruckes im Gewebe führen zu einer Hemmung der α-Toxinbildung der Clostridien. Die körpereigene Abwehr wird damit in die Lage versetzt, die Infektion wirksam zu bekämpfen.

Zu 3: Die Affinität des Kohlenmonoxids zum Hämoglobin ist mehr als 200mal so groß wie die des Sauerstoffs. Ist ein wesentlicher Anteil des Hämoglobins durch CO für den normalen Gasaustausch blockiert, kann nur durch einen hohen Anteil an physikalisch gelöstem Sauerstoff die Versorgung der Gewebe sichergestellt werden.

Zu 4: Die O_2-Überdruckbehandlung bei peripheren Durchblutungsstörungen führt bei Nekrosen zu einer raschen Demarkation und ermöglicht eine mehr akrale Amputation.

Zu 5: Als Folge der Verbesserung der intra- und postoperativen Intensivbehandlung in den letzten 4 Jahren sehen wir nur noch selten das Low-cardiac-output-Syndrom und Lungenkomplikationen. Eine Indikation zur hyperbaren Oxygenation ergibt sich daher bei unserem Patientengut nicht mehr zwingend.

Zu 6: Aus der Literatur ist zu entnehmen, daß Sauerstoffüberdruckbehandlung die Wundheilung nach Verbrennungen und das Angehen von Spalthauttransplantaten verbessert.

Zu 7: Herzchirurgie in Verbindung mit gleichzeitiger Anwendung von hyperbarer Oxygenation verlangt einen unverhältnismäßig großen Aufwand. Ob damit wirklich Vorteile erzielt werden, wird angezweifelt.

Zu 8: Unter hyperbarer Oxygenation soll die Strahlenempfindlichkeit mancher Tumoren zunehmen.

Pathophysiologie des Tauchens

Abgesehen von den Gefahren der Unterkühlung und des Ertrinkens gelten für den Menschen in einer Überdruckkammer die gleichen Voraussetzungen wie für den Taucher.

Bei Luftatmung löst sich entsprechend dem erhöhten Partialdruck außer Sauerstoff auch Stickstoff vermehrt in Blut und Körpergeweben. Dies kann nach Dekompression zum Auftreten von Stickstoffblasen, vor allem in den bradytrophen Geweben führen (Caissonkrankheit). Die Stickstoffübersättigung des Blutes und des Gewebes führt erst bei Partialdrücken über 2 ata zum Auftreten von Bläschen, ein Tauchgang bis 10 m = 2 ata ist also in dieser Hinsicht gefahrlos. Eine befriedigende Erklärung für dieses Phänomen ist bisher nicht bekannt. Bei größeren Tiefen unter Luftatmung sind die in den bekannten Austauschtabellen angegebenen Dekompressionszeiten einzuhalten. Dies gilt nicht für Sauerstoff, da dieses Gas im Stoffwechsel verbraucht wird. Bei raschem Auftauchen aus jeder Tiefe (bzw. schneller Erniedrigung des Umgebungsdruckes) kann es zur Ruptur von Lungengewebe durch eingeschlossenes, sich expandierendes Gas kommen. Die Folge ist Eintritt von Gas in die Lungenvenen und damit in die arterielle Strombahn oder auch ein Spontanpneumothorax. Besonders gefährdet sind Patienten mit obstruktiven Ventilationsstörungen. Bei diesen kann es beim Auftauchvorgang durch Verlegung von kleinen Luftwegen zur Sprengung von Alveolen kommen, wenn ein Druckausgleich nicht rechtzeitig bei der Respiration erfolgt. Das Mittelohr und die Nasennebenhöhlen sind durch die Drucksteigerung gefährdet. Wenn die Tuba Eustachii nicht durchgängig ist, kommt es bei einer Steigerung des Umgebungsdruckes zu einer schmerzhaften Spannung des Trommelfells und vermehrter Blutfülle im Mittelohr, später zu Trommelfellruptur und Blutungen. Sind die Zugänge der Nasennebenhöhlen verschlossen, kommt es zu Schleimhautschwellungen und Blutungen, bis der Druckausgleich erfolgt ist. Zur Verhinderung dieser Komplikationen sollte man vor der Druckkammerbehandlung vorsichtshalber abschwellende Nasentropfen verabreichen und bei Patienten mit nicht durchgängiger Tube (politzern!) eine Parazentese durchführen. Bei Bewußtlosen und Schlafenden erfolgt der Druckausgleich, wenn überhaupt möglich, erfahrungsgemäß ohne Schwierigkeiten, andere Personen müssen meistens leerschlucken, Kaubewegungen ausführen oder Valsalva-Manöver machen. Der Druckausgleich beim Auftauchen macht weniger Schwierigkeiten, doch kann hier die Volumenzunahme von Gasblasen im Magen-Darm-Trakt, unter Zahnfüllungen usw. erhebliche Beschwerden machen.

Sauerstoff in wenig mehr als der natürlicherweise vorkommenden Konzentration ist toxisch. Toxische Wirkungen zeigen sich vor allem an Lunge und ZNS. Generell gilt, daß bei hohen O_2-Partialdrücken und kurzer Expositionszeit eher das ZNS geschädigt wird als die Lunge. Bei niedrigeren Partialdrucken, dafür aber langen Expositionszeiten ist es umgekehrt. Die Beeinträchtigung des ZNS äußert sich zunächst in Nausea, später im generalisierten Krampfanfall. Ein verhältnismäßig sicheres Warnzeichen ist das Zittern der Mundmuskeln. Hier sollte sofort auf Luftatmung umgeschaltet werden. Ein kurzes Intervall von einigen Minuten genügt, um die Symptome verschwinden zu lassen und die Behandlung fortsetzen zu können. Die Schädigung der Lunge äußert sich in Lungenödem und Entstehung von Atelektasen. Morphologisch liegt dem eine Schwellung der Alveolarepithelien und ein Ödem des Interstitiums zugrunde. Die biochemischen Mechanismen aller dieser Schädigungen sind nicht endgültig geklärt. Man hat an der Lunge eine Veränderung der oberflächenaktiven Substanz („Surfactant“) bei O_2-Atmung nachgewiesen, wodurch die Atelektasenbildung erklärt wurde.

Methodik

Es gibt begehbare, d. h. mehrere Personen aufnehmende, Überdruckkammern und die sogenannten Einmanndruckkammern. Für die Verwendung der Einmanndruckkammern sprechen die geringeren Kosten und der geringere Betriebsaufwand. Pflege, Beatmung und medikamentöse Behandlung sind in begehbaren Druckkammern wesentlich einfacher durchführbar. Wegen der Brandgefahr sollte auch die Einmanndruckkammer (bei der es möglich wäre) nicht mit reinem Sauerstoff, sondern mit Preßluft gefüllt werden, während der Patient reinen Sauerstoff atmet (Maske, künstliche Belüftung). Abb. 19.1 und 19.2 zeigen Einmannkammern (Drägerwerk, Lübeck) offen und geschlossen.

Behandlungsschema

Die nachfolgenden Behandlungsschemata haben sich bei Caissonkrankheit, Luftembolie, CO-Vergiftung und beim Gasbrand als brauchbar erwiesen. Für die anderen angeführten Indikationen können keine allgemeingültigen Schemata angegeben werden.

1. Caisson-Krankheit, Luftembolie, CO-Intoxikation.

	Tiefe	Dauer	Atemgas
Kompression	0–20 m	10 min	O_2
	20 m	20 min	O_2
	20 m	5 min	Luft
	20 m	20 min	O_2
	20 m	5 min	Luft
	20 m	20 min	O_2
	20 m	5 min	Luft

Das Schema ist nicht starr, es können die letzten 25 Min. fortgelassen oder ein- oder mehrmals 25 Min. hinzugefügt werden.

	Tiefe	Dauer	Atemgas
Dekompression: wenn keine luftatmende Begleitperson vorhanden ist	20–0 m	20 min	O_2
wenn luftatmende Begleitperson vorhanden ist	20–6 m (1 m/min)	14 min	Luft f. Begleitp.
	6 m	4 min	O_2 f. Begleitp.
	3 m	25 min	O_2 f. Begleitp.

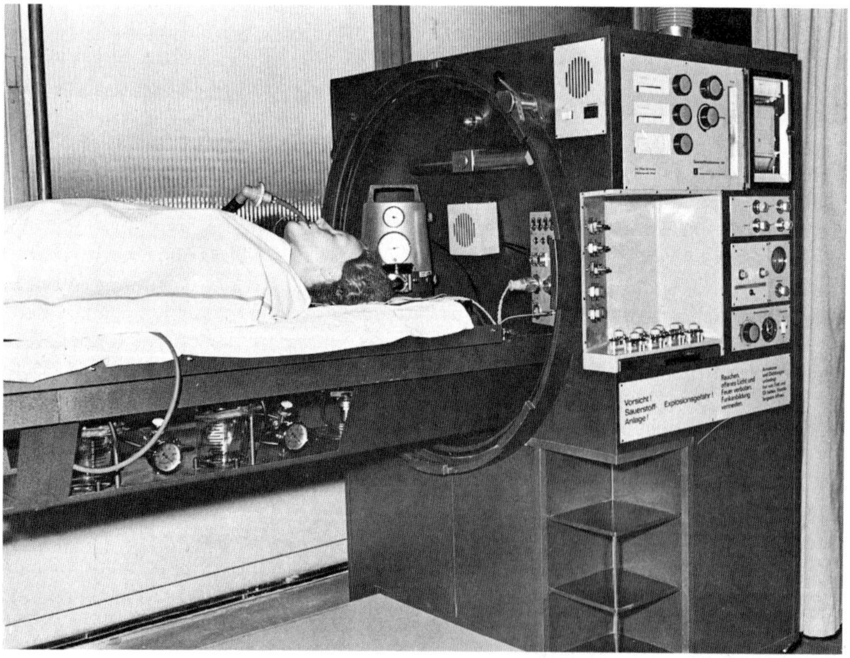

Abb. 19.1 Einmanndruckkammer, offen (Drägerwerk, Lübeck)

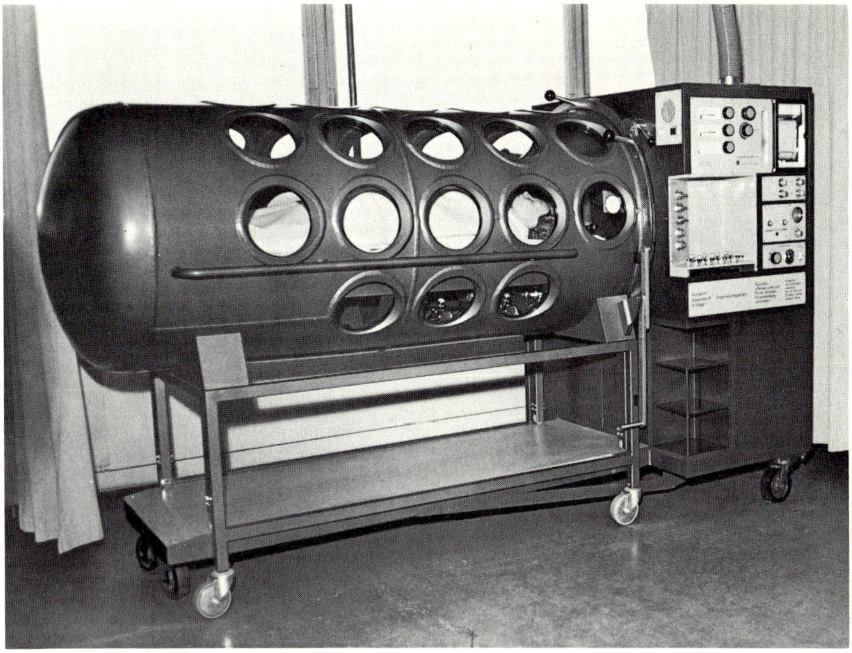

Abb. 19.**2** Einmanndruckkammer, geschlossen (Drägerwerk, Lübeck)

Der Patient kann während der Dekompressionsphase Sauerstoff atmen.
Wegen der Begleitperson gelten die Austauchzeiten gemäß den bekannten Austauchtabellen: im Beispiel nach 85 Min. Gesamtkompressionszeit.

2. Gasbrand (Behandlungsschema des Schiffahrtmedizinischen Institutes der Marine in Kiel).

Tiefe	Dauer	Atemgas	
		Patient	Begleitp.
0–20 m	10 min	O_2 o. Luft	Luft
20 m	90 min	O_2	Luft
20– 6 m	10 min	O_2	Luft
6 m	10 min	O_2	O_2
6– 3 m	5 min	O_2 o. Luft	O_2
3 m	25 min	O_2 o. Luft	O_2
3– 0 m	5 min	O_2 o. Luft	O_2

Diese Behandlung wird 3mal innerhalb von 24 Stunden am ersten Tag, an den folgenden 2 bis 4 Tagen 2mal, durchgeführt. Gasbrandserum wird nicht mehr gegeben.

Literatur

1 Boerema, I., W. H. Brummelkamp, N. G. Meijne: Clinical Application of Hyperbaric Oxygen. Proc. of the First International Congress. Amsterdam, Sept. 1963. Elsevier, Amsterdam 1964

2 Brown jr, I. W., B. G. Cox: Hyperbaric Medicine. Proc. of the Third International Conference. Durham (N. C.), Nov. 1965. Publication 1404. National Academy of Sciences – National Research Council. Washington D. C., 1966

3 Druckkammer für hyperbare Chirurgie und Medizin. Prospekt Fa. Waagner-Biró, Wien, Nov. 1973

4 Fundamental of Hyperbaric Medicine. Publication 1298. National Academy of Sciences – National Research Council. Washington D. C., 1966

5 Golff, L. G.: Proc. of the Underwater Physiology Symposium. Jan. 1955, Washington, D. C., Publication 377, National Academy of Sciences – National Research Council. Washington D. C., 1955

6 Harms, H., G. Rodewald: Anwendung einer kleinen O_2-Überdruckkammer. Langenbecks Arch. klin. Chir. 313 (1965) 652

7 Haux, G.: Tauchtechnik, Bd. I. Springer, Berlin 1969

8 Hyperbaro-Therapiekammer 1000. Prospekt 621, 3. Ausg., April 1972. Drägerwerk, Lübeck.

9 Lambertsen, C. J.: Proc. of the Third Symposium on the Underwater Physiology. Williams & Wilkins, Baltimore 1967

10 Lambertsen, C. J., L. J. Greenbaum: Proc. Second Symposium on Underwater Physiology. Febr. 1963, Washington, D. C. Publication 1181, National Academy of Sciences – National Research Council, Washington D. C., 1963

11 Lamy, M., M. Hanquet: Hyperbare Sauerstofftherapie. Sonderdruck 6201, Drägerwerk Lübeck. Erweiterte Übersetzung aus Acta anaesth. belg. (1968)

12 Ledingham, I. McA: Hyperbaric Oxygenation. Proc. of the

Second International Congress. Glasgow, Sept. 1964. Livingstone, Edinburgh 1965
13 Oxifulm (Sauerstoffüberdruckkammer zur Oxygenierung anoxischer Tumorzellen). Prospekt 6212, 2. Ausg., Okt. 1973. Drägerwerk, Lübeck
14 Rodewald, G., H. Harms: L'influence de l'oxygène sur l'hypoxie artérielle et veineuse sous conditions de pression atmosphérique normale et élevée. Physiopathologic exemples cliniques. Ann. Chir. Thor. Car. 5 (1966) 843
15 Rodewald, G., H. Harms: Hyperbare Oxygenation in der postoperativen Phase. Anaesthesiol. u. Wiederbel. 20 (1967) 196
16 Rodewald, G., H. Harms, A. Döhnhardt: Konstruktion und Anwendung einer Sauerstoffüberdruckkammer. Anästhesist 14 (1965) 100
17 Seemann, K.: Erfahrungen über hyperbare Therapie bei Notfällen am Schiffahrtsmedizinischen Institut der Marine. Wehrmed. Mschr. 12 (1968) 515
18 Seemann, K., A. Wandel: Der Taucherunfall mit Überdehnung der Lunge und Luftembolie. Münch. med. Wschr. 109 (1967) 2168
19 Stelzner, H.: Tauchertechnik. Physiologie des Tauchers, hrsg. vom Drägerwerk, Lübeck, Ch. Colemann, Lübeck 1962
20 U.S. Navy Diving Manual: Part I. General Principles of Diving. Navships 250–538. Navy Dept., Washington D.C., July 1963. 20402
21 Wada, J., T. Iwa: Hyperbaric Medicine. Proc. of the Fourth International Congress. Sapporo, Sept. 1969. Igaka Shoin, Tokio; Baillière, Tindall & Cassell, London; Williams & Wilkins, Baltimore 1970
22 Wandel, A.: Hyperbare Oxygenation (Sauerstoffüberdruckbehandlung). Wehrdienst u. Gesundh. 16 (1969) 95

20 Intravasale Katheter

Von P. Lawin und U. Morr-Strathmann

Einleitung

Eine sich über Wochen erstreckende intravenöse Infusionstherapie führt zu einer Schädigung der oberflächlichen Armvenen, wenn täglich neue Venen mittels Metall- oder Plastikkanülen (42) punktiert werden.

Schmerzhafte Thrombophlebitiden, Obliterationen der Venen und ödematöse Schwellungen sowie paravenöses Einfließen infolge Durchspießens der Kanüle durch die Venenwand machen weitere Venenpunktionen im Bereich des Armes schließlich unmöglich. Für den Patienten selbst ist das häufige Legen einer Kanüle zur Infusionstherapie eine zusätzliche Qual, die von ihm allzuoft als das Belastendste während seiner Krankheit empfunden wird.

Für eine kurzfristige Infusionsbehandlung eignen sich Stahlkanülen und verschiedene Kunststoffkanülen, die aufgrund guter Gewebeverträglichkeit auch längere Zeit in der Vene belassen werden können (z.B. Abbocath-T-Teflon-Kanüle (68) (Abb. 20.1) oder Quick-Cath (Travenol Laboratories Ltd, Castlebar, Ireland) oder Vygflon-T (Vygon, medizinische chirurgische Werke, Aachen). Zu beachten ist dabei jedoch, daß es außer durch Verabreichung hochprozentiger Infusionslösungen auch durch das Kunststoffmaterial zu Reizungen und Thrombophlebitiden an den peripheren Venen kommen kann. Am geeignetsten erscheinen Kanülen aus verschiedenen Teflontypen (z.B. Polytetrafluoräthylen und Fluoräthylenpropylen), die sich gegenüber Kanülen aus Polyvinylchlorid oder Polyäthylen als wesentlich besser venenverträglich gezeigt haben (23, 40). Grundsätzlich sollte – auch bei der Venenpunktion zur Blutabnahme – bedacht werden, zuerst die Handrücken-, dann die Unterarmvenen und zuletzt die in der Ellenbeuge verlaufenden Venen zu benutzen. Ist erst eine Obliteration der Armvenen in der Ellenbeuge eingetreten, so sind auch die peripherer gelegenen Venen zur Infusion nicht mehr zu verwenden.

Cavakatheter

Der Cavakatheter ermöglicht die Substitutionstherapie bei Volumenmangel und die Messung des zentralen Venendruckes (32, 33), er ist darüber hinaus eine unentbehrliche Voraussetzung für die Durchführung der parenteralen Ernährung sowohl im Rahmen der Intensivbehandlung als auch der prä- und postoperativen Infusionstherapie (63, 64). Ein weiterer Vorteil des Cavakatheters liegt darin, daß die infundierten Lösungen sofort mit einer größeren Blutmenge entsprechend dem weite-

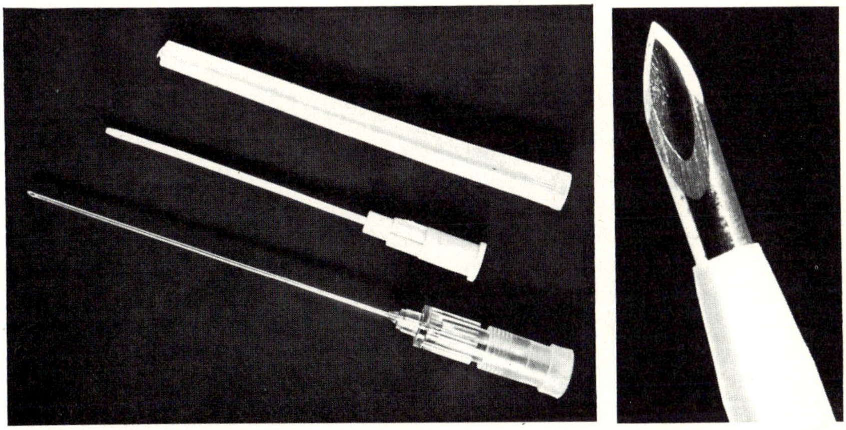

Abb. 20.1 Abbocath-T-Teflon-Kanüle (aus Prakt. Anästh. 9 [1974] 121)

ren Gefäßlumen vermischt werden und somit der chemische Reiz auf die Intima entfällt. Obwohl der Cavakatheter mit Komplikationen belastet ist, ist sein Nutzen für wichtige diagnostische und therapeutische Maßnahmen so unbestritten, daß eine rechtzeitige und großzügige, wenn auch strenge Indikationsstellung für seine Anwendung zu fordern ist (16).

Indikationen zum Cavakatheter

Wichtige Indikationen für einen Cavakatheter sind:

1. Bilanzierte Ernährung parenteral über einen Zeitraum von mehr als 3 Tagen.
2. Präoperativ vor größeren Eingriffen zur per- und postoperativen Volumenkontrolle sowie zur postoperativen Infusionstherapie.
3. Messung des zentralen Venendruckes zur Flüssigkeitsbilanzierung, insbesondere bei Langzeitbeatmung oder forcierter Diurese.
4. Bei allen Schockformen.
5. Bei ausgedehnten Verletzungen der oberen Extremitäten oder Verödung peripherer Venen zur Aufrechterhaltung einer Infusionstherapie.

Kathetermaterial

Die verwendeten Katheter sollten aus einem gewebefreundlichen Material hergestellt sein, eine Längengraduierung besitzen und röntgenkontrastgebend sein. Außer einer absolut sicheren Verbindung zwischen Katheter und Ansatzkonus muß sich zusätzlich die Möglichkeit einer sicheren Fixierung an der Haut bieten. Von den verwendeten Kunststoffen zeigt das Polyvinylchlorid (PVC) als Kathetermaterial die größten Nachteile. Alle PVC-Katheter enthalten notwendigerweise einen hohen Anteil von Weichmachern, so z.B. Phthalsäureester. Allerdings diffundieren diese mit dem PVC nur vermischten Phthalsäureester in der Blutbahn relativ leicht aus. Durch die dadurch bedingte Konsistenzzunahme des Katheters kann es somit bei längerer Liegezeit zu Druckläsionen im Bereich der Venenwand und eventuell zu Sekundärperforationen kommen. Ferner mehren sich die Anzeichen für eine schleichende Toxizität dieser Phthalsäureester (60). Da sich das sehr gewebefreundliche Teflon zur Zeit noch nicht zu flexiblen Kathetern verarbeiten läßt, erscheint momentan silikonisiertes Polyäthylen als besonders gut geeignetes Kathetermaterial.

Generell sollte der Innendurchmesser der Katheter mehr als 1 mm betragen, um eine möglichst genaue Bestimmung des zentralen Venendruckes und eine auch im Notfall zügige Applikation von Infusionen und Transfusionen zu gewährleisten. Berücksichtigt werden sollte auch der Unterschied zwischen Kathetern mit Außenkanüle und Kathetern mit zwischengeschalteter Kunststoffkanüle. Während bei Modellen nach dem ersten Prinzip der Katheter durch eine scharfgeschliffene Stahlkanüle gleitet und wegen der Gefahr des Abscherens und der Katheterembolie nie zurückgezogen werden darf, bieten die Kunststoffkanülen eine größere Sicherheit und erlauben ein freies Bewegen des Katheters (44).

Zugänge zur V. cava

Für eine zuverlässige Messung des zentralen Venendruckes und eine gefahrlose Zufuhr hochprozentiger Infusionslösungen sollte die Katheterspitze zentral, im klappenlosen oberen Hohlvenensystem liegen. Als idealer Kathetersitz ist die V.

Tabelle 20.1 Richtlinien zum Plazieren von intravasalen Kathetern

- Klare und strenge Indikation
- Venenwandverträgliches Kathetermaterial
- Wahl des Zugangs mit der geringsten Infektionsrate (V. jug. interna re.)
- Entfetten, Enthaaren und sorgfältige Desinfektion der vorgesehenen Punktionsstelle im weiten Umkreis
- Zur Desinfektion sind Mittel mit bakterizider, fungizider und sporozider Wirkung (z.B. Jodophore) vorzuziehen
- Steriles Abdecken der Punktionsstelle
- Sterile Handschuhe, Mundschutz, Mütze u. Kittel bei Punktion im geöffneten System Vorschrift, im geschlossenen System empfehlenswert
- Atraumatische Punktion, schonendes Einführen, Blutaspiration und röntgenologische Lagekontrolle
- Verhinderung von intravasalen Katheterbewegungen durch sichere, aber gegen Embolien schützende Fixation
- Sorgfältige Katheterpflege: Eintrittsstelle täglich auf Entzündungszeichen überprüfen, steriles Abdecken (z.B. mit durchsichtiger Folie) oder offene Behandlung
- Häufiger Wechsel des Infusionsbesteckes
- Möglichst wenig Manipulation am Katheteransatz, wenn nötig unter aspetischen Kautelen
- Blutentnahmen über ein Verlängerungsstück

∅ Verbandsprays
∅ Lokale Antibiotikaapplikation
∅ system. Antibiotikagabe wegen eines Kava-Katheters

- Entfernung des Katheters zum optimalen Zeitpunkt entsprechend dem thrombogenetischen Geschehen

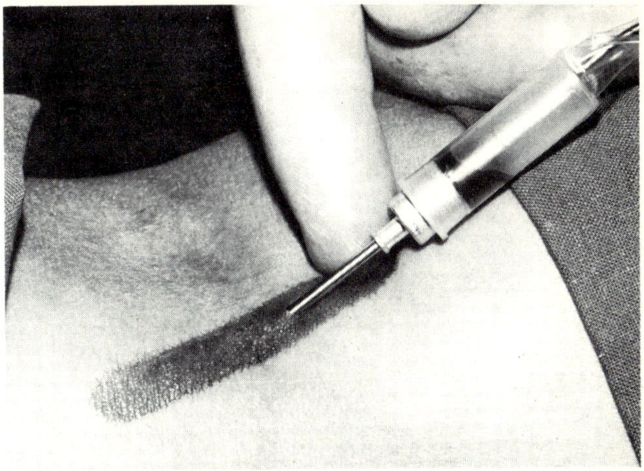

Abb. 20.**2** Punktion der V. basilica mit dem Intracath-Katheter

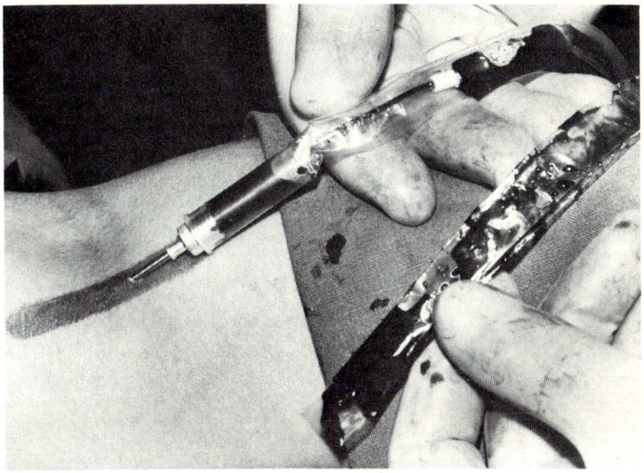

Abb. 20.**3** Nach Einstrom von Blut ist der Katheter bis zur vorgeschätzten Länge innerhalb der Plastikhülle vorgeschoben

cava superior unmittelbar vor ihrer Einmündung in den rechten Vorhof anzusehen. Der Zugang zur V. cava superior kann über folgende periphere Venen durch Punktion oder Freilegung erreicht werden:

1. V. basilica und V. cephalica
2. V. subclavia
3. V. jugularis externa und interna
4. V. brachiocephalica (anonyma)
5. V. saphena magna und V. femoralis.

Als allgemeine Voraussetzung sind zur Vermeidung der gefürchtetsten Komplikation, der Kathetersepsis, bei jedem elektivem Kavakatheterismus aseptische Verhältnisse zu fordern (chirurgische Hautdesinfektion, sterile Handschuhe, Tragen von Mund- und Haarschutz). Die Behandlung der Einstichstelle mit antibiotischen Salben ist umstritten (17, 86), die Verwendung von Povidon-Jod-Salbe wird empfohlen, eine tägliche Erneuerung des Verbandes (44), z. B. mit durchsichtiger Folie, oder eine offene Behandlung wird vorgeschlagen. Zur Risikominderung wird das in Tab. 20.1 zusammengefaßte Vorgehen empfohlen.

Cavakatheter von der Ellenbeuge aus

Zur Einführung eines oberen Cavakatheters bieten sich neben verschiedenen Vorderarmvenen von der Ellenbeuge aus folgende Venen durch Punktion oder Venae sectio an:

1. V. basilica,
2. V. cephalica.

Punktion der oberflächlichen Armvenen

Die Punktion der Vene erfolgt nach Anlegung einer Stauung am Oberarm, Entfettung und Desinfektion der Haut unter sterilen Kautelen (sterile Hand-

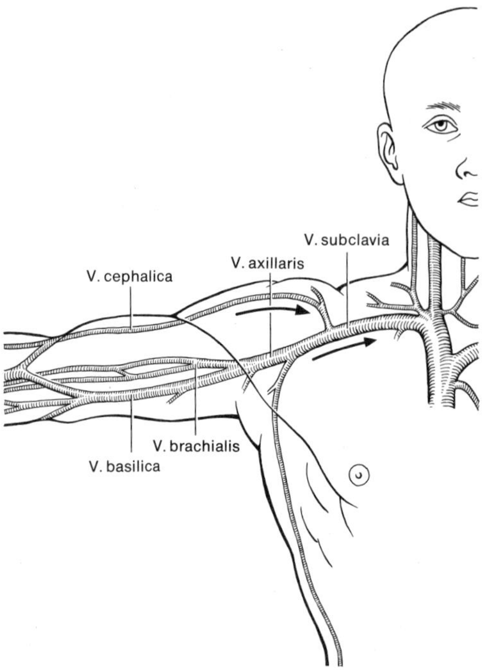

Abb. 20.4 Die nahezu rechtwinklige Einmündung der V. cephalica in die V. subclavia kann ein Hindernis beim Vorschieben des oberen Cavakatheters darstellen

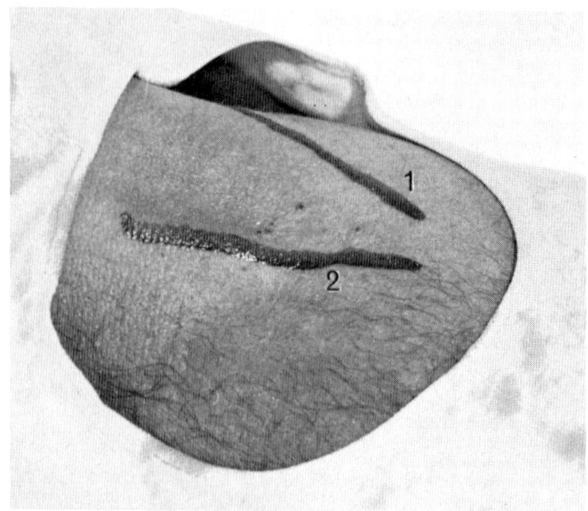

Abb. 20.6 Jodierte und steril abgedeckte Ellenbeuge zur Anlage eines oberen Cavakatheters
1 V. mediana cubiti
2 V. cephalica

schuhe, Abdeckung des Punktionsgebietes mit sterilen Tüchern) mittels der zu dem verwendeten Katheter gehörenden, großlumigen Kanüle (Abb. 20.2). Nach erfolgter Punktion und Einführung des Katheters in das Venenlumen wird dieser nach Öffnung der Stauung am Oberarm innerhalb der Plastikkanüle bis zur erforderlichen Länge von etwa 50 cm am günstigsten unter Bildwandlerkontrolle vorgeschoben (Abb. 20.3). Im allgemeinen gelingt die Plazierung des Katheters ohne große Schwierigkeiten. Treten beim Vorschieben Hindernisse auf, die durch Abwinkelung des Gefäßes oder Venenklappen bedingt sind, kann durch Lageveränderung des Armes (maximale Abduktion und Außenrotation), durch vorsichtiges Drehen und Hin- und Herschieben des Katheters sowie durch gleichzeitige Injektion einer indifferenten Lösung (z.B. 0,9%ige Kochsalzlösung) der Versuch unternommen werden, das Hindernis zu überwinden. In der Regel ergeben sich diese Schwierigkeiten nach der Punktion der V. cephalica häufiger, da ihr stark gebogener Verlauf im Schulterbereich und ihre fast rechtwinkelige Ein-

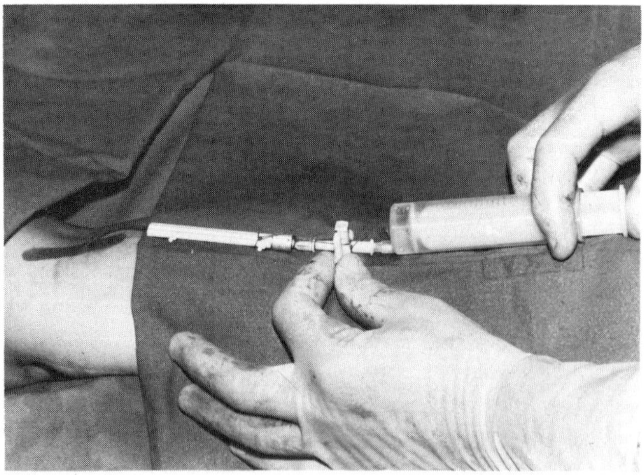

Abb. 20.5 Die am Kanülenende aufgesetzte Plastikhülle ist entfernt, die Kanüle aus Venenlumen und Hautniveau zurückgezogen und mit einem „Koffer" gesichert, der durch einen Faden fest mit einem 3-Wege-Hahn verbunden ist

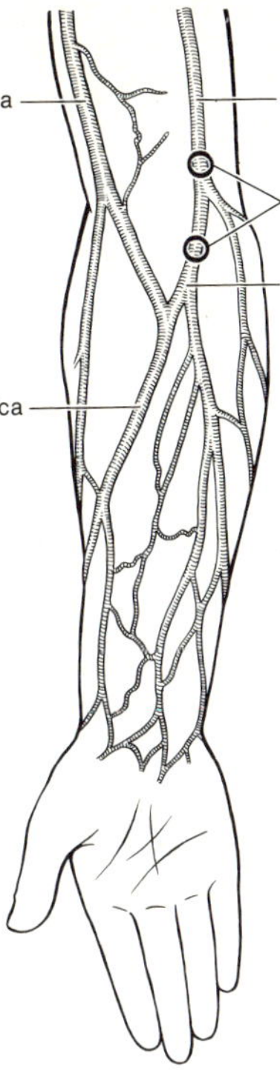

Abb. 20.**7** Oberflächliche Venen an der Innenseite des Armes

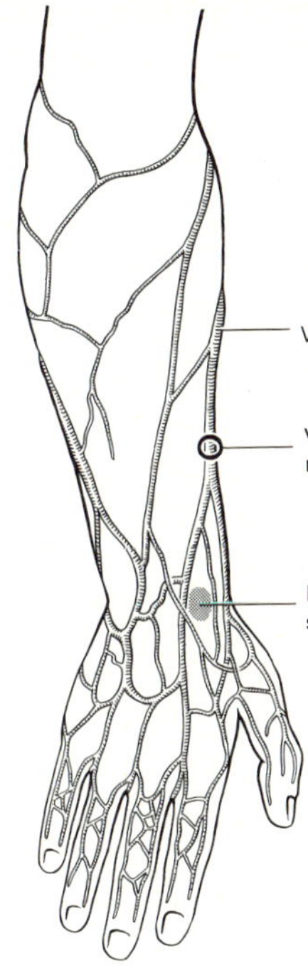

Abb. 20.**8** Oberflächliche Venen an der Außenseite des Unterarmes

mündung in die V. subclavia (Abb. 20.4) ein erhebliches mechanisches Hindernis für den Katheter sein kann.

Nach Plazierung des Katheters wird die Kanüle über den Katheter zurückgezogen und sein distales Ende nach Schutz der Kanüle in einer Plastikhülle mit einem Pflasterstreifen am Unterarm fixiert (Abb. 20.5). Die Punktionsstelle wird mit einer bakteriziden Salbe oder einem flüssigen Spray versorgt und mit einem sterilen Verband abgedeckt.

1 Stieltupfer
2 Moskitoklemmen
3 chirurgische Pinzette
4 Skalpell
5 Präparierschere
6 Cooper-Schere
7 anatomische Pinzette
8 kleine Pinzette zum Vorschieben des Katheters
9 Tupfer
10 Nadelhalter
11 Haut- und Umstechungsnadeln
12 Deschamps
13 kleine Rillensonde
14 Langenbeck-Haken
15 scharfe Wundhaken
16 Rekordspritze
17 Kanülen Nr. 16 und Nr. 1
18 1%iges Lokalanästhetikum
19 physiologische Kochsalzlösung

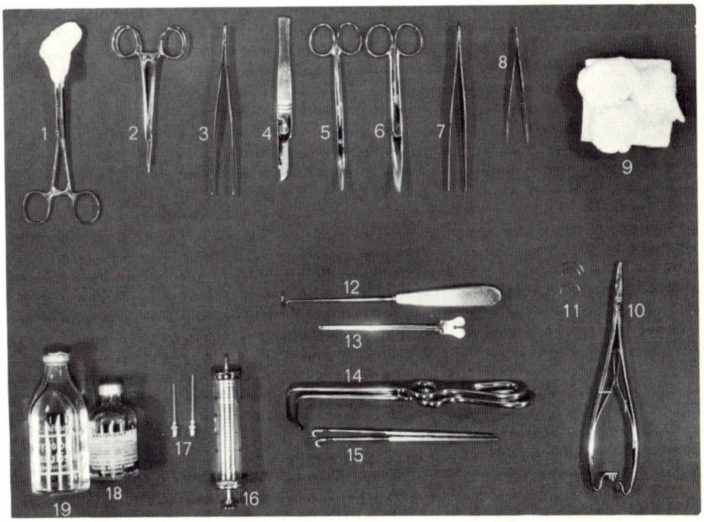

Abb. 20.**9** Instrumentarium zur Durchführung einer Venae sectio

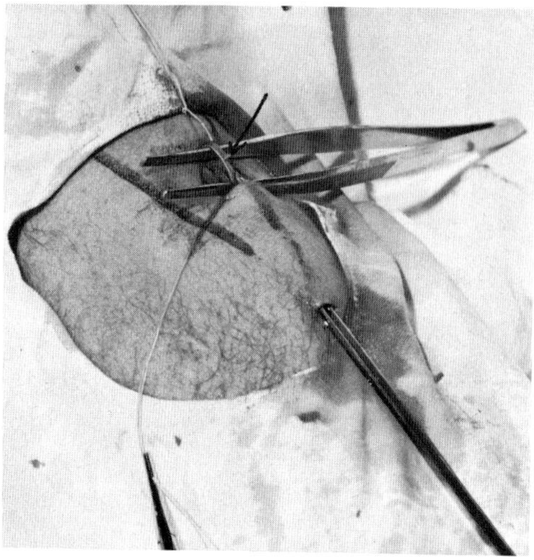

Abb. 20.**10** Die V. mediana cubiti ist freipräpariert, nach unten ligiert, nach oben mit einem Faden angeschlungen. Die Vene wird durch eine Pinzette gespannt und aus dem Operationsgebiet herausgehoben. Die vordere Venenwand ist durch einen kleinen Tangentialschnitt eröffnet (s. Pfeil). Ein etwa 8 cm langer Hauttunnel zum Herausleiten des Katheters peripher von der Eintrittsstelle des Katheters in die Vene ist vorbereitet. Eine Rillensonde dient als Leitschiene beim Einführen des Katheters

Venae sectio

In seltenen Fällen wird man nicht in der Lage sein, ohne Präparation und Freilegung einer Vene einen oberen Hohlvenenkatheter von der Ellenbeuge aus zu legen. Eine wichtige Voraussetzung auch für diese Methode ist eine genaue Inspektion der Venenverhältnisse (Abb. 20.6) unter Stauung am Oberarm, um nicht durch unnötiges Präparieren größere Weichteilgebiete zu traumatisieren. Aufgrund der bereits erwähnten anatomischen Verhältnisse sollte auch bei der Venae sectio die V. basilica gegenüber der V. cephalica bevorzugt werden. Die günstigsten Lokalisationen für die Anlage einer Venae sectio sind den Abb. 20.7 und 20.8 zu entnehmen. Die Durchführung der Venae sectio muß unter peinlichst sterilen Bedingungen erfolgen (Mütze, Mundschutz, sterile Handschuhe und Operationskleidung). Ferner sollte sehr sorgfältig das Operationsgebiet desinfiziert und großzügig mit sterilen Tüchern abgedeckt werden, um jede Berührung des relativ langen Katheters mit unsterilen Bereichen zu vermeiden. Das Venae-sectio-Besteck (Abb. 20.9) sollte auf einem Instrumententisch gerichtet sein.

Es wird eine Hautquaddel mit einer Kanüle Nr. 16 und einer 10- bis 20-ml-Spritze gesetzt, in der sich ein 1%iges Lokalanästhetikum ohne Adrenalinzusatz befindet. Von der Hautquaddel aus wird mit einer Kanüle Nr. 1 die Umgebung infiltriert. Ein etwa 3 cm langer, quer zur Vene verlaufender Schnitt eröffnet die Haut der Ellenbeuge, es folgt die stumpfe Präparation mit der Präparierschere stets in Längsrichtung der Vene. Wenn die Vene vom umgebenden Bindegewebe freipräpariert ist, wird sie mit einer Pinzette unterfahren, die Pinzette spannt die Vene. Stets ist durch leichten Fingerdruck zu prüfen, ob das Gefäß pulsiert oder nicht, um eine Vene von einer Arterie zu unterscheiden. Die Vene erscheint bläulich, die Arterie weiß. Mit dem Deschamps wird nun die Vene unterfahren und nach distal und proximal mit einem Faden an-

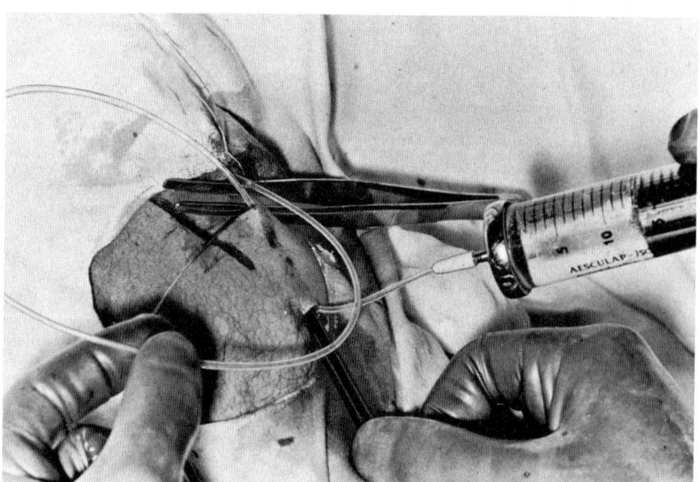

Abb. 20.**11** Der Cavakatheter ist durch den Hauttunnel vorgeschoben. Die Spitze liegt in der Vene. Eine große Schleife verhindert ein Abknicken des Katheters

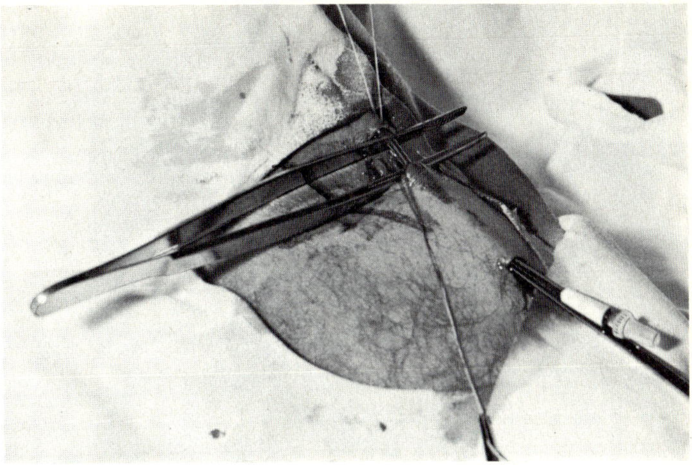

Abb. 20.**12** Der Cavakatheter ist in die Vene eingeführt und mit einem Plastikstöpsel verschlossen. Der obere Faden, der Katheter und Vene fixiert, ist geknotet

geschlungen. Beide Fäden werden mit je einer Klemme fixiert. Etwa 10 cm unterhalb der Venenfreilegung wird jetzt das Gewebe mit dem Lokalanästhetikum infiltriert. Anschließend wird eine Stichinzision durchgeführt, von der aus die Untertunnelung erfolgt, indem das subkutane Gewebe mit einer kleinen Rillensonde bis ins Gebiet der freipräparierten Vene durchgestoßen wird. Um den Blutstrom aus der Peripherie am Katheter entlang zu erhalten, sollte die Vene, wenn möglich, nach distal nicht ligiert werden. Es bietet sich eine Punktion der freigelegten Vene, eventuell das Einführen des Katheters über einen Seitenast der katheterführenden Vene sowie bei großlumigen Venen eine tangentiale Öffnung an der vorderen Venenwand und Abdichtung der Kathetereintrittsstelle durch eine feine Tabaksbeutelnaht an (Abb. 20.10). Entsprechend dem Lumen der Vene wird ein Cavakatheter ausgewählt. Der Katheter wird mit 0,9%iger NaCl-Lösung gefüllt und mit einem diesem Katheter stets beiliegenden Stöpsel verschlossen. Nun wird der Katheter durch die Rillensonde fast bis zu seinem Ende vorgeschoben; mit dem langen vorderen Ende des Katheters wird eine Schleife gebildet (Abb. 20.11), um einen Knick am Katheter zu vermeiden, der notgedrungen entstehen muß, weil das periphere Ende des Katheters im Tunnel unbeweglich ist. Der Katheter wird langsam, gelegentlich drehend, mit der einen Hand in die Vene vorgeschoben. Durch leichtes Zurückziehen des Katheterendes wird die Schlinge aufgelöst, der Katheter nun mit der feinen Pinzette wieder vollends vorgeschoben. Während des Vorschiebens drückt die andere Hand die Branchen der Pinzette zusammen und hebt somit die Spannung der Vene auf. Es empfiehlt sich, während des Vorschiebens häufig den Katheter durchzuspülen. Stößt man auf einen elastischen Widerstand, darf man auf keinen Fall den Katheter weiter vorschieben, da sonst eine Perforation möglich ist. Venenklappen können die Ursache für einen plötzlichen Stopp sein. Mit Drehbewegungen und vorsichtigem Durchspritzen mit 0,9%iger Kochsalzlösung gelingt es meist, die Klappen zu passieren. Auch ein Venenspasmus kann Ursache für einen Stopp sein. Dann wird der Katheter sich nicht wie vor einem Hindernis „wer-

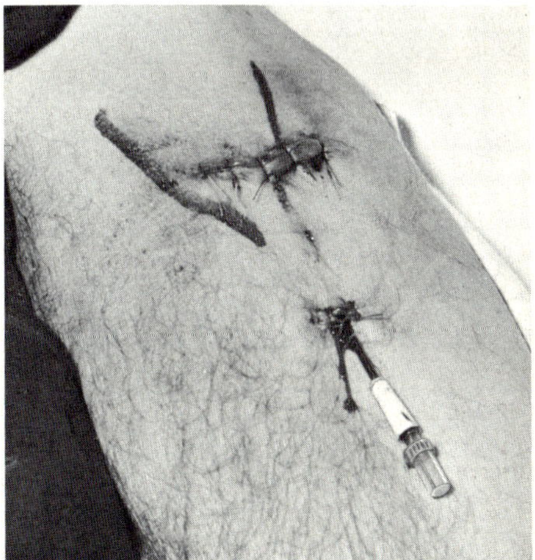

Abb. 20.**13** Die Wunde ist mit Einzel-Knopf-Nähten verschlossen, der Katheter durch seitliche Haltefäden fixiert. Die Wunde mit der darunterliegenden Eintrittsstelle des Katheters in die Vene liegt weit ab von dem Katheterende, an das die Infusionen angeschlossen werden. Hierdurch ist einer Keimverschleppung in die Vene vorgebeugt

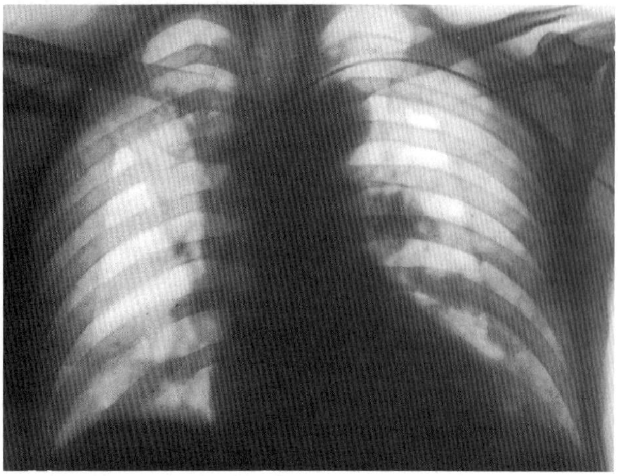

Abb. 20.14 Röntgenkontrolle eines Cavakatheters, der vom linken Arm aus eingeführt ist

fen", sondern er ist in toto fest umschlossen. Hier kann Causat, intravenös gegeben, den Spasmus schlagartig beseitigen. Ist der Katheter ganz eingeführt, wird mit einer Spritze zur Kontrolle Blut angesogen, dann erneut durchgespült und sofort abgestöpselt, um ein Verstopfen durch rückfließendes Blut zu vermeiden. Der proximale Faden wird jetzt geknotet, der Katheter und Vene umschließt (Abb. 20.12). Beide Fäden werden abgeschnitten, die Pinzette entfernt. Die Wunde wird mit Einzel-Knopf-Nähten verschlossen. Zu beiden Seiten des Katheterendes wird je eine Einzelknopfnaht gelegt, die zum Fixieren des Katheters dienen (Abb. 20.13). Jodieren des Operationsgebietes, Nobe-

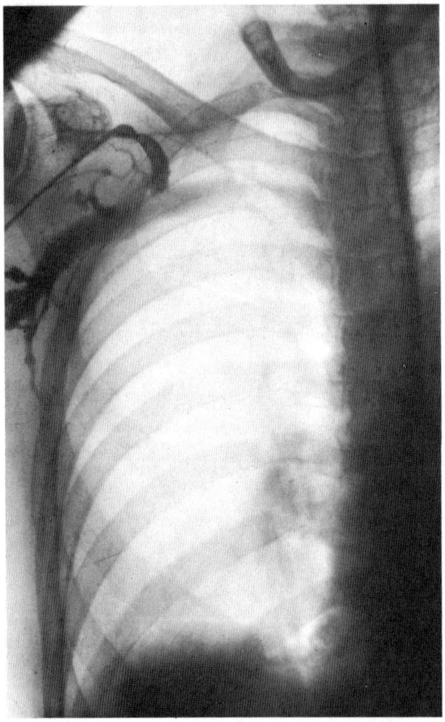

Abb. 20.15 Venenkatheter, der sich im Abgang einer kleinen Vene verfangen hat. Abfluß des Kontrastmittels über Venen der Schulterblattregion

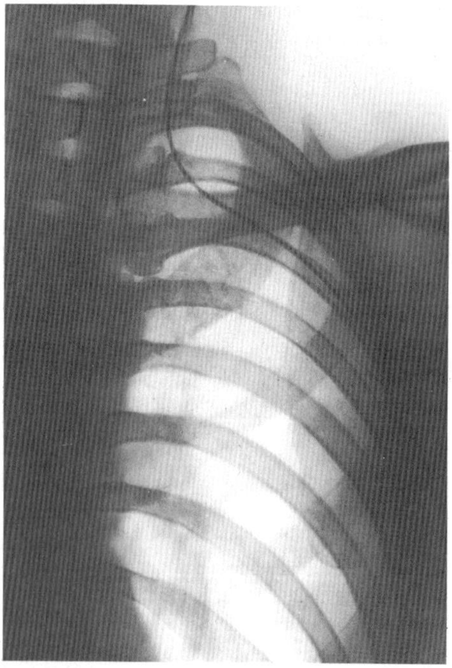

Abb. 20.16 Vom linken Arm aus eingeführter Venenkatheter, der in die V. jugularis derselben Seite abgelenkt worden ist

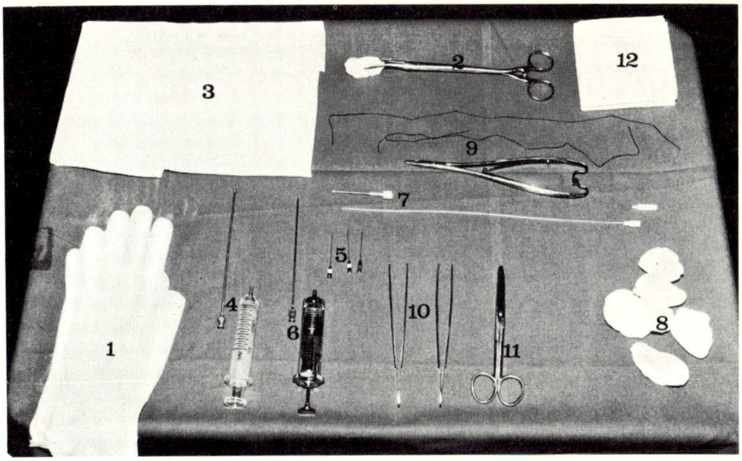

Abb. 20.**17** Instrumentarium zur Anlage eines Subklaviakatheters

1 sterile Operationshandschuhe
2 Tupferklemme zur Hautdesinfektion
3 Abdecktuch
4 Glasspritze und Aufziehkanüle für Lokalanästhetikum
5 Kanüle zur Lokalanästhesie
6 Spritze mit Aufziehkanüle für NaCl-Lösung zur Punktion der V. subclavia
7 Venenkatheter mit Punktionskanüle und Verschlußstopfen (Intracath)
8 Tupfer
9 Nadelhalter mit Hautnadeln und Nahtmaterial zur Fixierung des Katheters
10 zwei Pinzetten
11 Schere
12 Verbandsmaterial

cutan-Spray und Verband beenden den Eingriff. Das Wundgebiet ist durch den Verband völlig abgeschlossen. Durch die Untertunnelung und den Verlauf des Katheters im subkutanen Gewebe wird erreicht, daß das Katheterende mit dem Ansatzstutzen für den Infusionsschlauch etwa 5 bis 10 cm von der Eintrittsstelle des Katheters in die Vene entfernt ist. Dadurch wird die Vene selbst weitgehend vor Infektionen geschützt, die beim Umstecken der Infusionen gesetzt werden können. Beim Neuanlegen einer Infusion kommt man nicht mehr mit dem Operationsgebiet in Berührung. Beim Anschluß des Infusionsschlauches und bei Injektion von Medikamenten durch den Schlauch ist peinlich darauf zu achten, daß der Verband nicht naß wird. Ein durchfeuchteter Verband ist ein idealer Nährboden für Bakterien. Ein täglicher Verbandwechsel mit bakterizider Salbe oder Spray ist erforderlich.

Die Lage des Katheters muß stets sofort röntgenologisch kontrolliert werden. Zu empfehlen ist, einen Cavakatheter unter Sichtkontrolle mit dem Bildwandler anzulegen. Abb. 20.**14** zeigt die richtige Lage eines von der linken V. basilica aus eingeführten V.-cava-Katheters.

In etwa 10% der Fälle kann der blind vorgeschobene Katheter einen falschen Weg einschlagen. Atypische Lagen des Katheters müssen dann sofort korrigiert werden.

Auf Abb. 20.**15** ist ein Katheter zu sehen, der sich in den Abgang einer anderen Vene verirrt hat und hier nicht weitergeschoben werden kann. Das Kontrastmittel fließt über Venen des Schulterblattes ab. Am häufigsten kann der Cava-superior-Katheter in die V. jugularis (Abb. 20.**16**) abweichen. Dies ist besonders leicht möglich, wenn die V. cephalica katheterisiert wird, der Weg von der rechten oberen Extremität bietet hierfür bessere Voraussetzungen. Der Katheter muß dann so weit zurückgezogen werden, daß er wenigstens in der V. subclavia zu liegen kommt, was wiederum röntgenologisch zu kontrollieren ist.

Punktion der V. subclavia

Die V. subclavia – als venöser Abfluß der oberen Extremität – bietet aufgrund ihrer bindegewebigen Fixierung und ihres auch im Schock nicht kollabierten Lumens günstige Voraussetzungen für eine schnellst mögliche, perkutane Punktion (16, 20). Das erforderliche Instrumentarium (Abb. 20.**17**) ist als Set stets steril verpackt bereitzuhalten.

Infraklavikuläre Punktion

(5, 85)

Der Punktionsort liegt medial der Medioklavikularlinie dicht unterhalb der Klavikula (Abb.

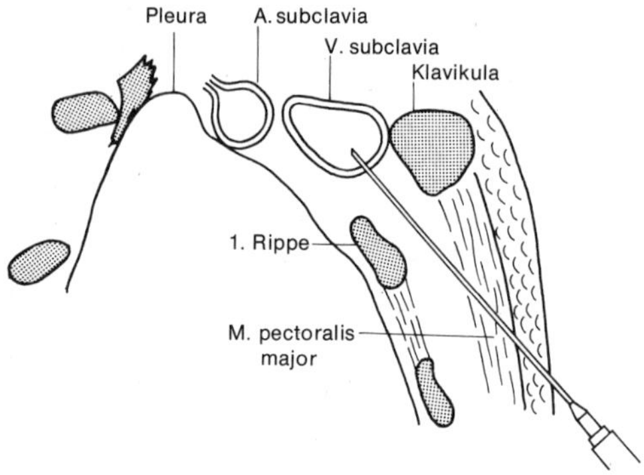

Abb. 20.**18** Sagittalansicht des Thorax mit liegender Punktionskanüle bei infraklavikulärer Technik

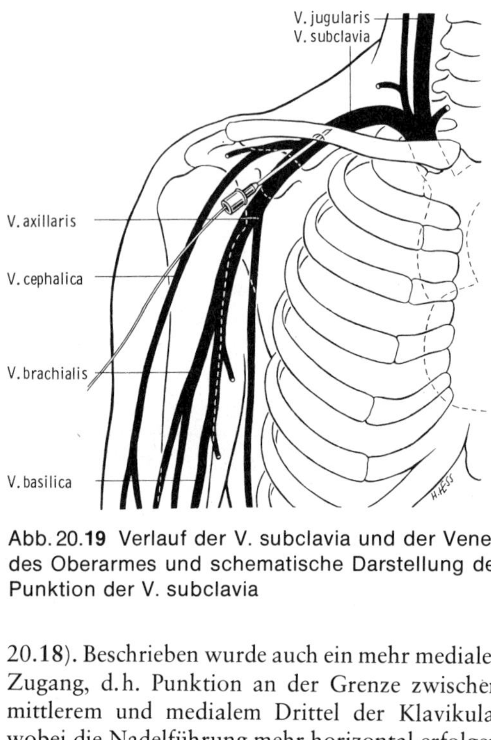

Abb. 20.**19** Verlauf der V. subclavia und der Venen des Oberarmes und schematische Darstellung der Punktion der V. subclavia

20.18). Beschrieben wurde auch ein mehr medialer Zugang, d.h. Punktion an der Grenze zwischen mittlerem und medialem Drittel der Klavikula, wobei die Nadelführung mehr horizontal erfolgen muß. (11). Zur Punktion sollte der Patient in leichte Kopftieflage gebracht (bessere Venenfüllung und Vorbeugung einer Luftembolie) und der Kopf des Patienten zur kontralateralen Seite gedreht werden. Unter strengsten sterilen Kautelen tastet man sich zur Lokalisation der Einstichstelle am unteren Rand der Klavikula von lateral nach medial bis zum inneren Ende der Furche zwischen Schlüsselbein und erster Rippe am Sternalrand vor. Hier befindet sich ein kleiner, stets deutlich tastbarer Knochenvorsprung (erstes Sternokostalgelenk).

Etwas lateral dieses Punktes wird zunächst die Haut und dann das Gewebe unterhalb der medialen Klavikulahälfte mit einem Lokalanästhetikum infiltriert. Dabei ist auf eine besonders gute Anästhesie des schmerzempfindlichen Periosts der Klavikula und der ersten Rippe zu achten. Die Punktionsrichtung verläuft dann in einem Winkel von 30 Grad zur Klavikula und in einem rechten Winkel zur Verbindungslinie zwischen vorderer Achselfalte und dem Akromioklavikulargelenk (Abb. 20.19). Wir bevorzugen die Punktion unter Verwendung einer mit physiologischer Kochsalzlösung gefüllten Injektionsspritze. Die Kanüle wird unter Aspiration langsam vorgeschoben und trifft in etwa 4–6 cm Tiefe die V. subclavia bzw. V. brachiocephalica. Bei erfolgter Punktion füllt sich die Spritze schlagartig mit Blut. Bei korrekter Lage der Kanülenspitze ist die Reinjektion ohne Widerstand möglich. Nach Entnahme der Spritze von der Kanüle wird der bereitliegende Katheter durch die Kanüle am besten unter Bildwandlerkontrolle in die V. subclavia vorgeschoben. Das Einführen des Katheters muß völlig glatt gehen. Sollte es nicht möglich sein, den Katheter vorzuschieben, muß dieser bei Kathetern mit Metallaußenkanüle mit der Kanüle gemeinsam entfernt werden. Es darf niemals der Katheter durch die Kanüle zurückgezogen werden, da es dabei zur Beschädigung des

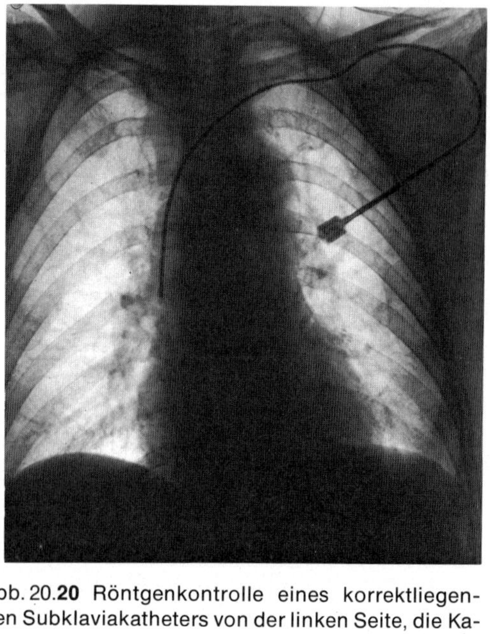

Abb. 20.**20** Röntgenkontrolle eines korrektliegenden Subklaviakatheters von der linken Seite, die Katheterspitze liegt etwa 1 cm über dem rechten Vorhof

Katheters oder gar zum Abscheren der Katheterspitze kommen kann.
Durch Hautnähte an der Punktionsstelle und dem Katheteransatz wird der Katheter fixiert. Ein steriler Verband beendet den Eingriff. Falls der Patient kooperativ ist, sollte wegen der – allerdings geringen – Gefahr einer Luftembolie während der Kathetereinführung Apnoe eingehalten werden, bis die Infusion angeschlossen ist. Wie jeder Cavakatheter sollte auch der Subklaviakatheter röntgenologisch kontrolliert werden, um Fehllagen des Katheters, z. B. Abweichung des Katheters kopfwärts in die V. jugularis oder Lage der Katheterspitze im rechten Vorhof, rasch korrigieren zu können. Abb. 20.20 zeigt eine Röntgenaufnahme mit korrekter Lage der Katheterspitze etwa 1 cm vor dem Übergang der V. cava superior in den rechten Vorhof. Unumgänglich ist – auch nach erfolgter Placierung des Cavakatheters unter Bildwandlerkontrolle – eine Röntgenaufnahme des Thorax, möglichst 1–2 Stunden nach der Punktion, um einen eventuell bei der Punktion erzeugten Pneumothorax nicht zu übersehen.

Supraklavikuläre Punktion

(6, 80)

Bei dieser Methode ist der Zugangsort der laterale Ansatzpunkt des M. sternocleidomastoideus gegen die Klavikula. Nach Desinfektion der Haut und Infiltration der Einstichstelle mit einem Lokalanästhetikum wird die Kanüle in einem Winkel von 45 Grad zur Sagittal- und von 15 Grad zur Horizontalebene vorgeschoben. Diese Methode hat sich gegenüber der infraklavikulären Punktion wegen der sehr großen Gefahr einer Pleurapunktion und einer möglichen Schädigung des Plexus brachialis nur wenig durchgesetzt.

Punktion der V. jugularis interna

In den letzten Jahren hat die perkutane Punktion der V. jugularis interna zur Placierung eines oberen Hohlvenenkatheters immer mehr Beachtung gefunden und wird allgemein als günstigster Zugang zur V. cava superior bezeichnet (12, 19, 21, 25, 34, 37, 38). Die V. jugularis interna liegt am weitesten lateral in dem hinter dem M. sternocleidomastoideus verlaufenden Gefäßnervenstrang, sie verläuft nach ihrem Austritt aus dem Foramen jugulare in unmittelbarer Nähe der A. carotis interna zunächst an deren dorsaler, später an deren lateraler Wand nach kaudal, bedeckt von der Fascia colli media zur dorsal vom Sternoklavikulargelenk gelegenen Vereinigungsstelle mit der V. subclavia. Hier im Bulbus befindet sich in der Regel eine zweiteilige Klappe, die gelegentlich ein Hindernis für das mühelose Vorschieben des Katheters sein kann. Zur Punktion wird der Patient in 15–20 Grad Trendelenburg-Position gelagert, um eine gute Venenfüllung zu erreichen und eine Luftembolie zu vermeiden. Zu einer guten Darstellung der Muskelgrenze und zur Fixation der Vene sollte der Kopf dorsal flektiert und leicht zur entgegengesetzten Seite gedreht werden. Bei Patienten mit kurzem, dicken Hals oder Säuglingen kann durch ein unter die Schulter gelegtes Stützkissen die Dorsalflexion verstärkt und damit eine bessere anatomische Voraussetzung für die Punktion geschaffen werden. In der Regel sollte die rechte Jugularvene bevorzugt werden. Sie hat ein etwas größeres Kaliber als die linke, verläuft absolut gerade und stellt die kürzere direkte Verbindung zur V. cava superior dar. Das Einlegen des Katheters hat unter streng aseptischen Bedingungen zu erfolgen. Das die Punktionsstelle umgebende Hautgebiet wird wie zu einer Operation gereinigt und steril abgedeckt, bewährt hat sich dabei ein Dreieck, das durch die Fixpunkte Mastoid, Jugulum und Punktionsstelle der infra-

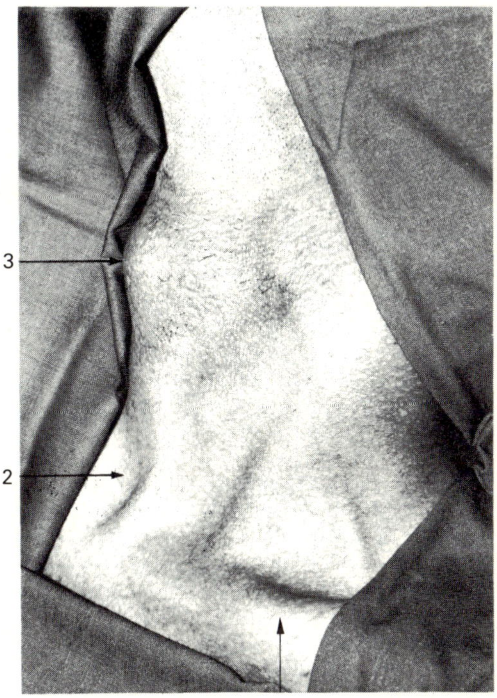

Abb. 20.**21** Steril abgedeckte Halsseite zur Anlage eines Jugularis-interna-Katheters
1 Klavikula 2 Jugulum 3 Kehlkopf

klavikulären Subklaviapunktion begrenzt ist. Die Einstichstelle befindet sich am Schnittpunkt des Außenrandes des M. sternocleidomastoideus und der V. jugularis externa (Abb. 20.21). Nach Identifizierung der A. carotis wird in Lokalanästhesie an dem eben beschriebenen Punktionsort eingegangen und die Kanüle nach kaudal und dorsal in einem Winkel von 30–45 Grad zur Hautoberfläche in Richtung des medialen Randes des klavikulären Muskelansatzes vorgeschoben. In etwa 3–5 cm Tiefe wird das Lumen der V. jugularis interna erreicht. Das Einströmen von Blut in den Katheter sowie die Reinjektion ohne Widerstand zeigen die korrekte Lage der Kanüle an. Unter Bildwandlerkontrolle wird dann der Katheter vorgeschoben, was in den meisten Fällen mühelos gelingt. Eventuelle Schwierigkeiten beim Vorschieben können durch leichtes Drehen des Katheters oder durch vorsichtige Bewegungen des Kopfes überwunden werden. Nach korrekter Katheterlage wird die Punktionskanüle entfernt, die Punktionsstelle mit einem sterilen Verband versorgt und der Katheter unter einem straffen Pflasterverband fixiert.

Punktion der V. jugularis externa

Die V. jugularis externa posterior leitet die temporalen und okzipitalen Kopfschwartenvenen ab, in 75% finden sich zwei bis drei Klappenpaare im Hauptstamm. Die Vene zieht vom Kieferwinkel schräg über den M. sternocleidomastoideus ins seitliche Halsdreieck und ist in ihrer Topographie relativ konstant. Die Punktion erfolgt bei Kopftieflagerung und zur Gegenseite gedrehtem Kopf des Patienten etwa in der Mitte des M. sternocleidomastoideus oder etwa distal dieses Punktes nach üblicher Vorbereitung des Punktionsgebietes. Das Vorschieben des Katheters in die V. cava superior ist bei der Wahl dieses Zugangs häufig erschwert durch die genannten Venenklappen und Abweichen des Katheters in oberflächliche Venen, so daß sich diese Methode nur in Ausnahmefällen empfiehlt. Katheterfehllagen können eventuell durch distalen Zug am Arm und Druck auf die Katheterspitze von außen behoben werden.

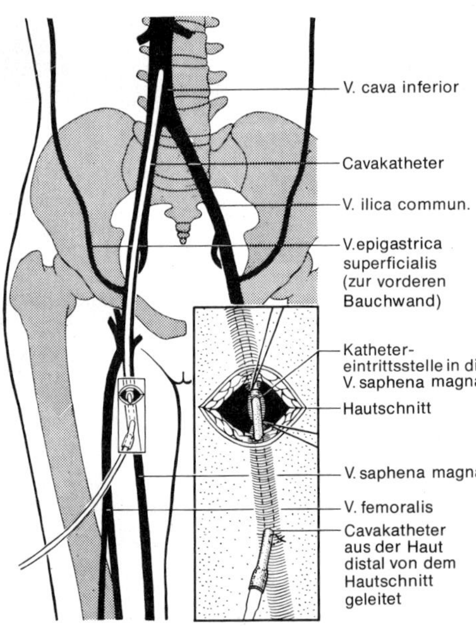

Abb. 20.22 Schematische Darstellung eines V.-cava-inferior-Katheters von der V. saphena magna eingeführt

Punktion der V. brachiocephalica (anonyma)

(61, 69, 70)

Die Punktionsstelle liegt beim flachgelagerten Patienten mit nach links gedrehtem Kopf rechtsseitig 1–1,5 cm lateral vom Manubrium sterni. Die auf eine mit physiologischer Kochsalzlösung gefüllte Spritze gesetzte Kanüle wird unter ständiger Aspiration in mediokaudaler Richtung eingeführt und trifft dabei in 3–4 cm Tiefe auf die V. brachiocephalica dextra. In üblicher Weise wird nach erfolgter Punktion der Katheter vorgeschoben und fixiert. Im Gegensatz zur Punktion der V. subclavia und der V. jugularis interna hat dieses Verfahren keine weitverbreitete praktische Anwendung gefunden, zumal die Punktionstechnik nicht einfach ist und die Gefahr einer Verletzung der Lungenspitze aufgrund der unmittelbaren topografischen Nähe sehr groß ist. Angaben über die Versagerquote dieser Technik sind in der Literatur nur wenig angegeben.

Cavakatheter von der Leistenbeuge aus

Zur Einlage eines Katheters bieten sich hier die V. femoralis oder V. saphena magna an. Letztere ist aufgrund des meist stark ausgeprägten subkutanen Fettgewebes in dieser Region nur schwierig aufzufinden und erfordert in aller Regel eine Freilegung durch Venae sectio (Abb. 20.22). Die V. femoralis dagegen ist leicht durch eine perkutane Punktion zu erreichen (14). Nach Desinfektion und steriler Abdeckung wird unterhalb des Leistenbandes die A. femoralis palpiert. Etwa 1 cm medial erfolgt davon in leicht schräger, proximaler Richtung die Punktion, anschließend wird in üblicher Weise der

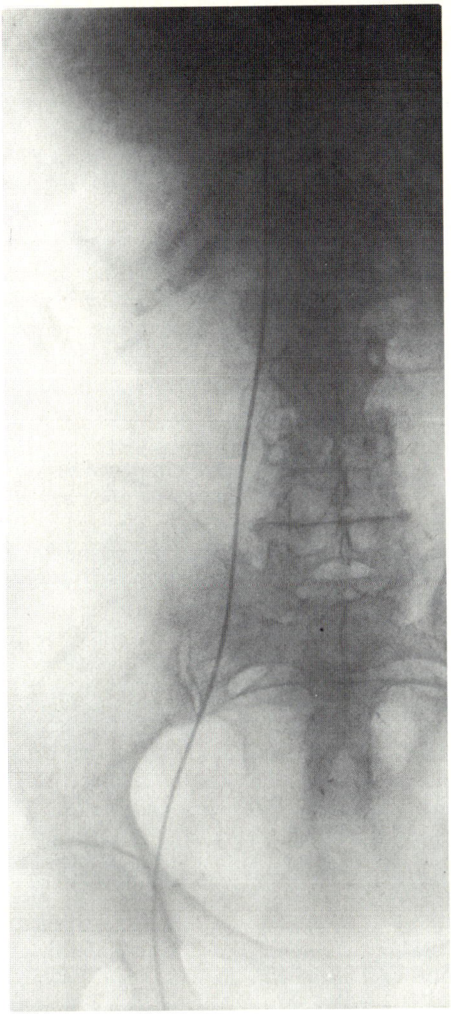

Abb. 20.**23** Röntgenkontrolle eines richtig liegenden unteren Cavakatheters

Katheter vorgeschoben, wobei die Katheterspitze etwas unterhalb der Einmündung der Nierenvenen liegen sollte (Abb. 20.23). Um Fehllagen des Katheters zu vermeiden, sollte in jedem Fall eine Röntgenkontrolle der Katheterlage erfolgen. Wegen seiner besonders hohen Komplikationsrate (aufsteigende Infektionen und Thrombosierungen) ist der V-saphena-magna- bzw. V.-femoralis-Katheter als ungeeignet zu betrachten und sollte nur noch verwendet werden, wenn alle anderen Punktionsstellen infolge von Verletzungen, Verbrennungen oder infektiösen Veränderungen ausgeschlossen sind.

Komplikationen

(s. auch S. 5.5)

Bei jedem Cavakatheter kann es zu nicht unerheblichen Komplikationen kommen (83). Sie sind abhängig von der Punktionstechnik, dem Zugangsort, der Liegedauer des Katheters und nicht zuletzt auch vom Kathetermaterial. Daher ist es notwendig, alle wichtigen Kriterien der angewandten Punktionstechnik und der während der Verweildauer auftretenden Komplikationen in einem dafür vorgesehenen Protokoll zu erfassen (s. Anhang Abb. 56.6).

Komplikationen beim Legen eines Cavakatheters

Nur geringe Komplikationen ergeben sich bei der relativ einfachen Punktion der Venen in der Ellenbeuge und der V. femoralis. Nicht immer gelingt es jedoch, aufgrund von Venenspasmen oder anatomischen Gegebenheiten (Venenklappen, Abweichen des Katheters in periphere Venen), den Katheter ohne Schwierigkeiten vorzuschieben. Wesentlich gravierendere Komplikationen können sich bei der Punktion der V. subclavia ergeben (72, 73). In vereinzelten Fällen wurden dabei Schädigungen des Plexus brachialis, Verletzungen des N. phrenicus (26), das Entstehen einer Luftembolie (27), die bei entsprechender Kopftieflagerung des Patienten leicht vermieden werden kann, oder versehentliche Punktionen der A. subclavia, wobei es nur in sehr seltenen Fällen durch die Fehlpunktion zur Ausbildung eines Hämatothorax kommt, beobachtet. Weit häufiger ist jedoch bei der perkutanen Punktion der V. subclavia die Entstehung eines Pneumothorax (4) durch eine Verletzung der Pleurakuppe oder durch Verletzung von Lungenparenchym (Emphysemblase, Lungenzyste). Nach erfolgloser Punktion der V. subclavia sollte in keinem Fall ein erneuter Punktionsversuch der kontralateralen Seite vorgenommen werden, bevor nicht mit Sicherheit ausgeschlossen ist, daß beim Punktionsversuch ein Pneumothorax gesetzt worden ist; aussagekräftig ist hierfür wegen der erfahrungsgemäß langsamen Ausbildung des Pneumothorax eine Röntgenaufnahme des Thorax 12 Stunden nach der ersten Punktion. (Therapie des Pneumothorax s. S. 35.11). Weniger Komplikationsmöglichkeiten (Fehlpunktion der A. carotis, des Ductus thoracicus [43] oder des Plexus brachialis) ergeben sich bei der Punktion der Jugularvenen, gelegentlich kann jedoch das Vorschieben des Katheters, besonders nach Punktion der V. jugularis externa Schwierigkeiten bereiten.

Thrombosen (s. auch S. 5.5)

Häufig kommt es beim Cavakatheter zu entzündlichen Reaktionen im Bereich der kanülierten Vene, die sich in der Regel zur Thrombophlebitis ausbreiten. Bevorzugt treten diese Veränderungen in den englumigen peripheren Venen der oberen Extremitäten sowie der V. saphena magna und V. femoralis auf. Meist handelt es sich um abakterielle Thrombophlebitiden, die durch den Fremdkörperreiz des Katheters auf die Intima entstehen. Aus der Thrombose scheinen sich nur selten Embolien zu entwickeln, da sich meist Umscheidungsthromben bilden, die den Katheter in seiner ganzen Länge umschließen. Auf das Vorkommen tödlicher thrombembolischer Komplikationen nach zentralen Venenkathetern muß allerdings hingewiesen werden (58). Eine Abflußbehinderung infolge der Thrombose konnte nur in seltenen Fällen phlebographisch nachgewiesen werden (22, 78). Beim ersten Auftreten entzündlicher Erscheinungen ist jeder Cavakatheter zu entfernen und – wenn möglich – eine lokale Behandlung mit antiphlogistischen Maßnahmen (Heparin-Salbenverbände, Alkoholumschläge) einzuleiten. Bei ausgedehnten Thrombosen ist die Gabe von Antikoagulantien empfehlenswert; gegebenenfalls sollte auch eine operative Ausräumung der Thromben erwogen werden. Der umstrittene Heparinzusatz zu den Infusionen als Prophylaxe der lokalen Thrombosierung bringt nach eigenen Erfahrungen keine Vorteile.

Bakterielle Infektionen (47, 57, 71, 75) treten beim Cavakatheter als lokalisierte Infektionen oder als Bakteriämie auf. Am häufigsten ist der V.-saphena-magna- bzw. V.-femoralis-Katheter mit diesen Komplikationen belastet und sollte deshalb als ungeeignet betrachtet werden. Bei jedem unklaren Fieber oder auch nur dem geringsten Verdacht auf eine Katheterinfektion sollte dieser entfernt und bakteriologisch untersucht werden, da jeder endovasale Fremdkörper bei einer Bakteriämie bevorzugt von Bakterien besiedelt wird und dann als sekundärer Streuherd fungieren kann (13). Die Erkenntnis, daß die Einstichstelle wie eine aseptische Wunde zu behandeln ist, daß tägliche Verbandswechsel und Versorgung der Einstichstelle mit desinfizierenden Salben vorzunehmen sind sowie die sorgfältige Wahl des Zugangsortes können zu einer wesentlichen Reduzierung der gefürchteten septischen Komplikation führen.

Seltene Komplikationen

Unabhängig vom Zugangsort können beim Vorschieben des Cavakatheters Gefäßverletzungen und Perforationen auftreten, als schwere Komplikationen werden dabei Perforationen des rechten Vorhofes und der rechten Herzkammer nicht nur bei der Plazierung des Katheters, sondern auch nach belassener Fehllage des Katheters im rechten Vorhof beschrieben (59). Bei Perforationen im thorakalen Bereich kann es bei Zufuhr von Blut zu einem iatrogenen Hämatothorax und bei Applikation von Infusionslösungen zu einem Infusionsthorax kommen (6, 10, 46). Eine besonders gefährliche Komplikation sind Katheterembolien (45, 48), die durch Abscheren des Katheters an der Nadelspitze, durch Bruch des starr gewordenen Katheters oder Trennung des Katheters vom Ansatzstück entstehen können. Das Katheterfragment kann entweder in der Peripherie liegenbleiben oder zentral in die V. cava superior und inferior, in das rechte Herz (35, 41, 71) oder in die A. pulmonalis eingeschwemmt werden. Peripher liegende Katheter können durch einen operativen Eingriff leicht entfernt werden. Auch zentral abgeschwemmte Katheterfragmente sollten nach übereinstimmenden Angaben der Literatur entfernt werden, da ihre Belassung zu Thrombosen, Lungenembolie, Sepsis und Perforation von Herzteilen führen kann. Zentrale Katheterembolien sind mit einer Letalität von 39,5% bei Nichtentfernen und mit 1,9% bei Entfernen des eingeschwemmten Fremdkörpers belastet (45). Zentral liegende Katheterfragmente können mittels indirekter Methoden (transvenöse Katheterextraktion) unter Verwendung Zeiss'scher Schlingen, urologischer und endoskopischer Faßzangen (51, 75), Fogarty-Katheter (52, 54) oder mit Hilfe der Schlingentechnik entfernt werden. Wenn die genannten indirekten Methoden keinen Erfolg bringen, sollte eine Thorako- und Kardiotomie durchgeführt werden, da belassene Fremdkörper erheblich häufiger Todesursachen sind als der zur Entfernung des Fremdkörpers durchgeführte Eingriff.

Pulmonaliskatheter

Die adäquate Behandlung kardiozirkulatorischer Probleme bei Schwerstkranken auf der Intensivstation erfordert die rasche und exakte Feststellung der zugrundeliegenden Störung. Herzfrequenz, Blutdruck und zentraler Venendruck können hierbei richtungsgebend sein. Die Relevanz des zentralen Venendruckes ist allerdings dadurch eingeschränkt, daß er zwar den funktionellen Zustand des rechten Herzens reflektiert, nicht aber sichere Rückschlüsse auf die linksventrikuläre Funktion erlaubt (21, 84). Mit Hilfe eines in die A. pulmonalis eingebrachten Ballonkatheters nach Swan-Ganz (15, 77) können hämodynamische Parameter gewonnen werden, die weitgehend genau auch eine Beurteilung des Funktionszustandes des linken Herzens zulassen, wobei eine derartige invasive Diagnostik nur durch eine insgesamt geringe Komplikationsrate belastet ist (77). Der Swan-Ganz-Pulmonalis-Katheter eröffnet folgende diagnostische Möglichkeiten:

1. Erfassung des diastolischen Pulmonalarteriendruckes und des pulmonalen Kapillardruckes als Maß für den Füllungsdruck des linken Ventrikels.
2. Kontinuierliche Registrierung des systolischen und mittleren Pulmonalarteriendruckes zur Beurteilung des pulmonal-vaskulären Widerstandes.
3. Entnahme von gemischt-venösem Blut zur Bestimmung der arteriovenösen Sauerstoffgehaltsdifferenz, der Bestimmung des Herzzeitvolumens nach dem Fickschen Prinzip sowie der venoarteriellen Beimischung.
4. Bestimmung des HZV durch Thermodilution oder Farbstoffverdünnungsmethode.

Schließlich ermöglichen Ballonelektrodenkatheter durch intrakardiale Ableitung die Analyse und fortlaufende Registrierung von Herzrhythmusstörungen, zusätzlich sind derartige Katheter auch bei Notfallsituationen für eine temporäre Elektrostimulation einzusetzen.

Kathetertechnik

Der normale Ballonkatheter ist etwa 100 cm lang und besitzt zwei Lumina unterschiedlicher Größe: Durch das große Lumen erfolgen Druckmessung und Blutentnahme, durch das kleine Lumen wird der an der Katheterspitze befindliche Ballon mit CO_2 oder Luft aufgeblasen (Abb. 20.**24**) (z.B. Swan-Ganz flow-directed Monitoring-Katheter-Modell 93-110-5 F der Fa. Edwards Laboratories). Das Einbringen des Katheters in die A. pulmonalis hat unter ständiger Herzrhythmuskontrolle (EKG-Monitoring) zu erfolgen, die kontinuierliche Druckmessung (Statham-Element) zeigt aufgrund der typischen Kurvenverläufe die Lage der Katheterspitze im Gefäßgebiet an (s. Abb. 9.15). Der Zugang zur A. pulmonalis kann über folgende Venen durch Punktion oder Freilegung erreicht werden: V. mediana cubiti, V. cephalica, V. subclavia, V. jugularis externa und interna, V. brachio cephalica und V. femoralis (s. Abschnitt Cavakatheter), am günstigsten erscheint der Zugang über die V. subclavia oder V. jugularis. Die Einführung des Ballonkatheters in die Vene kann entweder mittels Seldinger-Technik und mittels Spezialplastikkanülen (z.B. Medicat Kanülen, Abbocat-Kanülen) erfolgen.

Nach Einbringung des Katheters in die ausgewählte Vene wird dieser soweit vorgeschoben, bis die Katheterspitze sich in der Nähe des rechten

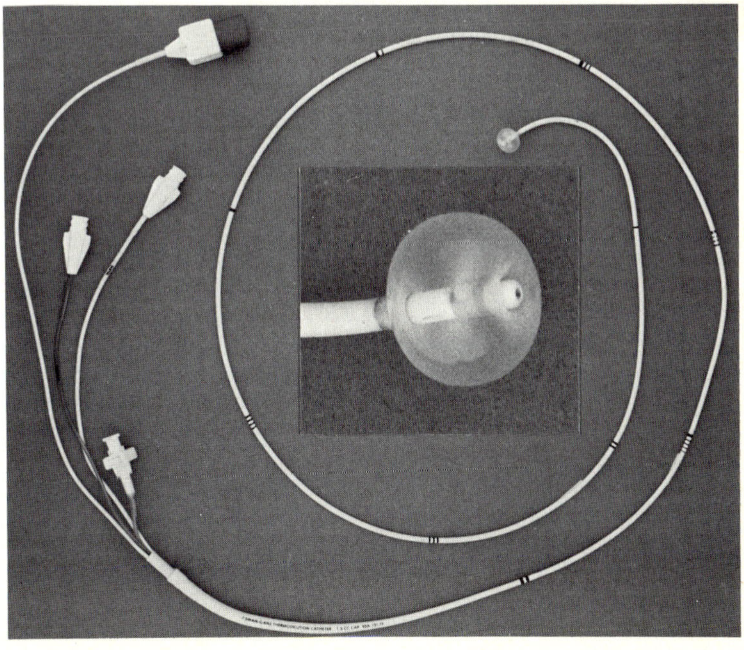

Abb. 20.**24** Swan-Ganz-flow-directed Monitoring-Katheter Modell 93-110-5 F der Fa. Edwards Laboratories

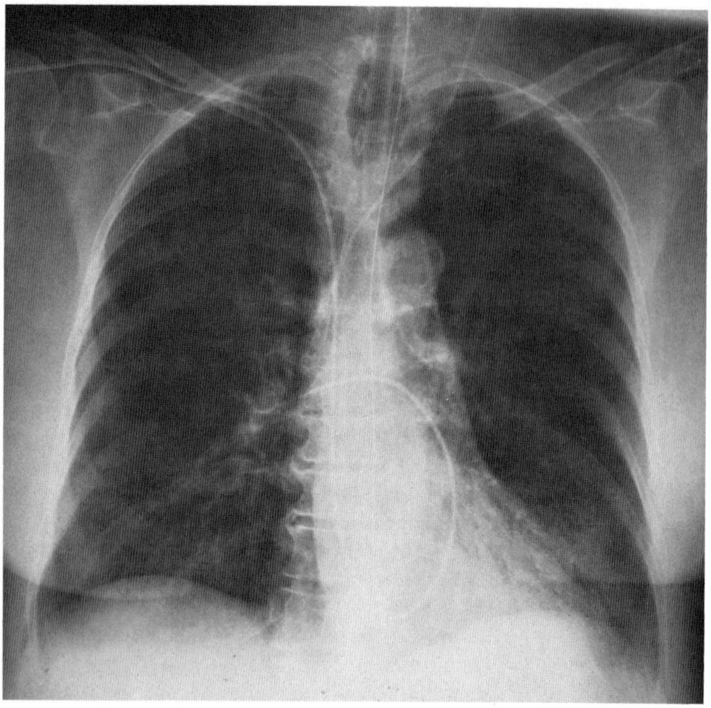

Abb. 20.25 Röntgenologische Lagekontrolle eines Swan-Ganz-Katheters in situ

Vorhofes befindet, wobei atemabhängig Druckschwankungen die Lage der Katheterspitze innerhalb des Thoraxraumes demonstrieren. Zu diesem Zeitpunkt wird der Ballon an der Katheterspitze entfaltet (Insufflation von 0,8–1,2 ml Luft unter Registrierung der differenten Druckkurve durch den rechten Vorhof und Ventrikel in die A. pulmonalis eingeführt). Bei Schwierigkeiten zur Katheterplazierung bietet sich als zusätzliche Hilfe das Vorschieben des Katheters unter Bildwandlerkontrolle an. Jeder Pulmonaliskatheter sollte durch eine Röntgenkontrolle in seiner Lage kontrolliert werden (Abb. 20.25).

Pulmonaler Kapillardruck

Der pulmonale Kapillardruck wird bei aufgeblasenem Ballon und daraus resultierendem Verschluß eines peripheren Astes der A. pulmonalis gemessen, sein Normalwert beträgt 5–12 mm Hg. Der pulmonale Kapillardruck vermittelt in zweifacher Hinsicht wesentliche Informationen über die linksventrikuläre Leistung des Herzens:

1. Der pulmonale Kapillardruck korreliert eng mit dem Druck im linken Vorhof und kann damit als Maß für den linksventrikulären Füllungsdruck gelten (82).
2. Mit Hilfe des pulmonalen Kapillardruckes läßt sich die Höhe des pulmonalen, kapillären, hydrostatischen Druckes abschätzen, wobei es infolge von erhöhtem pulmonalen Kapillardruck zur Flüssigkeitsverschiebung aus den Kapillaren in das interstitielle Gewebe und in die Alveolen kommt, so daß die Höhe des pulmonalen Kapillardruckes Rückschlüsse auf das Ausmaß einer Stauung vor dem linken Herzen zuläßt.

Die Übereinstimmung des mittleren pulmonalen Kapillardruckes und des linksartrialen Druckes mit dem linksventrikulären enddiastolischen Druck gilt allerdings nur bei regelrechter Funktion des linken Ventrikels und der Mitralklappe. Bei linksventrikulärer Insuffizienz übertrifft der erhöhte linksventrikuläre enddiastolische Druck den mittleren linken Vorhofdruck und infolge damit auch den mittleren pulmonalen Kapillardruck (67).

Da der Gefäßwiderstand im kleinen Kreislauf sehr gering ist, ist der enddiastolische Pulmonalarteriendruck normalerweise nur unwesentlich höher (1–3 mm Hg) als der mittlere pulmonale Kapillardruck und kann demnach auch als Maß für den linksventrikulären Füllungsdruck herangezogen werden, wenn der pulmonale Kapillardruck nicht vorliegt. Diese Beziehung, die auch im Zustand linksventrikulärer Insuffizienz (z. B. infolge frischer Myokardinfarzierung) aufrechterhalten wird (55), gilt allerdings nur, sofern keine Mitralstenose oder eine pulmonale Hypertonie infolge chronischer Lungenparenchymerkrankungen oder vaskulärer Ereignisse (Embolie) vorliegen.

Herzzeitvolumen

(30)

Die Einführung eines dreilumigen Ballonkatheters in die A. pulmonalis erlaubt neben den oben beschriebenen Druckmessungen auch die Bestimmung des Herzzeitvolumens nach dem Prinzip der Thermodilution. Zusätzlich zu den Lumina für die Pulmonalarteriendruckmessung enthält der für die Bestimmung des Herzzeitvolumens geeignete Katheter eine Meßleiste mit einem 4 cm unterhalb der Katheterspitze plazierten Thermistor zu einem Herzzeitvolumenmeßgerät (Abb. 20.25) sowie einen Injektionskanal, dessen Austrittsöffnung etwa in Vorhofhöhe liegt. Nach Injektion von kalter Kochsalz- oder 5%iger Glucoselösung über die proximale Leitung in den rechten Vorhof mißt der im Stamm der A. pulmonalis gelegene Thermistor die Temperaturerniedrigung des Blutes in Form einer Indikatorverdünnungskurve, aus der sich das Herzzeitvolumen manuell oder computergesteuert errechnen läßt. Die Lage des Thermistors in der A. pulmonalis hat in der Regel keinen Einfluß auf die Meßgenauigkeit des Herzzeitvolumens, solange sich die Katheterspitze frei im Gefäß liegend befindet.

Katheterkomplikationen

Pulmonaliskatheter sind grundsätzlich mit derselben Rate von Thrombophlebitiden, Thrombembolien, Infektionen und der Gefahr einer intrakanalikulären Gerinnung behaftet wie andere venöse Verweilkatheter auch (s. Abschnitt Venenkatheter) (65). Eine spezifische Komplikationsform des Swan-Ganz-Ballon-Katheters ist die Ballonruptur. Grundsätzlich muß – bevor der Katheter eingeführt wird – der Ballon durch Luftinsufflation auf seine Unversehrtheit überprüft werden. Bei eingeführtem Katheter sind Luftinsufflationen von 0,8–1,2 ml im allgemeinen ohne ernste nachhaltige Wirkung, allerdings nur, sofern kein Rechts-links-Shunt existiert. Besteht ein solcher Verdacht oder werden Ballonkatheter zur Katheterisierung des linken Herzens und der Aorta (pädiatrische Kardiologie) benutzt, muß zur Vermeidung von Luftembolien CO_2 als Insufflationsmedium benutzt werden.

Die Gefahr einer pulmonalen Infarzierung durch Ballonkatheter ist dann gegeben, wenn der Ballon übermäßig lange in aufgeblasenem Zustand gehalten wird und dadurch größere Pulmonalisäste okkludiert werden (20). Die Messung des pulmonalen Kapillardruckes sollte daher ausschließlich intermittierend und für nicht länger als 1 bis maximal 2 Minuten erfolgen.

Eine gravierende Komplikation stellt die Pulmonalarterienperforation dar, die bei Lage des Katheters in kleinen Pulmonalisästen, durch Aufblasen des Ballons bis zu seinem maximalen Füllungsvermögen drohen. Derartige, wenn auch seltene Komplikationen, wurden insbesondere bei Patienten mit pulmonaler Hypertonie und pathologischen Gefäßveränderungen beschrieben (31, 49). Zur Vermeidung einer Pulmonalarterienperforation sollte der Ballon sehr langsam mit Luft gefüllt werden, wobei die Insufflation dann beendet werden muß, sobald die Pulmonalarteriendruckkurve formal die eines Lungenkapillardruckes annimmt. Aufgrund des besonderen Konstruktionsprinzips der Ballonkatheter sind Rhythmusstörungen bei Passage des rechten Ventrikels selten (1). Bei Patienten mit präformierten Leitungsstörungen oder ausgeprägter Irritabilität des Myokards ist jedoch eine gewisse Vorsicht und Geschicklichkeit geboten, um gravierenden Arrhythmien vorzubeugen, wobei auf ein kontinuierliches EKG-Monitoring und auf Einrichtungen zur Notfalltherapie grundsätzlich nicht verzichtet werden darf.

Arterienkanülierung

Zur intraoperativen Überwachung bei großen operativen Eingriffen oder bei schwerkranken Patienten auf der Intensivstation ist in kritischen Phasen eine adäquate Kreislaufüberwachung nur durch eine kontinuierliche direkte arterielle Blutdruckmessung möglich, außerdem erleichtert häufig eine arterielle Dauerkanüle die bei Intensiv- und insbesondere bei Beatmungspatienten wiederholt notwendig werdenden Kontrollen der arteriellen Blutgase.

Die kontinuierliche blutige Druckmessung kann über mehrere Arterien erfolgen:

1. A.radialis,
2. A.dorsalis pedis,
3. A.temporalis superficialis,
4. A.femoralis.

Darüber hinaus wird die kontinuierliche blutige Druckmessung via A. axillaris mittels Seldinger-Technik vorgeschlagen (2). Die bisherigen Erfah-

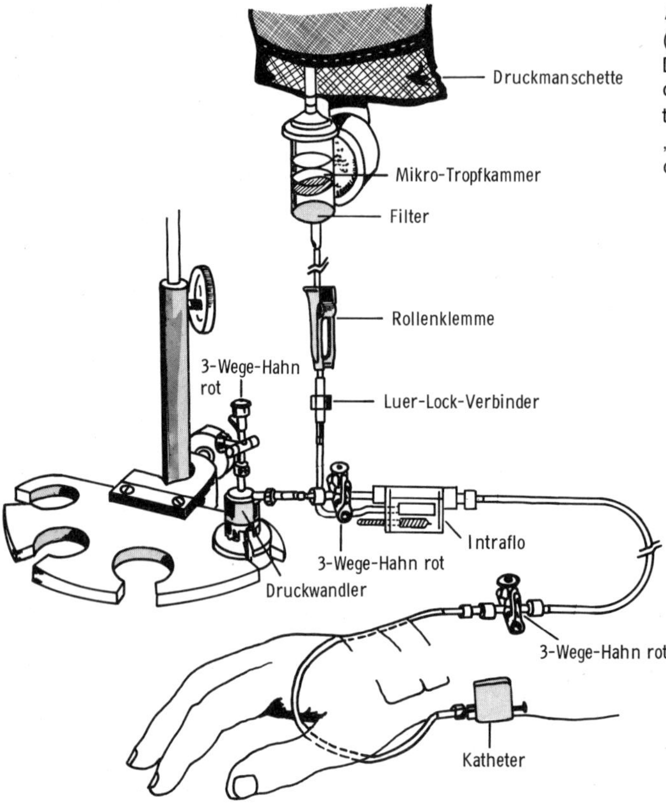

Abb. 20.**26** Monitoring-Kit „Münster" (Vertrieb Fa. Lutz & Co., Köln). Die 3-Wege-Hähne sind rot markiert, die Druckschläuche haben einen roten Markierungsstreifen, um auf den „arteriellen Weg" aufmerksam zu machen

rungen reichen nicht aus, diese Methode als die der ersten Wahl zu favorisieren.

Grundsätzlich kann die Kanülierung der genannten Arterien durch perkutane Punktionen und Vorschieben einer Plastikverweilkanüle oder eines dünnlumigen Katheters oder aber durch die weit aufwendigere Methode der Arteriae sectio erfolgen (7). Obwohl die Arterienpunktion schwieriger als eine Venenpunktion durchzuführen ist, ist diese Technik leicht erlernbar und wird in der Regel gegenüber der chirurgischen Gefäßfreilegung bevorzugt (50, 66). Als Verweilkanülen bieten sich insbesondere Plastikkanülen von mindestens 1 mm Lumendurchmesser an (36), wobei sich Teflon (z.B. Abbocath-T- und andere Kanülen) wegen der besseren Gewebsverträglichkeit als besonders günstiges Kanülenmaterial erwiesen hat (9). Als weitere optimale Voraussetzung sollte zur möglichst atraumatischen Kanülierung des Gefäßes ein stufenloser Übergang von Punktionskanüle zum Ansatzkonus sowie zur Vermeidung technischer Undichtigkeiten ein voll aufeinander abgestimmtes System von Kanüle–3-Wege-Hahn- und Spül- bzw. Meßsystem betrachtet werden. Bewährt hat sich das Monitoring-Kit „Münster" (Vertrieb Fa. Lutz & Co., Köln). 3-Wege-Hähne und Druckschläuche sind rot markiert, um auf den „arteriellen Weg" aufmerksam zu machen (Abb. 20.26).

Punktionstechniken, allgemeine Voraussetzungen

Als wichtigste Bedingung jeder arteriellen Dauerkanülierung muß die arterielle Blutversorgung distal des Punktionsortes gewährleistet sein. Ferner sollte eine eventuelle Blutung an der Punktionsstelle leicht beherrschbar sein, die Kanüle rasch ohne Gefäßnaht entfernt werden können und durch sie die Beweglichkeit und krankenpflegerische Versorgung des Patienten so wenig wie möglich eingeschränkt sein. Jede arterielle Dauerkanüle sollte unter sterilen Bedingungen mit ausgiebiger Hautdesinfektion erfolgen. Auch muß die arterielle Kanüle zur Vermeidung von Diskonnektionen sicher und fest fixiert und zum Ausschluß versehentlicher intraarterieller Injektionen deutlich markiert werden. Eine Dauerspülung mit heparinisierter Kochsalzlösung, z.B. über Intraflow, gewährleistet eine bessere Durchgängigkeit und damit auch eine gut funktionierende Druckmessung.

Punktion der A.radialis

Die A.radialis liegt oberflächlich, ist leicht zu komprimieren und hat in der Regel über die A.ulnaris ein gutes Kollateralgefäß. Die Prüfung dieses Kollateralkreislaufes erfolgt im allgemeinen nach dem Allen-Test (3): Nach festem Abdrücken der beiden Handgelenksarterien für 1 Minute muß nach Öffnen der Ulnararterie die blasse ischämische Hand wieder rosig werden. Bei nicht ausreichender kollateraler Blutversorgung der geprüften Hand darf die A.radialis nicht punktiert werden.
Zur Punktion sollte das Handgelenk überstreckt und das Ellenbogengelenk gebeugt sein, damit die A.radialis möglichst in Handgelenksnähe exponiert und unter kontinuierlicher Spannung besser fixiert ist. Durch erneute Palpation wird der Arterienverlauf noch einmal kontrolliert und dann eventuell unter Lokalanästhesie (auch zur besseren Fixierung im periarteriellen Gewebe und zur Vermeidung von Gefäßspasmen) das Gefäß im stumpfen Winkel punktiert und nach intraarterieller Plazierung (pulsierender Blutaustritt) die Kanüle zur Patientenhand gesenkt und ohne Gewaltanwendung über die Führungsnadel ins Gefäßlumen vorgeschoben. Nach Plazierung der Kanüle wird ein mit Flüssigkeit gefüllter 3-Wege-Hahn aufgesetzt und die Kanüle mit heparinisierter Kochsalzlösung durchgespült. Zahlreiche Punktionsversuche sollten wegen der Traumatisierung des Gefäßes vermieden werden.

Punktion der A.dorsalis pedis
(39)

Die A.dorsalis pedis als Fortsetzung der A.tibialis anterior verläuft subkutan auf dem Fußrücken parallel und lateral der Sehne des M. extensor halucis longus. Über der A. tibialis posterior ist ähnlich wie bei der Hand ein Kollateralkreislauf gewährleistet, der durch Kontrolle der Großzehendurchblutung bei komprimierter A. dorsalis pedis überprüft werden kann. Nach Palpation und Hautdesinfektion wird eine 18- oder 20-Gauge-Verweilkanüle durch perkutane Punktion in die A. dorsalis pedis vorgeschoben.

Punktion der A.temporalis superficialis
(8, 18)

Die A.temporalis superficialis zieht als linker Endast der A.carotis externa vor der Ohrmuschel aufwärts und teilt sich später in einen R. frontalis und parietalis. Am leichtesten ist die A. temporalis superficialis vor dem Tragus zu palpieren. Es bestehen zahlreiche Kollateralen, so daß ein eventueller Verschluß bzw. eine Unterbindung problemlos ist. Die Kanülierung kann durch vorsichtige Direktpunktion, besser aber durch Punktion unter Sicht nach chirurgischer Freilegung durch einen Hautschnitt vor dem Tragus unmittelbar über der zu palpierenden Temporalarterie erfolgen. Bei einiger Übung ist die Durchführung der A. sectio ein kurzer, mäßig aufwendiger Eingriff.

Punktion der A. femoralis

Die perkutane Punktion der meist gut tastbaren und großkalibrigen A.femoralis in der Leistenbeuge bietet technisch bei leichter Außenrotation des Beines keine großen Schwierigkeiten; gelegentlich lassen sich die feinen Katheter nur schwierig gegen den hohen Innendruck des Gefäßes vorschieben.
Wegen der hohen Infektionsgefahr in der Leistenbeuge und der nur schwierig möglichen, guten Pflege sollte die A.femoralis nur in Ausnahmefällen – wenn die anderen Möglichkeiten einer arteriellen Dauerkanülierung ausgeschöpft sind – erfolgen.

Auswahlkriterien

Am häufigsten wird wegen der oben beschriebenen anatomischen Verhältnisse die Punktion der Radialarterien durchgeführt. In Fällen einer Nichtverfügbarkeit dieser Arterien (z.B. ausgedehnte Verletzungen an den Armen, unzureichender Kollateralkreislauf usw.) bietet sich die A.doralis pedis als Alternative an. Ihre Punktion ist ebenfalls sehr leicht möglich. Zusätzlich ist die Gefahr einer Hirnembolie (Luft oder Thromben) deutlich geringer (39). Etwas aufwendiger in der Anlage, aber wegen der guten Haltbarkeit und der minimalen Bewegungseinschränkung für den Patienten erwies sich die kontinuierliche Druckmessung über die A.temporalis superficialis gerade bei der Langzeitüberwachung als sehr geeignet (8).

Komplikationen
(s. auch S. 5.3)

Die Kanülierung der genannten Arterien kann mit einer Reihe von Komplikationen verbunden sein. Am häufigsten werden thromboembolische Gefäßverschlüsse beobachtet, die bei intaktem Kollateralkreislauf keine gravierenden Symptome hervorrufen. Bei unzureichender kollateraler Blutversorgung des betroffenen Endstromgebietes bilden sich neben lokalen Gewebsischämien vor allen

Dingen Gewebsnekrosen an der jeweiligen Extremität distal des kanülierten Gefäßes aus. Auch infizierte Hämatome, neurologische Ausfälle, z.B. im Bereich der Hand, arteriovenöse Fisteln oder Aneurysmabildungen im Bereich der Punktionsstelle müssen als schwere Komplikationen angesehen werden (74). In einer zusammenfassenden Studie, die insgesamt 4566 Patienten erfaßte, konnte allerdings nachgewiesen werden, daß solche schweren Symptome nur sehr selten, in 0,3% der Fälle, registriert wurden (87). Andere Untersuchungen ergaben, daß der Prozentsatz der Gefäßthrombosen bei der Punktion der A.dorsalis pedis deutlich niedriger ausfällt als bei entsprechender Kanülierung der A.radialis (81) und die Gefahr einer zentralen oder peripheren Mikroembolie dadurch ebenfalls geringer ist. Komplikationen bei der Langzeitkanülierung der A.temporalis superficialis wurden bisher nicht beobachtet (8).

Schwerwiegende Komplikationen lassen sich durch eine Reihe von Faktoren vermeiden. So sollte die Prüfung des jeweiligen Kollateralkreislaufes unabdingbare Voraussetzung jeder arteriellen Kanülierung sein, bei Marmorierung der Haut im Bereich der Punktionsstelle und Zeichen der Thrombosierung sollte die Kanüle sofort entfernt werden. Eine arterielle Kanüle sollte weiterhin immer besonders gekennzeichnet sein, um Fehlinjektionen zu vermeiden, und sie sollte nur mit heparinisierter, blutisotoner Flüssigkeit gespült werden. Die Häufigkeit von Komplikationen läßt sich aber auch senken durch eine sorgfältige Auswahl des zu punktierenden Gefäßes, durch die Wahl einer gewebefreundlichen Kanüle, durch eine schonende Punktionstechnik bzw. Vermeidung von mehreren frustanen Punktionsversuchen sowie eine peinliche Pflege der Kanüle und Überwachung des Patienten z.B. durch Anschluß an einen Druckmonitor.

Literatur

1 Abernathy, W.S.: Complete heart block caused by Swan-Ganz-catheter. Chest. Dis. Index 65 (1974) 349
2 Adler, D.C., C.W. Bryan-Brown: Use of the axillary artery for intravascular monitoring. Crit. Care Med. 1 (1973) 148
3 Allen, E.V.: Thromboangiitis obliterans: Methods of diagnosis of chronic occlusive arterial lesions distal to the wrist, with illustrative cases. Amer. J. med. Sci. 178 (1929) 237
4 Arnold, S., R.S. Feathers, E. Gibbs: Bilateral pneumothoraces and subcutaneous emphysema: a complication of internal jugular venipuncture. Brit. med. J. 1973/I, 211
5 Aubaniak, R.: L'injection intravéneuse sousclaviculaire. Presse méd. 60 (1952) 1456
6 Aulenbacher, C.E.: Hydrothorax from subclavian vein catheterization. J. Amer. med. Ass. 214 (1970) 372
7 Bartlett, R.H., A.M. Munster: An improved technic for prolonged arterial cannulation. New Engl. J. Med. 279 (1968) 92
8 Bause, H.W., M. Doehn, D. Grossner: Blutige arterielle Langzeitdruckmessung über die A.temporalis superficialis Prakt. Anästh. 13 (1978) 181–185
9 Bedford, R.F., M.C. Major: Percutaneous radial-artery cannulation – increased safety using teflon catheters. Anesthesiology 42 (1975) 219–222
10 Bork, F.: Linksseitiger Infusionshydrothorax infolge eines Dauerkatheterismus der oberen Hohlvene. Dtsch. Gesundh.-Wes. 27 (1972) 937
11 Borja, A.R., J.R. Hinshaw: A safe way to perform infraclavicular subclavian vein catheterization. Surg. Gynec. Obstet. 130 (1970) 673
12 Brinkmann, A.J., D.O. Costley: Internal jugular venipuncture. J. Amer. med. Ass. 223 (1973) 182
13 Brücke, P.: Besondere chirurgische Probleme einer Intensivbehandlungsstation. In: Intensivstation, Intensivpflege, Intensivtherapie, hrsg. R. Kucher, K. Steinbereithner. Thieme, Stuttgart 1972
14 Brücke, P., K. Kucher, K. Steinbereithner, O. Wagner: Technik und Ergebnisse des perkutanen V.cava inferior-Katheters bei 100 Patienten einer Intensivpflegestation. Z. prakt. Anästh. 1 (1966) 319
15 Buchbinder, N., W. Ganz: Hemodynamic monitoring: invasive technique. Anesthesiology 45 (1976) 146
16 Burri, C.: Die Problematik des Cava-Katheters. Wiss. Inform. 3 (1973) 161 Fresenius, Bad Homburg
17 Bushnell, S.S.: Acute respirator failure: physiological nursing. In: Intensiv Care, hrsg. von J.J. Skillman. Little, Brown & Co., Boston 1975
18 Davis, N.L., W. Williams, D.F. Tamer, H. Gelbrand: Intraoperative monitoring of left temporal and right radial arterial pressures during aortic-arch surgery. Anesthesiology 44 (1976) 62
19 Daily, P.O., R.B. Griepp, N.E. Shumway: Percutaneous internal jugular vein cannulation. Arch. Surg. 101 (1970) 534
20 Defalque, R.J.: The subclavian route. A critical review of the world literature up to 1970. Anaesthesist 21 (1972) 325
21 Defalque, R.J., B. Wittig: Punktion und Katheterisierung der Vena jugularis interna. Anaesthesist 23 (1974) 41
22 Dietz, H., K.H. van de Weyer: Venographische Untersuchungen bei Patienten mit Vena-Cava-Katheter. In: Anaesthesiologie und Wiederbelebung, Bd. XIII, hrsg. von K. Lang, R. Frey, M. Halmágyi. Springer, Berlin 1966 (S. 179)
23 Dinley, R.J.: Venous reaction related to dwelling plastic cannulae. Curr. med. Res. Opin. 3 (1976) 607–617
24 Eckart, J.: Grundlagen der parenteralen Ernährung in der operativen Medizin. Med. Welt 23 (1972) 1831
25 English, I.C.W., R.W. Frew, J.F. Pigott, M. Zaki: Percutaneous catheterisation of the internal jugular vein. Anaesthesia 24 (1969) 521
26 Epstein, E.J., M.S.A. Quereshi, J.S. Wright: Diaphragmatic paralysis after supraclavicular puncture of subclavian vein. Brit. med. J. 1976/I, 693
27 Flanagan, J.P., I.A. Gradisar, R.I. Gross, Th.R. Kelly: Air embolus – a lethal complication of subclavian vein-puncture. New Engl. J. Med. 281 (1969) 489
28 Foote, G.A., S.I. Schabel, M. Hodges: Pulmonary complication of the flow directed balloon-tipped catheter. New Engl. J. Med. 290 (1974) 927
29 Forrester, J.S., G. Diamond, T.J. Hugh: Filling pressure in the right and left sides of the heart in acute myocardial infarction. A reappraisal of central-venous pressure monitoring. New Engl. J. Med. 285 (1971) 190
30 Forrester, J.S., W. Ganz, G. Diamond, T. McHugh, D. Chonette, H.J.C. Swan: Thermodilution cardiac output determination with a single flow directed catheter. Amer. Heart J. 83 (1972) 306

31 Golden, M.S., T. Pinder, W.T. Anderson: Fatal pulmonary hemorrhage complicating use of a flow-directed balloon-tipped catheter in a patient recieving anticoagulant therapy. Amer. J. Cardiol. 32 (1973) 865
32 Gülke, Ch., E.H. Kipka, H.W. Opderbecke: Der Kava-Katheter. Münch. med. Wschr. 114 (1972) 1503
33 Haan, D.: Ergebnisse einer neuen Methode zur Registrierung des zentralen Venendruckes. Arch. Kreisl.-Forsch. 53 (1967) 1923
34 Heitmann, D., H. Grimm, D. Gasser: Punktion der Vena jugularis interna, neuer Zugangsweg zur Vena cava superior. Anaesth. Inform. 14 (1973) 67
35 Helmer, F., V. Vecsei: Iatrogener Fremdkörper im rechten Herzen infolge Spiralabrisses beim Anlegen eines oberen Hohlvenenkatheters im Rahmen der Intensivpflege. Z. prakt. Anästh. 8 (1973) 173
36 Herpfer, G.E., H.B. Heitmann: Zur perkutanen Kanülierung der Arteria radialis, Technik und Komplikationen. Z. prakt. Anästh. 4 (1969) 39
37 Jernigan, W.R., W.C. Gardner, M.M. Mahr, J.L. Milburn: Use of the internal jugular vein for placement of central venous catheter. Surg. Gynec. Obstet. 130 (1970) 520
38 Jernigan, W.R., W.C. Garnder, M.M. Mahr, J.L. Milburn: The internal jugular vein for access to the central venous system. J. Amer. med. Ass. 218 (1971) 97
39 Johnstone, R.E., D.E. Greenhow: Catheterization of the dorsalis pedis artery. Anesthesiology 39 (1973) 654–655
40 Jones, M.V., D.B. Craig: Venous reaction to plastic intravenous cannulae; influence of cannulacomposition. Canad. Anaesth. Soc. J. 19 (1972) 491–497
41 Juhl, B.: Percutaneous removal of catheter-embolism form the right side of the heart. Acta anaesth. scand. 17 (1973) 37
42 Just, O.H.., W. Dietzel: Die historische Entwicklung der intravenösen Injektionstechnik und die heutige Verwendung der Plastikkanüle (Braunüle). Schwester H. 12 (1966)
43 Khalil, K.G., F.B. Parker, N. Mukherjee, W.R. Webbs: Thoracic duct injury. A complication of jugular vein catheterization. J. Amer. med. Ass. 221 (1972) 908
44 Klose, R.: Punktion zentraler Venen beim Erwachsenen. Prakt. Anästh. 2 (1978) 81
45 Klötzer, B., H.J. Mlynek: Die Cava-Katheterembolie – eine seltene Komplikation bei der Anwendung von Cava-Kathetern. Zbl. Chir. 94 (1969) 1085
46 Koch, M.J.: Bilateral „hydrothorax". New Engl. J. Med. 286 (1972) 218
47 Konold, P., U. Ullmann, C.-P. Schrader, G. Kieninger: Klinische und bakteriologische Beobachtungen bei intravenös eingeführten Kathetern. Dtsch. med. Wschr. 99 (1974) 1009
48 Kux, M., E. Kutscha-Lissberg: Die Gefahr der Katheterembolie beim oberen Hohlvenenkatheter. Anaesthesist 17 (1968) 232
49 Lapin, E.S., J.A. Murray: Hemoptysis with flow directed cardiac catheterization. J. Amer. med. Ass. 220 (1972) 1246
50 Magnaes, B., H. Nornes: Long term clinical recording of static and dynamic intraarterial blood pressure. Acta anaesth. scand 18 (1974) 215
51 Markkula, H., G. Baer, C. Heldt, J. Isotalo, J. Väyrynen; Entfernung eines abgeschnittenen V. subclavia-Katheters aus dem rechten Herzen mit Hilfe einer urologischen Faßzange. Anaesthesist 23 (1974) 232
52 Marlon, A.M., L.H. Cohn, Th.J. Fogarty, D.C. Harrison: Retrieval of catheter fragments. Calif. Med. 115 (1971) 61
53 Marshall, R.D.: Malposition of central venous catheters. Lancet 1973/I, 204
54 Mathur, A.P., R. Pochaczersky, B.S. Levowith, F. Feraru: Fogarty balloon catheter for removal of catheter fragment in subclavian vein. J. Amer. med. Ass. 217 (1971) 481
55 Merx, W., W. Bleifeld, P. Hanrath, K.W. Heinrich: Akuter Myocardinfarkt. IV. Beziehung zwischen linksventrikulärem Füllungsdruck und enddiastolischem Pulmonalarteriendruck. Z. Kardiol. 62 (1973) 835
56 Miller, R.E., E. Cockeril, H. Helbig: Percutaneous removal of catheter emboli from the pulmonary arteries. Radiology 94 (1970) 152
57 Müller, C., P. Koch, S. Schahriari: Bakteriologische Nachuntersuchungen bei Cava-Kathetern. Z. prakt. Anästh. 7 (1972) 55
58 Müller, K.-M., B. Blaeser: Tödliche thrombembolische Komplikationen nach zentralem Venenkatheter. Dtsch. med. Wschr. 101 (1976) 411
59 Müller, K.M., N. Hartmann: Herzverletzungen durch zentrale Venenkatheter. Dtsch. med. Wschr. 103 (1978) 348–351
60 Neegard, J., B. Nielson, V. Faburby: Plasticiziers in PVC and the occurence of hepatitis in a hemodialysis unit. Scand J. Urol. Nephrol. 5 (1971) 141
61 Neßler, R., H. Demberg, G. Nmez: Die Kavakatheterisierung über die Vena anonyma (Vena brachiocephalica). Prakt. Anästh. 14 (1979) 242
62 Opderbecke, H.W.: Problematik und Erfahrungen bei der Anwendung eines Kava-Katheters zu Infusionszwecken. Z. prakt. Anästh. 1 (1966) 239
63 Opderbecke, H.W.: Erfahrungen mit der Anwendung eines Vena-cava-Katheters zur langfristigen Infusionstherapie bei 800 Kranken. In: Anaesthesiologie und Wiederbelebung, Bd. XIII: Infusionstherapie, von K. Lang, R. Frey, M. Halmágyi. Springer, Berlin 1966 (S. 168)
64 Opderbecke, H.W., E. Bardachzi: Die Verwendung eines „Kava-Katheters" bei langdauernder Infusionsbehandlung. Dtsch. med. Wschr. 86 (1961) 203
65 Pace, N.L.: A critique of flow-directed pulmonary arterial catheterization. Anesthesiology 47 (1977) 45
66 Patschke, D.: Technik und Anwendungsmöglichkeit der blutigen arteriellen Druckmessung durch Punktion der Arteria radialis. Anästh. Inform. 13 (1972) 90
67 Rahimtoola, S.H., H.S. Loeb, A. Ehaani: Relationship of pulmonary artery to left ventricular diastolic pressures in acute myocardial infarction. Circulation 46 (1972) 283
68 Sause, L., P. Lawin: Abbocath-T-Teflon-Kanülen. Prakt. Anästh. 9 (1974) 121
69 Schaeffer, H.: Zur Frage der V. anonyma-Punktion als Zugangswege für Infusionen und Transfusionen. Anaesthesist 16 (1968) 303
70 Schaeffer, H.: Die Anonyma-Punktion und ihre Beziehung zu den venösen Grenzklappen. Münch. med. Wschr. 115 (1973) 782
71 Schindera, F., C. Mittermayer, F. Pannen, H. Schäfer: Candida-Endokarditis der Trikuspidalklappen nach Anwendung von Vena-subclavia-cava-Katheter. Dtsch. med. Wschr. 99 (1974) 1188
72 Scholz, G., K.R. Loewe: Die Punktion der Vena subclavia und ihre Komplikationen aus pathologisch-anatomischer Sicht. Med. Welt 20 (1969) 2248
73 Schumann, G.: Die Komplikationen bei der Anwendung sog. zentraler Venenkatheter aus pathologisch-anatomischer Sicht. Z. Kreisl.-Forsch. 60 (1971) 355
74 Shine, K.J., D. O'Keefe, J.W. Harthorne: Arteriovenous fistula after catheterization. New Engl. J. Med. 276 (1967) 1431
75 Siewert, R., S. Bauers, K. Wiek, K. Bortfeldt: Bakterielle Komplikationen beim Venenkatheterismus. Dtsch. med. J. 21 (1970) 333
76 Smyth, N.P.D., M.R. Boivin, J.M. Bacos: Transjugular removal of foreign body from the right artrium by endoscopic forceps. J. thorac. cardiovasc. Surg. 55 (1968) 594

77 Swan, H. J. C., W. Ganz, J. Forrester, H. Marcus, G. Diamond, D. Chonette: Catheterization of the heart in man with the use of a flow-directed balloon-tipped catheter. New. Engl. J. Med. 283 (1970) 447
78 Teske, H. J., A. Fassolt, U. Braun, F. Kink: Ergebnisse phlebographischer Kontrolluntersuchungen beim infraklavikulär eingeführten Vena cava-Katheter. Fortschr. Röntgenstr. 112 (1970) 189
79 Trede, M., A. Encke: Iatrogene Fremdkörper im Herzen und in den großen Gefäßen Vortrag auf der 15. Thoraxchirurgischen Tagung, Bad Nauheim 1970
80 Yoffa, D.: Supraclavicular, subclavian venipuncture and catheterization. Lancet 1965/II, 614
81 Youngberg, J. A., E. D. Miller: Evaluation of percutaneous cannulations of the dorsalis pedis artery. Anesthesiology 44 (1976) 80–83
82 Walston, A. T., M. E. Kindall: Comparison of pulmonary wedge and left atrial pressure in man. Amer. Heart J. 86 (1973) 159
83 Walters, M. B., H. A. D. Stanger, C. E. Rotem: Complications with percutaneous central venous catheters. J. Amer. med. Ass. 22 (1972) 1455
84 Weisse, A. B., R. Narang, B. Haider: Right and left heart pressures in acute myocardial infarction. Cardiovasc. Res. 7 (1973) 251
85 Wrbitzky, R., W. Vogel: Zur Technik der infraklavikulären Punktion der Vena subclavia und Indikation des Subklaviakatheters. Z. prakt. Anästh. 2 (1967) 120
86 Zinner, S. M., B. C. Denny-Brown, P. Braun, J. P. Burke, P. Toala, E. M. Kass: Risk of infections with intravenous indwelling catheters: Effect of applikation of antibiotic ointment. J. infect. Dis. 120 (1969) 616
87 Zorab, J. S. M.: Continuous display of the arterial pressure. Anaesthesia 24 (1969) 431

21 Infusionstherapie und bilanzierte Ernährung

Von K. Peter und E. R. Schmitz

Parenterale Ernährung

Einleitung

In vielen Krankheitssituationen, in denen sich Patienten auf Intensivstationen befinden, kommt es zu einem Homöostaseungleichgewicht, das durch Aufnahme der lebensnotwendigen Stoffe auf enteralem Weg oft nicht ausgeglichen werden kann oder darf. Das bedeutet, daß die Proteinäquivalente, Energieträger, Elektrolyte, Spurenelemente und Vitamine intravenös infundiert werden müssen. Das Ausweichen auf diese extreme Form der Zufuhr vitaler Substanzen stellt einen zeitlich begrenzten Kompromiß dar, der nur solange eingegangen werden sollte, bis die enterale Resorption wieder gewährleistet ist. Manchmal kann es allerdings sinnvoll sein, den Patienten beide Formen der Nahrungsaufnahme zukommen zu lassen.

Wie bei der normalen Ernährung auch werden mit Infusionstherapie und parenteraler Ernährung lebensnotwendige Stoffe zugeführt, die dann den körpereigenen Regulationsmechanismen, der Feinkorrektur der Homöostase, unterliegen. Bei intravenöser Therapie jedoch sind Überlegungen zur Bilanzierung in viel größerem Maße notwendig, denn durch den direkten Zugang zum Kreislaufsystem ist die Gefahr einer Dysäquilibrierung viel größer. Hinzu kommt, daß die Kranken, die intravenöse Therapie erhalten, oft in der Kompensationsbreite ihres Stoffwechsels eingeschränkt sind. Die Bilanz selbst ist auf Schätzungen und Berechnungen angewiesen; zudem können viele unter einer Therapie gemessene Parameter nur bedingt Auskunft über die gestörten Körperfunktionen geben. So ist z. B. der Serumkaliumspiegel nicht repräsentativ für das Gesamtkörperkalium; auch die Stickstoffbilanz als Kriterium des Proteinkatabolismus kann über Aminosäureverschiebungen zwischen einzelnen Organen letztlich keine Auskunft geben.

Trotz dieser Einschränkungen ist mit den heute gebräuchlichen Methoden der Planung und Kontrolle eine intravenöse Ernährungs- und Flüssigkeitstherapie praktikabel und stellt in der Intensivmedizin eine Basis zur Erhaltung der Vitalfunktionen dar.

Stoffwechselveränderungen bei Intensivpatienten

Wie bei jeder Therapie, die in die Körperfunktionen eingreift, ist auch bei der parenteralen Ernährung die Kenntnis und Einhaltung bestimmter Grundregeln erforderlich. Bevor deshalb auf die Therapie selbst eingegangen wird, sind einige pathophysiologische und pathobiochemische Erläuterungen vorangestellt.

Hypermetabolismus (Tab. 21.1)

Neben krankheits- und therapiebedingten Stoffwechselveränderungen treten bei Intensivpatienten zwei typische metabolische Konstellationen auf – nämlich Mangelernährung und Hypermetabolismus –, die ineinander übergehen können und deshalb oft schwer gegeneinander abgrenzbar sind (Abb. 21.1).

Der Hyperkatabolismus, also die vermehrte Stoffwechselaktivität mit Abbau von körpereigenen Proteinen, wie sie auch im Streß, nach Traumen, Verbrennungen, Operationen und bei der Sepsis zu sehen ist, wird wahrscheinlich durch zentrale sowie periphere humorale und nervöse Prozesse ausgelöst (26) (Abb. 21.2). Teleonomisch betrachtet entsprechen diese Reaktionsabläufe Teilen des entwicklungsgeschichtlich fixierten Aggressions-, Angst- und Fluchtverhaltens tierischer Organismen, die im metabolischen Bereich das Ziel haben, schnellstmöglich Energieträger bereitzustellen.

Nach einem kurzen Stadium mit Plasmainsulinspiegeln unterhalb der Norm, kommt es in der Folge zu einer Freisetzung von sogenannten katabolen Hormonen, nämlich Katecholaminen, Glucagon, Cortisol und HGH. Sie sind in Relation zu dem ebenfalls erhöhten anabolen Hormon Insulin mit noch höherer Aktivität wirksam. Trotz dieses

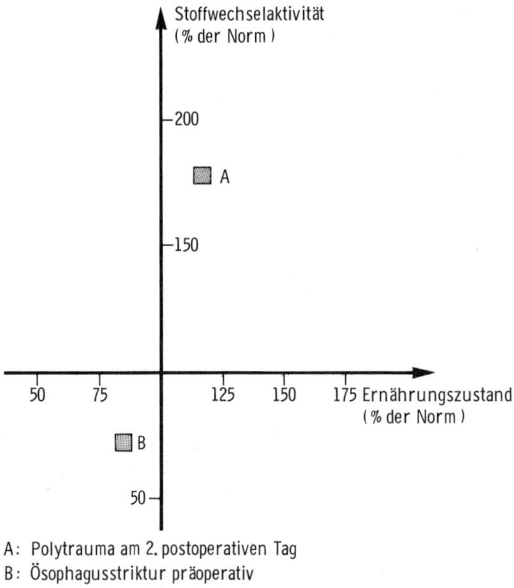

Abb. 21.1 Mögliche metabolische Konstellation bei Intensivpatienten

hohen Insulinspiegels besteht in der Regel eine Hyperglykämie, weil besonders unter der Katecholaminwirkung die Glykogenolyse und Gluconeogenese vermehrt abläuft. Hierzu addiert sich zusätzlich eine Glucoseutilisationsstörung auf zellulärer Ebene, eine sogenannte periphere Insulinresistenz (22). Diese Insulinresistenz, deren Ursachen noch nicht genau bekannt sind, ist auch für den vermehrten Proteinabbau mitverantwortlich, von dem zu einem großen Teil der Skelettmuskel betroffen ist. Dort werden durch Proteolyse zellulär angebotene Aminosäuren oxydiert. Den verzweigtkettigen Aminosäuren (Valin, Leucin, Isoleucin) kommt dabei wahrscheinlich eine große Bedeutung zu. Durch Proteolyse entstehen auch glucoplastische Aminosäuren, die in der Leber zur Glucoseneubildung verwendet werden können. Der in beiden Prozessen anfallende Stickstoff wird zu Harnstoff synthetisiert. Die Stickstoffausscheidung im Urin, die als Harnstickstoff ein Maß für den Proteinkatabolismus ist, ist dementsprechend erhöht und kann krankheitsentscheidende Ausmaße annehmen. Da der Eiweißabbau aber nicht nur den Muskel, sondern mehr oder weniger alle Proteinstrukturen betrifft, muß bei Proteolyse auch ein Verlust differenzierter Funktionsproteine in Kauf genommen werden (12). Auch der Fettstoffwechsel orientiert sich im Sinne der Energiebereitstellung um. Über das zyklische AMP, den „second messenger“ verschiedener kataboler Hormone wird die Lipolyse gesteigert, woraus im Blut eine Konzentrationserhöhung der freien Fettsäuren resultiert, die selbst wiederum die Lipogenese hemmen. Wird die Fettsäurenoxidation in den Zellen durch Sauerstoffmangel begrenzt, können zusätzlich Ketonkörper entstehen, die nur teilweise energetisch genutzt werden können.

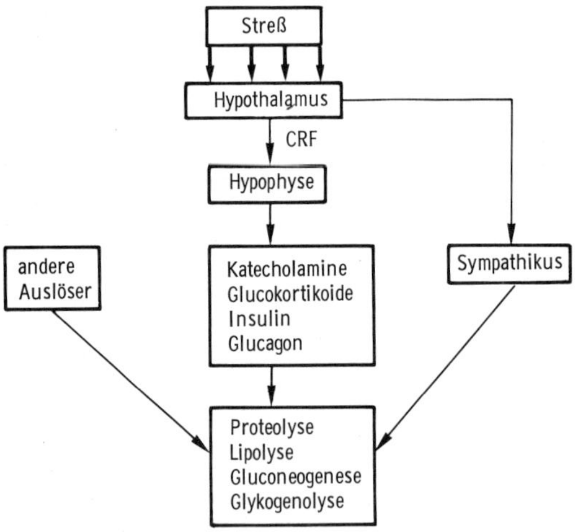

Abb. 21.2 Wichtigste Reaktionen des Stoffwechsels auf Streß

Zusammengefaßt treten folgende wichtige Stoffwechselveränderungen auf:

1. Eine veränderte Glucoseutilisation bei gleichzeitig beeinträchtigter Insulinwirkung, ein schon lange bekannter, sogenannter „traumatischer Diabetes“,
2. eine Lipolysesteigerung mit Anhäufung von freien Fettsäuren und eventuell Ketonkörpern im Serum und
3. Veränderungen von Proteinsynthese und Proteolyse im Sinne einer Katabolie.

Diese Veränderungen sind, sofern sie nicht schon wegen anderer Krankheiten (z. B. Diabetes, Urämie) bestanden haben, reversibel. Ob eine Restitutio ad integrum überhaupt möglich ist, oder wieviel Zeit dazu benötigt wird, hängt wiederum von Grundkrankheiten, der speziellen metabolischen Situation und noch nicht näher definierten Individualfaktoren ab. Aus dieser Formulierung wird bereits ersichtlich, wie schwierig es ist, die metabolische Situation in der sich ein Patient zu einem bestimmten Zeitpunkt seiner Krankheit befindet, zu erfassen.

Mangelernährung (Tab. 21.2)

Der andere Stoffwechselzustand, in dem sich Intensivpatienten befinden können, ist der der Mangelernährung. Er kann durch langdauernde Nahrungskarenz oder durch dem metabolischen Bedarf inadäquate Zufuhr vital wichtiger Stoffe verursacht werden. Im Hunger ist die Stoffwechselaktivität gedrosselt. Der Körper versucht durch Mobilisierung seiner Bestände an Kalorienträgern und Aminosäuren den Nahrungsmangel zu überbrükken und sich auf längere Sicht an diese Situation zu adaptieren. Die Anpassungsvorgänge unterscheiden sich von denen des Streßzustandes (5). Da die Glykogenspeicher nach etwa einem Tag aufgebraucht sind, wird auf vermehrte Fettsäurenoxidation umgestellt. Die Blutzuckerspiegel liegen besonders bei langdauerndem Hunger niedrig, die freien Fettsäuren sind hoch. Im Rahmen der Adaptation werden Ketonkörper vermehrt utilisiert. Dies geschieht auch im ZNS, dem damit als bedingt glucosepflichtigen Organ eine alternative Energiequelle zur Verfügung steht. Obwohl bei der pauschal auf Einsparen von Körpersubstanzen angelegten Anpassung der totale Proteinumsatz reduziert ist, adaptieren die einzelnen Organe unterschiedlich. In der Leber z.B. werden anabole Enzyme aktiviert, während die der Harnstoffsynthese negativ beeinflußt werden. In Verbindung mit dem gesteigerten Abbau von Muskelproteinen, deren Aminosäuren zur Leber transportiert werden können, ergibt dies einen speziellen „Sparmechanismus" für viszerales Protein. Die Niere scheidet deswegen weniger Harnstoffstickstoff und mehr Ammoniumionen aus und kann damit zusätzlich zur Elimination saurer Stoffwechselendprodukte beitragen.

Die hormonellen Veränderungen bei diesem Stoffwechselgeschehen sind uneinheitlich. Ursache dafür ist, daß verschieden stark ausgeprägte Proteindefizite („kwashiorkorähnlich") oder Protein-Kalorien-Defizite („marasmusähnlich") einer unterschiedlichen Hormonkonstellation entsprechen. Allerdings ist Insulin meist niedrig und HGH meist erhöht.

Zufuhr von Energieträgern

Abschätzen des Energiebedarfs

Um alle Stoffwechselprozesse regelrecht ablaufen zu lassen, um die Temperatur konstant zu halten und um die Muskeltätigkeit zu gewährleisten, ist Energie notwendig. Der menschliche Organismus als offenes System gewinnt seine Energie durch Oxidation organischer Verbindungen. Die dabei entstehende Wärme ist ein Maß für die Energieproduktion und somit auch für den Bedarf. Diese Tatsache macht sich die direkte Kalorimetrie bei der Grundumsatzbestimmung zunutze. Die Messung ist allerdings mit erheblichem Aufwand verbunden und deshalb bei Intensivpatienten nicht praktikabel.

Mit der indirekten Kalorimetrie durch Bestimmung der zeitbezogenen Kohlendioxidbildung in Relation zum dabei verbrauchten Sauerstoff (respiratorischer Quotient) läßt sich die Energieproduktion ausreichend genau bestimmen. Dieses Verfahren kann auf Intensivstationen nur bedingt routinemäßig durchgeführt werden.

Als Alternativen für den klinischen Gebrauch bieten sich Schätzungen des Energiebedarfs an, wie sie von verschiedenen Autoren angegeben werden (Tab. 21.3). Eine andere Methode benutzen Rutten u. Mitarb. (24). Sie schätzen mit einer Standardtabelle den Grundumsatz und mit eigenen Nomogrammen die tägliche Energiezufuhr ab. So ist z.B. der Grundumsatz eines 50jährigen (180 cm, 80 kg) etwa 150 $kJ/m^2/h$ (35,8 $kcal/m^2/h$); multipliziert mit seiner Körperoberfläche von 2 m^2 ergibt das etwa einen Tagesumsatz von etwa

Tabelle 21.1 Wichtigste hormonelle und metabolische Veränderungen in der Postaggressionsphase

Insulin ↓ (initial), bis ↑↑ (später), Insulinresistenz
Glucagon ↑ bis ↑↑↑
Katecholamine ↑ bis ↑↑
Freisetzung freier Fettsäuren ↑
Ketonkörperbildung und -verwertung normal bis ↑
Aminosäurenfreisetzung (Muskel) ↑ bis ↑↑
Hepatozelluläre Proteinsynthese ↑
Renale N-Elimination ↑ bis ↑↑
Gluconeogenese ↑ bis ↑↑
Blutzucker ↑ bis ↑↑
Basaler Sauerstoffverbrauch ↑

Tabelle 21.2 Wichtigste hormonelle und metabolische Veränderungen beim Fasten

Insulin ↓, keine Insulinresistenz
Glucagon ↑
Katecholamine ↑ (initial), ↓ (später)
Freisetzung freier Fettsäuren ↑
Ketonkörperbildung und -verwertung ↑
Aminosäurenfreisetzung (Muskel) ↑
Hepatozelluläre Proteinsynthese ↑
Renale N-Elimination ↓
Gluconeogenese ↑
Blutzucker normal oder ↓
Basaler Sauerstoffverbrauch ↓

Tabelle 21.3 Täglicher Energiebedarf

	kcal
Absolut basal	600– 800
Funktionell basal	1500–1800
Mäßige Aktivität	2000–3000
Postoperativ	2500–3500
Hypermetabolismus (z. B. Sepsis)	3500–5000

7500 kJ (1800 kcal). Wenn dieser 50jährige parenteral ernährt werden muß, erfolgt wegen der dabei wahrscheinlich verringerten Effektivität der Energieträger zum Grundumsatz noch ein Zuschlag von 25%. Der Tagesenergiebedarf erhöht sich also auf 9400 kJ (2250 kcal). Hat der gleiche Patient ein Polytrauma erlitten, addieren sich noch einmal etwa 30%, so daß ihm täglich 12500 kJ (3000 kcal) infundiert werden müssen.

Kohlenhydrate

Als Energieträger bei der parenteralen Ernährung finden hauptsächlich Glucose, Fettemulsionen und die sogenannten Nichtglucosekohlenhydrate („Zuckeraustauschstoffe") Fructose, Sorbit und Xylit Verwendung. Unter den Kohlenhydraten hat die Glucose eine dominierende Rolle. Das liegt neben herstellungstechnischen und ökonomischen Gründen auch daran, daß sie als physiologisches Substrat von allen Organen verwertet werden kann. Einige Organe verwerten Glucose sogar ausschließlich, nämlich das ZNS bei normaler Nahrungszufuhr, die Erythrozyten und das Knochenmark.

Glucose stimuliert die Insulinfreisetzung und fördert dadurch Proteinsynthese, Lipogenese und Glykogenbildung. Die Voraussetzung für diese Syntheseprozesse allerdings ist, daß tatsächlich genügend Insulin sezerniert wird, daß keine periphere Insulinresistenz besteht und daß die Glucose intrazellulär energetisch wirksam werden kann. Dies ist, wie in der Einleitung ausgeführt, bei Intensivpatienten oft nicht der Fall. Durch gleichzeitige Applikation von Insulin kann die Verwertung der Glucose meist erzwungen und damit das für Schwerkranke typische intrazelluläre Kationendysäquilibrium normalisiert werden. An die Überwachung von Laborparametern wie Hyper- und Hypoglykämie- sowie Osmolalitätsveränderungen sind dabei erhöhte Anforderungen zu stellen. Von einigen Autoren wird deshalb, aber auch weil die insulinabhängige Verwertung nicht immer gewährleistet ist, die intravenöse Ernährung mit Glucose nachteilig gesehen. Diese Arbeitsgruppen be-

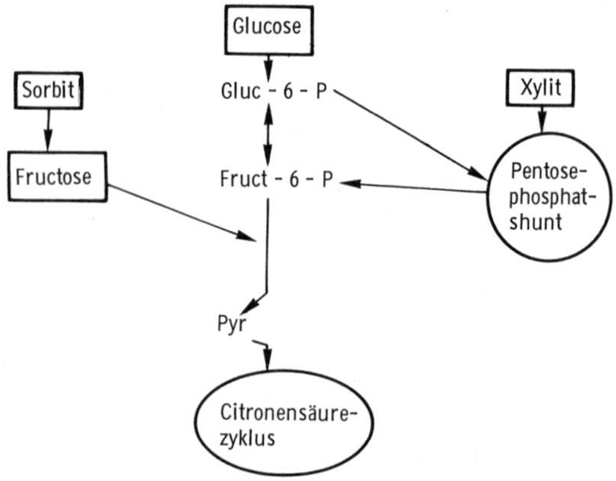

Abb. 21.3 Stoffwechselwege der Nichtglucosekohlenhydrate

nutzen Gemische aus Glucose und Nichtglucosekohlenhydraten (NGK). Sie begründen dies damit, daß der hepatozelluläre, insulinunabhängige Umsatz der NGK den Kohlenhydratstoffwechsel weniger als die alleinige Zufuhr von Glucose beeinträchtige. Die Zuckeraustauschstoffe werden relativ schnell in der Leber metabolisiert und dann protrahiert als Glucose wieder abgegeben (Abb. 21.3). In diesem Zusammenhang wird von einer Pufferfunktion der Leber bezüglich der Glucoseverwertungsstörung gesprochen. Inwieweit eine periphere Verwertung von NGK, die diese als Ersatzenergiequelle rechtfertigen würde, stattfindet, ist noch nicht geklärt (27).

Die Nebenwirkungen der NGK, wie Oxalatkristallbildung, Anstieg von Serumlactat und Serumharnsäurespiegel, Hyperphosphatämie sowie Leberveränderungen treten entweder auch bei Glucose auf oder sie sind dosisabhängig; zum Teil haben sie ihre Ursache auch in zusätzlich infundierten Stoffen.

Bei der Anwendung aller Kohlenhydratinfusionen sind deshalb die Dosierungsrichtlinien der Arzneimittelkommission der Deutschen Ärzteschaft zu beachten (2) und eine Überschreitung des oberen Grenzwertes kritisch abzuwägen (Tab. 21.4).

Tabelle 21.4 Dosierungsgrenzen nach Empfehlung der Arzneimittelkommission der Deutschen Ärzteschaft

Glucose	0,75 g/kg/h
Fructose	0,5 g/kg/h
Sorbit	0,25 g/kg/h
Xylit	0,25 g/kg/h
Gemische aus Glucose und Nichtglucosekohlenhydraten	0,5 g/kg/h

Wenn man dem bereits als Beispiel erwähnten Polytraumatisierten seinen täglichen Energiebedarf von 12500 kJ (3000 kcal) nur als Kohlenhydrat infundieren würde, müßten – bei einem kalorischen Äquivalent von 17 kJ/g Kohlenhydrat (4 kcal/g Kohlenhydrat) 750 g/Tag zugeführt werden. Als Glucose allein infundiert (0,39 g/kg/h) liegt die Dosierung innerhalb der empfohlenen Grenzen. Auch bei der Verwendung von Kohlenhydratgemischen (Glucose : Fructose : Xylit = 1 : 2 : 1 = 0,2 g/kg/h für Fructose, 0,1 g/kg/h für Glucose und Xylit; Glucose : Fructose : Xylit = 1 : 1 : 1 = 0,13 g/kg/h für alle Kohlenhydrate) werden die Richtwerte nicht überschritten.

Fettemulsionen

Eine Beteiligung von Fett im Ernährungsregime ist aus verschiedenen Gründen notwendig. Wegen seines hohen kalorischen Äquivalents von 38 kJ/g (9 kcal/g) und seiner Verfügbarkeit als zur parenteralen Ernährung geeignete Emulsion können in kleinen Flüssigkeitsvolumina relativ große Energiemengen appliziert werden. Das fällt besonders ins Gewicht, wenn z. B. bei schweren Verbrennungen die Zufuhr hochkalorischer Kohlenhydratlösungen eine erhebliche osmotische und Volumenbelastung bedeutet. Da die Emulsionen blutisoton sind, ist es möglich, auch periphere Venen zur Infusion zu benutzen. Nötig sind Fettemulsionen auch zur Vorbeugung eines Mangels an essentiellen Fettsäuren, der sich mit seinen typischen Hautveränderungen aber erst bei starker Ausprägung äußert. Bei unzureichender Zufuhr an essentiellen Fettsäuren ist zu erwarten, daß klinisch nicht manifeste Veränderungen von Zellstrukturen, besonders von Membranen, schon sehr früh auftreten und den regelrechten Ablauf zellulärer Funktionen beeinträchtigen können. Deshalb sind Fettemulsionen nicht nur bei parenteraler Ernährung über lange Zeit sinnvoll, sondern sollten kritisch Kranken schon in der ersten Woche zugeführt werden.

Die Eliminationsrate von Fettemulsionen aus dem Blut ähnelt der der Chylomikronen. Diese Klärfunktion aber ist bei Patienten mit verschiedenen Typen von Hyperlipoproteinämien gestört, so daß sich bei ihnen die Fettgabe verbietet (16). Auch bei der Sepsis ist wegen einer möglichen Blockierung des überlasteten RES mit Fetten Zurückhaltung geboten (28). Inwieweit die anderen Kontraindikationen, wie Diabetes mellitus, Leberinsuffizienz, Pankreatitis, Gerinnungsstörungen und schwere Lungenerkrankungen zu beachten sind, ist noch nicht endgültig geklärt. Immerhin sollte bei den beiden letzteren die Möglichkeit einer negativen Beeinflußung durch Infusionen mit Fettemulsionen immer in Betracht gezogen werden. Nebenwirkungen wie Temperaturerhöhung, Schüttelfrost, Erbrechen sowie Thorax- und Rückenschmerzen treten selten auf.

Mit Fettinfusionen beginnt man in niedriger Dosierung (0,5 g/kg/h) und beurteilt die Klärfunktion nach 6stündiger Infusionspause. Ist das Serum nach dieser Zeit nicht lipämisch bzw. bleibt der Triglycerinspiegel im Serum normal, kann unter weiteren Kontrollen bis zu 3 g/kg/Tag gesteigert werden.

Eine parenterale Ernährung des als Beispiel genommenen Polytraumatisierten mit einem Kohlenhydrat-Fett-Gemisch im Kalorienverhältnis von 70 : 30 entspricht bei dem Bedarf von 12500 kJ (3000 kcal) etwa 525 g Kohlenhydrat und 90 g Fett. Über einen zentralvenösen Katheter sind diese Mengen z. B. als etwa 1300 ml 40%ige Glucose gemeinsam mit 900 ml einer 10%igen Fettemulsion zu infundieren. Für letzteres ist mit 1,1 g/kg eine vertretbare Tagesdosierung eingehalten.

Zufuhr von Aminosäuren

Mit der Zufuhr von Energieträgern allein kann der bei Hunger und in der Postaggressionsphase auftretende Proteinabbau und -verlust nur ungenügend oder gar nicht verringert werden (7, 14). Wenn nun ein unzureichend kompensierter Proteinmangel über längere Zeit besteht oder noch verstärkt wird, hat dies deletäre Folgen; dies besonders dann, wenn unter dem Streß von Traumen, schweren Operationen, Sepsis, Verbrennungen usw. eine ausreichende Menge funktionstüchtiger Proteine geradezu die Grundlage zur Heilung bildet. Am empfindlichsten reagieren dabei Proteine mit kurzer Halbwertszeit. Dies spiegelt sich z. B. in Untersuchungen wider, bei denen die Immunantwort im Hunger und im Postaggressionszustand gestört ist (8, 19).

Die täglich zu infundierende Stickstoffmenge läßt sich aus der Kalorienzufuhr errechnen. Ein Verhältnis von etwa 600 kJ/g Stickstoff (150 kcal/g Stickstoff) hat sich als günstig erwiesen und entspricht den von vielen Autoren als Richtwerte empfohlenen Mengen, die den täglichen Proteinbedarf eines Kranken zwischen 1 und 4 g/kg angeben (6, 23). Der polytraumatisierte beispielhafte Patient sollte nach dieser Formel also etwa 20 g Stickstoff (etwa 120 g Aminosäuren) am Tag erhalten, der gemeinsam mit den Energieträgern infundiert werden muß. Eine Infusion von 120 g Aminosäuren

Tabelle 21.5 Essentielle und nichtessentielle Aminosäuren

essentiell	nichtessentiell
Tryptophan	Glutaminsäure
Threonin	Alanin
Isoleucin	Prolin
Valin	Glycin
Leucin	Arginin
Lysin	Serin
Phenylalanin	Cystin
Methionin	Taurin
	Ornithin
	Citrullin
	Asparaginsäure

allein ist bei einem solchen Krankheitsbild unökonomisch, weil ein Teil der Aminosäuren oxidiert bzw. zur Gluconeogenese verwendet wird und somit nicht als Proteinbaustein dienen kann.
Die zur Zeit gebräuchlichen Aminosäurengemische – Hydrolysate und Razemate gelten als obsolet – enthalten immer die 8 essentiellen Aminosäuren (Tab. 21.5), die in einem bestimmten Verhältnis zueinander stehen und etwa 40% der Gesamtstickstoffmenge ausmachen sollen. In diesem Zusammenhang wird der E/T-Quotient als ein Maß für die Wertigkeit von Aminosäurengemischen angegeben. Er ist definitionsgemäß der Quotient aus der Menge essentieller Aminosäuren in Gramm und dem Gesamtstickstoff der Lösung in Gramm; bei den heute verwendeten Aminosäurenlösungen liegt sein Zahlenwert zwischen 2,5 und 3.
Auch die nichtessentiellen Aminosäuren (Tab. 21.5) als sogenannte unspezifische Stickstoffquelle sollen am besten als eine Mischung verschiedener Aminosäuren infundiert werden. Für die Zukunft ist zu erwarten, daß in speziellen noch nicht genau zu erfassenden metabolischen Situationen sich ein unterschiedlicher Bedarf an essentiellen und nichtessentiellen Aminosäuren herausstellen wird. Das bedeutet für die nichtessentiellen Aminosäuren: Um eine ausreichende Proteinsynthese zu ermöglichen bzw. Krankheitssymptome abzumildern, können bestimmte Aminosäuren „quasi-essentiell" werden oder sich die Relationen der einzelnen Aminosäuren untereinander verschieben. Forschungsansätze in dieser Richtung sind vorhanden (3, 18).
Obwohl ihnen verschiedene ernährungsphysiologische Konzepte zugrunde liegen, bieten die von renommierten pharmazeutischen Unternehmen produzierten 1-Aminosäurenlösungen eine geeignete Grundlage, Folgen der Katabolie zu mitigieren und anabole Vorgänge zu unterstützen. Zu beachten ist dabei, daß nur bei Infusionslösungen mit Aminosäurenmustern, die auf diesen theoretischen Überlegungen basieren, durch Toxizität, Imbalanz und Antagonismus initierte unerwünschte Reaktionen im Organismus vermieden und so ein weiterer Proteinabbau verhindert werden kann (15).
Auf spezielle Aminosäurelösungen für nieren - und leberinsuffiziente Patienten wird in einem eigenen Abschnitt eingegangen.

Parenterale Ernährung bei Niereninsuffizienz

Die parenterale Ernährung als unterstützende Therapie bei der höhergradigen Niereninsuffizienz (besonders bei Oligurie/Anurie und einem Serumkreatinin von mehr als 5 mg/100 ml) verlangt eine Anpassung an die Stoffwechselsituation. Wegen der durch Begleiterkrankungen und medikamentöse Therapie häufig reduzierten Glucosetoleranz sollte – auch angesichts der Gefahr eines hyperosmolaren Komas – ein Blutzuckerspiegel zwischen 250 und 300 mg/100 ml eingehalten werden. Zusätzliche Insulingaben sind oft notwendig. Die Frage des idealen Energieträgers ist – aus ähnlichen Gründen wie bei der Leberinsuffizienz – noch nicht ausdiskutiert. Es gibt Befürworter einer Kohlenhydrat-Fett-Kombination (20), aber auch hochprozentige Glucose allein oder mit Nichtglucosekohlenhydraten zusammen werden infundiert (1,17). Eine hochkalorische Kohlenhydratzufuhr (Kalorien-Stickstoff-Verhältnis = 3400 kJ [800 kcal]: 1) wirkt vielleicht günstig auf die Stickstoffbilanz. Da schon eine geringe Menge Stickstoff zu einer verstärkten Azotämie führen kann – besonders wenn das Ammoniakangebot an die Leber bei enteraler Applikation steigt – wird die Gabe von essentiellen Aminosäuren allein empfohlen. Die diesem therapeutischen Vorgehen zugrunde liegende Theorie der Wiederverwendung des Harnstoffsstickstoffs zur Synthese nicht essentieller Aminosäuren („Recycling") ist nicht unbestritten. Auch das Problem eines zur Proteinsynthese optimalen Aminosäurengemischs ist damit nicht gelöst, weil die Lösung essentieller Aminosäuren den Erfordernissen nicht unbedingt adäquat ist. Nicht endgültig geklärt ist auch, ob Histidin eine essentielle Aminosäure bei Nierenkranken ist oder ob nur Veränderungen der Stoffwechselwege einen solchen Bedarf vortäuschen. Auf das therapeutische Prinzip der Alpha-Keto-Analoga wird im Abschnitt „Leberinsuffizienz" eingegangen.

Parenterale Ernährung bei Leberversagen

Beim Leberversagen ist eine parenterale Ernährung wegen Unterernährung, Ösophagusvarizenblutung usw. oft problematisch, aber notwendig. Obwohl die Toleranz gegenüber parenteral verabreichtem Stickstoff bei diesen Patienten größer ist als unter normaler Ernährung, werden Enzephalopathiezeichen gesehen, wenn die täglich infundierte Proteinmenge von 40 g überschritten wird. Bei Leberinsuffizienten weichen die Plasmaaminosäurenspiegel erheblich von der Norm ab (11). Die Plasmaspiegel der verzweigtkettigen Aminosäuren Leucin, Valin und Isoleucin liegen niedrig, während die neutralen Aminosäuren Phenylalanin, Tyrosin und Tryptophan normal oder erhöht gefunden werden. Der Versuch einer Kausalkette zwischen diesen Aminosäurenimbalanzen und den zerebralen Veränderungen läßt sich über die Neurotransmittersynthese herstellen: So wird die Serotoninkonzentration im Gehirn vom Plasma-Tryptophan-Spiegel, dem Verhältnis von Tryptophan zu neutralen Aminosäuren und verschiedenen anderen Parametern beeinflußt. Außerdem scheint ein hoher Phenylalaninspiegel die Tyrosinpassage durch die Blut-Hirn-Schranke zu erschweren; als Folge davon wird die Bildung von Nor-Adrenalin und Dopa blockiert und die von falschen Neurotransmittern gefördert.

Durch Infusion von sogenannten Leberinsuffizienzlösungen, die in ihrem Aminosäurenmuster den Serumveränderungen komplementär sind, lassen sich bei manchen Patienten Symptome der Enzephalopathie über eine Normalisierung des Plasma-Aminosäurenspektrums rückgängig machen und eine ausreichende Proteinzufuhr erreichen.

Unter der Vorstellung, daß Leber- und Niereninsuffiziente den Stickstoffanfall von Ammoniak und Harnstoff nicht bewältigen können und eine deshalb veranlaßte Proteinrestriktion zum Eiweißmangel führt, sind Lösungen von Gemischen aus Alpha-Keto- und Alpha-Hydroxysäuren konzipiert worden (25). Biochemische Grundlage dazu ist, daß bei der Substitution der Alpha-Keto- oder Alpha-Hydroxygruppe durch NH_2 die korrespondierende Aminosäure entsteht. Durch diese chemische Reaktion wird sowohl unspezifischer Stickstoff gebunden als auch synchron die jeweilige Aminosäure synthetisiert. Die weitere Entwicklung dieser Untersuchungen muß abgewartet werden.

Über die Wertigkeit der Energieträger bei Leberkrankheiten herrscht noch keine Klarheit. Das liegt unter anderem daran, daß bei Schädigungen dieses stoffwechselzentralen Organs keine einheitlichen metabolischen Veränderungen zu finden sind und zudem Folge- und Begleiterkrankungen diese noch variieren. Infusionen von Glucose-Nichtglucose-kohlenhydrat-Gemischen scheinen keinen Vorteil gegenüber Glucose zu bringen. Nach Fettemulsionen werden keine Anhaltspunkte für vermehrte Leberbelastung oder Verschlechterung schon vorhandener Schäden beobachtet.

Spezielle Konzepte der parenteralen Ernährung

Einige Konzepte der parenteralen Ernährung bedürfen noch der Erläuterung. Bei der phasenweisen parenteralen Ernährung (Cyclic hyperalimentation) (21) wird durch Einlegen von Infusionspausen versucht, Nachteile einer kontinuierlichen Nahrungszufuhr zu vermeiden, wie z. B. Leberverfettung. Hierbei wird so vorgegangen, daß Aminosäuren und hochprozentige Glucose nur über einen Teil des Tages appliziert werden, z. B. von 8–24 Uhr. Darauf folgt eine Periode zuckerfreier Infusionslösungen. Diesem Infusionsplan liegt die Vorstellung zugrunde, daß während der kohlenhydratfreien Zeit eine Mobilisierung von freien Fettsäuren und Muskelprotein erfolgt und dadurch die Beeinträchtigung der Leberfunktion minimiert wird. Von Blackburn wird eine Alternative zur totalen parenteralen Ernährung vorgeschlagen (4). Im Gegensatz zu Gamble (13), der eine tägliche Basiszufuhr von etwa 100 g Glucose fordert, wird von ihm empfohlen, in Situationen, in denen der Körper seinen Bedarf ganz oder teilweise aus eigenen Proteinen und Energiereserven decken kann, Aminosäuren über periphere Venen zu infundieren. Die Vorstellung bei diesem Infusionsregime ist, daß dadurch bei schlechtem Ernährungszustand und gleichzeitiger mäßiger Katabolie der viszerale Proteinverlust des Körpers vermindert werden kann. Dem proteinsparenden Effekt von 100 g Glucose pro Tag wird in diesem Zusammenhang die Wirksamkeit abgesprochen, weil der unter Glucoseinfusion weiter erhöhte Insulinspiegel die Lipolyse unterdrücke, also das Energiepotential der freien Fettsäuren nicht ausschöpfen lasse. Durch den hohen Insulinspiegel werde weiterhin die periphere Proteinsynthese zu ungunsten der viszeralen gefördert. Nach Kommentaren von Elwyn u. Mitarb. (9) und Felig (10) ist die Anwendbarkeit dieser Methode wahrscheinlich auf bestimmte Stoffwechselsituationen beschränkt.

Als Möglichkeit einer peripheren parenteralen Ernährung bei guter Ausgangslage des Patienten und einer Nahrungskarenz bis zu 3 Tagen wird von DÖLP eine „Minimaldiät" (0,6 g Aminosäuren/kg/Tag, 18 kcal/kg/Tag) vorgeschlagen.

Spurenelemente und Vitamine

(Tab. 21.6 und 21.7)

Tabelle 21.6 Täglicher Vitaminbedarf bei totaler parenteraler Ernährung eines normalgewichtigen Erwachsenen (70 kg)

Ascorbinsäure	500 mg	
Thiamin	10 mg	
Riboflavin	5 mg	
Niacin	40 mg	
B_6	40 mg	
Pantothensäure	20 mg	
A	20000 I U/Woche	
D	2000 I U/Woche	
Folsäure	200–400 μg	
B_{12}	4 mg	nach Ansicht einiger Autoren nicht obligat
E	10 I U	
K	150 μg	
Biotin	500 μg	

Tabelle 21.7 Täglicher Elektrolyt- und Mineralienbedarf bei totaler parenteraler Ernährung

Na^+	75–150 mval
K^+	75–110 mval
Cl^-	75–150 mval
Mg^{2+}	10–20 mval
Ca^{2+}	10–20 mval
Phosphat	30–60 mval
Zn^{2+}	20–30 mg
Eisen, Kupfer, Mangan, Chrom, Fluorid, Kobalt u. a.	Zufuhr- und Bedarfsmenge bei parenteraler Ernährung noch unsicher

Spurenelemente

Über die Wertigkeit von Spurenelementen ist noch nichts Endgültiges bekannt bis auf die Tatsache, daß bei parenteraler Ernährung therapiepflichtige Kupfer- und Eisendefizite vorkommen können.
Aufgrund seiner Stellung als Koferment vieler Metalloenzyme scheint Zink eine wichtige Rolle im Organismus, z. B. bei der Wundheilung, zu spielen. Die bei Kindern beobachtete Acrodermatitis enteropathica ist auch bei längerdauernder parenteraler Ernährung gesehen worden. Die Symptome verschwinden unter Zinksubstitution.

Vitamine

Vitamine als Kofaktoren biochemischer Reaktionen müssen bei längerdauernder parenteraler Ernährung und bei zu erwartenden Mangelzuständen zugeführt werden. Einige Vitamine sind direkt in den Nährstoffmetabolismus involviert; so steigt z. B. der Thiaminbedarf mit der Höhe der Kohlenhydratzufuhr; Pyridoxin ist mit der Proteinsynthese gekoppelt, sein Mangel führt u. a. zu einer verminderten Antikörperbildung. Auch hier wächst der Bedarf mit einer Proteinsyntheserate. Vitamin C ist bei mesenchymalen Vorgängen beteiligt und ist zur Wundheilung und bei Infektionen vermehrt nötig.
Da neben dem Ausmaß von Katabolie und Mangelernährung auch hier andere Faktoren (z. B. Antibiotika, Zytostatika) den Vitamingewebespiegel beeinflussen, können – wie bei den Spurenelementen – genaue Bedarfszahlen nicht angegeben werden. Zu beachten ist allerdings, daß ein Überschuß wasserlöslicher Vitamine renal eliminiert werden kann, während die fettlöslichen bei intakter Lipidabsorption gespeichert werden und dann toxisch wirken können. Entsprechende Überdosierungen sind bei langdauernder parenteraler Ernährung gesehen worden.

Überwachungs- und Kontrollmaßnahmen

Die therapeutischen Möglichkeiten einer Ernährung reichen nur so weit, wie ihre Effekte auch beurteilbar sind. Dazu fehlen allerdings heute noch häufig die Kriterien. Schwierigkeiten beim Objektivieren beginnen schon beim Aufstellen des täglichen Ernährungs- und Infusionsplanes, der sich im allgemeinen auf Schätzungen des jeweiligen Bedarfs verlassen muß. Hinzu kommt, daß sich im Krankheitsverlauf der Bedarf von Komponenten der parenteralen Ernährung unter Umständen drastisch ändern kann.
Wenn eine parenterale Ernährung durchgeführt wird, besonders wenn sie über Wochen notwendig ist, sollten Effektivitätskontrollen durchgeführt und das Auftreten von metabolischen Veränderungen und Nebenwirkungen überwacht werden (Tab. 21.8). Auf die direkt mit dem zentralen Venenkatheter oder peripher liegenden Kanülen ver-

Tabelle 21.8 Laborüberwachung bei totaler parenteraler Ernährung

vor Beginn	Blutbild Blutzucker Harnstoff-N Kreatinin Elektrolyte SGOT/SGPT alkalische Phosphatase Bilirubin Calcium/Phosphat Magnesium
während der Durchführung	Blutzucker Harnstoff-N Elektrolyte Blutbild Magnesium SMA 12 Blutgase/pH Ammoniak Osmolalität in Serum und Urin

bundenen Komplikationen (z. B. Thrombose, Sepsis, Schädigungen bei der Punktion) wird in diesem Zusammenhang nicht eingegangen.

Nebenwirkungen, metabolische Veränderungen und Überwachungsmaßnahmen ergeben sich zum Teil aus den Ausführungen in den vorherigen Kapiteln. Eine Erfassung aller jeweils unter parenteraler Ernährung aufgetretenen Stoffwechselveränderungen ist im Rahmen dieses Buchkapitels nicht möglich, zumal viele dieser Veränderungen unter der Infusion von Lösungen beobachtet wurden, die nicht mehr im Handel bzw. obsolet sind, z. B. bestimmte Fettemulsionen und Eiweißhydrolysate.

Wenn Aminosäuren zu viel und zu schnell infundiert werden, kann es zu unerwünschten Nebenwirkungen kommen, die von leichter Übelkeit bis zu schweren Stoffwechselentgleisungen gehen können. Als Beispiel für letzteres sei die unangemessene Stickstoffzufuhr bei Leberzirrhotikern erwähnt, die die Progredienz enzophalopathische Erscheinungen fördern kann.

Hyperammonämien sind bei dem früher häufigen Gebrauch von Eiweißhydrolysaten gesehen worden, sie können aber auch auftreten, wenn in l-Aminosäurenzubereitungen zu wenig Arginin, Ornithin und Asparaginsäure enthalten ist oder wenn Aminosäurengemische zu schnell und/oder in zu großen Mengen infundiert werden. Eine hyperchlorämische metabolische Azidose wird durch einen exzessiven ungepufferten Chlorid- oder Hydrochloridgehalt von Aminosäuren verursacht.

Wegen ihrer klinischen Tragweite wichtig sind die Komplikationen unter Glucoseapplikation. Sowohl Hyper- als auch Hypoglykämien sind gesehen worden. Das gleiche gilt für das hyperosmolare, hyperglykämische nichtketoazidotische Koma. Bei persistierender Glucosurie wirkt das Infusat als osmotisches Diuretikum und kann Störungen im Wasser- und Elektrolythaushalt induzieren. Häufig sind dafür eine inadäquate Zuckerzufuhr bzw. Infusionsgeschwindigkeit verantwortlich zu machen (z. B. bei diabetischer Stoffwechsellage). Septische Zustände und die bei kritisch Kranken häufige Glucokortikoidapplikation können ihr Entstehen begünstigen. Das gleiche gilt auch für die Ketoazidose bei Diabetikern. Eine persistierend hohe endogene Insulinproduktion nach abruptem Beenden einer hochkalorischen Glucoseinfusion ist für die sogenannte Postinfusionshypoglykämie verantwortlich.

Diese Komplikationen sind glucosespezifisch. Für andere Stoffwechselveränderungen wie Erhöhung von Serumlactat, Serumtransaminasen, alkalischer Phosphatase sowie generell für die Zeichen der Cholestase sind wahrscheinlich alle Kohlenhydrate (Glucose, Fructose, Sorbit, Xylit) und eventuell Aminosäuren verantwortlich zu machen. Schwerwiegende Nebenwirkungen unter der Infusion von Fructose oder Sorbit sind zu erwarten, wenn eine hereditäre Fructoseintoleranz oder ein Fructose-1,6-Diphosphatase-Mangel besteht. Diese seltene Unverträglichkeit ist bei Neugeborenen und Bewußtlosen anamnestisch nicht erfaßbar, weshalb bei ihnen diese Zuckeraustauschstoffe nicht infundiert werden sollten. Wegen der Schwere des Krankheitsbildes, das unter der intravenösen Zufuhr auftritt, muß immer die entsprechende Störung ausgeschlossen werden.

Über Nebenwirkungen bei Fettinfusionen ist noch nichts Endgültiges zu sagen (s. Abschnitt „Fett"). Wenn allerdings Hypertriglyzeridämien unter der Therapie vorkommen, sollte die parenterale Fettgabe unterbrochen werden. Andererseits tritt ein Mangel an essentiellen Fettsäuren auf, wenn auf Fettemulsionen im Infusionsregime verzichtet wird. Bei parenteraler Ernährung über lange Zeit muß in diesem Zusammenhang auch an die ausreichende Zufuhr von Vitaminen E gedacht werden.

Veränderungen im Elektrolyt- und Mineralstoffwechsel sind unter parenteraler Ernährung obligatorisch. Bei anabolen Vorgängen kommt es zu einer Verschiebung von etwa 3 mval K^+/g Stickstoff nach intrazellulär, bei Katabolie wird etwa die gleiche Kaliummenge von intrazellulär nach extrazellulär abgegeben. Da auch Glucose bei ihrem Eintritt in die Zelle Kaliumionen mitnimmt, können sich die Serumkaliumspiegel entsprechend von der Norm entfernen und bedürfen dann der Therapie.

Ähnlich verhält es sich mit dem Serumphosphat- und dem Serummagnesiumspiegel. Hypophosphatämien treten als Umverteilungsphänomene auf, vielleicht auch, weil Phosphat vermehrt in Zellen mit hoher Umsatzrate akkumuliert und dort zur Synthese von Membranphospholipiden, Proteinen usw. verwendet wird. Eine zu geringe Tageszufuhr von Magnesium und Phosphat kann diese Mangelerscheinungen unterstützen. Die Niereninsuffizienz mit ihren hohen Phosphat- und Magnesiumspiegeln ist bei diesen Überlegungen ausgeklammert.

Eng mit dem Phosphatstoffwechsel verknüpft ist der des Calciums. Hypokalziämien werden bei zu geringer Zufuhr, bei Hypalbuminämien und unter Phosphatsubstitution ohne gleichzeitige Calciumgabe gesehen. Erhöhte Calciumspiegel sind meist iatrogen oder durch exzessive Vitamin-D-Substitution hervorgerufen.

Zur Beurteilung des Fettdepots kann die Messung der Trizepshautfalte am Oberarm mit der von Gesunden verglichen werden. Ähnlich können durch Vergleich des Oberarm-Muskelumfanges und des sogenannten Kreatininhöhe-Index mit den Werten von Normalpersonen über die muskuläre Proteinreserve Aussagen gemacht werden. Über den Bestand an viszeralen Protein geben Indikatorproteine im Serum wie Albumin, Transferrin, retinolbindendes Protein (RBP) und Präalbumin Auskunft. Die zelluläre Immunfunktion ist durch Bestimmen der absoluten Lymphozytenzahl und durch Hauttests mit Mumps-, Candida- sowie Streptokinase-Streptodornase-Antigen objektivierbar.

Bei kritisch Kranken treten – oft miteinander kombiniert – zwei Hauptvarianten der Unterernährung auf, die beide anhand der obengenannten Bestimmungen differenziert werden können: Eine, die hauptsächlich den Proteinbestand betrifft („kwashiorkorähnlich") und eine, bei der zusätzlich noch zuwenig Kalorien zugeführt wurden („marasmusähnlich").

Wegen ihrer schlechten Prognose bedürfen beide intensiver Therapie.

Zur Effektivitätskontrolle der Ernährungstherapie dient die Erstellung einer Stickstoffbilanz. Da der Großteil des Stickstoffes als Harnstoffstickstoff über den Urin verlorengeht, genügt für klinische Belange zur Bilanzierung die Formel

Stickstoffbilanz (g) = Aminosäureneinfuhr (g/Tag) – (Harnstoffstickstoff [g/Tag] + 4 [g])

Diese Berechnung wird allerdings ungenau, wenn zusätzliche Protein- bzw. Aminosäurenverluste über Darm und Drainagen vorliegen oder im Urin große Mengen anderer stickstoffhaltiger Substanzen ausgeschieden werden. Auch bei Leber- und Niereninsuffizienz lassen sich wegen metabolischer Veränderungen bzw. einer verringerten Urinproduktion keine schlüssigen Folgerungen aus der Harnstoffstickstoff-Ausscheidung ziehen. Da die Stickstoffbilanz nur eine Summe von Teilbilanzen einzelner Organe ist, also nicht Anabolie und Katabolie der jeweiligen Organe erfassen kann, ist ihre Aussagekraft weiter eingeschränkt.

Literatur

1 Abel, R. M., V. E. Shih, W. M. Abbott, C. H. Beck jr., J. E. Fischer: Amino acid metabolism in acute renal failure: Influence in intravenous essential L-aminoacid and hyperalimentation therapy. Ann. Surg. 180 (1974) 350

2 Arzneimittelkommission der Deutschen Ärzteschaft: Achtung, Dosierungsgrenzen bei der Infusion von Zuckeraustauschstoffen beachten. Dtsch. Ärztebl. 69 (1972) 3399

3 Bergström, J., H. Bucht, P. Fürst, E. Hultman, B. Josephson, L. O. Noree, E. Vinnars: Intravenous nutrition with amino acid solutions in patients with chronic uraemia. Acta med. scand. 191 (1972) 359

4 Blackburn, G. L., J. P. Flatt, G. H. A. Clowes, T. E. O'Donnell: Peripheral intravenous feeding with isotonic amino acid solutions. Amer. J. Surg. 125 (1973) 447

5 Cahill jr., G. F.: Starvation in man New Engl. J. Med. 282 (1970) 668

6 Calloway, D. H., H. Spector: Nitrogen balance as related to calorie and nitrogen intake in active young men. Amer. J. clin. Nutr. 2 (1954) 405

7 Calloway, D. H., S. Margan: Variation in endogenous nitrogen utilization as determinants of human protein requirement. J. Nutr. 101 (1971) 205

8 Cannon, P. R., W. E. Chase, R. W. Wissler: The relationship of protein reserves to antibody production. I. The effects of a low protein diet and of plasmapheresis upon the formation of agglutinins. J. Immunol. 47 (1943) 133

9 Elwyn, D. H., F. E. Gump, M. Iles, C. L. Long, J. M. Kinney: Protein and energy sparing of glucose added in hypocaloric amounts to peripheral infusions of amino acids. Metabolism 27 (1978) 325

10 Felig, P.: Intravenous nutrition, fact and fancy. New Engl. J. Med. 294 (1976) 1455

11 Fischer, J. E., N. Yoshimura, H. James, A. Aguirre, M. G. Cummings, R. M. Abel, F. Deindoerfer: Plasma amino acids in patients with hepatic encephalopathy: Effect of amino acid infusions. Amer. J. Surg. 127 (1974) 40

12 Fleck, A., H. N. Munro: Protein metabolism after injury. Metabolism 12 (1963) 783

13 Gamble, J. L. u. Mitarb.: Chemical Anatomy, Physiology and Pathology of Extracellular Fluid. Harvard University Press, Cambridge 1958

14 Greenberg, G. R., E. B. Marliss, G. H. Anderson, B. Langer, W. Spence, E. B. Roree, K. N. Jeejeebhoy: Protein-sparing

therapy in postoperative patients. Effects of added hypocaloric glucose or lipid. New Engl. J. Med. 294 (1976) 1411
15 Grünert, A., F. W. Ahnefeld, W. Dick: Anforderungen an Infusionslösungen zur parenteralen Ernährung. Akt. Ernähr. 5 (1977) 194
16 Hallberg, D., D. Schuberth, A. Wretlind: Experimental and clinical studies of fat emulsions for intravenous nutrition. In: Parenteral Nutrition, hrsg. von H. C. Meng, D. Law. Thomas, Springfield/Ill. 1970 (S. 376)
17 Hecking, E.: Parenterale Ernährung bei Niereninsuffizienz. Akt. Ernähr. 5 (1977) 175
18 Jürgens, S. P., D. Dolif: Die Bedeutung nichtessentieller Aminosäuren für den Stickstoffhaushalt des Menschen unter parenteraler Ernährung. Klin. Wschr. 45 (1968) 131
19 Law, D. K., S. J. Dudrick, N. I. Abdou: The effect of protein calorie malnutrition on immune competence of the surgical patient. Surg. Gynec. Obstet. 139 (1974) 257
20 Lee, H. A., P. Sharpstone, A. C. Ames: Parenteral nutrition in renal failure. Postgrad. med. J. 43 (1967) 81
21 Maini, B., G. L. Blackburn, B. R. Bistrian, J. P. Flatt, J. G. Page, A. Bothe, P. Benotti, H. Y. Rienhoff: Cyclic hyperalimentation: An optimal technique for preservation of visceral protein. J. surg. Res. 20 (1976) 515
22 Martin, D. B.: Insulin resistance: New insights. New Engl. J. Med. 294 (1976) 778
23 Munro, H. N.: Protein metabolism in response to injury and other pathological conditions. Acta anaesth. scand., Suppl. 55 (1974) 81
24 Rutten, P., G. L. Blackburn, J. P. Flatt, A. B. Hallowell, A. B. Cochran: Determination of optimal hyperalimentation infusion rate. J. surg. Res. 18 (1975) 477
25 Walser, M., S. Dighe, A. W. Coulter, F. R. Crantz: The effect of keto-analogues of essential amino acids in severe chronic uremia. J. clin. Invest. 52 (1973) 678
26 Wilmore, D. W., A. D. Mason, B. A. Pruitt jr.: Insulin response to glucose in hypermetabolic burn patients. Ann. Surg. 183 (1976) 314
27 Woods, H. F.: In: Advances in Parenteral Nutrition, hrsg. von I. D. A. Johnston. MTP Press, Lancaster 1978 (S. 78)
28 Wretlind, A.: Modern principles of the use of fat emulsions in parenteral nutrition. Z. Ernährungsw., Suppl. 27 (1972)

Behandlung von Störungen des Wasser- und Elektrolythaushaltes

Ähnlich wie bei der parenteralen Ernährung gilt auch bei Durchführung der den Wasser- und Elektrolythaushalt betreffenden Infusionstherapie, daß Defizite errechnet oder geschätzt und aus der Bilanz von Ein- und Ausfuhr Rückschlüsse auf Infusionsmenge und Zusammensetzung gezogen werden müssen. Das Errechnen von Defiziten über Gewicht oder Flüssigkeitsräume bietet bei Intensivpatienten aber nur einen groben Anhalt, der den tatsächlichen Bedarf nur in der Tendenz reflektiert. Auch die Bilanz von Ein- und Ausfuhr muß – z. B. beim Abschätzen der Perspiratio insensibilis und dem Oxidationswasser – ungenau bleiben. Eine Bilanz wird außerdem zeitversetzt nach 24 Stunden erstellt und kann oft rasche Änderungen nicht berücksichtigen. Das fällt um so schwerer ins Gewicht, je geringer Belastbarkeit und Regulationsbreite des Organismus sind. Deshalb muß bei verschiedenen Krankheitsbildern, wie z. B. der schweren Herzinsuffizienz, der akuten Niereninsuffizienz und metabolischen Entgleisungen, engmaschig überwacht, bilanziert und die Infusionstherapie kurzfristig angepaßt werden.

Als Prinzip bei ausgeprägten Verschiebungen im Wasser- und Elektrolytgleichgewicht gilt, daß nicht abrupt ausgeglichen werden soll (13). Schwerste Störungen im Wasser- und Elektrolythaushalt können auch durch zu aggressive überstürzte Therapie hervorgerufen werden. Oft wird dabei von irrtümlichen Voraussetzungen ausgegangen, z.B. wenn Laborwerte falsch gemessen und interpretiert werden. Gerade aber bei kritisch Kranken dürfen die Laborbefunde nicht isoliert betrachtet werden. Nur im Vergleich mit vorher erhobenen Bestimmungen ist ihr Verlauf und die Konkordanz mit dem klinischen Bild zu überprüfen (Abb. 21.4). Bei der Therapie muß auch beachtet werden, daß der Organismus sich an länger bestehende Veränderungen im Wasser- und Elektrolythaushalt anpaßt und eine „Normalisierung" mit entsprechenden Infusionslösungen dann eher schaden als nützen kann. Ein Beispiel dafür ist die Adaptation chronisch Niereninsuffizienter an rela-

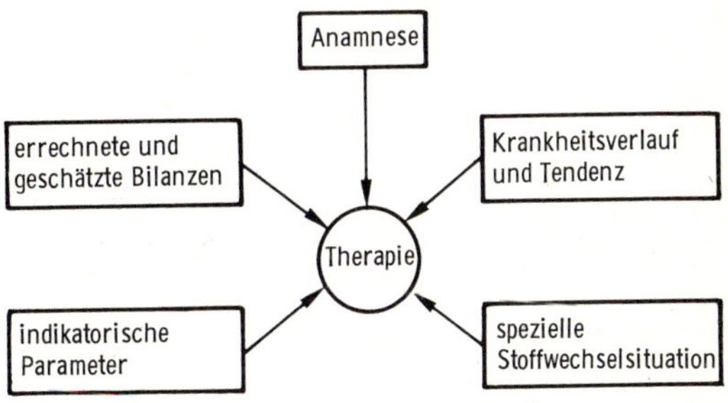

Abb. 21.4 Faktoren, die die therapeutische Entscheidung bei Störungen im Wasser- und Elektrolythaushalt beeinflussen

tiv hohe Kaliumspiegel, die nur in Extremfällen der Therapie bedürfen.
Ergänzt wird die Überwachung der Bilanz durch Gewichtskontrollen. Rasche Veränderungen des Körpergewichts werden meist durch Wasserverschiebungen verursacht.
Bei kritisch kranken Patienten können täglich durch Katabolie bis zu 300 g Zellsubstanz abgebaut werden. Zu dem Oxidationswasser (s. später) addiert sich dann noch intrazellulär gebundenes Wasser, das an die Extrazellulärflüssigkeit abgegeben wird. Unter diesem Gesichtspunkt ist bei Konstanz des Körpergewichts immer zu diskutieren, ob nicht der Abbau der Körperzellmasse durch freigewordenes Wasser verschleiert wird.
Der Organismus hat die außerordentliche Fähigkeit, sein inneres Milieu konstant zu halten und die Feinkorrektur der Homöostase durch körpereigene Mechanismen vorzunehmen. Unter kritischer Würdigung der Befunde genügt deshalb in der Regel das obengenannte Vorgehen, nämlich eine Therapie, der das Erstellen der Bilanz, das Abschätzen von Defiziten und die Kontrolle des Körpergewichts zugrunde liegt.

Wasserhaushalt

Flüssigkeitsbilanz

(Abb. 21.5)

Vom gesunden Erwachsenen werden täglich zwischen 1500 und 3000 ml Wasser aufgenommen. Diese Menge kann sich bei starken Verlusten, wie

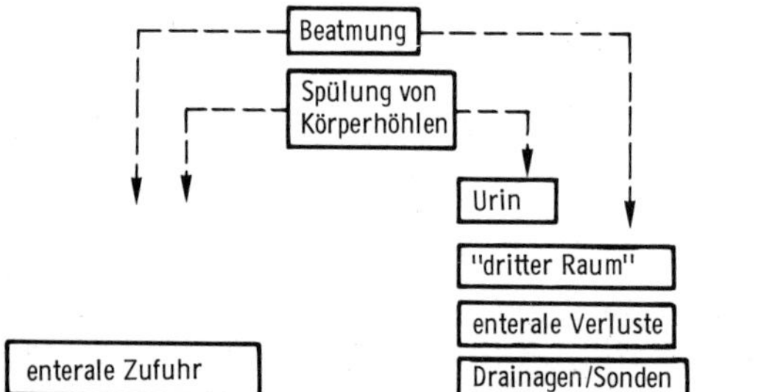

Abb. 21.5 Flüssigkeitsbilanz

z. B. Schwitzen, Erbrechen und Diarrhö, beträchtlich steigern. Im Normalfall werden etwa 300 ml/Tag vom Körper durch den zellulären Katabolismus von Proteinen, Kohlenhydraten und Fett produziert; dem gegenüber stehen die obligaten Verluste von etwa 1000 ml Urin, 300 ml Schweiß und 800 ml Perspiratio insensibilis.
Alle diese Relationen können sich bei Intensivpatienten beträchtlich verschieben. So sind einerseits bei Temperaturerhöhung oder in der polyurischen Phase der Niereninsuffizienz die Wasserverluste und damit der Bedarf größer als normal, andererseits wird die endogene Flüssigkeitsproduktion bei extremer Katabolie bis auf 1000 ml/Tag ansteigen können (11). Verluste, aber auch Zufuhr über Sonden und Drainagen variieren die Bilanz. Erschwert wird die Bilanzierung weiter durch die Sequestrierung von Flüssigkeit im sogenannten dritten Raum und durch pulmonale Flüssigkeitsverschiebungen bei Respiratortherapie (14), die sich beide der Objektivierung entziehen. Das totale Körperwasser macht etwa 60% des Körpergewichts aus. Bei mageren Personen sind es relativ mehr (70%), bei adipösen weniger (50%). 40% des Körpergewichts sind intrazelluläres Flüssigkeitskompartement, der Extrazellulärraum macht 20% des Körpergewichts aus. Von diesen 20% wiederum befinden sich $^1/_4$ intravasal. Die Flüssigkeitsverteilung zwischen Plasma, Extrazellulärraum und Intrazellulärraum wird zum Großteil durch die Plasmaproteine bestimmt. Ein Plasmaproteinverlust z. B. erlaubt einen Flüssigkeitstausch von intravasal in den Extrazellulärraum, andererseits wird bei Plasmavolumenmangel von den intravasalen Proteinen Wasser aus dem Intrazellulärraum rekrutiert und damit das intravaskulär zirkulierende Volumen effektiv gehalten.

Regulationsmechanismen

Hauptsächlich zwei Mechanismen regulieren Volumen und Konzentration der Körperflüssigkeit: der Durst und die Niere unter der Steuerung von antidiuretischem Hormon (ADH) und Aldosteron (3). Durstgefühl entsteht, wenn die extrazelluläre Flüssigkeit hyperton und das intrazelluläre Volumen verringert ist. Das Durstgefühl als Steuerglied der Flüssigkeitsaufnahme kann ein guter Indikator bei Volumenmangel sein. Leider versagt der Mechanismus häufig bei vielen Krankheiten und bei alten Patienten oder er kann bei Bewußtlosen nicht als Kriterium verwendet werden. Wenn das intravasale Volumen vermindert ist, wird wahrscheinlich über Volumenrezeptoren im juxtaglomerulä-

ren Apparat und das Renin-Angiotensin-System die Nebennierenrinde stimuliert, Aldosteron zu sezernieren. Dadurch wird renal mehr Natrium im Austausch gegen Kalium- und Wasserstoffionen reabsorbiert. Die sich daraus ergebende Plasmahypertonizität und auch die Hypovolämie selbst stimulieren dann die ADH-Freisetzung, die wiederum renal durch Wasserabsorption bis zum Erreichen der Plasmaisotonie und Normovolämie in den Regelkreis eingreift.
Andererseits wird bei einer normoosmolalen Hypervolämie eine weitere Flüssigkeitsexpansion dadurch verhindert, daß die ADH-Freisetzung blokkiert wird. Blockiert wird auch der ADH-Effekt in den Nierentubuli, wenn ein niederer Serumkaliumspiegel vorliegt.
Wenn ein vermindertes Plasmavolumen gemeinsam mit Hyposmolalität auftritt, kann die ADH-Stimulierung den Hemmeffekt der niedrigen Osmolalität überspielen und zu Wasserretention und Hyponatriämie führen.

Flüssigkeitsdefizit

Wenn ein Erwachsener 10% seines Körpergewichts an Flüssigkeit verliert, bedeutet das schon eine schwere Dehydratation. Ursachen können beispielsweise Diarrhöen, Erbrechen, starker Schweißverlust oder eine mangelnde Flüssigkeitszufuhr sein. Ein intravasales Flüssigkeitsdefizit kommt auch im Rahmen des hyperosmolaren, nicht diabetischen Komas und beim Diabetes insipidus vor. Die Dehydratation äußert sich klinisch in vermehrtem Durstgefühl und der Unfähigkeit zu schwitzen; der Hautturgor ist herabgesetzt, die Zunge trocken. Meist besteht ein niederer Blutdruck mit Tachykardie, der ZVD ist niedrig. Urin wird weniger als 25 ml/Stunde ausgeschieden, das Verhältnis von Urin- zu Serumosmolalität ist größer als 2, ausgenommen bei Diabetes insipidus und dem hyperosmolaren, nicht ketoazidotischen Koma. Als Laborwerte findet man einen hohen Serumnatrium- und Serumchloridspiegel und, wenn kein Blutverlust vorliegt, auch einen hohen Hämoglobin- bzw. Hämatokritwert.
In der Regulationshierarchie des menschlichen Organismus hat bei Flüssigkeits-, Elektrolyt- und Säuren-Basen-Imbalanzen die Erhaltung des Flüssigkeitsvolumens Priorität; sie wird also immer vor den beiden anderen bevorzugt sein. Das gleiche gilt auch für die Therapie beim Ausgleich von Störungen im Wasser- und Elektrolythaushalt durch intravenöse Infusion, d. h. die Konstanthaltung des Flüssigkeitsvolumens ist vorrangig. Der Flüssigkeitsersatz sollte etwa mit der gleichen Geschwindigkeit erfolgen, mit der der Verlust aufgetreten ist. Das ist aber oft nicht praktikabel, weil große Verluste mit diesem Vorgehen nicht zeitgerecht normalisiert werden können. Wegen der Gefahr der Überwässerung und ihrer Komplikationen darf andererseits das Flüssigkeitsdefizit nicht sofort komplett ersetzt werden. Deshalb wird – unter klinischer und Laborkontrolle – relativ schnell zunächst nur die Hälfte des geschätzten Flüssigkeitsdefizits infundiert.
Bei einem mäßig dehydrierten normalgewichtigen Patienten z. B. besteht eine Hypernatriämie von 160 mval/l, der Hämatokrit ist 50%. Den Flüssigkeitsverlust kann man mit der Formel

$$\text{Flüssigkeitsverlust (l)} = 0{,}6 \times \text{kg KG} \frac{Na_{ist}}{Na_{soll}} - 0{,}6 \times \text{kg KG}$$

ungefähr abschätzen. Der Kranke hat also einen Bedarf von ungefähr $\frac{42 \times 160}{140} - 42 = 6$ l Flüssigkeit.

Wenn eine Herzinsuffizienz ausgeschlossen werden kann, sind 3 l davon z. B. als 5%ige Glucose innerhalb von 4–6 Stunden zu infundieren; die Serum-Elektrolyt-Veränderungen, besonders Kalium, und die Nierenfunktion müssen beachtet und gegebenenfalls entsprechende therapeutische Maßnahmen getroffen werden.

Wasserüberschuß

Klinische Zeichen eines Überschusses an freiem Wasser sind periphere Ödeme, Muskelzuckungen, Krämpfe und eventuell komatöse Zustände bei Hirnödem. Die häufigste Ursache einer Hyperhydratation im Krankenhaus ist die Zufuhr von Wasser ohne die adäquate Menge an Elektrolyten. Werden große Mengen niederprozentiger Kohlenhydratlösungen infundiert, vergrößert sich das Blutvolumen und die Serumnatrium- und -chloridkonzentrationen sinken ab. Das Plasma wird hypoton und drosselt dadurch die ADH-Sekretion im Nucleus supraopticus. Im weiteren Ablauf des Regelmechanismus wird dann in der Niere im distalen Tubulus und in den Sammelrohren die Wasserreabsorption verringert, um so durch die vermehrte Endharnbildung das Plasmavolumen zu normalisieren. Die Plasmahypotonizität wird auch vom Intrazellulärraum getragen: Wasser wird in die Zelle verschoben, das Zellvolumen wird größer. Solche Hyperhydratationszustände treten auch beim akuten Nierenversagen und bei Herzinsuffizienz auf.

Wenn das Glomerulusfiltrat nicht eingeschränkt ist (mehr als 40 ml/Stunde) und die Hyperhydratation hyperton oder isoton ist, sind natriumausscheidende Medikamente indiziert. Bei hypotoner Hyperdratation ist mit osmotischen Diuretika ein besserer Erfolg zu erzielen, weil damit der Elektrolytverlust niedriger gehalten werden kann. Niereninsuffiziente reagieren auf die Diuretikatherapie oft unzureichend, so daß als Ausweg dann nur die Gabe osmotisch wirksamer Laxantien (z. B. Sorbit) oder die Dialyse bleibt.

Wie schwierig isolierte Laborbefunde ohne Anamnese, Klinik und Einbeziehung der Therapie zu beurteilen sind, sei am Ende dieses Kapitelabschnittes noch einmal durch ein Beispiel erläutert. Das Symptom „Polyurie" kann bei der Niereninsuffizienz oder unter Diuretikatherapie zu Ursache einer Dehydratation und Hypovolämie werden. Andererseits kann die Polyurie aber auch die erwartete therapeutische Antwort auf Applikation von diuretischen Substanzen oder eine physiologische Reaktion auf Überwässerung darstellen.

Natriumhaushalt

Natriumbilanz

Natrium ist das Hauptkation des Extrazellulärraumes (Abb. 21.6). Normalerweise beträgt der tägliche Natriumbedarf etwa 70–200 mval (6). Natrium wird im Dünndarm aufgenommen und verteilt sich hauptsächlich in Blut, Extrazellulärraum, Knochen und Bindegewebe. Etwa drei Viertel des Gesamtkörpernatriumbestandes sind frei austauschbar, so daß im Bedarfsfall Natrium aus Knochen und Bindegewebe einen Mangel in der extrazellulären Flüssigkeit und im Blut kompensieren

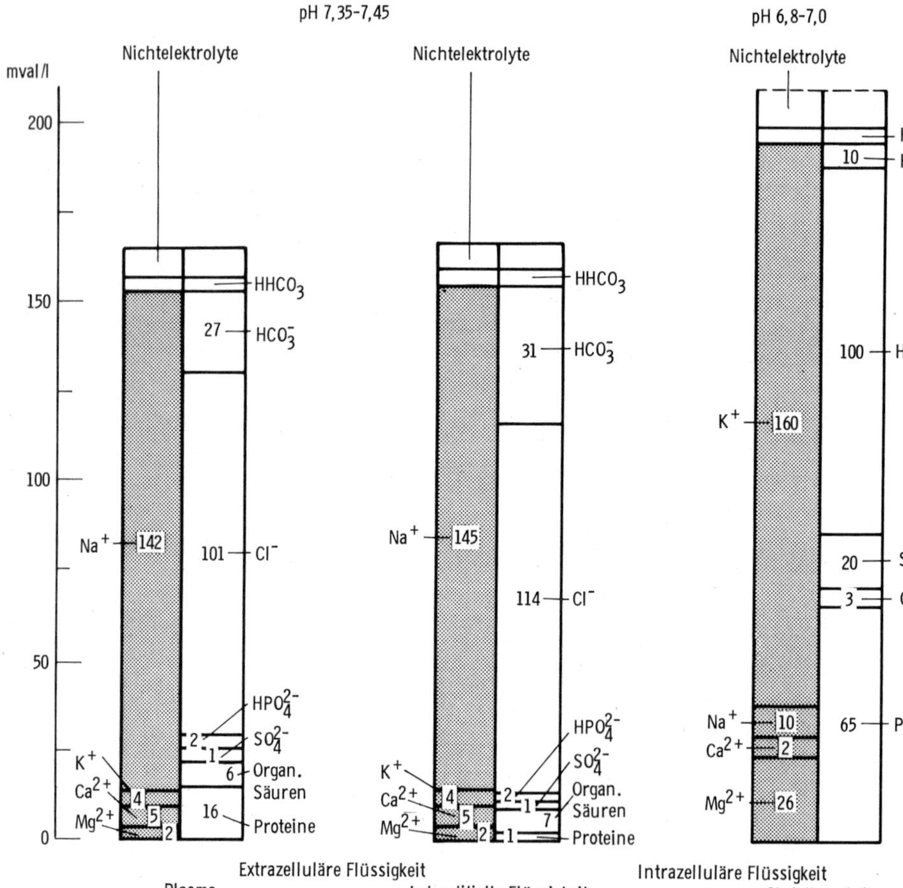

Abb. 21.6 Ionogramme der intravasalen, interstitiellen und intrazellulären Flüssigkeiten

kann. Natrium wird im Schweiß (etwa 50 mval/l), im Magensaft (etwa 60 mval/l) und in die Dünndarmflüssigkeit (etwa 110 mval/l) sezerniert. Bei schwerem Erbrechen und Diarrhö und starkem Schwitzen kann der Verlust großer Natriummengen Krankheitswert bekommen.

Regulationsmechanismen

Die Niere scheidet normalerweise täglich 100–150 mval Natrium aus. Sie hat aber auch die Fähigkeit, im Bedarfsfall die Natriumexkretion bis zu 10 mval/Tag zu drosseln; diesem Mechanismus kommt eine lebenswichtige Bedeutung zu, da Natrium das Hauption zur Konstanterhaltung des Plasmavolumens und damit der Zirkulation ist. Die Steuerung der renalen Natriumexkretion unterliegt dem Einfluß des Renin-Angiotensin-Aldosteron-Systems. Etwa 70% des glomerulär filtrierten Natriums werden durch osmotische und elektrochemische Prozesse im proximalen Tubus reabsorbiert. Aldosteron greift am distalen Tubulus an. Dort werden Natriumionen je nach Bedarf mit H^+- oder K^+-Ionen ausgetauscht. Dieser Mechanismus ist u. a. von der Plasmakonzentration der betroffenen Ionen abhängig. So wird z.B. die Verstärkung einer Alkalose dadurch vermieden, daß nicht zusätzlich saure Valenzen renal eliminiert werden; das Kaliumion ist in diesem Fall Hauption im Austausch mit Na^+, eine der Ursachen einer hypokaliämischen Alkalose. Ähnlich wird bei einer Hyperkaliämie K^+ vermehrt gegen Na^+ ausgetauscht. Aber nicht nur diese Homöostaseverschiebung, sondern auch renovaskuläre Veränderungen, arterieller Blutdruck und noch nicht genau bekannte Plasmafaktoren beeinflussen die renale Natriumregulation.
Wahrscheinlich bewirkt bereits eine niedrige Natriumkonzentration allein eine erhöhte Aldosteronsekretion und damit eine gesteigerte Natriumrückresorption. Als adäquates Stimulans aber wirkt immer ein niedriges zirkulierendes Plasmavolumen, das über das Renin des juxtaglomerulären Apparates und das Angiotensinogen-Angiotensin-System die Aldosteronfreisetzung forciert. Eng gekoppelt damit ist die ADH-Sekretion. Dieser Regelmechanismus ist im vorherigen Abschnitt erläutert.

Natriumdefizit

Symptome eines verminderten Natriumbestands sind Kreislaufversagen mit Hypotension, Tachykardie, Vasokonstriktion und hypovolämiebedingte Oligurie. Unter intensivmedizinischen Bedingungen ist eine Dilutionshyponatriämie relativ häufig. Sie entsteht, wenn absolut zuwenig Natrium und/oder relativ zuviel Wasser zugeführt werden, z.B. bei starkem Schwitzen oder bei großen Verlusten von gastrointestinaler Flüssigkeit. Zusätzlich können Herz- und Niereninsuffizienz, Leberzirrhose, Sepsis und schwere Traumen mit ihrer Tendenz zur Flüssigkeitsretention die autoregulativen Vorgänge der renalen Natriumretention stören. Natriummangelzustände treten seltener auch bei Nebennierenrindeninsuffizienz und der Salt-losing-Nephritis auf.
Eine Pseudohyponatriämie – also ein laborchemisch niedriger Natriumwert ohne aktuelle Verminderung des Serumnatriums – ist bei Hyperglykämie und Hyperlipidämie zu beobachten. Als Richtwert gilt, daß pro 100 mg/100 ml Anstieg oberhalb des normalen Blutzuckerspiegels sich die Serumnatriumkonzentration um etwa 2 mval/l reduziert (8). Je nach Ausmaß und Entstehungsgeschwindigkeit des Natriumverlustes kann sich die neurologische Symptomatik bis hin zu Krämpfen entwickeln. Bei einem Serumnatriumwert von 100 mval/l besteht Lebensgefahr.
Um das Ausmaß eines Natriumdefizits und damit die Substitutionsmenge zu bestimmen, kann der Natriummangel auf das gesamte oder nur auf das extrazelluläre Flüssigkeitsvolumen bezogen werden. Unterschiedliche Formeln sind erstellt worden, die jedoch nur Annäherungswerte mit eingeschränkter Praktikabilität darstellen (z. B. 15,17). Im klinischen Gebrauch hat sich bewährt, bei hypovolämischen, hyponatriämischen Patienten das Defizit auf das totale Körperwasser, bei iso- oder hyperhydrierten auf das Extrazellulärvolumen zu beziehen. Ein 80 kg schwerer Kranker mit einem Serumnatriumwert von 120 mval/l, bei dem Anhalt auf Hyperhydratation besteht, würde nach der Formel

$$\text{Na-Defizit (mval)} = 0{,}2 \times \text{kg KG } (Na_{soll} - Na_{ist})$$

320 mval Natrium benötigen.
Hat ein gleich schwerer Patient nach exzessiver Diarrhoe einen Natriumwert von 120 mval/l und klinische Zeichen einer Dehydratation können bis zu 900 mval Natrium notwendig sein. Auch hier gilt, daß nicht abrupt ausgeglichen werden darf und Herz-, Kreislauf- und Nierenfunktion, sowie Säure-Basenhaushalt und Kalium sorgfältig beobachtet werden müssen. Eine Infusionsmenge von weniger als 50 mval/h einer hypertonen Natriumlösung ist bei diesen Störungen in der Regel ausreichend.

Natriumüberschuß

Krankheitszeichen bei Natriumüberschuß sind hypervolämiebedingte periphere und pulmonale Ödeme und arterielle Hypertonie. Als weitere Symptome treten Müdigkeit und Muskelschwäche auf.
Die Ursachen eines erhöhten Natriumbestandes sind ebenfalls häufig iatrogen, z. B. wenn unkritisch Schockzustände oder Azidosen mit großen Mengen von Natrium-Bikarbonat ausgeglichen werden oder Natriumsalze bestimmter Antibiotika infundiert werden müssen.
Die Korrektur erfolgt durch vorsichtige Wasserzufuhr unter Beachtung evtl. auftretender kardiozirkulatorischer Veränderungen und der Nierenfunktion. Bei einem 70 kg schweren Menschen mit einem Serum-Natrium von 160 mval/l berechnet sich das Wasserdefizit nach der Formel

Flüssigkeitsdefizit (l) =

$$0{,}6 \times \text{kgKG} \times \frac{Na_{ist}}{Na_{soll}} - 0{,}6 \times \text{kgKG}$$

$$\text{also } \frac{160 \times 42}{140} - 42 = 6\ \text{l}$$

Auch hier am Ende des Abschnittes eine Bemerkung über die Schwierigkeit der Interpretation von Laborbefunden ohne Berücksichtigung der Anamnese. Die renale Natriumexkretion kann einmal Hinweise auf den Natriumbestand geben. Eine niedrige Natriumausscheidung ist dann Konsequenz eines Hyperaldosteronismus und führt zu Natriumretention; andererseits kann sie aber auch die physiologische Antwort auf einen Natriummangel bei zu geringer Zufuhr sein (5).

Kaliumhaushalt

K^+-Bilanz und Regulationsmechanismen

Kalium ist das Leition des Intrazellulärraums, d. h. es ist das in der Zelle in größter Menge vorhandene Ion (s. Abb. 21.6). Die mittlere tägliche Kaliumaufnahme beträgt 80 mval. Kalium kann in Schweiß, Pankreas, Galle und Dünndarmsekret mit etwa 10 mval/l verloren gehen. Im Magensaft liegt die Konzentration bei etwa 15 mval/l.
90% des täglich aufgenommenen Kaliums werden über die Nieren eliminiert. Im proximalen Tubus zunächst reabsorbiert, wird im distalen Tubulus Kalium in Konkurrenz mit H^+-Ionen gegen Natrium ausgetauscht (S. 21.15). Dieses Alternieren zwischen H^+- und K^+-Ionen findet wahrscheinlich nicht nur in der Niere, sondern in jeder Zelle statt (16). Bei Alkalosen z. B. versucht die Tubuluszelle, den Verlust saurer Valenzen über den Urin zu vermeiden und vermehrt Kalium zu sezernieren. Andere Körperzellen kompensieren die pH-Erhöhung im Serum durch Abgabe von Wasserstoffionen ins Blut und nehmen im Austausch Kalium auf, so daß in der Summe eine Hypokaliämie resultiert.

Kaliummangel

Ein Kaliummangel kann bei Enteritiden und nach schweren Diarrhöen auftreten, wo in Extremfällen täglich mehr als 150 mval verloren gehen können. Die Regulationsbreite für die renale Kaliumelimination ist nicht so ausgeprägt wie bei Natrium. Es gehen sogar bei einem Kaliummangel etwa 50 mval/Tag über den Urin verloren, besonders wenn gleichzeitig eine Therapie mit neueren Diuretika nötig ist. Nur wenn ein extremer Kaliummangel besteht, sinkt die Kaliumausscheidung im Urin auf Werte von etwa 10 mval/Tag. Auch hochdosierte Nebennierenrindensteroide, wie sie z. B. zur Hirnödemprophylaxe Verwendung finden, begünstigen den renalen Kaliumverlust.
Die Diagnose Kaliummangel läßt sich aus Anamnese, Klinik und Laborwerten stellen. Zeichen des Kaliummangels können Eintrübung des Sensoriums und Muskelschwäche mit Hyporeflexie sein. Die Darmmotilität ist herabgesetzt.
Die Relevanz des Serumkaliumwertes für den Gesamtkörperkaliumbestand ist wegen der hauptsächlich intrazellulären Verteilung von Kalium eingeschränkt. Außerdem muß bei seiner Beurteilung der Säuren-Basen-Haushalt berücksichtigt werden. Eine Erhöhung des Serum-pH von 0,1 hat die Erniedrigung des Serumkaliums um etwa 0,5 mval/l zur Folge. Das Serumkalium von 4 mval/l bei einem hypoventilierten Patienten mit einem pH von 7,2 wird sich unter Beatmung mit Normalisierung des pH auf 7,4 auf 3 mval/l senken; das entspricht einer in der Regel therapiebedürftigen Hypokaliämie. Entsprechendes gilt umgekehrt auch bei einer Alkalose.
Trotz seiner begrenzten Aussagefähigkeit über das intrazelluläre Kalium ist das Serumkalium schon allein deswegen ein wichtiger, therapeutisch zu berücksichtigender Parameter, weil jede Veränderung des Verteilungsverhältnisses zwischen intra- und extrazellulärem Kalium bedrohlich ist und korrigiert werden muß. Davon abgesehen kommt

eine Hypokaliämie bei erhöhtem Gesamtkaliumbestand fast nie vor, so daß niedrige Serumkaliumspiegel meist auch einen geringen Kaliumbestand widerspiegeln (17).
Bei Hypokaliämie besteht eine Digitalisüberempfindlichkeit. Im EKG sind Arrhythmien, ST-Senkung, eine Abflachung der T-Welle, eine verstärkte U-Welle sowie ein verlängertes QT-Intervall zu sehen.
Für die Kaliumzufuhr gelten folgende Richtlinien: Um den Serumkaliumwert um 1 mval/l zu erhöhen, sind bei einer Hypokaliämie mit Werten unter 3 mval/l 200–400 mval K^+, bei Werten über 3 mval/l 100–200 mval K^+ notwendig (12). Mehr als 40 mval Kalium/Stunde sollen wegen der Gefahr kardialer Komplikationen nicht infundiert werden

Hyperkaliämie

Der auffälligste Befund bei Hyperkaliämie ist die gestörte Leitfähigkeit und Kontraktilität mit intrakardialer Blockbildung (18). Dementsprechend finden sich im EKG spitze T-Wellen mit ST-Senkung und QRS-Verbreiterung. Als Ursache kann ein vermehrter Zelluntergang bei Traumen und Sepsis in Frage kommen. Eine Hyperkaliämie tritt auch dann auf, wenn bei Hämolyse intraerythrozytäres Kalium frei wird. Die hiermit häufig gekoppelte Oligurie, die per se schon zur Kaliumretention führt, kann das Serumkalium weiter erhöhen. Die Kaliumsalze einiger Antibiotika und die aldosteronantagonistischen Diuretika sind als Medikamente, die den Kaliumspiegel ansteigen lassen, zu beachten. Wegen des bedrohlichen Krankheitsbildes muß die Serumkaliumkonzentration oft schnell normalisiert werden. Folgende therapeutische Maßnahmen sind dabei gebräuchlich:
- Alkalisierung mit Natriumbikarbonat und damit Senkung des Plasmakaliumspiegels (etwa 50 mval),
- 25 g Glucose mit 12 Einheiten Altinsulin innerhalb einer halben Stunde, eventuell mehrmals,
- Kationenaustauscher entweder oral, rektal oder über die Magensonde,
- osmotisch induzierte Diarrhö mit entsprechenden Substanzen,
- Peritoneal- oder Hämodialyse, wenn die oben genannten Möglichkeiten nicht zum Erfolg führen.

Um die kardiale Wirkung zu antagonisieren, können bis zu 2 g Calcium innerhalb von 15 Minuten gegeben werden.

Calcium

Physiologie und Regulationsmechanismen

Resorption, Elimination, Mobilisation aus dem Knochen und die Verteilung zwischen einzelnen Kompartimenten unterliegen dem Einfluß von Parathormon, Calcitonin und Vitamin D. Enge Beziehungen sind auch zu anderen lebenswichtigen Ionen vorhanden: Gemeinsam mit Magnesium und Phosphat ist Calcium einem komplexen Regelsystem unterworfen (19); mit diesen beiden Ionen besteht auch Konkurrenz und Interdependenz an synaptischen und neuromuskulären Strukturen. Auswirkungen hoher Kaliumkonzentrationen können durch entsprechende Erhöhung der Serumcalciumkonzentration kompensiert werden.
1% des Gesamtkörpercalciums ist frei verfügbar, der Rest ist an Knochenstrukturen fixiert. Im Plasma liegt Calcium in drei Formen vor, die untereinander im Gleichgewicht stehen (9): An Albumin und Globulin gebunden in einer Konzentration von etwa 4,5 mg/100 ml, in gleicher Konzentration in ionisierter Form und zu 0,5 mg/100 ml als nichtproteingebundenes, nichtionisiertes Calcium. Für die physiologische Wirkung ist das ionisierte Calcium verantwortlich. Eine Beziehung zu Wasserstoffionen besteht insofern, als der Anteil an ionisiertem Calcium durch den pH definiert wird: je niederer der pH, desto mehr Calcium liegt im Plasma ionisiert vor.

Hypokalzämie

Klinik und anamnestischen Angaben kommen bei der Diagnose der Hypokalzämie entsprechende Bedeutung zu, da das ionisierte, physiologisch wichtige Serumcalcium schwierig zu messen ist. Vermehrte neuromuskuläre Erregbarkeit, Karpopedalspasmen und gesteigerte Sehnenreflexe können erste Hinweise auf einen Mangel geben.
Eine häufige Ursache für Hypokalzämie ist die Hypoproteinämie, ohne daß deswegen zunächst pathologische Auswirkungen zu erwarten sein müssen. Nach Traumen, im Schock oder bei Sepsis jedoch kann die Calciummobilisation gestört sein. Die Auswirkungen des Mangels an ionisiertem Calcium können besonders dann akut werden, wenn gleichzeitig eine Alkalose besteht oder durch Massivtransfusion Calcium vermehrt verbraucht wird. Schließlich ist die Hypokalzämie auch pathognomonisch bei der akuten Pankreatitis; als Ursache wird dabei die durch hohe Lipaseaktivität

induzierte lokale Akkumulation von freien Fettsäuren mit nachfolgender Bildung von Kalkseifen angenommen. Die Therapie von Calciummangelzuständen ist die Substitution von Calciumsalzen z. B. als Gluconat oder Chlorid. Auf kardiale Komplikationen, besonders bei digitalisierten Patienten, ist dabei zu achten.

Hyperkalzämie

Die Symptome einer Hyperkalzämie können Adynamie, Anorexie, Erbrechen und Polyurie mit Dehydratation sein. Auch hier gilt die vermehrte Digitalisempfindlichkeit als Hinweiszeichen.
Als Ursache kommen Hyperparathyreoidismus, Vitamin-D-Intoxikation und das paraneoplastische Syndrom in Frage.
Neben der kausalen Therapie gilt als Behandlungsprinzip, die Konzentration von ionisiertem Calcium durch Verdünnung und Alkalisierung zu verringern und seine renale Elimination zu steigern. Durch Infusion von 0,9%iger Kochsalzlösung wird die Calciumausscheidung erhöht und vielleicht die tubuläre Calciumreabsorbtion gehemmt. Ein ähnlicher Effekt wird durch isotone Natriumsulfatlösung erreicht, wobei Veränderungen der Natrium- und Kaliumspiegel berücksichtigt werden müssen. Glucokortikoide (bis zu 2 g Prednison/Tag) können ebenfalls die Serumkonzentration von Calcium vermindern.

Magnesium

Physiologie und Regulationsmechanismen

Magnesium befindet sich hauptsächlich intrazellulär (etwa 40 mval/l). Die Plasmakonzentration liegt zwischen 1,5 und 2 mval/l, ein Drittel davon ist proteingebunden. Hauptausscheidungsquelle sind Urin und Schweiß. Die Urinausscheidung kann bei Mangelzuständen auf extrem niedrige Werte abfallen. Magnesium beeinflußt das zentrale Nervensystem und die neuromuskuläre Übertragung, bei sehr großen Abweichungen von der Norm auch den Herzmuskel (4).

Magnesiummangel

Hypomagnesiämien werden bei chronischem Alkoholismus, bei Leberzirrhose, Hyperparathyreoidismus und starker Diurese gesehen. Nimmt der Magnesiummangel stärkere Ausmaße an, können vermehrte Muskelerregbarkeit und epileptiforme Krämpfe auftreten.
Nach Sicherung der Diagnose durch Kontrolle des Serummagnesiumspiegels gilt als Therapie, etwa 40 mval/Tag (etwa 2,5 g/Tag) Magnesium als Chlorid oder Sulfat langsam zu infundieren. Beim Nierenversagen mit seiner verminderten Magnesiumexkretion ist dabei höchste Vorsicht geboten.

Hypermagnesiämie

Ein Überschuß von Magnesium im Plasma hat seine Ursache meistens in einer verminderten Elimination infolge von Niereninsuffizienz und kann durch Anwendung magnesiumhaltiger Antazida noch verstärkt werden. In seltenen Fällen kann eine Hypermagnesiämie bei Nebennierenrindeninsuffizienz und unbehandelter diabetischer Azidose auftreten.
Die Symptome sind verminderte neuromuskuläre Erregbarkeit, zentrale Depression und manchmal Hypotonie wegen der Vasodilatation. Neben der Beseitigung der ätiologischen Faktoren besteht die Therapie in intravenöser Zufuhr von Calcium, der Steigerung der Urinproduktion und eventuell Hämodialyse.

Chlorid

Physiologie und Regulationsmechanismen

Der Chloridstoffwechsel ist eng mit dem Na^+- und K^+-Stoffwechsel sowie dem Säure-Basen-Haushalt gekoppelt (7). Die mittlere Tagesmenge für einen Erwachsenen liegt bei etwa 100 mval Chlorid. Chlorid wird im Dünndarm resorbiert und hauptsächlich renal ausgeschieden. Über den Schweiß (etwa 50 mval/l) und über intestinale Sekrete (etwa 100 mval/l) können zusätzliche Verluste auftreten. Die Regulation des Plasmaspiegels erfolgt passiv mit dem Natriumspiegel.
Beim Versuch des Organismus, die Anionenmenge konstant zu halten, verhalten sich Chlorid- und Bicarbonationen im Plasma reziprok. Diese Wechselwirkung wird unter anderem auch dadurch gefördert, daß eine vermehrte renale Exkretion des Chlorids als Ammoniumsalz zwangsläufig zu einer vermehrten Bicarbonatbildung in der Tubuluszelle führt. Von dort wird Bicarbonat ins Plasma abgegeben und kann so Chlorid intravasal ersetzen.

Störungen des Chloridstoffwechsels

Klinische Symptome von Chloridmangelzuständen mit Bewußtseinstrübung, Krämpfen oder Koma treten erst auf, wenn der Serumchloridspiegel unter 115 mval/l sinkt.
Hyperchlorämische Zustände sind meist iatrogen. Da synthetische Aminosäurenlösungen größere Mengen Chlorid enthalten, können unter parenteraler Ernährung hyperchlorämische Azidosen entstehen, wenn den Infusionen keine geeigneten Puffer zugesetzt sind.
Für Diagnose und Therapie des Chloridmangels und -überschusses gilt das im Natriumhaushalt gesagte (S. 21.14).

Phosphat

Physiologie und Regulationsmechanismen

Ein normalgewichtiger Erwachsener verfügt über einen Phosphatbestand von etwa 3 kg; 75% davon sind in der Knochenmatrix gebunden. Über die Niere wird täglich etwa 1 g eliminiert, bei Bedarf kann die Ausscheidung fast völlig zum Erliegen kommen.

Störungen im Phosphatstoffwechsel

Trotz der großen Reserven können Mangelzustände auftreten, die wegen der Wichtigkeit des anorganischen Phosphats bei der Synthese von energiereichen Phosphaten beachtet werden müssen. Symptome eines Phosphatmangels sind Übelkeit, Muskelschwäche, Knochenschmerzen, zerebrale Verwirrtheitszustände und Anorexie. An einigen anderen pathologischen Veränderungen, z. B. Störungen der Leukozytenfunktion und Linksverschiebung der Sauerstoffbindungskurve ist wahrscheinlich ebenfalls das Phosphat beteiligt. Als Ursache wird dabei eine Erniedrigung energiereicher Phosphate am Wirkungsort bzw. deren vermehrter Verbrauch diskutiert. Unter der parenteralen Ernährung mit synthetischen Aminosäurengemischen, denen kein Phosphat zugesetzt wurde, werden häufig Hypophosphatämien beobachtet. Durch Zufuhr von etwa 50 mval/Tag läßt sich die Hypophosphatämie vermeiden; dabei auftretende Hypokalzämien müssen therapiert werden.

Anionenlücke (Anion gap)

Der Begriff Anionenlücke hat in den letzten Jahren Bedeutung bei Unterscheidung verschiedener Formen der metabolischen Azidose gefunden (2). Eine wichtige Rolle kommt ihr auch bei der Diagnose des multiplen Myeloms und der Bromintoxikation zu.
Der Normalwert des Anion gap ist 12 mval/l und wird aus den gemessenen Serumwerten von Na^+, Cl^- und HCO_3^- nach der Formel

$$Na^+ - (Cl^- + HCO_3^-) = \text{Anionenlücke}$$

berechnet.
Der Ausdruck Anionenlücke selbst ist mißverständlich. Da die totale Serumkationenkonzentration der der Serumanionen entsprechen muß, kann natürlich keine „Lücke" bestehen. Tatsächlich ist es so, daß sich der numerische Wert der Anionenlücke aus der Differenz zwischen den sogenannten nicht gemessenen Anionen und Kationen ergibt (Tab. 21.9). Beispiele eines erhöhten Anion gap durch Vermehrung der nicht gemessenen Anionen sind die Laktatazidose, die Ketoazidose und Vergiftungen mit Methanol und Salicylaten. Eine verkleinerte Anionenlücke ist bei Hyperkaliämie, Hypermagnesiämie und Hyperkalzämie zu beobachten. Das gleiche gilt für die Infusion von Trispuffer. Der häufigste Grund für eine verkleinerte Anionenlücke ist die Hypalbuminämie.

Tabelle 21.9 Anionenlücke, die sich aus der Differenz der nicht gemessenen Anionen und Kationen ergibt

nicht gemessene Anionen		nicht gemessene Kationen	
Proteine	15 mval/l	Kalium	4,5 mval/l
Phosphat	2 mval/l	Calcium	5,0 mval/l
Sulfat	1 mval/l	Magnesium	1,5 mval/l
organische Säuren	5 mval/l		
	23 mval/l		11,0 mval/l

Osmolalitätsveränderungen

Wertigkeit und Berechnung

Osmolalität bzw. Osmolarität geben die Summe der molaren Konzentrationen in Flüssigkeit gelöster Teilchen an. Da aber diese Konzentration mit-

Tabelle 21.**10** Ursachen von Serumosmolalitätsveränderungen

Hyperosmolalität	Hyposmolalität
erhöhter Blutzuckerspiegel Nierenversagen Verminderung der Produktion, Freisetzung und/oder Wirkung von ADH Zufuhr natriumhaltiger Lösungen	Streß mit vermehrter ADH-Bildung (Anästhesie, Trauma, chirurgische Eingriffe usw.) Verlust gastrointestinaler Flüssigkeiten Herzinsuffizienz Leberzirrhose Zufuhr elektrolytfreier Lösungen endokrinologische Störungen (z. B. Morbus Addison)

tels Gefrierpunktserniedrigung als Plasmaosmolalität bestimmt wird und dieser Wert – im Gegensatz zur Osmolarität – von der Konzentration von Plasmaproteinen und -lipiden unabhängig ist, empfiehlt es sich, den Begriff Osmolalität zu verwenden.

Normalerweise sind die Körperflüssigkeiten isoosmolal. Bei kritisch Kranken kommen aber Änderungen der Serumosmolalität relativ häufig vor (1, 10) (Tab. 21.10). Die Ursachen dafür liegen einmal darin, daß schwere Krankheitsbilder primär schon mit einer starken Beeinträchtigung der Regulationsmechanismen einhergehen. Die Vielfalt der therapeutischen Maßnahmen andererseits greift zusätzlich tief in die Homöostase ein.

Zum Teil sind Symptome, Diagnose und therapeutische Maßnahmen hypo- und hyperosmolaler Zustände in den Kapitelabschnitten Wasser- und Natriumhaushalt besprochen. Ihre krankheitsprognostische Wertigkeit und einige spezielle diagnostische Überlegungen jedoch rechtfertigen die gesonderte Darstellung.

Der exakte Wert der Osmolalität kann mit der Methode der Gefrierpunktserniedrigung bestimmt werden. Er liegt normalerweise zwischen 275 und 290 mosm/kg H_2O. Mit der Gleichung

$$\text{Plasmaosmolalität (mosm/kg } H_2O) = Na^+ \text{ im Serum (mval/l)} \times 1{,}86 + \frac{\text{Blutzucker (mg/100 ml)}}{18} + \frac{\text{Harnstoffstickstoff im Serum (mg/100 ml)}}{2{,}8}$$

läßt sich die Plasmaosmolalität abschätzen. Liegt der gemessene Wert höher als 10 mosm/kg über dem errechneten, müssen zusätzliche osmotische Valenzen im Serum vorhanden sein. Dies ist z. B. bei Intoxikation mit Alkohol, Ketonämie oder Laktatämie der Fall.

Plasmahyperosmolalität

Eine Plasmaosmolalität von mehr als 350 mosm/kg ist lebensbedrohlich. Die Patienten sind bei solchen Werten meist komatös. Die Therapie hat entsprechend den zugrundeliegenden Störungen zu erfolgen. Eine durch Äthylalkoholabusus hervorgerufene Hyperosmolalität wird sich meist innerhalb eines Tages spontan korrigieren. Anders beim hyperglykämischen, nicht ketoazidotischen Koma, das einer unter engmaschiger Laborkontrolle durchzuführenden Insulin- und Flüssigkeitstherapie bei gleichzeitiger Natrium- und Kaliumsubstitution bedarf.

Auch die Urinosmolalität (Normwert 1200 mosm/kg H_2O ± 400), die normalerweise zwei- bis dreimal höher ist als die des Serums, hat bei Diagnose und Therapie ihre Bedeutung. Wenn ungenügend ADH freigesetzt wird oder die Tubuluszellen gegenüber ADH unempfindlich sind, ist der Urin meist hyposmolal. Die Therapie hat sich zu orientieren an den Laborparametern Serum- und Urinosmolalität und dem Wert des Natriums im Serum. Natriumwerte im Serum über 155 mval/l weisen auf die Schwere der vorliegenden Störung hin. Ziel der Therapie soll sein, dem Organismus freies Wasser zur Verfügung zu stellen. Als Lösungen werden 5% Glucose, in extremis 2,5% Glucose-Lösungen, zunächst ohne Natriumzusätze, empfohlen. Zusätzlich ist die Gabe von Minirin 1–2 ml/die oder Pitressin-Tannat 0,5–1,0 ml/die i. v. indiziert. Bei „renalisiertem“ Diabetes insipidus (LISON) kommt als alternative Therapie die Anwendung von Thiaziden (Hygroton 25–50 mg/die i. v.) in Frage.

Plasmahyposmolalität

Obwohl eine Hyponatriämie nicht immer mit einem hyposmolalen Plasma korreliert, z. B. bei einer gleichzeitigen starken Erhöhung des Blutzuckerspiegels, gilt umgekehrt, daß die Plasmahyposmolalität im allgemeinen einer Hyponatriämie entspricht (s. Natriumhaushalt, S. 21.14).

Die Hauptursache hyposmolaler Zustände ist iatrogen. Zerebrale Störungen sind bei Plasmaosmolalitäten von weniger als 230 mosm/kg zu erwarten; bei noch niedrigeren Konzentrationen kann es zu Krämpfen kommen. Auch bei diesem Homöostaseungleichgewicht geht die Entstehungsgeschwindigkeit in die Symptomatik mit ein: je schneller sich eine Hyposmolalität entwickelt, desto ausgeprägter ist ihr Verlauf.

Literatur

1 Bell, N. H., H. P. Schedl, F. C. Bartter: An explanation for abnormal water retention and hypoosmolality in congestive heart failure. Amer. J. Med. 36 (1964) 351

2 Emmett, M., R. G. Narins: Clinical use of the anion gap. Medicine (Baltimore) 56 (1977) 38

3 Gauer, O. H., J. P. Henry, C. Behn: The regulation of extracellular fluid volume. Ann. Rev. Physiol. 32 (1970) 547

4 Hänze, S. u. Mitarb.: Der Magnesiumstoffwechsel. Thieme, Stuttgart 1962

5 Harrington, J. T., J. J. Cohen: Measurement of urinary electrolytes – indications and limitations. New Engl. J. Med. 293 (1975) 1241

6 Hinton, P. S., P. Allison, S. Littlejohn, J. Lloyd: Electrolyte changes after burn and effect of treatment. Lancet 1973/II, 215

7 Kassirer, J. P., P. M. Berkman, D. R. Lawrenz, W. B. Schwartz: The critical rate of chloride in the correction of hypokalemic alkalosis in man. Amer. J. Med. 38 (1965) 172

8 Katz, M. A.: Hyperglycemia-induced hyponatremia – calculation of expected serum sodium depression. New Engl. J. Med. 289 (1973) 843

9 MacLean, F. C., A. B. Hastings: Clinical estimation and significance of calcium ion concentration in the blood. Amer. J. med. Sci. 189, 601 (1935)

10 Mattar, J. A., M. H. Weil, H. Shubin: A study of the hyperosmolal state in critically ill patients. Crit. Care Med. 1 (1973) 293

11 Randall, H. T.: Fluid and electrolyte therapy. In: Manual of Preoperative and Postoperativce Care. hrsg. von H. T. Randall, J. H. Hardy, F. D. Moore. Saunders, Philadelphia 1967 (S. 15)

12 Scribner, B. H., J. M. Burnell: Interpretation of the serum potassium concentration. Metabolism 5 (1956) 468

13 Shires, G. T., J. Williams, F. Brown: Acute changes in extracellular fluids associated with major surgical procedures. Ann. Surg. 154 (1961) 803

14 Sladen, A., M. B. Laver, H. Pontoppidan: Pulmonary complications and water retention in prolonged mechanical ventilation. New Engl. J. Med. 279 (1968) 448

15 Taylor, W. H. u. Mitarb.: Fluid Therapy and Disorders of Electrolyte Balance. Blackwell, Oxford 1965

16 Tobin, R. B.: Varying role of extracellular electrolytes in metabolic acidosis and alkalosis. Amer. J. Physiol. 195 (1958) 685

17 Truninger, B. u. Mitarb.: Wasser- und Elektrolythaushalt. Diagnostik und Therapie. Thieme, Stuttgart 1974

18 Van der Ark, C. R., F. Ballantyne III, E. W. Reynolds: Electrolytes and the electrocardiogram. Cardiovasc. Clin. 5 (1973) 269

19 Wacker, W. E. B., A. F.: Parisi: Magnesium metabolism. New Engl. J. Med. 278 (1968) 658

Praktische Hinweise zur Durchführung der Infusionstherapie

Die Praxis der Infusionstherapie wird durch die Art der Erkrankungen, bei denen sie notwendig wird, bestimmt. Eine kurzfristige unterstützende Zufuhr von Flüssigkeiten bei einem Patienten, der nicht ausreichend trinken kann, bedarf z. B. keiner besonderen Applikationsmaßnahmen. Wenn aber über Wochen parenteral ernährt werden muß, ergeben sich andere Aspekte. Es müssen alle Nebenwirkungen vermieden werden, die durch ein Zuviel oder ein Zuwenig der zugeführten Substanzen verursacht werden können. Dies gelingt dadurch, daß die Infusionsgeschwindigkeit mit Infusionspumpen dem Bedarf angepaßt wird.

Handelsüblich sind elektrisch betriebene Rollenpumpen (z. B. Infusomat) (Abb. 21.7), bei denen Kontrollsysteme unter anderem das Vordringen von Luft in den Infusionsschlauch verhindern. Diese Geräte können auch unabhängig vom Stromnetz verwendet werden. Ein neueres, ebenfalls bei Bedarf netzunabhängiges Infusionssystem (Infusys M 1) (Abb. 21.8) arbeitet nach dem Prinzip der Kolbenpumpe. Es ist mikroprozessorgesteuert und kann gleichzeitig zur Bestimmung des Venendrucks benutzt werden. Durch verschiedene Kontrolleinrichtungen ist auch dieses Infusionsgerät funktionssicher. Ähnliches gilt auch für das mit Schwerkraftregelung und bedarfsweise elektronisch gesteuerte Gerät (IDG Constantomat) (Abb. 21.9).

Da viele Substanzen gleichzeitig infundiert werden müssen, sind Komplettlösungen im Handel, die den Tagesbedarf an Flüssigkeit, Kohlenhydraten, Aminosäuren, Elektrolyten und zum Teil auch an Spurenelementen und Vitaminen decken (z. B. TPE 1800, Salviamin 2000). Ihr Vorteil liegt in der einfachen Handhabung und in der größeren Sicherheit vor exogener Kontamination, da keine zusätzliche Supplementierung mit Elektrolyten usw. erfolgen muß. Der Nachteil dieser Lösungen ist, daß man mit ihnen auf eine fixe Substanzenkombination festgelegt und in seiner therapeutischen Variabilität eingeschränkt ist.

Ähnliche Überlegungen gelten auch für das Arbeiten mit Mischbeuteln (z. B. Infumix), in denen der

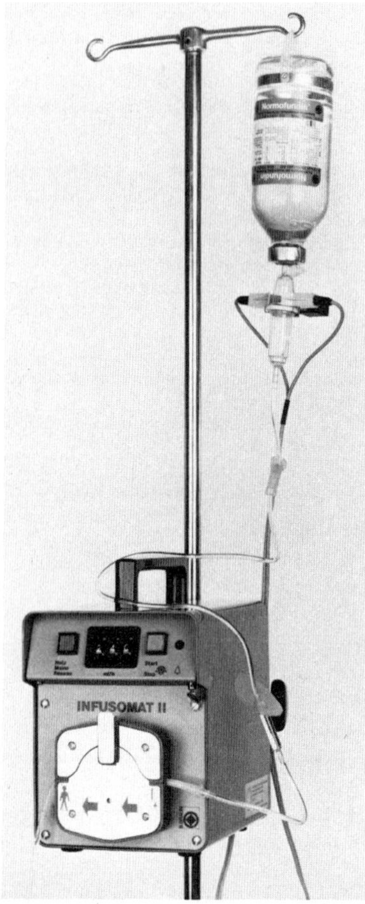

Abb. 21.7 Infusionspumpe Infusomat

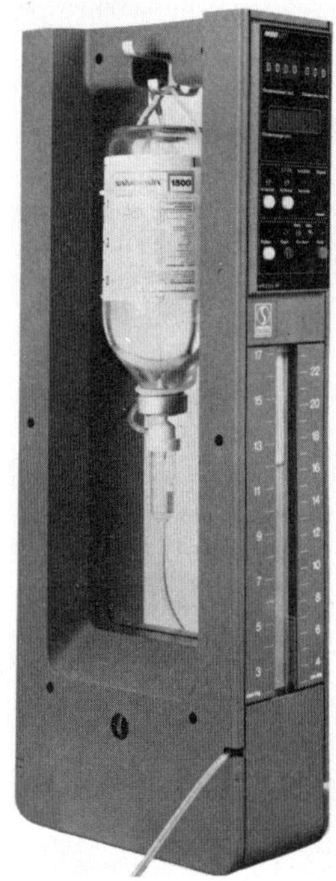

Abb. 21.8 Infusionspumpe Infusys M 1

Tagesbedarf unter Sterilbedingungen zusammengemischt werden kann.
Die weitesten therapeutischen Variationsmöglichkeiten bestehen, wenn die Zufuhr der verschiedenen Substrate getrennt über Infusionspumpen gesteuert wird. Die Koppelung der dabei notwendigen Infusionsbestecke muß über Y-Stücke oder Mehrfachkonnektoren erfolgen. Dieser erhöhte technische und personelle Aufwand ist unserer Ansicht nach gerechtfertigt, wenn bei Schwerstkranken die Infusionstherapie einen zentralen Stellenwert einnimmt.
Oft müssen kleinere Infusionsmengen, z. B. als kaliumhaltige Lösungen gemeinsam mit dem schon begonnenen Infusionsprogramm infundiert werden. Dies ist mit Hilfe graduierter Zusatzsysteme möglich (z. B. Babydos, Metriset), die im Bypaß angeschlossen werden.
Eine Infusionstherapie durchzuführen beinhaltet

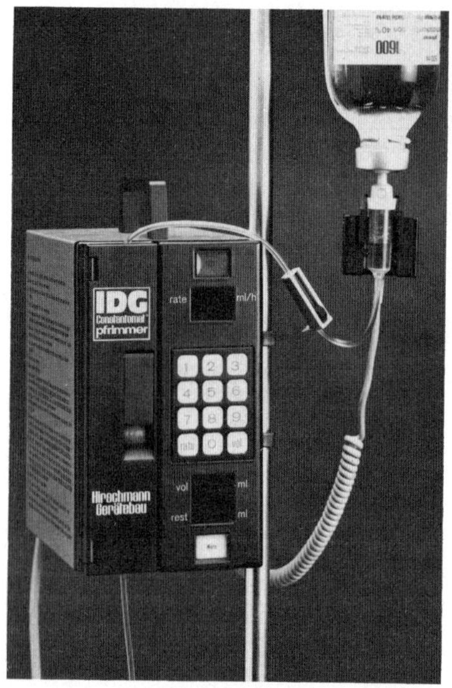

Abb. 21.9 IDG Constantomat

aber auch, daß jede Schädigung des Organismus vermieden werden muß. In diesem Zusammenhang ist es wichtig, zu wissen, daß bei fertigen Infusionslösungen eine Stabilität oft nur dann gewährleistet werden kann, wenn auf das Zumischen anderer Substanzen (z.B. Elektrolyte und Vitamine) verzichtet wird. Es sei auch darauf hingewiesen, daß in Infusionsgemischen Inkompatibilitäten und Inaktivierungen ohne sichtbare chemische Reaktionen auftreten können.
Besonders unter langdauernder Infusionstherapie können Schäden induziert werden, wenn Partikel, z. B. beim Durchstechen des Gummiverschlusses an der Infusionsflasche, in den Blutkreislauf eingeschwemmt werden. Um die Infusion von Fremdmaterial zu vermeiden, wird deshalb die Benutzung von Infusionsfiltern empfohlen.

Bilanzierte Ernährung mit Sondenkost

Zielsetzung der Sondenernährung ist auch bei Intensivpatienten die Zufuhr lebensnotwendiger Substanzen. Daneben können z. B. bei niereninsuffizienten Patienten diätetische Überlegungen in den Vordergrund treten.
Die Sondenernährung soll unter Umgehung verschiedener Abschnitte des Verdauungstraktes die Versorgung des Organismus mit Nahrungsstoffen gewährleisten. Sie wird bei Patienten angewendet, bei denen eine normale Nahrungszufuhr nicht oder nur ungenügend möglich oder unzulässig ist. Voraussetzung dabei ist eine ausreichend vorhandene funktionstüchtige Darmmukosa. Als typisches Indikationsbeispiel zur Sondenernährung gelten eine starke Katabolie (z. B. Verbrennungsverletzte) oder Oberbaucheingriffe, bei denen eine Jejunalsonde zur Schonung der Enteroanastomose plaziert wird.
Keine Sondenernährung sollte durchgeführt werden, wenn die Resorptionsfunktion des Darmes komplett ausgefallen ist und wenn ein Ileus besteht. Bei nachgewiesenen Ösophagusvarizen ist die Indikation kritisch zu stellen. Selbstverständlich verbietet sich diese Art der Nahrungszufuhr auch, wenn eine Unverträglichkeit darauf besteht, z.B. bei einer Allergie auf Milchprodukte.
Für die Durchführung einer Sondenernährung bei kritisch Kranken gelten ähnliche Empfehlungen wie bei der parenteralen Ernährung: auch hier müssen der Ernährungszustand, der Nahrungsbedarf, die Stoffwechselsituation, Bilanzierungsproblem und auch die geplante Zeitdauer beachtet werden.

Technik der Sondierung und Indikation zur Sondenernährung

Je nach der Lage der Sondenspitze unterscheidet man Magensonde, Duodenal- und Jejunalsonde. Entsprechend sind auch die Sonden dimensioniert, nämlich 75 cm für Magensonden und 100–125 cm für Darmsonden. Eine intragastrale Fistel wird in der Regel nur noch nach Ösophagusoperationen angelegt oder wenn eine Obstruktion in diesem Bereich besteht.
Als Sondenmaterial wird fast immer Kunststoff verwendet z.B. Polyurethan, Silikon-Kautschuk oder PVC. Bei den weit verbreiteten PVC-Sonden besteht die Gefahr, daß sie durch allmählichen Verlust des Weichmachers härter und spröder werden und dann zu Verletzungen und Perforationen führen können (2).
Das Legen von Magensonden ist einfach und muß nicht näher erläutert werden. Die Ernährung über eine Magensonde ist indiziert nach Verletzungen und Operationen im Mund- und Rachenbereich, bei Ösophagusstenosen oder -atresien und bei Bewußtlosen, wenn die Schluckreflexe noch erhalten sind.
Über Dünndarmsonden wird ernährt, wenn wegen fehlender oder ausgeschalteter Schluckreflexe eine Regurgitations- oder Aspirationsgefahr droht oder wenn im oberen Verdauungstrakt operiert worden ist. Die Plazierung von Sonden in den Duodenojejunalbereich kann schwierig werden, besonders, wenn stark flexibles Sondenmaterial verwendet wird. Dann kann die Rechtsseitenlage das Vorwandern durch den Pylorus erleichtern. Eine richtige Plazierung kann auch mit Hilfe eines Endoskops erreicht werden. Um das Erreichen der Endposition besser steuern zu können, werden neuerdings Sonden mit Führungsmandrin angeboten (z. B. Ernährungssonde Pfrimmer-soft-, freka-Ernährungssonde). Eine röntgenologische Kontrolle der Sondenlage ist immer angebracht.
Die auf etwa Körpertemperatur vorgewärmte Sondenkost muß je nach Lage der Sonde portioniert werden. Bei Magensonden werden etwa 250 ml,

bei Duodenalsonden 100 ml und bei Jejunalsonden 50 ml pro Einzelportion verabfolgt. Generell gilt, daß vor der Applikation einer neuen Einzelportion durch Aspiration gesichert werden muß, daß keine Reste der vorhergehenden mehr vorhanden sind. Weiterhin wird die Kost oft besser vertragen, wenn anfangs häufiger kleine Mengen zugeführt werden. Es kann bei solchen Unverträglichkeiten nützlich sein, kontinuierlich, evtl. auch über eine Pumpe zu infundieren. Damit die Sonde nicht verstopft, sollte schließlich direkt nach Applikation der Mahlzeit die Sonde mit Tee oder Kochsalzlösung nachgespült werden.

Allgemeine Hinweise zur Sondenernährung

Für die praktische Anwendung kommen zunächst die allgemeinen Richtlinien einer Bilanzierung zur Anwendung, wobei eine unterstützende parenterale Ernährung immer miteinbezogen werden muß. Wenn keine Flüssigkeitsrestriktion indiziert ist, liegt der tägliche Flüssigkeitsbedarf eines Erwachsenen bei 2000–3000 ml und die Kalorienmenge zwischen 7000–16000 kJ/die (1800 und 4000 kcal/die). Die Kaloriendichte beträgt dabei in der Regel 1 kal/g bei einer Osmolarität von etwa 300 mosm/l.

Einige Besonderheiten sollten bei der Planung einer Sondenernährung berücksichtigt werden. Prinzipiell können in den Diäten alle verdaulichen Mono-, Oligo- und Polysaccharide eingesetzt werden. Die Mono- und Disaccharide Glucose, Fructose und Saccharose sind gut resorbierbar; sie wirken aber stark osmotisch und sind daher nur bedingt verwendbar. Die Osmolariätsgrenze von 500 mosm/l sollte nicht überschritten werden. Das Polysaccharid Stärke, für die normale Nahrung geeignet, kann bei Sondenkost nur in geringen Mengen verwendet werden: Stärke ist relativ schwer verdaulich und erlaubt wegen seiner Verkleisterung nach Zufuhr von Flüssigkeit keine ungehinderte Passage durch die Sonde. Mit Maisstärkehydrolysaten (Maltodextrine), die nur eine schwach osmotische Wirkung haben und gut löslich sind, lassen sich beide Nachteile vermeiden.

Das Disaccharid Lactose ist als Bestandteil von Diäten weniger geeignet. Physiologischerweise wird die Lactose im Dünndarm durch die zottenständige Lactase in Glucose und Galactose gespalten. Dieses Enzym ist dort während der Säuglingszeit relativ hoch aktiv und nimmt im Laufe der Entwicklungsperiode deutlich ab. Die Verringerung der Lactaseaktivität ist bei verschiedenen Rassen different und entsprechend unterschiedlich ist auch die Fähigkeit, als Erwachsener Lactose zu verdauen (sog. Lactoseintoleranz). In Zentraleuropa muß bei etwa 10% der einheimischen Bevölkerung mit einer Lactoseintoleranz gerechnet werden, die bei der Zufuhr von etwa 10 g Lactose bereits manifest werden kann (8) und mit rasch auftretenden Diarrhöen imponiert. Bei Süd- und Nichteuropäern liegt die Häufigkeit einer Intoleranz bei 70%. Die Störung ist bei diesen ethnischen Gruppen genetisch fixiert, ohne daß sich eine Verknüpfung mit einer gastrointestinalen Vorerkrankung konstruieren ließe. Durch Einsatz lactosefreier Sondennahrung, die von verschiedenen Herstellern angeboten wird (z. B. Pernutrisol), kann diese Komplikation vermieden werden.

Der Fettanteil bei Sondenkost sollte dem der normalen Nahrung entsprechen. Eine distale Sondenlage erlaubt jedoch nur eine schlechte Fettverwertung, was sich in Stearrhöen äußert. Aus diesem Grund werden bei Duodenal- und Jejunalsonden mittelkettige Triglyceride (MCT) bevorzugt. Die MCT als Glycerinester der Fettsäuren haben in der Diätetik eine große Bedeutung erlangt. Sie erreichen nicht als Chylomikronen über den Ductus thoracicus den großen Kreislauf, sondern werden, auch wenn Galle und Pankreaslipase fehlen, via Pfortader direkt zur Leber transportiert. Sie werden schnell und komplett oxidiert und existieren nicht in Speicherform. Die Einstellung auf MCT muß schrittweise erfolgen, weil nach initial zu großen Mengen abdominelle Schmerzen, Erbrechen und osmotisch bedingte Durchfälle auftreten können. MCT-Mengen bis zu 100 g/Tag werden normalerweise gut toleriert. Die schnelle Oxidation der MCT hat aber auch Nachteile, da in kürzester Zeit Acetyl-CoA und evtl. große Mengen an Ketonkörpern und damit eine Azidose entstehen kann.

Fett dient in den Formeldiäten außerdem der Bedarfszufuhr an essentiellen Fettsäuren und um die Resorption fettlöslicher Vitamine sicherzustellen. Die als Nahrungsstoff essentielle Linolsäure muß bei langfristiger Ernährung in den Sondenkosten mit etwa 2 g/Tag vorhanden sein (7).

Von den Gesamtkalorienmengen müssen etwa 10% als biologisch hochwertige Stickstoffverbindungen zugeführt werden (4). Das entspricht beim Erwachsenen einer Menge von 50–80 g Protein. Als Basis werden meist Milchproteine verwendet, die allerdings auch das relativ minderwertige Casein enthalten (1). In dieser Hinsicht ist auch das glutenhaltige Gliadin nicht vollwertig. Die biologische Wertigkeit läßt sich durch das Zumischen spe-

zieller Proteine, z.B. Soja-Eiprotein erhöhen. Einige Präparate haben eine der Kartoffel-Ei-Diät angepaßte Aminosäurenzusammensetzung, was bei einer aus Krankheitsgründen notwendigen Eiweißrestriktion Vorteil bieten kann. Um eine optimale biologische Wertigkeit zu erreichen, werden die den meisten natürlichen Proteinen fehlenden schwefelhaltigen Aminosäuren Methionin und Cystein zugesetzt.
Bei intragastraler Sondenlage ergeben sich meist keine Schwierigkeiten, wenn hochwertige Präparate Verwendung finden. Bei Duodenalsonden wird ein Teil des regulären Verdauungsprozesses umgangen und deshalb eine schnell resorbierbare Diät bevorzugt. Die Stickstoffresorption betreffend werden dabei den Oligopeptiden bessere Eigenschaften zugeschrieben als den Aminosäuren (5).

Praxis der Sondenernährung

Bei einer brauchbaren Sondennahrung müssen die einzelnen Komponenten im richtigen Verhältnis zueinander stehen. Sie muß außerdem bei guter Löslichkeit homogen und frei von pathogenen Keimen sein. Diesen Anforderungen kann auf verschiedene Weise Rechnung getragen werden. Einmal lassen sich durch Homogenisieren von normalen Nahrungsmitteln Nährstoffkonzentrate herstellen. Eine andere Möglichkeit ist die Benutzung von Formel- oder Formuladiäten, die entweder in der Diätküche gemischt oder – schon weiter vorgefertigt – von der Industrie als Instantprodukte angeboten werden.
Sondenkost aus homogenisierten Lebensmitteln ist nur für die intragastrale Zufuhr geeignet. Sie ist meistens gut bilanziert, d. h. die Grundnahrungsstoffe stehen in optimaler Relation zueinander und alle essentiellen Faktoren sind in ausreichender Menge vorhanden. Die Zubereitung ist allerdings aufwendig, da die zerkleinerte Kost durch ein Sieb passiert werden muß. Um hygienische Probleme zu vermeiden, ist jede Portion möglichst frisch herzustellen. Diese Art der Sondenernährung ist nur dann sinnvoll, wenn die Funktion des Magen-Darm-Traktes intakt ist und keine Probleme bezüglich Bilanzierung und Stoffwechselerkrankungen bestehen.
Die Benutzung von industriell gefertigter Sondennahrung bietet neben rationellerem Arbeiten in der Küche und auf Station den Vorteil einer exakten Bilanzierung. Dazu kommt, daß diese Diäten in hygienischem Bereich eine Verbesserung darstellen und bei enteralen Erkrankungen therapeutisch verwendet werden können (6). Eine solche Sondenkost ist aus kohlenhydrathaltigen Energieträgern, wie Zucker, Dextrine oder Stärke, und aus fetthaltigen Energieträgern, wie Pflanzenöle, Sahne oder MCT, zusammengesetzt. Als Proteine werden Eipulver oder Magermilchpulver supplementiert. Die MCT-haltigen Präparate sind wegen ihrer direkten Resorption besonders leicht verdaulich und werden bei entsprechenden Sondenpositionen bevorzugt. Beispiele für eine Sondennahrung auf dieser Basis sind Biosorbin MCT, Capromil, Fresubin, Meritene, Sokoham und andere. Sie finden Verwendung bei Schluckunfähigkeit, Unterernährung und katabolen Zuständen. Nachteilig kann sich das inadäquate Elektrolytangebot in diesen Zubereitungen auswirken (hoher Kalzium- und niedriger Natriumgehalt). Deshalb muß oft Kochsalz gemeinsam mit Vitaminen (besonders Vitamin B und C) zugesetzt werden. Die meisten dieser Präparate sind ballaststoffarm und können, da sie mit Geschmackskorrigentien versehen sind, auch per os gegeben werden.
Bei industriell vorgefertigten Produkten wird jede Portion mit konstantem Nährstoffgehalt erst bei Bedarf zubereitet. Dieser Vorteil ist allerdings mit einer wenig flexiblen Nährstoffzusammensetzung erkauft, es sei denn, man verwendet eine variable Sondenkost mit getrenntem Protein- und Energieanteil (Berodiät). Ein weiterer Schritt, die Applikation von Sondenkost zu vereinfachen, ist mit der Einführung von gebrauchsfertiger flüssiger Sondennahrung (z. B. Biosorb Sonde, Fresubin-flüssig) gemacht worden. Sie ist bereits steril zubereitet und verpackt und kann mit einem Überleitungsgerät direkt an die Sonde angeschlossen werden.
Bei Unverträglichkeit dieser Sondenkost stehen gluten- und lactosefreie Produkte zur Verfügung (z. B. Precitene N, Survimed), die wegen weiter aufgespaltener Nahrungsanteile auch meist ballaststofffrei sind. Durch den Einbau von Oligopeptiden ist diese Kost geschmacklich besser und osmotisch weniger belastend als die Elementardiät. Sie ist als Übergangskost von parenteraler auf orale Ernährung, aber auch bei entzündlichen Darmerkrankungen sowie Malabsorption und Maldigestion indiziert.
Eine Elementardiät besteht aus den Grundbausteinen von Kohlenhydraten und Proteinen (z. B. AVK, Nutrinaut, Vivasorb), also Einfachzuckern und Aminosäuren. Dadurch ist die Nahrungsaufnahme unabhängig von Galle- und Pankreassekretion. Aus geschmacklichen Gründen, weil die osmotische Belastung des Organismus geringer ist und weil sie besser als reine Aminosäuren resor-

biert werden, sind die entsprechenden Aminosäuren neuerdings durch Di- und Tripeptide ersetzt worden.
Die Indikation zur Elementardiät ist immer gegeben, wenn die Ernährungssonde in den oberen Dünndarmabschnitten plaziert ist oder wenn eine Proteinallergie vorliegt. Ähnlich wie die lactose- und ballaststoffarme Sondenkost findet sie auch bei entzündlichen Darmerkrankungen und nach kolonchirurgischen Eingriffen Verwendung.

Komplikationen

Die häufigsten Komplikationen bei Sondenernährung sind Leibschmerzen, Erbrechen, Dumping-Symptomatik und Diarrhö. Sie können durch Hyperosmolarität der Sondenkost, durch ihre bakterielle Verunreinigung, durch zu häufige und/oder zu große Portionen, durch zu tiefe Temperatur der Nahrung, durch zu tiefe Sondenposition und schließlich durch einen hohen Anteil an MCT und eine Lactoseintoleranz ausgelöst werden. Nach Beseitigung der Ursache kann eine Therapie mit pektinhaltigen Präparaten (z. B. Aplona) versucht oder eine Teepause eingelegt werden, wenn dies klinisch vertretbar ist.
Durch inadäquate Zufuhr können Stoffwechselveränderungen ebenfalls induziert werden. Hyperglykämische Situationen und Überwässerung sind meist leicht erkennbar und können entsprechend therapiert werden. Eine schwerwiegende Komplikation mit einer Mortalität von fast 50% ist das hyperosmolare, hyperglykämische, nichtketoazidotische Koma (3), das früher als Tube-Feeding-Syndrom beschrieben wurde. Es ist gekennzeichnet durch den Anstieg von Kreatinin, Harnstoff und Natrium im Serum und einer hypertonen Dehydratation oft in Verbindung mit einer zu geringen Flüssigkeitszufuhr.
Bewußtlose Patienten mit Diabetes, Pankreatitis oder Niereninsuffizienz, aber auch Kranke nach schweren operativen Eingriffen sind in dieser Hinsicht besonders gefährdet.

Literatur

1 Ahrens, E. H.: The use of liquid formula diets in metabolic studies. Adv. Metab. Disord. 4 (1970) 297
2 Boros, S. J., J. W. Reynolds: Duodenal perforation: A complication of neonatal transpyloric tube feeding. J. Pediat. 85 (1974) 107
3 Brenner, W. I., Z. Lansky, R. M. Engelman, W. M. Stahl: Hyperosmolar coma in surgical patients: an iatrogenic desease of increasing incidence. Ann. Surg. 177 (1973) 651
4 Isaksson, B.: Clinical nutrition requirements of energy and nutrients in diseases. Bibl. Nutr. et Dieta 19 (1973) 1
5 Matthews, D. M., S. A. Adibi: Peptide absorption. Gastroenterology 71 (1976) 151
6 Peters, H., I. Kuhn: Die lokale Vorbereitung in der Dickdarmchirurgie. Akt. Chir. 9 (1974) 379
7 Press, M., H. Kikuch, T. Shimoyama, G. R. Thompson: Diagnosis and treatment of essential fatty acid deficiency in man. Brit. Med. J. 1974/II, 247
8 Walike, B. C., J. W. Walike: Relative lactose intolerance. J. Amer. med. Ass. 238 (1977) 948

Weiterführende Literatur

1 Abbott, W. M., R. M. Abel, J. E. Fischer: The effects of total parenteral nutrition upon serum lipid levels. Surg. Gynec. Obstet. 142 (1976) 565
2 Abel, R. M., J. E. Fischer, M. J. Buckley, G. O. Barnett, W. G. Austen: Malnutrition in cardiac surgical patients. Arch. Surg. 111 (1976) 45
3 Ahnefeld, F. W., C. Burri, W. Dick, M. Halmágyi: Infusionstherapie II: Parenterale Ernährung. In: Klinische Anästhesiologie und Intensivtherapie, Bd. 7. Springer, Berlin 1975
4 Ahnefeld, F. W., H. Bergmann, C. Burri, W. Dick, M. Halmágyi, E. Rügheimer: Infusionslösungen – Technische Probleme in der Herstellung und Anwendung. In: Klinische Anästhesiologie und Intensivtherapie, Bd. 14. Springer, Berlin 1977
5 Ahnefeld, F. W., H. Bergmann, C. Burri, W. Dick, M. Halmágyi, E. Rügheimer: Wasser-Elektrolyt- und Säuren-Basen-Haushalt. In: Klinische Anästhesiologie und Intensivtherapie, Bd. 15. Springer, Berlin 1977
6 Allardyce, D. B., A. J. Salvian, N. F. Quenville: Cholestatic jaundice during total parenteral nutrition. Canad. J. Surg. 21 (1978) 332
7 Andreoli, T. E., J. J. Grantham, F. C. Rector: Disturbances in body fluid osmolality. Amer. Physiol. Soc., Bethesda, Maryland 1977
8 Benditt, E. P., R. L. Woolridge, R. Stepto: The dynamics of protein metabolism. J. Lab. clin. Med. 33 (1948) 269
9 Blackburn, G. L., B. R. Bistrian: Nutritional care of the in-

jured and/or septic patient. Surg. Clin. N. Amer. 56 (1976) 1195

10 Bocking, J. K., R. L. Holliday, B. Reid, R. Mustard, J. H. Duff: Total exchangeable potassium in patients receiving total parenteral nutrition. Surgery 88 (1980) 551

11 Bozzetti, F.: Parenteral nutrition in surgical patients. Surg. Gynec. Obstet. 142 (1976) 16

12 Calloway, D. H.: Nitrogen balance of men with marginal intakes of protein and energy. J. Nutr. 105 (1975) 914

13 Carpentier, Y. A., J. Askanazi, D. H. Elwyn, F. E. Gump, J. Nordenström, J. M. Kinney: The effect of carbohydrate intake on the lipolytic rate in depleted patients. Metabolism 29 (1980) 974

14 Clowes, G. H. A., M. Heideman, B. Lindberg, H. T. Randall, E. F. Hirsch, C. J. Cha, H. Martin: Effects of parenteral alimentation on amino acid metabolism in septic patients. Surgery 88 (1980) 531

15 Copeland III, E. M., J. M. Daly, S. J. Dudrick: Intravenous hyperalimentation, bowel rest, and cancer. Crit. Care Med. 8 (1980) 21

16 Daly, J. M., S. J. Dudrick, E. M. Copeland III: Intravenous hyperalimentation. Effect on delayed cutaneous hypersensitivity in cancer patients. Ann. Surg. 192 (1980) 587

17 Dudziak, R., H. Hartmann: Kohlenhydratverwendung im Streßstoffwechsel. In: Intensivmedizin – Notfallmedizin – Anästhesiologie, Bd. 21. Thieme, Stuttgart 1980

18 Elwyn, D. H.: Nutritional requirements of adult surgical patients. Crit. Care Med. 8 (1980) 9

19 Elwyn, D. H., F. E. Gump, M. Iles, C. L. Long, J. M. Kinney: Protein and energy sparing of glucose added in hypocaloric amounts to peripheral infusions of amino acids. Metabolism 27 (1978) 325

20 Fischer, J. E.: Total Parenteral Nutrition. Little, Brown & Co., Boston 1976

21 Fleming, C. R., L. M. Smith, R. E. Hodges: Essential fatty acid deficiency in adults receiving total parenteral nutrition. Amer. J. clin. Nutr. 29 (1976) 976

22 Freeman, J. B., L. D. Mac Lean: Intravenous hyperalimentation: a review. Canad. J. Surg. 14 (1971) 180

23 Freeman, J. B., L. D. Stegink, P. D. Meyer, R. G. Thompson, L. DenBesten: Metabolic effects of amino acid vs dextrose infusion in surgical patients. Arch. Surg. 110 (1975) 916

24 Gazzaniga, A. B., J. R. Polachek, A. F. Wilson, A. T. Day: Indirect calorimetry as a guide to caloric replacement during total parenteral nutrition. Amer. J. Surg. 136 (1978) 128

25 Greenberg, G. R., E. B. Marliss, G. H. Anderson, B. Langer, W. Spence, E. B. Tovee, K. N. Jeejeebhoy: Protein-sparing therapy in postoperative patients. Effects of added hypocaloric glucose or lipid. N. Engl. J. Med. 294 (1976) 1411

26 Heberer, G., K. Schultis, K. Hoffmann: Postaggressionsstoffwechsel – Grundlagen, Klinik, Therapie. Schattauer, Stuttgart 1976

27 Jeejeebhoy, K. N., G. H. Anderson, A. F. Nakhooda, G. R. Greenberg, I. Sanderson, E. B. Marliss: Metabolic studies in total parenteral nutrition with lipid in man. J. clin. Invest. 57 (1976) 125

28 Johnston, I. D. A.: Advances in parenteral nutrition. MTP Press Limited St. Leonhard's House, Lancaster 1978

29 Kay, R. G., C. Tasman-Jones, J. Pybus, R. Whiting, H. Black: A syndrome of acute zinc deficiency during total parenteral alimentation in man. Ann. Surg. 183 (1976) 331

30 Kinney, J. M.: The effect of injury on metabolism. Brit. J. Surg. (1967) 436

31 Kinney, J. M., C. L. Long, F. E. Gump, J. H. Duke: Tissue composition of weight loss in surgical patients. Ann. Surg. 168 (1968) 459

32 Long, C. L., F. Crosby, J. W. Geiger, J. M. Kinney: Parenteral nutrition in the septic patient: nitrogen balance, limiting plasma amino acids, and calorie to nitrogen ratios. Amer. J. clin. Nutr. 29 (1976) 380

33 Lowry, S. F., J. T. Goodgame, M. M. Maher, M. F. Brennan: Parenteral vitamin requirements during intravenous feeding. Amer. J. clin. Nutr. 31 (1978) 2149

34 Mullen, J. L., G. P. Buzby, D. C. Matthews, B. F. Smale, E. F. Rosato: Reduction of operative morbidity and mortality by combined preoperative and postoperative nutritional support. Ann. Surg. 192 (1980) 604

35 Munro, H. N.: Nutritional requirements in health. Crit. Care Med. 8 (1980) 2

36 Orr, G., J. Wade, A. Bothe, G. L. Blackburn: Alternatives to total parenteral nutrition in the critically ill patient. Crit. Care Med. 8 (1980) 29

37 Paradis, C., A. H. Spanier, H. M. Shizgal: Total parenteral nutrition: lipid vs hypertonic dextrose. Surg. Forum 33 (1977) 58

38 Powanda, M. C.: Changes in body balances of nitrogen and other key nutrients: description and underlying mechanism. Amer. J. clin. Nutr. 30 (1977) 1254

39 Reed, G. M., V. F. Sheppard: Regulation of Fluid and Electrolyte Balance: A Programed Instruction in Clinical Physiology, 2nd ed. Saunders, Philadelphia 1977

40 Rhodin, A. G. J., A. G. Coran, W. H. Weintraub, J. R. Wesley: Total body water changes during high volume peripheral hyperalimentation. Surg. Gynec. Obstet. 148 (1979) 196

41 Rudman, D., W. J. Millikan, T. J. Richardson, T. J. Bixler, W. J. Stackhouse, W. C. McGarrity: Elemental balances during intravenous hyperalimentation of underweight adult subjects. J. clin. Invest. 55 (1975) 94

42 Sanders, R. A., G. F. Sheldon: Septic complications of total parenteral nutrition. Amer. J. Surg. 132 (1976) 214

43 Sheldon, G. F., C. Baker: Complications of nutritional support. Crit. Care Med. 8 (1980) 35

44 Shils, M. E.: Total parenteral nutrition. In: Modern Nutrition in Health and Disease, ed. by R. S. Goodhort, M. E. Shils. Lea & Febiger, Philadelphia 1973 (p. 966)

45 Silbernagel, S., F. Lang, R. Greger: Amino Acid Transport and Uric Acid Transport. Thieme, Stuttgart 1976

46 Spanier, A. H., H. M. Shizgal: Caloric requirements of the critically ill patient receiving intravenous hyperalimentation. Amer. J. Surg. 133 (1977) 99

47 Waterlow, J. C., M. Golden, D. Picou: The measurement of rates of protein turnover, synthesis, and breakdown in man and the effects of nutritional status and surgical injury. Amer. J. clin. Nutr. 30 (1977) 1333

48 Wolfe, R. R., T. F. O'Donnell jr., M. D. Stone, D. A. Richmand, J. F. Burke: Investigation of factors determining the optimal glucose infusion rate in total parenteral nutrition. Metabolism 29 (1980) 892

49 Young, G. A., J. P. Collins, G. L. Hill: Plasma proteins in patients receiving intravenous amino acids or intravenous hyperalimentation after major surgery. Amer. J. clin. Nutr. 32 (1979) 1192

50 Zöllner, N., P.-U. Heuckenkamp: Nutrition and Metabolism (Zucker und Zuckeraustauschstoffe). Karger, Basel 1975

22 Besonderheiten der Blutübertragung
(Transfusionsmedizinische Übersicht)

Von H. BUSCH

Einleitung

Wesentliche Voraussetzung für die Leistungsfähigkeit einer Intensivstation ist die optimale Zusammenarbeit mit einem Transfusionsdienst oder einem personell autarken Blutkonservendepot. Alle Maßnahmen bei der Vorbereitung und Durchführung von Blutübertragungen auf Intensivstationen sind besonders kritisch festzulegen und zu überwachen, da die Behandlung ihrer schwerstkranken Patienten unter speziellen Bedingungen erfolgt.

Diese ergeben sich aus der Dringlichkeit der therapeutischen Maßnahmen, durch die bei der Aufnahme häufig nicht zu ermittelnde Identität der Patienten sowie aus der im Einzelfall häufig erforderlichen großen Konservenblutmenge. Die akute Notsituation bringt zusätzliche Unruhe, die das Fehlerrisiko der Transfusion erhöht. Es ist daher notwendig, im Rahmen der Intensivbehandlung ein die gegebenen Möglichkeiten ausschöpfendes Sicherheitssystem zu erstellen. Die Frequenz der sog. Massentransfusion nimmt in der Intensivbehandlung zu und erfordert bei den oft gleichzeitig bestehenden Stoffwechselstörungen des Patienten darüber hinaus bei der Indikation gezielte transfusionsmedizinische Überlegungen unter Berücksichtigung der biochemischen Veränderung der alternden Blutkonserve. Auch die für den Kliniker in ihrem Polymorphismus kaum noch zu überschauende immunologische Individualität des Blutes muß hier stärker berücksichtigt werden.

Trotzdem sind hämolytische Transfusionszwischenfälle infolge immunologischer Unverträglichkeit heute ebenso wie toxische Reaktionen durch Übertragung verkeimter Blutkonserven vermeidbar. Die höhere Transfusionsfrequenz der Intensivbehandlung vergrößert dagegen die Gefahr einer tatsächlich möglichen, jedoch in ihrer Wahrscheinlichkeit heute wesentlich zurückhaltender einzuschätzenden „posttransfusionellen" Hepatitis. Die Übertragung einer einzelnen Vollblutkonserve, motiviert durch den Zwang, während einer Intensivbehandlung schnell handeln zu müssen, erscheint dagegen oft fragwürdig. In angloamerikanischen Mitteilungen wird sie deshalb besonders kritisch beurteilt, ihre Indikation in 30–60% der überprüften Fälle als fraglich oder überflüssig angesehen und dabei der Begriff des „Myth of one-unit transfusions" geprägt. Bei einer nachträglichen Beurteilung auch der Einzeltransfusion muß aber doch vorrangig die Indikation und nicht davon isoliert ausschließlich die transfundierte Blutmenge gewertet werden. Im Hinblick auf zunehmende Regreßansprüche wegen einer Hepatitis nach stationärer Behandlung mit Blutübertragungen erhält diese kritische Würdigung eine besondere forensische Bedeutung. Eine sog. „armchair-philosophy" ohne Bezug zu den praktischen Problemen des klinischen Alltags ist dabei gefährlich. Dies trifft auch für die Bewertung der steigenden Frequenz von Massentransfusionen zu (Tab. 22.1).

Die notwendigen immunologischen Untersuchungen sollten dem Kliniker durch den Transfusionsdienst oder das Krankenhauslabor abgenommen werden. Eine einfache, dokumentierende blutgruppenserologische Identitätssicherung durch den transfundierenden Arzt unmittelbar vor der Übertragung am Patienten ist in der Intensivbehandlung jedoch unumgänglich.

Eine besondere Bedeutung haben die milieubedingten, mit der Lagerungszeit zunehmenden Stoffwechselstörungen der Blutkonserve für die Transfusionsindikation in der Intensivpflege. Es gibt zur Zeit keine „optimale" Blutkonserve; ein Optimum für den Patienten ist nur durch eine sorgfältige Abwägung der immunologischen und metabolischen Risiken sowie der Gefährdung durch eine Transfusionsinfektion unter entsprechender Berücksichtigung seiner Erkrankung realisierbar. Dabei ist auch zu beachten, daß sich die Problematik der Sicherung oder Wiederherstellung der Sauerstoffversorgung durch die Transfusion heute nicht mehr aus den Schwierigkeiten des Volumenersatzes, sondern vielmehr aus Störungen der „Fließeigenschaft" des Blutes ergeben.

Der in der Intensivmedizin tätige Arzt muß deshalb besondere transfusionsmedizinische Kenntnisse besitzen. BLACKBURN (5) beschreibt diese Situation

Tabelle 22.1 Zunahme der Massentransfusionen im Universitätskrankenhaus Hamburg-Eppendorf seit 1970

	Pat. mit Transf. insges.	Transfusionszahl pro Pat. () = Rh-negative Pat.							
		<8	8–10	11–15	16–25	>25	†	>50	†
1970	16431	15150	980	206	78	14	12	3	2
1973	14326	12630	1273	311	89	22	20	1	0
1975	13974	12185	1175	428	126	58	49	2	2
1977	13400	11650	704	608	288	134	64	18	14
(b. 1.10.)			(277)	(100)	(34)	(29)			

schon 1965 überzeugend durch seine Definition: „Blood should be regarded as a dangerous drug to be treated with the same respect as for example morphine. In other words, blood should not be transfused, unless there is definite indication, because there is a variable risk to the patient with any bloodtransfusion."

Organisation (Sicherheitssystem)

Die Übertragung von Blutkonserven als Methode der Wahl ist heute in der klinischen Therapie selbstverständlich, obwohl die direkte Übertragung immer noch als alternative Möglichkeit erwähnt wird. Durch die Einführung der Blutkonservierung wurde zusammen mit den Fortschritten in der Immunhämatologie eine größere Sicherheit für den Patienten erreicht. Die früher nur an eine Person gebundene Aufgabe der Blutübertragung wurde dabei allerdings in mehrere Arbeitskreise verlagert. Aufgabe des transfundierenden Arztes ist es, diese verschiedenen Verantwortungsbereiche exakt zu koordinieren. Kommt es zu einem Fehler, liegt fast immer ein Defekt im organisatorischen Ablauf vor.

Ein optimaler Sicherheitsgrad dieser Organisation ist im Rahmen der Intensivbehandlung besonders dringlich, da hier ein größerer Personenkreis, der auch häufig wechselt, involviert ist.

In Zusammenarbeit mit dem Bundesminister für das Gesundheitswesen und den betroffenen medizinischen wissenschaftlichen Gesellschaften wurden 1968 von der Bundesärztekammer die „Richtlinien mit Informationen zur Blutgruppenbestimmung und Bluttransfusion" veröffentlicht. Ihre Neufassung wurde am 1.2.1979 im Deutschen Ärzteblatt unter dem neuen Titel „Richtlinien zur Blutgruppenbestimmung und Bluttransfusion" veröffentlicht. Sie haben ebenso wenig wie vorausgegangene „Reglementierungen" Gesetzeskraft. Kommt es jedoch nach Fehlern bei einer Blutübertragung zu juristischen Auseinandersetzungen, sind sie Kriterium für Gutachter und Richter. In dieser Neufassung der Richtlinien wird sehr deutlich, daß der transfundierende Arzt, der ohnehin die letzte Verantwortung trägt, in der Vorbereitung der Übertragung wieder „aktiviert" wird. Im Abschnitt „Serologische Verträglichkeits-Untersuchung" wird der bisher „dringend empfohlene" AB0-Identitätstest jetzt obligat. Es heißt unter 3.2.5.9. der Richtlinien: „Der unmittelbar vor der Transfusion beim Patienten vorzunehmende AB0-Identitätstest dient dem Nachweis der AB0-Übereinstimmung der Blutkonserve und des Patientenblutes mit Anti-A- und Anti-B-Testserum. Dadurch können möglicherweise vorgekommene Verwechslungen erkannt werden. Die Untersuchung kann auf Testkarten durchgeführt werden, wobei durch Antrocknung der Reaktionen eine Dokumentation dieses Tests möglich ist."

In der Anästhesie und für die intensivmedizinische Arbeit ist für den Arzt neu und entlastend, daß diese Untersuchung delegiert werden kann. Unter 3.5.4.4. wird ausgeführt: „Darüber hinaus hat der transfundierende Arzt selber oder unter seiner Aufsicht unmittelbar vor der Transfusion die serologische Identitätssicherung am Krankenbett durchzuführen." Die genaue Kenntnis dieser vom Wissenschaftlichen Beirat der Bundesärztekammer und vom Bundesgesundheitsamt gemeinsam herausgegebenen Richtlinien vom 1. 2. 1979 sollte für einen Arzt in der Intensivbehandlung selbstverständlich sein. Dieser dem transfundierenden Arzt auferlegte Identitätstest ist die letzte Kontrolle aller vorausgegangener Maßnahmen vor der Übertragung, die zumindest eine AB0-Unverträglichkeit aufdeckt. Sie ist notwendig, da die meisten Fehlleistungen bei der Blutübertragung durch Falschbeschriftung der Blutproben, Patientenverwechslungen oder auch durch eine falsche Übertragung von Blutgruppenbefunden verursacht werden. Die Transfusionsindikation ergibt sich bei vielen Patienten der Intensivstation akut. Die Blutgruppe ist dann nicht selten noch unbekannt. Die erforderlichen Vorbereitungen sind dann wegen der Dringlichkeit durch eine entsprechende Unruhe gekennzeichnet, die zusätzliche Fehlleistungen provoziert.

Richtlinien sagen aus, *was* getan werden soll, aber nicht, wie dies tatsächlich am Patienten zu realisieren ist. Die neuen Richtlinien gehen jedoch auf die Regelung von Verantwortung ausführlicher als bisher unter 3.5.1. ein: „In jedem Krankenhaus sollen die Zuständigkeiten des beteiligten Personenkreises festgelegt werden. Blutgruppenbestimmung, serologische Verträglichkeitsuntersuchung und Transfusionsdurchführung sind diesem Personenkreis exakt zuzuteilen. Der leitende Arzt des Krankenhauses ist für die Organisation der Vorbereitung und Durchführung der Bluttransfusion verantwortlich. Der Krankenhausträger ist für eine angemessene personelle und sachliche Ausstattung verantwortlich, die vom Arzt beantragt werden muß. Es ist sinnvoll, daß der Arzt im eigenen Interesse Anträge schriftlich stellt oder Protokollnotizen zu den Akten nimmt."

Die Darstellung eines koordinierenden Kontrollsystems des Universitätskrankenhauses Hamburg-Eppendorf, an dessen Ende ein dokumentierender AB0-Identitätstest steht, ist daher sinnvoll:

1. Durch einen besonderen Anforderungsschein mit Kopie fordert der transfundierende Arzt die voraussichtlich für den Patienten benötigten Blutkonserven an.
2. Der Transfusionsdienst führt die serologischen Verträglichkeitsproben durch. Bei der Differenziertheit der dabei heute als notwendig angesehenen Untersuchungsmethoden werden diese Voruntersuchungen dem Kliniker auch außerhalb der allgemeinen Dienstzeit abgenommen. Die als verträglich befundenen Blutkonserven werden mit Etiketten gezeichnet, auf denen das Untersuchungsergebnis eingetragen wird. Auf dem Konservenanforderungsschein werden ebenfalls die Nummern der bereitgestellten Konserven mit dem Ergebnis der Verträglichkeitsproben eingetragen.
3. Der zu operierende, bewußtlose oder auch schwerkranke Patient erhält auf der Station bzw. bei der Notaufnahme einen Umhänger, dessen untere Hälfte abgerissen werden kann. Auf beiden Hälften dieser Karte sind Name, Alter, Blutformel des Patienten sowie seine Diagnose einzutragen (Abb. 22.1).

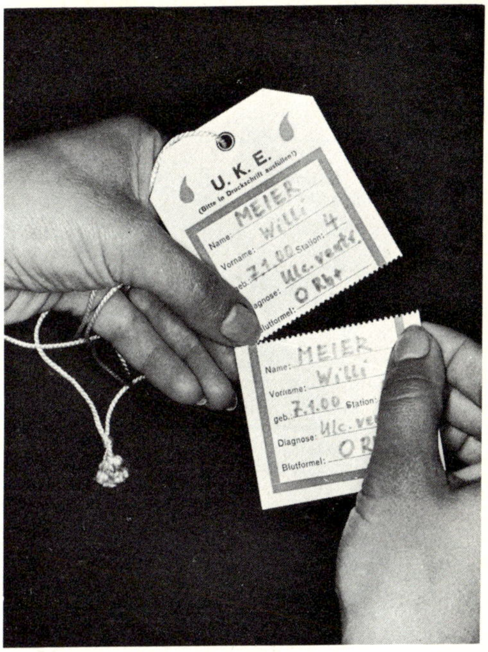

Abb. 22.1 Umhänger mit Abriß zur Identifizierung des Patienten

4. Nur gegen Vorlage des Abrisses dieses Anhängers werden die erste oder bei Bedarf auch mehrere Blutkonserven zusammen mit dem Durchschlag des Anforderungsscheines vom Transfusionsdienst ausgegeben. Dadurch erhält der transfundierende Arzt eine Übersicht über die Zahl der noch bereitstehenden Blutkonserven. Bei einem unerwarteten Mehrbedarf kann er rechtzeitig nachfordern, und die Verträglichkeitsproben können in der notwendigen Ruhe durchgeführt und das Ergebnis abgewartet werden. Die Ausgabe weiterer Konserven erfolgt dann immer nur gegen Vorlage der vorher ausgegebenen Anforderungskopie.
5. Unmittelbar vor der Blutübertragung wird vom transfundierenden Arzt auf einer für mehrere Transfusionen zur Dokumentation vorgesehenen Karte mit schnellwirkenden Testseren der Identitätstest durchgeführt (Abb. 22.2). Dieser erfaßt neben dem AB0-System auch den Rh-Faktor D. So kann auch bei Mädchen und Frauen vor oder während der Gebärfähigkeit rechtzeitig eine Rh-inkompatible Verwechslung erkannt und eine Transfusion vermieden werden.

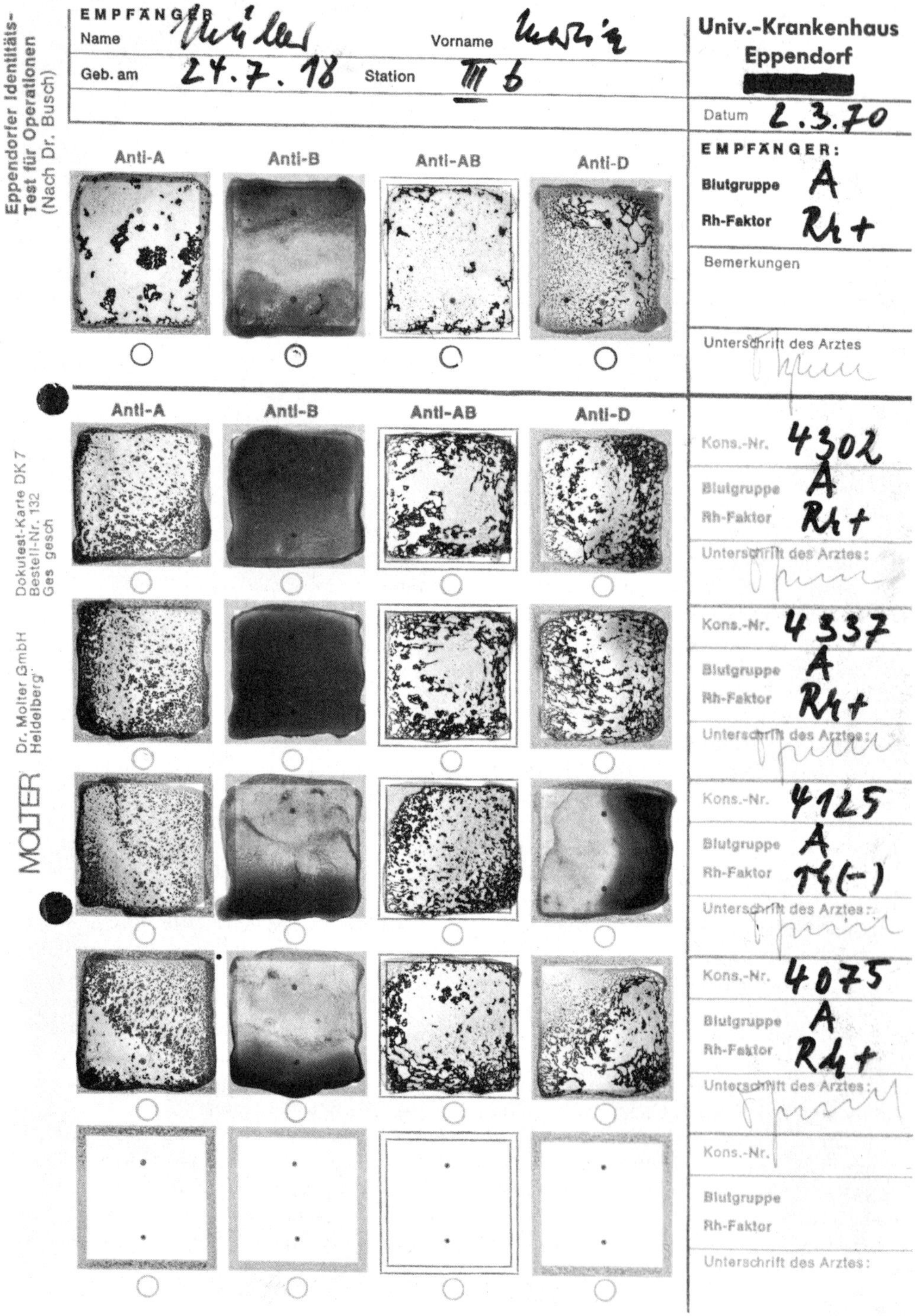

Abb. 22.2 Identitätskarte (für Operationsabteilung und Intensivstation)

Tabelle 22.2 Häufigkeit und Ursache von Fehlleistungen bei der Transfusionsvorbereitung (1.1. bis 31.12.73)

Ursachen	Gefunden durch: Serologische Verträglichkeitsproben	Identitätstest
1. Falsche Übertragung von Blutgruppenbefunden	11	2
2. Etikettierung der Blutproben *nach* der Entnahme	13	1
3. Blutentnahme bei dem falschen Patienten (Namensähnlichkeit nebeneinander liegender Patienten)	3	1
4. Blutspender spendete unter dem Namen des Bruders	–	1

Um Störungen dieses Blutgruppenansatzes durch Plasmaexpander, die vor der Übertragung infundiert wurden, zu vermeiden, wird dieser Test nicht mit Venenblut, sondern mit Kapillarblut aus dem Ohrläppchen des Patienten durchgeführt. Die Blutgruppenbestimmung des Konservenblutes wird mit den ersten Tropfen aus dem Transfusionsgerät vorgenommen. Dieser Identitätstest wird auch bei höchster Dringlichkeit durchgeführt. Aus einer Übersicht von Fehlleistungen (Tab. 22.2), die durch ein derartiges Kontrollsystem rechtzeitig erfaßt wurden, und aus der Erfahrung, daß es seither zu keinem AB0-Zwischenfall gekommen ist, ergibt sich die Berechtigung eines solchen Vorgehens. In 14 dieser Fälle lag eine AB0-inkompatible Verwechslung vor, die ohne diese Kontrollen zu einem schweren, wenn nicht sogar tödlichen hämolytischen Zwischenfall hätte führen können.

Nach den Richtlinien erscheint eine Beschränkung auf eine AB0-Kontrolle des Patienten möglich. Der transfundierende Arzt sollte sich natürlich auf die Kennzeichnung der Blut- und Blutbestandteil-Konserven verlassen können, zumal sie „Arzneimittel" im Sinne des Gesetzes von 1976 sind. Trotz AB0-Kontrollen bei jeder Spende sind Zuordnungsfehler jedoch nicht mit absoluter Sicherheit auszuschließen. Wir halten daher die Einbeziehung des Spender-(Konserven-)blutes in den AB0-Identitätstest für wichtig.

Massentransfusion

Für den Begriff der sog. Massentransfusion oder Massivtransfusion besteht keine einheitliche Definition dafür, welches Transfusionsvolumen bei dieser Bezeichnung vorausgesetzt wird. Es erscheint sinnvoll, dann eine Massentransfusion anzunehmen, wenn innerhalb eines relativ kurzen Zeitraumes von 6 Stunden mindestens 10 Blutkonserven transfundiert werden mußten. Dies entspricht etwa dem normalen Blutvolumen eines erwachsenen Patienten. Unter diesen Bedingungen kann es zu Komplikationen kommen, die sich aus dem Stoffwechsel alternder Blutkonserven ergeben. Die Problematik dieser Alterung muß daher u.a. Ausgangspunkt für alle therapeutischen Überlegungen sein, die Art und Mechanismus des Mangelzustandes betreffen, der durch die Blutübertragung behoben werden soll. Die Transfusion bei einem Patienten nach chirurgisch behobener Blutung im Schockzustand erfordert z.B. andere Voraussetzungen, als die Blutübertragung bei einer chronischen hypoplastischen Anämie. Die Blutkonservierung wird noch immer mit den Citratstabilisatoren durchgeführt. Die im amerikanischen Arzneibuch (USP XVII) enthaltenen Formeln A und B sind am gebräuchlichsten. Der meist in dem Verhältnis 100 ml ACD-Lösung zu 400 ml Nativblut benutzte Stabilisator der Formel B hat folgende Zusammensetzung:

Trinatr. citric.	13,2 g,
Acidum citric.	4,4 g,
Dextrose	14,7 g,
Aqua bidest.	ad 1000,0 g.

Alterung der Blutkonserve

Korpuskuläre Elemente

Die zulässige Konservierungsperiode einer bei 4–6°C gelagerten normalen ACD-Blutkonserve beträgt 21 Tage. Nach Ablauf dieser Zeit sind im Empfängerblut 24 Stunden nach einer Transfusion nur noch 70% der transfundierten Erythrozyten nachweisbar (NIH*-Limit). Dabei wird unterstellt, daß bei Erythrozyten, die 24 Stunden nach der Transfusion im Empfängerkreislauf nachweisbar sind, eine normale Lebensdauer zu erwarten ist. Die Erhaltung einer optimalen biologischen Wertigkeit der Vollblutkonserve ist nur für etwa 24 Stunden gewährleistet (Abb. 22.3 a und b). Unter

* National Institute of Health, Bethesda, USA

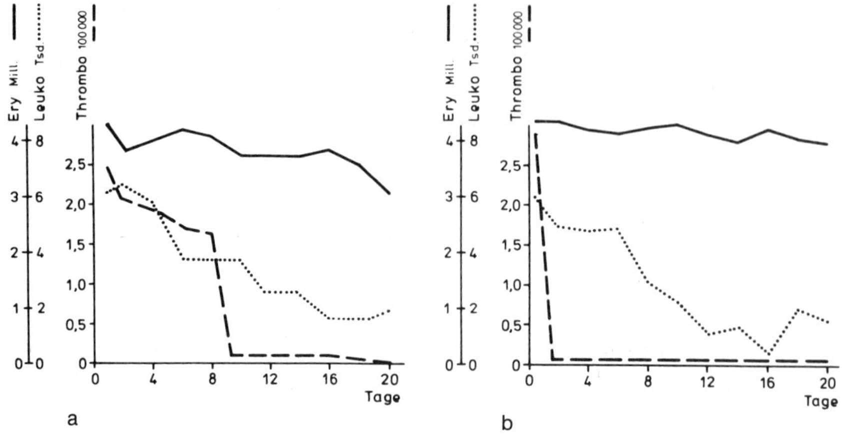

Abb. 22.3 Verhalten der korpuskulären Anteile während der Blutkonservierung a) ACD-Konserve; b) Heparinkonserve

Tabelle 22.3 Überlebenszeit der transfundierten Blutzellen (aus *W. Stich*: Internist 10 [1969] 52)

Zellart	Markierung	Lebensdauer (Tage)
Erythrozyten	Ashby-Technik	117 (110–135)
	^{15}N-Glycin	118 (109–127)
	DF^{32}P	124
	^{51}Cr T/$_2$	28–32
	Extrapol.	113 (108–120)
Granulozyten	DF^{32}P	12–16 Std.
Lymphozyten	^{3}H-Thymidin	30
		> 100 (5–8%)
	^{51}Cr T/$_2$ ab 13. Tag	10–16
Thrombozyten	^{51}Cr	8–11
	DF^{32}P	9–11

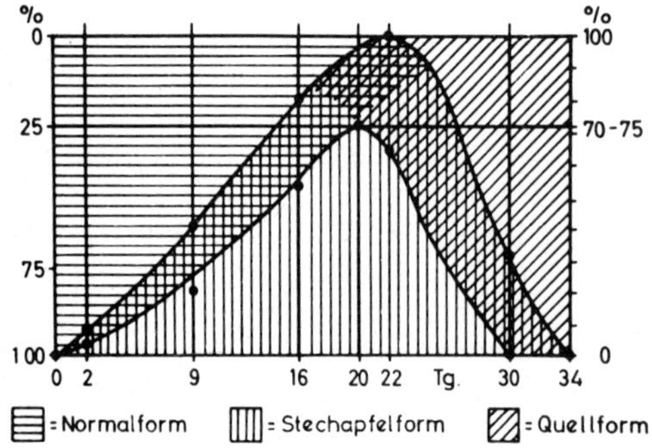

Abb. 22.4 Formveränderungen der Erythrozyten während der Konservierung (nach *Lutzeyer*)

den korpuskulären Elementen kommt es sehr rasch zu einem Zerfall der Thrombozyten und Leukozyten. Die Stoffwechselaktivität der Erythrozyten dauert an (Tab. 22.3). Die Glykolyse stellt die für die Erhaltung der Zelle notwendige Energie zur Verfügung. Dabei erschöpfen sich die Substrate, welche die glykolytische Aktivität des Erythrozyten aufrechterhalten. Die Blutkonserve „altert". Daneben werden die Erythrozyten auch schon bei der Blutentnahme und durch die Lagerung, durch komplexe Veränderungen ihrer physikalisch-chemischen Umgebungsbedingungen zusätzlich geschädigt.

Die Änderungen der multivalenten Bindungsfähigkeit der roten Blutzelle werden dabei als Parameter dieser fortschreitenden Zellschädigung angesehen. Der Ausgleich der inner- und extrazellulären Elektrolyte durch Abnahme ihrer selektiven Permeabilität ist ein Symptom dieser Erythrozytendegeneration. In der Konserve führt dies zu einer Kaliumdiffusion aus dem Erythrozyt. Dieser Kationenverlust blockiert unter ATP-Verbrauch die Fähigkeit des Erythrozyten, sein intrazelluläres Kalium zu regenerieren und führt zu einer Quellung der Zelle (Abb. 22.4). Diese bewirkt eine Abnahme der osmotischen Resistenz und endlich eine irreversible Schädigung der Erythrozytenmembran. Hämoglobin tritt aus, die Zelle schrumpft und wird funktionsuntüchtig. Die Elektrolytverschiebung, die mit einer Zunahme der O_2-Bindungsfähigkeit im Konservenblut korreliert, bleibt dabei zum Teil noch reversibel, während der Hämoglobinaustritt endgültig ist. Dieser Prozeß der Alterung ist das Ergebnis differenzierter und komplexer Stoffwechselabläufe. Neue Erkenntnisse und Hypothesen zum Intermediärstoffwechsel und für eine Verbesserung der Konservierungsmethoden über Membranmechanismen des Erythrozyten sollten daher kontinuierlich berücksichtigt werden.

Metabolische Effekte (Plasma)

Die über das physiologische Maß hinausgehende Hämolyse, die vom 9. Lagerungstag an erheblich ansteigt, bedeutet eine Gefährdung des Patienten (Abb. 22.5). Auch dann, wenn bei einer älteren Konserve im überstehenden Plasma keine Rotfärbung erkennbar ist, kann durchaus eine nicht unbedeutende sog. latente Hämolyse vorliegen.

Die einzige Möglichkeit, bei einem leber- oder nierengeschädigten Patienten eine „Überflutung" mit freiem Hämoglobin zu vermeiden, ist die Übertragung frischer Blutkonserven, deren Lagerungszeit eine Woche nicht überschritten hat. Bei lebergeschädigten Patienten kommt es schon nach der Übertragung einiger 2 bis 3 Wochen alter Konserven zum Ikterus. Dabei korrelieren Zahl der übertragenen Konserven, Alter des Konservenblutes und Intensität des Ikterus (Tab. 22.4). Dieser sog. bilirubinostatische Ikterus wurde gelegentlich auch der Wirkung neuer Medikamente zugeschrieben.

Die Gefahr einer Citratintoxikation durch Massentransfusionen wird meist überbewertet. Die toxische Grenzdosis von 0,4 mval pro kg Körpergewicht pro Minute wird in der Transfusionspraxis auch bei massiven Blutungen kaum erreicht. Bei einem Erwachsenen müßte man dabei in einer Minute etwa 500 ml ACD-Konservenblut übertragen. Natürlich kommt es bei großen Transfusionen zu einem erheblichen Anstieg des Citratspiegels im Plasma (Abb. 22.6).

Tabelle 22.4 Abhängigkeit des posttransfusionellen Ikterus von Zahl und Alter der Blutkonserven

Postoperativer Bilirubinwert (mg%)	Konservendurchschnittsalter (Tage) aller	der ältesten pro Fall	Anzahl der Fälle
>0,5	9,2	12,5	45
0,5–1,5	12,2	14	83
1,5–3,0	12	16,7	28
>3,0	16	21	24
>5,0	18,1	23	12

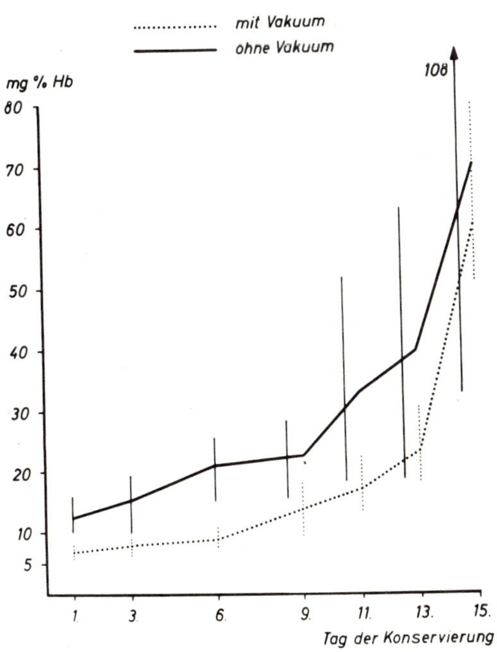

Abb. 22.5 Hämolyse in der Blutkonserve

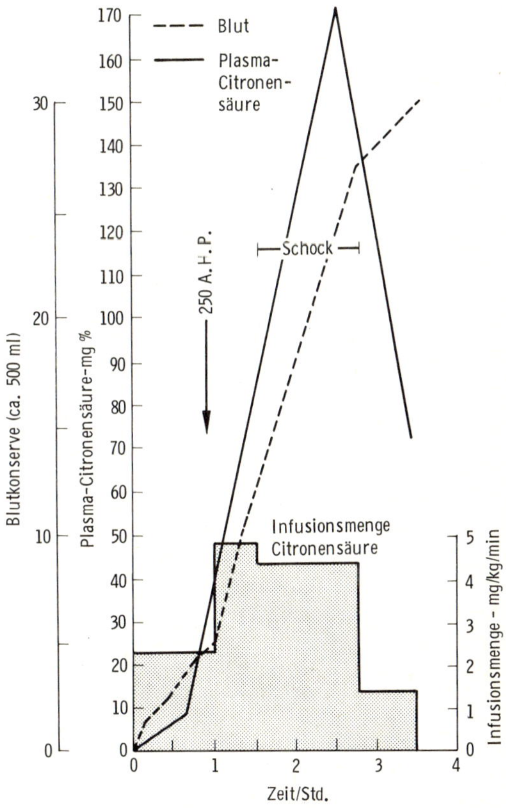

Abb. 22.6 Beeinflussung des Citratspiegels durch Blutübertragungen

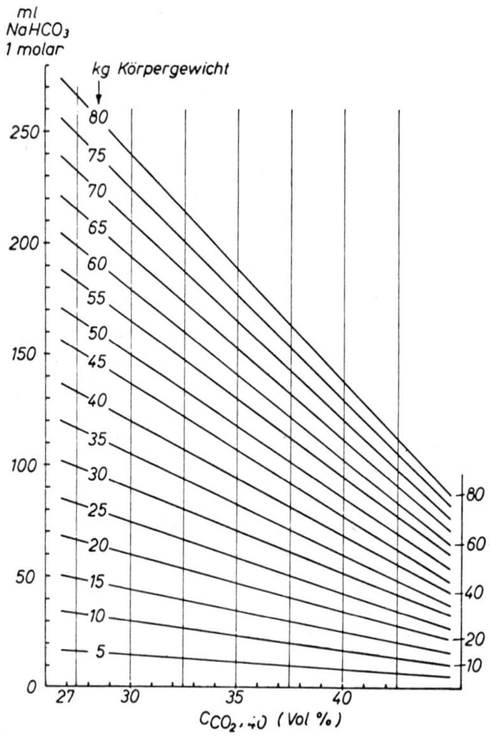

Abb. 22.7 Diagramm zur Ermittlung der Menge 1 molaren $NaHCO_3$, die zur Kompensation einer metabolischen Azidose erforderlich ist

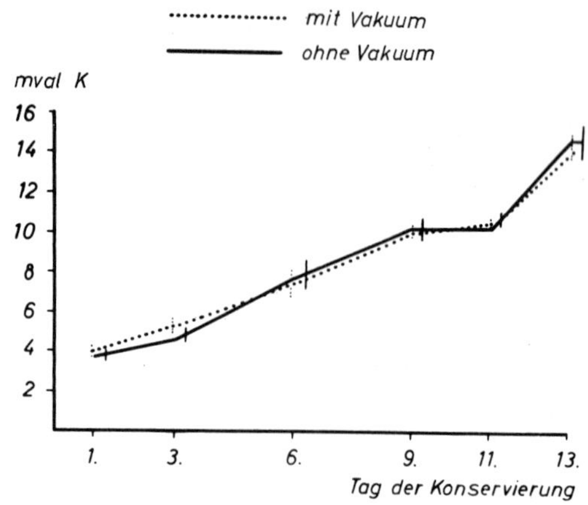

Abb. 22.8 Kaliumanstieg in der Blutkonserve während der Lagerungszeit

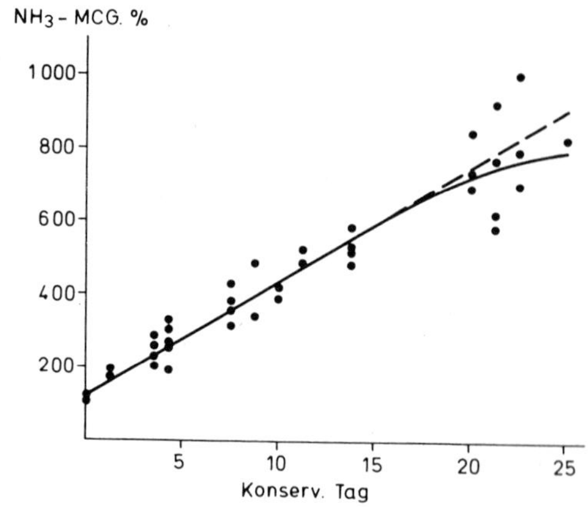

Abb. 22.9 Ammoniakanstieg in der Blutkonserve

Bei lebergeschädigten Patienten ist der Abbau verzögert. Hier sollten nicht mehr als 100 ml Konservenblut pro kg Körpergewicht in der Stunde übertragen werden. Die Bindung von Blutcalcium durch Citrat induziert eine Hypokalzämie, die durch rechtzeitige Zufuhr einer äquimolaren Calciummenge verhindert werden kann.

Patienten mit Störungen des Säure-Basen-Haushaltes im Sinne einer metabolischen Azidose erleiden eine zusätzliche Minderung des Säurebindungsvermögens mit Abfall des Standardbicarbonats. Diese kann durch THAM oder $NaHCO_3$-Lösung weitgehend kompensiert werden (Abb. 22.7). Dieses Vorgehen wird jedoch nur bei Patienten für angezeigt gehalten, bei denen wegen einer schweren metabolischen Azidose kontinuierlich pH-Messungen und gasanalytische Untersuchungen durchgeführt werden. Der Verlust des intrazellulären Kaliums während der Lagerung führt nach 14 Tagen zu einer Plasma-Kalium-Konzentration von etwa 15 mval/l. Bei einem intravasalen Blutvolumen von 5 l würde das bei einer Transfusion eine Erhöhung des Kaliumspiegels um etwa 0,9 mval bedeuten (Abb. 22.8). Diese kann natürlich ohne weiteres ausgeglichen werden. Erst bei Werten von 8–10 mval/l kommt es zu toxischen Störungen. Bei der Übertragung von mehreren 2 bis 3 Wochen alten Konserven kann eine „Kaliumüberschwemmung" schon Störungen der Herztätigkeit auslösen. Patienten mit Entgleisungen des Elektrolytstoffwechsels, wie z. B. im Schock oder bei Nierenschädigungen und ausgedehnten Verbrennungen, können durch diese Erhöhung des extrazellulären Kaliums durchaus gefährdet werden.

Auch der rasche Anstieg des Ammoniakgehaltes der Blutkonserve ist zu beachten, er wird jedoch nicht einheitlich beurteilt (Abb. 22.9). Schon nach 6 Tagen finden sich Werte von 600 μg% und höher.

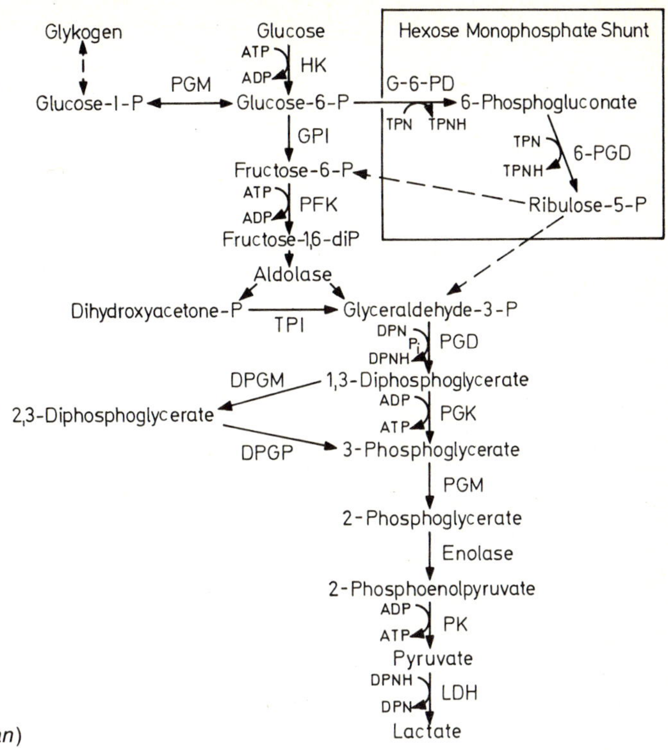

Abb. 22.**10** Glykolyse (nach *Sugerman*)

Dieser Befund gehört zu den „Lagerungsschäden", die bei Massentransfusionen unbedingt beachtet werden müssen. Für niereninsuffiziente und lebergeschädigte Patienten ist dies natürlich eine besondere Gefahr. Die Übertragung älterer Konserven bei blutenden Ösophagusvarizen bedeutet eine vermeidbare, zusätzliche Belastung. Bei präkomatösen Patienten kann dadurch ein Leberkoma induziert werden.

In der Endphase der auch im konservierten Erythrozyten ablaufenden Glykolyse (Abb. 22.10) kommt es zur Lactatbildung und damit zu einer pH-Erniedrigung.

Diese muß bei Patienten mit einer nephritischen bzw. urämischen Azidose berücksichtigt werden. Besondere Bedeutung erhalten diese Veränderungen durch Tierversuche, aus denen sich bei Massivtransfusionen ein Zusammenhang zwischen dem Druck im linken Ventrikel und dem pH-Wert des transfundierten Blutes ergab (Abb. 22.11).

Die schon erwähnte erhöhte Sauerstoffbindungsfähigkeit bewirkt den „Valtis-Kennedy-Effekt", eine Linksverschiebung der Sauerstoffdissoziationskurve. Diese wird durch einen Abfall der 2,3-DPG (2,3-Phospho-Glycerat) erklärt. Dies wird für die Bildung von ATP benötigt und ist da-

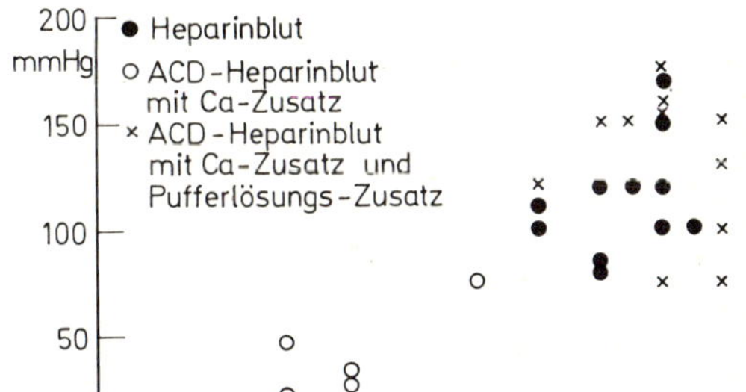

Abb. 22.**11** Korrelation von linkem Ventrikeldruck und pH-Wert des Perfusionsblutes am isolierten Herzen (aus *A. E. Baue, G. Hermann, R. S. Shaw*: Surg. Gynecol. Obstetr. 113 [1960] 40)

mit ein wichtiger Energielieferant für den Erythrozytenstoffwechsel (Abb. 22.**12a** und **b**).

Bei Kontrolluntersuchungen von Patienten mit durchschnittlichen 33 Blutübertragungen konnte dieser Effekt noch bis zu 4 Tagen nach der Transfusion nachgewiesen werden (Tab. 22.5). Für ältere Patienten mit einer Arteriosklerose wird daher die

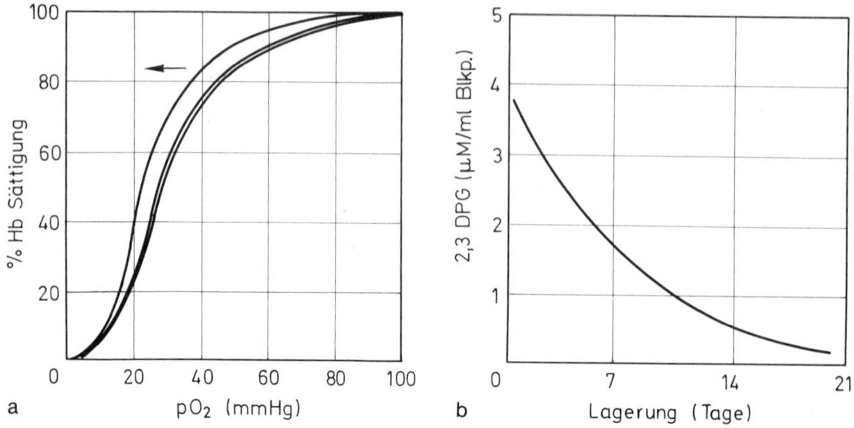

Abb. 22.**12a** und **b** Linksverschiebung der Sauerstoff-Dissoziationskurve (Valtis-Kennedy-Effekt) und Abfall der 2,3-DPG in der Blutkonserve (aus *S. Seidl*: Thorax 21 [1973] 335)

Tabelle 22.**5** Sauerstoffaffinität und 2,3-DPG-Konzentration nach Massentransfusionen (nach *McConn* aus *S. Seidl*: Thorax 21 [1973] 337)

Tage nach Transfusion	P_{50} mmHg	2,3 DPG M/MHb
1	19,18 ± 1,49	0,244 ± 0,13
2	21,02 ± 3,90	0,390 ± 0,22
3	23,03 ± 0,60	0,536 ± 0,07
4	25,13 ± 0,15	0,781 ± 0,12
Normalwerte	25,10 ± 1,1	0,760 ± 0,16

Übertragung frischer Blutkonserven gefordert, die nicht über 5 Tage alt sein sollten.
Können für stoffwechselgestörte Patienten wegen Blutkonservenmangels nur ältere Konserven bereitgestellt werden, sollte das überstehende Plasma abgesaugt werden und, wenn nötig, durch eine 4%ige Albuminlösung, einen Plasmaexpander oder auch durch andere Lösungen ersetzt werden.

Kalt-, Warmblutübertragung?

Die Diskussion über die Notwendigkeit einer Vorwärmung des Konservenblutes, insbesondere bei voraussehbaren Massentransfusionen ist neu aufgenommen worden (Tab. 22.**6**).
Hauptargument gegen eine Erwärmung der Blutkonserve war die Gefahr der Überwärmung, die eine Hämolyse auslöst und dadurch den Patienten zusätzlich schädigen mußte. Auch war die einmal vorgewärmte Blutkonserve, die nicht transfundiert werden konnte, später nicht mehr zu verwenden. Die Beeinträchtigung des Elektrolytstoffwechsels des Empfängers durch die Übertragung kalter Blutkonserven wird für besonders bedenklich gehalten. Die Beobachtung, daß unter der Erwärmung der Blutkonserve, wenn auch begrenzt, von den Erythrozyten wieder Kalium aus dem Plasma aufgenommen wird, könnte dies unterstreichen (Abb. 22.**13**). Nachdem auch durch überzeugende Tierversuche von Rügheimer (24) (Abb. 22.**14a**

Tabelle 22.**6** Risiko der Kaltblutübertragung (nach *Boyan*)

Vorgewärmtes Konservenblut > 100 ml/min	50–100 ml/min	Transf. Vol. ml	Kaltes Konservenblut 50–100 ml/min	> 100 ml/min
–	78(2)	3000–6000	6(3)	–
9(3)	37(1)	6001–12000	14(6)	10(8)
4(2)	8	> 12000	5(3)	1(1)
13(5)	123(3)		25(12)	11(9)
136(8) ←		Patientenzahl ----→	36(21)	
6,0% ←		Mortalität --------→	58,0%	

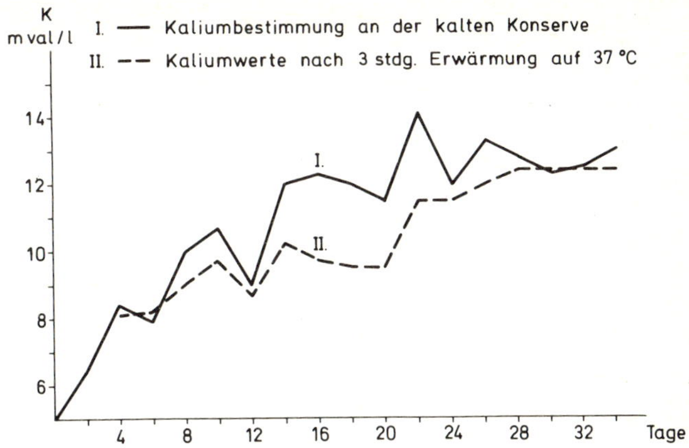

Abb. 22.**13** Abhängigkeit des Plasmakaliums von der Temperatur der Blutkonserve

und **b**) die klinischen Beobachtungen von Boyan (7) bestätigt werden konnten, ist immer dann, wenn im Strahl transfundiert werden muß, eine Warmblutübertragung angezeigt.

„Der Gedanke, mit der Kaltblutinfusion im Strahl eine Therapie bei bereits bestehendem hämorrhagischen Schock durchführen zu wollen, ist irrig, die Durchführung unter gewissen Voraussetzungen tödlich."

Die technischen Voraussetzungen sind in den letzten Jahren verbessert worden. Verschiedene Geräte, die nach dem Prinzip der Durchlauferwärmung im Wasserbad * sowie elektrisch ** oder auch mit Kurzwellen *** arbeiten, werden von der Industrie angeboten. Untersuchungen mit Kontrolle der 24-Stunden-Überlebensrate ergaben keine negativen Änderungen. Allerdings ist auch auf die Gefahr der Überwärmung von Blutbeuteln durch Kurzwellen-

---

* „Frekatherm"-Durchlauferwärmer, Fresenius Apparatebau, Bad Homburg

** Fenwal-Blutwärmer, Travenol International, München

*** Haemotherm, Bosch, Berlin

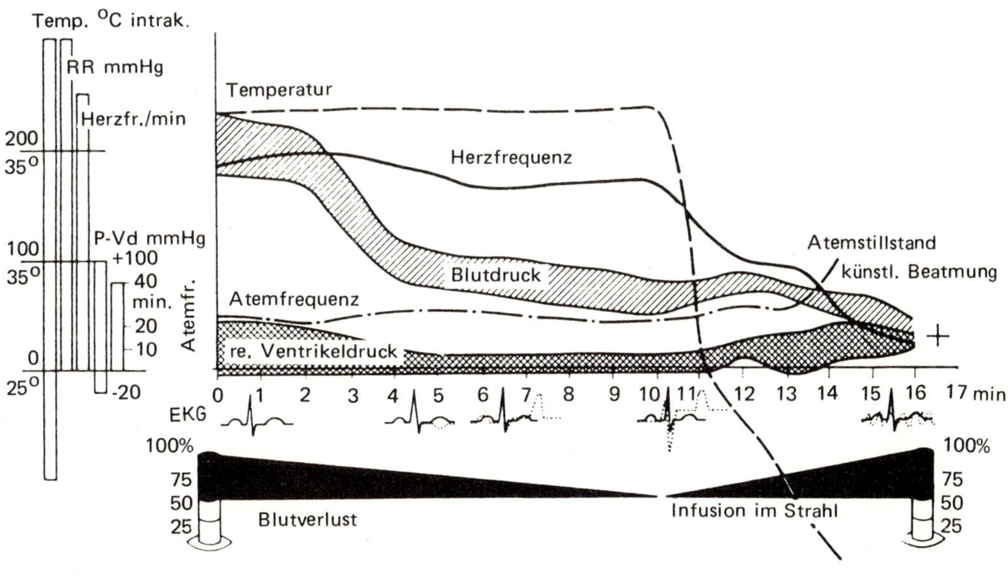

Abb. 22.**14** Akuter Blutverlust. a) Ersatz durch 4°C kaltes Heparinblut: 150 ml/min,

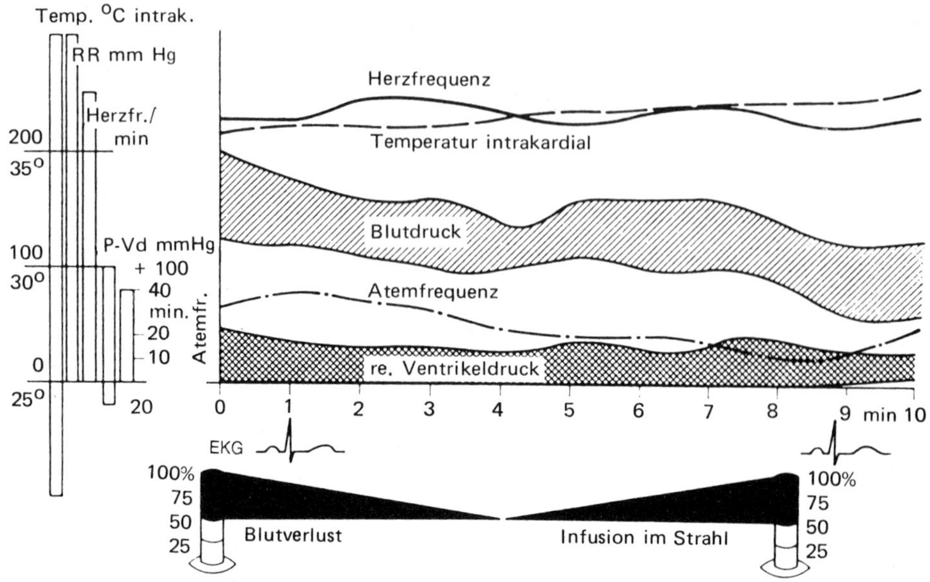

b) Ersatz durch 37°C warmes Heparinblut: 100 ml/min (aus *E. Rügheimer, H. Grimm*: Bibl. haemat. [Basel] 20 [1965] 101)

geräte hingewiesen worden. Eine Indikation für Blutkonservenvorwärmung ergibt sich bei großen Eingriffen der Kinderchirurgie, Patienten im Schock, großen intraoperativen Blutverlusten und Operationen in kontrollierter Hypothermie.

Gerinnungsphysiologische Änderungen und Störungen sowie Mikroaggregationen

Bei schweren Blutungen ist durch eine Übertragung älterer Vollblutkonserven keine optimale Hämostase möglich. Schon während der ersten Woche der Blutkonservenlagerung kommt es zu einem unterschiedlich raschen Aktivitätsverlust der Gerinnungsfaktoren (Abb. 22.15). Diese Änderung des Gerinnungspotentials kann bei Massentransfusionen nicht nur ernste gerinnungsphysiologische Entgleisungen auslösen, sondern verursacht zusätzlich auch rheologische Risiken. Schon die Änderung des proteolytischen Potentials der alternden Konserve kann Gerinnungsstörungen induzieren (Abb. 22.16). In der Grenzschicht zwischen Plasma und Erythrozyten kommt es mit zuneh-

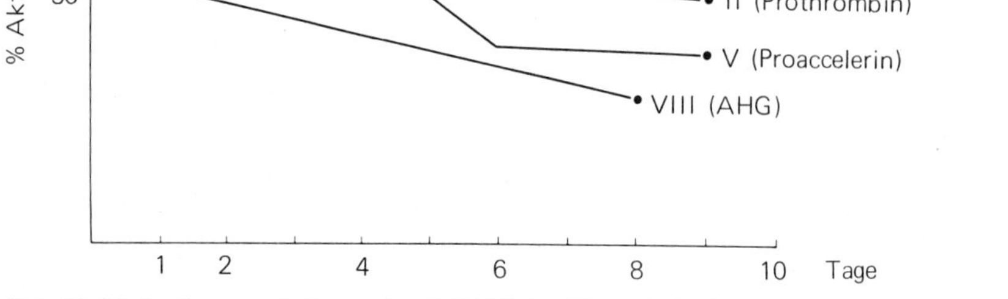

Abb. 22.15 Gerinnungsfaktoren im ACD-Blut während der Lagerung

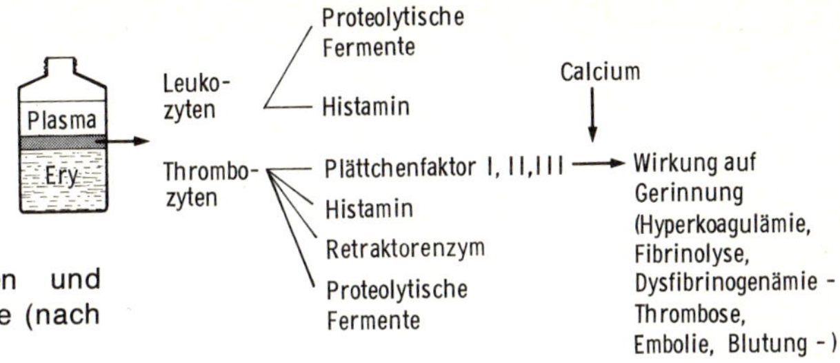

Abb. 22.**16** Änderung des proteolytischen und Hemmkörperpotentials in der Blutkonserve (nach *Benzer*)

mender Lagerung zur Freisetzung von Aktivatoren, deren Inhibitorkonzentration abnimmt. Bei Massentransfusionen können dadurch pathologische Gerinnungsabläufe ausgelöst werden. Durch Absaugen dieser Grenzschicht, „buffy-coat", die angereichert die rasch zerfallenen Leukozyten und Thrombozyten enthält, sowie durch Zusatz von Proteinaseninhibitoren (Trasylol) kann dieser Effekt reduziert werden.

Sowohl inkompatible Transfusionen, die eine Hämolyse auslösen, als auch die Übertragung einer größeren Zahl älterer kompatibler Vollblutkonserven können schwere hämorrhagische Diathesen im Sinne einer Verbrauchskoagulopathie oder Hyperfibrinolyse auslösen. Deshalb wird bei der Übertragung von mehr als 6 bis 8 Blutkonserven die prophylaktische Gabe von Heparin (100 E/kg/Körpergewicht) empfohlen.

Noch immer wird die Bedeutung der Aggregatbildung in älteren Blutkonserven unterschiedlich beurteilt. Sie wurde von Swank (28 a) erstmalig durch Siebdruckmessungen dargestellt. Dabei ergab sich schon nach wenigen Tagen ein erheblicher Anstieg des Siebungsdruckes, der einer entsprechenden Zunahme der Mikroaggregation in der Blutkonserve entsprach (Abb. 22.17). Diese wird durch zerfallene oder zerstörte Thrombozyten ausgelöst, die einen vermehrten Umbau von ATP zu ADP bewirken. Sie ist also nicht vermeidbar, da es im ACD-Blut schon nach wenigen Tagen und im Heparinblut schon nach Stunden zu einem Thrombozytensturz kommt. Nach dem Beginn mit einer er-

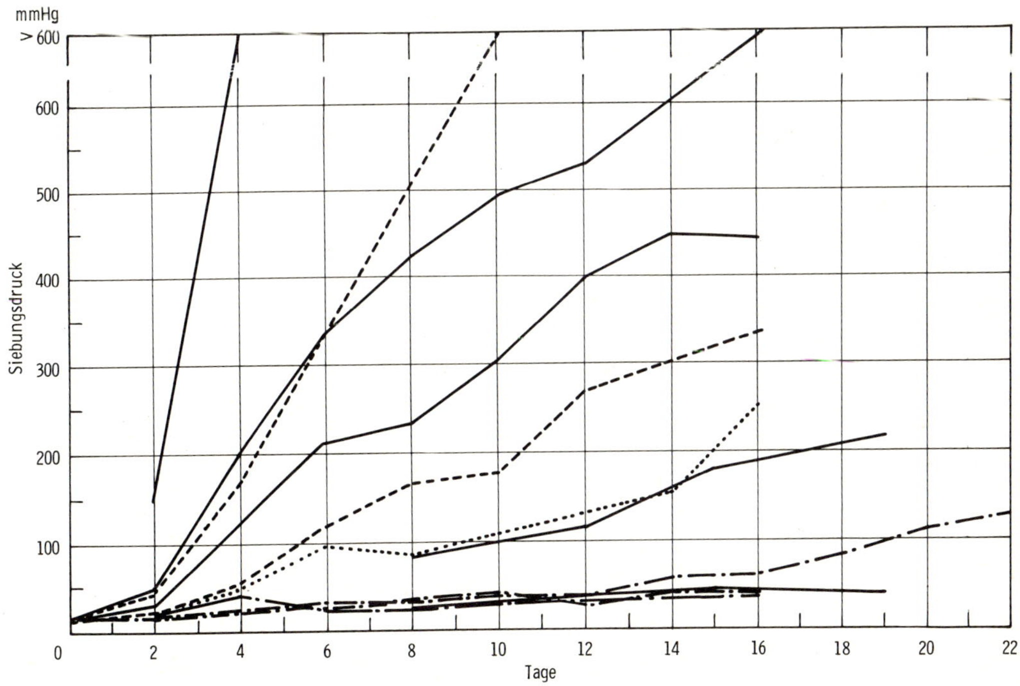

Abb. 22.**17** Siebungsdruckmessungen bei 11 ACD-Konserven während der Lagerungszeit

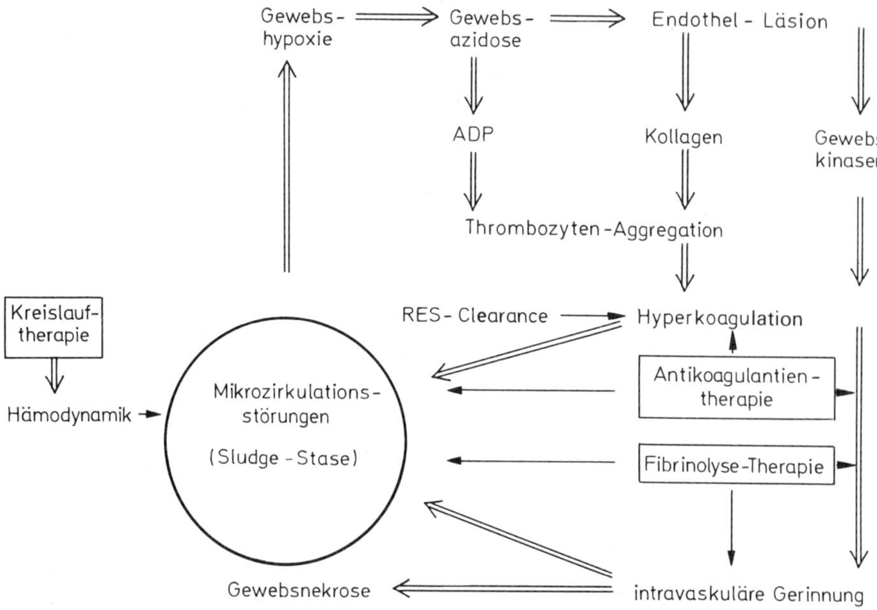

Abb. 22.**18** „Perpetuation" der Mikrozirkulationsstörungen im Schock (aus *H. Borgolte, H. Egli*: Notwendige gerinnungsphysiologische Untersuchungen vor operativen Eingriffen. 12. Tg. Österr. Ges. Chir. Innsbruck 1971)

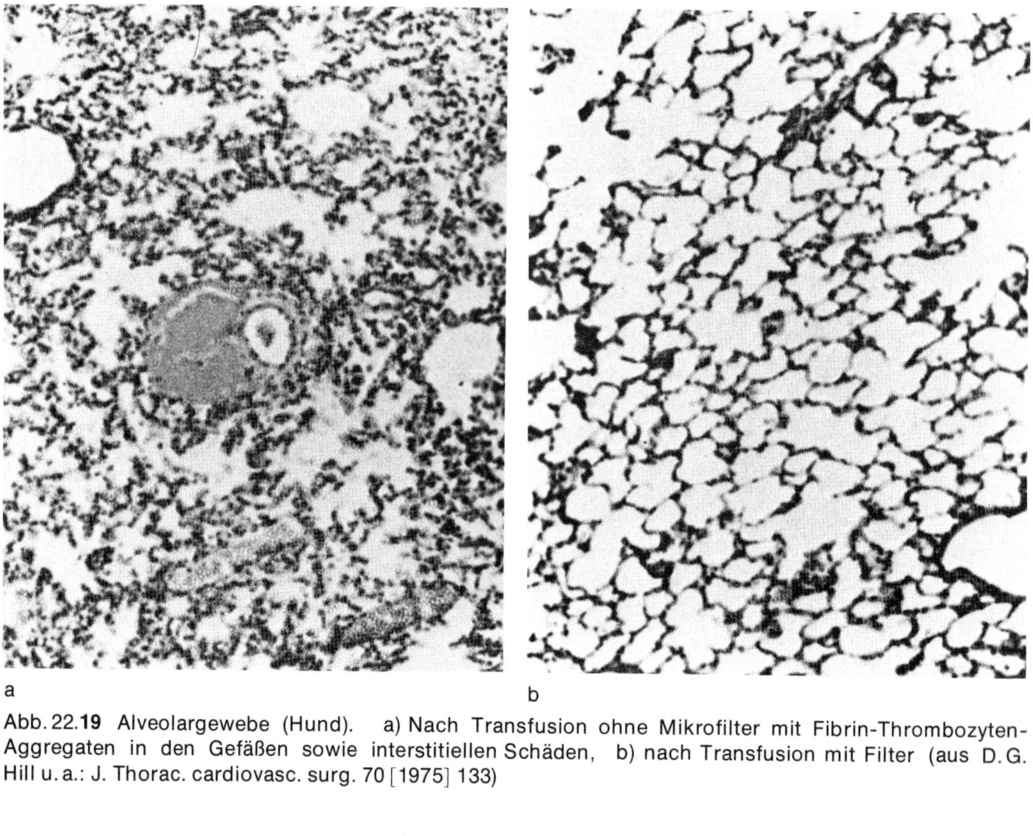

a b

Abb. 22.**19** Alveolargewebe (Hund). a) Nach Transfusion ohne Mikrofilter mit Fibrin-Thrombozyten-Aggregaten in den Gefäßen sowie interstitiellen Schäden, b) nach Transfusion mit Filter (aus D. G. Hill u. a.: J. Thorac. cardiovasc. surg. 70 [1975] 133)

höhten Plättchenaggregation kommt es dann auch zu Einlagerungen von Leukozyten, Zelldedritus und Fibrin sowie Lipiden. Bei Transfusionen im Schock oder auch bei Erkrankungen mit primären Störungen der Mikrozirkulation verursachen diese Mikroaggregate Verschlüsse in der terminalen Strombahn, die in den Organen eine Abnahme des Perfusionsvolumens bzw einen Anstieg des Perfusionsdruckes bewirken. Im Schock bestehende Mikrozirkulationsstörungen werden verstärkt und damit auch die durch sie ausgelösten Gerinnungsdefekte (Abb. 22.18). Im Tierversuch konnten tödliche Störungen provoziert werden, die bei Anwendung von Blutfiltern geringer Porengröße vermieden wurden. In der Klinik ist das Phänomen der sog. Transfusionslunge am bekanntesten (Abb. 22.19 a und b). Auch EEG-Veränderungen wurden unter der Transfusion beobachtet. Der Einsatz von Spezialfiltern bei über 5 Tage alten ACD-Konserven einerseits sowie grundsätzlich bei Heparinkonserven und bei Massentransfusionen andererseits ist daher dringend zu empfehlen. Bergmann (2) hält den Einsatz von Mikrofiltern schon für indiziert, wenn voraussehbar ist, daß mehr als 3 Blutkonserven zu übertragen sind. Der Einsatz sollte dann schon von der ersten Transfusion an erfolgen. Aufgrund dieser Beobachtungen werden von der Industrie mehrere Transfusionsgeräte mit besonderem Mikrofilter (Abb. 22.20) angeboten. Diese Geräte sind nach dem Prinzip von Oberflächen- oder Tiefenfilter konstruiert. Ihre Wirksamkeit, bei der Durchflußrate, Filtrationseffektivität und Transfusionskapazität berücksichtigt werden, ist unterschiedlich. Die Differenzen lassen sich möglicherweise durch unterschiedliche Prüfmethoden erklären. Nach anfänglicher Zurückhaltung gegenüber dem Einsatz von Mikrofiltern ist dieser in manchen Bereichen inzwischen schon so selbstver-

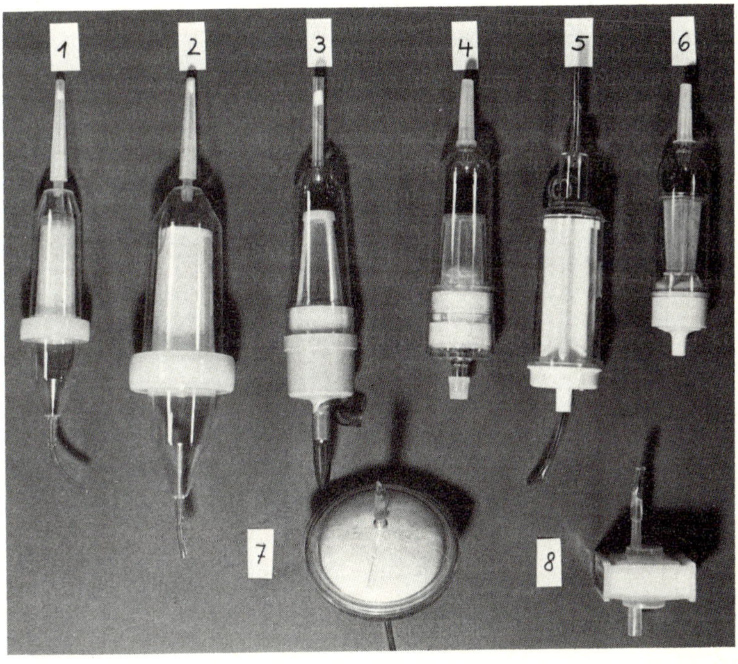

Abb. 22.**20** Mikrofilter

1 „Microtrans", Biotest-Serum-Institut, Frankfurt/M. (noch in klinischer Erprobung)
2 Mikrofiltrationsgerät MF 10, Biotest-Serum-Institut, Frankfurt/M.
3 Fenwal-Microaggregate-Blood-Filter, Travenol International, München
4 Swank Transfusionsfilter IL 200, Dr. Fresenius, Bad Homburg
5 Intersept Transfusionsfilter, Johnson & Johnson, Norderstedt
6 Bentley-Polyfilter, PFS-127, Bentley Laboratories, B.v. Uden, Holland
7 Fenwal HL-Filter, Travenol International, München
8 Ultipor-Bluttransfusionsfilter SQ 40, Pall Biomedizin, Sprendlingen

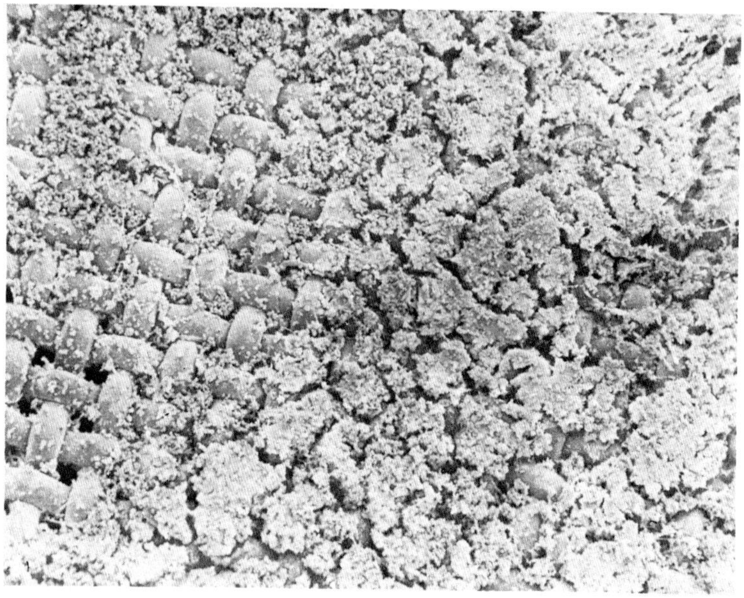

Abb. 22.**21** Rasterelektronenmikroskopische Aufnahme einer Siebfilterschicht nach Filtration (Vergr. 100fach × 2,2)

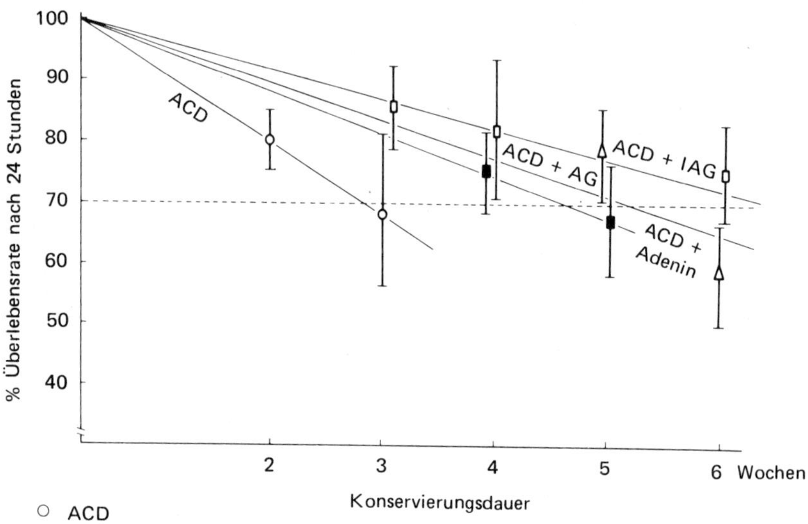

○ ACD
■ ACD + Adenin
△ ACD + AG (Adenin + Guanosin)
□ ACD + IAG (Inosin + Adenin + Guanosin)
eingezeichnet sind die Mittelwerte mit Standardabweichungen (n = 10 bis 32)

Abb. 22.**22** Überlebensrate transfundierter Erythrozyten von ACD-Konserven mit und ohne Zusatz von Purinderivaten (aus *S. Seidl*: Thorax 21 [1973] 337)

ständlich geworden, daß durch eine unkritische Verwendung der gewünschte Transfusionseffekt eliminiert wird. Bei der Übertragung von Frischblut oder thrombozytenreichem Frischplasma oder von Thrombozytenkonzentraten ist die Transfusion mit Mikrofiltern selbstverständlich kontraindiziert. In diesen Fällen müssen die bisher üblichen Geräte mit Standardfiltern eingesetzt werden (Abb. 22.21).

Der erworbene Faktor-XIII-Mangel im postoperativen Stadium, besonders bei „Platzbäuchen“ und anderen Wundheilungsstörungen, kann nach starken Blutungen durch den Gerinnungsaktivitätsverlust der übertragenen Konserven induziert sein. Die Substitution eines solchen Faktor-XIII-Mangels ist daher nur durch Frischblut bzw. Frischplasma möglich. Am 3. Tag nach der Entnahme beträgt der Faktor-XIII-Gehalt im Plasma nur noch etwa 20–30% des Ausgangswertes.

Durch verschiedene Stabilisatorzusätze (Maltose, Lävulose, Phosphatpuffer, ATP, Adenin u.a.) versuchte man, die Überlebenszeit konservierter Erythrozyten zu verlängern und damit auch die Blutkonserven-Verfallsrate durch Überalterung zu reduzieren. Neuere Untersuchungen mit Purinnukleosiden (Inosin, Adenosin, Guanosin) und CPD-(Citrat-Phosphat-Dextrose)Stabilisator ergaben eine Erhöhung der Erythrozytenüberlebenszeit. (Abb. 22.22) Der Valtis-Kennedy-Effekt, die Linksverschiebung der Sauerstoffdissoziationskurve, wird nur durch den CPD-Stabilisator reduziert. Da dies nicht von wesentlicher klinischer Bedeutung ist und u.a. der Ammoniakanstieg im Plasma noch verstärkt wird, haben diese Stabilisatorzusätze bisher zu keiner allgemeinen Anwendung geführt. Auch wird noch nicht einheitlich beurteilt, welche Wirkungen diese Stabilisatoren bei einer längeren Lagerung von Erythrozytensedimenten haben.

Es ist auch nicht Sinn der Blutkonservierung, Blut so lange wie möglich aufzubewahren, sondern vielmehr ständig einen ausreichenden Vorrat sicherzustellen. Zur Zeit ist es dabei nicht möglich, ausschließlich frische, nur wenige Tage alte Blutkonserven auszugeben. Erst durch den Einsatz moderner EDV-Systeme wird eine Optimierung möglich sein. Durch ein vom BMFT gefördertes EDV-Projekt, DVM 203, konnte so z. B. erreicht werden, das Durchschnittsalter der ausgegebenen Konserven von 14 auf 7 Tage zu senken.

Durch die Tiefkühlkonservierung von Erythrozyten könnte natürlich auch eine günstige Lösung ermöglicht werden. Sie könnte auch für die heute immer noch auf Ausnahmefälle beschränkte autologe Transfusion eine breitere Anwendung ermöglichen. Das immunologische Risiko würde dabei eliminiert und die Gefahr einer Hepatitisinokulation wäre gebannt. Wegen des damit verbundenen Aufwandes und der noch bestehenden technischen Schwierigkeiten bleibt dieses Verfahren zur Zeit jedoch noch Spezialzwecken vorbehalten. So wird z.B. in einigen Zentren Spenderblut seltener Blutgruppenkonstellation über Jahre bereitgehalten. Dies steht dann für Patienten mit irregulären Antikörpern, bei denen eine sehr differenzierte Spenderauswahl erforderlich ist, auf Abruf zur Verfügung.

Vor einigen Jahren wurde in den USA ein Gerät* entwickelt, mit dem das unter einer Operation verlorene Blut dem Patienten retransfundiert werden kann. Auch aus deutschen Kliniken liegen inzwischen günstige Berichte über diese intraoperative Autotransfusion vor.

Austauschtransfusion und therapeutische Plasmapherese im Leberkoma und anderen lebensbedrohlichen Situationen

Die Behandlung des Leberkomas ist ein schwieriges Problem der Intensivbehandlung. Bei der konservativen Therapie dieser Schwerstkranken bestand eine Mortalität von 90%. Es ist daher verständlich, daß man auch versuchte, die Behandlungsergebnisse durch einen Blutaustausch zu verbessern. Eine Austauschtransfusion wurde erstmals 1966 vorgenommen, nachdem die Hämodialysebehandlung bei einem Patienten versagte. In der Literatur wird über 98 Patienten mit Leberkoma berichtet, von denen 31 einen durchgeführten Austausch überlebten. Nach einer anderen Sammelstatistik konnte keine Besserung der Überlebenszahlen erreicht werden. Weitere Versuche bei jüngeren Patienten erscheinen jedoch angezeigt. Eine kombinierte Behandlung von Austauschtransfusion und Hämodialyse soll erfolgreicher sein.

Die Bewertung der inzwischen in der Leberkomabehandlung eingeführten therapeutischen Plasmapherese, bei der über Tage das Plasma mehrfach ausgetauscht wird, ist auch nicht einheitlich. Dagegen konnten mit schon geringen plasmapheretischen Austauschmengen bei Patienten im Coma basedowicum, der thyreotoxischen Krise, gute Erfolge erzielt werden, die auch eigenen Erfahrungen entsprechen. Neuerdings wird diese Plasma-Aus-

* „Bentley Autotransfusion-System“ Vertrieb: Sandoz, Nürnberg

tausch-Therapie auch bei den Gammopathien und der Myasthenia gravis eingesetzt. Ebenfalls erfolgreich wurde sie bereits bei Rh-immunisierten Schwangeren angewandt, für die eine Anti-D-Gammaglobulin-Prophylaxe sinnlos ist.
Eine weitergehende Entwicklung dieses therapeutischen Vorgehens ist der Kreuzaustausch durch einen Blutspender mit dem Patienten. Dieser wird über einen Scribner-Shunt durchgeführt. 20–50 l können dabei innerhalb von 4–8 Stunden ausgetauscht werden. Dieses Verfahren ist umstritten, da bei dem Spender unangenehme Reaktionen auftreten können. Von verschiedenen Arbeitsgruppen sind deshalb für einen derartigen Kreuzaustausch auch Paviane und Schimpansen eingesetzt worden.
Ein echter temporärer Leberersatz ist die Leberperfusion durch extrakorporale Tierlebern. Dabei hat sich die Schweineleber besonders bewährt. In diesen Fällen konnten selbst nach längerer Perfusion nie Antikörper gegen Schweineleber nachgewiesen werden. Die Schweineleberperfusion in Kombination mit Austauschtransfusionen gilt heute als erfolgreichste therapeutische Möglichkeit in der Behandlung des Leberkomas.

Gezielte Hämotherapie

Ein Anstieg der Transfusionsfrequenz ist nicht unbedingt Ausdruck einer Qualitätssteigerung der Patientenversorgung. Die Zahl der Vollblutübertragung ist zweifellos reduziert worden. Die Indikation basiert manchmal noch auf Vorstellungen, nach denen sich durch Vollblut die „Abwehr des Organismus" erhöht, eine „roborierende Therapie" erfolgt oder präoperativ eine „optimale Schockprophylaxe" möglich ist. Noch immer wird bei Patienten transfundiert, deren Zustand gar keiner Blutübertragung bedarf. Die Vollbluttransfusion ist heute nur noch indiziert, wenn größere Blutverluste die O_2-Versorgung des Gewebes gefährden und Entgleisungen im Gerinnungssystem abzuwenden oder auszugleichen sind. Dabei werden unterschiedliche hämatologische Grenzwerte angegeben; ohne Unterschreitung eines Hämatokritwertes von 30% bzw. eines Hämoglobingehaltes von 11g% ist sicher keine Transfusionsindikation gegeben.
Die Bluttransfusionsdienste stellen den Kliniken für eine sinnvolle gezielte Hämotherapie neben Vollblutkonserven zunehmend auch Aufbereitungen von Blutbestandteilen zur Verfügung (Tab. 22.7). Hierdurch wird eine „Transfusion nach Maß", d.h. eine größere Wirkung bei kleinerem Risiko, ermöglicht. Die für den Patienten aus der Alterung der Blutkonserve entstehenden Gefahren werden dabei reduziert. Gleichzeitig wird eine rationellere Ausnutzung des gespendeten Blutes erreicht. Dies ist durch die in den USA entwickelten Plastikbeutelsysteme, die die herkömmlichen Glasflaschen auch bei uns fast verdrängt haben, erleichtert. Die Aufbereitung der einzelnen Bestandteile kann in einem fast geschlossenen System ideal durchgeführt werden.
Die Aufbereitung und Bereitstellung verschiedener Blutbestandteile reicht von der einfachen Abtrennung der korpuskulären Anteile vom Plasma bis zur Isolierung eines oder mehrerer hochwertiger Gerinnungsfaktoren (Abb. 22.23). Hier soll nur auf diejenigen hingewiesen werden, die leicht herzustellen sind, dabei aber eine größere Indikationsbreite besitzen (Abb. 22.24). Trennt man durch Absaugen das überstehende Plasma von der Vollblutkonserve, erhält man das Erythrozytensediment (packed red cells), das auch Erythrozytenkonzentrat oder Erythrozytenkonserve genannt wird. In zahlreichen Literaturbeiträgen ist auf die therapeutische Bedeutung dieser Blutbestandteil-

Tabelle 22.7 Entwicklung der „gezielten Hämotherapie" im Universitätskrankenhaus Hamburg-Eppendorf

	1969	1971	1975	1977
1. Vollblutkonserven				
als „Warmblut" bis 6 h Lagerung	223	456	1374	1538
als „Frischblut" 6–72 h Lagerung	2813	4481	6662	9428
„Normal" 3–21 Tage Lagerung	19628	17568	15889	13285
2. Erythrozytensedimente	109	365	1734	7370
3. Leukozytenarme Erythrozytensedimente	–	–	415	364
4. Gewaschene Erythrozytensedimente	600	1002	1113	919
5. Gerinnungsaktive Fraktionen und Frischplasma	2091	4819	3352	1376
6. Leukozyten- und Thrombozytenkonzentrate	–	–	286	43
Insgesamt	25464	28691	30825	34323

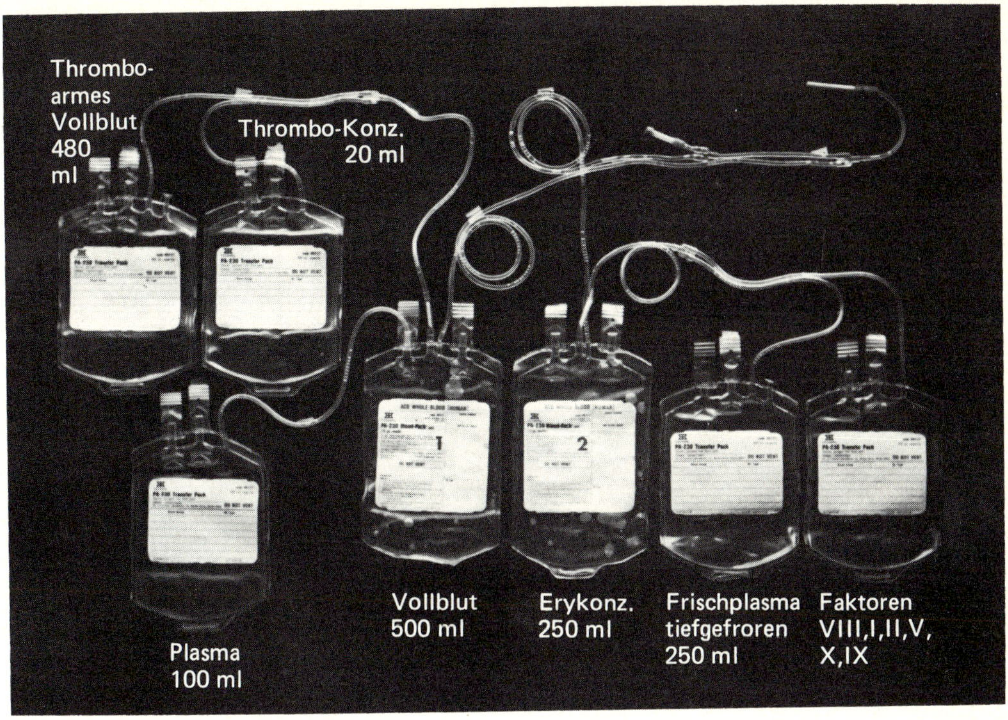

Abb. 22.**23** Aufbereitungsmöglichkeiten der Vollblutkonserve durch ein Mehrfachbeutelsystem (aus *H. Reissigl*: Z. Allgemeinmed. 50 [1973] 321)

konserve verwiesen worden. In der Indikationsstellung zur Transfusion wird sie vielleicht noch zu wenig beachtet. Allerdings sollte man auch nicht in das andere Extrem verfallen und Vollbluttransfusionen grundsätzlich ablehnen. Die Vorteile des Erythrozytensedimentes bei allen normovolämischen Anämien sind eindeutig:

1. Geringe Erhöhung des Gesamtvolumens mit entsprechenden Vorteilen bei kardial gefährdeten Patienten, auch in der pädiatrischen Intensivbehandlung.
2. Durch eine rasche Transfusion kann die Sauerstoffkapazität des Empfängerblutes schneller erhöht werden.

Entfernt man bei der Herstellung dieser Sedimente auch noch die über den Erythrozyten liegende Schicht der Leuko- und Thrombozyten (buffycoat), erhält man ein sog. leuko- und thrombozytenarmes Erythrozytensediment. Durch Spezialfilter und durch andere Methoden läßt sich der noch in dem Sediment enthaltene Leukozyten- und Thrombozytenanteil weiter reduzieren. Diese Aufbereitung ist bei Patienten, die regelmäßig transfundiert werden müssen, indiziert. Durch antileukozytäre oder antithrombozytäre Antikörper ausgelöste Unverträglichkeitserscheinung werden dadurch reduziert. Gleichzeitig wird natürlich auch das Risiko der Bildung von Leukozytenantikörpern verringert. Bei Hämodialysepatienten, die auf eine Nierentransplantation warten, ist dies unter Umständen von wesentlicher Bedeutung. Die Indifferenz des Gerinnungsverhaltens dieser Blutbestandteilkonserve verkleinert außerdem das Risiko bei thrombosegefährdeten Patienten.

Diese Vorteile können noch erhöht werden, wenn die Sedimente im geschlossenen System mehrfach mit physiologischer Kochsalzlösung gewaschen werden. Man erhält dann die eiweißarmen Erythrozytenkonserven, mit denen praktisch kein Komplement übertragen wird. Daraus ergibt sich auch ihre Indikation für die Therapie aller erworbenen hämolytischen Anämien, der Marchiafava-Anämie, der Hämoblastosen und auch anderer Krankheitsbilder, deren Transfusionbehandlung eigentlich erst durch diese Aufbereitung möglich geworden ist. Vollblutübertragungen waren hier durch die Gefahr schwerer und tödlicher Zwischenfälle praktisch ausgeschlossen. Die Konzen-

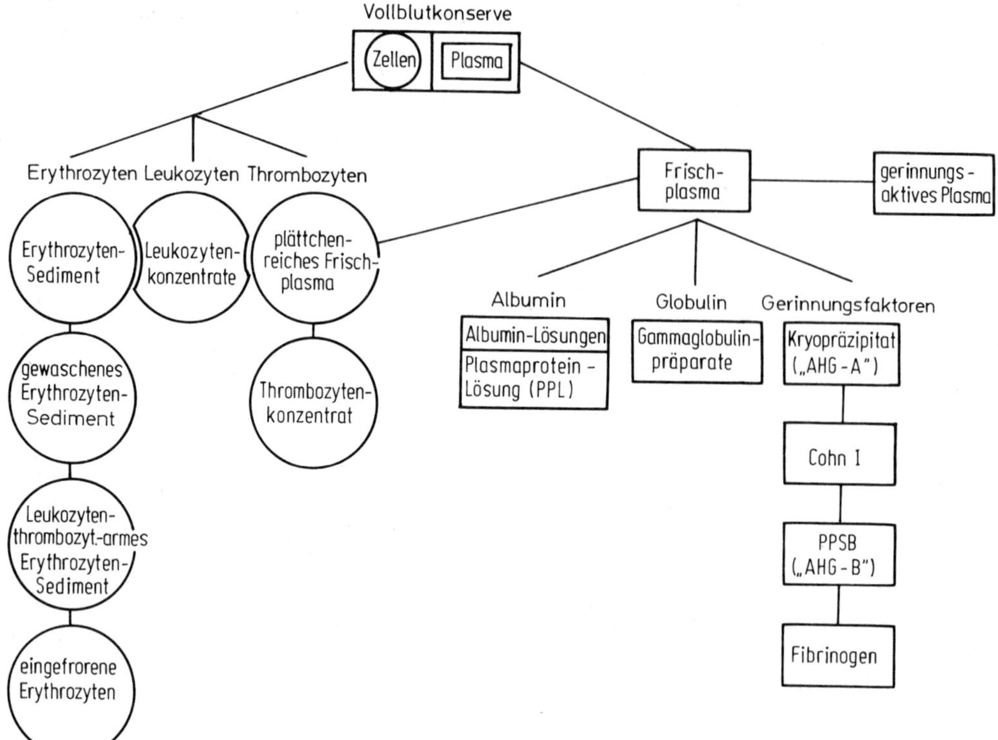

Abb. 22.**24** Blut- und Blutbestandteilkonserven für eine gezielte Hämotherapie

trierung und Isolierung von Leukozyten und Thrombozyten ist inzwischen vorwiegend in der Behandlung hämatologisch-onkologischer Patienten von entscheidender Bedeutung. Die für eine erfolgreiche Substitution notwendigen Zellkonzentrat-Volumina sind nur durch den Einsatz von Zellseparatoren zu gewinnen. Mit diesen Geräten wird eine kontinuierliche Gewinnung lebensfähiger Leukozyten und Thrombozyten sichergestellt. Der Spender ist bei dieser Zytopherese über Stunden an das Gerät angeschlossen. Wegen dieser besonderen Bedingungen, unter denen es auch zu Zwischenfällen kommen kann, ist die Gewinnung dieser Zellkonzentrate auch in den neuen Transfusionsrichtlinien berücksichtigt worden.
Bei thrombozytopathischen, hämorrhagischen Diathesen, also bei Funktionsstörungen der Thrombozyten, ist nur selten eine Indikation für die Gabe von Thrombozytenkonzentraten gegeben. Die Antigenstruktur der Thrombozyten bewirkt die Bildung von Isoantikörpern, die später transfundierte Thrombozyten zerstören. Da eine HLA-identische Übertragung kaum möglich ist, erscheint eine allgemeine Anwendung illusorisch. Schwere und letale Störungen durch Thrombozytenkonzentrate infolge gruppenspezifischer Unverträglichkeit können durchaus auftreten.
Die Plasmakonserve gewinnt man bei der Herstellung der Erythrozytensedimente. Sie ist ganz allgemein in der Schockbekämpfung und als Eiweißersatz bei Behinderung der oralen Zufuhr angezeigt. Durch moderne Aufbereitungsverfahren, die ein Hepatitisrisiko ausschließen, wird das Plasma zu PPL (Plasma-Protein-Lösung) bzw. zu Albuminlösungen aufbereitet. Der Indikationsbereich bleibt fast unverändert. Die Hauptfunktion des Albumins ist die Gewährleistung eines normalen kolloidosmotischen Druckes, der wiederum Plasmavolumen, Flüssigkeitsresorption aus dem Darm und den interstitiellen Wassergehalt der Lunge reguliert. Nach neueren Untersuchungen wird die Interventionsschwelle bei 15–20% der abdominell Operierten und 60% der septischen Intensivpflegepatienten unterschritten. Die Albuminsubstitution muß korrigierend bis zu einem Gesamteiweiß von 5–6g% durchgeführt werden: „Nicht vielen wenig geben, sondern wenigen viel". Die Übertragung von Vollplasma sollte sich auf Frischplasma zur Substitution von Gerinnungsstörungen beschränken.

Die Fraktionierung verschiedener Gerinnungsfaktoren nach Cohn war ein großer Fortschritt. Die sog. Cohn-I-Fraktion, die wegen ihres hohen Fibrinogen und Faktor-VIII-Gehaltes bei Hämophilie-Patienten gegeben wurde, ist durch das Kryopräzipitat, das einfacher hergestellt werden kann, und auch Hemmkörperhämophilien durchbrechen soll, verdrängt worden. Zur Zeit werden jedoch hochkonzentrierte Faktor-VIII-Präparate bevorzugt.

Die Häufung abnormer Blutungen aufgrund angeborener und erworbener Gerinnungsstörungen erfordert für die Intensivbehandlung sorgfältige Überlegungen zur Indikation der Frischbluttransfusion. Bei Gerinnungsstörungen wird die Indikation für eine Frischblutübertragung meist zu schnell gestellt. Gemeint ist dann immer frisch entnommenes Blut, das deshalb „Warmblut" genannt werden sollte. Dies ist nur bei blutenden Patienten mit einer Thrombopathie bzw. Thrombopenie indiziert. Besteht bei einem Patienten mit Faktor-VIII-Mangel gleichzeitig eine Anämie, wird man neben einer speziellen Faktor-VIII-Substitution ebenfalls Warmblut übertragen, um einen optimalen Effekt zu erreichen. In allen anderen Fällen genügt die Übertragung von Blutkonserven, die nicht länger als 48 Stunden gelagert wurden. Dies kann aus der Sicht einer Gerinnungsfaktorensubstitution neben dem „Warmblut" durchaus als „Frischblut" bezeichnet werden.

Die Auseinandersetzung mit der Bluttransfusion „nach und mit Maß", der gezielten Hämotherapie, ist ein essentielles Alltagsproblem der Intensivpflege (Abb. 22.25). Die dafür notwendigen transfusionsmedizinischen Erfahrungen sind in der Weiterbildungsordnung berücksichtigt. In der praktischen Ausbildung junger Ärzte wird dies leider nicht ausreichend berücksichtigt.

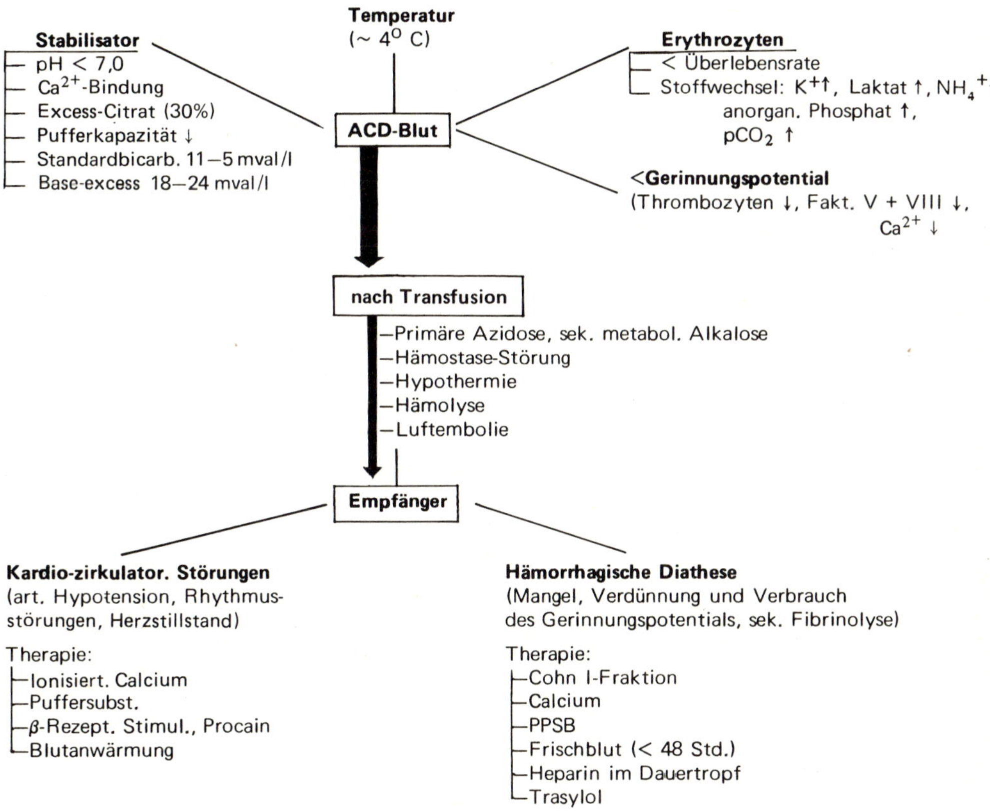

Abb. 22.**25** Komplikationsmöglichkeiten bei Massentransfusionen (aus *H. Stoeckel, B. Stober*: Z. prakt. Anästh. Wiederbeleb. 5 [1970] 238)

Spezielle Entwicklungen

Leichenblutübertragung

Die Gewinnung von Leichenblut für Transfusionszwecke erfordert in der UdSSR die Mitarbeit der Intensivbehandlungsbereiche. In Deutschland sind entsprechende Versuche nur vereinzelt unternommen worden. Der damit verbundene erhebliche Aufwand – in der UdSSR sind Spezialinstitute eingerichtet worden – sollte sinnvoller für die Werbung und Betreuung lebender Blutspender eingesetzt werden.

„Künstliches" Blut

Nachdem das hohe Sauerstofflösungsvermögen von Fluorocarbon bekannt wurde, gelang es im Tierversuch, Fluorocarbonemulsionen zu entwikkeln, mit denen ausgeblutete Tiere am Leben erhalten werden konnten. Ähnlich wie bei der Entwicklung klinisch unbedenklicher Plasmaersatzlösungen ist das Problem der Organspeicherung bisher nicht gelöst. Nach Durchströmungsversuchen an isolierten Organen erscheint es möglich, in absehbarer Zeit die Volumenkapazität sowie den O - und CO_2-Transport des Blutes zumindest kurzfristig zu ersetzen. Eine Lösung, die manche aktuell kritische Situation in der Intensivtherapie erleichtern könnte.

Komplikationen

Hämolytischer Zwischenfall

Bei der intravasalen Hämolyse, der gefährlichsten akuten Transfusionskomplikation, die durch eine Antigen-Antikörper-Reaktion unter Komplementverbrauch zustande kommt (Abb. 22.**26**), ist die Häufigkeit letaler Verläufe zurückgegangen. Die Austauschtransfusion wird immer wieder als wichtigste therapeutische Maßnahme empfohlen. Durch einen rechtzeitig eingeleiteten Therapieplan ist es jedoch möglich, die früher zum Tode führende Nierenschädigung in manchem Fall auch ohne einen Blutaustausch zu verhindern:

1. Früherkennung durch Beobachtung der Urinausscheidung nach jeder Transfusion und Narkose. Besteht eine auffällig reduzierte Ausscheidung, sollte man sofort Citratblut entnehmen

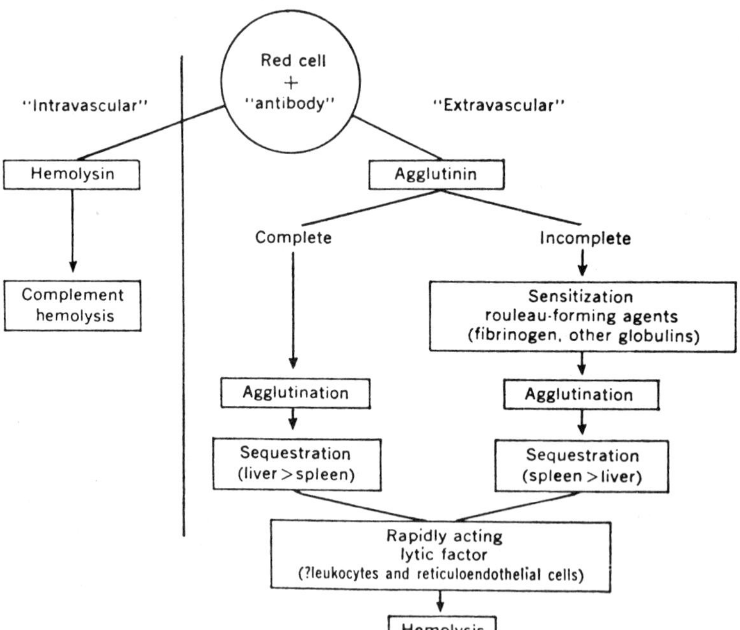

Abb. 22.**26** Zerstörung der Erythrozyten durch Antigen-Antikörper-Reaktion (intravaskulär unter Komplementaktivierung) (aus *W. B. Castle*: Pathol. Physiology Mechanism of Disease. Saunders, Philadelphia 1961)

und nach Zentrifugieren das überstehende Plasma auf Hämolyse untersuchen.

2. Zur Schockbekämpfung ist neben einer Prednisolon- bzw. Methylprednisolontherapie die schnelle Infusion eines niedermolekularen Plasmaexpanders und gleichzeitig eine Alkalisierung mit THAM oder $NaHCO_3$ bis zu einem Urin-pH von 8 notwendig. Die Alkalisierung verhindert die gefährliche Hämoglobinbildung in den Tubuli. Eine Medikation vasokonstriktorisch wirkender Mittel wie Arterenol und Angiotensin ist wegen der Gefahr der Zentralisation und renalen Mangeldurchblutung abzulehnen.
3. Kommt die Diurese danach nicht in Gang, müssen sofort 250 ml einer 20%igen oder 500 ml einer 10%igen Mannitlösung infundiert werden. Die ersten 100 ml sollen in 5 Minuten einlaufen. Die Harnausscheidung muß sorgfältig registriert werden. Beträgt diese mindestens 40 ml in der Stunde, sollte Mannit unter sorgfältiger Kontrolle des zentralen Venendruckes weiter infundiert werden. Steigt dieser an und kommt es zu einem Rückgang der Diurese, muß ein Versuch mit 100–500 mg Furosemid in 500 ml 5%iger Glucoselösung unternommen werden.

Der durch eine verständliche Befangenheit des transfundierenden Arztes ausgelöste Übereifer könnte zu weiteren Therapieschäden führen. Daher ist ein Arztwechsel und frühzeitige Kooperation mit einem Dialysezentrum dringend anzuraten. Ein Blutaustausch wird nur dann für nötig gehalten, wenn die Hämolyse zu einer akuten Sauerstoffverarmung der Organe führen könnte. Das Hämoglobin selbst kann ohne Schwierigkeiten durch eine forcierte Diurese eliminiert werden, wenn der Urin alkalisch gehalten wird. Kommt es später zu einer Polyurie, ist die Überwachung des Elektrolytstoffwechsels notwendig. Die hämolysebedingte Hyperkaliämie kann Störungen der Herzfunktion verursachen.

Die Polyurie führt zu großen Elektrolytverlusten, die substituiert werden müssen (Abb. 22.**27**). Kommt es unter den oben angeführten Maßnahmen nicht zu einer Diurese, ist die Infusionstherapie einzustellen und wegen der Verlegung des Patienten sofort Verbindung mit dem nächsten Dialysezentrum aufzunehmen. Die Dialysebehandlung muß bei einem Harnstoff-N-Wert von etwa 100 mg pro ml einsetzen, um weitere Komplikationen zu verhindern. Wegen der Möglichkeit einer späteren Dialysebehandlung sollten die peripheren Venen am Unterarm des Patienten geschont werden. Kommt es während eines abdominalen Eingriffes zu einem Zwischenfall, ist vorsorglich die Einlage eines Peritonealkatheters zu empfehlen.

Hämolyse

↓

Schock . . . . → †

(Vermind. d. Stromzeitvol., Hypotonie)

↓

Protrahierte Nierenischämie

↓

Verminderung von Glomerulusfiltrat und Nierendurchblutung

↓

Oligurie-Anurie . . . . → † (Urämie)

Azotämie
Hyperhydration
Hyperkaliämie
Metabol. Acidose

↓

Polyurie . . . . → † (Schock)

Dehydration
Hypoelektrolytämie
(K^+, Na^+, Cl^-)
Metabol. Alkalose

↓

Reparation

Abb. 22.**27** Verlaufsmöglichkeiten nach intravasaler Hämolyse (aus *W. Kaufmann*: Bibl. haemat. [Basel] 20 [1965])

Tabelle 22.8 In der Zeit vom 1.1.–30.9.1977 im Universitätskrankenhaus Hamburg-Eppendorf erfaßte irreguläre Antikörper und die für diese Patienten verfügbaren Blutspender

Anti-D:	18 (588)	Anti-S	1 (1404)
Anti-c:	2 (564)	Anti-C, D:	3 (550)
Anti-C^w:	17 (2739)	Anti-C, C^w:	1 (978)
Anti-E:	22 (2110)	Anti-C, C^w, D:	9 (549)
Anti-K	5 (2597)	Anti-C, C^w, D, E:	1 (531)
Anti-P_1:	52 (646)	Anti-D, K:	1 (540)
Anti-Le^a:	32 (2411)	Anti-C^w, K:	1 (2492)
Anti-Le^b:	4 (661)	Anti-Le^a, Le^b	7 (233)
Anti-Lu^a:	12 (2683)	Anti-S, Fy^a:	1 (428)
Anti-N:	2 (898)		

Interessant ist die Beobachtung eines Dialysezentrums, daß unter den wegen einer Hämolyse überwiesenen Patienten der Anteil von ABO-Unverträglichkeiten zurückgegangen ist. Eine Inkompatibilität anderer Blutgruppensysteme (Rh, Kell, Le) nimmt dagegen zu. Dies entspricht der bei transfusions-serologischen Voruntersuchungen gefundenen Häufigkeit irregulärer Antikörper (Tab. 22.8) und unterstreicht gleichzeitig die Notwendigkeit, die Blutgruppenbestimmung nicht grundsätzlich auf die ABO- und Rh-(D-)Bestimmung zu beschränken.

Grundsätzlich sollte bei jeder, zunächst auch unverdächtigen Störung während oder nach der Blutübertragung eine Hämolyse ausgeschlossen werden. Bei bewußtlosen Patienten ist das besonders wichtig. Auch hier sollte immer eine Entnahme von Citratblut (0,2 ml 3,8%iges Natriumcitrat auf 1,8 ml Venenblut) erfolgen, das nach Zentrifugieren auf Hämolyse im überstehenden Plasma kontrolliert wird. Eine Hämolyse ist auf diese Weise viel eher zu erkennen, als durch Urinuntersuchungen. Zu einer Hämoglobinurie kommt es erst bei Werten von 110–300 mg% im Serum. Wichtig ist auch die Beobachtung, daß bei Hämolysen schon frühzeitig eine Fibrinolyse nachweisbar ist. Als empfindliche Methode zur Erkennung latent verlaufender hämolytischer Transfusionsstörungen wird die quantitative Haptoglobinbestimmung angegeben. Grundsätzlich sollte jede Transfusionsreaktion sorgfältig in Zusammenarbeit mit dem Bluttransfusionsdienst nachuntersucht werden. Für die Wiederholung der serologischen Verträglichkeitsproben ist immer Restblut der übertragenen Konserve aufzubewahren. Auch bei unauffälligen Transfusionen sollte so verfahren werden. Bei exakter serologischer Vorbereitung der Blutübertragung ergeben sich bei diesen Nachuntersuchungen nur selten nachträglich irreguläre Antikörper des erythrozytären Systems.

Tabelle 22.9 Häufigkeit von Leukozyten- und Thrombozytenantikörpern (Untersuchungen bei 105 Transfusionsreaktionen)

Ergebnis:	+	++	%
Leukozyten-AK	4	26	28
Thrombozyten-AK	6	22	26

Sind bei einem rh-negativen Patienten durch Verwechslung Rh-positive Konserven übertragen worden, kann durch eine rechtzeitige und hohe Dosierung von IgG-Anti-D eine Rh-Sensibilisierung verhindert werden. Dies ist bei Frauen im gebärfähigen Alter auf jeden Fall angezeigt. Ein Erfolg ist nur zu erwarten, wenn es zu einem raschen Abbau der unverträglichen Rh-positiven Zellen kommt. Dieser muß deshalb mit der Doppelimmunfluoreszenz-Methode kontrolliert werden. Erst sie ermöglicht eine exakte Dosierung.

Nichthämolytische Reaktionen

Bei Erweiterung des Untersuchungsspektrums finden sich im zytotoxischen- bzw. Mikroagglutinationstest häufig Antikörper gegen Leukozyten oder Thrombozyten (Tab. 22.9).

Diese werden für die Erklärung der früher allgemein als „Eiweißunverträglichkeit“ gedeuteten Transfusionsreaktionen wie Schüttelfrost, Fieber, Urtikaria und Übelkeit herangezogen, die spätestens 2 Stunden nach der Übertragung auftreten. Auch Lungenödeme sind bei Patienten beschrieben worden, bei denen keine kardiale Insuffizienz vorlag. Für die Transplantationschirurgie sind diese Befunde im Rahmen einer Intensivstation mit Hämodialyse wichtig und bedürfen fortlaufender Kontrolle.

Das Verhalten bei allen, auch flüchtigen Transfusionsstörungen sollte ebenso wie die Vorbereitung und Durchführung der Blutübertragung durch klare Anweisungen geregelt werden. In der Abb. 22.28 ist das notwendige Vorgehen dargestellt. Natürlich sind die unter 6 bis 8 angegebenen Maßnahmen nur erforderlich, wenn durch die vorausgehenden Untersuchungen eine Hämolyse gefunden wurde. Wie aus dieser Abbildung zu entnehmen ist, muß auch eine Verkeimung des Blutes ausgeschlossen werden. Liegt eine Kontamination vor, die eigentlich rechtzeitig durch die im Konservenblut ausgelöste Hämolyse erkannt werden müßte, kommt es zu einem schweren Zwischenfall mit den

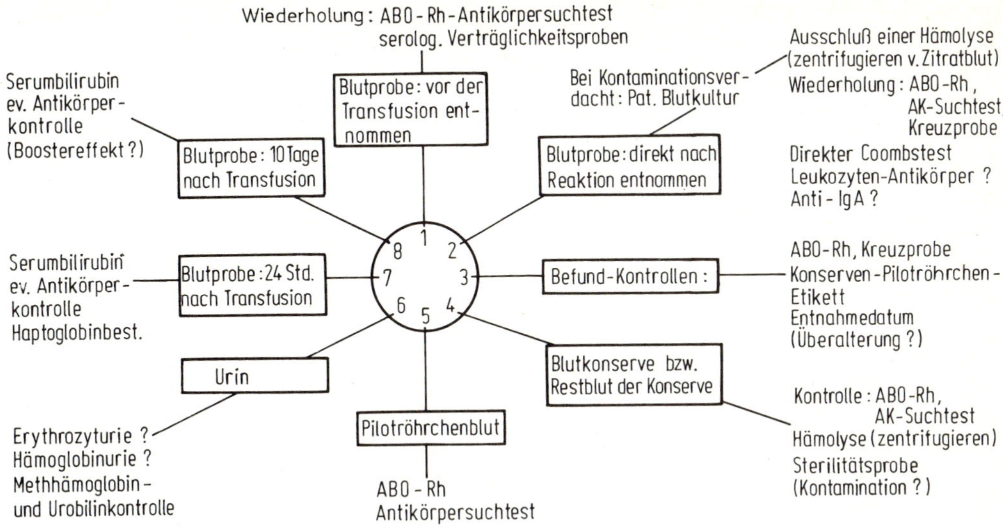

Abb. 28.**28** Verhalten bei Transfusionsstörungen

Zeichen eines Endotoxinschocks. Fieberhafte Reaktionen, die durch Pyrogene ausgelöst werden, vor der Aera der Einwegsysteme die Crux der Blutübertragungen, sind heute selten. Den pyrogenen Reaktionen ähnliche Symptome, aber auch schwere anaphylaktische Reaktionen, können durch einen spezifischen Anti-IgA-Antikörper bedingt sein. Hier würde die früher vage Deutung „Eiweißunverträglichkeit" zutreffen. Bei diesen Patienten können dann nur dreimal sorgfältig mit NaCl gewaschene Blutkonserven übertragen werden. Um diese für den Patienten lästigen, im allgemeinen ungefährlichen Reaktionen (Tab. 32.10) zu verhindern, werden gelegentlich vorbeugend Kortikosteroide verabreicht. Dieses Routineverfahren ist abzulehnen, da es nur Unverträglichkeiten verschleiert, deren Erkennung und gezielte Behandlung dadurch nur erschwert wird. Hingewiesen werden muß auch auf die 1977 vom Wissenschaftlichen Beirat der Bundesärztekammer veröffentlichten „Empfehlungen zur Vermeidung und Behandlung von Transfusionszwischenfällen".

Tab. 22.**10** Symptomatik der verschiedenen Transfusionsstörungen

	Fieberreaktion (Leukozyten-Thromboz.-Ak)	Allergische Reaktion (Anti-IgA?)	Bakterielle Kontamination	Kreislauf-überlastung	Hämolytische Reaktion
Fieber, Schüttelfrost	+	+	+	(+)	+
Angstgefühl, Beklemmung Unruhe	+	+	+	+	+
Blutdruckabfall, Schock	–	+	+	(+)	+
Dyspnoe	–	+	+	+	+
Schmerz im Arm	–	+	+	–	+
Erbrechen	–	+	+	–	+
Hämorrhagische Diathese	–	+	+	–	+
Pruritus, Urtikaria, Asthma, angioneurot. Ödem	–	+	–	–	–
Diarrhö, Meläna, neurolog. Störungen	–	–	+	–	–
Erhöhter Venendruck	–	–	–	+	–
Hämoglobinämie, Hämoglobinurie, Oligurie, Ikterus	–	–	(+)	–	+

Infektionen durch Blutübertragungen

Hepatitis

Auch heute hat man sich noch nicht vollständig von dem Schema getrennt, eine Hepatitiserkrankung, die 15–180 Tage nach Blutübertragungen als Hepatitis B auftritt, als „Transfusionshepatitis“ aufzufassen. Obwohl inzwischen mit zunehmend spezifischen Methoden die Erreger der sog. epidemischen Hepatitis (Hepatitis A) und des homologen Serumikterus (Hepatitis B) differenziert und Hepatitis-B-Virusträger erkannt werden können, ist das Hepatitisrisiko durch Blutübertragungen nicht auszuschließen. Der Routineeinsatz der radioimmunologischen HBs-Antigen-Bestimmung bei jeder Blutspende hat bewirkt, daß die Hepatitishäufigkeit nach stationärer Behandlung mit Blutübertragungen zurückgegangen ist. Die Angaben über die Häufigkeit divergieren jedoch noch erheblich. Dies ergibt sich z. B. auch dadurch, daß ein Vergleich mit angloamerikanischen Mitteilungen kaum möglich ist. Dort wird immer wieder die Hepatitisgefährdung durch „commercial donors“ herausgestellt, die es bei uns nicht gibt. Auch die Vorstellung, daß die Transfusionshepatitis mit der Hepatitis B identisch sei, ist inzwischen erschüttert. Durch Ausschluß konnte eine „Nicht-A-, Nicht-B-Hepatitis“ definiert werden, die nach amerikanischen Mitteilungen die am häufigsten beobachtete Form nach Blutübertragungen sein soll (Tab. 22.11 und 22.12). Diese Hepatitisform ist auf Schimpansen übertragbar, die Erreger sind bisher nicht bekannt. Durch diese dritte Hepatitisform wäre erklärbar, warum nach Transfusionen trotz hohen „Spenderhygiene“-Aufwandes immer noch eine höhere Hepatitishäufigkeit als bei nicht stationär behandelten Personen besteht. Auch eine hoffnungsvoll beurteilte Prophylaxe durch die Verabreichung von hochtitrigem Hepatitis-B-Immunserumglobulin* wird in Frage gestellt. Zweifellos behält sie eine Bedeutung in der Vorbeugung nach Verletzungen bei der Arbeit mit Hepatitis-B-infiziertem Material.

Tabelle 22.11 Einteilung der primären Hepatitisformen (WHO 1977) (nach *Deinhardt*)

Hepatitis A	Epidemische Hepatitis, kurze Inkubationszeithepatitis
Hepatitis B	Homologer Serumikterus, Posttransfusionshepatitis (früher häufig, heute selten), häufige Form der nosokomialen, nicht durch Bluttransfusion verursachten Hepatitis, lange Inkubationszeithepatitis
Nicht-A-, Nicht-B-Hepatitis	Sporadisch auftretend, häufigste Form der Posttransfusionshepatitis

Tabelle 22.12 Nomenklatur der Hepatitisviren (WHO 1977) (nach *Deinhardt*)

HAV:	Hepatitis-A-Virus	Anti-HAV:	Antikörper gegen HAV
HBV:	Hepatitis-B-Virus (Dane-Teilchen)		
HBsAg:	Hepatitis-B-Oberflächenantigen (früher Australia-Antigen oder Hepatitis-assoziiertes-Antigen)	Anti-HBs:	Antikörper gegen HBsAg
HBcAg:	Hepatitis-B-Kern-Antigen	Anti-HBc:	Antikörper gegen HBcAg
HBeAg:	Hepatitis-B-„e“-Antigen	Anti-HBe:	Antikörper gegen HBeAg

Eng mit Hepatitis B assoziiert; es ist aber nicht absolut sicher, ob HBeAg ein strukturelles Virusantigen oder möglicherweise ein durch die Infektion induziertes Wirtsantigen ist

In der Fürsorgepflicht für das ohnehin besonders gefährdete Personal in der Intensivpflege ergeben sich aus der Erkenntnis, daß HBs-Antigen-positives Blut als infektiös anzusehen ist, neue Konsequenzen. Die WHO** hat deshalb 1973 die regelmäßige Überwachung von Patienten und Personal der Dialysestation dringend empfohlen. Diese Untersuchungen sollten generell auf Personal von Intensivstationen ausgedehnt werden. Untersuchungen haben ergeben, daß in diesem Arbeitsbereich die Frequenz HBs-Antikörper-positiver Befunde des Personals wesentlich höher als bei der Normalbevölkerung liegt, d. h., hier besteht eine besondere Hepatitisexposition.

Die Hilflosigkeit bleibt weiter bestehen, es kann im Rahmen der Blutübertragung keine echte Hepatitisprophylaxe betrieben werden. Dies verpflichtet zu einer außerordentlich kritischen Indikationsstellung bei jeder Transfusion. Eine unnötige Blutübertragung ist trotz der weiter bestehenden ätiologischen Unsicherheit bei der Inokulationshepatitis als fahrlässig anzusehen, weil der betroffene Pa-

* „Aunativ“, Deutsche Kabi, München „Gammaprotect“ Hepatitis, Biotest-Serum-Institut, Frankfurt/M.

** WHO techn. Rep. Ser. 1973, No. 512.

tient akut gefährdet und chronisch geschädigt werden kann. Eine besondere Verpflichtung des transfundierenden Arztes liegt deshalb auch in der Mitarbeit bei der vollständigen Erfassung aller Hepatitis-B-verdächtigen Fälle. Diese kann nur erfolgreich in der Zusammenarbeit mit den Bluttransfusionsdiensten erstellt werden. Sie ist zugleich die Basis für eine mögliche Lösung dieses gravierenden transfusionsmedizinischen Problems. Gleichzeitig muß aber auch vor einem zu einseitigen ätiologischen Bezug auf die Blutübertragung gewarnt werden. Auch sollte die Diagnose „Transfusionshepatitis“ oder „Posttransfusionshepatitis“ sehr vorsichtig gestellt werden, damit nicht unnötige Schadenersatzansprüche provoziert werden. BOYAN (7) meint, „es ist besser, am Leben zu bleiben und eine Hepatitis zu haben, als ohne Hepatitis zu sterben“.

Andere Infektionen

Die Transfusionslues war vor Einführung der Blutkonservierung eine nicht seltene Komplikation. Alle Personen mit einer Luesanamnese dürfen deshalb nicht spenden. Eine Luesübertragung wäre aber trotzdem möglich, wenn die Blutspende in der seronegativen Phase der Primärsyphilis erfolgt. Es ist jedoch sicher, daß nach einer Lagerung von 72 Stunden eventuell im Konservenblut vorhandene Treponemen nicht mehr infektiös sind. Eine Blutkonserve wird deshalb normalerweise erst nach diesem Zeitpunkt ausgegeben. Der Anteil der Warm- und Frischblutübertragungen steigt deutlich an (s. Tab. 22.7). Damit ist auch die Luesübertragung wieder ein aktuelles Problem für den transfundierenden Arzt. Die Transfusionsrichtlinien fordern daher: „Bei Frischblutübertragungen sollte der transfundierende Arzt vorsorglich vor der Transfusion und 12 Wochen nach der Transfusion eine serologische Luesuntersuchung veranlassen.“
Vom Blutspenden sind auch Personen mit einer Malariaanamnese grundsätzlich auszuschließen. Durch den modernen Tourismus, der auch malariaverseuchte Gebiete einbezieht, ist eine Malariaübertragung damit nicht mehr sicher auszuschließen. Nach den neuen Richtlinien ist deshalb auch ein Ausschluß von Blutspendern für die Dauer von 12 Monaten nach einer Malariaprophylaxe beim Besuch von Malariagebieten erforderlich.
Ein anderes Transfusionsproblem, insbesondere für die Pädiatrie, ist die Übertragung des Zytomegalievirus (CMV), das zu einem Mononucleosis-infectiosa-ähnlichen Krankheitsbild führt. Diese CMV-Infektion ist auch bei Nierentransplantationen beobachtet worden und kann septisches Fieber mit Pneunomien und Hepatitis auslösen. Der Erreger persistiert nach der Infektion; auch bei hohem Serumantikörpertiter. Da die Durchseuchung der Bevölkerung 50% überschreitet, ist anzunehmen, daß die meisten Fälle klinisch inapparent verlaufen. Ein entsprechender Spenderausschluß ist natürlich nicht möglich. Bei sonst nicht erklärbaren Lungenbefunden von Intensivpatienten, besonders bei Kindern und Jugendlichen, sollte daher die ätiologische Möglichkeit einer CMV-Übertragung berücksichtigt werden.
In letzter Zeit ist auch die Möglichkeit einer Toxoplasmoseübertragung bejaht worden. Dabei besteht ein hohes Risiko für zytostatisch behandelte, onkologische Patienten bei der Übertragung von Leukozytenkonzentraten.

Störungen durch technische Fehler

Bei Massenblutungen sind Störungen durch Überdrucktransfusionen möglich. Luftembolien sind dabei jedoch vermeidbar. Bei einer Verwendung von Plastiksystemen sind sie praktisch ausgeschlossen. Doch auch für Drucktransfusionen aus Glasflaschen sind Geräte angegeben, die eine Luftembolie und eine Verkeimung des Konservenblutes verhindern. Zu hohe Infusionsgeschwindigkeiten können ebenfalls zu einer bedrohlichen Kreislaufüberlastung mit Lungenödem führen. Die Übertragung von 500 ml Blut in einer Geschwindigkeit von 40 ml pro Minute bewirkt einen Venendruckanstieg von 2 ml H_2O. Bei kardial geschädigten Patienten sollte daher ein Volumenminimum, das Erythrozytensediment, in langsamer Tropfinfusion transfundiert werden.

Rechtliche Probleme

Wenn aus vitaler Indikation notwendige Blutübertragungen wegen religiöser oder anderer Gründe von dem Patienten oder Angehörigen verweigert werden, besteht für den Arzt selbst bei Berücksichtigung des Selbstbestimmungsrechtes des Patienten die Gefahr einer Anklage wegen unterlassener Hilfeleistung, d.h., der Arzt muß sich trotz des Argumentes einer beeinträchtigten Willensbildung bei schwerkranken Patienten „in jedem Fall der Transfusionsverweigerung zwischen der Skylla, der ihm die rettende Maßnahme verbietenden Rechtssprechung zur eigenmächtigen Heilbehandlung, und der Charybdis, der die Bluttransfusion gebietenden Rechtssprechung zur unterlassenen Hilfeleistung hindurchwinden“.
Ähnlich schwierige rechtliche Probleme können

sich aus der für einen medizinischen Arbeitsbereich ungewöhnlichen Reglementierung durch Transfusionsrichtlinien ergeben. Diese sind bei den speziellen personellen Schwierigkeiten in den Intensivbehandlungseinheiten besonders problematisch. Eine entsprechende Information ist für diesen Arbeitsbereich von entscheidender Bedeutung.

Literatur

Zusammenfassende Darstellungen

1 Ahnefeld, F. W. u. Mitarb.: Klinische Anästhesiologie und Intensivtherapie, Bd. 14. Springer, Berlin 1977

2 Bergmann, H., B. Blauhut: Anästhesiologie und Wiederbelebung. Bd. 90. Springer, Berlin 1975

3 Bessis, M.: Living Blood Cells and their Ultrastructure. Springer, Berlin 1973

4 Beutler, E.: Red Call Metabolism. Grune & Stratton, New York 1975

5 Blackburn, E. F.: Indications for blood transfusion. Practitioner 195 (1965) 174

6 Boorman, K., B. E. Dodd: Blood Group Serology. Churchill, London 1970

7 Boyan, P., S. Howland: Blood temperature: A critical factor in massive transfusion. Anaesthesiology 22 (1961) 559

8 Bube, F. W., M. Sehrbundt: Transfusionsmedizin. Schattauer, Stuttgart 1972

9 Bütler, B.: Isoantigenicity of Human Plasma Proteins. Karger, Basel 1969

10 Byron, A. M.: Quality control in Blood Banking. Wiley & Sons, New York 1974

11 Gersmeyer, E. F., E. C. Yasargil: Schock und hypotone Kreislaufstörungen. Thieme, Stuttgart 1978

12 Greenwalt, T. J.: Formation and Destruction of Blood Cells. Lippincott, Philadelphia 1970

13 Greenwalt, T. J., A. J. Graham: The Human Red Cell in Vitro. Grune & Stratton, New York 1974

14 Gruber, U. F.: Blutersatz. Springer, Berlin 1968

15 Harris, J. W., R. W. Kellermeyer: The Red Cell. Harvard University Press, Cambridge, Massachusetts 1970

16 Junger, H.: Bluttransfusion und Empfängerorganismus. Thieme, Stuttgart 1977

17 Lübbers, D. W., U. C. Luft, G. Thews, E. Witzleb: Oxygen Transport in Blood and Tissue. Thieme, Stuttgart 1968

18 Lundsgaard-Hansen, P.: Die klinische Anwendung von Albumin. 16. Tg. d. dtsch. Ges. f. Bluttransfusion. Berlin (1974)

19 Mollison, P. L.: Blood transfusion in clinical medicine. Blackwell, Oxford 1972

20 Prokop, O., W. Gökler: Die menschlichen Blutgruppen. Fischer, Stuttgart 1975

21 Race, R. R., R. Sanger: Die Blutgruppen des Menschen. Thieme, Stuttgart 1958

22 Reissigl, H.: Die Bluttransfusion. Maudrich, Wien 1961

23 Reissigl, H.: Bluttransfusion nach und mit Maß. Z. Allgemeinmed. 50 (1973) 321

24 Rügheimer, E., H. Grimm: Kalt- oder Warmtransfusion beim hämorrhagischen Schock. Bibl. haemat. 20 (1965) 101

25 Seidl, S.: Die Thrombozytentransfusion. Fischer, Stuttgart 1968

26 Spielmann, W.: Transfusionskunde. Thieme, Stuttgart 1972

27 Steffen, C.: Allgemeine und experimentelle Immunologie und Immunpathologie. Thieme, Stuttgart 1968

28 Sumida, S.: Transfusion of Blood preserved by Freezing. Thieme, Stuttgart 1974

28 a Swank, R. L.: Alteration of blood on storage. New Engl. J. Med. 265 (1961) 728

29 Vyas, G. N., H. A. Perkins, R. Schmid: Hepatitis and Blood Transfusion. Grune & Stratton, New York 1972

30 Walford, R. L.: The Isoantigenic Systems of Human Leukocytes. Munksgaard, Kopenhagen 1969

31 Weed, R. I., E. R. Jaffé, P. A. Miescher: The Red Cell Membrane. Grune & Stratton, New York 1971

32 Whittam, R.: Transport and Diffusion in Red Blood Cells. Arnold, London 1964

23 Dialyse, Hämofiltration, Hämoperfusion

Von V. HEINZE

Die herkömmlichen Verfahren „extrarenaler Entschlackung“, nämlich die extrakorporale Hämodialyse und die Peritonealdialyse, sind seit Beginn der siebziger Jahre durch die Hämofiltration und die Hämoperfusion ergänzt worden. Im vorliegenden Kapitel sollen Wirkungsweise, klinische Anwendungstechnik und Indikationsstellung dieser Methoden dargestellt werden.
In Text, Tabellen und auf Abbildungen immer wieder verwendete Abkürzungen und Symbole sind in Tab. 23.1 zusammengefaßt.

Tabelle 23.1 In Text und auf Abbildungen verwendete Abkürzungen und Symbole

C	Clearance ml/min	b	Blut
MG	Molekulargewicht Daltons	c	Konzentration
Q	Flußgeschwindigkeit ml/min	d	Dialysat
T	Temperatur °C	i	Einlauf
"TMP"	Transmembrandruck (pb_o–pd_i) mm Hg	o	Auslauf
UF	Ultrafiltrat ml/min	p	Druck mmHg
V	Volumen ml	t	Zeit

Extrakorporale Hämodialyse

Prinzip

Wie Abb. 23.1a und b veranschaulicht, wird das Blut des Patienten bei der Hämodialyse aus einer Arterie oder Vene unter Heparinzusatz durch einen Kunststoffschlauch zum Dialysator, der „künstlichen Niere“ geleitet. In einem 150–300 μm dünnen Film fließt es hier die selektiv permeable Dialysemembran entlang, auf deren Gegenseite körperwarme Dialysierlösung, eine modifizierte Ringer-Lösung, (s. Tab. 23.4), durch den Dialysator strömt. Zwischen den beiden Kompartimenten kann es zu folgenden Austauschvorgängen kommen: *Dialyse*, d.h. selektive Diffusion wasserlöslicher Substanzen in Abhängigkeit von den jeweiligen transmembranen Konzentrationsgradienten und den Permeabilitätseigenschaften der Kunststoffmembran; *Ultrafiltration* entsprechend transmembranen hydrostatischen Druckgradienten, wobei in dem eiweißfreien Filtrationsstrom

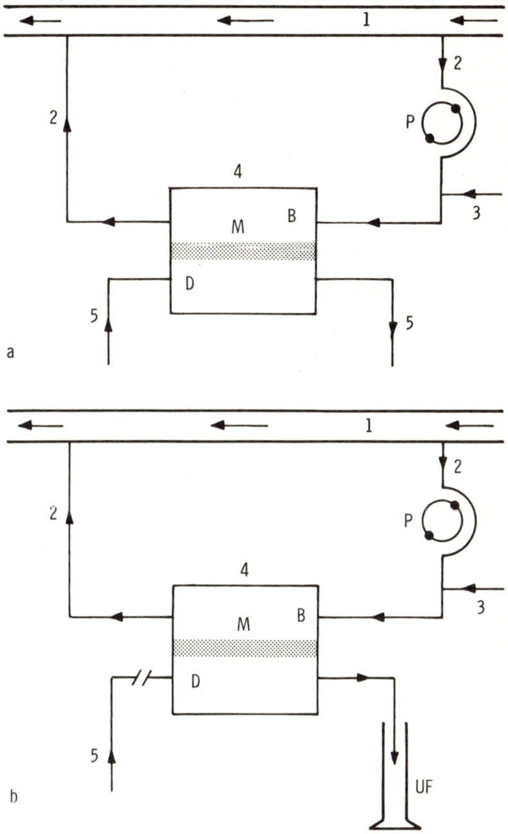

Abb. 23.1 Schema der Hämodialyse. a) Übliche Betriebsstellung, b) sequentielle Ultrafiltration
1 Blutgefäß
2 extrakorporales Blutsystem mit Blutpumpe (P)
3 Heparinzufuhr
4 Dialysator mit Blutkompartiment (B)
5 Dialysatsystem (single pass)
P Blutpumpe
B Blutkompartiment
M Dialysemembran
D Dialysatkompartiment
UF Ultrafiltrat

Tabelle 23.2 Übliche Betriebs- und Leistungsdaten der Hämodialyse (in Klammern klinisch gebräuchliche Variationen, extrakorporales Blutvolumen V *und* blutführende Schläuche)

Q	250 (150–400) ml/min	t 5 (3–8) h
Q	500 (200–1000) ml/min	Heparinverbrauch 10000 (0–20000) USP
pb	90 (60–250) mmHg	Harnstoffsenkung
pd	100 (0–300) mmHg	um 60–70%
"TMP"	150 (100–500) mmHg	Kreatininsenkung um 50–60%
T	38 (30–40) °C	Ultrafiltration
V	300 (150–400) ml	1,5 (0–3) kg

konvektiv und damit blutisoton im Plasmawasser gelöste Substanzen eliminiert werden, soweit es die Ausschlußgrenze der Dialysemembran zuläßt; schließlich *Osmose*, als Transport von Lösungsmittel entlang transmembranen osmotischen Gradienten, dabei strömen im Plasmawasser die gelösten Substanzen mit, welche die nicht streng semipermeable Dialysemembran passieren können, ein zusätzlicher Substanztransport, der als *solvent drag* bezeichnet wird. Nach diesem Austausch strömt das Blut durch einen zweiten Kunststoffschlauch in den Organismus zurück. Korporaler und extrakorporaler Kreislauf bilden für die Zeit der Dialyse ein geschlossenes System. Die durchschnittlich pro Sitzung anfallenden 200 l Dialysat werden in der Regel nach einmaliger Passage des Dialysators verworfen. Dialysegeräte mit Dialysierlösungstank und rezirkulierendem Dialysat werden aus hygienischen und arbeitstechnischen Gründen heute kaum noch verwendet, sieht man von dem „REDY"-System ab, welches 5 l rezirkulierender Dialysierlösung mit Hilfe einer Adsorberpatrone fortlaufend regeneriert (24).
In Tab. 23.2 sind die für den klinischen Einsatz wesentlichen leistungsbestimmenden Betriebsdaten heutiger Hämodialysesysteme zusammengestellt. Zum besseren Verständnis der Wirkungsmöglichkeiten und -grenzen der Hämodialyse seien ergänzend einige Bemerkungen angefügt:

Die an der Dialysemembran simultan ablaufenden Austauschvorgänge interferieren, z.B. lassen sich die Diffusionsgradienten und damit die Eliminationsleistung für kleinmolekulare dialysable Substanzen von der Blutseite her durch Erhöhung des Durchflusses steigern. Zwangsläufig nimmt damit der transmembrane hydrostatische Druck zu, so daß mit verstärkter Ultrafiltration zu rechnen ist.

Dialyseinduzierte abrupte Änderungen der Solutakonzentrationen im Plasmawasser wirken sich mittelbar an den intrakorporalen Grenzflächen aus bis hin zur Provokation von „Disäquilibrium-Syndromen". Zum Beispiel kann Dialyse gegen eine nur 130 mval/l Natrium enthaltende Lösung zu Hyponatriämie und damit Hypotonizität im Extrazellularraum führen, die eine Zunahme des intrazellulären Wassergehalts nach sich zieht und u.a. Hirnödem mit Kopfschmerzen, Übelkeit, Erbrechen und Blutdrucksteigerung während und nach der Behandlung hervorruft.
Häufig wird übersehen, daß Dehydratation bei der Dialyse nicht etwa Entzug reinen Wassers, sondern einer isotonen Lösung bedeutet; entsprechend wäre eine so entstandene Hypovolämie durch isotone Elektrolyt-, am einfachsten physiologische Kochsalzlösung zu korrigieren.
Bei jeder Hämodialyse führen der diffusive und der konvektive transmembrane Massentransport über die beabsichtigte Elimination harnpflichtiger Metaboliten des Proteinstoffwechsels hinaus zu einem unerwünschten Verlust diffusionsfähiger essentieller Substanzen, wie z.B. Aminosäuren, wasserlösliche Vitamine (2, 16, 17), aber auch von Medikamenten. In der Ernährungs- und Pharmakotherapie von Patienten, die längere Zeit und sehr intensiv dialysiert werden müssen, sind derartige „Depletionsvorgänge" zu berücksichtigen.

Auf der Grundlage der physikalisch-chemischen Vorgänge bei der Hämodialyse hat Bergström (9) kürzlich folgende interessante und klinisch bedeutsame Variante der Dialysetechnik angegeben: Bei der *„sequentiellen Ultrafiltration"* (32) wird während einer konventionellen Hämodialyse nach Bedarf stundenweise der Zulauf von Dialysierlösung zu dem unverändert blutdurchströmten Dialysator unterbrochen. Der erhaltene, eventuell mittels Schraubklemme am rückführenden Blutsystem erhöhte blutseitige hydrostatische Druck und/oder der nach Bedarf ebenfalls gesteigerte Unterdruck im Dialysatsystem führen jetzt isoliert und verstärkt zu Ultrafiltration (s. Abb. 23.1). Auf diese Weise kann überwässerten Patienten pro Stunde mehr als 1 l „Wasser" entzogen werden, bemerkenswerter Weise mit erstaunlicher Kreislaufverträglichkeit. Als Ursache dessen werden u.a. eine den Verlust an Plasmavolumen kompensierende Erhöhung des peripheren Gefäßwiderstands, der Wegfall der vasodilatatorischen Wirkung des Azetats der Dialysierlösung (S. 23.5) und der nach Ultrafiltration erhöhte onkotische Druck diskutiert, der für rasche Volumenauffüllung des Plasmaraums sorgt (4, 83a).

Im übrigen läßt sich auf diese Weise z.B. zu Beginn einer Dialyse gewonnenes Ultrafiltrat auch zur Bestimmung sonst im Serum gemessener Laborparameter wie Harnstoff, Kreatinin, Kalium usw. verwenden. Die Serum- und Ultrafiltratkonzentrationen sind mit Ausnahme der divalenten Ionen, deren proteingebundene Fraktion nicht filtrabel ist, sowie vernachlässigbar geringfügiger Unterschiede aufgrund des Gibbs-Donnan-Phänomens identisch (44).

Anwendungstechnik

Seit den sechziger Jahren stehen für alle Verfahren extrakorporaler Depuration brauchbare Techniken des *Gefäßzugangs* zur Verfügung. Gefordert wird, daß der Patient so oft wie klinisch notwendig ausreichend wirksam, d.h. mit einer extrakorporalen Blutflußgeschwindigkeit von mindestens 150 ml/min, dialysiert werden kann. Dies setzt Anschlußgefäße eines inneren Durchmessers von mindestens 1,5 mm voraus. Demnach ist die Zahl geeigneter Blutgefäße begrenzt. Entsprechend ist bei potentiellen Dialysepatienten Schonung aller in Frage kommenden Gefäße geboten: Vorsicht mit Punktionen, peripheren Venenkathetern, Injektionen, Infusionen, besonders Dauerinfusionen hypertoner oder anderweitig gefäßaggressiver Lösungen.

Mit besonderer Dringlichkeit gilt diese Forderung für chronisch Nierenkranke in jedem Stadium der Krankheit.

Abb. 23.2a demonstriert das Prinzip des *Scribner-Shunts:* Eine periphere Arterie wird mit einer ihr möglichst naheliegenden Vene durch implantierte, streckenweise an der Hautoberfläche laufende Kunststoffschläuche (Teflon-Kanülen, Silikon-Schläuche) kurzgeschlossen. Über die epikutane Kupplung des arteriellen und venösen Shunt-Elements kann der Patient jederzeit ohne Blutverluste an den extrakorporalen Kreislauf angeschlossen werden. Als Shunt-Gefäße dienen meist die Gefäßpaare A. radialis/V. cephalica und A. tibialis posterior/V. saphena. Der „externe a.v. Shunt" kann unmittelbar postoperativ benutzt und häufig noch in Gefäßprovinzen implantiert werden, die der Cimino-Technik nicht oder nicht mehr zugängig sind. Seine wesentlichen Nachteile sind Thromboseneigung, Shunt-Infektionen (Sepsisgefahr), der unwiederbringliche Gefäßverlust, das Risiko der Shunt-Verletzung sowie die eingeschränkte Bewegungs- und Gebrauchsfähigkeit des betroffenen Arms.

Daher wurde er im Bereich der chronischen Dialyse inzwischen weitgehend durch die *interne arteriovenöse Fistel* nach Brescia-Cimino verdrängt: Hier wird eine perkutan gut punktierbare Extremitätenvene subkutan mit einer naheliegenden Arterie anastomosiert und dadurch innerhalb von Tagen bis Wochen so arterialisiert, daß der Patient durch Venenpunktion an den extrakorporalen Kreislauf angeschlossen werden kann (Abb. 23.2b). Der Kranke gebraucht die Shunt-Extremität im Dialyseintervall ungehindert. Thrombose und Infektion sind selten. Die Fisteln bleiben über Jahre funktionstüchtig. Demgegenüber wiegen Nachteile wie die Heilzeit von 2 bis 4 Wochen, Notwendigkeit wiederholter Punktionen, damit stets verbundene Blutverluste und gelegentliche Aneurysmabildungen gering. Am Oberarm und besonders am Oberschenkel angelegte Fisteln können zu relevanter Volumenbelastung des Herzens führen. Gelegentlich werden im Einzugsbereich von Cimino-Fisteln Steal-Phänomene und Zeichen venöser Insuffizienz beobachtet. Patienten, denen keine brauchbaren eigenen Venen mehr zur Verfügung stehen, kann heute mit Hilfe auto-, allo- und xenogener Gefäßtransplantate oder auch mit alloplastischem Gefäßersatz geholfen werden (12, 50).

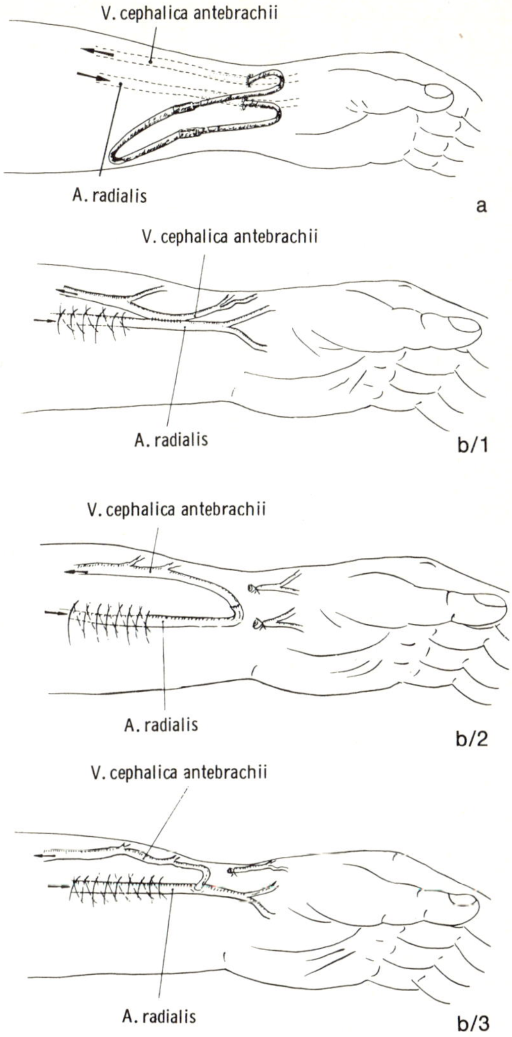

Abb. 23.2 Gefäßanschluß an den extrakorporalen Kreislauf. a) Scribner-Shunt, b) Cimino-Shunt: b/1 Seit-zu-Seit-Anastomose, b/2 End-zu-End-Anastomose, b/3 End-zu-Seit-Anastomose (aus *H. Saarre*: Nierenkrankheiten, 4. Aufl. Thieme, Stuttgart 1976)

Notfallsmäßig zu dialysierende Patienten oder dialysepflichtige chronisch Nierenkranke, die noch keine Cimino-Fistel besaßen oder deren Shunt durch eine Komplikation unbrauchbar geworden war, wurden bis vor wenigen Jahren vorübergehend mit einem Scribner-Shunt versorgt. Heute dominiert in diesen Indikationsbereichen der Gefäßanschluß durch *perkutane Gefäßpunktion.*
Zur *arteriovenösen Dialyse* wird gewöhnlich die A. femoralis und eine periphere Vene bzw. die V. saphena direkt oder mit Hilfe der *Seldinger-Technik* punktiert. Die A. femoralis fördert bei vielen Patienten trotz systolischer Blutdruckwerte von 80 mm Hg noch ausreichende Blutmengen. Die *venovenöse Dialyse* bietet sich besonders bei Patienten mit schlechten Kreislaufverhältnissen, z.B. nach Vergiftungen, an. Früher erfolgte die Blutentnahme meist aus der V. cava inferior nach Katheterisierung über die V. saphena magna und die V. femoralis (direkte perkutane Punktion, alternativ Seldinger-Katheterisierung oder operative Freilegung), der Blutrücklauf über eine periphere Vene, die kontralaterale V. saphena magna und die V. femoralis (perkutane Punktion, Seldinger-Katheterisierung oder operative Freilegung). Möglich war auch der Blutrücklauf über einen zweiten auf der gleichen Seite in die Hohlvene eingeführten Katheter; lagen die Spitzen der beiden Hohlvenenkatheter mehr als 3 cm auseinander und wurde der distale Katheter zur Blutentnahme verwendet, war nicht zu befürchten, daß in nennenswertem Umfang Rezirkulationsblut dialysiert wurde (51).
Heute wird die Blutentnahme in den meisten Fällen aus der oberen Hohlvene nach Kanülierung über die V. subclavia, jugularis interna oder brachiocephalica mittels Seldinger-Technik und unter Verwendung eines speziellen Teflonkatheters nach Shaldon (40, 67) vorgenommen. Verwendet werden also zentrale Venen, die auch sonst oft routinemäßig genutzt werden. Die Insertion erfordert keinen chirurgischen Aufwand. Im Vergleich zur Femoralvenen-Katheterisierung brauchen die Patienten nicht immobilisiert zu werden, die Katheter knicken nicht ab, Infektions- und Thrombosegefahr sind geringer. Wird der Zugang im Dialyseintervall nicht anderweitig genutzt (ZVD-Kontrolle, Infusionstherapie), sollte er mit Heparinlösung gefüllt oder besser durch Dauerinfusion offen gehalten werden. Selbstverständlich gelten alle Risikomomente zentraler Venenkatheter auch für den Shaldon-Katheter (6, 36, 85).
Cimino-Shunt und perkutan applizierte Gefäßkatheter lassen sich zur extrakorporalen Hämodialyse auch im *„single-needle“-Verfahren* verwenden (8, 38): Hier wird ein und derselbe Gefäßzugang für die Ausfuhr und den Rückstrom des Blutes benutzt. Die Gefäßkanüle wird über die freien Schenkel eines Y-förmigen Anschlußstükkes mit dem arteriellen und dem venösen Blutschlauch des extrakorporalen Systems verbunden. Der arterielle Schlauch wird vor der Blutpumpe, der venöse nach dem Gerinnselfänger durch je ein Quetschventil geführt. Die beiden Ventile schließen bzw. öffnen abwechselnd. Bei offenem arteriellen Ventil wird Blut *zum* Dialysator gepumpt. Der nach dem Dialysator gemessene „venöse“ Druck steigt bis zu einem einstellbaren Grenzwert. Danach schließt das arterielle Ventil, während das venöse für begrenzte Zeit geöffnet wird, so daß das Blut in den Körper zurücklaufen kann.
Das unvermeidbare Rezirkulationsblutvolumen beträgt in Abhängigkeit von dem Fassungsvermögen der gemeinsamen arteriellen und venösen Kanülenstrecke 10–20% der extrakorporal perfundierten Blutmenge. Eine spezielle Gefahrenquelle des Verfahrens liegt darin, daß bei unbemerkter Blockade der gemeinsamen Kanülenstrecke nur das extrakorporale Blut weiter kreist, dialysiert wird, eindickt, schließlich koaguliert und/oder daß bei unkorrekter Einstellung der Druckmonitore sogar Rupturen im extrakorporalen Kreislauf auftreten können. Wichtig ist ferner, daß das Blut bei diesen Verfahren auf der arteriellen Seite starken Druckschwankungen ausgesetzt ist. Damit erhöht sich die Gefahr der Luftansammlungen im extrakorporalen System und der Luftembolie. „Unipunktur-Systeme“ werden daher obligat mit zuverlässigen Luftfallen betrieben. Trotz dieser Einschränkung hat sich das Verfahren in Verbindung mit der perkutanen Gefäßpunktion besonders für Notfallsdialysen außerordentlich bewährt.

Alle Verfahren extrakorporaler Depuration benötigen *Heparinisierung.* Im Routinebetrieb werden für die Hämodialyse Gerinnungszeiten zwischen 20 und 30 Minuten angestrebt, gewöhnlich ausreichend sicher mit einfachen Methoden wie der Uhrglas-, der Kapillargerinnungsmethode oder nach Lee und White kontrolliert. Bei der Hämodialyse mit Kapillardialysatoren und bei der Hämofiltration bzw. Hämoperfusion ist mit einem ca. 30% höheren Heparinverbrauch zu rechnen. Blutungsgefährdete Patienten werden mit qualifizierteren Messungen wie die Thrombin-, Rekalzifizierungs- oder der inzwischen als Bedside-Methode verfügbaren partiellen Thromboplastinzeit überwacht (82).

Im Routinebetrieb wird gewöhnlich *intermittierend* oder mit Hilfe einer besonderen Pumpe bzw. eines Perfusionsautomaten *kontinuierlich* heparinisiert. Als *„Grenzheparinisierung“* (Minimalheparinisierung) bezeichnet man eine kontinuierliche Heparinzufuhr, bei der die Gerinnungszeit unter fortwährender Kontrolle auf 8 bis 10 Minuten eingestellt, also in Nähe der Koagulationsgrenze gehalten wird. 1-Kanal-Spulendialysatoren, die mit hoher Blutflußgeschwindigkeit durchströmt werden können, eignen sich hierfür am besten. Bei Beherrschung der Technik kann der Heparinverbrauch für eine 5 bis 6-stündige Dialyse dadurch bei 5000–8000 USP gehalten werden, während sonst gewöhnlich 8000–12000 USP verbraucht werden. Auf diese Weise können auch blutungsgefährdete Patienten mit ausreichender Sicherheit dialysiert werden.
Bei besonderem Blutungsrisiko, z.B. unmittelbar postoperativ, sind für eine begrenzte Zeit von 2 bis 3 Stunden, Verwendung von Spulendialysatoren und einer hohen extrakorporalen Blutungsgeschwindigkeit von 300–350 ml/min sogar *heparinfreie Dialysen* möglich. Eine

plötzliche extrakorporale Koagulation muß dabei in Kauf genommen werden; der entsprechende Blutverlust (ca. 300 ml) ließe sich gegebenenfalls durch Transfusion ausgleichen. Mit den heute gebräuchlichen Hochleistungsdialysatoren genügt der Zeitraum von 2 bis 3 Stunden zur Korrektur bedrohlicher blutchemischer Veränderungen. Eine *„regionale Heparinisierung"* (vor dem Dialysator kontinuierliche Heparinzufuhr, nach dem Dialysator vor dem Wiedereintritt des Bluts in den Organismus ebenfalls kontinuierlicher Zulauf von Protamin) erübrigt sich fast immer.

Heparin wird hauptsächlich in der Leber inaktiviert. Seine Halbwertszeit scheint bei Niereninsuffizienten gegenüber Normalpersonen mit 2 Stunden unverändert zu sein (89). Die heutigen Dialysemembranen sind für Heparin (MG um 17000 Daltons) impermeabel (7). Stark saure Dialysierlösungen scheinen über eine Senkung des Blut-pH die Wirksamkeit des Heparins zu vermindern (68). Als sofort wirksamer zuverlässiger Antagonist des Heparins steht *Protamin* zur Verfügung. Zu beachten ist, daß es nach Gabe von Protamin zu einem „Heparinrebound" kommen kann; denn aus dem neutralen aber instabilen Heparin-Protamin-Komplex wird infolge rascheren Abbaus des Protamin aktives Heparin wieder freigesetzt, so daß einige Stunden nach der Inaktivierung heparininduzierte Blutungen auftreten können (11).

Hämodialysatoren mitsamt den zugehörigen blutführenden Systemen werden heute fast ausschließlich als disposable Materialien verwendet; Wiederverwendung ist möglich, wird in unserem Land aber kaum noch praktiziert. Unterschieden werden *„Spulendialysatoren"* mit spulenartig aufgewickelten Schlauchfolien als blutführendem System und senkrecht dazu im „Kreuzstrom" fließender Dialysierlösung, *„Plattendialysatoren"* mit etagenartig in mehreren Lagen angeordneten Flachfolien, auf deren Außenseite die Dialysierlösung im Gegenstrom zum Blut fließt, und schließlich *„Kapillardialysatoren"*, aus mehreren Tausend parallel gebündelter Hohlfasern, in denen Blut ebenfalls in Gegenrichtung zu der außen vorbeiströmenden Dialysierlösung fließt. Tab. 23.3 mit den klinisch wichtigen Leistungsdaten der Dialysatortypen läßt erkennen, daß die Geräte in vieler Hinsicht ein recht ähnliches Leistungsprofil aufweisen. Genaue Kenntnis der Eigenschaften und der praktischen Handhabung vorausgesetzt, können die heutigen Dialysatoren in allen Indikationsbereichen der Hämodialyse mit Erfolg angewendet werden.

Zusammensetzung und Variation der Komponenten gebräuchlicher *Dialysierlösungen* zeigt Tab. 23.4 in Gegenüberstellung zu Peritonealdialyselö-

Tabelle 23.**3** Vergleich der verschiedenen Dialysatortypen (CU = Cuprophan, ZA = Zelluloseacetat. Volumina ohne zu- und abführende Blutschläuche. In-vivo-Clearances für Q 200, Q 500 ml/min, T 37°C UF ml/min)

	Spule	Platte	Kapillare
Membran			
Material	CU	CU	CU, ZA
Stärke μm	15–20	11–20	10–30
Oberfläche m^2 rechnerisch	1,0–1,5	0,8–2,0	0,8–2,5
Blutkompartiment			
Höhe μm	150–300	150–300	100
Füllvol. ml	200–300	75–250	70–150
Restvol. ml	1–2	2–10	2–6
Leistung			
Harnstoff	110–150	130–150	160–180
Kreatinin	90–100	110–130	130–150
Vit. B_{12}	18–25	30–40	20–40
TMP 100	5–6	4–6	3–5
TMP 200	6–10	6–8	6–10

Tabelle 23.**4** Zusammensetzung gebräuchlicher Hämodialyse- (HD), Peritonealdialyse- (PD) und Hämofiltrations- (HF)-Lösungen
(Elektrolyte in mval/l, Nichtelektrolyte in g/l, theoretische Osmolarität in mosm/l. In Klammern klinisch häufige Variationen).

	HD	PD	HF
Na^+	135,0 (130–145)	140,5 (128–140)	135,0 (135–142)
K^+	2,0 (0–5,0)	0 (0–4,0)	2,0 (0–2,0)
Ca^{++}	3,5 (2,8–4,0)	3,5 (2,5–3,5)	3,5 (3,5–4,5)
Mg^{++}	2,0 (1,5–2,0)	1,5 (1,5)	1,5 (1,5–2,0)
Cl^-	107,5 (100–110)	101,0 (88–105)	108,5 (105–112)
Azetat	35,0 (30–40)	– –	– (35,0)
Laktat	– –	44,5 (44,5)	33,5 (33–45)
Glukose bzw. Sorbit	0 (0–2,0)	1,5 (1,5–7,0)	1,65 (1,65–2,15)
Osmol.	285,0 (265–300)	375 (345–681)	290 (289–301)

Tabelle 23.5 Empfehlungen zur Ausstattung von Hämodialysegeräten (nach *Quellhorst* u. Mitarb.)

Eignung für Hospital-, Limited-care- und Heimdialyse
Geringstmögliche Abmessungen
Kleinstmögliches Gewicht
Möglichst geringe Geräuschentwicklung
Mobilität
Kontaktlose Auslösung aller Alarme (optisch, Induktion)
Optische *und* akustische Signalgebung aller Alarme
VDE-entsprechende Ausführung
Aufbau nach dem Baukastenprinzip (Servicefreundlichkeit)

Spüllösungsseite
Brauchbar für Spulen-, Platten- und Kapillardialysatoren
Anzeige des Dialysatflusses, im Single-pass-System Q_d bis 1000 ml/min erreichbar
Möglichst vollständige Entgasung
Verstellbarkeit des Proportionierungssystems zur Veränderung der Spüllösungszusammensetzung; Sperrmöglichkeit gegen unsachgemäße Ein- oder Verstellung
Sperre des Spüllösungseintritts in den Dialysator bei fehlerhafter Zusammensetzung und/oder Temperatur
Möglichkeit der Dampf- oder Heißwasser- und chemischen Reinigung und Sterilisation; strenge Trennung des Reinigungs-/Desinfektions- vom Dialysegang
Umschaltmöglichkeit für „sequentielle Ultrafiltration"

Monitore: Wasserausfallalarm, Temperatur, Leitfähigkeitsmessung zur kontinuierlichen Kontrolle der Zusammensetzung, Dialysatdruck (pd), Blutleckanzeige (möglichst echter Blutdetektor, kein Trübungsmesser, Empfindlichkeit 0,05 ml Blut/l Dialysat)

Blutseite
Blutpumpe mit Umschaltmöglichkeit auf „single-needle"-Technik
Meßmöglichkeit des extrakorporalen Blutdrucks vor *und* nach dem Dialysator
Vorrichtung zu automatisierter kontinuierlicher Heparinzufuhr

Monitore: Extrakorporaler Blutdruck (zumindest nach dem Dialysator = pb), Erfassung zu starken Unterdrucks *vor* der Blutpumpe, schaumempfindlicher Luftdetektor hinter dem Dialysator mit zuverlässiger Abquetscheinrichtung des venösen Blutschlauchs
Bei Störung mit Blutgefährdung sofortige Unterbrechung des extrakorporalen Kreislaufs durch Quetschventile vor der Blutpumpe und nach dem Dialysator

sungen (S. 23.7) und Substitutionsinfusaten zur Hämofiltration (S. 23.13). Moderne Hämodialysegeräte mischen die Dialysierlösung aus enthärtetem bzw. demineralisiertem oder durch Umkehrosmose aufbereitetem Wasser und flüssigem Dialysesalzkonzentrat automatisch fortlaufend im Verhältnis 34:1 unter Kontrolle der elektrischen Leitfähigkeit. In der klinischen Praxis immer wieder vorkommende Zwischenfälle infolge fehlerhafter Beschaffenheit der Dialysierlösung (z.B. Hämolysen infolge Hyposmolarität der Lösung oder Rückstände von Desinfektionsmitteln im Dialysatkompartiment, das „Hartwassersyndrom" mit hypertonen Krisen durch einen Calciumgehalt der Lösung über 8 mg/100 ml, Arrhythmien besonders bei digitalisierten Patienten durch zu niedrige Kaliumkonzentration, Pyrogenreaktionen bei bakteriell verunreinigtem Dialysat) zeigen, welche Verantwortung mit der präzisen Aufbereitung und sachgemäßen Überwachung derartiger Lösungen verbunden ist. In besonderem Maß gilt dies für die manuelle Aufbereitung der Dialysierlösung.

Ergänzend sei auf folgende Problematik hingewiesen: Seit Jahren werden die Dialysierlösungen statt mit dem physiologischen Puffer Bicarbonat aus technischen Gründen mit Acetat angesetzt, welches intrakorporal vorzugsweise in der Leberzelle via Krebszyklus rasch zu CO_2 und H_2O metabolisiert wird, so daß schließlich äquimolar Bicarbonat entsteht. In den ersten 1 bis 2 Dialysestunden verursachen acetathaltige Lösungen einen Abfall des Serumbicarbonats und verstärken damit vorübergehend eine metabolische Azidose. In Fällen von akutem Nierenversagen, Intoxikationen oder bei Patienten mit gestörter Leberfunktion und ausgeprägter metabolischer Azidose kann der Bicarbonatverlust von 200–400 mval pro Sitzung relevant werden. Gegebenenfalls muß er durch intravenöse Substitution von Bicarbonat aufgefangen werden, falls man nicht von vornherein eine bicarbonathaltige Dialysierlösung verwendet. Darüber hinaus wurde neuerdings auf kardiovaskulär deprimierende Effekte des Acetats (Blutdruckabfall durch Minderung der myokardialen Kontraktilität und durch periphere Vasodilatation) hingewiesen (25, 35). Möglicherweise wird man in Zukunft auf das nur scheinbar inerte Acetat verzichten müssen.

Hämodialysegeräte werden heute als mobile Bedside-Apparate angeboten, die gleichermaßen für die Hospital- und Heimdialyse, für akute und chronische Behandlungen geeignet sind. Die Forderungen an die Ausstattung eines modernen Dialysegeräts sind in Tab. 23.5 zusammengefaßt.

Indikationen

Die Hämodialyse gilt heute als Routineverfahren mit folgenden Anwendungsgebieten:

1. Akutes Nierenversagen und sonstige, konservativ nicht beherrschbare Formen akuter renaler Insuffizienz.
2. exogene Vergiftungen mit dialysablen Substanzen,
3. bestimmte endogene Intoxikationen und akute Krankheitsbilder (Tab. 23.6),
4. lebensbedrohende Elektrolytstörungen (besonders Hyperkaliämie),
5. therapierefraktäre Ödeme (Ultrafiltration, sequentielle Ultrafiltration),
6. potentiell reversible urämische Zustände,
7. terminale chronische Urämie (regular dialysis treatment = RDT).

Die Differentialtherapie Hämodialyse/Peritonealdialyse wird auf S. 23.12 erörtert. Die Bedeutung der Hämodialyse zur Behandlung von Vergiftungen ist zugunsten der Hämoperfusion (S. 23.16) zurückgegangen; bei schwersten Vergiftungen mit Äthylalkohol, Borsäure und Bromiden bietet die Hämodialyse jedoch die wesentlich bessere Eliminationsmöglichkeit (6). In Zukunft könnte die Hämodialysebehandlung bei Strahlenunfällen mit dialysablen radioaktiven Substanzen Bedeutung gewinnen. Sieht man von der Urämie ab, ist beim Einsatz der Hämodialyse zur Behandlung endogener Intoxikationen Skepsis geboten; bei den in der Literatur mitgeteilten Kasuistiken handelt es sich häufig um Therapieversuche, deren tatsächlich positiver Effekt meist schwer zu beurteilen ist (86). Wirksamere Dehydratation als mit der Hämodialyse kann mit der sogenannten isolierten Hämofiltration (S. 23.13) erreicht werden. Auf dem Gebiet der Langzeitbehandlung terminal chronisch urämischer Patienten werden neben der Hämodialyse auch die Peritonealdialyse und die Hämofiltration eingesetzt. Dennoch ist die Hämodialyse nach wie vor als Referenzmethode extrarenaler Entschlackungsverfahren anzusehen. Sie ist absolut *kontraindiziert* bei massiven Blutungen, frischen intrakraniellen Hämorrhagien, der hereditären Pseudohämophilie (v. Willebrand) sowie in den äußerst seltenen Fällen einer Heparinallergie. Im übrigen kann sie heute allen klinischen Erfordernissen angepaßt werden.

Tabelle 23.6 Mit Hämodialyse behandelte endogene Intoxikationen und akute Krankheitsbilder, (?) = umstrittene Indikation nach *Winchester* u. Mitarb.)

Karzinoides Syndrom (?)	Myasthenia gravis (?)
Coma hepaticum (?)	Pancreatitis acuta (?)
Hyperkalzämische Krise	Porphyria acuta (?)
Hyperosmolarer Status	Psoriasis (?)
Hyperurikämie	Schizophrenie (?)
Hypothermie	Thyreotoxische Krise
Laktatazidose (?)	Zystinose (?)
Metabolische Azidose	Verbrennungen (?)

Tabelle 23.7 Schwerwiegende typische Hämodialysekomplikationen

Arrhythmien (Elektrolytverschiebungen, Hypokaliämie, Digitalis)	Hard-water-Syndrom (Ca^{2+} in Spüllösung >8 mg/100 ml)
Blutdruckabfall, Schock (Ultrafiltration, Blutverluste)	hypertone Krisen, Kopfschmerzen, Erbrechen (Dialyse-Disäquilibriumsyndrom)
Intrakorp. Blutungen (Heparin)	Luftembolie
Extrakorp. Blutverluste (Membranruptur, Thrombosierung)	Metallvergiftungen (Al, Cu)
Fieberreaktionen, Sepsis (bakterielle Kontamination, Shuntinfektion)	Stenokard-Anfälle
Hämolyse (chemisch-thermisch fehlerhafte Spüllösung, Desinfektionsmittel)	Wadenkrämpfe (Hyponatriämie)

Die in Tab. 23.7 ohne Anspruch auf Vollständigkeit aufgeführten *Komplikationsmöglichkeiten* während der Hämodialyse sollen jedoch daran erinnern, daß die Anwendung des Verfahrens nicht nur eine solide technische Ausstattung und präzise klinisch-apparative Überwachung, sondern auch gut ausgebildetes, erfahrenes Personal voraussetzt. In besonderem Maß gilt dies für Akuteinsätze („Intensivdialysen"). Die Hämodialyse sollte daher nur in solchen Abteilungen vorgenommen werden, die pro Jahr mindestens 100 Behandlungen durchführen.

Peritonealdialyse

Prinzip

Hier wird das Blut des peritonealen Kapillarsystems über das Peritoneum als Austauschmembran gegen eine in die Peritonealhöhle instillierte Lösung dialysiert. Mit Hilfe dieses künstlichen Aszites findet *intrakorporal* eine Hämodialyse statt gemäß

Tabelle 23.8 Peritonealdialyseleistung bestimmende Determinanten (* klinisch bedeutsam zu beeinflussen)

Peritoneum	Spüllösung
(*) Oberfläche	* Zusammensetzung
Membrandicke	* Zusätze
Porenradius	(*) Temperatur
Permeabilität	* Perfusionstechnik
(*) Durchblutung	* Perfusionsdauer
Blutverteilung	

den physikalisch-chemischen Gesetzmäßigkeiten, die bei der Hämodialyse bereits skizziert wurden. Filtrationsvorgänge sind bei den hydrostatischen Druckgradienten des „Peritonealdialysators" von untergeordneter Bedeutung. „Wasser" läßt sich in beträchtlicher Menge auf osmotischem Wege entziehen, wenn im Vergleich zum Blut hypertone Dialysierlösungen verwendet werden.

Die Leistung bestimmenden Determinanten der Peritonealdialyse sind in Tab. 23.8 aufgeführt. Die *peritoneale Oberfläche* beträgt beim Erwachsenen 1,5–2,2 m^2, entspricht im Mittel also der Körperoberfläche. Ihr mit Poren besetzter effektiver Anteil wird jedoch auf weniger als 4% geschätzt (53), ist also bescheiden und zudem inkonstant. Taschenbildungen, intraabdominelle Adhäsionen, Fibrinniederschläge nach Laparotomie oder Peritonitis können nicht berechenbare Bezirke des Peritoneums vom Austausch ausschließen. Eine Vergrößerung der effektiven Oberfläche durch stärkere Füllung der Abdominalhöhle ist wegen Dehnungsbeschwerden der Patienten (Schmerzen, Atembehinderung und Zwerchfellhochstand) nur begrenzt möglich.
Das Peritoneum besitzt wie andere lebende seröse Häute angenähert die Eigenschaften einer *selektiv permeablen Membran*, an der keine aktiven Transportvorgänge stattfinden. Von den Membranschichten (Kapillarwand, umgebendes Bindegewebe mit interstitieller Flüssigkeit, peritonealer Zellbelag) scheinen die interzellulären Kanäle der Kapillarendothelien die Permeabilität des Peritoneums zu bestimmen (3). Ihrer mittleren Porengröße von 3–4 nm entsprechend verfügt das Peritoneum über beträchtliche Permeabilität für höhermolekulare Substanzen einschließlich sogenannter „middle molecules" (MG 500–5000 Daltons), deren Bedeutung für die Pathophysiologie des Urämiesyndroms lebhaft diskutiert wird (20, 70). Die im Vergleich zu Hämodialysemembranen etwa zehnfach höhere Permeabilität für Substanzen eines Molekulargewichts über 5000 Daltons bringt den Nachteil mit sich, daß auch Plasmaproteine in stündlichen Raten von 0,35–2,98 g passieren können (65). Die Permeabilität des Bauchfells kann grundsätzlich durch lokale oder systemische Applikation verschiedener Medikamente, wie z.B. Glukagon, Furosemid, Natriumnitroprussid, erhöht werden (30, 46); für die klinische Routine sind diese Techniken noch nicht greifbar. Die Permeabilitätseigenschaften des Peritoneums verschlechtern sich auch über Jahre nicht, sofern es nicht durch Entzündungen verändert wird.
Während die Elimination mittel- und großmolekularer Substanzen mehr von der verfügbaren peritonealen Oberfläche und der Dialysedauer bestimmt wird, hängt die Ausscheidung kleinmolekularer Stoffe (MG < 500 Daltons) wesentlich von der *peritonealen Durchblutung und Blutverteilung* ab (52, 54). Die Bedeutung der Lymphe und der interstitiellen Flüssigkeit als zusätzliche Quelle dialysabler Substanzen ist schwer abzuschätzen. Das Peritoneum ist begrenzt kapillarisiert. Gefäßkrankheiten wie Diabetes mellitus, Sklerodermie und Vaskulitiden können die Leistungsfähigkeit der Peritonealdialyse mindern. Die peritoneale Durchblutung schwankt unter biologischen Bedingungen. Sie wird im Schock so stark reduziert, daß die Wirksamkeit um 25% sinkt. Ähnlich wirken sich kalte Peritonealdialyselösungen aus; über Körpertemperatur hinaus erwärmte Lösungen bringen innerhalb der biologisch vertretbaren Temperaturspannen keine wesentliche Leistungssteigerung (26). Das gleiche gilt für Anwendung von Vasodilatantien und anderen Medikamenten (52, 54).
Nachhaltig kann die Wirksamkeit der Peritonealdialyse durch die *Zusammensetzung der Dialysierlösung* und die *Perfusionstechnik* variiert werden. Die Lösungen (s. Tab. 23.4) entsprechen modifizierten Ringer-Lösungen, denen zum Osmolaritätsausgleich gegenüber dem Blut Glucose oder Sorbit zugesetzt sind. *Hypertone Lösungen* mit einer Zuckerkonzentration bis maximal 7% (Gesamtosmolarität 679 mosm/l) verstärken die osmotische Wirkung und zugleich den Nettosubstanztransport durch „solvent drag" erheblich (66, 88).
Für bestimmte Indikationen wurden verschiedene *Zusätze* erprobt: z.B. *Albumin* (50 g/l) zur Bindung diffundierter Substanzen und damit zum Erhalt wirksamer Diffusionsgradienten (72), *Trispuffer* (8 ml der 3,3- bzw. 80 ml der 0,3molaren Lösung pro Liter) zur Alkalisierung des Dialysats, damit Förderung der Dissoziation eliminierter schwacher Säuren und Erhalt eines günstigen Konzentrationsgefälles für die „non ionic diffusion" (37), *Fettemulsionen* zur Verstärkung der Elimination fettlöslicher Substanzen (75), *essentielle Aminosäuren* zur Verhinderung von Aminosäurenverlusten (23). Die Bedeutung dieser Modifikationen für die klinische Praxis ist bisher gering. Häufig wird dagegen zur Vermeidung von Verklebungen nach intraperitonealer Blutung oder bei diffuser Peritonitis *Heparin* (1–2 USP/ml) (18), bei stärkeren intraabdominellen Schmerzen (Klärung der Diagnose! Peritonitis?) 5–10 ml eines 0,5–1%igen adrenalinfreien *Lokalanästhetikums* und bei Verdacht oder Manifestation einer Peritonitis möglichst gezielt Antibiotika (Konzentration entsprechend wirksamen Blutspiegeln) zugesetzt. Grundsätzlich sind Perfusatzusätze auf das unbedingt Notwendige zu beschränken, da sie jeweils eine Unterbrechung des geschlossenen Systems und damit Infektionsgefahr bedeuten.
Transperitoneal diffusibel sind, ähnlich den Verhältnissen bei der Hämodialyse, alle Substanzen, die wasserlöslich, nicht oder nur schwach proteingebunden und übli-

Tabelle 23.9 Vergleich der *relativen* Clearances $C_x/C_{Harnstoff}$ nieder- und mittelmolekularer Testsubstanzen bei Peritoneal- (PD) und Hämodialyse (HD)

Testsubstanz	MG	C /C PD	HD
Harnstoff	60	1	1
Kreatinin	113	0,70	0,76
Harnsäure	168	0,52	0,62
Sucrose	340	0,42	0,42
Vitamin B_{12}	1355	0,33	0,19
Insulin	5200	0,39	0,05

cherweise glomerulär filtrabel sind. Neutrale Substanzen diffundieren schneller als dissoziierte („non ionic diffusion"). Proteingebungene Stoffe können in begrenztem Umfang zusammen mit dem Bindungsprotein in die Peritonealhöhle gelangen. Tab. 23.9 vergleicht abschließend die relativen Clearances $C_x/C_{Harnstoff}$ nieder- und mittelmolekularer Testsubstanzen von Peritoneal- und Hämodialyse.

Anwendungstechnik

Hauptrisiko der Peritonealdialyse ist nach wie vor die Peritonitis (S. 23.11). Die heute mögliche Verwendung steriler Einweginstrumente und -materialien hat die Infektionsgefahr vermindert, aber nicht behoben. Sie wird auch nicht durch die Möglichkeit antibiotischer Behandlung beseitigt. Der Wert „prophylaktischer" Antibiotikagaben ist auch bei der Peritonealdialyse zweifelhaft. Sie ist daher grundsätzlich stets unter *streng sterilen Bedingungen* durchzuführen.

Zur Katheterisierung der Bauchhöhle wird einmal der halbflexible *Stilett-Peritonealkatheter* (84) aus Polyamid oder PVC verwendet: Auf einen stilettartigen Stahlmandrin gezogen, wird er in Lokalanästhesie nach Hautinzision senkrecht zur Bauchwand unter Bauchpresse des Patienten eingeführt und nach Rückziehen des Stiletts behutsam vorgeschoben, bis seine Spitze den tiefsten Punkt des kleinen Beckens erreicht hat. In der Regel wird dieser Katheter zu jeder Peritonealdialyse neu gelegt („repeated puncture technique"), kann aber auch über Wochen in situ belassen werden.

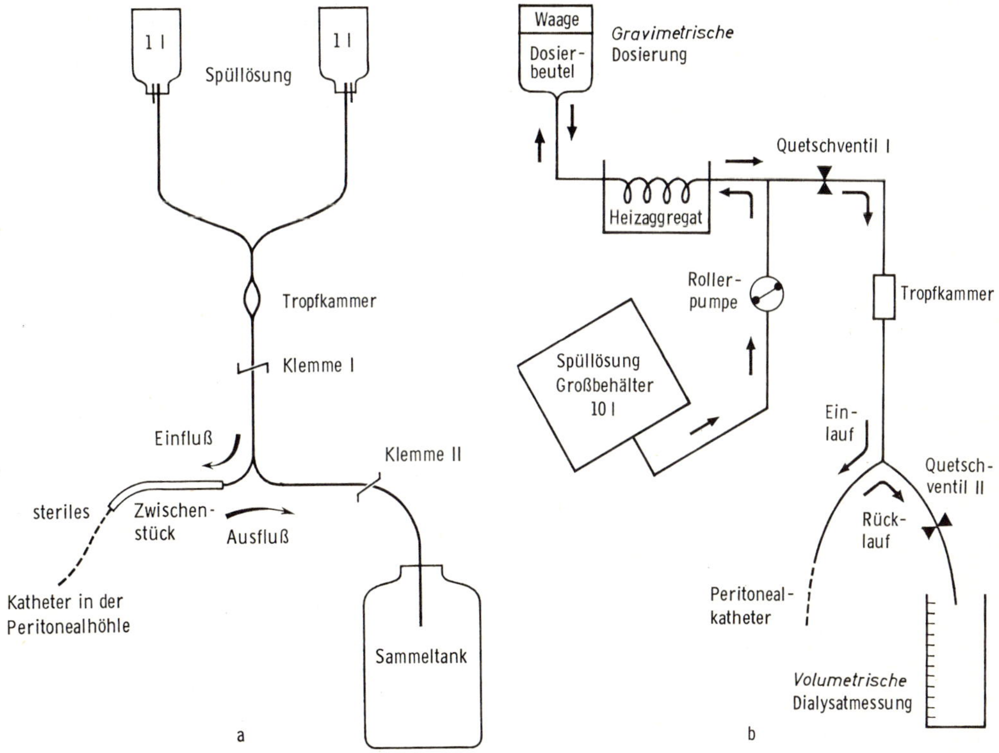

Abb. 23.3 Instillationssysteme zur diskontinuierlichen Peritonealdialyse. a) Manuelle Durchführung, b) bei Verwendung eines halbautomatischen Peritonealdialysegeräts (aus *H. Sarre*: Nierenkrankheiten, 4. Aufl. Thieme, Stuttgart 1976)

Der flexible *Tenckhoff-Verweilkatheter* aus Silikonkautschuk (78) wird mit Hilfe eines zerlegbaren Spezialtrokars ebenfalls in Lokalanästhesie inseriert. Durch die Trokarhülse wird der auf einen Stahlmandrin aufgezogene Katheterschlauch so in der Peritonealhöhle plaziert, daß sein distales Ende möglichst tief im kleinen Becken liegt. Nach Herausziehen des Mandrins und Entfernung der Trokarhülse wird von der Insertionsöffnung aus meist nach lateral hin ein Hauttunnel geschaffen, durch dessen Austrittsöffnung das freie Ende des Katheters nach außen geführt wird. Man fixiert ihn durch zwei übergestreifte Dacronmuffen, von denen die erste präperitoneal auf der tiefen Faszie liegt, während die zweite unter die Austrittsöffnung in das subkutane Fettgewebe gelagert wird. Auf diese Weise bleibt zwischen der peritonealen und kutanen Durchtrittsstelle eines Distanz von 8–10 cm.

Das Verletzungsrisiko durch den Verweilkatheter, der über Monate und Jahre in situ bleiben kann, ist gering. Gehfähige Kranke können sich praktisch ungehindert bewegen, bettlägerige sind pflegerisch leichter zu versorgen als Patienten mit Stilettkatheter. Über den einmal eingelegten Katheter kann das Pflegepersonal die notwendige Peritonealdialyse selbständig durchführen. Aus diesen Gründen wird der Tenckhoff-Katheter zunehmend auch für akute Dialysen verwendet. Inzwischen dialysieren sich zahlreiche chronische Urämiker über diesen Katheter sogar in Form der Heim-Peritonealdialyse. Lassen sich die Peritonealkatheter nach den beschriebenen Techniken, z.B. infolge intraabdomineller Adhäsionen, nicht inserieren, können sie mit Hilfe des Laparoskops oder einer Laparotomie unter Sicht des Auges eingeführt werden. Punktionsorte sind auch in solchem Fall die Medianlinie 2–5 cm unterhalb des Bauchnabels und die typischen Aszitespunktionsstellen. Zur Punktion der Bauchhöhle ist der Patient lokal wie zur Laparotomie vorzubereiten, der Eingriff selbst unter den gleichen Sterilitätskautelen wie eine abdominelle Operation vorzunehmen. Ähnliche Sterilitätsforderungen gelten für die verbandstechnische Versorgung der Insertionsstellen.

Abb. 23.3a und b) zeigt schematisch das *Perfusionssystem* für die *„diskontinuierliche"* Peritonealdialyse (Ein- und Auslauf über denselben Katheter) bei manueller Durchführung und bei Verwendung halb- oder vollautomatischer Dialysegeräte. Sterilitätsfehler bei Manipulationen am Perfusionssystem scheinen noch vor mikrobiellen Verunreinigungen der Dialyselösungen oder aufsteigenden Infektionen aus dem Drainageteil die wichtigste Ursache für die Entstehung von Peritonitiden zu sein. Wünschenswert wäre daher, den Instillationsteil, das Verbindungsstück zwischen Peritonealkatheter und Infusionssystem, und den Drainageteil mit mikrobenwirksamen Membranfiltern einer Porengröße von 0,22 auszustatten.

Die Dauer der Perfusionsphasen bei „diskontinuierlicher" Peritonealdialyse – Instillations-, Äquilibrierungs- und Drainagezeit – lassen sich in folgender Weise variieren (Abb. 23.4): Bei der ursprünglichen *„slow-flow-low-volume"-Perfusionstechnik* folgten der Schwerkraftinstillation von 1–2 l Lösung (10 Minuten) 20–30 Minuten Äquilibrierung, ehe das Dialysat durch Heberdrainage innerhalb von 15 Minuten wieder abgelassen wurde. Die stündliche Perfusionsrate betrug 2–3 l, die Dialysedauer 24–36 Stunden mit einem Perfusatvolumen von insgesamt 40–100 l.

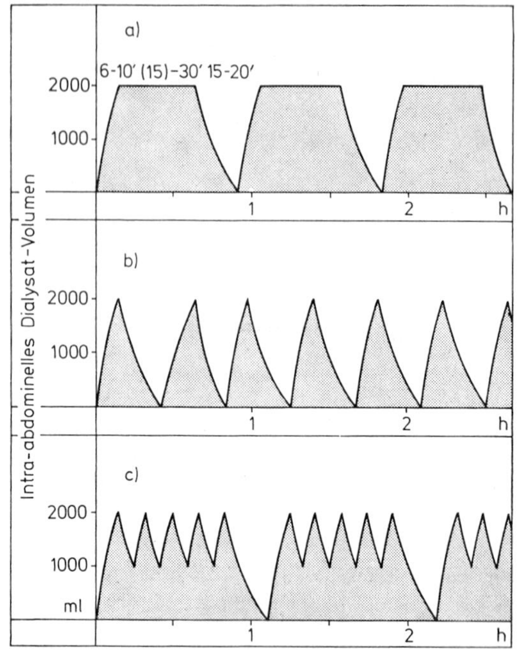

Abb. 23.4 Perfusionstechnik bei der Peritonealdialyse. a) Slow-flow-low-volume-Technik, b) Rapid-flow-high-volume-Technik, c) Rapid-flow-low-volume-Technik (aus *H.E. Franz*: Praxis der Dialysebehandlung. Thieme, Stuttgart 1973)

Später wurden die Zyklen durch Verzicht auf die intraperitoneale Verweilzeit verkürzt, so daß stündliche Perfusionsraten von 5–10 l erzielt und innerhalb eines Tages durchaus ein Flüssigkeitsumsatz von 150–200 l erreicht wurde. Durch diese „rapid-flow-high-volume"-Technik ließ sich die Elimination kleinmolekularer Substanzen beträchtlich steigern. Bei der kurzen Äquilibrierungszeit änderte sich die Hyperosmolarität der Lösung kaum, so daß die Dehydratation und damit der Substanztransport durch Solvent drag verstärkt wurde. Verkürzung der Dialysedauer bedeutete auch Reduktion des Proteinverlusts. Nachteilig war der erhebliche personelle Aufwand, wenn keine aufwendigen Apparaturen zur Verfügung standen, die hohen Perfusatkosten und die Gefahr eines zu forschen Flüssigkeitsentzugs mit nachfolgender Hypovolämie.

Ein drittes Verfahren, die „rapid-flow-low-volume"-Technik versuchte einen Mittelweg zwischen den beiden bisher geschilderten Methoden: Die anfangs instillierte Lösung wurde nur zu einem Teil abgelassen, so daß in der Peritonealhöhle ein Restvolumen verblieb. Die drainierte Flüssigkeitsmenge wurde durch raschen Zulauf einer entsprechenden Menge frischer Lösung fortlaufend ersetzt.

So stieg die Perfusionsrate, während gleichzeitig dem Restvolumen längere Austauschzeit zur Verfügung stand. Pro 24 Stunden konnten auf diese Weise 100 l umgesetzt werden. Erreicht wurden eine höhere Eliminationsleistung, bei relativ kurzen Dialysezeiten geringere Proteinverluste, die Möglichkeit beträchtlichen Flüssigkeitsentzugs ohne Anwendung stärker hyperosmolarer Lösungen, Abnahme der Drainageschwierigkeiten. Als nachteilig erwies sich, daß sequestrierte Flüssigkeit nicht recht abgeschätzt werden konnte, so daß mit Third-space-Problemen und Kreislaufschwierigkeiten zu rechnen war. In der klinischen Praxis werden alle diese Techniken noch angewendet. In der Regel setzt man eine Peritonealdialyse auf 24 Stunden mit einem Perfusatvolumen von stündlich 4 bzw. pro Sitzung 60–100 l an.
Kürzlich wurde zunächst für die Dialysebehhandlung der terminalen chronischen Urämie eine neue interessante Perfusionstechnik, die *„continuous ambulatory peritoneal dialysis“ (CAPD)* vorgestellt: Ständige („continuous“), d.h. Tag und Nacht über Monate, fortlaufende Perfusion vorausgesetzt, reicht eine sehr geringe Peritonealdialyseleistung, z.B. entsprechend einer Harnstoffclearance von 10 ml/min, um den Patienten in befriedigendem Stoffwechselgleichgewicht außerhalb des Urämiesyndroms zu halten. Hierzu werden dem Patienten über den peritonealen Verweilkatheter 2 l Lösung aus einem Kunststoffbeutel instilliert und 4–5 Stunden in der Peritonealhöhle belassen. Das Instillationssystem wird nicht eröffnet, der Patient wickelt es sich mitsamt dem Lösungsbeutel um den Leib und ist so während der Äquilibrierungszeit in der Lage, sich frei zu bewegen („ambulatory“). Nach Ablauf der Verweilzeit läuft das Peritonealdialysat mittels Heberdrainage in das ursprüngliche System zurück, wird verworfen und durch die nächste abdominelle Füllung in gleicher Weise ersetzt. Bisherige Erfahrungen mit der CAPD sind ermutigend (21, 58). Sie läßt sich möglicherweise auch für den Bereich des akuten Nierenversagens oder zur Behandlung endogener Intoxikationen mit großmolekularen peritoneal diffusionsfähigen Substanzen nutzen.

Die relative Einfachheit der Peritonealdialyse führt leicht dazu, ihre *Komplikationsmöglichkeiten* zu unterschätzen. Tab. 23.10 gibt eine Übersicht typischer Komplikationen, unter denen mit besonderem Nachdruck auf die *Peritonitis* hinzuweisen ist. Neben der massiven Blutung aus perforierten größeren Gefäßen und der Verletzung intraabdomineller Organe bei der Insertion von Peritonealkathetern zählt sie zu den schwerwiegenden Zwischenfällen. Sie wird fast immer durch Bakterien, etwa Staphylococcus aureus, E. coli, Enterokokken, in den letzten Jahren zunehmend durch Problemkeime wie Pseudomonas, Klebsiellen, Proteus und scheinbar apathogene Keime wie Achromobakter und Serratia hervorgerufen. Unter intensivmedizinischen Bedingungen kommen auch die schwierig nachweisbaren gramnegativen Anaerobier und Pilzinfektionen in Betracht. Bei einwandfreier Technik wird die bakterielle Peritonitis durch fortgeleitete Infektion im Bereich des Katheterinsertionskanals oder als Folge einer Darmverletzung nur noch selten beobachtet. Durchwanderungsperitonitiden kommen vor, besonders wenn sich nach mechanischer oder chemischer Irritation des Peritoneums oder des Darms ein Subileus einstellt. Kürzlich wurde berichtet, daß Patienten mit floriden Harnwegsinfektionen zur Zeit des Peritonealdialysebeginns vermehrt Peritonitiden durch dieselben Keime zeigen, die im Urin nachgewiesen wurden (22). In der weit überwiegenden Zahl der Fälle ist die Peritonitis bei Patienten mit Peritonealdialyse aber auf bakterielle Verunreinigungen des Instillats zurückzuführen. In erster Linie spielen hier Sterilitätsfehler eine verhängnisvolle Rolle. Für die chronische Peritonealdialyse wurden in den letzten Jahren Inzidenzzahlen der Peritonitis zwischen 0,12 und 3,9% mitgeteilt (21). Welche Bedeutung *nichtinfektiösen* Peritonitiden in der klinischen Praxis zukommt (Zusammenhang mit Kunststoffmaterialien? Nicht identifizierte Bestandteile der Dialyselösungen? usw) läßt sich zur Zeit nicht übersehen (21).
Bei Verdacht auf diffuse Peritonitis wie auch bei manifester Peritonitis (Nachweis pathogener Keime, Resistenzbestimmung, Keimzahl $> 300/mm^3$, Leukozyten $> 500/mm^3$) wird die Peritonealdialyse nicht abgebrochen, sondern unter Antibiotikabehandlung (systemisch oder intraperitoneal) fortgeführt. Sie kann allerdings durch Fibrinabscheidungen (Heparinzusatz) und dadurch bedingte Katheterobturation sehr erschwert werden.

Tabelle 23.**10** Typische Komplikationen bei der Peritonealdialyse

allgemein	abdominelle Schmerzen, Blutdruckabfall, Schock, Blutdruckanstieg, hypertone Krisen, Herzrhythmusstörungen, Atmungsbehinderung, Dialysedisäquilibrium
katheterbedingt	via falsa, Verletzungen, Blutungen, Drainagestörungen, Leck an Insertionsstelle
metabolisch	Bilanzfehler (Überwachungsfehler, third-space-Probleme), Elektrolytstörungen, metabolische Alkalose, Proteinverluste, Hyperglykämie, Coma hyperosmolare „Unterdialyse“
entzündlich	im Katheterinsertionsbereich, Peritonitis (Sterilitätsfehler)

Tabelle 23.11 Antibiotika bei Peritonealdialyse (nach *Bennett* u. Mitarb., *Gjessing* sowie *Winchester* u. Mitarb.)

	Peritoneal dialysabel	Peritoneal absorptionsfähig
Amikazin	+	+
Ampicillin	–	+
Carbenicillin	–	+
Cephalotin	+	+
Dicloxacillin	–	+
Doxycyclin	–	+
Gentamycin	+	+
Penicillin G	–	+
Tobramycin	+	+
Vancomycin	–	?

Die möglichst gezielt oder aber genügend breit angelegte antimikrobielle Lokalbehandlung hat zu berücksichtigen, daß zahlreiche potente Antibiotika peritoneal absorbiert werden, bei gleichzeitiger renaler Insuffizienz kumulieren und u.a. auch nephrotoxisch wirken können; systemisch sollten nur solche Antibiotika verwendet werden, die peritoneal diffusionsfähig sind (Tab. 23.11).

Indikationen

Grundsätzlich entsprechen die Indikationen der Peritonealdialyse denen der Hämodialyse. Unter Berücksichtigung der Technik (Peritonealdialyse einfach, heparin-, gefäßunabhängig, peritoneale Zugängigkeit), des Leistungsvermögens (geringe Elimination für klein-, günstige für mittel- bzw. höhermolekulare Substanzen,, Proteinverlust, gute Dehydratationsmöglichkeit), der Komplikationen (besonders Peritonitis!) und der Kontraindikationen (s. unten) ergeben sich folgende differentialtherapeutische Erwägungen:

Bei akutem Nierenversagen empfiehlt es sich angesichts der Leistungsgrenzen des Verfahrens die Indikation frühzeitiger als bei der Hämodialyse zu stellen (Richtzahlen für Harnstoff und Kreatinin 100–120 bzw. 5–6 mg/100 ml). Liegt eine diffuse Peritonitis mit akutem Nierenversagen vor, böte die Peritonealdialyse die Möglichkeit einer wirksamen Lokalbehandlung mit antibiotikahaltiger Perfusionslösung. Die Wirksamkeit peritonealer Spülung bei akuter Pankreatitis und Pankreasnekrose ist umstritten; ein gleichzeitig bestehendes akutes Nierenversagen ist häufig hyperkatabol und übersteigt von daher die Leistungsfähigkeit der Peritonealdialyse. Auf allen Indikationsgebieten ist bei Patienten mit massiven Blutungen oder einer hämorrhagischen Diathese zu prüfen, ob die Peritonealdialyse zu bevorzugen ist.

Ihre Bedeutung zur Elimination dialysabler exogener Gifte ist in den letzten Jahren sehr zurückgegangen. Für die Mehrzahl der in Frage kommenden Substanzen liegt die peritoneale Clearance unter 10 ml/min; die übrigen Verfahren extrarenaler Depuration, vor allem die Hämoperfusion sind hier wesentlich wirksamer. Lediglich bei Vergiftungen mit Amphetamin, Colistimethat und Lithium scheint die Peritonealdialyse den anderen Verfahren überlegen zu sein (86).

Zur „befristeten" Dialysebehandlung etwa bei Patienten mit Exazerbation einer chronischen Nephropathie oder zu Beginn der chronischen Dialysebehandlung zur Überbrückung der Zeit, bis ein geeigneter Gefäßanschluß für die Hämodialyse zur Verfügung steht, leistet die Peritonealdialyse sehr gute Dienste. Zudem hat sie im Bereich der chronischen Dialyse in den letzten Jahren einen überraschenden Aufschwung erfahren. Als chronisch intermittierende Peritonealdialyse oder CAPD gilt sie heute wieder als Routineverfahren, das sogar zur Heimdialyse verwendet werden kann (56, 57, 61, 79). Ganz allgemein bietet sie bei kleineren Kindern (relativ sehr große Peritonealfläche, dadurch gleiche oder höhere Leistung als bei der Hämodialyse, greisen Patienten (geringe Kreislaufbelastung) und bei Diabetikern (weniger Augenkomplikationen, besonders Blutungen) Vorteile (45, 60). Ihre *Kontraindikationen* sind in Tab. 23.12 zusammengefaßt.

Die Peritonealdialyse besticht durch ihre Einfachheit (vgl. CAPD). Durch Benutzung disposabler Materialien hat sie beachtliche Sicherheit gewonnen. Technisch kann sie in jedem Krankenhaus durchgeführt werden. Angesichts der Komplikationsmöglichkeit sollten aber bei Anwendung der Peritonealdialyse in nicht neophrologischen Abteilungen und vor allem bei Noteinsätzen folgende

Tabelle 23.12 Kontraindikationen für die Peritonealdialyse

Absolut	gedeckte Peritonitis frische diffuse Bauchverletzungen Adhäsionsbauch
Relativ	bis 3 Tage nach Laparotomie Hernien, Adhäsionen extreme Adipositas fortgeschrittene Gravidität hyperkatabole Zustände respiratorische Insuffizienz erhöhte Infektgefährdung

Voraussetzungen erfüllt sein: Die verantwortlichen Ärzte sollten Wirkungsweise, Grenzen und Möglichkeiten, Indikationsstellung, die Technik sowie die Erkennung und Behandlung typischer Komplikationen genau kennen. Klare Vorstellungen über den Wasser- und Mineralhaushalt sind unerläßlich. Unterhalb einer Frequenz von 50 Peritonealdialysen pro Jahr läßt sich keine ausreichende Erfahrung gewinnen. Wichtig ist, das Pflege- und Hilfspersonal funktionsgerecht zu schulen. Genaue Kenntnisse über die Sterilitätsanforderungen bei der Peritonealdialyse müssen von allen Beteiligten verlangt werden. An blutchemischen Werten sollten Harnstoff, Kreatinin, Protein, Elektrolyte und die Parameter des Säure-Basen-Haushalts verfügbar sein. Bakteriologische Untersuchungen des Dialysats müssen möglich sein.
Im Routinebetrieb lassen sich übrigens prädialytisch Harnstoff, Kreatinin und, mit Ausnahme der divalenten Ionen, auch die Elektrolyte mit genügender Genauigkeit aus dem im Peritonealdialyseintervall angereicherten Aszites bestimmen. Bakteriologische Untersuchungen des Dialysats müssen möglich sein. Schließlich sollte gewährleistet sein, daß Patienten, zu deren Behandlung die Peritonealdialyse nicht ausreicht, jederzeit einer Station überwiesen werden, in der die Therapie mit der Hämodialyse oder anderen Verfahren extrarenaler Entschlackung fortgesetzt werden kann.

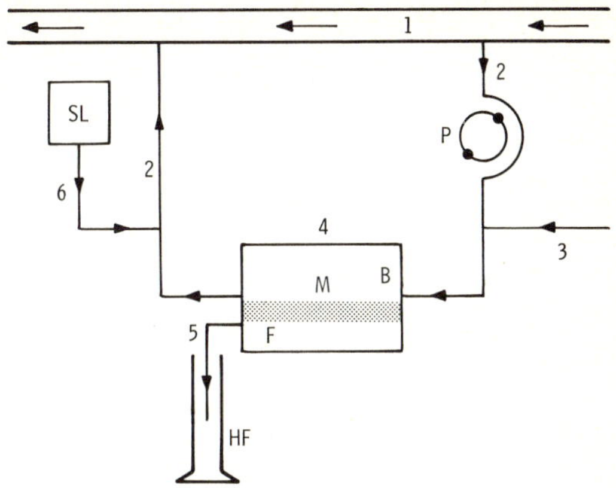

Abb. 23.5 Schema der Hämofiltration
1 Blutgefäß
2 extrakorporales Blutsystem mit Blutpumpe (P)
3 Heparinzufuhr
4 Hämofiltrator mit Blutkompartiment (B)
5 Ableitung des Hämofiltrats (HF)
6 Zugabe der Substitutionslösung (SL) in den venösen Schenkel des extrakorporalen Kreislaufs (Postdilution)
P Blutpumpe
B Blutkompartiment
M asymmetrische Membran
F Filtratkompartiment
HF Hämofiltrat
SL Substitutionslösung

Hämofiltration

Prinzip

Die Hämofiltration, 1967 erstmals als Methode zur extrarenalen Entschlackung vorgeschlagen (28), findet seit Mitte der siebziger Jahre zunehmend klinisches Interesse (31, 39, 59, 77). Wie Abb. 23.5 zeigt, entspricht das extrakorporale Blutsystem dem der konventionellen Hämodialyse. Die grundsätzlichen Unterschiede bestehen darin, daß 1. das Blut im extrakorporalen Filtrator in ähnlicher Weise wie bei der glomerulären Filtration ausschließlich der *Ultrafiltration* ausgesetzt wird, 2. das Dialysatsystem entfällt und 3. der Verlust an Plasmawasser fortlaufend durch intravenöse Zufuhr einer *Substitutionslösung* ersetzt werden muß. Durch hohe transmembrane Drucke an speziellen Membranen mit hoher hydraulischer Permeabilität werden aus dem Blut bis zu 30% Plasmawasser abgepreßt. Mit diesem Filtrat, also rein *konvektiv*, werden alle Soluta eliminiert, deren Molekulargewicht unterhalb der Trenngrenze der Membran liegt. Das Hämofiltrat wird verworfen; Verfahren zur adsorptiven Regeneration des Filtrats und anschließender Reinfusion befinden sich im Stadium klinischer Erprobung (74).
Diffundierende Substanzen haben bei den herkömmlichen „symmetrischen" Dialysemembranen jeweils die ganze Membrandicke zu überwinden. Die Hämofiltration verwendet sogenannte *asymmetrische* Kunststoffmembranen, z. B. aus Polyacrylonitril, Zellulosenitrat, Polysulfon oder Polyamid. Diese verdanken ihre hohe hydraulische Permeabilität der Tatsache, daß sich ihr Durchflußwiderstand auf die „aktive Schicht" beschränkt, eine sehr dünne, dem Blut zugewandte Schicht, während der größte Teil der Membran eine grobporige Struktur aufweist, die für die Durchtrittsvorgänge irrelevant ist. Die Wasserpermeabilität derartiger Membranen übertrifft die des Curophans der Hämodialyse um das Zehnfache. Sie erreichen Durchflußraten für reines Wasser zwischen 50 und 150 ml/min.

Tabelle 23.13 Charakteristika heutiger Hämofiltratoren (nach *Schneider* u. *Streicher*) (Q_b 200 ml/min, TMP 300 mm Hg, Hkt 24 vol/100 ml, Postdilution)

Membran Material	Membran Typ	Dicke bzw. Kapillardurchmesser μm	Oberfl. m^2	Ausschlußgrenze MG	Filtratfluß ml/min	Filtratfluß ml/mm Hg/h/m^2
Polyamid (Berghof)	Kapillare	250	1,0	15000	85	17,0
Triacetat (Sartorius)	Flachmembran	120	0,29	20000	65	44,8
Polyacrylonitril (Rhone-Poulenc)	Flachmembran	31	1,03	40000	58	11,3
Polycarbonat	Flachmembran	20	1,0	60000	83	16,6
Polysulfon (Amicon)	Kapillare	200	1,6	60000	60	21,8

Tab. 23.13 gibt eine Übersicht der klinisch wesentlichen Charakteristika heute verfügbarer Hämofiltratoren. Die Ausschlußgrenze der Polyamidmembran liegt bei 15000, die der am stärksten permeablen Membran bei 60000 Daltons (im Vergleich zu 5000 der Cuprophan-Hämodialysemembranen). Unterhalb der Trenngrenze enthält das Hämofiltrat unabhängig vom Molekulargewicht alle im Plasmawasser gelösten Soluta in blutgleicher Konzentration. Der ausschließlich konvektive Transport benachteiligt die Elimination niedermolekularer Substanzen (MG < 500 Daltons), begünstigt dagegen die Ausscheidung höhermolekularer Stoffe, die im Plasmawasser nur in geringer Konzentration vorliegen. Chronisch hämofiltrierte Patienten zeigen daher in der Regel höhere Ausgangswerte für Harnstoff, Kreatinin und neigen zu unvollständiger Korrektur der Hyperkaliämie und der Säure-Basen-Verhältnisse gegenüber Dialysepatienten. Ob ihr dennoch gutes subjektives Befinden, der durchaus zufriedenstellende körperliche Zustand und andere günstige Beobachtungen (Besserung von Hypertonien, Neuropathien, Hyperlipidämien usw.) tatsächlich einer besseren Elimination mittelmolekularer Substanzen zugeschrieben werden kann, ist umstritten (31). Begrenzt werden das Ausmaß des Durchtritts von Wasser und gelösten Substanzen sowie die Hämofiltrationsdauer durch die Ausbildung von „*Sekundärmembranen*" infolge Anreicherung von Eiweiß an der Membranoberfläche (Konzentrationspolarisation) und den Anstieg des onkotischen Drucks im Blut (31). Durch geeignete Konstruktion der Hämofiltratoren scheinen sich diese Probleme befriedigend lösen zu lassen. Die Proteinverluste durch Ausbildung der Sekundärmembranen werden auf 3 g pro Sitzung geschätzt.

Als *Substitutionslösungen* dienen auch bei der Hämofiltration modifizierte Ringer-Lösungen (s. Tab. 23.4). Sie werden dem Blut entsprechend dem Filtratvolumen ständig zuinfundiert, und zwar entweder *vor* Erreichen des Hämofiltrators (*Prädilution*) oder, wie heute meist üblich, *nach* der Filtration (*Postdilution*).

Anwendungstechnik

Trotz einiger Analogien zur glomerulären Filtration sollten die unphysiologischen Momente der Hämofiltration bei der Beurteilung des Verfahrens und seiner Anwendung nicht außer acht gelassen werden: Sehr hohe Drücke im Blutkompartiment, beträchtliche Verluste an Substanzen des mittel- und höhermolekularen Bereichs, deren Relevanz für den Organismus noch nicht zu übersehen ist (*Depletion*), Verluste in Form der Proteinsekundärmembranen, Austausch des komplex zusammengesetzten Plasmawassers gegen eine primitive Salzlösung.

Gefäßzugang und Heparinisierung bei der Hämofiltration entsprechen den Verhältnissen bei der Hämodialyse. Wird das Verfahren zur Elimination im Plasmawasser gelöster Substanzen eingesetzt, werden spezielle Hämofiltrationsgeräte verwendet, die vor allen Dingen die präzise Volumensubstitution des filtrationsbedingten Flüssigkeitsverlusts garantieren müssen. Entsprechend sind die Warnsysteme solcher Geräte insbesondere auf strenge Kontrolle der automatisierten Flüssigkeitsbilanz ausgerichtet. Muß der Patient zusätzlich dehydriert werden, läßt sich die Flüssigkeitssubstitution so steuern, daß eine negative Flüssigkeitsbilanz nach Maßgabe der klinischen Erfordernisse erreicht wird. Wird die Hämofiltration „von Hand" durchgeführt, ist exakte Flüssigkeitsbilanzierung das entscheidende Überwachungsproblem. In Tab. 23.14 sind die klinisch wichtigen Betriebsgrößen bei der routinemäßigen Anwendung der Hämofiltration aufgeführt. Die laborchemische Überwachung entspricht der von Hämodialysepatienten.

Besonders bedeutsam für die klinische Praxis ist die ausgezeichnete *Kreislaufverträglichkeit* der Hämo-

Tabelle 23.14 Betriebsdaten der Hämofiltration (Postdilution) (in Klammern klinisch gebräuchliche Variationen, SL = Substitutionslösung, V_b inklusive Blutschläuche)

Q_b	250 (150–400) ml/min	t 4 (3–5) h
TMP	300 (0–1000) mmHg	Heparinverbrauch 10000 (5000–15000) USP
UF	60 (50–90) ml/min	Harnstoffsenkung um 40–50%
SL	60 (50–90) ml/min	
T	38°C	Kreatininsenkung um 40–50%
V_b	200 (150–300) ml	Gewichtsdifferenz 2,0 (0–4) kg

filtration selbst bei hypotensiven Patienten sowie die auffallend geringe Rate von Muskelkrämpfen und anderen Nebenwirkungen, wie sie bei stärkerer Dehydratation während der Hämodialyse häufig in Kauf genommen werden müssen. Offen ist, wie dieses günstige Verhalten erklärt werden kann. Diskutiert wird u.a. eine rasche Volumenauffüllung des extrazellularen aus dem intrazellularen Raum, eine Blutumverteilung durch Venokonstriktion mit Hilfe des Barorezeptorenreflexes, die Elimination hypotensivwirkender filtrabler Faktoren und auch der Wegfall acetatinduzierter blutdrucksenkender Kreislaufreaktionen (15, 25, 67).
Sollen Hämofiltratoren ausschließlich zur Entfernung therapierefraktärer Ödeme eingesetzt werden, erübrigt sich der Ersatz des Filtrats (*isolierte Ultrafiltration* [32]). Wird dazu ein Hämofiltrator sehr hoher hydraulischer Permeabilität, wie z.B. die Amicon-Kapillare, verwendet, die schon bei geringen transmembranen Druckgradienten beträchtlich filtriert, reduziert sich das extrakorporale System auf den Gefäßzugang (arteriovenös, venovenös, ggf. Unipunctur-Technik), die blutführenden Schläuche, den Filtrator und einen Kunststoffschlauch mit Auffangbeutel (z.B. ein steriles disposables Urinauffang-Set mit Meßkammer), um das Hämofiltrat in geschlossenem System auffangen und messen zu können. Das extrakorporale Blutvolumen beträgt bei dieser Anordnung etwa 100 ml, die Blutumlaufgeschwindigkeit 70–110 ml/min. Eine Unterdruckpumpe erübrigt sich; nach Bedarf läßt sich die Filtratmenge durch die Heberdrainagewirkung des Auffangsystems variieren. So werden bei normalem Blutdruck Filtratren von 8–12, bei systolischen Blutdruckwerten um 80 mm Hg noch 7–10 ml/min erreicht. Der Wärmeverlust im Verlauf der durchschnittlich 4stündigen extrakorporalen Blutzirkulation wird meist ohne Schwierigkeit toleriert (10). Wenn notwendig und kreislaufmäßig vom Patienten vertragen, läßt sich die extrakorporale Zirkulation mit Hilfe einer Blutpumpe beschleunigen, der Filtrationsdruck erhöhen, damit das Filtratvolumen pro Zeit steigern und die Dauer der isolierten Ultrafiltration verkürzen.

Indikationen

Die Indikationen zur Hämofiltration (Tab. 15) können in den meisten Bereichen zur Zeit nur mit Vorbehalt umrissen werden. Ohne Zweifel bedeutet die Methode für die Behandlung therapierefraktärer Zustände von Überwässerung jeglicher Genese eine außerordentliche Bereicherung. In der Notfalls- und Intensivmedizin kann sie zur Behandlung akuter renaler Insuffizienzen eine brauchbare Alternative zur konventionellen Hämodialyse sein, wenn diese z.B. mangels Aufbereitungsmöglichkeit der Dialysierlösung nicht angewendet werden kann. Ob sie über technisch-organisatorische Aspekte hinaus bei akutem Nierenversagen Vorteile gegenüber den Dialyseverfahren bietet etwa durch bessere Elimination hypothetischer höhermolekularer „opportunistischer Nephrotoxine", ist zur Zeit nicht zu übersehen. Zu beachten wäre bei dieser Indikation, daß die Kaliumelimination und die Korrektur des Säure-Basen-Haushalts durch die Hämofiltration häufig weniger ergiebig ist als bei der Hämodialyse.
Für die extrakorporale Detoxikation bei exogenen Vergiftungen könnte die Hämofiltration theoretisch gegenüber den Dialyseverfahren Vorteile für die Elimination solcher Substanzen bieten, deren Molekulargewicht über 300 Daltons liegt und die renal nach glomerulärer Filtration wieder reabsor-

Tabelle 23.15 Indikationen zur Hämofiltration (ANV = akutes Nierenversagen, RDT = regular dialysis treatment = chronische Dialyse, ? = Indikation umstritten)

Therapierefraktäre Überwässerung
ANV, akute Urämie sonstiger Ursache
Exogene Intoxikationen (?)
Coma hepaticum (?), sonstige endogene Intoxikationen (?)
Terminal-chronische Urämie
besonders bei therapierefraktärer Hypertonie (?)
ausgeprägter Hypertriglyzeridämie (?)
urämischer Neuropathie (?)
renaler Osteopathie (?)
unzureichendem RDT-Ergebnis

biert werden (48). Gelegentlich könnte die Überwässerung oder eine ausgeprägte Kreislauflabilität eines intoxikierten Patienten eine Indikation zum Einsatz der Hämofiltration anstelle der Hämodialyse abgeben. Der Hämoperfusion ist die Hämofiltration auf diesem Indikationsgebiet unterlegen. Mit Ausnahme der Behandlung des Coma hepaticum, die umstritten ist (31, 76), liegen über die Anwendung der Hämofiltration bei endogenen Intoxikationen bisher keine wegweisenden Erfahrungen vor.

Mit Erfolg ist die Hämofiltration zur Behandlung der terminalen chronischen Urämie eingesetzt worden (31, 39, 59, 64). Wieweit sie über die gute Verträglichkeit besonders seitens des Kreislaufs und den Aspekt der kurzen Behandlungszeiten (3–4 Stunden) hinaus gegenüber der Hämodialyse und Peritonealdialyse tatsächlich Vorteile in der Behandlung der Hypertonie, der Hyperlipidämie, der urämischen Neuropathie und Osteopathie sowie der Hyperphosphatämie bringt, muß durch Langzeitstudien geklärt werden.

Die *Kontraindikationen* der Hämofiltration entsprechen denen der Hämodialyse. Für die klinische Anwendung der Hämofiltration ist zum gegenwärtigen Zeitpunkt zu betonen, daß es sich um ein noch junges Verfahren im Stadium der klinischen Erprobung handelt und daher vorerst erfahrenen Dialysegruppen vorbehalten bleiben sollte.

Hämoperfusion

Prinzip

Wie Abb. 23.6 erkennen läßt, setzt sich ein Hämoperfusionssystem lediglich aus dem Gefäßzugang, dem zu- und abführenden Blutschlauch, der Blutpumpe, der Adsorptionspatrone und einer Aufwärmeinheit für das Blut zusammen.

Zur klinischen Anwendung stehen als Adsorptionsmaterialien zur Zeit *Aktivkohle* und das Adsorberharz *XAD-4 (Amberlite)* zur Verfügung. Nachdem erste Erfahrungen mit Aktivkohle gezeigt hatten, daß direkter Kontakt zwischen Blut und Adsorptionssäule schwerwiegende Gefahren (heftige Fieberreaktionen, Embolien von Kohlepartikeln, Thrombozyto-, Leukopenie, Verlust von Gerinnungsfaktoren und Immunglobulinen) mit sich bringt, wird dieses Adsorbens heute nach einer von CHANG (13) entwickelten Technik in ein biokompartibles, selektiv permeables Material eingebettet. Dadurch muß ein gewisser, nach bisherigen

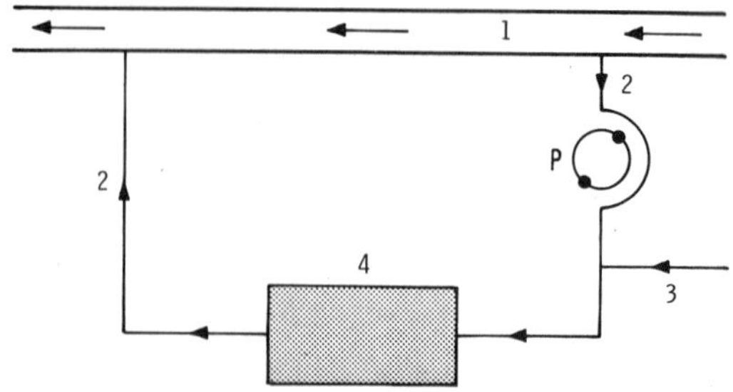

Abb. 23.6 Schema der Hämoperfusion
1 Blutgefäß
2 extrakorporales Blutsystem mit Blutpumpe (P)
3 Heparinzufuhr
4 Adsorptionspatrone

Untersuchungen jedoch nicht wesentlicher Wirkungsverlust in Kauf genommen werden, weil das Adsorbat vor Erreichen der Aktivkohle das Einbettungsmaterial zu passieren hat.

Zur Ummantelung werden u. a. die Kunststoffe akrylsaures Hydrogel (83) und Zelluloseacetat (80) sowie als besonders vorteilhafter Überzug Albumin (1, 43) verwendet. Allerdings können die Überzugmaterialien z. B. bei der Sterilisation der Adsorberkatuschen beschädigt werden, so daß das „Coating" keine absolute Sicherheit bedeutet. Daher hat man neuerdings versucht, die Aktivkohle in Cuprophankapillaren einzubetten (27, 47). Die Meinung, Amberlite-Adsorptionspatronen würden die Thrombozytenzahl weniger stark beeinflussen als Kohleadsorber (63), hat sich nicht bestätigen lassen (5 a).

In Tab. 23.16 sind die Determinanten der Hämoperfusionswirkung aufgeführt. Amberlitepatronen

Tabelle 23.16 Adsorptionsleistung bestimmende Determinanten der Hämoperfusion

Adsorber	Adsorptiv
Material	Molekulargewicht (> 100, < 3000 Daltons)
Coating	
Oberfläche	Molekularstruktur (aromatische Substanzen, Vorhandensein lipophiler Gruppen)
Temperatur	
Blutdurchströmung	Freisetzungsgeschwindigkeit aus der Proteinbindung
Präzipitate von Thrombozyten, Eiweiß (Gerinnungsfaktoren)	

eliminieren fettlösliche und proteingebundene Substanzen aus dem Blut wirksamer als unbeschichtete Kohle; Albuminbeschichtung scheint die Adsorptionsfähigkeit der Kohle für derartige Substanzen wesentlich zu verbessern. Kunstharzpatronen scheinen zum Teil deshalb effektvoller zu sein, weil sie pro Gramm Adsorbermasse über eine größere Oberfläche verfügen als Aktivkohle. Zudem sollen die geometrischen Gegebenheiten der Materialkanäle in den Kunstharzsäulen für den Zutritt des Adsorbats günstiger sein als in Aktivkohlepräparationen. Thrombozyten- und Eiweißniederschläge können die Wirksamkeit der Patronen sekundär erheblich beeinträchtigen. Den molekularen Voraussetzungen der Adsorption entsprechend sind für die klinische Anwendung heute verfügbarer Adsorber drei Aspekte zu beachten: Kleinmolekulare Stoffe (MG < 100 Daltons) werden nicht entfernt; das gleiche gilt für Elektrolyte und Wasser. Andererseits ist bei wiederholtem Einsatz mit beträchtlichen Verlusten an körpereigenen, auch physiologischen Substanzen einschließlich Aminosäuren, Vitaminen, Hormonen (u.a. Noradrenalin, Angiotensin II, Aldosteron, T_3, T_4 u.a.) zu rechnen (33, 37a, 42). Vergegenwärtigt man sich, daß der Blutfluß durch die Austauschpatrone im Mittel 150 ml/min beträgt im Vergleich z.B. zur Leber- oder Nierendurchblutung von 1500 ml/min, wird deutlich, daß die Möglichkeiten der Hämoperfusion zur Behandlung des Ausfalls dieser Organe begrenzt sind.

Anwendungstechnik

Tab. 23.17 enthält die wesentlichen Betriebsdaten der Hämoperfusion. Gewöhnlich wird venovenös nach perkutaner Kanülierung entsprechender Venen perfundiert. Zur Vermeidung frühzeitiger Gerinnungsvorgänge in den Patronen sollte das Perfusionssystem nicht mit Fremdblut oder Blutplasma vorgefüllt werden. Aus gleichem Grund wird empfohlen, Blut und Plasma während der Hämoperfusion über einen gesonderten venösen Zugang zu infundieren (81). Versuche, den verhältnismäßig hohen *Heparinverbrauch* bei der Hämoperfusion durch Inkorporation von Heparin in die Austauschermasse zu senken, haben bisher nicht zu greifbaren Erfolgen geführt. Als Maß ausreichender Heparinisierung hat sich neben der Verfolgung der Gerinnungszeit die fortlaufende Druckkontrolle vor der Austauschpatrone bewährt. Die Kartuschen werden als disposables Material geliefert. Aktivkohle scheint nach etwa 2 Stunden Hämoperfusion erschöpft zu sein, so daß bei der Notwendigkeit weiterer Behandlung neue Patronen verwendet werden müßten (14). Für die Amberlitepatrone fehlen analoge Informationen über die Adsorptionskapazität.

Tabelle 23.**17** Betriebsdaten der Hämoperfusion

V_b	inklusive Blutschläuche
Q_b	150 (100–300) ml/min
p_{b_i}	<250 mmHg
V_b	400–500 ml
T	38°C
t	2 (1–6) h
Heparin:	Startdosis 2500–5000 USP
	Verbrauch 10000–30000 USP

Zu den klinisch bedeutsamen *Gefahrenmomenten* gehören der Blutdruckabfall zu Beginn, d.h. in den ersten 30 Minuten der Hämoperfusion. Er ist wahrscheinlich eher auf die Adsorption pressorisch wirksamer Substanzen als auf einen Volumenmangel zurückzuführen (34). Hinzu kommt die Instabilität der Kreislaufverhältnisse intoxikierter Patienten. Bei der Amberlite-Hämoperfusion scheint die Hypotension wesentlich weniger ausgeprägt zu sein. Zur Vorbeugung des Blutdruckabfalls wird eine Vorfüllung des extrakorporalen Systems mit 5%igem Humanalbumin empfohlen. Zur Behandlung sind Plasmaexpander und gegebenenfalls Dopamin bereitzuhalten.

Zu Ende der Perfusion sind Volumenüberlastungen beschrieben, so daß die Retransfusion des extrakorporalen Blutvolumens (ca. 400 ml) grundsätzlich langsam, unter Kontrolle des zentralen Venendrucks und gegebenenfalls nach intravenöser Gabe von 80–120 mg Furosemid eine halbe Stunde vor Beendigung der Sitzung erfolgen sollte (42). Wegen des hohen Heparinverbrauchs müssen nach Beendigung der Hämoperfusion alle Gefäßpunktionsstellen, besonders Arterien, gründlich versorgt und kontrolliert werden (manuelle Kompression 20–30 Minuten, anschließend 2–3 Stunden Beschwerung mit Sandsack, Beobachtung in den folgenden 12 Stunden). In der einschlägigen Literatur wird zunehmend darauf hingewiesen, daß Patienten, die mit der Hämoperfusion behandelt wurden, zu schweren, nicht selten tödlichen Bronchopneumonien neigen, möglicherweise zu Lasten der Adsorption von Immunglobulinen (33). Sorgfältige Nachbeobachtung und gegebenenfalls entsprechend intensive Behandlung ist daher unerläßlich.

Indikationen

Entscheidendes Indikationsgebiet für die Hämoperfusion in ihrer heutigen Technik ist die Behandlung *exogener Intoxikationen* (5 a). Eine Reihe bisher schwer eliminierbarer Substanzen ist nunmehr wirkungsvoller extrakorporaler Detoxikation zugängig (Tab. 23.18). Die Behandlung einer Medikamentenüberdosierung kann ein weiteres dankbares Indikationsgebiet sein. In Zukunft mag dies auch für radioaktive Substanzen gelten. Auf der anderen Seite ist zu beachten, daß durch die Hämoperfusion nicht nur zahlreiche physiologische Substanzen entfernt (Depletion), sondern auch die Wirkspiegel vieler Medikamente nachhaltig gesenkt werden (z. B. Digitalisglykoside, Antibiotika) (73, 87).

1970 formulierte SCHREINER (66) folgende Voraussetzungen für die Indikation zur Hämodialyse bei exogenen Vergiftungen: hinreichende Dialysierfähigkeit des Giftstoffs, schnelle Äquilibrierung der toxischen Substanz zwischen den Flüssigkeitskompartimenten des Körpers und dem zirkulierenden Blut, direkte Korrelation zwischen der Expositionszeit sowie der Giftkonzentration im Blut und dem Intoxikationsgrad (time – dose – cytotoxic – relation-ship), beträchtliche Eliminationsleistung der Hämodialyse im Vergleich zu den körpereigenen Ausscheidungsvorgängen der betreffenden Substanz (66). Diese Kriterien geben auch für die Anwendung der Hämoperfusion brauchbare Leitlinien. Unter anderem trifft dies für die Feststellung zu, daß bereits im Gewebe besonders intrazellular gebundene Substanzen auch durch die Hämoperfusion nicht mehr erfaßt werden können. Entsprechend sind die Erfolgsaussichten z. B. bei Pilzintoxikationen (49, 62) oder Vergiftungen mit Herbiziden vom Typ des Paraquat (55) sehr zurückhaltend zu beurteilen, wenn es nicht gelingt, *vor* der Fixation dieser Substanzen im Gewebe, d. h. innerhalb weniger Stunden nach Ingestion, mit der Hämoperfusion zu beginnen.

Bei Mischintoxikationen oder Vergiftungen mit Substanzen, die nicht nur durch Hämoperfusion, sondern auch durch Hämodialyse zu entfernen sind, kann die Kombination beider Verfahren indiziert sein. Gewöhnlich wird dann die Hämodialyse nachgeschaltet, da auf diese Weise das zum Patienten rückfließende Blut leicht wieder aufgewärmt werden kann. Auch bei stark unterkühlten Intoxikationspatienten empfiehlt sich diese Kombination, wenn kein spezielles Hämoperfusionsgerät mit Heizaggregat zur Verfügung steht. Eine weitere Indikation zur gemeinsamen Verwendung von Hämoperfusion und Hämodialyse ergibt sich dann, wenn über die Substanzelimination hinaus ein akutes Nierenversagen oder Störungen des Wasser-, Elektrolyt- und Säure-Basen-Haushalts vorliegen.

Neben der Wirksamkeit sind für die Indikationsstellung zur Hämoperfusion die schon erwähnten immer noch beträchtlichen Gefahrenmomente und Nebenwirkungen zu berücksichtigen. Unter diesen Aspekten sollten die in Tab. 23.19 zusammengefaßten Kriterien beim Einsatz der Hämoperfusion wie auch der Hämodialyse zur Behandlung exogener Intoxikationen beachtet werden. Die Forderung, daß die Hämoperfusion unter intensivmedizinischen Bedingungen und von

Tabelle 23.**18** Durch Hämoperfusion besonders wirkungsvoll eliminierbare Gifte und Medikamente (nach *Seyffart* sowie *Winchester* u. Mitarb.)

Amitriptylin	Glutethimid
Amphetamin	Imipramin
Bromcarbamid	Knollenblätterpilz
Butabarbital	Amanitine Phalloidin
Chlorpromacin	Meprobamat
Deiquat	Methaqualon
Diaethylpentenamid	Paracetamol
Diazepam	Paraquat
Digitoxin, Digoxin	Tetrachlorkohlenstoff
E 605 (Parathion)	Trichloräthylen
	Trifluoperazin

Tabelle 23.**19** Klinische Kriterien zum Einsatz der Hämoperfusion bzw. Hämodialyse bei exogenen Intoxikationen

1. Hochgradige Vergiftung (vitalbedrohende Organausfälle, besonders Kreislauf- und Atmungsinsuffizienz)
2. Vergiftung bei Risikopatienten (z. B. Greise, chronische Bronchitis, respiratorische Insuffizienz, Sepsis)
3. Einnahme und wahrscheinliche Absorption potentiell letaler Dosis
4. Potentielle tödliche Blutkonzentration
5. Gefahr endogener Giftumwandlung in toxischere Substanzen (z. B. Methanol)
6. Intoxikationen bei Patienten mit insuffizienter Giftelimination (z. B. Leber-, Nierenschädigung)
7. Anhaltendes Koma (Gefahr sekundärer Komplikationen)
8. Verschlechterung trotz sachgemäßer konservativer Therapie
9. Hinzutreten relevanter Komplikationen (z. B. Pneumonie)

Gruppen angewendet wird, die genügend Erfahrung mit Methoden der extrakorporalen Depuration besitzen, ist unbedingt zu unterstreichen. Schließlich sei ausdrücklich darauf hingewiesen, daß trotz der häufig so eindrucksvollen Wirkung der Hämoperfusion die konservativen Behandlungsmaßnahmen bei Intoxikationen keinesfalls vernachlässigt werden dürfen.

Zur Anwendung der Hämoperfusion bei *endogenen Intoxikationen* liegen bisher nur begrenzt Erfahrungen vor. Günstige Beobachtungen wurden über die Behandlung der thyreotoxischen Krise mitgeteilt (71). Umstritten ist die Therapie des Coma hepaticum (4, 19). Ob in diesem Indikationsbereich eine Kombination von Adsorbern unterschiedlicher Eigenschaft künftig zu günstigeren Resultaten führt, bleibt abzuwarten (5a). Hinzuweisen ist auf die Beobachtung, daß die Kohlehämoperfusion von Patienten mit Leberkoma besonders ausgeprägt zu Thrombo- und Leukopenie, zu Hämolyse und zum Verlust von Gerinnungsfaktoren führte. Auch die Therapie des Coma uraemicum mit der Hämoperfusion befindet sich noch im Stadium des klinischen Experiments (41).

Zusammenfassung

Die Verfahren der Hämodialyse, Peritonealdialyse, Hämofiltration und Hämoperfusion haben die Behandlungsmöglichkeiten der klinischen Medizin im Verlauf der letzten 30 Jahre außerordentlich bereichert. Insbesondere profitierten von dieser Entwicklung Nephrologie und Intensivmedizin. Mehr und mehr setzt sich der Aspekt durch, daß die Anwendung solcher Verfahren nicht allein technische Medizin bleiben darf. Ihre biologischen Auswirkungen, insbesondere die Fragen der Depletion, finden zunehmend Beachtung. Neue Möglichkeiten zeichnen sich ab. Die Plasmapherese hat z.B. einen Stand erreicht, der in naher Zukunft ihre breitere Anwendung zur extrakorporalen Elimination makromolekularer und proteingebundener Substanzen ermöglicht. Nach wie vor ist die Hämodialyse das Referenzverfahren, an dem Möglichkeiten und Grenzen der übrigen Methoden extrarenaler Depuration gemessen werden.

Literatur

1 Andrade, J. D., K. Kunimoto, R. v. Wangenen, G. Kastigir, D. Gough, W. J. Kolff: Coated adsorbents for direct blood perfusion: hemo-activated carbon. Trans. Amer. Soc. Artif. Intern. Org. 17 (1971) 222

2 Aviram, A., J. H. Peters, P. F. Gulyassy: Dialysance of amino acids and related substances. Nephron 8 (1971) 440

3 Babb, S. L., P. J. Johansen, H. Tenckhoff: Bidirectional permeability of the human peritoneum to middle molecules. Proc. E. D. T. A. 10 (1973) 247

4 Bartels, O., B. Neidhardt, M. Neidhardt, H. Schellberger, W. Issel, A. Waldherr, L. Demling: Untersuchungen und Erfahrungen mit der Kohle-Hämoperfusion bei Leberkoma. In: Entgiftung mit Hämoperfusion, hrsg. von L. Demling, O. Bartels. Bindernagel, Friedberg 1977

5 Bartels, O.: Moderne Möglichkeiten der Entgiftung. Dtsch. Ärztebl. 25 (1978) 1487

5a Bartels, O.: Zur Behandlung des vergifteten Patienten mit Hämoperfusion (Exogene und endogene Intoxikationen). In: 4. Arbeitstagung über Hämoperfusion, hrsg. von K. Ibe mit Unterstützung der B. Braun-Fraba, Melsungen 1978

6 Bauer, H.: Über die Komplikationen des Vena-subclavia-Katheters und deren Verhütung. Infusionstherapie 2 (1975) 134

7 Bennett, W. M., J. Singer, Th. Golper, P. Feig, C. J. Coggins: Guidelines for drug therapy in renal failure. Ann. Intern. Med. 86 (1977) 754

8 Beretta-Piccoli, C., S. Golder, P. Weidmann, C. Descoeudres: Einnadelhämodialyse. Schweiz. Med. Wschr. 105 (1975) 289

9 Bergström, J., H. Asaba, P. Fürst, R. Oulès: Dialysis, ultrafiltration and blood. Proc. E. D. T. A. 13 (1976) 293

10 Blanke, H., H. Kreuzer, W. Wigger, F. Scheler: Die Behandlung der akuten Linksherzinsuffizienz anurischer Patienten mit Hämofiltration. Dtsch. Med. Wschr. 102 (1977) 1804

11 Brögli, H.: Der Mechanismus des sogenannten „Heparin Rebound" nach extrakorporalem Kreislauf. Thrombos. Diathes. heamorrh. 13 (1965) 401

12 Butt, K. M. H.: Blood access. Clin. Nephrol. 9 (1978) 138

13 Chang, T. M. S.: Semipermeable microcapsules. Science 146 (1964) 524

14 Chang, T. M. S.: Hemoperfusion. Tutzing Symposium 11.–13. 9. 1978

15 Chen, W. T., M. Chaigon, P. Omoik, R. C. Tarazi, E. L. Bravo, S. Nakamoto: Hemodynamic studies in chronic hemodialysis patients with hemofiltration/ultrafiltration. Trans. Amer. Soc. Artif. Intern. Org. 24 (1978) 122

16 DiPalo, F. Q., G. Buccianti, G.. Valenti, R. Mirandoli, E. E. Poli: „Nutritional" hemodialysis therapy in renal failure. ESAO-Congr. London Nov. 1977

17 Dobbelstein, H., W. F. Körner, W. Mempel, H. Grosse-Wilde, H. H. Edel: Vitamin B6 deficiency in uremia and its implication for the depression of immune response. Kidney Intern. 5 (1974) 233

18 Furman, KK. I., E. D. Gomparts, J. Hockley: Activity of intraperitoneal heparin during peritoneal dialysis. Clin. Nephrol. 9 (1978) 15

19 Gazzard, B. G., B. Portmann, M. J. Weston, P. G. Langley, J. M. Murray-Lyon, E. H. Dunlop, H. Flax, P. J. Mellon, C. O. Recard, M. B. Ward, R. Williams: Charcoal haemoperfusion in the treatment of fulminant hepatic failure. Lancet 1974/I, 1302

20 Ginn, H. E.: Middle molecules in uremia. Asaio Workshop Dial. Transpl. 1 (1972) 68

21 Giordano, C., N. G. De Santo: Peritoneal dialysis: Cinderella or Princess. Intern. J. Artif. Organs 1 (1978) 3

22 Giordano, C., N. G. De Santo, D. Cirillo: Shortly daily peritoneal dialysis: 3 years experience. Nephron (im Druck)

23 Gjessing, J.: Addition of amino-acids to peritoneal dialysis fluid. Lancet 1968, 812.

23a Golper, A. Th.: Drugs and peritoneal dialysis. Dial. Transpl. 8 (1979) 41

24 Gordon, A., O. S. Better, M. A. Greenbaum, L. B. Marantz, T. Gral, M. H. Maxwell: Clinical maintenance hemodialysis

with a sorbentbased, low-volume dialysate regeneration system. Trans. Amer. Soc. Art. Int. Org. 17 (1971) 253
25 Graefe, U., J. Milutinivich, W.C. Follette, J.E. Vizzo, A.L. Babb, B.H. Scribner: Less dialysis-induced morbidity and vascular instability with bicarbonate in dialysate. Ann. Int. Med. 83 (1978) 332
26 Gross, M., H.P. McDonald: Effect of dialysate temperature and flow rate on peritoneal clearances. J. Amer. med. Ass. 202 (1967) 363
27 Gurland, H.J., I.C. Fernandez, W. Samtleben, L.A. Castro: Sorbent membranes: used in conventional dialyzer format – in vitro and clinical evaluation. Tutzing-Symposium 11.–13. 9. 1978
27a Heidland, A., E. Scheitza, J. Kult: Niereninsuffizienz: Klinik und Therapie. In: Wissenschaftliche Informationen, Dr. E. Fresenius, Beih. 4, 1973
28 Henderson, L.W., A. Besarab, A. Michaelis, L.W. Bluemle jr.: Blood purification by ultrafiltration and fluid replacement (diafiltration). Trans. Amer. Soc. Artif. Int. Org. 13 (1967) 216
29 Henderson, L.W., K.D. Nolph: Altered permeability of the peritoneal membrane after using hypertonic peritoneal dialysis fluid. J. Clin. Invest. 48 (1969) 992
30 Henderson. L.W.: The problem of peritoneal membrane area and permeability. Kidney Intern. 3 (1973) 409
31 Henderson, L.W.: Current status of hemofiltration. Artif. Org. 2 (1978) 120
32 Henderson, L.W.: Hemofiltration. Trans. Amer. Soc. Artif. Intern. Org. 24 (1978) 788
33 Hennemann, H., W. Gattenlöhner, W. Reiner, G. Kassler, A. Röckel, A. Heidland: Hämoperfusion – einkalkuliertes Risiko. Verh. Dtsch. Ges. Inn. Med. 82 (1976)/II, 1961
34 Hennemann, H., I.E. Richter, D. Brunswig, A. Röckel, J. Kult, W. Gattenlöhner, A. Heidland: Hämoperfusion – Pro und Kontra. Klin. Wschr. 55 (1977) 533
34a Jutzler, G.A., G. Traut: Durchführung der Peritonealdialyse. In: Praxis der Dialysebehandlung, hrsg. von H.E. Franz, Thieme, Stuttgart 1973
35 Kirkendol, P.L., N.W. Robie, F.M. Gonzales, C.J. Devia: Cardiac and vascular effects of infused sodium acetate in dogs. Trans. Amer. Soc. Artif. Intern. Org. 24 (178) 714
36 Kjellstrand, C.M., G.E. Merino, S.M. Mauer, R. Casali, T.J. Buselmeier: Complications of percutaneous femoral vein catheterizations for hemodialysis. Clin. Nephrol. 4 (1975) 37
37 Knochel, J.P., L.E. Clayton, W.L. Smith, K.S. Barry: Intraperitoneal THAM: An effective method to enhence phenobarbital removing during peritoneal dialysis. J. Lab. clin. Med. 64 (1964) 254
37a Kokoth, F., J. Pietrek, M. Seredynski: Influence of hemoperfusion on the concentration of β-methyldigoxin and hormones in plasma. Kidney Intern. 15 (1979) 404
38 Kopp, K.F., C.F. Gutch, W.J. Kolff: Single needle dialysis. Trans. Amer. Soc. Artif. Int. Org. 18 (1972) 75
39 Kramer, P., A. Seegers, R. De Vivie, D. Matthaei, M. Trautmann, F. Scheler: Therapeutische Möglichkeiten der Hämofiltration. Verh. Dtsch. Ges. Inn. Med. 84 (1978) 1226
40 Kuppers, H., T. Risler, A. Krian, Th. Königshausen, K. Hofmann, E. Schnurr, B. Grabensee: Perkutaner Zugang zu den Femoralgefäßen mittels Seldingertechnik bei der Akutdialyse. Nieren- u. Hochdruckkrankh. 1 (1976) 43
41 Leber, H.W., M. Neuhäuser, G. Goubeaud: Hämoperfusion bei chronischer Urämie? In: Entgiftungen mit Hämoperfusion, hrsg. von L. Demling, O. Bartels, Bindernagel, Friedberg 1977
42 Leber, H.W., R.H. Geißler, D. Rost: Bisherige Erfahrungen mit der Hämoperfusion bei exogenen Vergiftungen unter besonderer Berücksichtigung der Bromcarbamidintoxikation. In: Entgiftung mit Hämoperfusion, hrsg. von L. Demling, O. Bartels. Bindernagel, Hessen 1977
43 Lesch, P., U. Blume, D. Helmstaedt, H. Ortmann, F.W. Schmidt, H.J. Tönnis: Hämoperfusion über Aktivkohle – Eine neue Möglichkeit der Therapie bei akutem Leberversagen. In: Entgiftung mit Hämoperfusion, hrsg. von L. Demling, O. Bartels. Bindernagel, Friedberg 1977
44 Löffler, H.D., V. Biller, V. Heinze: Blutfreie Laborkontrolle von Hämodialysen mittels Ultrafiltratuntersuchung. Verh. Dtsch. Ges. Inn. Med. 8 (1978) 1238
45 Maher, J.F.: Peritoneal dialysis update. Trans. Amer. Soc. Artif. Intern. Org. 24 (1978) 774
46 Maher, J.F.: Peritoneal mass transport – pharmacologic and hormonal influences. Dial. Transpl. 7:8 (1978) 825
47 Malchesky, P.S., W. Varnes, R. Nokoff, Y. Nose: The charcoal capillary haemoperfusion. Proc. E.D.T.A. 13 (1976) 242
48 Mann, H., R. Schultheis, A. Homburg, T. Raguse, R. Rautenbach: Hämofiltration in der Intensivmedizin. Diagnostik (1978) 11
49 Matthes, K.J., H.W. Leber, S. Etesham-Schahabi, H. Gerhardt, V. Wizemann: Amanita-phalloides-Intoxikation. Med. Welt 29 (1978) 823
50 Meins, K.: Die Gefäßanschlüsse. In: Praxis der Dialysebehandlung, hrsg. von H.F. Franz, Thieme, Stuttgart 1973
51 Natusch, R., J. Kiessling, A. Schneider: Die perkutane Katheterung bei der Hämodialyse. Z. ges. inn. Med. 20 (1965) 113
52 Nolph, K.D., A.J. Ghods, J. VanStone, P.A. Brown: The effects of intraperitoneal vasodilators on peritoneal clearances. Trans. Amer. Soc. Artif. Intern. Org. 22 (1976) 586
53 Nolph, K.D., A.J. Ghods, P. Brown, J. Van Stone, F.N. Miller, D.L. Wigmann, P.D. Harris: Factors affecting peritoneal dialysis efficiency. Dial. Transpl. 6 : 2 (1977) 52
54 Nolph, K.D., R.P. Popovich, A.J. Ghods, J.Z. Twardowski: Determinants of low clearances of small solutes during peritoneal dialysis. Kidney Int. 13 (1978) 117
55 Okonek, S.: Vergiftungen durch Paraquat oder Deiquat: Toxikologische Befunde und neue therapeutische Möglichkeiten. Med. Welt 27 (1976) 1401
56 Oreopoulos, D.G., S. Karanicolas, S.S.A. Fenton. Home peritoneal dialysis. Dial. Transpl. 6 (1977) 60
57 Oreopoulos, D.G.: Chronic peritoneal dialysis. Clin. Nephrol. 9 (1978) 165
58 Popovich, R.P., J.W. Moncrieff, K.D. Nolph, A.J. Ghods, J.Z. Twardowski, W.K. Pyle: Continous ambulatory peritoneal dialysis. Ann. Int. Med. 88 (1978) 449
58a Quellhorst, E., H.J. Gurland, K.M. Koch, K. Meins: Bericht des Ausschusses für Dialysetechnik. Mitteilg. Arbeitsgem. Klin. Nephrologie 1 (1972) 13
59 Quellhorst, E., J. Rieger, B. Doht, H. Beckmann, J. Jacob, B. Kraft, G. Mietzsch, F. Scheler: Treatment of chronic uremia by an artificial kidney – first clinical experience. Proc. E.D.T.A. 13 (1976) 134
60 Quellhorst, E., B. Schünemann, G. Mietzsch, J. Jacob: Haemo- und peritoneal dialysis treatment of patients with diabetic nephropathy – a comparative study. Proc. E.D.T.A. 15 (1978) 205
61 Rae, A., M. Pendras: Advantages of peritoneal dialysis in chronic renal failure. J. Amer. med. Ass. 225 (1973) 937
62 Röckel, A., G. Schmid, P. Rupp, J. Kult, H. Hennemann, A. Heidland: Hämoperfusion mit Aktivkohle und Ionenaustauscher bei phalloidin-vergifteten Ratten. Dtsch. Med. Wschr. 101 (1976) 418
63 Rosenbaum, J.L., M.S. Kramer, R. Raja: Resin hemoperfusion for acute drug intoxication. Arch. Intern. Med. 136 (1976) 263
64 Schneider, H., E. Streicher, H. Hachmann, H. Chmiel, U. v.

Mylius: Clinical experience with hemofiltration. Proc. E.D.T.A. 14 (1977) 136
64a Schneider, H., E. Streicher: Technical aspects of hemofiltration. Dial. Transpl. 8 (1979) 371
65 Schoppe, W.D., E. Dirks, E. Schnurr, U. Kindler: Proteinverlust bei Peritonealdialyse. Verh. Dtsch. Ges. Inn. Med. 82 (1976) 1565
66 Schreiner, G.E.: Dialysis of poisons and drugs – annual review. Trans. Amer. Soc. Artif. Int. Org. 16 (1970) 544
67 Schünemann, B., J. Borghardt, Z. Falda, I. Jacob, P. Kramer, B. Kraft, E. Quellhorst: Reactions of blood pressure and body spaces to hemofiltration treatment. Trans. Amer. Soc. Artif. Int. Org. 24 (1978) 123
68 Schwarzbeck, A., L. Wagner, H.U. Squarr, M. Strauch: Clotting in dialyzers due to low pH of dialysis fluid. Clin. Nephrol. 7 (1977) 125
69 Schwarzbeck, A., W.D. Brittinger, G.E.v. Henning, M. Strauch: Cannulation of subclavian vein for hemodialysis using Seldinger's technique. Trans. Amer. Soc Artif. Int. Org. 24 (1978) 27
70 Scribner, B.H., P.D. Baccay, E.M. Halar, B.C. Farrell, A.L. Babb: The current status of research on middle molecules. Asaio workshop dial. Transpl. 1 (1972) 76
71 Segerer, W., G. Gröschel, J. Habermann, K. Horn: Aktivkohle-Hämoperfusion in der Behandlung der thyreotoxischen Krise. In: Entgiftung mit Hämoperfusion, hrsg. von L. Demling, O. Bartels. Bindernagel, Friedberg 1977
72 Setter, I.G., I.F. Maher, G.E. Schreiner: Barbiturate intoxication. Arch. Intern. Med. 117 (1966) 224
73 Seyffart, G.: Giftindex, Dialyse und Hämoperfusion bei Vergiftungen. Fresenius Stiftung 2. Erg. 1979
74 Shaldon, S., M. C-Beau, G. Claret, G. Deschodt, R. Oules, P. Ramperez, H. Mion, C. Mion: Haemofiltration with sorbent regeneration of ultrafiltrate: first clinical experience in end-stage renal disease. Proc. E.D.T.A. 15 (1978) 220
75 Shinaberger, J.H., L. Shear, L.E. Clayton, K.G. Barry, M. Knowlton, L.R. Goldbaum: Dialysis for intoxication with lipid soluble drugs: enhencement of gluthetimide extraction with lipid dialysate. Trans. Amer. Soc. Art. Int. Org. 11 (1965) 173
76 Silk, D.B.A., R. Williams: Experiences in the treatment of fulminant hepatic failure by conservative therapy, charcoal haemoperfusion, and polyacrylonitrile haemodialysis. Int. J. Artif. Org. 1 (1978) 29
77 Streicher, E., H. Schneider, U.v. Mylius, B. Mahler: Hämodiafiltration mit asymmetrischen Kapillarmembranen. Nieren- u. Hochdrkrankh. 5 (1976) 191
78 Tenckhoff, H., H. Schechter: A bacteriologically safe peritoneal access device. Trans. Amer. Soc. Art. Int. Org. 14 (1968) 181
79 Tenckhoff, H., C.R. Blagg, K.F. Curtis, R.O. Hickman: Chronic peritoneal dialysis. Proc. E.D.T.A. 10 (1973) 363
79a Thieler, H., P. Köhler, M. Marx: Einsatz von Ultrafiltrat für Laboranalysen bei chronischen Dialysepatienten. Zschr. Urol. Bd. 68 (1975) 375
80 Tijssen, J., B. van Dijk, A. Bantjes, A.W.I. van Doorn. J. Feijen, C.R. Vonk, J.S. Dijkhuis: A hemoperfusion column based on activated carbon granules coated with an ultrathin membrane of celluloseacetate. Development and clinical results. Symposion über Hämoperfusion, Dialysat- und Diafiltratpurifikation, Tutzing 11.–13. 9. 1978
81 Vogel, G.E., K.F. Kopp: Überwachung der Heparinisierung bei der Kohle-Hämoperfusion. In: Entgiftung mit Hämoperfusion, hrsg. von L. Demling, O. Bartels, Bindernagel, Friedberg 1976 (S. 158)
82 Vogel, G.E., F.L. Goldmann, S. Jelen, G. Tempel: Zur Kontrolle der Heparinisierung bei der Hämodialyse des akuten Nierenversagens. Med. Welt 28 (1977) 899
83 Watson, P.: Zum Material von „Haemocol". In: Entgiftung mit Hämoperfusion, hrsg. von L. Demling, O. Bartels, Bindernagel, Friedberg 1976 (S. 38)
83a Wehle, B., A. Hiroyuki, I. Castenfors, P. Fürst, B. Gunnarsson, St. Shaldon, J. Bergström: Hemodynamic changes during sequential ultrafiltration and dialysis. Kidney Intern. 15 (1979) 411
84 Weston, R.E., M. Roberts: Clinical use of stylet-catheter for peritoneal dialysis. Lancet 1965/I, 1049
85 Williamson, J.: Prevention and early recognition of complications of central venous catheterization. Amer. Heart. J. 92 (1976) 667
86 Winchester, J.F., M.C. Gelfand, J.H. Knepshield, G.E. Schreiner: Dialysis and hemoperfusion of poisons and drugs. Trans. Amer. Soc. Artif. Intern. Org. 23 (1977) 762
87 Winchester, J.F., M.C. Gelfand, W.J. Tilstone: Hemoperfusion in drug intoxication: clinical and laboratory aspects. Drug. metabol. Rev. 8 1978/I, 69
88 Zelman, A., D. Gisser, P.J. Whittam: Augmentation of peritoneal dialysis efficiency with programmed hyper-/hypo-osmotic dialysates. Trans. Amer. Soc. Artif. Intern. Org. 23 (1977) 203
89 Zöllner, N., W. Kaiser: Über Verteilungsraum und Halbwertszeit von intravenös injiziertem Heparin. Resp. exp. Med. 158 (1972) 89

24 Therapeutische Hypothermie

Von P. Lawin und R. Scherer

Vorbemerkungen zur Physiologie des Wärmehaushaltes

Beim homoiothermen Organismus ist die Körpertemperatur normalerweise konstant. Sie beträgt beim Menschen bei rektaler Messung 37,0 °C bis 37,5 °C und ist von der Außentemperatur weitgehend unabhängig. Dennoch gibt es zwischen den verschiedenen Organen und Körperabschnitten zum Teil erhebliche Temperaturunterschiede. Es besteht ein Temperaturgefälle von den wärmeproduzierenden Stellen im Organismus (Leber) zu den Orten der Wärmeabgabe (Haut). Es wird die konstante *Kerntemperatur* von der variablen *Temperatur der Körperschale* unterschieden (31). Die Temperatur in den von außen erreichbaren Körperhöhlen (rektale, vaginale, ösophageale Temperatur) kann in praxi als repräsentativ für die Temperatur des Körperkerns angesehen werden, obwohl auch hier kleine Temperaturunterschiede bestehen können. So ist während der künstlichen Unterkühlung die Temperatur meist ca. 0,5 bis 1,0 °C höher als im mittleren Ösophagus, vom Kliniker oft als „periphere“ und „zentrale“ Temperatur bezeichnet. Die gesamte Hautoberfläche rechnet man zur Körperschale, die selbst wenig Wärme bildet und die das arteriell einströmende Blut abkühlt. Die Temperatur der „Schale“ zeigt entsprechend der wechselnden Durchblutung und Bluttemperatur sowie an den verschiedenen Hautpartien große Schwankungen. Die unbekleidete Körperoberfläche hat bei 24°C Lufttemperatur und normaler Luftfeuchtigkeit eine mittlere Temperatur von 31 °C, am Fuß dagegen mißt man 25–26 °C.

Die *Indifferenztemperatur* eines unbekleideten Erwachsenen liegt bei 28 °C (31). Die Indifferenztemperatur ist die Außentemperatur, bei der die Körpertemperatur ohne regulative Stoffwechselsteigerung konstant gehalten werden kann, oder anders ausgedrückt, die der Mensch subjektiv als angenehm empfindet. Temperaturen über 28 °C werden als warm, tiefere als kalt empfunden. Die Wärme im Organismus entsteht vorwiegend durch die Energie der im Stoffwechsel „verbrannten“ Stoffe. Um eine Konstanz der Körpertemperatur zu gewährleisten, muß der Wärmeproduktion eine entsprechende Wärmeabgabe parallel gehen. Bei gesteigerter Wärmeproduktion des Körpers wird Wärme beschleunigt abgegeben, bei Abkühlung wird Wärme vermehrt erzeugt. Die Wärmeregulation ist möglich durch Änderung der Wärmeproduktion (chemische Regulation) oder durch Änderung der Wärmeabgabe (physikalische Regulation).

Die *chemische Wärmeregulation* schützt vor Unterkühlung und setzt bei Lufttemperaturen unter 24°C durch Steigerung des Stoffwechsels ein. Sichtbarer Ausdruck dieser Reaktion sind die vermehrten Muskelkontraktionen, so bei Muskelzittern, Zähneklappern oder Bildung der Gänsehaut durch Wirkung der Mm. arrectores pilorum.

Die *physikalische Wärmeregulation* schützt vor Überhitzung. Die Wärmeabgabe von der Körperoberfläche erfolgt durch Leitung, durch Strahlung und durch Verdunstung. Hierbei spielen die Dilatation und die Konstriktion der Hautgefäße eine wichtige Rolle. Der Haut liegt unmittelbar eine stillstehende Luftschicht von 4–8 mm Dicke an, die als Wärmeisolator wirkt und an die die Wärme abgegeben wird. Der Wärmeverlust dieser Luftschicht durch Leitung wird erheblich gesteigert, wenn die Luft bewegt wird. Schon bei einer Windgeschwindigkeit von 2 m/s schrumpft ihre Dicke auf 1 mm zusammen (9, 38). So ist die Kühlwirkung eines Ventilators zu erklären. Durch Verdunstung (Schweiß, Alkoholwickel) wird dem Körper Wärme entzogen. 1 g Wasser verbraucht zur Verdunstung 580 cal. Durch Steigerung der Luftbewegung kann auch in diesem Falle die Wärmeabgabe gesteigert werden.

Die Aufrechterhaltung dieser komplizierten Regelvorgänge ist für den Organismus, insbesondere für den Ablauf der Oxidationsprozesse, der Enzymreaktionen usw. von größter Bedeutung. Eine Steigerung der Temperatur bewirkt eine Beschleunigung der chemischen Reaktionsgeschwindigkeit. Nach dem Gesetz von Van't Hoff erfolgt bei Steigerung der Temperatur um 10 °C eine Beschleunigung der chemischen Reaktionsgeschwindigkeiten um das 2- bis 3fache. Nach Rapoport (39) findet man auch bei Enzymreaktionen bei 10 °C Temperaturerhöhung eine Steigerung der Reaktionsge-

schwindigkeit um etwa das 1½- bis 2fache. Eine Erhöhung der Körpertemperatur um 1 °C führt zu einer Erhöhung des Energie-Umsatzes um etwa 20–30% (RGT-Regel). Der Sauerstoffverbrauch sinkt auf etwa 50% des normothermischen Ausgangswertes bei 28 °C und auf 25–30% bei 20 °C Körpertemperatur (5).
Hiernach wäre zu erwarten, daß es zu einer Senkung des Gesamtumsatzes und des Sauerstoffbedarfs kommt, wenn versucht wird, durch erniedrigte Umgebungstemperatur die Kerntemperatur zu senken. Das Gegenteil ist aber bei nichtnarkotisierten oder -sedierten Menschen der Fall. Wird die Außentemperatur rasch erniedrigt, so kommt es infolge Wärmeverlusts der Körperschale zu einer raschen Temperatursenkung der Hauttemperatur, die Kerntemperatur jedoch sinkt zunächst nicht, sie steigt vielmehr an. Dieser „paradoxe Anstieg der Kerntemperatur“ (2) läßt sich mit der regulativen Vasokonstriktion der Hautgefäße (Drosselung der Hautdurchblutung) erklären, die eine Wärmeabgabe des Körperkerns erschwert. Außerdem steigt zur Kompensation der Wärmeabgabe der Gesamtumsatz an (40) (Kältezittern, allgemeine Beschleunigung der Stoffwechselvorgänge durch hormonelle Regulationen).

Tabelle 24.1 Pathophysiologie der Unterkühlung – Intensivtherapeutisch bedeutsame Effekte (nach *Steinbereithner*)

1. Herz-Kreislauf-System
   - HZV-Abnahme (Frequenzeffekt)
   - Schlechterer Wirkungsgrad des Herzens
   - Störungen von Erregungsbildung und -leitung (Arrhythmien)
   - Relative Hypertonie (Widerstandszunahme, Viskositätssteigerung)
   - Blut- (Plasma-) Volumenabnahme (Sequestration)
   - Hämatokritanstieg
   - Beeinträchtigung der Kreislaufregulation
2. Respiration, Lungenfunktion, Atemgase
   - Atemfrequenzabnahme (evtl. initiale Hyperpnoe)
   - Zunahme von V anat. und V_D physiol.
   - Compliance-Reduktion (?)
   - Gesteigerte Löslichkeit von O_2 und CO_2
   - Linksverschiebung (5%/°C) der O_2-Diss. Kurve
   - Verlagerung der CO_2-Bindungskurve
   - pH-Veränderungen
3. Nierenfunktion
   - Kältediurese
   - Abnahme von Durchblutung und Filtration
   - Gestörte Rückresorption
   - Na-, Cl- und Bicarbonatverlust
4. Elektrolyte und Stoffwechsel
   - Ca, Mg, PO_4
   - Gestörte Glucoseutilisation
   - Eingeschränkte metabolische Leistung der Leber
   - NNR-Depression
5. Blutgerinnung
   - Plättchensequestration
   - Prothrombinabfall (Leber?)
   - Zunahme von Thrombininhibitoren
   - Abfall von Faktor V und VII
6. ZNS
   - EEG-Verlangsamung (δ-Wellen)
   - Abnahme von O_2-Verbrauch, Durchblutung und Liquordruck
   - Erhöhte Krampfneigung

Pathophysiologie der Hypothermie

(Tab. 24.1)

Künstliche Hypothermie bedeutet: kontrollierte Senkung der Körpertemperatur. Es wird unterschieden zwischen geringer Hypothermie (Unterkühlung bis auf 33 °C [50]) und mittlerer Hypothermie, wobei Temperaturen zwischen 30–32 °C empfohlen werden (19, 20, 33, 42). In der Diskussion um den optimalen Temperaturbereich spielen sowohl die mit sinkender Temperatur zunehmenden Komplikationen als auch die allgemeine Unsicherheit über die sogenannte Toleranzgrenze eine wichtige Rolle. Die einzigen im Schrifttum verfügbaren Maximalwerte für den Menschen stammen von Smith u. Fay (45), danach wurden Temperaturen im Bereich von 31–32 °C maximal 8, im Mittel 5 Tage überlebt. Gerade für den nach Steinbereithner (46) beonders interessanten Bereich der geringen Hypothermie zwischen 35–33 °C fehlen entsprechende Untersuchungen.
Das Herz reagiert auf eine Unterkühlung mit einer progressiven, vom N. vagus unabhängigen Bradykardie. Bei Temperaturen unter 30 °C (2, 50) treten Arrhythmien auf. Der Wirkungsgrad des Herzens verschlechtert sich und das Herzzeitvolumen nimmt ab. Gleichzeitig verändern sich die rheologischen Eigenschaften des Blutes, Viskosität und Hämatokrit steigen an. Neben dieser relativen Hypertonie wird die Oxygenierung der Gewebe zusätzlich durch eine temperaturabhängige Linksverschiebung der Sauerstoffdissoziationskurve verschlechtert (2), die pro Grad etwa 5% beträgt. Über den Einfluß additiver (z. B. Hyperventilation) bzw. antagonistischer Faktoren (respiratorische

Azidose, Änderungen des 2,3 DPG-Gehaltes) ist relativ wenig bekannt.

Eine Abnahme der Atemfrequenz und eine gewisse Compliance-Reduktion (16) lassen sich zum Teil durch eine kontrollierte Beatmung kompensieren. Der renale Blutfluß, die glomeruläre Filtration und die selektive Rückresorption ist vermindert, was zu Natrium- und Kaliumverlusten führt. Die verringerte Elimination von H^+ und NH_4 verhindert die rasche Korrektur von Azidosen, deren Auftreten durch eine Drosselung der Leberfunktion und somit verzögerten Lactatabbau begünstigt wird. Hinzu kommt eine Glucoseverwertungsstörung, die durch Insulin nicht zu beeinflussen ist. Es fehlen aber Langzeitstudien zur Klärung der klinischen Bedeutung all dieser Veränderungen, besonders im klinisch relevanten Temperaturbereich zwischen 35–33 °C.

Ebenso fehlt eine Erklärung für die zu beobachtenden Gerinnungsstörungen mit Ausnahme des durch verminderte Syntheseleistung der Leber bedingten Prothrombinabfalles.

Durch die Hypothermie wird eine Senkung des Hirnstoffwechsels erreicht. Dies zeigt sich an einer Abnahme des Sauerstoffverbrauches auf 39% des Normalwertes bei einer Temperatur von 30° (5) und einer Verlangsamung des EEG-Rhythmus mit δ-Wellen. Gleichzeitig wächst jedoch die Krampfbereitschaft. Hirsch u. Mitarb. (26) verweisen darauf, daß hyperventilationsbedingte Krampfpotentiale unter Hypothermie deutlich zunehmen. Als gesichert können außerdem gelten: die Herabsetzung des zerebralen Venen- und Liquordruckes (41) mit einer geringfügigen Abnahme des Hirnvolumens (um 4% bei 25°) und die verminderte intrazelluläre Wasser- und Chloridaufnahme (13), so daß sich Hypothermie und Osmotherapie bei erhöhtem intrakraniellen Druck sinnvoll ergänzen können.

Indikationen zur Hypothermie

Nach kritischer Würdigung der verschiedenen pathophysiologischen Veränderungen ergibt sich das in Tab. 24.2 dargestellte, zeitgemäße Indikationsspektrum.

Das *Schädel-Hirn-Trauma (SHT)* und die *Hyperpyrexie* nach intrakraniellen Eingriffen sowie zentral ausgelöste Fieberzustände anderer Genese sind gesicherte Indikationen, auch wenn namhafte Autoren wie Emery u. Mitarb. (21) und Langfitt (33) die „Long-Term-Benefits" noch anzweifeln. Außerdem kann die von Goodnight u. Mitarb. (24) nicht selten bei SHT beobachtete disseminierte intravasale Koagulation mit sekundärer Fibrinolyse durch die Hypothermie noch verschlimmert werden. Bloch (4) warnt vor sogenannten „Rebound-Phänomenen" in der Wiedererwärmungsphase mit Vertiefung der Bewußtlosigkeit, Krämpfen, Stauungspapille, Hirndrucksteigerung und Paresen, für die eine überschießende Hypervolämie verantwortlich gemacht wird. Mit Hilfe einer intrakraniellen Druckmessung ließen sich diese Hirndruckanstiege rechtzeitig erkennen und behandeln. Inwieweit die Hypothermie durch eine gleichzeitige Gabe von Barbituraten sinnvoll ergänzt wird (44), bleibt abzuwarten.

Tabelle 24.2 Indikationen zur künstlichen Hypothermie

1. Gesichert:
   Hyperpyrexie nach SHT und intrakraniellen Eingriffen, zentral ausgelöste Fieberzustände anderer Genese: (Polio-)Enzephalitis, Tetanus, Meningitis usw.
2. Sinnvoll:
   Zerebrale Hypoxie (nach Kreislaufstillstand usw.)
   Sepsis, Peritonitis (Cave: periphere Durchblutung)
3. Fragwürdig:
   Thyreotoxische Krise
4. Nutzlos-schädlich:
   Verbrennungen
   Hyperkatabolismus aus anderen Ursachen
   Pulmonal bedingte Hypoxämie (Schocklunge)
   Hämorrhagischer Schock

Die protektive Wirkung der Hypothermie nach *akuter Hypoxie* des Gehirns (Kreislaufstillstand, CO-Vergiftung) ist sowohl im Tierexperiment als auch in der Klinik von zahlreichen Autoren nachgewiesen worden (6, 10, 49), so daß Safar (42) nach einem *Kreislaufstillstand* die sofortige Einleitung einer mittleren Hypothermie (30 °C) für 72 Stunden empfiehlt. Es ergibt sich jedoch die Frage, ob nicht der für die Prognose möglicherweise entscheidende Faktor, die postischämische zerebrale Kapillarobstruktion – das sog. No-Reflow-Phänomen –, durch die Hypothermie mit ihren rheologischen Veränderungen negativ beeinflußt wird und einer weiteren Aggregation Vorschub leistet (14, 20).

Auch wenn die Hypothermie beim *Leberkoma* durchaus indiziert sein könnte (51) findet diese Methode wegen moderner externer Entgiftungsverfahren in den letzten Jahren kaum noch Beachtung.

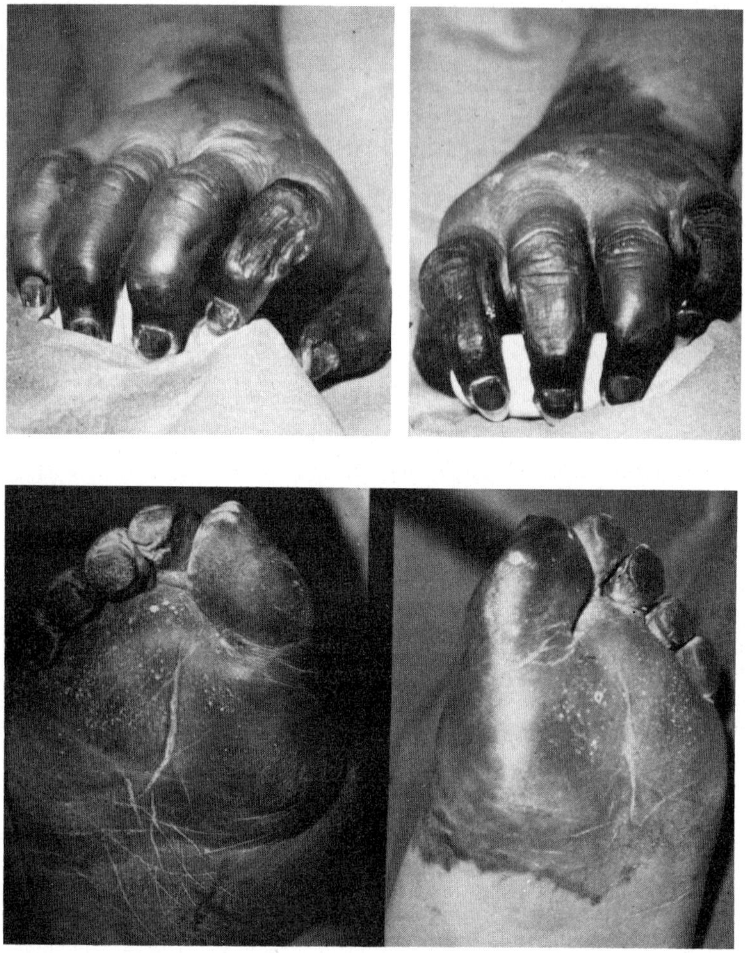

Abb. 24.1**a** und **b** Septischer Schock bei einer 43jährigen Patientin mit extremer Störung der peripheren Kapillarperfusion und Nekrose beider Hände und Füße

Bei *septischen Prozessen mit Hyperpyrexie* besteht eine Indikation zur Anwendung der therapeutischen Hypothermie. Subnorme Temperaturen zwischen 34–35 °C unter Vorausstellung einer konsequent durchgeführten medikamentösen vegetativen Blockade und Beatmung werden angestrebt, um den stark erhöhten Sauerstoffverbrauch des Organismus zu senken. Hierbei gilt zu beachten, daß unter künstlicher Hypothermie von den Antibiotika Penicillin und Streptomycin an Wirksamkeit verlieren, Tetracycline und Cephalotine dagegen nicht. Die Sulfonamide werden in ihrer bakteriostatischen Wirkung eingeschränkt (51).

Bei *septischem Schock* mit extremer Störung der peripheren Kapillarperfusion (Abb. 24.1) verbietet sich die Anwendung der Oberflächenkühlung, um durch diese Methode nicht die Kapillarperfusion weiter zu beeinträchtigen.

Die *thyreotoxische Krise* gilt heute als fragwürdige Indikation zur Hypothermiebehandlung (46), da andere Therapieverfahren, wie eine Vor- und Nachbehandlung mit β-Blockern, und Plasmapherese (S. 22.17) im Vordergrund (27) stehen.

Bei *Verbrennungen und Hyperkatabolismus* anderer Genese hat die Hypothermie keine Berechtigung mehr, seitdem bekannt ist, daß der Proteinkatabolismus der Verbrennungspatienten durch Raumtemperaturen von 30 °C entscheidend gesenkt werden kann (15). Ebenso ist die Unterkühlung beim akuten Lungenversagen kontraindiziert, neben den bereits erwähnten rheologischen Veränderungen des Blutes muß sowohl bei der Abküh-

lung als auch bei der Wiedererwärmung mit einer Abnahme der Compliance gerechnet werden, was für eine geschädigte Lunge eine zusätzliche Funktionseinschränkung bedeutet (16, 46).
Im hämorrhagischen Schock ist die Hypothermietoleranz wegen der beeinträchtigten Kreislaufregulation und der Plasmavolumenabnahme mit Hämatokrit- und Viskositätsanstieg deutlich verringert (12, 23).
Diese neuen Auffassungen über die Indikation der Hypothermie haben ihre Anwendbarkeit gegenüber denen früherer Jahre deutlich eingeschränkt, insbesondere durch die neueren pathophysiologischen Erkenntnisse und eine Reihe heute noch unbekannter Faktoren. Hierzu zählen die optimale „subnormale Temperatur", die Toleranzgrenze, die beste Sauerstoffversorgung beim unterkühlten Patienten und die Verhütung sogenannter Rebound-Phänomene.

Methoden der Oberflächenkühlung

Die Möglichkeiten zur Temperatursenkung und therapeutischen Hypothermie sind zahlreich. Baumgartl und Zindler, Horatz, Just und Oehmig entwickelten automatisch gesteuerte Geräte, die sowohl zum Unterkühlen als auch zum Wiederaufwärmen geeignet sind.
In einem um den Patienten gelegten Schlauchsystem oder in Matten zirkuliert, durch eine Maschine angetrieben, eine Flüssigkeit (Wasser oder eine Kühlsole), die durch ein Kühlaggregat auf jede beliebige Temperatur zwischen 20 °C ablesbar gekühlt oder erwärmt werden kann. So sehr sich diese im Prinzip ähnelnden Geräte im Operationssaal bewährt haben, so sind sie im stationären Bereich unpraktisch; da sie kompliziert und zu groß sind und durch die Entstehung größerer Mengen von Kondenswasser zu Feuchtigkeitsansammlungen im Patientenzimmer führten. Raumsparender sind die Hypo-Hyperthermie-Geräte „aquamatic-K-thermia" Gorman-Rupp, Industries, Bellville/Ohio und Blanketrol Cincinnati Sub-Zero-Products in Cincinnati/Ohio*. Das Hypo-Hyperthermie-Gerät „Blanketrol"* ist in Deutschland eingeführt und hat sich im stationären Betrieb bewährt (37). Es besteht aus einem Kühl- bzw. Wärmeaggregat mit Umwälzpumpe (Abb. 24.2) und dazugehörigen Kühlmatten (Abb. 24.3). Es hat die Abmessungen 81,3 × 71,7 × 45,7 cm und kann somit am Fußende eines Bettes aufgestellt werden. Der Patient wird zwischen die dreiteilige schlafsackähnliche Matte gelagert. Ober- und Unterteil der Matte können unabhängig voneinander betrieben werden, so daß die Möglichkeit besteht, den Patienten entweder nur auf einer Kühlmatte zu lagern oder ihn damit auch zu bedecken. Die Matten bestehen

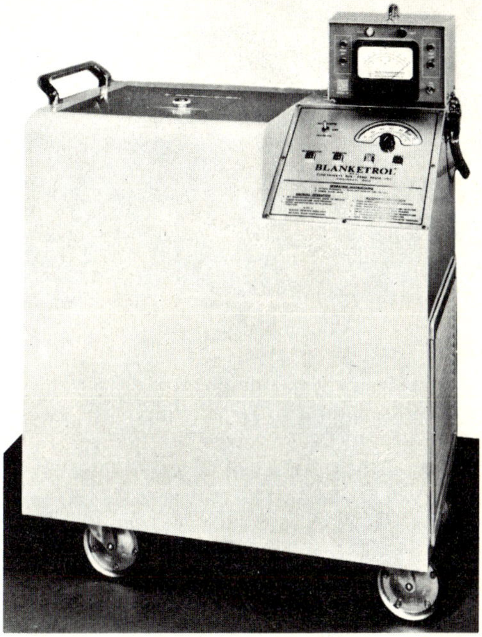

Abb. 24.**2** Unterkühlungsgerät Blanketrol mit automatisch arbeitendem Kühl- bzw. Wärmeaggregat (Firma Cincinnati Sub-Zero-Products. Lieferung durch Firma Hirtz & Co, Köln)

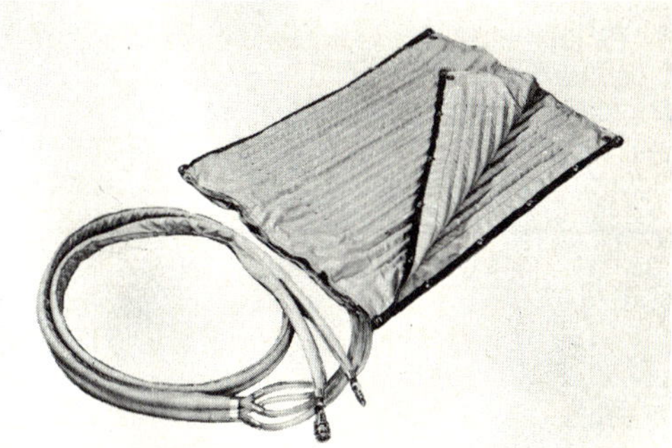

Abb. 24.**3** 3teilige, schlafsackähnliche Kühlmatten mit Reißverschluß zum Anschluß an das Unterkühlungsgerät Blanketrol

* Vertrieb in Deutschland: Hirtz & Co., Köln

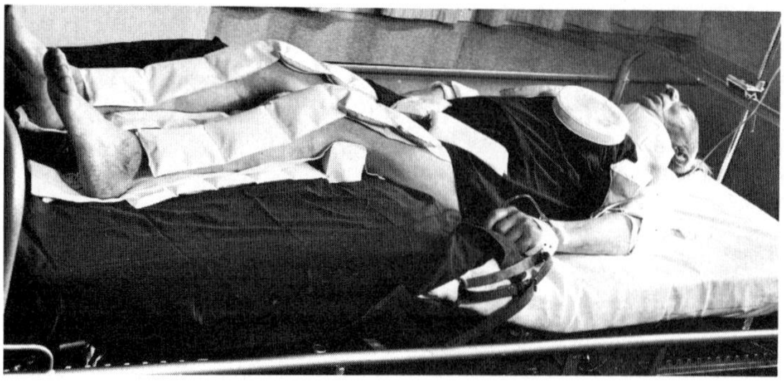

Abb. 24.4 Therapeutische Hypothermie mit Eis-Akkus

aus einem fiberglasimprägnierten, leicht zu reinigenden Material. Um die allerdings sehr geringen Mengen von Kondenswasser aufzufangen und besonders aus hygienischen Gründen, empfiehlt es sich, zwischen Matte und Patienten ein Leinentuch zu legen. Über Plastikschläuche sind die Matten mit dem Aggregat verbunden, an dem sich jeweils vier Ein- und Auslässe mit Schnellspannverschluß befinden. Es können gleichzeitig zwei Patienten mit gleicher Temperatur gekühlt werden. Die Kühlflüssigkeit besteht aus destilliertem Wasser, dem man, um einen besseren Kühleffekt erzielen zu können, ein handelsübliches Autokühler-Frostschutzmittel (Glysantin) zusetzt. Dieses Flüssigkeitsgemisch kann ständig im Kühlgerät und in den Matten verbleiben, so daß eine ständige Einsatzbereitschaft gewährleistet ist. Der Kühl- bzw. Erwärmungsbereich erstreckt sich von +3 °C bis + 43 °C Flüssigkeitstemperatur. Mit einem Vorwählzeiger kann die gewünschte Temperatur der Kühlflüssigkeit eingestellt werden. Ein weiterer Zeiger zeigt in einer Fahrenheit-Celsius-Skala die vorhandene Flüssigkeitstemperatur an. Durch automatisches Ein- und Abstellen des Gerätes wird die vorgewählte Flüssigkeitstemperatur konstant gehalten. Zu Beginn der therapeutischen Hypothermie wird es notwendig sein, die Flüssigkeitstemperatur mehrmals nachzuregulieren, bis ein Gleichgewichtszustand und damit eine konstante Patiententemperatur erreicht wird.

Die einfachste Technik der Oberflächenkühlung entspricht den eingangs geschilderten physiologischen Methoden der Wärmeabgabe durch Verdunstung und Leitung: Kombination von *Alkoholwickeln*, die locker über die Extremitäten gelegt werden. Dieser durch Verdunstungskälte und Wärmeleitung hervorgerufene Wärmeverlust führt zu einer deutlichen Temperatursenkung. Es gelingt hiermit, bei Fieber Normothermie zu erreichen. Es ist darauf zu achten, daß die Wickel stets feucht gehalten werden. Etwa alle 20 bis 30 Minuten müssen sie erneut mit Alkohol übergossen werden. Die Anwendung großflügeliger Standventilatoren verbietet sich auf einer Intensivstation wegen der durch den Ventilator verursachten Aufwirbelung von Bakterien.

Eine viel praktizierte Technik ist die *Lagerung von Eisbeuteln oder Eiswasserkissen auf der Haut* des Patienten. Bevorzugte Stellen sind Achselhöhlen, Nacken, Hals, Herzregion, Knie-, Ellen- und Leistenbeugen, also dort, wo größere Arterien nahe der Hautoberfläche verlaufen. Es empfiehlt sich, die Eisbeutel niemals direkt auf die Haut zu plazieren, sondern ein dünnes Leinentuch zwischen Haut- und Eisbeutel zu legen, um etwaigen Kälteschäden der Haut vorzubeugen. Ein relativ großer Aufwand an Personal und/oder an Maschinen (Bereitung von Stückeis oder Feineisbereiter), ist für diese Methode notwendig. Das Eis muß zu den verschiedenen Stationen transportiert, dort zerkleinert und in entsprechende Eisbeutel gepackt werden. Die effektive Kühlzeit des Eises ist relativ kurz, häufiges Wechseln der Eispackungen stellt eine zusätzliche Belastung des Krankenpflegepersonals dar. Die *Eis-Akkus** umgehen diese Schwierigkeiten. Dies sind Kühlelemente in verschiedenen Formen (Abb. 24.4) aus kältebeständigen Plastikfolien, die ein Gel enthalten. Durch die Eigenschaften des Gels können Kälte – oder auch Wärme – längere Zeit gespeichert werden. Die jeweiligen Formen der Elemente sind weitgehend den Körperpartien angepaßt, die sich erfahrungsgemäß zur Unterkühlung anbieten. Die Kühlelemente werden in Tiefkühlschränken oder im Tiefkühlfach des Kühlschrankes gelagert. Dort verändert das Gel seine Konsistenz und wird ab –5 °C hart. Eine Temperatur von –25 °C in den Eis-Akkus kann innerhalb von etwa 3 Stunden im Tiefkühlschrank erreicht

* B. und W. Schmidt, 3016 Seelze 2

werden. Die Kühlelemente brauchen jedoch nicht auf –25 °C abgekühlt zu werden, es genügen zur Anwendung am Patienten auch Temperaturen um –5 °C bis –10 °C. Hautschädigungen wurden nicht beobachtet.
Die Kühlelemente sind mit einem dünnen Leinentuch einfach umwickelt auf die Haut zu legen. Dieses dient der Verhütung von örtlichen Schädigungen. Ferner wird das bei jedem Kühlvorgang entstehende Kondenswasser durch das Leinentuch aufgesogen. Da diese Kühlelemente bei etwa –3 °C bis –4 °C noch gerade plastisch sind, ist es möglich, die Kühlelemente an bestimmte Körperstellen anzumodellieren. Mit dem Nachlassen der Kälteabgabe verlieren die Eis-Akkus ihre feste Konsistenz und werden weich. Die Elemente sind dann auszuwechseln. Bei einem hochfiebernden Patienten angewandt, reicht die Kältewirkung dieser Elemente 3 bis 4 Stunden aus. Die Kühlelemente sind nach Gebrauch grob mit Seifenlösung mechanisch zu reinigen, anschließend empfiehlt sich eine Desinfektion. Die Eis-Akkus sind stets in hygienisch einwandfreier Form wieder zu verwenden. Der Vorteil dieses Unterkühlungsverfahrens liegt darin, daß stets Kühlelemente im Krankenhaus vohanden sind und Ärzte und Pflegepersonal jederzeit zur Anwendung am Patienten zur Verfügung stehen.
Schließlich besteht die Möglichkeit, durch *Raumkühlung* kontrollierte Hypothermie durchzuführen. Hierfür muß bauseitig eine entsprechende Anlage installiert werden. Die tiefste Temperatur, die mit dieser Methode erreicht werden kann, ist aber nur 15 °C, was für die Temperatursenkung eines hochfiebernden Patienten auf subnormale Werte nicht ausreichend ist. Auf zusätzliche Kälteanwendung wird man nicht verzichten können. Für das Pflegepersonal ist die Methode der Raumkühlung mit Unannehmlichkeiten verbunden, außerdem ist der Einbau dieser Anlage teuer und raumfordernd.

Ausschaltung der Gegenregulation bei Oberflächenkühlung

Wichtigste Voraussetzung bei der Durchführung der Oberflächenkühlung ist eine tiefe medikamentöse Sedierung des Patienten um die Gegenregulation auszuschalten, die der Organismus aufbringt, sobald durch Kälteapplikation der Körperschale Wärme entzogen wird.
Am schnellsten lassen sich die zentrale Temperaturregulation und die chemische Wärmeregulation (Muskelzittern) durch tiefe Narkose und Relaxation ausschalten. Bei Anwendung der Oberflächenkühlung im stationären Bereich bedient man sich der sogenannten „*vegetativen Blockade*" mit Phenothiazinen, Alkaloiden der Opiumgruppe und Ganglienblockern. Zur Einleitung der Hypothermie können Barbiturate gegeben werden. Zu den gebräuchlichsten Phenothiazinen gehören:
Chlorpromazin = Largactil = Megaphen,
Phenergan = Promethazin = Atosil,
Mepazine = Pacatal,
Triflupromazin = Psyquil.
Diese Mittel haben ähnliche und vergleichbare Eigenschaften, sie sind lediglich unterschiedlich in ihrer Wirkungsdauer, Intensität und Toxizität. Diese Pharmaka haben eine zentral und peripher dämpfende Wirkung (Sedativum), ohne das Bewußtsein auszuschalten. Sie wirken symphathikolytisch und parasympathikolytisch und sind daher besonders geeignet, Gegenregulationen des vegetativen Nervensystems zu verhindern. Außerdem haben sie unterschiedliche Wirkungen als Antihistaminika, Hypothermika, Antiemetika, Lokalanästhetika.
Aus der Gruppe der Opiumalkaloide hat sich Pethidin (Dolantin) bewährt.
Als Mischung (Cocktail lytique) wurden diese Medikamente 1951 von LABORIT u. HUGUENARD (28, 32) zum Zwecke einer medikamentösen Hibernation angewandt. Es hat sich jedoch herausgestellt, daß durch diese rein pharmakologische Methode eine Stoffwechselreduzierung nicht möglich ist. Im Zusammenhang mit einer Oberflächenkühlung haben sich diese Drogen jedoch als wirkungsvoll und unentbehrlich erwiesen.
Zusammenfassend muß dazu festgestellt werden: Steigerung des Wärmeentzugs der Körperschale durch Kälteapplikation führt zu heftigen *Gegenregulationen des Organismus* und zu unerwünschten Stoffwechselsteigerungen mit erhöhtem Sauerstoffverbrauch und -bedarf. *Senkung des Stoffwechsels* unter Grundumsatzbedingungen nur *durch Medikamente ist nicht möglich.* Mit Hilfe von *Oberflächenkühlung und vegetativer Blockade*, die eine Hemmung der Wärmeregulation durch zentral-nervöse Dämpfung ermöglicht, gelingt es, die Körpertemperatur unter Normaltemperaturen zu senken und eine allgemeine Stoffwechselverminderung mit Senkung des Sauerstoffverbrauchs und -bedarfs zu erreichen.
Die erwähnten Medikamente können in folgenden Mischungen verwendet werden:
Pethidin (Dolantin) 0,05–0,075,
Promethazin (Atosil) 0,05,
Chlorpromazin (Megaphen) 0,05.
(Die angegebenen Dosierungen gelten für Erwachsene.)

Da dem Chlorpromazin schädigende Einflüsse auf die Leber (Cholestase) zugeschrieben werden, ist von der Anwendung dieses Mittels abzuraten. Wir bevorzugen:

Pethidin (Dolantin) 0,05–0,075,
Promethazin (Atosil) 0,05,
Mepazine (Pacatal) 0,05.

Zusätzlich hat sich Hydergin in einer Dosierung von 0,0009 (0,9 mg = 3 Ampullen) bewährt. Hydergin führt zu einer Vasodilatation und ermöglicht somit eine raschere Abkühlung. Pacatal muß ohne Zusätze intramuskulär injiziert werden, weil es in Gegenwart anderer Medikamente ausfällt. Zur intravenösen Applikation ist Pacatal mit Aqua destillata zu verdünnen, da es auch in 0,9%iger NaCl-Lösung ausfällt.

Soll bei einem Beatmungspatienten eine kontrollierte Hypothermie durchgeführt werden, so können Relaxantien (Pancuronium) zu einer schnellen Temperatursenkung beitragen. Auch Lachgas beschleunigt die Temperatursenkung durch Zunahme der zentralen Dämpfung. Die zusätzliche Gabe von Antipyretika fördert die Unterkühlungsmaßnahmen.

Es ist wichtig zu betonen, daß nicht nur während des Beginns der kontrollierten Hypothermie, sondern auch während der gesamten Kühlzeit, für eine gleichbleibende vegetative Blockade gesorgt werden muß. Das heißt, daß die oben angegebenen Mischungen in regelmäßigen Zeitabständen, besser noch nach Wirkung gegeben werden müssen. Nachlassen der dämpfenden Wirkung bedeutet für den Stoffwechsel eine Entfesselung mit überschießenden Reaktionen – für den Patienten: in dieser Phase eine gefährliche Belastung mit Tachypnoe, Tachykardie, Blutdruckschwankungen und Temperaturanstieg. Zeichen einer nachlassenden Wirkung der „vegetativen Blocker" sind Zittern, motorische Unruhe und Pulsbeschleunigung. Intravenöse Injektion von Pacatal (25 mg/10 ml Aqua dest.) und/oder Dolantin 0,025 oder Barbiturat (Trapanal) beseitigt meist schlagartig die alarmierenden Symptome.

Überwachung des Patienten während kontrollierter Hypothermie

Patienten, bei denen eine therapeutische Hypothermie durchgeführt wird, sind ständig zu überwachen und zu kontrollieren. Die kontinuierliche Messung der Temperatur sollte möglichst an 2 Stellen, im Rektum und Ösophagus, durchgeführt werden. Die Werte sind auf dem 24-Stunden-Protokoll einzutragen. Im allgemeinen ist eine Temperatursenkung bis auf 34 °C rektal erwünscht. Sinkt die Temperatur weiter ab, so ist die Oberflächenkühlung zu beenden, damit kritische Temperaturbereiche vermieden werden. Bei Temperaturen unter 28 °C besteht die Gefahr des Kammerflimmerns. Darum ist eine Überwachung von EKG, Puls und Blutdruck unbedingt erforderlich. Ebenso kann auf eine Kontrolle wichtiger respiratorischer Parameter (Atemfrequenz, Atemzugvolumen und Blutgase) nicht verzichtet werden, da wegen der hypothermiebedingten Atemdepression Atelektasen und Störungen des Gasaustausches mit respiratorischer Azidose entstehen können, auch wenn bei Unterkühlung der Körpergewebe die CO_2-Produktion eingeschränkt ist (5). Inhalationstherapie mit IPPB ist mehrmals täglich durchzuführen. Tagelange Hypothermie ist eine absolute Indikation für die maschinelle Beatmung.

Literatur

1 Albers, C., W. Brendel, A. Hardewig, W. Usinger: Blutgase in Hypothermie. Pflügers Arch. ges. Physiol. 266 (1958) 373
2 Adolph, E. F.: Effects of low body temperature on tissue oxygen utilization. In: The Physiology of Induced Hypothermia, hrsg. von R. D. Dripps. National Academy of Sciences National Research Council, Washington 1956 (S. 44 ff.).
3 Aschoff, J.: Wärmehaushalt. In: Lehrbuch der Physiologie des Menschen, hrsg. von H. U. Rosemann. Urban & Schwarzenberg, München 1960
4 Bloch, M.: Cerebral effects of rewarming following prolonged hypothermia: significance for the management of severe craniocerebral injury and acute pyrexia. Brain 90 (1967) 769–784
5 Borst, H. G.: Experimentelle Untersuchungen über die kombinierte Anwendung von extrakorporalem Kreislauf und Hypothermie. Langenbecks Arch. klin. Chir. 302 (1963) 321
6 Boutros, A. R., J. L. Hoyt: Management of carbon monoxide poisoning in the absence of hyperbaric oxygenation chamber. Crit. Care Med. 4 (1976) 144
7 Brewin, E. G., E. Neil: Acid-base studies during hypothermia. J. Physiol. 126 (1954) 26.
8 Bruck, A., W. Gnüchtel, B. Löhr, W. Ulmer: Tierexperimentelle Untersuchungen über die zur Acidose führenden Vorgänge bei pharmakologisch unterstützter Hypothermie bis 20° Kerntemperatur. Z. ges. exp. Med. 127 (1956) 587
9 Büttner, K.: Über den Einfluß der Blutzirkulation auf die Wärmeverfrachtung in der Haut. Strahlentherapie 55 (1956) 333
10 Carlsson, C., M. Hagerdal, B. K. Siesjö: Protective effect of hypothermia in cerebral O_2 deficiency due to arterial hypoxia. Anesthesiology 44 (1976) 27
11 Cerilli, G. J.: Hypothermia in management of acute renal failure. Surgery 54 (1963) 309–315
12 Chang, C. B., W. Shoemaker: Effect of hypothermia on red cell volumes. J. thorac. cardiovasc. Surg. 46 (1963) 117–124
13 Clasen, A., S. Pandolfi, J. Russell, D. Stuart: Hypothermia and hypotension in experimental cerebral edema. Arch. Neurol. (Chic.) 19 (1968) 472–486

14 Crosby jr., W.H.: Some problems of hematology in hypothermia: an introduction. In: The Physiology of Induced Hypothermia, hrsg. von R.D. Dripps. National Academy of Sciences National Research Council, Washington 1956 (S. 183 ff.)
15 Davies, J.W.L., S.O. Liljedahl, G. Birke: Protein metabolism in burned patients treated in a warm (32 °C) or cool (22 °C) environment. Injury 1 (1969) 43
16 Deal, C.W., J.C. Warden, I. Monk: Effect of hypothermia on lung compliance. Thorax 25 (1970) 105–109
17 Dill, D.B., W.H. Forbes: Respiratory and metabolic effects of hypothermia. Amer. J. Physiol. 132 (1941) 685
18 Dripps, R.D.: The Physiology of Induced Hypothermia. National Academy of Sciences-National Research Council, Washington 1956
19 Dundee, J. W., R. King: Clinical aspects of induced hypothermia. Brit. J. Anaesth. 31 (1959) 106–133
20 Eiseman, B., F.C. Spencer: Effect of hypothermia on the flow characteristics of blood. Surgery 52 (1962) 532–544
21 Emery, E.R.J., A.K. Yates, P.J. Moorhead: Principles of Intensive Care. English Universities Press, London 1973
22 Fedor, E.J., B. Fisher, S.H. Les: Rewarming following hypothermia of two to twelve hours. Ann. Surg. 147 (1958) 515
23 Ferguson, A.T., J.N. Wilson, D. Jenkins, H. Swan: The effect of hypothermia on hemorrhagic shock. Ann. Surg. 147 (1958) 281–288
24 Goodnight, S.H., G. Kenoyer, S.I. Rapaport, M.J. Patch, J.A. Lee, T. Kurze: Defibrination after brain-tissue destruction. A serious complication of head injury. New Engl. J. Med. 290 (1974) 1043
25 Grosse-Brockhoff, F., W. Schroedel: Bild der akuten Unterkühlung im Tierexperiment. Naunyn-Schmiedeberg's Arch. exp. Path. Pharmak. 201 (1943) 417
26 Hirsch, H., M. Breuer, K.G. v. Buch, M. Dohmen, K. Körner, H. Rümmele: Über Krampfpotentiale in Hypothermie. Pflügers Arch. ges. Physiol. 277 (1963) 251–269
27 Höfer, R., K. Keminger, O. Kraupp, H. Seidl, K. Steinbereithner: Zur prä- und postoperativen Behandlung schwerer Hyperthyreosen mit Propanolol. Wien. med. Wschr. 119 (1969) 89–94
28 Huguenard, P.: Der künstliche Winterschlaf (Hibernation artificielle). Anaesthesist 2 (1953) 33
29 Irmer, W., F. Baumgartl, H.E. Grewe, M. Zindler: Therapeutische Hypothermie. In: Dringliche Thoraxchirurgie. Springer, Berlin 1967
30 Just, O.H., W.F. Henschel: Postoperative und posttraumatische Indikation der kontrollierten Hypothermie. Chirurg 28 (1967) 487
31 Kern, E., K. Wiemers: Chirurgische Pathophysiologie und Klinik der Temperaturregulation. Vorträge aus der praktischen Chirurgie, 58. Heft. Enke, Stuttgart 1961
32 Laborit, H., P. Huguenard: Pratique de l'hibernothermie en chirurgie et medicine. Masson., Paris 1954
33 Langfitt, T.W.: Management of the acute cranial injury. In: Critical Care Medicine, hrsg. von W.W. Oaks. Grune & Stratton, New York 1974 (S. 367 ff.)
34 Lawin, P.: Beitrag zur Behandlung des hypothermen Patienten in der postoperativen Wiedererwärmungsphase und zur Behandlung des hyperthermen Patienten. Anaesthesist 11 (1962) 192
35 Lawin, P.: „Neue Kühlelemente zur therapeutischen Hypothermie". Z. prakt. Anästh. 2 (1967) 412
35a Linder, F.: Pathophysiologie und Indikationen der Hypothermie bei Operationen am offenen Herzen. Langenbecks Arch. klin. Chir. 289 (1958) 188
36 Little, D.M.: Hypothermia. Anaesthesiology 20 (1959) 842
37 Paris, H.: Blanketrol-Gerät für künstliche Hypothermie. Z. prakt. Anästh. 5 (1970) 122
38 Pfleiderer, H.: Studien über den Wärmehaushalt des Menschen. Z. ges. exp. Med. 90 (1933) 245
39 Rapoport, S.M.: Medizinische Biochemie. VEB Volk und Gesundheit, Berlin 1964
40 Reichel, H., A. Bleichert: Leitfaden der Physiologie des Menschen, Bd. III, Kap. 3: Wärmehaushalt. Enke, Stuttgart 1966
41 Rosomoff, H.L.: Hypothermia and the central nervous system. In: Physiology of Induced Hypothermia, hrsg. von R.D. Dripps. National Academy of Sciences-National Research Council, Washington 1956 (S. 253 ff.)
42 Safar, P.: Maintenance of brain homeostasis in critical care. ASA-meeting 1973, Refresher Course Nr. 217
43 Sellick, B. A.: Hypothermia. In: Recent Advances in Anaesthesia and Analgesia, hrsg. von C.L. Hewer. Little, Brown & Co., Boston 1963
44 Shapiro, H.M., St.R. Wyte, J. Loeser: Barbiturate- augmented hypothermia for reduction of persistent intracranial hypertension. J. Neurosurg. 40 (1974) 90–100
45 Smith, L.W., T. Fay: Observations on human beings with cancer maintained at reduced temperatures of 75–90° Fahrenheit. In: Temperature. Reinhold, New York 1941 (S. 576 ff.)
46 Steinbereithner, K.: Die Bedeutung der Hypothermie in der Intensivbehandlung. In: Intensivmedizin, Notfallmedizin, Anästhesiologie, Bd. XII: Aktuelle Probleme der Intensivbehandlung I, hrsg. von P. Lawin, U. Morr-Strathmann. Thieme, Stuttgart 1978
47 Thauer, R.: Pathophysiologie der Hypothermie, Thoraxchirurgie 6 (1958) 128
48 Thauer, R., W. Brendel: Hypothermie. In: Progress in Surgery, hrsg. von M. Allgöwer. Karger, Basel 1962
49 White, R.J., D.E. Donald: Selective hypothermic perfusion and circulatory arrest. Arch. Surg. 84 (1962) 292–300
50 Zindler, M.: Die Unterkühlungsanaesthesie (künstliche Hypothermie). In: Handbuch der Thoraxchirurgie, hrsg. von E. Derra. Springer, Berlin 1957
51 Zindler, M., R. Dudziak, K.G. Pulver: Die künstliche Hypothermie. In: Lehrbuch der Anästhesiologie und Wiederbelebung, 2. Aufl., hrsg. von R. Frey, W. Hügin, O. Mayrhofer, H. Benzer. Springer, Berlin 1971 (S. 353 ff.)

25 Spezielle Arzneimitteltherapie

Von W. DISSMANN und W. THIMME

Herzglykoside, Katecholamine, Vasodilatatoren und Antibiotika gehören zu den wichtigsten Medikamenten, die sowohl auf operativen als auch auf internen Intensivstationen angewandt werden. Spezielle Probleme ergeben sich z. B. daraus, daß die Dosierung der Herzglykoside und Antibiotika von Nierenfunktion und Elektrolytverschiebungen abhängig gemacht werden muß, die im Rahmen bedrohlicher Erkrankungen starken Schwankungen unterliegen können. Wird darauf nicht geachtet, drohen toxische Nebenwirkungen, die den Verlauf deletär beeinflussen können. Im folgenden sollen daher Richtlinien zur Indikationsstellung und Dosierung dieser Medikamente gegeben werden.

Herzglykoside

Bei manifester, chronischer oder akuter Herzinsuffizienz unterschiedlicher Ätiologie ist die Digitalisierung selbstverständlich. Aber auch Patienten mit Volumenmangelzuständen infolge von Blutverlusten oder Dehydration sowie Patienten mit bedrohlichen Infektionen sind durch die Entwicklung einer Herzinsuffizienz bedroht. Dies gilt vor allem jenseits des 50. Lebensjahres, wenn aufgrund von arteriosklerotischen Gefäßveränderungen mit einer eingeschränkten Koronarreserve und latenter Herzinsuffizienz gerechnet werden muß, auch wenn klinisch keine sicheren Hinweise bestehen. Daher ist die Digitalisierung älterer Patienten vor größeren Operationen oder mit Schlafmittelintoxikationen, bei denen Art und Schwere der Komplikationen nicht vorauszusehen sind, Teil der routinemäßigen Therapie geworden. Bezüglich der Digitalisierung von Patienten mit Myokardinfarkt wird auf Kap. 38 verwiesen.

Pharmakokinetik und Dosierung. Die herzwirksamen Glykoside unterscheiden sich nicht durch ihr Wirkungsprinzip, sondern durch ihren Wirkungseintritt, die Vollwirkdosis, den täglichen Wirkungsverlust und die Resorptionsquote. Unter Vollwirkdosis oder Vollwirkspiegel versteht man die im Organismus vorhandene Glykosidmenge, mit der eine optimale therapeutische Wirkung am Herzen erzielt wird, ohne daß es zu toxischen Nebenwirkungen kommt (17, 31). Zahlenangaben sind Tab. 25.1 zu entnehmen. Dabei ist zu beachten, daß die kardialen Glykosideffekte nicht allein von der im Körper befindlichen Glykosidmenge abhängig sind, sondern vom Ionenmilieu und der individuellen Ansprechbarkeit modifiziert werden. Auch unterhalb der Vollwirkdosis sind deutlich positiv inotrope Effekte am Herzen vorhanden. Um die optimale Wirkung zu erreichen, hat sich jedoch die Berechnung des Vollwirkspiegels als Richtlinie der Therapie bewährt.

Von der im Körper befindlichen Glykosidmenge geht täglich ein für die einzelnen Glykoside charakteristischer, prozentualer Anteil durch renale Elimination oder Metabolisierung verloren (Abkling-

Tabelle 25.1 Abklingquote, Vollwirkdosis, Resorptionsquote und Erhaltungsdosis der wichtigsten Herzglykoside (nach *Rietbrock* u. *Abshagen*)

	Abklingquote %		Resorptionsquote %	Vollwirkspiegel mg	Erhaltungsdosis mg	
	pharmakol.	klinisch			i.v.	oral
Digitoxin	6–11	7	100	2	0,1 –0,2	0,1–0,2
Digoxin u. Derivate	27–44	20	73	2	0,25–0,4	0,4–0,5
Methyldigoxin	26–37	20	86	2	0,2 –0,3	0,2–0,3
Strophantin	50–58	40	13	2	0,25	–

quote). Dieser tägliche Wirkungsverlust muß daher durch unterschiedliche Erhaltungsdosen ersetzt werden (s. Tab. 25.1). Weiter ist zu beachten, daß sich die einzelnen Präparate bei oraler Applikation durch ihre Resorptionsquote unterscheiden. Bei normaler Nierenfunktion läßt sich die im Körper befindliche Glykosidmenge aus Dosis, Resorptionsquote und Abklingquote berechnen.

Beispiel: Bei oraler Gabe von 1 mg Digoxin werden 0,7 mg resorbiert. Davon gehen im Verlauf des ersten Tages 20%, nämlich 0,14 mg, verloren. Am nächsten Morgen befinden sich also 0,56 mg im Körper. Nach erneuter Gabe von 1 mg am zweiten Tage, von dem wieder 0,7 mg resorbiert werden, beträgt der Wirkspiegel 1,26 mg. Am Morgen des dritten Tages sind 20% von 1,26 mg „abgeklungen“. Der Wirkspiegel beträgt jetzt 1,01 mg, zu dem bei gleicher Dosis 0,7 mg hinzukommen. Bei dieser Dosierung ist am Ende des nächsten Tages der Vollwirkspiegel erreicht.

Täglich gehen 20% oder 0,4 mg verloren, die durch die Erhaltungsdosis ersetzt werden müssen. Von 0,5 mg Digoxin werden etwa 0,4 mg resorbiert. Bei oraler Gabe von Digoxin beträgt die Erhaltungsdosis daher 0,5 mg. Entsprechende Berechnungen lassen sich mit den in Tab. 25.1 angegebenen Daten für alle Präparate durchführen. Bei über viele Tage gleichbleibender Dosierung ergibt sich der Wirkspiegel aus dem Quotienten

$$\frac{100 \times \text{resorbierte Dosis}}{\text{Abklingquote (\%)}} = \text{Wirkspiegel}$$

Beispiel: Bei einer täglichen Gabe von 0,5 mg Digoxin per os werden 0,4 mg resorbiert. Der Wirkspiegel bei Dauermedikation von 0,5 mg beträgt also

$$\frac{100 \times 0{,}4}{20} = 2 \text{ mg.}$$

So läßt sich abschätzen, ob bei vorbehandelten Patienten zur Beherrschung einer bedrohlichen Situation eine zusätzliche Gabe von Herzglykosiden möglich ist oder ob – etwa bei Herzrhythmusstörungen – der Verdacht auf Überdigitalisierung geäußert werden muß.

Es empfiehlt sich, bei Patienten mit niedrigem Körpergewicht die Erhaltungsdosis zu reduzieren (32). Auch im höheren Lebensalter ist eine Erniedrigung der Erhaltungsdosis um etwa 25% angezeigt, auch wenn der Plasmakreatininwert normal ist. Wegen verminderter Muskelmasse einerseits und Rückgang der Zahl funktionsfähiger Nephren andererseits ist im Alter die Plasmakreatininkonzentration oft trotz reduziertem Glomerulumfiltrat normal.

In Abhängigkeit vom Schweregrad der Erkrankung wird die Vollwirkdosis in 24 Stunden, 2–4 Tagen oder größeren Zeiträumen verabreicht.

Beispiel: Rasche Sättigung mit Digoxin, Initialdosis 1,0 mg i. v., 6 Stunden später 0,5 mg i. v., weitere 6 Stunden später 0,5 mg i. v. Bei Patienten mit manifester Herzinsuffizienz wird der Vollwirkspiegel angestrebt. Das gilt in gleicher Weise für Patienten mit absoluter Arrhythmie infolge Vorhofflimmern und Pulsdefizit, bei denen die Vollwirkdosis überschritten wird, falls das Pulsdefizit bestehen bleibt. Besonders hohe Kammerfrequenzen bei absoluter Arrhythmie werden bei Zuständen mit erhöhter sympathikoadrenerger Stimulation gefunden (Fieber, postoperativ, fortgeschrittene Herzinsuffizienz), die zu einer Verkürzung der Refraktärzeit des AV-Knotens führt. Dann sind oft extrem hohe Dosierungen, die sonst toxisch wirken, erforderlich. Bei prophylaktischer Digitalisierung, z. B. präoperativer Patienten, erscheint es jedoch sinnvoll, nicht die Vollwirkdosis zu erreichen. Kommt es dann bei Komplikationen zur Herzinsuffizienz, kann die Dosis gesteigert werden. Auf der anderen Seite wird auch bei plötzlichen Änderungen der Nierenfunktion und der Elektrolytkonzentrationen die Toxizitätsschwelle nicht so bald erreicht. Ein präoperatives Digitalisierungsschema mit Digoxin könnte etwa folgendermaßen aussehen: 1. Tag: 1 mg oral, 2. Tag: 1 mg oral, 3. Tag: 0,5 mg oral, Operationstag: 0,25 mg i. v., 1. postoperativer Tag: 0,25 mg i. v., desgleichen am 2. und 3. postoperativen Tag, im weiteren Verlauf bis zur Entlassung aus dem Krankenhaus 0,37 mg oral. Bei einem solchen Vorgehen wird die Vollwirkdosis nicht erreicht, es kommt somit kaum zum Auftreten toxischer Nebenwirkungen. Trotzdem kann, wie oben erwähnt, mit deutlich positiv inotropen Effekten gerechnet werden.

Wegen der sehr geringen therapeutischen Breite der Digitalisglykoside kommt eine Überdosierung häufig vor (6, 10, 32, 36). Die kardialen Symptome der Digitalisintoxikation sind Rhythmusstörungen, über deren Häufigkeit Tab. 25.2 unterrichtet. Die extrakardialen Symptome – Übelkeit, Erbrechen, Sehstörungen – sind dem Krankenhauspersonal in der Regel als Zeichen der Digitalisvergiftung bekannt. Trotzdem treten oft schwierige differentialdiagnostische Probleme auf. Zum Beispiel kann eine Rhythmusstörung sowohl durch Digitalis ausgelöst worden sein als auch auf unzureichender Digitalisierung beruhen. Übelkeit und Erbrechen können Folge einer Stauungsgastritis bei dekompensierter Herzinsuffizienz sein, aber auch Intoxikationssymptome. Die klinische Beob-

Tabelle 25.2 Häufigkeit digitalisbedingter Rhythmusstörungen; Kardiale Nebenwirkungen aus vier Sammelstatistiken (531 Fälle) (Sammelstatistik nach *Schölmerich)*

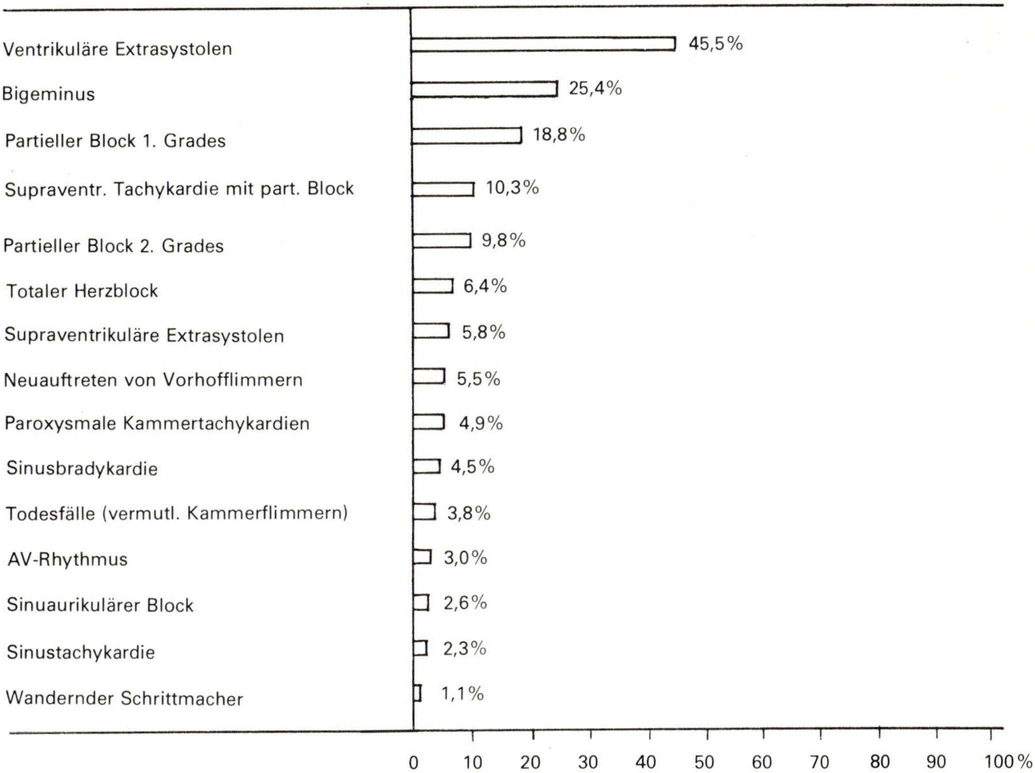

achtung während einer Digitalispause kann die Diagnose oft klären, aber erst nach tagelanger Wartezeit. Daher ist die Bestimmung der Digoxinkonzentration im Serum zu einer wichtigen Hilfe bei der Differenzierung zwischen digitalisbedingten und digitalisbedingten Rhythmusstörungen geworden. Bei mehr als 85% von digitalisbedingten Rhythmusstörungen werden über 2 μg/l erhöhte Digoxinwerte im Serum gefunden (6). Zwar sind auf der anderen Seite Patienten mit höheren Digoxinkonzentrationen ohne Erscheinungen der Digitalisintoxikation bekannt geworden, insgesamt jedoch ist die kausale Einordnung von Rhythmusstörungen bei digitalisierten Patienten einfacher geworden, seitdem es möglich ist, Digoxinwerte im Serum zu bestimmen. Diese Differenzierung ist durchaus von klinischer Bedeutung, so kann z. B. manchem Patienten mit bradykarden Herzrhythmusstörungen, wenn ein niedriger Digoxinwert bestimmt wird, die Behandlung mit einem temporären Schrittmacher erspart und gleich der permanente Schrittmacher implantiert werden.

Die Abklingquote der mittel- und kurzfristig wirksamen Digitalisglykoside ist überwiegend durch renale Elimination bedingt. Es wird daher verständlich, daß bei eingeschränkter Nierenfunktion und damit verminderter Glykosidausscheidung die Erhaltungsdosis reduziert werden muß, und zwar am meisten bei den Präparaten mit der höchsten Abklingquote. Durch Hypotensionen unterschiedlicher Genese, Infektionen, nervale Einflüsse oder toxische Substanzen kommt es bei Patienten auf Intensivstationen oft zu raschen Änderungen der Nierenfunktion. Dabei ist zu beachten, daß ein Anstieg des Kreatininwertes erst unterhalb einer Inulin-(Kreatinin-)clearance von 50 ml/min erfolgt (Abb. 25.1). Auch im Beginn eines akuten Nierenversagens mit Anurie bzw. Oligurie spiegelt der Kreatininwert nicht das Verhalten des Glomerulumfiltrates wider, in Zweifelsfällen ist es mit Hilfe der Kreatininclearance relativ einfach zu bestim-

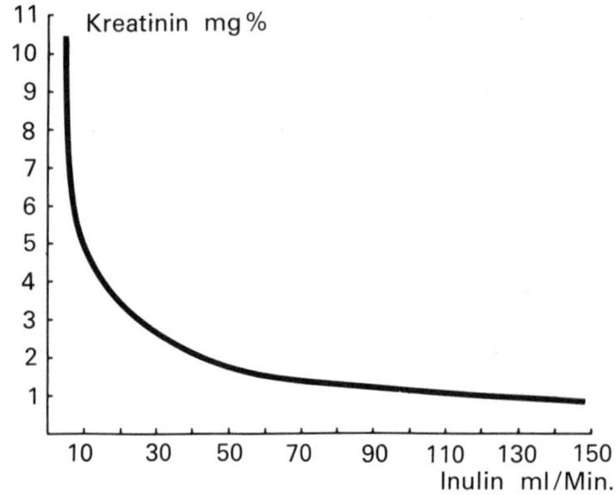

Abb. 25.1 Beziehungen zwischen Kreatininkonzentration im Plasma und Inulinclearance

men. Bei kritischer Beurteilung reicht jedoch die wiederholte Analyse der Plasmakonzentration zur Wahl der Digitalisdosierung aus. Die Harnstoff- und Rest-Stickstoffkonzentrationen sind erheblich von Eiweißzufuhr und -stoffwechsel abhängig.

Nach Untersuchungen mit radioaktiv markierten Glykosiden lassen sich für niereninsuffiziente Patienten folgende Dosierungsrichtlinien geben (17, 30):

1. Zu Beginn der Digitalisierung wird der Vollwirkspiegel angestrebt. Er unterscheidet sich selbstverständlich nicht von dem nierengesunder Patienten.
2. Die Erhaltungsdosis von Strophantin wird auf etwa $^{1}/_{4}$, die Digoxindosis auf $^{1}/_{2}$–$^{1}/_{3}$ reduziert. Die Digitoxindosis bleibt wegen der praktisch fehlenden renalen Ausscheidung unverändert.

Die Auswirkungen unterschiedlicher Einschränkungen der Nierenfunktion auf die Abklingquote sind für Digoxin am besten untersucht. Abb. 25.2 zeigt die täglichen Abklingquoten in Abhängigkeit vom Ausmaß der Niereninsuffizienz. Daraus läßt sich annäherungsweise die tägliche Erhaltungsdosis ablesen. Die Abbildung beruht auf Ergebnissen von Untersuchungen mit markiertem Digoxin. Die mit dieser Methode gewonnenen Abklingquoten wurden jedoch in ihren absoluten Werten nicht berücksichtigt, sondern einer Abklingquote von 20% angepaßt, die den klinischen Erfahrungen entspricht. Auf die möglichen Ursachen der Unterschiede von Ergebnissen pharmakokinetischer Untersuchungen und klinischer Beobachtungen soll hier nicht näher eingegangen werden. Für die Erhaltungsdosen ergeben sich mit beiden Methoden keine unterschiedlichen Werte.

Abb. 25.2 verdeutlicht, daß schon bei Kreatininwerten von 1,2–2 mg die Erhaltungsdosis von 0,4 auf 0,2 mg reduziert werden muß. Sie hat jedoch mehr didaktische als faktische Bedeutung und soll im Einzelfall nicht zu einer schematischen Digitalisierung verführen, denn die Vollwirkdosis weicht bei einigen Patienten stark von den angegebenen Zahlen ab. Trotzdem ist das Einhalten dieser Faustregeln sicherer und erfolgreicher als die alleinige Ausrichtung nach klinischen Parametern, die, falls nicht Vorhofflimmern mit Pulsdefizit vorliegt, unsicher und im Einzelfall schwer zu erheben sind.

Neben der Nierenfunktion ist der Einfluß der Elektrolyte auf die Digitaliswirkung zu beachten (21). Verschiebungen des Ionenmilieus sind vor allem wegen ihrer Bedeutung für das Auftreten von digitalisbedingten bedrohlichen Herzrhythmusstörungen wichtig. Die Toxizität ist bei Hypokaliämie und Hyperkalzämie, Hypoxämie, gesteigerter adrenerger Stimulation und Hypothyreose erhöht, umgekehrt führen Erhöhung der Kaliumkonzentration bzw. Senkung der Calciumkonzentration, Hypothermie, Halothananästhesie und Hyperthyreose zu einer günstigen Beeinflussung toxischer Wirkungen (21). Von praktischer Bedeutung sind rasche Änderungen der Kaliumkonzentration im Serum, die bei Behandlung eines Coma diabeticum, rascher Korrektur von Störungen des Säure-Basen-Haushaltes, massiver diuretischer Therapie beim Lungenödem und Insulin-Glucoseinfusion vorkommen können. Kaliumgabe gehört zu den wichtigsten Maßnahmen der Behandlung digitalisinduzierter Tachyarrhythmien. Es verlängert die Refraktärzeit des AV-Knotens. Nur sehr hohe Serumcalciumspiegel verstärken die Digitalistoxizität (22). Digitalisbedingte Rhythmusstörungen werden nach Korrektur der Elektrolytkonzentrationen entsprechend den Angaben auf S. 38.26 be-

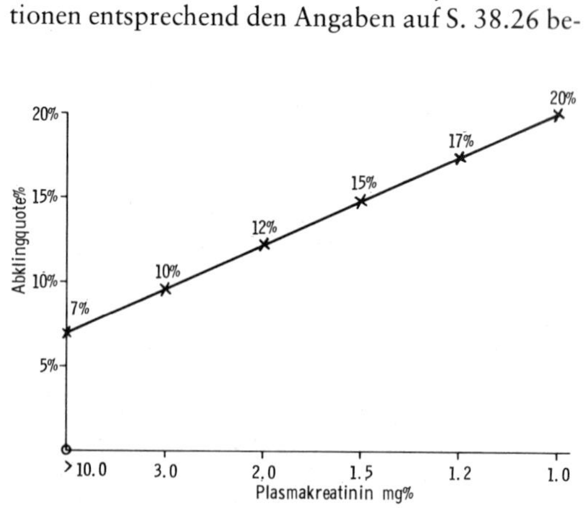

Abb. 25.2 Abklingquoten bei eingeschränkter Nierenfunktion

handelt. Bei therapieresistenten ventrikulären digitalisinduzierten Tachykardien hat sich die Methodik des „electrical overdriving" bewährt, d. h. Stimulation mit einem Schrittmacherkatheter, wobei die Impulsfrequenz zunächst höher als die der Tachykardie gewählt und dann langsam reduziert wird (21).

Wahl des Glykosides. Der Vorteil, den Strophantin wegen seiner raschen renalen Elimination und damit guten Steuerbarkeit besitzt, wird aufgehoben durch die bei schwerkranken Patienten unvorhersehbaren Änderungen der Nierenfunktion. Darüber hinaus ist der Übergang von intravenöser auf orale Digitalisierung, die mit einem anderen Glykosid erfolgen müßte, schwierig. Digitoxin weist zwar kaum Veränderungen des Kumulationsverhaltens bei Ausfall der Nierenfunktion auf, ist aber wegen seiner langen Wirkungsdauer nur schwer steuerbar. Bei Schwankungen der Serumelektrolyte oder einer möglicherweise eingetretenen Überdigitalisierung ergeben sich über lange Zeit Komplikationsmöglichkeiten. Für Digoxin und seine Derivate ist die Kumulationsneigung bei eingeschränkter Nierenfunktion weniger ausgeprägt als bei Strophantin. Es bleibt durch Dosisreduktion ausreichend steuerbar. Der Übergang von intravenöser auf orale Gabe ist ohne Schwierigkeiten möglich. Ein Glykosid aus dieser Gruppe sollte daher auf Intensivstationen bevorzugt werden.

Katecholamine

Katecholamine werden vom Nebennierenmark und sympathischen Nervenendigungen freigesetzt und wirken über Rezeptoren: Alpharezeptorenstimulation führt unter anderem zur Kontraktion von Widerstands- und Kapazitätsgefäßen. Betarezeptorenstimulation bewirkt Bronchodilatation und am Herzen Steigerung der Sinusfrequenz, Senkung der Reizschwelle und Zunahme der Kraft der Kontraktion. Das Hormon Noradrenalin stimuliert überwiegend die Alpharezeptoren, Adrenalin überwiegend die Betarezeptoren, Dopamin nimmt eine Zwischenstellung ein. Bezüglich der pathophysiologischen Details muß auf einschlägige Lehrbücher hingewiesen werden (z. B. 9).

Noradrenalin wird daher dann angewandt, wenn eine arterielle Hypotension auf einer peripheren Vasodilatation beruht und Volumensubstitution nicht möglich ist. Solche Situationen sind klinisch erkennbar durch hohen zentralen Venendruck, niedrigen arteriellen Druck und warme, trockene Haut der Patienten, deren Pulse trotz niedrigem Druck in der Regel gut palpabel sind. Ein derartiges Kreislaufverhalten wird z. B. als Auswirkung von bedrohlichen Infektionen, speziell mit gramnegativen Erregern gefunden (39). Noradrenalin (5–15 μg/Minute), ggf. in Kombination mit Dopamin (s. unten) kann dann bis zum Eintritt der Antibiotikawirkung wirksam sein. Auch beim akuten Myokardinfarkt kommt – selten – eine Vasodilatation vor (vgl. S. 38.5), die mit Noradrenalin behandelt wird. Ebenso ist bei perakuten Blutungen manchmal die Gabe von Noradrenalin lebensrettend. Die schwere Blutdruckdepression mit ihren Auswirkungen (Gefäßkomplikationen, Herz- und Atemstillstand) kann kurzfristig beherrscht werden, bis Infusionen und Transfusionen wirksam werden. Dagegen wird bei Herzinsuffizienz mit kleinem HZV und peripherer Vasokonstriktion, kühler, feuchter, grauzyanotischer Haut, durch die Anwendung pressorischer Substanzen die Prognose nicht verbessert. Meist ist sogar eine Verschlechterung zu erwarten: Der O_2-Bedarf des Herzens, der Füllungsdruck des linken Ventrikels und der Pulmonalkapillardruck steigen an, so daß die Symptome der Linksherzinsuffizienz zunehmen können (7).

Substanzen, welche die Betarezeptoren stimulieren (Adrenalin, Isoproterenol), finden wegen ihrer kardialen Wirkung (Steigerung von Herzzeitvolumen und Frequenz) Anwendung bei reversibler schwerer Herzinsuffizienz, z. B. septischer Schock, Schlafmittelintoxikation, nach Herzoperationen und gelegentlich Myokardinfarkt. Gefürchtete Nebenwirkungen sind das Auftreten von tachykarden Herzrhythmusstörungen sowie eine unproportionale Steigerung des kardialen Sauerstoffverbrauches. Daher wird die Indikation zur Zeit sehr zurückhaltend gesehen. Bei bedrohlichen Bradykardien werden sie jedoch nach wie vor in einer Dosierung von 5–20 μg/Minute als Überbrückung bis zur Schrittmacherimplantation gegeben. Orale Gabe ist wegen schlechter Resorption und kurzer Wirkungsdauer nicht möglich (8, 26, 33).

Dopamin (8, 33) hat in niedriger Dosierung Alpha- und Betarezeptoren stimulierende Wirkung, in höherer Dosierung wirkt es überwiegend pressorisch. Im Gegensatz zu allen anderen Katecholaminen führt es im Nierengefäßgebiet, aber auch dem Koronar-, Mesenterial- und Hirnkreislauf zur Vasodilatation. Man nimmt an, daß diese ungewöhnlichen Kreislaufwirkungen von speziellen Dopaminrezeptoren vermittelt werden. Die Zunahme der Nierendurchblutung geht einher mit einer Zunahme des Glomerulumfiltrates und der Natriumausscheidung sowohl bei Herz- als auch bei Niereninsuffizienz (26).

Das seltenere Auftreten von Rhythmusstörungen im Vergleich mit Isoproterenol, einer vorwiegend Betarezeptoren-stimulierenden Substanz, und die Steigerung der Nierendurchblutung, die möglicherweise gelegentlich in Schocksituationen ein komplizierendes akutes Nierenversagen verhindert, sind die Argumente, die dafür sprechen, Patienten mit akuter Herzinsuffizienz und/oder akutem Nierenversagen im Rahmen von Herzinfarkt, Sepsis, Intoxikationen mit Dopamin (150–400 μg/min) zu behandeln. Eine besondere Indikation für Dopamin ist bei absinkendem Herzzeitvolumen durch Beatmung mit positiven endexspiratorischen Drucken gegeben. Dabei ist allerdings die dopaminspezifische Zunahme der venösen Beimischung zu berücksichtigen, die nicht selten zu einem geringgradigen Absinken des arteriellen Sauerstoffdruckes führt (2a, 2b). Werden stärker pressorische Effekte notwendig, ist die Kombination mit Noradrenalin möglich. Trotz der Befunde, die für die Anwendung von Dopamin bei Schocksituationen sprechen, kann nicht erwartet werden, daß Untersuchungen, die vergleichend die Effektivität der Katecholamine prüfen, jeder Kritik standhalten: Die Pathogenese der Schockzustände und der Einfluß anderer notwendiger therapeutischer Maßnahmen ist so vielfältig, daß kaum ausreichend große Vergleichskollektive gebildet werden können, die eine sichere Aussage zur Überlegenheit des einen oder anderen Katecholamins zulassen.

Die Dosierungsangaben der Katecholamine in der Literatur erfolgen in μg/Minute. Die Umrechnung in praktikable Verordnungen wird durch kleine Tabellen erleichtert, die man sich entsprechend den stationsüblichen Infusionspumpen anfertigen und aushängen kann. Zur Applikation müssen stets Infusionspumpen verwandt werden, da exakte Dosierungen sonst nicht möglich sind. Es ist auch unerläßlich, zur Überwachung der Therapie den intraarteriellen Blutdruck direkt zu messen, zumindest bei der Anwendung von rein pressorischen Substanzen, denn der nach Riva-Rocci gemessene Druck entspricht in diesen Situationen nicht dem Druck in der Aorta. Es kommen gelegentlich Gradientenunterschiede von mehr als 100 mmHg vor, die zu gefährlichen Überdosierungen Anlaß sein können.

Vasodilatatoren

Die akute Senkung des peripheren Widerstandes wird sowohl bei hypertensiven Krisen als auch bei Herzinsuffizienz und Lungenödem mit Hypertonie notwendig. Bisher noch widersprüchlich sind die Befunde zu dem Problem, ob beim akuten Herzinfarkt durch Druckentlastung in der akuten Phase eine Verkleinerung des Infarktareales erreicht werden kann (4, 7, 16, 18).

Wenn der arterielle Druck durch Vasodilatatoren gesenkt wird, kann sich der insuffiziente Ventrikel systolisch vollständiger entleeren, Schlagvolumen und Herzzeitvolumen nehmen zu, die Restblutmenge und der enddiastolische Ventrikeldruck nehmen ab. Die Verkleinerung des Herzvolumens bewirkt eine Abnahme der Wandspannung und damit der myokardialen Komponente des Koronarwiderstandes sowie eine Abnahme des O_2-Bedarfs. Die Senkung des enddiastolischen Ventrikeldruckes führt zum Absinken des pulmonalvenösen und Pulmonalkapillardruckes. Derselbe Effekt wird dadurch erreicht, daß die Vasodilatatoren eine Weitstellung der Kapazitätsgefäße und damit eine Abnahme des venösen Rückflusses bewirken. Daher ist die Senkung hypertensiver Blutdruckwerte bei akuter und chronischer Herzinsuffizienz ein übergeordnetes therapeutisches Prinzip. Das Symptom der Linksherzinsuffizienz, Lungenödem mit Hypoxämie, wird gebessert. Auch bei normotensiven und hypotensiven Patienten sind kurzfristig ähnliche Effekte zu erzielen. Natriumnitroprussid, Phentolamin und Nitroglycerin stehen als gut steuerbare Vasodilatatoren zur Verfügung. Dioxazid hat sich weniger bewährt. Es kommt gelegentlich zu nicht voraussehbaren erheblichen Hypotensionen, vor allem, wenn das Präparat nach anderen Antihypertensiva angewandt wird. Bei Anwendung von Natriumnitroprussid (15–250 μg/Minute) wird regelmäßig ein HZV-Anstieg trotz Abnahme des Füllungsdruckes beobachtet, bei Senkung des arteriellen Druckes um 10–20 mmHg. Phentolamin (0,1–5 mg/Minute) bewirkt wahrscheinlich nicht nur eine periphere Vasodilatation, sondern stimuliert zusätzlich die kardialen Betarezeptoren. Daher ist der Anstieg des Herzzeitvolumens bei gleicher Senkung des arteriellen Druckes höher als beim Natriumnitroprussid. Nitrogylcerin (8–150 μg/Minute) wirkt vornehmlich an den Kapazitätsgefäßen und führt zu einer Senkung des Füllungsdruckes, in der Regel ohne Beeinflussung des Herzzeitvolumens und des arteriellen Druckes. Auf diese Weise wird theoretisch eine gewisse Differentialtherapie möglich. Praktisch wird man Erfahrungen speziell mit Natriumnitroprussid sammeln wollen, wegen der ausgewogenen Wirkung dieses Präparates auf Füllungsdruck, Herzzeitvolumen und arteriellen Druck.

Vasodilatatoren beeinflussen arteriellen Blutdruck, Füllungsdruck und Herzzeitvolumen – Parameter, die im Einzelfall relativ leicht zu messen sind. Die Hauptgefahr besteht in einer Unterschreitung des notwendigen koronaren Perfusionsdrukkes. Dieser Druck ist für die einzelnen Patienten nicht bekannt und nicht meßbar. Bei der täglichen Patientenversorgung sollte sich der Blutdruck daher stets in Bereichen bewegen, die sicher oberhalb dieses kritischen Wertes liegen, d.h. bei Patienten mit Hypertonieanamnese systolisch um 140–150 mmHg, ohne Hypertonieanamnese systolisch um 110–120 mmHg. Die Überwachung des arteriellen Blutdruckes wird durch kontinuierliche intraarterielle Messungen erheblich erleichtert. Die invasive Überwachung aller Parameter ist Voraussetzung für die Vasodilatatorentherapie von normotensiven Patienten mit schwerer Herzinsuffizienz. Es handelt sich dabei, zumindest beim internistischen Krankengut, jedoch um therapeutische Bemühungen, die nur in Einzelfällen die insgesamt infauste Prognose dieser Patienten beeinflussen können.

Antibiotika

Die Auswahl und Dosierung von Antibiotika (41) wird auf Intensivstationen nach anderen Gesichtspunkten entschieden als bei Allgemeinpatienten, bei denen gegebenenfalls Erregernachweis und Resistenzbestimmung als Richtlinien abgewartet werden können. Hier hat man es mit Patienten zu tun, die entweder durch die Infektion selbst (Meningitis, Pneumonie mit respiratorischer Insuffizienz, Peritonitis, septischer Schock) oder durch die Schwere der zugrundeliegenden Erkrankung (Schädelhirntrauma, Herzinsuffizienz, endogene Komata, Vergiftungen, Zustand nach ausgedehnten Operationen) akut bedroht sind. Die antibiotische Therapie muß meist ohne Kenntnis des Erregers, machmal sogar ohne Hinweis auf den Ausgangspunkt der Infektion begonnen werden. Bei dem Schweregrad der Erkrankungen, die auf Intensivstationen behandelt werden, und bei der Häufigkeit von Maßnahmen, die eine Infektion begünstigen, z.B. Blasenkatheterismus, Venenkatheter, Tracheotomie und Beatmung, stellt sich die Frage nach dem Nutzen einer prophylaktischen antibiotischen Behandlung mit besonderer Dringlichkeit (1, 25, 34, 38). Die Frage kann nur anhand von vergleichbaren klinischen Untersuchungen geklärt werden. Solche Untersuchungen bei behandelten und unbehandelten Gruppen, die sich bezüglich des mittleren Lebensalters und der Schwere der Grunderkrankung nicht wesentlich unterscheiden, liegen für einige interne Erkrankungen sowie thoraxchirurgische und abdominalchirurgische Eingriffe vor. So wurden weder für schwere Intoxikationen noch bei Patienten mit Linksherzinsuffizienz, primär zerebraler Bewußtlosigkeit oder endogenen Komata Vorteile bei der prophylaktischen Anwendung von Antibiotika gesehen. Auch bronchopulmonale Komplikationen oder Wundinfektionen nach abdominalchirurgischen Eingriffen oder Thoraxoperationen traten nicht vermindert auf. Eine generell langdauernde postoperative Wundinfektionsprophylaxe schadet mehr als sie nutzt. In einigen Situationen, z.B. Verwendung von Plastik-Prothesen, wird die Anzahl katastrophaler Infektionen bei Verwendung von Antibiotika oder Antibiotika-Kombinationen, die gegen die zu erwartende Keimbesiedlung wirksam und ausreichend hoch dosiert sind, jedoch deutlich gesenkt. Auf spezielle Probleme der perioperativen Wundinfektionsprophylaxe durch kurzfristige Antibiotikagabe oder Reduktion der enteralen Keimflora kann an dieser Stelle nicht eingegangen werden.

Zusammenfassend muß man zu der Auffassung kommen, daß eine routinemäßige antibiotische Prophylaxe nicht sinnvoll ist, sondern wegen Keimselektion bedrohliche Infektionen sogar begünstigt werden können. Mechanische, lokale Behandlungsmaßnahmen stehen in ihrer prophylaktischen Bedeutung weit im Vordergrund: Bronchialtoilette, Inhalationstherapie, peinliche Asepsis beim Einlegen und der Pflege von Blasen- und Venenkathetern.

Für die Wahl eines Antibiotikums zur Therapie einer Infektion in bedrohlichen Situationen ist die Kenntnis der Erreger notwendig, die der Wahrscheinlichkeit nach diese Infektion hervorrufen. Das Ergebnis der bakteriellen Untersuchung kann nicht abgewartet werden. Trotzdem ist die Einsendung von Untersuchungsmaterial in jedem Fall vor Einleitung der Therapie zu fordern, da sie u.U. wertvolle Informationen über Fortsetzung und Ergänzung der Behandlung bringen kann. Nach neueren Untersuchungen (1, 2, 38) muß heute bei Patienten auf Intensivstationen besonders mit Infektionen, hervorgerufen durch gramnegative Erreger, gerechnet werden. In der Reihenfolge der Häufigkeit sind zu nennen: Escherichia coli, Klebsiella aerobacter, Proteus, Pseudomonas und seltenere. Von Antibiotikaprogrammen muß daher eine möglichst sichere Wirkung auf Erreger des gramnegativen Bereiches gefordert werden. Von ihrem antibakteriellen Spektrum her bieten sich folgende Antibiotika an: Cephalosporine, Aminoglykoside, die sogenannten Pseudomonas-Penicilline und in selteneren Fällen Chloramphenicol sowie die bakteriostatisch wirkenden Tetracycline sowie TMP/SMZ. Polymyxin B und Colistin müssen vor allem wegen der bei ausreichenden Blutspiegeln drohenden toxischen Nebenwirkungen als zu gefährlich abgelehnt werden.

Bei bedrohlichen Situationen, um die es hier geht, sind zwar die knochenmarksschädigenden Wirkungen des Chloramphenicols zu vernachlässigen, ein größerer Nachteil ist jedoch darin zu sehen, daß man es als bakteriostatisch wirkendes Präparat nicht mit Bakteriziden kombinieren kann. Seine Lücken im antibakteriellen Spektrum liegen bei Pseudomonas, Klebsiellen, Proteus und Penicillinase bildenden Staphylokokken sowie primärresistenten Varianten anderer Keime, die eine Kombination stets sinnvoll erscheinen lassen. Vorteile müssen in guter Gewebegängigkeit auch in den Liquorraum und mangelnder Kumulation bei eingeschränkter Nierenfunktion gesehen werden.

Wegen relativ geringer Wirksamkeit gegen Klebsiellen, Pseudomonas und Penicillinase bildenden Staphylokokken ist die alleinige Behandlung mit Ampicillin nicht sinnvoll. Bei Verdacht auf Staphylokokkeninfektion ist die zusätzliche Gabe von Flucloxacillin erforderlich. Bei Infektionen mit Meningokokken oder Pneumokokken, auch wenn solche Infektionen wahrscheinlich aber durch Erregernachweis noch nicht bewiesen sind, sind die Penicilline die Antibiotika erster Wahl.

Zweifellos besitzen die Aminoglykoside Gentamycin, Amikacin, Tobramycin und Sisomicin die breiteste Wirkung gegen die genannten Erreger, d.h. gramnegative Keime und Penicillinase bildenden Staphylokokken (11, 12, 14, 15, 19, 20, 28). Wir halten daher die Aminoglykoside für die Standardantibiotika bei bedrohlichen Infektionen auf Intensivstationen. Je nach dem Grad der Gefährdung wird eine Dosis von 1–2 mg/kg im Abstand von etwa 8 Stunden empfohlen (s. Tab.) Bei bedrohlichen bronchopulmonalen Infektionen sind Höchstdosierungen sinnvoll, da bei Normaldosierungen keine ausreichenden Aminoglykosidkonzentrationen im Bronchialsekret nachweisbar sind (42). Zusätzliche Inhalationen und Instillationen mit Aminoglykosiden sind möglich, die Sputumkonzentrationen sind bei dieser Applikationsform sehr hoch, die Resorption gering (38). Bei Meningitis mit gramnegativen Erregern wird Gentamycin ebenfalls mit Erfolg eingesetzt. Rasche und zuverlässige Liquorkonzentrationen werden bei intrathekaler Applikation einer besonderen Zubereitung erreicht (13, 27). Nebenwirkungen (Vestibularisschäden sowie Nephrotoxizität) treten in ihrer Bedeutung in diesem Zusammenhang zurück. Bei Infektionen, die wegen unmittelbarer Lebensbedrohung rasch beherrscht werden müssen, z.B. septischer Schock, ist wegen primärresistenter Stämme besonders der Proteus- und Pyocyaneusgruppe die Gabe von zusätzlichen Antibiotika stets erforderlich. Wegen des günstigen Synergismus würden sich die Cephalosporine anbieten. Bei Kombination mit Gentamycin muß allerdings in einem gewissen Prozentsatz mit dem Auftreten von akutem Nierenversagen gerechnet werden (3, 24). Eine besondere Indikation hat diese Kombination allerdings bei Infektionen mit resistenten Klebsiellastämmen. Hier ist sie allen anderen überlegen (14, 34). Auch das Ampicillin hat synergistische Wirkung bei Koli-, Proteus- und Enterokokkenstämmen und vervollständigt das Spektrum im grampositiven Bereich (23). Als weitere, vorwiegend im gramnegativen Bereich wirksame Antibiotika stehen die sogenannten Pseudomonaspenicilline (Carbenicillin, Azlocillin) zur Verfügung. Sie besitzen besondere Vorteile bei der Behandlung nicht nur von Pseudomonasinfektionen, sondern auch Proteus spezies und zum Teil auch Klebsiellen. Die erforderlichen Serumspiegel werden allerdings erst bei Dosierungen von etwa 30 g/Tag erreicht. Trotz des hohen Kostenaufwandes erscheint die Anwendung bei Patienten mit septischem Schock (Letalität 80%) bei nachgewiesener Erregerempfindlichkeit oder bei mangelndem Erfolg einer vorherigen Kombinationstherapie berechtigt. Neuere Derivate mit im Vergleich zum Carbenicillin noch besserer Wirksamkeit gegen Pseudomonas sind Azlocillin und Ticarcillin. Beim Azlocillin ist eine Dosisreduktion auf 15 g möglich. Es ist daher zu vermuten, daß auch die Nebenwirkungsrate, Hypernatriämie, Gerinnungsstörungen, geringer ist als beim Carbenicillin. Die Behandlungskosten sind gesenkt (40). Die Kombination von Azlocillin mit Amikacin bringt die zur Zeit wohl beste antibakterielle Wirksamkeit (11) und muß daher als die Antibiotikatherapie der Wahl bei lebensbedrohlichen Infektionen mit unbekannten Erregern angesehen werden.

Tetracyclin und TMP/SMZ haben bei bedrohlichen Infektionen kaum eine Indikation, finden aber breite Verwendung bei bakteriellbedingten Begleiterkrankungen, wie z.B. Bronchitis oder Harnwegsinfektionen (5, 34).

Der Toxizität einiger Antibiotika muß bei eingeschränkter Nierenfunktion und daher veränderter Pharmakokinetik durch Dosisreduktion Rechnung getragen werden. Vorschläge sind in Tab. 25.3 aufgeführt (5, 11, 12, 28, 29, 34, 41). Aufgrund ihrer

Tabelle 25.**3** Dosierungsrichtlinien der wichtigsten Antibiotika bei eingeschränkter Nierenfunktion

Antibiotikum	Kreatinin i. S. < 1,3 mg%	1,3–3,5 mg%	3,5–6 mg%	> 6 mg %
Penicillin G	5–20 Mega 4–6 h	5–20 Mega 12–24 h	3–10 Mega 12–24 h	3–10 Mega 24 h
Ampicillin (Binotal, Amblosin)	1–3 g/4–6 h	n	1–2 g/6–8 h	1–2 g/8–24 h
Flucloxacillin (Staphylex)	1–2 g/6–8 h	n	n	n
Carbenicillin (Mikrocillin)	4–8 g/6 h	2–6 g/6–8 h	2–4 g/8–12 h	1–2 g/12–24 h
Azlocillin (Securopen)	4–5 g/6–8 h	1–3 g/6–8 h	1–2 g/8–12 h	0,5–1 g/12–24 h
Mezlocillin (Baypen)	2–5 g/8 h	2–5 g/12 h	2–5 g/12 h	2×2 g
Cephalotin (Cepovenin)	1–4 g/4–6 h	1–4 g/8 h	1–4 g/12–24 h	1–2 g/12–24 h
Cephazolin (Gramaxin, Zolicef)	1–2 g/6–8 h	0,5–1 g/6–8 h	0,5–1 g/8–12 h	0,5 g/12–24 h
Cephamandol (Mandocef)	2 g/4–8 h	2 g/6–8 h	1 g/6 h	0,5–1 g/8–12 h
Cephuroxim (Zinacef)	1,5 g/6–8 h	n	0,75/12 h	0,75/24 h (o. Dial.)
Cephoxitin (Mefoxitin)	2 g/8 h	1–2 g/12 h	1 g/12 h	1 g/24 h
Cefotaxim (Claforan)	1–2 g/6–8 h	1 g/8 h	1 g/12 h	0,5–1 g/12 h
Gentamycin Tobramycin Sisomicin	1–2 mg/kg/8 h	0,5–1 mg/kg/8 h	0,3–0,5 mg/kg/8 h	0,5 mg/kg/24 h
Amikacin	5–7,5 mg/kg/ 8–12 h	5 mg/kg/12–24 h	2,5 mg/kg/12–24 h	1,25–2,5 mg/kg/ 24 h
TMP SMZ	480 mg/12 h	240 mg/12 h	∅	∅
Doxycyclin	200 mg/12 h	n	n	n
Chloramphenicol	1 g/8 h	n	n	n
Clindamycin (Sobelin)	400–600 mg/ 6–12 h	n	n	n

geringen Toxizität können vor allem Penicillin G, Cephazolin, Flucloxacillin, Carbenicillin bzw. Azlocillin bei Niereninsuffizienz empfohlen werden. Für Chloramphenicol ist eine Dosisreduktion nicht sinnvoll, da die antibakteriell aktive Komponente nicht kumuliert. Eine potentiell toxische Kumulation ist bei solchen Antibiotika zu befürchten, die vorwiegend renal eliminiert werden und von einer bestimmten Konzentration an toxische Nebenwirkungen haben. Die Dosisreduktion muß daher vor allem bei Aminoglykosiden aber auch Cephalosporinen beachtet werden. Die in der Tab. 25.3 angegebenen Werte stellen Anhaltspunkte dar, die je nach der Schwere des klinischen Krankheitsbildes modifiziert werden müssen. Unter Berücksichtigung der angegebenen Dosierungsvorschläge sind toxische Wirkungen jedoch wenig wahrscheinlich.

Literatur

1 Ahnefeld, F., C. Burri, W. Dick, M. Halmagii: Prophylaxe und Therapie bakterieller Infektionen. Springer, Berlin 1975

2 Altmeier, W. A., J. C. Todd, W. W. Inge: Gramnegative septicemia: A growing threat. Ann. Surg. 166 (1967) 530

2a Benzer, H., W. Haider, M. Kundi, A. Laczkovics, W. Todt: Die Kombination von kontinuierlicher Überdruck-Beatmung und Dopamin beim postkardiochirurgischen Patienten. Herz 2 (1977) 465

2b Berk, J. L., J. F. Hagen, R. K. Tong, G. Maly: The use of Dopamin to correct the reduced cardiac output resulting from positive endexspiratory pressure. Crit. Care Med. 5 (1977) 269

3 Bobrow, S. N., E. Jaffe, R. C. Young: Anuria and acute tubular necrosis associated with gentamicin and cephalotin. J. Amer. med. Ass. 222 (1972) 1546

4 Cohn, J. N., J. A. Franciosa: Vasodilator therapy of cardiac failure (second of two parts). New Engl. J. Med. 297 (1977) 27, 254

5 Dimmling, Th.: Vergleichsstudie über drei derzeit gebräuchliche Tetracyclinderivate zur intravenösen Anwendung. Med. Klin. 67 (1972) 1632

6 Doering, W., E. König: Digitalisintoxikation. Dtsch. med. Wschr. 102 (1977) 579

7 Forrester, J. S., G. Diamond, K. Chattergu, H. J. C. Swan: Hemodynamic therapy of myocardial infarction. New Engl. J. Med. 295 (1976) 1356, 1404

8 Goldberg, L. J.: Dopamine – clinical uses of an endogenous catecholamine. New Engl. J. Med. 291 (1974) 707

9 Goodman, L. S., A. Gillman: The pharmacological Basis of therapeutics. MacMillan, London 1971

10 Hennersdorf, G., P. Mariß, S. Biermann, H. Haindl, P. Lichtlen: Zusammenhang digoxinbedingter kardialer Arrhythmien mit dem Serumdigoxinspiegel. Dtsch. med. Wschr. 102 (1977) 381

11 Hewitt, L., Lowell S. Young: Symposium on amikacin sympitum perspektive. Amer. J. Med. 62 (1977) 860

12 Höffler, D.: Antibiotikatherapie. Med. Klin. 68 (1973) 1659–67

13 Kaiser, A. B., McGee, Z. A.: Aminoglycoside therapy of gram-negative bacillary meningitis. New Engl. J. Med. 293 (1975) 1216

14 Klasterska, J., G. Vamecq, R. Cappel, G. Swings, L. Vandenborre: Effects of the combination of gentamicin and carbenicillin on the bacterial activity of serum. J. infect. Dis. 125 (1972) 183

15 Klastersky, J., R. Cappel, D. Daneau: Clinical significance of in vitro synergis between antibiotics in gram-negative infections. Antimicrob. Chemother. 2 (1972) 470

16 Kötter, K., E. R. v. Leitner, J. Wunderlich and R. Schröder: Comparision of hemodynamic effects of phentolamine, sodium nitroprusside and glyceryltrinitrate in acute myocardial infarction. Brit. Heart J. (1977) 39

17 Kramer, P., F. Scheler: Renale Eliminationskinetik verschiedener Herzglykoside. Dtsch. med. Wschr. 97 (1972) 1485

18 Kupper, W., P. Hanrath, W. Bleifeld, R. Uebis, S. Effert: Natrium – Nitroprussid zur Therapie der Linksinsuffizienz beim akuten Herzinfarkt. Dtsch. med. Wschr. 102 (1977) 548

19 Lode, H., B. Kemmerich, P. Hoeppe, H. Langmaack: Comparative clinicalpharmacology of Gentamicin, Sisomycin and Tobramicin. Antimicrob. Agents Chemother. 8 (1975) 396–401

20 Lode, H., K. Grunert, P. Hoeppe, H. Langmaack: Pharmacokinetic and clinical experiences with a new aminoglycoside antibiotic Amikacin. Am J. Infect. Dis. 134 (1976) 316

21 Mason, D. T., R. Zelis, G. Lee, J. L. Hughes, J. F. Spann, E. A. Amsterdam: Current concepts and treatment of digitalis toxicity. Amer. J. Cardiol. 27 (1971) 546

22 Nola, G. T., S. Pope, D. L. Harrison: Assesment of the synergistic relationship between serum calcium and digitalis. Amer. Heart J. 79 (1970) 499

23 Noone, P., J. R. Pattison: Therapeutic implications of interaction of gentamicin and penicillins. Lancet 1971/I, 575

24 Opitz, A., I. Herrmann, D. v. Herrath, K. Schaefer: Akute Niereninsuffizienz nach Gentamycin-Cephalosporin-Kombinationstherapie. Med. Welt 22 (1971) 434

25 Petersdorf, R. G., J. A. Curtin, P. H. Hoeprich, R. N. Peeler, J. L. Bennett: A study of antibiotic prophylaxis in unconscious patients. New Engl. J. Med. 257 (1971) 1001

26 Ramdohr, B., G. Biamino, R. Schröder: Vergleichende Untersuchungen über die Wirkung von Dopamin und Orciprenalin am gesunden Menschen. Muskeldurchblutung, Nierendurchblutung, Nierenfunktion. Klin. Wschr. 50 (1972) 149

27 Rahal, J. J., P. J. Hyams, M. S. Simberhoff, E. Rubinstein: Combined intrathekal and intramuscular Gentamicin for gram-negative meningitis. New Engl. J. Med. 290 (1974) 1394

28 Regner, L., H. Colding, H. Jensen, J. P. Kaufmann: Pharmacokinetics of amikacin during haemodialysis and peritoneal dialysis. Antimicrob. Agents a Chemother. 11 (1977) 214–218

29 Reidenberg, M. M.: Renal Function and Drug Action. Saunders, Philadelphia 1971

30 Rietbrock, N., U. Abshagen: Stoffwechsel und Pharmakokinetik der Lanataglykoside beim Menschen. Dtsch. med. Wschr. 98 (1973) 117

31 Schneider, J., A. Ruiz-Torres: Bedeutung des Körpergewichts für die Therapie mit Digoxinderivaten. Dtsch. med. Wschr. 102 (1977) 116

32 Schölmerich, P.: Art und Häufigkeit unerwünschter Nebenwirkungen der Digitalisglycoside. In: Herzinsuffizienz, hrsg. von H. Reindell, J. Keul, E. Doll. Thieme, Stuttgart 1968

33 Schröder, R.: Dopamin. Schattauer, Stuttgart 1975

34 Simon, C., Stille, W.: Antibiotika-Therapie in Klinik und Praxis. Schattauer, Stuttgart 1973 428

35 Simon, C., M. Leuth, V. Malerczyk: Ticarcillin in vitro-Aktivität und Pharmakokinetik. Dtsch. med. Wschr. 99 (48) (1974) 2460–2464

36 Smith, T. W.: Digitalis toxicity. Amer. J. Med. 58 (1975) 470

37 Stein, W., Schoog, M., H. E. Franz: Doxycyclin Nierenspiegel bei niereninsuffizienten Patienten. Arzneimittel-Forsch. 19 (1969) 827

38 Stille, W., R. Timmler: Internationale Arbeitstagung Pneumonie. Mannheim 1975

39 Thimme, W., W. Dissmann, H. J. Buschmann, J. Daugs, R. Eisele, B. Ramdohr: Pathophysiologie des Kreislaufes und der Atmung bei bedrohlichen Infektionen (septischer Schock). Klin. Wschr. 50 (1972) 674

40 Transparenz-Telegramm (Weiße Liste). Arzneim.-Inform.dienst, Berlin 1977

41 Walter, A. M., L. Heilmeyer: Antibiotika-Fibel. Thieme, Stuttgart 1975; 4. Aufl.

42 Wieser, O., H. Regula, W. Wundt: Die Ausscheidung von Gentamicin über den Bronchialbaum. Dtsch. med. Wschr. 96 (1971) 870

Störungen der Elementarfunktion

26 Störungen der äußeren Atmung

Von P. Lawin und R. Scherer

Die Lunge gehört zu den bevorzugten Erfolgsorganen der Komplikationen, die während einer Intensivbehandlung entstehen. Alveole und Kapillarbett sind ein idealer Angriffspunkt für funktionelle Störungen und morphologische Defekte, die durch verschiedene Ursachen induziert werden (26, 39, 42, 45). Für das Verständnis gezielter therapeutischer Maßnahmen ist die Kenntnis der Lungenfunktion und ihrer Störungen unerläßlich.

Physiologie

(1, 2, 3, 8, 43, 54, 59)

Der Begriff Atmung beinhaltet die Sauerstoffversorgung des Organismus und die Elimination der Kohlensäure. Die Vorgänge, bei denen der Sauerstoff aus der Umgebungsluft zur Zelle und die Kohlensäure von der Zelle zur Umgebungsluft befördert werden, werden als äußere Atmung bezeichnet. Der äußeren Atmung dienen zwei Transportsysteme. Das eine befördert Gasgemische (Ventilation), das andere Blut (Zirkulation, Durchblutung, Perfusion).

Die *Ventilation* umfaßt den Transport und die *Verteilung* der eingeatmeten Luft im Bronchialsystem bis zu den Alveolen (Inspiration) und den Transport der Ausatemluft nach außen (Exspiration) (Abb. 26.1). Freie Atemwege sind hierfür erforderlich.

Der Übergang vom Gasgemisch zum Blut wie auch vom Blut zum Gewebe ist großflächig. Der Übertritt des Gases von einem System in das andere ist nur durch *Diffusion* möglich.

Die *Durchblutung* (Perfusion) *der Lungenkapillaren* muß im Volumen ausreichend sein, und das venöse Mischblut muß gleichmäßig auf die belüfteten Alveolen verteilt werden.

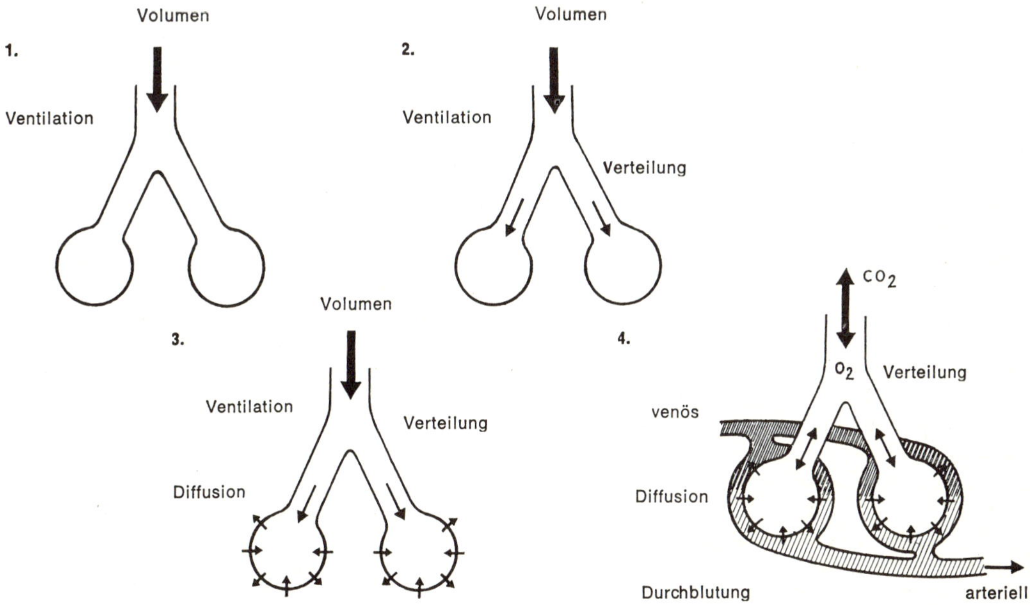

Abb. 26.1 Schematische Darstellung der Vorgänge beim intrapulmonalen Gasaustausch (aus *J. H. Comroe* u. Mitarb.: The Lung, 2. Aufl. Year Book Medical Publishers, Chicago 1962)

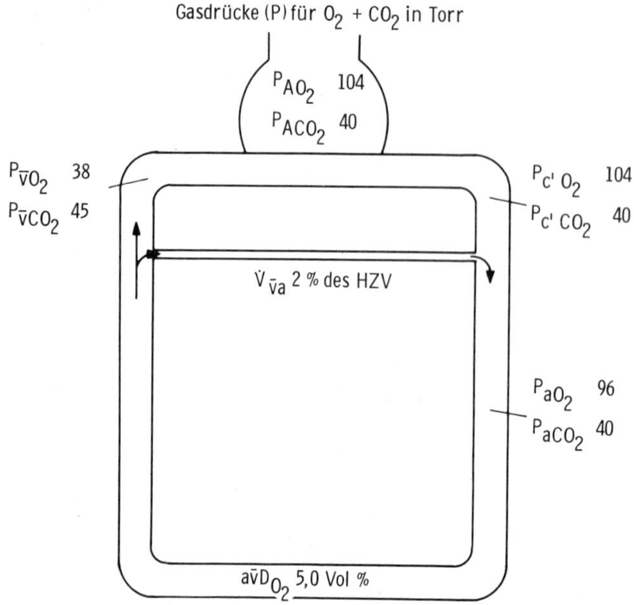

Abb. 26.**2** Ungestörter Gasaustausch bei Luftatmung auf Meereshöhe (nach *Harms*)
B = Barometerstand
A = Alveolar
c' = endkapillär
a = arteriell
$\bar{v}$ = venöses Mischblut
$a\bar{v}D_{O_2}$ = arteriovenöse O_2-Gehaltsdifferenz
$\dot{V}_{\bar{v}a}$ = Volumen: venöses Mischblut
HZV = Herzzeitvolumen
RE = respiratorischer Quotient
CO_{2sat} = Sauerstoffkapazität
B = 760
RE = 0,85
CO_{2sat} = 20,0 Vol.%
Standard-O_2-Dissoziationskurve
Standard-Bicarbonat = 24,4 mval/l
t = 37 °C

Abb. 26.2* zeigt ein Schema über den ungestörten Gasaustausch bei Luftatmung auf Meereshöhe. Oben ist das Symbol für eine Lungenalveole mit den entsprechenden Gasdrücken (Torr) aufgeführt. Der normale alveolare Sauerstoffdruck (P_{AO_2}) beträgt 104 Torr, der alveolare Kohlensäuredruck (P_{ACO_2}) 40 Torr. An der Alveole zieht von links nach rechts eine Lungenkapillare vorbei. Wenn der Gasaustausch zwischen Gas- und Blutphase ungestört ist, findet man am Ende der Kapillare die gleichen Gasdrücke wie in der Alveole. Der endkapillare Sauerstoffdruck ($P_{c'O_2}$) ist dementsprechend mit 104 Torr und der endkapillare Kohlensäuredruck ($P_{c'CO_2}$) mit 40 Torr genauso hoch wie in der Alveole. Da zwischen dem Ende der Kapillare und dem arteriellen Blut physiologischerweise etwa 2% des Herzzeitvolumens (HZV), das nicht am Gasaustausch in der Lunge teilgenommen hat (also eine Zusammensetzung wie das venöse Mischblut aufweist), dem endkapillaren Blut beigemischt wird, finden folgende Veränderungen der Blutgasdrücke statt: Der arterielle Sauerstoffdruck (P_{aO_2}) wird auf 96 Torr erniedrigt, die Größe des arteriellen Kohlensäuredruckes (P_{aCO_2}) ändert sich gegenüber dem endkapillaren Kohlensäuredruck ($P_{ac'CO_2}$) nicht. In der Peripherie wird eine bestimmte Menge von Sauerstoff an das Gewebe abgegeben. Diese *Mengenverminderung* zwischen dem arteriellen Blut einerseits und dem venösen Mischblut andererseits nennt man arteriovenöse Sauerstoffgehaltsdifferenz ($a\bar{v}D_{O_2}$). In der Abb. 26.2 wird ein arterieller Sauerstoffgehalt von 20 Vol.% zugrunde gelegt. Ist im venösen Mischblut ein Sauerstoffgehalt von 15 Vol.% vorhanden, beträgt demnach die $a\bar{v}D_{O_2}$ 5 Vol.%. Die hieraus folgenden Blutgasdrücke sind in Abb. 26.2 links oben wiedergegeben: Im venösen Mischblut beträgt der Sauerstoffdruck ($P_{\bar{v}O_2}$) 38 Torr und der Kohlensäuredruck ($P_{\bar{v}CO_2}$) 45 Torr.

Im Rahmen der Überwachung der Intensivbehandlungspatienten werden vorwiegend der arterielle und zentralvenöse Sauerstoffdruck gemessen (A. pulmonalis oder meistens rechter Vorhof). Der Normalwert bei Luftatmung beträgt für den arteriellen Sauerstoffdruck 85 ± 10 Torr, im venösen Mischblut etwa 40 Torr.

Von ausschlaggebender Bedeutung für eine schnelle Orientierung über die Lungenfunktion und ihre Störungen ist die *arterielle Blutgasanalyse*. Für den klinischen Gebrauch sind mehrere leistungsfähige Geräte zur Bestimmung der arteriellen Blutgase im Handel (S. 11.12). Mit diesen Apparaten ist es möglich, die Sauerstoffspannung (P_{O_2}) und die Kohlensäurespannung (P_{CO_2}) zu bestimmen und zusätzlich das Blut-pH, das Standardbicarbonat und den Basenüberschuß (BÜ) zu ermitteln, deren Kenntnis für die Differenzierung

* Herrn Prof. Dr. H. HARMS sei herzlich für die Überlassung der Abbildung gedankt.

von respiratorischen und metabolischen Störungen unerläßlich ist.

Von besonderer klinischer Bedeutung sind Elastance und Compliance. Die Elastance ist der reziproke Wert der Compliance, der Dehnbarkeit der Lungen, die definiert ist als Volumenzunahme der Lungen in Litern pro cm Wassersäule Druckanstieg. Die Compliance beträgt somit als Beispiel bei einem Anstieg des alveolären Druckes um 10 cm Wassersäule, bei einem Hubvolumen von 500 ml 0,05 l/cm H_2O (Compliance = 0,5/10 = 0,05 l pro cm H_2O). Die angegebenen Normalwerte schwanken in einem weiten Bereich. Für einen tiefsedierten bzw. narkotisierten Patienten kann als typischer Wert 0,05 l/cm Wassersäule angesehen werden. Die Gesamtelastizität läßt sich in zwei Komponenten unterteilen: in die Lungencompliance und die Brustwandcompliance.

In der klinischen Praxis ändert sich die Gesamtcompliance durch Verminderung der Lungendehnbarkeit infolge krankhafter oder degenerativer Prozesse oder Einschränkung der Thoraxcompliance bei starrem Thorax, durch beengende Verbände und ungünstige Lagerungen und auch durch abdominelle Druckerhöhungen.

Die Gesamtwiderstände gegen eine Gasinsufflation in die Lungen werden mit Impedance bezeichnet. Atemvolumina können mit dem Dräger-Volumeter (Abb. 26.3) oder dem Wright-Respirometer (Abb. 26.4) gemessen werden. Atemminutenvolumen und Atemvolumen haben ohne Berücksichtigung der Atemfrequenz nur bedingte Aussagekraft.

$AMV = V_T \times f$*

Um vom Atemminutenvolumen Rückschlüsse auf die effektive alveoläre Ventilation ziehen zu können, muß die *Totraumventilation* berücksichtigt werden. Der anatomische Totraum (3) umfaßt unter normalen Bedingungen das Volumen der gesamten Luftwege bis zum Übergang vom terminalen Bronchiolus zur Alveole. Diese Luftmenge, die mit 2 ml/kg KG geschätzt werden kann, nimmt nicht am Gasaustausch der Lunge teil. Bei Frequenzsteigerung ist bei scheinbar normalem Atemminutenvolumen die alveoläre Ventilation zugunsten der Totraumventilation vermindert (39).

Beispiele:

240 ml × 30 = 7200 ml

$V_T \times f = AMV$

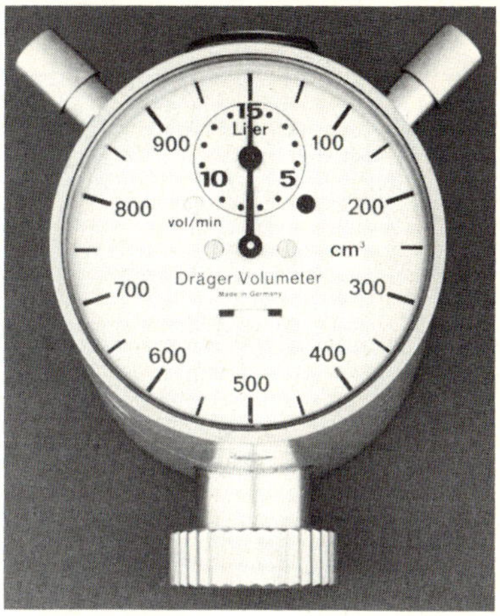

Abb. 26.**3** Dräger-Volumeter

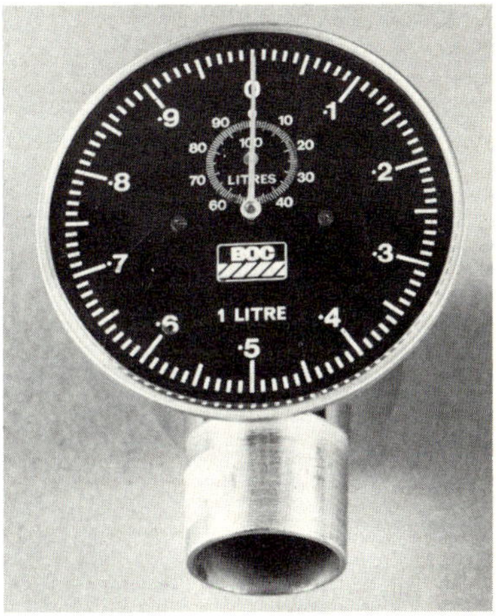

Abb. 26.**4** Wright-Respirometer

Die Totraumventilation beträgt 4500 ml (30 × 150 ml). In diesem Fall liegt eine extreme alveoläre Hypoventilation vor.

600 ml × 12 = 7200 ml

$V_T \times f = AMV$

Hier beträgt die Totraumventilation nur 1800 ml, diese Werte gestatten den Rückschluß auf eine gute, effektive alveoläre Ventilation. Die alveoläre Ventilation kann ermittelt werden durch Bestimmung des Atemzeitvolumens abzüglich der geschätzten Totraumventilation multipliziert mit der Frequenz (8).

$V_A = AMV - (V_D \times f)$*

* V_T = Atemhubvolumen
f = Atemfrequenz
AMV = Atemminutenvolumen

* V_A = Alveoläre Ventilation
V_D = Totraumventilation

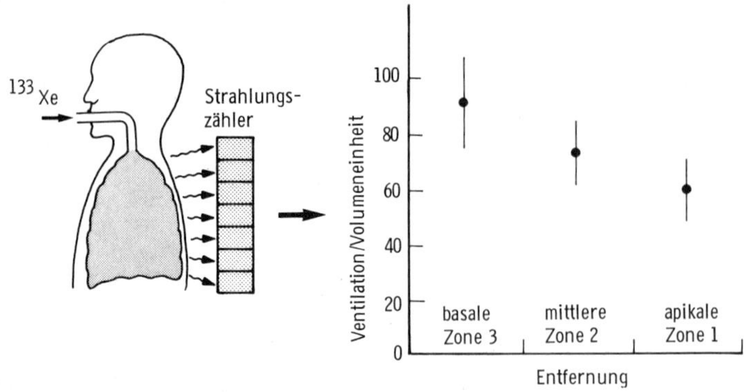

Abb. 26.5 Messung der regional unterschiedlichen Ventilation mit radioaktivem Xenon. Wenn das Gas eingeatmet wird, kann seine Radioaktivität mit Hilfe von Zählern von außen am Thorax gemessen werden. Die Ventilation nimmt bei der aufrechten Lunge von unten nach oben ab (aus *J. B. West:* Respiratory Physiology, Williams & Wilkins, Baltimore 1979)

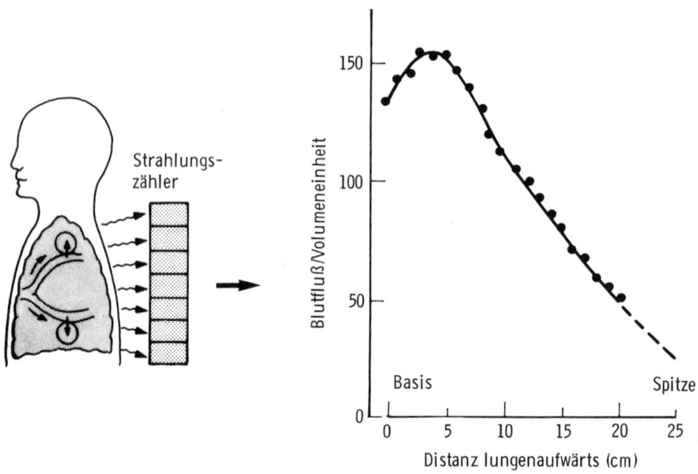

Abb. 26.6 Messung der Verteilung des Blutflusses in der aufrechten menschlichen Lunge mit radioaktivem Xenon. Das im Blut gelöste Xenon tritt aus den Kapillaren in die Alveolen über. Die Einheit des Blutflusses wurde so gewählt, daß bei gleichmäßiger Perfusion alle Werte 100 betragen würden. Man beachte die geringe Durchblutung der Lungenspitze (aus *J. B. West:* Respiratory Physiology. Williams & Wilkins, Baltimore 1979)

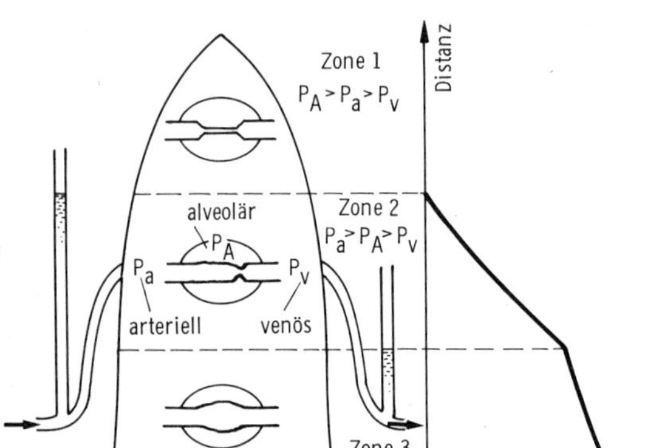

Abb. 26.7 Modell zur Erklärung der ungleichen Verteilung der Lungendurchblutung, basierend auf den Druckverhältnissen in den Kapillaren (aus *J. B. West* u. Mitarb.: J. Appl. Physiol. 19 [1964] 713)

Die alveoläre Ventilation ist nicht in allen Lungensegmenten gleichförmig. In aufrechter Position werden die basalen Lungenpartien besser ventiliert als die apikalen (Abb. 26.5), für die Lungenperfusion ergibt sich ein ähnliches, schwerkraftbedingtes Verteilungsmuster (Abb. 26.6). Das von West (81, 82) vorgestellte Modell (Abb. 26.7) erklärt die ungleichförmige Verteilung der Perfusion, die bei in allen Lungenpartien gleichbleibendem intraalveolärem Druck bestimmt wird von der Höhe des pulmonalarteriellen Druckes und dem Druck im linken Vorhof bzw. dem venösen Schenkel der alveolären Kapillaren. In den Lungenspitzen (Zone I) reicht der Druck in der Pulmonalarterie nicht aus, um den alveolären (transmuralen) Druck zu überwinden. In der Zone II bleibt der venöse Schenkel noch verschlossen, was einen pulssynchronen, intermittierenden Blutfluß ergibt, in Zone III schließlich ist der „linke Vorhofdruck" höher als der Alveolardruck, und das Blut kann ununterbrochen fließen (74). Wie Abb. 26.8 zeigt, hat die Schwerkraft auf die lokale Lungenperfusion einen stärkeren Einfluß als auf die Ventilation, die basalen Lungenabschnitte werden verhältnismäßig besser durchblutet als belüftet. In den Lungenspitzen ist dieses Verhältnis umgekehrt, so daß man auch von einer gewissen alveolären Totraumventilation in den Lungenspitzen sprechen kann. Der Ventilations-Perfusions-Quotient V_A/Q nimmt in der aufrechten Lunge von unten nach oben zu. Dieser Quotient bestimmt den Gasaustausch in jedem beliebigen Lungenabschnitt, er verändert sich regional und global bei den verschiedenen Störungen der äußeren Atmung.

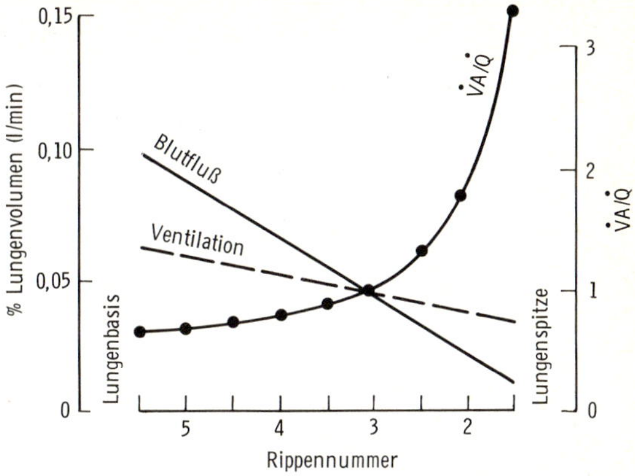

Abb. 26.**8** Verteilung von Ventilation und Perfusion in der aufrechten Lunge (s. Abb. 26.**5** und 26.**6**). Die Ventilationsperfusionratio nimmt von der Lungenbasis zur Spitze zu (aus *J. B. West:* Ventilation-Blood Flow and Gas Exchange, 3. Aufl. Blackwell, Oxford 1977)

Formen der Ateminsuffizienz

(35, 38, 39, 42, 43)

Da zwischen klinischen Krankheitsbildern und typischen Lungenfunktionsstörungen kein strenger Zusammenhang besteht, muß es das Hauptziel der Untersuchung sein, die Ateminsuffizienz zu charakterisieren. Wird die Atmung ihrer Aufgabe, das Blut mit Sauerstoff zu versorgen und das Stoffwechselabfallprodukt Kohlensäure zu eliminieren, nicht mehr gerecht, so liegt eine Ateminsuffizienz vor. Tritt diese erst unter Belastung auf, so spricht man von einer *latenten Insuffizienz,* im Gegensatz zur *manifesten – oder Ruheinsuffizienz.*

Bei der latenten Insuffizienz findet sich in Ruhe noch eine normale Sauerstoffsättigung des Blutes bei meist eingeschränkten Atemreserven. Eine manifeste Insuffizienz liegt dagegen vor, wenn bereits in Ruhe eine arterielle Sauerstoffuntersättigung mit oder ohne Hyperkapnie nachweisbar ist. Handelt es sich dabei um eine Lungenfunktionsstörung, die nur die Sauerstoffaufnahme betrifft, so spricht man von einer *Partialinsuffizienz* (43). Führt die Gasaustauschstörung zu einem erniedrigten arteriellen Sauerstoffdruck und zu einem erhöhten arteriellen Kohlensäuredruck, so wird diese Ventilationsstörung als *Globalinsuffizienz* (43) bezeichnet.

Alle sich klinisch manifestierenden Störungen der äußeren Atmung können folgende Funktionsstörungen (42) induzieren, die einzeln oder kombiniert auftreten können:

1. Ventilationsstörungen (alveoläre Hypo- oder Hyperventilation)
2. Störungen des Belüftungs-Durchblutungs-Verhältnisses in den einzelnen Lungenabschnitten (Verteilungsstörung im engeren Sinne).
3. Erhöhte venöse Beimischung zum oxygenierten Lungenvenenmischblut durch fehlende Ventilation bei erhaltener Perfusion in einem oder mehreren Teilen des Lungenparenchyms (intrapulmonaler Rechts-links-Shunt, Verteilungsstörung im weiteren Sinne).
4. Diffusionsstörung (Störung der Diffusion des Sauerstoffs von der Alveole in die Erythrozyten).
5. Alveoläre Totraumventilation.

Die alveoläre Hypoventilation führt vorwiegend zur respiratorischen Azidose, die alveoläre Hyperventilation zur respiratorischen Alkalose. Die anderen Störungen – mit Ausnahme der alveolären Totraumventilation – sind gekennzeichnet durch einen erniedrigten arteriellen Sauerstoffdruck und eine erhöhte alveoloarterielle Sauerstoffdruckdifferenz.

Ventilationsstörungen

Die Ursachen für eine *alveoläre Hypoventilation* sind mannigfach (39):

- *Depression des Atemzentrums* durch Medikamente (Hypnotika, Morphinpräparate, Narkotika), Tumoren, Traumen, Embolien, Infektionen.
- *Peripher bedingte Atemlähmungen:* Curarewirkung, Myasthenie.
- *Schädigung des mechanischen Atemapparates:* ausgedehnte Thoraxwandverletzungen.
- *Restriktion:* Pleuraschwarten, Empyem, Pneumo-, Sero-, Hämatothorax, Zwerchfellhochstand (Magenatonie, Peritonitis, einengende Verbände), extreme Adipositas, z. B. beim Pickwick-Syndrom.

– *Obstruktion:* Emphysem, Asthma bronchiale, Verlegung der Atemwege (Sekretansammlung, Aspiration).
– *Schmerzen.*

Durch die Ursachen kommt es zu einer ungenügenden Abatmung von Kohlensäure. *Das beweisende Kennzeichen dieser Störungen ist eine Erhöhung des Kohlensäuredruckes im Blut über 40 Torr* (respiratorische Azidose). Hierbei kommt es zunächst zu nur geringer Abnahme des Sauerstoffdruckes. Alle Folgen der alveolären Hypoventilation können durch Steigerung der effektiven Ventilation bei Luftatmung behoben werden. Die effektive alveoläre Ventilation wird verbessert durch Verkleinerung des anatomischen Totraumes oder durch künstliche Beatmung und Vergrößerung des Atemzugvolumens. Die Inhalation mit Sauerstoff kann bei dieser Störung nur die eventuell auch bestehende Hypoxämie, nicht aber die respiratorische Azidose beseitigen.

Die *alveoläre Hyperventilation* führt zur respiratorischen Alkalose, die durch Vasokonstriktion der Hirngefäße die Hirndurchblutung vermindert. Die Hyperventilation erfordert eine erhöhte Atemarbeit und kann – verglichen mit der Indikation zur Beatmung bei Hyperkapnie und bezogen auf die Ventilation – maschinelle Beatmung aus negativer Indikation darstellen (25, 42). Nach Operationen oder Traumen ist die Hyperventilation ein guter Indikator für andere Störungen, vor allem für Hypoxämie, niedriges Herzzeitvolumen, Blutvolumenmangel, eventuell auch für beginnende Infektionen mit gramnegativen Keimen (42). Häufig wird die Hyperventilationsalkalose beim Schädel-Hirn-Trauma beobachtet.

Störungen des Belüftungs-Durchblutungs-Verhältnisses im engeren Sinne

Das normale Volumen der alveolären Ventilation für einen Lungenflügel beträgt etwa 2,0 l/min und die normale Durchblutungsmenge 2,5 l/min (8). Das normale Belüftungs-Durchblutungs-Verhältnis beträgt also 2,0/2,5 = 0,8. Gelangt in einige Alveolen in nicht ausreichendem Maße Außenluft, so wird das Blut nur vermindert aufgesättigt. Es besteht also eine Erniedrigung des Quotienten des normalen Belüftungs-Durchblutungs-Verhältnisses in einzelnen Lungenabschnitten. Da diese Störung in anderen Lungenbezirken kompensiert wird, muß der Quotient im Mittel 0,8 betragen. Das minder sauerstoffgesättigte Blut aus den unterbelüfteten Lungenabschnitten gelangt in das arterielle Blut und senkt somit den arteriellen Sauerstoffdruck. Diese Störung tritt sehr häufig auf, ganz besonders regelmäßig in der ersten postoperativen Phase nach Narkosen. Sie bildet sich in der Regel nach 3 bis 4 Tagen wieder zurück, sofern keine weiteren Komplikationen hinzutreten. Die Gabe von Sauerstoff ist hier indiziert.

Erhöhte venöse Beimischung

Beim venoarteriellen Kurzschluß (größere Atelektase) wird der Quotient des Belüftungs-Durchblutungs-Verhältnisses unter 0,8 erniedrigt, im extremen Fall der Totalatelektase einer Lunge auf 0 gesenkt, da keine Belüftung stattfindet.

Das vorbeiströmende Blut kann nicht mit Sauerstoff gesättigt werden, es kommt zu einem Kurzschluß und im betroffenen Gebiet zu einer kompletten venösen Beimischung (intrapulmonaler Rechts-links-Shunt). *Die beweisenden Kennzeichen dieser Störung sind: Abnahme der Sauerstoffsättigung bzw. des Sauerstoffdruckes und bei Makroatelektasen der typische Auskultations- und Röntgenbefund.* Durch Lungenkomplikation verursachte Kurzschlußblutmengen betragen in der Regel nicht mehr als 30 bis 40% (39). Hierbei ist die Erhöhung des P_{aCO_2} unbedeutend. Die Behandlung muß in erster Linie auf die Beseitigung der Ursachen zielen (Schaffung freier Atemwege durch endobronchiale Absaugung mit Blähen der Lunge zur Eröffnung der geschlossenen, nicht belüfteten Lungenareale, danach Atmung mit Totraumvergrößerern [14, 51] und Sauerstoffinsufflation oder intermittierende Überdruckbeatmung).

Diffusionsstörung

Durch Abnahme des kapillären Strombettes infolge degenerativer, altersbedingter Veränderungen (Emphysem) oder durch Zunahme der Schichtdicke der alveolokapillären Membran kommt es zu Diffusionsstörungen. Das Lungenödem ist die häufigste Ursache von Diffusionsstörungen. Hierbei sind Lungenödeme kardialer Genese mit erhöhten Drücken im linken Vorhof und in der kapillären Lungenstrombahn von anderen Formen zu unterscheiden, bei denen die Pulmonalisverschlußdrücke (PAWP: pulmonary artery wedge pressure) im Normbereich liegen. Hierzu zählen Krankheitsbilder mit im Blut zirkulierenden Toxinen (Verbrennungen, Sepsis, Pankreatitis) oder stark erniedrigtem kolloidosmotischen Druck (Hypoproteinämie, Hämodilution) sowie Schädigung der Lunge über die Atemwege durch Aspiration von Mageninhalt oder Inhalation von Rauch

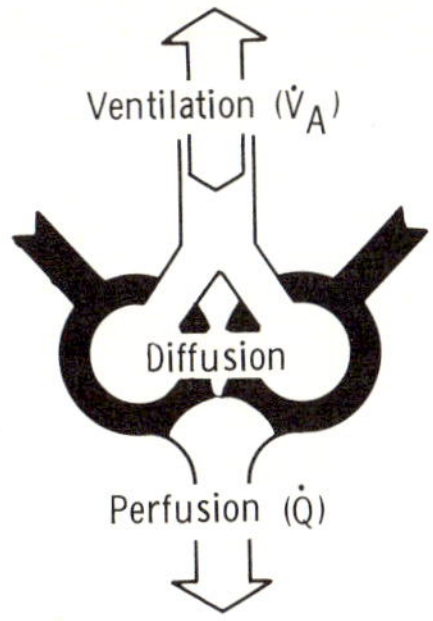

pro 100 ml O_2-Aufnahme:
alveoläre Ventilation $\dot{V}_A$ = 1,84 l
Lungenkap. Durchblutung $\dot{Q}$ = 2,30 l
$\dot{V}_A / \dot{Q}$ = 0,8

	$\dot{V}_A / \dot{Q}$	Folgen im arteriellen Blut
normal	0,8	normal
Hyperventilation	> 0,8	respir. Alkalose
Hypoventilation	< 0,8	Hypoxämie, respir. Azidose
venoarterieller Kurzschluß	0 (keine Belüftung)	Hypoxämie
alveoläre Totraumventilation	∞ (keine Durchblutung)	normal
partielle Verteilungsstörung	im Mittel 0,8, jedoch in verschiedenen Lungenabschnitten ≥0,8	Hypoxämie
Diffusionsstörungen verursachen unabhängig von $\dot{V}_A / \dot{Q}$ Hypoxämie		

Abb. 26.9 Störungen des Ventilations-Perfusions-Verhältnisses ($\dot{V}_A/\dot{Q}$) der Lunge (sog. Verteilungsstörungen) nach *Harms*

und schließlich neurogene Lungenödeme nach Schädel-Hirn-Trauma und Antigen-Antikörper-Reaktionen bei Vaskulitits und Zytostatikatherapie.

Eine weitere spezielle Diffusionsstörung stellt das kindliche Atemnotsyndrom mit Ausbildung von sogenannten hyalinen Membranen dar. *Kennzeichen dieser Störung: Der Sauerstoffdruck ist erniedrigt bei meist normalem Kohlensäuredruck.* Da – entsprechend den physikalischen Gesetzen von der Diffusion der Gase – Kohlendioxid zwanzigmal schneller als der Sauerstoff durch die alveolokapillare Membran diffundiert, entsteht keine CO_2-Retention im Blut. Die Hypoxämie durch eine Diffusionsstörung ist niemals so groß, als daß sie nicht durch Erhöhung des Sauerstoffpartialdrukkes in der Inspirationsluft (O_2-Anteil von 30–40% in der Inspirationsluft) beeinflußt werden könnte. Die Behandlung der Grundkrankheit ist selbstverständlich (Therapie des Lungenödems s. Kapitel 28).

Alveoläre Totraumventilation

Bei einem Abfall des Herzzeitvolumens (Volumenmangel, Schock, Herzinsuffizienz) kann es zu einer hydrostatisch bedingten Umverteilung der Blutzirkulation in der Lunge kommen (44). Besonders in den oberen Lungenpartien kollabieren die Kapillaren durch den fehlenden Innendruck, die Perfusion nimmt ab, die alveoläre Ventilation bleibt jedoch erhalten. Daraus resultiert eine erhebliche Vergrößerung des physiologischen Totraumes, der bis zu 50, ja sogar 70% betragen kann. Bei Verschluß eines größeren Bezirkes der Lungenstrombahn, z. B. durch Lungenembolie, wird der Quotient von Belüftung zu Durchblutung erhöht, im Extremfall bei Verschluß der Lungenarterie unendlich. Auf die arteriellen Blutgase hat diese Störung der äußeren Atmung keinen Einfluß. Die Ventilation dieser nicht perfundierten Lungenbezirke ist ineffektiv, da sie keinen Nutzen für den Gasaustausch bringt. Darüber hinaus bedeutet sie für den kompensatorisch hyperventilierenden Patienten eine unökonomische Steigerung der Atemarbeit.

Hypoxie

Alle Formen der respiratorischen, hämodynamischen und zerebralen Insuffizienz verursachen arterielle Hypoxie. Gerade bei Ateminsuffizienz (Abb. 26.9)* ist sie der am häufigsten auftretende Befund und deshalb auch ein besonders bedeutungsvolles Glied in der Kette der intensivbehandlungsbedürftigen Komplikationen.

Sauerstoff ist einer der wichtigsten Faktoren zur Erhaltung des Lebens. Der menschliche Organismus kann ihn nur etwa 3 Minuten entbehren, bei längerem Fehlen tritt der Tod ein. Im Vergleich dazu kann der Mensch 3 Tage ohne Wasser und sogar 3 Wochen lang ohne Nahrung sein. Dieses Zahlenbeispiel soll verdeutlichen, daß der menschliche Organismus keine Bevorratung, kein Depot für Sauerstoff hat. Diese Tatsache ist von besonderer klinischer Bedeutung bei vitalbedrohten hypoxischen Patienten. Der Sauerstoffpartialdruck der

* Herrn Prof. Dr. H. HARMS sei herzlich für die Überlassung der Abbildung gedankt.

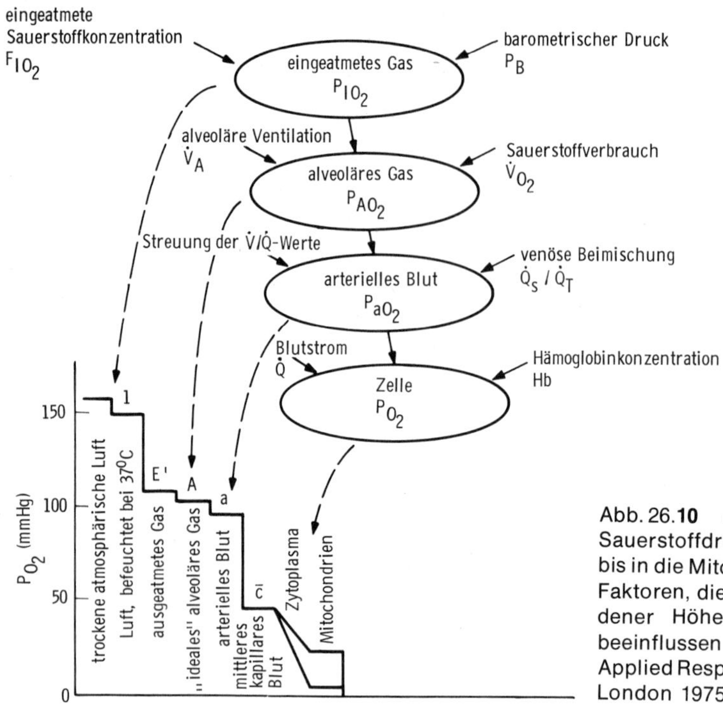

Abb. 26.**10** Sauerstoffkaskade. Abfall des Sauerstoffdruckes von der Umgebungsluft bis in die Mitochondrien (linke Seite). Faktoren, die die Oxygenation bei verschiedener Höhe des Sauerstoffpartialdruckes beeinflussen (rechte Seite) (aus *J. F. Nunn*: Applied Respiratory Physiology. Butterworth, London 1975)

trockenen atmosphärischen Luft beträgt etwa 160 Torr. Es fällt aber auf dem Weg zu den Mitochondrien stufenweise steil ab bis auf 1 mm Hg – den sogenannten Pasteur-Punkt (point Pasteur). Unterhalb dieses Wertes ist aerober Stoffwechsel nicht möglich. Es kommt dann zum anaeroben Stoffwechsel von Milchsäure und einer Abnahme von verfügbarer Energie auf nur 3,4% des Normalen. In Anlehnung an das Bild eines herabstürzenden Wasserfalls gab man diesem Phänomen den Namen Sauerstoffkaskade. Damit ist der arterielle Sauerstoffdruck ein Glied in der Kette, die Außenluft und Mitochondrien verbindet (Abb. 26.10).

Da sich arterieller, intrazellulärer und venöser Sauerstoffpartialdruck extrem voneinander unterscheiden, ist Hypoxie schwer zu definieren. Darüber hinaus ist das Ausmaß tolerabler Hypoxie von Organ zu Organ verschieden, so daß sich die Diagnose „Hypoxie" an dem Organ orientieren muß, das auf Sauerstoffmangel am empfindlichsten reagiert. Gewöhnlich ist dieses Organ das Gehirn, unter besonderen Voraussetzungen kann aber die Hypoxietoleranz auch von Herz, Niere oder Leber herabgesetzt sein.

Unter Berücksichtigung dieser Tatsachen erscheint die Definition der Hypoxie von Nunn besonders umfassend: Hypoxie herrscht, wenn der aerobe Stoffwechsel in den Mitochondrien infolge Abfall des Sauerstoffpartialdruckes reduziert ist.

Hypoxieformen

Das Sauerstoffangebot an das Gewebe ist das Produkt aus drei variablen Faktoren, nämlich dem Herzzeitvolumen, der arteriellen Sauerstoffsättigung und der Hämoglobinkonzentration sowie dem konstanten Faktor 1,36, der für die an 1 g Hämoglobin gebundene Sauerstoffmenge steht (Tab. 26.1).

Wird eine der drei Größen auf die Hälfte reduziert, so wird das Sauerstoffangebot halbiert. Fallen alle drei Größen gleichzeitig auf 50% ihres Ausgangswertes ab, so ist das Sauerstoffangebot auf ein Achtel reduziert, eine Sauerstoffmenge, die – bringt man 250 ml Sauerstoff pro Minute als Mindestverbrauch für den Energiestoffwechsel in Ansatz – mit dem Leben nicht mehr vereinbar ist.

Entsprechend der auslösenden Ursache, die eine der drei Größen reduziert, spricht man dann von einer Stagnationshypoxie, von einer anämischen Hypoxie oder von einer hypoxischen oder respiratorischen Hypoxie.

Die genannten Hypoxieformen treten selten in reiner Form auf, aber zumindest initial ist jeweils eine der verschiedenen Typen dominierend.

Tabelle 26.**1** Die O_2-Versorgung des Gewebes in Abhängigkeit von den drei variablen Faktoren der O_2-Transport-Kapazität (nach *Nunn*)

Sauerstoffangebot (ml/min)		Herzzeitvolumen (ml/min)		arterielle O_2-Sättigung		Hämoglobinkonzentration (g/ml)		1,36
1000	=	5000	×	$\frac{95}{100}$	×	$\frac{15}{100}$	×	1,36
500	=	$\frac{5000}{2}$	×	$\frac{95}{100}$	×	$\frac{15}{100}$	×	1,36
125	=	$\frac{5000}{2}$	×	$\frac{95}{100 \cdot 2}$	×	$\frac{15}{100 \cdot 2}$	×	1,36

Beim Vorliegen einer *Stagnationshypoxie*, die hier nur der Vollständigkeit halber erwähnt wird, liegt das Problem nicht in der behinderten Sauerstoffaufnahme, sondern in der verminderten Gewebsperfusion aufgrund eines Herzversagens oder einer Schocksituation (44). Deshalb ist die Behandlung des Schocks zugleich Therapie der zellulären Hypoxie.

Trotzdem kommt der Sauerstofftherapie im Rahmen der Behandlung der Stagnationshypoxie in kritischen Fällen eine Bedeutung zu. Reine Sauerstoffatmung kann zwar den an Hämoglobin gebundenen Sauerstoffanteil nur geringfügig erhöhen, der physikalisch gelöste Sauerstoffanteil steigt jedoch von 0,29 auf 2 Vol.% an.

Fast das gleiche gilt für die *anämische Hypoxie*, also die Reduktion des Hämoglobins auf kritische Werte. Auch hier bedeutet die Zunahme des physikalisch gelösten Sauerstoffanteils auf 2 Vol.% eine relevante Steigerung des Sauerstoffangebotes. Die kausale Therapie jedoch besteht in der Verbesserung des Hämoglobingehaltes. Die zweifellos größte Wirksamkeit hat die Sauerstofftherapie bei der hypoxischen oder respiratorischen Hypoxie, die Folge der meisten Lungenfunktionsstörungen ist.

Möglichkeiten der Diagnose der akuten Ateminsuffizienz

Es ist heute möglich, eine Vielzahl für die Beurteilung respiratorischer und hämodynamischer Störungen wichtiger Parameter auch im stationären Bereich einer Intensiveinheit zu gewinnen. Sie sind Leitpunkte des therapeutischen Handelns. Der Arzt darf jedoch nicht in den Fehler verfallen, nur Laborwerte und Meßgrößen zu behandeln und zu korrigieren. Vielmehr müssen auch der Gesamtaspekt des Kranken, klinische Zeichen und röntgenologische Hinweise beachtet werden. Wenn z. B. die Direktmessung des Herzzeitvolumens nicht möglich ist, so können Veränderungen, die Ausdruck eines verminderten Herzzeitvolumens sind, wie z. B. Abfall des Harnzeitvolumens, Hypotonie, Tachykardie und andere klinische Zeichen, wichtige Hinweise liefern und Anlaß für gezielte und differenzierte Diagnostik und dementsprechend für eine Änderung des Therapieplanes sein.

Die klinischen Zeichen der Hypoxie sind Dyspnoe, Hypertension, Tachypnoe, Tachykardie (Tab. 26.2) und in ausgeprägteren Fällen Hypotension, Bradykardie und Zyanose. Mit Ausnahme der Dyspnoe sind alle genannten Zeichen objektivierbar. Dyspnoe – „das qualvolle Verlangen, die Ventilation zu steigern, ohne dazu fähig zu sein" (37) – ist nur eine subjektive Antwort des Organismus. Obwohl die Dyspnoe kein verwertbarer Parameter ist, sollte sie jedoch als ernsthaftes Warnzeichen gewertet werden, das zur Durchführung von Untersuchungen veranlaßt, die Lungenfunktionsstörungen aufdecken.

Tabelle 26.**2** Klinische Zeichen der akuten Hypoxie (P_{aO_2} < Torr)

Dyspnoe
Tachypnoe
Atemminutenvolumen ↑
Tachykardie
Hypertension

Ausgeprägte Hypoxie:
Bradykardie
Hypotension
Zyanose
(>5 g desoxyg. Hb/100 ml Kapillarblut)

Funktionsdiagnostik

Neben den klinischen Befunden erlauben insbesondere die modernen technischen Möglichkeiten eine genaue Erfassung der pulmonalen Situation, wodurch sich Indikation und Wirkung therapeutischer Maßnahmen präzisieren lassen.
Beim spontan atmenden Patienten gibt die Spirometrie mit mechanischen oder elektronischen Geräten Auskunft über die ventilatorische Leistung:
- Vitalkapazität,
- Atemzugvolumen,
- inspiratorische Kraft,
- Atemfrequenz und
- Atemminutenvolumen

sind so problemlos am Krankenbett zu erfassen.
Der wichtigste Parameter zur Beurteilung der Atemstörung ist die Gasanalyse. Sie gibt Informationen über Oxygenierung, Diffusion der Gase, Säure-Basen-Status und erlaubt eine Quantifizierung der alveolären Ventilation. Diese Werte sind weiter Voraussetzung für die Bestimmung von Shunt und O_2-Transportkapazität. Die Parameter Sauerstoff- und CO_2-Partialdruck im arteriellen Blut dürfen in ihrer Aussagekraft aber nicht überschätzt werden. Erst im Vergleich mit dem O_2-Gehalt des venösen Mischblutes erhält der arterielle Sauerstoffdruck seine klinische Bedeutung für die O_2-Versorgung des Gesamtstoffwechsels.

Tabelle 26.3 Alveolo-arterielle Sauerstoffpartialdruckdifferenz

Luftdruck	760 Torr
– Wasserdampf	47 Torr
– P_{aCO_2}	35 Torr
Alveol. P_{AO_2}	688 Torr
– P_{aO_2} (F_{IO_2}= 1)	300 Torr
AaD_{O_2}	388 Torr
Normalwert: AaD_{O_2} = 30–40 mmHg	

Die AaD_{O_2} (Tab. 26.3) ist ein semiquantitativer Index für den physiologischen Shunt und somit für das Ausmaß der potentiell reversiblen pulmonalen Funktionseinschränkung. Auch die Verbesserung der Lungenfunktion durch die Beatmung kann durch diesen Verlaufsparameter erfaßt werden. Eine über den Normwert (30–40 mm Hg) erhöhte AaD_{O_2} ist ein Zeichen für den Anteil der Alveolen, die nicht oder nicht voll für die Oxygenierung zur Verfügung stehen. Die Ermittlung der AaD_{O_2} bei einem F_{IO_2} = 1,0 ist leicht möglich.
Eine 20minütige Stickstoffauswaschung durch Einatmen von reinem Sauerstoff eliminiert einige Faktoren, die zur arteriellen Hypoxie beitragen können, wie Ventilations-Perfusions-Störungen, alveoläre Hypoventilation und Diffusionsstörungen. Somit wird die Höhe der AaD_{O_2} bestimmt von dem Umfang, in dem Lungenbezirke nicht mehr ventiliert, aber noch durchblutet werden. Die Berechnung der AaD_{O_2}, ist in Tab. 26.3 an einem Beispiel mit einem P_{aO_2} von 300 Torr dargestellt. Der Luftdruck kann von einem Barometer abgelesen werden, der Wasserdampfdruck entspricht einer 100%igen Sättigung der Luft, wie sie durch den Nasenrachenraum erreicht wird. Die Werte der P_{aO_2} und P_{aCO_2} sind einer Blutgasanalyse zu entnehmen.
Aus Tab. 26.4 wird deutlich, daß $\dot{Q}_S/\dot{Q}_T$, $a\bar{v}D_{O_2}$, F_{IO_2} (besonders bei Werten < 1, da Ventilations-Perfusions-Störungen dann eine größere Rolle spielen) und schließlich die Sauerstoffdissoziationskurve die AaD_{O_2} beeinflussen.
Auch das Herzzeitvolumen ($\dot{Q}_T$) kann Auswirkungen haben auf die AaD_{O_2} sekundär über Veränderungen der $a\bar{v}D_{O_2}$ bei gleichbleibendem O_2-Verbrauch ($\dot{V}_{O_2}$) (s. oben) und über die Umverteilung des intrapulmonalen Blutvolumens (37). Diese Umverteilung führt bei Abfall des HZV auch zu einer Verringerung des Shunts ($\dot{Q}_S/\dot{Q}_T$) (56). Veränderungen der AaD_{O_2} sind nur dann vom Shunt direkt abhängig, wenn $a\bar{v}D_{O_2}$ bzw. das Herzzeitvolumen konstant bleiben. Die AaD_{O_2} ist kein geeigneter Parameter zur präzisen Überwachung der Sauerstoffversorgung bei Patienten mit

Tabelle 26.4 Faktoren, die die AaD_{O_2} beeinflussen (nach *Pontoppidan* u. Mitarb.)

1. Die Höhe des Rechts-links-Shunts ($\dot{Q}_S/\dot{Q}_T \times 100$), i. e. der prozentuale Anteil des HZV (P'_T), der an nichtbelüfteten Alveolen ($\dot{Q}_S$) vorbeifließt.
2. $a\bar{v}D_{O_2} = C_{aO_2} - C_{\bar{v}O_2} = \frac{\dot{V}_{O_2}}{\dot{Q}_T}$ (Fick)
3. F_{IO_2} Verteilungsstörungen bei Werten <1
4. Die Position der Hämoglobin-Sauerstoff-Dissoziationskurve

akutem Lungenversagen und einer instabilen Kreislaufsituation. Trotz dieser Einschränkung ist die AaD_{O_2} ein wertvoller Index für den Umfang einer akuten (möglicherweise reversiblen) Lungenerkrankung und den Erfolg ihrer Behandlung. Ein weiterer wichtiger Parameter zur Beurteilung der ventilatorischen Leistung ist der P_{CO_2}, im Rahmen einer akut auftretenden Ateminsuffizienz sind P_{CO_2}-Werte von über 60 mmHg eine absolute Indikation zur Intubation und maschinellen Beatmung. Patienten mit chronischer Emphysembronchitis (chronisch-obstruktive Lungenerkrankung) sind oft an wesentlich höhere P_{CO_2} gewöhnt. Über die Suffizienz einer Ventilation entscheidet das Verhältnis zwischen der alveolaren und der Totraumventilation.

Das Verhältnis V_D/V_T (Tab. 26.5) (normal 0,3–0,4) ist definiert als der prozentuale Anteil des Atemzugvolumens, der nicht an der Eliminierung des CO_2 aus dem Blut Anteil hat. Er ist ein relativ stabiles Maß für die kardiopulmonale Funktion des Patienten. Der Totraumanteil des Atemzugvolumens ist schwierig zu erfassen, da er mit der Änderung des Totraumes oder des Atemzugvolumens variiert.

V_D/V_T wird stark beeinflußt durch das Herzzeitvolumen, aber auch durch das Atemzugsvolumen und die weiteren Atmungsparameter. Der inspiratorische O_2-Gehalt hat darauf jedoch keinen Einfluß. Einen Anstieg des V_D/V_T-Verhältnisses findet man bei Ventilations-Perfusions-Veränderungen, Hypotonie und Schock sowie bei Sepsis, pulmonaler Hypertension und reduzierter Lungenperfusion (Embolie). Stark erhöhte V_D/V_T-Werte gehen fast immer mit einer röntgenologisch faßbaren Veränderung der Lunge einher (83).

Tabelle 26.**5**

$$V_D/V_T = \frac{P_{aCO_2} - P_{\bar{E}CO_2}}{P_{aCO_2}} \quad \text{Normalwerte: } 0{,}3–0{,}4$$

Besondere Bedeutung hat dieser Parameter bei Patienten, die spontan hyperventilieren und die dennoch nur einen normalen P_{CO_2}-Wert aufweisen. Die Ursache hierfür liegt in einem erhöhten physiologischen Totraum. Die erforderliche Bestimmung des mittleren P_{CO_2} in der Exspirationsluft ($P_{\bar{E}CO_2}$) war im klinischen Betrieb bisher ein umständliches Verfahren. Neuere Geräte und Methoden zur kontinuierlichen Analyse des P_{CO_2} in der Exspirationsluft bedeuten einen erheblichen Fortschritt. Dabei handelt es sich entweder um Massenspektographen (Perkin-Elma) oder Infrarotabsorptionsgeräte (Capnolog Dräger) und den CO_2-Analyzer 930 (Siemens-Elema), die als Zusatzgeräte zu den entsprechenden Respiratoren zu erhalten sind.

Mit der Bestimmung des intrapulmonalen Rechts-links-Shunts wird der Teil des Herzzeitvolumens erfaßt, der ohne Oxygenierung wieder dem großen Kreislauf zugeführt wird. Sein Anteil am Herzzeitvolumen ist normalerweise kleiner als 5%. Gründe für die Shuntzunahme sind in Tab. 26.6 aufgeführt.

Tabelle 26.**6** Gründe für einen Anstieg von $\dot{Q}_S/\dot{Q}_T$

1. Beeinträchtigung der Diffusion
2. Ventilations-Perfusions-Mißverhältnisse
3. Veränderungen des anatomischen Shunts
4. Alveolarkollaps

Tabelle 26.**7** Berechnung von $\dot{Q}_S/\dot{Q}_T$

Bei voller Sauerstoffsättigung des Hämoglobins ($P_{aO_2} > 150$ mm Hg)

$$\dot{Q}_S/\dot{Q}_T = \frac{(P_{AO_2} - P_{aO_2}) \times 0{,}0031}{a\bar{v}D_{O_2} + (P_{AO_2} - P_{aO_2}) \times 0{,}0031}$$

Bei einem P_{aO_2} kleiner als 150 mm Hg

$$\dot{Q}_S/\dot{Q}_T = \frac{C_{cO_2} - C_{aO_2}}{C_{cO_2} - C_{\bar{v}O_2}}$$

dabei ist $C_{cO_2} = (Hb \times 1{,}36)\, S_{aO_2} + (P_{aO_2} \times 0{,}0031)$

Zu seiner Berechnung sind folgende Meßgrößen erforderlich: P_{AO_2}, P_{aO_2} und $a\bar{v}D_{O_2}$ als O_2-Gehaltsdifferenz (Tab. 26.7). Hierzu sind also arterielle und gemischt-venöse Blutgasanalysen erforderlich. Kreislauf und Beatmung beeinflussen sich unter pathophysiologischen Bedingungen ebenso negativ wie sie sich unter physiologischen Gegebenheiten ergänzen. Diese Beziehungen werden durch die Formeln in Tab. 26.8 verdeutlicht.

Die Bestimmung so aussagekräftiger Parameter, wie Herzzeitvolumen und gemischt-venöse Sättigung setzen jedoch das Legen eines Pulmonaliskatheters voraus. Somit kann eine genaue Bilanzierung der Sauerstofftransportkapazität im arteriellen und gemischt-venösen Blut erfolgen.

Die arteriovenöse Sauerstoffgehaltsdifferenz ($a\bar{v}D_{O_2}$) (Tab. 26.9) repräsentiert diese wichtige Beziehung. Sie ist nach dem Fickschen Prinzip eine Funktion des Sauerstoffverbrauches und des Herzzeitvolumens. So ist die Kenntnis des Sauerstoffgehaltes im venösen Mischblut unerläßlich für

Tabelle 26.8

Sauerstofftransportkapazität (ml O_2/100 ml Blut)	= Herzzeitvolumen (ml/min) · arterieller Sauerstoffgehalt (Vol. %)	
arterieller Sauerstoffgehalt	(C_{aO_2})	$= Hb \cdot 1{,}36^* \cdot S_{aO_2} + P_{aO_2} \cdot 0{,}0031$
gemischt-venöser Sauerstoffgehalt	$(C_{\bar{v}O_2})$	$= Hb \cdot 1{,}36^* \cdot S_{\bar{v}O_2} + P_{\bar{v}O_2} \cdot 0{,}0031$
Sauerstoffkapazität des Blutes ohne physikalisch gelösten O_2		$Hb \cdot 1{,}36^*$

* 1 Mol O_2 = 22400 ml Da 4 Mol O_2 mit 1 Mol Hb reagieren,
1 Mol Hb = 66000 g bindet 1 g Hb $= \frac{4 \cdot 22400}{66000} = 1{,}357 \geqq 1{,}36$ ml O_2

Tabelle 26.9

$$a\bar{v}D_{O_2} = C_{aO_2} - C_{\bar{v}O_2} = \frac{V'_{O_2}}{Q'_T}$$

Normwert $a\bar{v}D_{O_2}$ = 3,7 – 4,1 Vol. %
(mittleres Alter)

die Beurteilung der Sauerstoffutilisation, der Oxygenierung von Organen und der aktuellen hämodynamischen Verhältnisse im Systemkreislauf und in den Teilkreisläufen. Da die zentralvenöse Sauerstoffsättigung den Unterschied des angebotenen und des vom Gewebe verbrauchten Sauerstoffes wiedergibt, kann angenommen werden, daß eine niedrige zentralvenöse Sauerstoffsättigung als Indikator für ein zunehmendes Sauerstoffdefizit anzusehen ist. Die zentralvenöse Sauerstoffsättigung ist ein aussagekräftiger und relativ leicht zu ermittelnder Indikator der Funktion der verbundenen kardiorespiratorischen Systeme.

Tabelle 26.10 Metabolische Parameter

pH
Standardbicarbonat
Basenüberschuß
Lactat

Die Antwort des Zellstoffwechsels (Tab. 26.10) auf Hypoxie wird gegeben durch den Laktatwert und die Wasserstoffionenproduktion. Um den Erfolg der Behandlung einer Hypoxie mit Beatmung an der Zelle beurteilen zu können, wären Kenntnisse über die O_2-Sauerstoffdruckverhältnisse in der Zelle wünschenswert. Ein wichtiger Beitrag zur Lösung dieser Fragen ist durch die Entwicklung der Gewebesauerstoffelektroden gegeben. Die im Histogramm gewonnene Trendanzeige – Absolutwerte gibt es nicht – kann Konsequenzen für die Therapie nur gestatten, wenn sie im Vergleich mit den metabolischen, respiratorischen und hämodynamischen Meßgrößen gesehen wird.
Das führende Kennzeichen der respiratorischen Azidose ist der arterielle Kohlensäurepartialdruck (P_{aCO_2}), der das Ausmaß von alveolärer Hypoventilation anzeigt.

Therapie bei Störungen der äußeren Atmung

Bei der Therapie der verschiedenen Ventilationsstörungen müssen die differenten Entstehungsmechanismen berücksichtigt werden (25, 26, 44). Die Hypoxämie aufgrund von partiellen Verteilungsstörungen und Diffusionsstörungen kann durch Erhöhung des inspiratorischen Sauerstoffanteils mit verschiedenen Methoden – je nach Ursache und Schweregrad – beeinflußt werden. Die alveoläre Hypoventilation wird behandelt durch eine Verbesserung der Ventilation, durch Schaffung freier Atemwege, Verkleinerung des Totraumes durch Tracheotomie und/oder Beatmung. Bei erhöhter venöser Beimischung (Atelektase) muß die Ursache beseitigt werden.

Hypoxie

(7, 9, 29, 36, 40, 45, 53, 55, 62)

Zur Therapie von Hypoxie bieten sich folgende differente Methoden an:
– Sauerstoff,
– Atmung durch Totraumvergrößerer (S. 26.18),
– Endotracheale-endobronchiale Absaugung (S. 26.20),
– Physiotherapie (s. Kapitel 8),

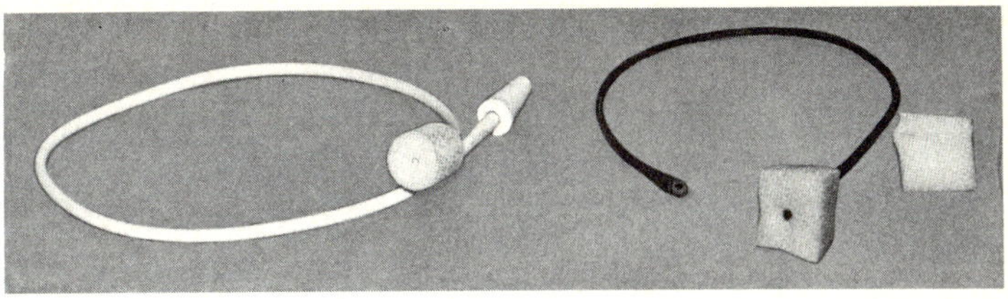

Abb. 26.**11** Sonde zur nasalen Sauerstoffinsufflation mit Schaumgummikissen zum Fixieren des Katheters im Naseneingang, wodurch die Funktion der Nase zur Luftanfeuchtung weiter ausgenutzt wird

– Beatmungsinhalation (s. Kapitel 18),
– Membranoxygenator (s. Kapitel 16).

Sauerstoffinsufflation

Die Sauerstoffapplikation hat wie jedes andere Medikament auf Anordnung zu erfolgen. Der Arzt hat eine genaue Dosierung anzugeben, aus der die Menge des Sauerstoffs in l/min und die Dauer der Anwendung erkennbar wird.

Sauerstoffinsufflation durch Nasenkatheter

Verwendet werden dünne Gummikatheter oder Einmalsonden aus Kunststoff (Charrière 8 oder 12), die vorn eine zentrale Öffnung und seitlich mehrere kleine Perforationen zum Sauerstoffaustritt haben. Als beste Anwendung der Sauerstoffsonden muß die Methode nach Poulsen angesehen werden. Die Sauerstoffsonde ist in einem kleinen, weichen Schaumgummikissen fixiert, das nur etwa 1 cm weit in den Naseneingang eingeführt wird. Diese Methode hat den Vorteil, daß die Funktion der Nasenschleimhaut zur Anfeuchtung der Einatemluft ausgenutzt wird. Dadurch wird der Austrocknung der nasopharyngealen Schleimhäute vorgebeugt. Durch die zentrale Lage des Katheters im Schaumgummikissen können lokale Schäden durch die Sonde vermieden werden (Abb. 26.11).
Bisher war es üblich, den Sauerstoffkatheter durch die Nase bis zum weichen Gaumen vorzuschieben. Hierbei gilt als Regel, daß die Entfernung von der Nasenspitze bis zum Ohrläppchen etwa der vom Nasenloch zum Rachen entspricht. Bei unruhigen oder bewußtlosen Patienten sollte der Katheter mit einem Pflasterstreifen an der Wange fixiert werden. Die Einführung der nasalen Sauerstoffsonde muß vorsichtig unter drehenden Bewegungen erfolgen, um Verletzungen der Nasenschleimhaut zu vermeiden. Bei Schleimhautverletzungen in der Nase, die durch vorangegangene nasotracheale Intubationen oder nasal gelegte Magensonden entstanden sein können, kann es zu einem ausgedehnten Hautemphysem an Kopf und Hals durch Einströmen von Sauerstoff ins Gewebe kommen (Abb. 26.12). Bei noch narkotisierten, tief sedierten oder bewußtseinsgetrübten Patienten ist es sinnvoll, die Sauerstoffsonde durch einen Nasopharyngealkatheter (Wendl-Tubus) zu leiten, der gleichzeitig die oberen Atemwege freihält (Abb. 26.13). Auf keinen Fall darf der Katheter zu tief eingeführt werden. Die Katheterspitze sollte gerade hinter der Uvula zu liegen kommen. Bei zu tiefer Lage der

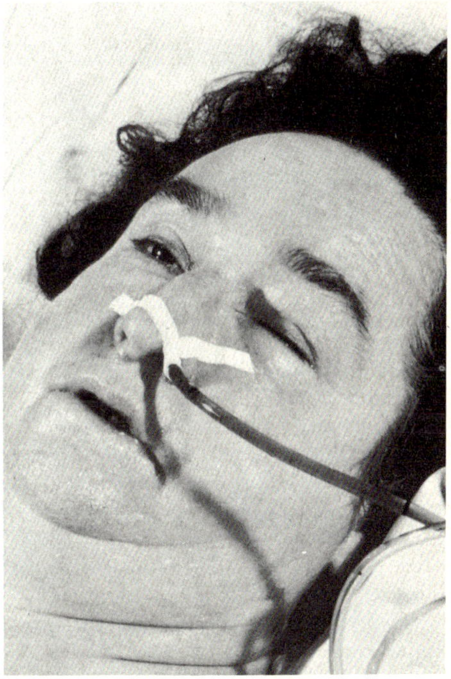

Abb. 26.**12** Ausgeprägtes Hautemphysem, verursacht durch Sauerstoffinsufflation ins Gewebe durch eine Nasenschleimhautläsion

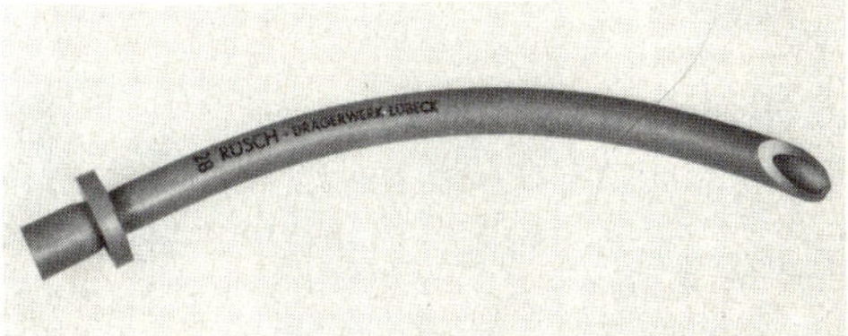

Abb. 26.**13** Nasopharyngealtubus nach Wendl (Fa. Rüsch)

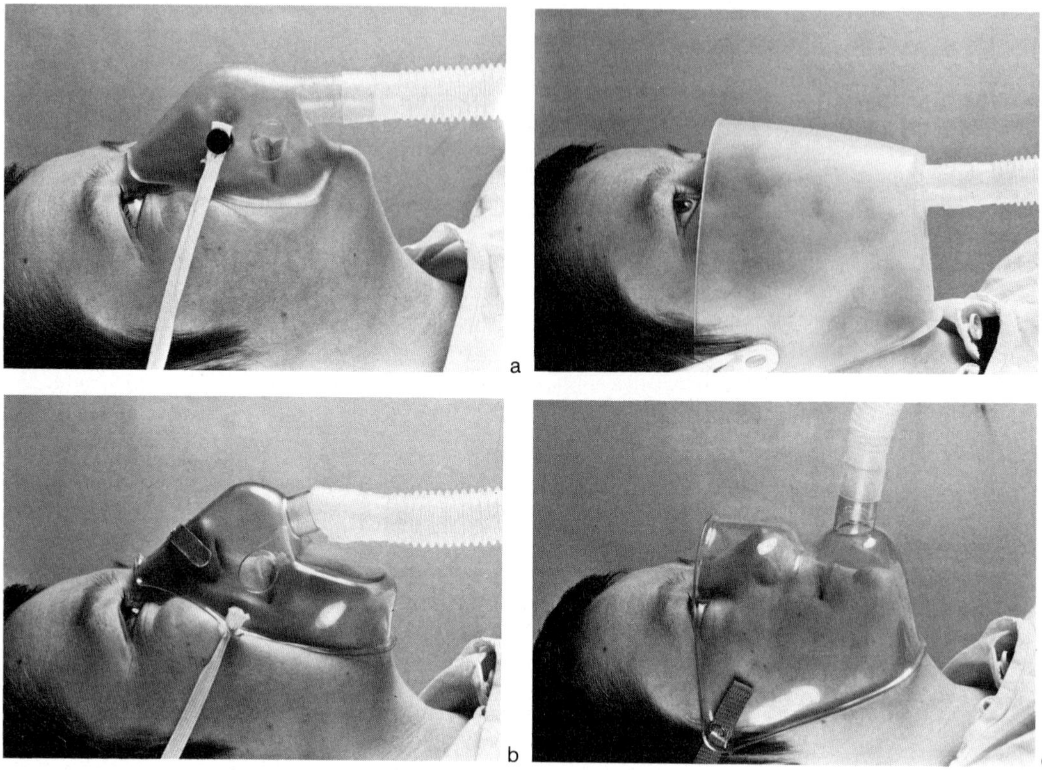

Abb. 26.14 Aerosolmasken. a) Aerosol-Therapie-Sauerstoffmaske (Puritan Equipment, Kansas City/ Missouri, USA), b) Aerosolmaske Hospal Lifeline (Fa. Heika, Wesel), c) Aerosol-Gesichtsmaske Hospal Lifeline (Fa. Heika, Wesel), d) Aerosol-Gesichtsmaske Hudson (Fa. Heika, Wesel)

Sauerstoffsonde kann es zur Insufflation von Sauerstoff in den Ösophagus und in den Magen kommen. So entstandene Magenrupturen sind beschrieben worden. Die Sonde sollte nach 12 Stunden von einem zum anderen Nasenloch gewechselt werden, um Ulzerationen der Nasenschleimhaut zu vermeiden. Sollte beim noch intubierten oder tracheotomierten Patienten Sauerstoff gegeben werden, so muß darauf geachtet werden, daß man sich der im Handel befindlichen Gummi- oder Plastiksonden der oben angegebenen Größe bedient. *Sauerstoffbrillen* sind nicht zu empfehlen, da die beiden kurzen Ausflußstutzen nicht tief genug in die Nase reichen und der Sauerstoffverlust beträchtlich ist.

Sauerstoffatmung mit Maske

Mit dicht abschließender Maske gelingt es, dem Patienten reinen Sauerstoff zuzuführen. Hierzu bedarf es aber einer Hilfsperson, da der schwerkranke Patient die Maske selber nicht lange oder gar nicht halten kann. Dieses Verfahrens wird man sich jedoch nur in extremen Notsituationen bedienen. Dagegen hat sich die Anwendung von Einmalmasken aus weichem durchsichtigem Plastik, die locker dem Gesicht aufgesetzt und durch ein Gummiband fixiert werden, bewährt. Diese Masken besitzen einen im Durchmesser etwa 1 cm großen Anschlußstutzen für die Sauerstoffzuleitung und seitlich an der Maskenwand 2 Öffnungen zur freien Ausatmung (Puritan Disposable Aerosol Therapy Oxygen Mask [Abb. 26.14a] und die Aerosolmaske von Hospal-Lifeline [Abb. 26.14b] oder die Gesichtsmasken [Abb. 26.14c und d] von Hospital-Lifeline oder Hudson). Sie haben einen festen Kinnabschluß und lassen Nase und Gesichtspartie durch eine nach oben offene Kammer frei. Letztere belästigen den Patienten überhaupt nicht und werden daher als besonders angenehm empfunden.

Der Zustrom an Sauerstoff und Aerosolen kann sich in der Kammer frei entfalten, eine CO_2-Retension ist ausgeschlossen. Aus dem gleichen, weichen Plastikmaterial gibt es auch Masken zum Aufsetzen über ein Tracheostoma (Abb. 26.15).

2 Voraussetzungen müssen bei der Sauerstoffthe-

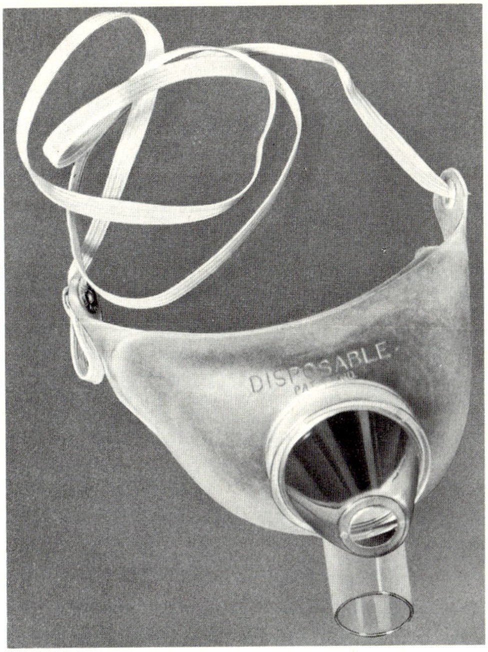

Abb. 26.**15** Tracheostomamaske (Puritan Equipment, Kansas City/Missouri, USA)

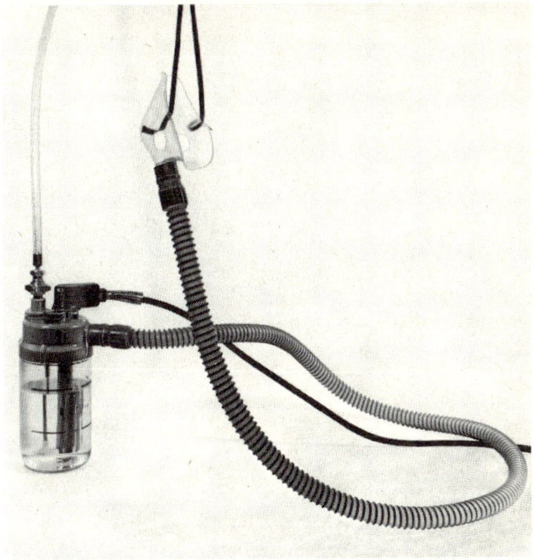

Abb. 26.**16** Heizbarer und thermostasierter Sauerstoffanfeuchter (Puritan Equipment, Kansas City/Missouri, USA)

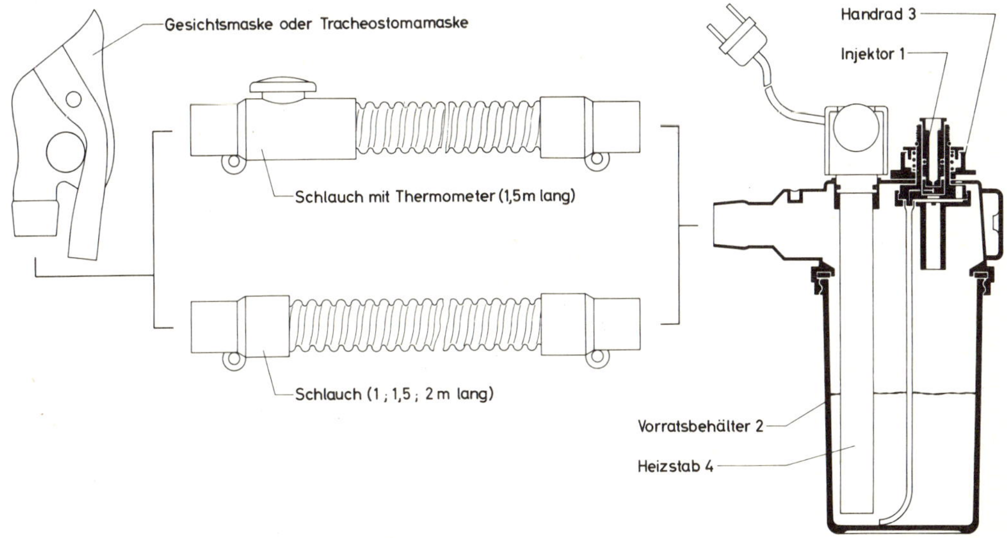

Abb. 26.**17** Schematische Darstellung des Dräger-Verneblers (Drägerwerk, Lübeck). Ein durch Sauerstoff oder Preßluft betriebener Injektor (1) fördert Wasser aus dem Vorratsbehälter (2) und zerstäubt es. Die auf diese Art erzeugten Wasseraerosole werden mit dem Betriebsgas (Sauerstoff oder Preßluft) dem Patienten zugeführt. Bei Sauerstoffbetrieb kann über ein Handrad (3) die Sauerstoffkonzentration wahlweise von 100 über 70 und 50 auf 40% verstellt werden.
Zur Anwärmung des angefeuchteten Atemgases steht ein Heizstab (4) zur Verfügung. Der Verdampferkopf muß grundsätzlich niedriger als der Kopf des Patienten angebracht werden, damit kein Kondenswasser zum Patienten laufen kann

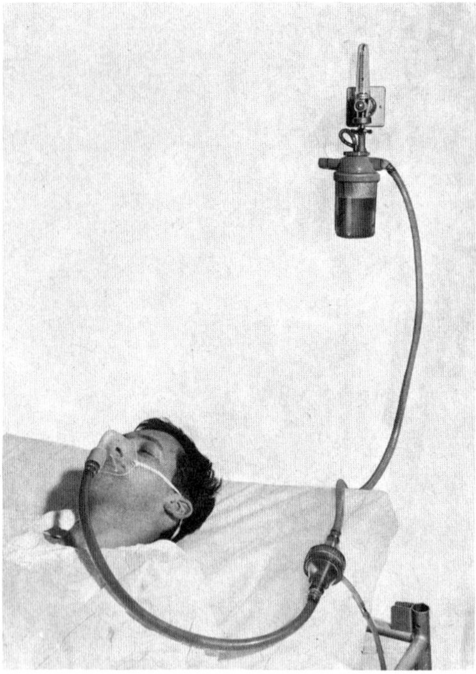

Abb. 26.18 Großraumvernebler zur Sauerstoffanfeuchtung (Bird Corporation, Palm Springs/California, USA)

abgetötet werden. Da auf diese Weise das Kontaminationsrisiko für den Patienten verringert werden kann, sollte man heizbare Geräte den nicht heizbaren Sauerstoffanfeuchtern (Abb. 26.18 und 26.19) vorziehen. Um das Kontaminationsrisiko so gering wie möglich zu halten, lag es auf der Hand, Einmal-Geräte zur heizbaren Luft- und Sauerstoffanfeuchtung zu entwickeln. Die Abb. 26.20 zeigt ein solches Gerät (Aqua Therm-Aqua Pak Fa. Respiratory Care, Arlington Heights/Illinois, USA).

Sauerstofftherapie im Zelt (61)

Für eine längere Behandlung mit Sauerstoff ist das Sauerstoffzelt für den Patienten zwar die angenehmste Methode, zumal es hierbei auch möglich ist, eine kühle Umgebungstemperatur zu erzielen. Allerdings gelingt es mit dem Sauerstoffzelt nicht, eine Unterkühlung des Patienten zu erreichen. In praxi hat das Sauerstoffzelt aber erhebliche Nachteile: Der Sauerstoffgehalt im Zelt ist großen Schwankungen unterworfen. Die vorher durch ho-

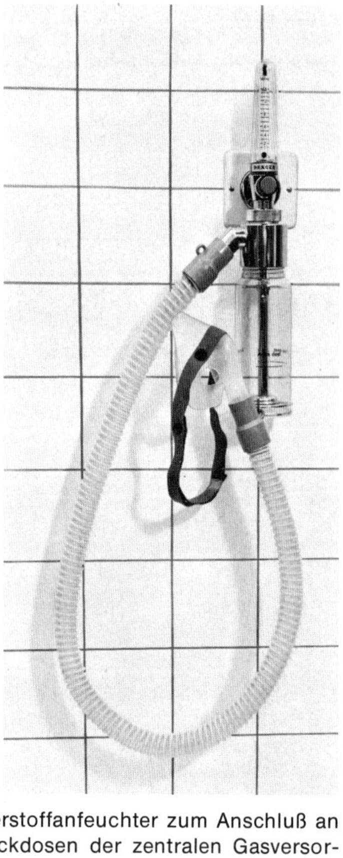

Abb. 26.19 Sauerstoffanfeuchter zum Anschluß an wandebene Steckdosen der zentralen Gasversorgungsanlage (Drägerwerk, Lübeck)

rapie gewährleistet sein, gleichgültig ob der Sauerstoff aus einer Gasflasche oder aus einer zentral gespeisten Leitung entnommen wird:
Es muß die Möglichkeit zur *Regulierung* und *Messung des Sauerstoffflusses* gegeben sein (Flow-Meter, Durchflußströmungsmesser). Bei Gasleitungen wird das Flow-Meter direkt mit der Wandanschlußbuchse verbunden. Bei Gasflaschen sollte das Flow-Meter Bestandteil der Einheit Druckminderer-Inhaltsdruckmesser sein. Die Sauerstoffinsufflationstherapie hat nur mit *angefeuchtetem Gas* zu erfolgen.
Eine optimale Anfeuchtung ist durch Heizen des Wasserbehälters möglich. Der Heated-Aerosol-Nebulizer der Fa. Puritan (Abb. 26.16) arbeitet nach diesem Prinzip, es wird durch eine thermostatisch regulierte Heizung und einen größeren Durchmesser des Verdampfergerätes eine ausreichende Sauerstoffeinfuhranfeuchtung erreicht. Auch der Dräger-Atemgasanfeuchter ist nach diesem Prinzip konstruiert (Abb. 26.17). In den Geräten zur Sauerstoffanfeuchtung auf Intensivstationen sammeln sich sehr leicht gramnegative Keime, wie z.B. die gefürchteten Pseudomonasspezies (sog. Pfützenkeime). Gramnegative Keime können schon bei Temperaturen zwischen 60 und 70 °C

hen Sauerstofffluß erzeugte Sauerstoffkonzentration von 40–60% fällt rasch wieder auf 21% entsprechend dem Gehalt der Außenluft, wenn das Zelt geöffnet werden muß. Da Patienten häufig an Drainagen angeschlossen sind, aus dem Zelt Dauerinfusionen geleitet und häufig direkte Kontrollen notwendig werden, entstehen so große Undichtigkeiten. Außerdem ist diese Methode der Sauerstoffapplikation die teuerste. Die Anwendung von Sauerstoffzelten auf Intensivbehandlungsstationen ist daher ohne Effekt für den Patienten und lästig für das Pflegepersonal. Es ist überflüssig, Kohlensäureabsorber anzubringen, da etwa 12 l Luft/min im Zelt umgewälzt und nach außen abgesaugt werden. Die Sauerstoffaufnahme des Patienten beträgt ca. 250 ml/min, die Kohlensäureausscheidung in die Zeltluft wird mit 200 ml/min angegeben. Eine „CO_2-Vergiftung" ist somit ausgeschlossen.

Sauerstofftherapie im Gesichtszelt

Das Freiburger Sauerstoffgesichtszelt hat den gleichen Effekt wie die Gesichtsmasken von Hospital-Lifeline und Fa. Heika (s. Abb. 26.**14**c und d), die einen zeltartigen Charakter haben.

Intermittierende Sauerstoffinsufflation
(9)

Besondere Behandlung ist bei Patienten erforderlich, die bei schwerer Ateminsuffizienz unter Hypoxämie (P_{aO_2} 30–60 Torr) und ausgeprägter chronischer respiratorischer Azidose (P_{aCO_2} über 70 Torr) leiden. Dies ist beim Cor pulmonale, bei schwerem obstruktiven Lungenemphysem der Fall. Das Atemzentrum, das auf pH und P_{CO_2} reagiert und so die Steuerung der Atmung vornimmt, ist durch die chronische Übersäuerung des Blutes angelähmt, „blind" geworden für diesen physiologischen Reiz. Bei diesen Patienten wird die Atmung dann vorwiegend durch Reflexe des *Glomus caroticum* gesteuert, welches auf den *erniedrigten Sauerstoffdruck* im Blut anspricht. Wollte man nun zur Verbesserung der Sauerstoffversorgung reinen Sauerstoff zuführen, so würde das Glomus caroticum nach der Aufsättigung des Blutes mit Sauerstoff keine Impulse mehr für die Atmung abgeben; eine unter Umständen extreme Verminderung des Atemminutenvolumens wäre die Folge.
Diese gefährlichen Auswirkungen einer Sauerstoffanwendung lassen sich vermeiden, wenn man den Patienten nicht kontinuierlich Sauerstoff inhalieren läßt, sondern ihm intermittierend Sauerstoff zuführt. Auf diese Weise lädt sich das Blut nicht sofort mit Sauerstoff auf, sondern die Sättigung

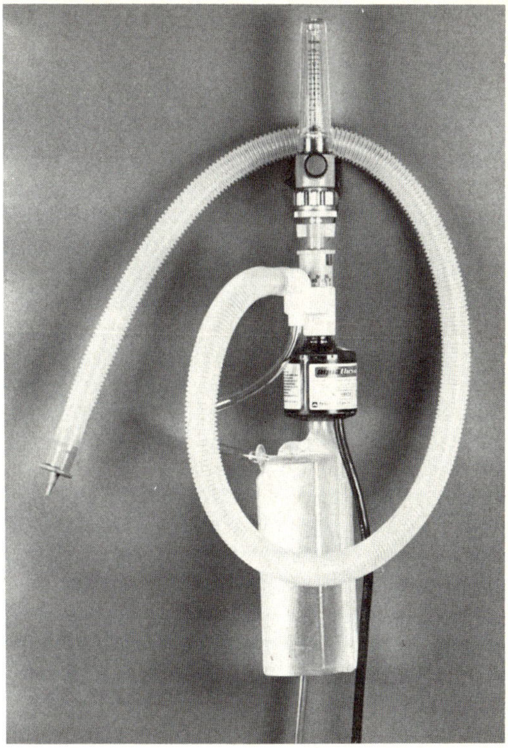

Abb. 26.**20** Einmal-Gerät zur heizbaren Luft- und Sauerstoffanfeuchtung (Respiratory Care, Arlington Heights/Illinois, USA)

braucht längere Zeit, da in den Behandlungspausen der Sauerstoffgehalt im Blut immer wieder absinkt. Bei dieser Methode kann man den Organismus sozusagen an eine erhöhte Sauerstoffzufuhr langsam gewöhnen. Für diese Patienten empfiehlt sich das von ULMER entwickelte *„Sauerstoffgerät zur intermittierenden Insufflation"*. Mit diesem Gerät kann dem Patienten über einen Nasenkatheter angefeuchteter Sauerstoff in genau regelbarer Menge verabreicht werden. Je nach Wahl kann der Sauerstoff kontinuierlich oder – durch eine Automatik gesteuert – mit rhythmischen Unterbrechungen strömen. Folgende Stufen haben sich für die Insufflation als zweckmäßig erwiesen:

Stufe	Sauerstoffzufuhr	Pause
Stufe I	20 Sekunden	40 Sekunden
Stufe II	40 Sekunden	60 Sekunden
Stufe III	180 Sekunden	120 Sekunden
Stufe IV	ununterbrochene Zufuhr.	

Für diese Patienten, die ihre Atmung über den erniedrigten Sauerstoffdruck regulieren, besteht auch in der Zeit nach der Narkose eine Kontraindikation für die kontinuierliche Sauerstoffinsufflation!

Gefahren der Sauerstoffinhalation
(29, 30, 33)
Ungenügende Anfeuchtung des Sauerstoffs hat zur Folge, daß sich Reizerscheinungen, Trockenheit im Rachen und den oberen Luftwegen, Membranbildungen und sich aufpfropfende Superinfektionen einstellen und auch die Funktion der Zilien des Flimmerepithels der Trachea erheblich gestört ist. Sauerstoffatmung über längere Zeit begünstigt die Entstehung von kleinen Atelektasen. Bei Luftatmung bildet der Stickstoff, der zu 78,09% in der Luft enthalten ist, ein Füllmittel, das die Alveole „gebläht" hält. Durch ständige Sauerstoffzufuhr im Überfluß wird der Stickstoff aus der Alveole ausgespült. Infolge der Sauerstoffdiffusion kommt es zum Kollabieren der Alveole. Auf die Gefahr der Sauerstoffzufuhr bei Patienten mit Hypoxämie und Hyperkapnie, die bei einem P_{aO_2} unter 50 Torr ihre Atmung über das Glomus caroticum regulieren, wurde bereits hingewiesen. Die Gefahr der kontinuierlichen Gabe von Sauerstoff unter Spontanatmung zur Therapie der Hypoxie wird jedoch überschätzt. Patienten, die über die Sauerstoffspannung ihre Atmung regulieren, sind selten. Bei allen anderen Kranken mit hochgradiger Hypoxie müssen alle Bedenken gegen eine toxische Wirkung des Sauerstoffes fallen gelassen werden, um eine Oxygenisierung zu erreichen (32). Zu einer Sauerstoffintoxikation soll es nur kommen, wenn Sauerstoff bei 3–4 ata Druck über mehrere Stunden unter Spontanatmung geatmet wird. Die Gefahren des Sauerstoffs unter Beatmung werden in Kapitel 16 besprochen.

Umgang mit Sauerstoffflaschen
Zentrale Gasleitungen mit Wandanschlußbuchsen pro Bett stellen eine unerläßliche Einrichtung auf Intensivstationen dar. Sie zählen zur Grundausstattung von Intensivstationen. Leider gibt es aber heutzutage immer noch Krankenhäuser, die auf den Gebrauch von Gasflaschen angewiesen sind. Beim Umgang mit Sauerstoffanlagen, Gasflaschen und Druckgasarmaturen ist für das Pflegepersonal folgendes zu beachten: Wegen Explosionsgefahr darf kein Öl und Fett an die Armaturen gebracht werden. Flaschen verschiedener Gasarten, besonders Sauerstoff- und Lachgasflaschen, sollten getrennt gelagert werden. Vor dem Gebrauch einer Gasflasche muß man sich vergewissern, ob die Gasflasche den Namen des gewünschten Gases trägt. Das eingeschraubte Flaschenventil muß den für das entsprechende Gas festgelegten Seitenanschluß nach DIN 477 besitzen. Es dürfen nur Armaturen angeschlossen werden, die den entsprechenden Gegenanschluß haben, so daß Verwechslungen von Gasen, z. B. Sauerstoff und Lachgas, dadurch ausgeschlossen werden. Für einwandfreie gasdichte Abdichtungen zwischen Flaschenventil und Armaturenteilen (Druckminderer, Leitungsanschlüsse) ist zu sorgen. Das Hantieren mit Hilfswerkzeugen wie Hebel, Zange oder dergleichen – außer den besonderen Aufsteckhandrädern – sollte unterbleiben, da es Gefahren in sich birgt. Gasflaschen mit schwer gängigen Ventilen sollten dem Lieferanten zurückgegeben werden. Allen Gasflaschen wird das Gas durch Öffnen der Flaschenventile entnommen. Man beachte hierbei stets: langsam öffnen, leicht schließen!
Es gibt zwei Geräte-Anschlußarten:
1. Geräte mit Handanschluß und eingelegten Gummi-O-Ringen;
2. Geräte mit Anschlußstutzen und Übergangsmuttern, die unter Verwendung von Fiberdichtringen mit Sechskantschlüsseln anzuziehen sind.

Geräte, die einen *Handanschluß* haben, besitzen grundsätzlich einen weichen Gummi-O-Ring. Vermittels einer gerändelten Anschlußverschraubung sind diese Geräte nur mit der Hand anzuziehen. Der weiche Gummiring genügt zur Abdichtung. Verwendet man hier einen Schraubschlüssel, dann wird der weiche Gummiring zerquetscht, kommt in den Sauerstoffstrom und führt zu „Ausbrennern". Die Folge kann eine explosionsartige Gerätezerstörung sein. Bei Geräten, die mittels eines *Sechskantschlüssels* anzuziehen sind, darf nur ein vorschriftsmäßiger Fiberdichtring verwendet werden. Wird hier z. B. ein Weichgummiring angelegt, der sich beim Anziehen zerquetscht, dann sind ebenfalls Ausbrennerscheinungen die Folge. Zur Vermeidung von Unfällen ist es daher dringend erforderlich, insbesondere die Gerätepfleger und Schwestern immer wieder auf diese möglichen Gefahren hinzuweisen.

Atmung durch Totraumvergrößerer

Störungen des Belüftungs-Durchblutungs-Verhältnisses im engeren Sinne können durch Vorschalten eines Totraumvergrößerers (51) kausal behandelt werden (s. auch Kapitel 18). Die im Handel befindlichen dosierbaren Totraumvergrößerer nach Giebel (Hersteller: B. Braun, Melsungen) bestehen aus Segmenten von 100 ml, die in jeder beliebigen Anzahl zusammensetzbar sind. Der

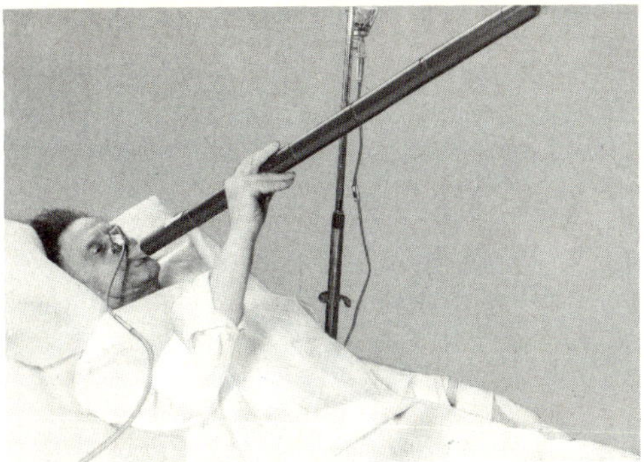

Abb. 26.21 Patient bei der Atmung mit Totraumvergrößerern nach Giebel (Braun, Melsungen)

Konus des letzten Rohrabschnittes und der Totraum des Mundstückes betragen etwa 50 ml. Die Patienten atmen durch diese Rohre, wobei die Nase mit einer Nasenklemme verschlossen wird (Abb. 26.21). Um den vorgeschalteten Totraum zu kompensieren, kommt es zu einer Steigerung des Atemhubvolumens, zur Ausdehnung der minderbelüfteten Lungenbezirke und zum Zwang des Abhustens. Die Steigerung der Gesamtventilation (V_E) durch künstliche Totraumvergrößerung beruht auf der Erhöhung der inspiratorischen und damit der alveolären Kohlensäurekonzentration (11). Der Anstieg der alveolären Kohlensäurekonzentration löst zentral eine Ventilationssteigerung aus. Durch die so erzielte Verbesserung der alveolären Ventilation ($\dot{V}_A$) kommt es nach GIEBEL (12) zu einem Anstieg des arteriellen Sauerstoffpartialdruckes. Der arterielle CO_2-Druck während künstlicher Totraumatmung ändert sich nur innerhalb seines Normalwertes. Die durch den inspiratorischen CO_2-Druckanstieg induzierte Ventilationssteigerung ist so reguliert, daß der arterielle CO_2-Druck im Normalbereich bleibt. Es handelt sich also bei richtig dosierter künstlicher Totraumvergrößerung nicht um eine Hyperventilation im Sinne der Definition, da keine Hypokapnie auftritt, sondern um eine Ventilationssteigerung bei Normokapnie (64). Während GIEBEL (14) bei der Totraumatmung keine Hypoxie feststellen konnte, hatten andere Autoren (SCHWARTZ u. Mitarb. [52] 1957 und später SCHLOSSER [46] 1973) den Wert der Totraumatmung eingeschränkt, weil mit dem Auftreten einer Hypoxie während dieser Atemtherapie zu rechnen sei. Diese Autoren empfehlen daher eine Anreicherung mit Sauerstoff während der Totraumatmung. Neuere, sehr aussagekräftige Untersuchungen von BENZER u. Mitarb. (17) lassen folgende Feststellungen zu: Totraumatmung mit Luft läßt das P_{aO_2} absinken, ohne jedoch beim Gesunden einen kritischen Bereich zu erreichen. Sauerstoffinsufflation in der Größenordnung des Atemminutenvolumens am distalen Ende des Totraumes verhindert diesen P_{O_2}-Abfall. Durch die Sauerstoffinsufflation wird der Totraum nicht ausgewaschen, und der ventilationssteigernde Effekt bleibt der gleiche. Die Sauerstoffinsufflation bei der Totraumatmung bedingt gegenüber der Totraumatmung ohne Sauerstoffinsufflation eine geringere Abnahme der positiven Beurteilungen des subjektiven Befindens und eine geringere Zunahme der psychischen Angespanntheit und der Herzfrequenz.

Bei Patienten, die als einzige Störung der Lungenfunktion eine arterielle Hypoxie aufweisen, kann durch das Verfahren der dosierbaren Totraumvergrößerung die Störung des Belüftungs-Durchblutungs-Verhältnisses im engeren Sinne entscheidend beeinflußt werden (16).

Nach folgender Anweisung wird die Atemgymnastik mit den Totraumvergrößerern durchgeführt: Erwachsene atmen mit einem 500-ml-Rohr, Kinder mit einem 200- bis 300-ml-Rohr. Die normale Atemfrequenz beträgt 12 ± 4/min. Die Atemfrequenz darf bei der Totraumatmung nicht über 24/min ansteigen. Geatmet wird in dieser Weise acht- bis zehnmal am Tag, jeweils über eine Dauer von 3 bis 5 bis 10 Min. Am distalen Ende des Totraumrohres ist Sauerstoff zu insufflieren in der Größenordnung des Atemminutenvolumens des Patienten.

Nach Oberbaucheingriffen und Thoraxoperationen sollte zunächst mit einem 300-ml-Rohr angefangen, dann möglichst bald auf 500 ml gesteigert werden. Bei starker Verschleimung und zum besseren Abhusten empfiehlt es sich, zwischenzeitlich 10–15 Atemzüge mit einem 1000-ml-Rohr (Mundstück und 10 Rohrabschnitte) atmen zu lassen. Man sollte dabei die Wunde des Patienten mit den Händen halten, um den durch den Hustenreiz hervorgerufenen Erschütterungsschmerz sowie den Schmerz durch die Anspannung der Muskulatur in der Wundumgebung so gering wie möglich zu halten. Die Atmung durch dosierbare Totraumvergrößerer ist – insbesondere in der postoperativen oder posttraumatischen Phase – von großer psychologischer Bedeutung, da die Patienten beschäftigt werden und aktiv an ihrem Gesundwerden mitarbeiten müssen.

Ist ein Patient nicht in der Lage, durch entsprechende Ventilationssteigerung das vorgeschaltete Totraumvolumen zu kompensieren, so kommt es

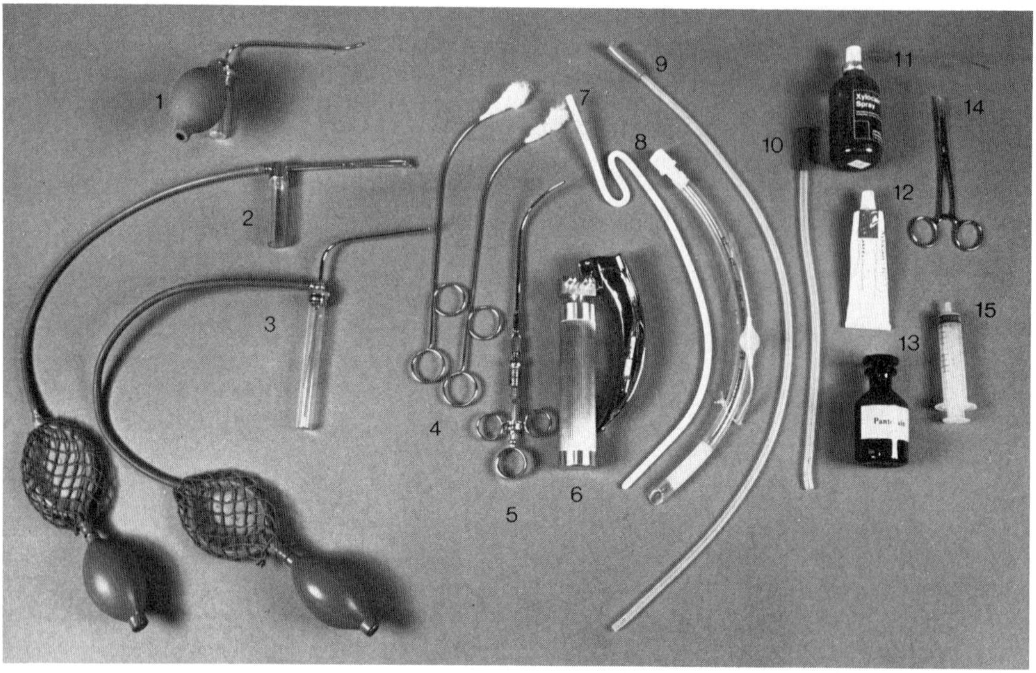

Abb. 26.22 Instrumentarium zur endotrachealen Absaugung
1 Zürn-Spray
2 Rachenspray mit Gebläse
3 Rachenspray mit Gebläse
4 gebogene Watteträger
5 Kehlkopfspritze
6 Laryngoskop nach MacIntosh
7 Führungsstab
8 Einmal-Tubus
9 Einmal-Absaugkatheter
10 Einmal-Absaugkatheter (nach Mülly)
11 Xylocain-Spray
12 Xylocain-Gel
13 Flasche mit gefärbtem Pantocain 1%ig
14 armierte Klemme
15 Blockerspritze

zu einem Anstieg des arteriellen CO_2-Druckes, der schließlich zur Dyspnoe führt.

Zur Beseitigung von größeren Atelektasen hat sich die Atmung mit Totraumvergrößern ebenfalls bewährt. Hierbei kommen jedoch für kürzere Zeit (10–15 Atemzüge) 1000-ml-Rohre (10 Segmente) zur Anwendung (13).

Die Rohre können quer am Kopfende des Bettes gelagert werden, so daß der Patient sein Rohr selbst erreichen kann. Die Rohre haben verschiedene Farben zur Trennung von septischen, aseptischen und Tbc-Fällen. Außerdem soll jedes Rohr mit einem Leukoplaststreifen beklebt werden, auf dem der Name des Patienten steht, um Verwechslungen zu vermeiden.

Kontraindikationen für die Atemgymnastik mit den Totraumrohren sind:

1. hochgradige Dyspnoe und Hypoxie,
2. hochgradiges Emphysem,
3. schweres Asthma bronchiale,
4. nicht kompensierte Herzinsuffizienzen.

Endotracheale und endobronchiale Absaugung

Ziel der endotrachealen Absaugung ist, die Atemwege zur Beseitigung ausgedehnter Atelektasen von Sekret, Exsudat, Transsudat, Schleim und Zellresten zu befreien. Bei kooperationsfähigen Patienten kann zunächst versucht werden, dieses durch eine intensive, atemgymnastische Behandlung (Klopf- und Vibrationsmassage, Lagedrainage, s. auch Kapitel 8), Inhalationstherapie (Kapitel 18) und Atmung mit Totraumvergrößerern (S. 26.18) zu erreichen.

Absaugung durch Intubationskatheter

Die endotracheale Absaugung wird – nach Gabe von 0,0005 g Atropin beim Erwachsenen – in Oberflächenanästhesie am nüchternen Patienten vorgenommen. In Anwendung kommen Pantocain oder Xylocain in 0,5–1%iger Lösung.

Das hierfür notwendige Instrumentarium ist wie

auf Abb. 26.22 dargestellt zu richten. Mit Hilfe der Sprays nach Zürn oder des einfachen Kehlkopfsprays wird das Oberflächenanästhetikum im Rachen bis zum Kehlkopfeingang versprüht. Der Zürn-Spray hat den Vorteil, daß er mit einer Hand bedient werden kann. Mit einer Kehlkopfspritze wird sodann das Anästhetikum in die Trachea instilliert, während die Epiglottis mit einem behandschuhten Finger nach vorn gezogen wird. Hustenreiz ist das sichere Zeichen für die richtige Applikation in die Trachea. Es sollen nicht mehr als insgesamt 4,0 ml 1%ige Pantocainlösung verwandt werden. Es muß darauf geachtet werden, daß der Patient das wieder expektorierte Anästhetikum nicht verschluckt, da sonst unnötig große Mengen des Anästhetikums resorbiert werden. Die kurze Kontaktzeit des Anästhetikums mit der Schleimhaut bewirkt in wenigen Minuten eine Oberflächenanästhesie. Krämpfe, Tachykardien, Schweißausbruch sind Zeichen der Überdosierung des Oberflächenanästhetikums.

Bei *Überdosierungserscheinungen* nach Oberflächenanästhesie wird die örtliche Anästhesie in eine Allgemeinnarkose mittels Barbiturat-Injektion umgewandelt.

Zur Unterscheidung von anderen, injizierbaren Lokalanästhetika (wie Procain, Hostacain, Scandicain, Xylonest), empfiehlt es sich, die Pantocainlösung mit Methylenblau zu färben. – Nach einigen Minuten wird sodann die Intubation vorgenommen. Der Magill-Tubus wird über den die Epiglottis nach ventral drückenden Finger in die Trachea eingeführt (Abb. 26.23). Lokalanästhesie von Kehlkopf und Trachea und die Intubation können auch unter Sicht des Auges mit Hilfe eines Kehlkopfspiegels und eines Stirnreflektors durchgeführt werden.

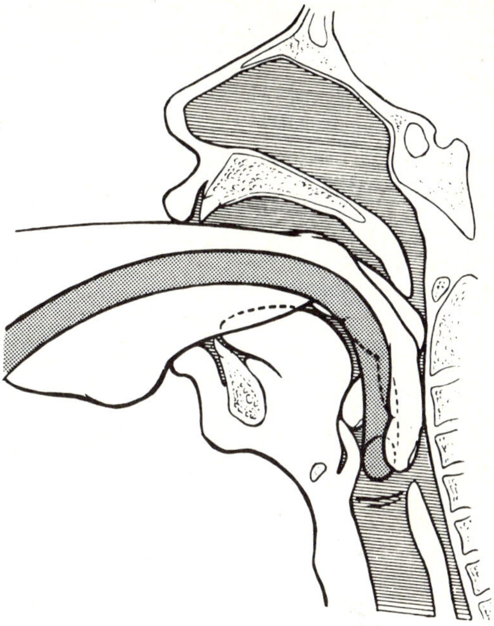

Abb. 26.**23** Schematische Darstellung der blinden orotrachealen Intubation (aus *Barth/Meyer*: Moderne Narkose. Fischer, Jena 1965)

Mit Hilfe von endotrachealen Einmalabsaugkathetern oder den röntgenkontrastfähigen Metras-Kathetern und einem Absauggerät wird nun das Sekret des Bronchialsystems abgesaugt, wobei der Patient durch Husten mithelfen kann. Sputumproben zur Bestimmung von Erregern und deren Resi-

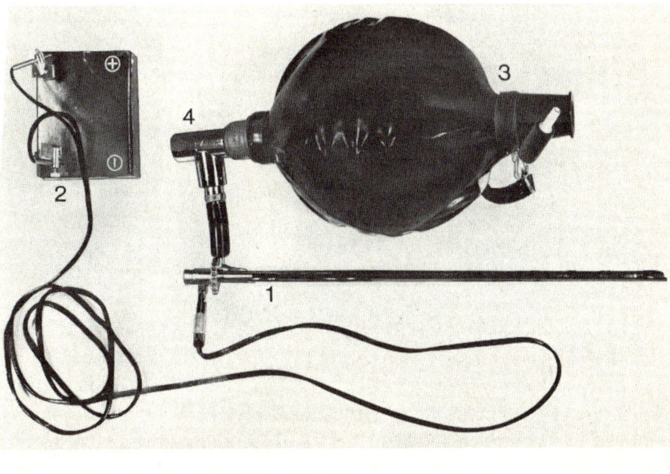

Abb. 26.**24** Beatmungsbronchoskop (1) mit Batterie (2), Ambu-Beutel (3) und Ruben-Ventil (4)

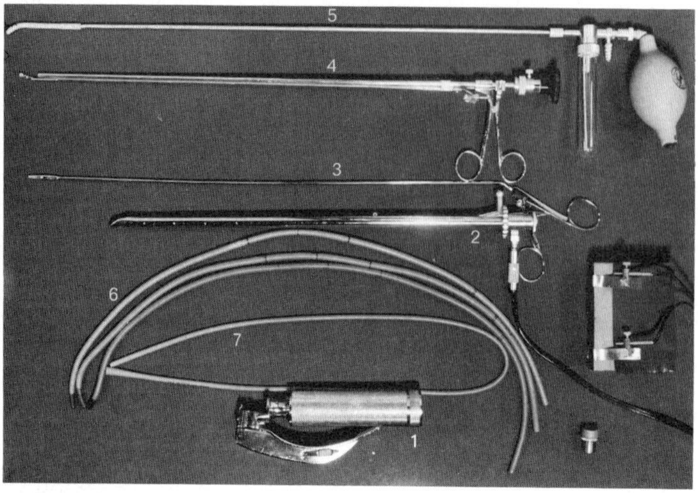

Abb. 26.25 Instrumentarium zur bronchoskopischen Absaugung
1 Laryngoskop nach MacIntosh
2 Bronchoskop 8 mm Durchmesser mit Batterieanschluß
3 Fremdkörperzange
3 Probeexzisionszange mit Beleuchtung und Optik
5 Bronchusspüler mit Sekretauffangglas nach Huzly
6 gebogene Metras-Katheter
7 endobronchialer Absaugkatheter

stenz können abgenommen werden, indem zwischen Katheter und Absauggerät ein steriles Sekretauffangglas geschaltet wird.
Es ist darauf zu achten, daß die Patienten zwei Stunden nach der endotrachealen Absaugung weder essen noch trinken, da die Betäubung der Rachenschleimhaut ein „Verschlucken“ und somit die Aspiration begünstigen würde.

Bronchoskopische Absaugung

Die bronchoskopische Absaugung in Narkose unter gleichzeitiger Beatmung mit Hilfe eines Narkoseapparates oder in Notsituationen eines Ambu-Beutels (Abb. 26.24) ist effektiver als die „blinde“ Sekretaspiration durch den Tubus, da man die Schleimansammlung in den Haupt- und auch Lappenbronchien unter Sicht des Auges absaugen kann. Abb. 26.25 zeigt das Instrumentarium für eine bronchoskopische Absaugung.

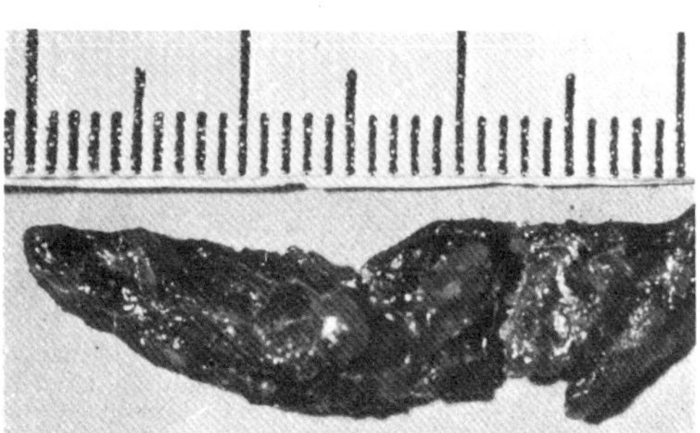

Abb. 26.26 Bronchoskopisch entfernter Bronchusstein

Mit dem Aspirator und Bronchusspüler mit Sekretauffangglas nach Huzly (5 in Abb. 26.25) ist es möglich, eingedicktes Sekret zu lösen, den Bronchus zu spülen, das Sekret zu aspirieren und gleichzeitig zur bakteriologischen Untersuchung aufzufangen. Die Absaugkatheter müssen keimfrei sein und steril angereicht werden. Mit der Fremdkörperzange gelingt es, verkrustetes Sekret (sog. Bronchussteine, Abb. 26.26) oder Membranen durch das Bronchoskop zu entfernen.
Von großem Vorteil ist die endobronchiale Absaugung mit Hilfe des flexiblen Fiberbronchoskops. Mit diesem Gerät ist es möglich, bei beatmeten Patienten durch den liegenden Tubus unter Sicht abzusaugen (Abb. 26.27). Die Beatmung soll möglichst mit Hilfe eines Narkosegerätes oder mit einem Ambu-Beutel, durch den Sauerstoff geleitet wird, erfolgen. Für die Narkose müssen folgende Medikamente bereit gelegt werden: 500 mg Trapanal, 100 mg Succinylcholin, 1 mg Atropin.
Hypoxische Patienten sind in höchstem Maße gefährdet und reagieren auf weitere Belastungen, wie sie endobronchiale Absaugung durch Intubation oder Bronchoskopie darstellen, besonders aber auf zusätzlichen Sauerstoffmangel mit kardialen Komplikationen. Für reichliche Sauerstoffzufuhr ist daher zu sorgen.
Der Patient ist unbedingt an einen akustischen und optischen Pulsmonitor oder an ein EKG-Gerät während des Eingriffs anzuschließen, damit Herzfrequenzänderungen und Rhythmusstörungen sofort bemerkt werden. Die intravenöse Gabe von Atropin kann mehrmals notwendig werden. Nicht nur die durch Narkose und eventuell ungenügende

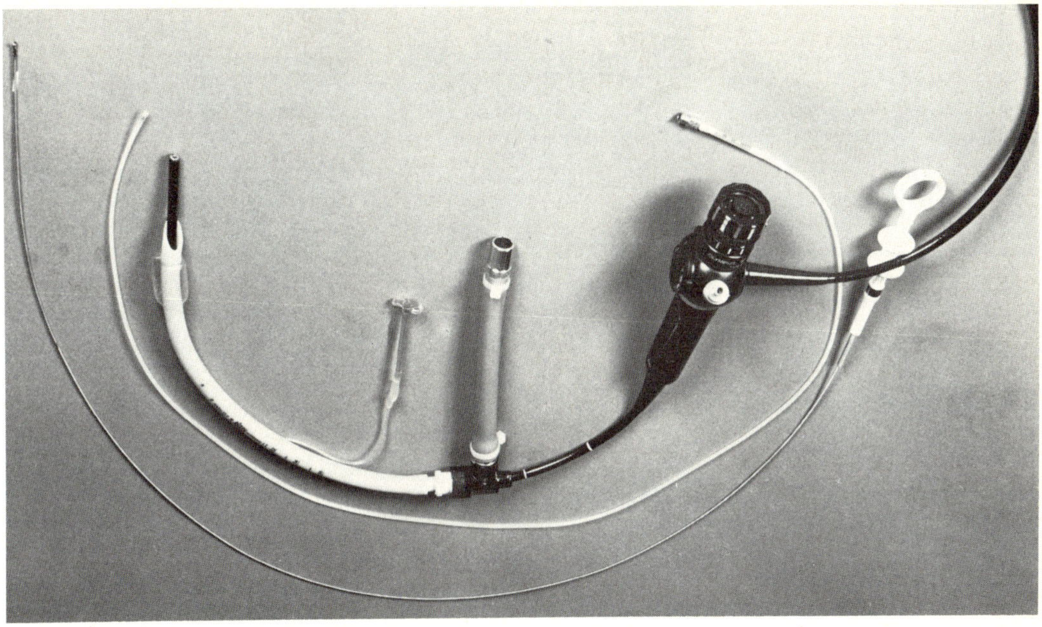

Abb. 26.**27** Flexibles Fiberbronchoskop (Fa. Olympus BF, Typ I D) zur Bronchoskopie intubierter Patienten

Sauerstoffzufuhr zunehmende Hypoxie während der Bronchoskopie, sondern auch der Reiz durch den Katheter beim Absaugen können infolge Reizung des N. vagus zu reflektorischer, oft extremer Bradykardie führen (5, 19, 20, 21, 63). Da es bei der Beatmungsbronchoskopie mit dem starren Bronchoskop nicht möglich ist, ein dichtes System herzustellen, wie bei der Intubation durch Aufblasen der Tubusmanschette, wird die Beatmung stets ungenügend sein. Daher empfiehlt es sich, nach der bronchoskopischen Absaugung die Patienten zu intubieren, den Tubus zu blocken, zu hyperventilieren und die Lungen zu blähen.

Es müssen zusätzlich bereitgestellt werden: Trachealtubus, Blockerspritze, Blockerklemme (armiert) und Binde als Beißschutz.

Ist die Spontanatmung des langsam erwachenden Patienten ausreichend, so kann der Patient unter erneuter Absaugung extubiert werden. Vor der Extubation ist der Rachen gründlich abzusaugen, um Aspiration von Schleim während der Extubation zu vermeiden. Hierfür eignen sich besonders die Mund-Rachen-Einmalkatheter.

Durch Sekretverhaltung und Atelektasen verursachte arterielle Hypoxie kann nicht allein durch Sauerstoffgabe behoben werden, vielmehr muß die Ursache der Hypoxie, die Verlegung der Atemwege, beseitigt werden.

Beatmungsinhalation (s. Kapitel 18)

Beatmung (s. Kapitel 16)

Zusätzliche Maßnahmen bei der Behandlung der Hypoxie

Die Sauerstoffversorgung des Gewebes ist nicht nur von der Lungenfunktion und von dem Sauerstoffpartialdruck abhängig, sondern ebenso auch von einem ausreichenden Stromzeitvolumen und einer optimalen Sauerstoffträgerkapazität (Erythrozytenzahl). Das Sauerstoffangebot an das Gewebe ist demnach das Produkt aus drei variablen Faktoren: dem Herzzeitvolumen, der arteriellen Sauerstoffsättigung sowie der Hämoglobinkonzentration und dem konstanten Faktor 1,36 (Sauerstoffmenge, die an 1 g Hämoglobin gebunden ist). Es ist deshalb wichtig, bei der Behandlung der Hypoxie, nicht nur die Möglichkeiten zur Verbesserung der anoxischen Hypoxie auszuschöpfen, sondern auch die Einflüsse einer etwa gleichzeitig bestehenden Stagnationshypoxie (hämodynamisch) oder einer anämischen Hypoxie (durch Transfusion von Erythrozyten) therapeutisch zu berücksichtigen.

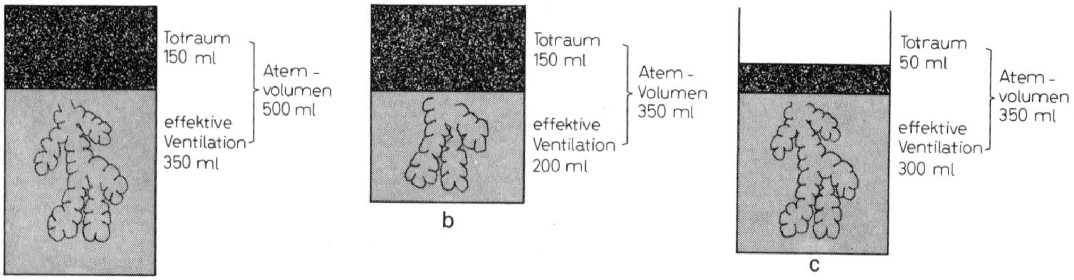

Abb. 26.**28** Einfluß der Tracheotomie auf die effektive Ventilation durch Totraumverkleinerung nach Zukschwerdt. a) Normal, b) nach Thoraxverletzung, c) nach Tracheotomie

Respiratorische Azidose

Totraumverkleinerung

Durch Verkleinerung des anatomischen Totraumes durch Intubation, mehr noch durch Tracheotomie, gelingt es, die alveoläre Ventilation zu verbessern. Auf Abb. 26.28 ist das Verhältnis zwischen anatomischem Totraum und effektiver Ventilation unter normalen Verhältnissen (a), bei Reduzierung des Atemvolumens durch Thoraxverletzung (b) und nach Tracheotomie bei gleicher Verminderung des Atemzugvolumens (c) dargestellt. An diesem Beispiel wird verdeutlicht, daß durch Reduzierung des Atemzugvolumens die alveoläre Ventilation eingeschränkt wird, da der schädliche Totraum konstant bleibt (b). Bei gleicher Atemzugvolumenverminderung, aber gleichzeitiger Reduzierung des anatomischen Totraumes durch Tracheotomie um etwa 100 ml, kann eine ausreichende effektive Ventilation erreicht werden (c). Die Technik der Tracheotomie und die Probleme beim tracheotomierten Patienten s.S. 15.6.

Beatmung

Gelingt es nicht, durch Totraumverkleinerung allein die alveoläre Hypoventilation zu beseitigen, muß beatmet werden. Durch maschinelle Beatmung ist es möglich, das Atemzugvolumen künstlich zu erhöhen, die effektive Ventilation zu steigern und damit den erhöhten P_{aCO_2} auf Normwerte zu senken. Von Bedeutung für die Therapie ist es zu unterscheiden, ob eine akute oder chronische respiratorische Azidose besteht. Ein Patient mit einer *chronischen respiratorischen Azidose*, z.B. bei schwerem Lungenemphysem mit einem P_{aCO_2} von 60 Torr hat sich an diesen erhöhten Kohlensäuredruck im Blut meist gewöhnt und sollte noch nicht beatmet werden. Ein Patient mit einer plötzlich einsetzenden Ateminsuffizienz gleichen Ausmaßes nach Unfall, Operation, Vergiftung oder Lähmung, der vorher lungengesund war, muß bei gleichen blutgasanalytischen Werten beatmet werden, um den erhöhten Kohlensäuredruck wieder zur Norm zu senken.
Klinische und technische Grundlagen für die Beatmungstherapie s. Kapitel 16.

Membranoxygenator

In ausgeprägten Fällen von Hypoxie und Hyperkapnie kann mit Hilfe des Membranoxygenators das Leben erhalten werden. Mit dieser Methode kann Zeit für die Heilung eines irreversibel erscheinenden Lungenschadens gewonnen werden. Eine Heilungschance für die Lunge wird dadurch geschaffen, daß ein angemessener extrakorporaler Gasaustausch die Lunge des Patienten entlastet und dadurch die extreme Beatmungstherapie mit hohen Beatmungsdrücken und toxisch wirkendem hohen inspiratorischen Sauerstoffpartialdruck vermieden werden kann. Zu den Aufgaben der Zukunft wird es gehören, den richtigen Zeitpunkt für die Anwendung des Membranoxygenators zu bestimmen. Auch diese Methode kann einer schwer geschädigten Beatmungslunge letztlich wohl nicht zu einer Heilung ad integrum verhelfen.
Mit der Durchführung langdauernder extrakorporaler Perfusion am Menschen verbinden sich große Anforderungen an moderne Intensivbehandlungsabteilungen in medizinischer, technischer und organisatorischer Hinsicht. Kontinuierliche Betreuung des Patienten und des extrakorporalen Kreislaufsystems durch Schwestern, Ärzte und medizinisch-technische Assistenten, gute Kooperation mit Blutbank-, Gerinnungs- und Infektionsspezialisten sowie ein rund um die Uhr funktionsbereites Labor sind Voraussetzungen für die Anwendung dieser aufwendigen Behandlungsmethode.
Diese zunächst an Tieren angewandte Methode wurde in den letzten Jahren auch am Menschen

versucht. Einige Erfolgsberichte wurden veröffentlicht (48).

Literatur

1 Bartels, H., E. Witzler: Physiologie und Pathologie des Gasaustausches in der Lunge. Bad Oeynhausener Gespräche IV, Springer, Berlin 1961
2 Baur, H.: Respiration und Kohlensäurehaushalt. Schattauer, Stuttgart 1963
3 Bendixen, H.H., L.D. Egbert, J. Hedley-Whyte, M.B. Laver, H. Pontoppidan: Respiratory Care. Mosby, St. Louis 1965
4 Bergofsky, E.H. u. Mitarb.: Tissue oxygen and carbon dioxyde tensions during hyperbaric oxygenation. J. Amer. med. Ass. 189 (1964) 841
5 Bermàn, I.R., W.M. Stahl: Prevention of hypoxic complications during endotracheal suctioning. Surgery 63 (1968), 586
6 Burchardi, H.: Hyperbare Oxygenation, Sammelreferat. Z. prakt. Anästh. 1 (1966) 269
7 Campbell, E.J.M.: Oxygen administration. Anaesthesia 18 (1963) 503
8 Comroe, J.H., R.E. Forster, A.B. Dubois, W.E. Briscoe, E. Carlsen: Die Lunge, Schattauer, Stuttgart 1964
9 Dönhardt, A., W. Nachtwey: Empfehlungen zur Sauerstofftherapie. Med. Welt (1962) 1977
10 Downes, J.J., J.F. Wilson, D. Goodson: Apnea, suction, and hyperventilation: effect on arterial oxygen saturation. Anesthesiology 22 (1961) 29
11 Gad, J.: Die Regulierung der normalen Atmung. Arch. f. Anatomie u. Physiol. IV (1880) 1–32
12 Giebel, O.: Der Einfluß künstlicher Totraumvergrößerung auf Ventilation und Blutgase. Langenbecks Arch. klin. Chir. 301 (1962) 543
13 Giebel, O.: Das Verhalten der alveolo-arteriellen Sauerstoffdruck-Differenz bei Spontanatmung mit Totraumvergrößerung. Anaesthesist 13 (1964) 337
14 Giebel, O.: Ventilation, Gasaustausch und Kreislauf unter künstlicher Totraumvergrößerung. In: Anaesthesiologie und Wiederbelebung, Bd. 41. Springer, Berlin 1969
15 Götz, E.: Lungenfunktionsprüfung an Intensivpatienten. In: Operationstechnik und technische Hilfsmittel in der Allgemeinen- und Unfallchirurgie, hrsg. von H. Bünte, R.-D. Keferstein. Springer, Heidelberg (im Druck)
16 Harms, H., G. Rodewald: Eine Methode zur Analyse von Störungen des Belüftungs-Durchblutungsverhältnisses. In: Verhandlungen der Deutschen Gesellschaft für innere Medizin, 69. Kongreß, Bermann, München 1963 (S. 664)
17 Harms, H., G. Rodewald: Anwendung einer kleinen O_2-Überdruckkammer. Langenbecks Arch. klin. Chir. 313 (1965) 652
18 Haider, W., M. Baum, H. Benzer, M. Haider, E. Knapp, F. Lackner, M. Neuberger, J. Neumark, U. Wöber: Atemmechanik, Blutgase und Psychophysiologie bei Hyperkapnie durch Totraumvergrößerung und CO_2-Insufflation. Wien. klin. Wschr. 86 (1974) 357
19 Heinonen, J., H. Poppius: Effect of tracheobronchial suction on arterial oxygen tension. Ann. Chir. Gynaec. Fenn. 58 (1969) 27
20 Hempelmann, G., W. Hartmann, H. Fabel, K.H. Leitz, W.J. Nolte: Tracheobronchiales Absaugen als Problem der Intensivbehandlung. Z. prakt. Anästh. 6 (1971) 447
21 Hempelmann, G., G. Karliczek, U. Helms, W. Hempelmann: Akute hämodynamische Veränderungen durch tracheobronchiales Absaugen. Z. Kreisl.-Forsch 61 (1972) 545
22 Herzog, M., A. Kostyal: Disturbances of consciousness associated with respiratory insufficiency. Germ. med. Mth. 7 (1962) 361
23 Holaday, D.A., Editor: Lung Disease. Blackwell, Oxford 1967
24 Julich, H.: Das Lungenemphysem, Z. ärztl. Fortbild. 58 (1964) 104
25 Lawin, P.: Prophylaxe und Therapie respiratorischer Störungen. X. Kasseler Symposium. Urban & Schwarzenberg, München 1969
26 Lawin, P.: Intensivtherapie bei Atemstörungen. Referat auf der Jahrestagung der Deutschen Gesellschaft für Unfallheilkunde, Versicherungs-, Versorgungs- u. Verkehrsmedizin e.V., Sonderband der Hefte zur Unfallheilkunde. Springer, Berlin 1968
27 Lawin, P.: Die Beeinflussung der postoperativen Hypoxie durch intermittierende positive Druckbeatmung mit Raumluft. Habil., Hamburg 1969
28 Marx, G.F., S.N. Steen, R.N. Arkins, E.S. Foster, S. Joffe, E.R. Kepes, M. Schapira: Endotracheal suction and death. N.Y.St.J. Med. 68 (1968) 565
29 Mürtz, R.: Nutzen und Gefahren der Sauerstoffatmung. Dtsch. med. Wschr. 87 (1962) 2470
30 Nolte, H.: Die Sauerstoffintoxikation. Z. prakt. Anästh. 3 (1968) 280
31 Otis, O.B.: The work of breathing. Physiol. Rev. 34 (1954) 449
32 Pauli, H.G.: Die respiratorische Säure-Base-Regulation in Physiologie und Klinik. Schwabe, Basel 1964
33 Pautler, S., I.M. Cimons, D. Cauna, R. Totten, P. Safar: Pulmonary oxygen toxicity at one ata. Acta anesth. scand. Supp. 1 XXIV (1966) 51
34 Payne, J.P.: Recent Studies in Oxygenation and Oxygen therapy and their clinical significance. In: Modern Trends in Anaesthesia, Bd. III, hrsg. von F.T. Evans, T.C. Gray. Butterworths, London 1967 (S. 132–157)
35 Perret, C.: Die respiratorische Insuffizienz. Documenta Geigy, Acta clinica (Basel) Bd. 6, 1966
36 Petri, H.R.: Sauerstoff, Heilmittel und Gift. Naturwiss. Rdsch. 3 (1965) 108
37 Pontoppidan, H., B. Geffin, E. Löwenstein: Acute Respiratory Failure in the Adult. Little Brown & Co., Boston 1973
38 Reichel, G.: Krankheitszustände mit respiratorischer Insuffizienz. Z. prakt. Anästh. 1 (1966) 77
39 Rodewald, G.: Die postoperative Ateminsuffizienz, In: Klinische Chirurgie für die Praxis, Bd. II. hrsg. von O. Diebold, H. Junghanns, L. Zukschwerdt. Thieme, Stuttgart 1960
40 Rodewald, G.: Vergleichende Untersuchungen über Ventilation und Gasaustausch nach Operationen. Langenbecks Arch. klin. Chir. 301 (1962) 532
41 Rodewald, G., H. Harms, A. Dönhardt: Konstruktion und Anwendung einer Sauerstoff-Überdruckkammer. Anaesthesist 14 (1965) 100
42 Rodewald, G.: Klinische Physiologie der Atmung. In: Prophylaxe und Therapie respiratorischer Störungen, hrsg. von P. Lawin. X. Kasseler Symposium. Urban & Schwarzenberg, München 1969
43 Rossier, P.H., A. Bühlmann, K. Wiesinger: Physiologie und Pathophysiologie der Atmung. Springer, Berlin 1958
44 Rügheimer, E.: Prophylaxe und Therapie des Sauerstoffmangels im Schock. In: Praxis der Schockbehandlung, hrsg. von Th.-O. Lindenschmidt, E. Rügheimer, H. Willenegger. Thieme, Stuttgart 1971
45 Safar, P.: Respiratory Therapy. Davis, Philadelphia 1965
46 Schlosser, D.: Die Auswirkung einmaliger Atemgymnastik mit Totraumvergrößerern auf Lungenvolumina, Ventilation und Blutgase vor und nach Oberbauchoperationen. Anästhesist 21 (1973) 311
47 Schmidt, O.P., W. Günther, H. Bottke: Das bronchitische Syndrom. Lehmann, München 1965

48 Schulte, H. D., W. Birks, R. Dudziak: Erste Erfahrungen mit der Bramson-Membran-Lunge. Thoraxchirurgie 20 (1972) 54
49 Schwab, M.: Zur Behandlung des Lungenemphysems mit chronischer respiratorischer Azidose. Klin. Wschr. 35 (1957) 157
50 Schwab, M.: Das Säure-Basen-Gleichgewicht im arteriellen Blut und Liquor cerebrospinalis bei Herzinsuffizienz und Cor pulmonale und seine Beeinflussung durch Carboanhydrase-Hemmung. Klin. Wschr. 24 (1962) 1233
51 Schwartz, S. I., W. A. Dale: Addition of dead space to produce hyperventilation for prophylaxis of atelectasis. Surg. Forum 6 (1956) 282
52 Schwartz, S. I., W. Dale, Ph. D. Rahn: Dead-space rebreathingtube for prevention of atelectasis. J. Amer. med. Ass. 163 (1957) 1248
53 Segal, M. S.: Treatment of acute respiratory failure. New Engl. J. Med. 274 (1966) 841
54 Severinghaus, J. W., C. P. Larson, jr.: Respiration in anaesthesia. In: Handbook of Physiology, Sect. 3, Bd. II, Amer. Physiol. Soc., Washington 1965
55 Silver, H. M.: Pulmonary function und therapy in disability applicants. J. Amer. med. Ass. 191 (1965) 1059
56 Steenblock, U., H. Mannhart, G. Wolf.: Effect of hemorrhagic shock on intrapulmonary right-to-left-shunt ($\dot{Q}_s/\dot{Q}_T$) and dead space (V_D/V_T). Respiration 33 (1976) 133
57 Thomae, K.: Lungenfunktionsprüfungen. Thomae GmbH., Biberach 1966
58 Urban, B. J., S. W. Weitzner: Avoidance of hypoxemia during endotracheal suction. Anesthesiology 31 (1969) 473
59 Venrath, A.: Funktionsprüfung der Atmung. Barth. Leipzig 1962
60 Wawersik, J.: Ventilation und Atemmechanik bei Säuglingen und Kleinkindern unter Narkosebedingungen. In: Anaesthesiologie und Wiederbelebung, Bd. XXIV, Springer, Berlin 1967
61 Wayne, D. J., A. R. Chamney: Oxygen tents. Anaesthesia 24 (1969) 591–601
62 Young, J. A., D. Crocker: Oxygen administration. In: Principles and Practice of Inhalation Therapy, hrsg. von J. A. Young, D. Crocker. Year Book Med. Publ., Chicago 1970 (S. 80–87)
63 Young jr., W. G., W. C. Sealy, J. Harris, A. Botwin: The effects of hypercapnia and hypoxia on the response of the heart to vagal stimulation. Surg. Gynec. Obstet. 93 (1951) 51
64 Zobel, Ch.: Der Einfluß künstlicher Totraumvergrößerung auf Ventilation und Gasaustausch. Diss., Hamburg 1965
65 Zukschwerdt, L.: Die Tracheotomie bei Ateminsuffizienzzuständen. Langenbecks Arch. klin. Chir. 295 (1960) 645

Zusammenfassende Darstellungen

66 Bartels, H., E. Witzleb: Physiologie und Pathologie des Gasaustausches in der Lunge. Springer, Berlin 1961
67 Baur, H.: Respiration und Kohlensäurehaushalt. Schattauer, Stuttgart 1963
68 Bendixen, H. H., L. D. Egbert, J. Hedley-Whyte, M. B. Laver, H. Pontoppidan: Respiratory Care. Mosby, St. Louis 1965
69 Comroe jr., J. H.: Physiologie der Atmung, Schattauer, Stuttgart 1968
70 Comroe, J. H., R. D. Dripps: The Physiologic Basis for Oxygen Therapy. Thomas, Springfiels/Ill. 1950
71 Frey, R., M. Halmágyi, K. Lang, G. Thews: Hypoxie. In: Anaesthesiologie und Wiederbelebung, Bd. XXX, Springer, Berlin 1969
72 Giebel, O.: Ventilation, Gasaustausch und Kreislauf unter künstlicher Totraumvergrößerung. In: Anaesthesiologie und Wiederbelebung, Bd. XLI. Springer, Berlin 1969
73 Hedley-Whyte, J., G. E. Burgess, T. W. Feeley, M. G. Miller: Applied Physiology of Respiratory Care. Little, Brown & Co., Boston 1976
74 Laver, M. B., G. W. Austern: Lung function: Physiologic considerations applicable to surgery. In: Davis-Christopher Textbook of surgery, hrsg. von D. Sabiston. Saunders, Philadelphia 1977
75 Nunn, J. F.: Applied Respiratory Physiology. Butterworth, London 1969; 2. Aufl. 1977
76 Pauli, H. G.: Die respiratorische Säure-Base-Regulation in Physiologie und Klinik. Schwabe, Basel 1964
77 Rossier, P. H., A. Bühlmann, K. Wiesinger: Physiologie und Pathophysiologie der Atmung. Springer, Berlin 1958
78 Severinghaus, J. W., C. P. Larson, jr.: Respiration in anaesthesia. In: Handbook of Physiology, Section 3: Respiration, Vol. II. Amer. Physiol. Soc., Washington 1965
79 Shapiro, B. A.: Clinical Application of Blood Gases. Year Book Med. Publ., Chicago 1973
•80 Ulmer, W. T., G. Reichel, D. Nolte: Die Lungenfunktion. Thieme, Stuttgart 1970; 2. Aufl. 1976
81 West, J. B.: Ventilation/Blood Flow and Gas Exchange, 3. Aufl. Blackwell, Oxford 1977
82 West, J. B.: Respiratory Physiology – the Essentials, 2. Aufl. Williams & Wilkins, Baltimore 1979
83 Wolff, G.: Die künstliche Beatmung auf Intensivstationen, 2. Aufl. Springer, Berlin 1977

27 Akutes Lungenversagen

Von P. LAWIN, K.-M. MÜLLER und R. SCHERER

Pathologisch-anatomische Befunde

von K.-M. MÜLLER

Das akute Lungenversagen hat keine streng spezifische Ursache. Neben polyätiologischen Faktoren steht aber oft ein Schockgeschehen am Anfang der akuten respiratorischen Insuffizienz mit Verminderung der Lungendehnbarkeit (Compliance), intrapulmonalem Rechts-links-Shunt und Erhöhung des Totraumquotienten.

Bei der Pathogenese des akuten Lungenversagens sind verschiedene Entwicklungsstadien abzugrenzen (Abb. 27.1). Zurückzuführen auf Noxen sehr unterschiedlicher Art steht am Anfang des akuten Lungenversagens fast immer eine schockbedingte Perfusionsstörung, die zu einer Hypoperfusion der Lungenkapillaren führt. Folge der Hypoperfusion sind funktionelle Vasokonstriktion und plasmatische Hyperkoagulabilität mit Störung der Mikrozirkulation durch pulmonale Mikrothromben. Die protrahierte Perfusionsstörung führt einerseits zu Permeabilitätsstörungen der Kapillarwandungen mit Flüssigkeitsaustritt in Form eines interstitiellen

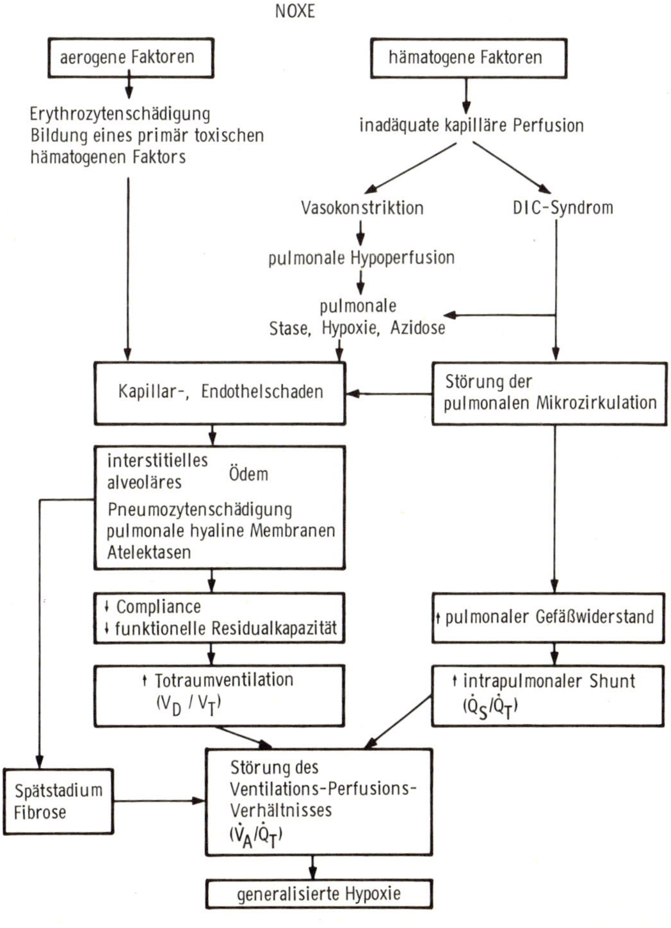

Abb. 27.1 Schema möglicher kausaler und pathogenetischer Faktoren bei der Entwicklung des akuten Lungenversagens

und alveolären Ödems, andererseits zu Schädigungen der Alveolarepithelien mit Verminderung von Surfactant aus den Pneumozyten II und nachfolgenden Atelektasen. Je nach Schweregrad der klinisch im Vordergrund stehenden Dyspnoe, Hypoxämie und röntgenologischen Zeichen intrapulmonaler Flüssigkeitsvermehrung und Infiltration sind klinisch verschiedene Stadien des akuten Lungenversagens abzugrenzen (20). Das Initialstadium I (die exsudative Phase) mit leichter Dyspnoe und respiratorischer Alkalose reicht von wenigen Stunden bis zu 3 Tagen.

Im Stadium II wird die respiratorische Insuffizienz mit Dyspnoe, Tachypnoe, Bewußtseinsstörung und erheblicher Hypoxämie manifest. Röntgenologisch stehen Zeichen der interstitiellen und intraalveolären Flüssigkeitsvermehrung im Vordergrund. Das Stadium III (proliferative Phase) nach akutem Lungenversagen ist durch eine Zunahme der respiratorischen Insuffizienz mit weiterer Verschlechterung von arterieller Sauerstoffspannung, Totraumquotienten, effektiver Compliance und Anstieg der Kohlendioxidspannung geprägt.

Den klinisch recht charakteristischen Parametern während der verschiedenen Phasen eines akuten Lungenversagens sind pathologisch-anatomische Befunde wie thrombotische Gefäßobturation und degenerative Veränderungen im Bereich der alveolokapillären Austauschfläche einschließlich der Zeichen der Zellschädigung an die Seite zu stellen. Eine funktionell orientierte Morphologie kann im Einzelfall Hinweise auf die Ursache der Mikrozirkulations-, Diffusions- und Ventilationsstörung liefern. Da diese Befunde aber unspezifisch sind, ermöglichen sie nur selten gewisse Rückschlüsse auf die zum akuten Lungenversagen führende Noxe.

Anatomie der Lungenstrombahn und der Alveolarwand

Die Endstrombahn des funktionellen Lungenkreislaufs läßt sich anatomisch und funktionell in Strom- und Netzkapillaren unterteilen (1, 13, 21). Die Stromkapillaren sind etwa 40 μm weit und bilden ein grobmaschiges Netz mit den Prä- und Postkapillaren zwischen den Arterien und Venen (Abb. 27.2). Die Netzkapillaren sind etwa 10 μm weit und bilden ein engmaschiges Kapillarnetz, das im Nebenschluß der Stromkapillaren liegt. Die Netzkapillaren dienen vornehmlich dem Arbeitskreislauf, da sie das bei der Arbeit vermehrte Herzminutenvolumen aufnehmen.

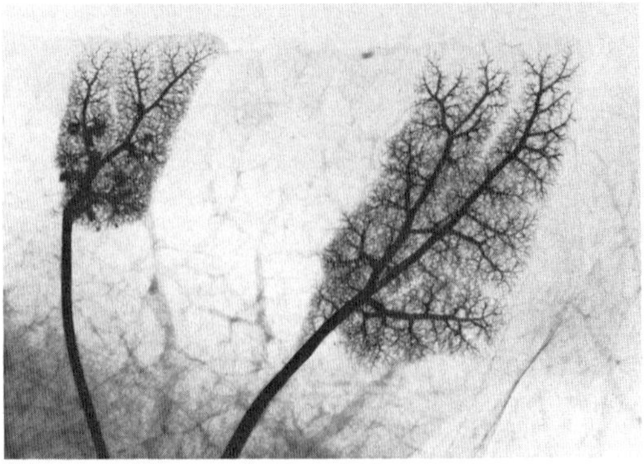

Abb. 27.2 Röntgenologische Darstellung des arteriellen funktionellen Gefäßgebietes in Prälobuli und mehreren Lobuli an der isolierten Leichenlunge über Swan-Ganz-Katheter (linker Katheter 5f = 1,7 mm ∅, rechter Katheter 7f = 2,3 mm ∅)

Der nutritive Kreislauf wird gebildet von den Bronchialarterien, die im Kapillargebiet, aber auch auf präkapillärer Ebene über arterioarterielle Anastomosen mit dem funktionellen Kreislauf in Verbindung stehen (10, 31, 36).

Die Kenntnis der Anatomie der Alveolarwand ist für das Verständnis der morphologisch faßbaren Frühveränderungen bei akutem Lungenversagen unerläßlich. Die Alveolarwandungen sind aufgebaut (Abb. 27.3):

1. aus teilweise knospenförmig in das Lumen vorspringenden Blutkapillaren, die von schmalen Ausläufern der Pneumozyten I überzogen sind,
2. aus Pneumozyten II mit osmophilen Lamellenkörpern (Surfactant),
3. aus einzelnen Mesenchymzellen.

Das Interstitium enthält normalerweise in nur geringer Menge elastische und kollagene Faserzüge. Wichtig für das Verständnis der ventilatorischen Funktionsstörungen mit Störungen der Atemkräfte, insbesondere der viskösen Atemwiderstände im Rahmen des akuten Lungenversagens ist der sogenannte Antiatelektasefaktor (Surfactant), der von Weibel erstmals sicher elektronenoptisch dargestellt wurde (15, 49). Der Surfactant bedeckt als monomolekularer Film aus Dipalmitoyl-Lecithin die Alveolarwand. Der Phospholipidfilm setzt die Oberflächenspannung der gekrümmten Alveole herab und bewirkt eine Stabilisierung der Alveolen (2–4, 41). Bildungsort des Surfactants sind die Pneumozyten II, typische intrazytoplasmatische Lamellenkörper gelten als Vorstufen des oberflächenwirksamen Phospholipids (14, 39).

Die vom Sauerstoff der Alveolarluft bis zu den Ery-

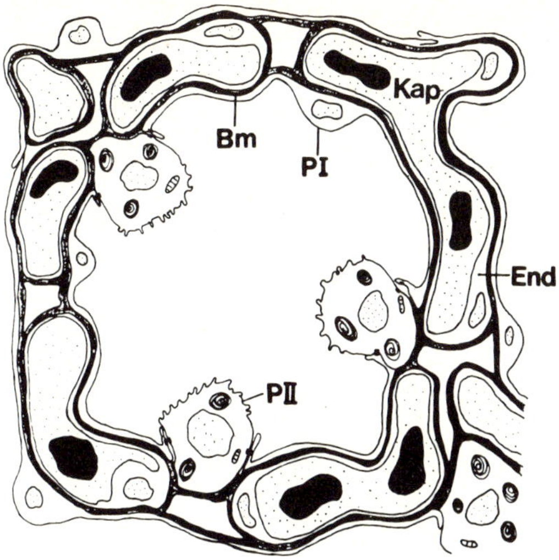

Abb. 27.3 Schematische Darstellung der Alveolarwand
PI = Pneumozyt I
PII = Pneumozyt II
Bm = Basalmembran
End = Endothelzelle
Kap = Kapillarlichtung
(aus *R. Gieseking:* Verh. dtsch. Ges. Path. 55 [1971] 22)

throzyten zu passierende respiratorische Membran setzt sich nach den anatomischen Gegebenheiten zusammen aus:

1. alveolokapillärer Austauschmembran von 0,5 μm Dicke, bestehend aus Oberflächenfilm, azellulärer Hypophase mit Lipiden und Proteinen, Alveolarepithelzellen, Basalmembran, Interstitium und Kapillarendothel,
2. dem Blutplasma in den Kapillaren und
3. der Erythrozytenmembran.

Aus dieser kompliziert gebauten Diffusionsstrecke lassen sich zwanglos Funktionsstörungen für den Sauerstofftransport sowohl durch Diffusionsstörungen bei Änderung einer oder mehrerer Schichten der alveolokapillären Membran als auch durch Perfusionsstörungen bei geänderter kapillärer Hämodynamik ableiten.

Lymphsystem

Wichtig für die Beurteilung von Frühveränderungen bei akutem Lungenversagen ist die Tatsache, daß es im Bereich der kleinsten Lungeneinheit, des Azinus, und damit im Bereich der Alveolarwandungen keine bisher gesicherten eigenen Lymphgefäße gibt. Neben einem dichten pleuralen Lymphgefäßnetz sind intrapulmonale Lymphgefäße erst im Bereich des Azinusstieles im perivaskulären Bindegewebe um den Bronchiolus terminalis nachzuweisen (18, 25). Intrapulmonales, peribronchiales Lymphsystem und oberflächliche subpleurale Lymphbahnen stehen miteinander in Verbindung. Die Aufnahme der interzellulären, interstitiellen Flüssigkeit wird durch Endothelporen und die oft fehlende Basalmembran der Lymphkapillaren erleichtert (24, 39).

Perfusionsstörungen

Pathologisch-anatomisches Substrat der Perfusionsstörungen bei akutem Lungenversagen als Schockfolge sind intravasale Gerinnsel im Rahmen der Gerinnungsstörung. Thrombozytenaggregate, Fibrinthromben und gemischte Thromben sind histologisch faßbare Befunde der gestörten Mikrozirkulation in Lungen bei und nach akutem Lungenversagen. Typische Befunde sind neben Thrombozytenaggregaten intravasale Fibrinpolymere in Form kugelförmiger hyaliner Mikrothromben. Sie werden bevorzugt in der Lungenstrombahn bei akutem Lungenversagen im Rahmen eines septischen Schockgeschehens nachweisbar. Hyaline Mikrothromben sind Ausdruck der Aktivierung des plasmatischen Gerinnungssystems in Form einer generalisierten plasmatischen Hyperkoagulabilität. Fibrinreiche, hochpolymere Mikrothromben sind in Lungen bei akutem Lungenversagen dann nachzuweisen, wenn das hyperkoagle Plasma im Rahmen der mangelhaften pulmonalen Zirkulation stagniert (40).
Die Perfusionsstörungen bei akutem Lungenversagen im Schock resultieren weiterhin aus einer Fehlsteuerung der arteriolären Autoregulation mit Vasokonstriktion der präkapillären Arteriolen durch vasoaktive Stoffwechselmetabolite, Stimulation der pulmonalen Alpharezeptoren und/oder Endotoxinwirkung (8).
Neben den primär schockbedingten Zirkulationsstörungen kann die Perfusionsstörung als Ursache des akuten Lungenversagens auch Folge embolischer Verlegung der Lungenstrombahn sein. Rezidivierende Lungenembolien aus venösen Thromben können besonders bei älteren Patienten in der postoperativen Phase unter dem Bild eines akuten Lungenversagens verlaufen. Sie werden gelegentlich trotz intensiver diagnostischer Bemühungen erst durch die Obduktion nachgewiesen.
Bei der traumatischen Fettembolie führt zunächst

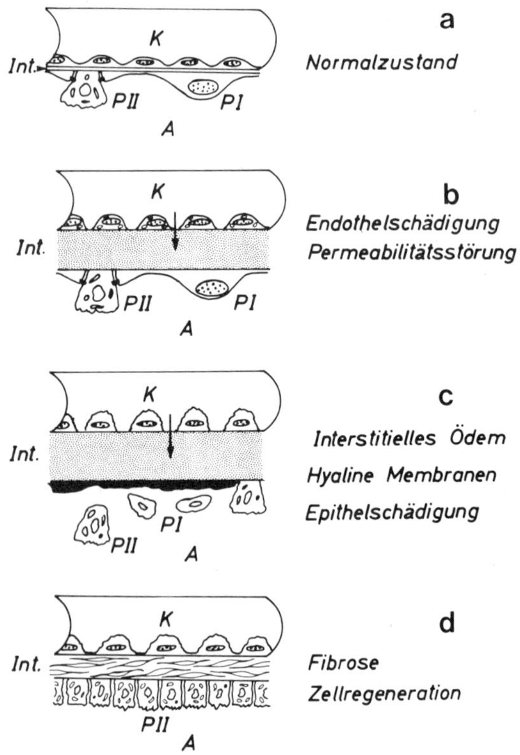

Abb. 27.4 Schema der morphologisch faßbaren Veränderungen der Alveolarwand bei akutem Lungenversagen in verschiedenen Entwicklungsphasen
Int. = Interstitium
K = Kapillarlumen
A = Alveole
P I = Pneumozyt I
P II = Pneumozyt II
(aus *K.-M. Müller:* Prakt. Anästh. 14 [1979] 487)

die grobmechanische Zertrümmerung von Fettgewebe (Röhrenknochen, Fettleber) zu einer Verstopfung der terminalen Lungenstrombahn durch freigesetzte Fetttropfen aus zerstörten Fettzellen (55). Die Beobachtung eines oft 2–4 Tage langen symptomfreien Intervalls zwischen Trauma und „akutem Lungenversagen" mit dem anatomischen Bild der massiven Fettembolie spricht neben der mechanischen Freisetzung für ein zusätzliches Fettmobilisationssyndrom im Rahmen eines Schockgeschehens. Aus den Fettdepots werden durch Katecholaminausschüttung im Schock Fette selbst in Form großer zusammenhängender Fettmarkkomplexe aus dem Knochenmark mobilisiert, die nach embolischer Verlegung der Lungenkapillaren zum klinischen Bild des akuten Lungenversagens führen. Ein Teil der morphologisch in den Lungenkapillaren nachweisbaren Fettsubstanzen ist wahrscheinlich auf biochemische Veränderungen der zirkulierenden Blutlipide mit Zusammenbacken der Chylomikronen zu größeren Fetttropfen bedingt.

Folge der Perfusionsstörung:

Diffusionsstörung

Die Perfusionsstörung im Rahmen eines Schockgeschehens und bei embolischer Verlegung der Lungenstrombahn mit nachfolgender Stase führt zu Hypoxie, Azidose, Funktionsstörung und Nekrose zunächst der Gefäßwandzellen. Die Frühphase oder exsudative Phase des akuten Lungenversagens wird durch die zunächst funktionelle Schädigung der Endothelzellen mit gesteigerter Kapillarpermeabilität und vermehrtem Flüssigkeitsübertritt in das Interstitium geprägt (Abb. 27.4 b).
Bei protrahiert verlaufendem Lungenversagen folgt auf den Zelluntergang der Kapillarendothelien die Schädigung der offenbar zunächst resistenteren Alveolarepithelien. Solange das Alveolarepithel intakt ist, werden interstitielle Flüssigkeit und lösliche Fibrinmonomere über die Lymphbahnen abtransportiert. Bei Untergang der Pneumozyten II wird auch das Surfactantsystem gestört. Die zunehmende Permeabilitätsstörung der Kapillaren und Alveolarwände ermöglicht den Übertritt von Flüssigkeit, Serumproteinen und Fibrin auch in den Alveolarraum (Abb. 27.4 c und 27.5). Vorwiegend im Bereich freiliegender Basalmembranen entwickeln sich intraalveoläre hyaline Membranen durch Polymerisation extravasierter Fibrinmonomere und Fibrinoligomere an den Grenzflächen zwischen Luft und Wasser (Abb. 27.5). In hyaline Membranen können Zellreste unterschiedlich stark geschädigter Pneumozyten sowie Erythrozyten eingeschlossen werden. In jüngerer Zeit sind bei Frühgeborenen mit Lungenversagen und gleichzeitigem Ikterus in hyalinen Membranen auch wiederholt Gallenfarbstoffe (Bilirubin) in „gelben hyalinen Membranen" beobachtet worden (30).
Bei Flüssigkeitsansammlungen im Interstitium der alveolokapillären Austauschmembran wird die Transitstrecke zwischen Alveolarlumen und Kapillarlumen verbreitert und besonders für Sauerstoff schwerer passierbar. Durch morphometrische Untersuchungen konnte belegt werden, daß das Interstitium durch das Ödem bis auf das 3- bis 6fache der Norm verbreitert wird (38, 49). Bei verstärkter Permeabilität des Kapillarendothels führt der

Übertritt von Plasmaproteinen in das Interstitium zu einer Reduktion der transkapillären Differenz des kolloidosmotischen Druckes zwischen terminaler Strombahn und Interstitium. Hierdurch kann die Extravasation von Flüssigkeit in das Interstitium verstärkt werden. Eine Erhöhung der Oberflächenspannung bei gestörtem Surfactantsystem im akuten Lungenversagen bewirkt eine Verkleinerung des Durchmessers der Alveolen. Die zur Alveolarmitte gerichteten Retraktionskräfte führen zu einer Verstärkung des negativen interstitiellen Druckes und müssen als weiterer Faktor für die Zunahme der Flüssigkeitsexsudation in das Interstitium und die Alveolen angesehen werden (7, 51). Neben dem zunächst nur interstitiell, später auch intraalveolär entwickelten Ödem sind bei schweren Schädigungen der Kapillaren und der Alveolarwand im Rahmen eines akuten Lungenversagens oft auch ausgedehnte intraalveoläre Blutungen nachzuweisen.

Makroskopisch sind Lungen beim Vollbild des akuten Lungenversagens schwer, blutreich, fast luftleer und von düsterroter Farbe (Abb. 27.6).

Sofern es in dieser akuten Phase des Lungenversagens gelingt, die Perfusionsstörung und die Diffusionsstörung durch das interstitielle und intraalveoläre Ödem möglichst rasch zu beseitigen, ist nach unseren heutigen Kenntnissen eine Restitutio ad integrum möglich. Die Defekte an Kapillarendothel und Alveolarepithelien können repariert werden, gebesserte Blutgaswerte lassen auf eine Reduktion der Dicke der alveolokapillären Membran auf Normwerte schließen.

a

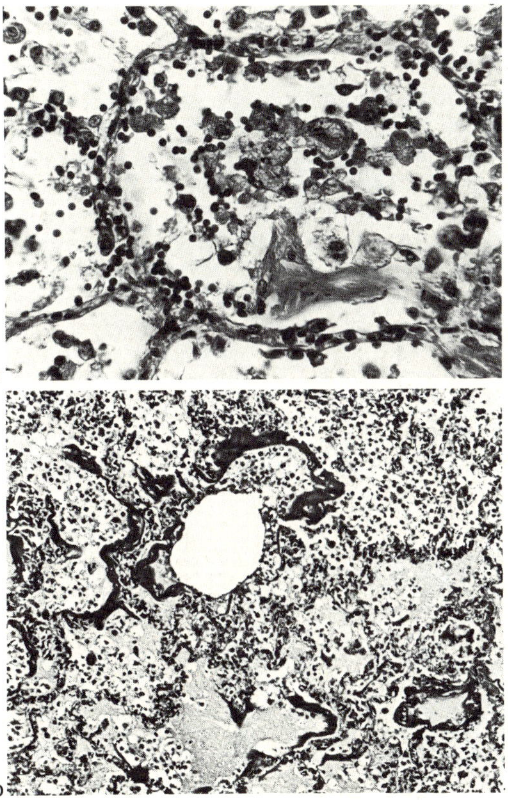

b

Abb. 27.5 Mikroskopische Befunde bei akutem Lungenversagen.

a) Alveolen mit abgelösten Alveolarepithelien und feinfädigem Fibrin in der Lichtung. Beginnende Extravasation von Erythrozyten.

b) Starkes intraalveoläres Ödem, hyaline Membranen und beginnende alveoläre Pneumonie im protrahierten Stadium des akuten Lungenversagens

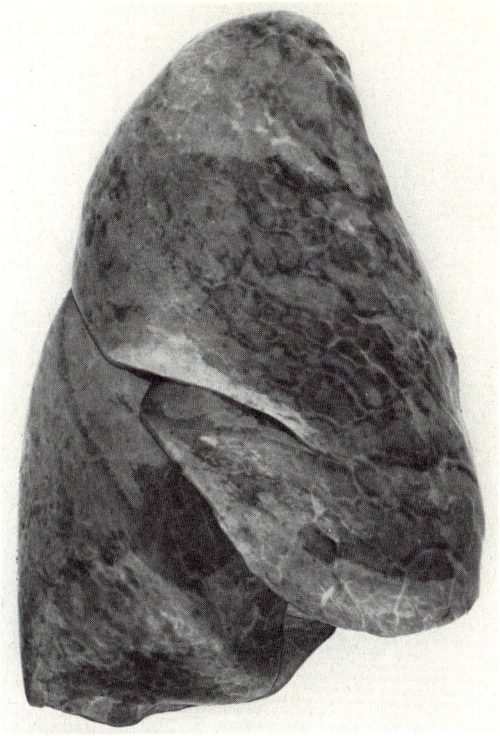

Abb. 27.6 Makroskopischer Befund einer Lunge nach akutem Lungenversagen. Flüssigkeitsreiche, fast luftleere Lunge mit kleinen Blutungen und prall gefüllten, pleuralen, netzförmigen Lymphbahnen

Spätphase (proliferative Phase)

Prognose und Verlauf des akuten Lungenversagens verschlechtern sich erheblich, wenn es nicht gelingt, binnen der ersten Tage die Mikrozirkula-

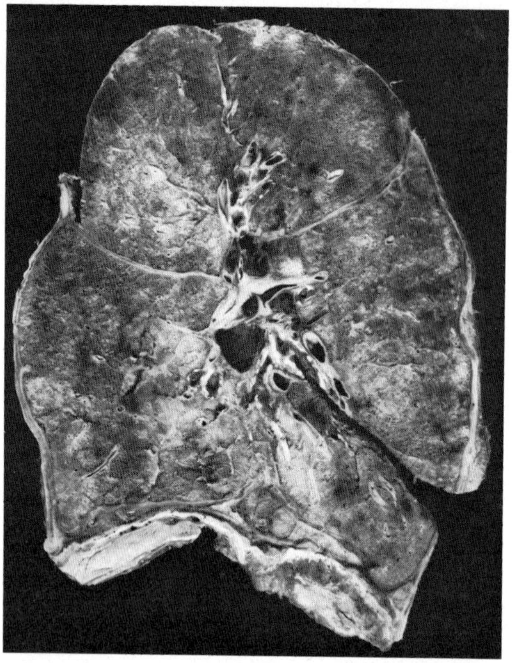

Abb. 27.7 Lungenschnittfläche 4 Wochen nach akutem Lungenversagen bei septischem Schock. Ausgedehnte feinnetzige graue interstitielle Fibrose nach Beatmung mit hohen inspiratorischen O_2-Konzentrationen. Vorbestehende Pleuraschwarte

tionsstörung und das interstitielle Ödem zu beseitigen. Zu Ödem und Schädigung der Epithelzellen tritt eine Mesenchymproliferation. Sie wird sowohl im Bereich des kräftig entwickelten perivaskulären und septalen interstitiellen Bindegewebes als auch im Interstitium der alveolokapillären Membran nachweisbar. Es kommt zur Proliferation von Bindegewebszellen mit Bildung kollagener Fasern. Gelegentlich ist bereits nur wenige Tage nach dem akuten Lungenversagen die Entwicklung einer massiven Lungenfibrose vom perialveolären Fibrosetyp nachzuweisen. Eine frühzeitige Fibrose ist nach unseren Erfahrungen besonders dann zu erwarten, wenn wegen der initialen Funktionsstörung der Lunge eine Beatmung mit hohen Sauerstoffkonzentrationen ($F_{IO_2} > 0{,}4$) über längere Zeit (> 2–3 Tage) erforderlich war (29, 49).

Die Interposition von Bindegewebe zwischen alveolärer Oberfläche und Kapillarlumen bewirkt eine in der Mehrzahl der Fälle irreversible Verbreiterung der alveolokapillären Austauschfläche mit erheblicher Steigerung der Diffusionsstörung (Abb. 27.4d). In der abnorm verbreiterten Gasaustauschmembran werden die Kapillaren von der alveolären Oberfläche abgedrängt und von proliferierenden Fibroblasten umgeben.

Die Fibrosierung im Bereich des interstitiellen Bindegewebes der Lunge und der Alveolarwandungen ist im Röntgenbild anhand der kontinuierlichen Zunahme einer streifig-netzförmigen und reiserartigen Eintrübung und Verdichtung der Lunge abzulesen (26). Die Diffusionsstörungen in der proliferativen Phase nach akutem Lungenversagen werden kompliziert durch eine fehlerhafte Regeneration von Endothelzellen und Pneumozyten (22, 37). An der reparativen Auskleidung der Alveolen beteiligen sich abnorme neugebildete Pneumozyten II, die nach morphologischen Befunden nur ungenügend Surfactant-Phospholipide enthalten (26). Eine überschießende reparative Endothelproliferation in den Alveolarkapillaren führt über eine

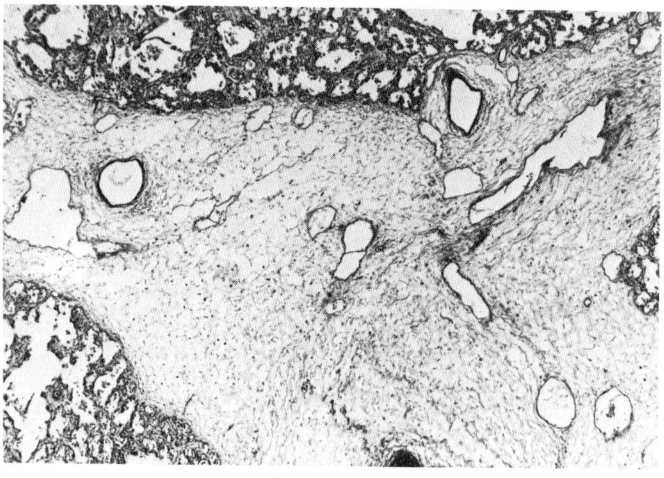

Abb. 27.8 Chronisches Ödem des interstitiellen Bindegewebes mit Faservermehrung und ektatischen Lymphgefässen in einem interlobulären Septum 14 Tage nach akutem Lungenversagen

Lumeneinengung zu einer Steigerung der klinisch meßbaren Perfusionsstörung.
Makroskopisch sind Lungen mit vorgeschrittenen Fibrosen im Endstadium nach akutem Lungenversagen verfestigt (karnifiziert, „beefy") (33) und von blaß-grauer Farbe (Abb. 27.7 und 27.8). Vorbestehende Lungenerkrankungen, insbesondere bei älteren Patienten erschweren die Aussage zur Pathogenese der erhobenen Befunde. In der Endphase des akuten Lungenversagens findet der Pathologe oft eine Kombination aus interstitieller und intraalveolärer Fibrose mit Atelektasen, Zeichen rezidivierender Blutungen und häufiger Überlagerung durch akute und rezidivierende Pneumonien. Für den Morphologen ist es im Einzelfall außerordentlich schwierig abzuschätzen, ob und in welchem Umfang die nachgewiesenen Lungenveränderungen im Anschluß an ein akutes Lungenversagen Folgen der Grundkrankheit mit komplizierenden meist entzündlichen Veränderungen oder teilweise auch Auswirkungen der therapeutischen Bemühungen sind (28, 32). Es bleibt immer zu berücksichtigen, daß die organspezifische Reaktion der Lunge auf verschiedene Noxen mit nur wenigen Ausnahmen keine sicheren Rückschlüsse auf die kausale Genese erlauben.

Klinik

von P. Lawin und R. Scherer

Aus der Ätiopathogenese und der Pathophysiologie des akuten Lungenversagens wird deutlich, daß es sich nicht um eine Primärerkrankung der Lunge handelt, sondern um ein kompliziertes pathologisches Geschehen, bei dem die Lunge das Erfolgsorgan darstellt. Die Vulnerabilität der Lunge erklärt sich aus ihrer leicht verletzlichen anatomischen Struktur, ihrer zentralen Lage und der vitalen Bedeutung für den gesamten Organismus.
Deshalb muß in der Praxis der Kreis von Patienten besonders sorgfältig überwacht werden, der am stärksten von dieser gefährlichen Störung bedroht ist. Hierzu zählen alle Patienten in einem sogenannten „low flow state", mit Flüssigkeitsverschiebungen, relativer oder absoluter Hypervolämie wie zum Beispiel nach Massivtransfusionen sowie Gerinnungsstörungen. Eine verminderte funktionelle Residualkapazität bei alten, adipösen Patienten besonders in der postnarkotischen Phase ist ein weiterer prädisponierender Faktor. Unter diesen genannten Voraussetzungen kann eine Sepsis, ein Schock, ein Trauma oder eine hypertensive Krise ein akutes Lungenversagen auslösen (53).

Zur Vermeidung gefährlicher Veränderungen der Membranpermeabilität durch Hypoxie muß die Beeinflussung dieser auslösenden Faktoren das Ziel jeder vorausschauenden Intensivtherapie sein. Die einzige Chance dieser Patienten, ein akutes Lungenversagen zu überleben, liegt in der rechtzeitigen Diagnose und Behandlung. Doch die ersten klinischen Zeichen eines sich ankündigenden Lungenversagens sind undramatisch und können leicht übersehen werden. Die Zunahme der spontanen Atemfrequenz ist möglicherweise ein Zeichen für eine verminderte Compliance; eine vermehrte Totraumventilation, besonders bei gleichzeitigem Abfall des Atemzugvolumens bedeutet eine alveoläre Hypoventilation. Oft kündigt ein Absinken des P_{aCO_2} diese Entwicklung an, noch bevor sich der P_{aO_2} verschlechtert. Die reduzierte funktionelle Residualkapazität wird an einem Rückgang der Vitalkapazität deutlich.
Das früheste Symptom jedoch bleibt im allgemeinen unerkannt, da sich die deutliche Zunahme des pulmonalen Gefäßwiderstandes nur mit Hilfe eines Pulmonaliskatheters erkennen läßt. Die Vergrößerung der AaD_{O_2} weist auf einen unphysiologischen Shunt ($\dot{Q}_S/\dot{Q}_T$) hin, zusammen mit einer vermehrten Totraumventilation (V_D/V_T) kann man sich ein Bild von der Ventilations-Perfusions-Störung (V/Q) machen.
Die Röntgenaufnahme des Thorax gibt außer spindelförmig aufgetriebener Lungengefäße zunächst keinen eindeutigen Hinweis auf eine Lungenfunktionsstörung. Erst wenn es zu einer erheblichen Flüssigkeitseinlagerung gekommen ist, wird die typische milchglasartige Trübung und die Bildung wolkig-konfluierender Verschattung beobachtet, die rasch wechseln und nicht lappen- oder segmentgebunden sind.
Für die Diagnose des akuten Lungenversagens gibt es aber auch einige Symptome und Zeichen, die primär die Aufmerksamkeit nicht auf die Lunge lenken. Petechien an decliven Körperpartien sind Zeichen eines Thrombozytensturzes oder einer Verbrauchskoagulopathie. Eine plötzlich auftretende Bewußtseinsstörung kann in diesem Zusammenhang auf eine Fettembolie oder einen beginnenden septischen Schock hinweisen, die ebenfalls mit einem akuten Lungenversagen verbunden sind. Zusammenfassend stützt sich die frühzeitige Diagnose des akuten Lungenversagens auf die klinischen Zeichen der Ateminsuffizienz (flache Atmung mit erhöhter Frequenz, Dyspnoe), klinische Hinweise auf eine vermehrte Totraumventilation, eine Vitalkapazität von weniger als 10 ml/kg KG und eine AaD_{O_2} von mehr als 350 mm Hg bei einem

F_{IO_2} von 1,0 (46). Wenn der P_{aO_2} trotz Sauerstoffinsufflation mit erhöhtem F_{IO_2} über eine Maske nicht ansteigt und die AaD_{O_2} zunimmt, sind weitere Maßnahmen zur Stützung der Lungenfunktion so schnell wie möglich zu ergreifen.
Auch wenn die in Kapitel 16 genannten Leitlinien für den Beginn der Beatmungsbehandlung für das akute Lungenversagen gültig sind, sollte unter Beachtung der klinischen Situation und der prädisponierenden Faktoren dem Trend mehr Beachtung geschenkt werden, als dem absoluten Wert der einzelnen Parameter.

Therapie

Die Therapie des akuten Lungenversagens stützt sich im Wesentlichen auf drei Prinzipien:

1. Verbesserung der Oxygenierung durch Erhöhung der funktionellen Residualkapazität,
2. Optimierung der Herzleistung,
3. Bilanzierung der Flüssigkeitszufuhr.

Die maschinelle Beatmung sichert eine ausreichende Ventilation atelektatischer und minderbelüfteter Alveolen. Sie kompensiert die Verminderung von Compliance und funktioneller Residualkapazität, insbesondere durch die Anwendung eines positiv endexspiratorischen Druckes. Der PEEP wird schrittweise angehoben, bis eine ausreichende Oxygenierung mit einem F_{IO_2} von weniger als 0,5 aufrechterhalten werden kann. Da es unter kontrollierter Beatmung mit positiv endexspiratorischem Druck zum HZV-Abfall kommen kann, muß auf eine Zunahme der $a\bar{v}D_{O_2}$ bzw. einen Rückgang des gemischt-venösen Sauerstoffdruckes ($P_{\bar{v}O_2}$) geachtet werden. Sinkt der gemischt-venöse Sauerstoffdruck unter 35 mm Hg ab, muß die Herzleistung durch entsprechende Volumensubstitution und kombinierte Gabe von Katecholaminen und Vasodilatatoren gesteigert werden. Diese differenzierte Therapie ist mit Hilfe eines Pulmonaliskatheters zu überwachen, da nur er die für die Therapie und Prognose entscheidenden Informationen über die Druckverhältnisse im Lungenkreislauf geben kann. Die Gefahr dieser Therapie besteht jedoch in der Zunahme des Plasmavolumens mit vermehrter Flüssigkeitsansammlung in der Lunge. Beim akuten Lungenversagen, dem eine pulmonale Permeabilitätsstörung zugrunde liegt, ist es nicht möglich, mit den sogenannten kolloid-hydrostatischen Gradienten zwischen kolloid-osmotischem Druck und dem pulmonal-kapillären Verschlußdruck (KOD – PCWP) die Flüssigkeitsbewegungen zuverlässig abzuschätzen. Dank der großen Drainagekapazität des Lymphsystems kommt es im Normalfall trotz eines Anstiegs der PCWP um 300% (4–12 mm Hg) zu keiner nennenswerten Zunahme des interstitiellen Flüssigkeitsvolumens (11, 35). Bei einer Permeabilitätsstörung jedoch tritt Flüssigkeit leichter, d. h. bei kleineren PCWP-Anstiegen, ins Interstitium über. Die Drainagekapazität des Lymphystems erreicht schneller ihr Limit, da es durch einen auf neurogen-reflektorischem Wege zustande kommenden Lymphangiospasmus oder eine Lymphangioparalyse zum Stillstand der Lymphkontraktionen kommt (12).
Erhebliche Kontroversen bestehen zur Zeit noch bei der Wahl der zur Volumensubstitution verwendeten Flüssigkeit. Kristalloide Lösungen haben eine zeitlich begrenzte Wirkung, da sie rasch ins Interstitium übertreten und außerdem durch Verdünnung den kolloid-osmotischen Druck senken (58). Kolloidale Lösungen dagegen haben eine längere intravasale Verweildauer.
Für die beim akuten Lungenversagen gestörte Permeabilität der Lunge haben diese Überlegungen kaum Bedeutung, da beide Flüssigkeiten leicht ins pulmonale Interstitium übertreten können. Kolloidale Substanzen ziehen zusätzlich Wasser an und erhöhen so die Drücke im pulmonalkapillären Strombett (11). Die Folge ist eine Zunahme des Ödems. Es ist nachgewiesen worden, daß im Zustand des sogenannten „capillary-leak“-Syndroms applizierten und für den Patienten „gut gemeinten“ Humanalbuminlösungen in Interstitium und Alveole diffundieren (32) und dort zur beschleunigten Proliferation und Verschlimmerung des akuten Lungenversagens beitragen. Es ist unklar, ob die Wirksamkeit der pulmonalen Lymphdrainage abhängig ist vom kolloid-osmotischen Druck der interstitiellen Flüssigkeit. Unter normalen Bedingungen sorgt das Phänomen des sogenannten „protein-wash-out“ für die Aufrechterhaltung eines kleinen Gradienten zwischen onkotischem Druck des Plasmas und dem des Interstitiums (54). Das Lymphsystem kann also normalerweise unterschiedliche Mengen kolloidaler Substanzen bewältigen. Es gibt keinen Hinweis, daß exogen zugeführtes Albumin von dem pulmonalen Lymphsystem anders behandelt wird als die gleiche körpereigene Substanz (44). Im akuten Lungenversagen jedoch gibt es keinen onkotischen Druckgradienten zwischen Plasma und Interstitium (11), bedingt durch die gestörte Membranpermeabilität und die dekompensierte Lymphdrainage.
Da es noch keine befriedigende Lösung dieses Problems gibt, muß sich die Therapie weitgehend auf klinische Erfahrung stützen. Die Volumensubstitu-

tion mit hochprozentigen Albumingaben ist gerechtfertigt, wenn eine deutliche Hypalbuminämie und ein erniedrigter kolloid-osmotischer Druck vorliegen.

Eine Hypervolämie muß aber unbedingt vermieden werden. Da wegen der Permeabilitätsstörung im akuten Lungenversagen – im Gegensatz zu der Situation beim reinen Linksherzversagen – die onkotischen Faktoren der Starling-Gleichung eine geringere Bedeutung haben als in der gesunden Lunge, ist der pulmonal-kapilläre Verschlußdruck (PCWP) einmal mehr geeignet, die Volumensubstitution zu steuern. BONE (9) empfiehlt Albumine so einzusetzen, daß der PCWP weniger als 15 mmHg beträgt. Wegen der drohenden Hypervolämie wird allgemein empfohlen, den Patienten „auf der trokkenen Seite“ zu halten. Diese Auffassung sollte so präzisiert werden, daß das interstitielle Wasservolumen und nicht das Plasmavolumen auf der trokkenen Seite zu halten ist (44).

Da die interstitiellen Flüssigkeitsbewegungen im akuten Lungenversagen im wesentlichen nur noch von hydrostatischen Faktoren der Starling-Gleichung bestimmt werden, ist dies kaum so differenziert zu verwirklichen. Eine massive Diurese und Dehydratation würde in erster Linie das Plasmavolumen reduzieren und das interstitielle Flüssigkeitsvolumen nur wenig beeinflußen. Das Ziel der Behandlung sollte eine leicht negative Wasserbilanz sein. Neben der Reduzierung des in Infusionslösungen angebotenen freien Wassers sollte bei der Bilanzierung die in Aerosolen zugeführten Wassermengen und das Oxidationswasser nicht vergessen werden. Ferner sollte auf eine genaue Natriumbilanz geachtet werden, dabei muß auch der Natriumgehalt der verschiedenen Antibiotikapräparationen und der Pufferlösungen ($NaHCO_3$) berücksichtigt werden. Diese Bemühungen werden durch eine maßvolle Therapie mit Diuretika (Lasix) und Aldosteron-Antagonisten unterstützt. Der kombinierte Einsatz von Diuretika und Albumin kann zwar eine erhöhte AaD_{O2} vermindern (59), vergrößert aber auch das Plasmavolumen. Eine bessere Mobilisierung des in der Lunge eingelagerten Wassers konnte mit dieser Kombination nicht nachgewiesen werden (59). Eine weitere Möglichkeit, dem Körper Wasser zu entziehen, besteht in der Hämofiltration, durch die sich mehrere Liter Plasmawasser abpressen lassen.

Liegt gleichzeitig eine Niereninsuffizienz mit Elektrolytstörungen vor, so muß die Hämodialyse eingesetzt werden. Patienten mit fortschreitendem akuten Lungenversagen sind in besonderem Maße von einer akuten Niereninsuffizienz bedroht. Neben der beamtungsbedingten Umverteilung der Nierenperfusion können zahlreiche andere Faktoren die Nierenfunktion beeinträchtigen. Die Anwendung von Antibiotika wie Aminoglykosiden und Cephalosporinen zur Behandlung septischer Komplikationen in Kombination mit Diuretika wie Furosemid und Ethacrinsäure ist oft unvermeidlich.

Das Auftreten eines ischämischen oder toxischen Nierenversagens verschlechtert die Prognose des akuten Lungenversagens. HEDLEY-WHYTE (19) berichtet in diesem Zusammenhang von einer Mortalitätsrate von über 80%. Die Aufrechterhaltung einer ausreichenden Nierenperfusion ist die beste Prophylaxe dieser Komplikation. Neben einem ausreichenden Herzzeitvolumen kann die Nierenperfusion zusätzlich durch die Gabe von Dopamin in einer Dosierung von 6 μg/kg KG verbessert werden. Durch die Wirkung auf spezielle Dopaminrezeptoren nimmt der renale Blutfluß, die glomeruläre Filtrationsrate (GFR), die Urinproduktion und die Natrium- und Kaliumausscheidung zu (16).

Die Rolle der Glukokortikoide in der Therapie des akuten Lungenversagens wird trotz erfolgverprechender Ergebnisse im tierexperimentellen hämorrhagischen Schock (47, 52) noch unterschiedlich beurteilt (45). Hohe Dosen Methylprednisolon (30 mg/kg KG) oder Dexamethason (5 mg/kg KG) sollen Mikrozirkulationsstörungen vorbeugen. Dazu müssen sie aber unmittelbar vor dem Einsetzen der Mikrozirkulationsstörung gegeben werden, spätestens jedoch bevor sich das akute Lungenversagen voll entwickelt hat. Die Kortikoide bewirken eine Vasodilatation und einen Anstieg des Herzzeitvolumens. Die Verminderung des präkapilären Widerstands soll die Mikroperfusion verbessern. Ein membranstabilisierender Effekt reduziert die Freisetzung lysosomaler Enzyme und verringert die Gefahr des Lungenödems (42). Schließlich sollen die Kortikoide eine regenerierende Wirkung auf das Surfactantsystem haben (42) und das Fibrozytenwachstum in Lymphkulturen hemmen und damit möglicherweise die Proliferationsphase des akuten Lungenversagens im Interstitium und in den Alveolen bremsen. Gleichzeitig werden jedoch andere Zellen des retikuloendothelialen Systems in ihrer Funktion eingeschränkt. Eine wiederholte Gabe setzt den Patienten der Gefahr schwerster septischer Komplikationen aus.

Die Prognose des akuten Lungenversagens hängt ab von der frühzeitigen Diagnosestellung und dem Ausmaß der das akute Lungenversagen unterhaltenden Noxe.

Einen entscheidenden Einfluß auf die Prognose des mit Respiratortherapie behandelten akuten Lungenversagens hat die Hämodynamik und insbesondere die Leistung des rechten Herzens. Die therapeutischen Bemühungen müssen dabei zum Ziel haben, dem an Volumenarbeit gewöhnten rechten Herzen die nunmehr erforderliche Druckarbeit durch medikamentöse Therapie zu erleichtern (S. 16.18).
Bei der Anwendung von Sauerstoff ist darauf zu achten, daß der geringste notwendige F_{IO_2} angewendet wird, um eine zusätzliche Schädigung der Lunge durch Sauerstoff zu vermeiden. Es gilt einen P_{aO_2} von mindestens 80 mm Hg zu erreichen.
Neue erfolgversprechende Vorschläge für das Behandlungskonzept beim akuten Lungenversagen (23) bestehen darin, die Beatmung konsequent mit IMV und hohem PEEP-Niveau anzuwenden, d.h. auf eine kontrollierte Beatmung mit PEEP zu verzichten (S. 16.8). Bei diesem Konzept wird vorgeschlagen, den Shunt zum Steuerglied der Beatmung und Flüssigkeitsbilanzierung zu machen. Die Zufuhr von kolloidalen Substanzen wird strikt abgelehnt, zur Vermeidung eines Nierenversagens werden dagegen große Mengen kristalloider Lösungen in Form von Ringer-Lactat und Glucose empfohlen (23). Eine stark positive Wasserbilanz wird in Kauf genommen.
Beim Auftreten von therapierestistenten Funktionsstörungen weiterer Organe wie Niere, Leber, hämostasiologischem System und dem Fortbestehen eines septischen Zustandes verschlechtert sich die Prognose zunehmend und wird infaust. Bei dem schmalen Grad der dem Kliniker verbleibenden Möglichkeiten muß abgewogen werden zwischen noch reversiblen und bereits irreversiblen Organschädigungen. Solange keine Möglichkeit besteht, die auslösenden Faktoren des akuten Lungenversagens zu beherrschen, ist eine weitere Behandlung des manifesten akuten Lungenversagens wenig aussichtsreich und eine eventuelle Dialysetherapie sinnlos. Dies gilt besonders für die schweren Krankheitsbilder wie septischer Schock, Peritonitis, akute nekrotisierende Pankreatitis. Nur wenn die Beseitigung des akuten abdominellen Zustandes möglich erscheint, sollten alle intensivtherapeutischen Maßnahmen in vollem Umfang und frühzeitig eingesetzt werden (43).

Anhang

Fettemboliesyndrom

Pathophysiologie

Das Fettemboliesyndrom ist als Variante des posttraumatischen Schocks aufzufassen. Es wird bei 0,6–3% aller schweren Verletzungen diagnostiziert. Ein wesentlicher pathogenetischer Faktor der Fettembolie ist der protrahierte, posttraumatische Schock mit seinen Mikrozirkulationsstörungen und Veränderungen der Phosphatidsynthese, die zur Entemulgisierung des Fettes führen. Das Fett fließt in größeren Tröpfchen zusammen und ist dann in der Lage, periphere Lungengefäße zu verlegen. Passiert das Fett den Lungenfilter – oder umgeht ihn über arteriovenöse Anastomosen –, kommt es zur Fettembolie im großen Kreislauf mit überwiegend zerebraler Symptomatik. Pathophysiologie und Entstehungsmechanismen sind jedoch noch nicht vollständig geklärt. Das Fettemboliesyndrom tritt häufiger auf, als es in der Praxis diagnostiziert wird. Seine Symptomatik wird häufiger überlagert von direkten Traumafolgen, besonders bei Thorax- und Schädelverletzungen. Patienten mit Frakturen und Zertrümmerungen langer Röhrenknochen sind für eine Fettembolie prädestiniert. Oft tritt eine massive Fettembolie auf bei weniger ausgeprägten Verletzungen wie z.B. nach Unterschenkel- oder Oberschenkelfrakturen bei meist jugendlichen Patienten. Auch Weichteilverletzungen und schwere Erschütterungen können ein Fettemboliesyndrom auslösen.

Klinik

Prinzipiell werden zwei unterschiedliche Verlaufsformen des Fettemboliesyndroms beschrieben, die jedoch auch gleichzeitig bei einem Patienten auftreten können.
Die *pulmonale Fettembolie* zeigt typische, wenn auch unspezifische Veränderungen an der Lunge und im kleinen Kreislauf. Pathologisch-anatomisch stellen sie sich als Verlegung von Arteriolen und Kapillaren durch Fettsubstanzen dar. Dies führt zu einer Störung des pulmonalen Gasaustausches und aufgrund einer erhöhten Rechtsherzbelastung zu einer erheblichen Myokardfunktionsstörung.
Die Symptome der pulmonalen Fettembolie sind neben einem schweren Schockzustand: Tachykardie, Dyspnoe, Zyanose, Beklemmungsgefühl, Hustenreiz und Blutdruckabfall. Klinisch sind

Rasselgeräusche und Bronchopneumonien zu diagnostizieren. Im EKG zeigen sich Veränderungen im Sinne von Außenschichtschäden und Rechtsbelastung. Die Röntgenaufnahme des Thorax läßt bei relativ kurzfristigen Verlaufskontrollen die sich ankündigenden Veränderungen erkennen. Neben einem bereits frühzeitig zu beobachtenden erheblich vergrößerten Rechtsherzschatten wird es auch innerhalb kurzer Zeit zu einer Dilatation des linken Herzens kommen. Abgesehen von den Veränderungen der Herzkontur werden im Lungenparenchym erst später die entstandenen Schäden sichtbar. Die Lunge bietet dann das typische Bild des „Schneegestöbers“. Die beginnende kardiorespiratorische Insuffizienz durch die akute Rechtsherzbelastung mit Anstieg des pulmonalen vaskulären Widerstandes läßt sich somit nur mit Hilfe einer kontinuierlichen pulmonalarteriellen Druck- und Herzzeitvolumenmessung erkennen. Der zentrale Venendruck gibt keinen Hinweis auf das Ausmaß der Rechtsherzbelastung in der Frühphase des Fettemboliesyndroms (Abb. 27.9).

Bei der *zerebralen Verlaufsform* stehen Bewußtseinseintrübung bis zu Bewußtlosigkeit mit Streckkrämpfen, Koma und zentrale Hyperthermie im Vordergrund. Nachgewiesene Veränderungen am Augenhintergrund sind im Zusammenhang mit der Klinik und in differentialdiagnostischer Abgrenzung zur Angiopathia traumatica als spezifische Symptome des Fettemboliesyndroms zu werten. Der Augenhintergrundbefund mit den typischen Zeichen der Fettembolie wird wie folgt beschrieben.

Die Makula ist in ein gräulich, quer ovales, scharfes, aber schattig begrenztes Ödem einbezogen und präsentiert sich als sogenannter „kirschroter“ Fleck. Am gesamten hinteren Augenpol sieht man multiple weiße, flauschige Cotton-wool-Herde, die histologisch als Fettablagerungen zu deuten sind. Dieser Befund ist bei erfolgreicher Behandlung reversibel, jedoch nicht bei allen zerebralen Verlaufsformen nachweisbar.

Weitere Symptome des Fettemboliesyndroms sind Petechien am Stamm, aber auch an Nacken und Oberkörper sowie eine verminderte Urinausscheidung mit Harnstoff-N-Erhöhung. Der Fettnachweis im Urin ist von zweifelhaftem Wert. Eine Störung der Leberfunktion und Blutungen aus dem Magen-Darm-Trakt können hinzukommen.

Therapie

Es gibt keine spezifischen Behandlungsmöglichkeiten des Fettemboliesyndroms. Eine konsequente Behandlung der Schocksituation mit ausreichender Volumensubstitution ist die einzige Möglichkeit der Prophylaxe dieses schweren Krankheitsbildes. In diesem Zusammenhang kommt der Behandlung der schockbedingten Mikrozirkulationsstörungen mit niedermolekularen Dextranlösungen (Rheomacrodex) eine besondere Bedeutung zu. Die Therapie des Fettemboliesyndroms besteht im übrigen in einer Beatmung mit positiv-endexspiratorischem Druck (PEEP) und einer differenzierten Infusionstherapie mit dem Ziel einer Optimierung von Gasaustausch und Herzleistung. Hierbei sind die Messung der Hämodynamik des kleinen Kreislaufs und daraus folgende therapeutische Maßnahmen entscheidend für den Therapieerfolg. In Abb. 27.9 wird die kombinierte Gabe von Catecholaminen (Dopamin) und Vasodilatatoren (Nitroglycerin) dargestellt.

Durch die positiv inotrope Wirkung von Dopamin bei gleichzeitiger Senkung des pulmonalarteriellen Druckes durch Nitroglycerin wird die Druckarbeit des rechten Herzens vermindert und somit die Myokardfunktion des Herzens verbessert.

Eine Verbesserung der Fettemulgation kann durch Verabreichung von Cholinphospholipiden (Lipostabil Nattermann) erreicht werden, die auch als physiologische Fettemulgatoren eine Rolle spielen. Die Cholinphospholipide sollten bei allen schwe-

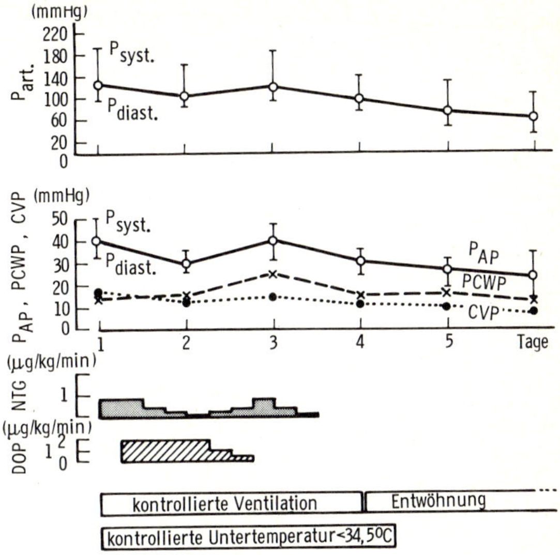

Abb. 27.9 Simultan gemessene Drücke im System- und Lungenkreislauf während der ersten 5 Behandlungstage bei einer fundoskopisch gesicherten Fettembolie eines 19jährigen. Trotz der Belastung des rechten Herzens bleibt der zentral-venöse Druck CVP unbeeinflußt

ren Traumen prophylaktisch in einer Dosierung von 40–50 ml Lipostabil pro Tag über 4–5 Tage verabreicht werden. Bei Auftreten von Zeichen einer Fettembolie ist die Tagesdosis auf das Doppelte zu erhöhen.
Von anderen Arbeitsgruppen wird eine Heparintherapie als sinnvoll erachtet, wobei neben der Thromboseprophylaxe aber auch an den lipaseaktivierenden Effekt mit Anstieg der freien Fettsäuren gedacht werden sollte.

Luftembolie

Eine Luftembolie entsteht durch Eindringen von Luft in die venöse Strombahn. Als Ursache kommen vor allem in Betracht: Eröffnung großer Venen an Hals und Thorax) auch durch einen Vena-cava-Katheter möglich) und Überdrucktransfusion mit unzureichender Sicherung. Durch eine massive Luftembolie kommt es zu einer Luftansammlung im rechten Herzen mit akuter Überdehnung der rechten Kammer und Verlegung der Lungenausflußbahn. Luftmengen von mehr als 60 ml sollen tödlich wirken.
Die klinischen Erscheinungen sind Bewußtlosigkeit, Schock, Dyspnoe, Schnappatmung. Auskultatorisch ist über dem Herzen das unverkennbare Mühlengeräusch zu hören, röntgenologisch ist die Luft im rechten Herzen nachweisbar.
Erste therapeutische Maßnahme ist die Lagerung des Patienten auf die linke Seite in Kopftieflage. Dadurch wird die Blockierung der pulmonalen Ausflußbahn durch Luft und Schaum verhindert. Die Punktion des rechten Ventrikels im zweiten bis dritten ICR links kann die Überdehnung der rechten Kammer beseitigen und einen Teil der Luft aus dem Herzen entfernen. Die weitere Behandlung ist symptomatisch und besteht in Sauerstoffatmung und Digitalisierung.

Literatur

1 Backmann, R.: Die terminale Lungenstrombahn. In: Lungenzirkulation, hrsg. von H. Rink. Schattauer, Stuttgart 1970
2 Benzer, H.: Respiratorbehandlung und Oberflächenspannung in der Lunge. Springer, Berlin 1969
3 Benzer, H.: Die Oberflächenspannung in der Lunge und ihre Bedeutung für die Reanimation des Neugeborenen. Anaesthesist 20 (1971) 257
4 Benzer, H., M. Baum, G. Blümel, J. Bolcic, K. Irsigler, W. Tölle: Das Verhalten des Antiatelektasestoffes der Lunge bei experimentellen posttraumatischen Zustandsbildern. Langenbecks Arch. Klin. Chir. 329 (1971) 637
5 Benzer, H., W. Haider, A. Geyer, N. Mutz, G. Pauser: Atemmechanische und Surfactant-bedingte Störfaktoren bei der Entstehung des akuten Lungenversagens. In: Klinische Anästhesiologie und Intensivtherapie, Bd. XX. Akutes Lungenversagen, hrsg. von F. W. Ahnefeld, H. Bergmann, C. Burri, W. Dick, M. Halmágyi, G. Hossli, E. Rügheimer. Springer, Berlin 1979
6 Bergmann, H.: Einführungsreferat zum Thema Beatmungslunge. Kongreßbericht der Jahrestagung der Deutschen Gesellschaft für Anästhesiologie und Wiederbelebung. Erlangen 2.–5. Okt. 1974 (S. 419)
7 Bleyl, U.: Hämostase und Schocklunge. Verh. dtsch. Ges. Path. 62 (1978) 39–54
8 Bleyl, U.: Die Histophysiologie und Histopathologie der terminalen Lungenstrombahn bei akutem Lungenversagen. In: Klinische Anästhesiologie und Intensivtherapie, Bd. XX. Akutes Lungenversagen, hrsg. von F. W. Ahnefeld, H. Bergmann, C. Burri, W. Dick, M. Halmágyi, G. Hossli, E. Rügheimer. Springer Berlin 1979
9 Bone, R. C.: Treatment of adult respiratory distress syndrome with diuretics, dialysis and positive end-expiratory pressure. Crit. Care Med. 6 (1978) 136
10 Bordt, J., K.-M. Müller: Lungendurchblutung bei Lungenarterienembolie ohne Lungeninfarkt. Fortschr. Röntgenstr. 126 (1977) 87
11 Civetta, J. M.: A new look at the Starling equation. Crit. Care Med. 7 (1979) 84
12 Földi, M.: Die Bedeutung des Lymphgefäßsystems der Lunge in Physiologie und Pathophysiologie. In: Volumenregulation und Flüssigkeitslunge, hrsg. von P. Eckert. Intensivmedizin-Notfallmedizin-Anaesthesiologie, Bd. II. Thieme, Stuttgart 1976
13 Giese, W.: Über die Endstrombahn der Lunge. In: Lungen und kleiner Kreislauf. Bad Oeynhausener Gespräche, Bd. I. Springer, Berlin 1957
14 Gieseking, R.: Elektronenmikroskopische Befunde beim Atemnotsyndrom. Verh. dtsch. Ges. Path. 55 (1971) 22
15 Gil, J.: Zur Morphologie der Alveolaroberfläche. Dtsch. med. J. 21 (1970) 242
16 Goldberg, L. I.: Cardiovascular and renal actions of dopamine: Potential clinical applications. Pharmacol. Rev. 24 (1972) 1
17 Hartenauer, U., E. Götz: Hemodynamic changes in pulmonary circulation following fat embolism. Abstract 516, proceedings of the 3rd Belgian Anaesthesiological Congress Antverp Oct. 1979, Bd. II. Acta anaesth. belg., Suppl. 1 (1980) 31
18 v. Hayek, H.: Die menschliche Lunge. Springer, Berlin 1970
19 Hedley-Whyte, J., G. E. Burgess III., T. W. Feeley, M. G. Miller: Problems of renal failure. In: Applied Physiology of Respiratory Care, hrsg. von J. Hedley-Whyte, G. E. Burgess III., M. G. Miller. Little, Brown & Co., Boston 1976
20 Herzog, H.: Klinik und Pathophysiologie der Schocklunge Verh. dtsch. Ges. Path. 62 (1978) 12–23
21 Junghans, W.: Die Endstrombahn der Lunge im postmortalen Angiogramm. Virchows Arch. path. Anat. 331 (1958) 263
22 Kaplan, H. P., F. R. Robinson, Y. Kapanci, E. R. Weibel: Pathogenesis and reversibility of the pulmonary lesions of oxygene toxicity in monkeys. I. Clinical and light microscopic studies. Lab. Invest. 20 (1969) 94
23 Kirby, R. R. u. Mitarb.: High level positive end expiratory pressure (PEEP) in acute respiratory insufficiency. Chest 67 (1975) 156
24 Klika, E.: L'ultrastructure des vaisseaux lymphatiques des poumons. C. R. Ass. Anat. 142 (1969) 1073
25 Kubik, S.: Anatomie der Lymphgefäße der Lunge. In: Volumenregulation und Flüssigkeitslunge, hrsg. von M. Zindler, R. Purschke. Intensivmedizin-Notfallmedizin-Anästhesiologie, Bd. II. Thieme, Stuttgart 1976 (S. 10)
26 Mittermayer, Ch., U. N. Riede: Spätphase der Schocklunge. Verh. dtsch. Ges. Path. 62 (1978) 54–65
27 Mittermayer, Ch., J. Hassenstein, U. N. Riede: Is shock-indu-

ced lung fibrosis reversible? A report on recovery from „Shock-Lung". Path. Res. Pract. 162 (1978) 73–87
28 Müller, K.-M.: Folgen der Respiratorbeatmung an Tracheobronchialsystem und Lunge. In: Klinische Anaesthesiologie und Intensivtherapie, Bd. XX. Akutes Lungenversagen. Springer, Berlin 1979 275–287
29 Müller, K.-M.: Zur Frage der Sauerstofftoxizität bei der Beatmung. Prakt. Anäesth. 14 (1979) 487
30 Müller, K.-M., H.D. Berkel: „Gelbe hyaline Membranen". Folge eines protrahierten Schocks. Verh. dtsch. Ges. Path. 62 (1978) 209–213
31 Müller, K.-M., J. Bordt: Der Bronchialarterienkreislauf unter krankhaften Verhältnissen. Prax. Pneumol. 34 (1980) 324–331
32 Müller, K.-M., E. Grundmann: Pathologisch-anatomische Veränderungen nach akutem Lungenversagen. In: Aktuelle Probleme der Intensivbehandlung, Bd. II, hrsg. von P. Lawin, M. Wendt. Intensivmedizin-Notfallmedizin-Anästhesiologie, Bd. XVII. Thieme, Stuttgart 1980
33 Nash, G., J.B. Blennerhassett, H. Pontoppidan: Pulmonary lesions associated with oxygen therapy and artificial ventilation. New Engl. J. Med. 276 (1967) 368
34 Pfeifer, M., P. Eckert, B. Rauchenberger: Zur Pathophysiologie der experimentellen Lungenkontusion. In: Volumenregulation und Flüssigkeitslunge, hrsg. von P. Eckert. Intensivmedizin-Notfallmedizin-Anästhesiologie, Bd. II. Thieme, Stuttgart 1976
35 Prichard, J.S., B. Rajagopalan, G. de J. Lee: Experimental and theoretical studies on the aetiology of adult respiratory distress syndrome. Herz 2 (1977) 449
36 Pump, K.K.: Distribution of bronchial arteries in the human lung. Chest 62 (1972) 447
37 Riede, u.N., Ch. Mittermayer, K. Bensing: Morphologische und ultrastrukturelle Aspekte der Schocklunge. Intensivmedizin, Suppl. (1976) 71
38 Riede, U.N., H. Joachim, J. Hassenstein, U. Costabel, W. Sandritter, P. Augustin, Ch. Mittermayer: The pulmonary air-blood barrier of human shock lungs (a clinical, ultrastructural and morphometric study). Path. Res. Pract. 162 (1978) 41–72
39 Riesner, K.: Normale Anatomie der Erwachsenenlunge. Verh. dtsch. Ges. Path. 62 (1978) 23–29
40 Sandritter, W., C. Mittermayer, U.N. Riede, N. Freudenberg, H. Grimm: Shock lung syndrome (a general review). Path. Res. Pract. 162 (1978) 7–23
41 Schoedel, W.: Physiologische Grundlagen des Atemnotsyndroms. Verh. dtsch. Ges. Path. 55 (1971) 2
42 Schricker, K.T.: Prophylaxe und Therapie gestörter Mikrozirkulation in der Lunge. In: Klinische Anästhesiologie und Intensivmedizin, Bd. XX. Akutes Lungenversagen, hrsg. von F. W. Ahnefeld, H. Bergmann, C. Burri, W. Dick, M. Halmágyi, G. Hossli, E. Rügheimer. Springer, Berlin 1979
43 Schuster, H.P., M. Neher, H. Schönborn, F. Kümmerle: Akutes Nieren- und Lungenversagen bei diffuser Peritonitis und hämorrhagisch-nekrotisierender Pankreatitis. Dtsch. med. Wschr. 105 (1980) 82
44 Shoemaker, W.C., C.J. Hauser: Critique of crystalloid versus colloid therapy in shock and shock lung. Crit. Care Med. 7 (1979) 117
45 Siegel, J.H.: Acute post-traumatic pulmonary insufficiency and the adult respiratory distress syndrome. In: Handbook of Critical Care, hrsg. von J.L. Berk u. Mitarb. Little, Brown & Co., Boston 1976 (S. 35)
46 Skillman, J.J.: Respiratory insufficiency. In: Intensive Care, hrsg. von J.J. Skillman. Litte, Brown & Co., Boston 1975 (S. 513)
47 Webb, W.R., Wax, S.D.: Pulmonary microcirculation. In: Akutes progressives Lungenversagen, hrsg. von O. Mayrhofer-Krammel, G. Schlag, H. Stoeckel. Intensivmedizin – Notfallmedizin – Anästhesiologie, Bd. XVI. Thieme, Stuttgart 1979
48 Weibel, E.R., J. Gill: Electron microscopic demonstration of an extracellular duplex lining layer of alveoli. Resp. Physiol. 4 (1968) 42
49 Weibel, E.R.: Toxische Auswirkungen erhöhter Sauerstoffspannung auf die Lunge. In: Lungenveränderungen bei Langzeitbeatmung, hrsg. von K. Wiemers, K. L. Scholler. Thieme, Stuttgart 1973
50 Weil, M.H., R.J. Henning, V.K. Puri: Colloid oncotic pressure: clinical significance Crit. Care Med. 7 (1979) 113
51 v. Wichert, P.: Alveolarwandphysiologie und Surfactant. Verh. dtsch. Ges. Path. 62 (1978) 29–34
52 Wilson, J.W.: Some cellular considerations for pulmonary failure as influenced by neurologic controls. In: Akutes progressives Lungenversagen, hrsg. von O. Mayrhofer-Krammel, G. Schlag, H. Stoeckel. Intensivmedizin – Notfallmedizin – Anästhesiologie, Bd. XVI. Thieme, Stuttgart 1979
53 Wolff, G.: Die Klinik des akuten Lungenversagens. In: Klinische Anästhesiologie und Intensivtherapie, Bd. XX. Akutes Lungenversagen, hrsg. von F. W. Ahnefeld, H. Bergmann, C. Burri, W. Dick, M. Halmágyi, G. Hossli, E. Rügheimer. Springer, Berlin 1979
54 Zarins, C.K., Rice, C.L., Smith, D.E. u. Mitarb.: Role of lymphatics in preventing hypooncotic pulmonary edema. Surg. Forum 27 (1976) 257
55 Zimmermann, W.F., Ch. Mittermayer, W. Vogel, H. Birzle, M. Hirschauer, D. Böttcher: Die Auswirkungen der pulmonalen Fettembolie auf die Lungenfunktion. In: Lungenveränderung bei Langzeitbeatmung, hrsg. von K. Wiemers, u. K.L. Scholler. Thieme, Stuttgart 1973

Zusammenfassende Darstellungen

56 Berk, J. L.: Handbook of Critical Care. Little, Brown & Co., Boston 1976
56a Dhom, G.: Schock und Intensivmedizin. Fischer, Stuttgart 1979
57 Heironimus, T.W., R.A. Bageant: Mechanical Artificial Ventilation, 3. Aufl. Thomas, Springfield, 1977
58 Moore, F. D., J.H. Lyons, E.C. Pierce, A.P. Morgan, P.A. Drinker, J.D. MacArthur, G.J. Dammin: Post-traumatic Pulmonary Insufficiency. Saunders, Philadelphia 1969
59 Pontoppidan, H., B. Geffin, E. Lowenstein: Acute respiratory Failure in the adult. Little, Brown & Co., Boston 1973
60 Skillman, J.J.: Intensive Care Little, Brown & Co., Boston 1975
61 Wolff, G.: Die künstliche Beatmung auf Intensivstationen, 2. Aufl. Springer, Berlin 1977
61a Wolff, G., R. Keller, P.M. Suter: ARDS – Akutes Atemnotsyndrom des Erwachsenen. Springer, Berlin 1980

Literatur zum Anhang

62 Adams, C.B.T.: The retinal manifestation of fat embolism. Injury 2 (1971) 221
63 Bleyl, U.: Die Histophysiologie und Histopathologie der terminalen Lungenstrombahn bei akutem Lungenversagen. Akutes Lungenversagen, Bd. 20; Klinische Anästhesiologie und Intensivtherapie, hrsg. von F. W. Ahnefeld, H. Bergmann u. Mitarb. Springer, Berlin 1979
64 Böttger, G., W. E. Strik: Fettembolie. Münch. med. Wschr. 112 (1970) 51
65 Burgher, L., D.E. Dines, R.L. Linscheid, E.P. Didier: Fat embolism and the adult respiratory syndrome. Mayo Clin. Proc. 49 (1974) 107
66 Collard, M.: Fettembolie. Witzstrock, Baden-Baden 1973

67 Duke-Elder, St.: System of Ophthalmology, Bd. XIV/1. H. Kimpton, London 1972 (S. 717)
68 Hartenauer, U.: Fettembolie. In: Der polytraumatisierte Patient. In: Intensivmedizin, Notfallmedizin, Anaesthesiologie (INA), hrsg. von K. Peter, P. Lawin. Thieme, Stuttgart (im Druck)
69 Hartenauer, U., E. Götz: Hemodynamic changes in pulmonary circulation following fat embolism. Abstract 516, proceedings of the 3rd Belgian Anaesthesiological Congress Antwerps Oct. 1979, Bd. II. Acta anesth. belg. Suppl. 1 (1980) 31
70 Hauss, J., H. Stellpflug, K. M. Müller, W. Frank, E. Brug: Beitrag zur Pathogenese und Klinik der posttraumatischen Fettembolie. Unfallheilkunde 81, (1978) 558
71 Hutschenreuter, K., W. E. Zimmermann: Entstehung und Behandlung einer experimentellen Fettembolie. In: Schock, Stoffwechselveränderungen und Therapie, hrsg. von W. E. Zimmermann, I. Staib. Schattauer, Stuttgart 1970
72 Jacobi, J.: Ophthalmoskopische Befunde bei Fractura basis cranii. Graefes Arch. Ophthal. 14 (968) 147
73 Koslowski, L., W. Keller, J. Durst: Die posttraumatische Fettembolie. Schattauer, Stuttgart 1971
74 Kroll, P., U. Hartenauer, J. Klein: Fundusverlaufsbeobachtungen bei Fettembolie. Klin. Mol. Augenheilk. (1980) im Druck
75 Kroupa, J., P. Lawin: Diagnostik, Therapie und Bedeutung der Fettembolie. Witzstrock, Baden-Baden 1974
76 Laver, M. B.: Kardiorespiratorische Probleme in der Intensivpflege. Langenbecks Arch. Chir. 342 (1976) 331
77 Laver, M. B.: Right ventricular function: A limiting hemodynamic factor. Zentraleuropäischer Anaesthesie-Kongreß 1977, Refresher Course. Medicine et Hygiène – Genève 1979
78 Lawin, P.: Intensivbehandlung der Fettembolie und ihrer Komplikationen. In: Diagnostik, Therapie und Bedeutung der Fettembolie, hrsg. von J. Kroupa, P. Lawin. Witzstrock, Baden-Baden 1974
79 Marr, W. G., E. G. Marr: Some observations on Purtscher's disease: traumatic retinal angiopathy. Amer. J. Ophthal. 54 (1962) 693
80 Purtscher, O.: Noch unbekannte Befunde nach Schädeltrauma. Ber. dtsch. Ophthal. Ges., Heidelberg 1910 (S. 294)
81 Stolz, Chr.: Veränderungen der Oberflächenfunktion der Lunge nach posttraumatischer Fettembolie. In: Die posttraumatische Fettembolie, hrsg. von L. Koslowski, W. Heller, J. Durst. Schattauer, Stuttgart 1971
82 Urbanek, J.: Über Fettembolie des Auges. Graefes Arch. Ophthal. 131 (1934) 11
83 Walsh, F. B., W. F. Hoyt: Clinical neuro-ophthalmology, Bd. III, 3. Aufl. Williams & Wilkins, Baltimore 1969 (S. 2445)
84 Wehner, W.: Die Fettembolie. VEB Verlag Volk und Gesundheit, Berlin 1968

28 Lungenödem

Von G. Hossli und R. Gattiker

Physiologische Vorbemerkungen

Volumen- und Druckverhältnisse in der pulmonalen Strombahn, im Interstitium und in den Alveolen

(4, 10, 17, 25)

In den Lungengefäßen, d. h. im *intravasalen Raum*, sind etwa 900 ml Blut enthalten, wovon sich nur 100 ml in den Kapillaren befinden; der Rest ist zu zwei Dritteln im venösen und zu einem Drittel im arteriellen Schenkel verteilt. Normalerweise beträgt die Füllung des *arteriellen Systems* somit etwa 250 ml; seine Kapazität kann sich aber ungefähr verdoppeln (z. B. bei einseitiger Pulmonalarterienligatur in der Lunge der Gegenseite) oder anderseits auch wesentlich abnehmen infolge Erhöhung des Gefäßtonus durch Noradrenalin und Adrenalin, wie z. B. bei Hypoxie mit sympathischer Erregung. Die Compliance des *venösen Systems* und damit das Ausmaß seiner möglichen Kapazitätsänderung beträgt mehr als das Doppelte des arteriellen: Dilatation erfolgt vor allem durch Volumenbelastung und Vasokonstriktion unter Serotonin, Adrenalin, Histamin sowie Endotoxin. Dieser Abschnitt der Strombahn ist somit von großer Bedeutung bei der Entstehung des Lungenödems; aus ihm stammt ein wesentlicher Teil der dabei austretenden Flüssigkeit. Am wichtigsten in dieser Hinsicht sind jedoch die *Kapillaren:* das in ihnen enthaltene Blutvolumen kann bei Druckerhöhung, z. B. bei gesteigertem Herzzeitvolumen (Arbeit) oder bei erhöhtem Widerstand (Mitralstenose), bis auf das Dreifache vergrößert werden. Dabei kann es sich um eine Erweiterung von bereits durchströmten oder die Wiedereröffnung von zur Zeit nicht perfundierten Kapillaren handeln.

Im *extravasalen Raum* findet sich die extrazelluläre Flüssigkeit einerseits im Lungenparenchym als freie *interstitielle Flüssigkeit* wie auch als *Lymphe* und anderseits in normalerweise sehr geringer Menge membranbedeckend in den *Alveolen.* Interstitielle Flüssigkeit und Lymphe sind gleich zusammengesetzt: Der Eiweißgehalt beträgt die Hälfte, der Albumingehalt 80% desjenigen des Plasmas. Eine Zunahme des Kapillardruckes und damit der vaskulären Mikrofiltration vermindert bei gleichbleibender Einweißpermeabilität des Endothels lediglich die Eiweißkonzentration, nicht aber den totalen Eiweißgehalt. Dabei kann der Lymphabfluß, welcher normalerweise etwa 20 ml/h beträgt, bis auf das Zehnfache ansteigen.

Flüssigkeitsgleichgewicht zwischen intra- und extravasalem Raum

Zwischen der Flüssigkeitsmenge, die aus dem arteriolenseitigen Abschnitt der Kapillaren in den interstitiellen Raum filtriert und derjenigen, welche im venulenseitigen Abschnitt reabsorbiert oder

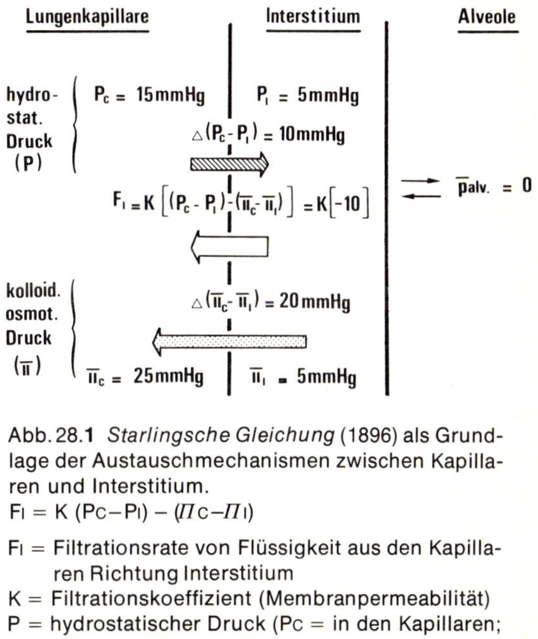

Abb. 28.1 *Starlingsche Gleichung* (1896) als Grundlage der Austauschmechanismen zwischen Kapillaren und Interstitium.

$F_I = K\,(P_C - P_I) - (\Pi_C - \Pi_I)$

F_I = Filtrationsrate von Flüssigkeit aus den Kapillaren Richtung Interstitium
K = Filtrationskoeffizient (Membranpermeabilität)
P = hydrostatischer Druck (P_C = in den Kapillaren; P_I = im Interstitium)
Π = kolloidosmotischer Druck (onkotischer) Druck (Π_C = in den Kapillaren; Π_I = im Interstitium)

Normale Lunge, angenommene, stark vereinfachte Werte):
Es besteht keine Tendenz zu überwiegendem Flüssigkeitsabstrom aus den Kapillaren ins Interstitium (zur Vereinfachung wurde hier auf die Darstellung des Lymphabstroms verzichtet); im Gegenteil – die Lungen werden normalerweise relativ „trocken" gehalten

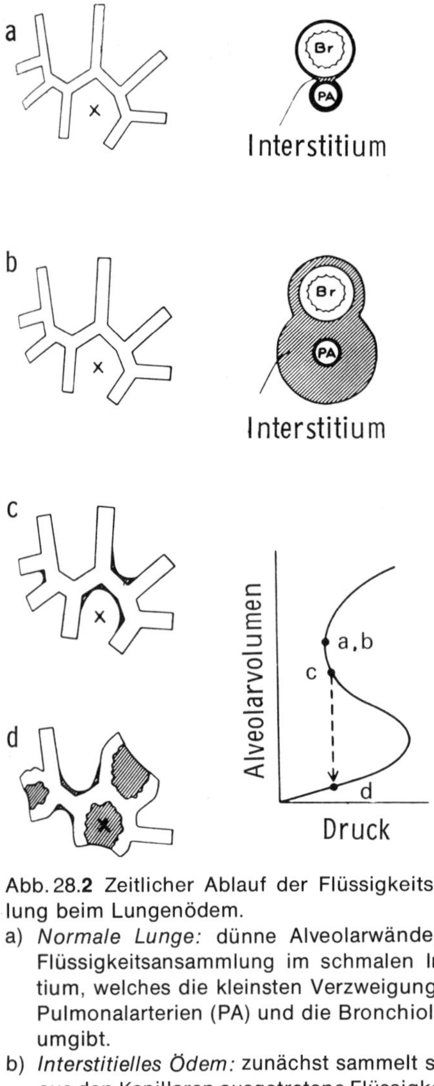

Abb. 28.**2** Zeitlicher Ablauf der Flüssigkeitssammlung beim Lungenödem.

a) *Normale Lunge:* dünne Alveolarwände, keine Flüssigkeitsansammlung im schmalen Interstitium, welches die kleinsten Verzweigungen der Pulmonalarterien (PA) und die Bronchiolen (Br) umgibt.

b) *Interstitielles Ödem:* zunächst sammelt sich die aus den Kapillaren ausgetretene Flüssigkeit ausschließlich im perivaskulären Raum und füllt diesen auf.

c) *Beginnendes alveoläres Ödem:* die Flüssigkeit verdickt jetzt die Alveolarwände und tritt auch in die Alveolen aus, wo sie sich vorerst in den stark gekrümmten Ecken sammelt (Oberflächenspannung somit am geringsten).

d) Plötzliche *Flüssigkeitsfüllung der Alveolen*: beim Erreichen einer kritischen Konfiguration reicht der Füllungsdruck der Luft in den Alveolen nicht mehr aus, diese stabil zu halten; es fließt rasch viel Flüssigkeit in die Alveolen hinein, bis eine neue, stabile Konfiguration mit weiter Krümmung der begrenzenden Oberfläche gefunden ist

(aus *N.C. Staub, H. Nagano, M.L. Pearce:* J. Appl. Physiol. 22 [1967] 227)

über die Lymphbahn abtransportiert wird, besteht überall im Gewebe – so auch in den Lungen – ein Gleichgewicht. Dabei wird der Austausch von der Kapillarwand-*Permeabilität* und -Gesamtoberfläche (Filtrationskoeffizient) sowie vor allem von der *transmuralen Differenz des hydrostatischen und des kolloidosmotischen Druckes zwischen Kapillarlumen und Interstitium* bestimmt (25, 47) (Abb. 28.1). In den Lungen hängt der hydrostatische Druck im perivaskulären Raum der Alveolarsepten stark ab vom Innendruck und der Retraktionskraft, d.h. der *Oberflächenspannung der Alveolen* (19). Die letztere wird normalerweise durch die alveoläre Grenzflüssigkeit („Surfactant", oberflächenaktive Lipoproteine) verringert, welche somit als Antiatelektasefaktor von entscheidender Bedeutung ist.

Pathogenese

(4, 6, 7, 10, 13, 15, 16, 18, 27, 30, 32–34, 37–41, 46–50, 54, 57)

Bei übermäßiger Filtration durch die Kapillarwand in das Interstitium ohne adäquate Rückresorption oder Abtransport auf dem Lymphwege kommt es zur vermehrten Ansammlung von Flüssigkeit in den Lungen, zum Lungenödem. Dabei können durch vergrößerte „Poren" resp. Defekte im Kapillarendothel bzw. vermehrte Pinozytose (*Permeabilitätserhöhung*) und – in weniger großem Ausmaß – auch im Alveolarepithel schließlich erhebliche Mengen von größeren Molekülen wie Albumin und Fibrinogen, ferner auch Blutzellen, austreten.
Das Geschehen spielt sich im Wesentlichen in drei Schritten ab (Abb. 28.2 a–d):

- Zunächst sammelt sich die ausgetretene Flüssigkeit vor allem im Raum um die kleinen Gefäße und Bronchien und weitet dann auch die Alveolarsepten aus. Schon in dieser Phase des vorderhand rein *interstitiellen Lungenödems* (Abb. 28.2, Situation b) muß es durch Verlängerung des alveolokapillären Weges zur *Erschwerung der Gasdiffusion* und durch Verkleinerung der Alveolen zu einer *Zunahme der venösen Beimischung (Shunt)* sowie zusätzlich durch die *Abnahme der Lungencompliance* zur *Verschlechterung der alveolären Ventilation* mit den charakteristischen Veränderungen der Blutgasanalyse kommen.
- Infolge weiterer Transsudation, die nicht mehr durch vermehrte Lymphdrainage kompensiert wird, beginnt bei der begrenzten Ausdehnungsfähigkeit des Lungenparenchyms unter weiterer

Zunahme des interstitiellen Druckes oder infolge vermehrter Permeabilität des Alveolarepithels der Übertritt in die Alveolen, wo vorderhand einmal die Ecken belegt werden (*wet lung*; Abb. 28.2, Situation c).

- Bei zunehmender Auffüllung der Alveolen (Abb. 28.2, Situation d), d. h. beim *alveolären Lungenödem*, kommt es praktisch schlagartig zum *Kollabieren von Alveolen*, wenn diese infolge der mit der Interstitiumsverdickung und der Auffüllung einhergehenden Verkleinerung des für die Spannung wirksamen Radius instabil werden, d.h. bei dem existierenden Druck nicht mehr gebläht werden können. Das Alveolengesamtvolumen ist stark reduziert. Es liegen nun *Diffusionsstörung* und *Shunt in ausgeprägtem Maße* vor.

Ursachen

Zum vermehrten Flüssigkeitsaustritt aus den Lungenkapillaren in den interstitiellen Raum und schließlich in die Alveolen kann es bei folgenden Ursachen kommen:

Erhöhter Kapillardruck (Abb. 28.3 a), wie z.B. bei
- Linksherzinsuffizienz (22, 33),
- Mitralvitium (22),
- pulmonaler Hypervolämie
  a) bei allgemeiner Überwässerung, Übertransfusion,
  b) zentral-nervös bedingt durch Vasokonstriktion im Körperkreislauf.
  c) (Hierher gehört wahrscheinlich auch das „neurogene“ oder „zerebrale Lungenödem“, welches meist bei akuter Hirndrucksteigerung und Hirnödem, z.B. nach Schädeltrauma (5), Subarachnoidalblutung, Apoplexie und bei Hirntumor beobachtet wird.)

Erhöhte Kapillarpermeabilität (Kapillarendothelschaden) (39) (Abb. 28.3 b) mit Eiweißaustritt und damit verminderter onkotischer Druckdifferenz bzw. *erhöhtem kolloidosmotischem Druck im Interstitium*, z.B. durch
- Hypoxie (Schock/„Schocklunge“, Lungenembolie [33], auch Luftembolie [31]),
- Toxine: Endotoxin und spezifisch kapillartoxische Substanzen wie Ammoniumchlorid, Thioharnstoffderivate, Muscarin, Heroin, Parathion, ferner Histamin und Kinine usw. im Zusammenhang mit allergischen Reaktionen, Toxine bei infektiösen Entzündungen (z.B. bei Viruspneumonie), Verbrennungen, Gestose und Eklampsie oder Leukoagglutinine, z.B. bei Transfusion („Transfusionslunge“)

Erniedrigter kolloidosmotischer Druck im Plasma durch Hypalbuminämie bei Nephrose oder Hungerödem.

Erhöhte Alveolarepithelpermeabilität (direkte Alveolarepithelschädigung), z.B. durch
- toxische Flüssigkeiten: Mendelson-Syndrom infolge Magensaft-Aspiration,
- gasförmige Lungenreizgifte: Chlorwasserstoff, Phosgen, Nitrosegase, Peroxyde, organische Lösungsmittel wie Terpentin, Xylen, Toluen usw.,
- Sauerstoff (über längere Zeit oder unter erhöhtem Druck) (14),
- direkte Hitzeeinwirkung bei Verbrennungen (56).

Erhöhte Lungenretraktionskraft infolge erhöhter Oberflächenspannung (Abb. 28.3 c) wegen Fehlen oder Auswaschen der alveolären Grenzflüssigkeit (Surfactant), z.B. bei
- Respiratory-distress-Syndrom (Atemnotsyndrom) des Neugeborenen,
- bronchopneumonischem Infekt,
- Ertrinken,
- Nulldurchblutung atelektatischer Bezirke.

Adult-respiratory-distress-Syndrom (ARDS) (3): Es kommt dabei zu schwerer Beeinträchtigung des alveolären Gasaustausches, an welcher in der Regel mehrere der erwähnten pathogenetischen Faktoren beteiligt sind, wie vor allem *erhöhte Kapillarpermeabilität* mit Kapillarendothelschaden, *erhöhte Alveolarepithelpermeabilität* mit Alveolarepithelschaden und *erhöhte Oberflächenspannung*)

Erniedrigter Alveolardruck, z.B. bei
- Höhenlungenödem (dabei als Mitursache auch Hypoxie) (23, 26, 56),
- Lungenödem „ex vacuo“ bei inspiratorischer Behinderung (Verlegung der Atemwege) unter Spontanatmung oder – meist einseitig – bei der plötzlichen Reexpansion der Lunge beim Beheben eines Pneumothorax oder bei der Punktion eines ausgedehnten Pleuraergusses (24, 35, 36, 42).

Symptomatik

(27, 32, 33, 38, 41)

a Phase des interstitiellen Lungenödems:
- *Dyspnoe* und *trockener Reizhusten* mit trockenen, bronchitischen Geräuschen bei der Auskultation, die zu Verwechslung mit Asthma bronchiale Anlaß geben können.

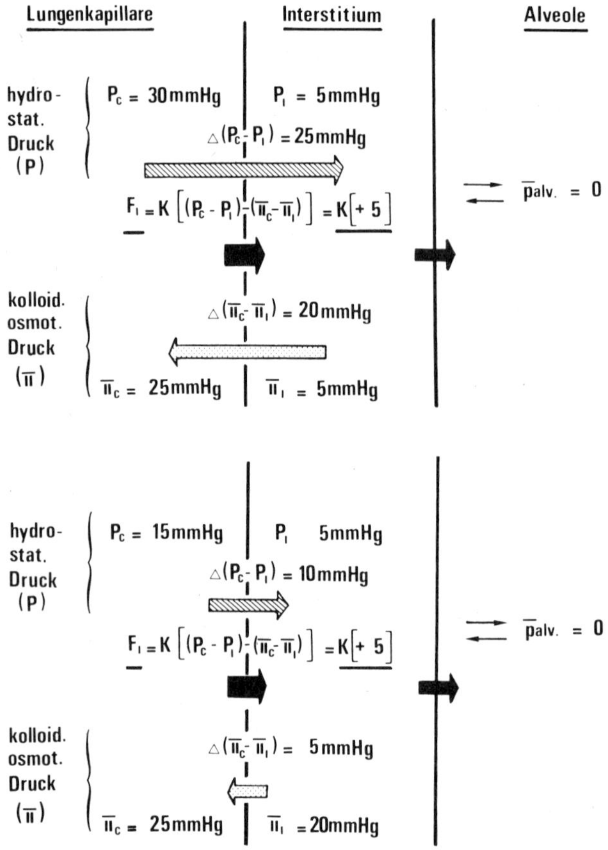

Abb. 28.**3** Ungleichgewicht von hydrostatischen und kolloidosmotischen Druckdifferenzen zwischen Kapillaren und Interstitium, die zum *Lungenödem* führen (s. auch Abb. 28.1)

a) *Erhöhter Kapillardruck* bewirkt vermehrten Abstrom aus den Kapillaren ins Interstitium und schließlich Übertritt von Flüssigkeit auch in die Alveolen

b) *Erhöhte Kapillarpermeabilität* (Kapillarendothelschaden) bewirkt Eiweißaustritt ins Interstitium mit verminderter onkotischer Druckdifferenz und folgendem Flüssigkeitsabstrom ins Interstitium sowie schließlich auch in die Alveolen

- *Erhöhter Lungenwiderstand, bronchiale Obstruktion* und *Abnahme der Compliance* sowie Verkleinerung des Alveolarraumes und Verlängerung der alveolokapillären Distanz führen zu *Abnahme der alveolären Ventilation* und zu *Diffusionsstörung* mit den charakteristischen Befunden der *Blutgasanalyse*. Anfänglich können diese Veränderungen mit *Tachyphoe* und *Hyperventilation* kompensiert werden.
- Oft ergeben interstitielles Lungenödem und die sogenannte „wet lung" frühzeitig ein charakteristisches *Lungenröntgenbild.*

b **Phase des interstitiellen und alveolären Lungenödems:**
- Charakteristische *Rasselatmung* und *schaumiges, oft rötlich tingiertes Sputum.*
- Zunehmende *hochgradige Dyspnoe*, die sich beim Aufsetzen und Aufstehen (durch eine gewisse Blutumverteilung in abhängige Körperpartien und damit Entlastung der Lungenstrombahn) oft etwas bessert; *Zyanose.*
- Sympathikotonus mit *Blässe, Schweißausbruch* und *Tachykardie* mit anfänglichem *Blutdruckanstieg.*
- Der Plasmaverlust durch die Transsudation und die Verluste durch den Schweiß führen zum Volumenmangel mit Bluteindickung (Hämatokritanstieg) und Viskositätszunahme. Schließlich bildet sich das akut lebensbedrohliche *Vollbild des hypovolämischen und hypoxischen Schocks* aus mit Zentralisation bei verminderter Hautdurchblutung, eventuell Anstieg der Kerntemperatur, Abnahme des Herzminutenvolumens und metabolischer Azidose.

Therapie

Neben der *Bekämpfung der Ursachen* bzw. *Ausschaltung der Noxen* stehen für alle Formen verschiedene Möglichkeiten einer eher *symptomatischen Behandlung* zur Verfügung wie z. B. Hochlagerung des Oberkörpers, Sedierung, Sauerstoffin-

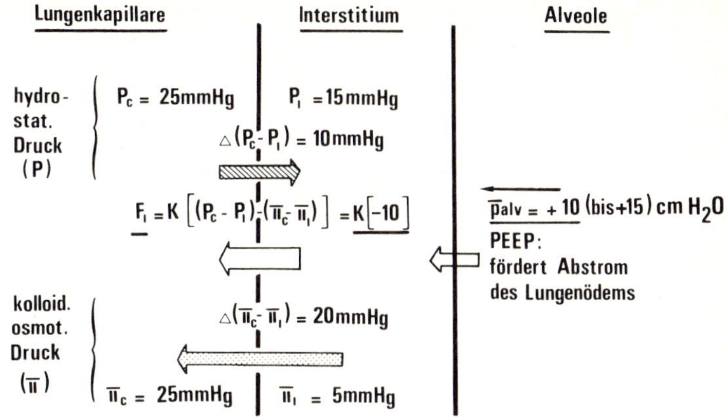

Abb. 28.**4** *Überdruckbeatmung (PEEP resp. CPPV)* oder *Überdruck-Spontanatmung (CPAP)* bewirkt beim Lungenödem *Reduktion oder sogar Umkehr des Transsudationsdruckes:* der Austritt von Plasma wird verhindert oder sogar rückgängig gemacht (s. auch Abb. 28.**1** und 28.**3**)

halation, Sekretabsaugung, Einschränkung der Flüssigkeitszufuhr und Entwässerung durch Diuretika sowie Erhöhung des kolloidosmotischen Druckes des Blutes (s. unten).

Überdruckbeatmung

Von größter Bedeutung und vielfach in dramatischen Situationen entscheidend ist die seit Jahren bewährte Überdruckbeatmung (4–7, 22, 41, 45, 51, 58). Vielfache Untersuchungen haben gezeigt, daß ihre Anwendung nicht nur bei den Formen mit erhöhter Kapillar- und Alveolarpermeabilität günstig ist, wo der erhöhte Druck bei der Überdruckbeatmung den Austritt von Plasma durch *Reduktion oder sogar Umkehr des Transsudationsdrukkes* (Abb. 28.4) gewissermaßen mechanisch zurückhält (59), sondern sie ist besonders günstig bei der Linksherzinsuffizienz, die bei Intensivbehandlungspatienten sehr häufig Ursache des akuten Lungenödems ist.

Bereits mit der einfachen *intermittierenden Druckbeatmung* („*i*ntermittent *p*ositive *p*ressure *v*entilation", *IPPV*), d.h. bei einem leicht positiven Mitteldruck, wird eine Lungenstauung oft hintangehalten oder sogar aufgehoben. Durch weitere Erhöhung des mittleren intrathorakalen Druckes um wenige mm Hg mittels *Überdruckbeatmung*, d.h. durch *Anwendung eines positiven End-Exspirationsdruckes* („*p*ositive *e*nd-expiratory *p*ressure breathing", *PEEP*, oder korrekter „*c*ontinuous *p*ositive *p*ressure *v*entilation", *CPPV*, sofern es sich um die meist verwendete Form der mechanischen Ventilation mit Benützung eines Ausatemwiderstandes handelt) oder durch Anwendung eines *ständigen Überdruckes bei Spontanatmung* („*c*ontinuous *p*ositive *a*irway *p*ressure", *CPAP*) kommt eine entsprechende Steigerung des Druckes im rechten Vorhof zustande (28). Diese führt zu einer Beeinträchtigung des venösen Rückflusses und damit zu einer Abnahme des Schlagvolumens sowie (bei gleichbleibender Frequenz) zu einer Senkung des Herzzeitvolumens. Die Kompression des Lungengewebes durch die stärkere Blähung steigert zwar den Lungengefäßwiderstand durch die stärkere Blähung (erhöhter Alveolar- und Pleuradruck), aber die damit zu erwartende Mehrbelastung des rechten Ventrikels wird durch die erwähnte Senkung des Herzzeitvolumens vermieden: die Lungengefäße werden „ausgepreßt", d.h. es kommt zu einer beträchtlichen Blutvolumenverschiebung aus dem Thorax in die Peripherie. Entsprechend dem etwas erhöhten intrathorakalen Druck steigt auch der diastolische Druck im rechten und im linken Ventrikel geringgradig an. War er hingegen bei Linksdekompensation im linken Ventrikel bereits stark erhöht, so sinkt er unter der Überdruckbeatmung mit der Volumenabnahme des linken Ventrikels ab. Diese bewirkt somit besonders bei Mitralstenose und bei kardialer *Linksinsuffizienz* anderer Genese eine *Senkung des Druckes im linken Vorhof* und damit in den Lungenvenen. Dadurch wird der zu hohe Gradient zwischen den Lungenkapillaren, d.h. der transmurale Transsudationsdruck, wesentlich herabgesetzt (Abb. 28.5 a und b). Diese durch die Überdruckbeatmung erreichte hämodynamische Verbesserung scheint beim Lungenödem von noch größerer Bedeutung zu sein als die oben erwähnte, sozusagen mechanische Zurückhaltung des Austrittes von Plasma aus den Lungenkapillaren durch den erhöhten intraalveolären Druck.

Beim sedierten, relaxierten und intubierten Patienten steigt unter Überdruckbeatmung die venöse Sauerstoffsättigung trotz Abnahme des Herzzeitvolumens und Vergrößerung der arteriovenösen Sauerstoffdifferenz an, d.h. eine eventuelle durch

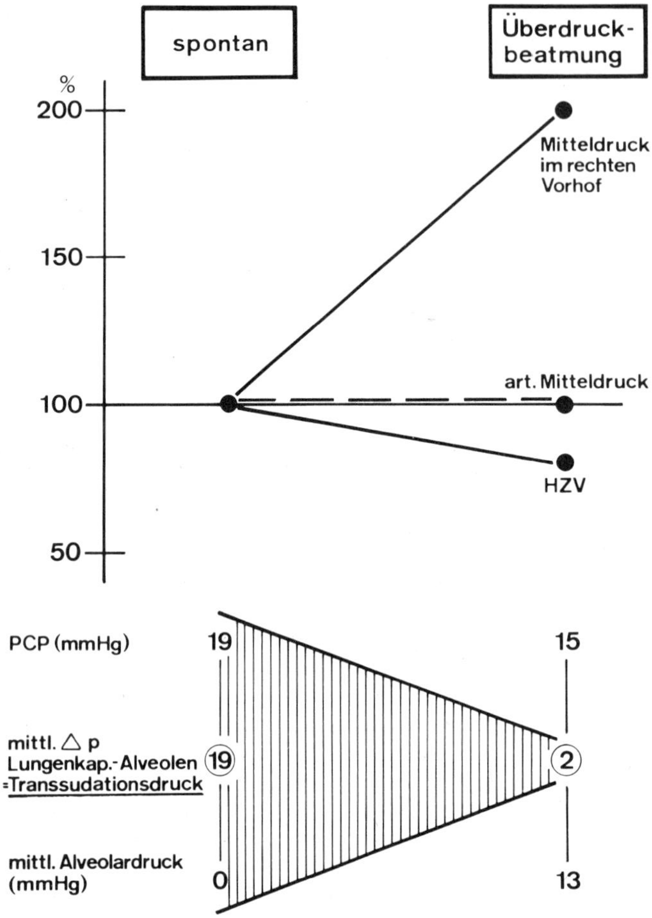

Abb. 28.**5** *Herz-Kreislauf-Wirkung der Beatmung mit endexspiratorischem Überdruck (PEEP)* gegenüber Spontanatmung. (Mittelwerte von 12 Patienten mit Mitralvitien; aus *G. Hossli, A. Bühlmann:* aus Anästh. Wiederbel. 15 [1966] 143–150)

a) Prozentuale Änderung des Mitteldruckes im rechten Vorhof, des arteriellen Mitteldruckes und des Herzzeitvolumens.

b) Bei gleichzeitiger Abnahme des mittleren Transsudationsdruckes als Differenz des Lungenkapillardruckes (PCP) und des mittleren Alveolardruckes

die Abnahme des Herzzeitvolumens bedingte Hypoxie wird vermieden. Somit geht bei Überdruckbeatmung in Narkose bzw. Sedierung und unter Relaxation die Reduktion des Herzzeitvolumens mit einer adäquaten Verminderung der Sauerstoffverbrauches einher. Im Gegensatz dazu kann beim Lungenödem in Spontanatmung und beim wachen Patienten mit unter Umständen gewaltig gesteigerter Atemarbeit der Sauerstoffbedarf enorm erhöht sein, und damit wird vom Herzen eine entsprechende Vergrößerung des Zeitvolumens verlangt, was bei Herzinsuffizienz zu einem Circulus vitiosus führen muß.

Die *Verbesserung der arteriellen Oxygenierung durch Überdruckbeatmung* ist bekanntlich von mehreren Faktoren abhängig (20). Am bedeutungsvollsten im Hinblick auf das Lungenödem scheint die Verkleinerung der Shuntfraktion zu sein, die beispielsweise dadurch zustande kommt, daß mit der Vergrößerung der Alveolen die Ödemflüssigkeit auf eine größere Oberfläche verteilt und damit die Diffusionsbehinderung vermindert wird. Selbstverständlich soll der Überdruck nur so hoch gewählt werden, daß damit gerade die optimale Vergrößerung der Lungencompliance erreicht wird („best PEEP"); an diesem Punkt wird auch die größte Verbesserung der Oxygenierung erzielt (52).

Mit Hilfe eines besonderen, leichten PEEP-Ventils, das zur Ergänzung von Handbeatmungsgeräten entwickelt wurde (11), ist nunmehr die Möglichkeit geboten, Patienten mit drohendem oder manifestem akutem Lungenödem sofort und praktisch überall in Notsituationen wie auch während des Transportes mit positiv endexspiratorischem Druck zu beatmen.

Weitere allgemeine Maßnahmen

Zum *Flüssigkeitsentzug* aus dem gesamten Kreislauf und damit auch aus dem pulmonalen Gefäßbett sowie indirekt aus dem Interstitium dient ein rasch und schnell wirkendes *Diuretikum* (z. B. das Saluretikum Furosemid (9, 12, 27, 50), selbstverständlich unter sorgfältiger Kontrolle der Elektrolyte.

Die Anwendung von *Morphin* beim Lungenödem erfolgt weitgehend empirisch, wobei für seine vielfach beobachtete günstige Wirkung offenbar die Dämpfung des übererregten Atemzentrums von entscheidender Bedeutung ist; man kann sich vorstellen, daß damit der unheilvolle Circulus vitiosus von Dyspnoe, vermehrter Atemarbeit, Erregung, Todesangst und Sympathikotonie mit konsekutiv gesteigerter Arbeitsbelastung durchbrochen wird (18, 32, 50). Ähnlich muß man sich auch seine Wirkung auf die Umverteilung des Blutvolumens von pulmonal nach peripher erklären. Zusätzlich erhöht Morphin die Furosemiddiurese, wenn die Oligurie mit anoxischem Streß vergesellschaftet ist: Dies hängt zusammen mit seinem stimulierenden Effekt auf die ACTH-Abgabe, welcher vorhanden ist, solange es keine massive respiratorische und sensorische Depression verursacht (56). Beim „neurogenen" Lungenödem ist Morphin nicht empfehlenswert wegen seines liquordruckerhöhenden Effektes (4).

Sauerstoffinhalation bei Spontanatmung oder *kurzfristig reine Sauerstoffgabe bei Beatmung* wirkt der durch das Ödem bedingten Hypoxämie entgegen und scheint deshalb in der akuten Phase eines Lungenödems sinnvoll; allerdings muß man sich dabei bewußt sein, daß dadurch die Kollapsneigung der Alveolen erhöht und damit die Atelektasenbildung gefördert wird, welche ihrerseits eine Vergrößerung des Shunts herbeiführt (53).

Mit „*Antischaummitteln*" wie Äther oder Alkohol als Beimischung zur (Be-)Atmungsluft kann die Oberflächenspannung der einzelnen Luftblasen herabgesetzt werden, so daß sie platzen und die Flüssigkeit leichter ausgehustet oder abgesaugt werden kann.

Besondere Behandlung bei verschiedenen Formen von Lungenödem

(Beispiele, 18)

Am häufigsten ist das Lungenödem *kardial bedingt*, d. h. es tritt bei *Herzinsuffizienz* im Rahmen des *kardialen Schocks* auf. Erstes Ziel ist die *rasche Senkung des erhöhten Pulmonalkapillardruckes* durch Verminderung des linksventrikulären enddiastolischen Druckes. Neben der vorsichtigen Anwendung von *Herzglycosiden* dienen zur Verbesserung der myokardialen Kontraktilität *Orciprenalin*, neuerdings auch *Dobutamin** (1, 2, 55) und *Dopamin** (24), wobei letzteres wegen seinen blutumverteilenden und diuretischen Eigenschaften vor allem günstig scheint. *Morphin** bewirkt offenbar u. a. eine gewisse *Verminderung der Nachlast* (s. oben), und besonders bei *Hypertonie* sind *Vasodilatantien* angezeigt wie *ganglienblockierende Substanzen* (z. B. Trimetaphan, Arfonad) bzw. *Sympathikolytika* (z. B. Sekalealkaloide wie Serpasil) bzw. *Alphablocker* (Phentolamin, Regitin; Phenoxybenzamin, Dibenzylin; Dehydrobenzperidol) und kurzfristig sogar das potente *Nitroprussidnatrium* (8, 43), letztere selbstverständlich nur unter kontinuierlicher Überwachung des arteriellen, zentralvenösen und möglichst auch des A.-pulmonalis-Druckes. Zusätzlich kann der *Rückfluß zum Herzen* durch *Oberkörperhochlagerung* und Blutvolumenverminderung (Aderlaß) *reduziert* werden.

Beim *Lungenödem infolge Hypalbuminämie* ist zur *Restituierung des kolloidosmotischen Druckes* die Verabreichung von *konzentriertem, 20- bis 25%igem Humanalbumin* gegeben (34, 56). Die „prophylaktische Interventionsschwelle" liegt beim Absinken unter 20 mm Hg (= 5,5 g% Gesamtplasmaeiweiß). Beim hypoproteinämischen und eventuell überwässerten, ateminsuffizienten Patienten mit drohendem oder bereits vorhandenem Lungenödem läßt die Kombination von Überdruckbeatmung, Diuretikum und konzentriertem Albumin verständlicherweise die günstigsten Resultate erwarten.

Beim *septischen Schock mit Lungenödem* scheinen *Glucokortikoide** (Prednison, Methylprednisolon und besonders Dexamethason), welche meist in hoher Dosierung empfohlen werden, offenbar von therapeutischem Wert zu sein (44).

Beim *allergisch bedingten Lungenödem* sind *Antihistaminika* neben *Glucokortikoiden* und bei

---

* *Dosierungsvorschläge:*
- Orciprenalin: 0,05–0,06 μg/kg/min, bei Bedarf mehr, jedoch besser Kombination mit Dopamin.
- Dobutamin: 2,5–5–10 μg/kg/min, Äquipotenz Dopamin : Dobutamin etwa 1 : 1,7–2.
- Dopamin: 5–7 μg/kg/min, höhere Dosen haben im allgemeinen keine gute renale Wirkung mehr.

Weitere Angaben s. auch Kapitel 41 „Herzoperation und Herztrauma" von R. Gattiker und G. Hossli.
- Morphin: Im allgmeinen 0,1 mg/kg i. v.; bei Lungenödem oft mehr notwendig, bis 20 mg i. v. bei Erwachsenen.
- Glucokortikoide: Sehr unterschiedliche Dosen üblich, z. B. Prednison und Methylprednisolon 100–500 mg × 2/die, Dexamethason 12–16 mg × 2/die.

bronchospastischer Komponente zusätzlich *Theophyllin*-Präparate zweckmäßig.
Das *Lungenödem bei Urämie* verlangt sofortige *Hämodialyse*, notfalls entsprechende Peritonealdialyse.
Das *Lungenödem bei Gestose/Eklampsie* wird symptomatisch durch Behandlung der Hypertonie und eventuell der Gerinnungsstörung angegangen, aber es bildet sich meist und rasch erst nach der Entleerung des Uterus zurück.
Beim durch *Heroin und Methadon induzierten Lungenödem* kommen *Opiatantagonisten* (z.B. Nalorphin, Levallorphan oder sogar Naloxon), gegebenenfalls in hoher Dosierung, in Frage.
Beim *neurogenen Lungenödem*, welches durch erhöhten Hirndruck bedingt ist bzw. zu Hirndruckerhöhung neigt, ist jede Hypoventilation, welche selber wieder eine Liquordrucksteigerung verursacht, gefährlich; Morphin sollte deshalb nicht verwendet werden. *Beatmung* und *Kortikoide* in hoher Dosierung sind empfehlenswert.
Beim *Höhenlungenödem* ist vor allem der *sofortige Transport ins Tiefland* (Rettungshelikopter) indiziert, ferner *Sauerstoffinhalation, Cortison* und *Entwässerung* (Furosemid und Osmotherapeutika), wegen des häufig gleichzeitig auftretenden Hirnödems (26, 29, 56).

Dosierungen und Reihenfolge der Maßnahmen

Bei den verschiedenen Formen des Lungenödems spielen sich meist recht komplexe Vorgänge ab, welche Kreislauf-, Atem- und Stoffwechselstörungen einbeziehen. Allgemeingültige, kochbuchartige Regeln für die Medikamentendosierung lassen sich nicht aufstellen. Hier muß der Arzt nach seinen pharmakologischen Kenntnissen und der klinischen Erfahrung entscheiden. Ähnlich ist es mit der Reihenfolge der Maßnahmen. Einzig die Überdruckbeatmung, die Oberkörperhochlagerung und die Einleitung einer entwässernden Therapie sind wohl in allen Fällen erste zweckmäßige Vorkehrungen beim akuten Lungenödem.

Literatur

1 Andy, J. J., C. L. Curry, N. Ali, P. O. Mehrotra: Cardiovascular effects of Dobutamine in severe congestive heart failure. Amer. Heart J. 94 (1977) 175–182
2 Akhtar, M., E. Miculic, J. N. Cohn, M. H. Chaudhry: Hemodynamic effect of Dobutamine in patients with severe heart failure. Amer. J. Cardiol. 36 (1975) 202–205
3 Bachofen, M., H. Bachofen, E. R. Weibel: Lung edema in the adult respiratory distress syndrome. In: Pulmonary Edema. American Physiological Society, Bethesda/Maryland 1979 (S. 241–252)
4 Berté, J. B.: Pulmonary edema and pleural effusion. In: Pulmonary Emergencies. Lippincott, Philadelphia 1977 (S. 142–150)
5 Bühlmann, A., H. Gattiker, G. Hossli: Die Behandlung des Lungenödems mit Überdruckbeatmung. Schw. med. Wschr. 94 (1964) 1547–1551
6 Bühlmann, A., H. P. Rossier: Pneumonie, toxisches Lungenödem, interstitielle Pneumonie; künstliche Beatmung. In: Klinische Pathophysiologie der Atmung. Springer, Berlin 1970 (S. 130–135)
7 Butler, J., B. H. Culver, J. Huseby, R. Albert: The hemodynamics of pulmonary edema. Amer. Rev. resp. Dis. 115 (1977) 173–180
8 Chatterjee, K.: Vasodilator therapy for heart failure (Editorial). Ann. intern. Med. 83 (1975) 421–423
9 Cohen, H. B., A. F. Gambill, G. W. N. Eggers: Acute pulmonary edema following head injury. Curr. Res. 56 (1977) 136–139
10 Demling, R. H.: The lung as a reservoir for fluid. In: Nonrespiratory Functions of the Lung and Anesthesia, (hrsg. von G. Dal Santo. International Anesthesiology Clinics Bd. 15, Nr. 4, 1977. Little, Brown & Co., Boston 1977 (S. 107–123)
11 Dick, W., P. Milewski, E. Traub: Ein neues PEEP-Ventil: Möglichkeiten der Anwendung von PEEP und CPAP bei Handbeatmungsgeräten. Anaesthesist 26 (1977) 631–632
12 Dikshit, K., J. K. Vyden, J. S. Forrester: Renal and extrarenal hemodynamic effects of furosemide in congestive heart failure after myocardial infarction. New. Engl. J. Med. 288 (1973) 1087–1090
13 Effros, R. M., R. S. Y. Chang: Distribution of water and proteins in the lungs in pulmonary edema. In: Pulmonary Edema. American Physiological Society, Bethesda Maryland 1979 (S. 137–144)
14 Fisher, A. B., D. J. P. Bassett H. J. Forman: Oxygen toxicity of the lung: Biochemical aspects. In: Pulmonary Edema. American Physiological Society, Bethesda/Maryland 1979 (S. 207–216)
15 Fishman, A. P., C. G. Pietra: Permeability of pulmonary vascular entothelium. In: Lung Liquids. Ciba Foundation Symposium 38. Excerpta Medica, Amsterdam 1976 (S. 29–38)
16 Fishman, A. P., G. G. Pietra: Hemodynamic pulmonary edema. In: Pulmonary Edema. American Physiological Society, Bethesda/Maryland 1979 (S. 79–96)
17 Fishman, A. P., E. M. Renkin: Pulmonary Edema. American Physiological Society, Bethesda/Maryland 1979
18 Gersmeyer, E. F., E. C. Yasargil: Lungenödem und Schock. In: Schock und hypotone Kreislaufstörungen, 2. Aufl., Thieme, Stuttgart 1978 (S. 303–307)
19 Gil, J.: Influence of surface forces on pulmonary circulation. In: Pulmonary Edema, American Physiological Society, Bethesda/Maryland 1979 (S. 53–64)
20 Gilston, A.: The effects of PEEP on arterial oxygenation. Intens. Care Med. 3 (1977) 267–271
21 Goldberg, L. J.: Cardiovascular and renal actions of dopamine: potential clinical applications. Pharmacol. Rev. 24 (1972) 1–29
22 Grossmann, R. F., A. Aberman: Emergency management of acute pulmonary edema (Editorial). Ann. intern. Med. 84 (1976) 488–489
23 Grover, R. F., T. M. Hyers, I. F. McMurtry, J. T. Reeves: Highaltitude pulmonary edema. In: Pulmonary Edema. American Physiological Society, Bethesda/Maryland 1979 (S. 229–240)
24 Gurman, G., G. I. Collins, M. Fradis, L. Podoshin: Unilateral pulmonary edema after bilateral pneumothorax. Anaesthesia 33 (1978) 613–616
25 Guyton, A. C., J. C. Parker, A. E. Taylor, T. E. Jackson, D. S. Moffatt: Forces governing water movement in the lung. In:

Pulmonary Edema. American Physiological Society, Bethesda/Maryland 1979 (S. 65–78)
26 Hackett, P.H., D. Rennie, H.D. Levine: The incidence, importance and prophylaxis of acute mountain sickness. Lancet 1976/II, 1149–1156
27 Hirsch, W., G. Woschée: Zur Diagnostik und Therapie des Symptoms: Lungenödem. Ther. d. Gegenw. 104 (1965) 387–395
28 Hossli, G., A. Bühlmann: Überdruckbeatmung beim akuten Lungenödem. Anaesth. u. Wiederbel. 15 (1966) 143–150
29 Houston, Ch.S.J., J. Dickinson: Cerebral form of high-altitude illness. Lancet 1975/II, 758–761
30 Hughes, J.M.B.: Pulmonary edema. Herz 2 (1977) 443–448
31 Ishak, B.A., F.L. Seleny, L.N. Zehova: Venous air embolism, a possible cause of acute pulmonary edema. Anesthesiology 45 (1976) 453–455
32 Lasch, H.G., K. Knorpp: Klinik, Pathophysiologie und Therapie des Lungenödems. Dtsch. med. Wschr. 98 (1973) 1434–1442
33 Laver, M.B., Ph. Hallowell, A. Goldblatt: Pulmonary dysfunction secondary to heart disease. Anesthesiology 33 (1970) 161–192
34 Lundsgaard-Hansen, P., E. Pappova: Respiratorische Insuffizienz, kolloidosmotischer Druck und Albumintherapie. Infusionstherapie 1 (1973–74) 624–632
35 Mutz, N., H. Benzer, F. Coraim, G. Pauser, L. Schmid: Lungenödem nach einseitigem Pneumothorax. Prakt. Anästh. 12 (1977) 424–428
36 Oswalt, C.E., G.A. Gates, F.M.G. Holmstrom: Pulmonary edema as a complication of acute airway obstruction J. Amer. med. Ass. 238 (1977) 1833–1835
37 Renkin, E.M.: Lymph as a measure of the composition of interstitial fluid. In: Pulmonary Edema. American Physiological Society, Bethesda/Maryland 1979 (S. 145–160)
38 Robin, E.D., C.E. Cross, R. Zelis: Pulmonary edema. New Engl. J. Med. 288 (1973) 239–246, 292–304
39 Robin, E.D.: Permeability pulmonary edema. In: Pulmonary Edema. American Physiological Society, Bethesda/Maryland 1979 (S. 217–228)
40 Rozkovec, A., R. Sanchez de Leon, J. Tinker: Pulmonary edema and capillary permeability. Intens. Care Med 4 (1978) 115–118
41 Safar, P., N.L. Caroline: Acute respiratory insufficiency. In: Principles and Practice of Emergency Medicine, hrsg. von G.R. Schwartz, P. Safar, J.H. Stone, P.B. Storey, D.K. Wagner. Saunders, Philadelphia 1978 (S. 51–103)
42 Schaer, H., F. Roth: Lungenödem ex vacuo. Anaesthesist 26 (1977) 581–585
43 Schröder, R.: Behandlung der Herzinsuffizienz mit Vasodilatatoren. Dtsch. med. Wschr. 102 (1977) 1388–1394
44 Schumer, W.: Steroids in the treatment of clinical septic shock. Ann. Surg. 184 (1976) 333–339
45 Shah, D.M., J.C. Newell, R.E. Dutton u. Mitarb.: Continuous positive airway pressure versus positive end-expiratory pressure in respiratory distress syndrome. J. thorac. cardiovasc. Surg. 74 (1977) 557–562
46 Shubin, H., M.H. Weil, R.W. Carlson, U. Freund: Cardiovascular system failure. In: Principles and Practice of Emergency Medicine, hrsg. von G.R. Schwartz, P. Safar, J.H. Stone, P.B. Storey, D.K. Wagner. Saunders, Philadelphia 1978 (S. 104–115)
47 Starling, E.H.: On the absorption of fluids from the connective tissue spaces. J. Physiol. (Lond.) 19 (1896) 312–326
48 Staub, N.C.: Pulmonary edema. Physiol. Rev. 54 (1974) 678–811
49 Staub, N.C.: Extravascular forces in lung affecting fluid and protein exchange. Amer. Rev. resp. Dis. 115 (1977) 159–163
50 Stone, J.H.: Pulmonary edema. In: Principles and Practice of Emergency Medicine, (hrsg. von G.R. Schwartz, P. Safar, J.H. Stone, P.B. Storey, D.K. Wagner. Saunders, Philadelphia 1978 (S. 928–931)
51 Sturgeon, C.L., M.E. Douglas, J.B. Downs, F.J. Dannemiller: PEEP and CPAP: Cardiopulmonary effects during spontaneous ventilation. Anesth. Analg. Curr. Res. 56 (1977) 633–641
52 Suter, P.M., H.B. Fairley, M.D. Isenberg: Optimum end-expiratory airway pressure in patients with acute pulmonary failure. New Engl. J. Med. 292 (1975) 284–289
53 Suter, P.M., H.B. Fairley, R.M. Schlobohm: Shunt, lung volume and perfusion during short periods of ventilation with oxygen. Anesthesiology 43 (1975) 617–627
54 Teplitz, C.: Pulmonary cellular and interstitial edema. In: Pulmonary Edema. American Physiological Society, Bethesda/Maryland 1979 (S. 97–112)
55 Tuttle, R.R., J. Mills: Dobutamine. Development of a new catecholamine to selectively increase cardiac contractility. Circulat. Res. 36 (1975) 185–196
56 Ungar, J.R.: Respiratory emergencies. In: Principles and Practice of Emergency Medicine, hrsg. von G.R. Schwartz, P. Safar, J.H. Stone, P.B. Storey, D.K. Wagner. Saunders, Philadelphia 1978 (S. 855–889)
57 Warshaw, A.L., P.B. Lesser, M. Rie, D.J. Cullen: The pathogenesis of pulmonary edema in acute pancreatitis. Ann. Surg. 182 (1975) 505–509
58 Wildsmith, J.A.W., R.L. Marshall: Positive end-expiratory pressure. Anaesthesia 33 (1978) 20–24
59 Wolff, G.: Überdruckbeatmung bei Herzinsuffizienz. In: Die künstliche Beatmung auf Intensivstationen, 2. Aufl. Springer, Berlin 1977 (S. 130–139)

29 Störungen des Säure-Basen-Haushaltes

Von P. LAWIN und H. BURCHARDI

Einleitung

Für den ungestörten Ablauf vieler Funktionen im Organismus, die zum größten Teil über Fermentsysteme aufrechterhalten und geregelt werden, müssen im Organismus eine Reihe von Bedingungen erfüllt sein. Eine dieser Bedingungen ist die Aufrechterhaltung eines konstanten Milieus der Körperflüssigkeiten, d.h. die Wahrung einer konstanten Wasserstoffionenkonzentration (Isohydrie).
Jede gröbere Verschiebung aus dem Gleichgewicht dieses Mileus, das der Körper möglichst konstant zu halten bemüht ist, hat eine schwere Störung der Körperfunktion zur Folge.

Physiologie

Nach der Definition von BRØNSTEDT sind Säuren Moleküle oder Ionen, die Wasserstoffionen abgeben können, während Basen Moleküle oder Ionen sind, die Wasserstoffionen binden können. Anders ausgedrückt: eine Säure ist ein Wasserstoffdonator, eine Base ist ein Wasserstoffakzeptor. In einer neutralen Lösung ist die Anzahl der H-Ionen (Wasserstoffionen) im genauen Gleichgewicht mit der Anzahl der OH-Ionen (Hydroxylionen). Die Konzentration beider ist sehr gering (0,0000001 mg/l), mathematisch ausgedrückt 10^{-7}. Der negative Logarithmus davon ist der pH-Wert, in diesem Falle 7.
Das Milieu ist nicht in allen Abschnitten des Körpers gleich, sondern weist in den einzelnen „Flüssigkeitsräumen" recht unterschiedliche Werte auf. Diese Flüssigkeitsräume sind:

1. *Intrazellulärraum,* das ist das gesamte Flüssigkeitsvolumen, das sich innerhalb der Zellen befindet.
2. *Extrazellulärraum,* das ist der übrige Anteil an Körperflüssigkeit, die teils als Blut in den Blutgefäßen (intravasale Flüssigkeit, Blutraum), teils als Flüssigkeit in den Geweben (interstitielle Flüssigkeit) zwischen den einzelnen Zellen vorliegt.

Diese Flüssigkeitsräume sind aber keine abgegrenzten Räume, sondern müssen als gedachte Räume, als Flüssigkeitsvolumina angesehen werden. Ein ständiger Flüssigkeitsaustausch hält ein „Fließgleichgewicht" zwischen diesen Räumen aufrecht. Zwischen dem intrazellulären Raum und dem extrazellulären Raum liegt die Zellmembran. Diese ist im Gegensatz zur Kapillarwand für Wasserstoffionen nicht uneingeschränkt durchlässig. So kommt es, daß unter normalen Verhältnissen die extrazelluläre Flüssigkeit, wie das Blut, einen pH-Wert von $7{,}4 \pm 0{,}05$ aufweist, also leicht alkalisch ist, die intrazelluläre Flüssigkeit jedoch neutral oder leicht sauer (pH 6,8–7,0) reagiert. Eine Ausnahme bilden die säureproduzierenden Zellen der Magenschleimhaut, die ein stark saures Sekret mit einem pH-Wert von 0,87 absondern.
Dieses Milieu konstant zu halten, stellt den Organismus vor komplexe Aufgaben, denn schon unter normalen Bedingunggen wird es durch zahlreiche Faktoren beeinflußt. Der Körper muß die Reaktionen ständig kontrollieren und korrigieren. In der Bilanz ist die Bildung von CO_2 der bedeutendste Faktor. So entstehen durch den Stoffwechsel bereits in Ruhe täglich etwa 14000 mMol CO_2 – unter körperlicher Arbeit bis zu 10mal mehr –, die zu einer Verschiebung des Milieus zur sauren Seite führen würden. Demgegenüber ist die Bildung bzw. Aufnahme von H^+ und sog. fixen Säuren wesentlich geringer: So werden z.B. mit der Nahrung saure Substanzen zugeführt, also H-Ionen aufgenommen. Ebenso werden bei körperlicher Arbeit in den Muskelzellen saure Stoffwechselendprodukte, besonders Milchsäure, freigegeben. Auf diese Weise werden täglich etwa 40–80 mval H^+ produziert (32), die der Organismus neutralisieren muß und weitgehend auch kann.
Für diese Kompensationsvorgänge stehen dem Körper zahlreiche Mechanismen zur Verfügung. Grundsätzlich werden drei Kompensationsmöglichkeiten unterschieden:

1. Kompensation im Intra- und Extrazellulärraum durch die sog. „Pufferung",
2. Ausscheidung von Kohlensäure durch die Lunge,
3. Ausscheidung saurer oder basischer Substanzen durch die Niere.

Bei einem Überangebot an Säuren oder Basen treten zunächst die Kompensationsvorgänge der „*Pufferung*" in Funktion. Als „Puffer" werden Substanzgruppen bezeichnet, die saure oder basische Valenzen abfangen, chemisch binden und dadurch pH-Änderungen verhindern können. Dem Körper stehen mehrere solcher Puffersysteme zur Verfügung:

- Hämoglobin-Puffersystem,
- Protein-Puffersystem,
- Phosphat-Puffer und
- Kohlensäure-Bicarbonat-Puffer.

Die Pufferkapazität des Blutes wird zu gleichen Teilen von den Nichtbicarbonatpuffern wie von den Bicarbonatpuffern abgedeckt. Eine bedeutende Pufferkapazität bieten die Erythrozyten durch das *Hämoglobin*. Es hat einen Anteil von über 80% der Kapazität der Nichtbicarbonatpufferung im Blut (135). Von den Puffersystemen im Plasma ist der *Kohlensäure-Bicarbonat-Puffer* von großer klinischer Bedeutung, da er sich durch die Laboranalyse leicht erfassen läßt. Er wird überwacht durch die Bestimmung des Standardbicarbonatgehaltes. Unter physiologischen Bedingungen gilt dabei die Beziehung:

$$\frac{\text{Kohlensäure}}{\text{Bicarbonat}} = \frac{1}{20}$$

Bleibt das Verhältnis 1:20 erhalten, so verschiebt sich die Reaktion nicht, der pH-Wert bleibt normal. Entsteht vermehrt Kohlensäure durch die Freisetzung größerer Mengen an CO_2, so kann der Organismus durch Zunahme des Bicarbonatgehaltes das Verhältnis 1:20 aufrechterhalten und eine Verschiebung des pH-Wertes vermeiden. Das Kohlensäure-Bicarbonat-System stellt als einziges Puffersystem die Verbindung zwischen den beiden Ausscheidungsorganen Lunge und Niere dar: Das Gleichgewicht des Systems wird ständig ausgeglichen in der Lunge durch die Abgabe von CO_2 und in den Nieren durch vermehrte oder verminderte Rückresorption von Bicarbonationen. So kann die Pufferkapazität von zwei Seiten her fortlaufend erneuert werden. Dadurch wird die Effektivität des Bicarbonat-Puffersystems erheblich gesteigert, obwohl es chemisch ein relativ schlechtes Puffersystem ist. Die Pufferkapazität des Blutes ist früher überschätzt worden; sie scheint nicht größer als ihr Volumenanteil am Gesamtorganismus (ca. 8%) zu sein (135).

Eine bedeutende Rolle kommt den intrazellulären Puffersystemen zu; hier sind in erster Linie Phosphat- und Proteinpuffer effektiv. Auch das Knochensystem hat die Möglichkeit, größere Mengen an H-Ionen zu binden (1, 75). Dank der trennenden Eigenschaften der Zellmembranen folgt der intrazelluläre pH-Wert zum Beispiel nach Gabe von fixen Säuren nur langsamer den extrazellulären pH-Schwankungen.

Von entscheidender Bedeutung für die Aufrechterhaltung des Säure-Basen-Gleichgewichtes ist die *Ausscheidung durch Lunge und Nieren.*

Der weitaus größte Anteil der Säureausscheidung erfolgt durch die Abgabe von CO_2 in den Lungen. Das als Endprodukt des Stoffwechsels in den Zellen reichlich anfallende CO_2 diffundiert leicht durch die Zellmembran hindurch und wird mit dem venösen Blut in die Lungen transportiert. Hier diffundiert es im Austausch mit Sauerstoff durch die Wand der Alveolen und wird bei der Ausatmung abgeatmet. Die Atemzentren, die direkt oder indirekt auf den Kohlensäuredruck im Blut bzw. auf den pH-Wert des Blutes reagieren, können bei einem Überangebot an CO_2 durch Veränderung der Atemfrequenz und des Atemhubvolumens eine Zunahme der Ventilation bewirken. Diese führt zu einer vermehrten Ausscheidung des CO_2, wodurch eine Übersäuerung durch die Kohlensäure vermieden wird. Diese Ausscheidung von CO_2 durch die Lunge entspricht einem Äquivalent von etwa 14000 mval H^+ pro 24 Stunden (135). So ist es erklärlich, daß Störungen der Lungenfunktion einen fatalen Einfluß auf den pH-Wert ausüben können.

Die Kompensationsmechanismen durch Pufferung und durch CO_2-Ausscheidung in der Lunge setzen in ihrer Wirkung rasch ein. Die Regulationen durch Ausscheidung saurer oder basischer Stoffwechselendprodukte durch die Niere kommen dagegen erst später zur Wirkung. Sie sind deshalb besonders für chronische Störungen des Säure-Basen-Haushaltes von Bedeutung. Durch die verschiedensten chemischen und biologischen Austauschvorgänge an den Tubuluszellen kommt es bei einem Überangebot an sauren Substanzen zu einer vermehrten Ausscheidung von Säuren, d.h. von H-Ionen durch die Niere (Abb. 29.1). Bei dieser Ausscheidung überschüssiger Säuren ist die Niere gleichzeitig in der Lage, für den Körper notwendige Basen (insbesondere Bicarbonat) zurückzuhalten, so daß diese nicht dem Organismus verlorengehen. Die Niere bedient sich dabei folgender Mechanismen:

1. *Rückresorption von Bicarbonat:* Bicarbonat aus dem Primärfiltrat wird zu größerem oder kleinerem Anteil rückresorbiert. Dieser Anteil wird durch das CO_2-Angebot bestimmt: Bei hohem CO_2-Angebot (Hyperkapnie) wird viel Bicarbonat rückresorbiert und dafür H-Ionen mit dem

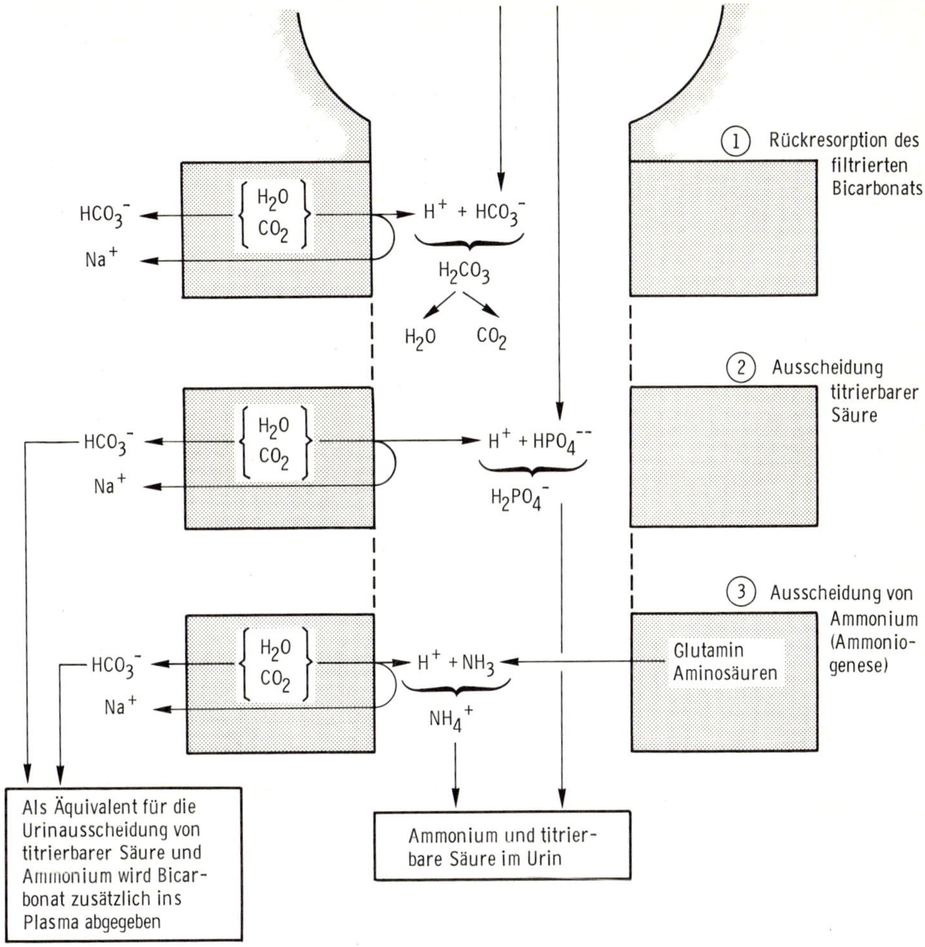

Abb. 29.**1** Die drei Phasen der H-Ionen-Ausscheidung im renalen Tubulussystem (nach *Robinson*)

Urin ausgeschieden (metabolische Kompensation der respiratorischen Azidose). Bei niedrigem CO_2-Angebot wird nicht nur wenig Bicarbonat rückresorbiert, sondern dieses in erster Linie mit dem Urin ausgeschieden (metabolische Kompensation der respiratorischen Alkalose).

2. *Ausscheidung titrierbarer Säure:* Die Tubuluszellen eliminieren H-Ionen in den Urin und geben Bicarbonat-Ionen dem Organismus zurück. Die H-Ionen im Urin werden an alkalischem Hydrogenphosphat gebunden und als saures Dihydrogenphosphat ausgeschieden. Die tägliche Elimination von H^+ beträgt so etwa 10–30 mval (maximal 150 mval).
3. *Ammoniogenese:* H-Ionen werden gleichzeitig mit NH_3 aus dem Aminosäuren- und Glutaminabbau abgeben und als $NH^+{}_4$ mit dem Urin ausgeschieden. Auch bei diesem Austausch wird für jedes eliminierte H-Ion ein Bicarbonat-Ion dem Organismus zurückgegeben. Auf diese Weise werden täglich 30–50 mval H^+ (maximal 500 mval) eliminiert.
Die Bindungen an NH_3 und an $^{=}HPO_4$ sind die beiden einzigen Möglichkeiten der Niere, H-Ionen mit dem Urin auszuscheiden.
4. *Ausscheidung von Kalium:* Eine wichtige Teilfunktion für alle vier Ausscheidungsmechanismen ist der Austausch von Na^+ gegen H^+. Dabei ist die Rückresorption der Na-Ionen für die Aufrechterhaltung des extrazellulären Volumens unerläßlich. An diesem Austausch kann auch K^+ beteiligt werden, das dann allein oder gemeinsam mit H^+ gegen Rückresorption von Na^+ verlorengeht.

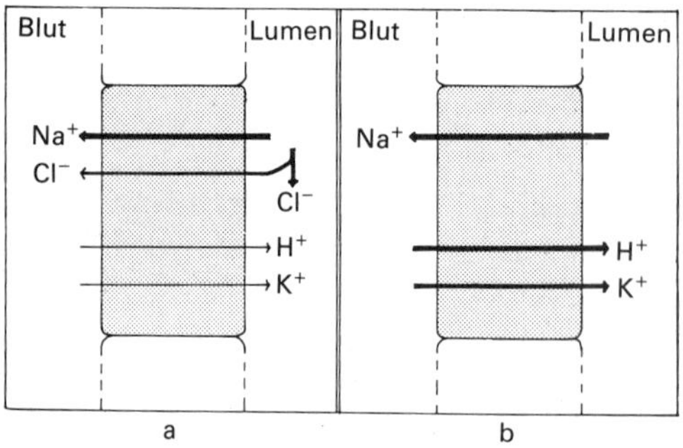

Abb. 29.2 Na^+-Rückresorption an der Tubuluszelle während alkalotischer Stoffwechsellage:
a) bei Angebot an rückresorbierbaren Anionen (Cl^-): geringer Verlust von H^+ und K^+,
b) bei Mangel an rückresorbierbaren Anionen (hypochlorämische Alkalose): großer Verlust an H^+ und K^+ (paradox saurer Urin)
(nach *Simmendinger* u. *Dietzel*)

Bei der Elimination des Basenüberschusses zur Kompensation einer Alkalose sind rückresorbierbare Anionen, wie Cl^-, von entscheidender Bedeutung (Abb. 29.2a und b): Bei einem ausreichenden Angebot von Cl^- im Primärfiltrat kann dieses mit Na^+ gemeinsam ohne weiteren Kationverlust rückresorbiert werden. Fehlt dagegen ein solches Anion, so müssen für das rückresorbierte Na^+ zur Wahrung der Elektroneutralität H^+ oder/ und K^+ ausgeschieden werden (106). Dieses verstärkt die metabolische Alkalose und läßt zusätzlich eine Hypokaliämie entstehen. Andererseits scheint ein bestehender Natriummangel bei Azidose die Säureausscheidung durch die Niere erheblich zu beeinträchtigen (56).
Ein weiterer Faktor, der die Kaliumkonzentration im Serum bestimmt, ist die intra-/extrazelluläre Umverteilung des Kaliums bei Störungen des Säure-Basen-Haushalts: An jeder Zellmembran wird in Abhängigkeit vom extrazellulären pH K^+ einerseits gegen Na^+ und H^+ andererseits ausgetauscht. Bei extrazellulärer Azidose (H^+-Überschuß) dringen H-Ionen in die Zelle hinein, K-Ionen aus der Zelle heraus; so entsteht eine (extrazelluläre) Hyperkaliämie. Umgekehrt kommt es ebenfalls durch diesen Mechanismus bei einer metabolischen Alkalose zur (extrazellulären) Hypokaliämie. Durch diese Umverteilung ändert sich primär der Gesamtbestand an Kalium nicht; eine Hyperkaliämie im Serum ist damit aber unterschiedlich zu bewerten, je nachdem, ob eine Alkalose oder eine Azidose besteht. Erst durch die verstärkte renale Ausscheidung oder Retention wird die Gesamtbilanz des Kaliums verändert.

Mit diesen Regulationsmechanismen kann die Niere durch Ausscheidung überschüssiger Säuren oder Basen zur Wahrung eines konstanten Säure-Basen-Gleichgewichts, vor allem bei chronischen Störungen, wesentlich beitragen.

Störungen

Einteilung

Wenn die geschilderten Kompensationsmöglichkeiten nicht mehr ausreichen, um das Angebot an sauren oder basischen Substanzen abzufangen, verschiebt sich das Milieu: die Reaktion wird saurer oder alkalischer. Sinkt der pH-Wert der extrazellulären Flüssigkeit unter 7,35 – verschiebt sich die Reaktion zur sauren Seite – so spricht man von einer *Azidose.* Steigt der pH-Wert jedoch über 7,45 an – verschiebt sich also die Reaktion zur alkalischen Seite – so bedeutet das eine *Alkalose.* Azidose und Alkalose sind also Verschiebungen des Säure-Basen-Gleichgewichts, die durch die körpereigenen Kompensationsmechanismen nicht mehr ausgeglichen werden konnten. Nach den Entstehungsmechanismen unterscheidet man eine *respiratorische* und eine nichtrespiratorische bzw. *metabolische Störung.* Diese Trennung ist wegen der verschiedenen therapeutischen Konsequenzen von Bedeutung.
Reichen die Kompensationsmöglichkeiten des Organismus noch aus, um ein konstantes pH aufrechtzuerhalten, so handelt es sich um *kompensierte Säure-Basen-Haushaltsstörungen.*
Zum Beispiel kann eine metabolische Azidose mit Verminderung des Standardbikarbonatgehaltes vom Organismus dadurch kompensiert werden, daß durch Hyperventilation vermehrt Kohlensäure abgeatmet wird, der pCO_2 also herabgesetzt wird, und somit das Verhältnis:

$$\frac{\text{Kohlensäure}}{\text{Bicarbonat}} = \frac{1}{20} \text{ erhalten bleibt.}$$

Umgekehrt wird eine metabolische Alkalose durch verminderte Kohlensäureabatmung, also durch Hypoventilation, kompensiert.
Der pH-Wert liegt in diesen Fällen noch im Normbereich. Ist der pH-Wert jedoch erniedrigt (Azidose) oder erhöht (Alkalose), so handelt es sich um *dekompensierte Störungen* (Tab. 29.1). Der pH-Wert ist also das entscheidende Kriterium für die Kompensation oder Dekompensation einer Störung.

Metabolische Störungen

Bei der *metabolischen Azidose* besteht grundsätzlich ein Überwiegen von Protonen. Dieses kann auf drei Wegen eintreten:

1. Durch Verlust an körpereigenen Basen (Verlustazidose), von MOORE als „subtraction acidosis" (85) bezeichnet.
   Dieser Mechanismus tritt z.B. bei Ileus durch Verluste an alkalischen Substanzen in den Darm ein.
2. Durch Überschwemmung des Organismus mit sauren Substanzen, von MOORE „addition acidosis" (85) bezeichnet. Hierzu kommt es z.B. durch Gewebshypoxie beim Schock.
3. Bei tubulärer Insuffizienz durch das Unvermögen der Niere, H^+-Ionen auszuscheiden (Retentionsazidose).

Auch die *metabolische Alkalose* kann auf drei Wegen entstehen:

1. Durch Verlust saurer Valenzen (Verlustalkalose, „subtraction alkalosis" (85). Lang anhaltendes Erbrechen und Ableiten von Magensaft bei Magenatonie oder Pylorusstenose führen zu dieser Störung.
2. Durch endogenen Anfall basischer Stoffe oder durch überdosierte Zufuhr antiazidotischer Substanzen (Zufuhr-Alkalose, „addition alkalosis").
3. Durch Retention von Bicarbonat infolge Natriummangels (Hyponatriämie) (Retentionsalkalose).

Metabolische Azidose. Das Auftreten einer metabolischen Azidose durch *Defizit an körpereigenen Basen* (subtraction acidosis) (85) wird deutlich beim Verlust von alkalischem Darminhalt, z.B. beim Ileus: Hierdurch werden dem Körper basische Substanzen entzogen und die Pufferkapazität beim ständigen Kampf gegen die Azidose verringert. Zu ähnlichen Verlusten führen Dünndarmfisteln und Sekretverluste beim villösen Adenom des Kolons (10).

Ein Überangebot an freiem Wasser führt durch Verdünnung ebenfalls zur metabolischen Azidose. Diese Verdünnung (8, 123) der körpereigenen Pufferkapazität, insbesondere des extrazellulären Bicarbonats, wurde von SHIRES u. HOLMAN (108) als „dilution acidosis" beschrieben. Auch bei großen, akut einsetzenden Blutverlusten wird die Pufferkapazität deutlich reduziert. So verringert sich bei einem Blutvolumenmangel von ca. 50% das Standardbicarbonat ebenfalls um etwa 50% (18). Verstärkt wird diese Verlustazidose wesentlich durch den Anfall saurer Stoffwechselprodukte durch die Gewebshypoxie beim hämorrhagischen Schock („addition acidosis") (85). Dieses gilt jedoch nur für die akuten Blutverluste. Bei chronischen Blutverlusten gleichen Ausmaßes tritt durch die kompensatorische Funktion der Niere keine Verminderung des Standardbicarbonats ein.

So wie es durch den Verlust an Basen zur metabolischen Azidose kommt, so kann auch das *Überangebot an Säuren* zu einer Senkung des pH-Wertes führen; dieses kann eintreten durch einen erhöhten Anfall an sauren Substanzen (addition acidosis) (85) oder durch eine verminderte Ausscheidung von H-Ionen (Retentionsazidose).

Bei der diabetischen Stoffwechsellage kommt es als Ausdruck einer vorwiegend anaeroben Glykolyse zur metabolischen Azidose durch ein Überangebot an Ketosäuren (89). Operation oder Trauma führen oft genug zu einer Dekompensation eines la-

Tabelle 29.1 Respiratorische und metabolische Störungen

	pCO_2	Standard-bicarbonat	pH
Respiratorische Azidose (Hypoventilation)	erhöht	normal	erniedrigt
Respiratorische Alkalose (Hyperventilation)	erniedrigt	normal	erhöht
Metabolische Azidose	normal	erniedrigt	erniedrigt
Metabolische Alkalose	normal	erhöht	erhöht
Durch Hyperventilation kompensierte metabolische Azidose	erniedrigt	erniedrigt	normal
Durch Hypoventilation kompensierte metabolische Alkalose	erhöht	erhöht	normal

tenten, bis dahin unerkannten Diabetes und ist so auch über diesen Mechanismus Ursache einer metabolischen Azidose. Schädigungen des Zentralnervensystems durch Schädel-Hirn-Trauma können dabei zu einer therapeutisch unbeeinflußbaren Stoffwechselentgleisung mit Hyperglykämie, metabolischer und respiratorischer Azidose führen.

Die Anhäufung von Ketosäuren, wie Acetessigsäure und Betaoxybuttersäure, die durch die Fettverbrennung bei Mangel an rasch verfügbaren Kohlenhydraten entstehen, ist Ursache für die *Hungerazidose*. Isotonische Infusionslösungen verstärken die Hungerazidose und tragen zu einer weiteren Senkung des pH-Wertes durch „Hämodilution" bei. Kalorienreiche Infusionen sind aus diesen beiden Gründen während der präoperativen Vorbereitung oder der postoperativen parenteralen Ernährung notwendig.

Massentransfusionen mit ACD-Konserven sind ein weiteres Beispiel für ein Überangebot an Säuren. Je nach Alter der Konserven schwankt der pH-Wert zwischen 5,9 und 6,9; dennoch kommt es anschließend nach Abbau des Citratüberangebots bald zu einer metabolischen Alkalose (36). Während und nach *gefäßchirurgischen Eingriffen* (11, 60, 80) kann eine metabolische Azidose auftreten, für deren Entstehen mehrere Faktoren verantwortlich sind:

1. Unzureichende Gewebsperfusion bei Abklemmung größerer Gefäße und durch Hypotonie. Beides führt zu einer Gewebshypoxie und Anhäufung saurer Stoffwechselmetaboliten, besonders von Milchsäure. Beim Declamping wird der Körper mit sauren Valenzen überschwemmt.
2. Volumenersatz mit kolloidalen und kristalloiden Lösungen, deren pH-Werte im sauren Bereich liegen.
3. Eine mögliche Nierenschädigung infolge einer längeren Zirkulationsunterbrechung oberhalb des Nierenarterienabganges.

Alle Formen des Schocks, genauer gesagt, alle pathologischen Prozesse, die mit einer Reduzierung des Herzzeitvolumens einhergehen und die zu verminderter Gewebsperfusion führen, induzieren eine metabolische Azidose. In dem einsetzenden Circulus vitiosus: verminderte Gewebsperfusion – Vasokonstriktion – Gewebshypoxie – Azidose – Erythrozyten- und Thrombozytenaggregationen und schließlich Ausbildung von Mikrothromben – ist die Azidose nur ein Glied in dieser Kette von Störungen, die sich gegenseitig fortwährend beeinflussen.

Der arterielle Kohlensäuredruck ist infolge Hyperventilation meist erniedrigt, was als Kompensationsvorgang des Organismus angesehen werden muß. Hierdurch wird die Atemarbeit des Patienten in höchst unökonomischer Weise gesteigert. Die im Gewebe einsetzende Hypoxie muß als Folge von Veränderungen der Mikrozirkulation aufgefaßt werden, da die Konzentration des arteriellen Sauerstoffdrucks zunächst im Normbereich liegt. Der Berührungspunkt von zirkulatorischem und metabolischem Geschehen liegt in der Beeinträchtigung des Sauerstofftransportes in den Geweben und Organen infolge des verminderten Strom-Zeit-Volumens. Der Begriff „Stagnationshypoxie"

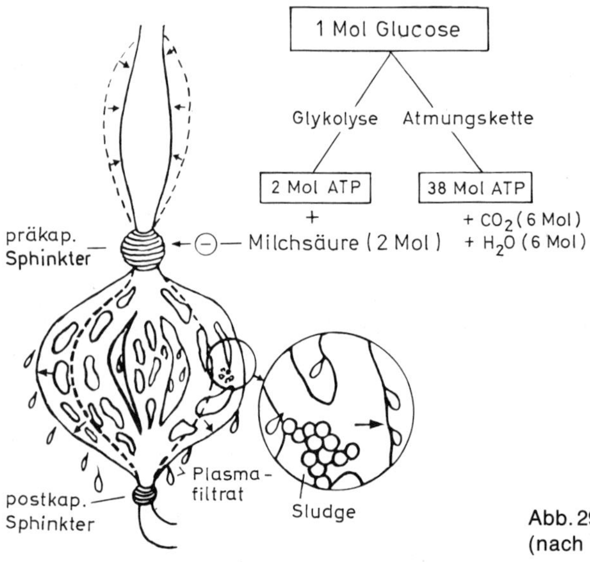

Abb. 29.3 Schockmechanismen am Kapillarsystem (nach *Lutz*)

umreißt diesen Zustand treffend. Durch Stagnationshypoxie kommt es zu einer vermehrten anaeroben Glykolyse mit konsekutivem Anstieg des Milchsäurespiegels. Unter physiologischen Bedingungen – bei intakter Atmungskette – werden aus 1 Mol Glucose (180 g):

38 Mol ATP bzw.674 kcal (100%),
6 Mol CO_2 und
6 Mol H_2O

gewonnen (Abb. 29.3).

Bei einer Störung des Kohlenhydratstoffwechsels als Hypoxydosefolge werden durch zunehmende Glykolyse nur 2 Mol ATP bzw. 22,6 kcal (3,4%) gewonnen bei Bildung von 2 Mol Milchsäure, der 2000 mval Wasserstoffionen entsprechen.

1000 mval Wasserstoffionen entstehen, wenn die Fettsäuren auf der Stufe der sauren Intermediärprodukte – z.B. 64 g Palmitinsäure nur bis zur Acetessigsäure – abgebaut werden.

Hierfür werden als Beispiele genannt:

Herzstillstand und Schockformen verschiedener Genese; dabei sei besonders auf den „peritonealen Schock" (z.B. bei akuter Pankreatitis) hingewiesen, bei dem es infolge des peritonitischen Prozesses in der späteren Phase zu einer erheblichen Verstärkung der Additionsazidose kommen kann (72).

In der Frühphase eines durch gramnegative Keime verursachten septischen Schocks (4, 65, 82, 113) (z.B. Peritonitis) kommt es dagegen häufig durch spezifische Toxinwirkung zu einer primären respiratorischen Alkalose bei normalen Standardbicarbonatwerten. Im weiteren Verlauf führt dann aber die zunehmende Gewebshypoxie zum Überwiegen der azidotischen Stoffwechsellage.

Unzureichende Perfusion während kardialer Eingriffe mit der Herz-Lungen-Maschine und postoperative kardiale Insuffizienz können ebenfalls Ursache einer metabolischen Azidose sein. Doch auch trotz ausreichender Perfusion kann es zur metabolischen Azidose als Folge einer Stagnationshypoxie in minderdurchbluteten peripheren Gewebeabschnitten kommen (131).

Bei der Verbrennungskrankheit führt nicht nur der erhebliche Flüssigkeitsverlust, sondern auch die Vasokonstriktion durch Stimulation des sympathikoadrenergischen Systems zur Hypoxidose (53) und somit zur metabolischen Azidose infolge der Anhäufung von fixen Säuren aus der gesteigerten anaeroben Glykolyse (131).

Die metabolische Azidose als Folge von Oberflächenhypothermie wird ebenfalls beschrieben (3, 17, 19, 20, 25, 33, 48, 99, 104). Es kommt zur Anflutung fixer Säuren, insbesondere von Milchsäure, die durch Kältezittern (46) und Hypoxie entstehen und infolge gestörter Leberfunktion (3) vermindert abgebaut werden. Außerdem wird die Pufferkapazität des Kohlensäure-Bicarbonat-Puffers durch vermehrte Löslichkeit des CO_2 herabgesetzt (31).

Retentionsazidose: Bei der bedeutenden Aufgabe, die der Niere bei der Regulierung des Säure-Basen-Haushaltes (14, 50, 56) mit der Ausscheidung von H^+-Ionen zukommt, ist es verständlich, daß jede Form tubulärer Insuffizienz zur metabolischen Azidose führt. Die Anhäufung von Wasserstoffionen beruht hier nicht auf einer Zufuhr infolge vermehrter Produktion, sondern auf dem Unvermögen der Niere, H-Ionen auszuscheiden. Es handelt sich demnach um eine Retentionsazidose. Diese tubuläre Form der Azidose ist gekennzeichnet durch hohe Serumchloridwerte, weshalb sie häufig als hyperchlorämische Azidose (67) bezeichnet wird. Sie ist das führende Symptom der von Moore (85) bezeichneten „postobstructive uropathy". Dieser Zustand ist in der operativen Medizin, z.B. nach Uretero-Sigmoideostomie anzutreffen, wobei nach Carstensen (28) neben der tubulären Insuffizienz ein unkontrollierter Anteil des Urinchlorids im Dickdarm resorbiert wird. Fourman u. Mitarb. (42) beschreiben die tubuläre Azidose, kombiniert mit Hyperphosphaturie als Folge des Hyperparathyreodismus mit Nephrokalzinosis.

Huth u. Mitarb. (57) fanden diese Azidose ferner bei Hyperthyreoidismus. Tubuläre Insuffizienz bei exzessivem Absinken des pH-Wertes und Hyperchlorämie ist auch oftmals die Folge einer akuten oder chronischen Pyelonephritis (55); dabei kann die Symptomatik eines akuten Abdomens nachgeahmt werden, wie eigene Beobachtungen zeigen (71). Die hyperchlorämische Azidose infolge Schädigung der Tubuluszellen wurde auch beobachtet von Gross (47) sowie von Wegienka u. Welter (128) nach Gabe von überaltertem Tetracyclin und von Massary u. Mitarb. (84) nach Homotransplantation der Niere.

Schließlich sei noch die metabolische Azidose bei schwerer Eklampsie (74) erwähnt, für deren Entstehung jedoch zahlreiche Deutungen möglich sind. Im Gegensatz zur *Hyperchlorämie* bei der tubulären Azidose spricht die *Hypochlorämie* bei Azidose für eine kompensatorische Funktion der noch intakten Tubuluszelle, was häufig – verbunden mit mäßiger N-Erhöhung – in der postoperativen Phase zu beobachten ist.

Als *kardiovaskuläre Effekte* einer metabolischen Azidose wurden bislang folgende Organreaktionen gedeutet: Abnahme des Herzschlagvolumens und inadäquater venöser Rückfluß (30), Reduktion des peripher-vaskulären (11) und Anstieg des pulmonalen Widerstandes (34), Stimulation des sympathiko-adrenergischen Systems mit Freisetzung von Katecholaminen (83). Dabei wird die Vasodilatation teilweise durch die vermehrte Ausschüttung von endogenen Katecholaminen kompensiert und damit der periphere Widerstand wieder erhöht (114). An Niere und Leber wird während der Azidose eine deutlich verminderte Durchblutung beobachtet (132). Mit zunehmender Azidose verringert sich jedoch die Ansprechbarkeit des kardiovaskulären Systems (83, 93).

Diese Ansichten werden ergänzt durch neuere tierexperimentelle Untersuchungen (5, 34, 39), wonach bei induzierten Azidosen das Schlagvolumen nicht herabgesetzt, sondern oft sogar erhöht war und ein Anstieg des peripher-arteriellen Mitteldruckes und des Pulmonalisdruckes beobachtet wurde. Vermutlich verursacht die Wirksamkeit der Katecholamine diese Kompensation. Der direkte negativ-inotrope Effekt der Azidose wird heute nicht mehr in Zweifel gezogen; es wird angenommen, daß Veränderungen des Ionenaustausches H^+ gegen Ca^{2+} an der Zellmembran hierbei eine Rolle spielen (49, 58).

Klinische Ergebnisse (6, 41, 64) zeigen, daß im Schock die alleinige Korrektur des pH mit antiazidotischen Substanzen die Herz- und Kreislauffunktion nicht verbessert, eine intensive Volumenzufuhr jedoch die bestehende Azidose auch ohne antiazidotische Therapie beseitigen kann. Das bedeutet für die Behandlung, daß eine hypoxische Gewebsazidose infolge inadäquater Perfusion nur durch eine Verbesserung der Hämodynamik kausal behandelt werden kann; wo diese Normalisierung der Perfusion jedoch nicht erreicht wird, ist eine zusätzliche Abpufferung der anfallenden azidotischen Substanzen erforderlich.

Von ausschlaggebender Bedeutung ist die Azidose jedoch bei der Entstehung von Herzrhythmusstörungen (7, 51). Eine rasche Normalisierung des pH ist bei der Therapie des Herzstillstands oft besonders entscheidend (77, 81, 98, 114).

Metabolische Alkalose. Sehr zu Unrecht hatte sich bisher das allgemeine Interesse an Störungen des Säure-Basen-Haushalts in erster Linie zugunsten der Azidosen entfacht. Metabolische Alkalosen sind jedoch keineswegs seltene Störungen; Bene u. Mitarb. (15) fanden sie in 15% aller Entgleisungen des Säure-Basen-Haushalts. Da sie stets ein Hinweis auf wichtige Funktionsstörungen des Organismus sind, sollten sie ebenso aufmerksam registriert werden wie die Azidosen. Die metabolische Alkalose manifestiert sich in einem Anstieg des Standardbicarbonatgehaltes über 25 mval/l, was zum Anstieg des pH über 7,45 führen kann. Durch diese Erhöhung des Bicarbonatspiegels steigt das Bicarbonat-Kohlensäure-Verhältnis im Plasma auf über 20:1 an. Die Nieren scheiden vermindert H^+-Ionen aus und begünstigen die Bildung von H_2CO_3, die als Na^+ und $HCO^-{}_3$ ausgeschieden wird. Der Urin wird alkalisch.

Diese kompensatorische Funktion kann von der Niere nur dann erfüllt werden, wenn rückresorbierbare Anionen (Cl^-) ausreichend zur Verfügung stehen. Bei vielen metabolischen Alkalosen ist aber gerade die Hypochlorämie ein entscheidender Befund.

Die pathophysiologischen Auswirkungen einer metabolischen Alkalose sind ernst zu nehmen (37). Atemdepression und Behinderung der O_2-Abgabe an die Gewebe durch Linksverschiebung der O_2-Dissoziationskurve des Hämoglobins haben eine empfindliche Beeinträchtigung der O_2-Versorgung der Gewebe zur Folge; trotz allgemein geringerer Auswirkungen auf das Herz-Kreislauf-System bestehen eine Verminderung der Myokardkontraktilität und Rhythmusstörungen des Herzens infolge der meist gleichzeitig bestehenden Hypokaliämie und der verminderten Ionisation des Calciums; erhöhte Glykosidempfindlichkeit; allgemeine Adynamie und Beeinträchtigung der Darmmotilität; Atemdepression; allgemeine Inaktivierung der Fermentfunktionen.

Auch bei der metabolischen Alkalose kann man verschiedene Entstehungsarten unterscheiden:

1. Durch Verluste saurer Valenzen, die zu einer Verlustalkalose (subtraction alkalosis) (85) führen,
2. durch Überangebot alkalischer Substanzen, also einer Zufuhralkalose (addition alkalosis) (85),
3. durch verminderte Bicarbonatsausscheidung (Retentionsalkalose).

Verlustalkalose: Das typische Beispiel für die Entstehung einer Alkalose durch Defizit ist der Verlust sauren Magensaftes, wie durch anhaltendes Erbrechen bei Pylorusstenose (29, 62, 68, 72, 76, 85, 94, 97, 112) oder bei Hyperemesis gravidarum sowie durch Ableiten des Magensaftes bei Magenatonie. Die entscheidende Rolle bei dieser Entstehungsform spielt der Cl-Ionen-Verlust: Durch Mangel an rückresorbierbaren Anionen muß das aufgenommene Na^+ von der Tubuluszelle gegen H^+ ausgetauscht werden (s. Abb. 29.2); H-Ionen gehen mit dem Urin verloren, es wird „paradox" saurer Harn ausgeschieden, Bicarbonat wird dagegen vermehrt rückresorbiert. Bleibt der Chlorionenmangel bestehen, z.B. bei Infusion von reinen Kohlenhydratlösungen, so steigert sich die Alkalose weiter. Der gleichzeitig vorhandene extrazelluläre Volumenverlust zwingt die Niere zur maximalen Rückresorption von Na^+, wodurch der H-Ionen-Verlust beschleunigt wird. Die Volumenregulation wird hierbei dem Ausgleich des Säure-Basen-Haushalts übergeordnet. Außer H^+ wird an der Tubuluszelle auch K^+ gegen Na^+ ausgetauscht; zusammen mit dem Kaliumverlust aus dem Magensaft (10 mval K^+/l Magensaft) kommt es so zu einer schweren Hypokaliämie: es resultiert eine hypochlorämische, hypokaliämische Alkalose (61-66, 85).

Eine Verlustalkalose entsteht gelegentlich auch durch die Wirkung von Diuretika (Thiacide, Furosemid, Ethacrynsäure); hier wird in der Regel der sekundäre Kaliumverlust klinisch bedeutsam (106, 112).

Die Behandlung dieser Form der metabolischen Alkalose erfolgt durch Substitution der verlorengegangenen Elektrolyte.

Additionsalkalose: Zur metabolischen Additionsalkalose kann es bei Patienten im Leberkoma bei blutenden Ösophagusvarizen und durch eine Störung des Ammoniumstoffwechsels kommen. Es handelt sich hier um einen erheblichen Anfall basischer Stoffe. Die Zufuhr größerer Mengen von Natriumcitrat, z.B. bei Massentransfusionen, aber auch Zusätze von anderen schwachen Säuren, wie Lactat, Acetat, Malat, in sog. „Basislösungen“ können gelegentlich eine metabolische Alkalose verursachen, wenn der Organismus das Überangebot an diesen organischen Säuren abbaut und dafür H-Ionen bindet (2, 38, 115).

Weitere häufige Ursachen für das Entstehen einer metabolischen Alkalose sind alkalische Infusionen, Überdosierung antiazidotischer Substanzen, auch reichliche Gaben von Natrium- und Kaliumsalzen der Antibiotika (112).

Die durch iatrogene Zufuhr antiazidotischer Substanzen entstehende metabolische Additions-Alkalose ist – ausreichende Diurese vorausgesetzt – nicht therapiebedürftig (23); das Absetzen der antiazidotischen Substanzen ist in den meisten Fällen ausreichend.

Auch eine primäre Hypokaliämie wird häufig Ursache einer metabolischen Alkalose, so z.B. bei Kaliumverlusten durch T-Drainagen nach Choledochusrevision, bei ungenügender Kaliumsubstitution während parenteraler Ernährung (täglicher Verlust 50–60 mval) sowie in der prä- und postoperativen Phase des Morbus Cushing (120, 124, 129) und während der Behandlung mit Cortison, schließlich beim primären oder („streßbedingten“) sekundären Hyperaldosteronismus (37).

Anhaltende Flüssigkeitsverluste führen zur Dehydratation, Hypovolämie und Hypotonie, so daß auch die metabolische Alkalose oft mit einer Kreislaufinsuffizienz kombiniert ist. Sie wurde in Gegenüberstellung zur „dilution acidosis“ daher als „contraction alkalosis“ (27) bezeichnet und sollte u.a. auch bei der Anwendung von Diuretika beachtet werden. In Fällen exzessiver Dehydratation kann die Hypovolämie zur Oligoanurie und somit zur tubulären Azidose führen. Anstelle der primären hypokaliämischen Alkalose kann dann eine hyperkaliämische Azidose dominieren (61).

Eine wichtige und häufige Ursache der metabolischen Alkalose ist der Kompensationsversuch des Organismus als Reaktion auf eine meist chronisch bestehende respiratorische Azidose (Hypoventilation, z.B. postoperativ, posttraumatisch, durch obstruktive Lungenfunktionsstörungen wie Lungenemphysem). Die Hyperkapnie führt in der Niere zur vermehrten Rückresorption von Bicarbonat und demgegenüber zur vermehrten Ausscheidung von H^+ und Cl^-. Die Folge ist eine kompensatorische metabolische Alkalose. Diese Alkalose kann dann wegen des Chloridmangels auch bei einer apparativen Beatmung bestehen bleiben: *posthyperkapnische Alkalose.* Ist sie bis zur Beendigung der Beatmung nicht ausgeglichen, so bringt die Alkalose wegen des verminderten Atemantriebs Schwierigkeiten bei der Entwöhnung vom Respirator (112).

Eine *Retentionsalkalose* wird durch Retention von Bicarbonaten (z.B. bei Pankreatitis) infolge von Hyponatriämie verursacht; H^+-Ionen werden vermehrt im Urin ausgeschieden; das Urin-pH weist Werte um 5 auf. Eine Behandlung mit Karboanhydrasehemmern (Diamox) kann diese Störungen beseitigen (68).

Respiratorische Störungen

Respiratorische Azidose. Die respiratorische Azidose tritt bei verschiedenen Störungen der Lungenfunktion auf. Sie ist charakterisiert durch einen Anstieg des arteriellen Kohlensäuredruckes (pCO_2a). Die Erhöhung des arteriellen Kohlensäuredruckes kann verursacht sein durch (102).

1. *Mechanische Störungen des Atemapparates:* Rippenserienfrakturen, Zwerchfellhochstand (z.B. nach Oberbaucheingriffen mit konsekutiver Magen-Darm-Atonie, Ileus, Peritonitis), Stenoseatmung nach Strumektomie, bei Tracheomalazie, Hämatothorax und Nachwirkung von Muskelrelaxantien.
2. *Schädigungen des Lungenparenchyms:* Postoperativer und posttraumatischer Lungenkol-

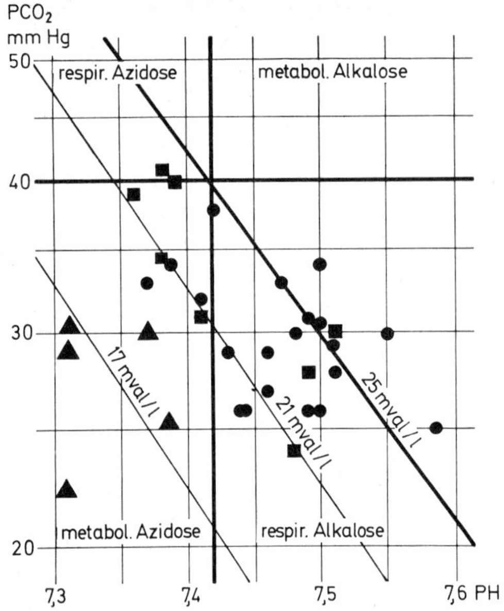

Abb. 29.4 Säure-Basen-Status bei Patienten mit Peritonitis. Bei kreislaufstabilen Patienten eignet sich als diagnostisches Kriterium in der frühen Phase die metabolische Azidose für Mesenterialinfarkt und die respiratorische Alkalose für bakterielle Peritonitis (Untersuchungen von W. *Thimme, Berlin*)

laps, Aspiration, Lungenödem, Pneumonie, Emphysem und Emphysembronchitis als häufigste Ursache.

3. *Störungen der Atemzentren:* Schädel-Hirn-Traumen, Medikamenteneinwirkung (Schlafmittelvergiftung, Überdosierung von Narkotika).

Respiratorische Alkalose. Die respiratorische Alkalose tritt auf als Folge von Hyperventilation unter der Geburt, bei Hysterie und nach forcierter Beatmung. Die Belastung des Organismus besteht in erhöhter Atemarbeit und in Minderdurchblutung des Gehirns. Hyperventilation und respiratorische Alkalose sind wichtige Frühsymptome bei Peritonitis (Abb. 29.4) und septischem Schock durch gramnegative Keime (113). Die respiratorische Alkalose wurde in diesem Zusammenhang bisher meist als Versuch des Organismus gedeutet, eine bei Peritonitis sonst regelmäßig beobachtete Azidose zu kompensieren. Bei dem durch gramnegative Keime verursachten septischen Bild besteht in der Frühphase jedoch keine metabolische Azidose, die Entstehung einer respiratorischen Alkalose bei diesem Krankheitsbild muß andere Ursachen haben. Noch wesentlich schwerwiegender ist jedoch das sog. „Hyperventilationssyndrom" (44, 79, 117, 118), wie es bei Schädel-Hirn-Traumen und zerebralen Fettembolien beachtet wird: Durch chronische alveoläre Hyperventilation entsteht eine schwere Alkalose. Zur Kompensation retiniert die Niere H^+ im Austausch gegen K^+ und Bicarbonat; es wird also eine metabolische Azidose aufgebaut. Neben der Hypokaliämie kommt eine schwere Hyperchlorämie (bis 115 mval/l im Serum) durch renale Rückresorption von Cl^- zur Geltung. Wenn die Störung nicht beseitigt werden kann, so tritt im weiteren Verlauf eine progressive Nierenschädigung mit Urämie auf, die schließlich zum Tode führen kann.

Diagnostik

Es gibt kein eindeutiges klinisches Symptom für die Erkennung der Störungen des Säure-Basen-Haushaltes. Allein die Gasanalyse des arteriellen Blutes kann sie objektivieren. Jede Blutgasanalyse stellt jedoch nur einen „Schnappschuß" dar, und der geringe Verteilungsraum des Blutes (ca. 8% des gesamten Körpervolumens) bedingt, daß auch kleine Bestimmungsfehler zu großen Therapiefehlern führen können. Da Blutentnahme risikolos ist und Werte in kurzer Zeit bestimmt werden können (ca. 20 bis 30 Minuten), sollte daher – vor allem im Interesse einer kontrollierten Therapie – die Bestimmung der Blutgase wiederholt erfolgen. Im arteriellen Blut werden folgende Werte bestimmt: pH, pCO_2, Standardbicarbonat (Basenüberschuß) und der Sauerstoffdruck und/oder die Sauerstoffsättigung. Die Normwerte sind aus Tab. 29.2 zu ersehen.

Tabelle 29.2 Normwerte

O_2-Kapazität, Vol. %		19,5–20,5
O_2-Sättigung, %		95–97
pO_2 (O_2-Druck), mm Hg		85 – 95
pH		7,38–7,42
pCO_2 (CO_2-Druck), mmHg		38–42
Standardbicarbonat, mval/l		22–42
Basenüberschuß, mval/l		±1
Hb, g%	♀	14–16
	♂	15–17

Therapie

Nicht jede Störung des Säure-Basen-Haushaltes, die durch die Blutgasanalyse aufgedeckt wird, zwingt zur Therapie, da der Körper über eigene Kompensationsmöglichkeiten verfügt (Ausscheidung durch Niere und Lunge, Puffersysteme). Für diese körpereigene Kompensation gilt der Satz: „Respiratorische Störungen werden metabolisch, metabolische Störungen respiratorisch kompensiert."

Konsequenzen, die aus der Blutgasanalyse entstehen, sind nur im Rahmen des klinischen Gesamtbildes zu sehen. Therapiebedürftig sind diejenigen Störungen des Säure-Basen-Haushaltes, die der Körper von sich aus nicht kompensieren kann, die die Organsysteme in ihrer Funktion zu hemmen beginnen und die die Gefahr einer Entgleisung in sich bergen. Resultat der Blutgasanalyse und klinische Befunde gestatten eine Differentialdiagnose zwischen den unterschiedlichen metabolischen sowie den respiratorischen, oder – was häufig der Fall ist – gemischten Störungen, die unterschiedliche Maßnahmen erfordern.

Therapie der Azidose

Die metabolische Azidose wird medikamentös, die respiratorische im wesentlichen mit physikalischen Maßnahmen behandelt.

Respiratorische Azidose. Die Behandlung der respiratorischen Azidose hat zum Ziel, die alveoläre Hypoventilation zu beseitigen und den erhöhten Kohlensäuredruck durch Hyperventilation zu senken. Bei einer leichten respiratorischen Störung (pCO_2a bis etwa 50 mm Hg) gelingt dieses meist durch eine konsequent durchgeführte atemgymnastische Behandlung, Inhalationen von Broncholytika mit Hilfe von intermittierender positiver Druckbeatmung, gegebenenfalls mit endotrachealer Absaugung. Bei einem weiteren Anstieg des arteriellen Kohlensäuredruckes muß die unzureichende alveoläre Ventilation nach Intubation durch Respiratorbeatmung normalisiert werden. Für die Indikation zur apparativen Beatmung muß jedoch nicht nur die Gasanalyse, sondern die gesamte klinische Situation zugrunde gelegt werden. Es muß betont werden, daß die Gabe von Sauerstoff die Kohlensäureeliminierung nicht verbessern kann, somit auch keine Therapie der respiratorischen Azidose darstellt. Sie dient dagegen zur Behandlung der arteriellen Hypoxie. Bei chronischer Hypoventilation muß vor einer zu raschen Senkung des arteriellen pCO_2 gewarnt werden, da zu abrupte Veränderungen im pH-Gleichgewicht des Liquorsystems zerebrale Störungen (z. B. Bewußtlosigkeit, Krämpfe) verursachen können.

Metabolische Azidose. Zur medikamentösen Pufferung der metabolischen Azidose stehen heute im wesentlichen zwei Substanzen zur Verfügung: Natriumbicarbonat und THAM.

Natriumbicarbonat: Das Puffersystem Kohlensäure – Bicarbonat reagiert nach der Formel

$$CO_2 + H_2O \leftrightharpoons H_2CO_3 \leftrightharpoons H^+ + {}^-HCO_3$$

wobei ein normaler pH-Wert durch das Verhältnis $\frac{\text{Bicarbonat}}{\text{Kohlensäure}} = \frac{20}{1}$ gewährleistet wird.

Eine Verminderung dieses Quotienten bei einer Azidose kann durch Erhöhung des Zählers, also durch Zufuhr von Natriumbicarbonat wieder ausgeglichen werden. Eine Anhäufung von Kohlensäure wird durch diese Maßnahme jedoch nicht beseitigt. Daher sollte Natriumbicarbonat bei evtl. gleichzeitig bestehender eingeschränkter Ventilation nicht gegeben werden. Die hohe Zufuhr von Natriumbicarbonat wird durch eine bestehende Hypernatriämie begrenzt (72, 87).

Dementsprechend können alle Erkrankungen, bei denen die Natriumzufuhr reduziert werden muß, wie z. B. Herzinsuffizienz, Lungenödem, generalisierte Ödeme, Eklampsie usw., Kontraindikationen für die Anwendung von Natriumbicarbonat sein.

Die *Dosierung* erfolgt nach folgender Formel: ml molares (8,4%iges) Natriumbicarbonat = negativer Basenüberschuß × 0,3 kg Körpergewicht. Vom pH ausgehend errechnet sich die erforderliche Menge an 8,4%igem Bicarbonat: Mit 6 ml (= mval) × 0,3 × kg Körpergewicht gelingt es, das pH um 0,1 Soerensen-Einheiten zu erhöhen. Es muß dabei betont werden, daß diese Dosierungsformeln lediglich Anhaltspunkte bieten können, die zum Teil erheblich über- oder unterschritten werden müssen; eine wiederholte Kontrolle der Therapie durch Blutgasanalysen ist deshalb unerläßlich. In nicht hochakuten Situationen hat es sich bewährt, zunächst die Hälfte der berechneten Puffermenge zuzuführen und das Ausmaß des ersten Therapieeffekts durch Analyse zu objektivieren.

Ein wirkungsvoller Puffer ist das 0,3 molare THAM (87, 90, 130) (Trihydroximethylaminomethan, auch Tris-Puffer genannt) (Abb. 29.5). THAM besitzt die Fähigkeit, Wasserstoffionen und deren Säureanionen in großen Mengen aufzunehmen, ohne sich selbst mit einer signifikanten Ladung einer fixierten Base zu belasten. Die Pufferreaktion hat dabei einen doppelten Effekt:

$$\text{Tris} + H_2CO_3 \leftrightharpoons \text{TrisH}^+ + {}^-HCO_3.$$

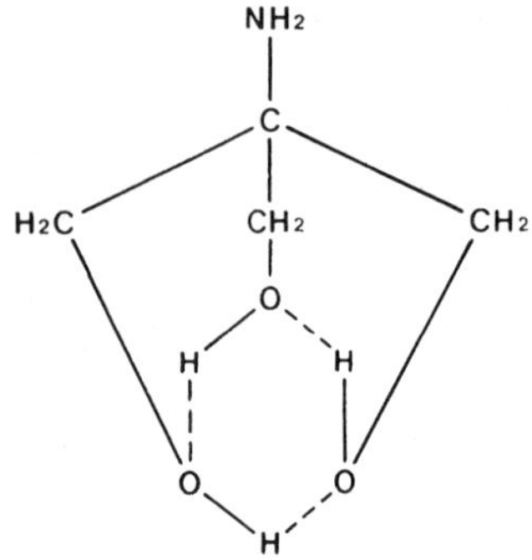

Abb. 29.5 THAM

Es wird also nicht nur Bicarbonat neu gebildet, sondern gleichzeitig Kohlensäure abgebaut.
THAM wirkt auch als osmotisches Diuretikum und fördert damit die Ausscheidung der gepufferten Stoffe. Bei der THAM-Zufuhr kommen zwei Mechanismen zur Geltung: Der ionisierte H^+-beladene Anteil wird renal schneller ausgeschieden als der andere, der als undissoziierter Körper einer stärkeren Rückresorption unterliegt. Aus Gleichgewichtsgründen ionisieren nun stets neue THAM-Molleküle, durch die weitere H^+-Ionen abgefangen werden. Unter azidotischen Bedingungen steigt der Anteil des ionisierten THAM im Serum und seine renale Ausscheidung. Bei Nierenfunktionsstörungen besteht die Gefahr der Kummulation; Anurie ist daher eine Kontraindikation gegen die Anwendung von THAM. Der nicht ionisierte Anteil vermag, wenn auch wegen der hydrophilen Eigenschaften der Substanz immer noch recht langsam, Zellmembranen zu durchwandern. Durch diesen Anteil kann also der intrazelluläre Raum erreicht werden (91). Nach neueren Untersuchungen (54) ist aber die Wirkung des Natriumbicarbonats auf den intrazellulären Raum rascher. Der Elektrolythaushalt wird durch THAM nur unwesentlich beeinflußt.
Die *Dosierung* (23, 72, 130) von THAM erfolgt nach folgender Formel:
ml 0,3 molares THAM = negativer Basenüberschuß (BÜ) × kg Körpergewicht.
Diese Formel gilt für die Applikation von THAM in wässeriger Lösung.
Bei der praktischen Anwendung von THAM ist streng darauf zu achten, daß Paravasate vermieden werden. Wegen der stark alkalischen Reaktion des THAM (pH = 10,2) können bei paravasaler Applikation tiefe Nekrosen entstehen, die nur langsam heilen (73). Zur besseren Gewebsverträglichkeit wird der handelsübliche Tris-Puffer auf ein pH von 7,4 herauftitriert; dabei muß aber ein erheblicher Verlust an Pufferkapazität in Kauf genommen werden.
Die Abgrenzung der Indikation zwischen Natriumbicarbonat und THAM wird nicht einheitlich beurteilt. Bleich u. Schwartz (16) vertreten sogar mit gewichtigen Gründen die Annahme, daß THAM gegenüber Natriumbicarbonat keinerlei Vorteile bietet:
Alle Säuren, die bei einer Azidose anfallen, lassen sich gut durch den schwachen Puffer Bicarbonat titrieren. Lediglich zur Titration der Kohlensäure ist ein so starker Puffer wie THAM erforderlich. Bei einer respiratorischen Azidose ergibt jedoch eine quantitative Überlegung, daß THAM trotz der Beeinflussung des Kohlensäuregehaltes nicht in der Lage ist, die Menge des anfallenden CO_2 auch nur für kurze Zeit abzupuffern. Die Förderung der Ventilation ist hier ungleich wirkungsvoller. Dazu kommt, daß bei hoher Dosierung (über 500 ml 0,3 molares THAM) der Puffer eine deutliche Atemdepression hervorruft, die dann seine gesamte Pufferwirksamkeit in Frage stellt. Bei einer Ateminsuffizienz ist also die apparative Beatmung nach wie vor die Therapie der Wahl.
Bei einer metabolischen Azidose andererseits kommt es neben der Anhäufung von fixen Säuren oft gleichzeitig zu einem Verlust an Bicarbonaten (z. B. durch diarrhoischen Stuhl oder Pankreassaft). Hier ist es sinnvoller, dann das Defizit mit Bicarbonat zu substituieren. Es wird zwar durch THAM ebenfalls Bicarbonat zur Verfügung gestellt. Bei einem pH von 7,40 beträgt dieser Anteil an Bicarbonat jedoch nur 75% seiner Menge; erst bei einem pH von 6,0 wird THAM so effektiv wie Bicarbonat.
Unter normalen Umständen sind Natriumbicarbonat und THAM praktisch gleichwertig einsetzbar, wobei Natriumbicarbonat die physiologischere Puffersubstanz ist. Bei Natriumretention und eingeschränkter Ventilation ist THAM vorzuziehen, wohingegen es bei Niereninsuffizienz vermieden werden sollte.
Die Anwendung von *Natriumlactat* zur Behandlung metabolischer Azidosen ist überflüssig geworden. Die Wirksamkeit ist langsam und indirekt. Der Erfolg einer Natriumlactatgabe setzt einen intakten aeroben Stoffwechsel voraus, der gerade bei der akuten Stoffwechselazidose infolge von Kreislaufinsuffizienz und Stagnationshypoxie gestört ist (87).

Therapie der Alkalose

Respiratorische Alkalose. Die respiratorische Alkalose ist nicht immer behandlungsbedürftig. Zu vermeiden ist sie bei Patienten mit zerebralen Durchblutungsstörungen und Schädel-Hirn-Traumen, da eine schwere respiratorische Alkalose die Hirndurchblutung herabsetzt. Wenn eine Sedierung ohne Effekt ist, so ist die kontrollierte Beatmung unter Relaxation (69) oder unter Vorschaltung eines erhöhten Totraumes (121, 122) in der Zuleitung die Methode der Wahl, um eine alveoläre Normoventilation zu erreichen. Zur Behandlung der kompensatorischen metabolischen Azidose ist Bicarbonat indiziert; die begleitende Hyperchlorämie kann evtl. durch eine „Magendialyse" mit Aqua dest. oder Glucose beseitigt werden (119). Sehr entscheidend ist es, ein ausgeprägtes Hyperventilationssyndrom von Anfang an zu vermeiden, da eine massive Störung dieser Art nur noch mit Mühe zu beeinflussen ist.

Metabolische Alkalose. Die Behandlung einer metabolischen Alkalose ist nicht weniger vorrangig als die einer Azidose, da auch sie eine entscheidende Funktionsbeeinträchtigung des Gesamtorganismus bedeutet. Die durch *Verluste körpereigener saurer Valenzen* entstandene metabolische Alkalose (subtraction alkalosis) wird durch Substitution der verlorengegangenen Ionen behandelt (72). Häufigste Ursache dieser Störung ist der Verlust von Wasserstoff- und Chlorionen (durch Erbrechen, Ableitung von Magensaft usw.). Die wichtigste therapeutische Konsequenz ist dabei die Zufuhr von Chlorionen. Gleichzeitig muß die durch Mangel an rückresorbierbaren Anionen entstandene Hypokaliämie beseitigt werden. Die folgerichtige Behandlung erfordert also Substitution mit Gaben von molaren Lösungen von KCl (7,45%ig) und/oder l-Argininhydrochlorid (17,34%ig). Als Anhalt kann angenommen werden, daß eine Hypochlorämie von 10 mval/l im Serum bei normalem extrazellulären Volumen einen Chloridbedarf von 100 mval entspricht (126).

Der Gebrauch einer molaren (5,85%) NaCl-Lösung würde eine zu große Flüssigkeitszufuhr bedeuten. Wir verwenden daher die 20%ige NaCl-Lösung, bei der 1 ml 3,4 mval Na^+ enthält, wenn eine zusätzliche Zufuhr von Natrium nötig wird. Die durch endogenen *Anfall basischer Stoffe* (addition alkalosis) entstandene schwere metabolische Alkalose kann mit der als Protonendonator wirkenden Salzsäure (43) behandelt werden (z. B. 100 ml n-HCl in 900 ml 5%iger Glucose). Hierfür ist allerdings ein einwandfrei liegender Vena-cava-Katheter erforderlich.

Eine metabolische Alkalose, die der Organismus als Kompensation gegen eine chronisch bestehende respiratorische Azidose bei Lungenemphysem mit Globalinsuffizienz aufgebaut hat, sollte im allgemeinen bei spontanatmenden Patienten nicht durch therapeutische Maßnahmen gestört werden. Bei beatmeten Patienten mit ausgeprägtem „posthyperkapnischen Syndrom" muß jedoch die kompensatorische metabolische Alkalose bereits während der Beatmungsphase, spätestens aber beim Übergang zur Spontanatmung behandelt werden, da sonst mit Schwierigkeiten bei der Entwöhnung vom Respirator zu rechnen ist. Die wesentlichste Veränderung ist hierbei die Hypochlorämie, daher besteht die Behandlung folgerichtig aus der Substitution der Chlorionen. Darüber hinaus gelingt es mit Carboanhydrasehemmern (Diamox), den erhöhten Bicarbonatgehalt durch vermehrte Ausscheidung im Urin abzubauen und durch Rückresorption von H-Ionen den Blut-pH-Wert zu reduzieren, wodurch das Atemzentrum angeregt und der pCO_2 über den Anstieg der alveolären Ventilation gesenkt wird (70).

Die Elektrolytkonzentrate werden zweckmäßigerweise äquilibrierten Lösungen oder isotonischen bzw. hypertonischen Zuckerlösungen (5,25% oder 20% Lävulose oder Glucose) zugegeben. Voraussetzung für eine gezielte Wasser- und Elektrolyttherapie ist die tägliche Kontrolle der Elektrolytwerte im Serum und Urin, exakte Messung der Ein- und Ausfuhr mit Angabe des spezifischen Gewichtes sowie etwaiger Verluste aus Magensonden und Drainagen, Messen des Venendruckes und Bestimmung des Hämatokrits. Zur Beurteilung des intrazellulären Kaliumbestandes bietet das EKG nur selten wertvolle Hinweise. Entscheidend für die Erfolgsbeurteilung der Therapie der Alkalose sind aber in erster Linie die wiederholten Kontrollen der Blutgasanalyse (Standardbicarbonatgehalt und Basenüberschuß).

Praktische Beispiele zur Berechnung und Deutung der Befunde

Respiratorische Azidose

Tab. 29.3 zeigt die arterielle Blutgasanalyse eines Patienten mit beidseitigen Rippenserienfrakturen. Infolge Zerstörung des Brustwandgefüges und erheblicher Schmerzen ist die Atmung deutlich herabgesetzt; es kommt zur Hypoventilation. Die Folge ist ein Anstieg des arteriellen Kohlensäure-

Tabelle 29.3 Blutgasanalyse, art.

O_2-Sättigung	82	%
pCO_2	74	mm Hg
pH, aktuelles	7,24	
Standardbicarbonat	24,9	mval/l
Basenüberschuß	+ 1,3	mval/l

druckes (pCO_2a, erhöht auf 74 mm Hg). Der Anstieg der Kohlensäure im Blut führt zu einer Verschiebung des pH-Wertes in den sauren Bereich (pH = 7,24), es liegt also eine respiratorische Azidose vor. Aufgrund der Hypoventilation wird zu wenig Sauerstoff aufgenommen: Die Sauerstoffsättigung des arteriellen Blutes ist mit 82% HbO_2 deutlich vermindert.

Die therapeutische Konsequenz ist die Verbesserung der Atmung durch Beatmung.

Metabolische Azidose

Tab. 29.4 zeigt die Blutgasanalyse eines Patienten, der bei einem Unfall zahlreiche Frakturen erlitten hatte und sich in einem schweren hämorrhagischen Schock befand. Durch die Anhäufung saurer Stoffwechselendprodukte im Schock hat sich das Milieu zur sauren Seite verschoben (der pH-Wert ist auf 7,29 abgesunken), der Standardbicarbonatgehalt ist mit 18,0 mval/l vermindert und der Basenüberschuß liegt weit im negativen Bereich (– 8,5 mval/l) (addition acidosis). Der Befund lautet also: Dekompensierte metabolische Azidose.

Tabelle 29.4 Blutgasanalyse, art.

pCO_2	37	mm Hg
pH, akutelles	7,29	
Standardbicarbonat	18	mval/l
Basendefizit	– 8,5	mval/l

Im Rahmen der Schockbehandlung mit Plasmaexpandern muß die überschüssige Säure gepuffert werden. Die Dosierung für den 70 kg schweren Patienten wird errechnet:

ml 0,3 m THAM = Basenüberschuß × kg Körpergewicht = 8,5 × 70 = 595 ml, also etwa 600 ml 0,3 m THAM.

Tab. 29.5. Hier ist die Säure-Basen-Haushaltsstörung auf der Grundlage eines Ileus entstanden: Die Verminderung des Standardbicarbonatgehaltes auf 19,7 mval/l und der deutlich negative Basenüberschuß (– 5,6 mval/l) zeigen, daß eine metabolische Azidose vorliegt. Der Organismus hat hier jedoch selbst eine Kompensation der Störung erreichen können, indem durch Hyperventilation der arterielle Kohlensäuredruck auf 25,4 mm Hg gesenkt wurde; er hat also die metabolische Azidose durch eine respiratorische Alkalose kompensiert. Dadurch blieb ein konstantes Milieu erhalten: der pH-Wert ist mit 7,42 nicht verändert.

Tabelle 29.5 Blutgasanalyse, art.

pCO_2	25,4	mm Hg
pH, aktuelles	7,42	
Standardbicarbonat	19,7	mval/l
Basendefizit	–5,6	mval/l

Die metabolische Azidose ist bei diesem Krankheitsbild durch Verluste körpereigener Basen entstanden (subtraction acidosis). Therapie: Substitution mit Natriumbicarbonat:

ml 8,4%, m Na-Bicarbonat = 60 × 5,6 × 0,3 = ~ 100 ml (60 kg Körpergewicht).

Metabolische Alkalose

Ein Beispiel einer *metabolischen Alkalose* zeigt Tab. 29.6.

Die Säure-Basen-Haushaltsstörung ist hier als Folge von tagelangem Erbrechen entstanden: der Standardbicarbonatgehalt ist mit 33,9 mval/l erhöht, der Basenüberschuß liegt deutlich im positiven Bereich (+ 11,1 mval/l), der pH-Wert ist in den alkalischen Bereich verschoben (7,52); es liegt also eine metabolische Alkalose vor (subtraction alkalosis).

Aufgrund des anhaltenden Erbrechens mit erheblichem Verlust an Magensäure sind die Serumwerte der Elektrolyte pathologisch verändert: Deutlich ist ein Mangel an Chlorionen (Cl^- = 85 mval/l) und an Kaliumionen (K^+ = 3,2 mval/l).

Zur Therapie hat die Substitution dieses Elektrolytverlustes zu erfolgen. Dabei muß berücksichtigt werden, daß bei intakter Nierenfunktion bereits etwa 50 mval Kalium pro Tag infolge inkompletter Rückresorption ausgeschieden werden. Zur Deckung eines mittleren Kaliumdefizits sind dann in der Regel 80–160 mval/24 Std. erforderlich; bei anhaltenden Verlusten kann jedoch der Kaliumbedarf gelegentlich bis über 200 mval/24 Std. ansteigen.

Tabelle 29.6 Blutgasanalyse, art.

pCO_2	43	mm Hg
pH, aktuelles	7,52	
Standardbicarbonat	33,9	mval/l
Basenüberschuß	+ 11,1	mval/l

In dem vorliegenden Beispiel konnte das Kaliumdefizit mit 100 mval Kaliumionen ausgeglichen werden. Bei der Substitution mit 100 ml einer molaren Kaliumchloridlösung führten wir gleichzeitig 100 mval Chlorionen zu. Der Bedarf an Chlorid war jedoch erst bei insgesamt etwa 200 mval Chlorionen gedeckt, die zusätzlich als 100 ml molarer l-Argininhydrochloridlösung infundiert wurden.

Eine noch ausgeprägtere metabolische Alkalose zeigte sich bei einem Patienten mit einer Ösophagusvarizenblutung und einem Leberkoma bei schwerer Leberzirrhose (Tab. 29.7).

Tabelle 29.**7** Blutgasanalyse, art.

pCO_2	33 mm Hg
pH, aktuelles	7,64
Standardbicarbonat	34 mval/l
Basenüberschuß	+ 12 mval/l

Hier hatte sich unter dem vermehrten Anfall von Ammoniak während des Leberkomas eine Alkalose mit einem pH-Wert von 7,64 entwickelt (addition alkalosis). Wie im vorigen Beispiel deuten der Anstieg des Standardbicarbonatgehaltes und der stark positive Wert des Basenüberschusses auf die metabolische Entstehung der Alkalose hin.

Diese schwere Säure-Basen-Haushaltsstörung konnte mit einer Gabe von Salzsäure völlig ausgeglichen werden: nach einer Infusion einer Lösung von 60 ml n-Salzsäure auf 600 ml isotonische Lävulose (also 600 ml einer n/10-Salzsäure) normalisierten sich der Standardbicarbonatgehalt, der Basenüberschuß und der pH-Wert, wie aus der Tab. 29.8 zu ersehen ist; die Alkalose konnte durch die Zufuhr von Säure kompensiert werden.

Tabelle 29.**8** Blutgasanalyse, art.

pCO_2	30 mm Hg
pH, aktuelles	7,42
Standardbicarbonat	23,4 mval/l
Basendefizit	−0,6 mval/l

Literatur

1 Adler, S., A. Roy, A. S. Relman: Intracellular acid-base regulation I and II. J. clin. Invest. 44 (1965) 8, 21

2 Ahnefeld, F. W., M. Halmagyi: Postoperative metabolische Störungen als Folge einer Routinetherapie. In: Anaesthesiologie und Wiederbelebung, Bd. XXXV, hrsg. von R. Frey, F. Kern, O. Mayrhofer. Springer, Berlin 1969

3 Albers, C., W. Brendel, A. Hardewig, W. Usinger: Blutgase in Hypothermie, Pflügers Arch. ges. Physiol. 266 (1958) 373

4 Altemeier, W. A., J. C. Todd, W. W. Inge: Gramnegative septicemia. Ann. Surg. 166 (1967) 530

5 Andersen, M. N., Ch. Mouritzen: Effect of acute respiratory and metabolic acidosis on cardiac output and peripheral resistance. Ann. Surg. 163 (1966) 161

6 Andersen, M. N., J. R. Border, Ch. Mouritzen: Acidosis, catecholamines and cardiovascular dynamics: When does an acidosis require correction? Ann. Surg. 166 (1967) 344

7 Anderson, R.: The relation between metabolic acidosis and cardiac arrhythmias in acute myocardial infarction. Amer. Heart J. 76 (1968) 1

8 Asano, S., E. Kato, M. Yamaochi, Y. Ozawa, T. Wada, H. Hasegawa: The mechanism of the acidosis caused by infusion of salins solution. Lancet 1966/I, 1245

9 Astrup, P.: Erkennung der Störungen des Säure-Basen-Stoffwechsels und ihre klinische Bedeutung. Klin. Wschr. 35 (1957) 749

10 Babior, B. M.: Villous adenoma of the colon. Amer. J. Med. 41 (1966) 615

11 Bane, A. E., W. W. McClerkin: A study of shock: acidosis and the declamping-phenomen. Ann. Surg. 161 (1965) 41

12 Baum, M., H. Benzer, R. Kucher, K. Steinbereithner: Künstliche Beatmung. In: Intensivstation, Intensivpflege, Intensivtherapie, hrsg. von R. Kucher, K. Steinbereithner. Thieme, Stuttgart 1972 (S. 290)

13 Baur, H.: Respiration und Kohlensäurehaushalt. Schattauer, Stuttgart 1963

14 Baur, H.: Klinische Bedeutung des Säure-Basen-Haushaltes. In: Anästhesiologie und Wiederbelebung. Bd. XIII, Springer, Berlin 1966

15 Benke, A., G. Pramesberger, W. Unger: Beobachtungen bei Stoffwechselalkalosen. In: Anaesthesiologie und Wiederbelebung, Bd. XXXV, hrsg. von R. Frey, F. Kern, O. Mayrhofer. Springer, Berlin 1969

16 Bleich, H. L., W. B. Schwartz: Tris buffer (THAM). New Engl. J. Med. 274 (1966) 782

17 Borst, H. G.: Experimentelle Untersuchungen über die kombinierte Anwendung von extrakorporalem Kreislauf und Hypothermie. Langenbecks Arch. klin. Chir. 302 (1963) 321

18 Bücherl, E. S., M. Nasseri, B. v. Prondzynski: Therapeutische Möglichkeiten beim irreversiblen hämorrhagischen Kreislaufkollaps. Langenbecks Arch. klin. Chir. 301 (1962) 144

19 Brewin, E. G., E. Neil: Acid-base studies during hypothermia. J. Physiol. (Lond.) 126 (1964) 26

20 Bruck, A., W. Gnüchtel, B. Löhr, W. Ulmer: Tierexperimentelle Untersuchungen über die zur Acidose führenden Vorgänge bei pharmakologisch unterstützter Hypothermie bis 20° Kerntemperatur. Z. ges. exp. Med. 127 (1956) 587

21 Bunker, J. P.: Metabolic acidosis during anesthesia and surgery. Anesthesiology 23 (1962) 107

22 Bunker, J. P.: Editorial Views: The great trans-atlantic-acid-base debate. Anesthesiology 26 (1965) 591

23 Burchardi, H., P. Lawin: Die Behandlung der Störungen des Säure-Basen-Haushaltes. Z. prakt. Anaesth. 1 (1966) 186

24 Burchardi, H., W. Vogel, C. Mittermayer, H. Birzle, K. Wiemers: Respiratorische Insuffizienz bei Polytraumatisierten durch Verbrauchskoagulopathie. Z. prakt. Anästh. 5 (1970) 419

25 Burton, G. W.: Metabolic acidosis during profound hypothermia. Anesthesia 9 (1964) 365

26 Busch, H.: Die Bedeutung des Stabilisators für die Stoffwechselvorgänge der Blutkonserve unter besonderer Berücksichtigung der Elektrolytverschiebung. Bibl. Haemat., Basel 11 (1960) 70

27 Cannon, P. J., H. O. Heinemann. M. S. Albert, J. H. Laragh, R. W. Winters: „Contraction“ alkalosis after diuresis of edematous patients with ethacrynic acid. Ann. intern. Med. 62 (1965) 979

28 Carstensen, E.: Kompendium der prä- u. postoperativen Therapie, hrsg. von T. O. Lindenschmidt, E. Carstensen. Thieme, Stuttgart 1966

29 Clark, R. G., J. N. Norman: Metabolic alkalosis in pyloric stenosis. Lancet 1964/I, 1244

30 Clowes, Jr. G. H. A., G. A. Sabga, A. Kontoxis, R. Tomin, M. Hughes, F. A. Simeone: Effects of acidosis on cardiovascular function in surgical patients. Ann. Surg. 154 (1961) 524.

31 Cooper, K. E., D. N. Ross: Hypothermia in surgical practice. Cassel, London 1960

32 Deane, N.: Kidney and electrolytes – Foundations of clinical diagnosis and physiologic therapy. Prentice – Hall, Englewood Cliffs 1966

33 Dill, D. B., W. H. Forbes: Respiratory and metabolic effects of hypothermia Amer. J. Physiol. 132 (1941) 685.

34 Downing, S. E., N. S. Talner, Th. H. Gardner: Cardiovascular responses to metabolic acidosis. Amer. J. Physiol. 208 (1965) 237

35 Drechsel, U., P. Lawin: Komplikationen nach großen Konservenblut-Transfusionen und ihre Behandlung. Münch. med. Wschr. 105 (1963) 2275

36 Edmark, K. W.: Continuous blood pH measurements with extracorporal circulation. Surg. Gynec. Obstet. 109 (1959) 743

37 Eisterer, H., W. Riedel: Alkalotische Stoffwechselentgleisungen im Rahmen der Intensivtherapie. Anaesthesist 19 (1970) 473

38 Eisterer, H., O. Mayrhofer, K. Steinbereithner: Zur Pathophysiologie der Citratalkalose. Abstr. 3. Congr. Europ. Soc. Exp. Surg. München, 21.–24. April 1968 (S. 7)

39 Enson, Y., C. Giuntini, M. Lewis, T. Morris, M. Ferrer, R. Harvey: The influence of hydrogen ion concentration and hypoxia on the pulmonary circulation. J. clin. Invest. 43 (1961) 1146

40 Ewerbeck, H.: Tris-Puffer-Behandlung der Stoffwechsel-Azidose bei der toxischen Gastroenteritis des Säuglings und beim atemgestörten Neugeborenen. („fetal distress“-Syndrom.) Dtsch. med. Wschr. 90 (1965) 1989

41 Feins, N. R., L. R. M. Del Guerico: Increased cardiovascular function in clinical metabolic acidosis. Surg. Forum 17 (1966) 39

42 Fourman, P., S. McConkey, I. W. G. Smith: Defects of water reabsorption and of hydrogene ion excretion by the renal tubuluses in hyperparathyreoidism. Lancet 1960/I, 619

43 Frick, P. G., Å. Senning: Behandlung schwerer metabolischer Alkalosen mit parenteraler 1/10 – 1/5 n-Salzsäure. Dtsch. med. Wschr. 88 (1963) 1924

44 Frowein, R. A., A. Kariminsjad, K. H. Euler: Konsequenzen der Hypoxie nach schweren Schädelverletzungen. Hefte Unfallheilk. 87 (1966) 172

45 Gerbode, F., J. J. Osborn, J. B. Johnston: Experience with perfusion hypothermia using an improved rotation disc oxygenator. Thorax 15 (1960) 185

46 Gustini, G.: Internat. Physiologenkongr., Brüssel 1956

47 Gross, J. M.: Fanconi syndrome (adult type) developing secondary to ingestion of outdated tetracycline. Ann. intern. Med. 58 (1963) 523

48 Grosse-Brockhoff, F., W. Schroedel: Bild der akuten Unterkühlung im Tierexperiment. Naunyn-Schmiedeberg's Arch. exp. Path. Pharmak. 201 (1943) 417

49 Grün, G., U. Weder, A. Fleckenstein: The mutual antagonism between H^+ and Ca^{++} ions in the control of vascular tone and autoregulation. Vortrag Deutscher Physiologen-Kongress, 1972

50 Hallwachs, O., K. Pabst: Säure-Basen-Haushalt und Nierenfunktion. Münch. med. Wschr. 105 (1963) 1842

51 Harden, K., I. L. Mackenzie, A. McLedingham: Spontaneous reversion of ventricular fibrillation. Lancet 1963/II, 1140

52 Harms, H.: Gasstoffwechsel und Elektrolyte. Langenbecks Arch. klin. Chir. 316 (1966) 938

53 Hartenbach, W., F. W. Ahnefeld: Verbrennungsfibel. Thieme, Stuttgart 1967

54 Heisler, N.: Kinetics of the efflux of hydrogen and lactate ions from isolated rat diaphragms stimulated in anoxia-Pflügers Arch., Suppl. 339 (1973)

55 Hodler, J., F. H. Schwarzenbach: Über die Intensität der metabolischen Blutacidose in fortgeschrittenen Stadien der menschlichen Pyelonephritis. Schweiz. med. Wschr. 93 (1963) 1075

56 Hutchin, P., J. S. McLaughlin, M. A. Hayes: Renal response to acidosis during anesthesia and operation I, II and III. Ann. Surg. 154 (1961) 9, 145, 161

57 Huth, E. J., R. L. Mayock, R. M. Kerr: Hyperthyreoidism associated with renal tubular acidosis. Amer. J. Med. 26 (1959) 818

58 Janke, J., H. J. Döring, B. Hein, A. Fleckenstein: pH-dependency of catecholamine induced radiocalcium uptake into the ventricularmyocardium of rats in situ. Vortrag Deutscher Physiologen-Kongress, 1972

59 Jones, R. S.: The acid-base changes due to cardiac bypass. In: Modern Trends in Anaesthesia Bd. II, hrsg. von F. T. Evans, T. C. Gray. Butterworths, London 1965

60 Just, O. H., B. Lutz, C. Müller: Anästhesiologische Probleme bei gefäßchirurgischen Eingriffen. In: Anaesthesie und Wiederbelebung Bd. XX, hrsg. von R. Frey, F. Kern, O. Mayrhofer, Springer, Berlin 1967

61 Kassirer, J. P., W. B. Schwartz: Correction of metabolic alkalosis in man without repair of potassium deficiency. A re-evaluation of the role of potassium. Amer. J. Med. 40 (1966) 19

62 Kassirer, J. P., W. B. Schwartz: The response of normal man to selective depletion of hydrochloric acid. Amer. J. Med. 40 (1966) 10

63 Kassirer, J. P., P. M. Berkman, D. R. Lawrenz, W. B. Schwartz: The critical role of chloride in the correction of hypokalemic alkalosis in man. Amer. J. Med. 38 (1965) 172

64 Kirby, B. J., M. W. McNichol: Acid-base status in myocardial infarction. Lancet 1966/II, 1054

65 Kwaan, H. M., M. H. Weil: Difference in the mechanism of shock caused by bacterial infection. Surg. Gynec. Obstet. 128 (1969) 37

66 Laborit, H., H. B. Weber: De l'action antagoniste de l'acide lactique sur adrénalinique et noradrénalinique. (Der Antagonismus der Milchsäure auf die hypertensive Wirksamkeit des Adrenalins und des Noradrenalins.) Agressologie 7 (1966) 371

67 Lathem, W.: Hyperchloremic acidosis in chronic pyelonephritis. New. Engl. J. Med. 258 (1958) 1031

68 Lawin, P.: Störungen des Säure-Basenhaushaltes: Differentialdiagnose und Therapie. Dtsch. med. Wschr. 93 (1968) 1964

69 Lawin, P.: Diskussionsbemerkung. In: Die Ateminsuffizienz und ihre klinische Behandlung, hrsg. von O. H. Just, H. Stoeckel. Thieme, Stuttgart 1967

70 Lawin, P.: Probleme bei der Entwöhnung vom Respirator. In: Die Ateminsuffizienz und ihre klinische Behandlung, hrsg. von O. H. Just, H. Stoeckel. Thieme, Stuttgart 1967

71 Lawin, P., H. Burchardi: Fortgeschrittene Pyelonephritis als

Ursache von „akutem Abdomen" und metabolischer Acidose. Chirurg 36 (1965) 308
72 Lawin, P., H. Burchardi: Störungen des Säure-Basen-Haushaltes als prä- und postoperative Komplikation, Erkennung und Behandlung. Münch. med. Wschr. 107 (1965) 590
73 Lawin, P., M. Telschow: Gewebeschäden durch paravenöse THAM-Infusionen. Z. prakt. Anästh. 1 (1966) 252
74 Lawin, P., M. Telschow: Beatmungs- und Infusionsprobleme bei der Behandlung der schweren Eklampsie. Z. prakt. Anästh. 1 (1966) 165
75 Leppla, W.: Grundlagen des Wasserstoffionenhaushaltes. Melsung. med. Mitt. 40 (1966) 106
76 Le Quesne, L. P.: Body fluid disturbance resulting form pyloric dysfunction. Surg. Gynec. Obstet. 113 (1961) 1
77 Le Veen, H. H., G. Falk, J. Lustrin, A. E. Helft: The role of pH in myocardial contractility. Surgery 51 (1962) 360
78 Lillehei, R. C.: The nature of experimental irreversible shock with its clinical application. Int. Anesth. Clin. 2 (1946) 297
79 Lissac, J., M. C. Blayo: Sur quelques aspects humoraux de la ventilation artificielle prolongée. Journées de réanimation neuro-respiratoire. Hôp. Claude-Bernard, Paris 1964 (S. 49)
80 Lutz, H.: Anaesthesie in der Gefäßchirurgie, Spezielle Problematik. In: Anaesthesiologie und Wiederbelebung, Bd. XX, hrsg. R. Frey, F. Kern, O. Mayrhofer, Springer, Berlin 1967
81 McKenzie, G. J., S. H. Taylor, D. C. Flenley, A. H. McDonald, H. P. Staunton, K. W. Donald: Circulating and respiratory studies in myocardial infarction and cardiogenic shock. Lancet 1964/II, 825
82 McLean, L. D., W. G. Mulligan, A. P. H. McLean, I. B. Puff: Paterns of septic shock in man. Ann. Surg. 166 (1967) 543
83 Malm, J. R., W. M. Manger, S. F. Sullivan, E. M. Papper, G. G. Nahas: The effect of acidosis on sympathoadrenal stimulation. J. Amer. med. Ass. 197 (1966) 121
84 Massary, S. G., H. G. Preuss, J. F. Maher, G. E. Schreiner: Renal tubular acidosis after cadaver kidney homotransplantation. Amer. J. Med. 42 (1967) 284
85 Moore, F. D.: Metabolic care of the surgical patient. Saunders, Philadelphia 1959
86 Moster, W. G., Ch. E. Reier, R. W. Gardier, W. Hamelberg: Cardiac output and postganglionic sympathetic activity during acute respiratory alkalosis. Anesthesiology 31 (1969) 28
87 Müller-Plathe, O.: Klinisch-pharmakologische Grundlagen der Azidosebehandlung. Münch. med. Wschr. 107 (1965) 583
88 Müller-Plathe, O.: Standard-Bikarbonat und Basenüberschuß. Kritik des Astrup-Systems. Übersicht. Act. Chir. 4 (1966) 251
89 Müller-Plathe, O.: Laboratoriumsbefunde bei metabolischen Acidosen verschiedener Äthiologie. Dtsch. med. Wschr. 92 (1967) 1471
90 Nahas, G. G.: The clinical pharmacology of THAM. Clin. Pharmacol Ther. 4 (1962) 784
91 Nahas, G. G.: Le pH intra-cellulaire. Ann. Anesth. franc. 5 (1964) 111
92 Nahas, G. G.: Further light on the acid-base debate. Anaesthesiology 27 (1966) 6
93 Nahas, G. G., J. C. Ligon: Effects of acute arterial blood pH changes on catecholamine plasma levels and circulatory adaptations. Surg. Forum 10 (1959) 111
94 Needle, M. A., G. J. Kaloyanides, W. B. Schwartz: The effects of selective depletion of hydrochloric acid on acidbase and electrolyte equilibrium J. clin. Invest. 43 (1964) 1836
95 Nelson, R. M., A. M. Poulson, J. H. Lyman, J. W. Henry: Evaluation of Tris (Hydroxymethyl) Aminomethane (THAM) in experimental hemorrhagic shock. Surgery 54 (1963) 86
96 Niazi, S. A., F. J. Lewis: The effect of carbon dioxid on ventricular fibrillation and heart block during hypothermia in rats and dogs. Surg. Forum 5 (1955) 106
97 Norman, J. N., D. T. Caraidis: Les troubles du metabolisme acido-basique en chirurgie generale. Canad. J. Surg. 9 (1966) 370
98 Ramdohr, B., H. J. Buschmann, J. Dennert, V. Meyer, K. P. Schüren, R. Schröder: Der akute Kreislaufstillstand bei Myokardinfarkt. Z. prakt. Anästh. Wiederbeleb. 4 (1969) 220
99 Rehder, K.: Der Säure-Basen-Haushalt. In: Lehrbuch der Anaesthesiologie und Wiederbelebung, hrsg. von R. Frey, W. Hügin, O. Mayrhofer. Springer, Berlin 1971
100 Roberts, K. E., M. G. Magida: Electrocardiographic alterations produced a decrease in plasma pH, bicarbonate and sodium as compared with those produced by an increase in potassium. Circulat. Res. 1 (1953) 206
101 Robinson, J. R.: Fundamentals of Acid-Base Regulation, 2. Aufl. Blackwell, Oxford 1965
102 Rodewald, G.: Die postoperative Ateminsuffizienz. In: Klinische Chirurgie für die Praxis, Bd. II, hrsg. von O. Diebold, H. Junghanns, L. Zukschwerdt. Thieme, Stuttgart 1961
103 Scheibe, O.: Die metabolische Acidose in der Chirurgie. Melsung. med. Mitt. 40 (1966) H. 106
104 Schwab, M., K. Kühns: Die Störungen des Wasser- und Elektrolytstoffwechsels. Springer, Berlin 1959
105 Schwartz, W. B., A. S. Relman: Effects of electrolyte disorders on renal structure and function I and II. New Engl. J. Med. 276 (1967) 383, 452
106 Schwartz, W. B., C. van Ypersele de Strihou, J. P. Kassirer: Role of anions in metabolic alkalosis and potassium deficiency. New Engl. J. Med. 279 (1968) 630
107 Sellick, B. A.: Hypothermia. In: Recent Advances in Anaesthesia, hrsg. von C. L. Hewer. Boston Verlag 1963
108 Shires, G. T., J. Holman: Dilution acidosis. Ann. intern. Med. 28 (1948) 557
109 Siggaard-Andersen, O., K. Engel: A new acid-base nomogram. Scand. J. clin. Lab. Invest. 12 (1960) 177
110 Siggaard-Andersen, O., K. Engel: Acid-Base debate. Anesthesiology 27 (1966) 202
111 Siggaard-Andersen, O., K. Engel, K. Jörgensen, P. Astrup: A micro method of determination of pH, carbon dioxid tension, base excess and standard bicarbonat in capillary blood. Scand. J. clin. Lab. Invest. 12 (1960) 172
112 Simmendinger, H., W. Dietzel: Die metabolische Alkalose während der Intensivbehandlung. Prakt. Anästh. 6 (1971) 12
113 Simmons, D. H., J. Nicoloff, L. B. Guze: Hyperventilation and respiratory alkalosis as signs of gram-negative bacteremia. J. Amer. med. Ass. 174 (1960) 2196
114 Smith, N. T., A. N. Corbascio: Myocardial resistance to metabolic acidosis. Arch. Surg. 92 (1966) 892
115 Sommerkamp, H.: Zur Differentialdiagnose metabolischer Alkalosen in der Chirurgie. Bruns' Beitr. klin. Chir. 216 (1968) 481
116 Statement of acid-base terminology. Report of ad hoc committes of New York Academy of Sciences Conference. Anesthesiology 27 (1966) 7
117 Steinbereithner, K.: Probleme des Stoffwechsels bei Intensivpflegepatienten. Wien. klin. Wschr. 77 (1965) 967
118 Steinbereithner, K.: Zur blutgasanalytischen Überwachung schwer Schädelverletzter. In: Anaesthesiologie und Wiederbelebung, Bd. XVII, hrsg. von R. Frey, F. Kern, O. Mayrhofer, Springer, Berlin 1966

119 Steinbereithner, K., R. Kucher: Überwachung des Patienten. In: Intensivstation, Intensivpflege, Intensivtherapie, hrsg. von R. Kucher, K. Steinbereithner. Thieme, Stuttgart 1972 (S. 176f)
120 Stoeckel, H.: Anaesthesiologische Vorbereitungen bei Eingriffen am endokrinen System. Z. prakt. Anästh. 2 (1967) 83
121 Suwa, K., H. H. Bendixen: Change in $PaCO_2$ with mechanical dead space during artificial ventilation. J. appl. Physiol. 24 (1968) 556
122 Suwa, K., B. Geffin, H. Pontoppidan, H. H. Bendixen: A nomogram for dead space requirements during prolonged artificial ventilation. Anaesthesiology 29 (1968) 1206
123 Takaori, M., P. Safar: Acute severe hemodilution with lactated Ringer's solution. Arch. Surg. 94 (1967) 67
124 Tamm, B.: Nebennieren. In: Kompendium der prä- und postoperativen Therapie, hrsg. von Th.-O. Lindenschmidt, E. Carstensen. Thieme, Stuttgart 1966
125 Thrower, W. B., Th. D. Darby, E. E. Aldinger: Acidbase derangements and myocardial contractibility. Arch. Surg. 82 (1961) 56
126 Truninger, B.: Wasser- und Elektrolyt-Fibel. Thieme, Stuttgart 1967
127 Ulmer, W., B. Löhr, B. Katsaros: Über das Verhalten des Gasstoffwechsels bei pharmakologisch unterstützter Hypothermie. Verh. dtsch. Ges. Kreisl.-Forsch. 23 (1957) 154
128 Wegienka, L. C., J. M. Welter: Renal tubular acidosis caused by degraded tetracyclin. Arch. intern. Med. 114 (1964) 232
129 Willson, D. M., M. H. Power, E. J. Kepler: Alkalosis and low plasma potassium in a case of cushing's syndrome, a metabolic study. J. clin. Invest. 19 (1940) 701
130 Zimmermann, W. E.: Der Trispuffer in klinischer Anwendung. Dtsch. med. Wschr. 88 (1963) 1305
131 Zimmermann, W. E.: Hypoxie und Gewebsstoffwechsel. Anaesthesist 13 (1964) 122
132 Zimmermann, W. E.: Veränderungen des Säure-Basen-Haushaltes und deren Auswirkungen auf die Organdurchblutung von Leber und Niere beim haemorrhagischen und traumatischen Schock. In: Anaesthesiologie und Wiederbelebung, Bd. XXXV, hrsg. von R. Frey, F. Kern, O. Mayrhofer. Springer, Berlin 1969

Zusammenfassende Darstellungen

133 Deane, N.: Kidney and Electrolytes – Foundations of Clinical Diagnosis and Physiologic Therapy. Prentice-Hall, Englewood Cliffs 1966
134 Feurstein, V.: Die Störungen des Säure-Basen-Haushaltes. In: Anaesthesiologie und Wiederbelebung, Bd. XXXV, hrsg. von R. Frey, F. Kern, O. Mayrhofer. Springer, Berlin 1969
135 Heisler, N.: Diagnose und Therapie von Störungen des Säure-Basen-Haushaltes. Wissenschaftliche Informationen der Fresenius-Stiftung, H. 4 (1974) 135–171
136 Moore, F. D.: Metabolic care of the Surgical Patient. Saunders, Philadelphia 1959
137 Robinson, J. R.: Fundamentals of Acid-Base Regulation, 2. Aufl., Blackwell, Oxford 1965
138 Schwab, M., K. Kühns: Die Störungen des Wasser- und Elektrolytstoffwechsels. Springer, Berlin 1959
139 Truninger, B.: Wasser- und Elektrolythaushalt, 3. Aufl. Thieme, Stuttgart 1971

30 Akute Störungen des Kohlenhydratstoffwechsels

Von G. STROHMEYER

Coma diabeticum

Einleitung

Das Coma diabeticum ist die schwerste akute Komplikation des Diabetes mellitus. Die unmittelbare Letalität des Coma diabeticum liegt trotz aller therapeutischen Fortschritte noch immer zwischen 5–20% (12).

Pathophysiologie

Die Pathophysiologie (8, 9, 14, 17) des ketoazidotischen Coma diabeticum soll in diesem Zusammenhang nur so weit besprochen werden, als es für das Verständnis der therapeutischen Maßnahmen notwendig ist. Die Grundstörung, die zum Coma diabeticum führt, ist ein absoluter oder relativer Insulinmangel. Dadurch entsteht eine schwere Beeinträchtigung des gesamten Intermediärstoffwechsels. Insulin reguliert den Glucosetransport in die Zelle und den Aufbau von Glykogen. Es bremst die Lipolyse und fördert außerdem die Veresterung freier Fettsäuren mit Alphaglycerophosphat (Glycerin-I-Phosphat) und hemmt dadurch die Abgabe freier Fettsäuren ins Blut. Das Fettgewebe nimmt unter Insulin Glucose und Lipide auf und speichert sie als Triglyceride, fördert also die Lipogenese. Die Proteinsynthese wird durch Insulin reguliert. Bei Insulinmangel kommt es zu einer schweren Verwertungsstörung für Glucose in den insulinabhängigen Geweben der Peripherie (d.h. im wesentlichen von Muskel- und Fettgewebe) und zur Gluconeogenese in Leber und Niere, so daß der Blutzukker stark ansteigt. Aus den peripheren Fettdepots werden erhebliche Mengen freier Fettsäuren mobilisiert, die von den Geweben, als „Betriebsstoff" verwendet werden. Die Lipolyse wird außerdem noch durch Hormone wie Cortisol, Catecholamine und Wachstumshormon verstärkt, die die Aktivität der Fettgewebslipase steigern. Wegen der verminderten Glykolyse und der begrenzten Syntheserate steht in der diabetischen Leber nicht ausreichend Alphaglycerophosphat als Akzeptor für die Fettsäurenveresterung zur Verfügung. Insulinmangel und Hyperglukagonämie (2) führen zu einem verstärkten Angebot von Fettsäuren an die Leberzellen. Die Leber ist dem Überangebot an freien Fettsäuren nicht gewachsen, und es kommt zu einem Anstau von Fettsäuren und ihrer Coenzym-A-Derivate, den sog. „aktivierten Fettsäuren". Diese „aktivierten Fettsäuren", die aus den freien Fettsäuren der Lipolyse gebildet werden, sind Hemmer der Acetylcoenzym-A-Cocarboxylase und damit der Fettsäuresynthese. Hemmung der Fettsäuresynthese aus Acetyl-Coenzym-A bei unverändertem Fettsäureabbau bedeutet jedoch vermehrt Bildung „aktivierter Essigsäure" und vermehrte Ketonkörperbildung. Die Ketonkörper (Acetoacetat, Betahydroxybutyrat und Aceton) entstehen in dem von Lynen beschriebenen HMG-CoA-Zyklus (Betahydroxy-Betamethyl-Glutaryl-Coenzym-A). Die Überproduktion von Acetoacetat, Butyrat, sowie Acetat führt zu einem Absinken des Bicarbonats und damit zur Azidose. Gleichzeitig ist die Ketonkörperutilisation während der diabetischen Ketoazidose durch Insulinmangel in der Peripherie gestört. Dadurch kommt es zu einer Überflutung des Organismus mit 1000–2000 mval Wasserstoffionen pro Tag und zur schweren metabolischen Azidose. Mit Hilfe des Bicarbonats und der anderen Puffersysteme des Blutes und durch eine verstärkte Abatmung von CO_2 (große, tiefe Kussmaulsche Atmung) versucht der Organismus, der Azidose und der pH-Verschiebung im Blut entgegenzuwirken. Ein Teil der vermehrt auftretenden H-Ionen wird durch Oxidation der Ketonkörper in den peripheren Geweben beseitigt, ein anderer Teil als freie Säure („titrierbare Azidität") und als Ammoniumion vermehrt im Urin ausgeschieden. Mit den Säureanionen gehen gleichzeitig erhebliche Elektrolytmengen, etwa 300–400 mval Natrium und Kalium über den Urin verloren. Bei Insulinmangel ist sowohl der Glucosetransport als auch der Transport von Kalium und Phosphor in die Zelle gestört. Der intrazelluläre Elektrolytverlust wird dann durch Diurese, Durchfall und Erbrechen auch extrazellulär manifest.

Die durch Insulinmangel ausgelöste Hyperglykämie führt durch die starke Glucoseausscheidung im Harn zur osmotischen Diurese (10), die zusätzlich erhebliche Wasser- und Elektrolytverluste zur Folge hat. Die Hyperglykämie und Flüssigkeitsverluste erhöhen die Serumosmolarität so stark, daß es zu Flüssigkeitsverschiebungen vom Intrazellulär- in den Extrazellulärraum (Blut und Interstitium) kommt und eine intrazelluläre Dehydratation resultiert. Die Hyperosmolarität des Blutes kann noch gesteigert werden, wenn bei Zunahme der Stoffwechselstörung vermehrt Ketonkörper und schließlich auch harnpflichtige Substanzen im Blut auftreten und die intrazelluläre Dehydratation verstärken. Die in diesem Stadium einsetzende Bewußtlosigkeit wird wahrscheinlich durch die intrazelluläre Dehydratation der Hirnzellen hervorgerufen. Obwohl die Hyperosmolarität durch den erhöhten Wassereinstrom ins Blut eine vorübergehende Vermehrung des zirkulierenden Blutvolumens bewirkt, führen die andauernden renalen und extrarenalen Flüssigkeitsverluste (Erbrechen, Durchfälle, verstärkte Atmung) schließlich zu einer Verminderung des Blutvolumens und zur Hypovolämie und Hämokonzentration. Es entsteht ein Volumenmangelkollaps, der über eine Verminderung der glomerulären Filtration zu einer Niereninsuffizienz führen kann.

Auslösende Ursachen

Als Ursachen einer Ketoazidose beim Diabetiker kommen alle Ereignisse in Frage, die zu einem erhöhten Insulinbedarf führen, insbesondere Infektionen der Atemwege, Pyelonephritiden und Abszesse. Aber auch Fehler in der Insulintherapie (Insulinunterdosierung) spielen ursächlich eine große Rolle. In Deutschland sind 25–30% aller Komafälle sog. Erstmanifestationen eines bis dahin nicht bekannten Diabetes. Daneben sind die anderen Ursachen, wie schwere Schädel-Hirn-Traumen, chirurgische Eingriffe, kardiovaskuläre (Myokardinfarkt, Lungenembolie, Apoplexie) und gastrointestinale Erkrankungen mit Erbrechen, Diarrhöen und Anorexie weniger häufig auslösende Faktoren.

Diagnose

Das Erkennen des drohenden Komas ist in typischen Fällen leicht, weil bei der Mehrzahl der Kranken Anamnese und Symptome charakteristisch sind (5, 14, 19): zunehmender Durst, erhöhte Urinausscheidung, Übelkeit und Erbrechen, Fieber sowie oft heftige Leibschmerzen (Pseudoperitonitis). Im Gegensatz zum hypoglykämischen Schock entwickelt sich das Koma im Verlaufe von Stunden oder Tagen, in denen die Symptome langsam an Stärke zunehmen. Der hypoglykämische Schock entsteht dagegen im allgemeinen schlagartig oder doch sehr viel plötzlicher.

Das drohende Koma ist klinisch meist durch verstärktes Erbrechen, Tachypnö und Somnolenz gekennzeichnet, die dann schließlich in Bewußtlosigkeit = Koma übergeht. Es finden sich dabei die große, vertiefte Kussmaul-Atmung und Acetongeruch in der Ausatmungsluft. Die Haut ist trocken und gerötet, der Turgor schlecht, die Zunge als Ausdruck der starken Exsikkose trocken und borkig. Der Blutdruck ist niedrig, der Puls beschleunigt. Die Untersuchung des Blutes mit Teststreifen zur Schnelldiagnostik (5) weist die Hyperglykämie nach und sichert damit die Diagnose. Die Untersuchungen mit Teststreifen auf Glucose im Blut (Dextrostix, Hämoglucotest), im Urin (Clinistix, Glucotest, Diabur) und von Ketonkörpern im Blut und Urin (Ketostix, Keto-Diabur, Acetest) sind leicht durchzuführen und geben die entscheidenden diagnostischen Hinweise innerhalb von Minuten. Die Harnzuckerstreifen lassen sich auch leicht in den Konjunktivalsack einlegen und mit Tränenflüssigkeit befeuchten. Sie geben ebenfalls einen wichtigen Hinweis auf den Grad der Hperglykämie: die rasche und kräftige grüne Verfärbung des Teststreifens spricht für eine Blutglucose von mehr als 600 mg/dl. Beim negativen Ausfall ist die Blutglucose niedriger als 300 mg/dl . Es muß beachtet werden, daß der Uringlucosetest negativ sein kann bei Anurie, Oligurie und der Urinacetontest negativ ausfällt, wenn ein hyperosmolares, nicht ketoazidotisches Koma vorliegt.

Labordiagnostik

Bei jedem bewußtlosen Patienten muß bei der Notaufnahme im Krankenhaus sofort der Blutzucker untersucht werden. Damit kann die vermutete oder nicht vermutete Diagnose des Coma diabeticum sicher gestellt werden. Da fortlaufende Untersuchungen des Harns erforderlich sind, sollte bei bewußtlosen Diabetikern ein Dauerkatheter gelegt werden. Folgende Laboruntersuchungen müssen bei der schweren Ketoazidose fortlaufend bestimmt werden:

1. Blutzucker: Sofort und zu Anfang alle 1–2 Stunden. Ohne Blutzuckerbestimmung ist eine optimale Behandlung nicht möglich. Der Blutzucker liegt beim Coma diabeticum meistens über 400–500 mg/dl, doch besteht keine Korrelation zur Schwere des klinischen Verlaufes.

Für die Schnelldiagnose (s) einer Blutzuckererhöhung eignen sich – wie oben besprochen – die Dextrostix- oder Hämoglucotest-Streifen, mit denen am Krankenbett der Blutzucker in einer Minute ausreichend genau abgeschätzt werden kann. Genauere Schnellbestimmungen sind mit dem Reflomat (Reflectometer) im Bereich von 70–350 mg/dl Glucose möglich oder noch präziser mit dem Eppendorf-F-Analysator MGS 6620.

2. Urinaceton alle 2 Stunden. Die Bestimmungen sind mit den Schnelltestverfahren Ketostix, Keto-Diabur und Acetest leicht durchführbar. Besser wird die Teststäbchenuntersuchung des Blutes auf Ketonkörper durchgeführt.

3. Hämoglobin, Erythrozyten und Leukozyten 1- bis 2mal in 12 Stunden; Hämatokrit 2- bis 3mal in den ersten 12 Stunden.

Die starke Erhöhung von Hb, Erythrozyten und Hämatokrit gibt einen Anhalt über das Ausmaß der Hämokonzentration. Die Leukozyten sind manchmal extrem erhöht.

4. Elektrolyte, insbesondere Kalium und Natrium, alle 2 Stunden in den ersten 12 Stunden. Kalium kann bei der Ketoazidose anfänglich durch den gesteigerten Eiweißabbau und Zusammenbruch der Zellmembranfunktion vermehrt in die Extrazellulärflüssigkeit übergetreten sein, so daß der Kaliumwert im Serum noch erhöht ist. Durch die Polyurie und die vermehrte Kaliumausscheidung im Urin kommt es jedoch zu einem stetigen Kaliumabfall im Blut, besonders wenn sich die Azidose bessert, der Extrazellulärraum zunimmt und nach Beginn der Insulinbehandlung mit der Glucose auch Kalium in die Zellen zurückströmt. Deshalb müssen unbedingt 2 Stunden nach Beginn der Behandlung die Elektrolyte im Serum erneut bestimmt werden. Manchmal lassen sie Elektrolytverschiebungen auch im EKG erkennen.

5. In den ersten 12 Stunden sollten auch alle 2 Stunden Blut-pH, Standardbicarbonat und/oder aktuelles Bicarbonat und Basenüberschuß sowie pCO_2, Kreatinin und Harnstoff im Blut bestimmt werden.

Die diabetische Azidose ist eine metabolische Azidose, bei der es zu einer Erniedrigung des Blut-pH, von Standardbicarbonat, aktuellem Bicarbonat und Basenüberschuß kommt (15). Die Bestimmung des Säure-Basen-Haushaltes ist für die Differentialdiagnose unklarer Azidosen von großer Bedeutung. Bei extremer Dehydrierung ohne Acidose kann die Bestimmung der Serumosmolarität mit einem Osmometer wichtige Hinweise zur Erkennung des hyperosmolaren, nicht azidotischen Coma diabeticum geben. Auch bei dem ketoazidotischen Coma liegt fast immer eine Steigerung der Serumosmolalität auf mindestens 350 mosmol vor. Die Serumosmolalität (normal 280–300 mosmol/l) kann zuverlässig nach folgender Formel berechnet werden:

Serumosmolalität (mosmol/l) = $2\,[\text{Na}] + [\text{K}]) + \frac{\text{Blutglucose}}{18} + \frac{\text{Harnstoff}}{6}$. Dabei wird die Elektrolytkonzentration in mval/l und die Blutglucose- und Serumharnstoffspiegel in mg% eingesetzt.

Wegen der noch immer hohen Letalität des Coma diabeticum gehört der Patient in intensivmedizinische Überwachung. Wie bei allen komatösen Patienten müssen Ein- und Ausfuhr minutiös gemessen werden. Es werden Magensonde und Harnblasenkatheter gelegt sowie der Blutdruck, zentrale Venendruck und das EKG fortlaufend registriert.

Behandlung

Die Therapie beginnt unmittelbar nach Diagnosestellung, da sich die Prognose mit zunehmender Komadauer verschlechtert.

Die Therapie hat vier Hauptziele:

1. Beseitigung der Dehydratation durch Zufuhr von freiem Wasser und Elektrolyten.
2. Beseitigung der Hyperglykämie und der Ketoazidose.
3. Beseitigung eines evtl. durch Hypovolämie und Hämokonzentration hervorgerufenen Kreislaufversagens durch Infusionen (Humanalbumin, Plasmaexpander). Manchmal ist die gleichzeitige Gabe von peripheren Kreislaufmitteln vom Noradrenalintyp zusätzlich erforderlich (cave bei Angiopathien!).
4. Beseitigung der evtl. komaauslösenden Infekte durch Breitbandantibiotika.

ad 1: Rehydratation ist zunächst die wichtigste therapeutische Maßnahme (13). Das Wasserdefizit beträgt im Mittel 4–8 l. Die Wasserzufuhr erfolgt mit 500–1000 ml 0,9%iger NaCl-Lösung in der ersten Stunde und wird dann mit etwa 300 ml pro Stunde vorsichtig mit isotoner Kochsalzlösung fortgesetzt. Auch bei Hypernatriämie (> 155 mval/l) werden isotone (0,9%ige) NaCl-Lösungen langsam infundiert. Bei älteren herzkranken und kreislauflabilen Patienten ist bei forcierter Flüssigkeitszufuhr auf den zentralen Venendruck (nicht über 12 cm H_2O) besonders zu achten, damit ein akutes Herzversagen vermieden wird. In der Regel ist es nicht erforderlich, in den ersten 24 Stunden mehr als 4–5 l Flüssigkeit zu infundieren. Die Infusionsbehandlung wird bei normaler Nierenfunktion bis zum Ausgleich der Dehydratation weitergeführt (ca. 30–60 Stunden), wenn der Patient nicht vorher trinken kann. Normalisiert sich der Blutzucker und sinkt auf unter 250 mg% ab, dann wird die Infusion mit 5%iger Glucoselösung weitergeführt.

ad 2: In den letzten Jahren wurde die bis dahin übliche relativ hohe i. v. und i. m. Injektion von Insulin durch eine niedrig dosierte Insulintherapie weitgehend ersetzt (3, 9, 13, 16). Dabei werden durch Dauerinfusion (Perfusor) nach einer Bolusinjektion von 20E Altinsulin i.v. etwa 0,1 E Altinsulin pro kg Körpergewicht und Stunde entsprechend 6–8 E Altinsulin pro Stunde i.v. gegeben. Wenn aus technischen Gründen keine kontinuierliche Perfusion oder Infusion möglich ist, dann können nach der Bolusinjektion von 20 E Altinsulin i.v. pro Stunde 6–8 E Altinsulin i.m. gegeben werden (3). Von einer subkutanen Injektion sollte im ersten Stadium der Komabehandlung wegen nicht gesicherter, gleichmäßiger Insulinresorption abgesehen werden. Erst wenn der Blutzucker etwa 250 mg/dl erreicht hat, kann auf s.c. Verabreichung übergegangen werden. Die Blutzuckersenkung sollte in der Regel nicht schneller als um 100 mg/dl/h erfolgen. Da bei der schweren Ketoazidose bereits durch Verluste ein erhebliches Kaliumdefizit besteht, was sich mit Beginn der Insulin- und Azidosetherapie weiter verstärkt, muß rechtzeitig Kalium ersetzt werden. Die hypokaliämisch bedingten Herzrhythmusstörungen können lebensbedrohlich sein. Es werden nicht mehr als 20–40 mval Kalium (1,5–3 g KCl) pro Stunde infundiert, so daß in den ersten 24 Stunden etwa 250–350 mval Kalium zugeführt werden. Da es während der ersten Therapiephase zu einem Abfall des anorganischen Serumphosphats kommen kann, werden in letzter Zeit gepufferte Kaliumphosphor-Salze statt KCl empfohlen (9, 13). Ein Phosphatmangel kann Ursache von Störungen der Mikrozirkulation und der Sauerstoffdissoziation sein. Gepufferte Kalium-Phosphat-Lösungen (KH_2PO_4/K_2HPO_2) stehen als Fertiglösungen zur Verfügung.

ad 3: Die Korrektur der Azidose erfolgt im Gegensatz zu früher erst dann, wenn das Blut-pH kleiner als 7,1 ist. Von der grundsätzlichen Alkalisierung oberhalb der angegebenen pH-Werte wurde abgerückt, da die Gewebsoxigenierung verschlechtert wird und es zur Entwicklung eines intrazellulären Ödems, insbesondere Hirnödems, zur intrazellulären Azidose und Liquorazidose kommen kann. Zudem kann eine massive Hypokaliämie auftreten. Erst bei einem pH unter 7,1 tritt die peripher vasodilatierende Wirkung niedriger pH-Werte und ein negativ-inotroper Effekt ein, der durch vorsichtige Carbonatzufuhr beseitigt werden muß; 50 mval $NaHCO_3$ in 30 Minuten bei pH unter 7,1; 100 mval $NaHCO_3$ in 45 Minuten bei pH unter 7,0 (1 mval Bicarbonat entspricht 1 ml 8,4%iger Na–HCO_3).

ad 4: Die Infektionsprophylaxe bzw. Therapie erfolgt mit modernen Breitbandantibiotika.

Prognose

Die Prognose des diabetischen Komas ist im Einzelfall schwer vorauszusagen. Sie hängt nicht von der Höhe des Blutzuckers ab, mehr noch von der Schwere der Azidose (besonders bei Plasma-HCO_3 unter 7 mval/l oder bei einem pH-Wert des Blutes unter 7,1) und von der Dauer des unbehandelten Komas. Erwacht der Patient 6–8 Stunden nach Beginn der Therapie nicht aus dem Koma, dann verschlechtert sich die Prognose. Das ketoazidotische Koma bei bisher nicht bekannter Zuckerkrankheit gilt als prognostisch besonders ungünstig. Komplikationen wie schwere Pyelonephritis, Pneumonien, Papillennekrosen, Urämie u.a. sind häufige Todesursachen.

Sonderformen des diabetischen Komas

Hyperosmolares, nichtketoazidotisches Koma
(7, 9, 10)

Diese Sonderform des diabetischen Komas ist häufiger als früher angenommen bzw. wird häufiger diagnostiziert: 15–30% aller diabetischen Komazustände. Die Diagnose wird immer noch relativ spät gestellt, was bei dem höheren Lebensalter der Patienten die Prognose erheblich verschlechtert (Letalität zwischen 40–60%). Häufig handelt es sich um Patienten mit einem milden, nichtinsulinpflichtigen Diabetes mellitus, die durch starke orale, renale oder intestinale Wasserverluste, durch intravenöse Zufuhr stark osmotisch wirksamer Substanzen (Aminosäuren, Glucose) oder durch diabetogen wirkende Medikamente (Glucokortikoide, Thiaziddiuretika, Furosemid, Diphenylhydantoine o.a.) in diese schwere Stoffwechselstörung geraten. So kann insbesondere das Zusammentreffen von parenteraler Ernährung und Streßsituation zur Entwicklung eines hyperosmolaren Komas beitragen.

Labor: Sehr starke Blutzucker- und Serumnatriumerhöhungen mit Serum- und Gewebshyperosmolarität und Dehydratation. Die sich langsam entwickelnden Symptome Adynamie, Übelkeit und Erbrechen, Kopfschmerzen und Schwindel sind Folge der zunehmenden Dehydratation mit Hypovolämie und Exsikkose der Gewebe und insbesondere des Gehirns.

Die *Diagnose* wird gestellt, wenn extrem erhöhte Blutglukosewerte, eine exzessive Hyperosmolalität

bei Glukosurie und fehlender oder nur sehr schwacher Ketonurie kombiniert vorkommen.
Die *Ursache* und die *Pathogenese* des hyperosmolaren, nichtketoazidotischen Komas ist im einzelnen noch weitgehend unbekannt, jedoch ist wahrscheinlich gerade soviel Insulinwirkung vorhanden, daß die Lipolyse noch eben gehemmt wird.
Die *Therapie* richtet sich in erster Linie gegen die hyperosmolare bzw. hypertone Dehydratation. Dafür ist die langsame Zufuhr von Flüssigkeit durch Infusion isotoner (0,9%iger NaCl) Lösungen erforderlich. Bei Fehlen von Kontraindikationen wird etwa 1 l Flüssigkeit pro Stunde infundiert. Die Zufuhr von freiem Wasser durch hypotone Lösungen ist risikoreich. Die Senkung der Serumglucose und der Hyperosmolarität muß sehr langsam erfolgen, da es sonst zu einer schweren zerebralen osmotischen Störung mit Hirnödem kommen kann. Insulin wird in kleinen Dosen (4–6 E Altinsulin pro Stunde) als Dauerinfusion mit Perfusor gegeben. Während parenteraler Ernährung muß die Zufuhr von Glucose reduziert oder vorübergehend eingestellt werden. Die Kaliumverluste werden mit 15–20 mval Kalium pro Stunde ersetzt. Das weitere Vorgehen und die allgemeinen Maßnahmen entsprechen denen beim ketoazidotischen Koma.

Laktatazidose

(6a, 13, 23, 25)

Obwohl Laktatazidosen bei Diabetikern schon vor Jahren beschrieben wurden, werden sie erst in den letzten Jahren häufiger diagnostiziert. Für ihre Entstehung kommen Ursachen in Frage, die die Produktion von Lactat erhöhen, wie z.B. Schock und Hypoxie, aber auch Faktoren, die die Gluconeogenese in der Leber hemmen, wie z.B. Leberfunktionsstörungen und bestimmte Medikamente. Fast immer liegt gleichzeitig eine mehr oder weniger ausgeprägte Niereninsuffizienz vor. Unter den Medikamenten, die eine Laktatazidose beim Diabetiker hervorrufen, müssen insbesondere die Biguanide erwähnt werden. Sie werden vorwiegend über die Niere ausgeschieden. Schon bei einer normalen Biguaniddosierung und einer glomerulären Filtration unter 50 ml/min kann eine Laktatazidose auftreten. Auch die Verabreichung der Glucoseaustauschstoffe Laevulose und Xylit kann über eine vermehrte Lactatproduktion aus diesen Substraten und gleichzeitiger Hemmung der Gluconeogenese zu schweren Laktatazidosen führen.
Die *Symptome* sind unspezifisch und entwickeln sich rasch über Erbrechen und atypischen Bauchschmerzen bis zu zentralvenösen Störungen. In der Regel besteht zu diesem Zeitpunkt bereits eine Schocksymptomatik.
Das Lactat steigt im Blut an, wenn es unter Hypoxiezuständen zu einer gesteigerten anaeroben Glykolyse kommt und das vermehrt gebildete Lactat in der Leber durch Gewebshypoxie nicht abgebaut und über die geschädigte Niere nicht ausgeschieden werden kann. Biguanide führen durch eine Hemmung der oxidativen Phosphorylierung und damit der Gluconeogenese in der Leber zu einer Lactatakkumulation. Aus diesem Grunde sind sie inzwischen aus dem Handel gezogen worden.
Im Gegensatz zu den auch sonst häufig zu beobachtenden Laktatazidosen bei kardiovaskulären und Stoffwechselkrankheiten mit und ohne Schock, handelt es sich bei den Laktatazidosen bei Diabetikern meistens um Exzeßlaktatazidosen, d.h., der Lactat-Pyruvat-Quotient liegt über 10.
Die *Therapie* richtet sich gegen die Ursachen der Laktatazidose, insbesondere Schock- und Gewebshypoxie, durch die übliche Schockbehandlung. Biguanide werden sofort abgesetzt. Es wird versucht, die Biguanide durch forcierte Diurese und Hämo- oder Peritonealdialyse aus dem Körper zu entfernen. Gleichzeitig wird eine Azidosebehandlung mit Natriumbicarbonat durchgeführt, aber nur, wenn das pH unter 7,0 abgesunken ist. Es erfolgt eine vorsichtige Glucoseinfusion unter gleichzeitiger Gabe von kleinen Dosen Alt-Insulin als intravenöse Dauerinfusion. Die Infusion von Zuckeraustauschstoffen sollte in der Situation vermieden werden.
Die *Prognose* ist meistens ungünstig.

Operationen bei Diabetikern

Operationen bei Diabetikern (1, 18, 20, 22) führen durch die Streßsituation (Katecholamin- und Corticoidausschüttung) und die Narkose zu einer Zunahme der Hyperglykämie. Einigen Narkotika (Stickoxydul, Trichloräthylen, Halothan und Enfluran) wird ein geringer Einfluß auf den Kohlenhydratstoffwechsel zugeschrieben. Der Anästhesist sollte die Narkoseart jedoch unabhängig davon immer nach den Erfordernissen der Operation und seinen Narkoseerfahrungen auswählen. Die Stoffwechselführung während der Operation richtet sich nach der Schwere des Diabetes, seiner Einstellung und nach dem Umfang der Operation. Als allgemeine Regel sollte beachtet werden, daß Diabetiker möglichst früh morgens und in der ersten Wochenhälfte operiert werden, damit postoperativ eine möglichst gute Stoffwechselüberwachung gewährleistet ist. Bei vorher festlegbaren Operationen wird der Patient mit Diabetes 2 Tage vorher stationär aufgenommen, um die Stoffwechsellage zu überprüfen und gegebenenfalls zu korrigieren. Bei nur diätetisch eingestellten Diabetikern läßt sich die Operation meist ohne weitere therapeutische Maßnahmen durchführen, und sehr selten sind kleine Insulindosen zur Korrektur einer postoperativen Hyperglykämie erforderlich. Bei Diabetikern mit oralen Antidiabetika werden die Tabletten am Tage der Operation weggelassen. Bei kleineren Eingriffen und bei Lokal- und Spinalanästhesie können die Tabletten am Nachmittag des Operationstages nachgereicht werden, wenn wieder Nahrung zugeführt wird. Auch bei größerer Operation in Vollnarkose ist eine Umstellung auf Alt- oder Intermediärinsulin im allgemeinen nicht erforderlich. Am Tage der Operation kann die Gabe von Altinsulin notwendig werden. Mit der ersten Nahrungsaufnahme sollte jedoch die orale Therapie des Diabetes wieder begonnen werden. Bei insulinbehandelten Patienten wird die Insulindosis am Tage der Operation um $^1/_3$ bis $^2/_3$ reduziert. Während der Operation wird 5%ige Glucoselösung infundiert und der Blutzucker regelmäßig überprüft. Unmittelbar nach dem Eingriff ist ebenfalls eine Blutzuckerkontrolle notwendig. Bei Bedarf wird Altinsulin der laufenden Glucoselösung zugegeben. Im weiteren Verlauf des Operationstages wird dann im allgemeinen noch ein restliches Drittel Altinsulin der Tagesdosis erforderlich. Keinesfalls darf bei insulinbedürftigen Diabetikern vor oder nach der Operation wegen der Nahrungskarenz das Insulin völlig weggelassen werden. Auch die Infusion von Glucoseaustauschstoffen kann die Substitution mit Insulin nicht ersetzen. Bei beginnender oder manifester Ketoazidose sollte nur aus vitaler Indikation operiert werden und möglichst erst nach deutlicher Besserung des Stoffwechsels.

Die Insulindosierung kann bei nichtazidotischen Diabetikern nach folgenden Richtlinien erfolgen (19):

- BZ 150 mg%, UZØ: 0–8 E Altinsulin,
- BZ 150–250 mg%, UZ 1–2%: 8–16 E Altinsulin,
- BZ 250 mg% und mehr: 20 E Altinsulin und mehr.

Auch bei Erbrechen und Inappetenz darf das Insulin niemals völlig weggelassen werden! Wird ein Diabetiker auf Altinsulin umgestellt, dann müssen auch nachts kleine Insulinmengen weiterverabreicht werden, da sonst der morgentliche Blutzukker sehr hoch ansteigen kann.

Bei Notfallsituationen müssen bei Diabetikern noch folgende Punkte besonders beachtet werden:

1. Gefahr der Nekrose bei Hochlagerung der Extremitäten, besonders der Beine (z. B. nach Frakturen). Trotz erhaltener Fußpulse kommen periphere Verschlüsse vor. Cave periphere Amputationen!
2. Herabgesetzte Sensibilität, trophische Störungen, verzögerte Wundheilung bei diabetischer Neuropathie. Inspektion der Haut. Keine Hitzeanwendung.
3. Blutungsgefahr bei diabetischer Retinopathie, wenn ohne Kenntnis des Fundusbefundes antikoaguliert wird.
4. Mit diabetischer Nephropathie und eingeschränkter Nierenfunktion muß gerechnet werden bei
   a) langer Diabetesdauer,
   b) schwerer, besonders bei proliferativer Retinopathie,
   c) Proteinurie.
5. Häufig Harnwegsinfektion.

Hypoglykämie

Als *Ursache* einer Bewußtlosigkeit bei Diabetikern spielt die Hypoglykämie (6, 9, 11) eine große Rolle. Die ersten Symptome treten bei der Mehrzahl der Patienten bei einem Blutzucker von 60–50 mg% oder darunter auf, jedoch sind die hypoglykämischen Symptome nicht von der absoluten Höhe des Blutzuckers abhängig. Die Geschwindigkeit des Blutzuckerabfalls, die Ausgangslage des Stoffwechsels und die individuelle Empfindlichkeit des zentralen und autonomen Nervensystems sind für die Schwere und Dauer der klinischen Symptome mitbestimmend.

Symptome

Die wichtigsten Symptome der Hypoglykämie wurden schon geschildert: Am Anfang stehen meistens Hunger, Gähnen, Unruhe, Reizbarkeit, Doppeltsehen und Angstgefühle. Bei langsamer Entwicklung der Hypoglykämie kommt es dann zum Schwitzen oder profusen Schweißausbrüchen, Hautblässe, starken Unruhezuständen, Fehlhandlungen bis zur Gewalttätigkeit (24), Hyperventilation, Hitzewallungen, Tachykardie, Herzschmerzen und Blutdruckanstieg. Erfolgt in diesem Stadium keine Zufuhr von Kohlenhydraten, dann tritt langsam oder auch sehr schnell eine Bewußtlosigkeit ein. Krampfzustände vom „epileptiformen“

Typ und andere schwere, häufig bizarre neurologische und psychische Symptome sind Ausdruck der Hypoglykämie.

Ursache

Die Ursache dieser Symptomatik ist die verminderte Glucoseaufnahme und Störung der Sauerstoffutilisation des Gehirns.

Die häufigste Ursache einer Hypoglykämie ist eine Insulinüberdosierung des Diabetikers insbesondere in Verbindung mit unzureichender Nahrungsaufnahme oder ungewöhnlicher körperlicher Aktivität. Schwere, exogen ausgelöste Hypoglykämien können auch nach Überdosierung von Sulfonylharnstoffen, Pyrimidinen und Biguaniden auftreten, die lange anhalten und therapeutisch schwer beeinflußbar sein können. Solche durch orale Antidiabetika hervorgerufene Hypoglykämien werden häufig bei unzureichender Kohlenhydratzufuhr und bei gleichzeitiger Gabe von anderen blutzuckersenkenden Substanzen (Alkohol, Sulfaphenazol, Butazolidin, Salicylsäure, PAS, INH) beobachtet.

Seltenere, aber wichtige Ursachen einer Hypoglykämie sollen stichwortartig wiedergegeben werden:

1. Organisch bedingter Hyperinsulinismus durch Inselzelltumoren des Pankreas (Insulinome [4]), meistens (90%) gutartige Adenome, gelegentlich familiär, in Kombination mit anderen endokrinen Tumoren. Beschwerden: Heißhunger (Süßigkeiten) und andere Symptome der Hypoglykämie einige Stunden nach dem Essen, spätnachmittags, nachts oder frühmorgens (Kopfschmerzen!) „Bauchschmerzen".
   Labortest: Fastentest mit gleichzeitiger Bestimmung von Blutglucose und Plasmainsulin. *Therapie:* Operation.
2. Extrapankreatische Tumoren: Fibrome, Sarkome, Fibrosarkome meistens retroperitoneal und mediastinal; gelegentlich auch Leberkarzinome. Ursache der Hypoglykämie nicht völlig geklärt: „Entzugshypoglykämie" durch starken Glucoseverbrauch der meisten großen Tumoren oder Bildung einer insulinähnlichen Substanz in den Tumoren.
   Die durch spezifische Enzymdefekte der Leber hervorgerufenen Hypoglykämien (Glykogenspeicherkrankheit, hereditäre Fructoseintoleranz, Galaktosämie, familiäre Fructose- und Galaktoseintoleranz), die anderen endokrin bedingten Hypoglykämien (sekundärer, relativer Hyperinsulinismus) durch Unterfunktion des HVL und der NNR, die symptomatisch durch schwere Leber-, Pankreas- und Galleerkrankungen hervorgerufenen Hypoglykämien, die „Spontanhypoglykämien" (Leucin) und die funktionell bedingten (reaktiven, alimentären und „vegetativen") Hypoglykämien können in diesem Zusammenhang nicht weiter besprochen werden.

Besonders hingewiesen sei jedoch noch auf die alkoholbedingten Hypoglykämien, die bei Zuständen von Alkoholintoxikation leicht übersehen werden können. Häufig tritt diese Form der Hypoglykämie bei unzureichend ernährten oder hungernden Alkoholikern auf. Die Ursache ist wahrscheinlich eine enzymatische Hemmung der Gluconeogenese durch Alkohol bei gleichzeitiger Glykogenverarmung der Leber.

Diagnose

Die Diagnose der Hypoglykämie ist im allgemeinen nicht schwer. Die wichtigsten Symptome weisen zur Diagnose. Wichtig ist bei bewußtlosen Patienten (plötzliche oder langsame Entwicklung!), bei Patienten mit Krämpfen bei plötzlich einsetzender unklarer neurologischer und/oder psychiatrischer Symptomatik (cave Epilepsie, Apoplexie), bei plötzlichen Erregungszuständen, Aggressionen, bewußtlosen Alkoholikern immer an die Möglichkeit des hypoglykämischen Schocks zu denken. Im Zweifel nach Injektionsstellen (Insulin) suchen! Jedoch können auch unter oralen Antidiabetika schwere Hypoglykämien auftreten. Die Bestimmung des Blutzuckers beweist die Hypoglykämie.

Therapie

Im Anfangsstadium bei noch vorhandenem Bewußtsein Kohlenhydrate oral, z.B. Tee mit Zucker, Orangensaft, Apfelsaft, Brot, Zucker.

Bei bewußtlosen Patienten:

1. 20–50 ml 50% Glucose i.v. (etwa 10–25 g) evtl. mehr.
2. 1–2 mg Glucagon s.c. oder i.m. zur Steigerung der Glykogenolyse.
3. Bei schweren Hypoglykämien evtl. 0,3–0,5 ml Adrenalin (Verdünnung 1:1000) s.c.
4. Nach dem Erwachen sofort oral 10–20 g Kohlenhydrate zuführen.

Literatur

1 Abdulla, W., J. Beyer, R. Frey: Perioperative Versorgung des Diabetikers. Münch. med. Wschr. 120 (1978) 139
2 Alberti, K.G.M.M., N. Christensen, J. Iversen, H. Ørskov:

Role of glucagon and other hormones in development of diabetic ketoacidosis. Lancet 1975/I, 1307
3 Alberti, K. G. M. M., T. D. R. Hockaday, R. D. Turner: Small doses of intramuscular insulin in the treatment of diabetic coma. Lancet 1973/II, 515
4 Berger, M., P. Berchtold, H. J. Cüppers, D. Grüneklee, W. Wiegelmann, M. Schütte, F. A. Gries, H. Zimmermann: Neue Gesichtspunkte zur klinischen Diagnostik von Insulinomen. Med. Welt 27 (1976) 1105
5 Berger, M., P. Berchtold: Such- und Schnelltests bei Diabetes mellitus. Internist 17 (1976) 470
6 Boecker, W.: Diabetes mellitus. 9. Bad Mergentheimer Stoffwechseltagung. Thieme, Stuttgart 1977
6a Cohen, R. D., Woods, H. F.: Clinical and Biochemical Aspects of Lactic Acidosis. Blackwell, Oxford 1976
7 Editorial: Hyperosmolal coma. Lancet 1972/II, 1071
8 Felig, Ph.: Diabetic ketoacidosis. New. Engl. J. Med. 290 (1974) 1360
9 Frerichs, H.: Notfallsituation (Koma, Hypoglykämie). In: Diabetes mellitus, hrsg. von W. Boecker. Thieme, Stuttgart 1977
10 Fulop, M., A. Rosenblatt, S. M., Kreitzer, B. Gerstenhaber: Hyperosmolar nature of diabetic coma. Diabetes 24 (1975) 594
11 Hornbostel, H.: Hypoglykämie. In: Innere Medizin in Praxis und Klinik, hrsg. von H. Hornbostel, W. Kaufmann, W. Siegenthaler. Thieme, Stuttgart 1978
11a Irsigler, K., L. Kaspar, H. Bruneder, H. Lageder: Keimfreies Wasser bei der Therapie des Coma diabeticum hyperosmolare. Dtsch. med. Wschr. 102 (1977) 1655
12 Keller, U., W. Berger, R. Ritz, P. Truog: Course and prognosis of 86 episodes of diabetic coma. Diabetologica 11 (1975) 93
13 Landgraf, R.: Die Formen des Coma diabeticum. Z. Allg. Med. 53 (1977) 1441
14 Mehnert, H., K. Schöffling: Diabetologie in Klinik und Praxis. Thieme, Stuttgart 1974
15 Müller-Plathe, O.: Moderne Laboratoriumsdiagnostik bei Acidosen. Dtsch. med. Wschr. 92 (1967) 804, 1471
16 Page, M. Mc. B., K. G. M. M. Alberti, R. Greenwood, K. A. Gumaa, T. D. R. Hockaday, C. Lowy, J. D. N. Nabarro, D. A. Pyke, P. H. Sönksen, P. J. Watkins, T. E. T. West: Treatment of diabetic coma with continous low-dose infusion of insulin. Brit. med. J. 1974/II, 687
17 Petrides, P., L. Weiss, G. Löffler, O. H. Wieland: Diabetes mellitus, 3. Aufl. Urban & Schwarzenberg, München 1976
18 Pflüger, H.: Operationen beim Diabetiker aus anästhesiologischer Sicht. Fortschr. Med. 88 (1970) 413
19 Sauer, H.: Notfallsituationen beim Diabetes mellitus. Therapiewoche 18 (1968) 39
20 Sauer, H., O. Scheibe: Diabetesbehandlung bei operativen Eingriffen. Chirurg 24 (1963) 392
21 Schöffling, K., R. Petzold, H. Mehnert: Coma diabeticum. In: Diabetologie in Klinik und Praxis, hrsg. von H. Mehnert, K. Schöffling. Thieme, Stuttgart 1974
22 Steinke, J.: Management of diabetes mellitus and surgery. New Engl. J. Med. 282 (1970) 1472
23 Strohmeyer, G., W. Dölle, H. Sauer: Milchsäure mit Excesslaktat bei Diabetes mellitus. Dtsch. med. Wschr. 90 (1965) 2238, 2255
24 Stutte, H.: Das Blutzuckermangel-Syndrom in seiner forensischen Bedeutung. Mschr. Kriminalbiol. 48 (1965) 67
25 Wittmann, P., M. Haslbeck, W. Bachmann, H. Mehnert: Lactatacidosen bei Diabetikern unter Biguanidbehandlung. Dtsch. med. Wschr. 102 (1977) 459

31 Störungen der Hämostase

Von J. VAN DE LOO und F. ASBECK

Einleitung

Eine akute Blutung in der Intensivmedizin wirft stets die dringlich zu beantwortenden zwei Fragen nach der Blutungsquelle und nach Störungen der Blutungsstillung (Hämostase) auf. Störungen der Blutungsstillung – seien sie angeboren, früher erworben oder im Zusammenhang mit der akuten Krankheit entstanden – stellen ein differenziertes diagnostisches und therapeutisches Problem dar und sind erfahrungsgemäß Anlaß zu Unsicherheit unter den Ärzten. Diese Unsicherheit hat ihren Grund sowohl in der komplexen Pathophysiologie vieler Hämostasestörungen und in der schwierigen differentialdiagnostischen Methodologie als auch in dem Bewußtsein schwerwiegender Konsequenzen bei unterlassener, beziehungsweise falscher Diagnostik oder unsachgemäßer Therapie. Diese Unsicherheit wird noch durch die Beobachtung erhöht, daß häufig fälschlicherweise Hämostasestörungen diagnostiziert werden und die erforderliche chirurgische Blutungsstillung sich verzögert oder unterbleibt.

Die klinische Problematik von Blutung und Blutungsneigung wird durch die folgenden drei Fragen charakterisiert:

1. Handelt es sich um eine *lokale* chirurgisch zu behandelnde Blutungsquelle?
   Häufig werden allgemeine Ursachen für chirurgisch zu behandelnde, operative oder postoperative Blutungskomplikationen verantwortlich gemacht, während die dringend erforderliche Wundrevision unterbleibt. Auch nichtarterielle Blutungen können bei normaler Hämostasefunktion je nach Lokalisation lange anhaltend und schwerwiegend sein (z. B. Weichteilblutungen).
2. Handelt es sich um *spontan* entstandene oder *generalisiert* auftretende Blutungserscheinungen?
   Hier liegt der Verdacht auf eine präexistente oder erworbene hämorrhagische Diathese naturgemäß auf der Hand.
3. Handelt es sich um die *Kombination* einer lokalen, traumatisch oder operativ begründeten Blutung mit inadäquat starker Blutungsneigung?
   Hier ist sowohl nach einer möglicherweise nicht ausreichenden chirurgischen Blutstillung als auch nach Symptomen einer systematischen Blutungsneigung zu fahnden.

Diese Darstellung soll in der täglichen Praxis der Intensivmedizin anwendbar und daher am akuten Krankheitsbild orientiert sein. Es wird daher bewußt auf eine breitere Darstellung der biochemischen und physiologischen Grundlagen sowie auf eine Systematik, die sich an der Pathogenese der Hämostasestörungen ausrichtet, verzichtet. Leitlinie ist die klinische Situation, in der Blutungen oder Blutungsneigungen zum Problem werden. Für den weitergehend interessierten Leser wird zu Anfang der einzelnen Kapitel auf zusammenfassende Darstellungen in der Literatur verwiesen.

Pathophysiologie der wichtigsten Hämostasestörungen

Zur Physiologie des hämostatischen Systems insgesamt (2, 11, 17, 18) sowie speziell der plasmatischen Gerinnung (5) und der thrombozytären Funktionen (6) wird auf Übersichten der letzten Jahre verwiesen. Unter pathophysiologischen Gesichtspunkten ist die Einteilung in angeborene und im Laufe des Lebens erworbene Hämostasestörungen sinnvoll. Bei den erworbenen Störungen muß unterschieden werden, ob es sich um eine akute, im Zusammenhang mit dem bestehenden Krankheitsbild erworbene (z. B. Polytransfusion) oder um eine schon vor der jetzigen Akuterkrankung bestehende Hämostasestörung (z. B. Urämie) handelt. Es ist besonders darauf hinzuweisen, daß die Mehrzahl der gerade in der Intensivmedizin beobachteten Hämostasestörungen komplexer Natur sind, d. h. daß sich die Störungen der plasmatischen Gerinnung mit quantitativen und funktionellen Plättchendefekten oft kombinieren.

Angeborene Hämostasestörungen

Hämophilie A und B

Diese Krankheiten sind durch das angeborene Fehlen bzw. die starke Verminderung der Aktivitäten

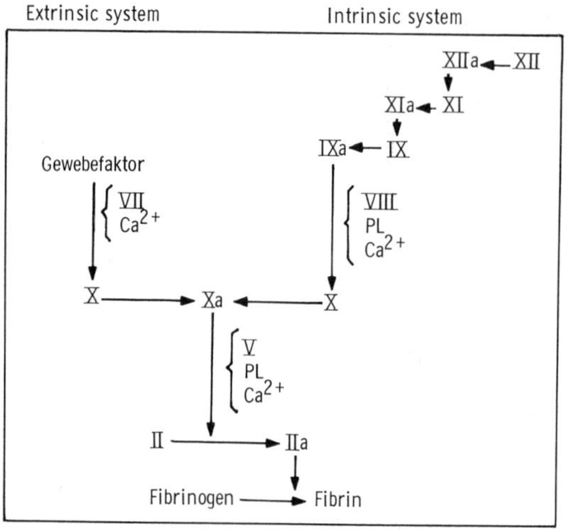

Abb. 31.1 Wege der Aktivierung des Gerinnungssystems (nach *Esnouf*). Zentrale Rolle des aktivierten Faktor X (X a) als Bindeglied zwischen gewebeabhängigem exogenen und kontaktabhängigem endogenen Gerinnungssystem. PL = Phospholipid, z. B. aus Plättchen, II = Prothrombin

der Gerinnungsfaktoren VIII bzw. IX verursacht. Diese sind, wie in Abb. 31.1 dargestellt, für die Aktivierung von Faktor X über das endogene, also von Gewebefaktoren unabhängige Gerinnungssystem unerläßlich. Ihr Mangel führt zu einer erheblichen Verlangsamung der plasmatischen Gerinnung, da sich der Anstoß des enzymatischen Stufensystems durch Aktivierung des Faktors XII bis zur Bildung des Prothrombinaktivators und damit die Fibrinbildung erheblich verzögern. Das Extrinsic system der Blutgerinnung – stimuliert durch Gewebethromboplastin, z. B. in einer Wunde – bleibt von diesem Defekt unberührt, ebenso das thrombozytäre- und das Gefäßsystem. Entsprechend erweisen sich Gerinnungsteste mit Sensibilität gegenüber der Gerinnungsvorphase (Gerinnungszeit, PTT, aPTT) als pathologisch, während Thromboplastinzeit (Quick-Wert) und Blutungszeit, letztere abhängig von Gefäßkontraktion und thrombozytärer Funktion, normal bleiben.
Die Hämophilien haben einen X-chromosomalen, geschlechtsgebunden-rezessiven Erbgang. Überträger des Hämophiliegens sind immer Frauen, manifest erkranken fast ausschließlich männliche Nachkommen. Das Verhältnis Hämophilie A zur Hämophilie B beträgt 8:1.

von Willebrand-Syndrom

Die Pathophysiologie dieses Krankheitsbildes ist noch nicht endgültig geklärt. Es handelt sich um eine kombinierte Störung verminderter Adhäsionsfähigkeit der Thrombozyten durch Mangel eines fördernden Plasmafaktors (von-Willebrand-Faktor) und einer wechselnden, meist mäßigen Verminderung von Faktor VIII. Damit ist die Interaktion zwischen Plättchen und Gefäßwand gestört. Labordiagnostisch sind die plasmatischen Gerinnungszeiten (PTT, aPTT) nur wenig verlängert; die Blutungszeit ist aber im Gegensatz zur Hämophilie eindeutig pathologisch.

Die übrigen angeborenen Störungen der Hämostase

Sie sind als Raritäten zu bezeichnen und werden daher in diesem Zusammenhang nicht im einzelnen besprochen. Bei den Koagulopathien handelt es sich – analog der Hämophilie – um Mangelzustände anderer Gerinnungsfaktoren, wie z. B. Faktor V, Faktor X oder Fibrinogen. Etwas häufiger werden angeborene Thrombozytenfunktionsstörungen beobachtet (z. B. Morbus Glanzmann, Storage-pool-disease, Freisetzungsstörungen u. a.). Eine hereditäre Angiopathie ist die Purpura teleangiectatica Osler.

Erworbene Hämostasestörungen

Thrombozytopenien

Die erworbene Thrombozytopenie ist neben den medikamenteninduzierten Gerinnungs- und Thrombozytenfunktionsstörungen die häufigste erworbene Störung der Hämostase. In Tab. 31.1 sind ihre wichtigsten Formen zusammengestellt. Die intramedulläre Megakaryozyto- bzw. Thrombozytopoese kann sowohl toxisch, durch Strahlen

Tabelle 31.1 Wichtigste Ursachen erworbener Thrombozytopenien

1. Bildungsstörung
- toxisch
- durch Strahlen oder Zytostatika
- medikamentös-allergisch
- bei hämatologischen Systemerkrankungen (z. B. Leukämie)

2. Gesteigerter Abbau
- bei Hypersplenismus (z. B. portaler Hochdruck)
- immunologisch (postinfektiös, Impfungen, medikamentös-allergisch)
- bakterielle Sepsis
- disseminierte intravaskuläre Gerinnung

oder zytostatische Medikamente geschädigt als auch durch Wucherungen ortsfremder Zellelemente bei Leukämien, Karzinosen u. a. verdrängt sein. In anderen Fällen ist die Zellbildung normal, der Zellabbau aber beschleunigt: Splenomegalie verschiedener Ursache vermag zu einem gesteigerten Zellabbau zu führen (Hypersplenismus), antithrombozytäre Antikörper mit Immunreaktionen an der Zellmembran führen zu vorzeitiger peripherer Zytolyse (Morbus Werlhof, medikamenteninduzierte Thrombozytopenie), oder aber es kommt zu einem Zellverlust durch Blutungen, durch Verbrauch bei Sepsis und diffuser intravaskulärer Gerinnung (DIC) bzw. durch „Verdünnung" bei Polytransfusion mit Konservenblut.

Thrombozytenfunktionsstörungen

Zunehmend häufig werden unklare Blutungssituationen ursächlich auf erworbene Thrombozytenfunktionsstörungen zurückgeführt (Übersicht bei Hardisty [6]). In Tab. 31.2 sind die wichtigsten Ursachen dieser Komplikationen zusammengestellt. Von besonderer Bedeutung sind die Blutungsneigungen bei Urämie und unter der Wirkung thrombozytenaktiver, d.h. die Aggregationsfähigkeit reduzierender Medikamente, wie Acetylsalicylsäure, und zahlreicher anderer Analgetika und Antirheumatika.

Gerinnungsstörungen

Erworbene Störungen der plasmatischen Gerinnung sind – wie bei den angeborenen Störungen – letztlich Störungen der Bildung eines festen Fibringerinnsels. Dies kann prinzipiell durch a) *Mangel an Gerinnungsfaktoren* oder b) durch *Auftreten von Hemmstoffen* des enzymatischen bzw. physikochemischen Gerinnungsablaufs geschehen. Zu einem erworbenen Mangel an Gerinnungsfaktoren kann es durch eine *Synthesestörung* in der Leber kommen, wie z.B. bei der Leberzirrhose oder unter der therapeutischen Wirkung indirekter Antikoagulantien vom Cumarintyp – heute der häufigsten erworbenen Gerinnungsstörung. Ein Mangel kann sich jedoch auch einstellen, wenn es durch bestimmte Stimuli zu einer anhaltenden und stärkergradigen Aktivierung des Gerinnungssystems kommt, wodurch *Gerinnungspotential trotz Synthesesteigerung „verbraucht"* wird (vgl. Verbrauchskoagulopathie im folgenden Abschnitt). Bei normalem Gehalt des Blutes an Gerinnungsfaktoren kann ihr Zusammenspiel durch Hemmstoffe gestört werden, die wiederum letztlich die Fibrinbildung verzögern. Solche *Inhibitoren* treten selten im Sinne von Isoantikörpern nach Transfusionen und therapeutischer Faktorenzufuhr (z.B. Hämophilie A) oder im Sinne von spontan entstandenen Gerinnungsinhibitoren bei autoimmunologischen Krankheiten, wie Lupus erythematodes disseminatus, auf. Auch Heparin, nach therapeutischer oder prophylaktischer Applikation, ist ein Hemmstoff der Blutgerinnung, der im Zusammenwirken mit dem physiologischen Antithrombin III die Aktivitäten der Faktoren IXa, Xa, XIa, XIIa und Thrombin (Faktor IIa) hemmt.

Tabelle 31.2 Häufige Ursachen erworbener Thrombozytenfunktionsstörungen. Die Medikamente stellen nur eine Auswahl dar

1. Medikamente: Acetylsalicylsäure und andere Analgetika Antirheumatika Phenothiazine Trizyklische Antidepressiva Alpharezeptorenblocker Dipyridamol Penicilline (Penicillin G, Ampicillin, Carbenicillin, Ticarcillin, Ureidopenicilline) Dextrane
2. Urämie
3. Fibrin-Fibrinogen-Abbauprodukte (z.B. bei DIC)
4. Hämatologische Systemerkrankungen

Kombinierte Störungen des thrombozytären und des Gerinnungssystems

Eine typische Störung dieser Art ist die Hämostasestörung nach Polytransfusion von Konservenblut mit der Folge der „Verdünnung" funktionstüchtiger Gerinnungsfaktoren und Thrombozyten. Insbesondere aber ist hier die disseminierte intravasküläre Gerinnung (DIC) zu besprechen, die man auch als Verbrauchsreaktion oder Verbrauchskoagulopathie (VK) bezeichnet hat. Der Begriff Verbrauchskoagulopathie besagt, daß das plasmatische Gerinnungssystem auf den Einstrom thromboplastischer Substanzen aus dem Gewebe in das Blut „reagiert", indem Thrombin gebildet und Fibrinogen proteolytisch gespalten wird. Die entstehenden Monomere brauchen nicht oder nicht zu jedem Zeitpunkt zu unlöslichem Fibrin zu polymerisieren, sondern sind als lösliche, hochmolekulare Komplexe im Blut nachweisbar. Unlösliches Fibrin schlägt sich in der Mikrozirkulation verschiedener Organsysteme (Nieren, Lungen u. a.) nieder, inkorporiert dabei reichlich Thrombozyten und kann zu Zirkulationsbehinderungen in der Endstrombahn führen. Obwohl diese Aktivierung des

Gerinnungssystems eine starke Neusynthese von Gerinnungsfaktoren und Thrombozyten nach sich zieht („Umsatzsteigerung“), reichen die Kompensationsmechanismen unter Umständen nicht aus, um physiologische Plasmaspiegel zu gewährleisten („Verbrauch“). Bei dieser Verbrauchsreaktion gehen insbesondere Thrombozyten, Fibrinogen und die Faktoren V, VIII, XIII, in schweren Fällen aber auch die Faktoren II, VII, IX und X verloren. Wird ein Grenzwert des Faktorenspiegels unterschritten, kommt es zu Blutungsneigung durch Koagulopathie. Man darf heute annehmen, daß gesteigerte intravasale Gerinnungsaktivierung zu einer Grundreaktion des Körpers auf viele unterschiedliche Krankheitsprozesse (Operationen, Traumata, Infektionen, Schock, Metastasierung u.a.) gehört. Demgegenüber kommt es nur selten zur Dekompensation im Sinne einer Entgleisung der Bilanz und damit zur klinisch manifesten Verbrauchsreaktion mit Störung der Hämostase.

Angiopathien

Der Intensivbehandlung bedürftige Blutungen oder Blutungsneigungen auf dem Boden erworbener Gefäßkrankheiten sind selten. Zu denken ist in erster Linie an die toxischen Kapillarschäden bei schweren Infektionskrankheiten wie Masern, Scharlach, toxischem Typhus und einigen anderen sowie an das ein bis zwei Wochen nach einem abgelaufenen Infekt auftretende allergisch-hyperergische Schönlein-Henoch-Syndrom. Das klinische Bild ist durch die Kombination mit einer Infektionskrankheit und durch feinfleckige Hautblutungen gekennzeichnet. Insbesondere beim Schönlein-Henoch-Syndrom ist die gastrointestinale Blutungsneigung von Bedeutung.

Differentialdiagnose akuter Blutungen

Blutungen gehören zu den erwarteten und kalkulierten Begleiterscheinungen von posttraumatischen und postoperativen Wunden. Dazu gehört bei *normalem Ablauf*

1. die spontane Blutungsstillung innerhalb eines adäquaten Zeitraums und
2. die Begrenzung der Blutung auf den Wundbereich;

bei *pathologischem Ablauf*

1. die inadäquat langanhaltende und/oder die inadäquat starke Blutung aus dem Wundbereich und/oder
2. die spontane Blutung in wundfernen Bereichen.

Tabelle 31.3 Drei Fragenkomplexe bei Verdacht auf Hämostasestörung

1. Anamnese:
Bekannte Blutungsneigung?
Antikoagulantien/Aggregationshemmer?
Analgetika/Antirheumatika?
Internistische Vorkrankheiten?

2. Körperliche Untersuchung:
Blutungen in wundfernen Regionen (spontan oder auslösbar)?
Zeichen hämatologischer Krankheiten?
Chronische Lebererkrankung, Niereninsuffizienz?

3. Chirurgische Blutung ausgeschlossen (Darm, Abdomen, Thorax)?

In Tab. 31.3 sind die drei Grundregeln des Vorgehens bei Verdacht auf Hämostasestörung zusammengestellt.

1. *Anamnese:* Befragung des Patienten; bei bewußtseinseingeschränkten oder indolenten Kranken Befragung der Angehörigen oder gegebenenfalls des Hausarztes:
   - Vorbestehendes Blutungsübel oder eine Neigung zu Schleimhaut- oder Hautblutungen bekannt? Bluterausweis?
   - Wegen chronischer Krankheit in Behandlung (z.B. Leberzirrhose, Urämie, LED o.ä.)?
   - Einnahme von oralen Antikoagulantien oder Aggregationshemmern (Zustand nach Herzinfarkt, tiefer Venenthrombose oder Lungenembolie, arterielles Verschlußleiden)? Antikoagulantienausweis?
   - Regelmäßige Einnahme von Analgetika oder Antirheumatika?

   Auch eine vollständige Anamnese schließt einen vorbestehenden, selbst angeborenen Hämostasedefekt nicht aus: Ein Patient mit leichter Hämophilie kann erstmals nach Trauma oder Operation manifest bluten! Andererseits ist gerade in der Intensivmedizin die Anamnese bezüglich einer Blutungsneigung oft leer, so daß ein unmittelbarer Zusammenhang mit dem aktuellen Trauma oder der vorangehenden Operation bzw. den dadurch notwendigen Behandlungsmaßnahmen vermutet werden muß.
2. *Körperliche Untersuchung:* Zwei Aspekte stehen bei der Untersuchung eines unklar blutenden Patienten im Vordergrund:
   - Zeichen systemischer, d.h. wundferner Blutungsneigung? Inspektion von Injektionsstellen, Mundschleimhaut, unteren Extremitäten!

Tabelle 31.4 Differentialdiagnostische Beurteilung der wichtigsten Labormethoden bei häufigen erworbenen Hämostasestörungen

Methoden	Thrombozytopenie	Thrombozytopathie	Antikoagulantienwirkung		Verbrauchsreaktion	Polytransfusion
			Cumarin	Heparin		
Thrombozytenzahl	↓	N	N	N	↓	↓
Fibrinogen	N	N	N	N	↓	↓
PTT	N	N	↑	↑	N,↑	↑
Quick	N	N	↑	↑	N,↑	↑
Thrombinzeit	N	N	N	↑	N,↑	N,↑
Reptilasezeit	N	N	N	N	N,↑	N,↑
Äthanoltest	–	–	–	–	+	(+)
Blutungszeit	↑	↑	N	N	N,↑	↑

↓ = vermindert, erniedrigt; ↑ = verlängert

– Andere Krankheitszeichen? Anämie, Schleimhautnekrosen, Gingivahyperplasie, Lymphknoten- oder Milzschwellung lassen an hämatologische und lymphoretikuläre Systemerkrankungen denken!

3. *„Chirurgische" Blutung:* Liegt nicht doch eine bislang nicht erkannte arterielle, chirurgisch zu versorgende Blutung vor? Fehlannahme einer Hämostasestörung bei nicht versorgter arterieller Blutung kann letal sein!

Die Sicherung der Diagnose einer Hämostasestörung ist nur durch *Labordiagnostik* möglich. Unter den Bedingungen der Intensivmedizin halten wir folgende fünf Bestimmungsmethoden für besonders aussagekräftig und daher unerläßlich:

1. Thrombozytenzählung,
2. Fibrinogenbestimmung,
3. partielle Thromboplastinzeit (PTT, aPTT),
4. Thromboplastinzeit nach Quick,
5. Thrombinzeit (für die Differenzierung von Heparinblutungen).

Diese fünf Bestimmungen werden für essentiell gehalten und sollten in einem Krankenhaus, das moderne Intensivmedizin betreibt, auch im Bereitschaftsdienst durchführbar sein. Zusätzlich können die Reptilasezeit und der Äthanolgelationstest nützlich sein. Dieses Programm kann durch die Bestimmung der Blutungszeit am Patienten ergänzt werden, die bei Thrombozytopenie und Thrombozytenfunktionsstörung verlängert ist.

Diese Methodenauswahl erfolgte nach dem Gesichtspunkt der Praktikabilität mit Hilfe eines nichtspezialistisch ausgestatteten klinischen Labors. – Mit der gebotenen Reserve gegenüber einer schematischen Beurteilung eines komplizierten und dynamisch sich ändernden biologischen Prozesses wird in Tab. 31.4 eine synoptische Bewertung verschiedener Konstellationen der genannten Laborbestimmungen gegeben.

Klinik typischer Hämostasestörungen in der Intensivmedizin

Eine systematische Darstellung der Pathophysiologie dieser Störungen findet sich auf S. 31.1. Auf neuere Übersichten der speziellen intensivmedizinischen Problematik wird verwiesen (1, 21).

Thrombozytäre Blutungsneigungen

Thrombozytopenie

Die **Symptomatologie** thrombozytopenischer Blutungen ist durch stecknadelkopfgroße Hämorrhagien an Haut und Schleimhäuten (Petechien) charakterisiert, wobei in der Regel ein symmetrisches Verteilungsmuster, eine Abhängigkeit vom hydrostatischen Kapillarinnendruck (Betonung der distalen Unterschenkel) und eine Provokationsmöglichkeit durch mechanische Reize (Blutdruckmanschette) beobachtet werden. Als kritischer Grenzwert für das Auftreten von Hämorrhagien gilt eine Thrombozytenzahl von 30000–50000/μl; die Blutungsbereitschaft ist jedoch individuell unterschiedlich. Leichte bis mittelgradige Thrombozytopenien (mehr als 50000/μl) ohne Blutungsbereitschaft des Patienten können vielfach als Begleitphänomene zahlreicher und vielgestaltiger Krankheitsbilder interpretiert werden und bedürfen dann deren besonderer Diagnostik. Der stärkere, unerwartete oder isolierte Mangel an Blutplättchen bedarf dagegen in der Regel der Abklärung durch den spezialisierten Hämatologen. Die differentialdiagnostischen Möglichkeiten sind in Tab. 31.1 zusammengefaßt.

Therapie: Die folgenden Leitlinien sind zu beachten:

1. Absetzen aller verdächtigen Substanzen, die als auslösende Ursache einer akuten Thrombozytopenie in Frage kommen. Außer den in Tab. 31.2 zusammengestellten Medikamenten kommt nach heutiger Kenntnis praktisch jede Substanz in Frage.
2. Kortikosteroide bei ausreichendem Hinweis auf eine immunologische Genese. Außerdem kann man sich einen gewissen kapillarabdichtenden Effekt von kleinen Kortikosteroiddosen versprechen (z.B. 20 mg Prednisolon pro Tag).
3. Bei akuten und bedrohlichen thrombozytopenischen Blutungen: Transfusionen von Frischblut, das nicht älter als 4 Stunden sein darf oder gegebenenfalls von Thrombozytenkonzentraten. Vorherige Bestimmung der HLA-Kompatibilität ist bei wiederholt notwendigen Thrombozytentransfusionen (z.B. hämatologische Therapie) anzustreben, da inkompatible Transfusionen zur Isoimmunisierung und damit zu beschleunigten Abbauraten führen.

Thrombozytenfunktionsstörung

Ihr Stellenwert in der Klinik der hämorrhagischen Diathesen ist sicher ebenso hoch zu veranschlagen wie quantitative Verminderungen der Thrombozyten oder Störungen der plasmatischen Blutgerinnung (6). Sie bleiben häufig unbemerkt, da viel zuwenig an ihre Bedeutung gedacht wird und da sie mit den üblichen In-vitro-screening-Tests des Hämostasesystems nicht erfaßt werden können. Die in der Praxis wichtigsten Ursachen solcher Funktionsstörungen sind in Tab. 31.2 zusammengefaßt.

Symptomatologie. Folgende Gesichtspunkte sind zu berücksichtigen:

– Es handelt sich hier meist um induzierte, d.h. in traumatischen oder operativen Wunden auftretende Blutungen, nur selten um spontane Schleimhaut- oder Hautblutungen.
– Erster Hinweis für eine Thrombozytenfunktionsstörung ist folgende Konstellation: hämorrhagische Diathese trotz Thrombozytenzahlen übr 50000/μl und im wesentlichen ungestörten Globaltests der plasmatischen Gerinnung. Hier ist die Bestimmung der Blutungszeit der weiterführende diagnostische Schritt. Bei normaler Blutungszeit scheidet eine klinisch relevante Thrombozytenfunktionsstörung praktisch aus, dagegen ist sie bei deutlich pathologischer Verlängerung in dieser Situation bewiesen.

In der **Diagnostik** sind folgende Leitgedanken zu berücksichtigen:

– Die dem Patienten vielfach unbewußte Eigenmedikation (z.B. Schmerzmittel auf Aspirinbasis);
– der bis zu einer Woche anhaltende, plättchenwirksame Effekt einer einzigen Schmerztablette;
– die zunehmende, vielfach ungenügend begründete Anwendung dieser Präparate als Thromboseprophylaktika;
– die Möglichkeit einer gleichzeitigen Provokation akuter Magen-Darmblutungen durch diese Substanzen (erosive Gastritis! Blutung aus Streßulkus!);
– die zusätzliche Gefährdung eines Patienten durch aggregationshemmende Substanzen bei schon bestehender Hämostasestörung (z.B. Verbrauchskoagulopathie mit Thrombozytopenie plus Thrombozytenfunktionsstörung).
– Zu beachten sind gerade in der Intensivmedizin die Dextrane und die Penicilline. Der aggregationshemmende Effekt des hochmolekularen Dextrans ist zwar nur über 4 bis 8 Stunden nachweisbar, kann aber dennoch bei intra- und postoperativer Anwendung zu unerwarteter Blutungsneigung eines Patienten führen. Daher wird empfohlen, die tägliche Gesamtdosis von 1 bis 1,5 g Dextran/kg KG/Tag nicht zu überschreiten. Vor allem Penicillin G, Ampicillin und Carbenicillin können bei gleichzeitig bestehender Niereninsuffizienz durch Kumulation blutungsgefährdend wirken. – Die urämisch bedingte Plättchenfunktionsstörung wird auf S. 31.8 besprochen.

Therapie. Folgende Maßnahmen kommen in Frage:

1. Plättchenwirksame Analgetika sollten bei blutungsgefährdeten Patienten auf Intensivstationen nach Möglichkeit vermieden werden. Bei Vormedikation muß an die über mehrere Tage andauernde Abklingquote gedacht werden. Analgetika ohne Plättchenwirkung sind z.B. Pentazocin (Fortral), Tilidin (Valoron) und Opiate.
2. Antidots sind nicht bekannt.

3. Bei bedrohlichen Blutungen Transfusion von bis etwa 4 Stunden altem Frischblut oder von Thrombozytenkonzentraten.

Erworbene plasmatische Gerinnungsstörungen

Blutung durch Antikoagulantien

Die Einzelheiten über Indikation, Durchführung und Komplikationsmöglichkeiten der Antikoagulantientherapie sind in Kapitel 39 dargestellt. Hier werden einige, in der Intensivmedizin typische klinische Situationen herausgegriffen:

- Äußerlich erkennbare Blutung unter bekannter Antikoagulantientherapie, z. B. durch Überdosierung bzw. Kombination einer Cumarintherapie mit einem wirkungsverstärkenden zweiten Medikament (z. B. Antirheumatikum).
- Verstärkung einer traumatischen (Verkehrsunfall) oder postoperativen Blutung durch vorausgehende und gegebenenfalls unbekannte gerinnungshemmende Therapie.
- Intrakranielle Blutung bei Patienten unter Antikoagulantienbehandlung, die z. B. als Apoplexie oder Bewußtlosigkeit unbekannter Ursache imponiert. Nach Antikoagulantienausweis suchen! Klärung durch sofortige Gerinnungsanalyse und Computertomographie.
- Selten sind Suizidversuche durch Cumarineigenmedikation (Quick unter 10%, Faktoren II, VII, IX und X stark erniedrigt) bzw. Heparinselbstinjektionen (Nachweis von Injektionsstellen, PTT und Thrombinzeit stark verlängert).

Therapie:

1. Bei spontanen Blutungen unter Cumarinbehandlung (Quick-Wert meist unter 10%) orale oder gegebenenfalls intravenöse Gabe von Vitamin K (10–20 mg verdünnt). Wirkungseintritt erst nach 6 bis 12 Stunden.
2. Bei gefährlichen Blutungen (z. B. intrakraniellen, intraspinalen Blutungen oder Blutungen in die Halsweichteile) zusätzlich sofortige Normalisierung des Gerinnungspotentials durch Prothrombinkomplexpräparate (z. B. PPSB) in einer Dosis von 1000 bis 2000 Einheiten.
3. Bei Blutungen unter klar indizierter, hochdosierter Heparintherapie sollten bagatelläre Blutungen z. B. aus Stichkanälen nicht unbedingt zur Unterbrechung führen. Je nach Lokalisation und Ausmaß der größeren Blutungen muß entschieden werden, ob die Heparintherapie vorübergehend oder ganz abgesetzt wird. Wegen der kurzen Halbwertszeit (60 Min.) ist eine Blutungsstillung in 1 bis 2 Stunden zu erwarten.
4. Bei bedrohlichen Heparinblutungen i. v. Injektion von Protaminsulfat oder -chlorid (Faustregel: 50% der letzten applizierten Heparinmenge).

Blutungen bei Leberkrankheiten

Hämorrhagische Diathesen sind als ernste Komplikationen fortgeschrittener Leberkrankheiten bekannt (13, 19). Sie werden seltener bei fortgeschrittener Zirrhose, Schockleber oder akuter Rechtsdekompensation beobachtet, können aber bei der akuten Lebernekrose (fulminante Hepatitis, CCL_4 – und Knollenblätterpilzvergiftung) ein bedrohliches Ausmaß annehmen. Die *Pathogenese* dieser Hämostasestörung ist komplex und ergibt sich aus der Funktion der Leber als zentrales Syntheseorgan für die meisten Gerinnungsfaktoren, als wichtiger Eliminationsort vieler Gerinnungsprodukte und aktivierter Enzyme und aus der besonderen Filterfunktion der Lebersinusoide im enterohepatischen Kreislauf. Chronische Lebererkrankungen führen außerdem über die chronische portale Hypertonie zu akuten lokalen Blutungskomplikationen, wie der Ösophagusvarizenblutung und dem hepatogenen Ulcus ventriculi. Der in solchen Fällen vorliegende Hämostasedefekt hat dann mehrere Ursachen: Synthesestörung, Verlust von Gerinnungspotential durch die akute Blutung und DIC.

Für die **Diagnostik** gelten folgende Gesichtspunkte:

- Mangel an Vitamin K_1 mit nachfolgender hepatischer Synthesestörung von Gerinnungsproteinen ist ein häufiges intensivmedizinisches Problem, welches sich bei Schwerkranken in einem kontinuierlichen Absinken des Quick-Wertes und dadurch möglicher Hämostasestörung manifestieren kann: Dieser Mangel ist auf Störung der Bakterienflora durch parenterale Ernährung, Breitbandantibiotika oder Störungen der Fettresorption bei Gallesekretionsstörung zurückzuführen. Der Anstieg des Quick-Wertes nach Injektion von 10 mg Vitamin K beweist den vorbestehenden Vitamin-K-Mangel (Koller-Test). Bei hepatozellulärem Schaden mit gestörter Syntheseleistung ist Vitamin K grundsätzlich wirkungslos und kann in Dosierungen von mehr als 20 mg/die sogar schädlich sein.
- Hepatogene Hämostasestörungen zeigen vielfältige laborchemische Konstellationen. Typisch für schwere chronische Leberschäden sind Verminderung des Quick-Wertes, mäßige Verlänge-

rung der PTT, Verminderung des Fibrinogens auf Werte unter 100 mg %, leicht verlängerte Thrombinzeiten, Thrombozytopenie unter 100000, selten jedoch bis zum blutungsgefährdenden Bereich. Häufig bestehen zusätzliche Hinweise für disseminierte intravaskuläre Gerinnung.

– Bei nekrotisierenden Lebererkrankungen (akute Hepatitis, schwere toxische Zellschädigung, Leberkoma) erlauben Verlaufsbeobachtungen des Gerinnungssystems (besonders Analyse der Faktoren V und VII) Aussagen über das Ausmaß der Schädigung und die Prognose der Erkrankung.

Therapie. Die therapeutischen Möglichkeiten sind im allgemeinen begrenzt und haben nur vorübergehende Wirkung:

1. Zunächst probatorische Injektion von 10 mg Vitamin K_1 in verdünnter Lösung, die unter Umständen mehrmals wiederholt werden kann. Bei Leberzirrhose oder nekrotischen Lebererkrankungen erniedrigte Dosis, z.B. 5 mg in 2tägigen Abständen. Sinkt der Quick-Wert bei schweren nekrotisierenden Lebererkrankungen auf unter 10%, so ist wegen der zusätzlichen metabolischen Belastung die Vitamin-K Gabe zu unterlassen.
2. Bei starken Blutungen neben dem Ersatz des Blutverlustes durch Erythrozytenkonzentrate Gabe von Frischblut oder Frischplasma zur Substitution von Gerinnungsfaktoren.
3. Besondere Vorsicht ist bei Anwendung von Faktorenkonzentraten (z.B. PPSB) geboten! Sie enthalten unterschiedlich hohe Anteile aktivierter Gerinnungsfaktoren und können daher zu einer Aktivierung einer latenten, disseminierten intravaskulären Gerinnung (DIC) führen. Sie sind wegen ihrer kurzen Halbwertszeit allenfalls für die Behandlung akuter Blutungskomplikationen geeignet.

Blutungen bei Nierenkrankheiten

Eine erhöhte Blutungstendenz wird bei etwa 60–80% aller Patienten mit chronischer Niereninsuffizienz beobachtet (10, 14). Diese Blutungsneigung ist streng mit dem Grad der Niereninsuffizienz, gemessen am Serumkreatinin, korreliert und auf eine Plättchenfunktionsstörung zurückzuführen (6). Die Dialysebehandlung bessert oder beseitigt diesen Defekt. Bedrohliche Blutungen bei Urämikern werden insbesondere dann beobachtet, wenn eine zusätzliche Behandlung mit plättchenwirksamen Medikamenten (S. 31.6) den urämischen Plättchendefekt verschlimmert. Die urämische Blutungsneigung manifestiert sich in verstärkten Wundblutungen sowie in spontanen Haut- und Schleimhautblutungen.

Therapie. Folgende Maßnahmen stehen im Vordergrund:

1. Hämodialyse.
2. Absetzen bzw. Vermeiden jeder plättchenwirksamen Medikation. Die meisten Antiphlogistika fördern über den thrombozytenaktiven Effekt hinaus die Entstehung erosiver Gastritiden und urämischer Magen-Darm-Blutungen.
3. Bei bedrohlichen Blutungen Transfusionen von Frischblut (nicht älter als 4 Stunden) oder ggf. von Thrombozytenkonzentraten.
4. Die Heparintoleranz kann bei Patienten mit chronischer Niereninsuffizienz verändert sein. Bei therapeutischer und prophylaktischer Heparinbehandlung sind daher sorgfältige Kontrollen der Gerinnungszeiten erforderlich (Thrombinzeit, PTT).

Disseminierte intravaskuläre Gerinnung (DIC) und Hyperfibrinolyse

Die disseminierte intravaskuläre Gerinnung (DIC) und ihre Folgezustände, Verbrauchskoagulopathie (VK) und reaktive Fibrinolyse kommen durch intravasale Aktivierung des Gerinnungs- und Fibrinolysesystems zustande (3, 7, 12, 16, 22). Folgen dieses Vorgangs sind Verlust („Verbrauch") eines Teils des Hämostasepotentials mit hierdurch bedingten Blutungskomplikationen sowie ubiquitäre Ablagerung von Fibrin und Thrombozyten in der Mikrozirkulation mit regelrechter Verstopfung des Kapillarbettes zahlreicher Organsysteme und nachfolgender hypoxischer Funktionsbeeinträchtigung. Obwohl der biochemische Ablauf dieser Reaktionskette auch heute noch mit vielen Rätseln behaftet ist, sind wesentliche direkt oder indirekt auslösende Mechanismen („Trigger") bekannt geworden (16). Hierzu zählen: Hypoxie, Gewebetraumatisierung, Bakterienendotoxin, Antigen-Antikörper-Komplexe, RES-Blockade, adrenerge Reize, Plasmalipide u.a. Eine Reihe dieser Noxen können bei Patienten intra- und postoperativ wirksam werden und sind bei Traumen, schweren Allgemeinerkrankungen und Infektionen in vielfältigen Kombinationsmöglichkeiten nachweisbar. In Tab. 31.5 sind einige Grunderkrankungen zusammengestellt, bei denen die DIC als typische Komplikation beobachtet wird.

Symptomatologie. Das klinische Bild wechselt stark und ist je nach Grunderkrankung und Ursache durch die Mikrozirkulationsstörung, die hämorrhagische Diathese oder durch die Kombination beider Störungen geprägt. Akute, foudroyant

Tabelle 31.5 Grundkrankheiten mit Komplikationsmöglichkeit durch disseminierte intravaskuläre Gerinnung (DIC)

1. Infektiöse Prozesse
- Bakterien, Viren, Pilze, Protozoen
- gramnegative Bakterien
- septischer Abort
- Chorioamnionitis bei vorzeitigem Blasensprung
- Meningokokkensepsis
- biliäre Sepsis
- Peritonitis
- Urosepsis

2. Einschwemmung thromboplastischer Substanzen
- vorzeitige Plazentaablösung
- Fruchtwasserembolie
- Dead-fetus-Syndrom
- Verbrennungen, Hitzschlag, Erfrierungen
- große Operationen
- Polytrauma
- Fettembolie
- Hämolyse, Transfusionszwischenfälle
- Karzinom, Leukämie

3. Spezielle Krankheitsbilder
- schwere Leberinsuffizienz
- Schlangenbiß
- Eklampsie, maligne Hypertonie
- immunologische Systemerkrankungen (LED)
- Kasabach-Merritt-Syndrom
- hämolytisch-urämisches Syndrom
- thrombotisch-thrombozytopenische Purpura (Moschkowitz)
- Purpura gangränosa

verlaufende und mit Schocksyndrom einhergehende Formen (Typ Fruchtwasserembolie) stehen den chronischen Verlaufsformen gegenüber, die vielfach unerkannt bleiben (Typ Sepsis, schwere Leberinsuffizienz, Karzinom). Häufig fällt eine allgemeine Blutungsneigung auf. Hinzu können Hinweise für hypoxische Störungen einzelner Organsysteme treten:
- Gehirn: Koma,
- Lunge: respiratorische Insuffizienz (Schocklunge),
- Herz: Kammerflimmern, Schock,
- Haut: Purpura, Blutungen, Hautnekrosen,
- Nieren: akutes Nierenversagen.

Die **Diagnostik** der DIC wird vielfach durch die Notwendigkeit möglichst raschen therapeutischen Handelns geprägt. Entscheidend ist die genaue Definition der jeweils zugrunde liegenden oder auslösenden Störung, um einen Angriffspunkt für die ätiologisch begründete Therapie zu gewinnen. Folgendes Laborprogramm hat sich bewährt:
- Thrombozytenzählung,
- Fibrinogenbestimmung,
- Quick, PTT,
- Thrombinzeit (Reptilasezeit),
- Äthanolgelationstest.

Zusätzlich sind die allgemeinen hämatologischen Untersuchungen mit Differentialblutbild erforderlich (fragmentierte Erythrozyten!). Bei infektiösen Prozessen vor Einleiten einer antibiotischen Therapie immer Blut für bakteriologische Kulturen entnehmen!

Zur **Interpretation der Laborbefunde** ist zu sagen, daß deutliche Verminderungen von *Fibrinogen* und *Thrombozyten* besonders aussagekräftig sind (z. B. Fibrinogen unter 100 mg%). Differentialdiagnostisch muß eine Fibrinogen-Synthese-Störung (z. B. chronische Leberinsuffizienz) ausgeschlossen werden. Eventuell kann man nach probatorischer Heparinbehandlung einen Anstieg des Fibrinogens abwarten. Sogenannte normale Fibrinogenwerte (200–400 mg%) schließen eine DIC nicht aus, denn es kann einem Patienten mit entzündlicher oder maligner Grunderkrankung ein hoher Ausgangswert von z. B. 600–800 mg% Fibrinogen zustehen. Eine Bestimmung der *Thrombin-* bzw. *Reptilasezeiten* ist wertvoll, weil eine Verlängerung bei noch ausreichendem Fibrinogen (80 bis 100 mg%) auf eine sekundäre Fibrinogenolyse hinweist. Die Reptilasezeit ist gegenüber Heparin unempfindlich und kann daher zur Verlaufskontrolle auch nach Einleiten einer Heparintherapie eingesetzt werden. Der *Äthanolgelationstest* dient als grober Schnelltest auf zirkulierendes, lösliches Fibrin (Fibrin-Monomer-Komplexe), ist aber nur nach einer sauberen Blutabnahme zu verwerten (Zwei-Spritzen-Technik). Der *Quick-Wert* und die *PTT* sind nicht grundsätzlich pathologisch verändert, sondern können in der Initialphase auch verkürzte Zeiten liefern („Hyperkoagulabilität"). Eine Faktorenanalyse (z. B. Faktor V) ist zur Sicherung der Diagnose kaum je erforderlich. *Fragmentierte Erythrozyten* im Blutausstrich sind ein Hinweis auf eine sogenannte mikroangiopathische Hämolyse, bei der die Erythrozyten im Netzwerk des intravaskulär präzipitierten Fibrins mechanisch zerstört werden. Entbehrlich ist im allgemeinen die Bestimmung der *Fibrinspaltprodukte* im Serum. Erhöhte Werte zeigen lediglich an, daß Fibrin an einer Stelle des Organismus gebildet und anschließend lysiert wurde (z. B. auch bei Thrombosen und Hämatomen).

Therapie. Vor Einleitung einer Therapie hat sich der Kliniker folgende Fragen zu stellen:

– Handelt es sich um die hämostatische Antwort auf einen abgelaufenen, einmaligen Prozeß (z. B. Operationen, Polytransfusion, Fruchtwasserembolie)?
– Besteht der DIC-auslösende und -unterhaltende Krankheitsprozeß weiterhin (z. B. Sepsis, Karzinom)?
– Wie ist der Schweregrad der Störung? Sind Blutungskomplikationen zu befürchten oder eingetreten?
– Sind Mikrozirkulationsstörungen nachweisbar (Schock, Haut, Nierenversagen, Schocklunge, zerebrale Störung)?

Diese Fragen werden vielfach nur nach wiederholten Untersuchungen zu beantworten sein, denn die DIC ist immer ein dynamisches Geschehen, das je nach dem vorliegenden Grundleiden einer spontanen Evolution mit Phasen der Besserung oder Verschlechterung unterworfen ist.

Therapeutische Maßnahmen:

1. *Bekämpfung und Beseitigung der auslösenden Ursache:* z. B. Schock, Infektion, Extirpation eines infizierten Uterus, zytostatische Therapie eines metastasierenden Karzinoms.
2. *Kortikosteroidtherapie* in hoher Dosierung bei septischem Schock (2–3 g pro Tag).
3. Bei klinisch bedeutsamer Blutungsneigung und nachgewiesenem schweren Verbrauch stehen zur *Substitution* von Hämostasepotential zur Verfügung:

– Frischbluttransfusionen,
– frisch gefrorenes Plasma (10 ml/kg),
– Fibrinogenkonzentrat,
– Kryopräzipitat, Cohn-Fraktion I.

Letztere sollten nur im Notfall gegeben werden, wenn Frischblut und frisch gefrorenes Plasma nicht zur Hand sind. Möglichst nicht gegeben werden sollten bzw. kontraindiziert sind Prothrombinkomplexpräparate (PPSB), da diese durch ihren Gehalt an aktivierten Faktoren das Geschehen akut verstärken können („Guß Öl in das Feuer") und – ebenso wie Fibrinogenkonzentrate – ein hohes Hepatitisrisiko bergen. Bei bedrohlicher Thrombozytopenie sind außerdem Transfusionen von Thrombozytenkonzentraten zu diskutieren.

4. *Heparin* in einer Dosierung von 10000–30000 E/24 h als Dauerinfusion setzen wir in allen Fällen ein, in denen die DIC-auslösende Ursache auch nach Einleitung der Allgemeinbehandlung durch kontinuierliche Einschwemmung thromboplastischer Substanzen noch fortwirken kann (z. B. schwere Infektionen, septischer Abort, Karzinom usw.). Eine weitere Indikation für Heparin ist die auf Intensivstationen besonders erforderliche Thromboseprophylaxe.

Neuerdings konnte jedoch gezeigt werden, daß bei schweren, vor allem auch septischen Krankheitsbildern der für die Heparinwirkung im Plasma erforderliche Kofaktor Antithrombin III (AT III) in seiner Konzentration fast immer stark vermindert ist. Heparin wirkt bei diesen Patienten erst nach gleichzeitiger prophylaktischer Zufuhr von Antithrombin III, z. B. durch wiederholte Gaben von Frischplasma in einer Dosis von 10 ml/kg. Je Einzeldosis kann damit die AT-III-Konzentration um 10–15% angehoben werden. Künftig stehen auch industriell gefertigte, spezielle AT-III-Konzentrate zur Verfügung (23).

5. *Antifibrinolytika* sollten nicht gegeben werden, um die reparative Hyperfibrinolyse von Blut und Gefäßsystem nicht zu stören. – Eine medikamentös induzierte fibrinolytische Therapie zur Besserung der gestörten Mikrozirkulation kann trotz publizierter, positiv verlaufener Einzelbeobachtungen bei DIC als generelle Maßnahme nicht empfohlen werden. Nach unseren Erfahrungen sind zusätzliche Blutungskomplikationen zu befürchten.

Traumatisch-hämorrhagischer Schock, Massivtransfusionen

In diesem Kapitel sollen nicht die speziellen Krankheitsbilder abgehandelt werden, sondern nur die dabei häufig beobachteten *Hämostasedefekte* und ihre therapeutischen Konsequenzen. Es handelt sich auch hier um komplexe Störungen, die durch die folgenden Mechanismen hervorgerufen werden:

– Verbrauch von Hämostasepotential (DIC),
– Verlust von Hämostasepotential (Blutung, Exsudation),
– Hämodilution (Volumenersatz, Transfusion von Konservenblut),
– Synthesestörung (Schockleber, Leberkrankheiten).

Die Entstehungsmechanismen der *Schocklunge* werden heute so gedeutet, daß es bei schweren Traumen und ausgedehnten Operationen zu einer Einschwemmung von Gewebetrümmern, Zellpartikeln und -inhaltsstoffen, Bakterien, Plättchen- und Fibrinaggregaten in die Lungenkapillaren kommt (Mikroemboliesyndrom) (20). Thrombozytenaggregate werden dem Organismus zusätzlich insbesondere durch Massivtransfusionen konventioneller ACD-Blutkonserven zugeführt. Wird die an sich große Filter-, Phagozytose- und Proteolysekapazität der Lungen überfordert, so sind lokale oder diffuse Zirkulationsstörungen mit entzündlichen Gefäßreaktionen zwangsläufige Folge. Aus der mechanischen Obstruktion der Gefäße in Verbindung mit reaktiver Vaso- und Bronchokonstriktion resultiert ein Mißverhältnis von Lungenventilation und Lungenperfusion, das zur respiratorischen Insuffizienz führt. Von besonderer Bedeutung ist thromboplastisches, an Fettglobuli gebundenes Material, das aus Becken- und Beinfrakturen auch noch nach Tagen in die Blutbahn gelangen kann („Fettembolie").

Schocklunge s. Kapitel 27.

Folgen der Massivtransfusion auf das Gerinnungssystem sind abhängig sowohl von der Menge und der Qualität des transfundierten Blutes als auch von der Ausgangssituation des Hämostasesystems. Es addieren sich ein Verlust von hämostatisch wirksamen Blutbestandteilen durch den kontinuierlichen Blutverlust, eine Verdünnung des Blutes durch Zufuhr hämostatisch minderwertiger Blutkonserven bzw. anderer Substitutionsmittel (Verlustkoagulopathie), eine Aktivierung des Gerinnungssystems durch transfundierte Plättchenaggregate und andere Zellpartikel (DIC, Umsatzsteigerung, Verbrauchskoagulopathie) und eventuelle *präexistente Hämostasestörungen* (z.B. durch Schock, Hypoxie, Synthesestörung der Leber usw.). Konservenblut, das nur wenig intakte Plättchen enthält und in dem die labilen plasmatischen Gerinnungsfaktoren vermindert sind (Faktor V, Faktor VIII), provoziert die Ausbildung einer thrombozytopenischen Blutungsneigung. Dabei sinken die Plättchen nach konventioneller Transfusion von 10–15 ACD-Konserven auf Werte um 60000/μl. Aktivitätsverluste im plasmatischen Gerinnungspotential kommen erst nach größeren Transfusionsmengen signifikant zum Ausdruck (15).

Therapie:

1. Die *Allgemeinbehandlung des Schockzustandes* und die Bekämpfung der schockauslösenden Ursachen sind die ersten und wichtigsten Maßnahmen, die auch der Prophylaxe des Schocklungensyndroms dienen. Die in Frage kommenden Maßnahmen sind in Tab. 31.6 zusammengestellt.

2. Hinsichtlich des *Blutersatzes* ist davon auszugehen, daß die zur Verfügung stehenden Konserven nur selten als hämostatisch vollwertig angesehen werden können. Theoretisch ist *Frischblut* das Mittel der Wahl, denn nur dieses enthält funktionstüchtige Thrombozyten und die lagerungslabilen Faktoren V und VIII in physiologischer Konzentration. Da aber einer Beschaffung von Frischblut quantitative und organisatorische Grenzen gesetzt sind, wird man bei Polytransfusionen kombiniert Erythrozytenkonzentrate und Frischblut im Verhältnis von etwa 5:1 bis 8:1 einsetzen müssen. Tiefgefrorenes Frischplasma, das zwar keine Thrombozyten, aber die funktionstüchtigen Plasmafaktoren in nativer Form enthält, hat sich ebenfalls bewährt (8). Die hierdurch nicht behandelte Thrombozytopenie gewinnt nur selten ein blutungsgefährdendes Ausmaß. Zurückhaltung gegenüber der Anwendung von Plasmafraktionen in der Schocktherapie! Auf diesem Gebiet wird häufig ungezielter Polypragmatismus betrieben, der vermutlich mehr schadet als nützt. *Fibrinogenverlust* mit Werten unter etwa 80 mg% stellt unter Umständen eine Substitutionsindikation dar, wenn aus Gründen der Volumenbelastung weder Blut noch Plasma gegeben werden können. In Frage kommen Fibrinogenkonzentrate, Cohn-Fraktion I oder Kryopräzipitat. *Prothrombinkomplexpräparate* (PPSB) sind wegen der Gefahr einer Akzentuierung von ablaufenden Verbrauchsreaktionen in der Regel kontraindiziert.

3. Verwendung von *Kunststoffiltern* bei der Bluttransfusion zur Entfernung von Plättchenmikroaggregaten (Prophylaxe der Schocklunge!).

4. *Präexistente Hämostasedefekte* bedürfen naturgemäß einer gezielten Substitution, so Blutungen

Tabelle 31.**6** Therapie des traumatisch-hämorrhagischen Schocksyndroms

1. Überwachung von Risikopatienten
   - frühzeitiges Erkennen einer Kreislaufverschlechterung
2. Analgesie
   - geringere Bewegung von Frakturen
   - bessere Ventilation
   - geringere Katecholaminausschüttung
3. Schockbekämpfung
   - Volumenersatz, Blut, Plasma
   - Wasser/Elektrolyt-Bilanzierung
   - Ausgleich einer Azidose
   - vasoaktive Pharmaka
   - O_2-Zufuhr, Beatmung (PEEP)
   - Kortikosteroide bei septischem Schock
4. Frühzeitige chirurgische Behandlung
   - Entleerung von Hämatomen
   - Ruhigstellung von Frakturen
   - Sanierung septischer Herde (z. B. Uterus)
5. Infektionsbekämpfung
   - Breitbandantibiotika
6. Ausgleich von Hämostasedefekten (Frischplasma!)
7. Heparin als Thromboembolieprophylaxe (bei Blutungsgefahr nicht möglich)

bei Hämophilie A (Faktor-VIII-Konzentrate, S. 31.12), Hämophilie B (Faktor-IX-Konzentrate, PPSB, S. 31.12), Antikoagulantienüberdosierung (PPSB, Vitamin K, S. 31.7), Thrombozytopenie (Frischblut, Thrombozytenkonzentrate, S. 31.6).

5. Die Einbeziehung von *Heparin* in das Therapieprogramm bei traumatisch-hämorrhagischen Schockzuständen, Massivtransfusionen und Schocklunge erscheint unter dem Gesichtspunkt der bei diesen Zuständen regelmäßig eintretenden bzw. zu unterstellenden Aktivierung des Gerinnungssystems schon aus Gründen der Thromboseprophylaxe sinnvoll und indiziert (10000–15000 E in 24 Stunden als Dauerinfusion). Erfahrungsgemäß ist aber die Entscheidung für Heparin im Einzelfall häufig problematisch. Voraussetzung ist eine zweifelsfreie chirurgische Blutstillung; unmittelbar postoperative oder posttraumatische Zustände bzw. Hinweise oder Verdacht auf okkulte Blutverluste sind als strikte Kontraindikationen zu werten. Eine Gerinnungsanalyse sollte das Vorliegen einer Verbrauchskoagulopathie dokumentieren. Ein Einfluß auf den eigengesetzlichen Verlauf des Schocklungensyndroms selbst kann nicht erwartet werden.

In eindrucksvollen Untersuchungen wurde von Hehne (8) gezeigt, daß die Verbrauchskoagulopathie bei traumatisch-hämorrhagischem Schock wirksam durch alleinige Verabfolgung von gefrorenem Frischplasma (z.B. 10 ml/kg) behoben werden kann. Mit dem Frischplasma werden nicht nur gerinnungsaktive Faktoren sondern auch Proteaseinhibitoren in physiologischer Form und Konzentration zugeführt (z.B. Antithrombin III, Antiplasmine), durch die erst die antikoagulatorische Wirkung des Heparins gewährleistet wird.

Angeborene Gerinnungsstörungen

Angeborene Gerinnungsstörungen werden durch völliges Fehlen oder durch eine fehlerhafte Synthese einzelner Gerinnungsfaktoren hervorgerufen (S. 31.2).

Patienten mit bis dahin unbekannten kongenitalen Koagulopathien sind auf Intensivstationen ein sehr seltenes Ereignis. Ihre Diagnostik obliegt dem spezialisierten Hämatologen. Hinweisend sind stark von der Norm abweichende Gerinnungszeiten (PTT, Quick) sowie Blutungszeiten, die durch die Gesamtsituation des Patienten nicht erklärt werden. In den meisten Fällen sind angeborene Gerinnungsstörungen dem Patienten oder seinen Angehörigen bekannt, oft befindet er sich im Besitz eines *Bluterausweises*. Während Bluterkranke heutzutage häufig in einem Selbstbehandlungsprogramm stehen und sich bei kleinen Komplikationen in der Regel an die betreuenden Zentren wenden, ist der Intensivmediziner gelegentlich mit der akuten, schweren Blutung eines Hämophilen konfrontiert, der z.B. in einen Verkehrsunfall verwickelt wurde.

Maßnahmen:

1. Rasche Klärung der Diagnose (Bluterausweis? Rücksprache mit dem Spezialisten oder dem betreuenden Zentrum).
2. Vermeidung aller Analgetika mit plättchenfunktionshemmender Nebenwirkung. Erlaubt sind Opiate, Tilidin oder Pentazocin.
3. Bei akutem Blutverlust sind Frischblut und Frischplasma auch bei ungeklärter Diagnose in jedem Fall wirksam.
4. Gezielte Faktorensubstitution je nach Diagnose. Hämophilie A: Faktor-VIII-Konzentrate, Kryopräzipitat,
   Hämophilie B: PPSB-Präparate,
   von Willebrand-Syndrom: Kryopräzipitate.

Die Dosierung richtet sich nach dem Schweregrad der Erkrankung. Im Bluterpaß ist der Schweregrad in der Regel als Plasmarestaktivität des betroffenen Gerinnungsfaktors angegeben. Er ist bei dem individuellen Patienten genetisch determiniert:

- schwere Hämophilie: 0–1% Restaktivität,
- mittelschwere Hämophilie: 1–5% Restaktivität,
- leichte Hämophilie: 5–15% Restaktivität,
- Subhämophilie: 15–50% Restaktivität.

Die Berechnung der Infusionsdosis hat davon auszugehen, daß die physiologische Konzentration als 1 E/ml Plasma des entscheidenden Gerinnungsfaktors definiert ist. Die erforderliche therapeutische Dosis kann nach folgender Formel berechnet werden:

Faktor-VIII-Dosis in Einheiten = Körpergewicht (kg) × 0,4 × gewünschter %-Anstieg im Patientenplasma.

Faktor-IX-Dosis in Einheiten = Körpergewicht (kg) × 0,6 × gewünschter %-Anstieg im Patientenplasma.

Die verschiedenen Blutungskomplikationen erfordern je nach Schweregrad eine unterschiedliche Dosierung der Gerinnungsfaktoren, Übersicht in Tab. 31.7 (9). Wegen der Kürze der biologischen Halbwertszeiten (Faktor VIII 8–12 Stunden, Faktor IX 12–24 Stunden) sind wiederholte Injektionen in Abständen von 6–8 bzw. 8–12 Stunden oder gegebenenfalls Dauerinfusionen erforderlich, um einen gleichmäßigen hämostatischen Effekt zu erzielen.

Tabelle 31.7 Blutungsereignisse und therapeutisch notwendige Blutspiegel an Faktor VIII bzw. IX (nach *Landbeck*)

Blutungsereignis	Therapeutisch notwendiger Blutspiegel an Faktor VIII bzw. IX	Notwendige Dauer der Erhaltung des therapeutischen Blutspiegels
1. Gelenkblutungen Muskelblutungen (Ausnahmen s. 2) Magen-Darm-Blutungen Bißverletzungen der Mundhöhle leichtere Verletzungen (sofern lokale Therapie erfolglos)	10–20%	48–72 Stunden
2. Blutungen in M. iliopsoas Wadenmuskulatur, Unterarmmuskulatur, Zungengrund- und Mundboden-Muskulatur größere Verletzungswunden kleinere Operationen (Zahnextraktion)	20–30%	72–96 Stunden
3. Intrakranielle Blutung intraabdominale Blutung mittlere Operationen, Frakturen	30–50%	4–14 Tage bzw. bis Abschluß der Wundheilung
4. Große Operationen	über 50%	14–21 Tage bzw. bis Abschluß der Wundheilung

Bei unkomplizierten Muskel- und Gelenkblutungen sollte die In-vivo-Aktivität an Faktor VIII oder Faktor IX auf etwa 20%, bei Hämatomen mit gefährlicher Lokalisation (Kompression lebenswichtiger Organe) auf etwa 40% angehoben werden. Bei operativen Eingriffen, Polytrauma und Schädel-Hirn-Verletzung ist eine Überkompensation auf 100–150% erforderlich, die bis zur absoluten Konsolidierung der Wund- und Narbenverhältnisse aufrecht erhalten wird. Wird unter einer solchen Substitutionstherapie ein ungenügender Anstieg der Faktor-VIII-Aktivität beobachtet, so ist an das Vorliegen einer Hemmkörperhämophilie zu denken, bei der zugefügte Gerinnungsfaktoren immunologisch neutralisiert werden.

Literatur

1 Bergentz, S. E.: On bleeding and clotting problems in posttraumatic states. Crit. Care Med. 4 (1976) 41

2 Biggs, R.: Human blood coagulation, haemostasis and thrombosis, 2. Aufl. Blackwell, Oxford 1976

3 Cash, J.: Disseminated intravascular coagulation. In: Recent Advances in Blood Coagulation, No. 2, hrsg. von L. Poller. Churchill, Livingstone 1977 (S. 293)

4 Deutsch, E.: Hämorrhagische Diathesen. In: Lehrbuch der Inneren Medizin, 5. Aufl. Schattauer, Stuttgart 1977 (S. 179)

5 Esnouf, M. P.: Biochemistry of blood coagulation. Brit. med. Bull. 33 (1977) 213

6 Hardisty, R. M.: Disorders of platelet function. Brit. med. Bull. 33 (1977) 207

7 Heene, D.L.: Disseminated intravascular coagulation: Evaluation of therapeutic approaches. Sem. Thrombos. Hemost. 3 (1977) 291

8 Hehne, H. J., D. Nyman, H. Burry, G. Wolff: Management of bleeding disorders in traumatic-haemorrhagic shock states with deep frozen fresh plasma. Europ. J. Intens. Care Med. 2 (1976) 157

9 Landbeck, G., A. Kurme: Regeln und Richtlinien zur Therapie der Hämophilie. Fortschr. Med. 90 (1972) 542

10 Larsson, S. O.: On coagulation and fibrinolysis in renal failure. Scand. J. Haematol., Suppl. 15 (1971)

11 Lasch, H. G., D. Heene, Ch. Müller-Eckhardt: Hämorrhagische Diathesen. In: Klinische Hämatologie, hrsg. von H. Begemann, 4. Aufl. Thieme, Stuttgart 1975.

12 Lechler, E., F. Asbeck, J. van de Loo: Diagnostik der Verbrauchskoagulopathie. Dtsch. med. Wschr. 100 (1975) 22; Therapie bei Verbrauchskoagulopathie. Dtsch. Med. Wschr. 100 (1975) 24

13 Lechner, K., H. Niessner, E. Thaler: Coagulation abnormalities in liver disease. Sem. Thrombos. Hemost. 4 (1977) 40

14 Marx, R., H. Murr, L. S. Oey, W. Schramm, H. Dobbelstein: Haemostaseopathien bei chronischer, azotämischer Niereninsuffizienz. Münch. med. Wschr. 117 (1975) 1295

15 Miller, R. D., T. O. Robbins, M. J. Tong, S. L. Barton: Coagulation defects associated with massive blood transfusions. Ann. Surg. 174 (1971) 794

16 Müller-Berghaus, G.: Pathophysiology of generalized intravascular coagulation. Sem. Thrombos. Hemost. 3 (1977) 209

17 Mustard, J.S., M.A. Packham: Normal and abnormal haemostasis. Brit. med. Bull. 33 (1977) 187
18 Nossel, H.: In: Principals of Internal Medicine, hrsg. von T.R. Harrison, 8. Aufl. McGraw Hill, New York 1977
19 Poller, L.: Coagulation abnormalities in liver disease. In: Recent Advances in Blood Coagulation, No. 2, hrsg. von L. Poller. Churchill Livingstone 1977; S. 267
20 Saldeen, T.: Trends in microvascular research: The microembolism syndrom. Microvasc. Res. 11 (1976) 227
21 Schönborn, H.: Gerinnungsstörungen und thromboembolische Erkrankungen. In: Interne Intensivmedizin, hrsg. von P. Schölmerich, H.P. Schuster, H. Schönborn, P.P. Baum. Thieme, Stuttgart 1975
22 Sharp, A.A.: Diagnosis and management of disseminated intravascular coagulation. Brit. med. Bull. 33 (1977) 265
23 Thaler, E., G. Kleinberger: Sepsis und Blutgerinnung. Intensivmedizin 16 (1979) 54

32 Schock

Von H. LUTZ

Definition

Im Verlaufe operativer Eingriffe, nach traumatischen Ereignissen oder bei verschiedenen anderen Erkrankungen kann durch akute Blutverluste, plötzlich eintretende Herzinsuffizienz oder bei Widerstandsänderungen im Gefäßsystem jene Form der schweren Kreislaufdysregulation eintreten, die als Schock bezeichnet wird. Die akute generalisierte Minderdurchblutung im stoffwechselaktiven Teil des Gefäßsystems bietet dabei die wesentlichste primäre pathophysiologische Reaktion des Organismus, aus der sich abhängig von Schwere und Dauer dieses Zustandes sekundäre Schockfolgen entwickeln. Folgereaktionen entstehen aus der Reduktion der nutritiven Organperfusion mit konsekutiver Gewebshypoxie und sind mit zunächst reversiblen funktionellen, später aber irreversiblen und morphologisch nachweisbaren Organschäden verbunden. Die gestörte Mikrozirkulation bildet die gemeinsame pathogenetische Endstrecke aller Schockformen.

Schockursachen

Die Ursachen des Schocks lassen sich nahezu regelmäßig auf das Versagen mindestens einer der drei Regelgrößen Herzleistung, Gefäßtonus und Blutvolumen zurückführen. So ist z.B. der Schock nach Blutung, Trauma und Verbrennung in erster Linie ein Schock durch Volumenmangel; allergische, anaphylaktoide und neurogene Faktoren sind verantwortlich für die Gefäßinsuffizienz und Herzversagen, z.B. nach einem Myokardinfarkt, ist zumeist unmittelbare Ursache des kardiogenen Schocks. Selbst bei zunächst eindeutig definierter Schockursache können im weiteren Krankheitsverlauf zusätzliche Faktoren (Tab. 32.1) den Schock beeinflussen, so daß schließlich ein totaler Zusammenbruch des kardiovaskulären Systems resultiert.

Tabelle 32.1 Die wesentlichsten schockauslösenden Faktoren

Hypovolämie	nach Blutung, Trauma Verbrennung
Herzinsuffizienz	bei Myokardinfarkt oder Arrhythmie
Bakteriämie	bei Infektion oder toxischen Prozessen (Endotoxin)
Antigen-Antikörper-Reaktion	nach Fehltransfusion, Allergie, Anaphylaxie
Neurogene Blockade	infolge Trauma oder Intoxikation
Blutstrombehinderung	bei Pulmonalarterienembolie
Endokrine Dysregulation	bei Nebenniereninsuffizienz

Pathophysiologie

Unabhängig von der auslösenden Ursache kommt es bei jedem Schocksyndrom zu Veränderungen im Bereich der Makro- und der Mikrohämodynamik. Die Veränderungen der Makrohämodynamik sind gekennzeichnet durch eine disproportionale Verteilung des Herzminutenvolumens, die sowohl beim hypodynamen als auch beim hyperdynamen Schocksyndrom nachweisbar ist und überwiegend auf vasomotorische Einflüsse zurückgeführt werden kann. Die Veränderungen der Mikrohämodynamik treten vor allem in Form von rheologischen und hämostatischen Störungen in Erscheinung. Neben den Veränderungen im Bereich des großen Kreislaufs finden sich auch in der Lungenstrombahn Störungen, die in vielen Fällen Ursachen schwerer Lungenkomplikationen sind.

Makrohämodynamik

Sorgfältige klinische und experimentelle Studien haben gezeigt, daß beim Schockgeschehen zwei Grundsituationen zu unterscheiden sind, die insbesondere am Verhalten von Herzminutenvolumen und peripherem Widerstand differenziert werden können: das hypo- und das hyperdyname Schocksyndrom.

Hypodynames Schocksyndrom

Fällt infolge Verminderung des venösen Rückstromes (absolute oder relative Hypovolämie) das

Herzminutenvolumen ab, so löst dies über die Barorezeptoren des Aortenbogens und Karotissinus eine Gegenregulation aus. Die Aufrechterhaltung eines ausreichenden Druckes im arteriellen System scheint das Primat der Regulation. Die Standardantwort besteht in einer Aktivierung des sympathikoadrenergen Systems sowohl auf nervalem als auch auf humoralem Wege und geht einher mit der Freisetzung von Katecholaminen an den postganglionären sympathischen Nervenendigungen der prä- und postkapillären Gefäßabschnitte sowie mit einer maximalen Stimulation der Nebennierensekretion. Folgen der sympathikoadrenergen Reaktion sind Tachykardie und Drosselung der Organdurchblutung.

Am Modell des hämorrhagischen Schocks sind diese Reaktionen bisher am sorgfältigsten untersucht. Bei Blutverlusten von weniger als 10% des Gesamtblutvolumens z.B. reicht bei kräftigen, sonst gesunden jungen Menschen allein die Tonuszunahme im venösen Kreislaufschenkel aus, um durch Entspeicherung der Kapazitätsgefäße für das Herz ein ausreichendes Blutangebot zu sichern. Übersteigt der Blutverlust jedoch mehr als 10%, dann kommt es auch zur Vasokonstriktion im arteriellen Gefäßbereich. Diese Vasokonstriktion ist selektiv; sie betrifft vornehmlich die mit Alpharezeptoren ausgestatteten Gefäßabschnitte, also Haut-, Splanchnikus- und Nierengefäße, in geringerem Ausmaß aber auch die Gefäße der Skelettmuskulatur. Damit werden relativ große Gefäßbereiche von einer adäquaten Zirkulation ausgeschlossen, so daß Herz und Hirn, deren Gefäße frei von Alpharezeptoren sind, vor einer akut lebensbedrohlichen Minderdurchblutung geschützt werden. Dieser Mechanismus ist seit den Arbeiten von Duesberg und Schroeder als Zentralisation bekannt. Generell werden langsame Blutverluste besser kompensiert als schnelle Hämorrhagien, selbst wenn die Menge des langsamen Blutverlustes größer ist als die der schnellen Hämorrhagie. So zeigt die rapide Blutung schon bald ein geringes Herzzeitvolumen, erhöhte arteriovenöse Sauerstoffdifferenz, erhöhte Sauerstoffextraktion und Azidose. Die langsame Blutung hingegen geht über längere Zeit mit normalem Herzzeitvolumen, niedrigem arteriellem Sauerstoffgehalt, niedriger arteriovenöser Sauerstoffdifferenz und Atelektase einher.

In der Regel wird mit der Steigerung des peripheren Strömungswiderstandes zwar eine Stabilisierung des arteriellen Blutdruckes erreicht, dies jedoch nur durch Umverteilung des Herzminutenvolumens sowie auf Kosten der Gewebsdurchblutung. Als Folge der Zentralisation fällt die Sauerstoffgesamtaufnahme des Organismus ab (52) und in einzelnen Organen wird der Stoffwechsel auf Anaerobie umgestellt. Die arteriovenöse Sauerstoffdifferenz nimmt zu, und die Laktatbildung steigt an.

Hyperdynames Schocksyndrom

Sorgfältige klinische und experimentelle Studien septischer Krankheitsprozesse (5, 9, 67) haben gezeigt, daß der Schock nicht zwangsläufig mit einer Verminderung des Herzminutenvolumens einhergeht, sondern daß bei bestimmten Schockformen (insbesondere dem Endotoxinschock) in der Regel ein erhöhtes Herzminutenvolumen und oft auch ein verminderter peripherer Widerstand nachweisbar sind. Allerdings besteht auch in diesen Situationen eine disproportionale Verteilung des Herzminutenvolumens. Die hierbei typische Erhöhung des Herzminutenvolumens beruht zum Teil auf dem erhöhten Sauerstoffbedarf (Fieber, erhöhte Herzarbeit), im wesentlichen jedoch auf der Durchströmung funktioneller arteriovenöser Shunts, vor allem im Bereich der Infektion und der Skelettmuskulatur (22). Funktionell bedeutet die erhöhte Shunt-Perfusion eine der präkapillären Vasokonstriktion entsprechende Verminderung der nutritiven Durchblutung und der kapillären Austauschfläche. Da im septischen Schock zudem eine erhöhte Sauerstoffaffinität des Hämoglobins, d.h. eine erschwerte Sauerstoffabgabe an das Gewebe, besteht (49), entwickelt sich sehr bald ein Sauerstoffdefizit sowohl der ausreichend als auch der unzureichend durchbluteten Organe. Die Lactatbildung steigt demzufolge ebenso an, wie beim hypodynamen Schocksyndrom.

Mikrohämodynamik

Die Gewebsdurchblutung wird nicht allein von der Höhe des strömungswirksamen Druckgradienten und vom Funktionszustand der sympathisch innervierten Sphinktere beeinflußt. Auch die Fließeigenschaften und die hämostatischen Verhältnisse des Blutes sind erheblichen Veränderungen unterworfen.

Präkapilläre Sphinkterfunktion

Bei einem Blutverlust von weniger als 30% des Gesamtvolumens ist beim primär gesunden Menschen ein Spontanersatz des Blutvolumens durchaus möglich. Das Prinzip dieser Autoregulation beruht auf der Tatsache, daß der verminderte Kapillardruck und die infolge herabgesetzter Strömungsgeschwindigkeit verlängerte Kontaktzeit des Blutes den kolloidosmotischen Druck der Plasmaproteine voll zur Wirkung kommen lassen (Abb. 32.1). Bei ausreichendem Hydratationszustand des Extravasalraumes kann durch Einstrom von Gewebswasser eine spontane Auffüllung des Blutvolumens und eine Wiederherstellung der normalen Hämodyna-

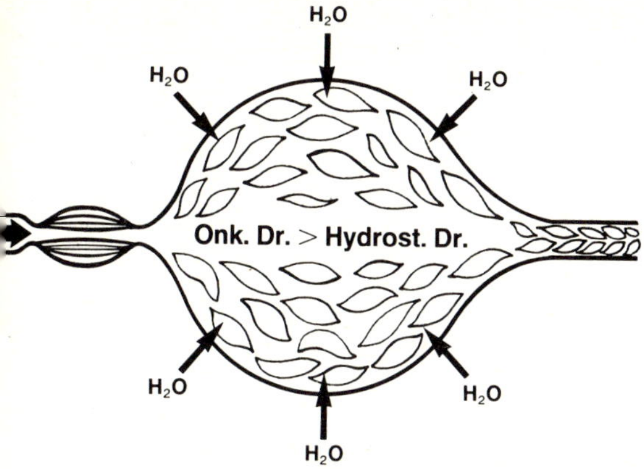

Abb. 32.**1** Durch Überwiegen des onkotischen Druckes über den hydrostatischen Druck, z. B. bei Konstriktion der präkapillären Arteriolen, ist infolge von Wassereinstrom in das Kapillarbett eine spontane Auffüllung des Blutvolumens möglich

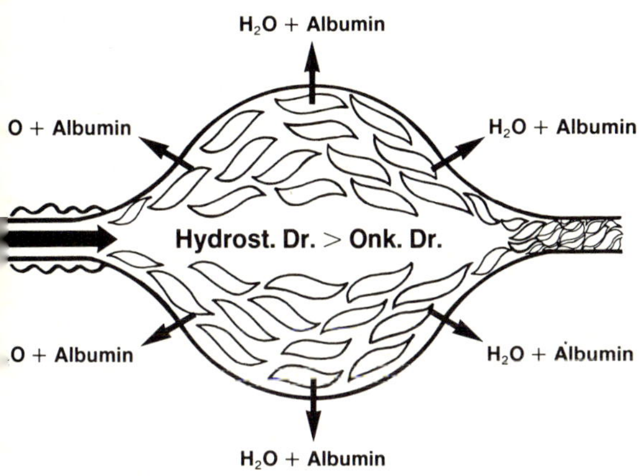

Abb. 32.**2** Durch Überwiegen des hydrostatischen Druckes über den onkotischen Druck, z. B. nach Erschlaffen des präkapillären Arteriolentonus, kommt es zur Auswärtsfiltration von Wasser und kleinmolekularen Blutbestandteilen (Albumin)

mik innerhalb weniger Stunden möglich sein (kompensierter Schock).

Persistiert die Vasokonstriktion jedoch, weil der Blutverlust anhält, die Spontanheilung nicht eintritt oder die Therapie unzureichend ist, so kommt es infolge zunehmender Hypoxie und nachfolgender Azidose zum Tonusverlust der präkapillären Sphinkteren, da die Azidose die Wirksamkeit der exzessiv gesteigerten Katecholamine aufhebt. Andererseits bleibt die Ausflußbahn im Bereich der postkapillären Venolen verschlossen, weil hier bereits hämostatische Störungen abgelaufen sind. Mit Aufhebung der arteriellen Vasokonstriktion ergießen sich Teile der verbleibenden Blutmenge in das bereits maximal erweiterte Kapillarbett, stauen sich auf und werden vom ohnehin verminderten zirkulierenden Blutvolumen sequestriert. Im zunehmend träger werdenden Blutstrom kommt es zur Filtrationsumkehr, d.h. zum transkapillären Plasmaverlust (Abb. 32.2). Dabei gehen vor allem kleinmolekulare Blutbestandteile – also Albumin und Wasser – verloren, während hochmolekulare Anteile, wie Fibrinogen, zurückbleiben. Daraus resultiert ein erheblicher lokaler Viskositätsanstieg des Blutes, der die Fließeigenschaften vermindert und unter voller Ausbildung der Hämostasestörungen die Blutströmung schließlich zum Stillstand bringt (dekompensierter Schock).

Rheologische Faktoren

Die Fluidität des Blutes ist sicherlich lange unterschätzt worden. Erst neuere Untersuchungen haben gezeigt, daß den verminderten Fließeigenschaften des Blutes im Rahmen des Schockgeschehens eine nicht unwesentliche Bedeutung – auch im Hinblick auf die Therapie – zukommt.

Blut besitzt als inhomogene Flüssigkeit – Plasma und korpuskuläre Bestandteile – besondere Fließeigenschaften, die vor allem innerhalb der Mikrozirkulation zur entscheidenden Regulationsgröße des Fließwiderstandes und damit der Kapillardurchblutung werden können. Drei Faktoren bestimmen im wesentlichen die Kapillardurchblutung: der Kapillarquerschnitt mit seiner Abhängigkeit von den präkapillären Drosselgefäßen, der Druckgradient zwischen Kapillareinstrom und Kapillarausstrom und der Strömungswiderstand (Abb. 32.3). Der Strömungswiderstand ist seinerseits in entscheidendem Maße von der Viskosität abhängig. Zwischen Viskosität, Strömungswiderstand und Strömungsgeschwindigkeit bestehen enge physikalische Wechselwirkungen. NEWTON definierte die Viskosität als Quotient aus Scher-

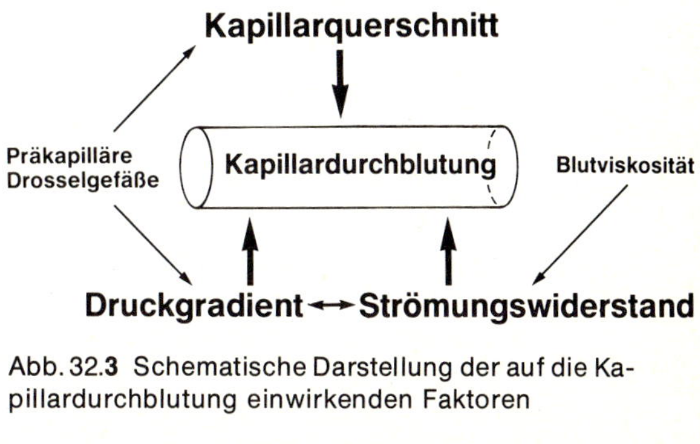

Abb. 32.**3** Schematische Darstellung der auf die Kapillardurchblutung einwirkenden Faktoren

kraft und Schergrad. Die Viskosität stellt jedoch letztlich bei einfachen Flüssigkeiten, wie Wasser, aber auch bei Plasma eine von der augenblicklichen Strömungsgeschwindigkeit (Schergrad) unabhängige Konstante dar. Bei Vollblut als inhomogener Flüssigkeit läßt sich hingegen ein nahezu steiler exponentieller Anstieg der Viskosität beobachten, sobald eine kritische Fließgeschwindigkeit unterschritten wird. Dies bedeutet, daß die Viskosität des Blutes mit Zunahme der Fließgeschwindigkeit abnimmt. Dieses strömungsabhängige Verhalten weist das Blut als Nicht-Newtonsche Flüssigkeit aus.

Die Strömungswiderstände im Bereich der Mikrozirkulation werden also sowohl durch die Gefäßgeometrie als auch durch die Blutviskosität bestimmt, wobei die Rolle der Gefäßgröße bisher überbewertet und dem Viskositätsfaktor nicht der gebührende Platz eingeräumt wurde.

In den postkapillären Venolen findet sich die geringste Fließgeschwindigkeit. Unter physiologischen Bedingungen ist hier infolge einer Erythrozytenaggregation ein Viskositätsanstieg unter Umständen bis zur kompletten Stase zu beobachten. Dieses in Stase befindliche Blut kann aber wieder zum Strömen gebracht werden, wenn die Scherkraft – in vivo der Druckgradient – eine kritische Höhe erreicht. Man spricht hierbei von der Fließ-Schub-Spannung.

Unter den Bedingungen des Schocks kommt es im postkapillären Venolenbereich zu einer ausgeprägten prästatischen Viskositätssteigerung mit Flexibilitätsverlust und Aggregation der Erythrozyten (Abb. 32.4). Ursache ist eine Abnahme des strömungswirksamen Druckgradienten und die verminderte Fließgeschwindigkeit. Während der Einstromwiderstand des Kapillarbettes also vornehmlich von der Vasokonstriktion – der Vasomotorik – reguliert ist, wird der Ausstromwiderstand entscheidend vom Viskositätsverhalten des Blutes mitbestimmt. Da diese mikrorheologischen Veränderungen im wesentlichen an die zellulären Elemente des Blutes geknüpft sind, kommt dem Hämatokrit eine besondere Rolle zu. Andererseits hängt die Erythrozytenaggregation aber auch erheblich vom Vorhandensein großmolekularer Substanzen, also von Fibrinogen und Globulin, ab. Stase und Erythrozytenaggregation leiten schließlich zu Störungen der Blutgerinnung über.

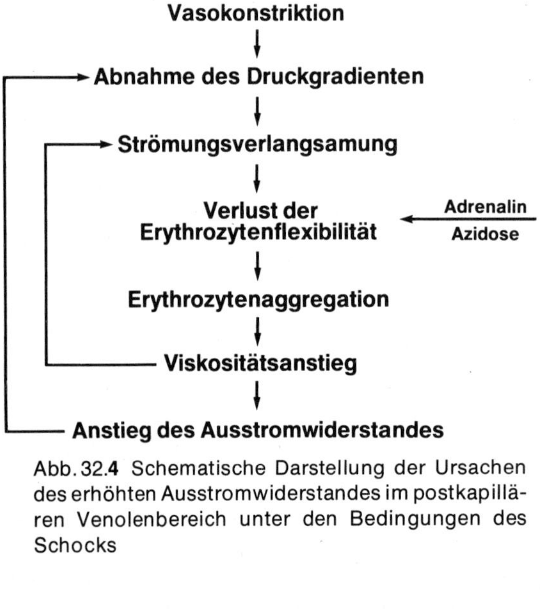

Abb. 32.4 Schematische Darstellung der Ursachen des erhöhten Ausstromwiderstandes im postkapillären Venolenbereich unter den Bedingungen des Schocks

Hämostase

Die Bedeutung der Hämostase für das Schockgeschehen liegt darin, daß sie die funktionellen mikrozirkulatorischen Störungen in Form der disseminierten intravasalen Gerinnung morphologisch fixiert.

Die völlige und endgültige Verlegung nutritiver Gefäßabschnitte durch Thromben muß zum entscheidenden Mechanismus in der Ausbildung der irreversiblen Schockphase werden. Bereits in der Frühphase des Schocks kommt es zur hämodynamisch bedingten reversiblen Thrombozytenaggregation. Das saure, hochvisköse und träge strömende Blut in der terminalen Strombahn ist durch eine erhöhte Gerinnungstendenz, die Hyperkoagulabilität, gekennzeichnet. Zur Einleitung des endgültigen Gerinnungsprozesses bedarf es aber der Mitwirkung weiterer recht unterschiedlicher Faktoren. Darüber hinaus wird die Tendenz zur Gerinnung durch eine unzureichende Clearance gerinnungsaktiver Substanzen gefördert, wobei einerseits der Abtransport, andererseits auch die Clearance-Kapazität des retikuloendothelialen Systems behindert ist. Über den gesteigerten Umsatz plasmatischer und thrombozytärer Gerinnungsfaktoren resultiert schließlich ein Aufbrauch des Hämostasepotentials. Es folgt dann die Hypokoagulabilität, die beim Überschreiten einer kritischen Grenze zur schweren hämorrhagischen Diathese führt und als Verbrauchskoagulopathie bezeichnet wird (6, 13, 30, 51).

Kolloidosmotischer Druck

Plasma und interstitielle Flüssigkeit sind zwei wäßrige Lösungen, die durch eine semipermeable Membran getrennt sind. Diese Membran ist durch-

lässig für Wasser und Elektrolyte, aber undurchlässig für hochmolekulare Bestandteile. Der kolloidosmotische Druck (KOD) oder onkotische Druck ist die osmotische Kraft, die von hochmolekularen Stoffen an der semipermeablen Membran aufgebaut wird. Beim Menschen ist der KOD zu 80–85% vom Serumalbumin, der Rest vom Globulin abhängig. Der KOD ist von der Zahl der Moleküle in Lösung und nicht vom Molekulargewicht, der elektrischen Ladung oder Valenz abhängig.
Normalerweise tritt Plasmawasser aus dem intravasalen Raum am Ende der Kapillaren durch den höheren hydrostatischen Druck aus. Am venösen Ende der Kapillaren kehrt das Wasser durch den KOD wieder in das Gefäßsystem zurück. Nach Blutverlusten erfolgt die Auffüllung des Gefäßsystems durch diesen Mechanismus. Niedriger KOD geht einher mit verminderter Serumproteinkonzentration, vor allem mit niedrigem Albumingehalt.

Lungenveränderungen

Die unter dem Begriff der Schocklunge zusammengefaßten morphologischen und funktionellen Veränderungen vor allem der Alveolarwand können durch eine Vielzahl extra- und intrapulmonaler pathophysiologischer Veränderungen ausgelöst werden. Sie finden sich vor allem bei traumatischen und septischen Schockformen. Die morphologischen Veränderungen beginnen mit der Ausbildung von Ödemen, funktionell kommt es zur Abnahme von Diffusion und Compliance. Als Mediatoren der Schocklunge müssen Histamin, Serotonin, Bradykinin, Fett und Fettsäuren genannt werden. Eine sogenannte „slow reacting substance“ löst das interstitielle Lungenödem, die Abnahme des Surfactant und einen Alveolarkollaps aus. Der Flüssigkeitsübertritt in die Alveolen muß nicht auf einer erhöhten Kapillarpermeabilität beruhen. Weitere pathogenetische Ursachen sind in der schockspezifischen Gerinnungsstörung zu sehen, die infolge Viskositätssteigerung, Aggregatbildung und Fibrinablagerung eine ausreichende Lungenperfusion verhindern. Damit wird das Schockgeschehen ganz entscheidend ungünstig beeinflußt, da nunmehr neben der unzureichenden Sauerstoffabgabe an die Gewebe außerdem eine ungenügende Sauerstoffaufnahme bei der Lungenperfusion hinzutritt.

Spezielle Schockformen

Die für den hämorrhagischen Schock beschriebenen pathophysiologischen Veränderungen finden sich prinzipiell auch bei allen anderen Schockformen. Unterschiede sind vor allem in der Qualität der Veränderungen zu registrieren.

Traumatischer Schock und Verbrennungsschock

Der traumatische Schock entsteht nach Gewalteinwirkung auf Körperregionen mit reversibler oder irreversibler Schädigung ausgedehnter Gewebebereiche. Die initiale Antwort auf das Trauma ist gesteuert durch einen Anstieg der autonomen neuralen Aktivität, die das zentrale Kreislauf- und Atemzentrum stimuliert. Dies wiederum führt zum Anstieg von Herzfrequenz, myokardialer Kontraktilität und alveolarer Ventilation. Bei Abwesenheit von Hypovolämie steigert die myokardiale Kontraktilität das Schlagvolumen, die Herzfrequenz, das Herzzeitvolumen und die Schlagarbeit.
Störungen des Gleichgewichtes zwischen sympathischer Vasokonstriktion und metabolischer Vasodilatation führen zur Fehlverteilung der Durchblutung im Mikrozirkulationsbereich. Gewebe, die unmittelbar an das Arteriolen-Kapillar-Netz angrenzen, werden stärker durchblutet, jedoch wird der Sauerstoff weniger vollkommen aus dem Blut extrahiert.
So resultieren niedrige arteriovenöse Sauerstoffgehaltsdifferenz, niedrige Sauerstoffextraktion und niedriger oder unzureichender Sauerstoffverbrauch in Gegenwart normaler oder gesteigerter Durchblutung bei normalem oder erhöhtem Sauerstoffangebot.
stofftransport werden ernsthaft gestört durch herabgesetzten arteriellen Sauerstoffdruck, z. B. durch frühzeitige Lungeninsuffizienz, Anämie oder rheologische Störungen. Dieser Perfusionsdefekt kann dann schnell infolge vermindertem Sauerstofftransport zum Herzen zur Abnahme der myokardialen Funktion führen. Durch Zerstörung von Blutgefäßen mit Austritt von Erythrozyten, Plasmaproteinen, Elektrolyten und Wasser wird die Entwicklung derartiger Verläufe ganz entscheidend begünstigt. Der Verbrennungsschock kann als exzessive Form eines traumatischen Schocks betrachtet werden. Beide Schockformen sind mit ausgeprägten Volumenmangelzuständen verbunden. Die pathophysiologischen Veränderungen sind deshalb weitgehend mit denen des hämorrhagischen Schocks identisch. Im Gegensatz zum traumatischen Schock halten die Volumenverluste bei der Verbrennung so lange an, bis alle Wundflächen abgeheilt oder durch Transplantate verschlossen sind. Deshalb ist gerade nach Verbrennungen eine

sorgfältige Bilanzierung durchzuführen, da tägliche Flüssigkeitsverluste von mehr als 10 l bei ausgedehnten thermischen Schäden keine Seltenheit sind. Als schwerwiegendste Komplikation ist im Verlauf des traumatischen Schocks schon frühzeitig mit erheblichen Lungenveränderungen zu rechnen, die in einem hohen Prozentsatz mit dem ausgeprägten Bild der „Schocklunge" einhergehen.

Kardiogener Schock

An erster Stelle der ätiologischen Faktoren des kardiogenen Schocks steht der Herzinfarkt, gefolgt durch nicht infarktbedingte Herzrhythmusstörungen. In der weiteren Folge sind die myogenen Herzinsuffizienzen verschiedener Genese, Herzoperationen sowie das akute Cor pulmonale zu nennen. Als Folge der akuten hochgradigen Leistungsminderung des linken Ventrikels ist das Schlagvolumen im kardiogenen Schock in der Regel erheblich, teilweise sogar extrem herabgesetzt. Das Herzzeitvolumen und der Herzindex fallen ab, nur in Fällen mit einer kompensatorisch gesteigerten Herzfrequenz kann das Herzzeitvolumen innerhalb normaler Grenzen liegen. Der enddiastolische Füllungsdruck im linken Ventrikel und der linke Vorhofdruck sind erhöht. Dieses Verhalten kann einerseits als Kompensationsmechanismus zur Erhöhung des Herzzeitvolumens verstanden werden, andererseits ist es als Zeichen der akuten Linksinsuffizienz aufzufassen. Der periphere Gefäßwiderstand zeigt kein einheitliches Verhalten. In der Regel kommt es jedoch zu einem Anstieg des Widerstandes. Der Blutdruck kann je nach Ausgangslage erniedrigt, unverändert oder leicht erhöht sein. Der zentralvenöse – und Pulmonalarteriendruck werden im kardiogenen Schock nach einem Herzinfarkt in 50–80% der Fälle erhöht gefunden (8). Obwohl die schwere Störung der kontraktilen Funktion des Herzens mit ihren Auswirkungen auf die Hämodynamik Voraussetzung zur Ausbildung eines kardiogenen Schocks ist, wird das Schocksyndrom erst durch die Beeinträchtigung der peripheren Strombahn mit ihren Folgen gekennzeichnet.

Endotoxinschock

Der Endotoxinschock wird ausgelöst durch Einschwemmung der aus der Zellwand gramnegativer Bakterien (z. B. E. coli, Salmonellen, Brucellen, Shigellen, Meningokokken, Proteus) freigesetzten Endotoxine in die Blutbahn. Auch aus grampositiven Bakterien, z. B. aus hämolytischen Streptokokken, können Substanzen mit Endotoxincharakter freigesetzt werden. Ebenso können die Ektotoxine grampositiver Bakterien einen Schockzustand hervorrufen (54). Bei Bakteriämien mit gramnegativen Bakterien ist in 20–25% der Fälle mit dem Auftreten eines Schocks zu rechnen, während dies bei grampositiven Bakterien in weniger als 5% zu erwarten ist. Somit ist der Schock bei bakteriellen Infektionen, insbesondere mit gramnegativen Bakterien, mit größter Wahrscheinlichkeit durch Endotoxine hervorgerufen. Die Bezeichnung Endotoxinschock ist jedoch nur dann im strengen Sinne berechtigt, wenn direkt Endotoxin in der Blutbahn nachgewiesen werden kann.

Das Endotoxin besteht aus einem Phospholipid-Polysaccharin-Protein-Komplex, wobei der Phospholipidkomponente die toxische und der Polysaccharidkomponente die antigene Wirkung zugerechnet werden muß.

Beim Endotoxinschock besteht primär kein Blutvolumenmangel, sondern eine Störung der Durchblutung. Diese Durchblutungsverminderung wird unter der Einwirkung von Endotoxin gestartet, wobei es zur Freisetzung biogener Amine (vor allem Histamin) kommt. Unter maximaler Konstriktion der Venen und Venolen resultiert eine Widerstandserhöhung im Lungenkreislauf und im venösen Schenkel des großen Kreislaufs mit konsekutivem Abfall des venösen Rückstromes und damit auch des Herzzeitvolumens.

Experimentell läßt sich eine Frühphase, die humoral und hämodynamisch gestartet wird, von einer Spätphase mit vorwiegend hämostatischen Veränderungen unterscheiden. In der Frühphase bereits stehen Lungenveränderungen im Vordergrund, die zur Minderung der Sauerstoffaufnahme führen. In der pulmonalen Strombahn lassen sich große Mengen von Thrombozytenaggregaten nachweisen. Die in der Frühphase nachweisbare Minderung des Herzzeitvolumens und des arteriellen Blutdruckes resultiert aus einem akut verminderten venösen Rückfluß zum Herzen. Die Ursache hierfür sind akute Widerstandserhöhungen in der Lungenstrombahn und im venösen Schenkel des großen Kreislaufs, vornehmlich durch Histamin und Serotonin ausgelöst. Die Veränderungen der Frühphase des Endotoxinschocks bilden sich nach 15 bis 30 Minuten wieder zurück. Klinisch imponiert eine ausgeprägte Hyperventilation mit respiratorischer Alkalose. Der Herzindex ist in der Regel erhöht. Dieses sogenannte hyperdyname Schocksyndrom geht einher mit erhöhtem Herzminutenvolumen und vermindertem peripherem Widerstand. Man findet eine verminderte arteriovenöse Sauerstoff-

differenz bei meist normalem Sauerstoffverbrauch und normalem oder reduziertem P_{O_2} (9, 22, 67). Als Erklärungsmöglichkeit für diesen Befund kann die Eröffnung multipler arteriovenöser Anastomosen mit Umgehung des normalen Kapillarbettes gewählt werden (5, 9). Dies würde das hohe Herzminutenvolumen und auch die niedrige arteriovenöse Sauerstoffdifferenz erklären. Es wird aber auch diskutiert, daß keine arteriovenösen Shunts (67), sondern daß ein gestörter Sauerstofftransport von den Kapillaren zu den Zellen besteht. Dafür könnten zwei Erklärungen herangezogen werden: Zum einen findet man bei Patienten im septischen Schock extrem tiefe Werte für das intrazelluläre 2,3-DPG der Erythrozyten (49), das die Lage der Hämoglobinsauerstoffdissoziationskurve und die Sauerstoffabgabe an die Gewebe bestimmt. Andererseits ist es denkbar, daß Bakterien oder deren Produkte die Zellen primär schädigen und daß deshalb trotz normalem oder erhöhtem Stromzeitvolumen eine erniedrigte Sauerstoffextraktion besteht. Die anderen Kreislaufgrößen, z.B. arterieller Blutdruck, zentraler Venendruck, verhalten sich sehr unterschiedlich. Die Patienten sind frühzeitig somnolent, ihre Haut ist jedoch warm und trocken.
In der Spätphase des Endotoxinschocks kommt es erneut zu einem zwar langsamen, aber kontinuierlichen Abfall des Herzzeitvolumens und des arteriellen Blutdrucks. Eine pulmonale Hypertension ist in dieser Phase nicht zu beobachten. Deutlich wird aber eine disseminierte intravaskuläre Gerinnung. Regelmäßig sind starker Thrombozytenabfall und schwere Hämostasedefekte nachweisbar. Unter zunehmender Sauerstoffschuld bilden sich schwere Organschäden aus, die den deletären Ausgang des Schocks anzeigen. Die klinischen Symptome stimmen dann mit denen anderer schwerer Schockformen überein. Wegen der ausgeprägten Gerinnungsveränderungen sind häufig schwere hämorrhagische Diathesen nachweisbar.

Anaphylaktischer Schock

Bei der Anaphylaxie handelt es sich um eine Form der Überempfindlichkeitsreaktion vom Soforttyp, die durch eine Zweitapplikation eines Antigens bei einem sensibilisierten Organismus hervorgerufen wird. Dabei muß aber der Antikörper bereits gebildet sein. Man unterscheidet im Ablauf der Reaktionen drei Phasen:
In der *ersten spezifischen Phase* entstehen die Antigen-Antikörper-Komplexe, die Immunaggregate. Nach der klassischen humoralen Theorie läuft diese Reaktion im Blut bzw. im Extravasalraum ab (12).
In der *zweiten Phase* lösen die Immunaggregate eine Reihe biochemisch faßbarer Reaktionen aus: Histamin und Serotonin werden aus Gewebs- und Blutmastzellen, aber auch aus Thrombozyten freigesetzt. Unter Verbrauch von Komplement kommt es zur Ausbildung von Thrombozytenaggregaten (51), zur Aktivierung des Hagemann-Faktors und zum Anstoß der intravaskulären Gerinnung, also zu einer Verbrauchsreaktion im Gerinnungssystem (6). Gleichzeitig wird eine reaktive Fibrinolysesteigerung beobachtet (13). Die „slow reacting substances" entstehen ebenfalls in der zweiten Phase des anaphylaktischen Schocks. Sie sind dadurch gekennzeichnet, daß sie in Gegenwart von Antihistaminika zu einer Kontraktion der glatten Muskulatur führen, beim Menschen z. B. eine Verengung der Bronchiolen verursachen können. Außerdem können in dieser Phase Anaphylatoxine und proteolytische Enzyme nachgewiesen werden.
Die *dritte Phase* des anaphylaktischen Schocks ist gekennzeichnet durch eine Beeinflussung der Funktionseinheiten des Organismus und durch eine Schädigung der Zellen bzw. ganzer Organbezirke. Dabei besitzt der Grad der Histaminfreisetzung die wesentlichste Bedeutung (Kontraktion der glatten Muskulatur, Steigerung der Kapillarpermeabilität, Steigerung der Funktion exokriner Drüsen, Erweiterung der Arteriolen und Venen).

Schock durch Gefäßverschluß

Da das Venensystem die besten Voraussetzungen für die Thrombusentstehung bietet, wird die Lunge als primärer Filter am häufigsten von Embolien betroffen. Neben einer wechselnden Schocksymptomatik sind als häufigste Anzeichen der Embolie Dyspnoe, Schmerzen in der Brust, Tachyarrhythmien und eine Zyanose zu nennen. Das Herzzeitvolumen ist bei erhöhtem zentralen Venendruck wegen Obstruktion der pulmonalen Strombahn erniedrigt. Neben Thromboembolien sind Embolien anderer Substanzen (Fett, Luft, Fruchtwasser) in die Lungenstrombahn möglich, die unter gleicher Symptomatik ablaufen.
Die akut einsetzende Herzbeuteltamponade komprimiert die Vorhöfe, insbesondere den rechten Vorhof, so daß eine Hohlvenenstauung imponiert. In den Pulmonalarterien, den Pulmonalvenen und in den Ventrikeln steigt der Druck, während gleichzeitig die Schlag- und Minutenvolumenverminderung zu einer Blutdrucksenkung im großen Körperkreislauf führt. Die zunächst erhöhte Herzfre-

quenz kann in der Folge von einer Bradykardie abgelöst werden.
Andere mechanische Hindernisse des venösen Rückflusses stellen das Mediastinalemphysem (sog. extraperikardiale Herztamponade) und die Cavakompression durch einen graviden Uterus dar. Während sich das Mediastinalemphysem klinisch nicht von der intraperikardialen Herztamponade unterscheidet und vorwiegend die V. cava superior betrifft, behindert der Uterus bei entsprechender Rückenlage in der Spätschwangerschaft durch sein Gewicht den venösen Rückfluß in der unteren Hohlvene (sog. V.-cava-Kompressionssyndrom).
Eine weitere Ursache für den Schock durch Gefäßverschluß bildet das Tourniquet-Syndrom, z.B. nach längerer Abklemmung der Femoral- oder Iliakalgefäße bei Unfällen, nach Spätembolektomie oder langdauernden Gefäßoperationen. Die daraus resultierende Ischämie führt zur Anhäufung saurer Metabolite, zur Gewebsschädigung, zum Gewebsuntergang sowie zu Ödemen. Das lokale Geschehen hat durch Azidose, Hyperkaliämie und Volumenmangel erhebliche Auswirkungen auf den Gesamtorganismus. Bei gleichzeitig bestehender Myoglobinämie und -urie (ischämische Muskelschädigung) kann der Schock in kurzer Zeit ein akutes Nierenversagen auslösen.

Neurogener Schock

Diskoordinationen des neurovegetativen Systems können trotz normalen Blutvolumens und ausreichender Herzleistung zu einem Zustandsbild führen, das als neurogener Schock bezeichnet wird. Im einzelnen können dafür folgende Ursachen verantwortlich sein:

a) Hemmung vegetativer Zentren im Zentralnervensystem,
b) Hemmung der ganglionären Übertragung durch Ganglienblocker,
c) Aufhebung des Speichervermögens für Noradrenalin in den postganglionären Nervenendigungen,
d) Blockierung der Katecholaminrezeptoren.

Die an sich seltene durch sympathische Insuffizienz verursachte Schockform ist nach Läsionen oder Erkrankungen im Bereich des Hypothalamus zu beobachten. Auch der Abfall der Plasmakatecholamine infolge Nebenniereninsuffizienz oder die diabetische Neuropathie (Schäden der peripheren prä- und postganglionären Fasern) kann Ursache dieses Schockbildes sein. Ebenso können auch Ganglienblocker und andere sympathikolytisch wirkende Medikamente dafür verantwortlich sein. Der Verlust der normalen Vasomotorenfunktion verursacht orthostatische Blutvolumenverschiebungen, die durch Kompensationsmechanismen nicht mehr ausgeglichen werden können. Die Herzfrequenz verhält sich uncharakteristisch und steigt nur selten gering an. Der Blutdruck – insbesondere der diastolische Druck – sinkt, wobei es jedoch nicht zu einer Zentralisation kommt. Mit der daraus folgenden Verlagerung des Blutvolumens in die Kapazitätsgefäße wird der venöse Rückstrom reduziert und damit Schlag- und Minutenvolumen vermindert. Von der Minderdurchblutung sind in diesen Fällen deshalb auch Herz und Hirn betroffen.

Diagnostik

Die Diagnostik des Schocks stützt sich neben der Anamnese auf die klinischen Zeichen und die wiederholte Erfassung einiger physiologischer Meßgrößen.
Die **klinischen Zeichen** des Schocks sind Ausdruck der bestehenden Sympathikotonie. Dabei besitzen die Veränderungen im Bereich der Haut eine besondere Aussagekraft. Die Haut des Schockpatienten ist infolge frühzeitiger Durchblutungsdrosselung blaß, kalt und schweißbedeckt. Die Kapillarfüllungszeit – im Bereich des Nagelbettes gut zu prüfen – ist auf mehrere Sekunden verlängert. Neben erhöhter Herzfrequenz ist nahezu regelmäßig eine beschleunigte und flache Atmung nachweisbar. Oligo- oder Anurie sind Ausdruck einer mehr oder weniger starken Drosselung der Nierendurchblutung. Während Patienten im Stadium der Kompensation im allgemeinen unruhig sind, eine beschleunigte Atmung und gute zentrale Reaktionen besitzen, ist das Bewußtsein der Kranken im dekompensierten Schock stark getrübt oder bereits erloschen.
Arterielle Blutdruckmessungen nach der Methode Riva-Rocci-Korotkoff dürfen auch heute noch – wie die tägliche Praxis zeigt – als zuverlässige diagnostische Hilfsmittel bezeichnet werden (3, 28). Die Fehlerquote beträgt etwa ± 10%. Die Messungen des arteriellen Blutdruckes gewinnen an Aussagekraft, wenn sie in möglichst kurzen Zeitabständen wiederholt erfaßt und im Zusammenhang mit anderen hämodynamischen Parametern interpretiert werden. Die isolierte Betrachtung des Blutdruckes ist streng zu vermeiden, da sie zu erheblichen diagnostischen und therapeutischen Fehl-

schlüssen führen kann. Die unblutige Blutdruckmessung darf allerdings nur dann als zuverlässig bezeichnet werden, wenn die Meßwerte oberhalb 60 mm Hg betragen. Neben dem systolischen Blutdruck sollte stets auch der diastolische Blutdruck erfaßt werden, weil dieser Wert relativ frühzeitig Veränderungen aufzeigt und das Maß der Blutdruckamplitude wertvolle diagnostische und therapeutische Hinweise vermittelt. Die Verschmälerung der Blutdruckamplitude ist stets als ein Zeichen zunehmender hämodynamischer Dysregulation zu werten. Niedrige arterielle Blutdruckwerte können zuverlässig durch direkte Messung mit elektronischen Druckkammern und Druckverstärkern gemessen werden. Die direkte arterielle Druckmessung setzt infolge der Komplikationsmöglichkeiten (Blutungen, Embolien, Thrombosen) einige Erfahrungen voraus. Der Druck wird im allgemeinen über einen perkutan in die Arterie eingeführten Katheter gemessen. Als Zugangswege dienen die A. radialis, A. cubitalis und die A. femoralis.

Pulsfrequenzauszählungen sind zwar kein absolutes Maß für die Herzschlagfolge; das Kontrollverfahren garantiert jedoch in der täglichen Praxis ausreichend brauchbare Informationen über die Zahl der Herzschläge/Zeiteinheit. Zuverlässiger wird die Herzfrequenz aus dem EKG ermittelt. Bei schweren Schocksituationen ist die Dauerableitung des EKG deshalb von Vorteil. Sie ermöglicht darüber hinaus die rasche Behebung eines eventuell auftretenden Herzstillstandes infolge Kammerflimmern oder Asystolie.

Schockindex. Die Brauchbarkeit der einfachen Meßgrößen Blutdruck und Pulsfrequenz konnte durch sorgfältige klinische Untersuchungen demonstriert werden (2). Der Quotient Pulsfrequenz: Blutdruck erhielt die Bezeichnung „Schockindex". Aus diesem Wert lassen sich in der täglichen Praxis mehr Informationen ablesen, als gemeinhin angenommen wird. Dies beruht auf der Tatsache, daß eine relativ große Zunahme der Pulsfrequenz den „Schockindex" bald gegen 1 und darüber ansteigen läßt. Eine derartige Situation entspricht im allgemeinen einem wesentlichen Blutverlust oder einer sonstigen gefährlichen Verminderung der Gewebsperfusion. Bei Verlusten von 20–30% des Blutvolumens erreicht der „Schockindex" den Wert von 1,0; er steigt bei höheren Verlusten auf 1,4 an (Tab. 32.2).

Tabelle 32.2 Verhalten des „Schockindex" bei Volumenverlusten verschiedener Schweregrade

Volumenverlust	Schockindex
10–20%	0,78 ± 0,046
20–30%	0,99 ± 0,17
30–40%	1,11 ± 0,12
40–50%	1,38 ± 0,16

Zentraler Venendruck. Messungen des zentralen Venendruckes (ZVD) sind beim Menschen einfach durchführbar, bedürfen aber großer methodischer Sorgfalt (43). Die Druckabnahme sollte nach Möglichkeit im Bereich des rechten Vorhofes erfolgen. Als Zugangswege haben sich bewährt V. cubitalis, V. jugularis und die V. subclavia. Die Messung erfolgt entweder mit Elektromanometern oder – wie in der Praxis am häufigsten geübt – mit wassergefüllten Steigrohren. Referenzpunkt ist das Niveau des rechten Vorhofes, welches am liegenden Patienten bei mittlerer Atemlage in der Mitte des Sternums und auf einer Höhe, die zwischen dem 2. und 3. Fünftel des Thoraxdurchmessers unter der vorderen Brustwand liegt, markiert werden kann. Um aus den abgelesenen Venendruckschwankungen keine falschen Schlüsse zu ziehen, muß beachtet werden, daß neben dem Blutvolumen auch die Leistungsfähigkeit des Herzens, der Gefäßtonus, respiratorische Einflüsse sowie in geringem Maße auch Kapillardruck, Muskeltonus und Gewebsdruck in die Messung eingehen. Einmalige Messungen des zentralen Venendruckes besitzen nur einen sehr begrenzten Aussagewert über den hämostatisch-hämodynamischen Zustand des Patienten. Nur der wiederholte Vergleich der Venendruckänderungen, am zuverlässigsten bei kontinuierlicher Registrierung garantiert, gestattet eine brauchbare Aussage über die vorliegende Situation.

Die Verminderung des zentralen Venendruckes ist ein fast zuverlässiges Zeichen für die ungenügende Gewebsperfusion infolge Hypovolämie. Der erhöhte Venendruck dagegen ist weit schwieriger zu interpretieren. Er spricht für relative oder absolute Überladung und kann nur im Zusammenhang mit weiteren hämodynamischen Parametern zuverlässig beurteilt werden. Die Normalwerte des zentralen Venendruckes betragen zwischen 4 und 10 cm H_2O, sie sind unter 2 und über 12 cm H_2O als pathologisch anzusehen.

Pulmonalarteriendruck, Pulmonalkapillardruck. Der Druck im rechten Ventrikel, in der Pulmonalarterie und in der Pulmonalkapillare ist für die Diagnostik akuter kardialer und pulmonaler Erkrankungen von großer Bedeutung. Die rechtskardialen Drücke werden im allgemeinen mit der Einschwemmkathetertechnik gemessen. Dabei wird ein flexibler Katheter durch eine periphere Vene bis zum rechten Vorhof vorgeschoben. Dort wird ein am Katheterende angebrachter Ballon aufgeblasen und der Katheter durch leichtes Vorschieben in den rechten Ventrikel und in der Lungenstrombahn mit dem Blutstrom eingeschwemmt.

Der Pulmonalarteriendruck beträgt normal 25/10 mm Hg und ist erhöht bei Hypervolämie, intrathorakalen Drucksteigerungen, bei erhöhtem enddiastolischen Druck im linken Ventrikel (z.B. Koronarerkrankung, Herzinsuffizienz, bei Mitralstenosen, Querschnittseinengung der Lungenstrombahn [primäre vaskuläre Hypertonie, Cor pulmonale] und bei erhöhtem Lungendurchfluß [Shuntvitien, High output]).

Mit der Messung des Pulmonalarteriendruckes erhält man zugleich wertvolle Informationen über die Höhe des enddiastolischen Druckes im linken Ventrikel. Beim akuten Myokardinfarkt besteht eine gute Korrelation zwischen dem diastolischen Pulmonalarteriendruck und dem enddiastolischen Druck im linken Ventrikel (Normalwert 0–5 mm Hg). Die Höhe des diastolischen Pulmonalarteriendruckes kann bei den meisten akuten und chronischen myokardialen und vaskulären Erkrankungen des Herzens als brauchbares Maß für die Bestimmung des Füllungsdruckes im linken Ventrikel angesehen werden. Der Füllungsdruck im linken Ventrikel (d.h. der enddiastolische Druck) wiederum kann wesentliche Informationen über die linksventrikuläre Dehnbarkeit, Kontraktilität und Pumpfunktion geben.

Druckmessung im linken Ventrikel. Für die Druckmessung im linken Ventrikel ist das Einführen eines Katheters mittels Seldinger-Technik empfehlenswert. Dabei wird die Arterie (im allgemeinen die A. femoralis) zunächst punktiert. Anschließend wird ein flexibler Führungsdraht durch die Kanüle in die Arterie eingeführt und die Kanüle entfernt. Über den Führungsdraht wird dann der Katheter in die Arterie eingeführt und der Führungsdraht entfernt. Mit dem Katheter kann der linke Ventrikel retrograd, d.h. durch die Aortenklappen erreicht werden.

Die direkte linksventrikuläre Druckmessung (Normalwert: 120/0–4 mm Hg) erlaubt Aussagen über die Höhe des systolischen und des Füllungsdruckes im linken Ventrikel, darüber hinaus können isovolumetrische Geschwindigkeitsgrößen der Kontraktions- und Relaxationsphase des linken Ventrikels bei zusätzlicher Anwendung von Differenzierverstärkern annähernd genau erfaßt werden. Außerdem gibt das Ausmaß der diastolischen Druckanstiegsgeschwindigkeit, d.h. der Geschwindigkeit des diastolischen Druckanstiegs (dp) während der spätdiastolischen Füllungsphase (dt) ein brauchbares Maß für die reziproke Dehnbarkeit des rechten bzw. linken Ventrikels. Aufgrund der engen Beziehung zwischen dem enddiastolischen Druck im linken Ventrikel und dem als Steifigkeitsindex verwendeten Quotienten dP/dV besteht eine gute Korrelation zwischen der diastolischen Druckanstiegsgeschwindigkeit und der linksventrikulären Steifigkeit.

Das Verfahren der linksventrikulären Druckmessung ist nicht komplikationslos (Herzrhythmusstörungen). Bei strenger Beachtung der Kontraindikationen und Komplikationen liefert es jedoch wertvolle diagnostische und therapeutische Hinweise, vor allem bei kardial bedingtem Schock (65).

Blutvolumenmessungen sind durch die Verdünnung intravasal verabreichter Testlösungen möglich. Klinisch bewährt hat sich die Messung des Plasmavolumens mit ^{131}-J-Albumin und die des Erythrozytenvolumens mit ^{51}-Cr-Blutkörperchen. Unter Zuhilfenahme des automatisch arbeitenden Rechengerätes Volemetron liegt der Meßfehler im allgemeinen unter 5%. Er steigt aber an, wenn gesteigerte Permeabilität für Eiweiß besteht, bei verzögerter Durchblutung infolge kapillärer Stase oder Sludge, also gerade bei jenen Kreislaufstörungen, die eine genaue Kenntnis des Blutvolumens wünschenswert erscheinen lassen (66). In der akuten Phase des Schocks sind Blutvolumenmessungen deshalb kaum indiziert. Zu einem späteren Zeitpunkt können die beschriebenen Methoden jedoch in bestimmten Situationen von Wert für weitere therapeutische Maßnahmen sein.

Herzzeitvolumenmessung. Das Herzzeitvolumen (HZV) ist mit Indikatorverdünnungsmethoden oder durch elektromagnetische Flußmessung bestimmbar. In der Praxis haben sich vor allem die Indikatorverdünnungsmethoden bewährt und dabei in erster Linie die Thermoinjektionsmethode (61). Der Vorteil des Verfahrens beruht auf der fehlenden Toxizität sowie auf der schnellen und häufigen Wiederholbarkeit. Der am Patienten erforderliche Eingriff – Venen- und Arterienkatheterisierung – ist im Verhältnis zum Aussagewert des Meßergebnisses dem Kranken durchaus zumutbar und gefahrlos. Die Thermoinjektionsmethode selbst sowie das angegebene Prinzip der Auswertung ist in vielfacher Hinsicht mit guter Übereinstimmung überprüft worden und darf besonders für die Sekundärphase der Schockdiagnostik und -therapie empfohlen werden.

In der akuten Schockphase sind Informationen über die ungefähre Höhe des HZV auf zwei weiteren Wegen möglich: das Amplitudenfrequenzprodukt und die venöse Sauerstoffsättigung. Das Produkt aus Blutdruckamplitude und der Herzfrequenz wurde inzwischen mit exakten Meßverfahren überprüft, wobei sich zeigte, daß eine brauchbare Korrelation zum HZV bei Patienten über 35 Jahren besteht. Die Sauerstoffsättigung des venösen Mischblutes kann bei ausreichenden Ventilationsverhältnissen und normaler Hämoglobinkonzentration als Informationswert über das HZV verwendet werden. Sauerstoffsättigung des venösen Mischblutes von weniger als 50% gehen unter diesen Bedingungen mit einer Reduzierung des HZV von mindestens 30% einher (41).

Das HZV variiert mit der Größe des Individuums. Der Herzindex ($l/min/m^2$) wird durch Division des HZV durch die Körperoberfläche berechnet und beträgt als Normalwert $3{,}2\ l/min/m^2$.

Peripherer Widerstand. Der periphere Widerstand errechnet sich leicht, wenn arterieller und venöser Blutdruck sowie HZV oder Flow bekannt sind. In der akuten Notsituation sind außer den Blutdruckwerten im allgemeinen keine weiteren hämodynamischen Meßgrößen verfügbar, so daß das Maß des peripheren Widerstandes keinen Eingang in die primären differentialdiagnostischen Betrachtungen finden kann.

Die Intensität der peripheren Vasokonstriktion und damit zumindest ein Bestandteil des peripheren Widerstandes kann jedoch recht einfach mit Temperaturmessungen ermittelt werden. Dazu ist die Applikation von Thermostichelektroden, -hautfühlern oder -meßsonden an der Körperoberfläche (am zweckmäßigsten an der Großzehe) und am Körperkern (Rektaltemperatur) erforderlich. Die Differenz zwischen Rektal- und Hauttemperatur (ΔT) beträgt bei normalen Durchblutungsverhältnissen etwa 4–6°C. Unter Sympathikotonie mit schlechter peripherer Durchblutung, z. B. bei Vasokonstriktion im Schock, steigt ΔT auf Werte über 10°C an (42).

Harnzeitvolumen. Die Messung des Harnzeitvolumens ist ein wesentliches diagnostisches und therapeutisches Kriterium im Schock. Schon frühzeitig sollte deshalb jedem Schockpatienten ein Blasenkatheter eingeführt werden, über den die stündlichen Harnportionen in ein Harnsammelgefäß mit Meßeinteilung aufgefangen werden. Harnmengen von weniger als 30 ml/h weisen im Erwachsenenalter bei sonst intakten Nieren auf die unzureichende Nierendurchblutung infolge Blutvolumenmangel hin. Wenn kein vorbestehender renaler Schaden vorhanden ist und das spezifische Harngewicht mehr als 1018 oder die Urinosmolarität mehr als 500 mosm/l beträgt, spiegelt der Harnfluß die Gewebsperfusion dieses Organs wider.

Messungen des Sauerstoffverbrauches. Da die unzureichende Sauerstoffversorgung des Gewebes ein wesentliches pathophysiologisches Kriterium des Schocks darstellt, vermittelt die kontinuierliche Messung der Sauerstoffaufnahme des Organismus wertvolle Informationen über den Schweregrad des Schocks und das Ausmaß der Mikrozirkulationsstörung. So wird z. B. in der Frühphase von hämorrhagischem und kardiogenem Schock die Sauerstoffaufnahme durch den Abfall des Herzzeitvolumens reduziert. Bei der hyperdynamen Form des Endotoxinschocks hingegen ist trotz normalem oder erhöhtem Herzzeitvolumen die Sauerstoffaufnahme ebenfalls vermindert. Die Messung der Sauerstoffaufnahme ist deshalb vielen anderen Schockparametern in der Aussagekraft überlegen, besonders wenn sie kontinuierlich registriert wird und damit sowohl Verlaufskontrollen als auch die Beurteilung eingeleiteter Therapiemaßverfahren ermöglicht (52). Der Sauerstofftransport durch den Kreislauf kann durch mehrere Sauerstoffvariable berechnet werden. Das Verhältnis der Sauerstoffextraktion $\frac{(C_{aO_2} - C_{\bar{v}O_2})}{(C_{aO_2})}$ repräsentiert den Prozentsatz an Sauerstoff, der von den peripheren Geweben aufgenommen wird (norm. 26 ± 2%). Die Rate der Sauerstoffverfügbarkeit (O_2avail) wird aus dem Produkt von Herzindex und arteriellem Sauerstoffgehalt berechnet (Tab. 32.3), sie beträgt normalerweise $600 \pm 50\ ml/min/m^2$. Der Sauerstoffverbrauch (V_{O_2}) wird aus dem Produkt von Herzindex und arteriovenöser Sauerstoffgehaltsdifferenz ($C_{aO_2} - C_{\bar{v}O_2}$) – multipliziert mit dem Faktor 10, um die Einheit in Liter überzuführen – berechnet, er beträgt normalerweise $140 \pm 25\ ml/min/m^2$. Die drei Variablen werden benötigt, um die Mengenbewegungen des Sauerstoffs durch die Zirkulation abzuschätzen. Sie können mit dem Swan-Ganz-Katheter leicht und wiederholt gemessen werden.

Blutuntersuchungen. Im Rahmen der Schockdiagnostik gewinnt die Bestimmung von Hämoglobin- und Hämatokritkonzentration (hämorrhagischer Schock), der Kreatininphosphokinasekonzentration (kardiogener Schock), der Blutgase, der Lactat- und Pyruvatkonzentration und der Gerinnungsparameter große Bedeutung.

1. *Hämoglobin- und Hämokritbestimmungen* sollten bei Blutverlusten möglichst frühzeitig und wiederholt durchgeführt werden. Der akute Abfall des Hämoglobins unter 10 g% und des Hämokrits unter 30% ist Indikation zur Transfusion von Blut

oder Erythrozytenkonzentrat. Gleichzeitige Messungen des Hämatokrits aus zentral und peripher entnommenem Blut liefern darüber hinaus gute Hinweise auf die Kapillardurchblutung. Bei gestörter Mikrozirkulation ist der periphere Hämatokrit gegenüber dem zentralen im allgemeinen um 5% erhöht.

2. *Kreatininphosphokinase- (CPK-) Konzentrationsbestimmungen* im Blut in Abständen von 1 bis 4 Stunden haben sich als eine wichtige Methode zur Erfassung der zerstörten Muskelmasse nach einem Myokardinfarkt erwiesen. Die CPK ist ein Enzym, das den Herzmuskel nach einem Infarkt verläßt. Für die zuverlässige Beurteilung ist es jedoch wesentlich, daß man den gesamten CPK-Verlauf vom Beginn des Anstiegs über die Normalwerte bis zum Abfall auf Normalwerte kennt. Noch myokardspezifischer ist die Bestimmung der CPK-MB-Isoenzyme.

3. *Blutgasanalysen* sollten neben der Messung von arteriellem Kohlensäuredruck, Wasserstoffionenkonzentration, Standardbicarbonat und Basendefizit stets auch den arteriellen Sauerstoffdruck beeinhalten. Nur dann ist es möglich, hinreichend zuverlässige Aussagen über das Ausmaß der metabolischen Azidose, die Ventilationsverhältnisse und die Sauerstoffversorgung des Organismus zu machen. Die Kenntnis des Basendefizits ist darüber hinaus eine Voraussetzung zur Berechnung der erforderlichen Puffersubstanzen (Basendefizit · kg KG).

4. *Lactat-(L-) und Pyruvat-(P-)Konzentrationen* des Blutes geben Auskunft über die Stoffwechsellage des Organismus. Der L/P-Quotient des Gesunden steigt bei körperlicher Belastung fast nie über einen Wert von 60. Bei Anoxie wird diese Grenze innerhalb weniger Minuten überschritten. Die Exzeßlactatmenge ist ein guter Parameter für den Grad des Sauerstoffmangels. Der kontinuierliche Abfall der Exzeßlactatmenge bei bestehender Schocksituation spricht z.B. für den prognostisch günstigen Verlauf, während der ständige Anstieg auch bei stabilen hämodynamischen Verhältnissen den endgültigen Kreislaufzusammenbruch schon frühzeitig anzeigen kann. Die Lactatbestimmung im Blut erfolgt durch enzymatische Methoden, die Normwerte betragen für Vollblut 1,5 mmol, für Plasma 2,0 mmol.

5. *Gerinnungsanalysen* des Blutes sollten in schweren Schocksituationen die diagnostischen Maßnahmen stets ergänzen. Für die Beurteilung der vorliegenden Situation ist die Bestimmung der Thrombozytenzahl, des Fibrinogenspiegels, der Gerinnungsfaktoren II, V, VIII, X, XII sowie des Äthanoltests unumgänglich.

Für alle diagnostischen Maßnahmen beim Schock gilt, daß die definitive Beurteilung der vorliegenden Situation nicht auf der Grundlage von Einmalmessungen erfolgt. Da sich das Krankheitsgeschehen in einem ständigen Bewegungsablauf befindet, sollten Diagnostik und Therapie nach Möglichkeit parallel und mehrfach neu ausgerichtet werden. Die einzige Konsequenz sinnvollen Handelns kann deshalb nur darin liegen, sämtliche Meßwerte möglichst häufig zu erfassen, damit das Therapieverfahren jederzeit nach den Bedürfnissen des erkrankten Organismus ausgerichtet werden kann.

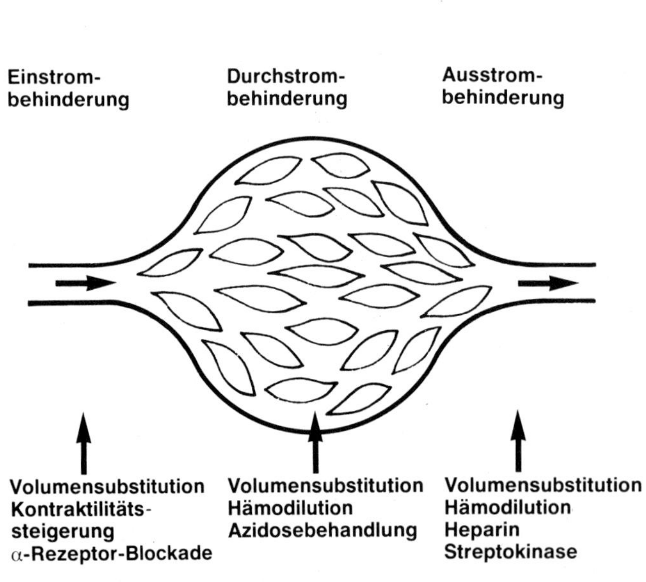

Abb. 32.5 Schematische Darstellung der therapeutischen Maßnahmen zur Wiederherstellung einer adäquaten Perfusion

Therapie

Stellt man die gestörte Mikrozirkulation in den Mittelpunkt des Schockgeschehens, so ist eine Therapie nur dann als sinnvoll und optimal zu bezeichnen, wenn sie neben der schockauslösenden Ursache in besonderem Maße die schockspezifischen Mikrozirkulationsstörungen berücksichtigt. Diese Störungen treten isoliert oder kombiniert als Einstrom-, Durchstrom- oder Ausstrombehinderungen in Erscheinung (Abb. 32.5).

Die Einstrombehinderung hat ihre Ursachen in einer Abnahme des Herzzeitvolumens, in der kompensatorischen Vasokonstriktion und in der verminderten Vis a tergo. Der notwendige Druckgradient zwischen Kapillareinstrom und -ausstrom wird geringer, weil der Druck an der Einstrombahn abnimmt. Die Behinderung des Kapillareinstromes ist im Schock als erste Störung zu beobachten. Gelingt es, sie frühzeitig, ausreichend und anhaltend zu beseitigen, so werden die anderen Behinderungen nicht oder kaum auftreten. Demnach stehen zwei therapeutische Prinzipien im Vordergrund: Steigerung des Herzzeitvolumens und Beseitigung der Vasokonstriktion.

Die Durchstrombehinderung ist Folge der mangelnden Erythrozytendeformation und einer mehr oder minder ausgeprägten Hämokonzentration. Für die Passage eines Erythrozyten durch die Kapillaren ist seine Verformbarkeit eine Voraussetzung. Diese Erythrozytenflexibilität ist jedoch abhängig von dem bereits erwähnten Druckgradienten, also letztlich vom Einstrom- und Ausstromhindernis. Darüber hinaus können Azidose und Katecholamine zu einem Flexibilitäsverlust führen. Hier vermag nur die Hämodilution mit zellfreien Infusionslösungen über eine Viskositätssenkung die Strombehinderung zu beseitigen, die Transfusion von Vollblutkonserven oder Erythrozytenkonzentraten würde schwerwiegende Nachteile mit sich bringen. Die Beseitigung der Azidose durch Puffersubstanzen wird darüber hinaus die Erythrozytenflexibilität verbessern.

Die Ausstrombehinderung muß überwiegend den gestörten Fließeigenschaften des Blutes zugeschrieben werden. Die in den venösen Kapillarabschnitten und in den postkapillären Venolen abgelegten Zellaggregate können im Schock so erheblich ansteigen, daß die Fließ-Schub-Spannung nicht mehr überwunden werden kann, d.h., daß das in Stase befindliche Blut (Geldrollen-Erythrozyten) nicht mehr desaggregiert werden kann. In diesen Abschnitten ist sehr frühzeitig mit intravaskulären Gerinnungsprozessen zu rechnen. Auch hier steht die Hämodilution im Vordergrund der therapeutischen Maßnahmen. Daneben sind spezifisch wirkende Pharmaka wie Dextran 40, Heparin oder Streptokinase indiziert.

Volumensubstitution

Die adaequate Volumensubstitution besitzt im therapeutischen Konzept aller Schockformen eine besondere Bedeutung. Bei Verwendung zellfreier Infusionslösungen unter Anwendung des Prinzips der Hämodilution besitzt sie Angriffspunkte in allen Bereichen der Mikrozirkulation. Die Volumensubstitution mit körperfremden Plasmaersatzmitteln sollte deshalb stets am Beginn der Schocktherapie stehen. Humanplasmapräparate und die Bluttransfusion kommen erst nach Wiederherstellung einer ausreichenden Gewebsperfusion zur Substitution vorhandener Defekte (Hypalbuminämie, Gerinnungsstörungen, Anämie) zum Einsatz. Grundsätzlich sollte so lange infundiert werden, bis der systolische Druck > 100 mm Hg, der Mitteldruck > 80 mm Hg beträgt, der zentrale Venendruck 15 cm H_2O und der Pulmonalarterienkapillardruck etwa 18 mm Hg erreicht.

Plasmaersatzmittel

Bei den heute zur Verfügung stehenden Plasmaersatzmitteln sind Präparate auf der Basis körperfremder Kolloide von Präparaten auf der Basis körpereigener Kolloide zu unterscheiden.

Körperfremde kolloidale Plasmaersatzmittel

Sie unterscheiden sich von Blut, Plasma und den kristalloiden Infusionslösungen darin, daß sie als onkotisch wirksame Substanz ein Kolloid enthalten, welches vom Organismus abgebaut und wieder ausgeschieden werden muß (19). Das ideale Plasmaersatzmittel sollte aufgrund seiner onkotischen Aktivität die gestörte Hämodynamik der ersten Schockphase auffangen, die körpereigenen Regulationsmechanismen unterstützen, im Kreislauf bis zu dessen Stabilisierung verweilen und anschließend unter minimaler Belastung des Stoffwechsels völlig eliminiert werden (18). Die heute bekannten Plasmaersatzmittel kommen diesen Kriterien recht nahe. Sie bewirken eine Hämodilution mit entsprechender Hypoproteinämie, die so lange anhält, bis der größte Teil der kolloidosmotisch wirksamen Partikel in den Extravasalraum abgeströmt oder durch die Nieren ausgeschieden ist. Drei Kolloide finden eine breite klinische Anwendung: Dextran, Gelatine und Stärke (21, 38).

Dextrankolloide (14, 15, 38) sind aus Glucosemolekülen aufgebaute Polysaccharide mikrobieller Herkunft. Durch hydrolytische Spaltung werden Dextranfraktionen gewonnen, die mit mittleren Molekulargewichten um 40 000 und 60 000 klinisch Anwendung finden. Zwei Eigenschaften des Dextrans besitzen ein besonderes therapeutisches Interesse: das ausgeprägte Wasserbindungsvermögen und die Beeinflussung des Blutgerinnungssystems.

Das Wasserbindungsvermögen steht im umgekehrten Verhältnis zum mittleren Molekulargewicht des Dextrans. 1 g der klinisch verwendeten Dextrane bindet etwa doppelt soviel Wasser als menschliches Albumin. Nahezu sämtliche Infusionslösungen auf der Basis von Dextran sind so zusammengesetzt, daß sie einen höheren onkotischen Druck besitzen als das Blutplasma. Infolge dieser hyperonkotischen Eigenschaften bewirken sie einen erheblichen Einstrom von Gewebswasser in die Blutbahn. Das intravasale Blutvolumen erfährt somit einen stärkeren Zuwachs, als durch das Infusionsvolumen erwartet werden darf (1, 14, 21, 31, 32, 38). Dieser Effekt ist am stärksten ausgeprägt bei den hochkonzentrierten niedermolekularen Dextranpräparaten. Voraussetzung ihrer Anwendung ist deshalb das Vorhandensein mobilisierbaren Gewebswassers. Bei dehydrierten Patienten ist der Einsatz derartiger Infusionspräparate mit Vorsicht zu erwägen, weil sonst eine zumindest vorübergehende Einschränkung der Harnausscheidung resultiert, die physiologisch gut erklärbar und nur durch Zufuhr ausreichender Flüssigkeitsmengen wieder reversibel ist (37).

Die Reaktion des Dextrans mit dem Blutgerinnungssystem ist teilweise mit der Verdünnung der Gerinnungssfaktoren im Rahmen der Hämodilution, teilweise aber auch mit einem direkten Angriff der Substanz am Gerinnungssystem zu erklären. Die direkte Einwirkung auf das Gerinnungssystem ist durch das sogenannte „Coating" bedingt. Dextran umhüllt Zellelemente und Gefäßendothel, so daß die Freisetzung der für die Blutgerinnung erforderlichen Kontaktfaktoren ausbleibt (59). Außerdem wird die Steigerung der fibrinolytischen Aktivität durch Dextraneinfluß diskutiert. Die nachgewiesene Wirkung des Dextrans am Gerinnungssystem hat zu der Empfehlung geführt, nicht mehr als 2 g/kg KG Dextran zu infundieren.

Die intravasale Volumenwirkung der niedermolekularen Dextranlösungen (MG 40 000) beträgt etwa 3 bis 4 Stunden, die der höhermolekularen Lösungen (MG 60 000) ungefähr 6 bis 8 Stunden (1, 21, 31, 32). Dabei ist ein maximaler Volumenzuwachs von 30–50% des Infusionsvolumens in der ersten Stunde nach der Infusion meßbar. Dextrankolloide werden nicht gespeichert. Sie verlassen den Organismus fast restlos über Niere und Darm. Auch ein teilweiser Abbau durch dextranspaltende Fermente ist möglich. In seltenen Fällen sind nach Dextranapplikation teilweise schwere anaphylaktoide Reaktionen beobachtet worden, die schon nach Verabreichung weniger Milliliter auftreten. Dextran löst diese Reaktion wahrscheinlich über Antikörper aus, die nachgewiesen worden sind. Diese Antikörper können auch ohne vorherige Gabe von Dextran, d.h. ohne vorherige Sensibilisierung auftreten. Möglicherweise reagiert Dextran auch über eine Komplementaktivierung (56).

Gelatinekolloide entstehen durch den Abbau des Kollagens, welches in Sehnen, Häuten und Knochen enthalten ist. Durch Spaltung des Gelatinemoleküls in Peptidketten und nach erneuter Vernetzung der Einzelbestandteile mit bestimmten chemischen Substanzen, insbesondere Glyoxal, Bernsteinsäureanhydrid oder Harnstoff, werden Verträglichkeit und Wasserlöslichkeit der Gelatine erheblich verbessert. Daraus lassen sich drei Stoffklassen von Gelatinekolloiden unterscheiden: Oxypolygelatine, sukzonylierte Gelatine und harnstoffvernetzte Gelatine. Bei allen diesen Präparaten ist die Löslichkeit bis in Gefrierpunktnähe nur dann ausreichend gut, wenn Molekulargewicht und Konzentration der Kolloide im Lösungsmittel möglichst niedrig liegen. Deshalb beträgt das mittlere Molekulargewicht der klinisch verwendeten Gelatinepräparate im allgemeinen um 30 000 und die Konzentration derartiger Lösungen liegt zwischen 3 und 5%. Schon daraus erklären sich die wesentlichsten Eigenschaften der Gelatinepräparate: Wasserbindungsvermögen und intravasale Verweildauer sind geringer als bei Dextranlösungen (21, 24, 31, 32, 38).

Der intravasale Volumeneffekt der Gelatineinfusionsmittel beträgt durchschnittlich 3 Stunden, wobei ein Volumenzuwachs nur bei dem hyperonkotischen Oxypolygelatinepräparat meßbar ist (31, 35). Nach Infusion der anderen Gelatinepräparate bleibt das intravasal gemessene Blutvolumen im allgemeinen unter dem theoretisch errechneten Wert. Entsprechend der hohen Eliminationsgeschwindigkeit der Gelatinekolloide aus der Blutbahn steigt das Harnzeitvolumen stark an; Gelatineinfusionen bewirken ausgeprägte osmotische Diuresen (7). Störungen der Blutgerinnung sind als Folgen der Hämodilution mit Gelatinepräparaten ebenso möglich wie mit anderen Plasmaersatzmitteln. Ein direkter Angriff am Blutgerinnungssystem ist aber mit den heute gebräuchlichen Gelatinelösungen in experimentellen und klinischen Studien nicht nachgewiesen worden.

Die Ausscheidung der Gelatine erfolgt fast ausschließlich über die Niere. Eine geringe Menge verläßt den Organismus über den Darm. Auch der Umsatz der Gelatine im Stoffwechsel durch Peptidasen ist möglich.

Auch nach Gelatineapplikation können Unverträglichkeitsreaktionen beobachtet werden. Diese Reaktionen werden im Gegensatz zum Dextran erst mit zunehmender Infusionsmenge beobachtet und sind vor allem durch eine massive Histaminfreisetzung bedingt (48).

Stärkekolloide werden aus dem Amylopektin der Stärke von Getreidearten gewonnen. Um das Stärkemolekül dem Zugriff der im Blut vorhandenen Alphaamylase zu entziehen, wird es durch Hydroxyäthylierung stabilisiert. Das Hydroxyäthylstärkemolekül (HÄS) ist ein hochverzweigtes kompaktes Kugelmolekül. Inzwischen wurden Stärkekolloide mit den mittleren Molekulargewichten von 450000, 200000 und 40000 entwickelt. Entsprechend dem strukturellen Aufbau besitzen Stärkekolloide nahezu ähnliche Eigenschaften wie Dextrankolloide.

Die Volumenwirkung von Hydroxyäthylstärke entspricht nahezu den Werten, die bei Dextran 60 gemessen werden, die intravasale Verweildauer übertrifft jedoch die des Dextrans.

Die Blutgerinnung wird durch Hydroxyäthylstärke beeinflußt, dabei scheinen die wesentlichsten hämostatischen Defekte die Blutplättchen und das Fibrin zu betreffen. Die Thrombozyten werden ebenso wie durch Dextran auch von den Stärkekolloiden umhüllt, so daß ihre Aktivität herabgesetzt wird.

Kleine Hydroxyäthylstärkemoleküle werden ohne Um- und Abbauvorgänge mit dem Harn ausgeschieden, größere Moleküle werden zu kleineren Molekülen metabolisiert. Stärkemoleküle lassen sich über gewisse Zeiträume im Gewebe nachweisen; sie werden in den Körperzellen kontinuierlich enzymatisch abgebaut und fortlaufend aus ihnen metabolisiert.

Auch nach Hydroxyäthylstärkeapplikation wurden anaphylaktoide Reaktionen beobachtet. Ihre Häufigkeit liegt bei 0,08 bis 2,6% und entspricht etwa dem Auftreten bei Verwendung von Dextran. Die Reaktion ist wahrscheinlich durch Komplementaktivierung, möglicherweise auch durch eine Antikörperreaktion bedingt.

Körpereigene kolloidale Plasmaersatzmittel

Diese Plasmaersatzmittel stehen als Humanalbuminlösungen, Plasmaproteinlösungen und Serumkonserven zur Verfügung.

Humanalbuminlösungen werden aus gepooltem Plasma mit dem Verfahren der Cohnschen Alkoholfraktionierung hergestellt, wobei sie nach vorausgehender Abtrennung des Fibrinogens und der Immunglobuline bei einer Behandlung des Plasmas mit 40%igem Äthylalkohol in der Fraktion V isoliert werden. Zur Ausschaltung der Hepatitisgefahr wird das Plasma einer 10stündigen Hitzebehandlung von 60 °C unterzogen. Humanalbuminpräparate sind dadurch frei von Krankheitserregern jeglicher Art.

Humanalbuminpräparate werden in 5 und 20%iger Konzentration angeboten. Sie sind frei von Antikörpern und Isoagglutininen und können somit ohne vorherige Austestung von Blutgruppen oder Blutgruppenfaktoren sofort infundiert werden. Die Bedeutung des Albumins liegt in seiner Eigenschaft als Regulator des kolloidosmotischen Druckes sowie in seiner Funktion als Transportmittel für zahlreiche körpereigene und körperfremde Substanzen.

Humanalbumine sollten dann infundiert werden, wenn der Blutverlust 25% übersteigt, weil bei ausschließlichem körperfremdem Plasmaersatz unter diesen Bedingungen eine erhebliche Hypoproteinämie erzeugt wird. Plasmaeiweiße – davon zu 60% die Albumine – bestimmen den normalen kolloidosmotischen Druck von 26–28 mm Hg. Jede Abnahme des kolloidosmotischen Druckes führt zu einer Zunahme des interstitiellen Wassergehaltes, also zum Ödem. Die kritische Schwelle liegt bei einem kolloidosmotischen Druck von 20 mm Hg. Dieser entspricht einem Gesamteiweiß von 5,2 g% und einem Albuminspiegel von 3,0 g% (33). Beim gesunden Menschen mit einer normalen extravasalen Albuminmenge von 3 g/kg KG kann ein Volumenverlust bis zu 20% durch Albumineinstrom innerhalb von 24 Stunden voll kompensiert werden. Dieser Kompensationsmechanismus funktioniert aber nicht, wenn z. B. durch anhaltende Mangelernährung mit progressiver Albuminverarmung bereits das extravasale Albuminreservoir erschöpft ist. Ist eine Albuminsubstitution indiziert, dann muß ausreichend dosiert werden. Das Defizit läßt sich nach der Formel

(Albumin-Soll – Albumin-Ist) × Plasmavolumen × 2
(40 g/l – Meßwert) × 0,04 l × kg KG × 2

berechnen.

Pasteurisierte Plasmaproteinlösungen (PPL) werden entweder nach der Methode der Rivanol-Ammonsulfatfraktionierung oder mittels der Cohnschen Alkoholfällung gewonnen. Die Herstellung von PPL ist praktisch mit der Herstellung von Albuminpräparaten identisch. Lediglich der Reinheitsgrad des Präparates erlaubt die Differenzierung zwischen Albuminlösungen und PPL. Während Albumin einen Albumingehalt von 95% besitzt, besteht PPL zu 85% aus Albumin, die restlichen 15% enthalten vorwiegend verschiedene Globuline. PPL wird ebenfalls 10 Stunden bei 60 °C pasteurisiert, so daß die Viren der Transfusionshepatitis abgetötet sind. PPL liegt in flüssigem Zustand vor und ist frei von Isoagglutininen. Es kann somit ohne Voruntersuchungen sofort transfundiert werden. Plasmaproteinlösungen werden in 3,5%iger Konzentration angeboten. Ihr Indikationsgebiet ist mit dem reiner Albuminlösungen identisch.

Serumkonserven entsprechen in der Relation der Eiweißkörper untereinander und der wichtigsten anorganischen Ionen weitgehend der Zusammensetzung des Nativserums. Lediglich die lösungslabilen Serumbestandteile sind nicht mehr in ihnen enthalten. Neben dem für die Hämodynamik wichtigen Albumin sind demnach auch die antikörpertragenden Gammaglobuline in dem vom Nativserum her bekannten Konzentrationsbereich in ihnen enthalten. Der Eiweißgehalt der Serumkonserven beträgt 5%. Serumkonserven sind universell anwendbar, da die Neutralisation der Isoagglutinine durch Mischung von Spenderblut verschiedener Blutgruppenzugehörigkeit garantiert ist. Zur Ausschaltung der Hepatitisgefahr wird das Serum verschiedenen Spezialbehandlungsverfahren unterzogen, z.B. mit Betapropiolakton und UV-Bestrahlung.

Bluttransfusionen

Bluttransfusionen bzw. die Transfusion von Erythrozytenkonzentrat, Plasma oder Thrombozyten, sind nach primärer Kreislaufstabilisierung mit Plasmaersatzmitteln zur Korrekturbehandlung noch vorhandener Defizite indiziert. Im Rahmen der Schocktherapie sollten dabei vor allem Frischblutpräparate zum Einsatz kommen.

Vollblutkonserven haben bei der Schocktherapie allenfalls noch dann eine Berechtigung, wenn sie als Frischblut innerhalb von maximal 24 Stunden zur Anwendung kommen. Als Stabilisatoren werden heute entweder Heparin oder Natriumcitrat mit Glucose bzw. Phosphatpufferzusätzen verwendet. Vor jeder Transfusion sind eine Haupt- und eine Nebenkreuzprobe obligatorisch. Dennoch sind mit der Transfusion von Blut eine Reihe von Risiken verbunden (Infektion, immunologisch-serologische Reaktion, biochemisch-metabolische Störungen, Mikroaggregatbildung), die zur strengen Indikationsstellung zwingen. Eine absolute Indikation zur Transfusion von Vollblut oder Erythrozytenkonzentrat besteht erst, wenn die Sauerstofftransportkapazität bei vermindertem Hämoglobingehalt trotz gesteigerten Herzzeitvolumens unzureichend ist. Diese Situation wird bei einem akuten Abfall des Hämoglobins unter 10 g% und des Hämatokrits unter 30% erreicht. Die Sauerstofftransportkapazität als Produkt aus Sauerstoffkapazität (arterielle Sauerstoffsättigung × Hb-Konzentration × 1,34) und Herzzeitvolumen ist bei Isovolämie bei Hämatokritwerten von 20–50 Vol.% optimal (Abb. 32.6). Dennoch muß gewarnt werden, die Indikation zur Bluttransfusion mit einer Hämoglobingrenze global und ohne Differenzierung für alle Patientengruppen zu stellen. Entsprechend den Bedürfnissen des Organismus kann als maßgebliches Kriterium für die Erythrozytentransfusion auch bei nicht normalen kardiopulmonalen Verhältnissen der gemischt- oder ersatzweise zentralvenöse Sauerstoffpartialdruck genommen werden. Dieser sollte mindestens 34 Torr betragen, was einer Sauerstoffsättigung von 68% entspricht, die normale Sauerstoffaffinität des Hämoglobins vorausgesetzt.

Erythrozytenkonzentrat wird aus maximal 7 Tage alten Humancitratkonserven hergestellt. Nach Spontansedimentation der Zellen oder Zentrifugation der Blutkonservenflaschen wird das überstehende Plasma durch Überdruck vom Zellsediment abgedrückt. Die über dem Erythrozytensediment befindliche Leukozyten- und Thrombozytenschicht (buffy coat) verbleibt in der Konservenflasche mit einem etwa 1 cm breiten Restplasmasaum. Das Erythrozytenkonzentrat enthält alle zellulären Bestandteile einer Vollblutkonserve sowie einen Plasmarest von 50–100 ml. Der Hämatokrit beträgt etwa 70%. Die Eigenschaften der Erythrozyten und ihre Lagerdauer entsprechen den Verhältnissen in Vollblutkonserven. Erythrozytenkonzentrate sind indiziert bei Anämie unter den Bedingungen der Normovolämie oder bei kardialer Dekompensation. Gewaschenes Erythrozytenkonzentrat wird durch bis zu 5maliges Waschen in isotoner Kochsalzlösung hergestellt. Der Überstand wird nach der Zentrifugation bis auf einen etwa 1 cm breiten Saum durch Überdruck entfernt. Dadurch entsteht ein Präparat mit einer geringen Anzahl von Thrombozyten und Leukozyten. Da durch den Waschprozeß einige für den Stoffwechsel unentbehrliche Ionen entzogen werden (vor allem Phosphat und Magnesium), ist die Haltbarkeit derartiger Präparationen auf maximal 6 Stunden begrenzt. Gewaschene Erythrozyten sind vor allem bei Patienten mit Thrombozyten- oder Leukozytenantikörpern, Eiweißallergie oder bei prospektiven Organtransplantatempfängern indiziert.

Thrombozytenkonzentrat wird prinzipiell aus Frischblut gewonnen. Dabei sind zu unterscheiden: thrombozytenreiches Plasma und Thrombozytenkonzentrat. Thrombozytenreiches Plasma wird nach Zentrifugation der Blutkonserve durch Abheberung gewonnen und in einer 500-ml-Konservenflasche aus zwei Blutkonserven vereint. Das Gesamtvolumen dieses thrombozytenreichen Plasmas beträgt 400 bis 500 ml, die Ausbeute an Thrombozyten aus dem Ausgangsblut bis zu 80%. Thrombozytenkonzentrat wird aus thrombozytenreichem Plasma gewonnen. Nach 30minütiger Zentrifugation des thrombozytenreichen Plasmas wird der Plasmaüberstand abgehebert. Es verbleibt ein Blutvolumen von 40–50 ml mit etwa 10^{11} Thrombozyten. Die Ausbeute an Thrombozyten aus der Ausgangskonserve beträgt etwa 50%. Thrombozyten sind gegenüber mechanischer Beanspruchung äußerst labil. Nur 30% der transfundierten Zellen überleben im Empfängerkreislauf. Die Überlebenszeiten dieser Thrombozyten betragen dann 8 bis 10 Tage. Ausbeute und Überlebensrate können erhöht werden, wenn die Präparation nicht bei 4 °C, sondern bei Temperaturen zwischen 20–25 °C sowie bei einem pH-Wert von 6,4–6,5 erfolgt.

Um bei Thrombozytenmangel die Thrombozytenzahl beim Empfänger wirksam zu erhöhen, sind mindestens 4×10^{11} Thrombozyten erforderlich, d.h. Thrombozyten aus 8 Vollblutkonserven. Um große Transfusionsvolumina zu vermeiden, empfiehlt es sich deshalb, Thrombozytenkonzentrat anstelle von thrombozytenreichem Plasma zu verwenden. Bei der Therapie mit Thrombozyten besteht die Gefahr einer Immunisierung mit Thrombozyten- und Leukozytenantigenen. Mit steigender Transfusionszahl nimmt die Thrombozytenüberlebenszeit infolge der Isoimmunisierung ab.

Sauerstoffversorgung

Gleichzeitig mit der Volumenersatztherapie kommt der Sicherstellung einer wirksamen Atmung und Verbesserung des alveolären Gasaustausches eine große Bedeutung zu. Experimentelle und klinische Untersuchungen haben gezeigt, daß sich

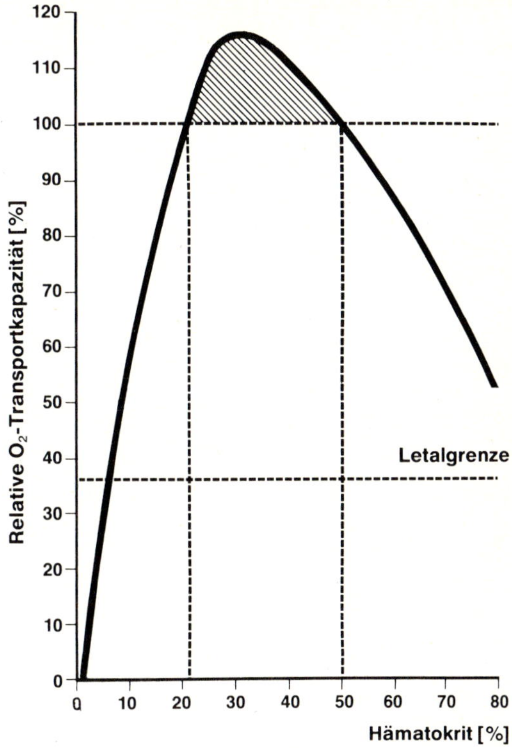

Abb. 32.6 Die Sauerstofftransportkapazität als Produkt von Sauerstoffkapazität und Herzzeitvolumen ist bei Isovolämie bei Hämatokritwerten von 20–50 Vol.% optimal

vor allem nach traumatischen Ereignissen trotz adäquater Infusionsbehandlung die gestörte Atmung spontan nicht in jedem Fall normalisiert, sondern oft sogar verschlechtert. Trotz forcierter Atemtherapie, Beatmung mit steigendem endexspiratorischem Druck und medikamentöser Maßnahmen, ist die Therapie der respiratorischen Insuffizienz in vielen Fällen unzureichend. Aus diesem Grund kommt den prophylaktischen Maßnahmen zur Verhinderung von Ventilations-Perfusionsstörungen sowie pulmonalen Shunts die größte Bedeutung zu. Dies erfordert eine rasche Beseitigung von Atemdepression, Hypoventilation, Verhinderung lagebedingter Perfusionsstörungen sowie die adäquate Zufuhr von Sauerstoff. Blutgasanalysen sind unerläßlich sowohl für die Indikation als auch die Dosierung von Sauerstoff. Es muß jedoch betont werden, daß normale Sauerstoffdrücke im arteriellen und zentralvenösen Blut lokale Hypoxie im Gewebe nicht ausschließen. Sofern das Herzminutenvolumen nicht stark reduziert ist, findet sich als Folge der Fehlverteilung der

Gesamt- und Gewebsdurchblutung typischerweise ein normaler oder erhöhter P_{O_2} im zentralvenösen Blut. Damit wird zugleich deutlich, daß eine Sauerstoff- und Beatmungstherapie nur dann erfolgreich sein kann, wenn zugleich die Störung der kapillären Durchblutung behandelt wird. Grundsätzlich sollte eine Respiratortherapie eingesetzt werden, wenn die O_2-Anreicherung der Atemluft nicht imstande ist, den arteriellen Sauerstoffdruck über 60 mm Hg anzuheben.

Kreislaufwirksame Pharmaka

Der Einsatz kreislaufaktiver Pharmaka ist beim hypovolämischen Schock primär nicht indiziert. Beim kardiogenen und septischen Schock kann in bestimmten schweren Notsituationen ihre Anwendung jedoch diskutiert werden. Vorausssetzungen der sinnvollen Anwendung dieser Substanzen ist die Kenntnis ihres spezifischen Angriffspunktes am kardiovaskulären System.

Sympathikolytika sind indiziert, wenn trotz ausreichender Volumensubstitution die sympathikoadrenerge Situation beim Patienten anhält und eine primäre Leistungsminderung des Herzens ausgeschlossen wird. Durch Verabreichung von Alpharezeptorblockern kann der Einstrom in das Kapillargebiet auf pharmakologischem Wege erzwungen werden. Als wirksame Substanzen stehen zur Verfügung: Sekalealkaloide (z.B. Hydergin in Anfangsdosen von 0,01 mg/kg KG i.v., Repetitionsdosen von 0,005 mg/kg KG), Phenoxybenzamin oder Butyrophenonderivate (z.B. DHB in der Dosierung von 0,05 mg/kg KG). Die Erweiterung des Gefäßbettes und damit eine Abnahme der Herzarbeit wird zunehmend mit Nitroprussid-Na-Infusionen durchgeführt. Die intravenöse Dauertropfinfusion wird so gesteuert, daß eine arterielle Druckminderung von 5–10 mm Hg resultiert.

Sympathikomimetika mit reiner Alphawirkung werden heute außer zur notfallmäßigen Stützung des Blutdruckes mehr und mehr abgelehnt. Richtig angewendet, können dagegen Verbindungen mit kombinierter Alpha- und Betastimulation möglich sein. Auch die Kombination von Kreislaufstimulatoren mit blockierenden Substanzen (z.B. Suprarenin und Dibenzylin) ist denkbar, um einerseits das Herzzeitvolumen zu steigern, andererseits den peripheren Widerstand zu senken.

Isoproterenol senkt als Betastimulator den peripheren Widerstand und wirkt auf das Herz kräftig positiv inotrop. Die Öffnung der Peripherie, die auch die Niere umfaßt, kann bei Therapiebeginn zu einer schlagartigen Zunahme des Bedarfsvolumens führen. Als Dosisoptimum gelten etwa 5 µg/min mit Schwankungen zwischen 1 und 10 µg/min. Die Herzfrequenz sollte nicht über 130, der Blutdruck nicht über 90–100 mm Hg steigen. Bei Patienten mit manifester oder latenter Koronarinsuffizienz ist wegen des erhöhten kardialen Sauerstoffbedarfs Vorsicht geboten.

Dopamin wurde aufgrund der positiven Betawirkung am Herzen sowie der nahezu selektiven Dilatation der Nieren- und Splanchnikusgefäße in die Schocktherapie eingeführt. Dopamin ist eine natürliche Vorstufe des Adrenalins. Unter Dopaminmedikation kommt es zum Anstieg des Herzzeitvolumens und der Diurese. Die bisherigen Berichte reichen jedoch noch nicht aus, um beurteilen zu können, ob Dopamin die Überlebensraten von Patienten im Schock tatsächlich erhöht. Die Dosierung von Dopamin beträgt zwischen 2–10 µg/kg KG/min im Dauertropf. Dosisschwankungen zwischen 2 und 45 µg/kg KG/min sind beschrieben.

Dobutamin – ein synthetisches Katecholamin – ist in letzter Zeit in die Schocktherapie eingeführt worden. Es wirkt positiv inotrop, besitzt jedoch im Gegensatz zu den anderen besprochenen Pharmaka geringere chronotrope, arrhythmogene und dilatierende Eigenschaften. Im Vergleich zu Isoproterenol bewirkt es bei geringerem Frequenzanstieg eine vergleichbare Steigerung des Herzminutenvolumens. Das Präparat wirkt fast ausschließlich auf die Beta-1-Rezeptoren des Herzens. Die Dosierung von Dobutamin beträgt zwischen 2,5–10 µg/kg KG/min. In Einzelfällen sind Dosierungen bis zu 40 µg/kg KG/min erforderlich.

Die Anwendung von Sympathikolytika und Sympathikomimetika erfordert neben der kurzfristigen Messung des arteriellen Blutdruckes zusätzlich minimal die Kontrolle des zentralen Venendrucks. Eine optimale Dosierung ist nur bei Kontrolle von Pulmonalarteriendruck, Pulmonalkapillarverschlußdruck und Herzminutenvolumen möglich. Es erscheint daher sinnvoll, bei diesen Patienten einen Swan-Ganz-Ballonkatheter einzuschwemmen.

Herzglykoside sollten bei schweren Schockformen verabreicht werden, um der Gefahr einer Herzinsuffizienz vorzubeugen, die infolge pulmonaler Hypertension oder durch Minderung der Kontraktilität des Myokards (60) entstehen kann. Dabei sind die schnellwirkenden Glykoside wie Strophantin, Digilanid oder Cedilanid zu bevorzugen.

Puffersubstanzen

Zur Behandlung der Azidose ist außer einer adäquaten Volumensubstitution und zweckmäßigen

Sauerstoffversorgung die Verabreichung von Puffersubstanzen erforderlich. Die im Gebrauch befindlichen Präparate THAM und Natriumbicarbonat sind imstande, überzählige saure Valenzen abzufangen und den Normalwert der Wasserstoffionenkonzentration wieder einzustellen.
THAM bewirkt im Gegensatz zu Bicarbonat eine direkte Beeinflussung des LDH-Systems, wodurch die Milchsäurebildung vermindert und die Brenztraubensäurebildung begünstigt wird.
Durch Normalisierung des Säure-Basen-Haushaltes wird der stimulierende Effekt der Azidose auf die Nebenniere beseitigt, die Ansprechbarkeit des Herz-Kreislauf-Systems auf die Katecholamine verbessert und die Nierendurchblutung normalisiert.
Die erforderlichen Mengen (ml) an Puffersubstanzen sind aus dem Produkt von Körpergewicht (KG) des Patienten und seinem Basendefizit zu errechnen. Unter Berücksichtigung des Verteilungsfaktors zwischen Intra- und Extrazellulärraum ist dieser Wert bei Verwendung 1-molarer Lösungen durch 3 zu dividieren. In Notfällen darf eine sogenannte Blindpufferung durchgeführt werden, wobei in der Regel 2 ml/kg KG einer 1-molaren (8,3%)) $NaHCO_3$-Lösung zur Anwendung kommt.
Grundsätzlich sollte bei jeder Verwendung von Puffersubstanzen primär nur die Hälfte der errechneten Menge verabreicht werden, da allein schon die Normalisierung der Gewebsdurchblutung einen Abbau saurer Stoffwechselprodukte bewirkt. Überkorrekturen müssen vermieden werden, weil iatrogen erzeugte Alkalosen nicht nur schwierig zu beseitigen sind, sondern darüber hinaus erhebliche Störungen verschiedener Stoffwechselprozesse bewirken. Prinzipiell können beide Puffersubstanzen eingesetzt werden; bei bestehender Hypernatriämie sollte der natriumfreie Trispuffer (THAM) bevorzugt werden. Metabolische Alkalosen werden mit Ammoniumhydrochlorid oder Lysinhydrochlorid behandelt.

Osmodiuretika

Die Verbesserung der Nierendurchblutung durch Osmodiuretika ist in vielen experimentellen und klinischen Studien, auch unter den Bedingungen des Schocks, nachgewiesen worden. Osmodiuretika verbessern auch unter Hypotension die Nierendurchblutung und senken darüber hinaus den renalen Gefäßwiderstand. Voraussetzung für ihre Anwendung ist eine ausreichende Flüssigkeitszufuhr, vor allem die Substitution des extrazellulären Raumes. Osmodiuretika sollten zunächst in Testmengen von 100–150 ml (15–20% Lsg.) während eines Zeitraumes von 15–20 Minuten infundiert werden. Die weitere Verabreichung dieser Substanzen ist nur gestattet, wenn eine deutlich meßbare Zunahme der Harnproduktion nachweisbar ist, weil sonst die Gefahr der Ausbildung von Hypervolämie und Lungenödem besteht. Mannitol und 50%ige Glucoselösungen produzieren Diuresen durch ihre osmotische Aktivität. Furosemid und Ethacrinsäurepräparate hemmen die tubuläre Natriumreabsorption. Im Gegensatz zu Mannitol können Ethacrinsäurepräparate häufiger gegeben werden, da sie schnell metabolisiert werden.

Nebennierenrindenpräparate

Die Wirksamkeit von Kortikoidpräparaten beim Schock ist bislang noch nicht durch eine kontrollierte Studie belegt worden. Eine kausale Therapie des hypovolämischen Schocks mit Nebennierenrindenpräparaten ist nicht möglich. Beim anaphylaktischen und septischen Schock hingegen sind Kortikoidpräparate indiziert. Nachweisbare therapeutische Effekte dürfen jedoch nur dann erwartet werden, wenn pharmakologische Dosierungen von Hydrocortison (50 mg/kg KG), Prednison (40 mg/kg KG) oder Dexamethason (8 mg/kg KG) – 1- bis 2mal als Bolus gegeben – zur Anwendung kommen. Nach hohen Steroidgaben ist ein positiv inotroper Effekt auf das Herz sowie eine sympathikolytische Wirkung und eine Stabilisierung von Zellmembranen beobachtet worden. Weiterhin soll der Kohlenhydratstoffwechsel sowie der Aminosäuren- und Fettstoffwechsel im positiven Sinne beeinflußt werden.

Normalisierung der Kapillardurchblutung

Die Störungen in der peripheren Strombahn, z.B. Erythrozytenaggregation, Plättchenadhäsivität und Verbrauchskoagulopathie, können durch frühzeitige und adäquate Wiederauffüllung des Kreislaufs verhindert oder beseitigt werden. Insbesondere mit dem Einsatz von Dextran 40 können infolge starken Wassereinstroms in das Gefäßsystem die Fließeigenschaften des Blutes erheblich verbessert werden. Wegen seines ausgeprägten hyperonkotischen Effektes und seines Angriffs am Gerinnungssystem sollte das Präparat aber nicht bei dehydrierten Patienten und auch nicht in höheren Dosen als 10 ml/kg KG verabreicht werden.
Die Therapie der Verbrauchskoagulopathie ist

weitgehend von der vorliegenden Form bestimmt. Kann man die auslösende Grundkrankheit kurzfristig beseitigen, ist die Substitution der verbrauchten Gerinnungsfaktoren ausreichend (z. B. Frischplasma, Frischblut, Thrombozyten). In Fällen, bei denen keine Ursachenbeseitigung möglich ist, muß man die Aktivierung des Gerinnungssystems umgehend mit Heparin unterbrechen (20000–300000 IE/24-Stunden-Dauertropf), besonders wenn keine Fibrinolyse nachweisbar ist. Die Heparintherapie sollte so schnell wie möglich erfolgen, auch wenn noch Blutungsquellen bestehen. Wesentliche diagnostische Hilfen bieten hierbei Plättchenzahl, Fibrinogenspiegel und die Faktoren II, V, VIII, X, XII sowie der Äthanoltest. Solange diese Werte normal und konstant sind, ist die Entwicklung einer Verbrauchskoagulopathie nicht wahrscheinlich.
Bei bereits bestehenden intravasalen Gerinnungsvorgängen erscheint der Einsatz einer Fibrinolysetherapie mit Streptokinase indiziert. Dabei sollten innerhalb der ersten 20 Minuten 250000 IE Streptokinase intravenös verabreicht werden, in den folgenden Stunden jeweils 200000 IE bis zum klinisch sichtbaren Erfolg (z. B. Wiedereinsetzen der Harnproduktion). Im Anschluß an eine Fibrinolysetherapie ist dann die weitere Heparinisierung des Patienten indiziert, um das Auftreten einer erneuten intravasalen Gerinnung zu verhindern.

Schmerzbekämpfung

Trotz anderer vordringlicher Maßnahmen sollte auch beim Schockpatienten die Verabreichung analgetisch wirksamer Substanzen nicht vernachlässigt werden. Dabei bietet die intravenöse Gabe geringer Mengen verdünnter Analgetika sowohl den zuverlässigeren schmerzstillenden Effekt als auch eine größere Sicherheit gegen unerwünschte Kreislaufdepressionen, als die hohe Dosierung bei subkutaner oder intramuskulärer Applikation. Ausreichende Analgesie dürfte bei intravenöser Verabreichung von 0,5 mg/kg KG Pethidin garantiert sein.

Anästhesieverfahren im Schock

Eine generell gültige Empfehlung für die bestgeeignete Anästhesiemethode im Schock kann nicht aufgestellt werden. Die Entscheidung für ein bestimmtes Verfahren ist abhängig von der Erfahrung des im Einzelfall mit der Anästhesie beauftragten Arztes und der individuellen Ausgangslage des Patienten (z. B. Art und Ausdehnung von Verletzungen, geplante Operation, Allgemeinzustand usw.). Falls ein lokales Verfahren (Infiltrationsanästhesie, Plexusanästhesie) nicht eingesetzt werden kann, sollte die Narkose mit geringen Dosen von Morphinderivaten (z. B. Fentanyl) eingeleitet werden, weil diese Substanzen den Kreislauf am geringsten belasten. Die Aufrechterhaltung der Anästhesie sollte dann in Form einer typischen Neuroleptanalgesie erfolgen. Als Alternative bietet sich die Narkoseeinleitung mit Ketamine (0,5–1,0 mg/kg KG) an, wobei die Steigerung des Sauerstoffverbrauches durch dieses Präparat bei der Auswahl des Verfahrens berücksichtigt werden sollte.

Prognose

Die Prognose des Schocks ist weitgehend vom Schweregrad der Verletzung, der Zeitdauer zwischen Schockentstehung und Therapiebeginn und der Antwort des Organismus auf das eingeleitete Therapieverfahren abhängig. Einige meßbare Größen erlauben darüber hinaus Aussagen über den weiteren Krankheitsverlauf.
Das **Harnzeitvolumen** z. B. spiegelt den Grad der Nierendurchblutung recht gut wider. Bei ausreichender Hydrierung des Patienten beträgt die normale Harnproduktion im Mittel 20 ml/kg KG/24 h.
Die **Harnosmolalität** erlaubt darüber hinaus Aussagen über die Funktion der Niere, insbesondere über ihr Konzentrationsvermögen. Die Harnosmolalität liegt im allgemeinen zwischen 500 und 900 mosm/l, so daß Konzentrationen von 350–500 mosm/l, mit ziemlicher Sicherheit auf einen schockbedingten Tubulusschaden der Nieren hinweisen dürften. Die früher häufig geübte Bestimmung des spezifischen Gewichts des Harns sollte im Schock heute nicht mehr durchgeführt werden, weil durch die Verwendung kolloidaler Plasmaersatzmittel eine erhebliche Beeinträchtigung des spezifischen Harngewichts erfolgt, die zu diagnostischen, therapeutischen und prognostischen Fehlinterpretationen führen kann.
Blutgasanalysen erlauben Rückschlüsse auf das Verhalten des Säure-Basen-Haushaltes, die Ventilationsverhältnisse und die Sauerstoffversorgung. Sie sind bei mehrfachen Kontrollen unentbehrliche Kriterien der Verlaufsbeurteilung.
Blutlactatbestimmungen sind empfindliche prognostische Kriterien. Erhöhung oder Abfall der

Blutlactatkonzentrate ermöglichen Aussagen über ungünstige oder günstige Verläufe.

Die **Sauerstoffaufnahme** stellt neben der Stabilisierung der hämodynamischen Parameter wahrscheinlich das prognostisch zuverlässigste Kriterium dar.

Erfolg oder Mißerfolg einer Schockbehandlung hängen neben der Schwere der Verletzung und der Zeitdauer bis zum Beginn der Therapiemaßnahmen vom gezielten Einsatz aller therapeutischen Möglichkeiten ab. Nur die ständige Überwachung des Patienten auf Spezialbehandlungseinheiten, Kontrolle der meßbaren Größen von Kreislauf, Atmung und Stoffwechsel sowie die fortlaufende Korrektur aller pathophysiologischen Veränderungen sind imstande, die Behandlungsergebnisse dieser schweren Kreislaufregulation entscheidend zu verbessern.

Literatur

1 Ahnefeld, F. W., M. Halmagyi, K. Überla: Untersuchungen zur Bewertung kolloidaler Volumenersatzmittel. Anästhesist 14 (1965) 137

2 Allgöwer, M., C. Burri: Schockindex. Dtsch. med. Wschr. 92 (1967) 1947

3 Anschütz, F.: Blutdruckmessung beim Erwachsenen. Diagnostik 1 (1968) 97

4 Bergentz, S. E., O. Eiken, I. M. Nilsson: The effect of dextran of various molecular weight on the congulation in dogs. Throm. Diath. haemorrh. 6 (1961) 15

5 Berk, J. L., J. F. Hagen, J. M. Dunn: The role of beta adrenergic blockade in the treatment of septic shock. Surg. Gynec. Obstet. 130 (1970) 1025

6 Blombäck, M., S.-A. Johannson, H. E. Sjörberg: Coagulation factors and defibrination syndrome in anaphylaxis. Acta physiol. scand. 69 (1967) 313

7 Cottier, P., A. Basevi, H. J. Schafroth: Die Wirkung eines Gelatineexpanders Physiogel auf die Nierenfunktion. Hel. chir. Acta 33 (1966) 383

8 Dissmann, W., H. J. Buschmann, V. Meyer, W. Timme, R. Schröder: Hämodynamische Veränderungen nach akutem Myokardinfarkt. Klin. Wschr. 45 (1967) 801

9 Duff, J. H., A. C. Groves, A. P. H. Mc Lean, R. La Pointe, L. D. Mc Lean: Defective oxygen consumption in septic shock. Surg. Gynec. Obstet. 128 (1969) 1051

10 Fallon, R. H., C. A. Moyer: Rates of insensible perspiration through normal, burned, tape stripped and epidermally denudet living human skin. Ann. Surg. 158 (1963) 915

11 Fine, J.: Endotoxins in traumatic shock. Fed. Proc. 20, 2 Part 3 (1961) 166

12 Friedberger, E.: Weitere Untersuchungen über Eiweißanaphylaxie. Z. Immun.-Forsch. 4 (1910) 636

13 Frommeyer, W. B.: Determination of prothrombin by dilution method; stability and activity of human and bovine prothrombinfree plasma. New Engl. J. Med. 241 (1949) 700

14 Gelin, L.-E., L. Sölvell, B. Zederfeldt: The plasma volume expanding effect of low viscous dextran and macrodex. Acta Chir. scand. 122 (1961) 309

15 Gelin, L.-E., B. Ingelmann: Rheomacrodex – a new dextran solution for rheological treatment of impaired capillary flow. Acta Chir. scand. 122 (1961) 294

16 Gottstein, U., K. Held: Effekt der Hämodilution nach intravenöser Infusion von niedermolekularem Dextran auf die Hirnzirkulation des Menschen. Dtsch. med. Wschr. 94 (1969) 522

17 Grönwall, A., B. Ingelmann: Untersuchungen über Dextran und sein Verhalten bei parenteraler Zufuhr (I). Acta physiol. scand. 7 (1944) 97

18 Grönwall, A., B. Ingelmann: Untersuchungen über Dextran und sein Verhalten bei parenteraler Zufuhr (II). Acta physiol. scand. 9 (1945) 1

19 Gruber, U. F., M. Allgöwer: Infusionsprobleme in der Chirurgie. Springer, Berlin 1965

20 Gruber, U. F., S. E. Bergentz: The antithrombotic effect of dextran. J. surg. Res. 6 (1966) 379

21 Gruber, U. F.: Blutersatz. Springer, Berlin 1968

22 Gump, F. E., J. M. Kinney, J. B. Price: Energy metabolism in surgical patients; oxygen consumption and blood flow. J. surg. Res. 10 (1970) 613

23 Hahn, F.: Zur Pharmakologie und Toxikologie körperfremder kolloidaler Blutersatzmittel. Bibl. haemat. (Basel) 12 (1961) 137

24 Hässig, A.: Plasmaexpander. Helv. chir. Acta 33 (1966) 335

25 Hammersten, J. F., B. I. Heller: The effects of dextran in subjects with normal blood volumes and in subjects after bleeding. J. Lab. clin. Med. 40 (1952) 807

26 Haynes, B. W. jr.: Burn shock. In: Shock and Hypotension, hrsg. von L. C. Mills, J. H. Moyer. Grune & Stratton, New York 1965

27 Horatz, K.: Plasmapräparate auf Gelatinebasis. Thieme, Stuttgart 1968

28 Keuth, U.: Zur Methodik der Blutdruckmessung bei Kindern. Z. Kinderheilk. 86 (1961) 169

29 Lang, K., H. Schwiegk: Blutersatzmittel. Wien. klin. Wschr. 56 (1943) 579

30 Lasch, H. G., K. Mechelke, E. Nusser, F. Daoud: Der Einfluß der Fibrinolyse auf den Verlauf des hämodynamischen Schocks. Klin. Wschr. 39 (1961) 1137

31 Lundsgaard-Hansen, P., A. v. Graffenried, H. Riedwyl: Die therapeutische Wirkung von Blut, Macrodex, Physiogel und Ringer-Lösung in einem standardisierten hämorrhagischen Schock. Helv. chir. Acta 33 (1966) 558

32 Lundsgaard-Hansen, P., H. Riedwyl, A. Hässig: Vergleich von Dextran und Gelatine als Plasmaersatzmittel. Anästhesist 16 (1967) 206

33 Lundsgaard-Hansen, P., E. Pappova: Respiratorische Insuffizienz, kolloidosmotischer Druck und Albumintherapie. Infusionstherapie 1 (1973/74) 624

34 Lutz, H.: Die Wirksamkeit verschiedener Infusionslösungen auf die Kreislaufstabilität nach experimentellem hämorrhagischen Schock. In: Anästhesie und Notfallmedizin, hrsg. von K. Hutschenreuter. Springer, Berlin 1966

35 Lutz, H.: Experimentelle Untersuchungen über den Volumeneffekt kolloidaler Infusionsmittel auf der Basis von Dextran und Gelatine. Z. prakt. Anästh. 2 (1967) 40

36 Lutz, H.: Tierexperimentelle Untersuchungen über die Wirkung von kolloidalen Blutflüssigkeitsersatzmitteln im Entblutungsschock beim Hund. Z. ges. exp. Med. 146 (1968) 383

37 Lutz, H., O. Hallwachs: Die Nierenfunktion nach Volumensubstitution mit Plasmaersatzmittel. Z. exp. Chir. 1 (1968) 256

38 Lutz, H.: Plasmaersatzmittel, 2. Aufl. Thieme, Stuttgart 1975

39 Lutz, H.: Hämorrhagischer Schock. Z. prakt. Anästh. 4 (1969) 57

40 Lutz, H.: Therapeutic evaluation of crystalloidal and colloidal agents for blood volume restoration in hemorrhagic shock. In: Progress in Anaesthesiology, hrsg. von T. B. Boulton. Excerpta Medica Foundation, Amsterdam 1970 (S. 809)

41 Lutz, H.: Differenzierung verschiedener Formen des Schocks durch einfache Meßverfahren. Dtsch. med. Wschr. 91 (1966) 1943
42 Lutz, H., C. Müller: Die Temperaturdifferenz (T), ein diagnostisches und therapeutisches Kriterium im Schock. Langenbecks Arch. klin. Chir. 319 (1967) 1204
43 Lutz, H., H. Stoeckel: Die Physiologie und Pathophysiologie des zentralen Venendruckes, In: Venendruckmessung. Anaesthesiologie und Wiederbelebung, Bd. 34. Springer, Berlin 1969 (S. 1)
44 Mellander, S., H. H. Lewis: Effect of hemorrhagic shock on the reactivity resistance and capacitance vessels and on capillary filtration transfer in cat skeletal muscle. Circulat. Res. 13 (1963) 105
45 Messmer, K.: Intestinale Faktoren im Schock: Intestinaler Kreislauf. Langenbecks Arch. klin. Chir. 319 (1967) 890
46 Messmer, K.: Grundlagen der modernen Schocktherapie. Münch. med. Wschr. 112 (1970) 357
47 Messmer, K., M. Schmidt-Mende: Hyperosmolare Lösung bei postoperativer Darmatonie. Dtsch. med. Wschr. 95 (1970) 557
48 Messmer, K., W. Lorenz, L. Sunder-Plassmann, W. P. Klövekorn, M. Hutzel: Histamine release as cause of hypotension following rapid colloid infusion. Arch. Path. Pharm. 267 (1970) 433
49 Miller, L. D., F. A. Oski, J. F. Diako, H. J. Sugerman, A. J. Gottlieb, D. Davidson, M. Delivoria-Papadopoulos: The affinity of hemoglobin for oxygen, its control and in vivo significance. Surgery 68 (1970) 187
50 Moyer, C. A., H. W. Marggraf, W. W. Monafo jr.: Burn shock and extravascular sodium deficiency, treatment with Ringer's solution with lactate. Arch. Surg. 90 (1965) 799
51 Mueller-Eckhardt, Ch., F. Lüscher: Immune Reactions of Human Blood Platelets. Thrombos. Diathes. haemorrh. (Stuttg.) 20 (1968) 155
52 Neuhof, H., E. Glaser: Die Sauerstoffaufnahme des Gesamtorganismus im Schock bei Tier und Mensch. Verh. dtsch. Ges. inn. Med. 75 (1969) 383
53 Nilsson, I. M., O. Eiken: Further studies on the effect of dextran of various molecular weight on the coagulation mechanism. Trombos. Diathes. haemorrh. (Stuttg.) 11 (1964) 38
54 Nowotny, A.: Relation of chemical structure to pathologic activity of endotoxins. In: Shock and Hypotension, hrsg. von L. C. Mills, J. H. Moyer. Grune & Stratton, New York 1965 (S. 425)
55 Rautenburg, H. W.: Blutdruckmessung beim Kind. Diagnostik 2 (1969) 4
56 Richter, W.: Immunologische Untersuchungen von Dextrannebenwirkungen. Klin. Anästh. Intensivther. 9 (1975) 48
57 Rittmann, W. W., U. F. Gruber: Der traumatische Schock. Z. prakt. Anästh. 4 (1969) 65
58 Roth, E., J. Lax, J. Maloney jr.: Veränderungen der extrazellulären Flüssigkeit und des Blutvolumens im hämorrhagischen Schock. Z. ges. exp. Med. 147 (1968) 346
59 Rothman, S., E. Adelson, A. Schwebel, R. D. Langdell: Adsorption of carbon-14-dextran to human blood platelets and red blood cells in vitro. Vox. Sang. (Basel) 2 (1957) 104
60 Schmidt, H. D., J. Schmier: Kontraktilitätsschädigung des Herzens im späten hämorrhagischen Schock. Z. Kreisl.-Forsch. 54 (1965) 325
61 Schorer, R.: Die Technik der Thermo-Injektionsmethode mit Direktanzeige zur Bestimmung des Herzzeitvolumens. Z. prakt. Anästh. 2 (1967) 28
62 Schwartzkopf, W., H. Rensch: Vergleichende Untersuchungen unter dem Einfluß von physiologischer Kochsalzlösung und Dextran auf das Verhalten des Plasmavolumens. Chirurg 32 (1961) 293
63 Shires, G. T., D. Coln, J. Carrico, S. Lightfoot: Fluid therapy in hemorrhagic shock. Arch. surg. 88 (1964) 688
64 Shubin, H., M. H. Weil, V. N. Udhoji: Septic shock. In: Shock and Hypotension, hrsg. von L. C. Mills, J. H. Moyer. Grune & Stratton, New York 1965 (S. 463)
65 Strauer, B. E.: Arterielle und venöse Druckmessungen am Krankenbett. Diagn. u. Ther. 2 (1977) 12
66 Wiemers, K., E. Kern, M. Günther, H. Burchardi: Postoperative Frühkomplikation, 2. Aufl. Thieme, Stuttgart 1969 (S. 51)
67 Wright, C. J., J. H. Duff, A. P. H. Mc Lean, L. D. Mc Lean: Regional capillary blood flow and oxygen uptake in severe sepsis. Surg. Gynec. Obstet. 132 (1971) 637

Übersichten

68 Bock, K. D.: Schock, Pathogenese und Therapie; Ciba-Symposion. Springer, Berlin 1962
69 Buchborn, E.: Schock und Kollaps. In: Handbuch der Inneren Medizin, 4. Aufl., Bd. IX/1 Springer, Berlin 1960 (S. 952)
70 Gersmeyer, E. F., E. C. Yasargil: Schock- und Kollapsfibel. Thieme, Stuttgart 1970
71 Glenn, T. M.: Steroids and Shock. Urban & Schwarzenberg, München 1975
72 Gross, D., H. Kief, H. Lutz, K. Messmer, R. Schmutzler: Kardiogener, bakteriotoxischer und Volumenmangelschock. Schattenauer, Stuttgart 1972
73 Hershey, S. G.: Shock. Little Brown, Boston 1964
74 Hershey, S. G., L. R. M. Del Guerico, R. Mc Conn: Septic Shock in Man. Little Brown, Boston 1971
75 Horatz, K., R. Frey: Schock und Plasmaexpander. Springer, Berlin 1964
76 Just, O. H., H. Lutz: Genese und Therapie des hämorrhagischen Schocks. Thieme, Stuttgart 1966
77 Lindenschmidt, T. D., E. Rügheimer, H. Willenegger: Praxis der Schockbehandlung. Thieme, Stuttgart 1971
78 Mills, L. C., J. H. Moyer: Shock and Hypotension, Pathogenesis and Treatment; 12. Hahnemann Symposion. Grune & Stratton, New York 1965
79 Pollock, J. H.: A Survey of Surgical Shock. Thomas, Springfield/Ill. 1966
80 Shires, G. T., C. J. Carrico, P. C. Çanizaro: Shock. Saunders, Philadelphia 1973
81 Thal, A. P.: Shock. Year Book Medical Publishers, Chicago 1972
82 Weil, M. H., H. Shubin: Diagnosis and Treatment of Shock. Williams & Wilkins, Baltimore 1967
83 Wiggers, C. J.: Physiology of Shock. Commonwealth Fonds, New York 1950
84 Zimmermann, W. E., I. Staib: Schock, Stoffwechselveränderungen und Therapie. Schattauer, Stuttgart 1970

33 Akutes Nierenversagen

Von V. HEINZE

Unter intensivmedizinischen Bedingungen bedeutet jedes Nierenversagen unabhängig von seiner Ursache eine schwerwiegende Komplikation. Der Verlust der exkretorischen Nierenfunktion, insbesondere der Ausfall der renalen Regulation des Wasser-, Salz- und Säure-Basen-Haushalts kann innerhalb von Stunden bis wenigen Tagen zur lebensbedrohenden Überwässerung, Hyperkaliämie, schweren metabolischen Azidose und schließlich zur Urämie führen. Hält das Nierenversagen länger als 2 bis 3 Wochen an, muß zusätzlich mit Auswirkungen der ebenfalls gestörten endokrinen und metabolischen Nierenfunktion gerechnet werden (u.a. Reduktion der Erythropoetin-Produktion →Anämie, Verminderung der Hydroxylierung des 25-OH-Vitamin D_3 zum aktiven Metaboliten 1,25-$[OH]_2$-Vitamin D_3 →Calciumphosphat-Stoffwechselstörungen, eingeschränkte Inaktivierung von Peptidhormonen wie Insulin, Glucagon oder des Parathyreoidhormons).

Darüber hinaus sind mittelbare Folgen der renalen Insuffizienz zu berücksichtigen. Man denke an die Schwierigkeiten, bei oligoanurischen Patienten bedarfsgerecht eine Infusionsbehandlung oder eine komplette parenterale Ernährung durchzuführen. Renalbedingte Veränderungen der Pharmakokinetik zahlreicher unentbehrlicher Medikamente kommen hinzu. Häufig verlangt die klinische Situation, potentiell nephrotoxische Arzneimittel oder Medikamentenkombinationen einzusetzen (49).

Schließlich ist darauf hinzuweisen, daß die Letalität des akuten Nierenversagens seit Mitte der sechziger Jahre erschreckend angestiegen ist (30, 37, 41, 62). Dies geht in erster Linie auf die Zunahme der Fälle von postoperativem, posttraumatischem und septischem Nierenversagen zurück, die schon immer mit einer hohen Sterblichkeit belastet waren (6, 21, 61). Eine akute renale Insuffizienz sollte da-

Tabelle 33.1 Ursachen einer akuten Oligoanurie und/oder Azotämie

Akutes Nierenversagen
Funktionelles (prärenales) Nierenversagen
Extrarenale Azotämie
Obstruktive Nephropathie (postrenales Nierenversagen)
Chronische Niereninsuffizienz
akute (reversible) Exazerbation
terminale chronische Urämie
„stille Urämie"

Tabelle 33.2 Ursachen des akuten Nierenversagens (Auswahl)

Zirkulatorisch-ischämisch

Volumenmangel: Trauma, Operation, gastrointestinale, uterine Blutung, Verbrennung, Gewebezertrümmerung, profuses Schwitzen, Erbrechen, massiver Durchfall, Ileus, Peritonitis, Pankreatitis

Blutdruckabfall: Schock, Hypervolämie, Herzstillstand, Herzinsuffizienz, Myokarditis, Perikardtamponade, Lungenembolie

Toxisch

Medikamente: Aminophenazon, Barbiturate, Bromcarbamid, Chinin, Phenylbutazon, Salicylate, Sulfonyl-Harnstoff
Aminoglykoside, Amphotericin B, Cephalosporine, Colistin, PAS, Penicilline, Rifampicin, Tetrazyklin, Halothan, Methoxyfluran
Röntgenkontrastmittel

Chemikalien: Anilin, Chlorate, Essigsäure, Glykolverbindungen, Parathion, Phenole, Schwermetallsalze: As, Au, Bi, Cd, Hg, Pb, Tetrachlorkohlenstoff

Pflanzlich-tierische Gifte: Pilz-, Schlangen-, Spinnengifte

Hämolyse: Transfusionszwischenfälle, hämolytisch-urämisches Syndrom, paroxysmale nächtliche Hämoglobinurie, Hämoglobinurien, Malaria, Seifenintoxikation, Favismus

Myolyse: Weichteilquetschung (Crush), CO-Vergiftung, Starkstromunfall, Erfrierung, Rhabdomyolyse, Myoglobinurie
„Opportunistische" Nephrotoxine (?)

Renal (primäre Nierenkrankheiten)

Entzündlich: akute, perakute Glomerulonephritis, Pyelonephritis, akute interstitielle Nephritis, Abstoßungsreaktionen

Vaskulär: bilaterale Nierenrindennekrose, Eklampsie, Nierenarterien, Nierenvenenverschluß, Kollagenose, Entfernung Einzelniere

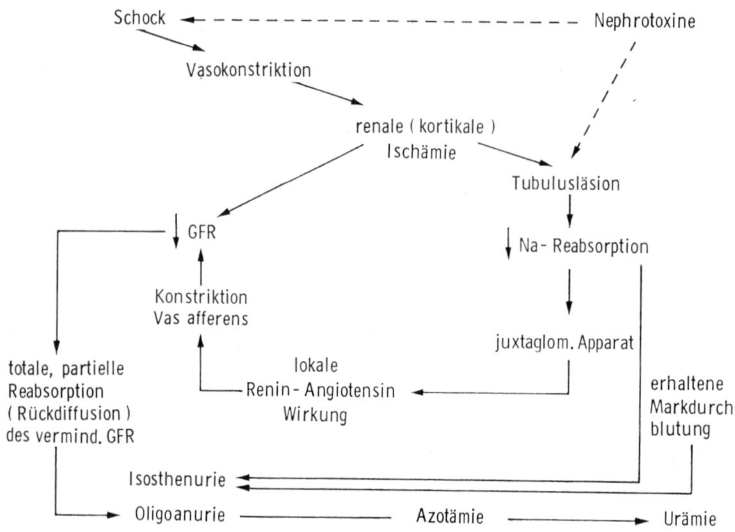

Abb. 33.1 Vorstellung zur Pathogenese des ischämischen und nephrotischen akuten Nierenversagens (nach *Thurau*; aus H. Sarre: Nierenkrankheiten, 4. Aufl. Thieme, Stuttgart 1976)

her in jedem Fall, besonders aber bei intensivmedizinisch behandelten Patienten möglichst frühzeitig erfaßt, soweit möglich behandelt bzw. in der Überwachung und Therapie berücksichtigt werden. Das gleiche gilt für vorbestehende Nephropathien, selbst wenn sie noch nicht zur Beeinträchtigung der Nierenfunktion geführt zu haben scheinen (vgl. „kreatininblinde Phase").

In der klinischen Praxis sind die häufigsten Leitsymptome einer akuten renalen Insuffizienz ein Rückgang der Diurese und/oder das Auftreten einer Azotämie. Die folgenden Überlegungen sollen zeigen, daß sich hinter diesen Symptomen *ätiologisch* und *pathogenetisch* unterschiedliche Krankheitsbilder verbergen können (Tab. 33.1).
Bedeutsamste Störung ist das *akute Nierenversagen,* definiert als der plötzliche Zusammenbruch der exkretorischen und regulativen Nierenfunktion als Folge einer akuten renalen Parenchymschädigung, die in der Regel, d.h. zu 95% reversibel ist. Das akute Nierenversagen entwickelt sich meist als Komplikation eines extrarenalen Grundleidens. 80–90% der Fälle lassen sich auf zirkulatorisch-ischämische Ursachen (*Schocknieren*), 10–15% auf *Nephrotoxine* zurückführen, unter denen in den letzten Jahren Medikamente überwiegen (Tab. 33.2). Die Pathogenese ist ungeklärt, die zur Zeit am meisten diskutierte Hypothese nach THURAU (54, 69) ist in Abb. 33.1 skizziert. Die ätiologische Vielfalt des Syndroms kontrastiert zu seinem uniformen Verlauf (Abb. 33.2). Eine kausale Therapie gibt es bisher nicht.
Bei akutem Nierenversagen ist der renale Funktionsausfall durch *intrarenale*, zum Teil morphologisch faßbare Parenchymschäden hervorgerufen, die ausheilen müssen, damit die Nieren ihre Leistungsfähigkeit zurückgewinnen. Demgegenüber bezeichnen wir als *funktionelles* oder auch *prärenales Nierenversagen* eine Verminderung der glomerulären Filtration mit Azotämie bis hin zu urämischen Erscheinungen, die *extrarenal* verursacht sind: Als Folge einer Verminderung des zirkulierenden Plasmavolumens wird die Nierenfunktion regulativ eingeschränkt. Die Nieren selbst sind morphologisch und in ihrer Funktionskapazität intakt. Entsprechend gewinnen sie sofort ihr ursprüngliches Leistungsniveau zurück, wenn es gelingt, die auslösende Störung zu beseitigen. Als geläufige Beispiele seien das funktionelle Nierenversagen bei kardialer Insuffizienz oder ausgeprägten Flüssigkeits- und Salzverlusten erwähnt. Bedroht ist hier das „physiologisch aktive" extrazelluläre Flüssigkeitsvolumen. Gelingt es nicht, die drohende Oligämie und Hypotension zu kompensieren, wird die glomeruläre Filtration regulativ zugunsten der Volumenerhaltung eingeschränkt. Damit aber wird die entscheidende Größe für die Elimination der Metaboliten des Eiweißstoffwechsels reduziert, so daß sich eine Azotämie und sogar Urämie entwickeln kann. Bei Fortbestand der auslösenden extrarenalen Störung oder durch Hinzutreten weiterer Komplikationen entsteht aus der funktionellen Niereninsuffizienz leicht ein akutes Nierenversagen.
Unter *extrarenaler Azotämie* versteht man eine Erhöhung harnpflichtiger Substanzen im Blut, die nicht durch eine Verschlechterung der Nierenfunktion hervorgerufen wird. Die Ausscheidungskapazität der Nieren für Stickstoff in Form der Metaboliten des Proteinstoffwechsels ist begrenzt; die maximale tägliche N_2-Elimination liegt bei 20 g. Übersteigt das alimentäre Eiweißangebot und/oder der endogene Proteinabbau die renale Stickstoff-Eliminationsmöglichkeit, resultiert schon bei Nierengesunden passager eine Azotämie. Erst recht können z.B. Hyperkatabolismus oder gastrointestinale Blutungen bei Patien-

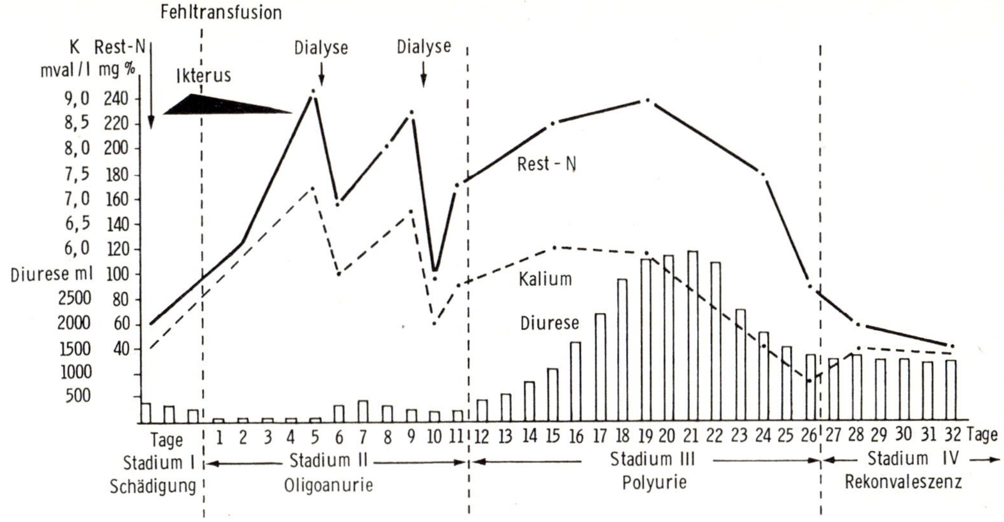

Abb. 33.**2** Appendektomie bei einem 19jährigen Patienten. Fehltransfusion, akutes Nierenversagen mit typischem vierphasischen Verlauf (aus *H. Sarre:* Nierenkrankheiten, 4. Aufl. Thieme, Stuttgart 1976)

Tabelle 33.**3** Ursachen obstruktiver Nephropathie (postrenales Nierenversagen) (Auswahl)

Intrarenal: Myelom, Hyperurikämie (Gicht, Zytostatikabehandlung bei Leukämie)
Obere Harnwege: Steine, Tumoren, Blutungen, Blutgerinnsel, Fibrosen (Bestrahlung, Morbus Osmond),
Schwellungen nach Uretersondierung, Ureterligatur
Untere Harnwege: Neurogene Blasenstörung, Tumoren, Blutungen, Prostatavergrößerung, Harnröhrenverlegung

ten mit bereits eingeschränkter Nierenfunktion beträchtliche Anstiege des Harnstoffs im Blut verursachen. Derartige extrarenale Azotämien sind gewöhnlich durch einen im Vergleich zum Serumkreatinin überproportional steilen Anstieg des Serumharnstoffs charakterisiert.

Bei jeder oligoanurisch verlaufenden Niereninsuffizienz muß eine *obstruktive Nephropathie* als Ursache erwogen werden. Denn bei lediglich mechanischer Verlegung der ableitenden Harnwege könnte die Nierenfunktion durch Beseitigung oder Umgehung des Hindernisses schlagartig wiederhergestellt werden. Andererseits drohen Hydronephrose, sekundär aufsteigende, nicht selten destruierende Pyelonephritis und Urosepsis, wenn ein Patient mit obstruierender Nephropathie wochenlang unter der Annahme eines akuten Nierenversagens fehlbehandelt wird. In Tab. 33.3 sind einige häufig vorkommende Ursachen eines „postrenalen Nierenversagens" zusammengestellt. Häufig liegt einer akuten Oligoanurie und Azotämie die *Exazerbation einer chronischen Nephropathie* zugrunde, etwa ein akuter Schub einer chronischen Pyelonephritis oder die akute Dekompensation eines vorbestehenden Nierenleidens infolge extrarenaler Störungen wie Dehydratation, Kochsalzmangel oder kardialer Insuffizienz. Gewöhnlich läßt sich im voraus nicht abschätzen, ob und

Tabelle 33.**4** Typische Befunde bei verschiedenen Krankheitsbildern mit akuter Azotämie und/oder Oligoanurie

	Nierengröße	Nierenmorph.	ableit. Harnwege	Harnstoff	Kreatinin
Akutes Nierenversagen	vergr.	path.	norm.	erhöht	erhöht
Prärenales Nierenversagen	norm.	norm.	norm.	erhöht	erhöht
Extrarenale Azotämie	norm.	norm.	norm.	erhöht	norm.
Obstruktive Nephropathie	norm.	norm./path.	path.	erhöht	erhöht
Exazerbation chronischer Nephropathie	reduz.	path.	norm.	erhöht	erhöht
Terminale chronische Urämie	reduz.	path.	norm.	erhöht	erhöht

wieweit die akute Verschlechterung reversibel ist. Daher sollte in derartigen Fällen bei allen Maßnahmen berücksichtigt werden, daß der Patient später eventuell chronisch dialysiert werden muß oder für die Nierentransplantation in Frage kommt. Vor allem gilt dies bei Anwendung der Dialyse oder anderer Verfahren der extrakorporalen Depuration, die Technik des Anschlusses an den extrakorporalen Kreislauf und den Umgang mit peripheren Blutgefäßen, die für die Anlegung einer Cimino-Fistel (S. 23.3) benötigt werden könnten.
Noch dringlicher werden diese Gesichtspunkte, wenn der Verdacht besteht, daß einer scheinbar akuten renalen Insuffizienz eine *terminale chronische Urämie* zugrunde liegt. In diesem Zusammenhang sei daran erinnert, daß chronisch fortschreitende Nierenkrankheiten nicht selten bis zum Auftreten urämischer Zeichen unbemerkt bleiben (*stille Urämie*).
In Tab. 33.4 sind die markantesten klinisch faßbaren Kriterien der verschiedenen Krankheitsbilder, die einer akuten oligoanurischen renalen Insuffizienz zugrundeliegen können, synoptisch zusammengestellt.

Verlauf

Die folgenden Ausführungen beschäftigen sich in erster Linie mit dem akuten Nierenversagen im Sinne der eingangs gegebenen Definition. Seine Häufigkeit wird auf 40 Patienten pro Million Einwohner und Jahr geschätzt (75). Abb. 33.2 läßt den typischen vierphasischen *Verlauf* des akuten Nierenversagens erkennen:
In der **Schädigungsphase** beherrschen die Grundkrankheit und ihre unmittelbaren Folgen häufig so sehr das klinische Bild, daß Leitsymptome einer beginnenden oder schon eingetretenen renalen Schädigung (Tab. 33.5) leicht übersehen werden, zumal äußerlich faßbare Erscheinungen der Nierenbeteiligung selbst bei raschem Anstieg harnpflichtiger Substanzen im Blut meistens fehlen. Um so dringlicher ist die gezielte Überwachung besonders solcher Patienten, deren Grundleiden oder Krankheitssituation erfahrungsgemäß leicht zur akuten renalen Insuffizienz führt (Tab. 33.6) oder bei denen eine vorbestehende Nephropathie das Risiko des Auftretens eines akuten Nierenversagens erhöht (Tab. 33.7).

Tabelle 33.5 Leitsymptome des akuten Nierenversagens

Diureseverhalten
Rückgang
< 30 ml/h
< 500 ml/24 h
positive Wasserbilanz
Gewichtszunahme
Isosthenurie
Hyperkaliämie (EKG)
Azotämie
Urämie

Tabelle 33.6 Krankheitssituationen mit erhöhter Suszeptibilität für das Auftreten eines akuten Nierenversagens

Schock	Verbrauchskoagulopathie
Hypovolämie	Alter > 60 Jahre
Dehydratation	Leber-, Gallenkrankheiten
Hyponatrie	Pankreatitis
Hypokalie	Vorbestehende Nephropathie (Tab. 33.7)
Herzinsuffizienz	Nephrotoxische Medikamente und Arzneimittelkombinationen (Tab. 33.2 und 33.21)
Sepsis	

Tabelle 33.7 Indizien möglicher renaler Vorschädigung

Renale Vorkrankheiten (internistische urologische)	Normochrome Anämie
Diabetes mellitus, Gicht (Tophi)	Azotämie („kreatininblinde Phase“ beachten)
Kollagenosen	Hypokalzämie (EKG)
Fahl-gelbliches Hautkolorit, Lidödeme, Foetor uraemicum	Hyperphosphatämie
Hypertonie	Isosthenurie (Urin blaßgelb), Proteinurie, Glukosurie, pathologisches Harnsediment
Prostataveränderungen	
Veränderungen Nieren, ableitende Harnwege – sonographisch – radiologisch – nuklearmedizinisch – urologisch	Harnstoffausscheidung < 20 g/24 h Kreatininausscheidung < 1 g/24 h

Tabelle 33.8 Überwachungsprogramm bei drohender oder manifester akuter oligoanurischer Niereninsuffizienz

Körperlicher Befund	Hb/Ery/Hkt
Körpergewicht	Thrombozyten
RR, ZVD (zentrale Venenfüllung)	Harnstoff, Kreatinin (Harnsäure)
EKG	Protein, Na^+, Cl^-
Röntgen-Thorax	Kalium
Diurese	Säurebasenstatus
Flüssigkeits-, Elektrolyt-, Ernährungsbilanz	

Tabelle 33.9 Bezeihung zwischen Serumkreatinin und Glomerulusfiltrat (Prozent der Norm)

Kreatinin mg/100 ml	% GFR
<1,3	100–30
„kreatininblinde Phase" beachten!	
>1,3	<50–30
1,3–6,0	50 (30) – 15
6,0–12,0	15–5
>12,0	<5

Wie Tab. 33.8 zeigt, stützt sich die Kontrolle der Nierenfunktion unter diesen Gegebenheiten in der Regel auf einfache Parameter, die jederzeit und wiederholt meßbar sind. Zur Beurteilung des Serumkreatinins sei daran erinnert, daß dieses erst nach Einbuße von 50–70% der glomerulären Filtration ansteigt (*kreatininblinde Phase*); ein normales Serumkreatinin schließt daher eine renale Funktionsbeeinträchtigung keineswegs aus, während eine zahlenmäßig geringfügige, aber sichere Erhöhung einen bereits erheblichen Verlust an Nierenleistung signalisiert (Tab. 33.9). Clearancebestimmungen, die im kreatininnegativen Bereich weiterhelfen könnten, lassen sich bei den akut renal insuffizienten Patienten meist nicht durchführen. Ob hier die neuerdings empfohlene, jedoch noch recht aufwendige radioimmunologische Bestimmung des Beta-$_2$-Mikroglobulins unter den Bedingungen der klinischen Praxis diagnostische Hilfe bieten kann, bleibt abzuwarten. Es steigt im Serum bereits meßbar an, wenn das Glomerulusfiltrat unter 80 ml/min/1,73 m^2 abfällt (38, 43).

Im **oligoanurischen Stadium** des akuten Nierenversagens sind die Patienten durch Hyperkaliämie, Überwässerung und urämische Intoxikation innerhalb von Stunden bis wenigen Tagen hochgradig gefährdet. Bei bewußtseinsklaren Patienten überrascht immer wieder die Geringfügigkeit der Beschwerden und körperlichen Befunde im Kontrast zu der schnellen Verschlechterung der blutchemischen Parameter. Gelegentlich wird über dumpfes Spannungsgefühl in der Lumbalgegend geklagt. Die körperliche Untersuchung bringt vielleicht, abgesehen von einer gewissen Druckempfindlichkeit der Nierenlager oder Ödeme bei überwässerten Patienten, nichts Charakteristisches. Mit fortschreitender Stoffwechselstörung treten dann nach 3 bis 4 Tagen, in schwereren Fällen aber auch schon am ersten oder zweiten Tag urämische Erscheinungen auf: Inappetenz, Übelkeit, Schluckauf, Erbrechen, Unruhe, Schläfrigkeit bis schließlich zum Coma uraemicum. Jetzt kann auch ein Foetor uraemicus bestehen. Als Folge der renalen Azidose hyperventilieren die Patienten zwar, doch ist die vertiefte Atmung kaum wahrzunehmen, Kussmaul-Atmung ist selten. Diffuse gastrointestinale Schleimhautsanguinationen bis hin zu umschriebenen Blutungen meist als Ulcera duodeni können das Krankheitsbild bedrohlich komplizieren. Neurologische Erscheinungen (grobschlägiger Tremor, fibrilläre Muskelzuckungen, Verbreiterung der Reflexzonen, bis zum Klonus gesteigerte Eigenreflexe, Auslösung des ideomuskulären Wulstes bei Beklopfen der gespannten Muskulatur) verraten eine hochgradige Urämie. Bei überwässerten Patienten drohen zerebrale tonisch-klonische Krämpfe.

Häufig sind intensivmedizinisch behandelte Patienten durch das Grundleiden bedingt oder unter der Wirkung von Medikamenten bewußtseinsgetrübt oder sogar bewußtlos. Urämiesymptome werden daher oft durch die nicht renalbedingten Krankheitserscheinungen und durch therapeutische Maßnahmen überdeckt. Um so mehr hat sich die Überwachung dieser Patienten an Laborparametern und Bilanzkontrollen zu orientieren, gegebenenfalls ergänzt durch apparative Untersuchungen wie EKG, Röntgen, Endoskopie.

Die zur Verlaufsbeobachtung benötigten *Laborwerte* entsprechen den in Tab. 33.10 aufgeführten blutchemischen Parametern. Urinanalysen erübrigen sich, falls kein primär bzw. sekundär norm- oder polyurisches akutes Nierenversagen vorliegt. In solchen Fällen empfiehlt sich neben der für die Elektrolytbilanz wichtigen Natrium- und Kaliumausscheidung die Harnstoffelimination im 24-Stunden-Harn täglich zu verfolgen. Denn erfahrungsgemäß wird eine gute *Harnmenge* leicht als Ausdruck ausreichender Nierenfunktion fehlgedeutet. Tatsächlich übersteigt die Harnstoffkonzentration im Urin solcher Patienten aber kaum die des Serums. Man vergegenwärtige sich, daß bei einem Serumharnstoff von 200 mg/100 ml in 2 l isosthenurischen Urins nur 2–3 g Stickstoff in 24 Stunden ausgeschieden werden, die dem Abbau von lediglich 12 g Protein entsprechen.

Tabelle 33.10 Blutchemische Hinweise auf ein „hyperkataboles akutes Nierenversagen"

Täglicher Anstieg	
Harnstoff	>60 mg/100 ml
Kreatinin	> 2 mg/100 ml
Kalium	> 1 mval/l
Harnsäure	>15 mg/100 ml
Phosphat	> 8–10 mg/100 ml
Calcium	< 6 mg/100 ml

Serumuntersuchungen zeigen als markantesten Befund eine fortschreitende *Azotämie* als Folge der renalen Ausscheidungsinsuffizienz und des Katabolismus. Bei unkompliziertem akuten Nierenversagen steigt der Harnstoff täglich um 20–50, das Kreatinin um 1–2 mg/100 ml. Täglicher Harnstoffanstieg über 60 mg/100 ml charakterisiert einen hyperkatabolen Zustand (*hyperkataboles akutes Nierenversagen*), wie er besonders nach Traumen, ausgedehnten Operationen und infektiös-septischen Zuständen beobachtet wird. Der tägliche Eiweißabbau übersteigt in diesen, prognostisch erfahrungsgemäß bedenklichen Fällen 70 g. Weitere Indizes eines Hyperkatabolismus bei akutem Nierenversagen sind in Tab. 33.10 genannt. Bei der Interpretation der Harnstoffwerte ist zu beachten, daß diese im Unterschied zum Kreatinin wesentlich von alimentären Einflüssen abhängen. Ein erhöhtes gastrointestinales Proteinangebot z.B. aus Blutungen in den Darmtrakt läßt den Harnstoff im Vergleich zum Kreatinin unverhältnismäßig steil ansteigen; der Harnstoff-Kreatinin-Quotient erreicht Werte über 19. Die Erfahrung zeigt, daß oberhalb eines Harnstoffs von 150–200 oder eines Kreatinins von 6–8 mg/100 ml mit der Urämie und ihren auch heute noch unwägbaren Risiken, angefangen von Infektion und Blutungen bis zu zerebralen Komplikationen gerechnet werden muß. Die angegebenen Ziffern sind als Richtzahlen zu verstehen. Im Einzelfall kann die Urämiegrenze höher oder niedriger liegen.

Das Verhalten der *Serumelektrolyte* wird durch den Zusammenbruch der renalen Salzregulation, extrarenaler Einflüsse wie Erbrechen, Durchfälle, Saugdrainagen und Schwitzen, ferner durch Dehydratation oder Überwässerung, Ionenverschiebungen zwischen Intra- und Extrazellularraum sowie schließlich durch die orale und parenterale Salzzufuhr bestimmt.

Gefährlichste Elektrolytstörung bei jeder Oligoanurie ist die *Hyperkaliämie*. Übersteigt das Serumkalium 6 mval/l, ist mit kardiotoxischen Erscheinungen zu rechnen; letale Werte sind bei 9 mval/l erreicht. In unkomplizierten Fällen erhöht sich das Kalium täglich um 0,3–0,5 mval/l, bei Hyperkatabolismus um 0,8–1,0 mval/l, in Extremfällen (Hämolysen, sehr starker Eiweißkatabolismus) sogar um 3 mval/l. So erreicht der tägliche Eiweißabbau bei hyperkatabolem akuten Nierenversagen nicht selten 200 g; dabei werden 80 mval Kalium freigesetzt. Sinkt der pH um 0,1 Einheiten, steigt das extrazelluläre Kalium um 0,4–1,2 mval/l. Im Plasma 2 bzw. 3 Wochen gelagerter Blutkonserven beträgt die Kaliumkonzentration das Fünf- bzw. Zehnfache der Norm. Auch bei norm- bzw. polyurischem Verlauf des akuten Nierenversagens darf die Gefahr der Hyperkaliämie nicht unterschätzt werden. Bewußtseinsklare Patienten klagen spontan oder auf gezielte Fragen über Parästhesien: Kribbeln und Taubheitsgefühl um die Mundpartie, an Lippen und Zunge („wie geschwollen") sowie an Fingern und Zehen. Häufig wird Schwere- und Schwächegefühl in den Beinen angegeben. Subjektive Erscheinungen können aber auch vollständig fehlen. Bei der körperlichen Untersuchung führen neurologische Symptome: Apathie, mitunter Verwirrtheit, Abschwächung oder Erlöschen der Eigenreflexe. Häufig leitet eine Bradykardie zu deletären kardiologischen Ausfällen über.

Abb. 33.3 skizziert die charakteristischen EKG-Veränderungen bei Kaliumwerten über 6–7 mval/l. Besonders aufschlußreich sind die Brustwandableitungen V_2–V_4. Zwischen der Kaliumkonzentration im Serum und der elektrokardiographischen Symptomatik besteht jedoch nur eine lockere Beziehung: Die entscheidende Größe wäre der Kaliumquotient, d.h. das Verhältnis zwischen intra- und extrazellulärer Kaliumkonzentration (normal 120–150/4–5 mval/l). Verkleinerung des Quotienten führt zu bedrohlichen Herzwirkungen bis schließlich zum diastolischen Still-

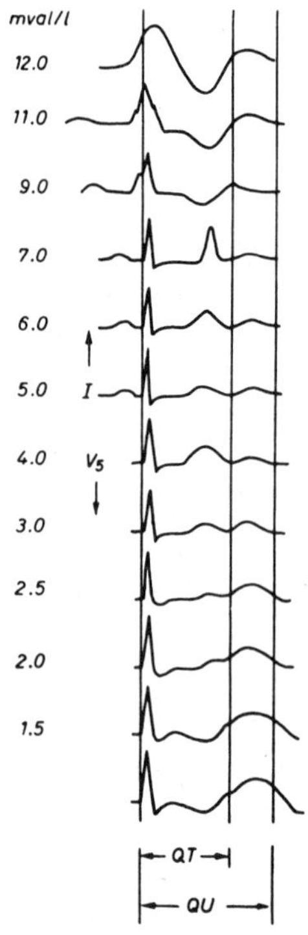

Abb. 33.3 EKG bei Änderungen des Serumkaliums

stand. Klinisch erfaßbar ist lediglich das extrazelluläre Kalium, das aber das Ausmaß der Kaliumstoffwechselstörung nur unvollständig widerspiegelt. So wirkt sich eine Hyperkaliämie bei azidosebedingt vermindertem Zellkalium gefährlicher aus als bei normaler intrazellulärer Konzentration. Zusätzlich beeinflussen die Konzentration kaliumantagonistisch wirksamer extrazellulärer Ionen (Na^+, Ca^{2+}) oder Medikamente (z. B. Digitalisglykoside) die Auswirkungen einer Kaliumstoffwechselstörung.

Diese komplexen Zusammenhänge erfordern, daß bei jedem Patienten mit Oligoanurie die Gefahr der Hyperkaliämie bedacht und das Serumkalium den klinischen Gegebenheiten entsprechend häufig, eventuell mehrmals täglich, kontrolliert wird. Ein unverändertes EKG schließt in keinem Fall eine schon gefährliche Kaliumkonzentration im Extrazellularraum aus. Bereits vorhandene hyperkaliämische EKG-Veränderungen bedeuten ein ernstes Warnzeichen. Das Pflegepersonal sollte informiert sein, daß hyperkaliämische Patienten schon bei geringen Anstrengungen vom diastolischen Herzstillstand oder Kammerflimmern mit bedenklicher Reanimationsprognose bedroht sind.

Bei jeder akuten Niereninsuffizienz ist entsprechend dem Ausfall der renalen Wasserstoffionenelimination mit einer *metabolischen Azidose* zu rechnen. Störungen des Säure-Basen-Haushalts werden in Kapitel 29 ausführlich erörtert. Hier sei lediglich bemerkt, daß die respiratorischen Kompensationsmöglichkeiten der renalen Azidose bei überwässerten Urämikern durch Ausbildung einer „fluid lung" sehr rasch erheblich beeinträchtigt werden können. Die Verstärkung einer Hyperkaliämie durch Azidose wurde schon erwähnt.

Neben der Kaliumintoxikation gefährdet den oligoanurischen Patienten vor allen Dingen die *Überwässerung*. In Tab. 33.11 sind die obligaten Posten der Wasserbilanz bei Anurie und Normothermie aufgeführt. Daraus ergäbe sich, daß die tägliche Flüssigkeitszufuhr solcher Patienten auf 400–500 ml *und* den Ersatz der übrigen meßbaren Wasserverluste des Vortags (Erbrechen, Durchfälle, Sondenverluste, Harn, Schweiß usw.) zu veranschlagen ist. Die Bilanzgrößen schwanken jedoch beträchtlich: fieberbedingte Verstärkung der Perspiration, Abnahme der Perspiratio insensibilis bei beatmeten Patienten in klimatisierter Umgebung, schwer abschätzbare Flüssigkeitsverluste aus größeren Wundflächen oder bei inneren Blutungen, Flüssigkeitsequestration bei Ileus, Pankreatitis (third-space-Probleme), Zustrom an Oxidationswasser, das bei hyperkatabolem akuten Nierenversagen höher als 300 ml zu veranschlagen ist und im Verlauf der oligoanurischen Phase durchaus 10 l erreichen kann! Eine exakte Flüssigkeitsbilanz läßt sich daher bei derartigen Patienten nur schwierig aufstellen. Erfahrungsgemäß werden Wasserverluste gern über-, die Posten auf der Zufuhrseite dagegen unterschätzt. Als verläßlichstes Maß für das Gleichgewicht des Wasserhaushalts gilt daher unter klinischen Bedingungen das Verhalten des Körpergewichts: der Flüssigkeitshaushalt des oligoanurischen Patienten ist gut bilanziert, wenn sein Körpergewicht täglich um 100–300 g fällt. Gewichtskonstanz kann schon Hinweis auf Wassereinlagerung bedeuten.

Tabelle 33.11 Obligate Posten der Wasserbilanz bei afebrilen oligoanurischen Patienten

Abgabe durch Haut und Lungen (Perspiratio insensibilis)	700–900 ml
Aufnahme als Oxidationswasser	300–400 ml
Obligater *Verlust*	300–400 ml
Erlaubte *Zufuhr* bei normalem Stoffwechsel 500 ml + meßbare Verluste des Vortags + ggf. Korrekturbedarf	
Erlaubte *Zufuhr* bei Hyperkatabolismus 300 ml + meßbare Verluste des Vortags + ggf. Korrekturbedarf	
Flüssigkeitsgleichgewicht bei täglicher Gewichtsabnahme von 0,3 kg	

Häufig werden oligoanurische Patienten iatrogen überwässert. „Wasserstöße", „Nierenstarter-Lösungen" sind hier ebenso anzuführen wie die unüberlegte Anwendung osmodiuretisch wirksamer Lösungen. Mannit oder Sorbit dürfen nur infundiert werden, wenn zuverlässig sichergestellt ist, daß die Nieren auf den osmotischen Reiz diuretisch reagieren. Sie sind von vornherein kontraindiziert, wenn der zentrale Venendruck erhöht und/oder der Patient bereits hydropisch ist. Die überwiegende Zahl der Patienten mit akutem Nierenversagen muß heute intensivmedizinisch behandelt werden; Überwässerungen durch unkontrolliertes Trinken (Durst!) oder unsachgemäße Obstgaben sieht man daher nur noch selten.

Eine besonders tückische Folge der Überwässerung ist die „fluid lung" oder „uremic lung". Ansprechbare Patienten klagen über Luftnot, quälendes Engegefühl über der Brust, Unruhe und Angst. Im Kontrast dazu ergibt die äußere Untersuchung außer Zyanose und Tachypnoe nichts Auffälliges, weil das *interstitielle* Ödem der Fluid lung auskultatorisch nicht erfaßt werden kann! Radiologisch

findet sich ein charakteristisches Bild mit schmetterlingsförmiger schleierartiger Verschattung der zentralen Lungenanteile bei aufgehellter Peripherie; nach Lagewechsel verschiebt sich die pulmonale Verschattung. Gerade bei bewußtseinsgetrübten Patienten mit akutem Nierenversagen sollte daher der pulmonale Röntgenbefund zur rechtzeitigen Erfassung der Flüssigkeitslunge häufig genug, gegebenenfalls täglich kontrolliert werden. Blutgasanalytisch kann ein plötzlicher Anstieg des pCO_2 und rascher Abfall des pO_2 Hinweis auf die Urämielunge sein. Dem interstitiellen folgt bald das alveoläre Lungenödem der Linksherzdekompensation mit jetzt typischem Auskultationsbefund. Steigender Blutdruck und eine Tachykardie weisen oft schon vorher auf die vermehrte Herzkreislaufbelastung durch Hydrämie hin.
Ein beginnendes *Hirnödem* kündigt sich durch allgemeine Unruhe, gesteigerte neuromuskuläre Erregbarkeit mit Muskelfibrillieren und Zuckungen der Extremitäten, Sehverschlechterung, Blutdruckanstieg und kurzzeitige Bewußtseinstrübung an. Gelegentlich werden psychotische Bilder beobachtet. Schließlich kommt es zu tonisch-klonischen Krämpfen.

Im Zusammenhang mit der Flüssigkeitsbilanzierung seien einige Bemerkungen zur Frage der Notwendigkeit eines *Harnblasendauerkatheters* bei Patienten mit akutem Nierenversagen angefügt: Zugunsten der Pyelonephritisprophylaxe sollte soweit möglich auf den Katheter verzichtet werden. Steht die Diagnose akutes Nierenversagen fest, ist es in der Regel nicht notwendig, wegen täglicher Harnmengen von 50–100 ml einen Harnblasendauerkatheter zu belassen, wenn sonst exakte Bilanzierung und gute Beobachtung des Patienten gewährleistet sind. Andernfalls ist abzuwägen, ob nicht die intermittierende Katheterisierung unter streng sterilen Kautelen oder eine suprapubische Harnableitung dem transurethralen Dauerkatheter vorzuziehen ist. Für die Ableitung des Harns sollte ein streng geschlossenes System mit Meßkammer und gesondertem Urinauffangbeutel garantiert sein.

Nach wenigen Tagen Oligoanurie entwickelt sich eine ausgeprägte normochrome *Anämie* hauptsächlich als Folge des Ausfalls der renalen erythropoetischen Aktivität. Sie kann das oligoanurische Stadium um Wochen oder sogar Monate überdauern. In jedem Fall ist eine stärkere Blutung oder eine Pseudoanämie durch Überwässerung auszuschließen. Eine Anämie schon zu Beginn der akuten renalen Insuffizienz spricht für eine vorbestehende, bereits fortgeschrittene chronische Nephropathie. Ähnlich ist eine *Hypokalzämie* zu werten, falls keine akute Pankreatitis vorliegt. Eine *Leukozytose* gehört auch ohne zusätzliche Infektion zu den regelmäßigen Befunden bei akutem Nierenversagen. Funktionsstörungen der *Thrombozyten* in der akuten Urämie sind seit langem bekannt. Eine *Thrombozytopenie* ist dagegen atypisch und sollte u.a. als Hinweis auf eine mögliche Verbrauchskoagulopathie und Sepsis beachtet werden. Mit zunehmender Urämie drohen an weiteren Komplikationen *Infektionen* vor allem des Respirationstrakts, die *Sepsis* (Problemkeime!) und *Blutungen,* besonders des Gastrointestinaltrakts. Urämiefolgen wie die akute ein- oder doppelseitige Parotitis, die Perikarditis oder peritonitisähnliche Zustände mit paralytischem Ileus (Pseudoperitonitis uraemica) werden bei sachgemäßer Therapie nur noch selten beobachtet.
Das oligoanurische Stadium dauert in der Regel 2 bis 3 Wochen. Im Einzelfall läßt sich seine Dauer aber nicht im voraus abschätzen; gerade bei älteren Patienten sind 5 bis 6 Wochen keine Seltenheit. Überschreiten der durchschnittlichen Oligoanuriedauer bedeutet keine Indikation zum Abbruch der Behandlung, wenngleich sich die Prognose bei längerer Anurie verschlechtert (59).
In 5–15% der Fälle verläuft das akute Nierenversagen *primär norm-* oder *polyurisch* (2, 71). Durch hohe Dosen Furosemid oder Etacrynsäure soll in über 30% der Patienten mit akutem Nierenversagen eine Norm- oder Polyurie erreicht werden können (5). Pathologisch-anatomisch zeigen solche Nieren das gleiche Bild wie bei oligoanurischem akuten Nierenversagen. Funktionell bedeutsam ist, daß das Glomerulusfiltrat und damit die Stickstoffelimination dieser Patienten nicht wesentlich höher ist als bei oligoanurischem Verlauf (22, 35). Die verstärkte Flüssigkeits- und Salzausscheidung bedeutet jedoch eine wesentliche Entspannung des Wasser- und Elektrolythaushalts.
Die der Oligoanurie folgende **polyurische Reparationsphase** des akuten Nierenversagens wird gewöhnlich durch eine allmählich oder stufenweise z.B. mit Tagesharnmengen von 100, 300, 500 ml zunehmende *Diurese* eingeleitet, nicht selten begleitet von passagerer Blutdrucksteigerung. Mitunter setzt die Harnausscheidung schlagartig ein. Sie erreicht meist innerhalb von 4 bis 5 Tagen den Höchstwert von 3–5 l eines wasserhellen Urins mit einem spezifischen Gewicht von 1004–1008 entsprechend einer Osmolarität von 250–300 mosm/l. Bei sachgemäßer Flüssigkeitsbilanz in der oligoanurischen Phase werden exzessive Polyurien über 5 l pro Tag nur selten beobachtet. Die typische Polyurie kann bei Patienten mit renaler Vorschädigung, älteren Personen und auch nach partieller Nierenrindennekrose fehlen.

Trotz steigender Diurese bleibt die Konzentration harnpflichtiger Substanzen im Harn zunächst noch niedrig. So überrascht es nicht, daß die *Azotämie* während der ersten Tage des polyurischen Stadiums zunimmt und urämiebedingte klinische Symptome persistieren. In der Regel erreichen die Patienten auf dem Höhepunkt der Polyurie, d.h. nach 4 bis 5 Tagen eine Ausscheidungskapazität für Stickstoff, die einen allmählichen Rückgang der Azotämie zuläßt. Jetzt beträgt die tägliche Harnstoffausscheidung im Mittel 20 g. Bei hyperkatabolem akutem Nierenversagen können Harnstoffausscheidungsraten von 30–40 g notwendig sein, ehe die Serumwerte sinken. Diese erreichen im allgemeinen mit der Rückkehr zur Normurie, also 2 Wochen nach Beginn des polyurischen Stadiums den Normbereich.

Auch andere renale Partialfunktionen sind in dieser Phase noch gestört. Der große Harnfluß führt zu beträchtlichen *Ionenverlusten*. Die Natriurese kann bei Harnkonzentrationen um 60 mval/l durchaus 200–300 mval/die (entsprechend 15 g NaCl) und damit das Doppelte der Norm betragen. Unter Kaliumverlusten um 30 mval/l oder 100–200 mval/die entwickelt sich rasch eine Hypokaliämie und Hypokalie. Digitalisierte Patienten neigen jetzt zu Herzrhythmusstörungen und anderen Zeichen der Überdigitalisierung. Als Faustregel gilt, Maßnahmen zur Prophylaxe oder Behandlung einer Hyperkaliämie abzusetzen, wenn die Diurese 1000 ml erreicht hat.

Clearancebestimmungen, der Konzentrationsversuch und andere Funktionsproben der Nieren fallen gegen Ende des polyurischen Stadiums noch pathologisch aus. Derartige Befunde sind als Ausdruck noch nicht abgeschlossener Reparation zu werten, nicht aber als Hinweis auf eine persistierende oder progrediente Nephropathie. Subjektiv erholen sich die Patienten erstaunlich rasch, bleiben aber besonders nach hyperkatabolem akuten Nierenversagen oder in höherem Lebensalter durch Infektionen und Thromboembolien gefährdet. Am Ende der polyurischen Phase ist das akute Nierenversagen klinisch abgeheilt, der Patient kann aus der stationären Behandlung entlassen werden.

Die anschließende **Rekonvaleszenzphase** ist in der Mehrzahl der Fälle nach einem halben bis dreiviertel Jahr abgeschlossen, kann aber besonders bei älteren Patienten auch 1 bis 2 Jahre beanspruchen. Das Harnkonzentrierungsvermögen z.B. gehört zu den Teilfunktionen, die sich oft erst nach einem Jahr vollständig wieder erholt haben. Die renalen *Clearances* erreichen 6 bis 12 Monate nach klinischer Heilung subnormale bis normale Werte. Die *Anämie* verschwindet ohne Behandlung nach einigen Monaten. Echte *Defektheilungen* mit Restsymptomen (geringfügige Proteinurie, Mikrohämaturie) ohne Progredienz kommen vor. Bleibende stärkere oder sogar fortschreitende Funktionsstörungen sprechen für eine vorbestehende Nephropathie oder einen Zustand nach partieller bilateraler Nierenrindennekrose. Es empfiehlt sich, die Patienten nach klinischer Heilung des akuten Nierenversagens in 3 bis 6 Monaten und während der folgenden 5 Jahre auch bei komplikationslosem Verlauf in 1 bis 2jährigem Abstand nephrologisch nachzuuntersuchen. Reparationsphase und Rekonvaleszenz nach norm- oder polyurischem akuten Nierenversagen verlaufen in der gleichen Weise.

Diagnose

Hyperkaliämie, Überwässerung, Azidose und Urämie bedrohen den akut renal insuffizienten Patienten mit Oligoanurie so rasch, daß in jedem Fall auf möglichst frühzeitige *Diagnose* zu drängen ist:

1. Spätestens in 1 bis 2 Stunden muß geklärt sein, ob bereits vitalgefährdende Komplikationen eingetreten sind, die zu sofortigem Handeln zwingen (s. Tab. 33.18).
2. Die Differentialdiagnose der akuten renalen Insuffizienz sollte innerhalb von 24 bis 48 Stunden so weit abgeschlossen sein, daß die Frage nach Prophylaxe und Therapie beantwortet werden kann. Sprächen z.B. die Untersuchungsdaten für eine noch funktionelle Störung, wäre umgehende Korrektur der auslösenden Ursache zugleich die wirksamste Prophylaxe eines akuten Nierenversagens. Läge bereits ein akutes Nierenversagen vor, wäre nach Einleitung notwendiger Sofortmaßnahmen zu planen, wie die wahrscheinlich erforderlich werdende Dialysebehandlung durchgeführt werden könnte.

In Tab. 33.6 und 33.7 sind *anamnestische und klinische Hinweise* aufgeführt, die an eine besondere Gefährdung des Patienten für das Auftreten eines akuten Nierenversagens und entsprechend gezielte Überwachung denken lassen sollten (44a). Unter den *Leitsymptomen* (s. Tab. 33.5) wird *der* führende Hinweis, nämlich der Rückgang der Diurese bzw. eine Oligoanurie (Harnmenge pro Stunde <30, pro Tag <5000 ml) erstaunlich häufig übersehen. Eine „trockene Blase“ bzw. komplette Anurie weist hier auf eine obstruktive Nephropathie, besonders wenn sie intermittierend und im

Tabelle 33.12 Diagnostik und Differentialdiagnostik bei akuter Niereninsuffizienz (*obligates Mindestprogramm)

* *Körperliche Untersuchung* einschl. Augenhintergrund, rektalem (gynäkologischem) Befund		
Laboruntersuchungen		*Mannit-, Furosemidtest*
Blut	* Hkt / Hb / Ery	
	* Harnstoff, Kreatinin, Harnsäure	*Sonographie*
	Beta-2-Mikroglobulin, AST,	
	Komplement	*Radiologie*
	Natrium, Osmolarität	* Abdomenübersicht
	Calcium, Phosphat	* Nephrotomographie
	ggf. Nephrotoxinnachweis	Kreatinin < 2 mg/100 ml i.v. Urogramm
		– < 6–8 mg/100 ml Infus. – Urogramm
Urin	* Harnstoff, Kreatinin	ggf. Angiographie (art., ven.)
	Beta-2-Mikroglobulin	
	* Natrium, *Osmol./*spez.	*Nuklearmedizinische Untersuchung*
	Gewicht	Kreatinin < 2 mg/100 ml
	Sediment	Isotopennephrographie
	ggf. Nephrotoxinnachweis	Sequenzszintigraphie
		Nierenbiopsie

Wechsel mit einer Harnflut auftritt. Persistiert eine totale Anurie über mehrere Tage, ist an eine akute oder perakute Glomerulonephritis bzw. eine vaskulär bedingte Nierenschädigung (Verschluß der Nierenarterie oder -vene, Papillen- oder Marknekrosen, vollständige bilaterale Nierenrindennekrose) zu denken. Erinnert sei an die spontan norm- oder polyurisch verlaufenden Fälle und die steigende Zahl der Patienten, bei denen Furosemid oder Etacrynsäure trotz bereits eingetretener Nierenparenchymschädigung eine scheinbar regelrechte Diurese unterhalten und damit das Leitsymptom des Diureserückgangs verschleiern. Trotz erhaltener Diurese sollte bei renal gefährdeten Patienten das Harnstoffverhalten in Blut und Urin verfolgt werden.

Untersuchungsmethoden

Zur Beurteilung des Gesamtzustands des Patienten ist eine sorgfältige **körperliche Untersuchung** zwar unerläßlich, zur Diagnose des akuten Nierenversagens selbst trägt sie jedoch wenig bei. Selten geben Gewichtszunahme und Ödembildung einen gewissen Hinweis. Wird schon zu Beginn der akuten renalen Insuffizienz eine anämiebedingte Blässe, die nicht durch einen akuten Blutverlust erklärt werden kann, oder ein urinöser Mundgeruch nachgewiesen, ist an eine vorbestehende, bereits fortgeschrittene chronische Nephropathie zu denken. Ein Papillenödem wird auch bei urämiebedingtem Hirnödem erst spät beobachtet. Eine Hypertonie kann auf eine renale Vorschädigung deuten, besonders wenn sie von hypertensiven Veränderungen der Fundusgefäße begleitet ist. Die Nierenregion kann palpationsempfindlich sein. Kaum zu übersehen ist die akute, stets sehr schmerzhafte Harnverhaltung. Der rektale und/oder gynäkologische Tastbefund sollte wegen der Möglichkeit einer Verlegung der ableitenden Harnwege durch Prozesse im kleinen Becken nicht fehlen. Gastrointestinale Erscheinungen, verstärkte Blutungsneigung und das Auftreten zerebraler Krämpfe sind bereits Zeichen der urämischen Intoxikation, also Spätsymptome.

Tab. 33.12 gibt eine Übersicht des laborchemischen und apparativen Untersuchungsprogramms zur Diagnose und Differentialdiagnose des akuten Nierenversagens.

Entscheidende diagnostische Hinweise kann die *Harnuntersuchung* liefern. Die typische Konstellation der Harnparameter bei oligoanurischem akuten Nierenversagen zeigt Tab. 33.13. Bei Verwendung von Mikromethoden lassen sich alle aussagekräftigen Meßwerte gegebenenfalls aus 1–2 ml Harn gewinnen. Hingewiesen sei auf folgende Fehlerquellen: Erhöhung des spezifischen Gewichts bzw. der Osmolarität des Urins durch vorausgegangene Infusion hochosmolarer Lösungen (Mannit, Sorbit, Dextrane, Röntgenkontrastmittel); Verfälschung des Natriumwerts durch Anwendung von Furosemid oder Etacrynsäure; mitunter wird die charakteristische Konstellation der Harnparameter erst nach einigen Tagen erreicht (wie-

Tabelle 33.**13** Labordifferentialdiagnose zwischen akutem Nierenversagen und „funktionellem" (prärenalen) Nierenversagen
(U/P = Quotient aus Urin- und Plasmakonzentration,
renal failure index = $U_{Na}/U/P_{Kreat}$
fraktionelle Natriumausscheidung im Urin = $U/P_{Na}/U/P_{Kreat} \cdot 100$)

		Akutes Nierenversagen	Funktionelles Nierenversagen
Urin	– spez. Gewicht	< 1015	> 1015
	– Osmol. mosm/l	< 600	> 1000
	– Harnstoff mg/100 ml	< 1000	> 1500
	– Na^+ mval/l	> 40	< 30
U/P	– Osmolarität	< 1,2	> 2
	– Harnstoff	< 10	> 15
	– Kreatinin	< 20	> 20
	Renal failure index	> 1	< 1
Fraktionelle Natriumausscheidung		> 1	< 1

derholte Kontrollen); Unschärfe der Meßwerte bei vorgeschädigter, insuffizienter Niere und bei älteren Patienten. Unter den zuletzt genannten Bedingungen und bei *nicht* oligoanurischen Patienten mit Verdacht auf akutes Nierenversagen empfiehlt es sich, die Elimination des Harnstoffs, gegebenenfalls auch des Kreatinins im 24-Stunden-Harn sowie die analogen Blutwerte wiederholt zu überprüfen.

An *Blutuntersuchungen* genügen zur Diagnosestellung des akuten Nierenversagens und zur Beurteilung des Grads der Azotämie die Bestimmung des Harnstoffs, Kreatinins, der Osmolarität und des Natriums. Mikromethoden erlauben auch hier eine zuverlässige Analyse aus nur 1–2 ml Serum.

Zur Präzision der Diagnose eines oligoanurischen akuten Nierenversagens, insbesondere zur Differentialdiagnose gegenüber einem funktionellen Nierenversagen eignen sich die in Tab. 33.13 zusammengestellten Indizes aus simultan gewonnenen Harn- und Blutparametern. Zum Beispiel soll sich die Treffsicherheit der Diagnose eines oligoanurischen akuten Nierenversagens durch Berechnung des „renal failure index" oder der fraktionellen Ausscheidung des filtrierten Natriums auf über 80% steigern lassen (19, 27, 45). Bei nicht oligoanurischem akuten Nierenversagen oder vorbestehender Niereninsuffizienz sinkt allerdings ihre Trennschärfe.

Zur Beurteilung der Akutgefährdung von Patienten mit akuter renaler Insuffizienz sollten noch folgende Blutparameter herangezogen werden: rotes Blutbild (Blutverluste, Differentialdiagnose chronische Niereninsuffizienz), Thrombozyten und Gerinnungsstatus (Verbrauchskoagulopathie), Kalium (Hyperkaliämie, ergänzend EKG), Natrium, Chlorid, Protein (Hydrämie), Calcium (Hypokalzämie – akute Pankreatitis, chronische Niereninsuffizienz), Blutgasanalyse, Säurebasenstatus (Azidose, respiratorische Insuffizienz).

Unter den *apparativen Untersuchungsmethoden* ist die *Nieren-Sonographie* stark in den Vordergrund getreten. Lage und Größe der Nieren sowie der Zustand des Nierenhohlraumsystems lassen sich unabhängig von der Nierenfunktion strahlenfrei und beliebig wiederholbar gut beurteilen (9, 13, 23, 77).

Steht die Sonographie nicht zur Verfügung, haben *Röntgenuntersuchungen* nach wie vor ihren Platz in der Diagnostik des akuten Nierenversagens. Die typischerweise vergrößerten Nierenschatten lassen sich häufig schon auf *Übersichtsaufnahmen*, besser noch durch *Tomographie* (bei normalgewichtigen Patienten Schichten 5/7/9) darstellen, vor allem wenn die Nierenschwellung von einem perirenalen Ödem begleitet ist. Auf den Leeraufnahmen erkennbare „röntgenpositive" Konkremente weisen auf eine obstruierende Nephropathie. Zurückhaltung ist gegenüber der *Ausscheidungsurographie* geboten: Bei einem Kreatinin über 2 mg/100 ml ist von dem intravenösen Standardurogramm, auch wenn es mit doppelter Kontrastmittelmenge vorgenommen und durch Spätaufnahmen ergänzt wird, kaum eine befriedigende Information zu erwarten. Das Infusionsurogramm könnte weiterhelfen (7, 11, 34, 44); doch ist bei oligoanurischen, vor allem hydropischen Patienten oder kardialer Dekompensation die Flüssigkeitsbelastung zu berücksichtigen. Oberhalb eines Kreatinins von 6–8 mg/100 ml ist die Aussagefähigkeit der

Tabelle 33.**14** Mannittest

Voraussetzungen	Durchführung
Harnwege frei Blasenkatheterismus	0,2 g/kg in 10 Min. i.v.
	Harnmenge nach 1 h
Kontraindikationen	
Dehydratation Überwässerung Herzdekompensation	>40 ml – funktionelle Störung wahrscheinlich
Schwere Hypertonie	<40 ml – akutes Nierenversagen

Großdosis-Urographie auch bei Verwendung von Spätaufnahmen begrenzt. Immerhin erlaubt diese Technik, in manchem Fall auf die retrograde Pyelographie zu verzichten. Das Problem der Kontrastmittelschädigung der Nieren besonders bei Patienten mit Dehydratation, diabetischer Nephropathie oder in den seltenen Fällen mit Paraproteinose und Amyloidose bleibt zu beachten (4, 7, 11, 15, 16, 20, 34, 51, 56). Verdacht auf Thrombose der A. renalis oder der Nierenvene erfordert unbedingt *angiographische* Klärung.

In der Frühphase solcher Fälle kann das *Isotopennephrogramm* besonders in Verbindung mit der *Sequenzszintigraphie* nützliche Hinweise bieten. Im übrigen sind die Aussagemöglichkeiten der nuklearmedizinischen Untersuchungsmethoden bei Retention harnpflichtiger Substanzen begrenzt (17, 29, 32, 50, 58).

Kann die Durchgängigkeit der ableitenden Harnwege durch die bisher geschilderte Diagnostik nicht sichergestellt werden, wird eine *retrograde urologische Untersuchung* einschließlich Uretersondierung notwendig. Harnblasenkatheterismus und Zystoskopie allein könnten lediglich klären, ob eine Blasenentleerungsstörung vorliegt. In der Regel gilt ein „postrenales Nierenversagen" als ausgeschlossen, wenn einer der beiden Ureter in ganzer Länge sondiert und angespült werden konnte *und* sich das Nierenbecken nach Instillation von 1–3 ml Kontrastmittel ausreichend darstellte. Nur in wenigen Zweifelsfällen ist zur sicheren Klärung der Verhältnisse der beiderseitige Ureterenkatheterismus indiziert.

Voraussetzungen und Durchführung des *Mannit- und Furosemidtests* sind auf Tab. 33.**14** und 33.**15** skizziert. Den Mannitlösungen äquiosmolare Sorbitinfusionen haben sich möglicherweise wegen der kurzen Halbwertszeit dieses Zuckeralkohols als weniger zuverlässig erwiesen; zu beachten sind auch die Nebenwirkungen rascher intravenöser Sorbitapplikationen, besonders das sehr schmerzhafte „Fruktose-Oberbauchsyndrom" und die Möglichkeit metabolischer Störungen bei Leberschädigungen (55). Erwähnt wurde bereits, daß Furosemid und Etacrynsäure trotz renaler Insuffizienz die Diurese zu steigern vermögen, ohne daß die glomeruläre Filtration zugenommen hätte. Die Möglichkeit einer nur scheinbar positiven Reaktion auf die Schleifendiuretika ist bei ihrer Anwendung als Testsubstanz der renalen Funktion zu berücksichtigen (S. 33.10). An die Gefahren einer fehlerhaften Anwendung der hochwirksamen Diuretika sei erinnert: Dehydratation, Natriummangel bis zu bedrohlicher Hyposmolarität und Hirnödem, Kaliumverluste, meist reversible Innenohrschäden nach zu schneller parenteraler Applikation, Nephrotoxizität in Kombination mit den intensivmedizinisch häufig verwendeten Antibiotika der Cephalotin- und Aminoglykosidgruppe.

Selten ist eine *Nierenbiopsie* zur Sicherung der Diagnose eines akuten Nierenversagens notwendig. Sie ist angezeigt, wenn als Ursache einer akuten renalen Insuffizienz eine irreparable Nierenschädigung, z. B. eine rapid progressive Glomerulonephritis oder eine Nierenrindennekrose vermutet

Tabelle 33.**15** Furosemidtest

Voraussetzungen	Durchführung
Harnwege frei	80–100 mg i.v.
Blasen-katheterismus	Harnmenge nach 1 h >40 ml – funktionelle Störung wahrscheinlich
Kontraindikationen	<40 ml – hohe Dosis Furosemid:
Dehydratation	500–1000 mg in 100–200 ml 0,9% NaCl in 1–2 h i.v.
Hyponatriämie (Hyperurikämie)	*kein* Diureseanstieg → akutes Nierenversagen Diureseanstieg → funktionelle Störung *oder* „falsch positive" Reaktion: Azotämie und Harnstoffausscheidung verfolgen

wird. Das gleiche gilt für Systemerkrankungen, vor allem Kollagenosen, bei denen gegebenenfalls neben der symptomatischen Therapie möglichst frühzeitig die Indikation zu einem Behandlungsversuch des Grundleidens mit Steroiden und/oder Zytostatika gestellt werden muß. Persistiert eine Oligoanurie über 4 Wochen, kann zur Frage einer irreversiblen Nierenläsion und damit der Indikation einer chronischen Dialyse bzw. Nierentransplantation eine Nierenbiopsie angezeigt sein.
Die **Letalität** des akuten Nierenversagens ist unvermindert hoch. In Abhängigkeit von der Art des Grundleidens liegt sie zwischen 20 und 80%, wobei die prognostisch ungünstigeren Verläufe in den letzten Jahren ständig zugenommen haben (6, 21, 30, 37, 41, 61). Sie kann bei Patienten, die neben dem renalen Funktionsausfall *zwei weitere* lebensbedrohende Organstörungen aufweisen („inkurable Trias"), 100% erreichen! Anzuführen sind hier insbesondere die respiratorische Insuffizienz bei Schocklunge, Peritonitiden, Pankreasnekrosen, die Sepsis (Problemkeime), die Leberinsuffizienz und das schwere Schädelhirntrauma. Eine Kausaltherapie des akuten Nierenversagens fehlt nach wie vor. Aus diesen Gründen ist nephrologischerseits zu fordern: Früherfassung von Gefahren für die Nieren, rechtzeitige Prophylaxe des akuten Nierenversagens, bei schon eingetretener renaler Schädigung frühzeitige Diagnose und vor allem Frühbehandlung mit dem Ziel, den Patienten vor der Urämie und ihren Komplikationen zu bewahren.

Prophylaxe

Prophylaxe bedeutet in erster Linie Korrektur oder Ausschaltung potentiell nierenschädigender Noxen wie Schock, Dehydratation, nephrotoxische Arzneimittel (s. Tab. 33.2 und 33.21). Von den zahlreichen Medikamenten, die zur Phrophylaxe vorgeschlagen wurden, haben sich Mannit (mit Einschränkung Sorbit), Furosemid bzw. Etacrynsäure und Dopamin behaupten können.
Mannit wird seit über 20 Jahren zur Prophylaxe des akuten Nierenversagens verwendet. Es gilt als biochemisch inert, verteilt sich osmolaritätserhöhend im Extrazellularraum und läßt sich in seinem Verhalten gut übersehen. Wie seine protektive Wirkung auf die Nieren zustande kommt, ist ungeklärt. Tab. 33.**16** gibt ein Dosierungsschema an, nach dem Mannit zur Prophylaxe des akuten Nierenversagens bei nierengefährdeten Operationspatienten verwendet werden kann. In dieser Dosierung wird es z.B. auch bei Patienten infundiert, die trotz renaler Vorkrankheit und eingeschränkter Nierenfunktion operiert werden müssen. Bei Hypotension und Schockpatienten kann die Kombination mit Dopamin angezeigt sein.
Zu Recht wurde wiederholt vor kritikloser Mannittherapie gewarnt: Auftreten schwerer Hyponatriämie und Hyperosmolarität, unter Umständen Eindringen von Mannit in den Liquor cerebrospinalis und in die Hirnzellen, Disäquilibriumsyndrom bei mannitvorbehandelten Patienten unter der Dialyse, mannitinduziertes ANV, vor allem aber der Einwand einer bei sachgemäßer Flüssigkeits- und Elektrolytsubstitution überflüssigen Pharmakotherapie (3, 33a, 46, 47, 65). Auf der anderen Seite müssen viele Patienten operiert werden, bevor die Flüssigkeits- und Salzverhältnisse optimiert werden konnten. Erwähnt sei auch, daß viele in der Literatur beschriebene Komplikationen unter Mannit auf seine unsachgemäße Handhabung zurückzuführen sind.
Daher sei ausdrücklich auf die in Tab. 33.**16** ebenfalls genannten Voraussetzungen der prophylaktischen Anwendung von Mannit und auf die Kontraindikationen hingewiesen. Für Mannit gilt ebenso wie für alle anderen zur Prophylaxe des

Tabelle 33.**16** Mannitprophylaxe des akuten Nierenversagens bei nierengefährdeten Operationspatienten

Voraussetzungen	Durchführung
Harnwege frei	10% Mannitlösung
Blasenkatheterismus	30 min *prä*op. – 3 ml/kg
Mannittest positiv	*intra*operativ – 6 ml/kg/h
Stündliche Messung Harnmenge	*post*operativ – 1 ml/kg/h
Kontrolle des Wasser-, Salzhaushalts	Harnvolumen mindestens 100 ml/h
Kontraindikationen	
Dehydratation	
Überwässerung	
Herzdekompensation	
Schwere Hypertonie	

akuten Nierenversagens empfohlenen Medikamente, daß sein Einsatz sonst notwendige Maßnahmen zur Stabilisierung der Kreislaufverhältnisse oder zur Beseitigung nierengefährdeter Faktoren nicht erübrigt. Mannitinfusionen bedeuten keinesfalls eine Garantie gegen die Entwicklung eines akuten Nierenversagens. Sinkt die Harnausscheidung ab, muß die Indikation zur Fortsetzung der Mannittherapie unverzüglich überprüft werden. Mannitprophylaxe verlangt subtile Überwachung und korrekten Ausgleich der Flüssigkeits- und Elektrolytbilanzen.

Überwässerung, vor allem kardiale Dekompensation verbieten die Anwendung von Mannit. Es lag nahe, in derartigen Fällen bei drohender akuter renaler Insuffizienz *Furosemid* oder *Etacrynsäure* zur Diuresesteigerung zu verwenden. Tatsächlich wurde eine Reihe günstiger Beobachtungen als Beleg für eine protektive Wirkung der Schleifendiuretika gegen das Auftreten eines akuten Nierenversagens mitgeteilt, vor allem wenn sie frühzeitig, d. h. innerhalb von 24 Stunden nach Einwirkung der Noxe appliziert würden (10, 24, 67). Inzwischen sind Bedenken gegen diese Vorstellungen aufgekommen. Unter anderem wurde auf die Heterogenität der beobachteten Patientengruppen, die unzulässige Gleichsetzung einer Diuresesteigerung mit einer Verbesserung der glomerulären Filtration und auf die potentielle Toxizität dieser Diuretika hingewiesen (18, 35, 72).

Dennoch ist bei dem derzeitigen Stand des Wissens ein Behandlungsversuch mit Furosemid, bei Nichtansprechen gegebenenfalls auch mit der toxischeren Etacrynsäure zu vertreten, besonders bei Patienten mit renaler Vorschädigung und bereits eingeschränkter Nierenfunktion. Empfohlen werden zur intravenösen Prophylaxe bei intermittierender Anwendung 40–80 mg, bei Niereninsuffizienz auch 120 mg alle 6 Stunden, bei Applikation in Form einer Dauerinfusion 120–250 mg, bei renal insuffizienten Patienten auch 500 mg in 100–200 ml physiologischer Kochsalzlösung. Voraussetzungen der prophylaktischen Anwendung der Schleifendiuretika sind freie ableitende Harnwege, die zuverlässige Überwachung des Wasser-, Salz- und Säurebasenhaushalts und die Kontrolle des Harnstoffverhaltens in Serum und Urin.

Dopamin ist in den letzten Jahren als Prophylaktikum des akuten Nierenversagens in den Vordergrund gerückt. Tab. 33.17 faßt seine heute bekannten renalen Wirkungen zusammen und gibt einen Überblick zu den Voraussetzungen, Kontraindikationen und zur Dosierung bei der Anwendung zur Prophylaxe der akuten renalen Insuffizienz (25). In dieser Indikation wenden viele Gruppen heute Dopamin routinemäßig an, besonders wenn bei abgefallenem Blutdruck bereits ein Rückgang der Diurese eingetreten ist. Selbst bei Patienten mit weit fortgeschrittener chronischer renaler Insuffizienz kann unter diesen Bedingungen ein Behandlungsversuch mit Dopamin zur Diuresesteigerung führen. Therapieversager sieht man meist dann, wenn es nicht gelingt, den systolischen Blutdruck über 90–100 mm Hg anzuheben. Bleibt Dopamin allein ineffektiv, kann eine Kombination mit Mannit oder Furosemid versucht werden, selbstverständlich unter Beachtung der Voraussetzungen und Kontraindikationen dieser Medikamente.

Tabelle 33.17 Dopaminprophylaxe des akuten Nierenversagens

Voraussetzungen	Durchführung
Harnwege frei Dosiskontrolle (EKG-Monitor) *Kontraindikationen* Periphere Arteriopathie (Herzrhythmusstörungen) (Hypovolämie) Hypoxämie) (gastrointestinale Blutung)	i.v. Dauerinfusion 2–4 μg/kg/min Cave >8 μg/kg/min Kombination mit Mannit, Furosemid oft erfolgreich
Renale Dopaminwirkungen: unabhängig von α- und β-Stimulation >Durchblutung (Rinde > Mark) >Natriumexkretion >Diurese >Harnstoffausscheidung	

Umgekehrt kann bei mannit- oder furosemidvorbehandelten Patienten, deren Harnausscheidung dennoch zurückging, die zusätzliche Gabe von Dopamin noch eine überraschende Steigerung der Diurese bringen.

Die Palette der Prophylaktika gegen das akute Nierenversagen wurde kürzlich durch *L-Thyroxin* bzw. *L-Trijodthyronin* bereichert (63, 64). Die Wirksamkeit dieser Maßnahme muß aber an einem größeren Patientenkollektiv geprüft werden. Auch zu der Annahme, die von Abel u. Mitarb. inaugurierte „renal failure fluid" besitze eine protektive Wirkung gegen das akute Nierenversagen, fehlen bisher nachprüfbare Daten.

Zahlreiche Medikamente und sonstige Maßnahmen (Infusionen von Dextranen, „Nierenstarterlösungen", Polyvinyl-Pyrrolidon = Periston-N, Gaben von Vasodilatantien, Spironolakton, Trasylol oder die Nierendekapsulation usw.) erwiesen sich als ungeeignet zur Prophylaxe des akuten Nierenversagens. Skeptisch ist auch der Anspruch zu beurteilen, ein bereits ausgebildetes akutes Nierenversagen lasse sich durch Medikamente wie Mannit, die Schleifendiuretika, Dopamin usw. „durchbrechen". Bei kritischer Durchsicht der einschlägigen Literatur zeigt sich leider, daß der Anwendung der erwähnten Medikamente meist keine präzise Diagnostik, insbesondere keine Trennung zwischen noch funktioneller Oligurie und akutem Nierenversagen im Sinne der eingangs gegebenen Definition vorausging. Denkbar ist auch das zufällige Zusammentreffen einer spontanen Besserung des akuten Nierenversagens und der Medikation (13, 57).

Therapie

Steht die Diagnose akutes Nierenversagen fest, hat das Therapiekonzept folgende Gegebenheiten zu berücksichtigen:

1. Erfassung und Sofortbehandlung der Hauptgefahren des oligoanurischen Stadiums haben absolute Priorität.
2. Im Mittel ist mit einer Dauer der besonders risikoreichen oligoanurischen Phase von 2–3 Wochen zu rechnen.
3. Die grundsätzlich günstige Prognose der Nierenschädigung selbst verlangt, daß alle Möglichkeiten der Überwachung und Behandlung bis hin zur Intensivpflege genutzt werden.
4. Ermöglicht werden muß die rechtzeitige Anwendung der Dialyseverfahren. Abzulehnen sind Versuche, bereits dialysepflichtige Patienten noch mit konservativen Maßnahmen zu behandeln und den Einsatz der Dialyse dadurch hinauszuzögern (57).

Sind die Voraussetzungen einer adäquaten Überwachung und Behandlung des akuten Nierenversagens wie auch des Grundleidens nicht gegeben, sollte der Patient so bald wie möglich an eine entsprechend eingerichtete Spezialabteilung überwiesen werden. In besonderem Maße gilt dies für Risikopatienten, z.B. Kranke mit Ausfall mehrerer Vitalfunktionen, ältere Patienten und in Fällen von hyperkatabolem akuten Nierenversagen.

Diagnostik und Soforttherapie der Hauptgefahren bei Oligoanurie (gleich welcher Ursache) sind in Tab. 33.18 skizziert. Ergänzend sei folgendes bemerkt:

Kationenaustauscher (Resonium A, Sorbisterit) werden oral (ggf. Magensonde) oder in Form hoher Einläufe appliziert. Die Dosis beträgt in Abhängigkeit von der Höhe und dem Anstieg des Kaliums sowie dem Körpergewicht des Patienten 30–100 g, die evtl. 3- bis 4mal täglich, als Klysma auch häufiger, gegeben werden müssen. 1 g Austauscherharz bindet in vivo 1 mval Kalium, wobei Natrium (Resonium A) oder Calcium (Sorbisterit) in äquivalenter Menge aufgenommen wird. Hypertoniker und Patienten mit Hypernatriämie sollten mit dem Ionenaustauscher in der Calciumphase behandelt werden. Die Wirkung setzt erst nach 1 bis 2 Stunden ein. Bei oraler Gabe sollte dem Ionenaustauscher, falls er nicht von vornherein so präpariert ist, Sorbit (Sionon) in gleicher Menge zugefügt werden. Das osmotisch wirksame Laxans beschleunigt die Darmpassage, beugt der Reabsorption wiederabgespaltenen Kaliums vor, verhindert ein Verklumpen des Austauscherharzes im Darm (Gefahr eines mechanischen Ileus) und bindet die zum Anrichten benötigte Flüssigkeit. Bei frühzeitiger Anwendung und ausreichender Dosierung der Ionenaustauscher ist die Dialyse zur Therapie einer Hyperkaliämie nur noch selten erforderlich, muß aber jederzeit verfügbar sein.

Kann eine *Überwässerung* nicht oder nicht schnell genug durch *Osmodiarrhö* (60–100 g Sorbit ggf. oral durch die Magensonde) oder durch hohe Dosen *Furosemid* bzw. *Etacrynsäure* beseitigt werden, muß mit Hilfe der *Dialyse*, durch *„isolierte Ultrafiltration"* oder auch die *Hämofiltration* dehydriert werden. Intravenöse Gaben von Furosemid können bei manchem Patienten mit akutem Nierenversagen noch eine beträchtliche Harnausscheidung erzwingen. Empfohlen werden Anfangsdosen von 80–160 mg, die je nach Ansprechen der

Tabelle 33.**18** Hauptgefahren bei Oligoanurie (WE = Wirkungseintritt, WD = Wirkungsdauer)

Risiko, Diagnose	Therapie
Hyperkaliämie Kammerflimmern diastolischer Herzstillstand Flammenphotometrie $K^+ > 6$ mval/l EKG	Absolute Kaliumrestriktion Kationenaustauscher oral, rektal → 30–100 g (oral mit gleicher Menge Sorbit). WE 1–2 h, WD 4–6 h Glucose/Insulin-Infusion → 200–500 ml 40%–20% Glucose + 1 E Altinsulin pro 2–3 g Glucose in 30–60 min WE 30–60 min, WD 6–8 h. Vorsicht Überwässerung 10–20% NaCl als Bolus i.v. → 10–20 ml. WE 2–3 min, WD 1 h 8,4% $NaHCO_3$ i.v. → 50–100 ml in 5–15 min, WE 30–60 min WD 1–2 h. Vorsicht Überwässerung, Hypertonie 10–20% Calciumgluconat i.v. → 10–20 ml in 5 min oder 50–100 ml in 15–30 min. WE 2–3 min, WD bis 2 h. Vorsicht bei digitalisierten Patienten Dialyse
Überwässerung Fluid lung, resp. Insuffizienz Herzdekompensation Hirnödem Flüssigkeitsbilanz, KG, ZVD Röntgenthorax Serum-Na^+, -Cl^-, -protein Hb, Ery, Hkt	Flüssigkeitsrestriktion Sorbit 50–100 g oral Furosemid, Etacrynsäure i.v. Dialyse – Ultrafiltration – sequentielle Ultrafiltration isolierte Hämofiltration Hämofiltration
Metabolische Azidose Vermind. HMV, vermind. kardiale Kontraktilität, Blutdruckabfall, Schock, Hyperkaliämie Azidoseatmung pH-metric, Blutgasanalyse pH < 7,25, HCO_3^- < 15 mval/l	Selektiv proteinarme, kalorienreiche Diät. Vorsicht Kalium, Überwässerung kaliumfreie Citratgemische (Azetolyt) oral 8,4% $NaHCO_3$ i.v. Vorsicht Überwässerung Trispuffer. Vorsicht Atmung, Hyperkaliämie Dialyse
Urämie gastrointestinale Blutung, zerebrale Krämpfe, Perikarditis Harnstoff > 150 mg/100 ml Kreatinin > 8–10 mg/100 ml Hyperkatabolismus	Ohne Dialyse: selektiv proteinarme, kalorienreiche Diät (kaliumarme Variante) bzw. entspr. parenterale Ernährung Hämodialyse/Hämofiltration kalorienreiche, protein- bzw. aminosäurenangereicherte Kost

Diurese (>80 ml pro Stunde) per Dauertropfinfusion stufenweise gesteigert werden können, oder intermittierende Injektionen von 250 mg bis zu einer Gesamtdosis von 1000–2000 mg pro Tag (70). Daß trotz des Diuresezuwachses die Elimination harnpflichtiger Substanzen nicht nennenswert steigt, wurde schon mehrfach betont. Läßt sich innerhalb von 12 Stunden keine Diuresesteigerung erreichen und kann eine Hyponatriämie als Ursache der Wirkungslosigkeit ausgeschlossen werden, sollte das Diuretikum abgesetzt werden. Die Nebenwirkungen der hochdosierten Furosemidtherapie (Hyponatriämie, Hyposmolarität, Hyperurikämie, meist reversible Hörstörungen, Nephrotoxizität in Kombination mit Cephalosporinen und Aminoglykosiden) sind in verstärktem Maße und eventuell zusätzlich begleitet von Durchfällen, intestinalen Blutungen und knochenmarkstoxischen Erscheinungen bei intravenöser Anwendung der Etacrynsäure zu erwarten (72).

Die *metabolische Azidose* bei akuter renaler Insuffizienz erfordert in der Regel erst unterhalb eines pH von 7,25 bzw. eines Serumbicarbonats von 15 mval/l eine Korrektur. Mit Rücksicht auf die Neigung urämischer Patienten zu Hirnödem sollte ein zu abrupter Ausgleich der Azidose (Liquorazidose!) und vor allem bei stärkerer Anämie eine Überkorrektur mit Ausbildung einer metabolischen Alkalose (u. a. Atemdepression, Behinderung der O_2-Dissoziation) vermieden werden. Vorsicht ist bei Anwendung des natriumfreien *Trispuffers* geboten: Die Substanz wird renal eliminiert, kumuliert daher bei Niereninsuffizienz und kann somit leicht zu Nebenwirkungen führen, vor allem zu Atemdepressionen und Hyperkaliämie (!). Leider wird die Möglichkeit der oralen Behandlung der renalen Azidose mit dem Citratgemisch *Acetolyt* (Anfangsdosis 10, Erhaltsdosis gewöhnlich 2- bis 3mal täglich 2,5 g) nur selten genutzt.

Zeichnen sich bereits *Urämiesymptome* ab oder muß nach länger als 3 Tage andauernder Oligoanurie und den blutchemischen Parametern (Harnstoff > 150, Kreatinin > 6, täglicher Harnstoffanstieg > 60 mg/100 ml) in den nächsten 1 bis 2 Tagen mit Erscheinungen und Komplikationen der urämischen Intoxikation gerechnet werden, hat die Anwendung der Dialyseverfahren unbedingt Vorrang gegenüber allen anderen Maßnahmen zur Behandlung der akuten renalen Insuffizienz und ihrer Auswirkungen. Dennoch darf die sachgemäße diätetische und medikamentöse Versorgung der Patienten nicht vernachlässigt werden. Besondere Bedeutung gewinnt die konservative Therapie dann, wenn die Dialyse nicht zur Verfügung steht oder ineffektiv bleibt. Zunächst seien daher die Grundlagen der diätetischen und medikamentösen Therapie unter den Bedingungen einer akuten renalen Insuffizienz skizziert, ehe Indikation und Durchführung der Dialysetherapie besprochen werden.

Empfehlungen zur **Diättherapie** des akuten Nierenversagens beschränkten sich noch vor wenigen Jahren auf die Forderung, die Kost müsse flüssigkeits-, kalium-, natrium-, proteinarm und kalorienreich sein. Zwei Beobachtungen gaben der Diät im Therapieplan der akuten renalen Insuffizienz einen neuen Stellenwert: Nach den Erfahrungen der letzten 10 Jahre sind Patienten mit akutem Nierenversagen heute in der Mehrzahl Schwer- oder Schwerstkranke, deren Prognose in erster Linie durch das Grundleiden und extrarenale Komplikationen bestimmt wird. Metabolischen Störungen als Folge einer unzureichenden Alimentation kommt hier entscheidende Bedeutung zu. Führt schon Mangel an Kalorienträgern innerhalb von Stunden zu verstärkter Gluconeogenese aus Aminosäuren, so erst recht ein quantitativ und/oder qualitativ ungenügendes Angebot an Aminosäuren vor allem bei gleichzeitig mangelhafter Kalorisierung zu gesteigertem Proteinkatabolismus. Dieser betrifft nicht in erster Linie das Muskeleiweiß, sondern die hochwertigen und schnell umgesetzten Enzymproteine der Darmepithelien, der Leber, des Pankreas und nicht zuletzt der Nierentubuli (1, 48, 68, 69a, 73). Einbuße an Enzymen aber bedeutet Funktionsverlust. Die Ergebnisse einer sehr sorgfältigen, prospektiven Doppelblindstudie von Abel u. Mitarb. (1) stützen diese Vorstellungen. Patienten mit akutem Nierenversagen, die neben der üblichen Therapie eine intravenöse Dauerinfusion von *essentiellen L-Aminosäuren in 50%iger Glucoselösung* erhielten, hatten signifikant eine bessere Überlebensrate (Senkung der Letalität von 56 auf 24%) und eine verkürzte Krankheitsdauer. Die Autoren diskutieren als Erklärung ihrer überraschenden Ergebnisse u.a., daß die Regenerationsvorgänge an der Niere selbst durch die *Renal failure fluid* (Tab. 33.19) günstig beeinflußt würden (1). Diät bei akutem Nierenversagen bedeutet daher heute mehr als lediglich Restriktion. Sie hat den Kalorienbedarf des Patienten, Menge und Utilisation der verschiedenen Kalorienträger ebenso zu bedenken wie die quantitativ und qualitativ ausreichende Versorgung mit Aminosäuren und anderen unter den Bedingungen der Urämie essentiellen Nährstoffen. Dialysebedingte Aufnahmen und Verluste an Nährsubstanzen sind zu berücksichtigen. Für eine angemessene orale Ernährung werden mindestens 800, zur parenteralen Ernährung 1100–1200 ml Flüssigkeit benötigt. Läßt sich eine optimale Ernährung des oligoanurischen Patienten wegen des Flüssigkeits- und Salzengpasses nicht erreichen und bleibt Furosemid wirkungslos, ergibt sich eine Indikation zur Dialyse bzw. Ultrafiltration. Dadurch ist es auch in der Oligoanurie jeder-

Tabelle 33.**19** „Renal failure fluid" (nach *Abel* u. Mitarb.)

– Isoleucin	1,4 g	Vitamin	A 5000 USP U
– Leucin	2,2 g		D 500 USP U
– Lysinhydrochlorid	2,0 g		E 2,5 IU
– Methionin	2,2 g		B_1 25 mg
– Phenylalanin	2,2 g		B_2 5 mg
– Threonin	1,0 g		B_6 7,5 mg
– Tryptophan	0,5 g		C 1,5 g
– Valin	1,6 g		Niacinamid 50 mg
– Glucose	350,0 g		Dexpanthenol 12,5 mg
		Wasser	750 ml

Tabelle 33.**20** Ernährung bei akutem Nierenversagen
Durchschnittsbedarf pro kg KG und Tag bei normalem Stoffwechsel

		Nichtdialys. Patienten	Dialyse-Patienten
Energiebedarf kcal (Nicht-Eiweißkalorien!)		30–40	30–40
Kohlenhydrate g		4–8	4–8
		parenteral 20–40% Glucose oder entsprechende Kohlenhydratmischlösungen z.B. Glucose/Fructose/Xylit 1:2:1 mit Infusionsgeschwindigkeit 0,25–0,4 g/kg/h	
Fette g	oral	0,5–1	0,5–1
	parenteral	in der Schock, Streßphase nicht geeignet; im Dauerstadium 2mal wöchentlich 2 g/kg empfohlen zur Deckung des Bedarfs von essentiellen Fettsäuren und Phosphat. Infusionsgeschwindigkeit 0,15 g/kg/h. Simultan Kohlenhydratzufuhr (gleiche Menge)!	
Eiweiß g	oral	0,35–0,5	0,8–1,2
		Biologisch hochwertiges Eiweiß, ausreichende Zufuhr an Energieträgern (pro g N_2 150 g Kohlenhydrate), ggf. K^+-, H^+-arme Variante bei nichtdialys. Patienten	
L-Aminosäuren g		0,4	0,8–0,16
	parenteral	50% essentielle Aminosäuren. Infusionsgeschwindigkeit 0,02 g/kg/h K^+-Gehalt von Aminosäurelösungen beachten. Unbedingt *simultane* Zufuhr von Kohlenhydraten!	
Vitaminsubstitution			

zeit möglich, die Flüssigkeitsbilanz so zu steuern, daß die erforderliche Alimentation gewährleistet werden kann.

In Tab. 33.20 ist der durchschnittliche tägliche Bedarf an Kalorien, Energieträgern und Aminosäuren dialysierter und nichtdialysierter Patienten mit akutem Nierenversagen zusammengefaßt. Organisation und technische Durchführung der Ernährungstherapie werden in Kapitel 21 und in leicht zugänglicher Spezialliteratur (36, 42) ausführlich abgehandelt. Ergänzend sei hinzugefügt, daß der dialysebedingte Verlust an Glucose und Aminosäure im Verlauf einer 6- bis 8stündigen Behandlung gegen eine glucosefreie Dialysierlösung 20–30 g erreichen kann (28). Reichert man das Dialysebad stärker mit Glucose an, werden dem Organismus beträchtliche Kohlenhydratmengen zugeführt, z.B. bei einer Konzentration von 2 g/l 50 g, bei 6 g/l sogar 200–250 g. Für die Behandlung oligoanurischer Patienten ist wichtig, daß die Mehrzahl kommerziell erhältlicher Aminosäurelösungen Kalium in einer Konzentration von 25 mval/l enthält. Proteinlösungen (Vollblut, Albumin, Lösungen von Di- und Tripeptiden) sind für die parenterale Ernährung ungeeignet. Ihre Aminosäuren stehen erst nach Zerlegung der Proteine zur Verfügung; für Albumine und andere Serumproteine wurden aber Halbwertszeiten von 16 bis 60 Tagen ermittelt (39).

Die **medikamentöse Behandlung** von Patienten mit akutem Nierenversagen hat die veränderte Pharmakokinetik vieler Substanzen unter den Bedingungen einer renalen Insuffizienz zu berücksichtigen: Renal ausgeschiedene Medikamente kumulieren. Die Konstellation der Elektrolyte und Veränderungen des Säure-Basen-Haushalts beeinflussen ihre Wirksamkeit. Manche Substanzen werden durch Dialyse eliminiert bzw. in ihrem intrakorporalen Verhalten (Proteinbindung) verändert. Schließlich bleibt die potentielle Nephrotoxizität vieler Arzneimittel zu beachten. Erreicht oder übersteigt das Serumkreatinin 2 mg/100 ml, sollte man grundsätzlich mit der Möglichkeit verzögerter Elimination von Pharmaka rechnen. In diesem Zusammenhang sei noch einmal daran erinnert, daß eine Erhöhung des Serumkreatinins erst nach Verlust von 50–70% der glomerulären Filtrationsleistung auftritt; bei 5 mg/100 ml ist die glomeruläre Filtration bereits auf 10% abgesunken. Ausgezeichnete, auch für die klinische Praxis geeignete

Übersichten zum Problem der Pharmakotherapie bei renaler Insuffizienz geben die Literaturstellen 5, 8, 14, 31.

Die Zahl der Medikamente, die zur Behandlung der akuten renalen Insuffizienz und ihrer Folgen benötigt werden, ist verhältnismäßig gering. Die Anwendungsmöglichkeiten und -grenzen von Mannit, Furosemid und Etacrynsäure, Dopamin, der Kationenaustauscher, des Laxans Sorbit (Sionon) und der antiazidotisch wirkenden Präparate Acetolyt und Trispuffer wurden bereits erörtert. Nachfolgend sei noch kurz auf die Behandlung mit Herzglykosiden, Antiarrhythmika, Antihypertensiva, dem H_2-Antagonisten Cimetidin, antikonvulsiven Medikamenten, Antibiotika und die Therapie der Hyperurikämie eingegangen.

Herzinsuffiziente Patienten mit akutem Nierenversagen sind in der Regel zu *digitalisieren*. Das zu 90% renal eliminierte Strophanthin ist bei Niereninsuffizienz obsolet. Digoxin (renale Ausscheidung 70%) kumuliert stark. Anhaltsweise gilt, daß nach üblicher Einleitung der Therapie die Erhaltungsdosis bei einem Serumkreatinin über 2 mg/100 ml mit 50%, bei Werten über 6–8 mg/100 ml mit 25% der für Nierengesunde geltenden Dosis anzusetzen ist. Das nur zu 10% renal ausgeschiedene *Digitoxin* wird unabhängig vom Grad der Niereninsuffizienz dosiert. Während der extrakorporalen Hämodialyse wird es verstärkt aus seiner Proteinbindung freigesetzt, so daß Überdosierungserscheinungen provoziert werden können. Beide Glykoside wirken bei Hyperkaliämie vermindert, bei Abfall des Kaliums und/oder Anstieg des Calciums im Serum, wie er gewöhnlich im Verlauf der Dialyse eintritt, verstärkt. Durch die herkömmliche Dialyse werden sie nicht nenneswert eliminiert (5, 12, 31, 53).

Herzrhythmusstörungen werden bei renal insuffizienten Patienten besonders auch während der Dialyse verhältnismäßig häufig beobachtet. Aus der Reihe der gebräuchlichen *Antiarrhythmika* sind Lidocain und Propanolol unabhängig von der Nierenfunktion zu dosieren. Diphenylhydantoin, das besonders gegen digitalisinduzierte Herzrhythmusstörungen wirksam ist, soll später besprochen werden. Chinidin, Ajmalin, Procainamid und Verapamil kumulieren bei renaler Insuffizienz, so daß Dosisreduktion notwendig ist.

Über die Pharmakokinetik der *Antihypertensiva* bei eingeschränkter Nierenfunktion und erst recht unter den Bedingungen der Dialyse liegen nur wenig verläßliche Daten vor (50a). Clonidin, Diazoxid, Dihydralazin und Alphamethyldopa kumulieren sicher, Prazosin wahrscheinlich, Guanethidin und Reserpin nicht. Die Ausscheidung von Furosemid scheint bei renaler Insuffizienz vermindert zu sein. Von den Betarezeptorenblockern ist für Atenolol, Pindolol und Sotalol bei Niereninsuffizienz mit einer verzögerten Elimination zu rechnen, Propanolol kumuliert nicht. Extrakorporal und peritoneal dialyiserfähig sind Alphamethyldopa und Diazoxid, nicht dagegen Dihydralazin und Reserpin. Unklar ist, wie weit Clonidin, Guanethidin und Prazosin durch Dialyse beeinflußt werden (5). Wird bei akuter Niereninsuffizienz eine medikamentöse Hypertoniebehandlung erforderlich, genügen meist Dihydralazin oder Clonidin gegebenenfalls in Kombination mit Propanolol. Reserpin sollte wegen seiner ulkusfördernden Wirkung gemieden werden. Furosemid und Etacrynsäure ausgenommen, sind Saluretika unwirksam bzw. kontraindiziert, wenn sie zu den „kaliumsparenden" Präparaten (Spironolakton, Triamteren) zählen. Hypertone Krisen lassen sich im allgemeinen mit intravenöser Injektion bzw. Dauerinfusion von 0,15–0,3 mg Clonidin oder 6–12 mg Dihydralazin beherrschen. Falls schwere Fälle nicht auf 5–10 mg Diazoxid oder 150–300 mg Verapamil (Kumulationsgefahr!) ansprechen, steht noch Nitroprussidnatrium (0,01–0,2 mg/min) zur Verfügung. Für die Anwendung des letztgenannten Medikaments bei renaler Insuffizienz ist allerdings folgendes strengstens zu beachten: Nitroprussidnatrium ist extrakorporal und peritoneal dialysabel. Das gleiche gilt für seinen toxischen Metaboliten Thiocyanat, der im Organismus über die Zwischenstufe Cyanid gebildet wird, bei Niereninsuffizienz kumuliert (t/2 = 1 Woche, Halbwertszeit) und dadurch einen schweren Hypothyreoidismus hervorrufen kann. Schon bei Nierengesunden wird empfohlen, die Thiocyanatspiegel im Plasma zu überprüfen, wenn das Präparat länger als 2 Tage angewendet wird. Bei Niereninsuffizienten sollte eine Startdosis von 1 μg/kg/min nicht überschritten und die Thiocyanat-Plasmakonzentration unbedingt unter 10 mg/100 ml gehalten werden (5, 32a, 50a).

Zur Prophylaxe und Behandlung von Magen- und Duodenalulzera sowie oberer gastrointestinaler Blutungen wird häufig der H_2-Antagonist *Cimetidin* verwendet. Auch dieses Medikament kumuliert bei renaler Insuffizienz, ist andererseits aber dialysierfähig. Bei eingeschränkter Nierenfunktion wird folgende Dosierung empfohlen: An dialysefreien Tagen erhalten die Patienten die Hälfte der für Nierengesunde gültigen Dosis, an Dialysetagen wird im Anschluß an die Behandlung eine zusätzliche Einzeldosis zugelegt.

Tabelle 33.21 Antibiotika bei akuter renaler Insuffizienz. Klinisch bedeutsame Eigenschaften gebräuchlicher Antibiotika (? = keine oder widersprüchliche Daten, NI = Niereninsuffizienz)

	Kumul.	Dialysierfähigkeit Hämod.	Peritoneald.	Periton. Absorpt.	Nephrotoxizit.	Sonstiges
Aminoglykoside	++	+	+	+	+	nephrotoxische, besonders mit Cephalosporinen, vestibulo-, ototoxisch
Ampicillin	+		−	+	−	Exanthem
Carbenicillin	++	+	−	+	−	Hämostasestörung
Cephalexin	++	+	+	+	?	
Cephalotin	++	+	+	+	(+)	Kombiniert mit Aminoglykosid oder Furosemid
Cephazolin	++	+	−	−	?	nephrotoxisch, mit Penicillinen neurotoxisch, Hämostasestörung
Chloramphenikol	−	+	−	−	−	Metaboliten-Kumulation?
Colistin	++	−	+	?	+	periphere Neuropathie, Atemlähmung, nicht bei NI
Dicloxacillin	−	−	−	+	(+)	selten interstitielle Nephritis
Doxycyclin	−	−	−	+	−	keine antianabole Wirkung
Erythromycin	(+)	−	−	?	−	
Flucoxacillin	−	−	−	+	−	selten interstitielle Nephritis
Lincomycin	+	−	−	?	−	
Minocyclin	−	−	−	?	−	antianabole Wirkung, Vorsicht bei NI
Oxytetracyclin	++	+	−	−	−	antianabol, nicht bei NI
Penicillin G	++	+	−	+	(+)	Enzephalopathie
Tetracyclin	++	−	−	−	+	antianabol, Leberschädigung, nicht bei NI

Bei urämiebedingten tonisch-klonischen Krämpfen hat sich *Diazepam* in der Dosis von 10–20 mg intravenös bewährt. Das Präparat kumuliert bei Niereninsuffizienz nicht, ist aber auch nicht dialysabel. Zur Prophylaxe von Krampfanfällen wird nach wie vor *Diphenylhydantoin* verwendet. Die Substanz wird bei eingeschränkter Nierenfunktion rascher metabolisiert, so daß höhere Dosen als bei Nierengesunden benötigt werden (40). Sie ist dialysabel; da ihre Eiweißbindung bei renaler Insuffizienz von 95 auf etwa 75% sinkt, kann die Dialyse einen plötzlichen Abfall des Serumspiegels hervorrufen, so daß die Krampfbereitschaft steigt. Analoge Änderungen der Wirksamkeit sind bei Einsatz als Antiarrhythmikum digitalisierter Patienten zu erwarten. Häufig wird übersehen, daß Diphenylhydantoin auch bei intravenöser Applikation keine sofortige Kupierung eines eklamptischen Anfalls erreichen kann.

Mit dem Hinweis auf die Infektgefährdung renal insuffizienter Patienten wurde lange Zeit einer „prophylaktischen" *Antibiotikabehandlung* von Patienten mit akutem Nierenversagen das Wort geredet. Dieser Standpunkt ist heute abzulehnen. Im Infektionsfall soll gezielt in der erforderlichen Dosis und unter Beachtung der gegebenenfalls durch die Niereninsuffizienz und die Dialyse veränderten Eliminationsbedingungen des betreffenden Antibiotikums behandelt werden. In den Tab. 33.21 und 33.22 sind über einige heute sehr gebräuchliche Antibiotika klinisch wichtige Charakteristika und Dosisempfehlungen für die Anwendung bei renaler Insuffizienz zusammengetragen.

Hyperurikämien werden bei Patienten mit akuter renaler Insuffizienz in den letzten Jahren häufiger beobachtet. Verstärkter Gewebezerfall z.B. polytraumatisierter Patienten und der renale Funktionsausfall können zu beträchtlichen Harnsäurekonzentrationen im Serum führen (33a). Hinzu kommt, daß die Hyperurikämie in der Bevölkerung

Tabelle 33.**22** Antibiotikadosierung bei akuter renaler Insuffizienz (C_{Kr} < 5 ml/min) (t/2 = Plasmahalbwertszeit h, ID = Initialdosis g, ED = mittlere Einzeldosis g, DI = Dosisintervall h)

	t/2	ID	ED	DI	am Dialysetag
Amikain	17–52	0,25	0,125	24–48	postdialyt. zusätzl. ED
Ampicillin	8–30	6–10	2–4	8–24	nach Hämodialyse zusätzl. ED
Carbenicillin	10–20	10–12	2–3	12–24	nach Hämodialyse zusätzl. ED
Cephalexin	19–30	2–4	1–2	24	nach Hämodialyse zusätzl. ED
Cephalotin	3–48	3–12	1–2	12–24	postdialyt. zusätzl. ED
Cephazolin	21–66	2–4	0,5–1	24	postdialyt. zusätzl. ED
Chloramphenicol	3–4	0,5–2	0,5	8	keine Änderung
Dicloxacillin	1	2–4	1–2	8–24	keine Änderung
Doxycyclin	12–24	0,1	0,1	24	keine Änderung
Erythromycin	5–8	0,25–0,5	0,125–2	6	keine Änderung
Flucoxacillin	1	2–4	1–2	8–24	keine Änderung
Gentamycin	30–60	0,08–0,12	0,02	24	postdialyt. zusätzl. ED
Lincomycin	10–13	1–2	0,5	12	postdialyt. zusätzl. ED
Minocyclin	30	0,2	0,1–0,2	12	keine Änderung
Penicillin G (Mega E)	7–20	0,8–15	2–5	12	nach Hämodialyse zusätzl. ED
Tobramycin	53	0,12	0,02	24–48	postdialyt. zusätzl. ED

allgemein heute häufiger anzutreffen ist. Bei Hyperurikämie kann aber eine schwere Azidose oder Dehydratation leicht eine akute interstitielle Nephritis mit Anurie (Harnsäure-Verstopfungsniere) hervorrufen. Es empfiehlt sich daher, das Harnsäureverhalten zu verfolgen und bei Serumwerten über 10 mg/100 ml mit Allopurinol zu behandeln.

Die Therapie des akuten Nierenversagens muß sich darauf beschränken, den Patienten durch symptomatische Maßnahmen vor den vitalbedrohenden Gefahren des oligoanurischen Stadiums, der Urämie und ihrer Komplikationen zu bewahren, bis die Nieren wieder ausreichende Funktion gewonnen haben. Kann dies durch konservative Maßnahmen nicht erreicht werden, sollte rechtzeitig, d.h. *vor* dem Auftreten urämischer Zeichen und Komplikationen, in diesem Sinne also *„prophylaktisch"* dialysiert werden (60, 66). Die Kriterien für den Einsatz der Dialyse bei akutem Nierenversagen sind in Tab. 33.23 aufgeführt. Für die Häufigkeit ihrer Anwendung gilt ebenfalls der Grundsatz der prophylaktischen Dialyse. Der Harnstoff sollte also nicht über 150–200, das Kreatinin nicht über 6–8 mg/100 ml ansteigen. Unter Umständen sind hierzu tägliche Behandlungen erforderlich. Wird die *Hämofiltration* verwendet, gelten die gleichen Richtzahlen. Doch ist zu beachten, daß die Kaliumelimination und die Korrektur der Azidose bei diesem Verfahren nicht so ergiebig ist wie bei der extrakorporalen Hämodialyse. Bei Anwendung

Tabelle 33.**23** Indikationen zur Dialyse alternativ Hämofiltration) bei akutem Nierenversagen

Drohende oder manifeste Urämie Harnstoff > 150–200 mg/100 ml Kreatinin > 6– 8 mg/100 ml
Hyperkataboles akutes Nierenversagen Oligoanurie < 3 Tage
Konservativ nicht beherrschbare Hyperkaliämie (K^+ > 7 mval/l)
Konservativ nicht beherrschbare Überwässerung (Fluid lung, Herzdekompensation, Hirnödem)
Verschlechterung trotz sachgemäßer konservativer Behandlung besonders bei Risikopatienten (Alter > 55 J., Ausfall mehrerer Vitalfunktionen)
Hinzutretende Komplikationen oder Zweitkrankheiten, besonders bei Risikopatienten (s. oben)
Unzureichende Ernährung bei konservativer Therapie

der weniger leistungsstarken *Peritonealdialyse* sollte in Abhängigkeit von dem Zustand des Patienten und der Dynamik des Krankheitsgeschehens schon unterhalb der angegebenen Grenzzahlen mit der Dialyse begonnen werden.

Zur **Differentialindikation** peritoneale/extrakorporale Dialyse sind folgende Empfehlungen zu geben: Lassen die abdominellen Verhältnisse des Patienten eine Peritonealdialyse zu, beginnt man die Behandlung mit dieser technisch weniger aufwendigen Methode. Sie wird bei blutungsgefährdeten

Patienten bevorzugt, weil sie keine Heparinisierung erfordert. Auf der anderen Seite bedeutet eine hämorrhagische Diathese keinesfalls eine absolute Kontraindikation gegen die Anwendung der leistungsstärkeren extrakorporalen Hämodialyse bzw. der Hämofiltration. Bestehen relevante respiratorische Störungen, kann eine Peritonealdialyse durch pralle Füllung des Abdomens und Zwerchfellhochstand eine zusätzliche Behinderung der Atmung verursachen. Als absolute Kontraindikation ist eine gedeckte Peritonitis zu nennen. Reicht die Leistungsfähigkeit der Peritonealdialyse nicht aus, sollte man unverzüglich zu den wirksameren extrakorporalen Depurationsverfahren übergehen. Liegt ein hyperkataboles akutes Nierenversagen vor, sind diese von vornherein indiziert. Gegebenenfalls müssen sogar extrakorporale und peritoneale Dialyse nebeneinander eingesetzt werden.
In den ersten Tagen der *polyurischen Reparationsphase* ändert sich die Therapie mit Ausnahme des Flüssigkeitsregimes und der Kaliumrestriktion nicht. Häufig muß die Dialysebehandlung noch fortgesetzt werden.
Die *Flüssigkeitssubstitution* erfolgt auch jetzt noch nach Bilanz. Da viele Patienten zu Ende der oligoanurischen Phase überwässert sind, empfiehlt es sich, zunächst noch 300–500 ml weniger anzubieten als der rechnerisch ausgeglichenen Bilanz entspräche. Bewußtseinsklare Patienten in befriedigendem Allgemeinzustand können dann im weiteren Verlauf die Flüssigkeitszufuhr durch das Durstgefühl regulieren. Viele Patienten bleiben auch nach dem Übergang zur Polyurie intensivpflegebedürftig und damit abhängig von bilanzierter Flüssigkeitszufuhr. Das gleiche gilt für ältere Patienten. Vor einem starren Schematismus des Flüssigkeitsersatzes, wie er in der polyurischen Phase häufig praktiziert wird, ist daher zu warnen.
Übersteigt die tägliche Harnmenge 1000 ml, entfällt jede Einschränkung der *Kaliumzufuhr*. Bedeutsamere *Natriumverluste* wurden in der Polyurie nach akutem Nierenversagen früher selten beobachtet. Dies hat sich geändert, seit in zunehmendem Maße die hochwirksamen Diuretika eingesetzt werden. Im allgemeinen erholt sich die Nierenfunktion aber überraschend schnell, so daß eine genaue Reglementierung des Salzhaushalts bald nicht mehr notwendig ist. Das gleiche gilt gegebenenfalls für eine Eiweißrestriktion.
Die Anämie bleibt häufig noch viele Monate bestehen, bessert sich dann aber spontan; eine medikamentöse Behandlung erübrigt sich, Bluttransfusionen sollten nur bei strenger Indikation gegeben werden. Zu beachten ist schließlich, daß sich mit Besserung der Nierenfunktion auch die Pharmakokinetik vieler Medikamente wieder normalisiert, so daß die Dosierungen entsprechend angepaßt werden müssen.

Prognose

Die bedenkliche *Frühprognose* des akuten Nierenversagens wurde wiederholt erwähnt. Sie wird heute in erster Linie von dem Grundleiden und seinen extrarenalen Komplikationen bestimmt. Infektionen, Sepsis, respiratorische Insuffizienz und gastrointestinale Blutungen führen unter den Todesursachen. Ausfall mehrerer Vitalfunktionen, Hyperkatabolismus und höheres Alter beeinträchtigen die Frühprognose in besonderem Maße.
Demgegenüber hat sich an der günstigen *Spätprognose* der ischämischen und toxischen renalen Schädigung nichts geändert. Kommt die Diurese wieder in Gang, ist in der Regel mit der vollständigen Heilung der Nieren innerhalb von 6 Monaten zu rechnen. Faktoren wie die Schwere des Krankheitsbilds, die Dauer der Oligoanurie, die Maximalwerte der Retention harnpflichtiger Substanzen oder die Zahl erforderlicher Dialysen korrelieren allenfalls schwach mit dem Grad der Erholung der Nierenfunktion (26, 59). Auch eine renale Vorschädigung scheint die Spätprognose nach akutem Nierenversagen nicht nennenswert zu beeinträchtigen (26).
Immerhin kommen bleibende Funktionseinbußen besonders bei älteren Patienten vor. Jenseits des 4. Dezenniums erreichen Patienten mit akutem Nierenversagen im Mittel nur eine 75%ige Wiederherstellung der Nierenfunktion. Aber auch in diesen Fällen ist das klinische Resultat gut (26, 44a). Nur ausnahmsweise beobachtet man eine progrediente Verschlechterung der Nierenfunktion, so z.B. in manchen Fällen von partieller Nierenrindennekrose oder bei den Formen des akuten Nierenversagens, die sich im Gefolge einer primären Nierenkrankheit entwickelten. Ein Therapieversuch ist aber auch in solchen Fällen angezeigt (52). Denn sollte sich eine irreparable Nierenschädigung herausstellen, steht heute in den meisten Fällen die Möglichkeit der Behandlung mit der chronischen Dialyse oder der Nierentransplantation offen.

Literatur

1 Abel, R. M., C. H. Beck jr., W. M. Abbott, J. A. Ryan jr., G. O. Barnett, J. E. Fisher: Acute renal failure treatment with intravenous amino acids and glucose. New Engl. J. Med. 228 (1973) 695
2 Anderson, R. J., S. L. Linas, A. S. Berns, W. J. Henrich, T. R.

Miller, P. A. Gabow, R. W. Schrier: Nonoliguric acute renal failure. New Engl. J. Med. 296 (1977) 1134

3 Aviram, A., A. Pfau, J. W. Czekas, T. D. Ullmann: Hyperosmolality with hyponatremia caused by inappropriate administration of mannitol. Amer. J. Med. 42 (1967) 648

4 Barshay, M. E., J. H. Kaye, R. Goldman, J. W. Coburn: Acute renal failure in diabetic patients after intravenous infusion pyelography. Clin. Nephrol. 1 (1973) 35

5 Bennet, W. M., I. Singer, Th. Golper, P. Feig, C. J. Coggins: Guidelines for drug therapy in renal failure. Ann. intern. Med. 86 (1977) 754

6 Berne, T., B. H. Barbour: Acute renal failure in general surgical patients. Arch. Surg. 102 (1971) 594

7 Brown, V. B., J. J. Glany, I. Kelsey Gry, W. R. Cattel: High-dose excretion urography in oliguric renal failure. Lancet 1970/II, 952

8 Bryan, C. S., W. J. Stone: Antimicrobial dosage in renal failure: A unifying nomogram. Clin. Nephrol. 7 (1977) 81

9 Bunnemann, U., R. Pilgrim: Sonographische Verlaufsbeobachtungen bei akutem Nierenversagen und nach Nierentransplantation. Nieren- u. Hochdr.-Krankh. 7 (1978) 151

10 Cantarovich, F., C. Galli, L. Benedetti, C. Chena, L. Castro, C. Corea, J. PerezLoredo, J. C. Fernandez, A. Locatelli, J. Tizado: High-dose furosemide in established acute renal failure. Brit. med. J. 1973/4, 449

11 Cattel, W. R., u. Mitarb.: Excretion urography in acute renal failure. Brit. med. J. 1973/2, 575

11a Cousins, M. J., R. I. Mazze: Methoxyflurane nephrotoxicity: A study of dose-response in man. J. Amer. med. Ass. 225 (1973) 1611

12 Demers, H. G.: Digitalisbehandlung bei eingeschränkter Nierenfunktion. Nieren- u. Hochdr.-Krankh. 6 (1977) 21

13 Dhar, S. K., H. Chandrasekhar, E. C. Smith: Renosonogram in diagnosis of renal failure. Clin. Nephrol. 7 (1977) 15

14 Dialysis and Transplantation. 8 (1979) Nr. 1

15 Diaz-Buxo, J. A., R. D. Wagoner, R. R. Hattery, P. J. Palumbo: Acute renal failure after excretory urography in diabetic patients. Ann. intern. Med. 83 (1975) 155

16 Dudzinski, P. J., A. F. Petrone, M. Persoff, E. E. Callaghan: Acute renal failure following high dose excretory urography in dehydrated patients. J. Urol. 106 (1971) 619

16a Editorial: Antibiotic damage to damaged kidneys. Lancet 1978/2, 558

17 Eigler, J.: Isotopennephrographie. In: Handbuch der Inneren Medizin, Bd. VIII/1, 5. Aufl. hrsg. v. H. Schwiegk. Springer, Berlin 1968

18 Epstein, M., N. S. Schneider, B. Befeler: Effect of intrarenal furosemide on renal function and intarenal hemodynamics in acute renal failure. Amer. J. Med. 58 (1975) 510

19 Espinel, C. H.: The Fe_{Na}-Test. Use in the differential diagnosis of acute renal failure. J. Amer. med. Ass. 236 (1976) 579

20 Feldmann, H. A., S. Goldfarb, D. K. McCurdy: Recurrent radiographic dye-induced acute renal failure. J. Amer. med. Ass. 229 (1974) 72

21 Flynn, C. T.: Posttraumatic renal failure, including the use of the mobile artificial kidney. Proc. roy. Soc. Med. 63 (1970) 563

22 Freiberg, J., D. Urbanitz, H. v. Baeyer, H. G. Sieberth: Polyurisches akutes Nierenversagen unter Furosemid. Verh. dtsch. Ges. inn. Med. 77 (1971) 228

23 Feimanis, K. A., W. M. Asher: Ultrasonic diagnosis in and about the kidney. J. Amer. med. Ass. 234 (1975) 1253

24 Gajdos, Ph., J. R. LeGall, P. Babinet, G. Shortgen, G. A. Marcel, M. Rapin, M. Goulon: L'insuffisance rénale aigué, Plac du furosemide dans son traitment. Presse méd. 9 (1972) 579

25 Goldberg, L. J., Y. Y. Hsieh: Klinische Anwendung von Dopamin. Internist 19 (1978) 427

26 Hall, J. W., W. J. Johnson, F. T. Maher, J. C. Hunt: Unmediate and long-term prognosis in acute renal failure. Ann. int. Med. 73 (1970) 515

27 Handa, S. P., P. A. F. Morin: Diagnostic indices in acute renal failure. Canad. med. Ass. J. 96 (1967) 78

28 Hecking, E., A. Distler, R. Dörr, H. Mader, F. K. Port, R. Zobel: Aminosäurenverlust im Dialysat: Beweis für die Notwendigkeit der parenteralen Substitution von Aminosäurengemischen bei Dialysepatienten? Akt. Ernähr. 1 (1977) 15

29 Heinze, H. G., K. J. Pfeifer, J. Eigler: Radiologische und nuklearmedizinische Diagnostik in der Nephrologie. Internist 17 (1976) 83

30 Heinze, V., K. Junkers, R. Jontofsohn, R. Kern, A. Tourkantonis, W. Vogel, E. Vonend: Extrarenale Komplikationen bei Schocknierenpatienten. In: Aktuelle Probleme der Dialyseverfahren und der Niereninsuffizienz hrsg. v. P. v. Dittrich, F. Skrabal. Bindernagel, Friedberg 1971

31 Höffler, D.: Dialyse und Medikamente. In: Praxis der Dialysebehandlung hrsg. von H. E. Franz. Thieme, Stuttgart 1973

32 Hör, G., H. W. Pabst: Kritische Sichtung nuklearmedizinischer Nierendiagnostik. Mitteilungen Arbeitsgem. f. Klin. Nephrol. III, Nr. 1 u. 2 (1974) 60

32a Japp, H., U. Wissler, P. C. Baumann: Toxizität und Konzentration von Thiocyanat im Serum bei der Therapie mit Natrium-Nitroprussid. Schweiz. med. Wschr. 108 (1978) 1987

33 Kelton, J., W. N. Kelley, E. W. Holmes: A rapid method for the diagnosis of acute uric acid nephropathy. Arch. Int. Med. 138 (1978) 612

33a Kirchner, E., V. Rogowski, H. O. Kleine: Kritik der Mannitoltherapie bei postoperativem Nierenversagen. Internist. Prax. 1 (1969) 21

34 Kleinknecht, D., J. Deloux, J. C. Homberg: Acute renal failure after intravenous urography: detection of antibodies against contrast media. Clin. Nephrol. 2 (1974) 116

35 Kleinknecht, D., D. Ganevol, L. A. Gonzales-Duque u. Mitarb.:Furosemide in acute oliguric renal failure: a controlled trial. Nephron 17 (1976) 51

36 Kluthe, R., H. Quirin: Diätbuch für Nierenkranke 3. Aufl. Thieme, Stuttgart 1974

37 Krian, A., B. Grabensee, R. Körfer, P. Rumpf, D. Wittenhagen, L. Zumfelde: Experiences in the treatment of acute renal failure. Thoraxchirurgie 23 (1975) 403

38 Kult, J., Ch. Lämmlein, A. Röckel, A. Heidland: Beta$_2$-Mikroglobulin im Serum – ein Parameter des Glomerulumfiltrats. Dtsch. Med. Wschr. 99 (1974) 1686

39 Lang, K.: Biochemie der Ernährung. Steinkopf, Darmstadt 1970

40 Lefferei, J. M., H. Mellk, K. Kiett, P. Durante, A. Glazko: Diphenylhydantoin metabolism in uremia. New Engl. J. Med. 285 (1971) 648

41 Lordon, R. E., J. R. Burton: Posttraumatic renal failure in military personnel in Southeast Asia. Amer. J. Med. 53 (1972) 137

42 Lüttgen, F. M., R. Kluthe: Die konservative Therapie des akuten Nierenversagens. Nieren- u. Hochdr.-Krank. 6 (1977) 102

43 Mantel, W., A. Fateh-Moghadam, P. Sandel: Zur Methode und Aussagefähigkeit der Bestimmung von β_2-Mikroglobulin. Vortrag anl. der Tagung d. dtsch. u. Niederl. Ges. f. Klin. Chemie, Aachen 9.–12. 3. 1977

44 Matalon, R., R. P. Eisinger: Successful intravenous pyelography in advanced uremia visualization in the postdialytic state. New Engl. J. Med. 282 (1970) 835

44a Mc. Murray, S. D., F. C. Luft, D. R. Maxwell, R. J. Hamburger, D. Futty, J. J. Szwed, K. J. Lavelle, S. A. Kleit: Prevailing patterns and predictor variables in patients with acute tubular necrosis. Arch. Int. Med. 138 (1978) 950

45 Miller, Th.S., R.J. Anderson, St.L. Linas, W.L. Henrich, A.S. Berns, P.A. Gabow, R.W. Schrier: Urinary diagnostic indices in acute renal failure. A prospective study. Ann. Intern. Med. 89 (1978) 47
46 Moreno, M., Ch. Murphy, C. Goldsmith: Increase in serum potassium resulting from the administration of hypertonic mannitol and other solutions. J. Lab. clin. Med. 73 (1969) 291
47 Morgan, A.G., I.M. Bennet, A. Pollack: Mannitol retention during diuretic treatment of barbiturate and salicylate overdosage. Quart. J. Med. 37 (1968) 589
48 Munro, U.R.: Influence of protein and amino acids supply on tissue function and metabolism. In: Anaesthesiologie und Wiederbelebung, Bd. 58, hrsg. von K. Lang, R. Frey, M. Halmágyi. Springer, Berlin 1972
49 Ober, K.F.: Die Nierentoxizität von Arzneimitteln. Therapiewoche 36 (1973) 3043
50 Pixberg, H.U.: Neue Gesichtspunkte zur nuklearmedizinischen Nierendiagnostik. Med. Welt 28 (1977) 1504
50a Planz, G., K.H. Rahn: Pharmakokinetik antihypertensiv wirksamer Pharmaka bei Niereninsuffizienz. Nieren- u. Hochdr.-Krankh. 8 (1979) 51
51 Rees, E.D., W.H. Waugh: Factors in the renal failure of multiple myeloma. Arch. intern. Med. 116 (1965) 400
52 Richards, P., D.J. Evans, O.H. Wrong: Recovery from acute renal failure due to „irreversible" glomerular disease. Brit. Med. J. 1968/II, 459
53 Scheler, F.: Glykosidtherapie. In: Medikamentöse Therapie bei Nierenerkrankungen, hrsg. v. R. Kluthe. Thieme, Stuttgart 1971
54 Schnermann, J., W. Nagel, K. Thurau: Die frühdistale Natriumkonzentration in Rattennieren nach renaler Ischämie und hämorrhagischer Hypotension. Pflügers Arch. Ges. Physiol. 287 (1966) 296
55 Schulte, M., W. Lenz: Todesfälle durch Sorbitinfusionen. Dtsch. Ärztebl. 31 (1977) 1947
56 Shafi, T., S. Chou, J.G. Porush, W.B. Shapiro: Infusion intravenous pyelography and renal function. Arch. intern. Med. 138 (1978) 1218
57 Sieberth, H.G.: Die medikamentöse Therapie des akuten Nierenversagens. Nieren- u. Hochdr.-Krankh. 6 (1977) 105
58 Sieberth, H.G.: Indikationen zur Röntgenuntersuchung und zur Isotopendiagnostik bei Nierenerkrankungen. Therapiewoche 28 (1978) 3482
59 Siegler, R.L., H.A. Bloomer: Acute renal failure with prolonged oliguria. J. Amer. med. Ass. 225 (1973)
60 Sporn. P., V. Draxler, W. Pingerra, N. Wagner, J. Kremm, K. Steinbereithner: Erfahrungen mit der Akutdialyse einer gemischten Intensivbehandlungsstation. Intensivmedizin 13 (1976) 436
61 Stone, W.J., J.H. Knepshield: Post-traumatic acute renal insufficiency in Vietnam. Clin. Nephrol. 2 (1974) 186
62 Stott, R.B., J.S. Cameron, C.S. Ogg, M. Bewick: Why the persistently high mortality in acute renal failure. Lancet 1972/II, 75
63 Straub, E.: Zur medikamentösen Prophylaxe des akuten Nierenversagens. Nieren- u. Hochdr.-Krankh. 6 (1977) 1
64 Straub, E.: Effects of L-Thyroxin in acute renal failure. Res. exp. Med. 168 (1976) 81
65 Steicher, E.: Akutes Nierenversagen nach Arzneimitteln und Vergiftungen. In: Aktuelle Dialyseverfahren und der Niereninsuffizienz, hrsg. v. P.v. Dittrich, F. Kopp. Bindernagel, Friedberg 1968
66 Teschan, P.E., C.R. Baxter, T.F. O'Brien, J.N. Freyhof, W.H. Hall: Prophylactic hemodialysis in the treatment of acute renal failure. Ann. intern. Med. 53 (1960) 992
67 Thiel, G., F. Brunner, G. Wolff, P. Wunderlich, L. Peters Haefeli, E.J. Kirchertz, G. Peters: Diuretics in acute renal failure. In Diuretics in Research and Clinics, hrsg. von W. Siegenthaler u.a. Thieme, Stuttgart 1977 (S. 144)
68 Thiele, V.G.: Bestimmung von Enzymaktivitäten im Urin bei Nierenkrankheiten. Internist 17 (1976) 103
69 Thurau, K., J. Schnermann: Die Natriumkonzentration an den Macula-densa-Zellen als regulierender Faktor für das Glomerulusfiltrat (Mikropunktionsversuche). Klin. Wschr. 43 (1965) 410
69a Toback, F.G.: Amino acid enhancement of renal regeneration after acute tubular necrosis. Kidney intern. 12 (1977) 193
70 Todd, L.E., M. Lennhoff, R. Flores: Effects of Furosemide on acute and chronic renal failure. IV. Int. Congr. of Nephrology. Kongressbericht, Stockholm 1969 (S. 218)
71 Vertel, R.M., J.P. Knochel: Nonoliguric acute renal failure. J. Amer. med. Ass. 200 (1967) 118
72 Vollery, C.T., E.H.O. Parry, D.S. Young: Diuretic and hypertensive properties of ethacrynic acid: a comparison with hydrochlorothiazide. Lancet 1964/I, 947
73 Waterlow, J.C.: The assessment of protein nutrition and metabolism in the whole animal, with special references to man. In: Mammalian Protein Metabolism, Bd. III, hrsg. v.H.N. Munro. Academic Press, New York 1969
74 Weinrauch, L.A., R.W. Healy, O.S. Leland, H.H. Goldstein, S.D. Kassigieh, J.A. Libertino, F.J. Takacs, J.A. D'Elia: Coronary angiography and acute renal failure in diabetic azotemic nephropathy. Ann. intern. Med. 86 (1977) 56
75 Wetzels, W., E. Herms: Die akute Tubulusnekrose. Dtsch. Med. Wschr. 86 (1961) 514
76 Wibell, L., P.E. Evrin, I. Berggard: Serum β_2-mikroglobulin in renal disease. Nephron 10 (1978) 320
77 Zimmermann, A.W.: Ultraschalldiagnostik bei akuter Niereninsuffizienz. Nieren- u. Hochdr.-Krankh. 6 (1977) 96

Spezielle Krankheitsbilder

34 Polytrauma

Von G. WOLFF

Zustand nach Polytrauma – ein Syndrom

So mannigfaltig das Verletzungsmuster einzelner Mehrfachverletzter sein mag, so uniform sind die pathophysiologischen Reaktionen auf diese Verletzungen. Die durch direktes Trauma verursachten Organzerstörungen mögen zwar durchaus typische funktionelle Ausfälle zur Folge haben, so daß das klinische Bild zunächst noch differenziert erscheinen mag. Je länger aber Blutung und ungenügende Atmung ohne entscheidende Therapie bleiben, desto mehr beherrschen sie die weitere Entwicklung und prägen das klinische Bild. Zuletzt präsentiert sich jeder Polytraumatisierte in einem Zustand von generalisierter, akuter peripherer Zirkulationsstörung mit konsekutiven Funktionsstörungen aller minderperfundierten Organe. Dieser Zustand manifestiert sich in dem komplexen klinischen Syndrom, genannt „Schock".

Das klinische Bild des Polytraumatisierten setzt sich somit einige Zeit nach dem Unfall zusammen aus hypovolämischer, tachykarder Hypotension, Azidose und Hyperkaliämie, Hypoxie und Hyperkapnie, Anurie, Koagulopathie und Koma. Die rationale Therapie umfaßt deshalb sowohl die chirurgische Versorgung der traumatischen Zerstörungen als auch die Normalisierung der veränderten physiologischen Systeme. Die individuellen Verletzungen und die allgemeinen Reaktionen können nur optimal behandelt werden, wenn ein bestimmtes Grundschema von diagnostischen und therapeutischen Abläufen für das ganze Behandlungsteam vorbereitet ist, so daß anhand der Einzelheiten der individuellen Konstellation die Synthese und Konkretisierung rasch möglich ist. Die Versorgung eines Polytraumatisierten soll zwar „nahtlos" von der ersten Venenkanülierung bis zum Spitalaustritt „in einem Zuge" erfolgen, aus didaktischen Gründen hat sich aber die Unterscheidung in die folgenden Phasen bewährt (Tab. 34.1).

Tabelle 34.1 Behandlungstaktik bei Polytraumatisierten: ununterbrochene volumenkontrollierte Beatmung von der Reanimation über die Notoperationen und die Stabilisierungsphase hinweg bis nach der definitiven chirurgischen Versorgung

1. Reanimationsphase Respiration – Kreislauf	Intubation
2. Erste Operationsphase unaufschiebbare Versorgung lebensbedrohlicher Verletzungen 3. Stabilisierungsphase Kreislauf, Lunge, Niere Gerinnung peripherer Zellstoffwechsel Infektanfälligkeit Intestinum Fettemboliesyndrom 4. Zweite Operationsphase definitive chirurgische Versorgung	Volumenkontrollierte Beatmung mit PEEP (Phasen 1–4)
5. Erholungsphase	Weaning + Extubation

Fünf Phasen der Versorgung Polytraumatisierter

Reanimation

Jede weitere Behandlung ist sinnlos, wenn nicht zuallererst eine mindestens suboptimale Zirkulation von Blut mit weitgehend normalem Sauerstoffgehalt und wenigstens annähernd normalem pH-Wert erreicht worden ist. In der Reanimation konzentriert man sich deshalb ausschließlich auf die erste vorläufige Sicherstellung von Respiration und Kreislauf. Dies bedeutet in der Regel Intubation, volumenkontrollierte Beatmung, Transfusion volumenaktiver Flüssigkeiten bis zum vollen Volumenersatz und Korrektur der metabolischen Azidose mit Natriumbicarbonat.

Erste Operationsphase

Liegen Verletzungen vor, die eine definitive Reanimation nicht erlauben (z. B. Milzruptur), so müssen ohne jeden Aufschub solche unmittelbar lebensrettenden Eingriffe (z. B. Splenektomie) durchgeführt werden. Sind mehrere lebensbedrohliche Verletzungen zu operieren, so haben auch in der Reihenfolge der Operationen die kreislaufstabilisierenden Eingriffe den Vorrang. Sogar die Entfernung eines epiduralen Hämatoms ist am kreislauflosen Patienten zwecklos!

Stabilisierungsphase

Alle Verletzungen jedoch, welche nicht unmittelbar lebensgefährlich sind, sollen erst operiert werden, wenn mit weiterem Fortführen der allgemeinen Behandlung weder das Operationsrisiko weiter gesenkt noch das Operationsresultat weiter verbessert werden könnte. Diese Operationen werden somit nicht verschoben, um die Operationsbereitschaft „abzuwarten", sondern um mit aggressiver intensivmedizinischer Therapie die physiologischen Systeme in kurzer Zeit weitgehend zu normalisieren und damit für die nicht unmittelbar lebensrettenden Operationen die Erfolgschancen zu verbessern.

Scheinen nach Beendigung der ersten Operationsphase die verschiedenen physiologischen Systeme nur wenig gestört und besteht berechtigte Hoffnung, daß eine weitgehende Normalisierung in kurzer Zeit (höchstens in Stunden) erreicht werden kann, so bleibt der Patient für diese Behandlung und Beobachtung vorerst im Operationssaal auf dem Tisch, in der Absicht, nach Stabilisierung der Physiologie die übrigen Operationen ohne weiteren Verzug durchführen zu können. Nimmt aber die Stabilisierung offensichtlich mehr Zeit in Anspruch, so wird der Patient für diese Behandlungsphase auf die Intensivpflegestation transportiert. Folgende Funktionskreise sind zu behandeln:

Kreislauf

Die Kreislaufbehandlung entwickelt sich als Fortführung der Therapie während der Reanimationsphase. *Das Behandlungsziel ist eine ausreichende periphere Zirkulation.* Diagnostische und therapeutische Mittel sollen der medizinischen Problematik angemessen und prinzipiell *so einfach wie möglich* sein. Wir beginnen mit folgendem Procedere:

Standard management

Zur **Verlaufskontrolle** genügen der zentral-venöse Katheter (zur Messung des Zentralvenendrucks), der intraarterielle Katheter (zur wiederholten Entnahme arterieller Blutproben für Blutgasanalysen,

Tabelle 34.2 Die Behandlung des Polytraumatisierten beginnt mit einfacher Therapie und einfacher Überwachung: standard management

I Standard management	
Ziel:	normale Perfusion aller peripheren Gefäße
Diagnostische Mittel:	klinische Untersuchung zentral-venöser Katheter intraarterieller Katheter (Harn-) Blasenkatheter
Pathologische Mechanismen:	– Hypovolämie – Alpharezeptoren – Vasokonstriktion
Therapie:	● mechanische Beatmung mit PEEP ● adäquate Transfusion Kristalline, Albumin Blut, Plasmaexpander frisch gefroren konserviertes Plasma ● lebensrettende Operationen ● Behandlung von – Azidose: Natriumbicarbonat – Oligurie: Mannit – Herzrhythmusstörungen – Verbrauchskoagulopathie – Schmerz

zur kontinuierlichen Registrierung des arteriellen Blutdrucks) und der Blasenkatheter (zur fortlaufenden Diuresekontrolle) (Tab. 34.2). Im Zentrum bleibt aber die klinische Untersuchung; sie ist unseres Erachtens die wichtigste Methode. Wenn wir den Patienten klinisch beurteilen und untersuchen, beachten wir

- das der Situation adäquate *psychische Verhalten* als Ausdruck einer ungestörten zerebralen Blutversorgung,
- das Fehlen von *Herzrhythmusstörungen* als Ausdruck einer vorerst genügenden Myokardperfusion,
- die normale *Diurese* als Ausdruck der zur Zeit ausreichenden Nierendurchblutung,
- die *Hauttemperatur*, sie soll (ohne Anstieg der Rektaltemperatur) bis zu den Zehen warm sein,
- die *Hautvenen*, die nicht kollabiert sein sollen,
- die *Rekapillarisationszeit* der gegen eine harte (knöcherne) Unterlage ausgepreßten Haut, die weniger als 1 Sek. betragen soll. Das Zeichen ist leicht prüfbar an den Fingerendgliedern, über der Patella, dem Akromion, der Stirn usw.

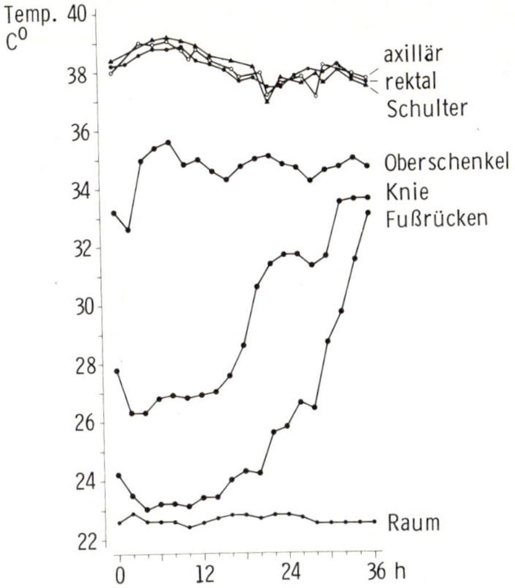

Abb. 34.1 Lokalisation und Verschiebung der Temperaturstufe zur klinischen Beurteilung des Kreislaufs. Mit simultaner Registrierung der Raumtemperatur und der Hauttemperatur an 6 Körperstellen kann das Wandern der mit dem Handrücken leicht feststellbaren Temperaturstufe bei Kreislaufveränderungen objektiviert werden. Während der ersten 14 Stunden wird die abrupte Temperaturstufe am Oberschenkel palpiert. Während erfolgreicher Kreislauftherapie (nach 24 Stunden) findet sich die Temperaturstufe am Unterschenkel. Nach 36 Stunden ist keine Temperaturstufe mehr nachweisbar, die periphere Zirkulation ist normalisiert

Eine reduzierte Hautdurchblutung bei „normalem" Blutdruck beruht auf *Vasokonstriktion*; sie ist leicht zu diagnostizieren und wird (theoretisch spekulativ, aber klinisch erfolgreich) als repräsentativ für die Vasokonstriktion auch in den am Krankenbett nicht untersuchbaren parenchymatösen Organen interpretiert (Abb. 34.1).

Die **Behandlung** besteht in der Weiterführung der von der Reanimationsphase übernommenen mechanischen Beatmung, der möglichst vollständigen Normalisierung, besser „Optimierung" des intravaskulären Blutvolumens bis zum „Bedarfsvolumen" (5) durch ausreichende Transfusion von Kristalloiden, konzentrierten Albuminlösungen, Blut und Frischplasma.

Rund zwei Drittel der Polytraumatisierten können allein mit diesen einfachen Methoden erfolgreich und definitiv behandelt werden.

Kasuistik: Die 54jährige adipöse Patientin erlitt als Pkw-Fahrerin bei einem Verkehrsunfall folgende Verletzungen (Abb. 34.2): Rippenserienfrakturen 1–6 rechts und 6–9 links, Klavikulafraktur rechts, subkapitale Humerusfraktur links, zentrale Hüftgelenksfraktur links, Tibiakopffraktur links, Femurfragmentfraktur rechts und Malleolarfraktur Typ B rechts. Die Patientin wurde auswärts sofort intubiert und beatmet, und unter Kontrolle des Zentralvenendrucks wurde die Volumentherapie durchgeführt. Ohne daß der Zentralvenendruck je gefährlich angestiegen wäre (12 mm Hg war unter Überdruckbeatmung mit PEEP von 10 cm H_2O der höchste jemals gemessene Wert), entwickelte sich eine schwere respiratorische Insuffizienz, weshalb die Patientin zwei Tage nach dem Unfall per Helikopter zu uns transferiert worden ist. Im Thoraxröntgenbild (Abb. 34.3) sind die Rippenfrakturen mit Pfeilen markiert; in bezug auf das Lungenparenchym zeigt das Bild 78 Stunden nach dem Unfall keine Auffälligkeit (Fortsetzung der Kasuistik S. 34.5).

Special circulatory management

Es ist immer wieder daran zu erinnern, daß mit dem *Zentralvenendruck* (ZVD) ein „Druck" und nicht ein „Volumen" gemessen wird. Ist die periphere Zirkulation ungenügend und ist dabei der Zentralvenendruck erniedrigt, so kann mit Volumenzufuhr eine Kreislaufverbesserung erzielt werden. Ob aber die Ausgangssituation tatsächlich einer Hypovolämie entsprochen hat, kann ohne zusätzliche Daten nicht entschieden werden. Ist jedoch die periphere Zirkulation ungenügend oder besteht eine respiratorische Insuffizienz, und sind Blutdruck, Pulsfrequenz und Zentralvenendruck „normal" oder „leicht erhöht", so erlaubt auch die verfeinerte klinische Untersuchung nicht, zwischen Linksherzinsuffizienz, pulmonal-vaskulärer Hypertension oder Übertransfusion bei systemischer Vasokonstriktion zu unterscheiden. Tatsächlich wird mit dem Zentralvenendruck nur der enddiastolische rechtsventrikuläre Füllungsdruck gemessen. Wird anhand des Zentralvenendrucks die Funktion des Herzens „als Ganzes" beurteilt, so wird vorausgesetzt, daß eine eventuelle Herzinsuffizienz in beiden Ventrikeln gleich stark ausgeprägt ist. Diese simplifizierende Voraussetzung ist aber am Polytraumatisierten keinesfalls zulässig: Die häufige pulmonal-vaskuläre Widerstandserhöhung bei beginnender oder ausgeprägter respiratorischer Insuffizienz führt zur *„Rechtsherzinsuffizienz ohne Linksherzinsuffizienz"*. Hat aber der Patient eine bisher asymptomatische hypertensive Herzkrankheit, koronare Herzkrankheit oder ein Klappenvitium, so kann eine solche linksventrikuläre Krankheit unter dem Streß des Polytraumas symptomatisch werden, und es kommt zur *„Linksherzinsuffizienz ohne Rechtsherzinsuffizienz"*.

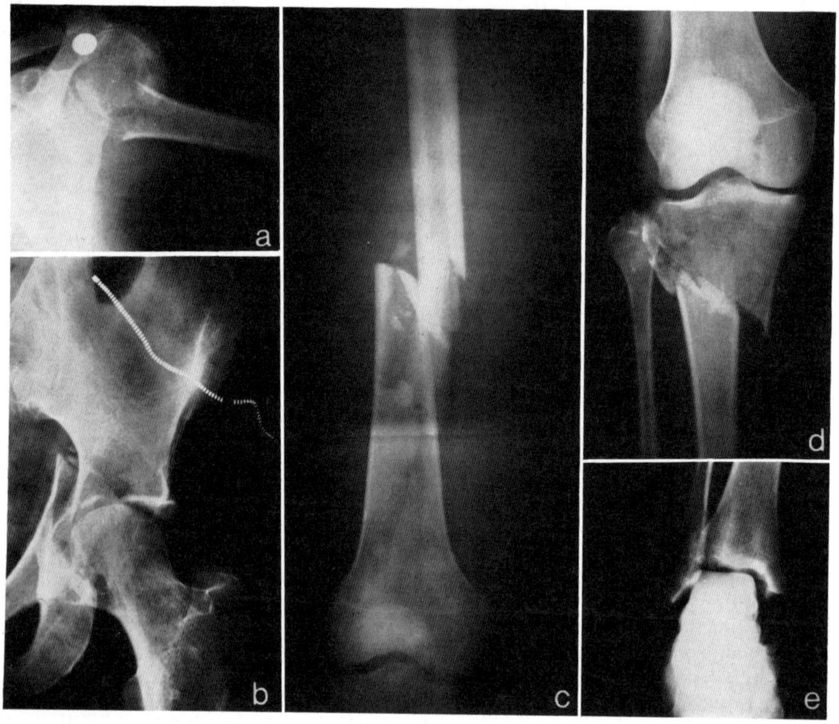

Abb. 34.**2** 54jährige polytraumatisierte Patientin, bei der die Indikation zur Operation a) der subkapitalen Humerusfraktur links, b) der zentralen Hüftgelenksfraktur links, c) der Femurmehrfragmentenfraktur rechts, d) der Tibiakopffraktur links und e) der Malleolarfraktur Typ B rechts prinzipiell gestellt werden mußte

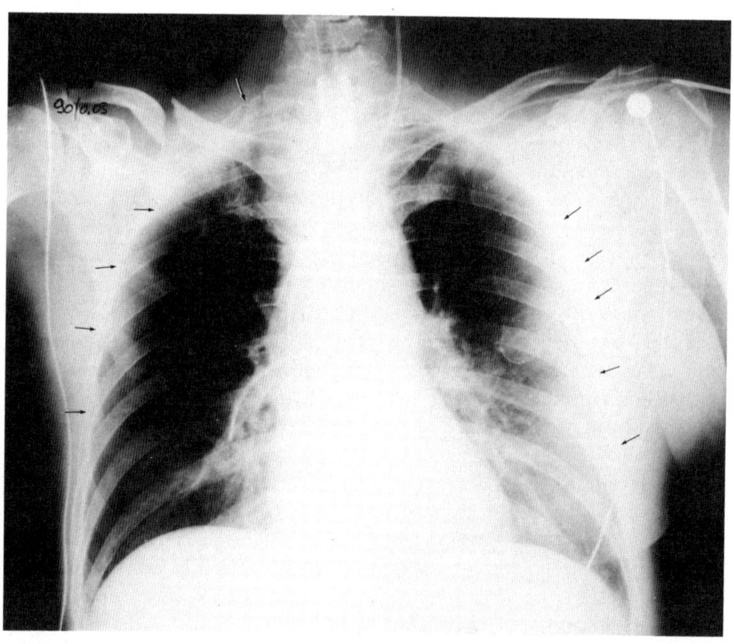

Abb. 34.**3** Das Röntgenthoraxbild der in Abb. 34.2 erwähnten Patientin zeigt die Rippenserienfrakturen beiderseits und die Klavikulafraktur rechts, jedoch trotz der respiratorischen Insuffizienz keine große Auffälligkeit im Lungenparenchym

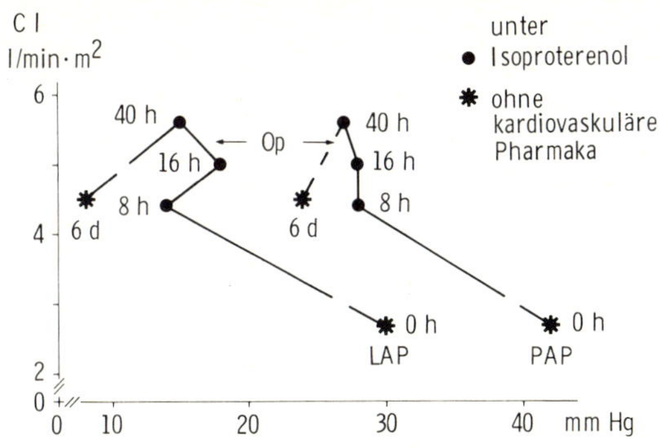

Abb. 34.4 Hämodynamische Abklärung unmittelbar nach Übernahme der in Abb. 34.2 erwähnten Patientin (*, 0 h): Schwere Linksherzinsuffizienz mit passiver pulmonaler Hypertension mit Linksvorhofdruck (LAP) von 30 und pulmonal-arteriellem Druck (PAP) von 40 mm Hg bei einem Herzindex (CI) von 2,4 l/min · m². Unter Dauerinfusion eines Pharmakons mit positiv inotroper Wirkung normalisieren sich Linksvorhofdruck, pulmonal-arterieller Druck und Herzindex. Nach 16 Stunden ist die Patientin operabel

Kann aber mit Transfusion bis zu einem ZVD von etwa 12 mm Hg (d. h. bis etwa 16 cm H_2O) am beatmeten Patienten die periphere Zirkulation nicht ausreichend verbessert werden oder entwickelt sich unter der Transfusionstherapie eine respiratorische Insuffizienz, so muß heute die Indikation zum Rechtsherzkatheterismus gestellt werden. Ohne jeden Zeitverlust wird ein Ballonkatheter (mit Thermodilution zur Herzminutenvolumenmessung) perkutan in eine V. subclavia oder eine V. jugularis interna eingeführt, unter Positionskontrolle der Katheterspitze mit Hilfe der phasischen Druckregistrierung in die A. pulmonalis eingeschwemmt und in einer peripheren Lungenarterie derart plaziert, daß jederzeit durch Aufblähen des Ballons auch der Lungenkapillardruck, d. h. (indirekt über die „stehende Blutsäule") der Linksvorhofdruck, gemessen werden kann. Dieser Katheter liefert rasch, sicher und mit gerechtfertigtem Aufwand die jetzt notwendigen Informationen. Keinesfalls darf heute noch der Pulmonaliskatheter ausschließlich der kardiologischen Labordiagnostik dienen oder gar nur zu wissenschaftlichen Studien eingelegt werden. Der Pulmonaliskatheter ist zu einem Werkzeug der medizinischen Dienstleistung geworden, dessen Nutzen dem Patienten nicht vorenthalten werden darf.

Der Pulmonaliskatheter liefert folgende Informationen:

1. Herzindex (Herzzeitvolumen pro m² Körperoberfläche = CI),
2. pulmonal-arterieller Mitteldruck (PAP_m),
3. indirekt gemessener Linksvorhofdruck (LAP) über den pulmonal-kapillären Stauungsdruck (pulmonary capillary wedged pressure = PCWP,
4. gemischt-venöse Sauerstoffsättigung in Blutproben aus der A. pulmonalis ($SAP = S_{\bar{v}}$) und damit die Möglichkeit zur Berechnung der arteriovenösen Sauerstoffdifferenz (C_a-$C_{\bar{v}}$, d. h. peripher verbrauchte ml O_2/100 ml Blut) als Ausdruck des Verhältnisses von peripherer Sauerstoffaufnahme zum Sauerstoffangebot.

Kasuistik (Fortsetzung): Was hat nun der pulmonal-arterielle Thermodilutions-Ballonkatheter bei unserer Patientin gezeigt (Abb. 34.4)? Die posttraumatische respiratorische Insuffizienz nach „standard management" fand ihre Erklärung im Linksvorhofdruck (LAP) von mehr als 30 mm Hg und im pulmonal-arteriellen Mitteldruck (PAP) von mehr als 40 mm Hg, während der Herzindex mit 2,6 gegenüber der „Norm" von 3 l/min · m² nur minimal reduziert war. Am linken Herzen zeigten sich also die Zeichen der „Übertransfusion", ohne daß der ZVD während der Transfusionsbehandlung je warnend ange-

Tabelle 34.3 Gelingt es mit dem „standard management" nicht, die periphere Zirkulation zu normalisieren, ohne daß der Rechtsvorhofdruck zu stark ansteigt oder eine respiratorische Insuffizienz auftritt, so muß eine etwas kompliziertere Diagnostik mit dem Thermodilutionskatheter und eine etwas aufwendigere Therapie mit der Dauertropfinfusion von vasoaktiven Medikamenten durchgeführt werden: „special circulatory management"

II Special circulatory management

Ziel:	normale Perfusion aller peripheren Gewebe
Therapeutische Mittel:	pulmonal-arterieller Thermodilutionskatheter
Pathophysiologische Mechanismen:	– erhöhter pulmonal-vaskulärer Widerstand – erhöhter system-vaskulärer Widerstand – Rechtsherzinsuffizienz – Linksherzinsuffizienz
Behandlung:	● weitere kontrollierte Transfusion ● Pharmakotherapie Isoproterenol Phentolamin Isoproterenol und Phentolamin

stiegen wäre. Dieses kardiale Verhalten muß als Linksherzinsuffizienz gewertet werden.
Angesichts dieser Meßwerte waren die therapeutischen Möglichkeiten des „standard management" erschöpft, und es wurde eine gezielte pharmakologische Therapie eingesetzt.

Die Kontrolle von pulmonal-arteriellem Druck, Linksvorhofdruck sowie Herzindex und ihre Steuerung mit Hilfe von Pharmaka-Dauerinfusion bezeichnen wir als „special circulatory management" (Tab. 34.3).

Kasuistik (Fortsetzung): Unter dem „special circulatory management" sanken bei unserer Patientin innerhalb von 8 Stunden der pulmonal-arterielle Druck und der Linksvorhofdruck, während der Herzindex anstieg (Abb. 34.4). 20 Stunden nach Behandlungsbeginn der Linksherzinsuffizienz war die Patientin unter Fortführung der mechanischen Beatmung und der Pharmakotherapie operabel, so daß sämtliche Frakturen osteosynthetisiert werden konnten (Abb. 34.5).

Hämodynamische Störungen nach Trauma

Meist finden sich beide der im folgenden gezeigten Störungen. Sie sind aber mehr oder weniger ausgeprägt, so daß auch eine der beiden Störungen dominieren kann.

Linksherzinsuffizienz

Die Abb. 34.6 und 34.7 zeigen den hämodynamischen Verlauf nach Polytrauma: Es sind jeweils die Herzarbeit (ventricular work index = VWI) gegen den enddiastolischen Füllungsdruck für das linke Herz (Abb. 34.6) und das rechte Herz (Abb. 34.7) aufgetragen. Vor Beginn der Pharmakotherapie beweist der erhöhte Linksvorhofdruck (30 mm Hg) bei erniedrigtem LVWI (2 m · kg/m^2) die schwere Linksherzinsuffizienz. Zu dieser Zeit erbringt auch das rechte Herz eine erniedrigte Arbeit, aber bei tiefem Rechtsvorhofdruck, und der RVWI wird erst später normal, wenn nämlich die Linksherzinsuffizienz unter Pharmakotherapie behoben ist.

Erhöhter pulmonal-vaskulärer Widerstand

Abb. 34.8 zeigt den hämodynamischen Verlauf eines Patienten, dessen überwiegende pathophysiologische Reaktion in einer Erhöhung des pulmonal-vaskulären Widerstandes mit demzufolge erhöhtem Rechtsvorhofdruck (RAP) als Ausdruck der Rechtsherzinsuffizienz. Unter geeigneter Pharmakotherapie normalisierte sich auch diese hämodynamische Reaktion auf das Trauma rasch,

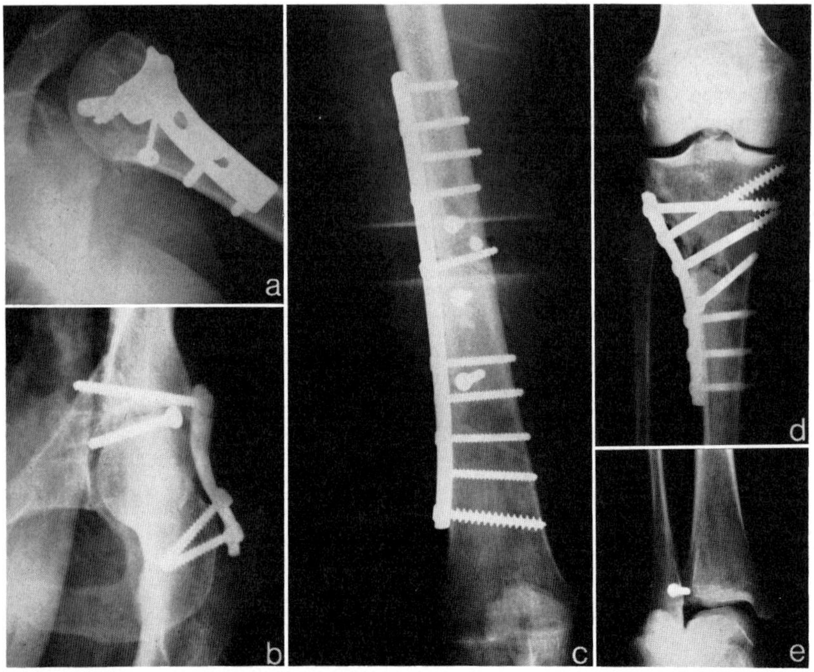

Abb. 34.5 a–e Röntgenaufnahmen der 5 operierten Frakturen der polytraumatisierten Patientin von Abb. 34.2

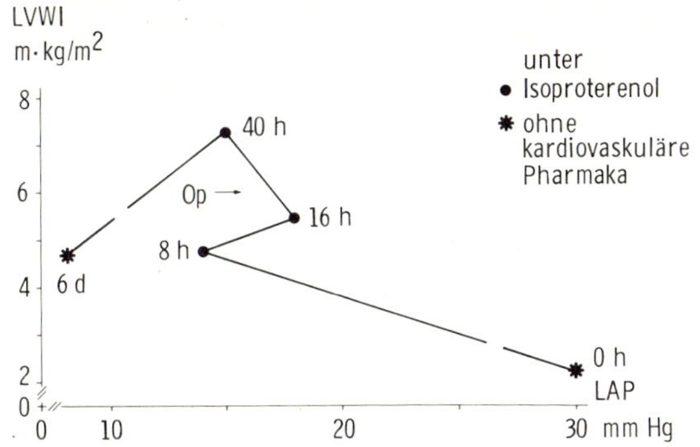

Abb. 34.**6** Arbeit des linken Ventrikels (left ventricular work index = LVWI) und Linksvorhofdruck (left atrial pressure = LAP). Gleiche Patientin wie in Abb. 34.2. Zu Beginn stark erniedrigte Arbeit des linken Ventrikels trotz stark erhöhtem LAP, d. h. Linksherzinsuffizienz

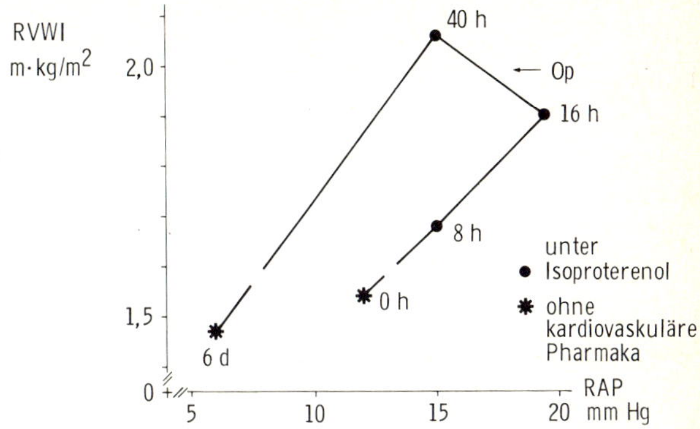

Abb. 34.**7** Arbeit des rechten Ventrikels (right ventricular work index = RVWI) und Rechtsvorhofdruck (right atrial pressure = RAP). Gleiche Patientin wie Abb. 34.2 und 34.6. Zu Beginn erniedrigte Arbeit des rechten Ventrikels bei unauffälliger RAP, d. h. die Arbeit des rechten Ventrikels könnte mit Volumengabe noch erhöht werden

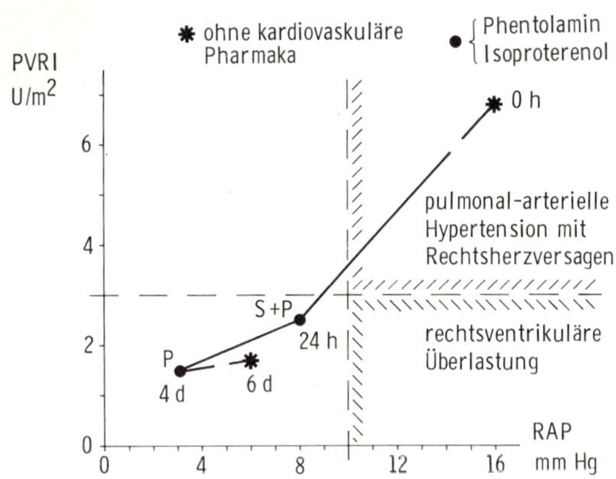

Abb. 34.**8** Polytraumatisierter Patient während „special circulatory management". Pulmonal-vaskulärer Widerstand (pulmonary vascular resistance index = PVRI) und Rechtsvorhofdruck (right atrial pressure = RAP). Ausgangswert: Stark erhöhter pulmonal-vaskulärer Widerstand bei deutlich erhöhtem Rechtsvorhofdruck, d. h., Rechtsherzinsuffizienz infolge pulmonal-arterieller Hypertension

a) $SVR = \frac{AoP - RAP}{CI}$ b) $PVR = \frac{PAP - LAP}{CI}$

c) $$\frac{SVR}{PVR} = \frac{\frac{AoP - RAP}{CI}}{\frac{PAP - LAP}{CI}}$$

d) $$\frac{SVR}{PVR} = \frac{AoP - RAP}{PAP - LAP}$$

Abb. 34.**9** a–d Berechnung des system-pulmonalen Widerstandsquotienten
SVR = systemisch-vaskulärer Widerstand
PVR = pulmonal-vaskulärer Widerstand
AoP = mittlerer Aortendruck
PAP = mittlerer pulmonal-arterieller Druck
RAP = Rechtsvorhofdruck
LAP = Linksvorhofdruck
CI = Herzindex

und nach 24 Stunden konnten die Osteosynthesen ohne Gefahr durchgeführt werden.

Diagnostische Erleichterungen

Zur Diagnose des erhöhten pulmonal-vaskulären Widerstandes

Der pulmonal-vaskuläre Widerstand (Abb. 34.9) wird als Quotient von Druckdifferenz über der Lungenstrombahn dividiert durch den Herzindex definiert (b). Der systemische vaskuläre Widerstand ist ganz analog definiert als Quotient von Druckdifferenz über dem systemischen Gefäßbett dividiert durch den Herzindex (a). Wird der Systemwiderstand durch den pulmonalen Widerstand dividiert (c), so entfällt der Herzindex durch Kürzung. Es bleibt nur noch Formel d, wonach das Verhältnis von Systemwiderstand zu pulmonalem Widerstand gleich dem Quotienten von Druckdifferenz über dem Systemkreislauf (AoP – RAP) durch Druckdifferenz über dem pulmonalen Kreislauf (PAP – LAP) ist. Dies bedeutet, daß das Verhältnis *Systemwiderstand zu Lungenwider-*

stand auch ohne Messung des Herzzeitvolumens exakt berechnet werden kann: Allein durch Messung der Mitteldrucke in einer Arterie (AoP), dem Rechtsvorhofdruck oder Zentralvenendruck (RAP), dem Druck in der A. pulmonalis (PAP) und dem indirekt gemessenen Linksvorhofdruck (LAP oder PCWP). Dieser vorübergehend erlaubte Verzicht auf die Messung des Herzindex ist aus zwei Gründen für den Kliniker interessant:

1. Es ist selbst während der hektischen notfallmäßigen Versorgung immer möglich, einen pulmonal-arteriellen Ballonkatheter einzulegen und in kurzen Intervallen Druckmessungen durchzuführen. Die wiederholte Messung des Herzindex bedingt aber zusätzliches Personal oder eine Unterbrechung der eigentlichen Therapie.
2. Während der Akutphase ist ein quantitativer Ersatz des Blutverlustes nicht fortlaufend exakt möglich; kurze Phasen mit leichter Übertransfusion wechseln mit kurzen Phasen leichter Untertransfusion. Auch das Gleichgewicht zwischen Schmerzen und Analgetika ist noch nicht gefunden, so daß ein Schwanken zwischen voller und ungenügender Analgesie noch einige Stunden beobachtet wird. Beide Variablen bestimmen auch das Herzminutenvolumen, weshalb weitgehend parallele Schwankungen des Aortendruckes und des pulmonal-arteriellen Druckes beobachtet werden. Der pulmonal-arterielle Druck allein erlaubt also nicht, eine pulmonal-vaskuläre Hypertension zu diagnostizieren respektive auszuschließen.

Dieser Fehler entfällt, wenn wir den Quotienten zwischen systemvaskulärem und pulmonal-vaskulärem Widerstand bilden, den Einfluß des unterschiedlichen Verhaltens von linkem und rechtem Vorhofdruck auf diesen Quotienten vernachlässi-

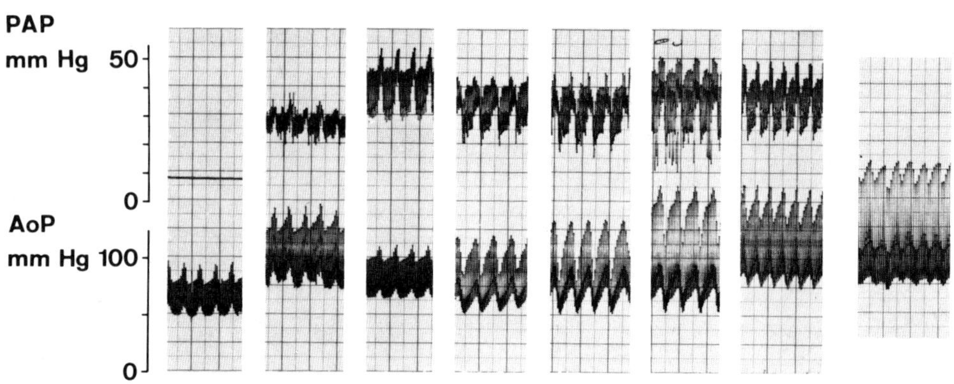

AoP	60	90	80	75	85	88	100	Operation 11. 2. 75	105	mm Hg
PAP		26	38	32	32	33	34			mm Hg
ZVD	10	15	16	10,5	10	12	10,5		16	mm Hg
PF	95	95	82	120	120	132	140		92	min^{-1}
SAP		73	73	71	71	77,5	72,5			%
AVD		3,9	4,0		5,1	4,1				Vol. %
Regitin				200	200	100	200			$\gamma \cdot min^{-1}$
Kum. Bilanz	1,2	1,3	4,0	4,0	3,6	5,7	5,8		4,7	l
	12^{45}	13^{15}	16^{00}	18^{00}	23^{00}	09^{00}	10^{00}		11^{00}	
M. K.	8.2.					9.2.			13.2.75	

Abb. 34.**10** Phasische Registrierung von Aortendruck und pulmonal-arteriellem Druck sowie Mittelwertprotokolle von Aortendruck (AoP), pulmonal-arteriellem Druck (PAP), Rechtsvorhofdruck (ZVD), Pulsfrequenz (PF), gemischtvenöser Sättigung (SAP) und arteriovenöser Differenz (AVD). Die Volumentherapie kann der kumulativen Bilanz entnommen werden. Pharmakotherapie: Phentolamin (Regitin). Während der initialen Transfusionsphase entwickelt sich die pulmonale Hypertension. Unter Phentolamin fällt der pulmonal-vaskuläre Widerstand wieder ab, und der exspiratorische rasante Abfall des systolischen Blutdrucks mit Verkleinerung der Druckamplitude ist am anderen Morgen, 10.00 Uhr, nicht mehr frappant.

gen und nur noch den mittleren Aortendruck zum mittleren pulmonal-arteriellen Druck in Beziehung setzen. Dieser Quotient sollte mehr als „4" und muß auf jeden Fall mindestens „3" betragen, d. h., bei einem mittleren Aortendruck von 100 mm Hg muß der pulmonal-arterielle Mitteldruck unter 33 mm Hg bleiben; steigt bei diesem Aortendruck der pulmonal-arterielle Druck höher an, so sinkt der Quotient unter „3", und es liegt eine pulmonal-vaskuläre Hypertension vor.

Formale Änderungen der arteriellen (phasischen) Druckkurve bei „low flow syndrome"

Die Registrierung des arteriellen Druckes mit langsamer Papierlaufgeschwindigkeit (1 mm/s) unter standardisierten Beatmungsbedingungen zeigt ein außerordentlich typisches Phänomen, wenn das Herzminutenvolumen wohl stark, aber noch nicht schockierend erniedrigt ist; der Patient befindet sich dabei in dem gefährlichen sogenannten „low flow syndrome", in welchem die kleinste zusätzliche Verschlechterung zum Schock überleiten kann: Bei Beginn der Exspiration fällt der arterielle Druck rasant ab, wobei die Druckamplitude außerordentlich klein wird. In Abb. 34.10 sind Ausschnitte aus Registrierstreifen unter langsam erfolgreicher Kreislauftherapie wiedergegeben; sie zeigen, daß das Phänomen mehr und mehr verschwindet (6).

Diese Beobachtung unter Überdruckbeatmung unterscheidet sich prinzipiell von dem nur scheinbar ähnlichen (jedoch umgekehrten!) Phänomen, welches schon vor langer Zeit aufgefallen ist und allgemein (fälschlicherweise) als „paradoxer" Puls bezeichnet wird; das hier beschriebene Phämomen ist gelegentlich als „reversed paradoxe puls" bezeichnet worden. Der sogenannte paradoxe Puls bei Spontanatmung wie auch der hier beschriebene sogenannte „reversed paradoxe puls" unter Überdruckbeatmung sind qualitativ normale Phänomene: Unter dem negativen Inspirationsdruck der Spontanatmung sinkt der arterielle Druck normalerweise, während beim positiven Inspirationsdruck unter Überdruckbeatmung der arterielle Druck normalerweise ansteigt und umgekehrt in Exspiration abfällt. Ist das Phänomen unter Spontanatmung quantitativ so stark ausgeprägt, daß es ins Auge springt (inspiratorisch-exspiratorische Differenz systolisch >25 mm Hg), so gilt dieses Zeichen als pathognomonisch für Herztamponade. Die quantitativ verstärkte Ausprägung des an und für sich normalen Phämomens unter Überdruckbeatmung ist ein absolut sicheres Zeichen für kritisch tiefes Herzminutenvolumen.

Herzminutenvolumen und Gasaustausch

Zur Vermeidung von Interpretations- und Behandlungsfehlern muß auf einen gesetzmäßigen Zusammenhang zwischen Veränderungen des Herzminutenvolumens und Veränderungen des pulmonalen Gasaustauschs hingewiesen werden: Steigt das Herzminutenvolumen, so steigt auch der intrapulmonale Rechts-links-Shunt (ausgedrückt in Prozent des Herzminutenvolumens = $\dot{Q}_S/\dot{Q}_T$) und umgekehrt; gelegentlich sinkt der prozentuale Rechts-links-Shunt bei starkem Abfall des Herzminutenvolumens sogar so stark, daß das arterielle PO_2 ansteigt (4). Diese normale Reaktion hat zur Folge, daß bei Patienten im Schock primär ein normales, wenn nicht sogar auffällig hohes P_aO_2 gemessen wird. Ein P_aO_2 von mehr als 100 mm Hg des unter Raumluft spontan atmenden Polytraumatisierten muß als Zeichen eines „hypovolämisch" erniedrigten Herzminutenvolumens gedeutet werden. Umgekehrt darf ein erniedrigtes P_aO_2 an einem traumatisch schockierten Patienten keinesfalls als direkte Folge des Schocks gewertet werden; ist das P_aO_2 am schockierten Patienten erniedrigt, so liegt bereits eine zusätzliche pulmonale Komplikation vor, die abgeklärt und ebenso dringend behandelt werden muß, wie der Schock selbst (4).

Kreislaufbehandlung

Rund zwei Drittel der Polytraumatisierten können mit den einfachen Mitteln des „standard management" adäquat behandelt werden. Bei etwa einem Drittel steigt unter Volumentherapie der Rechtsvorhofdruck bedrohlich an, oder es entwickelt sich eine respiratorische Insuffizienz, bevor die periphere Zirkulation hätte normalisiert werden können, d. h., es muß ein pulmonal-arterieller Katheter eingelegt werden.

Nach Abklärung des linken Herzens und der pulmonalen Strombahn kann bei einem Drittel dieser Patienten (d. h. bei rund 10% aller Patienten) unter fortlaufender Kontrolle der neu gewonnenen Parameter dennoch die Therapie mit Volumenzugabe erfolgreich weitergeführt werden. Zwei Drittel dieser Patienten aber (etwa 20% aller Patienten) benötigen wegen pulmonal-vaskulärer Hypertension und/oder Herzinsuffizienz eine Pharmakotherapie. Steht die Herzinsuffizienz im Vordergrund (erhöhte Vorhofdrucke, erniedrigter oder nur „normaler" Herzindex), so hat sich bei uns Isoproterenol im Dauertropf (1–3 µg/min auf 70 kg KG) bewährt. Zeigt sich vor allem eine systemvaskuläre oder pulmonal-vaskuläre Widerstandserhöhung, so läßt sich diese mit Phentolamin (Regitin) gut beeinflussen (50–300 µg/min auf 70 kg KG). Liegen beide Symptomenkomplexe vor, so können diese beiden Medikamente erfolgreich kombiniert werden (7).

„Bedarfsherzindex"

Messungen des Herzzeitvolumens und der Sauerstoffaufnahme haben ergeben, daß der „normale" Herzindex (3 l/min · m²) für Polytraumatisierte nicht ausreicht. Wird aber der Herzindex mit Hilfe der Pharmakotherapie von 3 auf etwa 5 l/min · m² gesteigert, so steigt damit auch die Sauerstoffaufnahme erheblich an, woraus geschlossen werden muß, daß dabei zusätzliche Zellverbände in Geweben oder Organen dem oxidativen Stoffwechsel erschlossen worden sind. In Analogie zu dem 1965 eingeführten Begriff des „Bedarfsvolumen" (5) nehmen wir an, daß der optimale Herzindex erreicht ist, wenn eine weitere Steigerung des Herzminutenvolumens im wesentlichen nur noch zu einem Abfall der arteriovenösen Sauerstoffdifferenz führt und nicht mehr zum weiteren Anstieg der Sauerstoffaufnahme. Diesen für eine bestimmte Situation optimalen Herzindex nennen wir „Bedarfsherzindex". Nach einem schweren Trauma liegt der Bedarfsherzindex etwa bei 5 l/min · m², und die Sauerstoffaufnahme beträgt dabei etwa 175 ml/min · m² (Abb. 34.11).

In der Regel ist die Pharmakotherapie während 2–5 Tagen notwendig. Anschließend sind Vorhofdrucke, pulmonal-arterieller Druck und die periphere Zirkulation auch bei einem Herzindex von 3 l/min · m² und einer Sauerstoffaufnahme von 100–120 ml/min · m² unauffällig.

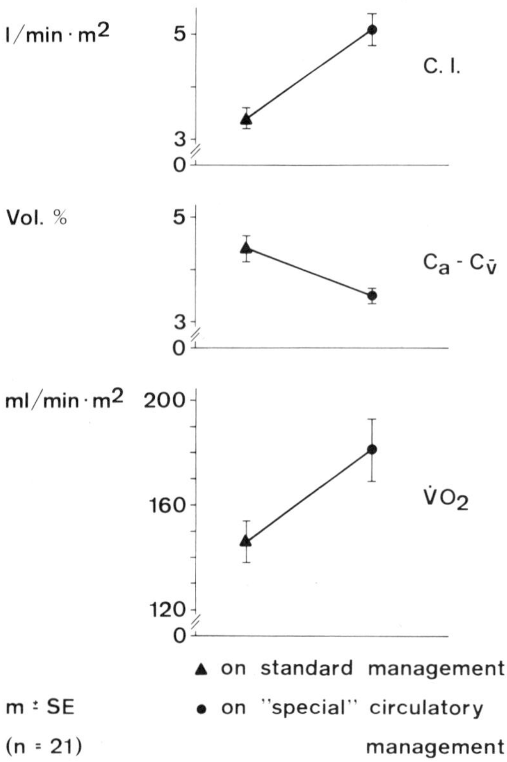

Abb. 34.11 Mittelwerte von Herzindex (CI), arteriovenöser Sauerstoffdifferenz (Ca–Cv̄) und Sauerstoffaufnahme ($\dot{V}_{O_2}$) von 21 polytraumatisierten Patienten, zuerst nach alleiniger Volumentherapie unter Kontrolle des Zentralvenendrucks, dann unter zusätzlicher Pharmakotherapie unter Kontrolle des pulmonal-arteriellen Ballon-Thermodilutionskatheters. Der Anstieg von $\dot{V}_{O_2}$ beweist, daß zusätzliche Gebiete an den oxidativen Stoffwechsel Anschluß gefunden haben. Der optimale Herzindex des Polytraumatisierten ist verglichen mit der Norm auf etwa 150%, d. h., auf etwa 5 l/min · m² erhöht. Erst bei diesem „Bedarfsherzindex" genügt die Sauerstofftransportkapazität, um die Sauerstoffaufnahme von durchschnittlich 180 ml/min · m² bei unauffälliger AVD zu ermöglichen

Respiration

Adult respiratory distress syndrome

Die am meisten gefürchtete Form der akuten respiratorischen Insuffizienz kann sich noch Tage nach dem Trauma entwickeln. Sie führt letztendlich zu einer schweren Lungenfibrose mit Alveolar- und Kapillarverlust, dem sogenannten „adult respiratory distress syndrome", kurz: ARDS (leider auch Schocklunge oder Beatmungslunge genannt). Bei allen Fällen von ARDS, welche wir beobachten mußten, konnten in der Frühphase (mindestens retrospektiv) Zeichen einer *erniedrigten funktionellen Residualkapazität* (FRC) festgestellt werden. Die häufigsten Ursachen der erniedrigten FRC am polytraumatisierten Patienten sind unvollständig entfaltete Lungenabschnitte mit Atelektasen (bei unzureichend drainiertem Pneumothorax oder Hämatothorax, bei Zwerchfellhochstand), Aspiration und Lungenkontusion. Weitere Voraussetzungen für die spätere Entwicklung eines ARDS sind der *erhöhte pulmonal-vaskuläre Widerstand* und der Verlust der Dehnbarkeit der Lunge, d. h. der *Compliancedefekt.*

Der **Diagnose** dienen die regionale Hypoventilation (tiefes P_aO_2 bei $F_IO_2 = 0{,}21$, d. h. bei Zimmerluftatmung), die erniedrigte Vitalkapazität und die erhöhte Atemfrequenz; wir müssen sie deshalb als Vorboten oder *Frühzeichen* des gefürchteten ARDS werten. *Spätzeichen* sind erhöhter intrapulmonaler Rechts-links-Shunt (erniedrigtes P_aO_2 bei hohem F_IO_2, z. B. bei reiner Sauerstoffatmung), Erhöhung der Totraumventilation (V_D/V_T). *Zu späte Zeichen* sind Veränderungen im Thorax-

Therapie:

1. sofort: Volumengesteuerte Beatmung

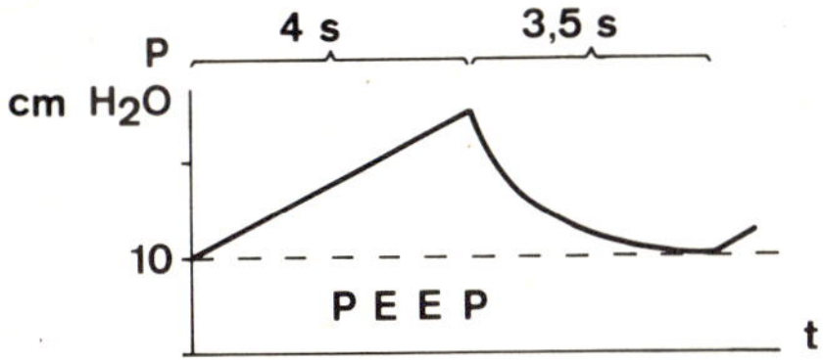

AF = 8/min AZV = 15 ml/kg

2. sofort: Sauber - Spülen des Bronchialbaums

3. sofort: Normalisierung des Kreislaufs

4. sofort: Normalisierung der Gerinnung

5. sofort: Kortikoide

(6. Antibiotika)

Abb. 34.**12** Die primäre, differenzierte Beatmung ist zur Zeit die beste Prophylaxe des posttraumatischen Adult respiratory distress syndromes

röntgenbild wie auch auskultatorische Veränderungen.

Die **Therapie** besteht in der *primären volumenkontrollierten Beatmung*. Das Ziel der mechanischen Beatmung ist die möglichst gleichmäßige Ventilation der möglichst vollständig entfalteten Lunge. Dieses Ziel wird am ehesten mit großem Atemzugsvolumen und tiefem endinspiratorischen Fluß erreicht, d. h. mit einer Inspirationsphase, welche eher länger ist als die Exspirationsphase, und mit tiefer Atemfrequenz. Die Normalisierung der in dieser Situation immer erniedrigten FRC gelingt durch die Beamtung mit PEEP (Abb. 34.12), d. h. durch den „vorzeitigen" Abbruch der Exspiration. Außerdem beruht die Prophylaxe des ARDS aber auch auf der (besprochenen) Optimierung des Kreislaufs, auf der (noch zu besprechenden) Normalisierung der Gerinnung und wird durch die empfohlene Gabe von Kortikoiden (Methylprednisolon 30–50 mg/kg) wahrscheinlich unterstützt. Die Entstehung des posttraumatischen ARDS ist mit Sicherheit ein abakterieller Vorgang; prophylaktisch verabreichte Antibiotika können sie nicht verhindern. Bei bereits etabliertem ARDS ist die akute Todesursache allerdings meist eine schwere Pneumonie. Auch diese Superinfektion der infolge ARDS fibrotisch umgewandelten Lunge läßt sich mit prophylaktischer Antibiotikagabe nicht verhindern. Da jedoch prophylaktisch verabreichte Antibiotika mit großer Wahrscheinlichkeit zur Selektion resistenter Keime führen, muß von der blinden Antibiotikatherapie hier überhaupt abgeraten werden.

Bronchopneumonie, Lungenkontusion und Aspiration

Bronchopneumonien entstehen aus Lungenkontusionen wie auch aus Atelektasen. Sie verursachen bereits primär eine Erniedrigung des P_aO_2 sowohl bei Raumluft als auch bei Sauerstoffatmung aufgrund des erhöhten intrapulmonalen Rechts-links-Shunts. Die radiologische Diagnose ist möglich; Befunde im linken Unterlappen werden notorisch übersehen, wenn nicht ein seitliches Röntgenbild mit links anliegender Platte durchgeführt wird. Da dieses Bild nur bei auskultatorischem Verdacht angefertigt wird, ist der Auskultation des dorsal-retrokardialen Abschnittes besondere Beachtung zu schenken.

Die *Lungenkontusion* entspricht einem Lungenbezirk mit primär vermindertem Volumen. Die Frühdiagnose auf dem ersten Röntgenbild gelingt deshalb gelegentlich allein aufgrund der Würdigung einer Mediastinalverziehung zur betroffenen Seite hin; nicht selten wird dann die Kontusion erst viele Stunden später röntgendicht (3).

Die *Aspiration*, namentlich von saurem Mageninhalt, führt ebenfalls zur Bronchopneumonie bei traumatisierten Patienten. Die Diagnose gelingt durch kritisches Beurteilen des Aspirates bei der Tracheobronchialtoilette.

Die Behandlung von Lungenkontusion und Aspiration ist die primäre Beatmung. Damit ist die primäre Beatmung die Prophylaxe sowohl der Bronchopneumonie als auch des ARDS; die Aspiration verlangt zusätzlich die ausgiebige und hartnäckig wiederholte Bronchialtoilette mit Spülung. In der Beatmungstechnik wird die Inspirationsphase durch Zufügen des größten noch verantwortbaren Inflation hold, wie durch den größten, noch vom Patienten tolerierten, periodischen tiefen Atemzug ergänzt. Täglich wird das Trachealsekret bakteriologisch untersucht, damit bei der später mit großer Wahrscheinlichkeit auftretenden sekundären Infektion Antibiotika gezielt verabreicht werden können.

Indikationen zur primären Beatmung

Die primäre Beatmung dient nicht nur (wie früher) dem Ersatz einer ungenügenden Spontanatmung, sie ist (heute) vielmehr ein eigenes therapeutisches Verfahren. Es ist allgemein anerkannt, daß bei etablierter respiratorischer Insuffizienz mit ausgedehnten, morphologisch faßbaren pulmonalen Veränderungen die mechanische Beatmung zur

Tabelle 34.**4** Ein Patient, der aus äußeren Gründen nicht intubiert und beatmet werden muß und der zur Zeit noch keine schwere, manifeste respiratorische Insuffizienz aufweist, wird dennoch intubiert und beatmet, wenn die hier angegebenen Kriterien zeigen, daß ohne Überdruckbeatmung eine respiratorische Insuffizienz sich entwickeln wird. Liegt ein Koma isoliert vor, so wird zunächst nur intubiert

Indikation für mechanische Beatmung
- Aspiration
- Lungengewebstrauma
- $PaO_2 < 60$ mm Hg ($F_IO_2 = 0{,}21$)
- pulmonal-vaskuläre Hypertension
- Vitalkapazität < 15 ml/kg
- schwerer Schock
- Verbrauchskoagulopathie
- (Koma)

Ausheilung der lungenparenchymatösen Veränderungen beiträgt

Die Beatmung bei Aspiration oder Lungenkontusion wird generell empfohlen (Tab. 34.4). Auch bei Hypoxie und Hyperkapnie „ohne derzeitige Erklärung“ wird die mechanische Beatmung unbestritten empfohlen. Außerdem sind aber gewisse funktionelle Veränderungen faßbar, die eine erst jetzt einsetzende Entwicklung zur respiratorischen Insuffizienz verursachen. Diese Form der „posttraumatischen respiratorischen Insuffizienz“ besteht also in der Unfähigkeit, die derzeitige normale Funktion auch weiterhin normal zu erhalten. Bei den betroffenen Patienten befindet sich die alveoläre Geometrie in einem instabilen Zustand mit bereits programmiertem, deletärem Verlauf. Durch sofortige Intubation und Beatmung kann dieser Verlauf abgewandt werden, indem die Beatmung als Überbrückungsmaßnahme eine Verschlechterung verhindert, bis wieder patienteneigene Mechanismen die Integrität der alveolären Geometrie aufrechterhalten.

In diesem Sinne sind für uns folgende funktionelle Veränderungen zusätzliche Indikationen zur primären Beatmung (Tab. 34.4):

1. P_aO_2 bei Zimmerluft Spontanatmung < 60 mm Hg (regionale Hypoventilation),
2. Vitalkapazität < 15 ml/kg KG (indirektes Zeichen einer erniedrigten funktionellen Residualkapazität und/oder fehlender Kooperation; unausweichliche Folge: insuffizienter Hustenstoß),
3. pulmonal-vaskuläre Hypertension (Lungenkapillarschaden, Lungenstauung, pulmonale Vasokonstriktion),
4. schwere Verbrauchskoagulopathie (Lungenkapillarschaden, intravaskuläre Gerinnung [?]),
5. schwerer Schock (Lungenkapillarschaden, spätere Links- und Rechtsherzinsuffizienz, pulmonale Vasokonstriktion, erniedrigte funktionelle Residualkapazität).

Es kann nicht genügend betont werden, daß bei der Indikationsstellung zur Intubation und Beatmung derartige Listen von Einzelerscheinungen nur eine Entscheidungshilfe geben können; die Indikation muß auf der individuellen Würdigung aller Einzelheiten beruhen.

Niere

Die **Gefahr** besteht in der Ausbildung einer akuten Niereninsuffizienz mit Tubulusnekrose (sog. Schockniere). Die **Diagnose** gelingt durch Verfolgen der Diurese und Erfassen der Oligurie, der mindestens täglichen Bestimmung der Urinosmolalität (Isosthenurie) und der Kreatininclearance. Die Prophylaxe respektive **Therapie** ist das Nichttolerieren und Verhindern der Oligurie, das frühe Anstreben einer positiven Natrium- und Wasserbilanz, der frühe Einsatz von Mannitol, das Vermeiden von Alphastimulatoren und das „Erzwingen“ des Bedarfsherzzeitvolumens. Im ganzen bereitet die Niere kaum Schwierigkeiten.

Gerinnung

Die **Gefahr** besteht in der rasch auftretenden hämorrhagischen Diathese mit Verbrauchskoagulopathie eventuell mit intravasaler Gerinnung. Die **Diagnose** verlangt die klinische Beobachtung der verzögerten Gerinnung und die Laboranalyse der einzelnen Faktoren: Abfall der Thrombozyten, des Fibrinogens und vor allem des Faktors V; eine sichere Diagnose gelingt nur durch Verfolgen des Verlaufs in wiederholten Gerinnungsanalysen in Intervallen von 1 bis 2 Stunden. Die zuverlässigste **Therapie** der posttraumatischen Verbrauchskoagulopathie ist Frischblut; dieses ist aber in genügender Menge und genügend rasch kaum erhältlich. Tiefgefroren konserviertes Frischplasma durchbricht den Circulus vitiosus ebenso, sofern 800–1000 ml sehr schnell (in höchstens einer Stunde) infundiert werden. Die häufig erwähnte Therapie mit Heparin versucht die intravasale Gerinnung zu blockieren, wobei aber nicht beachtet wird, daß die intravasale Gerinnung (neben der Hämodilution durch die Transfusionstherapie, neben dem Faktorenverbrauch durch Verlust und neben der erniedrigten Faktorensynthese bei im Schock gestörter Leberfunktion) nur *ein* Mechanismus der Verbrauchskoagulopathie ist. Den intravasalen Verbrauch als Einzelmechanismus der Koagulopathie durch das iatrogene Einführen einer anderen Gerinnungsstörung mit Heparin unterbrechen zu wollen, halten wir für ungenügend belegt und beim Polytraumatisierten für kontraindiziert. Sowohl bei etablierter posttraumatischer Verbrauchskoagulopathie als auch unter ihrer Therapie mit Heparin ist die spontane Blutstillung und damit die Behandlung der Hypovolämie erschwert. Tiefgefroren konserviertes Frischplasma kann auf jeder Station in ausreichenden Mengen gelagert werden; 20 Minuten nach Indikationsstellung sind die Beutel aufgewärmt und transfusionsbereit. Ein Versagen dieser einfachen Therapie haben wir bisher nicht beobachtet (2, 8).

Peripherer Zellstoffwechsel

Die **Gefahr** besteht in der generalisierten Störung mit intrazellulärer Azidose, Zellödem mit Natriumeintritt und extrazellulärer Hyperkaliämie. Die **Therapie** besteht in der Normalisierung der peripheren Zirkulation des Kreislaufs und der Atmung und der primären Verabreichung von Insulin (0,5 E/kg KG in 24 Stunden) und Glucose (3 g/kg KG in 24 Stunden) im Dauertropf. Zu Beginn ist damit der Blutzucker meist leicht erhöht. Erreicht nach einiger Zeit die Glucose-Serum-Konzentration Normwerte, so wird zunächst die Glucosezufuhr gesteigert und erst später die Insulindosierung reduziert. Auf diese Weise ist 12 bis 24 Stunden nach Beginn der Akuttherapie meist keine negative Kaliumbilanz mehr feststellbar.

Infektanfälligkeit, Enteropathie, Fettemboliesyndrom

Gegen diese möglicherweise auftretenden Folgezustände nach Polytrauma und Schock kennen wir keine gezielten Maßnahmen. Je rascher Atmung, Kreislauf, Gerinnung, Nierenfunktion und Zellstoffwechsel normalisiert sind, desto eher bleiben sie aus.

Ziel der Stabilisierungsphase

Der Verletzte befindet sich – bildlich gesprochen – nach dem Unfall in einem labilen Gleichgewicht, und es ist das Ziel der Stabilisierungsphase, das stabile Gleichgewicht, d. h. die Physiologie des Organismus, wiederherzustellen, damit möglichst rasch jede Gefahr für das Auftreten von Komplikationen gebannt ist, und damit alle (weil nicht unmittelbar lebensgefährdenden) bisher noch nicht operierten Verletzungen der definitiven chirurgischen Versorgung zugeführt werden können. Der Behandlungserfolg an Kreislauf, Respiration, Niere, Gerinnung und Zellstoffwechsel wird mit Hilfe der angedeuteten Kriterien engmaschig beurteilt. Sobald unter Fortführung der mechanischen Beatmung die Störungen der fünf Problemkreise auf ein tolerierbares Maß zurückgeführt werden konnten, besteht von der Physiologie des Organismus her keine Kontraindikation mehr für ausgedehnte operative Eingriffe. „Frühoperation" heißt: nach Stabilisierung der physiologischen Systeme ohne weiteren Verzug; wie „früh", kann damit nur retrospektiv und individuell in „Stunden" angegeben werden.

Zweite Operationsphase

Der optimale Operationstermin kann nur durch vorsichtiges individuelles Abwägen der Vor- und Nachteile weiteren Zuwartens gegen die Vor- und Nachteile des unmittelbaren chirurgischen Vorgehens angenähert werden. Je eher das Zuwarten an und für sich bereits Gefahren enthält (z. B. drohende sekundäre Ruptur eines frischen traumatischen Aortenaneurysmas), und je mehr Gefahren dem Patienten auch aus dem nicht-operierten Zustand erwachsen (z. B. die Femurfraktur, die beim polytraumatisierten Bewußtseinsgetrübten auch mit Extension nicht ausreichend ruhiggestellt werden kann und gelegentlich gar die Relaxation erzwingt), desto mehr ist nicht nur die Operation an und für sich indiziert, sondern es ist auch ein möglichst früher Operationstermin anzustreben. Je weniger der Patient in seinem unmittelbaren Verlauf von der Situation nach Operation profitiert, und je eher nach verzögertem Eingriff ein besseres lokales Operationsresultat erwartet werden kann, desto leichter werden wir die definitive chirurgische Versorgung verschieben. Sind aber von weiterem Verschieben keine Vorteile mehr zu erwarten, so soll die chirurgische definitive Versorgung möglichst rasch in Angriff genommen werden. In diesem Abwägen von Vorteilen des Zuwartens zugunsten konservativer Therapie gegen Vorteile der baldigen Operation kann eine an und für sich vorteilhafte Operation um so rascher durchgeführt werden, desto erfolgreicher in der Stabilisierungsphase die Zeit für die konservative Therapie genutzt worden ist, d. h., desto schneller die erreichbaren Ziele der konservativen Therapie tatsächlich erreicht werden. Die Optimierung der intensivmedizinischen Therapie führt damit zu einer Abkürzung der Stabilisierungsphase, also zu einer Vorverlegung des optimalen Operationstermins. Auf diese Weise trägt die Intensivmedizin zur Verbesserung der allgemeinen und lokalen Behandlungsresultate mit bei. Selbstverständlich ist die Zeit während der Stabilisierungsphase auch zur Vervoll-

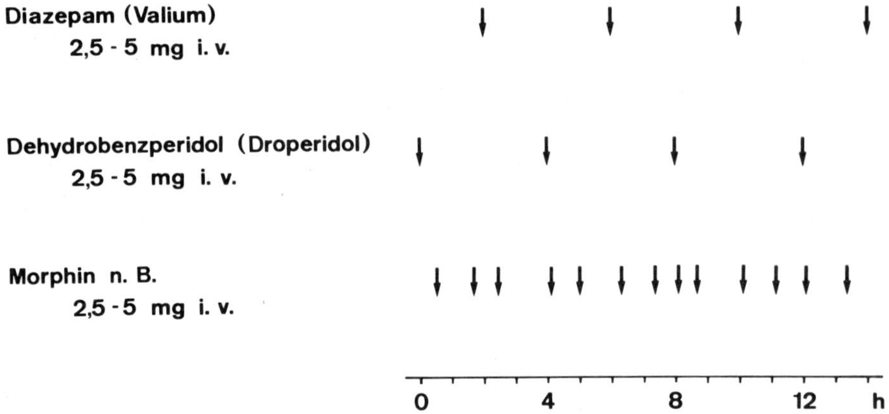

Abb. 34.13 Bewährtes Schema für Sedation und Analgesie zur Dauerbeatmung, wobei Diazepam (Valium) und Dehydrobenzperidol (Droperidol) sowohl in Dosierung als auch Intervall (alternierende Applikation) fest verordnet wird, Morphin als Analgetikum wird nur in der Dosierung verordnet, während das Intervall durch die pflegende Schwester dem Zustand des Patienten angepaßt wird. Aus diesem Schema ist der Übergang in eine intravenöse Narkose ohne Schwierigkeit möglich.

ständigung der Diagnostik zu verwenden. Die Behandlung durch die Intensivmediziner und die Abklärung durch die Operateure aller Subspezialitäten müssen deshalb in harmonischer Koordination aufeinander abgestimmt werden.

Die **Sedation** des beatmeten Patienten kann während der Stabilisierungsphase in einfacher Weise durchgeführt werden (Abb. 34.13). Dazu werden in kleinen Dosen in einem Intervall von je 4 Stunden Diazepam (Valium) und Dehydrobenzperidol (Droperidol) alternierend intravenös verabreicht. Wird außerdem der pflegenden Schwester das Intervall freigegeben, in welchem ein Analgetikum in niedriger Dosierung (z. B. Morphin) verabreicht werden kann, so wird damit ein Zustand erreicht, in welchem der Patient vor sich hindöst, jederzeit weckbar ist und kooperativ bleibt, später aber für die ganze Phase eine Amnesie zeigt. Gilt der optimale Operationstermin als erreicht, so ist für die Einleitung der *Narkose* die *Kontinuität* das oberste Gebot. Dazu werden die bisher verabreichten Pharmaka (also z. B. Valium, Droperidol und Morphin) ohne Dosisänderung, aber in Verkürzung des Dosierungsintervalls auf 5 bis 10 Minuten verabreicht, so daß ihre Wirkung kumuliert. Nach 1 bis 3 Stunden ist ein tief sedierter Zustand mit Analgesie erreicht, und der Patient wird mit einer Kurzinfusion von Pancuronium (Pavulon) relaxiert. In diesem Zustand wird der Patient in den Operationssaal gebracht und dort mit derselben Beatmungsmaschine weiter beatmet, mit demselben Monitoring weiter überwacht und mit denselben Pharmaka in sediertem, schmerzfreiem und relaxiertem Zustand gehalten. Auf die Anwendung von Narkosegasen verzichten wir. Nach den Eingriffen, die von den erfahrensten Operateuren – wenn immer möglich, gleichzeitig in mehreren Teams – durchgeführt werden, wird der Patient nach wie vor tief sediert, analgesiert und relaxiert auf die Intensivpflegestation zurückgebracht. Hier wird die Relaxation nicht mehr fortgesetzt und die Dosierungsintervalle zur Sedation und Analgesie wieder verlängert, so daß der Patient in den folgenden Stunden langsam erwacht.

Erholungsphase

Analog zu den aufgezählten Kriterien der Indikation zur Intubation und Beatmung wird die Spontanatmungsbereitschaft immer wieder überprüft. Diese Phase des Entwöhnens von der Beatmungsmaschine konnte durch die Technik der „intermittent mandatory ventilation“ (IMV), aber vor allem durch die Spontanatmung mit „continuous positive airway pressure“ (CPAP) (1) deutlich verkürzt werden.

Vor der endgültigen Extubation muß die kumulative Volumen-/Bilanzsituation noch einmal überprüft werden. In der Reanimationsphase entsteht nämlich ein großer „dritter Raum“, indem sämtliche Ödeme, nicht drainierten Hämatome, Ergüsse und Ileusflüssigkeit sich durch Flüssigkeitsaustritt aus dem vaskulärem Raum bilden, während durch Transfusion und Infusion der intravaskuläre Raum aber fortlaufend wieder aufgefüllt wird. Das Körpergewicht des Patienten ist in der Stabilisierungs-

phase damit oft 5–10 kg erhöht. Während der allgemeinen Heilung werden die großen Flüssigkeitsmengen des dritten Raumes wieder mobilisiert, gelangen primär in den intravaskulären Raum und verursachen somit eine „endogene Transfusion". Die spontan einsetzende Polyurie mit negativer Wasserbilanz ist meistens ungenügend. Die intravaskuläre Hypervolämie ist am Zentralvenendruck und am Gasaustausch unter Beatmung kaum zu erkennen. Wird der Patient aber im Zustand dieser Hypervolämie extubiert, so kommt es in den folgenden 1 bis 2 Tagen nicht selten zu einer schweren pulmonalen Komplikation, d. h. z. B. zu Fieber, radiologisch festellbarem „Schneegestöber" und schwerer respiratorischer Insuffizienz nach scheinbar freiem Intervall. Mit einer gewissen Wahrscheinlichkeit liegt diese Kinetik der posttraumatischen Flüssigkeitsverschiebungen der typischen Anamnese des sogenannten Fettemboliesyndroms zugrunde.
Diese Gefahr muß deshalb durch gezielte, nach Wirkung dosierter Diuretikatherapie mit bewußt negativ gestalteter Wasserbilanz noch vor Extubation abgewandt werden, d. h., das prätraumatische Körpergewicht soll vor Extubation wieder erreicht sein. Jetzt erst darf extubiert werden, und nach 1 bis 2 Tagen konsequenter Physiotherapie wird der Patient zur definitiven Erholung von der Intensivpflegestation entlassen.

Schlußfolgerungen

Der polytraumatisierte Patient bedarf nach Reanimation und Notfalloperation der konsequenten intensivmedizinischen Behandlung. Unter Fortführung der volumenkontrollierten Beatmung mit PEEP gelingt es, Atmung, Kreislauf, Niere und Stoffwechsel in relativ kurzer Zeit weitgehend zu normalisieren. Die posttraumatische Verbrauchskoagulopathie wird mit tiefgefroren konserviertem Frischplasma erfolgreich behandelt, die rasche Frischplasmainfusion dient gleichzeitig auch der Volumentherapie. Der Stoffwechsel des Polytraumatisierten ist erhöht, das optimale Herzzeitvolumen übertrifft das Ruhe-Herzzeitvolumen um etwa 50%. Pulmonal-vaskuläre Widerstandserhöhung (eventuell mit Rechtsherzinsuffizienz) oder systemvaskuläre Widerstandserhöhung (eventuell mit Linksherzinsuffizienz) finden sich bei etwa einem Viertel der Patienten. Diese Patienten müssen hämodynamisch genauer abgeklärt (pulmonal-arterieller Thermodilutionskatheter mit Ballon) und eventuell pharmakologisch behandelt werden, bis das optimale Herzminutenvolumen (Bedarfsherzindex) bei unauffälligen Strömungswiderständen und bei normalen Vorhofdruckwerten erreicht ist. Spätere Komplikationen sind mit dieser Behandlung selten; namentlich kann die respiratorische Insuffizienz infolge Adult respiratory distress syndrome (ARDS) oder Bronchopneumonie nahezu ganz vermieden werden, wenn primär beatmet worden ist. Die primäre Beatmung scheint uns auch außerhalb einer offensichtlichen Reanimationssituation notwendig, wenn Zeichen einer erniedrigten funktionellen Residualkapazität, einer pulmonal-vaskulären Widerstandserhöhung, einer schweren Kreislaufinsuffizienz oder einer Gerinnungsstörung vorliegen. Außerdem wird mit dieser Art des Vorgehens der Zustand der Operabilität für die definitive chirurgische Versorgung der meisten Frakturen sehr früh erreicht. Nach dieser zweiten Operationsphase wird der Patient vom Beatmungsgerät entwöhnt und extubiert. Da in dieser Phase die Frakturversorgung weitgehend abgeschlossen ist, kann die Hauptenergie auf Physiotherapie und Mobilisation verlegt werden, weshalb Spätkomplikationen selten werden.
Für den endgültigen Erfolg scheint uns die präzise Technik der Operateure ebenso entscheidend wie die ausgewogene Taktik im Team von Chirurgie, Anästhesie und Intensivmedizin.
Es ist bekannt, daß auch nach kleineren Traumen bei nahezu allen Patienten Fettembolien histologisch nachgewiesen werden können. Der Übergang in das infauste Fettemboliesyndrom ist aber selten. Da bei unserer Behandlungstaktik nicht nur das ARDS vermieden wurde, sondern auch kein Fettemboliesyndrom mehr beobachtet werden mußte, vermuten wir einen Zusammenhang zwischen diesen beiden Syndromen. Eine zügige Normalisierung von Kreislauf, Atmung und Gerinnung ist offensichtlich eine wirksame Prophylaxe gegen beide. Damit darf das Fettemboliesyndrom nicht mehr als verhängtes Schicksal hingenommen, sondern soll sachlich als Folge einer versäumten Prophylaxe gewertet werden.

Literatur

1 Dittmann, M., K. Lehmann, J. P. Pochon, G. Wolff: Neue Technik der Spontanatmung mit positiv endexspiratorischem Druck (PEEP) beim Erwachsenen. Intensivmed. 14 (1977) 101

2 Hehne, H. J., D. Nyman, H. Burri, G. Wolff: Management of bleeding disorders in traumatic-haemorrhagic shock states with deep frozen fresh plasma. Europ. J. Intens. Care Med. 2 (1976) 157

3 Pochon, J. P., B. Claudi, G. Wolff: Röntgenologisch faßbare Mediastinalverschiebung als fakultatives Frühzeichen bei Lungenkontusionen Jugendlicher. Z. Kinderchir. 23 (1978) 159

4 Steenblock, U., H. Mannhart, G. Wolff: The effect of hemorrhagic shock on intrapulmonary right-to-left shunt ($\dot{Q}_s/\dot{Q}_T$) and dead space (V_D/V_T). Respiration 33 (1976) 133
5 Wolff, G., J. P. Gigon, F. Enderlin: Blutfluß und Bedarfsvolumen im Schock. Méd. et Hyg. (Genève) (1965) 660
6 Wolff, G., E. Grädel, D. Gasser: Die künstliche Beatmung auf Intensivstationen, 2. Auflage, Springer, Heidelberg 1977
7 Wolff, G., H. Mannhart: Dopamin im Krankengut einer chirurgischen Intensivpflegestation: Erfahrungen in Basel. In: Dopamin. Grundlagen und bisherige klinische Erfahrungen, vor allem in der Intensivmedizin. Intensivmedizin-Notfallmedizin-Anästhesiologie (INA), Bd. 4, hrsg. von G. Hossli, R. Gattiker, G. Haldemann, Thieme, Stuttgart 1977 (S. 75)
8 Wolff, G.: Polytrauma ohne respiratorische Insuffizienz durch Koordination von Intensivmedizin und Chirurgie. In: Aktuelle Probleme der Intensivbehandlung II. Intensivmedizin-Notfallmedizin-Anästhesiologie (INA), hrsg. von P. Lawin und M. Wendt. Thieme, Stuttgart, *17* (1980) 148–165.
9 Wolff, G., M. Dittmann, K. Frede: Klinische Versorgung des Polytraumatisierten: Indikationsprioritäten und Therapieplan. Chirurg 49 (1978) 737

35 Verletzungen von Thoraxorganen und Brustwand

Von P. LAWIN

Physiologie

Die Thoraxwand mit Rippen und Muskulatur ermöglicht durch ihre Exkursionen während der In- und Exspiration die Bewegungen der Atemluft. Normalerweise ist die elastische Lunge im Thoraxraum aufgespannt. Eine dünne Flüssigkeitsschicht zwischen Pleura parietalis (Innenbegrenzung des Thoraxraumes) und der Pleura visceralis (der Lunge) verhindert normalerweise einen Totalkollaps der Lunge. Im Interpleuralspalt besteht unter Spontanatmung immer ein geringer Unterdruck gegenüber dem atmosphärischen Druck. Er beträgt während der Inspirationsphase –8 bis –10 cm Wassersäule, während der Exspirationsphase –3 bis –5 cm Wassersäule.

Pneumothorax

Tritt Luft in den Interpleuralspalt, kollabiert die Lunge aufgrund ihrer Eigenelastizität; es entsteht ein Pneumothorax. Hierbei ist es gleichgültig, ob die Luft durch eine Verletzung der Thoraxwand oder durch die verletzte Pleura visceralis in die Pleurahöhle eindringt. Bei Thoraxverletzungen kommt der Lufteintritt entweder durch penetrierende Traumen wie Schuß oder Stich zustande oder durch Fragmente von frakturierten Rippen, die die Pleura verletzen. Durch massive stumpfe Gewalteinwirkung kann es auch ohne eine knöcherne Thoraxverletzung (bei reflektorisch geschlossener Glottis) zu Einrissen des Lungenparenchyms mit Pneumothorax kommen.
Auch ohne vorangegangenes Trauma kann es spontan z. B. durch Platzen einer Emphysemblase zum Pneumothorax kommen (Spontanpneumothorax).

Ventilpneumothorax

Bei Verletzungen der Pleura visceralis strömt während der Inspirationsphase die Luft aus der Lunge in die Pleurahöhle. Während der Exspiration verschließt sich das Leck und führt zu einem Ventilmechanismus, der ohne Behandlung zum Spannungspneumothorax führt (Abb. 35.1a und b). Hierbei wird das Mediastinum mit den großen Gefäßen und dem Herzen zur gesunden Seite verdrängt, was zu Einflußstauung der großen Venen führt. Die Folge hiervon sind Halsvenenstauung (obere Einflußstauung), Atemnot, Tachykardie, Hypotonie durch vermindertes Schlagvolumen und Zyanose. Zusätzlich wird durch die Mediastinalverdrängung auch die Atemfläche der gesunden Seite eingeschränkt. Als erste Notmaßnahme muß eine großkalibrige Kanüle tangential durch den 3. Interkostalraum (Abb. 35.2) mit Stichrichtung nach oben und lateral eingeführt werden. Die Luft entweicht hörbar, die Mediastinalorgane werden vom Druck befreit. Bis weitere Maßnahmen ergriffen werden, kann man sich gut mit folgender Technik behelfen:
An die eingeführte Kanüle wird ein Fingerling gebunden, der an seinem freien Ende 2 mm weit eingeschnitten worden ist. Wie auf Abb. 35.3 zu sehen, kann die Luft während der Ausatmung aus dem Pleuralraum entweichen, durch den während der Einatmung herrschenden Unterdruck kollabiert der Fingerling, Außenluft kann nicht einströmen (Abb. 35.3b).
Für die Maßnahmen sind zu richten:

1 Watteträger mit Desinfektionsmittel,
1 Kanüle Nr. 16 zur intrakutanen Quaddel,
1 Kanüle Nr. 1 zur Infiltration,
1 Injektionsspritze 10 ml Lokalanästhetikum,
} zur Lokalanästhesie
1 Fingerling, der angebunden ist an:
1 großkalibrige Punktionskanüle und
1 Schere zum Einschneiden des Fingerlings.

Offener Pneumothorax

Bei einem offenen Pneumothorax besteht eine freie Verbindung zwischen Außenluft und Pleuraraum.

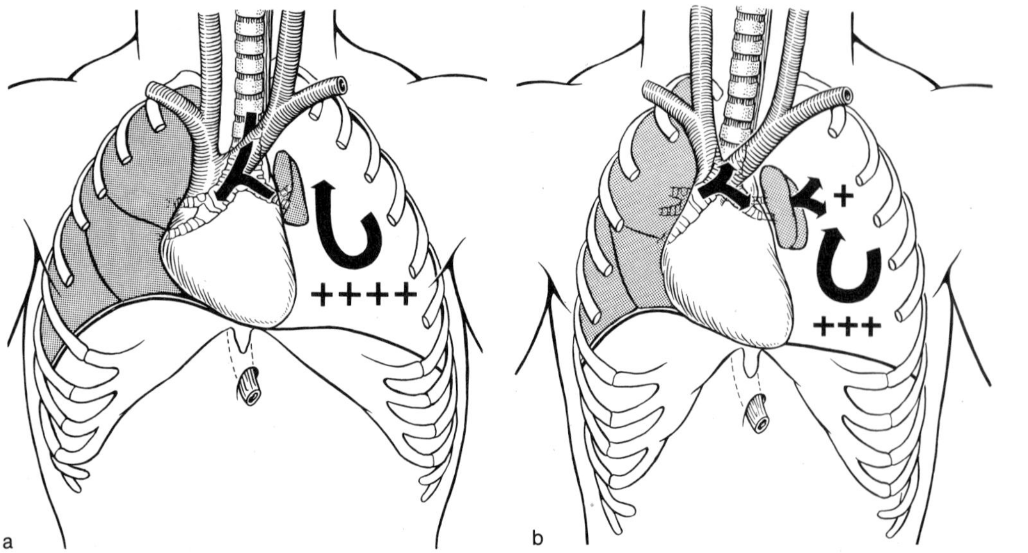

Abb. 35.1 Spannungspneumothorax. a) Während der Einatemphase, b) während der Ausatemphase. Während der Einatemphase (Abb. 35.1 a), in der ein Unterdruck herrscht, wird nur die unverletzte rechte Lunge belüftet, während die Restluft der verletzten Lunge herausgesogen wird. Die Luft aus dem Pleuraraum kann jedoch nicht entweichen, da die verletzten Lungenteile zusammenfallen. Auf Abb. 35.1 b ist zu erkennen, daß in der linken Lunge ein Leck ist. Während der Ausatmung (Drucksteigerung im Thorax) strömt die Ausatemluft durch das Leck der linken kollabierten Lunge in den Pleuraraum. Jeder Atemzug steigert den Druck im Pleuraraum der linken Seite (sog. Ventilpneumothorax, Luftdurchtritt nur in einer Richtung möglich)(Die Abb. 35.1, 35.2, 35.4 und 35.7 sind modifiziert nach *F. Lichtenauer* und *H. Schröder*)

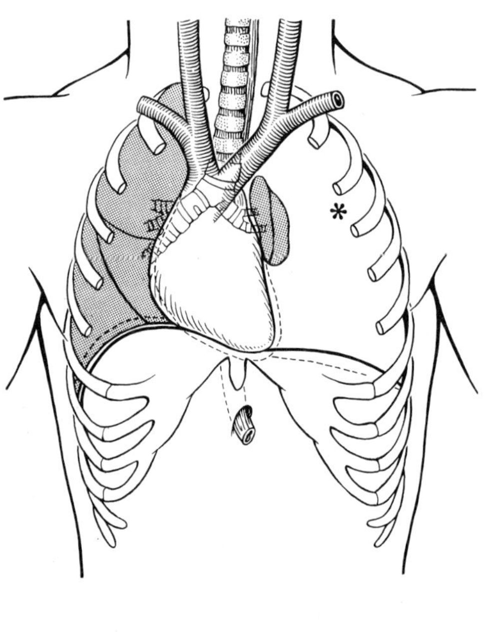

Abb. 35.2 Einstichstelle im dritten Interkostalraum zur Punktion eines Spannungspneumothorax

Während der Ausatmung strömt Luft, die sich in der Pleura befindet, nach außen (Abb. 35.4 a), das Mediastinum wird zur verletzten Seite hingezogen, die kohlensäurehaltige Ausatemluft der gesunden Lunge tritt auch zum Teil auf die kranke Seite über und bläht hier das Lungengewebe auf. Diese Luft kann bei der nächsten Einatmung wieder in die gesunde Lunge durch den dort herrschenden Unterdruck aspiriert werden, sogenannte Pendelluft. Während der Einatmungsphase (Abb. 35.4 b) wird das Mediastinum zur gesunden Seite hingezogen. Die atemsynchronen Bewegungen des Mediastinums (Mediastinalflattern), eine Form der paradoxalen Atmung mit dem Mediastinum als Volet Mobile (39), stellen eine große Kreislaufbelastung dar. Drosselung des venösen Rückstromes zum Herzen, Blutdruckabfall und Tachykardie sind die Folge. Die Atemnot läßt den Patienten noch forcierter und frequenter atmen, wodurch das Mediastinalflattern weiter verstärkt wird. Diese lebensbedrohliche Situation ist dadurch zu beherrschen, daß als erste Maßnahme der offene Pneumothorax in einen geschlossenen umgewandelt wird, d.h. die Wunde verschlossen wird (zunächst durch sterilen

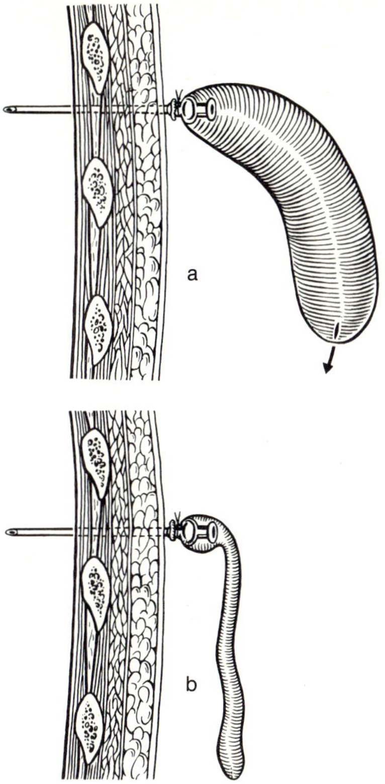

Abb. 35.**3** Tiegel-Ventil zur Entlastung eines Pneumothorax. a) Bei Ausatmung, b) bei Einatmung

Verband und luftdichten Pflasterverschluß). Bei schweren Verletzungen ist die sofortige Intubation und Beatmung, verbunden mit einer unverzüglichen Drainage des Thorax sowie der Revision und dem Verschluß der Wunde, die Behandlungsmethode der Wahl. Nur die rasche Wiederentfaltung der Lunge kann zuverlässig Mikroatelektasen verhindern.

Intrathorakale Blutungen

Intrathorakale Blutungen finden in präformierten Höhlen wie Pleuraraum, Mediastinum oder Perikard statt und treten nach außen nicht direkt in Erscheinung, wodurch eine rasche Erkennung erschwert wird. Leicht festzustellen sind dagegen Blutungen der Lunge mit Anschluß an das Bronchialsystem durch die auftretende Hämoptoe. Die Gefahr bei Blutungen in den Höhlen des Brustkorbes liegt sowohl in dem mehr oder weniger starken Blutverlust als auch in der Verdrängung und Einengung der Thoraxorgane. Der Blut- und Volumenverlust in die Pleurahöhle kann aufgrund des großen Fassungsvermögens des Thoraxraumes erheblich sein.

Hämothorax

Der Hämothorax ist häufig die Folge von stumpfen und penetrierenden Thoraxverletzungen. Er kann

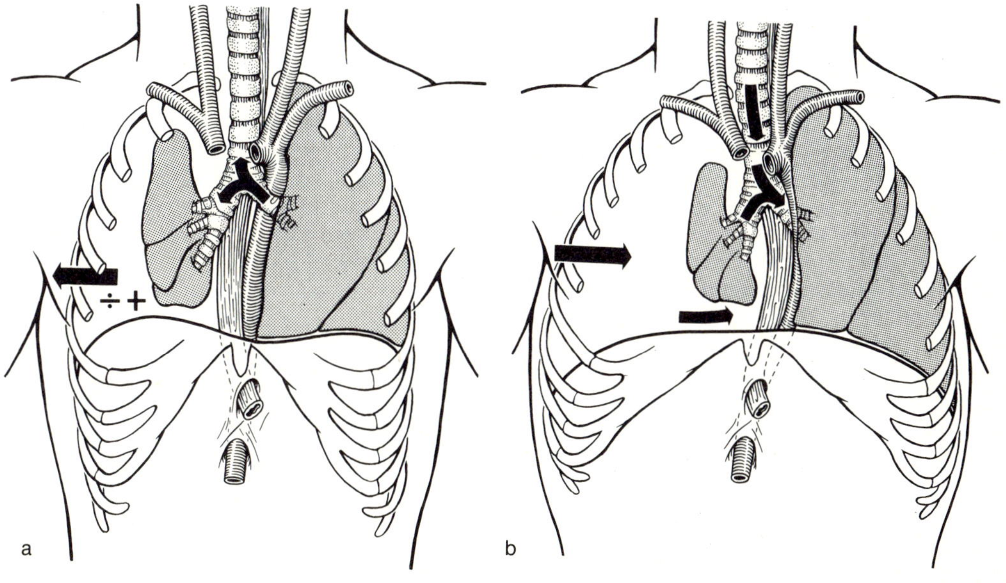

Abb. 35.**4** Offener Pneumothorax. a) Während der Ausatemphase, b) während der Einatemphase

durch die Verletzung großer Gefäße oder der Lunge nach Stich, Schuß oder Rippenfrakturen sowie Wirbelfrakturen (29, 34) auftreten. Da oft auch die Lunge mitverletzt ist, kann es zusätzlich zum Pneumothorax kommen (Hämopneumothorax). Typische Zeichen für das Vorliegen eines Hämothorax können wegen des großen Fassungsvermögens des Thorax für Luft und Blut oft fehlen (15). Blutverluste in die Brusthöhle von 300–500 m (16), im Liegen bis zu 1 l, sind röntgenologisch kaum nachweisbar (45). Die Erkennung eines Hämothorax wird sich also vorwiegend an den veränderten Ventilations- und Kreislaufparametern zu orientieren haben. Da die alveoläre Ventilation über die gesunde Seite zunächst aufrechterhalten werden kann, ist die durch den Lungenkollaps verursachte Ventilationsstörung nicht so bedeutungsvoll wie der Blutverlust, der rasch zum hämorrhagischen Schock führen kann (43). Das Gesamtfassungsvermögen einer Thoraxseite beträgt etwa 3 l, das sind etwa 60% des Blutvolumens (43). Blutverluste über 40% bedeuten Vitalbedrohung. Schon bei Verdacht auf das Vorliegen eines Hämothorax soll punktiert und das Blut möglichst vollständig abgesaugt werden. Sind mehr als zwei Punktionen in kürzeren Zeitabständen notwendig, gelingt es ferner nicht, den Hämothorax vollständig zu entleeren oder besteht ein beidseitiger Hämothorax, so ist die Drainage der Pleurahöhle (Bülau-Drainage) angezeigt. Die Indikation zur Thoraxdrainage ist ebenfalls gegeben, wenn eine Respiratorbehandlung notwendig wird, um – bei etwaigem Bestehen auch eines Pneumothorax – einen Spannungspneumothorax zu vermeiden. Ein Dauersog von 10–20 cm Wassersäule mit exakter Einstellbarkeit des Drainagevakuums ist anzuschließen. Der stündliche Blutverlust aus dem Drain ist zu messen, zu protokollieren und der Hämatokritwert zu bestimmen.

Nach jeder Punktion ist eine Röntgenkontrolle notwendig. Gelingt es mit diesen Maßnahmen nicht, die Lunge zur Ausdehnung zu bringen und somit die Blutung aus einer oberflächlichen Verletzung der Lunge zum Stillstand zu bringen, ist die operative Versorgung indiziert. Die Entscheidung zur Thorakotomie beim Hämothorax ist nicht nur von der Menge des abgesaugten Blutes abhängig zu machen, sondern auch von der Tendenz der Blutung im zeitlichen Verlauf, von dem Zustand des Kranken unter adäquater Behandlung der Folgen des Blutverlustes und schließlich auch davon, ob es gelingt, das Blut so vollständig wie möglich aus der Pleurahöhle zu entfernen (43). *Erste Maßnahme vor Beginn einer Intubationsnarkose für eine Operation wegen einer Thoraxverletzung ist das Einführen einer großkalibrigen Punktionskanüle in die Pleurahöhle der verletzten Thoraxseite. Aus einem geschlossenen Pneumothorax wird so ein offener Pneumothorax, der während der Narkose mit Überdruckbeatmung keine schädlichen Auswirkungen hat.*

Blutungen ins Perikard (39)

Hämoperikard und *Herzbeuteltamponade* sind dann zu erwarten, wenn bei bestehender Herzverletzung das Perikard unverletzt blieb. Sie schützen somit den Patienten in vielen Fällen vor dem Verblutungstod. Neben penetrierenden und nichtpenetrierenden Thoraxverletzungen kommen als Ursache der Herzbeuteltamponade auch retrograde Perforationen deziirender Aneurysmen, Blutungen nach Myokarditis und Perikarditis in Frage. Manchmal stellt sich ein Hämoperikard auch nach Infarkten ein, die mit Antikoagulantien behandelt wurden, und in Fällen, in denen die Perikarditis irrtümlich durch Antikoagulantien behandelt wurde. Es ist bekannt, daß bereits eine akute Flüssigkeitsansammlung von 150 ml eine lebensgefährliche Herztamponade verursachen kann. Bei chronischen, z. B. urämischen Perikardeingüssen, werden viel größere Flüssigkeitsmengen, bis zu 1 l, toleriert.

Die Herztamponade führt zu einer Behinderung der Ventrikeldilatation in der Diastole. Die Füllung der Herzkammern ist abhängig vom Druckgefälle zwischen dem Venendruck und dem diastolischen Ventrikeldruck. Eine Behinderung der Ventrikeldilatation in der Diastole führt zu einer Zunahme des diastolischen Ventrikeldruckes. Das somit kleinere Druckgefälle bewirkt eine schlechtere Füllung des Ventrikels, sein Schlagvolumen sinkt, der arterielle Blutdruck fällt ab, der Venendruck steigt an. Charakteristisch für die Herzbeuteltamponade sind die geringen Druckunterschiede in der A. pulmonalis. Sie sind für die Verminderung des Druckgradienten zwischen dem linken Vorhof und dem linken Ventrikel verantwortlich. Der paradoxe Puls – ein charakteristischer Befund bei der Herzbeuteltamponade – ist eine Folge der Atmungseinflüsse auf die Hämodynamik. Während der Inspiration fällt zwar der intrathorakale und pulmonale Venendruck, aber es kommt nicht zu einem synchronen Abfall des Druckes im komprimierten linken Vorhof. Demzufolge ist der Druckgradient von den Lungenvenen zum linken Vorhof vermindert, und es kommt zur Abnahme

der Blutmenge, die durch den linken Ventrikel ausgetrieben werden soll.
Die Diagnose ist einfach, wenn der Untersuchende den Verdacht hat, daß neben der Thoraxverletzung auch eine Herzbeuteltamponade besteht. Auch bei Verletzungen des oberen Abdomens, des Axillargebietes, des hinteren Thorax und im Bereich des Halses können Herzverletzungen vorhanden sein. Patienten mit Herzbeuteltamponade bieten im allgemeinen die klassischen Zeichen des kardiogenen Schocks: verminderten und fehlenden arteriellen Blutdruck, erhöhten zentralen Venendruck, paradoxen Puls, beschleunigte und flache Atmung, Lufthunger, Durst, kalte und feuchte Extremitäten (10, 11). Typisch ist auch der mitunter heftige Thoraxschmerz während der Atmung und bei Bewegung. Die physikalische Untersuchung ergibt dumpfe und abgeschwächte Herztöne. Röntgenbild und EKG sind zwar nützliche diagnostische Kriterien, sie sollten aber in akuten Notsituationen eine dringende therapeutische Maßnahme nicht verzögern.
Das Röntgenbild zeigt eine Verbreiterung des Herzschattens – die sogenannte „Wasserflaschensilhouette" –, die durch Ausweitung des suprakardialen Schattens entsteht. Bei der Durchleuchtung ist eine verminderte Pulsaktion sichtbar. Im EKG können in der ersten Phase erhöhte ST-Segmente sichtbar sein. Später werden die ST-Segmente isoelektrisch und die T-Wellen negativ. Bei massivem Hämoperikard ist die QRS-Voltage stärker vermindert. Supraventrikuläre Arrhythmien werden bei der Herzbeuteltamponade relativ häufig beobachtet.

Hämodynamische Parameter		22.30 h	23.30 h
BP S/D/M	(mm Hg)	110/70/83	160/60/93
HR	(/min)	110	110
PAP S/D/M	(mm Hg)	9/3/5	26/14/18
PCWP	(mm Hg)	3	16
CVP	(mm Hg)	19,7	9,5
CO	(l/min)	4,4	9,2
F_IO_2		0,6	0,6
P_aO_2	(mm Hg)	58	293

Fall:
24jähriger Mann (80 kg, BSA = 1,92 m^2) Zustand nach Messerstichverletzung des linken Thorax am 15. 12. 1980, Bülau-Drainage, zunehmende kardiorespiratorische Instabilität am 26. 12. 1980
Therapie:
Punktion eines Perikardergusses von 250 ml um 23.00 Uhr.

Abb. 35.5 Typische hämodynamische Parameter, wie sie mit Hilfe eines Swan-Ganz-Katheters bei Herzbeuteltamponade erhoben werden (eigene Beobachtung)

Die Abb. 35.5 zeigt, welch großer Bedeutung die durch einen Pulmonaliskatheter gewonnenen Informationen bei der korrekten Diagnose dieses akut lebensbedrohlichen Zustandes haben können. Neben dem hohen zentralvenösen Druck und dem stark verminderten HZV ist für die Herzbeuteltamponade charakteristisch, daß der Druck im rechten Vorhof und der diastolische Druck im rechten Ventrikel und in der Pulmonalarterie sowie der pulmonalkapilläre Verschluß etwa gleich hoch sind. Das hämodynamische Monitoring mit Hilfe des Swan-Ganz-Katheters ist ferner geeignet, einen eventuellen Therapieerfolg zu beurteilen.

Therapie:
Die Herzbeuteltamponade ist eine akute medizinische Notfallsituation, die ein unmittelbares und definitives Handeln erfordert. Dabei stehen drei Maßnahmen im Vordergrund: Schocktherapie, Perikardiozentese, Thorakotomie. Die Schocktherapie beschränkt sich auf zweckmäßige Lagerung (Trendelenburg-Position), ausreichendes Sauerstoffangebot und intravenöse Flüssigkeitszufuhr. Wiederbelebungsmaßnahmen, wie die äußere Herzmassage, haben bei diesem Ereignis keinen Effekt, da sich das Blut aus dem Herzen nicht auspressen läßt und durch äußere Massage kein Auswurf erzeugt werden kann (Wasserkissen effekt).
Die Perikardiozentese (Abb.35.6) stellt fast immer die wesentlichste lebensrettende Maßnahme dar. Die Punktion des Herzbeutels sollte deshalb bei jedem Verdacht auf Hämoperikard sofort durchgeführt werden. Schon die Entlastung des Herzbeutels um 15–20 ml Blut kann den Zustand des Kranken ganz entscheidend verbessern. Bewährt hat sich ein Zugang zwischen linkem sternalen Rippenansatz und Processus xyphoideus.
Die Punktionskanüle wird unter leichtem Sog der aufgesetzten Spritze in einem Winkel von 30 Grad gegenüber der Frontalebene in Richtung auf die Mitte der rechten Klavikula unter dem Sternum vorgeschoben. Wenn möglich, sollte die Punktion unter EKG-Kontrolle durchgeführt werden. Hierbei wird das Brustwandableitungskabel des EKG-Monitors mit einer Krokodilklemme an der Punktionsnadel befestigt. Berührt die Nadelspitze das Epikard, kommt es zur Ableitung eines epikardialen EKG, dessen charakteristische massive ST-Hebungen sich deutlich von den vorher beobachteten QRS-Komplexen unterscheiden. In den

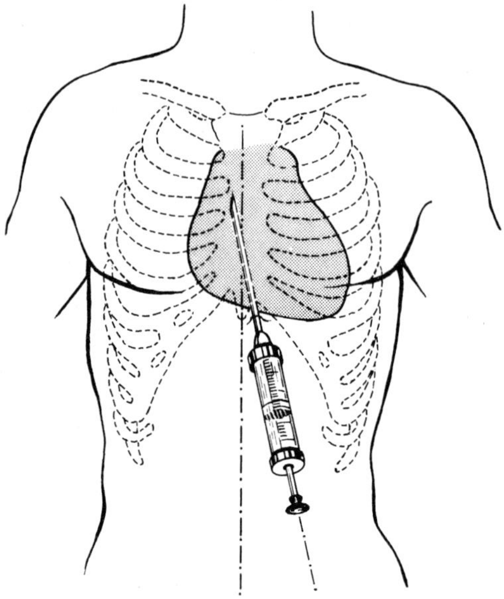

Abb. 35.6 Schematische Darstellung der Perikardiozentese. Die Punktionskanüle wird unter leichtem Sog der aufgesetzten Spritze von einem Zugang zwischen linkem sternalem Rippenansatz und Processus xyphoideus in Richtung auf die Mitte der rechten Klavikula unter dem Sternum vorgeschoben

meisten Fällen kann bereits in einer Tiefe von 3–4 cm Flüssigkeit aspiriert werden.

Die Thorakotomie wird erforderlich, wenn trotz Perikardiozentese und Aspiration von Blut die Tamponade nicht beseitigt werden kann. In diesen Fällen besteht regelmäßig eine größere Herzverletzung, die durch transpleurale Thorakotomie vernäht werden muß. Die Thorakotomie sollte großzügig erfolgen, damit eine ausreichende Orientierung am Herzen möglich ist. Der kritischste Punkt der Operation ist der Moment, an dem das Herz aus seiner Umklammerung befreit wird. Es kommt dann sehr häufig zu massiven Blutungen, die nur beherrscht werden können, wenn vorher bereits ausreichende Vorbereitungen getroffen worden sind. Die Nachbehandlung dieser Patienten erfolgt nach den gleichen Grundsätzen, die auch für andere operative Eingriffe am Herzen gelten (s. Kap. 41).

Nicht nur offene Verletzungen des Herzens durch Stich oder Schuß, sondern auch stumpfe nicht penetrierende Thoraxverletzungen können zu einer Myokardverletzung mit Blutung in den Herzbeutel führen (10). Die Bedeutung einer genauen Überwachung von Thoraxverletzten wird hierdurch verständlich.

Blutungen in das Bronchialsystem

Größere Blutungen in das Bronchialsystem können ebenfalls zu lebensbedrohlichen Situationen führen. Blutungen aus dem Lungenparenchym durch Verletzungen, aus Tumoren – besonders aus Bronchusadenomen –, Arrosionsblutungen aus einem Tracheostoma oder einem Aneurysma der Aorta können so massiv auftreten, daß in Sekunden das gesamte Bronchialsystem mit Blut angefüllt ist und eine Ventilation unmöglich wird. Je nach dem Grad der Blutung wird man mit folgenden Maßnahmen, die in größter Eile vor sich gehen müssen, Erfolg haben:

1. Medikamentöse Beruhigung des Patienten und damit Ruhigstellung der Lunge.
2. Bronchoskopie, möglichst mit flexiblem Bronchoskop (Olympus BF Typ ID, Kaltlichtquelle Storz) (s. Abb. 26.27), zur Absaugung und Freihaltung der Luftwege, Lokalisation der Blutungsquelle und Versuch, durch Tamponade oder evtl. Koagulation die Blutung zu beherrschen.
3. Intubation mit Doppellumentuben (Carlens-Tubus [Abb. 35.7a und b], Stürz-Becher-Tubus oder Bryce-Smith- und Salt-Tubus [Abb. 35.8]), die eine Blockierung der blutenden Seite und Verhütung von Blutaspiration in die gesunde Lunge ermöglichen.

Nach Lungenresektionen, insbesondere nach Pneumonektomien, kann es durch Insuffizienz der Bronchusnaht zu einer weiteren lebensbedrohlichen thorakalen Notsituation kommen. Vorzeichen dafür sind Tage vorher vermehrter Hustenreiz mit bräunlich verfärbtem Sputum. Bei einer plötzlichen Insuffizienz der Bronchusnaht gelangt in der Pleurahöhle angesammelte seröse Flüssigkeit im Schwall in die Trachea und den Bronchialbaum der gesunden Seite. Als erste Maßnahme wird mit einer Kornzange die Thorakotomiewunde gespreizt, damit der Erguß nach außen abfließen kann. Anschließend wird ein dickes Drain durch die gespreizten Branchen der Kornzange in die Pleurahöhle eingeführt und mit einer Absaugpumpe verbunden. Der Unterdruck ist nur auf –5 cm Wassersäule einzustellen, um Verziehungen des Mediastinums zu vermeiden. Der Patient wird auf die kranke Seite gelagert, um weiteres Überlaufen in die gesunde Seite zu vermeiden. Sofortige Intubation und endobronchiale Absaugung sind notwendig, um die Ventilation der Restlunge aufrechtzu-

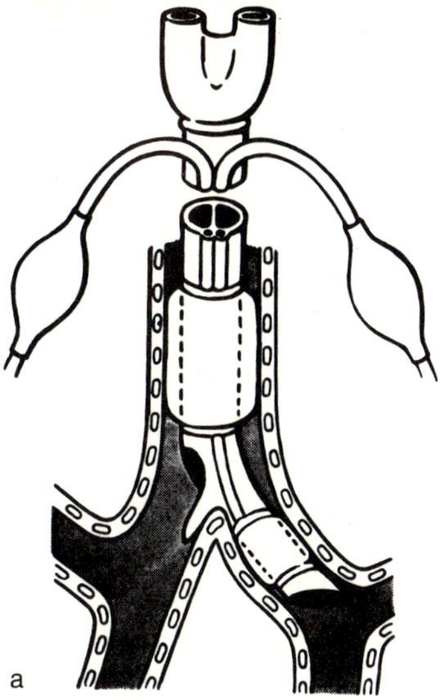

a

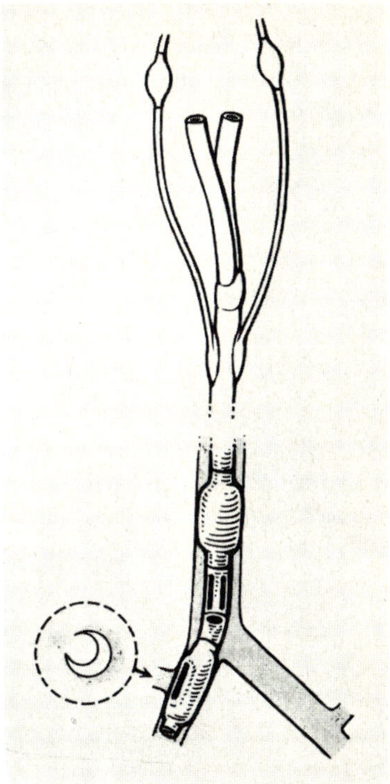

Abb. 35.**8** Schematische Darstellung des Doppellumentubus nach Bryce-Smith und Salt für rechtsseitige endobronchiale Intubation (aus *Barth* u. *Meyer:* Moderne Narkose. Fischer, Jena 1965)

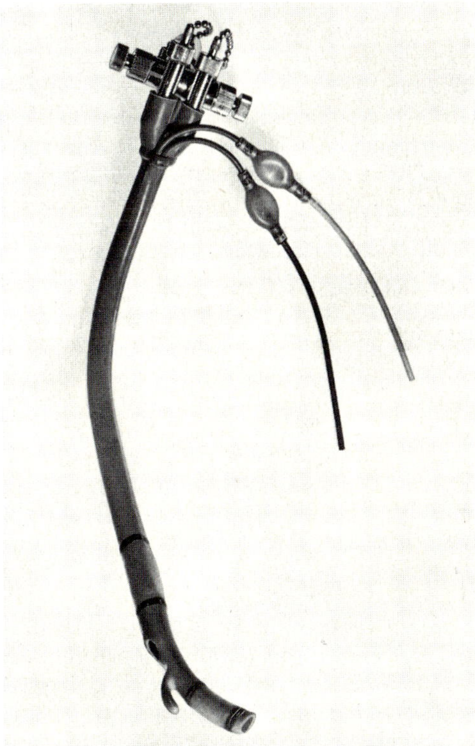

b

Abb. 35.**7** Schematische Darstellung des Carlens-Tubus a) in situ, b) mit Ansatzstutzen (Abb. a) aus *Barth* u. *Meyer:* Moderne Narkose. Fischer, Jena 1965)

erhalten. Meist sind die Patienten jedoch so ateminsuffizient, daß künstliche Beatmung notwendig wird. Liegt die Bronchusinsuffizienz auf der rechten Seite, ist es möglich, einen Trachealtubus in den linken Hauptbronchus einzuführen, die Blockermanschette aufzublasen und die linke Lunge zu beatmen. Im umgekehrten Fall – Bronchusinsuffizienz auf der linken Seite – ist es wegen der besonderen anatomischen Verhältnisse nicht möglich, die ganze rechte Lunge zu belüften, da der rechte Oberlappenbronchus bereits kurz hinter der Bifurkation vom rechten Stammbronchus abgeht, so daß die Blockermanschette des Tubus den Oberlappenbronchus verschließt. Dadurch würde bei dem ohnehin schon ateminsuffizienten Patienten nur der Mittel- und Unterlappen der gesunden Lunge beatmet werden.

Sobald der Erguß aus der linken Pleurahöhle abgesaugt und somit die Aspirationsgefahr ausgeschlossen ist, muß alle 20 bis 30 Minuten – nach jeweils vorheriger endotrachealer Absaugung – die Blockermanschette geöffnet werden, um für wenige Atemzüge auch den rechten Oberlappen zu belüften. Die Intubation mit Doppellumenkathetern sollte in jedem Falle versucht werden (33). Ist die akute Situation beherrscht, so muß die Blockung aufgehoben werden. Wegen des großen Lecks ist dann mit hohem Flow und Volumen zu beatmen. Die Tracheotomie, ist nach Beherrschung der Notsituation durchzuführen.

Stumpfe Thoraxverletzungen

In zunehmendem Maße entstehen durch Verkehrs- und Arbeitsunfälle thorakale Notsituationen durch stumpfe Thoraxverletzungen. Die Skala der Möglichkeiten reicht von reinen Prellungen über Rippenbrüche bis zu Beteiligungen der Lunge (Lungenkontusion) und der Pleura (Hämo- und Pneumothorax). Die schweren Verletzungen können durch große Blutungen und Spannungspneumothorax zu akuten lebensbedrohlichen Störungen der Atmung und des Kreislaufs führen. Aufgrund der günstigen Lage des Herzens sind traumatische Herzschädigungen seltener.

Trotzdem muß bei jedem Thoraxtrauma an eine Beteiligung dieses Organes gedacht werden. Beim Trauma von vorn wird die nicht komprimierbare Blutsäule aus den Herzkammern ausgepreßt und kann besonders am Ende der Systole zu Verletzungen des Klappenapparates oder Myokards führen. Die Früherkennung in der Klinik ist jedoch schwierig. Nicht anders einzuordnende Herz-Kreislauf-Insuffizienzen und EKG-Veränderungen sollten immer den Verdacht auf eine Beteiligung des Herzens lenken. Auch bei nicht penetrierenden Verletzungen kann es zum Abriß des Klappenapparates, zu Septumrissen oder Myokard-Aneurysmen kommen. Nach dem Trauma aufgetretene Herzgeräusche, Sinustachykardie, Rhythmusstörungen, Hypotonie, erniedrigter P_{aO_2} sind bei Verunglückten weiter diagnostisch abzuklären (Pulmonaliskatheter nach Swan-Ganz, intrakardiale Druckmessung, Angiokardiographie).

Lungenkontusion

Schon die Thoraxprellung ohne weitere Organverletzungen kann durch die schmerzbedingte Behinderung der Atmung (flache, frequente Atmung) eine alveoläre Hypoventilation auslösen. Bei einem hohen Prozentsatz stumpfer Thoraxtraumen kommt es zum Bild der Lungenkontusion (Contusio pulmonalis). Ihre Häufigkeit beträgt (je nach Literaturangabe) bei schweren Thoraxverletzungen 50–100%, ihre Letalität ist mit 31–38% ebenfalls sehr hoch (27). Der wirksame Pathomechanismus ist die Kompression und Dekompression der Lunge. Wenige Stunden nach dem Trauma kommt es zu Mikroatelektasen, intraalveolären und perivasalen Blutungen. 24 bis 36 Stunden nach dem Trauma tritt durch Kapillarschädigung ein interstitielles, zum Teil auch intraalveoläres Ödem (traumatic wet lung) auf. Sekretverhaltungen begünstigen die Infektion und führen zum Bild der „Kontusionspneumonie" (30). Diese morphologischen Veränderungen haben ihr pathophysiologisches Korrelat in der bei der Lungenkontusion immer zu beachtenden arteriellen Hypoxie. Sie ist Folge erhöhter venöser Beimischung (durch Verteilungsstörungen) und einer Diffusionsstörung. Demgegenüber kommt es bei der Lungenkontusion zu einem Anstieg des arteriellen P_{CO_2} erst, wenn etwa $^4/_5$ des Alveolarraumes betroffen sind. Der aussagekräftigste Parameter bei der Sofortdiagnose nach Thoraxtrauma für die Beurteilung einer Lungenkontusion ist die arterielle Blutgasanalyse. Da die arterielle Hypoxie meist erst nach Ablauf von 24 bis 36 Stunden manifest wird, müssen arterielle Blutgasanalysen mehrfach täglich durchgeführt werden. Die Bestimmung des alveoloarteriellen Sauerstoffgradienten nach Sauerstoffatmung gibt weiteren Aufschluß über das Ausmaß der respiratorischen Störung und die zu stellende Beatmungsindikation (6, 23). Eine alveoloarterielle Sauerstoffdifferenz von über 250 mm Hg ist nach entsprechendem vorausgegangenem Trauma stark verdächtig auf eine vorliegende Lungenkontusion (6). Eine Sauerstoffdruckdifferenz von über 350 mmHg ist eine absolute Indikation zur Intubation und Beatmung. Ein weiteres wertvolles diagnostisches Hilfsmittel bei der Lungenkontusion ist das Röntgenbild des Thorax. Sind die röntgenologischen Veränderungen in den ersten Stunden nach dem Trauma noch diskret, so sind sie nach etwa 6 Stunden fast immer vorhanden. Man findet unregelmäßig verteilte, ungleich große und unscharf begrenzte, meist milchige Verdichtungen. Die konsequente frühzeitige Beatmung mit positivem endexspiratorischem Druck von Patienten mit einer Lungenkontusion konnte die Mortalität des stumpfen Thoraxtraumas eindeutig senken (8, 30, 37). Atelektatische Lungenbezirke werden wiederbelüftet, intraalveoläre und perivasale Blutungen werden vermindert, die Entstehung des Ödems wird verhindert. Während der Beatmung ist streng auf eine genaue Flüssigkeitsbilanzierung zu achten. Ist eine Beatmung nicht notwendig, müssen die Patienten medikamentös beruhigt und von Schmerzen befreit werden, damit sie besser „durchatmen" und aktiv an der Physiotherapie (Inhalation, Atemgymnastik) teilnehmen können. Valium, Haldol und kleine Dosen von Analgetika (Dolantin, Fortral, Tramal oder Novalgin) können gegeben werden. Von besonderem Effekt ist die örtliche Schmerzstillung. Mit 100–120 ml einer 1%igen Xylonestlösung mit Octapressin oder Epinephrinzusatz wird ein interkostaler oder paravertebraler Block gesetzt.

Als Folge einer Thoraxkontusion kann auch eine Bronchusverlegung durch Blut oder Sekret auftreten, es entsteht ein posttraumatischer Lungenkollaps (13). Im Röntgenbild imponiert eine Atelektase. Die bronchoskopische Absaugung und das Nachblähen der Lunge sind hier die Therapie der Wahl.

Rippenserienfrakturen

Große therapeutische Probleme bieten die Patienten, bei denen infolge von Rippenserienfrakturen (Abb. 35.9a und b), oft Stückbrüchen, die Stabilität des knöchernen Thoraxgerüstes verlorengegangen ist. Atemmechanik und Ventilation sind weitgehend gestört. Es kommt zu paradoxen Atembewegungen (Brustwandflattern) (Abb. 35.7b). Die Ausatemluft der gesunden Seite (links) wird während der Ausatemphase auch in die Lunge der verletzten Thoraxseite aspiriert (rechts). Daraus resultiert eine hochgradige Ateminsuffizienz mit Sauerstoffuntersättigung und CO_2-Retention. Bei jedem Einatemzug wird die eingedrückte Brustwand weiter eingezogen, bei jedem Ausatmen nach außen bewegt. Die Atemarbeit ist extrem erhöht und kann die Patienten völlig erschöpfen. Da die Patienten nicht fähig sind, das vermehrte Bronchialsekret abzuhusten, kommt es zur Ausbildung von Bronchialverschlüssen, Atelektasen und nachfolgender Infektion. Ein unter dem instabilen Thoraxsegment gelegener Kontusionsherd kann zusätzlich die Entwicklung einer Hypoxie begünstigen (35). Je nach Ausmaß der Verletzung wird man entsprechende therapeutische Maßnahmen (30–32) ergreifen. Klinischer Befund, Ergebnis der Blutgasanalysen und Röntgenbefund diktieren das Vorgehen im Einzelfall. Sofern die maschinelle Beatmung nicht sofort notwendig ist, kann mit Hilfe einer Beatmungsinhalation (IPPB) versucht werden, pulmonale Komplikationen zu verhüten bzw. zu behandeln. Im Vordergrund der therapeutischen Bemühungen stehen die Stabilisierung des Thoraxgerüstes, die Erzielung einer ausreichenden alveolären Ventilation und die Entlastung des Patienten von der erhöhten Atemarbeit. Dieses ist nur möglich, wenn die Patienten über längere Zeit, 2 bis 3 Wochen beatmet werden (2, 32). Die Stabilität der Thoraxwand wird hierbei durch kontinuierlichen Druck von innen erreicht (innere Schienung oder innere pneumatische Stabilisierung). Abb. 35.10 zeigt schematisch, wie nachteilig sich die Spontanatmung auswirkt und wie günstig die intermittierende positive Druckbeatmung ist (5).

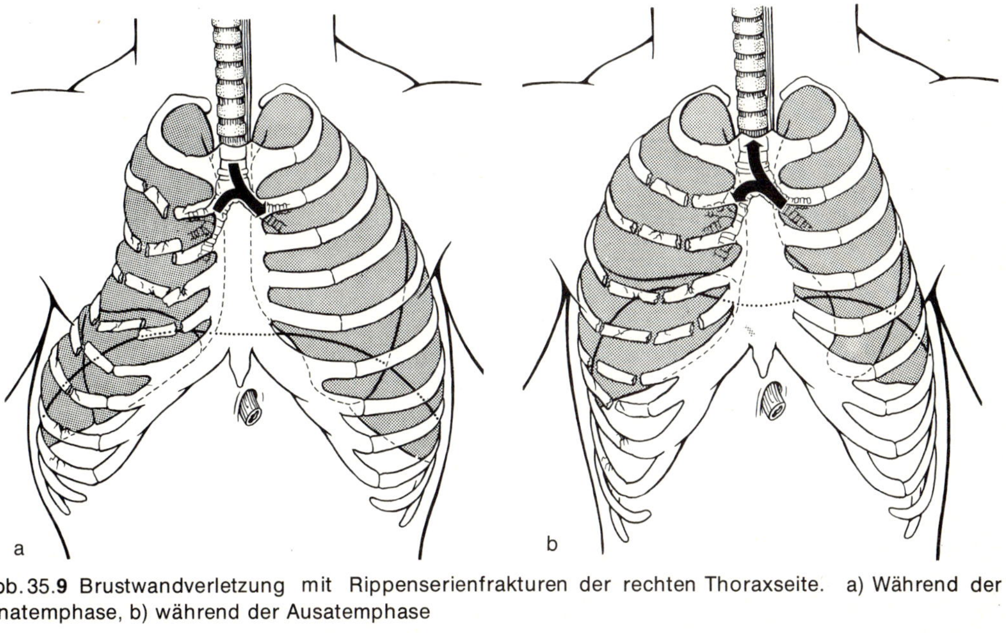

Abb. 35.9 Brustwandverletzung mit Rippenserienfrakturen der rechten Thoraxseite. a) Während der Einatemphase, b) während der Ausatemphase

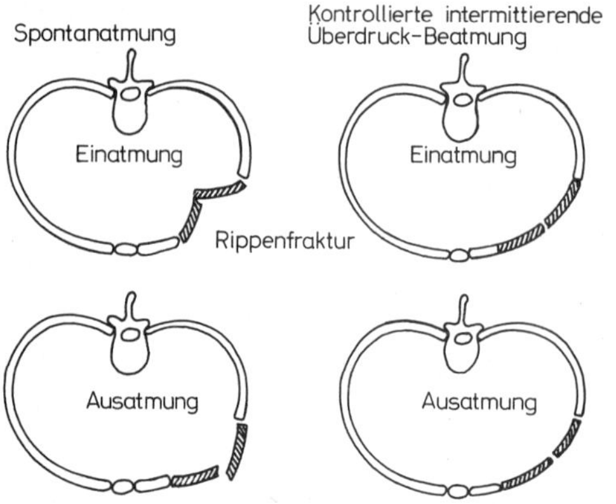

Abb. 35.**10** Schematische Darstellung des Verhaltens einer Rippenfraktur während Spontanatmung und kontrollierter intermittierender Überdruckbeatmung (nach *Greene*)

Chirurgische Maßnahmen zur Schienung des instabilen Thorax sind Ausnahmefällen vorbehalten. Regensburger u. Mitarb. (22), Aigner (1) und Keen (40) empfehlen die Thoraxstabilisierung mit Hilfe von Stahlstäben bei paradoxer Atmung. Zur Brustwandstabilisierung stehen folgende operative Verfahren zur Verfügung:

1. Fixation der frakturierten Rippen mit Drähten oder Plattenosteosynthese der Fragmente der hinteren oder lateralen Thoraxwand (1),
2. Drahtnähte frakturierter Rippen, z.B. im Zentrum einer größeren Impression,
3. Fixation durch intramedulläre Schienung: Einführung von Kirschner-Drähten, Rush-pins, Metallstiften oder Küntscher-Nägeln,
4. Brustbeinverschraubungen mit Hilfe von aufgelegten Platten (3).

Häufige Komplikation der Rippenfrakturen mit Lungenverletzung ist das *Hautemphysem*, das durch Beatmung noch verstärkt wird. Es kann groteske Ausmaße annehmen und sich über den ganzen Körper verteilen. Rechtzeitig ist ein Dauerkatheter zu legen, weil die Urinentleerung behindert wird, sobald das Hautemphysem bis auf die äußeren Genitalien (besonders beim Mann) übergreift. Zur Behandlung des Hautemphysems bieten sich folgende Maßnahmen an:

Nach Desinfektion der Haut werden mehrere großkalibrige Kanülen in die Subkutis der vorderen, oberen Thoraxwand eingestochen. Hörbar läßt sich das Hautemphysem ausdrücken. Die Kanülen werden mit Infusionsbestecken oder PVC-Schläuchen an eine Absaugpumpe oder Redondrainage zur Absaugung der Luft angeschlossen. Chirurgische Maßnahmen müssen ergriffen werden (kollare Mediastinotomie), wenn das Mediastinum betroffen wird (Mediastinalemphysem).

Spezielle Maßnahmen

Pleurapunktion

Zur Punktion eines Hämo- oder Pneumothorax ist neben einem Hautdesinfizienz, sterilen Gummihandschuhen und zwei Röhrchen für die bakteriologische Untersuchungsprobe das auf Abb. 35.11 dargestellte Instrumentarium zu richten.

Die Einstichstelle zur Punktion eines Pneumothorax liegt im 3. Interkostalraum vorn (s. Abb. 35.2). Zur Entfernung eines Hämothorax punktiert man an der tiefsten Stelle der Pleurahöhle in der mittleren Axillarlinie oder Skapularlinie, um möglichst das Blut vollständig entfernen zu können (Abb. 35.12). Mit der kleinen Kanüle Nr. 16 wird eine Hautquaddel von ca. 1 ml des Lokalanästhetikums gesetzt. Die Nadel wird in der Haut belassen, die Schwester setzt die Kanüle Nr. 1 auf die Spritze mit dem Lokalanästhetikum. Erst jetzt wird die kleine Nadel entfernt. Von der Hautquaddel aus wird die Umgebung bis zur Rippe infiltriert. Danach reicht die Schwester eine großkalibrige Punktionskanüle an, die mit der Rotandaspritze verbunden ist. Die Punktionskanüle wird sagittal zur Thoraxwand eingestochen, bis man auf die Rippe stößt. Jetzt wird die Spritze gesenkt, so daß die Spitze der Kanüle nach oben zeigt. Die Kanüle wird nun in *tangentialer Richtung* durch den über der Rippe liegenden nächsten Interkostalraum in die Pleurahöhle vorgeschoben (Abb. 35.13). Durch diese Technik werden Verletzungen an der Lungenoberfläche, am Herzen und an den Interkostalgefäßen vermieden.

Während der Arzt die Kanüle in der tangentialen Richtung nach oben hält, gelegentlich die Nadel um Millimeter vorschiebt bzw. zurückzieht, um alles Blut und alle Luft zu entfernen, saugt die Schwester unter leichtem kontinuierlichen Sog mit der Rotandaspritze. Die Rotandaspritze ist eine Dreiwegspritze. Ist der Stempel der Rotandaspritze bis zur Marke 100 ml gezogen, wird die Spritze in sich bis zur 2. Einstellung (Pfeilmarkierung) gedreht. Ist Blut oder seröse Flüssigkeit aspiriert worden, so werden stets 2 Proben in die beiden bereit gestellten Röhrchen zur bakteriologischen Untersuchung gegeben. Der Inhalt soll auf etwaige Erreger und ihre Resistenz untersucht werden. Alle weiteren abpunktierten Flüssigkeitsmengen werden in dem

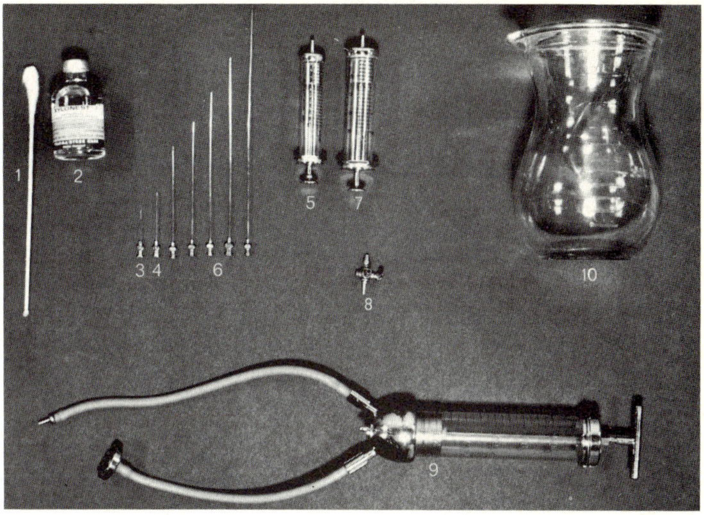

Abb. 35.**11** Instrumentarium zur Pleurapunktion
1 Watteträger zur Hautdesinfektion
2 Lokalanästhetikum zur Infiltrationsanästhesie
3 u. 4 Kanülen zur Lokalanästhesie
5 Injektionsspritze zur Lokalanästhesie
6 Verschiedene Punktionskanülen
7 Injektionsspritze, 20 ml
8 Dreiwegehahn
9 Rotandaspritze, 100 ml
10 Meßglas

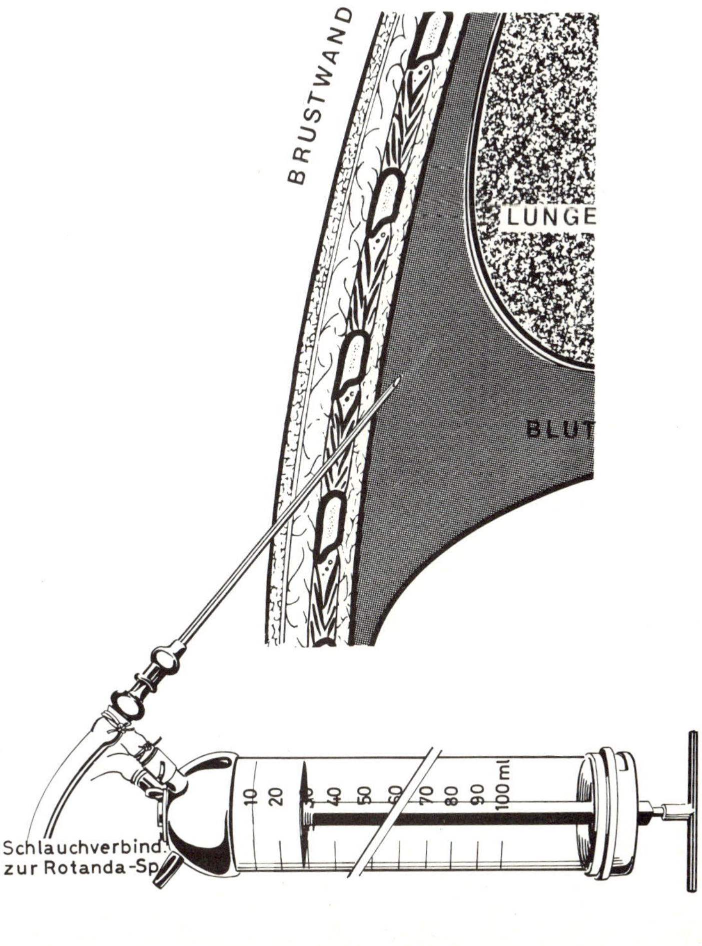

Abb. 35.**12** Punktion eines Hämothorax mit der Rotandaspritze

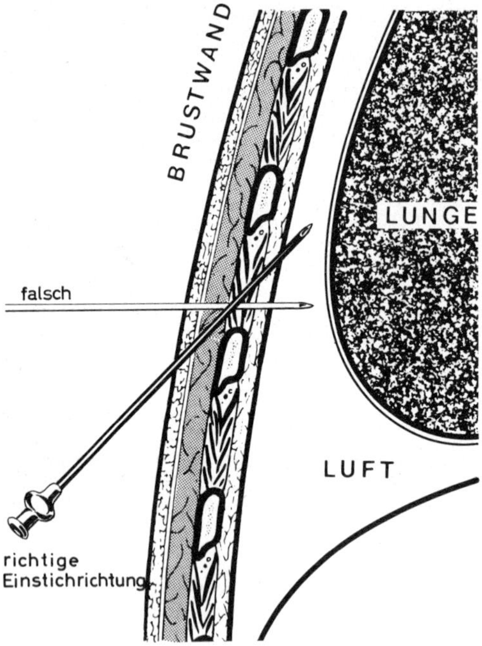

Abb. 35.13 Richtige und falsche Einstichrichtung zur Pleurapunktion

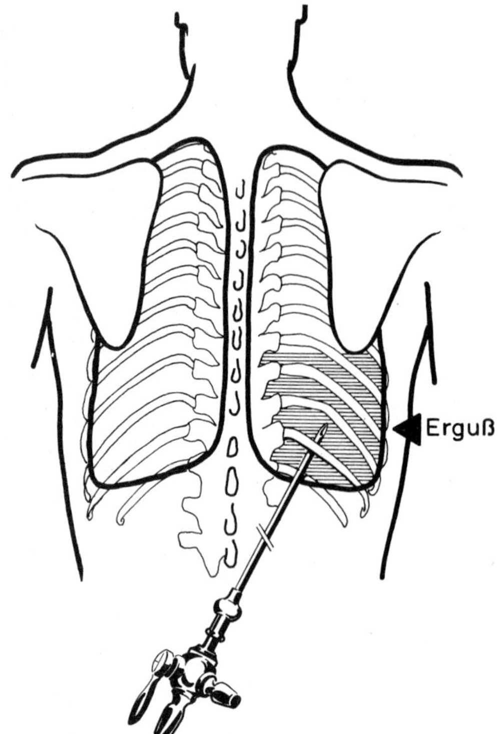

Abb. 35.14 Punktion eines Mantelergusses mit einer 20-ml-Rekordspritze mit vorgeschaltetem Dreiwegehahn

Meßglas gesammelt. Handelt es sich um blutiges Punktat, ist der Hämoglobingehalt zu bestimmen. Fühlt man an der Kanüle ein Schwirren und/oder bekommt der Patient plötzlich Hustenreiz (durch Reiz an der Pleura), so sind das Zeichen dafür, daß die Lunge sich wieder an die Pleura costalis anlegt und daß Luft oder Blut weitgehend entfernt worden sind. Nach Entfernung der Kanüle wird die Punktionsstelle desinfiziert und mit einem Pflaster versehen. Nach jeder Punktion ist eine röntgenologische Kontrolle durchzuführen.

Bei der Punktion von *Mantelergüssen* ist der Sog der Rotandaspritze zu stark, die Punktion hat daher mit einer 20-ml-Injektionsspritze mit vorgeschaltetem Dreiwegehahn zu erfolgen (Abb. 35.**14**). Ergibt die Punktion eine milchig-weiße Flüssigkeit, so muß eine Probe auf Fett untersucht werden. Es handelt sich um Lymphflüssigkeit, die aus einer Verletzung des Ductus thoracicus stammt (*Chylothorax*).

Das spezifische Gewicht des Ergusses muß immer bestimmt werden. Transsudate haben ein spezifisches Gewicht unter 1015, Exsudate über 1015.

Drainage des Thorax

Für die Drainage des Thorax nach Bülau wird das steril verpackte Besteck auf einem kleinen Instrumententisch gerichtet (Abb. 35.15). Zusätzlich sind notwendig: sterile Operationstücher zum Abdecken, 1 Lochtuch, sterile Operationshandschuhe, Seide Nr. 0 für die Hautnähte und Seide Nr. 3 für die U-Naht, Hautdesinfiziens, Lokalanästhetikum.

In einem zweiten Set sind steril verpackt mehrere Plastikzwischenstücke und ein PVC-Schlauch zur Verbindung zwischen Thoraxdrain und Saugpumpe.

Nach Hautdesinfektion und Lokalanästhesie wird in der hinteren Axillarlinie am tiefsten Punkt der Pleurahöhle am halb sitzenden Patienten die Haut inzidiert. In sagittaler Richtung wird der Troicart bis zur Rippe vorgestoßen, dann gesenkt (Abb. 35.16) und in tangentialer Richtung nach oben durch den nächst höher gelegenen Interkostalraum in die Pleurahöhle vorgeschoben. Der Troicart soll niemals sagittal durch die Thoraxwand gestoßen werden, da auf diese Weise Verletzungen von Herz und Lunge verursacht werden können und die Drainage durch Abknicken des Drains unwirksam

1 Kanüle Nr. 16 } zur Lokalanästhesie
2 Kanüle Nr. 1
3 20-ml-Injektionsspritze
4 Stieltupfer
5 Skalpelle
6 chirurgische Pinzetten
7 Cooper-Schere
8 anatomische Pinzette
9 Pean-Klemme
10 Hautnadeln
11 Nadelhalter nach Matthieu,
12 2 verschiedene Troicarts
13 Obturator
14 graduierte Thoraxdrains
15 Einmalthoraxtroicart mit Plastikkatheter (Fa. Sherwood Medical Industries, St. Louis/USA)

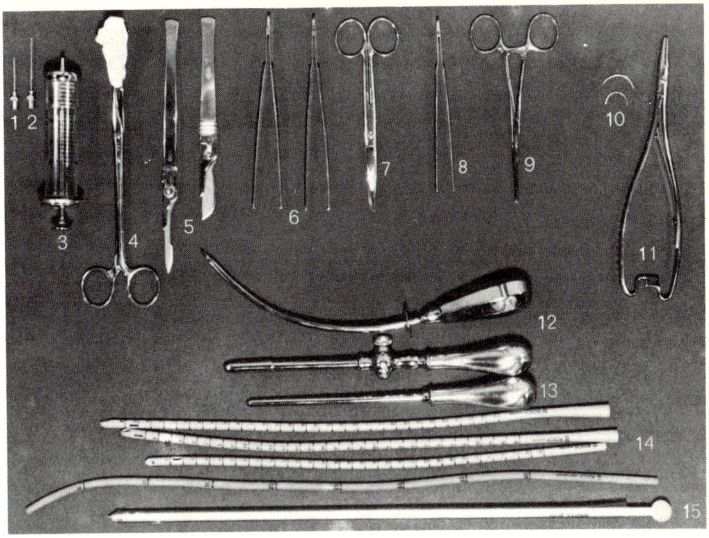

Abb. 35.**15** Instrumentarium zum Anlegen einer Thoraxdrainage

sein kann. Bei richtiger Lage des Troicarts in tangentialer Richtung nach oben wird der Troicart aus der Hülse entfernt und das Drain durch die Hülse in den Pleuraraum eingeführt. Statt eines Troicarts mit Obturator kann ein sogenannter Einmaltroicart mit Plastikkatheter (Fa. Sherwood Medical Industries) verwendet werden. Die Anwendung dieser Geräte ist weniger zeitraubend und hat sich bewährt, so daß eigentlich nur diese Einmalthoraxdrainage im Rahmen der Intensivtherapie zur Anwendung kommen sollte. Es empfiehlt sich, zusätzliche Löcher auf die Röntgenkontrastlinie zum Abfluß auch tieferer Flüssigkeitsmengen in den Drain zu schneiden. Dann ist auf dem 24-Stunden-Protokoll zu vermerken, in welcher Höhe (Zentimeter-Angabe) des graduierten Drains das letzte Loch im Thorax liegt. Das sterile Plastikzwischenstück stellt die Verbindung zwischen Thoraxdrain und PVC-Schlauch her, dessen peripheres Ende schon vorher mit der Saugpumpe verbunden worden ist. 2 Hautnähte seitlich vom Drain verschließen die kleine Wunde und fixieren das Drain. Abschließend wird eine U- oder eine Tabaksbeutelnaht um die Drainstelle mit einem längeren und stärkeren Faden durch die Haut gelegt und mit nur einem Knoten versehen. Diese Naht wird nach Entfernung des Thoraxdrains festgezogen. Sie dient dann zum endgültigen Verschluß der Thoraxwand und zur Verhütung eines offenen Pneumothorax. Für etwaige Notsituationen (Ausfall der Saugung) oder Manipulationen an der Schlauchverbindung (Lösung von Gerinnsel im Schlauchsystem, Auswechseln des Zwischenstückes usw.) sind zum raschen Verschluß des Drains 2 große Klemmen am Bett anzubringen (Abb. 35.17). Der erforderliche Unterdruck an der Absaugpumpe ist vom Arzt einzustellen. Stets ist ein Röntgenbild nach Beendigung des Eingriffes anzufertigen, um die

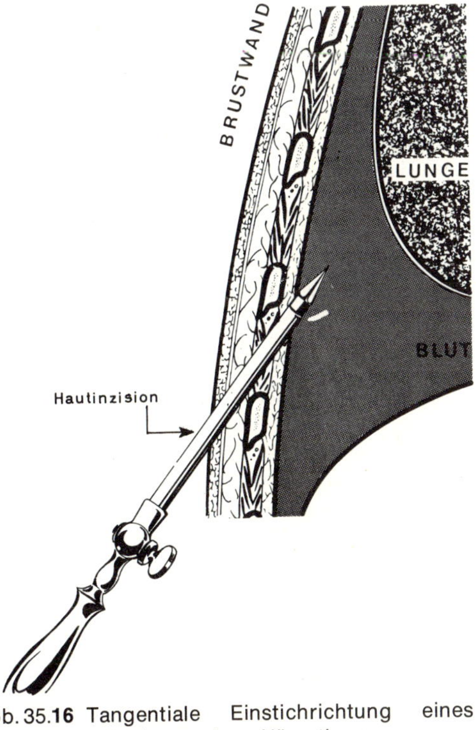

Abb. 35.**16** Tangentiale Einstichrichtung eines Troicarts zur Drainage eines Hämothorax

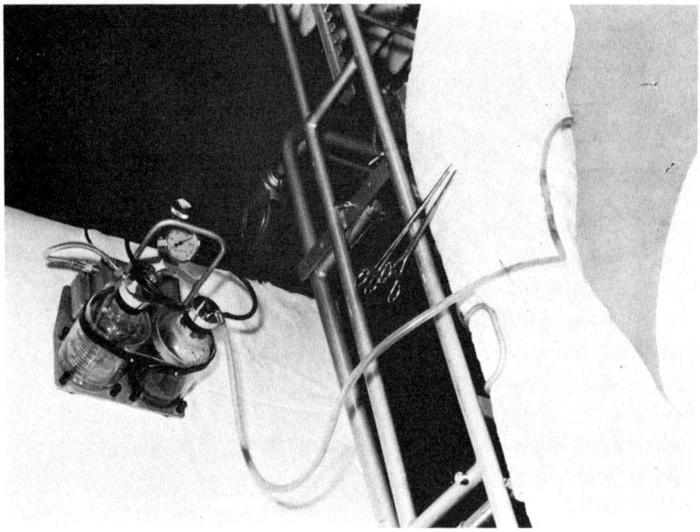

Abb. 35.**17** Elektrische Membranpumpe zur Thoraxdrainage (Drägerwerk, Lübeck)

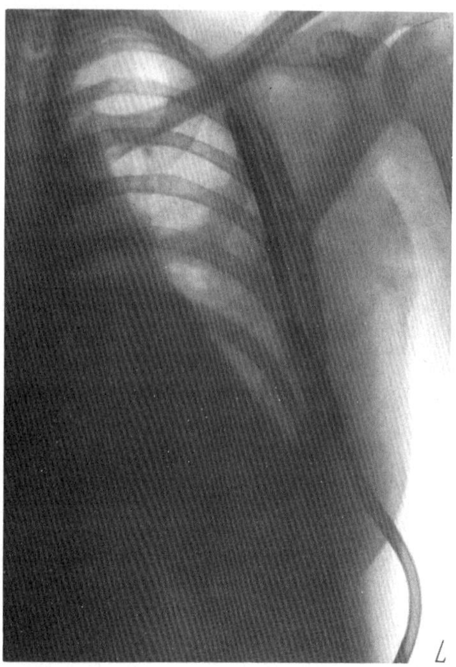

Abb. 35.**18** Richtige Lage eines Bülau-Drains

richtige Lage des Drains beurteilen zu können (Abb. 35.**18**).

Thoraxabsaug-Vorrichtungen

Verschiedene Geräte zur Absaugung von Blut, Erguß oder Luft aus dem Thorax und Herstellen eines intrapleuralen Unterdruckes sind im Handel. Der erforderliche Unterdruck kann dabei sowohl von einer zentralen Druckluft- bzw. Sauerstoffanlage unter Einschaltung eines Injektors als auch von einer zentralen Vakuumanlage unter Einschaltung eines Vakuumreglers oder auf elektrischem Wege von einer kleinen Membranpumpe (s. Abb. 35.**17**) erzeugt werden. Letztere kann in den Krankenzimmern benutzt werden, in denen keine zentrale Druckluftanlage vorhanden ist. Diese geräuscharm arbeitende Saugpumpe hat eine Leistung von 15 Watt zur Erzeugung des für die Dauerdrainage erforderlichen schwachen Vakuums, das von 0–100 cm Wassersäule regulierbar ist. Abb. 35.**19** zeigt die schematische Darstellung der Funktion einer Absaugvorrichtung bei Verwendung des Vakuums einer zentralen Anlage. Der Vakuumschlauch führt zu einem Feinregelventil mit Staubfilter und Manometer. Mit dem Feinregelventil kann der für die Dauerdrainage erforderliche und im Sekretauffangglas sowie im Drainageschlauch wirksame Unterdruck reguliert und durch das Manometer kontrolliert werden. Die Dauersaug-Drainage-Einrichtung muß unterhalb des Patienten auf dem Fußboden stehen, weil die angewendeten geringen Unterdrucke nicht ausreichen, um anfallendes Sekret nach oben zu saugen. Also niemals die Absaugpumpe auf den Nachttisch stellen! Der gewünschte Unterdruck – in den meisten Fällen 10–15 cm Wassersäule – wird nach Anschluß und Inbetriebnahme des Unterdruckerzeugers bei abgeklemmtem Drainageschlauch durch Drehen des Feinregelventils und Beobachten des Druckmessers

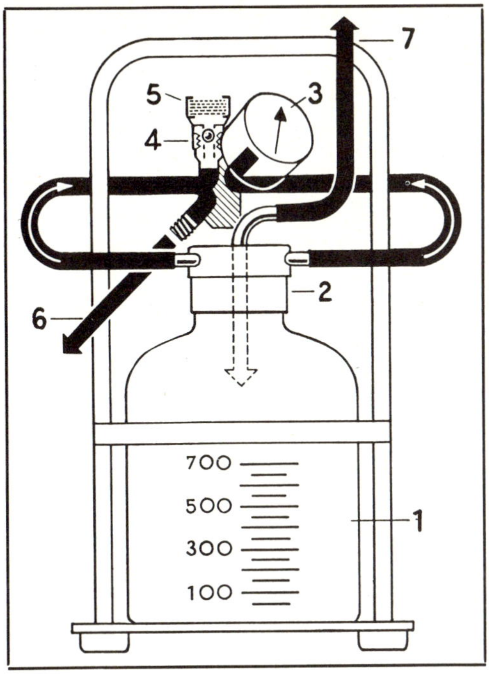

Abb. 35.**19** Schematische Darstellung der Funktion einer Dauerdrainagepumpe
1 Sekret-Auffangflasche
2 Sekret-Flaschenkappe
3 Manometer
4 Feinregelventil
5 Staubfilter
6 Vakuumschlauch
7 Absaugeschlauch

eingestellt. Nach Öffnen der Verbindung zum Patienten soll sich der Unterdruck nach kurzfristigem Absinken wieder in der gewählten Höhe einstellen. Liegt die Lunge der Pleura costalis an, so bleibt der Zeiger auf der eingestellten Druckhöhe stehen. Der Flüssigkeitsspiegel im Schlauchsystem (s. Abb. 35.17), muß sich atemsynchron hin und her bewegen. Kommen aber Luftblasen mit der Atmung in die Ableitung, so ist das ein Zeichen für Defekte an der Lungenoberfläche (alveoläre Insuffizienzen) oder eine Bronchusfistel bzw. -insuffizienz nach Operation. Bei offenem Bronchus oder bei Pleuradrainage mit sehr großer innerer Fistel kann manchmal kein Unterdruck, sondern nur Druckausgleich erreicht werden. Das Manometer steigt dann nur jeweils in dem Augenblick vorübergehend an, in dem Sekret gefördert wird. Auf einem Pflasterstreifen, der an der Absaugvorrichtung angebracht wird, empfiehlt es sich, die Zahl des gewünschten Unterdruckes aufzuschreiben. So ist eine Orientierung über die ordnungsgemäße Absaugung möglich. Es ist ratsam, bei dem Gebrauch der elektrischen Pumpe den Stecker in der Steckdose mit einem Pflasterstreifen zu sichern. So wird vermieden, daß irrtümlich der Stecker herausgezogen wird, z.B. durch die Röntgenassistentin zum Anschluß des Röntgengerätes oder durch Putzfrauen zum Anschluß von Reinigungsgeräten! Die Sekretauffangflaschen sind täglich zu entleeren, der Inhalt muß gemessen, das Ergebnis in die Kurve eingetragen werden.

Ist eine Druckluft- bzw. Sauerstoffanlage auf der Station vorhanden, so kann das für den Betrieb der

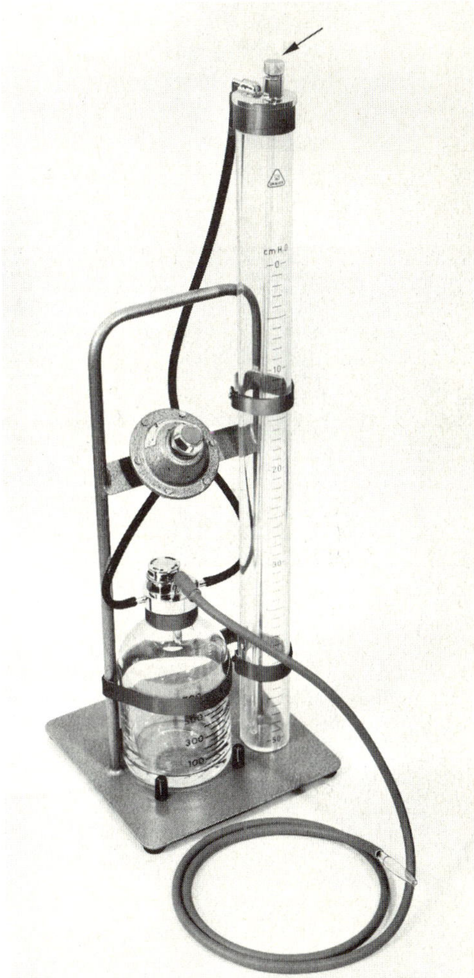

Abb. 35.**20** Thoraxdauerdrainage mit einem Wassersicherheitsventil zur Aufrechterhaltung eines konstanten Unterdruckes im Thorax (Dräger-Werk, Lübeck). Der Pfeil weist auf das Steigrohr hin

Absaugvorrichtung erforderliche schwache Vakuum von einem Druckluft- bzw. Sauerstoffinjektor erzeugt werden. Dieser Injektor hat einen Steckanschluß für wandebene Steckkuppelungen . Der Injektor verbraucht 5 l Druckluft bzw. Sauerstoff in der Minute. Auf den Injektor kann ein Bakterienfilter aufgesetzt werden, um die angesaugte Luft zu filtern. Vom Dauerdrainage-Injektor führt ein Schlauch zur Absaugvorrichtung, die aus einer graduierten Sekretauffangflasche, einem einstellbaren Feinregelventil, einem Staubfilter, einem Druckmesser und einem Verbindungsschlauch besteht. Mit dem Feinregelventil kann der für die Dauerdrainage erforderliche Unterdruck reguliert werden. Absaugvorrichtungen, denen eine Wassersäule vorgeschaltet ist (Abb. 35.20), lassen sich durch die im Wasser aufsteigenden Luftblasen sichtbar und hörbar in ihrer Wirksamkeit beurteilen. Diese Geräte sollten zur Anwendung kommen bei größeren Leckagen der Lunge, bei denen eine hohe Vakuumleistung erforderlich ist. Beim plötzlichen Verschluß des Lecks käme es jedoch ohne zwischengeschaltetes Wasserschloß zum plötzlichen zu starken intrathorakalen Unterdruck. Das kann sich besonders bei Kleinkindern deletär auswirken. Mit der beschriebenen Drainagepumpe kann dagegen der durch das Steigrohr eingestellte Sog nicht unterschritten werden. Der gewünschte Unterdruck kann durch Höher- bzw. Tieferstellen des inneren Glasrohres reguliert werden (Abb. 35.20, Pfeil). Eine Alternative zu den herkömmlichen Thoraxdauerdrainagen stellen moderne sterile Einweg-Drainage-Systeme wie Pleur-Evac (Fa. Howmedica, Kiel; Abb. 35.**21**) und Argyle Double Seal Chest Drainage Unit (Fa. Sherwood Med. Indust., St. Louis) dar. Diese geschlossenen Einwegeinheiten verringern die Infektionsgefahr und die Gefahr von Luftlöchern auf ein Minimum. Eingebaute Scheidewände in der Saugkontrollkammer und der Sammelkammer gestatten eine Veränderung des ausgeübten Saugeffektes und eine sterile Entnahme von Proben für bakteriologische Unter-

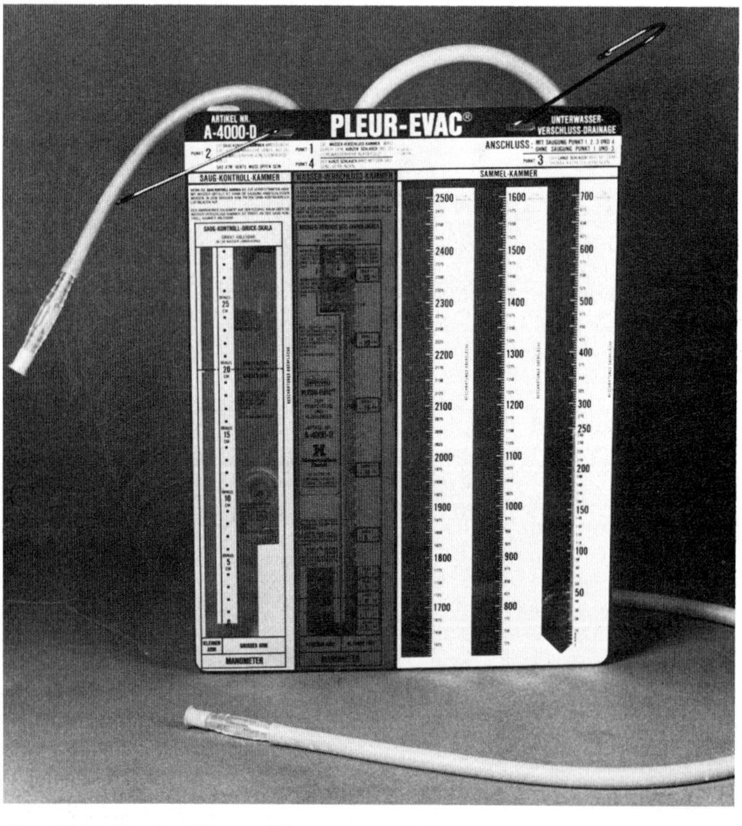

Abb. 35.**21** Sterile Einweg-Thoraxdauerdrainage Pleur-Evac mit Saugkontrollkammer und Wasserverschlußkammer (Howmedica, Kiel)

suchungen ohne eine Unterbrechung der Saugung. Ein Positiv-Druckentlastungsventil in der Wasserverschlußkammer verhindert, daß der Patient in seinem Pleurarraum einen positiven Druck von mehr als 2 cm Wassersäule entwickeln kann, so ist er im Fall einer blockierten Saugung vor der Entwicklung eines Spannungspneumothorax geschützt und andererseits kommt es bei einem Hustenanfall nicht zu einem Wasserverlust aus der Saugkammer. Das Negativdruckventil in der Wasserverschlußkammer sichert zuverlässig den Wasserverschluß auch dann, wenn der Patient bei der Inspiration einen hohen negativen Druck im Pleuraraum aufbaut. Nach Füllung der Saugkontroll- und der Wasserverschlußkammer mit sterilem Wasser oder Kochsalzlösung wird der lange Schlauch an die Thoraxdrainage und der kurze Schlauch an eine Saugvorrichtung mit einer Leistung von mindestens 20 l/min angeschlossen.

Auf den Intensivstationen, die nicht an ein Notstromaggregat angeschlossen sind und auf denen Patienten mit Thoraxdrainagen liegen, sollte die Möglichkeit bestehen, in erreichbarer Nähe des Patienten eine Wasserstrahlpumpe zu installieren. Bei Ausfall von Strom oder der zentralen Gas- oder Vakuumanlagen kann man mit einer Wasserstrahlpumpe Unterdruck erzielen.

Entfernung des Thoraxdrains

Auf einem Tablett wird gerichtet: Arasol, Watteträger, Desinfektionsmittel, 1 Paar sterile Handschuhe, das Set mit steril verpackten Gummi-Gaze-Platten; diese bestehen aus Cofferdam und Zellin, 3 breite Pflasterstreifen.

Die Umgebung der Drainstelle am Thorax wird mit Äther/Alkohol gründlich gereinigt und desinfiziert. Mit steriler Pinzette und Schere werden die beiden Hautfäden, die das Drain fixieren, entfernt. Der Unterdruck wird maximal erhöht. Eine Gummi-Gaze-Platte wird mit Arasol an der Gummifläche bestrichen. Eine Hilfsperson (evtl. ein zweiter Arzt) klebt die Gummi-Gaze-Platte mit der linken Hand auf die Drainstelle und zieht mit der rechten Hand langsam das Drain aus dem Thorax. Gleichzeitig wird die Tabaksbeutelnaht vom 1. Arzt festgezogen. Die Gummi-Gaze-Platte wird dachziegelartig mit 3 breiten Heftpflasterstreifen fixiert. Während der Drainentfernung soll der Patient die Luft anhalten. Nach einer Stunde ist ein Röntgenbild anzufertigen. Beim Herausziehen des Drains aus dem Thorax ist darauf zu achten, daß die Entnahme „steril“ erfolgt und die Drainspitze über einem Röhrchen abgeschnitten und zur Untersuchung auf evtl. vorhandene Bakterien und ihre Resistenz eingeschickt wird. Damit es nicht zu Hautreizungen unter der Gummi-Gaze-Platte kommt, sollte diese nach 24 Stunden entfernt werden.

Literatur

1 Aigner, P.W.: Rippenosteosynthese bei instabilem Thorax nach Trauma. Münch. med. Wschr. 118 (1976) 171–172
2 Ambiavagar, M., J.S. Robinson, I.M. Morrison, E.S. Jones: Intermittent positive pressure ventilation in the treatment of severe crushing injuries of the chest. Thorax 21 (1966) 359
3 Anders, A., R. Häring, J.M. Hugo: Die Verletzung des Brustkorbs. Med. Welt 25 (1974) 268
4 Bendixen, H.H., L.D. Egbert, J. Hedley-Whyte, M.B. Laver, H. Pontoppidan: Respiratory Care. Mosby, St. Louis 1965
5 Benson, D.W.: Anesthesia for thoracic emergencies. In: Anesthesia for Emergency Surgery, hrsg. von N.M. Greene. Davis, Philadelphia 1963
6 Blair, E., C. Topuzlu, J.H. Davis: Delayed or missed diagnosis in blunt chest trauma. J. Trauma 11 (1971) 129
7 Brandt, G., H. Kunz, R. Nissen: Intra- und postoperative Zwischenfälle, Bd. I. Thieme, Stuttgart 1967
8 DeMuth, W.E., J.H. Smith: Pulmonary contusion. Amer. J. Surg. 109 (1965) 819
9 Fry, W.A., W.E. Adams: Thoracic emergencies. Arch. Surg. 94 (1967) 532
10 Hildebrandt, E., H. Kirschner, P. Lawin, O. Müller-Plathe: Traumatische Herzruptur mit subakuter Herzbeuteltamponade. Act. Chir. 2 (1967) 297
11 Holczabek, W.: Todesursachen bei frischen Thoraxverletzungen. Thoraxchirurgie 12 (1964) 89
12 Horatz, K.: Ursachen und Behandlungen der postoperativen und posttraumatischen Ateminsuffizienzen. Bruns' Beitr. klin. Chir. 204 (1962) 95
13 Horatz, K.: Ursache und Behandlung des traumatischen Lungenkollapses. Anästhesist 6 (1957) 304
14 Irmer, W., R. Baumgartl, H.E. Grewe, M. Zindler: Dringliche Thoraxchirurgie. Springer, Berlin 1967
15 Kappey, F.: Das geschlossene Thoraxtrauma. Erfahrungsbericht über 1258 Fälle. Mschr. Unfallheilk. 72 (1969) 3
16 Krauss, H.: Brustwand. In: Handbuch der Thoraxchirurgie, Bd. II, hrsg. von E. Derra. Springer, Berlin 1959
17 Lawin, P., P. Rittmeyer, K. Horatz: Réanimation en cas d'hémorragie intrathoracique. Anesthésie, Analgesie, Reanimation 21 (1964) 297
18 Lichtenauer, F., H. Schröder: Thorakale Notzustände. Langenbecks Arch. klin. Chir. 308 (1964) 499
19 Mushin, W.W.: Thoraxanaesthesie. Volk und Gesundheit, Berlin 1967
20 Naclerio, E.A., A. de L. Maynard: Emergency Treatment of Penetrating Heart Wounds. Hosp. Med. 2 (1966) 14
21 Nash, G., J.B. Blennerhassett, H. Pontoppidan: Pulmonary lesions associated with oxygen therapy and artificial ventilation. New Engl. J. Med. 276 (1967) 368
22 Regensburger, D., L. Brunner, H.E. Hoffmeister, K. Stapenhorst: Stabilisierende Eingriffe am Thorax nach schweren Thoraxtraumen. Mschr. Unfallheilk. 73 (1970) 357
23 Rittmann, W.W., U.F. Gruber, M. Allgöwer: Die posttraumatische respiratorische Insuffizienz. I. Pathophysiologie und Diagnostik. Langenbecks Archiv klin. Chir. 330 (1971) 1
24 Rodewald, G.: Die postoperative Ateminsuffizienz. In: Klinische Chirurgie für die Praxis, Bd. II, hrsg. von O. Diebold, H. Junghanns, L. Zukschwerdt. Thieme, Stuttgart 1961

25 Rodewald, G., H. Harms: Pathophysiologie und Spätschäden nach Thoraxverletzungen. Thoraxchirurgie 12 (1964) 93
26 Roscher, R.: Vorteile der Frühbeatmung bei Thoraxtraumatisierten mit Lungencontusion. Langenbecks Arch. klin. Chir. Suppl. Chir. Forum (1973)
27 Roscher, R.: Über die stumpfe Lungenverletzung (Lungenkontusion). Dtsch. med. Wschr. 99 (1974) 13
28 Rosenthal, A., I. F. Parisi, A. S. Nadas: Isolated interventricular septal defect due to nonpenetrating trauma. New Engl. J. Med. 283 (1970) 338 (s. dort weitere Lit.).
29 Roy-Camille, R., J. Beurier, M. Martignon, G. Saillant, D. Berteaux: Les épanchements intra-thoraciques associés aux fractures du rachis dorsal. In: Respiratorische Insuffizienz bei Mehrfachverletzten, hrsg. von H. U. Buff, W. Glinz. Perimed, Erlangen 1976 (S. 37–39)
30 Schilling, K.: Zum Problem der Contusionspneumonie. Thoraxchirurgie 12 (1964) 13
31 Schilling, K.: Therapie der Störungen von Atmung und Kreislauf bei Brustwandverletzten. Z. prakt. Anästh. 1 (1966) 154
32 Schmitz, W.: Die Verletzungen der Thoraxwand. Thoraxchirurgie 12 (1964) 103
33 Scholler, K. L., W. Vogel, K. Wiemers, H. Burchardi, J. Groh-Bruch: Die Langzeitbeatmung in der Behandlung von Thoraxverletzten. Dtsch. med. Wschr. 93 (1968) 747
34 Schulte am Esch, J., I. Vlajic, G. Pfeifer, J. Wappenschmidt: Mediastinal- und Pleuraerguß als Folge frischer Frakturen der Brustwirbelsäule. Chirurg. 46 (1975) 36–40
35 Trinkle, J. K., J. D. Richardson, J. L. Franz, F. L. Grover, K. V. Arom: Management of flail chest without mechanical ventilation. Ann. thorac. Surg. 19 (1975) 355–363
36 Wageneder, F. M.: Die posttraumatische Bronchial- und Lungenblutung und ihre Bekämpfung mit einem neuen Doppellumenkatheter. Med. Klin. 59 (1964) 2014
37 Zumtobel, V., H. Standfuß, G. Haffner: Die Bedeutung der Lungenkontusion für die Prognose des Kombinationstraumas. Langenbecks Arch. klin. Chir. 329 (1971) 210

Zusammenfassende Darstellungen

38 Bendixen, H. H., L. D. Egbert, J. Hedley-Whyte, M. B. Laver, H. Pontoppidan: Respiratory Care. Mosby, St. Louis 1965
39 Glinz, W.: Thoraxverletzungen 2. Aufl. Springer, Berlin 1979
40 Keen, G.: Chest Injuries. Wright Bristol 1975
41 Lichtenauer, F., H. Schröder: Thorakale Notzustände. Langenbecks Arch. Klin. Chir. 308 (1964) 499
41a Naclerio, E. A.: Chest Injuries. Physiologic Principles and Emergency Management. Grune & Stratton, New York, London 1971
42 Rittmann, W. W., U. F. Gruber, M. Allgöwer: Die posttraumatische respiratorische Insuffizienz. I. Pathophysiologie und Diagnostik. Langenbecks Archiv. klin. Chir. 330 (1971) 1
43 Rodewald, G.: Allgemeine Problematik des Hämothorax. Langenbecks Arch. Chir. 337 (1974) 365
44 Rodewald, G.: Thoraxverletzungen. In: Spezielle Chirurgie für die Praxis, Bd. I/2, hrsg. von F. Baumgartl, K. Kremer, H. W. Schreiber. Thieme, Stuttgart 1975
45 Rutherford, R. B., V. L. Gott: Thoracic injuries. In: The Management of Trauma, hrsg. von W. F. Ballinger, R. B. Rutherford, G. D. Zuidema. Saunders, Philadelphia 1968

36 Obstruktive Atemwegserkrankungen

Von W. Nachtwey und K. Schilling

Klinische Erscheinungsformen

Obstruktive Ventilationsstörungen stellen häufig eine Indikation zur Intensivbehandlung dar. Die wichtigsten klinischen Erscheinungsformen sind im folgenden beschrieben.

Das *Asthma bronchiale* befällt sowohl Kinder als auch Erwachsene. Charakteristisch ist die paroxysmale Dyspnoe, deren Schweregrad sich kurzfristig – spontan oder mit der Therapie – ändern kann. Zwischen den Anfällen und während unterschiedlich langer Remissionsperioden ist die Atmung kaum oder gar nicht beeinträchtigt. Im Status asthmaticus bietet der Kranke das typische Bild der Orthopnoe mit Einsatz auxiliärer Atemmuskeln. Die Exspiration ist besonders behindert. Unter Ausbildung eines akuten Emphysems hebt sich die Atemmittellage, das inspiratorische Reservevolumen ist entsprechend vermindert. In schweren Verlaufsformen beobachtet man schließlich den sog. Zwerchfell-Thoraxwand-Antagonismus, eine inspiratorische Einwärtsbewegung der unteren Thoraxpartien. Der Kranke ist blaß, schweißbedeckt, Lippen und Fingernägel sind zyanotisch, die Halsvenen sind prall gefüllt, der Puls ist schnell, der Blutdruck erhöht mit deutlichen respiratorischen Schwankungen.

Bei günstiger Entwicklung wird nach Stunden ein zähes glasiges Sputum expektoriert, und der exspiratorische Stridor läßt allmählich nach. Manchmal dauert ein Status asthmaticus jedoch mehrere Tage. Der Patient leistet ein Vielfaches der normalen Atemarbeit, bis er völlig übermüdet ist und allmählich in ein respiratorisches Koma abgleitet. Rechtsherzversagen und Asphyxie stehen dann unmittelbar bevor.

Die *asthmoide Bronchitis* auf der anderen Seite ist ein primär chronischer Prozeß. Sie betrifft im allgemeinen Menschen im 5. bis 7. Lebensjahrzehnt. Ihr Anfang ist wenig dramatisch. Es kommt zu vermehrter Bronchialsekretion und zu chronischem Husten. Mit der Zeit ist das Sputum immer häufiger purulent, man findet darin vor allem Pneumokokken, Haemophilus influenzae, Streptokokken, Staphylokokken, Neisseria catarrhalis, koliforme Stäbchen. Die Exazerbationen der Bronchitis sind von mehr oder minder starker Dyspnoe begleitet, über den Lungen hört man dann giemende und pfeifende Geräusche. Besserungen und Verschlechterungen wechseln im Rhythmus der Jahreszeiten miteinander ab.

So unterschiedlich das Asthma bronchiale und die chronische asthmoide Bronchitis im Ansatz sein mögen, so uniform ist die gemeinsame Endstrecke der schweren Verlaufsformen: die *dekompensierte obstruktive Bronchopneumopathie*. Ausdrücklich sei betont, daß viele Asthma-bronchiale-Patienten nicht diesen Weg gehen müssen. Aber sehr dicht aufeinanderfolgende Asthmaanfälle bleiben auch im Jugendalter nicht folgenlos, sondern können eine Komplikationsbronchitis und -bronchiolitis sowie Gerüstläsionen der Lunge nach sich ziehen. Diese Veränderungen bestimmen dann den weiteren Gang. Die dekompensierte obstruktive Bronchopneumopathie ist durch eine Dauerdyspnoe mit Zyanose gekennzeichnet. Strukturelle Strombahneinengungen und funktionelle Einflüsse, die sich aus der Insuffizienz des Gasaustausches ergeben, haben eine Druckbelastung und Hypertrophie des rechten Herzens zur Folge (s. unten). Bei Dekompensation des Cor pulmonale chronicum findet man Leberschwellung und Beinödeme. Die Patienten sterben oft an einer Bronchopneumonie und ihren Folgen im respiratorischen Koma.

Morphologische Grundlagen

Das morphologische Substrat des schweren Anfalles von *Asthma bronchiale* mit tödlichem Ausgang bei einem jugendlichen Menschen ist eine Verlegung der feinen Aufzweigungen des Bronchialbaumes mit zähem Schleim. Neben dieser paroxysmalen Dyskrinie spielen Schleimhautödem und spastische Engstellung der Luftwege eine Rolle, im histologischen Präparat sieht man zusammengepreßte Schleimfäden, die oft viele eosinophile Leukozyten einschließen und das Lumen der kleinen Bronchien tamponieren.

Bei der *chronischen asthmoiden Bronchitis* und der *dekompensierten obstruktiven Bronchopneumopathie* sieht man Schleimdrüsenhypertrophie in den Bronchien, oft mit zystischer Umwandlung der Drüsenläppchen. Das Zylinderepithel der Luftwege kann bis in die Bronchiolen hinein „hypersekretorisch transformiert“ sein, d. h., die sezernierenden Zellelemente herrschen vor. An anderen Stellen werden dagegen metaplastische Plattenepithelregenerate ohne Zilienbesatz gefunden. Solche Fließbanddefekte spielen neben der Hypersekretion eine wesentliche Rolle für die Obstruktion.

Normalerweise sind Schleimsekretion und Zilienmotorik genau aufeinander abgestimmt. Nur so kann die Lunge gleichmäßig für den Luftstrom geöffnet bleiben und kann die Selbstreinigung funktionieren. Kommt es zu örtlicher Aufstauung des Schleimfilmes, ist eine Bakterienbesiedlung unvermeidlich. Der Infekt ist eine Folge der Obstruktion, wirkt jedoch im Sinne eines Circulus vitiosus potenzierend auf diese zurück. Er setzt weitere Läsionen an der Schleimhaut und, indem er sich ausbreitet, bezieht er neue, bisher noch freigebliebene Lungenareale in den Prozeß ein.
Die bis in die Bronchioli terminales hineinreichende schleimige Bronchiolitis behindert die exspiratorische Entlüftung stellenweise ventilartig. Es kommt zu blasiger Umwandlung der den Ventilstenosen nachgeordneten Strukturen. Die Blasen, mehr oder minder groß, komprimieren das umgebende alveoläre Parenchym zu einem atelektatischen Randsaum. Das blasige „bronchiolostenotische“ Emphysem ist prinzipiell herdbezogen und daher ungleichmäßig über die Lunge verteilt. Bei diffuser Ausbreitung der stenosierenden Veränderungen kann es aber schließlich ausgedehnte Bezirke des Organs durchsetzen (60).

Pathophysiologische Grundlagen

Das anfallsweise auftretende Asthma bronchiale und die chronische asthmoide Bronchitis bewirken eine Zunahme des Reibungswiderstandes für den Atemstrom. Die Widerstandserhöhung betrifft beide Atemphasen, ist jedoch in der Ausatmung deutlich stärker ausgeprägt.

Im Exspirium vermindert sich der Zug elastischer Verspannungen, welche das Lumen der nicht kartilaginär versteiften Bronchiolen offen halten. Darüber hinaus kann der erhöhte intrathorakale Druck bei aktiver Ausatmung die Bronchiolen stellenweise komprimieren. Dieser Effekt, als *Air-trapping* bezeichnet, wird überall dort eintreten, wo bronchioläre Stenosen und eine verminderte elastische Retraktionskraft der nachgeschalteten Alveolareinheiten die Voraussetzungen dafür liefern (35, 68). Die genannten Vorgänge geben ebensowohl die Erklärung für das akute Emphysem im Status asthmaticus wie für die Entwicklung des herdbezogenen bronchiolostenotischen Blasenemphysems bei asthmoider Bronchitis. Sie bewirken typische Veränderungen gegenüber der Norm im Spirogramm, im Pneumotachogramm und an der Strömungswiderstandskurve.

Der Grad der Obstruktion ist in den verschiedenen Bezirken der Lunge sehr ungleichmäßig ausgeprägt, es kommt zu *inhomogener Belüftung im dynamischen Ablauf der Atmung*. Die „inhomogene Obstruktion“ hat besonders *einschneidende Folgen für Atemmechanik und Gasaustausch*.

1. Verstopfte und ventilstenosierte Areale nehmen kaum noch am Luftwechsel teil, de facto steht für das Atemzugvolumen nur ein Teil der Lungenkapazität zur Verfügung. Der dynamische elastische Widerstand ist entsprechend gesteigert. Zusammen mit dem erhöhten Reibungswiderstand erfordert er eine stark vermehrte Atemarbeit (68, 126, 133, 134). Sie läßt sich aus dem Druck-Volumen-Diagramm, das man bei Synchronregistrierung von Volumenveränderung der Lunge und Ösophagusdruck auf einem Zweikoordinatenschreiber erhält, durch Planimetrie ermitteln (Abb. 36.1a und b).
2. Die inhomogene Belüftung bewirkt eine pathologisch verschobene statistische Verteilung der Belüftungs-Durchblutungs-Relationen in der Lunge (27, 28, 29, 65) und damit eine *Hypoxie des arteriellen Mischblutes*. Diese Hypoxie wird verstärkt durch erhöhte venöse Beimischung (infolge Atelektasenbildung) und durch Einschränkungen der Diffusionskapazität (infolge vergröberter Lungenstruktur mit verkleinerter Blut-Luft-Kontaktfläche). Schließlich kann auch eine

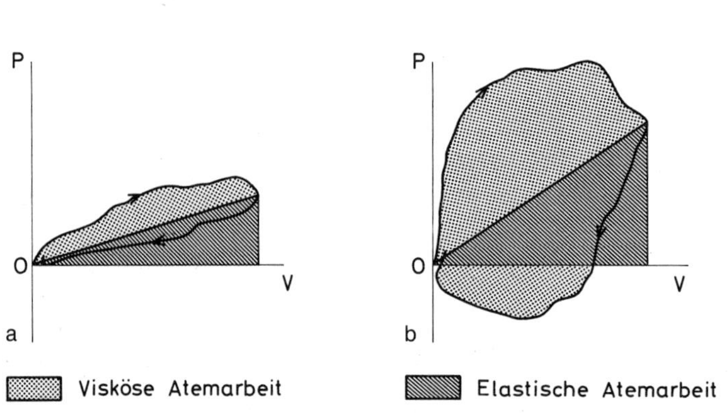

Abb. 36.1 Druck-Volumen-Diagramme, a) im Normalfall, b) bei einer inhomogenen Obstruktion

Inhomogenität des Diffusionskapazitäts-Perfusions-Verhältnisses den intrapulmonalen Sauerstoffaustausch beeinträchtigen.

3. Örtlich unterschiedliche Strömungswiderstände bringen örtlich unterschiedliche Phasenwinkel zwischen dem Ablauf des intrathorakalen Drucks und dem Ablauf der Belüftung mit sich. Ein- und Ausatmung sind in den verschiedenen Lungenarealen nicht mehr synchronisiert. Mit Beginn der Einatmung geben ventilstenosierte überblähte Bezirke noch verbrauchte Alveolarluft ab, die im Kurzschluß die leicht belüfteten Bezirke erreicht. Solche „Parallelventilation" ist gleichbedeutend mit einer Vergrößerung des funktionellen Totraums und hat einen *Anstieg der alveolären und arteriellen Kohlensäurespannung* zur Folge (126, 127).

In leichteren Fällen von obstruktiver Ventilationsstörung besteht lediglich eine Hypoxie des arteriellen Mischblutes (Partialinsuffizienz), da eine mäßige Totraumvergrößerung noch mit einem erträglichen Maß an vermehrter Atemarbeit hyperventilatorisch kompensiert werden kann. In schweren Fällen findet man dagegen eine Globalinsuffizienz. In diesem Zusammenhang ist nochmals auf den sog. Zwerchfell-Thoraxwand-Antagonismus hinzuweisen. Er führt zu Parallelventilation zwischen größeren Lungenarealen und zu stufenhaftem Anstieg der Hyperkapnie.

Aus den übergeordneten Störungsprinzipien und den genannten direkten Auswirkungen auf Atemmechanik und Gasaustausch resultieren schließlich Folgen zweiter Ordnung, die den Zustand des Patienten im einzelnen kennzeichnen (Abb. 36.2).

Die vermehrte Atemarbeit und (in geringerem Maße) die Hypoxie sind maßgeblich für die *Dyspnoe*.

Die zur Überwindung der elastischen und viskösen Widerstände erhöhten intrathorakalen Druckschwankungen sowie der infolge exspiratorischer Widerstandszunahme erhöhte mittlere intrathorakale Druck bestimmen die *hämodynamische Situation*: Es kommt zu einer Hemmung des venösen Rückflusses im Rhythmus der Atemphasen und entsprechenden Schwankungen des transmuralen Lungenarteriendrucks. Für die respiratorischen Blutdruckschwankungen im großen Kreislauf spielen direkte Einflüsse des intrathorakalen Druckes auf die Lungenstrombahn und den linken Vorhof eine Rolle (133).

Hypoxie und Hyperkapnie bleiben ihrerseits nicht ohne Folgen für die Zirkulation, vor allem für die rechte Herzhälfte. Darüber hinaus tangieren sie die chemische Atemsteuerung und die Bewußtseinslage.

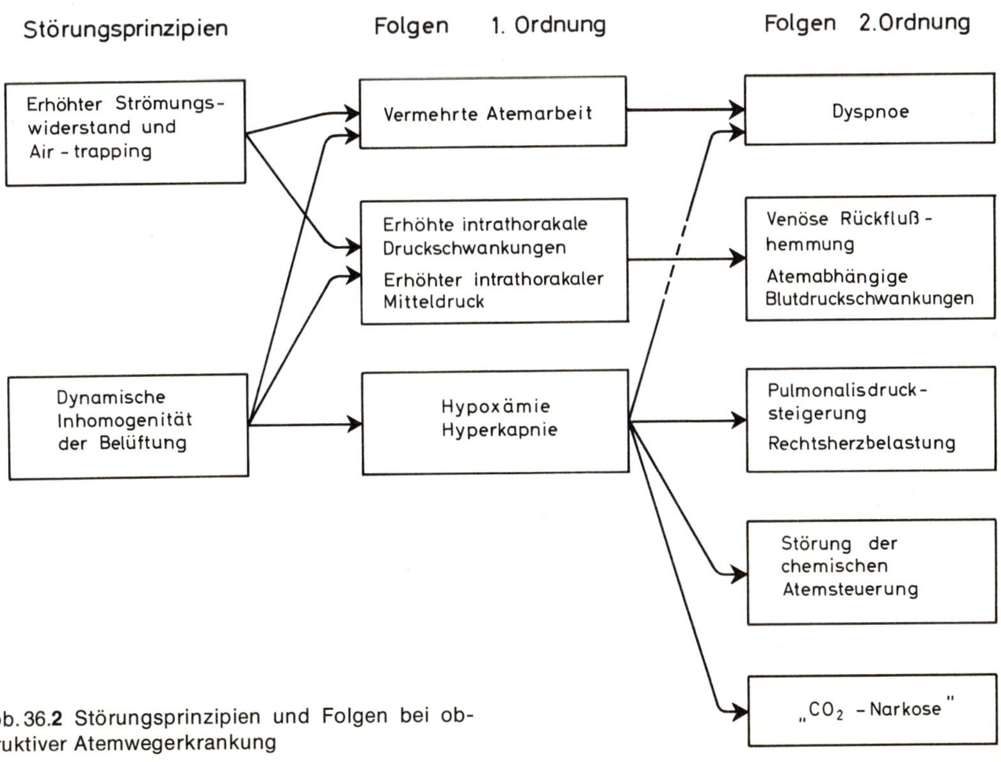

Abb. 36.2 Störungsprinzipien und Folgen bei obstruktiver Atemwegerkrankung

Alveoläre Hypoxie und Hyperkapnie bewirken eine Vasokonstriktion der präkapillären Lungenstrombahn mit Druckanstieg in der A. pulmonalis (43, 51). Dieser sog. von-Euler-Liljestrand-Effekt überlagert sich der (bei bronchiolostenotischem Emphysem eintretenden) strukturellen Strombahneinengung und *setzt das rechte Herz einer verstärkten Druckbelastung aus*. Akute Verschlechterungen des Gasaustausches durch interkurrente Bronchopneumonien bedeuten entsprechend höhere Belastungsstufen und können die plötzliche Dekompensation einleiten.

Die Kohlensäureretention führt zu einer *respiratorischen Azidose*. Der Organismus vermag die drohende kritische Verschiebung der Wasserstoffionenkonzentration durch Erhöhung des Bicarbonatspiegels mehr oder weniger abzupuffern (92). Man spricht von partiell kompensierter respiratorischer Azidose. Aber damit sind die spezifischen depressorischen Wirkungen des frei diffundierenden Kohlendioxids auf die zentralnervösen Substrate nicht abgefangen. Bei anhaltender Hyperkapnie nimmt die Reagibilität des Atemzentrums gegen weitere Schwankungen des arteriellen Kohlendioxiddrucks drastisch ab. Die Einstellung von Atemfrequenz und Atemtiefe beruht jetzt ganz überwiegend auf dem an peripheren Rezeptoren angreifenden Hypoxämiestimulus. So erklärt sich die folgende, vom Kliniker gefürchtete Erscheinung. Führt er einem dyspnoischen und zyanotischen Patienten mit obstruktiver Bronchopneumopathie den dringend benötigten Sauerstoff zu, so antwortet dieser unter Umständen mit starker Abflachung der Atmung. Zwar bessert sich auch so noch die arterielle Sauerstoffsättigung und also die Zyanose. Die Hyperkapnie nimmt jedoch weiter zu und erreicht ganz akut narkotische Konzentrationen.

Indikation zur Intensivüberwachung und Intensivbehandlung

Einer Intensivüberwachung und Intensivbehandlung bedürfen Kranke mit Asthma bronchiale oder asthmoider Bronchitis beim Auftreten eines Status asthmaticus oder auch bei akuten entzündlichen Komplikationen an Lungen und Luftwegen, welche die respiratorische Funktion interkurrent bedrohlich reduzieren. Die akute schwere Dyspnoe ist eigentlich jener Zustand, der für die Anfänge und die Entwicklung der Intensivmedizin maßgebend war. Selbstverständlich gehört auch heute jeder Patient mit schwerer Dyspnoe in eine Intensivüberwachung. Die ständige Anwesenheit von Schwestern, Pflegern und Ärzten, ihr Zuspruch und ihre Hilfeleistungen sind geeignet, die Angstkomponente in der Genese der Dyspnoe zu vermindern. Bei einem Patienten mit Asthma bronchiale wird man im Status asthmaticus selbstverständlich alle Möglichkeiten der Intensivtherapie ausschöpfen. Bei alten Menschen mit chronischer obstruktiver Bronchopneumopathie kann die Indikationsstellung jedoch Schwierigkeiten bereiten und ethische Probleme aufwerfen. Hier wird man sich immer die Frage stellen, ob eine akute Komponente (Bronchopneumonie, Exazerbation der Bronchitis) für die Notlage eine wesentliche Rolle spielt oder ob es sich um einen Endzustand handelt, der auf schweren pulmonalen Strukturverlusten und definitiver Rechtsherzdekompensation beruht. Im zweiten Falle wird dem Patienten auch die Intensivbehandlung nicht helfen können, sie wird nur seinen schweren Leidenszustand zeitlich ausdehnen. Unter Berücksichtigung der Anamnese und der Befunde muß man derart unterschiedlichen Situationen besonders bei der Indikationsstellung zur apparativen Beatmung nach bestem Wissen und Gewissen Rechnung tragen.

Überwachung der Patienten

Die *Kreislaufüberwachung* erstreckt sich auf den arteriellen und zentralvenösen Blutdruck sowie auf die Herzfrequenz und das EKG. Eine Beschleunigung der Herzfrequenz, ein deutlicher Anstieg oder Abfall des arteriellen Blutdrucks, ein Anstieg des zentralvenösen Drucks – unter Umständen mit gleichzeitiger Ausbildung eines schockähnlichen Zustandes – weisen auf eine kritische Verschlechterung der Gesamtsituation und die Notwendigkeit zusätzlicher therapeutischer Maßnahmen hin, ebenso elektrokardiographische Zeichen zunehmender Rechtsbelastung (P-pulmonale, Veränderung des Lagetyps, Entwicklung eines Rechtsschenkelblocks oder zunehmende Störung der Erregungsrückbildung rechtspräkordial). Nicht immer ist eine schlechte Kreislaufsituation Ausdruck des Rechtsherzversagens, es gibt im Status asthmaticus Zustände von Hypovolämie, die einer Flüssigkeits- und evtl. Eiweißsubstitution bedürfen (122).

Die *Atmung* wird ständig überwacht. Ein Ansteigen der Atemfrequenz mit Verkleinerung des Atemzugvolumens, das Auftreten eines Zwerchfell-Thoraxwand-Antagonismus sind Zeichen der Gefährdung.

Durch Beobachtung der *Farbe von Haut, Lippen und Akren*, durch häufige Kontrolle der *sensorischen Leistungen* und der *Kooperationsfähigkeit* erhält man weitere wichtige Anhaltspunkte.

Messungen der Blutgase, der Basenabweichung *und des pH* im Arterienblut stellen eine notwendige Ergänzung der klinischen Eindrücke dar. Sie bringen objektive Meßwerte über den Gasaustausch und den Säure-Basen-Haushalt und sollten um so häufiger erfolgen, je kritischer der Zustand des Patienten ist.

Eine *exakte Flüssigkeitsbilanz* ist unumgänglich, da Kranke im Zustand einer akuten respiratorischen Insuffizienz oft längere Zeit keine Flüssigkeit zu sich genommen haben. Darüber hinaus ist die Urinausscheidung ein wertvoller Indikator für die Herz-Kreislauf-Funktion und die Sauerstoffversorgung des Organismus. Die Flüssigkeitsbilanz ist mit einer Kontrolle der Blutelektrolytwerte zu verbinden.

Kontrollen der *Körpertemperatur* sind bei Kranken mit fieberhaften Pneumonien und schwerer respiratorischer Insuffizienz von besonderer Wichtigkeit, da jede Vergrößerung des O_2-Verbrauches und der CO_2-Produktion zusammen mit temperaturbedingten Verschiebungen der O_2-Dissoziationskurve eine entscheidende Mehrbelastung darstellen kann.

Medikamentöse Therapie

Folgende Gruppen von Medikamenten werden bei krisenhaften Verschlimmerungen obstruktiver Ventilationsstörungen in erster Linie eingesetzt:

1. Broncholytika,
2. Sekretolytika,
3. Glucokortikoide,
4. Antibiotika,
5. Digitalisglykoside,
6. Sedativa.

Ihr Stellenwert steht in Abhängigkeit von der Frage, ob es sich um einen Status asthmaticus bei Asthma bronchiale oder bei asthmoider Bronchitis handelt. Kombinationen verschiedener Substanzen aus diesen Gruppen zielen jedoch bei beiden Krankheitszuständen in erster Linie auf die überall in den Lungen verteilten bronchiolären Stenosen (Abb. 36.3). Broncholytika, Sekretolytika und Glucokortikoide sollen eine Entkrampfung der glatten Muskulatur bewirken sowie die paroxysmale Dyskrinie vermindern. Von den Glucokortikoiden verspricht man sich darüber hinaus eine abschwellende Wirkung auf die Schleimhaut und – beim überwiegend allergisch bedingten Status asthmaticus – eine Hemmung der örtlichen Antigen-Antikörper-Reaktionen.

Bei der chronischen obstruktiven Bronchopneumopathie spielt die Infektion der Luftwege fast immer eine gravierende Rolle, Antibiotika sind daher in solchen Fällen notwendig. Digitalisglykoside stützen das druckbelastete rechte Herz, außerdem können sie auch durch Verminderung des Blutstaus in den Schleimhautgefäßen zur Erweiterung der bronchiolären Stenosen beitragen. Oft bedarf der Patient einer Sedierung, zumal wenn er durch ängstliche Preßatmung den Trapping-Effekt verstärkt und sich in nutzloser Anstrengung erschöpft.

Broncholytika

Als Substanzen mit objektivierbarer broncholytischer Wirkung werden die betarezeptoren-erregenden Sympathikomimetika verwendet. Diese „Betastimulantien" bewirken eine Erschlaffung

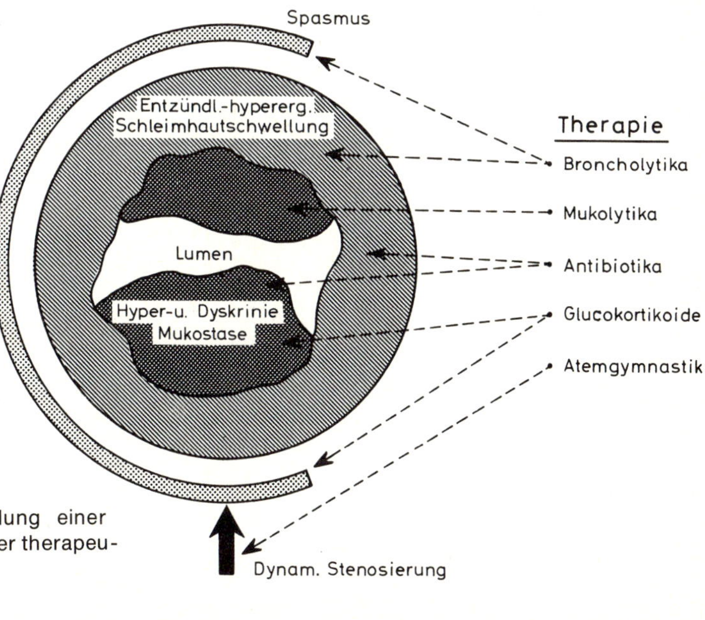

Abb. 36.**3** Schematische Darstellung einer bronchiolären Obstruktion und der therapeutischen Angriffspunkte

sympathisch innervierter glatter Muskeln, z. B. Bronchien, Uterus, Gefäße, stimulieren jedoch ohne Ausnahme auch das Herz.

Das Adrenalin, ein globaler Alpha- und Betarezeptorenerreger, wird in den USA immer noch zur Asthmatherapie empfohlen und verwendet, bei uns wegen der gefürchteten starken Kreislaufrückwirkungen kaum noch. Auch aus der Inhalationstherapie sollte das Adrenalin (z. B. Micronephrin) jetzt wohl herausgenommen werden. Unter den Betastimulantien im eigentlichen Sinne lassen sich drei Gruppen unterscheiden. Die erste hat eine überwiegende Wirkung auf die „Beta-1-Rezeptoren" in Herz und Stoffwechsel. Beispiel: Noradrenalin. Die zweite erregt zusätzlich die „Beta-2-Rezeptoren" der sympathisch innervierten glatten Muskulatur. Beispiele: Isoprenalin (Aludrin), Orciprenalin (Alupent). Die dritte Gruppe wirkt *überwiegend* auf die „Beta-2-Rezeptoren", die hier unerwünschten Wirkungen auf das Herz sind vergleichsweise geringer. Beispiele: Terbutalin (Bricanyl), Fenoterol (Berotec), Salbutamol (Sultanol, Ventolin), Hexoprenalin (Etoscol), Reproterol und Clenbuterol (Spiropent). Wenn aber für die Pharmaka dieser dritten Gruppe von einer „selektiven Beta-2-Stimulation" gesprochen wird, muß man einige Einwände erheben. Bei höherer Dosierung ist auch hier mit Herzwirkungen zu rechnen (77). Außerdem gilt die Spezifität in bezug auf die broncholytische Wirkung bei allen zur Zeit erhältlichen Beta-2-Adrenergika nur für die inhalative Anwendung (123). Bei parenteraler (und weitgehend auch oraler) Gabe geht diese Spezifität verloren.

Im schweren Status asthmaticus ist die inhalative Anwendung von Betastimulantien anfangs oft nicht erfolgreich, die parenterale Gabe ist notwendig. Man gibt 1–2 mg Orciprenalin (Alupent) in 60 Minuten. Die erste Ampulle à 0,5 mg wird langsam i. v. gegeben, die weiteren nach Bedarf i. m. oder mit einer i. v. Kurzinfusion beziehungsweise einem Perfusor. Bei anhaltendem Status werden in 6 Stunden bis zu 10 mg gegeben. Auf Zeichen der Überdosierung (Tachykardie über 120 pro Minute, Rhythmusstörungen, hypoxämische EKG-Veränderungen) muß geachtet werden. Außerdem ist zu bedenken, daß manche Patienten sich schon vor der Einlieferung mit Handverneblern und Dosieraerosolen hohe Dosen von Sympathikomimetika zugeführt haben.

Die zweischneidige Wirkung der Betastimulantien im Status asthmaticus läßt sich gerade in diesen Fällen beobachten. Wir haben eine junge Frau gesehen, die infolge der Hypoxie und infolge eines durch panischen Mißbrauch von Inhaliergeräten angeheizten Herzstoffwechsels vor Erreichen des Krankenhauses einen transmuralen Herzinfarkt erlitten hatte. Solche Beobachtungen sprechen aber keineswegs gegen eine sorgfältig kontrollierte parenterale Therapie mit Betastimulantien. Gerade bei starker Obstruktion ist die Dosierung unter Umständen auf diese Weise am genauesten zu halten.

Bei den oben genannten Symptomen einer Überdosierung muß die Zufuhr vorübergehend ausgesetzt oder verlangsamt werden. Zu bedenken ist auch, daß die erwünschte Wirkung der Broncholytika durch eine Azidose stark beeinträchtigt sein kann. Ganz besonders bei fortgeschrittener Asphyxie mit kombinierter respiratorischer und metabolischer Azidose. So erklärt sich die Feststellung, daß eine Zufuhr von 50 bis 100 ml einer molaren Natrium-Bicarbonat-Lösung eine plötzliche Verbesserung herbeiführen kann. Nach Möglichkeit sollte die Korrektur des Säurebasenstoffwechsels aber nicht auf Vermutungen, sondern auf eine Gasanalyse gestützt werden.

Bei hochgradiger Tachykardie und schwerer Obstruktion ist die Anwendung eines Betastimulans zunächst überhaupt zu vermeiden. Hier gibt man vorerst Glucokortikoide und Aminophyllin. Muß man die Tachykardie für ein Zeichen der schweren Rechtsherzbelastung nehmen, so ist außerdem eine Respiratortherapie unter Sedierung und Sauerstoffanreicherung geboten, ehe man schließlich – unter Beobachtung der Effekte auf Herz und Kreislauf – Betastimulantien zur Broncholyse einsetzt.

Statt Orciprenalin kann man in der parenteralen Therapie auch Terbutalinsulfat (Bricanyl) verwenden. Man gibt drei- bis viermal täglich $^1/_2$ bis 1 Ampulle à 0,5 mg s.c. Das Mittel kann im Status asthmaticus auch mit Tropfinfusion oder zeitgesteuerter Injektion zugeführt werden. Zum Beispiel: 2,5 mg = 5 Ampullen in 500 ml isotonischer Zuckerlösung, Tropfgeschwindigkeit 10 Tropfen pro Minute (= 0,0025 mg Bricanyl/min). Vorübergehend kann die Tropfgeschwindigkeit verdoppelt werden, die Infusion kann intermittierend oder auch über 8 bis 10 Stunden kontinuierlich verabreicht werden. Das Mittel hat den Beweis seiner Wirksamkeit im Experiment und in der Klinik erbracht (2, 48, 62). Eine im Vergleich zum Orciprenalin selektivere Wirkung auf die Beta-2-Rezeptoren ist bei parenteraler Anwendung allerdings nicht festzustellen, dies wurde oben schon erwähnt. Die raschere Abklingquote und bessere Steuerbarkeit der Substanz Orciprenalin spricht sogar zu deren Gunsten (123). Bei Rückgang der Bronchokonstriktion wird man die parenteral zugeführten Dosen vermindern oder auf *orale Gaben* übergehen.

Man gibt z. B. 3- bis 4mal täglich 1 Tabl. Bricanyl à 2,5 mg. Manche Patienten reagieren mit Tremor und Erregung, man muß die Einzeldosen halbieren. Orale Alupentbehandlung: 6mal $^1/_2$ bis 6mal 1 Tabl. à 20 mg.

Die „lokale" Anwendung per inhalationem von Betastimulantien hat große Verbreitung gefunden.

Vor allem außerhalb des Krankenhauses mit Hilfe der sogenannten Dosieraerosole. Diese werden in großer Zahl angeboten, die folgende Zusammenstellung kann sich auf eine gerade erschienene kritische Sichtung stützen (123).

1. Adrenalinhaltige Dosieraerosole (Bronchovydrin, Adrenalin-Medihaler). Sie sind abzulehnen wegen der möglichen kritischen kardiovaskulären Nebenwirkungen und der möglichen paradoxen bronchokonstriktorischen Reaktionen.
2. Isoprenalinhaltige Dosieraerosole (Aludrin, Afdosa, Duo-Medihaler usw.). Sofort einsetzende Wirkung, starke broncholytische Potenz. Wirkungsmaximum nach 15 Minuten, Wirkungsdauer etwa eine Stunde. Kardiovaskuläre Nebenwirkungen. Selten myospastischer Effekt und Bronchokonstriktion bis zum „lokked-lung-syndrom".
3. Orciprenalinhaltige Dosieraerosole (Alupent). Wirkungsdauer 2 bis 3 Stunden. Deutlicher Tachykardieeffekt und möglicher Abfall der pO_{2a} wie bei Isoprenalin.
4. Dosieraerosole mit Salbutamol (Sultanol), Terbutalin (Bricanyl), Fenoterol (Berotec). Sie sind in ihren wichtigsten Wirkungen vergleichbar. Beginn der Broncholyse nach 1 bis 3 Minuten, Dauer 4 bis 6 Stunden. Wegen der sehr geringen kardiovaskulären Nebenwirkungen sind diese Präparate den oben genannten vorzuziehen. Eventuell störender Temor. In diese Gruppe gehört außerdem: Hexoprenalin (Etoscol).
5. Ipratropiumbromidhaltiges Dosieraerosol (Atrovent). Relativ später Wirkungseintritt, daher weniger als Anfallstherapeutikum geeignet. Aber eventuell additive Wirkung bei Kombination mit Beta-2-Adrenergika. Vorteil von Ipratropiumbromid: Auch unkontrollierte Überdosierungen haben keine gefährlichen hämodynamischen Nebenwirkungen. Geeignet zur Langzeittherapie von kardiovaskulären Problempatienten.

Für die Intensivtherapie bei schwerer Obstruktion reichen die Dosieraerosole in der Regel nicht aus. Die Zufuhr von Betaadrenergika durch „assistierte Inhalation" mit Hilfe eines druckgesteuerten Respirators (s. unten) bewirkt eine bessere Verteilung und Wirkung des Medikamentes. Als solches bietet sich das Salbutamol (Sultanol-Inhalationslösung) an. Alle 4–6 Stunden läßt man 5 Tropfen verdünnt in 3 ml physiologischer NaCl-Lösung inhalieren.

Bei schwerem Bronchospasmus und Dauerbeatmung kann man die Sultanol-Inhalationslösung eventuell 1:100 verdünnen und vorübergehend 1–2 mg Salbutamol pro Stunde mit der Inhalationseinrichtung des Respirators zuführen (s. Packungsbeilage).

Auch bei der Zufuhr von Betaadrenergika per inhalationem ist stets Vorsicht geboten. Auf die anderenorts veröffentlichten „Inhalationsschemata" mit Gemischen für die kombinierte inhalative Anwendung von Betaadrenergika, Aminophyllin, Mucolytika, Antibiotika und noch weiteren Substanzen wird hier absichtlich verzichtet. Erstens ist nicht immer gewährleistet, daß diese Mittel eine stabile gemeinschaftliche Lösung eingehen. Zweitens müßte die Dosierung einer gleichzeitigen oralen oder parenteralen Therapie mit ähnlich wirksamen Substanzen Rechnung tragen, was bei Abwicklung eines einmal aufgestellten Schemas nicht immer der Fall ist. Auch bei Status asthmaticus verdient die Devise „Viel hilft viel" äußerstes Mißtrauen und in der Regel ist es besser, ein Medikament auf *einem* Wege genau dosiert zuzuführen, als auf mehreren möglichen Wegen gleichzeitig. Wenn im einzelnen Fall die Frage offen bleibt, ob z. B. Betaadrenergika auf parenteralem Wege oder per inhalationem eine bessere broncholytische Wirkung entfalten, so empfiehlt es sich, diese unterschiedlichen Anwendungen nacheinander unter genauer Beobachtung des Patienten zu erproben.

Neben den Betastimulantien gelangt als Broncholytikum vor allem das Xanthinderivat *Aminophyllin* (Euphyllin) zur Anwendung. Es bewirkt vor allem bei parenteraler Zufuhr sehr prompt mit direktem Angriff eine Erschlaffung der Bronchialmuskulatur. Man injiziert 120–240 mg sehr langsam i. v. Bei Status asthmaticus gibt man danach bis 1,5 g in 24 Stunden in fraktionierten Dosen oder als Dauerinfusion (113). Die maximale Tagesdosis beim Erwachsenen beträgt 2 g. Als Nebenwirkung sind manchmal Erregung und Schlaflosigkeit, Nausea, Abdominalschmerzen und Tachykardie zu bemerken, stärkere Überdosierung ist keineswegs harmlos. Ob das *Proxyphyllin* (Spantin) in der Therapie des Status asthmaticus einen Fortschritt bedeutet, d. h. geringere Nebenwirkungen hat als das Aminophyllin, können wir noch nicht sagen. Proxyphyllin soll nicht bei Kindern angewendet werden. Xanthinderivate sind kontraindiziert bei gleichzeitig bestehender Epilepsie.

Eine Reihe anderer Pharmaka haben sich als Broncholytika nicht bewährt. So das Papaverin und das Eupaverin. Antihistaminika mit anticholinergischem Effekt oder Anticholinergika wie Atropin bewirken eine erhebliche Sekreteindickung und sind deshalb zu vermeiden. Als Ausnahme hat sich das Ipratropiumbromid (Atrovent) bewährt. Ephedrin ist ein „indirektes" Sympathikomimetikum, das seine Wirkung über die Freisetzung von Noradrenalin aus den Speichern entfaltet. Nach der Entwicklung von spezifischer wirksamen Betastimulantien ist es in der Asthmatherapie entbehrlich geworden.

Sekretolytika

Ein entscheidendes Problem bei der Überwindung des Status asthmaticus liegt oft in der zähflüssigen

Beschaffenheit der Bronchialsekrete. Diese können weder vom Patienten abgehustet noch auf andere Weise – etwa durch Absaugen – aus der Tiefe der engkalibrigen Luftwege hervorgeholt werden. Die Voraussetzung für ihre Beseitigung ist eine Sekretverdünnung, und dies heißt zunächst eine ausreichende parenterale Flüssigkeitszufuhr. (Die oft bestehende Rechtsherzinsuffizienz erfordert sorgfältige Bilanzierung und Messung des zentralen Venendrucks!) Erst in zweiter Linie erfolgt Anwendung von Sekretolytika, z. B. von Bromhexitol (Bisolvon), das in Dosen von dreimal täglich 16 mg per os oder mehrmals täglich per inhalationem (jeweils 2 ml der Lösung) angeboten wird. Bei Inhalation und bei intravenöser Gabe (4 mg) ist sorgfältige Beobachtung erforderlich. Manchmal kann sich durch Sekretzunahme eine vorübergehende Verschlechterung mit Zunahme der Dyspnoe ergeben.

Die Mobilisierung der verflüssigten Sekrete wird durch Lagewechsel (Drainagelagerung) und Thorax-Vibrationsmassage begünstigt.

Weitere, für die Sekretolyse geeignete Pharmaka sind: Ambroxol (Mucosolvan), Acetylcystein (Fluimucetin, Fluimucil, Mucolyticum „Lappe") sowie S-(carboxymethyl)-L-cystein (Transbronchin).

Glucokortikoide

Sie sind in der Therapie des allergisch ausgelösten Asthmaanfalles als wichtigster Faktor anzusehen, wenn man einmal von dem Gebot, den Patienten nach aller Möglichkeit vom auslösenden Antigen abzuschirmen, absieht. Bei schwerem Bronchialasthma werden die Glucokortikoide anfangs hoch dosiert. Man gibt zum Beispiel initial 250–500 mg Prednisolon i. v. und weiter vierstündlich 250 mg, bis zu 3 g in 24 Stunden (53, 77). Prednisolonsuccinat oder Prednisolonphthalat wirken schneller als die Acetatverbindungen (88). Selbstverständlich kommen auch andere Präparate wie 6-Methylprednisolon, 15-Methylenprednisolon oder Dexamethason oder Betamethason in Frage, wenn die Dosisrelationen (s. Tab. 36.1) berücksichtigt werden. Sobald die akute Notlage überwunden ist, wird die Dosierung vermindert (etwa über Tagesdosen von 100, 80, 40, 20 mg). Manchmal sind schließlich Erhaltungsdosen von 5 bis 10 mg Prednisolon-Äquivalent pro Tag erforderlich. Nach Möglichkeit ist eine Dauertherapie mit Glukokortikoiden zu vermeiden, da sie Verschiebungen des Elektrolyt- und Energiehaushaltes, der endokrinen Regulationen, eine Osteoporose und Magenkomplikationen begünstigt. Zur Verhütung von Magenkomplikationen verwendet man während der Behandlung mit Glucokortikoiden Antazida, die regelmäßig mehrmals täglich verabreicht werden. Man muß sich daran erinnern, daß eine schwere respiratorische Azidose die Neigung zu Magen-Darm-Blutungen aus alten und frischen Ulzerationen fördert (21).

Auch bei Exazerbationen der asthmoiden Bronchitis und der chronischen obstruktiven Broncho-

Tabelle 36.1 Wirkungs- und Dosisäquivalenzen der wichtigsten Glucokortikoidderivate bezogen auf Prednison und Prednisolon = 1. Auf die Angaben für Hydrocortison (gegenüber Prednison etwa fünfmal weniger wirksam) wurde verzichtet (nach *Mathies*)

	Prednison	Prednisolon	Triamcinolon	6-Methylprednisolon	16-Methylenprednisolon	Paramethason	Dexamethason	Betamethason
Wirkungsverhältnis	1	1	1,3	1,3	0,84	2,5	7,0	10,0
Dosisverhältnis	1	1	0,75	0,75	1,2	0,4	0,15	0,1
Wichtigste Handelspräparate	Cortidelt Decortin Hostacortin Keteocort Ultracorten	Decortin H Deltacortril Hostacortin H Hydrocortidelt Prednisolon-Lentia Scherisolon Ultracorten H	Delphicort Volon	Urbason	Decortilen	Monocortin	Dexacortidelt Dexascheroson Fortecortin Millicorten	Betnesol Celestan

pneumopathie haben Glucokortikoide oft einen objektivierbaren günstigen Effekt (100). Hier ist die initiale Dosierung jedoch wesentlich geringer zu halten. Man gibt zum Beispiel 50–250 mg Prednison-Äquivalente am 1. Tag und reduziert schnell auf 25 mg/d.
Bei mangelhafter Reaktion auf Glucokortikoide im Status asthmaticus ist die Anwendung von Tetracosactidum (Synacthen-Depot zur i. m. Injektion) zu empfehlen. Die tägliche Injektion von 1 mg hat in manchen Fällen einen sehr guten Effekt. Aber auch bei diesem Präparat sind die möglichen Nebenwirkungen in Rechnung zu stellen.

Die inhalative Zufuhr eines Glucokortikoids kann von Nutzen sein, d. h. einen antiallergischen und antiphlogistischen Effekt an der Bronchialschleimhaut bewirken. Der systemische Kortikoidbedarf läßt sich so unter Umständen reduzieren. Für eine klinische Therapie im Status asthmaticus sind jedoch Dosieraerosole mit Beclomethason-Dipropionat (Sanasthmyl, Viarox) oder Dexamethason (Auxilioson) nicht geeignet, da eine ausreichende Verteilung infolge der schweren Obstruktion nicht zu erreichen ist. Gelegentlich lassen sich derartige Aerosole beim Versuch einer Coupierung gerade beginnender allergisch ausgelöster Anfälle mit Nutzen einsetzen, allein oder in Kombination mit Betastimulantien oder Ipratropiumbromid.

Antibiotika

Sie sind bei Exazerbationen der chronischen asthmoiden Bronchitis ein wichtiger Faktor der Therapie. Vor der ersten Gabe wird Bronchialsekret (möglichst aus der Tiefe abgesaugt!) für Kultur und Antibiogramm gewonnen. Dann beginnt man zum Beispiel mit parenteralen Tetracyclinpräparaten oder Trimethoprim/Sulfamethoxazol (sorgfältige Anamnese zur Frage vorausgehender Arzneimittelallergien!). Sofort nach Kenntnis des Antibiogramms wählt man das nach Wirkung und Verträglichkeit optimale Mittel.
Bei allergisch bedingtem Asthma bronchiale ohne entzündliche Komplikationen sind Antibiotika primär nicht indiziert. Eigentlich auch nicht unter dem Gesichtspunkt einer Prophylaxe von möglichen nosokomialen Superinfektionen, da eine solche Prophylaxe nur die Selektion von Problemkeimen begünstigt. Dennoch werden nicht selten Antibiotika verabreicht, und zwar unter folgenden Gesichtspunkten:
1. Die starke Obstruktion macht die Lunge in hohem Maße anfällig für eine Besiedlung durch Keime der Umgebung.
2. Beim Asthma bronchiale besteht Aussicht, die Notsituation in Stunden bzw. in wenigen Tagen zu beenden.
Für diesen Zeitraum kann man den Patienten unter Umständen durch den massiven Einsatz geeigneter Antibiotika vor nosokomialen Lungeninfektionen bewahren.
Dieses Vorgehen ist letztlich nicht konsequent und nur mit den unzureichenden Personalausstattungen und infolgedessen unzureichenden hygienischen Bedingungen unserer Intensivstationen zu rechtfertigen.

Die inhalative Anwendung von Antibiotika ist problematisch, sie begünstigt zum Beispiel Pilzinfektionen der Lunge, sie kann lebensbedrohliche allergische Asthmaexazerbationen auslösen. In manchen Fällen (z. B. bei infizierter Wabenlunge) ist aber die inhalative Anwendung und auch die bronchoskopische Instillation (Fiberglasbronchoskopie) zum Beispiel von Nebacetin von Vorteil.

Herzwirksame Glykoside

Sie sind in jedem schweren Status asthmaticus indiziert. Man gibt innerhalb der ersten 2 bis 3 Stunden in fraktionierten i. v. Dosen 1 mg Digoxin oder Acetyldigoxin bzw. $^1/_4$–$^3/_8$ mg Strophanthin. Bei schon vorausgehender Digitalismedikation müssen die Dosen geringer sein. Im weiteren Verlauf wird mit individuell angepaßter Dosierung eine ausreichende Sättigung herbeigeführt. Bei Patienten mit chronischer obstruktiver Bronchopneumopathie und Cor pulmonale ist eine Dauerbehandlung erforderlich. Eine solche ist aber auch bei Patienten mit häufigen Anfällen eines Asthma bronchiale zu empfehlen.

Zur Unterstützung der Glykoside sind bei schwerer anhaltender Rechtsherzinsuffizienz oft auch Saluretika (z. B. Furosemid oder andere) erforderlich. Das Broncholytikum Aminophyllin hat einen kreislaufgünstigen Nebeneffekt beim dekompensierten Cor pulmonale, es setzt den Widerstand der pulmonalen Strombahn herab.

Sedierung

Die schwere Dyspnoe bewirkt Angst und diese verstärkt oft den Anfall. Am augenfälligsten ist dies, wenn der Patient schließlich die exspiratorische Atemarbeit so forciert, daß er seine Kräfte nutzlos gegen die dynamische Stenosierung, den Trapping-Effekt, verzehrt. Eine Sedierung ist im Status asthmaticus oft geboten, allerdings sei hier noch einmal betont, daß die beste Beruhigung für einen Patienten in Dyspnoe die wachsame Gegenwart und der Zuspruch von Schwestern, Pflegern und Ärzten ist. Sind Pharmaka erforderlich, verwendet man zum Beispiel Diazepam (Valium) 5 mg oral bzw. i. m. oder Oxazepam (Adumbran) 10 mg oder Chlordiazepoxid 10 mg. Jede Sedierung eines Patienten mit Ateminsuffizienz erfordert besonders sorgfältige Überwachung. Zu befürchten ist eine verminderte Kooperationsfähigkeit bei der Inhalationsbehandlung und anderen Gelegenheiten, mangelhaftes Abhusten und schließlich sogar ein kritisches Absinken der Atemleistung. Sobald eine kontrollierte Beatmung erfolgt, kann Diazepam wesentlich höher dosiert und i. v. gegeben werden, auch stärker atemdepressorisch wirksame Mittel wie Levorphanol, Fentanyl sind *dann* erlaubt. Allerdings sind die Kreislaufeffekte derartiger Pharmaka in Rechnung zu stellen und zu beobachten. Von einer schematischen Dosierung ist grundsätzlich abzuraten.

Weitere Medikamente

Dinatriumcromoglycat (Intal) vermag offenbar die im Gefolge der Vereinigung von Antigenen und Reagin-Antikörpern auftretende Freisetzung von Spasmogenen und Phlogistika aus den Mastzellen abzubremsen. Es wird als mikronisiertes Pulver 4mal täglich mit einem Zerstäuber (Spinhaler) inhaliert. Es handelt sich jedoch kaum um eine Methode für den akuten Anfall, sondern um ein Dauertherapeutikum zur Anfallsprophylaxe. Der Wirkungseintritt ist erst nach Tagen bis Wochen zu erwarten. Am besten sprechen jugendliche Patienten mit allergisch bedingtem Asthma bronchiale an. Bei diesen wird man das Mittel bald neben den sonst notwendigen Maßnahmen zuführen. In der Dauertherapie sollen dann Dinatriumcromoglycat und Kortikosteroide nicht gleichzeitig abgesetzt bzw. nicht gleichzeitig stark reduziert werden (12, 39, 45). Ähnliche Bedeutung für die Anfallsprophylaxe scheint das Ketotifen (Zaditen) zu gewinnen.

Besteht bei Patienten mit chronischer obstruktiver Bronchopneumopathie eine mangelhafte Kooperation und eine flache Atmung oder kommt es zu einer Atemdepression durch Sauerstoff (s. unten), so kann man ausnahmsweise *Atemstimulantien* zuführen. Empfohlen wurden z. B. Methamphetamin (Pervitin), Nikethamid (Coramin), Prethcamid (Micoren), Etamivan (Vandid), Amiphenazol (Daptazile). Zu bemerken ist, daß Stimulantien mit ausschließlicher Wirkung auf die Atmung nicht zur Verfügung stehen. Die mehr oder weniger allgemein zentral erregenden Substanzen haben Nebeneffekte (Tremor, Zunahme des Sauerstoffbedarfs, bei Überdosierung Exzitation bis zur Krampfneigung, Tachykardie). Eine Atemstimulation ist nur sinnvoll, wenn durch physikalische Maßnahmen die Luftwege frei von Schleim gehalten werden. Beim Einsatz von Stimulantien sollte man grundsätzlich kritisch sein. Sie dürfen niemals den Anlaß zum Aufschub notwendiger physikalischer Maßnahmen geben. Es sei noch betont, daß die vorsichtige Anwendung von Atemstimulantien bei einer sich hinschleppenden Entwöhnung vom Respirator hilfreich sein kann.

Bei obstruktiver Atemwegserkrankung und vor allem im Status asthmaticus sind *folgende Medikamente kontraindiziert:*

1. Betarezeptorenblocker (bei versehentlicher Verabreichung ist das Antidot Orciprenalin parenteral oder per inhalationem anzuwenden).
2. Opiate und andere stark atemdepressorisch wirksame Sedativa bis zum Beginn einer kontrollierten Beatmung.

Physikalische Maßnahmen

Sauerstoffzufuhr

Im akuten Anfall von Asthma bronchiale wird Sauerstoff meistens in einer Dosierung von 4–6 l/min (per Nasensonde oder -brille) gut vertragen. Ganz anders ist die Situation bei chronischer Bronchopneumopathie mit einer seit langem bestehenden Störung des Gasaustausches. Auch hier spielt der Sauerstoffmangel eine entscheidende Rolle für die Notlage. Dennoch muß man unter der Sauerstofftherapie den Patienten sehr sorgfältig beobachten, nicht selten hat die Beseitigung der Hypoxie eine Atemdepression zur Folge (7, 8, 46, 47, 72, 105, 107, 124).

Die gleichzeitige Eintrübung des Sensoriums muß dann auf eine weitere stufenhafte Kohlensäureretention bezogen werden. Die CO_2-Anreicherung im arteriellen Blut führt zur Azidose im Hirngewebe und zu vorübergehend starkem Anstieg der Hirndurchblutung. Das vermehrte Blutvolumen innerhalb des Schädels bewirkt eine Drucksteigerung, die schließlich eine Einengung der venösen und kapillaren Strombahn nach sich ziehen kann. Damit beginnt ein Circulus vitiosus, der über eine Störung der zerebralen Hämodynamik zur Drosselung der Hirndurchblutung, zu Ödem und damit zu weiterer Drucksteigerung führt (15–17). Stauungspapillen sind bei chronischer obstruktiver Bronchopneumopathie nicht selten (79). In einigen Publikationen ist ausdrücklich vermerkt, daß sie sich unter O_2-Therapie entwickelten bzw. stärker ausprägten.

Bewirkt die Sauerstoffbehandlung über die Nasensonde oder die gut befestigte O_2-Brille in einer Dosierung von 1–3 l/min eine Atemdepression, kann man den Versuch einer Kombination mit Atemstimulantien (s. oben) machen. Aber weder diese, noch eine intermittierende Zufuhr des Sauerstoffs („Ulmer-Gerät“) bieten dann Gewähr für eine gefahrlose O_2-Therapie. Oft muß man in diesen Fällen auf eine assistierte oder kontrollierte Ventilation übergehen.

Inhalationstherapie

Rechtzeitig und auf wirksame Weise durchgeführt, kann die Inhalationstherapie eine entscheidende Verbesserung der Obstruktion bringen. Als beste Methode ist die assistierte Inhalation mit Hilfe eines druckgesteuerten Respirators anzusehen. Einzelheiten finden sich im Kapitel 18. Bei obstruktiven Ventilationsstörungen werden vor allem auch Sekretolytika und Broncholytika als Aerosol verabreicht. Die dazu erforderlichen Medikamente und die Dosierung sind bereits oben angegeben worden.

Apparative Ventilation

Die assistierte Inhalation mit einem druckgesteuerten Respirator leitet über zur *ersten Stufe der apparativen Ventilation*, d. h. zur häufigen, kurzzeitigen assistierten Ventilation über ein Mundstück oder eine Maske unter Kooperation des Patienten. Diese Form der Beatmung sollte so früh wie möglich und häufig genug (zunächst halbstündlich!) und gerade auch schon in den weniger kritischen Situationen eingesetzt werden. Bei konsequenter Anwendung und geduldigem Umgang mit dem Patienten kann man nicht selten weitere Eskalationen der Respiratortherapie vermeiden. Die gleiche Methode ist aber auch unentbehrlich auf dem Rückweg von der Dauerbeatmung mit einem Respirator, d. h. in der Entwöhnungsphase.

Die Indikation zur apparativen *Dauerbeatmung* (11, 19, 23, 40, 61, 68, 121) wird unter Berücksichtigung des klinischen Bildes, der Blutgasanalyse, der Kreislaufwerte und der Urinausscheidung gestellt. Bei physischer Erschöpfung und mangelnder Kooperationsfähigkeit darf die maschinelle Unterstützung der Atmung auf keinen Fall zu lange hinausgeschoben werden.

Bei Beurteilung der Blutgasanalysen wird man berücksichtigen, ob es sich um einen Patienten handelt, der im anfallsfreien Intervall normale gasanalytische Befunde bietet oder um einen Patienten, der seit langem eine Störung des Gasaustausches hat. Im ersten Fall kann schon ein arterieller Kohlensäuredruck von 50 mm Hg den Ausschlag geben. Im zweiten Fall liegt die entsprechende Grenze höher, etwa bei 80 mm Hg. Auch die Kreislaufsituation kann für die Indikationsstellung zur Dauerbeatmung den Ausschlag geben, z. B. eine hochgradige Tachykardie, sonstige Zeichen einer akuten Rechtsherzdekompensation, hypoxämische Zeichen im EKG.

Bei jüngeren Menschen mit paroxysmalem Asthma bronchiale kommt man fast immer mit einer Intubation aus, die Tracheotomie sollte hier möglichst lange hinausgeschoben werden. Die nicht seltenen Spätstenosen nach Tracheotomie bedeuten gerade beim Asthmatiker eine schwerwiegende Komplikation. Außerdem ist zu berücksichtigen, daß in späteren Jahren eine mehrfache Wiederholung der Beatmung notwendig werden kann. Tubi mit Niederdruckballons kann man viele Tage liegenlassen, ohne daß empfindliche Schäden zu erwarten sind. Andere Tubi sollte man hier keinesfalls verwenden. Während dieses Zeitraums dürfte es fast immer möglich sein, den Anfall zu überwinden. Bei älteren Patienten mit chronischer Bronchopneumopathie und schwer insuffizientem Herzen läßt sich allerdings manchmal voraussehen, daß die Kompensation der Lungen- und Herzfunktion sowie eine ausreichende Eigenatmung innerhalb von 8 und mehr Tagen nicht zu erreichen ist. Hier kann die baldige Tracheotomie durchaus gerechtfertigt sein. Die Situation nach Tracheotomie bringt hier auch Vorteile mit sich. Vor allem kann man leichter als bei andauernder Intubation auf eine Sedierung verzichten.

Ziel der Beatmung ist es, eine ausreichende alveoläre Ventilation bei möglichst gleichmäßiger Verteilung der Atemluft in der ganzen Lunge und geringer Beeinträchtigung des Herzens und des Kreislaufes zu erreichen. Die stark erhöhten elastischen und Reibungswiderstände können dies sehr erschweren. Nach den Ausführungen über die Pathophysiologie der obstruktiven Atemwegserkrankungen würde sich – theoretisch betrachtet – folgende Beatmungsweise empfehlen: Langsame inspiratorische Lungendehnung, gefolgt von langsamer Exspiration gegen einen leicht erhöhten Widerstand im Ausatmungsweg des Respirators. Verschiebung des Phasenzeitverhältnisses zugunsten des Exspiriums. Auf solche Weise ist auch bei parallelgeschalteten Alveolarbezirken mit unterschiedlichen Atemzeitkonstanten am ehesten eine gleichmäßige Belüftung zu erzielen, desgleichen wird der Trapping-Effekt vermindert.

Diese Beatmungseinstellung mit geringen in- und exspiratorischen Strömungsgeschwindigkeiten, d. h. relativ geringem Zeitvolumen, erweist sich in der klinischen Praxis jedoch vielfach als nicht praktikabel, da sie die Belüftungsverteilung und den Gasaustausch in den krankhaft veränderten Lungen nicht so weitgehend zu verbessern vermag, daß auf eine Hyperventilation verzichtet werden könnte. Oft gelingt es nur durch Anwendung höherer Arbeitsdrücke und Strömungen, die Hyperkapnie auf annehmbare Werte zu senken.

Was die Ausatmung gegen erhöhten Widerstand

betrifft, so ist sie eher bei der assistierten Inhalation als bei der Dauerbeatmung angezeigt. Denn sie bringt eine weitere Erhöhung des mittleren intrathorakalen Drucks und bei längerdauernder Anwendung unter Umständen eine kritische Verminderung des venösen Rückflusses.

Von der Anwendung einer negativen Phase für die Exspiration (PNPB) ist bei obstruktiven Atemwegserkrankungen grundsätzlich abzuraten. Sie verstärkt die Trapping-Effekte und bringt darüber hinaus eine Verschlechterung des Sauerstoffaustausches in den Lungen. Der verminderte mittlere Trachealdruck bewirkt ein vermindertes Lungenvolumen. Bei ungleichmäßiger Beschaffenheit der Lungen und Atemwege ist auch diese Volumenminderung in den verschiedenen Bezirken ungleichmäßig ausgeprägt. Auf diese Weise wird die primär gestörte Verteilung der Belüftungs-Durchblutungs-Relationen erheblich akzentuiert.

Die Frage „assistierte oder kontrollierte Ventilation" wird nach den klinischen Besonderheiten des Einzelfalles entschieden. Die *assistierte Ventilation* setzt voraus, daß der Patient noch regelmäßige spontane Ansätze zur Inspiration aufbringt und daß diese ausreichen, um den Trigger-Mechanismus zu steuern. Das ist gerade bei abgekämpften Patienten mit schwerer Obstruktion manchmal nicht der Fall, auch wenn die Empfindlichkeit des Triggers hoch eingestellt wird. Viele der zur assistierten Ventilation brauchbaren Respiratoren erlauben keine genaue Sauerstoffdosierung. Die Sauerstoffkonzentration im Atemgas soll etwa 40% betragen, nach Zuständen drohender Asphyxie zu Beginn der Beatmung 60–70%. Mit Beseitigung der Hypoxie unter assistierter Ventilation eines Kranken mit chronischer Bronchopneumopathie kann sich der spontane Inspirationsimpuls deutlich abschwächen. Sorgfältige Beobachtung ist darum erforderlich.

Völlige Erschöpfung des Patienten, beginnende Trübung des Sensoriums mit hypoxischer Unruhe, graufahle Gesichtsfarbe, Rechtsinsuffizienz des Herzens und Minderung der Urinausscheidung erfordern eine *kontrollierte Beatmung*. Bei druckgesteuerten Respiratoren ist die Inkonstanz des Atemzugvolumens und des Phasenzeitverhältnisses gegenüber wechselnden Widerständen auf der Patientenseite in Rechnung zu stellen. Bei allerschwerster Obstruktion erweisen sich darum volumenkonstante bzw. volumenstabilisierte Geräte als überlegen. Eventuell trägt das bei solchen Apparaten einstellbare inspiratorische Druckplateau („statische Inspirationszeit") auch zur Homogenisierung der Belüftung bei.

Oft ist zu Beginn eine relativ hohe Beatmungsfrequenz erforderlich. Bei der im Status asthmaticus stark angehobenen Atemmittellage würde eine niedrige Frequenz mit entsprechend großem Atemzugvolumen gefährlich hohe intrapulmonale Drücke verursachen. Sobald durch Besserung der Ventilationsverhältnisse die Atemmittellage gesenkt werden konnte, vermindert man die Frequenz unter Vergrößerung des Atemzugvolumens. Die endgültige Beatmungsfrequenz kann meist nicht unter 16/min eingestellt werden. Denn das erforderliche Zeitvolumen liegt bei schwerer obstruktiver Ventilationsstörung erheblich über der Norm, d. h., über den aus Nomogrammen zu entnehmenden Zahlen. Dies ist vor allem durch die Zunahme des funktionellen Totraums zu erklären. Ausnahmsweise muß man 14–20 l/min verabreichen. Wie weit der arterielle Kohlensäuredruck in der akuten Notlage durch die Beatmung zu senken ist, richtet sich nach der Ausgangslage im Einzelfall. Sie wird durch die Blutgasanalyse festgestellt. Ist infolge einer protrahierten respiratorischen Azidose der Standardbicarbonatwert kompensatorisch stark erhöht, sollte eine abrupte Normalisierung der Hyperkapnie durch Hyperventilation vermieden werden. Anderenfalls kann eine Alkalose der Hirnzellen zu bedrohlichen Zwischenfällen führen (104). Die Zellen des Gehirns schleusen Bicarbonatüberschüsse nur mit Verzögerung aus (24, 76), darum ist eine allmähliche Senkung der Kohlensäurespannung im Verlauf einiger Stunden anzustreben (23).

Ausnahmsweise soll eine zu schnelle Korrektur der Hyperkapnie über die konsekutive metabolische Alkalose auch eine Hypokaliämie mit Herzrhythmusstörungen herbeiführen können. In diesem Fall wird Digitalisentzug und Zufuhr von KCl angeraten (117).

In anderen Fällen wird man jedoch als Folge schwerer Gewebehypoxie eine kombinierte respiratorische und metabolische Azidose finden; hier kann das aktuelle pH bis auf extrem niedrige Werte um 7,0 abgeglitten sein. Bei solcher Lage ist im Rahmen der respiratorischen Reanimation ausnahmsweise auch die i. v. Gabe von Puffersubstanzen erforderlich.

Zu Beginn der Beatmung kann eine komplette Muskelrelaxation notwendig sein, in anderen Fällen bringt die gleichzeitige Verabreichung von Sedativa und Sauerstoff (30–50% im Atemgas) schon eine ausreichende Ruhigstellung und Depression der Eigenatmung. Im weiteren Verlauf wird man die Atemimpulse des Patienten wieder für die Steuerung des Beatmungsrhythmus nutzbar machen. Allerdings bedarf es hierzu moderner Ge-

räte, die eine sog. assisted-controlled ventilation mit konstantem Atemzugvolumen ermöglichen. Druckgesteuerte Geräte mit instabilem Volumen sollten hier nicht verwendet werden.
Im Beginn der Beatmung können sich hämodynamische Probleme ergeben, oft tritt eine arterielle Hypotonie auf. Zur Erklärung dieser Erscheinung werden verschiedene Vorgänge diskutiert. Zahlreiche Untersuchungen haben gezeigt, daß starke Steigerungen des intrapulmonalen und intrathorakalen Mitteldrucks eine Abnahme des venösen Rückflusses und des Herzzeitvolumens zur Folge haben (4, 5, 9, 13, 18, 22, 26, 31, 44, 103, 115). Die intermittierende Überdruckbeatmung kann einen zusätzlichen Anstieg des im Status asthmaticus primär erhöhten intrathorakalen Mitteldrucks bewirken.
In welchem Maße die intrapulmonale Druckerhöhung unter IPPB auch über die Abnahme des transmuralen Lungenkapillardrucks eine Widerstandserhöhung im kleinen Kreislauf verursacht, ist für die Bedingungen des geschlossenen Thorax nicht leicht zu beantworten, jedenfalls können nur wenig Rückschlüsse aus Modell- und Tierversuchen mit eröffnetem Thorax gezogen werden (20, 84). Die Tatsache, daß sich eine intermittierende Überdruckbeatmung auch bei schwer rechtsdekompensiertem Herzen sehr häufig segensreich auswirkt, spricht gegen die Annahme einer wesentlichen Druckbelastung. Ob schließlich weitere Faktoren für den Blutdruckabfall eine Rolle spielen (Veränderungen der Gasspannungen in Blut und Gewebe, Reflexmechanismen) muß offen bleiben. Man hat den Begriff einer posthyperkapnischen Hypotension geprägt (114).
Solange die Urinausscheidung, das Fehlen klinischer Schocksymptome sowie die Säure-Basen-Verhältnisse ein genügend großes Herzzeitvolumen und ausreichende Gewebedurchblutung annehmen lassen, sollte man sich auf physikalische Maßnahmen beschränken, wie elastische Wickelung und erhöhte Lagerung der Beine. Bei stärkerem Blutdruckabfall kann darüber hinaus die langsame Infusion von 500–1000 ml eines Plasmaersatzstoffes erforderlich sein. Stets ist zu bedenken, daß eine Hypovolämie im Spiel sein kann! Diese kann im Status asthmaticus mit erhöhtem intrathorakalen Mitteldruck den letalen Ausgang herbeiführen, wenn sie nicht rechtzeitig erkannt und behandelt wird (Messung des zentralen Venendrucks nach kurzzeitigem Abschalten des Respirators!)
Bei schweren Obstruktionen wird von manchen Autoren unter der Beatmung eine sog. *Bronchialwäsche* empfohlen, d. h., die wiederholte Instillation von 10 ml isotonischer NaCl-Lösung unter Zugabe eines Sekretolytikums (z. B. von 3 ml Acetylcysteinlösung = Fluimucetin) in den Trachealtubus. Nach jeweils 5 bis 10 Minuten gründliches Absaugen der Atemwege. Acetylcystein darf nicht zu häufig angewendet werden, da es sonst Reizungen der Schleimhaut verursacht. Als Spülflüssigkeit sind auch 10 ml verdünntes Humanalbumin oder 2,5%ige Natriumbicarbonatlösung empfohlen worden. Im Zuge dieser Behandlungen sind Lagerungsdrainage und Vibrationsmassage des Thorax besonders wichtig. Die Methode ist ohne Beatmung gefährlich. Vor Anwendung ist oft eine Sedierung erforderlich, z. B. mit 10 mg Diazepam oder 1–3 ml Thalamonal. Man kann auch vorher kurzzeitig mit höherer Sauerstoffbeimischung beatmen.
Die *Entwöhnung vom Respirator* wird an anderer Stelle unter generellen Gesichtspunkten besprochen (S. 16.29). Zu betonen ist, daß die Entwöhnung gerade bei obstruktiven Atemwegserkrankungen und Rechtsherzbelastung besondere Schwierigkeiten bereiten kann. Ein Versuch ist gerechtfertigt, wenn der intrapulmonale Stridor gebessert ist und wenn die Atemarbeit ein Maß erreicht hat, das von dem Patienten auf die Dauer geleistet werden kann. Kurzzeitige Versuche der Eigenatmung mit gasanalytischer Kontrolle gehen voraus. In der Übergangsperiode bewährt sich die assistierte Inhalation und Ventilation, die sog. Intermittent mandatory ventilation (IMV) bzw. Intermittent demand ventilation (IDV), manchmal auch die Gabe von Atemstimulantien. Nach Beendigung der Beatmung kann bei Kranken mit chronischen Bronchopneumopathien noch für Tage oder Wochen eine Verweilkanüle erforderlich sein.
Als hauptsächliche *Komplikationen und Todesursachen* unter der künstlichen Beatmung von Patienten mit chronisch-obstruktiven Atemwegserkrankungen sind unbeherrschbare Lungeninfektionen sowie eine definitive pulmonale und kardiale Insuffizienz zu nennen. Die Entwicklung neuerer Antibiotika hat die erstgenannte Ursache zurückgedrängt, die zweite wird immer wieder eine Rolle spielen. Ein Pneumothorax kann im Status asthmaticus mit oder ohne Beatmung auftreten, stets erfordert er die sofortige Anlage einer Pleurasaugdrainage. An einen möglichen Pneumothorax muß immer wieder bei jeder Verschlechterung gedacht werden.
Alle genannten Komplikationen sind bei jüngeren Kranken, die im Intervall von Asthmaanfällen noch keine deutlichen Zeichen eingeschränkter

Lungenfunktion bieten, sehr viel seltener. Für diese, aber auch für viele ältere Patienten mit „acute on chronic lung disease“ bedeutet die Respiratorbehandlung noch in scheinbar aussichtslosen Situationen eine gute Überlebenschance.

Literatur

1 Ankerney, J. L., C. A. Hubay, P. R. Hackett, R. A. Hingson: Effect of positive and negative pressure respiration on unilateral pulmonary blood flow in open chest. Surg. Gynec. Obstet. 98 (1954) 600

2 Arner, B., A. Bertler, T. Karletors, H. Westling: Circulatory effects of orciprenaline, adrenaline and a new sympathomimetic beta-receptor-stimulating agent, terbutaline. Acta med. scand. Suppl. 512 61970) 25

3 Aschenbrenner, R.: Pathogenese und Therapie des akuten Dyspnoeanfalles. Therapiewoche 9 (1959) 217

4 Asmussen, E.: Proceedings of the Third Congress of the Scandinavian Society of Anesthesiologists, Kopenhagen 1954. Universitetsforl., 1955

5 Astrup, P., H. Götzsche, F. Neukirch: Laboratory investigations during treatment of patients with poliomyelitis and respiratory paralysis. Brit. med. J. 1954/I, 780

6 Aviado Jr., D. M., J. S. Ling, C. W. Quimby jr., C. F. Schmidt: Fed. Proc. 13 (1954) 4. Additional role of reflex pulmonary vasoconstriction during anoxia

7 Baldwin, E., A. Cournand, D. W. Richards: Pulmonary insufficiency. Medicine 27 (1948) 243; 28 (1949) 1; 28 (1949) 201

8 Barach, A. L.: Physiological methods in the diagnosis and treatment of asthma and emphysema. Ann. intern. Med. 12 (1938) 454

9 Barach, A. L., W. O. Fenn, E. B. Ferris, C. F. Schmidt: The physiology of pressure breathing. J. Aviat. Med. 18 (1947) 37

10 Barth, L., M. Meyer: Moderne Narkose, 2. Aufl. Fischer, Stuttgart 1965

11 Baudraz, B., R. O. Werst, G. Conne, G. Chevalley: Le traitment de l'insuffisance respiratoire dans l'emphysème pulmonaire. Poumon 11 (1955) 915

12 Baving, G., W. T. Ulmer: Über die Behandlung chronisch-obstruktiver Atemwegserkrankungen mit Dinatrium cromoglicicum. Med. Welt 25 (1970) 1155–1160

13 Beecher, H. K., H. S. Bennett, D. L. Bassett: Circulatory effects of increased pressure in airway. Anesthesiology 4 (1943) 612

14 Beiheft 4 zur Int. Z. klin. Pharmakol., Ther. Toxikol. „Berotec-Symposion 1971“. Urban & Schwarzenberg, München 1971

15 Bernsmeier, A.: Probleme der Hirndurchblutung. Z. Kreisl. Forsch. 48 (1959) 278

16 Bernsmeier, A., H. Blömer, W. Schimmler: Zerebrale Komplikationen beim chronischen Cor pulmonale. Verh. dtsch. Ges. Kreisl.-Forsch. 21 (1955) 365

17 Bernsmeier, A., G. Fruhmann: Zur Therapie der respiratorischen Insuffizienz und ihrer zerebralen Komplikationen. Münch. med. Wschr. 101 (1959) 1439

18 Björk, V. O., C. G. Engström, O. Friberg, H. Feychting, A. Swenson: Ventilatory problems in thoracic anesthesia. J. thorac. Surg. 31 (1956) 117

19 Bjørneboe, M., B. Ibsen, P. Astrup, G. Everberg, B. Harvald, T. Søttrup, E. Hess-Thaysen, Chr. Thorshauge: Active ventilation in treatment of respiratory acidosis in chronic diseases of the lungs. Lancet 1955/II, 901

20 Bjurstedt, H., C. M. Hesser: Effects of lung inflation on pulmonary circulation in anesthetized dogs. Acta physiol. scand. 29 (1953) 180

21 Blakemore, W. S., S. K. Wolfson: Respiratory insufficiency as a factor in postoperative gastrointestinal bleeding. J. thorac. cardiovasc. Surg. 44 (1962) 494

22 Böhme, H.: Der Einfluß künstlicher Beatmung auf die intrathorakalen Kreislaufabschnitte mit besonderer Berücksichtigung des Lungenkreislaufs. Anaesthesist 10 (1961) 184

23 Boutourline-Joung, H. J., J. L. Whittenberger: The use of artifical respiration in pulmonary emphysema accompanied by high carbon dioxide levels. J. clin. Invest. 30 (1951) 838

24 Bradley, R. D., S. J. G. Semple: In: Regulation of human respiration. Hrsg.: D. J. C. Cunningham, B. B. Lloyd. Blackwell, Oxford 1963 (S. 235)

25 Bradley, R. D., G. T. Spencer, S. J. Semple: Tracheostomy and artificial ventilation in the treatment of acute exacerbations of chronic lung disease. Lancet 1964/I, 854

26 Brecher, G. A.: Venous return. Grune & Stratton, New York 1956 (S. 71)

27 Briscoe, W. A.: A method for dealing with data concerning uneven ventilation etc. J. appl. Physiol. 14 (1959) 291

28 Briscoe, W. A., A. Cournand: Uneven ventilation of normal and diseased lungs studied by an open circuit method. J. appl. Physiol. 14 (1959) 284

29 Briscoe, W. A., E. S. Nash: The slow space in chronic obstructive pulmonary disease. Ann. N. Y. Acad. Sci. 121 (1965) 706

30 Brüner, H., H. Hörnicke, J. Stoffregen: Eiserne Lunge und Kreislauf. Dtsch. med. Wschr. 80 (1955) 484

31 Bücherl, F.: Die Bedeutung des intrabronchialen bzw. intraalveolären Druckes für die Hämodynamik. Anaesthesist 6 (1957) 224

32 Bühlmann, A.: Zur Therapie des chronisch-obstruktiven Lungenemphysems. Dtsch. med. Wschr. 91 (1966) 82

33 Bühlmann, A., H. Behn: Atemphysiologische Untersuchungen mit Micoren. Schweiz. med. Wschr. 87 (1957) 135

34 Burton, A. C., D. J. Patel: Effect on pulmonary vascular resistance of inflation of the rabbit lungs. J. appl. Physiol. 12 (1958) 239

35 Campbell, E. J. M.: Mechanisms of airway obstruction. In: Symposium on pulmonary ventilation. Hrsg.: Harbord, R. P., R. Woolmer. John Sherratt and Son, Altrincham 1959 (S. 73)

36 Campbell, E. J. M.: Mechanisms of airway obstruction in emphysema and asthma. Proc. Roy. Soc. Med. 51 (1958) 108

37 Campbell, E. J. M.: A method of controlled oxygen administration etc. Lancet 1960/II, 12

38 Carryer, H. M.: Management of status asthmaticus. Transactions of the World Asthma Conference 1965 Waterlow & Sons, London, Dunstable, Hyde.

39 Chai, H., L. Molk, E. Middleton: Disodium cromoglycate in bronchial asthma. Ann. intern. Med. 71 (1969) 1212–1214

40 Cherniack, R. M.: The effects of mechanical exsufflation on respriatory gas exchange in chronic pulmonary emphysema. J. clin. Invest. 32 (1953) 1192

41 Comroe, J. H., R. E. Forster, A. B. Dubois, W. A. Briscoe, E. Carlsen: Die Lunge. Schattauer, Stuttgart 1964

42 Conne, G., B. Baudraz: Behandlung respiratorischer Insuffizienz mit dem Analepticum Micoren. Helv. med. Acta 24 (1957) 374

43 Cournand, A.: Some aspects of the pulmonary circulation in normal man and in chronic cardiopulmonary diseases. Circulation 1950/II, 641

44 Cournand, A., H. L. Motley, L. Werkö, D. W. Richards Jr.: Physiological studies of the effects of intermittent positive

pressure breathing on cardiac output in man. Amer. J. Physiol. 152 (1948) 162
45 Cox, J. S. G.: Disodium cromoglycate, a specific inhibitor of reaginic antibody-antigen mechanisms. Nature 216 (Lond.) (1967) 1328–1329
46 Davies, C. E., J. Machinnon: Neurological effects of oxygen in chronic cor pulmonale. Lancet 1949/II, 883
47 Donald, K. W.: Neurological effects of oxygen. Lancet 1949/II, 1056
48 Dorsch, J., W. T. Ulmer: Untersuchungen über Wirkstärke und Wirkdauer von Terbutalin per os im Vergleich zu Orciprenalin. Med. Klin. 66 (1971) 959
49 Dunnill, M. S.: Pathology of Asthma. Transactions of the World Asthma Conference 1965. Waterlow & Sons, London, Dunstable, Hyde
50 Engström, C. G.: The clinical application of prolonged controlled ventilation. Acta anaesth. scand. 13 (1963) 14
51 Von Euler, U. S., G. Liljestrand: Observations on the pulmonary arterial blood pressure in cat. Acta physiol. scand. 12 (1946) 301
52 Ferlinz, R.: Asthma bronchiale. In: Therapie innerer Krankheiten, hrsg. von E. Buchborn u. a. Springer, Berlin (S. 90–94)
53 Ferlinz, R.: Erkrankungen der Atmungsorgane. In: Rationelle Therapie in der inneren Medizin, hrsg. von H. Losse, U. Gerlach, E. Wetzels. Thieme, Stuttgart 1975 (S. 140–144)
54 Gerst, P. H.: The effects of positive pressure lung inflation upon pulmonary vascular dynamics. J. thorac. cardiovasc. Surg. 42 (1961) 607
55 Greenberg, M. J.: Isoprenaline in myocardial failure. Lancet 1965/II, 442
56 Gross, R., K.-D. Grosser, H. G. Sieberth: Der internistische Notfall. Schattauer, Stuttgart 1973
57 Haemmerli, A.: Asthma bronchiale. Klinik der Gegenwart. Urban & Schwarzenberg, München 1957 (S. 431)
58 Halhuber, M., H. Kirchmair: Der Asthma bronchiale Anfall. In: Notfälle in der Inneren Medizin. Urban & Schwarzenberg, München 1958
59 Hamm, J.: Langzeitbehandlung des Asthma bronchiale Dtsch. med. Wschr. 95 (1970) 232–234
60 Hartung, W.: Lungenemphysem. Morphologie, Pathogenese und funktionelle Bedeutung. Pathologie und Klinik in Einzeldarstellungen, Bd. XIV. Springer, Berlin 1964
61 Harvey, R. M., M. I. Ferrer, A. Cournard: The treatment of chronic cor pulmonale. Circulation 7 (1953) 932
62 Hedstrand, U.: The effect of a new sympathomimetic betareceptor stimulating drug (terbutaline) on the pulmonary mechanics in bronchial asthma. Scand. J. resp. Dis. 51 (1970) 188
63 Hedstrand, U., M. H. Holmdahl: Respirator treatment (IPPR) in severe status asthmaticus. Symposium anaesthesiologiae internationale Athen 1965. Abstracta (1965) 458
64 Hedstrand, U., M. H. Holmdahl: Respiratory treatment in severe status asthmaticus. Abstr. Sympos. anaesth. int. Prag 17.–20. August 1965, S. 458–459
65 Hertz, C. W.: Klinische Bedeutung der Blutgase. Beitr. Klin. Tuberk. 133 (1966) 257
66 Herxheimer, H.: Isoprenaline in myocardial failure. Lancet 1965/II, 298
67 Herzog, H.: Therapie schwerer Pneumonien. Schweiz. med. Wschr. 92 (1962) 1143
68 Herzog, H.: Chronisch-obstruktive Lungenerkrankungen. Fortschr. Med. 87 (1969) 1428
69 Hickam, J. B., H. D. Sieker, W. W. Pryor, R. Frayser: The use of mechanical respirators in patients with high airway resistance. Ann. N. Y. Acad. Sci. 66 (1957) 866
70 Hochrein, M.: Das Asthma bronchiale als hämodynamisches Problem. Allergie u. Asthma 1 (1955) 16
71 Hubay, C. A., G. A. Brecher, F. L. Clement: Etiological factors affecting pulmonary artery flow with controlled respiration. Surgery 38 (1955) 215
72 Hugh-Jones, P.: Management of pulmonary ventilation in emphysematous subjects in the state of carbon dioxide narcosis. In: Symposium on pulmonary ventilation. hrsg. von R. P. Harbord, R. Woolmer: John Sherratt and Son, Altrincham 1959 (S. 55)
73 Keller, R.: Status asthmaticus und dekompensiertes Cor pulmonale. In: Internistische Notfallsituationen. hrsg. von F. Koller, G. A. Nagel, K. Neuhaus. Thieme, Stuttgart 1974 (S. 104–117)
74 Kennedy, M. C. S.: Isoprenaline in myocardial failure. Lancet 1965/II, 689
75 Kerr, J. W.: Deaths from asthma. Brit. med. J. 1967/II, 177
76 Kibler, R. F., R. P. O'Neill, E. D. Robin: Intracellular acid-base relations of dog brain with reference to brain extracellular volume. J. clin. Invest. 43 (1964) 431
77 Kuschinsky, G.: Arzneimittel gegen Asthma bronchiale. Dtsch. Ärztebl. 4 (1975) 213
78 Ledbetter, M. K., E. Bruck, L. E. Fahri: Perfusion of the underventilated compartment of the lungs in asthmatic children. J. clin. Invest. 43 (1964) 2233
79 Leggat, P. O.: Diffuse pulmonary emphysema and papilloedema. Lancet 1958/I, 672
80 Leonhardt, K. O.: Resuscitation of the moribund asthmatic and emphysematous patient. New Engl. J. Med. 264 (1961) 785
81 Lochner, W.: Lungen und kleiner Kreislauf. Bad Oeynhausener Gespräche I, S. 12, Springer, Berlin 1957
82 Lovejoy, F. W., P. N. G. Yue, R. E. Nye, H. A. Joos, J. H. Simpson: Pulmonary hypertension etc. Amer. J. Med. 16 (1954) 4
83 Maloney, J. V. JR., J. O. Elam, S. W. Handford, G. A. Balla, D. W. Eastwood, E. S. Brown, R. H. Ten Pas: Importance of the negative pressure phase in mechanical respirators. J. Amer. med. Ass. 152 (1953) 212
84 Maloney, J. V., J. L. Whittenberger: The direct effects of pressure breathing on the pulmonary circulation. Ann. N. Y. Acad. Sci. 66 (1957) 931
85 Mathies, H.: Probleme der Glukokortikoidbehandlung. Therapiewoche 18 (1968) 1381
86 Meeting on Disodium Cromoglycate Davos, 25. Oktober 1969. Respiration, Suppl. 27 (1970)
87 Moeschlin, S.: Therapie-Fibel der inneren Medizin, 3. Aufl. Thieme, Stuttgart 1969
88 Moeschlin, S.: Therapie-Fiebel der inneren Medizin, 4. Aufl. Thieme, Stuttgart 1974 (S. 213–214)
89 Motley, H. L.: Intermittent positive pressure breathing etc. J. Amer. med. Ass. 137 (1948) 370
90 Motley, H. L.: The use of oxygen in comatose states. Bull. N. Y. Acad. Med. 26 (1950) 479
91 Motley, H. L., L. P. Lang, B. Gordon: The use of intermittent positive pressure breathing combined with nebulization in pulmonary disease. Amer. J. Med. 5 (1948) 853
92 Müller-Plathe, O., E. Meinekat: Quantitative Untersuchungen zur Kompensation der chronischen respiratorischen Azidose. Dtsch. med. Wschr. 91 (1966) 2284
93 Naumann, P.: Bakteriologie und Chemotherapie bei tracheotomierten Patienten. Vortrag auf einem Symposium des Extraordinariates für Anaesthesiologie am 19. 11. 1965 in Hamburg
94 Noelpp, B., J. Noelpp-Eschenhagen: Asthma bronchiale. In: Handbuch der inneren Medizin, Bd. IV/2, hrsg. von H. Schwiegk. Springer, Berlin 1956

95 Norlander, O. P.: Anaesthesiologische Gesichtspunkte der Handhabung thoraxchirurgischer Fälle während und nach der Operation. Thoraxchirurgie 6 (1958) 162
96 Norlander, O. P., V. O. Björk, C. Crafoord, O. Friberg, M. Holmdahl. A. Swensson, B. Widman: Controlled ventilation in medical practice. Anaesthesia 16 (1961) 285
97 Orie, N. G. M.: Bronchial hyper-reactivity. Transactions of the World Asthma Conference 1965. Waterlow & Sons, London
98 Price, H. L., B. D. King, J. D. Elder, B. H. Lubien, R. D. Dripps: Circulation effects of raised airway pressure during cyclopropane anesthesia in man. J. clin. Invest. 30 (1951) 1243
99 Radford, E. P.: Ventilation standards for use in artificial respiration. J. appl. Physiol. 7 (1955) 451
100 Reichel, G.: Die Kortikosteroidtherapie der chronischen Emphysembronchitis. Therapiewoche 18 (1968) 2294
101 Rodewald, G.: In: Klinische Chirurgie für die Praxis, Bd. II, hrsg. von O. Diebold, H. Junghans, L. Zukschwerdt. Thieme, Stuttgart 1961/67
102 Rossier, P. H., A. Bühlmann, K. Wiesinger: Physiologie und Pathophysiologie der Atmung, 2. Aufl. Springer, Berlin 1958
103 Rost, E.: Beitrag zur Kenntnis der Kreislaufverhältnisse bei Wiederbelebung durch Veränderung des intrapulmonalen Druckes. Z. ges. exp. Med. 82 (1932) 255
104 Rotheram, E. B., P. Safar, E. D. Robin: Central nervous system disorder during mechanical ventilation in chronic pulmonary disease. J. Amer. med. Ass. 189 (1964) 993
105 Sarnoff, S. J.: Diskussionsbemerkung in: J. Amer. med. Ass. 143 (1950) 1044
106 Scherrer, M.: Störungen des Gasaustausches in der Lunge. Huber, Bern 1961
107 Schiller, I. W., H. D. Beale, W. Franklin, F. C. Lowell, M. H. Halperin: The potential danger of oxygen therapy in severe bronchial asthma. J. Allergy 22 (1951) 423
108 Schilling, K.: Therapie des Status asthmaticus mit kontrollierter Beatmung. Münch. med. Wschr. 106 (1964) 1281
109 Schilling, K.: Erfahrungen der kontrollierten Beatmung bei Patienten im Status asthmaticus. Münch. med. Wschr. 107 (1965) 1118
110 Schölmerich, P., H. P. Schuster, H. Schönborn, P. P. Baum: Interne Intensivmedizin. Thieme, Stuttgart 1975
111 Sheldon, G. P.: Asthma, chronic bronchitis and emphysema. The use of intermittent positive pressure breathing etc. Calif. Med. 98 (1963) 212
112 Sieker, H. O., J. B. Hickam: Carbon dioxide intoxication etc. Medicine 35 (1956) 389
113 Sluiter, H. J., G. J. Tammeling, N. G. M. Orie: The treatment of acute respiratory failure in patients with chronic aspecific respiratory affections. Selected Papers 7 (1963) 5
114 Sluiter, H. J., B. Koolhaas, R. van der Lende, G. J. Tammeling, E. Blokzijl, W. van Dijl, N. G. M. Orie: Conservative and aggressive treatment of acute severe respiratory insufficiency etc. Med. Thorac. 21 (1964) 335–368
115 Smith, J. M,: Treatment of children with severe asthma. Transactions of the World Asthma Conference 1965. Waterlow & Sons, London
116 Spalding, J. M. K., A. C. Smith: Clinical practice and physiology of artifical respiration. Blackwell, Oxford 1963
117 Steinbereithner, K., R. Kucher: Ausgewählte Probleme der respiratorischen Insuffizienz. In: Intensiv-Station, -Pflege, -Therapie, hrsg. von R. Kucher, K. Steinbereithner. Thieme, Stuttgart 1972 (S. 454–460)
118 Stoffregen, J.: Symposium über Anaesthesiologische Fragen, Akademie, Berlin 1957
119 Stoffregen, J.: Disk.-Bemerkung. In: Die Ateminsuffizienz und ihre klinische Behandlung, hrsg. von O. H. Just, H. Stockel. Thieme, Stuttgart 1967
120 Stoffregen, J.: Moderne Asthmabehandlung. Kongreßbericht der 69. Tagung der Nordwestdtsch. Ges. inn. Med. Hansisches Verlagskontor, Lübeck 1967
121 Stone, D. J., A. Schwartz, W. Newman, J. A. Feltman, F. J. Lovelock: Precipitation by pulmonary infection of acute anoxia, cardiac failure and respiratory acidosis in chronic pulmonary disease. Amer. J. Med. 14 (1953) 14
122 Straub, P. W.: Hypovolämie im Status asthmaticus. Lancet 1969/II, 923–926
123 Thoma, R., R. Gross: Dtsch. Ärztebl. 19 (1977) 1279
124 Tourniaire, A., M. Tartulier, F. Deyrieux, J. Blum, H. Aterion: L'inhalation d'oxygène chez les emphysemateux au stade du cœur pulmonaire chronique. Presse méd. 67 (1959) 244
125 Ulmer, W. T.: Untersuchungen zur Analyse der alveolaeren Ventilationsstörung beim chronischen Cor pulmonale. Verh. dtsch. Ges. Kreisl.-Forsch. 21 (1955) 360
126 Ulmer, W. T.: Pathophysiologie der obstruktiven Lungenerkrankungen. Med. Welt 1964, 2460
127 Ulmer, W. T., E. Reif, W. Weller: Die obstruktiven Atemwegserkrankungen. Thieme, Stuttgart 1966
128 Waddell, J. A., P. A. Emerson, R. F. Gunstone: Hypoxia in bronchial asthma. Brit. med. J. 1967/II, 402
129 Wade, O. L.: In: Symposion on pulmonary ventilation hrsg. von R. P. Harbord, R. Woolmer. John Sherratt and Son, Altrincham 1959 (S. 68)
130 Werkö, L.: Influence of positive pressure breathing on the circulation in man. Acta med. scand. 128 (1947) 193
131 Williams, M. H., L. R. Zohmann: Cardiopulmonary function in bronchial asthma. Amer. Rev. resp. Dis. 81 (1960) 173
132 Wright, S.: Applied physiology, 9. Aufl. Oxford University Press, London 1952 (S. 275)
133 Zeilhofer, R.: Der Einfluß der Atemmechanik auf den Kreislauf bei obstruktiven Bronchialerkrankungen. Arch. Kreisl.-Forsch. 44 (1964) 137
134 Zeilhofer, R.: Pathophysiologie und atemmechanische Lungenfunktionsanalyse in der Diagnostik der chronischen unspezifischen Atemwegssyndrome. Med. Klin. 63 (1968) 1307
135 Zeilhofer, R., L. G. Barker: Atmungserregung und zentrale Erregbarkeit bei Ventilationsstörungen der Lunge und bei respiratorischer Azidose, Klin. Wschr. 37 (1959) 172

Zusammenfassende Darstellungen

136 Bradley, R. D., S. J. G. Semple: In: Regulation of human respiration, hrsg. von D. J. C. Cunningham, B. B. Lloyd. Blackwell, Oxford 1963 (S. 235)
137 Comroe, J. H., R. E. Forster, A. B. Dubois, W. A. Briscoe, E. Carlsen. Die Lunge, Schattauer, Stuttgart 1964
138 Hartung, W.: Lungenemphysem. Morphologie, Pathogenese und funktionelle Bedeutung. Pathologie und Klinik in Einzeldarstellungen, Bd. XIV. Springer, Berlin 1964
139 Lochner, W.: Lungen und kleiner Kreislauf. Bad Oeynhausener Gespräche I. Springer, Berlin 1957 (S. 12)
140 Scherrer, M.: Störungen des Gasaustausches in der Lunge. Huber, Bern 1961
141 Spalding, J. M. K., A. C. Smith: Clinical practice and physiology of artificial respiration. Blackwell, Oxford 1963
142 Ulmer, W. T., E. Reif, W. Weller: Die obstruktiven Atemwegserkrankungen. Thieme, Stuttgart 1966

37 Pickwick-Syndrom

Von H. Foitzik und P. Lawin

Einleitung

Schwere respiratorische Globalinsuffizienz bei Cor pulmonale, phasenhaft auftretende Apnoeanfälle im Schlaf, extreme Schlafneigung und Bewußtseinsstörungen bei Adipositas stellen im dekompensierten Stadium des sogenannten „Pickwick"-Syndroms ein schwer zu lösendes intensiv-medizinisches Problem dar. Gelingt es, die kardiorespiratorische Notsituation zu beherrschen, bleibt die Prognose quoad vitam dubiös, da eine kausale Therapie dieses ätiologisch immer noch ungeklärten Krankheitsbildes nicht möglich ist. Die Effektivität der notwendigerweise symptomatischen Therapie ist entscheidend vom Verständnis der Pathogenese dieser Erkrankung abhängig.

Definition

Unter Pickwick-Syndrom wird heute im allgemeinen das kombinierte Auftreten folgender Symptome verstanden:

- Imperatives Schlafbedürfnis am Tage (Hypersomnie),
- nächtliche apnoische Phasen im Schlaf mit anschließender Schlafunterbrechung (13, 22),
- Adipositas.

Von diesen Kardinalsymptomen ist die Fettleibigkeit als einziges nicht obligat.

Die nosologische Zuordnung des Pickwick-Syndroms ist je nach Auffassung über die Pathogenese unterschiedlich. Das Kernsymptom, die alveoläre Hypoventilation *im Schlaf* läßt in der Regel eine eindeutige Abgrenzung gegenüber anderen Hypoventilationssyndromen zu.

In vielen Fällen ist aber bei Krankheitsbildern mit Hypoxie und Hyperkapnie *ohne* faßbare Zeichen einer obstruktiven oder restriktiven Ventilationsstörung die Abgrenzung schwierig. Dies trifft besonders für die Formen ohne Adipositas zu.

Eine Vielzahl solcher Syndrome ist bisher beschrieben worden. Bezeichnungen wie „Essentielle alveoläre Hypoventilation" (32), alveoläres Hypoventilationssyndrom (58), Ondine's curse-syndrome (21, 75), Schlaf-Apnoe-Syndrom (68) und „hypersomnia-sleep-apnea syndrome" (28, 84) sind wie auch das „klassische" Pickwick-Syndrom Synonyma für verschiedene Krankheitsbilder mit zentral nervös ausgelöster Hypoventilation. Das „sudden-infant-death"-Syndrom wird teilweise ebenfalls diesem Formenkreis zugeordnet (83).

Die Bezeichnung Pickwick-Syndrom nach dem Vorbild des „Little Joe" aus den Pickwick-Papers von CH. Dikkens hat sich zwar durchgesetzt, trifft aber sicher nicht das Vollbild der Krankheit. Seine Erstbeschreibung geht wahrscheinlich auf Fothergill (20) von 1781 zurück. Eine anschauliche Beschreibung findet sich auch bei Lamacq (44).

Die Abgrenzung der „klassischen" Form des Pickwick-Syndroms und der Ateminsuffizienz der Adipösen ist schwierig. Bei der ersten Gruppe wird eine Globalinsuffizienz am Tage und in der Nacht gefunden, wobei die Hypoxämie nachts nur geringfügig zunimmt. Bei Adipösen ohne die klassischen Zeichen kann es hingegen zu intermittierender hochgradiger Hypoxämie während des Nachtschlafes bei nur leichter Hypoxie am Tage kommen (43).

Pathogenese

Die pathogenetischen Auffassungen über das Pickwick-Syndrom haben seit der klinischen Erstbeschreibung durch Burwell u. Mitarb. (7) eine Entwicklung durchgemacht, die im wesentlichen durch internistische und neurophysiologische Forschungsergebnisse geprägt war. In neuerer Zeit ist auch die Psychopathologie des „Pickwickiers" in das Blickfeld geraten (56).

Primär auslösend für den Krankheitsprozeß scheint nach überwiegender heutiger Auffassung eine zentralnervöse (dienzephale?) Dysregulation zu sein mit Störungen des Schlaf-Wach-Rhythmus, Hypoventilation, Obstruktion der oberen Atemwege und Adipositas (10, 22, 30, 40–42, 45, 50, 64, 87). Die Hypoventilation ist hierbei offensichtlich Folge einer herabgesetzten Empfindlichkeit der Atemzentren (7, 10, 50, 55). Die Fettleibigkeit mit Zwerchfellhochstand und die Atemmuskelinsuffizienz (5, 42, 46, 65–67, 86) treten demgegenüber als Auslösemechanismen an Bedeutung zurück, wenngleich sie den Verlauf der Erkrankung weitgehend mitbestimmen können.

Polysomnographische Untersuchungen der letzten Jahre mit kontinuierlicher Registrierung von EEG, Atemstrom an Mund und Nase, Thoraxexkursionen und Oxymetrie haben wesentlich zu dieser Auffassung beigetragen. Während bei gesunden Versuchspersonen Apnoen im Schlaf von maximal 10 Sekunden Dauer ausschließlich in der REM-Phase und nur in niedriger Anzahl auftreten, wurden bei Kranken aus dem Formenkreis der Schlafapnoen schwere und längeranhaltende Hypoxämien in enger zeitlicher Beziehung zur Apnoe auch im NREM (Non-REM-Schlaf) registriert (27, 29).

Die apnoischen Phasen während des Nachtschlafes dauern etwa 20–50 Sekunden und sind von EEG-Veränderungen begleitet. Sie führen zu arterieller Hypoxie, Zyanose, Hyperkapnie und nach Überschreiten der CO_2-Weck-Schwelle zum Erwachen des Patienten. Der periodische Weckreiz des erhöhten Kohlendioxidpartialdruckes hindert den Kranken daran, einen tiefen und stabilen Nachtschlaf zu erreichen, und erklärt die Hypersomnie am Tage (71, 73). DRACHMAN u. GUMIT (15) glauben aufgrund ihrer Untersuchungen, daß der rapide Abfall des arteriellen Sauerstoffpartialdruckes die apnoischen Phasen in der Nacht durch Stimulation des Glomus caroticum unterbricht. Das Aufwachen beginnt meist mit einem tiefen Schnarchen und geht häufig nur mit einer leichten Hyperkapnie einher.

Die Bedeutung der Atemwegsobstruktion während der Schlafapnoe wird besonders unter Simultanregistrierung von Lungenfunktion, EEG und Elektromyographie der Pharynxmuskulatur während des Schlafes klar (30). Im Gegensatz zum Gesunden fehlen bei Patienten mit Schlafapnoe-Syndromen inspiratorische EMG-Potentiale (59). Schnarchen geht dem Manifestwerden der Krankheit um Jahre voraus (49); auch das Aufwachen am Ende der Apnoe geht mit Schnarchen einher.

Faßt man diese Erkenntnisse zusammen, ergibt sich heute für das Pickwick-Syndrom wie die verwandten Krankheitsbilder mit „essentieller" Hypoventilation folgende pathogenetische Deutung:
Die Syndrome mit Schlafapnoe sind Folge einer komplexen Dysregulation im Hirnstamm integrierter Funktionen.
Schlaf-Wach-Rhythmus, Atmungsregulation, Muskeltonus und Stoffwechsel sind komplex betroffen. Bei Absinken des durch die Formatio reticularis vermittelten Muskeltonus im Schlaf kommt es zu Hypoventilation oder zur Apnoe („Karikatur der Atemdepression im Schlaf") (40, 41).

Neuerdings sind auch fließende Übergänge zwischen dem Grad der nächtlichen Sauerstoffuntersättigung gesunder älterer Männer (bis zu 70% Untersättigung) und Schlafapnoe-Kranken an einer größeren Zahl von Fällen beschrieben worden (6).

Die zyklische Unterbrechung des Nachtschlafes reduziert die Gesamtschlafdauer gegenüber dem Normalen im 24-Stunden-Zyklus um 2–3 Stunden, wobei ein Tiefschlafdefizit auftritt. Ob die Einschlafneigung am Tage allein als Kompensation für den gestörten Nachtschlaf aufzufassen ist oder ob zusätzliche zentrale Mechanismen der Schlaf-Wach-Regulation hierfür eine Rolle spielen, ist noch ungeklärt.

Klinik

Als Folge der sich häufenden Zustände von Hypoventilation kommt es nach mehreren Jahren zum kardiopulmonalen Spätsyndrom mit chronischer respiratorischer Azidose und arterieller Hypoxie. Beide führen über eine Erhöhung des Pulmonalarteriendruckes (11, 32, 33, 60, 64, 69, 70) zum Cor pulmonale.

Im Zusammenhang mit den Apnoepausen im Schlaf kommt es zu einem akuten starken Anstieg des Pulmonalisdrucks (9, 11, 24, 48). Dabei scheint es von Bedeutung zu sein, in welche Phase des Atemzyklus die Apnoe fällt. Die inspiratorische Apnoe führt zu einem postapnoischen Druckanstieg, der bis zum Auftreten der nächsten Apnoe noch nicht wieder normalisiert ist. Das Einfallen der Apnoe in die Exspirationsphase führt dagegen zu einer raschen Normalisierung des Pulmonalarteriendrucks (47).

Die arterielle Hypoxie führt über einen stimulierenden Effekt auf die Erythropoese zur Polyglobulie, die die Rechtsherzbelastung verstärkt und rezidivierende Lungenembolien auslösen kann (25).
Während die chronische respiratorische Azidose infolge erhöhter renaler Bicarbonatretention lange kompensiert bleiben kann, besteht eine stark ausgeprägte arterielle Sauerstoffuntersättigung. Sie liegt durchschnittlich unter 60% (61). Die totale Atemarbeit und der Sauerstoffverbrauch sind erheblich erhöht (66, 67, 85). Atemvolumina und Atemgrenzwert sind meist nur mäßig reduziert (57), thorakale und pulmonale Compliance jedoch stark erniedrigt (62, 73, 76).
Hypoxie und Hyperkapnie führen zur Hirnschädigung (kardiopulmonale hyperkapnische Enzephalopathie) (42), die das mitunter völlige Fehlen von subjektiv empfundener Atemnot erklärt. Die Kranken ergeben sich „kampflos" der Ateminsuffizienz (39). Die Einschlafneigung am Tage wird in diesen Spätstadien durch echte Somnolenz oder tiefere Zustände von Bewußtseinstrübung überlagert.

Das EEG zeigt dann Allgemeinveränderungen im Sinne einer zunehmenden Verlangsamungstendenz des Grundrhythmus.

Differentialdiagnose

Die Abgrenzung des Pickwick-Syndroms innerhalb der Gruppe der zentral ausgelösten Hypoventilationssyndrome wurde auf S. 37.1 bereits besprochen.
Im folgenden werden einige spezielle differentialdiagnostische Probleme behandelt.

Häufigkeit

Im allgemeinen wird die Diagnose Pickwick-Syndrom zu häufig gestellt. Das Syndrom ist in seiner ausgeprägten Form selten. Die von einigen Autoren angegebene Häufigkeit von 10% aller Adipösen (2, 3, 16, 31, 45, 87) ist nach anderen Autoren übertrieben (17, 19, 42). KUHLO (42) fand unter 1610 adipösen Patienten nur 27 mit den Zeichen einer respiratorischen Insuffizienz, die er als „abortives Pickwick-Syndrom" bezeichnete. Auffallend ist bei allen Publikationen das bevorzugte Auftreten des Pickwick-Syndroms und anderer Schlafapnoe-Syndrome beim männlichen Geschlecht (6).

Respiratorische Störungen bei „unkomplizierter" Adipositas

Auch die unkomplizierte Fettleibigkeit führt immer zu respiratorischen Störungen. So sind die Totalkapazität (77), die inspiratorische Kapazität und das exspiratorische Reservevolumen (1) reduziert. Infolge Verminderung des Bronchiallumens durch „airway closure" ist das vom Gasaustausch ausgeschlossene Volumen („closing volume") erhöht (18), die funktionelle Residualkapazität erniedrigt. Es kommt zur Minderbelüftung besonders der abhängigen Lungenpartien (12). Die Veränderungen der Lungenvolumina sind nicht bei allen Adipösen nachweisbar. Entscheidend ist die arterielle Blutgasanalyse (81). Fast immer besteht eine arterielle Hypoxie (4, 63), die durch Verteilungsstörungen („airway closure") (18) bedingt ist. Die alveoloarterielle Sauerstoffdruckdifferenz ist fast immer erhöht (36).
Eine Erhöhung des arteriellen Kohlendioxidpartialdruckes ist demgegenüber selten (2, 3, 31). Im Gegensatz zu anderen Formen der respiratorischen Insuffizienz bei Adipösen ist die Reizschwelle der Atemzentren für den arteriellen Kohlendioxidpartialdruck nicht erhöht (10, 38). Es fehlen auch andere zentralnervöse Symptome wie Störungen des Schlaf-Wach-Rhythmus und EEG-Veränderungen. Atemarbeit und Sauerstoffverbrauch sind bei Adipositas erhöht (10, 23, 38, 62), die Thorax-Compliance erniedrigt (53). Die Atemwegsobstruktion führt zu einer Erhöhung des Atemwegswiderstandes (34).

Abortive Formen

Die „abortiven Formen" des Pickwick-Syndroms sind gekennzeichnet durch die Symptomentrias Adipositas, Hypersomnie und periodische Atmung im Schlaf mit Pharynxkollaps (42). Die *sekundären* Spätzeichen des Pickwick-Syndroms (Cor pulmonale, Polyglobulie, kardiopulmonale hyperkapnische Enzephalopathie) fehlen hier. Die Entwicklung zum Vollbild des Pickwick-Syndroms mit seinem Spätsyndrom ist jedoch jederzeit möglich (42).
Abzugrenzen von diesen „abortiven" Formen ist ein weiteres Krankheitsbild mit kardiopulmonalen Symptomen, alveolärer Hypoventilation, Adipositas und Hypersomnie mit periodischer Atmung, das sich jedoch elektroenzephalographisch nicht durch eine gesteigerte Schlafbereitschaft, sondern durch pathologische EEG-Veränderungen auszeichnet. Die periodische Atmung ist im Gegensatz zum Pickwick-Syndrom nicht durch einen Pharynxkollaps bedingt, sondern entspricht mehr dem Cheyne-Stokes-Atemtyp. KUHLO (42) schlägt für diese Variante den Begriff „kardiopulmonale Enzephalopathie mit Adipositas" vor.

Narkolepsie

Die Identität des Pickwick-Syndroms mit der Narkolepsie muß heute eindeutig verneint werden (78, 79). Bereits die klinische Symptomatologie läßt ganz sichere Unterschiede zwischen Pickwick-Syndrom und Narkolepsie erkennen. Das Einschlafen hat bei Narkolepsie in viel stärkerem Maße einen zwanghaften und abrupten Charakter als beim Pickwick-Syndrom. Auch die Dauer der Anfälle läßt bei der Narkolepsie viel mehr den Anfallscharakter erkennen. Das sicherste Unterscheidungskriterium zwischen Narkolepsie und Pickwick-Syndrom ist die Beobachtung der sich immer wiederholenden *Apnoepausen* mit anschließender Schnarchatmung im Schlaf bei Pickwick-Syndrom. Trotz gewisser Abweichungen des Atemrhythmus kommt es bei Narkolepsie nie zu einer Hypoventilation und deren Folgen. Demgegenüber fehlen beim Pickwick-Syndrom die bei Narkolepsie häufig auftretenden Zeichen des affektiven Tonusverlustes (kataplektische Anfälle), dissoziierte Wachanfälle (Schlaflähmung) oder hypnagoge Halluzinationen.

Therapie

Patienten mit Pickwick-Syndrom können jahrelang an der Grenze der kardiorespiratorischen Kompensation leben. Zusätzliche Belastungen wie Bronchitis oder Bronchopneumonie genügen jedoch, um den Zusammenbruch aller Kompensationsmechanismen mit akuter exzessiver Hypoxie, Hyperkapnie, mit Herzversagen und Bewußtlosigkeit auszulösen.
Die primäre Mortalität ist auch im Krankenhaus in diesem Stadium sehr hoch (3). Die Therapie muß daher sofort einsetzen.

Sauerstofftherapie

Sauerstoffinsufflation ist im Akutstadium meist kontraindiziert. Die Gefahr einer Verflachung der Atmung ist hier noch größer als beim Emphysematiker, da die Atmungsregulation fast ausschließlich über das Glomus caroticum über eine Erniedrigung der arteriellen Sauerstoffspannung erfolgt. Sauerstofftherapie kann die Arrhythmiebereitschaft im Zuge der sauerstoffindizierten respiratorischen Azidose fördern.

Beatmung

In Notsituationen ist allein die unverzügliche künstliche Beatmung lebensrettend. Sie wirft jedoch infolge der vorliegenden restriktiven, teils auch obstruktiven Ventilationsstörung erhebliche Probleme auf. Der Einsatz eines volumengesteuerten Respirators ist in aller Regel nicht zu umgehen. Mehrmals täglich müssen die arteriellen Blutgase gemessen, 1- bis 2tägig röntgenologische Thoraxkontrollen durchgeführt werden, da jederzeit zusätzliche Komplikationen drohen. In den meisten Fällen ist eine Beatmung mit PEEP nicht zu umgehen.
Die Erzielung einer Normoventilation ist nicht sinnvoll, da die rasche Senkung des arteriellen Kohlendioxidpartialdruckes in den Normbereich zu schweren Entgleisungen des Säure-Basen-Haushaltes und zu Kreislaufdysregulation führen kann. Auch im Hinblick auf möglichst frühzeitige Versuche der Entwöhnung vom Respirator sollte der arterielle Kohlendioxidpartialdruck zunächst nicht unter 70 mm Hg gesenkt werden.
Mit der Entwöhnung vom Beatmungsgerät muß frühzeitig begonnen werden, da mit der Dauer der künstlichen Beatmung die Komplikationsrate rapide ansteigt. Die besonderen Schwierigkeiten der Entwöhnungsphase ergeben sich nicht nur aus lungenmechanischen Gründen, sondern auch aus der fehlenden Kooperation des Patienten. Die Anwendung von IMV (Intermittent Mandatory Ventilation) in Kombination mit zentral wirkenden Analeptika ist in dieser Phase der Behandlung von großem Nutzen. Doxapram und Amiphenazol stehen hierfür zur Verfügung. Eine zusätzliche Stimulierung des Atemzentrums kann durch eine intermittierende medikamentös induzierte metabolische Azidose mit Carboanhydrasehemmern (z.B. Azetazolamid) versucht werden (67, 71, 72). Eine Besserung der Hypoventilation ist auch durch sublinguale oder intramuskuläre Gabe von Progesteronpräparaten erzielt worden (52, 82), doch wird von anderen Autoren ein positiver Effekt neuerdings bestritten, was auch für Carboanhydrasehemmer gilt (54).
Eine konsequent durchgeführte Atemtherapie (Näheres s. Kapitel 18) ist an die Entwöhnungsphase anzuschließen.

Tracheotomie

Die Indikation zur Tracheotomie ist bei aller gebotenen Zurückhaltung (die Patienten werden wegen der Gefahr der Häufung solcher Notsituationen Dauerkanülenträger) großzügig zu stellen. Die Trachealkanüle ermöglicht nicht nur die dringend notwendige häufige Bronchialtoilette, sondern hält auch die oberen Atemwege frei, die während der Schlafepisoden infolge der Atonie der Pharynxmuskulatur verlegt sind (8, 41, 42, 48).

Weitere Therapiemaßnahmen

Parallel mit den Maßnahmen zur Rekompensation der Atmung muß eine konsequente *kardiale Behandlung* durchgeführt werden.
Wegen der Gefahr der Lungenembolie sind wiederholte *Aderlässe* oft nicht zu umgehen. Zur Vermeidung einer Hypovolämie und zur Verbesserung der rheologischen Eigenschaften des Blutes muß jedoch die gleiche Menge niedermolekularen Dextrans infundiert werden. Erfahrungsgemäß ist die Polyglobulie bei verbesserter Oxygenation spontan rückläufig. Eine antikoagulative Therapie sollte trotzdem durchgeführt werden.
Eine *Gewichtsreduktion* verbessert insgesamt die respiratorische Störung. Der Pharynxkollaps im Schlaf als zentrales Symptom des Pickwick-Syndroms läßt sich jedoch durch Gewichtsabnahme nicht beseitigen (42). Allerdings scheint das Körpergewicht einen Einfluß auf Dauer und Häufigkeit der apnoischen Phasen und damit auf das Ausmaß der nächtlichen Hypoxie und Hyperkapnie zu haben (35, 48, 74). FAREBROTHER u. Mitarb.

(18) fanden nach Gewichtsreduktion bis auf 30% über dem Idealgewicht eine deutliche Besserung des pulmonalen Gasaustausches. Die Compliance des Thorax bessert sich durch Gewichtsabnahme nur zögernd, sie kann auch nach drastischer Abmagerung niedrig bleiben (62).

Im *symptomarmen Intervall* sollten eine eventuell bestehende Tonsillenhypertrophie oder vergrößerte Adenoide beseitigt werden. Anatomisch verursachte Obstruktionen im Nasen-Rachen-Raum können ähnliche Zustandsbilder wie beim Pickwick-Syndrom mit Störung des Schlaf-Wach-Rhythmus, Hyperkapnie und Cor pulmonale hervorrufen (42, 51, 85). Zur Routinediagnostik beim Pickwick-Syndrom gehört daher auch die HNO-ärztliche Untersuchung (42).

Prognose

Die Prognose des Pickwick-Syndroms ist trotz größten menschlichen und technischen Einsatzes auch mit den Möglichkeiten der Intensivbehandlung als ernst, die Mortalität als weiterhin hoch zu bezeichnen (3, 26, 52). Es muß das Ziel bleiben, die Adipositas zu beseitigen und den Circulus vitiosus Schlaf – Hypoventilation mit allen seinen Konsequenzen zu durchbrechen. Eine beginnende respiratorische und kardiale Dekompensation durch interkurrente Infekte des Respirationstrakts muß durch konsequente Atemtherapie, eventuell durch sofortige Beatmung, unverzüglich aufgefangen werden. Im Stadium der dekompensierten respiratorischen Insuffizienz kann das Leben von Patienten mit Pickwick-Syndrom nur durch sofort einsetzende Beatmung erhalten werden.

Literatur

1 Alexander, J.K., A.E. Guthrie, H. Sakaguchi, H.W. Crawford, V.W. Cole: Lung volume changes with extreme obesity. Clin. Res. 7 (1959) 171

2 Alexander, J.K., K.H. Amad, V.W. Cole: Observations on some clinical features of extreme obesity, with particular reference to cardiorespiratory effects. Amer. J. Med. 32 (1962) 512

3 Auchincloss, J.H., R. Gilbert: The cardiorespiratory syndrome related to obesity: Clinical manifestations and pathologic physiology. Progr. cardiovasc. Dis. 1 (1958) 423

4 Barrera, F., M.M. Reidenberg, W.L. Winters, S. Hungsgreugs: Ventilation – perfusion relationships in the obese patient. J. appl. Physiol. 26 (1969) 420

5 Bedell, G.N., W.R. Wilson, P.M. Seebohm: Pulmonary function in obese persons. J. clin. Invest. 37 (1958) 1049

6 Block, A.J., P.G. Boysen, J.W. Wynne, L.A. Hunt: Sleep apnea, hypopnea and oxygen desaturation in normal subjects. New Engl. J. Med. 100 (1979) 513

7 Burwell, C.S., E.O. Robin, R.D. Whaley, A.G. Bickelmann: Extreme obesity associated with alveolar hypoventilation – a Pickwickian syndrome. Amer. J. Med. 21 (1956) 811

8 Coccagna, G., M. Montovani, F. Brignani, C. Parcki, E. Lugaresi: Tracheotomy in hypersomnia with periodic breathing. Bull. physiopath. Resp. 8 (1972) 1217

9 Coccagna, G., M. Mantovani, F. Brignani, C. Parchi, E. Lugaresi: Continuous recording of the pulmonary and systemic arterial pressure during sleep in syndromes of hypersomnia with periodic breathing. Bull. physiopath. Resp. 8 (1972) 1159–1172

10 Cullen, J.H., P.F. Formel: The respiratory defects in extreme obesity. Amer. J. Med. 32 (1962) 525

11 Doll, E., W. Kuhlo, H. Steim, J. Keul: Zur Genese des Cor pulmonale beim Pickwick-Syndrom. Dtsch. med. Wschr. 93 (1968) 2361

12 Douglas, F.G., P.Y. Chong: Influence of obesity on peripheral airways patency. J. appl. Physiol. 33 (1972) 559

13 Dowell, A.R., H.O. Sieker, R. Schwartzmann: Atypical periodic respiration an obese patient. Arch. intern. Med. 120 (1967) 591–598

14 Downs, J.B., E.F. Klein, D. Desaultes: Intermittent mandatory ventilation: a new approach to weaning patients from mechanical ventilators. Chest 64 (1973) 331–335

15 Drachman, D.B., R.J. Gumit: Periodiac alteration of conciousness in the Pickwickian syndrome. Arch. Neurol. (Chic.) 6 (1962) 471–477

16 Fadell, E.J., A.D. Richmann, W.R. Ward, J.R. Hendon: Fatty infiltration of respiratory muscles in the Pickwickian syndrome. New. Engl. J. Med. 266 (1962) 861

17 Farebrother, M.J.B., G.J.R. McHardy: Leserzuschrift. Brit. med. J. (1974) 469

18 Farebrother, M.J.B., G.J.R. McHardy, J.F. Munroe: Relation between pulmonary gas exchange and closing volume before and after substantial weight loss in obese subjects. Brit. med. J. 1974/III, 391

19 19 Fisher, A., T.D. Waterhouse, A.P. Adams: Obesity-its relation to aneasthesia. Anaesthesia 30 (1975) 633–647

20 Fothergill, J.: Complete Collection of the Medical and Philosophical Works, hrsg. von J. Elliot. Walker, London 1781 (S. 525)

21 Fruhman, G.: Hypersomnia with primary hypoventilation syndrome and following cor pulmonale (Ondine's curse syndrome). Bull physiopath. Resp. 8 (1972) 1173–1179

22 Gastaut, H., C.A. Tassinari, B. Duron: Polygraphic study of the episodic diurnal and noctural (hypnic and respiratory) manifestations of the Pickwick syndrome. Brain 2 (1966) 167–186

23 Gilbert, R., J.G. Sipple, J.H. Auchincloss: Respiratory control and work of breathing in obese subjeects. J. appl. Physiol. 16 (1961) 21–26

24 Gillam, P.M.S., D. Mymin: Hypoventilation and heart disease. Lancet 1961/II, 853–855

25 Godfrey, S., E. Meltzer, T. Shabbath: Pulmonary embolism and the Pickwick syndrome. Brit. J. Anaesth. 66 (1972) 155

26 Mc Gregor, M.J., H.J. Block, W.C. Ball jr.: Serious complications and sudden death in the Pickwickian syndrome. Johns Hopk. med. J. 126 (1970) 279–295

27 Guilleminault, C., F.L. Eldridge, W.C. Dement: Insomnia with sleep apnea, a new syndrome. Science 181 (1973) 856

28 Guilleminault, C., A. Tilkian, W.C. Dement: The sleep apnea syndromes. Ann. Rev. Med. 27 (1976) 465–484

29 Guilleminault, C., W.C. Dement: Sleep Apnea Syndromes. Kroc Found. Ser. Bd. XI. Liss, New York 1978

30 Guilleminault, C., J. van den Hoed, M.M. Mitler: Clinical overview of the sleep apnea syndromes. In: Sleep Apnea Syndromes. Kroc Foun-d. Ser. Bd. XI. Liss, New York 1978 (S. 1)

31 Hackney, J. D., M. G. Crane, C. C. Collier, S. Rockaw, D. E. Griggs: Syndrome of extreme obesity and hypoventilation: studies of etiology. Ann. intern. Med. 51 (1959) 541

32 Hadorn, W., M. Scherrer: Essentielle alveoläre Hypoventilation mit Cor pulmonale. Schweiz. med. Wschr. 89 (1959) 647

33 Harvey, R. M., M. J. Ferrer, D. W. Richards jr.., A. Cournand: Influence of chronic pulmonary disease on the heart and circulation. Amer. J. Med. 10 (1951) 719

34 Hedenstierna, G., M. Santesson: Breathing mechanics, dead space and gas exchange in the extremely obese, breathing spontaneously and during anaesthesia with intermittent positive pressure ventilation. Acta anaesth. scand. 20 (1976) 248–254

35 Hishikawa, Y., E. Furuya, H. Wakamatru, J. Yamamato: A polygraphic study of hypersomnia with periodic breathing and primary alveolar hypoventilation. Bull. physiopath. Resp. 8 (1972) 1139

36 Holley, H. S., J. Milic-Emili, D. V. Bates, M. R. Becklake: Regional distribution of pulmonary ventilation and perfusion in obesity. J. Clin. Invest. 46 (1967) 475–481

37 Jung, R., W. Kuhlo: Neurophysiological studies of abnormal night sleep and the Pickwickian syndrome. Progr. Brain Res. 18 (1965) 141

38 Kaufman, B. J., M. H. Ferguson, R. M. Cherniack: Hypoventilation in obesity. J. clin. Invest. 38 (1959) 500

39 Kretschy, A., F. Muhar: Beitrag zur Genese der alveolären Hypoventilation im Rahmen des Pickwick-Syndroms. Wien. klin. Wschr. 77 (1965) 288

40 Kuhlo, W.: Neurophysiologische und klinische Untersuchungen beim Pickwick-Syndrom. Arch. Psychiat. Nervenkr. 211 (1968) 170

41 Kuhlo, W., E. Doll, M. C. Franck: Erfolgreiche Behandlung eines Pickwick-Syndroms durch eine Dauertrachealkanüle. Dtsch. med. Wschr. 94 (1969) 1286

42 Kuhlo, W.: Abortive Formen des Pickwick-Syndroms. Dtsch. med. Wschr. 99 (1974) 1496–1499

43 Kurtz, D., J. Bapst-Reiter, R. Fletto, G. Micheletti, J. Meunier-Carus, J. Lonsdorfer, E. Lampert-Genignus: Les formes de transition du syndrome Pickwickien. Bull. physiopath. Resp. 8 (1972) 1115

44 Lamacq, L.: Quelques cas de narcolepsie. Rev. Med. (Paris) 17 (1897) 699–714

45 Leading article: Respiratory complications of obesity. Brit. med. J. 1974, 519–520

46 Lillington, G. A., M. W. Anderson, R. O. Brandenburg: The cardiorespiratory syndrome of obesity. Dis. Chest 32 (1975) 1

47 Lonsdorfer, J., J. Meunier-Carus, E. Lampert-Benignus, D. Kurtz, D. Bapst-Reiter, R. Fletto, G. Micheletti: Aspects hemodynamiques et respiratoires du syndrome Pickwickien. Bull. physiopath. Resp. 8 (1972) 1181–1192

48 Lugaresi, E., G. Coccagna, M. Montovani: Pathophysiological, clinical and mosographic considerations regarding hypersomnia with periodic breathing. Bull. physiopath. Resp. 8 (1972) 1249

49 Lugaresi, E., G. Coccagna, F. Cirignotta: Snoring and its clinical implications. In: Sleep Apnea Syndromes. Kroc Found. Ser. Bd. XI. Liss, New York 1978 (S. 13)

50 Lyons, H. A., C. T. Huang: Therapeutic use of progesterone in alveolar hypoventilation associated with obesity. Amer. J. Med. 44 (1968) 881

51 Menashe, V. D., C. Farrehi, M. Miller: Hypoventilation and cor pulmonale due to chronic upper airway obstruction. J. Pediat. 67 (1965) 198–203

52 Miller, A., M. Granada: In-hospital mortality in the Pickwikkian syndrome. Amer. J. Med. 56 (1974) 144–150

53 Naimark, A., R. M. Cherniack: Compliance of the respiratory system and its components in health and obesity. J. appl. Physiol. 15 (1969) 377

54 Orr, W. C., N. K. Imes, R. J. Martin: Progesterone therapy in obese patients with sleep apnea. Arch. intern. Med. 139 (1979) 109

55 Pedersen, J., E. Torp-Pedersen: Ventilatory insufficiency in extreme obesity. Acta med. scand. 167 (1960) 343

56 Peters, U. H., H. Rieger: Das Pickwick-Syndrom. Schlafanfälle und Periodenatmung bei Adipösen. Urban & Schwarzenberg, München 1976

57 Perret, C., B. Baudraz: Insuffisance cardio-respiratoire associé à l'óbesité (syndrome pickwickienne). Schweiz. med. Wschr. 89 (1959) 1284

58 Ratto, O., W. A. Briscoe, J. W. Morton, J. H. Comroe: Anoxemia secondary to polycythaemia and polycythaemia secondary to anoxemia. Amer. J. Med. 19 (1955) 958

59 Remmers, J. E., W. J. de Groot, E. K. Sauerland, A. M. Anch: Neural and mechanical factors controlling pharyngeal occlusion during sleep. In: Sleep Apnea Syndromes. Kroc Found. Ser. Bd. XI. Liss, New York 1978 (S. 211)

60 De Reuck, A. V. S., M. O'Connor: Problems of Pulmonary Circulation. Ciba Foundation Study Group Nr. 8. Churchill, London 1961

61 Robert, M., H. Probst, M. Krassoieritch, R. Tissot: Les pauses respiratoires surrenant au cours du somneil chez le patient avec syndrome de Pickwick. Schweiz. Rdsch. Med. 59 (1970) 1767–1776

62 Rochester, D. F., Y. Enson: Current concepts in the pathogenesis of the obesity-hypoventilation syndromes. Mechanical and circulatory factors. Amer. J. Med. 57 (1974) 402

63 Said, S. J.: Abnormalities of pulmonary gas exchange in obesity. Ann. intern. Med. 53 (1969) 1121

64 Schaub, F.: Das chronische Cor pulmonale. Dtsch. med. J. 14 (1963) 480

65 Scherrer, M.: Störungen des Gasaustausches in der Lunge. Huber. Bern 1961

66 Scherrer, M., C. Haldimann: Zur Genese des Pickwick-Syndroms. Helv. med. Acta 31 (1964) 512

67 Scherrer, M., W. Hadorn: Pickwick-Syndrom. Ergebn. inn. Med. Kinderheilk. 24 (1966) 59

68 Scherrer, M., K. Imhof: Schlaf-Apnoe-Syndrome. Dtsch. med. Wschr. 104 (1979) 1119–1121

69 Schönthal, H.: Zur Ventilation bei Adipositas. Therapiewoche 46 (1968) 2072

70 Schönthal, H.: Pickwick-Syndrom. Dtsch. med. Wschr. 94 (1969) 92

71 Schwab, M.: Zur Behandlung des Lungenemphysems mit chronischer respiratorischer Azidose. Klin. Wschr. 35 (1957) 157

72 Schwab, M.: Das Säure-Basen-Gleichgewicht im arteriellen Blut und Liquor cerebrospinalis bei Herzinsuffizienz und Cor pulmonale und seine Beeinflussung durch Carboanhydrase-Hemmung. Klin. Wschr. 40 (1962) 1233

73 Schwartz, B. A., J. P. Escanda: Etude cineradiographique de la respiration hypnique pickwickienne. Rev. neurol. 116 (1967) 677

74 Schwartz, B. A., M. F. Granelet-Eprinchard: Diagnostic et surveillence du syndrome Pickwickien. Bull. physiopath. Resp. 8 (1972) 1153

75 Severinghaus, J. W., R. A. Mitchell: Ondine's curse failure of respiratory center automaticity while awake. Clin. Res. 10 (1962) 122

76 Sharp, J. T., J. P. Henry, S. K. Sweaney, W. R. Meadows, R. J. Pietras: The total work of breathing in normal and obese man. J. clin. Invest. 43 (1964) 728

77 Shuster, E.: First results of the Oxford anthropometric laboratory. Biometrika 8 (1912) 40

78 Sieker, H. O., E. H. Estes jr., G. A. Keisler, H. D. McIntosh: A cardiopulmonary syndrome associated with extreme obesity. J. clin. Invest. 34 (1955) 916

79 Sieker, H. O., A. Heyman, R. J. Birchfield: The effects of natural sleep and hypersomnolent states on respiratory function. Ann. intern. Med. 52 (1960) 500

80 Simpson, N. H.: New Engl. J. Med. 259 (1958) 34

81 Smith, J. R.: Pulmonary physiology in the obese. Surg. Forum 9 (1958) 386

82 Sutton, F. D., C. W. Zwillich, F. E. Creagh, D. J. Person, J. V. Weil: Progesterone for outpatient treatment of Pickwickian syndrome. Ann. intern. Med. 83 (1975) 476–479

83 Weitzman, E. D., L. Graziani: Sleep and the sudden infant death syndrome: A new hypothesis. In: Advances in Sleep Research, Bd. I, hrsg. von E. D. Weitzmann. Spectrum New York 1974 (S. 327–344)

84 Weitzman, E. D., V. P. Pollak, B. Borowieck, B. Burack, R. Shpintzen, S. Rakoff: The hypersomnia sleep apnea syndrome: Site and mechanism of upper airway obstruction. In: Sleep Apnea Syndromes, hrsg. von C. Guilleminault, W. C. Dement. Kroc Found. Ser. Bd. XI. Liss, New York 1978 (S. 235)

85 Walsh, R. E., E. D. Michaelson, L. E. Harkleroad, A. Zighelboim, M. A. Sackner: Upper airway obstruction in obese patients with sleep disturbance and somnolence. Ann. intern. Med. 76 (1972) 185–192

86 Wyss, F.: Atemnot und Lungenfunktionsbild bei Fettsucht. Dtsch. med. J. 10 (1959) 392

87 Zwillich, C. W., F. D. Sutton, D. J. Person, E. M. Creagh, J. V. Weil: Decreased hypoxid ventilatory drive in the obesity-hypoventilation syndrome. Amer. J. Med. 59 (1975) 343–348

38 Myokardinfarkt und Rhythmusstörungen

Von H. J. Buschmann, B. Ramdohr, K. P. Schüren und W. Thimme

Myokardinfarkt

Der Myokardinfarkt gehört heute zu den häufigsten akuten Erkrankungen des mittleren und höheren Lebensalters. Seine Bedeutung wird durch die ungewöhnlich hohe Frühletalität unterstrichen. Statistische Angaben über die Sterblichkeit von Patienten mit frischem Herzinfarkt unterliegen erheblichen Schwankungen. Eine wesentliche Ursache ist in unterschiedlichen Zeitintervallen zwischen Infarkteintritt und stationärer Aufnahme zu suchen.

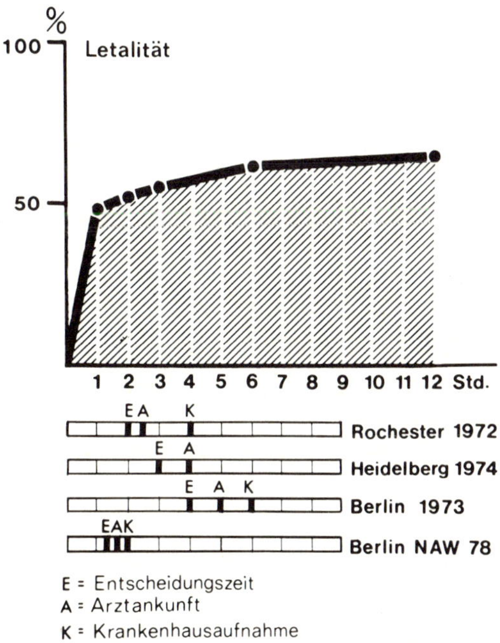

Abb. 38.1 Letalität von „Herzattacken" in Abhängigkeit von der Zeit nach Beginn des akuten Ereignisses (nach *Schettler* u. *Nüssel*).
In der unteren Hälfte sind die Zeiten eingetragen, die bis zur Alarmierung des Notdienstes (E), bis zur Ankunft des Arztes (A) und bis zur Aufnahme auf eine Intensivstation (K) vergehen. Seit der Einrichtung des Notarztwagens (NAW) haben sich alle Zeiten erheblich verkürzt bei den Patienten, die den NAW benutzen

Daher erscheint es unmöglich, allein aufgrund vergleichender Betrachtungen der Sterblichkeitsrate bindende Rückschlüsse auf die Wirksamkeit bestimmter therapeutischer Maßahmen zu ziehen. 40–75% der Todesfälle infolge eines Myokardinfarktes ereignen sich innerhalb der ersten Stunde nach Beginn der akuten Symptomatik (3, 18, 52). In Großstädten beträgt aber das Zeitintervall zwischen Einsetzen der klinischen Infarktsymptome und stationärer Krankenhausaufnahme durchschnittlich 5–8 Stunden (33, 36). Daraus folgt, daß etwa zwei Drittel aller Patienten, die an einem Myokardinfarkt sterben, keine Klinik mehr erreichen (29) (Abb. 38.1). Eine Senkung der Mortalität von stationären Infarktpatienten um maximal 30% unter den Bedingungen einer Überwachung auf Intensivstationen bedeutet demnach, daß die Gesamtsterblichkeit des akuten Myokardinfarktes höchstens um 10% vermindert werden kann (29).
Häufigste Todesursache in der Frühphase des Herzinfarktes ist das Kammerflimmern. Es tritt in den ersten 4–5 Stunden 15- bis 25mal häufiger auf als in den nachfolgenden 20–24 Stunden (41, 43, 57). Perspektiven für eine wirksame Senkung der akuten Infarktsterblichkeit müssen infolgedessen von dem Ziel ausgehen, frühzeitige Möglichkeiten einer Überwachung und antiarrhythmischen Behandlung zu erschließen. So wurden in den letzten Jahren in mehreren Großstädten Notarztwagen eingerichtet (1, 19, 23, 41, 42, 68), die in der Tat übereinstimmend den Nachweis erbringen konnten, daß durch eine Verkürzung des Zeitraums zwischen Infarkteintritt und Beginn effektiver Behandlungsmaßnahmen die Gesamtsterblichkeitsrate gesenkt werden kann (1, 41, 42). Statistische Analysen über den dreijährigen Einsatz einer mobilen „coronary care unit" in Belfast ergaben, daß bei 126 von insgesamt 794 Patienten mit akutem Myokardinfarkt ein Herzkreislaufstillstand vor der Einlieferung in ein Krankenhaus auftrat. Bei 55 dieser 126 Patienten – es bestand überwiegend Kammerflimmern – konnte rechtzeitig mit Wiederbelebungsmaßnahmen begonnen werden; 39

Patienten überlebten (41). Diese Zahlen konnten im Prinzip auch in Deutschland bestätigt werden (19, 23, 68).
Der personelle und finanzielle Aufwand mobiler Rettungseinheiten ist jedoch so groß, daß ihre Hilfe in absehbarer Zeit nur einer relativ kleinen Patientenzahl zugute kommen wird. Somit erscheint es derzeit wichtiger, die vielfältigen Verzögerungsmomente zu verringern, welche die Zeitspanne zwischen Krankheitsbeginn und Einlieferung in eine Intensivstation üblicherweise auf mehrere Stunden ausdehnen. Diesbezügliche Anstrengungen sollten eine systematische Aufklärung der Bevölkerung, eine spezifische Schulung von Haus- und Bereitschaftsärzten, eine gezielte Organisation des Rettungs- und Bereitschaftsdienstes sowie des Transportsystems und schließlich einen optimalen Organisationsablauf innerhalb einer jeden Klinik umfassen.

Todesursachen des akuten Myokardinfarktes während der stationären Behandlung

Sterblichkeit und Todesursachen von stationären Patienten mit akutem transmuralen Myokardinfarkt sind in Tab. 38.1 aufgeführt. Berücksichtigt sind nur solche Patienten, deren Infarktsymptomatik zum Zeitpunkt des stationären Behandlungsbeginns weniger als 24 Stunden zurücklag. Bei insgesamt 642 Infarktpatienten ließ sich der Anteil tödlich verlaufender Arrhythmien von 17% auf 4% senken. Daraus resultiert ein Rückgang der Sterblichkeit von annähernd 40% auf 26%.

Tabelle 38.1 Sterblichkeit und Todesursachen innerhalb von 6 Wochen nach frischem transmuralen Myokardinfarkt (642 Patienten)

Todesursachen	Prozent von n = 642
Kardiogener Schock und irreversible Herzinsuffizienz	13%
Myokardruptur	6%
Rhythmusstörungen (davon unter Überwachung)	4% (2%)
Andere Komplikationen	3%
Gesamtsterblichkeit	26%

Pathophysiologie

Der unkomplizierte Myokardinfarkt

Die klinische Bedeutung des frischen Myokardinfarktes setzt die Kenntnis seiner pathophysiologischen Veränderungen voraus. Daraus lassen sich bestimmte therapeutische Maßnahmen ableiten. Vielfältige Einflüsse wie Ausmaß des kontraktilen Defektes, Änderungen der peripheren Kreislaufregulationen, Herzrhythmusstörungen und metabolische Auswirkungen bestimmen den Ablauf des akuten Krankheitsbildes. Erst die Möglichkeit moderner Untersuchungstechniken mit perkutaner Katheterisierung der Femoralarterie und Einführung eines zentralen Venenkatheters, außerdem die Verwendung von Polyäthylen-Ballonkathetern, die mit dem Blutstrom in die Pulmonalarterie eingeschwemmt werden (Swan-Ganz-Katheter), erlauben seit einigen Jahren Untersuchungen über die hämodynamischen Infarktauswirkungen sowie eine Objektivierung pharmakologischer Einflüsse.
Die unmittelbare Auswirkung des frischen Herzinfarktes besteht in einer akuten Linksherzinsuffizienz. Tierexperimentelle Befunde zeigten nach Koronarverschluß einen Anstieg des linken Vorhof- und enddiastolischen Ventrikeldruckes (48, 71). Neuere Ergebnisse bestätigen nach Durchführung eines Linksherzkatheters das Bestehen erhöhter enddiastolischer Ventrikeldrücke bei Patienten mit akutem Myokardinfarkt (4, 17, 45, 67).
In Abb. 38.2 ist das hämodynamische Verhalten einer Patientin mit kombiniertem Mitralvitium im Stadium II dargestellt, die im Zuge einer diagnostischen Herzkatheteruntersuchung nach transseptaler Punktion des linken Vorhofs eine Koronarembolie mit konsekutivem transmuralen Vorderwandinfarkt erlitt. Bereits unmittelbar nach dem Infarktereignis kam es – den erwähnten experimentellen Befunden vergleichbar – zu einem stetigen Anstieg des linken Vorhof- und enddiastolischen Ventrikeldruckes unter gleichzeitiger Abnahme des Herzzeit- und Schlagvolumens (61).
Da allgemein die direkte Druckmessung in den Abschnitten des linken Herzens im akuten Infarktstadium einem Risiko unterliegt, müssen indirekte Determinanten zur Beurteilung der linksventrikulären Funktion herangezogen werden. Dazu sind geeignet die indirekte Ermittlung des linksventrikulären Füllungsdruckes durch Bestimmung des diastolischen Pulmonalis- oder Pulmonalkapillardruckes, die heute nach der Methode von Swan-Ganz leicht ermittelt werden können (17). Darüber hinaus erweist sich besonders das Schlagvolumen als ein Parameter, der mit den klinischen Infarktauswirkungen gut korreliert (12, 17, 44, 64).

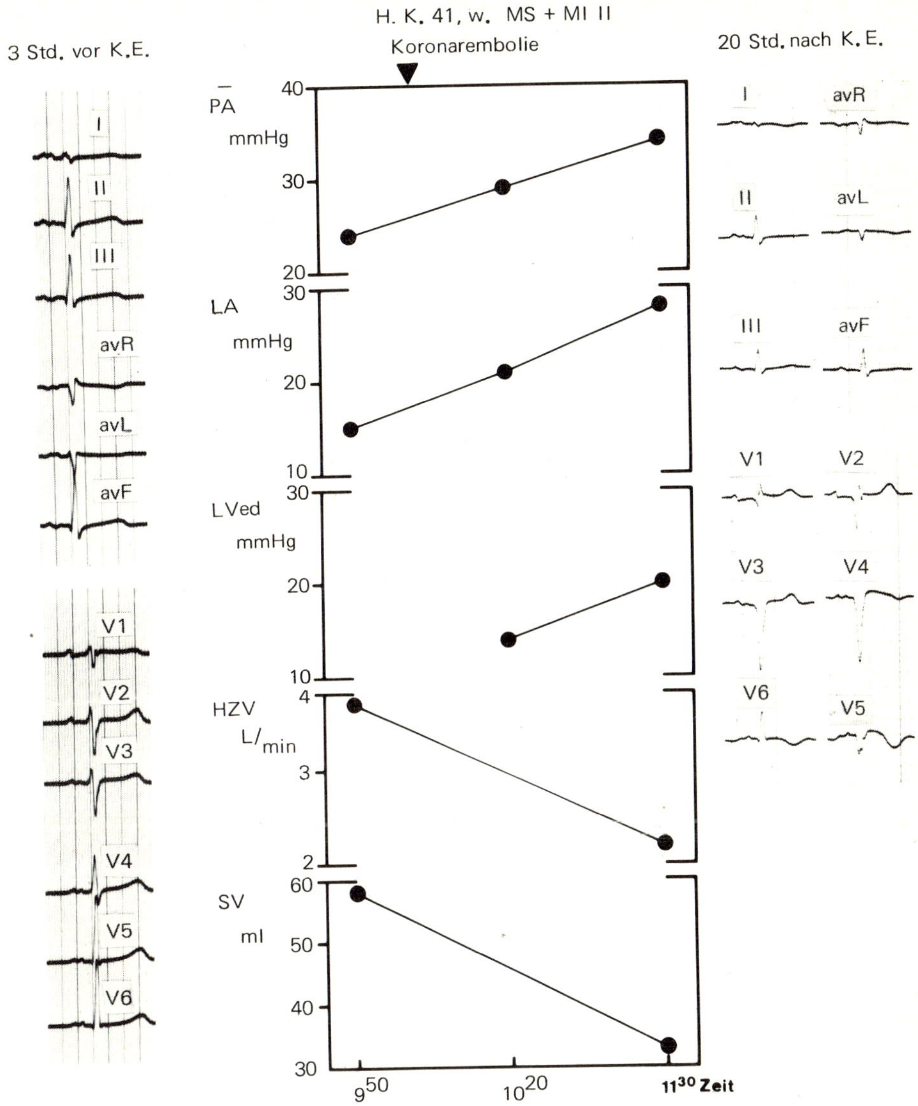

Abb. 38.**2** Hämodynamische Meßwerte vor sowie 20 Minuten und 90 Minuten nach akutem Myokardinfarkt infolge Koronarembolie bei einer Patientin mit kombiniertem Mitralvitium (Stadium II).
$\bar{PA}$ = Pulmonalarterienmitteldruck, LA = Mitteldruck linker Vorhof, LV_{ed} = enddiastolischer linker Ventrikeldruck, HZV = Herzzeitvolumen, SV = Schlagvolumen. Zusätzlich ist das EKG 3 Stunden vor sowie 20 Stunden nach Auftreten der Koronarembolie dargestellt

Daß bei einigen Patienten das Herzzeitvolumen (HZV) noch innerhalb normaler Grenzen liegt, ist Folge einer gesteigerten Herzfrequenz. Neben der Abnahme des Schlagvolumens liegt als weiteres hämodynamisches Merkmal eine nahezu regelmäßige Erhöhung des peripheren Gefäßwiderstandes vor (Abb. 38.3). Die Vasokonstriktion verhindert bei entsprechend herabgesetztem Herzzeitvolumen einen Abfall des arteriellen Druckes. Tachykardie und Zunahme des Widerstandes stellen aber die hämodynamischen Kriterien einer vermehrten endogenen Katecholaminstimulation dar. So konnten bei Messung der Adrenalin- und Noradrenalinausscheidung deutlich erhöhte Harnkonzentrationen nach akutem Myokardinfarkt nachgewiesen werden (63).

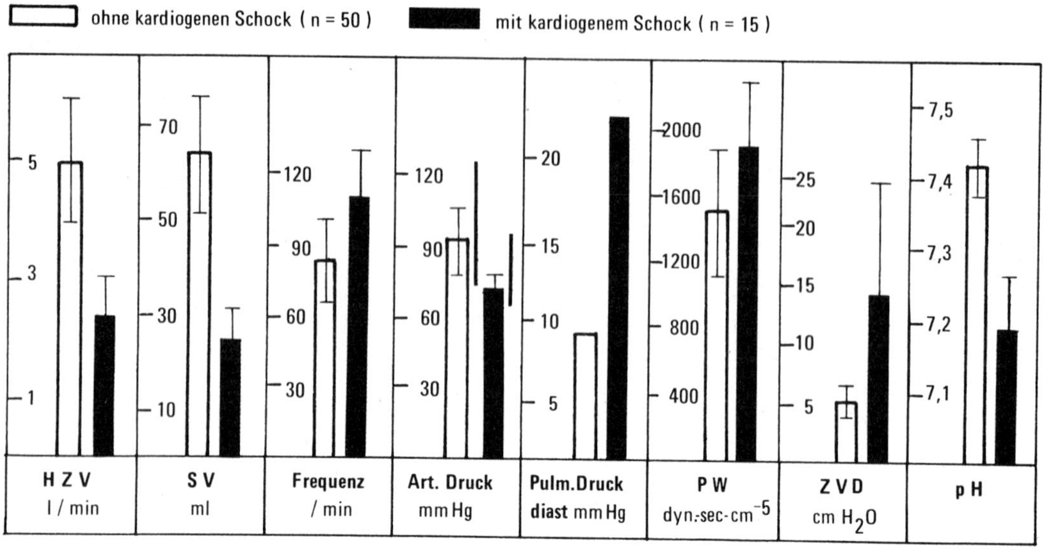

Abb. 38.**3** Hämodynamische Meßgrößen innerhalb der ersten 24 Stunden nach akutem Myokardinfarkt ohne kardiogenen Schock (weiße Säulen, 50 Patienten) und mit kardiogenem Schock (schwarze Säulen, 15 Patienten)
HZV = Herzzeitvolumen, PW = peripherer Gefäßwiderstand,
SV = Schlagvolumen, ZVD = zentraler Venendruck
Neben den arteriellen Mitteldrücken sind die Mittel der phasischen Drücke als schmale Säulen dargestellt

Als Folge der akuten Linksherzinsuffizienz findet sich nahezu regelhaft eine arterielle Hypoxämie (6, 16). Bei dem unterschiedlichen Schweregrad der Hypoxämie liegt es nahe, eine Beziehung zu den hämodynamischen Infarktauswirkungen, besonders zu den Änderungen des Schlagvolumens herzustellen (Abb. 38.**4**). Dabei zeigt sich eine hochsignifikante Korrelation zwischen beiden Größen. Es läßt sich hieraus grundsätzlich ableiten, daß die Hypoxämie um so stärker ausgeprägt ist, je schwerer die Kontraktilität des linken Ventrikels geschädigt, d. h. je ausgeprägter die Linksherzinsuffizienz ist. Die Ursachen der arteriellen Hypoxämie sind auf eine Verteilungsstörung und eine erhöhte Beimischung venösen Blutes zurückzuführen (6). Diese sind ihrerseits Folge der akuten Linksherzinsuffizienz mit resultierender Druckerhöhung im linken Vorhof, in Lungenvenen und -kapillaren. Bei vermindertem Lungendurchfluß infolge Lungenstauung ist das Blutvolumen im Kapillarbett vermehrt. Der erhöhte hydrostatische Druck führt zum Flüssigkeitsaustritt in die Alveolen. So weist

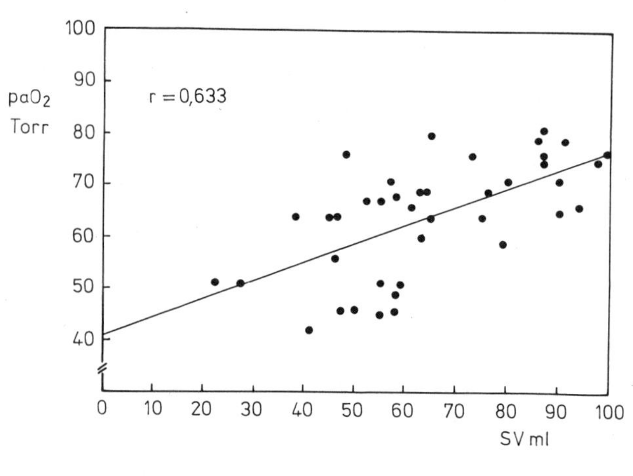

Abb. 38.**4** Abhängigkeit des arteriellen O_2-Druckes (paO_2) vom Schlagvolumen (SV) bei 40 Patienten mit frischem Myokardinfarkt

eine große Anzahl von Patienten mit akutem Myokardinfarkt röntgenologisch die Zeichen einer Lungenstauung auf (27, 56, 74). Die auffälligste hämodynamische Veränderung am 2. und 3. Beobachtungstag besteht in einem Absinken des peripheren Gefäßwiderstandes auf normale, zum Teil niedrig normale Werte. Da sich das HZV im Mittel nicht verändert, resultiert ein deutlicher Abfall des arteriellen Mitteldruckes (12, 31).

Arterielle Hypotension infolge Vasodilatation

Die Ausbildung einer arteriellen Hypotension, d. h. ein Abfall des arteriellen Mitteldruckes unter etwa 75 mm Hg, tritt vorwiegend am 2. und 3. Tag nach dem Infarktereignis auf und hängt einmal vom Grad der Vasodilatation und zum anderen vom Verhalten des Herzzeitvolumens ab. Bei einigen Patienten tritt ein wesentlicher Abfall des arteriellen Druckes infolge Steigerung des HZV nicht auf. Demgegenüber werden Patienten beobachtet, bei denen es zu einer deutlichen arteriellen Druckerniedrigung kommt, zum Teil trotz gleichzeitiger Erhöhung des Herzzeitvolumens (12). Im wesentlichen wird die Abnahme des peripheren Widerstandes auf erhöhte Körpertemperaturen zurückgeführt, die im Ablauf eines Infarktes nicht selten auftreten. Ein größerer arterieller Druckabfall wird durch Anstieg des HZV hauptsächlich infolge Frequenzsteigerung vermieden. Übertragen wir diese Befunde auf Patienten mit akutem Myokardinfarkt, so ergeben sich im Gefolge erhöhter Temperaturen zwei hämodynamische Verhaltensweisen: 1. Durch adäquate Steigerung des HZV bleibt die Entwicklung einer arteriellen Hypotension aus; 2. Infolge stärkerer Linksinsuffizienz und unzureichender HZV-Steigerung tritt eine arterielle Hypotension teilweise deutlichen Grades auf. Dieses Verhalten wird aber auch unabhängig von Temperaturerhöhungen gefunden.

Kardiogener Schock

Im Gegensatz zur arteriellen Hypotension infolge Vasodilatation ist der periphere Gefäßwiderstand im kardiogenen Schock durchweg stark erhöht. Dabei besteht eine Erniedrigung des HZV und Schlagvolumens von solchem Ausmaß, daß in vielen Fällen ein normaler arterieller Druck nicht mehr aufrechterhalten werden kann (s. Abb. 38.3). In Abb. 38.5 sind die hämodynamischen Parameter der arteriellen Hypotension durch Vasodilatation denen des kardiogenen Schocks anhand zweier Einzelbeispiele gegenübergestellt.

Hiernach läßt sich die Definition des kardiogenen Schocks folgendermaßen ableiten: Der kardiogene Schock stellt die schwerste Störung in der kontraktilen Funktion des linken Ventrikels nach akutem Myokardinfarkt dar. Sie äußert sich in einer hochgradigen Erniedrigung des Schlag- und Herzzeitvolumens bei regelmäßig bestehender Tachykardie. Der Füllungsdruck des linken Ventrikels und damit der diastolische Pulmonalisdruck bzw. der Pulmonalkapillardruck sind über 20 mm Hg erhöht. Durch ausgeprägte periphere Vasokonstriktion kann gelegentlich ein noch normaler arterieller Mitteldruck bei verringerter Blutdruckamplitude aufrechterhalten werden. Die unzureichende Perfusion großer Kreislaufabschnitte führt zur Ausbildung einer hypoxischen metabolischen Azidose, da es aufgrund eines gesteigerten anaeroben Stoffwechsels zu vermehrter Lactatproduktion kommt. Wird diese Definition zugrunde gelegt, so beträgt die Sterblichkeit annähernd 100%. In einem Drittel der Fälle tritt der Tod innerhalb von 3 Stunden, bei mehr als drei Vierteln dieser Patienten innerhalb von 24 Stunden nach Infarktbeginn ein (56).

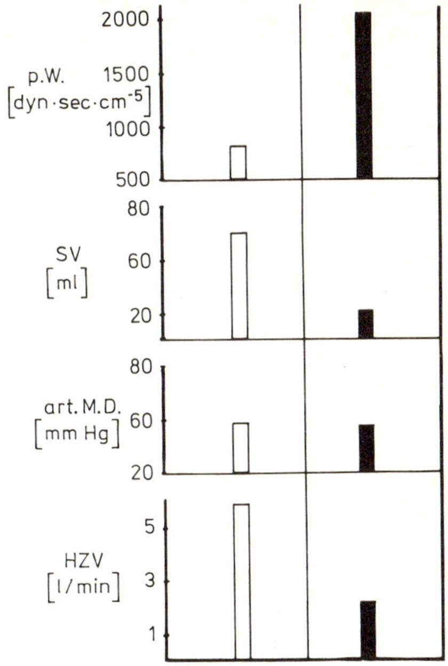

Abb. 38.5 Hämodynamische Meßgrößen zweier Patienten mit arterieller Hypotension. Bei dem 1. Patienten (weiße Säulen) ist die Hypotension Folge einer peripheren Vasodilatation. Bei dem 2. Patienten (schwarze Säulen) liegt der Hypotension ein kardiogener Schock zugrunde. PW = peripherer Gefäßwiderstand; SV = Schlagvolumen; art. MD = arterieller Mitteldruck; HZV = Herzzeitvolumen (nach *Schröder* u. Mitarb.)

Oft handelt es sich bei den betroffenen Patienten um einen 2. oder 3. Herzinfarkt. Im übrigen belegen quantitative morphologische Untersuchungsbefunde mittels histochemischer Methoden durchweg eine ungewöhnlich große Ausdehnung des Infarktareals bei Patienten, die unter den Anzeichen des kardiogenen Schocks versterben. So sind die freie Wand des linken Ventrikels und gleichzeitig das Ventrikelseptum durchschnittlich zu etwa 50% von der Myokardnekrose betroffen (21a).

Klinisches Bild von arterieller Hypotension infolge Vasodilatation und kardiogenem Schock

Auf der Grundlage der unterschiedlichen hämodynamischen Charakteristik bestehen klare klinische Unterscheidungsmerkmale. Somit ist eine Messung komplizierter Kreislaufgrößen für eine klinische Beurteilung in der Regel nicht erforderlich. Patienten mit arterieller Hypotension infolge Vasodilatation zeigen eine warme, trockene Haut. Die arteriellen Pulse großer Gefäße sind gut palpabel, wenn auch leicht unterdrückbar. Im allgemeinen ist die Bewußtseinslage klar, die Harnausscheidung nicht eingeschränkt. Nur im Ausnahmefall erreicht der Blutdruckabfall ein Ausmaß, welches mit Somnolenz und Oligurie einhergeht. Demgegenüber sind Patienten im kardiogenen Schock – auch nach ausreichender Schmerzbehandlung – gekennzeichnet durch eine blasse, kaltschweißige, häufig zyanotisch verfärbte Haut, schlecht bzw. nicht tastbare arterielle Pulse bei kleiner Blutdruckamplitude, Tachykardie, Oligurie bis Anurie und Somnolenz bzw. Bewußtseinsverlust.

Auch die schwere Linksherzinsuffizienz, die nach hämodynamischen und klinischen Kriterien zwischen Normalverlauf und kardiogenem Schock steht, läßt sich klinisch einfach erkennen. Nicht selten finden sich schon in der Anamnese Hinweise auf Luftnot, zumindest bei Belastung. Der Auskultationsbefund des Herzens ist durch einen Galopprhythmus gekennzeichnet, über der Lunge sind Stauungsgeräusche auskultierbar, das Röntgenbild der Thoraxorgane schließlich läßt eine Vergrößerung des Herzens und/oder eine vermehrte Hilusgefäßzeichnung erkennen. In der Regel ist die klinische Diagnose der Herzinsuffizienz so sicher, daß sie zu Recht Grundlage der Therapie ist. Invasive Diagnostik (Pulmonalisdruck, Herzzeitvolumen) kann relativ seltenen Fällen vorbehalten bleiben, speziell bei Therapieüberwachung in Schocksituationen, falls überhaupt eine Therapie sinnvoll erscheint. Demgegenüber ist die intraarterielle Überprüfung des mit der Manschette gemessenen Blutdruckes wohl häufiger indiziert, z. B. bei der Therpaie mit Vasodilatatoren oder pressorischen Katecholaminen (s. unten).

Diagnostik

Zur Diagnose des akuten Myokardinfarktes werden im wesentlichen drei Kriterien herangezogen:

1. Anamnese
2. EKG-Ablauf
3. Bestimmung der Serum-Enzymaktivitäten von Kreatinphosphokinase (CPK), Glutamat-Oxalacetat-Transaminase (GOT) und Lactatdehydrogenase (LDH) bzw. des weitgehend herzmuskelspezifischen Isoenzyms 1 (α-HBDH) der Lactatdehydrogenase.

Die klinischen Kennzeichen des frischen Herzinfarktes bestehen in dem plötzlichen Auftreten heftiger retrosternaler oder präkordialer Schmerzen, die häufig in die linke Schulter und in den linken Oberarm, gelegentlich in beide Arme ausstrahlen und durch Nitroglycerin nicht beeinflußt werden. Die Patienten geben Todesangst und akutes Vernichtungsgefühl an. Häufig findet sich eine ausgeprägte vegetative Symptomatik in Form von Übelkeit, Erbrechen und profusen Schweißausbrüchen. Hinterwandinfarkte gehen nicht selten mit akuten Oberbauchschmerzen besonders im Bereich des Epigastriums einher. Somit sollte jede plötzlich auftretende Oberbauchsymptomatik differentialdiagnostisch u. a. an einen Hinterwandinfarkt denken lassen. Bezüglich der klinischen Infarktsymptomatik kann die Abgrenzung von einem schweren, anhaltenden Angina-pectoris-Anfall Schwierigkeiten bereiten. Zudem muß berücksichtigt werden, daß im EKG besonders bei Vorliegen eines Schenkelblocks oder bei vorbestehenden alten Myokardinfarkten oftmals die typischen Veränderungen eines frischen Infarktereignisses vermißt werden und auch die Fermentaktivitäten zumindest in der Anfangsphase normal sein können. In solchen Fällen gilt grundsätzlich die Regel, daß jeder Patient so lange auf einer Intensivstation überwacht werden muß, bis ein akuter Myokardinfarkt nach dem weiteren klinischen Verlauf mit hinreichender Sicherheit ausgeschlossen werden kann.

Bezüglich der Einzelheiten der EKG-Veränderungen wird auf die einschlägigen Lehrbücher verwiesen. Allgemein setzt die Diagnose eines transmuralen Myokardinfarktes neben Alterationen der ST-T-Konfiguration stets auch Veränderungen des QRS-Komplexes voraus. Der Anstieg der Enzymaktivitäten erfolgt bei der CPK nach 2–4, bei der

GOT nach 4–6 und bei der α-HBDH nach 10–16 Stunden. Dementsprechend wird das Aktivitätsmaximum zuerst von der CPK (13–24 Stunden), dann von der GOT (28–48 Stunden) und zuletzt von der LDH (48–72 Stunden) erreicht.

In den letzten Jahren ist die Enzymdiagnostik dadurch erweitert worden, daß es gelang, drei Isoenzyme der Kreatinkinase zu trennen, von denen das eine CK-MB in hohen Aktivitätsanteilen im Herzmuskel vorkommt (40). Übersteigt der CK-MB-Anteil 6–10% der Gesamt-CK, so ist eine Myokardschädigung wahrscheinlich. Niedrigere prozentuale Anteile von CK-MB können trotz Myokardschädigung bei gleichzeitiger Skelettmuskelverletzung (Reanimation) oder später als etwa 48 Stunden nach kardialem Ereignis gefunden werden, obwohl ein Herzinfarkt vorliegt. Damit bleibt immer noch ein Rest von Unsicherheit in der Fermentdiagnostik, so daß im Einzelfall neben dem EKG nach wie vor das klinische Bild die differentialdiagnostische Entscheidung herbeiführen muß.

Wird die Kreatinphosphokinase in regelmäßigen 2- bis 4stündigen Abständen über Tage hinweg bestimmt, so ist es möglich, die Größe des Infarktes und Reinfarkte im Groben abzuschätzen. Exakte quantitative Bestimmungen (5, 65) haben jedoch eine erhebliche Fehlerbreite (47), so daß sie sich zur Therapiekontrolle nicht eignen, wenn es darum geht, die Wirkung von Medikamenten auf die Ausdehnung von Myokardinfarkten festzustellen (60).

Physikalischer Untersuchungsbefund am Herzen

Die genaue und wiederholte Herzauskultation in der akuten Krankheitsphase ergibt häufig den Nachweis eines protodiastolischen oder präsystolischen Galopprhythmus. So findet sich ein präsystolischer Galopp bei 80–90% aller Infarktpatienten. Demgegenüber läßt sich ein protodiastolischer Galopp meist nur bei schweren Infarktauswirkungen nachweisen (21b). Die frühdiastolischen und präsystolischen Extratöne sind niederfrequent und durchweg leise. Beide sind linksventrikuläre Füllungstöne und kommen durch einen erhöhten linken Vorhof- und enddistolischen Ventrikeldruck zustande. Sie sind demnach Indikatoren einer Linksherzinsuffizienz. Eine infarktspezifische Bedeutung kommt ihnen jedoch nicht zu. Umschriebene perikarditische Reibegeräusche finden sich vorübergehend im Verlauf des akuten Myokardinfarktes bei jedem 8. bis 10. Patienten (21b). Gewöhnlich sind sie am besten am linken Sternalrand in Höhe des 3. bis 5. Interkostalraumes oder über dem Xiphoid auskultierbar. Perikarditische Reibegeräusche treten im allgemeinen innerhalb der ersten Tage nach dem Infarktereignis auf, selten jedoch innerhalb der ersten 12 Stunden. Sie lassen sich im Gegensatz zur Perikarditis anderer Ätiologie häufig nur über wenige Stunden nachweisen. Auch die Dokumentation eines normalen Ausgangsbefundes ist von Bedeutung, um später pathologische Geräuschphänomene als neu entstanden erkennen zu können.

Herzmuskelruptur

Die Häufigkeit der Herzmuskelruptur als Todesursache des akuten Myokardinfarktes liegt bei 4–6% (13, 30, 39). Die Ruptur ereignet sich fast ausschließlich innerhalb der ersten Woche nach dem Infarkteintritt. Eine Beeinflussung der Myokardrupturierung durch zusätzlich bestehende alte Herzinfarkte, durch Hypertonie, Herzinsuffizienz, kardiogenen Schock sowie durch Digitalis-, Antikoagulantien- und fibrinolytische Therapie ist nicht gesichert.

Myokardruptur mit Herzbeuteltamponade

Unter der Voraussetzung einer kontinuierlichen oszilloskopischen EKG-Überwachung von Patienten mit frischem Herzinfarkt ist die Möglichkeit einer weitgehenden Sicherung der eigentlich pathologisch-anatomischen Diagnose „Hämoperikard infolge Herzruptur" gegeben. Die Diagnose stützt sich auf folgende Merkmale:

1. Plötzliches Auftreten von Bewußtseinsverlust in Verbindung mit einem raschen Atemstillstand und akuter Pulslosigkeit von Karotis- und Femoralarterien.
2. In einer beliebigen EKG-Ableitung des Monitors gleichzeitig unverändertes Fortbestehen des Ausgangsrhythmus über 2–3 Minuten mit anschließendem, allmählichem Schrittmacherabfall in tiefere Zentren, Ausbildung eines idioventrikulären Rhythmus und Asystolie(13).

Als Ursache der plötzlichen Bewußtlosigkeit, Apnoe und Pulslosigkeit lassen sich differentialdiagnostisch akute Herzrhythmusstörungen mit Hilfe der fortlaufenden EKG-Überwachung leicht ausschließen. Schwierigkeiten kann allenfalls die Abgrenzung zur fulminanten Lugenembolie bereiten, die aber in so frühen Infarktstadien kaum vorkommt. Häufiger ist vielleicht eine sich foudroyant entwickelnde Schocksymptomatik infolge massiven Reinfarktes Anlaß zur Verwechslung.

Der Blutaspiration bei Perikardblindpunktion kommt keine absolute diagnostische Beweiskraft zu, da selbst dem Geübten die Unterscheidung von der Herzhöhlenpunktion nicht immer möglich ist.

Septumruptur

Die Septumruptur ist im Vergleich zur Myokardruptur mit Herzbeuteltamponade seltener. Sie stellt in etwa 1% die Todesursache nach akutem Myokardinfarkt dar und tritt, wie die linksventrikuläre Wandruptur, im allgemeinen innerhalb der ersten 7 Tage nach dem Infarktgeschehen auf (62). Der dringende Verdacht auf eine Septumruptur besteht, wenn sich in Verbindung mit einer plötzlichen Verschlechterung des klinischen Zustandsbildes oder der akuten Ausbildung einer Schocksymptomatik ein lautes holosystolisches Crescendo-decrescendo-Geräusch links parasternal nachweisen läßt. Gelegentlich ist ein systolisches Schwirren zu tasten. Die endgültige Sicherung der Diagnose kann erfolgen

a) durch einen Rechtsherzkatheterismus mit Entnahme von Blutproben aus rechtem Vorhof und rechtem Ventrikel zur O_2-Sättigungsbestimmung und
b) durch Registrierung einer Farbstoffverdünnungskurve und Nachweis der für einen Links-rechts-Shunt typischen Kurvenform.

Diese diagnostischen Maßnahmen erscheinen heute durchaus von praktischer Bedeutung. So liegen inzwischen zahlreiche Mitteilung über Erfolge einer unverzüglichen chirurgischen Intervention mit Verschluß des perforierten Ventrikelseptums vor.

Papillarmuskelruptur

Sie stellt eine weitere, seltene Komplikation des akuten Myokardinfarktes dar. Das klinische Bild ist gekennzeichnet

1. durch die akute Entwicklung einer schweren Linksherzinsuffizienz mit ausgeprägter Dyspnoe, Zyanose und Ausbildung eines Lungenödems,
2. durch das gleichzeitige Auftreten eines Mitralinsuffizienzgeräusches, d. h. eines hochfrequenten Pansystolikums über der Herzspitze mit Fortleitung in die Axillarregion.

Dieses Geräusch läßt sich sowohl auf Grund seines Klangcharakters als auch seiner Lokalisation von dem Systolikum eines Ventrikelseptumdefektes infolge Septumruptur unterscheiden. Auch hier gründet sich der Wert einer diagnostischen Sicherung auf vereinzelte Ergebnisse eines erfolgreichen Mitralklappenersatzes.

Voraussetzung einer exakten Diagnostik ist in jedem Fall eine gründliche Auskultation des Herzens zu Beginn der stationären Behandlung.

Therapie

Analgesie und Sedierung

Zu den ersten Maßnahmen zählt die Beseitigung von präkordialem Schmerz und Angst. Aufgrund der potenten Kombination von analgetischem und sedativem Effekt empfehlen sich Morphinderivate. Die antiarrhythmische Wirkung einer zentralen Sedierung wurde nach experimentellem Koronarverschluß nachgewiesen. Der Einfluß von Morphin auf das Herz-Kreislauf-System bei Normalpersonen ist gering: Herzfrequenz, HZV und arterieller Druck zeigen keine gerichteten Veränderungen. Die Wirkung von Morphin auf die Hämodynamik des akuten Myokardinfarktes wurde untersucht (65). Danach kommt es bei intravenöser Applikation zu einem vorübergehenden arteriellen Druckabfall. Synchron mit der Ausbildung einer arteriellen Hypotension kann sich ein Frequenzabfall zeigen, so daß hier in erster Linie eine zentrale Wirkung auf das Vaguskerngebiet anzunehmen ist. Bei hypotensiven Patienten ist Pentazocin vorzuziehen. Es führt eher zu einer Blutdrucksteigerung und ist daher bei hypertensiven Patienten nicht indiziert (28). Bei besonders heftiger Schmerzsymptomatik hat es sich bewährt, Neuroleptanalgesie anzuwenden.

Zur akuten Schmerzbehandlung des frischen Myokardinfarktes ergeht hiernach folgende Empfehlung: 50–100 mg Dolantin s.c. bei normo- oder hypertensiven Patienten, das zur Ausschaltung zentralstimulierender Einflüsse auf Vagus und Brechzentrum stets in Verbindung mit 0,25–0,5 mg Atropin s.c. verabreicht werden sollte. Bei hypotensiven Patienten statt dessen Pentazocin. Bei unzureichender Schmerzbeeinflussung hat sich die zusätzliche analgetische Wirkung von Pyrazolonderivaten oder Neuroleptanalgesie bewährt. Bezüglich einer zusätzlichen Sedierung bestehen günstige Erfahrungen mit Diazepam (10 mg oral od. i.v.).

Sauerstoff

Die Zufuhr von Sauerstoff sollte einen Ausgleich der arteriellen Hypoxämie zum Ziel haben. Eine darüber hinaus gehende Steigerung des arteriellen O_2-Druckes durch Atmung reinen Sauerstoffs über Mundstück oder Maske erscheint nicht sinnvoll. Hierbei zeigen sich Kreislaufveränderungen, die mit einer Zunahme des peripheren Widerstandes und Abnahme des HZV infolge Verminderung des Schlagvolumens einhergehen. Bei Patienten mit Myokardinfarkt ohne schwerere hämodynamische Auswirkungen kann die Gabe von 4–6 l Sauer-

stoff/min durch eine Nasensonde als bequeme und wirkungsvolle Maßnahme angesehen werden. Es gelingt mit ihr in der Regel, einen normalen arteriellen O_2-Druck zu erzielen.
Ein Ausgleich der Hypoxämie läßt sich bei Patienten mit ausgeprägter Linksinsuffizienz häufig nicht erreichen. Mehr als 6 l/min durch die Nasensonde werden vom Patienten erfahrungsgemäß als störend empfunden, so daß eine Steigerung über diesen Wert hinaus nicht zumutbar ist. Mit anderen Applikationsformen, insbesondere dem Sauerstoffzelt, werden keine höheren alveolären O_2-Drücke erreicht. Die Behandlung der zugrundeliegenden Störung, nämlich der akuten Linksinsuffizienz, wird in solchen Fällen zum vorrangigen Problem. So ergaben Messungen des arteriellen Sauerstoffdruckes bei Patienten mit akutem Myokardinfarkt und Lungenstauung einen deutlichen Anstieg des P_{O_2} nach diuretischer Behandlung (34) (Abb. 38.6). In Fällen einer beträchtlichen Lungenstauung nach akutem Myokardinfarkt empfehlen wir die intravenöse oder orale Gabe von 40–80 mg Furosemid (Lasix).

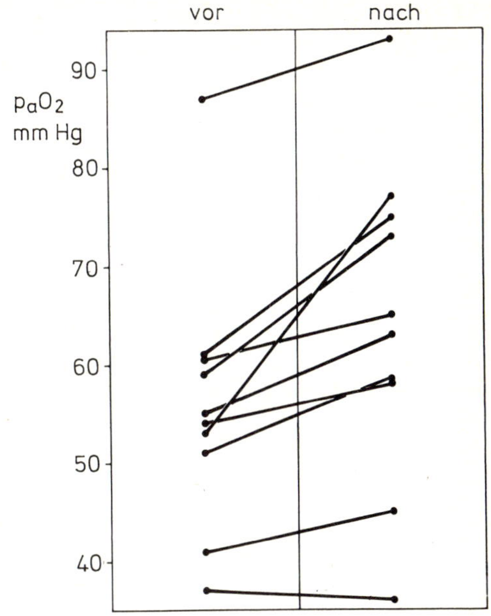

Abb. 38.**6** Der Einfluß von 100 mg Etacrynsäure bzw. 0,5 g Chlorothiazid auf den arteriellen Sauerstoffdruck (nach *McNicol* u. Mitarb.)

Antikoagulantien

Obwohl nie frei von Kontroversen, wird die Behandlung von Patienten mit akutem Myokardinfarkt mit gerinnungshemmenden Medikamenten seit mehr als 20 Jahren in weitem Umfang durchgeführt. Diesem Behandlungsprinzip liegen zwei unterschiedliche Vorstellungen zugrunde. Einmal will man während der akuten Phase des Infarktes eine Prophylaxe thromboembolischer Komplikationen erreichen. Dies umfaßt die Verhütung peripherer venöser Thrombosen mit der Gefahr pulmonaler Embolien ebenso wie die Verhütung parietaler Thrombenbildung über dem infarzierten Myokardbezirk mit der Gefahr peripherer arterieller Embolien. Zum zweiten verfolgt die Antikoagulantientherapie die Absicht, die Häufigkeit von Infarktrezidiven zu reduzieren; diese Vorstellung ist insbesondere für die Indikation einer Langzeitbehandlung mit gerinnungshemmenden Substanzen maßgeblich. Trotz zahlreicher klinischer Studien zu dieser Frage steht auch heute der Nachweis aus, daß Antikoagulantien Reinfarkte verhindern können (15, 21). Auf der Basis neuerer pathologisch-anatomischer Untersuchungen zur Frage der Thrombosehäufigkeit als Ursache eines akuten Myokardinfarktes (46) darf begründeter Zweifel daran geäußert werden, daß dieser Nachweis jemals gelingt. Denn Koronarthrombosen entstehen gewöhnlich erst sekundär nach Eintritt des Infarktes und haben als infarktverursachender oder auch nur auslösender Faktor zweifellos nicht die ihnen früher zugemessene Bedeutung (46). Immobilisierung und herabgesetzte Durchblutung als Folge eines akuten Myokardinfarktes begünstigen die Bildung peripherer venöser Thromben und damit das Risiko einer Lungenembolie. Dieses betrifft ganz besonders Patienten mit schweren hämodynamischen Infarktauswirkungen; ferner solche, bei denen Alter, Begleiterkrankungen und Schweregrad der Herzinsuffizienz einer frühen Mobilisierung im Wege stehen. Die Behandlung mit gerinnungshemmenden Medikamenten muß also in erster Linie für diese Gruppe von Patienten vorteilhaft erscheinen. In einer Zusammenfassung der sechs kontrollierten randomisierten Studien an 3800 Kranken (8) zeigt es sich, daß bei der mit Antikoagulantien behandelten Gesamtgruppe die Krankenhausletalität von 19,6 auf 15,4% gesenkt wurde. In Einzelgruppen waren die Zahlen zu gering gewesen, um diesen Effekt statistisch sichern zu können. Die Senkung beruhte im wesentlichen auf einer Verminderung der thromboembolischen Komplikationen. Blutungskomplikationen kamen in der Kontrollgruppe zu 2,7% und in der behandelten Gruppe zu 8,4% vor. Die Autoren schließen, daß das Verhältnis von Risiko zu Nutzen deutlich für die Anwendung von Antikoagulantien in der akuten Phase des Myokardinfarktes spricht.

Für die Mehrzahl der Infarktpatienten stellen die Verfahren der Frühmobilisation eine wirksame Alternative zur Antikoagulantientherapie dar. So konnte nachgewiesen werden, daß bei sofortigem Beginn physikalischer Behandlungsmaßnahmen klinisch relevante Thrombosen nicht zu erwarten sind (35).

Aufgrund des dargestellten Sachverhaltes empfiehlt sich das folgende praktische Vorgehen: Eine Behandlung mit Antikoagulantien sollte bei denjenigen Patienten eingeleitet werden, bei denen als Folge schwerer Infarktauswirkungen unter Berücksichtigung von Alter und Begleiterkrankungen eine frühzeitige Mobilisierung nicht absehbar ist; ferner bei solchen mit thromboembolischer Anamnese oder Diathese.

Diese therapeutische Empfehlung für Infarktpatienten ist im Grunde im Vergleich zu schwerkranken Patienten anderer Ursachen nicht spezifisch. Die Möglichkeit peripherer arterieller Embolien, ausgehend von parietalen Thromben über der infarzierten Myokardregion, ist dagegen infarktspezifisch. Langjährige Beobachtungen haben aber gezeigt, daß ein derartiges Ereignis so selten und für die Infarktletalität so unbedeutend ist, daß unter diesem Aspekt allein eine Antikoagulantienbehandlung nicht zu rechtfertigen ist.

Thrombolyse

Innerhalb der letzten Jahre wurden in Europa eine Reihe umfassend angelegter Gemeinschaftsuntersuchungen durchgeführt, die der Frage nach der Wirksamkeit einer fibrinolytischen Behandlung auf die Letalität des akuten Myokardinfarktes nachgegangen sind (2, 11, 22, 55, 70). Drei der insgesamt sechs bisher vorliegenden Gemeinschaftsstudien kamen zu einem positiven Ergebnis, drei andere zeigten keinen Einfluß der fibrinolytischen Therapie auf die Infarktletalität. Der Nachweis einer eventuellen Senkung der Sterblichkeit muß mit dem Nachweis einer geringeren Häufigkeit einer oder mehrerer Todesursachen korreliert sein. Gelingt aber eine solche Beweisführung nicht, so bleibt die Unsicherheit, ob nicht doch dem Zufall ein beträchtlicher Anteil am Zustandekommen der geringeren Letalitätsziffern zukommt. Solange außerdem nicht ersichtlich ist, welche pathologisch-anatomischen Todesursachen unter der Lysebehandlung in geringerer Häufigkeit auftreten, sind präzise Vorstellungen über den Wirkungsmechanismus dieser Therapieform nicht zu entwickeln. Aufgrund theoretischer Überlegungen – Rekanalisierung thrombotisch verschlossener Koronargefäße, Vermeidung einer Thrombosierung von Nachbargefäßen durch retrogrades Thrombenwachstum, Wiederherstellung der Zirkulation in thrombotisch verschlossenen Kapillaren – ist es vorstellbar, daß die Infarktgröße durch Streptokinase beeinflußt werden kann. Da aber die Infarktausdehnung für die Entwicklung einer irreversiblen Herzinsuffizienz oder eines kardiogenen Schocks von ursächlicher Bedeutung ist, muß erwartet werden, daß eben Herzinsuffizienz und Schock in einer fibrinolytisch behandelten Patientengruppe in signifikant geringerer Anzahl auftreten als in einem unbehandelten Vergleichskollektiv. Dafür geben aber die bisher vorliegenden Studien aus folgenden Gründen keinen ausreichenden Beleg:

a) Umfassende Statistiken über pathologisch-anatomische Todesursachen fehlen bis heute.
b) Bei der Angabe klinischer Todesursachen sind Begriffe wie „Herzinsuffizienz“ und „Schock“ uneinheitlich oder gar nicht definiert.

Das findet seinen Ausdruck in teilweise beträchtlichen Diskrepanzen bezüglich der prozentualen Häufigkeit der Herzinsuffizienz als klinische Todesursache des Myokardinfarktes, wenn man die Ergebnisse der einzelnen Kliniken innerhalb ein und derselben Studie verfolgt (55).

Zweifel an der Verbindlichkeit der erhobenen Untersuchungsbefunde ergeben sich auch daraus, daß mehrere Studien einer jeweils gleichen Autorengruppe zu teilweise gegensätzlichen Resultaten hinsichtlich der Infarktletalität geführt haben. So fanden Amery u. Mitarb. (2) in ihrer ersten Untersuchungsreihe keinen signifikanten Letalitätsunterschied zwischen Streptokinasegruppe und Kontrollkollektiv, wo hingegen ihre nachfolgende zweite Studie eine klare Senkung der Infarktletalität durch Streptokinase ergab. Durch methodische Unterschiede bezüglich der Patientenauswahl und der initialen Streptokinasedosierung ist diese Diskrepanz nicht hinreichend zu erklären. Schmutzler u. Mitarb. (55) führten ebenfalls in relativ kurzer zeitlicher Folge zwei Gemeinschaftsstudien durch, die übereinstimmend eine statistisch gesicherte Verminderung der Gesamtletalität unter dem Einfluß von Streptokinase zeigten. Diese betraf jedoch in der ersten Untersuchungsserie ausschließlich die sogenannte Spätletalität (Letalität vom 2.–40. Tag), in der zweiten Studie dagegen fast ausschließlich die sogenannte Frühletalität (Letalität in den ersten 24 Stunden. Dieses gegensätzliche Ergebnis bleibt auch unter Berücksichtigung eines in beiden Studien unterschiedlichen Randomisierungsverfahrens unklar.

Mithin ist nach den derzeit vorliegenden Resultaten eine Eingruppierung des akuten Myokardinfarktes in den gesicherten Indikationsbereich der Fibrinolysebehandlung nicht möglich. Diese Schlußfolgerung gilt unabhängig von den unterschiedlichen klinischen Auswirkungen, mit denen der frische Herzinfarkt einhergehen kann.

Vasodilatatoren

Die Behandlung mit Vasodilatoren wird aus zwei Gründen beim akuten Myokardinfarkt empfohlen: erstens zur Verbesserung der Auswurfleistung des Herzens, zweitens zur Verminderung der Myokardischämie in der Randzone des Infarktes und damit möglicherweise zu einer Verkleinerung der endgültigen Infarktgröße (10, 60) (Abb. 38.7).
Die günstigste Wirkung auf die Auswurfleistung erklärt sich aus der Senkung des peripheren Widerstandes und somit der Nachlast des sogenannten „afterload". Daraus resultiert ein Anstieg des Herzzeitvolumens. Abb. 38.8 demonstriert einen Extremfall. Mit der Anwendung der Vasodilatatoren, der Senkung des arteriellen Druckes, kann sich der Füllungsdruck erniedrigen, der pulmonalvenöse Druck vermindern und damit die Symptomatik der Linksherzinsuffizienz schwinden.
Bei einem Vergleich der hämodynamischen Effekte von Phentolamin (~ 10μg/min,), Natrium-Nitroprussid (~ 50μg/min) und Nitroglycerin (~ 25 μg/min,) zeigt sich folgendes: Bei Senkung des arteriellen Mitteldruckes auf 80 mm Hg bei vorher normotensiven Patienten vermindert sich nahezu ausnahmslos der Füllungsdruck. Phentolamin bewirkt gleichzeitig einen hochsignifikanten Anstieg des Herzzeitvolumens, des Schlagvolumens und der Herzfrequenz. Natrium-Nitroprussid steigert das Herzzeitvolumen nur bei niedrigen Ausgangswerten, während Nitroglycerin Herzzeitvolumen und Schlagvolumen verminderte (7, 10, 26, 60, 72).
Insgesamt läßt Natrium-Nitroprussid die günstigsten Wirkungen erkennen. Bei sehr niedrigen Herzzeitvolumina verdient möglicherweise Phentolamine den Vorzug. Bei Schocksymptomatik bietet sich die Kombination mit Dopamin an. So kann sicher manche akute Situation überwunden werden. Eine Verbesserung der Langzeitüberlebensrate durch diese Therapie ist jedoch bisher nicht überzeugend gezeigt worden. Die Vosodilatatorentherapie mit Nitroprussid oder Phentolamin sollte zur Zeit vorzugsweise bei Patienten mit hohem Blutdruck Anwendung finden, während Nitroglycerin bei Patienten mit akuter Herzinsuffizienz mit Lungenstauung oder Lungenödem indiziert ist.
Die Möglichkeiten, die Infarktgröße beim Menschen zu beeinflussen ist heute skeptisch zu beurteilen, da die bisher verwandten Methoden zur Infarktgrößenbestimmung nicht über alle Zweifel erhaben sind (60). Denn nicht nur die Serienbestimmung der CPK sondern auch die EKG-Flächenableitungen erlauben meist keine exakte Größenbestimmung. Die Flächenableitungen sind zum Beispiel nicht anwendbar bei Hinterwandinfarkt oder dorsalen Infarkten, bei intraventrikulärer Erregungsausbreitungsstörung und Infarktperikarditis.
Die besondere Zielgruppe der Vasodilatatorentherapie sind also bisher die Patienten mit akuter Herzinsuffizienz und Hypertonie. Bei der Drucksenkung sollten normale Blutdruckwerte nicht unterschritten werden.

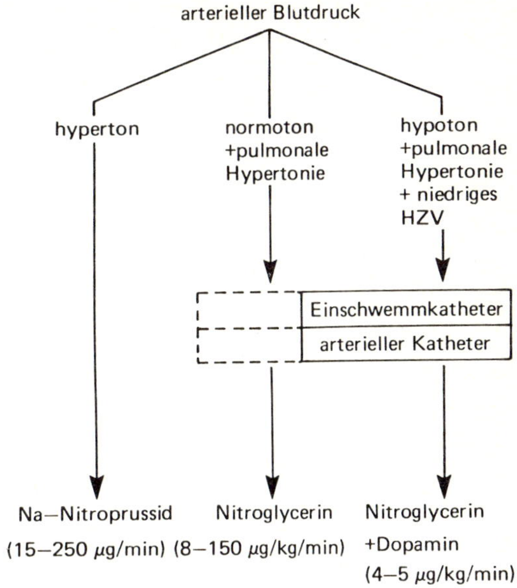

Abb. 38.7 Indikation für Vasodilatatoren (nach *Kötter*)

Digitalis

Bis heute beschränkt sich die Einleitung einer Digitalisbehandlung im frischen Infarktstadium in der Regel auf solche Patienten, die klinische Auswirkungen im Sinne der Linksherzinsuffizienz zeigen. Weiterhin ist die Indikation zu einer frühzeitigen Glykosidgabe anerkannt, wenn Vorhofflimmern oder ektope supraventrikuläre Tachykardien in der akuten Krankheitsphase auftreten. Dagegen wird eine routinemäßig durchgeführte Volldigitalisierung bei komplikationslos ablaufendem Myokardinfarkt im allgemeinen zurückhaltend beurteilt (24, 25, 32, 64).

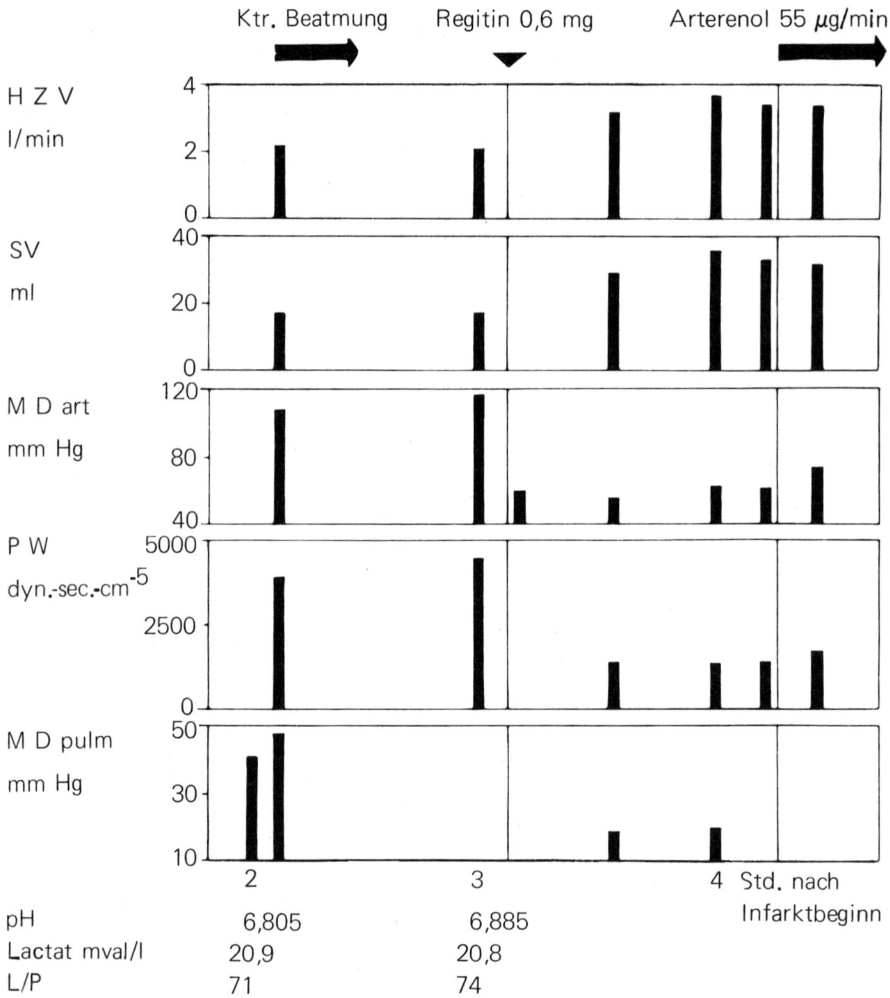

Abb. 38.**8** Der Einfluß von Phentolamin (Regitin) auf die wichtigsten hämodynamischen Meßgrößen eines Patienten mit Hinterwandinfarkt und kardiogenem Schock. Trotz eines primär auf 2,0 l/min erniedrigten HZV bestand eine Erhöhung des arteriellen Mitteldruckes auf 108 mm Hg, bei Kontrolle 117 mm Hg infolge hochgradiger Vasokonstriktion. Der mittlere Pulmonalarteriendruck war auf 41 bzw. 48 mm Hg erhöht. Die Druckarbeit des Herzens mußte bei diesem Patienten erheblich gesteigert sein. Eine Blutdrucksenkung durch Alpharezeptorenblockade erschien somit gerechtfertigt. Bereits unter der Infusion von nur 0,6 mg Regitin (über 3 Min.) kam es zu einem ausgeprägten Abfall des peripheren Widerstandes mit resultierender arterieller Hypotension. Gleichzeitig stieg das HZV infolge SV-Zunahme auf 3,2 l/min, schließlich auf 3,7 l/min an. Der anschließende Versuch einer Druckerhöhung durch Arterenol gelang nur unter hoher Dosierung. Eine eindeutige klinische Besserung war zu diesem Zeitpunkt nicht zu beobachten. Der Patient verstarb 6 Stunden nach Infarktbeginn

Folgende Gefahren werden einer frühzeitigen Digitalisierung angelastet:

1. Vermehrte Neigung zu Herzrhythmusstörungen,
2. mögliche Ausdehnung des Infarktareals unter der Einwirkung eines positiv inotropen und damit den myokardialen O_2-Verbrauch erhöhenden Pharmakons und
3. Begünstigung von Herzmuskelrupturen.

Zu 1.: Die Annahme einer Provokation von bedrohlichen Rhythmusstörungen stützt sich vorwiegend auf tierexperimentelle Befunde, wonach die Glykosidtoleranz des infarzierten Herzens herabgesetzt ist; am Menschen leitet sie sich von Einzelbeobachtungen her. Nach neueren Statistiken, die auf Wachstationen auf der Grundlage einer fortlaufenden EKG-Überwachung erstellt wurden, treten nach akutem Myokardinfarkt bei etwa 90% der Patienten Herzrhythmusstörungen auf. Bei der Häufigkeit bedrohlicher Arrhythmien insbesondere am 1. Tag müssen sich zwangsläufig zeitliche Beziehungen zwischen einer frisch eingeleiteten Digitalisbehandlung und auftretenden Rhythmusstörungen ergeben, die aber deswegen keinen schlüssigen Beweis für einen ursächlichen Zusammenhang darstellen. Unter der Bedingung einer kontinuierlichen EKG-Überwachung innerhalb der ersten Woche auf einer Intensivstation konnte bei Anwendung einer mittelschnellen Aufsättigung mit Digoxin bzw. Acetyldigoxin ein vermehrtes Auftreten bedrohlicher Herzrhythmusstörungen nicht beobachtet werden (51).

Zu 2.: Die Möglichkeit einer Vergrößerung des Infarktareals durch Digitalis stützt sich ebenfalls auf experimentelle Untersuchungen (32), die methodisch mit Vorbehalt zu bewerten sind und eine Übertragung auf den akuten Myokardinfarkt des Menschen, der sich unter grundsätzlich anderen anatomischen und pathophysiologischen Voraussetzungen entwickelt, nicht erlauben.

Zu 3.: Ausgedehnte statische Analysen an nahezu 4000 Infarktpatienten erbrachten keine Zusammenhang zwischen einer frühzeitigen Glykosidbehandlung und dem Auftreten von Herzmuskelrupturen (30).

Aus dem Gesagten folgt, daß man auch in der akuten Phase des Herzinfarktes bei den ersten Zeichen der Herzinsuffizienz digitalisieren sollte. Klinische Parameter, zum Beispiel Symptomatik vor dem Infarkt, Auskultationsbefund über Herz und Lungen, Röntgenbild der Thoraxorgane usw., reichen zur Indikationsstellung aus.

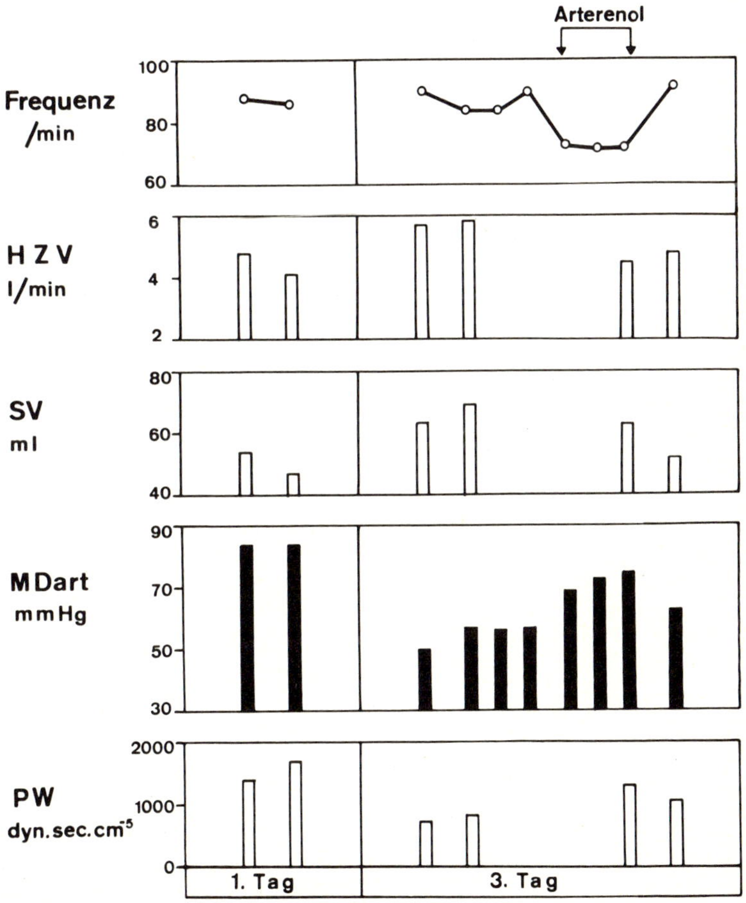

Abb. 38.**9** Hämodynamische Meßwerte bei einem Infarktpatienten mit arterieller Hypotension infolge Vasodilatation vor und nach Gabe von Arterenol (Symbole wie Abb. 38.5)

Therapie der arteriellen Hypotension infolge Vasodilatation

Es wurde betont, daß die arterielle Hypotension infolge Vasodilatation häufig mit einem normalen bzw. leicht erhöhten Herzzeit- und Schlagvolumen einhergeht. Aufgrund der durchweg normalen Blutdruckamplitude kann bereits das Korotkoff-Geräusch der unblutigen Manschettendruckmessung ausreichende Informationen über das Verhalten von systolischem und diastolischem arteriellem Druck vermitteln, so daß sich im allgemeinen eine blutige Druckmessung erübrigt. Als Behandlungsmittel der Wahl gilt Noradrenalin, das neben einem vasokonstriktorischen einen positiv inotropen Effekt auf das Myokard ausübt (Abb. 38.9). Arterenol ist in Infusionsform zu applizieren. Die Dosierung orientiert sich am Blutdruckverhalten. Legt man die Werte der unblutigen Messung zugrunde, so sollten selbst bei Fehlen momentaner klinischer Auswirkungen systolische Druckwerte von 80–90 mm Hg nicht unterschritten werden. Bei Patienten mit langjähriger Hypertonieanamnese oder klinischen Hinweisen einer ausgeprägten, generalisiert degenerativen Gefäßerkrankung ist zu diskutieren, ob die Orientierung an höheren systolischen Druckwerten von 100–110 mm Hg erfolgen sollte. Eine wesentliche Steigerung der Druckarbeit des Herzens liegt dabei noch nicht vor.

Therapie des kardiogenen Schocks

Die Ausbildung eines kardiogenen Schocks ist gekennzeichnet durch den weitgehenden Zusammenbruch der Pümpfunktion des infarzierten Herzens. Therapeutische Ansätze müssen ausgerichtet sein

1. auf die Aufrechterhaltung eines normalen intravasalen Volumens mit konsekutiver Sicherung ausreichender Füllungsdrücke vor beiden Herzkammern,
2. auf die Aufrechterhaltung eines annähernd normalen Perfusionsdruckes wichtiger Teilkreisläufe insbesondere der Koronararterien,
3. auf eine Kontraktilitätssteigerung des nichtinfarzierten Myokards und
4. auf eine Verbesserung der myokardialen Sauerstoffversorgung.

Volumensubstitution

Vereinzelt wurden günstige Behandlungsergebnisse durch eine Volumensubstitution mit niedermolekularen Dextranen mitgeteilt (3, 17). In der Tat können verminderte Flüssigkeitszufuhr, profuse Schweißausbrüche, Erbrechen und Diarrhöen vereinzelt zur raschen Ausbildung eines intravasalen Volumenmangels führen. Jedoch tritt der kardiogene Schock im allgemeinen bereits in den ersten Stunden nach dem Infarktereignis auf, so daß klinische Auswirkungen eines Volumendefizits noch nicht zu erwarten sind. Demgemäß ist das Blutvolumen bei Patienten mit kardiogenem Schock *in der Regel nicht vermindert* (58). Da somit einem Volumenmangel keine primäre Bedeutung für die Entstehung des kardiogenen Schocks zukommt, kann eine Volumengabe keinem ursächlichen Behandlungsprinzip entsprechen. Häufig finden sich schon nach geringer Volumensubstitution deutliche Anstiege des zentralen Venendrukkes unter gleichzeitiger Zunahme von Lungenstauung bzw. Lungenödem. Untersuchungen von solchen Patienten, bei denen der kardiogene Schock ohne Erhöhung des zentralen Venendruckes oder Nachweis einer Lungenstauung einhergeht, liegen bis heute nicht im ausreichendem Maße vor. Im übrigen ist zu berücksichtigen, daß die zentralvenöse Druckmessung nur begrenzte Informationen in Bezug auf den klinischen Effekt einer Volumensubstitution vermittelt. So liegen Untersuchungen an Infarktpatienten vor, die bei normalem zentralen Venendruck auf intravasale Flüssigkeitszufuhr mit der Ausbildung eines Lungenödems reagierten. Die bisherigen positiven klinischen Befunde einer Therapie mit Plasmaersatzlösungen betreffen durchweg Patienten, die keine eindeutigen Schockkriterien boten (9).

Katecholamine

Geht der kardiogene Schock mit einer arteriellen Hypotension einher, ist stets eine Infusionsbehandlung mit pressorisch wirksamen Katecholaminen indiziert. Die Koronarperfusion am hypoxischen Myokard erfolgt weitgehend druckpassiv. So verursacht eine arterielle Drucksteigerung eine Zunahme der Koronardurchblutung und damit eine verbesserte O_2-Versorgung des Myokards. Da aber die Vergrößerung der linksventrikulären Nachlast und Zunahme der Kontraktionskraft (durch positiv inotrope Wirkung des Katecholamines) gleichzeitig den myokardialen O_2-Verbrauch erhöhten, bleibt eine defizitäre Sauerstoffversorgung des Herzens bestehen (17). In jedem Fall muß ein inadäquater Anstieg der Herzarbeit vermieden werden. Der arterielle Mitteldruck sollte daher 80–90 mm Hg nicht überschreiten. In der Regel wird heute als erstes Katecholamin Dopamin (~300–800 μg/min) eingesetzt oder neuerdings auch Dobutamin, welches im Gegensatz zu Dopamin den Vorteil hat, ohne Steigerung von Herzfrequenz und Füllungsdruck das Schlagvolumen zu steigern (58).

Gegebenenfalls ist zudem eine alpharezeptorenstimulierende Substanz (Noradrenalin ~2–20 μg/min) erforderlich, um eine ausreichende Vasokonstriktion zu erreichen. Stärkere Vasopressoren, wie Angiotensin, führen bei praktisch fehlender positiv-inotroper Wirkung regelmäßig zur HZV-Abnahme unter gleichzeitiger Erhöhung der Druckarbeit des Herzens. Sie sind daher zur Behandlung des kardiogenen Schocks nicht geeignet. Orciprenalin (~2–10 μg/min) (Alupent besitzt die stärkste positiv-inotrope Wirkung und erscheint daher zur Behandlung des kardiogenen Schocks theoretisch besonders geeignet. Tatsächlich gelingt nahezu regelmäßig eine deutliche Steigerung des Herzzeitvolumens. Die Erhöhung des Herzzeitvolumens kommt jedoch im wesentlichen einer vermehrten Durchblutung der Skelettmuskulatur zugute. Dagegen nimmt die Koronardurchblutung infolge eines absinkenden diastolischen Aortendruckes gleichzeitig geringfügig ab. Da aber Kontraktilitätssteigerung und Anstieg der Herzfrequenz unter Alupent zu einer starken Erhöhung des myokardialen Sauerstoffverbrauches führen, kommt es regelmäßig zu einer Zunahme der Myokardhypoxie mit resultierender Erhöhung der Lactatproduktion (37). Darüber hinaus können durch Alupentinfusionen häufig bedrohliche Herzrhythmusstörungen induziert werden. Infolgedessen ist Orciprenalin für die Behandlung des kardiogenen Schocks ungeeignet.

Mechanische Kreislaufunterstützung

Durch pharmakologische Maßnahmen allein läßt sich selbst bei gezielter Anwendung einzelner oben aufgeführter Substanzen ein wirksamer Einfluß auf den letalen Ablauf des kardiogenen Schocks in fast allen Fällen nicht erreichen. Diese Erkenntnis hat in den letzten Jahren zur Entwicklung verschiedenartiger Apparaturen geführt, die nach dem Prinzip einer mechanischen Herz-Kreislauf-Unterstützung die Pumpfunktion des linken Ventrikels teilweise übernehmen. Die mit Abstand breiteste Anwendung unter allen Verfahren der mechanischen Kreislaufunterstützung hat bisher der intraaortale Ballonkatheter gefunden (14, 20, 37, 38, 50). Mit Hilfe einer phasengesteuerten EKG-Triggerung wird die Aorta descendens durch Gasinsufflation des Ballons in der Diastole okkludiert. Dem folgt die Deflation des Ballons zu Beginn der Systole. Aus diesem Prinzip ergeben sich theoretisch drei Vorteile:

1. Verminderung der Herzarbeit und damit Abnahme des myokardialen O_2-Verbrauchs,
2. Steigerung der Koronar- und Hirndurchblutung durch Anheben des diastolischen Druckes im proximalen Aortenabschnitt und
3. Verbesserung der Myokardkontraktilität durch Zunahme der Koronarperfusion.

Mitteilungen über einen günstigen Einfluß auf Hämodynamik, klinischen Verlauf und Überlebensrate von Patienten mit kardiogenem Schock durch vorübergehende Anwendung eines intraaortalen Ballonkatheters (14, 20, 37, 38) stehen folgende Vorbehalte entgegen: 1. Voraussetzung für eine erfolgreiche Anwendung ist, daß der hochgradige kontraktile Defekt des linken Ventrikels zumindest teilweise reversibel ist. Daß diese Voraussetzung vorliegt, muß nach den Erhebungen von Scheidt (50a) stark bezweifelt werden, denn an einer größeren Patientenzahl (80 Patienten) ließ sich lediglich während der „Pumpphase" eine Verbesserung des Befindens der Patienten registrieren, ohne daß sich die Letalität beeinflussen ließ. 2. Bei vielen Patienten mit kardiogenem Schock bestehen tachykarde ventrikuläre oder supraventrikuläre Rhythmusstörungen, so daß eine saubere Phasensteuerung des Ballonkatheters nicht möglich ist. Hiernach wird klar, daß die Anwendung dieses Verfahrens sich stets nur auf einzelne Patienten mit kardiogenem Schock beschränken wird. Zudem werden technischer Aufwand, Wartung und Kosten einen verbreiteten Einsatz von Geräten zur assistierten Zirkulation auf allgemeinen Intensivstationen in näherer Zukunft nicht zulassen.

Literatur

1 Adgey, A. A. J., J. F. Pantridge: Acute phase of myocardial infarction. Circulation 42, Suppl. 3 (1970) 96

2 Amery, A., G. Roebes, H. J. Vermeulen, M. Verstraete: Single-blind randomized multicentre trial comparing heparin and streptokinase treatment in recent myocardial infarction. Acta med. scand. Suppl. 505 (1969) 1

3 Armstrong, A., B. Duncan, M. F. Oliver u. Mitarb.: Natural history of acute coronary heart attacks. Brit. Heart J. 34 (1972) 67

4 Bleifeld, W., P. Hanrath, W. Merx, K. W. Heinrich, S. Effert: Akuter Myokardinfarkt: I. Hämodynamik des linken Ventrikels. Dtsch. med. Wschr. 97 (1972) 1807

5 Bleifeld, W., P. Hanrath, D. Mathey: Svial CPK determinations for evaluation of size and development of acute myocardial infarction. Circulation 53, Suppl 1 (1976) 108

6 Buschmann, H. J., W. Dissmann, G. Siemon, H. Sonderkamp, R. Schröder: Die arterielle Hypoxämie bei akutem Myokardinfarkt. Klin. Wschr. 45 (1967) 113

7 Bussmann, W. D., H. Schäfer, M. Kaltenbach: Wirkung von Nitroglycerin beim akuten Myokardinfarkt. Dtsch. med. Wschr. 101 (1976) 642

8 Chalmers, T. C., Raymund J. Matta, H. Smith, A. M. Kunz-

ler: Evidence favoring the use of anticoagulants in acute myocardial infarction. New Engl. J. Med. 297 (1977) 1091
9 Cohn, J. N., M. H. Luria, R. C. Daddario, F. E. Tristani: Studies in clinical shock and hypotension. V. Hemodynamic effects of dextran. Circulation 35 (1967) 316
10 Cohn, J. N., J. A. Franciosa: Vasodilator therapy of cardial failure. New Engl. J. Med. 297 (1977) 27, 254
11 Dioguardi, N., A. Lotto, G. F. Levi, M. Rota, C. Proto, P. M. Mannucci, R. Rossi, B. Lomanto, G. Mattei, G. Fiorelli, A. Agostoni: Controlled trial of streptokinase and heparin in acute myocardial infarction. Lancet 1971/II 891
12 Dissmann, W., H. J. Buschmann, V. Meyer, W. Thimme, R. Schröder: Hämdoynamische Veränderungen nach akutem Myokardinfarkt. Klin. Wschr. 45 (1967) 801
13 Dissmann, W., K. P. Schüren, H. J. Buschmann, V. Meyer, R. Schröder, W. Thimme: Die klinische Diagnose der Herzruptur. Z. Kreisl.-Forsch. 56 (1967) 1067
14 Dunkman, W. B., R. C. Leinbach, M. J. Buckley, E. D. Mundth, A. R. Kantrowitz, W. G. Austen, C. A. Sanders: Clinical and hemodynamic results of intra-aortic balloon pumping and surgery for cardiogenic shock. Circulation 46 (1972) 465
15 Ebert, R. V.: Use of anticoagulants in acute myocardial infarction. Circulation 45 (1972) 903
16 Fillmore, S. J., A. C. Guimaraes, S. S. Scheidt, T. Killip: Blood-gas changes and pulmonary hemodynamics following acute myocardial infarction. Circulation 45 (1972) 583
17 Forrester, J. S., G. Diamond, K. Chatterjee, H. J. C. Swan: Medical therapy of acute myocardial infarction by application of hemodynamic subsets. New Engl. J. Med. 295 (1976) 1356 1404
18 Fulton, M., D. G. Julian, M. F. Oliver: Sudden death and acute myocardial infarction. Circulation 39, Suppl. 4 (1969) 182
19 Gillmann, H., H. Kohlmaier: Notarztwagen. Dtsch. med. Wschr. 97 (1972) 1114
20 Goetz, R. H., D. Bregman, B. Ersig, S. Landiado: Unidirectional intraaortic balloon pumping in cardiogenic shock and intractable left ventricular failure. Amer. J. Cardiol. 29 (1972) 213
21 Gross, H., A. K. Vaid, H. S. Levine, J. Hasson: Anticoagulant therapy in myocardial infarction. Amer. J. Med. 52 (1972) 421
21a Harnarayan, C., M. A. Bennett, B. L. Pentecost, D. B. Brewer: Quantitative study of infarcted myocardium in cardiogenic shock. Brit. Heart J. 32 (1970) 728
21b Harvey, W. P.: Some pertinent physical findings in the clinical evaluation of acute myocardial infarction. Circulation 40, Suppl. 4 (1969) 175
22 Heikinheimo, R. P., Ahrenberg, H. Honkapolja, E. Iisalo, V. Kallio, Y. Konthinen, O. Leskinen, H. Mustaniemi, M. Reinikainen, L. Siitonen: Fibrinolytic treatment in acute myocardial infarction. Acta med. scand. 189 (1971) 7
23 Helwing, H.-P., M. Hochrein: Konzept, Erfahrungen, Ergebnisse des ersten West-Berliner Notarztwagens als mobile Intensivstation. Notfallmedizin 1 (1975) 78
24 Hodges, M., G. C. Friesinger, R. C. K. Riggins, G. R. Dagenais: Effect of intravenously administered digoxin on mild left ventricular failure in acute myocardial infarction in man. Amer. J. Cardiol. 29 (1972) 749
25 Karliner, J. S., E. Braunwald: Present status of digitalis treatment of acute myocardial infarction. Circulation 45 (1972) 891
26 Kötter, V., E. R. v. Leitner, J. Wunderlich, R. Schröder: Comparison of hemodynamic effects of phentolamine, sodium nitroprusside and nitroglycerin in acute myocardial infarction. Brit. Heart J. 39 (1977) 1196
27 Lassers, B. W., M. George, J. L. Anderton, M. R. Higgins, T. Philp: Left ventricular failure in acute myocardial infarction. Amer. J. Cardiol. 25 (1970) 511
28 Lee, G. u. Mitarb.: Comparative effects of morphine, meperidine and plutazocine on cardiocirculatory dynamics in patients with acute myocardial infarction. Amer. J. Med. 60 (1976) 949
29 Lown, B., M. Wolf: Approaches to sudden death from coronary heart disease. Circulation 44 (1971) 130
30 Maher, J. F., G. K. Mallory, G. A. Laurenz: Rupture of the heart after myocardial infarction. New Engl. J. Med. 255 (1956) 1
31 Malmcrona, R., E. Varnauskas: Hemodynamics in acute myocardial infarction. Acta med. scand. 175 (1964) 1
32 Maroko, P. R., J. K. Kjekshus, B. E. Sobel, T. Watanabe, J. W. Covell, J. Ross, E. Braunwald: Factors influencing infarct size following experimental coronary artery occlusions. Circulation 43 (1971) 67
33 McNeilly, R. H., J. Pemberton: Duration of last attack in 998 fatal cases of coronary artery disease and its relation to possible cardiac resuscitation. Brit. med. J. 1968/III, 139
34 McNicol, M. W., B. J. Kirby, K. D. Bhoola, M. E. Everest, H. V. Price, S. F., Freedman: Pulmonary function in acute myocardial infarction. Brit. med. J. 1965/II, 1270
35 Maurer, R. W., B. Maurer, J. Shillingford: Anticoagulants to prevent calf-vein thrombosis after myocardial infarction. New Engl. J. Med. 288 (1973) 815
36 Moss, A. J., B. Wynar, S. Goldstein: Delay in hospitalization during the acute coronary period. Amer. J. Cardiol. 24 (1969) 659
37 Mueller, H., S. M. Ayres, S. Gianellie, E. F. Conklin, J. T. Mazzara, W. J. Grace: Effect of isoproterenol, norepinephrine, and intraaortic counterpulsation on hemodynamics and myocardial metabolism in shock following acute myocardial infarction. Circulation 45 (1972) 335
38 Müller, H.: Mechanische Kreislaufunterstützung bei cardiogenem Schock nach akutem Myokardinfarkt. Intensivmedizin 16 (1979)
39 Naeim, F., L. M. de la Maza, S. L. Robbins: Cardiac rupture during myocardial infarction: A review of 44 cases. Circulation 45 (1972) 1231
40 Neumeier, D., W. Prellvitz, H. Lang, M. Knedel: Die Bestimmung des Enzyms CK-MB im Serum. Internist 19 (1978) 603
41 Pantridge, J. F., A. A. J. Adgey: Pre-hospital coronary care. Amer. J. Cardiol. 24 (1969) 666
42 Pyo, Y. H., R. W. Watts: A mobile coronary care unit: an evaluation for its needs. Ann. intern. Med. 73 (1970) 61
43 Ramdohr, B., H. J. Buschmann, J. Dennert, V. Meyer, K. P. Schüren, R. Schröder: Der akute Kreislaufstillstand bei Myokardinfarkt. Z. prakt. Anästh. Wiederbeleb. 4 (1969) 220
44 Ramo, B. W., N. Myers, A. G. Wallace, F. Starmer, D. O. Clark, R. E. Whalen: Hemodynamic findings in 123 patients with acute myocardial infarction. Circulation 42 (1970) 567
45 Ratshin, R. A., C. A. Rackley, R. O. Russel: Hemodynamic evaluation of left ventricular function in shock complicating myocardial infarction. Circulation 45 (1972) 127
46 Roberts, W. C., L. M. Buja: The frequency and significance of coronary arterial thrombi and other observations in fatal acute myocardial infarction. Amer. J. Med. 52 (1972) 425
47 Roe, C. R., C. F. Starmer: A sensitivity analysis of enzymatic estimation of infarct size. Circulation 52 (1975) 1
48 Rushmer, R. F., N. Watson, D. Harding, D. Barker: Effects of acute coronary occlusion on performance of right and left ventricles in intact unanesthetized dogs. Amer. Heart J. 66 (1963) 522
49 Russel, R. O., Ch. E. Rackley, J. Pombo, D. Hunt, C. Potain,

H. T. Dodge: Effects of increasing left ventricular filling pressure in patients with acute myocardial infarction. J. clin. Invest. 49 (1970) 1539
50 Sanders, C. A., M. J. Buckley, R. C. Leinbach, E. D. Mundth, W. G. Austen: Mechanical circulatory assistance: Current status and experience with combining circulatory assistance, emergency, coronary angiography, and acute myocardial revascularization. Circulation 45 (1972) 1292
50a Scheidt, S: Physiologic effects of intraaortic balloon pumping in cardiogenic shock. Amer. J. Cardiol. 29 (1972) 290
51 Schenk, K. E., K. P. Schüren, H. J. Buschmann, J. Dennert, V. Meyer, B. Ramdohr, R. Schröder: Rhythmusstörungen bei Digitalisbehandlung von Patienten mit akutem Myokardinfarkt. Dtsch. med. Wschr. 96 (1971) 663
52 Schettler, G., E. Nüssel: Neuere Resultate aus der epidemiologischen Herzinfarktforschung in Heidelberg. Dtsch. med. Wschr. 99 (1974) 2003–2008
53 Schmidt, E., F. W. Schmidt: Enzym-Fibel. Boehringer, Biochem. Abt. Mannheim 1966
54 Schmutzler, R., F. Heckner, P. Körtge, J. van de Loo, F. A. Pezold, H. Poliwoda, F. Praetorius, D. Zekorn: Zur thrombolytischen Therapie des frischen Herzinfarktes. I. Einführung, Behandlungspläne, allgemeine klinische Ergebnisse. Dtsch. med. Wschr. 91 (1966) 581
55 Schmutzler, R., E. Fritze, D. Gebauer, H. Gillmann, F. Heckner, P. Körtge, J. van de Loo, F. A. Petzold, H. Poliwoda, F. Praetorius, B. Schneider, D. Zekorn: Die fibrinolytische Behandlung des frischen Herzinfarktes. In: Die thrombolytische Behandlung des Myokardinfarktes, hrsg. von V. Hiemeyer. Schattauer, Stuttgart 1971
56 Schröder, R. u. Mitarb.: Myokardinfarkt – Wachstation – Ein Bericht über 100 Patienten mit besonderer Berücksichtigung der Rhythmusstörungen. Z. Kreisl.-Forsch. 56 (1967) 1
57 Schröder, R.: Zum Problem des plötzlichen Herztodes bei koronarer Herzerkrankung. Dtsch. med. Wschr. 97 (1972) 574
58 Sonnenblick, E. H. u. Mitarb.: A new synthetic cardioactive sympathetic amine. New Engl. J. Med. 300 (1979) 17
59 Schröder, R.: Dopamin. Schattauer, Stuttgart 1975
60 Schröder, R.: Behandlung der Herzinsuffizienz mit Vasodilatoren. Dtsch. med. Wschr. 102 (1977) 1388
61 Schüren, K. P., V. Meyer, D. Bachmann, R. Schröder: Das Verhalten der linksventrikulären Funktion nach akutem Myokardinfarkt infolge Koronarembolie. Z. Kreisl.-Forsch. 60 (1971) 928
62 Schüren, K. P., H. J. Buschmann, W. Dissmann, G. Ebhardt, V. Meyer, B. Ramdohr, R. Schröder: Ventrikelseptumperforation und Papillarmuskelruptur nach akutem Myokardinfarkt. Z. Kreisl.-Forsch. 60 (1971) 375
63 Schüren, K. P., B. Ramdohr, R. Tiedtke, R. Schröder: Die renale Ausscheidung von freiem Adrenalin und Noradrenalin und ihre Beziehung zum Plasma- und Erythrozytenvolumen bei Patienten mit akutem Myokardinfarkt. Verh. dtsch. Ges. Kreisl.-Forsch. 37 (1971) 335
64 Schüren, K. P., B. Ramdohr, E. v. Leitner, J. Dennert, R. Schröder: Untersuchungen über den Einfluß von Digitalis auf die Haemodynamik des akuten Myokardinfarktes. Klin. Wschr. 48 (1970) 580
65 Shell, W. E., J. K. Kjekshus, B. E. Sobel: Quantitative assessment of the extent of myocardial infarction in the conscions dog by means of analysis of serial changes in the serum creatine phosphokinase activity. J. clin. Invest. 50 (1971) 2614
66 Shillingford, J., M. Thomas: Hemodynamic effects of acute myocardial infarction in man. Progr. cardiocvasc. Dis. 9 (1967) 571
67 Sjögren, A.: Left heart failure in acute myocardial infarction. Acta med. scand. Suppl. 510 (1970)
68 Thimme, W., S. Geerken, A. Nötges, J. H. Schäfer, U. Tönnesmann: Wiederbelebung nach akutem Myokardinfarkt. Intensivmedizin 16 (1979)
69 Thomas, M., R. Malmcrona, S. Fillmore, J. Shillingford: Hemodynamic effects of morphine in patients with acute myocardial infarction. Brit. Heart J. 27 (1965) 863
70 Verstraete, J. u. Mitarb.: Streptokinase in acute myocardial infarction. Brit. med. J. 1971/III, 325
71 Wiggers, C. J.: The functional consequences of coronary occlusion. Ann. intern. Med. 23 (1945) 158
72 Williams, D. O., E. A. Amsterdam, D. T. Mason: Hemodynamic effect of nitroglycerin in acute myocardial infarction. Circulation 51 (1975) 421
73 Wirtzfeld, A., G. Klein, W. Delius, Ch. Himmler, E. Vogler, J. Davidson: Dopamin und Dobutmain in der Behandlung der schweren Herzinsuffizienz. Dtsch. med. Wschr. 103 (1978) 1915
74 Wolk, M. J., S. Scheidt, T. Killip: Heart failure complicating acute myocardial infarction. Circulation 45 (1972) 1125

Bradykarde Rhythmusstörungen

Einleitung

Konstant bestehende oder episodenhaft auftretende Bradykardien stellen eine Behandlungsindikation dar, wenn sie zu hämodynamischen Auswirkungen führen oder hämodynamische Auswirkungen wahrscheinlich zu erwarten sind.
Bei folgenden EKG-Bildern muß bei entsprechender Symptomatik eine akute Behandlungsindikation angenommen werden:

1. Höhergradige AV-Blockierungen (AV-Block II. Grades, Typ Mobitz B, AV-Block III. Grades) konstant oder intermittierend auftretend.
2. Höhergradige SA-Blockierungen, konstant oder intermittierend auftretend.
3. Persistierende Sinusbradykardie (<30–40/min).
4. Bradyarrhythmia absoluta bei Vorhofflimmern (<30–40/min).
5. Heterotope ventrikuläre Rhythmusstörungen bei bradykardem Grundrhythmus.
6. Bradykardie-Tachykardie-Syndrom (Sick-Sinus-Syndrom).
7. Asystolie infolge hypersensitiven Carotis-sinus-Syndroms.

Eine prophylaktische Behandlung muß erwogen werden bei:

1. Inkompletten trifaszikulären Blockierungen (Rechtsschenkelblock mit linkem anteriorem oder linkem posteriorem Hemiblock und AV-Block I. Grades, Linksschenkelblock und AV-Block I. Grades).
2. Plötzliches Auftreten bifaszikulärer Blockierungen oder eines Rechts- oder Linksschenkelblokkes beim frischen Vorderwandinfarkt.

Die genannten Rhythmusstörungen können im Rahmen degenerativer oder entzündlicher Herzerkrankungen sowie der fibrosierenden oder sklerosierenden Veränderung des Erregungsleitungssystems (Levs disease, Lenégres disease) auftreten, oder sie sind Symptom anderer Erkrankungen: ischämische Herzkrankheit, hier vor allem frischer Myokardinfarkt, Digitalisintoxikation, Intoxikation mit Antiarrhythmika, Elektrolytstörungen, oder aber sie treten während oder nach herz- oder koronarchirurgischen Eingriffen auf, ebenso wie im Rahmen von Narkosen und operativen Eingriffen bei vorgeschädigtem Erregungsleitungssystem. Gemeinsam ist den bradykarden Rhythmusstörungen ein konstanter oder intermittierender Abfall der Kammerfrequenz mit deutlicher Erniedrigung des Herzzeitvolumens. Tritt dieses Ereignis plötzlich ein, kommt es durch die plötzliche Fluß- und Druckminderung zur zerebralen Hypoxie mit dem typischen *Morgagni-Adams-Stokes-Anfall.* Häufig finden sich allerdings nur Äquivalente des Adams-Stokes-Anfalles wie kurze Synkopen oder plötzliche Schwindelattacken. Da hier bradykarde Rhythmusstörungen intermittierend auftreten, erlaubt das zwischenzeitlich registrierte Routine-EKG nur in etwa 25–30% die richtige Diagnose. Langzeit-EKG-Registrierungen und die His-Bündel-Elektrographie vermögen hier jedoch die diagnostische Treffsicherheit beträchtlich zu erhöhen. Bei persistierenden Bradykardien steht die chronische Minderung des Herzzeitvolumens mit allen klinischen Auswirkungen der *Herzinsuffizienz* im Vordergrund. Zwar sind Schlagvolumen und ventrikuläre Füllungsdrücke kompensatorisch gesteigert, jedoch reicht dieser Mechanismus, insbesondere bei einer Schädigung der kontraktilen Funktion des Myokards nicht aus, einen adäquaten Fluß und gegebenenfalls auch Druck in der Kreislaufperipherie aufrechtzuerhalten.

Ein besonderes Augenmerk verdienen bradykarde Rhythmusstörungen im Rahmen des frischen *Myokardinfarktes.* Sie werden bei etwa 40% aller Infarktpatienten in der Prähospital- und akuten Hospitalphase gefunden. Am häufigsten besteht eine persistierende Sinusbradykardie gefolgt von höhergradigen AV-Blockierungen. Weitaus häufiger sind Hinterwandinfarkte durch das Auftreten höhergradiger AV-Blockierungen betroffen, in 25–30% aller Hinterwandinfarkte ist mit diesem Ereignis zu rechnen, wobei die Entwicklung zum totalen AV-Block allerdings meist allmählich erfolgt, die QRS-Komplexe oft schmal bleiben und Adams-Stokes-Anfälle in etwa 25% eintreten. Beim Vorderwandinfarkt treten dagegen höhergradige AV-Blockierungen nur in 7–10% der Fälle auf, meist kommt es jedoch sehr plötzlich zu diesem Ereignis, die QRS-Komplexe sind oft schenkelblockartig deformiert und mit Adams-Stokes-Anfällen ist in 75% der Fälle zu rechnen. Meist handelt es sich hier um ausgedehnte Infarkte mit Septumbeteiligung, deren Prognose ernst ist.

Therapie

Die Therapie bradykarder Rhythmusstörungen hat in jedem Fall eine Steigerung der effektiven Kammerfrequenz zum Ziel, um das Auftreten von Adams-Stokes-Anfällen zu vermeiden und/oder

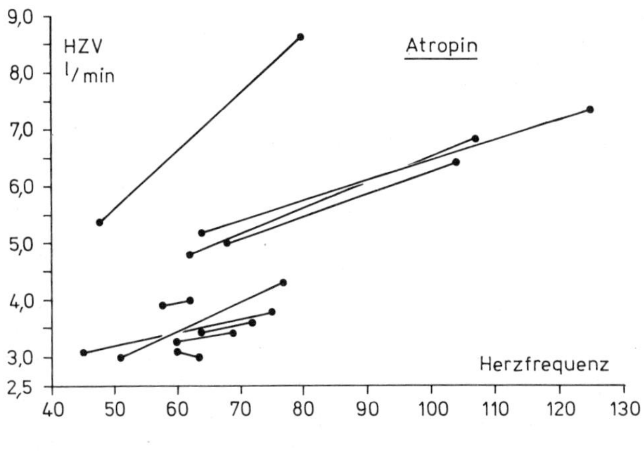

Abb. 38.**10** Wirkung einer intravenösen Injektion von 0,5–1,0 mg Atropin auf Herzfrequenz und Herzzeitvolumen bei 10 Patienten mit frischem Myokardinfarkt und Sinusbradykardie (nach *Schröder* u. Mitarb.)

das Herzzeitvolumen den Bedürfnissen des Organismus anzupassen. Die Steigerung der Herzfrequenz ist grundsätzlich medikamentös durch Vagolyse mit Atropin, β-adrenerger Stimulation mit Orciprenalin (Alupent) oder Elektrostimulation mittels temporärem oder permanentem Schrittmacher möglich.

Atropin

Durch Blockierung parasympathischer Impulse durch Atropin gelingt es bei Reizbildungs- und Leitungsstörungen im Bereich des Sinus bis einschließlich des AV-Knotens die Herzfrequenz zu steigern (Abb. 38.10). Atropin wird als Einzeldosis von 0,5–1,0 mg i. v. appliziert. Zu beachten ist die relativ kurze Wirkdauer von 1,5–2 Stunden, so daß unter Umständen die Atropingabe wiederholt werden muß. Eine Gesamtdosis von 4 mg sollte nicht überschritten werden. Orale Atropingaben mit dem Ziel der Herzfrequenzsteigerung sind unzweckmäßig. Ein Therapieversuch mit Atropin ist vor allem bei folgenden bradykarden Rhythmusstörungen angebracht:

1. Persistierende Sinusbradykardie,
2. Vorhofstillstand bzw. sinuaurikuläre Blockierungen,
3. Bradyarrhythmia absoluta bei Vorhofflimmern,
4. AV-Block II. Grades, Typ Mobitz A, evtl. auch Therapieerfolg bei Typ Mobitz B,
5. AV-Block III. Grades mit AV-Ersatzrhythmus,
6. heterotope ventrikuläre Rhythmusstörungen bei bradykardem Grundrhythmus.

Unwirksam wird Atropin in aller Regel bei Leitungsstörungen im His-Purkinje-System sein, also beispielsweise beim totalen AV-Block mit schenkelblockartig deformierten Kammerkomplexen.

Orciprenalin

Durch β-adrenerge Stimulation am Herzen wirkt Orciprenalin (Alupent) positiv chronotrop, dromotrop und inotrop. Es ist somit möglich, eine Frequenzsteigerung bei Erregungsbildungs- oder Leitungsstörungen unterschiedlicher Lokalisation zu erzielen. Folgendes praktisches Vorgehen hat sich dabei bewährt: Bei einer Asystolie mit Kreislaufstillstand werden unter Reanimationsbedingungen unter Umständen wiederholte Einzeldosen von 2–5 mg langsam intravenös appliziert. Bei einer persistierenden Bradykardie wird Alupent als Dauerinfusion (z. B. 10 mg Alupent in 500 ml 5%iger Glucose) verabfolgt. Dosierungen von 20 ng/min sollten nicht überschritten werden. Die Anwendbarkeit von Alupent ist jedoch durch häufige Nebenwirkungen stark limitiert. Insbesondere beim frisch infarzierten oder ischämischen Myokard können tachykarde, heterotope Rhythmusstörungen ausgelöst werden. Unter Alupent steigt der myokardiale Sauerstoffverbrauch an, und es kommt zur vermehrten myokardialen Lactatproduktion. Die unter Alupent durch seinen positiv inotropen Effekt erzielte, zum Teil unerwünscht hohe Flußsteigerung führt nahezu ausschließlich zu einer Mehrdurchblutung von Haut und Muskulatur, nicht jedoch zu seiner Flußsteigerung in vitalen Organgebieten. Orale Alupentgaben sind in ihrer Wirkung unsicher und deshalb abzulehnen.
Insgesamt besitzt die medikamentöse Therapie bradykarder Rhythmusstörungen nur dort Bedeutung, wo die Möglichkeit zu elektrischer Stimulation nicht verfügbar ist oder um das Zeitintervall zu überbrücken, bis eine Schrittmachertherapie durchgeführt werden kann.

Temporäre Schrittmacherstimulation

Die temporäre Elektrostimulation bei bradykarden Rhythmusstörungen (s. oben) ist heute zu einer weitgehend standardisierten und risikoarmen Behandlungsmethode geworden. Zur Indikation eines prophylaktischen präoperativen Schrittmachers s. Tab. 38.2. Die therapeutische temporäre Schrittmacherstimulation wird überwiegend als Ventrikelstimulation durchgeführt, die Vorhofstimulation bleibt weitgehend der diagnostischen Schrittmacherstimulation überlassen. Ganz über-

Tabelle 38.2 Indikation zur temporären präoperativen Schrittmacherimplantation

1. Inkomplette trifaszikuläre Blöcke
   a) Rechtsschenkelblock + linksanteriorer Hemiblock + AV-Block I. Grades
   b) Rechtsschenkelblock + linksposteriorer Hemiblock + AV-Block II. Grades
   c) Linksschenkelblock + AV-Block I. Grades
2. AV-Block II. Grades
3. AV-Block I. Grades mit PQ-Verlängerungen >0,26 s bei Frequenzen über 70/min
4. Bradykardes Vorhofflimmern ohne Digitalis (mittlere Frequenz <50 und mindestens 3 RR-Intervalle hintereinander identisch)

Nach einem Arbeitspapier der Kardiologischen Abteilung (Leiter Prof. *R. Schröder* und der Anästhesiologischen Klinik (Direktor Prof. *Eyrich*) im Klinikum Steglitz der FU Berlin.
Alle Indikationen zur Implantation eines permanenten Schrittmachers sind hier selbstverständlich nicht mitgenannt

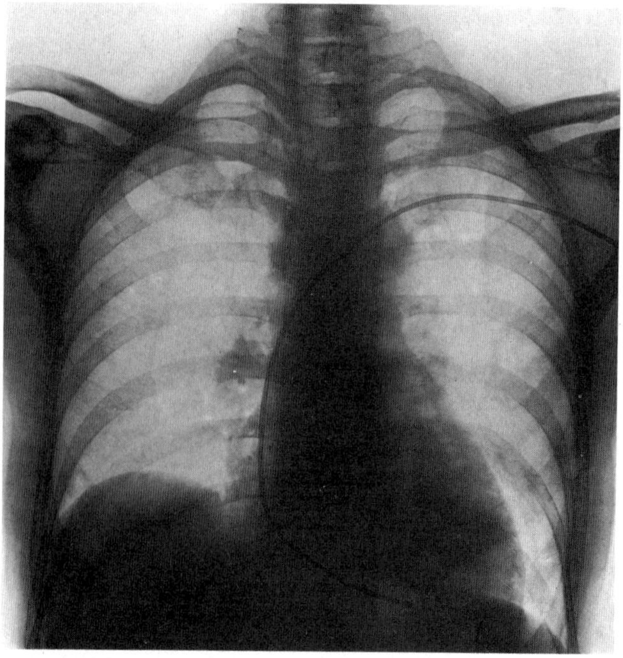

Abb. 38.**11** Richtige Lage eines transvenös in die Spitze des rechten Ventrikels eingeführten temporären Schrittmacherkatheters

wiegend wird sie durch transvenöses, endokardiales Einbringen eines bipolaren Elektrodenkatheters durchgeführt. Andere Formen der Elektrostimulation, z. B. durch externe Elektroden auf der Thoraxwand, Ösophaguselektroden oder intramyokardiale Stichelektroden sind unsicher, traumatisierend und deshalb abzulehnen. Bei endokardialer Stimulation ist der venöse Zugangsweg standardisiert. Als Zugänge kommen die V. antecubitalis oder jugularis externa (über Venae sectio) oder V. subclavia, anonyma, jugularis interna und femoralis (Seldinger-Technik oder direkte Einführung der Elektrode über großlumige, dünnwandige Kanülen) in Betracht. Es sollte stets die Möglichkeit des venösen Zugangs gewählt werden, in der der einzelne Arzt über die meiste Erfahrung verfügt.
Unter Bildwandlerkontrolle wird der Stimulationskatheter bis in den rechten Vorhof vorgeführt, dort mit dem distalen Ende durch Abstützen an der Vorhofswand und Drehen eine Schleife gebildet und diese in den rechten Ventrikel eingebracht (Abb. 38.11). Durch Vorführen des Katheters in die Ausflußbahn wird sichergestellt, daß nicht versehentlich der Koronarsinus (Gefahr der Perforation oder Obturation durch Thrombose) sondiert wurde. Durch wiederholten Rückzug, Drehen und Vorführen des Katheters wird sodann die distale Elektrodenspitze zwischen den Trabekeln in der Spitze oder am Boden des rechten Ventrikels verankert. Die Katheterposition ist optimal, wenn zur Stimulation nicht mehr als 1–1,5 V Spannung oder 1–1,5 mA Stromstärke erforderlich sind und der intrakardial abgeleitete QRS-Komplex (Sensing) mindestens 3–5 mV Spannung aufweist. Zur zuverlässigen endokardialen Stimulation hat sich unseres Erachtens der bipolare USCI-SM-Katheter, Stärke 5 oder 6 F, der unter Bildwandlerkontrolle eingeführt werden muß, am besten bewährt. Die endokardiale Stimulation mittels Einschwemmkatheter, die in unterschiedlichen Formen angeboten und ohne Röntgenkontrolle eingeführt werden, ist demgegenüber unzuverlässig und ihre korrekte Position oftmals nur dem Zufall überlassen. Der temporäre Schrittmacherkatheter kann bis zu drei Wochen in situ verbleiben.
Die Stimulation erfolgt durch ventrikelgesteuerte, meist QRS-inhibierte, batteriebetriebene externe Impulsgeber, deren Impulsfrequenz Spannung oder Stromstärke sowie Sensing-Schwelle regelbar sein müssen (externe Impulsgeber der Fa. Siemens-Elema, Vitatron; Abb. 38.12). Auf Intensivstationen sind alle Isolations- und Erdungsvorschriften streng einzuhalten, da bereits geringe Kriechströme über die niederohmige Verbindung zum Herzen gravierende Rhythmusstörungen auslösen können.
Die frühzeitige und konsequente temporäre Schrittmacherbehandlung ist der medikamentösen

Therapie eindeutig überlegen. Es gelingt regelmäßig, durch Steigerung der Ventrikelfrequenz das HZV zu erhöhen, auch wenn zu berücksichtigen ist, daß bei Ventrikelstimulation durch das Fehlen einer koordinierten Vorhof-Kammeraktion und durch einen asynergistischen Kontraktionsablauf das Auswurfvolumen verringert wird (Abb. 38.13). Die deutlichste Steigerung des HZV findet sich bei Stimulationsfrequenzen von 80–90 Imp./min, allerdings steigt bei derartigen Frequenzen der myokardiale Sauerstoffverbrauch an, so daß praktisch Frequenzen von 70–80 Imp./min in der Regel nicht überschritten werden sollen.

Obwohl die temporäre Schrittmacherstimulation zu einer risikoarmen und sicheren Methode geworden ist, können ernste Nebenwirkungen auftreten. Thrombosen oder Septikämien sind bei lange liegenden Elektrodenkathetern nicht immer vermeidbar. Durch Manipulation mit dem Schrittmacherkatheter können mechanisch tachykarde Rhythmusstörungen ausgelöst werden, die jedoch in der Regel schnell beherrschbar sind. Ventrikelperforation, Dislokation, Reizschwellenerhöhung, Versagen des QRS-Sensing oder Versagen des Impulsgebers sind ernste Komplikationen, deren Häufigkeit insgesamt in der Literatur zwischen 5 und 15% angegeben wird.

Die *Überwachung* von Patienten mit temporären Schrittmachern hat vor allem zum Ziel, die Reizantwort auf den Schrittmacherimpuls zu erfassen. Hierzu sind EKG und Frequenzmonitore erforderlich, die nicht den Schrittmacherimpuls, sondern durch geeignete Filter ausschließlich den impulsinduzierten QRS-Komplex zählen (z. B. S u. W, Siemens). Stehen derartige Geräte nicht zur Verfügung, muß die periphere Pulsfrequenz über einen photoelektrischen Pulsabnehmer (z. B. Fa. Hellige) gezählt werden.

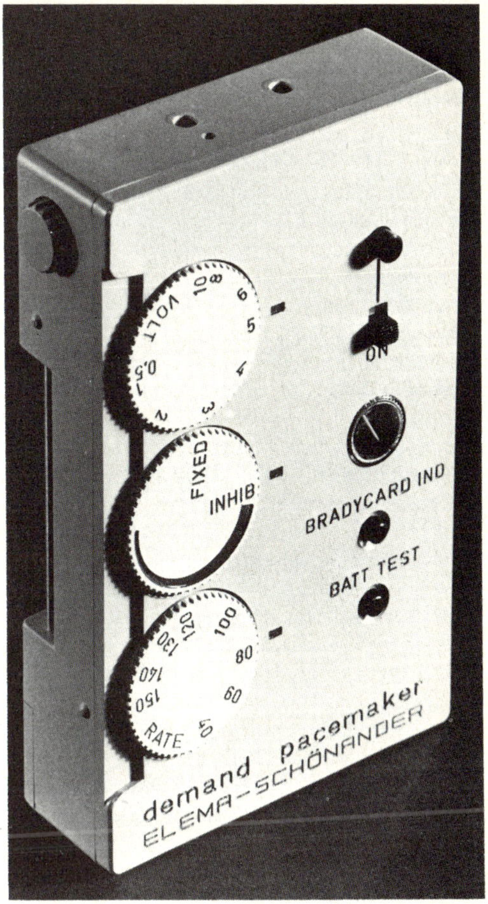

Abb. 38.**12** Batteriebetriebenes Schrittmacheraggregat mit regelbarer Reizfrequenz und -stärke, wahlweise als festfrequenter oder Demand-Schrittmacher anwendbar

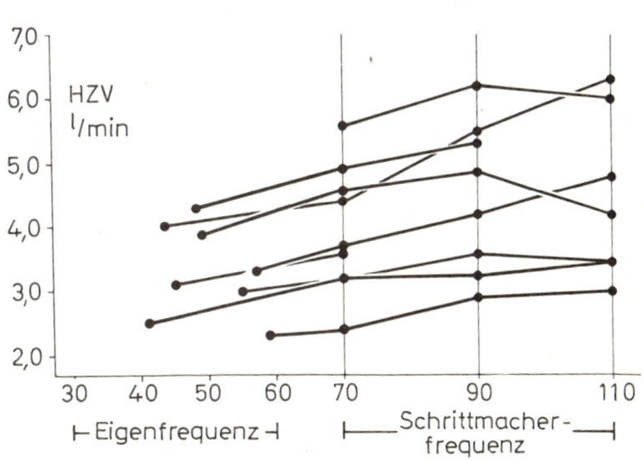

Abb. 38.**13** Verhalten des Herzzeitvolumens (HZV) bei 8 Patienten unter verschiedenen Schrittmacherfrequenzen

Literatur

Zusammenfassende Darstellungen

1 Cardiac Pacing. Proceedings of the 4th International Symposium on Cardiac Pacing. Groningen, 17.–19. 4. 1973. Van Gorcum, Assen/Netherlands 1973

2 Cardiac Pacing, Proceedings of the 5th International Symposium Tokyo, 14.–18. 3. 1976 Excerpta Medica, Amsterdam 1977

3 Schaldach, M., S. Furman: Advances in pacemaker technology. In: Engineering in Medicine, Bd. I, hrsg. von M. Schaldach. Springer, Berlin 1975

4 To Pace or not to Pace. Controversial subjects in Cardiac Pacing. Nijhoff, Den Haag 1978

5 Escher, D. J. W.: The use of artificial pacemakers in akute myocardial infarction. In: Controversy in Cardiology, hrsg. von E. K. Chung. Springer, Berlin 1976

Tachykarde Rhythmusstörungen

Einleitung

Bedrohliche und damit behandlungsbedürftige tachykarde Herzrhythmusstörungen werden auf Intensivbehandlungsstationen oft beobachtet. Dieses gilt nicht nur für Patienten mit organischen Myokarderkrankungen – insbesondere dem frischen Herzinfarkt oder der fortgeschrittenen muskulären Herzinsuffizienz –, auch im Verlauf schwerer primär extrakardialer Erkrankungen können durchaus bedrohliche Arrhythmien auftreten. Es sei an Störungen des Elektrolythaushaltes, des Säure-Basen-Gleichgewichtes oder der Atmung erinnert, wie sie im Rahmen akuter oder chronischer Nierenerkrankungen, des dekompensierten Diabetes mellitus, akuter oder chronischer respiratorischer Insuffizienzen sowie bei langdauernder Infusionsbehandlung oder saluretischer Therapie beobachtet werden können.

Voraussetzung einer erfolgreichen Behandlung bedrohlicher Rhythmusstörungen ist ihre rechtzeitige Erkennung. Es ist daher unerläßlich – wie es auch im allgemeinen üblich ist –, daß das EKG gefährdeter Patienten kontinuierlich überwacht wird.

Die Behandlung bedrohlicher Arrhythmien ist prinzipiell unabhängig von der Grunderkrankung, sofern prädisponierende Faktoren wie Elektrolytstörungen oder Digitalisintoxikation entsprechend berücksichtigt werden. Die Bewertung eines zu erwartenden Behandlungserfolges muß dagegen absolut im Zusammenhang mit der unmittelbaren Prognose des Grundleidens erfolgen.

So ist etwa die Kardioversion einer Kammertachykardie bei kardiogenem Schock nach Myokardinfarkt sinnlos, auch wenn ihre Beseitigung zunächst möglich ist, denn diese schwere hämodynamische Komplikation führt auch ohne Rhythmusstörung regelmäßig zum Tode.

Die nachfolgenden Ausführungen beschäftigen sich ganz vorwiegend mit der Behandlung der für die Intensivmedizin wichtigen *akuten* Rhythmusstörungen, die oft sehr viel problematischere *chronische* Rezidivprophylaxe tritt demgegenüber in den Hintergrund.

Vorhofflimmern und Vorhofflattern

Die Indikation zur Behandlung des Vorhofflimmerns bzw. -flatterns ergibt sich in erster Linie bei hoher Kammerfrequenz und hohem peripheren Pulsdefizit. Es kann dabei besonders bei vorgeschädigtem Herzen zu einem bedrohlichen Absinken des Herzzeitvolumens mit Blutdruckabfall und Ausbildung einer Schocksymptomatik kommen. Verantwortlich ist hierfür neben der hohen, unregelmäßigen Frequenz mit ihren negativen Auswirkungen auf die diastolische Füllung der Ventrikel der Fortfall der koordinierten Vorhofskontraktion, die ihrerseits für die diastolische Füllung mit von Bedeutung ist.

Hier ist zunächst eine Behandlung mit Digitalisglykosiden bis zur Vollsättigung anzuwenden, und zwar mit dem Ziel, über eine Verzögerung der atrioventrikulären Erregungsleitung eine Frequenzsenkung zu erreichen. Bei der Mehrzahl der Patienten gelingt es auch, die Kammerfrequenz so auf vertretbare Werte zu senken und das Pulsdefizit zu verkleinern oder zu beseitigen.

Bleibt in seltenen Fällen ein Erfolg aus oder erscheint es ratsam, wegen der ungünstigen hämodynamischen Auswirkungen des Vorhofflimmerns unabhängig von der Kammerfrequenz den Sinusrhythmus wiederherzustellen, ist eine spezifische antiarrhythmische Behandlung erforderlich.

Hier ist an erster Stelle die elektrische Kardioversion als zuverlässigste und schnellstwirksame Methode zu nennen. Heute werden nur noch R-Zakken-gesteuerte Defibrillatoren verwendet. Hiermit wird vermieden, daß der elektrische Impuls in die vulnerable Phase einfällt und unter Umständen Kammerflimmern auslöst. Eine Vorbehandlung mit Chinidin in Dosen von 0,3–0,4 g oral etwa 20–30 Minuten vor der Kardioversion verbessert die Erfolgsaussichten (9). Da die Rezidivneigung des Vorhofflimmerns zumal bei akutem Myokardinfarkt sehr ausgeprägt ist, empfiehlt sich eine prophylaktische Weiterbehandlung mit Chinidin in Dosen von 1,0–1,5 g/die oral, ohne daß ein absoluter Schutz vor Rezidiven zu garantieren ist. Darüber hinaus zwingen Unverträglichkeitserscheinungen von seiten des Magen-Darm-Traktes oft zum vorzeitigen Absetzen des Präparates. Ob das seit kurzem auf dem Markt erhältliche Propafenon in dieser speziellen Indikationsstellung eine brauchbare Alternative darstellt, kann gegenwärtig nicht abschließend beurteilt werden.

Die Behandlung des Vorhofflimmerns mit Betarezeptorenblockern mit dem Ziel, die atrioventrikuläre Erregungsleitung zu verzögern, ist nur in Ausnahmefällen indiziert. Voraussetzung ist, daß weder unter einer Behandlung mit Digitalisglykosiden noch im Anschluß an einen Regularisierungsversuch mit Hilfe der Kardioversion eine wirksame

Herabsetzung der Kammerfrequenz zu erzielen ist. Bei Anwendung der Betarezeptorenblocker müssen die Vorteile einer Frequenzsenkung sorgfältig gegen die Nachteile der negativ inotropen Wirkung dieser Substanzen abgewogen werden. Es empfiehlt sich eine sehr langsame intravenöse Injektion, da schon sehr geringe Mengen (z. B. 2–3 mg Propranolol oder eine entsprechende Dosis eines der sogenannten „kardioselektiven" Betarezeptorenblocker, soweit diese in intravenös injizierbarer Form zur Verfügung stehen) eine wirksame Frequenzsenkung zur Folge haben können. Ähnlich erfolgversprechend in bezug auf eine Verzögerung der atrioventrikulären Überleitung ist Verapamil. Die Behandlung des Vorhofflatterns schließt sich eng an die oben gegebenen Richtlinien an. Auch hier geht die Indikation zu spezifischen antiarrhythmischen Behandlungsmaßnahmen aus dem Grad der Blockierung bzw. der herrschenden Kammerfrequenz hervor.

Supraventrikuläre Tachykardien

Heterotope supraventrikuläre Tachykardien mit Reizursprung in Vorhöfen oder AV-Knoten sind in der essentiellen Form, die vorwiegend beim sonst herzgesunden Patienten auftritt, in der Regel unproblematisch zu behandeln. Beim Versagen vagusstimulierender Maßnahmen wie Karotisdruck, Bulbusdruck, Valsalva-Preßversuch oder ösophagealer Kältereiz ist die Anwendung antifibrillatorisch wirksamer Medikamente wie Ajmalin in der Dosierung von 50 mg bei langsamer intravenöser Injektion (10 mg/min) indiziert. Auch Betarezeptorenblocker wie Propranolol oder Verapamil sind erfolgreich angewendet worden; ihre negativ inotrope Wirkung ist hier unbedenklich. Die elektrische Kardioversion ist nur ausnahmsweise notwendig, wenn es nämlich nach ergebnisloser Anwendung hoher Dosen antiarrhythmischer Substanzen doch zu schweren Kreislaufauswirkungen kommt. Treten allerdings paroxysmale supraventrikuläre Tachykardien im Zusammenhang mit kardialen Erkrankungen auf, dann sind die hämodynamischen Auswirkungen von vornherein ernster zu beurteilen, so daß je nach Ausprägung die Kardioversion zur Methode der Wahl wird.
Extrasystolische supraventrikuläre Tachykardien sind sehr viel schwieriger zu behandeln; wegen ihrer Neigung zu kurzdauernden spontanen Remissionen ist die elektrische Behandlung ungeeignet. Zur medikamentösen Therapie kommen Chinidin, Verapamil, Betarezeptorenblocker und unter den neueren Antiarrhythmika insbesondere Propafenon in Frage. Betarezeptorenblocker müssen jedoch mit besonderer Vorsicht angewendet werden, zumal den extrasystolischen supraventrikulären Tachykardien nicht selten ein dekompensiertes chronisches Cor pulmonale zugrunde liegt. Der Begriff der „Kardioselektivität" der in den letzten Jahren auf dem Markt erschienen Betablocker ist relativ; zumindest in höherer Dosierung können auch sie die $Beta_2$-Rezeptoren des Bronchialsystems blockieren und somit einen Bronchospasmus auslösen (4).

Ventrikuläre Extrasystolen

Ventrikuläre Extrasystolen gehören zu den häufigsten Rhythmusstörungen. Nach akutem Myokardinfarkt werden sie bei bis zu 90% aller Patienten beobachtet; Digitalisintoxikation und Elektrolytstörungen – Hypokaliämien – begünstigen ihr Auftreten ebenfalls. Sie können als harmlos gelten, solange sie nur vereinzelt und ohne Zusammenhang mit kardialen Erkrankungen auftreten. Eine Behandlungsindikation ist aber dann gegeben, wenn sie mit einer Häufigkeit von mehr als einer auf zehn Normalschläge, in Form kurzer Salven, bei polytopem Ursprung oder sehr frühzeitig im Sinne eines R-auf-T-Phänomens einfallen (11). Diese Indikationen gelten insbesondere bei frischem Myokardinfarkt. Frequenter Einfall der hämodynamisch ja nicht voll wirksamen Extrasystolen setzt das Herzzeitvolumen unter Umständen erheblich herab; früh, d. h. in die vulnerable Phase der vorangehenden Erregung einfallende Extrasystolen können Kammertachykardien oder sogar Kammerflimmern auslösen, ohne daß dieser Mechanismus zwingend ist, da Kammerflimmern einmal auch ohne diese sogenannten „Warnarrhythmien" auftreten und andererseits auch durch spät einfallende ventrikuläre Extrasystolen ausgelöst werden kann (12).
Zur Behandlung ventrikulärer Extrasystolen stehen zahlreiche Substanzen mit guter antiarrhythmischer Wirksamkeit zur Verfügung, wie Ajmalin, Chinidin, Diphenylhydantoin, Lidocain, Procainamid sowie Betarezeptorenblocker und Kaliumsalze; letztere ganz bevorzugt bei digitalisinduzierten Arrhythmien. Allen, mit Ausnahme der Kaliumionen, gemeinsam ist neben der spezifischen Beeinflussung des Reizleitungssystems eine negativ inotrope Wirkung auf das Arbeitsmyokard, die zumindest bei Anwendung hoher Dosen und bei stark beeinträchtigter Kreislaufsituation in Rechnung gestellt werden muß. Sie ist bei den Betarezeptorenblockern am stärksten ausgeprägt, so daß ihre

Anwendung bei fortgeschrittener Herzinsuffizienz kontraindiziert ist; sie dürfen ferner bei AV-Block und Zuständen mit Bronchialspasmus nicht angewandt werden. Eine gesicherte differentialtherapeutische Anwendung der übrigen Antiarrhythmika auf der Grundlage ihrer spezifischen Wirksamkeit, ihrer negativen Inotropie und dem Schweregrad ihrer allgemeinen Nebenwirkungen läßt sich gegenwärtig kaum durchführen. Ob sich dieser Sachverhalt durch die seit Erscheinen der letzten Auflage dieses Buches neu auf dem Markt gekommenen wirksamen Antiarrhythmika wie Aprindine (19), Disopyramid (15) und Propafenon (16) grundsätzlich geändert hat, kann zum gegenwärtigen Zeitpunkt nicht definitiv beurteilt werden (6). Immerhin eröffnet sich die Möglichkeit, bei Versagen der bislang in dieser Indikationsstellung „klassischen" Antiarrhythmika wie Lidocain, Ajmalin und in geringerem Umfang auch Diphenylhydantoin eines der neueren Präparate ergänzend oder alternativ einzusetzen. Die Notwendigkeit hierzu dürfte sich aber bei der Behandlung akut bedrohlicher ventrikulärer Arrhythmien – etwa in der Akutphase des Herzinfarktes – nur vergleichsweise selten ergeben, sicher im Gegensatz zur Prophylaxe chronisch rezidivierender ventrikulärer Rhythmusstörungen, der heute im Zeitalter verbesserter Diagnostik und Therapiekontrolle durch Langzeit-EKG erhöhte Bedeutung zukommt. Denn der Zusammenhang zwischen ventrikulären Rhythmusstörungen in der Spätphase des Myokardinfarktes und später erfolgten akuten Herztodesfällen erscheint nach heutigem Erkenntnisstand gesichert. Aprindine verursacht als extrakardiale Nebenwirkung in seltenen Fällen Agranulozytosen, so daß seine Langzeitanwendung nur bei gesicherter Indikation, gesicherter Wirkung und nachgewiesener Unwirksamkeit alternativer Behandlungsverfahren zu vertreten ist.

Mittel der ersten Wahl in der Akutbehandlung bedrohlicher ventrikulärer Arrhythmie ist Lidocain. Nach Bolusinjektion von 100 mg i.v. werden Dosen von 2–4 mg/min als „Erhaltungsdosis" empfohlen (8). Zu geringe Infusionsgeschwindigkeit nach der Bolusinjektion läßt die Plasmakonzentration von Lidocain auf nicht mehr antiarrhythmisch wirksame Werte absinken. Dies kann zu scheinbaren Therapieversagern führen (14). Die therapeutische Breite von Lidocain ist größer als diejenige von Ajmalin. Dieses wird ebenfalls intravenös infundiert in einer Dosierung von 0,5 mg/min, wobei die ersten 30–40 mg relativ schnell innerhalb von 10 Minuten infundiert werden sollen.

Eine gleichmäßige Infusion muß absolut gesichert sein, da bei Überdosierung Kammerflimmern auftreten kann. Verbreiterungen des QRS-Komplexes sind als Warnzeichen aufzufassen und sollten eine Reduzierung der Dosis veranlassen. Eine kontinuierliche EKG-Überwachung während der Infusion bzw. Injektion muß daher gewährleistet sein; ebenso sollte ein Defibrillator zur Verfügung stehen; eine Empfehlung, die heute selbstverständlich ist.

Diphenylhydantoin kann nur intravenös injiziert werden, da es in wäßriger Lösung ausfällt. Nach Injektion von 250 mg sind über nur 20–30 Minuten antiarrhythmisch wirksame Plasmaspiegel zu erwarten (1). Bei oraler Applikation ist es Ajmalin und Lidocain nach eigenen Erfahrungen unterlegen.

Ebenso wie Chinidin und Betarezeptorenblocker kann es eine Rolle in den Fällen spielen, in denen die jeweiligen Standardpräparate versagen. Unter diesem Gesichtspunkt können auch Propafenon, Disopyramid und Aprindine eingesetzt werden, für die sich Dosierungsempfehlungen in der nebenstehenden Übersicht finden. Bei langsamem Grundrhythmus und verlängerter QT-Zeit wird die Anwendung von betarezeptorenstimulierenden Medikamenten (Orciprenalin, Isoproterenol) empfohlen (2).

Kammertachykardien

Kammertachykardien treten ganz überwiegend bei Patienten mit schweren Herzmuskelerkrankungen auf. Dies ist der eine Grund dafür, daß Kammertachykardien in der Regel schwerere hämodynamische Auswirkungen nach sich ziehen als supraventrikuläre Tachykardien gleicher Frequenz. Der zweite Grund liegt in der abnormen Erregungsausbreitung und dem daraus folgenden abnormen Kontraktionsablauf, der Dissoziation von Vorhof- und Kammertätigkeit und der Möglichkeit einer Regurgitation von Blut auf AV-Klappenebene.

Die Behandlungsmethode der Wahl besteht in der elektrischen Kardioversion. Bleibt sie erfolglos, müssen antiarrhythmische Medikamente angewendet werden, in der Regel intravenös. Schwieriger als die akute Behandlung ist die Rezidivprophylaxe, wobei zwischen einer akuten Rezidivneigung, die in den ersten Sekunden, Minuten oder allenfalls Stunden zu beobachten ist, und einer chronischen Rezidivneigung im Bereich von Tagen oder Wochen zu unterscheiden ist. Eine absolute Indikation zur medikamentösen Behandlung ergibt sich bei der erstgenannten Form, wobei die gleichen Gesichtspunkte wie bei der ventrikulären Extrasystolie zu berücksichtigen sind. Solche oft in sehr kurzen Abständen aufeinander folgenden Tachykardien erfordern ebenfalls die intravenöse Applikation, wobei folgende Anhaltspunkte zur Dosierung gegeben werden sollen: Ajmalin 50 mg, Lidocain 50–100 mg, Diphenylhydantoin 250 mg, Propranolol maximal 5 mg; schließlich 10 mval Kalium über etwa 10 Minuten.

Kammerflimmern

Kammerflimmern ist die häufigste Ursache des unerwarteten, akuten Herz-Kreislauf-Stillstandes. Von entscheidender Bedeutung ist dessen rechtzeitige Erkennung und Behandlung für Patienten mit frischem Myokardinfarkt, denn einmal ist hier die Häufigkeit des Kammerflimmerns besonders hoch (bei etwa 10% aller Patienten) und zweitens sind die Aussichten auf einen dauerhaften Behandlungserfolg besser als bei jeder anderen Grundkrankheit, sofern es sich um Patienten außerhalb des kardiogenen Schocks handelt (10). Es ist daher von besonderer Bedeutung, daß alle Patienten mit frischem Myokardinfarkt unabhängig von primär bestehenden Komplikationen lückenlos überwacht werden.

Die einzig erfolgversprechende Behandlungsmethode des Kammerflimmerns besteht neben den allgemeinen Wiederbelebungsmaßnahmen wie extrathorakale Herzmassage, Beatmung und Korrektur einer etwa auftretenden metabolischen Azidose in der elektrischen Defibrillierung. Wird das Kammerflimmern sofort bemerkt und kann ohne Verzögerung defibrilliert werden, erübrigen sich alle anderen Wiederbelebungsmaßnahmen. Oft sind jedoch mehrere Elektroschocks mit steigender Intensität (bis 400 Ws) notwendig, bis die Entflimmerung erreicht wird.

Von besonderer Bedeutung für die medikamentöse Behandlung ist die Prophylaxe kurzfristig auftretender Rezidive. Grundsätzlich können bei dieser Indikation alle oben bereits erwähnten antiarrhythmisch wirksamen Substanzen angewendet werden. Ein sicherer prophylaktischer Schutz ist aber bei keinem dieser Medikamente gewährleistet. Eine gewisse Überlegenheit scheint bei tachykardem Grundrhythmus den Betarezeptorenblokkern zuzukommen. Das ist verständlich, da bei akutem Herz-Kreislauf-Stillstand erheblich gesteigerte sympathikoadrenerge Einflüsse auftreten, die die Flimmerneigung des Myokards aufrechterhalten oder sogar erhöhen können. Beobachtungen, nach denen umgekehrt Stimulierung der Betarezeptoren des Herzens mit Orciprenalin (Alupent) die Rezidivneigung von Kammerflimmern unterdrükken konnte, sprechen nicht gegen diese Auffassung, denn es handelt sich hierbei um Patienten mit langsamem Grundrhythmus außerhalb der Flimmerperioden, bei denen wahrscheinlich ein anders geartete Auslösemechanismus des Kammerflimmerns vorliegt (3).

In Anbetracht der Häufigkeit und grundsätzlich guten Beeinflußbarkeit des Kammerflimmerns nach akutem Myokardinfarkt stellt sich die Frage nach einer routinemäßig durchzuführenden, prophylaktischen antiarrhythmischen Behandlung. Bis heute sind jedoch weder mit Chinidin, Procainamid und Ajmalin noch mit Betarezeptorenblokkern und Kalium-Glucose-Insulin-Infusionen überzeugende Befunde in bezug auf die Häufigkeit des Kammerflimmerns und auf die Frühletalität mitgeteilt worden. Lediglich unter hohen Dosen von Lidocain konnte in einer kontrollierten Studie ein positiver Einfluß auf die Häufigkeit des Kammerflimmerns nachgewiesen werden (7). Ob dieser Befund jedoch ausreicht, eine allgemeine Lidocainprophylaxe von Infarktpatienten unter den Bedingungen der intensivstationären Überwachung zu empfehlen, wird mit dem Hinweis auf zu erwartende Nebenwirkungen in Frage gestellt (5; 12).

Primäres Kammerflimmern ist eine Komplikation, die den Infarktpatienten bevorzugt in den ersten Stunden nach Koronarverschluß vital bedroht. Dieser Umstand hat in den letzten Jahren dem Notarztwagensystem zu weiter Verbreitung verholfen, ob nun interdiziplinär betrieben oder a priori als „mobile Koronareinheit" konzipiert (Übersicht s. LUXTON u. Mitarb. [17]). Eine adäquate Information der Bevölkerung, aber auch der niedergelassenen Ärzteschaft vorausgesetzt, hat das Notarztwagensystem sicherlich dazu beigetragen, die kritische Zeit zwischen Auftreten erster infarktverdächtiger Symptome und dem Beginn wirksamer ärztlicher Überwachung oder gegebenenfalls lebensrettender Maßnahmen zu verkürzen. Besteht aber diese Möglichkeit nicht, so erhebt sich die Frage, ob nicht bereits in der prästationären Phase durch den erstversorgenden Arzt auch schon bei begründetem Infarktverdacht eine antiarrhythmische Prophylaxe eingeleitet werden sollte. Jedenfalls sind hierzu positive Erfahrungen unter Verwendung von Lidocain (100 mg i.v.; 200 mg i.m.) mitgeteilt worden (13). Bestätigen sich diese Erfahrungen, so ist der vorstellbare Einwand, die intramuskuläre Injektion könne die spätere Infarktdiagnostik durch Verfälschung der CPK-Werte beeinträchtigen, nicht stichhaltig, da zweifellos lebensrettende therapeutische Maßnahmen Vorrang vor diagnostischer Sicherheit haben.

Tabelle 38.3 Übersicht über die akute Behandlung bedrohlicher Herzrhythmusstörungen

Rhythmusstörung	Behandlung
Vorhofflimmern bzw. Vorhofflattern	1. Digitalis (z. B. Digoxin 1,5–2,0 mg/24 h; dann Erhaltungsdosis) 2. Verapamil 5–10 mg i. v. (Ziel: Verzögerung der AV-Überleitung) 3. Betarezeptorenblocker, z. B. Propranolol oder einer der sog. „kardioselektiven" Blocker in möglichst niedriger Dosierung 4. Chinidin 1,0–1,5 g/24 h p. o. (Ziel: Regularisierung der Vorhoftätigkeit) (5. Propafenon 3mal 150–3mal 300 mg p. o.) 6. Elektrische Kardioversion
Vorhoftachykardie (oft bei Digitalisintoxikation und/oder Hypokaliämie)	1. Digitalis absetzen; K^+ (ca. 60–100 mmol/12 h) 2. Chinidin 1,0–1,5 g/24 h 3. Propafenon; Dosierung s. oben (4. Kardioversion) (5. Betarezeptorenblocker)
Supraventrikuläre Tachykardien: a) essentiell	1. Vagusstimulierung (Karotisdruck, Bulbusdruck, Valsalva usw.) 2. Ajmalin (25–50 mg i. v.; EKG-Kontrolle!); gleichwertig Verapamil (5–10 mg i. v.) 3. Betarezeptorenblocker (z. B. Propranolol ca. 5 mg i. v.) 4. Propafenon; Dosierung s. oben (5. Kardioversion; selten indiziert!)
b) kardiale Vorerkrankungen	1. Verpamil 5–10 mg i. v.; Ajmalin 25–50 mg i. v. 2. Kardioversion, evtl. auch erste Maßnahmen (100–400 Ws) (3. Betarezeptorenblocker, s. oben)
c) extrasystolische SV-Tachykardie	1. Verapamil 5–10 mg i. v. 2. Chinidin 1,0–1,5 g/24 h 3. Betarezeptorenblocker, s. oben (cave: Herzinsuffizienz, Bronchospasmus)
Ventrikuläre Extrasystolie: (ca. 1 : 10 bei Herzinfarkt, variable Koppelung, R-auf-T-Phänomen, Polytopie (beachte Digitalisintoxikation, Hypokaliämie)	1. Lidocain 2–4 mg/min i. v. p. inf. nach Bolusinjektion 2. Ajmalin 0,5 mg/min i. v. p. inf. 3. Diphenylhydantoin 250 mg i.v.; u. U. kurzfristig wiederholen; K^+ (ca. 60–100 mmol/12 h) 4. Aprindin 100–200 mg i. v.; 1mal 50–100 mg/24 h p. o. (Nebenwirkungen!) 5. Propafenon ca. 100 mg i. v.; 3 × 150–3 × 300 mg p. o./24 h 6. Disopyramid 3mal 200 mg/24 h. p. o. (die Reihenfolge ab 3. bedeutet keine Qualifizierung, sondern soll lediglich alternative Möglichkeiten aufzeigen) (7. Bei Sinusbradykardie Atropin 0,5 mg i. v. evtl. wiederholen; Orciprenalin maximal 20 μg/min p.inf.)

Rhythmusstörung	Behandlung
Kammertachykardie:	
a) akut	1. Kardioversion (100–400 Ws) 2. Lidocain (100 mg i.v. evtl. kurzfristig wiederholen) 3. Ajmalin (50 mg i.v.; EKG-Kontrolle – Defibrillator!) (4. Diphenylhydantoin 250 mg i.v.) (5. K^+ (ca. 10 mmol/10 min i.v.)
b) Rezidivprophylaxe (beachte Digitalisintoxikation, Hypokaliämie)	s. unter ventrikulärer Extrasystolie; zusätzlich Beschleunigung der Grundfrequenz: transvenöser Schrittmacher; Orciprenalin maximal 20 μg/min
Kammerflimmern bzw. -flattern	1. Defibrillation, Rezidivprophylaxe s. unter ventrikulärer Extrasystolie bzw. Kammertachykardie
AV-Block höheren Grades (hämodynamische Auswirkungen, Adams-Stokes-Syndrom, Asystolie)	1. Transvenöser Schrittmacher (notfalls als Einschwemm- bzw. Ballonkatheter) (2. Falls 1. technisch nicht möglich: Orciprenalin maximal 20 μg/min) (3. Myokardiale Stichelektrode; nur in Ausnahmefällen; externe Stimulierung, wenig wirksam)

Literatur

1 Bigger, J. T., D. H. Schmidt, H. Kutt: Relationship between the plasma level of diphenylhydantoin sodium and its cardiac antiarrhythmic effects. Circulation 38 (1968) 363

2 Büchner, M., S. Effert: Auslösung tachykarder Arrhythmien durch Extrasystolen – Mechanismus und Therapie. Dtsch. med. Wschr. 92 (1967) 2097

3 Büchner, M., S. Effert: Extrasystolie und Herzflimmern. Z. Kreisl.-Forsch. 57 (1968) 18

4 Gross, F.: Klinische Pharmakologie der β-Adrenozeptoren-Blocker. Internist 19 (1978) 504

5 Herbringer, W.: Rhythmusstörungen beim Herzinfarkt. Internist 19 (1978) 225

6 Jahrmärker, H., K. Theisen: Differentialtherapie von Herzrhythmusstörungen. Internist 19 (1978) 241

7 Lie, K. I., H. J. J. Wellens, F. J. van Capelle, D. Durrer: Lidocaine in the prevention of primary ventricular fibrillation. A double-blind, randomized study of 212 consecutive patients. New Engl. J. Med. 291 (1974) 1324

8 Lown, B., C. Vasseaux, W. B. Hodd, A. M. Fakhro, E. Kaplinsky, G. Roberge: Unresolved problems in coronary care. Amer. J. Cardiol. 20 (1967) 494

9 Rossi, M., B. Lown: The use of quinidine in cardioversion. Amer. J. Cardiol. 19 (1967) 234

10 Schröder, R., H. J. Buschmann, W. Dissmann u. Mitarb.: Erfahrungen an 337 Patienten mit frischem Myokardinfarkt auf einer speziellen Wachstation. Med. Welt 19 (1968) 2473

11 Schröder, R., W. Dissmann, H. J. Buschmann u. Mitarb.: Myokardinfarkt – Wachstation. Ein Bericht über 100 Patienten mit besonderer Berücksichtigung der Rhythmusstörungen. Z. Kreisl.-Forsch. 56 (1967) 1

12 Seipel, L.: Warnarrhythmien und Lidocain – Prophylaxe beim Herzinfarkt. Dtsch. med. Wschr. 102 (1977) 1041

13 Valentine, P. A., I. L. Frew, M. L. Mashford, J. G. Sloman: Lidocaine in the prevention of sudden death in the prehospital phase of acute infarction. New Engl. J. Med. 291 (1974) 1327

14 Wyman, M. G., D. Lalka, L. Hammersmith, D. S. Cannom, B. N. Goldreyer: Multiple bolus technique for lidocaine administration during the first hours of an acute myocardial infarction. Amer. J. Cardiol. 41 (1978) 313

Zusammenfassende Darstellungen

15 Disopyramid. Eine Übersicht über die internationale Literatur. Excerpta Medica, Amsterdam 1977

16 Hochrein, H., H. J. Hapke, O. A. Beck: Fortschritte in der Pharmakotherapie von Herzrhythmusstörungen. Fischer, Stuttgart 1977

17 Luxton, M., T. Peter, G. Sloman: Mobile intensive care units – are they really needed? In: Controversy in Cardiology, hrsg. von E. K. Chung. Springer, Berlin 1976

18 Meltzer, L. E., A. J. Dunning: Textbook of Coronary Care. Excerpta Medica, Amsterdam 1972

19 Seipel, L., G. Breithardt, F. Loogen: Neue Aspekte der antiarrhythmischen Therapie. Erfahrungen mit Aprindin. Editio Cantor, Aulendorf 1977

39 Thrombosen und Embolien

Von F. Asbeck

Pathophysiologie der Thrombose

Definition und Pathogenese

Als Thrombose ist eine intravitale Blutpfropfbildung mit sekundärer Zirkulationsbehinderung der arteriellen oder venösen Strombahn definiert. Thrombotische Gefäßverschlüsse entstehen lokal oder durch embolische Fernwirkung; sie können das Gefäßlumen partiell oder komplett verlegen. Das Ausmaß der Strömungsbehinderung und die organbezogene Lokalisation thromboembolischer Gefäßverschlüsse bestimmen die Entwicklung vielgestaltiger, teils akut lebensbedrohlicher, teils komplexer Krankheitsbilder: arterielle Embolien der Kopf-, Abdominal- und Extremitätenarterien; venöse Thrombosen im Bereich der Hirnsinus, Mesenterialvenen, Pfortader, Lebervenen, Nierenvenen, V. cava superior und V. cava inferior. Häufigste Lokalisation ist das venöse Stromgebiet der unteren Extremitäten mit den überwiegend von hier ausgehenden Lungenembolien.

Ein Thrombus entsteht vermutlich im Bereich einer Endothelläsion, wo Blutplättchen Kontakt zu subendothelialen Strukturen der Gefäßwand gewinnen. Der initiale mikrothrombotische Vorgang folgt dem gesetzmäßigen Ablauf der primären Hämostase (s. Abb. 31.1) und wird durch lokale *Schäden der Gefäßwand*, durch *Änderungen der Zirkulationsbedingungen* und solche der *Blutzusammensetzung* (Virchowsche Trias) ausgelöst und gefördert (12). *Arterielle Thromben* bilden sich an bestimmten Prädilektionsstellen, wie linker Vorhof, linker Ventrikel, Mitral- und Aortenklappen oder im Bereich atheromatöser Plaques. Sie sind reich an Plättchenmassen und enthalten weniger Fibrin und Erythrozyten. *Venöse Mikrothromben* entstehen zunächst an den Venenklappen und können sich durch zwiebelschalenartiges, appositionelles Wachstum zum verschließenden Abscheidungsthrombus weiterentwickeln. Nach Obturation des Venensegmentes kommt es in der distal stagnierenden Blutsäule zur intravasalen Gerinnungsaktivierung mit Ausbildung des roten, fibrin- und erythrozytenreichen Gerinnungsthrombus. Der so entstandene „gemischte Thrombus" besitzt demnach einen in Richtung des physiologischen Blutstroms weisenden, weißen „Kopfteil" sowie einen nach distal sich fortsetzenden roten „Schwanzteil".

Die innerhalb von Stunden bzw. wenigen Tagen gebildeten venösen Thromben machen folgende weitere Entwicklung durch:

1. Die überwiegende Mehrzahl wird durch lokale Aktivierung des fibrinolytischen Systems und durch leukozytäre Proteasen angegriffen, desintegriert, in mikropartikulärer Form mit dem Blutstrom fortgeschwemmt und schließlich im Kapillarfilter der Lunge reaktionslos resorbiert.
2. Auch größere Fragmente werden abgerissen und in die Lungenstrombahn embolisiert (Lungenembolie). Klinische Symptome sind auch hier nur in einem Teil der Fälle zu erwarten.
3. Verbliebene Thrombusmassen werden bindegewebig organisiert und führen entweder zur Obliteration der Vene oder zur Rekanalisation mit Wiedereröffnung eines eingeengten, klappenlosen Lumens.

Die pathophysiologisch wichtigsten Folgen tiefer Venenthrombosen sind demnach größere, teils tödliche *Lungenembolien* und die durch narbige Verödung eintretenden chronischen Abflußbehinderungen der unteren Extremitäten *(postthrombotisches Syndrom)*.

Lokale Organisationsvorgänge werden auch bei arteriellen Thromben beobachtet, entwickeln sich hier aber deutlich langsamer. Hämodynamisch bedingt, stehen Abriß und Verschleppung pathophysiologisch ganz im Vordergrund und führen zur Embolisierung in die Kopf-, Abdominal- und Extremitätenarterien. Infarkte innerer Organe (Gehirn, Milz, Darm, Nieren) oder das akute „Ischämiesyndrom" einer Extremität sind die typischen Krankheitsbilder.

Häufigkeit im intensivmedizinischen Krankengut

Venöse Thrombosen und Lungenembolien zählen zu den klassischen Komplikationen in der operativen und internistischen Intensivmedizin. Statistische Aussagen über ihre Häufigkeit werden durch die spezifischen Charakteristika des jeweiligen Krankengutes – Grundleiden, Art des operativen Eingriffs, Durchschnittsalter des Patientenkollektivs und andere Risikofaktoren der Thrombogenese – beeinflußt. Unterschiedliche Häufigkeitsangaben erklären sich aber auch durch die in den Studien stark wechselnden diagnostischen Kriterien.

Die in Tab. 39.1 angegebenen Häufigkeitsverteilungen wurden mit dem sehr empfindlichen Radio-

Tabelle 39.1 Häufigkeit tiefer Venenthrombosen: positiver Radiofibrinogentest (nach *Gallus* u. Mitarb.)

Operationen	
Abdomen	14–33%
Thorax	26–65%
Gynäkologie	14–19%
Totale Prostatektomie	24–51%
Transurethrale Prostataresektion	7–10%
Hüftgelenksendoprothetik	48–54%
Schenkelhalsfraktur	48–74%
Wochenbett	3%
Innere Medizin	
Myokardinfarkt	23–38%
Apoplexie	60%

fibrinogentest ermittelt, der auch noch klinisch stumme Thromben in den Wadenvenen erfaßt (9). Diese gewinnen nur in etwa 20% der Fälle klinische Relevanz und entstehen aus hydrostatischen Gründen zu über 90% in den Venen der unteren Körperhälfte.

Die mittlere Häufigkeit der tödlichen Lungenembolie beträgt nach Berechnungen von Dalen u. Alpert (4) 1:1000 Individuen pro Jahr, wobei es sich in der Hälfte der Fälle um die Terminalphase einer inkurablen Grundkrankheit, bei den übrigen Patienten um unerwartete Komplikationen handelt. Im allgemein-chirurgischen Krankengut beträgt die emboliebedingte Letalitätsrate 0,2 bis 0,7%, bei Schenkelhalsendoprothetik bis zu 2% und bei Schenkelhalsfrakturen älterer Menschen sogar bis zu 40% (10, 12). Das Auftreten nicht tödlicher postoperativer Embolien wird in 20–30% aller operierten Patienten vermutet (12). Allerdings dürfte die tatsächliche Embolierate wegen der unzureichenden diagnostischen Erfassung kleinerer embolischer Ereignisse und infarktpneumonischer Veränderungen wesentlich höher liegen (8). Diese Zahlen belegen die Bedeutung einer generellen Thromboembolieprophylaxe.

Risikofaktoren

Da Venenthrombosen ein polyfaktorielles Geschehen darstellen, ist es – auch im Hinblick auf die Intensität der zu ergreifenden prophylaktischen Maßnahmen – wichtig, sich Klarheit über das individuelle Thromboembolierisiko eines Patienten zu verschaffen. Als besonders wirksame pathogenetische Faktoren gelten:

- Alter (über 40. Lebensjahr),
- maligne, metastasierende Grundkrankheit,
- Trauma, größerer chirurgischer Eingriff,
- Immobilisierung,
- Herzinsuffizienz, Herzinfarkt,
- frühere tiefe Venenthrombose, Embolien, Varikosis,
- Paresen und Paralysen der unteren Extremitäten,
- Fettsucht, Diabetes mellitus,
- chronische Entzündungen,
- linkes Bein,
- hormonale Kontrazeption, Gravidität.

Seltene internistische Ursachen sind ätiologisch unklare, familiäre Dispositionen, entzündliche Gefäßkrankheiten, Kollagenosen, Polycythaemia vera und Thrombozytosen. Von besonderer Bedeutung sind Kombinationen dieser Risikofaktoren, und zwar ähnlich wie bei der polyfaktoriellen Entstehung der Arteriosklerose und der koronaren Herzkrankheit.

Klinik der Venenthrombose

Oberflächliche Phlebitis (Thrombophlebitis)

Sie entsteht spontan oder als Folge medizinischer Eingriffe (intravenöse Injektionen, Venenkatheter) an der oberen und unteren Extremität und bereitet keine diagnostischen Schwierigkeiten. Symptom ist der sichtbar gerötete und schmerzhaft indurierte, oberflächliche Venenstrang. Häufige Lokalisationen sind die Kubitalvenen, die V. saphena magna und parva oder auch ein entzündeter Varixknoten. Da eine oberflächliche Phlebitis Begleitsymptom einer tiefen Thrombose sein kann, ist ihre klare diagnostische Abgrenzung wichtig (nur lokale entzündliche Schwellung? Umfangszunahme der gesamten Extremität?).

Tiefe Venenthrombose (TVT, Phlebothrombose)

Sie entwickelt sich in den Wadenvenen zunächst klinisch stumm. Symptome sind aufgrund phlebographischer Befunde erst dann zu erwarten, wenn mindestens zwei Unterschenkelvenen oder das Hauptstromgebiet des Oberschenkels über eine Strecke von etwa 10 cm befallen sind. Bei Krankheitsprozessen im kleinen Becken bzw. im Rahmen der Becken-, Hüft- und Oberschenkelchirurgie ist mit der Entstehung isolierter Beckenvenenthrombosen zu rechnen, die auf lokale Venenwandschädigungen und Abflußbehinderungen durch Narbenstränge, Tumorwachstum, Hämatomkompression u. a. zurückzuführen und ursächlich in etwa

10% für Schwellungszustände der Extremität verantwortlich zu machen sind.
Die klassische klinische Symptomatik besteht in einer *Umfangszunahme* gegenüber der gesunden Seite um mehr als 1,2 cm (Frauen) bzw. 1,5 cm (Männer), die sich distal der kompletten Obturation manifestiert. Spontane oder durch Palpation auslösbare *Schmerzen* werden im Bereich von Fußsohle, Wade, Kniekehle, Adduktorenkanal oder Leistenbeuge verspürt und weisen auf begleitende Entzündungsprozesse im Verlauf der tiefen Venen hin. Häufig sind schmerzhafte diffuse Spannungsgefühle in der betroffenen Extremität. Der äußere Aspekt wird durch eine blaß-livide, gelegentlich zyanotische *Hautfarbe* und durch den häufig früh erkennbaren *venösen Kollateralkreislauf* geprägt. Letzterer ist Ursache einer *erhöhten Hauttemperatur*, die an der Oberfläche der gestauten Extremität auch thermographisch regelmäßig nachweisbar ist.

Angesichts der grundsätzlich schleichenden Entwicklung einer Thrombose ist ihre therapeutisch so wichtige Altersbestimmung meist schwierig und unzuverlässig. Akute Thrombosen in der Inneren Medizin sind in etwa der Hälfte der Fälle Thromboserezidive auf dem Boden älterer, postthrombotischer venöser Narbenzustände, die klinisch oft unbekannt bleiben. Leichter ist die Altersbestimmung, wenn der Thrombosemanifestation ein aktuelles Trauma oder eine Operation vorausgehen und dann als auslösende Mechanismen gelten können. Der Beginn einer Thrombusbildung fällt zeitlich meist mit dem Operationstrauma zusammen und wird durch Narkose, Relaxation und anschließende Immobilisierung des Patienten begünstigt; klinisch manifestiert sich die TVT nach einem symptomfreien Intervall allerdings erst zwischen dem 2. und 4., spätestens jedoch bis zum 8. postoperativen Tag. Bei zwei Dritteln der Patienten tritt sie einseitig, bei einem Drittel bilateral auf: das Verteilungsverhältnis links zu rechts beträgt 1,3–1,5, was auf die anatomisch ungünstigeren venösen Abflußverhältnisse des linken Beins zurückgeführt werden kann (Überkreuzung der linken V. iliaca durch die A. iliaca, eventuell Venensporn).

Differentialdiagnostisch sind bei einseitiger Beinschwellung neben einer Venenthrombose außerdem zu erwägen: eine lymphatische Abflußbehinderung, ein Erysipel oder andere lokale Entzündungsprozesse, eine Weichteilblutung oder ein maligner Prozeß.

Thrombose der V. cava inferior

Sie kommt meist durch proximales Einwachsen einer einseitigen Beckenvenenthrombose in die untere Hohlvene oder durch lokale – oft tumoröse – Kompression des Gefäßes zustande. Sie ist klinisch durch das Bild der massiven venösen Stauung beider unterer Extremitäten mit an der Bauchwand sichtbarem Kollateralkreislauf gekennzeichnet. Bei einseitiger Einbeziehung einer Nierenvene tritt regelmäßig eine starke Proteinurie auf, die auch bei isolierter Nierenvenenthrombose diagnostisch richtungweisend sein kann.

Tiefe Thrombose der oberen Extremität

Sie ist in vielen Fällen die akut einsetzende Spontanthrombose der V. subclavia, meistens ausgelöst durch eine abnorme mechanische Belastung der betreffenden Extremität (z. B. schweres Heben, Tennisspiel). Sie wird durch Kompression und mechanische Irritation des Gefäßnervenbündels in seinem Verlauf zwischen Klavikula und erster Rippe ausgelöst (Paget-v.-Schrötter-Syndrom). Häufig sind ferner iatrogene Thrombosen der Arm- und Achselvenen, ausgelöst durch zentral liegende Venenkatheter oder durch Subklaviapunktion, die inzwischen 3% des intensivmedizinischen Krankengutes ausmachen.

Phlegmasia coerulea dolens, venöse Gangrän

Dieser malignen Form der Beinvenenthrombose liegt eine akut einsetzende, in der Regel komplette Abflußbehinderung des venösen Rückstroms zugrunde, bei der eine Teilkompensation durch Kollateralenbildung nicht mehr erfolgen konnte (11, 19). Es kommt dabei zu einem sehr starken Druckanstieg im abhängigen Venensystem mit Stauungs- und hypoxisch bedingter massiver Flüssigkeitsextravasation, Anstieg des Gewebedruckes auf mehr als das 10fache der Norm sowie *sekundärer* Behinderung auch der arteriolären Zirkulation. Das klinische Bild besteht in einer akut einsetzenden stark schmerzhaften, prallen Stauung der unteren Extremität (nur hier bekannt!) mit tief blauroter, zyanotischer Verfärbung. Nicht selten wird die Fehldiagnose einer primären arteriellen Durchblutungsstörung gestellt, zumal auch die Fußpulse wegen des starken Ödems nicht tastbar sein können. Richtungweisend ist allerdings das pralle Ödem der gesamten Extremität. In dieser Situation besteht für den Patienten die Gefahr eines hypovolämischen Schocks durch Sequestration großer Blut- und Flüssigkeitsmengen, so daß unverzügliches therapeutisches Handeln gefordert ist (Thrombektomie, Thrombolyse). Die Letalität beträgt 15%. Häufig liegt ein malignes Grundleiden vor (paraneoplastische Thrombose). Eine Steigerungsform der Phlegmasia coerulea dolens ist die *venöse Gangrän*, bei der die geschilderten Zirkulationsbehinderungen zu mehr oder weniger ausgedehnten

Haut- und Weichteilnekrosen mit Ausbildung blutiger Spannungsblasen führen können.

Diagnostik der Venenthrombose

Die klinischen Zeichen der Venenthrombose: *Schwellung*, *lokalisierbarer Schmerz* im Verlauf der tiefen Venen, *Hautverfärbung*, *Hyperthermie* und *venöser Kollateralkreislauf*, sind diagnostisch unzuverlässig (25). Sie zeigen die komplette, obturierende Thrombose an und sind daher zur Erfassung therapeutisch beeinflußbarer Frühstadien ungeeignet.

Die *aszendierende Phlebographie* ist die zuverlässigste Methode zum Nachweis einer TVT (29). Sie sollte in Zweifels- oder Verdachtsfällen immer angestrebt werden, hat aber die Nachteile eines invasiven Verfahrens, das zur wiederholten Anwendung in der Regel nicht geeignet ist und bei einem Teil der schwerkranken Patienten aus Belastungsgründen nicht in Frage kommt. Ihre diagnostische Zuverlässigkeit beträgt nach SCHMITT (29) 95% für die Vv. poplitea und femoralis, 84% für die Unterschenkelvenen und 79% für die Beckenvenen.

Als nichtinvasive Methoden stehen zur Verfügung: die *Ultraschall-Dopplersonde* (DUS), die *Impedanzplethysmographie* (IPG), die *Thermographie* (TG) und der *Radiofibrinogentest* (RFT). Dabei kommt der Thermographie wegen ihrer geringen Spezifität die geringste klinische Bedeutung zu. Durch Kombination von DUS und IPG können obturierende Thrombosen der Oberschenkel- und Beckenvenen mit einer relativen Sicherheit von 80–90% erfaßt werden (2, 17, 25). Definitionsgemäß handelt es sich dann allerdings nicht mehr um eine Frühdiagnose. Demgegenüber besitzt der Radiofibrinogentest eine hohe Treffsicherheit für wachsende Thrombosen in den Unterschenkeln, was für die in 80–90% der Fälle multifokal in den Wadenvenen entstehenden postoperativen Thromben eine große Bedeutung besitzt (15).

Die moderne wissenschaftliche Thrombosediagnostik wäre ohne diesen Test nicht mehr denkbar. Seine Anwendung wird für die Routine allerdings aus mehreren Gründen limitiert: vor allem durch den personellen und apparativen Aufwand, durch die Hepatitisunsicherheit des Jod-125-markierten Fibrinogens und durch die Unbrauchbarkeit der Methode bei Traumen und operativen Eingriffen im Oberschenkel- und Beckenbereich.

Biochemische Untersuchungen des Gerinnungs- und Fibrinolysesystems sind für die Routinediagnostik der tiefen Venenthrombosen im allgemeinen nicht geeignet. Sie haben allerdings ihren festen Platz in der Überwachung und Steuerung der antithrombotischen Therapie.

Therapie der Venenthrombose

Die *oberflächliche Phlebitis* (Thrombophlebitis) des Unter- oder Oberschenkels wird antiphlogistisch (Acetylsalicylsäure, Phenbutazon-Derivate) und mit Kompressionsverbänden behandelt. Der Patient sollte mobilisiert werden, um den hämodynamischen Effekt der Muskelpumpe zu nutzen. Bei ausgedehnten Phlebitiden der V. saphena magna ist eine zusätzliche Antikoagulation gerechtfertigt, um ein Einwachsen der Thromben in die tiefen Venen zu verhindern. Man beachte stets, daß die oberflächliche Phlebitis Symptom einer tiefen Thrombose sein kann! Rezidivierende Phlebitiden („Phlebitis migrans") können Hinweise auf eine schwerwiegende Grunderkrankung sein (metastasierendes Neoplasma, rheumatische Systemerkrankung, Kollagenosen).

Die Behandlung der *tiefen Venenthrombose* (TVT) bedarf angesichts ihrer embolischen Komplikationsmöglichkeiten eines klaren therapeutischen Konzeptes. Sie ist stets als potentiell lebensbedrohliches Krankheitsbild aufzufassen. Nach Diagnosestellung werden zunächst die Möglichkeiten eines aktiven therapeutischen Vorgehens mit dem Ziel der Thrombosebeseitigung geprüft (Thrombektomie? Thrombolyse?). Kommen diese Maßnahmen nicht in Betracht, so wird alternativ eine Antikoagulantien- und Allgemeintherapie eingeleitet, durch die nur eine lokale Begrenzung des thrombotischen Wachstums und eine Embolieprophylaxe erzielt werden können.

Wichtigste Voraussetzung einer erfolgreichen aktiven Therapie (Thrombektomie, Thrombolyse) ist das Vorliegen einer frischen Thrombose mit einem klinischen Manifestationsalter von nicht mehr als 3 bis 5 Tagen. Innerhalb dieses Zeitraums sind die Organisationsvorgänge, die Wandadhäsion des Thrombus und die Schädigung der Venenklappen noch gering. Behandlungsziel ist die Prophylaxe tödlicher Lungenembolien, die Wiedereröffnung der Hauptstrombahn und die Vermeidung des postthrombotischen Syndroms.

Als wichtigste *Operationsindikationen* gelten:

1. Die *Phlegmasia coerulea dolens:* absolute Indikation, da angesichts der hypoxisch gefährdeten Extremität nicht genügend Zeit für einen Lyseversuch zur Verfügung steht.
2. *Kontraindikationen gegen thrombolytische*

Therapie: vor allem die frische postoperative Thrombose.

3. *Ileofemoralvenen- und Cava-Thrombosen:* vor allem bei phlebographisch gesichertem, flottierendem Thrombus.

Die präoperative Phlebographie ist zwar nicht unbedingt erforderlich, sie ist aber anzustreben, um möglichst eine Information über das Alter des Thrombus und über vorbestehende Venenveränderungen zu gewinnen. Die rechtzeitig durchgeführte Operation senkt die Häufigkeit des postthrombotischen Syndroms auf etwa ein Drittel (21, 23, 31). Insgesamt jedoch gilt, daß die Ergebnisse stark vom jeweiligen Erfahrungsstand in der Indikationsstellung und operativen Technik abhängen und daß bezüglich der Spätergebnisse nur ungenügende Vergleichsuntersuchungen über die Leistungsfähigkeit der Venenchirurgie und der Thrombolyse vorliegen.

Thrombolysetherapie

Sie erfolgt durch therapeutische Aktivierung des fibrinolytischen Systems durch Streptokinase oder Urokinase. Dabei wird ein unter Umständen erheblicher Hämostasedefekt in Kauf genommen, der seine eigenen Risiken birgt. Eine wichtige Nebenwirkung ist die Auflösung frisch gebildeten Fibrins in Stichkanälen und Operationswunden, so daß sich die Therapie postoperativ innerhalb der ersten 10 Tage im allgemeinen verbietet. Weitere Kontraindikationen sind in Tab. 39.2 aufgeführt.

Die Erfolgsaussichten auf eine vollständige oder partielle Rekanalisation der befallenen Gefäßstrecke hängt ab von Alter, Lokalisation und Ausdehnung einer Thrombose. Im allgemeinen gilt, daß der voraussichtlich beste Lyseeffekt bei frischen Thrombosen innerhalb der ersten 3–5 Tage erzielt wird (Erfolgsquote etwa 50%) und nach dem 7. Tag deutlich schlechter zu veranschlagen ist. Proximale Thrombosen sind besser zu beeinflussen als distale, kurzstreckige Verschlüsse besser als langstreckige. Grundsätzlich sollte daher eine Phlebographie die Basis der Indikationsstellung sein. Das Risiko der Thrombolyse (etwa 1% bedrohliche Blutungen) rechtfertigt ihren Einsatz nur bei Thromboselokalisationen im Bereich der V. poplitea und proximal hiervon. Kontrollierte Studien zeigen, daß bei dieser Indikationsstellung die spätere Ausbildung des postthrombotischen Syndroms im Vergleich mit alleiniger Antikoagulantientherapie auf etwa ein Drittel gesenkt werden kann (7, 16, 26).

Tabelle 39.2 Kontraindikationen der Thrombolysetherapie

Hämorrhagische Diathese
Gastrointestinale Ulzerationen und Blutungen
Hypertonie, anamnestische cerebrale Durchblutungsstörungen
Blutungen aus dem Urogenitaltrakt
Endokarditis, Vorhofflimmern
Proliferative diabetische Retinopathie
Innerhalb der ersten 10 Tage: nach operativen Eingriffen in einer Körperhöhle und invasiven diagnostischen Eingriffen (Leberpunktion, Nierenpunktion, Lumbalpunktion)
Innerhalb von 2 Monaten nach intrakraniellen Operationen
Septische Thrombose, akuter Streptokokkeninfekt
Schwere Leber- oder Niereninsuffizienz
Kavernöse Lungentuberkulose

Die klassische Thrombolyse wird mit Streptokinase in folgender Weise durchgeführt: Infusion einer Initialdiosis von 250 000 bis 500 000 Einheiten in 20 bis 30 Minuten mit anschließender Dauerinfusion von 100 000 E/h über maximal 5 bis 6 Tage. Eine längere Behandlung ist nicht möglich, da während der ersten Woche eine obligate Antikörperbildung gegen Streptokinase erfolgt, die über etwa 6 Monate persistiert. Anaphylaktoide und Fieberreaktionen werden initial häufig beobachtet und lassen sich durch Gaben von Cortison bzw. Novalgin mildern. Das Ausmaß des lytischen Effektes bedarf der Kontrolle durch tägliche Bestimmungen des Fibrinogens und der Thrombinzeit, wobei die Effektivität der Lyse dann gewährleistet zu sein scheint, wenn das Fibrinogen auf 80 mg% abfällt. An unerwünschten Nebenwirkungen treten leichtere Blutungen an Punktionsstellen und aus Stichkanälen in etwa der Hälfte der Fälle auf. Bei schweren Blutungen (urogenital, gastrointestinal, intrakraniell) kann die Lyse unmittelbar mit 100 000 bis 200 000 E Aprotinin intravenös oder mit AMCHA unterbrochen werden. Zur Substitution des Gerinnungspotentials eignen sich Frischblut und Frischplasma.

Urokinase ist ein nicht antigener Fibrinolyseaktivator humaner Herkunft, der sich im Vergleich mit der Streptokinase durch seine besondere Verträglichkeit auszeichnet (34). Er wird im allgemeinen in Dosierungen von 2000–4000 IE/kg/h nach gleich hoher Initialdosis angewendet und ist – so dosiert – im fibrinolyseaktivierenden Effekt der Streptokinase etwa gleichzusetzen. Zur Zeit ist aber keineswegs sicher, ob auch die lokal thrombolytische Wirkung beider Präparate identisch ist.

Antikoagulantientherapie (Heparin, Cumarine)

Bei der Wahl dieses therapeutischen Vorgehens überläßt man den Thrombus im wesentlichen sei-

nem biologischen Schicksal und verhindert nur das weitere appositionelle Wachstum. Die Antikoagulantientherapie ist indiziert bei:
1. Kontraindikationen gegen die Lysetherapie (vor allem postoperative Thrombosen),
2. klinische Manifestation seit mehr als 8 bis 10 Tagen,
3. im Anschluß an Thrombektomie oder Lyse zur Verhütung einer Rethrombose,
4. bei gleichzeitig bestehender Grunderkrankung (vor allem Malignom), deren Prognose den Einsatz eingreifender und kostspieliger Maßnahmen nicht mehr rechtfertigt.

Der Wert der Antikoagulantientherapie liegt dabei im wesentlichen in der Senkung der Emboliefrequenz. Zwar wird unter Heparin in den meisten Fällen offensichtlich die weitere Ausdehnung des Thrombus verhindert, das postthrombotische Syndrom aber nur in 7–20% der Fälle vermieden. Wegen der kurzen intravasalen Halbwertszeit sind Heparininfusionen grundsätzlich zu bevorzugen. Vorausgeschickt werden sollte eine Bolusinjektion von 3000–5000 IE Heparin, der dann eine Infusion von 30000–40000 IE Heparin pro Tag folgt. Eine adäquate Dosierung ist gewährleistet, wenn die PTT auf das Doppelte der Norm (etwa 80 Sekunden) und die Thrombinzeit auf das 3- bis 4fache der Norm (60–80 s) verlängert sind. Zu berücksichtigen ist eine individuell und krankheitsbedingt unterschiedliche Heparintoleranz der Patienten. Bei Überdosierungen kann Heparin durch Protaminchlorid antagonisiert werden (5, 14, 20, 28).

Nach Abklingen der akuten Symptomatik bzw. nach 6–8 Tagen (während dieser Zeit ist der Thrombus so weit an der Venenwand fixiert, daß die Emboliegefahr wesentlich abgenommen hat) sollte die weitere Behandlung mit oralen Antikoagulantien fortgesetzt werden. Man beginnt mit dem Cumarinpräparat überlappend 3 Tage vor Ende der Heparininfusion und setzt diese erst ab, wenn die volle Wirkung des oralen Antikoagulans eingetreten ist. Die Cumarintherapie wird dann über 3 bis 6 Monate fortgesetzt, bis es zur vollen Endothelisierung, Rekanalisation und Ausheilung der Thrombose gekommen ist. Plättchen-Aggregationshemmer sind zur Behandlung von Venenthrombosen ungeeignet. In der Akutphase ist der Patient zur Emboliebprävention 8 bis 10 Tage lang streng zu immobilisieren. Durch Hochlagerung des Beins und elastische Kompressionsverbände wird die Rückbildung des entzündlichen und stauungsbedingten Ödems gefördert, was durch ein Antiphlogistikum gegebenenfalls unterstützt werden kann. Salbenverbände und feuchte Umschläge werden subjektiv als angenehm empfunden, sind aber medizinisch gesehen nicht sehr wirksam und bergen die Gefahr der Hautmazeration.

Thrombo-Embolie-Prophylaxe

Eine generelle Thrombo-Embolie-Prophylaxe bei Schwerkranken und immobilisierten Patienten ist erforderlich, weil okkulte tiefe Venenthrombosen hier besonders verbreitet und Ausgangspunkt tödlicher Lungenembolien sind. Eine geeignete Thrombo-Embolie-Prophylaxe ist im Hinblick auf die Erhaltung der physiologischen Venenfunktion ungleich wirksamer als die sekundär eingeleitete Thrombosetherapie. An prophylaktischen Maßnahmen kennen wir
1. physikalische und pharmakologische Methoden, die den venösen Rückstrom fördern und damit der Stase hämodynamisch entgegenwirken,
2. Pharmaka, die in den Hämostasemechanismus eingreifen,
3. die Kombination beider Wirkungsprinzipien.

Die sachgerechte Thrombo-Embolie-Prophylaxe hat das individuelle Risiko eines Patienten zu berücksichtigen. Ein nicht blutungsgefährdeter *internistischer Patient* kann anders und wirksamer behandelt werden als ein frisch operierter, denn die bei weitem effektivste Methode der Thrombo-Embolie-Prophylaxe – volle Gerinnungshemmung durch Heparin oder orale Antikoagulantien – kann wegen ihrer Blutungsgefährdung nur bei einem Teil der Patienten eingesetzt werden. Sie ist indiziert bei postthrombotischem Syndrom zur Rezidivprophylaxe der Lungenembolie, beim frischen Herzinfarkt, bei Paralysen der unteren Extremitäten u. a. Dagegen wird in den *operativen Fächern* neben der prophylaktischen Wirksamkeit vor allem der Gesichtspunkt der Blutungsgefährdung eines Patienten durch die Prophylaxe vordergründig.

Physikalische Methoden

Die herkömmlichen physikalischen Methoden der Thrombo-Embolie-Prophylaxe bestehen in perioperativer Hochlagerung, Bandagieren der Beine mit Hilfe von Kompressionsverbänden oder elastischen Strümpfen sowie in Frühmobilisation und Physiotherapie des Patienten. Es kann aber heute als erwiesen gelten, daß diese Methoden allein keineswegs ausreichen, um die peroperative Entstehung der Thromben zu verhindern. Wirksam sind dagegen komplizierte mechanische Verfahren, wie die intermittierende, pneumatische Unterschenkelkompression, die elektrische Wadenstimulation und die passive Dorsal- und Plantarflexion der Füße, die mit Erfolg intra- und postoperativ zum Einsatz gelangten. Hiermit läßt sich die Inzidenz von Thrombosen im Mittel von 25% auf 5–8% senken. Allerdings hat der mit diesen Verfahren verbundene technische und organisatorische Aufwand ihre breitere Anwendung bisher verhindert (9, 22, 27).

Medikamentöse Methoden

Medikamentöse Methoden der Thrombo-Embolie-Prophylaxe sind teils gerinnungsphysiologisch, teils rheologisch wirksam. Für den operativen Bereich hat vor allem die *niedrig dosierte Heparinprophylaxe* („LD-Heparin") weite Verbreitung gefunden. Dabei werden jeweils 5000 E Heparin subkutan etwa 2 Stunden vor Operationsbeginn injiziert und bis zur vollständigen Mobilisierung des Patienten in 8- bis 12stündigen Intervallen fortlaufend verabreicht. Die Wirksamkeit dieser Methode ist durch zahlreiche klinische Studien untermauert, in denen die Inzidenz postoperativer Thrombosen im Mittel von 29% auf 7% gesenkt werden konnte (9,10, 13, 18).
Gleichzeitig wurde die Häufigkeit postoperativer Lungenembolien in allgemein-chirurgischen Kollektiven von 0,7 auf 0,1% vermindert (13, 18). Als geeigneter „Standard-Patient" für diese Art der Thrombo-Embolie-Prophylaxe kann daher formuliert werden:

- Lebensalter über 40 Jahre,
- Operation an Brust- oder Bauchhöhle bzw. unterer Extremität von mindestens 30 Minuten Dauer,
- keine Kontraindikation (z. B. generalisierter hämostatischer Defekt oder unzugängliche lokale Blutung).

Die niedrig dosierte Heparinprophylaxe ist den Vitamin-K-Antagonisten überlegen, weil keine Laborkontrollen notwendig sind und weil das Blutungsrisiko geringer ist. Noch nicht völlig geklärt ist die Situation bei Patienten mit hohem Risiko, insbesondere im Rahmen der orthopädischen Hüftgelenkschirurgie, wo der antithrombotische Effekt der niedrig dosierten Heparinprophylaxe aus verschiedenen Gründen unzureichend ist (9). Daneben besteht ein gewisses Risiko intra- und postoperativer Blutungen trotz fehlender Beeinflussung der üblichen Gerinnungsparameter, so daß eine Höherdosierung des Heparins zwecks Effektivitätssteigerung der Prophylaxe nicht in Frage kommt (1,24). Auswege aus diesem Problem sind durch kombinierte Anwendung der LD-Heparinprophylaxe mit Plättchenaggregationshemmern (30) oder mit dem vasoaktiven Prinzip des Dihydroergotamins (DHE) gesucht worden (32). DHE übt eine vasokonstriktorische Wirkung auf die kapazitiven Gefäße aus, tonisiert das gesamte Venensystem und verstärkt den Blutrückstrom zum rechten Herzen. Wird DHE mit LD-Heparin kombiniert, so kann der antithrombotische Effekt signifikant verbessert werden. Dosierungen und Injektionsintervalle sind dieselben der einfachen LD-Heparinprophylaxe. Indikationen für diese Kombination wären daher Patienten mit erhöhtem Thrombo-Embolie-Risiko, sofern keine wesentlichen kardiovaskulären Vorschädigungen bestehen: Bei nachweisbarer Koronarinsuffizienz ist DHE kontraindiziert, da es die Nitritwirkung antagonisiert.
Auch die *indirekten Antikoagulantien (Cumarine)* können für die postoperative Thrombo-Embolie-Prophylaxe eingesetzt werden, wie jahrelange Erfahrungen zeigen (5, 6, 33). Der Therapiebeginn erfolgt am 1. bis 3. postoperativen Tag, so daß mit dem vollen prophylaktischen Effekt erst nach weiteren 2 bis 3 Tagen gerechnet werden kann (Einstellung des Quick-Wertes auf etwa 20%). Dieses zweifellos effektive Verfahren hat sich aber wegen der langen Latenz bis zum Wirkungseintritt, wegen der Schwierigkeiten bei der Einstellung im sogenannten therapeutischen Bereich sowie wegen der manchmal bedrohlichen Blutungskomplikationen in der operativen Medizin nicht durchsetzen können.
Dextrane wirken sich infolge ihres Hämodilutionseffektes zirkulationsfördernd aus. Zusätzlich besitzen sie auch Angriffspunkte an den zellulären Blutelementen und bei der Fibrinbildung. Die prophylaktische Wirksamkeit von Dextran 40, 60 und 70 konnte in umfangreichen Studien unter Beweis gestellt werden; dabei ist der Effekt etwa demjenigen der LD-Heparin-Prophylaxe gleichzusetzen (3, 10). Die Anwendung von Dextranen wird aber durch gelegentlich auftretende schwere allergische und anaphylaktoide Nebenwirkungen, zum Teil mit Schockfolge, eingeschränkt. Berücksichtigt man ferner die unter Dextraninfusion regelmäßig eintretende Blutvolumenexpansion mit ihren Problemen bei eingeschränkter Herz- und Kreislauffunktion, so kann insgesamt gesagt werden, daß Dextrane nach den Antikoagulantien als Antithrombotika zweiter Wahl anzusehen sind und unter Beachtung der Risiken nur bei speziellen Indikationen entweder allein oder in Kombination mit LD-Heparin eingesetzt werden können.

Plättchenaggregationshemmer

Den Thrombozyten kommt bei der Initiierung und Unterhaltung venöser Thrombosen, anders als bei arteriellen Gefäßerkrankungen, eine deutlich geringere Bedeutung zu. Der alleinige Einsatz von Plättchenaggregationshemmern (Acetylsalicylsäure [ASS], Dipyridamol, Sulfinpyrazon) erscheint daher in der venösen Thrombo-Embolie-Prophylaxe weniger erfolgversprechend als die weiter oben dargestellten Methoden (9). So ließ sich trotz umfangreicher Studien nicht immer eine signifikante Verminderung der postoperativen Thrombosefrequenz aufzeigen, was neuerdings auf eine unterschiedliche ASS-Empfindlichkeit bei Frauen und Männern zurückgeführt wird. Allerdings kann auf Acetylsalicylsäure (500 bis 1000 mg/Tag) oder eine ASS-Dipyridamol-Kombination zurückgegriffen werden, wenn eine gewisse Langzeitprophylaxe bei gleichzeitig bestehenden Kontraindikationen gegen eine Cumarintherapie angestrebt wird.

Literatur

1 Allen, N. H., J. D. Jenkins, C. J. Smart: Surgical haemorrhage in patients given subcutaneous heparin as prophylaxis against thromboembolism. Brit. Med. J. 1 (1978) 1326

2 Bollinger, A.: Was leistet die Doppler-Ultraschall-Technik in der Diagnose der tiefen Beinvenenthrombose? VASA 4 (1975) 16–21

3 Brokop, T., B. Eklöf u. Mitarb.: Prevention of fatal postoperative pulmonary embolism by Dextran 70 or low doses of heparin. An international multicenter trial. Thrombos. Haemostas. 42 (1979) 248

4 Dalen, J. E., J. S. Alpert: Natural history of pulmonary embolism. In: Pulmonary Emboli, hrsg. von A. Sasahara, E. Sonnenblick, M. Lesch. Grune u. Stratton, New York, 1974; S. 77–88

5 Deutsch, E.: Klinische Anwendung der Antikoagulantien. In: Antikoagulantien, Handbuch der experimentellen Pharmakologie. Bd. XXVII, hrsg. von F. Markwardt. Springer, Berlin 1971; S. 302–508

6 Dick, W., P. Matis, W. Mayer: Ergebnisse einer alternierenden Antikoagulantien-Prophylaxe. Der Chirurg 32 (1961) 443–446

7 Duckert, F., G. Müller u. Mitarb.: Treatment of deep vein thrombosis with streptokinase Brit. Med. J. 1 (1975) 479

8 Freiman, D. G., J. Suyemoto, S. Wessler: Frequency of thromboembolism in man. New Engl. J. Med. 272 (1965) 1278

9 Gallus, A. S., J. Hirsh: Prevention of venous thromboembolism. Sem. Thromb. Hemost. 2 (1976) 232

10 Gruber, U. F., V. Sturm, J. Rem, N. Schaub, W. W. Rittmann: The present state of prevention of postoperative thromboembolic complications. Bibltca Haemat. 41 (1975) 98–124

11 Haimovici, H.: Ischemic Forms of venous thrombosis. Thomas, Springfield, Ill. 1971

12 Hume, M., S. Sevitt, D. P. Thomas: Venous Thrombosis and pulmonary Embolism. Harvard University Press, Cambridge Mass. 1970

13 International multicentre trial: Prevention of fatal post-operative pulmonary embolism by low doses of heparin. Lancet 1975/2, 45–51

14 Jaenecke, J.: Antikoagulantien- und Fibrinolysetherapie, 2. Aufl. Thieme, Stuttgart 1976

15 Jung, W., R. Friedrich, F. Duckert, U. F. Gruber: Der Radiofibrinogentest zur Diagnose frischer tiefer Venenthrombosen. Schweiz. Med. Wschr. 105 (1975) 391

16 Kakkar, V. V.: Fibrinolytic treatment of venous thrombosis. In: Thrombosis: Pathogenesis and Clinical Trials, hrsg. von E. Deutsch, K. Lechner. Schattauer, Stuttgart 1974; S. 227–237

17 Kakkar, V. V.: Deep vein thrombosis, detection and prevention. Circulation 51 (1975) 8–19

18 Kakkar, V. V.: International multicentre trial: Prevention of fatal postoperative pulmonary embolism by low doses of Heparin. Lancet 1977/I, 567–569

19 Kappert, A.: Phlegmasia coerulea dolens VASA 3 (1974) 467–470

20 Koller, F.: Klinische Beurteilung der Antikoagulantien. Internist 10 (1969) 8–15

21 Kristen, H.: Thrombophlebitis und Phlebothrombose, In: Angiologie: Grundlagen, Klinik und Praxis, hrsg. von G. Heberer, G. Rau, W. Schoop. Thieme, Stuttgart 1974; S. 778–800

22 Mahler, F.: Indikationen für das Einbinden der Beine. Schweiz. Med. Wschr. 108 (1978) 143–146

23 May, R.: Die Chirurgie der Beinvenen. In: Angiologie: Grundlagen, Klinik und Praxis, hrsg. von G. Heberer, G. Rau, W., Schoop. Thieme, Stuttgart 1974; S. 761–771

24 Pachter, H. L., Th. S. Riles: Low-dose-Heparin: Bleeding and wound complications in the surgical patient. Ann. Surg. 186 (1977) 669

25 Richards, K. L., I. D. Armstrong jr., G. Tikoff, E. J. Hershgold, J. L. Booth, J. B. Rampton: Non invasive diagnosis of deep venous thrombosis. Arch. Intern. Med. 136 (1976) 1091–1096

26 Rösch, J., Ch. T. Dotter, A. J. Seaman, J. M. Porterm, H. H. Common: Healing of deep venous Thrombosis: Venographic Findings in a randomized Study comparing Streptokinase and Heparin. Amer. J. Roentgenol. 127 (1976) 553–558

27 Salzman, E. W.: Physical methods for prevention of venous thromboembolism. Surgery 81 (1977) 123–124

28 Salzman, E. W., D. Deykin, R. M. Shapiro, R. Rosenberg Management of heparin therapy. Controlled prospective trial. New Engl. J. Med. 292 (1975) 1046–1050

29 Schmitt, H. E.: Möglichkeiten und Grenzen der antegraden Phlebographie. Vasa 3 (1974) 440–445

30 Schöndorf, Th. H., D. Hey: Combined administration of low dose heparin and aspirin as prophylaxis of deep vein thrombosis after hip joint surgery. Hemostasis 5 (1976) 250–257

31 Senn, A.: Die venöse Thrombektomie. Vasa 4 (1975) 22–25

32 Stammatakis, I. D., V. V. Kakkar, D. Lawrence, V. P. Ward: Synergistic effect of heparin and dihydroergotamin in the prophylaxis of postoperative deep vein thrombosis. In: Postoperative Thromboembolie-Prophylaxe, hrsg. von H. W. Papst u. G. Maurer. Schattauer, Stuttgart 1977; S. 109–118

33 Sturm, V., U. F. Gruber: Wert der Kumarinderivate zur Thromboembolieprophylaxe in der Chirurgie, Orthopädie und Gynaekologie. Schweiz. med. Wschr. 104 (1974) 1507–1516

34 Theiss, W., A. Kriessmann, E. Sauer, A. Wirtzfeld: Urokinase bei tiefer Venenthrombose. Dtsch. med. Wschr. 102 (1977) 212

40 Lungenarterienembolie

Von W. DISSMANN, H.-J. BUSCHMANN und W. THIMME

Pathophysiologie

Aufgrund klinischer, pathologisch-anatomischer sowie tierexperimenteller Untersuchungen kann heute nicht mehr bezweifelt werden, daß das Ausmaß der mechanischen Verlegung der Lungenstrombahn für die hämodynamischen und klinischen Konsequenzen einer Lungenarterienembolie entscheidende Bedeutung hat. So konnte in einer Untersuchung, die sowohl klinische wie pathologisch-anatomische Befunde berücksichtigte, nachgewiesen werden, daß im Falle eines letalen Ausgangs nach Lungenembolie mindestens 60% des Gefäßquerschnittes verlegt waren (7). Dies gilt natürlich nur für Fälle, bei denen keine kardiopulmonalen Grunderkrankungen vorliegen, die bereits vor Eintritt der Lungenarterienembolie eine Druckerhöhung im Lungenkreislauf verursachen. Neben dem dominierenden Einfluß der rein mechanischen Verlegung der Lungenstrombahn kommt zusätzlich funktionellen Veränderungen im Sinne einer humoral oder reflektorisch gesteuerten Vasokonstriktion Bedeutung zu. Tierexperimentelle Untersuchungen zeigten zunächst, daß die pulmonalarterielle Hypertension einer Makroembolie in der Tat von der mechanischen Verminderung des Gefäßquerschnittes abhängt (5). Auf der anderen Seite wurde im Tierexperiment die Existenz einer humoral oder reflektorisch gesteuerten Vasokonstriktion nachgewiesen. Es handelt sich hierbei allerdings um eine Versuchsanordnung mit Mikroembolisierung von Arteriolen und Präkapillaren, die mit den Bedingungen einer Makroembolie beim Menschen im Prinzip nicht vergleichbar ist. Es ist aber vorstellbar, daß eine Fragmentierung von Thrombenmaterial mit Verlegung von Arteriolen oder die Freisetzung von Serotonin oder anderen vasoaktiven Peptiden aus thrombozytenreichen Fragmenten im Einzelfall die durch mechanische Verlegung hervorgerufene Druckerhöhung zusätzlich verstärken kann (19). Es soll schon hier betont werden, daß zwingende therapeutische Konsequenzen aus diesen Überlegungen bisher nicht abgeleitet werden können. Eine Übersicht über den augenblicklichen Stand des Wissens findet sich bei LASCH (10).

Pathophysiologische Beobachtungen am Menschen unter Einschluß hämodynamischer Messungen bestätigen die oben getroffenen Feststellungen (13–16). Der Pulmonalarteriendruck ist mehr oder weniger stark erhöht (Abb. 40.1).

Ferner ist die Beobachtung wichtig, daß extreme Erhöhungen des Pulmonalarteriendruckes beim Fehlen präexistenter kardiopulmonaler Erkrankungen nicht vorkommen. Es hat den Anschein, daß die obere Grenze der Anpassungsfähigkeit des normalen rechten Ventrikels an akute Drucksteigerung bereits bei einem pulmonalarteriellen Mitteldruck von etwa 40 mm Hg erschöpft ist (12). Findet man höhere Drucke, so spricht dies stark für eine bereits präexistente Drucksteigerung, etwa infolge chronisch-rezidivierender Embolien (4, 15).

Der rechte Vorhofs- bzw. zentralvenöse Druck zeigt erwartungsgemäß eine direkt lineare Abhängigkeit vom Pulmonalarteriendruck; die Bestimmung des zentralen Venendruckes ist bei jedem Patienten mit Verdacht auf Lungenarterienembolie obligat. Allerdings sind regelmäßige Anstiege erst

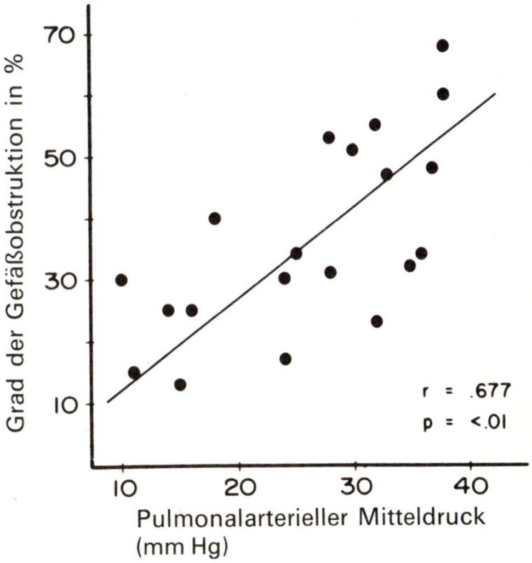

Abb. 40.1 Signifikante Beziehung zwischen pulmonalarteriellem Mitteldruck und dem angiographisch nachgewiesenen Grad der pulmonalarteriellen Obstruktion bei 20 Patienten mit Lungenembolie (nach *McIntyre* u. *Sasahara*)

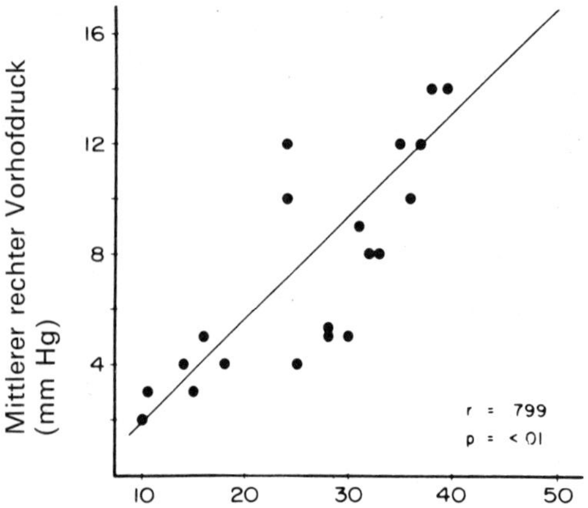

Abb. 40.2 Signifikante Beziehung zwischen pulmonalarteriellem Mitteldruck und mittlerem rechten Vorhofdruck bei 20 Patienten mit Lungenembolie (nach *McIntyre* u. *Sasahara*)

bei Pulmonalarteriendrucken oberhalb von 30 mm Hg zu erwarten (Abb. 40.2).

Es ist leicht einzusehen, daß die Auswirkungen einer Lungenembolie auf den Systemkreislauf ebenfalls vom Grad der Obstruktion der Lungenstrombahn abhängen und damit mit den bereits dargestellten hämodynamischen Parametern korrelieren müssen. Die Abnahme des Schlagvolumens kann in gewissen Grenzen durch die nahezu obligate Steigerung der Sinusfrequenz kompensiert werden. In schweren Fällen resultiert eine hochgradige Verminderung des Herzzeitvolumens mit entsprechendem Anstieg der arteriovenösen Sauerstoffgehaltsdifferenz. So wurde ein mittlerer Herzindex von 0,95 $l/min/m^2$ bei 11 Patienten mit Kreislaufschock infolge Lungenembolie beobachtet (8).

Von einigen Autoren wird auf das nicht seltene Vorkommen einer Bradykardie verbunden mit arterieller Blutdruckerniedrigung hingewiesen (17, 23). Hierfür dürften einmal reflektorische Vorgänge von Bedeutung sein. Die Sinusbradykardie besteht dann nur kurze Zeit und bildet sich spontan entsprechend den hämodynamischen Anforderungen zurück. Die meisten bradykarden Rhythmusstörungen finden sich allerdings in der Terminalphase einer fulminanten Lungenembolie.

Die Auswirkungen der Lungenembolie auf den Systemkreislauf werden verstärkt durch eine nahezu regelmäßig anzutreffende arterielle Hypoxämie (13, 24). Ein normaler arterieller Sauerstoffdruck schließt die Diagnose Lungenembolie weitgehend aus. Die Hypoxämie ist mit der pulmonalarteriellen Drucksteigerung eng korreliert. Als Ursache der Untersättigung des Blutes nach Lungenembolie werden eine Zunahme der venösen Beimischung und eine Störung des Ventilations-Perfusions-Verhältnisses nachgewiesen.

Klinik

Wie sich aus der Darstellung der pathophysiologischen Zusammenhänge ergibt, muß die klinische Symptomatik einer Lungenembolie in erheblichem Maße von dem Grad der pulmonalarteriellen Obstruktion und Vasokonstriktion abhängig sein. Bei kleineren Embolien stehen lokale Symptome im Vordergrund: Dyspnoe, Zyanose, thorakale unter Umständen atemabhängige Schmerzen, Hämoptysen und eine wenig ausgeprägte Sinustachykardie. Massivere Embolien werden darüber hinaus zu ausgeprägten Sinustachykardien, arteriellen Hypotensionen bis zur Ausbildung eines Kreislaufschocks führen. Bei fulminanten Lungenembolien mit Obstruktion der Lungenstrombahn über 60–70% hinaus tritt die schwere Kreislaufsymptomatik gegenüber den oben beschriebenen Symptomen ganz in den Vordergrund. Als Ausdruck des erheblich reduzierten Herzzeitvolumens und der schweren arteriellen Hypoxämie können Somnolenz bis Bewußtlosigkeit, Oligurie bis Anurie als führende klinische Symptome hinzutreten. Von der zuletzt genannten Patientengruppe sterben nach statistischen Untersuchungen über 60% bereits in der ersten Stunde nach dem Ereignis (9, 22). Über die Häufigkeit klinischer Symptome bei der Lungenembolie informiert die Tab. 40.1. Übliche klinische oder physikalische Befunde wie Tachypnoe, Rasselgeräusche, lauter 2. Pulmonalton, 3. oder 4. Herzton, können in der Mehrzahl der Fälle von submassiver Embolie fehlen. Für alle Patienten mit Lungenembolie ohne Rücksicht auf ihre hämodynamischen Auswirkungen sind die folgenden klinischen Umstände charakteristisch: längere Immobilität (Herzinsuffizienz, schwere bakterielle Infektionen), postoperativ, posttraumatisch, postpartal, lokale Thrombosen. Natürlich haben die erwähnten Begleitumstände nur eine beschränkte diagnostische Aussagekraft.

Tabelle 40.1 Häufigkeit klinischer Symptome bei Lungenembolie (25)

Dyspnoe	80%
Pleuraschmerz	70%
Unruhe	60%
Husten	55%
Hämoptoe	35%
Schwitzen	25%

Diagnostik

Elektrokardiogramm

Das EKG-Bild des akuten Cor pulmonale ist die Folge der plötzlichen und massiven Drucksteigerung im Lungenkreislauf. Folgende Veränderungen sind charakteristisch:

1. $S_I Q_{III}$-Typ,
2. negative T-Wellen in den Ableitungen III und aVF,
3. negative T-Wellen in den rechtspräkordialen Ableitungen (V_1-V_4),
4. P-pulmonale,
5. unvollständiger oder vollständiger Rechtsschenkelblock,
6. Linksverschiebung der R/S-Übergangszone im Brustwand-EKG.

Keines der hier aufgeführten Zeichen ist für sich genommen spezifisch (1, 14). So kann ein $S_I Q_{III}$-Typ bereits physiologischerweise vorliegen, kann ein kompletter Rechtsschenkelblock als Ergebnis degenerativer Herzerkrankungen gefunden werden oder ein P-pulmonale im Zusammenhang mit chronischer Rechtsherzüberlastung auftreten. Die genannten Kriterien gewinnen jedoch an diagnostischer Zuverlässigkeit, wenn sie akut und im Zusammenhang mit embolieverdächtigen Symptomen auftreten. Da die Lungenembolie in der Mehrzahl der Fälle eine Erkrankung ist, die während stationärer Behandlung im Gefolge prädisponierender Grunderkrankungen auftritt, wird der Vergleich mit einem präembolisch registrierten EKG den Nachweis erbringen können, daß die als charakteristisch herausgestellten EKG-Veränderungen akut aufgetreten sind und damit als beweiskräftig oder zumindest stark verdächtig angesehen werden können.

Störungen der Erregungsbildung und -leitung geben keine spezifischen diagnostischen Hinweise. Sinustachykardien sind die Regel, supraventrikuläre Rhythmusstörungen (Extrasystolen, ektope Tachykardien, Vorhofflimmern bzw. -flattern) können beobachtet werden. Auf bradykarde Rhythmusstörungen wurde bereits bei der Besprechung der pathophysiologischen Zusammenhänge hingewiesen.

Die Abb. 40.3 und 40.4 zeigen einige Beispiele charakteristischer EKG-Veränderungen bei Lungenembolien, wobei besonderer Wert auf den Vergleich des akut registrierten mit den entsprechenden vorausgegangenen EKGs gelegt wird.

Die charakteristischen EKG-Veränderungen des akuten Cor pulmonale können überhaupt nur bei 15% aller Fälle von Lungenembolie erwartet werden (1, 12). Der Grund dafür ist darin zu suchen, daß nur Obstruktionen von mehr als 50% der Lungenstrombahn zu einer Druckbelastung des rechten Ventrikels im Sinne eines akuten Cor pulmonale führen. Ferner ist leicht einzusehen, daß präembolische EKG-Veränderungen, insbesondere Schenkelblockbilder, die Aussagekraft weiter einschränken. Aber auch das Fehlen von EKG-Veränderungen kann Hinweise in Richtung auf die Diagnose Lungenembolie – wenn auch solche mit nur geringer Obstruktion – enthalten. Dies gilt dann, wenn bei akut aufgetretenen Schmerzen im Thoraxbereich gleichzeitig Veränderungen fehlen, die für akuten Myokardinfarkt oder Angina pectoris typisch sind.

Röntgenaufnahme

Ein gewöhnliches Thoraxröntgenbild stellt ein wertvolles diagnostisches Hilfsmittel dar, wenn auch Veränderungen, die auf eine Lungenembolie hinweisen, nicht häufig zu finden sind. Eine normale Röntgenthoraxaufnahme schließt eine Lungenembolie nicht aus. Mit ihrer Hilfe ist es jedoch möglich, daß in Einzelfällen andere thorakale Erkrankungen mit ähnlicher klinischer Symptomatik, z.B. Pneumothorax, ausgeschlossen werden können. Sie ist jedoch auch unerläßlich für die Interpretation von Lungenszintigrammen (s. später).

Direkte Zeichen der Embolie im Röntgenbild treten nur auf, wenn entweder die Pulmonalarterie, ihre Hauptstämme oder Lappenarterien verschlossen sind, d.h. massive oder submassive Embolien vorliegen. Das wichtigste Zeichen ist eine lokalisierte Verminderung oder das Fehlen der Gefäßzeichnung im Gebiet der Lungenembolie bei gleichzeitig erhöhter Transparenz, die auf eine lokale Oligämie hindeutet (lokale oder diffuse Oligämie = Westermark-Zeichen).

Eine einseitige Erweiterung der Hilusarterie (Knuckle sign) beruht auf dem im Gefäß befindlichen Embolus. Hinter der Verschlußstelle kann es zu einer deutlichen Kaliberreduktion der Arterie kommen. Indirekte Zeichen der Embolie sind der unilaterale Zwerchfellhochstand, ein Pleuraerguß oder plattenförmige basale Atelektasen. Indirekte Zeichen der Lungenembolie ergeben sich ferner durch Hämorrhagien und Infarktbildung. Im ersteren Falle kommt es infolge Einblutung in die Alveolarräume zu flüchtigen Verdichtungen. Der Lungeninfarkt zeigt sich als eine Verschattungsfigur in Form einer stumpfen Kegelbildung, wobei die Basis des Kegels an der Pleuraoberfläche liegt und die

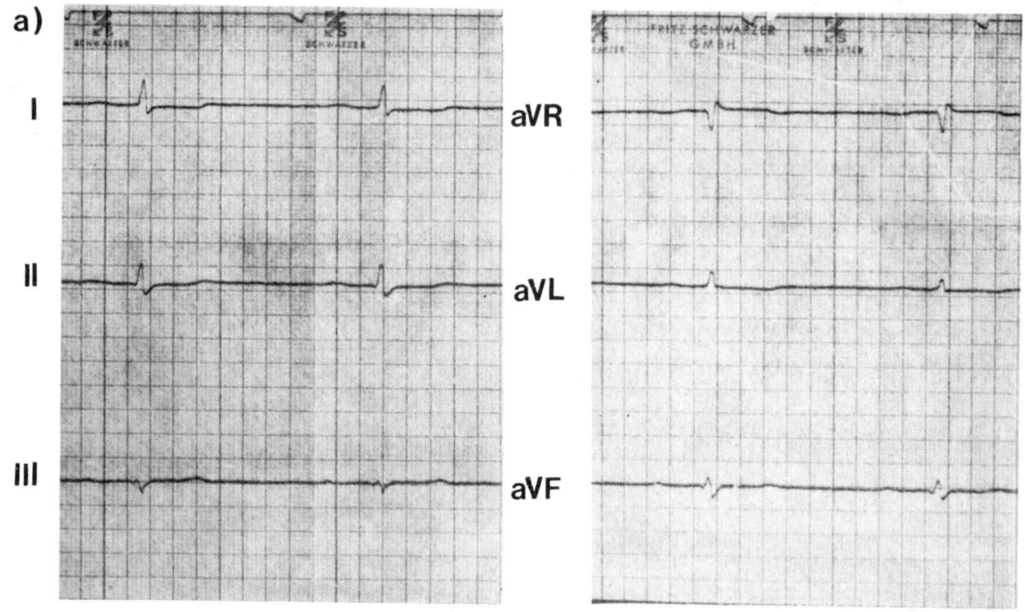

Abb. 40.3 Akutes Cor pulmonale bei einer 68jährigen Patientin fünf Tage nach Cholezystektomie (Lungenembolie angiographisch nachgewiesen)
a) Präoperatives EKG: Sinusrhythmus um 60/min, angedeuteter Linkstyp. Linksventrikuläre Störung der Erregungsrückbildung (Digitalis)

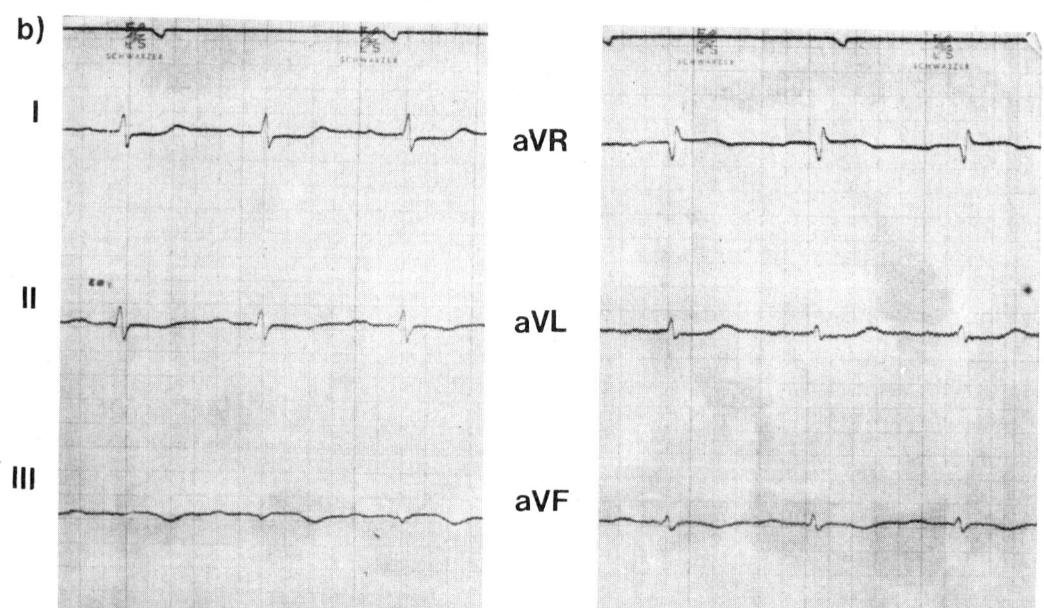

b) Fünf Tage nach Cholezystektomie, Registrierung kurze Zeit nach einem akuten Anfall mit Dyspnoe, Zyanose und Blutdruckabfall: Sinustachykardie um 100/min, deutlichere Ausprägung von S_I und Q_{III} als im Vor-EKG, negatives T in III und aVF sowie in V_1 bis $V_{4(5)}$, Linksverschiebung der R/S-Übergangszone (zwischen V_5 und V_6). Kein P-pulmonale!

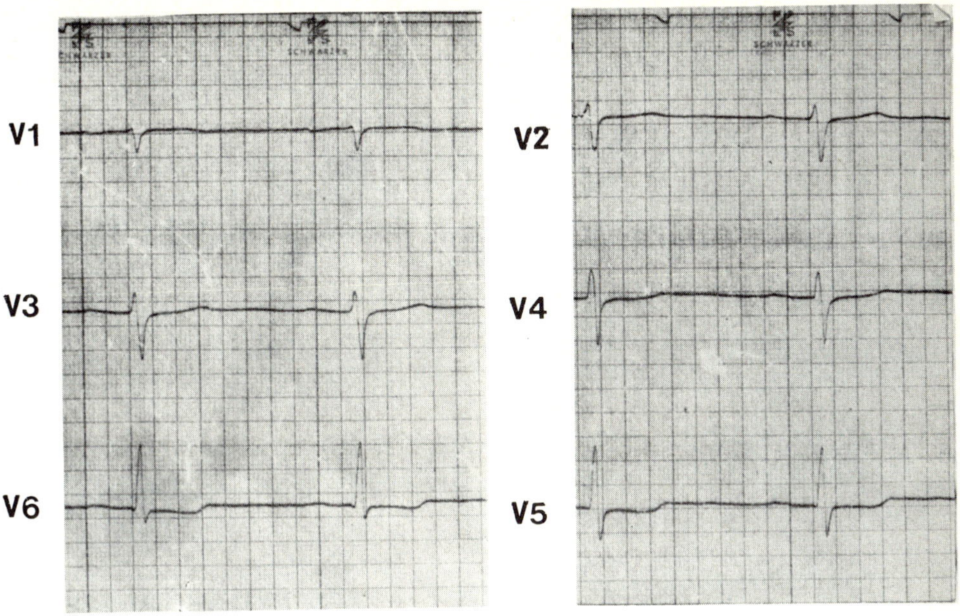

Zu Abb. 40.**3** a

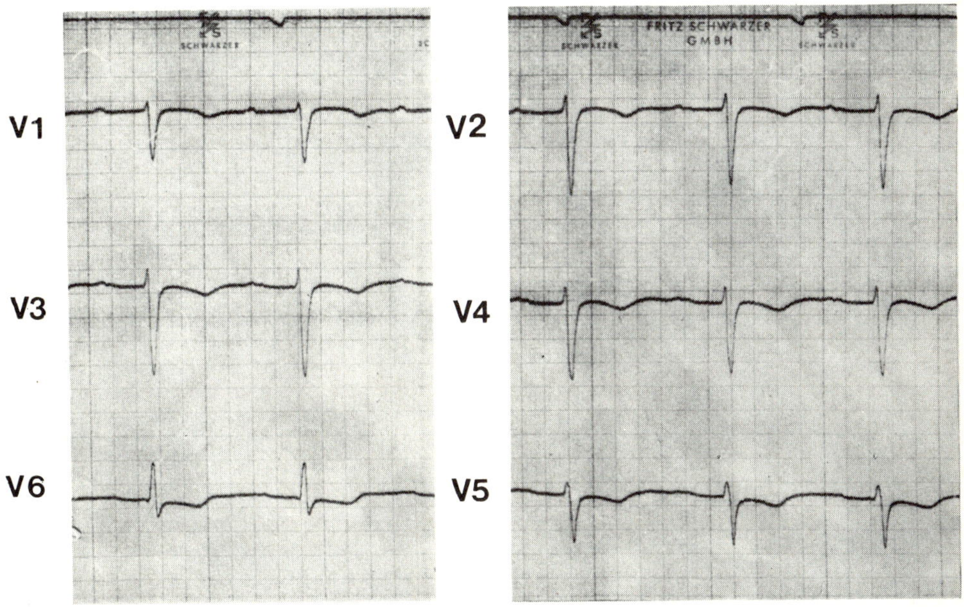

Zu Abb. 40.**3** b

a)

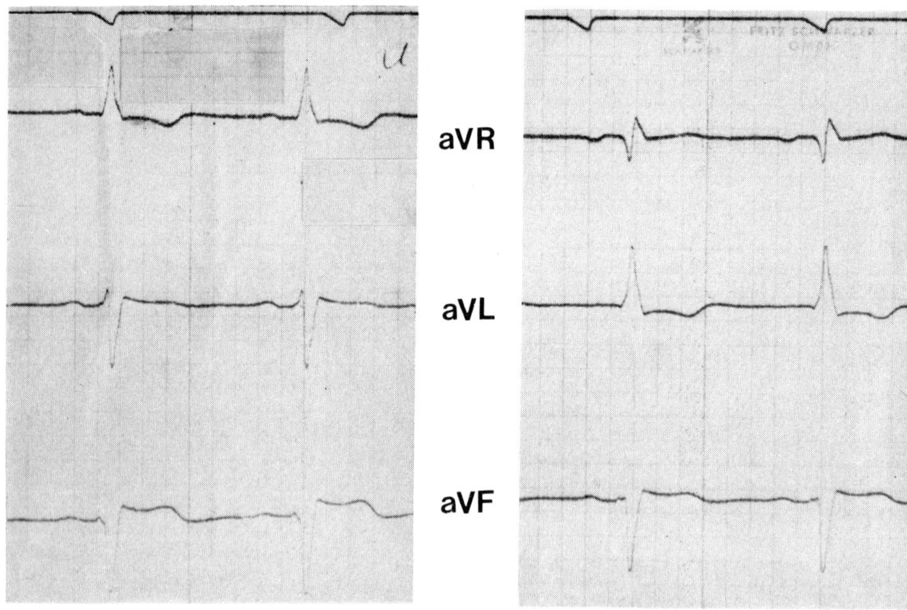

Abb. 40.**4** Akutes Cor pulmonale bei einem 72jährigen Patienten mit Prostatakarzinom (Lungenembolie angiographisch nachgewiesen). Schwere vorbestehende EKG-Veränderungen

a) Aufnahme-EKG: Sinusrhythmus um 75/min. Sogenannter überdrehter Linkstyp. Linksanteriorer Hemiblock. QRS 0,12 s. Schwere linksventrikuläre Störung der Erregungsrückbildung im Sinne von Innenschichtveränderungen

b)

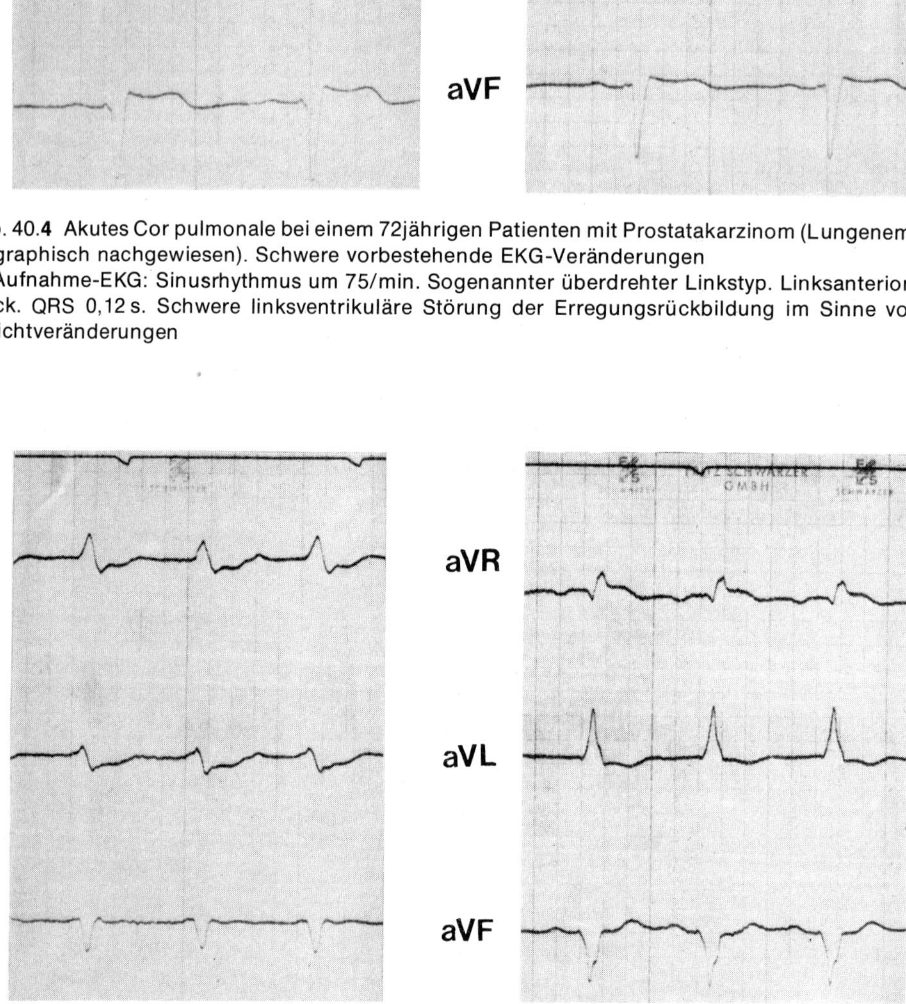

b) Acht Tage später, Registrierung unmittelbar nach Kollaps auf der Toilette: Wechsel zwischen Sinustachykardie um 125/min (Goldberger-Ableitungen, V_2-V_5) und etwa gleich schnellem ektopen supraventrikulärem Reizbildungszentrum in den übrigen Ableitungen (av-Dissoziation). Ausbildung eines kompletten Rechtsschenkelblocks, QRS 0,15 s. Negatives T in V_1 und angedeutet in V_2

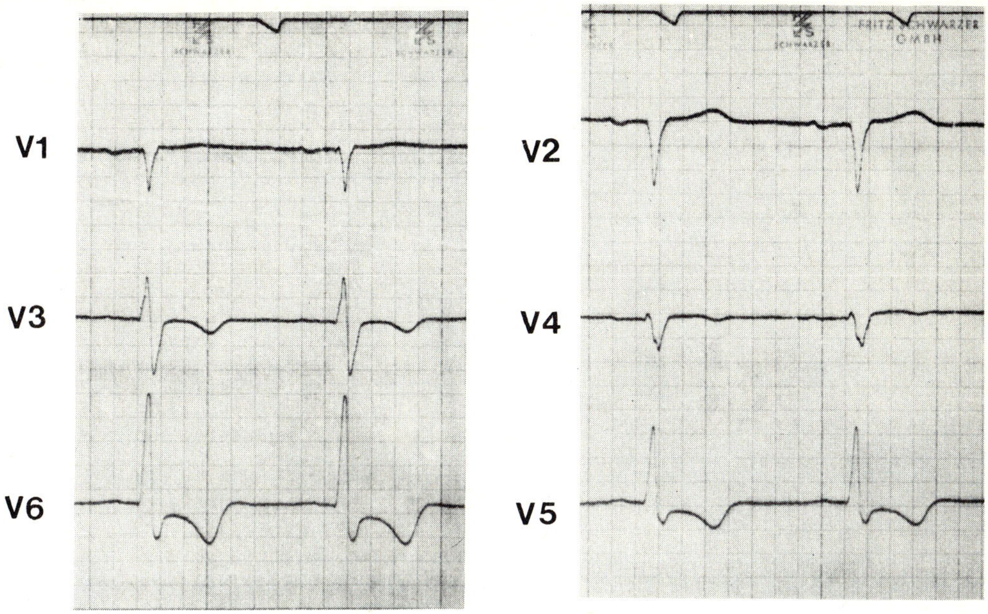

Zu Abb. 40.**4** a

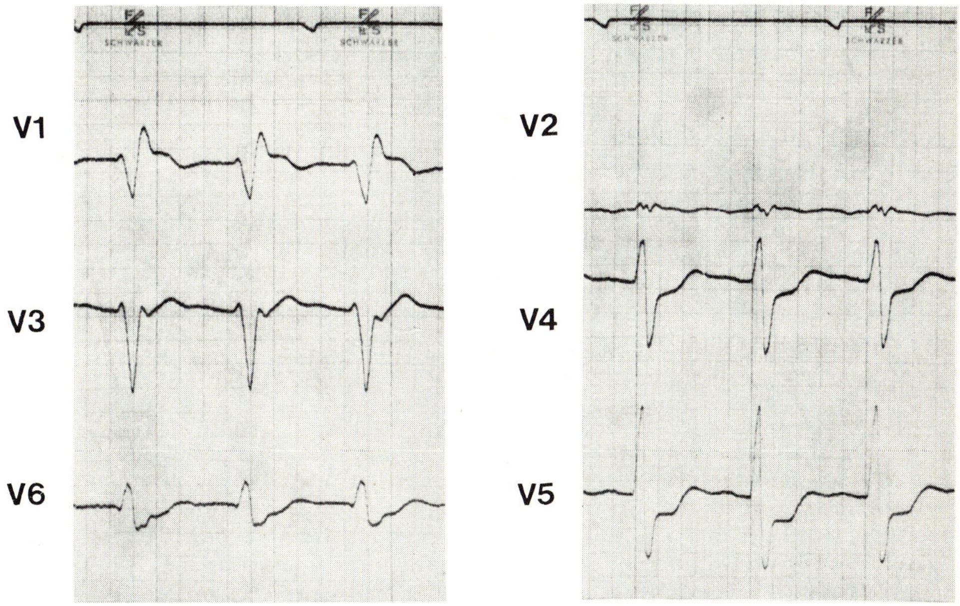

Zu Abb. 40.**4** b

Spitze nach zentral zum Hilus zeigt (Hamptom's hump). Die Angaben über die Häufigkeit der gefundenen Veränderungen im konventionellen Röntgenbild schwanken beträchtlich. Die bei Schwerkranken ohnehin nur im Liegen durchführbare Untersuchung läßt eine subtile Röntgendiagnostik aus technischen Gründen in der Regel nicht zu. Kein Zeichen ist absolut beweisend. Dies gilt auch für das Westermark-Zeichen, das z.B. auch beim Lungenemphysem auftreten kann (Literatur s. 5).

Lungenszintigraphie

Die Methode beruht auf der Fixierung von gammastrahlenden, mit ^{131}J-markierten Partikeln von Humanalbumin im Lungenkapillarbett. Eine fehlende Fixierung in mehr oder weniger ausgedehnten Lungenabschnitten entsteht durch Drosselung oder Aufhebung der Lungendurchblutung in diesem Bereich. Ursächlich kommen hierfür natürlich nicht nur endovasale Obstruktionen durch eine Lungenembolie in Frage, sondern zahlreiche Ursachen, die durch direkte Kompression der Lungenarterien oder funktionell über Störungen der Ventilation zu einer Engstellung bzw. Minderperfusion des betroffenen Lungenabschnittes führen. So können z.B. Tumoren, Pneumonien, Atelektasen, Lungengerüsterkrankungen und Pleuraschwarten einen szintigraphisch nachweisbaren Perfusionsausfall hervorrufen, ohne daß dieser von vornherein kausal eingeordnet werden kann. Die Indikation zur Durchführung eines Lungenszintigramms ist jedoch dann gegeben, wenn Klinik und EKG eine Diagnosestellung noch nicht zulassen. In der Mehrzahl der Fälle wird es sich dabei um Patienten handeln, bei denen das Ausmaß der Obstruktion nicht sehr groß ist, d.h. weniger als 50% des Lungengefäßbettes betrifft. Hier kann ein positives Szintigramm, d.h. gleichmäßig verteilte Radioaktivität über beide Lungen, eine Lungenarterienembolie mit Sicherheit ausschließen; andererseits kann ein umschriebener Perfusionsausfall den Verdacht erhärten, sofern andere der oben erwähnten Erkrankungen klinisch oder röntgenologisch ausgeschlossen werden können. Bei einer Lungenembolie ist die Ventilation im Bereich eines Perfusionsausfalles normal. Durch Kombination der Perfusionsszintigraphie mit der Ventilationsszintigraphie (Xenon 133) gelingt es daher, die Treffsicherheit der nuklearmedizinischen Diagnostik zu erhöhen (6). Es bleiben jedoch Fälle, vor allem solche mit chronisch-obstruktiven Lungenerkrankungen, bei denen die Differenzierung große Schwierigkeiten macht. Dann kann eine Klärung, soweit dies klinisch überhaupt relevant ist, nur durch Pulmonalisangiographie herbeigeführt werden.

Pulmonalisangiographie

Sie ist das spezifischste Verfahren in der Diagnostik der Lungenarterienembolie und wird daher in allen zweifelhaften Fällen durchgeführt (s. Abb. 40.**5**). Ihre Bedeutung ist insbesondere für Patienten herausgestellt worden, bei denen die Kreislaufwirkungen so schwerwiegend sind, daß die Frage nach einer Embolektomie in den Vordergrund tritt (s. unten). Einige Autoren fordern die Angiographie als diagnostische Voraussetzung zur Embolektomie, um vor diagnostischen Irrtümern insbesondere der Verwechslung von Lungenembolie und Herzinfarkt sicher zu sein (2, 18). Mit Recht wird jedoch andererseits darauf hingewiesen, daß mit dieser aufwendigen Untersuchung wertvolle Zeit verlorengeht, bevor der operative Eingriff vorgenommen werden kann, und daß in den dringendsten Ausnahmefällen die Diagnose aus Klinik und EKG mit ausreichender Sicherheit gestellt werden kann. Große Lungenembolien kann man bei nicht transportablen Patienten auch mit einem fahrbaren Röntgengerät diagnostizieren durch Injektion von Kontrastmittel in beide Armvenen (5).

Laboruntersuchungen

Für die akute Diagnostik von Lungenembolien spielen Laboruntersuchungen keine Rolle. Auch im Verlauf der Erkrankung nach 1 bis 2 Tagen kommt ihnen keine große Aussagekraft zu. Vor allem die Trias, Erhöhung der Lactatdehydrogenase (LDH), Anstieg des Serumbilirubins mit gleichzeitig normaler Oxalattransaminase (SGOT) wurde als vielversprechendes Hilfsmittel zur Differentialdiagnose des akuten Thoraxschmerzes angesehen. Verschiedene Arbeiten haben jedoch gezeigt, daß diese und viele andere unspezifische Laboruntersuchungen nicht sehr hilfreich sind (17, 24). Auf die Bedeutung des arteriellen Sauerstoffdruckes zur Abschätzung des Schweregrades wurde oben bereits hingewiesen.

Therapie

Die Therapie der Lungenarterienembolie verfolgt zwei verschiedene Ziele: 1. die Rezidivprophylaxe durch Antikoagulantien (Heparin, Cumarinderivate) oder Cava-Clip bzw. Cava-Schirm und 2. die Beseitigung der Pulmonalarterienobstruktion durch Fibrinolyse oder Embolektomie. Maßgeblich für die Wahl des anzuwendenden Verfahrens ist der Schweregrad des klinischen Befundes. Allgemeine Behandlungsmaßnahmen sind Sauerstoffnasensonde und Digitalisierung.

Auswirkungen

Patienten ohne oder mit nur geringen hämodynamischen Auswirkungen (Pulsfrequenz normal oder Sinustachykardie um 100/min, Blutdruck unverändert oder gering erniedrigt, zentraler Venendruck normal oder leicht erhöht):
Heparin 5000–20000 E (in Abhängigkeit vom Körpergewicht) initial i. v., anschließend Dauerinfusion von 40000 E/24 h. Kontrollen: Verlängerung der Thrombinzeit auf das 2- bis 3fache der Norm.
Cumarinderivate (normaler Ausgangsquick vorausgesetzt): 1. Tag: z. B. 15 mg Marcumar; 2. Tag: 9 mg; 3. Tag: Dosierung nach Quick. Heparininfusion ab.
Kontraindikationen: Zustand nach apoplektischem Insult (etwa 3 Wochen); pharmakologisch nicht zu beherrschende Hypertonie; floride gastrointestinale Blutung; spezielle postoperative Probleme (z. B. Neurochirurgie); während der Schwangerschaft speziell Kontraindikation für Cumarinderivate, nicht für Heparin.
Indikationen für eine Rezidivprophylaxe mit Hilfe des Cava-Clips oder Cava-Schirms: Embolierezidive trotz Gerinnungshemmung im therapeutischen Bereich; eventuelle Kontraindikationen gegen eine Antikoagulantientherapie.

Mittlere Auswirkungen

Patienten mit ausgeprägten hämodynamischen Veränderungen (ausgeprägte Sinustachykardie, arterieller Blutdruck erniedrigt, zentraler Venendruck erhöht, beginnende Vasokonstriktion der Haut, deutliche arterielle Hypoxämie, Oligurie):
Fibrinolyse: Initialdosis etwa 500000 IE Streptokinase/20–30 min i. v., anschließend etwa 100000 IE/h.
Kontrollen: Verlängerung der Thrombinzeit auf das 2- bis 3fache der Norm.
Behandlungsdauer: 24 bis 48 Stunden in Abhängigkeit von der klinischen Symptomatik bzw. vom zentralen Venendruck. Anschließend Antikoagulantientherapie wie oben.
Kontraindikationen gegen die Fibrinolyse: Apoplektischer Insult (4 bis 6 Wochen), postoperativ (10 Tage), gastrointestinale Blutungen oder frische Ulzerationen, post partum (10 Tage), Verletzung einer Körperhöhle, Leber- oder Nierenbiopsie (10 Tage), Thorakozenthese, Lumbalpunktion (10 Tage), bakterielle Endokarditis, bei Vorbehandlung mit Antikoagulantien Inaktivierung von Heparin durch Protaminsulfat bzw. Substitution von Prothrombinkonzentrat und Vitamin K bei Vorbehandlung mit Cumarinderivaten. Als Alternative zur Streptokinase steht Urokinase zur Verfügung. Die Initialdosis und die Erhaltungsdosis beträgt 4000–5000 E/kg Körpergewicht. Die Behandlungsdauer richtet sich nach der Entwicklung des klinischen Bildes. Als Richtzahlen werden 24 bis 36 Stunden für Streptokinase und 12 bis 24 Stunden für Urokinase genannt (11).
Bei bestehender Kontraindikation gegen die Lysetherapie sind folgende Alternativmaßnahmen zu erwägen: Antikoagulantientherapie einerseits bzw. Bereitschaft zur Embolektomie bei weiterer Verschlechterung.

Schocksymptomatik

Patienten mit Kreislaufschock ohne Beeinflußbarkeit durch Sauerstoff, eventuell Beatmung, Katecholamine, eventuell Antiarrhythmika (ausgeprägte Sinustachykardie, arterieller Blutdruck stark erniedrigt, zentraler Venendruck stark erhöht, ausgeprägte Vasokonstriktion der Haut, schwere Zyanose, Oligoanurie, Somnolenz bis Bewußtlosigkeit):
Embolektomie mit Hilfe des extrakorporalen Kreislaufs, Cava-Clip. Fibrinolyse und Katecholamine bei Fehlen der entsprechenden technischen Voraussetzungen.

Anmerkungen zu den Behandlungsmaßnahmen

Die Antikoagulantientherapie zur Rezidivprophylaxe ist heute allgemein anerkannt. Mit Rezidiven ist bei optimaler Einstellung nur in Ausnahmefällen zu rechnen (Literatur bei 11). Eine kritische Phase stellt die Umstellung von Heparin auf die allein weiterzuführende Cumarintherapie am 3. Tag dar. Da der Quick-Test nicht nur durch die vorausgegangene Cumarinbehandlung, sondern auch durch die Heparintherapie beeinflußt wird, ist auf einen genügenden zeitlichen Abstand (etwa 4 Stunden) zwischen Beendigung der Heparininfusion und der Blutentnahme zur Quick-Bestimmung zu achten.
Die Fibrinolyse führt erwiesenermaßen zu einer rascheren Auflösung (4) der embolisierten Thromben

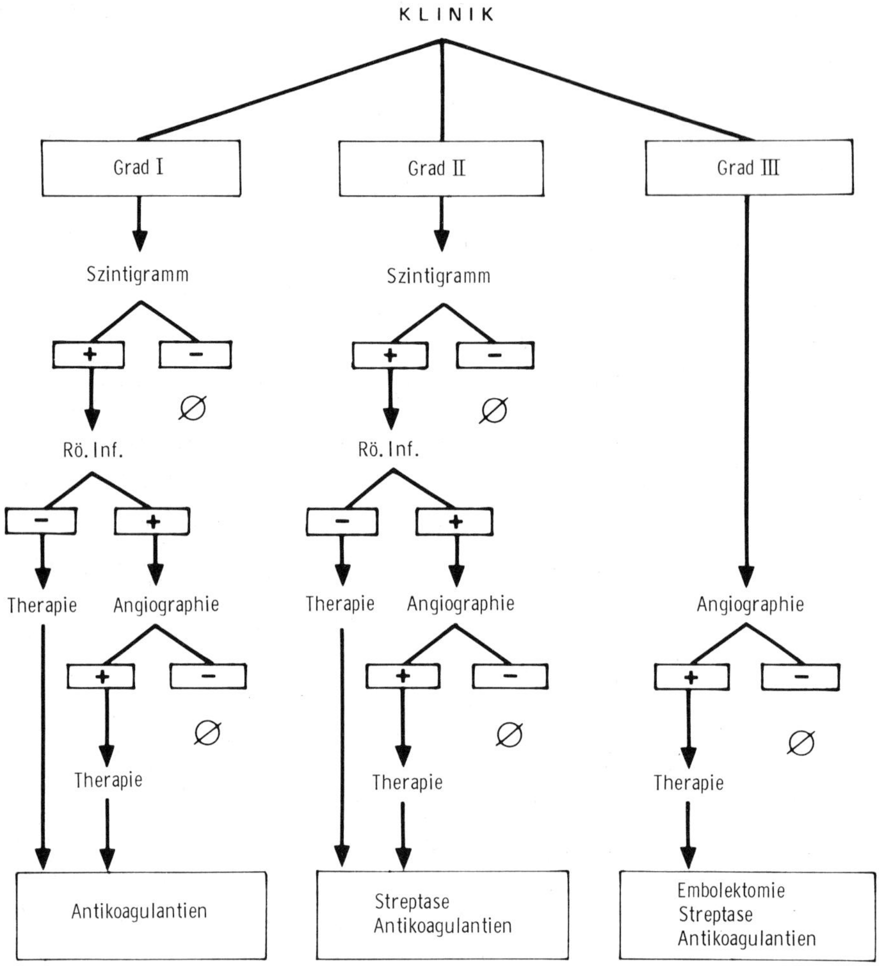

Abb. 40.5 Übersicht zum diagnostischen und therapeutischen Vorgehen bei Lungenarterienembolie

als die alleinige Heparinbehandlung. So ließ sich unter Fibrinolyse ein Abfall des mittleren Pulmonalarteriendruckes um 30% innerhalb der ersten 24 Stunden nachweisen, während unter Heparin lediglich ein Abfall um 4% auftrat (25, 26). Diese Untersuchung stützt sich auf ein umfangreiches Patientengut mit jeweils mehr als 70 Patienten in beiden Gruppen. Vereinzelt wurden Rezidivembolien nach Einleitung einer Fibrinolyse beobachtet (22). Die Ursache muß in einer Fragmentierung oder Lösung fixierter peripherer Thromben gesehen werden. Der kritische Zustand der für die Fibrinolyse in Frage kommenden Patienten rechtfertigt das offensichtlich nur geringe Risiko.

Die Embolektomie mit Hilfe des extrakorporalen Kreislaufs stellt für die Patienten mit pharmakologisch nicht beherrschbarem Kreislaufschock die einzige Überlebenschance dar (18, 21). Nach einer Zusammenstellung über mehr als 200 Patienten überlebten fast 43% (20). Diese Aussage erfährt allerdings insofern eine gewisse Einschränkung, als nicht im Einzelfall zu übersehen ist, ob die geforderten Kriterien zur Embolektomie voll erfüllt waren. Von zahlreichen Autoren (2, 18, 23) wird übereinstimmend darauf hingewiesen, daß in einem hohen Prozentsatz ein nicht beherrschbarer Herzstillstand bzw. nicht beherrschbares Kammerflimmern mit Beginn der Anästhesie auftraten. Sie empfehlen deshalb für alle Patienten, die für eine Embolektomie in Frage kommen, die unverzügliche Anlage eines partiellen venoarteriellen Bypaß nach Kanülierung der V. und A. femoralis. Fehlen die technischen Voraussetzungen zur Embolektomie, bleibt nur der Behandlungsversuch mit Fibrinolyse und Katecholaminen. Von der Anwendung der Katecholamine kann man sich in Einzelfällen einen Zeitgewinn versprechen, der ausreichend sein mag, daß eine wirksame streptokinase-induzierte Fibrinolyse eintreten kann.

Eine Zusammenfassung des diagnostischen und therapeutischen Vorgehens ist in Abb. 40.5 enthalten. Die Zuordnung zu drei unterschiedlichen Schweregraden ergibt sich im wesentlichen aus dem Kreislaufverhalten und dem Sauerstoffdruck (s. oben). Das Szintigramm ist außer bei den Patienten mit ausgeprägtem Kreislaufschock die erste weitergehende Untersuchungsmethode zur Sicherung der Diagnose. Ist das Szintigramm negativ, so ist die Lungenembolie in aller Regel ausgeschlossen. Ist es positiv und finden sich im Röntgenbild der Thoraxorgane an entsprechender Stelle keine Infiltrationen (s. Rö. Inf., Abb. 40.5), so kann bei Schweregrad 1 und Schweregrad 2 die Diagnose für gesichert gelten und die Therapie beginnen. Finden sich aber Infiltrationen, so sollte, falls immer möglich, eine Pulmonalisangiographie die Diagnose endgültig bestätigen, ergibt sich doch aus der Diagnose nicht nur die Akuttherapie, sondern auch die für den Patienten auf lange Zeit belastende ambulante Weiterbehandlung mit Antikoagulantien. Bei Patienten mit Kreislaufschock verzichtet man in der Regel auf die Szintigraphie und bestätigt die Diagnose nur durch die Angiographie vor Fibrinolysetherapie oder Embolektomie, je nach den örtlichen Gegebenheiten. Überhaupt muß dieser tabellarische Vorschlag je nach Sicherheit der klinischen Diagnose auf der einen Seite und Vorhandensein der diagnostischen und therapeutischen Methodik auf der anderen Seite modifiziert werden.

Literatur

1 Ahonen, A.: Electrocardiographic changes in massive pulmonary embolism. Acta med. scand. 201 (1977) 539–545

2 Berger, R. L.: Pulmonary embolectomy for massive embolization. Amer. J. Surg. 121 (1971) 437

3 Dalen, E.I., F.W. Haynes, F.G. Hopkin, G.L. Evans, P. Bhardway, L. Dexter: Cardiovascular responses to experimental pulmonary embolism. Amer. J. Cardiol. 20 (1967) 3

4 Dalen, J.E., J.S. Banas, H.L. Brooks, G.L. Evans, J.A. Paraskos, L. Dexter: Resolution rate of acute pulmonary embolism in man. New Engl. J. Med. 280 (1969) 1194

5 Felix, R.: Röntgenologische Diagnostik und Differentialdiagnostik der Lungenembolie und des Infarktes. Verh. dtsch. Ges. inn. Med. 84 (1978) 321

6 Fridrich, R.: Nuklearmedizinische Methoden in der Diagnostik der Lungenembolie. Verh. dtsch. Ges. inn. Med. 84 (1978) 330

7 Gorham, L.W.: A study of pulmonary embolism. Arch. intern. Med. 108 (1961) 8, 189

8 Del Guercio, L.R.M., J.D. Cohn, N.R. Feins, R.P. Coomaraswamy, L. Mantle: Pulmonary embolism shock. J. Amer. med. Ass. 196 (1966) 71

9 Just-Viera, J.O., T. Norwood, G.H. Yeager: Importance of shock and cyanosis in pulmonary embolism. Ann. Surg. 165 (1967) 528

10 Lasch, H.G.: Pathophysiologie der Lungenembolie. Verh. dtsch. Ges. inn. Med. 84 (1978) 287

11 v. d. Loo, J.: Antikoagulantien und Thrombolytica in der Behandlung der akuten Lungenembolie. Verh. dtsch. Ges. inn. Med. 84 (1978) 348

12 Mack, J., A.C. Beall, C.C. Griffith, D.M.L. Rosenberg, J.J. Sampson: Salvaging the patient with acute massive pulmonary embolism. Dis. Chest 42 (1962) 584

13 McIntyre, K.M., A.A. Sasahara: The hemodynamic response to pulmonary embolism in patients without prior cardiopulmonary disease. Amer. J. Cardiol. 28 (1971) 288

14 McIntyre, K.M., A.A. Sasahara, D. Litmann: Relation of the electrocardiogram to hemodynamic alterations in pulmonary embolism. Amer. J. Cardiol. 30 (1972) 205

15 McIntyre, K.M., Sasahara, A.A.: Hemodynamic and ventricular responses to pulmonary embolism. Progr. cardiovasc. Ars. 17 (1974) 175

16 Sasahara, H., Canilla, J., Morse, R.: Clinical and physiologic studies in pulmonary Thromboembolism. Amer. J. Cardiol. 20 (1967) 10

17 Sasahara, A.A.: Pulmonary vascular responses to thrombembolism. Mod. Conc. cardiov. Dis. 36 (1967) 55

18 Satter, P.: Die Embolektomie bei Lungenembolie. Verh. dtsch. Ges. inn. Med. 84 (1978) 356

19 Sautter, R.D., W.O. Myers, F.J. Wenzel: Implications of the urokinase study concerning the surgical treatment of pulmonary embolism. J. thorac. cardiovasc. Surg. 63 (1972) 54

20 Scannel, J.G.: Diskussionsbemerkung. Amer. J. Surg. 121 (1971) 440

21 Schulte, H.D.: Lungenarterienembolie. Chirurgische Aspekte. Dtsch. Ärztebl. 76 (1979) 85

22 Soloff, L.A., T. Rodman: Acute pulmonary embolism. Amer. Heart J. 74 (1967) 829

23 Stansel, H.C., M. Hume, W.L. Glenn: Pulmonary embolectomy. New Engl. J. Med. 276 (1967) 717

24 Szues, M.M., u. Mitarb.: Diagnostic sensitivity of laboratory findings in acute pulmonary embolism. Ann. intern. Med. 74 (1971) 161–166

25 Urokinase – Pulmonary – Embolism Trial. Circulation 47, Suppl. 2 (1973)

26 Urokinase – Streptokinase – Pulmonary Embolism Trial: A cooperative study. J. Amer. med. Ass. 229 (1974) 1606–1613

41 Herzoperation und Herztrauma

Von Ruth Gattiker und G. Hossli

Einleitung

Die Chirurgie am Herzen und an den großen herznahen Gefäßen begann mit einem Fall der Herztraumatologie. Als Rehn (19) im Jahre 1896 erstmals mit Erfolg eine Herzstichverletzung durch Naht versorgte, widerlegte er damit die These der chirurgischen Unantastbarkeit des Herzens und ebnete zugleich auch den Weg für operative Eingriffe zur Korrektur von erworbenen und angeborenen Herzfehlern.

1925 führte Souttar (23) die erste sogenannte „geschlossene" Kommissurotomie bei rheumatischer Mitralklappenstenose durch, und 1945 operierten Crafoord (4) in Europa und gleichzeitig Gross (16) in Amerika erstmals eine angeborene Aortenisthmusstenose.

1950 beschrieben Bigelow u. Mitarb. (2) die Methode der kontrollierten Oberflächenhypothermie zur Herabsetzung des Stoffwechsels und damit auch des Sauerstoffverbrauchs als Hilfsmittel für kurze Eingriffe am eröffneten Herzen im temporären Kreislaufstillstand.

Die Ära der großen offenen Herzchirurgie beginnt indessen erst 1953, als Gibbon (15) die erste erfolgreiche Herzoperation mit Hilfe einer Herz-Lungen-Maschine zum Verschluß eines Vorhofseptumdefektes durchführte.

Durch die Herzchirurgie ist die Idee der Intensivmedizin im allgemeinen und insbesondere die der postoperativen Intensivbehandlungsstation mit speziell ausgebildetem Arzt- und Pflegepersonal sehr stark gefördert worden. Dies liegt auf der Hand, wenn man die absolute Notwendigkeit einer lückenlosen Überwachung und Behandlung von Patienten bedenkt, bei denen die Funktionen lebenswichtiger Organe, wie die des Herzens und der Lungen, temporär ausgeschaltet und von einer Maschine übernommen, deren Körpertemperatur weit unter die Norm gesenkt und deren Säure-Basen- und Elektrolyt-Gleichgewicht erheblich gestört worden sind.

Verletzungen des Herzens und herznaher Gefäße

(21)

Mit zunehmender Häufigkeit und Schwere der Verkehrsunfälle in unserer Zeit haben besonders die *stumpfen* Verletzungen des Herzens (Ruptur, Commotio und Contusio cordis) sowie die traumatischen Rupturen der Aorta thoracalis zugenommen. Penetrierende Herzverletzungen kommen dagegen vor allem durch Herzschüsse oder Herzstiche (Messerstechereien usw.) zustande.

Ruptur und penetrierende Herzverletzungen führen, je nach Größe und Lokalisation, in vielen Fällen sehr rasch zum Tode durch Verblutung oder durch akute Perikardtamponade. Beide Verletzungsformen zeigen jedoch häufig einen protrahierten Verlauf mit nur relativ langsam zunehmender Blutung ins Perikard und Ausbildung einer *Herztamponade* (s. S. 35.4). Dies sind die Fälle, welche auf eine traumatologische oder herzchirurgische Intensivbehandlungsstation gehören und einer äußerst genauen und sorgfältigen Beobachtung bedürfen. Zunahme des zentralvenösen Druckes, obere Einflußstauung, Abnahme des arteriellen Druckes und der Diurese, schlechte periphere Durchblutung, Atemnot, Pulsus paradoxus, evtl. Bradykardie, zunehmende „low voltage", evtl. Rhythmusstörungen oder ischämische Zeichen im EKG, radiologische Verbreiterung des Mediastinums und Verstreichen der Herztaille sind Alarmzeichen, die ein rasches Eingreifen durch Perikardpunktion und bei schneller Zunahme der Tamponade Thorakotomie und operative Versorgung der Herzverletzung erfordern. Es ist selbstverständlich, daß Patienten – auch mit geringstem Verdacht auf eine Herzverletzung – frühzeitig unter optimalen Transportbedingungen (Helikopter, Kardiomobil) auf eine Abteilung oder in ein Spital mit adäquaten Behandlungsmöglichkeiten verlegt werden müssen. Große Rupturen der Herzwand oder der Herzscheidewände (traumatische Septumdefekte) können in der Regel, sofern sie nicht ohnehin sofort zum Tode führen, nur an herzchirurgischen Zentren erfolgreich behandelt werden.

Die **Contusio und Commotio cordis** kommen bei

vielen sog. Polyblessés mit Thoraxprellungen, die oft gar nicht immer im Vordergrund stehen, als Nebenerscheinung vor. Sie manifestieren sich in erster Linie durch mannigfaltige Formen von Rhythmusstörungen oder T-Veränderungen im Sinne der myokardialen Ischämie (intramurale Suffusionen, Hämatome usw) bei sonst anamnestisch völlig herzgesunden Patienten und bilden vor allem ein Überwachungsproblem. Oft ist die Behandlung der Rhythmusstörungen mit Antiarrhythmika oder – seltener – bei drohender oder manifester Herzinsuffizienz mit Herzglykosiden oder Katecholaminen notwendig.

Die *traumatische Aortenruptur*, eine typische Folge von Dezelerationstraumen bei Verkehrsunfällen oder bei Sturz aus großer Höhe, ist sozusagen immer an den typischen Stellen, direkt supravalvulär oder häufiger im Bereich des Isthmus aortae, also an der Abgangsstelle des Ductus (Ligamentum) Botalli lokalisiert. Während bei der vollständigen Ruptur der sofortige Tod eintritt, verläuft die Verletzung in ca. $^{1}/_{5}$ der Fälle zweizeitig, wobei vorerst nur ein Intimariß erfolgt, welcher nicht zur vollständigen Diskontinuität des Gefäßes führt, sondern zur Bildung eines traumatischen Aneurysmas spurium. Solche Fälle müssen, vorausgesetzt, daß der Befund klinisch und radiologisch stationär bleibt, nicht notfallmäßig, jedoch innerhalb einer gewissen Zeitspanne doch operiert werden, da sie in 90% sekundär rupturieren. Auch hier ist in der posttraumatischen Phase eine intensive Überwachung indiziert, welche vor allem in absoluter Ruhigstellung des Patienten und Kontrolle der Herz-Kreislauf- und Atemfunktion besteht. Bei Stabilisierung des akuten Zustandes kann die Operation mindestens 4–6 Wochen nach dem Unfallereignis unter idealeren Bedingungen vorgenommen werden als im akuten Stadium selbst.

Die postoperative Überwachung und Intensivbehandlung von Patienten mit Herztrauma und Verletzung herznaher Gefäße ist grundsätzlich dieselbe, wie die nach Herz- und großen Gefäßoperationen im allgemeinen und soll deshalb zusammen mit dieser im nachfolgenden Abschnitt besprochen werden.

Herzoperationen

Die Chirurgie des Herzens hat in den letzten 20 Jahren enorme Fortschritte gemacht, die es heute schließlich ermöglichen, fast alle erworbenen und – mit einigen wenigen Ausnahmen – auch kongenitalen Herzvitien operativ zu korrigieren. Die einzelnen Faktoren, die zum heutigen hohen Entwicklungsstand der Herzchirurgie geführt haben, sind:

1. Die stetige Verbesserung der chirurgischen Technik.
2. Die Entwicklung von morphologisch und funktionell geeigneteren Klappenprothesen und Graftmaterialien.
3. Die Erweiterung der Kenntnisse auf dem gesamten Gebiet der Pathophysiologie des extrakorporalen Kreislaufs und der Organperfusion. Die Verbesserung des Myokardschutzes während der Dauer der koronaren Ischämie und die Entwicklung besserer, das Blut weniger traumatisierender Oxygenatoren und Blutfilter.
4. Experimentelle und klinische Untersuchungen führten zur Erweiterung der Kenntnisse der Wirkungen von Anästhetika, Analgetika und Sedativa auf Herz und Kreislauf sowie der Interferenzwirkungen dieser Drogen mit anderen, bei herzchirurgischen Patienten häufig zur Anwendung gelangenden Medikamenten.
5. Die Fortschritte in der postoperativen Betreuung kardiochirurgischer Patienten auf speziell dafür eingerichteten Intensivbehandlungsstationen mit qualifiziertem, speziell ausgebildetem Pflegepersonal. Die Überwachungsmöglichkeiten mittels Monitoren, Zentralen und Alarmvorrichtungen wurden einerseits verbessert und erweitert, andererseits in ihrer Anwendung und Bedienung aber auch vereinfacht, was die Früherfassung von Symptomen des drohenden postoperativen Herz-Kreislauf-Versagens wesentlich förderte und ein aktiveres und intensiveres Vorgehen in der Prophylaxe und Behandlung dieser Komplikationen ermöglichte. Neuere Erkenntnisse in der Technik und Pathophysiologie der Beatmung führten zu Fortschritten in der Behandlung sowohl primär respiratorischer als auch kardial bedingter Störungen der Atemfunktion.

Obwohl dank der eben erwähnten Fortschritte auf sämtlichen Teilgebieten der Herzchirurgie viele schwere Komplikationen, wie etwa das sog. „Post perfusion lung syndrome“ oder Perfusionslunge, schwere Hirn-, Nieren- und Leberschädigungen sowie Gerinnungsstörungen im Sinne der Verbrauchskoagulopathien heute nur noch selten gesehen werden, ist die postoperative Intensivbehandlung kardiochirurgischer Patienten weder einfacher noch ereignisloser geworden. Einmal haben die Fortschritte auch dazu geführt, daß immer mehr Patienten mit fortgeschrittenen Leiden und erhöhtem Risiko, die früher abgelehnt worden sind, und solche mit komplexen kongenitalen Vi-

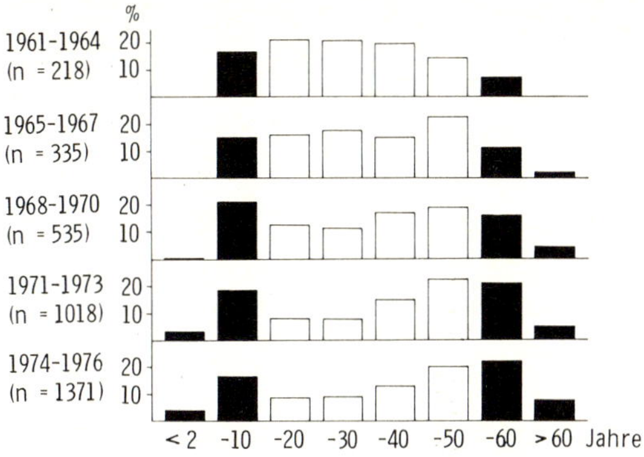

Abb. 41.1 Prozentuale Altersverteilung der mit extrakorporaler Zirkulation operierten Patienten, 1961–1976; Gesamtzahl = 3477. Abszisse: Altersgruppen in Jahren. Ordinate: Häufigkeit in Prozenten, in den einzelnen Gruppen von je 3 Jahren. Schwarz hervorgehoben sind die extremen Altersklassen, welche von 1961–1976 auf Kosten der mittleren Altersklassen immer mehr zunehmen

tien operiert werden. Während früher die mittleren Altersklassen im Patientengut der offenen Herzchirurgie prozentual am häufigsten vertreten waren, verschiebt sich heute die Altersverteilung immer mehr zugunsten der extremen Altersklassen von über 60 und unter 2 Jahren (s. Abb. 41.1). Dies ist einerseits durch die stetige Zunahme der Koronarchirurgie und Klappenersatzoperationen bei Patienten im Alter von über 50 bis 70 Jahren bedingt, anderseits durch die Fortschritte auf dem Gebiet der primären Totalkorrektur auch komplizierter angeborener Herzfehler im Säuglings- und Kleinkindesalter.

Die frühpostoperative Phase nach herzchirurgischen Eingriffen stellt für den Patienten eine der unstabilsten, kritischsten und deshalb gefährlichsten Perioden im ganzen Krankheitsverlauf dar. Sie beginnt mit dem Abbruch des während der Anästhesie aufrechterhaltenen „steady state". Der Transport auf die Intensivbehandlungsstation ist mehr oder weniger immer mit einer gewissen Diskontinuität von Überwachungs- und Behandlungsmöglichkeiten verbunden. Durch einwandfreie Beatmung unter Sauerstoffzusatz, transportable Kreislauf- und EKG-Monitoren und batteriegesteuerten Betrieb von Infusionspumpen, die der kontinuierlichen Administration von Katecholaminen und anderen spezifischen Medikationen dienen, kann und soll diese Lücke zwischen Operationssaal und Intensivstation heute weitgehend überbrückt werden. Der Transport des Patienten sollte in jedem Fall vom verantwortlichen Anästhesiearzt begleitet werden. Auf der Station sollten alle Überwachungsvorrichtungen vorbereitet sein. Beatmung, EKG und arterieller Druck müssen zuerst angeschlossen werden. Die Druckmesseinrichtungen sollten bereits geeicht sein. Herzrhythmus und das einwandfreie Funktionieren eines evtl Schrittmachers müssen sofort geprüft werden. Thorax- und Perikarddrainagen sollten ebenfalls in den ersten Minuten nach dem Eintreffen des Patienten auf der Wachstation an die vorbereiteten Saug- und Spülvorrichtungen angeschlossen werden, da sonst die Gefahr der Obstruktion durch Blutkoagula besteht. Zentralvenöse, evtl. linke Vorhofs- oder A.-pulmonalis-Druckmessungen, Temperatursonden, Ableitung des Urins und der Magensonde können in zweiter Linie installiert werden. Es ist sinnvoll, wenn der verantwortliche Anästhesist, der den Patienten nicht verläßt, bis die volle Kontinuität der Überwachung in der Intensivbehandlungsstation wieder hergestellt ist, auch die ersten postoperativen Verordnungen bis zum folgenden Tag nach den auf der betreffenden Station üblichen, mit Chirurgen und Kardiologen vereinbarten Richtlinien, festlegt, hat er doch den Patienten während der ganzen Operation betreut, seine vitalen Funktionen überwacht und im Gleichgewicht gehalten, den Verlauf der Operation sowie intraoperativ eingetretene Schwierigkeiten und Komplikationen miterlebt. Er kennt sozusagen den „Trend" seiner Blut- und Flüssigkeitsbilanz, seines Elektrolyt- und Säure-Basen-Zustandes sowie die technischen Einzelheiten seiner optimalen Beatmung (8).

Von jedem kardiochirurgischen Patienten sollte zu Beginn seines Aufenthaltes auf der Intensivstation sofort eine Röntgenaufnahme des Thorax gemacht werden. Ausdehnung der Lungen, Mediastinalschatten, Lage des Trachealtubus, der intrathorakalen bzw. intraperikardialen Drainageschläuche sowie die Lage der zentralvenösen, linksatrialen oder Pulmonaliskatheter müssen vom Arzt geprüft und beurteilt werden. Zentralvenöse Katheter, die weit in den rechten Vorhof hineinreichen, sollten in der Regel bis zum Eingang desselben oder bis in die V. cava superior zurückgezogen werden. Dies ist besonders wichtig bei Säuglingen und Kleinkindern, da durch die Katheterspitze der dünnwandige Vorhof perforiert werden kann, so daß es zur tödlichen Herztamponade kommt.

Verlaufsüberwachung, prophylaktische und therapeutische Maßnahmen

Der postoperative Verlauf herzchirurgischer Patienten wird in erster Linie durch den präoperativen Zustand einerseits, den intraoperativen Verlauf und die Qualität der operativen Korrektur andererseits bestimmt. Innerhalb des operativen Verlaufs spielen vor allem die Dauer des extrakorporalen Kreislaufs und der koronaren Ischämie sowie die Wirksamkeit der angewandten Methoden zum Schutz des Myokards eine maßgebende Rolle (3, 18).

Tabelle 41.1 Die wichtigsten, heute operativ korrigierbaren Herzfehler

Erworbene Herzfehler
1. Klappenvitien
2. Herztumoren
3. Koronarstenosen und Herzwandaneurysmen
4. Perikarderkrankungen
   a) Perikardtumoren und -zysten
   b) Pericarditis constrictiva

Angeborene Herzfehler

1. Azyanotische
   * a) Ductus arteriosus apertus
   b) Coarctatio aortae (Isthmusstenose)
   c) Aortenklappenstenose
   0 d) Pulmonalklappenstenose, subvalvuläre Stenose
   * e) Aortopulmonales Fenster
   * f) Sinus-Valsalvae-Aneurysma (perf.)
   * g) Vorhofseptumdefekt (ASD), evtl. partiell falsch mündende Lungenvenen
   * h) Ventrikelseptumdefekt (VSD)
   * i) Canalis atrioventricularis communis
2. Zyanotische
   ** a) Fallotsche Tetralogie, Pentalogie
   *** b) Transposition der großen Arterien
   *** c) Total falsch mündende Lungenvenen mit ASD
   *** d) Double outlet aus dem rechten oder aus dem linken Ventrikel, „single ventricle"
   *** e) Truncus communis (Formen I, II, III, IV)

* Links-Rechts-Shunt, pulmonale Mehrdurchblutung
** Rechts-Links-Shunt, pulmonale Minderdurchblutung
*** Mischzyanose, gemeinsame Mischkammer, falsche Konnektion der herznahen Gefäße
0 Minderdurchblutung der Lungen ohne Shunt

Die Schwerpunkte der zu erwartenden postoperativen Probleme und Komplikationen sind gegeben durch die hämodynamischen Besonderheiten des vorliegenden Herzvitiums und die spezifische hämodynamische Situation des einzelnen Falles. Es werden vor allem die beiden großen Gruppen der *erworbenen* und der *kongenitalen* Herzvitien unterschieden. Letztere können nach verschiedenen Gesichtspunkten unterteilt werden. Wir wählen hier die Einteilung nach *zyanotischen* und *azyanotischen* kongenitalen Herzvitien (s. Tab. 41.1), weil sie im Hinblick auf den postoperativen Verlauf am sinnvollsten ist.

Herz-Kreislauf-Funktion

Überwachung, Beurteilung und Behandlung der Herz-Kreislauf-Funktion stehen bei herzchirurgischen Patienten und auch bei solchen, die wegen einer traumatischen Herzverletzung operiert worden sind, naturgemäß im Vordergrund.
Bei Patienten mit *erworbenen Herzklappenvitien* oder *koronaren Durchblutungsstörungen*, bei denen Klappen ersetzt oder rekonstruiert bzw. aortokoronare Grafts angelegt wurden, handelt es sich in der Regel um Erwachsene aller Altersklassen. In vielen Fällen ist ihr Myokard durch verschieden lang dauernde Klappeninsuffizienz oder -stenose oder durch ischämische Beschwerden und durchgemachte Infarkte mehr oder weniger vorgeschädigt. Dazu kommt der reversible Myokardschaden der Operation selber, bedingt durch Kardiotomie, koronare Ischämie, Hypothermie und Anästhetika.
Das **Herzzeitvolumen** nimmt, unabhängig von der angiokardiographischen Diagnose, einige Stunden nach Herzoperationen mit extrakorporaler Zirkulation durchschnittlich um rund $^1/_3$ ab und steigt am 2. postoperativen Tag wieder an (20). Patienten, die vor der Operation herzinsuffizient waren, haben postoperativ die niedrigsten Herzzeitvolumina. Das Herzzeitvolumen wird in der Regel auch in einem kardiochirurgischen Wachsaal nicht routinemäßig direkt bestimmt, sondern anhand der drei Faktoren, über die es gesteuert wird, beurteilt. Dies sind:
1. der venöse Rückfluß, abhängig vom Blutvolumen und der aktuellen Kapazität des Gefäßbettes (Preload): zentralvenöser Druck, linker Vorhofsdruck,
2. der totale periphere Gefäßwiderstand, abhängig vom Kontraktionszustand der Arteriolen (Afterload): arterieller Blutdruck, periphere Durchblutung,

3. die Kontraktilität des Myokards: indirekte Beurteilung durch Kombination der beiden anderen Meßgrößen.

Der *zentralvenöse Druck* wird über einen in der V. cava superior oder am Eingang in den rechten Vorhof gelegenen Katheter, entweder mit einem Wassersteigrohr oder mit einem elektrischen Druckwandler (Transducer) gemessen. Er muß in der unmittelbar postoperativen Phase, besonders bei Mitral- oder Trikuspidalvitien und bei allen Patienten die vorher an chronischer Herzinsuffizienz gelitten haben, relativ hoch gehalten werden, da die herabgesetzte Myokardkontraktilität eines erhöhten Füllungsdruckes bedarf um ein einigermaßen adäquates Herzzeitvolumen auszuwerfen. Bei einigen Patienten kann das Limit für den zentralvenösen Füllungsdruck schon nach einigen Stunden, bei anderen erst am folgenden Tag reduziert werden. Dasselbe gilt für Kinder mit schweren *angeborenen Herzvitien*, wie z.B. Fallotsche Tetralogie, Transposition der großen Arterien, Canalis atrioventricularis communis und total falsch mündende Lungenvenen. Die Grenzen des zentralvenösen Drukkes werden je nach arteriellem Druck, peripherer Durchblutung und Ausscheidung festgelegt.

Die zusätzliche Messung des *linksatrialen Druckes* gibt bei vielen Patienten mit vorgeschädigtem Myokard, Linksinsuffizienz oder erhöhtem pulmonalen Gefäßwiderstand eine zuverlässigere Information über den Zustand der Myokardfunktion als der zentralvenöse Druck allein. Allerdings birgt ein im linken Vorhof liegender Katheter eine ständige Gefahr der Luftembolie, wenn er nicht mit peinlichster Sorgfalt behandelt wird. Das Pflegepersonal muß über die Folgen von in solche Katheter eingebrachten Luftblasen informiert sein.

Bei normalem Lungenwiderstand kann der linksatriale Katheter durch einen *A.-pulmonalis-Katheter* ersetzt werden, wobei der diastolische Druck in der A. pulmonalis dem linken Vorhofsdruck entspricht. Die Gefahr der Luftembolie ist hier viel geringer. Doch haben oft gerade diejenigen Patienten, bei denen ein linker Vorhofsdruck erwünscht ist, einen erhöhten Lungengefäßwiderstand. Anstelle eines operativ eingelegten Pulmonaliskatheters wird seit einigen Jahren oft der transkutan einlegbare, dreilumige Swan-Ganz-Ballon-Katheter verwendet, bei dem bei korrekter Lage in anatomisch richtigen Abständen ein Lumen im rechten Vorhof, ein zweites in der A. pulmonalis und ein drittes in sog. „wedge"-Position des pulmonalen Gefäßbettes liegt. Das Lumen in der A. pulmonalis ist zudem mit einem Thermistor ausgerüstet, mit welchem durch in den rechten Vorhof gespritzte Kochsalzlösung verursachte Temperaturunterschiede zum Zweck der Herzzeitvolumenbestimmung mit der Thermodilutionsmethode gemessen werden können (25). Aber auch einfachere Modelle ohne Thermistor gestatten durch die Möglichkeit der Entnahme von gemischt-venösem Blut aus der A. pulmonalis, aus dessen O_2-Sättigung und -Spannung relative Veränderungen des Herzzeitvolumens abzuschätzen. Solche Katheter, die durch das ganze rechte Herz bis in die A. pulmonalis führen, müssen jedoch nach längstens 48 bis 72 Stunden entfernt werden.

Der *arterielle Druck* sollte mindestens bei Risikofällen, besser aber bei allen, die unter Anwendung von extrakorporaler Zirkulation operiert worden sind, über einen elektrischen Druckwandler blutig, z.B. in einer A. radialis oder femoralis, gemessen und entweder digital oder zusammen mit dem EKG auf einem Sichtgerät kontinuierlich dargestellt werden. Auf diese Weise können Veränderungen sofort erkannt werden, was in dieser frühpostoperativen Phase mit relativ unstabilen Volumenverhältnissen notwendig ist. Nur so ist es auch möglich, gewisse, passager auftretende Rhythmusstörungen mit den durch sie bedingten Druckänderungen in Verbindung zu bringen, wie z.B. Phasen von AV-Rhythmus mit konkommitierendem Druckabfall. Die Grenzen für den arteriellen Druck müssen für den einzelnen Patienten sowohl nach oben als auch nach unten individuell festgesetzt werden. Richtungsgebend ist dabei nicht nur der systolische, sondern vor allem auch der mittlere arterielle Druck. Bei Patienten mit vorbestehender Hypertonie muß der Druck allenfalls gesenkt werden. Luxusdrucke erhöhen unnötig den Sauerstoffverbrauch des Myokards, was in der postoperativen Phase kardiochirurgischer Patienten denkbar unzweckmäßig ist. Oft sieht man nach Operationen an der thorakalen Aorta (Isthmusstenosen, Aortenaneurysmen) sowie nach Aortenklappenersatz und koronarchirurgischen Eingriffen auch bei Nichthypertonikern postoperativ erhöhte arterielle Drucke. Sie sind auch mechanisch ungünstig, da durch zu große Belastung der Nähte an der meist brüchigen Aortenwand oder Koronararterien Blutungsgefahr besteht. In der Regel genügt bei Erwachsenen ein systolischer Druck von mindestens 100–120 mmHg (Mitteldruck 70–80 mmHg), bei Kleinkindern und Säuglingen 70–90 mmHg (Mitteldruck um 60 mmHg). Entscheidend sind der zentralvenöse bzw. linksatriale Druck sowie eine ausreichende Urinausscheidung. Das Verhältnis dieser Parameter bei sinkendem arteriellem Druck erlaubt die Differentialdiagnose zwischen

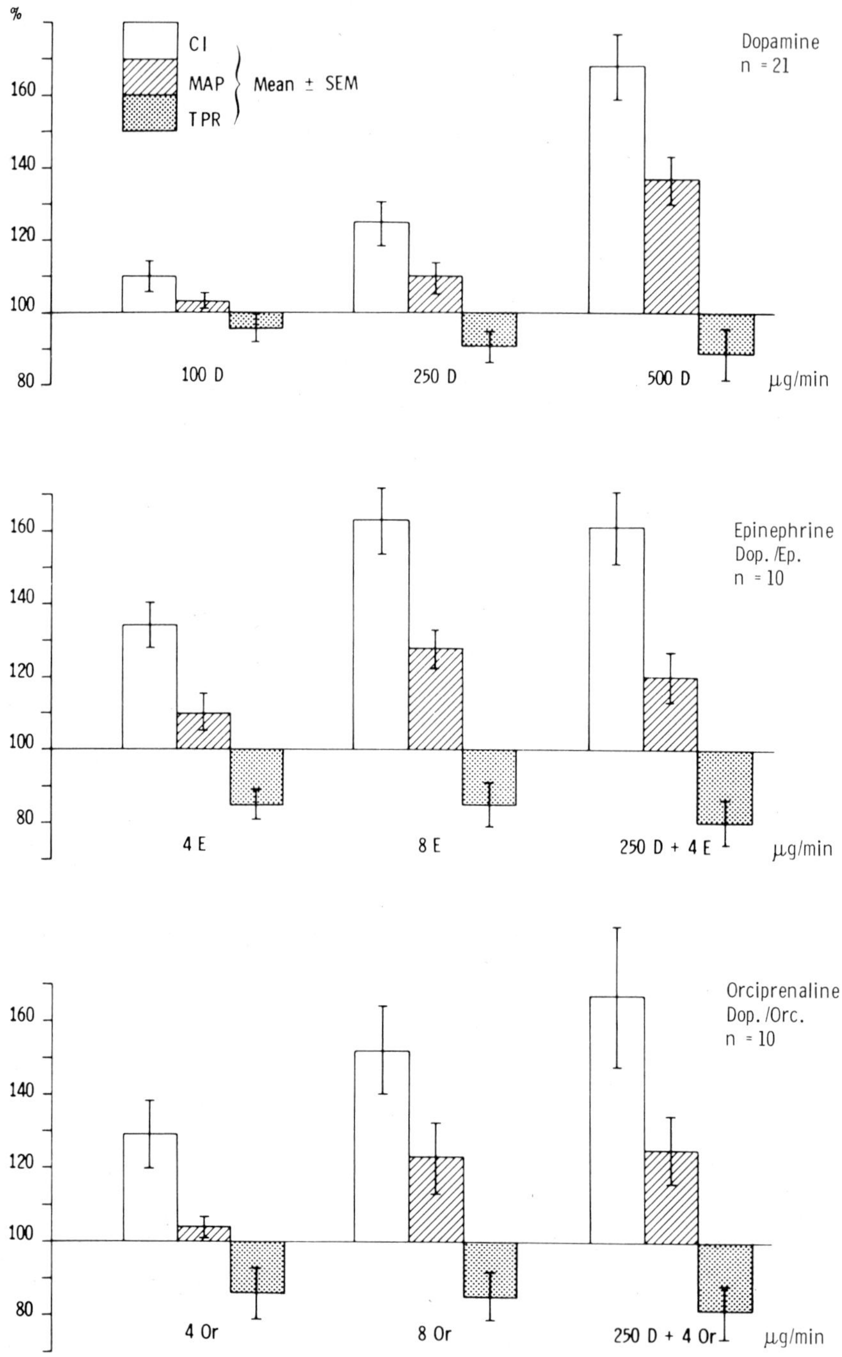

Abb. 41.**2** Kreislaufwirkungen von Dopamin, Adrenalin bzw. Orciprenalin allein und in Kombination in verschiedenen Konzentrationen bei kardiochirurgischen Patienten am 1. postoperativen Tag; a) Herzindex (CI), mittlerer arterieller Druck (MAP) und totaler peripherer Gefäßwiderstand (TPR),

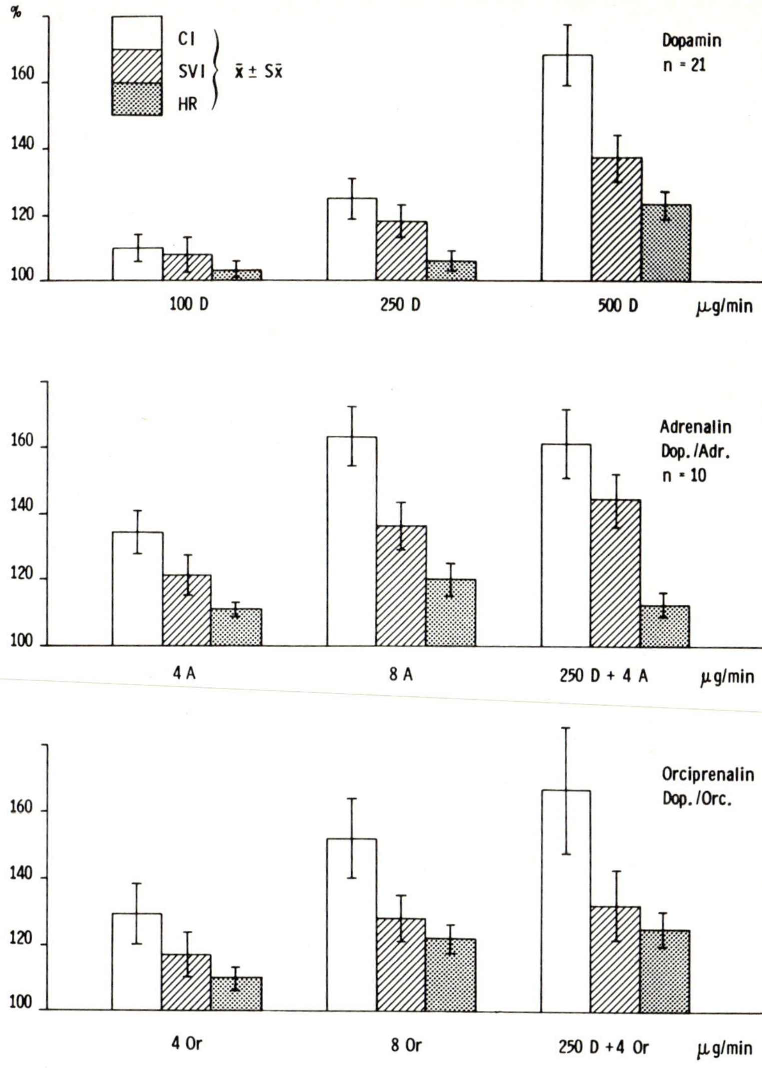

b) Herzindex als Produkt von Schlagvolumenindex (SVI) und Frequenz (HR).
Abszisse: Dosierung in µg/min von Dopamin (D), Adrenalin (A) und Orciprenalin (Or); Ordinate: Prozentuale Änderungen von der Ausgangslage (100%)

Hypovolämie und *Low output*, wobei allerdings diese beiden Zustände bei herzchirurgischen Patienten oft kombiniert vorkommen. Häufig sind deshalb Volumengabe zur Erhöhung des Füllungsdruckes und die gleichzeitige Unterstützung der Myokardfunktion indiziert.

Zur Behandlung des sogenannten Low-output-Syndroms nach herzchirurgischen Eingriffen haben sich *Katecholamininfusionen* allgemein bewährt, obwohl sie durch Erhöhung des myokardialen Sauerstoffbedarfs die Energiebilanz des Herzens nicht wesentlich verbessern. Während früher vor allem *Adrenalin* und *Orciprenalin* oder *Isuprel* verwendet wurden, wird seit einigen Jahren auf der ganzen Welt *Dopamin* bevorzugt. Neben den günstigen Kreislaufwirkungen hat dieses Katecholamin besonders in niedrigen und mittleren Dosierungen einen spezifisch positiven Effekt auf die Nierendurchblutung und damit auf die Nierenfunktion. Wird jedoch mit Dosen von 5–7 µg/kg/min die gewünschte Erhöhung des Herzzeitvolumens nicht erreicht, so empfiehlt es sich, eine niedrige Dosis von Dopamin (z. B. 3–4 µg/kg/min) mit einer niedrigen Dosis Adrenalin (0,05–0,06 μg/kg/min) zu kombinieren. Es hat sich gezeigt, daß damit dieselbe Zunahme des Herzzeitvolumens erreicht wird, wie mit hohen Dosen jedes einzelnen Katecholamins allein, jedoch unter günstigeren energetisch-hämodynamischen Bedingungen, nämlich Zunahme des Herzzeitvolumens vor allem durch Schlagvolumen – und nicht durch Frequenzzunahme –, nur mäßige Druckerhöhung und effektivere Senkung des peripheren Widerstandes (14), wie dies in Abb. 41.2a und b zum Ausdruck kommt. Ist dagegen eine Frequenzsteigerung erwünscht, so kann Dopamin gleichermaßen auch mit Orciprenalin oder Isuprel kombiniert werden. Ein neues, vor allem auf die Beta-1-Rezeptoren wirkendes, d.h. kontraktilitätssteigerndes Katecholamin haben TUTTLE u. MILLS (26) durch chemische Strukturänderungen unter dem Namen Dobutamin entwickelt. Dobutamin ist bei ausgesprochener Linksherzinsuffizienz mit erhöhtem linksventrikulärem enddiastolischen Druck den anderen Katecholaminen überlegen. Es wird in der Dosierung von 3–10 μg/kg/min infundiert (14a). Die energetisch günstigste Behandlung des „Low-output-Syndroms“ nach kardiochirurgischen Eingriffen ist zweifelsohne die mechanische Entlastung des geschädigten Myokards durch *intraaortale Ballon-Gegenpulsation (IABP)* (5). Da es sich um ein invasives, in der Überwachung auf einer Intensivbehandlungsstation aufwendiges und auch relativ komplikationsreiches Verfahren handelt, muß die Indikation hierzu allerdings streng gestellt werden, d.h. in Fällen, die durch medikamentöse Maßnahmen nicht mehr zu retten sind, oder solchen, die den Kreislauf nach der extrakorporalen Zirkulation nicht mehr übernehmen können. Die Indikation der Wahl ist das schwere, durch andere Maßnahmen nicht mehr beeinflußbare Linksherzversagen. Der in die Aorta descendens eingelegte Ballon, dessen Inflation und Deflation durch das EKG getriggert wird, bewirkt eine Drucksenkung während der Systole und eine Druckerhöhung während der Diastole, wodurch der myokardiale Sauerstoffverbrauch gesenkt und die koronare Durchblutung erhöht und somit die gesamte Energiebilanz des Myokards verbessert wird. Abb. 41.3 zeigt den Verlauf eines Patienten, der in der früh-

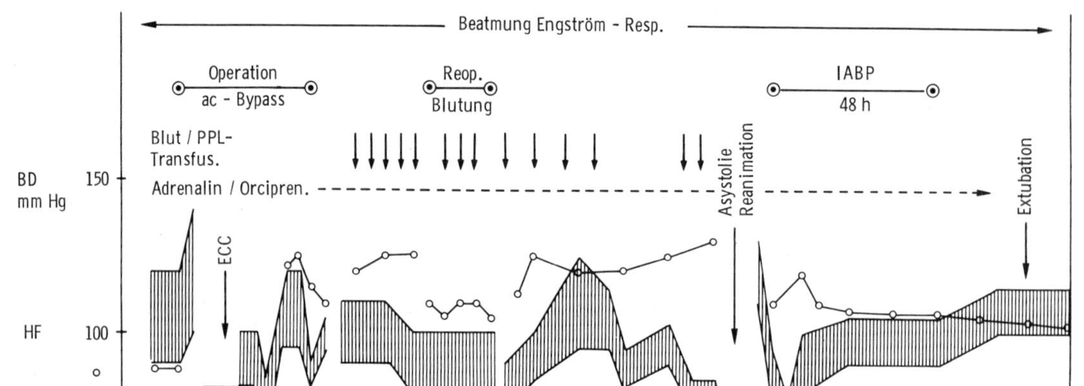

Abb. 41.**3** Verlaufsdiagramm eines 42jährigen Patienten, der nach einem koronarchirurgischen Eingriff (aortokoronarer Bypass) wegen zunehmendem Linksherzversagen und Kreislaufstillstand mit der intraaortalen Ballonpumpe (IABP) behandelt wurde.
Abszisse: Zeit in Stunden und Tagen. Ordinate: arterieller Blutdruck (BD) in mm Hg (schraffiert), Herzfrequenz (HF) Schläge/min (Ringe), zentraler Venendruck (ZVD) in cm H_2O (ausgefüllte Dreiecke), Urinausscheidung in ml/h

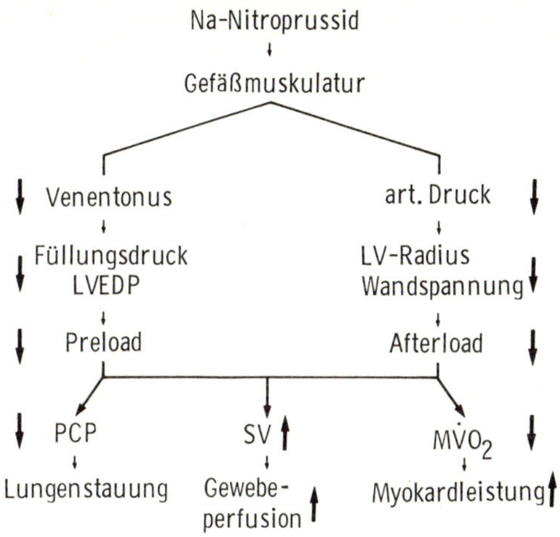

Abb. 41.4 Indirekte günstige Wirkung von Natrium-Nitroprussid auf die Myokardleistung, die Gewebeperfusion und die Lungenstauung: Durch die direkte relaxierende Wirkung auf die Gefäßmuskulatur kommt es zur Senkung des arteriellen Druckes und des venösen Tonus. Durch Senkung des linksventrikulären enddiastolischen Druckes (LVEDP) einerseits, des Radius und damit der Wandspannung des linken Ventrikels (LV) andererseits, kommt es zur Verminderung des „Preload" sowie des „Afterload" des Herzens. Dies führt zu einer ökonomischeren Myokardleistung bei vermindertem Sauerstoffverbrauch (MVO_2), zu einer Schlagvolumenzunahme (SV) und zur Senkung des pulmonal kapillären Druckes (PCP)

postoperativen Phase ein schweres Linksherzversagen mit Kreislaufstillstand durchmachte und der mit der IABP gerettet werden konnte.

Unerwünscht hohe arterielle Drücke, besonders in Gegenwart einer schlechten peripheren Durchblutung (Zentralisation) müssen medikamentös gesenkt werden. Dabei leistet ein leicht steuerbares, als Dauerinfusion anwendbares Präparat die besseren Dienste als Präparate mit langdauernder Wirkung, die als Bolus gegeben werden müssen. *Natrium-Nitroprussid* und neuerdings auch Nitroglycerin (letzteres besonders in der Kardiochirurgie) sind heute vielerorts an die Stelle des früher verwendeten Trimetaphans (Arfonad) getreten. Natrium-Nitroprussid hat den Vorteil, daß es ausschließlich auf die glatte Gefäßmuskulatur wirkt ohne Beeinflussung von sympathischen Nervenendigungen, des Vasomotorenzentrums und der Myokardkontraktilität. Letztere wird, im Gegenteil, wie in Abb. 41.4 schematisch dargestellt ist, sekundär günstig beeinflußt (17, 24).

Mindestens eine Ableitung des EKG muß, wenn möglich mit einer Alarmvorrichtung und einem Alarmschreiber, dauernd auf einem Sichtgerät am Bett, bei größeren Intensivbehandlungsstationen auch zentral, überwacht werden können. Ischämische Veränderungen sind anhand einer Thoraxableitung (z. B. V_5) oft besser beurteilbar als anhand einer Extremitätenableitung, auch wird erstere durch Bewegungen des Patienten weniger gestört. Auf ischämische Veränderungen muß vor allem beim koronarchirurgischen Patienten geachtet werden. Der *perioperative Infarkt* hat in diesem Krankengut eine Häufigkeit von rund 10% (1). Obwohl die Ursache wahrscheinlich weitgehend auf den chirurgischen Eingriff an den Koronararterien selbst zurückzuführen ist, kann ein Infarkt durch „Low-output"-Zustände, Druckabfälle oder Rhythmusstörungen ausgelöst werden (11).

Rhythmusstörungen treten bei herzoperierten Patienten relativ häufig auf. Vielfach sind es atrioventrikuläre Dissoziationen, AV-Rhythmen oder sogar ein totaler AV-Block, supraventrikuläre und ventrikuläre Extrasystolen. Letztere werden oft durch Elektrolytverschiebungen, vor allem Serumkaliummangel, induziert. Dies trifft besonders bei Patienten, die präoperativ digitalisiert und mit Diuretika behandelt worden sind, zu. Durch adäquate Kaliumsubstitution können derartige Rhythmusstörungen beseitigt werden. Andere Ursachen, wie Hypoxie, Hyperkapnie infolge inadäquater Atmung oder Beatmung, sowie ungünstige Lage intrakardialer Katheter im rechten Vorhof oder Ventrikel sind auszuschließen, bevor medikamentöse Maßnahmen ergriffen werden. Präoperativ digitalisierte Patienten können nach herzchirurgischen Eingriffen das Bild einer Digitalisintoxikation zeigen. Besonders nach extrakorporalem Kreislauf ist das Myokard häufig auf Digitalis empfindlicher. Deshalb wird es oft für kurze Zeit präoperativ weggelassen und auch unmittelbar postoperativ, mindestens bei Überleitungsstörungen, Extrasystolen und extremer Bradykardie nicht verabreicht. Patienten, die Katecholamininfusionen brauchen, zusätzlich auch mit Digitalis zu behandeln, ist deshalb sinnlos, weil der positiv inotrope Effekt der Katecholamine den der Herzglykoside bei weitem übertrifft.

Findet man für Rhythmusstörungen außer einer erhöhten Irritabilität des Myokards keine andere Ursache, so ist bei supraventrikulären Formen die Behandlung mit *Isoptin* als Bolus von 3–10 mg i. v. oder als Dauerinfusion (z. B. 0,05 mg/min bis 0,1 mg/min), bei ventrikulären Formen *Lidocain* (Xylocain) als Bolus von 30–100 mg i. v. oder als Dauerinfusion von 1,0–3,0 mg/min angezeigt. Bei

einer Dosierung von 3,0 mg/min und mehr ist Vorsicht geboten, da sie bei längerer Administrationsdauer zu tonisch-klonischen Krämpfen im Sinne einer Lokalanästhesie-Intoxikation führen kann. Bei Rhythmusstörungen infolge Digitalisintoxikation ist *Phenylhydantoin* (Epanutin, Phenhydan) das Mittel der Wahl.
Der totale AV-Block nach Herzoperationen kann durch Verletzung des Hisschen Bündels oder sekundär durch Traumatisierung und Ödem zustande kommen. In letzterem Fall ist er reversibel. Er bedeutet besonders bei kongenitalen Vitien, wie z. B. ungünstig gelegenen Ventrikelseptumdefekten, Transposition der großen Gefäße, Canalis atrioventricularis communis eine Art „Damoklesschwert" für den Chirurgen, besonders da auch bei gewissen Vitien abnorme Verlaufsrichtungen des Hisschen Bündels vorkommen. Der postoperative totale oder partielle a.–v. Block kann mit einer Orciprenalininfusion und mit Cortisonpräparaten, z. B. Decadron, behandelt werden, welches im Falle eines traumatischen Ödems die Abschwellung begünstigt. Heute werden zudem praktisch an allen herzchirurgischen Zentren sowohl bei Erwachsenen wie auch bei Kindern mit komplizierten Herzvitien intraoperativ prophylaktisch epikardiale oder intramyokardiale temporäre Schrittmacherelektroden angelegt und durch die Thoraxwand herausgeleitet. Nicht nur bei Blockbildern, sondern auch bei Sinus- oder a.–v. Bradykardien kann dann das Herz mit der optimalen Frequenz stimuliert werden. Dazu verwendet man Geräte, die eine Stimulation mit R-inhibierten Impulsen gestatten, sogenannte „On-demand"-Stimulatoren, die auf eine gewünschte Mindestfrequenz eingestellt werden. Diese liegt bei kardiochirurgischen Patienten in der Regel bei etwa 80–100/min und nicht wie beim Kreislaufgesunden bei 76/min (20). Die temporären Elektroden können nach 8 bis 10 Tagen bei Nichtmehrgebrauch einfach durch die Thoraxwand herausgezogen werden. In neuester Zeit werden antriale oder sequentielle Pacemaker bevorzugt, da sie eine zeitgerechte Folge von atrialer und ventrikulärer Kontraktion ermöglichen.

Volumen- und Flüssigkeitsbilanz

Die postoperativen Flüssigkeitsverordnungen müssen knapp und kochsalzarm gehalten werden: 800 ml/m^2/24 h genügen in der Regel. Art und Menge der Volumensubstitution richtet sich nach den Verlusten aus den Drainageschläuchen und nach dem Hämatokrit (10).
Weitgehend oder total blutfreie Perfusate, wie sie aus verschiedenen vorteilhaften Gründen seit einigen Jahren für die extrakorporale Zirkulation verwendet werden, führen zu einer erheblichen Blutverdünnung und Wasserspeicherung der Gewebe. Die Patienten mit suffizienten Kreislaufbedingungen zeigen deshalb in den ersten postoperativen Stunden eine überschießende Diurese, andernfalls muß diese durch Diuretika angeregt werden, und brauchen deshalb adäquate Volumensubstitution, die genügend Kolloide (Blut, Plasma oder Plasmaersatzpräparate) enthalten muß. Der Hämatokrit sollte 40–42% nicht übersteigen, außer bei Kindern mit zyanotischen Herzvitien, die nur palliativ korrigiert wurden, oder die vor der Korrektur einen sehr hohen Hämatokrit gehabt haben.
Der *postoperative Blutverlust* muß stündlich gemessen und laufend ersetzt werden, so daß keine schwereren hypovolämen Zustände auftreten können. Nachblutungen nach herzchirurgischen Eingriffen sind in der Regel häufiger und größer als nach anderen Operationen und führen im Durchschnitt in etwa 10% zu Rethorakotomien, wobei ein Heparin-Rebound natürlich vorher ausgeschlossen werden muß. Gerinnungsstörungen im Sinn von Verbrauchskoagulopathien sind aufgrund der verbesserten Perfusionstechnik, verbesserter, weniger traumatisierender Oxygenatoren und Filter, extrem selten geworden, während Gerinnungsstörungen bei zyanotischen Herzvitien, vorwiegend durch Thrombozytopenie bedingt, nicht selten sind (9), meistens aber unter Kontrolle gebracht werden können, durch prophylaktische Bereitstellung und frühzeitige Gabe von Frischblut, Thrombozytenkonzentraten und allenfalls faktorenangereicherten Plasmapräparaten unmittelbar nach der extrakorporalen Zirkulation. Sorgfältige Verhütung von Schockzuständen, metabolischer und respiratorischer Azidose helfen dabei mit, ernstere Gerinnungsstörungen zu verhindern.
Eine der größten Gefahren der postoperativen Blutung ist die *Perikardtamponade*. Sie kann zustande kommen, wenn intraperikardial eingelegte Drains durch Blutgerinnsel verstopfen. Die Blutung nach außen nimmt ab, unter gleichzeitiger Entwicklung des Symptomenkomplexes der Tamponade (S. 41.1). Bei Erreichen eines gewissen Ausmaßes der Tamponade kann sich der Zustand des Patienten infolge extremen Low outputs rapide verschlechtern, und es kann zum Herz-Kreislauf-Stillstand kommen. Die sofortige Entlastung des Perikards durch Eröffnung des Mediastinums ist dringend. Ist bereits ein Kreislaufstillstand bevorstehend oder eingetreten, so reicht die Zeit nicht, den Patienten in den Operationssaal zu bringen. Öffnen

der Sternumnähte und des Perikards sowie eine vorläufige Entlastung muß im Bett, der Transport in den Operationssaal und die genaue Revision sowie Aufsuchen und Versorgung der Blutungsquelle sofort anschließend vorgenommen werden. Häufiger entwickelt sich eine Tamponade glücklicherweise langsamer, so daß sie sogar röntgenologisch nachgewiesen werden kann.

Die *Urinausscheidung* kardiochirurgischer Patienten ist ein informativer Parameter der Suffizienz der Herz-Kreislauf-Funktion und des zirkulierenden Blutvolumens. Bei mit ECC operierten Patienten sollte sie in den ersten paar Stunden je nach Perfusionsbilanz 50–100 ml/h betragen, jedoch auch später beim Erwachsenen nie unter 30–40 ml/h sinken. Bei Kindern gilt die Regel von 1 ml/kg/h. Als *Diuretikum* wird am Operationstag wegen der weniger elektrolytverschiebenden Wirkung *Mannitol* bevorzugt, später jedoch Furosemid (Lasix) und Ethakrin (Edecrin). Chronische Oligurie oder gar Anurie infolge Nierenschädigung durch Schockzustand oder nach extrakorporaler Zirkulation, heute glücklicherweise sehr selten, wird mit 40–50%iger Glucosezufuhr behandelt. *Dopamin* in niedriger Dosierung (100–250 μg/min, d.h. 1,5–4,0 μg/kg/min) hat bei kardiochirurgischen Patienten, besonders in Kombination mit Furosemid einen außerordentlich günstigen Effekt auf die renale Ausscheidung.

Magensekretverluste spielen unmittelbar postoperativ noch keine große Rolle, können jedoch am 1. und 2. postoperativen Tag beträchtlich werden und zur metabolischen Alkalose führen. Wird der Patient extubiert, sollte auch die Magensonde entfernt und der Patient frühzeitig oral ernährt werden. Die Mengen der enteralen Verluste sowie enteraler Ersatz müssen selbstverständlich in der Flüssigkeitsbilanz berücksichtigt werden.

Säure-Basen-, Elektrolytzustand, Laboruntersuchungen

Bei instabilen Kreislauf-, Atmungs-, Volumen- und Elektrolytzuständen der frühpostoperativen Phase sind Laborkontrollen der Blutgase, des Säure-Basen-Zustandes sowie der Elektrolyte in relativ kurzen Abständen zu wiederholen, bis sich ein stabiles Gleichgewicht eingestellt hat.

Die *metabolische Azidose*, in der Regel eine Folge von insuffizienten Kreislaufbedingungen und Myokardfunktion infolge Hypovolämie oder Low output, muß, wenn im Moment die Kreislaufbedingungen nicht sofort verbessert werden können, medikamentös durch intravenöse Gabe von Natriumbicarbonat korrigiert werden. Rechnet man $^1/_4$ des Körpergewichtes als extrazelluläre Flüssigkeit, so entspricht diese Zahl multipliziert mit dem Basedefizit in mval/l der Menge $NaHCO_3$ in mval, die zur Vollkompensation benötigt würde. Es ist zweckmäßig, außer in kreislaufmäßig desolaten Fällen, vorerst nur die Hälfte dieser Menge zu geben, da der Organismus nach Verbesserung der Kreislaufbedingungen zum Teil selbst kompensiert und es dann leicht zur Überkompensation und metabolischen Alkalose kommt, welche schwieriger zu beeinflussen ist. Ist die metabolische Azidose die Folge einer respiratorischen Alkalose, also bedingt durch Hyperventilation, so muß nur die Beatmung adäquat eingestellt werden.

Unter den *Elektrolyten* steht in der frühpostoperativen Phase das *Serumkalium* im Vordergrund. Patienten, die präoperativ längere Zeit mit Digitalis und Diuretika behandelt worden sind, leiden unter einer Verarmung des Gesamtkörperkaliums. Bei ihnen kann es intra- und postoperativ zu beträchtlichen extra-intrazellulären Kaliumverschiebungen kommen, die sich in einer chronischen und ausgeprägten Serumhypokaliämie und einem oft enormen Substitutionsbedarf äußert (8, 10). Dieser wird durch blutfreie Perfusionslösungen und exzessive Diurese noch aggraviert und kann bei Nichtbeachtung bedrohliche Rhythmusstörungen induzieren. Bei gleichzeitig bestehender metabolischer Azidose ist die Hypokaliämie maskiert, so daß es durch schnelle Gaben von Natriumbicarbonat zu raschem Absinken des Serumkaliums und allenfalls sogar zu Kammerflimmern kommen kann. Bei instabilen Elektrolytverhältnissen ist deshalb vor Korrekturmaßnahmen der Azidose immer auch der Serumkaliumspiegel zu berücksichtigen. Um den Kaliumhaushalt zu stabilisieren, ist es zweckmäßig, Patienten, die auch postoperativ über längere Zeit mit Digitalis und Diuretika behandelt werden müssen, gleichzeitig Spironolaktone zu verabreichen.

Außer dem Serumkalium und dem Säure-Basen-Zustand sind am Operationstag auch der *Hämatokrit*, bei Diabetes und vor allem bei Kleinkindern und Säuglingen der Blutzucker in relativ kurzen Abständen zu bestimmen sowie bei Blutungen mit Verdacht auf Gerinnungsstörungen der Gerinnungsstatus.

Bei Verwendung von glucosereichen Perfusionslösungen für die extrakorporale Zirkulation findet man postoperativ durchwegs hohe Blutzuckerwerte um 300–400 mg %. In der Regel normalisiert sich diese Hyperglykämie ohne Gaben von Insulin.

Gefährlicher als die Hyperglykämie ist die *Hypoglykämie*. Sie ist besonders bei Säuglingen und Kleinkindern als Ursache zerebraler Schädigungen gefürchtet. Säuglinge mit zyanotischen Herzvitien, in schlechtem Allgemeinzustand, die an chronischer metabolischer Azidose leiden, neigen zu Hypoglykämien. Unter Sedation, Allgemeinanästhesie, künstlicher Atmung, allenfalls Muskelrelaxation sind die Symptome der Hypoglykämie maskiert, so daß diese, wenn unbeachtet über längere Zeit bestehen bleibend, deletäre Folgen haben kann. Solche Kinder müssen deshalb mit glucosereichen Infusionslösungen behandelt und einer engmaschigen Blutzuckerkontrolle unterzogen werden, wobei intraoperativ während der Perfusion mit Glucoselösungen sowie in der ersten postoperativen Phase ebenfalls eine Hyperglykämie besteht, welche jedoch unbemerkt sehr rasch in eine Hypoglykämie übergehen kann (6).
Weitere Laboruntersuchungen, wie der gesamte Elektrolytstatus, Serumeiweiß, Harnstoff, Kreatinin und bei koronarchirurgischen oder anderen infarktgefährdeten Patienten, auch die Enzyme (Transaminasen, CPK usw.) können in der Regel auf den ersten postoperativen Tag verlegt werden.

Atemfunktion, Beatmung

Die meisten Patienten mit sogenannten geschlossenen Herzoperationen, wie z.B. einfachen Mitralkommissurotomien, oder Operationen an den großen Gefäßen, wie Resektion einer Aortenisthmusstenose oder eines offenen Ductus arteriosus Botalli, können am Ende der Operation extubiert und unter Spontanatmung belassen werden, es sei denn, die präoperative Lungenfunktion ist ausgesprochen schlecht infolge chronischer Lungenstauung, Lungeninduration oder pulmonaler Hypertension, wie das bei Patienten mit fortgeschrittenen Stadien einer Mitraklappenstenose vorkommen kann.

Dasselbe gilt für Patienten mit einfachen angeborenen Herzfehlern, wie Vorhofseptumdefekt, isolierte Pulmonalklappenstenose, angeborene Aortenklappenstenose usw., die entweder in einer mäßigen Oberflächenhypothermie oder mit nur kurzdauernder extrakorporaler Perfusion operiert werden können. In der Regel bieten solche Patienten, es handelt sich dabei vorwiegend um Kinder und jugendliche Erwachsene, weder zirkulatorisch noch respiratorisch irgendwelche Probleme.

Bei Patienten mit schweren erworbenen und angeborenen Herzvitien, bei denen längere Operations- und extrakorporale Perfusionszeiten benötigt werden, hat sich die Praxis der postoperativen prophylaktischen Weiterbeatmung über den liegenden Trachealtubus (7, 13) sehr bewährt. Diese Methode hat folgende wesentliche Vorteile:

1. Kein vorzeitiger Abbruch der Anästhesie und Muskelrelaxation gegen Ende der Operation.
2. Keine Spontanatemversuche auf dem Operationstisch unter Zeitmangel am noch hypothermen Patienten.
3. Kein Abbruch des respiratorischen Steady state im kritischsten Moment des postoperativen Verlaufs.
4. Sichere Transportbedingungen unter einwandfreier Beatmung und Oxygenation.
5. Kontrolle und Stabilisierung aller Systeme, wie Herz-Kreislauf, Volumenbilanz, Elektrolyte, Säure-Basen-Verhältnisse und Ausscheidung unter optimalen Beatmungs- und Oxygenationsbedingungen.
6. Möglichkeit guter Sedierung und Analgesie ohne Gefahr der Atemdämpfung in der unmittelbar postoperativen Phase.

Durch Mikroatelektasen und erhöhten Wassergehalt des Lungengewebes ist das Ventilations-Perfusions-Verhältnis nach Operationen mit extrakorporalem Kreislauf oft empfindlich gestört und die Sauerstoffdiffusionskapazität infolgedessen herabgesetzt. Die PaO_2 ist gegenüber vor der Perfusion erniedrigt und normalisiert sich oft erst nach Stunden, in einigen Fällen erst bis zum anderen Tag. Die Atemarbeit, die normalerweise nur 1–3% des Gesamtsauerstoffverbrauchs beansprucht, kann infolge Compliance-Verlust der Lungen, Schmerzen, evtl. Muskelschwäche bei noch restlicher Unterkühlung und Curarisierung massiv erhöht sein, und dies zu einer Zeit, da ohnehin schon höchste Anforderungen an den Organismus gestellt werden durch die Adaption an veränderte Kreislaufverhältnisse bei postoperativ immer mehr oder weniger herabgesetzter Myokardfunktion (12).
Durch Beatmung mit sauerstoffangereicherter Luft wird dem Patienten die Atemarbeit abgenommen und eine optimale Gewebeoxygenation erreicht, die zu schnellerer Erholung der Myokardfunktion, besserer peripherer Durchblutung, besserer Nierenfunktion und Vermeidung einer metabolischen Azidose führt.

Die Beatmung mit endexspiratorischem Überdruck (PEEP) erhöht nicht nur die funktionelle Residualkapazität und die Sauerstoffdiffusionskapazität, sondern vermindert auch durch gute Blähung und Anlagerung der Lungen an das Mediastinum die, nach extrakorporaler Zirkulation häufig vorkommenden, diffusen Sickerblutungen. Sobald stabile Kreislaufverhältnisse erreicht und keine

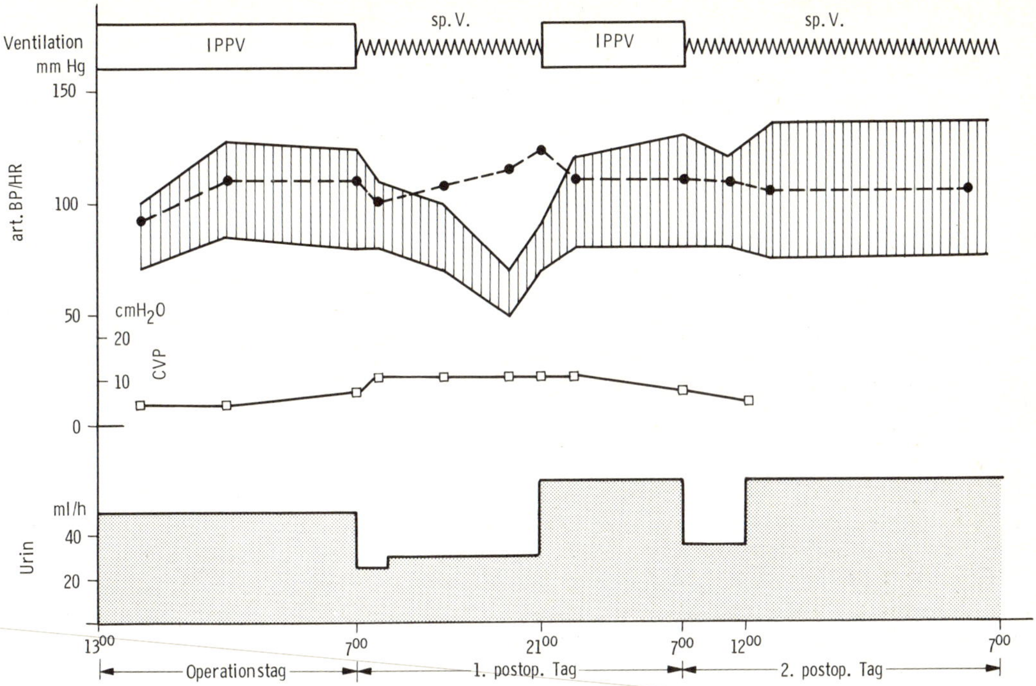

Abb. 41.**5** Verlaufsdiagramm eines 44jährigen Patienten vom Operationstag bis zum 2. postoperativen Tag nach Aortenklappenersatz. Die postoperative Beatmung (IPPV) wird am Morgen des 1. postoperativen Tages abgebrochen. Unter Spontanatmung (sp.V) allgemeine Verschlechterung der Kreislaufverhältnisse: Blutdruck-(BP-)abfall (schraffiert), Frequenz-(HR-)zunahme (Punkte, gestrichelt), Anstieg des zentralen Venendrucks (CPV, leere Quadrate), und vor allem drastischer Rückgang der Urinausscheidung (punktierte Flächen). Beim zweiten Abhängversuch, am 2. postoperativen Tag, nach kurzer Verschlechterung Normalisierung

pulmonalen Probleme vorhanden sind, kann der Patient extubiert werden, was oft schon wenige Stunden nach der Operation der Fall ist.

Für die Spontanatmung bei kardiochirurgischen Patienten sollten folgende Kriterien erfüllt sein:

1. Blutgasanalyse: $PaO_2 \geq 80$ mmHg, SaO_2 95–98% bei Atmung unter Zugabe von 2–4 l/min Sauerstoff mit einer Sonde oder über eine lose Gesichtsmaske. $PaCO_2 \leq 50$ mmHg, Fehlen von metabolischer Azidose.
2. Normale Körpertemperatur.
3. Gegenüber unter Beatmung unveränderten Kreislaufverhältnissen (d. h. kein Ansteigen des zentralvenösen oder linksatrialen Drucks) kein Absinken des arteriellen Druckes. Gute periphere Durchblutung.
4. Keine Abnahme der Urinausscheidung. Die Mindestmenge für Erwachsene von 40–50 ml/h am Tage der Operation muß gewährleistet sein.

Patienten, die Katecholamininfusionen in höherer Dosierung zur Unterstützung ihrer Herz-Kreislauf-Funktion brauchen, sollten in der Regel nicht extubiert und unter Spontanatmung belassen werden. Auch sollte die Extubation nicht gleichzeitig mit dem Absetzen der Katecholamininfusion erfolgen.

In Abb. 41.5 ist das Diagramm eines Patienten dargestellt, dessen Kreislaufverhältnisse sich beim ersten Abhängversuch vom Respirator in typischer Weise verschlechterten: Tachykardie, Blutdruckabfall bei gleichzeitigem Anstieg des zentralvenösen Druckes und drastische Abnahme der Urinausscheidung als Zeichen des verminderten Herzzeitvolumens oder zu hohe Beanspruchung desselben durch die vermehrte Atemarbeit. Beim zweiten Spontanatemversuch am folgenden Tag normalisierten sich die Kreislaufverhältnisse nach kurzer initialer Verschlechterung rasch (10).

Patienten mit präoperativer Kreislaufinsuffizienz, chronischer Lungenstauung, pulmonaler Hypertension und solche mit schweren Mitravitien, nach Doppelklappenersatz und ausgedehnteren koronarchirurgischen Eingriffen sollten prinzipiell bis zum ersten postoperativen Tag beatmet werden.

Dasselbe gilt für Kinder und junge Erwachsene mit zyanotischen Herzvitien, sehr großen Ventrikelseptumdefekten und nach Totalkorrektur von Vitien bei Status nach Palliativeingriffen wie z. B. Banding der A. pulmonalis oder aortopulmonalem Fenster. Bei kongenitalen Vitien mit schlechter präoperativer Lungendurchblutung, wie Fallotscher Tetralogie, Transposition der großen Gefäße mit Pulmonalstenose, Ventrikelseptumdefekt mit früher angelegter Bändelung der A. pulmonalis, beobachtet man postoperativ häufig niedrige arterielle Sauerstoffspannungen und -sättigungen sowie Neigung zu Lungenödem. Die Adaptation des Lungengefäßsystems an die plötzlich vermehrte Durchblutung dauert in schweren Fällen mehrere Tage und die Blutgase normalisieren sich nur langsam.

Bei Säuglingen und Kleinkindern unter 2 Jahren und 10 kg Körpergewicht ist die Atemarbeit wegen ihrer instabilen Thoraxverhältnisse schon normalerweise erhöht und unökonomisch (27). Nach frühzeitiger Totalkorrektur von angeborenen Herzfehlern in diesem Alter mit Herz-Lungen-Maschine und tiefer Hypothermie ist eine postoperative Beatmung von mindestens 24 Stunden angezeigt. Überwachung und Pflege dieser kleinen Patienten beanspruchen eine gut ausgebildete Schwester voll.

Nach der Extubation und bei über längere Zeit beatmeten Patienten ist zur Prophylaxe gegen Atelektasen und Sekretanschoppung ein- bis zweistündlicher Lagewechsel und eine mindestens zweimal pro Tag durchzuführende intensive physiotherapeutische Behandlung durch speziell geschultes Personal notwendig. Diese banalen Lungenkomplikationen führen bei kardiochirurgischen Patienten mehr als bei anderen zu Herz-Kreislauf-Störungen, die bei Nichtbeachtung oder Nichterkennung ernste Folgen haben können. Treten sie trotzdem auf, so ist ein aktives Vorgehen zu ihrer möglichst raschen Behebung notwendig. Führen blindes nasotracheales Absaugen und physiotherapeutische Maßnahmen nicht rasch genug zum Ziele, so muß bronchoskopisch abgesaugt und eine Atelektase mit Luft (wird weniger schnell resorbiert als Sauerstoff) über einen am Bronchoskop angeschlossenen Atembeutel gebläht werden. Alle Absaugmanipulationen müssen unter Wahrung der Asepsis vorgenommen werden, da Superinfektionen bei Patienten mit frisch implantierten Klappenprothesen oder anderem Fremdmaterial deletäre Folgen haben können. Es muß darauf geachtet werden, daß während des Absaugens keine hypoxischen Phasen auftreten, da die Sauerstoffreserve dieser Patienten meistens herabgesetzt ist, so daß es zu gefährlichen Rhythmusstörungen kommen kann (EKG-Kontrolle). Weitere, die Atmung einschränkende Komplikationen sind kardial bedingte Pleuraergüsse. Kleine Ergüsse können unter Umständen durch Diuretika ausgeschwemmt werden. Bei einer Verschlechterung der Blutgasanalyse aufgrund eines Pleuraergusses sollte dieser unverzüglich durch Punktion entleert werden.

Langzeitbeatmung bei kardiochirurgischen Patienten

Langzeitbeatmungsfälle kommen in einer kardiochirurgischen Intensivbehandlungsstation heute eher selten vor, seitdem die schweren postperfusionellen Lungenschädigungen praktisch vollständig verschwunden sind. *Primär pulmonale Komplikationen*, die einer respiratorischen Behandlung bedürfen, stehen bei diesem Krankengut nicht im Vordergrund. Häufiger muß die Indikation zur Beatmung eines Patienten aufgrund *primär kardialer* Komplikationen gestellt werden. Seltener sind es *zerebrale* Komplikationen, wie z. B. Luftembolie infolge mangelhafter Entlüftung des Herzens nach extrakorporaler Zirkulation sowie Embolien von Atherom- oder Kalkbrocken bei der Entkalkung eines Klappenringes oder einer Klappe, oder auch hypoxische Hirnschädigungen durch Perfusionszwischenfälle und inadäquate Perfusion. Bei letzteren besteht der Grund der Intubation oder Tracheotomie mit Beatmung in der Bewußtlosigkeit solcher Patienten, mit der Gefahr der Aspiration und der möglichst optimalen Oxygenation des Gehirns sowie Verringerung des Hirnödems durch leichte Hyperventilation.

Primärindikationen, die zur Beatmung kardiochirurgischer Patienten (10) führen können sowie ihr gemeinsamer Circulus vitiosus, sind in Abb. 41.6 schematisch dargestellt. Primär kardiale Indikationen können entweder durch einen chronischen Low-output-Zustand mit drohendem Herzversagen oder durch schwere Lungenstauung und Lungenödem, welches medikamentös nicht mehr zu beeinflussen ist, gegeben sein (S. 41.7ff).

Bei Patienten mit marginalem Herzzeitvolumen und schlechter Gewebedurchblutung ist die Gefahr der Schädigung der trachealen Schleimhaut im Sinne von Drucknekrosen durch den Cuff des Tubus oder der Trachealkanüle besonders groß. Der Cuff sollte deshalb sorgfältig, unter Kontrolle, nur gerade so stark gebläht werden, daß die Kanüle bzw. der Tubus eben dicht sitzt und häufig entlastet werden. Bei länger dauernder Beatmung sollte

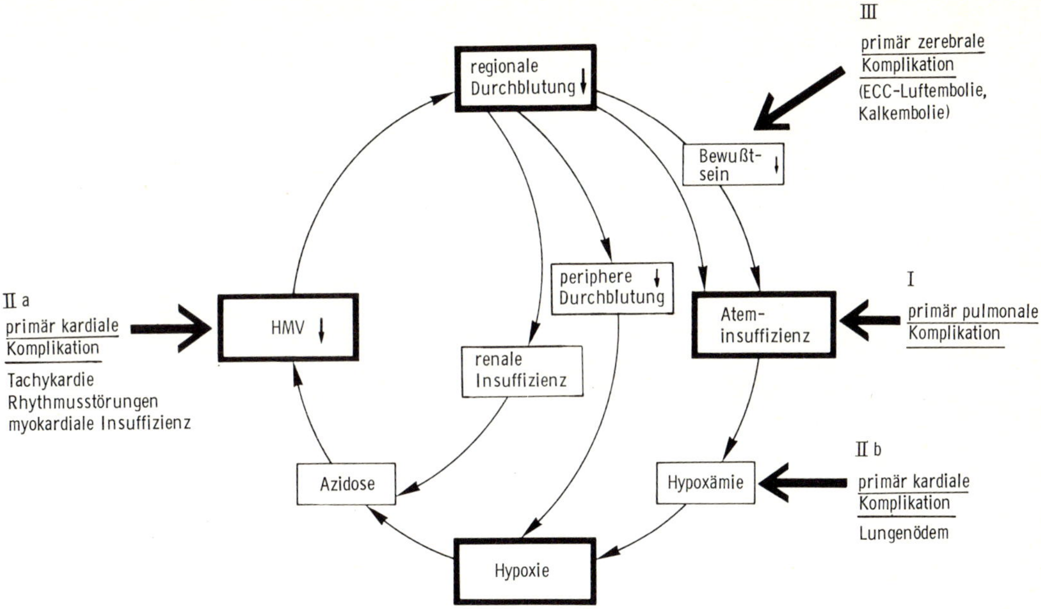

Abb. 41.**6** Verschiedene primäre Indikationen zur Beatmung bei kardiochirurgischen Patienten sowie Auslösung des gemeinsamen Circulus vitiosus an verschiedenen Substraten

man, sobald es der Zustand des Patienten erlaubt, vom kontrollierten zu einem assistierten Beatmungssystem übergehen, welches dem Patienten erlaubt, mit eigenen Einatembewegungen den Beatmungsapparat zu triggern. Dieses System und die heute zur Anwendung kommende sog. IMV (Intermittent mandatory ventilation) eignen sich besonders zur Entwöhnung des Patienten vom Respirator. Zum selben Zweck wird bei Kindern auch oft die Spontanatmung gegen einen erhöhten Druck, CPAP (Continuous positive airway pressure), angewandt.

Die erfolgreiche Führung einer kardiochirurgischen Intensivbehandlungsstation und die optimale ärztliche Versorgung ihrer Patienten kann nur durch die enge Zusammenarbeit verschiedener Spezialisten, wie Chirurgen, in der Anästhesie für Herzchirurgie und Intensivbehandlung erfahrener Anästhesisten sowie Kardiologen (22) in idealer Weise gewährleistet sein, wobei jeder die Probleme und Komplikationen auf seinem Spezialgebiet behandelt, jedoch auch die der anderen Spezialgebiete und besonders ihre gegenseitige Beeinflussung ausreichend kennt und beherrscht.

Literatur

1 Angehrn, W., P. Lichtlen, K. Gattiker, M. Schönbeck, Å. Senning: Die intra- und frühpostoperative Infarkthäufigkeit bei der aorto-koronaren Bypassoperation, beurteilt anhand des EKG. Schweiz. Med. Wschr. 104 (1974) 1581–1584

2 Bigelow, W.G., W.K. Lindsay, W.F. Greenwood: Hypothermia. Its possible role in cardiac surgery: An investigation of factors governing survival in dogs at low body temperatures. Ann. Surg. 132 (1950) 849–866

3 Bretschneider, H.J.: Überlebenszeit und Wiederbelebungszeit des Herzens bei Normo- und Hypothermie. Verh. dtsch. Ges. Kreisl.-Forsch. 30 (1964) 11–34

4 Crafoord, C., G. Mylin: Congenital coarctation of the aorta and its surgical treatment. J. Thorac. Surg. 14 (1945) 347–361

5 De Vivie, E.R.: Intraaortale Ballongegenpulsation. Experimentelle Untersuchungen zur Frage des Wirkungsspektrums und der klinischen Indikation. Anaesthesiologie und Wiederbelebung, Band 98, hrsg. von R. Frey, F. Kern, O. Mayrhofer. Springer, Berlin 1976

6 Diggelmann, U., R. Gattiker: Blutzucker- und Säure-Base-Veränderungen vor, während und nach herzchirurgischen Eingriffen in Hypothermie und extrakorporaler Zirkulation. Anaesthesist 25 (1976) 550–554

7 Gattiker, R.: Postoperative Fortsetzung der künstlichen Atmung über den liegenden Trachealtubus nach großen chirurgischen Eingriffen unter besonderer Berücksichtigung der Verhältnisse in der offenen Herzchirurgie und bei Nieren-Homotransplantationen. Langenbecks Arch. klin. Chir. 319 (1967) 1029–1034

8 Gattiker, R.: Anästhesie in der Herzchirurgie. Huber, Bern 1971

9 Gattiker, R.: Anesthesia during surgery for transposition of the great arteries. Int. Anesth. Clin. 10 (1972) 93–109

10 Gattiker, R.: Anesthesia for open heartsurgery in adults with acquired heart disease. Int. Anesth. Clin. 14 (1976) 239–268
11 Gattiker, R.: Der perioperative Infarkt bei koronarchirurgischen Patienten und seine möglichen Ursachen. In: Coronarinsuffizienz, Pathophysiologie und Anaesthesieprobleme bei der Coronarchirurgie hrsg. von M. Zindler, R. Purschke. – Anaesthesiologie und Wiederbelebung, Band 102. Springer, Berlin 1977 (S. 110–112)
12 Gattiker, R., G. Hossli, M. Rothlin: Oxygen uptake and cardiac output after cardiac surgery. Excerpta med. (Amst.), Sect. XXIV 200 (1968) 831–838
13 Gattiker, R., G. Hossli: Ursachen und Folgen akuter Ateminsuffizienz in einem kardiochirurgischen Wachsaal. Schweiz. Med. Wschr. 103 (1973) 775–779
14 Gattiker, R., E. Schmid: Hemodynamic effects of Dopamine, Epinephrine and Orciproenaline (Alupent) in patients early after cardiac surgery. Intens. Care Med. 4 (1978) 55–61
14a Gattiker, R., W. Dimai, E. Schmid: Kreislaufuntersuchungen unter Dobutamin und Dopamin nach herzchirurgischen Eingriffen. In: Dobutamin-Symposium München 1979, hrsg. von W. Bleifeld, R. Gattiker, W. Schaper. Urban & Schwarzenberg. München 1980 (150–156)
15 Gibbon, J.H.: Application of a mechanical heart and lung apparatus to cardiac surgery. Minnesota Med. 37 (1954) 171–185
16 Groß, R.: Surgical correction for coarctation of the aorta. Surgery 18 (1945) 673–678
17 Guiha, N.H., J.H. Cohn, E. Mikulic, J.A. Franciosa, C. J. Limas: Treatment of refractory heart failure with infusion of Nitroprusside. N. Engl. J. Med. 291 (1974) 587–592
18 Kirsch, U., G. Rodewald, P. Kalmar: Induced ischemic arrest. Clinical experience with cardioplegia in open-heart surgery. J. Thorac. Cardiovasc. Surg. 63 (1972) 121–130
19 Rehn, L.: Fall von penetrierender Stichverletzung des rechten Ventrikels. Herznaht. (Protokoll der Versammlung deutscher Naturforscher und Ärzte, Frankfurt a.M. 1896 (ref. E. Siegel). Zbl. Chir. 23 (1896) 1048
20 Rothlin, M.: Das Herzzeitvolumen nach Operationen am Herzen. Huber, Bern 1971
21 Schwarz, H.: Verletzungen des Herzens und der großen Gefäße. Huber, Bern 1977
22 Senning, Å., Gattiker, R.: Intensivpflege in der Thoraxchirurgie. Helv. chir. Acta 39 (1972) 545–550
23 Souttar, H.S.: The surgical treatment of mitral stenosis. Brit. Med. J. 1925/II, 603–606
24 Stinson, E.G., E.J. Holloway, G. Derby, P.E. Oyer, J. Hollingworth, R.B. Griepp, D.C. Harrison: Comparative hemodynamic responses to Chlorpromazine, Nitroprusside, Nitroglycerin and Trimethaphan immediately after open heart operations. Circulation 51/52 1975/I, 26–33
25 Swan, H.J.C., W. Ganz, J. Forrester, H. Marcus, G. Diamond, D. Chonette: Catheterization of the heart in man with use of a flow-directed balloon-tipped catheter. N. Engl. J. Med. 283 (1970) 447–451
26 Tuttle, R.R., J. Mills: Dobutamine, development of a new catecholamine to selectively increase cardiac contractility. Circulation Res. 36 (1975) 185–196
27 Wawersik, J.: Ventilation und Atemmechanik bei Säuglingen und Kleinkindern unter Narkosebedingungen. Anaesthesiologie und Wiederbelebung Band 24, hrsg. von R. Frey, F. Kern, O. Mayrhofer. Springer, Berlin 1967

42 Streßläsionen im oberen Magen-Darm-Trakt

Von E. Götz

Einleitung

Die Gefahr der Ausbildung streßbedingter Schleimhautläsionen im oberen Magen-Darm-Trakt nimmt mit dem Schweregrad einer Grunderkrankung zu. Vital bedrohte Patienten der Intensivmedizin sind daher besonders gefährdet. Die Läsionen können verschiedene Schichttiefen erreichen und sind eine überschießende Reaktion auf Belastungen, die der Organismus nicht mehr kompensieren kann. Streßläsionen sind eine typische Adaptationserkrankung im Sinne Selyes.

Klinik

Charakteristischerweise treten die Streßläsionen besonders häufig nach Polytraumen, bei Schädel-Hirn-Erkrankungen mit intrakranieller Drucksteigerung und insbesondere nach Schädel-Hirn-Traumen, nach großen Operationen im Thorax oder Abdomen, aber auch bei typischen postoperativen Komplikationen nach jeder Art operativer Eingriffe, bei septisch-toxischen und bei komatösen Zustandbildern, bei Tetanus und nach psychischen Traumen auf. Ebenso kann die Entstehung solcher Läsionen durch medikamentöse Therapie mit Kortikoiden, Zytostatika, Antikoagulantien, Antirheumatika und Pharmaka, die eine Histaminfreisetzung bewirken, wie z. B. Narkotika und Plasmaersatzmittel, in besonderer Weise begünstigt werden. Diese Krankheitsbilder und Therapieformen prädisponieren eine gesteigerte Säuresekretion, eine gestörte Mikrozirkulation sowie Veränderungen der Schleimproduktion in Qualität und Quantität. Veränderungen dieser Art bilden die Voraussetzung für Streßläsionen. Klinisch treten sie meist erst in Erscheinung, wenn Blutungen im abgeleiteten Magensekret sichtbar werden oder wenn sie zu erkennbaren Blutverlusten mit Hämatokritabfall und Kreislaufreaktionen führen. Diese Blutungen aus Streßläsionen stellen wegen ihrer massiven Ausprägung immer eine ernsthafte Gefährdung dar und gerade in der Intensivmedizin belasten sie einen Organismus, der durch seine Grundkrankheit ohnehin vital bedroht ist. Therapeutische Maßnahmen müssen sich daher wesentlich auf eine wirksame Prophylaxe konzentrieren.

Pathogenese

Vorwiegend aus tierexperimentellen Untersuchungen ist bekannt, daß sowohl die Histamin- als auch die Katecholaminausschüttung eine Schlüsselstellung in der Entstehung der Streßläsionen einnehmen (7). Die *Histaminausschüttung*, die durch verschiedenartige Reize wie z. B. *Vagusstimulation* ausgelöst werden kann, bewirkt über eine Vasodilatation eine Steigerung der Gefäßpermeabilität und eine relative Ischämie der Gastroduodenalschleimhaut. Außerdem stimuliert Histamin die Säuresekretion (14, 15). *Katecholamine* steigern über Gastrinfreisetzung ebenfalls die Säuresekretion (2) und bewirken gleichzeitig eine vermehrte Bildung von Glucokortikoiden, die die Schutzfunktionen der Schleimhaut ungünstig beeinflussen. Kortikoide verlangsamen die Zellregeneration (3), außerdem vermindern sie die Schleimsekretion und verändern die Schleimzusammensetzung im Sinne einer Qualitätsminderung (1,8). Es ist bekannt, daß erhöhte Histaminspiegel, aber auch Gastroduodenalreflux beim Menschen Streßläsionen verursachen (9, 12).

Prophylaxe

Die heute bekannten therapeutisch-prophylaktischen Maßnahmen haben eine Streßminderung, eine Suppression der Säurebildung, die Säureneutralisation und eine Protektion der Schleimhaut zum Ziel. Sie lassen sich in allgemeine und spezielle Maßnahmen einteilen.

Allgemeine Maßnahmen

Allgemeine Maßnahmen bestehen in einer optimalen Schockbehandlung, einer guten Oxygenierung, einer ausreichenden Sedierungs- und Schmerzbehandlung sowie in frühzeitiger enteraler Ernährung, oral oder über Sonde. Auch die Ableitung des

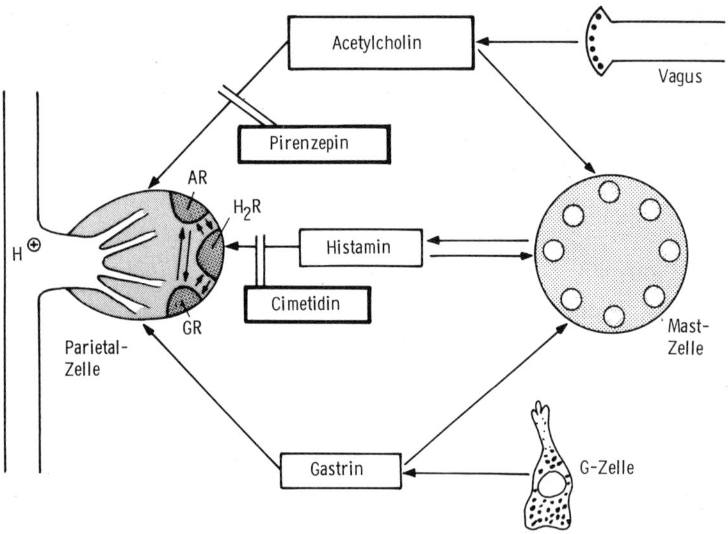

Abb. 42.**1** Modell der Wirkung von Histamin, Gastrin und Vagus an der Belegzelle des Magens und ihre therapeutische Hemmung (aus *W. Lorenz* u. Mitarb.: Europ. J. Pharmacol. 14 [1971] 155)

Magensekrets stellt eine weitere prophylaktische Maßnahme dar, sollte jedoch nur dann vorgenommen werden, wenn ohnehin aus anderer Indikation, z. B. wegen einer Darmatonie, eine Magensonde gelegt werden muß, da diese Sonden andererseits durch Druckläsionen die Entstehung von Streßblutungen fördern können (11). Die Ableitung des Magensaftes nur zur Verhütung der Streßläsionen ist daher keine Indikation für einen Magenschlauch.

Spezielle Maßnahmen

Neben den allgemeinen haben insbesondere die speziellen Maßnahmen die Wirksamkeit der Prophylaxe in den letzten Jahren erheblich verbessert. Regelmäßige Applikation von *Antazida*, entweder Magnesium-Aluminium-Trisilikat (Gelusil-Lac), das einen laxierenden, oder Magnesium-Hydroxid und Aluminiumhydroxid-Gemisch (Maloxon), die einen obstipierenden Effekt haben, bewirkt eine gute Säureneutralisation. Ausreichend als alleinige prophylaktische Maßnahme ist die Antazidagabe jedoch nur, wenn dadurch die Azidität des Magens ständig über einen pH-Wert von mindestens 3,5 gehalten werden kann (13). Die dazu nötige stündliche Überwachung und Antazidagabe ist auf Intensivstationen nicht praktikabel, so daß die Antazidaprophylaxe wenn überhaupt nur als zusätzliche Maßnahme durchgeführt werden sollte.
Die Möglichkeiten der medikamentösen Säuresuppression, die durch die bessere Kenntnis der Säure-Stimulationsmechanismen der letzten Jahre gefunden wurden, ergeben heute die effektivste Prophylaxe der Streßläsionen. Vagusreiz und Histaminausschüttung, die sich gegenseitig im Sinne einer Aktivierung beeinflussen, stimulieren über spezielle Rezeptoren der Belegzellen die Säurebildung (7). Diese Rezeptoren können durch *Anticholinergika* (Pirenzepin) und *H_2-Rezeptor-Blocker* (Cimetidin) selektiv abgeschirmt werden (Abb. 42.1). Jedes Medikament allein angewandt, Pirenzepin (Gastrozepin) in einer Dosierung von 3 mal 10 mg/Tag i. v. und Cimetidin (Tagamet) in einer Dosierung von 6 mal 200 mg/Tag i. v., üben durch Suppression der Säurebildung in der Magenschleimhaut einen effektiven Schutz vor Streßläsionen aus. Eine solche Prophylaxe sollte während der Intensivbehandlung grundsätzlich durchgeführt werden. Die Entscheidung, ob Pirenzepin oder Cimetidin angewandt wird, richtet sich danach, ob die Vagusstimulierung oder die Histaminausschüttung im Vordergrund stehen. Besonders gefährdete Patienten, die z. B. wegen einer der oben angeführten prädisponierenden Erkrankungen behandelt werden, können am sichersten durch eine Kombination beider Medikamente in gleicher Dosierung wie bei der Einzelgabe geschützt werden. Diese Kombination unterdrückt die Säureproduktion praktisch vollständig (6). Sie sollte auch immer dann angewandt werden, wenn nach einer endoskopischen oder chirurgischen Behandlung eine Protektion für Rezidivblutungen notwendig ist. In der angegebenen Dosierung hat Pirenzepin keine Nebenwirkungen. Allerdings können von wachen Patienten vorübergehende Sehstörungen und Mundtrockenheit beobachtet werden. Cimetidin kann dann Nebenwirkungen in Form

Tabelle 42.1 Dosierungsrichtwerte bei Ausscheidungsstörungen

Serumkreatinin in mg %	Cimetidindosierung pro Tag in mg i. v.
0,6–1,1	6mal 200
1,2–2,0	4mal 200
2,1–4,0	3mal 200
4,1–10	2mal 200

von mentaler Konfusion oder Gynäkomastie auslösen, wenn die Serumspiegel über längere Zeit den therapeutischen Bereich überschreiten. Dies ist der Fall bei Überdosierungen und bei Störungen der Nieren- oder Leberfunktion, da Cimetidin zu 60% über die Niere und zu 40% nach metabolischen Veränderungen in der Leber über die Galle ausgeschieden wird (4). Besteht eine Ausscheidungsstörung, muß daher die Dosierung am Serumkreatininwert orientiert reduziert werden (Tab. 42.1). Richtlinien zur Dosisreduktion bei Lebererkrankungen liegen nicht vor. Darüber hinaus ist bekannt, daß Cimetidin auch in normaler Dosierung die Wirkung von Diazepam und Marcumar verlängern können und Antiarhythmika werden im Sinne einer Wirkungsverminderung ebenfalls beeinflußt. Die Meinung, ob die Behandlung mit Cimetidin ohne vorherige Dosisreduktion beendet werden kann, ist nicht einheitlich. Es ist anzunehmen, daß dies beim Menschen ohne die Gefahr einer verstärkten Säureproduktion möglich ist. Gelegentlich wird jedoch eine stetige Dosisreduktion in den letzten 3–4 Behandlungstagen empfohlen, damit es nicht zu dem im Tierversuch beobachteten „Acid-Rebound"-Effekt kommt.

Blutungen aus Streßläsionen

Besteht der Verdacht auf eine Blutung im oberen Magen-Darm-Trakt muß die sofortige Endoskopie Grundlage des weiteren therapeutischen Vorgehens sein (s. Kapitel 43). Zur Behandlung von Blutungen sind die prophylaktischen Maßnahmen ungeeignet. Durch die konsequente Prophylaxe ist jedoch in den letzten Jahren eine deutliche Verminderung der Streßblutungen auf Intensivstationen zu beobachten. Bei einem gemischten Patientengut liegt die Häufigkeit bei 0,4%, auf speziell neurochirurgischen Intensivstationen bei 1,0% (5).

Literatur

1 Des Baillets, L., R. Menguy: Inhibition of gastric mucosa secretion by ACTH. Amer. J. dig. Dis. 12 (1967) 582

2 Fielding, L. P., M. Raute, B. P. Curwain: Effect of salbumatol on acute gastric ulceration induced by indomethacin in the rat. Europ. surg. Res. 9 (1977) 252–257

3 Gerard, A.: Histochemical studies of the fundic mucosa of the stomacid in dogs treated by ulcerogenic drugs. C. R. Soc. Biol. 159 (1965) 1473

4 Hentschel, E.: Histamin-H_2-Rezeptor-Antagonismus. In: Ulcus-Therapie, hrsg. von A. L. Blum, J. R. Siewert. Springer, Berlin 1978 (S. 112–132)

5 Huth, H., G. Kautz, E. Götz: Streßläsionen unter Intensivtherapie: „Streßläsionen im Magen-Darm-Trakt", hrsg. von E. Götz, Intensivmedizin, Notfallmedizin, Anästhesiologie. Thieme, Stuttgart 1981 (im Druck)

6 Londong, W., V. Londong, R. Prechtl, T. Eversmann: Vergleichende Untersuchungen der Pirenzepin- und Cimetidinwirkung auf Pepton-stimulierte Säuresekretion und Serumgastrin des Menschen. Z. Gastroenterologie, Verh.-bd. 15 (1979)

7 Lorenz, W., J.-J. Reimann, M. Fischer: Pathogenese der akuten gastroduodenalen Läsion (Streßulcus). In: Ulcus-Therapie, hrsg. von A. L. Blum, J. R. Siewert. Springer, Berlin 1978 (S. 50–60)

8 Menguy, R., Y. F. Masters: Effect of cortisone on mucoprotein secretion by gastric antrum of dogs: pathogenesis of steroid ulcer. Surgery 54 (1963) 19

9 Rösch, W., R. Ottenjann: Gastric erosions. Endoscopy 2 (1970) 93

10 Rösch, W.: Erosions of the upper gastrointestinal tract. Clin. Gastroenterol. 7 (1978) 623

11 Rösch, W.: Antacida In: Ulcus-Therapie, hrsg. von A. L. Blum, J. R. Siewert. Soringer, Berlin 1978 (S. 96–109)

12 Schiessel, R., W. Deisenhammer, L. Lehr, K. Dienstl, J. Polgenfürst, M. Voill, Böhmdörfer: Gastroscopic findings in polytrauma. Endoscopy 9 (1977) 114

13 Silen, W., J. J. Skillmann: Stress ulcer, gastritis, and the mucosal barrier. Adv. intern. Med. 191 (1974) 195

14 Weiner, R., B. M. Altura: Serotonin-bradykinin synergism in the mammalian capillary bed. Proc. Soc. exp. Med. 124 (1967) 494

15 Zweifach, B. W.: The behavior of the vascular barrier during tissue injury. Bibl. anat. (Basel) 4 (1964) 21

43 Intestinale Blutung

Von P. Lawin und G. Strohmeyer

Einleitung

Die akut einsetzende schwere Blutung erfordert neben der Behandlung des hämorrhagischen Schocks und dessen Folgen eine Reihe spezieller therapeutischer Maßnahmen. Eine Intensivbehandlungsstation muß für Fälle dieser Art vorbereitet sein, da oft nur kurze Zeit für die Vorbereitung zur Operation, die letztlich die Blutungsquelle ausschaltet, zur Verfügung steht.
Häufig treten schwere Blutungen als Folge krankhafter Veränderungen im Verdauungstrakt oder durch Verletzungen parenchymatöser Bauchorgane auf.

Blutung aus dem Verdauungstrakt

Eine gastrointestinale Blutung ist eine Notfallsituation, die in Diagnostik und Therapie eine enge Zusammenarbeit zwischen Internisten, Röntgenologen, Anästhesisten und Chirurgen erfordert.
Die Blutung kann sich durch *Bluterbrechen* (Hämatemesis), als Blutung aus dem Darm in Form von Teerstuhl (Meläna) und/oder als rote Darmblutung äußern. Es kommt nicht bei jeder Magenblutung zum Bluterbrechen, bei Mengen über 50 ml Blut jedoch fast immer zum Teerstuhl. Bleibt das Blut lange genug mit der Salzsäure des Magens in Berührung, so bekommt es eine dunkelbraune, kaffeesatzähnliche Farbe. Eine Meläna spricht für eine obere gastrointestinale Blutung aus dem Ösophagus, Magen oder aus dem oberen Dünndarm. Eine Entleerung von rotem Blut aus dem Darm geht ursächlich am ehesten auf eine Blutung aus dem Dickdarm zurück, obwohl es gelegentlich auch bei massiven oberen Magen-Darm-Blutungen und bei Durchfällen zu roten Darmblutungen kommen kann. Bei diesen Hinweisen auf die Höhenlokalisation der Intestinalblutung gibt es eine Ausnahme: In einem Meckel-Divertikel kann ein Ulkus auf versprengter, HCl-produzierender Magenschleimhaut entstehen und Ursache einer schweren Blutung mit Abgang von Teerstuhl sein.

Notfalldiagnostik

Schwere und Dringlichkeit der Notfallsituation erfordern eine möglichst rasche diagnostische Abklärung und Differenzierung einer Blutung. Eine ungezielte Laparotomie bei gastrointestinalen Blutungen kann heute durch endoskopische und/oder angiographische Untersuchungen meistens vermieden werden. Die häufigsten Ursachen für eine Blutung aus dem oberen Verdauungstrakt sind:

1. Ösophagitis/Ulkus	8–13%,
2. Ulcus duodeni	24–30%,
3. Ulcus ventriculi und Karzinom	17–30%,
4. Ösophagusvarizen	4–15%,
5. Erosionen der Magenschleimhaut	9–13%,
6. unklar	5–15%.

Bei zwei Dritteln der Ulkusblutungen liegen venöse, bei einem Drittel arterielle Blutungen vor. Für die Diagnose einer Hämatemesis und Meläna geben Anamnese (Tab. 43.1) und gezielte Erhebung von Untersuchungsbefunden (Tab. 43.2) die wichtigsten Hinweise (4–6, 10, 18).
Diese diagnostische Taktik wird durchgeführt, wenn die ersten therapeutischen Sofortmaßnahmen (s. unten) zur Beherrschung des hämorrhagischen Schocks durchgeführt worden sind.
Neben der gezielten Anamnese (einschließlich Medikamente) und der gezielten Untersuchung haben die folgenden Verfahren die größte diagnostische Bedeutung:

1. *Endoskopie* des Ösophagus oder Magens erfordert Erfahrung. Gastroskopie und Ösophagoskopie sind mit den modernen Fiberendoskopen (innerhalb der ersten 24 Stunden nach Blutungsbeginn) die sichersten diagnostischen Methoden bei der erosiven Gastritis und beim Mallory-Weiss-Syndrom. Auch die Mehrzahl aller blutenden peptischen Geschwüre läßt sich endoskopisch diagnostizieren. Durch klinische Diagnostik, Röntgen und Endoskopie kann in mehr als 90% aller Fälle von oberen intestinalen Blutungen die Diagnose gesichert werden.
   Bei einer akuten roten Darmblutung sind die Prokto- und Rektoskopie die unumstritten wichtigsten Untersuchungen (10), die in jedem Fall – meistens im Bett in linker Seitenlage mit

Tabelle 43.**1** Gezielte Anamnese bei Hämatemesis und Meläna (nach *Hefti*)

	Häufigkeit der Blutungsursache	
1. „Ulkussymtpome“: Frühere Behandlung wegen Ulzera oder „Gastritis“. Teerstühle, Röntgenbefunde, Magenoperationen	Ulcus duodeni: Ulcus ventriculi: Ulcus jejuni pept.:	40% 10% 4%
2. Rezidivierende Gelbsucht, Nasenbluten (Blutspuren im Taschentuch!), Alkoholismus geben Hinweise auf Leberzirrhose. Jedoch Ulkusblutung auch bei Leberzirrhose häufig	Ösophagusvarizen:	12–15%
3. Erosive Gastritis, z.T. nach Medikamenten: Salizylate, Butazolidin, Steroide, Reserpin, Antikoagulantien, Alkohol Exulceratio simplex Dieulafoy:	erosive Gastritis:	20%
4. Massives Erbrechen *vor* der Blutung: Mallory-Weiss-Syndrom, Blutung aus dem unteren Ösophagus durch Schleimhauteinrisse nach Erbrechen	Blutung aus der Submukosa des Ösophagus:	selten
5. Refluxbeschwerden, Dysphagie	Refluxösophagitis:	selten
6. Hämorrhagische Diathese: „Blutungsneigung“. Koagulopathien, Hämophilie, Thrombozytopathien	Hämorrhagische Diathese allein:	selten
7. Urämie, Morbus Waldenström, Amyloid		selten

Tabelle 43.**2** Gezielter Status bei Hämatemesis und Meläna

Symptome	Vorkommen
1. Kaffeesatzartiges Erbrechen	Blutung aus Ulcus duodeni oder ventriculi, erosive Gastritis Ösophagusvarizen.
2. Ikterus: Gefäßspinnen, Palmarerythem, Weißnägel, Behaarungstyp, Foetor hepaticus, Parotisschwellung, Leber-Milz-Vergrößerung, Aszites	Leberzirrhose mit 1. Ösophagusvarizenblutung (2. Ulkusblutung?)
3. Tastbarer Tumor im Mittelbauch, Abmagerung (Kachexie), Lymphknoten (Virchow-Drüse). Metastasen im Douglas-Raum	Magenkarzinom und Pfortaderthrombose mit Varizenblutung
4. Teleangiektasien, Lebervergrößerung	Morbus Osler
5. Tastbarer Rektumtumor	Rektumkarzinom (meistens hellrotes Blut)
6. Blut, Eiter, Schleim mit dem Stuhl	Colitis ulcerosa
7. Mittleres und höheres Alter, explosionsartiger Durchfall mit Blut	Divertikel

erhöhtem Becken – *sofort* durchgeführt werden müssen.

2. *Röntgen:* In geübten Händen ist es eine sehr aussagefähige Methode. Röntgenkontrastuntersuchungen können bei guter Technik auch eventuell während oder unmittelbar nach der Blutung durchgeführt werden. Endoskopische und röntgenologisch nicht lokalisierbare Blutungen lassen sich manchmal angiographisch (A. coeliaca, A. mesenterica) darstellen.
3. *Magensonde:* Durch das frühzeitige Legen einer Magensonde kann man sich einen Eindruck über die Schwere der Blutung verschaffen. Gleichzeitig dient sie therapeutischen Maßnahmen.
4. *Laboruntersuchungen:* Manchmal geben die Bestimmung des arteriellen Blutammoniaks und der Bromsulphthaleintest Hinweise auf eine Lebererkrankung und somit wahrscheinlich auf eine Ösophagusvarizenblutung. Jedoch bluten chronisch Leberkranke auch häufig aus peptischen Magen- und Duodenalläsionen. Für die weitere Diagnostik, zur Beurteilung des Status des Patienten und der Therapiekontrolle sind

Laboruntersuchungen jedoch unerläßlich. Vor der Gabe von Blut oder Plasmaersatzlösungen sind Blutproben zu entnehmen:
5 ml Zitratblut im Verhältnis 1:10 (für Gerinnungsstatus und TEG),
5 ml Nativblut für Blutgruppenbestimmung und Kreuzprobe.
5 ml Nativblut für Enzyme und Bilirubin,
1 ml Nativblut für den Wasserbadtest nach Lee-White zur Ermittlung der Spontangerinnungszeit und den Test zur Differenzierung von hyperfibrinolytischen und Fibrinogenmangelblutungen (bedside-Test).
Vollblutgerinnung nach Lee-White.

Trotz der vielfältigen diagnostischen Maßnahmen bleibt bei 10–20% aller akuten Magen-Darm-Blutungen die Ursache unklar. Kommt eine Blutung nicht zum Stehen, dann muß in ständiger Konsultation zwischen Anästhesisten, Internisten und Chirurgen über den operativen Eingriff entschieden werden. Während man bis vor einigen Jahren bei einer frischen oder rezidivierenden Magenblutung ca. 24–48 Stunden konservativ behandelte, hat sich in den letzten Jahren die Tendenz zur Frühoperation durchgesetzt (2, 4–6, 18). Wenn eine akute schwere Magenblutung unter einer entsprechenden Therapie nicht zum Stehen kommt, dann sollte innerhalb weniger Stunden operiert werden. Eine willkürliche zeitliche Grenze des Abwartens existiert nicht. Die frühzeitige chirurgische Intervention hat sich als prognostisch relativ günstig erwiesen. Zu dieser Änderung in der Einstellung zur Frühoperation haben vor allem auch die verbesserten Narkoseverfahren und die Intensivtherapie während und nach der Operation beigetragen. Das Risiko einer Rezidivblutung bei einem Patienten, der nicht operiert wird, ist beträchtlich. Die Schätzungen liegen zwischen 25 und 51%. Da die Letalität bei einer Rezidivblutung stark ansteigt, wird die Rezidivblutung als wesentliche Indikation für eine Notfalloperation angesehen. Besonders gefährdet sind durch Magenblutungen Patienten über 50 Jahre mit Rezidivblutungen bei chronischem Ulkus. Ein höheres Lebensalter ist jedoch heute kein Grund mehr zu prognostisch ungünstigem Abwarten. Die Indikationen zur konservativen oder chirurgischen Therapie gibt Tab. 43.3.

Obere gastrointestinale Blutung

Zu Beginn einer akuten massiven oberen Gastrointestinalblutung müssen einige therapeutische Sofortmaßnahmen ergriffen werden, die zunächst von Ursache und Lokalisation der Blutung unabhängig sind:

1. Ein Patient mit gastrointestinaler Blutung wird mit erhöht gelagerten Beinen in die Klinik transportiert.
2. Legen eines Jugularis- oder Subklaviakatheters und Beseitigung der Hypovolämie durch Blutersatz und Auffüllung des Kreislaufs unter Bestimmung des zentralen Venendrucks (9). Es werden sofort 200–400 ml einer 5%igen Humanalbuminlösung oder Plasmaersatzlösungen

Tabelle 43.**3** Indikationen zur konservativen oder chirurgischen Behandlung der akuten oberen massiven Magen-Darm-Blutung (nach *Markoff* u. *Allgöwer*)

1. Ulcus duodeni	1. Blutung *ohne* Bulbusdeformierung	konservativ
	1. Blutung *mit* Bulbusdeformierung oder Stenose	chirurgisch
	Rezidivblutung	chirurgisch
2. Ulcus ventriculi	1. Blutung *ohne* Anamnese	konservativ
	1. Blutung *mit* Anamnese	chirurgisch
	1. Blutung bei Ulcus callosum	chirurgisch
	Rezidivblutung	chirurgisch
3. Ösophagusvarizen		konservativ im Intervall chirurgisch
4. Hiatusbruch		konservativ, evtl. chirurgisch
5. Gastritis erosiva		konservativ
Exulceratio simplex Dieulafoy		chirurgisch
6. Ulcus pepticum jejuni		chirurgisch
7. Karzinom		
ohne Metastasen		chirurgisch
mit Metastasen		konservativ
8. Mallory-Weiß-Syndrom		konservativ

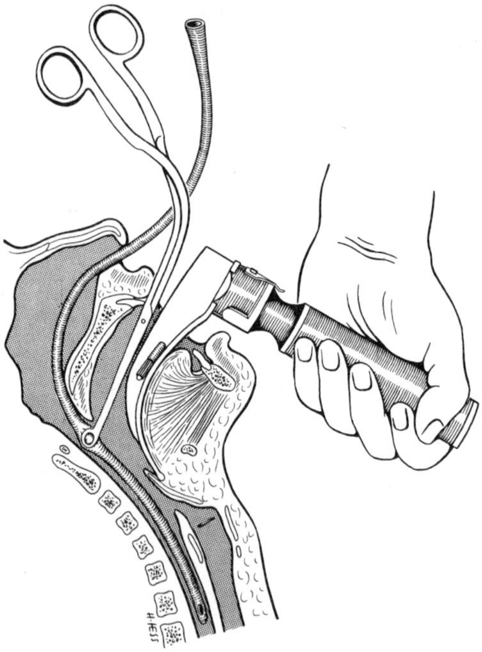

Abb. 43.1 Einführen einer Magensonde mit Hilfe von Laryngoskop und Magill-Zange

wie Macrodex o.ä. zur Schockbehandlung oder Prophylaxe infundiert.
3. Sedierung des Patienten, z.B. mit Valium oder Psyquil, parenteral.
4. Der Patient erhält möglichst sofort nach Eintreffen in der Klinik eine doppelläufige, weiche Magensonde. Nur dadurch ist eine annähernde Beurteilung des Umfanges der Blutung möglich. Gelegentlich wird erst durch den Nachweis von Blut im Magen die Diagnose der oberen Gastrointestinalblutung gestellt. Das Lumen der Magensonde muß weit genug sein und mindestens 7 mm Durchmesser haben, da nur dadurch eine Entleerung des Magens möglich ist. Es ist darauf zu achten, daß durch regelmäßiges Absaugen eine Überfüllung des Magens und Überdehnung der Wand vermieden wird, die eine Blutung begünstigt. Aus dem gleichen Grund sollen keine Thrombinpräparate zur lokalen Blutstillung instilliert werden, da die Wirkung ungenügend ist und die Bildung großer Koagula im Magenlumen gefördert wird, die nicht mehr durch die Magensonde zu entfernen sind.
   Mit Hilfe eines Laryngoskopes und einer Magill-Zange (Abb. 43.1) kann unter Sicht der Magenschlauch vorgeschoben werden.
5. Aus der Sonde frisch ablaufendes Blut erfordert eine intensive Infusionstherapie und Frischbluttransfusionen. Sie werden abhängig vom Blutdruck (unter 100 mm Hg), Puls (über 120/min), vom Ausmaß des Hämatokritabfalls gegeben.
6. Durch eine fortlaufende Messung des zentralen Venendruckes (9) wird eine Kreislaufüberfüllung am besten vermieden.
   Über die stündlichen Ein- und Ausfuhrmengen muß ein Protokoll geführt werden, damit eine genaue Bilanz jederzeit gewährleistet ist.

Konservative Therapie

Medikamentöse Therapie

Aufgrund vorläufiger Mitteilungen (19) über noch nicht abgeschlossene klinische Studien ist die Anwendung von Somatostatin (250 µg pro Stunde i.v.) und Sekretin (0,5–1 E pro Stunde i.v.) in der Behandlung blutender Schleimhautläsionen im oberen Gastrointestinaltrakt erfolgversprechend.

Lokale Blutstillung

a) Durch den Einsatz der endoskopischen Laser-Photokoagulation mit dem Neodym-Yag-Laser oder dem Argon-Laser (20–22) gelingt in der Regel vorläufig eine Blutstillung selbst bei Blutungen aus arteriellen Gefäßen.
b) Andere Verfahren wie die Unterspritzung blutender Läsionen mit Polidocanol (Aethoxysklerol) oder die Anwendung der Elektro-Hydro-Thermo-Sonde sind noch im Stadium der klinischen Erprobung.

Blutungen aus Schleimhauteinrissen

Blutungen aus Schleimhauteinrissen im unteren Ösophagus (Mallory-Weiss-Syndrom), die meistens nach gehäuftem Erbrechen bei Alkoholikern, während der Frühschwangerschaft und nach Medikamenten mit Salicylsäure auftreten, kommen fast immer unter konservativer Therapie mit Antazida (z.B. Gaviscon u.a.) und Cimetidin (Tagamet) 5 mal 200 mg/Tag zum Stehen. Operationen sollten möglichst vermieden werden.

Die Entscheidung zur *Sofortoperation* bei schweren oberen Gastrointestinalblutungen muß individuell getroffen werden. Dennoch gilt als Faustregel: Es wird operiert, wenn

a) die Blutung nicht innerhalb von 24 Stunden konservativ beherrscht werden kann bzw. mehr als 2 l Blut kontinuierlich transfundiert werden müssen,
b) bei akut oder langsam einsetzendem Blutschock trotz Volumensubstitution,

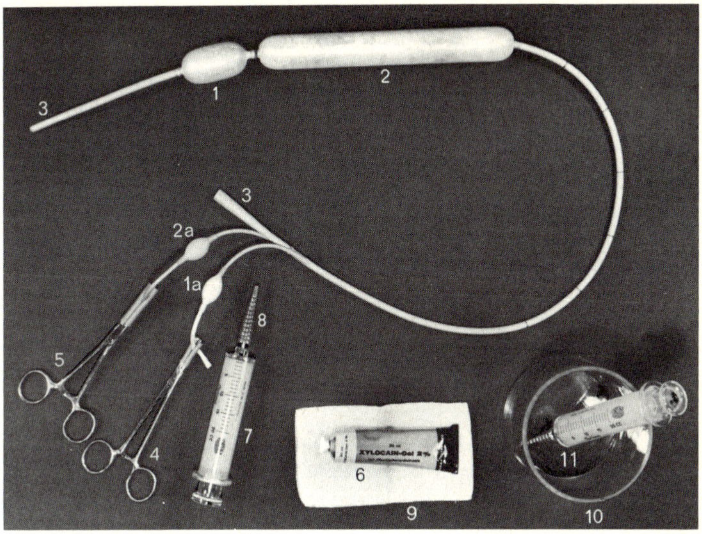

Abb. 43.**2** Sengstaken-Blakemore-Sonde mit Zubehör
1 kleiner Ballon (Magen-Ballon)
1 a Pilot
2 großer Ballon
2 a Pilot
3 mittlere Sonde zum Absaugen
4 armierte Klemme
5 armierte Klemme
6 Xylocain Gel als Gleitmittel
7 Spritze zum Blocken der Ballons
8 Spritzenansatz
9 Tupfer
10 Spritze mit Ansatz
11 mit Eiswasser (Aqua destillata) gefülltes Gefäß

c) die Patienten älter als 50–60 Jahre sind und anhaltend weiter bluten.

Nach Sistieren der Blutung erhält der Patient Cimetidin (Tagamet 6 mal 200 mg/Tag) (8, 10, 11, 15). Mundpflege ist frühzeitig zur Verhütung einer Parotitis erforderlich. Nach Sistieren der Blutung sollte der Patient nicht hungern, sondern 12–24 Stunden später eine leichte Kost erhalten.

Ösophagusvarizenblutung

(1, 3, 5, 12, 14)

Die Ösophagusvarizenblutung ist für Patienten mit Leberzirrhose und portaler Hypertension eine lebensgefährliche Komplikation: Mehr als 50% sterben an ihrer ersten Blutung. Patienten mit einer guten Leberfunktion und portaler Hypertension, insbesondere aus extrahepatischer Ursache, haben eine bessere Prognose. Kommt die Blutung zum Stehen, dann besteht die Möglichkeit, die portale Hypertension und die Gefahr einer erneuten Varizenblutung durch Anlage einer portokavalen Anastomose zu beseitigen. Die *Sofortmaßnahmen* unterscheiden sich bei der Ösophagusvarizenblutung nicht von der oben beschriebenen Magenblutung. Bei schweren Varizenblutungen kann die Tamponade und Kompression der blutenden Varizen in der Speiseröhre mit der Sengstaken-Blakemore-Sonde (Abb. 43.2) eine lebensrettende Maßnahme sein. Meistens gelingt es damit, die Blutung zum Stillstand zu bringen. Die Sengstaken-Sonde ist dreiläufig und hat einen wurstförmigen oberen Ballon (Fassungsvermögen für etwa 70 ml Luft) für den Ösophagus und einen kleineren Ballon (Fassungsvermögen etwa 50 ml Luft oder Wasser), der unmittelbar unterhalb der Kardia liegen soll. Die Ballons können auch mit eisgekühltem Wasser gefüllt werden. Vor Einführen der Sonde muß das Volumen der Ballons durch ein Probeaufblasen festgestellt werden. Dabei wird gleichzeitig durch Eintauchen in Wasser geprüft, ob die Ballons dicht sind. Die beiden „Piloten" (1a und 2a in Abb. 43.2) stellen die Verbindung zu den entsprechenden Ballons dar. Die mittlere Sonde (Nr. 3), die im Magen liegt, ermöglicht es, Blut aus dem Magen abzusaugen und Flüssigkeit und flüssige Medikamente eintropfen zu lassen. Die Sonde wird nasal eingeführt, nachdem sie mit einem Paraffinöl gleitfähig gemacht worden ist. Sie wird dann schnell in den Magen vorgeschoben. Bei nicht bewußtlosen Patienten muß man meistens mit Valium, Dolantin oder Phenothiazinen vorher sedieren. Der Magenballon wird zuerst mit Luft gefüllt und der Zuleitungsschlauch (Pilot Nr. 1a in Abb. 43.2) mit einer armierten Klemme verschlossen. Durch vorsichtigen Zug wird festgestellt, ob der Ballon fest in der Kardia liegt. Die Sonde wird in dieser Lage gehalten. Beim Schlucken und Würgen des Patienten muß der Zug leicht gemindert werden, um ein Hochgleiten des Ballons über die Kardia zu vermeiden. Das Nasenloch sollte mit Watte oder Schaumgummi austamponiert werden, damit keine Drucknekrosen entstehen. Danach wird der Ösophagusballon vorsichtig mit Luft gefüllt und mit einer zweiten Klemme versehen. Mit Pflasterstreifen wird das proximale Sondenende an der Wange fixiert. Durch die mittlere Sonde wird das im Magen vorhandene Blut vollständig abgesaugt. Bei Anlage einer Sengstaken-Sonde muß folgendes noch besonders beachtet werden:

1. Die Sonde sollte immer durch die Nase eingeführt werden. Durch den Mund eingeführte Sonden können von dem bewußtlosen Patienten abgebissen und verschluckt werden. Weiterhin kann die geblockte Sonde hochgewürgt werden, so daß der große Ballon den Kehlkopfeingang verschließt.
2. Patienten mit einer Sengstaken-Sonde müssen ständig (Intensivüberwachung) überwacht werden. Es muß eine genaue Bilanz über den abgesaugten Mageninhalt und durch die Magensonde zugeführte Flüssigkeit geführt werden.
3. Der Patient muß unterrichtet werden, daß er den im Rachenraum sich ansammelnden Speichel ausspuckt. Bei bewußtlosen oder präkomatösen Patienten ist es die Aufgabe des Pflegepersonals, mit einem Mülly-Katheter mindestens jede Stunde einmal den Nasen-Rachen-Raum leerzusaugen. Bei regelmäßigen Kontrollen über korrekten Sitz der Sonde muß beachtet werden, ob die Schlauchmarke an der Nase noch an der gleichen Stelle liegt, ob das Heftpflaster sich nicht gelöst hat und ob die „Piloten“ noch gefüllt und prallelastisch sind. In der Regel bleibt die geblockte Sonde maximal 48 Stunden liegen. Wenn klinisch keine Zeichen einer Blutung mehr bestehen, werden die Klemmen gelöst und geprüft, ob die Gummizuleitung der „Piloten“ an der Stelle der Abklemmung nicht verklebt ist. Die Sonde bleibt dann noch für 12–24 Stunden liegen, um sie bei einer erneuten Blutung gleich wieder auffüllen zu können. Während des Tages gibt man dem Patienten vorsichtig schluckweise Tee, um Verklebungen des Ballons mit der Ösophagusschleimhaut zu lösen, so daß bei Entfernung der Sonde möglichst keine neue Blutung auftritt.

   Zum Notfallbesteck zur Behandlung einer Ösophagusvarizenblutung gehören:

   1 Sengstaken-Blakemore-Sonde mit Zubehör (Abb. 43.2),
   1 30-ml- oder 50-ml-Spritze,
   Gleitmittel mit Oberflächenanästhetikum, mehrere Klemmen,
   1 Intubationsbesteck,
   1 Ambu-Beutel,
   1 Mülly-Katheter,
   1 Paar Gummihandschuhe.

   Ein Absauggerät sollte bereit stehen. Die Ballons der Sengstaken-Sonde müssen nach längerer Lagerung auf Dichtigkeit geprüft werden.

Es sei darauf hingewiesen, daß die Behandlung der Ösophagusvarizenblutung mit der Sengstaken-Sonde Erfahrung erfordert. Die Komplikationen (Asphyxie, Aspiration, Verletzungen des Ösophagus) dieser Therapiemaßnahme können hoch sein. Die Überlegenheit der Sengstaken-Sonde über konservative therapeutische Maßnahmen (z.B. Eiswasserspülungen des Ösophagus) wird in den letzten Jahren mit guten Gründen angezweifelt, wird jedoch weiter durchgeführt. Eine bessere Kompression von Fundusvarizen soll durch die Einballonsonde nach Linton-Nachlas zu erreichen sein.

Wenn die Sofortmaßnahmen des Blutersatzes, die Auffüllung des Kreislaufes mit Blut oder Blutersatzmitteln und die lokale Blutstillung durch Tamponade des Ösophagus erfolgt sind, muß die Therapie wie folgt weitergeführt werden: Bei Neigung zu Blutdruckabfall sind weiterhin 5%iges Humanalbumin, andere Plasmaersatzlösungen oder auch Blut erforderlich. Zur Verlaufskontrolle sind in halb- bis einstündigen Abständen Hämoglobinkonzentration und/oder Hämatrokrit, Pulsfrequenz, Blutdruck und Urinausscheidung zu messen und in das Protokoll einzutragen. Es sollten wiederholte Blutvolumenkontrollen mit Geräten zur schnellen Blutvolumenbestimmung durchgeführt werden. Bleiben Blutdruck und Hämatokrit konstant, dann kann auch 5–10%ige Glucose gegeben werden. Die Infusion anderer Lösungen, z.B. Aminosäuren oder „Leberschutzpräparate“ sind nicht erforderlich und überflüssig. Vor der Gabe von methionin- oder cholinhaltigen Substanzen muß gewarnt werden, da dadurch ein Leberkoma ausgelöst werden kann. Von vielen Klinikern (1, 7, 13, 14) wird statt oder neben der Behandlung mit der Ballonsonde eine Therapie mit Vasopressin (20 E Pitressin oder Octapressin in 150 ml 5% Glucose- oder 0,9% Kochsalzlösung innerhalb von 10–12 Minuten intravenös) bis zu 4mal täglich durchgeführt. Wirksamer soll die intraarterielle Gabe von 0,1–0,4 E Vasopressin/min in 200 ml 0,9% NaCl-Lösung durch Katheter in die A. mesenterica superior sein. Die Wirkung des Vasopressins beruht vorwiegend auf einer arteriellen Vasokonstriktion im Splanchnikusgebiet, wodurch der Pfortaderdruck und die Leberdurchblutung für kurze Zeit um etwa 30–50% absinken. Da durch die Senkung des Pfortaderdruckes die Blutzufuhr über die A. hepatica zunimmt, soll die Sauerstoffspannung in der Leber nicht abnehmen. Allerdings kann sich durch Hypophysin das Herzzeitvolumen ebenfalls vermindern (3, 7). Gelegentlich unerwünschte Wirkungen dieser Therapie sind kolikartige Bauchschmerzen, Erbrechen, Harn- und Stuhldrang, Bradykardie sowie koronare und periphere Vasokonstriktion der Arteriolen, so daß Vasopressin bei Koronarinsuffizienz kontraindiziert ist.

Das Kopfende des Patientenbettes wird angehoben

und der Oberkörper des Patienten hochgelagert, um einen Reflux von saurem Mageninhalt in den Ösophagus und eine peptische Andauung der Schleimhaut zu verhindern.

Komaprophylaxe

Eine besondere Gefährdung des Patienten entsteht durch den blutgefüllten Darm, da durch bakterielle Zersetzung des Bluteiweißes Substanzen, insbesondere Ammoniak, entstehen, die ein Leberkoma auslösen können. Daher wird durch den im Magen liegenden Schlauch nach Absaugen des Blutes ein Antibiotikum (Neomycin oder Humatin) in einer Dosierung von 4–8 g in 4–6 Einzelportionen innerhalb von 24 Stunden gegeben. Diese *nur oral* zu verabreichenden Antibiotika müssen vorher in wenig Wasser aufgelöst werden. Durch die Antibiotika wird die Bildung „toxischer und komafördernder Substanzen" durch Bakterien im Darm unterdrückt. Zur Verminderung der Ammoniakresorption aus dem Darmlumen als auch zur Senkung des Blutammoniakspiegels wird außerdem Lactulose (z. B. Bifiteral) verwandt unter der Vorstellung, daß es durch Lactulose zu einer pH-Änderung des Darminhaltes zur sauren Seite hin kommt und damit zu einer Ionenverschiebung von Ammoniak (NH_3) zu nicht resorbierbarem NH_4^+. Darüber hinaus bewirkt Lactulose eine Beschleunigung der Darmentleerung durch Erhöhung der Osmolalität des Darminhaltes und Anregung der Peristaltik. Bei der angesprochenen Indikation liegt die erforderliche Dosierung des Bifiteralsirups, der 66,7 g Lactulose in 100 ml enthält, bei 3mal 50 ml/die. Zum Entfernen der Blutmassen im Darm empfehlen sich hohe Einläufe mit physiologischer Kochsalzlösung. Zusätzlich wird durch den Magenschlauch oder oral 30–40 ml 15%iges $MgSO_4$ zugeführt. Eiweißhaltige Nahrung, insbesondere auch kalte Milch (!) sind diesen Patienten verboten.

Solange die Sengstaken-Sonde im Ösophagus liegt, wird der Patient mit intravenösen Infusionen von Glucose ernährt. Der Patient sollte auf diesem Wege möglichst 1200 kcal in 24 Stunden erhalten. Wenn die Sonde entfernt worden ist, werden zunächst noch eiweißfreie, flüssig-breiige Nahrungsmittel gegeben und dann die Nahrung langsam wieder aufgebaut.

Bei den meisten Kranken gelingt es, durch diese Sofortmaßnahmen einen Stillstand der Blutung zu erreichen. Nur selten stellt sich die Frage nach einer Sofortoperation im Zustand der akuten Blutung. Allgemeine Richtlinien für die Entscheidung zu einer Notoperation können nicht aufgestellt werden (1, 12, 16, 17). In jedem einzelnen Fall müssen der Allgemeinzustand des Patienten, seine Leberfunktion, Dauer der Blutung und Operationsrisiko abgewogen werden. Eine Notfalloperation hat ein sehr hohes Risiko! Dennoch wird neuerdings die Vorverlegung des Operationszeitpunktes vom Intervall in das Stadium der akuten Blutung gefordert (16, 17). In enger Zusammenarbeit mit dem Chirurgen muß der Zeitpunkt der Operation entschieden werden. Entschließt man sich dazu, dann sollte auch als Notoperation eine portokavale Anastomose angelegt werden. Wenn irgend möglich, wird auch in einer solchen Notsituation vorher eine Splenoportographie durchgeführt. Ist die Pfortader nicht durchgängig, dann muß eventuell eine splenorenale Verbindung geschaffen werden. Dieser Eingriff ist aber technisch schwieriger und mit einer höheren Operationsmortalität belastet. Nur sehr selten werden andere Operationsverfahren in Frage kommen: Magenresektion, submuköse Transsektion des Ösophagus oder Varizenumstechungen. Die Sklerosierung blutender Ösophagusvarizen durch ein Endoskop kann versucht werden. Vielfach reichen jedoch diese Maßnahmen für eine Dauerbehandlung nicht aus. Unbedingt vermieden werden sollte die Splenektomie, die noch gelegentlich als Notoperation durchgeführt wird. Eine ausreichende Senkung des Pfortaderdruckes wird damit nicht erreicht, so daß fast immer Rezidivblutungen auftreten. Nach der Splenektomie ist die Anlage einer portokavalen Anastomose in jedem Fall schwieriger und nur mit erheblich größerem operativen Aufwand durchführbar. Die Splenektomie ist nur dann angezeigt, wenn sich das zur portalen Hypertension führende Hindernis in der Milzvene befindet. Das kann präoperativ nur durch eine Splenoportographie festgestellt werden.

Literatur

1 Conn, H. O.: The rational evaluation and management of portal hypertension. In: The Liver and Its Diseases (hrsg. von F. Schaffner, Sh. Sherlock, C. M. Leevy. Intercontinental Medical Book, New York 1974

2 Dölle, W.: Einige neuere Daten zur Beurteilung einer gastrointestinalen Blutung. Internist 12 (1971) 488

3 Eckart, J., G. Tempel, R. Häring, H. Schaaf: Gesichtspunkte zur Behandlung der Ösophagusvarizenblutung im Rahmen der operativen Intensivpflege. Med. Welt 23 N. F. (1972) 1729

4 Eichfuß, H. P., E. Farthmann, K. Horatz, H. W. Schreiber: Die große Blutung aus Magen und Zwölffingerdarm. Dtsch. med. Wschr. 101 (1976) 753

5 Clearfield, H. R., V. P. Dinoso: Gastrointestinal Emergencies. Grune & Stratton, New York, 1976

6 Hefti, M. L.: Die Magen-Darmblutung. Schweiz-med. Wschr. 98 (1968) 1035
7 Henneberg, U., J. P. Eckardt, R. Häring: Die Wirkung von Octapressin unter Narkosebedingungen auf Pfortaderdruck, arteriellen Blutdruck und zentralen Venendruck. Dtsch. med. Wschr. 94 (1969) 1679
8 Malchow, H., K.-F. Sewing, M. Albinus, B. Horn, H. Schomerus, W. Dölle: Cimetidin in der stationären Behandlung des peptischen Ulkus. Dtsch. med. Wschr. 103 (1978) 149
9 Northfield, T. C., T. Smith: Central venous pressure in clinical management of acute gastrointestinal bleeding. Lancet 1970/II, 584
10 Peter, P., P. Deyhle, H. Brändli, G. J. Krejs, B. Bron, H. J. Nüesch, A. L. Blum: Endoskopische Diagnose der akuten peranalen Blutung. Schweiz. med. Wschr. 106 (1976) 880
11 Peter, P., J. J. Gonvers, . Pelloni, K. Weber, A. Sonnenberg, G. Strohmeyer, J. R. Hofstetter, A. L. Blum: The effect of cimetidine on duodenal ulceration. In: International Symposium on Histamin H_2-Receptor Antagonists, hrsg. von W. Creutzfeldt. Excerpta Medica, Amsterdam 1978
12 Resnick, R. H.: Management of bleeding in cirrhosis: A critical examination. Scand. J. Gastroent. 10 (1975) 673
13 Schwartz, S. L.: Influence of vasoactive drugs on portal circulation. Ann. N. Y. Acad. Sci. 170 (1970) 296
14 Strohmeyer, G., W. Dölle: Oesophagusvarizen: Bedeutung, Ursache, und Behandlung. Med. Klin 58 (1963) 1649
15 Strohmeyer, G., W. Berges, M. Wienbeck: Aktueller Stand der Intensivmedizin in der Gastroenterologie. Intensivmedizin 14 (1977) 315
16 Strohmeyer, G., H. Peerenboom: Der Patient mit porto-cavaler Anastomose. Internist 16 (1975) 284
17 Thaler, H.: Die Shuntoperation bei portaler Hypertension aus internistischer Sicht. Dtsch. med. Wschr. 96 (1971) 1653
18 Truelove, S. C., M. J. Goodmaan: Topics in Gastroenterology: Upper Gastrointestinal Haemorrhage. Blackwell, Oxford 1975
19 Londong, H., H. D. Becker: Arbeitssitzung: Neue Medikamente in Prophylaxe und Therapie blutender Läsionen. 34. Tagung der Deutschen Gesellschaft für Verdauungs- und Stoffwechselkrankheiten, 20.–22. Sept. 1979
20 Kiefhaber, P., K. Moritz u. Mitarb.: Endoscopic neodymyag-laser irradiation for control of bleeding of acute and chronic ulcer. Langenbecks Arch. Chir. 347 (1978) 567
21 Frühmorgen, P., F. Bodem, H. D. Riedenbach, L. Demling: Was ist gesichert in der Laser-Koagulation zur Stillung gastrointestinaler Blutungen? Internist 19 (1978) 707
22 Laurence, B. H., A. G. Vallon, P. B. Cotton u. Mitarb.: Endoscopic laser photocoagulation for bleeding peptic ulcers. Lancet 1980/I 124

44 Peritonitis – Ileus – Intraabdominelle Blutung

Von H. Burchardi und R. Siewert

Einleitung

Die besondere Stellung der Intensivbehandlung und noch mehr die besondere Situation des sogenannten „akuten Abdomens" erfordern eine enge Kooperation von Anästhesisten und Chirurgen. Die interdisziplinäre Koordination des diagnostischen und therapeutischen Vorgehens ist deshalb von großer praktischer Bedeutung.

Die *Peritonitis* ist die Grundkrankheit, die zum Symptomenkomplex „akutes Abdomen" führt. Akuter Leibschmerz, Abwehrspannung mit Störung der Darmfunktion und schließlich Dysregulation des Kreislaufes bis hin zum Schock sind Folgen der Peritonitis. Der *Ileus* ist somit in den Problemkreis der Peritonitis miteinzubeziehen. Die *intraabdominelle Blutung* als häufige Ursache des postoperativen akuten Abdomens bedarf ebenfalls der Behandlung in diesem Zusammenhang.

Das Bild des akuten Abdomens kann im Rahmen der Intensivbehandlung in drei verschiedenen Formen auftreten:

- ein Patient mit akutem Abdomen wird präoperativ zur Vorbereitung oder zur intensiven Überwachung auf einer Intensivstation aufgenommen,
- ein akutes Abdomen entwickelt sich bei einem Patienten, der wegen einer anderen Grundkrankheit auf einer Intensiveinheit überwacht oder beatmet wird,
- ein akutes Abdomen entwickelt sich als Komplikation im postoperativen Verlauf nach abdominalchirurgischen oder anderen operativen Eingriffen.

Voraussetzung für alle diagnostischen und vor allem therapeutischen Überlegungen ist ein Grundwissen an Physiologie und Pathophysiologie des Organs „Peritoneum" und des Magen-Darm-Traktes.

Pathophysiologie

Peritonitis

Physiologie des Peritoneums

(8)

Das viszerale Peritoneum und das Netz sind nicht sensibel innerviert und daher gegen Schmerzreize unempfindlich. Dagegen reagiert das sensibel ausgiebig innervierte Peritoneum parietale sehr intensiv auf mechanische, thermische und chemische Reize. Die Folgen sind heftiger Schmerz und reflektorische Kontraktion der Bauchdeckenmuskulatur (Abwehrspannung). Dieses Innervationsmuster erklärt, warum nicht nur intraabdominelle, sondern auch retroperitoneale Störungen zu Schmerzreaktion und Abwehrspannung und damit zum diagnostischen Zeichen des akuten Abdomens führen können.

Aufgrund der großen Fläche (etwa 1,5–2 qm) des Peritoneums und seines morphologischen Aufbaus (reichlich Blut- und Lymphgefäße, reichlich reaktive Bindegewebszellen) ist seine Reaktionsfähigkeit und sein Abwehrpotential außerordentlich groß. Die Fähigkeit zur Resorption, aber auch zur Exsudation ist erheblich; bereits daraus ergeben sich im Zuge einer diffusen Peritonitis schwerwiegende Folgen auf den Gesamtorganismus.

Pathophysiologie und Pathogenese der Peritonitis

Die Entzündung des Bauchfells – die Peritonitis – bestimmt oft in besonderem Maße den Krankheitsablauf gastrointestinaler Erkrankungen. Sie kann im frühen Stadium auftreten, wie z. B. nach Perforationen im Bereich des Magen-Darm-Traktes, der Gallenblase, der Harnblase, des Uterus und dgl. (*primäre Peritonitis*). Sie kann aber auch im späteren Stadium als Fortentwicklung einer gastrointestinalen Erkrankung entstehen, so z. B. als Folge eines anhaltenden Ileus usw. (*sekundäre Peritonitis*). Ihrer Entstehung nach kann sie *bakteriell* (z. B. nach perforierter Appendizitis) oder *abakteriell*, chemisch-toxisch (z. B. nach Gallenblasen- oder Harnblasenperforation) sein. Doch auch eine primär abakterielle Peritonitis wird rasch bakteriell infiziert und führt dann erfahrungsgemäß zu sehr schweren Peritonitisverläufen.

Der Verlauf wird wesentlich davon beeinflußt, ob die Peritonitis durch Reaktion des Peritoneums lokalisiert bleibt oder ob sie das gesamte Peritoneum als *diffuse Peritonitis* erfaßt. Hier wird besonders die diffuse Peritonitis berücksichtigt, die als äußerst ernste Erkrankung und gefürchtete Komplikationsmöglichkeit aller intraabdominellen Eingriffe schwerwiegende Folgen auf den gesamten Organismus hat und intensive therapeutische Maßnahmen erforderlich macht. Trotz verbesserter Behandlungsmaßnahmen und aggressiver Therapie liegt die Gesamtmortalität nach wie vor sehr hoch, wobei allerdings große Unterschiede festzustellen sind.

Volumenverlust

Bei einer bakteriellen Entzündung im Bauchraum reagiert das Peritoneum zunächst mit einem Ödem, wodurch bis zu 6 l Flüssigkeit eingelagert werden können; intravasaler Volumenmangel bis zum Volumenmangelschock sind die Folgen. Dieser Volumenmangel wird dadurch zusätzlich verstärkt, daß Exsudation von Flüssigkeit in das Darmlumen als Folge eines paralytischen Ileus dem Organismus weitere erhebliche Mengen von Flüssigkeit entzieht. So ist der schwere *Volumenmangelschock* infolge Verlustes von Wasser, Elektrolyten und Eiweiß (Albumin) in den sogenannten „dritten Raum" die erste schwere Gefahr für den Gesamtorganismus.

Infektabwehr und ihre Folge

Das große Abwehrpotential des Peritoneums bedingt eine rasche und massive Reaktion auf die Infektion: histologische und humorale Abwehrkräfte werden mobilisiert; die seröse bzw. serofibrinöse Entzündungsphase ist im Bauchraum besonders ausgeprägt. Je nach Abwehrlage des Organismus und Schweregrad der Keiminvasion ist jedoch das Abwehrpotential unter Umständen rasch erschöpft, die Infektion greift auf den Gesamtorganismus über (Sepsis).

Doch auch in der Phase, in der die Abwehrschranken des Peritoneums noch standhalten, entstehen aus den Abwehrreaktionen schwerwiegende Auswirkungen auf den Gesamtorganismus: bakterielle Endotoxine und körpereigene Fermente und Proteine werden als Folge der Abwehrreaktion in großen Mengen gebildet. Sie bewirken u. a. eine Freisetzung von physiologischen, vasoaktiven Substanzen, wie Adrenalin, Noradrenalin, Acetylcholin und Nebennierenrindenhormone, die erheblichen Einfluß auf die Kreislaufregulationen nehmen (15). Sie bewirken aber auch die Freisetzung von Substanzen, die unter pathologischen Bedingungen aktiviert werden, wie Polypeptide, z. B. Bradykinin (12), Kallikrein u. a. (Histamin und Serotonin sind beim Menschen in diesem Zusammenhang wohl weniger bedeutsam) (6, 9). Die Bedeutung und die Einflüsse solcher Substanzen sind hierbei unterschiedlich und noch weitgehend ungeklärt. Unter anderem entsteht eine extreme Weitstellung der Endstrombahn und eine Erhöhung der Kapillarpermeabilität. Die Folgen sind (5):

- Vasodilatation im Splanchnikusgebiet und „Versacken" des Blutes im Bauchraum,
- zunehmende Exsudation in die freie Bauchhöhle,
- weitere Flüssigkeitsverluste in die Gewebe als interstitielles Ödem, auch in anderen Organen (z. B. Lunge),
- Verlust niedermolekularer Eiweißkörper aus dem Gefäßsystem und dadurch Verminderung des kolloidosmotischen Drucks,
- verminderte Suspensionsstabilität des Blutes und herabgesetzte Strömungsgeschwindigkeit in der Endstrombahn führen zum Sludge-Phänomen und zur Gewebshypoxydose.
- gestörte Mikrozirkulation, Hypoxämie, Azidose, aber auch direkte humorale Einwirkungen (Endotoxine, Plasmakinine, Histamin) steigern das Hämostasepotential und führen zur disseminierten intravasalen Gerinnung und zur Verbrauchskoagulopathie mit allen ihren Folgen.

Alle Faktoren summieren sich zu einer schweren Bedrohung des Gesamtorganismus mit Kreislaufschock, Hypoxämie, Erschöpfung der Energiereserven (Mangel an ATP) und metabolischer Azidose. Das Gesamtbild des *peritonealen Schocks* bei eitriger Peritonitis ist somit eine Kombination von Volumenmangelschock und bakteriotoxischem Schock. Hierdurch erklären sich die vielfältigen Auswirkungen auf den Gesamtorganismus und die oft mangelhafte Wirkung unserer therapeutischen Maßnahmen.

Auswirkungen auf andere Organe (11)

Leber: Die Leber übernimmt mit ihrer Entgiftungsfunktion eine bedeutende Aufgabe. Bei massivem Keimbefall und besonders bei peritonealem Schock wird diese Funktion aber bald entscheidend beeinträchtigt: Hypovolämie, Minderperfusion im Pfortaderkreislauf und Mikrozirkulationsstörungen führen zur Hypoxie und zur Substratverar-

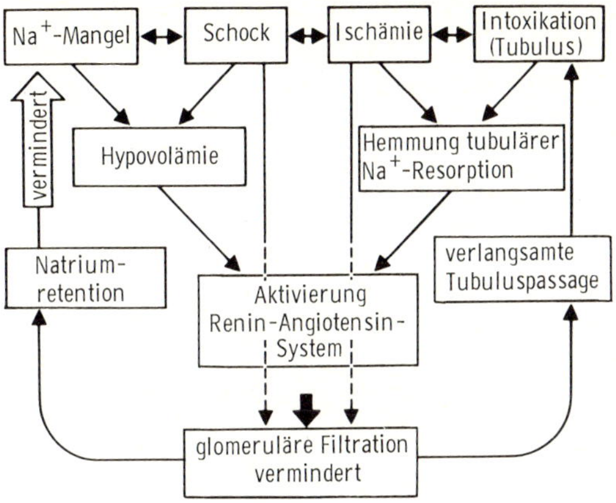

Abb. 44.1 Pathogenese des akuten Nierenversagens (nach *Gessler*)

mung (Glykogen- und ATP-Mangel) in der Leber. Das retikuloendotheliale System (RES) als wesentlicher Faktor in der Entgiftungsfunktion wird beeinträchtigt, die Entgiftungskapazität ist durch die Toxinüberschwemmung bald erschöpft: Die Toxine durchbrechen die Abwehrschranken der Leber und werden im Gesamtkreislauf wirksam. Freisetzung vasoaktiver Substanzen (z. B. Plasmakinine) mit Gefäßdilatation und gesteigerter Kapillarpermeabilität und damit der Beginn des peritonealen Schocks sind die Folgen.

Nieren: Als Antwort auf den Volumenmangelschock ist die Niere zunächst noch in der Lage, mit gesteigerter tubulärer Rückresorption zu reagieren (prärenale Niereninsuffizienz). Hypoxie, Mangel an energiereichen Verbindungen und Azidose führen jedoch bald zur tubulären Insuffizienz; aus der „Niere im Schock" entsteht die „Schockniere". Die Behinderung der Perfusion durch disseminierte intravasale Gerinnung und die Hyponatriämie durch Natriumverluste in Ödemen und Exsudation beschleunigen den Zusammenbruch der Nierenfunktion (Abb. 44.1).

Nebennieren: Unter dem Einfluß des peritonealen Schocks kommt es zu einer massiven Ausschüttung von Katecholaminen und Nebennierenrindenhormonen. Die Kapazität der Nebennieren ist jedoch bald erschöpft. Angesichts des erhöhten Bedarfs für Kreislauf- und Stoffwechselfunktionen führt dann der Mangel an Gluco- und Mineralokortikoiden zu einer schweren Beeinträchtigung der humoralen Regulationen.

Herz-Kreislauf-System: Zwei Faktoren bestimmen die Situation des Gefäßsystems: Volumenmangel und Umverteilung der zirkulierenden Blutmenge. Unter dem Einfluß der sympathikoadrenergen Reaktion tritt eine Entspeicherung der Kapazitätsgefäße auf, gleichzeitig werden arteriovenöse Shunts (hauptsächlich im Darmbereich) eröffnet (3, 4), so daß die Durchblutung im Splanchnikusgebiet drastisch reduziert wird (10). Solange der venöse Rückstrom zum Herzen durch erhöhten Venentonus aufrechterhalten werden kann, ist beim primär gesunden Herzen das Herzzeitvolumen normal oder eher erhöht. Im Stadium des bakteriotoxischen Schocks wird jedoch der Venentonus rasch massiv reduziert (16), woraus ein Absinken des Herzzeitvolumens resultiert. Später haben Hypoxie, Azidose, Energie- und Substratverarmung dann auch eine zunehmende Insuffizienz des Myokards zur Folge.

Lungen: Peritonitis und peritonealer Schock ziehen in ihrem Verlauf schwerwiegende Veränderungen der Lungenfunktion nach sich:

– Beeinträchtigung der Ventilation durch Schmerz und Zwerchfellhochstand führen zur Verteilungsstörung und zur alveolären Hypoventilation.
– Störungen der pulmonalen Perfusion infolge Mikrozirkulationsstörungen (z. B. durch Releasing-Faktoren aus Granulozyten und Thrombozytenaggregationen), disseminierter intravasaler Gerinnung und reduziertem Herzzeitvolumen wirken sich als Zunahme der Totraumventilation aus.
– Erhöhte Kapillarpermeabilität und niedriger kolloidosmotischer Druck fördern die Exsudation und die Ödembildung besonders im Interstitium, der Gasaustausch für Sauerstoff wird durch Shunt und Diffusionsstörung beeinträchtigt.

Die zunehmende Insuffizienz der Lungenfunktion ist um so schwerwiegender, als die Anforderungen des Organismus an O_2-Zufuhr und CO_2-Elimination im Verlauf des Schocks immer höher werden. Diese Funktionsstörungen sind keineswegs erst an eine Spätphase des peritonealen Schocks gebunden. Oft sind sie die ersten klinisch nachweisbaren Anzeichen (Blutgasanalyse!) einer Peritonitis, die bislang noch nicht erkannt wurde, z. B. als Folge einer Anastomoseninsuffizienz. Die tatsächlich abdominale Ursache einer solchen beginnenden Insuffizienz wird oft verkannt.

Passagestörungen des Intestinums

Physiologie des Intestinums
(7)

Motilität des Gastrointestinaltraktes

Die Motilität entsteht durch koordinierte Tätigkeit der Ring- und Längsmuskulatur, wobei das Zusammenspiel dieser Muskeltätigkeit in erster Linie nerval-reflektorisch gesteuert wird. Auch die Stimulation der Darmwand selbst, insbesondere ihre Dehnung, kann peristaltische Wellen auslösen. Diese peristaltische Aktivität wird durch lokale Reflexmechanismen und das vegetative Nervensystem reguliert: Überwiegen des Parasympathikotonus (z. B. durch Sympathikusblockade) fördert die Motilität. Bei betont sympathischer Aktivität wird die Motilität gehemmt. Eine Überdehnung des Darmes jedoch (z. B. beim Ileus) blockiert ihrerseits die Motilität, es kommt zur Paralyse. Auch Irritation des Peritoneum parietale (z. B. starke Dehnungsreize im Urogenitalsystem oder Laparotomie) beeinträchtigen die Darmperistaltik bis hin zur Atonie (postoperative gastrointestinale Parese). Eine noch ungeklärte Rolle in diesem Regelsystem spielen die gastrointestinalen Hormone: So fördern Motilin und Gastrin die Motilität, wohingegen Sekretin und Glucagon sie hemmen. Wenn auch die physiologische Bedeutung dieser Hormone fragwürdig ist, so gewinnt ihre pharmakologische Wirksamkeit zunehmend klinische Relevanz.

Sekretion und Resorption

Im Gastrointestinaltrakt findet ein erheblicher Austausch an Wasser und Elektrolyten statt. Durch Nahrungsaufnahme und besonders durch Sekretion der Drüsen des Versorgungsapparates strömen täglich 5 – 10 l Wasser in den Dünndarm, doch nur 500 ml davon erreichen normalerweise das Kolon (Abb. 44.2). So werden erhebliche Mengen an Wasser vom Jejunum und Ileum resorbiert, teils durch Diffusion, teils durch osmotische Filtration. Während im Jejunum das Wasser im wesentlichen dem bestehenden osmotischen Gefälle passiv folgt, ist im Ileum eine bedeutende Na^+-Rückresorption nachgewiesen. K^+-Ionen werden dagegen überwiegend passiv resorbiert.

Pathophysiologie und Pathogenese der Ileuskrankheiten
(13)

Passagestörungen im Intestinum haben entweder *mechanische Ursachen (mechanischer Ileus)* oder entstehen funktionell (*paralytischer* und seltener *spastischer Ileus*).

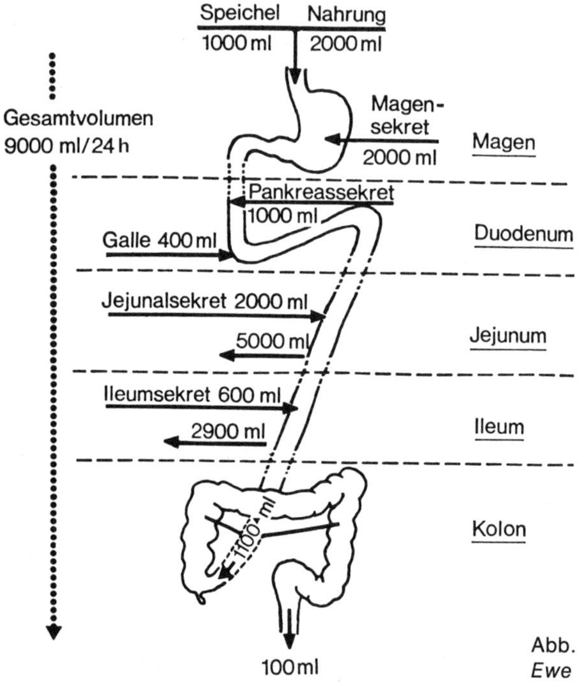

Abb. 44.2 Gastrointestinaler Wasserhaushalt (nach *Ewe* u. Mitarb.)

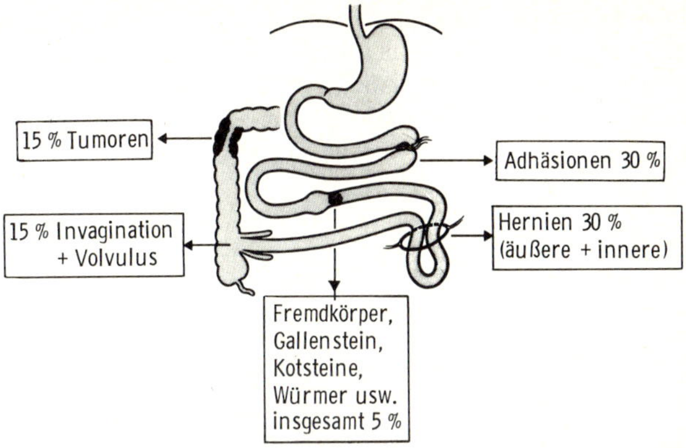

Abb. 44.**3** Ileusursachen und -häufigkeit

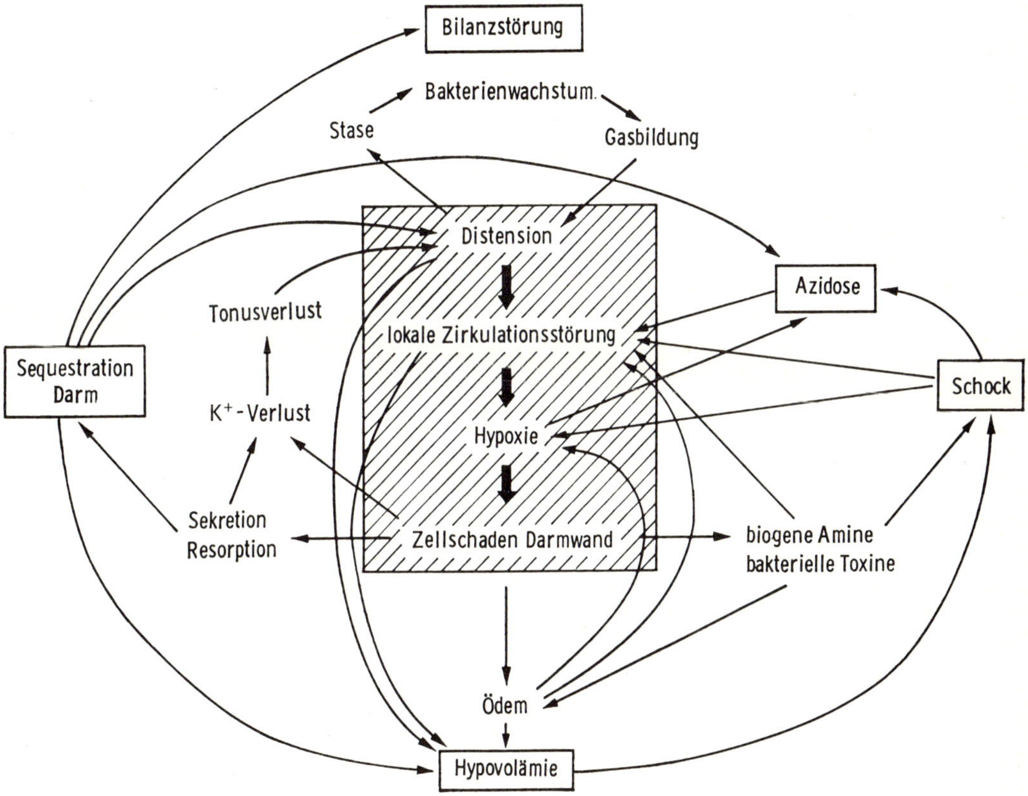

Abb. 44.**4** Pathophysiologie des Ileus: Circuli vitiosi

Mechanischer Ileus

Mechanische Behinderungen der Darmpassage entstehen am häufigsten durch Verwachsungen (Bridenileus etwa 20–40%) nach vorangegangenen Laparotomien, Inkarzeration einer Hernie (etwa 24%) und bei Kleinkindern durch Invagination (4–20%) (Abb. 44.3).

Die mechanische Obstruktion der Passage hat eine Überdehnung des Darmes vor dem Hindernis zur Folge. Erhebliche Mengen an Flüssigkeit durch Nahrungsaufnahme, besonders aber durch Sekretion (Exsudation) und Gase überdehnen den Darm. Eine Hyper- und Retroperistaltik (Koliken) ist zunächst die Folge, die jedoch im weiteren Verlauf erlahmt – es kommt zur Darmparalyse. Durch die Überdehnung der Darmwand ist die Wasserresorption beeinträchtigt, eine erhebliche Flüssigkeitsexsudation ins Lumen steigert die Überdehnung weiterhin und ein Circulus vitiosus entsteht (*Ileuskrankheit*) (Abb. 44.4).

Das Ausmaß der Verluste an Wasser und Elektrolyten in den Darm ist abhängig von Dauer und Lokalisation des Verschlusses: Bei *proximalen* Dünndarmverschlüssen gehen neben Wasser auch große Mengen an Na^+, Cl^-, H^+ und K^+ verloren – eine Dehydratation mit Hypochlorämie, Hypokaliämie und (zunächst) metabolischer Alkalose entsteht. Die Hypokaliämie unterhält ihrerseits die Darmparalyse. Bei *distalen* Dünndarmverschlüssen sind zwar die Wasserverluste erheblich, die Elektrolytveränderungen halten sich jedoch in Grenzen. Verschlüsse im Dickdarmbereich schließlich verursachen im allgemeinen vergleichsweise geringe Veränderungen des Wasser- und Elektrolythaushalts (2).

Die Durchblutung der Darmwand ist entweder bereits primär gestört (z. B. bei inkarzerierter Hernie, Strangulationsileus) oder wird durch die fortschreitende Wandüberdehnung zunehmend beeinträchtigt. Eine schwere Schädigung der Darmwand bis zur Nekrose und zur Perforation entsteht. Bakterien und Toxine aus dem gesamten Darminhalt penetrieren frühzeitig durch die geschädigte Darmwand und führen zur Peritonitis und unter Umständen zur generalisierten Sepsis, z. B. zum Endotoxinschock (s. Peritonitis).

Funktioneller Ileus

Beim funktionellen Ileus muß zwischen dem *paralytischen* und dem *spastischen* Ileus unterschieden werden. Ein Ileus durch spastische Motilitätsstörungen ist selten und wird z. B. durch Bleiintoxikation oder durch eine aktue intermittierende Porphyrie hervorgerufen. Häufig sind jedoch die Darmpassagestörungen primär durch Parese oder Paralyse der Motilität bedingt; außerdem mündet jeder nicht rechtzeitig beseitigte mechanische Ileus schließlich in eine paralytische Motilitätsstörung ein, wenn die Störungen weit genug fortgeschritten sind.

Darmparese

Nach jeder Laparotomie kommt es zunächst durch die peritoneale Irritation grundsätzlich zu einer Parese der Darmperistaltik. Sofern keine weiteren Störungen vorliegen, kommt die Darmtätigkeit nach 2 bis 3 Tagen von selbst wieder in Gang.

Der paralytische Ileus ist stets nur ein Symptom. Eine Reihe von pathogenetischen Faktoren kommen als Ursachen in Frage:

Allgemeine Ursachen

- Elektrolythaushaltsstörungen:
  Kaliummangel (große Verluste z. B. durch Dünndarmfisteln und Ileus),
- Wasserhaushaltsstörungen:
  z. B. Ödeme der Darmwand durch Hyperhydration,
- Hypoproteinämie:
  hohe Eiweißverluste (z. B. exsudative Gastroenteropathie), mangelhafte Resorption, Kachexie (z. B. Karzinompatienten), weitere Verluste durch Fortbestehen des Ileus.
- Infektionen:
  Peritonitis, schwere Allgemeininfektionen,
- Allgemeine Stoffwechselstörungen:
  z. B. im Gefolge von Urämie, Leberkoma, Diabetes mellitus (Pseudoperitonitis diabetika) usw.
- Arzneimittelnebenwirkungen:
  s. Tab. 44.1
  Postoperativer Nikotinentzug bei starken Rauchern.
- Innervationsstörungen:
  reflektorisch, z. B. bei Herzinfarkt, bei Gallen- und Nierenkoliken.
  Selten bei spinalen Innervationsstörungen nach Wirbelsäulenverletzungen und Läsionen im Hirnstammbereich.

Intraabdominale Ursachen

- Lokale oder diffuse Peritonitis
  (häufigste Ursache, z. B. durch Naht- und Anastomosen-Insuffizienz, Perforationen, Abszesse, Pankreatitis).
- Intraabdominale Blutung (erst im späteren Verlauf!), z. B. Milz- oder Leberruptur.
- Vaskuläre Ursachen, wie Mesenterialvenenthrombosen und Mesenterialinfarkt, besonders bei älteren Patienten.

Retroperitoneale Ursachen

- Retroperitoneale Blutungen,
- retroperitoneale Infektionen, Urinphlegmone, Abszesse u. dgl.,
- Reflektorisch durch Urolithiasis.

Diagnostik

Die im Rahmen der Intensivbehandlung entstehenden drei Formen des akuten Abdomens bedürfen trotz großer Gemeinsamkeiten aus praktischen Gründen einer getrennten Besprechung:

Tabelle 44.1 Einfluß von Arzneimitteln auf die Motilität des Gastrointestinaltraktes (nach *Adriani*)

	Tonus Motilität	Bemerkungen
Narkosemittel		
Äther	↓ (bis 50%)	Vomitus Hypermotorik nach der Narkose (bis 48 Stunden)
Halothan	↓	kein Vomitus
Methoxyfluran	↓	
Sedativa		
Barbiturate		
• kurzwirkende	↓ (in höherer Dosierung)	antispastische Wirkung
• langwirkende	↓ (in höherer Dosierung)	antispastische Wirkung
Diazepam	∅	
Phenothiazine	∅	
Analgetika		
Morphin	↓	Neigung zu Spasmen Neigung zu Obstipation
Dilaudid	↓ (wie Morphin)	Obstipationsneigung geringer
Pethidin	↓	Neigung zu Spasmen keine Obstipation
Methadon	Tonus ↑ Motilität ↓	Neigung zu Spasmen
Fentanyl	↓ (wie Morphin)	spasmogene Wirkung Neigung zu Obstipation (wie Morphin)
Droperidol	(↓) (nicht so stark wie Morphin oder Pethidin)	
Pentazocin	∅	
Nalorphin	∅	Antagonist der spasmogenen Wirkung des Morphins keine Obstipation
Lokalanästhetika (systemische Wirkung)	∅	
Spinal- und Periduralanalgesie	↑ (durch Sympathikolyse)	
Muskelrelaxantien		
d-Tubocurarin	↓	gelegentlich Histaminfreisetzung
Gallamin (Flaxedil)	∅ (↓ bei höheren Dosen)	
Hexacarbacholin (Imbretil)	∅	
Pancuroniumbromid	∅	
Diallyl-nor-Toxiferin	∅	
Succinylcholin	∅	

Operationsvorbereitung und Überwachung beim akuten Abdomen

Die Operationsindikation beim akuten Abdomen umfaßt drei Dringlichkeitsstufen:
- die absolut-dringliche Indikation zum Notfalleingriff (diffuse Perforationsperitonitis, massive intraabdominelle Blutung usw.),
- die dringende Indikation, d. h. die Laparotomie, muß innerhalb der nächsten ein bis zwei Stunden erfolgen (z. B. akute Appendizitis, gedeckte Perforation, Dünndarmileus usw.),
- die Indikation mit aufgeschobener Dringlichkeit (z. B. Dickdarmileus, Verdacht auf Pankreatitis oder akute Cholezystitis usw.).

Eine aufgeschobene Dringlichkeit kann auch durch eine relative Kontraindikation zum Notfalleingriff bedingt sein.
Nur für die beiden letztgenannten Dringlichkeitsstufen ist eine präoperative Behandlung und Überwachung auf einer Intensivbehandlungseinheit angezeigt.

Tabelle 44.2 Regeldiagnostik beim akuten Abdomen

	Labor-Diagnostik	
notwendig	wünschenswert	notwendig für die Vorbereitung einer Operation
Hb, Ht Leukozyten alpha-Amylase Urinsediment	CPK Kreatinin Blutzucker	Elektrolyte Säure-Basen-Haushalt (Astrup)
	Kreislaufparameter	
RR Puls Urinausscheidung	EKG Venendruck	EKG (Venendruck)

Ergänzende Diagnostik bei dringender Indikation

In dieser Situation ist die Operation klar indiziert. Der Patient bedarf aber noch der Operationsvorbereitung. In aller Regel ist vor Aufnahme des Patienten auf die Wachstation eine sogenannte „Regeldiagnostik" abgelaufen (Tab. 44.2).
Sinn der weiteren Vorbereitung ist eine ergänzende Diagnostik, die nunmehr Parameter zu erfassen hat, die weniger der weiteren differentialdiagnostischen Abklärung der Grundkrankheit, als vielmehr der Abschätzung der Gesamtsituation des Patienten dienen (Tab. 44.3).
Wesentlich gestörte Organfunktionen (z. B. Säure-Basen-Haushalt) müssen behandelt bzw. kompensiert werden und, wenn möglich, nach Therapie kontrolliert werden. Darüber hinaus ist die Bereitstellung von Blutkonserven in ausreichender Zahl für den operativen Eingriff selbst und den weiteren postoperativen Verlauf von Wichtigkeit.

Tabelle 44.3 Ergänzende Diagnostik beim akuten Abdomen

1. Phase	
Zentraler Venendruck (zentraler Zugang)	
A.-pulmonalis-Druck (Swan-Ganz-Katheter)	
Herz-Minuten-Volumen	
Blutchemie:	Elektrolyte (Serum und Urin) Kreatinin Blutgasanalyse Gerinnungsstatus Blutzucker Gesamteiweiß
Magensonde	
Röntgenthorax (Kontrolle zentraler Katheter und der Magensonde!)	
EKG	
2. Phase	
(Kontrolluntersuchungen)	
Blutdruck	
Zentraler Venendruck	
Pulsfrequenz	
Urinausscheidung	
Sekretion über die Magensonde	
Blutchemie:	Hb Leukozyten Kalium Blutgasanalyse

Spezifische Diagnostik bei Indikation mit aufgeschobener Dringlichkeit

Ist zum Zeitpunkt der Aufnahme des Patienten auf die Intensivbehandlungseinheit die Diagnose der Grundkrankheit noch nicht klar, läßt aber der klinische Befund ein abwartendes Verhalten zunächst noch zu, so muß über die oben genannten Parameter hinaus (s. Tab. 44.3) weitere spezifische Diagnostik betrieben werden.
Zu den Erkrankungen, die zunächst ein abwartendes Verhalten gestatten, gehören in erster Linie die entzündlichen Baucherkrankungen, wie die akute Cholezystitis oder die akute Pankreatitis. Aber auch die Passagestörungen im Bereich des Intesti-

nums können in Abhängigkeit von der Höhenlokalisation des Stops zunächst einen konservativen Therapieversuch sinnvoll erscheinen lassen. Ein solcher konservativer Therapieversuch (s. unten) hat in diesen Fällen den Charakter eines diagnostischen Verfahrens. In kurzen Abständen vorgenommene Kontrollen des Befundes geben über die Entwicklung des Krankheitsbildes Auskunft.
Folgende diagnostische Spezialverfahren stehen zur Verfügung:

Klinische Überwachung

Im Vordergrund steht immer die kontinuierliche klinische Überwachung, am besten durch ein und denselben Untersucher, um Veränderungen im Verlauf rasch erfassen und objektivieren zu können. Neben regelmäßiger Palpation und Auskultation des Abdomens hat auch die Messung des Bauchumfangs in kurzen Abständen zu erfolgen (stets gleiche Stelle, deshalb Markierung auf der Haut und Maßband unter dem Rücken des Patienten liegenlassen).

Röntgen-Abdomen-Leeraufnahme

In bestimmten Situationen (z. B. Ileus oder Verdacht auf Perforation) kann eine Wiederholung von Abdomen-Übersichtsaufnahmen notwendig werden. Bei der Abdomen-Leeraufnahme wird man zunächst nach freier Luft suchen. Diese sammelt sich beim stehenden Patienten am ehesten unter dem Zwerchfell. Muß die Untersuchung am liegenden Patienten erfolgen, so empfiehlt sich eine Lagerung des Kranken auf die linke Seite, da so etwa vorhandene Luft zwischen Leber und rechter Thoraxwand darstellbar wird. Gegebenenfalls wird man die Untersuchung in Abständen von ein bis zwei Stunden erneut wiederholen, da es erst im weiteren Verlauf zu einem nachweisbaren Luftaustritt kommen kann. Bei hartnäckigem Perforationsverdacht, aber fehlendem Nachweis von freier Luft auf der Abdomen-Leeraufnahme kann man über die liegende Magensonde Luft (etwa 200 ml) insufflieren und die Aufnahme dann wiederholen. Schließlich ist die Applikation eines Röntgenkontrastmittels (z. B. Gastrografin, besser Urografin) zu empfehlen. Die zuverlässigsten Befunde erhält man, wenn die Kontrastmittelpassage direkt mit dem Bildwandler kontrolliert wird. Bei nicht transportfähigen Patienten können auch Abdomen-Übersichtsaufnahmen im Bett in kurzen Abständen diagnostische Hinweise erbringen. Ist auch so ein Kontrastmittelaustritt röntgenologisch nicht nachweisbar, sollte schließlich der in dieser Zeiteinheit ausgeschiedene Urin auf Gastrografin hin untersucht werden. Normalerweise wird Gastrografin nur langsam über die Schleimhäute des Gastrointestinaltraktes, sehr rasch hingegen von serösen Häuten rückresorbiert und über die Nieren ausgeschieden. Der Gastrografinnachweis im Urin kann einmal röntgenologisch, zum andern durch Zusatz von Salzsäure (Trübung) erfolgen.

Freie Luft kann sich auch an anderen Stellen als unter den Zwerchfellen sammeln und röntgenologisch zur Darstellung kommen. Prädilektionsorte sind der subhepatische Raum, der perizökale Bereich und die Bursa omentalis. Freie Luft in den Gallenwegen ist beweisend für eine Gallenblasenperforation. In Zusammenhang mit einem Dünndarmileus ist die Diagnose eines Gallensteinileus sicher. Freie Luft in der Portalvene spricht für eine intestinale Nekrose, z. B. bei Verschluß der A. mesenterica.

Schließlich ist die Gasverteilung in den einzelnen Darmschlingen von diagnostischer Bedeutung. Luft ist nur im Magen und Dickdarm physiologisch. Im Dünndarm findet sich Luft nur bei kleinen Kindern. Jede Luftansammlung im Dünndarm ist somit als pathologisch anzusehen. Spiegelbildungen im Dünn- und Dickdarm bzw. stehende Schlingen sind für einen Ileus beweisend. Zur Differenzierung zwischen mechanischem und paralytischem Ileus sollte unter Stimulation der Motilität durch ein Parasympathikomimetikum (Prostigmin 0,5–1 mg i.v.) die Kontrolle von klinischem Befund und Abdomen-Leeraufnahme wiederholt werden.

Ultraschalldiagnostik:

Eine wesentliche Verbesserung der abdominellen Diagnostik auch bei Intensivbehandlungspatienten ist durch die Ultraschalltechnik möglich geworden. Mit Hilfe tragbarer Geräte kann man auch am Bett Ultraschalldiagnostik betreiben. Das Verfahren ist besonders geeignet, flüssigkeitsgefüllte Hohlräume darzustellen. So können z.B. intraabdominelle Abszesse zumindest wahrscheinlich gemacht werden. Es ist weiter möglich, unter Ultraschallkontrolle diagnostische Funktionen vorzunehmen und so eine gezielte Diagnostik zu betreiben. Die Möglichkeit, auch konsistente Strukturen, z.B. Tumoren, Gallensteine, etc. nachzuweisen, spielt im Rahmen der Intensivmedizin eine eher geringe Rolle. Ein besonderer Fortschritt ist im Rahmen der Diagnostik der akuten Cholecystitis erzielt worden, weil der Gallenblasenhydrops mit Hilfe der Ultraschalldiagnostik sicher nachgewiesen werden kann.

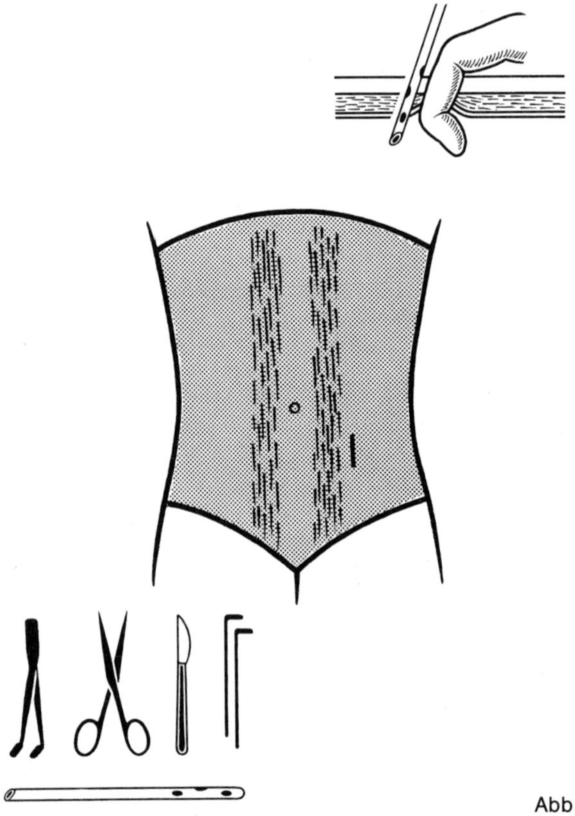

Abb. 44.5 Lavage

Lavage

Bei der Bauchhöhlenlavage handelt es sich um ein diagnostisches Verfahren von hoher Treffsicherheit. Das Verfahren ist, technisch einwandfrei ausgeführt, von vertretbarem Risiko und sollte daher im Zweifelsfall bei allen diagnostisch unklaren Bauchsituationen zur Anwendung kommen. Zum Zwecke der Lavage empfiehlt es sich, eine kleine pararektale Hautinzision im linken Unterbauch in Lokalanästhesie auszuführen, Subkutangewebe und Faszie mit der Schere scharf zu durchtrennen und dann möglichst unter Fingerführung ein nicht zu dünnes Drain (Charrière 16–20) in das Abdomen einzuführen*) (Abb. 44.5). Sodann werden wenigstens 1000 ml physiologischer Kochsalzlösung in die Bauchhöhle eingespült und der Rücklauf beobachtet. Kommt eine deutlich blutig-tingierte oder rein blutige Flüssigkeit zurück, so ist die Indikation zur Laparotomie unter der Diagnose einer intraabdominellen Blutung eindeutig. Läuft die Spülflüssigkeit klar zurück, so sollte der Katheter belassen und unter aseptischen Bedingungen die Spülung in sechsstündigen Intervallen wiederholt werden. Alle anderen Befunde außer einem klaren Zurücklaufen der Spülflüssigkeit sind als pathologisch zu bewerten und erfordern weitere diagnostische Maßnahmen, notfalls die diagnostische Laparotomie.

*) Notwendiges Instrumentarium: Vv.-sectio-Besteck

Laparoskopie

Die Laparoskopie stellt heute ein technisch standardisiertes Untersuchungsverfahren dar, das im Rahmen der Diagnostik des akuten Abdomens vermehrt Anwendung finden sollte. Sie ist insbesondere dann indiziert, wenn die Lavage einen verdächtigen Befund ergeben hat. Wurde zuvor eine Lavage durchgeführt, so instilliert man über den noch liegenden Lavagekatheter etwa 1500 ml CO_2, sonst nach pararektaler Stichinzision im linken Unterbauch über eine Spezialkanüle. Anschließend wird die Optik über ein Trokar durch eine zusätzliche Inzision in Lokalanästhesie unmittelbar links oral des Nabels (transrektal) eingeführt. Die notfallmäßig vorgenommene Laparoskopie hat lediglich die Aufgabe, einfache Fragestellungen zu beantworten. Eine intraabdominelle Blutung, eine lokalisierte oder eine allgemeine Peritonitis kann mit dieser Untersuchungsmethode mit großer Zuverlässigkeit erkannt werden. Die Blutungsquelle selbst oder der Ausgangspunkt der Peritonitis muß dabei nicht zwangsläufig abgeklärt werden.

Endoskopie

Die Endoskopie nimmt im Rahmen der Diagnostik der Peritonitis einen geringen Stellenwert ein. Ihre Domäne ist die Differentialdiagnose der intestinalen Blutung. Der Ileus, die Perforationsperitonitis und die akute Entzündung können in der Regel durch Endoskopie nicht weiter abgeklärt werden. Dagegen kann der Endoskopie im Rahmen der späteren elektiven Diagnostik nach Ausschluß der unmittelbaren Operationsindikation eine Bedeutung im Rahmen der Abklärung der Grundkrankheit zukommen. Über den therapeutischen Wert der Endoskopie s. unten.

Akutes Abdomen im Rahmen der Intensivbehandlung

Die Diagnostik des akuten Abdomens unter „Intensivbedingungen" erfolgt nach den gleichen Prinzipien wie am wachen und orientierten Patienten. Da aber von den Patienten in der Regel keine oder wenig Kooperation zu erwarten ist, bedarf die Deutung des klinischen Befundes besonderer Erfahrung – die objektiven Befunde gewinnen an Bedeutung. Besonderer Beachtung bedarf der klinische Verlauf bis zum Eintritt der abdominellen Komplikation.

Zwischenanamnese

Welche Befunde haben den Verdacht auf eine intraabdominelle Komplikation gelenkt? Wann und wie ist es zu einer Verschlechterung des Abdominalbefundes gekommen? Ist der Patient oral ernährt worden? Hat der Patient bis zu diesem Zeitpunkt regelrechte Peristaltik und hat er zeitgerecht abgeführt? Ist die Veränderung der Darmperistaltik langsam vor sich gegangen oder hat es eine Passage erhöhter Peristaltik gegeben?

Klinischer Befund

Wichtige Ergänzung des Palpationsbefundes des Abdomens ist die rektale Untersuchung sowie die Auskultation des Bauchraumes. Der klinische Befund kann gerade beim relaxierten und beatmeten Patienten im Stich lassen. Um so wichtiger ist es, objektive Befunde herbeizuziehen. Dafür bietet sich in erster Linie der dokumentierte Verlauf an. Ein Ansteigen der Temperaturen – kontinuierlich oder septisch – weist ebenso wie eine ansteigende Leukozytenzahl auf einen entzündlichen Prozeß hin. Oftmals ist die sich verschlechternde Lungenfunktion (Gasanalyse!) erstes Zeichen für eine intraabdominelle Komplikation. Im gleichen Sinne müssen Stoffwechselentgleisungen interpretiert werden. Wichtige Hinweise können auch der A.-pulmonalis-Druck (Swan-Ganz-Katheter) und das Herz-Minuten-Volumen geben. Gerade bei jüngeren Patienten ist die Kreislaufsituation oftmals noch über lange Zeit kompensiert und damit kein verläßliches Frühkriterium einer abdominellen Komplikation.
Von differentialdiagnostischer Bedeutung ist die Kenntnis der möglichen abdominellen Komplikationen, die im Verlauf einer Intensivbehandlung eintreten können.

Ileus

Zweifellos ist die Darmparalyse bzw. der mechanische Ileus die häufigste Komplikation beim langzeitbeatmeten Patienten. In der Mehrzahl der Fälle wird es sich dabei um einen paralytischen Ileus handeln, der durch die Unterbrechung der physiologischen Ernährung oder die notwendige Sedierung erzeugt und unterhalten werden kann. Die Differenzierung zwischen paralytischem und mechanischem Ileus ist beim beatmeten Patienten besonders schwierig. Die schleichende Entwicklung einer Motilitätsstörung ohne Phase der Hyperperistaltik wird eher an einen paralytischen Ileus denken lassen. Die in jedem Fall anzustrebende Abdomenleeraufnahme kann in der Differenzierung weiterhelfen. Finden sich Dünn- und Dickdarmspiegel, spricht der Befund für eine Paralyse (Abb. 44.6). Finden sich hingegen nur Dünndarmspiegel, so ist eher an ein mechanisches Hindernis zu denken. Vor allem bei Patienten, die bereits im Bauchraum voroperiert sind, ist ein mechanischer Ileus immer ernsthaft zu diskutieren. Oftmals ist ein konservativer Therapieversuch (s. unten) bestes Diagnostikum. Wichtig dabei ist aber, daß auch eine zunächst regelrechte Stuhlentleerung, z. B. nach einem Einlauf, einen mechanischen Dünndarmileus nicht ausschließt. Verläßlicher ist die Verlaufskontrolle des klinischen Befundes nach pharmakologischer Stimulation (zunehmende Schmerzen, klingende Peristaltik usw.) und die Wiederholung der Abdomenleeraufnahme.

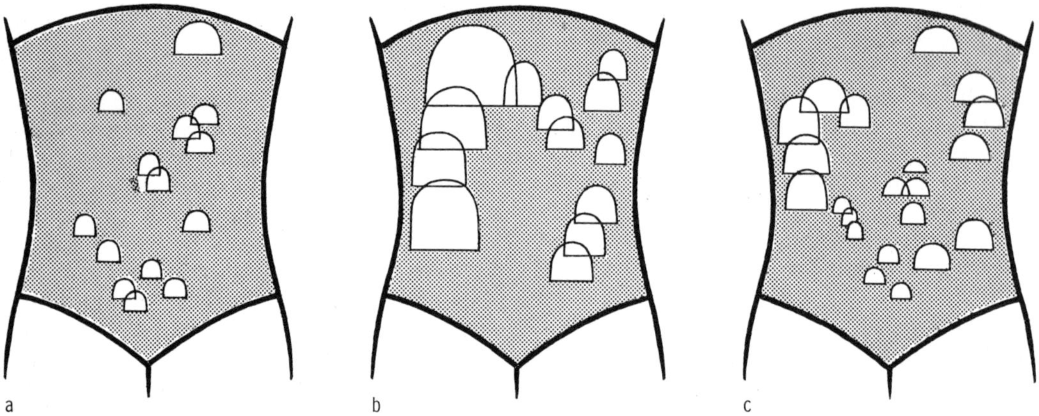

Abb. 44.6 a–c Halbschematische Darstellung der Spiegelbildung beim Ileus: a) mechanischer Dünndarmileus, b) Dickdarmileus, c) Paralyse

Im Zweifelsfall wird nach erfolglosem konservativen Therapieversuch eine diagnostische Laparotomie erwogen werden müssen, da das Risiko der unterlassenen Lösung eines mechanischen Ileus größer zu bewerten ist als das der Laparotomie bei paralytischem Ileus.

Perforation einer akuten gastro-duodenalen Läsion

Die Entstehung eines akuten Ulkus ist kausal an den Säurefaktor und an eine zumindest vorübergehende Ischämie der Magenmukosa (Schock usw.) gebunden. Derartige akute Ulzera entwickeln sich besonders im Magen, seltener im Duodenum und neigen zu Komplikationen, wie Blutung und Perforation. Von ihnen abgegrenzt werden muß die Exazerbation einer vorbestehenden Ulkuskrankheit. Hierbei handelt es sich in der Regel um Ulcera duodeni. Das Perforationsrisiko bei Exazerbation einer vorbestehenden Ulkuskrankheit ist geringer als beim akuten Ulkus. Da das charakteristische Schmerzereignis einer Perforation vom Patienten nicht wahrgenommen werden kann, erfolgt die Perforation in der Regel schleichend und wird erst durch sekundäre Reaktionen auf die sich entwickelnde Peritonitis bemerkt (z. B. sich verschlechternde Lungenfunktion usw.). Bei dem geringsten Verdacht auf eine solche Komplikation muß nach der Abdomenleeraufnahme die Bauchraumlavage angestrebt werden. Im Zweifelsfall muß sie nach Applikation von Leukomethylenblau in die Magensonde wiederholt werden. Der direkte Nachweis akuter gastro-duodenaler Läsionen ist eine Domäne der Endoskopie.

Akute Cholezystitis

In den letzten Jahren sind gehäuft Fälle von akuter Cholezystitis bei polytraumatisierten Patienten bzw. bei Patienten mit septischem Schock beschrieben worden. Die Pathogenese dieser akuten Gallenblasenentzündung ist noch nicht endgültig geklärt, jedoch muß in erster Linie eine temporäre Ischämie im Bereich der Gallenblase diskutiert werden. Entwickelt sich die akute Cholezystitis langsam, so ist mit einer rechtzeitigen Abdeckung des Entzündungsherdes zu rechnen. Allgemeine Entzündungszeichen und ein subakutes Abdomen mit gelegentlich tastbarem Oberbauchtumor sind die klinischen Äquivalente. Entwickelt sie sich dagegen schnell, kann eine freie Perforation der Gallenblase eintreten. Da der Gallenblaseninhalt in diesen Fällen als infiziert anzusehen ist, entwickelt sich rasch eine bakterielle Peritonitis. Da auch hier das Leitsymptom „Schmerz“ meist nicht angegeben werden kann, muß sich die Diagnose auf Sekundärphänomene stützen. Abdomenübersicht, Lavage und notfalls Laparoskopie müssen herangezogen werden.

Seltenere Ursachen

Im Zusammenhang mit einer Dickdarmsterilisierung (z. B. bei Leberzirrhose) muß an die Entwicklung einer hämorrhagischen Staphylokokkenkolitis gedacht werden. Im Zusammenhang mit dieser Erkrankung kann es zu einer Durchwanderungsperitonitis kommen. Andere Ursachen sind die akute Pankreatitis, Divertikelperforationen (z. B. Sigmadivertikel) sowie iatrogene Perforationen als Folge forcierter Einläufe oder Magenspülungen.

Postoperatives akutes Abdomen

Nach abdominalchirurgischen Eingriffen sind es vor allem drei Komplikationsformen, die unmittelbar im postoperativen Verlauf auftreten können:

- Nachblutung,
- postoperativer Ileus,
- Peritonitis.

Eine Sonderstellung nimmt die vollständige postoperative Wunddehiszenz ein, die aber kein eigentlich akutes Abdomen verursacht.

Nachblutung

Obwohl nach großen Statistiken nur in etwa 1% aller Laparotomien mit einer postoperativen Nachblutung gerechnet werden muß, ist diese Komplikation auf Intensivbehandlungseinheiten durch die anzutreffende Kumulation besonders schwieriger Eingriffe deutlich höher anzusetzen. Ursächlich müssen bei einer Nachblutung drei Ursachen diskutiert werden:

- unzureichende intraoperative Blutstillung,
- Gerinnungsstörung,
- Arrosionsblutung infolge Infektion, Tumoreinbruch oder anderer mechanischer Gefäßschädigung (z. B. Drain).

Der Zeitpunkt des Auftretens einer Nachblutung läßt dabei Rückschlüsse auf ihre Ursache zu. Während eine unzureichende intraoperative Blutstillung ebenso wie eine Koagulopathie zu einer Blutung im unmittelbaren postoperativen Verlauf führt, tritt die Arrosionsblutung erst im späteren Verlauf auf. Über 80% der relaparotomiebedürftigen postoperativen Blutungen treten innerhalb der ersten 24 Stunden auf (s. Abb. 44.7). Obwohl in bis zu 30% eine Gerinnungsstörung im Rahmen postoperativer Nachblutungen nachweisbar ist, muß die Koagulopathie nicht immer kausalen Charakter haben, sondern kann oftmals bereits Folge der Blutung sein.

Eine Nachblutung wird sich im günstigsten Fall durch einen abnormen Blutverlust über eine der liegenden Drainagen dokumentieren. Nicht selten jedoch sind diese Drainagen relativ rasch verlegt, so daß auch hier indirekte Zeichen aufmerksam registriert werden müssen. Hierbei stehen die sich verändernden Kreislaufparameter im Vordergrund. Ehe eine intraabdominelle Blutung im Bereich des Abdomens selbst klinisch eindeutig wird, sind in der Regel schon wenigstens 2 l Blut und mehr im Abdomen nachweisbar. Deutliche peritonitische Reaktionen auf die körpereigene Substanz Blut fehlen in der Regel zunächst. Im Zweifelsfall sollte daher nicht gezögert werden, neben den bei der Operation eingelegten Drains einen zusätzlichen Lavagekatheter in einem operationsfernen Gebiet einzulegen, um auf diese Weise die Blutung zu beweisen.

Postoperativer Darmverschluß

Nach einer Laparotomie ist die an sich schon schwierige Differenzierung zwischen mechanischem und funktionellem Ileus noch schwieriger, da ohnehin während der ersten 2 bis 3 Tage nach Laparotomie eine postoperative „physiologische Magendarmatonie" besteht. Die Peristaltik kommt in der Regel am 3. postoperativen Tag spontan wieder in Gang. Bleibt sie über den 4. Tag hinaus aus, so ist dies als ein ernster pathologischer Befund zu bewerten. Die Grenze zwischen noch physiologischer Atonie und bereits eingetretenem paralytischen Ileus ist fließend und nicht sicher bestimmbar. Dies um so mehr, wenn der Patient postoperativ tief sediert, relaxiert und kontrolliert beatmet wird. Wichtig ist aber, daß bereits in der ersten postoperativen Phase in über der Hälfte der Fälle

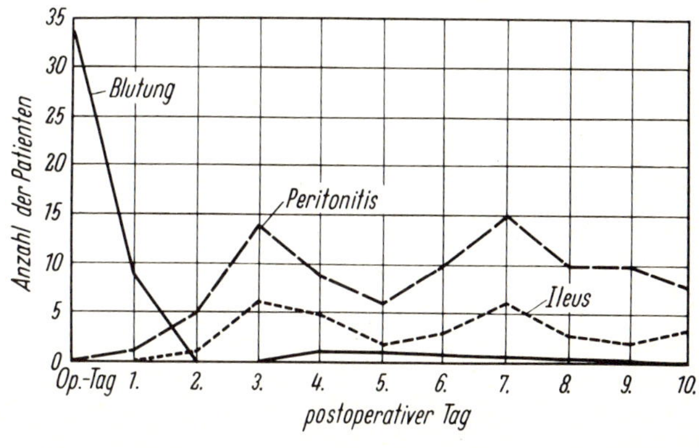

Abb. 44.7 Prädilektionstermine der postoperativen Komplikationen (nach *Siewert*)

ein mechanisches Hindernis vorliegt. Leichter wird die Diagnosestellung, wenn die Darmperistaltik nach der Operation erst einmal in Gang gekommen war, um dann erneut zu sistieren. Hier kann mit Wahrscheinlichkeit auf das Vorliegen eines mechanischen Verschlusses geschlossen werden. Zeitlicher Prädilektionspunkt der Entwicklung eines Ileus ist der 6. und 7. postoperative Tag (s. Abb. 44.7). Über die Diagnostik des Ileus durch Abdomenübersichtsaufnahme und konservativen Therapieversuch s. oben.

Postoperative Peritonitis

Die Peritonitis ist die häufigste und ernsteste postoperative Komplikation. Unter allen Peritonitisformen ist die postoperative mit der höchsten Letalität belastet. Während die Letalität der primären Peritonitis bei 15–20% liegt, wird sie für die postoperative Peritonitis mit bis zu 75 und 90% angegeben. Die Hauptursachen für eine postoperative Peritonitis sind:

- Nahtinsuffizienz,
- exogene Infektionen,
- Keimdurchwanderung bei allen Ileusformen (s. Ileus),
- Perforation.

Unter diesen ist die Nahtinsuffizienz postoperativ die häufigste Peritonitisursache. Von allen Anastomosen am Magen-Darm-Trakt sind übereinstimmend die Nähte an Kolon und Ösophagus besonders gefährdet.

Für Prognose und therapeutisches Vorgehen ist der Zeitpunkt des Eintritts der Komplikation von Bedeutung: Die frühzeitige Anastomoseninsuffizienz innerhalb der ersten 5 Tage ist mit der höchsten Letalität belastet. Nur die rasche operative Revision kann die Prognose bessern. Die Spätinsuffizienz in der zweiten postoperativen Woche dagegen verursacht infolge der Abdeckung des Operationsgebietes der Anastomose im allgemeinen keine diffuse Peritonitis mehr und ist daher in der Prognose günstiger. Bei ausreichender Drainage kann ein konservatives Vorgehen angezeigt sein (s. unten).

Zeitlicher Prädilektionstermin der Anastomoseninsuffizienz ist der 3. und 4. sowie der 7. bis 9. postoperative Tag (s. Abb. 44.7).

Beim Verdacht auf das Vorliegen einer Anastomoseninsuffizienz oder einer sekundären Perforation durch Drains oder innere Sonden (Magensonde, Miller-Abbot-Sonde usw.) muß der Nachweis mit aller Intensität geführt werden. Dafür hat sich für die Anastomosen im Magen-Darm-Trakt die Applikation von Leukomethylenblau über die Magensonde oder durch rektalen Einlauf besonders bewährt. Dieses Vorgehen ist meist zuverlässiger und einfacher als der Versuch der Darstellung einer Fistel durch radiologische Maßnahmen. Die Peritonitis durch exogene, d.h. in der Regel durch intraoperative Infektion, ist heute selten geworden. Besonders gefürchtet ist die Anaerobia-Infektion, die im Bereich des Abdomens eine hohe Letalität aufweist.

Therapie

Intraabdominelle Blutung

Aus theoretischer Sicht sollte die Therapie die Ursache der Blutung ausschalten. Dies würde bedeuten, daß eine chirurgische Blutung einer chirurgischen Therapie, eine Blutung auf dem Boden von Gerinnungsstörungen einer Korrektur dieser Störungen bedürfte. In der Praxis liegt aber in den meisten Fällen eine Kombinationsform der Blutung vor: In der Regel beginnt der *Circulus vitiosus* mit einer chirurgischen Blutung, die dann bei entsprechender diagnostischer Latenz zu Gerinnungsstörungen (meist im Sinne einer Verbrauchskoagulopathie) führt, die ihrerseits wieder die Blutung unterhält oder verstärkt. Die Therapie muß deswegen immer beide Faktoren berücksichtigen, wobei die Korrektur der Gerinnungsstörungen, solange die Kreislaufverhältnisse stabil zu halten sind, vorrangig ist. Die Kenntnis der jeweiligen Gerinnungssituation durch kurzfristig angefertigten Gerinnungsstatus (Quick-Wert, Thrombinzeit, Fibrinogen, Thrombozyten) ist die Voraussetzung dafür. Da der Blutverlust direkt in der Regel nur unzuverlässig erfaßbar ist, muß er über die Parameter des notwendigen Volumenersatzes geschätzt werden. Ist der Blutverlust so groß, daß eine Kreislaufstabilisierung trotz Blutsubstitution nicht gelingt, muß unmittelbar laparotomiert werden; die Korrektur des Gerinnungsstatus hat dann im zeitlichen Zusammenhang mit der operativen Versorgung zu erfolgen. Eine ähnliche Situation besteht, wenn eine kreislaufbeeinträchtigende postoperative Nachblutung über eine liegende Drainage manifest wird. Hier sollte die Revision, d.h. die Relaparotomie, durchgeführt werden, bevor sich sekundäre Gerinnungsstörungen entwickeln. Die *Indikation zur Revision* wird dabei individuell zu stellen sein, doch sollte als oberste Grenze des Blutersatzes ein Bedarf von 4 bis maximal 6 Konserven pro 24 Stunden angesehen werden.

Da es sich bei der chirurgischen Blutung um einen Verlust von Gerinnungspotential nach außen handelt, steht im Rahmen der *konservativen Therapie* der Ersatz dieses Potentials im Vordergrund. Als Erstmaßnahme sollte die Substitution von Fibrinogen (3–6 g initial) und Kryoprezipitat gelten. Die Transfusion von Warmblut (Transfusion höchstens 4 Stunden nach Entnahme) bietet eine physiologische Möglichkeit der Substitution von Gerinnungsfaktoren. Die Heparinisierung hat hier noch mehr als bei der bereits manifesten intravasalen Verbrauchskoagulopathie eine prophylaktische Bedeutung. Sie schafft einmal die Voraussetzung für die Substitution von Gerinnungsfaktoren (sonst Gefahr der intravasalen Thrombosierung), zum anderen dient sie der Prophylaxe weiterer Schockfolgen, vor allem von pulmonalen Komplikationen. In diesem Sinne ist eine Dosierung von 100–150 E/kg Körpergewicht ausreichend (Tab. 44.4). Da es eine sehr unterschiedliche individuelle Sensibilität gegenüber dem Heparin gibt, ist eine laufende Kontrolle der Thrombinzeit erforderlich (angestrebt ist lediglich eine leichte Erhöhung über den Normwert). Gelegentlich kann zusätzlich eine antifibrinolytische Therapie (z. B. Epsilonaminocapronsäure usw.) notwendig werden, die aber nur aufgrund objektiver Daten aus dem Gerinnungsstatus eingesetzt werden sollte. Auf die Möglichkeit einer verstärkten Blutungsneigung unter Heparin auch bei „normalem Gerinnungsstatus" muß aber aus chirurgischer Sicht hingewiesen werden.

Tabelle 44.**4** Dosierungsrichtlinien für Heparin

Indikation	Dauertropf/24 h
bei intaktem Gefäßsystem (z. B. kardiogenem Schock)	350–450 E Heparin/kg KG
beim septischen Schock	350–450 E Heparin/kg KG
bei operierten Patienten (z. B. langandauernde Operationen, Blutverlust usw.)	100–150 E Heparin/kg KG
bei bereits bestehender hämorrhagischer Diathese	ca. 100–150 E Heparin/kg KG

Bis auf seltene Ausnahmefälle, in denen ursächlich eine Gerinnungsstörung vorliegt, hat die Korrektur des Gerinnungsstatus immer nur symptomatischen Charakter. Sie muß durch die *chirurgische Therapie* ergänzt werden. In aller Regel ist die Blutstillung chirurgisch möglich. Auch in solchen Fällen, in denen eine chirurgische Therapie wegen diffuser kapillärer Blutungen aus dem Operationsgebiet nicht suffizient gelingt, ist die Laparotomie sinnvoll. Sie ermöglicht die Reinigung der Bauchhöhle von Blut und ermöglicht eine gezielte Drainage zum Zwecke einer möglichst vollständigen Ableitung der anfallenden Blutmenge nach außen; dies, um einmal das Ausmaß der Blutung im weiteren Verlauf besser quantifizieren zu können, zum anderen, um eine Retention von Blut in der Bauchhöhle zu verhindern. Die Probleme intraabdomineller Blutungen sind erfahrungsgemäß größer, als sie dem eigentlichen Blutverlust entsprechen würden, so daß davon ausgegangen werden muß, daß einer Blutretention innerhalb des Peritoneums eine ungünstige Bedeutung für den weiteren Verlauf zukommt. Dies mag damit zusammenhängen, daß Blut im Gegensatz zu anderen Flüssigkeiten nur relativ langsam aus der Bauchhöhle resorbiert werden kann. Neben einer Beeinträchtigung der Darmmotilität beziehungsweise der Möglichkeit einer Ileusentstehung infolge fibrinöser Verklebungen kann offenbar rasch eine Infektion eintreten. Freiwerdende Eiweißabbauprodukte haben bei Resorption toxische Wirkung. Schließlich kann eine mechanische Beeinträchtigung der Atemfunktion (Zwerchfellhochstand, Gasaustauschstörung) eintreten, die eine kontrollierte Beatmung, unter Umständen mit hohen Beatmungsdrucken und PEEP, erforderlich machen. Aus diesem Grunde ist die operative Revision auch in solchen Fällen indiziert, in denen die Blutung klinisch bereits zum Stehen gekommen ist. Insbesondere in diesen Fällen muß allerdings das Risiko der Laparotomie bzw. der Relaparotomie in einer sinnvollen Relation zum erreichbaren Therapieeffekt stehen. Scheint eine Laparotomie zu risikoreich, kann in beschränktem Umfang eine Peritonealreinigung auch durch Einlage zweier Lavagekatheter (rechts und links pararektal) und intensive Spülung erreicht werden.

Peritonitis

Allgemeintherapie

Im Vordergrund jeder Allgemeintherapie der Peritonitis steht die Beseitigung des Schocks und seiner Folgezustände. Da der peritoneale Schock durch einen extremen Flüssigkeitsverlust ausgelöst wird, kommt der *Volumensubstitution* eine zentrale Bedeutung zu. Wegen der rheologischen Situation sollte dabei ein Hämatokrit von etwa 30% angestrebt werden. Als Kontrolle der Effektivität der Volumensubstitution dienen die Kreislaufparameter, wie der zentrale Venendruck und der A.-pulmonalis-Druck sowie die Urinausscheidung. Zusätzlich müssen die Hypoxämie und ihre Folgen beseitigt werden. Dazu reicht die Beatmung (mit PEEP) allein oft nicht aus, sondern es muß auch eine *Therapie der peripheren Folgen des Schockes*, d.h. des Sludge-Phänomens, der Vasokonstriktion und der metabolischen Azidose angestrebt werden. Das Ausmaß der metabolischen Azidose wird in der Blutgasanalyse erkennbar und ist gezielt zu korrigieren (Natriumcarbonat, Tris-Puffer). Die gestörte Mikrozirkulation wird durch Humanalbumin, das die Suspensionsstabilität des Blutes wiederherstellt, verbessert. Niedermolekulare Dextrane besitzen eine stark rheologische Wirkung. Einer fortschreitenden intravasalen Gerinnung mit konsekutiver Verbrauchskoagulopathie kann durch die rechtzeitige Gabe von Heparin (Dosierungsrichtlinien s. Tab. 44.4) entgegengewirkt werden. Zur Behebung der peripheren Vasokonstriktion werden alpharezeptorenblockierende Substanzen (Hydergin, DHB, Phentolamin, Phenoxybenzamin) gegeben. Trotz widersprüchlicher Meinung scheint uns ein Versuch mit hochdosierter Gabe von Methylprednisolon (30 mg/kg KG 6stdl.) innerhalb der ersten 24 Stunden gerechtfertigt. Der *Nierenfunktion* ist besondere Aufmerksamkeit zu widmen. Ein ausreichendes Angebot von freiem Wasser und Natrium vorausgesetzt, ist bei Oligurie eine Therapie mit Mannit oder Furosemid angezeigt, um durch verbesserte Nierendurchblutung, osmotische Diurese oder verminderte Natriumrückresorption die Urinausscheidung zu verbessern. Auch mit Dopamin (Richtdosis 3–6 μg/kg/min) kann eine Mehrdurchblutung der Niere erzielt werden.

Im späteren Verlauf der Erkrankung können weitere Verluste von intrazellulärem Kalium häufig durch Aldosteron-Antagonisten verhindert werden. Da die Aldosteron-Antagonisten eine Wirkungslatenz von etwa 3 Tagen haben, ist ihre Gabe bereits zu Beginn der Peritonitistherapie zu empfehlen (Aldactone 200–600 mg/24 h). Der gesteigerte Katabolismus verlangt eine hochkalorische parenterale Ernährung (2500–3500 kcal). Magen-Darm-Sonden sind zur Entlastung des paralytischen Darmes unerläßlich. Gammaglobulin stützt die Abwehrlage des Organismus. Die Gabe von Antibiotika muß oft noch vor Kenntnis der Erreger und der Resistenzbestimmung erfolgen. Sie ist eine additive Therapie, die eine generalisierte Sepsis verhindern soll. Die Wahl des Breitbandantibiotikums wird von der Kenntnis der Peritonitisquelle geprägt. Erreger- und Resistenzbestimmungen müssen so rasch wie möglich nachgeholt werden.

Chirurgische Therapie

Der chirurgische Eingriff muß in erster Linie der *Beseitigung der Infektionsquelle* und damit der Ausschaltung der Peritonitisursache dienen. Eine Therapie der Grundkrankheit sollte bei diffuser Peritonitis zurückgestellt werden und nur besonders günstigen Einzelfällen vorbehalten bleiben. Eitriges Exsudat wird abgesaugt, vor allem aus dem kleinen Becken und den subphrenischen Räumen. Bei Perforation ausgetretene Nahrungsreste, Kot oder Bariumbrei, müssen möglichst vollständig entfernt werden, wobei eine ausgiebige intraoperative Spülung der gesamten Bauchöhle mit 4–5 l körperwarmer physiologischer Kochsalzlösung vorteilhaft ist. Bei abgedeckten Entzündungsprozessen ist eine Spülung der Bauchhöhle dagegen nicht indiziert. Wesentlich ist die *Drainage der Bauchhöhle*, vor allem bei der diffusen Peritonitis. Zwar ist eine effektive Gesamtdrainage der Bauchhöhle in der Regel nicht möglich, dennoch kann bei günstiger Lage der Drains (beidseits subphrenisch bzw. subhepatisch, beidseits pararektal bis in den Douglasschen Raum, sogenannte 4-Quadranten-Drainage) auf Zeit eine ausreichende Ableitung gewährleistet werden. Es sollte nicht gezögert werden, unmittelbar *postoperativ* mit einer intensiven *Spülbehandlung* zu beginnen. Die Spülmenge sollte dabei zwischen 20 und 40 l pro 24 Stunden liegen. Sie kann so hoch gewählt werden, solange die instillierte Flüssigkeitsmenge wieder abfließt. Dabei soll die Spülrichtung ständig unter allen vier Drainagen gewechselt werden. Auf diese Weise gelingt es, die Verklebungstendenzen des Peritoneums für einige Tage (3–4 Tage) hinauszuzögern. Die Ergebnisse sind am besten, wenn der Spülflüssigkeit Streptase (250000 E/l Spülflüssigkeit) sowie ein Antibiotikum hinzugesetzt wird. In letzter Zeit haben wir gute Erfahrungen mit einer 1%igen Betaisodonalösung gemacht. Mit Hilfe einer hochdosierten Spülung scheint es zu gelingen, auch diffuse Peritonitiden unter der Voraussetzung, daß die Peritonitisursache beseitigt werden konnte, lokal erfolgreich zu therapieren. Dennoch ist die Gesamtprognose der diffusen Peritonitis aufgrund der oft irreparablen Sekundärkomplikationen nach wie vor dubiös.

Ileus

Ziel jeder Therapie beim Ileus ist neben der Ausschaltung der Ileusursache die gleichzeitige Beseitigung der Darmdistension, um den Circulus vitiosus der Ileuskrankheit zu durchbrechen. Bei mechanischer Darmverlegung kann dieses Ziel nur chirurgisch erreicht werden, bei paralytischem oder funktionellem Ileus dagegen kann zumindest im Anfangsstadium ein konservativer Behandlungsversuch unternommen werden. Da die Differentialdiagnose zwischen mechanischem und paralytischem Ileus ohnehin oftmals nur mit Hilfe von konservativen Therapieversuchen vorangetrieben werden kann, ist ein solcher Therapieversuch außer in Fällen eindeutig mechanischer Passageverlegung zunächst immer indiziert.

Eine Entlastung des Intestinaltraktes nach oral und aboral hin ist Voraussetzung für jede *konservative Therapie*. In der Regel sind Magensonde und Einlauf bzw. Darmrohr die Verfahren der Wahl. Künftig wird den endoskopischen Techniken hierbei eine größere Bedeutung zukommen: Mit Hilfe flexibler Endoskope kann direkt eine Entlastung des gestauten Darmes erfolgen und gleichzeitig eine Verweilsonde gelegt werden. Nur unter der Voraussetzung einer solchen Darmentlastung ist der Einsatz motilitätssteigernder Pharmaka sinnvoll. Im Vordergrund stehen nach wie vor Parasympathikomimetika, wobei oft dem Ubretid wegen der geringeren Nebenwirkungen im Bereich des Bronchialsystems gegenüber dem Prostigmin der Vorzug zu geben ist. Auch der Schnellinfusion von Rheomacrodex mit Sorbit wird eine peristaltikfördernde Wirkung auf dem Wege über eine vermehrte Splanchnikusdurchblutung zugeschrieben. Unter den gastrointestinalen Hormonen kommt vor allem dem Caerulein*) (gastrinähnliches Polypeptid) eine motilitätssteigernde Wirkung zu. Es kann therapeutisch in einer Dosierung von 0,5 μg/kg KG als Kurzinfusion eingesetzt werden. Von ähnlicher Wirkung ist auch das Cholezystokinin (CCK; 75 E/30 Min.).

Verlaufen derartige konservative Therapieversuche auch bei Wiederholung erfolglos, so wird die *diagnostische Laparotomie* notwendig. Dabei ist zu berücksichtigen, daß das Risiko der unterlassenen Lösung eines mechanischen Ileus als wesentlich größer zu bewerten ist als das einer Laparotomie bei paralytischem Ileus. Auch der funktionelle Ileus rechtfertigt eine Laparotomie zum Zwecke der Darmentlastung und zur gezielten Einlage einer Verweilsonde (z. B. Miller-Abbot-Sonde). Stets hat bei der Operation eine sorgfältige Revision des gesamten Dünndarms vom Treitzschen Band bis hin zur Bauhinschen Klappe zu erfolgen. Kann keine mechanische Ursache für den Ileus gefunden werden, sollte über eine intraoperativ eingelegte Miller-Abbot-Sonde, wobei man sich mit Vorteil einer geschienten Sonde bedient, der Dünndarminhalt abgesaugt werden. Mechanische Hindernisse müssen beseitigt oder durch Enteroanastomose umgangen werden. Bestehen oft als Folge verschiedener Voroperationen multiple Adhäsionen, die auch chirurgisch nur schwer unter Setzung von Serosadefekten gelöst werden können, ist zur Verhinderung erneuter postoperativer Passageverlegungen eine innere Schienung ebenfalls mit der Miller-Abbot-Sonde oder durch eine Plikationsoperation (Noble-Child) von Vorteil. Dabei sollte die Sonde oral bis vor die Bauhinsche Klappe oder darüber hinausgeführt werden. Gelingt das orale Einführen im Ausnahmefall nicht, kann die Sonde auch von aboral her über eine kleine Zökostomie eingebracht und dann bis zum Treitzschen Band vorgeschoben werden. Zum Abschluß eines jeden Eingriffs ist eine intensive Sphinkterdehnung noch in Narkose wichtig.

Auch nach diesen Eingriffen steht die möglichst frühzeitig einsetzende pharmakologische Stimulation der Darmmotilität im Vordergrund. Ist bei dem Eingriff keine Enterotomie vorgenommen worden, kann diese Therapie sofort, im Falle einer Enterotomie oder Anastomose am 2. bis 3. postoperativen Tag begonnen werden.

*) Takus®

Literatur

1 Adriani, J.: The Pharmacology of Anesthetic Drugs, 5. Aufl. Thomas, Springfield 1973

2 Beal, J. M.: The acute abdomen. In: Textbook of Surgery, 10. Aufl., hrsg. von D. C. Sabiston. Saunders, Philadelphia 1972 (S. 796)

3 Berk, J. L., J. F. Hagen, W. N. Beyer, G. R. Dochat, R. la Pointe: The treatment of hemorrhagic shock by beta adrenergic blockade. Surg. Gynec, Obstet. 125 (1967) 311

4 Berk, J. L., J. F. Hagen, W. H. Beyer, M. J. Gerber, G. R. Dochat: The treatment of endotoxin shock by beta adrenergic blockade. Ann. Surg. 169 (1969) 74

5 Forscher, B. K., R. C. Lillehei, S. S. Stubbs (Hrsg.): Shock in Low- and High-flow States. Excerpta medica, Amsterdam 1972

6 Hershey, S. G., L. R. M. Del Guercio, R. McConn (Hrsg.): Septic Shock in Man. Little, Brown & Co., Boston 1971

7 Jones, R. S.: Physiology In: Textbook of surgery, 10. Aufl., hrsg. von D. C. Sabiston, Saunders, Philadelphia 1972 (S. 875)

8 Kern, E., R. Lick: Peritoneum In: Pathophysiologische Grundlagen der Chirurgie, 2. Aufl., hrsg. von Th.-O. Lindenschmidt. Thieme, Stuttgart 1975

9 Ledingham, I. M.: Shock. Clinical and Experimental Aspects. Monographs in Anaesthesiology, Bd. IV. Excerpta medica, Amsterdam 1976

10 Messmer, K.: Die Bedeutung des Intestinums im Schock. Anaesthesist 17 (1968) 389
11 Messmer, K., W. Brendel: Pathophysiologische Aspekte des hypovolämischen, kardiogenen und bakteriotoxischen Schocks. In: Kardiogener, bakteriotoxischer und Volumenmangelschock, hrsg. von D. Gross u. a. Schattauer, Stuttgart 1972
12 Reichgott, M. J., K. L. Melmon: Does bradykinin play a pathogenetic role in endotoxemia? In: Shock in Low- and High-flow States, hrsg. von B. K. Forscher u. a. Excerpta medica, Amsterdam 1972
13 Seidel, W., H. Richter: Ileus und Peritonitis. In: Pathophysiologische Grundlagen der Chirurgie, 2. Aufl., hrsg. von T. O. Lindenschmidt. Thieme, Stuttgart 1975
14 Siewert, R., G. Schulz, D. Cassau: Die Frühlaparotomie. Chirurg 41 (1970) 76
15 Thal, A. P.: The cardiovascular response of sepsis. In: Shock in Low- and High-flow States, hrsg. von B. K. Forscher u. a. Excerpta medica, Amsterdam 1972
16 Weil, M. H., H. Shubin: Fluid repletion in circulatory shock. J. Amer. med. Ass. 192 (1965) 668.
17 Zühlke, V., R. Siewert, H.-J. Peiper: Akutes Abdomen. In: Chirurgie der Gegenwart, hrsg. von R. Zenker u. a. Urban & Schwarzenberg, München 1977

Weiterführende Literatur

18 Alexander, W. J., R. A. Good: Immunobiology for Surgeons. Saunders, Philadelphia 1970
19 Alnor, P. G.: Akutes Abdomen. In: Chirurgische Differentialdiagnostik, hrsg. von K. Vossschulte, L. Zukschwerdt. Thieme, Stuttgart 1972
21 Gelin, L. E., L. M. Nyhus, R. E. Condon: Akutes Abdomen. Ein Wegweiser zur raschen Diagnose. Schattauer, Stuttgart 1973
22 Hardy, J. D.: Critical Surgical Illness. Saunders, Philadelphia 1971
23 Kunz, H.: Das akute Abdomen. Urban & Schwarzenberg, München 1960
24 Pichlmayr, R.: Postoperative Komplikationen. Springer, Heidelberg 1976
25 Raffensperger, J. G., R. A. Seeler, R. Moncada: Das akute Abdomen im Neugeborenen- und Kindesalter. Schattauer, Stuttgart 1974
26 Schönborn, H., M. Neher, H.-P. Schuster, G. Mangold (Hrsg.): Intensivmedizin bei gastroenterologischen Erkrankungen. In: Intensivmedizin, Notfallmedizin, Anästhesiologie, Bd. 20. Thieme, Stuttgart 1980.
27 Shepherd, J. A.: A Concise Surgery of the Acute Abdomen. Livingstone, Edingburgh 1975
28 Siewert, J. R., A. L. Blum (Hrsg.): Postoperative Syndrome. Springer, Heidelberg 1980.

45 Akute und chronische Pankreatitis

Von H. Bünte

Ätiologie und klinische Erscheinungsformen

Auf dem Marseiller Symposion 1963 wurde die Pankreatitis klinisch klassifiziert in

A. akut reversibel
   1. akute Pankreatitis,
   2. rezidivierende akute Pankreatitis
   und

B. chronisch progressiv
   3. chronisch rezidivierende Pankreatitis,
   4. chronische Pankreatitis.

Die *akute Pankreatitis* ist ein rasch einsetzender Vorgang der Selbstverdauung der Drüse, der je nach Ausdehnung auch auf die Umgebung im Retroperitoneum und die Oberbauchorgane übergreift. Betroffen sind überwiegend übergewichtige Menschen zwischen dem 20. und 40. Lebensjahr. Der auslösende Mechanismus ist bis heute letzten Endes ungeklärt. Zu den anerkannten ätiologischen *Teilfaktoren* gehören:

1. Erkrankungen der Gallenwege (rund 50%),
2. chronischer Alkoholismus (landschaftlich verschieden zwischen 5 und 50%),
3. Hyperparathyreoidismus (~ 0,5%),
4. ungeklärt (rund $^1/_3$ aller Fälle).

Wenn auch in rund 5% bei Erkrankungen der Gallenwege mit dem Auftreten einer akuten Pankreatitis zu rechnen ist, läßt sich eine *Retention* als Ursache nur in rund einem Drittel der Fälle nachweisen. Bei zwei Dritteln der Kranken besteht lediglich eine Cholezystolithiasis. Bei Choledocholithiasis ist die Papilla Vateri fast immer narbig verändert, rezidivierende Papillenverschlüsse durch flottierende Steine sind häufiger als die Inkarzeration in Form des Papillensteins. Bei einfachen Steingallenblasen müssen eher begleitende funktionelle Spasmen des Papillarmuskels angenommen werden. Noch unklarer liegen die Verhältnisse beim Alkoholismus als Ursache der akuten Pankreatitis. Allerdings ist eine erhöhte Produktion von Pankreassekret, wohl als Folge der alkoholinduzierten Säureproduktion des Magens, und ein vermehrter Tonus der Muskulatur des *Sphinkter Oddi* im Sinne des Spasmus als direkte Alkoholeinwirkung sehr wahrscheinlich. Als Abflußhindernisse im Papillenbereich kommen darüber hinaus Duodenaldivertikel, Tumoren, entzündliche Schwellungen in Frage. Als direkt im Pankreasgewebe wirksame ätiologische Faktoren sind Viruskrankheiten (Mumps u.a.), allergische Reaktionen, toxische Schädigungen (Arzneimittel) und Durchblutungsstörungen (Arteriosklerose, portale Hypertension) sehr wahrscheinlich.

Etwa 80% der Erkrankungen gehören in die Kategorie der akuten oder akut rezidivierenden, reversiblen Formen. Dies besagt aber lediglich, daß die Residuen der einmaligen oder mehrfachen akuten Entzündung noch nicht zu einer meßbaren Funktionseinschränkung geführt haben.

20% der Patienten entwickeln *stumm* oder nach zahlreichen Schüben mit akuten Beschwerden eine *chronische* Pankreatitis, wobei das Parenchym kontinuierlich oder intermittierend durch Narben ersetzt wird (Abb. 45.1).

In den Nekrosezonen entwickeln sich diese Narben als solide Einlagerungen oder in Form von Pseudozysten mit bindegewebiger Kapsel. In 2–5% der Fälle infiziert sich die Nekrosehöhle und führt zum Pankreasabszeß. Narben sind kollagene Fasern und schrumpfen. So entsteht das typische Bild der chronischen Pankreatitis. Morphologisch ist sie gekennzeichnet durch Entzündungsprozesse unterschiedlichen Alters – von der frischen Nekrose bis zum nahezu kompletten Parenchymverlust, den Folgen der narbigen Schrumpfung: Strikturen, Stenosen, Pseudozysten. Je länger die Pankreatitis währt, desto mehr treten massive akute Schübe zurück, desto mehr zeigen sich die Folgen des Parenchymverlustes: *Malabsorptionssyndrom* und *Diabetes.*

Das Ziel der Intensivtherapie bei der *akuten Pankreatitis* ist:

1. die Beseitigung der lebensbedrohlichen Folgen der Pankreasnekrose (Volumenersatz, Schockbehandlung, Beseitigung der Stoffwechselstörungen),
2. Die Vermeidung von Funktionsstörungen lebenswichtiger Organe (Lunge, Niere, Herz und Kreislauf),
3. die Herstellung der Operabilität.

Sicherung der Diagnose, Überlegungen zur Operationsindikation einschließlich der Feststellung der

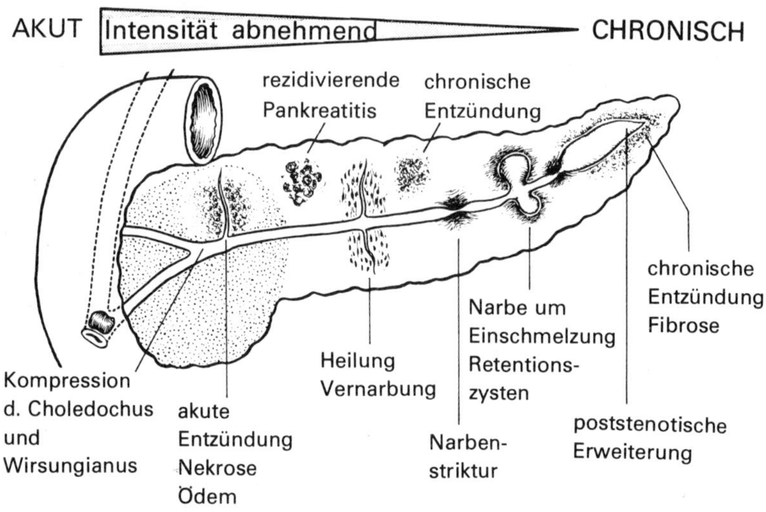

Abb. 45.1 Entwicklung der chronischen Pankreatitis

Ursachen des akuten Geschehens laufen gleichzeitig ab oder schließen sich an, sobald der Patient die akut lebensbedrohliche Situation überstanden hat. Ziel der Intensivtherapie bei der *chronischen Pankreatitis* ist die Beseitigung gefährlicher Folgen des Funktionsverlustes der Bauchspeicheldrüse, der *Malabsorption* und der *endokrinen Dysfunktion*, vor allem des Diabetes. Der chirurgischen Behandlung geht immer eine gründliche Diagnostik einschließlich der Ursachen für die Entstehung der chronischen Pankreatitis voraus.

Akute Pankreatitis

Die akute Pankreatitis oder akute Schübe der rezidivierenden Pankreatitis treten mit unterschiedlichem morphologischen Substrat und dementsprechend unterschiedlichen klinischen Erscheinungen auf. Die Veränderungen am Pankreas können sich zwischen geringen *ödematösen* Veränderungen und *massiven Nekrosen* des gesamten Drüsenkörpers bewegen.

Bei der *ödematösen* Pankreatitis zeigt sich das Pankreas mäßig vergrößert, entzündlich verändert, ödematös geschwollen mit geringer Umgebungsreaktion, gelegentlich wenig Aszites in der Bursa omentalis.

Die Veränderungen sind rückbildungsfähig. Ob der nekrotisierenden Pankreatitis die ödematöse Form vorausgeht oder sich aus dieser häufiger eine Pankreasnekrose entwickelt, ist nicht bekannt.

Bei der *nekrotisierenden Pankreatitis* geht Pankreasparenchym irreparabel zugrunde. In der heftigen Umgebungsreaktion entstehen *Fettgewebsnekrosen*, massive Ödeme mit hoher Volumen- und Eiweißsequestration, Blutungen und paralytischem Ileus. Im Pankreaskörper entstehen eine oder mehrere oder die gesamte Drüse umfassende Nekrosezonen mit massiven Reaktionen in der Umgebung. Der dadurch bedingte Volumenmangel mit Schocksymptomen und die toxischen Eiweißabbauprodukte aus der Nekrosezone lösen eine gefährliche Fernreaktion an Niere, Leber, Lunge, Herzmuskel oder Magendarmkanal aus, die bis zum völligen Versagen dieser Organe führen kann (Abb. 45.2).

Klinische Symptome und ihre Wertigkeit

Die klinische Symptomatik, das Verhalten des Gesamtzustandes und einige Labordaten lassen eine Beurteilung der Schwere der Erkrankung in kurzer Zeit zu (Tab. 45.1).

Die Diagnose der akuten Pankreatitis wird häufig ($^1/_3$ der Fälle) spät oder nicht erkannt. Differentialdiagnostisch kommen in Frage: Mesenterialgefäßverschlüsse, akute Galle, Ulkusperforation, Herzinfarkt.

Therapie

Schockbehandlung

Die Schockbehandlung ist erforderlich, um die Volumensequestration in und um die Bauchspeicheldrüse, im Bauchraum (Aszites), der Pleurahöhle (Pleuraergüsse) sowie die Blutverluste (Hämorrha-

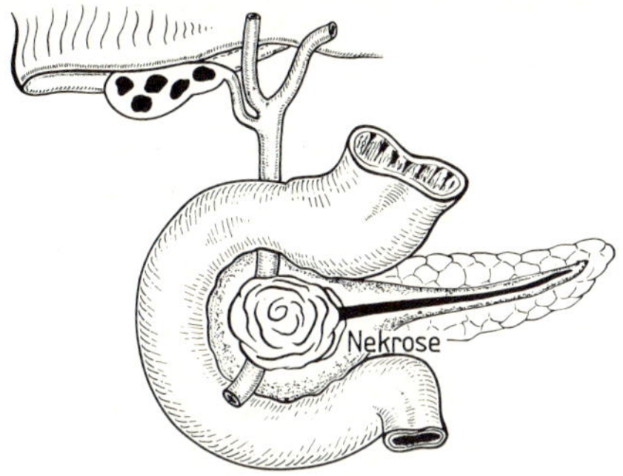

Lokale Reaktion
Nekrose, Proteindestruktion
Parenchymuntergang (Diabetes, Malabsorption)
Kinin- und Fermentfreisetzung (Amylase, Lipase)
Entzündung und Ödem (Leukozytose, Schmerzen, tastbarer Tumor)
Stenose des Choledochus, Wirsungianus und Duodenums (Ikterus, Erbrechen)
bakterielle Infektion (Fieber)

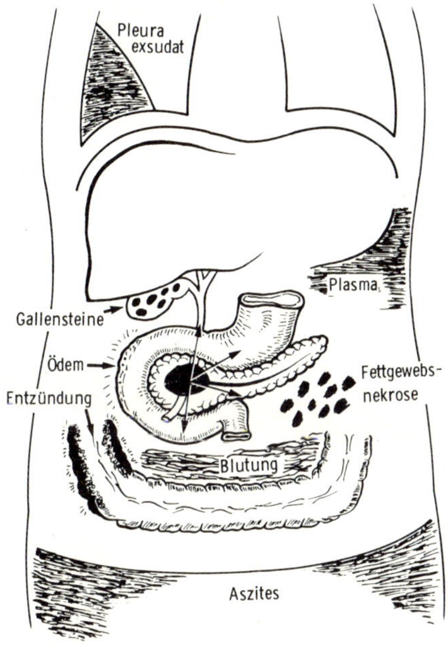

Umgebungsreaktion
Entzündung und Ödem (Wasser- und Elektrolytstörungen)
Plasmasequestrierung (Schock)
Einblutung (Schock, Anämie)
Aszites
Fettgewerbsnekrosen
Verseifung der Fettsäuren (Kalziumsturz)
Peritonismus
paralytischer Ileus
Meteorismus
Pleuraexsudat

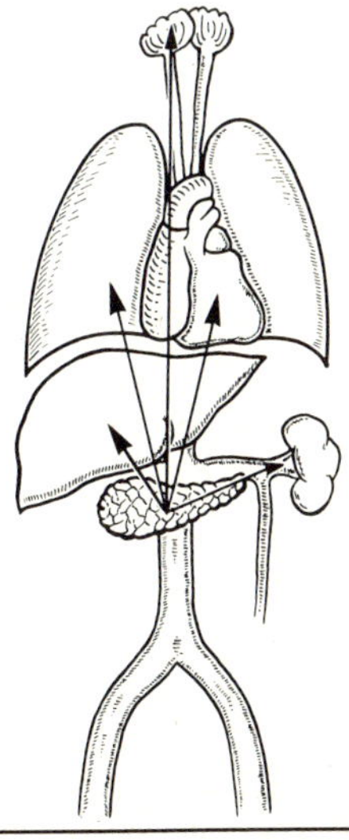

Fernreaktion (durch toxische Substanzen)
allgemeine Kapillarschädigung
Enzephalopathie
Myokardfunktionsstörungen
Leberfunktionsstörungen
Niereninsuffizienz
Lungenfunktionsstörungen
gastrointestinale Funktionsstörungen und Blutungen

Abb. 45.**2** Pathophysiologie der akuten Pankreatitis

Tabelle 45.1 Klinische Symptome der akuten Pankreatitis und ihre Beurteilung (nach *Kümmerle)*

	Klinik	Labor	Beurteilung
leichte Form	Oberbauchschmerzen, Erbrechen, Tachykardie bei stabilem Kreislauf	Amylase und Lipase erhöht	bei Fehlen einer Zunahme der Beschwerden spontaner Rückgang zu erwarten
mittelschwere Form	heftige Oberbauchschmerzen; deutliche elastische Abwehrspannung, Erbrechen, paralytischer Ileus, sichtbarer Kapillarschaden der Haut, Tumor tastbar, Volumenmangel, Tachykardie	Hämatokrit hoch, Amylase und Lipase erhöht, Leukozytose, Hyperglykämie, Hypokalzämie, Hypokaliämie, Alkalose	gefährlicher Gesamtzustand ohne sofortige Besserung durch konservative Therapie, Ausheilung nur mit Parenchymdefekten
schwere Form	massive Schmerzen, akuter Bauch, Schocksymptome, Funktionsstörungen der Niere, Lunge und Leber, Enzephalopathie, gastrointestinale Blutungen, Ikterus, Dyspnoe, Hyperventilation	Hämatokrit hoch, Fermente häufig normal, Leukozytose über 15000, septische Temperaturen, Hyperglykämie, Hypokalzämie, anfangs hypokalämische Alkalose, metabolische Azidose, Hypoxie, Urämie, Anämie, Bilirubinanstieg	trotz intensiver Therapie zunehmende Verschlechterung, hohe Letalität, problematische Operationsindikation. Gefahr des akuten Nierenversagens und Entwicklung einer Schocklunge

gien im Pankreas, gastrointestinale Blutungen) zu ersetzen (Tab. 45.2).
Unter Kontrolle der *Harnproduktion* (Stundenportionen), des zentralen *Venendruckes*, der Kreislaufkomponenten (arterieller Druck, Pulsfrequenz, Hämoglobin und Hämatokrit) wird innerhalb der ersten 6 Stunden rund die Hälfte der 24-Stunden-Portion infundiert.
Der schwerkranke Patient bedarf einer intensiven Überwachung und Therapie. Häufige Fehler der Schockbehandlung sind die *Unterschätzung* des Volumenbedarfes und die *Überinfusion* bei beginnendem Nierenversagen. Die *Volumenbilanz* (Zufuhr minus Harnausscheidung und Verlust aus Magensonde) muß bei schweren Pankreatitiden plus 3–5 l in den ersten 24 Stunden betragen. Bei erwünscht hoher Harnausscheidung (2–3 l) kann der Volumenbedarf 7–8 l in den ersten 24 Stunden betragen. Von diesem Tagesbedarf wird rund die Hälfte in den ersten 6 Stunden infundiert, um so rasch wie möglich stabile Kreislaufverhältnisse zu erzielen. Blutübertragungen sind erforderlich,

Tabelle 45.2 Infusionsprogramm in der Reihenfolge der Priorität

Infusionen innerhalb der ersten 24 Stunden	Ödematöse Pankreatitis (leichte Form)	Nekrotisierende Pankreatitis (schwere Form)
Glucose- und Elektrolytlösungen	1500–2000 ml	3000–5000 ml
Plasmainfusionen	500–1000 ml Humanalbumin oder PPL	1000–2000 ml Humanalbumin oder PPL
Plasmaexpander	500–1000 ml	500–1000 ml
Blutkonserven	0–500 ml	500–1000 ml

wenn der Hämatokritwert nach Plasmaersatz unter 30 absinkt. *Initial* erhält aber jeder Patient mit nekrotisierender Pankreatitis 500 ml Frischblut.

Korrektur des Wasser- und Elektrolythaushaltes

Bei leichten Formen akuter Pankreatitis ist der Volumenbedarf außer in den ersten Stunden (Entwicklung des Ödems) *normal.* Die Elektrolytkonzentration im Plasma bleibt durch spontane Kompensation der geringfügigen lokalen Störungen in der Regel normal. Bei schwerer Pankreatitis besteht in den ersten Stunden ein hoher Flüssigkeitsbedarf, der zum Teil durch Plasma, zum größten Teil durch *Elektrolytlösungen* mit *Glucose*zusätzen ersetzt werden muß.
Unter Kontrolle des zentralen Venendruckes und der Harnproduktion werden 3–5 l einer *halbosmolaren Elektrolytbasislösung* mit 5 % Glucose infundiert. Mit dem Eintreffen der ersten Laboranalysen werden entsprechende Zusätze gemacht. Häufig beweisen sie eine *hypokalämische Alkalose.* Diese wird mit Kaliumchlorid und Argininhydrochlorid *aggressiv* therapiert. Gleichzeitig erhalten die Patienten Kalziumchlorid, beginnend mit 4 mal 20 ml Kalziumchlorid i. v.
Die sich meistens später entwickelnde diabetische (metabolische) Azidose verlangt neben Glucosezufuhr Insulin in kleinen Dosen (z. B. 3 mal 12 E/24 h). Anfangs 6-, später 12stündliche Laborkontrollen sind zur Steuerung der Therapie erforderlich. Es besteht häufig eine Insulinüberempfindlichkeit, weswegen mit *kleinen* Einzeldosen behandelt wird.

Ruhigstellung des Pankreas

Die medikamentöse Behandlung zur Ruhigstellung des Pankreas (Atropin, Carboanhydrasehemmer, Proteinaseinhibitoren) ist heute weitgehend verlassen.
Unbestritten ist der Nutzen eines *absoluten Nahrungsentzuges* und der *kontinuierlichen Ableitung* des Magensaftes. Neuerdings sind Histamin-H2-Rezeptorantagonisten (Cimetidin) und die Behandlung mit Wuchshormon oder dem „growth hormone releasing factor“ (Somatostatin) im Gespräch. Statistische Beweise ihrer Wirksamkeit stehen noch aus.

Schmerzbehandlung

Der Schmerz ist eine der Hauptursachen für die Steigerung der Atemfrequenz und Entwicklung der respiratorischen Alkalose. Bei der Schmerzbehandlung dürfen keine Morphine (die den Tonus des Sphinkter Oddi erhöhen) verabreicht werden. Es eignen sich die handelsüblichen *Spasmoanalgetika* und *Dolantin.*

Infektionsprophylaxe

Bei leichten Formen der Pankreatitis verzichten wir auf die Verabreichung von Antibiotika. Bei der nekrotisierenden Form werden Breitbandantibiotika, um einer Sekundärinfektion vorzubeugen, verwendet. Es eignen sich vor allem die gut gallengängigen Tetrazykline.

Diabetestherapie

Blutzuckerwerte über 300 mg% und die Entwicklung einer metabolischen Azidose verlangen eine vorsichtige Insulintherapie. Zu beachten ist eine erhöhte Insulinempfindlichkeit, weswegen in kleinen Einzeldosen à 12 E langsam die geeignete Dosis zum Erhalt eines möglichst konstanten Blutzuckerspiegels (zwischen 150 und 250 mg%) ermittelt wird.

Ernährung

Die parenterale Ernährung wird im Anfangsstadium der akuten Pankreatitis der Elektrolyttherapie und Schockbehandlung untergeordnet. Sie ist auch nicht von entscheidender Bedeutung, wenn der absolute Nahrungsentzug nur wenige Tage dauert. In Abhängigkeit vom *klinischen Bild,* dem Aussehen des Patienten, dem Tastbefund, den Schmerzen, Kreislaufsymptomen, der Darmtätigkeit kann nach *6–10 Tagen* mit der enteralen Ernährung, die anfangs *protein-* und *fettfrei* ist, begonnen werden. Verträgt der Kranke Kohlenhydrate gut, wird die anfängliche Zahl von 6–8 kleinen Portionen auf wenige größere Mahlzeiten (4–5) gesteigert, zunächst mit leichtverdaulichen Proteinen angereichert und schließlich auf *leichte Normalkost*, die aber fettfrei oder fettarm bleibt, umgestellt. Parenteral wird dem Patienten in den ersten Tagen *Glucose* 5–10%ig (150–200 g), ab dem 3.–4. Tag Aminosäuren (25–50 g/die), *aber kein Fett* parenteral zugeführt. Ein Teil der Glucose kann in Abhängigkeit von den Blutzuckerwerten und den Verlusten im Harn bis zur Hälfte als Fructose infundiert werden.
Bei längerdauerndem oralen Nahrungsentzug und dann, wenn Kreislauf und Elektrolythaushalt stabilisiert sind, wird die parenterale Ernährung durch hochkonzentrierte Lösungen mit einer Kalorienzufuhr um insgesamt 2000–3000 ergänzt. Auf Fettinfusionen verzichten wir aber auch in diesem Stadium.

Prophylaxe peripherer Organstörungen

Die beste Garantie für die Erhaltung der Nierenfunktion ist die *aggressive* Infusionstherapie mit dem Ausgleich der Wasser- und Elektrolytstörungen und eine schnell wirksame *Schockbehandlung*. Die Harnproduktion soll über 2 l/24 h betragen. Während der initial oft bestehenden Oligurie besteht besondere Infektionsgefahr der Harnwege. Blasenkatheter sind bei den Schwerkranken nicht immer vermeidbar, müssen aber mit ganz besonderer Vorsicht gepflegt werden.

Die *Kapillarschäden* und Schockfolgen an der Lunge können zur maschinellen Beatmung zwingen. Wegen der besonderen *Infektionsanfälligkeit* sollte die Intubation als prophylaktische Maßnahme aber vermieden werden, wenn nicht ein *isolierter, klimatisierter, steriler Raum* der Intensivstation zur Verfügung steht.

Der *paralytische Ileus* repariert sich meistens spontan. Der Mageninhalt wird ohnehin abgeleitet. Medikamente zur Tonisierung der Darmmuskulatur vermeiden wir. Wirksamer und harmloser sind physikalische Hilfsmittel, kleine Einläufe, Sphinkterdehnung.

Die *Leberfunktionsstörungen* bleiben meistens diskret. Erfolgt ein Anstieg des Bilirubins, so muß der Patient besonders aufmerksam beobachtet werden, um eine mechanische Abflußbehinderung möglichst rasch zu erkennen und chirurgisch zu beseitigen.

Chirurgische Therapie

Die chirurgische Therapie der akuten Pankreatitis zielt auf die Beseitigung der *Ursachen* und der *Folgen* ab (Tab. 45.3)

Tabelle 45.**3** Beseitigung von Ursachen und Folgen

Ursachen	Folgen
Sanierung der Gallenwege Beseitigung von Abflußhindernissen Ulkusresektion Divertikelinzision	Nekroseausräumung Drainage der Bauchhöhle Teilresektion Zysten-(Abszeß-) Drainage Duodenumstenose

Das chirurgische Vorgehen wird von der anatomischen Situation bei der Laparotomie abhängig gemacht.

Das schwierigste Problem in der intensivmedizinischen Behandlung dieser Patienten ist die Indikation zur Operation und die Wahl des geeigneten Zeitpunktes. In der Praxis geht man folgendermaßen vor:

1. Der Patient wird in der Intensivstation untergebracht,
2. sofortige Blutentnahme zur Laboratoriumsdiagnostik,
3. sofortige Einleitung der *konservativen Therapie* (Schockbehandlung, Magensonde, Elektrolyttherapie),
4. fortlaufende Überwachung und Beobachtung des klinischen Verlaufes, Laboratoriumskontrollanalysen.

Die *Operationsindikation* leitet sich aus drei grundsätzlichen Erwägungen ab:

1. Unsicherheit in der Diagnose bei akutem Bauch,
2. Versagen der konservativen Therapie – Verschlechterung des Allgemeinzustandes,
3. Verdacht auf das Vorliegen einer mechanischen Abflußbehinderung im Gallen- und Pankreasgangsystem (Anstieg des Serumbilirubins).

Bedenke: Eine vergebliche Probelaparotomie bei einem gut vorbereiteten Patienten (nach Beseitigung des Volumenmangels usw.) erhöht die Letalität nicht!

Die Operation kann im Frühstadium der Erkrankung (z. B. bei Unsicherheit in der Diagnose) in der Erholungsphase (z. B. wenn ein zunehmender Ikterus auf einen Gallengangsverschluß hinweist) oder in der Spätphase (z. B. zur Behandlung der entstandenen Pankreaspseudozyste) erfolgen. In der Tab. 45.4 sind die Ereignisse aufgeführt, die uns zum Eingreifen veranlaßten.

Tabelle 45.**4** Ereignisse, die eine Operation veranlassen

Im akuten Stadium (nach Beseitigung des Schocks und der Stoffwechselstörungen)	Fehldiagnose oder Unsicherheit, gastrointestinale Blutungen, rapide Verschlechterung trotz konservativer Therapie, beginnendes Organversagen
In der Erholungsphase (nach Überwindung des akuten Stadiums)	Verschlußikterus, rezidivierende Nekroseschübe, Sekundärinfektion der Nekrosehöhle
Im Spätstadium (nach Erholung durch konservative Therapie)	Sanierung der Gallenwege, Sanierung eines Ulkusleidens, Drainage oder Resektion von Pseudozysten

Die Laparotomie ist ungefährlich, wenn es gelungen ist, die akut lebensbedrohliche Anfangssituation zu beherrschen. Bleibt ausnahmsweise einmal keine Zeit für die Operationsvorbereitung (massive Blutung), dann ist der Eingriff mit hoher Letalität behaftet.

Der eigentliche chirurgische Eingriff wird möglichst klein gehalten. Auf die totale Pankreatektomie im akuten Stadium verzichten wir. Jede erkennbare *ursächliche* Erkrankung wird indessen therapiert, z.B. ein Papillenstein entfernt. Die moderne Endoskopie erspart uns zunehmend Eingriffe im akuten Stadium, z.B. durch die endoskopische Papillotomie oder Choledochussteinextraktion.

Die chirurgischen Eingriffe können in späteren Stadien der Erkrankung mehr und mehr ausgedehnt werden, wenn die Intensivtherapie die Stoffwechselverhältnisse normalisiert hat.

Postoperative Therapie

Die postoperative Behandlung (Tab. 45.5) ist eine konsequente Fortsetzung der Operationsvorbereitung. Mit der Besserung des Gesamtzustandes wird die parenterale Ernährung abgebaut, die orale Nahrungszufuhr langsam gesteigert. Rezidive akuter Pankreatitis sind weniger zu befürchten, wenn die Pankreatitisursache bei der Operation beseitigt werden konnte. Im unmittelbaren postoperativen Verlauf kommt es vor allem auf die Erhaltung geordneter Kreislaufverhältnisse und ausreichende Ventilation an. Die allermeisten Patienten müssen wenigstens über 24 Stunden beatmet werden. Es hängt dann von den toxischen Lungenkapillarschäden ab, wie lange die Beatmungstherapie fortgesetzt werden muß.

Postoperativ besteht noch einmal die Gefahr der akuten Nierenfunktionsstörung. Stabiler Kreislauf, geordneter Stoffwechsel und Gasaustausch sind die stärksten Gegner einer solchen Entwicklung.

Bei akutem Nierenversagen muß man sich rechtzeitig zur Dialyse entschließen, da diese Patienten die Anreicherung harnpflichtiger Substanzen nur schlecht vertragen.

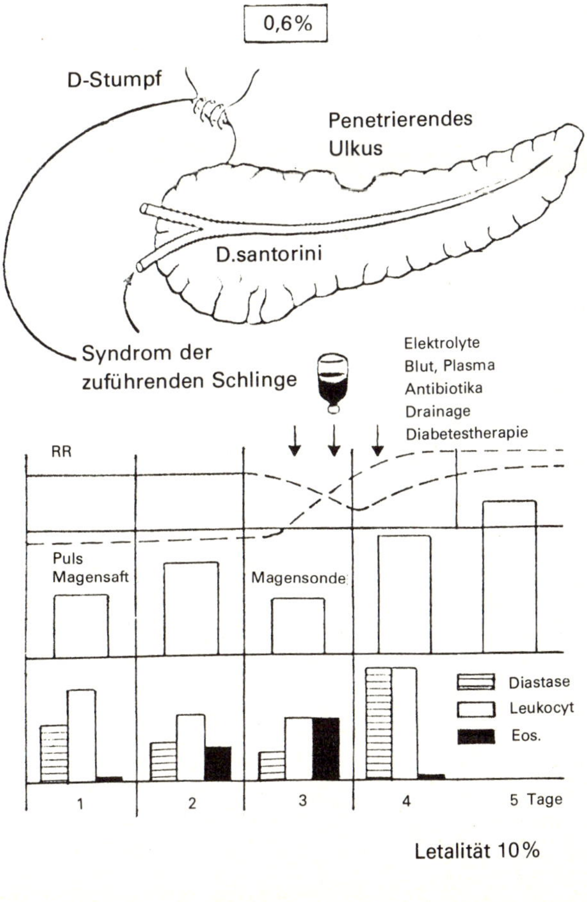

Abb. 45.**3** Postoperative Pankreatitis – in 0,6% nach Magenresektionen

Tabelle 45.**5** Postoperative Intensivtherapie

1. Erhaltung stabiler Kreislaufverhältnisse
2. Erhaltung normaler Wasser- und Elektrolytkonzentration
3. Vermeidung von Infektionen (Antibiotikaprophylaxe!)
4. Beatmung für 24 Stunden oder länger
5. Erhaltung der Nierenfunktion (Harnmenge über 2000 ml/24 h)
6. Anfangs absolute Nahrungskarenz – sorgfältige Aspiration des Mageninhaltes – später langsam enterale Ernährung aufbauen
7. Anfangs kalorienreiche, fettfreie parenterale Ernährung
8. Die Anwendung von Glucokortikoiden in großen Einzeldosen – keine Dauertherapie – nur bei strenger Indikation
9. Insulin in kleinen Dosen – der Blutzucker soll stabil zwischen 150 und 250 mg% liegen
10. Als Analgetikum: Dolantin
11. Thromboseprophylaxe (s. Kapitel 39).

Die Letalität des Operierten und Nichtoperierten ist nicht signifikant verschieden. Sie hängt von dem Umfang der Pankreasnekrose und der konservativen Intensivtherapie mehr ab als von Art und Umfang des Operationstraumas.

Postoperative Pankreatitis

Die postoperative Pankreatitis ist eine relativ häufige Komplikation nach Eingriffen am Magen oder anderen Oberbauchorganen. Sie entspricht in der Symptomatik den pathophysiologischen und morphologischen Erscheinungsformen den leichteren ödematösen akuten Pankreatitiden (s. oben). (Abb. 45.**3**)

2–3 Tage nach der Operation kennzeichnen ein Anstieg der Pulsfrequenz, Schmerzen im Oberbauch, eine Verschlechterung des Allgemeinbefindens das klinische Bild. Im Serum steigen Lipase und Amylase an, das Blutbild zeigt einen Sturz der eosinophilen Leukozyten. Unter der typischen Pankreatitistherapie erholt sich der Patient in wenigen Tagen. Die früher mit 60% angegebene Letalität ist heute unter 10% abgesunken. Voraussetzung ist aber auch hier eine ausgewogene, unter Laboratoriumskontrollen gesteuerte Intensivtherapie.

Chronische Pankreatitis

Die chronisch rezidivierende oder chronische Pankreatitis kann sich aus der akuten Pankreatitis entwickeln. Häufiger ist der primär chronische Verlauf, der mit und ohne akute Schübe einhergeht und schließlich zum typischen Bild der Pankreasinsuffizienz führt. Ursächlich kommen *Alkoholismus, Fehlernährung,* seltener *Veränderungen an den Gallenwegen* in Frage. Für die Intensivmedizin liegt die Bedeutung dieser Erkrankung in dem Symptom *Schmerz* und den Folgen der Pankreasinsuffizienz: *Malabsorption* und *Diabetes.* Durch die zunehmende Zahl chirurgischer Eingriffe ist es eine wichtige Aufgabe der Intensivmedizin geworden, diese Patienten *auf die Operation vorzubereiten und nachzubehandeln.*

Symptome und pathologische Befunde

Morphologisch ist die Bauchspeicheldrüse bei chronischer Pankreatitis gekennzeichnet durch *Fi-*

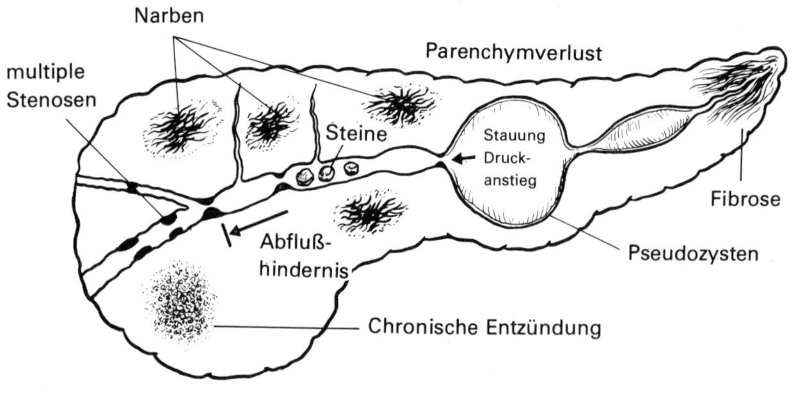

Abb. 45.**4** Hauptsymptome der chronischen Pankreatitis: exokrine, endokrine Insuffizienz und Schmerzen als Folge der Abflußbehinderung und des Parenchymverlustes

brose, Verkalkungen, Zysten, Nekrosen, narbige Gangveränderungen (Abb. 45.4).
Histologisch sind die Inseln meist weniger betroffen als die Azini. Deshalb geht die exokrine Pankreasinsuffizienz der Entwicklung des Diabetes in der Regel voraus.
Aus den morphologischen Veränderungen leiten sich die typischen *Symptome* der chronischen Pankreatitis ab:
1. Schmerzen,
2. Gewichtsabnahme (bis zur Kachexie),
3. Fettstühle,
4. Diabetes (oder Prädiabetes),
5. Ikterus,
6. Aszites.

Röntgenologisch sind typisch:
1. Veränderungen des Gangsystems,
2. Verkalkungen,
3. Nachweis von Pseudozysten,
4. Kompression des Duodenums,
5. portale Hypertension (durch Kompression der V. portae,
6. langstreckige Stenosierung des Ductus choledochus.

Therapie

Konservative Therapie

Die konservative Therapie der chronischen Pankreatitis besteht vor allem in der Verordnung von *Diät* und *Pankreasextrakten.* Die Diät beinhaltet das völlige *Alkoholverbot*, die *Einschränkung der Nahrungsfette* und *eiweißreiche Kost.* Die Kohlenhydratzufuhr richtet sich nach der Funktion des Inselapparates. Latenter und manifester Diabetes wird nach den üblichen Richtlinien mit *Insulin* behandelt, wobei eine *Normalisierung des Körpergewichtes* angestrebt wird.
Die Therapie mit Pankreasextrakten ist nur in *hoher Dosierung* (über 30000 E Lipase/die) etwa 4–6 Tabletten pro Mahlzeit wirksam.
Zur Schmerzbehandlung eignen sich alle üblichen *Spasmoanalgetika.* Diese Patienten sind im besonderen Maße gefährdet, von Schmerzmitteln abhängig zu werden.

Chirurgische Therapie

Die chirurgische Therapie kann *frühzeitig* erfolgen, dann ist es vielfach möglich, den Krankheitsverlauf zu unterbrechen und das Restparenchym des Pankreas zu erhalten.
In *Spätstadien* dient der chirurgische Eingriff dagegen vor allem dazu, die Folgen der Vernarbung und Verkalkung zu beseitigen. Hier ist eine Restitution der Pankreasfunktion nicht mehr möglich.
Im einzelnen gelten folgende *Operationsindikationen:*
1. Durch Dauerschmerzen (nach den Mahlzeiten) bedingte Kachexie,
2. rezidivierende akute Schübe,
3. chronische Veränderungen am Gangsystem und Zysten,
4. Verdacht auf ein Pankreaskarzinom (rund 5% Entartung bei chronischer Pankreatitis),
5. Komplikationen an den Nachbarorganen (Choledochusstenose, Duodenalstenose, portale Hypertension, pankreatogener Aszites und Pleuraerguß).

Operationsvorbereitung

Die Operationsvorbereitung beinhaltet die Korrektur von Allgemeinveränderungen: Kachexie, Proteinmangel, Diabetes, Wasser- und Elektrolytstörungen. Es gelingt nur selten, das Körpergewicht zu normalisieren. Für die Operabilität sind aber eine weitgehende Normalisierung des Plasmaalbumins und die Normalisierung der Blutzuckerwerte von Bedeutung. Daneben müssen Störungen des Säure-Basen-Haushaltes, z. B. eine diabetische Azidose oder eine durch gehäuftes Erbrechen (bei Duodenumstenose) verursachte hypokaliämische Alkalose, korrigiert werden.
Die Vorbereitung soll mehrere Tage bis Wochen umfassen. Durch *hochkalorische parenterale Ernährung* werden dem Patienten Kohlenhydrate, Aminosäuren, Vitamine und in Form einiger Bluttransfusionen Spurenstoffe appliziert.

Chirurgische Operationen

Die Skala der Möglichkeiten der chirurgischen Therapie der chronischen Pankreatitis umfaßt:
1. Therapie ursächlicher Erkrankungen (Sanierung der Gallenwege, Papillotomie),
2. Drainageoperationen (Zystendrainage, Duodenum- und Choledochusumgehungsoperation),
3. Resektionsverfahren.

Für die postoperative Intensivtherapie ist die Masse und Funktionstüchtigkeit des verbliebenen Pankreasrestes von Bedeutung. In der Regel läßt sich eine Vertiefung des Diabetes vermeiden und eine Verbesserung der exokrinen Funktion erzielen.

Postoperative Überwachung und Therapie

Die postoperative Therapie hat über das Standardprogramm der Wasser-, Elektrolyt- und Kohlenhydratzufuhr hinaus folgendes zu berücksichtigen:

1. Das Operationstrauma vermehrt in den ersten Tagen die diabetische Stoffwechsellage (Insulindosis unter Laborkontrollen erhöhen!)
2. Der Pankreasresezierte ist insulinempfindlich (Insulin in kleinen Dosen unter Glucosezufuhr, besonders im weiteren Abstand nach der Operation).
3. Der Patient mit chronischer Pankreatitis hat keine Proteinreserven (Aminosäurensubstitution).
4. Die Plasmaproteine sind niedrig (Albumininfusionen).
5. Größere Verluste durch Drainagen verlangen exakte Bilanzierung (Volumen- und Elektrolytsubstitution).
6. Es besteht häufig eine Unverträglichkeit für Fettinfusionen.
7. Bei Ikterus benötigt die Niere ein höheres Flüssigkeitsvolumen.
8. Es besteht eine erhöhte Ödembereitschaft (Einlagerungen rechtzeitig ausschwemmen).

Ab dem 4. postoperativen Tag kann in der Regel mit der oralen Nahrungsaufnahme begonnen werden. Unter Beibehaltung der hochkalorischen parenteralen Ernährung wird die orale Zufuhr langsam aufgebaut (erst Tee, dann Kohlenhydrate, Proteine, später Fett). Gleichzeitig wird die Applikation von Pankreasextrakten gesteigert. Vor der Entlassung sollte eine wirksame und ausgeglichene Einstellung des Diabetes erfolgen.

Nachuntersuchungen dieser Patienten haben gezeigt, daß insbesondere nach Pankreasresektionen die Kranken schmerzfrei bleiben, an Gewicht zunehmen und wieder arbeitsfähig werden. Es ist ein Erfolg der Intensivmedizin, daß wir heute die Patienten mit chronischer Pankreatitis zuverlässig, mit geringer Letalität und guten Langzeitergebnissen chirurgisch behandeln können.

Literatur

1 Allbritten, F. F.: Recurring pancreatitis and associated stenosis of the common bile duct. Treatment by Roux-Y choledochojejunostomy. Arch. Surg. 67 (1953) 779

2 Altemeier, W. A., J. W. Alexander: Pancreatic abscess: a study of 32 cases. Arch. Surg. 87 (1963) 80

3 Anderson, M. C.: Treatment of acute pancreatitis with adrenocorticosteroids. Surgery 55 (1964) 551

4 Asang, E.: Zur Therapie der tryptischen Pankreatitis. Fortschr. Med. 81 (1963) 293

5 Balsløv, J., H. E. Jørgensen, R Nielsen: Acute renal failure complicating severe acute pancreatitis. Acta chir. scand. 124 (1962) 348

6 Barlett, M. K.: Treatment of recurring pancreatitis, transduodenal sphincteroplasty and experience with pancreatic inhibition and retrograde drainage after resection. Amer. Surg. 31 (1965) 773

7 Barret, jr., O., W. F. Bowers: Total pancreatectomy for chronic relapsing pancreatitis and calcinosis of the pancreas. U. S. armed Forces med. J. 8 (1957) 1037

8 Bernard, A.: Neue Erkenntnisse zur Pathophysiologie und Behandlung der akuten Pankreatitis. Triangel 7 (1966) 170

9 Bernard, A.: Les pancréatites aiguës, Doin, Paris 1963

10 Brown, R. A., D. Hodges, A. G. Thomson: The role of zymogen granules and storage enzymes in experimental hemorrhagic pancreatitis. Surg. Forum 16 (1965) 377

11 Catell, R. B., K. W. Warren, F. T. C. Au: Periampullary carcinomas: Diagnosis and surgical management. Surg. Clin. N. Amer. (1959) 39–781

12 Chiari, H. H., J. Obiditsch-Mayer: Schwere intraabdominelle Blutung im Gefolge einer akuten Pankreatitis. Bruns Beitr. klin. Chir. 208 (1964) 249

13 Clagett, O. T.: Total pancreatectomy: symposium presenting 4 succesful cases and report on metabolic observations. Proc. Mayo Clin. 21 (1946) 25

14 Cremer, B., K. Beck: Pankreasoperationen. In: Handbuch der Inneren Medizin, hrsg. von H. Schwiegk. Springer, Berlin 1976

15 Creutzfeld, W., E. Kern, F. Kuemmerle, J. Schumacher: Die radikale Entfernung der Bauchspeicheldrüse beim Menschen – Indikationen, Ergebnisse, Folgeerscheinungen. Ergebn. inn. Med. Kinderheilk. (N. F.) 16 (1961) 79

16 Dreiling, D. A., H. D. Janowitz, M. Halpern: The effect of carbonic anhydrase inhibitor (diamox) on human pancreatic secretion. Gastroenterology 29 (1955) 262

17 Dyce, B., B. J. Haverback: Serum trypsin inhibitors in the normal and in patients with acute pancreatitis. Amer. J. Gastroent. 34 (1960) 481

18 Fisher, E. R., D. McCloy: Hepatic lesions in acute pancreatitis, Surgery 37 (1955) 213

19 Franke, H., R. Hofmann: Unsere Erfahrungen mit der Choledochoduodenostomie. Chirurg. 32 (1961) 227

20 Frieden, J. H.: The risk of section of the sphincter of Oddi. Surgery 44 (1958) 860

21 Fry, W. J., C. G. Child: Ninety-five per cent distal pancreatectomy for chronic pancreatitis. Ann. Surg. 162 (1965) 543

22 Greenfield, J., J. H. Sanders: Total pancreatectomy with report of postoperative physiological studies. Surgery 25 (1949) 824

23 Grimson, K. S., F. H. Hesser, W. W. Kitchen: Early clinical results of transabdominal celiae and superior mesenteric ganglioectomy, vagotomy of transthoracic splanchnicectomy in patients with chronic abdominal pain. Surgery 22 (1947) 230

24 Grözinger, K. H., G. Bodem: Zur klinischen Symptomatik und Therapie des akuten Pankreasanfalls. Med. Klin. 59 (1964) 1969

25 Haig, T. H. B., A. G. Thompson: The effect of a kalikrein inactivator on experimental acute pancreatitis. Canad. J. Surg. 7 (1964) 97

26 Haupt, G. J., J. J. McKeown: The surgical management of chronic pancreatitis. Amer. J. Gastroent. 36 (1961) 248

27 Hess, W.: Die chronische Pankreatitis. Huber, Bern 1969

28 Hillis, W.: The surgical management of pseudocysts of the pancreas. Amer. J. Surg. 105 (1963) 651

29 Johnson jr., H. C.: Diagnostic value of intravenous cholangiography during acute cholecystitis and acute pancreatitis. New Engl. J. Med. 260 (1959) 158

30 Kern, E.: Die akuten Erkrankungen der Bauchspeicheldrüse unter besonderer Berücksichtigung der leichten Formen und ihrer Bedeutung für die Chirurgie. Ergebn. Chir. Orthop. 43 (1961) 1

31 Mallet-Guy, P., M. Jaubert de Beaujeu: Treatment of chronic pancreatitis by unilateral splanchnicectomy. Arch. Surg. 60 (1950) 233

32 Mangold, G.: Der derzeitige Stand der operativen Behandlung der chronischen Pankreatitis. Z. Gastroenterol. 15 (1977) 76
33 Marks, I. N., S. Bank, G. O. Barbezat: Alkoholpankreatitis – Ätiologie, klinische Formen, Komplikationen. Leber Magen Darm 6 (1976) 257
34 Mongé, James J., Edward S. Judd, Robert P. Gage: Radical pancreatoduodenectomy: A 22-year experience with the complications, morality rate, and survival rate. Ann. Surg. 160 (1964) 711–722
35 Owens jr., M. M.: Problems of peptic ulcer following pancreatectomy. Ann. Surg. 128 (1948) 15
36 Poilleux, F., M. Mouktar: Conception et traitments actuels de la pancréatite aiguë primitive. Ann. Chir. 18 (1964) 123
37 Probstein, J. G., H. T. Blumenthal: Twenty-five years experience with pancreatitis. Amer. J. Gastroent. 35 (1961) 602
38 Ryan, J. W., G. Moffat, A. G. Thompson: Role of bradykinin system in acute hemorrhagic pancreatitis. Arch. Surg. 91 (1965) 14
39 Schreiber, H. W., E. H. Farthmann, H. P. Eichfuß, K. B. Kortmann: Pankreasresektion, -exstirpation, Reparation durch isoperistaltische Segmentinterposition. Chirurg 48 (1977) 607–612
40 Thompson, J. A., J. R. Derrick, J. M. Howard: Relapsing pancreatitis in alcoholic and nonalcoholic patients. Surgery 42 (1957) 841
41 Thompson, A. G., Rea A. Brown, J. G. Moffat: The management of acute pancreatitis. Canad. J. Surg. 10 (1967) 403–407
42 Wagner, S., J. Nagel: Pankreasnekrose im Kindesalter. Chirurg 30 (1959) 82
43 Warren, W. D., C. A. Leite, F. Baumeister, R. L. Poucher, M. H. Kalser: Clinical and metabolic response to radical distal pancreatectomy for chronic pancreatitis. Amer. J. Surg. 113 (1967) 77–84
44 Watts, G. T.: Total pancreatectomy for fulminant pancreatitis. Lancet 1963/II, 384
45 Wilson, T. E.: Pancreaticoduodenectomy for relapsing pancreatitis. Brit. med. J. 1954/I, 1241
46 White, T. T.: Pancreatitis. Williams & Wilkins, Baltimore 1966

Zusammenfassende Darstellungen

47 Fry, W. J., C. G. Child: Ninety-five per cent distal pancreatectomy for chronic pancreatitis. Ann. Surg. 162 (1965) 543
48 Grözinger, K. H., G. Bodem: Zur klinischen Symptomatik und Therapie des akuten Pankreasanfalls. Med. Klin. 59 (1964) 1969
49 Hess, Walter: Die chronische Pankreatitis. Huber, Bern 1969
50 Thompson, A. G., Rea A. Brown, J. G. Moffat: The management of acute pancreatitis. Canad. J. Surg. 10 (1967) 403–407

46 Coma hepaticum

Von F. W. OSSENBERG

Der Begriff Coma hepaticum umfaßt die Summe neuropsychiatrischer Störungen im Verlauf schwerer Lebererkrankungen verschiedener Ätiologie. Es handelt sich somit um keine klinische Einheit, sondern um ein Spektrum von Syndromen, denen unterschiedliche Leberschädigungen und möglicherweise verschiedene Stoffwechselstörungen zugrunde liegen können (44). Wegen der erheblich differierenden Prognose und unterschiedlichen therapeutischen Konsequenzen erfolgt nach pathogenetischen Gesichtspunkten die Unterteilung in das seltenere, endogene Leberkoma (syn.: primär, Leberzellzerfall) als Folge einer akuten Leberinsuffizienz und in das häufigere exogene Leberkoma (syn.: sekundär, Leberausfall) als Folge einer chronischen Leberinsuffizienz.

Pathophysiologie

Das Coma hepaticum ist stoffwechselbedingt und somit grundsätzlich reversibel; der Pathomechanismus ist unklar. Über die Bedeutung folgender Faktoren in der Pathogenese des Leberkomas besteht allgemeine Übereinstimmung (12):

1. Die Leberfunktion ist hochgradig vermindert; meist besteht ein portokavaler Umgehungskreislauf.
2. Substanzen, die zur Auslösung eines Coma hepaticum beitragen, sind Eiweißmetaboliten aus dem Darmtrakt.
3. Die Freisetzung dieser Eiweißmetaboliten erfolgt unter dem Einfluß der Dickdarmflora.

Danach werden aus eiweißhaltigen Substanzen (Nahrungseiweiß, Blut) unter Einwirkung der Darmflora (Escherichia coli, Proteus vulgaris) zerebrotoxische Eiweißmetaboliten freigesetzt, die durch die insuffiziente Leber nicht entgiftet werden und die unter Umgehung der Leber über den großen Kreislauf direkt in das Gehirn gelangen (Abb. 46.1). Eine Vielzahl zerebrotoxischer Substanzen wird diskutiert:

Ammoniak

In den vergangenen zwei Jahrzehnten wurde Ammoniak als die entscheidende toxische Substanz angesehen, die durch Interferenz mit Intermediärprodukten des zerebralen Krebszyklus das Coma hepaticum auslösen sollte. Diese entscheidende, direkte Kausalität des Ammoniaks in der Pathogenese des Leberkomas ist heute umstritten (12, 44).

Kurzkettige Fettsäuren

Hohe Serum- und Liquorkonzentrationen kurzkettiger Fettsäuren wurden bei leberkranken Patien-

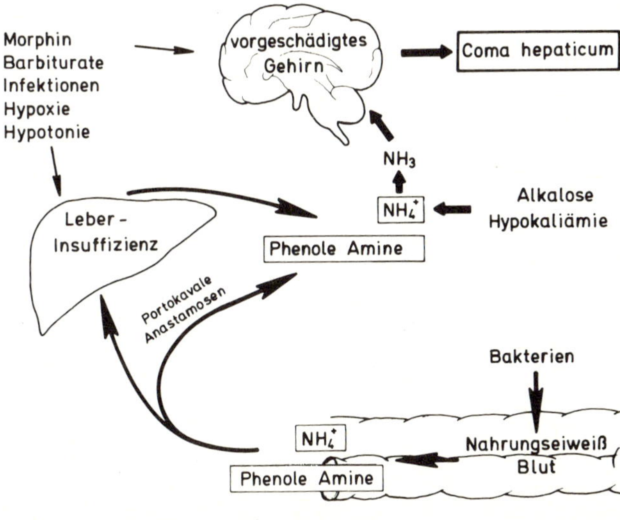

Abb. 46.1 Die Pathogenese des exogenen Coma hepaticum (nach *Sherlock*). Viele Faktoren, die die Leber- oder Gehirnfunktion oder beide beeinträchtigen, können bei einem schwer leberkranken Patienten zum Coma hepaticum führen. Das Gehirn kann bei solchen Patienten diesen Noxen gegenüber besonders sensibilisiert sein.

ten gemessen; experimentell läßt sich durch die Injektion von Butter- und Valeriansäure ein reversibles Koma auslösen. Die nur geringe Korrelation zwischen zerebraler Störung und Blutkonzentration dieser Substanzen läßt jedoch an ihrer Bedeutung für die Pathogenese des Leberkomas zweifeln (12).

Aminosäuren

Neuere Untersuchungen weisen auf die Möglichkeit, daß ein abnormes Muster der Plasmaaminosäuren bei Patienten mit hepatischer Enzephalopathie zur Entstehung der zerebralen Symptomatik beiträgt; so wurden insbesondere erhöhte Serumkonzentrationen des Methionins und der aromatischen Aminosäuren Phenylalanin und Tryptophan festgestellt. Den Abbauprodukten des Tryptophans, Indol und Skatol, wurde ebenfalls eine Bedeutung in der Pathogenese des Leberkomas zugesprochen, die bisher jedoch mehr spekulativ ist (12, 44). Phenylalanin und Tryptophan finden besondere Beachtung als Vorstufen in der Synthese des Serotonins und der meisten adrenergen Neurotransmitter.

Falsche Neurotransmitter

Aufgrund neuerer Untersuchungen wird diskutiert, daß biogene Amine, die aus dem Darm resorbiert oder aus ihren Vorstufen Phenylalanin, Tyrosin und Tryptophan entstehen, die normalen endogenen Transmitter wie Nor-Adrenalin und Dopamin von ihren Synapsen im Bereich des zentralen und peripheren Nervensystems kompetitiv verdrängen (11, 12). Diese Theorie basiert auf der Beobachtung, daß erhöhte Spiegel dieser Substanz im Serum und Urin bei Patienten mit hepatischer Enzephalopathie gemessen wurde und daß L-Dopa als Substrat für die normalen Neurotransmitter vorübergehend die neurologischen Störungen beseitigen kann. Die Falsch-Neurotransmitter-Theorie könnte nicht nur die zerebrale Symptomatik, sondern darüber hinaus auch die kardiovaskulären und renalen Funktionsstörungen im Rahmen der Leberinsuffizienz erklären (12). Weitere experimentelle und klinische Arbeiten zur Absicherung dieser Theorie sind erforderlich.

Exogenes Coma hepaticum

Pathogenese

Das exogene Leberkoma ist die oft letale Komplikation einer chronischen Leberinsuffizienz, am häufigsten auf dem Boden einer Leberzirrhose oder einer chronisch aktiven Hepatitis. Portokavale Anastomosen als spontaner oder chirurgisch angelegter Umgehungskreislauf begünstigen das Auftreten des exogenen Leberkomas. Bei gezielter Nachfrage läßt sich in der Regel meist ein typischer, das Koma auslösender Faktor eruieren.

Komaauslösende Faktoren

Zunahme der toxischen Eiweißmetaboliten

Intestinale Blutungen (erosive Gastritis, peptisches Ulkus, Ösophagusvarizen) sowie exzessiv eiweißreiche Kost sind die häufigste Ursache eines exogenen Leberkomas. Darüber hinaus können auch eine Azotämie (durch Hydrolyse des endogenen Harnstoffs zu Ammoniak und Kohlendioxyd im Darm) sowie die Zufuhr stickstoffhaltiger oder stickstofffreisetzender Medikamente zur Entstehung eines Komas beitragen.

Erhöhung der Ammoniaktoxizität

Der intrazelluläre Einstrom von Ammoniak und Aminen wird durch das Auftreten einer Alkalose begünstigt (12); damit hängt die Toxizität dieser Substanzen wesentlich vom pH-Wert des Blutes ab: Je alkalischer der Blut-pH, um so größer ist durch die Verschiebung der Dissoziationskonstanten der Anteil des nichtionisierten oder freien Ammoniaks (NH_3), der bei normalem Blut-pH nur 2,4% beträgt. Nur freies Ammoniak kann die lipoidhaltige Membran der Gehirnzelle durchwandern und zu irreversiblen Schädigungen führen, wogegen Ammoniumionen (NH_4^+) nicht diffusibel sind (44).

Unspezifische Noxen

Sedativa und Hypnotika sollen bei einem im Rahmen einer chronischen Leberinsuffizienz vorgeschädigten Gehirn ein Koma auslösen können (24). Eine Komagefährdung liegt weiterhin vor bei Narkosen, Infekten, Aszitespunktion, Hypotonie oder Hypoxie (12, 44, 49).

Symptomatik, Diagnostik

Die äußere Inspektion zeigt die ausgeprägten Leberstigmata der Haut als Folge der fortgeschrittenen Lebererkrankung. Oft besteht gleichzeitig ein Aszites oder ein Ikterus als Ausdruck der Leberinsuffizienz. Laborchemischer Hinweis auf die schwere Leberfunktionsstörung ist eine Verminderung des Quick-Wertes (spontan) um 40% und der Cholinesterase um 2000 mU/ml.

Für die Praxis hat sich die folgende grobe Einteilung der neuropsychiatrischen Störungen des Leberkomas bewährt:

Grad 1: Verwirrung, Launenhaftigkeit, undeutliche Aussprache.
Grad 2: Verhaltensstörungen, Schläfrigkeit.
Grad 3: Stuporöser Zustand, auf Anruf erweckbar. Unartikulierte Sprache. Ausgeprägte Verwirrung.
Grad 4: Koma.
Grad 5: Tiefes Koma ohne Reaktion auf Schmerzreize und ohne Spontanbewegungen (34).

Warnsymptome

Entscheidend für die Behandlung und damit auch für die weitere Prognose ist die frühzeitige Erkennung eines drohenden Leberkomas, das sich in den Stadien 1 und 2 durch folgende Warnsymptome ankündigt: Psychische Veränderungen, wie launenhafte Verstimmung, Persönlichkeitsveränderung, Vergeßlichkeit, Bewußtseinstrübung mit örtlicher und zeitlicher Desorientierung, verwaschene Sprache, gestörter Schlaf-Wach-Rhythmus oder zunehmende Lethargie lassen an ein beginnendes Koma denken.

Bei allen komagefährdeten Patienten (dekompensierte Leberzirrhose, insbesondere bei gleichzeitiger intestinaler Blutung; fulminante Hepatitis) sollen täglich folgende *wichtige Frühzeichen* geprüft werden:

1. Flapping tremor. Der feinschlägige Tremor wird deutlich bei ausgestreckten, dorsal flektierten Händen, deren Finger gespreizt werden. Das Phänomen kommt zustande durch einen intermittierenden Tonusverlust der Streckermuskulatur des Unterarmes und findet sich auch bei Hyperkapnie, Urämie oder schwerer Herzinsuffizienz. Zur semiquantitativen Abschätzung der geistigen Leistungsminderung wird neuerdings der Trailmaking-Test empfohlen. Dabei wird die Zeit gemessen (Sekunden), die erforderlich ist, um 25 fortlaufend nummerierte Kreise zu verbinden (9).
2. Schriftproben: Tägliche vergleichende Schriftproben des Patienten auf einem Verlaufsbogen dienen der Früherkennung und Verlaufskontrolle eines Präkomas.
3. EEG-Ableitungen: Die EEG-Veränderungen im Leberkoma korrelieren sehr präzise mit der Schwere der klinischen Symptomatik und sind vom Stadium I an konstant nachweisbar; sie lassen sich folgendermaßen klassifizieren:
   a) Geringe Verlangsamung oder Instabilität der normalen Hirnstromkurve.
   b) Deutliche Verlangsamung, Thetarhythmus.
   c) Thetagrundrhythmus, verbunden mit intermittierendem monomorphen Deltarhythmus mit langsamen triphasischen Spitzen.
   d) Überwiegend monomorpher Deltarhythmus mit langsamen triphasischen Spitzen.
   e) Zunehmende Abflachung und Verlangsamung. Keine Reaktion auf äußere Reize.

Obwohl nicht pathognomonisch, zeigen diese Veränderungen frühzeitig ein beginnendes Leberkoma an, helfen bei der Ermittlung der diätetischen Eiweißtoleranz und dienen der Therapiekontrolle bei bewußtlosen Patienten (33).

Tabelle 46.1 Labordiagnostik beim Coma hepaticum

Labordiagnostik	Fragestellung
GOT, GPT	Ausschluß florider Leberzelluntergänge. Beim exogenen Koma meist normal, bei den Mischformen mäßig erhöht. Beim endogenen Koma hoher Anstieg, steiler Absturz
Bilirubin, alkalische Phosphatase	Cholestase
Albumin, Gerinnungsfaktoren, Cholinesterase (Elektrophorese)	Syntheseleistung der Leber zur Beurteilung des Parenchymschadens. Beim exogenen Koma häufig, aber nicht obligat vermindert. Beim endogenen Koma zuerst schnelle und extreme Verminderung der Gerinnungsfaktoren (kürzeste Halbwertszeit).
Harnstoff, Kreatinin, Blutzucker	Ausschluß eines anderen Stoffwechselkomas bzw. einer komplizierenden Niereninsuffizienz oder Hypoglykämie
Hämoglobin und Hämatokrit	Blutungsanämie
Blutgasanalyse, Serum- und Urinelektrolyte	Ausschluß einer komainduzierenden respiratorischen Alkalose, Hypokaliämie oder Hyponatriämie. Bilanzierung
Ammoniak (nicht unbedingt erforderlich, da keine strenge Korrelation zur neurologischen Symptomatik)	Hyperammoniämie. Blutammoniakwerte beim endogenen Koma nur mäßig, bei der exogenen Form oft stark erhöht

Zur Ergänzung der Diagnostik sind eine Reihe von Laboruntersuchungen erforderlich (Tab. 46.1).

Differentialdiagnose

Bei Zirrhosepatienten muß neben anderen Stoffwechselkomata (Niereninsuffizienz, Hypoglykämien bei Alkoholikern durch Interferenz des Alkohol- und Kohlenhydratabbaus) auch an ein subdurales Hämatom (Sturz im Verwirrungszustand bei gleichzeitiger Gerinnungsstörung) sowie bei Alkoholikern an ein Delirium tremens (weniger stuporös, mehr psychomotorische Aktivität, feiner Tremor) oder an ein Wernicke-Syndrom (psychische Veränderungen, gleichzeitig Ophthalmoplegie, Nystagmus, Ataxie) gedacht werden.

Therapie

Spezielle Therapie

Die Behandlung soll sofort nach Auftreten der Warnsymptome einsetzen und folgende prophylaktische und therapeutische Maßnahmen umfassen:

1. *Eiweißrestriktion:* Bei eingetretenem Coma hepaticum wird eiweißfrei mit konzentrierten Glucoselösungen (täglich 2 l 20%ige Glucoselösung = 6720 kJ) mit entsprechenden Elektrolytzusätzen über einen Subklaviakatheter ernährt. Die Infusion von Fructoselösungen ist mit dem Risiko einer Laktatazidose belastet (41). Im Hinblick auf die durch die Leberinsuffizienz bedingte Veränderung des Plasma-Aminosäuren-Spektrums ist die Zufuhr von Aminosäuren problematisch. Durch die Gabe üblicher Aminosäurengemische können hepatisch bedingte Abweichungen des Plasmaaminogramms verstärkt und die zerebrale Symptomatik negativ beeinflußt werden (13). Aufgrund neuerer Untersuchungen wird die Gabe von L-α-Ketosäuren diskutiert (2, 21, 47); dieser Nichtprotein-Stickstoff wird, intakte Transaminierungsvorgänge der Leber vorausgesetzt, zu entsprechenden α-Aminosäuren umgewandelt und damit zur Eiweißsynthese verwandt. Zur Korrektur des Aminosäurenstoffwechsels und gleichzeitig zur Verbesserung der Eiweißbilanz wurden Aminosäurengemische unter Aussparung der neurotoxischen Aminosäuren (Phenylalanin, Tyrosin, Tryptophan und Methionin) entwickelt (Comaminohek). Beide Therapieformen betreffen die hepatische Enzephalopathie auf dem Boden einer Leberzirrhose; Erfahrungen an einem größeren Krankengut und durch kontrollierte Studien stehen noch aus.
Die orale Eiweißernährung soll noch 6–7 Tage nach Überwinden der Komaepisode unter 20 g täglich gehalten werden; anschließend erfolgt die Austestung der Eiweißtoleranz unter Weitergabe von Neomycin (3 g/die), indem die Eiweißmenge schrittweise um 10 g täglich erhöht wird. Mit zur Therapiekontrolle dienen Schriftproben, Blutammoniakbestimmungen und gegebenenfalls EEG-Verlaufskontrollen. Die ermittelte Toleranzgrenze bestimmt fortan die Diät; mehr als 70–80 g Eiweiß pro Tag werden nach überstandener Komaepisode selten toleriert (22).
2. *Antibiotische Entkeimung des Darmes:* Nicht absorbierbare Antibiotika wie Neomycin (Bykomycin) bzw. Paromomycin (Humatin) haben einen ausgeprägten normalisierenden Effekt auf den erhöhten Blutspiegel an Ammoniak und Phenolen (29). Dosierung von Neomycin bzw. Humatin: Beim Präkoma und Coma hepaticum 4- bis 6mal 2 g täglich, gegebenenfalls über eine nasogastrale Sonde. Nebenwirkungen: postantibiotische Enterokolitis, Steatorrhö, Nierenschädigung.
3. *Ammoniakelimination:* Eher zur Langzeitbehandlung der chronischen hepatischen Enzephalopathie als zur Therapie des ausgeprägten Leberkomas wird die Gabe von Lactulose (Duphalac) empfohlen. Dieses synthetische Disaccharid gelangt unverdaut in den Dickdarm, wo es durch zuckerspaltende Bakterien wie Lactobacillus acidophilus und Lactobacillus bifidus zu Milchsäure und zu kleinen Mengen von Essig bzw. Ameisensäure gespalten wird. Bei einer Ansäuerung des Darminhaltes fällt die NH_3-Konzentration bei gleichzeitigem Anstieg der $NH^+{}_4$-Konzentration (Dissoziation); da NH_3 die Darmwand im Gegensatz zum $NH^+{}_4$-Ion diffundiert, kommt es zu einem nachgewiesenen Abstrom von Ammoniak aus dem Blut in das Darmlumen. Diarrhöen sind dabei gleichzeitig Nebenwirkung und Therapiekontrolle bei dieser Behandlung. Die Wirksamkeit wurde in mehreren Doppelblindstudien nachgewiesen.
Als therapeutisch insuffizient haben sich die l-Arginin-l-Apfelsäure-Infusionstherapie (29) und die Dialyseverfahren erwiesen.
4. *Exakte Bilanzierung des Salz-Wasser- und Säure-Basen-Haushalts:* Auf die Erhöhung der Ammoniaktoxizität durch Kaliummangel und Alkalose wurde hingewiesen. Die Bilanzierung der Flüssigkeits- und Elektrolytzufuhr muß deshalb unter strikter Beobachtung der Einfuhr und Ausfuhr erfolgen. Da viele Leberkranke bereits vermindert Kochsalz und Wasser ausscheiden ist oft eine Natriumeinschränkung unter 1 g täglich notwendig. Andererseits werden Hyponatriämiezustände be-

obachtet, denen aber nur selten ein wirkliches Kochsalzdefizit zugrunde liegt (nach saluretischer Behandlung). Meistens liegt eine Hyponatriämie als Folge einer Verteilungsstörung des Natriums vor, häufig mit einer gleichzeitigen Erhöhung des Serumkaliums und des Harnstoffs (22).

Allgemeine Therapie

Grundlage der Behandlung ist die Ausschaltung komaauslösender Faktoren (s. oben). Ergänzt wird die Behandlung durch eine antibiotische Abschirmung mit halbsynthetischen Penicillinen, prophylaktischer Digitalisierung und, soweit erforderlich, Blutersatz durch Frischbluttransfusionen und Aufrechterhaltung eines adäquaten kolloidosmotischen Druckes durch Plasmazufuhr. Sedierung, wenn unumgänglich, mit Chlormethiazol (Distraneurin); cave: Atemdepression bei intravenöser Applikation.

Prognose

Das Leberkoma ist stoffwechselbedingt und zunächst grundsätzlich reversibel. Die Prognose ist besser, wenn ein auslösender Faktor bekannt ist, ausgenommen bei schwerer Ösophagusvarizenblutung; die blutungsbedingte Gewebshypoxie führt zu Leberzellnekrosen und damit einer weiteren Verschlechterung der Stoffwechselsituation. Die Letalität der einzelnen Komaepisoden beträgt im Stadium II 57% und im Stadium III 82%. 60% der überlebenden Patienten versterben jedoch innerhalb des ersten Jahres nach dem ersten Leberkoma (3).

Endogenes Coma hepaticum

Pathogenese

Dem endogenen Leberkoma liegt immer eine akute globale Leberinsuffizienz, in der Regel als Folge einer Leberdystrophie, zugrunde; es kommt zum gleichzeitigen Ausfall fast aller Leberfunktionen. Häufigste Ursachen sind die fulminante Virushepatitis und hepatotoxische Vergiftungen (Tab. 46.2). Zerebrotoxische Eiweißmetaboliten gelangen, infolge der Leberinsuffizienz, unmetabolisiert zum Gehirn. Zusätzlich werden weitere toxische Metaboliten aus den ausgedehnten Leberzellnekrosen frei. Entsprechend finden sich deutliche unterschiedliche Abweichungen des Plasma-Aminosäuren-Musters bei chronischer und akuter Leberinsuffizienz (13).

Symptomatik

Das Krankheitsbild wird bestimmt von der akuten schweren Lebererkrankung mit tiefer, zunehmender Gelbsucht. Beim akuten Budd-Chiari-Syndrom oder bei Knollenblätterpilzvergiftung können heftige abdominale Schmerzen ein akutes Abdomen vortäuschen. Aszites wird in 10% der Fälle beobachtet. Der typische Foetor hepaticus ist gewöhnlich deutlich ausgeprägt (30).
Die neuropsychiatrische Symptomatik entspricht im wesentlichen dem beim exogenen Coma hepaticum beschriebenen Bild, mit dem Unterschied, daß die akute globale Leberinsuffizienz alle Zeichen und Symptome zeitlich rasch zusammenrafft:

Tabelle 46.**2** Hauptursachen der akuten Leberinsuffizienz (nach *Rueff* u. *Benhamou*)

Infektionen	Toxine, Chemikalien, Medikamente	Ischämie, Hypoxie	Metabolische Störungen
Virushepatitis (A und B) Marburg-Virus-Krankheit Disseminierte-Herpes-simplex-Infektion Reovirusinfektion Coxsackievirusinfektion Adenovirusinfektion Q-Fieber	Hepatotoxisch: Paracetamol Tetracycline* gelber Phosphor halogenierte Kohlenwasserstoffe Knollenblätterpilz Äthanol* Hepatitisähnliche Reaktion: Halothan Metahexamid Zoxazolamin MAO-Hemmer	Ligatur der A. hepatica Budd-Chiari-Syndrom (akut) akute Kreislaufinsuffizienz akute respiratorische Insuffizienz Hitzschlag	akute Fettleber in der Schwangerschaft* Reye-Syndrom*

*Leberschädigung in Form einer Steatose, keine Leberzellnekrose

Während beim exogenen Koma die 4 Phasen der Bewußtseinsminderung meist hintereinander durchlaufen werden und sich fließende Übergänge ausbilden, tritt besonders bei der Virushepatitis oft akut und abrupt innerhalb von Stunden das tiefe Koma ein. Der Übergang vom Stadium III nach IV wird häufig von heftiger motorischer Unruhe begleitet. Im Gegensatz zu dem sehr variablen Verlauf beim exogenen Leberkoma, läßt sich bei der akuten Leberinsuffizienz im Stadium der Bewußtlosigkeit fast regelmäßig ein Ablauf in zwei Phasen beobachten:

1. *(Grad IV) Phase des flachen Komas mit motorischer Unruhe:* Extrapyramidale Hypertonie. Bisweilen Opisthotonus oder Nackensteife. Einrollbewegungen der oberen Gliedmaßen, spontan oder auf Schmerzreiz (kein Hinweis auf Dezerebration!).
2. *(Grad V) Phase des tiefen, adynamen Komas:* Keine Spontanbewegungen. Erlöschen sämtlicher Reflexe. Flaches EEG bei wiederholten Registrierungen.

Der Übergang in die terminale Phase des Leberkomas kann von fokalen Krampfanfällen eingeleitet werden (31).

Die schnelle Entwicklung des endogenen Leberkomas erfordert eine fortlaufende Überwachung des gefährdeten Patienten, wobei folgende *Warnsymptome* beobachtet werden sollen:

1. *Klinisch:* Euphorie und zunehmende motorische Unruhe finden sich neben gesteigerter Geruchs- und Geschmacksempfindlichkeit, stärkerem Erbrechen mit Blutbeimengungen und großem Schlafbedürfnis als Vorboten eines endogenen Leberkomas. Die Verkleinerung der Leber ist fast obligat, so daß bei einer fest und etwas vergrößert tastbaren Leber in der Regel keine Gefahr im Verzuge ist. Als weitere Gefahrenzeichen werden hohes Fieber, Leukozytose, Exantheme vom toxisch-allergischen Typ, Zeichen der hämorrhagischen Diathese mit spontanen Haut- und Schleimhautblutungen sowie der charakteristische Foetor hepaticus (nur selten beim exogenen Leberkoma) angesehen (22 a).
2. *Biochemisch:* Rasche Erhöhung des Bilirubinwertes, insbesondere des indirekt reagierenden Bilirubins bei gleichzeitiger Verminderung der Bilirubinausscheidung (Urin wird heller!). Schneller Abfall der in der Leber synthetisierten Gerinnungsfaktoren II, VII, IX und X (Prothrombingruppe). Ein schnelles Absinken der vorher stark erhöhten Serumaktivität der GOT und GPT bei gleichzeitiger Verschlechterung des Krankheitsbildes gilt ebenfalls als prognostisch ungünstiges Zeichen.

Diagnostik

Sowohl die klinische als auch biochemische Diagnostik umfaßt im wesentlichen die beim exogenen Koma beschriebenen Untersuchungen (s. Tab. 46.2) und muß nur durch kurzfristige Kontrollen (alle Werte täglich; Blutzucker, Elektrolyte, Blutgasanalyse, Hämoglobin und Hämatokrit ggf. 4- bis 6stündig) dem schnellen Krankheitsablauf der akuten Leberinsuffizienz Rechnung tragen.

Therapie

Konservative Behandlung

Die konservative Behandlung des endogenen Leberkomas umfaßt die beim exogenen Koma beschriebenen Maßnahmen zur Entfernung der im Darm befindlichen Eiweißsubstanzen, zur antibiotischen Entkeimung des Darmes und die Eiweißrestriktion. Die Behandlung soll möglichst frühzeitig, bei Auftreten der beschriebenen Warnsymptome, eingeleitet werden. Darüber hinaus werden beim endogenen Koma noch folgende Therapiemöglichkeiten angegeben:

1. *Glucokortikosteroide:* Die Wirksamkeit dieser Behandlung konnte weder in der Sammelstatistik (4) noch im Doppel-Blind-Versuch (17) nachgewiesen werden; darüber hinaus ist diese Therapie mit dem Risiko der Blutung und Sepsis belastet.
2. *Levo-Dopa:* Die medikamentöse Behandlung basiert auf der oben angeführten Falsch-Neuro-Transmitter-Theorie (11, 12), die die Pathogenese des Leberkomas erklärt mit der kompetitiven Verdrängung der normalen Neuro-Transmitter (Dopamin, Nor-Adrenalin) an den Synapsen des Gehirns durch betahydroxylierte biogene Amine, die aus dem Darm absorbiert und in der Leber nicht metabolisiert werden. Gute Behandlungsergebnisse bei vereinzelten Patienten wurden sowohl bei der Behandlung der chronischen Enzephalopathie (20) als auch beim endogenen Leberkoma (26) angegeben. Für eine weitere Bewertung dieses Therapieverfahrens reichen die vorliegenden Erfahrungen noch nicht aus.
3. *Passive Immuntherapie mit Anti-HB_sAG-Hyperimmunserum:* Dieser Therapieansatz basiert auf der Hypothese, daß die Leberzelldestruktion im Rahmen der Virushepatitis aus einer zellulären Immunreaktion auf das Hepatitisvirus resultiert. Bei Patienten mit Virus-B-Hepatitis wurde Anti-B_sAG-Plasma infundiert mit dem Ziel, mit Hilfe der Antikörper eine Virusneutralisation oder einen

blockierenden Effekt an der Leberzellmembran zur Unterdrückung der zytotoxisch wirksamen, zellulären Immunreaktion zu erreichen (5). Die Überprüfung vereinzelter positiver Behandlungsergebnisse im Rahmen einer kontrollierten Therapiestudie steht noch aus.

Temporärer Leberersatz

Ausgehend von der Tatsache, daß die Letalität des konservativ behandelten endogenen Leberkomas etwa 90% beträgt (30) und daß sich die Leber wieder weitgehend restituieren kann, wurden in den letzten Jahren verschiedene Verfahren entwickelt mit dem Ziel, die Vitalfunktionen während der kritischen Phase des Leberzellzerfalls zu schützen, bis die Leberregenerate eine ausreichende Funktion übernehmen können. Die bisher entwickelten Verfahren sind äußerst aufwendig, stehen entweder noch im Versuchsstadium oder haben ihre Effektivität noch nicht beweisen können.

Austauschtransfusion

Prinzip: Entfernung der toxischen Eiweiß-Metaboliten; Zufuhr spezifischer, von der erkrankten Leber nicht mehr synthetisierter Substanzen (z. B. Gerinnungsfaktoren). Zur Einsparung von Blutkonserven wurde auch der alleinige Plasmaaustausch empfohlen (19).

Nach ersten ermutigenden Erfolgen fand dieses aufwendige, technisch jedoch einfache Verfahren eine breite Anwendung. Inzwischen wurde jedoch die Ineffektivität dieser Behandlung in Sammelstudien (2, 4) und mit einer streng kontrollierten Untersuchung (27) ausreichend bewiesen.

Kreuzzirkulation

Prinzip: Durch eine Shuntverbindung zwischen Menschen gleicher Blutgruppe übernimmt die Leber des Spenders die ausgefallene Leberfunktion des Patienten (32, 35). Nach den bisher vorliegenden Erfahrungen konnte die Prognose des Leberkomas durch dieses Behandlungsverfahren nicht verbessert werden.

Extrakorporale Leberperfusion

Prinzip: Extrakorporale, arteriovenöse Zwischenschaltung einer Spenderleber (Schwein oder Pavian), die temporär die ausgefallene Leberfunktion des Patienten übernimmt (1, 25). Die bisherigen Erfahrungen sind insgesamt eher entmutigend (4, 6, 42).

Hämoperfusion

Prinzip: Entfernung toxischer Substanzen aus dem Blut durch fortlaufende Hämoperfusion über eine Säule mit biokompatiblen, polymer beschichteten Aktivkohlegranulaten. Hämoperfusionssysteme (z. B. Haemocol^{TM}, Fa. Fresenius) sind inzwischen kommerziell erhältlich. Die Durchführung dieser Behandlung unter Verwendung spezieller Hämoperfusionsgeräte (z. B. Typ PE 751, Fa. Fresenius) ist technisch einfach. Die von dem Arbeitskreis um Williams (16, 40) angegebene Überlebensrate von fast 40% beim Koma Grad IV konnte von anderen Autoren (9) nicht bestätigt werden; aufgrund der nur in geringem Umfang vorliegenden bisherigen Erfahrungen ist eine weitere Bewertung dieses neuen Behandlungsverfahrens noch nicht möglich.

Häufige Komplikationen und ihre Behandlung

Hypoglykämie: Wahrscheinlich als Folge eines verminderten Insulinabbaus in der Leber werden bei mehr als 10% der Patienten erhebliche Hypoglykämien beobachtet (30, 32); die Stoffwechselregulation erfolgt durch intravenöse Zufuhr von Glucose.

Blutgerinnungsstörungen: Die häufig gefundenen Gerinnungsstörungen bei akuter Leberinsuffizienz sind bedingt durch eine fehlende Synthese der Faktoren II, V, VII, IX und X sowie des Fibrinogens. Dieser primäre Mangel an Gerinnungsfaktoren kann zusätzlich verstärkt werden durch eine intravasale Verbrauchskoagulopathie (Thrombopenie, weitere Fibrinogenverminderung, Fibrinspaltprodukte) (31). Bei der parenteralen Substitution der Gerinnungsfaktoren besteht die Gefahr einer Potenzierung der intravasalen Gerinnungsvorgänge (15). Auf der anderen Seite ist die klinische Relevanz der spontan zu beobachtenden Verbrauchskoagulopathie nicht so bedeutend, daß sie die nicht ungefährliche routinemäßige Gabe von Heparin rechtfertigen würde (14,18). Deshalb wird es in den meisten Fällen am günstigsten sein, die Gerinnungsstörung in keiner Weise therapeutisch zu beeinflussen (31).

Störungen des Salz-Wasser- und Säure-Basen-Haushaltes: Häufig bestehen schwere Störungen des Elektrolythaushaltes mit Hypokaliämie und Hypo- oder Hypernatriämie; daneben werden sowohl metabolische Alkalosen und terminal erhebliche metabolische Azidosen beobachtet. Eine Niereninsuffizienz, funktionell oder durch eine Tubulusnekrose bedingt, kann bei der Mehrzahl der Patienten mit akuter Leberinsuffizienz beobachtet werden (37).

Literatur

1 Abouna, G. M., L. Fisher, D. M. Hume, W. J. Still: Acute hepatic coma successfully treated by intermittent liver hemoperfusions. Brit. med. J. 1972/I, 23

2 Baltzer, G., W. Dölle, U. Bär, K. Becker, P.H. Clodi, W. Dischler, U. Gerlach, G. Bachour, H. J. v. Haase, F. Hartmann, K. Klütsch, B. Kommerell, H. Leonhardt, U. Mussgnug, K. Th. Schricker, H. G. Sieberth: Austauschtransfusionen bei akutem Leberversagen. Dtsch. med. Wschr. 96 (1971) 1329

3 Benhamou, J. P., C. Lenne, R. Cloche, R. Fauvert: L'encéphalopathie des cirrhoses. Sem. Hôp. Paris 36 (1960) 1707

4 Benhamou, J. P., B. Rueff, Ch. Sicot: Severe hepatic failure: A critical study of current therapy. In: Liver and Drugs, hrsg. von F. Orlandi, A. M. Jezequel. Academic Press, New York 1972

5 Bolte, J., K.H. Meyer zum Büschenfelde, J. Knolle: Zur Behandlung des akuten Leberversagens aus Virus B-Hepatitis mit Anti-HBAg-Plasma. Inn. Med. 2 (1974) 63

6 Close, J. H.: The use of amino acid precursors in nitrogen-accumulation diseases. New Engl. J. Med. 290 (1974) 663

7 Conn, H. O., C.M. Leevy, Z.R. Vlahcevic, J.B. Rodgers, W. C. Maddrey, L. Seeff, L. L. Levy: Comparison of lactulose and neomycin in the treatment of chronic portal-systemic encephalopathy. Gastroenterology 72 (1977) 573

8 Conn, H. O.: The trailmaking and number connection test in the assessment of mental state in portalsystemic encephalopathy. Amer. J. dig. Dis. 22 (1977) 541

9 Czygan, P., E. Ast, B. Kommerell: Therapiemöglichkeiten des endogenen Leberkomas. Inn. Med. 2 (1975) 172

10 Engelhardt, A., I. Haertwig, M. Th. Brauns, K. Hinsesn, M. Besuch, G. Strohmeyer, F. H. Franken: Methoden der Blutammoniakbestimmung und ihre Bedeutung für die Diagnostik und Verlaufskontrolle von Leberkrankheiten. Dtsch. med. Wschr. 95 (1970) 1601

11 Fischer, J. E., R. J. Baldressani: False neurotransmitters and hepatic failure. Lancet 1971/II, 75

12 Fischer, J. E.: Hepatic coma in cirrhosis, portal hypertension, and following portacaval shunt. Arch. Surg. 108 (1974) 325

13 Fischer, J. E., H. M. Rosen, A. M. Ebeid, J. H. James, J. M. Keane, P. B. Soeters: The effect of normalization of plasma amino acids on hepatic encephalopathy in man. Surgery 80 (1976) 77–91

14 Gazzard, B. G., R. Clark, V. Borirakcha-Nyavat, R. Williams: A controlled trial of heparin therapy in the coagulation defect of paracetamol – induced hepatic necrosis. Gut 15 (1974) 89–93

15 Gazzard, B. G., M. L. Lewis, G. Ash, C. Rizza, E. Bidwell, R. Williams: Coagulation factor concentrate in the treatment of haemorrhagic diathesis of fulminant hepatic failure. Gut 15 (1974) 993

16 Gazzard, B. G., B. Portman, M. J. Weston, P. G. Langley, J. H. Murray-Lyon, E. H. Dunlop, H. Flax, P. J. Mellon, C. O. Record, M. B. Ward, R. Williams: Charcoal haemoperfusion in the treatment of fulminant hepatic failure. Lancet 1974/I, 1301

17 Gregory, P. B., C. M. Knaver, R. L. Kempson, R. Miller: Steroid therapy in severe viral hepatitis. A double-blind randomized trial of methyl-prednisolon versus placebo. New Engl. J. Med. 294 (1976) 681

18 Hillenbrand, P., S. P. Parbhoo, A. Jedrychowsky, S. Sherlock: Significance of intravascular coagulation and fibrinolysis in acute hepatic failure. Gut 15 (1974) 83–88

19 Lepore, M. J.: Plasmapheresis with plasma exchange in hepatic coma. Ann. intern. Med. 72 (1970) 165

20 Lunzer, M., J. M. James, J. Weinman, S. Sherlock: Treatment of chronic hepatic encephalopathy with levodopa Gut 15 (1974) 555–561

21 Maddrey, W. C., C. M. Chura, A. W. Coulter: Effects of keto-analogues of essential amino acids in portal systemic encephalopathy. Gastroenterology 65 (1973) 559

22 Martini, G. A.: Die Behandlung des Leberkomas. Dtsch. med. Wschr. 91 (1966) 221

22a Martini, G. A.: Klinische Aspekte der Leberinsuffizienz. Verh. dtsch. Ges. inn. Med. 75 (1969)

23 Müting, D.: Pathogenese und Therapie der portalen Encephalopathie. Dtsch. med. Wschr. 96 (1971) 1403–1408

24 Ossenberg, F. W.: Pharmakokinetik von Pentobarbital bei Leberschäden. Tierexperimentelle und klinische Untersuchungen. Witzstrock, Baden-Baden 1977

25 Parbhoo, S. P., J. M. James, A. Ajdukiewicz, C. Xanalatos, J. Kennedy, L. J. Chalstrey, P. J. Brock, P. Sayer, Sh. Sherlock: Extracorporeal pig-liver perfusion in treatment of hepatic coma due to fulminant hepatitis. Lancet 1971/I, 659

26 Parkes, J. D., P. Sharpstone, R. Williams: Levodopa in hepatic coma. Lancet 1970/II, 1341

27 Redeker, A. G., H. S. Yamahiro: Controlled trial of exchange-transfusion therapy in fulminant hepatitis. Lancet 1973/I, 3

28 Reynolds, T. B.: Editorial: Exchange transfusion in fulminant hepatic failure.
Gastroenterology 56 (1969) 170

29 Reynolds, T. B., A. G. Redeker, P. Davis: A controlled study of the effect of L-arginine on hepatic encephalopathy. Amer. J. Med. 25 (1958) 359

30 Rueff, B., J. P. Benhamou: Progress-report: Acute hepatic necrosis and fulminant hepatic failure. Gut 14 (1973) 805–815

31 Rueff, B., D. Menache, Ch. Sicot: Les hépatites aigues comateuses. Sémiologie et évolution. Rein et Foie, Mal. Nutr. 13B (1970) 19

32 Saunders, S. J., C. N. Barnard, J. Terblanche: Austauschtransfusionen und Kreuzzirkulation mit Pavianen bei der Behandlung des akuten Leberversagens. Internist 11 (1970) 77

33 Scollo-Lavizzari, G.: Das Elektroenzephalogramm bei Leberkrankheiten. Dtsch. med. Wschr. 94 (1969) 1020

34 Sherlock, Sh.: Diseases of the Liver and Biliary System, 5. Aufl. Blackwell, Oxford 1975

35 Sicot, Ch., J. P. Frèjaville, J. Roche, B. Rueff, J. P. Benhamou, R. Fauvert: Six cas d'hépatite grave traitée par circulation croisée interhumaine. Ann. Méd. intern. 122 (1971) 381

36 Walker, Ch. O., St. Schenker: Pathogenesis of hepatic encephalopathy – with special reference to the role of ammonia. Amer. J. Clin. Nutr. 23 (1970) 619–632

37 Wilkinson, S. P., L. M. Blendis, R. Williams: Frequency and type of renal and electrolyte disorders in fulminant hepatic failure. Brit. med. J. 1974/I, 186

38 Williams, R.: Hepatic failure and development of artificial liver support system. In: Progress in Liver Diseases, Bd. V, hrsg. von H. Popper, F. Schaffner. Grune & Stratton, New-York 1976

39 Willson, R. A.: Acute fulminant hepatic failure. Potential therapeutic role of hemoperfusion. Gastroenterology 69 (1975) 244–8

40 Williams, R.: Progress with an artificial liver. Lancet 1974/II, 992

41 Woods, H. F., K. G. Alberti: Dangers of intravenous fructose. Lancet 1972/II, 1354

Zusammenfassende Darstellungen

42 Tygstrup, N.: Review: Perspectives in therapeutic pig liver perfusions. Scand. J. Gastroent. 7 (1972) 407–409

43 Benhamou, J. P., B. Rueff, Ch. Sicot: Severe hepatic failure: A critical study of current therapy. In: Liver and Drugs, hrsg. F. Orlandi, A. M. Jezequel. Academic Press. New York 1972
44 Breen, K. J., St. Schenker: Hepatic Coma: Present concepts of pathogenesis and therapy. In: Progress in Liver Diseases, Bd. IV, hrsg. von H. Popper, F. Schaffner. Grune & Stratton, New-York 1972
45 Conn, H. O.: Rational programm for the management of hepatic coma. Gastroenterology 57 (1969) 715
46 Davidson, Ch. S., G. J. Gabuzda: Hepatic coma In: Diseases of the Liver, 4. Aufl., hrsg. von L. Schiff. Lippincott, Philadelphia 1975
47 Maier, K. P., H. Talke, W. Gerok: Therapiemöglichkeiten bei fulminanter Hepatitis. Dtsch. med. Wschr. 101 (1976) 1068–1076

47 Endokrinologische Notfälle

Von V. Bay und H. Frahm

Hyperthyreote Krise

V. Bay

Die hyperthyreote Krise (dekompensierte Hyperthyreose, thyreotoxische Krise, Coma basedowicum, engl. „thyroid storm") ist eine seltene, aber immer akut lebensbedrohliche Komplikation einer Schilddrüsenüberfunktion. Das Eintreten einer hyperthyreoten Krise ist nicht vorhersagbar, mit ihr muß jederzeit und überall gerechnet werden, besonders nach Operation oder Radiojodbehandlung einer Hyperthyreose, aber auch im Verlauf schilddrüsenunabhängiger Erkrankungen und Operationen bei hyperthyreoten Patienten. Seit Einführung der Thyreostatika in die Hyperthyreosetherapie und der präoperativen hochdosierten Jodbehandlung ist die hyperthyreote Krise seltener geworden, z. B. nach Operationen wegen Hyperthyreose früher 9%, jetzt 0,5–1%.

Pathophysiologie

Die Ursache ist nach wie vor unbekannt. Obwohl zahlreiche Hinweise für eine Schilddrüsenhormonüberflutung sprechen, besteht keine Beziehung zu den Gesamtkonzentrationen der Schilddrüsenhormone und ihrer freien Anteile im Blut (4). In jüngerer Zeit mehren sich Hinweise, daß beim Zustandekommen einer hyperthyreoten Krise die Katecholamine eine wesentliche Rolle spielen, wobei noch nicht geklärt ist, ob die Wirkung ursächlich oder lediglich additiv ist. Nach Nebennierenmarkstimulation durch Infusion von 2-Desoxy-D-Glucose konnten Schernthaner u. Mitarb. (13) bei Patienten mit Schilddrüsenüberfunktion eine hyperthyreote Krise auslösen und dabei eine erhebliche Steigerung der Ausscheidung von Adrenalin und Noradrenalin im Urin feststellen. Coulombe u. Mitarb. (3) fanden dagegen in der hyperthyreoten Krise keine erhöhten Katecholaminspiegel. Sicher ist, daß der lipolytische Effekt der Katecholamine durch Thyroxin gesteigert wird, dadurch wird der vermehrte Sauerstoffverbrauch und die abnorme Wärmebildung erklärt (10), aber auch die Entstehung der Myopathie (11).

Eine Funktionsstörung der Nebennierenrinde führt zu einer weiteren Gefährdung der Patienten. Die Schilddrüsenüberfunktion erzeugt eine Hyperplasie der Nebennierenrinde. Die Plasmacortisolspiegel sind zwar nicht wesentlich erhöht, aber die Cortisolsekretionsrate und die Cortisolclearance um 200–300% gesteigert, die biologische Halbwertszeit für Cortisol verkürzt (5, 12). Bei Patienten, die in der hyperthyreoten Krise verstorben sind, wurden Nebennierenrindenatrophien gefunden, die auf die inkretorische Hyperaktivität zurückzuführen sind (1).

Auslösende Ursachen
(Tab. 47.1)

Jede zusätzliche Belastung, besonders schwere Zweiterkrankungen, Operationen und Jodmedikationen können bei florider Hyperthyreose eine Krise auslösen. Das Jod spielt dabei eine besonders gefährliche Rolle, weil es die therapeutischen Möglichkeiten durch Schaffung eines großen thyreoidalen Hormonpools einschränkt. Hierbei genügen oft bereits kleine Dosen, wie sie bei diagnostischen und therapeutischen Maßnahmen verwendet werden (jodhaltige Kontrastmittel, Darmdesinfizientien, Expektorantien 14, 9). Aus diesen Gründen kommt der Verhütung einer hyperthyreoten Krise durch adäquate Behandlung der Hyperthyreose

Tabelle 47.1 Auslösende Faktoren bei hyperthyreoter Krise (nach *Althoff* u. Mitarb.)

- Streß im weitesten Sinne (Infekte, Lungenembolien, Hypoglykämien, schilddrüsenferne Operationen)
- Manipulationen an der Schilddrüse, Strumektomien
- Jodzufuhr, Radiojodtherapie
- Unzureichende oder fälschlicherweise abgebrochene thyreostatische Behandlung

und einer verantwortungsvollen Diagnostik bei Hyperthyreoseverdacht eine entscheidende Rolle zu. Folgende Maßnahmen sind zu beachten (8):

1. Thyreostatische Behandlung nicht frühzeitig abbrechen.
2. Schilddrüsenresektion erst nach Erreichen der euthyreoten Stoffwechsellage durch medikamentöse Vorbehandlung.
3. Keine Erstbehandlung von schweren Hyperthyreosen mit Radiojod, sondern erst Vorbehandlung mit Thyreostatika.
4. Behandlung von Infekten, Vermeidung von chirurgischen Eingriffen sowie von psychischen und physischen Streßsituationen bei dekompensierter Hyperthyreose.
5. Keine Jodexposition (Kontrastmittel, Darmantiseptika, Expektorantien). Durch Jod ausgelöste Krisen sind medikamentös kaum zu beeinflussen.
6. Vermeiden von TSH-Test und Suppressionstest mit Trijodthyronin bei klinisch dekompensierten autonomen Adenomen.

Diagnose

Die Diagnose einer hyperthyreoten Krise erfolgt in erster Linie aufgrund des klinischen Bildes. Dabei ist es wichtig, bei unklaren, plötzlichen Bewußtseinsstörungen mit Reduktion vitaler Funktionen an eine hyperthyreote Krise zu denken. EMRICH u. Mitarb. (4) haben eine Stadieneinteilung vorgeschlagen, die auch für die Therapieauswahl Bedeutung hat (Tab. 47.2).
Bei klassischer Ausprägung der Symptome und vorher bekannter Hyperthyreose ist die Diagnose nicht allzu schwierig. Häufig verläuft allerdings die vorausgehende hyperthyreote Stoffwechsellage larviert oder oligosymptomatisch, so daß sie als solche nicht erkannt wird (2). Vor allem bei älteren Menschen sind Hyperthyreosen mit alleiniger kardialer Symptomatik (Tachykardie, Tachyarrhythmie mit Herzinsuffizienz) oder gastrointestinalen Symptomen (Durchfälle, Erbrechen), isolierte Kachexie oder Myopathie nicht selten. Laboruntersuchungen sind für die Diagnose einer hyperthyreoten Krise wenig hilfreich. Spezifische Schnellteste stehen nicht zur Verfügung. Die Schilddrüsenhormonbestimmung hat wenig Bedeutung, da das klinische Bild häufig weder zu den Gesamtthyroxin- (T_4-) und Trijodthyronin- (T_3-) Werten im Serum, noch den freien, nicht eiweißgebundenen Schilddrüsenhormonen (F T_3 und F T_4) in Korrelation steht.

Tabelle 47.2 Stadieneinteilung der hyperthyreoten Krise. Alter über 50 Jahre verschlechtert die Prognose in jedem Stadium (nach *Emrich* u. Mitarb.)

Stadium I:	Tachykardie meist >150/min. Herzrhythmusstörungen, Hyperthermie, Adynamie, Übelkeit und Erbrechen, Dehydration, verstärkter Tremor, Unruhe, Hyperkinese, evtl. stark erhöhte Schilddrüsenhormonkonzentration, evtl. Deltawellen im EEG
Stadium II:	Symptome des Stadium I + *Bewußtseinsstörungen*: Stupor, Somnolenz, psychotische Zeichen, örtliche und zeitliche Desorientiertheit
Stadium III:	Symptome des Stadium I + *Koma*

Behandlung

(Tab. 47.3 und 47.4)

Die entscheidende Maßnahme für die Therapie ist die Blockade der thyreoidalen Hormonproduktion und -sekretion. Nach initialer Injektion von 80 mg Methimazol i. v. folgt nach einer Latenzzeit von 1–2 Stunden eine Dauerinfusion von 160–240 mg Methimazol sowie 700–1000 mg Endojodin (4). Höhere Jodgaben, die wir bislang mit gutem Erfolg angewendet haben (z. B. stündlich bis zu 10 ml Endojodin = 1,18 g Jod! bis zu 80 ml tgl.!) haben nach EMRICH u. Mitarb. (4) keinen größeren Effekt. Sie führen nicht selten zu einer verstärkten Bronchialsekretion, die unter Umständen den Zustand des Patienten verschlechtern kann. Die exogene Jodzufuhr hemmt die Freisetzung von T_3 und T_4 aus Thyreoglobulin durch Inaktivierung der Schilddrüsenproteasen.
Sind einer hyperthyreoten Krise bereits hohe Jodgaben vorausgegangen, haben weitere therapeutische Jodgaben nach den Erfahrungen von EMRICH u. Mitarb. (4) keinen Effekt und sollten vermieden werden. An ihrer Stelle ist die intravenöse Gabe von Lithiumchlorid (1500 mg/tgl.) erfolgversprechend, das ebenfalls die proteolytische Freisetzung der präformierten Schilddrüsenhormone hemmt.
Parallel zur Jodtherapie steht die Gabe von Sympathikolytika und Glucokortikoiden, die den kardiovaskulären Symptomen entgegenwirken bzw. die Nebennierenrindeninsuffizienz substituieren. Kortikoide hemmen gleichzeitig die periphere Konversion von Thyroxin zu Trijodthyronin.
Zusätzliche Maßnahmen umfassen hohe Flüssigkeits- und Kalorienzufuhr, Sedierung, Digitalisierung, Gabe von Antibiotika, künstliche Hibernation und Thrombo-Embolie-Prophylaxe mit mitt-

Tabelle 47.**3** Therapieplan der hyperthyreoten Krise (nach *Herrmann* u. *Krüskemper*)

Spezifische Maßnahmen

1. Thyreostatika
   a) Hormonsyntheseblockade: intravenöse Gabe von 80 mg Methimazol, nach 1–2 Std. Dauerinfusion von 160–240 mg Methimazol
   b) Hormonausschüttungsblockade: hohe Jodgaben (Dauerinfusion von 3–5 Ampullen Endojodin = 700–1100 mg Jod) und
   c) Lithiumchlorid (1500 mg/tgl. i.v.)
2. Sympathikolytika
   a) Reserpin (4–7 × 1 mg i.m.)
   b) Betarezeptorenblocker: Propranolol (Dociton) per os oder über Sonde 3 × 40 mg oder durch Perfusor i.v. 1 mg/h (nach Vortestung von 0,5 mg über 5 Min. unter Monitorkontrolle).
3. Glucokortikoide: Hydrokortison Hoechst 3 × 100 mg i.v. oder 100 mg Prednisolonhemisuccinat

Additive Maßnahmen

1. Bilanzierte Flüssigkeits-, Elektrolyt- und Kalorienzufuhr (3000–5000 ml tgl.)
2. Sedierung (Phenobarbital 100–200 mg i.m., lytischer Cocktail 1–2,5 ml 3–4 stdl. i.m. oder langsam i.v.)
3. Digitalisierung
4. Breitbandantibiotika
5. Künstliche Hibernation (Eiskrawatten, Eisakkus, Novalgin)
6. Intermittierende O_2-Beatmung
7. Thrombo-Embolie-Prophylaxe mit mittleren Heparindosen

leren Heparindosen, da embolische Komplikationen bei letalem Ausgang eine wesentliche Rolle spielen.

Bei schweren Fällen (Stadium II und III) und bei fehlender Besserung innerhalb von 1 bis 2 Tagen hat sich die künstliche Verminderung des extrathyreoidalen Hormonpools bewährt. Hierzu steht die Peritonealdialyse zur Verfügung, wirksamer sind allerdings die Hämoperfusion über Kohlefilter und die kontinuierliche bzw. intermittierende Plasmapherese (6, 7).

Nach Besserung der hyperthyreoten Krise werden die hohen Jod- und Kortikoiddosen langsam verringert, während das Thyreostatikum noch über längere Zeit verabreicht wird. Tägliche Leukozyten- und Thrombozytenkontrollen sind bei den hohen Thyreostatikagaben unerläßlich, um eine Knochenmarksdepression frühzeitig zu erkennen. Erst nach Beseitigung der hyperthyreoten Krise kann erwogen werden, welches Therapieverfahren zur endgültigen Beseitigung der Hyperthyreose angewandt werden soll.

Mit den genannten Maßnahmen ließ sich die Letalität der hyperthyreoten Krise von früher bis zu 100% auf etwa 20–30% senken (4).

Tabelle 47.**4** Erweiterte Notfallmaßnahmen bei hyperthyreoter Krise Stadium II und III und bei fehlender Besserung nach 24–48 Std. bei Stadium I (nach *Althoff* u. Mitarb. sowie *Emrich* u. Mitarb.)

1. Plasmapherese
   1500 ml Plasma/24 Std. = 3000 ml Blut mit Retransfusion der abgetrennten und anschließend in Albuminlösung aufgeschwemmten Erythrozyten oder Transfusion von Spenderblut
2. Peritonealdialyse
   zusätzliche Vorteile der Temperatursenkung
3. Plasmapherese und Peritonealdialyse
4. Hämoperfusion über Kohlefilter

Literatur

1 Aach, R., J. Kissane: Thyroid storm shortly after ^{131}J therapy of a toxic multinodular goiter. J. Amer. med. Ass. 53 (1972) 786

2 Althoff, P.H., M. Neubauer, K. Schöffling: Die hyperthyreoten Krisen – Klinik und Therapie. Notfallmedizin 3 (1977) 11–17

3 Coulombe, P., J.H. Dussault, J. Letarte, S.J. Simard: Catecholamines metabolism in thyroid diseases. J. clin. Endocr. 42 (1976) 125

4 Emrich, D., P. Freyschmidt, V. Bay, K. Hackenberg, J. Herrmann, A.v. zur Mühlen, C.R. Pickardt, C. Schneider, P.C. Scriba, P. Stubbe: Therapie der diffusen Schilddrüsenüberfunktion. Ergebnisse der Arbeitstagung der Sektion Schilddrüse der Deutschen Gesellschaft für Endokrinologie am 2. u. 3.12.1976 in Göttingen. Dtsch. med. Wschr. 102 (1977) 1261

5 Gallagher, T.F., L. Hellmann, J. Finkelstein, K. Yoshida, E.D. Waitzman: Hyperthyroidism and cortisol secretion in man. J. clin. Endocr. 34 (1972) 919

6 Herrmann, J., H.L. Krüskemper, K.D. Grosser, W. Hübner, W. Böhm: Peritonealdialyse in der Behandlung der thyreotoxischen Krise. Dtsch. med. Wschr. 96 (1971) 742

7 Herrmann, J., P. Hilger, H.J. Rusche, H.L. Krüskemper: Plasmapherese in der Behandlung der thyreotoxischen Krise. Dtsch. med. Wschr. 99 (1974) 888

8 Herrmann, J., H.L. Krüskemper: Therapie der thyreotoxischen Krise. Dtsch. med. Wschr. 99 (1974) 2466

9 Kallee, E., R. Wahl, K.H. Secker, D. Mallet, J. Bohner: Thyreotoxische Krisen: Symptomatik und Therapie, Teil 1: Med. Klin. 68 (1973) 1689; Teil 2: Med. Klin. 68 (1973) 1733

10 Mackin, J.E., J.J. Canary, C.S. Pittmann: Thyroid storm and its management. New Engl. J. Med. 290 (1974) 1396

11 McCallum G.T.: Thyroid crisis today. Amer. Surg. 37 (1971) 521

12 Peterson, R.E.: The Influence of the thyroid on adrenal cortical function. J. clin. Invest. 37 (1958) 736

13 Schernthaner, G., W. Erd, H. Ludwig, R. Höfer: Thyreotoxische Krise ausgelöst durch Nebennierenmarkstimulation. Schweiz. med. Wschr. 105 (1975) 515

14 Shafez, R.B., Nuttal, Q.: Thyroid crisis induced by radioactive iodine. Nucl. Med. 12 (1971) 262

Hypothyreotes Koma

H. FRAHM

Ein chronischer Mangel der Schilddrüsenhormone T_3 (Trijodthyronin) und T_4 (Tetrajodthyronin) in der Körperperipherie führt zum Krankheitsbild der Hypothyreose. Von der kongenitalen Form wird die postnatal erworbene Schilddrüsenunterfunktion abgegrenzt. Die angeborene Hypothyreose bewirkt in Abhängigkeit zum Ausmaß des Hormondefizits unterschiedlich ausgeprägte körperliche Entwicklungsstörungen und geistig-intellektuelle Defekte. Das Syndrom ist unter der Bezeichnung Kretinismus bekannt. Für die erworbene Hypothyreose ergeben sich entsprechend der Ätiologie und Pathogenese drei Formen:

Primär: Die Schilddrüse selbst ist geschädigt oder in ihrer Funktion beeinträchtigt. Die Hauptursachen sind: entzündlich, am häufigsten nach Immunthyreoiditis (Hashimoto), postoperativ, nach Strahlenbehandlung (Radiojod), neoplastisch, nach Medikamenten (antithyreoidale Substanzen) bei extremem Jodmangel.

Sekundär: Die Schilddrüse wird nicht vom HVL (Hypophysenvorderlappen) stimuliert. Die Ursachen sind: totale oder partielle HVL-Insuffizienz nach Hypophysenoperation oder durch HVL-Tumor, TRH-Ausfall (thyreotropes Releasinghormon) durch Tumoren in der Hypothalamusregion.

Tertiär: Die Schilddrüsen- und HVL-Funktion sind intakt. Die Ursachen sind: T_3- und T_4-Verlust bei Nephrosen und intestinalen Erkrankungen (exsudative Enteropathie).

Das Krankheitsbild einer Hypothyreose entwickelt sich langsam, zumeist schleichend über Jahre. Das ausgeprägte Stadium ist das des Myxödems mit den charakteristischen Leitsymptomen: wächserne, blasse, trockene, schilfrige Haut mit teigiger Schwellung ohne Dellenbildung auf Druck, Lidödeme, Haarausfall. Der Antrieb kann bis zur völligen Abstumpfung reduziert sein. Psychotische Zustandsbilder können auftreten. Entwicklungen bis zum Stupor und Koma sind möglich. Grundlegend wichtig ist, daß darüber hinaus multiple Organbeteiligungen beim Myxödem angenommen werden müssen, bedingt durch Infiltration saurer Mucopolysaccharide in das Myokard und in die glatte Muskulatur. Die hypothyreote Stoffwechsellage beeinträchtigt die Hämopoese, die ZNS- und Nierenfunktion. Bei jeder nicht oder insuffizient behandelten Hypothyreose besteht das Risiko der Entwicklung eines Myxödemkomas. Hierbei handelt es sich um eine lebensgefährliche krisenhafte Zuspitzung der Schilddrüsenunterfunktion, die trotz intensiv-medizinischer Maßnahmen immer noch mit einer hohen Mortalität belastet ist (50%).

Auslösende Ursachen

Selbst eine schwere Hypothyreose kann unbehandelt Jahrzehnte mit dem Leben vereinbar sein. Eine Reihe akut belastender Faktoren können aber die Entwicklung eines Komas bewirken. Gleiches gilt für Fälle unter insuffizienter Therapie. Die Hauptursachen sind: Kälteeinwirkungen, Traumen, Operationen, Infektionen (meist okkult), Pharmaka wie Phenothiacine und Barbiturate.

Klinik

In der Regel geht dem Koma ein phasenweiser länger und tiefer werdender Schlaf voraus. Schließlich tritt Bewußtlosigkeit ein. Insbesondere nach Kälteeinwirkungen, Traumen, Operationen und Narkosen kann sich das Koma sehr rasch entwickeln. Schon der Aspekt des bewußtlosen Patienten mit den typischen myxödematösen Hautveränderungen sollte an die Hypothyreose denken lassen. Meistens ist keine Struma zu tasten. Hilfreich ist die Fremdanamnese, wenn diese Hinweise auf extreme Antriebsarmut bis zum Stupor, Kälteempfindlichkeit, Obstipation, sekundäre Amenorrhö, Haarausfall, Schwerhörigkeit, rauhe Stimme und andere Veränderungen ergibt. Infolge alveolärer Hypoventilation kommt es zur Hyperkapnie. Diese führt über eine CO_2-Narkose zum Koma. Die Ursache der Hypoventilation ist komplex. Lähmung des Atemzentrums, Störungen der neuromuskulären Überleitung, Funktionsminderung der Atemmuskulatur und alveolokapillärer Block infolge Infiltration saurer Mucopolysaccharide in die Membranen sind die wichtigsten pathogenetischen Faktoren.

Die *Leitsymptome* sind:

- Hochgradige Somnolenz bis Bewußtlosigkeit,
- Hautveränderungen: trocken, schilfrig, wechselnde Blässe, kühl, teigig (myxödematös), periorbitale Schwellungen,

- Behaarung: trocken, spärlich,
- Makroglossie,
- Hypothermie: um 30 °C möglich,
- erloschene Reflexe,
- Bradykardie,
- Hypotonie,
- Atemfrequenz niedrig,
- alveoläre Hypoventilation mit Hyperkapnie,
- respiratorische Azidose,
- Wasser- und Elektrolytstörungen (Hyponatriämie, Hypochlorämie) Magen-Darm-Atonie,
- generalisierte Krämpfe
- Anämie.

Neben der durch verminderte tubuläre Rückresorption bedingten Hyponatriämie und Hypochlorämie findet sich eine Hypovolämie. Das extrazelluläre Flüssigkeitsvolumen ist erhöht. Herzinsuffizienz mit Perikard- und Pleuraergüssen können auftreten. Auch kommt es nicht selten zu epileptiformen Reaktionen infolge Wasserintoxikation.

Diagnose

Zur diagnostischen Sicherung kann der Nachweis des Defizits an Schilddrüsenhormon in der Peripherie durch Bestimmung des T_3 und T_4 herangezogen werden. Zwischen Erniedrigung der Hormonwerte und Schwere des Krankheitsbildes besteht nicht immer eine quantitative Beziehung. Die Feststellung erniedrigter Schilddrüsenhormonwerte bestätigt lediglich den klinischen Befund. Dem mittels RIA gemessenen T_4-Spiegel (Thyroxin) scheint eine höhere Aussagekraft als dem T_3 zuzukommen. Er liegt unter 4 μg/dl. Die T_3-Konzentration wird von einer Vielzahl schilddrüsenunabhängiger Faktoren beeinflußt. Eine Erniedrigung des T_3 ist nicht beweisend für eine Hypothyreose. Die Diagnose des Myxödemkomas bleibt damit eine klinische.

Differentialdiagnose

Lediglich die Abgrenzung des primären vom sekundären Myxödemkomas kann klinisch schwierig sein. Letzteres ist als Folge einer HVL-Insuffizienz von anderen typischen Symptomen eines Panhypopituitarismus begleitet. Achsel- und Schambehaarungen fehlen. Es bestehen Zeichen eines Hypogonadismus. Die Haut ist dünn, zart und blaß. Myxödematöse Veränderungen, Schwellungen der periorbitalen Region und der Unterschenkel sowie Makroglossie liegen gewöhnlich nicht vor. Perikard- und Pleuraergüsse treten nicht auf. Der Blutzucker ist niedrig beim Panhypopituitarismus. Für therapeutische Konsequenzen in der akuten Situation ist die Unterscheidung der Komaformen ohne praktische Bedeutung, da in beiden Fällen Kortikosteroide indiziert sind. Die alleinige Gabe von Schilddrüsenhormonen könnte beim sekundären Myxödem zur Addison-Krise führen.

Therapie

Das Myxödemkoma ist eine lebensbedrohliche Komplikation der unbehandelten oder insuffizient substituierten Hypothyreose und mit einer hohen Mortalitätsrate belastet (50%). Es verlangt intensiv-medizinische Maßnahmen. Die Therapie muß rasch einsetzen. Erst nach Beherrschung der akuten Situation kommen etwaige differenzierte endokrine Funktionstests in Betracht.

Zwingend notwendig ist die Substitution mit Schilddrüsenhormon. Problematisch ist die Dosishöhe wegen des Risikos koronarer Komplikationen und der Gefahr des Auftretens schwerer Herzrhythmusstörungen. Wegen des rascheren Wirkungseintritts empfiehlt sich initial die Behandlung mit T_3(Trijodthyronin). In äußersten Notsituationen sind in 12stündigen Abständen 100 μg T_3 per infusionem zu verabfolgen. Es liegt für die i. v. Gabe in lyophilisierter Form vor (Fa. Henning). Nach Möglichkeit sollte jedoch vorsichtig in niedrigerer Dosierung begonnen und das Hormon über die Magensonde zugeführt werden. In den ersten 2 Tagen werden zweimal 25 μg T_3 appliziert. Die Dosis wird allmählich gesteigert, und zwar in 2- bis 3tägigen Abständen von 2mal 25 auf 2mal 50, 2mal 75 und schließlich 2mal 100 μg. Die jeweilige Dosiserhöhung muß davon abhängig gemacht werden, ob und in welchem Ausmaß kardiologische Komplikationen bestehen oder auftreten. Sobald das Koma beherrscht ist, sollte T_3 abgesetzt und auf Thyroxin (T_4) übergegangen werden. Da im komatösen Zustand die Konversion von T_4 zu T_3 in der Peripherie reduziert ist, erscheint die alleinige Gabe von T_4 in der frühen Behandlungsphase nicht sinnvoll. Kleine Dosen T_4 können aber von Therapiebeginn ab zusätzlich zum T_3 gegeben werden, z.B. allmählich steigernd 2mal 25 μg in 2tägigen Abständen bis zur Erhaltungsdosis von 200–300 μg täglich.

Neben der Substitution mit Schilddrüsenhormon sind gleichzeitig Glucokortikoide indiziert. Diese sind unerläßlich, da in der Regel eine Nebennierenrindeninsuffizienz besteht. Initial werden 50 mg Prednisolon i. v. verabfolgt. Bis zur Beseitigung des Komas sind in 6stündlichen Abständen jeweils 25 mg Prednisolon erforderlich. Danach wird die

Dosis allmählich über Tage abgebaut. Im Falle eines sekundären Myxödemkomas bei HVL-Insuffizienz muß selbstverständlich auf die Beibehaltung der Substitutionstherapie mit Nebennierenrindenhormon geachtet werden. Eine bei der sekundären Form des Myxödemkomas mögliche Hypoglykämie ist durch Glucoseinfusionen auszugleichen. Die Blutzuckerwerte sollten vorübergehend um 200 mg% liegen.

Nicht weniger bedeutsam als die Zufuhr von Schilddrüsen- und Nebennierenrindenhormonen sind intensiv begleitende Maßnahmen. Die Hypothermie darf nur durch langsames Erwärmen beseitigt werden (etwa 1 °C/h). Eine zu schnelle Wärmezufuhr führt zur peripheren Vasodilatation und zum Kreislaufkollaps. Bei schwerer respiratorischer Azidose sind Tracheotomie und Beatmung nicht zu umgehen. Sedativa und Narkotika sind wegen der erhöhten Gefahr der Lähmung des Atemzentrums kontraindiziert.

Richtlinien für die Behandlung des Myxödemkomas: Rasche Aufwärmung vermeiden (max. 1 °C/h).

Glucokortikoide:
- sofort 50 mg Prednisolon oder 100 mg Hydrocortison i. v.,
- 25 mg Prednisolon 6stündlich i. v. oder
- 100 mg Hydrocortison per infusionem bis Beseitigung des Komas.

Schilddrüsenhormon:
- in extremen Fällen: 100 μg T_3 i. v. alle 12 Stunden, sonst per Magensonde initial 2mal 25 μg T_3/tgl., Dosis allmählich steigern in 2tägigen Abständen.

Permanente EKG- u. Pulsüberwachung.
Beatmung.
Flüssigkeitszufuhr bei Hypovolämie.
Bluttransfusionen bei Anämie.
Glucosezufuhr bei Hypoglykämie.
Elektrolytsubstitution.
Adrenalin bei Hypotonie nach Beseitigung der Hypovolämie.
Digitalisierung.

Literatur

1 Blum, M.: Myxedema coma. Am. J. med. Sci. 264 (1972) 432
2 DeGroot, L. J., J. B. Stanbury: The Thyroid and its Diseases, 4. Aufl., Wiley, New York 1975
3 Herrmann, J.: Such- und Schnelltest bei Schilddrüsenerkrankungen. Internist 17 (1976) 476
4 Klein, E.: Krankheiten der Schilddrüse. In: Praktische Endokrinologie, 4. Aufl., hrsg. von A. Jores, H. Nowakowski. Thieme, Stuttgart 1976
5 Labhart, A.: Klinik der inneren Sekretion, 2. Aufl., Springer, Berlin 1971

Tetanisches Syndrom

V. Bay

Der akute tetanische Anfall stellt die Reaktionsform des Organismus auf eine Erniedrigung der neuromuskulären Erregbarkeit dar (3). Dabei ist ein Calciummangel nur *eine* Möglichkeit unter vielen, die ein tetanisches Syndrom erzeugen können.

Ursachen

Das klassische Beispiel der *hypokalzämischen Tetanie* ist der Hypoparathyreoidismus als Folge von Exstirpation oder Schädigung der Epithelkörperchen bei Schilddrüsenoperation, Epithelkörperchenadenomentfernung und Laryngektomie mit Schilddrüsen-(teil-)entfernung. Seltener ist der idiopathische Hypoparathyreoidismus, dessen Ursache unbekannt ist, ebenso der Pseudohypoparathyreoidismus, bei dem zwar genügend Parathormon produziert wird, das Hormon aber am Endorgan (Niere und Knochen) nicht zur Wirkung kommt. Weitere Ursachen der Hypokalzämie sind: verminderte Calciumaufnahme im Darm bei Mangelernährung und Malabsorption oder vermehrter Calciumbedarf in der Heilungsphase der Rhachitis und der Recalcifizierung des Knochens nach Operation eines primären Hyperparathyreoidismus. Selten sind Hypokalzämien bei Pankreatitis (glucagonbedingt?), Oxalatvergiftung und Transfusion großer Mengen von Citratblut.

Normokalzämische Tetanien sind bei Magnesiummangel, Hyperkaliämie, Intoxikationen (z. B. Strichnin), Infektionskrankheiten, besonders aber bei Alkalose, z. B. durch HCL-Verlust (Magentetanie) oder CO_2-Verlust (Hyperventilationssyndrom) zu erwarten.

Tabelle 47.5 Diagnostische Maßnahmen beim tetanischen Syndrom (nach *Ziegler*)

1. Anamnese
2. Labor:
   Calcium im Serum
   Phosphor, Magnesium, Kalium im Serum
   Gesamteiweiß (+ Elektrophorese)
3. Physikalische Untersuchung:
   Chvostek, Trousseau, Hyperventilationsversuch } in Kombination
4. Spezialuntersuchungen:
   Elektromyographie
   Blutgasanalyse
   ÄDTA-Belastung
   Ellsworth-Howard-Test
   (Parathormon im Blut)

Tabelle 47.6 Therapie der normokalzämischen Tetanie (nach *Ziegler*)

1. Latenter Hypoparathyreoidismus: vorsichtig Vitamin D und Calcium per os
2. Magnesiummangel: Mg-Salze
3. Hyperkaliämie } Glucose, symptomatische Calciumgabe
4. Infektionen } Glucose, symptomatische Calciumgabe
5. Zerebrale Tetanie } Glucose, symptomatische Calciumgabe
6. Alkalose
   a) Magensäureverlust:
      Substitution
   b) Hyperventilationssyndrom:
      Symptomatische Calciumgabe im Anfall (nach Blutentnahme)
      Rückatmen in Plastiktüte
      azidotische Therapie (Ammoniumchlorid)
      Psychotherapie

Symptomatik

Der tetanische Anfall ist charakterisiert durch Muskelkrämpfe besonders der distalen Extremitäten und des Mundes: die Hände zeigen Geburtshelfer-, die Füße Equinovarusstellung, der geöffnete, verkrampfte Mund wird als Karpfenmund bezeichnet. Die Krämpfe werden von Schmerzen (Kopf-, Glieder-, Bauchschmerzen, Brustenge), Parästhesien und Tremor begleitet, die manchmal auch dem Anfall vorausgehen. Gefährlich ist der Laryngospasmus, der zu Atemnot führt.

Die latente Tetanie zeigt als Dauererscheinung: Parästhesien, körperliche Müdigkeit, Arbeitsunlust, Depression, Neigung zu Herzklopfen pektanginösen Beschwerden, Leibkrämpfen und Erbrechen. Trophische Störungen erzeugen Haarausfall, trockene rissige, schuppende Haut, brüchige Nägel. Kataraktbildung beim Erwachsenen als Rindenschichtstar, beim Kind als Kernstar. Verkalkung der Basalganglien.

Diagnose

Im akuten tetanischen Anfall sind die diagnostischen Maßnahmen naturgemäß beschränkt. Auf jeden Fall sollte man vor jeder Therapie Blut für Calcium-, Phosphor-, Magnesium- und Kaliumbestimmung entnehmen. Die weiteren diagnostischen Maßnahmen sind in Tab. 47.5 zusammengestellt.

Therapie

Der akute tetanische Anfall ist durch die intravenöse Gabe von 200–300 mg Calcium zu beheben (1 ml einer 10%igen Calciumsalzlösung enthält 9 mg Ca^{2+}). Bei einem tetanischen Status werden innerhalb von Stunden 100–200 ml einer 2%igen Calciumglukonatlösung als Infusion verabreicht. Die Dauertherapie richtet sich nach der Grundkrankheit. Bei postoperativem Hypoparathyreoidismus wird hochdosiert mit Vitamin D behandelt: 1,25–2,5 mg täglich (50000–100000 IE) bzw. 5 mg (200000 IE) 2- bis 3mal wöchentlich oder Dihydrotachysterin (AT 10 bis 2,0 mg täglich), unter zusätzlicher oraler Gabe von 1–2 g Calciumionen täglich. Bei digitalisierten Patienten ist darauf zu achten, daß das Calcium nicht zu schnell gegeben wird. Eine Hyperkalzämie kann bei Digitalisierung kardiale Komplikationen entstehen lassen.

Regelmäßige Serumcalcium-Kontrollen sind zur Vermeidung einer Hyperkalzämie notwendig.

Die Therapie der normokalzämischen Tetanie ist in Tab. 47.6 zusammengetellt.

Literatur

1 Bay, V., P. Matthaes; Schilddrüse, Nebenschilddrüse. In: Spezielle Chirurgie für die Praxis, Bd. I/1, hrsg. von F. Baumgartl, K. Kremer, H. W. Schreiber. Thieme, Stuttgart 1973
2 Haas, H. G.: Der Tetanienotfall in der Praxis. Schweiz. med. Wschr. 102 (1972) 1025
3 Ziegler, R.: Krisenhafte Zustände bei Störungen des Kalziumstoffwechsels. Krankenhausarzt 49 (1976) 81

Hyperkalzämische Krise (hyperparathyreote Krise)

V. Bay

Eine hyperkalzämische Krise wird in etwa 75% aller Fälle durch einen primären Hyperparathyreoidismus hervorgerufen, daher ist auch die Bezeichnung akuter Hyperparathyreoidismus oder hyperparathyreote Krise berechtigt. Andere Ursachen, die differentialdiagnostisch berücksichtigt werden müssen, sind in Tab. 47.7 zusammengestellt.

Symptomatik

Die hyperkalzämische Krise droht, wenn das Serumcalcium den kritischen Wert von 8 mval/l (= 4mmol/l = 16 mg%) erreicht oder überschritten hat. Das klinische Bild ist durch eine renale, intestinale, kardiale, neurologische und psychische Symptomatik gekennzeichnet (Tab. 47.8). Neben diesen Funktionsstörungen können durch die Hyperkalzämie *organische Schäden* entstehen: Nierensteinbildung, Nephrokalzinose, Magenulzera, akute Pankreatitiden.

Diagnose

Meistens wird die klinische Symptomatik zusammen mit der Feststellung der extremen Hyperkalzämie für die Diagnose ausreichen. Da es sich um eine Notfallsituation handelt, bleibt für weiterreichende diagnostische Maßnahmen kaum Zeit: BSG, Blutbild, Knochenmarkstatus, Röntgenuntersuchungen des Skeletts können Hinweise auf Systemerkrankungen oder Metastasen liefern. Die Bestimmung von Serumphosphor, Serumkalium, Harnstoff und Kreatinin informiert über Nierenfunktion und Elektrolythaushalt, das EKG über kardiale Symptome.

Die Kardinalfrage ist, ob die hyperkalzämische Krise durch einen akuten Hyperparathyreoidismus entstanden ist. Diese Entscheidung ist oft nicht leicht, muß aber durch Heranziehen von Anamnese, bisherigem Krankheitsverlauf, Laborparameter, Röntgenuntersuchungen usw. möglichst schnell getroffen werden. Die hyperparathyreote Krise kann nur durch notfallmäßige Operation und Beseitigung des übermäßig Parathormon sezernierenden Gewebes (Epithelkörperchenadenom) beseitigt werden. Nach erfolgreicher Operation überleben 80% der Fälle, während ohne Operation praktisch alle Patienten versterben (2).

Therapie

Die konservative Behandlung (bei akutem Hyperparathyreoidismus lediglich zur Operationsvorbereitung!) hat die Nierenfunktion zu berücksichtigen. Bei ausreichender Nierenfunktion führt die forcierte Diurese mit physiologischer Kochsalzlösung und Furosemid (Tab. 47.9) am besten zu einer Senkung des Serumcalciums. Natriumsulfatinfusionen fördern ebenfalls die Kalzurie.

Tabelle 47.**7** Häufigste Ursachen der hyperkalzämischen Krise nach *Seim* u. *Müller* sowie *Ziegler*)

Primärer Hyperparathyreoidismus (HPT) (oder tertiärer HPT, paraneoplastischer HPT)
Malignome mit Skelettmetastasen (Mamma-CA., Prostata-Ca.) ohne Skelettmetastasen (Pseudo-HPT)
Plasmazytom, M. Hodgkin, Leukämie, primäre Knochentumoren
Vitamin-D oder Dihydrotachysterol (AT10)-Intoxikation
Hyperthyreose
Addison-Krise
Burnett-Syndrom (Milch-Alkali-S.)
Idiopathische Hyperkalzämie des Kindesalters

Tabelle 47.**8** Symptome der hyperkalzämischen Krise (nach *Seim* u. *Müller*)

Renale Symptome: Polyurie, Polydipsie, Exsikkose, Oligurie, Anurie, Hyperkalzurie
Intestinale Symptome: Übelkeit, Erbrechen, Obstipation, Ileus, diffuse Leibschmerzen
Kardiale Symptome: Tachykardie, QT-Zeit-Verkürzung Digitalisüberempfindlichkeit
Neurologische Symptome: Adynamie, Myopathie, Hyporeflexie
Psychische Symptome: Endogenes Psychosyndrom mit Unlustgefühlen, Erschöpfung, Verstimmungen. Stupor, Somnolenz, Koma.

Tabelle 47.9 Maßnahmen zur raschen Calciumsenkung (nach *Ziegler*)

Medikament, Dosis	Wirkungsmechanismus	Gefahren
0,9% NaCl-Infusion (3–6 l/24 h)	Förderung der Kalzurie	Hypernatriämie
Na_2SO_4-Infusion (38,9 g/l; 3 l/24 h)	Förderung der Kalzurie	Volumenbelastung
Furosemid i.v. (100 mg/h über 24–48 h)	Förderung der Kalzurie	Hypokaliämie Hypomagnesiämie
Phosphatinfusion (0,081 mol Na_2HPO_4 + 0,019 mol KH_2PO_4 in 500–1000 ml 5% Glucoselösung über 8–12 h)	Ausfällung von Ca–P-Komplexen	Weichteilverkalkung
Hämodialyse (Ca-frei)	Herausdialysieren von Ca	durch Heparinisierung
Calcitonin (500–1000 E/24 h)	Hemmung der Osteolyse	(Übelkeit)
Mithramycin (25 μg/kg/Tag über 10 Tage)	Hemmung der Osteolyse	zytostatikatypische Nebenwirkungen

Wenn die Niereninsuffizienz bereits zur Flüssigkeitsretention geführt hat, verbieten sich diese Maßnahmen. Hierbei kommen Phosphatinfusionen in Betracht (Tab. 47.9), die über Ausfälle von Calcium-Phosphat-Komplexen calciumsenkend wirken, aber zu Weichteilverkalkungen führen können. Diese Maßnahme sollte daher auf lebensbedrohliche Situation beschränkt bleiben (5).
Weitere Möglichkeiten sind die Hämodialyse gegen einen calciumfreien Gradienten sowie die Gabe des Zytostatikums Mithramycin, das vor allem bei Hyperkalzämien durch maligne Erkrankungen wirkt, aber auch beim primären Hyperparathyreoidismus. Die Wirkung von Calcitonin ist unzuverlässig.
Bei der hyperparathyreoten Krise können diese Maßnahmen nur als Vorbereitung zu der dringend notwendigen Operation gelten.

Literatur

1 Bay, V.: Die Chirurgie der Epithelkörperchen. In: Der autonome und regulative Hyperparathyreoidismus, hrsg. von V. Bay. Enke, Stuttgart 1969
2 Payne jr., R. L., C. W. Fitchett: Hyperparathyreoid crisis. Ann. Surg. 161 (1965) 747
3 Romanus, R., P. Heimann, O. Nilsson, G. Hansson: Surgical treatment of hyperparathyroidism. Progr. Surg. (Basel) 12 (1973) 22
4 Seim, K. E., K. Mueller: Behandlung des akuten Hyperparathyreoidismus. Med. Welt 25 (1975) 1760
5 Ziegler, R.: Krisenhafte Zustände bei Störungen des Kalziumstoffwechsels. Krankenhausarzt 49 (1976) 81

Primäre Nebennierenrinden-Insuffizienz (Morbus Addison)

H. Frahm

Der primären, chronischen Nebennierenrinden-(NNR-)Insuffizienz, auch als Morbus Addison bezeichnet, liegt eine Schädigung der NNR selber zugrunde. Krankheitszeichen treten in Erscheinung, wenn etwa 90% der NNR zerstört sind. Die verkäsende Tbc zählte früher zu den Hauptursachen der Organläsion. Bevorzugt war das mittlere Lebensalter betroffen. Doppelt so häufig konnte in letzter Zeit die primäre oder zytotoxische NNR-Atrophie nachgewiesen werden, bei der sich röntgenologisch keine Verkalkungen in der NNR-Region finden. Der Nachweis organspezifischer Antikörper gegen Mitochondrien und Mikrosomen von NNR-Zellen im Blut bei einem großen Anteil dieser Morbus-Addison-Fälle spricht für eine autoimmunologische Ätiopathogenese. Daraus erklärt sich die Zunahme der Erkrankungshäufigkeit im jüngeren Lebensalter. Zu den Raritäten zählt die Zerstörung des NNR-Gewebes durch Metastasen, degenerative und entzündliche Prozesse (Pilze).

Die Symptome der NNR-Insuffizienz ergeben sich aus dem Mangel an Cortisol und Aldosteron. Typisch sind zunehmende Asthenie und Adynamie, Leistungsabfall zum Abend, Gewichtsabnahme, Hypotonie, kollapsartige Zustände, abdominelle Schmerzattacken. Darüber hinaus ist die Hyperpigmentierung (Melanin) von Haut und Schleimhäuten charakteristisch, die aus der überschießenden ACTH- und MSH-Produktion des HVL resultiert (adrenocorticotropes und melanocytenstimulierendes Hormon). Durch den endogenen Mangel an Cortisol ist die Regulation NNR-HVL gestört. Das Krankheitsbild des Morbus Addison entwikkelt sich schleichend. Die Hyperpigmentierung kann den grob skizzierten Symptomen lange vorausgehen.

Addison-Krise

Die primäre, chronische NNR-Insuffizienz kann unbehandelt über Jahre verlaufen. Jede Belastung beinhaltet die Gefahr der Entwicklung einer Krise, da der dann erhöhte Bedarf an Cortisol und Aldosteron nicht mehr gedeckt zu werden vermag. Gleiches gilt für insuffizient behandelte Addison-Kranke oder Patienten mit Zustand nach bilateraler Adrenalektomie. Zu den auslösenden Hauptursachen zählen Wasser- und Elektrolytverlust, z. B. bei Durchfallerkrankungen und anhaltendem Erbrechen. Infektionskrankheiten, Narkosen, selbst kleinere Operationen, Traumen, schwere körperliche Anstrengungen und starkes Schwitzen können ebenfalls akut eine Krise und den plötzlichen Tod bewirken.

Symptomatik

Das klinische Bild der Addison-Krise wird geprägt von einer rasch progredienten extremen Adynamie, der Unruhe und Gereiztheit vorausgehen können. Die Patienten sind abgemagert. Es besteht eine Oligurie. Erbrechen fehlt fast nie. Diarrhöen sind häufig. Krampfartige abdominelle Schmerzen beherrschen oft die Symptomatologie und führen nicht selten zu diagnostischen Irrtümern. Die häufigste Fehldiagnose ist die akute Appendizitis. Der Blutdruck ist, wenn überhaupt meßbar, stark erniedrigt, systolisch unter 70 mm Hg. Die untergewichtigen Patienten sind stark exsikkiert, dadurch wirkt die Pigmentierung intensiver. Zeichen der Austrocknung fehlen bei den Patienten, die fehlerhaft nur mit Mineralokortikoiden behandelt worden waren. Hier können Ödeme nachweisbar sein. Als Signum malum gilt, wenn die Hypothermie in eine Hyperpyrexie übergeht. Infolge einer Hypoglykämie können generalisierte krampfartige Reaktionen auftreten. Innerhalb von Stunden kommt es zum Kollaps und Koma. Es drohen Herz- und Kreislaufversagen. Ein komatöser Zustand kann sich aber auch plötzlich innerhalb von Minuten entwickeln.

Diagnose

Spezielle diagnostische Maßnahmen sind wegen der absoluten Lebensgefahr zurückzustellen, insbesondere Hormonbestimmungen. Entscheidend sind Anamnese und klinisches Bild. Schnell zur Verfügung stehende Laborbefunde zeigen: Hypoglykämie, Hyponatriämie (Na i. S. unter 130 mmol/l, Hyperkaliämie (über 6 mmol/l), Hämokonzentration, Erhöhung des Harnstoffs, Azotämie, Eosinophilie.

Therapie

Die lebensgefährliche Situation einer Addison-Krise verlangt sofortige Maßnahmen unter intensivmedizinischen Bedingungen:

1. Sofortige i. v. Injektion von 50 mg Cortisol- oder Prednisolon-Hemisuccinat.
   1 mg Aldosteron i. v. Kein Aldosteron, wenn der Patient mit Morbus Addison fehlerhaft nur mit Mineralokortikoiden substituiert war.
2. Parallel zu 1.: innerhalb von 3 Stunden 100 mg Hydrocortison in 500 ml NaCl (oder 25 mg Prednisolon-Hemisuccinat) und 50 ml 40%ige Glucose infundieren. Bei systolischem RR unter 100 mmHg Noradrenalin oder Angiotensin in 500 ml NaCl i. v. (0,4–2,0 mg/h = 5–40 Tropfen/min).
   Die Kortikosteroide werden i. m. injiziert, wenn kein venöser Zugang möglich ist. Flüssigkeitssubstitution mit isotonischer Lävuloselösung, nötigenfalls Plasmaexpander. Vorsorglich empfiehlt sich ein Breitbandantibiotikum.
3. 10 mg Hydrocortison pro Stunde werden so

lange infundiert, bis auf orale Medikation übergegangen werden kann.

4. Anfangs 3- bis 4mal 50 mg Cortison oral täglich. Allmähliche Reduktion auf Erhaltungsdosis. Diese beträgt 25–37,5 mg Cortisonacetat und 0,1 mg 9-α-Fluorohydrocortison täglich.

Andere Formen der akuten primären Nebennierenrinden-Insuffizienz

Blutungen in die Nebennieren unter Antikoagulantientherapie

Aus noch unbekannten Gründen kann es 1 bis 2 Wochen nach lege artis eingeleiteter Antikoagulantientherapie zur akuten NNR-Insuffizienz infolge massiver Einblutung in die NNR kommen. Eine solche Komplikation wurde bislang zu keinem späteren Zeitpunkt unter Dauerbehandlung beobachtet. Äußerlich und an anderen Organen finden sich keine Zeichen einer hämorrhagischen Diathese.

Die *klinische Symptomatik* weist anfangs auf ein „akutes Abdomen". Zunächst besteht keine Abwehrspannung. Zu den heftigen kolikartigen Schmerzen im Bauch kommt ein ausgeprägter Meteorismus. Erbrechen und Diarrhöen folgen rasch. Hypotonie und Blässe sind ausgeprägt. Nach zunehmender Bewußtseinseintrübung entwickelt sich das Vollbild eines Schocks.

Labordiagnostisch finden sich Befunde wie bei der Addison-Krise: Hypoglykämie, Hyponatriämie, Hyperkaliämie, Leukozytose, hohe Absolutzahlen für Eosinophile. Im Plasma oder 24-Stunden-Harn ist das Cortisol stark erniedrigt oder nicht nachweisbar.

Die *Therapie* hat unverzüglich einzusetzen und ist nach den Richtlinien durchzuführen, wie sie für die Behandlung der Addison-Krise gelten.

Hämorrhagische Infarzierung der Nebennieren (Waterhouse-Friderichsen-Syndrom)

Hauptursache ist eine Meningokokkensepsis. Auch Haemophilus influenzae und haemolysierende Streptokokken der Gruppe A konnten als auslösende Erreger nachgewiesen werden. Die Gefäßendothelien werden durch die Bakterientoxine sensibilisiert. Erneute Toxineinwirkungen führen zur Thrombenbildung, Fibrinogenmangel, Blutungen und Infarzierungen.

Aus vollem Wohlbefinden heraus entwickeln sich bei dieser Form der Meningokokkensepsis akut sehr hohe Temperaturen und massive Petechien an der Haut. Die Meningen sind nicht beteiligt. Die Leukozytenzahl bleibt normal. Innerhalb von Stunden geraten die Patienten in einen Schock. Der Tod tritt in weniger als 24 Stunden nach Krankheitsausbruch ein. Auswirkungen der akuten NNR-Insuffizienz lassen sich laborchemisch kaum erfassen.

Im Vordergrund der *Soforttherapie* stehen Maßnahmen gegen die intravasale Gerinnung (Heparin, evtl. Austauschtransfusionen u.a.) und gegen die Sepsis (Antibiotika). Wegen der möglichen Gefahr, den Prozeß an der Gefäßwand zu aktivieren, sollten Kortikosteroide nur zurückhaltend gegeben werden. Lediglich in absolut desolaten Situationen sind sie sofort indiziert, und auch dann, wenn Adrenalin und Angiotensin den Kreislaufkollaps nicht zu beherrschen vermögen. Die Cortisoldosen entsprechen denen, die bei der Addison-Krise zur Anwendung kommen.

Besondere Situationen bei NNR-Insuffizienz

Morbus Addison und Gravidität

In aller Regel verläuft eine Schwangerschaft bei Patienten mit Morbus Addison unter sachgerechter Substitutionsbehandlung (37,5–50 mg Cortisonacetat und 0,1 mg 9-α-Fluorohydrocortison tgl. oral) ohne Komplikationen. Zum Ende der Gravidität sollten Kontrolluntersuchungen in kürzeren Abständen (wöchentlich) erfolgen. Während der Entbindung ist eine höhere Cortisondosis erforderlich. Wird sie nicht gegeben, droht das Risiko der akuten primären NNR-Insuffizienz (Addison-Krise). Bei Einsetzen der Wehen werden 100 mg und nach 6 Stunden weitere 100 mg Cortison i.m. gegeben. Während des Geburtsvorganges, insbesondere während einer Schnittentbindung, sind 100 mg Hydrocortison in 250 ml physiologischer NaCl langsam zu infundieren. Am Tage nach der Entbindung sind 200 mg Cortisonacetat i.m. erforderlich (2mal 100 mg). Nach schrittweisem Abbau sollte ab 5. bis 6. Tag die Substitutionsdosis erreicht sein.

NNR-Insuffizienz durch Kortikosteroidtherapie

Wegen ihrer antiallergischen, antiphlogistischen sowie onkolytischen Wirkung und des supprimierenden Effektes auf pathologische Immunprozesse werden Kortikosteroide häufig therapeutisch ein-

Tabelle 47.10 Generische Namen, Äquivalenzdosen, mineralokortikoide Wirkung, Cushing-Schwellendosen und Halbwertszeiten der gebräuchlichen Glucokortikoide

	Äquivalenzdosis (mg)	Mineralokortikoidwirkung	Cushing-Schwellendosis (mg)	Halbwertszeit (min)
Cortison	50	++	50	30
Cortisol (Hydrocortison)	40	++	40	80
Prednison	10	+	10	80–100
Prednisolon	10	+	10	200
6-Methylprednisolon	8	0	8	180–200
16-Methylenprednisolon	12	0	18–25	160–180
Triamcinolon	8	0	8	300
Dexamethason	2	0	2	200
Betamethason	1,5	0	2	–
Paramethason	4	0	4	–
Fluocortolon	10	0	15	50

gesetzt. Diese Tatsache gilt es immer dann zu berücksichtigen, wenn keine Informationen darüber zu erhalten sind, welche Medikamente ein Patient einnimmt. In Notfallsituationen sollte deshalb von einer Kortikosteroidmedikation ausgegangen werden, wenn klinisch oder anamnestisch Verdachtsmomente für eine Erkrankung sprechen, die zum Indikationsbereich für Kortikosteroide gehören, vor allem bei Existenz eines iatrogenen Cushing-Syndroms.

Dieses zu beachten ist deshalb von entscheidender Bedeutung, weil grundsätzlich jede Zufuhr von Kortikosteroiden das System Hypothalamus-HVL-NNR beeinflußt. Pharmakologisch wirksame Dosen unterdrücken die Ausschüttung von CRF (Corticotropin-Releasing-Factor) und damit die von ACTH. Die Funktion der NNR erlischt. Unter Langzeitmedikation kommt es zur Atrophie des Organs. Hiermit ist beispielsweise nach dreimonatiger Therapie mit 15 mg Prednison täglich zu rechnen. Dieser Effekt gilt für andere synthetische Kortikosteroide entsprechend der Äquivalenzdosis. Die NNR-Atrophie ist zwar reversibel, eine Insuffizienz kann aber noch bis zu einem Jahr nach Absetzen der Medikation in Einzelfällen bestehen. Weniger anhaltend ist die Funktionsbeeinträchtigung der NNR nach kurzfristiger (über wenige Tage) und nach alternierender Therapie (einmalige Dosis jeden 2. Tag). Klinisch richtungsweisend für eine totale Blockade der NNR sind Zeichen einer Cushing-Symptomatik. Die eingeschränkte NNR-Funktion läßt sich durch spezielle Stimulationstests nachweisen. Die Durchführung ist zeitaufwendig. Erlauben die Umstände eine Diagnostik, so kann die Mehrfachbestimmung von Cortisol im Plasma hilfreich sein. Die Werte liegen niedrig nach Absetzen von Kortikosteroiden (Tab. 47.10).

Belastungssituationen erhöhen den Bedarf an NNR-Hormonen. Dieser kann vom Organismus nicht gedeckt werden, wenn die NNR-Funktion unter und nach Kortikosteroidmedikation blokkiert oder eingeschränkt ist. Traumen, Infektionen, Operationen, Narkosen und psychische Streßsituationen können daher eine schwere Krise mit Koma auslösen. Während eines operativen Eingriffs kann es zum Blutdruckabfall und Schock kommen, der sich durch Volumenersatz und Adrenalin oder Angiotensin allein nicht beherrschen läßt.

Bei Patienten unter Kortikosteroidtherapie sollte präoperativ die Cortisondosis 100 mg/24 Std. betragen. Während des Eingriffs empfiehlt sich die Infusion von 100 mg Hydrocortison. Postoperativ wird zumindest über einige Tage die Dosis von 100 mg Prednisolon täglich beibehalten. Innerhalb weniger Tage erfolgt in Abhängigkeit zur klinischen Situation der schrittweise Abbau auf die Erhaltungsdosis. In Notfallsituationen und bei eingetretenem Schock mit Koma gelten die therapeutischen Richtlinien wie bei der Addison-Krise.

Adrenalektomie

Die operative Entfernung normaler Nebennieren erfolgt praktisch nur als endokrine Behandlungsmaßnahme beim metastasierenden Mammakarzinom. Bevorzugt wird heute die transnasale totale Hypophysektomie. Der Eingriff ist schonender.

Substitutionsbehandlung

1. Am Tage vor der Operation: 2mal 50 mg Cortisonacetat i. m.,
2. Am Operationstag: 2 Stunden präoperativ 200 mg Cortisonacetat i. m. (2 Injektionsstellen). Mit Operationsbeginn 100 mg Hydrocortison in 500 ml isotonischer Lävuloselösung per infusionem. Bei länger als dreistündiger Operation weitere Infusion mit gleicher Dosis Hydrocortison. Anschließend (über 6–8 Std.) 1,0 mg Aldosteron in isotonischer Lävuloselösung nach Entfernung der ersten Nebenniere über 1 Stunde infundieren. Bei starkem RR-Abfall und konstanter Hypotonie Noradrenalin oder Angiotensin i. v. (0,5–2,5 mg/h). 8 Stunden nach Operationsende 50 mg Cortisonacetat i. m.
3. 1. postoperativer Tag: 6stündlich 50 mg Cortisonacetat i. m., 2. postoperativer Tag: 6stündlich 50 mg Cortisonacetat i. m. Bei Kreislaufkrisen: 100 mg Hydrocortison in 250 ml isotonischer Lävuloselösung infundieren (über 2–3 Std.), evtl. Aldosteronzusatz.
4. 3. postoperativer Tag: 8stündlich 50 mg Cortisonacetat i. m., 4. postoperativer Tag: 8stündlich 50 mg Cortisonacetat i. m.
5. Ab 5. postoperativem Tag wenn möglich Übergang auf orale Medikation: 2mal täglich 50 mg Cortisonacetat.
   Langsamer Abbau auf Erhaltungsdosis von 37,5–50 mg Cortisonacetat und 0,1 mg 9-α-Fluorohydrocortison täglich.

Adrenalektomie bei Cushing-Syndrom

Präoperativ sind die Stoffwechselstörungen auszugleichen: Steroiddiabetes, Hypoproteinämie, Hypokaliämie. Wegen des Hypertonus empfiehlt sich die Digitalisierung. Die Kortikosteroidsubstitution beginnt erst unmittelbar vor der Operation.

1. 2 Stunden präoperativ 250 mg Cortison i. m. (2 Injektionsstellen). Infusionstherapie wie oben beschrieben.
   6 Stunden nach Operationsende 50 mg Cortisonacetat i. m. Bei Komplikationen sind die Hydrocortisondosen per infusionem zu erhöhen, ebenfalls zusätzlich Aldosteron.
2. Postoperatives Vorgehen wie oben beschrieben. Falls präoperative Insulinbehandlung wegen eines Steroiddiabetes erforderlich war, sind Blutzuckerkontrollen in 2- bis 3-stündlichen Abständen vorzunehmen, weil rascher Blutzuckerabfall eintreten kann.

Sekundäre NNR-Insuffizienz

Folge einer mangelhaften oder fehlenden ACTH-Sekretion des HVL ist die sekundäre NNR-Insuffizienz. Der isolierte ACTH-Ausfall ist extrem selten. In der Regel sind die übrigen Partialfunktionen des HVL mitbetroffen. Die Symptomatik der sekundären NNR-Insuffizienz geht daher zumeist in das Bild des Panhypopituitarismus ein, das auch von den Symptomen der Hypothyreose und des Hypogonadismus geprägt wird. Im Gegensatz zum Morbus Addison fehlt infolge des ACTH- und MSH-Ausfalls die charakteristische Hyperpigmentierung. Die Hautfarbe ist eher blaß, sie hat „alabasterartiges“ Aussehen. Auch kommt es seltener zur Gewichtsabnahme. Cortisol wird erheblich vermindert gebildet. Die vom ACTH weitgehend unabhängige Aldosteronproduktion ist normal. Im Verlauf kann sie leicht erniedrigt sein und damit zur Hyponatriaemie führen.
Zur Dauersubstitution einer sekundären NNR-Insuffizienz reichen in der Regel 10 mg Prednison täglich aus. Mineralokortikoide (Desoxycorticosteron, 9-α-Fluorohydrocortison) sind nur ausnahmsweise bei Tendenz zur Hyponatriämie erforderlich. Zu berücksichtigen ist die gleichzeitige Substitution mit Schilddrüsenhormon (100–150 μg T_4 tgl.) infolge HVL-Insuffizienz. In Belastungssituationen sind höhere Kortikosteroiddosen zu verabfolgen. Bei Operationen, Narkosen, Traumen, Schock und Koma müssen Maßnahmen wie bei primärer akuter oder chronischer NNR-Insuffizienz erfolgen.

Literatur

1 Frahm, H.: Kortikosteroidtherapie nicht endokriner Erkrankungen. In: Praktische Endokrinologie, 4. Aufl. hrsg. von A. Jores, H. Nowakowski, Thieme, Stuttgart 1976
2 Grosser, K.-D., W. Hübner: Stoffwechselkrisen. Internist 16 (1975) 99
3 Labhart, A.: Die Nebennierenrinde. In: Klinik der inneren Sekretion, 2. Aufl., hrsg. von A. Labhart. Springer, Berlin 1971
4 Liddle, G. W., K. L. Melmon: The adrenals. In: Textbook of Endocrinology, hrsg. von R. H. Williams. Saunders, Philadelphia 1974
5 Tamm, J.: Krankheiten der Nebennierenrinde. In: Praktische Endokrinologie, 4. Aufl., hrsg. von A. Jores, H. Nowakowski. Thieme, Stuttgart 1976

Hypophysenvorderlappen-Insuffizienz

H. Frahm

Folge einer mangelhaften Sekretion oder des kompletten Ausfalls der Hypophysenvorderlappen-(HVL-)Hormone ist die Unterfunktion des vom jeweiligen tropen Hormon abhängigen peripheren endokrinen Organs. Hierbei handelt es sich um das: ACTH (Adrenocorticotrope Hormon), TSH (Thyreoidea stimulierendes Hormon) und das LH bzw. ICSH und FSH (luteinisierendes Hormon, interstitialzellstimulierendes Hormon, follikelstimulierendes Hormon). Letztere werden unter dem Begriff Gonadotropine zusammengefaßt. Bei der durch fehlende ACTH-Stimulation bedingten sekundären Nebennierenrinden-(NNR-)Insuffizienz ist die Aldosteronproduktion nicht oder nur wenig beeinträchtigt. Der Ausfall des MSH (Melanozyten stimulierendes Hormon) setzt die Pigmentierung der Haut herab. STH-Mangel (somatotropes Hormon) bewirkt vor der Pubertät Zwergwuchs, im übrigen wird bei gleichzeitig bestehender NNR-Insuffizienz die Tendenz zur Hypoglykämie verstärkt. Eine verminderte Prolaktinsekretion durch den HVL führt zur Laktationshemmung.

Zu unterscheiden ist zwischen einer kompletten oder totalen und partiellen HVL-Insuffizienz. Im ersten Fall liegt ein Panhypopituitarismus vor. Hier sind alle Funktionen des HVL ausgefallen. Bei der partiellen HVL-Insuffizienz kann eine Mindersekretion aller tropen Hormone vorliegen oder selektiv wird ein Hormon oder werden mehrere Hormone des HVL nicht mehr produziert.

Ursachen

Am häufigsten wird eine HVL-Insuffizienz durch direkte Schädigung der Hypophyse verursacht. Dieses gilt insbesondere für den Panhypopituitarismus. Läsionen des Hypothalamus, Bildungsort der den HVL-regulierenden Hormone (Releasing und Inhibiting Factors) kommen als Ursache selten vor. Große zystische Kraniopharyngeome können Defekte des Hypothalamus bewirken. Zur Zerstörung des HVL führen hauptsächlich Nekrosen und Fibrosen, weiter Tumoren und granulomatöse sowie entzündliche Prozesse. Die HVL-Insuffizienz wird dann manifest, wenn etwa $^4/_5$ des Organs zugrunde gegangen sind. Bekannt ist die postpartale HVL-Nekrose, die bevorzugt nach komplizierten Entbindungen auftritt. Das Krankheitsbild wurde bereits 1928 von Reye beschrieben, als Syndrom nach Sheehan benannt, der 1937 grundlegende pathologisch-anatomische Studien publizierte. Ischämische Nekrosen des HVL wurden auch nach schwerem Blutverlust anderer Genese, bei Diabetes mellitus, Hämochromatose, Verbrennungen, Sichelzellkrisen, Lungenembolien und Insulinschocks beobachtet. Diabetikerinnen scheinen am Ende der Schwangerschaft besonders gefährdet zu sein (4).

Zu den Tumoren, die durch Druck den HVL zerstören, zählen in erster Linie die Kraniopharyngeome. Weiter kommen chromophobe Adenome, Metastasen, Zysten und Geschwülste als Ursache in Frage. Auch endokrin aktive Adenome, wie eosinophile und basophile, können Partialfunktionen des HVL verdrängen. Insbesondere bei chromophoben Adenomen, vor allem nach Bestrahlungen der Hypophyse, können sich durch Einblutungen in den Tumor akute endokrine, neurologische und ophthalmologische Komplikationen ergeben (6). Zugenommen hat die Zahl der Fälle mit kompletter oder partieller HVL-Insuffizienz nach Hypophysektomie, Operationen in der Hypophysenregion, Bestrahlungen der Hypophyse und Implantationen von radioaktiven Substanzen in die Sella.

Klinik und Symptomatologie

Eine HVL-Insuffizienz ist ohne Therapie über viele Jahre mit dem Leben vereinbar. Die Leistungsfähigkeit ist zunehmend eingeschränkt. Kleinste Belastungen werden schließlich nicht mehr toleriert und lösen lebensbedrohliche Krisen aus. Notwendige Sofortmaßnahmen können sich oftmals nur auf die Symptomatologie stützen. Die Krankheitszeichen einer HVL-Insuffizienz äußern sich endokrin, im Falle einer Raumforderung im Bereich der Hypophyse auch ophthalmologisch und neurologisch. Sie können einzeln und kombiniert auftreten. In Abhängigkeit zum Ausmaß der Zerstörung des HVL kommt es zur kompletten oder partiellen HVL-Insuffizienz mit entsprechender Ausprägung der Symptomatologie. Betroffen ist in aller Regel zunächst die Gonadenfunktion. Setzt sie im Kindesalter ein, bleibt die Pubertät aus. Die Epiphysenfugen schließen sich nicht, es besteht ein eunuchoider Längenwuchs. Minderwuchs bei retardierter Entwicklung verweist auf das Fehlen von STH. Im

Erwachsenenalter findet sich diese charakteristische Symptomatik zumeist als Folge eines Kraniopharyngeoms. Die nach der Pubertät auftretende HVL-Insuffizienz ist durch die Symptomatik der Rückbildung der sekundären Geschlechtsmerkmale, der Hypothyreose und NNR-Insuffizienz gekennzeichnet. Anamnestisch ist bei Frauen der Hinweis auf eine komplizierte Entbindung und postpartale sekundäre Amenorrhö wichtig (Sheehan-Syndrom). Beim männlichen Geschlecht fallen äußerlich die femininen Züge, der verminderte Bartwuchs, eine Gynäkomastie und kleine weiche Testes auf. Gemeinsam ist für beide Geschlechter: fehlende Achsel- und Schambehaarung, blasse, dünne Haut, Hypotonie und Muskelschwäche. Typische Myxödemzeichen, wie bei primärer Hypothyreose, fehlen in der Regel. Im Falle eines HVL-Tumors ist nach ophthalmologischen und neurologischen Symptomen zu fahnden. Äußere Merkmale einer Akromegalie schließen die Existenz einer HVL-Insuffizienz nicht aus, wenn das eosinophile Adenom des HVL das funktionstüchtige Gewebe verdrängt hat und das Grundleiden durch Operation oder Bestrahlung behandelt wurde.

Die Substitutionsbehandlung einer HVL-Insuffizienz mit NNR- und Schilddrüsenhormonen ist einfach und gewährleistet volle Leistungsfähigkeit im alltäglichen Leben. Die Behandlung mit Sexualhormonen verhindert die Ausbildung bzw. bewirkt die Rückbildung der klinischen Zeichen des Hypogonadismus. Die erforderliche Substitutionsdosis für NNR- und Schilddrüsenhormon beträgt: täglich 10 mg Prednison und 100–150 μg Thyroxin. Diese Dosis reicht aber bei starken Belastungen wie Traumen, Schocks, Operationen, Infektionen nicht aus. Wird nicht sofort die 5- bis 10fache Dosis an NNR-Hormon gegeben, kann sich eine akute sekundäre NNR-Insuffizienz entwickeln. Äußerlich erkennbare klinische Hinweise auf die zugrundeliegende HVL-Insuffizienz können bei adäquater vorausgegangener Substitutionsbehandlung fehlen.

Hypophysäres Koma

Die meist akute, krisenhafte Zuspitzung eines Panhypopituitarismus bedeutet eine lebensbedrohliche Situation. Auslösend sind alle Belastungen, denen die an eine „vita minima" adaptierten Patienten plötzlich ausgesetzt sind. Kleinere Eingriffe, Narkosen, fieberhafte Infekte, Gastroenteritiden, leichtere Unfälle, körperliche Anforderungen und psychischer Streß können bereits zum hypophysären Koma führen. Besondere Empfindlichkeit besteht gegen Morphinpräparate, Barbiturate, Insulin und vermehrte Flüssigkeitszufuhr. Gefährlich sind Gaben von Schilddrüsenhormonen ohne vorherige Substitution mit NNR-Hormonen. Die Krise entwickelt sich innerhalb von wenigen Stunden. Sie beginnt mit Schläfrigkeit, starker Apathie, zunehmender Bewußtseinseintrübung. Die Patienten werden stuporös. Krampfartige Reaktionen, wahrscheinlich bedingt durch die Hypoglykämie, stellen sich ein. Schließlich kommt es zum tiefen Koma. Die Patienten sind entweder steif und gekrümmt oder völlig schlaff. Die Haut ist blaß und trocken, vor allem die Akren sind extrem kühl. Es besteht eine Hypothermie, die bei 30°C und niedriger liegen kann. Der Blutdruck ist niedrig, meist in der Peripherie nicht meßbar. Der Puls ist kaum tastbar und bradykard. Die Atemfrequenz ist herabgesetzt; infolge der Hypoventilation entwickelt sich eine respiratorische Azidose und CO_2-Intoxikation. Die Lähmung des Atemzentrums ist eine Teilursache des Komas. Eine weitere ist die Hypoglykämie infolge gehemmter Gluconeogenese und Lipolyse (STH-Mangel). Entscheidend für die Erkennung eines hypophysären Komas sind die oben aufgezeigten klinischen Merkmale der HVL-Insuffizienz. Laborchemische Parameter sind von untergeordneter Bedeutung. Sie verhalten sich wie bei der NNR-Krise und beim Myxödemkoma. Auf Ergebnisse von Hormonbestimmungen kann nicht gewartet werden.

Therapie

Wird die krisenhafte Entwicklung eines Panhypopituitarismus nicht rechtzeitig erkannt und sofort behandelt, so verschlechtert sich die Prognose. Sie ist ungünstig bei bereits eingetretenem Koma.
Sofortmaßnahmen: 50 mg Prednison i.v.; 200 mg Hydrocortison oder 100 mg Prednison in isotonischer Lävuloselösung/24 Std. per infusionem.
Einstellung des Blutzuckerspiegels auf 200–250 mg% durch Glucoseinfusionen.
Begrenzte Flüssigkeitszufuhr (nicht über 2000 ml/24 Std.). Schilddrüsenhormon s. Behandlung des Myxödemkomas, Behandlung der Hypothermie, Respiratorbeatmung s. ebenfalls Behandlung des Myxödemkomas.
Die Cortisondosen können als Ultima ratio erhöht werden. Im einzelnen gelten die im Detail für die NNR-Krise und das Myxödemkoma beschriebenen Behandlungsrichtlinien.

Literatur

1 Grosser, K.-D., W. Hübner: Stoffwechselkrisen. Internist 16 (1975) 99
2 Labhart, A.: Klinik der inneren Sekretion. 2. Aufl. Springer, Berlin 1971
3 Nowakowski, H.: Krankheiten des Hypothalamus-Hypophysen-Systems. In: Praktische Endokrinologie, 4. Aufl., hrsg. von A. Jores, H. Nowakowski. Thieme, Stuttgart 1976
4 Schalch, D.S., S.Z. Burday: Antepartum pituitary insufficiency in diabetes mellitus. Ann. int. Med. 74 (1971) 357
5 Schneider, J., W. Jänisch, D. Schreiber: Zur Häufigkeit von Hypophysenmetastasen. Zbl. allg. Path. path. Anat. 115 (1972) 74
6 Zervas, N. T., G. Mendelson: Treatment of acute haemorrhage of pituitary. Tumors. Lancet 1975/I, 604

Diabetes insipidus

H. Frahm

Eine Krisensituation entsteht beim Diabetes insipidus dann, wenn der Wasserverlust nicht innerhalb von Stunden ausgeglichen wird. Dieses ist der Fall, wenn ein Patient nicht in der Lage ist, die notwendige Flüssigkeitszufuhr vorzunehmen. Leitsymptom des Diabetes insipidus ist die Polyurie mit konsekutiver Polydipsie. Die tägliche Urinausscheidung liegt in der Regel zwischen 5–12 l, sie reicht in Extremfällen bis zu 40 l täglich. Die Flüssigkeitszufuhr ist der Polyurie angepaßt.

Ursachen

ADH (antidiuretisches Hormon) wird nicht oder unzureichend im Hypothalamus-Hypophysen-System gebildet und freigesetzt.
ADH bleibt an den Nierentubuli unwirksam (Tab. 47.11).

Klinik

Typische körperliche Symptome fehlen. Selbst extreme Polyurie und Polydipsie bleiben ohne organische Folgen. Eine bedrohliche Situation entwickelt sich in kurzer Zeit bei mangelnder oder fehlender Flüssigkeitszufuhr. Es stellen sich ein: Tachykardie, Kopfschmerzen, abdominelle Koliken, hohes Fieber und motorische Unruhe. Schließlich folgen Bewußtseinseintrübung, Kußmaulsche oder Cheyne-Stokesche Atmung und Koma. Die Osmolalität des Harns liegt zwischen 50–200 mosm/kg und unter der des Plasma. Eine ausgeprägte Hypernatriämie kann vorkommen. Mittels RIA kann das ADH in speziellen Laboratorien gemessen werden. Es ist im Serum nicht meßbar beim zentralen Diabetes insipidus, normal oder erhöht beim renalen Diabetes insipidus. Die Methode ist aufwendig und kann bei Notfallsituationen nicht zur Anwendung kommen.

Therapie

Im Vordergrund steht allein die ausreichende Flüssigkeitszufuhr, bis der komatöse Zustand beherrscht ist. Nach ausgeglichener Flüssigkeitsbilanz und Beseitigung der Exsikkose sind Vasopressinpräparate zu verabfolgen, sofern ein zentraler Diabetes insipidus besteht, also ein ADH-Mangel vorliegt. Wegen seiner optimalen Steuerbarkeit und seines langanhaltenden Effektes empfiehlt

Tabelle 47.11 Ätiologie des Diabetes insipidus

Zentraler Diabetes insipidus

Symptomatisch:

primäre Hirntumoren, Zysten, Kraniopharyngeom, HVL-Geschwülste, Schädel-Hirn-Traumen, nach neurochirurgischen Eingriffen im Hypophysen-Hypothalamus-Bereich
Metastasen (Mammakarzinom, Bronchialkarzinom, maligne Melanome), Systemerkrankungen: Hand-Schüller-Christian-Krankheit, Sarkoidosen, myeloische Leukämie, maligne Lymphome
Tuberkulom, Gummen, Xanthome, entzündliche Erkrankungen: Enzephalitis, postenzephalitisch, basale Meningitis, Arachnoiditis, nach Pockenschutzimpfung vaskuläre Prozesse: arteriosklerotisch, postpartale Nekrose

Idiopathisch:

Ursache nicht nachweisbar

Hereditär (extrem selten)

Renaler Diabetes insipidus

Hereditär: ADH-Resistenz

Erworben: Nierenzysten, chronische Hydronephrose, entzündliche und degenerative Nierenerkrankungen, Amyloid, Sjögreen-Syndrom, Fanconi-Syndrom, Sichelzellenanämie, osmotische Diurese (Hyperkalzurie, Glukosurie)

Medikamente: Saluretika, Lithium u.a.

sich die Gabe von Minirin (1-Desamino-8-D-Arginin-Vasopressin). Die vasopressorische Komponente ist stark reduziert. Es werden 2 µg i. v. appliziert. Die Dosis wird mit Einsetzen der Polyurie erneut gegeben. Wenn möglich, kann auf die intranasale Applikation übergegangen werden. Die Wirkung von 10–20 µg (= 0,1–0,2 ml) intranasal kann bis zu 20 Stunden anhalten. Vasopressinpräparate sind beim renalen Diabetes insipidus unwirksam. Hier finden Saluretika Anwendung. Thiazidderivate und Chlorthalidon können die Harnflut bis um die Hälfte reduzieren.

Literatur

Frahm, H.: Hypothalamus-Neurohypophyse. In: Praktische Endokrinologie, 4. Aufl., hrsg. von A. Jores, H. Nowakowski. Thieme, Stuttgart 1976

Labhart, A.: Das hypothalamo-neurohypophysäre System. In: Klinik der inneren Sekretion, 2. Aufl., hrsg. von A. Labhart. Springer, Berlin 1971

Inadäquate Sekretion von antidiuretischem Hormon

H. Frahm

Zu den paraneoplastischen Endokrinopathien zählt die nicht regulierte und ektopische Bildung von antidiuretischem Hormon (ADH). Die Symptomatologie ist unter der Bezeichnung „Schwartz-Bartter-Syndrom“ oder „Syndrom der inappropriaten ADH-Sekretion“ bekannt (im internationalem Schrifttum auch: Syndrome of inappropriate ADH-secretion-SIADH).
Bedrohliche klinische Situationen ergeben sich bei dem Krankheitsbild aus einer Verdünnungshyponatriämie durch Wasserüberschuß mit Vergrößerung des extrazellulären Flüssigkeitsraumes. Die charakteristischen Befunde sind Hyponatriämie, Hypoosmolalität des Serums, kontinuierliche Hypernatriurie, im Verhältnis zum Plasma hypertoner Urin. Die klinische Symptomatologie mit Übelkeit, Erbrechen, zunehmender Somnolenz und Adynamie tritt bei Natriumwerten um 120 mmol/l in Erscheinung. Niedrigere Konzentrationen führen zur Areflexie, zu Krampfanfällen und zum Koma. Zeichen einer Exsikkose oder Hypovolämie fehlen. Nebennierenrinden-, Nieren- und Leberfunktion sind intakt. Ödeme kommen praktisch nicht vor.

Tabelle 47.**12** Ursachen des inappropriaten ADH-Syndroms

Malignome:	Bronchus („oat-cell“-Karzinome), Pankreas, Duodenum, Thymus
Erkrankung des ZNS:	Enzephalitis, Meningitis, benigne Hirntumoren, Hirnabszeß, Schädel-Hirn-Trauma (mit Blutungen), neurochirurgische Eingriffe
Infektiöse Lungenerkrankungen:	Tuberkulose, Pneumonien, Aspergillose
Sonstige Erkrankungen:	akute intermittierende und chronische Porphyrie, Morbus Hodgkin, Kollagenosen (Dermatomyositis, Erythematodes)
Pharmaka:	Thiazide, Chlorpropamid, Phenothiazide, Zytostatika (Vinkristin, Cyclophosphamid)

Ursachen

Erkrankungen und Läsionen des ZNS können eine gesteigerte ADH-Ausschüttung auslösen. Hier ist offenbar die Reizschwelle der Osmo-, Baro- und Volumenrezeptoren gestört. Die ADH-Produktion und -sekretion im Hypothalamus-Neurohypophysen-System wird nicht mehr reguliert. Zum anderen kann ADH verstärkt ektopisch gebildet werden, so z. B. bei Karzinomen. Die Ursachen für das inappropriate ADH-Syndrom sind in Tab. 47.**12** genannt.

Therapie

Nur in bedrohlichen Situationen kommt die sofortige und kontinuierliche i. v. Infusion von Natrium in Betracht (100 bis 200 ml 3,0%ige NaCl). In weniger schweren Fällen genügt die strikte Flüssigkeitskarenz. Entscheidend ist die Beseitigung des auslösenden Grundleidens bzw. der Ursache. Hiernach kommt es zur vollständigen Normalisierung der Befunde. Ist die Grunderkrankung nicht kurabel, so können Kortikosteroide, insbesondere Mineralkortikoide vorsichtig gegeben werden, um die Natriumbilanz auszugleichen. Das Risiko der Wasserretention ist zu beachten. Diphenylhydantonin (500 mg/tgl.) und Oxilorphan (2 mg tgl.) können bei zentral gesteigerter ADH-Freisetzung, nicht aber bei vermehrter ektopischer Produktion wirksam sein. In schweren Fällen ist auch der Versuch mit Lithium-Carbonat (0,9g/tgl.) und Demeclocyclin (1,2 g tgl.) indiziert.

Literatur

1 Raith, L.: Symptomatik und Therapie paraneoplastischer Endokrinopathien. Münch. med. Wschr. 115 (1973) 892
2 Rees, L. H., J. G. Ratcliffe: Ectopic hormone production by non-endocrine tumors. Clin. Endocr. 3 (1974) 263
3 de Troyer, A., J.-C. Demanet: Correction of antidiuresis by demeclocycline. New Engl. J. Med. 293 (1975) 915
4 White, M. G., C. D. Fetner: Treatment of the syndrome of inappropriate secretion of antidiuretic hormone with lithium carbonate. New Engl. J. Med. 292 (1975) 390

Phäochromozytom

V. Bay

Das Phäochromozytom erzeugt durch Katecholaminausscheidung eine Hypertonie sowie eine Reihe typischer Beschwerden, die je nach Art der Sekretion permanent oder paroxysmal auftreten. Gelegentlich kommt es zu Hypertonieattacken, die in Schwere, Dauer und Häufigkeit so ausgeprägt sind, daß man von einem „akuten Phäochromozytom" sprechen kann (3). Dies findet man vor allem bei der hämorrhagischen Nekrose des Phäochromozytoms: durch Blutung in den Tumor mit nachfolgender Nekrose entsteht nach anfänglichem Hochdruck ein schwerer Schock, der aufgrund des akuten Ausfalls der Katecholaminproduktion des Tumors zum Tode führen kann (2, 7). Besonders Patienten, die Antikoagulantien erhalten, sind betroffen (8).

Ein in der Schwangerschaft nicht erkanntes Phäochromozytom kann unter der Geburt zu einer schweren Hochdruckkrise bis zu einem Schock führen und dabei zur erheblichen Gefahr für Mutter und Kind werden (6). Die Letalitätsrate ist bei Mutter (bis zu 50%) und Kind (44%) sehr hoch (1). Daher sollte bei Präeklampsiefällen immer die Katecholaminbestimmung im Urin durchgeführt werden.

Tabelle 47.**13** Typische Beschwerden bei Phäochromozytom (nach *Gifford* u. Mitarb.)

Symptome	Paroxysmale Form in %	Permanente Form in %
Kopfschmerzen	92	72
Schweißausbrüche	65	70
Herzklopfen mit/ ohne Tachykardie	73	51
Gesichtsbläße	60	28
Nervosität, Angst	60	28
Tremor	51	26
Übelkeit, Erbrechen	43	26
Schwäche, Krämpfe	38	15
Thoraxschmerzen	32	13
Leibschmerzen	16	15
Gewichtsabnahme	14	15

Symptomatik

Die Hypertonieattacke kann mit den in Tab. 47.13 aufgeführten typischen Beschwerden kombiniert sein. Oft wechseln allerdings Hypertonie- mit Hypotonieattacken, Krämpfen und Koma. Der ausgeprägte Schockzustand leitet die Endphase ein, die nicht mehr viel Zeit zu diagnostischen Maßnahmen läßt. Die wichtigsten Blut- und Laborbefunde beim Phäochromozytom sind in Tab. 47.14 zusammengefaßt.

Therapie

Der einzig sinnvollen Therapie, nämlich der Tumorexstirpation, muß eine medikamentöse Operationsvorbereitung vorausgehen. Die Hypertonieattacken werden zuverlässig durch den Alpharezeptorenblocker Phenoxybenzamin (Dibenzyran) gebessert: erhöhter Blutdruck, gesteigerter Metabolismus, Hyperlipämie, Hypercholesterinämie und Hypovolämie ebenso wie die subjektiven Be-

schwerden werden langsam beseitigt. Die Indikation für eine Alpharezeptorenblockade mit Phenoxybenzamin (Dibrenzyran) (5) ergibt sich aus folgenden Werten:
- Blutdruck über 200/130 mm Hg,
- häufige schwere Hochdruckkrisen,
- Anwendung von Betarezeptorenblockern,
- Hämatokrit über 50%.

Die Dosierung beträgt je nach Schwere der Hypertonieattacke 20–200 mg täglich.

Die Indikation für eine Betarezeptorenblockade mit Propranolol (Dociton) (5) ergibt sich aus einer
- Pulsfrequenz über 140/min,
- Arrhythmie,
- persistierenden ventrikulären Extrasystolen,
- rein Nor-Adrenalin sezernierende Tumoren.

Die Anwendung des Betarezeptorenblockers Propranolol darf nie ohne Alpharezeptorenblocker erfolgen.

Bei Übergang der Hypertonieattacke in Hypotonie, Koma und Schock sind Volumensubstitution (Plasmaersatzlösungen, Bluttransfusionen) und Infusionen mit Dopamin und Suprarenin notwendig. Im Operationsverlauf sind trotz alphaadrenerger Blockade drei Krisensituationen allerdings in abgeschwächter Form zu beobachten: 1. bei Einleitung der Narkose und 2. bei Präparation des Tumors treten erhebliche Puls- und Blutdruckschwankungen auf. Der Anstieg der Pulsfrequenz wird mit Betablockern (z.B. Propanolol) und Anstieg des Blutdrucks mit Regitin oder Natriumnitroprussit über Infusionspumpen dosiert behandelt. 3. Nach Unterbindung der Tumorgefäße kommt es zu Blutdruckabfall, bedingt durch plötzlichen Wegfall der kreislaufaktiven Katecholamine und Mißverhältnis von weitgestellten Blutgefäßen und erniedrigtem Blutvolumen. Durch Infusion von Plasmaersatzlösungen und Blutkonserven vor Gefäßunterbindung kann dieser Phase vorgebeugt werden.

Ein gefährlicher Abfall von Pulsfrequenz und Blutdruck muß mit Suprareninlösungen über Infusionspumpen dosiert behandelt werden. Kreislaufkrisen können bis zu 48 Stunden postoperativ auftreten. Eine exakte postoperative Überwachung ist daher unbedingt erforderlich, um Kreislaufdepressionen rechtzeitig behandeln zu können.

Die Operationsletalität ist in den letzten Jahren unter sorgfältiger Vorbereitung und Berücksichtigung der intraoperativen Gefahrenpunkte auf unter 5% gesunken.

Tabelle 47.**14** Blut- und Laborbefunde bei Phäochromozytom

Allgemein	Speziell
Leukozytose	Erhöhung in Plasma/
Lymphozytose	Urin von
Retikulozytose	Adrenalin
Eosinopenie	Noradrenalin
Hämatokrit erhöht	Methyladrenalin
(Hypovolämie)	Methylnoradrenalin
BSG erhöht	Dopamin
Hyperlipämie	*Vanillinmandelsäure*
Hypercholesterinämie	
Hyperglykämie	

Literatur

1 Dean, R.E.: Pheochromocytoma and pregnancy. Surg. Gynec. Obstet. 11 (1958) 35

2 Delaney, J.P., A.Z. Paritzky: Necrosis of a pheochromocytoma with shock. N. Engl. J. Med. 280 (1969) 1394

3 Egdahl, R.H., A.V. Chobanian: Acute pheochromocytoma. Surg. Clin. N. Amer. 46 (1966) 645

4 Gifford, R.W., W.F. Kvale, F.T. Maher, G.M. Roth, J.F. Priestley: Clinical features, diagnosis and treatment of pheochromocytoma: a review of 76 cases. Mayo Clin. Proc. 39 (1964) 281

5 Harrison, T.S., J.F. Seaton, J.C. Cerny, J.J. Boukstein, J.D. Bartlett jr.: Localisation of pheochromocytoma by caval catheterisation. Arch. Surg. 95 (1967) 339

6 Kümmerle, F., S. Hofmann: Nebennieren. In: Chirurgie der Gegenwart, Bd. VII, hrsg. von R. Zenker, F. Deucher, W. Schink. Urban & Schwarzenberg, München 1976

7 Lehmann, D.J., J. Rosof: Massive hemorrhage into an adrenal pheochromocytoma. N. Engl. J. Med. 254 (1956) 474

8 McAllister, W.H., P.R. Koehler: Hemorrhage into a pheochromocytoma in a patient on anticoagulants. J. Cen. Ass. Radiol. 18 (1967) 404

48 Präeklampsie und Eklampsie

Von F.K. Beller, P. Lawin, H. Stellpflug

Die prophylaktischen und therapeutischen Maßnahmen im Rahmen der Schwangerenbetreuung haben die Häufigkeit der Präeklampsie und schweren Eklampsie in den letzten Jahren deutlich gesenkt. Nach wie vor ist die Eklampsie jedoch mit einer hohen mütterlichen und perinatalen kindlichen Mortalität belastet. Ziel jeder Behandlung muß es daher sein, frühzeitig die beginnenden Zeichen von Präeklampsie und Eklampsie zu erkennen oder das Auftreten eines eklamptischen Anfalls zu verhindern.

Terminologie und Ätiologie

Sowohl die Ätiologie als auch die Pathogenese hypertensiver Erkrankungen ist in der Schwangerschaft ungeklärt. Es hat in den letzten Jahren keine Definition gegeben, die nicht mit den Symptomen dieses Krankheitsbildes in Verbindung gebracht wurde. Die Symptomatologie ist jedoch ausschließlich eine Reaktionsform des schwangeren Organismus auf unterschiedliche Noxen vaskulärer bzw. renaler Genese (3). Die rein symptomatische Einteilung in eine sogenannte EPH-Gestose (15) hat sich als nicht zweckmäßig erwiesen, da die Symptome in ihrer Wertigkeit für den Krankheitsverlauf sehr unterschiedlich sind. (4). Das Teilsymptom „Ödem" ist für den Krankheitsverlauf nicht obligat (7), weil eklamptische Syndromkomplexe sowohl in „trockener" als auch in „feuchter" Form auftreten können. Die Proteinurie ist als alleiniges Symptom sehr selten. Die Hypertonie kann als sogenannte essentielle Hypertonie vor der Schwangerschaft bestanden haben und ist im Verlauf der weiteren Schwangerschaft charakteristischen Veränderungen unterworfen. Ein isolierter Blutdruckanstieg kann aber auch bei stummer Anamnese erstmals während der Schwangerschaft auftreten und nach Beendigung der Gravidität wieder zu Normalwerten zurückkehren. Es ist noch nicht klar, ob dieser „Transient hypertonus in pregnancy" der erste Hinweis auf einen sich in späteren Lebensphase entwickelnden Hypertonus darstellt. (Tab. 48.1). Aus dieser Darstellung ergibt sich, daß auch eine Einteilung in sogenannte monosymptomatische Gestoseformen nicht berechtigt ist. Bei der inhomogenen Unterteilung des Präeklampsie–Eklampsie–Syndroms in der Literatur in verschiedene Schweregrade ist die Symptomatologie von besonderer Bedeutung, da sie weitgehend die Therapie bestimmt.

Pathogenese

Als besonders gefährdet sind nach Pritchard u. Mitarb. (14) folgende Schwangerschaften anzusehen:

1. Nulliparität,
2. Schwangere mit schwerer Gestose bzw. Eklampsie in der Familienanamnese,
3. Mehrlingsschwangerschaften,
4. Schwangere mit Diabetes,
5. Schwangere mit chronischem Bluthochdruck,
6. Schwangere mit hydatiformer Mole,
7. Schwangerschaft mit fetalem Hydrops.

Tabelle 48.1 Ätiologische Einteilung der Präeklampsien
(Mod. American Committee von Maternal Wellfare)

Gruppe A: Erkrankungen, die nicht schwangerschaftsabhängig sind

1. Essentielle Hypertension jeder Ursache
   a) mild
   b) schwer – mit oder ohne zerebrale, kardiale und Nierenkomplikationen
   c) vorübergehende Hypertension
2. Nierenerkrankungen
   a) primäre Nephrosklerose
   b) Glomerulonephritis
      – akut
      – chronisch mit oder ohne nephrotischem Syndrom
   c) Nierenanomalien (polyzystische Niere usw.)
   d) Nephrose, akut oder chronisch

Gruppe B: Schwangerschaftsabhängige Erkrankungen

1. Präeklampsie
   a) leicht
   b) schwer
2. Eklampsie
   a) konvulsiv
   b) nichtkonvulsiv mit Koma

Gruppe C: Nicht gruppierte Toxämie

Bei präexistenten Gefäß-Nieren-Erkrankungen beginnt die Symptomatik häufig vor der 28. Woche. Besonders bei dieser Form stehen ausgedehnte Gefäßspasmen im Vordergrund und führen zu funktionellen und morphologischen Läsionen in Nieren, Gehirn, Leber, Plazenta und anderen Organen. Damit kann die vieldeutige Symptomatik dieser Erkrankung erklärt werden. Der Plasmafluß und die glomeruläre Filtration der Niere sind gegenüber den normalen Schwangerschaften reduziert. Niereninsuffizienz und gesteigerte Plasmakortikosteroidspiegel haben Natrium- und Flüssigkeitsretention mit Entwicklung von Ödemen zur Folge. Die Harnstoffclearance ist bei den eklamptischen Patientinnen bis auf 50–70% des Normalwertes reduziert; die niedrigsten Clearancewerte finden sich im Krampfstadium (8). Im Urin findet man abnorm viel Protein und gelegentlich Erythrozyten, die Natriumkonzentration im Harn ist reduziert. Die tubuläre Rückresorption wird durch Veränderungen des Renin-Angiotensin-Aldosteron-Systems bestimmt.

Als Folge der Erhöhung des hydrostatischen Druckes bei gleichzeitiger Verminderung des kolloidosmotischen Druckes ist das intravasale Flüssigkeitsvolumen vermindert, die interstitielle Flüssigkeit dagegen vermehrt. Klinisch findet man den Hämatokritwert erhöht, das Serumprotein relativ vermindert. Während bei der *Präeklampsie* gelegentlich eine Thrombopenie zu beobachten ist (9), deutet die Erhöhung von löslichen Fibrinmonomerkomplexen auf eine erhöhte Gerinnbarkeit hin (2, 6). Im *eklamptischen Anfall* finden sich häufig die Anzeichen einer schweren Verbrauchskoagulopathie mit einer Verminderung des Fibrinogens sowie der Faktoren V, VIII und X (8). In der Niere lassen sich als Ausdruck der Fibrinisierung der Mikrostrombahn Fibrinthromben in der Glomeruluskapillare nachweisen, wie sie auch für das generalisierte, vom Tierexperiment her bekannte Shwartzman-Sanarelli-Phänomen charakteristisch sind (12). Dem entspricht ein Anstieg des Plasmahämoglobins als Ausdruck einer mikroangiopathischen Hämolyse. Intrazerebrale Blutungen bzw. Mikrothromben beeinflussen den weiteren Krankheitsverlauf erheblich. Die im eklamptischen Anfall gesteigerte Muskelaktivität induziert gravierende Stoffwechselstörungen, die zu folgenden Veränderungen führen:

Arterieller Sauerstoffpartialdruck, Standardbikarbonat- und Wasserstoffionenkonzentration sind erniedrigt, arterieller Kohlensäurepartialdruck und Milchsäure erhöht. Sich wiederholende Krampfanfälle führen zu dekompensierter metabolischer Azidose. Die Herzarbeit ist durch erhöhten Gefäßwiderstand der Peripherie, zunehmende Blutviskosität, erhöhtes Herzzeitvolumen und metabolische Störungen gesteigert, so daß es zur Herzinsuffizienz kommen kann. Frühzeitig auftretende EKG-Veränderungen deuten auf die kardiale Belastung hin. Herz und Gefäße reagieren erheblich stärker auf vasopressorische Substanzen, einschließlich Vasopressin und Angiotensin. Der durch den Uterushochstand bedingte Zwerchfellhochstand, Lungenatmung und eine gesteigerte tracheobronchiale Sekretion führen zu typischen Veränderungen der Lungenfunktion. Die Folgen sind Einschränkung der funktionellen Residualkapazität, erhöhter intrapulmonaler Rechts-links-Shunt infolge Mikroatelektasen, deren Ergebnis arterielle Hypoxie ist. Die häufig zu beobachtende Tachypnoe ist nicht in der Lage, die gestörte Lungenfunktion zu kompensieren, es kommt schließlich auch zur respiratorischen Azidose. Die Vasokonstriktion der Lungenarteriolen unterstützt zusätzlich die Entwicklung von Herzinsuffizienz und die Tendenz zum Lungenödem. Die Krampfanfälle können außer zu inadäquater Ventilation auch zu Erbrechen oder Regurgitation von Mageninhalt und deren Folgen führen. Das Hirnödem kann zentrale Atemstörungen (Hypo- oder auch Hyperventilation) auslösen. Die Leberfunktion wird durch ischämische Anoxie stark beeinträchtigt. Bleibende Leberschädigungen sind oft die Folge. Epigastrische Schmerzen sind hierfür symptomatisch. Durch erhöhten Liquordruck sind bei der Eklampsie die zerebrale Perfusion und der Gasaustausch vermindert.

Autopsien von Patientinnen, die an Eklampsie verstorben waren, zeigten Hirnödem, Erweichung und Abflachung der Hirnwindung und teilweise grobe Hirnsubstanzschädigungen mit Hämorrhagien (12). Klinische Anzeichen hierfür sind flächenhafte Blutungen am Augenhintergrund, Retina- und Papillenödem sowie ein gelegentlich auftretender xantochrom bis leicht blutig verfärbter Liquor. Kapilläre Blutungen und Thrombosen in parenchymatösen Organen, Gefäßen und Schleimhäuten können ausgedehnte Nekrosen hervorrufen und erklären oft das irreversible Kreislaufversagen und die vergeblichen therapeutischen Bemühungen. Durchblutungsstörungen mit Infarktbildungen in der Plazenta behindern den Flüssigkeits- und Gasaustausch erheblich und können den Tod des Kindes in utero verursachen. Vorzeitige Plazentalösung infolge lokaler Defibrinierung nach Ischämie ist bei der Eklampsie nicht selten, ein hämorrhagischer Schock kann die Situation zusätzlich verschlechtern (1).

Symptomatik

Zu Beginn sind die Symptome nicht deutlich ausgeprägt. Neben der bekannten Trias Ödeme, Hypertension und Proteinurie sind Unruhe, Anorexie, Kopfschmerzen und Schwäche die ersten Anzeichen, die sowohl einzeln als auch in Kombination auf eine drohende Eklampsie hinweisen können. Bei einem Blutdruckanstieg über 160/110 Torr, verbunden mit einer Proteinurie und starken Ödemen, liegt eine schwere Präeklampsie vor, die jederzeit in den eklamptischen Anfall übergehen kann. Zu den definitiven Krankheitszeichen zählen dann weiterhin Benommenheit, starke Kopfschmerzen, Schwindel, Sehstörungen, Übelkeit, Erbrechen, Tachykardie, Störungen des Säure-Basen-Haushaltes und des Gasaustausches. Beim ausgeprägten schweren Krankheitsbild kommt es neben verminderter Urinausscheidung und starker Proteinurie schließlich zu Krampfanfällen. Die Extremitäten werden rigide; tonische, später klonische Krämpfe, die zu Frakturen führen können, schnelle irreguläre und insuffiziente Atmung, kleiner frequenter Puls, Zyanose und Kollaps sind Anzeichen höchster Gefahr. Der Tod tritt durch Herzversagen im Krampfzustand (myokardiale Anoxie), zerebrale Blutungen, akutes Nierenversagen, *Aspiration* oder andere pulmonale Komplikationen ein.

Therapie

Schwangere mit eklamptischem Anfall, aber auch im Stadium der schweren Präeklampsie gehören in intensivmedizinische Betreuung und Überwachung. Eine Patientin mit schwerer Präeklampsie oder eklamptischen Anfällen sollte nach einer Stabilisierungsphase von 12–24 Stunden entbunden werden (13). Dies ist die einzige bekannte ätiologische Behandlungsform. Bei der Mehrzahl der Patientinnen bessern sich fast alle Symptome in den ersten Stunden nach der Entbindung. Dies ist eine der wenigen Situationen, bei denen in der modernen Geburtshilfe auf den Feten nur bedingt Rücksicht genommen werden kann, da das mütterliche Leben im Vordergrund steht.

Die Therapie ist symptomatisch. Das Ziel therapeutischer Maßnahmen ist sowohl im eklamptischen Anfall als auch bei der drohenden Eklampsie die Senkung des Blutdrucks, Dämpfung der neuromuskulären Erregbarkeit, Beeinflussung der metabolischen und respiratorischen Azidose, der Dehydratation, Hypoproteinämie und der Hämokonzentration.

Zur Sedierung wird heute vorwiegend Diazepam (Valium) eingesetzt. Es kann mit Chlormethiazol (Distraneurin) kombiniert werden, wobei die entsprechenden Kontraindikationen (z.B. Atemdepression) zu berücksichtigen sind. Die Sedierung mit Magnesiumsulfat (13) ist heute nicht mehr umstritten. Magnesiumsulfat führt zu einer Dämpfung des zentralen und peripheren Nervensystems, die neuromuskuläre Erregungsausbreitung wird über die Veränderung des Endplattenpotentials blockiert, ferner ist die Empfindlichkeit der Endplatte gegenüber Acetylcholin vermindert. Komplikationen ergeben sich aus diesen pathophysiologischen Mechanismen. Insbesondere ist auf die mögliche Atemdepression (3) und Hyporeflexie zu achten, und es ist an eine Beeinflussung von Relaxantien zu denken.

Sofern sich mit diesen Maßnahmen Krampfanfälle nicht verhindern lassen, ist die kontrollierte Beatmung unumgänglich. Die entsprechenden Maßnahmen sind Relaxation, zunächst mit einem kurzwirkenden (Succinylcholin) und nach endotrachealer Intubation mit einem langwirkenden Relaxans (Pancuroniumbromid). Die Beatmung ist nicht nur wegen der zur Unterbrechung der Konvulsionen erforderlichen Relaxantiengabe absolut induziert, sondern auch eine Reihe anderer Störungen sind durch sie günstig zu beeinflussen (11):

1. Die hohen Dosen sedierender Substanzen führen zu zentraler Atemdepression mit alveolärer Hypoventilation, respiratorischer Azidose, Atelektasenbildung mit erhöhter venöser Beimischung und konsekutiver arterieller Hypoxämie;
2. durch Hypovolämie, Stagnationshypoxie und Gewebeischämie kommt es zu metabolischer Azidose, die zunächst durch Steigerung des Atemminutenvolumens (Hyperventilation) kompensiert wird. Die damit verbundene erhöhte Atemarbeit kann jedoch von der stoffwechselgeschädigten Patientin nur für kurze Zeit bewältigt werden, so daß schließlich alveoläre Hypoventilation und zusätzlich respiratorische Azidose die Folgen sind;
3. der zusätzlichen Gefahr einer zentralen Atemdepression durch Puffersubstanzen wie THAM (Trishydroxyaminomethan) ist durch kontrollierte Beatmung zu umgehen;
4. der Zwerchfellhochstand, durch Magen-Darm-Atonie und den graviden Uterus hervorgerufen, verursacht zusätzlich restriktive Atemstörungen, die zur Bildung von basalen Atelektasen führen.

Die endotracheale Intubation mit nasal gelegtem Plastiktubus ermöglicht es, kontrollierte Beatmung über mehrere Tage durchzuführen. Da die lebensbedrohlichen Symptome der Eklampsie und damit die Indikation zur Beatmung bei günstigem Verlauf nach einigen Tagen abklingen, kann die Tracheotomie oft umgangen werden. Die Beatmung soll anfangs mit leichter Hyperventilation zwecks Korektur der respiratorischen Azidose und wegen der CO_2-abhängigen Beeinflussung eines möglichen Hirnödems durchgeführt werden; eine zu starke Hyperventilation mit der Folge von Kontraktionen der Uterusgefäße und damit der verminderten Oxygenierung der Feten ist ebenso zu vermeiden wie eine respiratorische Alkalose.

Die intravasale Dehydratation und Hämokonzentration als Folge der Hypoproteinämie und des niedrigen intravasalen onkotischen Druckes sollte mit Infusionslösungen behandelt werden, die zu einer Erhöhung des intravasalen onkotischen Druckes beitragen. Am besten ist hier Dextran (Rheomacrodex 10%, kochsalzfrei) und Hydroxyäthylstärke geeignet, letzteres aber erst nach der Entbindung. Humanalbumin gilt wegen des hohen Preises und der großen Verlustrate über die Nieren in diesem Zusammenhang als Mittel der zweiten Wahl. Häufige Kontrollen des arteriellen und zentralvenösen Blutdruckes, des Hämatokrits, des Harnzeitvolumens, des Gesamteiweißes sowie die Überwachung des klinischen Gesamtbildes sind unumgänglich. Der Flüssigkeitshaushalt ist durch exakte Bilanzierung genau zu überwachen. Die Ausschwemmung des im interstitiellen Gewebe eingelagerten Wassers kann mit einem Thiaziddiuretikum, am besten in Kombination mit dem Aldosteron-Antagonisten Spironolacton, versucht werden. Die Kombination dieser Medikamente hat gleichzeitig auch eine antihypertensive Wirkung und gilt als Basisbehandlung bei jeder Form der arteriellen Hypertonie. Furosemid ist in dieser Situation ebenfalls als Medikament der zweiten Wahl zu betrachten, da es über die ausgeprägte Natriurese die Ödemneigung verstärken kann. Besonders effektiv ist die Osmotherapie (10) mit Mannitol, falls noch eine ausreichende Nierenfunktion gegeben ist. Die rasche Aufhellung des Sensoriums beweist auch die günstige Beeinflussung des Hirnödems durch Mannitol (Osmofundin). Häufiger als bei anderen Erkrankungen kommt es bei der Eklampsie während der Osmotherapie zu vermehrtem intravasalen Volumen durch Einstrom großer Wassermengen aus dem interstitiellen Gewebe. Kann auch durch eine Erhöhung des intravasalen Volumens die Nierenfunktion nicht mehr verbessert werden, ist rechtzeitig Kontakt mit einer nephrologischen Abteilung mit dem Ziel der Dialysetherapie anzustreben. Die metabolische Azidose wird mit Pufferlösungen behandelt. Hierfür sollten besonders bei der Eklampsie Tromethamine (Tris, Tham) eingesetzt werden (21), da es auch intrazellulär saure Valenzen bindet, einen guten diuretischen Effekt hat und natriumfrei zur Verfügung steht. Natriumhaltige Puffer sind bei Natriumretention und Ödemneigung kontraindiziert. Der pathognomonisch hohe Blutdruck wird mit Antihypertensiva vornehmlich vom Typ Dihydralazin (Nepresol), notfalls in Kombination mit betablockierenden Substanzen (Visken, Beloc u. ä.) oder erweitert durch Clonidin (Catapresan) gesenkt. Diazoxid (Hypertonalum) sollte zum Durchbrechen der hypertensiven Krise, nach Möglichkeit jedoch nicht zur Langzeittherapie eingesetzt werden, da es zu starker Kochsalz- und konsekutiver Wasserretention führt. Dieser Nebenwirkung muß dann mit einem Natriuretikum begegnet werden. Gelingt es auch mit den genannten Pharmaka nicht, den Blutdruck in ausreichendem Maße zu senken, kommen zur antihypertensiven Therapie weiterhin Nitroglycerin, NNP und Trimethaphan zur Anwendung. Die Therapie mit diesen Pharmaka erfordert jedoch die kontinuierliche (blutige) Druckmessung (s. Kapitel 20). Die Therapie der gestörten Mikrozirkulation mit Heparin ist umstritten. Trotz Anzeichen intravasaler Gerinnung ist Heparin in der Frühphase der Therapie kontraindiziert, da die Anfälle durch zusätzliche intrazerebrale Blutungen verstärkt werden.

Die Ernährung der Kranken in den ersten Tagen muß parenteral erfolgen. Wegen der massiven Ödeme muß die Zufuhr von Flüssigkeit in den ersten Tagen eingeschränkt werden. Die Infusionstherapie hat sich strikt nach der Regel: nicht mehr als 500 ml Substitutionsvolumen über der gemessenen Ausscheidung und nach dem zentralen Venendruck zu richten.* Die infundierten hochprozentigen, kalorienreichen Zuckerlösungen sind über einen zentralen Venenkatheter zu applizieren und sollen Zusätze von 20%igem Humanalbuminkonzentrat enthalten, um den niedrigen onkotischen Druck zu normalisieren. Von besonderer Bedeutung ist die exakte Substitution der Serumelektrolyte, die sich an den im Serum und Harn gefundenen Elektrolytwerten orientieren muß. So-

*Herrn Prof. Dr. med. A. Lison, Medizinische Poliklinik der Westfälischen Wilhelms-Universität Münster, sei für die Mitarbeit an diesem Abschnitt besonderer Dank gesagt.

bald der allgemeine klinische Befund es zuläßt, sollte auf orale Sondenkost übergegangen werden. Das druck- und volumenbelastete Herz soll mit Glykosiden behandelt werden, da das hypoxisch-azetotisch geschädigte Myokard insuffizient werden kann. Da jede Stoffwechselsteigerung die Gewebshypoxie verstärkt, ist Fieber zu senken, sowohl durch Anwendung von Antipyretika, vegetative Blockade und durch kontrollierte Hypothermie (s. Kapitel 24).

Die Laktation soll durch Bromkryptin (Pravidel) und durch Hochbinden der Brüste verhindert werden. Ein Antibiotikum sollte nur indiziert verabreicht und die antibakterielle Therapie dann gezielt durchgeführt werden.

Die eingreifenden therapeutischen Maßnahmen müssen durch häufige Laboruntersuchungen wie BSG, Serumbilirubin, Aminotransferasen, alkalische Phosphatase, Serumprotein, Hämoglobin, Leukozyten, Erythrozyten, Hämatokritwert, Harnstoff-N, Serumkreatinin, Elektrolytkonzentration in Serum und Urin, Kontrolle der Blutgase sowie durch Thoraxröntgenaufnahmen exakt kontrolliert werden. Bei der Eklampsie sind neurologische Herdsymptome häufig. Hirnblutungen verursachen 30% aller Todesfälle. Eine neurologische Überwachung und gegebenenfalls Diagnostik ist daher besonders wichtig.

Geburtshilfliche Behandlung

Die schwere Präeklampsie und Eklampsie erfordert die Entbindung und zwar auch dann, wenn das schwere Krankheitsbild vor der 36. Schwangerschaftswoche auftritt. Es handelt sich in jedem Fall um eine primär mütterliche Indikation. Während einer Observationsperiode von 12 Stunden ist besonders darauf zu achten, daß die Patientinnen sediert und der erhöhte Blutdruck um etwa 25% des Ausgangswertes gesenkt wird. Insbesondere ist dafür zu sorgen, daß keine Blutdruckspitzen auftreten, um der Gefahr einer Hirnblutung zu begegnen. Zur Überwachung des Feten in der Spätschwangerschaft gehört die Amnioskopie, die Ultraschallkephalometrie, die Kardiotokographie und die Bestimmung der Harnöstrogene. Die Überwachung des Feten sub partu erfolgt durch Kardiotokographie und Fetalblutgasanalyse. Zur Entbindung kann insbesondere bei positivem Bishop-Score ein Einleitungsversuch mit kontrollierter Oxytocininfusion durchgeführt werden. Zu beachten ist, daß der Uterus aus nicht bekannten Gründen beim Präeklampsie-Eklampsie-Syndrom besonders sensitiv sein kann. Bei nicht geburtsreifer Portio und bei einer intrauterinen Gefährdung des Feten muß die prämature Kaiserschnittentbindung erwogen werden. Postpartal wird auf die Gabe von Methergin zur Uterustonisierung verzichtet, da damit ein erneuter Blutdruckanstieg ausgelöst werden kann.

Literatur

1 Beller, F.K., W.R. Dame: Nierenerkrankungen in der Schwangerschaft. Therapiewoche 28 (1978) 3467

2 Beller, F.K., Ch. Ebert, W.R. Dame: High molecular fibrin derivaties in pre-eclamptic and eclamptic patients. Europ. J. Obstet. Gynec. Reprod. Biol. 9 (1979) 105

3 Beller, F.K., W.R. Dame, H.W. Intorp, H. Loew, H.P. Schiffer: Renal disease in pregnancy. Amer. J. Obstet. Gynec. 126 (1976) 845

4 Chesley, L.C.: Nomenclature of preeclampsia. In: Hypertensive Disorders in Pregnancy, hrsg. von F.K. Beller, I. Mac Gillivray. Thieme, Stuttgart 1978

5 Diekmann, W.J.: Blood chemistry and renal function in abruptio placentae. Amer. J. Obstet. Gynec. 31 (1936) 734

6 Edgar, W., C. McKillop, P.W. Howie, C.R.M. Prentice: Composition of soluble fibrin complexes in preeclampsia. Thrombos. Res. 10 (1977) 567

7 Fridman, E.: Blood Pressure Edema and Proteinurie in Pregnancy. Liss, New York 1976

8 Friedberg, U., E. Hochuli: Die Schwangerschaftsspezifischen Erkrankungen. In: Gynäkologie und Geburtshilfe, Bd. II, hrsg. von O. Käser, V. Friedberg, K.G. Ober, K. Thomsen, J. Zander. Thieme, Stuttgart 1967

9 Galton, M., K. Merrit, F.K. Beller: Coagulation studies on peripheral circulation of patients with toxemia of pregnancy. J. reprod. Med. 6 (1971) 89

10 Kyank, H., R. Schwarz, U. Retzke: Antihypertensive drugs in the treatment of preeclampsia. In: Hypertensive Disorders in Pregnancy-International Symposion, Münster 1977, hrsg. von F.K. Beller, I. MacGillivray. Thieme, Stuttgart 1978

11 Lawin, P., M. Telschow: Beatmungs- und Infusionsprobleme bei der Behandlung der schweren Eklampsie. Z. prakt. Anästh. Wiederbel. 1 (1966) 165

12 McKay, D.G.: Disseminated Intravascular Coagulation. An Intermediary Mechanism of Disease. Hreber, New York 1964

13 Pritchard, J.A., S.A. Pritchard: Standardized treatment of 154 cases of Eclampsia. Amer. J. Obstet. Gynec. 123 (1975) 543

14 Pritchard, J.A., P.C. McDonald, J. Williams Obstetrics. 15. Aufl. Appleton-Century-Crofts, New York

15 Rippmann, E.T.: Die Spätgestose (EPH-Gestosis). Huber, Bern 1974

Zusammenfassende Darstellungen

16 Beller, F.K., J. MacGillivray: Hypertensive Disorders in Pregnancy. Thieme, Stuttgart 1978

17 Chesley, L.C.: Hypertensive Disorders in Pregnancy. Appleton-Century-Crofts, New York 1978

18 De Alvarez, R.M.: The Kidney in Pregnancy. Wiley, New York (1976)

19 Friedman, E.A., R.K. Neff: Pregnancy Hypertension. PSG Publ. Co., Littleton/Mass. 1977

20 Kremling, H., W. Luzeyer, R. Heintz: Gynäkologische Urologie und Nephrologie. Urban & Schwarzenberg, München 1977

21 Lindheimer, M., A.I. Kaz, F.P. Zuspan: Hypertension in Pregnancy. Wiley, New York 1976

49 Psychiatrische Notfälle

Von W. Böker

Aspekte psychiatrischer Notfallbehandlungen

Akute psychiatrische Probleme sind nach drei Dimensionen zu beschreiben, die das Handlungs- und Interpretationsfeld der Psychiatrie überhaupt konstituieren:

1. Die somatische Dimension (pathophysiologische, biochemische, genetische und andere Zusammenhänge),
2. die psychische Dimension (psychopathologische Prozesse und Phänomene),
3. die soziale Dimension, in der somatopsychischen Störungen zwischenmenschliche Bedeutung gewinnen.

Diesem Aufriß entsprechen drei wichtige Ursachenfelder, die wir bei der Entstehung psychiatrisch akut behandlungsbedürftiger Zustände abgrenzen können:

a) Hirnorganische und allgemein körperliche Schädigungsprozesse mit Auswirkungen auf das Zentralnervensystem.
   Beispiele: organische (exogene) Psychosen, Alterpsychiatrie, Suchtleiden.
b) Intrapsychische psychogene Fehlentwicklungen und abnorme akute Erlebnisreaktionen.
   Beispiele: neurotische Ängste, Konfliktreaktionen, Suizidkrisen.
c) Soziale Ursachen seelischer Störungen und die Auswirkungen abnormen Verhaltens auf die Umgebung.
   Beispiele: Verlust des Arbeitsplatzes, Belastung einer Familie durch die Psychose eines Mitglieds.

Akute Problemfälle, die sich unter die Punkte 1. und a) einreihen lassen, können eng mit *medizinischen Notfällen* verglichen werden, wie sie auch der Nichtpsychiater täglich zu bewältigen hat. Im Vordergrund stehen organische Funktionsstörungen, deren gründliche Behandlung gewöhnlich auch die psychopathologischen Symptome zum Verschwinden bringt (Beispiel: Bewußtseinstrübung bei Enzephalitis; Alkoholdelir usw.). Auf derselben Ebene liegen körperliche, etwa internistische Komplikationen bei psychisch Kranken (z.B. hirnorganisch abgebaute alte Menschen mit Herz-Kreislauf-Störungen). Die Fortschritte biochemischer Forschungen bei Psychosen, abzulesen an der schnellen Entwicklung immer potenterer, nebenwirkungsärmerer Psychopharmaka, haben die Psychiatrie wieder näher an die allgemeine Medizin herangeführt. Die verbesserten Kenntnisse von der multikonditionalen Genese vieler psychiatrischer Syndrome zwingt sie zu engerer Kooperation mit somatischen medizinischen Disziplinen. Insofern nimmt die Bedeutung dieses Problemkreises in letzter Zeit zu.

Akute Situationen bei Patienten, deren Problematik sich den Punkten 2 und 3 bzw. b) und c) zuordnen läßt, werden mit dem komplexen Begriff der *psychischen bzw. psychosozialen Krise* verbunden, Techniken ihrer Behandlung werden als *Krisenintervention* zusammengefaßt. Im einzelnen handelt es sich um intensive Psychotherapiemaßnahmen (konfliktaufdeckende, stützende, verhaltensmodifizierende, angstlösende Ansätze), oft in Kombination mit konkreten Hilfen im sozialen Feld durch Sozialarbeiter und Beratungsdienste verschiedenster Art. Der psychiatrische Krisenbegriff umfaßt sehr heterogene Ereignisse, wie eine depressive Erlebnisreaktion, einen Suizidversuch nach Partnerverlust, die Kündigung eines Arbeitsverhältnisses bei einem Alkoholiker, Ehekonflikte oder Reifungskrisen. Die epidemiologisch nachgewiesene enge Verknüpfung von physischer und psychischer Morbidität stützt die Erfahrung, daß psychisch Kranke, aber auch schwer körperlich Erkrankte, eine erhöhte Vulnerabilität für psychosoziale Stressoren besitzen, ihre „Krisenanfälligkeit" ist gegenüber prämorbid Gesunden gesteigert. Umgekehrt verbinden sich psychosoziale Krisen häufig mit somatischen Schädigungen (z.B. Schlafmittelvergiftung in suizidaler Absicht, Entwicklung von Suchtleiden).

Daraus ist die therapeutisch wichtige Schlußfolgerung zu ziehen, daß psychiatrisch-medizinischer Notfall und psychosoziale Krise sehr häufig auch von behandlungsbedürftigen Symptomen der komplementär anderen Störungsdimension begleitet werden. Ihre unterschiedliche Gewichtung verlangt den Einsatz verschiedenartiger Einzelmaßnahmen, aber auch differente organisatorische Systeme psychiatrischer Akutbehandlung.

Im folgenden Abschnitt werden sechs psychiatrisch wichtige Syndromgruppen vorgestellt, deren Kenntnis für die psychiatrische Akut- und Intensivbehandlung unbedingt notwendig ist. Wir folgen hierbei einem Gliederungsmuster von LAUTER (16). Dargestellt werden jeweils zunächst die diagnostischen Kennzeichen der Störungsgruppe (Syndromdeskription: D), danach syndromgenetische Aspekte und Manifestationsbedingungen (Ätiopathogenese: Ä), schließlich die dazugehörenden Therapieempfehlungen (Th).

Psychiatrische Syndrome mit akuter Behandlungsindikation

Bewußtseinsstörung

Einer begrifflichen Einteilung BLEULERS (4) folgend, unterscheiden wir zwischen Formen verminderten, veränderten und auf vereinfachtes psychisches Leben reduzierten Bewußtseins.

Bewußtseinsverminderung

D: Die Bewußtseinshelligkeit (Wachheit) ist reduziert oder aufgehoben. Leichte Formen werden als Benommenheit oder Schläfrigkeit (Somnolenz) bezeichnet: Der Betroffene wirkt dösig und schläfrig, kann aber durch lautes Ansprechen noch zu langsamen Reaktionen gebracht werden. Im Sopor ist der Patient erheblich benommen; nur noch starke Schmerzreize (z.B. Kneifen) erwecken ihn kurzzeitig. Im Präkoma liegt Bewußtlosigkeit vor; der Kornealreflex und die Muskeleigenreflexe sind noch auslösbar. Sind sie erloschen, spricht man vom Vollkoma (Lebensgefahr!).
Ä: Ursachen sind Vergiftungen (Schlafmittel!), Enzephalitiden, Traumen, Hirndrucksteigerung, Stoffwechselstörungen bei schweren Körperkrankheiten (Leber, Niere), Hypo- und Hyperglykämie usw.
Th: Schnellstmögliche Abklärung der organischen Ursachen, um syndromgenetisch gezielte Maßnahmen einleiten zu können. (Bei bewußtlos Aufgefundenen nach leeren Medikamentepackungen fahnden!) Laufende Kontrolle des Bewußtseinszustandes bei leichten Stadien der Störung.

Bewußtseinsveränderung

Zur Minderung der Bewußtseinshelligkeit treten produktive psychische Symptome (Sinnestäuschungen, Denkstörungen) psychomotorische Unruhe und somatische Störungen hinzu.

Delir

Eine der wichtigsten, weil häufigsten Formen akut behandlungsbedürftiger Bewußtseinsstörungen.
D: Charakteristische Vorboten des Delirs (*Prädelir*) sind nächtliche Unruhe, Bericht über schreckhafte „Träume" (beginnende flüchtige Sinnestäuschungen), Schlaflosigkeit, Schweißausbrüche, Herzklopfen, Schwächezustände, feinschlägiger Tremor der Hände, gelegentlich epileptische Anfälle. Das voll ausgebrochene Delir (besonders typisch beim Alkoholdelir: Delirium tremens) zeigt Bewußtseinstrübungen mit Orientierungsverlust über Raum und Zeit, illusionäre Verkennungen der Umgebung und optische Trugwahrnehmungen (z.B. halluzinierte kleine bewegliche Tierchen, Fäden, Flocken), starke Suggestibilität, Bewegungsdrang (Bettflucht, Gefahr der Selbstverletzung!), Tremor, Schwitzen, Kreislaufstörungen. Dauer 2–5 Tage.
Ä: Aus dem Erscheinungsbild allein kann nicht auf die zugrunde liegende pathophysiologische Ursache geschlossen werden. Die meisten Delirien treten nach Entzug von Alkohol, Schlaf- und Schmerzmitteln auf. (Es gibt aber auch Delirien bei kontinuierlichem Trinken.) Andere Delirursachen finden sich bei alten Menschen mit zeitweise gestörter Hirndurchblutung (Zerebralsklerose), nach Operationen (Aufwachdelir), bei Anwendung zentralwirksamer Pharmaka (z.B. Antidepressiva, Neuroleptika), bei vielen schweren Körperkrankheiten, bei hohem Fieber u.ä.m.
Th: Wegen erheblich gefährdeter Vitalfunktionen und drohender Selbstschädigung (nicht Fremdgefährdung!) ist klinische Behandlung unbedingt notwendig. Die Mortalitätsrate ist noch immer hoch (über 5%). Schneller, bei Alkohol sofortiger Entzug toxischer Substanzen (also z.B. keine Behandlung des Alkoholdelirs mit Alkohol!), internistische Behandlung (Stützung von Herz- und Kreislauf, Lebertherapie), Flüssigkeitszufuhr, Sedierung durch stark potente Neuroleptika (z.B. Haldol 1 bis 2 Ampullen i.v.), die in letzter Zeit gegenüber der Behandlung mit Chlormethiazol (Distraneurin) bevorzugt empfohlen werden. Chlormethiazol sollte nur zur akuten Delirbehandlung oder im Prädelir und wenn möglich nur oral (2–4 Kapseln, Höchstdosis 8 g täglich) und nicht länger als 14 Tage gegeben werden, da neben atemdepressiven und blutdrucksenkenden Nebenwirkungen bei längerer Verordnung auch Suchtgefahr besteht.

Dämmerzustände

D: Das Bewußtsein ist weniger vermindert, als vielmehr röhrenförmig eingeengt, traumartig verändert, so daß die Umwelt nicht voll erfaßt werden kann. Die Patienten wirken geistesabwesend, in leichten Fällen auch unauffällig. Sinnvolles Handeln gelingt oft nicht mehr. In seltenen Fällen sind komplexe Handlungsabläufe noch möglich (geordneter Dämmerzustand). Als Folge szenischer Halluzinationen mit schreckhaftem Inhalt kann es (im organischen Dämmerzustand) zu explosiven Gewalttätigkeiten kommen. EEG-Untersuchung ist angezeigt.

Ä: Organisch bedingte Dämmerzustände nach epileptischen Anfällen, nach Hirntraumen und anderen organischen Hirnschädigungen. Unter Alkoholeinfluß bei hirngeschädigten und abnormen Persönlichkeiten („pathologischer Rausch"). Psychogene Dämmerzustände als abnorme Reaktionsform, z.B. nach Unfällen, bei Katastrophen (Erdbeben), bei hysterischer Neurose mit Neigung zu dissoziativen Bewußtseinsstörungen.

Th: Klinikeinweisung, da das Verhalten nicht prognostizierbar ist, Eigen- und Fremdgefährdung besteht und eine eventuell organische Grundkrankheit abgeklärt werden muß.

Syndrome „vereinfachten psychischen Lebens"

Die psychischen Leistungen erscheinen nicht grob gestört, laufen aber auf einem primitiveren Differenzierungsniveau ab: Die Vereinfachung ist durch Verarmung des Erinnerungs- und Vorstellungsschatzes und vor allem des denkerischen Gestaltungsvermögens gekennzeichnet. Die Entdifferenzierung des Empfindens äußert sich zwischen den Polen großer Stumpfheit und plumper maßloser Erregung auf grobe Eindrücke (4).

Korsakow-Syndrom

Als wichtigstes Beispiel dieser Syndrome sei die Korsakow-Psychose genannt.

D: Es handelt sich um eine Sonderform des sogenannten organischen Psychosyndroms: Trias von ausgeprägter Merkschwäche, Desorientiertheit und Konfabulation (Ausfüllen von Gedächtnislükken mit Erfundenem). Häufig kombiniert mit Reizbarkeit, grobem Schimpfen und kritikloser Lustigkeit im Wechsel.

Ä: Häufig als Nachkrankheit bei Zuständen schwerer Bewußtseinsminderung oder der Bewußtlosigkeit. Typisch bei chronischem Alkoholismus im Anschluß an das Delirium tremens. Ausheilung noch nach wochenlangem Bestehen möglich (4), aber auch Ausgang in schwere Demenz.

Th: Neben die Behandlung der körperlichen Grundkrankheit tritt gleichrangig die ständige Beaufsichtigung und Fürsorge für den hilflosen Kranken. Geduldige Vermittlung von Informationen über Raum, Zeit und Behandlungsmaßnahmen; Beschäftigungstherapie, soziale Maßnahmen.

Erregungszustände

Es handelt sich um eine erscheinungsbildlich vielgestaltige, auch ätiologisch unterschiedliche Gruppe akut behandlungsbedürftiger Phänomene, in deren Zentrum dramatische, die Umwelt sehr beeindruckende Formen der Antriebssteigerung stehen.

Schizophrene Erregungszustände

D: Akute Ausbrüche schizophrener Episoden werden häufig von Schreien, Toben, Kleiderzerreißen oder dem Ausdruck erstarrter Motorik bei spürbar erhöhter affektiver Spannung begleitet *(Katatonie)*. Extreme Formen mit hohem Fieber und Kreislaufkollaps können, unbehandelt, ad exitum kommen (*perniziöse Katatonie*); sie sind heute sehr selten geworden. Die Erregung des Kranken hängt mit anderen schizophrenen Symptomen zusammen: Er fühlt sich wahnhaft beeinflußt, in seinem Denken chaotisch verwirrt, von Trugwahrnehmungen, z.B. halluzinierte Stimmen, Körpermißempfindungen, in Panik getrieben; gelegentlich kann er helfende Personen und Angehörige als Teufel u.ä. verkennen und aggressiv abwehren. – Hochgradige Erregung mit bizzaren motorischen Erscheinungen (z.B. Grimassieren) und Sinnestäuschungen sind für Katatonie charakteristisch. Die perniziöse Katatonie kann erscheinungsbildlich mit einer akuten Enzephalitis verwechselt werden.

Ä: Die Ursachen der Schizophrenie sind noch nicht endgültig geklärt. Ein Zusammenwirken von genetischer Disposition und verschiedenen Umweltfaktoren ist gesichert. Häufig führen zwischenmenschliche Spannungen zum Psychoseausbruch; Rezidive stehen aber auch mit vielen anderen unspezifischen Belastungsfaktoren in Zusammenhang.

Th: Sofortige Aufnahme in einer geschlossenen psychiatrischen Abteilung. Medikamentöse Behandlung (s. am Schluß dieses Abschnitts). Perniziöse Katatonien stellen eine Indikation zur Elektrokrampfbehandlung dar.

Manische Erregungszustände

D: Gelegentlich im Anschluß an eine depressive Stimmungsphase, aber auch ohne vorhergehende Auffälligkeiten werden die Patienten kritiklos euphorisch, zeigen gesteigerten Unternehmungsdrang (Reisen, Geldausgeben, sexuelle Aktivitäten), reden pausenlos und ideenflüchtig, rauchen

und trinken vermehrt, reagieren gereizt auf Widerspruch oder auf den Versuch, ihnen die Behandlungsbedürftigkeit ihres gehobenen Selbstgefühls und ihrer krankhaften Antriebssteigerung klarzumachen. Schlafen, Essen und Körperpflege werden als lästige Unterbrechungen empfunden und vernachlässigt. Obwohl sich die Patienten nicht selten in Streitigkeiten verwickeln, sind schwere Gewalttaten sehr ungewöhnliche Folgen einer Manie (5).
Ä: Oft im Wechsel mit depressiven Phasen (*Zyklothymie*). Die genauen Entstehungsbedingungen sind noch unbekannt. Wahrscheinlich handelt es sich um genetisch prädeterminierte biochemische Störungen.
Th: Sehr schwere Formen zwingen zur psychiatrischen Hospitalisierung gegen den Willen des Patienten, da Verwahrlosung und Eigengefährdung (z. B. wirtschaftlicher Ruin) drohen. Medikamentöse Sedierung und Abschirmung erregungssteigernder Außenreize sind notwendig. Einleitung einer Rezidivprophylaxe mit Lithiumsalzen.

Organisch bedingte und toxische Erregungszustände

Bei älteren und hirnorganisch geschädigten Menschen (z. B. mit Zerebralsklerose) können Stoffwechselentgleisungen, Blutdruckschwankungen, der Einsatz stark wirksamer Pharmaka (z. B. Diuretika) abrupte Dosisänderung gewohnter Medikamente u. a. Anfälle von Unruhe und Verwirrtheit provozieren.
Ferner hat der erheblich angestiegene mißbräuchliche Konsum psychotroper Substanzen (nicht nur von solchen mit antriebssteigernder Wirkung) zu einer Zunahme pharmakogener Erregungs- und Verwirrtheitszustände geführt, die gewöhnlich durch akzidentelle (auch den Ausbruch von Delirien begünstigenden) Ereignisse (z. B. interkurrierende Erkrankungen, Unfälle, Entzug des Pharmakons oder Suchtmittels usw.) ausgelöst werden.
Th: Da die Erregung Epiphänomen einer komplexen Stoffwechselstörung oder Vergiftung ist, muß schnelle Abklärung und Behandlung auf einer Entgiftungsstation oder einer internistischen Abteilung erfolgen. Gegebenenfalls ist ein psychiatrischer Konsiliarius hinzuzuziehen. Erregungsdämpfung am besten durch Butyrophenone (z. B. Haldol parenteral). Keine Barbiturate und kein Chlormethiazol geben, da die Gefahr einer Potenzierung toxischer Substanzen besteht.

Psychogene Erregungszustände

Im Rahmen sogenannter abnormer Reaktionen kann es bei disponierten Personen (z. B. mit gesteigerter Reizbarkeit und reduzierter Frustrationstoleranz nach Hirnschäden; bei bestimmten Persönlichkeitsvarianten) oft unter Drogen-/Alkoholeinfluß, aber auch bei Gesunden in Situationen extremer seelischer Belastung (z. B. unerwarteter Freiheitsverlust; Katastrophen) zu Erregungen kommen, die mit Selbst- und Fremdgefährdung verbunden sein können.
Th: Beruhigendes ärztliches Gespräch; Ablenkung vom erregungsstimulierenden Thema; chemische Beruhigung durch Tranquilizer, z. B. Diazepam (Valium), das auch muskelentspannend wirkt, oder Anxiolytika, da sich der Erregung oft Angst beimischt.

Zur medikamentösen Sedierung schwerer Erregung

Bei psychotischen Erregungszuständen, aber auch bei diagnostisch noch ungeklärten Formen, die sofortiges Handeln erfordern, wird man bei Verordnung initial stark dämpfender Neuroleptika kaum etwas falsch machen. Bewährt haben sich Phenothiazinderivate mit aliphatischer Seitenkette, z. B. Lävomepromazin (Neurocil), weitere tricyclische Neuroleptica, wie z. B. Chlorprothixen (Truxal), Clophenthixol (Ciatyl) und namentlich die Butyrophenonderivate (z. B. Haldol).
Im Gegensatz zur Anwendung von Hypnotika führt eine Überdosierung von Neuroleptika nicht zu schneller Bewußtlosigkeit und Atemlähmung. Es sind jedoch kardiovaskuläre (Hypotonie, Herzrhythmusstörungen) und dyskinetisch extrapyramidale Nebenwirkungen, vor allem ein pharmakogenes Parkinson-Syndrom (vor allem Akinese, weniger Rigor und Tremor) zu beachten, die durch Kreislaufmittel und Akineton i. v. abgefangen werden können. Neuroleptika, hochdosiert, können gelegentlich einen Symptomkomplex bewirken, der mit Akathisie (Trippeln, Unfähigkeit stillzusitzen), Schlaflosigkeit und Umtriebigkeit beginnt und in eine psychomotorische Erregtheit führt. Die Medikamente sollten dann abgesetzt und die Erregung durch ein Neuroleptikum ohne extrapyramidalmotorische Nebenwirkung (z. B. Clozapin) gedämpft werden (3).

Schwere Depression und akute Suizidalität

Das *depressive Syndrom*, am deutlichsten ausgeprägt in der psychotischen Form der endogenen Depression, baut sich aus folgenden drei Leitsymptomen auf, die gleichzeitig Zielsymptome psychopharmakologischer Behandlungen sind:

1. Die depressive Grundstimmung (Freudlosigkeit bis Verzweiflung, Minderwertigkeits- und Schuldgefühle),
2. Angst und Gefühl innerer Spannung (besonders bei der *agitierten Depression*),
3. Antriebshemmung (erlebt als Entschlußlosigkeit, Müdigkeit ohne Durchschlaffähigkeit, Denkhemmung).

Dazu treten zahlreiche variable somatische und vegetative Mißempfindungen, sogenannte Vitalstörungen, auf (z.B. Kopf- und Muskelschmerzen, Herzbeklemmung, Magendrücken, Appetitlosigkeit, Libidoverlust usw.), weswegen viele Depressive zunächst nichtpsychiatrische Ärzte aufsuchen (*larvierte Depression*). Vorrangiges Akutproblem bei Depressiven ist die Suizidalität, auf die näher eingegangen werden muß.

Selbstmordhandlungen gehören zu den ernstesten Gefahren in der Psychiatrie, die Abschätzung des *Suizidrisikos* zu den schwersten Aufgaben des Psychiaters. Der Suizid ist die dritthäufigste Todesursache der Bevölkerung im Alter zwischen 15 bis 45 Jahren (19). Suizidversuche sind weitaus häufiger. Der Anteil der Psychotiker an vollendeten Suiziden ist höher als der an Suizidversuchen; bei den letzteren überwiegen Menschen mit depressiven Reaktionen und depressiven Neurosen.

D: Sichere diagnostische Kriterien zur Bestimmung des Suizidalitätsgrades gibt es nicht. Die meisten Patienten teilen Selbstmordabsichten ihrer Umgebung vorher mit; bei Verdacht sollte man jeden Patienten offen auf diesbezügliche Phantasien und Pläne ansprechen! Frühere eigene Selbstmordversuche, gelungene Suizide in der Familie und Bekanntschaft, starke ängstliche Unruhe, erhebliche aggressive Spannungen, schwere Schuldgefühle, fehlende mitmenschliche Kontaktmöglichkeiten u.a. erhöhen das Tatrisiko; eine enge Beziehung zum Arzt und Bindungen an Angehörige (denen man dies nicht antun will) reduzieren das Risiko.

Ä: Grundsätzlich muß bei jeder ausgeprägten Depression an die Selbstmordgefahr gedacht werden. Bei endogenen Depressionen sind Beginn und Ende einer Phase gefährdeter als ihr Höhepunkt, wo gewöhnlich der Antrieb stark gehemmt ist.

Th: Zahlreiche endogene Depressive und alle akut Suizidgefährdeten ohne ausreichende Überwachung außerhalb der Klinik müssen zu ihrem Schutz auf eine geschlossene psychiatrische Abteilung eingewiesen werden. Bei der Behandlung mit Thymoleptika ist darauf hinzuweisen, daß diese die stimmungsaufhellende Wirkungskomponente in unterschiedlichem Maße mit antriebssteigernden oder sedierenden und anxiolytischen Wirkungsanteilen kombinieren. Eine agitiert-ängstliche Depression darf ohne den Schutz der Klinik nicht mit einem stark antriebsstimulierenden Antidepressivum (z.B. Tofranil, Pertofran) behandelt werden, da die Suizidgefahr dabei ansteigt. Dämpfende Antidepressiva sind z.B. Amitriptylinpräparate (Saroten, Laroxyl) und Doxepin (Aponal, Sinquan). Schlafmittel dürfen nur in kleinen Mengen verschrieben werden. Bei ambulanter Behandlung sind häufige, fest ausgemachte Termine und der schnelle Aufbau einer guten Arzt-Patient-Beziehung besonders wichtig.

Wahn und Sinnestäuschungen

D: Im Wahn bezieht der Kranke Ereignisse (auch alltäglicher Art) auf neuartige intensive Weise auf sich; er „weiß", daß man ihn bespitzelt, verfolgt, vergiftet, daß seine Frau ihn ständig betrügt, daß der Weltuntergang bevorsteht u.ä., ohne daß es irgendwelcher Beweise bedarf. Die Freiheit, von solchen Überzeugungen abzurücken, den „Überstieg" in ein anderes Beziehungssystem zu vollziehen, ist verlorengegangen; Gegenargumente sind fruchtlos. Die Wahnbildung ist häufig mit Trugwahrnehmungen (Halluzinationen) verbunden (*paranoid-halluzinatorisches Syndrom*): Der Kranke hört, wie vor der Türe über ihn geflüstert wird; Stimmen dringen aus der Wand; Gas strömt durchs Schlüsselloch; das Essen schmeckt bitter; Lichtblitze hindern ihn am Schlafen. Das eigene Handeln und Denken kann, z.B. in der Schizophrenie, den Aspekt der Ich-Haftigkeit verlieren: Der Kranke fühlt sich wie eine Marionette, von fremden Mächten manipuliert, hypnotisch kontrolliert u.ä. Wahnideen können sich zu einem systematisierten Wahngebäude zusammenschließen, das dem Kranken helfen mag, das psychotisch abgewandelte und verzerrte Erleben zu strukturieren und zu rationalisieren.

Ä: Wahn und Sinnestäuschungen treten bei vielen psychischen Erkrankungen auf. Bei klarem Bewußtsein und fehlender körperlicher Erkrankung sind sie auf Schizophrenie hoch verdächtig (typisch sind hier akustische Halluzinationen in Gestalt von Stimmen, körperliche Trugwahrnehmungen, Beziehungs- und Verfolgungswahn). Optische Halluzinationen und Personenverkennung sowie flüchtige Wahnbildungen wechselnden Inhalts, verbunden mit Bewußtseinsveränderungen, sind für psychotische Komplikationen organischer Krankheiten (s. die unter „Bewußtseinsveränderung" genannten Symptome) charakteristisch. Seltener sind *Halluzinosen* ohne Bewußtseinsstörung und ohne

Wahn (z.B. Alkoholhalluzinose). Sinnestäuschungen mit Desorientiertheit finden sich auch unter besonderen medizinischen Behandlungsbedingungen auf nichtpsychiatrischen Stationen, so etwa bei Immobilisierung, Reizmonotonie, Kontaktmangel, in ängstigenden Situationen, z.B. auf Intensivbehandlungsstationen (sog. Wachstationspsychose).
Th: Bei schizophrener Genese sind hochpotente Neuroleptika, z.B. aus der Butyrophenonreihe, das Mittel der Wahl. Bei schwerer Wahnstimmung ist Einweisung in eine Fachklinik ratsam. Bei exogener Genese (organische Psychosen) ist die Behandlung des Grundleidens vorrangig. Bei psychogener Ursache helfen supportive Psychotherapie und geduldig wiederholte Informationen über die Situation, in der sich der Kranke befindet.

Angstsyndrome

Viele Psychosen und die meisten Neurosen werden von Angst begleitet. Angst erfaßt den ganzen Menschen. Sie wird als seelisches (unlustvoller Zustand starker Erregung und beengender Spannung) und zugleich als körperliches Phänomen (Herzklopfen, Zittern, Harndrang, motorische Unruhe usw.) erfahren. Nach ihrer Entstehung lassen sich unterscheiden: *Realangst* bei Gefahrensituationen; *Vitalangst*, z.B. bei Sauerstoffmangel; *Existenzangst; psychopathologische Angstformen,* z.B. die Phobie. Wir beziehen uns im folgenden vor allem auf die letzte Gruppe.

Angstneurose

Die Patienten fühlen sich, ohne eine reale Gefahr zu erkennen, anfallsartig von „frei flottierender Angst" überfallen, die sich bis zur Panik steigern kann. Körperliche und psychische Angstsymptome sind unterschiedlich kombiniert. Hilfe wird oft bei Nichtpsychiatern wegen der körperlichen Angstäquivalente gesucht.

Phobien

Bindet sich die Angst an Situationen, Dinge oder Erwartungen, dann spricht man von phobischer Angst. Durch Vermeidung der Angstauslöser (z.B. Fahrstuhl, freie Plätze, Menschenansammlungen, Messer usw.) bleiben die Patienten relativ angstfrei; die Phobien neigen aber zur Ausweitung auf benachbarte Situationen und Objekte (aus einer Autophobie wird eine Straßenangst). Der Internist sieht viele *Herzphobiker,* die unter dem Verdacht auf Herzinfarkt als Notfall eingewiesen werden. Es handelt sich um die panikartige Befürchtung, das Herz könne stehenbleiben. Außer Schweißausbruch und Tachykardie (langsamer als bei paroxysmaler Tachykardie), Beklemmungsgefühl, leicht erhöhtem Blutdruck (!) finden sich keine körperlichen Befunde. Große Gefahr der Chronifizierung nach dem ersten Anfall, Entwicklung von Einschlafstörungen (aus Erwartungsangst). Oft überängstliche Vermeidung jeglicher körperlicher Anstrengungen.

Psychotische Angstzustände

Bei akuten Schizophrenien, manchen akuten organischen Psychosen und schweren endogenen Depressionen ist Angst typisches Begleitsymptom. Es ist hier z.B. Folge psychotisch verzerrter Wahrnehmungen und Veränderungen des Ich-Erlebens, bei Depressiven auch verstärkt durch die schuldhaft verarbeitete Erkenntnis, hinter Leistungsanforderungen zurückzubleiben. Die psychotische Angst kann sich in heftigen Erregungszuständen äußern (Katatonie) oder in ständigem Umherwandern und Jammern (agitierte Depression).

Angst bei nichtpsychiatrischen Krankenhauspatienten

Viele Patienten im modernen Großkrankenhaus geraten in Angstkrisen, da sie sich von manchen Untersuchungs- und Behandlungsmethoden überwältigt, geschädigt, in extreme Abhängigkeit gebracht oder in dem unübersichtlichen Dienstleistungsbetrieb desorientiert fühlen. Die Angst kann sich in vermehrter Unruhe, Schlafstörungen, erhöhtem Schmerzmittelverbrauch, in aggressiver Reizbarkeit oder Behandlungsabbruch äußern.
Th: Extreme Angstformen müssen mit Tranquilizern (oder Neuroleptika in niedriger Dosierung) zum Abklingen gebracht werden. Besonders wichtig ist jedoch die immer noch grob unterschätzte Bemühung von Arzt und Schwester, die Untersuchungsbefunde, Laborwerte, die diagnostischen und prognostischen Überlegungen sowie die Therapiemaßnahmen in den Erlebnishorizont und die Erfahrungswelt des Kranken zu transponieren. Dazu bedarf es der Bereitschaft, den Patienten nicht als unmündiges Kind, sondern als Partner anzusprechen und seine Fähigkeit zur Mitarbeit zu aktivieren. Damit kann er auch Unangenehmes und Gefährliches besser ertragen, ohne in schwere Angst zu geraten.

Akute Erschöpfungsreaktionen

Ein häufiger Grund, die schnelle Hilfe, namentlich des niedergelassenen Arztes zu suchen, sind somatopsychische Syndrome, deren Achsensyndrom die Erschöpfung ist.

D: Über Tage und Wochen entwickelt sich das Gefühl, alltägliche Aufgaben nicht mehr bewältigen zu können. Körperliche Symptome, wie Müdigkeit (ohne im Schlaf Entspannung finden zu können), Schlafstörungen, funktionelle Magen-Darm-Beschwerden, Schwindel, Kopfdruck, Herzklopfen u.ä. verflechten sich mit psychopathologischen Symptomen wie Apathie, Interesseverlust, Konzentrationseinbuße, gesteigerte nervöse Reizbarkeit, deprimierte Stimmung, Launenhaftigkeit und anderes in unterschiedlich akzentuierter Weise. Ein, oft geringfügiges, zusätzliches Streßerlebnis meist seelischer Natur (z.B. ein kränkendes Wort) kann dann zur akuten Dekompensation führen: Charakteristisch sind heftiges Weinen oder aggressives Schimpfen, zielloses Weglaufen, Einschließen ins Zimmer, nicht selten auch die Einnahme größerer Mengen von Sedativa oder Hypnotika, um endlich Ruhe zu finden. Der Volksmund spricht vom „Nervenzusammenbruch" oder vom „Durchdrehen". Medizinische Begriffe dafür sind „hyperästhetisch-emotioneller Schwächezustand" (Syndrom gereizter Schwäche), „psychovegetatives Erschöpfungssyndrom", „allgemeines psychosomatisches Syndrom".
Ä: Nach schweren Infektionskrankheiten, Operationen oder nach Schädel-Hirn-Traumen. Nicht selten bei asthenischen Persönlichkeiten in Überforderungssituationen. Besonders oft bei unbewältigten Lebenskonflikten, die dem Betroffenen gewöhnlich nicht klar bewußt sind. Solche Konflikte erwachsen vielfach aus früheren neurotischen Konflikten oder schlecht bewältigten Krisen, die das Bewältigungsrepertoire („coping-behavior") des Patienten für Lebensprobleme geschmälert haben.
Th: Nach körperlichen und seelischen Erschöpfungsursachen forschen. Bei somatischer Genese nützen roborierende Maßnahmen sowie stufenweise ansteigende körperliche Belastungen, eventuell im Rahmen eines Kuraufenthaltes; ermutigende und stimulierende (nicht regressionsfördernde!) Zuwendung. Bei Einschlafstörungen und begleitender Angst sind vorsichtig dosierte Tranquilizer sinnvoll; bei längerer Dosierung besteht aber immer die Gefahr der Abhängigkeit! Lebenskonflikte sollten angesprochen und in Einsicht vermittelnden psychotherapeutischen Gesprächen bearbeitet werden. Autogenes Training empfiehlt sich zur Behandlung funktioneller somatischer Störungen.

Syndromübergreifende Gesichtspunkte von Diagnostik und Therapie

Aufgrund seiner Ausbildung neigt der Psychiater dazu, psychische Symptome und soziale Probleme stärker wahrzunehmen und zu behandeln als die möglicherweise zugrunde liegenden körperlichen Krankheitsprozesse, die umgekehrt vom Nichtpsychiater vorrangig aufgeklärt und (oft unter Vernachlässigung emotionaler Begleitprozesse) therapiert werden.
Allgemein gilt: Je dramatischer die psychopathologischen Symptome sind, um so stärker liegt der therapeutische Schwerpunkt auf symptombezogene Maßnahmen, z.B. der Sedierung, der Anxiolyse, der psychotherapeutischen Zuwendung usw. Je deutlicher ein Zusammenhang mit pathophysiologischen Prozessen (Störungen der Blutzusammensetzung, der Blutzirkulation, des Hirnstoffwechsels) erkennbar ist oder dringend zu vermuten steht, z.B. bei Zuständen „verminderten Bewußtseins", um so dringender müssen diagnostische Maßnahmen die körperlichen Bedingungen aufdecken, um durch deren Beseitigung die oft lebensgefährliche Situation syndromgenetisch wirksam zu bereinigen (11).
Psychosoziale Notlagen müssen sorgfältig nach folgenden Richtungen abgeklärt werden: Psychopathologischer Befund beim Patienten; Ausgangspunkt (Anlaß) der aktuellen Krise (z.B. Familie oder Arbeitsplatz); prämorbide Risikobereitschaft des Betroffenen (z.B. Psychosenanfälligkeit, Suizidversuche in der Vorgeschichte usw.) und dessen noch verbliebene Fähigkeiten zum Problemlöseverhalten (coping-behavior); Hilfsmöglichkeiten, die sich in dieser Situation mobilisieren lassen. Damit kann das Ziel der Krisenintervention kurzfristig und realistisch abgesteckt und in die Tat umgesetzt werden (10). In schwereren Zuständen und psychosozial bedingten Krisen wird eine medikamentöse Beruhigung und Schlafförderung nicht zu umgehen sein. Umgekehrt ist noch viel zu wenig bekannt, daß auch primär pathophysiologisch bedingte somatopsychische Notfallsyndrome (z.B. zerebralsklerotische Verwirrtheitszustände, postoperative Delirien, Psychosen auf Intensivstationen usw.), in denen sich auch die seelische Auseinandersetzung des körperlich Kranken mit seinem Schicksal Ausdruck verschafft, durch freundliche, geduldige Zuwendung, durch wiederholte klare Informationen und Ermutigung des Kranken gebessert werden können (4).

Schwere psychische Verhaltensstörungen belasten auch die Angehörigen eines Kranken in erheblichem Maße. Trotzdem entschließen sie sich häufig nur unter großen Skrupeln, den Patienten in eine psychiatrische Abteilung einweisen zu lassen. Im Gespräch mit der Familie sollte der Arzt nicht nur eine Chance zur Erhebung fremdanamnestischer Daten, sondern auch zur therapeutischen Beeinflussung (Aufklärung und Beratung, Entlastung von Schuldgefühlen) sehen und nutzen.

Organisationsformen psychiatrischer Intensivbehandlung

In den letzten Jahrzehnten hat sich die Abgrenzung einer „psychiatrischen Intensivbehandlung"* von der übrigen stationären und ambulanten Behandlung international eingeführt und zu verschiedenartigen Termini und Organisationsformen geführt. Der 1975 vorgelegte Enquête-Bericht der Bundesregierung über die Lage der Psychiatrie in der BRD empfiehlt zur umfassenden Versorgung eines Standardversorgungsgebietes die Einrichtung einer Intensivstation in psychiatrischen Krankenhäusern, „... um die Versorgung von Suizidfällen, Vergiftungen, schweren körperlichen Komplikationen, wie z.B. Delirien, Komata usw. sicherzustellen". Begriffe wie „intensive-care-unit", „delirium-ward", „toxicological clinic" verweisen vorwiegend auf die medizinische Dimension der psychiatrischen Notfallversorgung und Intensivpflege, während „Kriseninterventionsstationen" sich mit akuten Störungen auf der psychosozialen Dimension befassen. Die psychiatrische Intensivbetreuung wird demnach in zwei Richtungen organisiert:

1. Psychiatrisch-medizinische Notfallstation

Aufgabe: Intensive Behandlung und Beobachtung von Patienten mit organischen (exogenen) Psychosen, z.B. schwere Verwirrtheitszustände, Delirien, Korsakow-Psychosen; psychiatrische Patienten mit organischen Komplikationen verschiedener Art, z.B. Elektrolytentgleisungen, Herzrhythmusstörungen, Stoffwechselproblemen, namentlich bei alten Menschen; Nachbetreuung akut entgifteter Suizidpatienten.

In dieser Indikationsgruppe sollten auch intensive körperliche Behandlungsverfahren in der Psychiatrie eingeordnet werden, z.B. die Elektrokrampfbehandlung der Katatonie sowie schwerer, medikamentös nicht beeinflußbarer Depressionen, die heute nur unter strengen anästhesiologischen Kautelen durchgeführt werden darf; auch die Infusionsbehandlung mit stark wirksamen Psychopharmaka sowie diagnostische und therapeutisch schwierige Fälle von Polymorbidität bei psychisch Kranken werden heute nicht selten auf psychiatrische Intensivstationen eingewiesen.

Organisation: Problematisch ist vor allem die Frage, wieweit eine derartige Station in der medizinischen Intensivversorgung gehen soll. Spezialtechniken, wie langfristige automatische Stimulation von Herz- und Atemrhythmus, manuelle Beatmung, neurochirurgische Maßnahmen, Dialyse u.a. gehören auf Spezialstationen unter Leitung des Anästhesisten oder Internisten (10). Dorthin wird man, wenn möglich, auch alle Patienten mit unklarer Bewußtlosigkeit und schwere Vergiftungsfälle einweisen, bei denen nichtpsychiatrische Maßnahmen der Notfallmedizin absolut im Vordergrund stehen.

Je weiter eine psychiatrische Klinik mit regionalem Versorgungsauftrag von medizinischen Intensivstationen allgemeiner Krankenhäuser entfernt liegt, d.h. je schlechter die Möglichkeiten zum schnellen Notfalltransport akut körperlich dekompensierter Kranker sind, um so eher bedarf sie einer eigenen Versorgungsstation für die wichtigsten medizinischen Notfälle. Psychiatrische Krankenhäuser im Verbund eines Großklinikums können derartige Patienten auf medizinische Stationen verlegen und dort psychiatrisch mitbehandeln oder umgekehrt sich von Konsiliarärzten der somatischen Disziplinen intensiv beraten lassen.

Das Personal einer psychiatrisch-medizinischen Notfallstation sollte eine Grundausbildung in Techniken der Reanimation und der Überwachung verschiedener physiologischer Parameter besitzen. Optimal ist die Mitarbeit eines Fachinternisten im Team.

2. Kriseninterventionsstation

Aufgabe: Intensive Untersuchung und Hilfeleistung bei Patienten, die in akute psychische und psychosoziale Krisen geraten sind und abnorme seelische Reaktionen zeigen, wie Suizidhandlungen, schwere Angstsymptome, psychogene Stuporen, Erregungszustände u.a.

---

* Der Begriff „Intensivbehandlung" meint hier das enge Zusammenspiel psychiatrischer, neurologischer, anästhesiologischer und internistischer Therapie unter 24-Stunden-Beobachtung. Natürlich gibt es auch andere „intensive" Therapieformen in der Psychiatrie (z.B. die frequente psychoanalytische Behandlung u.ä.)

Organisation: Um die meist komplexen Notsituationen schnell aufklären und kompetent gezielt behandeln zu können, werden die Krisenstationen multidisziplinär geführt: Psychiater, Psychologen, Sozialarbeiter und Pflegepersonen arbeiten eng zusammen, wobei ein Schwergewicht solcher Stationen gewöhnlich auf intensiver Gesprächspsychotherapie und sozialer Hilfe liegt.
Die Effizienz solcher Zentren hängt ab von ihrer Flexibilität, ihrer Begrenzung auf Probleme, zu deren Lösung psychiatrisch-psychotherapeutisches Fachwissen notwendig ist, auf die Beschränkung der Aufenthaltsdauer der Patienten auf einige Tage, um Hospitalismusfehlentwicklungen zu vermeiden und die Behandlungsplätze nicht durch Langzeitpatienten zu blockieren. Eine Gefahr der Kriseninterventionsteams besteht in ihrer gelegentlichen Neigung, sich gruppendynamisch zu sehr in persönliche Probleme zu verwickeln und eine zu wenig sachbezogene Selektion von Patienten zu betreiben.
Kurzfristige stationäre Kriseninterventionen sollten eng mit ambulanten medizinischen und sozialen Diensten zusammenarbeiten. Wo in modernen psychiatrischen Kliniken die regulären Behandlungsstationen über eigene Sozialarbeiter mit Nachsorgemöglichkeiten verfügen, erübrigt sich meist eine eigene Krisenstation (10). Die Bewältigung medizinischer Notfallsituationen und psychosozialer Krisenintervention auf ein und derselben Station bewährt sich nicht.

3. Ambulante Formen psychiatrischer Intensivbehandlung

Aufgabe: Das ganze Spektrum psychiatrisch behandlungsbedürftiger Syndrome und Symptome, sofern diese nicht zu einer unmittelbaren vitalen Gefährdung des Patienten und zu Gesundheitsschäden der Betroffenen in der Umgebung des Patienten führen.
Organisation: In unterentwickelten Gesundheitssystemen, etwa in den Entwicklungsländern, sind mobile Teams von psychiatrisch geschulten Ärzten, Pflegern und Sozialhelfern, die bei Hausbesuchen Krisenintervention leisten oder den Patienten zur Krankenhausbehandlung abholen, von großer Nützlichkeit. In Staaten mit differenziert ausgebauten Gesundheits- und Sozialdiensten geht es hingegen vielmehr darum, die zahlreichen professionellen Hilfsmöglichkeiten (Hausarzt, Facharzt, Familienfürsorge, Sozialamt, Telefonseelsorge, Polizei, Rettungsdienste, Rehabilitationseinrichtungen usw.) nach ihren spezifischen Fähigkeiten einzusetzen und zu koordinieren. In der ersten Versorgungslinie steht hierzulande der Hausarzt, der nicht nur in den meisten Fällen seelischer Probleme von der Bevölkerung als erster konsultiert wird, sondern auch, z.B. bei der Noteinweisung psychisch Kranker zusammen mit Polizei und Sanitätern, erste Hilfe leistet.

Juristische Hinweise

Aus der Vielzahl juristischer Probleme bei psychisch Kranken seien hier lediglich die mit einer Notfallbehandlung zusammenhängenden Rechtsfragen kurz dargestellt.
Die Einweisung in eine psychiatrische Klinik ist für die meisten Patienten mit zahlreichen Ängsten verbunden: vor Freiheitsverlust auf unbestimmte Zeit, vor Elektroschocks (die realiter nur noch sehr selten angewandt werden), vor dem Odium psychiatrischer Behandlung überhaupt. Bei ruhiger Aufklärung über die Notwendigkeit einer stationären Behandlung und die Formen moderner Therapie lassen sich auch widerstrebende Kranke häufig zum freiwilligen Krankenhauseintritt bewegen. (Die Rate zwangsweise Untergebrachter ist in den letzten Jahrzehnten stark zurückgegangen!) Kann der Kranke die akute Behandlungsbedürftigkeit seines Zustandes nicht einsehen, z.B bei schwerer Manie oder bei paranoidem Mißtrauen, und verweigert er eine notwendige intensive Behandlung, dann sind die rechtlichen Voraussetzungen einer *Zwangsunterbringung* zu prüfen.
Eine bundeseinheitliche gesetzliche Regelung der Unterbringung psychisch Kranker gegen ihren Willen steht noch immer aus. Die Unterbringung psychisch Kranker und Suchtkranker wird durch Gesetze der Bundesländer als Ausführungsgesetze zu Artikel 2 Abs. 2 und Art. 1004 Abs. 2 des Grundgesetzes geregelt. Dem Arzt wird empfohlen, die länderspezifischen Bestimmungen beim örtlichen Gesundheitsamt bzw. Amt für öffentliche Ordnung zu erfragen. Dabei sind folgende Voraussetzungen einer gerichtlichen Anordnung der Unterbringung zu prüfen (18):

1. Das Bestehen einer Geisteskrankheit oder Geistesschwäche oder einer psychischen Störung, die einer Psychose gleichkommt, oder einer Suchtkrankheit,
2. die Gefährdung der eigenen oder einer anderen Person oder der öffentlichen Sicherheit und Ordnung,
3. die Unmöglichkeit der Gefahrenabwendung außer durch Unterbringung und
4. das fehlende Einverständnis des Betroffenen oder seines gesetzlichen Vertreters.

In den Bundesländern Berlin, Hamburg, Hessen, Niedersachsen, Rheinland-Pfalz, Saarland und Schleswig-Holstein ist die Unterbringung zulässig, wenn bei einem Suchtkranken wegen bevorstehender Vergiftungserscheinungen eine Entziehungskur unumgänglich ist. Das Baden-Württembergische Unterbringungsgesetz kennt eine „Gefahr für sich" in vermögensrechtlicher Hinsicht vor allem bei Süchtigen. Nur im Gesetz dieses Landes ist auch die Gefahr der Verwahrlosung ausdrücklich aufgeführt, die in einem Abgleiten in einem Zustand der Abnormität und der Hilflosigkeit, aber auch in besonderer Unreinlichkeit von Kleidung und Behausung mit der Gefahr ernster Gesundheitsschädigung zu sehen ist.

Die Unterbringung erfolgt auf Antrag, der in der Regel von den nächsten Angehörigen und von der mit der Fürsorge des Betroffenen befaßten Person oder der Behörde gestellt wird. Dem Antrag ist ein ärztliches Gutachten oder Zeugnis, teilweise aus der Hand eines Amtsarztes, beizufügen. Ist Gefahr im Verzug, dann kann in Bremen, Saarland, Niedersachsen und Rheinland-Pfalz von der sofortigen Begutachtung abgesehen werden; diese Verfahrensweise wird auch in anderen Bundesländern praktiziert. Im Gutachten muß der Arzt über die Art der Gefahr Auskunft geben, eine Diagnose stellen und sich über die Verständigungsmöglichkeit des Kranken äußern. Über Zulässigkeit und Dauer der Unterbringung entscheidet dann ein Richter des zuständigen Amtsgerichts.

Trifft der Arzt in seiner Sprechstunde oder bei einem Hausbesuch auf eine akut geistesgestörte Person und stellt er eine erhebliche Gefahr für Personen oder Sachen fest, dann kann er die Vollzugspolizei um Hilfeleistung bitten. Diese ist nach polizeirechtlichen Vorschriften der einzelnen Länder berechtigt, einen solchen Patienten zum Schutz für Leib und Leben vorübergehend in Gewahrsam zu nehmen, wenn er sich erkennbar in einem die freie Willensbestimmung ausschließenden Zustand oder sonst in hilfloser Lage befindet oder im Begriff ist, sich das Leben zu nehmen, oder wenn er eine unmittelbare erhebliche Störung der öffentlichen Sicherheit und Ordnung bedeutet. Die bloße Lästigkeit scheidet aus (teilweise zitiert nach Mühlig [18]).

Erkennt der Arzt eine vitale Indikation zu einer intensiven psychiatrischen Behandlungsmaßnahme (z.B. die Anwendung der Elektrokrampfmethode bei perniziöser Katatonie), dann darf er ohne Aufklärung und Einwilligung des Patienten oder seines Vertreters die notwendigen therapeutischen Maßnahmen ergreifen.

Literatur

1 Angst, J., T. Dinkelkamp: Die somatische Therapie der Schizophrenie. In: Sammlung psychiatrischer und neurologischer Einzeldarstellungen, hrsg. von W. Scheid, H. J. Weitbrecht, H. H. Wieck. Thieme, Stuttgart 1969
2 Bellak, L., M. Prola u. Mitarb.: Psychiatry in the medical-surgical emergency clinic. Arch. gen. Psychiat. 10 (1964) 267–269
3 Benkert, O., H. Hippius: Psychiatrische Pharmakotherapie, 2. Aufl. Springer, Berlin 1976
4 Bleuler, M., J. Willi, H.-R. Bühler: Akute psychische Begleiterscheinungen körperlicher Krankheiten. Thieme, Stuttgart 1966
5 Böker, W., H. Häfner: Gewalttaten Geistesgestörter. Springer, Berlin 1973
6 Coleman, M. D., J. Zwerling: The psychiatric emergency clinic: A flexible way of meeting community mental health needs. Amer. J. Psychiat. 115 (1959) 980–984
7 Errera, P., G. Wyshak u. Mitarb.: Psychiatric care in a general hospital emergency room. Arch. gen. Psychiat. 9 (1963) 105–112
8 Haase, H.-J.: Therapie mit Psychopharmaka und anderen seelisches Befinden beeinflussenden Medikamenten, 4. Aufl. Schattauer, Stuttgart 1977
9 Häfner, H.: Krisenintervention. Psychiat. Prax. 1 (1974) 139–150
10 Häfner, H.: Krisenintervention und Notfallversorgung in der Psychiatrie. Vortrag auf dem 4. Psychiatrie-Symposion in Landeck/Pfalz am 3. Juni 1977
11 Helmchen, H., H. Hippius: Therapie der organischen Psychosen (incl. Neurolues). In: Psychiatrie der Gegenwart, 2. Aufl. Bd. II/2. Springer, Berlin 1972
12 Hippius, H.: Streß aus der Sicht der Psychiatrie. Therapiewoche 26 (1976) 45–50
13 Kalinowsky, L. B., H. Hippius: Pharmacological, Convulsive and other somatic Treatments in Psychiatry. Grune & Stratton, New York 1970
14 Kielholz, P., R. Battegay: Therapie der akuten Alkoholintoxikationen und des chronischen Alkoholismus. In: Psychiatrie der Gegenwart, 2. Aufl., Bd. II/2.
15 Kienle, G.: Notfalltherapie neurologischer und psychiatrischer Erkrankungen, 2. Aufl. Thieme, Stuttgart 1968; 3. Aufl. 1978
16 Lauter, H.: Akute psychiatrische Erkrankungen, ihre Diagnose und Therapie in der Praxis. Therapiewoche 27 (1977) 2370–2384
17 Meyer, H. H., W. Schmitt: Die Somatotherapie der manisch-depressiven Erkrankungen. In: Psychiatrie der Gegenwart, 2. Aufl., Bd. II/1. Springer Berlin 1972
18 Mühlig, W.: Psychiatrische Notfallsituationen und die Freiheit der Person. In: Therapie mit Psychopharmaka und anderen seelisches Befinden beeinflussenden Medikamenten, hrsg. von H.-J. Haase. 4. Aufl., Schattauer, Stuttgart 1977
19 Schulte, W., R. Tölle: Psychiatrie, 3. Aufl. Springer, Berlin 1975
20 Schwartz, M. D., P. Errera: Psychiatric care in a general hospital emergency room. II. Diagnostic features. Arch. gen. Psychiat. 9 (1963) 113–121
21 Solms, H.: Die Krampfbehandlung. In: Psychiatrie der Gegenwart, Forschung und Praxis, Bd. I/2. Springer, Berlin 1963
22 Witter, H.: Grundriß der gerichtlichen Psychologie und Psychiatrie, Heidelberger Taschenbücher, Bd. 83. Springer, Berlin 1970

50 Neurologische Erkrankungen

Von F. Balzereit

Einleitung

Ätiologisch und pathogenetisch ganz verschiedenartige Erkrankungen des zentralen und des peripheren Nervensystems sowie des neuromuskulären Übergangs und der Muskulatur können Intensivbehandlung notwendig machen; eine größere neurologische Klinik kommt deshalb nicht ohne eine eigene Spezialabteilung bzw. Betten auf einer zentralen Intensivbehandlungsstation eines Krankenhauses aus. Zwar sind die Grundzüge der Pflege und Behandlung etwa die gleichen wie bei der Intensivtherapie anderer Krankheiten; bei neurologischen Erkrankungen müssen jedoch besondere Bedingungen berücksichtigt werden (17).

Dies gilt für die kurzdauernden Hilfeleistungen, etwa bei Intoxikationen, noch mehr aber für die langzeitige neurologische Intensivbehandlung, als deren extremes Beispiel die Poliomyelitis mit womöglich jahrelanger Beatmung genannt sei. Gerade hier, bei den „Langliegern", finden sich die Hauptunterschiede zu dem Krankengut der Intensivbehandlungsstationen anderer Disziplinen. Die Eigenarten neurologischer Krankheiten im Hinblick auf die Extremsituation der Intensivmedizin erfordern spezielle Kenntnisse und damit eine besondere Ausbildung von Ärzten und Pflegepersonal. Deshalb sind für die Intensivbehandlungsstation einer Neurologischen Klinik oder aber für die auf einer allgemeinen Intensivstation verfügbaren neurologischen Betten die Kontinuität in der Leitung, eine Gruppe geschulter Mitarbeiter und zweckmäßige Ausstattung gleichermaßen erforderlich (2).

Allgemeinere Beziehungen der Intensivmedizin zur Neurologie ergeben sich aus der zentralen Regulation aller lebenswichtigen Funktionen und der nervösen Versorgung aller Organe und Körperteile. So ist jedes Koma schließlich ein zerebrales Koma (allerdings wird dieser Begriff heute meist anders gebraucht, s. Tab. 50.1); bei jeder Bewußtseinsstörung, auch z. B. bei kurzdauernder Narkose, sind die peripheren Nerven durch falsche Lagerung, Quetschung und andere mechanische Schädigungen bedroht. Die natürliche, schützende Schmerzreaktion fällt fort. Zirkulationsstörungen und Sauerstoffmangel können schwere, auch bleibende Schäden verursachen, wenn sie nicht rechtzeitig behoben werden (24). Daraus ergibt sich die Bedeutung der sorgfältigen neurologischen Verlaufskontrolle für jede Intensivbehandlungsstation.

Jene Fälle mit zunächst unklarem Krankheitsbild sind nicht selten, bei denen anfangs lediglich die akute Bedrohung erkennbar ist. Blitzschnelles Handeln aus der Erfahrung und Intuition des Arztes und seiner Helfer heraus können dann lebensentscheidend sein für den Patienten; niemals aber dürfen danach die gründliche Untersuchung und die Erforschung der Vorgeschichte unterbleiben, will man nicht Gefahr laufen, falsch zu behandeln, nutzlos künstliche Beatmung über Wochen zu betreiben oder, schlimmer, Entscheidendes zu versäumen. Die Differentialdiagnose z. B. bei der akuten Bewußtlosigkeit muß stets die neurologischen Krankheiten einschließen.

Tabelle 50.1 Intensivbehandlung bei neurologischen Krankheiten

Gehirn	Zerebrales Koma und Lokalsyndrome bei traumatischen Schädigungen, bei vaskulären, neoplastischen, entzündlichen und metabolischen Prozessen des Gehirns und der Hirnhäute, evtl. mit Hirndrucksteigerung
Rückenmark	Querschnittsyndrome bei traumatischen Schädigungen, bei vaskulären, neoplastischen, entzündlichen, metabolischen Prozessen. Schädigung einzelner Funktionssysteme des Rückenmarks
Periphere Nerven	Polyneuropathie, Polyneuritis, Phrenikusparese
Neuromuskulärer Übergang	Myasthenia gravis, Botulismus
Muskulatur	Paroxysmale Lähmung, Polymyositis

Ausdrücklich sei darauf hingewiesen, daß viele Patienten, vor allem bei den nachfolgend besprochenen neurologischen Krankheiten, das zerebrale Koma ausgenommen, bei vollem Bewußtsein sind und über Wochen und Monate kritisch beobachten, jedes Wort der Ärzte und Schwestern hören und wägen, durch eine unvorsichtige Bemerkung aller Hoffnung, die so wichtig ist, beraubt werden können. Liebevolle, bewußte und sichere Führung des Patienten ist notwendig; allen seinen Wünschen darf dabei jedoch nicht nachgegeben werden. Der Wert der tätigen Teilnahme der Angehörigen ist nicht gering einzuschätzen; eine Störung für den Patienten muß jedoch ebenso wie für die anderen Kranken, auch für Ärzte und Pflegepersonal, vermieden werden, technische Einrichtungen müssen gesichert sein. Schließlich sind nicht nur die Grundsätze zu beachten, die die Einschleppung von Infektionen von außerhalb verhindern sollen, sondern es muß Sorge getragen werden, daß bei Patienten mit Infektionskrankheiten (Verdacht genügt!) das Personal geschützt und Streuung der Erreger verhindert werden. Schutzmaßnahmen wie auf einer Infektionsabteilung müssen also jederzeit anwendbar sein!

Zerebrales Koma

Unter diesem Begriff werden alle Zustände von Bewußtlosigkeit zusammengefaßt, die nicht primär durch Krankheiten außerhalb des Schädel-Hirn-Bereiches bedingt sind (wie z. B. Coma diabeticum, Coma uraemicum). Zum zerebralen Koma führen intrakranielle Blutungen, neoplastische, metabolische und entzündliche Prozesse, traumatische Hirnschädigungen (10, 15, 45).

Vaskuläre intrakranielle Prozesse

Gefäßabhängige intrakranielle Prozesse (7, 15, 17, 23, 30, 53), Massenblutung, Infarkt, Venen- und Sinusthrombose, sind im Beginn nicht immer leicht zu differenzieren. Verlauf und Topik des Syndroms erlauben die Diagnose, deren Kenntnis unerläßliche Voraussetzung ist für alle Entscheidungen bezüglich der Intensivbehandlung. Niemals genügt die allgemeine und noch undifferenzierte Diagnose „Apoplexie" oder „Insult".

Das klinische Leitsyndrom der *Minderdurchblutung im Karotis- bzw. Mediabereich*, der häufigsten Ursache einer vaskulären zerebralen Störung, ist die brachiofaziale Lähmung. Häufige Vorsymptome sind Parästhesien an Mundwinkel und ersten beiden Fingern der kontralateralen Seite (wobei die Sensibilitätsstörungen an der Hand manchmal als Zervikalsyndrom verkannt werden). Verdunkelung vor dem homolateralen Auge kann bei Verschluß der A. carotis interna proximal vom Abgang der A. ophthalmica auftreten. Das Bewußtsein bleibt oft erhalten oder ist nur wenig beeinträchtigt. Beginn nicht selten ohne Prodromi, manchmal im Schlaf. Der Blutdruck ist häufiger niedrig, oft auch erst kürzlich medikamentös abrupt stark gesenkt. Die klinische Diagnose wird durch Computertomographie, direktionelle Doppler-Sonographie und EEG, evtl. Carotisangiographie und Hirnszintigraphie gesichert; manchmal ist die Ophthalmodynamographie von Nutzen. Maßgebend ist aber nicht nur der Verschluß eines Gefäßes, sondern das Versagen des Kollateralkreislaufes. Deswegen stehen – neben den allgemeinen Maßnahmen – Untersuchung und Behandlung des Herzens und des Kreislaufes im Vordergrund. Operative Behandlung einer Thrombose im proximalen Abschnitt der A. carotis interna ist nur in der Initialphase nützlich, Beurteilung des Dauererfolges noch umstritten. Die Temporalis-Media-Anastomose ist im allgemeinen der Therapie der zerebralen transitorisch-ischämischen Attacken (TIA) vorbehalten.

Die *Sinusthrombose* (23, 33) führt zu Bewußtseinsstörungen, nicht aber zu Atemstillstand. Das klinische Syndrom ist gekennzeichnet durch Lokalsymptome ohne systematischen Charakter, oft durch heftige initiale, lokalisierte Kopfschmerzen und durch Jackson-Anfälle. In der Vorgeschichte finden sich nicht immer Phlebothrombosen. Intrakranielle Sinus- bzw. Venenthrombosen kommen besonders am Ende der Schwangerschaft und im Wochenbett vor, werden daher manchmal als Eklampsie verkannt. Die angiographische Sinusdarstellung ermöglicht die sichere Diagnose.

Die *Massenblutung* ist mit einer hohen Mortalität belastet. Die Blutung beginnt meist aus den Aa. striolenticulares („Schlaganfallarterien"). Durchgehende kontralaterale Hemiplegie und Sensibilitätsstörung, auch Hemianopsie (Prüfung beim Bewußtseinsgetrübten mit Blinzelreflex!) bestimmen das klinische Syndrom, das sich damit auf kein zerebrales Gefäßgebiet eingrenzen läßt. Ein Hypertonus ist kein verläßliches Symptom: Der Blutdruck kann auch beim Hirninfarkt hoch, er kann bei der Hämorrhagie, offenbar regulatorisch, gesenkt sein. Die Herzkonfiguration ist deshalb zu beachten. Meist treten frühzeitig Bewußtseinsstörungen auf. Erreicht die Blutung den Subarachnoidalraum, bildet sich, wie bei der Aneurysma- oder Angiomblutung, als Folge der meningealen Reaktion Nackensteifigkeit aus (7). Bricht die Blutung in den Ventrikelraum durch, schwindet die Nackensteifigkeit fast schlagartig. Innerhalb kurzer Zeit können sich am Fundus oculi ausgedehnte Blutungen zeigen; eine Stauungspapille kann sich ausbilden (akute Fundusblutungen und Papillenödem gibt es aber auch bei der Enzephalitis und als sogenannte nachlaufende Stauungspapille, die längere Zeit nach Aneurysmablutung oft nur zufällig gefunden wird und zu überflüssiger Diagnostik führen kann). Der lumbal entnommene Liquor ist blutig, schon 1–2 Stunden nach dem Ventrikeleinbruch xanthochrom. Meist kommt es kurze Zeit nach dem Ventrikeleinbruch zum Atemstillstand. Die Prognose bei intrazerebraler Blutung mit Ventrikeleinbruch ist infaust, die Frage nach Intensivbehandlung sollte dann in der Regel nicht gestellt werden (s. unten).

Blutungen in den Hirnstamm oder in die Brücke können zum Atemstillstand führen; die Differentialdiagnose gegenüber anders verursachten Atemstörungen ergibt sich aus den initialen oder bleibenden Lokalsymptomen, sie kann manchmal schwierig sein.

Problematisch ist bei akuten zerebralen vaskulären Prozessen stets ein *Transport des Patienten* (17). Belastung und Erregung können bei Störung des Betriebsstoffwechsels die Durchblutung durch allgemeine Kreislaufbeanspruchung so herabsetzen, daß der Strukturstoffwechsel gestört wird; eine Massenblutung kann in den Liquorraum durchbrechen. Deshalb sollte man, wenn ein Transport, womöglich über weite Strecken und schlechte Straßen, erwogen wird, stets genau die mögliche Gefährdung des Patienten beachten. Für die *Behandlung im Hause* gelten die gleichen Bedingungen wie für die Klinik: Flachlagerung ohne Abknickung des Kopfes; Entfernung von Gebißteilen aus dem Munde; ggf. Einlegung eines Guedel-Tubus, Absaugen bzw. Austupfen von Rachensekret. Flüssigkeit niemals trinken lassen, vielmehr nur durch die Sonde geben bzw. eine Tropfinfusion intravenös anlegen, wenn die akute Phase überstanden ist. Antibiotika als Injektion applizieren. Beim unruhigen Patienten Sedativa, z.B. Diazepam oder Haloperidol, auch Barbiturate, etwa Luminal, intramuskulär injizieren. Bei epileptischen Reaktionen ist Phenytoin, einmal bis mehrfach 250 mg i.m., evtl. Phenobarbital, angezeigt. Stabilisiert sich der Zustand, kann nach einigen Tagen Verlegung in eine Klinik erfolgen. Verschlechtert sich der Zustand weiter, verbietet sich jede Veränderung. Wichtig ist die Aufklärung der Angehörigen über das Transportrisiko, da diese meist fälschlich in der Krankenhausbehandlung die einzige Möglichkeit zur Rettung sehen! Zweckmäßig setzt sich daher der Hausarzt mit der Klinik in Verbindung und stützt so seine Autorität – sofern die Diagnose stimmt. Konsilium im Hause vor dem Transport ist deshalb meistens ratsam!

Künstliche Beatmung bringt bei *Massenblutung mit Ventrikeleinbruch* keinen Nutzen mehr, da das Hirngewebe durch Zerreißung bzw. Kompression zerstört ist. Auch ist die Intubation zuweilen schwierig, da im Anfang noch erhebliche Abwehrbewegungen ausgelöst werden können, die überdies den intrakraniellen Druck weiter steigern. Oftmals wird, bei anfänglicher Unkenntnis der Diagnose, mit der Beatmung begonnen worden sein, ehe die Zwecklosigkeit erkannt wird. In solchen Fällen kann das EEG zur Bestimmung des Todes herangezogen werden.

Das spontane subdurale Hämatom entspricht in Diagnostik und Therapie dem posttraumatischen (47).

Intrakranielle Tumoren

Hirntumoren können je nach Sitz, Ausdehnung und Wachstumsgeschwindigkeit zum zerebralen Koma führen (15, 24, 45). Meist wird das klinische Bild, wenn es bedrohlich geworden ist, weniger von den Lokalzeichen als vielmehr von den Allgemeinsymptomen her bestimmt, nämlich den Begleiterscheinungen des Hirndruckes: Übelkeit, Erbrechen, Bewußtseinstrübung. Symptome des gesteigerten Hirndrucks sind Nackensteifigkeit, Stauungspapille, röntgenologisch erkennbare Erweiterung der Sella turcica sowie der Wolkenschädel des Jugendlichen. Ernährung durch die Sonde, Flüssigkeitszufuhr durch Infusion und Behandlung mit dekomprimierenden Substanzen (Mannit- oder Sorbitlösung, Furosemid, Dexamethason) können notwendig werden; regelmäßige Umlagerung des Patienten ist nötig zur Verhütung von Dekubitalgeschwüren. Künstliche Beatmung wird man bei Atemstörungen und Atemstillstand unterlassen, wenn ein rasch wachsendes Neoplasma sicher nachgewiesen ist und eine kausale Therapie nicht in Betracht kommt.

Tumoren der hinteren Schädelgrube können außer durch Allgemeinwirkung (intrakranielle Drucksteigerung) durch Lähmung des Atemzentrums akut respiratorische Störungen bewirken; meist gehen Übelkeit, Erbrechen, Bewußtseinsstörungen und Hirnnervensymptome voraus. Ist ein Neoplasma sicher nachgewiesen und kommt weder kausale Behandlung (Operation oder Bestrahlung) noch symptomatische Therapie (Druckentlastung durch Ventrikelkatheter) in Betracht, wird man von der Beatmung Abstand nehmen. Wenn ein intrapontiner Tumor nur zu vermuten, nicht zu beweisen ist, muß differentialdiagnostisch stets auch an entzündliche Veränderungen (z.B. sogenannte pontine Form der Enzephalomyelitis) und an außerhalb der Hirnsubstanz gelegene raumfordernde Gebilde (z.B. Zysten) gedacht werden.

Metabolische und entzündliche Enzephalopathien

Metabolische und entzündliche Enzephalopathien können diffuse Schädigungen setzen, zum Koma und zu zentraler Atmungsdysregulation, schließlich zum Atemstillstand führen.
Von *metabolischen Störungen* kommen vor allem die Komata bei Diabetes mellitus, Hepatopathie und Nephropathie in Betracht. Die Behandlung ist in der Regel die des Grundleidens (s. die entsprechenden Kapitel). Hier wird der Neurologe meist als Konsiliarius zugezogen. Er kann anhand des klinischen neurologischen Befundes, zusätzlich aus EEG, eventuell aus EMG und Liquorbefunden zum Therapieplan und zur Prognose Stellung nehmen.
Andere metabolische Enzephalopathien (10, 24) entstehen primär, genetisch fixiert, oder sekundär durch Speicherung von Stoffwechselprodukten im zentralen Nervensystem. Bei diesen Thesaurismosen wird Intensivbehandlung oft bei infauster Prognose problematisch sein und nicht erst begonnen werden, wenn die Diagnose gesichert ist und die Möglichkeit kausaler Therapie nicht besteht.
Ähnliche Verhältnisse liegen bei den Leukenzephalopathien vor, deren Ätiologie und Pathogenese häufig noch weniger geklärt ist.
Akute *Enzephalitis und Meningoenzephalitis* (15, 48), bakteriell oder durch Virusinfektion bedingt, führen bei schweren Verläufen nicht selten zu Störungen vitaler Funktionen. Ist aus Anamnese, klinischem Befund, Liquorbefund und EEG die Diagnose gesichert, wird man bei bedrohter Atmung nicht zögern, Intensivbehandlung einzuleiten.
Die antibiotische Behandlung bakterieller Infektionen darf stets nur oral oder parenteral erfolgen, nie intrathekal, weil es durch die Instillation in den Liquorraum zu Rückenmarkschädigungen und Verwachsungen der Hirnhäute kommen kann. Bei eitrigen Meningitiden kann häufigere Punktion zur Entlastung nützlich sein; beim Nachweis gesteigerten Hirndrucks muß aber jede Punktion unterbleiben. Auf eine Schädigung des Hirnstammes weisen Störungen im vegetativen Bereich hin, vor allem Fieber über 40 °C („zentrales Fieber"), Störungen im Wasser- und Elektrolytstoffwechsel, Hypertonie, Hyperglykämie. Herdsymptome bei Enzephalitis, etwa einseitige oder einseitig betonte spastische Lähmungen, seitenbetonte epileptische Anfälle, müssen nicht durch Abszeß oder Zyste bedingt sein; zwar können zum Ausschluß derartiger Veränderungen Kontrastmitteluntersuchungen notwendig werden, schonender ist jedoch die kraniale Computertomographie. Stets ist zu bedenken, daß unnötige Diagnostik und Therapie dem Kranken schaden können. (55)
Die angiographische Bestimmung der zerebralen Zirkulationszeit kann bei diesen zerebralen Erkrankungen (wie vor allem auch bei traumatischen Hirnschädigungen, s. dort) von Nutzen sein: Ist sie extrem verlängert oder liegt gar ein Zirkulationsstillstand vor, der nach den Umständen des Falles länger besteht, so sind alle Anstrengungen nutzlos. Eine besondere Bedeutung hat gerade auch in diesem Zusammenhang das EEG, welches bei Enzephalitiden neben dem klinischen Verlauf hervorragend zur Beurteilung der Hirnfunktion geeignet ist.
Der Hydrozephalus nonresorptivus kann hier nur erwähnt, nicht näher besprochen werden.

Rückenmarkläsionen

Traumatische Rückenmarkschäden (Querschnittlähmungen)*

18, 19, 26, 27, 29, 37, 39, 43, 49, 54, 55, 57

Die traumatische Rückenmarkschädigung bewirkt in der Regel ein Querschnittssyndrom; Höhe und Ausmaß der Läsion bestimmen die Ausprägung, das klinische Bild, den neurologischen Befund und den Verlauf. In Analogie zu Schädel-Hirn-Traumen wird die offene von der gedeckten Verletzung unterschieden (Kriterien: Dura verletzt – Dura intakt).
Häufige Verletzungsursachen bei Querschnittslähmungen sind Auto- und Motorradunfall, Kopfsprung in zu flaches, unbekanntes Gewässer, Absturz von Rampen und Gerüsten, herabfallende Lasten; Messerstichverletzungen bewirken manchmal ein Brown-Sequard-Syndrom. Oftmals finden sich Frakturen und/oder Luxationen der Wirbelsäule. Unfallmechanismus sowie Röntgenbefunde sind für die Beurteilung von großer Bedeutung; der Umfang der Rückenmarkschädigung läßt sich jedoch nur aus dem neurologischen Befund und dem klinischen Verlauf erschließen.

* Unter Mitarbeit von W. J. Ewerwahn

Das *klinische Syndrom* ist zunächst augenfällig gekennzeichnet durch Symptome der Motorik: Anfangs bestehen schlaffe Paresen jener Muskeln, deren spinale Wurzeln in Höhe und unterhalb der Läsion austreten. Nach Tagen bis Wochen bildet sich eine Spastik aus. Halsmarkschädigung in Höhe der 4. Zervikalwurzel bewirkt Zwerchfellparese und damit Atemlähmung. Störungen der Sensibilität betreffen mehr oder weniger vollständig die verschiedenen Gefühlsqualitäten; die Begrenzung kennzeichnet die Höhe der Rückenmarkläsion (radikuläre Dermatome).

Daraus läßt sich auch die Höhe der Schädigung an der Wirbelsäule bestimmen. Die Sensibilitätsgrenze kann vorübergehend rostral der zu erwartenden radikulären Begrenzung liegen. Die Analgesie oder Hypalgesie verschleiert mögliche Nebenverletzungen!

Besonders die höhere Querschnittverletzung des Rückenmarks führt durch die Trennung der zentralnervösen Regulation von den Rezeptoren zu schweren Störungen im peripheren Kreislauf (39). Es resultiert eine generelle Hypostase jener Gefäßgebiete, die kaudal der Rückenmarkläsion gelegen sind; dies kann folgenschwere Komplikationen besonders im Lungenkreislauf bewirken. Der stark erniedrigte Venendruck ist durch Vasodilatation infolge Vasomotorenlähmung bedingt, das zirkulierende Blutvolumen jedoch nur relativ vermindert durch Erweiterung des Gefäßquerschnittes und der kapillären Strombahn. Lagewechsel des Patienten (Aufrichten) oder Druckänderungen in den Körperhöhlen (z.B. großer Einlauf; rasche Entleerung der stark gefüllten Blase) können bedrohliche Kreislaufreflexe bewirken!

Die Thermoregulation ist insuffizient, es besteht praktisch Poikilothermie. Die Lähmung der viszeralen Motorik führt zur Magenatonie und zum paralytischen Ileus, Meteorismus beeinträchtigt die Atmung. Mastdarm- und Blasenparese bewirken Stuhl- und Harnverhaltung, die durch fehlende Bauchpresse begünstigt werden.

Art, Lokalisation und Ausmaß der Rückenmarkverletzung haben erhebliche Bedeutung für die Therapie und die Prognose: Je höher die Schädigung, desto schwerer der Verlauf, desto schlechter die Prognose. Am ungünstigsten sind Schädigungen des mittleren und oberen Halsmarkes zu beurteilen, da sie Atemlähmung und Tetraplegie bewirken.

Der Begriff des *spinalen Schocks* bezeichnet das Initialstadium der Querschnittslähmung: Die Paresen sind noch schlaff, die Sensibilitätsstörung kann vorübergehend bis einige Dermatome höher aufsteigen. Die Beeinträchtigung von vasomotorischer Regulation und viszeraler Motorik ist maximal. Spinaler Schock und allgemeines Schocksyndrom verlaufen nicht unabhängig voneinander.

Transport und Versorgung. Der Verletzte ist noch am Unfallort ruhigzustellen, jegliche Bewegung der Wirbelsäule muß durch geeignete Lagerungsmaßnahmen verhindert werden. Beim Transport ist jede unnötige Erschütterung zu vermeiden. Der Verletzte sollte möglichst in dem Krankenhaus bleiben, in das er zunächst eingeliefert worden ist; wenn aber die Notwendigkeit besonderer Behandlung besteht, ist der Verletzte nach ausreichender Vorbereitung in eine Spezialklinik zu verlegen (ärztliche Begleitung ist obligat; evtl. Hubschrauber benutzen).

Diagnostik. Die klinische Untersuchung stellt den Umfang der Verletzungen, den Zustand von Atmung, Kreislauf, Ausscheidungsorganen und den neurologischen Befund fest. Die Sensibilitätsgrenze wird auf der Haut mit Tag und Stunde gekennzeichnet. Nativröntgenuntersuchungen von Wirbelsäule (zur Darstellung der unteren HWS Schultergürtel vorsichtig an beiden Armen nach kaudal ziehen), Becken, Thoraxorganen, Abdomen sowie gegebenenfalls auch Schädel und Gliedmaßen sollten sofort vorgenommen werden; dabei sind Verschiebungen und Verdrehungen der Wirbelsäule zu vermeiden.

Die Labordiagnostik umfaßt alle zur Schockerkennung und -behandlung erforderlichen Untersuchungen, ferner Blutgasanalyse und Kontrolle der Nierenfunktion. Bakteriologische Untersuchungen und Bestimmung des pH-Wertes des Urins müssen von Anfang an regelmäßig vorgenommen werden.

Lumbale Liquorpunktion wird notwendig, wenn der Röntgenbefund der Wirbelsäule die Querschnittslähmung nicht hinreichend erklärt. Blutiger Liquor ist sofort zu zentrifugieren; Xanthochromie ist meist schon eine Stunde nach der Blutung erkennbar. Stets ist auch die Passage mittels der Queckenstedt-Probe zu prüfen! Konsilium von Anästhesisten, Chirurgen, Neurologen, Neurochirurgen und Neuroradiologen sollte zweckmäßig schon vor der Lumbalpunktion die Frage prüfen, ob eventuell gleich an die Punktion bei noch liegender Kanüle eine Myelographie angeschlossen werden muß.

Die Indikation zur Myelographie wird vom Neurologen und Neurochirurgen gestellt, wenn die Entstehung des Querschnitts unbekannt ist oder vor einer geplanten Operation die Verhältnisse im Spinalkanal geklärt werden müssen. In der Regel wird die Lumbalpunktion zur Instillation des Kontrastmittels (Pantopaque, Duroliopaque, Amipaque) benutzt (55).

Behandlung. Die Beeinträchtigung von Atmung und Kreislauf erfordert sofortigen Beginn der Intensivbehandlung. Die Indikation zur künstlichen Beatmung darf nicht zu lange hinausgeschoben werden. Da die Spontanatmung manchmal in relativ kurzer Zeit wieder ausreichend wird, sollte die Beatmung zunächst mittels eines nasotracheal gelegten Tubus durchgeführt, erst später die Tracheotomie erwogen werden. Stets ist Schocktherapie notwendig. Frakturen und Luxationen der Brust- und Lendenwirbelsäule sind sofort zu reponieren und flach zu lagern. Bei Verletzungen der Halswirbelsäule wird nach der Reposition ein Dauerzug (2–3 kg) mit der Crutchfield-Klammer angelegt. Eine Indikation zur Operation ergibt sich nur selten: Bei offener Rückenmarkverletzung und bei Kompression. Eine Revision kann auch notwendig werden bei Aufsteigen der Lähmung und der Sensibilitätsstörung um mehrere Wurzeln sowie bei Verschlechterung des Querschnittbildes nach Intervall. Fernerhin kann die radikuläre Irritation (Abquetschung der spinalen Wurzeln), wenn sie ein Querschnittsyndrom begleitet, operative Behandlung erfordern.

Für die *Langzeittherapie* nach der Erstversorgung wird der Verletzte in das Bett gebracht, in dem er bleiben soll. Geeignet sind Drehbett oder schwenk- und fahrbares Normalbett, das mit Schaumgummiquadern oder doppelter Schaumstoffmatratze ausgelegt ist (Abb. 50.1. (37).

Zur Dekubitus- und Pneumonieprophylaxe ist Umlagerung in 2- bis 3stündigem Intervall vorzunehmen; dafür sind mehrere geschulte Personen erforderlich. Im Initialstadium hat allerdings die frakturierte Wirbelsäule die größere Bedeutung, sie kann jede Bewegung verbieten. Dekubitusgefährdete Gliedmaßenabschnitte werden mit Polsterringen unterlegt; wenn Quader vorhanden sind, können Ellenbogen, Trochanter, Kniegelenke und Fersen so in Lücken gelagert werden, daß die gefährdeten Hautstellen, bei denen das Fettpolster über dem Knochen fehlt, freiliegen. Zur Hornhautabweichung wird 1- bis 3%ige Salizylvaseline verwendet. Täglich ist das ganze Integument sorgfältig zu inspizieren; der Patient äußert wegen der Analgesie keine Schmerzen, die die beginnende Ulzeration anzeigen könnten. Gipsverbände sind nicht indiziert. Die Kreislaufbehandlung erfolgt zunächst im Rahmen der Schocktherapie. Stets ist die gestörte Regulation der kaudal von der Rückenmarkläsion gelegenen Gefäßgebiete, insbesondere die Kollapsgefahr mit Versacken des Blutes in die Peripherie, zu beachten. Im weiteren Verlauf ist es meist notwendig, die durch Vasodilatation verursachte Hypotonie mit stark vasokonstriktorisch wirksamen Medikamenten zu behandeln; geeignet ist Suprarenin wegen seiner Alpha- und Betarezeptoren stimulierenden Wirkung (5 ml Suprarenin 1 : 1000 ad 500 ml 5,25%iger Lävulose langsam infundieren). Der niedrige Venendruck darf nicht zur Gabe von größeren Infusionsmengen verleiten.

Thermoregulation erfolgt durch vorsichtige Temperierung mit Ventilator bzw. Heizventilator. Wärmflaschen und Lichtbögen können schwerste Verbrennungen bewirken! Die Ernährung richtet sich wesentlich nach Kau- und Schluckvermögen sowie nach der Funktion des Darmes. Bei Reflux von Mageninhalt Kopfende des Bettes erhöhen, eventuell Magensonde legen. Bei Kau- und Schluckstörungen sowie bei künstlicher Beatmung ist zumindest zeitweise Ernährung durch eine Magensonde erforderlich. Die Kost sollte immer schlackenarm sein.

Der Mastdarm ist meist kotgefüllt trotz schlaffer Lähmung des Kontinenzorganes. Bei Querschnitt in mittlerer Höhe kommt es mit der Rückbildung des spinalen Schocks zur Retonisierung des internen Sphinkters. Keine Einläufe geben, sondern Ampulle vorsichtig digital ausräumen. Ileusgefahr beachten; die Darmatonie wird mit Prostigmin (mehrmals täglich 0,5–1 mg) oder Ubretid (0,5–1 mg/die i. m.) behandelt. Die durch die Prostigminmedikation induzierte Hypersekretion im Bronchialsystem kann die Gabe von Atropin erforderlich machen. Die Harnverhaltung erfordert intermittierende sterile Katheterisierung 2- bis 3mal täglich durch den Arzt (19). Dauerkatheter ist kon-

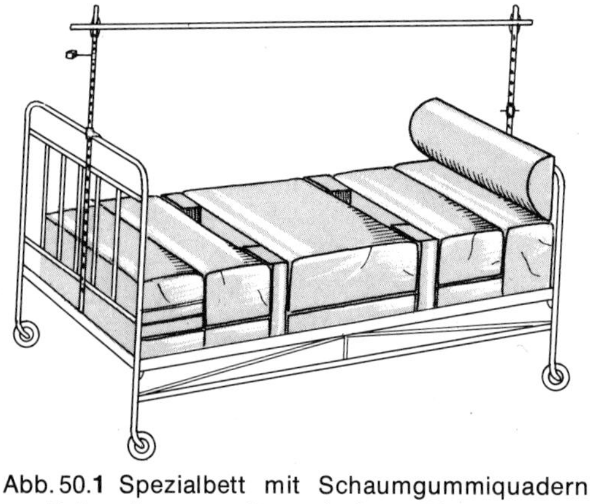

Abb. 50.1 Spezialbett mit Schaumgummiquadern zur Behandlung von Querschnittsgelähmten (Foto: Dr. *F. W. Meinecke*, Dortmund)

traindiziert. Vom Unfalltage an ist eine medikamentöse Harnsäuerung (Mixtura solvens und Extin) erforderlich; Phosphatbindung durch Gabe von 12 g Aludrox pro Tag. Alimentäre Steinprophylaxe: Viel Fleisch, wenig Milch, wenig Kohlenhydrate. Bei Keimnachweis im Urin werden Antibiotika entsprechend der Resistenzbestimmung gegeben. Erst mit Abklingen des spinalen Schocks stellt sich in manchen Fällen ein Blasenautomatismus ein, in anderen wird sogar zumindest partielle aktive Entleerung möglich. Aber selbst bei bleibender Harnverhaltung kann durch besondere Unterstützungsgriffe spontane Entleerung der Blase gefördert werden. Solange allerdings noch wesentliche Restharnmengen verbleiben, ist die intermittierende Katheterisierung fortzuführen. Die Lungenfunktion wird durch regelmäßige Gasanalyse im arteriellen Blut überwacht, das Atemminutenvolumen mittels eines Volumeters mehrmals täglich bestimmt. Anfangs sind häufige Röntgenkontrollen neben der (mehrmals täglichen) klinischen Untersuchung notwendig. Nach Abklingen des Schocks kann es auch bei Halsmarkquerschnitt zu einer Besserung der Atmung kommen, so daß unter Umständen Spontanatmung wieder suffizient wird.

Trotz relativer Häufigkeit von Embolien sind Antikoagulantien im allgemeinen nicht indiziert wegen der Gefahr von Blutungen (Tracheostoma; Hämatomyelie). Ist Antikoagulantientherapie unvermeidlich, sollten Heparinpräparate wegen der besseren Steuerbarkeit bevorzugt werden.

Regelmäßige krankengymnastische Behandlung der gesunden und gelähmten Muskulatur ist erforderlich, sie leitet die Rehabilitation ein. Atrophien und Kontrakturen werden dadurch vermindert. Bewegungsübungen sollten stets vorsichtig und nicht über die Schmerzgrenze, bei Analgesie nicht über die natürliche Endstellung im Gelenk hinaus erfolgen. Möglicherweise sind paraartikuläre Ossifikationen gerade bei Querschnittslähmung auf Weichteilzerreißungen in Gelenknähe zurückzuführen (S. 50.13 ff.) (44). Die allgemeine Körperpflege richtet sich nach den Erfordernissen.

Vaskuläre und neoplastische Prozesse

Vaskuläre und neoplastische Rückenmarkprozesse, extramedulläre spinale Tumoren sowie *epidurale Infiltrationen* verschiedener Genese können ebenfalls ein Transversalsyndrom bewirken. Die klinische Symptomatik ist bestimmt durch Sitz, Ausdehnung und Art des Prozesses (24). Bereits die röntgenologische Nativdiagnostik kann wichtige Aufschlüsse geben, meist aber ist Myelographie unerläßlich (55). Die Therapie richtet sich nach der Grundkrankheit und nach der neurologischen Symptomatik; manchmal wird, wie bei traumatischen Querschnittsläsionen, Intensivtherapie notwendig.

Akute entzündliche Myelitiden

Die *akuten entzündlichen Myelitiden*, die in den letzten Jahren häufiger beobachtet wurden, verlaufen meist gutartiger, zur manifesten Ateminsuffizienz kommt es nur selten (62). In der Mehrzahl der Fälle tritt Restitutio ad integrum ein; eine kausale Therapie, die den manchmal langwierigen Verlauf beeinflussen könnte, ist nicht bekannt. Wird Intensivtherapie erforderlich, entspricht sie den Gegebenheiten der traumatischen Querschnittläsion.

Entzündliche Vorderhornerkrankungen

Die entzündlichen Vorderhornerkrankungen sind in der Regel besonders langwierig; Prototyp ist die akute *Poliomyelitis*. Die orale Impfung mit Lebendvakzinen hat bei hoher Durchimmunisierung der Bevölkerung die Poliomyelitis fast erlöschen lassen (Tab. 50.2). Ein allgemeiner Schutz besteht aber nur, wenn in einer Population mindestens 75% ihrer Glieder ausreichend gegen alle drei Poliostämme immunisiert sind (56); dies ist heute nicht mehr überall der Fall. Deshalb muß immer wieder, eben aufgrund mangelhaften Impfschutzes, mit Einzelfällen und mit kleineren Epidemien gerechnet werden. An die Erkrankung von Nichtgeimpften bei Reisen in solche Länder, in denen ein allgemeiner Impfschutz nicht besteht, ist zu denken; auch können andere Enteroviren aus der Coxsackie-Gruppe ebenfalls Lähmungen durch Affektion der Vorderhornzellen verursachen, die meist

Tabelle 50.**2** Zahl der Poliomyelitisfälle in der Bundesrepublik Deutschland seit 1952

Jahr	Fälle	Jahr	Fälle	Jahr	Fälle
1952	9511	1961	4667	1970	15
1953	2317	1962	296	1971	17
1954	2776	1963	241	1972	15
1955	3113	1964	54	1973	29
1956	4187	1965	48	1974	18
1957	2341	1966	17	1975	24
1958	1556	1967	54	1976	40
1959	2060	1968	59	1977	25
1960	4139	1969	29	1978	13
				1979	14

allerdings nicht so schwer verlaufen und eine bessere Prognose haben. Rasch einsetzende, unsymmetrische und unsystematische Lähmungen, oft von Fieber und Meningismus begleitet, sind verdächtig auf Poliomyelitis. Sensibilitätsstörungen fehlen, allenfalls treten flüchtige, segmentale Irritationen auf. Ein fieberhafter Katarrh, der dem paralytischen Stadium meist vorausgeht, wird in Einzelfällen nur selten als Frühsymptom der Poliomyelitis erkannt. Die Diagnose wird gesichert durch virologische Untersuchungen (sofort und 2 Wochen später sind Blut, Liquor, Rachensekret und Stuhl einem Viruslabor zur Untersuchung zuzusenden). Hinweise auf eine Poliomyelitis kann aber bereits die gewöhnliche Liquoruntersuchung geben: Mäßige Proteinvermehrung bis 150 mg%, Mastix-Linkskurve und Pleozytose bis 100/3 Zellen, anfangs mit Lymphozyten, später passager mit Granulozyten, sprechen bei klinischem Verdacht für eine Poliomyelitis. Die Elektromyographie kann erst relativ spät die Schädigung der Vorderhornzellen nachweisen.

Ist bei einem Patienten Poliomyelitis sicher festgestellt oder wird sie vermutet, so sollten Vorkehrungen zu *künstlicher Beatmung* bzw. zur Verlegung in eine Klinik mit entsprechenden Möglichkeiten getroffen werden, solange die Paresen fortschreiten und Atemlähmung befürchtet werden muß. Sollte der richtige Zeitpunkt bereits versäumt und provisorisch künstliche Beatmung eingeleitet worden sein, die aus technischen Gründen nicht fortgeführt werden kann, darf der Transport nur mit ausreichender Sicherung und fachkundiger Begleitung erfolgen.

Bereits im Anfang des *Lähmungsstadiums* beginnt die Intensivbehandlung (11). Der Patient wird bequem und weich gelagert, jede körperliche und seelische Belastung soll vermieden werden (6). Zur Dämpfung kann ein leichtes Beruhigungsmittel verordnet werden, z.B. Valium 5 bis 10 mg oral oder parenteral; dabei ist Vorsicht notwendig: Alle Sedativa können latente Lähmungen verstärken! Auch wenn die Beinmuskulatur nicht oder nicht vollständig gelähmt ist, wird strenge Bettruhe verordnet. Eine initiale, gründliche intern-neurologische Untersuchung wird ergänzt durch täglich mehrmalige vorsichtige Kontrollen des neurologischen Befundes. Solange die Paresen fortschreiten, sind zweistündlich, in kritischer Zeit noch häufiger, Pulsfrequenz und Blutdruck zu messen und zu registrieren. Atemfrequenz, Atemzugvolumen, Minutenvolumen und Vitalkapazität werden mit Stoppuhr und Volumeter (Stromuhr) bestimmt. Anstieg von Pulsfrequenz, Blutdruck, Atemfrequenz, Kohlendioxidgehalt der Ausatmungsluft (URAS-M) und Abfall des Atemzugvolumens und der Vitalkapazität bedeuten Gefahr. Dabei kann das Minutenvolumen zunächst noch konstant bleiben, sogar passager ansteigen, wobei sich der Anteil der schädlichen Totraumluft vergrößert. Einfachere Methoden zur Prüfung der Atmungsmuskulatur sind: Auspusten eines Feuerzeuges (kann bei intakter Atmung durch Fazialisparese erschwert sein), Zählen von eins an bis zum Ende des Atemzuges, Hustenstoß. Die Funktion der für die Atmung wesentlichen Zwerchfelle kann auch mit Hilfe einer in Inspirium und Exspirium doppelt belichteten Röntgenaufnahme des Thorax untersucht und kontrolliert werden. Eine genaue Aussage über die Atmungsverhältnisse erlaubt aber nur die Bestimmung des arteriellen Kohlendioxyddruckes, die gegebenenfalls in kürzeren Abständen vorgenommen werden muß.

Beginnt die Atmung insuffizient zu werden, sollte man mit der *Tracheotomie* nicht warten. Der Patient ist genau zu unterrichten über Zweck und Technik der Tracheotomie, er erträgt dann den Eingriff meist besser und ohne größere Emotion. Oftmals wird durch die Verkleinerung des Totraumes nach Tracheotomie die Atmung wieder eben ausreichend sein, meist allerdings läßt sich die künstliche Beatmung nicht mehr lange aufschieben. Einzelheiten zur Tracheotomie und Beatmung s. S. 15.1ff.

Auf die Besonderheiten der Pflege und Behandlung bei schlaffen Lähmungen wird bei der Polyneuritis (S. 50.9ff.) eingegangen, die Grundsätze gleichen sich. Spezielle Bedeutung haben bei den oft sehr langen Beatmungszeiten bei Poliomyelitis die Herz- und Kreislaufstörungen; sie sind zum Teil auf Sauerstoffmangel, vegetative Dysregulation, pulmonale Alterationen und Elektrolytstoffwechselstörungen zurückzuführen. In einer größeren Zahl von Fällen konnte schon DÖNHARDT (11) aber histologische Veränderungen im Myokard nachweisen, die die Annahme einer spezifischen *Virusmyokarditis* rechtfertigen. Solche Myokarditiden kommen wahrscheinlich bei Viruskrankheiten häufiger vor, als bisher allgemein angenommen wird. Wiederholt sind in den letzten Jahren Virusenzaphalitiden mit gleichzeitiger Myokarditis beschrieben worden. Herzmuskelbeteiligung ist von Viruskrankheiten bekannt.

Pflege und Beatmung bei Patienten mit entzündlichen Vorderhornerkrankungen müssen sorgfältig über Monate, manchmal über Jahre hinweg vorgenommen werden. Wenn die „akute Remission“ im allgemeinen auch nach einigen Wochen abgeschlossen und ihr Ausmaß erkennbar geworden ist, so kann es doch im Zuge einer „chronischen Remission“ noch im Laufe der nächsten 2–3 Jahre zu zwar langsamer, aber insgesamt doch beträchtlicher Besserung und Anpassung einzelner Funktionen kommen. Wenn ein Rest Eigenatmung mit einer Vitalkapazität von wenigstens 0,2–0,3 l noch vorhanden ist, können manchmal gezielte Krankengymnastik, besondere Lagerung, Schaukelbett und andere Mittel den Patienten vom Respirator zumindest zeitweise befreien. Neue Formen der neurologischen Rehabilitation hat BEHREND (6) verwirklicht; intensives Training wird durch audiovisuelle Methoden bei geringem Personalaufwand erreicht. Einen besonderen Platz nimmt, ebenso wie bei der Polyneuritis, die krankengymnastische Behandlung im Schwimmbad ein. Diese Therapie, bei der die natürliche Schwere des Körpers, vor allem der Gliedmaßen, teilweise aufgehoben ist, kann gar nicht hoch genug eingeschätzt werden, sie sollte niemals bei der Rehabilitation Poliomyelitiskranker fehlen!

Nichtentzündliche systematische Vorderhornerkrankungen

Nichtentzündliche systematische Vorderhornerkrankungen führen auffallend selten zur muskulären Ateminsuffizienz; selbst bei der überwiegend bulbozervikalen Form der *myatropischen Lateralsklerose* beruhen die respiratorischen Störungen meist auf der Schlucklähmung mit ständiger Aspiration von Speichel, Rachensekret und Nahrung. Diese Patienten können lange auch bei ambulanter Behandlung in einem leidlichen Zustand erhalten werden, wenn man frühzeitig eine Magenverweilsonde legt, die regelmäßige und ausreichende Nahrungs- und Flüssigkeitszufuhr gewährleistet. Die Angehörigen werden entsprechend mit der Herstellung der Sondennahrung und der Technik der Einfüllung vertraut gemacht. Eine Witzel-Fistel kann dann in Erwägung gezogen werden, wenn der Krankheitsfortschritt nur gering, die Schluckfunktion aber erheblich gestört ist. In geeigneten Fällen wird ein kleines, transportables Absauggerät verliehen. Manche Patienten werden in unregelmäßigen Abständen zur Bronchialtoilette intubiert, selten muß ein Tracheostoma angelegt werden. Dabei läßt sich die Atrophie der Muskulatur, später die allgemeine Kachexie nicht aufhalten. Gewöhnlich sterben die Patienten an interkurrenten Krankheiten und Auszehrung, nicht an der Atemlähmung.

Erkrankungen der peripheren Nerven

Polyneuropathien

Einen wesentlichen Platz in der Intensivbehandlung einer neurologischen Klinik nehmen die Polyneuropathien und Polyneuritiden ein; dies weniger durch die Zahl solcher Patienten, als vielmehr durch die oftmals außergewöhnlichen Probleme, die mit dieser Behandlung verbunden sind (2, 3, 5, 8, 12, 21, 25, 34, 36, 38, 42, 46, 50, 58).

Bei den häufigen, überwiegend chronischen, toxisch-metabolischen oder kryptogenetischen Polyneuropathien stehen allgemeine internistische Therapie und krankengymnastische Übungsbehandlung bei schlaffen Paresen im Vordergrund. Resorptionsstörungen, Alkoholabusus, Diabetes mellitus, maligne Blastome, Panarteriitis, akute intermittierende Porphyrie und Schwermetallintoxikationen sind einige Ursachen des Polyneuropathiesyndroms (wenn die Ursache überhaupt ermittelt wird). Da die schlaffen Paresen aber manchmal zu hochgradiger Immobilität führen, können die Auswirkungen auf Kreislauf, Atmung, Verdauung und Ausscheidung auch besondere Überwachung notwendig machen. Nur selten kommt es dabei aber zu solchen Komplikationen, die Intensivbehandlung erfordern.

Dies kann jedoch z.B. bei schweren Thallium-Intoxikationen (Rattengift) der Fall sein: Nach Zuführung hoher Dosen kommt es schon bald zu heftigen Gliederschmerzen als Ausdruck sensibler Reizerscheinungen, dann zu aufsteigenden Sensibilitätsstörungen und Lähmungen. Die Paresen sind schlaff, durch Rückenmarkbeteiligung können aber zusätzlich spastische Symptome auftreten. Wenn in besonders schweren Fällen die Atmung betroffen ist, sollte sogleich tracheotomiert und mit assistierter bzw. kontrollierter Beatmung begonnen werden. Die labile Atmung kann sich durch massive Dosen von Analgetika und Hypnotika noch weiter verschlechtern; dabei kommt man wegen der oft exzessiven Schmerzen ohne solche Mittel meist nicht aus. Die weiteren Grundzüge der symptomatischen Therapie werden bei den akuten Polyneuritiden (s. unten) abgehandelt. Zur kausalen Therapie gehört vordergründig die Giftelimination; hier wird neuerdings die extrakorporale Hämodialyse mit gutem Erfolg angewendet (34).

Akute entzündliche Polyneuritiden

Von größerer Bedeutung ist die Intensivbehandlung für die Gruppe der akuten entzündlichen Po-

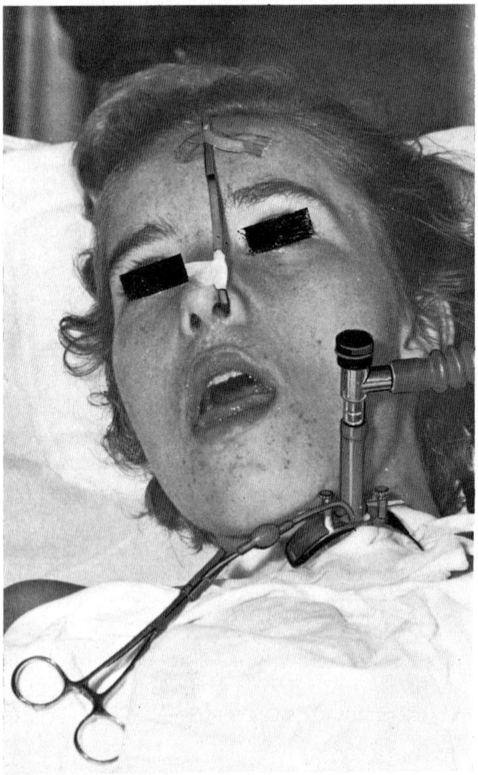

Abb. 50.**2** Hypoglossusparese 6 Wochen nach Beginn einer Polyneuritis (Zunge kann nicht bewegt werden)

lyneuritiden (3, 8). Deren Häufigkeit ist in den letzten Jahrzehnten etwa gleichgeblieben; lediglich in den Kriegs- und Nachkriegsjahren 1944–1948 stieg diese Zahl (überwiegend verursacht durch die Häufigkeit der Diphtherielähmungen) beträchtlich an.

Ursache der akuten Polyneuritis ist möglicherweise die besondere Reaktion auf eine Virusinfektion (3, 21, 38). Beweis durch Isolierung, Züchtung oder Übertragung von Erregern gelang nur selten, auch epidemiologische Studien und Umgebungsuntersuchungen führten bisher nicht zum Erfolg; deshalb bleibt die Ätiologie in den meisten Fällen ungeklärt. Aber auch bekannten Infektionskrankheiten, z.B. Typhus, Diphtherie, infektiöse Mononukleose, kann eine akute Polyneuritis folgen. Weitere, sehr seltene, Ursachen sind Serumgaben und Impfungen.

Die jahreszeitliche Verteilung zeigt eine gewisse Begünstigung der Frühjahrs- und Sommermonate. Der akuten entzündlichen Polyneuritis geht oft ein fieberhafter Katarrh 1–3 Wochen voraus. Ohne Fieber und weitere Begleiterscheinungen treten dann Sensibilitätsstörungen und Lähmungen auf, die meist distal und symmetrisch beginnen und rasch nach proximal aufsteigen. Bei dieser Landry-Paralyse kommt es oftmals zur Hirnnervenbeteiligung, wobei der N. facialis und die unteren Hirnnerven am häufigsten betroffen sind; eine Hypoglossusparese tritt allerdings selten auf (Abb. 50.2). Die gefährlichsten Komplikationen sind damit Atemlähmung durch Affektion des N. phrenicus und der Interkostalnerven sowie Schlucklähmung durch Beteiligung der unteren Hirnnerven. Die Letalität ist relativ hoch. Bei Überleben heilt die Polyneuritis oft aus; sie kann aber auch beträchtliche Restschäden hinterlassen. Jüngere Lebensalter werden bevorzugt betroffen.

Im Liquor findet sich fast stets eine ausgeprägte Zell-Eiweiß-Dissoziation (normale Zellzahl – hohe Eiweißwerte), zuerst 1909 von Roemhild bei der Diphtherie-Polyneuritis, 1916 von Guillain, Barré und Strohl im Zusammenhang mit der akuten, ätiologisch ungeklärten Polyneuritis beschrieben. (Nicht die Zell-Eiweiß-Dissoziation macht das Guillain-Barré-Syndrom aus, sondern dieser Liquorbefund im Zusammenhang mit der gesamten Krankheitsentwicklung! Ein ähnlicher Liquorbefund kann auch bei manchen anderen, nichtentzündlichen Polyneuropathieformen erhoben werden.) Weitere wichtige Untersuchungsmethoden sind die Elektromyographie, die die periphere Lähmung etwa 14 Tage nach Beginn der Paresen anzeigt, sowie die Messung der Nervenleitgeschwindigkeit, welche etwa proportional dem Schädigungsausmaß vermindert ist. Das EEG kann eine Beteiligung des Gehirns anzeigen, die gelegentlich in geringem Ausmaß beobachtet wird, wenn das Zentralnervensystem mitbetroffen ist.

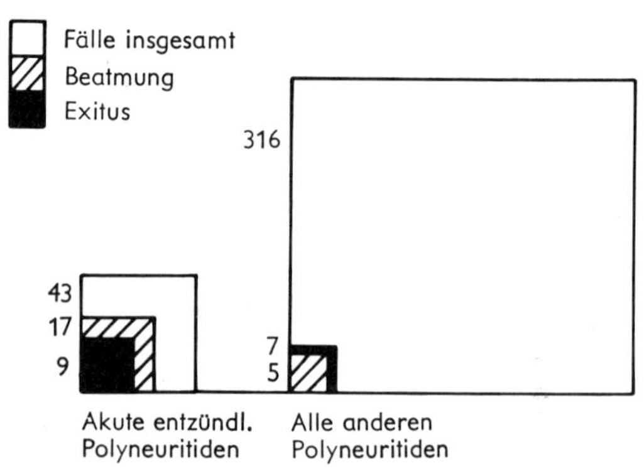

Abb. 50.**3** 359 Polyneuritiden und Polyneuropathien in der Neurologischen Universitätsklinik Hamburg

Viele Patienten dieser Gruppe müssen beatmet werden, weitere haben eine Ateminsuffizienz und kommen nur knapp an der künstlichen Beatmung vorbei (Abb. 50.3). Diese häufigste Komplikation wie auch die in vielen Fällen beobachteten Myokarditiden waren für die Kranken stets die größte Gefahr.

Deshalb ist die ständige *Überwachung* der Patienten bei Polyneuritis mit Landry-Paralyse unerläßlich! Gewöhnlich tritt die Lähmung der Atmungsmuskulatur nicht so schnell und akut auf wie bei der Poliomyelitis, manchmal springen aber die Lähmungen und treffen z.B. Hirnnerven, bulbäre und Atmungsmuskulatur, bevor noch die Arme völlig paralytisch sind. Ganz selten verlaufen die Lähmungen auch einmal von kranial nach kaudal. Deshalb sind bei der Polyneuritis neurologischer Befund und speziell die Atmung, ähnlich wie bei der Poliomyelitis, ständig zu kontrollieren. Zeigt sich auch nur die geringste Beeinträchtigung, sollte der Patient auf die Intensivbehandlungsstation verlegt werden. Die Indikation zur *Tracheotomie* muß rechtzeitig, sie sollte trotzdem aber streng gestellt werden, da Blutung aus dem Tracheostoma, Infektion der Luftwege und psychische Belastung in ihrer Bedeutung nicht unterschätzt werden dürfen. Mit besonderer Lagerung, leichter Sedierung (Dolantin Spezial und Atosil in geringen Dosen) sowie Zufuhr frischer Luft kann, wenn Dauerwache vorhanden, ein kritischer Zustand manchmal überwunden werden. Wenn aber die Spontanatmung in Ruhelage unzureichend geworden ist (Blutgasanalyse), muß intubiert bzw. tracheotomiert und beatmet werden. Wenn sogleich in Lokalanästhesie tracheotomiert wird, ist ein Intubationsbesteck bereitzulegen, da Polyneuritispatienten in diesem Stadium außerordentlich empfindlich mit Atmung und Kreislauf reagieren können, unter Umständen mit Asystolie und Apnoe! Bei gleichzeitiger Schlucklähmung ist durch Aufblasen der Gummimanschette (Blocken) die Luftröhre gegen den Rachen auch dann zu verschließen, wenn nicht beatmet werden muß.

Nach Tracheotomie und länger liegendem Orotrachealkatheter tritt fast unvermeidbar eine Tracheobronchitis auf, die entsprechender Behandlung bedarf (wegen der intensiven Rötung der Trachealschleimhaut vermuten die Pathologen bei Polyneuritis oft zunächst eine echte Influenzatracheitis; Grippeviren sind jedoch bisher in keinem unserer Fälle nachgewiesen worden). Pneumonien und Atelektasen, durch lange Immobilisation und Hämostase gefördert, sind durch frühzeitige Bewegungs- und Lagerungstherapie, durch Flachlagerung und regelmäßiges Absaugen mit sterilen Kathetern zu verhüten. Frische Atelektasen kann man „wegklopfen". Außer häufiger und sorgfältiger klinischer Untersuchung der Lungen sind in kürzeren Abständen auch Röntgenaufnahmen notwendig. Die richtige antibiotische Behandlung einer Infektion der Atemwege ergibt sich aus wiederholter bakteriologischer Untersuchung und Erregertestung des Trachealsekretes. Der einmal zur künstlichen Beatmung gewählte Respirator sollte später nicht gewechselt werden. Häufige Kontrolle der Spontanatmung bereitet die schrittweise Rückkehr zur Eigenatmung vor. Ist die Eigenatmung wenigstens für einige Minuten wieder möglich, kann zur Überwachung die Kohlendioxidkonzentration in der Ausatmungsluft mittels URAS-M geprüft werden. Unumgänglich ist aber auch jetzt die regelmäßige Kontrolle des arteriellen Kohlendioxiddruckes.

Überwachung von Herz und Kreislauf erlangt naturgemäß bei Ateminsuffizienz und künstlicher Beatmung wie aber auch schon im Beginn der aufsteigenden Lähmung besondere Bedeutung. Plötzlicher Blutdruckanstieg kann eine Hypoxie anzeigen. Eine Tachykardie kann Symptom der Kreislauf- oder Ateminsuffizienz, aber auch einer Blutung sein. Bei jedem Intensivbehandlungspatienten, besonders jedoch bei Steroidtherapie, ist immer an blutende Magengeschwüre zu denken; die sonst obligate Bauchdeckenspannung kann infolge der sensiblen und/oder motorischen Leitungsstörung ausbleiben! Plötzliche abdominelle Druckänderungen (hohe Einläufe, plötzliche Entleerung einer zu stark gefüllten Blase) können akut zur Kreislaufgefährdung führen.

Eine begleitende Myokarditis äußert sich, oft ohne Veränderungen im Röntgenbild und im Auskultationsbefund, in einer wochen- bis monatelang anhaltenden Tachykardie von 130–160 Schlägen/min, in Rhythmusstörungen und in zum Teil erheblichen retrosternalen Schmerzen auch bei jungen Menschen. Im EKG zeigen sich Veränderungen im ST- und T-Abschnitt (Abb. 50.4). Derartige kardiale Symptome sind früher schon beschrieben, jedoch meist anders gedeutet worden, nämlich als Folge einer Vaguslähmung. Die Diagnose einer Virusmyokarditis stützen wir zunächst auf die histologischen Befunde, die in einigen letal ausgegangenen Fällen erhoben wurden; zum anderen war nach den klinischen Verlauf der Fälle eine durch Vaguslähmung bedingte monatelange Tachykardie deshalb unwahrscheinlich, weil zum Teil Hirnnervenstörungen anderer Art überhaupt nicht vorlagen oder aber die Lähmungen im Kopf- und

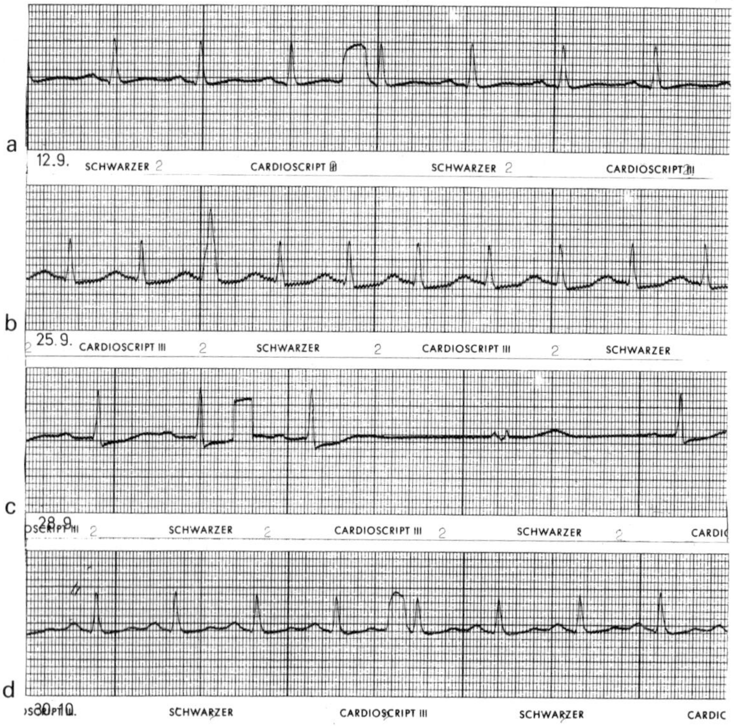

Abb. 50.**4** Rhythmusstörungen sowie Veränderungen des ST-T-Abschnittes im EKG, Extremitätenableitung II; 17jähriges Mädchen mit akuter Polyneuritis.
a) Beginn der Erkrankung
b) 14 Tage später: unbeeinflußbare Tachykardie,
c) weitere 3 Tage später: Rhythmusstörungen,
d) 7 Wochen nach Beginn der Erkrankung

Halsbereich, vor allem der betroffenen Hirnnerven, bereits lange Zeit zurückgegangen waren, ohne daß sich die Tachykardie gleichzeitig verändert hatte. Eine wirksame Behandlung der Tachykardie ist schwierig. Glykoside scheinen manchmal sogar zu schaden, oft kann man sie mit geringer Wirkung nur in kleinsten Dosen und stets mit längeren Pausen anwenden. Günstigen Einfluß auf die Herzrhythmusstörung haben wir in einigen Fällen von Betarezeptorenblockern gesehen.

Die *Haut* kann durch trophische Störungen infolge lokaler oder allgemeiner Kreislaufinsuffizienz gefährdet sein. Dekubitalgeschwüre lassen sich durch Anwendung von Luftwechselmatratzen oder Wasserkissen verhüten, wenn zugleich auch sorgfältige Körperpflege getrieben und der Patient regelmäßig umgelagert wird. Die Neigung zur Entstehung von Druckgeschwüren ist allerdings meist nicht so groß wie bei Querschnittslähmungen! Bei quälenden Parästhesien und besonders bei Hyperpathien (Pellagra, Thallium- und Arsenintoxikation, Alkohol-Polyneuropathie) ist es zweckmäßig, die Bettdecke durch Holz- oder Metallbügel vom Körper fernzuhalten. Oberflächliche thrombotisch entzündliche Venenveränderungen (nach Infusionen) sollten lokal mit Heparinsalbe und Alkoholumschlägen behandelt werden. Für die intravenöse Dauerinfusion verwenden wir bei Polyneuritiden mit Verdacht auf Myokarditis keine Cavakatheter, sondern nur kurze Plastikkanülen. Infusionslösung und Einlaufgeschwindigkeit sollen so bemessen sein, daß die Venenwand nicht beschädigt werden kann.

Trotz frühzeitiger vorsichtiger Massage- und Bewegungstherapie und spezieller Thrombosestrümpfe gibt es nicht selten Phlebothrombosen (58); vor dem ersten Aufstehen sind die Beine deshalb mit Zinkleimverband oder mit elastischen Binden bis zur Leiste zu wickeln. Antikoagulantien können nur bei floriden Polyneuropathien oder Polyneuritiden gefährlich werden, weil unstillbare Blutungen aus der Tracheotomiewunde in die Luftwege, auch aus Magengeschwüren vorkommen.

Unüberlegte Wärmeanwendung, auch Elektrobehandlung, bei Polyneuropathie kann Verbrennungen bewirken, da der Patient sich bei Lähmungen nicht bewegen kann, bei Sensibilitätsstörungen womöglich die Temperatur- bzw. Stromeinwirkung nicht registriert; oft sind zusätzlich und begünstigend Durchblutung und Trophik der Haut verändert. Deshalb grundsätzlich keine elektrischen Heizgeräte (z.B. sog. Lichtbogen) verwenden, keine Heizkissen auf die Haut bringen. Muß

Wärme appliziert werden (z.B. Oberbauchbeschwerden), so nur mittels Heizventilator! Reizstromanwendung ist beim Gesunden zu testen.

Allergische Hauterscheinungen nach länger dauernder Medikamentenanwendung werden häufig beobachtet, besonders nach den Breitspektrumpenicillinen, die in hoher Dosis gegeben werden. Gelegentlich tritt bei Steroidbehandlung eine Kortisonakne auf. Wird lange Zeit und mit hohen Dosen von Steroiden und ACTH behandelt, kann sich ein Cushing-Bild entwickeln, das nicht oder nur zögernd auf diätetische Behandlung anspricht.

Die *Fazialislähmung* (auch z.B. beim Fisher-Syndrom) erfordert besondere Augenpflege, auch wenn der Patient über Beschwerden nicht klagt (bei gleichzeitiger Trigeminusbeteiligung ist die Hornhaut für Schmerzreize unempfindlich!). Alle vier Stunden sind Augentropfen zu geben oder Salbe einzustreichen; auf die Dauer ist Anwendung einer feuchten Kammer mit Uhrglasverband oder Tarsorrhaphie unerläßlich!

Entleerungsstörungen von Blase und Mastdarm gehören nicht zum Bild des Polyneuropathiesyndroms, sie kommen in der akuten Phase der Polyneuritis jedoch häufiger vor, als allgemein angegeben und angenommen wird. Ein Grund für die Blasenstörungen kann in der entzündlichen Miterkrankung des Rückenmarks liegen, die bei Polyneuritiden nicht selten ist; oftmals können aber myelitische Symptome wegen der Erkrankung der peripheren Nerven anfangs nicht erkannt werden. Immobilisation, Harnstauung und Blasenkatheter sind die Ursache für schwer beeinflußbare Harnwegsinfektionen und Konkrementbildungen. Nicht nur bei Querschnittslähmungen (S. 50.4), sondern auch bei Polyneuritiden hat die intermittierende Katheterisierung entscheidende Vorteile. Wenn ein Dauerkatheter aus besonderem Grunde notwendig ist (nur alle 4–6 Stunden Urin ablassen, da sich andernfalls schon in kurzer Zeit eine Schrumpfblase bildet), müssen regelmäßig Keimbestimmungen und Behandlung mit entsprechenden Antibiotika erfolgen. Stuhlverhaltung ist auch über viele Tage hinweg meist ungefährlich. Oral gegebene Kontaktlaxantien und kleine Einläufe helfen oft. Bei drohendem paralytischen Ileus können jedoch hohe Einläufe und Prostigmin oder Ubretid notwendig werden. Dabei ist stets die Gefahr von Kreislaufreflexen zu berücksichtigen, alle abrupten Aktionen sind zu unterlassen. Zuweilen wird die digitale Ausräumung der Ampulle erforderlich.

Mehrfach wurden bei schwerkranken Patienten auch *Magenulzera* nachgewiesen. Ob die Ursache in der Steroidmedikation zu suchen ist oder in dem Streß, dem der Patient unterworfen ist, ob es sich hier um sogenannte zentrale Ulzera handelte, war nicht zu entscheiden (3, 38). Penetration und Perforation solcher Geschwüre können lange verborgen bleiben, wenn der Reflexbogen unterbrochen ist (S. 50.11) und Schmerzen und Bauchdeckenspannung fehlen.

Nahrungsaufnahme auf natürlichem Weg ist bei schweren Polyneuritiden oft behindert, wenn nämlich die faziopharyngeale Muskulatur mitgelähmt ist. Deshalb wird Kalorienzufuhr durch Verweilsonde in häufigen, kleinen Portionen, auch nachts, notwendig. Auf ausgeglichene Flüssigkeits- und Elektrolytbilanz ist zu achten; besonders der Kaliumgehalt des Blutes ist von Bedeutung vor allem auch dann, wenn gleichzeitig kardiale Störungen vorliegen. Regelmäßige Bestimmungen der Einfuhr und Ausscheidung von Flüssigkeit, des Hämatokritwertes, des Blutbildes, des Serumeiweißes, der Elektrolyte sind unumgänglich. Elektrolytverluste bei Erbrechen, Magenatonie, Durchfall, forcierter Diurese sind auszugleichen.

Bei lange bestehenden Lähmungen kommt es regelmäßig zu Veränderungen am *Stütz- und Bewegungsapparat*. Schon nach kurzer Zeit ist meist eine nicht unbeträchtliche Osteoporose erkennbar. Kontrakturen bilden sich auch bei schlaffen Lähmungen aus. Von vornherein ist deshalb darauf zu achten, daß Muskulatur, Skelett und Gelenke funktionstüchtig bleiben. In vielen Fällen auch schlaffer Paresen werden teils zarte, teils aber auch hochgradige und ausgedehnte periartikuläre Verkalkungen, später Verknöcherungen, der Weichteile gefunden (Abb. 50.5a und b), wie sie von spastischen Querschnittslähmungen in gleicher Weise bekannt sind. Regelmäßig liegt in diesen Fällen auch eine hochgradige Osteoporose vor (28, 29, 44). Wahrscheinlich werden Mineralsalze aus dem Knochen herausgelöst und in der Umgebung der großen Gelenke wieder eingelagert. Ätiopathogenetische Teilfaktoren sind vermutlich Störungen im Kalzium-Phosphor-Stoffwechsel oder im Säure-Basen-Haushalt, Dyskinästhesie mit unkontrollierten passiven Überdehnungsbewegungen und Gewebszerreißungen mit Kalk- und Knochenanbau, auch langdauernde Steroidmedikation (28), endgültige Aufklärung der allgemeinen und lokalen Ursachen steht bislang noch aus. Bevorzugt sind Hüftgelenke, zuweilen sind aber auch Knie- und Schultergelenke befallen. Kalzifikationen können schon bestehen, ehe Schmerzen (können bei Sensibilitätsstörungen fehlen!) und Bewegungsbehinderungen auftreten; deshalb sollen

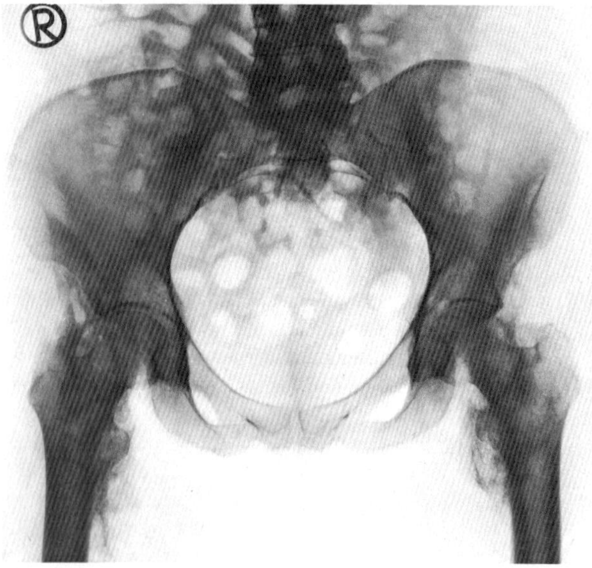

a

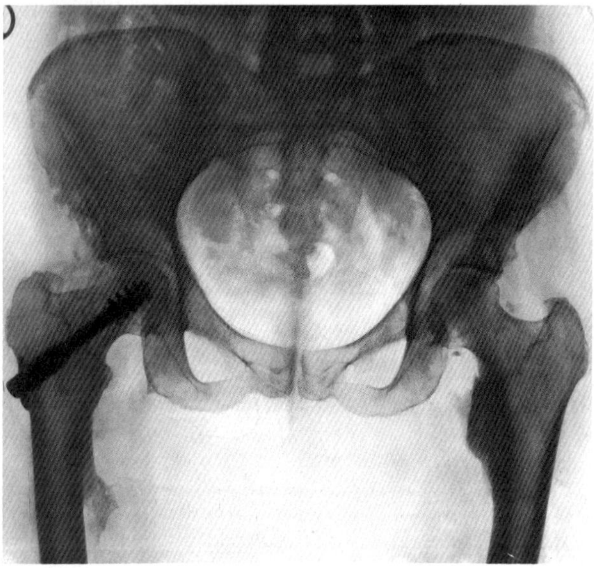

b

Abb. 50.**5** a) Periartikuläre Ossifikationen an beiden Hüftgelenken einer 49-jährigen Frau mit schwerer Polyneuritis; komplette schlaffe Tetraparalyse, 6 Wochen künstliche Beatmung. b) Dieselbe Patientin: Zustand nach Operation

schon frühzeitig und regelmäßig Röntgenuntersuchungen zumindest der Hüftgelenke vorgenommen werden. Wir halten Behutsamkeit in der Krankengymnastik für notwendig und nehmen lieber leichte Kontrakturen in Kauf, die sich später bei voller Wiederherstellung der Funktion des peripheren Nervensystems vollständig zurückbilden.

Die *krankengymnastische Behandlung* erstreckt sich lediglich auf eine vorsichtige Bewegung der Gliedmaßen in allen großen und kleinen Gelenken regelmäßig mehrmals täglich; in Ruhe sollen die Arme leicht abduziert, innenrotiert und in den Ellenbogen angewinkelt, die Beine etwas angezogen, außenrotiert und in den Kniegelenken angewinkelt gelagert werden, die Füße in Heberstellung liegen. Wiederholte Dehnlagerung der Arme und Atemreizgriffe unterstützen die Respiration und die Pneumonieprophylaxe. Daneben ist der Patient täglich mehrfach auch bei angeschlossenem Respirator in wechselnde Seitenlage zu bringen.

Eine *kausale medikamentöse Therapie* der Polyneuritis ist nicht bekannt. Die Anwendung von

ACTH und Kortikosteroiden ist umstritten (3, 28). Wir glauben nicht, daß, wie früher angenommen, die Steroide einen Einfluß auf den Ablauf der Polyneuritis haben. Möglich wäre hingegen, daß ähnlich wie beim Rheumatismus die Intensität der Symptome passager vermindert bzw. auch die Symptome „suspendiert" werden; wir konnten einen Effekt dieser Art in unseren Fällen jedoch niemals eindeutig feststellen. Nur in der Schocktherapie wurde ein günstiger Einfluß der Kortikosteroide gesehen; ein Schocksyndrom war fast stets die erste Allgemeinreaktion nach Umstellung von natürlicher auf künstliche Atmung. Steroidpräparate können auch bei der langanhaltenden Maximalbelastung in der neurologischen Intensivbehandlung nützlich sein, wenn offensichtlich die Produktion natürlicher Nebennierenrindenhormone nicht mehr ausreicht. In diesen Fällen sind sie ein wesentlicher Faktor in der Therapie, manchmal sogar lebensrettend. Bei anderen entzündlichen Polyneuropathien, z. B. bei Panarteriitis und Arteriitis temporalis, haben die Steroide eine andere Wirkungsweise, hier kann auf ihre Anwendung nicht verzichtet werden.

Neuerdings sind nach Erfahrungen bei der Myasthenie erste Versuche der Behandlung der akuten entzündlichen Polyneuritis mit Plasmapherese gemacht worden. Ergebnisse einer solchen Therapie sind derzeit noch unübersichtlich; in schweren, prognostisch ungünstigen Verläufen sollte diese Möglichkeit genutzt werden (S. 50.17).

Anabole Steroide sind von Nutzen, wenn Atrophien, Untergewichtigkeit, Osteoporose drohen oder manifest sind. Inappetenz kann zuweilen mit kleinen Dosen Alt-Insulin günstig beeinflußt werden.

Die *Prognose* der Polyneuritis ist überwiegend gut, wenn die akute Gefährdung überstanden ist; doch können auch Dauerschäden am Nervensystem bleiben (35). Künstliche Beatmung ist in der Regel nicht länger als 4–8 Wochen notwendig. Anfangs vorsichtige, später energischere krankengymnastische Behandlung, möglichst frühzeitig auch im Schwimmbad, leitet die Rehabilitation ein. Vorübergehend kann orthopädische Versorgung mit Schienenapparaten, eventuell operative Korrektur von Spitzfußstellung oder anderen Kontrakturen notwendig werden. Auch paraartikuläre Ossifikationen bedürfen häufig operativer Therapie mit längerer Nachbehandlung. Ein Patient sollte nur ausreichend rehabilitiert aus dem Krankenhaus entlassen oder aber in ein geeignetes Rehabilitationszentrum verlegt werden. Die zu frühzeitige ambulante Weiterbehandlung bleibt oftmals unzureichend. Nachlässigkeit des Patienten kann zu weiteren und irreparablen Schäden führen.

Funktionsstörungen der neuromuskulären Erregungsübertragung

Myasthenie

Die *myasthenische Reaktion* kann spontan ausheilen (selten!) oder über Jahrzehnte hinweg gutartig bleiben, ebenso aber auch in kurzer Zeit zum Tode führen. Sie kann auf die Augenmuskeln beschränkt bleiben, aber auch später auf die faziopharyngeale Muskulatur übergreifen oder generalisieren, ebensogut schließlich primär generalisiert sein (Abb. 50.6). Vielfältig wie Ausprägung und Verlauf sind wahrscheinlich auch Ätiologie und pathogenetische Bedingungen der Myasthenie (1, 2, 14, 40, 52).

Das myasthenische Syndrom ist gekennzeichnet durch eine abnorm rasche und ausgiebige Leistungsminderung einzelner Muskelgruppen oder der ganzen quergestreiften Muskulatur sowie durch eine abnorm verlängerte Erholungszeit. Die zugrundeliegende Störung ist ein Block im neuromuskulären Übergang, der durch Zugabe von Azetylcholin oder eines Stoffes, der die Spaltung des vorhandenen Azetylcholins verhindert (Cholinesterasehemmer, Anticholinesterase), ganz oder teilweise aufgehoben werden kann. Zur Behandlung werden die Cholinesterasehemmer Prostigmin, Mestinon, Mestinon retard, Mytelase, Ubretid und andere verwendet. Bestätigung schon bekannter Behandlungsmethoden, aber auch neue Impulse für die Therapie ergaben sich aus der Vorstellung, daß, zumindest in manchen Fällen, der Myasthenie ein Autoimmunmechanismus zugrundeliegen könne. Der Einsatz auch eingreifender Mittel und Methoden ist gerechtfertigt, weil die Myasthenie das ganze Leben des Kranken entscheidend beeinflussen und ändern und weil die faziopharyngeale oder generalisierte Form sogar rasch lebensbedrohend werden kann. Deshalb soll auch hier der gefährdete Patient je eher desto besser in eine große neurologische Klinik eingewiesen werden, der eine Intensivbehandlungsstation zur Verfügung steht. Die Dauerbehandlung wird zweckmäßig, ähnlich wie z. B. bei Diabetikern, von zentralen Ambulatorien vorgenommen.

Die rein okuläre Form der myasthenischen Reaktion bringt für den Patienten unangenehme Einschränkungen. Gefahr bedeutet aber erst der Übergang in die faziopharyngeale und die generalisierte Form; manche Fälle beginnen sogar mit Schluckstörungen oder generalisiert. Bei diesen Patienten

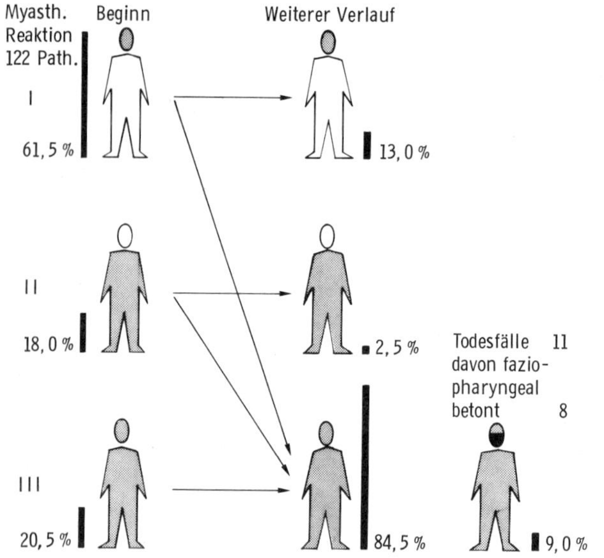

Abb. 50.**6** Beginn und Verlauf der myasthenischen Reaktion bei 122 Patienten der Neurologischen Universitätsklinik Hamburg. Die meisten Fälle beginnen mit okulären und/oder faziopharyngealen Symptomen (I), nur jeweils ein kleiner Teil mit Schwäche der Stamm- und Extremitätenmuskeln (II) oder generalisiert (III). Aber auch die lokalisierten Formen generalisieren im weiteren Verlauf früher oder später

droht zuweilen rasch und unvorhergesehen die Ateminsuffizienz durch die myasthenische, seltener die cholinergische Krise oder beide. Die *myasthenische Krise* entsteht aus der fortlaufenden Erschwerung der neuromuskulären Impulsübertragung bis zum vollständigen Block (Hyperpolarisationsblock) durch Azetylcholinmangel, der auf verschiedene Weise zustandekommen kann. Die *cholinergische Krise* (Depolarisationsblock) ist bedingt durch relative Überdosierung von Cholinesterasehemmern und daraus resultierender Azetylcholinvergiftung, die zu Allgemeinsymptomen wie Nausea, Speichelfluß, Erbrechen, ebenfalls aber zur hochgradigen Muskelschwäche führt, welche klinisch von der myasthenischen Schwäche nicht immer zu unterscheiden ist.

Bei jedem Myasteniker kann zu jeder Zeit, im Verlauf rascher Generalisation meist relativ früh, aber in der Regel vorher abzusehen und deshalb zu beherrschen, eine krisenhafte Verschlechterung eintreten. Plötzlich und überraschend verschlechtert sich die Myasthenie im Verlauf akuter fieberhafter Erkrankungen. Die wesentlichen Gefahren sind *Ateminsuffizienz* und Schlucklähmung mit Aspiration (die *Schlucklähmung* erschwert die orale Zufuhr von Cholinesterasehemmern, die bisher leider für die enterale Applikation nur in Tablettenform, nicht in Tropfen für die Einfüllung durch die Sonde, vorliegen). Eine Eskalation setzt ein: Fortlaufende Zunahme der Schwäche – ständige Erhöhung der Prostigmin- oder Mestinondosis im Vertrauen darauf, daß die (gegenüber Gesunden gesteigerte) Toleranz der Myastheniker gegen Anticholinesterase unbegrenzt sei. Die Toleranz kann jedoch progredient eingeschränkt sein und vor allem: sie läßt sich nicht mit einfachen Mitteln und nicht durch noch so große Erfahrung und durch den Vergleich mit anderen Myasthenikern bestimmen. Die Reaktion ist von Fall zu Fall verschieden, sie kann sogar bei dem gleichen Patienten innerhalb kurzer Zeit wechseln. Bestehen Zweifel an der Natur dieser zunehmenden und bedrohlichen Schwäche eines Myasthenikers, so kann, wie von manchen Autoren empfohlen, der Tensilontest angewendet werden (10 mg Tensilon zusammen mit 0,5 mg Atropin intravenös injizieren). Umstellung auf Injektionsbehandlung mit Prostigmin und Mestinon führt nicht weiter; Atropin als partielles Antidot kann nicht unbeschränkt gegeben werden. Bleibende Besserung ist aber in diesem Stadium nur mit medikamentöser Therapie ohnehin kaum noch zu erzielen.

Die Gratwanderung zwischen myasthenischer und cholinergischer Krise ist gefährlich und selbst, wenn das Schlimmste überwunden und eine Besserung eingetreten zu sein scheint, kann unvermutet Herzstillstand eintreten. Gerade die scheinbare Besserung des Zustandes, die vermeintliche Grundlosigkeit weiterer Klagen des Patienten kann den Arzt täuschen; schon mancher Myastheniker wurde noch kurz vor seinem Tode zum Psychotherapeuten geschickt!

Man scheue sich deshalb nicht, den Patienten frühzeitig auf eine Intensivbehandlungsstation zu legen, bei beginnender Ateminsuffizienz oder häufigem Verschlucken zu *tracheotomieren* und dann

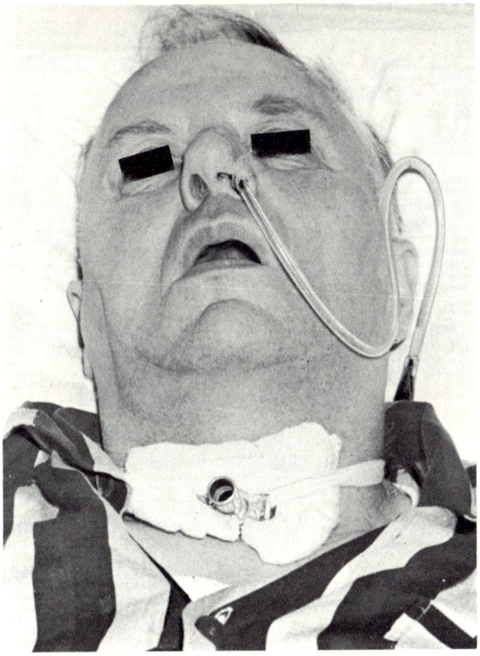

Abb. 50.7 65jähriger Mann mit myasthenischer Reaktion. Tracheotomie und Reduktion der Mestinondosis nach myasthenischer und cholinergischer Krise

die Cholinesterasehemmer drastisch zu reduzieren oder ganz abzusetzen. Vermeidet man körperliche Belastung, ist Atmungshilfe oft gar nicht mehr erforderlich; sie muß aber jederzeit gegeben werden können (Abb. 50.7). Der Patient verliert seine Angst: Er kann selbst sein Sekret absaugen und fürchtet das Verschlucken nicht mehr; er lernt wieder zu essen oder sich selbst durch die Sonde zu ernähren. Langsam wird jetzt die medikamentöse Therapie wieder aufgebaut, eine Sprechkanüle eingesetzt, milde Krankengymnastik verordnet. Dieser Fahrplan symptomatischer Behandlung funktioniert freilich nicht immer, in schweren Fällen können rasch Rezidive auftreten (2, 13, 14, 31, 32, 51).

Thymektomie, Thymusbestrahlung und Applikation von ACTH bzw. Kortikosteroiden sowie von Immunsuppressiva müssen als aktive, ätiotrope Behandlung gelten, ihre Wirkung ist wahrscheinlich nicht nur symptomatisch (1, 4, 9, 13, 14, 20, 22, 40, 41, 52). Beziehungen zur Intensivbehandlung ergeben sich auch hier. Nach der *Thymektomie* kann wegen besonderer Empfindlichkeit des Myasthenikers gegen Relaxantien und Sedativa für Stunden bis Tage maschinelle Beatmung nötig werden. Aber auch vor der Operation muß ein Intubationsbesteck stets bereit liegen, da die Anticholinesterase-Präparate soweit wie möglich reduziert werden (damit sie nicht bei günstigem Anfangserfolg postoperationem eine cholinergische Krise provozieren); auch muß jene Injektionsdosis von Mestinon oder Prostigmin ermittelt sein, die eine akute myasthenische Krise nach der Operation im Notfall beheben kann. Erst später wird die orale Mestinon- bzw. Prostigmintherapie langsam wieder aufgebaut. Meist ist dann nur ein Drittel bis zur Hälfte der früheren Dosis notwendig. Gut bewährt hat sich hier, ebenso wie bei der Zytostatikatherapie, das Mestinon retard (das seit Jahren von der Fa. Deutsche Hoffmann-La Roche zur Verfügung gestellt wird).

Nach *Einleitung einer ACTH-Kur* tritt regelmäßig eine akute Verschlechterung ein, oft ist Beatmung notwendig. Deshalb muß in schweren Fällen vor Beginn der ACTH-Medikation tracheotomiert und ein Respirator bereitgestellt werden. Manchmal ist tage- bis wochenlange Beatmung nötig, ehe Besserung eintritt. Vielfach wird diese Therapie wegen ihrer Gefahren abgelehnt. Von *Immunsuppressiva*, insbesondere Azathioprin, auch 6-Merkaptopurin, wurden von uns günstige Wirkungen gesehen, die vermutlich auf der Unterdrückung immunologischer Mechanismen beruhen (4, 41). Gänzliche Heilungen sind nicht beobachtet worden, aber die Symptome mildern sich meist, stürmische Rezidive bleiben aus. In allen behandelten Fällen wurde der Krankheitsverlauf ruhiger. Zytostatika werden ferner eingesetzt zur Dauerbehandlung, wenn die Thymusentfernung keine günstige Wirkung hatte. Schließlich können Immunsuppressiva in allen Fällen verordnet werden, in denen Thymusoperation oder Bestrahlung nicht angezeigt ist. Ständige Blutbildkontrolle ist notwendig: wöchentlich, später 14tägig Leukozyten, monatlich einmal ein ganzes Blutbild mit Thrombozyten und Retikulozyten. Die Behandlung kann über lange Zeit hinweg ambulant erfolgen. Frauen im gebärfähigen Alter erhalten Ovulationshemmer, da Zytostatika die Frucht schädigen können. Bei rasch progredienter Leukozytendepression oder Agranulozytose bzw. Panmyelopathie wird das Medikament abrupt abgesetzt, der Patient sofort stationär aufgenommen und eine Behandlung mit Bluttransfusionen (Frischblut) und Kortikosteroiden in hoher Dosierung eingeleitet. Wiederum ist besondere Aufmerksamkeit notwendig, da Steroide eine Verschlimmerung der myasthenischen Reaktion bewirken können! Die immunsuppressive Therapie ist in den letzten Jahren durch Anwendung der

Plasmapherese erweitert worden. Diese empfiehlt sich in chronischen, vor allem aber auch in prognostisch ungünstigen, rasch sich verschlechternden Verläufen. Gleichzeitig sind Kortikosteroide und medikamentöse Immunsuppressiva einzusetzen. Größere Erfahrungen in der Anwendung von Antilymphozytenserum liegen noch nicht vor; erste, auch eigene Versuche lassen Erfolge erwarten.
Neugeborene Kinder myasthenischer Mütter zeigen manchmal für einige Wochen myasthenische Symptome, die sich später spontan verlieren (Beweis für einen humoralen, Myasthenie auslösenden Faktor, der diaplazentar übertragen wird). Die Entbindung einer myasthenischen Mutter darf nur in einer großen Klinik erfolgen, der behandelnde Neurologe sollte bei der Geburt zugegen sein.
Sollte das Neugeborene eine sonst unbegründete Atemschwäche oder Zyanose zeigen, sind sofort Cholinesterasehemmer einzusetzen. Eine Ampulle Prostigmin 0,5 mg wird mit physiologischer Kochsalzlösung auf 5 ml verdünnt; davon injiziert man 0,5 ml subkutan. Je nach der Wirkung kann die Injektion nach 10–20 Minuten wiederholt werden, wobei die Dosis gegebenenfalls in geringen Grenzen geändert wird. Sollte die Diagnose einer übertragenen Myasthenie durch den Behandlungserfolg gesichert sein, muß ein Therapieplan eingerichtet werden, der sich über Wochen erstrecken kann. Als Richtwert kommt etwa die 4- bis 6stündliche Anwendung von 0,5–1 ml der oben bezeichneten Verdünnung, also jeweils 0,05–0,1 mg Prostigmin, in Betracht.

Botulismus, Tetanus

Eine Sonderform der myasthenischen Reaktion ist der *Botulismus;* auch hier besteht eine Blockade der neuromuskulären Erregungsübertragung (trotzdem wird die Botulismuslähmung vielfach noch zu den Polyneuropathien gerechnet). Pathognomonisch sind Akkomodationsstörungen, Trockenheit im Munde. Treten im Krankheitsverlauf bulbäre Lähmungen oder muskuläre Atemstörungen auf, muß intubiert oder tracheotomiert, eventuell auch beatmet werden. Die Lähmungen bilden sich bei Ausheilung ohne Residuen in Tagen bis wenigen Wochen zurück, doch ist die Mortalität des Botulismus heute noch hoch!
Der *Tetanus*, ebenfalls eine Krankheit, die mindestens teilweise auf eine Funktionsstörung an den Nervenendplatten beruht, wird an anderer Stelle besprochen (s. Kap. 52).

Myopathien

Bei allen Myopathien wird Intensivbehandlung im engeren Sinne nur selten angewendet. Kaum jemals kommt es zu isolierter Ateminsuffizienz, das Zwerchfell bleibt meist verschont. Bei den *paroxysmalen Kaliumlähmungen* (hypo- und hyperkaliämische Formen!) treten akut erhebliche Paresen auf, nur selten ist jedoch die Atmung ernsthaft gefährdet. *Polymyositiden* (46) führen in extremen Fällen manchmal zu Ateminsuffizienz, eine Indikation zu künstlicher Beatmung entsteht jedoch auch hier nur selten. Das gleiche gilt für andere strukturelle Myopathien. Im Einzelfall kann aber z.B. die rezidivierende Aspiration oder der mangelhafte Hustenstoß eine Indikation zur Intubation geben; hier muß von Fall zu Fall entschieden werden, grundsätzlich andere Probleme als bei den übrigen neurologischen Indikationen zur Intensivbehandlung ergeben sich nicht.

Literatur

1 Balzereit, F., V. Bay, H. Otto, P. Rittmeyer, C. Sobirey: Die Thymektomie im Behandlungsplan der Myasthenie. Z. Neurol. 201 (1972) 136–159
2 Balzereit, F.: Neurologische Intensivmedizin. 3. Tagg. Arbeitsgemeinsch. Internist. Intensivmedizin. Intensivmedizin 10 (1973) 37–94
3 Balzereit, F.: Akute Polyneuritiden (Guillain-Barré-Syndrom). Akt. Neurol. 1 (1974) 159–168
4 Balzereit, F.: Erfahrungen mit der Azathioprintherapie. In: Myasthenia gravis, hrsg. von G. Hertel, H.-G. Mertens, K. Ricker, K. Schimrigk. Thieme, Stuttgart 1977
5 Balzereit, F.: Polyneuropathien. In: Innere Medizin in Praxis und Klinik, 2. Aufl., Bd. II, hrsg. von H. Hornbostel, W. Kaufmann, W. Siegenthaler. Thieme, Stuttgart 1978
6 Behrend, R.Ch.: Neue Behandlungsmethoden in der neurologischen Rehabilitation. Dtsch. med. Wschr. 93 (1968) 957–959
7 Bernsmeier, A.: Differentialdiagnose der Zirkulationsstörungen des Gehirns, der Meningen und des Rückenmarks. In: Differentialdiagnose neurologischer Krankheitsbilder, 3. Aufl., hrsg. von G. Bodechtel. Thieme Stuttgart 1974
8 Bischoff, A.: Die Polyneuropathien – Polyneuritiden. Eine Übersicht. Akt. Neurol. 1 (1974) 149–152
9 Birnberger, K.L., A. Struppler: Übersicht über die ACTH- und die Cortison-Therapie der Myasthenie. In: Myasthenia gravis, hrsg. von G. Hertel, H.-G. Mertens, K. Ricker, K. Schimrigk. Thieme, Stuttgart 1977
10 Bodechtel, G.: Differentialdiagnose neurologischer Krankheitsbilder, 3. Aufl. Thieme, Stuttgart 1974
11 Dönhardt, A.: Künstliche Dauerbeatmung. Springer, Berlin 1955
12 Erbslöh, F.: Peripheres Nervensystem: Polytope Erkrankungen (Polyneuritiden). In: Almanach für Neurologie und Psychiatrie 1967, hrsg. von W. Schulte. Lehmann, München 1967
13 Erbslöh, F., H. L'Allemand: Indikation, präoperative Vorbereitung, Narkoseführung und postoperative Nachsorge bei Patienten mit krisengefährdeter Myasthenia gravis pseudo-

paralytica. In: Anaesthesiologie und Wiederbelebung, Bd. 56, hrsg. von R. Frey, F. Kern, O. Mayrhofer. Springer, Berlin 1972
14 Erbslöh, F.: Aktuelle Therapie der Myasthenia gravis. Nervenarzt 43 (1972) 340
15 Erbslöh, F.: Differentialdiagnose des primär zerebralen Komas. In: Der Notfall: Bewußtlosigkeit, hrsg. von H.-J. Streicher, J. Rolle. Thieme, Stuttgart 1974
16 Ewerwahn, W. J., W. Bushart, J. Stipicic: Erfahrungsbericht über 250 traumatische Querschnittslähmungen unter Berücksichtigung der konservativen und operativen Behandlung. In: Die Wirbelsäule in Forschung und Praxis, Bd. 42. Hippokrates, Stuttgart 1969
17 Gressner, P., E. Volles: Aspekte der neurologischen Intensivversorgung. Nervenarzt 46 (1975) 92–96
18 Guttmann, L.: 20 Jahre Rehabilitationsarbeit an Querschnittsgelähmten. Münch. med. Wschr. 106 (1964) 1375
19 Guttmann, L.: Die initiale Behandlung von Querschnittslähmungen des Rückenmarks nach Frakturen der Wirbelsäule. In: Die Wirbelsäule in Forschung und Praxis, Bd. 42. Hippokrates, Stuttgart 1969
20 Hale, J. F., E. F. Scowen: Thymic Tumors. Lloyd-Luke, London 1967
21 Heiss, W. D., H. Tschabitscher: Eine signifikante Häufung von Polyradiculitis Guillain-Barré im Herbst 1966. Wien. klin. Wschr. 79 (1967) 249
22 Hertel, G. u. Mitarb.: Verlaufsbeobachtungen nach Thymektomie in einer multizentrischen Studie. In: Myasthenia gravis, hrsg. von G. Hertel, H.-G. Mertens, K. Ricker, K. Schimrigk. Thieme, Stuttgart 1977
23 Janzen, R.: Differentialdiagnose des zerebralen Gefäßprozesses. Münch. med. Wschr. 107 (1965) 1229
24 Janzen, R.: Neurologische Diagnostik, Therapie, Prognostik. Enke, Stuttgart 1975
25 Janzen, R., F. Balzereit: Allgemeine Therapie der Polyneuropathien. In: Generalisierte und lokalisierte Neuromyopathien, hrsg. von J. Kugler, H. Lechner, D. Fontanari. Thieme, Stuttgart 1971
26 Jellinger, K.: Zur Morphologie und Pathogenese traumatischer Querschnittslähmungen. In: Die Wirbelsäule in Forschung und Praxis, Bd. 42. Hippokrates, Stuttgart 1969
27 Jentschura, G.: Operative Mobilisation der Gelenke bei Paraosteoarthropathien infolge Erkrankungen und Schädigung des Zentralen Nervensystems. Verh. dtsch. Orthop. Ges. 52. Kongr. (1965) 221
28 Jesserer, H.: Über die Möglichkeiten einer Verhütung von Cortisonschäden am Skelett. Wien. klin. Wschr. 78 (1966) 745
29 Käufer, C.: Über knöcherne Neubildungen bei Paraplegikern. Dtsch. med. Wschr. 90 (1965) 1674
30 Kohlmeyer, K.: Koma und intrakranielle Gefäßerkrankungen. In: Der Notfall: Bewußtlosigkeit, hrsg. von H.-J. Streicher, J. Rolle. Thieme, Stuttgart 1974
31 Krämer, W.: Atmungs- und Lungenfunktionsstörungen bei neuromuskulären Erkrankungen. Europäische Hochschulschriften, Reihe 7, Bd. X. H. Lang & P. Lang, Bern 1971
32 Krämer, W.: Intensivtherapie der Myasthenie. In: Myasthenia gravis, hrsg. von G. Hertel, H.-G. Mertens, K. Ricker, K. Schimrigk. Thieme, Stuttgart 1977
33 Krayenbühl, H.: Die Thrombose der Hirnvenen und Sinus. In: Kreislaufstörungen des Zentralnervensystems, hrsg. von W. Tönnis, F. Marguth. Springer, Berlin 1961
34 Loew, H., R. Tillmann, B. Winter, B. Wießmann, R. Koch, M. Schiller: Thallium-Elimination durch die Hämodialyse im Vergleich zur großen Diurese bei einer schweren Thallium-Intoxikation. Med. Welt 23 (1972) 1411–1412
35 Löffel, N. B., M. Mumenthaler, J. Lütsch: Die Prognose des Landry-Guillain-Barré-Strohl-Syndroms im Erwachsenenalter. Fortschr. Neurol. Psychiat. 45 (1977) 279–292
36 Meier, C., A. Bischoff: Polyneuropathy in hypothyreoidism. Clinical and nervebiopsy study of 4 cases. J. Neurol. 215 (1977) 103–114
37 Meinicke, F.-W.: Zur Frage der konservativen und operativen Frühbehandlung bei traumatischen Paraplegien. In: Die Wirbelsäule in Forschung und Praxis, Bd. 42. Hippokrates, Stuttgart 1969
38 Mertens, H. G.: Entzündliche Krankheiten des peripheren Nervensystems mit Tetanus und Botulismus. Intensivmedizin 10 (1973) 63–76
39 Mertens, H. G., S. Harms, H. Harms, H. Jungmann: Die Kreislaufregulation bei Querschnittslähmung des Halsmarkes. Dtsch. med. Wschr. 85 (1960) 180
40 Mertens, H. G., F. Balzereit, M. Leipert: The treatment of severe myasthenia gravis with immunsuppresive agents. Europ. Neurol. 2 (1969) 321
41 Mertens, H. G., G. Hertel: Langzeittherapie mit Zytostatika. In: Myasthenia gravis, hrsg. von G. Hertel, H.-G. Mertens, K. Ricker, K. Schimrigk. Thieme, Stuttgart 1977
42 Neundörfer, B.: Differentialtypologie der Polyneuritiden und Polyneuropathien. In: Schriftenreihe Neurologie, Bd. XI, hrsg. von H. J. Bauer, H. Gänshirt, P. Vogel. Springer, Berlin 1973
43 Paeslack, V.: Querschnittslähmung, Behandlung, Pflege und Rehabilitation. Kohlhammer, Stuttgart 1968
44 Paeslack, V.: Paraosteoarthorpathien nach Rückenmarkläsionen. In: Symposium Paraosteoarthropathien. Schriftenreihe Traumatologie und Wiederertüchtigung, Nr. 3. Luxemburg 1972
45 Prellwitz, W.: Koma. In: Interne Intensivmedizin, hrsg. von P. Schölmerich, H.-P. Schuster, H. Schönborn, P. P. Baum. Thieme, Stuttgart 1975
46 Puff, K.-H.: Die klinische Elektromyographie in der Differentialdiagnose von Neuro- und Myopathien. In: Schriftenreihe Neurologie, Bd. VII, hrsg. von H. J. Bauer, H. Gänshirt, H. Spatz, P. Vogel. Springer, Berlin 1971
47 Reulen, H. J.: Überwachung und Behandlung des Schwerschädelhirnverletzten im allgemeinen Krankenhaus. Arch. klin. Chir. 334 (1973) 385
48 Schrader, A.: Encephalitis mit Hinweis auf die Intensivtherapie. Intensivmedizin 10 (1973) 39–47
49 Schünke, C.-U.: Über das Schicksal 150 traumatisch Querschnittsgelähmter, klinische Konsequenzen. Diss., Hamburg 1967
50 Sluga, E.: Polyneuropathien. Typen und Differenzierung, Ergebnisse bioptischer Untersuchungen. In: Schriftenreihe Neurologie, Bd. XIV, hrsg. von H. J. Bauer, H. Gänshirt, P. Vogel. Springer, Berlin 1974
51 Sobirey, C., F. Balzereit: Die Behandlung der respiratorischen Insuffizienz beim Myastheniker. In: Wiederbelebung, Organersatz und Intensivmedizin; Pathogenese, Klinik, Prophylaxe und Therapie des Schocks, Suppl. 2 Erg.-H. zur Z. Kreisl.-Forsch. (1971)
52 Sobirey, C., F. Balzereit: Intensivbehandlung bei Myopathien und myasthenischen Reaktionen. Intensivmedizin 10 (1973) 76–80
53 Soyka, D.: Hirnembolie und Hirninfarkt. In: Klinische Aspekte der Intensivmedizin, hrsg. von K. D. Grosser, E. Glaser, Steinkopf, Darmstadt 1976
54 Stelzner, F.: Kontinenz, Superkontinenz und Inkontinenz im Anorektalbereich. Dtsch med. Wschr. 90 (1965) 2275
55 Tänzer, A.: Neuroradiologische Diagnostik in der Notfallmedizin. Intensivmedizin 10 (1973) 57–62
56 Vivell, O.: Poliomyelitisschutzimpfung. In: Handbuch der Kinderheilkunde, Bd. III, hrsg. von H. Opitz, F. Schmid. Springer, Berlin 1966

57 Wahle, H., I. Pumpus: Ergebnisse einer Nachuntersuchung aus dem Jahre 1961 bei 50 Rückenmarkgeschädigten mit kompletten irreversiblen Querschnittslähmungen. Rehabilitation 4 (1965) 121

58 Wieck, H.H.: Zur Problematik der Polyneuritiden. Hippokrates (Stuttg.) 37 (1966) 126

Zusammenfassende Darstellungen

59 Balzereit, F.: Neurologische Intensivmedizin. 3. Tagg. Arbeitsgemeinsch. Internist. Intensivmedizin. Intensivmedizin 10 (1973) 37–94

60 Bodechtel, G.: Differentialdiagnose neurologischer Krankheitsbilder, 3. Aufl. Thieme, Stuttgart 1974

61 Janzen, R.: Neurologische Diagnostik, Therapie, Prognostik. Enke, Stuttgart 1975

62 Mumenthaler, M.: Neurologie, 3. Aufl., Thieme, Stuttgart 1973; 6. Aufl. 1979

63 Scheid, W.: Lehrbuch der Neurologie, 3. Aufl. Thieme, Stuttgart 1968

51 Schädel-Hirn-Trauma

Von P. Lawin, H. Schoeppner und R. Scherer

Einleitung

Schädel-Hirn-Traumen machen einen erheblichen Anteil aller Verletzungen nach Verkehrsunfällen aus. Vermehrt wird ihre Zahl durch Unfälle im Betrieb, im Haushalt, in der Schule, bei Spiel und Sport, schließlich durch Suizidversuche und Kriminaldelikte.

Für die Krankenhäuser bringt die Aufnahme Schädel-Hirn-Verletzter Probleme hinsichtlich der Diagnostik, der Therapie und der Rehabilitation mit sich. In der Regel wird die Aufnahme des Schädel-Hirn-Verletzten auf einer Intensivstation erfolgen. Je nach den Umständen kann in besonderen Fällen nach Erstversorgung und primärer Diagnostik die Verlegung in eine neurochirurgische Klinik notwendig werden. Für die Entscheidungen, die gefällt werden müssen, ist die Kenntnis der wichtigsten Unfallmechanismen, die Verletzungsmöglichkeiten und Komplikationen sowie der Grundzüge der Therapie erforderlich. Eine Zusammenarbeit zwischen Neurochirurgen, Neurologen, Anästhesisten, Radiologen bzw. Neuroradiologen ist notwendig. Das gemeinsame Konzil kann auch die Autorität der behandelnden Ärzte gegenüber ängstlichen oder unvernünftigen Angehörigen stützen.

Einteilung, Begriffsbestimmung

Nur aus einer genauen Analyse des Verletzungsmechanismus, Kenntnis aller möglichen Folgen und der wiederholten, sorgfältigen neurologischen Untersuchung (8, 38, 39) ergibt sich ein verläßliches Urteil. Erst dieses aber erlaubt eine gezielte Diagnostik, richtige Therapie und Prognose.

Offene und gedeckte Schädel-Hirn-Verletzung

Unter einer *offenen Schädel-Hirn-Verletzung* versteht man alle jene Formen traumatischer Einwirkung auf den Schädel, bei denen die Dura eröffnet worden ist. In der Regel wird dabei eine Kommunikation zwischen der Außenwelt und dem intraduralen Raum gegeben sein; Infektion der Hirnhäute und des Gehirns ist möglich. Hierher gehören vor allem penetrierende Verletzungen wie z. B. Schuß und Stich, aber auch stumpfe Gewalt kann Eröffnung der Dura bewirken. Die Duraverletzung kann zunächst verborgen bleiben; erst später, z. B. am Liquorfluß aus der Nase oder an der rezidivierenden Meningitis, wird sie erkennbar.

Ist die Dura intakt geblieben, spricht man von der *gedeckten Schädel-Hirn-Verletzung.*

Das Ausmaß der Hirnbeteiligung und die Prognose sind unabhängig davon, ob eine offene oder gedeckte Verletzung vorliegt. Blutungen, Zerreißungen mit schwersten zerebralen Funktionsstörungen und ausgedehnte Hämatome gibt es auch beim gedeckten Schädel-Hirn-Trauma, sogar wenn äußere Verletzungen an der Kopfschwarte nicht erkennbar sind. Eine Schädelprellung liegt vor, wenn weder Meningen noch Gehirn bei einer Gewalteinwirkung auf den Schädel in Mitleidenschaft gezogen worden sind.

Gedeckte traumatische Hirnschädigung

Entsprechend der zeitlichen Rückbildungsfähigkeit neurologischer Ausfallserscheinungen unterscheidet man nach Tönnis u. Mitarb. (75) drei Schweregrade der gedeckten traumatischen Hirnschädigung (entsprechend den früher in der Klinik gebräuchlichen Begriffen Commotio, Contusio und Compressio cerebri).

Die *gedeckte traumatische Hirnschädigung I. Grades* ist durch die Rückbildungsfähigkeit neurologischer Ausfallerscheinungen innerhalb von 4 Tagen gekennzeichnet. Die Schädigung des Gehirns ist in der Regel reversibel, ein anatomisches Substrat wird nicht faßbar. Die Symptome werden wesentlich vom Hirnstamm gestaltet. So kann auch eine gedeckte traumatische Hirnschädigung I. Grades (Commotio) durch Irritation vegetativer Zentren zu schweren, sogar tödlichen sekundären Schäden führen (über Hirnstammschädigung, s. auch Hirnschwellung). Die Symptome der sogenannten Commotio beginnen gewöhnlich unmittelbar nach dem Unfall und klingen mehr oder weniger rasch ab. Meist tritt Bewußtlosigkeit im Augenblick des Unfalles auf, sie dauert jedoch nur kürzere Zeit.

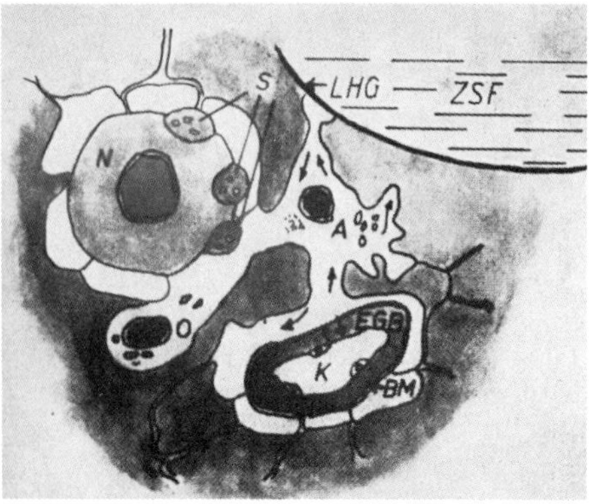

Abb. 51.**1** Struktureller Aufbau der Hirnsubstanz (nach *De Robertis* u. *Gerschenfeld*; aus *H. Schoeppner:* Anaesthesie und Reanimation in der Kinderneurologie. VEB Thieme, Leipzig 1975) K = Kapillare, A = Astroglia, N = Neuron, EGB = Endothel-Glia-Barriere, BM = Basalmembrane, S = Synapsen, LHG = Liquor-Hirn-Grenze, ZSF = Zerebrospinalflüssigkeit, O = Oligodendroglia, ← Flüssigkeitsstrom

Eine retrograde Amnesie ist nur von kurzer Dauer oder fehlt ganz; die anterograde Amnesie geht nicht wesentlich über die Zeit der Bewußtlosigkeit hinaus. In der Frühphase können vegetative Symptome auftreten, Übelkeit und Erbrechen sind aber nicht obligat. Das EEG zeigt im allgemeinen eine α-Grundaktivität als Ausdruck erhaltener Funktion der Endothel-Glia-Barriere (früher auch als Blut-Hirn-Schranke bezeichnet). Die Prognose der gedeckten traumatischen Hirnschädigung I. Grades ist in der Regel günstig, weitere Komplikationen sind im allgemeinen nicht zu erwarten.

Bei der *gedeckten traumatischen Hirnschädigung II. Grades* (Contusio cerebri) bestehen neurologische Ausfälle mit einer Rückbildungsfähigkeit bis zu 3 Wochen. Unter diesem Begriff werden Substanzschäden zusammengefaßt, die auf unterschiedliche Weise und an verschiedenen Orten des Gehirns entstehen können. Darunter fallen Rindenprellungsherde ebenso wie tiefer gelegene Zerreißungen und Blutungen in den Hirnstamm bei sogenannten Schleudertraumen; um eine solche Schädigung zu kennzeichnen, bedarf es also in der Regel weiterer Kriterien. Die klinischen Symptome sind abhängig von Ort und Ausdehnung der Schädigung. Oft besteht eine retrograde Amnesie bis zu Tagen, die anterograde Erinnerungslücke kann Wochen bis Monate umfassen.

Bei der *gedeckten traumatischen Hirnschädigung III. Grades* (Compressio cerebri) bleiben neurologische Ausfälle länger als 3 Wochen bestehen und bilden sich nur teilweise zurück, oder es bleiben Dauerausfälle bestehen.

Durch Perfusionsstörungen, Energiedefizite oder homöostatische Dysregulationen kann aus allen drei Graden der gedeckten traumatischen Hirnschädigung der Übergang in ein akutes Mittelhirnsyndrom bzw. in ein akutes Stammhirnsyndrom (Bulbärhirnsyndrom) erfolgen. Beide können ein apallisches Durchgangssyndrom zur Folge haben, aus dem durch intensive therapeutische Maßnahmen eine Remission über die Reintegrationsstufen Klüver-Bucy-Syndrom, Korsakow-Syndrom und psychoorganischer Symptomenkomplex erfolgen kann. Beim Versagen der Therapie wird es zum manifesten apallischen Syndrom mit möglichem Hirnfunktionsverlust kommen.

Komplikationen nach Schädel-Hirn-Trauma

Hirnschwellung (Hirnödem)

Jedes Schädel-Hirn-Trauma kann zur Wassereinlagerung in die Hirnsubstanz führen. Nach Reichardt (59) werden Wassereinlagerungen in den Extrazellularraum als Ödem und Hydratation der Zellularräume als Schwellung bezeichnet. Nach dieser Einteilung werden zwei Formen der Volumenzunahme der Hirnsubstanz unterschieden:

1. Lokale, toxische und strahlenbedingte Schädigung der Hirnsubstanz mit nachfolgender Endothelzerstörung und Plasmadiapedese und Exsudationsdurchtränkung der weißen Substanz berechtigt mit Einschränkung zur Bezeichnung „Ödem".
2. Ein fehlender funktioneller Extrazellularraum im Bereich der Grauen Substanz läßt hier nur eine Schwellung der Astroglia zu (Abb. 51.1).

Bei traumatischer (mechanischer) Einwirkung oder Hypoglykämie bzw. hypoxischer Hypoxidose und Azidose führt eine initiale Perfusionsstörung zum gliären Energiedefizit mit Natriumakkumulation (11), zu Wassereinstrom über die Endothel-Glia-Barriere und zu einer gliären Schwellung (kompensierte gliäre Schwellung) (Abb. 51.2). Ein sowohl zentral (mechanische Irritation) wie peripher (Abnahme von extrazellulärer Flüssigkeit und Na^+-Konzentration infolge von Erbrechen sowie Hypovolämie) (Abb. 51.3) ausgelöster sekundärer Hyperaldosteronismus unterhält und potenziert den Grundmechanismus (Abb. 51.2). Die geschwolle-

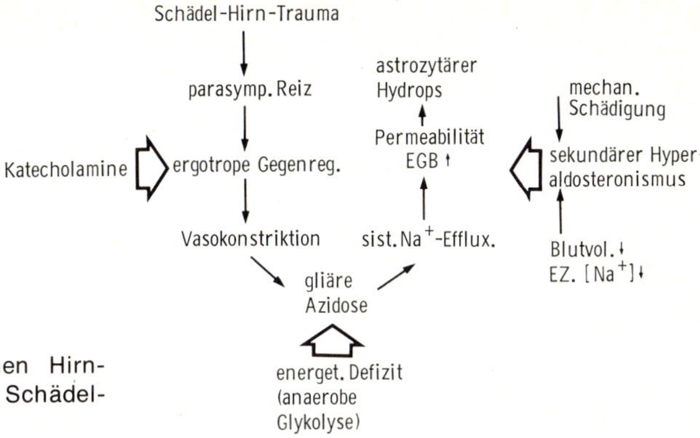

Abb. 51.**2** Pathogenese der traumatischen Hirnschwellung (aus *Schädlich, Schoeppner:* Schädelhirntrauma [89])

nen Protoplasmapseudopodien der Astroglia lösen sich schließlich von der Basalmembran der Kapillaren und rupturieren. Es entstehen perigliäre Seen (dekompensierte Schwellung). Jede Schädel-Hirn-Verletzung kann zur Hirnschwellung führen (4, 7, 12, 40, 60, 61). Klinisches Leitsymptom dieser gliären Wasserintoxikation ist die intrakranielle Drucksteigerung mit Zeichen der diffusen zerebralen Schädigung. Die fortschreitende Bewußtseinsstörung tritt oftmals nach einem freien Intervall auf; eine Stauungspapille kann sich schon in relativ kurzer Zeit entwickeln, auch Fundusblutungen werden beobachtet. Hirnstammsymptome, Herniation von Mittelhirnanteilen in den Tentoriumschlitz und Einklemmung der Kleinhirntonsillen mit Kompression der Medulla oblongata bewirken bereits ein dramatisches Bild. In diesem Stadium ist der Patient tief bewußtlos. Streckmechanismen der Extremitäten treten spontan auf und lassen sich durch Hautreize auslösen. Die Pupillen erweitern sich und werden lichtstarr (deshalb darf man in der Initialphase des Schädel-Hirn-Traumas niemals Mydriatika verwenden, weil die Pupillomotorik nicht mehr beobachtet werden kann).

Da das Gehirn im knöchernen Schädel nur eine sehr begrenzte Ausdehnungsmöglichkeit hat, steht die akute Hirnschwellung in einer direkten Bezie-

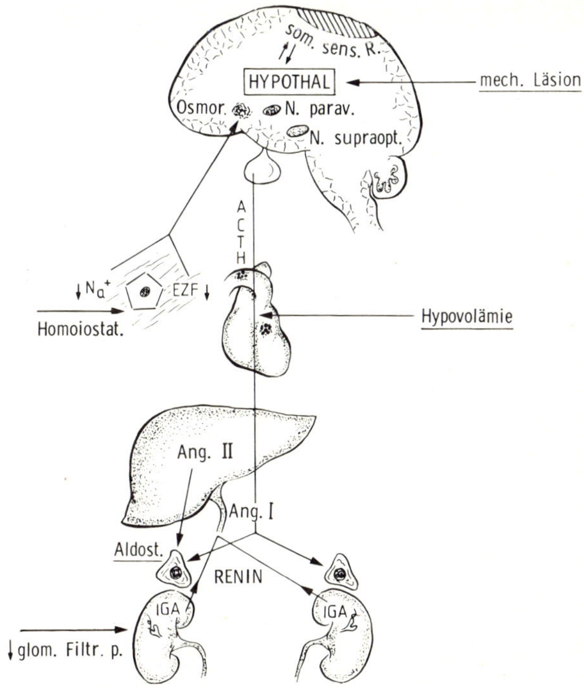

Abb. 51.**3** Auslösende Mechanismen des sekundären Hyperaldosteronismus

hung zum intrakraniellen Druck (ICP). Der intrakranielle Druck wird normalerweise von zahlreichen Faktoren beeinflußt (87):
- der Dehnbarkeit,
- dem Volumen und dem Druck der intrakraniellen Gefäße,
- dem venösen Abfluß,
- der Produktions- und Absorptionsrate des Liquors,
- dem osmotischen Gradienten zwischen Liquor und Plasma
- und eventuellen intrakraniellen Raumforderungen.

Die entscheidende Regelgröße für die Hirnfunktion ist die zerebrale Durchblutung (CBF):

$$CBF = \frac{MSAP - MICP\ (JVP)}{CVR}$$

$$CPP = MSAP - MICP$$

CBF: Cerebral Blood Flow
MSAP: Mean Systemic Arterial Pressure
MICP: Mean Intracranial Pressure
CVR: Cerebral Vascular Resistance
CPP: Cerebral Perfusion Pressure
JVP: Jugular Vein Pressure

Sie wird beeinflußt vom Gradienten zwischen arteriellem Mitteldruck und dem mittleren intrakraniellen Druck (bzw. dem Druck in den Jugularvenen) sowie dem Widerstand der Hirngefäße (CVR). Sobald der intrakranielle Druck oder der Druck in den Jugularvenen das Niveau des arteriellen Mitteldrucks erreicht hat, ist die Durchblutung des Gehirns unmöglich geworden, d.h. der zerebrale Perfusionsdruck (CPP) ist auf 0 reduziert. Normalerweise beträgt der intrakranielle Druck etwa 0–11 Torr, so daß sich ein zerebraler Perfusionsdruck von etwa 80 Torr ergibt. Anstiege des intrakraniellen Druckes werden durch entsprechende Vasodilatation (Verminderung des CVR) abgefangen. Sinkt der zerebrale Perfusionsdruck auf weniger als 50 Torr, so nimmt die zerebrale Durchblutung ab. Auch wenn manche Patienten bei zerebralen Perfusionsdrücken von 10–20 Torr noch bei Bewußtsein sind, können doch
Anstiege des ICP ≥ 20 Torr und
Abfälle des CPP ≥ 50 Torr
als die Grenze der Gefahrenzone für die Hirnfunktion bezeichnet werden.

Die Hirnschwellung kann jeden einzelnen Faktor der Hirnperfusion beeinflussen. Bei Zunahme des zerebralen Gewebsdruckes werden die Gefäße komprimiert, demzufolge nimmt der zerebrale Gefäßwiderstand zu. Die Erhöhung der zerebralen Compliance (Druckvolumendiagramm) kann über eine durch zentrale Atmungsdepression bedingte Hypoxie infolge Reizung von Stammhirnkernen vorübergehend eine Notfallfunktion (sog. Cushing-Reflex) mit Anstieg des systolischen, Abfall des diastolischen Druckes, sowie Bradykardie durch Stimulation auslösen. Nicht jeder intrakranielle Druckanstieg löst diesen Reflex aus, er ist besonders häufig bei Läsionen in der hinteren Schädelgrube und rasch expansiven supratentoriellen (87) und besonders extraaxialen Raumforderungen (84), bei denen die vasomotorischen Zentren der Medulla mechanisch torquiert werden. Die verminderte Compliance des geschwollenen Gehirns gestattet bei einem Anstieg des systemischen Blutdruckes keine Zunahme des Perfusionsdrucks, so daß der intrakranielle Druck weiter ansteigt.

Es erscheint daher als unerläßlich, neben dem arteriellen Druck die andere wichtige Regelgröße der zerebralen Durchblutung – den intrakraniellen Druck – zur Verlaufsbeobachtung und zum raschen Erkennen von Komplikationen kontinuierlich zu registrieren (27, 31, 64, 79, 84). Hierzu beschrieben, das Frontalhirn eines Seitenventrikels nach Anlage eines Bohrloches punktiert. Durch die Punktionskanüle wird ein Katheter eingeführt, welcher mit einem Druckwandler verbunden wird. Nach der Methode von Gosch u. Kindt (31) wird der Subduralraum punktiert und der Druck über einen Katheter oder die Punktionskanüle auf den Druckwandler übertragen. Diese Messung ist nach Weiss (79) und Safar (87) bei allen Patienten mit schwerem Schädel-Hirn-Trauma und beim Koma unbekannter Genese indiziert. Die von Lundberg u. Mitarb. (48) beschriebenen A-Wellen sind vorübergehende, wiederholte Anhebungen des Druckplateaus auf 50–100 mm Hg, die zwischen 5 und 10 Minuten dauern. Diese Plateauwellen entsprechen akuten Zunahmen des intrakraniellen Blutvolumens, die bei reduzierter intrakranieller Compliance die Perfusion beeinflussen können.

Neurogener Schock

Die mit dem Schädel-Hirn-Trauma verbundene mechanische Irritation von Strukturen des zentralen Sympathikus im mediobasalen Hypothalamus kann durch zentrogene Katecholaminausschüttung einen sog. neurogenen Schock (Ablauf des Schockgeschehens in zentripetaler Richtung) bedingen. Mögliche Folgen dieses Schockes sind Perfusionsstörungen in den abhängigen Organen mit Erschöpfung der Kreatinphosphat- und Adenosintriphosphatreserven.

Die Störung des Hirnstoffwechsels wird geprägt

von einer Hyperglykämie infolge einer Glucoseverwertungsstörung durch Mindersekretion und Sekretion biologisch nicht vollwertigen Insulins. Hinzu kommt eine Lipolyse mit vermehrtem Auftreten unveresterter freier Fettsäuren, die das Schlüsselenzym des Pentose-Phosphat-Zyklus (Glucose-6-phosphat-Dehydrogenase) lähmen. Eine vermehrte Verbrennung von körpereigenem Eiweiß zur Energiegewinnung ist die Ursache einer Hypoproteinämie. Der sekundäre Hyperaldosteronismus induziert hochgradige Kaliumverluste. Die zentral induzierte generalisierte Perfusionsstörung auf der Ebene von Arteriolen und Venolen (diese Abflußbehinderung bildet die sogenannte Vasomotion) erklärt die häufig auftretende hämodynamische Dysregulation mit Hyper- oder Hypotonie sowie die tachykarden und bradykarden Herzrhythmusstörungen. Plötzlicher Anstieg des intrakraniellen Druckes kann über eine generalisierte Katecholaminausschüttung ein Lungenödem auslösen (9, 47, 71, 84). Die genauen Bedingungen für die Entstehung eines sogenannten neurogenen Lungenödems sind jedoch noch weitgehend unbekannt.
Schließlich kann es als Folge der vielfältigen, durch den neurogenen Schock implizierten Störungen von Perfusion und Metabolismus zu Blutungen in den Magen-Darm-Trakt sowie subendokardialen Blutungen kommen. Eine weitere Folge der ubiquitären Perfusionsstörung ist die disseminierte intravasale Gerinnung mit Bildung von Mikrothromben, Zunahme der Plasmaviskosität und arterieller Hypoxie.

Zentrale Hyperventilation

Die Hypoxie wird begünstigt durch eine Anämie zentraler Genese nach Schädel-Hirn-Traumen und durch einen pathologischen Atemtyp, den FROWEIN als „Maschinenatmung" bezeichnet hat. Hiermit ist eine zentrale *neurogene Hyperventilation* eng verkoppelt. Sie ist ein weiteres Symptom der direkten oder indirekten Hirnstammschädigung. Sie ist Ausdruck einer Stammhirnautomatik bei Ausfall übergeordneter modulierender dienzephaler Einflüsse auf das Atemzentrum. Es kann dadurch zu extremer Senkung des arteriellen Kohlensäuredruckes kommen (Hyperventilationsalkalose) (19, 23, 73), die zu zentraler Minderdurchblutung führt. Durch eine Respiratorbehandlung muß diesen Patienten dann eine Normoventilation bzw. eine mäßige Hyperventilation aufgezwungen und die vermehrte Atemarbeit abgenommen werden.

Zentrale Hyperthermie

Zentral ausgelöste Temperaturanstiege über 41 °C entwickeln sich in kurzer Zeit. Sie entstehen durch Entspeichern von ventrikelnahen Anteilen des Serotonin-Releasing-Systems im Bereich des anterobasalen Hypothalamus. Sie gilt als Signum malum ominis. Die zentrale Hyperthermie ist zu unterscheiden von dem durch Bronchopneumonie, Harnwegsinfektion oder andere entzündliche Prozesse erklärbarem Fieber.

Intrakranielle Blutung

Eine intrakranielle extrazerebrale Blutung kann nach jedem, auch nach einem leichten Schädeltrauma auftreten. Das *epidurale Hämatom* (33) entsteht aus einer arteriellen Blutung (meist A. meningea media) und macht innerhalb von Minuten bis Stunden nach der Gewalteinwirkung klinische Symptome. Die epidurale Blutung ist oft Folge einer Kalottenfraktur. Meist ist das epidurale Hämatom einseitig, es kann jedoch auch mittelliniennah entstehen, den Sinus sagittalis abdrängen und schließlich doppelseitig ausbilden (Abb. 51.4 a–c). Ein *subdurales Hämatom* (37) (Abb. 51.5 a und b) entsteht durch venöse Blutung. Nur ausnahmsweise entwickelt sich ein akutes subdurales Hämatom wie das epidurale innerhalb von Stunden; meist treten klinische Erscheinungen erst nach Tagen, Wochen oder sogar Monaten auf, wenn vielleicht das scheinbar harmlose Trauma bereits vergessen war. Doppelseitigkeit ist selten, kommt aber vor.
Epidurales und subdurales Hämatom machen Allgemeinsymptome wie auch Lokalzeichen. Wichtigstes Allgemeinsymptom ist die zunehmende Bewußtseinseintrübung, die je nach Ausbildung der Blutung rasch oder langsam fortschreitet. Ein freies Intervall kann bei epiduralen Blutungen Stunden, bei subduralen Hämatomen entsprechend länger dauern. Bei gleichzeitiger schwerer kontusioneller Schädigung oder bei Hirnödem kann jedoch das freie Intervall fehlen! In solchen Fällen wird die Diagnose der zusätzlichen extrazerebralen Blutung besonders schwer, insbesondere wenn bereits die Kontusion Lokalzeichen gemacht hat oder wenn das Hämatom doppelseitig auftritt. Weitere Allgemeinsymptome sind Meningismus, Erbrechen, Atemdepression, Stauungspapille und Fundusblutungen.
Lokalsymptome sind homolaterale Pupillenerweiterung und kontralaterale Paresen und Sensibilitätsstörungen, welche je nach Sitz und Ausdehnung des Hämatoms durchgehend Gesicht, Arm und

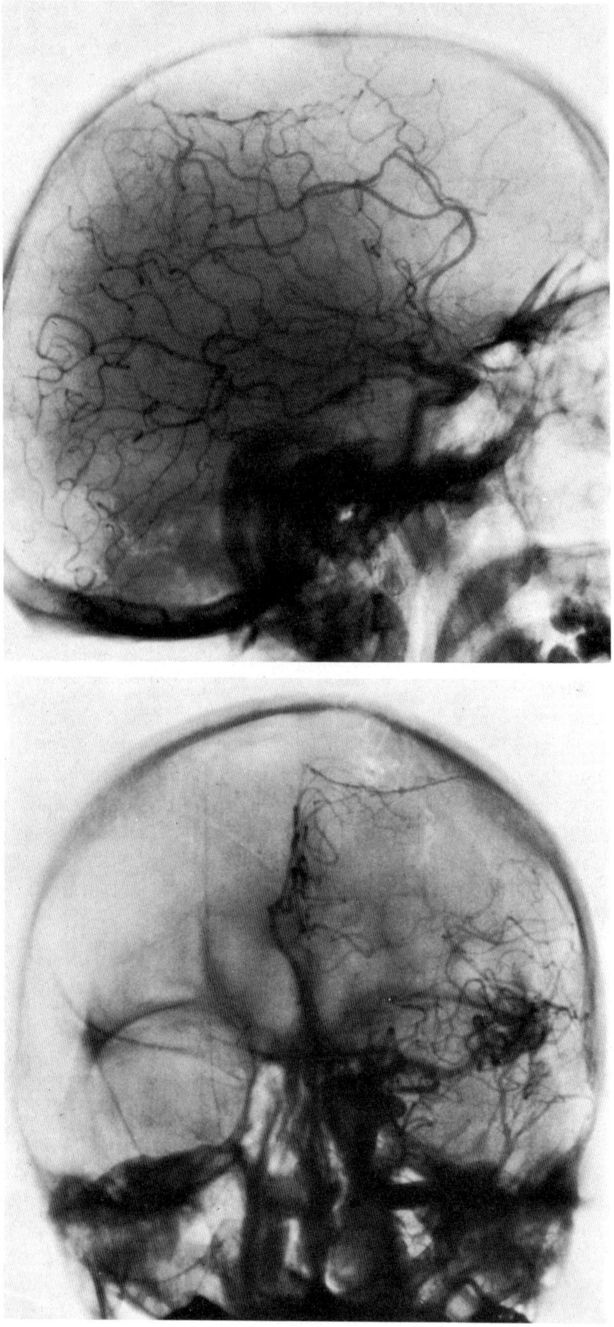

a

b

Abb. 51.**4** Epidurales Hämatom. a und b) Abdrängung der Mantelkantenzweige der A. cerebri anterior von der Kalotte, welche daumenbreit von der Mittellinie frakturiert ist. Geringe Verlagerung der A. cerebri anterior nach rechts.

Bein betreffen, aber auch auf das Bein (Mantelkante) oder Arm und Gesicht (Temporalregion) beschränkt sein können. Bei okzipital gelegenen Hämatomen können Gesichtsfeldstörungen auftreten; psychische Veränderungen bei frontaler Raumforderung sind nur bei erhaltenem Bewußtsein erfaßbar. Die Paresen sind meist frühzeitig spastisch, oftmals finden sich auch bald Pyramidenbahnzeichen, Kleinhirnhämatome machen zerebelläre Symptome, sie sind oft schwer zu erkennen.

Die Diagnose des intrakraniellen Hämatoms ergibt

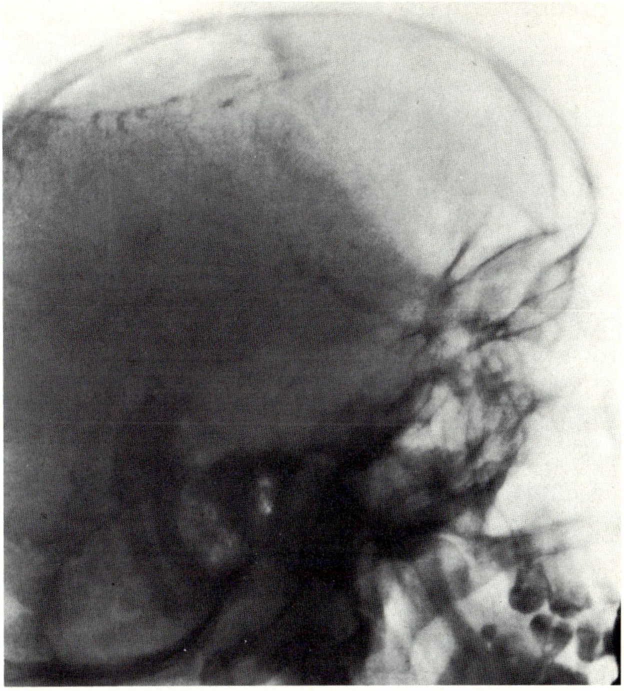

Abb. 51.**4** c) Venöse Phase des Angiogramms. Das vordere Sinusdrittel ist um etwa Fingerbreite von der Kalotte abgedrängt (Prof. *Tänzer,* Hamburg)

c

sich aus dem Verlauf, dem klinischen Befund sowie aus Zusatzuntersuchungen. Die Röntgenuntersuchung zeigt beim epiduralen Hämatom oftmals Frakturen der Kalotte. Sowohl beim epiduralen als auch beim subduralen Hämatom kann bereits die Nativaufnahme des Schädels eine Verschiebung der verkalkten Zirbeldrüse erkennen lassen. Den Beweis der intrakraniellen Blutung erbringen Echoenzephalographie, Computertomographie, Karotisserienangiographie, schließlich die operative Exploration. Unter Umständen kann es für den Kranken vorteilhafter sein, wenn auf zeitraubende und eingreifende Untersuchungen verzichtet und vielmehr sofort die explorative Trepanation (Bohrloch) vorgenommen wird. Der Liquor ist beim epiduralen Hämatom stets klar und farblos. Auch beim subduralen Hämatom bleibt der Liquor gewöhnlich wasserhell, er kann sich jedoch durch Farbstoffdiffusion durch die Arachnoida in späteren Phasen leicht xanthochrom färben. Blutigen Liquor findet man lediglich bei Subarachnoidalblutung, so auch bei kontusionellen Schäden an der Hirnrinde, die stets mit Einrissen an der Pia einhergehen. Selbstverständlich schließt der blutige Liquor ein subdurales oder epidurales Hämatom in solchem Fall nicht aus!

Weitere Komplikationen

Meningeale Reaktionen gibt es bei der subarachnoidalen Blutung, z. B. auch bei der oberflächlichen Hirnkontusion mit Zerreißung der Pia. Meningismus ohne Liquorveränderungen findet sich bei ausgedehnten intrakraniellen Hämatomen, auch bei intrakraniellen Drucksteigerungen anderer Genese mit beginnender Einklemmung. Bei einer Schädelbasisfraktur kann die Dura reißen, es entsteht eine offene Schädel-Hirn-Verletzung. Sofern der Liquorraum mit der Nase bzw. ihren Nebenhöhlen oder mit dem Ohr kommuniziert, fließt Liquor aus der Nase, aus dem Rachen oder aus dem Gehörgang ab: *Liquorrhö*. Nur anfangs ist der Liquor mit Blut gemischt, später ist er klar. Unterscheidung von Liquor und Nasensekret: Frischer Liquor gibt positive Zuckerprobe mit Teststreifen. Früher oder später kommt es bei offener Liquorfistel zur granulozytären Meningitis.

Ein *Hirnabszeß* bildet sich praktisch nur bei offener Schädel-Hirn-Verletzung aus. Oftmals geht eine eitrige Meningitis voraus. Der Hirnabszeß macht die klinischen Symptome eines raumfordernden Prozesses, es kommt mithin zu Allgemeinsymptomen wie auch zu Lokalzeichen. Der subkortikale Abszeß kann fokale *zerebrale Anfälle* bewirken. In der Regel führen Anamnese und neurologischer Befund zur richtigen Diagnose.

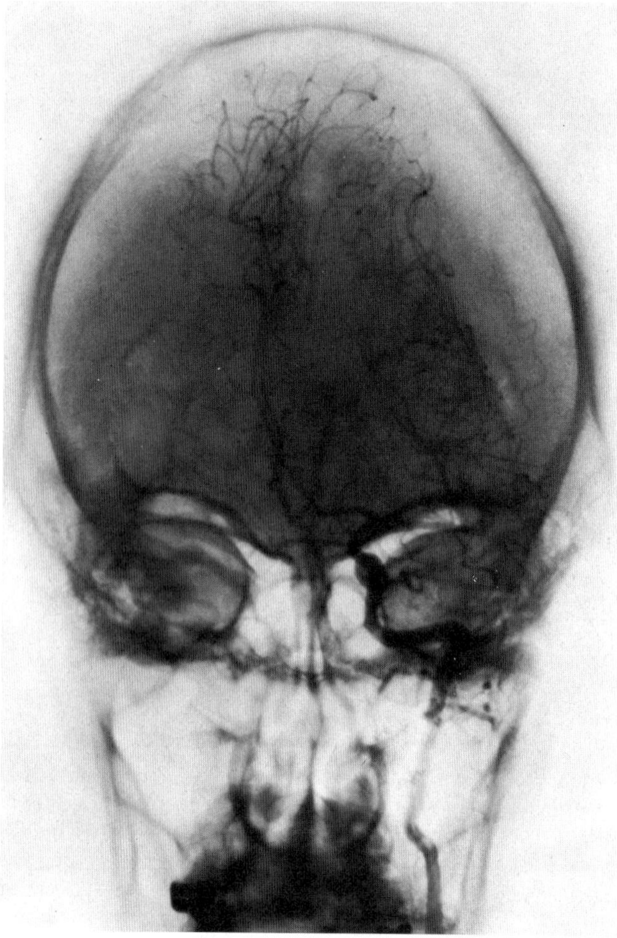

a

Abb. 51.5 Subdurales Hämatom links
a) Abdrängung der Zweige der A. cerebri media von der Kalotte um gut Daumenbreite, Ausbildung einer breiten gefäßlosen Zone. Verlagerung der A. cerebri anterior nach rechts

Hirnnervenlähmungen als Folge von Schädel-Hirn-Verletzungen (8, 49) weisen meist auf eine Schädelbasisfraktur hin. Olfaktoriusschädigung bewirkt Riechstörungen und entsteht durch frontobasale Kontusion. Optikusschädigungen können schon am komatösen Patienten an der amaurotischen Pupillenstarre erkannt werden; differentialdiagnostisch kommt bei weiter Pupille aber auch ein gleichseitiges Hämatom in Betracht. Augenmuskelparesen (Nn. abduzens, okulomotorius und trochlearis in der Reihenfolge der Häufigkeit) sind nicht ganz selten. Auch Nn. trigeminus, facialis und statoacusticus können betroffen sein, während die unteren Hirnnerven nur selten gestört sind. Hirnnervensymptome haben lokalisatorische Bedeutung. Ausnahmen: Die einseitige Mydriasis weist auf ein intrakranielles Hämatom auf der gleichen Seite; die beidseitige Mydriasis kann ein doppelseitiges Hämatom anzeigen, ganz allgemein spricht sie für die schwere Hirnstammschädigung. Oftmals ist die beidseits lichtstarre, weite Pupille das Zeichen des nahenden oder bereits eingetretenen zerebralen Todes.

Hämatome in der Nasen-Augen- und in der Ohrregion beweisen nicht eine Basisfraktur, sie entstehen oftmals durch lokale Gewalteinwirkung auf die hier besonders verletzlichen Weichteile.

Von den direkten Traumafolgen sind solche zerebralen Komplikationen zu unterscheiden, die durch Unfallschädigung anderer Körperteile *sekundär* entstehen können: Luftembolie, Fettembolie, Thrombozytenaggregationen. Zerebrale Hypoxie kann durch Schock, Herzversagen, Ateminsuffizienz, Blutungsanämie bewirkt werden. Schließlich gibt es auch Hirnschädigung durch Nierenversagen oder Leberinsuffizienz, durch gleichzeitige Intoxikationen mit Medikamenten oder Giften. Diese Schädigungsmechanismen können sich auch zusätzlich neben den direkten Komplikationen auswirken.

Apallisches Syndrom

Unter dem Begriff des apallischen Syndroms (Pallium: Hirnmantel, Kortex) (9, 25, 38) faßt man Zustände vorübergehender oder bleibender Disso-

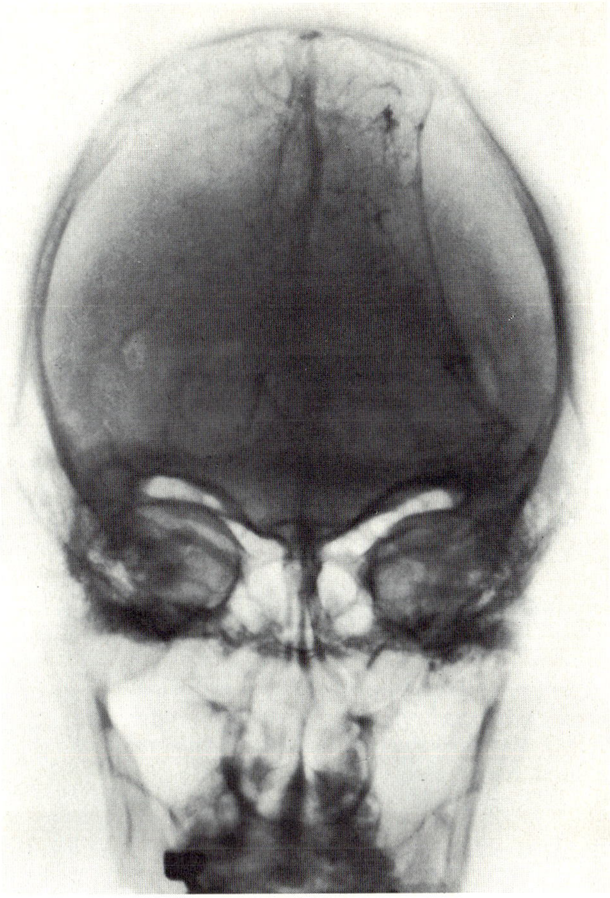

Abb. 51.**5** b) Venöse Phase des Angiogramms. Oberflächliche Hirnvenen in gleicher Weise wie die Arterien von der Kalotte abgedrängt (Prof. *Tänzer*, Hamburg) b

ziation der Funktion von Großhirnrinde und Stammhirn zusammen, wobei die Hirnstammfunktion erhalten geblieben ist. Als Ursache kommen Schädel-Hirn-Traumen, toxische Schäden, vaskuläre, entzündliche und degenerative Prozesse in Betracht.

Das Schädel-Hirn-Trauma kann direkt durch kontusionelle, blutige Schädigung der Marklager oder sekundär über eine Hirnschwellung bzw. ein intrakranielles Hämatom zur funktionellen (Durchgangssyndrom) oder anatomischen (manifestes apallisches Syndrom) Ausschaltung der Großhirnrinde führen. Die Symptomatik leitet sich aus der Läsion ab: Die Funktion des Hirnstammes bleibt erhalten oder restituiert sich, Atmung, Kreislauf, Ausscheidung und andere vitale Funktionen sind spontan ausreichend reguliert, sie laufen automatisch ab. Im Vollbild des apallischen Syndroms liegt der Patient scheinbar wach, er ist sich seiner selbst jedoch nicht bewußt. Das Wandern der offenen Augen wird zuweilen als bewußtes Fixieren mißdeutet. Der Patient läßt keine Reaktion erkennen, er spricht nicht, drückt keinerlei Antworten in seinem Verhalten aus. Ein Schlaf-Wach-Rhyhtmus ist vorhanden, aber in bezug auf Tag-Nacht-Wechsel gestört. Schmerz- und Berührungsreize lösen Massenbewegungen aus, alle spezialisierten Feinbewegungen fehlen. Die Gliedmaßen liegen in Ruhe in einer Beugestellung, wobei verletzungsbedingt Seitenunterschiede möglich sind. Es zeigen sich „motorische Primitivschablonen", insbesondere orale Reflexe und Einstellmechanismen, die durch taktile und optische Reize auslösbar sind. Schließlich kann das klinische Bild durch die Besonderheiten der Hirnverletzung variiert sein: spastische Paresen, extrapyramidale und zerebellare Symptome, Sensibilitätsstörungen, Gesichtsfeldeinschränkungen. Als Komplikationen sind gefürchtet: Infektionen der Harnwege, Kontrakturen der Gelenke mit parartikulären Ossifikationen (5),

Dekubitalulzera. Zur Verhinderung dieser Komplikationen dienen die allgemeinen Behandlungsrichtlinien (S. 51.14 u. 51.19).
Das apallische Syndrom kann Endstadium sein, der Patient bleibt auf fremde Pflege für immer angewiesen. Gewöhnlich kommt es früher oder später durch Komplikationen zum Tode.
War das apallische Syndrom nur ein Stadium in der Restitution der zerebralen Funktionen, bildet sich im Verlauf von Wochen bis Monaten die Bewußtseinsstörung zurück, es kommt zu einer Reintegration der Affektivität. Als Defektzustand kann eine gewisse emotionelle und affektive Enthemmung für immer bleiben. Die reflektorischen groben Massenbewegungen können zunehmend unterdrückt werden, die kortikalen Einzel- und Feinbewegungen kommen wieder zum Vorschein. Orale Reflexe verschwinden. Je nach der zerebralen Schädigung bleiben psychische Störungen, spastische Paresen und extrapyramidale Symptome zurück.
Die weitere Rehabilitation kann im Laufe von Monaten, aber auch noch nach Jahren erstaunliche Ergebnisse haben. Das rechtfertigt den oft beträchtlichen therapeutischen Aufwand. Häufig wird jedoch leider, sofern das apallische Syndrom lange genug angehalten hat, eine Restitutio ad integrum nicht eintreten.

Diagnostik

Anamnese

Die Anamnese ist bei jeder erkennbaren oder vermuteten Schädel-Hirn-Verletzung von größter Wichtigkeit. Man sollte niemals die den Kranken einliefernden Helfer (Krankenwagenfahrer, Polizei- und Feuerwehrbeamte) oder die Angehörigen sich entfernen lassen, ohne daß diese Bericht erstattet hätten. Von besonderer Bedeutung und Tragweite ist stets die Initialphase nach dem Unfallereignis: Bewußtseinslage, Äußerungen und Handlungen des Verletzten, Angabe und Lokalisation von Kopfschmerzen, Erbrechen. Unfallhergang und Position des Bewußtlosen nach dem Unfall sind wichtig. Waffen, Werkzeuge oder andere Verletzungsinstrumente können für den Arzt von Bedeutung sein. Die Anamnese, die man von dem Kranken selbst erfährt, kann durch Bewußtseinsstörungen oder Erinnerungslücken unvollständig oder falsch sein. Bei der Erhebung der Anamnese prüft der Arzt zugleich den psychischen Befund.
Der weitere neurologische Befund berücksichtigt stets die Hirnnerven, hier insbesondere Augensymptome, Pupillenreaktionen und Augenhintergrund. Man darf beim frisch Schädel-Hirn-Verletzten niemals durch Mydriatika die Pupillen künstlich erweitern, da dann die einseitige oder beidseitige pathologische Mydriasis und die Lichtstarre nicht rechtzeitig erkannt werden können. Gesichtsfeldstörungen lassen sich auch bei Bewußtseinsgetrübten durch fehlenden Blinzelreflex nach rascher Annäherung der Hand an das Auge von verschiedenen Seiten her feststellen. Propriozeptive Reflexe wie auch Bauchhautreflexe sind wiederholt zu prüfen, der Befund ist jedesmal schriftlich zu fixieren. Pyramidenbahnzeichen können durchgehend halbseitig, auch an einzelnen oder allen Extremitäten auftreten. Sensibilitätsprüfung erfolgt durch Kornealreflex sowie Schmerzreize im Gesicht, an Händen und Füßen. Hautreize, insbesondere Kneifen in der Subklavikulargegend, kann Streckmechanismen provozieren oder verdeutlichen, wenn eine Hirnstamm- oder Marklagerschädigung vorliegt. Von besonderer lokalisatorischer Bedeutung sind stets Seitenunterschiede im neurologischen Befund!

Neurologische Untersuchung

Im Befund des Schädel-Hirn-Verletzten hat die *Bewußtseinslage* eine außerordentliche Bedeutung. Die Bewußtseinstrübung kann abgestuft sein vom tiefen Koma mit völliger Reaktionslosigkeit bis zur leichten Bewußtseinstrübung mit Merkfähigkeits- und Konzentrationsschwäche, bei der der Patient jedoch im übrigen klar zu sein scheint; gerade der „besonnene Dämmerzustand" ist oftmals schwer zu erkennen, da der Kranke jede Beschwerde verneint und sich angeregt unterhält. Diese Phase fällt später in den Bereich der Amnäsie; der Patient vergißt alle Begebenheiten schon nach kurzer Zeit wieder. Er kann sich z. B. nicht daran erinnern, am Vortage von diesem oder jenem Arzt untersucht worden zu sein, diesen oder jenen Besucher empfangen zu haben. Die häufige Kontrolle der Bewußtseinslage des Kranken ist bei jedem Schädel-Hirn-Verletzten von entscheidender Bedeutung. Koma nach freiem Intervall oder Vertiefung eines bereits vorhandenen Komas kann das beginnende Hirnödem oder die Fettembolie anzeigen, die fortschreitende intrazerebrale Blutung, das epidurale oder subdurale Hämatom. Baldige Erweiterung der Diagnostik ist geboten.

Liquoruntersuchung

Eine Liquoruntersuchung ist nicht regelmäßig notwendig, sie kann aber differentialdiagnostische

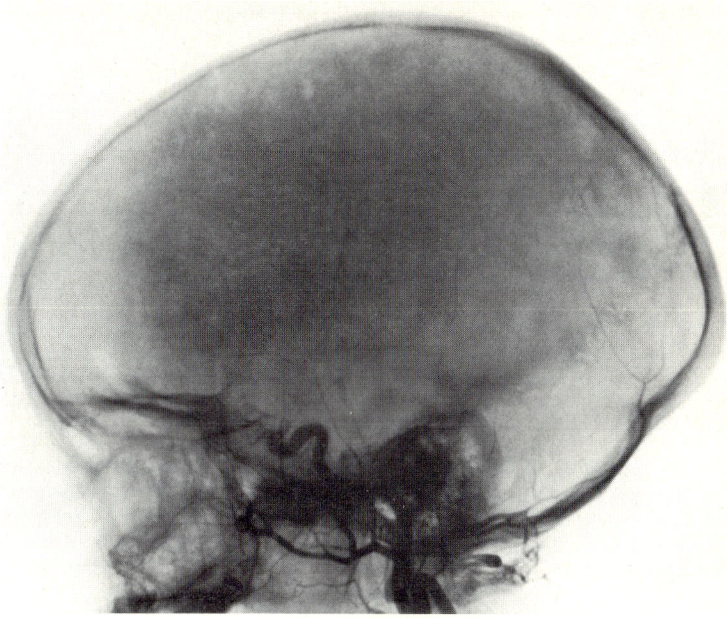

Abb. 51.**6** Intrazerebraler Kreislaufstillstand.
a) Arterielle Phase der Karotisangiographie: Füllung der A. carotis interna bis zum Siphon. Kontrastfüllung der A. vertebralis über Rr. musculares aus der A. carotis externa. Zarter Kontrastschatten in der A. basilaris

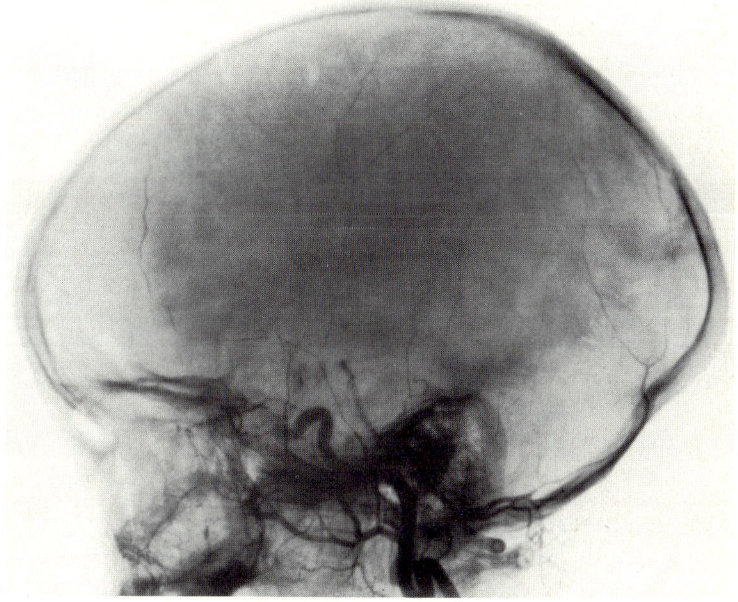

b) 6 Sekunden später: Keine wesentliche Änderung gegenüber dem vorigen Füllungszustand der A. carotis und ihrer Äste, auch in der A. basilaris stagniert das Kontrastmittel, Verdacht auf Kontrastmittelansammlung in einem Extravasat oberhalb des Siphon (Prof. *Tänzer*, Hamburg)

b

Bedeutung erlangen (45, 54, 64). Blutiger und xanthochromer Liquor (blutigen Liquor stets sofort zum Ausschluß artifizieller Blutbeimengungen zentrifugieren; Xanthochromie schon nach 1–2 Stunden) zeigt lediglich eine Subarachnoidalblutung an; fehlende Subarachnoidalblutung macht zwar größere Oberflächenschädigung am Gehirn unwahrscheinlich, sie schließt aber ein subdurales oder epidurales Hämatom niemals aus. Die Liquoruntersuchung kann im Zusammenhang mit dem neurologischen Befund Bedeutung erlangen bei der Differentialdiagnose: zerebraler Insult–Aneurysmablutung – Intoxikation – Trauma. Liquorpunktion ist kontraindiziert, wenn der Verdacht auf gesteigerten intrakraniellen Druck besteht (Augenhintergrunduntersuchung!); wenn die Liquoruntersuchung unerläßlich ist (Konsil!), sollte man nur 1–2 ml mit einer dünnen Kanüle

Tabelle 51.**1** Zusammensetzung von Plasma und Liquor (nach *Safar*)

Normalwerte	Plasma	Liquor
pH	7,4	7,3
P_{aCO_2}, Torr	35–45	>45
P_{aO_2}, Torr	75–100	<75
Bicarbonat, mval/l	23–26 (art.)	22–25
Lactat, μmol/ml	0,5–1,0 (art.) cf. 9,0	1,5–2,0
mg/100 ml	4,5–9,0 (art.)	14–18
Zellzahl		0,5/mm³
Osmolalität, mval/l	280–295	280–295
Natrium, mval/l	135–145	142–147
Kalium, mval/l	3,5–5,0	2,8–3,1
Magnesium, mval/l	1,5–2,5	2,23
Calcium, mval/l	2,1–2,6	2,28
Chlorid, mval/l	100–106	120–130
Gesamteiweiß, mg/100 ml	6000–8000	15–45
Albumin, mg/100 ml	4000–5000	12–36
Globulin, mg/100 ml	2000–3000	3–9
Glucose, μmol/ml	3,9–5,6 cf. 0,05551	2,8–4,2
mg/100 ml	70–100	50–75
GOT, μMO/hr/ml	1,0	0,66
LDH, mU/ml	60–120	60–120

entnehmen. Liquorpunktion darf bei Schädel-Hirn-Verletzten niemals subokzipital, sondern nur lumbal erfolgen. Vergleiche der Säure-Basen-Analyse von Blut und Liquor lassen Rückschlüsse auf den Schweregrad des Schädel-Hirn-Traumas zu. Der Vigilanzgrad des Patienten steht in einer reziproken Beziehung zur Höhe des Exzeßlactatspiegels im Liquor (30). Klinisch relevante Parameter zum Vergleich von Liquor und Plasma sind in Tab. 51.1 dargestellt.

Röntgenuntersuchungen

In jedem Fall von Schädel-Hirn-Trauma ist eine *Nativröntgenuntersuchung* des Schädels, bei Verdacht auf Schleudermechanismus auch der Halswirbelsäule notwendig. Ausgedehnte Zerstörungen an der Basis oder Kalotte weisen auf Schäden am zentralen Nervensystem hin. Aber: Eine Korrelation zwischen dem Röntgenbefund und der Klinik braucht nicht zu bestehen. So gibt es tödliche Gehirnverletzungen ohne Schädelfraktur. Breite Frakturspalten an der Kalotte können mit Durazerreißungen (evtl. Sinus mitbetroffen) einhergehen; häufig wird bei epiduralen Hämatom auch

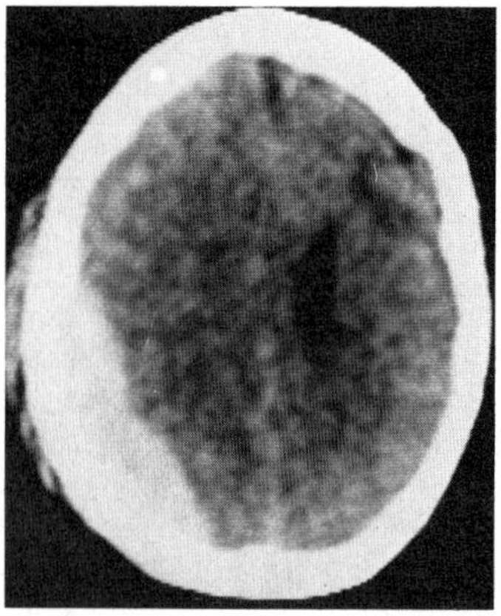

Abb. 51.**7** Computertomogramm eines akuten posttraumatischen epiduralen Hämatoms, links parietookzipital. Das Hämatom erscheint als hyperdenser Bezirk. Der linke Seitenventrikel ist infolge der Hirnkompression vollständig verstrichen
(Abb. 51.7 und 51.8 verdanken wir freundlicherweise der Neurochirurgischen Universitätsklinik Münster, Prof. Dr. *W. Walter*)

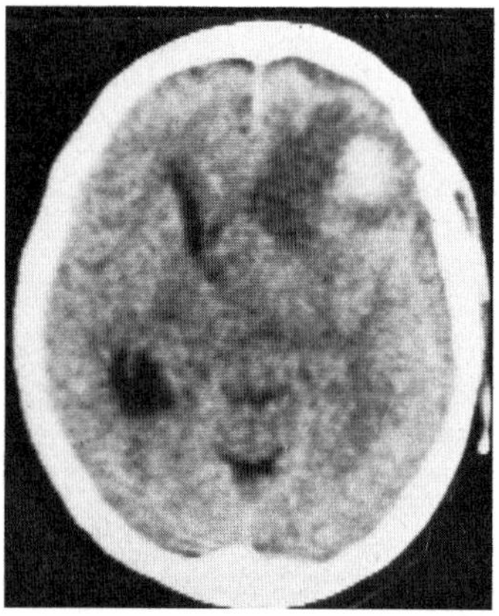

Abb. 51.**8** Posttraumatisches intrazerebrales Hämatom rechts frontal (hyperdenses Areal) mit ausgeprägtem perifokalem Hirnödem (hypodenses Areal) und Kompression des rechten Seitenventrikels. Das Hämatom hat sich unmittelbar unter einer Impressionsfraktur entwickelt, die benfalls auf dem Computertomogramm als Kalottenstufe zu erkennen ist

eine Kalottenfraktur gefunden. Bei Impressionsfrakturen müssen die Bruchstücke, sofern sie wesentlich unter dem Niveau auch der Lamina interna liegen, meist operativ gehoben werden. Die *Karotisangiographie* dient zum Ausschluß oder zum Beweis zerebraler, vor allem aber extrazerebraler

Hämatome (s. Abb. 51.4 und 51.5). In seltenen Fällen kann die Darstellung venöser Sinus notwendig werden. Die Karotisangiographie wird auch zum Nachweis des intrazerebralen Kreislaufstillstandes (Abb. 51.6a und b) angewendet. Neue Möglichkeiten der Diagnostik bei Schädel-Hirn-Verletzten eröffnet die kraniale *Computertomographie*. Sie erlaubt ohne Eingriff eine bildliche Darstellung des Schädelinnenraumes, auch der Augenhöhlen. Intrakranielle Hämatome und Hirnverletzungen können rasch erkannt und genau lokalisiert (Abb. 51.7 und 51.8), bei Bedarf auch im weiteren Verlauf kontrolliert werden; andersartige Prozesse lassen sich abgrenzen. Da die Untersuchung nur bei völlig ruhigem Patienten ausgeführt werden kann, ist gegebenenfalls Sedierung, bei stärkerer Unruhe Narkose notwendig. Die Computertomographie reicht nicht immer allein zur Diagnostik aus: Sie bedarf zuweilen der Ergänzung durch andere röntgenologische oder nuklearmedizinische Untersuchungen.

Echoenzephalographie

Die Echoenzephalographie (19, 21, 39, 65, 66) dient vornehmlich der Erkennung intrakranieller Hämatome. Vorteile sind Einfachheit und Schnelligkeit, damit nur geringe Belastung für den Patienten. Die Untersuchung läßt sich auch am Krankenbett wiederholen, Verlaufskontrollen sind leicht möglich. Eine Verschiebung des sogenannten Mittelechos, das durch Reflexion von Ultraschallwellen erzeugt wird, läßt einen einseitigen raumfordernden Prozeß (Hämatom) vermuten (Abb. 51.9). Zum sicheren Nachweis intrakranieller Prozesse und zu ihrer genauen Lokalisation genügt das Echoenzephalogramm meist nicht, andere Methoden müssen zusätzlich herangezogen werden. Bei doppelseitigen intrakraniellen Hämatomen bleibt das Mittelecho mittelständig!

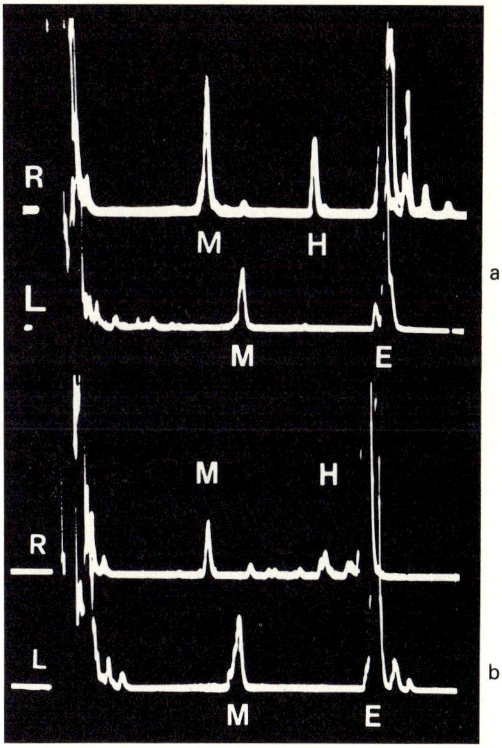

Abb. 51.9 Echoenzephalographischer Nachweis raumfordernder intrakranieller Blutungen nach Schädel-Hirn-Trauma. Aus dem Abstand des Hämatomechos (H) vom Endecho (E) ergibt sich jeweils die Dicke der Blutschicht
a) Mittelechoverlagerung (M) und hohes Hämatomecho bei parietalem epiduralem Hämatom
b) Mittelechoverlagerung und kleineres Hämatomecho bei subduralem Hämatom (aus *W. Schiefer, E. Kazner:* Klinische Echo-Enzephalographie. Springer, Berlin 1967)

Hirnszintigraphie

Die Hirnszintigraphie (81, 82) belastet den Patienten nur wenig und kann deshalb auch zur Verlaufskontrolle eingesetzt werden. Sie ist an Kreislauffunktionen gebunden und deshalb nicht nur zur neurologischen Tumordiagnostik, sondern auch zur Analyse der intrakraniellen Zirkulation (Hirninfarkt!) und zur Erkennung von Komplikationen nach Schädel-Hirn-Traumen geeignet. Besonders bei der Diagnose von intrakraniellen Hämatomen, sofern sie nicht frisch sind und/oder durch knöcherne bzw. äußere Verletzungen überdeckt werden, leistet sie gute Dienste, wenngleich falschpositive oder falschnegative Befunde vorkommen; deshalb ist die sorgfältige klinische Untersuchung und Überwachung unerläßlich, ebenso die Anwendung anderer diagnostischer Verfahren wie Angiographie zur Beurteilung der gesamten Hirndurchblutung sowie der Xe^{133}-*Clearance* (36), mit der die regionalen Perfusionsstörungen beurteilt werden können (36, 43). Die Hirnszintigraphie erlangt neuerdings auch Bedeutung bei der Beurteilung des intrazerebralen Kreislaufstillstandes und damit für die Transplantationsmedizin.

Elektroenzephalographie

Die Elektroenzephalographie (EEG) (38, 42, 46, 55) sollte, sofern möglich, bei jedem Schädel-Hirn-Trauma abgeleitet werden. Besondere Bedeutung erlangt das EEG bei der Langzeitbehandlung von Schädel-Hirn-Verletzten zur Verlaufskontrolle. Die Erkennung des Schweregrades einer zerebralen Schädigung nach Trauma mit Hilfe des EEG ist nur mit Einschränkungen möglich. Die häufige Unruhe des Patienten führt zu technischen Ableitungsproblemen, die meist notwendige medikamentöse Sedierung führt zu einer Beeinflussung des EEG-Bildes.
Für die verschiedenen Schweregrade des Schädel-Hirn-Traumas kann prinzipiell folgendes EEG-Verhalten als typisch angesehen werden: Beim Schädel-Hirn-Trauma I. Grades ist die Dominanz der α-Grundaktivität im allgemeinen erhalten geblieben.
Das Schädel-Hirn-Trauma II. Grade ist gekennzeichnet durch einen isolierten δ-Herd bei normalem Grundrhythmus in den übrigen Ableitungen. Schwere generalisierte Allgemeinveränderungen mit θ-, δ- bis Sub-δ-Rhythmen als Ausdruck generalisierter Schädigung der Endothel-Glia-Barriere charakterisieren das Schädel-Hirn-Trauma III. Grades. Ein unentbehrliches Hilfsmittel ist das EEG für die Feststellung des zerebralen Todes bei Patienten, deren vitale Funktionen nur noch künstlich aufrechterhalten werden.

Behandlung

Die Behandlung des Schädel-Hirn-Verletzten (19, 41, 58, 76, 77, 84) hat zunächst das Ziel, die vitalen Funktionen, vor allem Atmung und Kreislauf aufrechtzuerhalten und Komplikationen zu verhüten. Darüber hinaus soll bei der Aufnahme auf die Intensivbehandlungsstation bereits die Therapie der Hirnverletzung selbst beginnen.

Behandlung der gestörten Vitalfunktion

Rückenlage des Bewußtlosen bewirkt schon nach kurzer Zeit Aspiration von Speichel, Nasensekret und Erbrochenem. Bei Kiefer- und Zahnverletzungen sowie bei Schädelbasisfrakturen kann es in die Mundhöhle bzw. in den Rachenraum hinein in so beträchtlichem Umfang bluten, daß der Verunglückte an seinem Blut erstickt. Aspiration kann durch zweckmäßige *Seitenlagerung* („Nato-Lage") sicher vermieden werden. Bei Verlegung der Atemwege (stridoröse Atmung) ist dringend sofortige Abhilfe notwendig, wenn Tod durch Ersticken verhütet werden soll: Reinigung des Mundes, Entfernung von Gebißprothesen und Fremdkörpern. Durch Überstrecken des Halses wird der rechte Winkel zwischen Mundbogen und Luftröhre aufgehoben, der Eingang zur Luftröhre wird frei. Der Unterkiefer wird vorgezogen, dadurch der Zungengrund von der Rachenwand abgehoben. Bei Atemstillstand muß Atemspende gegeben werden.
In der Klinik wird unmittelbar nach der Aufnahme intubiert; es empfiehlt sich *nasotracheale Intubation* mit einem Plastiktubus, sofern keine Gesichtsschädelverletzungen, insbesondere Nasenbeinfraktur, bestehen. Blut, Speichel und Erbrochenes lassen sich bei nasotrachealer Intubation leichter aus dem Rachen absaugen, da Tubus und Beißschutz nicht im Wege sind.
Die Intubation gestattet Beatmung und verhütet weitere Aspiration. Bei ungenügender spontaner Atmung wird mit Sauerstoff beatmet, bei ausreichender Spontanatmung wird Sauerstoff insuffliert.
In jedem Fall ist ein *Magenschlauch* zu legen und der Mageninhalt gründlich abzusaugen, gegebenenfalls kann mit jeweils kleinen Portionen körperwarmer isotoner NaCl-Lösung gespült werden.
Bei schweren Schädel-Hirn-Verletzungen mit voraussichtlich langanhaltender Bewußtlosigkeit ist die *Tracheotomie* frühzeitig, möglichst innerhalb von 48 Stunden durchzuführen. Das Tracheostoma verkleinert den Totraum der Ventilation und erleichtert die Sekretabsaugung aus den Luftwegen, wobei gleichzeitig ein akuter Hustenstoß provoziert werden kann.
Der Patient ist im regelmäßigen Wechsel alle 3 Stunden *umzulagern* (80), sofern nicht Frakturen der Wirbelsäule oder Extremitäten die Umlagerung verbieten. Auf diese Weise werden Sekretverhaltungen in den Bronchien und die Entstehung von Atelektasen verhindert. Durch Blähen der Lungen mit Handbeatmungsgeräten oder Respiratoren können Obstruktionen im Bronchialsystem gesprengt und Atelektasen geöffnet werden. Manchmal gelingt es, oberflächliche Atelektasen „wegzuklopfen". Die Einatemluft ist ständig anzufeuchten.
Die *künstliche Beatmung* ist so lange fortzusetzen, bis sich ausreichende Spontanatmung wieder eingestellt hat. Künstliche Beatmung wird zwecklos, wenn sichere Zeichen des Hirntodes nachgewiesen sind.
Hämodynamische Dysregulation besteht bei allen Schädel-Hirn-Verletzten in der akuten Phase. Bei der Erstversorgung ist ein zentraler Venenkatheter

zu legen. Die Volumenzufuhr hat nach strengen Maßstäben unter Kontrolle von arteriellem und zentralvenösem Druck, Hämatokritwerten, Pulsfrequenz und -qualität und Urinausscheidung zu erfolgen. Ein Zuviel an Volumen begünstigt die Entstehung eines Hirnödems. Elektrolytsubstitution richtet sich nach den Erfordernissen.

Bei hohem Fieber wie auch bei Hyperthermie (zentralem Fieber) ist wegen der schädlichen Stoffwechselsteigerung *Temperatursenkung* anzustreben. Neben der kausalen Therapie (Infektion, Hirnödem, intrakranielles Hämatom) kommt medikamentös-antipyretische Behandlung in Betracht. Beim zentralen Fieber wird künstliche Hypothermie angewendet (Kap. 24).

Störungen des Wasser- und Elektrolythaushaltes sind häufige Komplikationen nach einem Schädel-Hirn-Trauma. Da sie nicht selten zu einer Verschlechterung des neurologischen Zustandsbildes führen, ist die regelmäßige Überwachung von Serum- und Urinelektrolyten, Osmolalität, Harnstoff-N und Kreatinin, Hämatokrit und arteriellen Blutgasen unerläßlich. Nicht verzichtet werden kann auf eine tägliche Kontrolle der Wasser- und Elektrolytbilanz sowohl beim komatösen wie auch beim wachen Patienten.

Bewußtseinsbeeinträchtigung, erhöhter Muskeltonus, Hyperreflexie, Muskelzuckungen und Krämpfe sind klinische Hinweise auf eine *Hypernatriämie,* welche sich oft nach einem Schädel-Hirn-Trauma entwickelt. Als Ursachen stehen im Vordergrund eine unzureichende Flüssigkeitszufuhr sowie Volumenverlust und Sequestrierung in den „*third space*" nach dem Trauma. *Iatrogen* kann eine Hypernatriämie durch unzureichende Flüssigkeitszufuhr bei Sondenernährung, durch die Natriumsalze der Antibiotika und durch forcierte Dehydrierungsmaßnahmen erzeugt werden. Eine verminderte Wasseraufnahme entsteht auch nach *Traumatisierung des Durstzentrums* im Hypothalamus durch Ausfall des Durstgefühls. Schwere Störungen folgen den Schädigungen der Osmorezeptoren, welche normalerweise die eine Hypernatriämie begleitende Hyperosmolalität durch verstärkte ADH-Sekretion auszugleichen versuchen. Die Therapie besteht in der Zufuhr von freiem Wasser in Form von 5%igen Glucoselösungen.

Das *hyperosmolare, nichtketotische Koma,* eigentlich eine seltene Form des diabetischen Komas, tritt bei Patienten mit zerebralen Schädigungen häufiger auf. Osmotische Diuretika, Kortikosteroide und Phenytoin, welche zur Therapie des Schädel-Hirn-Traumas und seiner Komplikationen oft angewendet werden müssen, können auslösende Ursachen sein. Vor der Ausbildung der vollständigen Symptomatik mit Bewußtseinsstörungen, Apathie, Hyperreflexie, optischen Halluzinationen, trockenen Schleimhäuten und weichen Bulbi setzt gewöhnlich eine osmotische Diurese ein. Die Therapie besteht in der Gabe von Insulin und Glucoseinfusionen (12 g Glucose pro 1 IE Insulin) sowie im Ausgleich der Hyperosmolalität durch Flüssigkeitszufuhr, welche zur Vermeidung eines Hirnödems vorsichtig erfolgen sollte, obwohl große Flüssigkeitsmengen in den ersten 24 Stunden erforderlich sein können.

Ein zumeist reversibler *Diabetes insipidus* tritt gelegentlich posttraumatisch durch Läsion des Tractus supraoptico-hypophyseus oder der Neurohypophyse auf. Klinisches Zeichen ist das Unvermögen des Patienten, einen konzentrierten Urin zu produzieren. Gesichert wird der Verdacht durch das Ausbleiben eines Osmolalitätsanstieges im Urin nach Verabreichung von hypertonen Salzlösungen. Bei den ohnehin stark gefährdeten Patienten mit Schädel-Hirn-Trauma verbieten sich Provokationsteste wie z.B. der Durstversuch. Die Behandlung des Diabetes insipidus besteht in der Gabe von Minirin (0,002–0,004 mg 1- bis 2mal am Tag i. m.) oder Pitressintannat (5 IE/Tag i. m.) sowie im Ausgleich der Wasser- und Elektrolytverluste. *Hyponatriämie bzw. Serumhypoosmolalität* tritt nicht nur als Wasserintoxikation bei übermäßiger Flüssigkeitszufuhr oder verminderter Hirnleistung auf, sondern kann auch die Folge einer überschießenden ADH-Sekretion sein, ausgelöst durch Hirnläsionen wie Trauma, Neoplasie oder Entzündung. Zugrunde liegen kann die Zerstörung nervaler Verbindungen zwischen Nucleus supraoptico-hypophyseus und terminaler Retikula in den Tubuli renales contorti. Sie setzt die Niere außerstande, den Natriumbestand des Organismus zu erhalten (zerebrales Salzverlustsyndrom oder Diabète salé) (16). Symptome sind Übelkeit, Erbrechen, Apathie, Muskelzuckungen und Krämpfe. Behandelt wird die überschießende ADH-Sekretion symptomatisch durch Flüssigkeitsrestriktion nach Maßgabe der Laborparameter. Versucht werden kann auch die i.v. Gabe von Phenytoin, wodurch gelegentlich eine Steigerung der Wasserausscheidung einsetzt.

Hirnschwellung

Besondere Probleme bringt die Behandlung der *posttraumatischen Hirnschwellung* (in der Klinik als *Hirnödem* bezeichnet) mit sich (1, 13, 26–29, 51, 67, 68), da die Pathophysiologie trotz umfang-

Tabelle 51.2 Normaldosierung des Dexamethasons (aus *W. Gobiet*: Notfallmedizin 2 [1976] 98)

Erwachsene:	
Anfangsdosis	36 mg i.v.
1.–8. Tag	4 mg i.m. alle 6 Stunden
Kinder unter 10 Jahren:	
Anfangsdosis	8 mg i.v.
1.–8. Tag	2 mg i.m. alle 6 Stunden

Tabelle 51.3 Schema zur hochdosierten Steroidtherapie (aus *W. Gobiet:* Notfallmedizin 2 [1976] 98)

Erwachsene:	
Anfangsdosis	48 mg i.v.
1. Tag	8 mg i.v. alle 2 Stunden
2. Tag	4 mg i.v. alle 2 Stunden
3. Tag	8 mg i.v. alle 2 Stunden
4. Tag	4 mg i.v. alle 2 Stunden
5.–8. Tag	4 mg i.v. alle 4 Stunden
Kinder über 10 Jahre (etwa 35 kg und mehr):	
Anfangsdosis	24 mg i.v.
1. Tag	4 mg i.v. alle 2 Stunden
2. Tag	4 mg i.v. alle 4 Stunden
3. Tag	4 mg i.v. alle 2 Stunden
4. Tag	4 mg i.v. alle 4 Stunden
5.–8. Tag	4 mg i.v. alle 6 Stunden
Kinder unter 10 Jahren (unter 35 kg):	
Anfangsdosis	20 mg i.v.
1. Tag	4 mg i.v. alle 3 Stunden
2. Tag	4 mg i.v. alle 6 Stunden
3. Tag	4 mg i.v. alle 3 Stunden
4. Tag	4 mg i.v. alle 6 Stunden
5.–8. Tag	2 mg i.v. alle 6 Stunden

reicher Untersuchungen in vielen Fragen ungeklärt wohl auch polygenetisch ist. Eine kausale Therapie des Hirnödems gibt es in der Regel nicht, die Behandlung beschränkt sich auf symptomatische Maßnahmen. Einige klinische Parameter beruhen auf pathophysiologischen Veränderungen und kennzeichnen den Ablauf des Hirnödems. So ist eine Bilanzierung der ein- und ausgeführten Flüssigkeitsmengen zwingend notwendig und die Kontrolle der hierfür aussagekräftigen Parameter (ZVD, MHK, stündliche Urinausscheidung, Elektrolytwerte im Serum und Urin, Körpertemperatur, Kontrolle des Säure-Basen-Haushaltes) unerläßlich. Dennoch kann die Bilanzierung außerordentlich schwierig sein: Zentral ausgelöste Dysregulationen des Wasser- und Elektrolythaushaltes (z.B. mit überschießender Diurese, sog. Insipidusphase), erhöhter Anfall von endogenem Wasser durch gesteigerten Metabolismus, Erhöhung der Perspiratio insensibilis durch Hyperthermie und Hyperventilation, Elektrolyt- und Wasserumverteilung zwischen intra- und extrazellulärem Raum und die häufige Unkenntnis über den primären Hydratationszustand des Verletzten sind jene Faktoren, die eine exakte Bilanzierung erschweren oder unmöglich machen.

Drei Komponenten stehen im Mittelpunkt der Behandlung des posttraumatischen Hirnödems (1, 24, 26, 51, 68, 78, 88):

1. Kortikoidtherapie,
2. Hyperventilation,
3. Onko-Osmotherapie.

Dieses Behandlungsprinzip kann aber auch Anwendung finden bei der Hirnschwellung anderer Genese (z.B. Hirnschwellung nach Kreislaufstillstand oder Intoxikationen).

Kortikoidtherapie

In den letzten Jahren konnten durch die Gabe von *Dexamethason* in der prä- und postoperativen Phase zur Ödemprophylaxe bei Hirntumoren gute Erfolge erzielt werden (50, 52, 56, 58, 63, 87, 88). Dexamethason reduziert den Wassereinstrom in die Glia. Der Wirkungsmechanismus ist dabei noch nicht vollständig geklärt, wird jedoch in Zusammenhang gebracht mit einer Repolarisierung der Endothel-Glia-Barriere durch einen vermehrten Kaliumtransport in die Zelle und einen gesteigerten Natriumefflux (6, 40, 58, 69). Möglicherweise wirkt es auch dem besonders posttraumatisch gesteigerten Serotoninmechanismus entgegen, der zu einer erhöhten Durchlässigkeit der Kapillarendothelien und zu einer Vasokonstriktion der Venulae führt. Die Anwendung von Dexamethason ist daher auch indiziert bei der posttraumatischen Ödemprophylaxe und -behandlung. Die Dosierung des Dexamethason sollte hinreichend sein, je nach Ausmaß der zu erwartenden oder manifesten Schwellung, beim Erwachsenen 40 bis 144 mg/die und mehr betragen. Einen Anhalt für die Tages- und Einzeldosen für Erwachsene und Kinder geben die Tab. 51.2 und 51.3. Alle weiteren Komplikationen, die sich aus der Hirnschwellung ergeben (Ateminusffizienz, Kreislaufstörungen, zerebrale Anfälle, Hyperthermie), sind symptomatisch zu behandeln.

Beatmung

Hyperventilation

Eine gezielte mäßige Hyperventilation mit Werten des arteriellen P_{CO_2} zwischen 25 und 30 mm Hg ist ein Grundelement in der Behandlung der Hirnschwellung geworden (15, 20, 22, 48, 62, 73). Diese Behandlungsmethode basiert auf der besonderen Physiologie der Hirndurchblutung, deren Regulation nicht wie bei den üblichen Gefäßarealen des Körpers neural erfolgt, sondern einer Autoregulation unterliegt. Die wichtigsten Regulatoren sind dabei die H^+-Ionenkonzentration der periarteriolären Glia, der P_{aCO_2} sowie Kalium und Calcium als Feinmodulatoren. Eine Abnahme der H^+-Ionenkonzentration (pH < 7,4) führt zu einer Vasodilatation der Hirngefäße, eine Zunahme der H^+-Ionenkonzentration (pH > 7,4) zu einer Vasokonstriktion. Da die Endothel-Glia-Barriere für Elektrolyte und nicht volatile Säuren und Basen nur schwer passierbar, für Gase jedoch gut permeabel ist, hängt die H^+-Ionenkonzentration im wesentlichen vom arteriellen P_{CO_2} ab, und dieser übt damit den stärksten Einfluß auf die Hirndurchblutung aus. So führt eine Hypoventilation (Hyperkapnie) infolge des sauren Umgebungs-pH der Hirngefäße über eine Gefäßdilatation zu einer Zunahme des intrakraniellen Blutvolumens und damit gleichzeitig zu einer Steigerung des intrakraniellen Druckes. Entsprechend gegensätzliche Reaktionen (Vasokonstriktion, Abnahme des intrakraniellen Blutvolumens und des intrakraniellen Druckes) ergeben sich bei einer Hyperventilation (Hypokapnie) (62).

Im geschädigten Hirngewebe besteht jedoch besonders in den ödematösen Bereichen eine Störung der Autoregulation mit einer massiven, anhaltenden Vasodilatation und Vasoparalyse. Diese Veränderungen werden hervorgerufen durch einen pH-Abfall der intergliären zerebralen Flüssigkeit als Ausdruck einer im ödematösen Bereich entstehenden Laktatazidose. Sie wiederum ist das Resultat vermehrten anaeroben Umsatzes, der infolge schwerer Störungen des Oxidationsprozesses durch Ödembildung und O_2-Mangel kompensatorisch gesteigert wird. In den ödematösen Arealen kommt es nicht wie in den Gebieten des gesunden Hirngewebes bei Erhöhung des arteriellen P_{CO_2} (Hyperkapnie) zu einem Anstieg der Hirndurchblutung, sondern es kann gelegentlich sogar eine Verminderung der Hirndurchblutung eintreten. Diese spezifische Korrelation zwischen Hyperkapnie und Hirndurchblutung in ödematösen Bereichen wird als intrazerebrales „Steal"-Syndrom bezeichnet. Bei einer Hypokapnie (Hyperventilation) kommt es dagegen zunächst völlig unerwartet zu einer Steigerung der regionalen Durchblutung über dem ödematösen Areal, beschrieben als „inversed steal"-Syndrom (15, 62). Diese paradoxe Reaktion läßt sich erklären als Ausdruck einer durch die Hyperventilation hervorgerufenen Vasokonstriktion in den gesunden Hirnbereichen, infolge der es zu einer Abnahme des intrakraniellen Blutvolumens und des intrakraniellen Druckes und dadurch zu einer Steigerung des Perfusionsdruckes in den Gefäßarealen mit gestörter CO_2-Reaktivität und aufgehobener Autoregulation kommt. Der Effekt der Hyperventilation liegt also in der Kombination mehrerer Faktoren, nämlich in der Verminderung des intrakraniellen Druckes, im „inversed steal"-Syndrom (bessere Durchblutung der ödematösen Areale) und in der Neutralisation der interstitiellen Laktatazidose durch die respiratorische Alkalose. Es kommt zunächst zu einer Wiederherstellung der Autoreaktion der Hirngefäße und schließlich auch zu einer echten Abnahme des Hirnödems. Zur Vermeidung sekundärer Schäden in Randzonen, in denen sich über einen Circulus vitiosus ein Ödem und ein sekundärer Zelluntergang entwickeln kann, sollte die Hyperventilation möglichst bald nach der Hirnschädigung einsetzen. Die prolongierte Hyperventilation bedarf einer engmaschigen Kontrolle durch Bestimmung der arteriellen Blutgaswerte, da sich lediglich eine mäßige Senkung des arteriellen P_{CO_2} auf 25–30 mm Hg günstig auswirkt und eine weitere Senkung, insbesondere unter 25 mm Hg, die Gefahr einer Hypoxie des normalen Hirngewebes infolge mangelnder Gewebsperfusion mit sich bringt (14, 15). Diese Hypoxie erfährt dann eine weitere Verstärkung durch die Linksverschiebung der O -Dissoziationskurve bei Alkalose (Bohr-Effekt). Die maschinell induzierte Hyperventilation sollte nicht länger als 24 Stunden betrieben werden. Sie ist also nur eine kurzfristige Maßnahme zur Behandlung der akuten Hirnschwellung.

PEEP-Beatmung

Bei vielen Schädel-Hirn-Verletzten handelt es sich gleichzeitig um polytraumatisierte Patienten, so daß sich auch extrakranielle Gründe für eine Beatmungsbehandlung ergeben. Vielfach wird wegen einem sogenannten akuten Lungenversagen des Erwachsenen (ARDS) eine Beatmung mit positivendexspiratorischem Druck notwendig (Kap. 16.18). Dann jedoch kollidieren die respiratorisch-hämodynamischen Bedürfnisse der Lunge mit dem Primat der Hirndurchblutung. Die Perfusion des Gehirns ist aufgrund der halbgeschlossenen festen Schädelkalotte nicht nur abhängig vom Blutvolumenangebot, sondern auch vom intrakraniellen Druck. Wenn man Veränderungen des P_{aO_2} und P_{aCO_2}, die beide entscheidend die Hirndurchblutung regeln, ausschließt, stellt theoretisch die Verminderung des Herzschlagvolumens und des Blutdrucks allein eine Gefahr für die Hirndurchblutung dar. Dazu muß man außerdem mit der Möglichkeit des behinderten venösen Abflusses aus dem intrakraniellen Raum wegen des erhöhten intrathorakalen Druckes rechnen. Der wirksame Perfusionsdruck für das Gehirn ist die Differenz zwischen Blutdruck und intrakraniellem Druck. In der Praxis scheinen die Kompensationsmöglichkeiten bei normalen, intrakraniellen Verhältnissen so groß zu sein, daß die Beatmungsform keinen großen Einfluß auf die Hirndurchblutung hat. Die Autoregulation des Gehirns ermöglicht eine konstante zerebrale Durchblutung bei Schwankungen des mittleren Aortendruckes zwischen 50 und 150 Torr. Pichelmayr u. Mitarb. (57) konnten bei zerebral gesunden, narkotisierten Patienten keine Beeinträchtigung der Hirndurchblutung durch PEEP (7 cm Wasser) nachweisen. Liegen jedoch intrakraniell pathologisch erhöhte Druckverhältnisse und damit eine reduzierte intrakranielle Compliance vor, können schon relativ geringfügige Veränderungen des Blutvolumens wie durch PEEP die Sauerstoffversorgung der Neuronen gefährden. Ist also eine PEEP-Beatmung bei bestehender intrakranieller Hypertension kontraindiziert? Diese Frage kann nach Aidinis u. Mitarb. (2) nur mit einem qualifizierten „Nein" beantwortet werden. Der Nutzen der PEEP-Beatmung für die kardiopulmonale Situation des Patienten muß gegenüber der Möglichkeit abgewogen werden, hierdurch neurologische Veränderungen auszulösen oder zu beschleunigen, wenn schon eine intrakranielle Erkrankung vorliegt. Gegebenenfalls muß das PEEP-Niveau durch wiederholte neurologische Untersuchung und subtiles Monitoring des intrakraniellen Druckes genau „titriert" werden.

Onko-Osmotherapie

Die Behandlung der Hirnschwellung (Hirnödem) mit kurzzeitiger Hyperventilation und hochdosierten Steroidgaben hat die Indikation für den Einsatz von hypertonen Lösungen (26, 28, 29) verändert. Sie sollten erst dann gezielt eingesetzt werden, wenn trotz der Therapie mit Hyperventilation und Steroiden der intrakranielle Druck ansteigt. Da die Osmotherapeutika ihre Wirkung nur an einer polarisierten Membran ausüben können, vermögen sie die Schwellung im geschädigten Bereich nicht zu beseitigen, sondern verringern den Hirndruck durch Entzug von Wasser aus dem gesunden Hirngewebe. Zu rasche Infusion kann anfangs über eine Erhöhung des Blutdruckes die Hirnschwellung sogar verstärken (60). Eine 20%ige Mannitlösung hat sich als geeignete Substanz erwiesen (50). Im akuten Stadium der Hirnschwellung können Diuretika vom Typ des Furosemid (Lasix), zusätzlich zur Osmotherapie gegeben, von Nutzen sein (18, 67). Auch hier gilt der Hinweis, daß eine Behandlung der Hirnschwellung nicht gleichzeitig eine Entwässerung des Gesamtorganismus bewirken darf. Die Kombination eines speziellen Kolloids mit einem Osmodiuretikum (Onko-Osmotherapie) soll neben der Verminderung des intrakraniellen Drucks durch Wasserentzug gleichzeitig eine Verbesserung der rheologischen Situation der Hirnstrombahn (Viskositätssenkung, Desaggregation von Blutzellelementen) sowie eine Erhöhung der Sauerstoffutilisation erreichen. Diese Möglichkeiten sind gegeben durch die aufeinander folgende Infusion von Rheomakrodex (1,5 g/kg KG in 30–45 Minuten) und von 20%igem Mannitol (1–2 g/kg KG in 15–20 Minuten). Die Anwendung von hypertonen Sorbitlösungen kann zu metabolischen Azidosen führen. Intrakranielle bzw. intrazerebrale Hämatome sind Kontraindikationen für den Einsatz osmotischer Diuretika.

Behandlung zerebraler Komplikationen

Strukturelle Läsionen

Nach gesicherter Diagnose ist die Prävention struktureller Läsionen mit Hilfe von Barbituratgaben möglicherweise von Nutzen. Empfehlungen hierzu basieren auf Untersuchungen von Safar u. Mitarb. (87, 88) sowie Smith u. Mitarb. (72). Die Barbiturate reduzieren den zerebralen Sauerstoffbedarf und haben einen positiven Effekt auf die Verteilung der intrakraniellen Perfusion mit Verminderung des intrakraniellen Drucks und der Hirnschwellung. Ferner tragen sie zum Abtransport membranschädigender Radikale bei (64, 88).

Unruhezustände

Primäre und sekundäre Schädigungen können motorische Unruhe bewirken. Besonders bei den mittelgradigen Bewußtseinsstörungen treten derartige, durch Ermahnung und Beschwichtigung nicht beeinflußbare Unruhezustände auf. Bleibt es beim Nesteln und bei kleinen Bewegungen, ist besondere Therapie nicht erforderlich, der Patient sollte jedoch angeschnallt werden und unter Beobachtung bleiben. Nicht selten kommt es aber (z.B. in der progredienten Phase des Hirnödems oder eines intrakraniellen Hämatom, auch in der Aufwachphase nach schwerer Kontusion, während Restitution eines apallischen Syndroms) zu schwerer motorischer Unruhe mit großen Bewegungen, eventuell mit Bettflüchtigkeit. Der Patient reißt Infusionen und Katheter heraus, versucht Anschnallgurte zu lösen, will das Bett und das Zimmer verlassen, versucht eventuell sogar suizidale Handlungen. In solchem Fall ist medikamentöse Behandlung unvermeidbar. Dazu eignen sich Haldol, Valium, Psyquil und Atosil, bei Kindern gegebenenfalls Chloralhydrad. Jeder Unruhezustand muß stets Anlaß zu intensiverer Beobachtung, eventuell zu erweiterter Diagnostik bleiben!

Zerebrale Anfälle

Zerebrale Anfälle können als Traumafolge auftreten, sie können auch Traumaursache sein. Schließlich kann ein Anfallpatient während der Behandlung eines Schädel-Hirn-Traumas einen Anfall bekommen oder in einen Status epilepticus geraten. Die Behandlung richtet sich nach den Besonderheiten des Falles. In der Regel empfiehlt sich die Gabe von Diphenylhydantoin (Phenhydan) i.v. in einer Dosis von 250 mg, Luminal (100 mg i.v. und i.m.) oder Valium (10 mg i.v. oder i.m.). Ein Status epilepticus kann meist durch Applikation von Luminal je 0,1 g i.v. und i.m. unterbrochen werden. Eine sogenannte Epilepsia partialis continua (Kojewnikoff-Syndrom) entsteht durch einen rindennahegelegenen Prozeß (Blutung, Abszeß); hier kann die Verwendung höherer Dosen von Barbituraten (Luminal, Phenaemal) erforderlich werden. Auch Anfälle zwingen oftmals zu einer Erweiterung der Diagnostik, sie sollten genau beobachtet werden, Seitenunterschiede sind zu registrieren und bei der Diagnostik zu berücksichtigen.

Motilitätsstörungen

Motilitätsstörungen beim Bewußtlosen bzw. spastische Paresen bedürfen in der akuten Phase besonderer Behandlung nicht. Nach Überwinden der unmittelbaren Lebensgefahr sowie beim apallischen Syndrom ist mit vorsichtiger krankengymnastischer Übung und Bewegungsbehandlung zu beginnen. Die passiven Bewegungen sollten sehr behutsam und nicht über die Schmerzgrenze, bei Analgesie nicht über die natürliche Endstellung im Gelenk hinaus erfolgen. Im übrigen erfolgt die Lagerung und Behandlung entsprechend der Therapie der Lähmungen bei neurologischer Krankheiten anderer Ursachen.

Intrakranielle Blutungen

Intrakranielle Blutungen bedürfen nach Beendigung der Diagnostik eindringlich und sofort der neurochirurgischen operativen Therapie. Intrazerebrale Hämatome können mit Hilfe der Computertomographie diagnostiziert werden (s. Abb. 51.8); werden sie jedoch bei einer Trepanation aus anderem Grunde festgestellt, kann unter Umständen bei günstiger Lage, durch vorsichtiges Absaugen Erleichterung geschaffen werden. Nach abgeschlossener neurochirurgischer Therapie ist weitere Beobachtung nicht überflüssig, sondern eher noch dringlicher als vordem; Rezidivblutungen sind insbesondere bei subduralem Hämatom keineswegs selten!

Überwachung und Pflege

Die *Überwachung* des durch Schädel-Hirn-Trauma bewußtlosen Patienten setzt spezielle Kenntnisse voraus. Neben den üblichen Kontrollen von Puls, Blutdruck, Atemfrequenz und Atemhubvolumen, Temperatur und Urinausscheidung sind weitere Beobachtungen notwendig. Je nach Anordnung des Arztes müssen in festgesetzten Abständen Bewußtseinslage, Pupillenbefund, Beweglichkeit des Kopfes (Nackensteifigkeit!), Motilität der Gliedmaßen überprüft und registriert werden. Dabei kann es notwendig sein, zur Feststellung der Bewußtseinslage den Patienten in stündlichen Abständen zu wecken. Das Pflegepersonal ist genau zu instruieren, in welchem Fall ein Arzt zwingend hinzugezogen werden muß: Auftreten oder Vertiefung einer Bewußtseinsstörung, Auftreten oder plötzliches Nachlassen einer Nackensteifigkeit, Pupillenstörungen, zunehmende Unruhe, Ateminsuffizienz. Die *Pflege* des Bewußtlosen erfordert ständige Anwesenheit geschulten Personals. Eine Schwester kann gleichzeitig 2 oder 3 Bewußtlose betreuen; *ein* Beatmungspatient erfordert *eine* geschulte Pflegekraft für sich allein. Für besondere Verrichtungen, vor allem für den Lagewechsel der Patienten sind jeweils gleichzeitig mehrere Hilfskräfte erforderlich. Um eine optimale Pflege zu ermöglichen, ist die frühzeitige operative Versorgung von Extremitätenfrakturen oder Fixierung im Gipsverband entsprechend der zerebralen Situation anzustreben. Mehrmals täglich ist gründliche Mundpflege durchzuführen. Austrocknung der Schleimhäute führt zu Glossitis und Laryngitis durch Verletzung der Oberfläche und Sekundärinfektion. Die Speicheldrüsen stellen die Sekretion ein, da der Kaureiz fehlt. Es kommt zu Sekretverhaltung, Steinbildung und Entzündung (Parotitis) sowie Befall der Mundschleimhaut mit Pilzmyzelien (Soor). Die Beläge auf der Mundschleimhaut und vor den Drüsenausführungsgängen können mit einem Atomiseur aufgeweicht und gelöst werden, die Spülflüs-

sigkeit ist sofort abzusaugen. Festhaftende Borken werden aufgeweicht und mechanisch entfernt. Zunge und Schleimhäute der Mundhöhle sind mit Borglycerin einzupinseln. Stuhlverhaltung von einigen Tagen Dauer nach dem Unfall ist nicht bedrohlich, wenn weiter abdominelle Symptome fehlen. Später soll für regelmäßige Stuhlentleerung gesorgt werden. Blasenentleerung ist durch einen Katheter vorzunehmen. Ist (z.B. bei drohender Hirnschwellung) eine fortlaufende Kontrolle über die Flüssigkeitsausfuhr erforderlich, läßt sich die Anwendung eines Dauerkatheters nicht vermeiden. Bei komplikationslosem Verlauf ist sonst die intermittierende Katheterisierung zur Vermeidung von aufsteigenden Harnwegsinfekten vorzuziehen. Dabei wird der Katheter 3mal täglich unter sterilen Bedingungen eingeführt.
Große Bedeutung haben täglich mehrfach durchzuführende krankengymnastische Übungen, um die fortschreitende Inaktivitätsatrophie der Muskulatur zu verringern.

Ernährung

Der *Kalorienbedarf* eines Bewußtlosen ist hoch, er beträgt 3000–4000 kcal pro Tag, 4000–6000 kcal pro Tag bei Vorliegen eines akuten Mittelhirnsyndroms bzw. eines apallischen Syndroms. Ursachen sind Steigerung des Grundumsatzes und Anstieg des Sauerstoffverbrauches; Fieber und zentrales Fieber können den Umsatz weiter steigern; der unruhige Patient verbraucht zusätzliche Bewegungsenergie. Ungenügende Nahrungszufuhr zwingt den Organismus, körpereigenes Eiweiß abzubauen, die Stickstoffbilanz wird negativ. Der tägliche Stickstoffverlust kann beträchtlich sein und nach neueren Berechnungen bis 17,7 g pro Tag betragen. Dies erklärt die rasche Abmagerung auch von kräftigen Personen bei Bewußtlosigkeit. Mit Hilfe von Aminosäureinfusionen gelingt es, die negative Stickstoffbilanz zu verbessern; die Bilanz positiv zu machen, ist bis heute unmöglich. Auf die Anwendung von Fettemulsionen bei Schädel-Hirn-Verletzten ist in der Frühphase zu verzichten (3, 89, 90).
Die *Infusionstherapie* ist solange fortzusetzen, bis mit einer ausreichenden Sondenernährung begonnen werden kann. Während der ersten 4 bis 5 Tage nach dem Unfall wird der Patient ausschließlich parenteral ernährt. Eine konsequente Prophylaxe von Streßläsionen (9) im oberen Magen-Darm-Trakt ist durchzuführen (s. Kapitel 42). Da durch Hirnstammläsionen Hyperglykämie und Glykosurie auftreten können (32), ist während der Infusionstherapie täglich 2mal der Blutzucker zu bestimmen und der Harn auf Glucose zu untersuchen. Wenn Glucose gegeben wird, kann man in den ersten Tagen je 3 g Glucose mit 1 Einheit Insulin abdecken. Es gelingt jedoch nicht, allein auf parenteralem Weg eine Kalorienzufuhr von 4000 kcal zu erreichen, wie es zumindest einige Tage nach dem Trauma angestrebt werden muß. Voraussetzung ist die intakte Funktion des Verdauungstraktes (keine Magen-Darm-Atonie, keine Blutungen im Nasen-Rachen-Raum). Die einzelnen Portionen sollen 250 ml nicht überschreiten. Vor jeder Gabe ist zu prüfen, ob der Magen nicht noch gefüllt ist. Wegen der Gefahr der Aspiration bei Regurgitation und Erbrechen und wegen der Irritation der Schleimhäute mit der dadurch bedingten Neigung zu Blutungen erscheint es nach langjährigen eigenen Erfahrungen indiziert, eine Witzel-Fistel (Ernährungsfistel am Magen) anzulegen, wenn die Bewußtseinsstörung 21 Tage übersteigt und Ernährung auf natürliche Weise vorerst nicht möglich erscheint. Dies gilt insbesondere für alle Fälle von apallischem Syndrom! Durch die Witzel-Fistel werden Komplikationen, wie Druckgeschwüre an und in der Nase sowie im Ösophagus, ösophagotracheale Fisteln, Blutungen, Aspiration und Infektion (Parotitis) verhütet. Die Ernährung mit kalorienreicher Kost (3000 bis 4000 kcal) und entsprechenden Flüssigkeitsmengen ist nahezu problemlos. Bei Bedarf können zusätzlich Aminosäureinfusionen, hochprozentige Glucoselösungen und Fettemulsionen infundiert werden. Tägliche Kontrollen von Harn und Serumelektrolyten, Blutgasen, Harnstoffstickstoff, Hämatokrit, Urinausscheidung und Harnosmolalität sind erforderlich, um diese Patienten exakt zu bilanzieren. Wöchentlich 1mal muß das Gesamteiweiß bestimmt werden. Regelmäßige Gewichtskontrolle ist anzustreben.

Literatur

1 Abdulla, W., V. Makowski, R. Frey: Pathophysiologische Grundlagen und Therapie des Hirnödems. Münch. med. Wschr. 120 (1978) 699
2 Aidinis, S. J., J. Lafferty, H. M. Shapiro: Intracranial responses to PEEP. Anesthesiology 45, (1976) 275–281
3 Amann, E.: Die parenterale Ernährung des Bewußtlosen nach einem Schädel-Hirntrauma. Chir. Praxis 6 (1962) 467
4 Bakay, L., J. C. Lee: Cerebral Edema. Thomas, Springfield/Ill. 1965
5 Balzereit, F., A. Tänzer: Paraarticuläre Ossifikation als Problem in der Intensivpflege. Verh. dtsch. Ges. inn. Med. 74 (1968) 890
6 Barlow, C.F.: Physiology and pathophysiology of protein permeability in the central nervous system. In: Steroids and

Brain Edema, hrsg. von H. J. Reulen, K. Schürmann. Springer, Berlin 1972
7 Bathmann, A., W. Brendel: Pathophysiologie des traumatischen Hirnödems. Dtsch. med. Wschr. 95 (1970) 18
8 Bay, E.: Die traumatischen Hirnschädigungen. In: Handbuch der inneren Medizin, 4. Aufl., Bd. V/3; hrsg. von H. Schwiegk. Springer, Berlin 1953
9 Bischof, W.: Zur Entstehung des „neurogen" ausgelösten akuten Lungenödems und der akuten Magen-Darm-Blutungen. Hefte Unfallheilk. Nr. 82 (1965). Springer, Berlin 1965
10 Bösmüller, H., Ch. Lehmann: Verhütung und Behandlung von Sekundärkrisen nach Schädeloperationen und -traumen. Langenbecks Arch. klin. Chir. 316 (1966) 940
11 Brendel, W., H. J. Reulen: Kationentransport und experimentelles Hirnödem. In: Transport und Funktion intrazellulärer Elektrolyte, hrsg. von F. Krück. Urban & Schwarzenberg, München 1967 (S. 267–278)
12 Brendel, W., H. J. Reulen: Die experimentelle Erforschung des Hirnödems. In: Hydrodynamik, Elektrolyt- und Säure-Basen-Haushalt im Liquor und ZNS, hrsg. von G. Kienle. Thieme, Stuttgart 1967
13 Brilmayer, H., R. A. Frowein: Eiweiß- und Elektrolytveränderungen im Blut und Urin während des akuten Stadiums nach Schädel-Hirnverletzungen und nach Hirnoperationen. Langenbecks Arch. klin. Chir. 294 (1960) 205
14 Brock, M., A. A. Hadjidimos, K. Schürmann: Possible adverse effects of hyperventilation on rCBF during the acute phase of total proximal occlusion of a main cerebral artery. In: Cerebral Blood Flow. Springer, Berlin 1969
15 Brock, M., A. A. Hadjidimos, J. P. Deruaz, F. Fischer, H. Dietz, K. Kohlmeyer, W. Pöll, K. Schürmann: The Effects of Hyperventilation on Regional Cerebral Blood Flow. Proc. on Cerebral Vascular Diseases. Grune & Stratton, New York 1972
16 Bykow, K. M.: Großhirnrinde und innere Organe, 1. Aufl. VEB Volk und Gesundheit, Berlin/DDR 1952
17 Crompton, M. R., Teare, R. D.: Prolonged coma after head injury. Lancet 1966/II, 938
18 Cottrell, J. E., A. Robustelli, K. Post, H. Turndorf: Furosemid- and Mannitol-induced Changes in intracranial pressure and serum osmolality and electrolytes. Anesthesiology 47 (1977) 28
19 Frowein, R. A.: Neurochirurgie. Schwere Schädel-Hirn-Traumen. In: Kompendium der prä und postoperativen Therapie, Th.-O. Lindenschmidt, E. Carstensen. Thieme, Stuttgart 1966
20 Frowein, R. A., A. Karimi-Nejad: Sauerstoffversorgung des Hirngewebes nach schweren Hirnschädigungen. Acta neurochir. 19 (1968) 3
21 Frowein, R. A., D. Terhag: Ultraschall-Echoencephalographie. Z. prakt. Anaesth. 2 (1967) 350
22 Frowein, R. A., A. Karimi-Nejad, K. H., Euler: Konsequenzen der Hypoxie nach schweren Schädelverletzungen. Hefte Unfallheilk. 87 (1966) 172. Springer, Berlin
23 Frowein, R. A.: Zentrale Atemstörungen bei Schädelhirnverletzungen und Hirntumoren, 1. Aufl. Springer, Berlin 1963
24 Fuchs, E. C., H. Ch. Müller-Busch: Was ist gesichert in der Therapie des Hirnödems? Internist 17 (1976) 638
25 Gerstenbrand, F.: Das traumatische apallische Syndrom. Springer, Wien 1967
26 Gobiet, W.: Die Behandlung des akuten traumatischen Hirnödems. Notfallmedizin 2 (1976) 98
27 Gobiet, W.: Ergebnisse intrakranieller Druckmessungen im akuten posttraumatischen Stadium. Anaesthesist 26 (1977) 187
28 Gofferje, H., H. Landgraf, W. von Schwerin, K. Schultis: Zur Osmo-Onkotherapie bei Hirnödem. Infusionstherapie 2 (1975) 355
29 Gofferje, H.: Infusionstherapie heute: 10. Infusionstherapie bei intrakranieller Drucksteigerung und Hirnödem. Med. Welt 28 (1977) 851
30 Gordon, E.: The acid-base balance and oxygen tension of the cerebrospinal fluid and their implications for the treatment of patients with brain lesions. Acta anaesth. scand., Suppl. 39 (1971) 7
31 Gosch, H. H., G. W. Kindt: Subdural monitoring of acute increased intracranial pressure. Surg. Forum 23 (1972) 405
32 Gottstein, U., W. Berghoff, K. Held, H. Gabriel, Th. Textor, U. Zahn: Influence of CBF-alterations upon cerebral glucose av-differences. Internat. CBF-Sympt. London 1970
33 Hache, H., P. Scheid: Das epidurale Hämatom. Chir. Praxis 9 (1965) 633
34 Hallervorden, J., G. Quadbeck: Die Hirnerschütterung und ihre Wirkung auf das Gehirn. Dtsch. med. Wschr. 82 (1957) 129
35 Hubach, H., K. Poeck: Erkennung, Behandlung und Prognose der traumatischen Dezerebration. Dtsch. med. Wschr. 89 (1964) 556
36 Ingvar, H. D.: Patterns of brain activity revealed by measurements of regional cerebral blood flow. In: Brainwork, hrsg. von H. D. Ingvar, N. A. Lassen. Munksgaard, Kopenhagen 1975
37 Isfort, A.: Ein Beitrag zum akuten traumatischen Subduralhämatom. Chirurg 32 (1961) 544
38 Janzen, R.: Elemente der Neurologie. Springer, Berlin 1969
39 Kazner, E., St. Kunze, W. Schiefer: Die Bedeutung der Echoencephalographie für die Erkennung epiduraler Hämatome. Langenbecks Arch. klin. Chir. 310 (1965) 267
40 Klatzo, I.: Pathophysiological aspects of brain edema. In: Steroids and Brain Edema, hrsg. von H. J. Reulen, K. Schürmann. Springer, Berlin 1972
41 Klingler, M.: Das Schädelhirntrauma, 2. Aufl. Thieme, Stuttgart 1968
42 Kuhlendahl, H., H. Miltz, H. J. Stahl: Die Elektroencephalographie zur Verlaufsbeobachtung in der neurochirurgischen/neurologischen Intensivüberwachung. J. Neurol. 207 (1974) 335–342
43 Lassen, N. A., H. D. Ingvar: Cerebral function, metabolism and circulation. Acta neurol. scand. 64 (1977) 56
44 Lechtenberg, H. W., Das gedeckte Schädelhirntrauma und seine Therapie. Chirurg 34 (1963) 241
45 Loeschke, H. H.: Der Säure-Basen-Status des Liquor cerebrospinalis und seine Regulation durch die Lungenfunktion. Klin. Wschr. 50 (1972) 581
46 Lorenzoni, E., Enge, S.: Das EEG nach frontalen und frontobasalem Schädel-Hirn-Traumen. J. Neurol. 211 (1976) 275–288
47 Luisada, A.: Mechanism of neurogenic pulmonary edema. Amer. J. Cardiol. 20 (1967) 66–68
48 Lundberg, N., A. Kjällquist, C. Bien: Reduction of increased intracranial pressure by hyperventilation. A therapeutic aid in neurological surgery. Acta psych. neurol. scand., Suppl. 139 (1959) 34
49 Mifka, P.: Die Augensymptomatik bei der frischen Schädelhirnverletzung. De Gruyter, Berlin 1968
50 Miller, J. D., P. Leech: Effects of mannitol and steroid therapy on intracranial volume-pressure relationships in patiens. J. Neurosurg. 42 (1975) 274
51 Müke, R.: Verletzungen des Zentralnervensystems. In: Klinik der Gegenwart, Bd. VII, hrsg. von R. Cobet, K. Gutzeit, H. E. Bock, F. Hartmann. Urban & Schwarzenberg, München 1971 (S. 139–150)
52 Müke, R., G. Etmanski: Klinische Erfahrungen mit Dexametason zur Hirnödemprophylaxe. Acta neurochir. 28 (1973) 331

53 Naerra, N.: Blood-gas analyses in unconscious neurosurgical patients on admission to hospital. Acta anaesth. scand. 7 (1963) 191
54 Nemes, C., M. Niermer, G. Noack: Die Besonderheiten der Säure-Base-Regulation im ZNS und Liquor cerebrospinalis. In: Datenbuch der Anästhesiologie. Fischer, Stuttgart 1979 (S. 280)
55 Perlo, V. P., The use of the electroencephalogram in the evaluation of head trauma. New Engl. J. Med. 276 (1967) 104
56 Pappius, H. M., W. P. McCann: Effects of steroids on cerebral edema in cats. Arch. Neurol. 20 (1969) 207
57 Pichelmayr, I., E. Mascher, R. Sippel: Untersuchungen zur Wirkung unterschiedlicher Beatmungsformen auf arterielle Blutgaswerte, Periphere Kreislaufgrößen und die Gehirndurchblutung. Anaesthesist 23 (1974) 535
58 Ransohoff, J.: The effects of steroids on brain edema in man. In: Steroids and Brain Edema, hrsg. von H. J. Reulen, K. Schürmann. Springer, Berlin 1972
59 Reichardt, M.: Hirnschwellung. Allg. Z. Psychiat 75 (1919) 34–103
60 Reulen, H. J.: Vor- und Nachteile der osmotischen Behandlung des Hirnödems. Zbl. Neurochir. 26 (1967) 216
61 Reulen, H. J., W. Brendel: Das intrazelluläre Ödem der grauen Substanz. In: Hydrodynamik, Elektrolyt- und Säure-Basen-Haushalt im Liquor und Nervensystem, hrsg. von G. Kienle. Thieme, Stuttgart 1967
62 Reulen, H. J.: Veränderungen der regionalen Hirndurchblutung beim zerebralen Ödem und ihre therapeutische Beeinflussung durch Hyperventilation. Z. prakt. Anästh. 6 (1971) 426
63 Reulen, H. J., A. Hadjidimos, K. Schürmann: The effect of dexamethanose on water and electrolyte content and on rCBF in perifocal brain edema in man. In: Steroids and Brain Edema, hrsg. von H. J. Reulen, K. Schürmann. Springer, Berlin 1972
64 Safar, P.: Brain monitoring and haemostasis in comatous, critically ill patients. In: Critical Care Medicine Manual, hrsg. von M. H. Weil, P. L. Daluz. Springer, New York 1978 (S. 155)
65 Schiefer, W., E. Kazner, St. Kunze: Möglichkeiten und Grenzen der Echoenzephalographie beim Schädel-Hirn-Trauma. Ärztl. Mitt. 63 (1966) 2645
66 Schiefer, W., E. Kazner: Klinische Echo-Encephalographie. Springer, Berlin 1967
67 Schmidt, K.: Zur Onkotherapie des Hirnödems mit Furosemid (Lasix) und mit hypertoner Humanalbuminlösung. Acta neurochir. 17 (1967) 32
68 Schmidt, K.: Kontrolle und Beeinflussung des Hirnödems und des intrakraniellen Druckes. Anästh. Inform. 16 (1975) 249
69 Schmiedeck, P., E. Baethmann, W. Scheider u. Mitarb.: The effect of Aldosterone and Aldosterone antagonists on the metabolism of perifocal brain edema in man. In: Steroids and Brain Edema, hrsg. von H. J. Reulen, K. Schürmann. Springer, Berlin 1972
70 Schoeppner, H.: Anästhesie und Reanimation in der Kinderneurologie, 1. Aufl., Thieme, Leipzig 1975
71 Simmons, R. L., T. B. Ducker, R. W. Anderson: Pathogenesis of pulmonary edema following head trauma. J. Trauma 8 (1968) 800
72 Smith, A. L., J. T. Hoff, S. L. Nielson: Barbiturate protection against cerebral infarction. Stroke 5 (1974) 1
73 Steinbereithner, K.: Zur blutgasanalytischen Überwachung schwer Schädelverletzter. In: Probleme der Intensivbehandlung. hrsg. von K. Horatz, R. Frey. Anaesthesiologie, Wiederbeleb. 17 (1966) 645
74 Stoeckel, H., S. Hoyer: Hirndurchblutung und Hirnstoffwechsel nach schweren Hirntraumen. Z. prakt. Anästh. 6 (1971) 431
75 Tönnis, W. R., A. Frowein, F. Loew, W. Groth, R. Hemmer, W. Klos, H. Finkemeyer: Die Behandlung schwerer Hirnverletzungen. Thieme, Stuttgart 19855
76 Tönnis, W., R. A. Frowein: Probleme der neuzeitlichen Behandlung schwerer Schädelverletzungen. Langenbecks Arch. klin. Chir. 316 (1966) 323
77 Tönnis, W., R. A. Frowein, F. Loew, W. Grote, R. Hemmer, W. Klug, H. Finkemeyer: Organisation der Behandlung schwerer Schädel-Hirn-Verletzungen. In: Arbeit und Gesundheit, Nr. 79. Thieme, Stuttgart 1968
78 Weesemann, W., I. Rohde: Elektrolytstörungen und Säure-Basen-Gleichgewichtsverschiebungen bei neurochirurgischen Patienten. In: Hydrodynamik, Elektrolyt- und Säure-Basen-Haushalt im Liquor und Nervensystem. hrsg. von G. Kienle. Thieme, Stuttgart 1967
79 Weiss, M. H.: Techniques of monitoring intracranial pressure. In: Handbook of critical care, hrsg. von M. H. Weil, R. J. Henning. Symposia Specialists, Miami, 1978 (S. 429)
80 Wiemers, K.: Anaesthesiologische Probleme bei Komplikationen nach Trauma. Melsunger med. Mitt. 39 (1965) 104
81 Zeidler, U., S. Kottke, H. Hundeshagen: Hirnszintigraphie. Springer, Berlin 1972

Zusammenfassende Darstellungen

82 Gänshirt, H. u. Mitarb. Der Hirnkreislauf. Thieme, Stuttgart 1972
83 Hirsch, H., M. Schneider: Durchblutung und Sauerstoffaufnahme des Gehirns. In: Handbuch der Neurochirurgie, hrsg. von W. Krenkel, H. Olivecrona, W. Tönnis. Springer, Berlin 1968
84 Howe, R. H.: Patient Care in Neurosurgery. Little, Brown & Co., Boston 1977
85 Müke, R.: Verletzungen des Zentralnervensystems. In: Klinik der Gegenwart, Bd. VII, hrsg. von R. Cobet, K. Gutzeit, H. E. Bock, F. Hartmann. Urban & Schwarzenberg, München 1971 (S. E. 123)
86 Reulen, H. J., K. Schürmann: Steroids and Brain Edema. Springer, Berlin 1972
87 Safar, P.: Brain resuscitation. In: Handbook of Critical Care, hrsg. von M. H. Weil, R. J. Henning, Symposia Specialists, Miami 1978 (S. 435)
88 Safar, P., E. Nemoto, T. Langfitt, J. Hoff, H. Breivik, A. Grenvik, M. Albin, R. Brennan u. Mitarb.: Symposium on brain resuscitation. Crit. Care Med. (Symposium Issue) 6 (1978) 199–269
89 Schädlich, M., H. Schoeppner: Intensivtherapie beim Schädel-Hirn-Trauma. Anästhesiol. Reanim. 1 (1976) 67
90 Schultis, K., H. Hofmeister: Stoffwechseladäquate Ernährung des chirurgischen Patienten. In: Bilanzierte Ernährung in der Therapie, hrsg. von K. Lang, G. Berg. Thieme, Stuttgart 1972 (S. 224)
91 Weil, M. H., R. J. Henning: Handbook of Critical Care, USC School of Medicine Postgraduate Division. Symposia Specialists, Miami 1978

52 Tetanus

Von E. RÜGHEIMER*

Einleitung

Der Tetanus oder Wundstarrkrampf ist schon seit der Antike als schwere Wundinfektionskrankheit bekannt. HIPPOKRATES schildert bereits einen typischen Fall und bezieht das Leiden auf eine 7 Tage vor dem Ausbruch der Krampfanfälle erfolgte Verletzung. Doch während man damals den Zusammenhang der Krankheit mit Kriegs- und Friedensverletzungen nur ahnte, erbrachte 1884 OTTO NICOLAIER im Rahmen seiner Doktorarbeit am Flüggeschen Institut in Göttingen den Beweis ihrer infektiösen Natur. Er konnte zeigen, daß die Erde Infektionserreger enthält, die an Tieren einen dem menschlichen Tetanus ähnlichen „Erdstarrkrampf" erzeugen. 5 Jahre später gelang KITASATO die Isolierung der Tetanusbazillen. Damit waren die Voraussetzungen für die Gewinnung des Toxins durch FABER gegeben. BEHRING und KITASATO ermöglichten die Herstellung des Antitoxins von Kaninchen und schufen somit die Grundlage für die passive Immunisierung.

Bakteriologie

Das *Clostridium tetani*, der Erreger des Wundstarrkrampfes, ist ein schlankes, 2–4 μm langes grampositives Stäbchen, das durch seine große Zahl an Geißeln eine lebhafte Beweglichkeit aufweist. Eine endständige Spore gibt ihm die typische Tennisschlägerform. Als sporenbildender Anaerobier gedeiht es nur unter Luftabschluß, freier Sauerstoff hingegen hebt die Beweglichkeit auf, hemmt sein Wachstum und vermag selbst vegetative Formen abzutöten. Das ubiquitäre Vorkommen von Clostridium tetani als Schmarotzer im Darm von Mensch, Haus- und Nutztieren läßt den Erreger mit dem Kot als Naturdünger in Kulturerde, Garten-, Feld- und Wiesenböden wie auch in den Straßenstaub gelangen. In Gebieten mit landwirtschaftlicher Düngung ist die Gefahr einer Tetanusinfektion besonders groß. Daneben spielen Bodenbeschaffenheit, Klima, Jahreszeit und individuelle Disposition eine Rolle. Die Sporen sind außerordentlich chemikalien- und hitzeresistent und können jahrzehntelang haltbar sein.

* unter Mitarbeit von C. E. TROCKEL-GLÜCKERT

Pathogenese

Der Tetanus ist eine schwere Wundinfektionskrankheit, die durch das Toxin der vegetativen Formen und der Sporen von Clostridium tetani ausgelöst wird. Voraussetzung dazu ist eine Verletzung, bei der anaerobe Wundverhältnisse entstehen, welche dem Clostridium tetani Wachstum und Toxinproduktion erlauben. Besonders gefährdet sind deshalb Wunden, die durch Gewebszertrümmerung von der Blutzirkulation abgeschlossen sind, oder Mischinfektionen mit Aerobiern, weil die aerob wachsenden Keime den Sauerstoff absorbieren. Quetsch-, Riß- und Fremdkörperverletzungen sind die häufigsten Ursachen des traumatischen Tetanus. Auffallend zugenommen hat in den letzten Jahren der idiopathische Tetanus, eine Form des Wundstarrkrampfes, bei der man keine Eintrittspforte findet. Ursache dafür sind Bagatellverletzungen, die vom Patienten nicht beachtet werden und bei Ausbruch der Krankheit bereits abgeheilt sind. Daß auch kleinste oberflächliche Hautverletzungen den Boden für eine Tetanusinfektion liefern können, erklärt sich aus den Untersuchungen von GODDARD (13), der feststellen konnte, daß der atmosphärische Sauerstoff kaum tiefer als 1 mm in die Haut einzudringen vermag und somit das Auskeimen der Tetanussporen ermöglicht.

Das Toxin, ein Exotoxin mit Proteinstruktur, hat eine strychninähnliche Wirkung, nur etwa 500fach stärker, und verursacht eine tonische Dauerstarre der befallenen quergestreiften Skelettmuskulatur und eine stark erhöhte Kampfbereitschaft, so daß beim geringsten äußeren Reiz schwere klonische Krämpfe hinzukommen. Das Toxin besteht aus drei verschiedenen Anteilen: einem krampfauslösenden, für das Krankheitsbild im wesentlichen verantwortlichen, neurotoxisch wirkenden Tetanospasmin, einem nicht konvulsiv wirkenden Neu-

rotoxin und einem hämolysierenden, möglicherweise kardiotoxischen Tetanolysin.
Über den Weg des Nervengiftes von der Eintrittspforte zum Angriffsort und seine Fixation gibt es heute folgende Vorstellungen: das Toxin kann sowohl über das Lymph- und Blutgefäßsystem an sein Erfolgsorgan gelangen als auch über eine Resorption an der motorischen Endplatte zentripetal am motorischen Nerven entlang ins ZNS wandern. Dort soll es über spezifische Gangliosidbindungen (15) fixiert werden. Der krampfauslösende Mechanismus verläuft über eine Unterbrechung des Erregungsablaufes zwischen motorischer Vorderhornzelle und hemmenden Zwischenneuronen, wie z.B. von Afferenzen aus den Renshaw-Zellen, aus Fasern von Schmerzrezeptoren oder aus Muskelspindelrezeptoren des jeweiligen Antagonisten. Die Beeinflussung an der inhibitorischen Synapse könnte über eine kompetitive Hemmung der Transmitterwirkung (ähnlich wie bei Curare, Strychnin) oder über eine Hemmung der Transmitterfreisetzung erfolgen. Für die zweite Hypothese spricht ein ähnlicher Mechanismus bei der Toxinwirkung des verwandten Erregers Clostridium botolinum an der motorischen Endplatte (3).
Durch Dämpfung oder Wegfall inhibitorischer Afferenzen kommt es zu einem Übererregungszustand der Vorderhornzellen bei Eintreffen von Impulsen aus höhergelegenen Abschnitten des zentralen Nervensystems. Damit wird die beim Starrkrampf so charakteristische Übererregbarkeit auf verschiedenartigste unspezifische Reize erklärlich und die ebenfalls in Krämpfen sich äußernde ungehemmte Muskeltätigkeit bei willkürlicher Innervation.
Physiologische Untersuchungen weisen zusätzlich auf eine direkte periphere Wirkung am *Muskel* hin. Während der Erkrankung kann es zu Degeneration und Nekrosen in den Muskelfasern und zu Anstiegen von Serumenzymen kommen, die auf eine Muskelschädigung durch das Tetanustoxin hinweisen.
Auch eine direkte toxische Wirkung am *Herzmuskel* wird neuerdings diskutiert (6, 37). Untersuchungen von Tetanuspatienten, die an „unklarem Herzversagen" verstorben waren, ergaben histologisch interstitielle Ödeme, Nekrosen, perivaskuläre Lymphozyten- und Leukozytenaustritte, Abszeßbildungen und Vernarbungen im Sinne eines degenerativen Herzmuskelschadens. Die klinischen Folgen der sogenannten „Tetanusmyokarditis" zeigten sich in tachykarden Rhythmusstörungen, Dilatation und zum Teil „digitalis-refraktärer" Herzinsuffizienz. Diese schwere Herzkomplikation trat bei Drost u. Mitarb. (6) in 20% der Fälle auf. Nach Ausschluß anderer Ursachen mußte man einen direkten Zusammenhang mit der Tetanusinfektion annehmen. Die direkte Wirkung am Herzen konnte experimentell durch positiv inotrope und chronotrope Wirkung des Tetanustoxins am Kaninchenherzen, durch Veränderungen am Vaguskern und durch Nachweis erhöhter herzspezifischer Enzyme (CPK, α-HBDH) belegt werden.
Das *Syndrom der „sympathischen Hyperaktivität"* (37) mit labiler Hypertension, Tachykardie, Arrhythmie, hohem Sauerstoffverbrauch, peripherer Vasokonstriktion, intensiver Diaphorese, Pyrexie, erhöhter Katecholaminausscheidung im Urin und präterminaler Hypotension soll auf einer direkten Stimulation des symphathischen Nervensystems durch das Tetanustoxin beruhen. Je stärker die Ausprägung dieser Symptome, desto schlechter die Prognose. Therapieerfolge mit peripher blockierenden Mitteln und zentral deprimierenden Pharmaka unterstützen diese Hypothese.
Weiterhin bewirkt das Tetanustoxin Veränderungen im *Kohlenhydratstoffwechsel.* Es kann ein transitorischer Diabetes mellitus auftreten. Finsterer u. Mitarb. (12) konnten eine Korrelation zwischen Schweregrad des Krankheitsbildes und damit verbundener schlechter Prognose und Höhe der Glucoseintoleranz am Höhepunkt der Erkrankung feststellen. Dabei traten passagere Hyperglykämien durchschnittlich ab dem 9. Tag auf mit einer Dauer von etwa 15 Tagen. Auffallend waren schlechtes Ansprechen auf Alt- oder Depotinsulin bei fehlender Ketoazidose. Es wird hierbei ein direkter Toxinangriff an den B-Zellen der Langerhansschen Inseln angenommen, der zu einer relativen Mangelsekretion bei absolut erhöhter Insulinsekretion im Sinne einer Inselzellerschöpfung führt. Mehnert weist auf eine Häufigkeit von manifestem Diabetes bei Tetanus vom Schweregrad III von 40% im Vergleich zu einem Vorkommen von 3% bei einem unausgewählten Patientengut hin (12).

Krankheitsbild

Die Inkubationszeit des Tetanus liegt beim Menschen zwischen 1–3 Wochen. Beträgt die Inkubationszeit mehr als 4 Wochen, spricht man von einem Spättetanus. Entgegen der früher geäußerten Ansicht, „je kürzer die Inkubationszeit, desto schlechter die Prognose", wird heute mehr Gewicht auf die „Period of onset" gelegt, jene Zeit, die zwischen dem Auftreten erster Symptome und dem

vollausgebildeten Krankheitsbild mit Krämpfen verstreicht. Diese Anlaufzeit gibt ein weit besseres Bild von der Intensität der Intoxikation, da sie Rückschlüsse auf die in den Körper eingebrachte Giftmenge zuläßt.
Der durch tonische Muskelstarre und klonische Krämpfe charakterisierte Wundstarrkrampf ist ein ebenso schauervolles wie unverkennbares Krankheitsbild. Da der Mensch fast ausschließlich an der generalisierten oder deszendierenden Form des Tetanus erkrankt, werden die Muskelgruppen in einer ganz bestimmten Reihenfolge nacheinander von den Krämpfen ergriffen.
Frühsymptome sind Spannungsgefühl im Gesicht, Nacken und Rücken und die Erschwerung des Schluckaktes. Sehr bald entwickelt sich Kiefersperre oder Trismus. Die Kranken können den Mund nicht mehr öffnen, und anschließend folgt eine grinsende Verzerrung der Gesichtsmuskulatur. Es besteht der Eindruck eines Schmerzlächelns (Risus sardonicus). Die Stirn liegt in Falten, die Nasolabialfalten sind stark ausgeprägt und geben das Bild der Facies tetanica (Abb. 52.1). Im weiteren Verlauf kommt es zu tonischer Starre in Nacken- und Rückenmuskulatur, der Kopf wird nach hinten in die Kissen gebohrt, die Rückenstreckmuskeln überwiegen gewöhnlich die Rumpfbeuger. Beim Krampfanfall überstreckt sich der Körper und formt sich zu einem starren Bogen, so daß der Kranke bisweilen nur mit Kopf und Nacken und mit den Fersen aufliegt. Die Arme und Beine werden starr und nehmen an den Krampfanfällen teil, die entsetzlich schmerzhaft sind. Auch die Bauchmuskulatur ist angespannt und kann sich bretthart anfühlen. Die Haut des Kranken ist blaß, feucht, die Haare sind durch Schweiß verklebt und die Lippen sind leicht zyanotisch. Ein klonischer Anfall dauert 1–2 Minuten und wird vor allem durch äußere Reize (Licht, Lärm, Berührung) ausgelöst. Die klonischen Zuckungen können wegen der Verkrampfung der Atem- und Glottismuskulatur eine bedrohliche Hypoxämie zur Folge haben, welche bisweilen zu Kammerflimmern und Herzstillstand führt. Wird auch das Zwerchfell von klonischen Krämpfen ergriffen, so kommt es zu schweren Erstickungsanfällen mit zerebraler Anoxie und kurzdauernder Bewußtlosigkeit. Die Krämpfe können so stark werden, daß unter dem Druck der sich spannenden Rückenmuskeln multiple Wirbelkörpereinbrüche entstehen. Tritt der Tod nicht durch Erstickung im Krampfanfall ein, so kann die chronische Atembehinderung zur Hypoxämie, zur Azidose und zum akuten Herztod führen.
Der *Tetanus neonatorum* kommt vorwiegend in Ländern der Dritten Welt vor. Die Infektion erfolgt über die Nabelschnurwunde bei oder nach Abnabelung unter unsterilen Verhältnissen. Seine Prognose ist nach wie vor schlecht.

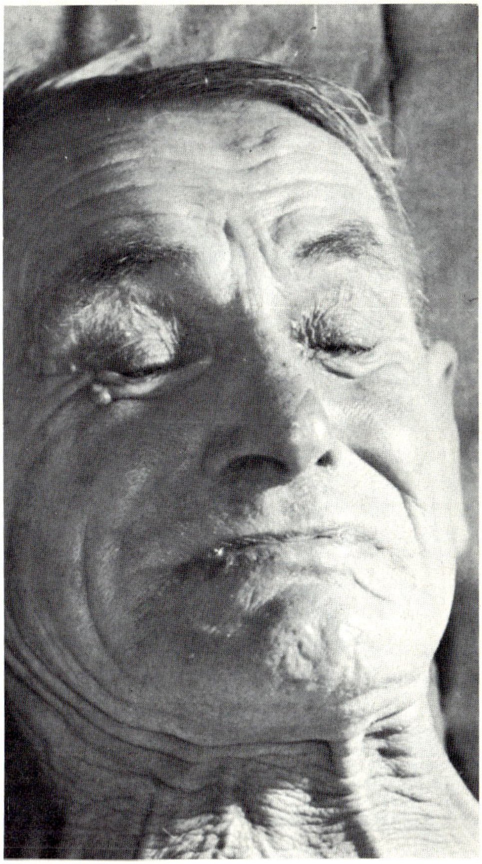

Abb. 52.1 Patient mit typischer „Facies tetanica"

Diagnose und Differentialdiagnose

Die Diagnose Tetanus wird klinisch gestellt. Auf eine Verletzung in der Anamnese und Frühsymptome ist zu achten. Ein Erregernachweis im Ausstrich aus der Verletzungswunde gelingt nicht immer und ist wegen zahlreicher apathogener Verwandter nicht kurzfristig zu erstellen. Verläßlicher sind der Nachweis von Sporen und die Erregerzüchtung. Der Tierversuch nimmt 1–3 Tage in Anspruch (11).
Differentialdiagnostisch sind folgende Krankheitsbilder in Betracht zu ziehen: Tollwut, Menin-

goenzephalitis (besonders Tuberkulose), Strychninvergiftung, Erkrankungen mit reflektorischer Kieferklemme wie Peritonsillitis und Retropharyngealabszeß und andere.

Behandlung

Die Therapie des Wundstarrkrampfes gliedert sich in die
- sogenannte Kausaltherapie und
- die symptomatische Behandlung.

Zu den Kausalmaßnahmen gehören
1. die Vermeidung weiterer Toxinbildung durch Erregerentfernung bzw. Abtötung mittels chirurgischer Wundexzision und Antibiose,
2. die Neutralisierung des Exotoxins durch Gabe von spezifischem Antitoxin (sogenannte Serumtherapie oder passive Immuntherapie),
3. Stärkung der spezifischen körpereigenen Immunabwehr durch aktive Immuntherapie mit Tetanustoxoid.

Ganz im Gegensatz zur Tetanusprophylaxe hat der Einsatz dieser spezifischen Therapie leider nur wenig Erfolg. Ursache des Versagens ist der tragische Umstand, daß die Diagnose „Wundstarrkrampf“ erst zu einem Zeitpunkt gestellt werden kann, zu dem das Tetanustoxin bereits fest an die Nervenzellen fixiert ist und durch keine der obengenannten Maßnahmen aus dieser Verbindung herausgelöst werden kann.

Dennoch gehört die Ausschaltung der Toxinquelle durch chirurgische Beseitigung des Infektionsherdes zu den wenig umstrittenen Lehrsätzen der Behandlung. Um aerobe Wundverhältnisse zu schaffen, wird die Eintrittspforte weit im Gesunden exzidiert und bleibt ohne jede Naht offen. Hinsichtlich der Radikalität macht man heute allerdings Konzessionen. Nicht mehr die Amputation von Fingern, Zehen oder ganzen Gliedmaßen wird gefordert, sondern die Schonung funktionell wichtigen Gewebes, da eine eventuelle Neubildung von Toxin sicher und gefahrlos durch spezifisches Antitoxin gebunden werden kann.

Passive Immuntherapie

Für die erfolgverbessernde Wirksamkeit der Antitoxintherapie beim manifesten Tetanus gibt es bis heute keinen sicheren Beweis. Zur Verfügung stehen tierisches heterologes sowie humanes homologes Antitoxin. Sie sind in ihrer Fähigkeit, nicht fixiertes Tetanustoxin zu binden, gleichwertig (35), aber die Anwendung von homologem Immunglobulin ist zumindest nicht mit den Nachteilen des Tierserums behaftet. Allergisch-anaphylaktische Reaktionen fehlen, ebenso Parenchym- bzw. Nierenschäden, da homologes Serum kein Phenol enthält. Die Anwendung von homologem Serum hat gegenüber dem heterologen den Vorzug, in einer viel geringeren Antitoxindosis einen höheren Gehalt an zirkulierenden Antikörpern mit erheblich verlängerter Verweildauer zu bewirken und – ob kausal nun nützlich oder nicht –, die körpereigene Infektabwehr zu unterstützen. Weder eine Dosiserhöhung (die Angaben schwanken hier zwischen 1000 IE und 20000 IE/kg KG), noch die Art der Verabreichung, noch der Einsatz von Tetanushyperimmunglobulin vom Menschen konnten das Behandlungsergebnis signifikant verbessern. Das bestätigen auch Statistiken indischer Autoren (Vaishnava), die nach den von ihnen vorgelegten Berichten wohl die meiste Erfahrung haben dürften.

Ein einheitliches Dosierungsschema gibt es bis heute noch nicht. Stirnemann (34) empfiehlt 250–500 IE, andere Autoren empfehlen mehr; wir verabreichen am 1. Tag 10000 IE, am 2. und 3. Tag jeweils 3000 IE. Eine zu hohe Dosierung erscheint uns nicht empfehlenswert, weil sie vermutlich die eingeleitete aktive Immunisierung neutralisieren könnte.

Aktive Immuntherapie

Der Effekt einer aktiven Immunisierung ist beim manifesten Wundstarrkrampf umstritten. Die Herstellung des Toxoids erfolgt durch Formalinzusatz zu gereinigtem nativem Tetanustoxin, wodurch ein Verlust der Pathogenität bei erhaltenem Immunisierungsvermögen entsteht. Eine Potenzierung der antigenen Eigenschaften wird durch Adsorption an Aluminiumhydroxid erreicht. Das Toxoid wirkt dabei auf die Antikörperproduktion um ein Vielfaches stärker stimulierend als eine selbst 50 bis 100fache tödliche Toxindosis. Einer Verdrängung noch nicht gebundenen Toxins am Rezeptor durch Tetanustoxoid als möglich positiver Effekt steht die Annahme gegenüber, daß es bei gleichzeitiger hoher Antitoxintherapie zu keiner aktiven Immunglobulinbildung kommt.

Antibiotika

Penicilline, Tetracycline, Chloromycetin sind gegen die vegetativen Formen des Tetanuserregers wirksam, nicht aber gegen schon gebildetes Toxin, und können durch Beseitigung der Mischinfektion zur Prophylaxe beitragen. Werden Antibiotika angewandt, so sollte dies während mindestens 5 aufeinander folgenden Tagen geschehen. Bewährt hat sich die tägliche Gabe von 10–20 Mega Penicillin vom ersten Tag an.

Sauerstoffüberdruckbehandlung

BRUMMELKAMP und Mitarbeiter führten bei Anaerobierinfektionen die Behandlung mit Sauerstoffüberdruck ein. Beim Tetanus konnte, wie STIRNEMANN (34) das in eigenen Versuchen an Kaninchen erprobte, keine Schutzwirkung des Sauerstoffs gefunden werden.

Symptomatische Behandlung

Da noch immer keine spezifisch wirksamen Pharmaka zur Zerstörung oder Inaktivierung des fixierten Toxins bekannt sind, ist die Therapie des ausgebrochenen Wundstarrkrampfes zur Zeit fast ausschließlich symptomatisch. Während sie sich bisher jedoch am kalkulierten Schweregrad orientierte, sind wir der Meinung, die Behandlung ohne Krankheitseinteilung zu beginnen und Sedierung bzw. Relaxierung so lange zu steigern, bis das Ziel der Behandlung – die Unterdrückung der Krämpfe – erreicht ist. Ein Vorgehen nach dieser therapeutischen Taktik hat viele Vorzüge. Zunächst bleibt es dem behandelnden Arzt erspart, das Krankheitsbild in eine der gebräuchlichen Krankheitseinteilungen einreihen zu müssen. Jeder, der in der Tetanusbehandlung Erfahrung hat, weiß, daß der Wundstarrkrampf sich in einer solchen Vielfalt von Erscheinungsformen präsentiert, daß es oft äußerst schwierig, wenn nicht unmöglich ist, den Schweregrad – ob nun nach DEVENS u. SCHOSTOCK (5) oder MOLLARET (20) – festzulegen. Es bestehen einfach viel zu viele Möglichkeiten subjektiver Interpretation, um den wohl größten Fehler zu vermeiden, auch leichtere Verlaufsformen des Wundstarrkrampfes sofort mit der heroischen Therapie „Dauerrelaxation und kontrollierte Beatmung“ zu beantworten.

Deshalb haben PATELL u. JOAG 1959 nicht nur das Auftreten von Krämpfen in den verschiedenen Muskelgruppen als Kriterien herangezogen, sondern auch die Inkubationszeit, die Period of onset und die Temperaturerhöhung.

In Anlehnung an diese Einteilung ordnen MAYRHOFER u. Mitarb. 1964 ihre Patienten nach Gesichtspunkten, die gleichzeitig die Prognose berücksichtigen.

Wir haben 5 Behandlungsgruppen, die sich sowohl durch eine Eskalation sedierender und relaxierender Maßnahmen unterscheiden als auch durch einen für den Krankheitsverlauf bedeutsamen Eingriff, wie z. B. die Tracheotomie, die assistierte oder kontrollierte Beatmung. Ein Vorgehen nach diesem therapeutischen Kalkül erscheint uns auch logischer, weil es sich besser der progressiven Entwicklung der Krankheit anpaßt und auf die individuelle therapeutische Reaktion des Patienten Rücksicht nimmt.

Unsere 5 Behandlungsgruppen sind:
1. Sofortmaßnahmen (chirurgische Beseitigung des Infektionsherdes, homologes Hyperimmunglobulin, Antibiotika), leichte Sedierung,
2. mittelstarke Sedierung und Tracheotomie,
3. tiefe Sedierung und assistierende Beatmung,
4. zusätzliche kurzzeitige Muskelrelaxation und kontrollierte Beatmung und
5. tiefe Sedierung, Dauerrelaxation, kontrollierte Beatmung.

Sedierung, Relaxation und Tracheotomie

Therapeutische Maxime in der Tetanusbehandlung ist die Lösung der muskulären Hypertension und die Unterdrückung von Krampfanfällen. Dazu stehen uns 3 Medikamentengruppen zur Verfügung:
1. Sedativa,
2. zentralangreifende Relaxantien,
3. die peripheren, an den myoneuralen Transmissionsstellen angreifende Muskelrelaxantien.

Einen wesentlichen Fortschritt in der Tetanusbehandlung hat die Einführung von Diazepam (Valium) gebracht. Diazepam hat einen stark sedierenden, antikonvulsiven und muskelrelaxierenden Effekt durch zwei – wenn auch hypothetische – Wirkungsmechanismen:
- Valium beeinflußt möglicherweise über das limbische System den Thalamus, das Pallidum, die Substantia nigra, die Formatio reticularis, die Alphamotoneuronen und das Gammasystem.
- Valium zeigt eine spinale Wirkung im Sinne einer Hemmung polysynaptischer Reflexe. SCHMIDT konnte im Experiment an spinalisierten Katzen beobachten, daß Valium auf die spinalen polysynaptischen Reflexe durch eine allmähliche Steigerung und Verlängerung der präsynaptischen Hemmwirkung depressiv wirkt. Das wäre aber – Hypothese und experimentelles Ergebnis als richtig vorausgesetzt – ein dem Tetanus entgegengesetzter Wirkungsmechanismus.

Verwertet man dazu die Erfahrung, daß Nembutal in kleinen Dosen die Wirkung des Diazepam deutlich steigert, so darf man als Kliniker daraus entnehmen, daß die Verwendung von Valium wesentlich sinnvoller ist als die Anwendung der an den Muskelendplatten angreifenden Muskelrelaxantien.

Für die Praxis hat sich folgender Plan bewährt: Erwachsene erhalten zunächst 20 mg Valium i. v. Das führt meist zu einer raschen Relaxierung der reflektorisch-muskulären und viszeral-tetanischen Krämpfe. Bei weniger schweren Fällen kann man die Valiumtherapie intramuskulär oder auch oral weiterführen. Die meisten Patienten benötigen aber einen gleichbleibenden oder leicht ansteigenden Valiumspiegel. Man verwendet dazu einen automatischen Präzisionsperfusor und infundiert über einen in der oberen V. cava liegenden Katheter zunächst 2 mg Valium/h. Bei dieser Dosierung sind die Patienten zumeist ansprechbar und die Schluckreflexe erhalten. Ist dies jedoch nicht mehr der Fall oder muß zur Unterdrückung der Krämpfe eine Dosiserhöhung von Valium erfolgen, so muß wegen der drohenden Aspirationsgefahr tracheotomiert werden. Dieses Vorgehen verlangt allerdings eine dauernde intensive Überwachung mit fortlaufender Messung des endexspiratorischen Kohlensäuredruckes durch einen URAS-M oder eine täglich mehrmalige Blutgasanalyse.

Assistierte und kontrollierte Beatmung

Die kritische Grenze der Valiumtherapie liegt bei etwa 300–400 mg/die. Falls sie zur Relaxierung nicht ausreicht, ist eine Kombination mit Pentobarbital notwendig. Wir gehen bis zu 2 g; gleichzeitig muß aber wegen der Gefahr der respiratorischen Insuffizienz die assistierende Beatmung eingesetzt werden.

Durchbrechen einzelne Krampfanfälle die Therapiebarriere mit Valium und Luminal, so versucht man zunächst, durch unterschwellige Dosierung von Pancuronium auf kürzere Zeit bei kontrollierter Beatmung die Krämpfe zu kupieren. Mit dieser Muskelparalyse lassen sich zumeist längere krampffreie Intervalle erreichen und nur dann, wenn diese Therapie versagt und trotzdem gehäufte Krampfanfälle in $^1/_4$stündigem Abstand und kürzer auftreten, sollte ein langwirkendes Muskelrelaxans – am besten Pancuronium – verwendet werden. Herztätigkeit und Darmfunktion werden in therapeutischen Dosen nicht wesentlich beeinflußt. Auch fehlt die bei Curare- und Succinylanwendung erhebliche Bronchialsekretion. Die Wirkungsdauer ist nicht bei allen Patienten einheitlich, in der Regel hält sie 2–4 Stunden an. Die Dosierung schwankt zwischen 0,05 und 0,08 mg/kg KG; selbstverständlich ist hierbei die kontrollierte Beatmung einzusetzen.

Mit der Einführung von Valium als Basisrelaxans ist die Beatmung im Gegensatz zu früher nicht mehr vom Einsatz der Muskelrelaxantien abhängig, sondern von Kriterien, die eine suffiziente bzw. insuffiziente Atmung ausweisen. Es kann also vorkommen, daß einmal die zur Unterdrückung der Krampfanfälle notwendige Relaxierung mit Valium eine ausreichende Spontanatmung erlaubt, während in einem anderen Fall eine Dosiserhöhung zur Vermeidung der Ateminsuffizienz eine assistierende oder sogar kontrollierte Beatmung noch vor dem Einsatz von Muskelrelaxantien mit Angriffsort an den Muskelendplatten notwendig macht. Diese Drei-Stufen-Relaxation bildet den Versuch, die Spontanatmung zu erhalten, zumindest aber einen Rest der Spontanatmung als Initialzündung für die assistierende Beatmung auszunützen. Das ist deshalb so wichtig, weil bei der assistierenden Beatmung die Thoraxcompliance und ein Teil der Lungencompliance aktiv überwunden wird, d. h., die Atmung erfolgt – wenn auch nur teilweise – nach physiologischen Prinzipien. Außerdem führt die funktionelle Denervation der Muskulatur durch Muskelrelaxantien rasch zur Atrophie. Dies ist ein Nachteil, der besonders dann zum Tragen kommt, wenn der Patient die Krankheit überwunden hat und vom Respirator entwöhnt werden soll. Aus diesen Gründen ist nur eine möglichst kurzfristige Behandlung mit peripher angreifenden Muskelrelaxantien zu empfehlen, denn je kürzer die Imbretilzeit, desto günstiger die Überlebenschance.

Ernährung

Einen breiten Raum in der Behandlung des Starrkrampfes nehmen therapeutische Maßnahmen ein, die der Erhaltung vitaler Funktionen dienen. Die optimale Ernährung des Tetanuspatienten ist von großer Wichtigkeit. Sie sollte bei allen Patienten über eine durch die Nase eingeführte Magensonde oder Magenfistel erfolgen. Die Verwendung weichen Plastikmaterials verhindert Druckstellen am Naseneingang und eine Perichondritis des Larynx. Ein Problem besonderer Art ist die Herstellung der Nahrung. Sie soll bei kleinen Volumina hochkalorisch und eiweißreich sein. Der hohe Eiweißgehalt ist notwendig, da Tetanuspatienten trotz Sedierung oder Dauerrelaxierung und trotz fehlenden Energieaufwandes für die Atemarbeit einen durchschnittlichen Kalorienverbrauch von 8000 kcal

haben. Dabei ist das Eiweißpotential besonders rasch erschöpft, d.h., eigene Muskulatur wird abgebaut. Diesem Geschehen ist nur durch forcierte Eiweißnahrung zu begegnen. Wichtig erscheint der Natriumgehalt der Sondenkost, um nicht ein Hirnödem zu provozieren. Die Sondenkost wird in Stundenportionen zu 30–50 ml verabreicht. Die Magensonde wird hochgehängt und bleibt offen, um Regurgitationen des im Krampfanfall hochgedrängten Mageninhaltes zu vermeiden.
Da Streßulzera durch die Magensonde, wenn auch nicht gefördert, so doch unterhalten werden, ist der Sondenkost regelmäßig ein Antazidum, pH < 4 beizugeben. Auf die orale Ernährung ist großer Wert zu legen, da die septischen Komplikationen, aber auch der Blut- und Plasmabedarf, geringer sind als bei fehlender oder ungenügender oraler Ernährung. Um die Menge der Sondenkost möglichst gering zu halten, ist eine parenterale Ernährung notwendig. 10–20%ige Glucose- bzw. Fructoselösungen mit Elektrolyt- und Vitaminzusätzen, Aminosäuregemische, Humanalbumin, Plasma und Serum können den Kalorien-, Eiweiß- und Elektrolyt- sowie Wasserhaushalt ausgleichen. Dem Elektrolytersatz ist besondere Beachtung zu widmen, da Beatmung, künstliche Ernährung und toxisch bedingte Stoffwechselstörungen zu Veränderungen im Elektrolythaushalt führen können. Auf den beim Tetanus besonders hohen Kaliumverlust ist deshalb zu achten, weil er zur hypokaliämischen Lähmung führt.
Weil die Stuhlentleerung beim tief sedierten oder curarisierten Patienten erheblich verlangsamt ist, sollen zweimal täglich ein Eßlöffel Rizinusöl oder Paraffinöl gegeben werden, um ein zu starkes Eintrocknen der Stuhlmassen zuverlässig zu verhindern. Streich- und Knetmassagen können die Entleerung des Magens und die Peristaltik wesentlich fördern.

Wärmeregulation

Auf die Konstanterhaltung der Körpertemperatur muß größter Wert gelegt werden. Laufende Temperaturmessungen mit einem elektrischen Thermometer geben die beste Übersicht. Eine geringe Hypothermie zwischen 35 und 37°C hat auf den Sauerstoffverbrauch im Stoffwechselgeschehen einen günstigen Einfluß. Einer beginnenden Hyperthermie, die durch Muskelzittern, aber auch durch eine beginnende Infektion oder zentrale Schädigung ausgelöst werden kann, muß durch physikalische Abkühlung und entsprechende Medikamente begegnet werden (s. Kapitel 24 „Therapeutische Hypothermie“).

Herzglykoside

Herzglykoside sollen beim Patienten über 50 Jahre grundsätzlich gegeben werden. Bei jüngeren Patienten kann man den Einsatz einer Herztherapie vom EKG oder den klinischen Zeichen der Tachykardie, Insuffizienz und Herzvergrößerung abhängig machen. Da einerseits die Möglichkeit einer toxischen Tetanusmyokarditis immer gegeben, andererseits eine Drucksteigerung im kleinen Kreislauf durch die Beatmung immer vorhanden ist, sollte mit der Anwendung der Glykosidtherapie frühzeitig begonnen werden.

Thromboseprophylaxe

Zu den pflegerischen Maßnahmen gehört die Thromboseprophylaxe. Die Gabe von Heparin oder Marcumar ist nicht zu empfehlen, da ohnehin die Tendenz zu arrosiven Blutungen der Magen- und Darmschleimhaut gegeben ist. Das Anlegen von Zinkleimverbänden unter Einschluß der Oberschenkel und das systematische Bewegen und Massieren aller Gliedmaßen durch die Krankengymnastinnen können ebenso erfolgreich sein. Überhaupt ist die Bewegung unter Einschluß aller, auch kleinster Gelenke, die beste Maßnahme, einer posttetanischen Starre und Rigidität der Muskulatur entgegenzuwirken.

Überwachung und Pflege

Nur die subtile Ausführung aller pflegerischen Details und eine lückenlose Überwachung des Tetanuskranken sichern den Erfolg. Dazu sind täglich mindestens drei speziell ausgebildete Schwestern mit großer Erfahrung nötig, denn nur Personen, die wissen, worum es im einzelnen geht, werden wochenlang die Pedanterie aufbringen, die erforderlich ist, um alle Geräte zu den angegebenen Zeitpunkten abzulesen und die zahllosen Handreichungen immer wieder mit der gleichen Sorgfalt auszuführen. Bei der Vielfalt der Behandlungsmaßnahmen und dem turnusmäßigen Wechsel des Pflegepersonals haben sich für die Perfektionierung der Behandlung einige wichtige organisatorische Gesichtspunkte ergeben:

1. Die Behandlung sollte verantwortlich dem Anästhesisten übertragen werden, weil die Beatmung und die daraus entstehenden Komplikationen Kernstück der Tetanusbehandlung sind.

2. Um Fehlern und Mißverständnissen vorzubeugen, müssen alle Kontrollen periodisch durchgeführt und schriftlich aufgezeichnet werden. Das nachstehende Kontrollschema scheint die beste Kombination möglicher und notwendiger Maßnahmen zu sein:
   a) $^1/_4$stündlich sind zu registrieren: Blutdruck, Puls, Untersuchung der Haut auf Farbe, Schweiß und kapilläre Wiederfüllung sowie die Beatmungsgrößen an den Kontrollgeräten des Respirators,
   b) stündlich zu messen sind die Urinmenge und die Rektaltemperatur,
   c) täglich zu kontrollieren sind Urinstatus, Hämoglobin, Hämatokrit und arterielle Blutgasanalyse,
   d) zweitägig zu bestimmen sind Elektrolyte, Harnstoff, Blutsenkungsgeschwindigkeit, Blutzucker sowie EKG,
   e) bei Tracheotomierten ist mehrfach das Bronchialsekret auf Erreger und Resistenz zu untersuchen,
   f) die röntgenologische Kontrolle der Lunge ist nach Bedarf eventuell ein- bis dreitägig durchzuführen.

Das zentrale Organ in der Tetanusbehandlung ist die Lunge. Hier gibt es die häufigsten und folgenschwersten Komplikationen. Beste Behandlung ist – wie immer – die Prophylaxe. Dazu gehört die atraumatische, aseptische Bronchialtoilette der Tracheotomierten und die Wahl einer niedrigen Atemfrequenz, eines großen Atemzugvolumens, einer langen Insufflationszeit mit niedrigem Insufflationsdruck und automatische, periodische Hyperinflation bei kontrollierter Beatmung. Sehr wichtig ist die regelmäßige Physiotherapie des Thorax mit Lagerungswechsel. Kommt es dennoch zu Atelektasen, so sind diese sofort durch bronchoskopisches Absaugen zu beseitigen, und der atelektatische Lungenanteil ohne großen Druck wegen der Gefahr der Gasembolie mit Kohlensäure langsam aufzublasen. Bei einer Pneumonie kann nur eine gezielte und massive antibiotische Behandlung die rasche Ausbreitung und septische Generalisierung verhüten.

Augenpflege ist bei bewußtlosen und atemgelähmten Patienten dringend notwendig, da sie einen unvollkommenen Lidschluß haben, der zur Austrocknung und Keratitis e lagophthalmo führt. Abdeckung der Augen durch feuchte Gazetupfer und Einbringen von Bor-Vogan-Salbe dienen zur Verhütung. Die Lider werden mit einem kleinen Heftpflasterstreifen geschlossen.

Behandlungsende

Nach Abschluß der Behandlung ist es schwierig, den Zeitpunkt zur Ausschleusung aus dem beschriebenen Behandlungsregime zu bestimmen. Der zunehmend geringere Verbrauch an Muskelrelaxantien und die Erfahrung, daß im allgemeinen 12–14 Tage zur Überwachung der Krankheit notwendig sind, geben einen gewissen Anhalt. Es können aber jedoch bedeutend mehr Beatmungstage notwendig werden. Es bleibt deshalb nichts anderes übrig, als immer wieder den Versuch zu unternehmen, die Therapie zu beenden. Zu diesem Zweck muß bei langsam abklingender Relaxierung beobachtet werden, welche Muskelgruppen von Krampfanfällen frei bleiben. Zwerchfell und Extremitätenmuskeln werden zuerst ihren Normtonus zurückerlangen. Selbst nach Absetzen der relaxierenden Therapie ist wegen der adynamisch gewordenen Atmungsmuskulatur eine Weiterbeatmung oft über Tage notwendig. Hier haben sich ebenfalls die Geräte zur assistierenden Beatmung besonders bewährt, da sie ein Training der Atemmuskulatur erlauben. Ausreichende Sedierung und tranquillisierende Medikation mit Librium oder Valium verhindern Kampfbereitschaft, Angst und Spannungszustände.

Tetanusprophylaxe bei Verletzten

Jede Wunde kann zum Tetanus führen. Es gibt keine sicheren Kriterien zur Beurteilung der Tetanusgefährdung durch eine Verletzung. Der größte Teil der Tetanuserkrankungen geht von kleinen Verletzungen aus.

Die wichtigste Maßnahme ist die sorgfältige chirurgische Wundbehandlung. Daneben soll die Immunisierung größmöglichen Schutz bewirken. Sie kann aktiv oder simultan (= passiv und aktiv) erfolgen. Aktiv erfolgt sie durch Adsorbatimpfstoff, passiv durch menschliches Tetanusimmunglobulin oder Tetanusserum vom Tier (Antitoxin).

Eine ausschließlich passive Immunisierung sollte nicht mehr vorgenommen werden, weil diese nur einen Teil der Inkubationszeit des Tetanus absichert.

Voraussetzungen für die Immunisierung

Das im Verletzungsfalle anzuwendende Immunisierungsverfahren richtet sich danach, ob der Verletzte

a) aktiv immunisiert,
b) nicht oder unvollständig aktiv immunisiert ist.

Als aktiv immunisiert gelten im Hinblick auf das einzuschlagende Verfahren alle Personen, die bereits früher mindestens zwei Injektionen Tetanus-Adsorbatimpfstoff (Tetanustoxoid) erhalten haben.

Als nicht oder unvollständig aktiv immunisiert gelten im Hinblick auf das einzuschlagende Verfahren alle Personen, die bisher keine oder lediglich eine Injektion Tetanus-Adsorbatimpfstoff erhalten haben.

Methoden der Immunisierung

Bei aktiv Immunisierten

Aktiv immunisierte Verletzte erhalten möglichst bald nach der Verletzung eine Injektion Tetanus-Adsorbatimpfstoff. Keine zusätzliche Serumgabe!
Technik: i. m. oder s. c. Injektion von Tetanus-Adsorbatimpfstoff (0,5 ml Tetanol oder Tetatoxid).
Wirkung: Ausreichender Schutz durch schnellen Titeranstieg.

Bei nicht oder unvollständig aktiv Immunisierten

I. Simultane Immunisierung (passive und aktive Immunisierung)

Technik:

1. I. m.Injektionen von 250 I. E. Tetanusimmunglobulin (Antitoxin vom Menschen). Neuere Empfehlungen befürworten höhere Dosen von Immunglobulin (500 IE) im Falle von vernachlässigten, schlecht zugänglichen Wunden und bei großflächigen Verbrennungen (9, 18). Das menschliche Immunglobulin ist ausgezeichnet verträglich und gewährt einen längeren Schutz als tierisches Serum! Tetanusserum vom Tier (3000 IE i. m.) sollte nur dann verwendet werden, wenn menschliches Immunglobulin nicht innerhalb von spätestens 24 Stunden nach der Verletzung zur Verfügung steht (beachte Gefahren der Tierserumapplikation).
2. I. m. oder s. c. Injektion von einer Dosis Tetanus-Adsorbatimpfstoff (0,5 ml Tetanol oder Tetatoxoid) an anderer Körperregion.
3. Zweite i. m. oder s. c. Injektion von einer Dosis Tetanus-Adsorbatimpfstoff nach etwa 4 Wochen; das Impfintervall kann bis auf etwa 14 Tage (z. B. bei Entlassung des Patienten aus ärztlicher Behandlung) verkürzt werden.
4. Dritte i. m. oder s. c. Injektion von einer Dosis Tetanus-Adsorbatimpfstoff nach weiteren 4–6 Wochen, aus versicherungsrechtlichen Gründen jedoch nicht später als nach weiteren 8 Wochen.

Beachte: Eine *einmalige* Gabe von Tetanus-Adsorbatimpfstoff erzeugt keine ausreichende Immunität und schützt daher nicht vor Tetanus.
Bei Verbrennungen keine Tierserumgabe!

Gefahren der Tierserumapplikation:

1. Allergische Reaktionen (primäre Serumallergie), Hauptrisiko: tödlicher Schock.
   Verhütungsmaßnahmen: Sorgfältig Vorgeschichte erheben! Bei Hinweisen auf Heuschnupfen, Asthma bronchiale, Migräne, Milchschorf oder andere alimentäre Allergien, Ekzem usw. auf jede Tierserumgabe verzichten. Falls verfügbar, menschliches Tetanusantitoxin (Tetanusimmunglobulin) anwenden oder nur aktiv immunisieren. Keine desensibilisierenden Maßnahmen!
2. Anaphylaktische Reaktionen, Hauptrisiko: tödlicher Schock. Überempfindlichkeitsreaktion (Anaphylaxie) möglich, wenn Verletztem zu einem früheren Zeitpunkt Tierserum (z. B. Diphtherie, Tetanus, Botulismus) verabfolgt worden ist und nunmehr artgleiches Tierserum injiziert wird.
   Verhütungsmaßnahmen:
   a) Sorgfältige Befragung nach vorausgegangenen Serumgaben und etwa aufgetretenen Reaktionen.
   b) Bei geringstem Verdacht oder zweifelhafter Vorgeschichte (z. B. Kinder, Bewußtlose, Betrunkene) Ophthalmotest anwenden, der wegen seiner Einfachheit dem Intrakutantest vorzuziehen ist.
   Ophthalmotest: ein Tropfen des 1:10 verdünnten Serums in den Bindehautsack. Positiver Ausfall (Konjunktivitis) nach 10–15 Minuten spricht für Anaphylaxie.
   c) Gegebenenfalls Serum einer anderen Tierart (Rind, Hammel) anwenden (auch hier Test empfohlen!).

Fraktionierte Gabe des Tierserums oder Vermischung mit Eigenblut oder Injektion in Narkose, auch in Verbindung mit einem Antihistaminikum, sind keine sicheren Wege zur Verhütung des anaphylaktischen oder allergischen Schocks.

3. Serumkrankheit: Lokales oder generalisiertes Auftreten der Serumkrankheit in der Regel zwischen dem 6.–10. Tage nach Tierseruminjektion. Verlauf meist harmlos. Sichere Verhütung nicht möglich.

Vorgehen beim Serumschock (meist anaphylaktisch, nur selten allergisch):

1. Bei schweren allgemeinen Schockerscheinungen Infusion von Adrenalin oder bei schnellem Puls Noradrenalin, 10 mg auf 500 ml, gleichzeitig Infusion einer kolloidalen Lösung (z.B. Neo-Subsidal, Macrodex, Haemaccel).
2. Bei drohender Dyspnoe (Asthma): Aludrin perlingual (Spray, Tabletten) oder Alupent 0,5 mg i.m., besser verdünnt 1:10 langsam i.v. 2–4 ml, eventuell auch Aminophyllin 0,24 g i.v., Sauerstoff, wenn nötig künstliche Beatmung.

Sowohl bei 1. als auch bei 2.:
Steroid. Dexamethasonphosphat 4–8 mg i.v., notfalls 12–16 mg i.v. (z.B. Fortecortin-Mono-Ampulle 4 mg), wenn nicht vorhanden, andere Steroide wie Prednisolon (z.B. Solu-Decortin-H oder Urbason solubile 20 bis 50 mg). Antihistaminikum 1–2 Ampullen, langsam i.v. (z.B. Tavegil, Systral, Avil).
Nach der akuten Gefahr: Krankenhauseinweisung ratsam, besonders bei anhaltender Atemnot (Gefahr eines Kehlkopfödems).
Gefahren der aktiven Immunisierung: s. „Gefahren" unter Schnellimmunisierung.

II. Aktive Immunisierung in Form der Schnellimmunisierung

Wenn menschliches Immunglobulin nicht zur Verfügung steht und die Gabe tierischen Serums nicht indiziert ist, bietet sich eine aktive Immunisierung in Form der Schnellimmunisierung an. Mit ihr erreicht man die sogenannte Schutzschwelle des Antitoxinspiegels schneller als bei der oben beschriebenen üblichen aktiven Immunisierung.
Technik: 4 bis 5 mal in Abständen von jeweils 48 Stunden i.m. oder s.c. je 0,5 ml Tetanus-Adsorbatimpfstoff (Tetanol oder Tetatoxoid) injizieren. Bei der ersten Injektion ist die *doppelte* Dosis zu applizieren.
Wirkung: Ausreichender Schutz im allgemeinen etwa 10 Tage nach der letzten Injektion zu erwarten, d.h. nicht vor dem 20. Tag nach Beginn der Immunisierung (oder Impfung). Tetanuserkrankungen lassen sich daher mit dieser Methode nicht verhüten.
Gefahren: Die aktive Immunisierung ist im allgemeinen gefahrlos. Bei zunehmender Zahl von Applikationen kann es jedoch zu lokalen und ganz selten auch allgemeinen Reaktionen kommen. Vereinzelt wurden allergische Reaktionen beobachtet.
Tetanus ist eine am sichersten durch aktive Schutzimpfung des Gesunden, d.h. Impfung zum Zeitpunkt der Wahl, zu vermeidende Erkrankung.
Deshalb ist zu empfehlen: Vollständige aktive Immunisierung zum Zeitpunkt der Wahl. Eine vollständige aktive Tetanusimmunisierung besteht aus drei i.m. oder s.c. Injektionen von Tetanus-Adsorbatimpfstoff (0,5 ml Tetanol oder Tetatoxoid) oder eines Kombinationsimpfstoffes mit Tetanuskomponente (z.B. Diphtherie-Pertussis-Adsorbatimpfstoff). Das Intervall zwischen der ersten und zweiten Injektion Tetanus-Adsorbatimpfstoff soll 4–6 Wochen betragen. Für die dritte Injektion wird im allgemeinen ein Abstand von 6–12 Monaten nach der zweiten Injektion empfohlen. Abweichungen hiervon sind möglich, ohne den Immunisierungseffekt nennenswert zu beeinträchtigen. Allgemein wird eine Auffrischung mit 0,5 ml Tetanol nach 10 Jahren empfohlen (18).
Die vorgenommene Einordnung von Personen, die lediglich zwei Injektionen Tetanus-Adsorbatimpfstoff erhalten haben, in die Kategorie der aktiv Immunisierten erfolgt ausschließlich unter dem Gesichtspunkt des Vorgehens im Verletzungsfall. Davon bleibt der Tatbestand unberührt, daß diese Personen nach derzeitiger wissenschaftlicher Auffassung als nicht vollständig gegen Tetanus immunisiert angesehen werden.

Literatur

1 Bansi, H.W., P. Jürgens, G. Müller, M. Rostin: Der Stoffwechsel bei intravenöser Applikation von Nährlösungen insbesondere synthetisch zusammengestellter Amino-Säure-Lösungen. Klin. Wschr. 42 (1964) 332
2 Beer, R., R. Eder, I. Pichlmayr, G.C. Loeschke: Fortschritte in der Behandlung des Wundstarrkrampfes. Münch. med. Wschr. 105 (1963) 712
3 Bleichert, A.: Synapsenfunktion. In: Behringwerke-Mitteilungen: Tetanus. Eppendorfer Nachm. 50 (1970) 7–17
4 Chott, F., R. Kucher, O. Mayrhofer: Moderne Aspekte der Tetanusbehandlung. Münch. med. Wschr. 106 (1964) 1967
5 Devens, K., P. Schockstock: Zur neuzeitlichen Therapie des Tetanus. Chirurg 28 (1957) 253
6 Drost, R., R. Manz, U. Finsterer, H. Grohmann: Zur Frage der Herzbeteiligung beim Tetanus. Anaesthesist 19 (1970) 109–112
7 Eckmann, L.,: Die gleichzeitige Anwendung von Serum und Toxoid in der Tetanusprophylaxe. Schweiz. med. Wschr. 89 (1959) 311
8 Eckmann, L.: Tetánus, Prophylaxe und Therapie. Schwabe, Basel 1960
9 Edsall, G.: Immunglobuline in Prophylaxe und Therapie des Tetanus. In: Immunglobulin in Prophylaxe und Therapie, hrsg. von H. Spiess. Medizinische Verlagsgesellschaft, Marburg 1977
10 Eyrich, K.: Die Klinik des Wundstarrkrampfes im Lichte neuzeitlicher Behandlungsmethoden. Springer, Berlin 1969
11 Eyrich, K.: Tetanus (Wundstarrkrampf). In: Chirurgie der Gegenwart, hrsg. von R. Zenker, Bd. I, Lfg. 15. Urban & Schwarzenberg, München 1975 (S. 1–26)
12 Finsterer, U., R. Manz, G. Pröls, U. Väth, H. Mehnert, R. Beer: Veränderungen des Glucosestoffwechsels beim schweren Tetanus. Z. Prakt. Anaesth. 6 (1971) 1–7

13 Goddard, D. R.: Die Atmung von Zellen und Geweben. In: Physikalische Chemie der Zellen und Gewebe, hrsg. von R. Höber, Stämpfli, Bern 1947

14 Grumbach, A.: Der Tetanus. In: Die Infektionskrankheiten des Menschen und ihre Erreger, hrsg. von A. Grumbach, W. Kikuth. Thieme, Stuttgart 1958; 2. Aufl. 1969

15 Haider, W., Ch. Tschakaloff: Passagere psychische Nachwirkungen bei Langzeitbehandlung des Tetanus mit Diazepam (Valium ®). Anaesthesist 19 (1970) 165–168

16 Hossli, G.: Moderne Tetanusbehandlung. Wien. med. Wschr. 114 (1964) 227

17 Hüber, A.: Statistik über Tetanuserkrankungen. Chirurg 25 (1954) 145

18 Kassenärztliche Bundesvereinigung, Merkblatt Sept. 1972: Tetanus-Immunprophylaxe bei Verletzten. Anaesthesist 22 (1973) 411–412

19 Kuntzen, H.: Chirurgische Infektionen. In: Lehrbuch der Chirurgie, 5. Aufl. hrsg. von H. Hellner, R. Nissen, K. Voßschulte. Thieme, Stuttgart 1967, 6. Aufl. 1970

20 Mollaret, P.: Zur aktuellen Therapie des Tetanus. Münch. med. Wschr. 101 (1959) 51

21 Mörl, F.: Ergebnisse und Schlußfolgerungen der Serumtiterbestimmung bei der simultanen Tetanusprophylaxe. Langenbecks Arch. klin. Chir. 279 (1954) 209

22 Mörl, F.: Aktuelle Fragen der Tetanusbekämpfung. Z. ärztl. Fortbild. 50 (1956) 535

23 Mörl, F.: Grundsätzliche Fragen zur Behandlung des Tetanus. Zbl. Chir. 89 (1964) 433

24 Nachtwey, W.: Zur Behandlung des Wundstarrkrampfes. Münch. med. Wschr. 105 (1963) 2285

25 Ramon, G.: Zur Verhütung des Wundstarrkrampfes. Die Serum- und Anatoxinimpfung. Chirurg 28 (1957) 1

26 Reichel, G.: Krankheitszustände mit respiratorischer Insuffizienz. Z. prakt. Anaesth. 1 (1966) 77

27 Rossi, E. u. Mitarb.: Curare, „Hibernation" und künstliche Beatmung während mehrerer Wochen zur Behandlung eines schweren Tetanus. Schweiz. med. Wschr. 84 (1954) 1329

28 Rostock, P.: Tetanus. De Gruyter, Berlin 1950

29 Rügheimer, E.: Behandlung und Prognose des Wundstarrkrampfes. Z. prakt. Anaesth. 1 (1966) 175

30 Rügheimer, E.: Neue Gesichtspunkte zur Tracheotomie. Z. prakt. Anaesth. 1 (1966) 277

31 Rügheimer, E.: Die Tracheotomie – Indikation, Technik, Kanülenprobleme. In: Die Ateminsuffizienz und ihre klinische Behandlung, hrsg. von O. H. Just, H. Stoeckel. 3. Int. Heidelberger Anaesthesie-Symposion, 5./6. Mai 1967. Thieme, Stuttgart 1967

32 Schlegel, J. J.: Tetanustherapie und -prophylaxe. Langenbecks Arch. klin. Chir. 284 (1956) 80

33 Schneider, H.: Tierexperimentelle Untersuchungen zur Klärung der Entstehung sog. Atelektasen durch Langzeitbeatmung. In: Die Ateminsuffizienz und ihre klinische Behandlung, hrsg. von O. H. Just, H. Stoeckel. 3. Int. Heidelberger Anaesthesie-Symposion, 5./6. Mai 1967. Thieme, Stuttgart 1967

34 Stirnemann, H.: Tetanus. In: Aktuelle Probleme in der Chirurgie, Bd. II. Huber, Bern 1966

35 Stirnemann, H., L. Büchler: Die therapeutische Wirksamkeit von homologem Serum beim manifesten Tetanus. Chirurg 33 (1962) 296

36 Stöckle, H.: Zur Therapie des Tetanus. Anaesth. Inf. 15 (1974) 11–16

37 Tsueda, K., P. B. Oliver, R. W. Richter: Cardiovascular manifestations of tetanus. Anesthesiology 40 (1974) 588–592

38 Tyler, J. M.: Failure to improve effective ventilation on shifting from mouth to tracheostomy breathing in clinically stable emphysema. New Engl. J. Med. 265 (1961) 414

39 Wiemers, K.: Indikationen zur Respiratorbeatmung beim Tetanus. In: Die Ateminsuffizienz und ihre klinische Behandlung, hrsg. von O. H. Just, H. Stoeckel. 3. Int. Heidelberger Anaesthesie-Symposion, 5./6. Mai 1967. Thieme, Stuttgart 1967

40 Wiemers, K., K. Eyrich: Behandlungsergebnisse bei 222 Fällen von manifesten Tetanus. Dtsch. med. Wschr. 92 (1967) 1298

53 Akute Vergiftungen

Von S. Okonek

Einleitung

Die Zahl der Gifte bzw. Giftstoffgemische, die zu akuten Vergiftungen führen, ist sehr groß. Für dieses Kapitel muß daher eine Auswahl getroffen werden. Allein nach der Häufigkeit zu gehen birgt die Gefahr, ohnehin Bekanntes zu wiederholen; allein nach dem Besonderen zu gehen, bedeutet viele praxisrelevante Probleme außer Acht zu lassen. Es wird daher ein Mittelweg beschritten: Die häufigsten Vergiftungen werden stichwortartig erwähnt, auf die Besprechung sehr seltener Vergiftungen (z.B. durch Metalle, organische Lösungsmittel, pflanzliche oder tierische Gifte) wird verzichtet (toxikologische Übersichten: 8, 12, 15, 17, 24, 25, 27, 52, 59) und statt dessen der Schwerpunkt auf weniger seltene Vergiftungen gelegt, die darüber hinaus besondere klinisch-toxikologische Probleme aufwerfen.

Epidemiologie akuter Vergiftungen

Akute Vergiftungen sind häufig. Der Notarztwageneinsatz ist für sie ebenso oft erforderlich (15–20%) wie für den akuten Myokardinfarkt. Der Anteil am Patientengut internistischer Notaufnahmestationen beträgt 7–9% und an Intensivstationen 25–50% (48). Die Zahl akuter Vergiftungen pro Jahr in Deutschland kann nur abgeschätzt werden: 1977 haben sich nach Angaben des statistischen Bundesamtes Wiesbaden etwa 9000 Todesfälle durch Vergiftungen ereignet. Die Letalität wird allgemein mit 1–2% angenommen, so daß sich in jenem Jahr etwa 500000 stationäre behandlungsbedürftige Vergiftungen in Deutschland ereignet haben dürften.

Die Einteilung akuter Vergiftungen nach den verursachenden Giftstoffen zeigt (Abb. 53.1), daß es sich meist um Chemikalien handelt (78% Arzneimittel, 12% Nicht-Arzneimittel-Chemikalien) und demgegenüber die seit alters her bekannten natürlichen Gifte (10% pflanzliche oder tierische Giftstoffe sowie Nahrungsgenußmitteln) in den Hintergrund treten.

Arzneimittel sind die häufigsten Ursachen, die zu akuten Vergiftungen führen; meist werden sie in sogenannter „suizidaler Absicht" eingenommen. An erster Stelle in dieser Gruppe stehen die Hypnotika (59,5%) die von den Tranquillantien (26, 5%) gefolgt werden (übrige Psychopharmaka: Antipsychotika 2,0%, Antidepressiva 0,5%). Die nächste Gruppe bilden die Analgetika (6%) und die kardiovaskulär wirksamen Medikamente (2%). Alle anderen Arzneimittel zusammengenommen betragen 3,5% nach einer statistischen Auswertung unseres Patientengutes von 1973–1977. Innerhalb der Gruppe der Hypnotika haben die Vergiftungen durch Bromcarbamide deutlich abgenommen, nachdem diese Medikamente seit Januar 1978 rezeptpflichtig sind.

Vergiftungssyndrome

Nur selten sind die Symptome einer akuten Vergiftung so eindeutig, daß sie dem verursachenden Giftstoff mit hinreichender Sicherheit zugeordnet werden können. In der Regel gestatten – bei fehlender positiver Anamnese – erst Laboruntersuchungen die zweifelsfreie Diagnosestellung. Es gibt

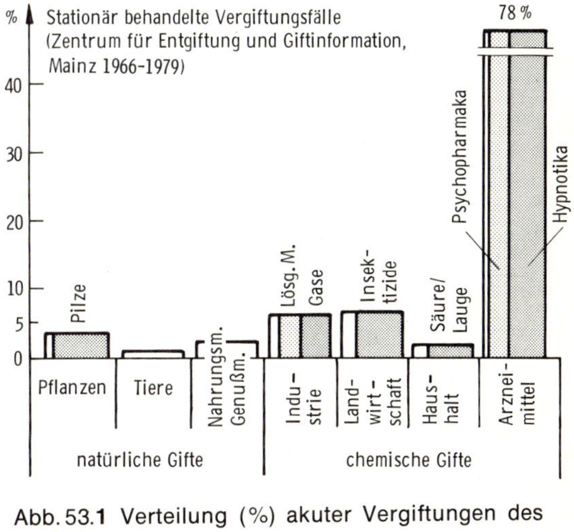

Abb. 53.1 Verteilung (%) akuter Vergiftungen des Erwachsenen

Tabelle 53.**1** Leitsymptome und mögliche Vergiftungen, auf die sie hinweisen

Leitsymptome	Mögliche Vergiftungen
Primäre Bewußtseinseintrübung (Somnolenz, Sopor, Koma), Ateminsuffizienz, Kreislaufinsuffizienz, Hypotthermie, Drucknekrosen und Hautblasen	z. B. **Hypnotika, Tranquillantien (und Alkohol)**
Mydriasis, trockene Schleimhaut, Halluzinationen, Hyperthermie, Hyperreflexie, tonisch-klonische Krämpfe, Bewußtseinseintrübung (Somnolenz, Sopor), Herzrhythmusstörungen (Vorhof-, Knotentachykardie, AV-Blockierung, Schenkelblock, ventrikuläre Extrasystolen bzw. Eigenrhythmen), Kreislaufinsuffizienz, Atemdepression	z. B. **trizyklische Antidepressiva**
Parkinsonismus, Dyskinesien (Tortikollis, Grimassieren), Hypothermie, Hyperreflexie, Bewußtseinseintrübung, tonisch-klonische Krämpfe, Kreislaufinsuffizienz, Verlängerung der QT-Zeit, T-Abflachung, Atemdepression (selten)	z. B. **Antipsychotika**
Erregung, Tremor, Angst, Halluzinationen, Kopfschmerzen, flush, Hypertonie (aber auch Hypotonie), Tachykardie, Arrhythmie, Diarrhö, Erbrechen, Schwitzen, Mydriasis, trockene Schleimhäute (präterminal: Krämpfe und Koma)	z. B. **Weckamine**
Stecknadelkopfgroße Pupillen, Atemdepression, Bewußtseinseintrübung, Lungenödem	z. B. **Opiate, Alkylphosphate**
Stecknadelkopfgroße Pupillen, Atemdepression, bronchiale Hypersekretion („Lungenödem"), Muskelfibrillationen (später muskuläre Paralyse), Erbrechen, Durchfall, Hypothermie, Bewußtseinseintrübung	z. B. **Alkylphosphate**
Unruhe, Ohrensausen, Hyperventilation, Hyperthermie, Schwitzen, Erbrechen, Exsikkose, Albuminurie	z. B. **Salicylate**
Metabolische Azidose ohne Schock	z. B. **Methanol, Äthylenglykol, INH, Salicylate, Laugen, Säuren, Paraquat, Diquat, Kohlenmonoxid, Blausäure (-derivate)**
Tonisch-klonische Krämpfe, Herzrhythmusstörungen (→ Schock), Bewußtseinseintrübung	z. B. **trizyklische Antidepressiva, Neuroleptika, Pyrazolone, Chinidin, β-Rezeptorenblocker**
Akute Leberdystrophie, (Niereninsuffizienz)	z. B. **Paracetamol, organische Lösungsmittel Typ „Tetrachlorkohlenstoff", Paraquat, Diquat, Knollenblätterpilz**
Erbrechen und Durchfall	z. B. **Weckamine, Digitalis, Chinidin, Salicylate, Alkylphosphate, Halogen-Kohlenwasserstoffe, Paraquat, Diquat, Knollenblätterpilz, Blei, Arsen**
Weite lichtstarre Pupillen, rote überwärmte Haut, Tachykardie, Mundtrockenheit, Heiserkeit, Unruhe (Krämpfe); Halluzinationen, Bewußtseinseintrübung, Atemlähmung	z. B. **Fliegenpilz, Pantherpilz, Tollkirsche, Botulismus, trizyklische Antidepressiva, Atropin**

aber Vergiftungssyndrome, oder besser Leitsymptome, die mit unterschiedlicher Wahrscheinlichkeit auf das Vorliegen einer bestimmten Vergiftung hinweisen (Tab. 53.1).

Neue bewährte Behandlungsprinzipien

Die Therapie akuter Vergiftungen besteht einerseits aus den unspezifischen Maßnahmen der allgemeinen Notfall- bzw. Intensivmedizin und andererseits den spezifischen Maßnahmen der Entgiftung. Auf beiden Gebieten haben sich in den letzten Jahren neue wirkungsvolle Behandlungsprinzipien bewährt.

Die entscheidende Senkung der Letalität akuter Vergiftungen wurde durch die Einführung der „Skandinavischen Methode" durch CLEMMESEN u. NILSSON (6) 1961 erreicht, deren Prinzip in der Beachtung und Kompensation gestörter Vitalfunktionen besteht. Eine weitere Senkung der Todesfälle ging mit schrittweisen Verbesserungen kardiovaskulärer und respiratorischer Reanimationsmaßnahmen einher, wie sie für die moderne Notfallmedizin selbstverständlich geworden sind.

Zu den weiterhin gefürchteten Problemen gehören das irreversible Lungenversagen im Sinne der „Schocklunge" und der protrahierte kardiogene Schock durch extrem hohe Giftkonzentrationen bei schweren Vergiftungen. Mit folgenden neuen Behandlungsprinzipien, die bei rechtzeitigem Einsatz sehr wirkungsvoll sind, läßt sich diesen Gefahren begegnen.

Prophylaktische PEEP-Beatmung und Antikoagulation bei respiratorischer Insuffizienz

Eine gefürchtete Komplikation, die nicht selten den letalen Ausgang zur Folge hat ist das „akute Lungenversagen“ bzw. die „Schocklunge“ bei schweren Vergiftungen. Es handelt sich um eine unspezifische Reaktion des Lungengewebes, die sich durch zunehmendes interstitielles Lungenödem mit darauffolgender Organisation sowie Mikrothrombosierungen in den Lungengefäßen manifestiert (2, 26, 43). Daraus resultiert eine Ventilations- und Perfusionsstörung, die sich zuerst an den veränderten Blutgasen und später röntgenologisch zeigt. Wann ein derartiges Syndrom auftritt, läßt sich nicht mit Sicherheit vorhersagen. Es findet sich bei schweren Vergiftungen (hohe Giftkonzentrationen!), auch wenn sich kein vorausgegangener Schock eruieren läßt, ebenso wie bei schweren bis mittelschweren Vergiftungen, die durch Schock (oder Aspiration) kompliziert waren.

Das therapeutische Prinzip besteht in einer möglichst frühzeitigen Verhinderung bzw. Zurückdrängung des interstitiellen Lungenödems durch Beatmung mit positivendexspiratorischem Druck (PEEP) und Wasserentzug durch gesteigerte renale Ausscheidung oder Hämodialyse bzw. Hämofiltration. Die intravaskuläre Gerinnung wird durch prophylaktische Antikoagulation mit Heparin (24000 IE/Tag) vermindert. Bei Verdacht auf Aspiration ist eine ausgiebige bronchoskopische Bronchialtoilette erforderlich.

Die meisten günstigen Erfahrungen liegen bei Vergiftungen durch Schlafmittel (und Psychopharmaka) vor, die von BARCKOW u. SCHIROP (3) folgendermaßen zusammengefaßt wurden: „Unter diesem Vorgehen ist bis heute (von 1974–1978) kein Patient mit einer Intoxikation durch Hypnotika, Sedativa oder Psychopharmaka mehr an einer respiratorischen Insuffizienz erlegen, die bis dahin Haupttodesursache in der Patientengruppe mit sehr schweren Vergiftungen war.“ Dieses therapeutische Prinzip sollte bei allen schweren Vergiftungen „prophylaktisch“ angewandt werden, zu deren Symptomen ohnehin die respiratorische Insuffizienz gehört (z.B. Hypnotika, Psychopharmaka, einige Analgetika, Alkylphosphate); es sollte bei anderen Vergiftungen dann eingesetzt werden, wenn es durch eine Komplikation zur respiratorischen Insuffizienz gekommen ist.

Volumensubstitution und Dopamin bei Schock durch Schlafmittelvergiftung

Nach SCHÖNBORN u. Mitarb. (47) ist der Schock bei Schlafmittelvergiftung im wesentlichen durch folgende hämodynamische Parameter gekennzeichnet: Stark erniedrigter arterieller Blutdruck, stark erniedrigtes Herzminutenvolumen, normaler peripherer Widerstand, normale Herzfrequenz, normaler zentraler Venendruck und normaler mittlerer sowie diastolischer Pulmonalarteriendruck. Diese Kombination erklärt sich aus einem schlafmittelbedingten Zusammenwirken von verminderter myokardialer Kontraktionskraft, Volumenmangel und gestörter Gefäßregulation.

Daraus leitet sich das therapeutische Prinzip ab, zuerst den Volumenmangel mit 5%iger Humanalbuminlösung (PPL) auszugleichen, bis ein zentraler Venendruck von 10–12 cm Wassersäule erreicht ist, dann die myokardiale Kontraktionskraft durch Infusion von Dopamin (200–400 μg/min) zu steigern, und wenn auch durch diese Maßnahme der arterielle Mitteldruck nicht mehr als 70 mm Hg beträgt, zusätzlich kleine Dosen von Noradrenalin (10–20 μg/min) zusätzlich zu infundieren. Es bietet sich an, bei anderen Vergiftungen in therapeutisch gleicher Weise zu verfahren, wenn ein solches Schocksyndrom nachzuweisen ist.

Hämoperfusion zur Gifteliminiation bei schweren Intoxikationen

Das rein konservative therapeutische Konzept, durch die Vergiftung gestörte Funktionen des Organismus zu kompensieren, ist immer dann zum Scheitern verurteilt, wenn bei schweren Vergiftungen sehr hohe Giftstoffkonzentrationen vorliegen. Dann ist der Organismus trotz der unterstützenden Maßnahmen der Intensivmedizin nicht imstande die Vergiftung zu bewältigen. In dieser Situation muß für eine beschleunigte Elimination des Giftstoffes Sorge getragen werden. Als effektivste und bei den meisten Vergiftungsarten anwendbare Methode hat sich die Hämoperfusion bewährt (32, 49, 58).

Die Hämoperfusion kann mit beschichteter Aktivkohle (Haemocol, Fresenius, 6370 Oberursel; Adsorba 300C, Gambro Dialysatoren, 7450 Hechingen), unbeschichteter Aktivkohle (Detoxyl 2, Sorin Biomedica, Saluggia, Vercelle/Italien) oder Neutralharz (Haemoresin, Braun-Fraba, 3508 Melsungen) durchgeführt werden. Blut des Patienten wird mittels eines extrakorporalen Systems (Abb. 52.2) durch die granulierten Adsorbentien geleitet; der Giftstoff wird adsorbiert und die Konzentration im Blut dadurch vermindert. Die technischen Einzelheiten sind den Beschreibungen der jeweiligen Firmen zu entnehmen. Das Problem, ausreichende Gefäßzugänge für den extrakorporalen Kreislauf zu schaffen, hat sich in den letzten

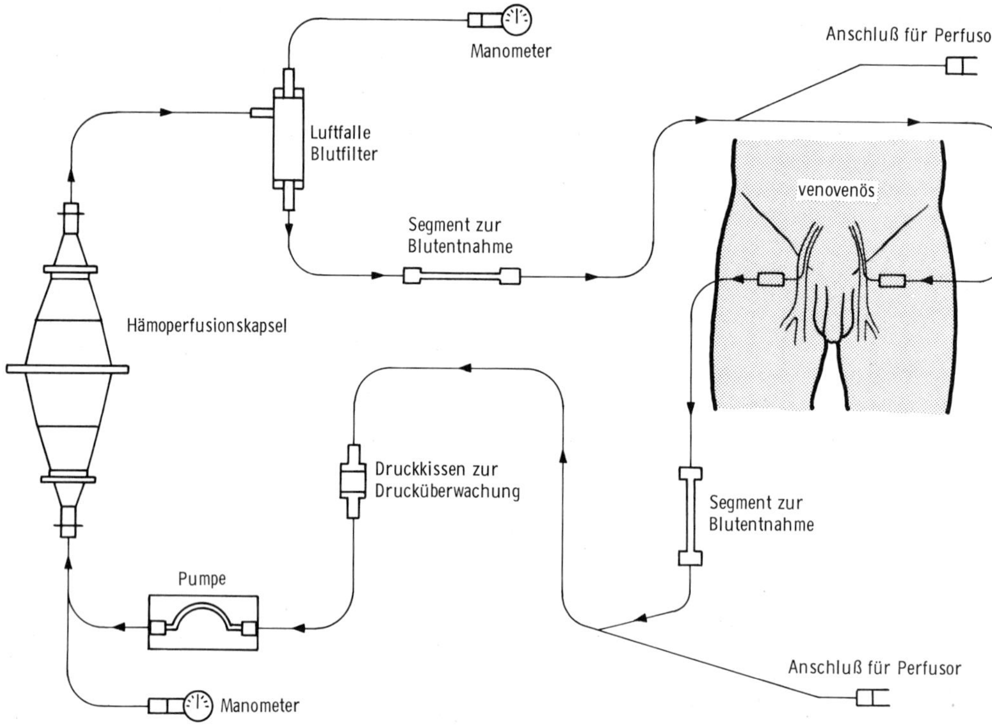

Abb. 53.2 Schema eines „venovenös" angeschlossenen Hämoperfusionssystems

Tabelle 53.2 Kritische Konzentration einiger Giftstoffe im Plasma, bei deren Erreichen oder Überschreiten die Indikation zur Hämoperfusion gegeben ist

Gift	Handelspräparat	Kritische Konzentration im Plasma
Bromcarbamide	Adalin	100 μg/ml
Phenobarbital	Luminal	100 μg/ml
andere Barbiturate	Evipan	50 μg/ml
Methaqualon	Revonal	40 μg/ml
Gluthetimid	Doriden	40 μg/ml
Paracetamol	Ben-u-ron	200 μg/ml
Salicylate	Aspirin	500 μg/ml
Digitoxin	Digimerck	80 ng/ml
Chinidin	Chinidin-Duriles	10 μg/ml
Parathion	E 605 forte	200 ng/ml
Oxydemeton	Metasystox R	3 μg/ml
Dimethoat	Roxion	1 μg/ml
Diquat	Reglone	absolute Indikation
Paraquat	Gramoxone	absolute Indikation

Jahren einfach lösen lassen. Es wird venovenös hämoperfundiert (Vv. femorales beidseits oder V. femoralis V. subclaiva bzw. V. jugularis interna). Nach Punktion der Vene wird über einen Führungsdraht der end- und seitenständig offene Shaldon-Katheter (Avon Medical, 6057 Dietzenbach) eingeführt und mit dem Hämoperfusionssystem verbunden.

Die Indikation zur Hämoperfusion ist bei schweren Vergiftungen gegeben, deren Verlauf befürchten läßt, daß die alleinige unterstützende Therapie nicht ausreichend sein könnte. Dies ist eine rein klinische Indikation, die den Irrtum nicht ausschließt, daß die Symptomatik der „schweren Intoxikation" durch vorausgegangene zerebrale Minderversorgung (Schock, respiratorische Insuffizienz) vorgetäuscht wird und niedrige Giftstoffkonzentrationen vorliegen; um dies auszuschließen sollte – wenn möglich – der Blutspiegelwert des Giftes vorliegen. Der bekannte Blutspiegel des Giftes, erleichtert die Indikation auch noch insofern, als bei einigen Vergiftungen die kritische Grenzkonzentration bekannt ist, bei deren Erreichen oder Überschreiten mit einem letalen Ausgang gerechnet werden muß (Tab. 53.2). In diesen Fällen kann die Indikation frühzeitig gestellt werden, und man muß nicht abwarten, bis bedrohliche Insuffizienzzeichen des Organismus vorliegen. Ein anderer Grund scheint sich herauszukristallisieren, die Indikation zur Hämoperfusion großzügiger zu stellen: Untersuchungen an Patienten mit Komata durch verschiedene Vergiftungen haben gezeigt, daß trotz insgesamt komplikationslosem Verlauf zerebrale Spätschäden in Abhängigkeit von Tiefe und Dauer des Komas nachweisbar sind (50). Die Abkürzung der Komadauer bzw. die Verminderung der Komatiefe auch bei nicht zu befürchtendem letalen Ausgang der Vergiftung stellt daher eine zusätzliche Indikation zum Einsatz der Hämoperfusion dar.

Die Hämoperfusion ist nahezu ausnahmslos der Hämodialyse bezüglich der Elimination dialysabler Gifte überlegen (23). Darüber hinaus ist die Hämoperfusion imstande, auch die meisten nichtdialysablen Substanzen durch Adsorption aus dem Blut zu eliminieren. Die Frage nach der Effektivität ist aber weniger anhand der Eliminationsrate aus dem Blut zu beantworten als vielmehr anhand der Elimination aus dem Gewebe, d. h. der Senkung der Gesamtkörperkonzentration des Giftes. Dazu ist es wichtig zu wissen, wie sich der Giftstoff im Organismus verteilt (Abb. 53.3). 1: Günstige Verhältnisse sind dann gegeben, wenn eine Gleichverteilung zwischen Blut und Gewebe vorliegt und der Giftstoff bei Senkung der Blutkonzentration kontinuierlich aus dem Gewebe nachströmt. 2: Ein ungünstiges Extrem besteht dann, wenn der Giftstoff stark im Gewebe angereichert wird und trotz guter Senkung der Blutkonzentration die Gewebekonzentration kaum vermindert wird. 3: Eine Zwischensituation liegt im Fall 3 vor, bei dem es zwar zu einer Anreicherung im Gewebe kommt, diese aber nicht so ausgeprägt ist, daß durch langdauernde Hämoperfusion nicht toxikologisch relevante Mengen zu eliminieren wären. 4: Eine besondere Situation ist von den Herbiziden Paraquat und Diquat bekannt, die sich zwar gleichmäßig verteilen, aber nach 24–48 Stunden so im Gewebe fixiert sind, daß bei Senkung der Blutkonzentration nur geringfügige Mengen aus dem Gewebe nachströmen.

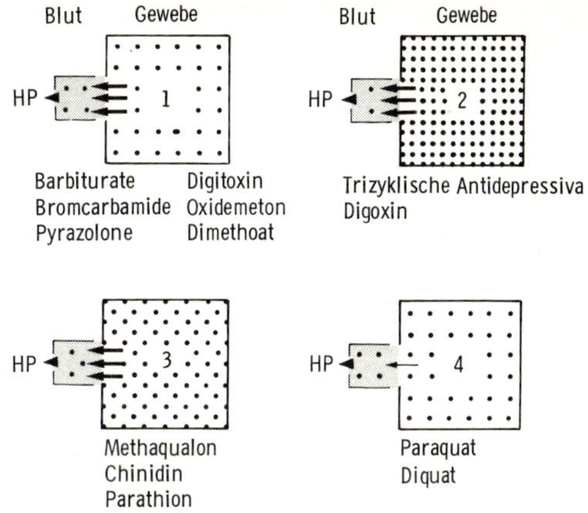

Abb. 53.**3** Schema verschiedener Möglichkeiten, wie sich ein Giftstoff zwischen Blut und Gewebe verteilen kann und wie er bei Senkung des Blutspiegels aus dem Gewebe zurück in das Blut diffundiert

Hypnotika und Tranquillantien

Akute Vergiftungen durch diese beiden Medikamentengruppen weisen nur quantitative Unterschiede auf: Tranquillantien führen zu weniger starker Bewußtseinstrübung und gehen selten mit Ateminsuffizienz und Schocksymptomatik einher; dementsprechend deutlich geringer ist die Letalität. Beziehungen zu den Schlafmitteln bestehen besonders durch einige moderne Hypnotika, die sich chemisch aus der Gruppe der Tranquillantien ableiten. Die wichtigsten Schlafmittel sind Barbiturate, Bromcarbamide, Diäthylpentenamid und Methaqualon (7, 14, 19).

Symptome: Protrahierte Nachresorption aus dem Magen-Darm-Trakt durch Hemmung der Peristaltik. Zunehmende Bewußtseinstrübung bis zum Koma, Abnahme der Muskeleigenreflexe bei den Barbituraten und Tranquillantien, unterschiedliches Reflexverhalten (z. T. Reflexsteigerung) bei den anderen Hypnotika, Ateminsuffizienz, Hypotension bis Schock (14, 19, 25). Das unterschiedliche Reflexverhalten hat dazu geführt, den zunehmenden Schweregrad der Vergiftung nicht mehr im Zusammenhang mit der Abnahme von Reflexen zu definieren, wie es durch Reed u. Mitarb. (41) geschehen ist, sondern nach einer Studie aus Edin-

53.**3** Stadieneinteilung der Bewußtseinseintrübung (nach *Proudfoot* u. *Park*)

	Edinburgh – Stadieneinteilung
I	somnolent, erweckbar
II	bewußtlos, reagiert auf geringe Schmerzreize
III	bewußtlos, reagiert nur auf starke Schmerzreize
IV	bewußtlos, reagiert nicht auf Schmerzreize

Tabelle 53.4 Unterschiedliche Clearance-Werte (ml/min) durch verschiedene Methoden der Giftelimination bei Vergiftungen durch Hypnotika und Tranquillantien

Gift	Forcierte Diurese	Peritonealdialyse	Hämodialyse	Hämoperfusion
Kurzzeit-Barbiturate	5	10	20	50–120
Langzeit-Barbiturate	17	10	60	90–120
Bromcarbamide	6–8	?	50–70	110–120
Diäthylpentenamid	8–10	?	50–60	100–175
Methaqualon	?	(8)	23	118–156
Tranquillantien	0	0	0	etwa 120

burgh lediglich die Bewußtseinslage und die Reaktion auf Schmerzreize zur Stadieneinteilung zu verwenden (39) (Tab. 53.3). Die „Schlafmittelblasen" sind unspezifisch und finden sich auch bei tiefen Komata anderer Genese. Sie treten allerdings bei tief komatösen Patienten mit Schlafmittelvergiftungen häufiger auf und finden sich an Stellen, an denen der Patient aufgelegen hat (Knie, Hüfte, Schulter). Es kommt an diesen Stellen zur Minderdurchblutung gefolgt von Infiltrationen und Nekrosen, so daß sich die Haut blasig abhebt.
Therapie: Unterstützende Intensivtherapie, prophylaktische PEEP-Beatmung und Antikoagulation bei schweren Vergiftungen. Schockbehandlung durch Volumensubstitution und Dopamin. Giftelimination durch ausgiebige Magen-Darm-Entleerung, bei Bromcarbamiden eventuell unter gastroskopischer Sicht wegen starker Verklumpung der Tablettenreste; anschließend Instillation von 30–40 g Carbo medicinalis. Die forcierte Diurese ist wenig effektiv und nachgewiesen wirkungsvoll unter Alkalisierung nur bei den (Langzeit-)Barbituraten. Bei schweren Intoxikationen birgt die forcierte Diurese darüber hinaus die Gefahr der Flüssigkeitseinlagerung in die Lungen, so daß ein „akutes Lungenversagen" gefördert werden kann. Die Hämoperfusion ist die effektivste Maßnahme zur Giftelimination (Tab. 53.4).

Antipsychotika und trizyklische Antidepressiva

Obgleich beide Medikamentengruppen im therapeutischen Bereich grundsätzlich andere Indikationen haben, weisen sie im toxischen Bereich viele Gemeinsamkeiten auf. Dies erklärt sich aus einem gemeinsamen chemischen Grundgerüst („Chlorpromazin-Grundgerüst").
In toxischer Dosis hemmen Antipsychotika und trizyklische Antidepressiva die Magen-Darm-Peristaltik. Sie sind stark eiweißgebunden (80%) und werden erheblich im Gewebe angereichert. Die Metabolisierungsrate durch die Leber ist hoch und ein ausgeprägter enterohepatischer Kreislauf führt zu langen biologischen Halbwertszeiten (Tage bis Wochen). Aufgrund ihrer kardiotoxischen Eigenschaften ist die Gefährlichkeit der trizyklischen Antidepressiva deutlich größer als die der Antipsychotika.
Symptome: Zunehmende Bewußtseinseintrübung bis zum Koma, selten stark ausgeprägte Atemdepression, Neigung zu tonisch-klonischen Krampfanfällen, gesteigerte Reflexe. Für die Intoxikation mit Antipsychotika sind extrapyramidalmotorische Störungen (Rigidität der Muskulatur, Tremor, Tortikollis, Grimassieren, Dyskinesien) charakteristisch. Bei einer Intoxikation durch trizyklische Antidepressiva hingegen finden sich Symptome wie bei einer Atropinvergiftung (lichtstarre Mydriasis, visuelle Halluzinationen, Sprachhemmung, Hyperthermie, rote, trockene Haut, trockene Schleimhäute). Das Herz-Kreislauf-System wird durch negativ-inotrope Wirkungen (Verminderung des Herzminutenvolumens), periphere und zentrale Vasodilatation sowie QT-Verlängerungen und T-Abflachungen beeinträchtigt. Es kommt zur Tachykardie sowie zu verschiedenartigen Herzrhythmusstörungen, die sich besonders bei den trizyklischen Antidepressiva in lebensbedrohlichen AV-Blockierungen und Kammertachykardien bzw. Kammerflattern/-flimmern manifestieren können.
Therapie: Die unterstützende Intensivtherapie richtet sich in erster Linie gegen die kardiovaskulären Störungen. Bei schweren Intoxikationen, insbesondere durch trizyklische Antidepressiva, ist das prophylaktische Legen eines Schrittmachers indiziert. Hypotonie und Schocksyndrom sind durch Volumensubstitution und Angiotensininfusionen zu behandeln; Katecholamine sind gefährlich, da sie ventrikuläre Tachyarrhythmien fördern. Digitalisglykoside können die AV-Blockierungen verstärken. Ventrikuläre Tachyarrhythmien sprechen in der Regel gut auf Beta-

rezeptorenblocker (cave negative Inotropie) und Lidocain an. Gegen die parasympatholytischen Wirkungen bei der Vergiftung durch trizyklische Antidepressiva wird der reversible Cholinesterase-Hemmstoff Physostigmin (Antilirium, 1–3 mg langsam i.v.) erfolgreich als Antidot eingesetzt; sowohl zerebrale als auch kardiovaskuläre Symptome haben sich dadurch rasch zurückbilden lassen. Gegen Krampfanfälle wirkt Diazepam; die parkinsonähnlichen Symptome bei der Vergiftung durch Antipsychotika sind durch Biperiden (Akineton) aufzuheben.

Ausgiebige Magenspülung und Instillation von Carbo medicinalis zur Giftelimination. Diarrhö läßt sich aufgrund der parasympatholytischen Wirkungen kaum auslösen. Es ist beim Menschen bisher nicht nachgewiesen, ob durch weitere Instillation von Carbo medicinalis bzw. Cholestyramin der enterohepatische Kreislauf wirkungsvoll unterbrochen werden kann. Forcierte Diurese und Hämodialyse sind nicht effektiv. Durch Hämoperfusion mit Neutralharz sind zwar gute Clearancewerte zu erzielen, doch die starke Anreicherung im Gewebe macht eine toxikologisch bedeutsame Senkung der Gewebsspiegel praktisch aussichtslos.

Analgetika

Auf die narkotisch wirkenden Analgetika, d.h. Morphin und seine natürlichen und (halb)synthetischen Derivate wird nicht eingegangen, da therapeutische und toxische Wirkungen aus dem täglichen Umgang im Rahmen der Intensivmedizin bekannt sind.

Vergiftungen durch sogenannte milde Analgetika treten mit erheblichen regionalen Unterschieden auf. In der Bundesrepublik Deutschland sind Vergiftungen durch Pyrazolone bei Kindern häufig (28, 29, 36), während schwere Vergiftungen durch Salicylate und Paracetamol nahezu ausschließlich in den anglo-amerikanischen Ländern auftreten (25, 56, 57).

Pyrazolone

Aus der Gruppe der Pyrazolone sind die meisten Todesfälle durch Aminophenazon beschrieben (36). Es wurde 1978 aus dem Handel gezogen und durch Propyphenazon ersetzt, von dem allerdings nicht bekannt ist, daß es eine wesentlich niedrigere Toxizität aufweist. Besonders kleine Kinder reagieren sehr empfindlich auf Aminophenazon, und es sind Todesfälle schon nach Einnahme per os von etwa 0,7–1 g beschrieben worden (29). Von

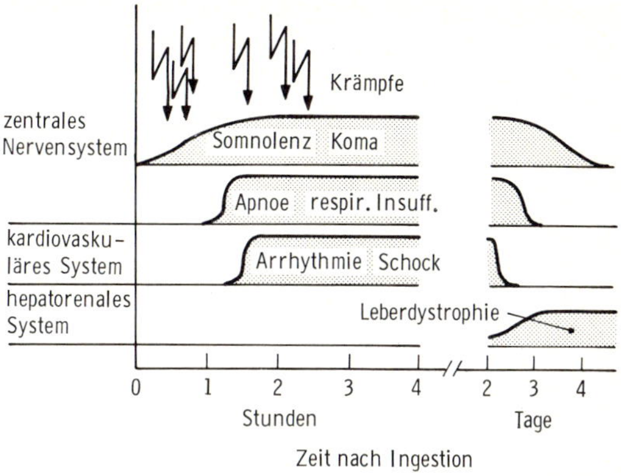

Abb. 53.4 Zeitliche Zuordnung der Symptome bei schwerer Pyrazolonvergiftung

MÜHLENDAHL u. KRIENKE (28) erwähnen 28 Fälle schwerer Vergiftungen durch das aminophenazonhaltige Spasmo-Cibalgin Comp., die dadurch auftraten, daß Kleinkindern $^{1}/_{2}$–1 Erwachsenen-Suppositorium verabfolgt wurde; 3 Kinder starben! Todefälle von 1- bis 2jährigen Kindern sind nach 2,7 g Metamizol (+ 0,9 g Chinin) sowie nach 5 g Phenylbutazon beschrieben worden (zit. n. 36).

Symptome: Die Symptome unterscheiden sich bei den einzelnen Pyrazolonen nur quantitativ. Aminophenazon (bzw. Propyphenazon [?]) und Metamizol wirken besonders auf das zentrale Nervensystem und das Herz, während Phenylbutazon und Oxyphenbutazon insbesondere die Leber schädigen können (Abb. 53.4). Die ersten lebensbedrohlichen Symptome manifestieren sich in zunehmender Bewußtseinseintrübung bis zum Koma und dem Auftreten tonisch-klonischer Krämpfe. Ohne warnende Prodromi können dann plötzlicher Atemstillstand und in einigen Fällen auch kardiovaskuläres Versagen auftreten. Nach einer Latenz von etwa 12–24 Stunden ist mit Zeichen der Leberschädigung zu rechnen. In Fällen von Phenylbutazonvergiftung kann diese Leberzellschädigung die einzige Manifestation sein. In dieser Phase der Vergiftung kann eine Rotfärbung des Urins auftreten, die durch den Metabolit Rubazonsäure verursacht wird.

Therapie: Antikonvulsive Therapie, frühzeitige PEEP-Beatmung und Antikoagulation bei respiratorischer Insuffizienz, Schockbehandlung, Giftelimination durch Magen-Darm-Entleerung und Instillation von Carbo medicinalis. Die forcierte Diurese ist nicht wirkungsvoll, da die Pyrazolone rasch metabolisiert werden; sie birgt darüber hinaus die Gefahr der Überwässerung, da Pyrazolone die Salz-Wasser-Retention fördern. Nach toxikokinetischen Überlegungen und Versuchen in vitro ist die Hämoperfusion mit Neutralharz XAD-4 (Haemoresin) eine bei allen Pyrazolonen wirkungsvolle Maßnahme zur Giftelimination (36). Ausreichende praktische Erfahrungen hierüber stehen aber noch aus.

Salicylate

Symptome: Während bei Erwachsenen erst präfinal eine Eintrübung des Bewußtseins beobachtet wird, kommt es bei Kindern relativ frühzeitig zu Somnolenz bis Koma. Die Anfangsphase der Vergiftung ist durch ein Exzitationssyndrom gekennzeichnet: Umtriebigkeit, Ruhelosigkeit, Hyperventilation, (respiratorische Alkalose), Hyperthermie, starkes Schwitzen, Ohrensausen, Hörstörungen, Verschwommensehen und Diarrhö. Daraus kann ein gefährlicher Salz-Wasser-Verlust resultieren, der in schweren Fällen zu Hypokaliämie, Hypokalzämie, Hypoglykämie, Hypovolämie, d.h. Exsikkose und metabolischer Laktazidose führt. In dieser Situation ist die Nierentätigkeit stark eingeschränkt und wird durch direkt zytotoxische Wirkungen der Salicylate auf die Nierentubuluszellen weiter beeinträchtigt. Die Hemmung der Thrombozytenaggregation führt selten zu einer hämorrhagischen Diathese. Hämolyse ist möglich.
Therapie: Unterstützende Intensivtherapie unter besonderer Berücksichtigung des Salz-Wasser-Verlustes. Dieses Defizit ist zu korrigieren. Ausgleich der metabolischen Azidose.
Giftelimination durch Dekontamination des Magen-Darm-Traktes und Instillation von Carbo medicinalis. Zur beschleunigten Elimination der Salicylate sind forcierte alkalische Diurese und in schweren Fällen Hämodialyse und Hämoperfusion indiziert. Die Alkalisierung des Urins wird dadurch erreicht, daß pro 500 ml 5% Glucoselösungen 45 mval Natriumbicarbonat und 15 mval Kaliumbicarbonat (1 mval HCO_3^- pro kg und Stunde) zugesetzt werden. Die Infusionsmenge beträgt 500 ml/Stunde. Kontrollen des Urin-pH und Säure-Basen-Status sind ein- bis zweimal pro Stunde erforderlich.

Paracetamol

Symptome: Die lebensbedrohlichen Symptome manifestieren sich erst nach einem symptomenarmen/-losen Intervall von 1–2 Tagen. Zuvor ist das Bewußtsein meist klar (Exzitation oder Depression des ZNS sind selten); Hypothermie, Hauterytheme und Urtikaria, hämolytische Anämie, gelegentlich Schleimhautläsionen, Hypotension, Tachykardie sowie wechselnde Herzrhythmusstörungen können auftreten. Nach der Latenzphase kommt es dann zu den Zeichen der Leberzellschädigung bis zur foudroyanten Leberdystrophie. Nicht das Paracetamol selbst, sondern ein Metabolit, der aufgrund entleerter Glutathionspeicher in der Leber nicht ausreichend an Glutathion gekoppelt und ausgeschieden werden kann, bewirkt die Leberzellzerstörung (56). Als Folge dieses Leberzellzerfalls finden sich Leberkoma, disseminierte intravaskuläre Gerinnung, Verbrauchskoagulopathie, Laktazidose, Hypoglykämie und Niereninsuffizienz.
Therapie: Unterstützende Intensivtherapie, prophylaktische Heparinisierung zur Verhinderung der disseminierten intravaskulären Gerinnung. Wegen der Glutathionverarmung werden Aminosäuren, die als Glutathionvorstufen bekannt sind, eingesetzt wie z.B. per os L-Methionin (L-Methionin GRY Pharma, Kirchzarten) oder intravenös N-Acetylcystein (Mukolytikum Lappe, Lappe, Bensberg). Giftelimination durch ausgiebige Magen-Darm-Entleerung und Instillation von Carbo medicinalis oder Cholestyramin. Die forcierte Diurese ist nicht wirkungsvoll. Hämodialyse und Hämoperfusion können nur effektiv sein, wenn sie im symptomenarmen/-losen Intervall innerhalb der ersten Stunden nach der Ingestion eingesetzt werden, da die Paracetamol-Blutspiegel sonst zu niedrig sind (57).

Kardiovaskulär wirksame Medikamente

Aus der Vielzahl dieser Medikamente werden aufgrund wissenswerter Besonderheiten Vergiftungen durch Digitalis, Chinidin und Clonidin dargestellt.

Digitalis

Vergiftungen durch Digoxin und Digitoxin führen zu identischer Symptomatik, erfordern aber eine unterschiedliche Therapie der Entgiftung.
Symptome: Extrakardial: Übelkeit, Erbrechen, Diarrhö, Farbsehen, Verwirrtheit bis zur Psychose, Benommenheit, Hyper- oder Hypokaliämie. Kardial (die Symptome können sehr abrupt ohne deutliche Prodromi einsetzen, wenn ein myokardialer Kaliumverlust eingetreten ist; ein erhöhtes Serumkalium – Gefahr ab 5 mval/l! – warnt eher als ein EKG): Bradykardie, Verkürzung der QT-Zeit, ST-Streckensenkung, verschiedene Grade des sinu-

atrialen und AV-Blocks, verschiedene Formen der ventrikulären Extrasystolie, ventrikuläre Tachykardie, Kammerflattern/-flimmern, Schock.

Therapie: Die symptomatischen Maßnahmen der Notfallmedizin richten sich in erster Linie gegen die Herzrhythmusstörungen: Atropin gegen Sinusbradykardie, sinuatrialen oder AV-Block, Diphenylhydantoin gegen ventrikuläre Arrhythmien, aber auch gegen atrioventrikuläre Überleitungsstörungen, Schrittmachertherapie. Bei therapierefraktären supraventrikulären oder ventrikulären Tachykardien ist die Kardioversion unumgänglich. Ist das Serumkalium hoch (mehr als 5 mval/l), ist es durch Gaben von Glucose und Insulin zu senken, ist es niedrig, so ist es durch intravenöse Kaliumsubstitution zu erhöhen.

Die Therapie der Entgiftung beginnt bei ausgiebiger Magen-Darm-Entleerung (Magenspülung und Erzeugen bzw. Aufrechterhalten von Diarrhö, evtl. Darmspülung [siehe unter Paraquat/Diquat]); der Magenschlauch ist nach Prämedikation mit Atropin und in schweren Fällen unter Schrittmacherschutz einzuführen, da Vagusreflexe zur Asystolie führen können. Instillation von Carbo medicinalis. Bei Digitoxin-Intoxikationen ist die Instillation von 3 mal 4 g Cholestyramin pro Tag etwa 5 Tage lang indiziert, da Digitoxin einen enterohepatischen Kreislauf durchläuft, der durch Adsorption dieses Digitalisglykosids an Cholestyramin unterbrochen werden kann (13). Die forcierte Diurese und Hämodialyse sind nicht effektiv, denn Digitoxin wird nicht renal eliminiert und ist nicht dialysabel; Digoxin hingegen wird so stark im Gewebe angereichert (vgl. Abb. 53.3), daß die Verminderung der Blutkonzentration durch die (künstliche) Niere nicht effektiv ist. Aus dem gleichen Grund kann auch die Hämoperfusion bei einer Vergiftung mit Digoxin nicht wirkungsvoll sein (35). Digitoxin ist dagegen gleichmäßig zwischen Blut und Gewebe verteilt (vgl. Abb. 53.3), so daß die Hämoperfusion mit beschichteter Aktivkohle einen guten therapeutischen Effekt erzielt. Durch zweimalige Hämoperfusionen haben sich die lebensbedrohlichen Vergiftungssymptome bei einer Patientin mit schwerer Digitoxin-Intoxikation rasch beheben lassen und die Halbwertszeit von Digitoxin wurde von 6 Tagen auf 0,8 Tage verkürzt (Abb. 53.5).

Chinidin

Die akute Chinidinvergiftung gehört trotz der diagnostischen und therapeutischen Erkenntnisse der modernen Intensivmedizin zu den problematischen Vergiftungen. Die extrakardiale und kardiale Symptomatik ist sehr vielfältig und es muß zwischen allergischer Reaktion, Überempfindlichkeit und dosisabhängigen toxischen Wirkungen unterschieden werden. Es kann sich ein Schocksyndrom einstellen, das den üblichen therapeutischen Konzepten gegenüber resistent ist; die Erfahrungen über eine wirkungsvolle Giftelimination sind noch gering.

Symptome: Zu den nichtdosisabhängigen, allergischen Symptomen zählen Fieber, Thrombozytopenie und hämolytische Anämie.

Ausdruck einer gewissen Überempfindlichkeit, d. h. einerseits bei Patienten schon ab einer Dosis von 0,4–2,0 g Chinidin pro Tag zu finden und andererseits bei mehrfach höheren Dosen und schweren Vergiftungen trotzdem nicht immer obligat sind Erbrechen, Durchfall, Ohrensausen, Kopfschmerzen, Schwindel, Mydriasis, Verschwommensehen, Verwirrtheit, ventrikuläre Extrasystolen, Kammertachykardien und Kammerflattern/-flimmern, die wohl auf ein Reentry-Phänomen zurückzuführen sind.

Regelmäßig nach einer Dosis von mehr als 3 g Chinidin pro Tag kommt es zu folgenden kardialen Symptomen, die im wesentlichen Ausdruck einer gestörten Schrittmacherfunktion, sowie gehemmter sinuatrialer, atrioventrikulärer und intraven-

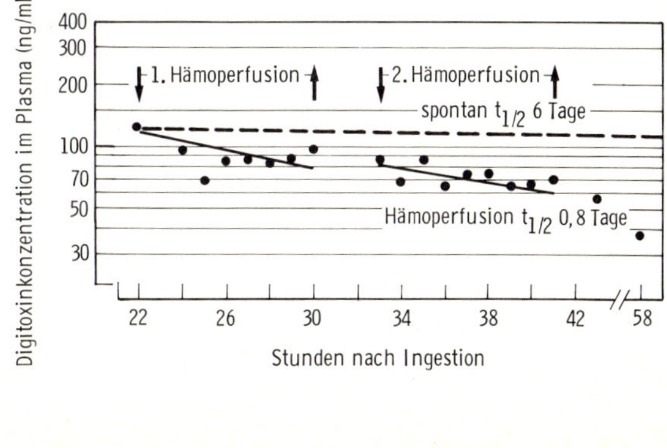

Abb. 53.5 Verkürzung der Plasmahalbwertszeit von Digitoxin durch zwei Hämoperfusionen bei einer Patientin mit schwerer Intoxikation durch Einnahme von etwa 100 Tbl. Digimerck in suizidaler Absicht

trikulärer Erregungsleitung bzw. -ausbreitung sind: Bradykardie, verschiedengradige sinuatriale und AV-Blockierungen, verlängerte QT-Zeit, verbreiterter QRS-Komplex bis zu bizarren Deformierungen und verminderte myokardiale Kontraktionskraft. Extrakardial finden sich Bewußtseinseintrübung, Krampfanfälle, Gesichtsfeldausfälle bis zur Erblindung (fraglich ob aufgrund direkt toxischer Schädigung der Nervenzellen der Retina oder durch Vasokonstriktion der Retinagefäße und Minderperfusion), periphere Vasodilatation (Schock), Hypokaliämie.

Therapie: Aufgrund der Vielfalt der Symptome sind auch die bisher eingesetzten therapeutischen Maßnahmen vielfältig. Die kardiovaskuläre Situation kann akut lebensbedrohlich sein; gegen bradykarde Herzrhythmusstörungen aber auch zur Behandlung von Tachyarrhythmien durch „overdrive suppression" ist die Schrittmachertherapie indiziert. Die Unterdrückung der Sinusknotenfunktion bzw. die Hemmung der Erregungsleitung und Erregungsausbreitung sowie die verminderte Kontraktilität werden durch Isoproterenol, Adrenalin oder Dopamin u.ä. antagonisiert. Da diese Substanzen aber nicht frei von der Gefahr sind, selbst Tachyarrhythmien auszulösen, wurde nach überzeugend durchgeführten Tierversuchen empfohlen, Glucagon als Antidot einzusetzen (38). Glucagon ist imstande, die EKG-Veränderungen aufzuheben und sogar den Blutdruck ansteigen zu lassen. Die Dosis beträgt initial 3,5–10 mg intravenös pro 70 kg KG und bei Erfolg weiterhin 2 mg pro Stunde; ausreichende klinische Erfahrungen liegen bisher nicht vor. Gegen ventrikuläre Tachyarrhythmien wurde Lidocain erfolgreich eingesetzt; auch die Defibrillation mußte durchgeführt werden. Der Schock bei schwerer Chinidinvergiftung kann sich als das größte Problem erweisen; er ist im wesentlichen Folge von verminderter Kontraktilität und Vasodilatation. In einem Fall wurden Dopamin, Isoproterenol, Noradrenalin und „Antischock-Kompressionskleidung" erfolglos eingesetzt, und es gelang erst durch aortale Gegenpulsation mit einer intraaortalen Ballonpumpe den Blutdruck anzuheben (51). Die Hypokaliämie im Serum ist durch eine gefährliche Erhöhung der intrazellulären Kaliumkonzentration entstanden. Kalium sollte nicht substituiert, sondern bei Normokaliämie durch z.B. Furosemid sogar weiter erniedrigt werden. Bei erfolgreich durchgeführt; darüber hinaus wurden Medikamente verwandt, die auch sonst zur Behebung von Durchblutungsstörungen eingesetzt werden.

Die Giftelimination erfolgt durch Dekontamination des Magen-Darm-Traktes und Instillation von Carbo medicinalis. Forcierte Diurese und Hämodialyse zur Chinidinelimination sind nur wenig effektiv (42, 60), da die Plasmaeiweißbindung mit 70% hoch ist, eine weitgehende Metabolisierung stattfindet und nur 10–20% unverändertes Chinidin über die Nieren ausgeschieden werden. Der therapeutische Vorschlag, das Blut zu alkalisieren um die Plasmaeiweißbindung zu verstärken, steht dem Vorschlag entgegen, das Blut bzw. den Urin anzusäuern, um die renale Ausscheidung zu erhöhen. Zweifellos gibt die Hämoperfusion die besten Eliminationsraten, d.h. die höchsten Clearancewerte. Dabei ist zu bedenken, daß Chinidin mäßig im Gewebe angereichert wird (vgl. Abb. 53.3), so daß toxisch relevante Mengen erst durch langdauernde oder mehrfache Hämoperfusionen zu eliminieren sind (55).

Wir haben Anfang 1979 eine Patientin (I.S., 42 J.) mit einer schweren Chinidin-Intoxikation in suizidaler Absicht behandelt. Die Patientin wurde im kardiogenen Schock aufgenommen. Nachdem sich die kardiovaskuläre Situation durch Gabe von Katecholaminen stabilisieren ließ, haben wir eine Kombinationsbehandlung mit hintereinandergeschalteter Hämodialyse und Hämoperfusion durchgeführt (55). Es wurden eine Hämodialysespule (Ultraflow II, Travenol, 8 München 15) sowie beschichtete Aktivkohle (Haemocol, Fresenius, 6370 Oberursel) verwendet. Dadurch waren wir in der Lage, die Effektivität beider Eliminationsverfahren vergleichend bei einer Patientin bewerten zu können. Es zeigte sich, daß durch die zweimaligen Hämodialiysen nur Spuren von Chinidin eliminierbar waren. Mit den gleichzeitg durchgeführten zweimaligen Hämoperfusionen konnte dagegen eine Elimination von 307 mg erreicht werden.

Aber auch diese Eliminationsrate ist relativ gering, wenn man sie auf den Gesamtkörperbestand bezieht. Der höchste Chinidinplasmaspiegel während der ersten Hämoperfusion betrug 12,8 μg/ml. Unter Zugrundelegung eines fiktiven Verteilungsvolumens von 300 l hat der aktuelle Körperbestand zu jenem Zeitpunkt 3,84 g betragen; dementsprechend haben sich durch Hämoperfusion etwa 8% eliminieren lassen. Es kann die Frage zum jetzigen Zeitpunkt nicht endgültig entschieden werden, ob diese 8% ausgereicht haben, um die toxische Chinidinkonzentration so weit zu senken, daß der lebensbedrohliche Zustand der Patientin überwunden war. Klinisch ließ sich beobachten, daß sich die Symptomatik zurückbildete und insbesondere die kardiovaskuläre Situation auch ohne Zufuhr von Katecholaminen stabil blieb.

Clonidin

Clonidin ist ein Alphasympathikomimetikum, das zur Hypertoniebehandlung eingesetzt wird. Es ist

besonders deshalb erwähnenswert, weil im toxischen Teil andere Wirkungen als im therapeutischen Bereich auftreten.
Symptome: Während es im therapeutischen Bereich durch Stimulation der zentralen Alpharezeptoren zur Blutdrucksenkung kommt, werden bei einer Intoxikation durch Clonidin Katecholamine freigesetzt, die zur Stimulation der peripheren Alpharezeptoren führen, die zentralen Wirkungen überspielen und dadurch eine hypertensive Krise (18) auslösen können! Weiterhin treten Bradykardie (Verminderung des zentralen Sympathikotonus), Bewußtseinseintrübung, Mundtrockenheit und Hyperthermie auf.
Therapie: Unterstützende Intensivtherapie mit besonderer Beachtung des Hypertonie-Bradykardie-Syndroms. Die Hypertonie läßt sich durch intravenöse Gabe von Alpharezeptorenblockern (z.B. Phentolamin) antagonisieren. In der zweiten Phase der Vergiftung kommt es dann zu den erwarteten Wirkungen, nämlich der Hypotension, die durch Infusion von Katecholaminen beherrschbar ist. In einer Spätphase nach 2–3 Tagen ist im Sinne eines Rebound-Phänomens wiederum eine Blutdrucksteigerung möglich, der ausschleichend mit oralen Dosen von Clonidin begegnet werden kann (18). Giftelimination durch Dekontamination des Magen-Darm-Traktes und Instillation von Carbo medicinalis. Die forcierte Diurese ist wahrscheinlich nicht effektiv und über Hämodialyse bzw. Hämoperfusion liegen keine Erfahrungen vor.

Pflanzenschutzmittel

Die Pflanzenschutzmittel (Pestizide) sind per definitionem Stoffe, die unsere Kulturpflanzen schützen. Sie umfassen Mittel gegen Insekten (Insektizide), Unkraut (Herbizide), Pilze (Fungizide), Milben (Akarizide) und gegen Nagetiere (Rodentizide). Von klinischer Bedeutung sind besonders die Alkylphosphate aus der Gruppe der Insektizide und Bipyridyliumverbindungen wie Paraquat und Diquat aus der Gruppe der Herbizide.

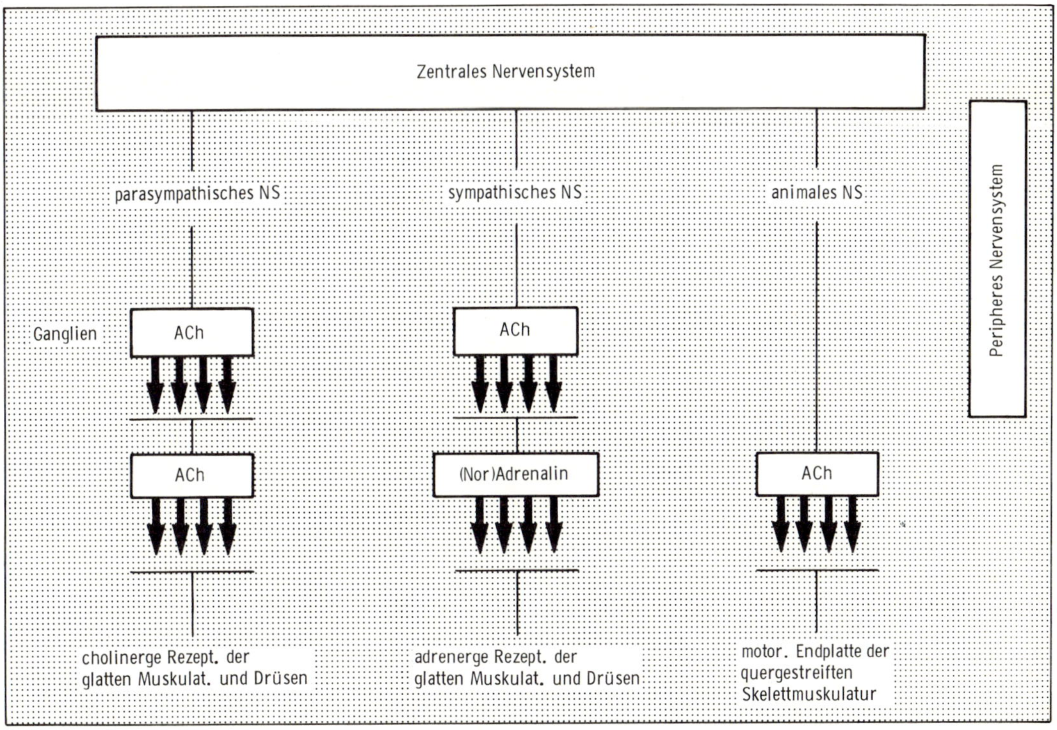

Abb. 53.**6** Schematische Darstellung der Übertragungsstellen von Acetylcholin (ACh) und (Nor)Adrenalin. Die Akkumulation dieser Neurotransmitter führt zum Syndrom der „endogenen Acetylcholinvergiftung"

Alkylphosphate (Insektizide)

Die wichtigsten Alkylphosphate und ihre deutschen Handelsbezeichnungen sind: Parathion (z.B. E 605 forte, Folidol-Öl), Oxidemeton (z.B. Metasystox R) und Dimethoat (z.B. Perfekthion).
Die Alkylphosphate wirken indirekt toxisch über die Hemmung der Acetylcholinesterase (AChE) und direkt toxisch unabhängig von der AChE-Hemmung. Außer der AChE werden auch die unspezifischen Cholinesterasen (ChE) im Serum sowie andere Enzyme gehemmt (Übersichten: 21, 22, 30, 37).
Im Vordergrund des klinischen Bildes stehen die Symptome, die durch Hemmung der AChE-Aktivität im Gewebe hervorgerufen werden. Durch Hemmung der AChE wird Acetylcholin nicht mehr ausreichend abgebaut und es kommt zum Syndrom der „endogenen Acetylcholinvergiftung“. An allen Synapsen, an denen Acetylcholin akkumuliert (Abb. 53.6), kommt es zur Übererregung und im Fall der neuromuskulären Endplatte im weiteren Verlauf zur Lähmung der quergestreiften Skelettmuskulatur. Zum besseren Verständnis läßt sich das Syndrom der „endogenen Acetylcholinvergiftung“ aufteilen in vegetative Symptome und Stoffwechselveränderungen sowie Symptome von seiten der quergestreiften Skelettmuskulatur und dem zentralen Nervensystem.
Nach tierexperimentellen Untersuchungen, die das Ausmaß der AChE-Hemmung zur Grundlage der Toxizitätsbeurteilung machten, wurde eine Gliederung in drei Giftabteilungen (I–III) vorgenommen. Parathion wurde der gefährlichsten Giftabteilung I, Oxidemeton der Giftabteilung II und Dimethoat der Giftabteilung III zugeordnet. Mit dieser Toxizitätsbeurteilung korrelieren die humantoxikologischen Befunde nicht. Nach einer Auswertung von 131 Vergiftungsfällen (1966–1979) der II. Medizinischen Universitätsklinik Mainz fand sich die höchste Letalität und damit die höchste Toxizität bei Dimethoatvergiftungen, die von 8 (47%) der insgesamt 17 Patienten nicht überlebt wurden. Es folgten die Vergiftungsfälle durch Parathion bei denen 15 (21%) von 73 Patienten verstarben und durch Oxidemeton, bei denen 4 (13%) von 31 Patienten nicht überlebten. Diese unterschiedliche Toxizität ist wohl darauf zurückzuführen, daß bei der Patientenversorgung die indirekt toxischen Wirkungen durch Hemmung der AChE gut kompensierbar sind, während die direkt toxischen Wirkungen (die im Tierversuch wahrscheinlich unberücksichtigt blieben) – besonders im Herz-Kreislauf-System – nicht selten therapieresistent sind.

Symptome: Die vegetativen Symptome und Stoffwechselveränderungen sind in Tab. 53.5 zusammengefaßt. Es ist besonders zu bemerken, daß die Wertigkeit einiger sogenannter klassischer Symptome zweifelhaft ist. Zu diesen klassischen Symptomen zählen die maximale Miosis („stecknadelkopfgroße Pupillen“), Bradykardie und Hypotonie. Sie erklären sich aus der Übererregung des parasympathischen Nervensystems. Es ist aber zu bedenken, daß gleichzeitig auch das sympathische Nervensystem übererregt ist und große Katecholaminmengen freigesetzt werden. Dieser Katecholaminüberschuß kann durchaus dazu führen, daß keine maximale Miosis vorliegt, sondern die Pupillen mittelweit sind; es ist sogar die Regel, daß

Tabelle 53.5 Symptome der akuten Alkylphosphatvergiftung, die durch Akkumulation von Acetylcholin und Katecholaminen im peripheren vegetativen Nervensystem entstehen sowie Stoffwechselveränderungen.

Vegetatives Nervensystem
Augen
maximale Miosis
(auch mittelweite Pupillen)
Akkomodationsstörungen
injizierte Konjunktiven
Tränenfluß
Kardiovaskuläres System
Normofrequenz/Tachykardie/
Bradykardie
Normotonie/Hypertonie/
Hypotonie
hohes Herzminutenvolumen
(später niedriges HMV)
Tracheobronchialsystem
Bronchorrhö („Lungenödem“)
Bronchokonstriktion
Nasen-Rachen-Raum
Rhinorrhö
starker Speichelfluß
Gastrointestinaltrakt
Erbrechen
Diarrhö
krampfartige Leibschmerzen
Urogenitaltrakt
spontaner Urinabgang
Stoffwechselveränderungen
Hyperglykämie
vermehrte Lipolyse
metabolische Azidose

Normofrequenz bzw. Tachykardie und keine Bradykardie vorliegen und die Blutdruckwerte im Bereich der oberen Norm liegen. Das ist Folge des überwiegenden Sympathikotonus an diesen Organen. Die Katecholaminausscheidung im 24-Stunden-Urin kann exzessive Werte erreichen und denen beim Phäochromozytom ähnlich sein (Abb. 53.7).

Für die Therapie ist die Bronchorrhö, d.h. die gesteigerte Flüssigkeitssekretion der bronchialen Drüsen, von größter Bedeutung. Diese Flüssigkeitssekretion kann so stark sein, daß das klinische Bild eines „Lungenödem" entsteht. Es handelt sich im wahrsten Sinne des Wortes um ein Lungenödem; die Pathogenese ist aber eine völlig andere als die üblicherweise bekannte durch das Linksherzversagen oder durch die Erhöhung der intrapulmonalen Gefäßpermeabilität bei Reizgasvergiftungen – nämlich die Bronchorrhö.

Die Stoffwechselveränderungen Hyperglykämie und vermehrte Lipolyse erklären sich aus dem Katecholaminexzeß. Die metabolische Azidose ist durch Hyperlaktämie bedingt. Sie findet sich regelmäßig bei schweren Alkylphosphat-Intoxikationen und ist wohl darauf zurückzuführen, daß einzelne Organe bzw. Organabschnitte unzureichend perfundiert werden.

Die Symptome von seiten der quergestreiften Skelettmuskulatur entstehen dadurch, daß Acetylcholin an der neuromuskulären Endplatte zuerst die Muskulatur unwillkürlich erregt und später durch Dauerdepolarisation lähmt. Die Symptome sind in Tab. 53.6 zusammengefaßt. Die Fibrillationen zeigen sich besonders deutlich an den Muskeln mit großer Aktivität (mimische Gesichtsmuskulatur, Zunge, M. pectoralis und Schultermuskulatur). Selten sind klonische Kontraktionen von Muskelgruppen z.B. an den Armen und Beinen zu beobachten, so daß man sie mit epileptischen Krämpfen verwechseln könnte. Es handelt sich aber nicht um zentral ausgelöste Krämpfe, sondern um Myoklonien. Die Lähmung der Thoraxmuskulatur tritt besonders rasch ein und führt zum peripheren Atemstillstand. Hinzu kommt eine zentrale Zwerchfellparese. Im Gegensatz zu Vergiftungen durch Hypnotika und Psychopharmaka tritt die Atemlähmung bei erhaltenem Bewußtsein ein!

Die Symptome durch Beeinträchtigung des zentralen Nervensystems sind in Tab. 53.7 wiedergegeben. Das EEG zeigt im tiefsten Koma schwerer Alkylphosphat-Intoxikationen überraschenderweise weder eine Nullinie noch Krampfpotentiale noch Deltawellen, sondern vielmehr Alpha-Beta-

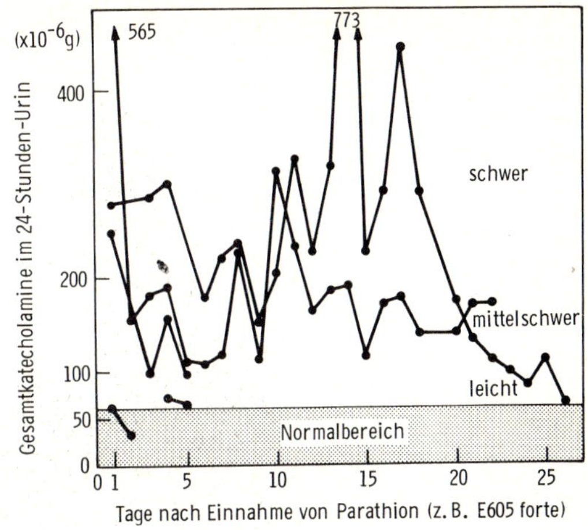

Abb. 53.7 Gesamtkatecholaminausscheidung im 24-Stunden-Urin bei zwei Patienten mit leichten, zwei Patienten mit mittelschweren und einem Patienten mit schwerer Vergiftung durch Parathion. Die extrem hohen Werte liegen in einem Bereich, wie er auch vom Phäochromozytom bekannt ist

Tabelle 53.6 Symptome der akuten Alkylphosphat-Intoxikation, die durch Akkumulation von Acetylcholin an der neuromuskulären Endplatte entstehen

Skelettmuskulatur	
Unwillkürliche Erregung	Lähmung
Fibrillationen, besonders der Zunge (Sprachstörungen), der Gesichts- und Thoraxmuskulatur Myoklonien der Extremitäten (keine „zentralen Krämpfe")	Parese und Paralyse der Thorax-, Extremitäten- und übrigen Skelettmuskulatur

Tabelle 53.7 Symptome der akuten Alkylphosphat-Intoxikation, die durch Beeinträchtigung des zentralen Nervensystems entstehen

Zentrales Nervensystem
Bewußtseinseintrübung (Somnolenz bis Koma) Zentrale Phrenicusparese Hypothermie (zerebrale Spätschäden?)

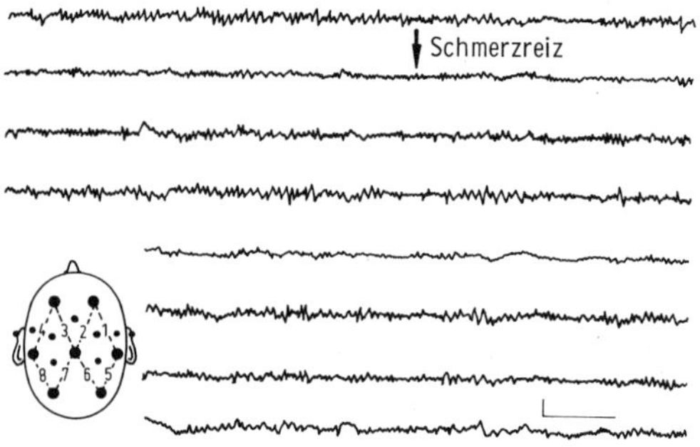

Abb. 53.8 Alpha-Beta-Aktivität ohne Reaktion auf Schmerzreize (Pfeil) im EEG eines tief komatösen Patienten mit Alkylphosphat-Intoxikation. Eichsignale: 50 μV, 1 sec
Ableitungen mit weiter Elektrodendistanz

Aktivitäten ohne Reaktion auf Schmerzreize („areaktives Alpha-Koma-EEG") wie in Abb. 53.8 dargestellt (31). Erst im weiteren Verlauf mit abnehmendem Schweregrad finden sich die bei komatösen und soporösen Patienten allgemein geläufigen EEG-Bilder mit diffuser Verlangsamung durch Delta- und Thetaaktivität.

Bei einer neuropsychiatrischen Nachuntersuchung komatöser Patienten war auffallend, daß sich bei Patienten, die schwere Alkylphosphat-Intoxikationen durchgemacht hatten, besonders viele und deutliche zerebrale Ausfallserscheinungen feststellen ließen, so daß der Verdacht besteht, Alkylphosphate könnten besonders leicht zu zerebralen Spätschäden führen (50).

Therapie: Frühzeitige Intubation (bei noch erhaltenem Bewußtsein auch ohne Relaxation und Sedierung möglich), prophylaktische PEEP-Beatmung und Antikoagulation. Atropin intravenös (bei schweren Intoxikationen initial 2–3 mg pro 15 Minuten, dann kontinuierlich etwa 2–4 mg pro Stunde). Die Atropindosis richtet sich nach dem Ausmaß der Bronchorrhö, welche wiederum durch die Menge des abgesaugten Tracheobronchialsekrets gut quantifizierbar ist. In schweren Fällen sollte eine Dauermedikation mit 2 mg Atropin pro Stunde nicht unterschritten werden, auch wenn die Bronchorrhö gering ist. Grund dafür ist die nach tierexperimentellen Befunden verbesserte Organdurchblutung unter Atropin (53). Ist eine verstärkte Bronchorrhö trotz 2 mg Atropin pro Stunde feststellbar, muß die Dosis gesteigert werden, um dem „Lungenödem" zuvorzukommen. Mehr als 4 mg Atropin pro Stunde sind in der Regel als Dauertherapie nicht erforderlich.

Obidoxim (Toxogonin) ist ein kausales Antidot, d.h. ein Cholinesterase-Reaktivator. Es wird unabhängig von der Symptomatik in einer Dosis von 1- bis 2mal (maximal 3mal) 250 mg intravenös innerhalb der ersten 24–48 Stunden nach der Gifteinnahme verabfolgt. Die Dosis zu erhöhen oder sie zu einem späteren Zeitpunkt zu verabfolgen, ist gefährlich, denn einerseits kann aus einem Überschuß von Obidoxim zusammen mit Alkylphosphat eine besonders toxische Verbindung werden, und andererseits ist die durch Alkylphosphat gehemmte AChE nach 48 Stunden derart verändert („gealtert"), daß eine Reaktivierung nicht mehr möglich ist. Die Therapie mit Toxogonin sollte bei der Dimethoat-Vergiftung nicht durchgeführt werden, da die Reaktivierbarkeit schlecht ist. Die Schockbehandlung stellt ein bisher nicht gelöstes Problem dar: Wenn der Schock nac Volumensubstitution weiterbesteht ist man versucht, ihn im Sinne eines kardiogenen Schocks mit Katecholaminen zu behandeln. Dabei ist allerdings zu bedenken, daß ohnehin schon sehr hohe Katecholaminkonzentrationen bei dieser Vergiftung vorliegen. Der therapeutische Effekt, d.h. die Steigerung der Herzleistung, ist daher meist auch nur kurzfristig zu erzielen und in diesen schweren Fällen ein progredientes Herz-Kreislauf-Versagen unausweichlich. Die Laktazidose ist wie üblich mit Natriumbicarbonat oder Trisspuffer zu behandeln. Für möglichst guten Wärmeschutz muß Sorge getragen werden.

Die Giftelimination beginnt mit der Dekontamination des Magen-Darm-Traktes. In der Anfangsphase der Vergiftung kann versucht werden, durch Instillation hyperosmolarer Sorbitlösungen (z.B. Karion F) Diarrhö aufrechtzuerhalten bzw. auszulösen. Im Verlauf der nächsten Stunden führt die Atropintherapie nahezu regelmäßig zur Magen-Darm-Atonie. Die Magenspülung ist so ausgiebig wie möglich (40–60 l Wasser) durchzuführen. Parathion ist nahezu wasserunlöslich und lipophil, während Oxidemeton und Dimethoat wasserlöslich sind. Anschließend erfolgt die Instillation von 30–40 g Carbo medicinalis, eventuell in 4- bis 6-stündigen Abständen zu erneuern. Die forcierte Diurese ist bei allen Alkylphosphaten nicht effektiv. Die Hämodialyse kann bei den wasserlöslichen Alkylphosphaten (Oxidemeton, Dimethoat) eingesetzt werden. Parathion ist dagegen nicht dialysabel. Alle Alkylphosphate lassen sich gut durch Hämoperfusion mit beschichteter Aktivkohle oder Neutralharz eliminieren; darüber hinaus werden auch die Katecholamine und Acetylcholin durch Hämoperfusion aus dem Blut entfernt. Während sich Oxidemeton und Dimethoat

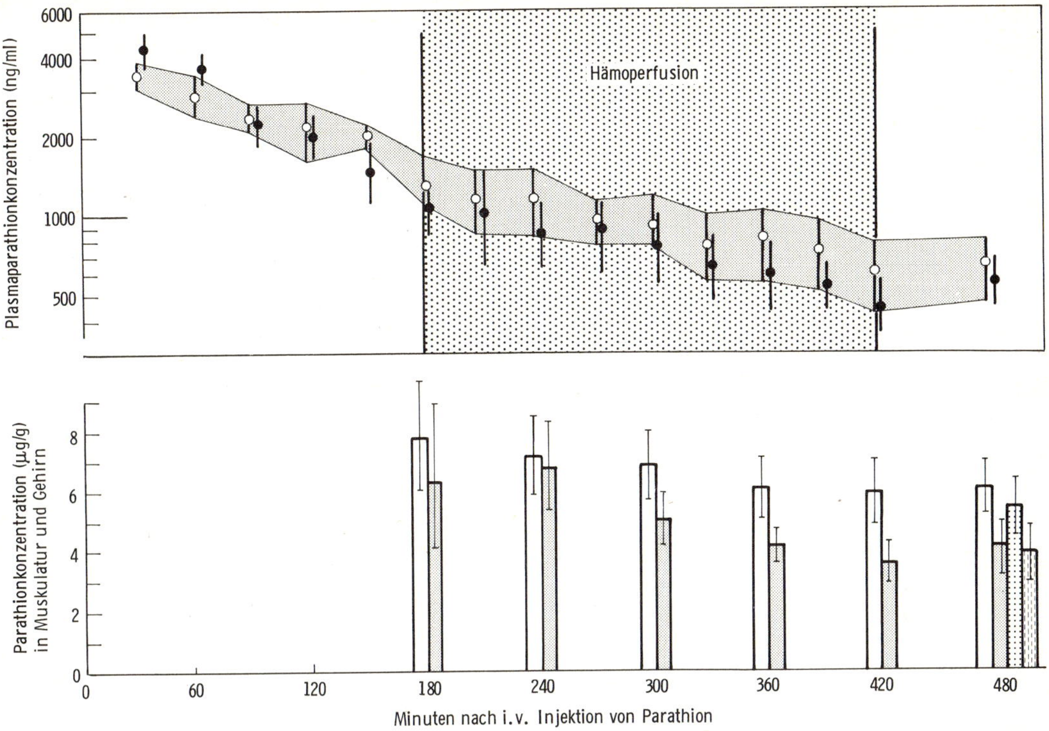

Abb. 53.**9** Oben: Plasmakonzentrationen von Parathion (x̄ ± Sx̄) zweier Gruppen (2mal 4 Tiere) von Hunden, die 30 mg Parathion/kg KG intravenös zum Zeitpunkt Null erhalten hatten. Eine Gruppe (●) wurde mit vierstündiger Hämoperfusion behandelt (Haemocol), die andere Gruppe (○) diente als Kontrolle; halblogarithmischer Raster.
Unten: Parathionkonzentrationen (x̄ ± Sx̄) in Muskulatur und Gehirn der beiden Hundekollektive.

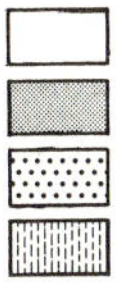

gleichmäßig im Organismus verteilen und daher einer Eliminationsmaßnahme wie der Hämoperfusion gut zugänglich sind, wird Parathion mäßig im Gewebe angereichert (vgl. Abb. 53.3). Es muß daher bei der Parathionvergiftung möglichst langdauernd oder wiederholt hämoperfundiert werden. Wie in Abb. 53.9 dargestellt, läßt sich der günstige Effekt der Hämoperfusion bei Parathion-Intoxikation im Tierversuch an den rasch abfallenden Parathionkonzentrationen im Gewebe (Muskulatur, Gehirn) nachweisen; die Parathionkonzentrationen im Plasma dagegen fallen durch das Nachströmen aus dem Gewebe mit der gleichen Geschwindigkeit ab wie ohne Hämoperfusion (33).

Paraquat und Diquat (Herbizide)

Paraquat und Diquat sind in der Landwirtschaft weit verbreitete, sogenannte Totalherbizide; d. h. sie zerstören alle chlorophyllhaltigen Pflanzen, mit denen sie in Kontakt kommen durch Hemmung des Chlorophyllstoffwechsels. Sie sind für den Menschen von extrem hoher Toxizität, wenn sie in suizidaler Absicht oder akzidentell per os eingenommen werden. Nach 2–3 Schluck der 20%-igen Handelspräparate (z.B. Gramoxone, Reglone) ist ein tödlicher Ausgang nahezu unausweichlich. Paraquat und Diquat beeinträchtigen elementare Stoffwechselvorgänge der Atmungskette und wirken somit ubiquitär zellschädigend (Übersichten: 1, 9, 20).

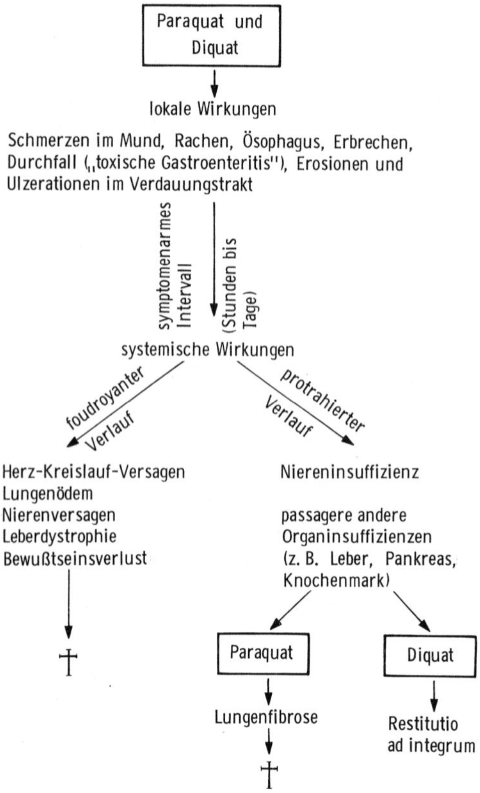

Abb. 53.10 Symptome bei verschiedenen Verlaufsformen akuter Vergiftungen durch Paraquat oder Diquat

Die Diagnosestellung kann in der symptomenarmen/-losen Anfangsphase schwierig oder unmöglich sein, wenn nicht folgender orientierender Test im Urin (oder Magenflüssigkeit) durchgeführt wird: 5–10 ml Urin oder Magenflüssigkeit werden mit 5–10 Tropfen 0,1 N NaOH alkalisiert und die alkalische Reaktion (pH > 8) mit einem pH-Testpapierstreifen kontrolliert. Danach wird eine Messerspitze Natiumdithionid (z.B. Merck-Artikel Nr. 6507) hinzugefügt, und es kommt bei Anwesenheit der Herbizide zur Blaugrün-Verfärbung der Probe.

Symptome: Es ist zu unterscheiden zwischen lokalen und systemischen Wirkungen (Abb. 53.10). Die lokalen Wirkungen entsprechen Verätzungen und beruhen auf direkt toxischen Haut- bzw. Schleimhautläsionen und nicht extremen pH-Werten der Lösungen (pH 4–8 Gramaxone und Reglone). Die systematischen Wirkungen treten nach einem symptomlosen (-armen) Intervall von Stunden bis Tagen auf. Wurde eine große Dosis eingenommen, so ist ein foudroyanter Vergiftungsverlauf die Folge, der im Herz-Kreislauf-Versagen mit respiratorischer Insuffizienz endet. Wurde demgegenüber eine geringere Dosis eingenommen, so kommt es innerhalb der ersten Tage nach Ingestion zu den Zeichen der Niereninsuffizienz und eventuell zu anderen passageren Organinsuffizienzzeichen. Danach kann die Diquatvergiftung folgenlos ausheilen. Bei der Paraquatvergiftung dagegen kommt es meist eine weitere Woche nach Ingestion zu progredienter irreversibler Lungenfibrose, die etwa eine Woche später therapieresistent zur vollständigen pulmonalen Insuffizienz und zum Exitus letalis führt.

Therapie: Die therapeutischen Bemühungen konzentrieren sich auf die Giftelimination so früh wie möglich und mit allen Mitteln. Sobald auch nur der Verdacht auf das Vorliegen einer derartigen Vergiftung besteht, soll schon außerhalb des Krankenhauses möglichst intensives Erbrechen z.B. durch intramuskuläre Injektion von 0,1 mg Apomorphin/kg KG erzeugt werden. Bei Kleinkindern ist wegen der Gefahr erheblicher Atemdepression die Gabe von Ipecacuanha-Sirup (15 ml Sirup, anschließend 150 ml Wasser oder Saft) vorzuziehen. Danach sollten Aufschwemmung von Erde (Bentonit 50 g in 500 ml physiologischer Kochsalzlösung) oder 50 g Carbomedicinalis (E. Merck) sowie Abführmittel verabfolgt werden. Schnellstmögliche Klinikeinweisung! Nach der Aufnahme ausgiebige Magenspülung, bis mit dem Schnelltest kein Paraquat oder Diquat in der Magenspülflüssigkeit mehr nachweisbar ist. Dann wird eine möglichst ausgiebige Darmentleerung angestrebt. Dies kann wie üblich durch Gabe einer hypertonen Sorbitlösung (100 ml Karion F, 150 ml Tutofusion S 40) per os zusammen mit einer Bentonitaufschwemmung versucht werden. Aufwendiger, aber wohl auch wirksamer ist die Darmspülung: Aus einem 10-l-Reservoir wird eine darmphysiologische Elektrolytlösung (6,14 g/l NaCl, 0,75 g/l KCl, 2,94 g/l $NaHCO_3$) mit einer Geschwindigkeit von etwa 75 ml/min über eine „Magensonde" in den Magen oder das Duodenum des Patienten gepumpt. Diese Flüssigkeitsmengen dehnen die Darmwand und führen zu vermehrter Peristaltik, so daß nach etwa einer Stunde der austretende Darminhalt wäßrig wird und über ein Darmrohr in ein zweites Reservoirgefäß abfließen kann. 0,5–1 l werden pro Stunde von den 4,5 l, die instilliert wurden, resorbiert. Über einen Bypaß oder eine zweite „Magensonde" werden halbstündlich zusätzlich Fuller-

Erde oder Bentonitaufschwemmungen instilliert. Gefahr bei dieser Maßnahme ist die primäre Darmatonie! In diesem Fall wird die in den Magen gepumpte Flüssigkeit regurgitiert und kann zur Aspiration führen. Es muß daher vor Beginn der Darmspülung durch Auskultation eine gute Darmperistaltik festgestellt worden sein.

Forcierte Diurese und Hämodialyse zur Giftelimination sind nicht oder wenig effektiv. Wirkungsvoll ist die Hämoperfusion mit beschichteter Aktivkohle (nicht mit Neutralharz). Leider sind die foudroyanten Vergiftungsverläufe auch dadurch kaum zu beeinflussen; die protrahierten Verläufe dagegen können wahrscheinlich durch „kontinuierliche Hämoperfusion“ vor der tödlichen Lungenfibrose bewahrt werden. In zwei Fällen schwerer Paraquatvergiftungen konnte gezeigt werden (34), daß durch „kontinuierliche Hämoperfusion“, d.h. tägliche etwa 8stündige Hämoperfusionen 2–3 Wochen lang, die gefürchtete Lungenfibrose ausbleibt. Die Blutspiegel dieser beiden Patienten lagen um ein Vielfaches höher als eine tödliche Blutspiegelgrenze (40), oberhalb derer bis dato jeder Patient unabhängig von allen therapeutischen Bemühungen verstorben war. In Abb. 53.**11** sind die Paraquatplasmaspiegel dieser beiden Patienten zusammen mit der 24stündigen Paraquatausscheidung im Urin dargestellt. Ab dem 10. Tag war kein Paraquat mehr im Plasma nachweisbar. Die Urinausscheidung dagegen war bis zum 53. Tag deutlich zu verfolgen. Dies zeigt, daß Paraquat lange Zeit im Gewebe gespeichert und protrahiert freigesetzt wird. Diese Spuren von freigesetztem Paraquat sind mit den Routinemethoden im Blut nicht mehr nachweisbar, werden aber von den Lungen aktiv aus dem Blut extrahiert und im Lungengewebe angereichert (44). Nur wenn es gelingt, diese Spuren aus dem Blut zu eliminieren bevor sie in die Lungen gelangen, kann die Lungenfibrose verhindert werden. Die Adsorptionsfähigkeit der Aktivkohle scheint dem aktiven Prozeß der Anreicherung im Lungengewebe überlegen zu sein. Die häufigen Hämoperfusionen machen die Substitution frischer Thrombozyten erforderlich.

Da die Toxizität von Paraquat und Diquat durch Sauerstoff gesteigert werden kann, ist der Atemluft des Patienten Stickstoff über eine „Nasensonde“ zuzumischen, so daß der arterielle pO_2 nicht mehr als 50–70 mm Hg beträgt. Beim beatmeten Patienten kann dies durch N_2-Zumischung im Respirator erreicht werden. Es ist fraglich, ob Prednisolon (1000 mg/Tag, 5 Tage lang) gegen die Ausbildung einer Lungenfibrose wirken kann.

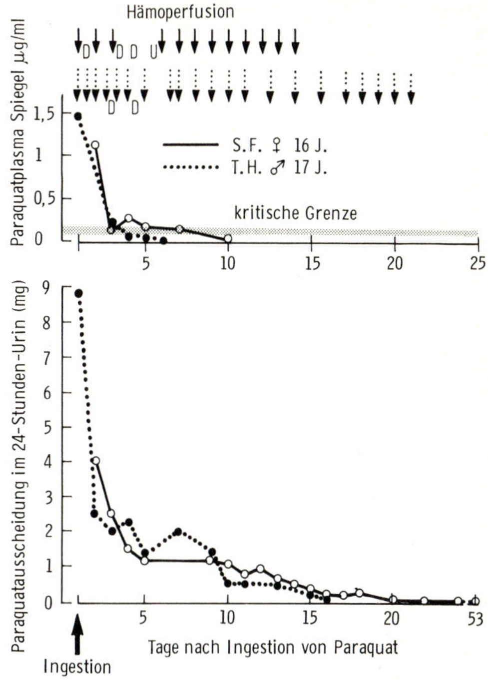

Abb. 53.**11** Oben: Verlauf der Paraquatkonzentration im Plasma zweier jugendlicher Patienten mit schweren Paraquatvergiftungen unter „kontinuierlicher Hämoperfusion“. Patienten, die Blutspiegel oberhalb der kritischen Grenze von 0,1–0,2 µg/ml mehr als 16–24 Stunden nach der Ingestion aufwiesen, hatten bis dato nicht überlebt.
Unten: Prolongierte Paraquatausscheidung im 24-Stunden-Urin dieser beiden Patienten
D = Hämodialyse wegen Niereninsuffizienz,
U = Ultrafiltration wegen „fluid lung“

Säuren und Laugen

Auch wenn sich retrospektiv Unterschiede zwischen Säure- und Laugevergiftungen feststellen lassen (z.B. in tiefere Gewebsschichten vordringende Kolliquations-„Einschmelzungs“-Nekrosen durch Lauge, weniger tiefe Koagulations-„Verschorfungs“-Nekrosen durch Säure; Manifestation der Laugeverätzungen vorwiegend im Ösophagus; Manifestation der Säureverätzungen vorwiegend in der kleinen Kurvatur des Magens; Latenz bis zur Entwicklung aller Symptome bei der Laugenvergiftung), so haben diese Unterschiede für die praktischen Belange der Klinik wenig Bedeutung. Wichtig dagegen sind die Befunde, daß die schwere Säurevergiftung zur Hämolyse führt, während dies bei der schweren Laugevergiftung bisher nicht be-

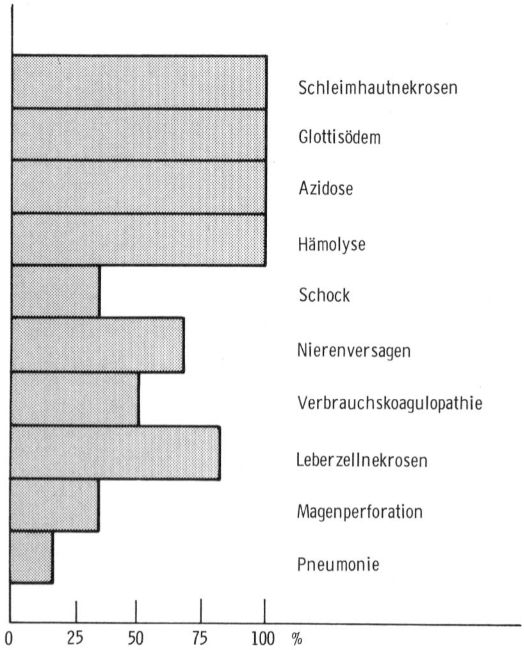

Abb. 53.**12** Häufigkeit von Symptomen bei schweren Säurevergiftungen (nach *Schönborn* u. Mitarb. [46])

schrieben wurde, und daß beide Vergiftungen eine metabolische Azidose bewirken und nicht etwa die Laugevergiftung eine metabolische Alkalose (4). Es ist zwischen lokalen und systemischen Wirkungen zu unterscheiden. Von einer schweren Vergiftung sollte per definitionem nur gesprochen werden, wenn auch systemische Wirkungen vorhanden sind. Die Letalität schwerer Intoxikationen ist mit 40% der Fälle sehr hoch.

Symptome: Die Häufigkeit der Symptome bei schweren Säurevergiftungen ist modifiziert nach SCHÖNBORN u. Mitarb. (46) in Abb. 53.**12** wiedergegeben. Die *lokalen* Wirkungen sind Verätzungen, d.h. Verbrennungen 2.–3. Grades. In der ersten Phase (1.–3. Tag) findet sich eine nekrotisierende Entzündung, in der zweiten Phase (3. bis 15. Tag) die Nekroseabstoßung und in der 3. Phase (ab 3. Woche) Narbenbildung mit eventuellen Strikturen (46). Akut lebensbedrohlich ist in der ersten Phase ein Glottisödem, das zur Erstickung führen kann. In Abhängigkeit von der Tiefe der Nekrosen kann es zu Perforationen und Mediastinitis sowie Peritonitis kommen. Aspiration von Säure führt zur Pneumonie bzw. zum akuten Lungenversagen im Sinne des Mendelson-Syndroms. Regelmäßiger Ausdruck *systemischer* Wirkungen ist bei beiden Vergiftungsarten eine metabolische Azidose. Es handelt sich um Laktazidosen, ohne daß eine generalisierte Schocksymptomatik vorhanden ist. Wir haben bei einer Patientin mit schwerer Laugevergiftung eine über mehrere Tage bestehende und anfänglich therapieresistente metabolische Laktazidose beobachtet, wie in Abb. 53.13 dargestellt (4). Zum Ausgleich dieser metabolischen Azidose waren erhebliche Mengen von Natriumbicarbonat erforderlich, so daß die Gefahr der Hypernatriämie drohte und der weitere Ausgleich durch Tris-Pufferlösungen erfolgen mußte (Abb. 53.**14**). Es ist anzunehmen, daß die großen Lactatmengen aus den minderperfundierten Randzonen der Nekrosen des Verdauungstraktes stammen. Andererseits ist bekannt, daß die Leber auch extreme Lactatmengen abbauen kann, so daß keine metabolische Azidose auftritt. Bei diesen Vergiftungen ist wahrscheinlich, daß die Leberfunktion beeinträchtigt wird und zwar durch denaturiertes Eiweiß aus den Nekrosebezirken. Nach Verbrennungen der äußeren Haut ließ sich im Tierversuch ein toxischer Faktor isolieren, der Leberfunktion und Ultrastruktur der Leber verändert (45). Die pathogenetischen Zusammenhänge beim Menschen sind nicht geklärt; aber es ist einerseits denkbar, daß ein solcher toxischer Faktor auch bei Verätzungen freigesetzt wird, und andererseits ist bekannt, daß prokoagulatorische Substanzen von den Nekrosen stammen, die zur Ver-

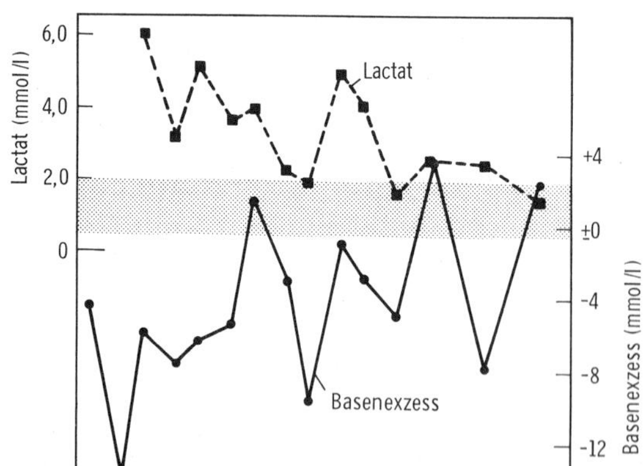

Abb. 53.**13** Verlauf von Blutlactatkonzentrationen und Basenexzess bei einer Patientin mit schwerer Laugevergiftung
Normalbereich für Lactat und Basenexzess

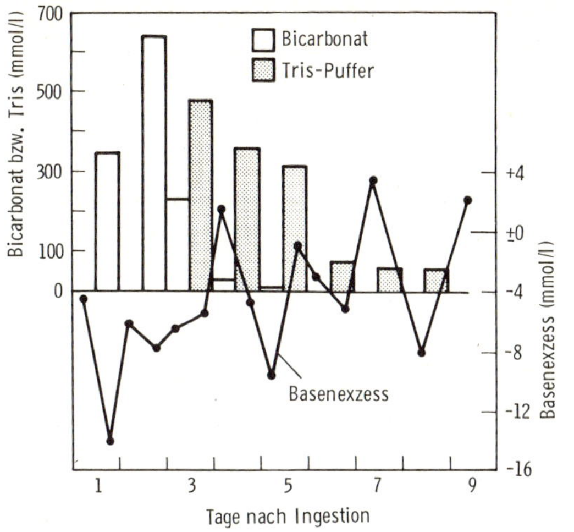

Abb. 53.**14** Bicarbonat- und Tris-Puffersubstitution bei einer Patientin mit schwerer Laugevergiftung

brauchskoagulopathie, intravaskulärer Gerinnung und dadurch Minderperfusion der Leber führen, welche Leberfunktionsstörungen und Leberzellnekrosen zur Folge haben. Schock und Nierenversagen sind weitere Komplikationen, wobei besonders das Nierenversagen durch Säurevergiftungen noch durch die dabei auftretende Hämolyse (hervorgerufen durch lokal extrem hohe Säurekonzentrationen im Blut?) gefördert wird.

Therapie: Beachtung bzw. Behandlung des Glottisödems. Niedrig dosierte Antikoagulation. Falls erforderlich Tracheotomie anstelle der prolongierten Intubation, da sie schonender ist und eine bessere Bronchialtoilette ermöglicht. Ausgleich der metabolischen Azidose unter Beachtung der Gefahr der Hypernatriämie. Volumensubstitution zur Schockbekämpfung. Prophylaktische Antibiotikagabe. Steigerung der Diurese auf 4–6 l pro Tag, um dem Nierenversagen entgegenzuwirken und die Hämoglobinausscheidung zu fördern. In welchem Ausmaß Glucokortikoide die Strikturen verhindern können ist nicht bekannt. Unter Antibiotikagabe können ab 2.–3. Tag 100 mg Prednisolon pro Tag gegeben werden; die Dosis ist bis zum Ende der 3. Woche schrittweise auf 10–20 mg zu reduzieren. Diese 10–20 mg sind weitere 4 Wochen zu verabfolgen; Einlegen einer „Magensonde" als Bougiereffekt. Zur Giftelimination ist das Auslösen von Erbrechen kontraindiziert, da weitere Verätzungen die Folge sein können. Vorsichtige Magenspülung unter der Voraussetzung, daß keine Perforationszeichen vorliegen. Eine Neutralisationstherapie mit Citronensäure bei Laugevergiftung oder Milch bei Säurevergiftung ist nicht unbedingt erforderlich, wenn Zeit für die Beschaffung verlorengeht. Die 1 N-Citronensäure ist häufig für den Patienten schmerzhaft. Es sollte möglichst schnell mit viel körperwarmem Wasser gespült werden, um eine Verdünnung der ätzenden Substanz zu erreichen. Unter Kontrolle des pH-Wertes der Magenspülflüssigkeit mit Universal-pH-Indikatorpapier (Meßbereich pH 0,5–13) können die letzten Spülvorgänge mit einer Pufferlösung wie z.B. Maaloxan durchgeführt werden, daß auch nach Beendigung der Magenspülung in den Magen instilliert wird. Keine Aktivkohleinstillation, da sie wirkungslos und bei einer Perforation gefährlich ist.

Gase

Der Begriff „Gase" charakterisiert einen physikalischen Zustand, in dem die Atome bzw. Moleküle den größtmöglichen Raum einnehmen. Gase im engeren Sinne sind Stoffe, die bei Raumtemperatur in diesem Zustand („gasförmig") sind.

Die klinisch-toxikologische Bedeutung der Gasvergiftungen hat abgenommen, nachdem Vergiftungen durch Kohlenmonoxid selten geworden sind; dies erklärt sich dadurch, daß im Haushalt Methan (Erdgas) und nicht mehr das kohlenmonoxidhaltige Leuchtgas verwendet wird. Die Gase sind chemisch und toxikologisch eine sehr heterogene Gruppe. Nach praktischen Gesichtspunkten lassen sie sich in primär erstickend wirkende Gase („Stickgase") und den Respirationstrakt reizende bzw. schädigende Gase („Reizgase") unterteilen.

Stickgase

Die Stickgase können durch Verdrängung des Sauerstoff aus der Einatmungsluft oder chemisch zur Erstickung des Patienten führen. Zu der ersten Gruppe zählen die inerten Edelgase (z.B. Helium, Argon, Krypton, Xenon), der Stickstoff und das Kohlendioxid. In hoher Konzentration verdrängen sie den Sauerstoff aus der Einatmungsluft, bewirken dadurch ein vermindertes Sauerstoffangebot und führen zur Hypoxie. Eine gewisse Bedeutung hat lediglich die Vergiftung durch Kohlendioxid (CO_2), das in Gärkellern in größeren Mengen entstehen und den Sauerstoffanteil in der Luft unter die kritische Grenze von 9–14 Vol.% senken kann.

Die chemisch wirkenden Stickgase beeinträchtigen dagegen nicht die Sauerstoffaufnahme, sondern den Sauerstofftransport im Blut (Kohlenmonoxid)

Tabelle 53.**8** Symptome in der Initialphase der Kohlenmonoxidvergiftung in Abhängigkeit vom Hb-CO-Gehalt (nach *Henschler* [17])

Hb · CO %	Symptome
5–10%	leichte, eben meßbare Einschränkung des Visus (Schwelle der Verschmelzungsfrequenz gesenkt)
10–20%	leichter Kopfschmerz, Mattigkeit, Unwohlsein, Kurzatmigkeit bei Anstrengung, Herzklopfen
20–30%	Schwindel, Bewußtseinseinschränkung, Gliederschlaffheit und -lähmung
30–40%	Haut rosafarben, Bewußtseinsschwund, Atmung verflacht, Schock, → Haut blaß-livide
40–60%	tiefe Bewußtlosigkeit, Lähmung, Cheyne-Stokessche Atmung, Sinken der Körpertemperatur
60–70%	tödlich in 10 Minuten – 1 Stunde
70%	tödlich in wenigen Minuten

oder die Sauerstoffverwertung im Gewebe (Blausäurederivate, Schwefelwasserstoff). Vergiftungen durch Blausäure bzw. deren Derivate oder durch Schwefelwasserstoff sind so selten, daß auf Übersichten (10, 17, 27, 54) verwiesen werden kann.

Kohlenmonoxid

Vergiftungen durch Kohlenmonoxid (CO) können auch jetzt noch im Haushalt vorkommen, obgleich das Leuchtgas nicht mehr verwendet wird; immer dann, wenn eine Verbrennung ohne genügende Sauerstoffzufuhr stattfindet (z.B. schwelender Gasbadeofen, schlecht ziehender Kamin) entsteht CO, das unter ungünstigen Lüftungsbedingungen zu lebensbedrohlichen akzidentellen Vergiftungen führen kann. Durch das absichtliche Einatmen von Autoabgasen wird es zum Suizid verwendet. Der Anteil am Tabakrauch ist erheblich, so daß durch Nikotinabusus durchaus leichte Vergiftungserscheinungen entstehen können.
CO ist ein farb-, geruch- und geschmackloses Gas. Sein spezifisches Gewicht beträgt 0,967, so daß es sich gleichmäßig in allen Luftschichten verteilt. 1–2% Hämoglobin-CO (Hb-CO) sind normalerweise im Blut nachweisbar. Bei starkem Zigarettenrauchen kann es bis zu einem Anstieg auf 15% Hb-CO kommen. Erste Vergiftungserscheinungen können sich schon bei 5–10% Hb-CO bemerkbar machen (Tab. 53.8).

Der Wirkungsmechanismus ist weitgehend aufgeklärt. CO konkurriert mit dem Sauerstoff um das Hämoglobin, d.h. CO verdrängt O_2 aus seiner Hb-Bindung. Die Affinität von CO zu Hb ist etwa 300fach größer als die von O_2. Es wird zu wenig O_2 zum Gewebe transportiert, so daß eine Gewebshypoxie auftritt. Die Hypoxie manifestiert sich zuerst am Gehirn und am Herz-Kreislauf-System. Die Bindung von CO an Hb ist reversibel und kann durch Senkung der CO-Konzentration in der Einatmungsluft bzw. Erhöhung des O_2-Anteils wieder rückgängig gemacht werden. Das Erreichen toxischer Hb-CO-Konzentrationen im Blut, d.h. das Entstehen einer CO-Vergiftung ist von mehreren Faktoren abhängig (17):

1. *CO-Konzentration in der Atemluft:* Je mehr CO in der Atemluft vorhanden ist, desto mehr und desto rascher wird Hb-CO im Blut gebildet.
2. *Atem-Zeit-Volumen:* Je größer das AZV, desto mehr CO gelangt ins Blut. Ein körperlich angestrengt arbeitender Mensch nimmt daher bei gleicher CO-Konzentration in der Einatemluft mehr auf als ein ruhender.
3. *Zeitdauer der CO-Einatmung:* Die Zeit, die vergeht, bis das Maximum der CO-Konzentration im Blut erreicht ist wird länger, je niedriger die CO-Konzentration in der Atemluft ist.
4. *Sauerstoffbedarf des Gewebes:* Je höher der Sauerstoffbedarf (Arbeit, Fieber, Hyperthyreose), desto schneller führt die erhöhte Hb-CO-Konzentration bzw. der verminderte Sauerstofftransport zu toxischen Erscheinungen.
5. *Blutversorgung der Gewebe:* Alle Gewebe, die ohnehin grenzwertig mit Sauerstoff versorgt werden, sind bei einer CO-Vergiftung am meisten gefährdet. Das macht sich besonders bei älteren Menschen bemerkbar oder bei Patienten, die früher schon einmal z.B. einen apoplektischen Insult oder einen Myokardinfarkt erlitten haben.
6. *Hämoglobinkonzentration:* Bei erniedrigter Hämoglobinkonzentration, z.B. durch Anämie, wirken geringere Hb-CO-Konzentrationen toxischer als bei normalem Hb-Gehalt.

Symptome: Die CO-Vergiftung kann nach pathogenetischen Gesichtspunkten in mehreren Phasen ablaufen (5,25). In der *Initialphase* kommt es zu den Zeichen der akuten Gewebshypoxie besonders des Gehirns und des Herz-Kreislauf-Systems. Das Ausmaß der Symptome ist abhängig von der Hb-CO-Konzentration bzw. der Restmenge an Sauerstoff, die noch zu den Geweben gelangt (Tab. 53.8) (17). Etwa ab 20–30% Hb-CO treten Schwindel und zunehmende Bewußtseinseintrübung auf, die sich bei 40–60% Hb-CO zum Koma mit Cheyne-Stokes-Atmung steigert. Die Reflexe sind anfänglich verstärkt; es können sogar Reflexdifferenzen und pathologische Reflexe auftreten; später findet sich eine allgemeine Abschwächung der Reflexe. Das Herz-Kreislauf-System reagiert anfänglich mit Tachykardie und gesteigertem Herzminutenvolumen. Die Haut ist rosa durch das intensive Rot des Hb-CO. Später sinken Herzminutenvolumen und Blutdruck, die Haut wird blaß-livid und die Körpertemperatur fällt ab.

Die nächste Phase wird von einem generalisierten Gewebsödem geprägt. Dieses Gewebsödem ist Folge gestörter Kapillarpermeabilität durch die vorausgegangene Hypoxie. Das Hirnödem steht im Vordergrund der Symptomatik. In dieser Phase, die meist dann erreicht ist, wenn der Patient in die Klinik eingeliefert wird, ist die Hb-CO-Konzentration meist nur noch gering erhöht oder schon wieder im Normbereich. Doch die Ödembildung kann auch nach abgeschlossener CO-Exposition weiter fortschreiten, woraus sich die Konsequenz ergibt, auch scheinbar weniger schwere Fälle längere Zeit zu überwachen. In Abhängigkeit vom Ausmaß des Hirnödems finden sich wechselnde Grade der Bewußtseinseintrübung und sehr unterschiedliche neurologische Bilder. Wenn die Hypoxie sehr stark ausgeprägt war, kommt es zu bleibenden zerebralen (und evtl. myokardialen) Läsionen, die das Bild der *Spätphase* prägen. Da sich die hypoxisch bedingten Erweichungsherde meist in den vorderen Abschnitten des Pallidum finden, kommt es zu Störungen der Merkfähigkeit mit stark eingeschränkter Leistung des Neugedächtnisses, die sich vom Korsakow-Syndrom durch vorhandenes Kritikvermögen und das Fehlen von Konfabulationen unterscheiden. Die allgemeine Stimmungslage ist häufig depressiv, kann aber bei Stirnhirnschädigung auch euphorisch, distanzlos und enthemmt sein. In seltenen Fällen sind Störungen des Geruchssinnes, Apraxie, Agraphie und epileptische Anfälle beschrieben. Bei Schädigung im Bereich der Stammganglien findet sich ein Parkinson-Syndrom, wobei die Akinese häufig vor dem Rigor auftritt. Es sind auch choreatisch-dystonisch und atetotisch-dyskinetische Syndrome ebenso wie Torsionsdystonie bekannt. Am Herzen kann ein Myokardinfarkt mit seinen Folgen (Herzinsuffizienz, Herzrhythmusstörungen) Ausdruck der vorausgegangenen schweren Hypoxie sein.

Therapie: Überwachen auch der scheinbar leichten Fälle auf der Intensivstation. Möglichst rasches und hohes Sauerstoffangebot, bei allen mittelschweren bis schweren Fällen. Prophylaktische niedrig dosierte Antikoagulation, frühzeitige Relaxation und PEEP-Beatmung mit reinem Sauerstoff (5). Die hyperbare Oxigenation in Überdruckkammern ist ebenfalls erfolgreich, aber nur an wenigen Stellen praktizierbar. Ausgleich der metabolischen Azidose und Schocktherapie. Behandlung des Hirnödems nach den allgemeinen Richtlinien.

Reizgase

Reizgase reizen bzw. schädigen die Schleimhaut des Respirationstraktes, die Alvolen und interstitiellen Lungenkapillaren; sie führen zu Veränderungen im Sinne einer chemischen Entzündung. Ob der primäre Angriffsort eines Reizgases im oberen Respirationstrakt (Pharynx, Larynx, Trachea), im mittleren Respirationstrakt (Bronchien, Bronchiolen) oder im terminalen Respirationstrakt (Bronchiolen, Alveolen, Kapillaren) liegt, ist von seiner Wasser- bzw. Fettlöslichkeit abhängig (Tab. 53.9). Die gut wasserlöslichen Reizgase schlagen sich frühzeitig im Wasserfilm des oberen bis mittleren Respirationstraktes nieder und kommen dort zur Wirkung, während die gut fettlöslichen Reizgase bis zu den Bronchiolen, Alveolen und Kapillaren gelangen. Wird ein Reizgas in sehr hoher Konzentration inhaliert, das sich normalerweise im oberen bis mittleren Respirationstrakt niederschlägt, so kann der nicht in Wasser gelöste Überschuß auch bis in die terminalen Abschnitte des Respirationstraktes vordringen und dort wirken. Der Wirkungseintritt bei Schädigung des oberen bis mittleren Respirationstraktes erfolgt rasch, während sich die Schädigung des terminalen Respirationstraktes erst nach einer Latenz von Stunden bis Tagen manifestieren kann. In Abhängigkeit vom Wirkort finden sich unterschiedliche Symptome: Bei Einwirkung auf den oberen Respirationstrakt kann besonders das akut einsetzende Glottisödem lebensbedrohlich sein. Bei Schädigung des mittleren Respirationstraktes steht ein Atemnotsyndrom im Sinne einer asthmoiden Bronchitis im Mittelpunkt. Die Schädigung des terminalen Respirationstraktes ist durch das auftretende Lungenödem lebensgefährlich.

Von den besonders gefährlichen Reizgasen, die auf den terminalen Respirationstrakt wirken, hat das Stickstoffdioxid besondere Bedeutung, da es ein wesentlicher Bestandteil des „Smog“ (zusammen mit Schwefeldioxid, Kohlenmonoxid, Stäuben, Kohlenwasserstoffen und Formaldehyd) ist.

Stickstoffdioxid

Stickstoffdioxid ist ein braungefärbtes Gas. Es fin-

Tabelle 53.9 Unterschiedlicher Angriffspunkt und Symptome, die von verschiedenen Reizgasen hervorgerufen werden in Abhängigkeit von ihrer Wasser- und Lipoidlöslichkeit

	Oberer Respirationstrakt	Mittlerer Respirationstrakt	Terminaler Respirationstrakt
Ort der Schädigung	Pharynx Larynx Trachea	Bronchien Bronchiolen	Bronchiolen Alveolen Kapillaren
Latenz bis Wirkungseintritt	Sofortwirkung	Minuten bis Stunden	Stunden bis Tage
Symptomatik der Vergiftung	Kratzen im Pharynx Husten Glottisödem inspiratorischer Stridor	Husten, schleimiger Auswurf Bronchokonstriktion, Bronchospasmus Bronchopneumonie	Atemnot, Zyanose Husten, schaumiger Auswurf Lungenödem
Löslichkeit der Reizgase	Wasserlöslichkeit		Lipoidlöslichkeit
Beispiele von Reizgasen	Ammoniak (NH_3) Chlorwasserstoff (HCl) Formaldehyd (HCHO)	Schwefeldioxid (SO_2) Chlorgas (Cl_2) Isocyanate	Stickstoffdioxid (NO_2) Phosgen ($COCl_2$) Ozon (O_3)

det sich häufig zusammen mit dem farblosen Stickstoffmonoxid (NO), das kein Reizgas, sondern ein Methämoglobinbildner ist. Beide Gase gehören zu den „Nitrosegasen".

Symptome: Nach Inhalation von NO_2 kommt es zuerst zu mäßigen Reizerscheinungen des oberen Respirationstraktes, wie bei einer Bronchitis. Dies ist allerdings nur ein Durchgangssyndrom! Erst nach einer Latenz von Stunden bis Tagen zeigt sich die Schädigung des terminalen Respirationstraktes durch Entstehen eines toxischen Lungenödems.

NO_2 führt zu einer Permeabilitätssteigerung der Lungenkapillaren, aus denen bei mittelschweren Intoxikationen eiweißarmes Plasmawasser in den Alveolarraum übertritt. Bei schweren Intoxikationen ist die Permeabilitätsstörung so groß, daß eiweißreiches Plasma in die Alveolen gelangt. Klinisch ist das Vollbild eines Lungenödems festzustellen. Es ist aber wichtig, dieses toxische Lungenödem von dem kardial bedingten Lungenödem zu unterscheiden. Im Gegensatz zum kardialen Lungenödem finden sich keine hohen Drucke in den pulmonalen Kapillaren (P_{cw}) in der Pulmonalarterie (diastolischer P_{pa}) bzw. vor den rechten Herzen (ZVD); die dort gemessenen Drucke sind beim toxischen Lungenödem aufgrund des Volumenmangels niedrig. Der Plasmaverlust führt zu Hämokonzentration, Hypovolämie und kann in einem Schocksyndrom enden. Die Therapie ist daher nach ungewöhnlichen Gesichtspunkten durchzuführen.

Therapie: Grundsätzlich ist das toxische Lungenödem schwer zu beeinflussen. Möglichst rasch soll Dexamethason (Auxiloson Dos. Aer.) inhaliert werden, womit eine gewisse Gefäßabdichtung erreicht wird (16). Das Lungenödem kann dadurch vermindert oder in Frühfällen sogar verhindert werden. In schweren Fällen sind prophylaktische PEEP-Beatmung und Antikoagulation erforderlich. Besonders ungewöhnlich ist das therapeutische Konzept, das toxische Lungenödem im Gegensatz zum kardialen Lungenödem mit Volumensubstitution zu behandeln (11). Die Indikation dazu muß besonders gründlich abgewogen werden. Sie ist abhängig von dem Ausmaß der Erniedrigung der intrapulmonal und zentralvenös gemessenen Blutdruckwerte und erfordert das gleichzeitige Vorliegen von klinisch relevanter Hämokonzentration, Hypoproteinämie und Hypovolämie. Bekanntlich wirken niedrige intrapulmonale Blutdruckwerte gegen die Ausbildung eines Lungenödems. Sind aber die Zeichen des Verlustes eiweißreicher Flüssigkeit, der Hämokonzentration und Hypovolämie stark ausgeprägt, dann ist die Substitution von Plasmaeiweißlösungen bzw. künstlichen Plasmaersatzmitteln unumgänglich. Es wird zur Zeit abgewogen, ob es nicht besser sei, möglichst hochmolekulare Stärkelösungen (Plasmasteril, Fresenius, 6370

Oberursel) zu verwenden, die weniger befürchten lassen, daß sie wieder die geschädigte Kapillarwand passieren und das Lungenödem noch weiter verstärken. Die Wertigkeit der systemischen Glucokortikoidtherapie ist umstritten.

Wenn es wahrscheinlich ist, daß zunächst zum Stickstoffdioxid auch Stickstoffmonoxid eingeatmet wurde, so ist nach einer Methämoglobinbildung zu suchen und bei positivem Nachweis die Therapie mit Thionin (Katalysin, 0,2%, 10 ml i.v.) oder Methylenblau (2%, 10 ml i.v., evtl. 1- bis 2mal wiederholen) durchzuführen.

Verzeichnis von Informations- und Behandlungszentren für Vergiftungen in der Bundesrepublik Deutschland (Stand Juni 1979)

K = Kinderklinik, I = Medizinische Klinik, ⊕ = kein 24-Stunden-Dienst

	Berlin	
K	Beratungsstelle für Vergiftungserscheinungen an der Universitäts-Kinderklinik, KAVH Heubnerweg 6, 1000 Berlin 19	**(0 30) 302 30 22**
I	Reanimationszentrum der Freien Universität Berlin im Klinikum Charlottenburg Spandauer Damm 130, 1000 Berlin 19	**(0 30)** **30 35 466/22 15/436** Zentrale: **30 35 1**
	Bonn	
K	Universitäts-Kinderklinik und Poliklinik Bonn Informationszentrale gegen Vergiftungen Adenauerallee 119, 5300 Bonn	**(0 22 21) 31 35 05** Zentrale: **21 70 51** Fernschreiber: **886 9546 KLBO D**
	Braunschweig	
I	Medizinische Klinik des Städtischen Krankenhauses Salzdahlumer Str. 90, 3300 Braunschweig	**(05 31) 622 90** Zentrale: **69 10 71**
	Bremen	
I	Kliniken der Freien Hansestadt Bremen Zentralkrankenhaus St.-Jürgen-Straße, Klinikum für innere Medizin – Intensivstation – St.-Jürgen-Straße, 2800 Bremen 1	**(04 21) 497 52 68** diensthabender Arzt: **497 36 88**
	Freiburg	
K	Universitäts-Kinderklinik Freiburg Informationszentrale für Vergiftungen Mathildenstraße 1, 7800 Freiburg	**(07 61) 270 43 61** Pforte: **270 43 01** Zentrale: **270 1**
	Göttingen	
K⊕	Universitäts-Kinderklinik und Poliklinik Humboldtallee 38, 3400 Göttingen	**(05 51)** Zentrale: **39 62 10/11** (Vermittlung an den diensthabenden Arzt) Poliklinik: **39 62 39** Fernschreiber: **UniGö 967 03**
	Hamburg	
I	II. Mediziniische Abteilung des Krankenhauses Barmbek, Giftinformationszentrale Rübenkamp 148, 2000 Hamburg 60	**(0 40) 63 85 346/345**
	Homburg/Saar	
K	Universitäts-Kinderklinik Homburg/Saar Informationszentrale für Vergiftungen 6650 Homburg/Saar	**(0 68 41)** **16 22 57/16 28 46** Zentrale: **16 1**
	Kiel	
I	Zentralstelle zur Beratung bei Vergiftungsfällen an der I. Medizinischen Universitätsklinik Kiel Schittenhelmstraße 12, 2300 Kiel	**(04 31) 597 42 68** Zentrale: **597 1** Pförtner: **597 24 44/24 45** Fernschreiber der Landesregierung: **299 871 lreg d** (Kennwort: **Vergiftungszentrale)**
	Koblenz	
I	Städtisches Krankenhaus, Kemperhof Koblenz, I. Medizinische Klinik Koblenzer Straße 115, 5400 Koblenz	**(02 61) 460 21** App. **648** Fernschreiber der Stadtbibliothek: **862 699**
	Ludwigshafen	
I	Städtische Krankenanstalten Ludwigshafen, Entgiftungszentrale, I. Medizinische Klinik Bremserstraße 79, 6700 Ludwigshafen	**(06 21) 50 34 31** Zentrale: **50 31** Fernschreibanschluß der Städt. Berufsfeuerwehr **046 48 61**
	Mainz	
I	Zentrum für Entgiftung und Giftinformation, II. Medizinische Klinik und Poliklinik der Universität Langenbeckstraße 1, 6500 Mainz	**(0 61 31) 22 333/19 24 18** Zentrale: **191**
	München	
I	Giftnotruf München Toxikologische Abteilung der II. Medizinischen Klinik rechts der Isar der Technischen Universität Ismaninger Straße 22, 8000 München 80	**(089) 41 402 211** Fernschreiber: **05-24 404 klire d**
	Münster	
I	Medizinische Klinik und Poliklinik Westring 3, 4400 Münster Spezielle toxikologische Fragen:	**(02 51) 83 61 88** Zentrale: **83 1** Pforte:
⊕	Institut für Pharmakologie und Toxikologie der Westfälischen Wilhelms-Universität	**83 62 01 und 83 62 02** **(02 51) 83 55 55**
	Nürnberg	
I	II. Medizinische Klinik der Städtischen Krankenanstalten Toxikologische Abteilung Flurstraße 17, Abholfach, 8500 Nürnberg 5	**(09 11) 398 24 51** Fernschreiber: **06-22-903 stnbg d**
	Papenburg	
K⊕	Marienhospital, Kinderabteilung 2990 Papenburg	**(0 49 61)** Zentrale: **20 44** (Vermittlung an den diensthabenden Arzt)

Literatur

1 Autor, A. P.: Biochemical Mechanisms of Paraquat Toxicity. Academic Press, New York 1977

2 Bachofen-Porchet, M., H. Bachofen: Lungenveränderungen nach Trauma und Schock: das „respiratory distress syndrome" des Erwachsenen. Schweiz. med. Wschr. 103 (1973) 1

3 Barckow, D., T. Schirop: Frühzeitige Beatmung mit positiv-endexspiratorischen Drucken (PEEP) bei Schlafmittelvergiftungen. In: Humantoxikologie. Akute Vergiftungen – Giftinformation, hrsg. von S. Okonek, G. Fülgraff, R. Frey. Fischer, Stuttgart 1979

4 Bierbach, H., S. Okonek, W. Atzpodien: Ein unerwarteter Befund bei schweren Lauge-Intoxikationen: Metabolische Azidose, 11. Gemeins. Tagg. d. Dtsch. u. Österr. Ges. f. Int. Intensivmed., Berlin 1979

5 Burmeister, H., G. A. Neuhaus: Die Behandlung der schweren subakuten Leuchtgasvergiftung beim Menschen. Arch. Toxikol. 26 (1970) 277

6 Clemmesen, C., E. Nilsson: Therapeutic trends in the treatment of barbiturate poisoning. The scandinavian method. Clin. Pharmacol. Ther. 2 (1961) 220

7 Coper, H.: Klinische Pharmakologie der gebräuchlichsten Schmerz-, Schlaf- und Beruhigungsmittel (Tranquilizer). Internist 13 (1972) 169

8 Dreisbach, R. H.: Handbook of Poisoning. Lange, Los Angeles 1977

9 Fletcher, K.: Clinical Aspects of Paraquat Poisoning. Kynoch Press, Birmingham 1976

10 Friedberg, K. D.: Antidote bei Blausäurevergiftungen. Arch. Toxikol. 24 (1968) 41

11 Fruhmann, G.: Behandlung des toxischen Lungenödems. Prax. Pneumol. 30 (1976) 37

12 Gessner, O., G. Orzechowski: Gift- und Arzneipflanzen von Mitteleuropa. Winter, Heidelberg 1974

13 Gilfrich, H. J., W. Kasper, T. Meinertz, S. Okonek, R. Bork: Treatment of massive digitoxin overdose by charcoal hemoperfusion and cholestyramine. Lancet 1978/I, 505

14 Grosse, G., W. Höfer, H. Gruska, K. H. Beyer, St. Kubicki, Th. Schirop: Zur Klinik der schweren Carbromal-Intoxikation. Klin. Wschr. 52 (1974) 39

15 Gleason, M. N., R. E. Gosselin, H. C. Hodge, R. P. Smith: Clinical Toxicology of Commercial Products. Williams & Wilkins, Baltimore 1969

16 Hartung, W.: Glukokortikosteroide bei toxischen Lungenschädigungen. Therapiewoche 25 (1975) 5821

17 Henschler, D.: Wichtige Gifte und Vergiftungen. In: Allgemeine und spezielle Pharmakologie und Toxikologie, W. Forth, D. Henschler, W. Rummel. Wissenschaftsverlag, Mannheim 1975

18 Hunyor, S. N., K. Bradstock, P. L. Somerville, N. Lucas: Clonidine overdose. Brit. med. J. 1975/IV, 23

19 Ibe, K.: Die akute Methaqualon-Vergiftung. II. Mitteilung Klinik, Pathophysiologie und Therapie. Arch. Toxikol. 21 (1966)289

20 Imperial Chemical Industries Ltd.: Hinweise zur Behandlung von Vergiftungen mit Paraquat oder Diquat. Dtsch. ICI GmbH, Frankfurt 1980

21 Karczmar, A. G., E. Usdin, J. H. Wills: Anticholinesterase agents. In: International Encyclopedia of Pharmacology and Therapeutics, Bd. I. Pergamon Press, Oxford 1970

22 Klimmer, O. R.: Pflanzenschutz- und Schädlingsbekämpfungsmittel. Hundt, Hattingen 1971

23 Leber, H. W., P. Rawer: Differentialindikation und Wertigkeit von Hämodialyse und Hämoperfusion bei akuten Intoxikationen. In: Humantoxikologie. Akute Vergiftungen – Giftinformation, hrsg. von S. Okonek, G. Fülgraff, R. Frey. Fischer, Stuttgart 1979

24 Ludewig, R., K. H. Lohs: Akute Vergiftungen. Fischer, Stuttgart 1977

25 Matthew, H., A. A. H. Lawson: Treatment of Common Acute Poisoning. Churchill-Livingstone, Edinburgh 1975

26 Mittermayer, C., R. Ostendorf, U. N. Riede: Pathologisch-anatomische Untersuchungen bei der respiratorischen Insuffizienz durch Schock. I. Lichtmikroskopische und biochemische Analyse. Intensivmedizin 14 (1977) 252

27 Moeschlin, S.: Klinik und Therapie der Vergiftungen, 6. Aufl. Thieme, Stuttgart 1980

28 v. Mühlendahl, K. E., E. G. Krienke: Vergiftungen im Kindesalter. 2. Vergiftungen mit Pyrazolderivaten. Pädiat. Prax. 22 (1979) 71

29 v. Mühlendahl, K. E., D. Kahn, E. G. Krienke: Intoxikationen mit Analgetika und Antipyretika. Pyrazol-Vergiftungen. Notfallmedizin 5 (1979) 419

30 Okonek, S.: Aktuelle Gesichtspunkte zur Intoxikation durch Alkylphosphate. Biochemische Befunde, Symptomatik und Therapie. Internist 16 (1975) 123

31 Okonek, S., H. Rieger: EEG-Veränderungen bei Alkylphosphat-Vergiftungen. EEG-EMG 6 (1975) 19

32 Okonek, S.: Hämoperfusion mit beschichteter Aktivkohle. Intensivmedizin 15 (1978) 54

33 Okonek, S., H. J. Tönnis, C. A. Baldamus, A. Hofmann: Hemoperfusion versus hemodialysis in the management of patients severely poisoned by organophosphorus insecticides and bipyridyl herbicides. Artif. Organs 3 (1979) 241

34 Okonek, S., C. A. Baldamus, A. Hofmann, C. J. Schuster, P. Bechstein, B. Zöller: Two survivors of severe paraquat intoxication by „continuous hemoperfusion". Klin. Wschr. 57 (1969) 957

35 Okonek, S., H. J. Gilfrich: Hämoperfusion zur Therapie der schweren Digitalis-Intoxikation? Dtsch. med. Wschr. 105 (1980) 501–502

36 Okonek, S.: Intoxication with pyrazolones. Br. J. clin. Pharmac. (im Druck)

37 Perkow, W.: Wirksubstanzen der Pflanzenschutz- und Schädlingsbekämpfungsmittel. Parey, Berlin 1971/1974

38 Prasad, K.: Use of glucagon in the treatment of quinidine toxicity in the heart. Cardiovasc. Res. 11 (1977) 55

39 Proudfoot, A. T., J. Park: Evaluation of the Edinburg classification of coma due to drugs. Vet. Hum. Toxicol. 21, Suppl. 42 (1979)

40 Proudfoot, A. T., M. S. Stewart, T. Levitt, B. Widdop: Paraquat poisoning: significance of plasma-paraquat concentrations. Lancet 1979/II, 330

41 Reed, C. E., M. F. Driggs, C. C. Footh: Acute barbiturate intoxication. A study of 300 cases based on a physiological system of the severity of the intoxication. Ann. intern. Med. 37 (1952) 290

42 Reinold, E. W., W. J. Reynolds, D. E. Fixler u. Mitarb.: Use of hemodialysis in the treatment of quinidine poisoning. Pediatrics 62 (1972) 764

43 Riede, U. N., C. Mittermayer, J. Hassenstein, K. Bensing, W. Sandritter: Pathologisch-anatomische Untersuchungen bei der respiratorischen Insuffizienz durch Schock. II. Ultrastrukturell-morphologische Befunde. Intensivmedizin 14 (1977) 263

44 Rose, M. S., L. L. Smith, I. Wyatt: Evidence for energy-dependent accumulation of paraquat into rat lung. Nature (Lond.) 252 (1974) 314

45 Schölmerich, J., B. Kremer, K. Schmidt, H. Setyadharma, H. Setiadi, G. A. Schoenberger: Alternations in metabolism and ultrastructure of liver induced by a toxic factor isolated from burned mouse skin. Int. Care Med. 3 (1977) 191

46 Schönborn, H., H. P. Schuster, W. Prellwitz, P. Baum: Prophylaxe und Therapie von Organkomplikationen bei schwe-

ren peroralen Säurevergiftungen. Therapiewoche 22 (1972) 786

47 Schönborn, H., H. P. Schuster, C. J. Schuster, R. Bork, H. J. Gilfrich: Schockbehandlung bei Schlafmittel-Vergiftungen. In: Humantoxikologie. Akute Vergiftungen – Giftinformation, hrsg. von S. Okonek, G. Fülgraff, R. Frey. Fischer, Stuttgart 1979

48 Schuster, H. P., H. Schönborn, R. Bork, C. J. Schuster: Akute exogene Intoxikationen. Erscheinungsformen und Sofortmaßnahmen. Med. Klin. 71 (1976) 1125

49 Seyffart, G.: Giftindex. Dialyse und Hämoperfusion bei Vergiftungen. Fresenius Stiftung, Bad Homburg v. d. H. 1975

50 Seyfiddinipur, N., S. Okonek: Neuropsychiatrische Langzeitprognose akuter Vergiftungen. 11. Gemeins. Tagg. d. Dtsch. u. Österr. Ges. f. Int. Intensivmed., Berlin 1979

51 Shub, C., G. T. Gau, P. M. Sidell, L. A. Brennan, jr.: The management of acute quinidine intoxication. Chest 73 (1978)

52 Späth, G.: Vergiftungen und akute Arzneimittelüberdosierungen. Witzstrock, Baden-Baden 1978

53 Vetterlein, F., W. Haase: Regional blood flow determinations in the rat during parathion-poisoning and treatment with atropine and obidoxime. Toxicology 12 (1979) 173

54 Weger, N.: Die Therapie der Blausäure-Vergiftung. In: Humantoxikologie. Akute Vergiftungen – Giftinformation, hrsg. von S. Okonek, G. Fülgraff, R. Frey. Fischer, Stuttgart 1979

55 Weilemann, L. S. u. Mitarb.: Treatment of severe chinidine poisoning by charcoal hemoperfusion and hemodialysis (im Druck)

56 Williams, R., M. Davies: Clinical and experimental aspects of paracetamol hepatotoxicity. Acta pharm. toxicol. 41, Supp. 2 (1977) 282

57 Williams, R., M. Davies: Therapeutic aspects of paracetamol overdose including management of acute liver failure. Acta pharm. toxicol. 41, Suppl. 2 (1977) 300

58 Winchester, J. F., M. C. Gelfand, W. J. Tilstone: Hemoperfusion in drug intoxication: Clinical and laboratory aspects. Drug Metab. Rev. 8 (1978) 69

59 Wirth, W., Gloxhuber, C.: Toxikologie für Ärzte, Naturwissenschaftler und Apotheker, 3. Aufl. Thieme, Stuttgart 1980

60 Woie, L., A. Øyri: Quinidine intoxication treated with hemodialysis. Acta med. scand. 195 (1973) 237

54 Verbrennungskrankheiten

Therapie der thermischen, elektrischen und chemischen Verletzung

Von P. R. Zellner

Die Therapie einer Gewebszerstörung durch thermische Quellen, chemische Substanzen oder elektrischen Strom muß schwerpunktmäßig in drei sich zeitlich überschneidende Abschnitte unterteilt werden, die im Interesse einer besseren Übersicht getrennt zu besprechen sind. Neben der Ersten Hilfe und der Diagnostik konzentrieren sich die therapeutischen Bemühungen auf den Volumenverlust, die Infektionsbekämpfung und die chirurgische Deckung von Hautdefekten.

Die Behandlung des Schockgeschehens ist die Substitution des direkt nach der Verletzung eintretenden Volumenverlustes.

Die Infektionsbekämpfung erstreckt sich vom Tage der Verletzung bis zur völligen Wiederherstellung der deckenden Haut durch Spontanausheilung oder eine Hauttransplantation. Letztere ist für den Intensivtherapeuten im Hinblick auf den zu wählenden optimalen Zeitpunkt und die Technik des operativen Vorgehens sehr wesentlich.

Entscheidend für die Prognose sind die Tiefe und Ausdehnung der Verletzung sowie Alter des Patienten, wobei drittgradige Verbrennungen mit zunehmendem Alter eine besonders hohe Letalität aufweisen (Abb. 54.1) (19).

Die thermischen, chemischen oder elektrischen Gewebsschädigungen werden im Hinblick auf die Tiefenausdehnung in 4 Grade eingeteilt.

Die *Gewebsschädigung*

- 1. Grades manifestiert sich lediglich analog eines Sonnenbrandes in einer Hyperämie der Haut,
- 2. Grades ist durch eine Teilzerstörung des dekkenden Epithels mit Austritt von Plasma und Blasenbildung gekennzeichnet,
- 3. Grades bedeutet eine völlige Zerstörung der Haut und ihrer epithelialen Anhangsgebilde, und somit kann es hier nicht mehr zu einer Selbstausheilung der Verletzung kommen,
- 4. Grades bedeutet, daß neben der völligen Zerstörung der Haut auch die in der Tiefe liegenden Strukturen wie Knochen, Sehnen und Nerven betroffen sind (Abb. 54.2) (19).

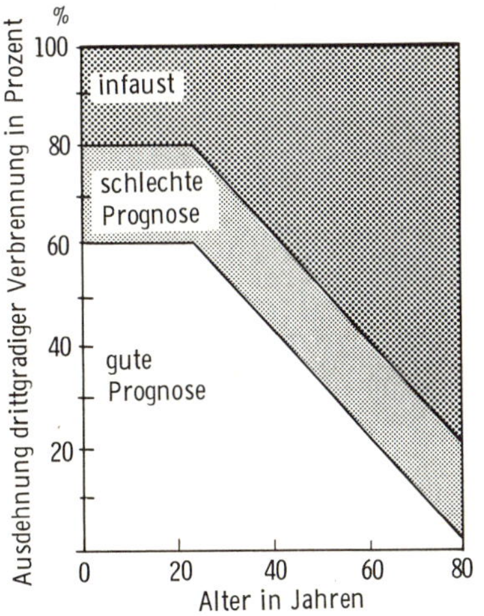

Abb. 54.1 Letalität bei drittgradiger Brandverletzung in Relation zu der Ausdehnung und dem Alter des Patienten (nach *Muir* und *Barclay*)

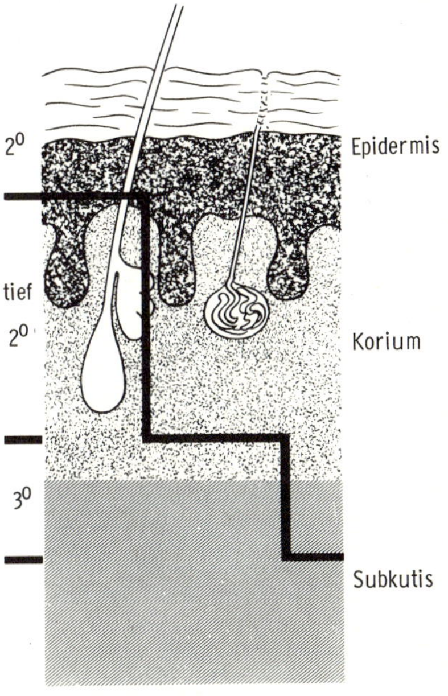

Abb. 54.2 Schematische Darstellung der Gewebszerstörung bei zweitgradiger, tief zweitgradiger und drittgradiger Brandverletzung

Beim thermischen Trauma steht die Tiefenwirkung in Abhängigkeit von der Temperatur und deren Einwirkungszeit, wobei erfahrungsgemäß eine kurz einwirkende Wärmequelle mit hoher Temperatur, etwa eine Explosion, eine geringere Tiefenwirkung hat als eine länger einwirkende mit niedrigerer Temperatur. So kann bereits eine Wärmequelle von 50–60 °C zu einer Hyperämie und Permeabilitätsstörung der Gefäße mit Plasmaaustritt führen, und darüber hinausgehende Temperaturen haben bereits einen koagulierenden Effekt zur Folge. Die Diagnostik, die eine Verschleierung des Befundes durch Rußbestandteile mitberücksichtigen muß und die auch für den Erfahrenen häufig sehr schwierig sein kann, sollte in jedem Fall die Anamnese mit heranziehen. Heiße Flüssigkeiten werden in erster Linie, wenn die Einwirkungszeit nur kurzfristig ist, zweitgradige, Flammen oder flüssige Metalle vorwiegend drittgradige thermische Verletzungen zurücklassen (27).

Ist das klinische Bild durch Plasmaaustritt und Blasenbildung gekennzeichnet, liegt meistens eine Verletzung 2. Grades vor. Dagegen muß die trockene Oberfläche einer Brandwunde mit evtl. in der Tiefe sichtbaren koagulierten Gefäßen als eine drittgradige Verletzung angesehen werden.

Die Abklärung der Differentialdiagnose mit dem Spateltest ist unsicher, die Prüfung der Sensibilität ist ebenfalls keine sichere Aussage im Hinblick auf eine Teil- oder völlige Zerstörung der Haut, da sie kurze Zeit nach dem Trauma, wenn der Patient ohnehin sediert oder motorisch unruhig ist, wenig aussagt.

Die Disulphinanfärbung sollte bei einer ausgedehnten thermischen Verletzung auf keinen Fall eingesetzt werden, da sie im Hinblick auf die Therapie keine eindeutige Information gibt und in der Schockphase die klinische Beurteilung des äußeren Erscheinungsbildes nahezu unmöglich macht.

In letzter Zeit ist durch die Einführung der Thermographie (13) eine neue und nach ersten Erfahrungen für die Klinik wertvolle Methode vorhanden, die Tiefe der Brandverletzung ohne Eingriff in den Organismus zu evaluieren. Durch das Abtasten der Wärmestrahlung mit einem Infrarotgerät und Sichtbarmachung der unterschiedlichen Temperaturen durch Farbgebung können eindeutige Rückschlüsse auf die Durchblutung und damit unterschiedliche Zerstörung der Haut gezogen werden.

Eine sichere und einfache Methode ist die Biopsie mit Schnellschnitt, die immer dort herangezogen werden sollte, wo bei sehr ausgedehnten Verbrennungen und zweifelhafter Prognose die Einleitung gezielter therapeutischer Maßnahmen von der Differentialdiagnose zwischen zweit- oder drittgradiger Verletzung abhängig ist.

Bei einer chemischen Noxe, die häufig mit einer thermischen Komponente kombiniert ist, wird die Einwirkungszeit und Konzentration des chemischen Wirkstoffes ausschlaggebend für die Gewebsschädigung sein.

Bei der Verletzung durch elektrischen Strom ist die Gewebszerstörung abhängig (29)
- von der Einwirkungszeit der Stromquelle,
- von der Stromstärke,
- vom Hautwiderstand und
- vom Widerstand des Gewebes im Verlauf des Stromweges.

Schwachstrom von 220 Volt hinterläßt im Bereich der Kontaktmarke fast immer – vom Lichtbogen abgesehen – eine umschriebene dritt- bis viertgradige Verbrennung, während es bei Hochspannungsunfällen zu tiefgreifenden und ausgedehnten Verkochungen der Gefäße und der Muskulatur kommt.

Die Ausdehnung der Verletzung wird nach der Neunerregel von Wallace bestimmt (19, 29). Bei Kindern muß die in Abhängigkeit vom Alter stehende unterschiedliche Relation zwischen Kopf und Rumpf berücksichtigt werden (Tab. 54.1, Abb. 54.3).

Die *Erste Hilfe* für den thermisch Verletzten ist in einem Ablöschen der brennenden Kleider und schnellen Abtransport in das nächste Krankenhaus zu sehen (3, 10, 27). Die immer wieder diskutierte

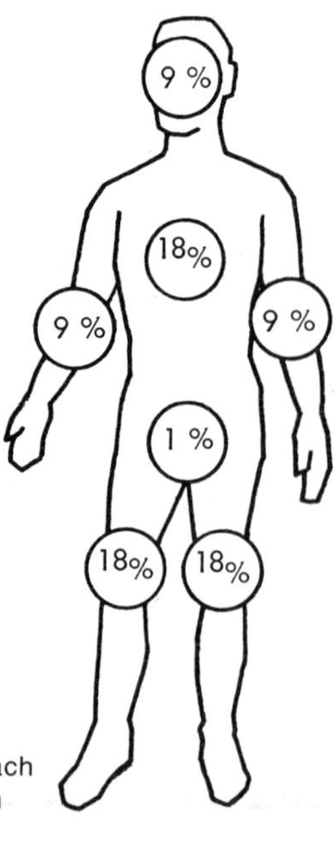

Abb. 54.3 Neunerregel nach *Wallace* bei Erwachsenen

Tabelle 54.1 Nach Körperregion und Alter aufgeteilte Neunerregel

Erwachsene				Kinder						
	2°	3°	Verbrennung	1 Jahr	1–4	5–9	10–14	15	2°	3°
7			Kopf	19	17	13	11	9		
2			Hals	2	2	2	2	2		
13			Rumpf (vorn)	13	13	13	13	13		
13			Rumpf (hinten)	13	13	13	13	13		
$2\frac{1}{2}$			re Gesäßhälfte	$2\frac{1}{2}$	$2\frac{1}{2}$	$2\frac{1}{2}$	$2\frac{1}{2}$	$2\frac{1}{2}$		
$2\frac{1}{2}$			li Gesäßhälfte	$2\frac{1}{2}$	$2\frac{1}{2}$	$2\frac{1}{2}$	$2\frac{1}{2}$	$2\frac{1}{2}$		
1			Genitalien	1	1	1	1	1		
4			re Oberarm	4	4	4	4	4		
4			li Oberarm	4	4	4	4	4		
3			re Unterarm	3	3	3	3	3		
3			li Unterarm	3	3	3	3	3		
$2\frac{1}{2}$			re Hand	$2\frac{1}{2}$	$2\frac{1}{2}$	$2\frac{1}{2}$	$2\frac{1}{2}$	$2\frac{1}{2}$		
$2\frac{1}{2}$			li Hand	$2\frac{1}{2}$	$2\frac{1}{2}$	$2\frac{1}{2}$	$2\frac{1}{2}$	$2\frac{1}{2}$		
$9\frac{1}{2}$			re Oberschenkel	$5^{1}{}_{2}$	$6\frac{1}{2}$	8	$8\frac{1}{2}$	9		
$9\frac{1}{2}$			li Oberschenkel	$5\frac{1}{2}$	$6\frac{1}{2}$	8	$8\frac{1}{2}$	9		
7			re Unterschenkel	5	5	$5\frac{1}{2}$	6	$6\frac{1}{2}$		
7			li Unterschenkel	5	5	$5\frac{1}{2}$	6	$6\frac{1}{2}$		
$3\frac{1}{2}$			re Fuß	$3\frac{1}{2}$	$3\frac{1}{2}$	$3\frac{1}{2}$	$3\frac{1}{2}$	$3\frac{1}{2}$		
$3\frac{1}{2}$			li Fuß	$3\frac{1}{2}$	$3\frac{1}{2}$	$3\frac{1}{2}$	$3\frac{1}{2}$	$3\frac{1}{2}$		
			Summe:							
			Gesamtverbrennung:							

Kaltwassertherapie und ihre Indikation stützen sich in erster Linie auf Tierexperimente und müssen in ihrer Anwendung kritisch gesehen werden. Sie sollte nur im Bereich umschriebener Verbrennungen an den Extremitäten Anwendung finden, die auch am Unfallort ohne Schwierigkeiten einer Kaltwassertherapie ausgesetzt werden können. Bei chemischen Verletzungen muß dem schnellen Abspülen oder Abduschen der Chemikalien ein wesentlicher Einfluß auf die Tiefe der Gewebszerstörung beigemessen werden.

Beim elektrischen Unfall stehen als Erste Hilfe die Methoden der Reanimation im Vordergrund, wobei in Abhängigkeit von der Stromstärke ein reversibler Herzstillstand oder ein irreversibles Herzkammerflimmern eintreten kann (29). Während bei Niederspannungsunfällen von 25–75 mA oder Hochspannungsunfällen mit über 5 A meist nur ein kurzzeitiger reversibler Herzstillstand zu beobachten ist, muß bei einer Niederspannung von 80 mA bis 3–5 mA mit einem irreversiblen Herzkammerflimmern gerechnet werden.

Die orale Flüssigkeitsgabe im Sinne einer Schockprophylaxe ist nur dem Katastrophenfall vorbehalten und sollte unter normalen Voraussetzungen keine Anwendung finden, da die therapeutische Wirksamkeit bei Brandverletzten nicht erwiesen ist (1).

Bei der *Erstversorgung* durch den Arzt ist neben der Inspektion und der Diagnostik des äußeren Erscheinungsbildes die Erfassung von Nebenverletzungen wesentlich. Hierzu gehören

- die Resorption toxischer Substanzen,
- stumpfe Bauchtraumen und Frakturen, wie sie bei Explosionen und Sturz nach Starkstromverletzungen nicht selten beobachtet werden.

Die Ausdehnung der Brandverletzung und deren Tiefe sollte aber erst nach Abtragen der Blasen beurteilt werden, wobei ein schonendes Vorgehen ohne Anwendung einer Allgemeinanästhesie zu empfehlen ist. Die Benutzung von harten Bürsten zur Reinigung der Brandwunde erscheint nicht sehr sinnvoll. Ist eine Verlegung in ein Schwerpunktkrankenhaus vorgesehen, so dürfen auf keinen Fall farbstoffhaltige bakterizide Lösungen Anwendung finden, da sie dem weiterbehandelnden Arzt die erforderliche und notwendige Diagnostik unmöglich machen. Der Verletzte selbst sollte nach Anlegen der Infusion in einer Schaumstofflage transportiert werden. In kalter Jahreszeit ist in jedem Fall ein erhöhter Wärmeverlust durch mangelhafte Beheizung des Krankenwagens zu vermeiden (27).

Bei thermischen Verletzungen ist der Inspektion des Nasenrachenraumes und der Atemwege unter Berücksichtigung von Gesichtsverbrennungen besondere Bedeutung beizumessen. Die routinemäßige Untersuchung mit dem Laryngoskop zeigt, daß in weit mehr Fällen als erwartet die Atemwege primär bei der thermischen Verletzung mitbetroffen sind (2, 20). Anamnestisch weisen Unfälle in geschlossenen Räumen oder Verbrennungen durch heißen Dampf von vornherein auf eine Beteiligung der Atemwege hin. Während heißer Dampf und Rauchpartikel vorwiegend zu einer Schädigung der Lunge selbst führen, sind bei einer Inhalation von heißer Luft in erster Linie die Schleimhaut der Atemwege bis zur Bifurkation betroffen. In derartigen Fällen sollte sofort eine endonasale Intubation durchgeführt werden, da sie sich bei einer abwartenden Haltung aufgrund des schnell einsetzenden Ödems schwierig, d.h. nicht selten traumatisch gestalten kann. Der Tubus muß mindestens 48 Stunden belassen werden.

Liegt keine ausgedehnte thermische Lungenschädigung, die eine Beatmung erfordert, vor, so ist die Indikation zur Tracheotomie kritisch abzuwägen, da letztere nicht ohne Risiko ist. Gerechtfertigt erscheint diese Maßnahme nur dann, wenn bereits primär eine Langzeitbeatmung aufgrund einer Schädigung der atemaktiven Fläche geplant ist. Eine weitere Indikation besteht bei einer drittgradigen zirkulären Verbrennung der Halsweichteile, die nicht nur zu einer Kompression führen, sondern im weiteren Verlauf auch die für eine operative Versorgung erforderliche orale Intubation sehr schwierig gestalten kann (11).

Eine wesentliche Maßnahme bei der Erstbehandlung, besonders bei elektrischen Verletzungen, ist das Anlegen von Entlastungsschnitten im Bereich der zerstörten Haut am Thorax zur Vermeidung einer durch die unnachgiebige Haut bedingten verminderten Ventilation und an den Extremitäten mit Eröffnung der Muskelfaszie zur Verhütung einer durch Kompression eintretenden zusätzlichen ischämischen Gewebsschädigung (19. 27).

Die *Schocktherapie* ist die Behandlung von pathophysiologischen Vorgängen (10), die bei thermischen, chemischen oder elektrischen Verletzungen in gleicher Weise zu finden sind und sich im Prinzip nicht von denen, die auch bei Politraumatisierten beobachtet werden, unterscheiden. Diese Veränderungen lassen sich in erster Linie allein durch den Volumenverlust erklären, ohne daß die Auswirkungen eines immer wieder diskutierten, aber in der Klinik noch nicht nachgewiesenen Verbrennungstoxins zur Pathogenese mit herangezogen werden muß (21). Durch die drei obengenannten ätiologischen Faktoren kommt es im Rahmen einer ausgedehnten Gewebs- und Gefäßschädigung zu einer vermehrten Durchlässigkeit der Gefäßwände mit Austreten eines vorwiegend zellfreien Substrates von Protein, Wasser und Elektrolyten. Bei zweitgradiger Verletzung findet dieser Verlust vorwiegend an der Körperoberfläche statt und manifestiert sich in Form von Blasen. Bei der drittgradigen Verletzung tritt die Ödemflüssigkeit in das subkutane Gewebe aus. Tierexperimentelle Untersuchungen haben gezeigt, daß Gefäße im nichtverbrannten Bereich. Partikel bis zu einem Molekulargewicht von 40000, im verbrannten Bereich bis zu 300000 durchtreten lassen. Diese ermittelten Werte sind insofern wesentlich, als sie zeigen, daß die Ödemneigung nicht nur im thermisch geschädigten Bereich, sondern auch im übrigen Organismus vorhanden ist (9). Im Gegensatz zur akuten Blutung kommt es beim Brandverletzten zwar zu einem substituierbaren, aber im eigentlichen Sinne therapeutisch nicht zu beeinflussenden Verlust intravasalen Volumens in das Interstitium oder an die Körperoberfläche, der sich über mehrere Tage erstreckt. Die Analyse des Blaseninhaltes, der dem interstitiellen Ödem entspricht, ergibt folgende Werte:

Der Plasmaproteingehalt liegt mit seinem Mittelwert bei 3,7 g%. Die Werte schwanken zwischen 2,8 g% und 6,4 g%. Der Albumingehalt liegt bei 2,7 g%, der Globulingehalt bei 0,6 g%. IgM kann oft nur in Spuren nachgewiesen werden. Es wurden aber auch Werte zwischen 12 mg% und 41 mg% beobachtet. Der Mittelwert vom IgG liegt bei

434 mg%. Hier schwanken die Werte zwischen 200 mg% und 800 mg%. An Gerinnungsfaktoren finden sich Faktor II und X mit einer Aktivität von 30% und eine Streuung des Prothrombins zwischen 18% und 42%. Der Faktor X liegt zwischen 25 und 57%. Faktor V findet sich nur in geringen Mengen meist unter 1%. Die Faktor-XIII-Aktivität liegt zwischen 20 und 60%, im Mittel jedoch bei 29%. Der Fibrinogengehalt schwankt zwischen 2 mg% und 16 mg% bei einem Durchschnitt von 10 mg%, der Quick-Wert liegt unter 10 (5).

Ohne Therapie kommt es im weiteren Verlauf der Verbrennungskrankheit, die, wie bereits oben erwähnt, weder durch bakterielle noch durch andere Toxine, hervorgerufen wird, zur Bildung einer Hypovolämie, zur typischen Mikrozirkulationsstörung mit Gewebshypoxidose und zu einer schweren metabolischen Störung. Unter Erhöhung des Katecholaminspiegels bis etwa auf das 30fache (24), setzt eine Zentralisation des Kreislaufes mit weiterer Verschlechterung der Mikrozirkulation ein, die im Zusammenhang mit der ohnehin eintretenden Bluteindickung, wobei der Hämatokrit bis zu 65 ansteigen kann, zu Erythrozyten- und Thrombozytenaggregaten führt und damit einen Circulus vitiosus mit weiterhin vermehrter Mikrozirkulationsstörung und Azidose herbeiführt (1, 15).

Zusätzlich kommt es in dieser Streßsituation, die eine vermehrte Herzleistung erfordert, zu einer Verminderung des Herzminutenvolumens. Natrium und Wasser gehen in großen Mengen in den Verbrennungsödemen verloren. Kalium tritt aus den Zellen aus und wird vermehrt ausgeschieden. Neben einem direkten durch das thermische, chemische oder elektrische Trauma bedingten Erythrozytenverlust kommt es im weiteren Verlauf zu einem sich über längere Zeit erstreckenden kontinuierlichen Erythrozytenverlust.

Bei ausgedehnten Verletzungen kann der Volumenmangel in den ersten Stunden erhebliche Ausmaße annehmen, so daß eine forcierte Infusion so früh wie möglich einsetzen muß, da Versäumnisse in den ersten Stunden nicht wieder ausgeglichen werden können (27). Wenn auch eine verspätete Auffüllung des Kreislaufs mit einer Normalisierung der üblichen Parameter wie Hämatokrit, ZVD, Blutdruck, Säure-Basen-Status und Urinausscheidung möglich ist, sollte man sich nicht darüber hinwegtäuschen, daß es sich hier um intravasale Parameter handelt, die keine ausreichenden Informationen über bereits vorliegende irreversible Zellschäden durch Hypoxie vermitteln. Der verspätete Versuch einer Therapie muß trotz Normalisierung der oben genannten Parameter als eine gewisse Infusionskosmetik angesehen werden, da die für die Routinediagnostik vorhandenen Kontrollwerte eine differenzierte Diagnostik des Schockgeschehens nicht zulassen, und es muß weiterhin als ein Irrtum angesehen werden, zu glauben, daß heute Patienten im Gegensatz zur Ära vor der Infusionsbehandlung nicht mehr an den Folgen der Volumenverschiebung versterben.

Eingehende pathologische Studien legen nahe, daß in nicht wenigen Fällen ein Exitus letalis am 10.–14. Tage nach der Verletzung weder auf eine Infektion noch auf eine häufig diskutierte Toxinschädigung zurückzuführen ist, sondern daß es sich hier um Spätfolgen irreversibler Organschäden durch das Schockgeschehen handelt, die erst zu einem verspäteten Zeitpunkt zum Zusammenbruch vitaler Funktionen führen. Die hierbei pathologisch anatomisch gefundenen Veränderungen sind mit Sicherheit auf die Störung der Mikrozirkulation in den ersten Stunden und Tagen zurückzuführen (27).

Neben den oben genannten Parametern zur Überwachung der Schocktherapie, der Evaluation der Nierenfunktion und dem Gerinnungsstatus wird man weiterhin die Messung der Osmolalität und des onkotischen Druckes empfehlen müssen. Wünschenswert wäre auch die Erweiterung der diagnostischen Palette durch die Messung der O_2-Spannung im Gewebe (1, 14, 15, 17). Nur so wird sich ein eindeutiges Bild der therapeutischen Bemühungen ergeben. Die Entwicklung von Mikrosonden, die ohne operative Maßnahmen in die Muskulatur eingebracht werden können, hat für die Verlaufskontrolle der Volumensubstitution eine neue Möglichkeit eröffnet. Neben der Bestimmung von Kalium und Natrium muß der Evaluation der Sauerstoffspannung im Gewebe eine besondere Bedeutung beigemessen werden, da sie bei einem aufgefüllten Kreislauf mit schlechter peripherer Durchblutung eine Indikation zur medikamentösen Öffnung der Peripherie darstellt. Unter Berücksichtigung der pathologisch-anatomischen Studien könnte hier vielleicht die Zahl der Patienten, die trotz einer zur Zeit als optimal angesehenen Volumensubstitution an den Folgen eines protrahierten Schockgeschehens sterben, reduziert werden.

Als sicherster Zugang für die Infusion in den ersten Tagen ist der Subklaviakatheter zu empfehlen, der eine laufende Messung des zentralen Venendrucks (ZVD) erlaubt. Auf keinen Fall darf der Katheter jedoch durch die brandverletzte Haut geführt werden, da somit die Gefahr der Allgemeininfektion vergrößert wird. Es erscheint wesentlich, darauf hinzuweisen, daß in nicht wenigen Fällen die Septikämie nicht durch Penetration der Erreger im Bereich der Brandwunde, sondern durch den Zugang von Erregern entlang des Katheters erfolgt. Bei wiederholten Untersuchungen von Katheterspitzen haben sich in einem hohen Prozentsatz pathogene Keime nachweisen lassen. Der Katheter, dessen Eintrittsstelle mehrmals am Tage mit einem Hautdesinfizienz gepflegt werden muß, ist mit einer Naht gut zu befestigen, um ein Hin- und Hergleiten zu vermeiden. Er sollte, wenn möglich, alle drei Tage gewechselt werden und kann nach der akuten Schockphase peripher liegen.

Schockbehandlung

Für die Bestimmung der Flüssigkeitssubstitution ist in erster Linie die Ausdehnung der Verletzung von Bedeutung. Allen Formeln gemeinsam ist die hohe Zufuhr in den ersten 12 Stunden. Wenn auch über die zu infundierende Menge eine gewisse Annäherung besteht, so bestehen über die Art der Volumensubstitution unterschiedliche Meinungen. Es werden neben Plasmaprotein-(PP-)Lösungen die Gabe von Plasmaexpandern und Elektrolytlösungen oder Kombinationen empfohlen (16).
Trotz der angegebenen guten Erfahrungen mit Plasmaexpandern und Elektrolytlösungen allein darf nicht übersehen werden, daß es hierbei zu einem scharfen Abfall des Proteinspiegels kommt, der im Hinblick auf die generell vermehrte Durchlässigkeit der Gefäße nicht ohne negative Auswirkungen bleiben kann. Wenn gesagt wird, daß es in den ersten 12 Stunden im Hinblick auf die starke Durchlässigkeit der thermisch, chemisch oder elektrisch geschädigten Gefäßwände gleichgültig ist, welche Art der Substitution durchgeführt wird, so muß jedoch ein verminderter Gesamteiweißspiegel mit Abfall des onkotischen Drucks auch zu einer unerwünschten Ödembildung im unverletzten Bereich führen.
Daher sollte eine PP-Lösung bevorzugt werden.
Die Formel nach Muir u. Barclay (19) (Tab. 54.2), die in ihrer modifizierten Form in drei 4-Stunden-, vier 6-Stunden- und eine 12-Stunden-Periode aufgeteilt ist, errechnet die Volumensubstitution aus *kg Körpergewicht × verbrannte Körperoberfläche × 0,5*. Der metabolische Flüssigkeitsbedarf muß gesondert entsprechend dem Gewicht bestimmt werden. Um eine Überladung des Kreislaufes zu vermeiden, wird empfohlen, auch bei einer großflächigen Brandverletzung maximal nur 50% Ausdehnung in die Formel einzusetzen.

Tab. 54.2

Verbrannte Körperoberfläche x kg KG x 0,5 = X ml PPL

1. Periode 4 Std.	**5. Periode** 6 Std.
2. Periode 4 Std.	**6. Periode** 6 Std.
3. Periode 4 Std.	**7. Periode** 6 Std.
4. Periode 6 Std.	**8. Periode** 12 Std.

Im Gegensatz zu anderen Formeln wird die hier errechnete Menge in den oben beschriebenen Zeitintervallen wiederholt gegeben und nicht eine Gesamtmenge auf unterschiedliche Zeitintervalle aufgeteilt. Besonders berücksichtigt wird der Bedarf in den ersten 12 Stunden, der durch eine Aufteilung in drei 4-Stunden-Phasen eine häufige Evaluation der Situation mit evtl. erforderlichen Korrekturen ermöglicht. Hierin ist im Vergleich zu anderen Vorschlägen hinsichtlich der Errechnung der Flüssigkeitsmenge ein gewisser Vorteil zu sehen. Bei tief 2–3gr. Verbrennungen ist in Abhängigkeit von den Parametern die Verabreichung von Vollblut erforderlich.
Für 1% der verbrannten Körperoberfläche muß man etwa 1% des Blutvolumens des Patienten rechnen. Dies gilt insbesondere bei Starkstromverletzungen. Nach jeder Phase müssen erforderliche Korrekturen durchgeführt werden, wobei die Urinausscheidung beim Erwachsenen nicht unter 60 ml/h liegen soll. Aufgrund eines großen Patientenkollektivs kann man sagen, daß die mit der oben angegebenen Formel errechnete Volumensubstitution meistens den klinischen Anforderungen gerecht wird und daß Korrekturen in Richtung auf eine vermehrte Applikation meistens nur bei ausgedehnten zweitgradigen Verletzungen erforderlich sind, bei denen ein hoher Anteil des aus den Gefäßen austretenden Ödems an der Körperoberfläche verlorengeht. Hinsichtlich der Verabreichung freien Wassers nimmt die elektrische Verletzung eine Sonderstellung ein, da hier durch hohen Anfall

von Hämo- und Myoglobin eine mechanische Verstopfung der Tubuli durch eine forcierte Diurese vermieden werden kann.
Obwohl der Zeitraum, für den die Volumensubstitution rechnerisch geschätzt wird, und fast alle Formeln die 48-Stunden-Grenze nicht überschreitet, darf nicht angenommen werden, daß bereits nach diesem Zeitabschnitt eine Abdichtung der Gefäße erfolgt ist. Diese wird erst 3 bis 4 Tage nach dem Trauma eintreten, so daß die Infusion nach Ablauf der ersten 2 Tage auch einen weiterhin anhaltenden Volumenverlust aus den Gefäßen berücksichtigen muß. Zur Aufrechterhaltung des Eiweißspiegels, des onkotischen Druckes und eines ausreichenden Volumens ist die Fortführung der Infusionstherapie bis etwa zum 10. Tage mit Verabreichung von 5- oder 20%igen PP-Lösungen weiterzuführen. Um diese nicht mit einer Formel genau zu erfassenden Flüssigkeitsverschiebungen annähernd überwachen zu können, sollte ein fortlaufendes Gewichtsmonitoring durchgeführt werden. Erfahrungen bei einem großen Patientenkollektiv haben gezeigt, daß nur auf diese Weise (27) eine ausgewogene Führung der Substitutionstherapie beim Brandverletzten möglich ist. Dieses gilt nicht nur für die Schockphase, sondern für den gesamten Therapieablauf, weil der Flüssigkeitsbedarf des Patienten, sein metabolischer Bedarf bis zur Abheilung zweitgradiger Verletzungen oder bis zur Transplantation einer drittgradigen Verbrennung mit keiner Formel auch nur annähernd errechnet werden kann, da sowohl die zerstörte Körperoberfläche als auch Milieufaktoren, wie eine Klimaanlage, nicht rechnerisch zu erfassen sind. Obwohl technisch die Möglichkeit besteht, die Flüssigkeitsverdunstung an der Oberfläche zu messen, erscheint für die Routine die genaue Dosierung mit einer Waage besonders im Hinblick auf die Langzeittherapie praktikabler zu sein. Ausgehend vom Ausgangsgewicht kann man bis zum 3. oder 4. Tage mit einem Gewichtsanstieg bis zu 10–12% rechnen, der nach Abdichtung der Gefäße und Rückresorption des Ödems innerhalb weiterer 6 Tage auf den Ausgangswert zurückgeht. Wenn im Bereich der Schocktherapie der größte Fehler in den ersten Stunden in einem *„Zuwenig"* liegt, so ist in der Phase der Rückresorption zwischen dem 4. und 6. Tage vor einem *„Zuviel"* zu warnen, da eine der Situation nicht angepaßte Infusion mit Überdosierung oder Nichtbeachtung des zurückströmenden Ödems sehr schnell zu einer Überladung des Kreislaufs mit all seinen Komplikationen führen kann (15, 27).
Im Zusammenhang mit den Mikrozirkulationsstörungen, die sich besonders an den parenchymatösen Organen wie der Lunge, der Niere und der Leber manifestieren und den außerordentlich großen Volumenverschiebungen in der Schockperiode, muß besonders auf das Problem der Lunge eingegangen werden. Neben einer direkten thermischen Schädigung der atemaktiven Fläche kann es ähnlich wie an anderen parenchymatösen Organen im Ablauf des Schockgeschehens zu einer gestörten Gefäßpermeabilität und zu einer dissiminierten Gerinnung im Rahmen der Verbrauchskoagulopathie kommen. Beide Mechanismen können zu einem interstitiellen Ödem und der Bildung von hyalinen Membranen führen (1, 15, 27). Daneben darf aber nicht übersehen werden, daß bei Vorliegen einer Zellmembranschädigung und Überladung des Kreislaufes in der Phase der Rückresorption mit Druckanstieg in der A. pulmonalis die oben aufgeführten Lungenveränderungen zusätzlich forciert werden. Diese Komplikation tritt häufig erst im Rahmen der Volumenverschiebungen zwischen dem 4. und 8. Tage auf und ist zum Teil auf Dosierungsfehler im Sinne eines „Zuviel" zurückzuführen. Ansteigen der Atemfrequenz, Absinken der O_2-Spannung und Verschlechterung des Allgemeinzustandes mit Anstieg des ZVD sind die ersten Zeichen, noch bevor die Röntgenaufnahme die Diagnose bestätigt (22). Eine drastische Reduzierung der Infusionsmenge, medikamentöse Forcierung der Ausscheidung sind hier die Therapie der Wahl. Sinkt die O_2-Spannung unter den kritischen Wert, wird sich die Frage der Beatmung stellen. Die Anzeigenstellung hierzu ist sehr kritisch zu evaluieren, da die maschinelle Beatmung ein zusätzliches Risiko bedeutet. Neben den nicht selten zu beobachtenden Druckulzera in der Trachea muß die Infektion mit gramnegativen Erregern als ein Risikofaktor angesehen werden. Im Vordergrund sollte daher immer als prophylaktische Maßnahme eine ausgewogene Flüssigkeitstherapie und ein frühes Einsetzen krankengymnastischer Maßnahmen mit kontinuierlich positivem Druck (CPAP) zur Beseitigung oder Vermeidung von Atelektasen stehen. Die Erfahrung hat leider gezeigt, daß ein sehr hoher Prozentsatz von Patienten, bei denen es zur vollen Ausbildung der sogenannten Schocklunge kommt, auch durch die maschinelle Beatmung nicht gerettet werden kann. In diesem Zusammenhang muß der Lunge und der an ihr ablaufenden pathophysiologischen Vorgänge eine zentrale Stellung bei der Intensivtherapie des Brandverletzten zugemessen werden. Eingehende und häufige Kontrollen der O_2-Spannung, eine regelmäßige Registrierung der Atemfrequenz

unter Berücksichtigung des Allgemeinbefindens und Gewichtsverlaufes des Patienten sind als eine absolute Voraussetzung zur Intensivüberwachung anzusehen.
Auch an der Niere wird es, wie an anderen Organen, zu Mikrozirkulationsstörungen kommen. Meist läßt sich eine reduzierte Ausscheidung in den ersten Stunden durch ein vermehrtes Angebot an freiem Wasser bis auf das gewünschte Maß (beim Erwachsenen etwa 50 ml/h) einstellen, und ein absolutes Nierenversagen in den ersten Tagen ist, abgesehen von der elektrischen Verletzung, eine selten zu beobachtende Komplikation. Jedoch ist beim Stromdurchtritt mit Veränderungen im Sinne einer Crash-Niere zu rechnen, die zu einer irreversiblen auch durch keine vermehrte Flüssigkeitszufuhr zu korrigierende Anurie führen kann. Kommt es trotz optimaler Flüssigkeitstherapie, die eine hypovolämische Situation ausschließen muß, zu einem Nierenversagen, so ist vor einem weiter vermehrten Angebot an Flüssigkeit im Hinblick auf die Überladung des Kreislaufes zu warnen. Eine derartige unkritische Maßnahme wird die Funktion der Niere nicht wieder in Gang setzen, wird aber durch Überladung des Kreislaufes zu Komplikationen an der Lunge führen. Die Erfahrungen in den letzten Jahren mit der Hämodialyse haben gezeigt, daß eine derartige Situation kein Todesurteil für den Patienten bedeutet. Durch rechtzeitiges Dialysieren kann in einem hohen Prozentsatz die anurische Phase überbrückt werden, wobei in günstigen Fällen nach 10 bis 14 Tagen wieder mit einer sich normalisierenden Ausscheidung zu rechnen ist. Der Dialyse muß bei gezieltem Einsatz am Brandverletzten eine wesentliche Bedeutung beigemessen werden. Neben ihrer erstrangigen Funktion, der Beseitigung harnpflichtiger Substanzen, bietet sie besonders im Stadium der Rückresorption des Ödems bei Anurie und Oligurie eine Kreislaufentlastung, die bis zu 2 l bei einer Dialyse betragen kann.

Verbrauchskoagulopathie

Auch beim Brandverletzten kommt es zu einer Verbrauchskoagulopathie. Die Ursache dieser Bilanzierungsstörung ist sowohl in der disseminierten intravasalen Gerinnung als auch in einer Minderproduktion von Gerinnungsfaktoren und Thrombozyten, die sich durch Schock bedingte Funktionsstörung von Leber und Knochenmark erklären läßt, zu sehen. Weiterhin ist die Herabsetzung des Hämostasepotentials durch den vermehrten Austritt von Gerinnungsprotein in den extravasalen Raum infolge der gestörten Gefäßpermeabilität im Verletzungsbereich zu erklären.
Bei den klinisch-chemischen Routineuntersuchungen findet sich bei jeder ausgedehnten Brandverletzung im Rahmen des Schockgeschehens ein Abfall des Quick-Wertes und ein markanter Sturz der Thrombozyten als Zeichen einer ablaufenden Gerinnungsstörung. Eine deutliche Verbrauchsreaktion findet sich bei 33% der Patienten zwischen dem 1. und 5. Tage, bei 29% der Patienten zwischen dem 6. und 10. Tag und bei 32% der Patienten zwischen dem 11. und 15. Tage. Diese akuten Umsatzstörungen finden sich besonders in der Schockphase und haben dann bis zum 15. und 20. Tage eine abfallende Tendenz. Diese Beobachtung ist ein zusätzlicher Hinweis für die sich langsam normalisierenden Folgen der durch das thermische Trauma ausgelösten Volumenverschiebung. Diese Befunde stehen selbstverständlich in Abhängigkeit von der Ausdehnung der Brandverletzung, wobei Patienten mit Verbrennungen unter 35% der Körperoberfläche in 76% der Fälle vom 1. bis 5. Tage eine Verbrauchskoagulopathie aufweisen, wogegen bei Patienten mit einer Brandverletzung von über 35% im gleichen Zeitraum derartige Veränderungen bereits in 92% der Fälle zu beobachten sind.
Die klinisch-chemisch nachgewiesenen Störungen der Gerinnung können in vielen Fällen auch durch das Sektionsergebnis bestätigt werden. Die Diagnose einer schweren Verbrauchskoagulopathie ist zu stellen, wenn gleichzeitig eine Verminderung von

- Faktor XIII,
- Thrombozyten,
- Maximalamplitude (me),
- Thromboelastogramm (TEG),
- Quick-Wert,
- Faktor II,
- Faktor V,
- Faktor X,
- Plasminogen und
- Antithrombin III

vorliegt. Dabei läßt sich in vielen Fällen ein absoluter oder relativer Fibrinogenabfall und Anstieg der Splitprodukte feststellen.

Ernährung

Die enorme katabole Situation beim Brandverletzten erfordert eine hochkalorische und eiweißhaltige Ernährung (2). Ohne Berücksichtigung der verabreichten Blutmengen und PP-Lösungen kann die negative Stickstoffbilanz bei −30 liegen. Ein physiologischer Gesamteiweißspiegel wird sich durch die Verabreichung von essentiellen Aminosäuren allein nicht erzielen lassen. Hier muß eine hohe Applikation von 20%igem Humanalbumin in einer Dosierung von 60–80 g/Tag angesetzt werden. Unter Berücksichtigung adäquat verstoffwechselter zuckerhaltiger und alkoholhaltiger Lösungen können mit der parenteralen Zufuhr in 24 Stunden etwa maximal 3000 kcal zugeführt werden. So kann z.B. mit einer Fructose-Glucose-Xylit-Lösung bei entsprechender Dosierung eine fast 100%ige Auswertung ohne Ausscheidung im Urin erreicht werden. Eine wesentliche Bedeutung kommt jedoch der oralen Ernährung zu, die sich aus einer eiweißreichen Diät und ballastarmen Nahrungskonzentraten zusammensetzen soll. Letztere können sowohl der Kost zugesetzt als auch zwischen den Mahlzeiten verabreicht werden. Hierdurch lassen sich oral etwa 2000–3000 kcal in 24 Stunden zuführen. So beläuft sich die Gesamtzufuhr – oral und parenteral – günstigstenfalls auf 5000–6000 kcal pro Tag.

Infektion

Als Quelle für die Wundinfektion sind neben den in der Analregion oder im Bereich der verletzten und unverletzten Haut befindlichen Keime in erster Linie Milieufaktoren wie Zimmerluft und die Hände des Pflegepersonals anzusehen (Abb. 54.4). Bei einem Drittel der Patienten findet man bereits bei der Aufnahme in der Analregion oder an anderen Körperpartien gramnegative Erreger, deren Übertragung im Sinne einer Autoinfektion im Wundbereich sich nicht vermeiden läßt, so daß der Schwerpunkt der Infektionsverhütung auf die durch den Menschen erfolgende Keimübertragung ausgerichtet ist (30, 31, 33). Um das Infektionsrisiko zu vermindern, sind in den letzten Jahrzehnten aufwendige Spezialstationen gebaut worden, in denen der organisatorische Ablauf der Pflege in einem System abgestufter Sicherheitsvorkehrungen gestaffelt ist. Das Pflegepersonal muß vor Betreten der „Unit", die durch Schleusen vom übrigen Krankenhaus getrennt ist, Operationskleidung anlegen. Vor dem Betreten des Patientenzimmers sind Überschuhe, ein Einmalkittel, Mütze und Maske anzulegen. Vor Einsetzen der pflegerischen Maßnahme im Zimmer sind Handschuhe erforderlich.

Neben der Isolierung der Patienten in Einzelzimmern muß in allen Bereichen der Pflegeeinheit eine

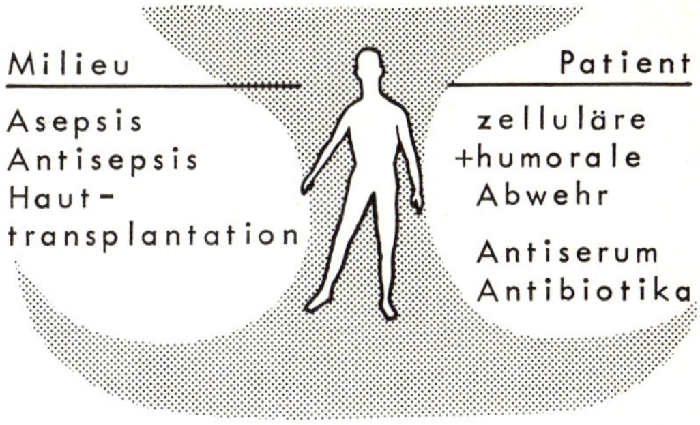

Abb. 54.4 Infektionsbekämpfung: Milieu – Patient

Klimaanlage für eine nahezu keimfreie Luft sorgen (18). Die Wände der Zimmer müssen glatt und abwaschbar sein, die Gardinen, die zur Wahrung der Intimsphäre erforderlich sind, laufen unter Glasscheiben. Zwischen Patientenzimmer und Pflegeeinheit, Korridor und Operationssälen bestehen Druckdifferenzen, die eine Verschleppung der Keime aus den schmutzigen in saubere Zonen vermeiden sollen.

Die Infektionsbekämpfung beginnt bereits am Tage der Aufnahme im Sinne prophylaktischer Maßnahmen mit einer aseptischen Pflegetechnik und einer antiseptischen Wundbehandlung durch ein bakterizides Oberflächenbehandlungsmittel (33). Wesentlich erscheint, daß man bei ausgedehnten Brandverletzungen auf Verbände, die im mikrobiologischen Sinne als feuchte Kammer angesehen werden müssen, verzichtet. Der Patient sollte in einem entsprechend klimatisierten Raum lediglich auf sterilem Schaumstoff, der täglich erneuert werden muß, gelagert werden. Somit wird jede Möglichkeit der Keimverschleppung durch Bettwäsche oder Matratzen vermieden. Besonders bei ausgedehnten Verletzungen kann mit dieser Lagerung der Bildung von Druckstellen an abhängigen Körperpartien vorgebeugt werden. Bei Mitbeteiligung der oberen Extremitäten sind diese in Tüchern aufzuhängen.

Zur Überprüfung der Wertigkeit einer aseptischen Wundpflege hat sich ein serologisches Typisierungsverfahren des Pseudomonas aeruginosa bewährt und wesentliche epidemiologische Hinweise gebracht. Auf diese Weise läßt sich der Weg der Infektion von Patient zu Patient oder vom Milieu zum Patienten dokumentieren. Die serologische Differenzierung des Pseudomonas aeruginosa in 13 Untergruppen hat den Nachweis erbracht, daß bei Behandlungsräumen, die von allen Patienten gemeinsam benutzt werden, auch wenn die Desinfektionsmaßnahmen gründlich getroffen werden, die

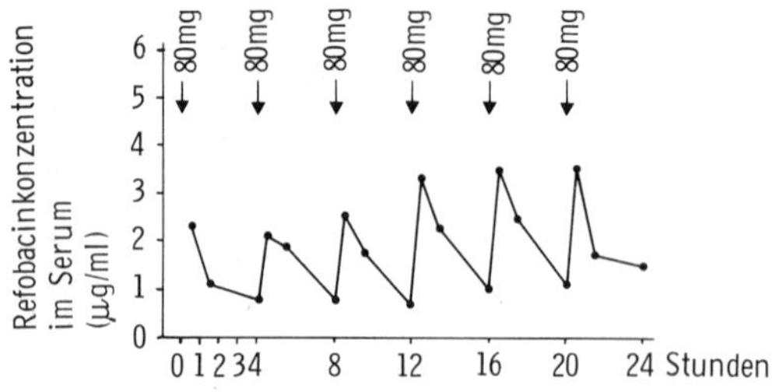

Abb. 54.5 Refobacinspiegel bei einer Gabe von 6 mal 80 mg/die

Gefahr der Keimübertragung von einem zum anderen Patienten sehr hoch ist. Daher sollten Bäder und Verbandsräume für die Pflege des Patienten vor einer Abheilung zweitgradiger Brandwunden oder der chirurgischen Nekrosenabtragung nicht empfohlen werden. Auf der anderen Seite kann man sagen, daß die in der Wasserleitung des Zimmers vorhandenen pathogenen Erreger, wie z.B. der Pseudomonas aeruginosa, für die Besiedlung der Brandwunde kaum in Betracht kommen (30, 31, 34).

Bei den sogenannten Oberflächenbehandlungsmitteln, die bereits prophylaktisch, d.h. am Tage der Aufnahme, eingesetzt werden müssen, hat sich unter den zur Zeit auf dem Markt befindlichen Präparaten das PVP-Jod bewährt. Qualitative Untersuchungen haben ergeben, daß die Zahl der Keime auf der Brandwunde niemals 10^5 überschreitet, eine Angabe, die insofern wesentlich erscheint, weil allgemein angenommen wird, daß die Gefahr der Allgemeininfektion besonders bei einem Ansteigen der Keime über 10^5 auf 1 cm^2 an der Körperoberfläche besteht (32, 33).

Von seiten des verletzten Organismus muß die Infektionsabwehr neben einer ausreichenden kalorischen Ernährung mit Erhaltung eines physiologischen Gesamteiweißspiegels auch mit der Substitution von Gammaglobulin gestützt werden. Die Immunelektrophorese wird in fast allen Fällen einen Abfall der IgG- und IgM-Fraktion ergeben, deren Normalisierung in das Therapieprogramm aufgenommen werden muß (37).

Die Verabreichung eines Antitoxins kann nur im Zusammenhang mit der Infektion gesehen werden. Die Entwicklung eines derartigen Impfstoffes sollte forciert werden (8).

Die bisher vorliegenden klinisch-experimentellen Studien haben ein positives Resultat im Hinblick auf die Senkung der Letalität durch Septikämie erbracht (8).

Dagegen hat der Versuch einer aktiven Immunisierung gegen gramnegative Erreger z.B. des Pseudomonas aeruginosa keine positiven Resultate gezeigt. Im Vergleich zum Gesunden, bei dem durch fortlaufende Auffrischungsimpfung ein linearer Anstieg der Antikörper zu beobachten ist, kann beim Brandverletzten kein therapeutisch wirksamer Titer erreicht werden. Auch nach einer kurzen Beantwortung des Antigenreizes findet man trotz wiederholter Verabreichung ein signifikantes Absinken des spezifischen Antikörpertiters. Hierfür wird man neben den erheblichen Eiweißverlusten in das Ödem hinein auch eine durch das Trauma bedingte Blockierung der Antikörperproduktion verantwortlich machen müssen (36).

Die Breitbandantibiotika haben im Hinblick auf die gramnegative Infektion zu einer merklichen Senkung der Sterblichkeit durch Allgemeininfektion geführt, dürfen aber auf keinen Fall prophylaktisch, sondern nur nach Anfertigen eines Antibiogramms verabreicht werden. Lediglich bei einer Gabe von Penicillin kann großzügiger verfahren werden, wobei jedoch auch hier die Wirksamkeit einer vorbeugenden Verabreichung umstritten ist.

Unter den Antibiotika sind im Hinblick auf die therapeutische Wirksamkeit bei einer Infektion durch gramnegative Erreger, z.B. Pseudomonas aeruginosa, die Aminoglykoside von Bedeutung. Die allgemein empfohlene Dosierung ist jedoch bei Intensivpatienten für die Erlangung eines wirksamen, d.h. der minimalen Hemmkonzentration der Erreger entsprechenden Spiegels unzureichend. So muß z.B. die Dosierung des Gentamycins, bei einer minimalen Hemmkonzentration von 1,25–2,0 μg/ml auf 6 × 80 mg/die angesetzt werden, da andernfalls kein kontinuierlich wirksamer Spiegel erreicht wird (26) (Abb. 54.5). Mit einer umfangreichen Gentamycinspiegelbestimmung (25) konnte nachgewiesen werden, daß – eine intakte Nierenfunktion vorausgesetzt – bei einer derartig hohen Verabreichung keine toxischen Werte auftreten. Mit dem Gammacounter 2000 lassen sich nunmehr auch radioimmunologische Bestimmungen anderer Aminoglykoside durchführen, und damit kann die Therapie dem Bedarf laufend angepaßt werden. Ein derartiges Vorgehen erscheint nicht nur erstrebenswert, sondern muß im Interesse einer optimalen Antibiotikatherapie beim Brandverletzten gefordert werden. Auch bei Dialysefällen kann auf diese Weise eine nicht in den toxischen Bereich gehende Therapie durchgeführt werden (26).

Trotz aller Bemühungen im Bereich der Asepsis, der Antisepsis und der Antibiotikatherapie weisen fast alle ausgedehnten Brandverletzungen eine Besiedlung mit gramnegativen Erregern, besonders

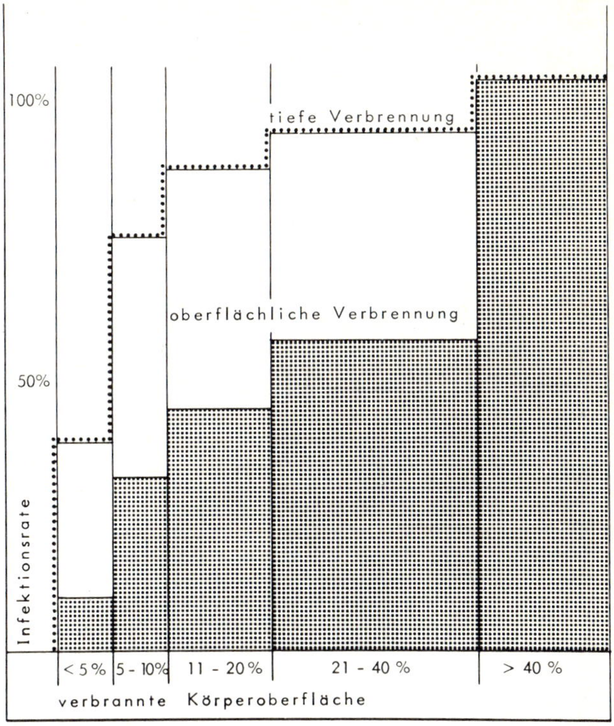

Abb. 54.**6** Relation zwischen Infektion und Ausdehnung der Brandwunde (nach *Thomsen*)

Pseudomonas aeruginosa, auf. Bei 37% der Patienten tritt dieses in der 1., bei 20% der Patienten in der 2., bei 7% der Patienten in der 3. Woche und bei 3% der Patienten in der 4. Woche ein (34), wobei die Infektion der Brandwunde sowohl von der Ausdehnung als auch von der Tiefe der Verletzung abhängig ist (Abb. 54.6). Bei ausgedehnten Brandwunden sollte man sich daher bemühen, durch laufende Blutkulturen und klinische Parameter die ersten Zeichen der Allgemeininfektion zu erfassen, wobei zu berücksichtigen ist, daß nur eine positive Blutkultur eine eindeutige Aussage ist und das negative Ergebnis keine Aussage zuläßt. In diesem Zusammenhang muß auch auf das Bild des septischen Schocks eingegangen werden, dessen Symptome dem des initialen Kreislaufgeschehens entsprechend jedoch in ihrer Genese von den direkt nach dem Trauma eintretenden Volumenverschiebungen zu trennen sind. Neben einem Temperaturanstieg bis über 40°C kommt es zum Hochschnellen der Pulsfrequenz, Absinken der O_2-Spannung, Ansteigen der Atemfrequenz, Sistieren der Urinausscheidung, paralytischen Ileus und zu einer erneut einsetzenden Verbrauchskoagulopathie, die sich bereits in der Routineuntersuchung durch Abfallen des Quick-Wertes und eines Thrombozytensturzes bemerkbar macht. In jedem Fall muß hier die Wertigkeit des applizierten Antibiotikums und seine Dosierung überprüft werden. Jedoch stehen uns neben einer Stützung des Kreislaufes keine wesentlichen therapeutischen Möglichkeiten zur Verfügung, wobei hier im Gegensatz zur Nierenkomplikation im Rahmen des primären Schockgeschehens die Anwendung der Dialyse aufgrund der Gesamtsituation keine ermutigenden Ergebnisse zeigt.

Auch für den Anästhesisten ist die Kenntnis über Art und Zeitpunkt des operativen Vorgehens zur Führung der Narkose unbedingt erforderlich. Von Ausnahmen wie alten und in sehr schlechtem Allgemeinzustand befindlichen Patienten abgesehen, sollte man die drittgradig zerstörte Haut operativ abtragen. Die Wahl des Zeitpunktes der Nekrektomie ist im Hinblick auf deren mögliche Auswirkung auf den Allgemeinbefund des Patienten nicht ohne Bedeutung. Obwohl immer wieder betont wird, daß die ihrer Abwehrkraft beraubte Haut so früh wie möglich entfernt werden sollte, um der Infektionsgefahr vorzubeugen, erscheint es bei großflächigen Verletzungen jedoch allgemein empfehlenswert, nicht innerhalb der ersten Tage operativ vorzugehen, sondern eine abwartende Haltung einzunehmen, da bisher kein statistisch signifikanter Rückgang der Letalität durch Frühexzision nachgewiesen werden konnte. Aus dem Ablauf des Schockgeschehens geht eindeutig hervor, daß mit einer Beendigung der Volumenverschiebung erst um den 12. oder 14. Tag gerechnet werden kann, zu einem Zeitpunkt, bis zu dem z.B. auch die Gerinnungsparameter sich allmählich spontan normalisieren. Jede ausgedehnte Operation mit ihrem nicht unerheblichen Volumenverlust muß als ein erneutes Trauma angesehen werden, das sich zu einem Zeitpunkt, an dem die posttraumatischen Volumenverschiebungen sich noch nicht ausgeglichen haben, für die weitere Prognose sehr ungünstig auswirken kann, da die frühzeitige chirurgische Intervention einen noch nicht ausbalancierten Organismus trifft. Weiterhin hat die abwartende Haltung bis zum 12. oder 14. Tag den Vorteil, daß die zweitgradig brandverletzten Areale bereits spontan abgeheilt sind. Eine Ausnahme von dieser Empfehlung stellen die elektrischen Verletzungen, bei denen bereits am 2. oder 3. Tag eine Primärausschneidung erfolgen sollte. Hier kann es durch die zwangsläufig einsetzende Infektion der tiefreichenden Strommarke zu einer ausgedehnten Zerstörung von Knochen, Nerven und Sehnen kommen. Eine weitere Ausnahme bilden die drittgradigen Brandverletzungen der Hand, die im Sinne einer guten Rehabilitation der Funktion einer frühzeitigen Nekrosenentfernung und Transplantation zugeführt werden sollten.

Um bei einer Nekrektomie den Blutverlust so gering wie möglich zu halten, kann an den Extremitäten z.B. eine Blutsperre angelegt werden, wobei jedoch darauf zu achten ist, daß, wenn mehrere Extremitäten befallen sind, die Manschetten nur nacheinander, d.h. nach bereits erfolgter Blutstillung einer Extremität, geöffnet werden sollen. Gegenüber dem herkömmlichen Skalpell läßt sich der Blutverlust durch die Anwendung des elektrischen Messers reduzieren. Jedoch haben Versuche mit dem CO_2-Laser ergeben, daß noch eine weitere Reduzierung des Blutverlustes erreicht werden kann (12).

Es sollte nicht unbeachtet bleiben, daß eine Nekrosenentfernung und Eigenhautentnahme in einer Sitzung zu einer erheblichen Vergrößerung des Operationstraumas führt. Die vorübergehende Deckung der Defekte nach einer Nekrektomie durch Fremdhaut ist in dieser Hinsicht die Methode der Wahl (35).

Literatur

1 Ahnefeld, F.W., C. Burri, W. Dick, M. Halmágyi: Mikrozirkulation – Klinische Anästhesiologie und Intensivtherapie, Bd. V. Springer, Berlin 1974
2 Arturson, G.: Respiratory responses to burn injury. Burns 1 (1975) 254–260
3 Ärztliche Sofortmaßnahmen in Praxis und Bereitschaftsdienst. Urban & Schwarzenberg, München 1977
4 Batstone, G.F., K.G.M.M. Alberti, L. Hinks, P. Smythe: Metabolic studies in subjects following thermal injury. Burns 2 (1976) 207–225
5 Burkhardt, H., P.R. Zellner: Untersuchungen der Gerinnungsproteine im Brandblaseninhalt bei schweren Verbrennungen. Blut 35, 241–246 (1977)
6 Danielsson, U., G. Arturson, L. Wenneberg: A new technique for the long-term stable measurement of energy expenditure. Burns 2 (1976) 107–109
7 Danielsson, U., G. Arturson, L. Wenneberg: The elimination of hypermetabolism in burned patients. Burns 2 (1976) 110–114
8 Feller, I., C. Pierson: Pseudomonas Vaccine and Hyperimmune Plasma for Burned Patients. Int. Symp. on Enterobacterial Vaccines, Bern 1968
9 Grotte, G.: Capillary Permeability in Thermal Trauma. Trans. Int. Soc. Plast. Surg. Williams & Wilkins, Baltimore 1957
10 Hartenbach, W.: Verbrennungs-Fibel. Thieme, Stuttgart 1967
11 Hildebrandt, P.O., P.R. Zellner: Anästhesieprobleme in der Plastischen Chirurgie. 5. Tagung der Vereinigung der Dtsch. Plastischen Chirurgen, München, Mai 1974
12 Kaplan, J.: Laser Surgery. Academic Press, Jerusalem 1976
13 Kazuhiko Atsumi: Medical Thermography. University of Tokyo Press, Tokyo 1973
14 Kessler, M., J. Höper, B.A. Krumme: Monitoring of tissue perfusion and cellular function. Anesthesiology 45 (1976) 184–197
15 Lawin, P., H.N. Herden, U. Morr-Strathmann: Praxis der Intensivbehandlung, 3. Aufl. Thieme, Stuttgart 1975
16 Lutz, H.: Plasmaersatzmittel, 2. Aufl. Thieme, Stuttgart 1975
17 Messmer, K., B.A. Krumme, M. Kessler: Oxygen transport in shock. Microcirculation 2 (1976) 133–142
18 Metzger, E., P.R. Zellner: Hygienemaßnahmen und Kontrolle auf einer Intensivstation für Brandverletzte. Hyg. u. Med. 2 (1977) 37–43
19 Muir, I.F.K., T.L. Barclay: Burns and Their Treatment. Lloyd-Luke, London 1974
20 Munro, A., G.S. Robertson: Respiratory tract injury in burning accidents. Burns 1 (1975) 285–290
21 Schoenenberger, G.A., M. Allgöwer, B. Kremer, K. Städtler: Neue Gesichtspunkte zur Verbrennungskrankheit. Chirurg 47 (1976) 582–588
22 Schulz, V., K.H. Schnabel: Die Schocklunge – Pathogenetische Vorstellungen und therapeutische Möglichkeiten. Internist 16 (1975) 82–90
23 Thomsen, M.: The burns unit in Copenhagen VI. Infection rates. Scand. J. plast. reconstr. Surg. 4 (1970) 53–60
24 Townsend, P.L.G.: Possible effects of inappropriate action of catecholamines in burns and their counteraction. Burns 1 (1974) 47–56
25 Wahlig, H., W. Hameister: Eine mikrobiologische Schnellmethode zur quantitativen Bestimmung von Gentamycin, Klinische Pharmakologie von Gentamycin in der Pädiatrie, Bd. XIX. 13. Int. Kongr. für Pädiatrie, Wien, 1971 (S. 81–88)
26 Zellner, P.R.: Optimierte Gentamycin-Monotherapie bei Brandverletzten durch Bestimmung der Serumkonzentration. 10 Jahre Gentamycin-Symposium, Düsseldorf 1976
27 Zellner, P.R.: Erstversorgung und -behandlung von Verbrennungen. Chirurg 47 (1976) 589–594
28 Zellner, P.R.: Verbrennungen, Erfrierungen, chemische und elektro-thermische Schädigungen, Strahlenschäden. (im Druck)

29 Zellner, P. R., K. A. Brandt: Verletzungen durch Strom- und Niederspannungsunfälle. Unfallverletzungen bei Kindern. Springer, Berlin 1974 (S. 76–80)

30 Zellner, P. R., E. Metzger: Die Serotypisierung von Pseudomonas aeruginosa-Stämmen bei Brandverletzten. Med. Klin. 69 (1974) 346

31 Zellner, P. R., E. Metzger: Serotyping of Pseudomonas Aeruginosa in Burned Patients. 4th Int. Congr. on Burn Injuries, Buenos Aires, 15.–21. 9. 1974

32 Zellner, P. R., E. Metzger: The Treatment of the Burned Patient with Betaisodona (Betadine) Ointment M-570. 9th Int. Congr. of Chemotherapy, London 13.–18. 7. 1975

33 Zellner, P. R., E. Metzger: Verbrennungsbehandlung. Fortschr. Med. 95 (1977) 985–990

34 Zellner, P. R., E. Metzger: Asepsis und Antisepsis bei der Behandlung des Brandverletzten. Infection 1 (1977) 36–44

35 Zellner, P. R., J. Taubert, K. Wegener: Transplantation und Konservierung gewebetypisierter Haut bei Brandverletzten. Chirurg. 46 ((1975) 319

36 Zellner, P. R., O. Zwissler, E. Metzger: Ist eine aktive Immunisierung gegen Pseudomonas aeruginosa bei Brandverletzten gerechtfertigt? Chirurg 46 (1975) 465

37 Zellner, P. R., G. Schlayer, I. Möller, G. Köhler: Der Verlauf der Immunglobuline G und M bei Schwerverbrannten. Chirurg (im Druck)

Besonderheiten der Intensivbehandlung in der Pädiatrie

55 Intensivbehandlung in der Pädiatrie

Von P. Dangel

Einleitung

Die großen Fortschritte in der Behandlung von lebensbedrohlich erkrankten pädiatrischen Patienten sind auf verschiedene Faktoren zurückzuführen. Einmal wurde die geburtshilfliche Betreuung durch vermehrte Konzentration von Risikogeburten in den größeren Zentren, durch die Möglichkeiten der intrauterinen Überwachung und durch die allgemeine Einführung moderner Maßnahmen bei der primären Reanimation wesentlich verbessert. Das bessere Verständnis der Physiologie und der Pathophysiologie der Neugeborenen und Kleinkinder hat die Anästhesietechnik, die intraoperative Überwachung, die Wahl der chirurgischen Techniken und die Nachbehandlung beeinflußt. Die entscheidende Rolle hat aber die Entstehung von spezialisierten Zentren für die Behandlung dieser Altersklasse gespielt. Am deutlichsten sind die Erfolge bei der operativen Behandlung von Neugeborenen, welche mit den Risiken eines operativen Eingriffes gleichzeitig auch noch alle Probleme des Überganges vom intrauterinen zum extrauterinen Leben zu bewältigen haben.

Die pädiatrische Intensivbehandlung ist zu einem Spezialfach geworden, welches dort erfolgreich ist, wo spezielles ärztliches Wissen, pädiatrisch ausgebildetes Pflegepersonal und die notwendige technische Ausrüstung vorhanden sind und auf der Infrastruktur einer größeren pädiatrischen Abteilung oder einer eigentlichen Kinderklinik basieren. Gute Erfolge bei wirtschaftlich tragbarem Aufwand sind nur in zentralen Abteilungen zu erwarten, wo einerseits jederzeit alle personellen und technischen Voraussetzungen erfüllt sind und wo andererseits auch eine zur Ausbildung von Ärzten und Personal genügende Zahl von intensivbehandlungsbedürftigen Kindern anfällt.

Die Spezialisierung geht so weit, daß vielerorts neben pädiatrischen und kinderchirurgischen Intensivbehandlungsabteilungen eigentliche Neonatologiezentren entstanden sind. Diese sind idealerweise in unmittelbarer Nähe sowohl einer geburtshilflichen Abteilung wie auch einer Kinderklinik lokalisiert. Man darf annehmen, daß sich der Aufwand einer neonatologischen Intensivstation lohnt, wenn die Abteilung auf einem Einzugsgebiet mit mindestens 4000 Geburten pro Jahr basiert.

Bauliche Organisation

Der Raumbedarf für pädiatrische Intensivstationen wird häufig unterschätzt, viele Abteilungen wurden deshalb viel zu klein gebaut. Der Platzbedarf wird nicht nur durch die Größe eines Inkubators für ein Frühgeborenes oder durch ein Kinderbett, sondern auch durch die Beatmungs-, Überwachungs- und anderen Therapiegeräte bestimmt. Der freie Zugang zum Patienten in Notfallsituationen soll von mehreren Seiten her gewährleistet bleiben. Spezialuntersuchungen mit voluminösen Geräten (Röntgen, Echokardiographie, EEG usw.) finden häufig statt. In vielen pädiatrischen Kliniken werden Kinder bis zum vollendeten 15. Altersjahr behandelt, es muß deshalb auch mit Patienten von der Größe eines Erwachsenen mit entsprechenden Bettenmassen gerechnet werden. Die pädiatrische Intensivstation benötigt deshalb pro Behandlungsplatz mindestens 10–12 qm Bodenfläche und nochmals die gleiche Fläche für Nebenräume, Geräteräume, Aufenthaltsräume, Garderoben usw. Für jeden Pflegeplatz ist eine Wandlänge von 2,5–3,0 m vorzusehen. Es ist wertvoll, wenn für die täglichen Besprechungen mit den Eltern auch ein dafür reservierter ruhiger Raum außerhalb der Behandlungszimmer zur Verfügung steht.

Wege, welche das Pflegepersonal häufig zurücklegt, sind möglichst kurz zu halten und nicht durch zu viele Türen zu erschweren. Unnötiges Herumlaufen soll die Schwestern möglichst wenig von ihren spezifischen Aufgaben ablenken. Alle häufig gebrauchten Laboratorien und Spezialabteilungen (Röntgen, Herzkatheterraum, Operationsabteilung, Notfallaufnahme) sollten in der Nähe der Intensivstation liegen oder durch geeignete Verbindungsmittel (z. B. Rohrpost, Aufzug) mit ihr verbunden sein. Da akut lebensbedrohliche Zustände bei Pertussis, Masern, Varizellen und anderen leicht übertragbaren Krankheiten nicht selten Intensivüberwachung oder Intubation und maschinelle Beatmung benötigen, müssen Isolierboxen mit geeigneter Entlüftung für die Behandlung von

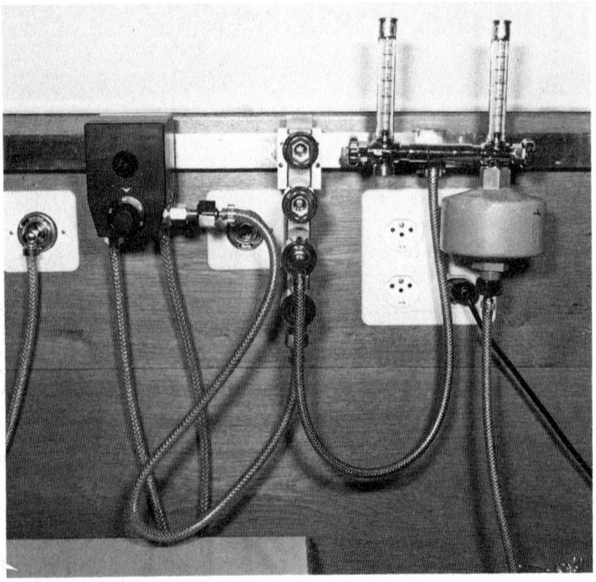

Abb. 55.1 Gasverteilanlage an jedem Patientenplatz. 4 Entnahmeposten hinter Sauerstoff-Luft-Mischgerät geschaltet. Die gleiche Sauerstoffkonzentration gelangt zum Respirator, zum Handbeatmungsbeutel, zum Inkubator, zur Nasensonde oder Gesichtsmaske. Bei dieser Anordnung ist nur 1 Wandentnahmestelle pro Bett für Sauerstoff und Druckluft nötig und die Schwester kann von einem Punkt aus die Sauerstoffkonzentration für alle Geräte regulieren (Bird-Oxygen-Blender, Carba, Bern)

Kindern mit hochansteckenden Krankheiten vorgesehen werden. Diese Zimmer sollen sowohl von der Intensivbehandlungsabteilung als auch von einem außerhalb derselben gelegenen Korridor her zugänglich sein. Eine Laborecke oder ein kleiner Laborraum für die Bestimmung der Blutgasanalysen, der Hämatokritwerte und der für die Neonatologie besonders wichtigen Bestimmungen von Bilirubin und Gesamteiweiß gehört in jede pädiatrische Intensivstation.

Das Vorhandensein einer Klimaanlage, welche auch bei geschlossenen Fenstern für gute Luftqualität, konstante Raumtemperatur und genügende Luftfeuchtigkeit sorgt, ist sehr angenehm, aber nicht unbedingt erforderlich. Solche Anlagen dürfen auf keinen Fall mit der Luft pathogene Keime einblasen. Die damit zusammenhängenden Konsequenzen wie Sterilfiltration der Luft vor Eintritt in die Pflegeräume, Einzelabschaltung für die verschiedenen Behandlungsräume und häufig wiederholte Revisions- und Regulationsarbeiten beanspruchen Raum und bedingen einen hohen finanziellen Aufwand. Es ist auch heute noch besser keine als eine ungenügende und gefährliche Klimaanlage zu haben.

Andere technische Hilfsmittel, wie zentrale Gasversorgung und genügend Stromanschlüsse an jedem Pflegeplatz sind hingegen unentbehrlich. Die Intensivstation der Universitätskinderklinik Zürich verfügt über je einen Ausgang für Sauerstoff, Druckluft, Vakuum und Lachgas an jedem Pflegeplatz. Sauerstoff und Druckluft werden zu einem Mischgerät und von dort zu 4 Anschlußstellen für die verschiedenen Geräte geleitet (Abb. 55.1). Stickoxydul kommt zur Behandlung von therapieresistenten Krampfanfällen, hyperthermen Zuständen und bei den auf der Intensivstation häufig benötigten Allgemeinanästhesien zur Anwendung. Die zentrale Vakuumanlage ermöglicht das Absaugen mit einfacheren Armaturen und verhindert die Rekontamination der Raumluft. Für den Einsatz von elektrisch betriebenen Überwachungs- und Behandlungsgeräten sind mindestens 8 Stromentnahmestellen pro Bett vorzusehen.

Personelles

Ärzte: Pädiatrie, Kinderchirurgie und Neonatologie profitieren von der multidisziplinären, von Pädiatern, Kinderchirurgen und Anästhesisten gemeinsam betreuten Intensivstation. Bei der Wahl des ärztlichen Leiters ist wohl eher auf Führungseigenschaften und Ausbildung für die Belange der Intensivmedizin sowie auf die lokalen Gegebenheiten zu achten als auf die Fachzugehörigkeit. Die Kontinuität in der ärztlichen Leitung ist wichtig für den Behandlungs- und Ausbildungsstandard. Die zentrale Stellung nimmt der direkt für die Patienten verantwortliche Pädiater ein. Er kann aber seine Aufgabe nicht allein erfüllen, sondern ist auf die ständige Mitarbeit aller in Frage kommenden Spezialisten, wie Anästhesisten, Kinderchirurgen, Neonatologen, Kardiologen, Neurologen, Nephrologen, Radiologen, EEG-Spezialisten, Gastroenterologen, Hämatologen, Kieferchirurgen usw., angewiesen.

Pflegepersonal: Die Zahl und die Qualität des Pflegepersonals sind die limitierenden Faktoren für alle Anstrengungen auf Intensivbehandlungsstationen. Nur wo intelligente, erfahrene, technisch versierte und selbständige Schwestern in genügender Zahl zur Verfügung stehen sind anspruchsvolle Behandlungstechniken erfolgreich durchführbar. Diese Schwestern sind nicht einfach vorhanden, sondern müssen fortwährend für die Intensivpflege herangezogen und ausgebildet werden. Die Ausbildung ist nie abgeschlossen und ständig dem neuesten Stand der Wissenschaft und Technik anzupassen. In der Schweiz besuchen die Kinderschwestern die gleichen Ausbildungskurse wie die Schwestern für die Erwachsenen-Intensivbehandlung, welche den Richtlinien der Schweizerischen Gesellschaft für Intensivmedizin und des Schwesternverbandes entsprechen müssen. Nur die von diesen Verbänden offiziell anerkannten Intensivstationen sind zur Ausbildung autorisiert. Die Kenntnisse für die pädiatrische Intensivbehandlung werden daneben in Spezialkursen und während der Arbeit auf den Abteilungen vermittelt. Dieses seit 1973 bestehende System hat sich sehr gut bewährt.

Zur Betreuung der 24-Betten-Intensivstation des Kinderspitals Zürich stehen neben der Oberschwester und der Instruktionsschwester 37 diplomierte Schwestern (jeweils etwa die Hälfte mit Spezialausbildung für Intensivbehandlung), 3 Schwesternschülerinnen und 3 Schwesternhilfen zur Verfügung. Die Sekretariatsarbeiten werden von einer ganz der Intensivstation zur Verfügung stehenden Sekretärin erledigt.

Infrastruktur

Die Existenz einer pädiatrischen Intensivstation ist auf das Vorhandensein der Infrastruktur einer großen Kinderklinik mit allen Tag und Nacht einsetzbaren Laboratorien und Instituten angewiesen. Blutgasanalysen, hämatologische, chemische, serologische und bakteriologische Untersuchungen benötigen wegen der zur Verfügung stehenden Blutmenge bei Kleinkindern eine spezielle Methodik und Mikrotechniken. Röntgenaufnahmen, neurologische Untersuchungen wie Pneumoenzephalographie, Karotisangiographie und Computertomographie sowie EEG-Untersuchungen müssen jederzeit möglich sein. Die Ernährung von Neugeborenen und Kleinkindern stellt Probleme, denen nicht jede Spitalküche gewachsen ist. In Kinderkliniken stehen dafür besondere Milchküchen zur Verfügung. Auch auf der pädiatrischen Intensivstation wird täglich die Mitarbeit von Physiotherapeutinnen gebraucht. Diese müssen für den Umgang mit Kindern und deren Probleme speziell geschult sein. Kinder mit langer Krankheitsdauer benötigen auch die Unterstützung durch Lehrer und Kindergärtnerinnen sowie bei Bedarf durch mit pädiatrischen Patienten vertraute Ergotherapeutinnen, welche zum Personalbestand jeder Kinderklinik gehören (12, 23).

Psychologische Betreuung

Jede Hospitalisation stört die Beziehung zwischen dem Kind, seiner Mutter und der Familie. Die Mutter-Kind-Beziehung ist ein entscheidender Faktor für die weitere Entwicklung und ebenso wichtig wie das geeignete biologische Milieu. Die Festigung der Beziehung zwischen Mutter und Kind ist besonders gefährdet in der Neonatalperiode. Kontrollierte Arbeiten (50a) beweisen, daß ähnlich wie beim Tier auch beim Menschen der Frühkontakt während einer physiologisch maximal empfindlichen Phase nach der Geburt kritisch ist. Dieser Kontakt muß deshalb auch bei kranken Neugeborenen ermöglicht und gefördert werden. Schon im Gebärsaal sollen auch kranke Kinder, soweit es die kardiopulmonale Adaptation erlaubt, der Mutter gezeigt und wenn möglich in die Arme gegeben werden. Auch Kinder mit äußerlichen Mißbildungen wie z. B. Lippen-Kiefer-Gaumen-Spalten werden den Eltern ohne Verzögerung gezeigt. Solange die Mutter das in ein Neonatologiezentrum verlegte Kind während der Wochenbettphase nicht besuchen kann, wird der Vater über jeden Fortschritt der Behandlung informiert und bringt der Mutter auf der Station angefertigte Polaroidphotos des Kindes mit. Die Mutter darf sich mehrere Male am Tag telefonisch nach dem Zustand ihres Kindes erkundigen. Der Kontakt mit den Eltern und die vollständige und häufige Information der Eltern durch den Arzt spielen auch bei der Intensivbehandlung älterer Kinder eine wichtige Rolle. Die Bindung zwischen Eltern und Kind soll nicht durch negative prognostische Äußerungen blockiert werden. Solange auch nur eine kleine Überlebenschance besteht, wird eine eher optimistische Prognose gestellt. Die Möglichkeit oder das Risiko einer permanenten Hirnschädigung wird frühestens dann geäußert, wenn diese Diagnose mit Sicherheit gestellt werden kann, vorher soll auf alle positiven Aspekte des Kindes und des Verlaufes hingewiesen werden. Die Eltern werden möglichst wenig mit den medizinischen Problemen belastet. Die Differentialdiagnose, die Vielfalt der diagnostischen Möglichkeiten sowie die zu erwartenden Komplikationen sind für sie nicht wichtig. Der Arzt versucht durch menschliche Anteilnahme die Sorgen der Eltern kennenzulernen und auf die die Eltern beschäftigenden Probleme einzugehen. Der Besuch der Eltern in der pädiatrischen oder kinderchirurgischen Intensivstation ist zeitlich unbeschränkt und sollte so früh und häufig wie möglich stattfinden. Bei kritisch kranken Kindern ist es manchmal nötig, die Eltern zur Aufrechterhaltung des Kontaktes mit dem Patienten zu ermutigen. Die Eltern dürfen bei ihren Besuchen das Kind nicht nur sehen, sondern mit ihm sprechen und es berühren. Das gilt auch für Neugeborene im Inkubator. Die Mutter soll das Kind so früh es die technischen

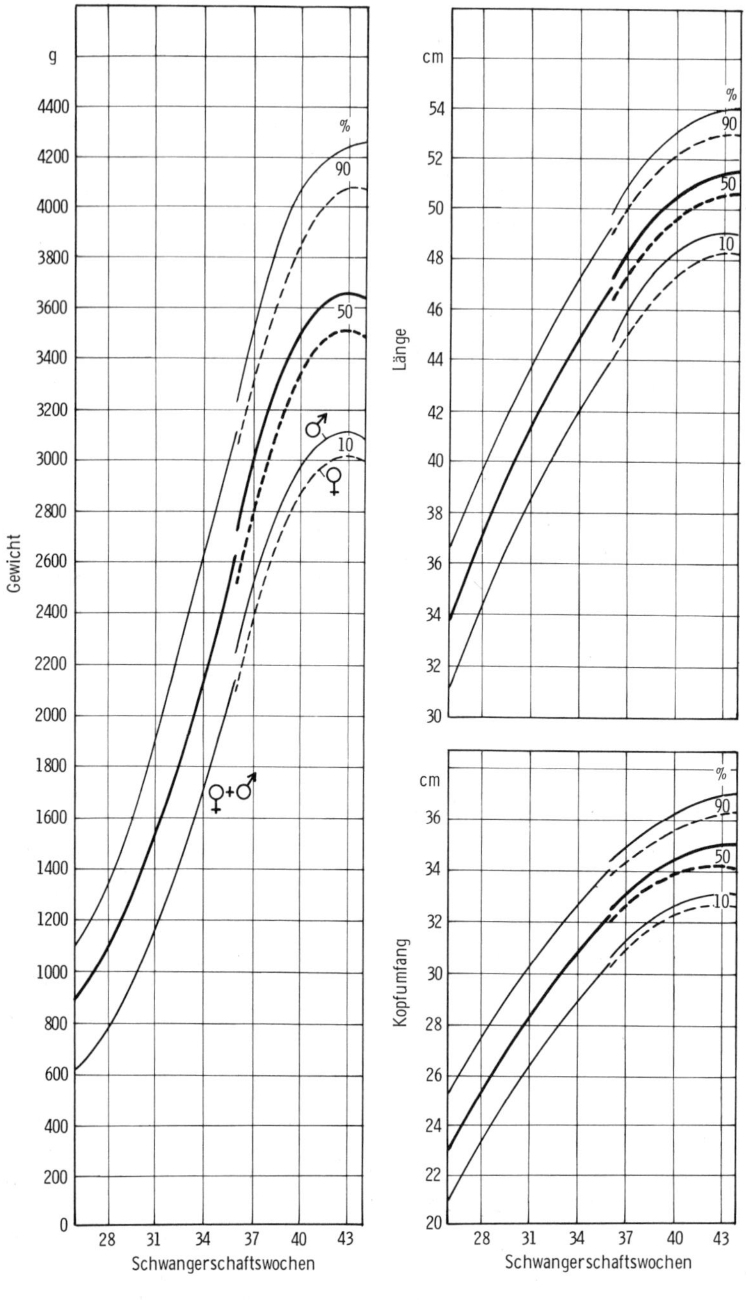

Abb. 55.**2** Intrauterines Wachstum *(Wälli, R., T. Stettler, R.H. Largo, A. Fanconi, A. Prader:* Helv. Paed. Acta 35 [1980]

Hindernisse zulassen in die Arme nehmen. Respiratorschläuche und Infusionsleitungen sind keine absoluten Hindernisse für diese wichtigen Kontakte. Die Mutter wird zum Helfen beim Füttern, beim Wickeln, beim Waschen und bei anderen einfachen Pflegemaßnahmen ermuntert. Sie soll mit dem Kind sprechen, mit ihm spielen, von zu Hause erzählen und Geschichten vorlesen. Wenn die Besucher sich den gleichen hygienischen Vorschriften unterziehen wie die Ärzte und Schwestern und die einfachsten Regeln der Spitalhygiene, vor allem der Desinfektion von Händen und Vorderarmen beachten, verändert sich die Infektionshäufigkeit durch Zulassung häufiger Elternbesuche nicht. Unlimitierte Besuchszeiten bewirken vielmehr, daß gleichzeitig nur immer einige wenige Besucher anwesend sind und verhindern den unkontrollierbaren Besucheransturm von früher.
Vor dem ersten Besuch auf der Intensivstation werden die Eltern gut auf die Situation vorbereitet, in der sie ihr Kind antreffen werden. Der Arzt oder eine erfahrene Schwester erklären ihnen die um das Bett herum aufgestellte technische Ausrüstung. Sofern es der Betrieb auf der Abteilung erlaubt, dürfen bei Patienten, welche lange Zeit auf der Intensivstation verbringen müssen, auch die Geschwister und Großeltern eintreten. Im Kinderspital Zürich wurde in einem Nebenraum ein eigentliches Familienbesuchszimmer mit Sitzgelegenheiten und Spielmöglichkeiten für die Geschwister eingerichtet. Eltern, deren Kind nach einem Aufenthalt auf der Intensivstation stirbt, benötigen besonders intensive Betreuung. Es hat sich bewährt etwa einen Monat nach dem Todesfall nochmals mit ihnen zusammenzukommen und alle neu entstandenen Probleme und Zweifel zu besprechen (50).
Während der Intensivbehandlung dürfen die Belange der psychomotorischen Entwicklung des Kindes nicht zu kurz kommen. Altersgemäße und individuelle Förderung durch die Mutter, bei deren Abwesenheit durch die Schwestern und durch Physiotherapeutinnen, Beschäftigungstherapeutinnen und Kindergärtnerinnen ist wie auf normalen Stationen durchzuführen. Langdauernd intensiv behandelte Patienten sollten auch in schulischer Hinsicht nicht vernachlässigt und, wenn ihr Zustand es erlaubt, von einem Lehrer besucht werden. Besondere Aufmerksamkeit ist der Sprachentwicklung von tracheotomierten und langdauernd beatmeten Kleinkindern zu schenken. Festbinden der Patienten zur Verhütung von akzidenteller Extubation oder Herausreißen von Infusions- und Monitorschläuchen soll, wenn immer möglich, unterlassen und bei unruhigen Patienten durch adäquate psychologische Führung und medikamentöse Sedierung ersetzt werden. Intubierte und beatmete Kinder ohne schwere Beeinträchtigung des Allgemeinzustandes (z.B. Pseudocroupfälle) sollen in ihrer normalen Aktivität möglichst wenig behindert sein und müssen nicht unbedingt im Bett bleiben. Die Eltern tracheotomierter Kinder lernen oft rasch, wie sie ihr Kind behandeln und überwachen müssen und können die Kanülenwechsel selber vornehmen. Solche Patienten können nach Hause entlassen werden, sobald die Eltern mit den Maßnahmen vertraut sind und sich bei deren Durchführung und in Notfallsituationen sicher fühlen.

Behandlung des Risikoneugeborenen*

Nomenklatur

Gestationsalter

Das Gestationsalter ist die Zeit zwischen dem ersten Tag der letzten Menstruation und dem Tag der Geburt. Es wird in Wochen und Tagen angegeben.

Wachstum und Gestationsalter

Mit der Kurve für das normale intrauterine Wachstum (Abb. 55.2) werden das Gewicht, die Körperlänge und der Kopfumfang mit den Normalwerten für das entsprechende Gestationsalter verglichen.

Klassifizierung

Das Gestationsalter und das Wachstum in bezug auf dieses Alter ermöglichen folgende Klassifizierung:

Nach Gestationsalter:

- Frühgeborene <37 Wochen,
- Termingeborene 37–42 Wochen,
- Übertragene Neugeborene >42 Wochen.

---

* Dieser den neonatologischen Problemen gewidmete Abschnitt ist in Zusammenarbeit mit Prof. GABRIEL DUC und Dr. DIEGO MIETH, Abteilung für Neonatologie der Universitäts-Frauenklinik Zürich, entstanden und basiert auf den gemeinsamen Richtlinien der Neonatologie-Abteilungen der Universitäts-Frauenklinik und der Universitäts-Kinderklinik Zürich.

Nach Gestationsalter und Geburtsgewicht:
- Untergewicht für Gestationsalter: <10. Perzentile,
- Übergewicht für Gestationsalter: >90. Perzentile.

Auf die gleiche Weise werden Klein- und Großwuchs bzw. Mikro- und Makrozephalie in bezug auf das Gestationsalter ermittelt.

Bedeutung der Klassifizierung

Frühgeborene sind charakterisiert durch eine Pathologie der Unreife für die Adaption an das extrauterine Leben. Als Beispiele häufiger Störungen stehen das idiopathische Atemnotsyndrom (hyaline Membranenkrankheit) und die Hyperbilirubinämie.

Übertragene Neugeborene zeigen häufig die Pathologie der Plazentarinsuffizienz. Intrauterine Asphyxie und Mekoniumaspiration sind häufige damit verbundene Störungen.

Untergewichtige Neugeborene zeigen die Pathologie der intrauterinen Wachstumsinsuffizienz bei Gestosen der Mutter, intrauteriner Infektionen, chromosomaler Aberrationen oder der Kinder von stark rauchenden Müttern.

Übergewichtige Neugeborene mit Zeichen der intrauterinen Überernährung kommen bei der Foetopathia diabetica vor.

Postnatale Adaptation

In der *pränatalen Phase* lebt das Kind im Fruchtwasser, durch die Nabelschnur mit der Plazenta verbunden, welche die Funktionen der Atmung, der Verdauung, der Ausscheidung und der Thermoregulation gewährleistet. Bei der *Geburt* wird diese Verbindung brüsk unterbrochen. Der kindliche Organismus muß seine biologischen Probleme allein lösen. Im Vordergrund stehen die sofortige Übernahme der Sauerstoffversorgung durch Anpassung der kardiopulmonalen Funktionen sowie die Aufrechterhaltung der Energieversorgung und der Körpertemperatur.

Die Wirksamkeit der Anpassungsmechanismen entscheidet über das Überleben und über die zerebrale Integrität. Aufgrund der Anamnese der Mutter und des Schwangerschaftsverlaufes können fast alle Anpassungsstörungen vorausgesehen und durch geeignete Maßnahmen vermieden werden. Ihr frühe Erkennung und adäquate Behandlung sind die beste Prophylaxe von Hirnschädigungen. Neugeborene, bei welchen Anpassungsstörungen zu erwarten sind, werden als *Risikoneugeborene* bezeichnet. Die Umstellungen bei der Anpassung an das extrauterine Leben und die daraus abzuleitenden Risiken sind in Tab. 55.2 zusammengestellt. Die Tab. 55.1 faßt die Situationen zusammen, bei welchen ein erhöhtes Risiko für das Neugeborene zu erwarten ist.

Die *Beurteilung der postnatalen Adaptation* erfolgt mit Hilfe des Apgar-Schemas (Tab. 55.3). Es wer-

Tabelle 55.1 Neugeborene mit erhöhtem Risiko

Anamnese	Status nach Totgeburten Vorangehende Geburten mit schweren Mißbildungen Vorangehende Frühgeburten
Schwangerschaftsverlauf	Diabetes mellitus Gestose, Eklampsie Rhesusinkompatibilität Mehrlinge Infektionen der Mutter
Bei der Geburt erkennbare Risiken	Partus praematurus Übertragung >10 Tage Fieber der Mutter >38°C Vorzeitiger Blasensprung (>24 h) Instrumentelle oder chirurgische Geburtshilfe: Vakuum, Sektio, Forzeps Intrauterine Asphyxie: Pathologisches Kardiotokogramm Mekoniumhaltiges Fruchtwasser Störungen der fetalen Herzfrequenz pH <7,20 bei Mikroblutuntersuchung
Nach der Geburt	Neonatale Asphyxie: Apgar-Wert < 4 nach 1 Min. Apgar-Wert < 6 nach 5 Min. Ungenügende Spontanatmung nach 2 Min., 30 Sek. Herzfrequenz < 100 nach 2 Min., 30 Sek. pH <7,10 15–30 Min. postpartal Notwendigkeit von Intubation und Beatmung Unter- oder Übergewicht für Gestationsalter Dysmaturitätszeichen: trockene Haut, Hautschuppung, „Waschfrauenhände" Zyanose Atemnotsyndrom Anämie

Tabelle 55.**2** Die wichtigsten physiologischen Umstellungen nach der Geburt

Funktion	Intrauterin	Extrauterin
Aktivität des Respirationszentrums	keine	muß rasch optimal sein
Lungen	Flüssigkeitsproduktion	Gasaustausch
Kreislauf:		
Lungen	10%	100%
Foramen ovale	offen	geschlossen
Ductus Botalli	offen	geschlossen
Temperaturregulation	Plazenta	Grenzen bei der Wärmeproduktion, an Kälte exponiert hohe Verluste
Kalorienzufuhr	Plazenta	Vorräte rasch verbraucht exogen: Nahrung, Infusion
Wasser- und Elektrolytregulation	Plazenta	Nahrung Magen-Darm Nieren Infusion

den das Kolorit, die Atmung, der Tonus, die Reflexe und die Herzfrequenz im Alter von 1,5 und 10 Minuten (evtl. häufiger!) bestimmt, mit Noten von 0–2 bewertet und protokolliert. Die beste Note beträgt 10 und bezieht sich auf Kinder mit völlig ungestörter postnataler Adaptation. Bei Risikoneugeborenen wird außerdem ein Adaptationsstatus durchgeführt, d.h. eine klinische Beurteilung an das extrauterine Leben. Zur Ergänzung des klinischen Status sind 3 Laboruntersuchungen unerläßlich: pH (besser vollständige Blutgasanalyse), Hämatokrit und Blutglucosespiegel (mit Dextrostix-Teststreifen). Die Adaptation und die benötigten Maßnahmen sind auf dem Adaptionsprotokoll festgehalten (Tab. 55.**4**). Die Rektaltemperatur wird in kurzen Abständen gemessen.

Primäre Reanimation

(19, 21, 32, 82)

Die primäre Reanimation umfaßt alle postnatalen Sofortmaßnahmen zur Unterstützung der kardiopulmonalen Adaptation und der Oxygenation. Sie wird auf einem speziellen vorbereiteten Reanimationstisch unter einem geeigneten Wärmestrahler durchgeführt. Die einzelnen Maßnahmen werden immer in der nachstehenden Reihenfolge durchgeführt:

- Absaugen,
- Abtrocknen und Wärmeerhaltung, Wärmezufuhr,
- Beatmung mit Sauerstoff durch Maske,
- Intubation und Weiterführung der Beatmung,

Tabelle 55.**3** Apgar-Schema

	0	1	2
Kolorit	blau oder weiß	Stamm rosig, Extremitäten blau	rosig
Atmung	keine	Schnappatmung unregelmäßige Atmung	regelmäßig und kräftig
Tonus	schlaff	schlecht, träge Flexionsbewegungen	gut Spontanbewegungen
Reflexe beim Absaugen	keine	„Grimassen“	Husten, Niesen
Herzfrequenz	keine Herzaktion	<100	>100

Tabelle 55.4 Reanimationsprotokoll

Kind: geb. am: um:

Minuten p. p.	1	2	3	4	5	6	7	8	9	10	11	12	13	14	15	16	17	18	19	20	21	23	24	25	26	27	28	29	30	31	32	34	35	36
O_2-Maske																																		
Beutelbeatmung mit O_2																																		
Intubation																																		
Nabelvenenkatheter																																		
Medikamente																																		
Kolorit																																		
Atmung																																		
Tonus																																		
Reflexe																																		
Herzfrequenz																																		
Apgar																																		
Dextrostix																																		
Haematokrit																																		
PH																																		
Temperatur																																		

Urin ☐ Mekonium ☐ Konakion ☐ Augenprophylaxe ☐

- Nabelvenenkatheter und Alkalitherapie,
- Überwachung des Kindes bzw. Verlegung in ein fachspezifisches Zentrum.

Absaugen

Am Bett der Mutter werden Pharynx, Magen und Nasenöffnungen abgesaugt. Bei grünem Fruchtwasser soll das Absaugen möglichst noch vor dem ersten Atemzug stattfinden. Beim Absaugen mit einem sterilen Weichplastikkatheter können wichtige Diagnosen unmittelbar nach der Geburt gestellt oder vermutet werden: Choanalatresie, Ösophagusatresie (wenn die Sonde nicht bis in den Magen vorgeschoben werden kann) und intestinale Obstruktion (wenn der Magen mehr als 20 ml Inhalt enthält). Im letzten Fall wird eine Magensonde eingeführt und zur Prophylaxe von Erbrechen und Aspiration in kurzen Abständen abgesaugt.
Wiederholtes und übertriebenes Absaugen ist zu unterlassen! Zyanotische, karchelnde und nicht oder ungenügend atmende Neugeborene sollen rasch beatmet werden.
Wenn das Kind nach dem Absaugen kräftig schreit, darf es der Mutter gezeigt werden.

Wärmeerhaltung und -zufuhr

Das Kind wird in einem warmen Tuch auf den Reanimationstisch gelegt und unter dem Wärmestrahler abgetrocknet. Die Rektaltemperatur wird in Abständen von 15–20 Minuten gemessen, wenn eine längere Reanimation durchgeführt werden muß.

Sauerstoffgabe durch Maske

Sauerstoff ist nur in folgenden Situationen und bei kräftiger Spontanatmung mit einer Plastikmaske zu verabreichen:

- Zyanose,
- nach Beutelbeatmung oder Extubation,
- bei allen Frühgeburten während 10–15 Minuten.

Beatmung mit Maske und Sauerstoff

Ungenügend atmende Kinder oder solche, bei denen die Zyanose trotz Sauerstoffangebot bei genügender Spontanatmung fortbesteht, sollen raschmöglichst mit einem geeigneten Beatmungssystem (z.B. Ambu-Baby-Beutel und Rendell-Baker-Maske) bei leicht deflektiertem Kopf beatmet werden. Bei sehr unreifen Frühgeborenen ist die systematische Gabe einiger Beatmungsstöße zur Unterstützung der Lungenentfaltung empfehlenswert. Die Wirksamkeit der Beatmung wird durch Auskultation der Lungen überprüft.

Intubation

Bleibt die Herzfrequenz trotz einiger Beatmungsstöße unter 100/min oder setzt keine Spontanatmung bzw. Besserung der Hautfarbe ein, wird das Neugeborene intubiert. In Notfallsituationen hat die rascher durchführbare orale Intubation den Vorzug gegenüber der schwierigeren nasalen Intubation.
Tubusgröße: Gewicht unter 1600–1800 g: Charr 12 (= 2,5 mm Innendurchmesser),
Gewicht über 1600–1800 g: Charr 14 (= 3,5 mm Innendurchmesser).
Ein Intubationsversuch darf niemals länger als 30 Sekunden dauern, dann muß das Kind wieder mit der Maske beatmet werden. Sofort nach der Intubation werden beide Lungen auskultiert um einseitige Intubation eines Hauptbronchus festzustellen. Intubierte Kinder werden immer beatmet! Zur Durchführung einer eventuell benötigten Therapie mit Natriumbicarbonat bleibt das Kind intubiert und beatmet. Intubierte Frühgeborene werden niemals vor der Ankunft in der Neonatologie-Intensivstation extubiert. Spontanatmung durch den offenen Tubus erhöht die Atelektasenneigung und ist deshalb der Beatmung unterlegen. Neben der falschen Tubuslage ist der Pneumothorax die häufigste Komplikation der Beatmung. Ein Pneumothorax oder andere Zustände, welche eine wirksame Beatmung kompromittieren, wie z.B. die angeborene Zwerchfellhernie und der angeborene Hydrothorax, sollten schon im Gebärsaal mit einer verzugslos durchgeführten Thoraxröntgenaufnahme diagnostiziert und, wenn möglich, wirksam behandelt werden. Bei starkem Verdacht auf Pneumothorax und sehr schlechtem respiratorischem Zustand trotz genügender Beatmung muß schon vor der Thoraxaufnahme eine notfallmäßige Entlastung stattfinden, z.B. durch Punktion mit einer Plastikinfusionskanüle (Braunüle), eventuell beidseits.
Im Gebärsaal werden nur rosige, kräftig atmende Termingeborene extubiert, wenn sie einen pH-Wert von mindestens 7,25–7,30 aufweisen.

Intravenöse Alkalitherapie

Die Indikation zur Intubation wird im Gebärsaal großzügig gestellt, mit derjenigen zur Alkalitherapie soll man zurückhaltend sein. Die Pufferung der metabolischen Azidose wird erst erwogen, wenn trotz ausreichender Beatmung während 5–10 Minuten ein schlaffer Muskeltonus, eine Tendenz zu Bradykardie sowie blasse und kühle Extremitäten festzustellen sind. Als venöser Zugang wird ein Nabelvenenkatheter unter sterilen Kautelen eingelegt. Zur Puffertherapie wird Natriumbicarbonat 8,4% (= 1molare Lösung) zu gleichen Teilen mit 10% Glucoselösung verdünnt angewendet. Die Dosierung erfolgt nach der Blutgasanalyse, eventuell werden 5–10 ml des Gemisches infundiert, wenn keine pH-Bestimmung möglich ist. Die Puffertherapie erfolgt im Gebärsaal prinzipiell nur an intubierten und beatmeten Neugeborenen. Diese Neugeborenen werden nachher mit liegendem Nabelvenenkatheter, welcher langsam mit 10% Glucoselösung perfundiert wird, in ein Zentrum für Neonatologie verlegt.

Andere Medikamente

Wenn die Atemdepression durch an die Mutter verabreichte Analgetika (Morphiumderivate) bedingt ist, wird bei Persistenz derselben trotz ausreichender Beatmung ein Opioid-Antagonist (wie z.B. Naloxon (Narcan) intravenös injiziert. Solche Kinder sind besonders gut zu überwachen, da die Wirkung der atemdämpfenden Analgetika diejenige des Antagonisten beträchtlich überdauern kann. Andere Medikamente werden nicht benötigt. Bei Kreislaufstillstand kommen die in dieser Situation gebräuchlichen Pharmaka auch beim Neugeborenen zur Anwendung.

Überwachung

Neugeborene mit gestörter Adaptation oder solche, die beatmet werden mußten, sind in den folgenden Stunden sorgfältig zu überwachen. Dies geschieht am besten in einem vorgewärmten Inkubator, neben der Mutter, im Gebärsaal, wo ohnehin geschultes Personal anwesend ist.

Verlegung

Wenn die Ateminsuffizienz weiterbesteht und immer wenn eine intravenöse Alkalitherapie nötig war oder wenn andere Adaptationsstörungen festgestellt werden, ist die Verlegung in ein Zentrum für neonatologische Intensivbehandlung indiziert. Bis zur Durchführung des Transportes durch eine geschulte Transportequipe werden alle begonnenen Maßnahmen ohne Unterbrechung weitergeführt.

Atemnotsyndrom des Neugeborenen

Definition und Diagnose

Man spricht von Atemnotsyndrom, wenn mindestens 2 der folgenden Zeichen innerhalb von 15 Minuten nach der Geburt auftreten:

- Tachypnoe (Frequenz > 60/min.),
- Zyanose,
- Einziehungen bei der Inspiration,
- stöhnendes Exspirium,
- Nasenflügeln.

Die häufigsten Ursachen sind:

– Hyaline Membranen	nur bei Frühgeborenen (Surfactant-Mangel),
– Mekoniumaspiration	bei mekoniumhaltigem Fruchtwasser,
– Pneumothorax	gehäuft bei Mekoniumaspiration und bei Beatmung mit Maske oder durch Tubus,
– intrauterine Pneumonie	gehäuft bei vorzeitigem Blasensprung,
– andere Ursachen	Herzfehler, Choanalatresie, Zwerchfellhernie, Ösophagusatresie, Hydrothorax, Lungenblutung usw.

Allgemeine Therapie

- Sauerstoffzufuhr,
- Erhöhung des transthorakalen Druckes,
- maschinelle Beatmung,
- Korrektur der metabolischen Azidosekomponente,
- Kalorienzufuhr durch Ernährung oder Infusion,
- optimale Umgebungstemperatur im Inkubator.

Die Sauerstofftherapie steht im Zentrum der Behandlung des Atemnotsyndroms. Beim Neugeborenen führen P_{aO_2}-Werte unter 40–50 mm Hg zur hypoxischen Schädigung des Gehirns, P_{aO_2}-Werte über 100–120 mm Hg zur Gefahr der Erblindung durch retrolentale Fibroplasie. Besonders gefährdet sind Frühgeborene.

Unnötig hohe inspiratorische Sauerstoffkonzentrationen begünstigen außerdem das Entstehen chronischer Lungenerkrankungen mit Fibrose (bronchopulmonale Dysplasie).

Die besondere Lage der Sauerstoffdissoziationskurve beim Neugeborenen bewirkt, daß die Beobachtung der Hautfarbe keine sichere Beurteilung der Qualität der Oxygenierung darstellt. P_{aO_2}-Werte von 40 mm Hg bewirken eine Sättigung um 90% und damit eine rosige Hautfarbe. Auch die Hyperoxie mit P_{aO_2} über 100 mm Hg kann nicht an der Hautfarbe erkannt werden. Die Messung des P_{aO_2} ist deshalb zur Verhütung von Schädigungen immer dann notwendig, wenn Neugeborene Sauerstoffkonzentrationen von 40% oder mehr während länger als 1 Stunde benötigen.

Das angebotene Sauerstoff-Luft-Gemisch wird erwärmt und befeuchtet. Die Sauerstoffkonzentration wird mit einem häufig geeichten Oxymeter kontrolliert. Bei der Sauerstofftherapie im Inkubator und mit einer über den Kopf des Kindes gelegten Plexiglashaube muß auch die Temperatur des Sauerstoffgemisches häufig kontrolliert und der benötigten Inkubatortemperatur angepaßt werden (Abb. 55.3). Zu warme Luft um den Kopf des Kindes kann das Auftreten von Apnoeanfällen begünstigen.

Die Kontrolle des P_{aO_2} erfolgt für Einzelbestimmungen durch Nadelpunktionen peripherer Arterien (A. radialis, A. temporalis). Das Kind darf während der Blutentnahme weder schreien noch Pressen! Zur Ermöglichung häufiger Messungen wird ein Arterienkatheter durch die Nabelarterie bis in die Bauchaorta eingeführt (ideale Lage auf Höhe des 3. Lendenwirbels). Außerdem werden Spezialelektroden zur transkutanen Bestimmung des P_{aO_2} verwendet, deren Anwendung in instabilen Situationen (Schock, Hypothermie, Ödeme) keinen Ersatz für intermittierende Messungen in Arterienblut darstellt. Die Bestimmung des P_{O_2} aus Kapillarblut ist wegen der ungenügenden Korrelation mit den Werten im Arterienblut nicht zulässig. Abb. 55.26

Die Sauerstoffbehandlung von Risikoneugeborenen ist eine personell und technisch aufwendige

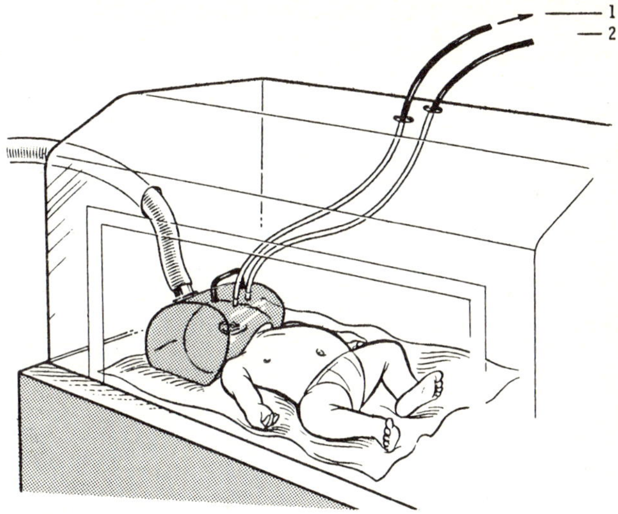

Abb. 55.3 Sauerstoffbehandlung im Inkubator mit Hilfe der Plexiglashaube. Dadurch ist eine konstante inspiratorische Sauerstoffkonzentration auch bei geöffnetem Inkubator (z. B. während Abnahme von arteriellem Blut zur Oxymetrie) gewährleistet
1 Schlauch zum Absaugen von Luft zum Oxymeter
2 Temperatursonde

Prozedur, welche nur in einem Zentrum für neonatologische Intensivbehandlung mit genügender Infrastruktur möglich ist (25, 81).
Neugeborene mit Atemproblemen zeigen nicht selten in Bauchlage eine Verbesserung der klinischen Symptome und der Blutgasanalyse (87).

Neugeborenenhypoglykämie
(11, 33, 70)

Definition (Schweizerische Neonatologiegruppe)

Man spricht von Hypoglykämie, wenn die Blutglucose bei Termingeborenen unter 30 mg% (unter 40 mg% nach 72 Stunden) und bei Frühgeborenen unter 20 mg% absinkt.

Auftreten und Bedeutung

Die Glucose ist neben Sauerstoff der wichtigste Energiespender für das zentrale Nervensystem. Am Termin geborene Kinder haben bei normaler Stoffwechsellage einen Energievorrat (Leberglykogen) für nur 24–36 Stunden. Gestreßte Neugeborene und Frühgeborene erschöpfen ihren Vorrat sehr rasch, besonders bei infolge Hypothermie und Atemnotsyndrom erhöhtem Verbrauch. Hypoglykämien können schon in der ersten Lebensstunde auftreten und besonders bei Frühgeborenen zunächst asymptomatisch verlaufen. Besonders gefährdet sind:
- Frühgeborene,
- Untergewichtige und Dysmature,
- Asphyktische,
- Hypotherme,
- Kinder diabetischer Mütter,
- Kinder bei schwerer Rhesus-Inkompatibilität,
- Kinder nach Austauschtransfusionen,
- Kinder, bei welchen die Infusion abgesetzt wurde.

Bei den folgenden klinischen Zeichen muß an Hypoglykämie gedacht und eine Blutzuckerbestimmung durchgeführt werden:
- Tremor,
- Apnoe,
- Krämpfe,
- Zyanoseanfall,
- Apathie,
- Hypotonie,
- Neigung zu Hypothermie.

Bei hypoglykämieverdächtigen Symptomen oder bei erhöhtem Risiko werden durch Blutentnahme an der angwärmten Ferse Blutglucosebestimmungen mit Hilfe von Dextrostix-Teststreifen durchgeführt. Bei Dextrostix-Wert unter 45 mg% wird eine Blutglucosebestimmung mit der Glucoseoxidasemethode gemacht und ohne Abwarten des Resultates mit der Therapie begonnen.

Therapie

Die beste Prophylaxe der Hypoglykämie ist die Früherernährung. Kinder mit erhöhtem Risiko erhalten nach der Geburt immer eine Infusion mit 10% Glucoselösung, selbst wenn der enterale Nahrungsaufbau unproblematisch ist.

Temperaturregulation beim Neugeborenen und Hypothermie
(38, 48, 65, 68, 79)

Physiologische Grundlage

Kälteexponierte Neugeborene steigern den Stoffwechsel mit Hilfe des in dieser Altersklasse vorhandenen braunen Fettgewebes. Gleichzeitig versuchen sie die Wärmeabgabe durch Vasokonstriktion und Flexion der Arme und Beine (Verkleinerung der Körperoberfläche) zu senken. Muskelzittern ist erst bei älteren Kindern zu sehen. Der beim Frieren erhöhte Energieumsatz steigert den Sauerstoffbedarf und den Glucoseverbrauch. Wenn das Kind den erhöhten Bedarf nicht decken kann, entsteht Hypoxiegefahr. Dieser Zustand wird vor allem bei Frühgeborenen mit Adaptationsstörungen sehr rasch erreicht.

Schutz vor Auskühlung

Zur Vermeidung der Hypothermiegefahr werden alle Neugeborenen im Gebärsaal sofort abgetrocknet und unter einen Wärmestrahler plaziert. Während des Transportes wird das in „Silberwindeln" (mit Aluminium beschichtete Plastikfolien) gewikkelte Kind im warmen Transportinkubator vor Kälte geschützt. In der Neonatologieabteilung liegen alle Neugeborenen mit Adaptationsproblemen in Inkubatoren mit geeigneter Temperatursteuerung. Wenn keine Servosteuerung verwendet wird, hält der auf den individuell richtigen Wert eingestellte Thermostat (Tab. 55.5) die Raumtemperatur konstant. Bei Anwendung der Servosteuerung regelt die Hauttemperatur des Kindes die Heizleistung des Inkubators so, daß jederzeit die optimale Umgebungstemperatur herrscht, d.h. der Temperaturbereich, in welchem das Kind den niedrigsten Sauerstoffverbrauch benötigt. Die kritische Hauttemperatur wird beim Servobetrieb auf die folgenden Werte eingestellt:

Gewicht < 2000 g 36,5 °C,
Gewicht > 2000 g 36,0 °C,
Gewicht > 3500 g 35,5 °C.

Die Temperatursonde muß auf eine unbedeckte Hautstelle geklebt werden und das Kind darf nicht auf die Sonde zu liegen kommen.
Bei Schock und Hypothermie kann die Servosteuerung wegen der gestörten Hautdurchblutung nicht angewendet werden, bei diesen Zuständen ist vorübergehend auf Thermostatsteuerung umzuschalten.

Hypothermie

Man spricht bei Rektaltemperatur von weniger als 36,0 °C von Hypothermie. Die häufigste Ursache ist Kälteexposition. Trotz für gesunde Neugeborene genügender Umgebungstemperatur kann Hypothermie auftreten, aber auch bei Hypoxie, Sepsis, Schock, Hypoglykämie und bei Kindern mit Hirnblutung.
Hypotherme Neugeborene werden in den nach Tab. 55.5 eingestellten Inkubator gelegt, erhalten 30% Sauerstoff und eine Glucoseinfusion. Die Rektaltemperatur wird halbstündlich gemessen, gleichzeitig werden Haut- und Inkubatortemperatur kontrolliert. Zur Kontrolle der Atmung und des Säure-Basen-Haushaltes wird eine Blutgasanalyse durchgeführt.

Hyperthermie und Fieber

Bei Rektaltemperatur über 37,5 °C und gleichzeitig gut durchbluteten und warmen Extremitäten spricht man von Hyperthermie. Die Ursache ist fast immer exogene Überwärmung. Der Zustand wird durch Senkung der Inkubatortemperatur korrigiert. Fieber besteht bei Rektaltemperatur über 37,5 °C, wenn die Extremitäten gleichzeitig kühl und das Hautkolorit blaß, eventuell marmoriert ist. Als Ursache kommt in erster Linie eine Infektion, oft mit Sepsis in Frage.

Tabelle 55.5 Einstellen der Lufttemperatur im Inkubator, wenn ohne Servosteuerung gearbeitet wird (Grad Celsius)

	Stunden				Tage		Wochen		
Alter	0–2	2–6	6–12	12–24	1–7	7–12	2–4	4–6	6–8
Geburtsgewicht									
< 1500 g	36	35	35	35	35	34	33	33	32
1500–2000 g	36	35	35	34	33	33	33	32	32
2000–2500 g	36	35	34	33	33	33	32	32	
> 2500 g	36	35	34	33	33	32			

Hyperbilirubinämie des Neugeborenen

(Morbus haemolyticus neonatorum)
(55, 57)

Pathophysiologie

Bilirubin ist ein Metabolit des Hämoglobins, 1 g Hämoglobin bildet 34 mg Bilirubin. Nach dem Verlassen des retikuloendothelialen Systems wird Bilirubin im Plasma an Albumin gebunden (indirektes Bilirubin). Freies, nicht an Albumin gebundenes Bilirubin ist toxisch für das zentrale Nervensystem. Die Gefahr der Schädigung der Ganglienzellen im Stammhirn wird durch die Höhe des indirekten Bilirubinspiegels und durch Faktoren, welche die Bilirubin-Albuminbindung stören bestimmt. Das direkte, in der Leberzelle glucuronisierte Bilirubin ist für das Nervengewebe nicht toxisch und muß bei der Beurteilung des Risikos vom Bilirubingesamtwert subtrahiert werden.

Ursachen der Hyperbilirubinämie

Bei Rhesus- und ABO-Inkompatibilität, während des Abbaus von Hämatomen und Suffusionen und bei der Polyglobulie (Hämatokrit > 70% bzw. Hämoglobin > 24 g%) ist die Bilirubinproduktion gesteigert. Die Bindung an Albumin ist gestört bei vermindertem Albumingehalt (Hypoproteinämie = < 4 g% Gesamteiweiß), wenn Medikamente gegeben werden, welche die Albuminbindung stören, wie z.B. Sulfonamide, Acetylsalicylsäure, Valium i.v., Furosemid usw. und bei Azidose. Bei „Leberunreife" des Frühgeborenen, Hepatitis und Gallengangsatresie ist die Bilirubinausscheidung durch die Leber gestört. Das *Kernikterusrisiko* ist erhöht nach Asphyxie, bei Azidose, Hypoxie, Hypoproteinämie, Hypothermie, Hypoglykämie, Apnoe, Krämpfen und wenn Medikamente gegeben werden, welche sich an Albumin binden.

Therapie

Als therapeutische Möglichkeiten stehen die Austauschtransfusion, die Phototherapie und die Albumintherapie zur Verfügung. Die *Austauschtransfusion* ist indiziert bei folgenden Spiegeln von indirektem Bilirubin:

Termingeborene ohne Risiko	>20 mg%,
Termingeborene mit Risiko	>15 mg%,
Frühgeborene ohne Risiko	>15 mg%,
Frühgeborene mit Risiko	12–15 mg%.

Die *Phototherapie* wird empfohlen bei indirektem Bilirubinspiegel von 3–5 mg% unter der individuell festgelegten Grenze für die Austauschtransfusion. Sie wird kontinuierlich während mindestens 12–18 Stunden pro Tag durchgeführt, bis eine deutliche Tendenz zu Abfall der Bilirubinwerte eintritt. Die Phototherapie ist bei schwerer Hämolyse kontraindiziert. Sie wird ausschließlich im Inkubator und unter Kontrolle der Temperatur mittels Servosteuerung durchgeführt. Die *Albuminzufuhr* ist bei Hypoproteinämie (< 4 g%) durchzuführen, außerdem bei Überschreiten der Austauschgrenze sowie bei auf Kernikterus verdächtigen Symptomen. Sie besteht in der intravenösen Zufuhr von 5 ml/kg Albumin 20%, eventuell auch im Zusatz von 20 ml Albumin 20% zu jeder Blutkonserve für die Austauschtransfusion.

Ernährung des Neugeborenen

(2, 20, 30, 39)

Neugeborene über 2000 g Geburtsgewicht

Der Nahrungsbeginn findet spätestens nach der 3.–4. Lebensstunde statt. Wenn immer möglich wird gestillt oder mit Muttermilch ernährt. Frühzeitiges Stillen (schon im Gebärsaal) und häufiges Ansetzen des Kindes an die Mutterbrust erhöhen die Milchproduktion.

Die in Tab. 55.6 angegebenen Nahrungsmengen gelten als Richtlinien, sie sollen dem Kind nicht aufgezwungen werden. Hungrige Kinder erhalten größere Mengen. Nachfüttern nach dem Stillen ist nur bei noch hungrigen Kindern indiziert sowie wenn die Trinkmenge wiederholt weniger als zwei Drittel der Sollmenge beträgt. Bei Erbrechen, Herzvitien oder anderen Trinkschwierigkeiten

Tabelle 55.6 Nahrungsaufbau für Neugeborene über 2000 g Geburtsgewicht

Gewicht	2000–2500 g	über 2500 g
1. Tag	8 × 10 ml	6 × 20 ml
2. Tag	8 × 15–20 ml	5 × 30 ml
weitere Tage	Steigerung pro Mahlzeit um	
	5–10 ml	10 ml
bis	Menge = 1/6 des Körpergewichtes Kalorienzahl = 120 kcal/kg/Tag	

Tabelle 55.7 Nahrungsaufbau für Neugeborene unter 2000 g Geburtsgewicht

Gewicht	1500 g	1500–2000 g
Beginn	3.–6. Lebensstunde erste Mahlzeit 10%ige Glucoselösung	
Milch	mit Eiweiß angereicherte Frauenmilch (5 g/100 ml) evtl. konzentrierte adaptierte Milch	
Mahlzeiten pro Tag	12	8
Volumen pro Mahlzeit	$\frac{\text{20 ml/kg}}{\text{Zahl der Mahlzeiten}}$	
Aufbau bis	Volumen des 1. Tages × Lebenstag totaler Flüssigkeitsbedarf und 120 kcal/kg/Tag erreicht	

Siehe auch Infusionsschema für Neugeborene!

(z. B. beim postoperativen Nahrungsaufbau) kann die Nahrung in häufigeren Mahlzeiten, bei Bedarf mit der Magensonde oder eingedickt und in kleineren Mengen (z. B. adaptierte Milch 17–18%, total 120 kcal/kg/Tag) gegeben werden.
Gestillte Kinder, deren Mütter Fluortabletten zu sich nehmen, benötigen keine Medikamente. Bei nicht oder nur teilweise mit Muttermilch ernährten Kindern wird Vitamin D (ViDe 3) ab der 2. Lebenswoche zugesetzt, Dosierung 800 E/die. Dazu wird 0,25 mg Fluor pro Tag (z. B. Zymafluor 1 Tablette/Tag) gegeben.

Neugeborene unter 2000 g Geburtsgewicht

Bei Kindern mit Geburtsgewicht unter 2000 g kann der Flüssigkeitsbedarf während der ersten Tage nicht durch die enterale Nahrungsaufnahme gedeckt werden. Es ist immer eine Infusion zusätzlich zum normalen Nahrungsaufbau notwendig. Bei Trinkschwierigkeiten, bei Frühgeborenen mit Gestationsalter unter 34 Wochen und bei intubierten Frühgeborenen wird zunächst mit der Magensonde ernährt, welche alle 24 Stunden gewechselt wird. Vor jeder neuen Nahrungszufuhr wird durch Aspiration der im Magen verbliebene Nahrungsrest gemessen. Wenn zur postoperativen Ernährung eine Gastrostomie angelegt wurde und bei erhöhter Gefahr von Regurgitation und Aspiration wird durch eine 10–15 cm über dem Kind aufgehängte Plastikspritze ohne Stempel ernährt. Bei dieser Anordnung kann beim Schreien und Pressen der Mageninhalt in die Spritze aufsteigen und anschließend wieder in den Magen abfließen (s. Abb. 55.23 (13). Alle Kinder bleiben nach der Fütterung während mindestens 1 Stunde in Bauchlage. Der Nahrungsaufbau erfolgt nach dem in Tab. 55.7 angegebenen Schema. Neugeborene unter 2000 g erhalten zur Ernährung täglich eine Polyvitaminzulage mit genügend Vitamin D und E und ab der 4. Lebenswoche zusätzlich 0,25 mg Fluor und 2,5 mg Eisen pro Tag.

Infusionsbehandlung beim Neugeborenen
(6, 80)

Besonderheiten beim Wasser- und Elektrolythaushalt

Beim Neugeborenen über 2000 g ist der Flüssigkeits- und Kalorienbedarf bei normalem enteralem Nahrungsaufbau gedeckt. Infusionen sind nur bei gestörtem Nahrungsaufbau oder bei pathologischen Verlusten notwendig. Bei Neugeborenen unter 2000 g wird der initiale Flüssigkeitsbedarf auch bei ungestörtem enteralem Nahrungsaufbau in den ersten Lebenstagen nie gedeckt, es ist deshalb immer zusätzlich eine Infusion nötig.
Das Infusionsschema ist in Tab. 55.8 wiedergegeben.

Schockbehandlung

Die Schockbehandlung erfolgt auch in dieser Altersgruppe den allgemeinen Richtlinien (s. unter Schockbehandlung), und zur Kontrolle der Volumenzufuhr werden die gleichen Kreislaufkontrollen gemacht. Je nach Hämatokritwert werden 5% Albuminlösung oder Blut infundiert in Schritten von jeweils 10 ml/kg zwischen den Kreislaufkontrollen.

Bluttransfusion

Der optimale Hämatokritwert hängt vom Alter des Neugeborenen und von der klinischen Situation ab. Bei gestörter kardiopulmonaler Adaptation und bei zyanotischen Herzvitien soll der Hämatokritwert im allgemeinen 50% (Hämoglobinwert 15–16 g%) nicht unterschreiten. Bei älteren Kindern in gutem Kreislaufzustand und ohne zusätzlichen Sauerstoffbedarf dürfen Werte bis hinunter zu 25% (Hämoglobin um 8 g%) toleriert werden. Bei schwerkranken Neugeborenen kommt es im Laufe

Tabelle 55.**8** Infusionsschema

Gewicht	< 1000 g	1000–2000 g	> 2000 g
Indikation	immer im Aufbau der Ernährung		wenn enterale Ernährung gestört
	nach allen Operationen und bei Vorliegen von pathologischen Verlusten (Ileus, Erbrechen, Ileostomie usw.)		
Lösungen:			
1. Lebenstag	10%ige Glucoselösung		
ab 2. Lebenstag	Mischinfusion (10% Glukose und 20–30 mval Na^+/l)		
Nach Operationen schon am 1. Lebenstag	Mischinfusion (10% Glukose und mind. 30 mval Na^+/l)		
Volumen:	ml/kg	ml/kg	ml/kg
1. Tag	120	100	80
Zunahme pro Tag	20	20	20
bis	180–(200)	140–(180)	140–(180)
	Die Infusionsmenge entspricht dem totalen Flüssigkeitsbedarf minus enterale Menge		

der Behandlung sehr häufig zur iatrogenen Anämie, weil für die häufigen Laborkontrollen beträchtliche Blutmengen abgenommen werden. In unstabilen Situationen muß deshalb der Hämatokritwert mehrmals täglich bestimmt werden.

Infusionstechnik

Infusionen an Neugeborenen müssen nicht nur richtig dosiert werden, sondern auch gleichmäßig einfließen, damit Hyperglykämie und Glykosurie abwechselnd mit hypoglykämischen Phasen vermieden werden. Alle Infusionen werden deshalb mit Hilfe von elektrischen Spritzen oder anderen Infusions-Maschinen verabreicht (Abb. 55.4). Damit wird auch verhindert, daß zu große Volumina in zu kurzer Zeit einfließen und zur akuten Überhydrierung mit der Gefahr von Lungen- und Hirnödem führen.

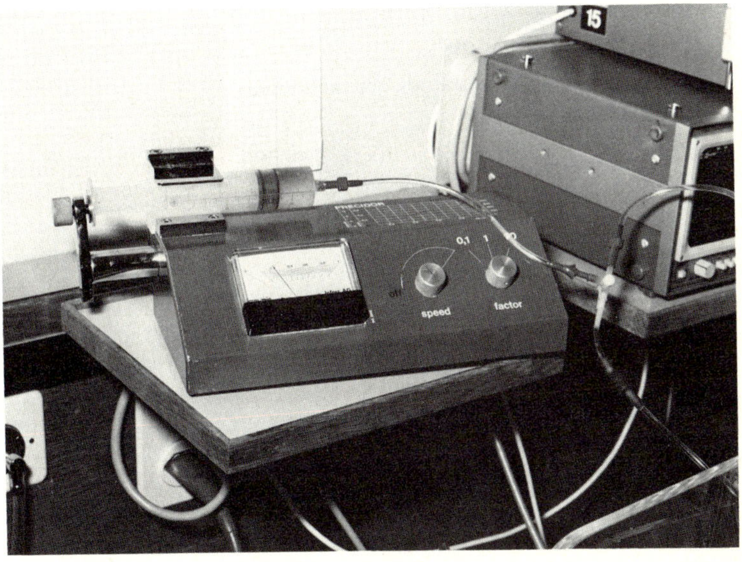

Abb. 55.**4** Stufenlos regulierbare elektrische Infusionsspritze zur konstanten Infusionstherapie bei Neugeborenen. Ähnliche Modelle sind auch für Batteriebetrieb während des Transportes erhältlich

Notfalltransporte

(14, 52, 61, 71)

Allgemeines

Risikoneugeborene können aus medizinischen Gründen und wegen des für ihre Betreuung notwendigen personellen, apparativen und finanziellen Aufwandes nur in Spezialabteilungen intensiv behandelt werden. Dies gilt noch mehr für Neugeborene, die einen frühzeitigen chirurgischen Eingriff benötigen. Für die Verlegung in ein Zentrum ist immer ein kürzerer oder längerer Transport notwendig. Da die Prognose des Patienten unter anderem stark vom Zustand im Moment des Eintritts im Zentrum abhängig ist, sind eine gute Vorbereitung vor und eine lückenlose Betreuung während des Transportes unerläßlich. Auch dafür sind spezielle ärztliche Kenntnisse, geschultes Pflegepersonal in genügender Zahl und eine vollständige Ausrüstung notwendig, Bedingungen, welche nur in größeren Abteilungen jederzeit realisierbar sind. In der Erkenntnis, daß der nachfolgende Aufwand auf der Intensivstation nur dann in einem vernünftigen Verhältnis zum erreichbaren Resultat steht, wenn das Risikokind sofort nach der Geburt korrekt reanimiert und anschließend ohne Unterbrechung überwacht und behandelt wird, haben viele regionale Zentren auch die Transportaufgabe übernommen und eigentliche Neugeborenen-Transportdienste geschaffen. Sie bemühen sich, Notfallpatienten so zu transportieren, daß alle vermeidbaren Komplikationen, insbesondere solche, die zu dauerndem Hirnschaden oder zum Tod führen, verhindert werden (Tab. 55.9 a). Die neonatologischen Indikationen zum Transport in ein Zentrum sind in Tab. 55.9 b zusammengestellt.

Tabelle 55.9 a **Ziel und Zweck des Transportdienstes für Risikoneugeborene**

1. Vermeiden von Hirn- und anderen Dauerschädigungen
2. Verhinderung, Früherkennung und Behandlung von Adaptationsstörungen
3. Hauptaufgaben:
   - Schutz vor Auskühlung und wenn nötig Behandlung der bereits vorhandenen Hypothermie
   - Vermeiden von Aspiration und Ersticken
   - Kontrolle der Spontanatmung, bei Bedarf Intubation und Beatmung
   - Verhüten, Erkennen und Behandeln von Hypoxie, Azidose und Hypoglykämie
   - Kontrolle des Kreislaufes, bei Bedarf Schockbehandlung

Tabelle 55.9 b Indikationen zur Verlegung von Risikoneugeborenen in ein Zentrum für Neonatologie

- Primäre Reanimation mit Intubation und Azidosekorrektur
- Frühgeborene mit neonatalen Komplikationen
- Alle Neugeborenen <2000 g
- Kinder diabetischer Mütter
- Atemnotsyndrom (Tachypnoe >60/min)
- Zyanose trotz Sauerstofftherapie
- Sauerstoffbedarf $>40\%$ >1 Std.
- Ikterus
- Anämie
- Schwere Muskelhypotonie
- Mißbildungen

In vielen Zentren der Welt wurde gezeigt, daß dank gut eingerichteter Transportdienste die Mortalität gesenkt und die Chance, ohne Dauerschäden zu überleben, verbessert wurde. Dabei darf nicht vergessen werden, daß die Aussichten für das Neugeborene am besten wären, wenn bei voraussehbarem Risiko die Mutter schon vor der Geburt in eine spezialisierte Klinik mit permanentem Neonatologiedienst verlegt würde. Der Transport im Uterus ist auch heute noch dem Notfalltransport des schon geborenen Kindes überlegen. Diese Idee stößt leider noch in weiten Kreisen auf Unverständnis. Die Zentralisation aller Risikogeburten konnte erst in wenigen Regionen der Welt realisiert werden. In der Schweiz bestehen in dieser Hinsicht zwar gute Ansätze, wenn auch zur Zeit immer noch zu viele Neugeborene erst mit schon eingetretenen schwersten Adaptationsstörungen in die Neonatologiezentren überführt werden. Die Situation hat sich in den letzten Jahren insofern verbessert, als immer mehr Geburtshelfer kleinerer Abteilungen bei voraussehbarem Risiko die Transportequipen schon vor der Geburt anfordern und ihnen die Reanimationsmaßnahmen am Neugeborenen anvertrauen.

Personal, Ausrüstung und Transportmittel

Die Transporte werden von einem in neonataler Intensivbehandlung ausgebildeten Arzt oder einer er-

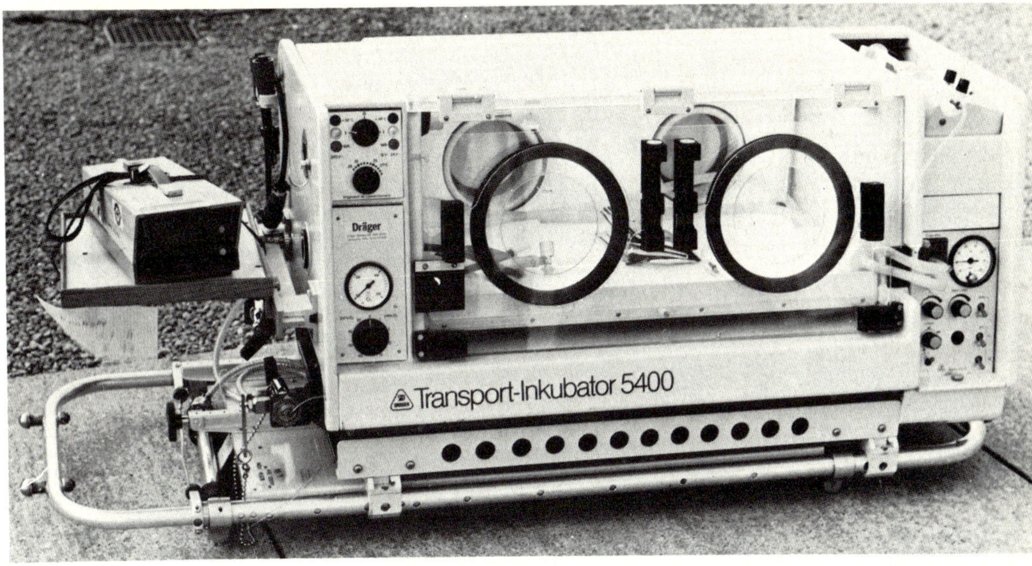

Abb. 55.**5** Moderner Transportinkubator für Risikoneugeborene (Modell 5400, Fa. Dräger, Lübeck). Bei der Trage handelt es sich um ein Spezialmodell für den Hubschraubertransport, wie es bei der Schweizerischen Rettungsflugwacht gebraucht wird

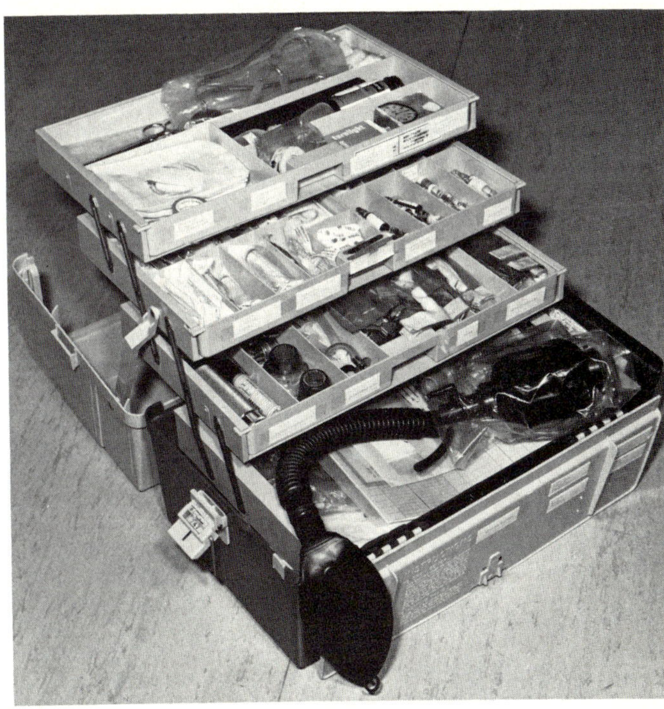

Abb. 55.**6** Transportkoffer für die Betreuung von Risikoneugeborenen. Es handelt sich um eine Plastikbox, wie sie für die Sportfischerei verwendet wird (Modell Jumbo 747, Plano Molding Company, Plano/Ill. 60545, USA). Inhalt s. Tab. 55.10

fahrenen Neonatologieschwester begleitet. Beide müssen mit den Problemen des Notfalltransportes vertraut sein und auch unter ungünstigen Platz- und Lichtverhältnissen arbeiten und bei Bedarf rasch improvisieren können. Zur Ausrüstung gehört ein Transportinkubator (Abb. 55.5), welcher von eingebauten Batterien und vom Bordnetz geheizt werden kann. Immer werden Sauerstoff-Flaschen mit Reduzier- und Dosierventil, ein Materialkoffer mit speziell für die primäre Reanimation und Betreuung während des Transportes zusammengestelltem Inhalt (Tab. 55.10; Abb. 55.6) eine elektrische Infusionsspritze, ein Transportrespirator und die für die Überwachung des EKG, der Sauerstoffkonzentration und der Körpertemperatur benötigten Monitore mitgeführt.

Tabelle 55.**10** **Transportkofferinhalt** für Neugeborene Pipetten (Universitätskinderklinik Zürich)

1 Silberwindel
1 Péan-Klemme
1 Schere
1 Stethoskop
je 1 Heftpflaster, breit u. schmal
2 Sauerstoffsonden
2 Magensonden
Thermometer
Rektalhüllen
Alkohol
Aqua dest.
Dextrostix-Teststreifen
Lanzetten
1 Meßband 1 Taschenlampe Schnellverband
1 Infusionsschiene 1 Stoppuhr
div. Injektionsspritzen
2 3-Wege-Hähne
div. Injektionskanülen
2 Vigon-Kanülen (grün)
2 Mantoux-Spritzen
2 Braunülen 0,5
Stauschlauch
2 Butterfly Long 25
1 Butterfly Long 23
3 Adapter Luer-Record
3 Adapter Record-Luer
Ampullenfeilen
2 Glucose-Pipetten
1 Wassermann-Röhrchen
2 Bilirubinpipetten
2 Klebeetiketten
1 Laryngoskop
je 1 Spatel, klein und mittel
1 Markierfilzstift
je 1 Maske Nr. 0 + 1 (Rendell-Baker)
je 1 Tubusansatz gerade Nr. 4/5/6
je 1 Tubusansatz gebogen Nr. 4/5/6
2 Guedel-Tuben Nr. 00 + 0
1 Magill-Zange
2 Ersatzbatterien für Laryngoskop
2 Ersatzlämpchen für Laryngoskop klein
2 Oraltuben 12/14
1 Oraltubus 16/18
2 Cole-Tuben Nr. 8 + 10
2 Nasaltuben Nr. 12
2 Nasaltuben Nr. 14
1 Nasaltubus Nr. 16
1 Paar Absaugschläuche Nr. 6
1 Paar Absaugschläuche Nr. 7
2 Absaugkatheter Nr. 12
2 Vigon-Mundabsaugbestecke
1 Zwillings-O_2-Verbindungsstück
1 Y-Plastik-Verbindungsstück
div. Plastik-Verbindungsstücke
1 Nabelkatheter-Set
2 Nabelkatheter Nr. 5
2 Nabelkatheter Nr. $3^1/_2$
Handschuhe Nr. 6
Handschuhe Nr. $7^1/_2$
Kompressen steril
Tupfer steril
1 Schere steril
1 Pinzette steril
1 Péan-Klemme steril

Formulare
Straßenkarte und Verzeichnis der Spitäler
Medikamenten-Merkblätter (zusammengeheftet)
Überweisungszeugnisse
Reanimationsprotokoll
Protokolle für Apgar-Bestimmung
Tabelle für Nabelkatheterlänge
Überwachungsblätter

Medikamente
1 Amp. Adrenalin
2 Amp. Alloferin
4 Amp. Alupent
2 Amp. Valium
1 Amp. Luminal i.v.
1 Amp. Luminal i.m.
1 Amp. Pethidin
1 Amp. Lasix
1 Amp. Konaxion
1 Amp. Lanoxin
1 Amp. Naloxon
1 Amp. Liquemin à 5 ml
1 Amp. Liquemin à 0,25 ml
3 Amp. Priscol à 10 mg
(+ 3 Amp. Aqua dest. auflösen)
1 Amp. NaCl 9‰ à 10 ml
1 Amp. Aqua dest. à 10 ml
1 Amp. Ca 10%
1 Amp. Gluc. 10%
Marzine-Tabletten für Personal

Infusionen
Albumin 5% 100 ml
Natriumbikarbonat 8,4% 100 ml
Gluc. 5% 100 ml
Gluc. 10% 100 ml
NaCl 9‰ 100 ml
1 Flasche Blutkulturmedium
1 Spritze à 50 ml
1 Mikro-Infusionsbesteck
1 Makro-Infusionsbesteck
1 lange Infusionsverlängerung
1 kurze Infusionsverlängerung
1 Ambu-Beutel mit Sauerstoffreservoirschlauch
1 Kuhn-Handbeatmungssystem mit Masken-ansatzstück
1 Sauerstoffmaske

Monitoren
Elektrische Thermometer
EKG-Monitor

Babylog-II-Respirator

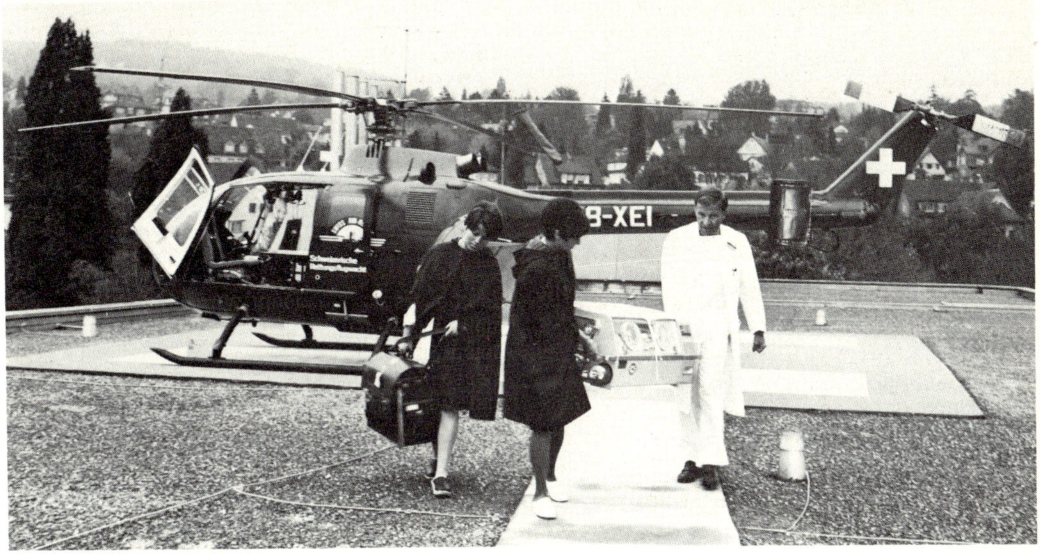

Abb. 55.7 Auf dem Dachlandeplatz der Universitätskinderklinik Zürich ist seit 1973 ständig ein Hubschrauber der Schweizerischen Rettungsflugwacht stationiert und innerhalb weniger Minuten startbereit

Bei der Wahl des Transportmittels ist die Fahrgeschwindigkeit von weniger großer Bedeutung als die Forderung nach möglichst guter Überwachung und Behandlung während des Transportes. Als Mindestausrüstung sind eine sichere Halterung für den Inkubator, die Möglichkeit der Stromentnahme vom Bordnetz, genügende Beleuchtung und wirksame Heizung zu fordern. Bei längeren Transporten leisten eingebaute Sauerstoff- und Druckluftreserven und ein Mischgerät zur Herstellung der jeweils benötigten Sauerstoffkonzentration gute Dienste. Am häufigsten kommen straßengebundene Ambulanzfahrzeuge zum Einsatz. Vielerorts werden auch Lufttransporte durchgeführt. Auch der Kinderklinik Zürich steht seit 1972 neben der Ambulanz ein auf dem Klinikdach stationierter Hubschrauber der Schweizerischen Rettungsflugwacht zur Verfügung (Abb. 55.7). Dieses schnellere Transportmittel gestattet, rascher beim Patienten einzutreffen und, was oft von großer Bedeutung ist, das spezialisierte Personal, welches auch in der Klinik benötigt wird, rationeller einzusetzen.

Die Überwachung und Behandlung des Kindes ist aus Platzgründen und infolge von Vibrationen und Lärm im Hubschrauber eher noch schwieriger als in der Ambulanz. Einfachste Maßnahmen wie Pulsfühlen und Auskultieren sind unmöglich. Bei der Überwindung von größeren Höhendifferenzen, wie z. B. beim Flug über die Alpen, dehnen sich mit zunehmender Höhe unter dem Einfluß der Dekompression alle Gasansammlungen im Körper aus. Die Entleerung des Magens und die Behandlung eines Pneumothorax müssen deshalb vor Transportbeginn stattfinden. Am Ausgangsort noch genügend oxygenierte Patienten können in der Höhe wegen des sinkenden Sauerstoffpartialdruckes zunehmend hypoxisch werden. Die begleitenden Ärzte und Schwestern müssen genügend auf diese spezifischen Komplikationsmöglichkeiten des Lufttransportes und deren Behandlung vorbereitet sein.

Die vor dem Transport durchzuführenden Maßnahmen wurden im Abschnitt über die primäre Reanimation des Neugeborenen besprochen. Der Transport darf in allen Fällen erst nach Stabilisierung der Atem- und Kreislaufverhältnisse angetreten werden. Bei zweifelhafter Atmung ist es besser, prophylaktisch zu intubieren und zu beatmen, als eine Reanimation unterwegs und unter ungünstigeren Verhältnissen zu riskieren. Immer ist der Magen vor Transportbeginn zu entleeren. Auch bei Pneumothorax muß die Entlastung vor Transportantritt stattfinden.

Viele Zentren der Welt haben gezeigt, daß jedes Neugeborene ohne Gefährdung in ein Zentrum transportiert werden kann, sofern ein geschultes Team diese Aufgabe übernimmt. Die Prognose wird von der Transportdistanz nicht beeinflußt. Die Mehrkosten des Spezialtransportes, selbst

Tabelle 55.**11** **Transportkofferinhalt** für größere Kinder (Universitätskinderklinik Zürich)

Koffer Nr. 1
1 Laryngoskopgriff
je 1 Spatel groß, mittel, klein
Reservelämpchen für Spatel
Batterien für Laryngoskop
1 Péan-Klemme
1 Magill-Zange groß
Gudel-Tubus Nr. 0, 1, 2, 3
gebogene Tubusansätze Nr. 4, 5, 6, 7, 8, 9, 10
gerade Tubusansätze Nr. 4, 5, 6, 7, 8, 9, 10
Tubus oral 12/14, 16/18, 20/22, 24/26, 28/30, 30/32
Tubus nasal 12/14/16/18/20/22/24/26/28/30/32
Cuff-Tubus Nr. 6 + 7
diverse Y-Plastik-Zwischenstücke
1 Amp. Penthothal
1 Amp. NaCl 0,9% 10 ml
1 Amp. Succinyl-Asta
Markierstift
Taschenlampe
div. O_2-Sonden
1 Ambubeutel
1 roter Deckel zu Lufteinlaßventil
Ambu-Saugpumpe
1 Kuhn-Handbeamtmungssystem mit Maskenansatzstück
1 Stethoskop
je 1 Maske Nr. 1, 2, 3, 4 MIE
1 Pinzette
1 Schere
1 Péan-Klemme
1 Mundabsaugbesteck
Absaugkatheter Nr. 8, 10, 12
Absaugkatheter Nr. 14, 20
Magensonden Nr. 8, 10, 12, 14, 16
Blutdruckbesteck
Blutdruckmanschetten groß, mittel, klein
EKG-Elektroden
Elektrodenpaste
Heftpflaster mittel und schmal
Verlaufsblätter
Verordnungsblätter
Straßenkarte

Koffer Nr. 2
Chloralhydrat Rectiolen
1 Amp. Gluc. 5%
1 Amp. Gluc. 10%
2 Amp. NaCl 9‰
1 Amp. Calcium 10%
1 Amp. Ca-Sandosten
1 Amp. Gluc. 50%
4 Amp. Valium
2 Amp. Ultracorten H/25 mg
2 Amp. Procain 1%
1 Amp. Lasix
2 Amp. Pethidin
1 Amp. Ketalar
2 Amp. Liquemine
2 Amp. Novalgin
2 Amp. Phenobarbital 2%
2 Amp. Phenobarbital 20%
2 Amp. Atropin
2 Amp. Cibalgin
2 Amp. Dehydrobenzperidol
4 Amp. Alupent
2 Amp. Alloferin
2 Amp. Adrenalin
10 Amp. Naloxon
3 Amp. Decadron
2 Amp. Pentothal
Marzine-Tabletten
Adapter Luer-Record und Record-Luer
div. Injektionsspritzen
div. Injektionskanülen
2 3-Wege-Hähne
2 Braunülen 0,5/1,0
2 Skalpvenenset 0,5/0,6/0,7
1 Subklaviaset
2 Paar sterile Handschuhe Nr. 6 + $7^1/_2$
div. Venenkatheter
2 Infusionsbestecke makro
1 Infusionsbesteck mikro
1 Blutbesteck
1 lange Verlängerung
1 kurze Verlängerung
2 lange Injektionskanülen
3 Aluschienen
Glycerin-Spiritus für Händedesinfektion
Dextrostix-Teststreifen
1 Blutkulturmedium
Zellstofftupfer
Lanzetten
Stoppuhr
Tupfer
Kompressen
Taschenlampe
2 Pinzetten steril
2 Scheren steril
2 Péan-Klemmen steril
Heftpflaster
Meßband
2 elastische Binden
Stauschlauch
Thermometer
Urinbeutel
Fingerlinge

Infusionen mit Aufhängevorrichtung
2 × Ringer-Lactat 500 ml
1 × Humanalb. 5% 250 ml
1 × Aqua dest. 100 ml
1 × NaCl 9‰ 100 ml
1 × Gluc. 5% 100 ml
1 × Gluc. 10% 100 ml
1 × Gluc. 50% 100 ml
1 × Natriumbikarbonat 8,4% 100 ml

beim Einsatz von teuren Transportmitteln, werden durch die Verminderung der Mortalität und der Gefahr von permanenten Hirnschäden mit ihren großen finanziellen Folgen mehr als wettgemacht. Der jederzeit abrufbare Transportdienst darf allerdings periphere Geburtsabteilungen mit ungenügender Ausrüstung nicht dazu verleiten, zu große Risiken einzugehen. Der schnellste Transportdienst kommt bei unerwarteten Notfallsituationen immer zu spät, wenn die Geburtsklinik unvorbereitet und das lokale Personal nicht ausgebildet ist. Besser als jeder Notfalltransportdienst ist die Zentralisierung der Risikogeburtshilfe und der Transport möglichst vieler Risikokinder im Uterus der Mutter noch vor der Geburt. Die Internationale Vereinigung für die Gesundheit von Mutter und Kind „IAMANEH" International Association for Maternal and Neonatal Health (Sekretariat: 11, rue d'Italie, 1204 Genf, Schweiz) ist bereit, bei Transporten vor oder nach der Geburt Finanzhilfe zu leisten, falls die Kosten nicht von einer anderen Stelle übernommen werden.

Notfalltransporte älterer Kinder

Die Transportorganisation für Neugeborene kann mit modifizierter Ausrüstung auch für ältere Kinder eingesetzt werden (Tab. 55.11). In Zürich werden durch den Transportdienst der Universitätskinderklinik Kinder mit Ateminsuffizienz (Pseudocroup, Epiglottitis, Status asthmaticus usw.) oder im schweren Schock (akuter Brechdurchfall), nach ausgedehnten Verbrennungen oder nach Unfällen aus peripheren Kliniken, aus Arztpraxen oder gar von zu Hause abgeholt. Für Transporte außerhalb des Stadtgebietes wird dazu häufig der Hubschrauber eingesetzt. Viele periphere Kliniken sind für die Notfallversorgung von Kleinkindern wegen der für dieses Lebensalter fehlenden medizinischen Kenntnisse und ungenügenden Ausrüstung schlecht vorbereitet. Deshalb werden fast alle schwer verletzten Kleinkinder früher oder später in die kinderchirurgische Abteilung einer Kinderklinik verlegt. Dies gilt vor allem für Kleinkinder mit Bewußtlosigkeit, Atemstörungen, Schock, Verbrennungen oder mehreren schweren Verletzungen. Die Möglichkeit des primären Transportes direkt vom Unfallort in die zuständige Klinik sollte deshalb immer dann in Erwägung gezogen werden wenn solche Patienten dadurch früher vom mitfahrenden oder -fliegenden Notarzt versorgt werden können, als wenn der Weg zuerst über eine periphere Klinik führt.

Intubation

Allgemeines

Die Intubation gehört auch in der pädiatrischen Intensivbehandlung zu den am meisten gebrauchten Standardtechniken. Leider führen Komplikationen der Intubationsbehandlung immer wieder zu Dauerschädigungen oder zum Tod. Dies ist umso bedauerlicher, da ein Teil der möglichen Komplikationen leicht voraussehbar ist und mühelos vermieden werden könnte.

Indikation

Die Indikation zur Intubation ist gegeben, wenn auf andere Weise die Atemwege nicht offen gehalten werden können, wenn erhöhte Aspirationsgefahr besteht und wenn maschinelle Beatmung nötig wird. In der neonatalen Intensivbehandlung wird zudem auch intubiert, um bei Spontanatmung erhöhten transthorakalen Druck zur Bekämpfung von Atelektasen und intrapulmonalem Rechts-links-Shunt einzusetzen (Continous Positive Airway Pressure = CPAP), obschon diese Behandlung auch ohne tracheale Intubation für gewisse Fälle möglich ist (Nasen-CPAP). Außer in Notfallsituationen wird für die Intensivbehandlung meistens nasotracheal intubiert, welche gegenüber der oralen Intubation die Vorteile der besseren Tubusfixation, der oralen Nahrungsaufnahme und des besseren Komforts für den Patienten hat. Im Folgenden wird deshalb von der nasotrachealen Intubation gesprochen.

Vorbereitung

Vor jeder Intubation muß der Magen entleert werden, da es während der vorbereitenden Hyperventilation mit der Maske leicht zur Regurgitation von Mageninhalt und zur Aspiration kommt. Eine medikamentöse Vorbereitung zur Vagolyse mit Atropin kann vor zu erwartenden schwierigen Intubationen erwogen werden. Sie ist aber nicht in jedem Fall nötig und sogar kontraindiziert, wenn zähflüssiges Bronchialsekret unerwünscht ist.

Instrumentarium

Zu jeder Intubation wird das folgende Instrumentarium benötigt:
- Handbeatmungsgerät und Maske,
- Sauerstoff oder Narkoseapparat,
- Absauggerät mit großlumigem Katheter,
- Laryngoskop,
- Trachealtuben verschiedener Größen,
- Verbindungsstücke zum Beatmungssystem,
- Fixationsmaterial,
- Katheter zum Absaugen durch den Tubus.

Je jünger und kleiner der Patient, desto eher kommen gerade Laryngoskopspatel zur Anwendung. Im Handel sind 4 verschiedene Spatellängen z. B. der Typen Miller oder Foregger erhältlich (Tab. 55.12).

Gebogene Intubationsspatel machen die Intubation bei Kleinkindern schwieriger, da sie den ohnehin stark kranial und weit vorne liegenden Kehlkopf noch weiter nach vorn und aus dem durch die große Zunge schon eingeengten Blickfeld hinausschieben. Die Intubation ist dann oft nur mit Hilfe von Führungsstäben oder mit der Magill-Zange möglich. Diese Hilfsmittel können gefährliche Komplikationen herbeiführen bzw. beeinträchtigen die Sicht bei den engen Verhältnissen der kleinen Patienten noch zusätzlich. Sie sind auch bei der nasotrachealen Intubation immer überflüssig, wenn mit geraden Spateln gearbeitet wird.

Lagerung

Der Patient soll auf einer flachen Unterlage liegen mit nur ganz wenig deflektiertem Kopf, ein 2–3 cm hohes Polster kann unter den Kopf gelegt werden. Auf gar keinen Fall sollen die Schultern unterlegt oder der Kopf über die Unterlage hinaushängen gelassen werden. Ebenso sind die in vielen Reanimationstischen der Gebärsäle vorgesehenen Vertiefungen für den Kopf ungünstig und besonders vom Anfänger nicht zu benützen. Die günstigste Kopfhaltung ist in Abb. 55.8 dargestellt.

Neugeborene werden zur Intubation nicht aus dem Inkubator herausgenommen, es genügt, sie quer zur Längsachse zu lagern. Auch die große Frontklappe muß nicht geöffnet werden, die Handöffnungen bieten genügend Spielraum. Der Kopf des Patienten wird vom Fußende her zwischen den Zeigefingern einer Hilfsperson festgehalten, während die Daumenballen die Schultern des Kindes gegen die Unterlage zurückhalten. Nur ungenügend instruierte Helferinnen versuchen, die Schultern während des Intubationsvorganges anzuheben. Die korrekte Position ist in Abb. 55.9 dargestellt. Der Laryngoskopspatel wird am Winkel mit

Tabelle 55.**12** Laryngoskopspatel

Nummer	Länge in cm	Altersklasse
0	7,0– 7,5	Früh- und Neugeborene
1	10,0–10,5	ab etwa 3/12 Jahren
2	13,0–14,0	ab etwa 2 Jahren
3	15,0–16,0	ab etwa 12 Jahren

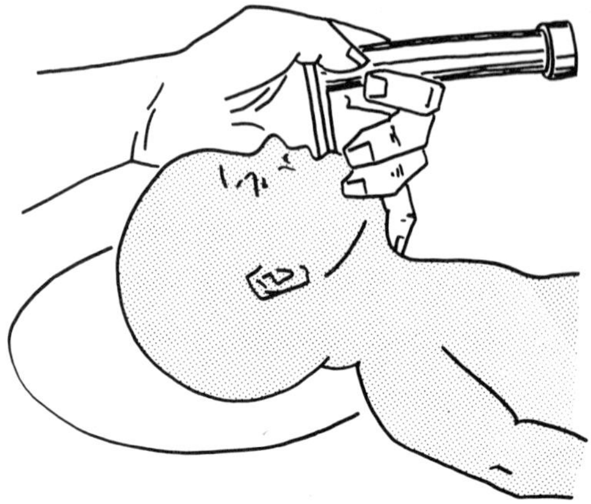

Abb. 55.**8** Korrekte Kopfhaltung zur Intubation auch von Neugeborenen. Der Kopf soll nur leicht extendiert werden. Wenn ein Polster verwendet wird, muß dieses unter den Kopf und nicht unter die Schulter gelegt werden. Das Laryngoskop wird am Winkel gefaßt, so daß mit dem Kleinfinger ein zarter Druck gegen den Larynx ausgeübt werden kann.

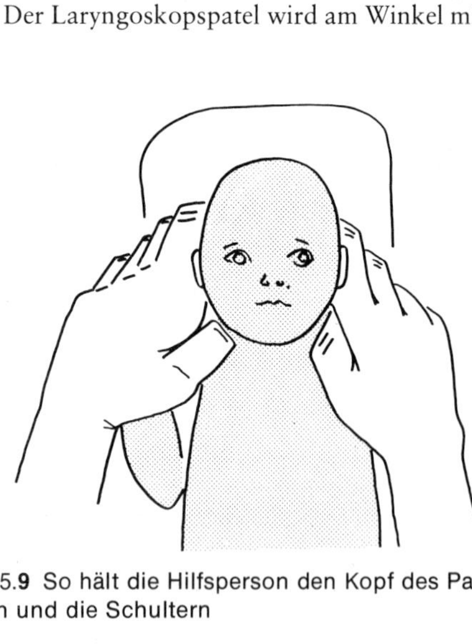

Abb. 55.**9** So hält die Hilfsperson den Kopf des Patienten und die Schultern

3 Fingern der linken Hand geführt. Gleichzeitig wird mit dem Kleinfinger der Kehlkopf sanft nach dorsal und der Tubusspitze entgegen gedrückt (s. Abb. 55.8). Die Spatelspitze wird wie bei der Intubation mit einem gebogenen Spatel zwischen Zungengrund und Epiglottis eingeführt, um die zarte Unterfläche des Kehldeckels zu schonen.
Bei sich stark wehrenden Patienten ist die Intubation nur nach vollständiger Muskelrelaxation atraumatisch möglich. Die Dosierung der Relaxantien beim Kind ist in Tab. 55.15 angegeben. Eine genügende Erschlaffung kann auch mit Inhalationsanästhetika erreicht werden. Wenn nur Muskelrelaxantien angewendet werden, welche allein keinerlei Sedierung oder Analgesie herbeiführen, soll das Kind vor dem sehr schmerzhaften Eingriff eine starke Sedation (z.B. Diazepam) oder ein potentes Analgetikum (z.B. Pethidin) erhalten.

Tubusmaterial und Tubusdurchmesser

Neugeborene und Kinder unter etwa 10 Jahren werden außer in ganz seltenen Spezialfällen immer mit glatten, cufflosen Tuben intubiert. Bei richtig gewähltem Außendurchmesser ist ein genügend dichter Sitz im Krikoid zu erreichen, wo sich in dieser Altersklasse die engste Stelle der Luftwege befindet. Die Tubusdicke ist dann richtig getroffen worden, wenn bei kräftiger Lungenblähung noch ein geringer Luftaustritt neben dem Tubus zu hören ist. Zur Intubation über längere Perioden werden heute nur noch Tuben aus schleimhautfreundlichem Plastikmaterial verwendet, Gummituben werden nur noch während Narkosen gebraucht. Die verschiedenen handelsüblichen Typen unterscheiden sich vor allem durch die Wandstärke, die Knickfestigkeit und das Verhältnis Außen- zu Innendurchmesser. Wir geben den etwas steiferen Fabrikaten den Vorzug, da sie den Patienten bedeutend weniger durch Abknicken in Gefahr bringen. Als internationales Maß für die Tubusdicke wird der Innendurchmesser verwendet. Dabei wird außer Betracht gelassen, daß die Vorschrift des „British Standard" relativ große Toleranzen für Innendurchmesser und Wandstärke vorsehen. Deshalb ist es möglich, daß ein im oberen Toleranzbereich liegender Tubus mit Innendurchmesser 2,5 mm einen größeren Außendurchmesser aufweisen kann, als ein 3,0-mm-Tubus einer anderen Charge der gleichen Marke oder eines anderen Herstellers mit zufällig eher dünner Wand. Wenn versehentlich ein zu dicker Tubus eingelegt wird, kann es zu schwersten Schleimhautschäden mit nachfolgenden Komplikationen kommen. In unserer Abteilung werden deshalb alle Tuben nachgemessen und mit dem Außendurchmesser, angegeben mit der Charière-Skala, bezeichnet. Die Charrière-Bezeichnung hat zudem den Vorteil, daß eine einfache Korrelation zwischen ihr und dem Alter des Patienten in Jahren besteht (Tab. 55.13).

Tabelle 55.**13** Tubusgröße nach *Charrière* (Charr) (1 Charr ist gleich $^{1}/_{3}$ mm Außendurchmesser)

Alter	Charr
Frühgeborene < 1600 g	12
Neugeborene > 1600 g	14
$^{3}/_{12}$–$^{6}/_{12}$ Jahre	16
$^{6}/_{12}$–1 Jahr	18
1–2 Jahre	20
Kinder über 2 Jahren	Alter in Jahren + 20

Die jeweils altersgemäßen Tubusgrößen gehen für die verschiedenen Meßsysteme auch aus der in der Universitätskinderklinik Zürich gebräuchlichen Tab. 55.**14** hervor.

Der erfahrene Kinderanästhesist weiß, daß jede Intubation zu einer Schädigung der Schleimhaut führt. Schwere Schäden, wie nachfolgende subglottische Trachealstenosen, entstehen aber nur nach traumatischen Intubationen und wenn zu dicke Tuben verwendet werden. Beides ist leicht vermeidbar. Die Intubationsdauer spielt bei der Entstehung von Trachealschäden diesen genannten Gründen gegenüber nur eine ganz untergeordnete Rolle.
Tuben mit aufblasbarem Cuff sind erst bei Kindern über 10 Jahren nötig. Ab diesem Alter bildet die Stimmritze die engste Stelle der Luftwege und ohne aufblasbare Manschette ist deshalb kein genügend dichter Tubussitz zu erreichen. Zur Verhütung von Druckschäden durch den aufgeblasenen Cuff kommen sogenannte Niederdruckmanschetten zur Anwendung. Am besten erfolgt die Blockung mit Hilfe einer Wassersäule (0,9% NaCl-Lösung), welche eine sofortige Druckentlastung bringt, wenn der Patient preßt oder hustet (88).

Tubuslänge und Lagekontrolle

Fast alle handelsüblichen Tuben werden in zu großer Länge verkauft und müssen auf das richtige Maß gekürzt werden. Tab. 55.**14** zeigt die für die verschiedenen Alter notwendigen Tubuslängen bei nasaler oder oraler Intubation.
Bei idealer Lage befindet sich beim älteren Kind die Tubusspitze 2–3 cm oberhalb der Bifurkation der Trachea. Beim Neugeborenen soll die Tubusspitze in der Mitte der Trachea liegen. Nach Bednarek

Tabelle 55.14 Wahl der Größe des Trachealtubus (Tabelle aus der Universitätskinderklinik Zürich)

	Tubusgröße				Tubuslänge	
Alter	Innendurchmesser mm	Außendurchmesser mm („Ruesch")	Charr	Magill	oral cm	nasal cm
Frühgeburten unter 1600–1800 g	2,5	4,0	12	00	10–11	12
Neugeborene über 1600–1800 g	3,0	4,7	14	0	11–12	13
$^3/_{12}$–$^8/_{12}$ Monate	3,5	5,3	16	1	12–13	14
$^8/_{12}$–1 Jahr	4,0	6,0	18	1–2	12–13	14–15
1–2 Jahre	4,5	6,7	20	2	13–14	15
2–4 Jahre	5,0	7,3	22	3	15–16	17
4–6 Jahre	5,5	8,0	24	4	16–17	18–19
6–8 Jahre	6,0	8,7	26	5	17–18	20
8–10 Jahre	6,5	9,3	28	5	17–18	21
10–12 Jahre	7,0	10,0	30	6	19–20	22
12–14 Jahre	7,5	10,7	32	6–7	20	23
14–18 Jahre	8,0	11,3	34	7–8	22	25
16–18 Jahre	8,5	12,0	36	8–9	23	26
18 Jahre	8,5–9,0	12,7	36–38	8–10	25	28

- *Längenmaße* gelten von Tubusspitze bis zur Zahnreihe, die Tuben müssen also 1–2 cm länger geschnitten werden.
- *Charr* = Maßeinheit für Katheter und Bougies (nach Jos. Charrière, Instrumentenmacher in Paris, 1803 –1876) *1 Charr = $^1/_3$ mm Außendurchmesser*
- Mädchen und Frauen werden in der Regel eher mit etwas kleineren Tuben intubiert als gleichaltrige Knaben und Männer.
- Alle Tuben von Charr 12–22 werden mit einer größeren Gummimanschette versehen, welche das Ansetzen eines genügend weiten Verbindungsstückes erlaubt.
- Nach der Intubation beide Lungen auskultieren und sich vergewissern, daß der Tubus nicht im rechten Hauptbronchus steckt.
- Dünne Tuben bei Kleinkindern verstopfen noch leichter als bei größeren Patienten. Ständige genügende Luftbefeuchtung und gründliche Spülungen mit NaCl 0,9% sind deshalb unerläßlich.
- Kinder unter 8–10 Jahren werden auch für die Dauerbeatmung oder während großer operativer Eingriffe mit Tuben *ohne Cuff* intubiert.

(5) liegt beim Neugeborenen die Mitte der Trachea auf Höhe des oberen Endes des Sternums. Dort kann sie während der Intubation von einer Hilfsperson palpiert und so der Tubus in die richtige Lage gebracht werden. Höhere oder tiefere Lage der Tubusspitze sind unerwünscht, da die Tubusspitze sich bei Dreh- und Nickbewegungen des Kopfes um bis zu 17 mm nach unten oder oben verschiebt (51, 85).

Jeder Intubation folgt die Auskultation und Beobachtung beider Thoraxseiten, damit zu tiefe Tubuslage mit einseitiger Belüftung sofort erkannt und korrigiert werden kann. Die einseitige Intubation begünstigt die Entstehung von interstitiellem Emphysem und Pneumothorax und kann beim Neugeborenen zur Entwicklung der bronchopulmonalen Dysplasie beitragen. Zu hohe Tubuslage hingegen begünstigt die akzidentelle Extubation schon bei geringfügigen Bewegungen des Patienten.

Für jede längerdauernde Intubation ist deshalb eine Röntgenkontrolle durchzuführen. Bei der dazu verwendeten Standardtechnik liegt der Kopf in Mittelstellung, und die untersten Schädelanteile müssen auf dem Film zur Beurteilung von Kopfhaltung und Tubuslänge sichtbar sein.

Zur Bestimmung der richtigen Tubuslänge in Abhängigkeit von Alter, Gewicht oder Körperlänge wurden verschiedene Formeln angegeben (10, 53a, 60). Sie leisten gute Dienste bei der Vorbereitung des Tubusmaterials.

Nach unserer Erfahrung ist es am leichtesten, die optimale Tubuslage auf Anhieb zu erreichen, wenn die Tuben dort, wo sie zwischen die Stimmbänder zu liegen kommen sollen, mit einer gut sichtbaren schwarzen Marke versehen sind. Ein Tubushersteller (Vygon) färbt die ganze bis unterhalb der Stimmbänder einzuführende Tubusstrecke schwarz ein, dies scheint die idealste Lösung zu sein.

Fixation des Tubus

Zur Fixation des Tubus werden die verschiedensten Techniken empfohlen. Am häufigsten wird Heftpflaster verwendet, welches sich aber wegen der ständigen Sekretion aus Nase und Mund immer wieder löst. Als bessere Sicherung wird die Fixation mit einer Matratzennaht ans Nasenseptum angegeben. Damit ist eine unverrückbare Befestigung für etwa 10 bis 14 Tage garantiert, später schneidet der Faden durch das Nasenseptum hindurch. Wir verwenden seit mehr als 15 Jahren mit gutem Erfolg eine selbstgefertigte Platte aus PVC-Material. Diese Fixationsplatte wird um den Kopf herum festgebunden und das Fixationsband hinten mit einem Heftpflaster vor dem Abrutschen gehindert. Ein großer Vorteil dieser Methode besteht darin, daß die Tubuslänge jederzeit ohne Schwierigkeiten verstellt werden kann (16) (Abb. 55.10–55.12).

Gefahren und Komplikationen der Intubation

Auf die häufigsten Fehlermöglichkeiten zur Schädigung von Kehlkopf und Trachea, die *traumatische Intubation* und den *zu dicken Tubus*, wurde schon hingewiesen. Perforationen von Larynx und Trachea, ermöglicht durch die Verwendung von starren Führungshilfen wurden beschrieben (97). Wir selbst haben mehrere *Perforationen der Ösophagushinterwand* im Sinus pyriformis, wie sie auch von KASSNER u. Mitarb. (43) beschrieben wurden, gesehen. Diese Läsion entsteht durch zu tiefes und grobes Einführen des Laryngoskopspatels. Wiederholt kam es zum Pneumothorax, weil die zur Ernährung eingeführte Magensonde eine Via falsa nahm und in die Pleurahöhle perforierte. Zu lange Intubationsversuche am ungenügend atmenden Patienten bewirken *Asphyxie*. Intubationsversuche dürfen deshalb nie länger als 30 Sekunden dauern, dann muß unterbrochen und das Kind vor dem nächsten Versuch mit der Maske ventiliert werden.

Mit der Hypoxie kann es zu gefährlichen *vagovagalen Reflexen* mit Bradykardie und Asystolie kommen. Dies wird durch gute Oxygenierung vor der Intubation und Vermeidung von zu langen Intubationsversuchen vermieden. Die *Infektion* ist eine weitere Gefahr. Sauberes Arbeiten, peinliche Trennung von sterilem und gebrauchtem Material am Arbeitsplatz und genügende Händedesinfektion sind die wirksamsten Gegenmaßnahmen. Bei Neugeborenen sollen nur sterilisierte Trachealtuben verwendet werden. Der Gebrauch von Tubusgleitmitteln und Lokalanästhesiesprays bringt keine Vorteile und erhöht die Infektionsgefahr, da diese Mittel sehr oft bakteriell kontaminiert sind. Oberflächenanästhetika werden zudem bei Kleinkindern leicht überdosiert und bewirken Konvulsionen. Bei Neugeborenen besteht während allen therapeutischen Maßnahmen die Gefahr der *Unterkühlung*, die Intubation sollte deshalb im Inkubator oder wenigstens unter einer Strahlungswärmequelle erfolgen.

Eine besonders unangenehme Komplikation ist der *ausbleibende Beatmungserfolg* bei offensichtlich richtiger Tubuslage. Manchmal liegt es an ganz einfachen technischen Unzulänglichkeiten, wenn nach der Intubation die Beatmung auf einen unüberwindbaren Widerstand stößt. *Verstopfte Trachealtuben* und *verlegte Tubusverbindungsstücke* (aus ungeöffneter Originalpackung!) können die Ursache sein. Eine kurze Funktionskontrolle aller technischer Hilfsmittel vor der Intubation ließe solche Zwischenfälle leicht vermeiden. Die *falsche Tubuslage* im Ösophagus oder zu tief einseitig im Bronchialsystem kann leicht vermieden und bei guter klinischer Beobachtung sofort erkannt und korrigiert werden. Der akut auftretende *Spannungspneumothorax* kann ebenfalls zur raschen Verschlechterung der Atemsituation führen. An diese Diagnose muß man immer denken. Als typische Symptome stellt man eine Verschiebung des Herztonmaximums auf die Gegenseite fest. Das Atemgeräusch kann einseitig abgeschwächt sein, bei kleinen Neugeborenen wird es aber fortgeleitet auch auf der betroffenen Seite gehört und der diskrete Unterschied kann vom Ungeübten überhört

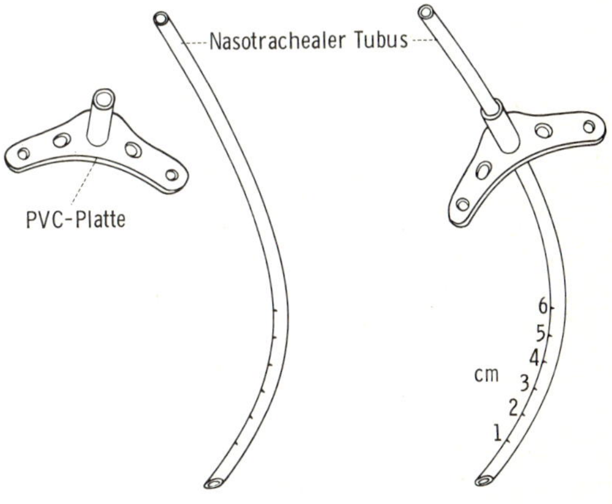

Abb. 55.**10** Platte zur Fixation des Trachealtubus an Neugeborenen und Kleinkindern bis zum Alter von 2–4 Jahren (aus *P. H. Dangel, N. Cumarasamy:* Lancet 1973/I, 916)

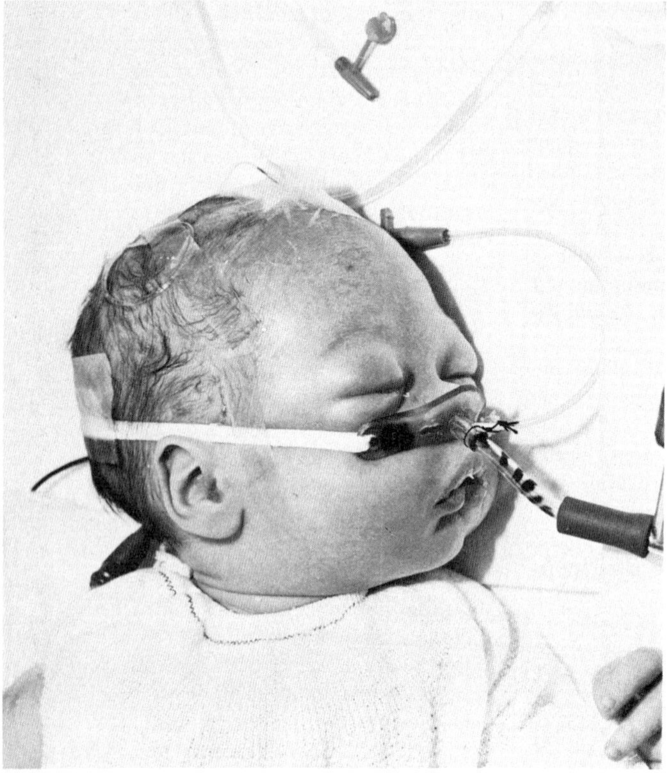

Abb. 55.**11** Tubusfixation mit Platte (aus *P. H. Dangel, N. Cumarasamy:* Lancet 1973/I, 916)

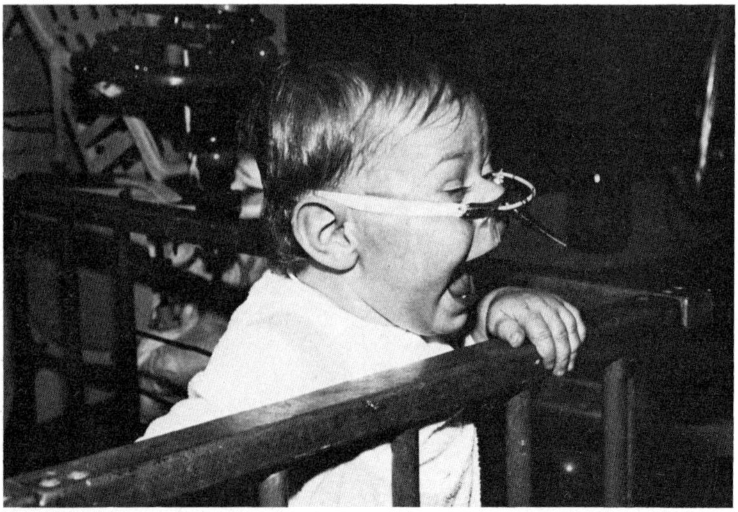

Abb. 55.**12** Intubierte Kinder ohne andere Probleme müssen nicht unbedingt im Bett bleiben. Bei genügender Tubusfixation ist weitgehend normale Aktivität möglich. Dieses Kind hat eine Operation wegen Laryngotracheoösophagealer Spalte hinter sich und muß 10 Tage lang intubiert bleiben.

werden. Selten liegt ein beidseitiger *Hydrothorax* vor, welcher erst nach Drainage eine genügende Ventilation gestattet. Angeborene *Mißbildungen* wie *Zwerchfellhernie* und *Lungenhypoplasie* beim Potter-Syndrom können am stark erhöhten Beatmungswiderstand vermutet werden. Diese Fälle sind besonders stark pneumothorax-gefährdet. Bei der *Ösophagusatresie* mit oesophageotrachealer Fistel oder bei solitärer sogenannter *H-Fistel* kann ein wesentlicher Teil des Beatmungsvolumens durch die Fistel in den Magen gelangen und die genügende Ventilation der Lungen erschweren. Wenn die Tubusspitze in der Nähe der Fistel oder in derselben liegt ist die Lungenventilation manchmal ganz unmöglich. In solchen Fällen muß einerseits die Tubuslage verändert und anderseits die Fistel raschmöglichst chirurgisch verschlossen werden. Selten stößt man auf eine laryngotracheoösophageale Spalte (67). Bei diesem Zustand fehlt die Kehlkopfhinterwand, und es besteht eine breite, mehr oder weniger tief in die Trachea hinunterreichende Kommunikation zwischen Luftröhre und Speiseröhre. Der Tubus kann dann leicht nach hinten in den Ösophagus abgleiten, die Beatmung ist stark erschwert. Eine weitere unangenehme Komplikation ist die Blockierung des Tubus durch *Abknicken*. Einige Tubusfabrikate mit besonders weicher Wand knicken sehr leicht. Zum Ausschluß dieser Gefährdung brauchen wir in der Universitätskinderklinik Zürich ausschließlich Tuben der Marke Rüschelit, bei welchen sich das Lumen auch bei starker Knickung nie vollständig verschließt.

Behandlung des intubierten Kindes

Die Atmung durch den Tubus läßt den bronchialen Ziliarapparat rasch austrocknen und unwirksam werden. Der Tubus wird dann innerhalb kürzerer oder längerer Zeit durch eingetrocknetes Sekret verlegt. Diese gefährliche Situation kann schon nach wenigen Stunden eintreten, wenn die Atemluft nicht dauernd und genügend *angefeuchtet* wird. Da nach der Intubation der Glottisschluß wegfällt, ist bei intubierten Kindern der *Hustenstoß abgeschwächt* und die Expektoration erschwert. Neugeborene mit verminderter alveolärer Surfactant-Aktivität können am Tubus auch nicht mehr gegen die halbgeschlossenen Stimmbänder ausatmen und durch sogenanntes „Grunting" einen positiven endexspiratorischen Druck aufrechterhalten. Spontanatmung am offenen Tubus führt deshalb sofort zum Kollaps großer Alveolargebiete. Kranke Neugeborene dürfen deshalb niemals am offenen Tubus spontan atmen. Sie müssen entweder beatmet oder an ein CPAP-System (Abb. 55.**13** und 55.**14**) angeschlossen werden, in welchem ein Druck von 5–10 cm H_2O aufrechterhalten wird. Durch die Intubation wird der Durchmesser der Luftwege eingeengt, beim Neugeborenen um etwa 50%. Das spontan atmende Kind muß einen stark erhöhten Atemwegswiderstand überwinden. Das Kleinkind ist mit seiner elastischen Thoraxstruktur schlecht zur Überwindung von inspiratorischen Widerständen geeignet. Die Atmung am CPAP-System (37) beseitigt dieses Problem wirksam. Da alle Narkotika beim Neuge-

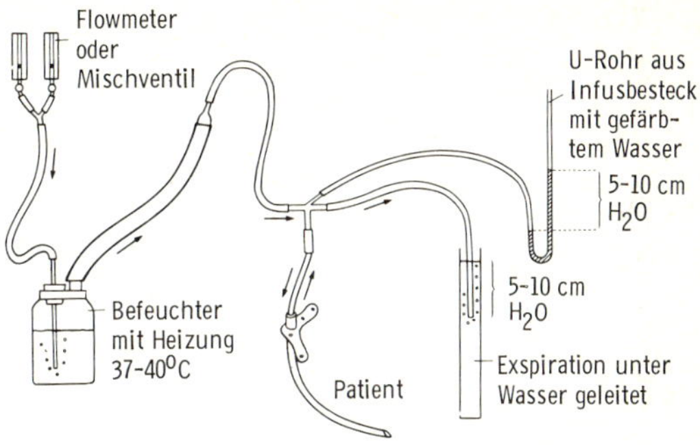

Abb. 55.**13** CPAP-System (= Continuous Positive Airway Pressure) für Neugeborene und Säuglinge unter 2 Monaten, modifiziertes Gregory-System ohne Reservoirbeutel. Der gewünschte Druck wird durch mehr oder weniger tiefes Eintauchen des Exspirationsschlauches unter Wasser erreicht

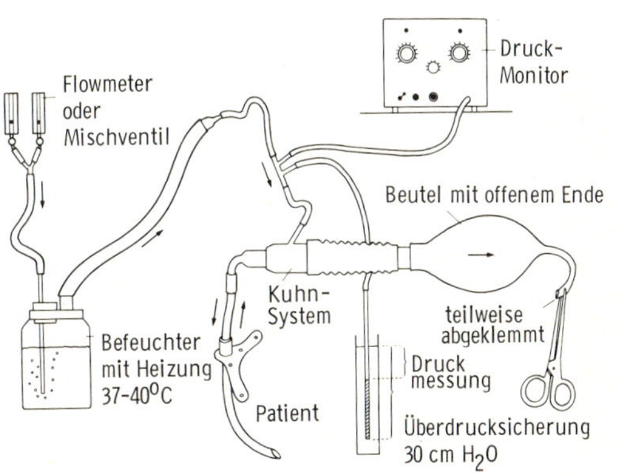

Abb. 55.**14** CPAP-System für Kinder über 2–3 Monate, Gregory-System mit Reservoirbeutel. Der gewünschte Druck wird durch stärkeres oder schwächeres Abklemmen des offenen Beutelendes erreicht. Der unter Wasser geleitete Schlauch dient zur Druckmessung und als Überdruckventil. Das System kann nicht mit einem Beatmungsmonitor (Druckmonitor) überwacht werden

borenen mehr als bei älteren Kindern atemdämpfend wirken, müssen intubierte Neugeborene während jeder Allgemeinanästhesie kontrolliert beatmet werden.
Der Atemwiderstand soll nicht durch zu enge Verbindungsstücke zusätzlich erhöht werden, sie sollen immer ein weiteres Lumen aufweisen, als der Tubus selbst. Durch das aus dem Patienten herausragende Tubusende wird zwar eine geringe Vermehrung des Totraums erzeugt. Der Tubus soll aber nicht zur kurz geschnitten werden, um dem Kind genügend Spielraum für Kopfbewegungen zu lassen.
Kinder ertragen den Trachealtubus besonders bei nasotrachealer Intubation oft erstaunlich gut und müssen deshalb nur selten relaxiert werden. Bei schweren Lungenaffektionen und bei ausgeprägter Herzinsuffizienz ist die Curarisierung jedoch manchmal nicht zu umgehen. Oft genügt aber die Sedierung mit Diazepam oder Pethidin während der ersten 1–2 Tage der Intubationsbehandlung, und in den folgenden Tagen ist keine Dämpfung mehr nötig. Wegen Pseudocroup intubierte Kinder können vom zweiten Tag an oft ihre normale Aktivität wieder aufnehmen und das Bett verlassen. In diesen Fällen ist eine sichere Fixation des Tubus von besonders großer Wichtigkeit.
Trotz Tubus ist manchmal Spielen, Herumlaufen, Dreiradfahren und fast immer Trinken und Essen möglich (Abb. 55.15). Festbinden an Händen und Füßen ist nur ausnahmsweise nötig und sollte aus psychologischen Gründen wenn immer möglich unterlassen werden.
Die Tubuspflege besteht im stündlichen *Absaugen* unter aseptischen Kautelen nach vorangehender Instillation von 2–5 ml NaCl-Lösung 0,9%. Danach wird zur Blähung der Lungen während einiger Atemzüge handbeatmet. Die Sogstärke darf beim Absaugen von kleinen Patienten nicht zu schwach gewählt werden, denn das zähe Sekret wird sich mit zu schwachem Sog nicht durch die sehr dünnen Absaugkatheter befördern lassen. Wir stellen einen Sog von 6 m Wassersäule ein. Kinder, welche nicht mehr ständig an ein Befeuchtungssystem angeschlossen sind, benötigen oft häufigeres Spülen des Tubus mit Kochsalzlösung, welche sie spontan abhusten und damit Absaugen überflüssig machen.

Intubationsdauer

Neugeborene können ohne Schädigung von Kehlkopf oder Trachea während mehreren Monaten intubiert bleiben. Tubuswechsel sind nur nötig, wenn das unterdessen gewachsene Kind einen dickeren Tubus benötigt. Sehr lange Intubationsperioden sind aber dennoch problematisch. Nach 6–8 Wochen treten beim Neugeborenen regelmäßig Zeichen der gestörten psychomotorischen Entwicklung auf. Nach der Tracheotomie wird der Rückstand rasch aufgeholt, die kleinen Patienten werden lebhafter, beginnen zu spielen und werden motorisch aktiver. Wir sind deshalb dazu übergegangen, nach einer Intubationsdauer von etwa 8 Wochen beim Neugeborenen die Tracheotomie durchzuführen. Kinder jenseits des Säuglingsalters können bei Bedarf während 3–4 Wochen intubiert bleiben. Wenn aber eine sehr lange Beatmungsdauer voraussehbar ist, führen wir die Tracheotomie schon frühzeitig durch. Wir nehmen in diesen Fällen das größere Infektionsrisiko des Tracheostomas zugunsten des erhöhten Komforts für den Patienten in Kauf (17, 27).
Die Intubationsbehandlung ist per se kein Grund zur Verabreichung von Antibiotika. Selbst die Be-

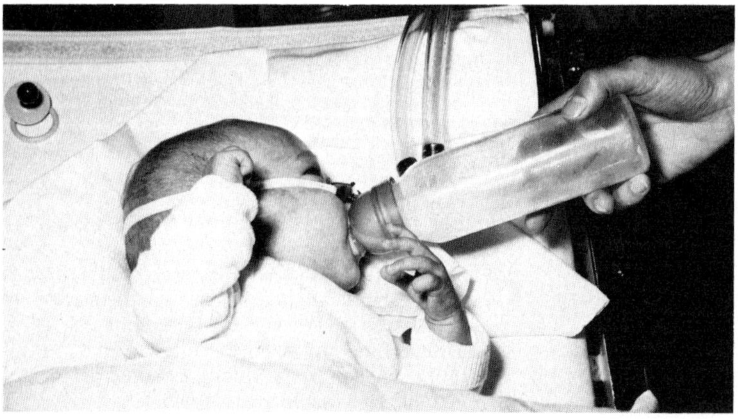

Abb. 55.**15** Intubierte Neugeborene trinken oft sogar während der maschinellen Beatmung problemlos aus der Flasche

siedelung des jeden Tag bakteriologisch untersuchten Bronchialsekretes mit pathogenen Keimen läßt uns mit der antibiotischen Therapie warten, wenn keine klinischen Krankheitssymptome auftreten. Die Besiedelung mit verschiedenen Keimen gleichzeitig ist weniger alarmierend als die Monokultur eines einzelnen Erregers. Die täglichen bakteriologischen Kontrollen geben uns aber die Sicherheit, im Falle einer schweren Infektion den wahrscheinlichsten Erreger schon zu kennen und auf Anhieb adäquat zu behandeln. Die intratracheale Anwendung von Antibiotika hat sich in unserer Erfahrung weder als Prophylaxe noch als Therapie bewährt. Seit mehr als 15 Jahren verzichten wir in der Intensivstation auch auf sämtliche von der Pharmaindustrie angepriesenen Mukolytika und setzen zur Förderung der Expektoration nur steriles destilliertes Wasser zur Luftbefeuchtung und Spülungen mit Kochsalzlösung vor dem Absaugen ein. Eine Ausnahme machen unsere Patienten mit Mukoviszidose.

Tracheotomie

Die Indikation zur Tracheotomie wurde bereits besprochen. Tracheotomierte Kinder werden so rasch als möglich vom stündlichen Absaugen entwöhnt und schließlich zuerst tagsüber nur noch bei Bedarf mit Kochsalzlösung gespült. Sobald in infektionsfreien Perioden auch nachts nicht mehr abgesaugt werden muß und die Patienten ohne besondere Maßnahmen außer einer intensiven Luftbefeuchtung durchschlafen, können sie nach minutiöser Vorbereitung der Eltern nach Hause entlassen werden. Die Eltern müssen alle Maßnahmen wie Kanülenwechsel, Spülen, Absaugen, Beatmen in Notfallsituationen, Pflege der Kanülen usw. genügend lange in der Klinik geübt haben und alle möglichen Komplikationen und deren Behebungen kennen. Der Kanülenwechsel erfolgt alle 3–4 Tage, bei Bedarf häufiger. Die in unserer Klinik verwendeten Trachealkanülen werden aus normalen Trachealtuben zugeschnitten und mit einer selbst hergestellten Fixationsplatte befestigt. Dieses Vorgehen hat sich besser bewährt, als alle im Handel erhältlichen Kanülentypen. Doppelkanülen sind bei guter Pflege im Kindesalter nicht nötig. In der Klinik benötigen alle intubierten und tracheotomierten Kinder eine dauernde intensive Überwachung und können deshalb nur auf der Intensivstation gefahrlos betreut werden. Nur wo jede Schwester und alle Ärzte die mit der Intubation und Tracheotomie zusammenhängenden Probleme kennen, sind diese Behandlungsmaßnahmen weniger gefährlich als der Verzicht auf Intubation oder Tracheotomie.

Maschinelle Beatmung bei Kindern

Indikation

Bei allen grundsätzlich heilbaren Krankheiten, welche zur Ateminsuffizienz führen, kann die maschinelle Beatmung indiziert sein. Sie muß beginnen bevor irreversible Organschäden durch Hypoxie und Azidose entstanden sind.
Die Indikation zum Einsatz dieses potenten Hilfsmittels, welche die vorangehende Intubation oder Tracheotomie voraussetzt, ist nicht immer ganz leicht zu stellen. Sie ist klar gegeben bei Atemstillstand mit oder ohne Kreislaufstillstand. Bei noch vorhandener, aber ungenügender Spontanatmung muß das Ausmaß von Hypoxie und Hyperkapnie abgeschätzt werden. Die Blutgasanalyse ist nicht immer in der Lage, eindeutige Hinweise zu liefern, da z.B. Kinder mit schwerer Herzinsuffizienz bei starker Dyspnoe und nicht zumutbarer Atemarbeit noch eine normale arterielle Blutgasanalyse aufweisen können. In solchen Fällen ist die Beatmung zur Verbesserung der Sauerstoffbilanz, d.h. zur Verminderung der Atemarbeit und des damit zusammenhängenden Sauerstoffverbrauchs, zu erwägen, auch wenn sie keine Verbesserung der Blutgasanalyse bringen kann.
Bei älteren Kindern wird man sich, wenn die Blutgasanalyse die Indikation zur Beatmung bringt, gleich wie bei Erwachsenen verhalten. Der Beginn der Beatmung ist indiziert, wenn die Hyperkapnie P_{CO_2}-Werte von über etwa 55 mm Hg erreicht. Beim polytraumatisierten Kind, insbesondere beim Vorliegen eines Schädeltraumas, wird man schon früher beatmen, um dem schädlichen Einfluß der Hyperkapnie auf die Entstehung des Hirnödems entgegenzuwirken. Auch bei primär pulmonaler Problematik wird man heute großzügig die Hilfe des Respirators in Anspruch nehmen. Nach Ertrinken, bei Thoraxverletzungen und bei anderen Lungenkrankheiten mit zunehmender Verschlechterung entschließen wir uns schon zur maschinellen Beatmung, wenn bei Luftatmung der arterielle P_{O_2} unter 60 mmHg absinkt.

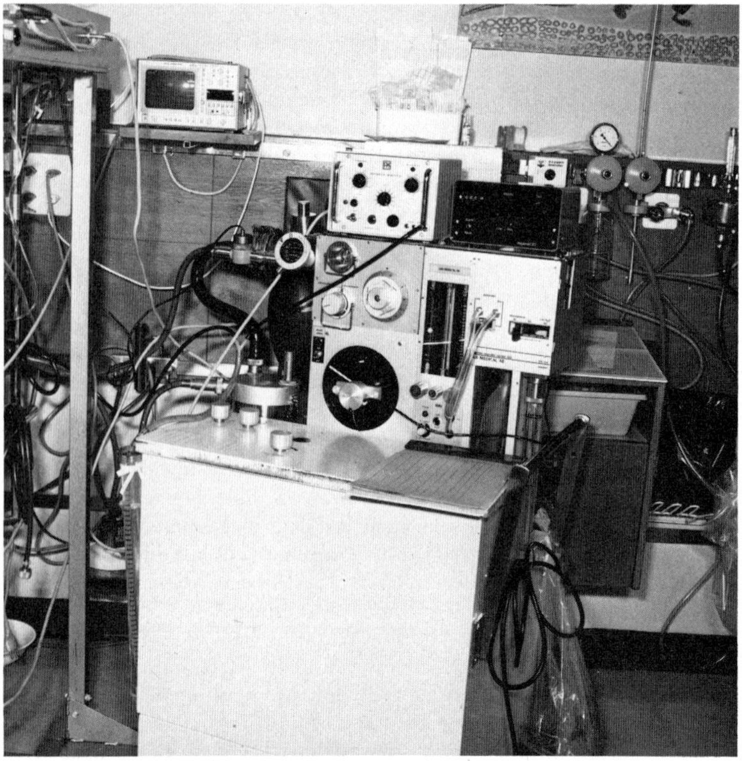

Abb. 55.**16** Engström-Respirator System 300, Typ 314, für die speziellen Anforderungen der Pädiatrie (kleinerer Zylinder für den Primärdruck, Frequenzgang bis 60/min) mit Respiratormonitor 01/ AMG

Beim Neugeborenen gelten andere Regeln. In diesem Alter werden hohe arterielle P_{CO_2}-Werte von 60–80 mmHg gut toleriert, solange keine Hypoxie (P_{aO_2} < 50 mmHg) und keine Azidose mit pH unter 7,20 auftreten. Dies gilt nicht für Neugeborene mit Ateminsuffizienz bei dekompensiertem Herzvitium. In der Regel wird man intubieren und beatmen, wenn trotz anderer supportiver Maßnahmen zur Verbesserung von Atmung und Oxygenierung (Nasen-CPAP, Schockbehandlung, Sauerstoffgabe) bei einer inspiratorischen Sauerstoffkonzentration von 60% der arterielle P_{O_2} unter 50 mmHg fällt oder wenn das pH wiederholt auf Werte unter 7,20 sinkt. Auch bei Erschöpfungszeichen mit schlaffem Muskeltonus, Unfähigkeit zum Schreien und Husten, massiver Sekretretention ist die Indikation zur Beatmung gegeben.

Beatmungsgeräte

Bei der Wahl des Beatmungsgerätes spielen weniger die Unterschiede zwischen den heute erhältlichen Respiratortypen als der Ausbildungsstand von Ärzten und Pflegepersonal eine Rolle. Man muß „seine Maschine" kennen und deren Eigenschaften voll ausschöpfen können. Häufig kommen noch für Kleinkinder adaptierte Beatmungsmaschinen zum Einsatz, welche ursprünglich für den Einsatz an Erwachsenen konstruiert wurden (z. B. Engström System 300, Typ 314; Abb. 55.**16**). Heute gibt es speziell für den Einsatz am Neugeborenen konzipierte Geräte, und die Tendenz hat allgemein zugunsten der zeit- und volumenkonstant arbeitenden Typen umgeschlagen. Diese werden bei der Beatmung von Neugeborenen mit Atemnotsyndrom häufig drucklimitiert eingesetzt. Am häufigsten werden Apparate gebraucht, welche auf dem Prinzip des konstanten Flows während In- und Exspiration beruhen, wie z. B. der Baby-Bird, der Bourns BP 200, der Amsterdamer Infant-Ventilator und der Babylog I von Dräger (Abb. 55.**17**). Die genannten Geräte erlauben die kontrollierte Beatmung mit oder ohne positiven endexspiratorischen Druck von 0–15 cm H_2O (PEEP), die Anwendung von IMV (Intermittent Mandatory Ventilation) sowie auch Spontanatmung mit CPAP (Continuous Positive Airway Pressure). Die Atemfrequenz kann zwischen 0 und 60/min gewählt werden, die einstellbaren Inspirationszeiten liegen zwischen 0,3 bis 1,0 Sekunden (in Spezialfällen höher)

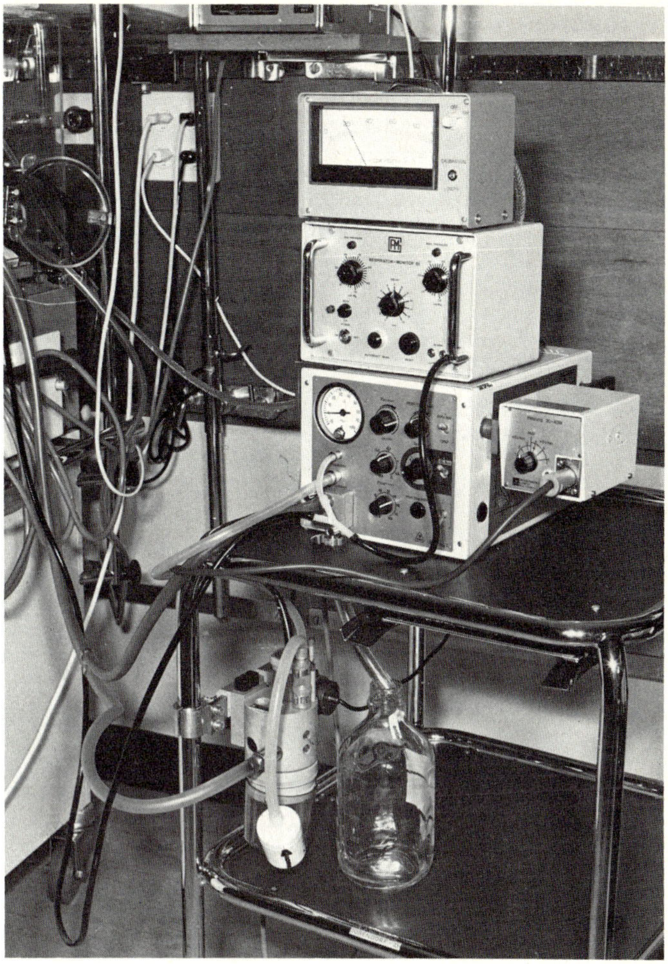

Abb. 55.**17** Gerätekombination für die Beatmung von Neugeborenen, wie sie in der Universitätskinderklinik Zürich gebraucht wird. Von oben nach unten sind übereinander ein Oxymeter, ein Monitor zur Überwachung der Beatmungsdrucke, das Beatmungsgerät (Dräger-Babylog I) angeordnet. Unter der Tischplatte des fahrbaren Gestells sind der Luftbefeuchter (Dräger), das Bakterienfilter im Inspirationsschenkel und ein Auffanggefäß für Kondenswasser aus dem Exspirationsschenkel befestigt

und inspiratorische Drucke bis etwa 70 cm H_2O sind einstellbar. Ob eher die Dauer von In- und Exspirationszeit oder das I/E-Verhältnis und die Atemfrequenz direkt eingestellt werden kann, ist mehr eine Frage der Gewöhnung und bringt keine prinzipiellen Unterschiede. Auf die Anwendung von negativem Druck zur „Erleichterung" der Exspiration ist wegen der damit untrennbar verbundenen Tendenz zum Alvolarkollaps definitiv verzichtet worden. Das Beatmungssystem umfaßt immer auch einen leistungsstarken Luftanfeuchter, ein Sauerstoff-Luft-Mischgerät, ein Oxymeter und, wenn möglich, einen Beatmungsmonitor zur Überwachung der Druckabläufe und Warnung bei Abhängen des Patienten, Leck und zu hohem Druck. Eine in unserer Klinik gebrauchte Kombination ist in Abb. 55.17 gezeigt. Der Hauptunterschied der genannten Apparate liegt in der für die Steuerung der Atemzyklen angewendeten Technik, welche elektronische oder pneumatische Bauelemente enthält und mit oder ohne elektrische Energiequelle arbeitet. Wandanschlüsse für Sauerstoff und Druckluft sind bei allen Geräten unentbehrlich.

Intermittent Mandatory Ventilation (IMV) ist eine seit Jahren in jedem Alter anwendbare Beatmungsform, welche gleichzeitg mit der Beatmung durch die Maschine eine Spontanatmung des Patienten bei konstantem positivem Druck in den Atemwegen gestattet. Frequenz und Volumen der Maschinenstöße können der zunehmenden Fähigkeit zur Spontanatmung entsprechend schrittweise reduziert werden. Bei Übergang zu alleiniger Spontanatmung ist dann meistens auch die Indikation zur Extubation gegeben (45, 46). Auch Respiratoren älterer Bauart können leicht auf IMV umge-

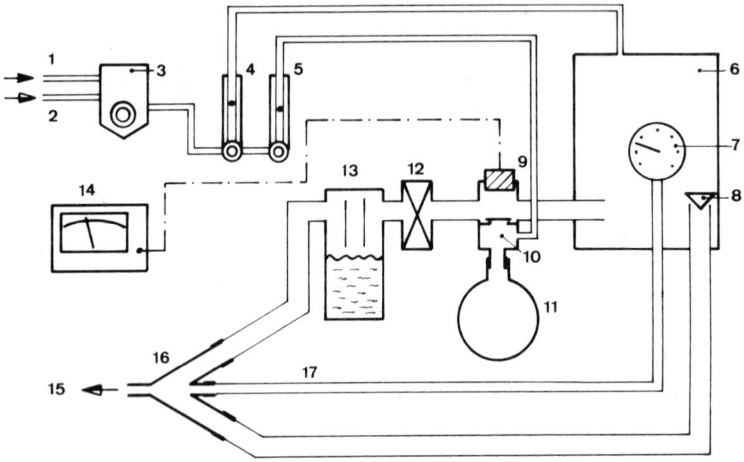

Abb. 55.**18** Mit jedem Respirator (6) kann die IMV-Technik (Intermittent Mandatory Ventilation) angewendet werden. Als Zusätze sind ein Flowmeter (5), ein Anschluß für den IMV-Gasfluß in den Inspirationsschenkel des Patientensystems mit Rückschlagventil (10) und Reservoirballon (11), ein Manometer für Druckabnahme möglichst nahe am Patientenanschlußstück (7, 16, 17) und ein leistungsstarker Luftbefeuchter (13) nötig. PEEP-Ventil (8), Respirator (6), Oxymeter mit Meßkopf (14, 9), Bakterienfilter (12), Anschlüsse für Druckluft und Sauerstoff (1, 2), Flowmeter für Respirator (4), Mischgerät (3), Patient (15)

baut werden. Die dafür gebrauchten Teile sind in Abb. 55.18 zusammengestellt.

Besonderheiten bei Kleinkindern

Bei der Beatmung von Kleinkindern sind die folgenden Eigenheiten zu berücksichtigen:

- Durch die engen Trachealtuben und Verbindungsstücke entstehen hohe Atemwiderstände, diese führen zu
- großen Unterschieden zwischen dem in der Maschine oder im Patientensystem gemessenen inspiratorischen Spitzendruck und den Druckverhältnissen in der Lunge. Druckangleich ist nur bei langsamen Beatmungsfrequenzen und genügend langen Inspirationszeiten möglich; die an der Maschine gemessenen Inspirationsdrucke entsprechen bei der Beatmungstechnik mit konstantem Flow eher den Verhältnissen in der Lunge, als bei Ventilatoren auf der Basis von Kolbenantrieb.
- Es besteht eine große Diskrepanz zwischen dem Totraumvolumen des Apparates mit Verbindungsschläuchen und Luftbefeuchter und dem kleinen alveolären Atemzugvolumen des Patienten (4–5 ml/kg).
- Kinder gewöhnen sich rasch an die Beatmung und adaptieren sich auch ohne Relaxation an den Beatmungsrhythmus. Dies gilt nur, wenn durch den kombinierten Effekt von Beatmung und Spontanatmung mit vernünftigem Aufwand des Patienten Normoventilation und genügende Oxygenierung erreicht werden.
- Spontane Synchronisation der Eigenfrequenz mit der Apparatefrequenz unter den obengenannten Bedingungen.
- Kranke und ateminsuffiziente Neugeborene sind immer unfähig zur nutzbringenden Ansteuerung noch so empfindlicher Triggersysteme.
- Problemlose Anwendung von IMV zur Entwöhnung vom Respirator.
- Unfähigkeit des Neugeborenen mit kranken Lungen am offenen Tubus spontan zu atmen, d. h. Abhängigkeit von CPAP (37).

Einstellung des Respirators und Kontrolle der Beatmung

Es existieren zwar gutgemeinte Normogramme zur Berechnung der Respiratoreinstellung in Abhängigkeit von Alter, Gewicht, Geschlecht, Körperoberfläche und Körpertemperatur. Die damit ermittelten Werte gelten aber nur für gesunde Lungen und differieren von Respirator zu Respirator. Das folgende Vorgehen kann empfohlen werden: Einstellen einer Frequenz von 30/min, einer Inspirationszeit von 0,8 Sekunden, eines Druckes von

Tabelle 55.**15** Dosierung der Muskelrelaxantien in der Pädiatrie (nach *Dick* u. *Ahnefeld*)

Dosis in mg/kg	Früh-geborene	Termin-geborene	Kinder
d-Tubocurarin	0,25	0,3	0,5–0,7
Nor-Allyltoxiferin	0,1	0,2	0,3
Pancuronium	0,04	0,06	0,1–0,12

Als Repetitionsdosis wird $^1/_5$–$^1/_4$ der Initialdosis gegeben, bei Nor-Allyltoxiferin ab der 3. Repetition nur noch $^1/_8$ bis $^1/_{10}$ der Initialdosis.
Die Reversion geschieht mit Atropin 0,02 mg/kg und Prostigmin 0,08 mg/kg in der Mischspritze.

20 cm H_2O (respektive eines Beatmungsvolumens, welches zu einem Druck von 20 cm H_2O führt) und eines PEEP von 5 cm H_2O. Beobachten des Patienten. Bei Gegenatmung steigern von Druck/Volumen, bis der Patient sich ruhig beatmen läßt und gerade nicht mehr mitatmet. Sauerstoffzufuhr erhöhen, bis eine rosige Hautfarbe entsteht. Bei sehr hohen Inspirationsdrucken (über 35–40 cm H_2O) wird man statt des Atemzugvolumens eher die Atemfrequenz steigern. Durchführen einer arteriellen Blutgasanalyse und Korrektur der Respiratoreinstellung. Relaxation bei sich andauernd gegen die Beatmung wehrendem Kind oder wenn nicht normale arterielle Blutgasverhältnisse (Pa_{O_2} beim Neugeborenen >50–80 mm Hg, beim Kleinkind >70–100 mm Hg, Pa_{CO_2} 40–50 mm Hg) erreicht werden (Dosierung s. Tab. 55.**15**). Die Wahl des Verhältnisses von In- zu Exspirationszeit ist der Grundkrankheit anzupassen. Es gibt bis heute keinen für jede Situation passenden Idealwert. Zu lange Inspirationszeiten (> 1 Sekunde) und zu hohe Druckwerte erhöhen die Gefahr des Pneumothorax. Eine sehr gute Übersicht über die komplexen Probleme bei der Beatmung von Neugeborenen stammt von Thibeault u. Gregory (84).
Die Beatmung von Neugeborenen und Kleinkindern setzt das Vorhandensein von geschultem Personal und dafür ausgebildeten Ärzten voraus. Sie ist nur dort möglich, wo jederzeit arterielle Blutgasanalysen durchgeführt werden können.

Flüssigkeits- und Elektrolythaushalt, Ernährung

Grundlagen

Der Flüssigkeitsbedarf des Kleinkindes ist, bezogen auf das Gewicht, *größer* als beim Erwachsenen. Ein 3000 g schwerer Säugling setzt täglich 500 ml um, also $^1/_6$ des Körpergewichtes. Ein 70 kg schwerer Erwachsener benötigt dagegen „nur" etwa 2,5 l/pro Tag, was $^1/_{28}$ des Körpergewichtes entspricht (Abb. 55.**19**). Schon kleine Fehler bei der Bemessung der Flüssigkeitszufuhr bewirken deshalb beim Kleinkind schwerste Folgen mit Exsikkose, Durstfieber und Schock bzw. Wasserintoxikation und Krämpfen. „Je kleiner der Topf, desto schneller ist er leer und um so leichter läuft er über."
Der tägliche Normalbedarf wird je nach Altersgruppe auf Grund des Gewichtes oder der Körperfläche berechnet. Die Relation zwischen Alter, Gewicht und Körperoberfläche geht aus Tab. 55.**16** hervor. Die genauere Berechnung der Körperoberfläche aus Gewicht und Körperlänge kann mit Hilfe der Abb. 55.**20 a** und **b** durchgeführt werden. Die besonderen Verhältnisse während der Neonatalperiode werden in einem eigenen Abschnitt (S. 55.14) behandelt.

Normalbedarf

Kinder und Säuglinge > 3–4 Monate

Bedarf pro 24 Stunden:

Wasser	1800–2000 ml/m² Körperoberfläche	
Natrium	40–60 mval/m²	3–4 mval/kg
Chlorid	40–60 mval/m	3–4 mval/kg
Kalium	3 mval/kg	
Eiweiß	40 g/m²	
Kalorien	1700 kcal/m²	

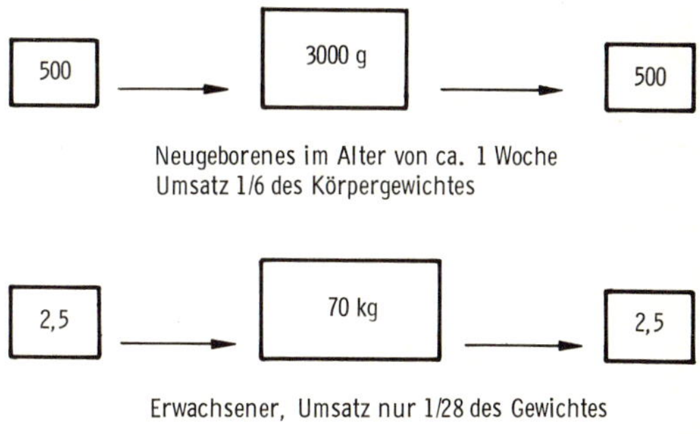

Abb. 55.**19** Flüssigkeitsumsatz beim Säugling und beim Erwachsenen

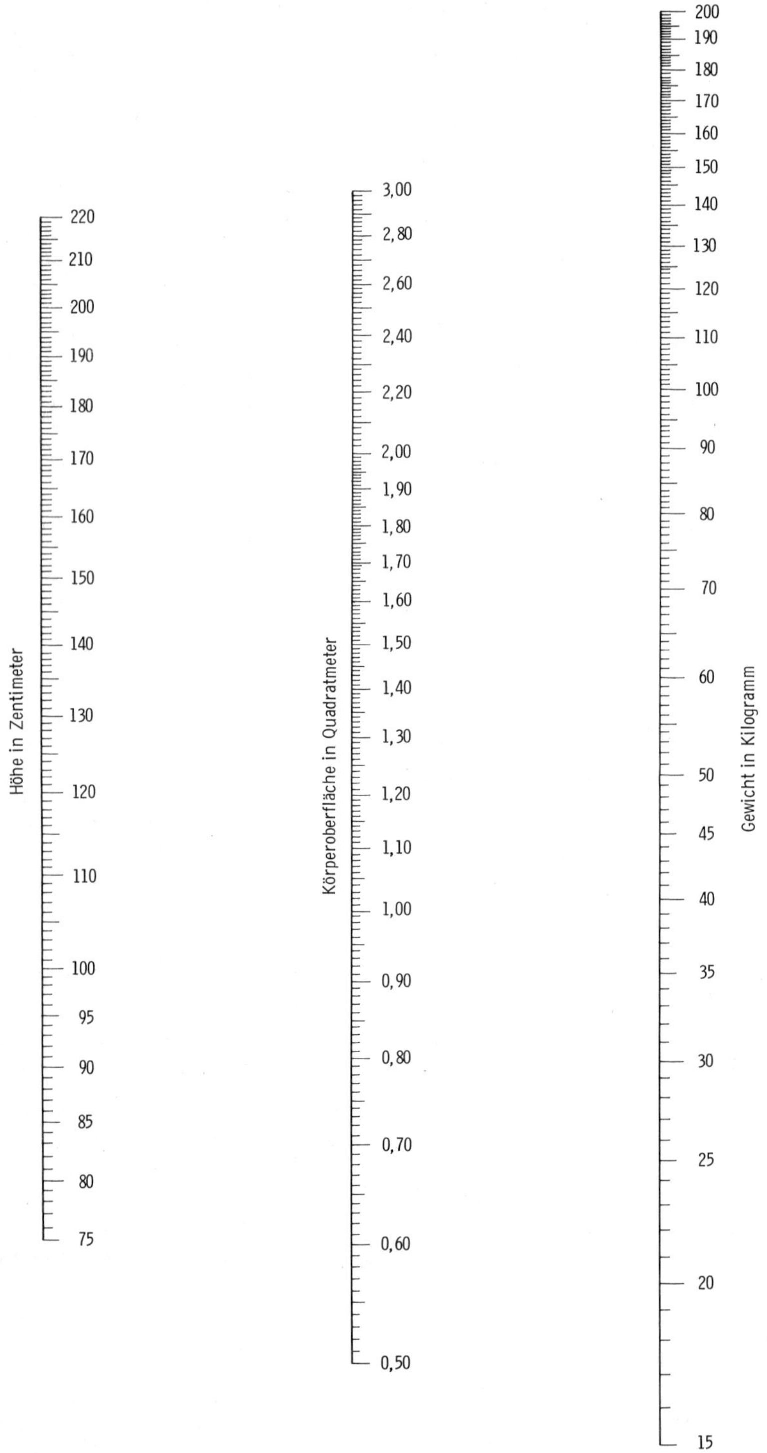

Abb. 55.**20a**

Abb. 55.**20** Nomogramm zur Bestimmung der Körperoberfläche a) von Kindern und Erwachsenen,

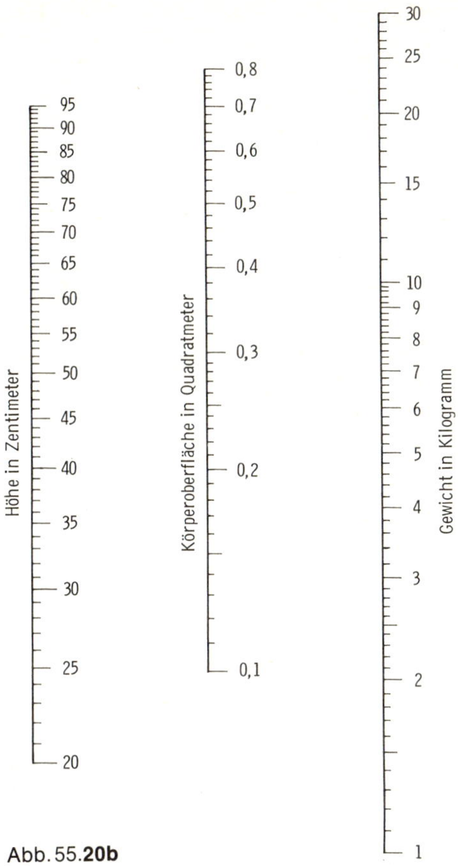

Abb. 55.**20b**

b) von Säuglingen und Kleinkindern (aus *J. D. Crawford, E. M. Terry, G. M. Rourke:* Pediatrics 5 [1950] 783)

Tabelle 55.**16** Alter, Körpergewicht und Körperoberfläche

Alter Jahre	Gewicht kg	Körperoberfl. m^2
Frühgeborene	2	0,15
Neugeborene	3	0,2
$^3/_{12}$	5	0,25
1	10	0,45
2	13	0,5
5	20	0,8
8–10	30	1,0
15–16	50	1,5
Erwachsene	60–70	1,75

Der tägliche Na^+- und Cl^--Bedarf wird bei Gabe einer Mischinfusion, bestehend aus 10% Glucoselösung mit 31 mval NaCl/l bei korrekter Dosierung der Gesamtmenge gedeckt.

Säuglinge von 1–4 Monaten

(für Neugeborene in den ersten 28 Tagen s. S. 55.14)

Bedarf pro 24 Stunden:

Wasser	120 ml/kg,
Natrium	2–4 mval/kg,
Chlorid	2–4 mval/kg,
Kalium	3 mval/kg,
Kalorien	120 kcal/kg.

Auch in dieser Altersgruppe kann der Bedarf an Na^+ und Cl^- mit einer Mischinfusion, enthaltend 10% Glucoselösung und 31 mval NaCl/l, gedeckt werden, falls die Gesamtflüssigkeitsmenge richtg dosiert ist.

Ersatz pathologischer Verluste

Pathologische Verluste aus der Magensonde, bei Erbrechen, bei Ileostomien oder Durchfall und aus Speichel- oder Liquorfisteln sowie aus Pleuradrainagen werden, soweit sie meßbar sind, quantitativ ersetzt.

Eiweißfreie Verluste aus dem Darm können mit einem Gemisch von Glucoselösung 5–10% und Kochsalzlösung 0,9% zu gleichen Teilen (Natriumgehalt 77 mval/l) ersetzt werden. Bei sehr großen Verlusten kann dieser Lösung Kaliumchlorid, 10 mval/l zugesetzt werden.

Eiweißhaltige Verluste aus der Pleura, aus dem Peritonäum oder von Chylus ersetzen wir mit 5% Albuminlösung mit physiologischem Elektrolytgehalt, soweit ein Ersatz überhaupt notwendig erscheint.

Vorbestehendes Defizit

Es muß unterschieden werden, zwischen fehlendem *intravasalem Volumen* (Hypovolämie, Schock) und *Exsikkose* (Defizit im intra-oder extrazellulären Raum).

Zur *Schockbehandlung* wird lediglich Vollelektrolytlösung verwendet (Ringer-Lösung, Ringer-Lactatlösung, Hartmann-Lösung, elektrolythaltige 5%ige Albuminlösung usw.), die Zufuhr von freiem Wasser ist bis zur Wiederherstellung normaler Kreislaufverhältnisse kontraindiziert. Die Schockbehandlung hat *rasch* zu erfolgen.

Der Ersatz von Defiziten bei *Exsikkose* hingegen erfolgt *langsam*, während 24–28 Stunden, mit den gleichen Lösungen wie für die Erhaltungstherapie. Als Dosierungsrichtlinie kann das Schema von Tab. 55.17 verwendet werden.

Tabelle 55.17 Klinische Zeichen von Dehydratationszuständen verschiedenen Ausmaßes und zur Korrektur notwendige Flüssigkeitsmengen

Grad der Dehydratation	Klinische Zeichen	Zur Korrektur notwendige Flüssigkeitsmenge (unabhängig von Normalbedarf und Schockbehandlung) in den ersten 24–36 Std.
leicht (5%)	trockene Schleimhäute, Irritabilität, halonierte Augen, Haut warm und rosig, Turgor nur leicht herabgesetzt, Oligurie, evtl. Durst	25–50 ml/kg
mittel (5–10%)	Unruhe, tiefliegende Augen, Bulbusdruck vermindert, Haut blaß, Turgor deutlich vermindert, Fieber, Tachykardie, Oligurie, schrilles Schreien, eingesunkene Fontanelle	50–75 ml/kg und Schockbehandlung evtl. nötig
schwer (10–15%)	schwerkrankes Aussehen, tiefliegende ins Weite starrende Augen, Apathie, bis Sopor, Muskelhypotonie, stark verminderter Bulbusdruck, Schockzeichen (blasse, kühle Haut, schwacher Puls, tiefer Blutdruck, Anurie, periphere Zyanose) stehende Hautfalten, hohes Fieber, evtl. Krämpfe, stark eingesunkene Fontanelle	75–120 ml/kg und Schockbehandlung!

Postoperative Infusionsbehandlung

Die postoperative Infusionsbehandlung erfolgt nach den Richtlinien für die allgemeine Infusionstherapie unter Anpassung an die individuellen Verhältnisse des Patienten und seinen klinischen Zustand. Der normale Tagesbedarf, die Deckung eines noch vorhandenen vorbestehenden Defizites, weiter bestehende zusätzliche Verluste und die vielleicht noch vorhandene Hypovolämie werden getrennt evaluiert und die notwendigen Infusionsmengen berechnet. Nach großen Operationen ist auch der Säure-Basen-Zustand zu messen und bei starker metabolischer Azidose (pH $< 7{,}25$) mit Natriumbicarbonatlösung 8,4% zu korrigieren. Der pH-Wert ist auch bei der Berechnung des Kaliumbedarfes zu berücksichtigen, da die während Azidosezuständen gemessenen Serumkaliumwerte höher sind als bei ausgeglichenem Säure-Basen-Haushalt. Ein unter Azidosebedingungen gemessener Kaliumwert im Normbereich kann einen Kaliummangel maskieren! Nach großen Operationen und nach schweren Schockzuständen entsteht fast immer eine substitutionsbedürftige Hypokaliämie infolge der Ionenverschiebungen zwischen den verschiedenen Körperkompartimenten. Bei nierengesunden Patienten und bei genügender Flüssigkeitszufuhr gehört die Hyperkaliämie zu den größten Seltenheiten. Der notwendige Kaliumzusatz kann deshalb immer unmittelbar postoperativ beigemischt werden.

Kontrolle der Infusionsbehandlung

Die vorangehenden Infusionsregeln gelten als Richtlinien, von welchen bei Bedarf abgewichen werden darf oder muß. Das Infusionsschema wird täglich oder häufiger nach Kontrolle der folgenden Kriterien modifiziert:

- Kreislauf: Pulsfrequenz, Blutdruck, periphere Füllung, zentraler Venendruck.
- Ausscheidung: Urinmenge (min. 1 ml/kg/h), spezifisches Gewicht (unter 1020)
- Gewicht: Täglich wiegen, bei Bedarf zweimal! Gewichtszunahmen von 2–5% am Operationstag sind normal (Abb. 55.21 und 55.22).
- Klinik: Vorhandensein von Ödemen, von Exsikkose (Hautfalten, halonierte Augen), Lebervergrößerung oder anderen Zeichen von Myokardinsuffizienz.
- Labor: Elektrolyte: am Tag nach der Operation, später alle 1–2 Tage, bis Nahrungsaufbau im Gang.

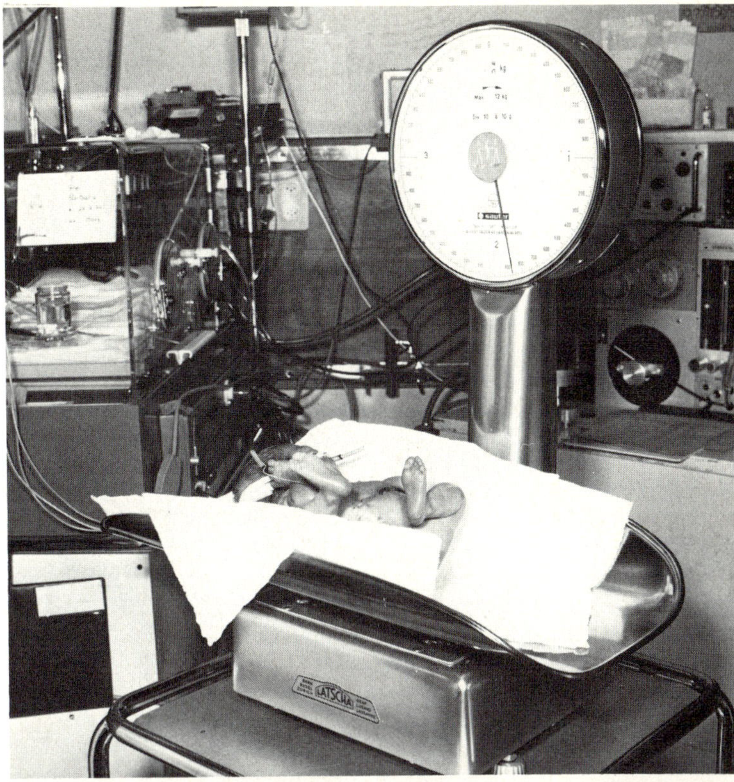

Abb. 55.**21** Tägliche Gewichtskontrolle gehört auch bei intubierten und beatmeten Neugeborenen zur Intensivüberwachung

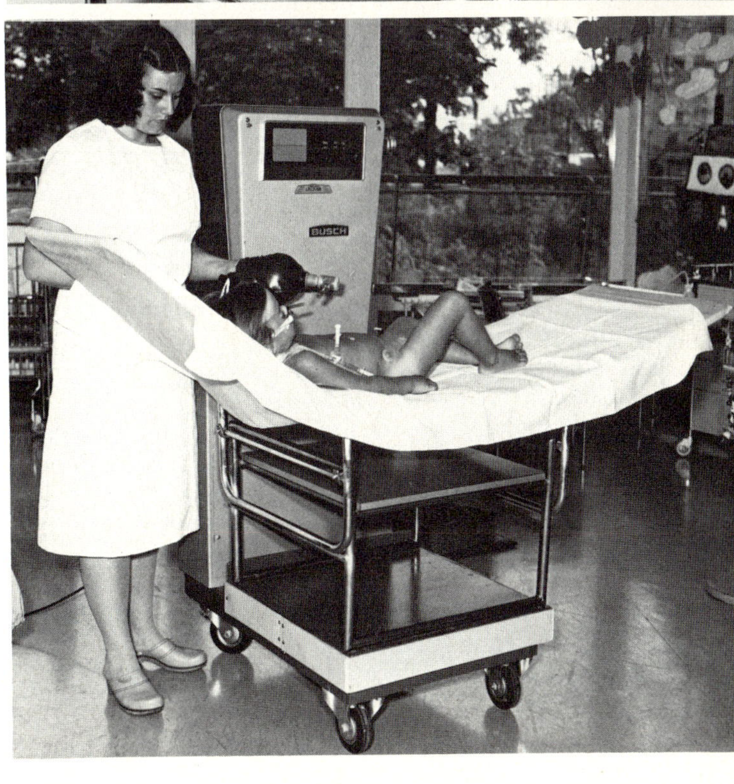

Abb. 55.**22** Fahrbare Waage zur Gewichtskontrolle von Intensivpatienten. Digitale rasche Gewichtsanzeige mit gut beleuchteter Skala, Nullpunktautomatik (Busch, Chur, Typ 7001/A)

Nach großen Operationen und sehr langen Eingriffen schon am Operationstag.
Hämatokrit oder Hämoglobin: Zur Feststellung von Verdünnung oder Eindickung.

Langdauernde vollständige parenterale Ernährung

Mit speziell für dieses Alter konzipierten Aminosäuren- und Elektrolytlösungen, zusammen mit Fett und Glucose als hauptsächliche Kalorienträger können auch Neugeborene und Säuglinge während Wochen und Monaten parenteral ernährt werden. Fertige Mischungen sind allerdings nicht im Handel erhältlich und müssen täglich aus geeigneten Komponenten zusammengemischt werden. Noch nicht alle Nebenwirkungen auf den wachsenden jungen Organismus sind abgeklärt, dennoch kann in vielen Fällen normales Wachstum erreicht werden. In der Universitätskinderklinik Zürich wurden mehrere Patienten während mehr als einem Jahr, ein Fall bis 22 Monate lang, parenteral ernährt. Die in unserer Klinik übliche Zusammensetzung der intravenösen Mischung hat sich gut bewährt (78). Unsere Patienten weisen auch zu Beginn der intravenösen Glucosezufuhr durchweg normale Blutzuckerspiegel auf, und es kommt nicht zur Glukosurie, obschon wir nie Insulin verwendeten; vielmehr steigern wir die Kalorienzufuhr zu Beginn der intravenösen Behandlung langsam in 3–5 Tagen auf 120 kcal/kg. Die parenterale Ernährung über lange Zeitabschnitte bietet große technische Probleme. Das Offenhalten eines zentralen Venenkatheters über viele Monate und das Verhüten von thromboembolischen und septischen Komplikationen sind aufwendige Maßnahmen. Wir verwenden perkutan eingeführte Subklaviakatheter, welche durch einen 10–15 cm langen subkutanen Tunnel nach außen geleitet werden. Die Manipulationen am Infusionssystem beschränken sich auf den einmal am Tag unter aseptischen Kautelen durchgeführten Wechsel des Infusionssystems. Weder Blutentnahmen noch Injektionen von Medikamenten werden durch den Ernährungskatheter gemacht. Da die Richtlinien für die parenterale Ernährung ständig den neuesten Erkenntnissen angepaßt werden, kann hier keine detaillierte Aufzählung der Komponenten stattfinden. Ohne Zweifel ist für diese personell und technisch aufwendige Behandlung eine genügend instruierte Spezialabteilung im Rahmen einer größeren Kinderklinik zuständig.

Anämie und Bluttransfusion

Die Kompensationsbreite des Organismus wird durch Verminderung der Sauerstofftransportkapazität bei Anämie stark beeinträchtigt. Diese Situation ist gegeben bei Verminderung des Herzminutenvolumens, bei Hypovolämie, bei kardialer Insuffizienz, bei Veränderung der Sauerstoffdissoziationskurve durch Hypothermie, Alkalose oder vermindertem 2,3-DPG-Gehalt der Erythrozyten, bei Atemstörungen wie z. B. alveoläre Hypoventilation oder Lungenkrankheiten mit intrapulmonalem Shunt sowie bei Herzvitien mit Rechts-links-Shunt. In den genannten Situationen wie auch in der Adaptationsphase des Neugeborenen benötigt der Organismus einen Hämatokritwert von nicht weniger als 45–50% (Hämoglobin 15–16g%). Bei sonst gesunden Kindern ohne Zeichen von Hypoxie (Ruhedyspnoe, Tachykardie, Herzvergrößerung, Neigung zu metabolischer Azidose) können tiefe Hämatokritwerte um 25–30% (Hämoglobin 8–10 g%) oft gefahrlos toleriert werden. In Zweifelsfällen muß die Gefahr der verminderten Sauerstofftransportkapazität gegen die Komplikationsmöglichkeiten der Bluttransfusion individuell abgewogen werden. Wenn genügend Zeit vorhanden ist, sollte immer der körpereigenen Hämoglobinproduktion gegenüber der Bluttransfusion der Vorzug gegeben werden. Wenn nötig sind Eisenpräparate zu verschreiben. Iatrogene Anämie treten in der Kinderklinik nicht selten auf, wenn große oder häufige Blutentnahmen für Laboruntersuchungen (z. B. Blutgasanalysen bei Frühgeborenen!) notwendig waren. Die Normalwerte für Hämatokrit und Hämoglobingehalt für dieVerschiedenen Lebensalter sind in Tab. 55.18 zusammengestellt.

Infusionstechnik

Auch bei den kleinsten Neugeborenen und Säuglingen stehen genügend periphere Venen zum Anlegen von Infusionen mit sogenannten Skalpvenennadeln (Typ Butterfly) oder Plastikinfusionskanülen bzw. perkutanen Venenkathetern zur Verfügung. Venenfreilegungen, welche früher unentbehrlich waren, sind auch in der Kinderchirurgie zur Seltenheit geworden. Mit den Skalpvenennadeln kann der Flüssigkeitsbedarf während vieler Tage parenteral z. B. durch die Venen der Kopfhaut erfolgen und auch Bluttransfusionen sind möglich. An den Venen des Hand- oder Fußrückens können Plastikvenenkanülen (Typ Braunüle) gesteckt werden, am besten nach vorangehender Perforation der Haut mit einer Lanzette. In die Venen der El-

Tabelle 55.**18** Hämatokrit, Hämoglobingehalt und Alter (zusammengefaßt aus den Geigy-Tabellen und nach *Oski* u. *Naiman* sowie *Tönz*)

Alter	Hämatokritwert Vol.%	Hämoglobingehalt g%
1. Tag	50–60	17–20
10 Tage	45–55	15–18
1 Monat	43	14
3 Monate	35	11,3
6 Monate	36	12
1 Jahr	33	11
3 Jahre	37,5	12,5
6 Jahre	39	13
10 Jahre	40	13,5
15 Jahre	40–54	15
älter	37–47	14

lenbeuge und in die äußere Jugularvene können leicht Venenkatheter eingeführt und oft bis ins zentrale Venensystem vorgeschoben werden. Dasselbe gelingt auch an der sehr regelmäßig vorhandenen großen Vene am Vorderrand des inneren Fußknöchels (V. saphena magna). Die perkutanen Zugänge in die zentralen Venen (V. subclavia, V. jugularis interna, V. femoralis) sind in jedem Alter genauso wie bei Erwachsenen zu kanülieren. In der Universitätskinderklinik Zürich wird am häufigsten der infraklavikuläre Zugang zur V. subclavia gewählt, wenn in Notfallsituationen zur Schockbehandlung und Messung des zentralen Venendruckes, während großer operativer Eingriffe und zur langdauernden vollständigen parenteralen Ernährung die Indikation für einen zentralen Venenkatheter gegeben ist. Bei Kleinkindern werden die Subklaviakatheter in Narkose angelegt, das Kind befindet sich in leichter Trendelenburg-Lage, und der Kopf ist nach der zu punktierenden Seite gedreht. Bei Neugeborenen wird die Katheterspitze bis in den rechten Vorhof vorgeschoben. Die korrekte Lage wird während des Eingriffes mit einem durch den mit 10% NaCl-Lösung gefüllten Katheter abgeleiteten intrakardialen Elektrokardiogramm (66) oder mit einer postoperativen Thoraxröntgenaufnahme festgestellt. Die Verweildauer des Katheters richtet sich nach der klinischen Indikation. Infusionsperioden von mehreren Monaten durch den gleichen Katheter sind möglich, wenn der Katheter nach der Punktion der Vene durch einen subkutanen Tunnel von 10–15 cm Länge nach außen geleitet wird.

Es dürfen dann allerdings weder Blutentnahmen noch Medikamenteninjektionen durch den gleichen Katheter gemacht werden, und die einzige Manipulation an der Leitung beschränkt sich auf den täglichen Wechsel des Infusionssystems und den Anschluß der frischen Lösungen. Venenkatheter sind keine Indikation für eine antibiotische Therapie, auch nicht bei Anwendung über viele Wochen. Die Patienten werden vielmehr häufig auf klinische Zeichen einer Infektion kontrolliert, und die Behandlung erfolgt erst bei klinisch manifester Infektion, wenn immer möglich nach Erregernachweis und Resistenzprüfung (15).

Ernährung

Die beste Ernährung ist auch beim Intensivpatienten die orale bzw. enterale Nahrungszufuhr. Intubation und Beatmung bilden per se keine Kontraindikation gegen die Sondenernährung. Man ist immer wieder erstaunt zu sehen, wie intubierte Kinder trinken und auch Breinahrung schlucken. Eine parenterale intravenöse Ernährung mit ihren Gefahren wird man deshalb nur dann beginnen, wenn Versuche zur enteralen Ernährung fehlschlugen.

Auch nach operativen Eingriffen und komplikationslosen Allgemeinanästhesien dürfen die Kinder, sobald sie wach sind und nicht erbrechen, wieder Flüssigkeit und Nahrung zu sich nehmen, so-

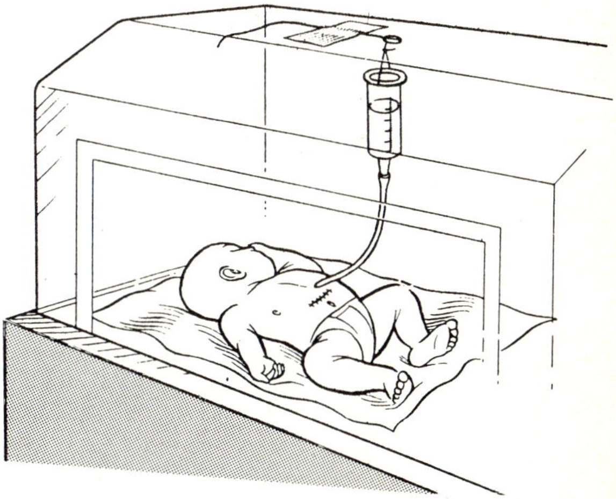

Abb. 55.**23** Ernährungssystem bei Gastrostomie. Die gleiche Anordnung kann auch bei Ernährung mit einer Magensonde verwendet werden, wenn z. B. postoperativ erhöhte Gefahr von Regurgitation und Aspiration besteht. Bauchlage des Patienten ist dabei als zusätzliches Sicherheitsmoment problemlos möglich (aus *P. H. Dangel:* Prä- und postoperative Behandlung. In: Kinderchirurgie, hrsg. von P. P. Rickham, R. T. Soper, U. G. Stauffer. Thieme, Stuttgart 1975)

fern keine Kontraindikation dazu besteht (Operation im Gebiet der Speiseröhre, des Magens, des Darmes). Bei Neugeborenen wird nach einem Versuch mit 10%iger Glucoselösung die normale Nahrung schrittweise wieder aufgebaut.
Bei Aspirationsgefahr (bei allen Früh- und Neugeborenen!) wird vor jeder Nahrungszufuhr der Restinhalt des Magens mit einer Sonde aspiriert und gemessen. Bei großen Magenresten wird die nächste Nahrungsgabe individuell angepaßt oder weggelassen. Magenreste von 2–3 ml bei Neugeborenen oder 10–20 ml bei älteren Kindern sind auch bei normalen Verhältnissen möglich. Der Magensaft enthält dann aber keine gelbe oder grüne Galle. Man wird auch mehrmals täglich kontrollieren, ob Darmgeräusche zu hören sind, und für geregelten Stuhlgang sorgen.
Die Richtlinien zur Ernährung von Säuglingen und Kleinkindern können einem Pädiatrie-Lehrbuch entnommen werden (z.B. 29). Die täglich zuzuführende Kalorienmenge liegt bei 1700 kcal/m^2 Körperoberfläche. Zu konzentrierte Nahrung ist während der Aufbauphase zu vermeiden.

Monitoring in der pädiatrischen Intensivbehandlung

Die Anwendung von Monitoren bringt auch in der Überwachung der Atmung, der Beatmung, des Kreislaufs, der Körpertemperatur und der Sauerstoffversorgung von Neugeborenen und Kleinkindern einen erheblichen Informationsgewinn. Die Annahme, daß damit der Einsatz von qualifiziertem Pflegepersonal weniger wichtig würde, ist aber eine Illusion. Die gut beobachtende und rasch reagierende Schwester am Bett des Patienten und die klinische Untersuchung durch den erfahrenen Arzt bilden die Grundlage jeder Patientenüberwachung. Der Kauf von teuren Monitoren bringt deshalb auch keine Hilfe bei Personalmangel, deren Einsatz verlangt im Gegenteil intelligentere und besser geschulte Schwestern. Die vom Monitor erhaltende Information ist nur bei richtiger Indikation zur elektronischen Überwachung und bei korrekter Anwendung und Einstellung des Gerätes zuverlässig. Wichtige klinische Parameter können vom Monitor überhaupt nicht erfaßt werden. So müssen die Zeichen einer beginnenden Infektion, Bewußtseinsstörungen, Erbrechen und Aspirationsgefahr, Krampfanfälle, ungenügende periphere Zirkulation, Zyanoseanfälle und Flüssigkeitsretention durch ständige Beobachtung und oft wiederholte Untersuchung festgestellt werden. Asymptomatisch verlaufende Stoffwechselstörungen, welche unbemerkt zu schwerwiegenden Komplikationen führen, wie z.B. Hypoglykämie, Hypokaliämie, Hyperbilirubinämie, Hypoxie, respiratorische und metabolische Azidose können ebenfalls nur bei sorgfältiger Beobachtung vermutet und durch gezielte Laborbestimmungen bestätigt werden. Nicht einmal Ereignisse wie z.B. der Sturz eines Kleinkindes aus dem Bett werden vom Monitor rechtzeitig gemeldet. Zu viele Monitore können durch technische Probleme Verwirrung stiften und die Schwestern zu stark vom Patienten ablenken. Falsche Anzeigen ungenügend kalibrierter oder zur Bestimmung nicht erfaßbarer Parameter eingesetzte Monitore und blindes Vertrauen in ungenügend verstandene elektronische Hilfsmittel begünstigen therapeutische Fehlentscheidungen. Die fahrlässige Anwendung von defekten Geräten läßt zudem die Gefahr thermischer oder elektrischer Verletzungen entstehen. Zu viele Kabel, Elektroden, Schläuche und Transducer erschweren die Grundpflege und die Beobachtung des Patienten. Jeder Katheter, selbst vom Klebstoff der Elektroden erzeugte Hautläsionen können als Eintrittspforte von Infektionserregern dienen. Und nicht zuletzt: Der Einsatz von Monitoren erhöht die Pflegekosten! Elektronische Überwachungsgeräte müssen deshalb gezielt und nur durch im Umgang mit Monitoren geschultes Personal eingesetzt werden.
Zur Zeit sind mit im Handel erhältlichen Monitoren die folgenden Parameter auch bei Neugeborenen überwachbar:
- Elektrokardiogramm,
- Herzfrequenz,
- Apnoe,
- Beatmungsdrucke,
- Exspirationsvolumen bei Beatmung,
- arterieller Blutdruck (blutig und unblutig),
- zentraler Venendruck,
- Infusionsgeschwindigkeit,
- Rektal-, Haut- und Umgebungstemperatur,
- inspiratorische Sauerstoffkonzentration,
- arterielle Sauerstoffspannung (transkutaner P_{O_2}) und
- Elektroenzephalogramm.

Überwachung des Kreislaufs

Herzrhythmusstörungen sind beim pädiatrischen Intensivpatienten verhältnismäßig selten und die Überwachung des *EKG* hat deshalb nicht die gleiche Bedeutung wie in der internistischen Intensivbehandlung. Beim Neugeborenen bewirkt Hypoxie unter Umständen erst spät eine Veränderung der Herzfrequenz, das EKG kann deshalb allein nicht mit genügender Sicherheit zur Überwachung hypoxischer Zustände, insbesondere zur Warnung bei Apnoeanfällen des Frühgeborenen eingesetzt werden. Wenn hingegen bei Atempausen eine Bradykardie auftritt, wird in der Regel eine besonders schwere Hypoxie angezeigt, welche z.B. zum Abbruch eines Absaugmanövers und zur Wiederaufnahme der Beatmung zwingt. Kleine Frühgeborene haben eine auf Heftpflaster und Elektrodengel empfindliche Haut. Hautrötungen, seltener Blasenbildungen und Ulzerationen können unter den EKG-Elektroden schon innerhalb von 24 Stunden entstehen und als Infektionspforte dienen. Nutzen und mögliche Gefährdung müssen deshalb schon bei der Indikation zur EKG-Überwachung an Frühgeborenen gegeneinander abgewogen werden. Die Schwester muß außerdem Wissen, daß das EKG zur Beurteilung der Kreislaufqualität nicht genügt, sondern daß dafür andere Überwachungsmethoden und vor allem die klinische Beobachtung eingesetzt werden müssen.

Der *Blutdruck* wird bei größeren Säuglingen und Kindern wie bei Erwachsenen mit Manschette und Stethoskop gemessen. Die Manschettenbreite muß dem Oberarmdurchmesser des betreffenden Patienten angepaßt sein. Zu breite Manschetten geben zu tiefe, zu schmale Manschetten zu hohe Blutdruckwerte. Befriedigende Messungen werden erreicht, wenn die Manschettenbreite = 1,2mal dem Durchmesser des Oberarmes entspricht. Bei Neugeborenen und vor allem bei unreifen Frühgeborenen ist das Messen mit Manschette und Stethoskop unmöglich. In diesem Alter werden Ultraschallgeräte (Dopplerprinzip) eingesetzt (Abb. 55.24). Mit den aufwendigeren Geräten, welche die Bewegungen der Arterienwand registrieren, können systolische und diastolische Blutdruckwerte gemessen werden. Mit einfacheren Apparaten zur Erfassung des pulsatilen Blutstroms ist nur das Messen des systolischen Druckes möglich. Auch bei der Messung mit Ultraschall muß auf die korrekte Manschettenbreite geachtet werden. Neuere Oszillotonometer gestatten die automatische Blutdrucküberwachung auch beim Kleinkind. Die Meßgenauigkeit dieser kostspieligen Geräte läßt aber vor allem bei außerhalb der Norm liegenden Blutdruckwerten noch zu wünschen übrig. Die blutige Messung mittels Arterienkatheter und elektrischer Druckwandler spielt deshalb in kritischen Kreislaufsituationen, wie sie während der Adaptation kranker Neugeborener häufig sind, immer noch

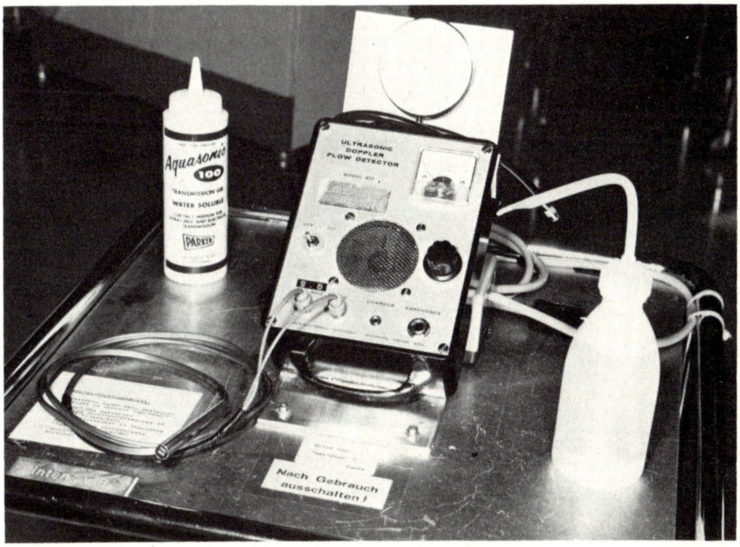

Abb. 55.**24** Einfaches Ultraschallgerät zur Messung des systolischen Blutdruckes bei Neugeborenen. Es muß darauf geachtet werden, daß die korrekte Manschettenbreite verwendet wird (Ultrasonic Doppler Flow Detector Modell 811, Parks Electronics Laboratory, Beaverton/Oregon, USA)

Tabelle 55.**19** Normalwerte für verschiedene Lebensalter

Alter	Gewicht kg	Pulsfrequenz in Ruhe	art. Blutdruck mmHg	Atemfrequenz in Ruhe	Hb g%	AZ Vol. ml/cmH_2O	funkt. Totraum ml/kg	O_2-Verbrauch ml/kg/min	Kalorienbedarf kcal/24h	Alv. Ventilation/min	Compliance (Lunge) ml/cmH_2O	Vitalkapazität ml	PaO_2 mmHg	Blutvolumen ml/kg	funkt. Residualvol. ml/kg	Residualvol. ml/kg	Tot. Resistence cm H_2O/l/s
Früh-geborene	1,0–2,0 2,0–3,0 >3,0	140	45–50syst. 55–60syst. 60–70syst.	< 50	16–20	6 ml/kg	2,2	6	110–130 p. kg	130–140 ml/kg	sofort nach Geburt: 2 ml nach 1 Woche 5–6 ml	30	50–90	90–100	30	20	68
Termin-geborene	3,4	125	60–70syst.	30–50								115					
3/12 Jahre	6	120	80–90/50	30	12		2,2						70–90	85			
1 Jahr	10,3	110	90–100/60	25–30	10–12	78	2,2		1000 (100/kg)			475	95	80			
5 Jahre	20	100	90–100/60	20–25	10–12	150	2,2		1500 (85/kg)			1280	95	75			
10 Jahre	32	90	100/65	20	12–14	200	2,2		2100 (70/kg)			2300	95	75			
18 Jahre	60–72		120/80	12–16		400–500 (5 ml /kg)	150 ml	240 ml/min	1700 Kal /m² (40–50 kc/kg)	4,2 l 50 ml/kg	100–200 ml	4750 (2100 (m²)	95	75	34	17	5,5

eine wichtige Rolle. Als arterielle Zugänge dienen die Nabelarterie und die A. radialis. Die zum Offenhalten der Arterienkanülen benötigten Spülflüssigkeitsmengen dürfen beim Neugeborenen nicht zu groß sein und müssen in der täglichen Flüssigkeitsbilanz mitberücksichtigt werden. Die normalen Blutdruckwerte der verschiedenen Altersklassen gehen aus Tab. 55.19 hervor.

Überwachung der Atmung

(54)

Trotz aller Fortschritte der Technik ist die Überwachung der Atmung von Neugeborenen und Kleinkindern mit Monitoren auch heute noch nur bedingt möglich. Bei kleinen Kindern ist es nicht möglich, die Bewegungen der Atemluft mit vor oder in den Nasenöffnungen angebrachten Thermistoren zu überwachen. Die Patienten atmen beim Weinen durch den Mund, wodurch häufige Fehlalarme ausgelöst werden. Das Anbringen des Thermistors ist zudem oft unmöglich, weil diese Patienten oft auch eine durch die Nase eingeführte Magensonde und/oder Sauerstoffsonde benötigen und jede zusätzliche Erhöhung des Atemwiderstandes in der Nase unerwünscht wäre. Die auf Strömungsmessung beruhende Registrierung der Atmung wurde deshalb in dieser Altersklasse aufgegeben. Das Problem wurde so angegangen, daß nicht eine Überwachung der Atmung, sondern lediglich der *Atembewegungen* des Patienten erfolgt. Dabei wird weniger die Qualität der Atmung überwacht als der Ausfall von Atembewegungen bei Apnoeanfällen. Dies ist bei Frühgeborenen möglich, weil zentral bedingte Apnoezustände dieser Altersklasse mit gleichzeitiger Sistierung anderer Körperbewegungen einhergehen. Durch kontinuierliche Überwachung der atemsynchronen Änderung der elektrischen transthorakalen Impedanz oder der mechanischen Bewegungen des Patienten mittels Kontaktmatratzen können rhythmische Atembewegungen erfaßt und bei deren Ausfall Alarm ausgelöst werden. Zum gleichen Zweck wurden auch auf Radar- oder Ultraschallbasis arbeitende Geräte entwickelt. Der Monitor zur Überwachung der Atmung wird also mit dem Ziel eingesetzt, Atemstillstände anzuzeigen. Schwankungen der Atemfrequenz, Hyper- oder Hypoventilation können damit nicht mit genügender Sicherheit erfaßt werden. Der Atemmonitor gibt im Gegensatz zur Überwachung durch eine gute Schwester nur wenig Information über Art und Ausmaß einer Dyspnoe oder über den Grad einer respiratorischen Insuffizienz. Periphere Atemstörungen wie Aspiration oder Ersticken am blockierten Tubus werden vom Gerät nicht erfaßt, da die frustranen Bewegungen des um Atem ringenden Patienten nicht ohne weiteres von normalen Atembewegungen unterschieden werden können. Der Einsatz dieser Geräte beschränkt sich deshalb auf die Überwachung in der Neonatologie. Die rheographischen und ballistographischen Apnoemonitore weisen zudem einen anderen gemeinsamen Nachteil auf. Bei zu empfindlicher Einstellung werden nicht nur die Atembewegungen, sondern auch die mechanischen Herzimpulse erfaßt und vom Apparat als Atmung interpretiert. Weil nicht jedes überwachte Frühgeborene Apnoeanfälle hat, kann ein falsch eingestellter Monitor während langer Zeit in Betrieb stehen, ohne daß der Fehler bemerkt wird. Die richtige Empfindlichkeitseinstellung ist deshalb periodisch z.B. an curarisierten und beatmeten Neugeborenen zu prüfen und bei Bedarf zu korrigieren. Am häufigsten werden heute kombinierte Geräte verwendet, welche die Überwachung von EKG und Atmung über die gleichen Elektroden ermöglichen. Im Gegensatz zur Spontanatmung kann die *maschinelle Beatmung* sehr gut mit Monitoren überwacht werden. Zur Überwachung der Beatmung mit volumenkonstanten Respiratoren kommen Druckmonitore zum Einsatz, welche beim Nichterreichen eines unteren und bei Überschreiten eines oberen wählbaren Druckwertes Alarm auslösen. Korrekte Einstellung vorausgesetzt, wird irreguläres Druckverhalten im Patientensystem beim Lösen einer Schlauchverbindung, beim Husten, bei Sekretsansammlung, beim Blockieren und Knicken des Trachealtubus zuverlässig gemeldet. Beatmete Kleinkinder lernen rasch, daß bei jedem Ertönen des Alarms sofort eine Schwester ans Bett kommt und sie lösen sich deshalb oft selbst vom Beatmungssystem. Das offene Ende des Verbindungsstückes kann dabei derart auf die Bettücher zu liegen kommen, daß es teilweise verschlossen bleibt und Druckverhältnisse entstehen, welche den Alarm nicht auslösen. Es bewährt sich deshalb, die Verbindungsstücke an Gummizügen aufzuhängen, damit sie bei Diskonnektion frei in der Luft schweben (Abb. 55.25 a und b).

Überwachung der Körper- und Umgebungstemperatur

Frierende Neugeborene weisen einen stark erhöhten Sauerstoff- und Glucosebedarf auf, welchen sie bei Störungen der Atmung oder des Kreislaufes nicht kompensieren können. Eine optimale Umgebungstemperatur gehört deshalb bei jedem kleinen

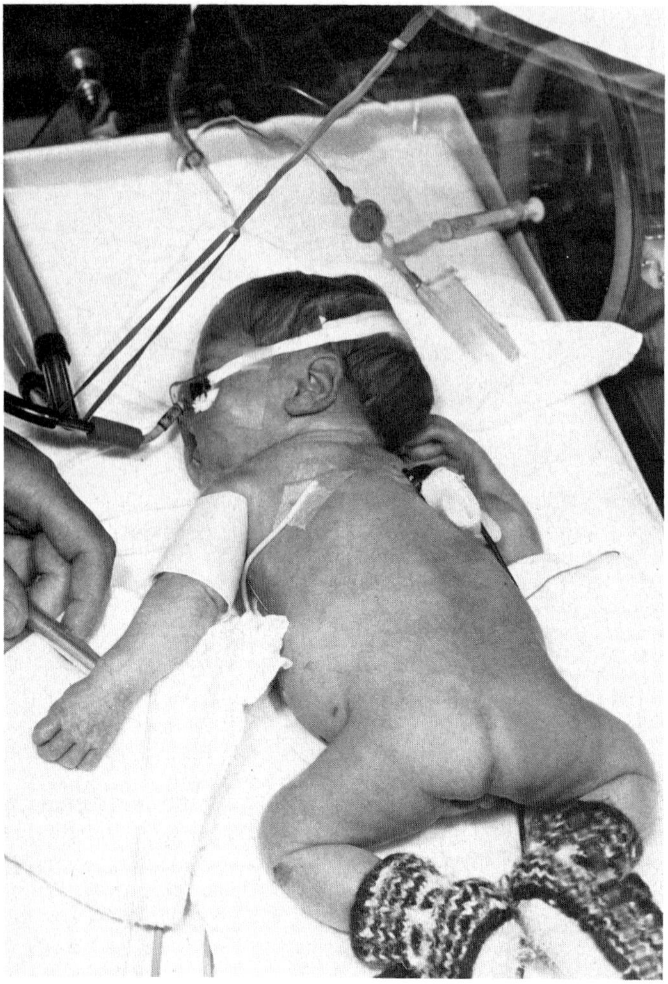

Abb. 55.**25a**

Abb. 55.**25** Aufhängen des Y-Stückes der Beatmungsschläuche an einem Gummizug (a). Sobald das Kind sich von den Respiratorschläuchen loslöst, wird das freie Ende in die Höhe gezogen und kann sich nicht auf die Bettücher anlegen (b)

Kind zur Grundpflege. Um die Körpertemperatur bei der Behandlung im Inkubator im Normbereich zu halten, ist deshalb die häufige Kontrolle der Raumtemperatur, der Rektaltemperatur und der Hauttemperatur des Kindes unerläßlich. Neben dem herkömmlichen Quecksilberthermometer (Bereich 26°–42°C für Frühgeborene!) zur Kontrolle der Rektaltemperatur stehen in den modernen Inkubatoren elektrische Meßgeräte zur Bestimmung der Hauttemperatur zur Verfügung. Beim sogenannten „Infant Servo Control System" wird die Hauttemperatur mit einem aufgeklebten Fühler gemessen und die Heizleistung des Inkubators automatisch den Schwankungen der Oberflächentemperatur angepaßt. Lange vor einer Veränderung der Kerntemperatur wird so bei Kälteexposition und absinkender Hauttemperatur die Heizleistung des Inkubators verstärkt. Die Oberflächentemperatur muß an einer unbedeckten Hautstelle gemessen werden, das Kind darf nicht auf dem Temperaturfühler liegen und dieser darf sich nicht von der Haut lösen, weil dadurch die Inkubatortemperatur fälschlicherweise zu niedrig oder zu hoch reguliert würde. Das Prinzip funktioniert zuverlässig, solange nicht wesentliche Änderungen der Hautperfusion infolge Schock, starker Hypothermie oder Fieber vorliegen (s. auch „Temperaturregulation des Neugeborenen", S. 55.12).

Die modernen, speziell für die Überwachung von Neugeborenen hergestellten Monitore gestatten die simultane Messung von zwei Temperaturen und können zur Objektivierung lokaler Durchblutungsstörungen z. B. bei Ischämie einer unteren Extremität als Komplikation eines Nabelarterienkatheters oder bei Hyperämie und Verdacht auf Osteomyelitis eingesetzt werden.

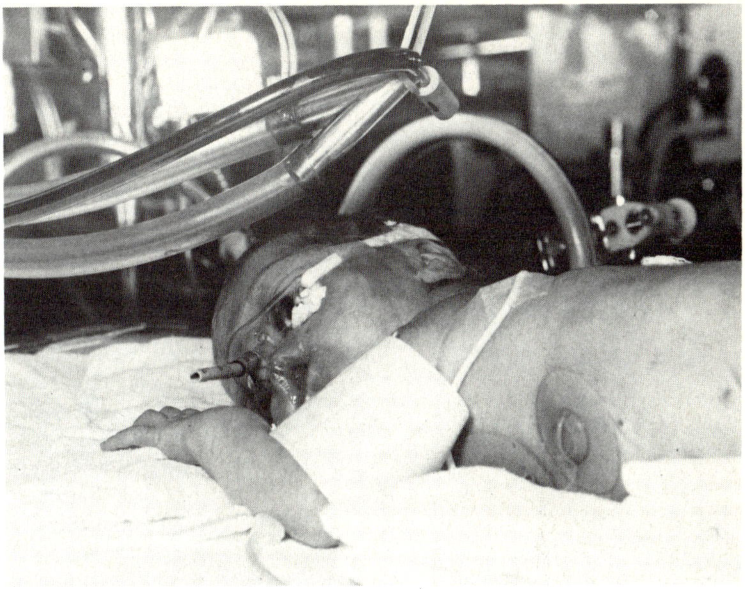

Abb. 55.**25b**

Überwachung der Sauerstofftherapie

Die Kontrolle der Sauerstofftherapie nimmt in der pädiatrischen Intensivbehandlung einen wichtigen Platz ein. Es gilt nicht nur Sauerstoffmangel rechtzeitig zu erkennen und zu vermeiden, sondern auch ein Überangebot und Hyperoxie zu verhindern. Seit 1955 (43a) besteht kein Zweifel mehr daran, daß die durch unkontrolliertes Sauerstoffangebot zu stark erhöhte arterielle Sauerstoffspannung zur Erblindung unreifer Neugeborener infolge retrolentaler Fibroplasie führt und daß zu hohe inspiratorische Sauerstoffkonzentrationen eine Gefahr für jedes Neugeborene bedeuten.

Schädigungen durch hohe Sauerstoffkonzentrationen sind vermeidbar, seit auch beim Neugeborenen die arteriellen Sauerstoffspannungen gemessen werden. Man betrachtet heute die Kontrolle der arteriellen P_{O_2} als indiziert, wenn während mehr als einer Stunde Sauerstoffkonzentrationen von 40% oder mehr benötigt werden. Geburtsabteilungen ohne genügende personelle und apparative Voraussetzungen müssen deshalb Neugeborene, welche länger als eine Stunde Sauerstoff benötigen oder welche trotz Sauerstoffbehandlung zyanotisch bleiben, in ein neonatologisches Zentrum verlegen.

Bei der Sauerstofftherapie werden zur Herstellung der gewünschten Sauerstoffkonzentration Mischgeräte verwendet. Da solche Geräte bei Verschmutzung der Ventile oder bei Druckschwankungen der zugeführten Gase eine andere als die eingestellte Konzentration abgeben können, muß zur Kontrolle der Funktion gleichzeitig immer ein Oxymeter eingesetzt werden. Der Sauerstoffgehalt des Gemisches ist kontinuierlich oder mindestens alle 3 Stunden sowie nach jeder Einstellung einer neuen Sauerstoffkonzentration und unmittelbar vor Bestimmung des arteriellen P_{O_2} zu kontrollieren. Auch das dazu verwendete Oxymeter muß periodisch auf richtige Funktion geprüft werden und ist durch Messung in Luft und reinem Sauerstoff zu kalibrieren. Der Nullpunkt soll durch Messen in einem sauerstofffreien Gas (z. B. Lachgas) periodisch überprüft werden.

Das zur Kontrolle des arteriellen P_{O_2} benötigte Arterienblut wird beim Neugeborenen aus einem durch die Nabelarterie in die Bauchaorta vorgeschobenen Katheter entnommen.

Das Analysegerät soll in kleinen Blutmengen messen können, damit die Blutverluste bei häufiger Messung nicht zu groß werden.

Beim Fehlen eines Arterienkatheters kann Arterienblut auch durch wiederholte Punktion der A. radialis oder der A. temporalis entnommen werden. Die P_{O_2}-Werte so entnommener Blutproben korrelieren aber nur dann genügend gut mit den tatsächlichen Verhältnissen in Ruhe, wenn das Kind während der Entnahme weder zappelt noch schreit, sonst sind therapeutische Fehlschlüsse möglich. Aus diesem Grund und weil die häufige Wiederholung der Punktion peripherer Arterien ohnehin unmöglich und für das Kind schmerzhaft ist, soll man sich nur in einfachen Fällen auf diese

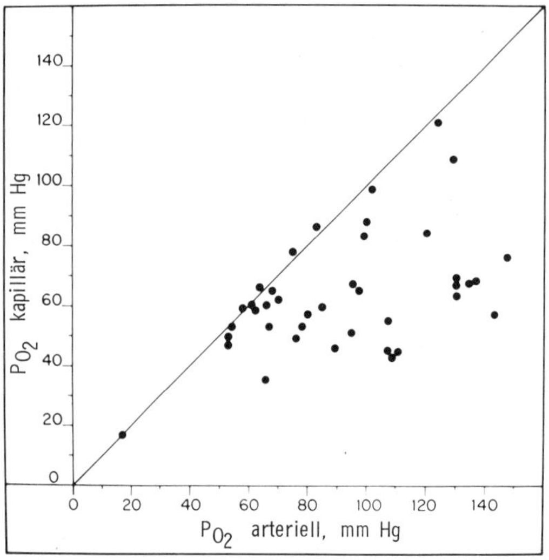

Abb. 55.**26** Die Korrelation der kapillär entnommenen P_{O_2}-Werte mit der arteriellen Sauerstoffspannung ist ungenügend. Resultate von 40 gleichzeitigen P_{O_2}-Messungen in arteriellem und kapillärem Blut mit Identitätslinie (aus *G. V. Duc, N. Cumarasamy:* Biol. Neonate 24 [1974] 134)

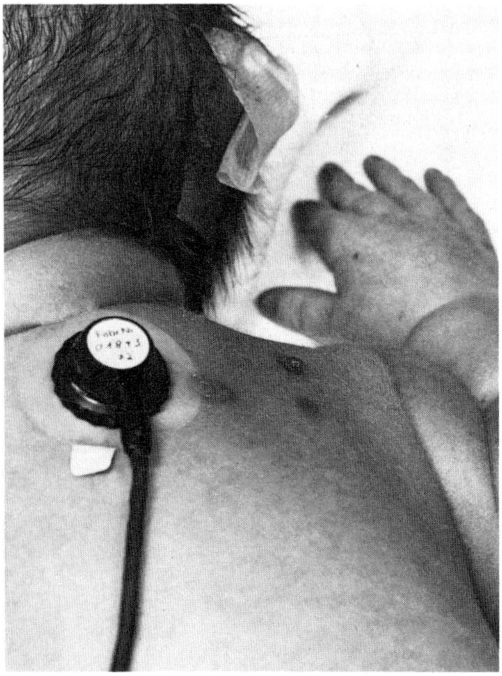

Abb. 55.**27** Blasenbildung durch P_{O_2}-Elektrode an Termingeborenem mit Atemnotsyndrom. Heiztemperatur 44°C

Methode verlassen. Besser wird das Blut aus mit Plastikkanülen punktierten peripheren Arterien entnommen. Aus der rechten A. radialis am ruhigen Kind entnommene P_{O_2}-Bestimmungen sind besonders wertvoll, weil sie die Sauerstoffspannung reflektieren, mit welcher das Gehirn und die Augen perfundiert werden. Das aus der unteren Körperhälfte entnommene Aortenblut kann beim Neugeborenen einen tieferen P_{O_2} aufweisen, solange ein Rechts-links-Shunt durch den noch offenen Ductus Botalli besteht.

Es wurde auch versucht, arterielles Blut aus einem in den linken Vorhof hochgeschobenen Nabelvenenkatheter abzunehmen. Die Methode ist aber gefährlich, weil bei jeder Manipulation am Katheter Luftembolien gesetzt werden können, welche das zentrale Nervensystem gefährden. Blutentnahmen sollten deshalb nur in Kopftieflage des Patienten vorgenommen werden. Die Methode ist außerdem mit einem hohen Thromboserisiko behaftet und darf deshalb nur kurzfristig verwendet werden.

P_{O_2}-Werte aus Kapillarblut korrelieren schlecht mit solchen aus Arterienblut, besonders wenn das Kind in einer sauerstoffreichen Umgebung liegt und bei allen Störungen der peripheren Zirkulation. Diese Methode ist deshalb für die Überwachung der Sauerstoffbehandlung von Risikoneugeborenen nicht akzeptabel (Abb. 55.**26**) (26). Seit 1976 sind Geräte zur unblutigen kontinuierlichen transkutanen Messung der arteriellen Sauerstoffspannung erhältlich (40–42, 74). Damit können auch rasche, z. B. beim Füttern oder beim Absaugen des Trachealtubus entstehende Schwankungen vom arteriellen P_{O_2} verfolgt und die inspiratorische Sauerstoffkonzentration den momentanen Bedürfnissen angepaßt werden. Dem Patienten werden viele Blutentnahmen und dadurch Bluttransfusionen zur Behebung der durch erstere bedingten Anämie erspart. Wenn die Methode von damit vertrautem Personal angewendet wird, ist die Korrelation mit den arteriell gemessenen Werten gut. Fehlbestimmungen können aber bei Störungen der peripheren Perfusion infolge von Hypovolämie, Hypothermie und Ödemen, bei ungenügender Befestigung der Elektrode auf der Haut und bei ungünstiger Lagerung des Kindes entstehen. In noch nicht stabilen Situationen während gestörter Adaptation sind deshalb Kontrollmessungen in Arterienblut unerläßlich.

Der Vorteil der Methode liegt nicht in der Eliminierung des Nabelarterienkatheters, dessen Risiko kleiner als das Risiko der unkontrollierten Sauerstoffbehandlung eingeschätzt wird, sondern in der kontinuierlichen Information über den arte-

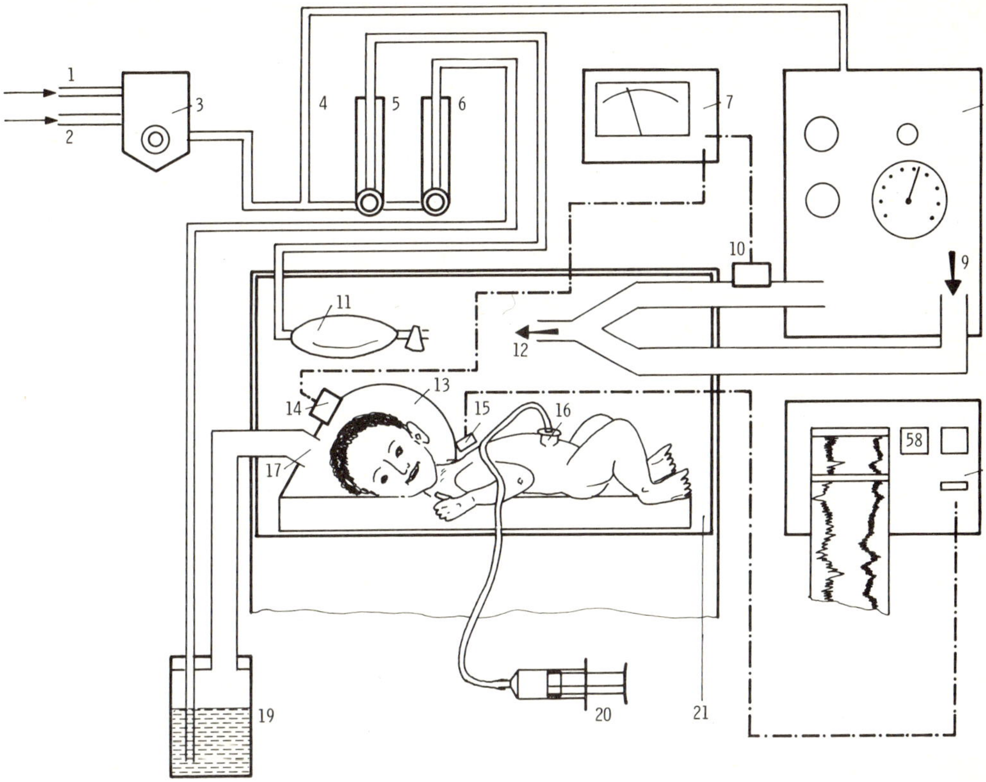

Abb. 55.**28** Die Ausrüstung für die Sauerstoffbehandlung bei Risikoneugeborenen ist kompliziert und teuer. Sie besteht aus: 1,2 Druckanschlüssen für Sauerstoff und Preßluft, 3 Sauerstoff-Luft-Mischgerät, 4 Anschluß für Respirator, 5,6 Flowmetern für Luftbefeuchter und Handbeatmung, 7 Oxymeter, 8 Respirator mit Möglichkeit für IMV und CPAP, 9 PEEP-Ventil, 10 O_2-Sensor im Respiratorsystem, 11 Beutel für Handbeatmung, 12 Y-Anschluß für Patient am Respirator, 13 Plexiglashaube, 14 O_2-Sensor in der Plexiglashaube, 15 Elektrode zur kontinuierlichen transkutanen P_{O_2}-Messung, 16 Nabelarterienkatheter (oder anderer arterieller Zugang), 17 Messung der Lufttemperatur in der Plexiglashaube, 18 Apparat für die kontinuierliche transkutane P_{O_2}-Messung, 19 heizbarer Luftbefeuchter mit Thermostat, 20 arterielle Blutprobe für die P_{O_2}-Messung mit Blutgasanalysator.

rielle P_{O_2}. Die Schwester wird bei der Trachealtoilette, bei Umlagerungen, bei der Nahrungszufuhr und bei anderen Manipulationen am Patienten frühzeitig gewarnt und kann Beatmung und Sauerstoffzufuhr der jeweiligen Situation anpassen. Die zur Hyperämisierung der Haut auf 44°C geheizte Elektrode kann zu lokalen Hautrötungen, selten zur Blasenbildung führen, wenn länger als 4–6 Stunden an der gleichen Hautstelle gemessen wird (Abb. 55.27). Die klinische Untersuchung des Patienten wird durch die Hautelektrode erschwert, da das Kind nicht ohne Beeinträchtigung der Meßgenauigkeit umgedreht werden kann. Leider hat sich die Erwartung, daß durch Anzeige der Wärmeleistung der Elektrodenheizung klinisch relevante Rückschlüsse auf die lokale Perfusion gezogen werden können, nicht im erhofften Maße erfüllt. Hingegen ist mit wenig zusätzlichem Aufwand der Ausbau zur Oxykardiorespirographie möglich, welche bei gewissen Krankheitsbildern des Neugeborenen (z.B. Anpoeanfälle des unreifen Frühgeborenen) wertvolle Informationen für die Art der zu ergreifenden medikamentösen Behandlung ergibt.

Zusammenfassend erfordert die Überwachung der Sauerstoffbehandlung des Neugeborenen einen teuren apparativen Aufwand. Das Fehlen von Sauerstoffmischgeräten, Oxymetern, Blutgasanalysatoren und Monitoren zur kontinuierlichen transkutanen Überwachung des arteriellen P_{O_2} ist eine absolute Indikation zur Verlegung gefährdeter Neugeborener in ein Zentrum für Neonatologie (Abb. 55.**28**).

Häufige Notfallsituationen im Kindesalter

Fremdkörper in den Atemwegen

Die Aspiration von Fremdkörpern beim Spielen oder von Partikeln ungekauter Nahrung beim Herumrennen ist bei Kleinkindern von 1–3 Jahren ein häufiges Ereignis. Oft handelt es sich um Teile von Nußkernen. Die Anamnese ist regelmäßig typisch: akuter Husten- und Zyanoseanfall, dann nicht selten während Tagen Hustenreiz und exspiratorisches Pfeiffen bei wechselnder Atemnot. Das Atemgeräusch ist in der Regel einseitig abgeschwächt und das exspiratorische Pfeiffen und Giemen kann schon ohne Stethoskop gehört werden. Die Diagnose wird aus der Klinik gestellt, da das Röntgenbild atypisch sein kann. Meistens ist eine allgemeine oder einseitige Überblähung mit einseitig erweiterten Zwischenrippenräumen sichtbar, der Fremdkörper sitzt dann auf der infolge Ventilverschlusses überblähten Seite. Atelektasen werden selten gesehen, oft kommt es erst nach Tagen und Wochen zum vollständigen Bronchialverschluß durch Fremdkörper und Schleimhautschwellung. Bei schwerster Dyspnoe oder Asphyxie, beides seltene Ereignisse, ist die Beatmung Mund-zu-Nase oder mit Beatmungsbeutel leicht möglich, selbst wenn der Patient spontan nicht mehr atmen kann. Als therapeutische Maßnahme muß eine Bronchoskopie in Narkose durchgeführt werden. Es gelingt immer, den Fremdkörper endoskopisch zu entfernen. Da die Narkose an einem schwer dyspnoischen Kind nicht ganz einfach sein kann, soll dieser Eingriff innerhalb der Infrastruktur einer größeren Kinderklinik stattfinden. Die postoperative Therapie besteht aus Luftanfeuchtung und Atemgymnastik zur Verbesserung der Expektoration von Sekret. Antibiotika sind in der Regel nicht nötig.

Pseudocroup

Bei der subglottischen Tracheitis (auch Laryngotracheobronchitis) handelt es sich um eine akute, durch eine Virusinfektion bedingte Schleimhautschwellung im Bereich vor allem der subglottischen Trachea. Die Krankheit beginnt mit Heiserkeit, Fieber, oft auch allgemeinen Erkältungssymptomen und bellendem, heiserem Husten. Rasch können sich stärkster inspiratorischer Stridor und schwere Dyspnoe entwickeln, die Patienten verweigern dann auch die Nahrungsaufnahme. Die Dyspnoe kann sich bei Aufregung zur akuten Asphyxie mit Unmöglichkeit der spontanen Inspiration entwickeln und ohne Behandlung tödlich verlaufen. Die ersten Episode tritt meistens im Alter von weniger als 3 Jahren auf. Als therapeutische Maßnahmen sollen zuerst Sedierung (z.B. mit Chloralhydrat-Rektiolen 2–3 g/m^2) und genügende Hydrierung des Patienten, wenn nötig mit einer intravenösen Infusion versucht werden (Tab. 55.20). Meistens werden auch Ultraschall-Luftbefeuchter eingesetzt. Etwa 2–3% der Fälle nehmen einen schweren Verlauf und müssen zum Offenhalten der Atemwege vorübergehend intubiert werden. Wir führen die nasotracheale Intubation immer in Inhalationsanästhesie aus. Auch bei schwerster Asphyxie lassen sich die Patienten, welche spontan kaum oder gar nicht mehr atmen können, leicht mit Beutel und Maske, im Notfall mit der Mund-zu-Nase Technik beatmen. Wir haben in der Universitätskinderklinik Zürich in den letzten 20 Jahren kein einziges Kind mit Pseudocroup gesehen, welches nicht vor der Intubation hätte beatmet werden können. Mehrere Fälle wurden nach Atemstillstand zu Hause oder auf dem Transport vom Hausarzt oder von Familienmitgliedern bis zur Intubation in der Klinik wirksam beatmet.

Die Steroidtherapie ist in ihrer Wirkung umstritten (3, 76) und wahrscheinlich nicht in der Lage, die Intubationshäufigkeit zu senken. Die Indikation zur Intubation kann außer in klaren Notfallsituationen nur vom Erfahrenen aus dem klinischen Verlauf gestellt werden. Sie ist gegeben, wenn trotz Sedierung und genügender Hydrierung die Atemnot zunimmt, Atem- und Pulsfrequenz mehr als 20% über die Norm steigen oder die Pulsfrequenz mehr als 20% unter den Normwert sinkt. Gleichzeitig nimmt die Lungenbelüftung auskultorisch ab, der Blutdruck steigt an, die Unruhe nimmt zu oder das Kind wird apathisch und unter Luftatmung tritt Zyanose ein. Die Blutgasanalyse gibt wenig zusätzliche Information, da sie bis unmittelbar vor dem Zusammenbruch der Atmung normale Werte oder

Tabelle 55.**20** Infusionsschema bei Pseudocroup und Epiglottitis

1.–3. Stunde:	20 ml/kg Mischinfusion Glucose 10%, NaCl 31 mval/l (evtl. länger, wenn Patient nicht ausscheidet oder solange spez. Gewicht im Urin > 1015)
Anschließend:	2500 ml/kg/24 h der gleichen Lösung mit 3 mval KCl/kg

Zeichen der Hyperventilation zeigt. Die Zufuhr von Sauerstoff ist wegen der möglichen Maskierung einer Hyperkapnie als alleinige Maßnahme erst beim Entschluß zur Intubation erlaubt. Zur Intubation wird ein Tubus verwendet, welcher 2–4 Charr Nummern kleiner ist, als der nach Tab. 55.**14** altersgemäße. Die Extubation kann nach 2–4 Tagen erfolgen, in seltenen Fällen ist eine Reintubation für eine zweite Periode von 2–4 Tagen nötig. Es wurde versucht, die subglottische Schleimhautschwellung durch Inhalation von Adrenalin-Aerosol in hohen Konzentrationen zu beseitigen (1). In unserer Erfahrung lassen sich damit nur wenige Intubationen vermeiden.
Da es sich beim Pseudocroup um eine viral bedingte Krankheit handelt, ist die antibiotische Therapie nutzlos, außer bei bakteriellen Superinfektionen.

Akute stenosierende Epiglottitis

(Epiglottitis acutissima oedematiens stenosans)

Nach Heiserkeit, Hals- und Schluckschmerzen mit Fieber, kloßiger Sprache und Lymphknotenschwellung submandibulär kommt es bei dieser bakteriellen Infektion zu Atemnot, inspiratorischem Stridor und thorakalen und suprasternalen Einziehungen. Der Allgemeinzustand ist stark reduziert. Die Patienten können nicht mehr schlukken und lassen den Speichel nach außen fließen. Sie weigern sich oft, sich flach zu legen. Bei fast allen Fällen liegt eine Infektion mit Haemophilus influenzae vor und besteht eine durch Blutkultur nachweisbare Hämophilussepsis. Die Notwendigkeit zur Intubation ist in etwa 70% der Fälle, also bedeutend häufiger als beim Pseudocroup, gegeben. Wenn Anamnese und klinischer Zustand die Differentialdiagnose zwischen Epiglottitis und Pseudocroup nicht eindeutig stellen lassen, kann die Diagnose durch Racheninspektion, bei welcher die hochrot geschwollene Epiglottis sichtbar wird, leicht gestellt werden. Es wird auch eine seitliche Halsweichteilaufnahme empfohlen, welche die geschwollene Epiglottis sichtbar macht. In unserer Erfahrung ist diese Maßnahme aber unnötig. Da sich stark dyspnoische Kinder bei der Racheninspektion aufregen und die Atemnot noch zunehmen kann, soll zuerst mit Chloralhydrat rektal sediert und nur bei Intubationsbereitschaft untersucht werden.
Auch Fälle von Epiglottitis werden, wenn dies nötig wird, mit einem dünneren als dem altersentsprechenden Tubus intubiert. In der Regel kann sofort nach Entfieberung, d.h. oft schon nach 18–24, längstens nach 48 Stunden extubiert werden. Die Schwellung klingt unter der Antibiotikabehandlung (meist Ampicillin) rasch ab. Basistherapie und Indikationsstellung zur Intubation werden wie beim Pseudocroup gehandhabt. Die Tracheotomie, welche immer noch gelegentlich empfohlen wird, mußte bei unseren Patienten seit mehr als 15 Jahren nie mehr zu Hilfe genommen werden (3).

Krampfanfälle

Epileptiforme Konvulsionen können nach Asphyxie, bei Vergiftungen, Schädeltrauma, Encephalitis, Meningitis, bei Hypoglykämie, selten bei Vitamin-B_6-Mangelzustand, bei Magnesiummangel oder bei Rachitis auftreten auch wenn keine Epilepsie vorbesteht. Konvulsionen, welche im Kleinkindesalter anläßlich fieberhafter, nicht zerebraler Krankheiten auftreten, werden als Fieberkrämpfe bezeichnet. Krämpfe können auch iatrogen bei Überdosierung oder Überempfindlichkeit auf Lokalanästhetika ausgelöst werden.
Zum Schutz vor Hypoxie und Hirnschädigung kann eine energische Therapie notwendig werden. Während des Anfallgeschehens müssen die Atemwege freigehalten und der Patient vor Aspiration geschützt werden. Selten ist vorübergehend sogar eine Beatmung nötig. Bei Hypoglykämie (Diagnose mit Dextrostix-Teststreifen), Hypokalzämie, Fieberkrämpfen und Vitamin-B_6-Mangel führt die kausale Therapie rasch zum Ziel. Wo dies nicht möglich ist, besteht die symptomatische Behandlung in der Gabe krampflösender Mittel intravenös, z.B. Diazepam oder Barbiturate. Eine etwas verzögerte Wirkung ist auch mit Chloralhydrat rektal erreichbar. Treten generalisierte Krampfanfälle in so dichter Folge auf, daß der Patient dazwischen das Bewußtsein nicht wieder erlangt, spricht man von Status epilepticus. Falls dieser mit Diazepam und/oder Barbituraten nicht beherrscht wird, kommen Medikamente wie Clonazepam (Rivotril, Roche) und Phenylhydantoin zur Anwendung, in seltenen Fällen ist eine Inhalationsanästhesie mit Lachgas-Sauerstoff zur Unterdrückung der Krämpfe unumgänglich. Immer wird die antipyretische Therapie energisch durchgeführt, da viele Krampfgeschehen beim Kleinkind bei Infekten mit hohem Fieber ausgelöst werden. Jedes Krampfgeschehen verlangt nach einer sorgfältigen Abklärung in einer pädiatrischen Klinik mit EEG-Abteilung.

Verbrühungen und Verbrennungen*

Allgemeines

Verbrennungen und Verbrühungen sind im Kindesalter häufig. Bei Ausdehnung auf über 8% der Körperoberfläche bei Kleinkindern und über 10% bei größeren Kindern entsteht die Gefahr von Schock, Hypoproteinämie, Elektrolytverschiebungen und schweren Infektionen. Inhalation von Rauch, zusätzliche Verletzungen und vorbestehende Dehydratation komplizieren die Verbrennungskrankheit. Die Schwere der Krankheit und die Prognose quo ad vitam ist weitgehend durch die Größe der betroffenen Oberfläche und weniger durch die Verbrennungstiefe bestimmt.

Als Notfallbehandlung soll reichlich kaltes Wasser durch Eintauchen, Duschen oder Übergießen zur Kühlung der Wunde angewendet werden (28). Diese Therapie muß mindestens etwa 10 Minuten andauern. Dabei tritt leicht allgemeine Unterkühlung auf, was vermieden werden muß. Wenn die Infusionsbehandlung zur Schockbekämpfung am Unfallort noch nicht möglich ist und falls die Transportdauer voraussichtlich mehr als eine Stunde betragen wird, läßt man den Patienten frühzeitig salzhaltige Flüssigkeit trinken. Die Wunde wird mit sauberen Tüchern zugedeckt. Weder Desinfektionsmittel noch andere lokale Therapien sind nötig und die Kleider müssen nicht entfernt werden.

Schockbehandlung

Das Schema für die Schockbehandlung basiert auf den Erfahrungen der letzten Jahre. Die zu verabreichenden Infusionslösungen und -mengen sind in Tab. 55.21 zusammengestellt. Die Tab. 55.22 zeigt das zur Verordnung der Infusionstherapie am ersten Tag verwendete Blatt unserer Klinik. Die Ausdehnung der Hautläsion wird mit Hilfe des in Abb. 55.29 a und b gezeigten Körperschemas errechnet. Bei Kindern ist die Neunerregel wegen der vom Erwachsenen abweichenden Körperproportionen nicht anwendbar.

Das Überwachen der vitalen Parameter und die immer wieder nötige Anpassung der Verordnungen für die Infusionstherapie setzt die Erfahrung eines spezialisierten Teams voraus. Nicht selten müssen zentrale Venenkatheter durch die V. subclavia eingelegt werden, weil Arme, Beine und Hals von der Verbrennung betroffen sind. Nach der relativ großen Infusionsmenge der ersten 24 Stunden kann die Zufuhr in der Regel reduziert werden. Bei Anstieg des spezifischen Gewichtes über 1020 und Rückgang der stündlichen Urinmenge auf weniger als 1 ml/kg muß die Zufuhr der Schocklösung erhöht werden. Man darf nicht am Schema festkleben, Fehler können nur durch das Anpassen der zugeführten Infusionsmenge an den wechselnden Zustand des Kreislaufs des Patienten vermieden werden. Vom hier angegebenen Schema abweichende Ansichten existieren. So rät MONAFO (62 a) zur Infusion von hypertonen Kochsalzlösungen zur Verminderung der Ödemneigung. Dies ist aber nicht ganz ungefährlich. Bluttransfusionen sind im Gegensatz zu älteren Regeln meistens nicht vor dem zweiten oder dritten Tag nötig.

Lokale Therapie

Die lokale Therapie besteht aus einfachen schematischen Schritten. Beim Eintritt werden in Narkose alle nekrotischen Hautanteile entfernt, mit Betadine desinfiziert und danach Verbände mit Silbersulfodiacin angelegt. Diese werden an den folgenden Tagen im Bad gewechselt, und es wird erneut Silbersulfodiacin aufgetragen. Am 5.–7. Tag ist die Demarkation zwischen oberflächlicher und tiefer Verbrennung deutlich. Der Patient ist zu diesem Zeitpunkt kreislaufmäßig stabil, so daß die tiefreichenden Nekrosen jetzt tangential abgetragen werden können. Sicher drittgradige, großflächige Verbrennungsnekrosen werden manchmal bereits am 2. Tag bis zur Faszie abgetragen. Zirkuläre drittgradige Verbrennungen benötigen gelegentlich eine Spaltung bis zur Faszie. Die oberflächlichen Wunden sind am 7. Tag in Heilung oder bereits verheilt.

Anläßlich der Verbandwechsel am 3.–5. Tag wird über den Zeitpunkt der Deckung mit Thiersch-Lappen entschieden, die definitive Deckung ist jetzt meistens möglich. Bei infizierter Wunde wird nach erneuter Desinfektion mit Betadine eine vorübergehende Deckung mit tiefgekühlter Schweinehaut oder mit Kunsthaut (Epigard) vorgenommen. Das Ziel ist immer die frühzeitige Deckung mit Thiersch-Lappen. 3–5 Tage nach der Deckung mit Spalthautlappen erfolgt der erste Verbandwechsel, darauf wird die Wunde mit täglichen Bädern weiterbehandelt. Gleichzeitig beginnt die funktionelle Therapie für die Gelenke, die Ergotherapie, die

*Diesem Abschnitt liegen die Behandlungsrichtlinien der Abteilung für schwerverbrannte Kinder der Kinderchirurgischen Universitätsklinik Zürich (Leiter: Dr. J. P. POCHON) zugrunde.

Tab. 55.**21** Schema für die Infusionsbehandlung bei Verbrennungen und Verbrühungen während der ersten 24 Stunden

	Infusionslösung	Menge
Erhaltungsmenge	Mischinfusion 2 T. Glucose 10% 1 T. NaCl 0,9%	1800–2000 ml/m²
Ersatzmenge	1/3 als 5% Albuminlösung 2/3 als Ringer-Lösung	6–8 ml/kg/% verbrannter Körperoberfläche
Korrekturmengen	Natriumbicarbonat 1molar	nach Blutgasanalyse zur quantitativen Korrektur der evtl. vorhandenen metabolischen Azidose
	Kaliumchlorid	nach Serumkaliumwert, aber *mindestens* 3 mval/kg

Tabelle 55.**22** Verbrennungen – Verordnungsblatt für die ersten 24 Stunden

Name .... Vorname .... Geb.-Datum ....
Körpergewicht .... kg Länge .... cm Körperoberfläche .... m²
Prozent verbrannte Körperoberfläche: .... %

Te rappel Te Impfung begonnen

Infusionstherapie:
Bereits erhaltene Mengen: .... : .... ml
.... : .... ml
.... : .... ml

Venöser Zugang: Skalpnadel / Braunüle / Katheter
wo: ....

	pro 24 Std.	Datum Zeit von .... Uhr bis 1300 Uhr = ... Stunden
Erhaltungsmenge 1800 ml / m² Misch 2:1 10%	.... ml →	.... ml
Ersatzmenge (6–8 ml / kg / % verbr. Oberfl. = ... ml ↗ 1/3 PPL	.... ml →	.... ml
↘ Ringer- 2/3 Lösung	.... ml →	.... ml
Korrekturmengen NaBic 1–m Blut	.... ml .... ml	.... ml .... ml
	Totalmenge	

(Kinderspital Zürich, Station für brandverletzte Kinder)

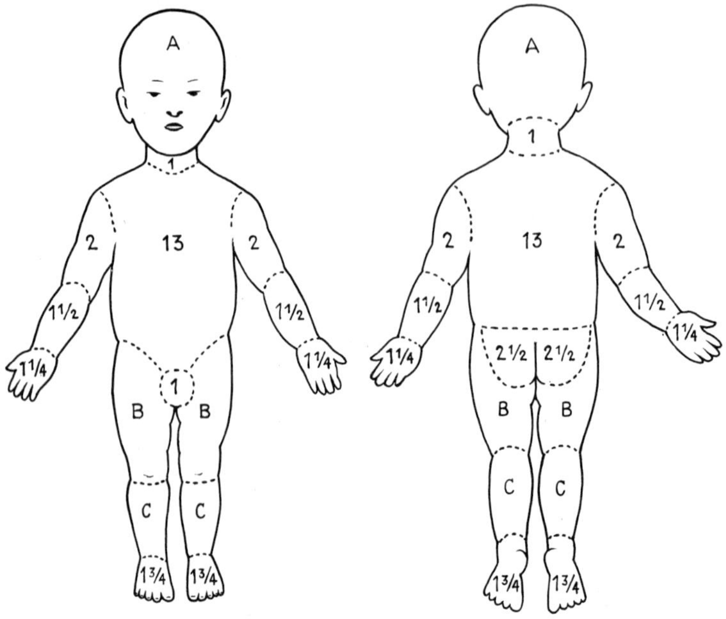

Körperteil	Alter in Jahren		
	0	1	5
A = ½ Kopf	9½	8½	6½
B = ½ Oberschenkel	2¾	1¼	4
C = ½ Unterschenkel	2½	2½	2¾

Abb. 55.**29a**

Abb. 55.**29** Schema zur Beurteilung der Ausdehnung von Brandwunden nach *Lund* u. *Browder*, wie es in der Universitätskinderklinik Zürich verwendet wird, a) bei Kindern von 0–7¹/₂ Jahren, b) bei Kindern von 7¹/₂–15 Jahren

Anpassung von Schienen und von Kompressionsanzügen.
Während dieser Manipulationen benötigt das Kind immer wieder Allgemeinanästhesien und während der operativen Eingriffe eine intravenöse Volumensubstitution.

Infektionsverhütung

Brandwunden sind ideale Nährböden für Bakterien. Bei frühzeitiger Desinfektion mit Betadine, Disziplin von Ärzten und Schwestern im Umgang mit diesen Patienten (Händedesinfektion!) und frühzeitiger Deckung der Defekte können bei Kindern Infektionen während längerer Zeit vermieden werden. In unserer Klinik wird deshalb keine initiale Antibiotikatherapie gegeben. Lokal kommen nur Antiseptika zur Anwendung. Parenterale Antibiotika werden erst bei bewiesener Infektion (Sepsis!) und Keimnachweis verabreicht. Bei jedem Verbandwechsel wird aber eine bakteriologische Untersuchung der Wundfläche durchgeführt, damit im Falle einer Allgemeininfektion der wahrscheinliche Erreger und seine Resistenz schon bekannt sind.

Andere Maßnahmen

Zur Verhütung der iatrogenen Sepsis sollen Venenkatheter so früh als möglich entfernt und der Patient enteral ernährt werden. Bei Bedarf wird die Flüssigkeitszufuhr durch periphere Venen ergänzt. Die Phase des Erbrechens klingt meistens nach 2–3 Tagen ab. Bei Nahrungsverweigerung wird die Ernährung sorgfältig durch die Magensonde gegeben. Frühe orale Ernährung mit Milch, Ovomaltine, Orangensaft usw. bietet keine Gewähr für einen ausgeglichenen Elektrolythaushalt, da die erwähn-

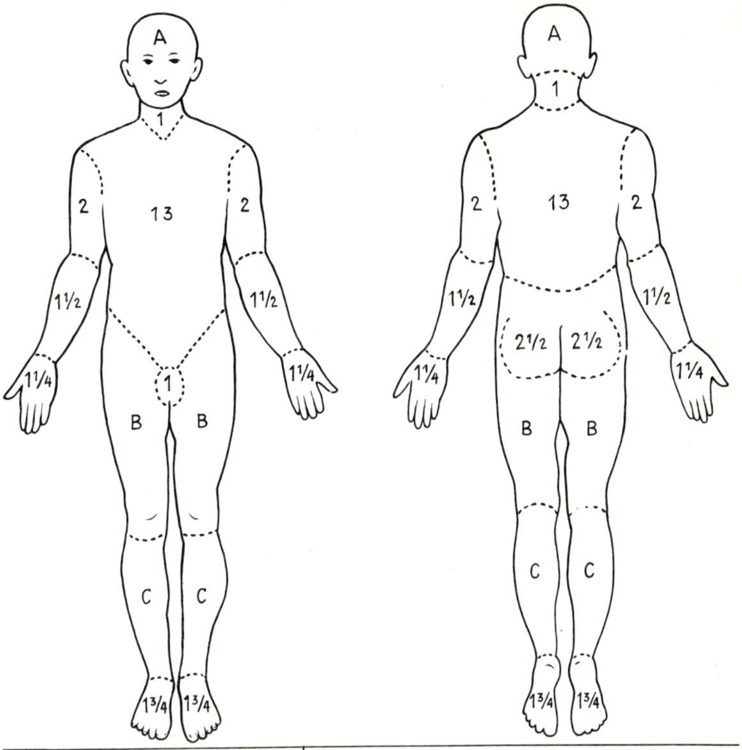

Körperteil	Alter in Jahren	
	10	15
A = ½ Kopf	5½	4½
B = ½ Oberschenkel	4¼	4½
C = ½ Unterschenkel	3	3¼

Abb. 55.**29b**

ten Nahrungsmittel einen sehr geringen Natriumgehalt aufweisen. Die Antibiotikatherapie ist im Frühstadium nutzlos und führt höchstens zur frühzeitigen Besiedelung der Wunde mit therapieresistenten Keimen.

Im Gegensatz zu früher werden Kinder mit ausgedehnten Brandwunden und Schwellung im Gesicht und am Hals nicht mehr tracheotomiert, wenn Atemprobleme auftreten. Auch in dieser Situation wird vorübergehend nasotracheal intubiert. Bei Verbrennungen im Gesicht kann der Tubus mit einer Matratzennaht am Nasenseptum fixiert werden. Bei Rauchvergiftungen ist in Einzelfällen auch die maschinelle Beatmung nicht zu umgehen.

Der Besuch der Eltern schon vom ersten Tag an und das tägliche Gespräch mit ihnen ist bei brandgeschädigten Kindern besonders wichtig, da einerseits mit einer langen Behandlungsdauer gerechnet werden muß und andererseits die Eltern sich mit Selbstvorwürfen quälen, selbst wenn sie nichts zur Verhütung des Unfalls hätten tun können. Die Spezialabteilung für brandgeschädigte Kinder ist deshalb eine für Elternbesuche jederzeit offene Station.

Die Behandlung brandverletzter Kinder erfordert einen gewaltigen personellen Aufwand in einer besonderen Abteilung, welche nur innerhalb der Infrastruktur einer leistungsfähigen kinderchirurgischen Abteilung und der großen Kinderklinik mit ihren Laboratorien und Spezialisten betrieben werden kann. Von besonderer Bedeutung ist die Zusammenarbeit mit erfahrenen Kinderanästhesisten (8, 72a).

Die Verlegung aller schweren Fälle in dieses Zentrum bietet dank der modernen Möglichkeiten des Transportes von Notfallpatienten keine Probleme mehr und ist auch in schwersten Fällen sofort nach dem Unfall möglich.

Schock und Herzinsuffizienz

Die Diagnose des Schocks ist auch beim Neugeborenen und Kleinkind primär eine klinische Diagnose, welche mit der Beurteilung der peripheren Perfusion, der Pulsfrequenz, des Blutdrucks, der Hauttemperatur in der Peripherie, der Diurese und bei Bedarf des zentralen Venendruckes gestellt wird (s. auch Infusionstechnik, S. 55.38). Die Normalwerte für den Kreislauf sind in Tab. 55.**19** für die verschiedenen Lebensalter zusammengestellt. KITTERMANN u. Mitarb. (44) haben die Blutdruckwerte für den Kreislauf sind in Tab. 55.**19** für die verschiedenen Lebensalter zusammengestellt. 55.**23** zusammengestellt.
Die Messung des arteriellen Blutdruckes beim unreifen Frühgeborenen und bei den kleinen Neugeborenen kann mit Hilfe von Ultraschallgeräten sehr genau durchgeführt werden. Wichtig ist die Verwendung der für die Größe des Patienten richtigen Manschettenbreite. Ein besonders günstig im Handel erhältliches Gerät ist in Abb. 55.**24** gezeigt.
Bei Neugeborenen besteht kein eindeutiger Zusammenhang zwischen Blutdruck und Pulsfrequenz. Die Blutdruckmessung kann deshalb auf keinen Fall durch die Bestimmung der Herzfrequenz ersetzt werden. Der zentrale Venendruck kann beim Neugeborenen in Notfallsituationen mit Hilfe eines bis in den rechten Vorhof eingeführten Nabelvenenkatheters gemessen werden.
Der Volumenersatz richtet sich nicht nach Alter oder Körpergewicht, sondern lediglich nach den Kreislaufverhältnissen. Die Einzelportionen können 10–20 ml/kg betragen, dazwischen werden die Kreislaufmessungen wiederholt.
Zur raschen Füllung des Kreislaufs im Schock sind nur Lösungen mit physiologischem Elektrolytgehalt zulässig. Ob eher reine kristalline Lösungen (z. B. Ringer-Lactat), eiweißhaltige Lösungen (z. B. 5%ige Albuminlösung mit physiologischem Elektrolytgehalt) oder Blut gegeben werden soll, wird durch die Grundkrankheit, den Gesamtproteingehalt und den Hämatokritwert bestimmt. Lösungen mit zu hohem Gehalt an freiem Wasser (z. B. 5%ige Glucoselösung) führen rasch zur Wasserintoxikation mit Hirnödem und Krämpfen. Sie sind deshalb auch beim Vorliegen einer hypernatriämischen Dehydratation (Säuglingstoxikose mit Hypernatriämie) zur Schockbehandlung kontraindiziert, auch in diesen Fällen muß bis zur Normalisierung des Kreislaufs mit isotonen Elektrolytlösungen gearbeitet werden. Im Kindesalter führt der Schock regelmäßig zur Hypokaliämie. Initial können zwar normale oder hohe Kaliumwerte gemessen werden, besonders wenn eine Azidose vorliegt. Nach deren Korrektur mißt man tiefe Kaliumwerte, welche in allen Fällen eine frühzeitige und genügende Kaliumzufuhr notwendig machen (mind. 3 mval/kg/24 h). Beim Kleinkind, vor allem beim Neugeborenen, führt jede Asphyxie zur Bildung von peripheren Ödemen und zur Hypovolämie, diese Sequenz ist vor allem beim unreifen Frühgeborenen in erstaunlich kurzer Zeit zu beobachten.
Das Ziel der Schockbehandlung ist ein rosiges Kind mit warmen Extremitäten und ruhiger Atmung mit Pulsfrequenz und Blutdruck im Normbereich. Die minimale Diurese soll 1 ml/kg/h betragen. Die Ausscheidung kann außer bei Verletzungen von Blase und Urethra oder bei Verbrennungen der Genitalgegend immer ohne Blasenkatheter gemessen werden. Zum Auffangen des Urins werden handelsübliche Plastikbeutel verwendet. Wenn nötig, kann die Blase durch sanften Druck auf den Unterbauch entleert werden.
Bei Kleinkindern führen schon relativ kleine Flüssigkeits- und Blutverluste zum Schock. Dies ist nicht erstaunlich, wenn man sich die normalen Kreislaufvolumina in Abhängigkeit des Alters vergegenwärtigt (s. Tab. 55.**19**). Bei der Abnahme von großen oder häufigen Blutentnahmen für Laboruntersuchungen ist zu überlegen, ob die entnommene Menge nicht zur Vermeidung einer gefährlichen Hypovolämie oder iatrogenen Anämie ersetzt werden muß, was beim schwerkranken Neugeborenen regelmäßig der Fall ist.
Zur Beurteilung der Schwere einer *Myokardinsuffizienz* sind zunächst Atmung, Hämatokritwert und Blutvolumen zu überprüfen und bei Bedarf zu korrigieren. Oft wird man sich zur maschinellen Beatmung entschließen, wenn der Zustand nicht durch andere Maßnahmen gebessert werden kann. Die Unterscheidung von Lungenkrankheiten und

Tabelle 55.**23** Normalwerte für den systolischen und diastolischen arteriellen Druck bei gesunden Neugeborenen in mm Hg (nach *Kittermann* u. Mitarb.)

Geburtsgewicht (g)		Lebensstunde 1	3	6	12
1000–2000	systolisch	49	51	52	50
	diastolisch	26	28	31	30
2000–3000	systolisch	59	60	58	59
	diastolisch	32	32	34	35
über 3000	systolisch	70	65	66	66
	diastolisch	44	39	41	41

zyanotischen Herzvitien kann beim Neugeborenen schwierig sein. Wenn unter Maskenbeatmung mit Sauerstoff die arterielle P_{O_2} nach einigen Minuten über 100 mm Hg ansteigt, kann ein extrapulmonaler Rechts-links-Shunt ausgeschlossen werden. Von besonderem Interesse ist der persistierende fetale Kreislauf (35, 36, 53, 64), welcher in besonderen Fällen (z.B. Mekoniumaspiration, angeborene Zwerchfellhernie usw.) pharmakologisch beeinflußt werden kann. Die Diagnose dieses Zustandes wie auch diejenige des offenen Ductus Botalli bedingt einen großen technischen und personellen Aufwand und kann nur in auf Intensivmedizin von Neugeborenen spezialisierten Zentren mit genügender Sicherheit gestellt werden.

Die Zusammenarbeit mit Kinderkardiologen ist dabei unerläßlich.

Bei nachgewiesener Myokardinsuffizienz wird man sich zur *Digitalisierung* entschließen. Richtige Dosierung und Ausschluß von Hypokaliämie sind peinlich zu beobachten. Die in der Universitätsklinik Zürich angewendete Dosierung von Digoxin intravenös oder enteral geht aus Tab. 55.**24** hervor. Es empfiehlt sich, die verabreichte Dosis durch Messen der Digitalisserumspiegel zu kontrollieren (Normalwert 1–3 ng/ml) (4, 58).

Tabelle 55.**24** Digitaldosierung

	Orale Digitalisierung (Digoxin Sandoz 0,5 mg/ml = 30 Tropf.)		i.v. Digitalisierung (Lanoxin Wellcome 0,5 mg/2 ml)	
	Sättigungsdosis/24 h	Erhaltungsdosis/24 h (in 2–3 Einzeldosen)	Sättigungsdosis/24 h	Erhaltungsdosis/24 h (in 2–3 Einzeldosen)
Frühgeborene	μg	μg	μg	μg
1000 g	40	10	30	7,5
1500 g	60	15	45	11,0
2000 g	80	20	60	15
2500 g	100	25	75	19,0
3000 g	120	30	90	22,5
Termingeborene				
3 kg	150	32	120	30
4 kg	200	50	150	37,5
1–12 Monate				
4 kg	265	66	200	50
6 kg	400	100	300	75
8 kg	531	133	400	100
10 kg	664	167	500	125
1–2 Jahre				
8 kg	500	116	375	90
10 kg	600	150	450	110
12 kg	700	183	500	125
über 2 Jahre				
10 kg	400	100	300	75
12 kg	480	116	360	90
15 kg	600	150	450	110
20 kg	800	200	600	150
25 kg	1000	250	750	190
30 kg	1000	250	750	190
40 kg	1000	250	750	190
50 kg	1000	250	750	190
60 kg	1000	250	750	190

Das polytraumatisierte Kind

Wie in allen unmittelbar lebensbedrohlichen Situationen ist auch bei schwerverletzten Kindern zunächst für genügende Atmung zu sorgen. Bewußtlose Patienten werden auf die Seite gelagert, bei perforierenden Thoraxverletzungen soll die ungeschädigte Lunge oben liegen. Bei ungenügender Spontanatmung wird schon am Unfallort beatmet und raschmöglichst intubiert. Bei Bewußtlosigkeit und abgeschwächten Schluck- und Hustenreflexen zögert man trotz zunächst noch erhaltener Spontanatmung nicht mit der Intubation. Als Ursache für ungenügende Atmung kommen, einzeln oder in Kombination, die folgenden Ursachen in Frage:

- Hirnkontusion,
- Hirnödem,
- intrakranielle Blutung,
- Aspiration von Mageninhalt oder Blut,
- Pneumothorax,
- Hämatothorax,
- starke Schmerzen bei Thorax- oder Abdominalverletzungen,
- Zwerchfellriß
- unstabiler Thorax bei Rippenserienfrakturen,
- Lungenverletzungen (Blutung, Bronchusruptur).

Sofort ist auch für die Wiederherstellung normaler Kreislauffunktionen zu sorgen. Auch die Schockbehandlung sollte, wenn möglich, schon am Unfallort beginnen. Sie ist durch in kurzen Abständen durchgeführte Kreislaufmessungen (Pulsfrequenz, Pulsqualität, Blutdruck, Hautfarbe und -temperatur, zentraler Venendruck) zu kontrollieren. Das Anlegen eines sicheren venösen Zugangs, am besten mit einem zentralen Venenkatheter, genügender Dicke steht im Zentrum der Bemühungen. Bei fehlenden äußeren Verletzungen müssen schlechte Kreislaufverhältnisse immer den Verdacht auf innere Blutungen erwecken. Bewußtlosigkeit ist meistens nicht die Folge des Schockzustandes, sondern weist auf ein Schädel-Hirn-Trauma hin. Letzteres ist seinerseits nicht die Ursache des Schockzustandes, bei Bewußtlosigkeit und Schock muß nach anderen Ursachen für die Kreislaufinsuffizienz gesucht werden. Zur Beurteilung der Kreislaufverhältnisse dient auch die Messung des stündlichen Harnvolumens. Ein Blasenkatheter ist aber bei Kindern unnötig, außer bei Verdacht auf Verletzung der Blase und/oder Urethra. In diesem Alter kann die Blase leicht ausgedrückt und der Urin in einem aufgeklebten Plastikbeutel gesammelt werden.

Wenn mehrere lebenswichtige Systeme gleichzeitig betroffen sind, findet die Behandlung der verschiedenen Organsysteme in folgender Reihenfolge statt:

1. Wiederherstellung der Atmung,
2. Schockbehandlung und Stillen großer Blutungen,
3. zentrales Nervensystem,
4. gastrointestinales System,
5. Urogenitalsystem,
6. Skelett, Muskulatur, Haut.

Zur Versorgung von Schwerverletzten werden nur einige wenige Laboruntersuchungen benötigt. Zur Kontrolle der Sauerstofftransportkapazität ist der Hämatokrit wiederholt zu messen. Bei Atemstörungen und bei Schock wird eine arterielle Blutgasanalyse zur Beurteilung der Oxygenierung des Blutes und des Säure-Basen-Status benötigt. Außerdem werden die Blutgruppe bestimmt und eine genügende Zahl von Blutkonserven ausgetestet. Die unmittelbare Gabe von Blut ist allerdings nur selten nötig, der Schock kann zunächst meistens mit Ringer-Lösung oder 5%iger Albuminlösung beherrscht werden.

Auch schwerverletzte Kinder und deren Angehörige benötigen eine angemessene psychologische Betreuung. Wichtig ist eine frühzeitige und möglichst präzise Information über den Schweregrad des Zustandes. Dieses Bedürfnis wird wegen der beim Eintritt eines Schwerverletzten entstehenden Aufregung bei Ärzten und Schwestern oft vernachlässigt. Die Prognose darf zunächst optimistisch gestellt werden, es gilt die Eltern zu ermutigen und ihnen das Gefühl zu geben, daß alles im Bereich des Möglichen liegende für ihr Kind getan wird. Mutter und Vater dürfen das Kind besuchen, mit ihm sprechen und an seinem Bett wachen, sobald der Patient in der Intensivstation liegt.

Schweres Schädel-Hirn-Trauma

Die letzten Jahre haben entscheidende diagnostische und therapeutische Verbesserungen für Kinder mit schwerem Schädel-Hirn-Trauma gebracht (59, 62, 73, 75). Neben der höheren Überlebenschance ist vor allem die Prognose für die intellektuelle und psychomotorische Rehabilitation der Überlebenden in früher gar nicht für möglich gehaltenem Maße günstig beeinflußt worden (7). Die Art, das Ausmaß und die Lokalisation der Schädigung können mit Hilfe der Computertomographie rascher, genauer und mit weniger invasiven Methoden als früher festgestellt werden. Das gefürchtete Hirnödem kann mit der intrakraniellen Druckmessung erfaßt und mit physikalischen und

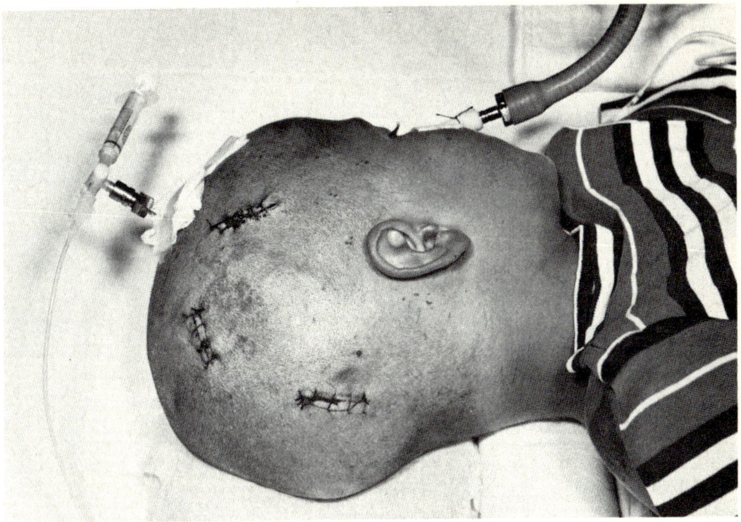

Abb. 55.**30** Richmond-Schraube zur Messung des intrakraniellen Druckes in situ an 6/4/12jährigen Knaben mit schwerer Hirnkontusion

pharmakologischen Mitteln beeinflußt werden. Im Zentrum stehen die Maßnahmen zur Vermeidung von Hypoventilation, Hypoxie, Azidose und Schock, welche am besten schon am Unfallort eingesetzt und während des Transportes ununterbrochen weitergeführt werden sollten. Diese Forderung kann dank moderner Notfalltransportorganisationen besser als früher realisiert werden.

Bei Koma und beeinträchtigter oder zweifelhafter Spontanatmung soll frühzeitig intubiert und der relaxierte Patient maschinell hyperventiliert werden (arterieller P_{CO_2} 25–30 mm Hg). Der Kreislauf muß durch gleichzeitig einsetzende Schockbehandlung normalisiert werden. Die medikamentöse Basistherapie umfaßt die Gabe von Steroiden (Dexamethason 1 mg/kg i.v., später 1 mg/kg/24 h i.v.) und in schwereren Fällen von Barbituraten (Phenobarbital 5–10 mg/kg/24 h i.v.). Zur Sicherung einer genügenden Sauerstofftransportkapazität wird der Hämatokrit oberhalb des kritischen Wertes von etwa 36 Vol.% gehalten. In schweren Fällen mit tiefem Koma, Streckkrämpfen und/oder einer Summe von weniger als 5–6 Punkten bei der Beurteilung mit dem „Glasgow-Coma-Scale" (Tab. 55.**25**) wird die intrakranielle Druckmessung erwogen. In der Intensivstation der Universitätsklinik Zürich wird dazu die „Richmond"-Schraube (72) in Kombination mit einem konventionellen elektronischen Druckmeßsystem verwendet. Die Methode liefert Resultate, welche gut mit den intrakraniellen Druckwerten korrelieren. Der Eingriff zur Befestigung der Schraube im Schädel ist einfach und kann innerhalb weniger Minuten in Lokalanästhesie in der Intensivstation durchgeführt werden (Abb. 55.**30** und 55.**31**). Trotz Hyperventilation, Steroiden, Phenobarbital und einwandfreien Kreislaufverhältnissen über 20 mmHg erhöhter intrakranieller Druck wird durch Einzelgaben von Pentobarbital (5–10 mg/kg i.v.) normalisiert. Diese Maßnahme muß in gewissen Fällen während 5–10 Tagen häufig wiederholt werden. Die zur Druckkontrolle benötigten Barbituratserumspiegel können Werte von 80–100 μg/l übersteigen und zusammen mit

Tabelle 55.**25** Glasgow-Coma-Scale (nach *Teasdale*)

Stimulus	Reaktion	Bewertung
spontan	Augen öffnen	4
auf Anruf	Augen öffnen	3
auf Schmerzreiz	Augen öffnen	2
trotz Schmerz	kein Öffnen	1
verbale Aufforderung	adäquate motorische Reaktion	6
auf Schmerzreiz	gezielte Abwehr	5
	selektive Flexion	4
	Massenbewegung	3
	Streckbewegung	2
	keine Reaktion	1
Ansprechen	ist orientiert	5
	ist verwirrt	4
	Wortsalat	3
	unverständliche Äußerungen	2
	keine Reaktion	1

Mit dem Glasgow-Coma-Scale ist eine Möglichkeit zur Objektivierung der Komatiefe gegeben, welche allerdings leider bei Kindern unter 2–3 Jahren unsichere Resultate ergibt

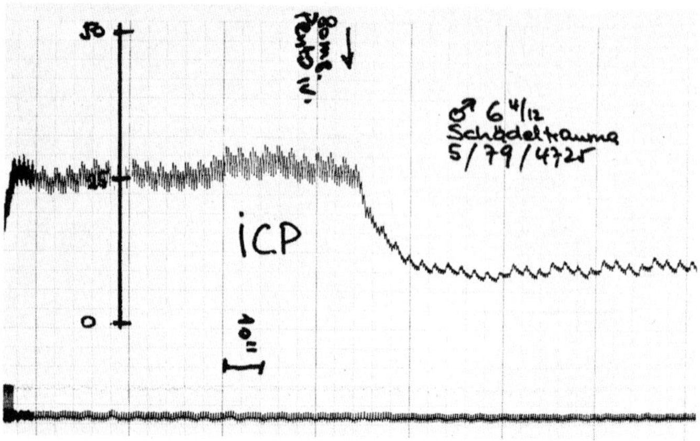

Abb. 55.**31** Messung des intrakraniellen Druckes (ICP) am gleichen Kind wie auf Abb. 55.31 (Originalkurve). Das intravenös applizierte Pentobarbital wirkt innerhalb von wenigen Sekunden drucksenkend

der Relaxation die neurologische Beurteilung vorübergehend unmöglich machen. Osmotische Diuretika kommen nur noch in Notfallsituationen bei Unwirksamkeit der beschriebenen Therapie und unbeeinflußbarer Schädelinnendrucksteigerung zur Anwendung (Mannitol 20%, 2–3 ml/kg i. v. in 20 Min.). Das Ziel der kombinierten therapeutischen Bemühungen ist es, den Perfusionsdruck für das Gehirn auf einer genügenden Höhe von mindestens 60 mm Hg zu halten (Hirnperfusionsdruck ist gleich arterieller Mitteldruck minus intrakranieller Druck). Gleichzeitig wird auch die Körpertemperatur im Normalbereich gehalten, denn Fieber verstärkt die Tendenz zu Hirnödem und intrakranieller Drucksteigerung (9).

Akuter Pneumothorax

Atemnot nach Trauma oder Verschlechterung des respiratorischen Zustandes während der maschinellen Beatmung, letzteres besonders häufig bei unreifen Frühgeborenen, deuten auf einem Pneumothorax hin. Die klinische Diagnose ist bei Kleinkindern und bei Neugeborenen im Inkubator nicht immer ganz einfach. Das Atemgeräusch der gesunden Seite wird häufig auch fortgeleitet über die kollabierte Lunge gehört. Bei Spannungspneumothorax kann das auf die Gegenseite verschobene Herztonmaximum als deutlichstes Symptom imponieren. In Notfallsituationen mit stärkster Dyspnoe und Kreislaufproblemen kann manchmal nicht auf zeitraubende Röntgendiagnostik abgestellt werden, und die Entlastung muß aufgrund des klinischen Befundes gemacht werden. Dazu wird eine Plastikinfusionskanüle (Typ Braunüle) in der Medioklavikularlinie im 2. oder 3. Interkostalraum eingeführt. Wenn noch genügend Zeit vorhanden ist und im Zweifelsfall wird eine Thoraxaufnahme gemacht. Manchmal ist zur Sicherung der Diagnose eine Röntgenaufnahme im horizontalen Strahlengang bei auf der vermutlich gesunden Seite liegendem Patienten durchzuführen. Als beste Behandlungsmöglichkeit hat sich die in Lokalanästhesie eingelegte Pleuradrainage mit einem genügend dicken Drain und mittels Wasserschloß geregeltem Dauersog bewährt. Die Punktion erfolgt im 7. Interkostalraum in der Medioaxillarlinie. Wenn ein zweites Drain eingelegt werden muß, wird zusätzlich im 2. oder 3. Interkostalraum in der Medioklavikularlinie punktiert. Die Stärke des Dauersogs richtet sich nach der Art der Ursache, der momentanen Atemsituation und bei maschineller Beatmung nach der Höhe des Beatmungsdruckes. Das Ziel der Behandlung ist die vollständige Ausdehnung der Lunge. Die Lage des Drains und die Wirkung der Drainage werden mit einem Röntgenbild kontrolliert.

Solange nach einem Thoraxtrauma der Blutverlust 4–5 ml/kg/h nicht überschreitet, ist die konservative Therapie mit konstanter Drainage in der Regel erfolgreich. Bei Verlusten von mehr als 20–30 ml/kg/h wird man kaum ohne Thorakotomie auskommen (31).

Das Pleuradrain kann wieder entfernt werden, wenn während mindestens 24 Stunden weder Luft noch nennenswerte Flüssigkeitsmengen austreten und die Lungen trotz Abklemmen des Drains auf der Röntgenaufnahme ausgedehnt bleiben.

Tabelle 55.**26** Dosierung von in der Pädiatrie gebräuchlichen Medikamenten

Freiname	Handelsname (als Beispiel)	Dosierung
Antiepileptika, Sedativa und Antiemetika		
Chloralhydrat	D Chloralhydrat-Rectiole A Rektiolen CH Rektiolen	2–3 g/m²
Valproinsäure	D Convulex A Convulex CH Depakine	900 mg/m²/die p. o. in 3×
Droperidol	D Dehydrobenzperidol A Dehydrobenzperidol CH Dehydrobenzperidol	0,25 mg/kg/Dos. i.v., i.m.
Haloperidol	D Haldol A Haldol CH Haldol	5 mg/m² p.o., i.m., i.v. bis 3x/die
Chlorpromazin	D Megaphen A Largactil CH Largactil	Gegen Erbrechen: 1–2 mg/kg/die p.o., i.v., i.m. in 3x Gegen Erregung: 100 mg/m²/Dos. max. 3stdl. i.m., p.o., rekt.
Phenobarbital	D Luminal A Luminal CH Luminal	Abstellen von Krämpfen: 300 mg/m²/die max. 8stdl. p.o., i.m. Dauertherapie: 150 mg/m²/die p.o., i.m., in 2–3 x
Thioridazin	D Melleril A Melleril CH Melleril	100 mg/m²/die p.o. in 2–3 x
Na-Thiopental	D Pentothal A Pentothal CH Pentothal	Zur Senkung des intrakraniellen Druckes bei beatmeten Patienten 5–10 mg/kg als Einzeldosis i.v.
Diphenylhydantoin	D Epanutin A Epanutin CH Epanutin	150 mg/m²/die p.o. in 2–3x
	D Phenhydan A Phenhydan CH Phenhydan	100 mg/m²/dos. langsam i.v.
Chlorprothixen	D Taractan A Taractan CH Taractan	1 mg/kg/Dos. i.m. 2 mg/kg/Dos. p.o., max. 45 mg
Diazepam	D, A, CH Valium	10 mg/m²/Dos. p.o., langsam i.v.,**i.m.**
Analgetica, Antipyretika, Antiphlogistika		
Acethylsalicylsäure	D Aspirin A Aspirin CH Aspirin	Antipyrese: 250–500 mg/m²/Dos. p. o., rekt. bis 3x/die Rheumat. Arthritis: 3 g/m²/die p.o. in 3x
Aminophenazon + Allobarbital	D Cibalgin A Cibalgin CH Cibalgin	250–500 mg/m²/Dos. rekt., p.o., i.m. max. 600 mg/m²/die
Novaminsulfon	D Novalgin A Novalgin CH Novalgin	0,6–1,5 g/m²/Dos. i.m., i.v., max. 3×/die
Pethidin	D Dolantin A Dolantin CH Dolantin	0,5 mg/kg/Dos. i.v. 1,0 mg/kg/Dos. i.m., s.c. max. 4×/die 1–2 mg/kg/Dos. p.o.

Tab. 55.**26** Fortsetzung 1

Freiname	Handelsname (als Beispiel)	Dosierung
Antibiotika und Sulfonamide		
Cephalexin*	D Ceporexin A Cepexin CH Ceporex	100 mg/kg/die p.o. in 3×
Cephalotin*	D Cephalotin A Keflin CH Keflin	80 mg/kg/die i.v. in 4×
Erythromycin	D Paediathrocin A Ilosone CH Ilosone	50 mg/kg/die p.o. in 3× 50 mg/kg/die p.o. in 3×, i.v. in 4×
Phenoxymethylpenicillin	D Isocillin A Fenoxypen CH Fenoxypen	1,5 Mio E/m²/die p.o. in 4×
Flucloxacillin*	D Staphylex A Floxapen CH Floxapen	100 mg/kg/die i.v., p.o. in 4×
Cloxacillin*	CH Orbenin	50 mg/kg/die p.o. in 3×
Penicillin G-Na* wasserlöslich		0,5 Mio E/m²/die i.v. in 6× max. 10 Mio E/die
Ampicillin*	D Penbrock A Penbristol CH Penbritin	100 mg/kg/die i.v. in 4×, p.o. in 3×
Carbenizillin	D Anabactyl A Anabactyl CH Pyopen	200–400 mg/kg/die i.v. in 4–12×
Gentamycin	D Refobacin A Garamycin CH Garamycin	3 mg/kg/die i.v. in 4×, i.m. in 3× Serumspiegel kontrollieren!
Trimethoprim + Sulfoxazol***	D Bactrim A Bactrim CH Bactrim	36 mg/kg/die p.o., i.v. in 2–3×
Antiarrhythmika		
Propanolol	D Dociton A Inderal CH Inderal	0,02–0,1 mg/kg/Dos. i.v. in 5 Min. 0,5–4 mg/kg/die p.o. in 3×
Verapamil-HCl	D Isoptin A Isoptin	0,1–0,3 mg/kg/Dos. i.v. in 5 Min. 2–5 mg/die p.o. in 2–3×
Procainamid	D Novocamid A Pronestyl CH Pronestyl	2–6 mg/kg/Dos. i.v. in 5 Min. 0,02–0,08 mg/kg/min. i.v. 15–50 mg/kg/die p.o. in 4×
Lidocain	D Xylocain A Xylocain CH Xylocain	1–5 mg/kg//Dos. in 5 Min. 0,01–0,05 mg/kg/min. i.v.
Antihypertensiva		
Methyldopa	D Aldometil A Presinol CH Aldomet	30–50 mg/kg/die in 3×
Diazoxid	D Hypertonalum A Hypertonolum CH Hyperstat	5–10 mg/kg rasch i.v.
Hormonpräparate	D Hostacortin	
Prednison	CH Ultracorten	40–60 mg/m²/die p.o. in 1–3×

Tab. 55.**26** Fortsetzung 2

Freiname	Handelsname (als Beispiel)	Dosierung
Prednisolon	D Hostacortin-H A Ultracorten-H CH Ultracorten-H	40–60 mg/m²/ die i. m., p. o. in 1–3 x
Dexamethason	D Decadron oder Fortecortin A Decadron CH Decadron	bei Hirnödem: initial: 1 mg/kg i. v. dann: 1 mg/kg/die in 3× i. v.
übrige Medikamente		
Adrenalin		bei Kreislaufstillstand: 10–20 µg/kg oder 0,01–0,02 mg/kg i. v., intrakardial, intratracheal
Spironolacton	D Aldactone A Aldactone CH Aldactone	100 mg/m²/die p. o. in 3×
Orciprenalin	D Alupent A Alupent CH Alupent	0,02–0,04 mg/m²/Min. i. v. Bei Kreislaufstillstand: 0,5 mg/Dos. i. v.
Codeinum phosphoricum		15 mg/m²/Dos. max. 4× /die
Al-Hydroxyd	D Aludrox A Alucol CH Alucol	0,5 g/m²/Dos. alle 2 Std.
Digoxin*	D Digoxin-Sandoz A Digoxin-Sandoz CH Digoxin-Sandoz	Sättigung p. o. in 24 Std: Frühgeborene: 0,04 mg/kg Termingeborene: 0,05 mg/kg 1–12 Monate: 0,07 mg/kg 1–2 Jahre: 0,06 mg/kg über 2 Jahre: 0,04 mg/kg Erhaltung p.o. in 2–3×: Frühgeborene: 0,01 mg/kg/die Termingeborene: 0,012 mg/kg/die 1–12 Monate: 0,016 mg/kg/die 1–2 Jahre: 0,015 mg/kg/die über 2 Jahre: 0,01 mg/kg/die Sättigungs- und Erhaltungsdosis i. v. = 75% der p. o. Digoxin-Dosis
	D Lanicor A Lanicor CH Lanicor	s. Digoxin-Sandoz
Dopaminum	D Dopamin A Dopamin CH Dopamin	3–5 mg/kg/min. i. v.
Carbachol	D Doryl A — CH Doryl	0,15 mg/m²/Dos. s. c.
Bisacodyl	D Dulcolax A Dulcolax CH Dulcolax	10 mg/m²/die p. o., rekt. in 1×
Etacrinsäure	D Hydromedin A Edecrin CH Edecrin	25 mg/m²/die p. o. in 1×
Vitamin K_1	D Konakion A Konakion CH Konakion	Neugeborene: 1 mg/dosi i. v., i. m. 1× ältere Kinder: 10 mg/dosi i. v., i. m. 1×

Tab. 55.26 Fortsetzung 3

Freiname	Handelsname (als Beispiel)	Dosierung
Aminophyllin (Theophyllin)	D Euphyllin A Euphyllin CH Euphyllin	3–4 mg/kg/Dos. verdünnt i.v. 4×/die Serumspiegel kontrollieren!
Furosemid*	D Lasix A Lasix CH Lasix	1–2 mg/kg/die p.o. in 1–2× 0,5–1,0 mg/kg Dos. i.v.
Naloxon	D Narcanti A Narcan CH Narcan	0,01 mg/kg i.v. als Morphium-Antidot
Multivitaminpräparat	D Protovita A Protovit CH Protovit	20 Tr. m^2/die p.o. 20 Tr. bzw. 3 Drag./m^2/die p.o.
Thenalidintartrat	D — A Sandosten-Ca CH Sandosten-Ca	25 mg/m^2/Dos. langsam i.v. 50 mg/m^2/die p.o. in 2–3×
Acenocumarol	D Sintrom A Sintrom CH Sintrom	9–14 mg/m^2/die initial, reduzieren bis 1–4 mg/m^2/die p.o. in 1×

* = Vorsicht bei Neugeborenen mit Hyperbilirubinämie, ** = kontraindiziert bei Hyperbilirubinämie
*** = in der Neonatologie kontraindiziert

Literatur

1 Adair, C.W., u. Mitarb.: Ten-year experience with IPPB in the treatment of acute Laryngotracheobronchitis. Anesth. Analg. Curr. Res. 50 (1971) 649

2 Babson, S.G.: Feeding the low-birth-weight infant. J. Pediat. 79 (1971) 694–701

3 Barker, G.A.: Current management of croup and epiglottitis. Pediat. Clin. N. Amer. 26 (1979) 565

4 Barr, I., u. Mitarb.: Correlation of the electrophysiologic action of digoxin with serum digoxin concentration. J. Pharmacol. exp. Ther. 180 (1972) 180

5 Bednarek, F. J.: Endotracheal tube placement in infants determined by suprasternal palpation: a new technique Pediatrics 56 (1975) 244

6 Bennet, E.J.: Fluid balance in the newborn. Anesthesiology 43/2 (1975)

7 Bruce, D.A.: Pathophysiology, treatment and outcome following severe head injury in children. Child's brain 5 (1979) 174

8 Butenandt, I., I. Coerdt: Verbrennungen im Kindesalter. Enke, Stuttgart 1979

9 Clasen, R.A. u. Mitarb.: Experimental study of relation of fever to cerebral edema. J. Neurosurg. 41 (1974) 576

10 Coldiron, J.S.: Estimation of tracheal tube length in neonates. Pediatrics 41 (1968) 823

11 Cornblath, M. u. Mitarb.: Hypoglycemia in the newborn. Pediat. lin. N. Amer. 13/3 (1966) 905

12 Dangel, P.H.: Organisation und Taktik der Intensivbehandlung von pädiatrischen und kinderchirurgischen Patienten. Klinische Pädiatrie, Bd. 186, Nr. 2. Enke, Stuttgart 1974

13 Dangel, P.H.: Prä- und postoperative Behandlung. In: Kinderchirurgie, hrsg. von P.P. Rickham, R.T. Soper, U.G. Stauffer. Thieme, Stuttgart 1975 (S. 12)

14 Dangel, P.H.: Der Transport von Risikoneugeborenen. Praxis 41 (1975) 59

15 Dangel, P.H.: Der Zentrale Venenkatheter in der pädiatrischen Praxis. Intensivmed. Praxis 1 (1979) 33

16 Dangel, P.H., N. Cumarasamy: Afe system for prolonged nasotracheal intubation. Lancet 1973/I, 916–918

17 Dangel, P.H., O. Möller: Hygienische Maßnahmen bei der Intensivbehandlung von intubierten und tracheotomierten Patienten. In: Praxis der Klinischen Hygiene in Anästhesie und Intensivpflege; hrsg. von O.H. Just. Intensivmedizin, Notfallmedizin, Anästhesiologie (INA) 9 (1977) 27, Thieme, Stuttgart

18 Dangel, P.H., R. Nüssli: Beatmung und Spontanatmung mit positivem endexpiratorischem Druck in der pädiatrischen Intensivbehandlung. In: Pädiatrische Intensivpflege, hrsg. von I. Butenandt, K. Mantel, J.G. Schöber. Enke, Stuttgart 1973

19 Dangel, P.H. u. Mitarb.: Die Reanimation während der Postnatalperiode. In: Prophylaxe und Therapie perinataler Schäden, hrsg. von G. Stark. Demeter, Gräfelfing 1978 (S. 21)

20 Davidson, M.: Formula feeding of normal term and low birth weight infants. Pediat. Clin. N. Amer. 17 (1970) 913–928

21 Dick, W., F. Ahnefeld: Primäre Neugeborenen-Reanimation. Springer, Berlin 1975

22 Dick, W., F. Ahnefeld: Kinderanästhesie. Springer, Berlin 1976 (S. 104)

23 Downes, J.J., R.C. Raphaely: Pediatric Intensive Care. Anesthesiology 43 (1976) 238

24 Downs, J.B. u. Mitarb.: Intermittent mandatory ventilation; a new approval to weaning patients from mechanical ventilator. Chest, 64 (1973) 331

25 Duc, G.V.: Assessment of hypoxia in the newborn, suggestions for a practical approach. Pediatrics 48 (1971) 469

26 Duc, G.V., N. Cumarasamy: Digital arteriolar oxygen tension as a guide to oxygen therapy in the newborn. Biol. Neonate 24 (1974) 134

27 El-Naggar, M.S. u. Mitarb.: Factors influencing choice between tracheotomy and prolonged translarynged intubation in acute respiratory failure: a prospective study. Anesth. Analg. 55 (1976) 1985

28 Epstein, M.F., J.D. Crawford: Cooling in the emergency treatment of burns. Pediatrics 52 (1973) 430

29 Fanconi, G., A. Wallgren: Lehrbuch der Pädiatrie, 9. Aufl. Schwabe & Co., Basel 1972 (S. 90)
30 Fanaroff, A., M. Klaus: Feeding the low-birth-weight infant. In: Care of the High-Risk Neonate, hrsg. von H. Klaus, A. Fanaroff. Saunders, Philadelphia 1973
31 Feins, N.R.: Multiple trauma. Pediat. Clin. N. Amer. 26 (1979) 759
32 Fisher, D., R.E. Behrman: Resuscitation of the newborn infant. In: Care of the High-Risk Neonate, Bd. I, hrsg. von H. Klaus, A. Fanaroff. Saunders, Philadelphia 1973
33 Gabbe, S.G., E.J. Quilligan: Fetal carbohydrate metabolism: Its clinical importance. Amer. J. Obstet. Gynec. 127 (1977) 92
34 Geigy: Wissenschaftliche Tabelle, 7. Aufl. Biberach 1968
35 Gersony, W.M.: „PFC"-Syndrom (perfistence of fetal circulation). Circulation, Suppl. 3 (1969) 87
36 Goetzman, B.W. u. Mitarb.: Neonatal hypoxie and pulmonary vaso spasm: Response to tolazoline. J. Pediat. 89 (1976) 617
37 Gregory, G.A.: Treatment of the idiopathic respiratory distress syndrom with continuous positive airway pressure. New Engl. J. Med. 284 (1971) 1333
38 Hey, E.: The care of babies in the incubator. In: Recent advances in Pediatrics, hrsg. von D. Gairdner, D. Hull. Churchill, London 1971 (S. 171)
39 Holt, L.E., S.E. Snyderman: The feeding of premature and newborn infants. Pediat. Clin. N. Amer. 13 (1966) 1103–1115
40 Huch, R. u. Mitarb.: Transcutaneous measurement of blood pO_2 (tc PO_2): Method and application in perinatal medicine. J. perinat. Med. 1 (1973) 183
41 Huch, R. u. Mitarb.: Routine monitoring of the arterial pO_2 of newborn infants by continuous registration of transcutaneous pO_2 and simultaneous control of relative local perfusion. In: Oxygentransport to Issue, hrsg. von D. Bruley, H.C. Bircher. Plenum Press, New York 1974
42 Indyk, L.J.: PO_2 in the seventies, comentary. Pediatrics 55 (1975) 153
43 Kassner, E.G. u. Mitarb.: Passage of feeding catheters into pleural space: A radiologic sign of trauma to the pharynx and esophagus in the newborn. Amer. J. Roentgenol. 128 (1977) 19
43a Kinsey, V., J. Jacobus, F. Hemphill: Retrolental fibroplasia; Cooperative study of retrolental fibroplasia and the use of oxygen. Arch. Ophthal. 56 (1955) 481
44 Kittermann, J.A. u. Mitarb.: Aortic blood pressure in normal newborn infants during the first 12 hours of life. Pediatrics 44 (1969) 959
45 Kirby, R.R. u. Mitarb.: A new pediatric volume ventilator. Anesth. Analg. 50 (1971) 533
46 Kirby, R.R. u. Mitarb.: Continuous-flow ventilation as an alternative to assisted or controlled ventilation in infants. Anesth. Analg. 51 (1972) 871
47 Klaus, M.H., A.A. Fanaroff: Care of the mother. In: Care of the High-Risk Neonate, hrsg. von H. Klaus, A. Fanaroff. Saunders, Philadelphia 1973 (S. 98)
48 Klaus, M.H., A.A. Fanaroff: The physical environment. In: Care of the High-Risk Neonate, hrsg. von H. Klaus, A. Fanaroff. Saunders, Philadelphia 1973 (S. 58)
49 Klaus, M.H., A.A. Fanaroff: Care of the High Risk Neonate. Saunders, Philadelphia 1973 (S. 159)
50 Klaus, M.H., J. Kennell: Mothers separated from their newborn infants. Pediat. Clin. N. Amer. 17 (1970) 1015
50a Klaus, M., J. Kennell: Care of the mother. In: Care of the High-Risk Neonate, hrsg. von M.H. Klaus, A.A. Fanaroff. Saunders, Philadelphia, 1973 (S. 98)
51 Kühns, L.R., A.K. Poznanski: Endotracheal tube position in the infant. J. Pediatr. 78 (1971) 991
52 Lemburg, P.: Der Transport von Neugeborenen. Z. Geburtsh. Perinat. 180 (1976) 375
53 Levin, D.L., G.A. Gregory: The effect of tolazoline on right-to-left shunting via a potent ductus anteriosus in meconium aspiration syndrom. Crit. Care Med. 4 (1976) 304
53a Llewellyn, A., P. Swyer: Assisted ventilation. In: Care of the High-Risk Neonate, hrsg. von M.H. Klaus, A.A. Fanaroff. Saunders, Philadelphia 1975 (S. 152)
54 v. Löwenich, V.: Apparative Patientenüberwachung in der Pädiatrie. Mschr. Kinderheilk. 119 (1971) 474
55 Lucey, J.F.: Neonatal jaundice and phototherapy. Pediat. Clin. N. Amer. 19 (1972) 4
56 Lund, C.C., N.C. Browders: Estimation of areas of burns. Surg. Gynec. Obstet. 79 (1944) 352
57 Maisels, M.J.: Bilirubin, on understanding and influencing its metabolism in the newborn infant. Pediat. Clin. N. Amer. 19 (1972) 447
58 Markus, F.J.: Digitalis. Circulation 59 (1979) 837
59 Marshall, L.F. u. Mitarb.: The outcome with agressive treatment in severe head injuries. J. Neurosurg. 50 (1979) 20–30
60 Mattila, M.A.K.: Estimation of a suitable nasotracheal tube length for infants and children. Acta anaesth. scand. 15 (1971) 239
61 Meyer, A., P.H. Dangel: Erfahrungen mit dem Transport von Neugeborenen. In: Pädiatrische Intensivmedizin, hrsg. von P. Emmrich. Intensivmedizin, Notfallmedizin, Anästhesiologie 3 (1977) 9, Thieme, Stuttgart
62 Miller, J.D.: Barbiturates and raised intracranial pressure. Ann. Neurol. 6 (1979) 189
62a Monafo jr. W.W.: The use of hypertonic balanced sodium solutions in early burn therapy. Body fluid Replacement in the Surgical Patient. Grune & Stratton, New York 1970
63 Monafo, W.W.: Hypertonic sodium solutions for the treatment of burn shock. In: Contemporary Burn Management, hrsg. von H.C. Polk jr., H.H. Stone. Little, Brown & Co., Boston 1971 (S. 33–43)
64 Moodie, D.S. u. Mitarb.: Use of tolazoline in newborn infants with diaphragmatic hernia and severe cardiopulmonary disease. J. thorac. cardiovasc. Surg. 75 (1978) 725
65 Motil, K.J., M.G. Blackburn: Temperature regulation in the neonate. Clin. Pediat. 12/11 (1973)
66 Niemann, W., D. Koch: Lagebestimmung Zentralvenöser Katheter durch intrakardiale EKG-Ableitung. Prakt. Anästh. 11 (1976) 31
67 Novoselac, M. u. Mitarb.: Laryngo-Tracheo-Oesophageale Fistel. HNO 22 (1974) 186
68 Oliver, T.K.: Temperature regulation and heat production in the newborn. Pediat. Clin. N. Amer. 12 (1965) 765
69 Oski, F.A., J.L. Naiman: Haematologic problems in the newborn. Saunders, Philadelphia 1972
70 Pagliara, A.S. u. Mitarb.: Hypoglycemia in infancy and childhood, Part I. J. Pediat. 82 (1973) 365
71 Pettet, G. u. Mitarb.: An analysis of air transport. Results in the sick newborn Pediatrics 55 (1975) 774
72 Pfenninger, J., G. Kaiser: Die kontinuierliche intrakranielle Drucküberwachung und neue Aspekte in der Neurointensivpflege beim Kind. Schweiz. med. Wschr. 109 (1979) 1693
72a Pochon, J.P.: Verbrennungen und Verbrühungen im Kindesalter: Prophylaxe, Notfall- und ambulante Therapie. Schweiz. Rdsch. Med. 68 (1979) 803
73 Rockoff, M.A. u. Mitarb.: High-dose barbiturate therapy in humans: A clinical review of 60 patients. Ann. Neurol. 6 (1979) 194
74 Rooth, G.: Transcutaneous oxygen tension measurement in newborn infants. Pediatrics 55 (1975) 232
75 Rosman, N.P. u. Mitarb.: Acute head trauma in infancy and childhood. Pediat. Clin. N. Amer. 26 (1979) 707

76 Schuller, D. E., H. G. Birck: The safety of intubation in croup and epiglottitis: an eight-year follow up. Larnygoscope 85 (1975) 33

77 Serlin, S. P., W. J. R. Daily: Tracheal perforation in the neonate: A complication of endotracheal intubation. J. Pediat. 86 (1976) 596

78 Shmerling, S.: Parenterale Ernährung. In: Symposium Kopenhagen 1978, hrsg. von N. Zöllner, Karger, Basel 1978 (S. 267).

79 Sinclair, J. C.: Heat production and thermoregulation in the small-for-date infant. Pediat. Clin. N. Amer. 17/1 (1970) 147

80 Sinclair, J. C. u. Mitarb.: Supportive management of the sick neonate parenteral calories, water and electrolytes. Pediat. Clin. N. Amer. 17/4 (1970) 863

81 Stern, L.: The use and misuse of oxygen in the newborn infant. Pediat. Clin. N. Amer. 20 (1973) 447

82 Stoll, W.: Die primäre Reanimation des Neugeborenen. Enke, Stuttgart 1975

83 Teasdale, G., B. Jennett: Assessment of coma and impaired consciousness. Lancet 1974/II, S. 81

84 Thibeault, D. W., G. A. Gregory: Neonatal Pulmonary Care. Addison, Wessley & Co., Medical Division, Menlo Park/Calif. 1979

85 Todres, I. D.: Endotracheal tube displacement in the newborn infant. J. Pediat. 89 (1976) 126

86 Tönz, O.: Zur Differenzierung kindlicher Anämien in der Praxis. Ther. Umsch. 30 (1973) 766

87 Wagaman, M. J. u. Mitarb.: Improved oxygenation and lung compliance with prone positioning of neonates. J. Pediat. 94/5 (1979) 787–791

88 Wolff, G.: Die künstliche Beatmung auf Intensivstationen. Springer, Berlin 1975, (S. 72)

89 Zerella, J. T.: u. Mitarb.: Access for neonatal arterial monitoring. J. pediat. Surg. 14 (1979) 270

56 Anhang

Die Abb. 56.1–56.12 sind eingeführte Formulare in der Klinik für Anästhesiologie und operative Intensivmedizin der Westfälischen Wilhelms-Universität Münster

Pflegerische Maßnahmen

Atmung

Inhalieren mit

Mobilisieren

Wundbehandlung

KONSILIAR BERICHTE/BEFUNDE

Tag

VERLAUF Allgemein

Neurologisch

Thorax

Abdomen

Rö

Unterschrift

Behandlungsziele

Nacht

VERLAUF Allgemein

Neurologisch

Thorax

Abdomen

Rö

Unterschrift

Behandlungsziele

Lfd. Nr.	Medikamente + Infusionen	Zusätze	Menge	Zeit	Applikation	angeordnet von
1						
2						
3						
4						
5						
6						
7						
8						
9						
10						
11						
12						
13						
14						
15						
16						
17						
18						
19						
20						
21						
22						
23						
24						

HAAS 5905 Freudenberg

Klinik für Anästhesiologie und op. Intensivmedizin	Verordnungsbogen Intensivmedizin	Name	Vorname	Datum

durchgeführt von:

Abb. 56.2 Verordnungsbogen für Medikamente und Infusionen

		Flüssigkeit ml	g		mval Na	mval K	mval Cl			
Blut	voll									
	Frisch.									
	EK									
PPL %	FFP									
HA 20 %										
Volumen										
Mannit										
Antibiotica										
Spülflüssigkeit										
p. Sonde										
p. os										
Einfuhr Gesamt										

Verlust Perspiratio ins.	
URIN	
andere	
BILANZ	

Urin-Verlust			
MS-Verlust			
Drain-Verlust			
Fistel-Verlust			
Verlust-Summe			
Bilanz			

Gewicht	
Bilanzbeginn	Bilanzende

Bilanzziel

Abb. 56.**3** Protokollbogen zur Flüssigkeitsbilanzierung

Name: Alter:

Datum							
Behandlungstag							
spez. Diagnostik							
Antibiotika							
Transfusionen							
Tubus O/N/T							
Kath. art.							
ven.							
Z. V.							
Pulm.							
Magensonden							
Blasenkath.							
Beatmung							
Atemtherapie							

Klinik für Anästhesiologie
und operative Intensivmedizin
Universität Münster
— Intensivstation —

Abb. 56.4 Zusatzblatt zum 24-Stunden-Protokoll

Name :

Atemweg

Blatt-Nr. :

Klinik für Anästhesiologie
und op. Intensivmedizin
Respirationsprotokoll

					Eingestellte Werte									Gemessene Werte									Blutanalyse temperaturkorrigiert											
Datum	h	Atmung Sp / ass k / IMV		Gerät	AF / min	AMV ℓ	TV ℓ	Arbeits-druck	% / I : E	Flow	infl. hold		PEEP cm H_2O	AF / min	AMV ℓ	VK ml / kg	Compl. ml / cm H_2O	Peak / Plateau Pressure	Insp. Force cm H_2O		Pcuff cm H_2O	FI O_2 ℓ / min	pH	P_{CO_2} mmHg	P_{O_2} mmHg	HCO_3 mval / l	BE mval / l	S_{O_2} %	C_{O_2} ml / dl	Lakt. mmol / l	a | $\bar{v}$ | c			

HAAS 5905 Freudenberg

Abb. 56.**5** Beatmungsprotokoll, das neben dem 24-Stunden-Protokoll während der Beatmung zu führen ist

Klinik für Anästhesiologie und operative Intensivmedizin
Universität Münster

Katheterprotokoll

Cava Kath. ○
Art. Kath. ○
Pulm. Kath. ○

1. Katheter gelegt am Datum: Uhrzeit:

---

2. Punktionsbedingungen:
   Punktionsstelle: re/li Punktionsversuche:
   Komplikationen:
   Kathetermodell: Notfall ja/nein
   Anästhesie:
   Fixierung (Pflaster, Folie, Naht):
   Lage der Katheterspitze: Korrigiert, gez. cm:
   (Fehllage, Schlingen etc. Rö)

---

3. Zuvor Katheter? ja/nein welchen?

---

4. klin. Gerinnungsstörung ja/nein
   Quick: % PTT: sec Thrombocyten:

---

5. Indikation:

Unterschrift:

(Achtung: Art. Kath. nicht bei peripherer Lage mit Kontrastmittel darstellen!)

Es wird gebeten, für die weitere Pflege und das Entfernen des Katheters zu sorgen.

Komplikationen während der Verweildauer:
1. Bakteriämie nachgewiesen ○
1a. unerklärtes Fieber ○
2. Thrombophlebitis ○
2a. Suppurative Thrombophlebitis ○
3. Embolie ○
4. Katheterabriß ○
5. Perforation ○
6. sonstiges: ○

Kath. entfernt am: Grund:
Spitze in Bakteriologie: Ja / Nein Ergebnis:

Abb. 56.**6** Muster eines Protokolls bei der Verwendung verschiedener intravasaler Verweilkatheter

Klinik für Anästhesiologie
und operative Intensivmedizin
der Westf. Wilhelms-Universität

Name	Vorname	Blatt Nr.	**LABOR**

	Datum																		
	Uhrzeit																		
Blut	Hb g %																		
Blut	Hk %																		
Blut	Ery 10^6 μ																		
Blut	Leuko 10^3																		
Blut	Thrombo 10^3																		
Blut	MCV μ^3																		
Blut	MCHC gHb/100mlEry																		
Blut																			
Blut																			
Serum	Bz mg/100ml																		
Serum	Osmol. mosm/kg																		
Serum	COD mm Hg																		
Serum	HS mg/100ml																		
Serum	HN mg/100ml																		
Serum	Kreat. mg/100ml																		
Serum																			
Serum	Na mval/l																		
Serum	K mval/l																		
Serum	Cl mval/l																		
Serum	Ca mval/l																		
Serum																			
Serum																			
Serum																			
URIN	HN mg/100ml																		
URIN	Kreat. Cl. ml/min																		
URIN	Osmol. mosmol/l																		
URIN	Urin l/die																		
URIN	Na mval/l																		
URIN	K mval/l																		
URIN	Cl mval/l																		
URIN	a-Amyl. mU/ml																		
URIN																			
SERUM	GOT mU/ml																		
SERUM	GPT mU/ml																		
SERUM	LDH mU/ml																		
SERUM	alk. Phos. mU/ml																		
SERUM	Ges. Bili mg/100ml																		
SERUM	Dir. Bili mg/100ml																		
SERUM	GEW g/100ml																		
SERUM	α-Amyl. mU/ml																		
SERUM	CHE mU/ml																		
SERUM																			
SERUM																			
BLUT	PTT sec																		
BLUT	Quick %																		
BLUT	Fibrin. mg/100/ml																		
BLUT	TZ sec																		
BLUT																			
BLUT																			

Abb. 56.**7** Bogen zur Eintragung routinemäßig durchgeführter Laboruntersuchungen

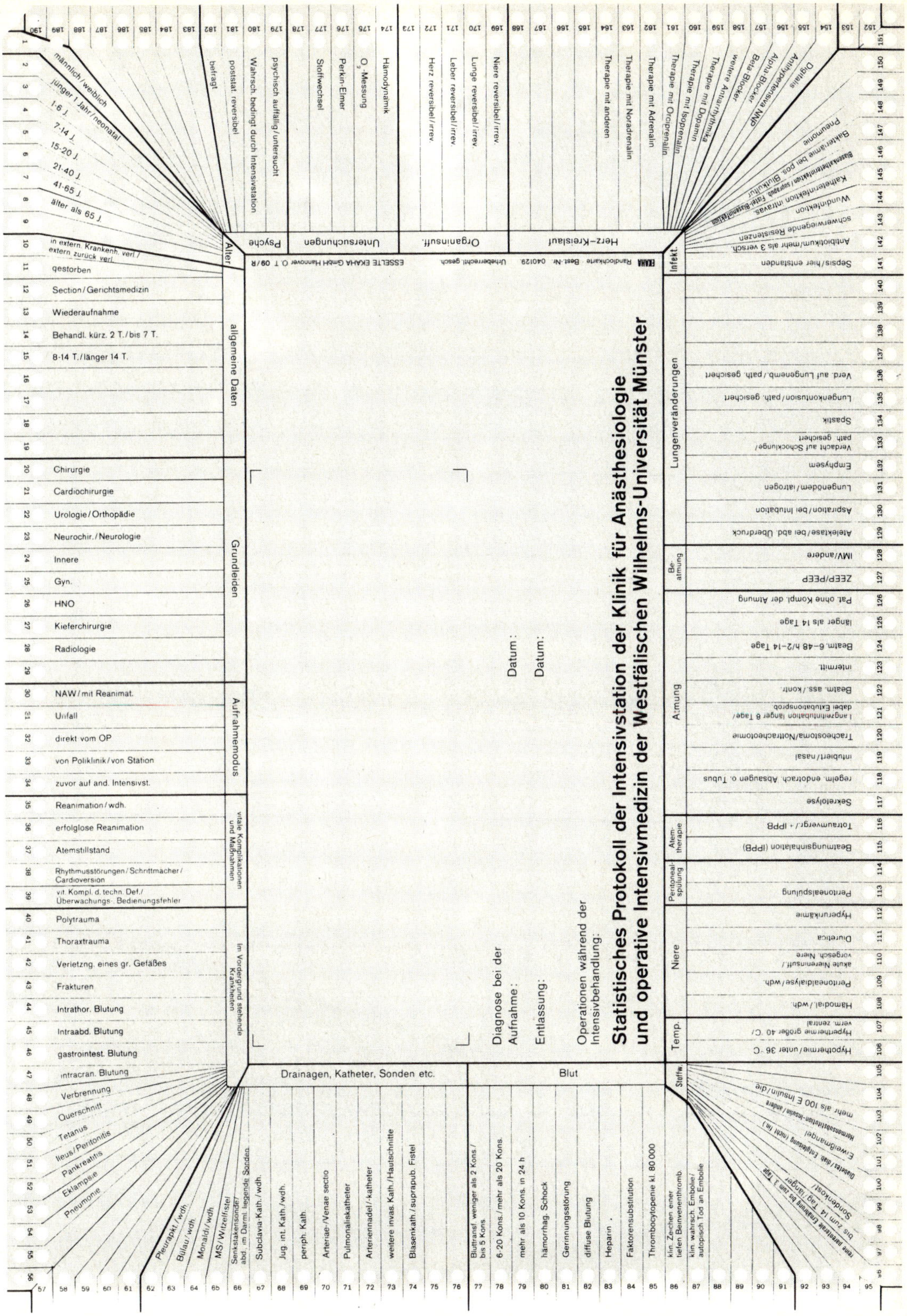

Abb. 56.**8** Randlochkarte zur manuellen statistischen Dokumentation und Auswertung

Erwachsene

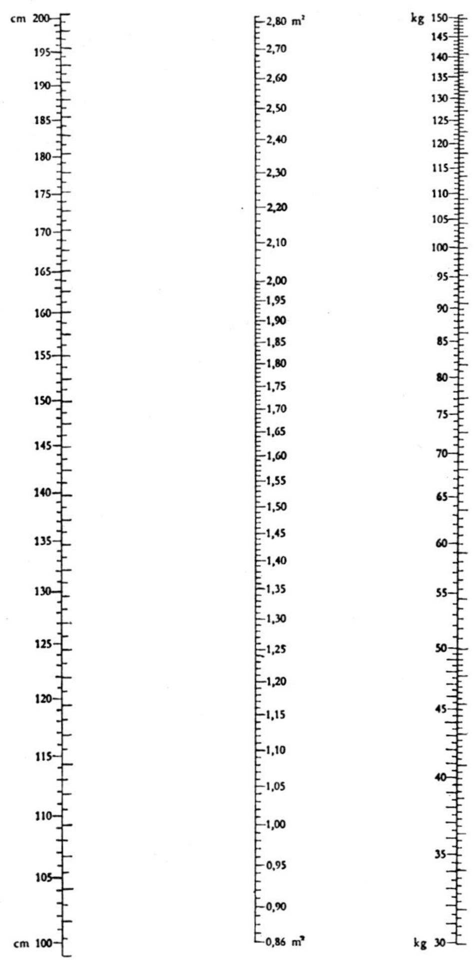

◄ Abb. 56.**9** Nomogramm zur Berechnung der Körperoberfläche[1] Erwachsener

Abb. 56.**10** Nomogramm zur Berechnung der Körperoberfläche[1] von Kindern ►

Man verbinde Körpergröße und -gewicht durch eine Gerade. Der Schnittpunkt dieser Geraden mit der mittleren Skala ergibt die Körperoberfläche.

[1]) Nach der Formel von DuBois und DuBois, Arch. intern. Med. 17, 863 (1916); $0 = G^{0\ 425} \cdot H^{0/725} \times 71{,}84$ oder $\log O = \log G \times 0{,}425 + \log H^{9}\, 0{,}725 + 1{,}8564$, wobei O = Körperoberfläche in Quadratzentimeter, G = Gewicht in Kilogramm, H = Größe in Zentimeter.

(aus: Documenta Geigy, wissenschaftliche Tabellen, 6. Aufl. Basel 1960)

Kinder

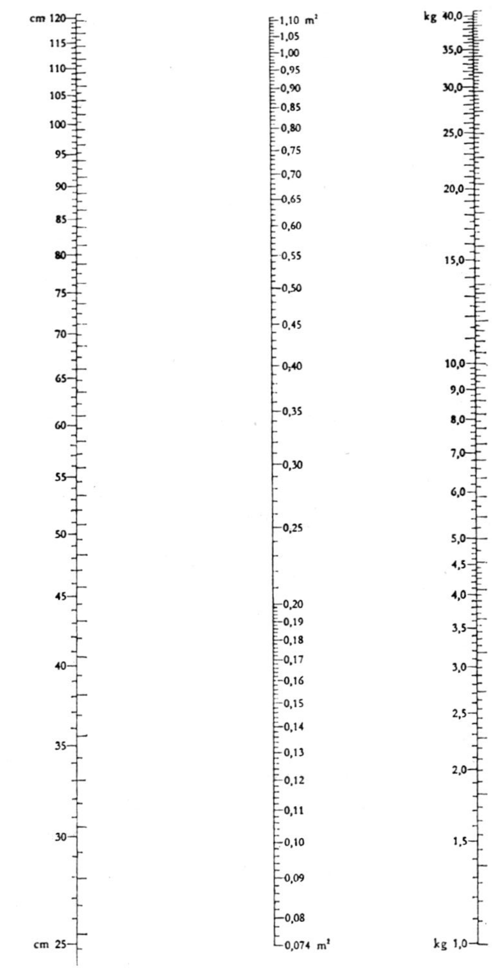

				Parameter	Normwert	Formel		Parameter	Normwert
DATE		14.12							
TIME		14.30							
TEMP		38.50							
(„A")SAP	(Sto2)	170.00	ST02	SAP				SAP	
*MAP	(Sto3)	81.00	ST03	MAP		*	MAP	MAP	
HR	(Sto4)	114.00	ST04	HR				HR	
Mean PA	(Sto5)	37.00	ST05	Mean PA				Mean PA	
*PAo	(Sto6)	11.00	ST06	PAo	5–12	*	*	PAo	5–12
CVP(torr)	(Sto7)	12.30	ST07	CVP(torr)				CVP(torr)	
BSA	(Sto8)	1.80	ST08	BSA				BSA	
C.O.	(StoI)	11.80	STOI	C.O.				C.O.	
PEEP	(f-P<S)	12.00	P<S	PEEP				PEEP	
Hb	(Sto0)	10.60	ST00	Hb				Hb	
FIO2	(Sto1)	0.60	ST01	FIO2				FIO2	
PaCO2	(Sto2)	50.50	ST02	PaCO2				PaCO2	
PaO2	(Sto3)	74.30	ST03	PaO2				PaO2	
SaO2	(StO4)	0.91	ST04	SaO2				SaO2	<0.95
*PvO2	(Sto5)	42.90	ST05	pv̄O2	40	*	*	PvO2	40
Sv̄O2	(Sto6)	0.70	ST06	Sv̄O2	0.75			SvO2	0.75
pHa	(„B")	7.37	GSBB	pHa				pHa	
*Cardiac Index		6.56	***	C.I.	2.5–4.0	C.O./BSA	*	C.I.	2.5–4.0
Stroke Index		57.50	***	S.I.	35–40	S.V./BSA		S.I.	35–40
Rate Press. Prod.		193.80	***	R.P.P.		HR×SAP/100		R.P.P.	
RVSWI		19.32	***	RVSWI	(SV)	(MPA–CVP),	0136/BSA	RVSWI	
LVSWI		54.74	***	LVSWI		(SV(MAP–PAo).	0136)/BSA	LVSWI	
*SVR (dyne · sec · cm^{-5}		465.76	***	SVR	900–1400	80(MAP–CVP)/	C.O.*	SVR	900–1400
PVR (dyne · sec · cm^{-5}		176.27	***	PVR	150–250	80(PA–PAo)/	C.O.	PVR	150–250
A–aDO2/PaO2		3.81	***	A–aDO2/PaO2	< 2			A-aDO2/PaO2	< 2
PAO2		357.25	***	(PB–47)FIO2–(PaCO2x(FIO2+(1–FIO2/R))				PAO2	
Cv̄O2		10.44	***	Cv̄O2		1.39 × Hb × Sv̄ O2 + (Pv̄O2 × .0031)		Cv̄O2	
CaO2		13.63	***	CaO2		1.39 x Hb x Sa O2 + (PaO2 x .0031)		CaO2	
*C(a–v)O2		3.19	***	C(a–v̄)O2	3.5–5		*	C(a–v̄)O2	3.5–5
O2 Transport		1608.44	***	O2 Tran.	1000	C.O. × CaO2		O2 Tran.	1000
*O2 Consumption		376.22	***	O2 Cons.	250	C.O.x(a–v̄)O2	*	O2 Cons	250
O2 Cons./M^2		209.01	***	O2 Cons/M^2	150			O2 Cons/M^2	150
*Qs/Qt		0.41	***	Qs/Qt	<0.05	(CcO2–CaO2)/	(CcO2–Cv̄O2)*	Qs/Qt	<0.05
Pulm. Shunt Flow		4.79	***	Pulm. Shunt Fl.		C.O. x Qs/Qt		Pulm. Shunt Flow	
Pulm. Cap. Flow		7.01	***	Pulm. Cap. Flow		C.O. x (1–Qs/Qt)		Pulm. Cap. Flow	
P50		31.16	***	P50	27	(($P\bar{v}O2^{2\,65}$–$S\bar{v}O2$× $P\bar{v}O2^{2\,65}$)/Sv̄O2)1/2.65			27
Medikamente									
Bemerkungen									

Abb. 56.**11** Beispiel eines Erhebungsbogens zum kardiopulmonalen Status mit eingeklebtem Computerausdruck eines Patienten während Intensivbehandlung

WIEDERBELEBUNGSPROTOKOLL

Datum: ______________ Zeit: ______________

Ort der Reanimation: ______________

Entdeckt durch: ______________

Zeit des Alarms: ______________

Zeit Erste Hilfe: ______________

Nothilfeteam: Intensivstation ( ) Anästhesie ( ) andere: ______________

Arzt: ______________ Pfleger/Schwester: ______________

Art des Stillstandes: Atmung ( ) Herz-Kreislauf ( ) kombiniert ( )

Luftwege und Atmung

Art der Beatmung: Mund-zu-Mund/-Nase ( ) Ambu + Maske ( ) Ambu + Tubus ( )
Respirator ( ) Beginn: ______________

Patient intubiert? ja ( ) nein ( ) durch wen? ______________
Tubus: ______________ Nr.: ______________ nasal ( ) oral ( )

Kreislauf

Art: Externe Massage ( ) Offene Massage ( ) H.W.-Gerät ( )
Beginn: ______________ durch wen? ______________
ausreichender Kreislauf? ja ( ) nein ( )

Defibrillation

ja ( ) nein ( ) wie oft? ______________ erfolgreich? ja ( ) nein ( )

Medikamente

ZVK ja ( ) nein ( ) wo? ______________

Zeit	Apl. Art.	NaBic	Adren.	Alud. Alup.	Xyloc.	$CaCl_2$	Atrop.	Infus.	andere

Ergebnisse

Ende der Wiederbelebung: ______________ Erfolgreich? ja ( ) nein ( )

Diagnose: ______________

ungewöhnliche Vorfälle: ______________

Unterschrift: Arzt: ______________ Schwester/Pfleger: ______________

weitere Überwachung durch: ______________ übernommen von: ______________

Zeit: ______________ (Unterschrift)

(1 Kopie für die Krankenakte, 1 Kopie für das Archiv)

Abb. 56.**12** Muster eines Wiederbelebungsprotokolls bei Reanimationen

Definitionen, Formeln und Normalwerte

BSA	Body Surface Area (Nomogramm s. 56.9)		M^2
HR	Heart Rate		/min
AP	Arterial Pressure syst./diast.	120/80	mmHg
$\overline{MAP}$	Mitteldruck $= P_{diast} + \frac{P_{syst} - P_{diast}}{3}$	70–105	mmHg
PAP	Pulmonary Artery Pressure syst./diast.	25/10	mmHg
$\overline{PAP}$	Mitteldruck	13	mmHg
PCWP	Pulmonary Capillary Wedge Pressure	5–12	mmHg
CVP	Central Venous Pressure	0–8	cm H_2O
RAP	Right Atrial Pressure	0–4	mmHg
LAP	Left Atrial Pressure	0–7	mmHg
RVP	Right Ventricular Pressure (syst./diast.)	25/0–4	mmHg
LVP	Left Ventricular Pressure (syst./diast.)	120/0–4	mmHg
$\dot{Q}_T$	Cardiac Output (CO)		l/min
CI	Cardiac Index $= \frac{\dot{Q}_T}{BSA}$	2,5–4,0	$l/min/M^2$
RPP	Rate Pressure Product $= \frac{HR \times AP}{100}$		
TPR	Total Peripheral Resistance = SVR (Systemic Vascular Resistance) $= \frac{(\overline{MAP} - CVP) \times 79{,}9}{\dot{Q}_T}$ 79,9: Konversionsfaktor um von $mmHg \cdot min/l$ auf $dyn \cdot s \cdot cm^{-5}$ zu gelangen	900–1400	$dyn \cdot s \cdot cm^{-5}$
PVR	Pulmonary Vascular Resistance $= \frac{(\overline{PAP} - PCWP) \cdot 79{,}9}{Q_T}$	150–250	$dyn \cdot s \cdot cm^{-5}$
SV	Stroke Volume $= \frac{\dot{Q}_T}{HR}$	50–70	ml/Beat
SI	Stroke Index $= \frac{SV}{BSA}$	35–40	$ml/Beat/M^2$
RVSWI	Right Ventricular Stroke Work Index $= \frac{SV \times (\overline{PAP} - CVP) \times 0{,}0136}{BSA}$ 0,0136: Umrechnungsfaktor für $mmHg \times cm^3$ auf gm	6–9	gmM/M^2
LVSWI	Left Ventricular Stroke Work Index $= \frac{SV \times (\overline{MAP} - PCWP) \times 0{,}0136}{BSA}$	35–47	gmM/M^2

TTI	Tension Time Index $= AP_{syst} \times HR \times LVET$ LVET: Left Ventricular Ejection Time	1038–1140	mmHg · s/cm
pHa	pH arteriell	7,38–7,42	
$p_{aO_2}{}^{0,21}$	Sauerstoffpartialdruck, arteriell bei $F_IO_2 = 0{,}21$	80–96	mmHg
P_{aCO_2}	Kohlendioxydpartialdruck, arteriell	38–42	mmHg
$P_{\bar{v}O_2}$	Sauerstoffpartialdruck gemischt venös	> 35	mmHg
$P_{\bar{v}CO_2}$	Kohlendioxydpartialdruck gemischt venös	41–51	mmHg
$S_{aO_2}{}^{0,21}$	Sauerstoffsättigung, arteriell bei Raumluft	96–98	%
$S_{\bar{v}O_2}{}^{0,21}$	Sauerstoffsättigung, gemischt venös bei Raumluft	75	%
C_{aO_2}	arterieller Sauerstoffgehalt $= (Hb \times 1{,}36) \times S_{aO_2} + (P_{aO_2} \times 0{,}0031)$ 1,36 : O_2 Trägerkapazität (ml O_2/g Hb) 0,0031: Sauerstoffmenge in 100 ml Blut gelöst pro mmHg P_{aO_2}	18–20	ml/100 ml
$C_{\bar{v}O_2}$	gemischtvenöser Sauerstoffgehalt $= (Hb \times 1{,}36) \times S_{\bar{v}O_2} + (P_{\bar{v}O_2} \times 0{,}0031)$	14–15	ml/100 ml
C_{CO_2}	pulmonal-kapillarer Sauerstoffgehalt $= (Hb \times 1{,}36) \times S_{aO_2} + (P_{AO_2} \times 0{,}0031)$	21	ml/100 ml
P_{AO_2}	alveolärer Sauerstoffpartialdruck ($F_IO_2 = 1{,}0$) $= P_B - P_{H_2O} - P_{ACO_2}$		mmHg
	P_B: Barometerdruck	760	mmHg
	P_{H_2O}: Wasserdampfdruck bei 37 °C	47	mmHg
	P_{ACO_2}: alveolärer Kohlendioxydpartialdruck $= P_{aCO_2}$	38–42	mmHg
	($F_IO_2 < 1{,}0$) $= (PB - 47)\, F_IO_2 - \left(P_{aCO_2} \times (F_IO_2 + \frac{1 - F_IO_2}{RQ})\right)$ PB: Barometerdruck 47: Wasserdampfdruck F_IO_2: Inspiratorische O_2-Konzentration RQ: Respirationsquotient $= 0{,}8 - 1{,}0$ $\frac{\dot{V}_{CO_2}}{\dot{V}_{O_2}}$		
AaD_{O_2}	alveoloarterielle Sauerstoffdifferenz ($F_IO_2 = 1{,}0$) $= P_{AO_2} - P_{aO_2}$	25–65	mmHg
$a\bar{v}DO_2$	arteriovenöse Sauerstoffgehaltsdifferenz $= C_{aO_2} - C_{\bar{v}O_2}$	4–6	mm/100 ml
O_{2Kap}	Sauerstoffkapazität des Blutes $= Hb \times 1{,}36$	20,5	ml/100 ml
O_{2TrKap}	Sauerstofftransportkapazität $= \dot{Q}_T \times C_{aO_2} \times 10$ 10: Umrechnungsfaktor für ml O_2/100 ml Blut in ml O_2/l Blut	900–1200	ml/min
$\dot{V}_{O_2}$	Sauerstoffverbrauch $= \dot{Q}_T \times (C_{aO_2} - C_{\bar{v}O_2}) \times 10$	250	ml/min
O_{2extr}	Sauerstoffextraktionsate $= \frac{V_{O_2}}{O_{2TrKap}} = \frac{C_{aO_2} - C_{\bar{v}O_2}}{C_{aO_2}}$	24–28	%

$\dot{V}_{CO_2}$	Kohlendioxydproduktion $= V_T \times AF \times F_{\bar{E}CO_2}$	192	ml/min
$F_{\bar{E}CO_2}$	Mittlere exspiratorische Kohlendioxydkonzentration	2	%
AF	Atemfrequenz		
V_T	Tidal volume (BTPS) BTPS: **B**ody **T**emperature and atmospheric **P**ressure completely **S**aturated with water vapor at body temperature	500	ml
RQ	Respiratory Quotient $= \frac{\dot{V}_{CO_2}}{\dot{V}_{O_2}}$	≈ 0,8	
$\dot{Q}_s/\dot{Q}_T$	intrapulmonaler Rechts-links-Shunt bei einem $F_IO_2 = 1{,}0$ und einem $P_{aO_2} \geq 150\,mmHg$ $= \frac{(P_{AO_2} - P_{aO_2}) \times 0{,}0031}{a\bar{v}DO_2 + (P_{AO_2} - P_{aO_2}) \times 0{,}0031}$ bei einem $F_IO_2 = 1{,}0$ und einem $P_{aO_2} \leq 150\,mmHg$ $= \frac{C_{cO_2} - C_{aO_2}}{C_{cO_2} - C_{\bar{v}O_2}}$	2–8	%
P.S.F.	Pulmonary Shunt Flow $= \frac{\dot{Q}_s}{\dot{Q}_T} \times C.O.$	<500	ml/min
P.C.F.	Pulmonary Capillary Flow $= C.O. \times \left(1 - \frac{\dot{Q}_s}{\dot{Q}_T}\right)$	4,5–6,5	ml/min
P_{50}	Sauerstoffpartialdruck bei $SaO_2 = 50\%$ $= \left(\frac{P_{\bar{v}O_2}{}^{2,65} - S_{\bar{v}O_2} \times P_{\bar{v}O_2}{}^{2,65}}{S_{\bar{v}O_2}}\right)^{1/2,65}$	27	
V_D/V_T	Totraumventilation $= \frac{P_{aCO_2} - P_{\bar{E}CO_2}}{P_{aCO_2}}$	0,25–0,4	
CT_{stat}	Total Static Compliance $= \frac{V_T}{P_{endinsp} - P_{endexsp}}$	100	ml/cm H_2O
Hb	Hämoglobin	13–15	g/100 ml
HK	Hämatokritkonzentration	42	%
BV	Blutvolumen $= \frac{PV}{(1 - HK)}$	2,37 – 2,74	l/M^2
PV	Plasmavolumen	1600 41–50	ml/M^2 ml/kg KG
TBW	Total Body Water	ca. 60 ca. 42	% KG l
ICBW	Intracellular Body Water	ca. 40 ca. 28	% KG l
ECWB	Extracellular Body Water	ca. 20 ca. 14	% KG l

RBCV	Red Blood Cell Volume = BV × HK	1,01–1,2	$1/M^2$
	Serumproteinkonzentration	6–8	g/100 ml
	Serumalbuminkonzentration	4–5	g/100 ml
COP	Colloid Osmotic Pressure	24–28	torr
	Laktat	3,6–15	mg/100 ml
		0,4–1,6	mmol/l

Erläuterungen zum neuen Einheitensystem SI

Systeme International d'Unités

In der Bundesrepublik Deutschland darf nach dem Einheitengesetz ab 1. 1. 1978 bei der Angabe und Übermittlung von Meßergebnissen im geschäftlichen und amtlichen Verkehr nur noch das SI benutzt werden. Die wichtigsten Änderungen, die sich für die klinische Chemie und darüber hinaus für die Medizin ergeben, werden im folgenden erläutert:

1. Die Zeiteinheit ist die Sekunde (s), nicht mehr die Minute. Die Druckeinheit ist das Pascal (Pa) anstelle der bisherigen Einheiten mmHg oder cmH_2O u. a.
   Die Volumeneinheit ist das Liter (l), das an die Stelle einer Vielzahl von Volumeneinheiten, wie ml, 100 ml u. a. tritt.
2. Für die dezimale Vielfache oder Teile von Einheiten sind SI-Präfixe anzuwenden. Diese sind in Tab. 56.1 zusammengestellt. Bei abgeleiteten Einheiten sollen die Präfixe nur in den Zähler und nicht in den Nenner gesetzt werden. Deswegen sollte z. B. nicht mehr die alte Einheit mg/dl, sondern die SI-Einheit mg/l benutzt werden.
3. Die Konzentrationsangabe von Stoffen mit hin reichend genau bekannter chemischer Struktur soll auf molarer Basis erfolgen. So ist z. B. für das Kreatinin im Serum die neue Einheit μmol/l statt des bisher verwendeten mg/100 ml. Bei Substanzgemischen oder Substanzen mit unbekanntem Molekulargewicht (z. B. Gesamteiweiß oder Transferrin) wird die Konzentration in g/l ausgedrückt.
   Nicht mehr zulässig sind Angaben wie val/l oder mval/l (z. B. bei den Elektrolyten) oder wie die Normalität (z. B. bei Säuren und Basen). Beide sind durch die Konzentrationsangabe in mol/l bzw. den Untereinheiten mmol/l, μmol/l usw. zu ersetzen.
   Häufig sind bisher Konzentrationsangaben wie g%, mg% oder ppm benutzt worden. Diese Prozentangaben sind ebenfalls nicht mehr zulässig. Bei Fällen, in denen das Verhältnis zwischen zwei Meßwerten mit derselben Meßgrößenart angegeben wird, wie z. B. Masse/Masse = Massenverhältnis oder Volumen/Volumen = Volumenverhältnis, wird empfohlen, das Verhältnis durch einen Dezimalbruch oder eine Potenz von 10 und nicht in Prozentzahlen anzugeben (z. B. Hämatokrit 0,45 und nicht 45%). Die mathematische Angabe von Prozent bleibt davon unberührt.
   Für die Messung von Enzymaktivitäten im SI-System ist die bisherige Internationale Einheit (U) zunächst beibehalten worden.
   In Tab. 56.2 sind für die wichtigsten klinisch-chemischen Parameter die alten Einheiten und die SI-Einheiten sowie die gegenseitigen Umrechnungsfaktoren aufgeführt.

Tabelle 56.1 **Dezimale Vielfache und Teile von Einheiten**

Faktor	Vorsilbe	Symbol
10^{12}	tera-	T
10^{9}	Giga-	G
10^{6}	Mega-	M
10^{3}	Kilo-	k
10^{2}	Hekto-	h
10^{1}	Deka-	da
10^{-1}	Dezi-	d
10^{-2}	Zenti-	c
10^{-3}	Milli-	m
10^{-6}	Mikro-	μ
10^{-9}	Nano-	n
10^{-12}	Piko-	p
10^{-15}	Femto-	f
10^{-18}	Atto-	a

Nur die Vorsilben im oberen und unteren umrandeten Teil der Tabelle werden speziell empfohlen. Es handelt sich dabei um Faktoren, die sich jeweils um den Faktor 10^3 unterscheiden.

4. Tab. 56.3 zeigt die SI-Einheiten einiger Meßgrößen aus der Physiologie und der Nuklearmedizin in Relation zu den alten Einheiten.
   Die neue Einheit für den Druck ist das Pascal (Pa) bzw. dessen dezimales Vielfaches Kilopascal (kPa). Diese Vorschrift, die Drücke in der Einheit Pascal anzugeben, gilt z. B. in der Medizin für folgende Messungen: Blutdruck, Luftdruck, Partialdruck (wie P_{CO_2} und P_{O_2} sowie Druckmessungen bei Druckgasen in Bomben.
   Die bisherige Einheit für die Aktivität einer radioaktiven Substanz, das Curie (Ci), wird durch Becquerel (Bq) ersetzt. Das Bequerel ist definiert als 1 reziproke Sekunde.
   Zu erwähnen ist auch die neue Einheit Gray (Gy) für die Energiedosis, die an die Stelle des bisher gebräuchlichen Rad (rd) tritt.

Tabelle 56.**2** SI-Einheiten für einige klinisch-chemische und hämatologische Meßgrößen

Bestandteil (rel. Molekülmasse)	SI-Einheit	Umrechnungsfaktor → alt	SI ←	alte Einheit
a) Plasma				
Aceton (58,081)	μmol/l	0,00581	172,17	mg/100 ml
Adrenalin (183,207)	nmol/l	18,321	0,05458	ng/100 ml
α-Aminosäure-N (14,0067)	mmol/l	1,4007	0,7139	mg/100 ml
Ammoniak (17,0304)	μmol/l	1,7030	0,5872	μg/100 ml
α-Amylase	U/l	1	1	U/l
	nkat/l	0,06	16,67	U/l
Basenüberschuß (base excess)	mmol/l	1	1	mval/l
Bicarbonat (61,02)	mmol/l	1	1	mval/l
Bilirubin (584,67)	μmol/l	0,0585	17,10	mg/100 ml
Bromid (79,904)	μmol/l	7,990	0,1252	μg/100 ml
Bromsulphonphthaleintest	1	100	0,01	%
Calcium (40,08)	mmol/l	4,0080	0,2495	mg/100 ml
		2,0000	0,5000	mval/l
Cholesterin (386,660)	mmol/l	38,6698	0,02586	mg/100 ml
Chlorid (35,453)	mmol/l	3,5448	0,2821	mg/100 ml
		1	1	mval/l
Cortisol (362,465)	nmol/l	0,03625	27,59	μg/100 ml
Eisen (55,847)	μmol/l	5,5847	0,1791	μg/100 ml
Eiweiß, gesamt	g/l	0,100	10,000	g/100 ml
– Albumin (~69000)	μmol/l	0,0069	144,93	g/100 ml
	g/l	0,100	10,000	g/100 ml
– Globulin	g/l	0,100	10,000	g/100 ml
Ig A	g/l	100	0,01	mg/100 ml
Ig G	g/l	100	0,01	mg/100 ml
Ig M	g/l	100	0,01	mg/100 ml
Ig D	mg/l	0,1	10	mg/100 ml
Fibrinogen (~340000)	g/l	100	0,01	mg/100 ml
Folsäure (441,402)	nmol/l	0,0441	22,655	μg/100 ml
Glucose (180,157)	mmol/l	18,016	0,0555	mg/100 ml
Harnsäure (168,112)	μmol/l	0,0168	59,485	mg/100 ml
Harnstoff (60,06)	mmol/l	6,0060	0,1665	mg/100 ml
Harnstoff-N (N: 14,0067)	mmol/l	2,8011	0,3570	mg/100 ml
Kalium (39,102)	mmol/l	3,9102	0,2557	mg/100 ml
		1	1	mval/l
Ketonkörper (β-Hydroxybuttersäure) (104,10)	μmol/l	0,0104	96,0615	mg/100 ml
Kreatin (131,134)	μmol/l	0,0131	76,258	mg/100 ml
Kreatinin (131,119)	μmol/l	0,0113	88,4025	mg/100 ml
LDH	U/l	1	1	U/l
	nkat/l	0,06	16,67	U/l
Lipase	U/l	1	1	U/l
	nkat/l	0,06	16,67	U/l
Lipide, gesamt	g/l	100	0,01	mg/100 ml
Magnesium (24,305)	mmol/l	2,4305	0,4114	mg/100 ml
		2	0,5	mval/l
Methämoglobin (16114,5)	g/l	0,1	10	g/100 ml
	μmol/l	0,0016	620,6	g/100 ml
Milchsäure (Lactat) (90,08)	mmol/l	9,0080	0,1110	mg/100 ml
Natrium (22,9898)	mmol/l	0,299	0,4350	mg/100 ml
		1	1	mval/l
Noradrenalin (169,18)	nmol/l	16,918	0,05911	ng/100 ml
pH	-lg(mol/l)H^+	1	1	-lg(mol/l)H^+
P_{O_2}	kPa	7,502	0,1333	mm Hg
P_{CO_2}	kPa	7,502	0,1333	mm Hg

Tab. 56.**2** Fortsetzung 1

Bestandteil (rel. Molekülmasse)	SI-Einheit	Umrechnungsfaktor → alt	SI ←	alte Einheit
Phosphor, anorg. (30,9738)	mmol/l	3,0974	0,3229	mg/100 ml
Phosphatase, alkalische	U/l	1	1	U/l
Phosphatase, saure	U/l	1	1	U/l
	nkat/l	0,06	16,67	U/l
Pyruvat (88,063)	μmol/l	0,00881	113,56	mg/100 ml
Pufferbase	mmol/l	1	1	mval/l
Serotonin (176,22)	μmol/l	17,622	0,05675	μg/100 ml
Sulfat (S: 32,06)	mmol/l	3,206	0,3119	mg/100 ml
Thyroxin (T_4) (776,874)	nmol/l	0,0777	12,87	μg/100 ml
Transaminasen:				
– SGOT	U/l	1	1	U/l
– SGPT	U/l	1	1	U/l
	nkat/l	0,06	16,67	U/l
Transferrin	g/l	100	0,01	mg/100 ml
Triglyceride (Glycerin-trioleat: 885,445)	mmol/l	88,544	0,01129	mg/100 ml
Zink (65,37)	μmol/l	6,537	0,153	μg/100 ml
		2	0,5	mval/l
b) Urin (Menge pro 24 h)				
Adrenalin (183,207)	nmol	0,1832	5,4583	μg
α-Aminosäure-N (14,0067)	mmol	14,007	0,0714	mg
Ammoniak (17,0304)	mmol	17,03	0,0587	mg
α-Amylase	U	1	1	U
	nkat	0,06	16,67	U
Aldosteron (360,449)	nmol	0,3605	2,7743	μg
Calcium (40,08)	mmol	40,08	0,025	mg
		2	0,5	mval
Chlorid (35,453)	mmol	0,0355	28,206	g
		1	1	mval
Cortisol (362,465)	nmol	0,3625	2,759	μg
Glucose (180,157)	mmol	0,1802	5,5507	g
Harnstoff (60,06)	mmol	0,0601	16,65	g
Harnstoff-Clearance	ml/s	60	0,0167	ml/min
Harnsäure (168,112)	mmol	168,11	0,00595	mg
Hydroxyprolin (131,13)	μmol	0,1311	7,626	mg
5-Hydroxyindolessigsäure (191,19)	μmol	0,1912	5,2304	mg
Kalium (39,102)	mmol	0,0391	25,574	g
		1	1	mval
17-Ketosteroide (Dehydro-epiandrosteron: 288,429)	μmol	0,2884	3,467	mg
Koproporphyrine (654,718)	nmol	0,6547	1,5274	μg
Kreatin (131,134)	μmol	0,1311	7,6258	mg
Kreatinin (113,119)	mmol	0,1131	8,8403	g
Kreatinin-Clearance	ml/s	60	0,0167	ml/min
Magnesium (24,305)	mmol	24,305	0,0411	mg
		2	0,5	mval
Natrium (22,9898)	mmol	0,0230	43,498	g
		1	1	mval
Noradrenalin (169,18)	nmol	0,1692	5,9109	μg
Oxalat (90,036)	mmol	90,04	0,0111	mg
Phosphat, anorg. (30,9738)	mmol	0,0310	32,285	g
Porphobilinogen (226,23)	μmol	0,2262	4,4203	mg
Pregnandiol (320,52)	μmol	0,3205	3,12	mg
Urobilinogen (592,734)	μmol	0,5927	1,687	mg
Uroporphyrine (830,766)	nmol	0,8308	1,2037	μg
VMS (198,157)	μmol	0,1982	5,0465	mg

Tab. 56.**2** Fortsetzung 2

Bestandteil (rel. Molekülmasse)	SI-Einheit	Umrechnungsfaktor → alt	SI ←	alte Einheit
c) Liquor cerebrospinalis				
Druck	kPa	101,97	0,00981	mm H_2O
Volumen	ml	1	1	ml
spez. Gewicht (rel. Dichte)	1	1000	0,001	g/l
Chlorid (35,453)	mmol/l	3,5448	0,2821	mg/100 ml
		1	1	mval/l
Eiweiß	mg/l	0,1	10	mg/100 ml
Glucose (180,157)	mmol/l	18,016	0,0555	mg/100 ml
Harnstoff (60,06)	mmol/l	6,0060	0,1665	mg/100 ml
Kalium (39,102)	mmol/l	3,9102	0,2557	mg/100 ml
		1	1	mval/l
Natrium (22,9898)	mmol/l	0,299	0,4350	mg/100 ml
		1	1	mval/l
d) Fäzes				
Menge	g	1	1	g
Fett	g	1	1	g
Stickstoff (14,0067)	mmol	0,014	71,39	g

Tabelle 56.**3** SI-Einheiten einiger Meßgrößen aus der Physiologie und der Nuklearmedizin

Meßgröße	SI-Einheit		Faktor alt→ neu	alte Einheit
Druck	kPa	(Pascal)	0,1333	mmHg
	kPa		0,09807	cm H_2O
Energie, Arbeit	J	(Joule)	4,184	cal
Wärmemenge	kJ		4,184	kcal
Aktivität einer radioaktiven Substanz	Bq	(Becquerel)	$3{,}7 \times 10^{10}$	Curie (Ci)
	GBq		37	1 Ci
	MBq		37	1 mCi
	kBq		37	1 μCi
Energiedosis (adsorbed dose)	Gy	(Gray)	0,01	Rad (rd)

57 Sachverzeichnis

A

AB0-Identitätstest 22.2
AB0-Inkompatibilität, Neugeborenenhyperbilirubinämie 55.13
Abbocath-T-Teflon-Kanüle 20.1
ABC der Wiederbelebung 13.3, 13.28
Abdomen, akutes, Diagnostik 44.6ff
– – – unter Intensivbedingungen 44.11
– – Endoskopie 44.11
– – ergänzende Diagnostik 44.8
– – klinischer Befund 44.11
– – Laparoskopie 44.10
– – Lavage 44.10
– – Nebennierenblutung 47.11
– – Operationsindikation 44.8
– – Operationsvorbereitung 44.8
– – postoperatives 44.13
– – Regeldiagnostik 44.8
– – Röntgen-Abdomen-Leeraufnahme 44.9
– – Symptomenkomplex 44.1
– – Überwachung 44.8
– – – klinische 44.9
– – Ultraschalldiagnostik 44.9
– – Zwischenanamnese 44.11
Abklatschfolie 12.5
Abklatschkultur 12.5
Abklatschungen, feuchte 8.3
Abreibungen, feuchte 8.3
Absaugkatheter 15.13
Absaugung, bronchoskopische 26.22f
– – Instrumentarium 26.22
– – Komplikationen 26.22
– – Narkose 26.22
– endobronchiale 26.20ff
– endotracheale 26.20ff
– – Instrumentarium 26.20
– – durch Intubationskatheter 26.20f
– – Oberflächenanästhesie 26.21
– Neugeborenes 55.8
ACD-Blut, Gerinnungsfaktoren 22.12
ACD-Blutkonserve, biologische Wertigkeit, optimale 22.5
– Konservierungsperiode, zulässige 22.5
Acetessigsäure 11.8
Aceton 11.8
Acetylcholin 50.15
– Übertragungsstellen 53.11
Acetylcholinesterase-Hemmung, toxische 53.12
Acetylcholinmangel 50.16
Acetylcholinvergiftung 50.16
– endogene 53.11f
Acetylsalicylsäure 39.8
Acrodermatitis enteropathica 21.8
ACTH s. Adrenocorticotropes Hormon
ACTH-Kur, Myasthenie 50.17
ACTH-Mangel 47.13f
Acylureido-Penicilline 12.4
Adams-Stokes-Anfall 14.2, 38.18
– Erholungsphase 14.7
– Hirnstammechanismen 14.7
Adams-Stokes-Syndrom, Behandlung 38.27
Addison-Krankheit s. Nebennierenrinden-Insuffizienz, primäre
Addison-Krise, Sofortmaßnahmen 47.10f
– Therapie 47.10f
Additionsalkalose 29.5, 29.8f, 29.15
Additionsazidose 29.5, 29.7
Aderlaß 28.7
– Pickwick-Syndrom 37.4
ADH s. Antidiuretisches Hormon
Adipositas, Bewußtseinsstörungen 37.1
– respiratorische Störungen 37.3
Adrenalektomie 47.12f
– Substitutionsbehandlung 47.13
Adrenalin 13.19f, 18.2f, 25.5, 41.7
– Asthmatherapie 36.6
– Dosierung bei Kindern 55.61
– Indikationen 25.5
– racemisches 18.2f
– Übertragungsstellen 53.11
Adrenalin-Dosieraerosol 36.7
Adrenocorticotropes Hormon 47.14
Adsorbatimpfstoff 52.8f
Adsorberharz 23.16f
Adult-respiratory-distress-Syndrom 16.19, 28.3, 34.10f
– Frühzeichen 34.10
– Langzeitbeatmungsfolgen 16.29
– Polytrauma 34.10f
– Prophylaxe 34.11
– Spätzeichen 34.10
– Therapie 34.11
Adult-respiratory-distress-Syndrom
– Todesursache 34.11
Adynamie 47.10
Aerosol 15.10
– medikamentöses, Trägersubstanz 18.2
Aerosollangzeittherapie, Broncholyse 18.3
– bei chronischer Bronchitis 18.8
– Sekretolyse 18.4
Aerosolmasken 26.14
Aerosolpartikel, Sedimentationsrate 18.1
Aerosoltherapie, Antibiotika 18.5
– Broncholytika 18.2ff
– Detergentien 18.4
– Fermentpräparate 18.5
– Kortikosteroide 18.5f
– medikamentöse 18.1ff
– – Grundlagen, pathophysiologische 18.1
– – – pharmakologische 18.2ff
– – – physikalische 18.1
– Sekretolytika 18.4f
Aerosolvernebler 17.5
Afterload 38.11, 41.4
– Definition 16.18
– linkes Herz 16.12f
– Natrium-Nitroprussid 41.9
– rechtes Herz 16.33
AHBDH, Myokardinfarkt 38.7
Air-trapping 36.2
Ajmalin 38.23f
– Dosierung 38.24
Akathisie 49.4
Aktivkohle 23.16f
Alarmschreiber 9.18
Albumininfusion bei Respiratorbehandlung 5.9
Albuminlösung 22.20
Aldosteron 21.12f, 21.15
Aldosteronhemmer 16.30
Aldosteronmangel 47.10
Alhydexverfahren 10.8
Alkalose, hypokalämische 21.15, 45.5
– Kompensationsmechanismus 29.3f
– metabolische 11.12, 13.17, 29.5
– – Fallbeispiel 29.14
– – iatrogene 29.9
– – Therapie 29.13
– – Ursachen 29.8f

Alkalose
- Na⁺-Rückresorption 29.4
- posthyperkapnische 29.9
- respiratorische 11.12, 18.7f, 26.5
- - Therapie 29.13
- - Ursachen 29.10
Alkoholdelir 49.1f
Alkoholdesinfektion 10.7
Alkoholhalluzinose 49.6
Alkoholismus, chronischer 49.3
Alkoholwickel 24.6
Alkylphosphatvergiftung 53.12ff
- Antidot 53.14
- Atropintherapie 53.14
- Elektroenzephalogramm 53.14
- Gesamtkatecholaminausscheidung 53.13
- Giftelimination 53.14
- Hämoperfusion 53.14
- Obidoximtherapie 53.14
- Schockbehandlung 53.14
- Skelettmuskulatur 53.13
- Symptome 53.12
- Therapie 53.14
- zentrales Nervensystem 53.13
- zerebrale Spätschäden 53.14
Alpha-Ketosäuren-Alpha-Hydroxysäuren-Gemisch 21.7
Alpha-Koma-EEG, areaktives 53.14
Alpha-1-Antitrypsin-Mangel 18.1
Alphamethyldopa 33.19
Alpharezeptorenblockade, Indikation 47.19
Alpharezeptorenblocker 47.18
Alpharezeptorenstimulation 25.5
Alphasympathomimetikum, Vergiftung 53.11
Alveolardruck bei Beatmung 16.2ff
- erniedrigter 28.3
- bei Spontanatmung 16.3
Alveolarepithelpermeabilität, erhöhte 28.3
Alveolarkollaps 32.5
Alveolarmembranen, hyaline 26.7
- - gelbe 27.4
Alveolarwand 27.2f
Alveolen, Flüssigkeitsfüllung 28.2
- Oberflächenspannung 28.2
Alveolenkollaps 28.3
Amberlite 23.16
Ambulift 7.16
Amicon-Kapillare 23.15
Amikacin 25.8f
Aminoglykosidantibiotika 25.8
- bei Verbrennungskrankheit 54.10
Aminoglykoside 12.3, 25.7
Aminophenazonvergiftung 53.7
Aminophyllin 36.7
Aminosäuren, essentielle 21.6
- nichtessentielle 21.6

Aminosäuren
- Zerebrotoxizität 46.2
Aminosäurengemische 21.6
Aminosäurenimbalanzen 21.7
Aminosäurenzufuhr, parenterale 21.5f
- - Nebenwirkungen 21.9
Ammoniak, Leberkoma 46.1f
Ammoniogense 29.3
Ammoniumbasen, quaternäre 10.7
Ammoniumstoffwechselstörung, Alkalose 29.9
Amnesie, retrograde 51.1f
Amnioskopie 48.5
Amphotericin, Aerosolapplikation 18.5
Ampicillin 25.8
α-Amylase 11.17
Anaerobeninfektion 12.1
Analgesie bei Beatmung 16.28
Analgetika, Dosierung bei Kindern 55.59
- plättchenwirksame 31.6
- bei Schock 32.21
Analgetikakumulation 5.11
Analgetikavergiftung 53.7f
Anämie, iatrogene, bei Kindern 55.38
- normochrome 33.8
- zentraler Genese 51.5
Anaphylaxie 32.7
Anasarka 16.30
Anästhesie-Abteilung mit Intensivbehandlungsstation, Grundriß 1.17
Anästhesieverfahren im Schock 32.21
Anästhesiezubehör, Dekontamination 10.2
Anastomose, portokavale 43.7
Anastomoseninsuffizienz 44.14
Anfall, eklamptischer 48.2
- - Beatmung 48.3
- - Sedierung 48.3
- - Therapie 48.3
- tetanischer 47.6f
- - Symptomatik 47.7
- - Therapie 47.7
- zerebraler 51.7
- - posttraumatischer, Behandlung 51.19
Angina-pectoris-Anfall 6.4, 38.6
Angiographie, zerebrale 14.6
Angiopathie 31.4
Angst 6.1f, 49.5f
- neurotische 49.1
- phobische 49.6
- psychopathologische 49.6
Angstkrise 49.6
Angstneurose 49.6
Anion gap 21.19
Anionenlücke 21.19
Antazida 42.2
Anti-A-B-Hypoimmunserum 46.6
Anti-IgA-Antikörper 22.25

Antiarrhythmika 38.23f
- bei akutem Nierenversagen 33.19
- Dosierung bei Kindern 55.60
Antiatelektasefaktor s. Surfactant
Antibiogramm 12.3
Antibiotika 25.7ff
- Aerosolapplikation, Antigen-Antikörper-Reaktionen 18.5
- bei akutem Nierenversagen 33.20
- bakterielle Untersuchung 25.7
- bei Beatmung 16.29
- Dosierung bei Kindern 55.60
- Dosierungsrichtlinien bei eingeschränkter Nierenfunktion 25.9
- inhalierte, Wirkung von N-Acetylcystein 18.4
- bei obstruktiver Atemwegserkrankung 36.9
- Peritonealdialyse 23.12
- bei Tetanus 52.4f
- Toxizität 25.8
Antibiotikaaerosole, Dosierungen 18.5
Antibiotikaanwendung, Resistenzbestimmung 12.2ff
Antibiotikaresistenzentwicklung 18.5
Anticholinergika 42.2
Anticholinesterase 50.15
Antidekubitusmatratze 7.15
Antidepressiva, trizyklische, Vergiftung 53.6f
Antidepressivum, antriebsstimulierendes 49.5
- dämpfendes 49.5
Antidiuretisches Hormon 21.12f, 47.16ff
- - ektopische Bildung 47.17
- - inadäquate Sekretion 47.17
Antiemetika, Dosierung bei Kindern 55.59
Antiepileptika, Dosierung bei Kindern 55.59
Antifibrinolytika 31.10
Antigen-Antikörper-Komplexe 32.7
Antigen-Antikörper-Reaktion bei Bluttransfusion 22.22
Antihypertensiva bei akutem Nierenversagen 33.19
- Dosierung bei Kindern 55.60
Antikoagulantien, indirekte 39.7
- bei Lungenembolie 40.8
- bei Myokardinfarkt 38.9f
- Nebennierenblutung 47.11
- bei Venenthrombose 39.5f
- - Indikationen 39.6
- bei Vergiftung 53.3
Antikörper, irreguläre 22.24
Antiphlogistika, Dosierung bei Kindern 55.59
Antipsychotikavergiftung 53.6f

Antipyretika, Dosierung bei Kindern 55.59
Antischaummittel 28.7
Antriebshemmung 49.5
Anurie 22.23, 32.8
- elektrische Verletzung 54.8
- komplette 33.9
- Lungenembolie 40.2
Aortenbogenangiographie 14.5f
Aortenruptur, traumatische 41.2
Apallisches Syndrom 14.7f, 51.2, 51.8ff
- - Komplikationen 51.9
Apgar-Schema 55.6f
Apneustic-flow-time 18.7
Apnoe beim Neugeborenen 55.11
Apnoeanfälle im Schlaf 37.1f
Aprindine 38.24
ARDS s. Adult-respiratory-distress-Syndrom
Armvenen, oberflächliche 20.5
- - Punktion 20.3ff
Arrhyhthmograph 9.17
Arterenol bei Myokardinfarkt 38.13
Arteria-dorsalis-pedis-Punktion 20.19
Arteria-femoralis-Punktion 20.19
Arteria-radialis-Punktion 20.19
Arteria-temporalis-superficialis-Punktion 20.19
Arteriae sectio 20.18
Arterien, Natriumnitroprussid-Wirkung 16.19
- Nitroglycerin-Wirkung 16.19
Arterienkanülierung 20.17ff
- Komplikationen, Vorbeugung 20.20
- Thromboembolie 20.19
- Voraussetzungen 20.18
Arterienkatheter 5.3f
- Liegedauer 5.4
- Punktionsort 5.4
- Punktionstechnik 5.4
- Risikofaktoren 5.3f
- Voruntersuchung 5.4
Arterienpunktion 20.18f
- Auswahlkriterien 20.19
- Komplikationen 20.19f
Arteriosklerose, Bluttransfusion 22.9f
Arzt, Aufklärungspflicht 3.2, 4.3
- - Fahrlässigkeit 3.3
- - Umfang 3.2
- Haftung 3.2
- - bei Aufklärungsmängeln 3.2f
- - Beweislast 3.3
- - bei fehlerhafter Behandlung 3.3
- - strafrechtliche 3.2f
- - zivilrechtliche 3.2f
- hygienische Disziplin 2.4
- pädiatrischer, Elternkontakt 55.3f
Arzt
- Rechtspflicht zum Eingreifen 3.3
- Sinn seiner Tätigkeit 4.6
- Sorgfaltspflicht 3.3
- Strafbarkeit 3.2
- transfundierender, Aufgabe 22.2
- Weisungspflichten 3.6
Ärztliche Zusammenarbeit, interdisziplinäre 1.6ff
- - - Vertrauensgrundsatz 3.5
Asphyxie 55.25, 55.48
- Plazentarinsuffizienz 55.6
Aspiration, Neugeborenes 55.40
- Polytrauma 34.10ff
Asthma bronchiale 36.1
- - Adrenalin 36.6
- - allergisches, Dinatriumcromoglycat 36.10
- - Pathophysiologie 36.2ff
Asthma-bronchiale-Anfall 36.1
- allergisch ausgelöster 36.8
- Glucokortikoide 36.8f
- physikalische Maßnahmen 36.10
Asystolie 13.8, 13.11, 13.15, 38.17
- Behandlung 38.27
- EKG-Ableitung 13.16
- Orciprenalin 38.19
- Therapie 13.20f
Aszites 45.2, 46.5
- künstlicher 23.7
Atelektase, basale 40.3
Atelektasen 27.7
- Atmung mit Totraumvergrößerung 18.6
- diffuse, bei Beatmung 16.29
- Polytrauma 34.10ff
Atemapparat, mechanischer, Schädigung 26.5
Atemapparatsstörung, mechanische, Alkalose 29.9
Atemarbeit, Druck-Volumen-Diagramm 36.2
- elastische 36.2
- erhöhte, bei Respiratorentwöhnung 16.32
- Rippenserienfrakturen 35.9
- visköse 36.2
Atemarbeitszunahme, Indikation zur Beatmung 16.1
- Ursachen 16.1
Atemfrequenz 26.3
- Beatmung 16.6
- - Indikation 16.1
- kontinuierliche Überwachung 9.14
- Normalwerte 55.42
Atemgasanfeuchtung bei Beatmung 17.40
Atemgasaustausch 26.2
Atemgase, Überwachung 9.15
Atemgeräusche, pathologische 13.2
Atemglobalinsuffizienz 26.5, 36.3
- Pickwick-Syndrom 37.1
Atemgymnastik 18.2
- mit Totraumvergrößerern 26.19
- - Kontraindikationen 26.20
Atemhubvolumen 26.3
- bei Beatmung 16.4, 16.6
- bei PEEP 16.9
Ateminsuffizienz, akute, Beatmung, Indikationsstellung 16.1
- - Diagnose 26.9
- Hypoxie, arterielle 26.7
- klinische Symptome 16.1, 27.7
- latente 26.5
- manifeste 26.5
- Myasthenie 50.16
- Sedierung 36.9
- Vergiftung 53.3
Ateminsuffizienzformen 26.5ff
Atemlähmung, periphere 16.2, 26.5
- zentrale 16.2
Atemluftanfeuchtung bei Intubation 15.10
Atemminutenvolumen, obligatorisches, bei Beatmung 17.4
- Respiratorentwöhnung 16.30
Atemmuskulatur, diskoordinierte, bei Respiratorentwöhnung 16.32
- Sauerstoffverbrauch 16.1
Atemnotsyndrom 28.3, 55.10f
- Definition 55.10
- Diagnose 55.10
- idiopathisches 55.6
- kindliches 26.7
- Respirator 55.30
- Sauerstofftherapie 55.10
- Therapie 55.10
Atempartialinsuffizienz 26.5, 36.3
Atemrestriktion 26.5
Atemruheinsuffizienz 26.5
Atemschulung 8.6
Atemspende 13.6f
Atemstillstand 13.2
- Hirnstammblutung 50.3
- beim Kind 55.29
- Pyrazolonvergiftung 53.7
Atemstimulantien 36.10
Atemtätigkeit, abgeschwächte 13.1
- erloschene 13.1
- gesteigerte 13.1
Atemtherapie 8.5, 18.1ff
- assistierende intermittierende Überdruckbeatmung s. Beatmungsinhalation
- bettlägerige Patienten 18.10
- gehfähige Patienten 18.10
- kontinuierliche positive Druckspontanatmung 18.9

Atemtherapie
- Organisation im Krankenhaus 18.9
- bei Schock 32.19
- therapeutische Prinzipien 18.1
Atemtherapie-Abteilung, zentral organisierte, Aufgabengebiet 18.9
Atemtherapieambulanz 18.10
Atemvolumenkontrolle 9.14
Atemvolumina, Messung 26.3
Atemwege, Freihalten 13.3
- Freimachen 13.3
Atemwegserkrankung, obstruktive 36.1 ff
- - Antibiotika 36.9
- - Atemmechanik 36.2f
- - Atmungsüberwachung 36.4
- - Beatmung 36.11, 36.13
- - - assistierte 36.12
- - - Komplikationen 36.13
- - - kontrollierte 36.12
- - - Todesursachen 36.13
- - Blutgasanalyse 36.4, 36.11
- - Bronchialwäsche 36.13
- - Broncholytika 36.5ff
- - Dauerbeatmung 36.11
- - Flüssigkeitsbilanz 36.5
- - Gasaustausch 36.2f
- - Glucokortikoide 36.8f
- - Hämodynamik 36.3f
- - Herzglykoside 36.9
- - Inhalationstherapie 36.11
- - Intensivbehandlung, Indikation 36.4
- - Intensivüberwachung 36.4
- - kontraindizierte Medikamente 36.10
- - Körpertemperatur 36.5
- - Kreislaufüberwachung 36.4
- - medikamentöse Therapie 36.5
- - Patientenüberwachung 36.4f
- - physikalische Maßnahmen 36.10
- - Respiratorentwöhnung 36.13
- - Sauerstoffzufuhr 36.10
- - Sekretolytika 36.7f
- - Störungsprinzipien 36.3
Atemwegsinfektion bei Beatmung 16.29
Atemwegsobstruktion 26.6
- bronchioläre, therapeutische Angriffspunkte 36.5
- inhomogene 36.2
Atemwegsverlegung 13.1
- Leitsymptome 13.2
Atemzeitverhältnis, Beatmung 16.6
Atemzeitvolumen 26.3
Atemzentrumsdepression, medikamentöse 26.5
Atemzentrumsstörung 29.10
Atemzug, Monitoring 16.27
Atemzugstärke, inspiratorische 16.1
Atemzugvolumen 17.1
Äthanolgelationstest 31.9
Äthylalkohol 2.5
Äthylenoxidsterilisation 10.3f
- Gefahren 10.4
Atmung, Alveolardruck 16.3
- äußere, gestörte 26.1 ff
- - - Therapie 26.12ff
- mit CPAP 16.20f, 16.21
- Druckverhältnisse 16.2f, 19.1
- intrapleuraler Druck 16.3
- paradoxe 13.2
- periodische 37.3
- Polytraumatisierter 34.10
- Rippenfraktur 35.9
- durch Totraumvergrößerer 26.18ff
- mit Totraumvergrößerung 18.6
- - Indikationen 18.6
- - Kontraindikationen 18.6
- Überwachung 9.14f
- - Monitoreinheiten 9.14
- - Neugeborenes 55.43
- ungenügende, Ursachen 55.56
Atmungserkrankungen, physikalische Therapie 8.4
Atmungsorgane, physikalische Behandlung 8.5
Atmungsphysiologie 26.1
Atmungsüberwachung, Monitoring 55.43
Atropin 38.18f
- bei Alkylphosphatvergiftung 53.14
- bei Bradykardie 38.18
- Dosierung 38.19
- bei endobronchialer Absaugung 26.22
Aufwachdelir 49.2
Aufwachraum 1.4
- Definition 1.4
Augenhintergrund, Blutungen, Eklampsie 48.2
- - Hirnödem 51.3
- - intrakranielle Massenblutung 50.2
Augenpflege bei Fazialislähmung 50.13
- Tetanus 52.8
Auskunft-Mangel-Syndrom 6.11
Ausscheidungsurographie 33.11
Austauschtransfusion 22.17
- bei hämolytischem Transfusionszwischenfall 22.22
- bei Leberkoma 46.7
- beim Neugeborenen, Indikation 55.13
Autoklav 10.3
Autolyse 14.2
Autotransfusion, intraoperative 22.17
AV-Block 38.17
- nach Herzoperation 41.10
AV-Block
- höheren Grades, Behandlung 38.27
- Myokardinfarkt 38.18
AV-Regurgitation 38.24
Azetonurie 11.8
Azidose, diabetische 21.18
- extrazelluläre 29.4
- hyperchlorämische 21.9, 29.7
- hyperkapnische 13.20
- Hypochlorämie 29.7
- metabolische 5.10, 11.12, 29.5
- - akutes Nierenversagen 33.7
- - Diabetes mellitus 30.1
- - Fallbeispiel 29.14
- - nach Herzoperation 41.11
- - hyperchlorämische 21.9
- - kardiovaskuläre Effekte 29.7
- - Kompensation mit Natriumhydrogencarbonat 22.8
- - Kreislaufstillstand 13.17
- - Laugevergiftung 53.18
- - Säurevergiftung 53.18
- - Therapie 29.11, 33.16
- - Ursachen 29.5ff
- - Verbrennungskrankheit 29.7
- - Vergiftung 53.2
- negativ-inotroper Effekt 29.8
- renale 33.5
- respiratorische 11.12, 26.5, 29.9
- - Beatmung 26.24
- - Fallbeispiel 29.13f
- - Kompensationsversuch 29.9
- - metabolische Kompensation 29.3
- - Therapie 29.11
- - Totraumverkleinerung 26.24
- - Tracheotomie 26.24
- tubuläre 29.7
Azlocillin 12.4, 25.9
Azotämie 21.6
- akute, Grundkrankheiten 33.3
- extrarenale 33.2
- Ursachen 33.1

B

Baby-Bird 55.30
Bacitracin, Aerosolapplikation 18.5
Bakteriämie bei Cavakatheter 20.14
Bakterienstämme, antibiotikaresistente 12.4
Balint-Gruppenarbeit 6.10
Ballon-Gegenpulsation, intraaortale 41.8
Ballonelektrodenkatheter 20.15
Ballonkatheter intraaortaler 38.15
- 4lumiger 9.11
- selbsthaltender 7.6
Barbiturate 13.23f

Barbituratnarkose 13.24
Barbituratthérapie, Dosierungsrichtlinien 13.24
- hochdosierte 13.24
- bei intrakranieller Druckerhöhung 55.57f
Barotrauma bei PEEP 5.9, 16.20
Basenkonzentration in Vollblut 11.12
Bauchhöhlendrainage 44.16
Bauchhöhlenkatheterisierung 23.9
Bauchhöhlenlavage s. Bauchhöhlenspülung
Bauchhöhlenspülung 44.10
- intraoperative 44.16
- postoperative 44.16
Beatmung 5.8f, 13.6ff, 16.1ff
- bei Adult-respiratory-distress-Syndrom 34.11
- bei akutem Lungenversagen 27.8, 27.10
- Alternativen 16.33f
- Alveolardruck 16.2ff
- Analgesie 16.28
- assistiert-kontrollierte 17.4
- - Respirator 17.13ff
- assistierte 16.7, 17.4
- - Respirator 17.9, 17.13ff
- Atelektasen, diffuse 16.29
- Atemfrequenz 16.6
- Atemgasanfeuchtung 17.40
- Atemgymnastik 8.6
- Atemwegsinfektion 16.29
- Atemzeitverhältnis 16.6
- Auswirkung auf Kreislauf 16.3
- Barotrauma 16.6
- Blutgasanalyse 16.25
- Complianceabnahme 17.1
- CPAP s. Druckatmung, kontinuierliche, positive
- differenzierte 5.8
- Dopamin 25.6
- Druck, intrathorakaler 16.2ff
- - kolloidosmotischer 16.27
- bei Eklampsie 48.3
- endinspiratorisches Plateau 16.6, 17.1
- Exspirationszeit 16.4
- bei Fettemboliesyndrom 27.11
- Flüssigkeitsbilanzierung 16.30
- Gasvolumenaustausch, pulmonaler 16.4
- Grenzen 16.33f
- bei Herzmassage 13.10f
- nach Herzoperation 41.12f
- Herzrhythmusstörungen 16.7
- Hilfsmittel 13.7f
- bei Hirnödem 51.16ff
- Hubvolumen 16.4, 16.6
- Hyperinflation 16.6
- Hypokapnie 16.7
- I/E-Zeitverhältnisse, umgekehrte 17.41f
- Indikation 16.1f, 16.35, 26.24

Beatmung
- Inspirationsluft, Aufbereitung 17.2
- Inspirationsphasenauslösung 16.7
- Inspirationszeit 16.4
- mit intermittierend positivem Druck 16.7, 16.2
- jahrelange 50.1
- bei Kindern 55.29ff, 55.43
- - Indikation 55.29
- - Respiratoreinstellung 55.32
- von Kleinkindern 55.32
- klinische Psychologie 6.6f
- Komplikationen 16.29f, 36.13
- kontrollierte 16.7, 17.4
- - Hypothermie 24.8
- - Respirator 17.29
- Kontrollverfahren 16.21ff
- Luftanfeuchtung, Kontrollen 16.22
- der Lunge, seitengetrennte 16.21
- bei Lungenödem 28.5
- Monitoring 55.43
- Mortalitätsrate 5.8
- Neugeborenes 55.9, 55.30ff
- bei obstruktiver Atemwegserkrankung, Komplikationen 36.13
- Patientenmitarbeit 17.2
- PEEP-Niveau, hohes 17.41
- bei Pickwick-Syndrom 37.4
- Pneumothorax 13.6
- bei Poliomyelitis 50.8
- mit positivem endexspiratorischem Druck 5.8, 16.8ff, 17.1, 27.8, 27.11, 41.12, 51.17, 53.3
- - - Druck, Barotrauma 5.9
- - - Druck, Hämodynamik 16.11ff
- - - Druck, Indikation 16.19
- - - Druck, Komplikationen 16.20
- - - Druck, Kreislaufwirkung 28.5f
- - - Druck, Organdurchblutung 16.18f
- - - Druck, Wirkung auf Lunge 16.9f
- Relaxation 16.28
- respiratorische 5.9, 16.34
- Risiken 5.8f
- Röntgenkontrollaufnahmen 16.23
- Sauerstoffdruckdifferenz, alveolo-arterielle 16.25
- Sauerstoffgehaltsdifferenz, arteriovenöse 16.27
- Sauerstoffzufuhr, Überwachung 16.5, 16.22
- Schädel-Hirn-Trauma 51.14, 51.17
- bei Schock 32.19
- Sedierung 16.28
- statische Compliance 16.16

Beatmung
- Streßulkus 16.29
- Strömungsgeschwindigkeit 16.6
- Surfactantsystem 16.10, 16.29
- Surfactantverbrauch, gesteigerter 16.6
- ohne technische Hilfsmittel 13.6
- bei Tetanus 52.6
- Trachealschädigungen 5.9
- Tracheotomie 37.4
- Trapping-Effekt 36.11f
- Überwachung, klinische 16.22f
- - - apparative 16.23
- Venendruck, zentraler 7.3
- Vergiftung 53.3
- volumenkontrollierte 17.6
- Wasserretention 16.30
Beatmungsbalg 13.7f
Beatmungsbronchoskop 26.21
Beatmungsdruck, absinkender 16.22
Beatmungsdruckkontrolle 9.14
Beatmungsdruckkurve, Beatmung, assistierte 16.7
- - kontrollierte 16.7
- IDV 16.8
- IMV 16.8
- IPPV 16.9
- PEEP 16.9
- ZEEP 16.9
Beatmungseffekt, Beurteilung 16.23
- Parameter, hämodynamische 16.23
- - respiratorische 16.23
Beatmungsformen 16.7ff
Beatmungsgerät s. Respirator
Beatmungsinhalation 18.7f
- mit dosierter Totraumvergrößerung 18.9
- Effektivität 18.8
- Indikationen 18.7
- Komplikationen 18.8
- Nebenwirkungen 18.8
- praktische Anwendung 18.7
Beatmungsmuster 16.4ff
Beatmungspatienten, Überlebensrate 16.34
Beatmungssystem, Kontrolle 16.21f
Beatmungstechnik 5.8
Beatmungszubehör, Desinfektionsautomat 10.6
Beckenvenenthrombose 39.2f
Bedarfsherzindex 34.10
Befundaufnahme, krankengymnastische 8.1, 8.5
Behandlungsfehler, Beweislast 3.3
Behandlungskompetenz 3.5
Behandlungsmethoden, standardisierte, Koordination 1.7f

Behandlungspflege, bettseitige 1.10
- vorbereitende 1.10
Behandlungspflicht, ärztliche Grenzen 1.2, 4.1 ff
Behandlungszwischenfall 3.1
Beinödeme 36.1
Beinvenenthrombose 39.2f
- Altersbestimmung 39.3
- Differentialdiagnose 39.3
- maligne 39.3
- Symptomatik, klassische 39.3
Bennett-Kaskade 17.9
Bennett-Respirator MA 1 B 17.19f
- Bedienung 17.20
- Desinfektion 17.20
- Funktionsprinzip 17.19f
- klinische Beurteilung 17.38
- Überwachung 17.20
Bennett-Respirator MA 2 B 17.20f
- Alarmsystem 17.22
- Bedienung 17.21
- klinische Beurteilung 17.38
- Sicherheiten 17.22
Bennett-Respirator PR 2 17.8f
- Bedienung 17.9
- Funktionsprinzip 17.9
- Überwachung 17.9
Berufskleidung, Wechsel 2.5
Best-PEEP 16.14ff
Besucher 2.7
Betaadrenergika 18.3
Betablocker 13.20
Betamethason, Dosierungsverhältnis zu Prednison 36.8
Betarezeptorenblockade, Indikation 47.19
Betarezeptorenblocker 38.23
- Antidot 36.10
- Elimination bei Niereninsuffizienz 33.19
- kardioselektiver 38.23
- bei Vorhofflimmern 38.22f
Betarezeptorenstimulantien 36.6
Betarezeptorenstimulation 25.5
Bett-zu-Bett-Infektion 2.4
Betten-Pflegepersonal-Schlüssel 1.12
Bettwaage 7.11 ff
Bewegungsübungen 8.2
- aktive 8.2
- passive 8.2
Bewußtloser, Kalorienbedarf 51.20
Bewußtlosigkeit 13.2, 49.2, 53.5
- Coma diabeticum 30.2
- - uraemicum 33.5
- Hypoglykämie 30.6
- hypothyreotes Koma 47.4
- bei Kindern 55.56
- Lungenembolie 40.2
- physikalische Therapie 8.4
Bewußtseineintrübung, Stadieneinteilung 53.5
Bewußtseinsstörung 49.2
- bei Adipositas 37.1
Bewußtseinsveränderung 49.2
Bewußtseinsverminderung 49.2
Bicarbonat 11.9
- aktuelles 11.12
Bicarbonatrückresorption 29.2
Biguanidbehandlung, Lactatazidose 11.15
Bilanzbogen 7.13
Bindegewebsmassage 8.2
Biosorbin MCT 21.25
Bird-Atemschläuche, Sterilisation 17.7
Bird Mark 6 17.6
Bird Mark 6/14 MVV 17.6
Bird Mark 7 17.5f
- Steuergehäuse 17.6
Bird Mark 8 17.5
- Exspirationsvorgang 17.8
- Funktionsschema 17.7
- Inspirationsvorgang 17.7f
Bird Mark 9 17.5
Bird Mark 10 17.5
Bird Mark 14 17.5
Bird-Respirator 17.4ff
- Antriebgas 17.5
- Bedienung 17.4f
- Funktionsprinzip 17.4f
Blasenentleerungsstörung 7.10, 50.13
Blasenverweilkatheter 7.5f
- Frühkomplikation 7.7
- Spätkomplikation 7.7
Blockade, vegetative 24.7f
- - gleichbleibende 24.8
- - nachlassende Wirkung 24.8
Blockbildung, intrakardiale 21.17
Blockungsmanschette s. Cuff
Blue-line-cuffed-endotracheal-tube 15.5
Blut, Basenabweichung 11.12
- Fließeigenschaften 32.3
- im Harn s. Hämaturie
- Hyperosmolarität 30.2
- Kohlendioxidpartialdruck 9.15, 11.12
- Kohlendioxidretention 26.7
- künstliches 22.22
- O_2-Bindungskurve 9.15
- pH-Wert 29.1
- Sauerstoffbindungskapazität, verminderte 13.2
- Sauerstoffgehalt 9.15
- Sauerstoffkapazität 19.1, 26.12
- Sauerstofflöslichkeit 19.1
- Sauerstoffmangel s. Hypoxämie
- Sauerstoffpartialdruck 9.15
- Sauerstofftransportkapazität 26.9, 26.12
- - Errechnung 16.16
- - optimale 32.18
- Strömungsgeschwindigkeit 32.3f
- Strömungswiderstand 32.3f
Blut
- Ultrafiltration 23.1, 23.13
Blut-Hirn-Schranke 51.2
Blut-Kreuzaustausch 22.18
Blutagarplatte 12.1
Blutbestandteilkonserven 22.18ff
Blutdruck, arterieller, bei Beatmung 16.3
- - Monitor-Überwachung 9.7ff
- fehlender 13.9
- beim Neugeborenen 55.54
- Normalwerte 55.42
- Schock, kardiogener 32.6
- - neurogener 32.8
Blutdruckmessung, arterielle, direkte 20.17
- Elektromanometer 9.7
- Herzoperation 41.5
- kontinuierliche 5.3
- Monitorsystem 9.7ff
- - Druckaufnehmer, Applikation 9.8
- - - Pflege 9.10
- - Druckwandler 9.8
- - Vorbereitung 9.8
- Neugeborenes 55.41
- bei Schock 32.8f
Blutdrucküberwachung, elektronische 9.7ff
- - arterielle direkte 9.7ff
- - - indirekte 9.7
Blutentnahme, Stauung 11.21
Bluterausweis 31.12
Bluterbrechen s. Hämatemesis
Blutfluidität 32.3
Blutgasanalysator 11.12f
- vollautomatischer 9.15, 11.13
Blutgasanalyse 5.3, 9.15, 29.14, 35.7
- arterielle 26.2
- Arterienkanülierung 20.17
- bei Beatmung 16.25
- Normwerte 29.10
- Respiratorentwöhnung 16.32
- Schockprognose 32.22
Blutgasbestimmung bei Thoraxverletzung 35.8
Blutgase 11.11ff
- Partialdrucke 9.15
- Temperaturkorrektur 11.15f
- - Nomogramm 11.16
- Überwachung 9.15
Blutgasreaktion, paradoxe 18.3, 18.8
Blutgerinnung, Hemmstoffe 11.19
- Hypothermie 24.2
- intravasale, disseminierte 31.8ff
- - - Antifibrinolytika 31.10
- - - Diagnostik 31.9
- - - Endotoxinschock 32.7
- - - Grundkrankheiten 31.9
- - - Heparin 31.10
- - - Hypothermie 24.3

Blutgerinnung, intravasale, disseminierte
– – – Laborbefunde 31.9
– – – Peritonitis 44.2
– – – nach Schädel-Hirn-Trauma 51.5
– – – im Schock 32.4
– – – Therapie 31.10
– – – Transfusionen 31.10
– – – Verbrennungskrankheit 54.7f
– Pathophysiologie 11.18ff
– Polytrauma 34.12
Blutgerinnungsfaktor, Blutkonserve 22.12
Blutgerinnungsfaktorenmangel 31.3
– angeborener 31.2
Blutgerinnungsfaktorensubstitution 22.21
Blutgerinnungshemmstoffe 31.3
Blutgerinnungsstörung 31.3
– angeborene, Klinik 31.12f
– Frischblutübertragung 22.21
– Leberkoma 46.7
– Verbrennungskrankheit 54.8
Blutgerinnungssystem, Aktivierungswege 31.2
– Dextraneinwirkung 32.15
Blutglucose, Normalwert 11.6
Blutglucose-Teststreifen 11.6f
Blutglucosebestimmung 11.5f
Blutkonserve, Aggregatbildung 22.13
– Alterung 22.5ff
– Ammoniakanstieg 22.8f
– Anforderungsschein 22.3
– Aufbereitungsmöglichkeiten, Mehrfachbeutelsystem 22.19
– Citrat-Phosphat-Dextrose-Stabilisator 22.17
– Durchlauferwärmung 22.11
– Erwärmung 22.10
– – elektrische 22.11
– – Indikation 22.12
– – mit Kurzwellen 22.11
– Erythrozyten, Formveränderungen 22.6
– Erythrozytenschädigung 22.6
– frische 22.7
– Gerinnungsfaktoren 22.12
– Hämolyse 22.6f
– – latente 22.7
– Hemmkörperpotential 22.13
– Kontaminierung 22.24f
– korpuskuläre Elemente, Überlebenszeit 22.5f
– Lactatbildung 22.9
– metabolische Effekte 22.7
– pH-Erniedrigung 22.9
– 2,3-Phospho-Glycerat-Abfall 22.9f
– Plasma-Kalium-Konzentration 22.8
– proteolytisches Potential 22.13
– Purinnukleoside 22.17

Blutkonserve
– Siebungsdruckmessungen 22.13
– Stabilisatorzusätze 22.17
– Stoffwechselstörungen 22.1
– Thrombozytensturz 22.13
Blutkonservendepot, personell autarkes 22.1
Blutkonserventemperatur, Plasmakaliumspiegel 22.11
Blutkonservenübertragung, einzelne 22.1
Blutkonservierung 22.5
Blutkultur 12.2
– Gußplattenmethode 12.2
– Nährböden 12.2
Blutlactatbestimmung, Schock 32.13
– Schockprognose 32.22
Blutlactatkonzentration, Laugevergiftung 53.18
– Schock 32.13
Blutmikrofilter 22.15
Blutspende, HBs-Antigen-Bestimmung 22.26
Blutübertragung s. Transfusion
Blutung, abnorme 22.21
– akute 31.1
– – Differentialdiagnose 31.4
– – pathologische, Anamnese 31.4
– antikoagulantienbedingte 31.5, 31.7
– – Therapie 31.7
– ins Bronchialsystem 35.6ff
– – Bronchoskopie 35.6
– – Intubation 35.6
– – Maßnahmen 35.6ff
– – Ursachen 35.6
– chirurgische 31.5
– gastrointestinale 43.1ff
– – akutes Nierenversagen 33.5
– – arterielle 43.1
– – Blutproben 43.3
– – Blutstillung, lokale 43.4
– – Höhenlokalisation 43.1
– – Komaprophylaxe 43.7
– – Laboruntersuchungen 43.2
– – Magensonde 43.2
– – Notfalldiagnostik 43.1ff
– – obere 42.3, 43.3ff
– – – Sofortmaßnahmen 43.3f
– – Operationsindikation 43.3
– – Röntgenkontrastuntersuchungen 43.2
– – Sofortoperation 43.4
– – Streßläsion 42.3
– – Therapie, konservative 43.4
– – Ursachen 43.1
– – venöse 43.1
– innere 55.56
– intestinale 43.1ff
– – Leberkoma 46.2
– intraabdominelle 44.1
– – Heparinisierung 44.15
– – Relaparotomieindikation 44.14

Blutung, intraabdominelle
– – Therapie 44.14
– – – chirurgische 44.15
– – – konservative 44.15
– – Transfusion 44.15
– intrakranielle 14.4, 51.5ff
– – Allgemeinsymptome 51.5
– – Behandlung 51.19
– – Diagnose 51.6f
– – Echoenzephalogramm 51.13
– – Lokalsymptome 51.5f
– intrathorakale 35.3
– intrazerebrale 48.2
– Leberkrankheit 31.7f
– Nierenkrankheit 31.8
– perakute, Noradrenalin 25.5
– ins Perikard 35.4
– petechiale s. Petechien
– postoperative, relaparotomiebedürftige 44.13
– schwere, Peritonealdialyse 23.12
– thrombozytopenische 31.5
Blutungsneigung 31.1
– thrombozytäre 31.5
Blutungszeit 11.19
Blutverlust, akuter, Kaltblutübertragung 22.11
– – metabolische Azidose 29.5
– – Warmblutübertragung 22.12
– Autoregulation 32.2f
– Hämothorax 35.4
– nach Herzoperation 41.10
– schwerer, Blutkonservenalter 22.12
Blutverteilung, peritoneale 23.8
Blutviskosität 32.3f
Blutvolumen, Normalwerte 55.42
Blutvolumenmessung, Schock 32.11f
Blutvolumina, Verteilung 7.2
Blutzellen, transfundierte, Überlebenszeit 22.6
Blutzuckerspiegel, Zusammenhang mit Serumnatriumspiegel 21.15
Botulismus 50.18
Bourns-Respirator Bear 1 17.22f
– Bedienung 17.22
– klinische Beurteilung 17.38
– Sicherheiten 17.23
– Überwachungssystem 17.23
Bradyarrhythmia absoluta 38.17
Bradykardie 38.17ff
– Alkylphosphatvergiftung 53.12
– Atropin 38.19
– Betarezeptorenstimulation 25.5
– Chinidinvergiftung 53.9
– EKG-Bilder mit Behandlungsindikation 38.17
– hypothermiebedingte 24.2
– Myokardinfarkt 38.18
– Orciprenalin 38.19

Bradykardie
- Schrittmacherstimulation, temporäre 38.19
- Therapie 38.18ff
Bradykardie-Tachykardie-Syndrom 38.17
Bradykinin 32.5, 44.2
Brain flush 13.22
Brandwundenbehandlung 55.50
Brandwundendesinfektion 54.9f
- bei Kindern 55.52
Brandwundeninfektion, Pseudomonas aeruginosa 54.10
Breitbandantibiotika 5.10
- bei Verbrennungskrankheit 54.10
Brescia-Cimino-Shunt 23.3
Bridenileus 44.5
Bromhexin 18.4
Bromhexitol 36.8
Bronchialgerüsterschlaffung 18.2
Bronchialkollaps 18.2
Bronchiallumeneinengung 18.2
Bronchialschleimdrüsenhypertrophie 36.1f
Bronchialschleimhautschwellung 18.2
Bronchialsekret, Absaugen 15.12
Bronchialsystem, Einblutung 35.6ff
- Reaktionen auf Noxen 18.1
Bronchialtoilette 8.6, 15.12ff, 34.11
- Grundregeln 15.13
Bronchialwanddestruktion 18.1f
Bronchialwäsche 36.13
Bronchienlagerungsdrainage 8.6
Bronchiolitis 36.2
Bronchitis 18.2
- asthmoide 36.1
- - chronische, Antibiotika 36.9
- - - Pathophysiologie 36.2ff
- - Glucokortikoide 36.8f
- chronische, Kortikosteroidtherapie 18.6
- - Langzeit-Aerosolbehandlung 18.8
Broncholytika 18.2ff
- Angriffspunkte 18.2
- bei obstruktiver Atemwegserkrankung 36.5ff
Broncholytikainhalation, paradoxe Blutgasreaktion 18.3, 18.8
Bronchopneumonie nach Hämoperfusion 23.17
- Polytrauma 34.11
Bronchopneumopathie, obstruktive, chronische, Glucokortikoide 36.9
- - - Sauerstofftherapie 36.10
- - dekompensierte 36.1
Bronchorrhö, Alkylphosphatvergiftung 53.12
- Therapie 53.13
Bronchospasmus 13.2, 18.2
Bronchusnahtinsuffizienz 35.6f
- rechtsseitige 35.6
Bronchusstein 26.22
Brown-Sequard-Syndrom 50.4
Brustwandcompliance s. Thoraxcompliance
Brustwandflattern 35.9
Brustwandverletzung 35.1ff
Bryce-Smith-Doppellumentubus 35.6
Budd-Chiari-Syndrom 46.5
Buffy coat 22.13, 22.19, 32.18
Bülau-Drainage 35.4, 35.12f
Bulbärhirnsyndrom 51.2

C

Caerulein 44.17
Caissonkrankheit 19.3
- hyperbare Oxygenation 19.2, 19.4
- - - Behandlungsschema 19.4
Calcium 11.9
- Dosierung bei tetanischem Syndrom 47.7
Calciumgaben bei Kreislaufstillstand 13.20
Calciumhaushalt 21.17f
- Regulationsmechanismen 21.17
Calciumsubstitution 21.18
Candida 5.11
Candidaseptikämie 12.4
Capillary-leak-Syndroms 27.8
Carbenicillin 12.3, 25.9
- Aerosolapplikation 18.5
Carbo medicinalis 53.7ff
Carboanhydrasehemmer 29.13
Cardiogreen 9.13
Carlens-Tubus 35.7
Carotis-sinus-Syndrom 38.17
Cava-Clip 40.9
Cava-Schirm 40.9
Cavakatheter 7.3, 20.1ff
- Bakteriämie 20.14
- bakterielle Infektionen 20.14
- von der Ellenbeuge aus 20.3
- Gefäßperforation 20.14
- Herzperforation 20.14
- Indikationen 20.2
- Kathetermaterial 20.2
- Komplikationen 20.13f
- - beim Legen 20.13
- - thrombembolische tödliche 20.14
- von der Leistenbeuge aus 20.12f
- Röntgenkontrolle 20.8f, 20.13
- Thrombosen 20.14
- Vena-brachiocephalica-Punktion 20.12
- Vena-femoralis-Punktion 20.12f
- Vena-jugularis-externa-Punktion 20.12
Cavakatheter
- Vena-jugularis-interna-Punktion 20.11
- Vena-subclavia-Punktion 20.9ff
- - infraklavikuläre 20.9ff
- - supraklavikuläre 20.11
- Venae sectio 20.6ff
- Zugänge 20.2f
Cefoxitin 12.3
Cephalosporine 12.3, 25.7
Cephalotin 25.9
Cephamandol 25.9
Cephazolin 25.9
Cephoxitin 25.9
Cephuroxim 25.9
Cheyne-Stokes-Atmung 53.21
Chinidin 38.22f
Chinidinvergiftung 53.9ff
- allergische Symptome 53.9
- Antidot 53.10
- Giftelimination 53.10
- Hämoperfusion 53.10
- Hypokaliämie 53.10
- Symptome 53.9
- - kardiale 53.9
- Überempfindlichkeit 53.9
Chloralhydrat-Rektiole 55.48
Chloramphenicol 12.3, 25.8f
- Lücken im antibakteriellen Spektrum 25.8
Chlordiazepoxid 36.9
Chlorid 11.9
Chloridmangelzustände 21.19
Chloridstoffwechsel 21.18
Chloridstoffwechselstörung 21.19
Chlorionenverlust 29.8
Chlormethiazol 49.2
Chlorpromazin 24.7f
Choanalatresie 55.8
Cholezystitis, akute 44.12
Cholezystokinin 44.17
Cholinesterasehemmer 50.15
Chylothorax 35.12
Cimetidin 33.19, 42.2, 45.5
- Dosierung 42.3
Cimino-Shunt 23.3f
Citrat, toxische Grenzdosis 22.7
Citrat-Phosphat-Dextrose-Stabilisator 22.17
Citratblutentnahme 22.24
Citratintoxikation 22.7
Citratstabilisator 22.5
CK s. Kreatinphosphokinase
CKMB, Myokardinfarkt 38.7
Clindamycin 25.9
Clonidin 33.19
Clonidinvergiftung 53.11
Closing volume 17.1
Clostridium tetani 52.1
CO-Intoxikation s. Kohlenmonoxidvergiftung
Coating 32.15
Cocktail lytique 24.7
Cohn-Fraktion 31.11
Cohn-I-Fraktion 22.21

Colistin, Aerosolapplikation 18.5
Coma basedowicum s. Krise, hyperthyreote
- diabeticum 11.10, 30.1 ff
- - auslösende Ursachen 30.2
- - Azidosekorrektur 30.4
- - Behandlung 30.3
- - Blutzuckerbestimmung 30.2
- - Diagnose 30.2
- - Infektionsprophylaxe 30.4
- - Insulintherapie 30.4
- - Komplikationen 30.4
- - Labordiagnostik 30.2 f
- - Pathophysiologie 30.1
- - Prognose 30.4
- - Rehydratation 30.3
- hepaticum 46.1 ff
- - Austauschtransfusion 46.7
- - Behandlung 22.17
- - Darmentkeimung 46.4
- - Differentialdiagnose 46.4
- - Eiweißrestriktion 46.4
- - endogenes 46.1, 46.5
- - - Komplikationen 46.7
- - - Letalität 46.7
- - - Warnsymptome 46.6
- - exogenes 46.1 ff
- - - auslösende Faktoren 46.2
- - - Pathogenese 46.1
- - - Warnsymptome 46.3
- - extrakorporale Leberperfusion 46.7
- - Hämoperfusion 46.7
- - Immuntherapie, passive 46.6
- - Kohlehämoperfusion 23.19
- - Kreuzzirkulation 46.7
- - Labordiagnostik 46.3
- - metabolische Alkalose 29.9
- - neuropsychiatrische Gradeinteilung 46.3
- - Paracetamolvergiftung 53.8
- - Pathogenese 46.5
- - Plasmapherese 22.17
- - Prognose 46.5
- - Salz-Wasser-Haushaltsbilanzierung 46.4
- - Säure-Basen-Haushaltsbilanzierung 46.4
- - Therapie 46.4 ff
- uraemicum 33.5
Coma hepaticum Austauschtransfusion 22.17
Commotio cerebri, Symptome 51.1
- cordis 41.1 f
Compliance 26.3
- statische, erniedrigte 16.23
- - Errechnung 16.16
- - respiratorisches System 16.15 ff, 16.23
Compliance-Kompensator 17.6
Complianceabnahme bei Beatmung 17.1
Compressio cerebri 51.2
Continuous ambulatory peritoneal dialysis s. Peritonealdialyse, chronisch intermittierende
- positive airway pressure 16.20 f, 41.15
Contraction alkalosis 29.9
Contusio cerebri 51.2
- cordis 41.1 f
- pulmonis s. Lungenkontusion
Cor pulmonale 26.17
- - akutes, Elektrokardiogramm 40.3 ff
- - chronicum 36.1
- - Dekompensation 36.1
- - Pickwick-Syndrom 37.2
- - Respiratorentwöhnung 16.33
- - Schock 32.6
- - Tachykardie 38.23
Coronary care unit 38.25
- - - mobile 38.1
Corticotropin-Releasing-Factor 47.12
Cortisol 21.1
Cortisolmangel 47.10
CPAP s. Druckatmung, kontinuierliche positive
CPAP-System für Kinder 55.27
- für Neugeborene 55.27
CPK, Myokardinfarkt 38.6 f
Crash-Niere 54.8
Crescendo-decrescendo-Herzgeräusch, holosystolisches 38.8
Cross-infection 2.4
Crowding-Situation 5.3
Crutchfield-Klammer 50.6
Cuff 15.3
- Anforderungen 15.3
- birnenförmiger 15.5
Cuff-tracheal-pressure 15.3
Cumarinbehandlung, spontane Blutungen 31.7
Cumarine bei Venenthrombose 39.5 f
Curtiy-Urine-Meter 7.6
Cushing-Syndrom, Adrenalektomie 47.13
Cyclic hyperalimentation 21.7
Cystein 21.25
Cystofix-Punktionsset 7.8
Cystomat-Tidal-Drainage 7.10

D

Dämmerzustand 49.2 f
- besonnener 51.10
- geordneter 49.3
- organischer 49.3
Dampfsterilisation 10.2 f
Darmblutung, rote 43.1
Darmentkeimung, antibiotische 46.4
Darmgeräusche im Thorax 13.2
Darmhyperperistaltik 44.5
Darminvagination 44.5
Darmparese 44.6
Darmschlingen, Gasverteilung 44.9
Datenverarbeitungsanlagen 9.16
Dauerdrainagepumpe 35.13
Deckenschienen 1.27
Defibrillation, elektrische 13.17
- externe 13.17 f
- - Elektrodenlage 13.17
- - klinische Psychologie 6.7
- - Technik 13.18
- interne 13.18
- synchrone 13.18
Defibrillationslöffel 13.18
Defibrillator, batteriebetriebener 13.19
- Funktionskontrollen 13.19
- R-Zacken-gesteuerter 38.22
Dehnungslagerung 8.6
Dehydratation 11.10
- dialysebedingte 23.2
- hypernaträmische 55.54
- klinische Zeichen 55.36
- Ursachen 21.13
Dehydrierung, hypertone 5.10
Deiquatvergiftung 53.15 ff
- Diagnosestellung 53.16
- Giftelimination 53.16
- Symptome 53.16
- Therapie 53.16
Dekontamination 10.2
Dekubitalgeschwür, Prophylaxe bei Polyneuritis 50.12
Dekubitusbett 8.7
Dekubitusmatratze 8.7
Dekubitusprophylaxe 7.15, 8.3, 8.7
Delir 49.2
Delirium traumaticum 6.9
- tremens 46.4, 49.2 f
Depolarisationsblock 50.16
Depression 6.1 f, 49.4 f
- agitierte 49.5 f
- apathische, reaktive 5.12
- larvierte 49.5
1-Desamino-8-D-Arginin-Vasopressin 47.17
Desinfektionsautomat 10.5 ff
Desinfektionskammer 10.8
Desinfektionsmittel, chemische 2.5
- chirurgische 2.5
- hygienische 2.5
- Raumdesinfektion 2.6
Desinfektionsschrank 10.9
Desinfektionsverfahren 10.4 ff
- chemische, mit organischen Mitteln 10.7 ff
- physikalische 10.5
Desorientiertheit 49.3
Detergentien, Aerosoltherapie 18.4
Dexamethason 27.9
- Dosierung 32.21

Dexamethason
- Dosierungsverhältnis zu Prednison 36.8
- Normaldosierung 51.16
Dextran 32.15
- niedermolekulares 13.23
Dextrane, Thrombo-Embolie-Prophylaxe 39.7
Dezelerationstrauma 41.2
Diabetes insipidus 21.13, 47.16
- - renaler 47.16
- - Schädel-Hirn-Trauma 51.15
- - zentraler 47.16
- mellitus 30.1, 45.1
- - akute Pankreatitis 45.5
- - metabolische Azidose 29.5
- - transitorischer, Tetanus 52.2
Diabetiker, hochkalorische Glucoseinfusion 21.9
- Notfallsituation 30.6
- Operationen 30.5f
- - Insulindosierung 30.6
Dialyse 23.1
Dialyse-Patient, Ernährung 33.18
Dialysebehandlung, befristete 23.12
- Körpergewichtskontrolle 7.11
Dialysemembran, Austauschvorgänge 23.2
Dialysezentrum 1.5
Dialysierlösung 23.5
- acetathaltige 23.6
- hypertone 23.8
Diarrhöen bei parenteraler Ernährung 5.10
Diathese, allergische 18.1
- hämorrhagische Leberkrankheit 31.7
- - bei Transfusion 22.13
Diazepam 13.23, 36.9
- bei Tetanus 52.5
- Wirkungsmechanismen 52.5
Diazoxid 33.19, 48.4
Digitalisglykoside s. Herzglykoside
Digitalisintoxikation 53.8f
- Symptome 53.8
- - kardiale 25.2f
- Therapie 53.9
- Überdosierung 25.2
Digitalisüberempfindlichkeit 21.18
- Hypokaliämie 21.16
Digitoxin 25.5
- Abklingquote 25.1
- bei akutem Nierenversagen 33.19
- Erhaltungsdosis 25.1
- Resorptionsquote 25.1
- Vollwirkdosis 25.1
Digitoxinvergiftung, Hämoperfusion 53.9
Digoxin 25.5
- Abklingquote 25.1
- Erhaltungsdosis 25.1
- - bei Niereninsuffizienz 25.4

Digoxin
- Konzentration im Serum 25.3
- Resorptionsquote 25.1
- Vollwirkdosis 25.1
Dihydralazin 33.19
Dihydroergotamin 39.7
Dilution acidosis 29.5, 29.9
Dilutionshyponatriämie 21.15
Dimethoatvergiftung 53.12
Dinatriumcromoglycat 36.10
Diphenylhydantoin 33.20, 38.23f
Dipyridamol 39.8
Disäquilibrium-Syndrom 23.2
Disopyramid 38.24
Disseminierte intravasale Gerinnung s. Blutgerinnung, intravasale, disseminierte
Disulphinanfärbung 54.2
Diurese, forcierte 7.5, 22.23
- - Giftstoff-Clearance-Werte 53.6
- - bei hyperkalzämischer Krise 47.8
Diureseförderung 22.23
Diuretika 16.30
- aldosteronantagonistische 21.17
- bei Hirnödem 51.18
- bei Myokardinfarkt 38.9
- osmotische 21.14
- - Kontraindikationen 51.18
Dobutamin 38.14, 41.8
- Dosierung 28.7
- bei Schock 32.20
Dopamin 25.5, 27.11, 41.7, 41.11
- Dosierung 28.7, 32.20
- Indikationen 25.6
- bei kardiogenem Schock 38.14
- Kreislaufwirkungen 41.6ff
- Prophylaxe des akuten Nierenversagens 33.14
- bei Schock 32.19
- Wirkung 25.5
Dosieraerosol 18.3, 36.7
Doxycyclin 25.9
Dräger Assistor 744 17.11f
- Bedienung 17.12
- Funktionsprinzip 17.11f
- Funktionsschema 17.11
- Sterilisation 17.12
- Überwachung 17.12
Dräger EVA 17.41
Dräger Universalventilator UV 1 17.24ff
- Bedienung 17.23
- Funktionsprinzip 17.23
- Funktionsschema 17.25
- klinische Beurteilung 17.38
- Sterilisation 17.25
- Überwachung 17.24
Dräger-Vernebler, Schema 26.15
Dräger-Volumeter 26.3
Drainagelagerung 36.8
Drehbett 8.7
Drigalski-Schale 12.4
Druck, hydrostatischer 32.3

Druck
- intrakranieller, Einflußfaktoren 51.3f
- - erhöhter, Barbituratthterapie 55.57f
- intrapleuraler 16.11
- - bei PEEP 16.11f
- - bei Spontanatmung 16.3
- intrathorakaler, bei Beatmung 16.2ff
- kolloidosmotischer 5.9, 16.26f, 32.3f
- - Berechnung 16.27
- - Definition 32.5
- - erniedrigter 28.3
- - Humanalbumininfusion 32.17
- - Interventionsschwelle 22.20, 32.17
- - - prophylaktische 28.7
- - Normalwerte 16.27
- - Schock 32.4f
- - stark erniedrigter 26.6
- - verminderter 16.30
Druckänderung, intrathorakale 7.3
Druckatmung, kontinuierliche positive 5.8, 16.20f, 17.2
- - - Atemtherapie 18.9
Druckgenerator 17.3, 17.8, 17.10
Druckmessung, intrakranielle 55.57f
- - Risiken 5.8
- linksventrikuläre, bei Schock 32.11
Drucksteigerung, intrakranielle 50.3, 51.3
- intrathorakale 18.2
Druckwandler, Monitorsystem, Vorbereitung 9.8
Ductus-thoracicus-Verletzung 35.12
Dünndarmflüssigkeit, Natriumsekretion 21.15
Dünndarmsonde 21.23
Duodenalsonde 21.23
Durchblutung, arterielle, Massagewirkung 8.2
- peritoneale 23.8
- zerebrale s. Hirndurchblutung
Durchblutungsstörung, Endotoxinschock 32.6
- periphere hyperbare Oxygenation 19.2
Durchgangssyndrome 6.1, 6.6f
- nach Herzoperation 6.8
- nach Hirnkontusion 6.8
Durchwanderungsperitonitis 44.12
Durstgefühl 21.12f
Dyskrinie 18.2
Dysplasie bronchopulmonale 55.10
Dyspnoe 26.9, 28.3f, 40.2
- obstruktive Atemwegserkrankung 36.3

Dyspnoe
– bei Respiratorentwöhnung 16.30
– Sedierung 36.9

E

E 605-Vergiftung 53.12
Echoenzephalographie 51.13
Eigeninfektion 2.4
Einflußstauung, obere 35.1
Eingriff, ärztlicher, Einwilligungsbedürftigkeit 3.1
Einmal-EKG-Elektroden 9.3
Einmal-Geschirr 2.6
Einmal-Handschuhe 2.5f
Einmal-Katheterset 7.7
Einmal-Platikschürzen 2.5
Einmanndruckkammer 19.4f
Einweg-Thoraxdauerdrainage 35.16
Einwegutensilien, Entsorgung 2.6
Eisbeutel 24.6
Eiswasserkissen 24.6
Eiweiß im Harn 11.8
Eiweißmetabolite, zerebrotoxische 46.2, 46.5
EKG-Elektroden 9.3ff
– Anforderungen 9.3
– Applikation 9.3f
– Pflege 9.5
EKG-Gerät, batteriebetriebenes 13.15
EKG-Klebeelektroden 9.3
EKG-Monitor, Anforderungen 9.2
– hygienische Belange 9.2
– transportabler 13.15
EKG-Überwachung 9.2ff
Eklampsie 48.1ff
– Beatmung 48.3
– Ernährung 48.4
– Geburtseinleitung 48.5
– geburtshilfliche Behandlung 48.5
– Harnstoffclearance 48.2
– Hirnödem 48.2
– Infusion 48.4
– Lungenödem 28.8
– Sedierung 48.3
– Symptomatik 48.3
– Überwachung des Feten 48.5
Elastance 26.3
Electrical overdriving 25.5
Elektroenzephalogramm, Alkylphosphatvergiftung 53.14
– hirnelektrische Stille 14.4f
– Hypothermie 24.3
– Leberkoma 46.3
– nach Wiederbelebung 14.3ff
Elektroenzephalographie 14.4ff, 51.13f
Elektrokardiogramm, Artefakte 9.4f
– Hypokaliämie 21.17
Elektrokardiogramm
– Lungenembolie 40.3ff
– P-pulmonale 40.3
– R-auf-T-Phänomen 38.23
Elektrokardiographie, Störungsmöglichkeiten 9.4f
Elektrolytbasislösung halbosmolare 45.5
Elektrolytbedarf, Kinder 55.33
– Säuglinge 55.35
– täglicher, bei parenteraler Ernährung 21.8
Elektrolytkonzentrate 29.13
Elektrolytstoffwechsel 11.9
Elektrolytstoffwechselstörung, Behandlung 21.11
– bei parenteraler Ernährung 21.9
Elektrolytstörung, Hämodialyse 23.7
Elektromanometer, Blutdruckmessung 9.7
– zentrale Venendruckmessung 9.10
Elementardiät 21.25
Ellenbeugenvenenpunktion 20.3ff
Embolektomie bei Lungenembolie 40.9f
Emphysematiker, Anwendung von PEEP 16.20
Emphysembronchitis, chronische 26.11
Endojodin 47.2
Endothel-Glia-Barriere 51.2, 51.17
Endotoxinschock 32.2
– Frühphase 32.6
– Spätphase 32.6f
– Transfusionszwischenfall 22.24f
Energiebedarf 21.3
– Schätzungen 21.3
– täglicher 21.4
Engström Care System ECS 2000 17.30ff
– Bedienung 17.31
– Funktionsprinzip 17.31
– Funktionsschema 17.31
– klinische Beurteilung 17.38
– Sterilisation 17.31
– Überwachung 17.31
Engström-Respirator 55.30
Engström-Respirator ER 300 17.27ff
– Bedienung 17.28
– Funktionsprinzip 17.29
– Funktionsschema 17.29
– klinische Beurteilung 17.38
– Sterilisation 17.29
– Überwachung 17.29
Engström-Respirator ERICA 17.31f
Enterokokken 5.11
Enteropathie, exsudative 47.4
Entgiftungszentrale 1.5
Entsorgung 2.4
Entspannungsübungen 8.3
Entzugshypoglykämie 30.7
Enzephalitis 50.4
Enzephalopathie, entzündliche 50.4
– hepatische 46.2
– – Ammoniakelimination 46.4
– – chronische 46.4
– hyperkapnische kardiopulmonale 37.2
– kardiopulmonale, mit Adipositas 37.3
– metabolische 50.4
– bei parenteraler Proteinzufuhr 21.7
Enzymbestimmungen 11.15
EPH-Gestose 48.1
Epiglottitis acutissima oedematiens stenosans 55.49
– Infusionsschema 55.48
– stenosierende 55.49
Epinephrin, racemisches 18.3
Erbrechen Giftelimination 53.16
– metabolische Alkalose 29.14
Erholungslatenzzeit nach Ischämie 14.1
Erholungszeit nach Ischämie 14.2
Erlebnisreaktion, abnorme 49.4
Ernährung, bilanzierte 21.1ff
– – Sondenkost 21.23ff
– bei Kindern 55.39f
– Neugeborenes 5.13f
– parenterale 21.1ff
– – Aminosäurenzufuhr 21.5f
– – Azidose, metabolische hyperchlorämische 21.9
– – Cyclic hyperalimentation 21.7
– – Dosierung 21.4
– – Effektivitätskontrollen 21.8
– – Elektrolytstoffwechselveränderungen 21.9f
– – Energiebedarf 21.3
– – – täglicher 21.4
– – Fettemulsionsinfusion 21.5
– – – Kontraindikationen 21.5
– – Hyperammonämie 21.9
– – Hypophosphatämie 21.19
– – Insulingaben 21.4, 21.6
– – Kohlenhydratzufuhr 21.4f
– – – hochkalorische 21.6
– – Koma, hyperosmolares, 21.9
– – komplette 5.10
– – Kontrollmaßnahmen 21.8ff
– – Laborüberwachung 21.9
– – langdauernde, bei Kindern 55.38
– – Leberversagen 21.7
– – Minimaldiät 21.8
– – Nebenwirkungen 21.9
– – Niereninsuffizienz 21.6
– – phasenweise 21.7
– – Risiken 5.10
– – Spurenelemente 21.8
– – Stickstoffbedarf, täglicher 21.5

Ernährung, parenterale
– – Stickstoffbilanz 21.10
– – Stoffwechselstörung 5.10
– – Überwachungsmaßnahmen 21.8 ff
– – Vitamine 21.8
Ernährungsbehandlung s. Ernährung, parenterale
Erreger, gramnegative 25.7
Erregungszustände 49.3 f
– manische 49.3
– organisch bedingte 49.4
– psychogene 49.4
– schizophrene 49.3
– Sedierung 49.4
– toxische 49.4
Ersatzstromversorgung, elektromedizinische, floating input 9.22
Erschöpfungsdepression 6.4
Erschöpfungsreaktion, akute 49.6 f
Erschöpfungssyndrom, psychovegetatives 49.7
Ertrinken 28.3
Erythrozyt, mittlerer prozentualer Hämoglobingehalt 11.5
– mittleres Korpuskularvolumen 11.5
Erythrozyten, Formveränderungen in Blutkonserve 22.6
– fragmentierte 31.9
– multivalente Bindungsfähigkeit 22.6
– Quellform 22.6
– Stechapfelform 22.6
– Tiefkühlkonservierung 22.17
– transfundierte, Überlebenszeit 22.6
Erythrozytenaggregation 32.4
Erythrozytenkonserve s. Erythrozytensediment
Erythrozytenkonzentrat, Indikation 32.18
– bei Schock 32.18
Erythrozytensediment 22.18 f
– eiweißarmes 22.19
– Indikation 22.19
– leukozytenarmes 22.19
– thrombozytenarmes 22.19
– Vorteile 22.19
Erythrozytenzerstörung, Antigen-Antikörper-Reaktion 22.22
Escherichia coli 5.11, 25.7
Etacrynsäure 33.14 f
Ethacrinsäurepräparate 32.20
Euthanasie, Abgrenzung zwischen aktiver und passiver 4.5
– aktive 4.5
– passive 4.5
Evans-Blue 9.13
Existenzangst 49.6
Exponentialstrom 8.3
Exsikkose 55.33
– Volumensubstitution 55.35
Exspirationsluft, Kohlendioxiddruck 26.11
– CO_2-Konzentration 9.15
Exspirationszeit bei Beatmung 16.4
Extrasystolen, ventrikuläre 38.23 f
– – Behandlung 38.23, 38.26
Extrazellularflüssigkeit, pH-Wert 29.1
Extrazellulärraum 29.1
Extremitätenfixierung, Kunststoffmanschetten 7.15
Exzitationssyndrom, Salicylatvergiftung 53.8
Eyetone-Reflektometer 11.6

F

Facies tetanica 52.3
Fäkalienentsorgung 2.4
Faktor-VIII-Mangel 22.21
Faktor-VIII-Substitution 22.21
Faktor-XIII-Mangel, postoperativer 22.17
Faktor-XIII-Substitution 22.17
Farbstoffverdünnungsmethode, HZV-Bestimmung 9.13
Fasten, Stoffwechselreaktion 21.3
Faustschlag, präkordialer 13.11
Fazialislähmung 50.13
Fenoterol 5.11, 18.2 f, 18.8
Fenoterol-Dosieraerosol 36.7
Fermentpräparate, Aerosoltherapie 18.5
Fetalblutgasanalyse 48.5
Fettembolie, traumatische pulmonale 27.3 f, 27.10 f
– – – Symptome 27.10 f
– – zerebrale 27.10 f
– – – Hyperventilationssyndrom 29.10
– – – Symptome 27.11
Fettemboliesyndrom 27.10 ff
– Augenhintergrundbefund 27.11
– Pathophysiologie 27.10
– Polytrauma 34.13
– Therapie 27.11
– Verlaufsformen 27.10
Fettemulgation, Verbesserung 27.11
Fettemulsionsinfusion 21.5
– Kontraindikationen 21.5
– Nebenwirkungen 21.9
Fettgewebsnekrose 45.2
Fettsäuren, essentielle 21.5
– kurzkettige 46.1 f
Fettstoffwechsel, Hunger 21.3
– Streß 21.2 f
Fettstühle 45.9
Fettzufuhr, Sondenkost 21.24
Fiberbronchoskop, flexibles 26.22 f
Fibrinbildung 11.18
Fibrinogen, Normalbereich 11.20
Fibrinogenkonzentrat 31.11
Fibrinogenmangel 11.18
Fibrinogenverlust 31.11
Fibrinolyse 11.18 f
– Pathophysiologie 11.18 ff
– therapeutische, Kontraindikationen 40.9
– – Lungenembolie 40.9
– – Venenthrombose 39.5
Fibroplasie, retrolentale 55.10, 55.45
Ficksches Prinzip 9.12 f
Fieber, zentrales 50.4
Fieberkrämpfe 55.49
Fieberthermometer, Desinfektion 2.6
Fistel, arteriovenöse, interne 23.3
– ösophagotracheale 5.9
Fixed shunt 16.34
Flapping tremor, Elektroenzephalogramm 46.3
Flucloxacillin 25.9
Fluid lung 16.28 f, 33.7
Fluorocarbonemulsion 22.22
Flüssigkeit, interstitielle, Ionogramm 21.14
– intrazelluläre, Ionogramm 21.14
Flüssigkeitsbedarf, Kleinkind 55.33
– Schockbehandlung 55.14
– täglicher 21.24
Flüssigkeitsbilanz 21.12
– Beatmung 16.30
– Herzoperation 41.10 f
Flüssigkeitsdefizit 21.13
– Berechnung 21.13
– intravasales 21.13
Flüssigkeitsersatz, Geschwindigkeit 21.13
Flüssigkeitskompartement, extrazelluläres 21.12
– intrazelluläres 21.12
Flüssigkeitsmanometrie 7.3
– Nullpunkt-Bestimmung 7.4
– Patientenlagerung 7.4
Flüssigkeitsräume, Fließgleichgewicht 29.1
Flüssigkeitssequestrierung 21.12
Flüssigkeitsstrahlschreiber 9.18
Flüssigkeitsverschiebung, pulmonale 21.12
Foetopathia diabetica 55.6
Foetor hepaticus 46.5 f
– uraemicus 33.5
Formaldehyd 10.7 f
Fraktur, physikalische Therapie 8.4
Frakturen, multiple, Blutgasanalyse 29.13

Fremdkörperaspiration bei Kindern 55.48
Fremdkörperentfernung, endoskopische 55.48
Frischbluttransfusion 31.7, 31.11
- Indikation, Gerinnungsstörung 22.21
- obere Magen-Darm-Blutung 43.4
- Polytrauma 34.12
Frischoperiertenstation 1.3f
- Definition 1.4
Fruchtwasser, grünes 55.8
Fructose 21.4
Fructose-1,6-Diphosphatase-Mangel 21.9
Fructose-Glucose-Xylit-Lösung, Ernährung, orale 54.9
- - parenterale 54.9
Fructose-Oberbauchsyndrom, Nierenbiopsie 33.12
Fructoseinfusion 46.4
- Dosierung 21.4
Fructoseintoleranz 21.9
Frühgeborenenüberwachung 9.14
Frühgeborenes 55.5f
Frustrationsaggression 6.5
Fuller-Erde 53.16
Funktionen, vitale, akute Bedrohung 7.1
Funktionskurve, linksventrikuläre 16.26
- rechtsventrikuläre 16.26
Funktionspflege 1.10
Furosemid 32.20, 33.14f
- Dosierung bei Kindern 55.62
Furosemidtest 33.12
Fußbodengrundreinigung, maschinelle 2.6
Fußbodenreinigung 2.6

G

18-G-Argyl-Polypropylenkanüle 5.4
20-G-Teflonkanüle 5.4
Gallenblasenperforation 44.12
Gallengangsatresie 55.13
Gammaglobulinsubstitution Verbrennungskrankheit 54.10
Gammopathie, Plasmapherese 22.18
Gangrän, venöse 39.3
Gas, mikrobizides 10.3
Gasaustausch, extrakorporaler 16.34, 26.24
- intrapulmonaler 26.1
- - Beurteilung 11.13
- Polytrauma 34.9
Gasbrand, hyperbare Oxygenation 19.2
- - - Behandlungsschema 19.5
Gastrin 42.1
Gastrointestinaltrakt, Motilität 44.4
Gastrointestinaltrakt, Motilität
- - Einfluß von Arzneimitteln 44.7
Gastroskopie 43.1
Gastrostomie, Ernährungssystem 55.39
Gasvergiftung 53.19
Gasvolumenaustausch, pulmonaler, bei Beatmung 16.4
Gefäßchirurgie, metabolische Azidose 29.6
Gefäße, extraalveoläre, Lungendehnung 16.13
Gefäßprozeß, intrakranieller 50.2
- - akuter, Patiententransport 50.3
Gefäßverletzung, herznahe 41.1
Gefäßverschluß, Schock 32.7
Gefäßwiderstand, peripherer, Myokardinfarkt 38.4
Gehirn, Gleichspannungspotential 14.6f
- Sauerstoffangebot, Verbesserung 13.23
- Wiederbelebungszeit 14.2
Gehirnfunktion, Protektion 13.21
Gelantinefilterverfahren 12.5
Gelatinekolloide 32.15f
Gelenkkontraktur, Bewegungsübungen 8.2
Gentamicin 25.8f
- Aerosolapplikation 18.5
Geräte, elektromedizinische 9.19ff
- - batteriebetriebene 9.22
- - Benutzungsgrundregeln 9.22
- - Betriebsisolierung 9.20
- - Erdung 9.21
- - Ersatzstromversorgung 9.22
- - floating input 9.20
- - Instandhaltung 9.23
- - lebensnotwendige 9.22
- - Sicherheit 9.20f
- - VDE-Bestimmungen 9.20, 9.23
Geräteanwendung, sichere 9.22
Gerätedesinfektion 2.7
Geräteschutzklasse I 9.20f
- II 9.21
Gesamtorganismus, Wiederbelebungszeit 14.1
Gesetz über technische Arbeitsmittel 9.20
Gestationsalter 55.5
Gewebshypoxidose, Verbrennungskrankheit 54.5
Gewebshypoxie bei parenteraler Ernährung 5.10
Gewichtsabnahme 45.9
Gifte, durch Hämoperfusion wirkungsvoll eliminierbare 23.18
Giftstoff, Blut-Gewebe-Verteilung 53.5
Gigasept 10.8
Glasgow-Coma-Scale 55.57
Gleichstromdefibrillator 13.17
Gliadin 21.24
Glomerulusfiltrat, Serumkreatinin 33.5
Glottisödem, Behandlung 53.19
- Pneumonitis 53.18
- Reizgas 53.21
- Säurevergiftung 53.18
Glucagon 21.1
- als Chinidin-Antidot 53.10
Glucokortikoide bei akutem Lungenversagen 27.9
- Äquivalenzdosen 47.12
- bei Asthmaanfall 36.8f
- Cushing-Schwellendosen 47.12
- Dosierung 28.7, 36.8f
- Halbwertszeiten 47.12
- bei hypothyreoter Krise 47.5
Glucokortikoidinhalation 36.9
Glucokortikosteroide bei Leberkoma 46.6
Gluconeogenese 21.2
Glucose 21.4
Glucose-Nichtglucosekohlenhydrat-Gemisch, Dosierung bei Infusion 21.4
Glucoseausscheidung, renale, qualitativer Nachweis 11.7
Glucosebestimmung im Blut 11.5f
Glucoseinfusion, Dosierung 21.4
Glucoseschnellbestimmung 11.5
Glucoseteststreifen 11.5
Glucosetoleranz, reduzierte 21.6
Glucosetransport 30.1
Glucoseutilisationsstörung 21.2
Glucoseverwertung, Insulinabhängigkeit 21.4
Glucoseverwertungsstörungen, Pufferfunktion der Leber 21.4
Glutamatoxalacetat-Transaminase, Leberkoma 46.3, 46.6
- Myokardinfarkt 38.7
- 11.15
- Normalwert 11.17
Glutaraldehyd 10.7f
Glykogenolyse 21.2
Glykolyse 22.9
Gonadotropine 47.14
GOT s. Glutamatoxalacetat-Transaminase
GPT, Leberkoma 46.3, 46.6
Granulozyten, transfundierte, Überlebenszeit 22.6
Gravidität, Gefäß-Nieren-Erkrankung, präexistente 48.2
- Hypertonie 48.1ff
- Nebennierenrinden-Insuffizienz 47.11
- Ödem 48.1ff
- Phäochromozytom 47.18

Gravidität
- Proteinurie 48.1 ff
Großdosis-Urographie 33.12
Großhirnrindenausschaltung, traumatisch bedingte 51.9
Grundpflege, erweiterte 1.10
Grundstimmung, depressive 49.5
Gruppenpflege 1.10
Guanethidin 33.19
Guedel-Tubus 13.3 ff, 13.7
Guillain-Barré-Syndrom 50.10
Gummi-Latextubus, Komplikationen 15.2

H

H_2-Antagonist 33.19
H-Ionen-Ausscheidung, renale 29.3
Halbleitertemperatursonde 9.6
Halluzination 49.5
Halluzinose ohne Bewußtseinsstörung 49.5
Halsvenenstauung, Blutung ins Perikard 35.4
- Spannungspneumothorax 35.1
Hämatemesis 43.1
- Anamnese 43.2
- gezielter Status 43.2
Hämatokrit, Bestimmung 11.5
- - Schock 32.13
- Neugeborenes 55.14, 55.38
- Normalbereiche 11.5
Hämatom, epidurales 51.5 ff
- - Computertomogramm 51.12
- intrakranielles 51.5 ff
- - Allgemeinsymptome 51.5
- - Diagnose 51.6 f
- - Lokalsymptome 51.5 f
- intrazerebrales, Computertomogramm 51.12
- subdurales 46.4, 51.5, 51.8 f
Hämatothorax s. Hämothorax
Hämaturie 11.8
Hämodialysat 23.2
Hämodialysator 23.5 f
- Ausstattung 23.6
Hämodialyse 21.17, 28.8
- Clearance, relative 23.9
- Dehydratation 23.2
- Depletion 23.2
- extrakorporale 23.1 ff
- - Anwendungstechnik 23.3
- - arteriovenöse 23.4
- - Austauschvorgänge 23.1 f
- - Dialyse 23.1
- - Gefäßzugang 23.3 f
- - - perkutaner 23.4
- - Grenzheparinisierung 23.4
- - Heparinisierung 23.4
- - - regionale 23.5
- - Indikationen 23.6 f
- - Komplikationsmöglichkeiten 23.7
- - Kontraindikationen 23.7

Hämodialyse, extrakorporale
- - Osmose 23.2
- - Prinzip 23.1 f
- - Rezirkulationsblutvolumen 23.4
- - Single-needle-Verfahren 23.4
- - Solvent drag 23.2
- - Ultrafiltration 23.1
- - venovenöse 23.4
- Giftstoff-Clearance-Werte 53.6
- nach Hämoperfusion 23.18
- heparinfreie 23.4
- intrakorporale 23.7
- Niereninsuffizienz bei Lungenversagen 27.9
- prophylaktische 33.21
Hämodialysebehandlung bei intravasaler Hämolyse 22.23
Hämodialyselösung 23.5
Hämodynamik, Bestimmung der Parameter 5.6
- Wirkung von PEEP 16.11 ff
Hämofiltrat 23.13
Hämofiltration 23.13 ff, 33.21
- Anwendungstechnik 23.14 f
- Depletion 23.14
- Gefäßzugang 23.14
- Heparinisierung 23.4, 23.14
- Indikationen 23.15
- Kontraindikationen 23.16
- Kreislaufverträglichkeit 23.14
- Postdilution 23.14
- Prädilution 23.14
- Substitutionslösungen 23.14
Hämofiltrationslösung 23.5
Hämofiltrationsmembran 23.13
- sekundäre 23.14
Hämofiltrator, Warnsystem 23.14
Hämofiltratoren, Charakteristika 23.14
Hämoglobin, Kohlenmonoxidbindung 53.20 f
- Sauerstoffsättigung, Ziel 19.1
Hämoglobin-Puffersystem 29.2
Hämoglobinbestimmung, Schock 32.13
Hämoglobinurie 11.8, 22.24
Hämolyse, Hyperkaliämie 21.17
- intravasale, Dialysebehandlung 22.23
- - Diureseförderung 22.23
- - Schockbekämpfung 22.23
- - Therapieplan 22.22 f
- - bei Transfusion 22.22
- - Verlaufsmöglichkeiten 22.23
- Säurevergiftung 53.17
Hämoperfusion 23.16 ff
- Adsorptionsleistung 23.16
- Adsorptionsmaterialien 23.16
- bei Alkylphosphatvergiftung 53.14
- Anwendungstechnik 23.17
- Blutdruckabfall 23.17

Hämoperfusion
- Bronchopneumonie 23.17
- Depletion 23.18
- Gefahrenmomente 23.17
- Giftelimination 53.3 f
- Giftstoff-Clearance-Werte 53.6
- mit Hämodialyse 23.18
- Heparinisierung 23.4
- Heparinverbrauch 23.17
- bei Herbizidvergiftung 53.17
- bei hyperthyreoter Krise 47.3
- Indikation 23.18 f
- bei Leberkoma 46.7
- Plasma-Giftstoffkonzentration, Interventionsschwellen 53.4
- Prinzip 23.16 f
- Volumenüberlastung 23.17
Hämoperfusionssystem venovenös angeschlossenes 53.4
Hämoperikard 38.7
Hämophilie 31.1 f
- akute Blutung, Maßnahmen 31.12
Hämophilussepsis 55.49
Hämopneumothorax 35.4
Hämoptoe 35.3
Hämoptyse 40.2
Hämostase, Schock 32.4
Hämostasestörung 31.1 ff
- Anamnese 31.4
- angeborene 31.1
- erworbene 31.2
- Fragenkomplexe 31.4
- hepatogene 31.7 f
- körperliche Untersuchung 31.4
- Labordiagnostik 31.5
- nephrogene 31.8
- posttransfusionelle 31.3
Hämostasestörungen, Labordiagnostik 11.18
Hämotherapie, gezielte 22.18 ff
- - Entwicklung 22.18
Hämothorax 7.3, 35.3
- beidseitiger 35.4
- Blutverlust 35.4
- iatrogener 20.14
- Operationsvorbereitung 35.4
- Pleurapunktion 35.8
- Thorakotomie 35.4
- bei Vena-subclavia-Punktion 20.13
Hamptom's hump 40.8
Händedesinfektion 12.6
- hygienische 2.5 f
Händedesinfektionsmittel, chirurgische 2.5
- hygienische 2.5
Händedesinfektionsmittelspender 2.5
Handlungsabläufe, verbale Begleitung 6.10
Haptoglobinbestimmung, quantitative 22.24
Harn, Blutnachweis 11.8

Harn
- Eiweißnachweis 11.8
- Gastrografinnachweis 44.9
- Glucosenachweis, qualitativer 11.7
- Ketonkörpernachweis 11.8
- Porphobilinogennachweis 11.8f
- saurer 29.8
Harn-α-Amylase 11.17
Harn-pH 11.8
Harn-Zeit-Volumen bei PEEP-Beatmung 16.18
Harnableitungssystem 7.5f
- geschlossenes 7.5f
- halboffenes 7.5
Harnausscheidung nach Herzoperation 41.11
- Kontrolle 7.5
Harnblase, trockene 33.9
Harnblasendauerkatheter 33.8
Harnblasendauerkatheterisierung, Gefahren 7.10
Harnblasendrainage, Rückenmarkverletzter 7.9
Harnblasenentleerungsstörung, neurogene 7.8
Harnblasenkatheterisierung, suprapubische 7.7ff
- - Indikationen 7.8f
- - Kontraindikationen 7.9
- - Punktionsort 7.8
- transurethrale 7.6
Harnblasenkatheterismus, Technik 7.6
Harnelektrolyte, Tagesausscheidung 11.10
Harninkontinenz ohne Restharn 7.9
Harnmolalität 11.10
Harnosmolalität, Diabetes insipidus 47.16
- Schockprognose 32.22
Harnproben, qualitative 11.7
Harnröhrenstriktur 7.7
Harnsäure-Verstopfungsniere 33.21
Harnstickstoff, erhöhter 21.2
- Recycling-Theorie 21.6
Harnstoff, Normalbereich 11.7
Harnstoff-Kreatinin-Quotient, akutes Nierenversagen 33.6
Harnstoff-N, Normalbereich 11.7
Harnstoffclearance, Eklampsie 48.2
Harnwegsinfektion, aufsteigende 7.7
Harnzeitvolumen, Schock 32.12
- Schockprognose 32.22
Hartwassersyndrom 23.6
Hautdurchblutung, reduzierte 34.3
Hautemphysem 16.20, 26.13
- Behandlung 35.8
- bei Intubation 15.10
Hauthyperämisierung, massagebedingte 8.2
Hauthyperpigmentierung 47.10
Hautpflege 8.7
Hautrekapillarisationszeit 34.2
Hauttemperaturmessung 9.6
- Monitoring 55.44
Hautturgor, herabgesetzter 21.13
α-HBDH, Normalwert 11.17
HBs-Antigen-Bestimmung 22.26
Heißluftkasten 8.3
Heißluftsterilisation 10.2f
Hemianopsie 50.2
Hemiplegie 50.2
Hemmkörperhämophilie 31.13
Heparin bei disseminierter intravasaler Gerinnung 31.10
- Dosierung 32.21, 39.6
- Dosierungsrichtlinien 44.15
- bei extrakorporaler Dialyse 23.4
- Halbwertszeit 23.5
- bei Hämoperfusion 23.17
- Kontraindikationen 40.9
- bei Lungenembolie 40.9
- bei Peritonealdialyse 23.8
- bei Polytrauma 34.12
- bei Schock 32.21
- bei traumatisch-hämorrhagischem Schock 31.12
- bei Venenthrombose 39.5f
Heparin-Blutkonserve, korpuskuläre Anteile, Überlebenszeit 22.6
Heparinantagonist 23.5
Heparinantidot 31.7
Heparingabe, prophylaktische, bei Massentransfusion 22.13
Heparinprophylaxe, niedrig dosierte 39.7
Heparinrebound 23.5
Heparintherapie, akute Blutung 31.7
Hepatitis B 22.26
- epidemische 22.26
- posttransfusionelle 22.1
- transfusionsbedingte 22.26f
Hepatitis-B-Immunserum-globulin 22.26
Hepatitisformen, Einteilung 22.26
Hepatitisviren, Nomenklatur 22.26
Herbizidvergiftung 53.15ff
- Diagnosestellung 53.16
- Giftelimination 53.16
- Hämoperfusion 23.18, 53.17
- Symptome 53.16
- Therapie 53.16
Hernieninkarzeration, Ileus 44.5
Heroin, Lungenödem 28.8
Herz, Galopprhythmus 38.7
- linkes, Afterload 16.12f
- physiologische Druckbereiche 9.11
- rechtes, Afterload 16.32
Herz, rechtes
- - transmuraler Füllungsdruck 16.11f
- Rechtsschenkelblock 40.3
- Wiederbelebungszeit 14.1f
Herz-Kreislauf-Stillstand, akuter 38.25
Herz-Kreislauf-Störung, physikalische Therapie 8.4
Herz-Kreislauf-System, Hypothermie 24.2
Herz-Lungen-Wiederbelebungsgerät 13.12
Herzarbeit 34.6f
Herzarrhythmie, Myokardinfarkt 38.13
Herzauskultation, Mühlengeräusch 27.12
Herzauswurfleistung, nichtinvasive Messung 16.28
Herzbeuteltamponade 32.7, 35.4, 38.7, 41.1
- nach Herzoperation 41.10
Herzextratöne, frühdiastolische 38.7
- präsystolische 38.7
Herzfehler, azyanotische 41.4
- operativ korrigierbare 41.4
- zyanotische 41.4
Herzfrequenz, Atropineinfluß 38.18f
Herzglykosid, Wahl 25.5
Herzglykoside 25.1ff
- Abklingquote 25.1, 25.3
- bei akutem Nierenversagen 33.19
- Dosierung bei Kindern 55.55
- Erhaltungsdosis 25.1
- Indikationen 25.1
- bei Lungenödem 28.7
- bei Myokardinfarkt 38.11f
- bei obstruktiver Atemwegserkrankung 36.9
- renale Elimination 25.3
- Resorptionsquote 25.1
- bei Tachykardie 38.22
- bei Tetanus 52.7
- Toxizität, Ionenmilieu 25.4
- Vollwirkdosis 25.1
- Wirkspiegel 25.2
Herzglykosidtoleranz bei Myokardinfarkt 38.13
Herzindex 34.5
- Katecholamineinfluß 41.7
- Polytrauma 34.5f, 34.10
- Schock 32.6
Herzindexsteigerung, pharmakotherapeutische 34.10
Herzinfarkt s. Myokardinfarkt
Herzinsuffizienz bradykardiebedingte 38.18
- Digitalisierung 25.1
- bei Kindern 55.54f
- Lungenödem 28.7
- Noradrenalinwirkung 25.5
- Schock 32.6
- Therapie 34.9

Herzinsuffizienz
- Vasodilatatorenwirkung 25.6
Herzleistung bei PEEP-Beatmung 16.17f
Herzmassage, Beatmung 13.10f
- - Rhythmus 13.11
- Effektivität 13.11f
- externe 13.9
- - mit dem Fuß 13.11
- - Komplikationen 13.11
- - Kompressionsfrequenz 13.10
- - Kontraindikationen 13.13
- offene 13.13f
- - bimanuelle 13.14
- - Komplikationen 13.14
- - transabdominale 13.14
Herzminutenvolumen, Polytrauma 34.9
- Schock 32.2
Herzmuskel s. Myokard
Herzoperation 41.2ff
- Atemfunktion 41.12f
- AV-Block 41.10
- Beatmung 41.12f
- Beatmungsindikationen 41.12, 41.14f
- - primäre 41.14f
- Blutdruckmessung 41.5
- Diuretika 41.11
- Dopamin 41.6ff
- Elektrolytzustand 41.11f
- Flüssigkeitsbilanz 41.10f
- frühpostoperative Phase 41.3
- Herz-Kreislauf-Funktion 41.4
- Herzzeitvolumen 41.4f
- Hypoglykämie 41.11
- klinische Psychologie 6.8
- Komplikationen, kardiale 41.14
- - pulmonale 41.14
- Laboruntersuchungen 41.11f
- Langzeitbeatmung 41.14
- metabolische Azidose 41.11
- Patientenüberwachung 41.3
- PEEP 41.12
- Perikardtamponade 41.10
- perioperativer Infarkt 41.9
- postoperativer Blutverlust 41.10
- Pulmonaliskatheter 41.5
- Säure-Basen-Haushalt 41.11f
- Schock 32.6
- Serumkalium 41.11
- Spontanatmung, Kriterien 41.13
- temporäre Schrittmacherelektroden 41.10
- Urinausscheidung 41.11
- Ventilations-Perfusions-Verhältnis 41.12
- Verbrauchskoagulopathie 41.10
- Verlaufsüberwachung 41.4
- zentralvenöser Druck 41.5
Herzphobie 49.6
Herzrhythmusstörung, Antidepressivaintoxikation 53.6
- bei Beatmung 16.7
- Behandlung 38.26f
- bradykarde s. Bradykardie
- Digitalisintoxikation 25.2f, 53.9
- bei Polyneuritis 50.12
- Schock 32.6
- tachykarde s. Tachykardie
Herzschlagvolumen, Myokardinfarkt 38.4
Herzschrittmacher, intravenöser 13.21
Herzschrittmacheraggregat, batteriebetriebenes 38.21
Herzschrittmacherimplantation, temporäre präoperative, Indikation 38.19
Herzschrittmacherimpulse, Unterdrückung im EKG-Monitor 9.3
Herzschrittmacherpatient, Überwachung 9.6, 38.21
Herzschrittmacherstimulation, temporäre 38.19f
Herzstillstand 13.8
- elektrischer Unfall 54.3
- Reversibilität 4.1
Herztamponade 13.13
- extraperikardiale 32.8
Herzton, fehlender 13.9
Herzverletzung 41.1f
- penetrierende 41.1
- stumpfe 35.8
Herzzeitvolumen, Abfall 26.7
- alveolo-arterielle Sauerstoffpartialdruckdifferenz 26.10
- Atropineinfluß 38.18f
- bei Beatmung 16.3
- Bestimmung 9.12f, 20.15
- - Durchführung 9.13f
- - Indikatorverdünnungsmethode 9.13
- - Katheterlage 9.14
- - mit Pulmonaliskatheter 20.17
- - Pulskonturverfahren 9.13
- - relative 9.13
- - bei Schock 32.12
- - Thermodilutionsmethode 9.13f
- Beurteilungsfaktoren 41.4
- nach Herzoperation 41.4f
- Hypothermie 24.2
- Lungenembolie 40.2
- Myokardinfarkt 38.3ff
- bei PEEP 16.11f
- Schock 32.6, 32.12
- - peritonealer 44.3
- bei Schrittmacherstimulation 38.21
- Überwachung 9.12
- Vasodilatatorenwirkung 25.6
- Verbrennungskrankheit 54.5
Herzzeitvolumen
- vermindertes, hyperbare Oxygenation 19.2
Hexachlorophen 2.5
Hexoprenalin 18.2
High frequency jet ventilation 5.9, 16.6, 16.35
- - positive pressure ventilation 5.9, 16.35
High-PEEP 16.17f
Hilfe beim Sterben 4.5
- zum Sterben 4.5
Hirnabszeß 51.7
Hirnanoxie, postischämische 13.21f
Hirndruck, erhöhter 50.3
Hirndrucksteigerung, Ausmaß 5.8
Hirndurchblutung, Berechnung 51.4
- Hyperkapnie 51.17
- Hypokapnie 51.17
Hirnfunktion, Überwachung 5.7f
Hirnfunktionsausfall, Hirntodfeststellung 14.5
Hirnfunktionsdiagnostik, posttraumatische 14.3
Hirnfunktionsverschlechterung, schleichende 5.11
Hirngefäßmikrothrombosierung, schockbedingte 5.11
Hirnhyperämie, postischämische 13.22
Hirnhypoxie, akute, Hypothermie 24.3
Hirnischämie, Atmung, Behandlung 13.22f
- Barbiturattherapie 13.23f
- - hochdosierte 13.24
- Behandlungsrichtlinien 13.23
- Hypothermie, kontrollierte 13.23
- Kreislaufbehandlung 13.22
- Maßnahmen, therapeutische 13.22
- medikamentöse Behandlung 13.23
- No-Reflow-Phänomen 24.3
- Steroidtherapie 13.23
Hirnkompression, Hirnfunktionsdiagnostik 14.3
Hirnkontusion, Hirnfunktionsdiagnostik 14.3
Hirnnervenlähmung 51.7
Hirnödem 14.3f, 21.13, 33.8, 51.2ff, 55.58
- Beatmung 51.16ff
- Eklampsie 48.2
- Hirnfunktionsdiagnostik 14.3
- Hyperventilation, gezielte mäßige 51.16
- Kohlenmonoxidvergiftung 53.21
- Kortikoidtherapie 51.16
- Leitsymptom 51.3
- Onko-Osmotherapie 51.18

Hirnödem
- PEEP-Beatmung 51.17
- postischämisches 13.21
- posttraumatisches 51.15f
- Prophylaxe bei Hirnischämie 13.23
- reaktives 5.11
Hirnperfusionsdruck 55.58
Hirnschädigung, kontusionelle, klinische Psychologie 6.8f
- traumatische gedeckte 51.1f
- - - Schweregrade 51.1f
Hirnschwellung s. Hirnödem
Hirnstammblutung 50.3
Hirnstammechanismen nach Adams-Stokes-Anfall 14.7
Hirnsubstanz, Aufbau 51.2
Hirnszintigraphie 14.6, 51.13
Hirntod 1.2, 4.2, 14.2
- klinische Kriterien 14.5
Hirntodbestimmung 14.2ff
His-Bündel-Elektrographie 38.18
Histamin 32.5ff
Histaminausschüttung, Stimulation 42.1f
Histidin 21.6
Hochdrucksystem 7.1f
Hochspannungsunfall 54.3
Hodenhochlagerung 7.14
Höhenlungenödem 28.3, 28.8
Homöostase, zerebrale 13.22
Hormon, adrenocorticotropes 47.14
- antidiuretisches 21.12f, 47.16
- kataboles 21.1
- luteinisierendes 47.14
- Melanozyten stimulierendes 47.14
- somatotropes 47.14
- Thyreoidea stimulierendes 47.14
Hormonpräparate, Dosierung bei Kindern 55.60f
Hormonspiegel, Hunger 21.3
- Streß 21.1ff
Hospitalinfektion, Bakterienreservoire 12.6
Hospitalismus 2.4
- Organisationsmängel 5.2
- Waschbecken als Infektionsquelle 2.6
Humanalbuminlösung 32.16f
Hunger, Stoffwechselreaktion 21.3
Hungerazidose 29.6
Hungerödem 28.3
Hydergin 24.8
Hydrocortison, Dosierung 32.21
Hydrothorax beim Neugeborenen 55.27
Hygienefachpfleger 2.4
Hygienefachschwester 2.4
Hygienekommission 2.4
Hyperaktivität, sympathische 52.2
Hyperaldosteronismus, sekundärer, Auslösemechanismen 51.3
Hyperammonämie 21.9
Hyperbilirubinämie, Neugeborenes 55.6, 55.13
Hyperchlorämie 21.19, 29.7
Hyperfibrinolyse 11.18
- bei Transfusion 22.13
Hyperglukagonämie 30.1
Hyperglykämie 30.1f
- nach Schädel-Hirn-Trauma 51.4
Hyperhydratation 5.10, 11.10
- Ursache 21.13
Hyperinsulinismus, organisch bedingter 30.7
Hyperkaliämie 21.15, 21.17, 33.5, 47.10
- akutes Nierenversagen 33.6
- EKG 33.6
- extrazelluläre 5.10
- Hämodialyse 23.7
- Polytrauma 34.13
- Therapie 33.16
Hyperkalzämie 21.10, 21.18, 47.8
- Glykosidtoxizität 25.4
- Serumkalziumspiegelsenkung 47.9
Hyperkapnie 29.2, 29.9
- Hirndurchblutung 51.17
- Membranoxygenator 26.24
- obstruktive Atemwegserkrankung 36.3
Hyperkatabolismus 24.4
Hyperkrinie 18.2
Hyperlipoproteinämie 21.5
Hypermagnesiämie 21.18
Hypermetabolismus 21.1f
Hypernatriämie, Schädel-Hirn-Trauma 51.15
Hyperparathyreoidismus 21.18
- hyperkalzämische Krise 47.8
Hyperparathyreote Krise s. Krise, hyperkalzämische
Hyperpolarisationsblock 50.16
Hyperpyrexie, therapeutische Hypothermie 24.3
Hypersomnia-sleep-apnea syndrome 37.1
Hypersomnie, 37.3
Hypertension, portale, Ösophagusvarizenblutung 43.5f
- pulmonalarterielle 40.1
- pulmonalvaskuläre 34.9
Hyperthermie, Neugeborenes 55.12
- Tetanus 52.7
- zentrale 27.11, 51.5
- zerebrale Auswirkungen 13.23
Hyperthyreose, Dekompensationsprophylaxe 47.2
Hypertonie, Gravidität 48.1
- Phäochromozytom 47.18
Hypertonie
- pulmonale, PEEP-bedingte 16.12
Hypertonie-Bradykardie-Syndrom, Clonidinvergiftung 53.11
Hypertonieattacken 47.18
Hyperurikämie 33.20
Hyperventilation, alveoläre 26.5f
- - Folgen 26.6
- Endotoxinschock 32.6
- Hirndurchblutung 51.17
- als Indikator 26.6
- respiratorische Alkalose 29.10
- zentrale 51.5
Hyperventilationsalkalose 26.5f
Hyperventilationssyndrom 29.10
Hypervolämie, absolute 27.7
- normoosmolale 21.13
- pulmonale 28.3
- bei Respiratorentwöhnung 16.33
- Venendruck, zentraler 7.3
Hypnotikavergiftung 53.5f
- Gifteliminationsmethoden, Clearance-Werte 53.6
Hypo-Hyperthermie-Geräte 24.5
Hypochlorämie 29.7, 29.13
Hypochondrie, sekundäre 6.5
Hypoglossusparese 50.10
Hypoglykämie 47.10, 55.49
- alkoholbedingte 30.7
- Diagnose 30.7
- nach Herzoperation 41.11f
- Leberkoma 46.7
- Symptome 30.6
- Therapie 30.7
- Ursache 30.7
Hypogonadismus 47.13
Hypokaliämie 21.16
- Chinidinvergiftung 53.10
- Elektrokardiogramm 21.17
- extrazelluläre 29.4
- Glykosidtoxizität 25.4
- metabolische Alkalose 29.9
- bei parenteraler Ernährung 5.10
- primäre 29.9
- Schock bei Kindern 55.54
Hypokalzämie 21.17, 33.8, 47.6f
Hypokapnie bei Beatmung 16.7
- Hirndurchblutung 51.17
Hypomagnesiämie 21.18
Hyponatriämie 11.10, 47.10, 51.15
Hypoparathyreoidismus 47.6
- postoperativer, Therapie 47.7
Hypophosphatämie 21.10, 21.19
- bei parenteraler Ernährung 5.10
Hypophysektomie, transnasale totale 47.12
Hypophysenvorderlappen-Insuffizienz 47.4, 47.14ff
- Substitutionsbehandlung 47.15
Hypothyreose, primäre 47.4

Hypoproteinämie 21.17
Hyposmolalität 21.13
Hyposystolie 13.15
– Therapie 13.21
Hypotension 40.2
– arterielle 25.5
– – durch Vasodilatation, Therapie 38.14
– bei Hämoperfusion 23.17
– Körpertemperaturen, erhöhte 38.5
– Myokardinfarkt 38.5f
– Nierenfunktion 25.3
Hypothermie, Blutgerinnung 24.2f
– geringe 24.2
– Herz-Kreislauf-System 24.2
– kontrollierte 13.23
– künstliche 24.2
– mittlere 24.2
– Neugeborenes 55.12
– Nierenfunktion 24.2
– Pathophysiologie 24.2
– Respiration 24.2f
– Stoffwechsel 24.2
– therapeutische 24.1ff
– – Alkoholwickel 24.6
– – Ausschaltung der Gegenregulation 24.7f
– – Beatmungsindikation 24.8
– – Beatmungspatient 24.8
– – Eis-Akkus 24.6
– – Indikationen 24.3
– – Kontraindikationen 24.4
– – Patientenüberwachung 24.8
– – Raumkühlung 24.7
– – Rebound-Phänomene 24.3
– – Temperaturmessung 24.8
– Toleranzgrenze 24.2
– Zentralnervensystem 24.2f
Hypothyreose 47.13
– angeborene 47.4
– Glykosidtoxizität 25.4
Hypotonie, Alkylphosphatvergiftung 53.12
Hypoventilation 51.17
– alveoläre 26.5f
– – essentielle 37.1
– – Folgen 26.6
– – Ursachen 26.5
– posthyperventilatorische 18.7f
– regionale, Diagnose 34.10
– bei Respiratorentwöhnung 16.32
– Thoraxprellung 35.8
Hypoventilationsazidose 26.5f
Hypoventilationssyndrom, alveoläres 37.1
Hypovolämie 32.1
– zentraler Venendruck 7.3, 32.9
Hypoxämie 13.1ff
– akute, Behandlung 13.3
– – Diagnose 13.2
– Glykosidtoxizität 25.4
– Herzstillstand 13.8
– Kreislaufverhalten 13.2
– Lungenembolie 40.2

Hypoxämie
– Myokardinfarkt 38.4
– Symptome 13.2
Hypoxie 16.1, 26.7ff
– Absaugung, endobronchiale 26.20ff
– – – Komplikationen 26.22
– – endotracheale 26.20ff
– akute, klinische Zeichen 26.9
– anämische 26.8f
– arterielle, nach Beatmung 16.4
– – Beatmungsinhalation 18.8
– – Lungenkontusion 35.8
– – Pickwick-Syndrom 37.2
– – Totraumvergrößerung 26.19
– chemisch wirkende 53.19f
– Definition 26.8
– hypoxische 16.19, 26.8
– lebensbedrohende 16.19
– Lungenödem 28.3
– Membranoxygenator 26.24
– obstruktive Atemwegserkrankung 36.3
– passagere 5.11
– respiratorische 26.8
– Sauerstoffatmung 26.14ff
– Sauerstoffgesichtszelt 26.17
– Sauerstoffinsufflation 26.13
– – intermittierende 26.17
– Sauerstoffzelt 26.16
– durch Stickgase 53.19
– Therapie 26.12ff
– – Beatmungseffekt 16.27
– – zusätzliche Maßnahmen 26.23
– Totraumvergrößerer 26.18ff
– Totraumverkleinerung 26.24
– Tracheotomie 26.24
– zerebrale, Bradykardie 38.18
Hypoxieformen 26.8
Hypoxietoleranz 26.8
Hypoxiezeichen 26.9, 55.38
Hysteroid, hirnorganisches 6.9
HZV s. Herzzeitvolumen
HZV-Katheter, Lage 9.14

I

IDV s. Intermittent demand ventilation
Ikterus 46.5
– chronische Pankreatitis 45.9
– posttransfusioneller, Blutkonservenalter 22.7
Ileofemoralvenenthrombus 39.5
Ileus 44.1, 44.4ff, 44.11f
– Darmentlastung 44.17
– funktioneller 44.6
– Häufigkeit 44.5
– mechanischer 44.4ff
– metabolische Azidose 29.5
– paralytischer 44.4, 44.6, 44.11
– – Pankreatitis akute 45.6
– – Querschnittlähmung 50.5
– – Ursachen 44.6
– Pathophysiologie 44.4f

Ileus
– postoperativer 44.6, 44.13
– spastischer 44.4, 44.6
– Therapie 44.16f
– – konservative 44.17
– Ursachen 44.5f
Ileuskrankheit 44.6
Immunsuppressiva 50.17
Immunthyreoiditis, sekundäre 47.4
– tertiäre 47.4
Impedance 26.3
Impedanz, transthorakale 55.43
Impedanzkardiographie 9.13
Impedanzplethysmographie 39.4
Impescope 16.28
IMV s. Intermittent mandatory ventilation
IMV-Bird 17.6f
– klinische Beurteilung 17.39
– Steuergehäuse 17.7
IMV-System 17.2f
Inaktivitätsatrophie, Vorbeugung 8.8
Indifferenztemperatur 24.1
Indikatorverdünnungsmethode, HZV-Bestimmung 9.12f
Infarzierung, pulmonale, bei Pulmonaliskatheter 5.7, 20.17
Infektion, bakterielle, bei Cavakatheter 20.14
– nosokomiale, Verhütung 10.1
– transfusionsbedingte 22.26ff
Infektionserreger, Antibiotikaresistenz 5.10f
Infektionsquelle 12.6
Infektionsstation, Entsorgung 2.4
Infektionsweg 12.6
Infusionsmaschine 55.15
Infusionspumpe 21.21f
Infusionstherapie 21.1
– Durchführung 21.21
– intravenöse, kurzfristige 20.1
– – langfristige 20.1
– Kontrolle 55.36
– Neugeborenes 55.14, 55.36
– postoperative, bei Kindern 55.36
– Wasserhaushaltsbilanzierung 7.5
Infusionsthorax 20.14
Inhalation 36.6f
Inhalationstherapie 18.1, 36.11
– Respirator 17.10
– nach Respiratorentwöhnung 16.33
Inhalog-Respirator 17.9ff
– Bedienung 17.11
– Funktionsprinzip 17.10
– Funktionsschema 17.9
– Sterilisation 17.11
– Überwachung 17.11
Injektion, intrakardiale 13.15
– – Gefahren 13.15
– intralinguale 13.16
Inkubator, Lufttemperatur 55.12

Inkurable Trias 33.13
Insektizidvergiftung s. Alkylphosphatvergiftung
Inselzelltumor 30.7
Inspiration, Druckverhältnisse 16.3
Inspirationszeit bei Beatmung 16.4
Installation, elektrische, Bestimmungen 9.21
– – sichere 9.21 f
Instrumentendekontamination 10.1
Instrumentendesinfektion 2.6, 10.1 f
Instrumentendesinfektionsmittel 2.6
Insuffizienz, pulmonale 16.2
– respiratorische 17.1
– – akute s. Lungenversagen, akutes
– – Behandlung 16.1
– sympathische 32.8
– zirkulatorische 16.2
Insulin 21.4
Insulinmangel 30.1
Insulinome 30.7
Insulinresistenz, periphere 21.2
Insulintherapie bei Coma diabeticum 30.4
– postoperative 30.6
– präoperative 30.6
Insulinunterdosierung 30.2
Insult, apoplektischer, physikalische Therapie 8.4
Intensivbehandlung 1.3 ff
– Abbruch 1.2
– abdominelle Komplikationen 44.11 f
– Aggresion auf den Gesamtorganismus 5.1
– aggressive 7.1
– Bedeutung 1.1
– Beginn 1.2
– Definition 1.4
– Diagnostik 5.3
– fachübergreifende Einrichtungen 1.5
– Indikationsbereich 1.1
– klinisch-psychologische Wirkungsmöglichkeiten 6.1, 6.9 ff
– – – direkte 6.10 f
– – – indirekte 6.9 f
– Kostenanalyse 1.31
– kritische Zeitpunkte 5.3
– limitierende Faktoren 1.2
– menschliches Versagen 5.3
– neurologische, langzeitige 50.1
– Organisationsmängel, Hospitalismus 5.2
– pädiatrische 55.1 ff
– – Medikamentendosierungen 55.59 ff
– – Monitoring 55.40 ff
– Patientengefährdung 9.19 ff
– psychiatrische ambulante 49.9
Intensivbehandlung, psychiatrische
– – juristische Hinweise 49.9 f
– – Organisationsformen 49.8 f
– psychische Probleme 5.11 f
– reaktive psychische Störungen 6.1 ff
– Risiken 5.1
– – provozierte 5.2
– – schicksalhafte 5.1
– technische Fehler 5.3
– – Sicherheitsprobleme 9.19 ff
– Trennung von Intensivüberwachung 1.5 f
– Ziel 1.1
– Zwischenfälle 5.3
Intensivbehandlungseinheit, Anlage nach geschlossenem Plan 1.16
– – kombinierte 1.18
– – nach modifiziertem offenem Plan 1.16
– – nach offenem Plan 1.16
– ärztliche Kompetenz 1.6 f
– – Verantwortung 1.6
– ärztlicher Leiter 1.7, 3.5
– – Stellenschlüssel 1.11 f
– Aufenthaltsdauer, durchschnittliche 1.14
– Ausleuchtung 1.23
– Bauformen 1.15 ff
– Bedingungen 1.33
– Besucherproblem 2.7
– Betriebseinheiten 1.18 ff
– Betriebszone 1.18 f
– Bettenbedarf 1.13
– Bettennutzung 1.13 f, 5.2
– chemische Barrieren 2.2
– Definition 1.4, 1.33
– Einrichtung, apparative 1.5, 1.23, 1.33 f, 9.1, 55.2
– – bauseitige 1.23 ff
– – bewegliche 1.28
– – elektrische, Bestimmungen 9.20
– – technische 1.23 ff
– Einsatz von Studenten 1.13
– epidemiologische Probleme 12.6
– funktionell selbständige 1.18
– Größe 1.33
– – optimale 1.13 f
– Grundriß, zirkulärer 1.21 ff
– Hilfskräfte 1.13, 1.33
– – Aufgabenübertragung 3.6
– Hygienerichtlinien 2.4, 5.2
– hygienische Aufgabe 2.4
– Infektionsprophylaxe 12.6
– interdisziplinäre 1.6 f
– – Abgrenzung der Verantwortung 3.5
– – juristische Gesichtspunkte 3.4 f
– kardiologische 1.5
– Keimverbreitung 12.4
– Klimatisierung 2.2 f
– klinische Psychologie 6.1
– konservativ-internistische 1.7
Intensivbehandlungseinheit, konservativ-internistische
– – apparative Ausstattung 1.33
– Korridor 1.18
– Krankenzimmer 1.18
– Krankenzone 1.18
– Leitung 3.5
– liquidationsberechtigter Arzt 3.5
– Luftfeuchtigkeit 2.3
– Mindestvoraussetzungen 1.33 f
– Mobiliar 1.23
– Modellskizze 1.15
– Nachteile 1.32
– Neubauplanung 1.18, 1.33
– operativ-anästhesiologische, apparative Ausstattung 1.34
– Organisation 1.6 ff
– pädiatrische 1.5
– – apparative Ausstattung 55.2
– – Ärzte 55.2
– – Infrastruktur 55.3
– – Personal 55.2 f
– – Personalwege 55.1
– – Pflegepersonal 55.3
– – Raumbedarf 55.1 f
– patientengerechte 5.2
– Personal-Betten-Schlüssel 1.11 f, 1.33
– Personalbedarf 1.11 f
– personelle Besetzung 1.5
– Pflegepersonal, Stellenschlüssel 1.12
– Platzbedarf pro Bett 1.33
– Profilschienen 1.25
– psychosomatische Synopsis 6.12
– – Überlegungen 6.1
– Raumelemente 1.18 ff
– Raumgestaltung 1.14 f
– – hygienische Gesichtspunkte 2.1
– – für Isolierungspatienten 2.1 f
– räumliche Zuordnung 1.14 f
– Raumtemperatur 2.3
– Sauerstoffanlage, zentrale 1.25
– Schleusensystem 1.19, 2.2
– UV-Schranke 2.3 f
– Visite, interdisziplinäre 1.8
– Vollklimatisierung 1.23
– Voraussetzungen, bauliche 1.14 f, 1.33
– Vorteile 1.32
– Wandschienensystem 1.26
– Wege, reine 2.4
– – unreine 2.4
– zentrale 1.3
Intensive care 1.3
Intensivkreißsaal 1.5
Intensivmedizin, Bettenbedarf 1.13
– Bettennutzung 1.13 f
– Definition 1.3
– geschichtliche Entwicklung 1.2 f
– Gliederung 1.5

Intensivmedizin, Gliederung
– – Abhängigkeit von Krankenhausgröße 1.5f
– Indikationsstellung 1.31f, 1.32f
– – streng medizinische 4.2f
– interdisziplinäre Zusammenarbeit 1.6ff
– juristische Gesichtspunkte 3.1
– Kapazitätsgrenze 4.6
– Komplikationen 5.1
– Kosten-Nutzen-Analyse, Input 1.31
– – Output 1.30f
– nachgeordnete Ärzte, Aufgabenübertragung 3.5
– nichtärztliche Mitarbeiter, Aufgabenübertragung 3.6
– ökonomische Faktoren 1.30ff
– – Grenzen 4.6
– Organisation 1.1ff, 3.4
– Organisationsformen 1.3
– Patienteneinwilligung 4.3f
– – schriftliche 4.4
– – Schwierigkeiten 4.3
– – Verweigerung 4.3
– psychische Probleme 5.11f
– Risiken 5.1
– – provozierte 5.2
– – schicksalhafte 5.1
– Statistiken 1.1
Intensivpflege, Definition 1.4
– Fachpfleger 1.9
– Fachschwester 1.9
Intensivstation s. Intensivbehandlungseinheit
Intensivüberwachung 1.3ff
– Definition 1.4
– fachgebundene Organisation 1.5
– Personalbedarf 1.11f
– Pflegepersonal, Stellenschlüssel 1.12
– Trennung von Intensivbehandlung 1.5f
Intensivüberwachungs-Intensivbehandlungseinheit, kombinierte 1.18
– – Grundriß 1.19f
Intermittent assisted ventilation 17.4
– demand ventilation 16.8, 17.2, 17.4
– mandatory ventilation 5.8, 16.8, 17.2, 41.15
– – – bei Kindern 55.31
– – – Respirator 17.6
– – – synchronisierte 17.2
Interpleuralspaltdruck 35.1
Intoxikation, urämische 33.5
Intracath-Katheter 20.3
Intrazellularflüssigkeit, pH-Wert 29.1
Intrazellulärraum 29.1
Intubation, endotracheale 13.3ff
– nasotracheale 15.1ff
– – blinde 15.2
Intubation, nasotracheale
– – Instrumentarium 15.1
– – bei Pseudocroup, Indikationsstellung 55.48
– Neugeborenes 55.9, 55.21ff
– orotracheale, blinde 26.21
– prolongierte, Atemluftanfeuchtung 15.10
– – deszendierende Infektion 15.9
– – Druckulkus 15.9
– – Indikation 15.1
– – Kanülenwechsel 15.13
– – Komplikationen 15.9f
– – Perforation 15.9
– – Trachealschädigung 5.9
Ionenverlust, renaler 33.9
Ipecacuanha-Sirup 53.16
IPPV s. Beatmung mit intermittierend positivem Druck
Ipratropiumbromid 18.4
Ipratropiumbromid-Dosieraerosol 36.7
Ischämie, totale Erholungslatenzzeit 14.1
– – Erholungszeit 14.1f
– – Lähmungszeit 14.1
– – Nekrosen 14.1
– – Wiederbelebungszeit 14.1f
Ischämiedauer 14.1
Ischämiesyndrom 39.1
Isohydrie 29.1
Isolierungspatient 2.1f
Isolierzimmer, Grundriß 2.2
Isoprenalin 18.2f
– Nebenwirkungen 18.3
Isoprenalin-Dosieraerosol 36.7
Isoproterenol 13.20, 34.9
– Indikationen 25.5
Isoptin 41.9
Isosthenurie 34.12
Isotopennephrogramm 33.12

J

Jejunalsonde 21.23
Jet-Ventilation 5.9, 16.6, 16.34
Jodtherapie 47.2

K

Kalium 11.9
Kalium-Glucose-Insulin-Infusion 38.25
Kaliumausscheidung 29.3
– renale 21.16
Kaliumhaushalt 21.16f
– Regulationsmechanismen 21.16
Kaliumionenbilanz 21.16
Kaliumlähmung, paroxysmale 50.18
Kaliummangel 21.16
Kaliumsubstitution 29.14f
Kaliumzufuhr, parenterale, Richtlinien 21.17
Kallikrein 44.2
Kalorienbedarf, Neugeborenes 55.14
– Normalwerte 55.42
Kalorimetrie, direkte 21.3
– indirekte 21.3
Kalt-Aerosol-Vernebler 17.9
Kaltblutübertragung 22.10ff
– Risiko 22.10
Kaltvernebler 15.10
Kaltwasservernebler 17.40
Kammerflimmern 9.20, 13.8, 13.15, 38.23
– EKG-Ableitung 13.16
– elektrischer Unfall 54.3
– bei kontrollierter Hypothermie 24.8
– Myokardinfarkt 38.1
– Rezidivprophylaxe 38.25
– Therapie 13.17ff
Kammertachykardie 38.23f
– Behandlung 38.26
1-Kanal-Spulendialysator 23.4
Kanamycin, Aerosolapplikation 18.5
Kanüle, intraarterielle, Komplikationen 5.4
– – Risikofaktoren 5.4
– – Risikominderung 5.4
– – thromboembolische Verschlüsse 5.4
Kapillardialysator 23.5
Kapillardruck, pulmonaler 20.15ff
– – Bestimmung mit Pulmonaliskatheter 20.16
Kapillardurchblutung, Einflußfaktoren 32.3
Kapillarendothelschaden 28.2f
Kapillarobstruktion, zerebrale, postischämische 24.3
Kapillarperfusionsstörung, periphere, septischer Schock 24.4
Kapillarpermeabilität, erhöhte 28.2f
Kapillarsystem, Schockmechanismen 29.6
Kapillarverschlußdruck, pulmonaler 9.11
– – steigender 16.13
Karboanhydrasehemmer 16.33
Kardiotokographie 48.5
Kardioversion, elektrische 38.22ff
Karpopedalspasmen 21.17
Kartoffel-Ei-Diät 21.25
Katabolie 21.2
Katatonie 49.3, 49.6
– perniziöse 49.3
Katecholaminausschüttung, zentrogene 51.4f
Katecholaminderivate 18.2
Katecholamine 13.20, 16.18, 21.1, 25.5f, 32.2, 42.1, 47.18f

Katecholamine
- alpha-stimulierende 18.2
- beta-2-stimulierende 13.20, 18.3
- Dosierungsangaben 25.6
- bei Myokardinfarkt 38.14f

Katecholamininfusion, Herzindex 41.7
Katecholaminstimulation, endogene 38.3
Katheter, intrakardialer, Voraussetzung 16.26
- intravasaler 20.1
- - Fehllage 20.8f
- - Komplikationen 20.13f, 20.17
- - Plazierungsrichtlinien 20.2
- - Röntgenkontrolle 20.8ff, 20.13
- - Stromfluß über das Myokard 9.20
- zentralvenöser 13.16
- - Komplikationen, häufige 5.5f
- - Risiken 5.5
- - Risikominderung 5.6
- - Thrombenbildung 5.5
- - Zeitpunkt, Entfernung 5.5f
- - Zugangswege 5.6

Katheterdrainage, suprapubische 7.7ff
- transurethrale 7.7

Katheterembolie 20.14
Katheterextraktion, transvenöse 20.14
Kathetermaterial 20.2
Katheterprotokoll 7.13
Kathetersepsis 5.5
Kationenaustauscher 33.15
Kationendysäquilibrium, intrazelluläres 21.4
Keimbesiedlung, von Gegenständen Nachweis 12.5
Keimverbreitung, aerogene 12.6
Keratitis e lagophthalmo 52.8
Kernikterus 55.13
Kernstar 47.7
Kerntemperaturmessung 9.6
Kerntemperaturüberwachung 9.6
Ketamine, Narkoseeinleitung 32.21
Ketoazidose 30.1
- diabetische, Ursachen 30.2

Ketonkörper 30.1
- im Harn 11.8

Kind, intubiertes, Behandlung 55.27
Kindswachstum, intrauterines 55.4f
Klebeelektroden 9.3
Klebsiella aerobacter 25.7
Klebsiellen 5.11
Kleinkind, Beatmung 13.7
- externe Herzmassage 13.9f
- Flüssigkeitsbedarf 55.33

Klimaanlage, hygienisch-technische Forderung 2.3
Klimatisierung 2.2
Knollenblätterpilzvergiftung 46.5
Knuckle sign 40.3
Koagulation, intravasale, disseminierte s. Blutgerinnung, intravasale, disseminierte
Koagulations-Verschorfungs-Nekrose 53.17
Kohlendioxid 53.19
Kohlendioxidpartialdruck, Bestimmung 9.15
- im Vollblut 11.12

Kohlenhydratinfusion, Dosierungsrichtlinien 21.4
Kohlenhydratstoffwechsel, Hunger 21.3
- Streß 21.2f

Kohlenhydratstoffwechselstörung, akute 30.1ff
Kohlenhydratzufuhr, hochkalorische 21.6
- parenterale 21.4f
- - Nebenwirkungen 21.9
- - - glucosespezifische 21.9
- - niederprozentige Lösung 21.13
- Sondenkost 21.24

Kohlenmonoxid 53.19f
- Eigenschaften 53.20
- Wirkungsmechanismus 53.20

Kohlenmonoxidvergiftung 53.20f
- Einflußfaktoren 53.20
- Gewebsödem 53.21
- Hirnödem 53.21
- hyperbare Oxygenation 19.2
- - - Behandlungsschema 19.4
- Initialphase 53.20
- Spätphase 53.21
- Stirnhirnschädigung 53.21
- Therapie 53.21

Kohlensäure-Bicarbonat-Puffer 29.2
- Reaktionsformel 29.11

Kohlensäureausscheidung, pulmonale 29.1
Kohlensäuredruck, alveolarer 26.2
- arterieller 26.2
- endkapillarer 26.2
- venöser 26.2

Kolliquations-Einschmelzungs-Nekrose 53.17
Koma 50.4
- diabetisches s. Coma diabeticum
- hyperosmolares 21.6, 21.9
- - Flüssigkeitsdefizit 21.13
- - nichtketoazidotisches Therapie 30.5
- - - 30.4f
- - Schädel-Hirn-Trauma 51.15
- - bei Sondenernährung 21.26

Koma
- hypophysäres, Sofortmaßnahmen 47.15
- hypothyreotes 47.4ff
- - Behandlungsrichtlinien 47.6
- - Diagnose 47.5
- - Differentialdiagnose 47.5
- - Leitsymptome 47.4f
- - Mortalitätsrate 47.5
- - Schilddrüsenhormonsubstitution 47.5
- - Therapie 47.5
- zerebrales 50.2

Kondom-Urinal 7.9
Konfabulation 49.3
Konfliktreaktion 49.1
Kontaktatmung 8.6
- Reihenfolge 8.6

Kontaktkeime 12.6
Kontraktur, Prophylaxe 8.8
Kontusionspneumonie 35.8
Koronareinheit, mobile 38.1, 38.25
Koronarembolie 38.2
Koronarthrombose 38.9
Körpergewichtskontrolle 7.11
- bei Kindern 55.37

Körpergewichtsveränderung, schnelle 21.12
Körperkerntemperatur 24.1
- paradoxer Anstieg 24.2

Körperoberflächenbestimmung, Nomogramme 55.34f
Körperschalentemperatur 24.1
Körpertemperatur 24.1
Körpertemperatursenkung, kontrollierte s. Hypothermie, künstliche
Körpertemperaturüberwachung 9.6f
- Monitoring 55.43f

Körperwasser, totales 21.12
Korsakow-Syndrom 49.3
Kortikoide bei Schock 32.21
Kortikoidtherapie, hochdosierte 51.16
Kortikosteroide, Aerosoltherapie 18.5f
Kortikosteroidsubstitution 47.13
Kortikosteroidtherapie, Nebennierenrinden-Insuffizienz 47.11f
Kost, exzessiv eiweißreiche 46.2
Krampfanfälle 55.49
Krämpfe, generalisierte 13.23
- klonische 52.3
- beim Neugeborenen 55.11
- tonisch-klonische, urämiebedingte 33.19

Kraniopharyngeom 47.14
Krankengymnastik 8.1ff
- Polyneuropathie 50.14
- bei Respiratorentwöhnung 16.31

Krankenhausträger, Organisationsmängel 5.2
- Organisationsverschulden 3.4f

Krankenhelferinnen 1.13
Kränkung, narzißtische 6.4
Kreatininphosphokinase-Konzentrationsbestimmungen, Schock 32.13
Kreatinphosphokinase 11.15
- Normalwert 11.17
Kreisinfektion 12.6
Kreislauf bei Beatmung 16.3
- extrakorporaler, langdauernder 16.34
- - matebolische Azidose 29.7
- bei PEEP 16.14
- Verhalten bei Hypoxämie 13.2
Kreislaufdepression bei Barbiturattherapie 13.24
Kreislaufinsuffizienz, Indikation zur Beatmung 16.2
Kreislaufschock 40.2
Kreislaufstillstand 13.8ff
- Behandlung 13.9ff
- Diagnose 13.9
- EKG-Bilder 13.15
- Hirntodfeststellung 14.5
- intrazerebraler 51.11
- klinische Psychologie 6.7
- Maßnahmen, prophylaktische 13.24
- - stabilisierende 13.21
- - therapeutische 13.16ff
- mittlere Hypothermie, therapeutische 24.3
- Nierenfunktion, Aufrechterhaltung 13.24
- Streßläsionen, gastrointestinale, Prophylaxe 13.24f
- Therapie, medikamentöse 13.20
- Ursache 13.8
- venöser Zugang 13.15
- zerebrale Folgezustände 13.21
Kreislaufsystem, extrakorporales 26.24
Kreislaufüberwachung, Monitoring 55.41
Kreislaufzeit, zerebrale, Messung 14.6
Kreislaufzentralisation 41.9
Kretinismus 47.4
Kreuzinfektion 2.4, 12.6
- Risikominderung 5.2
Krise, cholinergische 50.16
- hyperkalzämische, Diagnose 47.8
- - Serumcalcium 47.8
- - Symptome 47.8
- - Therapie 47.8f
- - Ursachen 47.8
- hypertensive 25.6, 33.19
- - Clonidinvergiftung 53.11
- - Phäochromozytom 47.18
- hyperthyreote 47.1ff
- - auslösende Faktoren 47.1
- - Behandlung 47.2f
- - Diagnose 47.2
- - Hämoperfusion 23.19
Krise, hyperthyreote
- - Hypothermiebehandlung 24.4
- - Notfallmaßnahmen, erweiterte 47.3
- - Pathophysiologie 47.1
- - Plasmapherese 22.17
- - Prophylaxe 47.2
- - Stadieneinteilung 47.2
- - Therapieplan 47.3
- myasthenische 50.16
- psychische 49.1
- psychosoziale 49.1
Krisenbegriff, psychiatrischer 49.1
Krisenintervention, psychotherapeutische 49.1
Kriseninterventionsstation, psychiatrische 49.8f
Kunstfehler, ärztlicher 3.3, 5.1
Kussmaulsche Atmung 30.1f

L

L-Aminosäuren, essentielle 33.17
L-Thyroxin 33.15
L-Trijodthyronin 33.15
Laboruntersuchungen, Notfalldiagnostik, Organisation 11.1
Lachgas 24.8
Lactat-Dehydrogenase 11.15
- Myokardinfarkt 38.7
- Normalwert 11.17
Lactat-Pyruvat-Quotient 30.5
Lactatbestimmung 11.15
Lactatkonzentration im Blut, Laugevergiftung 53.18
- - Schock 32.13
Lactatproduktion, Myokardinfarkt 38.5
Lactatvermehrung, Ursachen 11.15
Lactose 21.24
Lactoseintoleranz 21.24
Lähmung, brachiofaziale 50.2
- schlaffe, physikalische Therapie 8.5
- spastische, physikalische Therapie 8.4
Lähmungsgrad 8.1
Lähmungszeit 14.1
Laktatazidose 11.15, 46.4, 51.17, 53.18
- Therapie 30.5
Laminar-flowing-system, Luftfiltrierung 2.3
Landry-Paralyse 50.10
- Patientenüberwachung 50.11
Langzeit-EKG-Registrierung 38.18
Langzeit-EKG-System 9.17
Langzeitbeatmung 16.4, 16.28f, 18.8
- bei ARDS 16.29
Langzeitbeatmung
- Herzoperation 41.14
- Ileus 44.11
- Patientenüberwachung 16.23
- Respiratorart 17.2
Langzeitsedierung 5.12
Langzeitwiederbelebung 13.27
Laparoskopie, akutes Abdomen 44.10
Laparotomie, Darmparese 44.6
- Nachblutung 44.13
Laplacesches Gesetz 16.12f
Laryngoskopie, direkte 13.5
Laryngoskopspatel für Kinder 55.22
Laryngospasmus 47.7
Laryngotracheobronchitis 55.48
Laser-Photokoagulation 43.4
Lateralsklerose, myatrophische 50.9
Laugevergiftung 53.17ff
- Basenexzess 53.18
- Blutlactatkonzentration 53.18
- Giftelimination 53.19
- Letalität 53.18
- metabolische Laktatazidose 53.18
- Symptome 53.18
- - systemische 53.18
- Therapie 53.19
- Tris-Puffersubstitution 53.18f
LDH s. Lactat-Dehydrogenase
Lebenskonflikt, unbewältigter 49.7
Lebensrettung 4.2
Lebensunwert 4.3
Lebensverlängerung 4.2
Lebenswert 4.3
Leber, Pufferfunktion bei Glucoseverwertungsstörung 21.4
- verkleinerte 46.6
Leberausfall 46.1
Leberdystrophie, akute, Vergiftung 53.2
- Paracetamolvergiftung 53.8
- Pyrazolonvergiftung 53.7
Leberersatz, temporärer 22.18, 46.7
Leberinsuffizienz, akute, Bewußtlosigkeitsphasen 46.6
- - Hauptursachen 46.5
- chronische 46.2
- Plasmaaminosäurenspiegel 21.7
Leberinsuffizienzlösung 21.7
Leberkoma s. Coma hepaticum
Leberkrankheit, Blutungen 31.7f
Leberperfusion, extrakorporale 22.18, 46.7
Leberruptur bei Herzmassage 13.11
Leberschwellung 36.1
Leberversagen, parenterale Ernährung 21.7
Leberzellzerfall 46.1
Left ventricular work index 34.7

Leichenblutübertragung 22.22
Leichenflecke 14.2
Leichenstarre 14.2
Lethargie, postoperative 5.11
Leukozytenantikörper, Häufigkeit 22.24
Leukozytenzählung 11.5
Levo-Dopa 46.6
LH s. Luteinisierendes Hormon
Lichtschreiber 9.18
Lidocain 13.19, 38.23f, 41.9
– Dosierung 38.24
Links-Rechts-Shunt 41.4
– Ventrikelseptumruptur 38.8
Linksherz-Afterload 16.12f
Linksherzinsuffizienz 28.3, 38.6
– Digitalisbehandlung 38.11
– Herzextratöne 38.7
– Myokardinfarkt 38.2ff
– Polytrauma 34.6
– ohne Rechtsherzinsuffizienz 34.3
– Venendruck, zentraler 7.3
Linksherzversagen 16.13
Linksvorhofdruck 34.5
– erhöhter 34.6f
Linolsäure, essentielle 21.24
Linton-Nachlas-Einballonsonde 43.6
Lipogenese 30.1
Lipolyse 30.1
Lipolysesteigerung 21.2
Liquor, blutiger 51.10
– Normalwerte 51.12
– xanthochromer 51.10
– Zell-Eiweiß-Dissoziation 50.10
Liquorrhö 51.7
Liquoruntersuchung, Schädel-Hirn-Trauma 51.10f
Lithiumchlorid 47.2
Lokalanästhetikum 23.8
Low flow state 27.7
– – syndrome, Polytrauma 34.9
Low-cardiac-output-Syndrom 19.3, 41.9ff
– Behandlung 41.7f
Low-pressure-Cuff 15.5
Low-pressure-high-volume-cuff-Tubus 5.9
Luftembolie, hyperbare Oxygenation 19.2
– – – Behandlungsschema 19.4
– Lungenödem 28.3
– Ursachen 27.12
Luftfeuchtigkeit 2.3
Luftfiltrierung, Laminar-flowing-system 2.3
Luftkeime, Nachweis 12.4
– – Gelatinefilterverfahren 12.5
Luftkeimsammler 12.5
Luftwegstenose 13.2
Lunge, arterielles System 28.1
– Barotrauma 16.20
– – bei Beatmung 16.6
– Beatmungsfolgen 16.4
– extravasaler Raum 28.1

Lunge
– Flüssigkeitsgleichgewicht, intra-/extravasales 28.1
– Hilusarterienerweiterung, einseitige 40.3
– intravasaler Raum 28.1
– karnifizierte 27.7
– Residualkapazität, funktionelle 16.9, 17.1
– – – erniedrigte 34.10
– Totraum, anatomischer 26.3
– Totraumvergrößerung, künstliche 18.6
– venöses System 28.1
– Ventilations-Perfusions-Störung 16.2
– – Atemtherapie 18.6
– Ventilations-Perfusions-Verhältnis 9.15
– Verteilungsstörung 26.6f
– Vitalkapazität, Respiratorentwöhnung 16.31f
– weiße 16.35
– Wirkung von PEEP 16.9
Lungen-Perfusionsszintigraphie 40.8
Lungenarterienembolie s. Lungenembolie
Lungenarterienruptur, Prophylaxe bei Pulmonaliskatheter 5.7
Lungencompliance 26.3
– verminderte 27.1
Lungencompliancedefekt 34.10
Lungendehnbarkeit s. Lungencompliance
Lungendehnung, Weite der extraalveolären Gefäße 16.13
Lungendurchblutung, Verteilung 26.4f
Lungendurchblutungsmenge 26.6
Lungenembolie 26.7, 39.1, 40.1ff
– Diagnostik 40.3ff
– Elektrokardiogramm 40.3ff
– Embolektomie 40.9f
– fulminante 40.2
– hämodynamische Auswirkungen 40.2
– Häufigkeit 39.2
– Klinik 40.2
– Kreislaufschock 40.9
– Laboruntersuchungen 40.8
– Letalitätsrate 39.2
– Lungenödem 28.3
– Lungenszintigraphie 40.8
– Pathophysiologie 40.1f
– postoperative 39.2
– – Häufigkeit, LD-Heparin 39.7
– Pulmonalisangiographie 40.8
– Rezidivprophylaxe 40.8
– Röntgenaufnahme 40.3
– Röntgenzeichen, direkte 40.3
– – indirekte 40.3
– Schock 32.7

Lungenembolie
– Therapie 40.8ff
– Therapie-Übersicht 40.10
– Venendruck, zentraler 7.3
Lungenembolien, rezidivierende 27.3
Lungenemphysem, chronisch-obstruktives 18.1
– – Pathogenese 18.2
– Indikationsstellung für PEEP-Beatmung 16.20
– obstruktives 18.2
– – Respiratorentwöhnung 16.33
– – Sauerstoffinsufflation 26.17
– Sauerstoffdiffusionsstörung 26.6
Lungenerkrankung, chronisch-obstruktive 26.11
Lungenfibrose 34.10
– intraalveoläre 27.7
– perialveoläre 27.6
Lungenfunktionsdiagnostik 26.10ff
Lungenfunktionsstörung, Nichterkennen 16.2
Lungengefäßmikrothromben, hyaline 27.3
Lungengefäßobturation, thrombotische 27.2
Lungengefäßthromben, gemischte 27.3
Lungengefäßwiderstand, zunehmender 27.7
Lungenhypoplasie 55.27
Lungeninfarkt bei Pulmonaliskatheter 20.17
– – Prophylaxe 5.7
Lungenkapillaren, Blutvolumen 28.1
Lungenkapillarenperfusion 26.1
Lungenkontusion 35.8f
– alveoloarterielle Sauerstoffdruckdifferenz 35.8
– Beatmung 35.8
– Blutgasanalyse 35.8
– Polytrauma 34.10ff
– Thoraxverletzung 35.7
Lungenkreislauf, Endstrombahn 27.2
Lungenmesenchymproliferation 27.6
Lungennetzkapillaren 27.2
Lungenödem 28.1ff
– akutes 7.3
– allergisch bedingtes 28.7
– alveoläres 28.2f
– Bronchorrhö 53.13
– Eklampsie 28.8
– ex vacuo 28.3
– Flüssigkeitsentzug 28.6
– Flüssigkeitssammlung, zeitlicher Ablauf 28.2
– Heroin 28.8
– Herzglykoside 28.7
– hypervolämiebedingtes 21.16
– interstitielles 28.2, 32.5

Lungenödem, interstitielles
– – akutes, Fenoterol 5.11
– – Diffusionsstörung 27.4
– – Peritonitis 44.2f
– – Überwässerung 33.7
– kardial bedingtes 26.6, 28.7, 53.22
– Methadon 28.8
– Morphin 28.7
– neurogenes 26.7, 28.3, 28.8
– Pathogenese 28.2
– posttransfusionelles 22.24
– Röntgenbild 28.4
– Sauerstoffdiffusionsstörung 26.6
– Sauerstoffinhalation 28.7
– nach Schädel-Hirn-Trauma 51.5
– Stickstoffdioxidvergiftung 53.22
– Symptomatik 28.3f
– Therapie 28.4ff, 53.22
– – symptomatische 28.4f
– toxisches, Therapie 53.22
– Überdruck-Spontanatmung 28.5
– Überdruckbeatmung 16.8, 28.5f
– – Herz-Kreislauf-Wirkung 28.5
– Urämie 28.8
– Ursachen 28.3
– Verbrennungskrankheit 54.7
Lungenoligämie 40.3
Lungenparenchymschädigung, Alkalose 29.9
Lungenperfusionsstörung 27.3f
– embolisch bedingte 27.3
– Folge 27.4
– schockbedingte 27.1, 27.3
Lungenreizgift 28.3
Lungenretraktionskraft, erhöhte 28.3
Lungenruhigstellung 16.34f
– relative 16.35
Lungenschädigung, thermische 54.4
Lungenstrombahn 27.2f
– Druckverhältnisse 28.1
– Volumenverhältnisse 28.1
Lungenstromkapillaren 27.2
Lungenszintigraphie 40.8
Lungentoilette 16.6
Lungentransplantation 16.35
Lungenvenenmischblut, oxygeniertes, venöse Beimischung 26.5f
Lungenventilationsstörung 13.1
Lungenverletzung 35.8
Lungenversagen, akutes 16.19, 27.1ff, 27.4
– – Alveolarwandveränderungen 27.4
– – Beatmung 27.8, 27.10
– – Befunde, mikroskopische 27.5

Lungenversagen, akutes, Befunde
– – – pathologisch-anatomische 27.1f
– – Diagnose 27.7
– – Diffusionsstörung 27.4f
– – Glukokortikoide 27.9
– – Hämodialyseindikation 27.9
– – Initialstadium 27.2
– – Initialzeichen 27.7
– – Klinik 27.7f
– – Lungenfibrosierung 27.6f
– – Niereninsuffizienz 27.9
– – Organfunktionsstörung, zusätzliche 27.10
– – Perfusionsstörung 27.3f
– – Polytrauma 34.10
– – Prädispositionen 27.7
– – Prognose 27.9f
– – proliferative Phase 27.2, 27.5
– – Pulmonaliskatheter 27.8
– – Röntgen-Thoraxaufnahme 27.7
– – Säureaspiration 53.18
– – Spätphase 27.2, 27.5
– – Stadien 27.2
– – Therapie 27.8ff
– – Vergiftung 53.3
– – Volumensubstitution 27.8f
– – – Bilanzierung 27.9
– Mortalität 16.34
Lungenvolumina 16.10
Luteinisierendes Hormon 47.14
LVWI s. Left ventricular work index
Lymphe 28.1
Lymphozyten, transfundierte, Überlebenszeit 22.6
Lymphsystem, pulmonales 27.3

M

Macintosh-Spatel 13.5
Magen-Darm-Blutung s. Blutung, gastrointestinale
Magenatonie 50.5
Magendarmatonie, postoperative physiologische 44.13
Magensaft, Natriumsekretion 21.15
Magensaft-Aspiration, Lungenödem 28.3
Magensaftverlust, metabolische Alkalose 29.8, 29.14
Magensonde 21.23
– Einführen 43.4
Magenulkus, Polyneuropathie 50.13
Magnesiumhaushalt 21.18
Magnesiummangel 21.18
Magnetbandgerät 9.17f
Makulafleck, kirschroter 27.11
Malabsorptionssyndrom 45.1
Malaria, transfusionsbedingte 22.27
Mallory-Weiss-Syndrom 43.1

Mallory-Weiss-Syndrom
– Ursachen 43.4
Maltodextrine 21.24
Mangelernährung 21.2f
Manie 49.3
Mannit 13.23
Mannitol 32.20, 41.11
Mannittest 33.12
Mannittherapie, Kontraindikation 33.14
– Nebenwirkungen 33.13f
Maschinenatmung 51.5
Maschinenschutzgesetz 9.20
Massage 8.1f
– Einwirkung auf Venen-Lymph-System 8.2
Massenblutung, intrakranielle 50.2
Massentransfusion 22.1, 22.5ff
– ACD-Konserven 29.6
– Blutungsneigung 31.10f
– Citratintoxikation 22.7
– Häufigkeitszunahme 22.2
– Komplikationsmöglichkeiten 22.21ff
– Transfusionsvolumen 22.5
Maßnahmen, lebensverlängernde, Einwilligung 4.3
– – – Schwierigkeiten 4.3
– – Indikationsstellung, streng medizinische 4.2f
– – Verweigerung durch den Patienten 4.3
Mastdarmentleerungsstörung 50.13
McGaw-Respirator CV 2000, 17.12ff
– Bedienung 17.13
– Funktionsprinzip 17.13
– klinische Beurteilung 17.39
– Sterilisation 17.14
– Überwachung 17.13
MCHC 11.5
– bei Wasserbilanzstörungen 11.11
MCV 11.5
– bei Wasserbilanzstörungen 11.11
Meckel-Divertikel, Ulkusblutung 43.1
Mediastinalemphysem 15.7, 32.8, 35.8
Mediastinalflattern 13.2, 35.2
Mediastinalverdrängung, Symptome 35.1
Mediastinotomie, kollare 35.8
Medikament, antifibrillatorisch wirksames 38.23
Medikamente, Einfluß auf zentralen Venendruck 7.3
– durch Hämoperfusion wirkungsvoll eliminierbare 23.18
– natriumausscheidende 21.14
– Nephrotoxizität 33.18
– Wirkungsweise, Einflüsse 5.10

Medikamentenapplikation, intraarterielle 5.3f
Medikamentendosierungen bei Kindern 55.59
Medikamentenüberdosierung, Hämoperfusion 23.18
Medikamentenvernebelung 18.1
Mehrfachschreiber 9.18
Mehrfarben-Punktdrucker 9.18
Mehrkanal-Langsamschreiber 9.18
Mekoniumaspiration 55.6, 55.10
Meläna 43.1
- gezielter Status 43.2
Melanozyten stimulierendes Hormon 47.14
Membran, respiratorische 27.3
Membranen, hyaline 26.7, 55.10
- - gelbe 27.4
Membranenkrankheit, hyaline 55.6
Membranoxygenator 16.34, 26.24
Mendelson-Syndrom 28.3
Meningoenzephalitis 50.4
Meningokokkensepsis 47.11
Mepazine 24.8
2-Mercaptomethansulfonat 18.5
Merkschwäche 49.3
Meßdatenübertragung, drahtlose 9.17
Meßtechnik 9.1
Mestinon 50.16
Metamizolvergiftung 53.7
Methadon, Lungenödem 28.8
Methämoglobin 53.23
Methämoglobinbildner 53.22
Methionin 21.25
Methyldigoxin, Abklingquote 25.1
- Erhaltungsdosis 25.1
- Resorptionsquote 25.1
- Vollwirkdosis 25.1
Methylenblau 9.13, 53.23
16-Methylenprednisolon, Dosierungsverhältnis zu Prednison 36.8
Methylprednisolon 27.9
6-Methylprednisolon, Dosierungsverhältnis zu Prednison 36.8
Methylxanthine 18.3
Mezlocillin 25.9
Miconazol 12.4
Mikro-Astrup-Gerät 11.11
Mikroatelektasen 8.6, 11.13, 16.28, 17.1
Mikrofilter 22.15
Mikroorganismen, pathogene 12.6
Mikrothromben, hyaline, Lungengefäße 27.3
Mikrothrombus, venöser 39.1
Mikrozirkulationsstörung, schockbedingte 32.1, 32.5
- - Behandlung 27.11
- Verbrennungskrankheit 54.5
Milchproteine 21.24
Miller-Abbot-Sonde 44.17
Milzruptur 34.1
- bei Herzmassage 13.11
Mineralienbedarf, täglicher, bei parenteraler Ernährung 21.8
Minimaldiät, parenterale 21.8
Miosis, maximale 53.12
Mischintoxikation, Hämodialyse nach Hämoperfusion 23.18
Mischzyanose 41.4
Mitralinsuffizienzgeräusch 38.8
Mitralvitium 28.3
- kombiniertes, Myokardinfarkt 38.2f
Mittelhirnsyndrom 51.2
Mobilisation 8.7
Modalitäten, infantil-orale 6.4
Molalität 11.10
Monaghan-Respirator M 228 17.14f
- Bedienung 17.14
- Funktionsprinzip 17.14
- klinische Beurteilung 17.38
- Sterilisation 17.15
- Überwachung 17.15
Monaghan-Respirator M 250 17.25ff
- Bedienung 17.26
- Funktionsprinzip 17.25
- Instrumententafel 17.26
- klinische Beurteilung 17.39
- Sterilisation 17.27
- Überwachung 17.26
Monaghan-Respirator M 251, klinische Beurteilung 17.39
Monitor, hygienische Belange 9.2
Monitoring 55.40ff
- bestimmbare Parameter 55.40
- Raumplanung 9.18
Monitoring-Kit Münster 20.18
Morbus haemolyticus neonatorum 55.13
Morgagni-Adams-Stokes-Anfall 38.18
Morphin, Dosierung 28.7
- bei Lungenödem 28.7
Morphinderivate 38.8
MSH s. Melanozyten stimulierendes Hormon
Mukostase, bronchiale 18.1
Mukoviszidose, Sekretolyse 18.4
Mukoziliarfunktion, Bromhexin-Wirkung 18.4
Mukoziliarinsuffizienz, bronchiale 18.1
Mund-zu-Mund-Beatmung 13.6
Mund-zu-Nase-Beatmung 13.7
Muskelatrophie, Bewegungsübungen 8.2
Muskelerkrankung, physikalische Therapie 8.4
Muskelrelaxantien, Dosierung bei Kindern 55.33
- bei Tetanus 52.6
Muskelstarre, tonische 52.3
Muskelstatus 8.1
Muskulatur, Massagewirkung 8.2
Myasthenia gravis, Plasmapherese 22.18
Myasthenie 50.15
- ACTH-Kur 50.17
- Gefahren 50.16
- Immunsuppresiva 50.17
- Krisenanzeichen 50.16
- Thymektomie 50.17
- Tracheotomie 50.16f
- Zytostatika 50.17
Mycobacterium tuberculosis 2.6
Mydriasis, pathologische 51.10
Myelitis, akute 50.7
Myelographie, Indikation 50.5
Myoglobin 11.8
Myokardinfarkt 38.1ff
- Analgesie 38.8
- antiarrhythmische Prophylaxe 38.25
- Antikoagulantien 38.9f
- Arrhythmien 38.13
- arterieller Sauerstoffdruck 38.9
- Ausdehnung 38.6
- AV-Block 38.18
- Bradykardie 38.18
- Diagnostik 38.6ff
- - Kriterien 38.6
- Digitalisierung 38.11f
- Diuretika 38.9
- EKG-Veränderungen 38.6
- Enzymaktivitäten 38.6f
- Enzymbestimmungen 11.17
- Frühletalität 38.1, 38.10
- Frühmobilisation 38.10
- - Komplikationen 8.7
- Glykosidtoleranz 38.13
- Hämodynamik 38.2ff
- - Arterenoleinfluß 38.13
- - Phentolamineinfluß 38.12
- hämodynamische Meßgrößen 38.4
- Herzauskultation 38.7
- Herzmuskelruptur 38.7
- Herzzeitvolumen 38.3
- Hypotension 38.5f
- - Therapie 38.14
- Hypoxämie 38.4
- Kammerflimmern 38.1, 38.25
- Katecholamine 38.14f
- klinische Kennzeichen 38.6
- - Psychologie 6.7
- Kreatinphosphokinase 11.15
- Lactat-Dehydrogenase 38.7
- Lactatproduktion 38.5
- Letalität 38.1
- - Antikoagulantieneinfluß 38.9
- - Streptokinaseeinfluß 38.10
- Linksherzinsuffizienz 38.2ff
- - akute 38.8
- Lungenembolierisiko 38.9
- Mortalität 38.1f
- bei Myokardinfarkt 38.11

Myokardinfarkt
- Noradrenalin 38.14
- Papillarmuskelruptur 38.8
- Perikarditis 38.7
- perioperativer 41.9
- Psychodrome, initiale 6.4
- Pulmonalkapillardruck 38.5
- Sauerstofftherapie 38.8 f
- Schmerzbehandlung 38.8
- Schock 32.6, 38.4 ff
- - Therapie 38.14
- Sedierung 38.8
- Septumruptur 38.8
- Spätletalität 38.10
- Sterblichkeit 38.5
- Therapie 38.8 ff
- Thrombolyse 38.10
- Todesursachen 38.2
- Vasodilatatoren 38.11
- - Indikation 38.11
- Vasokonstriktion, periphere 38.5
- ventrikuläre Extrasystolen 38.23
- Volumensubstitution 38.14
Myokardinsuffizienz, Digitalisierung 55.55
- bei Kindern 55.54 f
Myokarditis bei Polyneuritis 50.11
Myokardleistung, Natrium-Nitroprussid 41.9
Myokardnekrose 38.6
Myokardruptur, Herzbeuteltamponade 38.7
Myopathie 50.18
Myxödem 47.4
Myxödemkoma s. Koma, hypothyreotes

N

N-Acetylcystein, Nebenwirkungen 18.4
Nabelarterienkatheter 55.10
Nabelvenenkatheter 55.9
- Blutentnahme 55.46
Nachblutung nach Ivy 11.19
Nährböden, bakteriologische, feste 12.1 f
- - flüssige 12.2
- - halbfeste 12.2
Narkolepsie 37.3
Narkose, Diabetiker 30.5
Narkoseeinleitung Ketamine 32.21
Narkosezubehör, Desinfektionsautomat 10.6
Narzißmus 6.4
Nase, künstliche 15.11, 17.40
Nasen-Rachen-Raum, physiologische Funktion 15.10
Nasopharyngealtubus 26.13
Naßkeime 2.6, 12.7
Nativpräparat, bakteriologisches 12.1
Natrium 11.9
- glomerulär filtriertes 21.15
Natriumausscheidung 21.15
Natriumbedarf, täglicher 21.14
Natriumbicarbonat 13.17
- Dosierung 13.17, 29.11
- - Berechnungsbeispiel 29.14
- bei Schock 32.20
- Überdosierung 13.17
Natriumbilanz 21.14
Natriumdefizit 21.15
Natriumhaushalt 21.14 ff
- Regulationsmechanismen 21.15
Natriumionenrückresorption 29.4
Natriumlactat 29.12
Natriumnitroprussid 16.18 f, 25.6, 38.11
- Dosierung 25.6
- Myokardleistung 41.9
- bei Niereninsuffizienz 33.19
- Wirkungsweise 16.19
Natriumüberschuß 21.16
Natriurese 33.9
Nebacetin, Aerosolapplikation 18.5
Nebennierenblutung bei Antikoagulantientherapie 47.11
Nebenniereninfarzierung, hämorrhagische 47.11
Nebennierenrinden-Atrophie 47.1, 47.9
Nebennierenrinden-Hyperplasie 47.1
Nebennierenrinden-Insuffizienz, Gravidität 47.11
- primäre 47.9 ff
- sekundäre 47.13
- 21.18
Nebenwirkung, unvermeidbare 5.1
Nekrektomie Verbrennung 54.11
Nekrose 14.1
Nelaton-Katheter 7.6
Neomycin, Aerosolapplikation 18.5
Neonatalperiode, Mutter-Kind-Beziehung 55.3
Nephritis, interstitielle 33.21
Nephropathie, chronische, Exazerbation 33.3
- obstruktive, Ursachen 33.3
Nephrotoxine 33.1 f
- opportunistische 23.15
Nervenparese periphere, physikalische Therapie 8.4
Neugeborenenapnoe 55.11
Neugeborenenhypoglykämie, klinische Zeichen 55.11
Neugeborenenkrämpfe 55.11
Neugeborenentransportdienste 55.16
Neugeborenentremor 55.11
Neugeborenes, Absaugen 55.8
- Albumintherapie 55.13
Neugeborenes
- Alkalitherapie, intravenöse 55.9
- apathisches 55.11
- Apgar-Beurteilungsschema 55.7
- Aspirationsgefahr 55.40
- Atmungsüberwachung, Monitoring 55.43
- Auskühlungsschutz 55.12
- Austauschtransfusion 55.13
- Beatmung 13.7, 55.9, 55.30 ff
- Beatmungs-Gerätekombination 55.31
- Behandlung 55.5 ff
- Blutdruck-Normalwerte, diastolische 55.54
- - systolische 55.54
- Blutdruckmessung 55.41
- Bluttransfusion 55.14 f
- mit erhöhtem Risiko 55.6
- Ernährung 55.13 f
- - parenterale, langdauernde 55.38
- externe Herzmassage 13.9 f
- Fieber 55.12
- frierendes 55.43
- Hämatokritwert 55.14, 55.38
- Hämoglobinwert 55.14, 55.38
- Hyperbilirubinämie 55.6, 55.13
- Hyperthermie 55.12
- Hypoglykämieprophylaxe 55.11
- Hypothermie 55.12
- Hypothermieneigung 55.11
- Infusionsbehandlung 55.14
- - Kontrolle 55.36
- Infusionsschema 55.15
- Infusionstechnik, 55.38 f
- Intubation 55.9, 55.21 ff
- - Indikation 55.21
- - Infektion 55.25
- - Instrumentarium 55.22
- - Komplikationen 55.25
- - Muskelrelaxation 55.23
- - traumatische 55.25
- - Vorbereitung 55.21
- Intubationsdauer 55.28 f
- Kalorienbedarf 55.14
- Körpertemperaturüberwachung 55.43
- Kreislaufüberwachung, Monitoring 55.41
- Lufttransporte, Komplikationsmöglichkeiten 55.19
- Monitoring 55.43
- myasthenische Mutter 50.17 f
- Nahrungsaufbau 55.13 f
- Notfalltransport 55.16 ff
- Phototherapie 55.13
- physiologische Umstellungen 55.7
- postnatale Adaptation 55.6 f
- primäre Reanimation 55.7 ff

Neugeborenes
– Rektaltemperaturmessung, elektrische 55.44
– Risiken 55.6
– Sauerstoffbehandlung 55.10f
– – Ausrüstung 55.47
– – Überwachung 55.45
– Sauerstoffdissoziationskurve 55.10
– Sauerstoffgabe durch Maske 55.8f
– Stillen 55.13
– Temperaturregulation 55.12
– Tracheotomie 55.28f
– – Indikation 55.29
– Transfusion 55.38
– Transportkoffer 55.17f
– Tubusdurchmesser 55.23
– Tubusfixation 55.25
– Tubuslagekontrolle 55.23f
– Tubuslänge 55.23f
– Tubusmaterial 55.23
– übergewichtiges 55.6
– übertragenes 55.5f
– Überwachung 55.9
– untergewichtiges 55.6
– Unterkühlungsgefahr 55.25
– Wärmeerhaltung 55.8
– Wärmezufuhr 55.8
– zyanotisches 55.11
Neuroleptanalgesie 32.21
Neuroleptika, Nebenwirkungen 49.4
Neurotransmitter, falsche 46.2
Neurotransmittersynthese 21.7
Nicht-A-, Nicht-B-Hepatitis 22.26
Nichtglucosekohlenhydrate, Nebenwirkungen 21.4
– Stoffwechselwege 21.4
Niederdrucksystem 7.1f
Niederspannungsunfall 54.3
Niere, künstliche, klinische Psychologie 6.8
– im Schock 44.3
Nierenangiographie 33.12
Nierenbiopsie 33.12
Nierendurchblutung bei PEEP-Beatmung 16.18
Nierenfunktion, Beurteilung 11.6
– Hypothermie 24.2
Nierenfunktionsstörung, Antibiotikatoxizität 25.8
– Glykosidausscheidung 25.3
– Schwangerschaft 48.2
– Verbrennungskrankheit 54.8
Niereninsuffizienz 7.9
– bei aktuem Lungenversagen 27.9
– chronische, Blutungsneigung 31.8
– Glykosid-Dosierungsrichtlinien 25.4
– Hypermagnesiämie 21.18
– Kaliumspiegel, hoher 21.11
– Nitroprussidnatrium 33.19

Niereninsuffizienz
– parenterale Ernährung 21.6
– prärenale 44.3
– Wasserverluste 21.12
Nierenischämie, protrahierte 22.23
Nierensequenzszintigraphie 33.12
Nierentubulus, Aldosteronwirkung 21.15
Nierenvenenthrombose 39.3
Nierenversagen, akutes, Anämie 33.8
– – Angiographie 33.12
– – Antibiotika 33.20
– – Antibiotikadosierung 33.20f
– – Ausscheidungsurographie 33.11
– – bleibende Funktionseinbußen 33.22
– – Blutuntersuchungen 33.11
– – Clearancebestimmungen 33.9
– – Defektheilungen 33.9
– – Diagnose 33.9ff
– – Dialyse, prophylaktische 33.21
– – Dialyseindikation 33.21
– – Diättherapie 33.17
– – Differentialdiagnose 33.9f
– – Differentialindikation peritoneale/extrakorporale Dialyse 33.20
– – Dopaminprophylaxe 33.14
– – Duodenalulkus 33.5
– – Ernährung 33.18
– – essentielle L-Aminosäuren 33.17
– – extrarenales 33.2
– – Flüssigkeitssubstitution 33.22
– – Frühprognose 33.22
– – funktionelles 33.2
– – Furosemidtest 33.12
– – Großdosis-Urographie 33.12
– – Hämodialyse 23.7
– – Hämofiltration 23.15, 33.15, 33.21
– – Harnmenge 33.5
– – Harnstoff-Kreatinin-Quotient 33.6
– – Harnstoffkonzentration 33.5
– – Harnuntersuchung 33.10
– – Hauptgefahren 33.16
– – Herzglykoside 33.19
– – Herzrhythmusstörungen 33.19
– – Hirnödem 33.8
– – Hyperkaliämie 33.6
– – hyperkataboles, blutchemische Hinweise 33.6
– – intrarenales 33.2
– – Isotopennephrogramm 33.12
– – Kaliumzufuhr 33.22
– – Kalorienbedarf 33.18

Nierenversagen, akutes
– – Kationenaustauscher 33.15f
– – klinische Psychologie 6.8
– – körperliche Untersuchung 33.10
– – Krampfanfallprophylaxe 33.20
– – kreatininblinde Phase 33.5
– – Labordifferentialdiagnostik 33.11
– – Laborwerte 33.5
– – Leitsymptome 33.4, 33.9
– – Letalität 33.13
– – Mannitprophylaxe 33.13
– – Mannittest 33.12
– – metabolische Azidose 33.7
– – Natriumverluste 33.22
– – neurologische Erscheinungen 33.5
– – Nierenbiopsie 33.12
– – oligoanurisches Stadium 33.5ff
– – Pathogenese 33.2, 44.3
– – Peritonealdialyse 23.12, 33.21
– – polyurische Reparationsphase 33.8, 33.22
– – postrenales 33.3
– – prärenales 33.2
– – primär normurisches 33.8
– – – polyurisches 33.8
– – Prognose 33.22
– – Prophylaxe 33.13ff
– – Rekonvaleszenzphase 33.9
– – renale Vorschädigung 33.4
– – retrograde urologische Untersuchung 33.12
– – Röntgenuntersuchung 33.11
– – Sequenzszintigraphie 33.12
– – Serumelektrolyte 33.6
– – Serumuntersuchungen 33.6
– – Spätprognose 33.22
– – Therapie 33.15ff
– – – medikamentöse 33.18ff
– – Therapiekonzept 33.15
– – Tomographie 33.11
– – Überwachungsprogramm 33.4
– – Überwässerung 33.7f
– – – iatrogene 33.7
– – Untersuchungsmethoden 33.10ff
– – – apparative 33.11ff
– – – laborchemische 33.10f
– – Ursachen, renale 33.1ff
– – – toxische 33.1
– – – zirkulatorisch-ischämische 33.1
– – Verlauf 33.4ff
– – Wasserbilanz 33.7
– – zusätzliche Organstörungen 33.13
Nitroglycerin 16.18f, 25.6, 27.11, 38.11, 41.9
– Dosierung 25.6
– Wirkungsweise 16.19

Nitroprussidnatrium s. Natriumnitroprussid
Nitroprussidreaktion 11.8
Nitrosegas 53.22
Noradrenalin 25.5
- Indikationen 25.5
- Myokardinfarkt 38.14
- Übertragungsstellen 53.11
Normovolämie, Venendruck, peripherer 7.2
Notfall-Tracheotomiekanüle 13.5
Notfallabor, hämostaseologische Untersuchungen 11.17
- Untersuchungsspektrum 11.4
Notfallathmosphäre 6.9f
Notfalldiagnostik, Laboruntersuchungen, Organisation 11.1
Notfälle, psychiatrische 49.1ff
Notfallkoffer, Inhalt 13.25f
Notfallpsychotherapie 6.11f
Notfallstation, psychiatrisch-medizinische 49.8
Notfalltransport älterer Kinder 55.21
- Neugeborenes 55.16ff
Notlabor, Einrichtung 11.21
Notlage, psychosoziale, Abklärung 49.7
Notthorakotomie, Instrumentarium 13.13
Nottracheotomie 13.5

O

O_2-Dissoziationskurve 11.13f
Oberbauchsymptomatik, Myokardinfarkt 38.6
Oberfläche, peritoneale 23.8
Oberflächenhypothermie, metabolische Azidose 29.7
Oberflächenkühlung, Alkoholwickel 24.6
- Ausschaltung der Gegenregulation 24.7f
- Eis-Akkus 24.6
- medikamentöse Sedierung 24.7f
- Methoden 24.5
- Raumkühlung 24.7
Oberflächentemperatur, Überwachung 9.6
Obstruktion, bronchiale 18.1f
- intestinale 55.8
Octapressin 43.6
Ödeme, alveoläre 27.2
- generalisierte 16.30
- Gravidität 48.1
- Kohlenmonoxidvergiftung 53.21
- periphere 21.13
- - hypervolämiebedingte 21.16
- peritoneale 44.2
- therapierefraktäre, Hämodialyse 23.7
Ödeme, therapierefraktäre
- - Hämofiltration 23.15
- Verbrennung 54.4
Ohio-Respirator 550 17.15f
- Bedienung 17.16
- Funktionsprinzip 17.16
- klinische Beurteilung 17.39
- Sterilisation 17.16
- Überwachung 17.16
Ohnmacht, emotionale 6.1f
Oligämie 33.2
Oligoanurie, Hauptgefahren 33.16
- Ursachen 33.1
Oligurie 21.17, 22.23, 47.10
- Lungenembolie 40.2
- Schock 32.8
On-demand-Stimulator 41.10
Oncometer 16.27
Ondine's curse-syndrome 37.1
Onko-Osmotherapie bei Hirnödem 51.18
Operationsnachblutung 44.13
Operationspatient, nierengefährdeter, Mannitprophylaxe 33.13
Ophthalmotest 52.9
Opiatantagonisten 28.8
Optimal-PEEP 5.8, 16.17f
Orciprenalin 13.20, 18.2f, 41.7
- bei Bradykardie 38.19
- Dosierung 28.7
- bei kardiogenem Schock 38.15
- Überdosierungszeichen 36.6
Orciprenalin-Dosieraerosol 36.7
Orciprenalin-Inhalation, paradoxe Blutgasreaktion 18.3
Organdurchblutung, Wirkung von PEEP 16.18
Organe, lebenswichtige, Entnahme 4.1
Organentnahme, Hirntodfeststellung 14.4
Organischämie, totale, Erholungslatenzzeit 14.1
Organtod 4.1
Originalpräparat, bakteriologisches 12.1
Orotubus 13.4
Osmodiarrhö 33.15
Osmodiuretika bei Schock 32.20
Osmolalität 21.19
Osmolalitätsveränderungen 21.19
Osmolarität 21.20
Osmose 23.2
Osmotherapeutika 51.18
Osmotherapie 13.23
Ösophagoskopie 43.1
Ösophagusatresie 55.8, 55.27
Ösophagusschleimhautriß, Blutung 43.4
Ösophagustemperatur, Messung 9.6
Ösophagustubus 13.4
Ösophagusvarizenblutung 21.7, 43.2, 43.5f
Ösophagusvarizenblutung
- medikamentöse Therapie 43.6
- metabolische Alkalose 29.9, 29.15
- Notfallbesteck 43.6
- Notoperation, Komaprophylaxe 43.7
- Sofortmaßnahmen 43.5
Ossifikationen, periartikuläre 50.14
Oszilloskop 9.2
Oszillotonometer 55.41
Oxazepam 36.9
Oxidationswasser 21.11f
β-Oxybuttersäure 11.8
Oxydemetonvergiftung 53.12
Oxygenation, hyperbare 19.1ff
- - Behandlungsschema 19.4
- - Indikation 19.2f
- - Methodik 19.4
Oxymix-Sauerstoffmischer 17.10
Oxyphenbutazonvergiftung 53.7
Oxytocin 48.5

P

Paget-v.-Schrötter-Syndrom 39.3
Panhypopituitarismus 47.5, 47.13
- krisenhafte Zuspitzung 47.15
Pankreasabszeß 45.1
Pankreasextrakt 45.9
Pankreasinsuffizienz, exokrine 45.9
Pankreasnekrose 45.2
Pankreaspseudozyste 45.1
Pankreatitis 45.2ff
- akute 21.18, 45.2
- - Ätiologie 45.1
- - Differentialdiagnose 45.2
- - Elektrolythaushalt, Korrektur 45.5
- - Ernährung 45.5
- - Infektionsprophylaxe 45.5
- - Infusionsprogramm 45.4
- - Insulintherapie 45.5
- - klinische Symptome 45.4
- - Laborbefunde 45.4
- - Leberfunktionsstörungen 45.6
- - Nahrungsentzug 45.5
- - Operationsindikationsstellung 45.6
- - paralytischer Ileus 45.6
- - Pathophysiologie 45.3
- - Probelaparotomie 45.6
- - Prophylaxe peripherer Organstörungen 45.6
- - Schmerzbehandlung 45.5
- - Schockbehandlung 45.2, 45.4
- - Therapie 45.2
- - - chirurgische 45.6f
- - - postoperative 45.7f
- - Volumenbilanz 45.4

Pankreatitis, akute
– – Wasserhaushalt, Korrektur 45.5
– chronische 45.2, 45.8f
– – Entwicklung 45.1f
– – Operationsindikationen 45.9
– – Operationsvorbereitung 45.9
– – Symptome 45.8f
– – Therapie 45.9
– – – postoperative 45.9f
– – Überwachung, postoperative 45.9f
– – Ursachen 45.8
– nekrotisierende 45.2
– ödematöse 45.2
– Peritonealdialyse 23.12
– postoperative 45.7f
– – Letalität 45.7f
Pansystolikum, hochfrequentes 38.8
Pantocain, Überdosierung 26.21
Pantothensäure 18.2
Panzerherz 7.3
Papillarmuskelruptur 38.8
Papillenödem, Eklampsie 48.2
– intrakranielle Massenblutung 50.3
Paracetamolvergiftung 53.8
Paramethason, Dosierungsverhältnis zu Prednison 36.8
Paraneoplastisches Syndrom 21.18
Paranoid-halluzinatorisches Syndrom 49.5
Paraquatvergiftung 53.15ff
– Diagnosestellung 53.16
– Giftelimination 53.16
– Symptome 53.16
– Therapie 53.16
Parasympathikomimetikum 44.9
Parathionvergiftung 53.12
– Gesamtkatecholaminausscheidung 53.13
Parathormon 21.17
Parkinson-Syndrom 49.4
Pasteur-Punkt 26.8
Patient, Abwehrverhalten 6.5
– Angstkrise 49.6
– bettlägeriger, Atemtherapie 18.10
– – physikalische Therapie 8.4
– bewußtloser, Lagerung 8.1
– blutungsgefährdeter, Hämodialyse 23.4
– Eingriffsaufklärung 3.2
– Einschränkung der freien Willensfähigkeit 4.3f
– entscheidungsunfähiger 3.1
– Infantilisierung 6.4
– mit infauster Prognose 4.2
– – – Auskunftserteilung 3.2
– Infektionsbereitschaft 12.7
– als Infektionsquelle 2.4
– kindlicher, Kontakt mit den Eltern 55.3f
Patient, kindlicher
– – psychologische Betreuung 55.3
– lebergeschädigter, Blutkonservenalter 22.7
– – Citratabbau nach Transfusion 22.8
– psychisch kranker, Zwangsunterbringung 49.9f
– Resistenzminderung 12.6
– Risikoaufklärung, Anforderungen 5.1
– Rückenlage 7.14
– Schadensersatzansprüche 3.2f
– schriftliche Äußerung 6.10
– Seitenlagerung 7.15
– Selbstbestimmungsrecht 3.1
– septischer 2.1
– tracheotomierter, Pflege 15.10ff
– Verhaltensänderungen, Klärung 6.10
– Verhaltensweisen, abnorme 5.11f
– Willenserklärung, relevante 4.4
Patientenaufklärung 3.2f
– unzulängliche 3.2f
– – Beweislast 3.3
Patientenbett, Anforderungen 1.28
– Installationen, notwendige 1.25f
– Lageveränderungen 1.29
Patientengefährdung, technisch bedingte 9.19ff
Patientenhebegerät 7.16
Patientenisolation, strenge 2.1
Patientenlagerung 7.13ff, 8.1
– Querschnittslähmung 8.7
Patientenpflege 7.13ff
Patientenüberwachung 7.1ff
– apparative 9.1
– elektronische 9.1ff
– – dezentralisierte 9.18
– – kombinierte 9.19
– – Raumplanung 9.18
– – Registrierverfahren 9.17
– – zentrale 9.18
– Herzoperation 41.3
– klinische, bei Beatmung 16.22
– Protokolle 7.13
– rechnergestützte 9.16f
– nach Respiratorentwöhnung 16.33
Patientenwille, mutmaßlicher 3.1, 4.4
PCWP s. Pulmonary capillary wedge pressure
PEEP s. Beatmung mit positivem endexspiratorischem Druck
– Barotrauma 5.9
Pendelluft 35.2
Penicillin G 25.9
Penicilline, Penicillinase-stabile 12.3
Peressigsäure 10.7, 10.9
Perforationsperitonitits 44.8
Perfusionsszintigraphie, pulmonale 40.8
Perikard, Blutung, eindringende 35.4
Perikardblindpunktion 38.7
Perikardempyem 7.3
Perikarderguß 7.3
Perikardpunktion 41.1
Perikardtamponade 7.3
Peritonealdialysat 23.10
Peritonealdialyse 21.17, 23.7ff
– bei akutem Nierenversagen 33.20
– Antibiotika 23.12
– Anwendungstechnik 23.9
– Äquilibrierungszeit 23.10
– chronisch intermittierende 23.11f
– Clearance, relative 23.9
– diskontinuierliche 23.9f
– – Perfusionsphasendauer 23.10
– Drainagezeit 23.10
– Giftstoff-Clearance-Werte 53.6
– Hauptrisiko 23.9
– bei hyperthyreoter Krise 47.3
– Indikation 23.12
– Instillationssysteme 23.9f
– Instillationszeit 23.10
– Katheterobturation 23.11
– Komplikationen 23.11
– Kontraindikationen 23.12
– Perfusionstechnik 23.10
– Peritonitis 23.9, 23.11
– Prinzip 23.7
– Rapid-flow-high-volume-Technik 23.10
– Rapid-flow-low-volume-Technik 23.10
– Slow-flow-low-volume-Technik 23.10
– Voraussetzungen 23.13
Peritonealdialysegerät, halbautomatisches 23.9
Peritonealdialyselösung 23.5
– Heparinisierung 23.8
– hyptertone 23.8
– Lokalanästhesie 23.8
– Zusätze 23.8
Peritoneum, Eigenschaften 23.8
– Physiologie 44.1
Peritonitis 44.1ff
– Allgemeintherapie 44.15f
– Antibiotikabehandlung 23.11
– bakterielle 44.12
– chirurgische Therapie 44.16
– diffuse 23.11, 44.2
– Frühsymptome 29.10
– Herz-Kreislauf-System 44.3
– Infektabwehr 44.2
– Leberfunktionsstörung 44.2f
– Letalität 44.14
– Lungenfunktionsstörung 44.3

Peritonitis
- Nebennierenfunktionsstörung 44.3
- nichtinfektiöse 23.11
- Nierenfunktionsstörung 44.3
- nach Peritonealdialyse 23.9, 23.11
- postoperative 44.13f
- - Hauptursachen 44.14
- primäre 44.1
- Schock 44.2
- sekundäre 44.1
- Volumenverlust 44.2
Personal-Betten-Schlüssel 1.11, 1.33
Personensorgeberechtigter 3.1
- Entscheidung 4.3
Personensorgerecht 4.4
Perspiratio insensibilis 21.11f
Pestizidvergiftung 53.11ff
Petechien 27.7, 27.11, 31.5
Pethidin 24.7f, 32.21
Petri-Schale 12.4
Pflanzenschutzmittel-Vergiftung 53.11ff
Pflegepersonal, Aufgaben 1.8
- Aufgabenübertragung 3.6
- Ausbildung 1.8ff
- Eignungskriterien 6.13
- Einteilung 1.11
- Güte-Kriterien 6.13
- Hepatitisrisiko 22.26
- intensivmedizinische Weiterbildung 1.9
- - - Unterrichtsschwester 1.11
- physische Belastung 1.10
- Spezialkenntnisse 1.9
- Staphylokokkenträger 12.6
- Stellenschlüssel 1.12
- turnusmäßige Wechsel 6.13
- Vergütungsgruppe 1.10
- Verleugnungsarbeit 6.13
Pfützenkeime 2.6, 12.7
pH s. Wasserstoffionenkonzentration
Phäochromozytom 47.18f
- Blutbefunde 47.19
- Laborbefunde 47.19
Pharmaka, kreislaufwirksame 32.19f
Pharyngealtubus 13.4
Pharynxkollaps 37.3f
Phenothiazine 24.7
Phenoxybenzamin 47.18f
- Dosierung 47.19
Phentolamin 25.6, 34.9, 38.11
- Dosierung 25.6
- bei Myokardinfarkt 38.12
Phenylbutazonvergiftung 53.7
Phenylhydantoin 41.10
Phlebitis migrans 39.4
- oberflächliche s. Thrombophlebitis
Phlebographie, aszendierende 39.4
- präoperative 39.5
Phlebothrombose 39.2f

Phlebothrombose
- Diagnostik 39.4
- Differentialdiagnose 39.3
- Häufigkeit 39.2
- obere Extremität 39.3
- Operationsindikationen 39.4
- bei Polyneuritis 50.12
- Symptomatik 39.3
- Therapie 39.4
- - aktive 39.4
Phlegmasia coerulea dolens 39.3
- - - Operationsindikation 39.4
Phobie 49.6
Phosphat-Puffer 29.2
Phosphatmangel 21.19
Phosphatstoffwechsel, Regulationsmechanismen 21.19
Phosphatstoffwechselstörung 21.19
2,3-Phospho-Glycerat, Blutkonserve 22.9f
Physostigmin 53.7
Pickwick-Syndrom, abortive Formen 37.3
- Aderlässe 37.4
- Beatmung 37.4
- Definition 37.1
- dekompensiertes 37.1ff
- Differentialdiagnose 37.1, 37.3
- Gewichtsreduktion 37.4
- Häufigkeit 37.3
- kardiale Behandlung 37.4
- Klinik 37.2
- Pathogenese 37.1
- Prognose 37.5
- Sauerstofftherapie 37.4
- sekundäre Spätzeichen 37.3
- Therapie 37.4
- Tonsillenhypertrophie 37.5
Pigmentschreiber 9.18
Pilzintoxikation, Hämoperfusion 23.18
Pitressin 43.6
Plasma, Normalwerte 51.12
Plasma-pH, aktuelles 11.11
Plasmaaminosäurenspiegel, Leberinsuffizienz 21.7
Plasmaersatzmittel, Ausstrombehinderung 32.14
- Durchstrombehinderung 32.14
- Einstrombehinderung 32.14
- kolloidale körpereigene 32.16
- - körperfremde 32.15
Plasmagiftstoffkonzentration, Hämoperfusionsindikation 53.4
Plasmahyperosmolalität 21.20
Plasmahyposmolalität 21.20
Plasmaionogramm 21.14
Plasmakonserve 22.20
Plasmalactat, Normalbereich 11.15
Plasmaosmolalität 21.20
Plasmapherese bei hyperthyreoter Krise 47.3
- therapeutische 22.17

Plasmaproteinlösung 22.20
- pasteurisierte 32.17
Plasmavolumen, vermindertes 21.13
Plastiktubus 15.2
Plateau, endinspiratorisches 16.6, 17.1
Plättchenaggregationshemmer 39.7f
Plattendialysator 23.5
Plazentarinsuffizienz, intrauterine 55.6
Pleuraerguß 45.2
- Monitoring 16.28
Pleurahöhlendrainage, Indikationen 35.4
- bei Kindern 55.58
Pleuramantelerguß, Punktion 35.12
Pleurapunktion 35.4, 35.8ff
- Einstichrichtung 35.12
- Instrumentarium 35.10
- Lokalisation 35.11
- bei Pneumothorax 35.2
Pneumomediastinum 16.20
Pneumonie bei Adult respiratory distress syndrome 34.11
- intrauterine 55.10
Pneumoperikard 16.20
Pneumothorax 15.7, 16.20, 35.1ff
- Beatmung 13.6
- Entlastung 35.3
- bei Kindern 55.58
- Monitoring 16.28
- bei Neugeborenen 55.9f
- offener 35.1ff
- - Ausatemphase 35.3
- - Einatemphase 35.3
- - erste Maßnahme 35.2
- - Verschluß 35.2
- bei PEEP 16.20
- Pleurapunktion 35.2
- Tiegel-Ventil 35.3
- bei Vena-subclavia-Punktion 20.13
Pneumozyten 27.2f
Poliomyelitis 50.7ff
- Beatmung 50.8
- Lähmungsstadium 50.8
- Tracheotomie 50.8
Polydipsie 47.16
Polymyositis 50.18
Polymyxin, Aerosolapplikation 18.5
Polyneuritis, akute 50.9ff
- - Ursache 50.10
- Behandlung, krankengymnastische 50.14
- - medikamentöse 50.14f
- Dekubitusprophylaxe 50.12
- Myokarditis 50.11
- Nahrungsaufnahme 50.13
- Patientenüberwachung 50.11
- periartikuläre Ossifikationen 50.14
- Phlebothrombose 50.12

Polyneuritis
– Prognose 50.15
– Tracheotomie 50.11
Polyneuropathie 50.9
Polytrauma 34.1 ff
– Analgesie 34.14
– arterio-venöse Sauerstoffdifferenz 34.5, 34.10
– Aspiration 34.10
– Atelektasen 34.10
– Beatmung, primäre, Indikationen 34.11 f
– Bedarfsherzindex 34.10
– Behandlungstaktik 34.1
– Blutgerinnung 34.12
– Bronchopneumonie 34.11
– Enteropathie 34.13
– Erholungsphase 34.14
– Extubation 34.14
– Fettembolie 34.15
– Fettemboliesyndrom 34.13
– Frischbluttransfusion 34.12
– Frischplasma 34.12
– Gasaustausch 34.9
– hämodynamische Störungen 34.6 ff
– Heparintherapie 34.12
– Herzindex 34.5 f, 34.10
– Herzminutenvolumen 34.9
– Hyperkaliämie 34.13
– Hypervolämie 34.15
– Infektanfälligkeit 34.13
– bei Kindern 55.56 ff
– klinische Untersuchung 34.2 f
– Körpergewicht 34.15
– Kreislaufbehandlung 34.9
– Kreislaufstabilisierung 34.2
– Linksherzinsuffizienz 34.6
– Low flow syndrome 34.9
– Lungenkontusion 34.10
– Narkoseeinleitung 34.14
– Nierenfunktion 34.12
– Operationsphase, erste 34.1 f
– – zweite 34.13 f
– Organsystembehandlung, Reihenfolge 55.56
– parenterale Ernährung 21.5
– peripherer Zellstoffwechsel 34.13
– pulmonal-vaskulärer Widerstand 34.6
– Reanimation 34.1
– Rechtsherzinsuffizienz 34.6
– Rechtsherzkatheterismus 34.5
– reduzierte Hautdurchblutung 34.3
– Respiration 34.10
– Respiratorentwöhnung 34.14
– Sedation 34.14
– Special circulatory management 34.3 ff
– Stabilisierungsphase 34.2
– – Ziel 34.13
– Standard management 34.2 f
– Verbrauchskoagulopathie 34.12
– Verlaufskontrolle 34.2

Polytrauma
– Versorgungsphasen 34.1 ff
– Zentralvenendruck 34.3
Polyurie 21.14, 22.23, 47.16
Porphobilinogenausscheidung, renale 11.8 f
– – Normalwert 11.9
Porphobilinogenreagenz 11.9
Porphyrie, akute 11.9
Posthyperkapnisches Syndrom 29.13
Postinfusionshypoglykämie 21.9
Postthrombotisches Syndrom 39.1
Potentialausgleichsleiteranschluß 9.21 f
Potentialausgleichsleitung 9.20
Prädelir 49.2
Prädiabetes 45.9
Präeklampsie 48.1 ff
– Ätiologie 48.1
– Beatmung 48.3
– Ernährung 48.4
– Geburtseinleitung 48.5
– geburtshilfliche Behandlung 48.5
– Infusion 48.4
– Sedierung 48.3
– Symptomatik 48.3
– Therapie 48.3
– Überwachung des Feten 48.5
Präkoma 49.2
Präsenz, emotionale 6.9 f
Prazosin 33.19
Prednison, Dosierung 32.21
Preload 41.4
– Definition 16.18
– Natrium-Nitroprussid 41.9
Procainamid 13.19, 38.23
Proktoskopie 43.1
Promethazin 24.7 f
Propafenon 38.22, 38.24
Propranolol 47.19
Propylalkohol 2.5
Propyphenazon 53.7
Prostigmin 44.9, 50.16
Protamin 23.5
Protaminsulfat 31.7
Proteinaseninhibitor 22.13
Proteinbedarf, täglicher 21.5
Proteindefizit, kwashiorkorähnliches 21.3
– marasmusähnliches 21.3
Proteinpuffersystem 29.2
Proteinstoffwechsel, Hunger 21.3
– Streß 21.2 f
Proteinsynthese 30.1
Proteinurie, Gravidität 48.1
Proteinzufuhr, parenterale 21.5 f
– – Enzephalopathiezeichen 21.7
– Sondenkost 21.24
Proteolyse 21.2
Proteus 5.11, 25.7
Prothrombinkomplexpräparat 31.7, 31.11

Protokylol 18.2
Proxyphyllin 36.7
Pseudocroup 55.28, 55.48 f
– Infusionsschema 55.48
– Intubationsindikation 55.48
Pseudohyponatriämie 21.15
Pseudomonas aeruginosa 2.6, 5.11, 12.3, 25.7
– – Brandwundeninfektion 54.10 f
Pseudomonas-Penicilline 25.7
Pseudoperitonitis 30.2
Psychiatrische Notfälle 49.1 ff
Psychose 49.1
Psychosomatisches Syndrom 49.7
Psychosyndrom, organisches 49.3
Psychotherapie 49.1
– ergänzende, Indikationen 6.11
– supportive 6.9
– Technik 6.11
PTZ s. Thromboplastinzeit, partielle
Puffersystem, intrazelluläres 29.2
Puffertherapie, Risikoneugeborenes 55.9
Pufferung 29.1 f
Pulmonalarterienblut, Sauerstoffsättigung 9.15
Pulmonalarteriendruck, diastolischer 20.15
– erhöhter 32.11
– – Lungenembolie 40.1 f
– bei Fibrinolyse 40.10
– kardiogener Schock 32.6
– Myokardinfarkt 38.5
– Normalwert 32.11
– Pickwick-Syndrom 37.2
– Polytrauma 34.5
– pulmonalarterielle Gefäßobstruktion 40.1 f
– Registrierung 20.15
– Schock 32.9 ff
– Überwachung 9.10 ff
Pulmonalarterienperforation, katheterbedingte 20.17
Pulmonalgefäßwiderstand, erhöhter 34.6 f
Pulmonalisangiographie 40.8
Pulmonaliskatheter 5.6 f, 9.11 f, 16.17, 16.25, 20.14 ff
– bei akutem Lungenversagen 27.8
– Ballonrupturen 5.7
– Bestimmung des Herzzeitvolumens 20.17
– – des pulmonalen Kapillardrucks 20.16
– diagnostische Möglichkeiten 20.15, 34.5
– Herzoperation 41.5
– Indikationen 5.6, 16.27
– – absolute 5.6
– Infektionen 5.7
– Kathetertechnik 20.15 f

Pulmonaliskatheter
- Knotenbildung 5.7
- Komplikation 20.17
- Lagekontrolle 9.12
- Liegedauer 5.7
- bei Myokardinfarkt 38.2
- Polytrauma 34.5
- pulmonale Infarzierung 20.17
- Risiken 5.7
- Risikominderung 5.7
- röntgenologische Lagekontrolle 20.16
- Technik des Einführens 9.12
- Untersuchungsmöglichkeiten 16.26
- Zugangswege 9.12
- zusätzliche Bestimmungen 5.6
Pulmonaliskatheterverschluß, Prophylaxe 5.7
Pulmonalisverschlußdruck 26.6
Pulmonalkapillardruck, erhöhter 28.3
- - Senkung 28.7
- Myokardinfarkt 38.5
- Polytrauma 34.5
- Schock 32.9ff
- Vasodilatatorenwirkung 25.6
- Vasokonstriktion, periphere 38.5
Pulmonalkappillarpermeabilität, erhöhte 28.2f
Pulmonary capillary wedge pressure 16.25, 34.5
- vascular resistance index 34.7
Puls, peripherer, Überwachung 9.5f
Pulsabnehmer 9.5
- Applikation 9.6
- Pflege 9.6
Pulsdefizit 38.22
Pulsfrequenz, Normalwerte 55.42
Pulsfrequenzanzeige 9.6
Pulskonturverfahren, HZV-Bestimmung 9.13
Pulslosigkeit 13.9
Pulsmonitor 9.6
Pulsrezeptor 9.5
- photoelektrischer 9.5
Pupillen, erweiterte 13.2
- reaktionslose 14.2f
- - Hypoxämie 13.2
- - Kreislaufstillstand 13.9
- stecknadelkopfgroße 53.12
Purinnukleoside 22.17
PVP-Jod 54.10
PVRI s. Pulmonary vascular resistance index
Pyrazolonvergiftung, Verlauf 53.7
Pyruvatkonzentration im Blut, Schock 32.13

Q

Quats 10.7
Querschnittslähmung 7.9
- Behandlung 50.5f
- - physikalische 8.4, 8.7f
- Dekubitusprophylaxe 8.7
- Diagnostik 50.5
- Hautpflege 8.7
- Labordiagnostik 50.5
- Langzeittherapie 50.6
- Patientenlagerung 8.7
Querschnittslähmungen 50.4ff
Quick-Test 11.19
Quick-Wert, Verbrennung 54.8
Quotient, respiratorischer 21.3

R

Rachen-Absaugkatheter 15.13
Radiofibrinogentest 39.4
RAP s. Right atrial pressure
Rasselatmung 28.4
Rate pressure product 16.29
Raumdesinfektion, Desinfektionsmittel 2.6
- Feuchtwischmethode 2.6f
Raumkühlung 24.7
Raumtemperatur 2.3
Rausch, pathologischer 49.3
Reaktion, meningeale 51.7
- myasthenische 50.15
- - faziopharyngeale 50.15
- - generalisierte 50.15
- - okuläre 50.15
Realangst 49.6
Reanimation s. Wiederbelebung
Reanimationsteam 13.25
Reanimationswagen 13.26
Rechts-Links-Shunt 41.4
- intrapulmonaler 16.9, 26.6
- - bei Beatmung 16.25
- - Berechnung 16.25
- - Bestimmung 26.11
- - Reduzierung 16.17
- - Ursachen 27.1
- Sauerstoffsättigung 9.15
Rechtsherz-Afterload 16.33
Rechtsherzinsuffizienz ohne Linksherzinsuffizienz 34.3
- Polytrauma 34.6
- Venendruck, zentraler 7.3
Rechtsherzkatheterismus, Lungenkapillardruck 34.5
- Pulmonaliskatheter 34.5
Rechtsherzversagen 16.13
Rechtspersönlichkeit, Ende 4.1
Reflektometer 11.6
Reflex, vagovagaler 55.25
Reflexionsphotometrie 9.15
Reflexionsrezeptor, photoelektrischer 9.5
Reflexzonenmassage 8.2
Registrierer, thermosensitiver 9.18
Registrierverfahren 9.17f
Reibegeräusche, perikarditische 38.7
Reinigungsautomat 10.5
Reizgase 53.21ff
- Angriffspunkte 53.22
Reizgasvergiftung, Symptome 53.22
Reizhusten 28.3
Reizstrom, faradischer 8.3
- galvanischer 8.3
Reizstrombehandlung 8.3
Rektaltemperaturmessung, elektrische, beim Neugeborenen 55.44
Rektoskopie 43.1
Relationship-therapy 6.11
Relaxantien 24.8
Relaxation bei Beatmung 16.28
Renal failure fluid 33.15, 33.17
Renin-Angiotensin-Aldosteron-System 21.13, 21.15
Reptilasezeit, Normalbereich 11.19
Reserpin 33.19
Resigniertsein, krisenartiges 6.11f
Resinil-Kanüle 15.8f
Resorptionsatelektasen 16.5
Respiration, Hypothermie 24.2
- Polytrauma 34.10f
Respirationsprotokoll 7.13
Respirator, Aerosolvernebler 17.5
- Alarmsystem 17.2
- Alarmvorrichtung 16.22
- Anforderungen 17.2
- Antrieb 17.2
- - elektrischer 17.3, 17.16ff
- - pneumatischer 17.3ff
- Atemfrequenz 17.2
- Atemgrößen, regulierbare 17.2
- Atemminutenvolumen 17.2
- - obligatorisches 17.4
- Atemvolumeneinstellung 17.4
- Atemzugvolumen 17.2
- - konstantes 17.2
- Beatmungskontrolle 17.4
- Beatmungsmodus, Wahl 17.2
- Beschriftung 17.2
- Betriebssicherheit 17.2
- Beurteilung, klinische 17.37ff
- - technische 17.36f
- Compliance-Kompensator 17.6
- druck-flow-gesteuerter 17.4
- druckgesteuerter 13.8, 17.2f, 17.9, 17.11, 17.24, 17.29
- - für Beatmungsinhalation 18.7
- elektronisch gesteuerter 9.15
- flowgesteuerter 17.8
- mit Fluidic-Steuerung 17.14ff
- Format 17.2
- Gaslieferung 17.3
- Inspirationsphase, druckbegrenzte 17.3
- - flowbegrenzte 17.3
- - volumenbegrenzte 17.3
- - zeitbegrenzte 17.3
- für Kinder 55.30ff

Respirator
- Kontrollanzeigen 17.2
- Sauerstofffraktion, inspiratorische 17.2
- Sterilisation 17.2
- Steuerungsart 17.3
- technische Überwachung 16.21 f
- volumen-zeit-gesteuerter 17.23
- volumengesteuerter 17.3, 17.16, 17.23, 17.25
- zeit-volumen-gesteuerter 16.8
- zeitgesteuerter 17.3, 17.8, 17.13, 17.16, 17.24, 17.31 ff

Respiratoreinstellung, Korrekturen 16.22
Respiratorentwöhnung 16.7 f, 16.30 ff
- Atemminutenvolumen 16.31
- Blutgasanalyse 16.31 f
- bei Cor pulmonale 16.32
- mit CPAP 16.31 f
- – Vorteile 16.31
- Dyspnoe 16.31
- Einleitung 16.30
- Grundvoraussetzung 16.30
- Hypervolämie 16.33
- Hypoventilation 16.32
- mit IMV 16.32
- – Vorteile 16.32
- Inhalationstherapie 16.33
- konventionelle 16.31 f
- Krankengymnastik 16.31
- Medikamente 16.33
- nachfolgende Patientenüberwachung 16.33 f
- bei obstruktivem Lungenemphysem 16.33
- bei obstruktiver Atemwegserkrankung 36.13
- physikalische Therapie 16.33
- bei Pickwick-Syndrom 37.4
- nach Polytrauma 34.14
- Probleme 16.32 f
- stufenweise 16.30 ff
- Vitalkapazität 16.30 f

Respiratorgehirn 5.11
Respiratorgrundeinstellung, Parameter 16.4
Respiratorische Störung, Atemgase 9.15
- – Blutgase 9.15

Respiratormonitor 9.14
Respiratorsystem, Eigenschaften 17.3 f
- Einteilung 17.3 f
- Insufflationsphase 17.3
- Primärsystem 17.4
- Sekundärsystem 17.4

Respiratory-distress-Syndrom 28.3
Retentionsalkalose 29.5, 29.8 f
Retentionsazidose 29.5, 29.7
Rhesus-Inkompatibilität, Neugeborenenhyperbilirubinämie 55.13
Richmond-Schraube 55.57
Right atrial pressure 34.7
- ventricular work index 34.7

Rindenschichtstar 47.7
Rippenfraktur, Komplikation 35.8
- Lungenverletzung 35.8
- Spontanatmung 35.10
- Überdruckbeatmung 35.10

Rippenserienfraktur 35.9 f
- Atemarbeit 35.9
- Ausatemphase 35.9 f
- Blutgasanalyse 29.13 f
- Einatemphase 35.9 f
- Thoraxgerüststabilisierung 35.9

Risikogeborenes s. Neugeborenes
Risus sardonicus 52.3
Robertshaw-Broncho-Katheter 16.21 f
Roche-Respirator 3100 17.32 ff
Bedienung 17.32
- Funktionsprinzip 17.32
- Funktionsschema 17.33
- klinische Beurteilung 17.39
- Sterilisation 17.33
- Überwachung 17.33

Rohr-Effekt 51.17
Rolle, heiße 8.3
Rollenpumpe 21.21
Röntgen-Abdomen-Leeraufnahme, akutes Abdomen 44.9
Rotandaspritze, Hämothoraxpunktion 35.11
- Mantelergußpunktion 35.12

Rückenmarkschäden, traumatische 50.4 ff
- – Behandlung 50.5 f
- – Diagnostik 50.5
- – Labordiagnostik 50.5

Rückenmarkverletzter, Blasendrainage 7.9 f
Rügheimer-Nase 15.11
Rüschelit-Trachealtubus 15.4 f
RVWI s. Right ventricular work index

S

SA-Block 38.17
Sabathié-Fourès-Respirator SF 4 17.33 f
- Bedienung 17.34
- Funktionsprinzip 17.34
- klinische Beurteilung 17.39
- Überwachung 17.34

Safar-Tubus 13.4
Safety-Trachealtubus 15.4
Salbenkasten 7.16
Salbutamol 18.2 f
Salbutamol-Dosieraerosol 36.7
Salbutamol-Inhalation, paradoxe Blutgasreaktion 18.3
Salicylatvergiftung 53.8
Saprophyten 5.11
Sauerstoff, Löslichkeit im Blut 19.1
Sauerstoffanfeuchter 26.15
Sauerstoffanfeuchtung, Großraumvernebler 26.16
Sauerstoffanlage, zentrale 1.25
Sauerstoffatmung, Druckverhältnisse 19.1
- Flow-Meter 26.16
- Gefahren 26.18
- mit Maske 26.14 f
- Surfactant-Veränderung 19.3

Sauerstoffaufnahme, Messung 32.13
- Schockprognose 32.22

Sauerstoffblender 17.5
Sauerstoffbrillen 26.14
Sauerstoffdifferenz, arteriovenöse, Polytrauma 34.5, 34.10
- – zerebrale 14.6

Sauerstoffdiffusionsstörung 26.5 ff
Sauerstoffdiffusionsstrecke 27.3
Sauerstoffdissoziationskurve, Linksverschiebung in Blutkonserve 22.9 f
- – bei Hypothermie 24.2
- beim Neugeborenen 55.10

Sauerstoffdruck, alveolarer 16.5, 26.2
- arterieller 16.5, 26.2
- – Indikation zur Beatmung 16.1
- endkapillarer 26.2
- venöser 26.2
- zentralvenöser 26.2

Sauerstoffdruckdifferenz, alveolo-arterielle, Adipositas 37.3
- – bei Beatmung 16.25
- – Intubationsindikation 35.8
- – Thoraxtrauma 35.8
- inspiratorisch-arterielle 16.10

Sauerstoffextraktion 32.13
Sauerstoffflaschen mit Anschlußstutzen 26.18
- mit Handanschluß 26.18

Sauerstoffgehalt, arterieller 26.12
- gemischt-venöser 11.13 f, 26.12
- – Berechnung 11.14

Sauerstoffgehaltsdifferenz, arteriovenöse 16.27, 26.2, 26.11
- – Bestimmung 20.15

Sauerstoffgesichtszelt 26.17
Sauerstoffinhalation 28.7
Sauerstoffinsufflation, intermittierende 26.17
- durch Nasenkatheter 26.13
- pulmonale 26.17

Sauerstoffkaskade 26.8
Sauerstoffkonzentration, inspiratorische 16.4 f
- – hohe 16.5

Sauerstoffmangel 13.1

Sauerstoffmeßgerät 16.22
Sauerstoffpartialdruck 11.13ff
- arterieller, paradoxe Senkung 18.4
- - bei PEEP 16.10
- Bestimmung 9.15
- - transkutane 9.15
- inspiratorischer, bei PEEP 16.10
Sauerstoffpartialdruckdifferenz, alveolo-arterielle 26.10f
Sauerstoffsättigung 11.13ff
- arterielle 9.15, 19.1
- Pulmonalarterienblut 9.15
Sauerstoffsonde 26.13
- nasale 26.13
Sauerstoffspannung s. Sauerstoffdruck
Sauerstofftherapie bei Hypoxie 26.9
- bei Kindern, Überwachung 55.45ff
- bei Myokardinfarkt 38.8f
- Neugeborenes 55.10f
- - Ausrüstung 55.47
Sauerstofftransport, Bestimmung 16.14
- bei PEEP 16.14f
Sauerstoffüberdruckbehandlung bei Tetanus 52.5
Sauerstoffverbrauch, Messungen bei Schock 32.12
- myokardialer 16.29
Sauerstoffzelt 26.16
Säuglinge, Beatmung 13.7
- externe Herzmassage 13.9f
Säuglingstoxikose mit Hypernaträmie 55.54
Säure-Basen-Haushalt 11.11ff
- Untersuchung, Äquilibriermethode 11.11f
- - direkte 11.12f
Säure-Basen-Haushaltsstörung 11.12, 29.1ff
- Bluttransfusion 22.8
- dekompensierte 29.4
- Diagnostik 29.10
- kompensierte 29.4
Säureaspiration 53.18
Säureausscheidung, renale 29.3
Säurevergiftung 53.17ff
- Giftelimination 53.19
- Letalität 53.18
- metabolische Laktatazidose 53.18
- Symptome, lokale 53.18
- - systemische 53.18
- Therapie 53.19
- Tris-Puffersubstitution 53.18f
Schädel-Hirn-Trauma 51.1ff
- Anamnese 51.10
- Atmungskontrolle 9.14
- Azidose 29.6
- Beatmung 51.14
- Behandlung 51.14ff
- Bewußtseinslage 51.10

Schädel-Hirn-Trauma
- Computertomographie 51.12f, 55.56
- Diabetes insipidus 51.15
- Diagnostik 51.10ff
- Differentialdiagnose 51.11
- Echoenzephalographie 51.13
- Elektroenzephalographie 51.13f
- gedecktes 51.1
- hämodynamische Dysregulation 51.14
- Hirndrucksteigerung 5.8
- Hirnszintigraphie 51.13
- Hirntodfeststellung 14.4f
- Hypernatriämie 51.15
- Infusionstherapie 51.20
- Intubation 51.14
- Karotisangiographie 51.12
- bei Kindern 55.56ff
- Koma, hyperosmolares 51.15
- Komplikationen 51.2ff
- - zerebrale, Behandlung 51.18f
- Liquoruntersuchung 51.10f
- Motilitätsstörungen 51.19
- neurologische Untersuchung 51.10
- offenes 51.1
- Patientenlagerung 51.14
- Patientenüberwachung 51.19
- PEEP-Beatmung 51.17
- Pflege des Bewußtlosen 51.19
- respiratorische Azidose 29.10
- Röntgenuntersuchungen 51.12
- Schweregrade, EEG-Verhalten 51.14
- Temperatursenkung 51.15
- therapeutische Hypothermie 24.3
- Tracheotomie 51.14
- Unruhezustände, Behandlung 51.18
- zerebrale Anfälle, Behandlung 51.19
Schädel-Hirn-Verletzter, Ernährung 51.20
Schädel-Nativröntgenuntersuchung 51.12
Scheuerdesinfektion 2.6
Schilddrüsenhormonmangel 47.4
Schilddrüsenhormonproduktion, Blockade 47.2
Schilddrüsenhormonsubstitution 47.5
Schilddrüsenüberfunktion 47.1
Schizophrenie, Angstzustände 49.6
- Sinnestäuschungen 49.5
- Ursachen 49.3
- Wahn 49.5
Schlaf-Apnoe-Syndrom 37.1
Schlaf-Wach-Rhythmusstörung 37.1
Schlafmittelblasen 53.6

Schlafmittelvergiftung, Hämodynamik 53.3
Schlafneigung, extreme 37.1
Schlaganfallarterien 50.2
Schleimhautsanguinationen, gastrointestinale 33.5
Schleusensystem 2.2
Schlucklähmung, Myasthenie 50.16
Schmerzen, präkordiale 38.6
- retrosternale 38.6
- thorakale, atemabhängige 40.2
Schmutzwäsche, Beseitigung 2.4
Schneegestöber-Lunge 34.15
Schock, Alkylphosphatvergiftung 53.14
- anaphylaktischer 32.7
- Anästhesieverfahren 32.21
- Blutdruckmessung, arterielle 32.8f
- Bluttransfusion 22.15, 32.17f
- Blutuntersuchungen 32.13
- Blutvolumenmessung 32.11f
- Chinidinvergiftung 53.10
- Definition 32.1
- dekompensierter 32.3
- Diagnostik 32.8ff
- - Meßgrößen 32.10f
- disseminierte intravasale Gerinnung 32.4
- Dopamin 32.19
- Erythrozytenkonzentrattransfusion 32.18
- durch Gefäßverschluß 32.7f
- Hämatokritbestimmung 32.13
- Hämoglobinbestimmung 32.13
- hämorrhagischer 24.5
- - Hämodynamik 32.2
- - Hämothorax 35.4
- Hämostase 32.4
- Harnzeitvolumen 32.12
- Heparin 32.21
- Herzzeitvolumenmessung 32.12
- hypovolämischer 28.4
- hypoxischer 28.4
- bei intravasaler Hämolyse, Therapie 22.23
- Kapillardurchblutung, Normalisierung 32.21
- kardiogener 32.6
- - Definition 38.5
- - hämodynamische Meßgrößen 38.4
- - Katecholamine 38.14f
- - Lungenödem 28.7
- - mechanische Kreislaufunterstützung 38.15
- - Myokardinfarkt 38.4ff
- - Temperaturüberwachung 9.6
- - Volumensubstitution 38.14
- bei Kindern 55.54f
- klinische Zeichen 32.8
- kolloidosmotischer Druck 32.4f
- kompensierter 32.3

Schock
- Kreatininphosphokinase-Konzentrationsbestimmungen 32.13
- kreislaufwirksame Pharmaka 32.19f
- Lactat-Konzentration im Blut 32.13
- linksventrikuläre Druckmessung 32.11
- Lungenveränderungen s. Schocklunge
- Makrohämodynamik 32.1f
- metabolische Azidose 29.6f
- Mikrohämodynamik 32.2ff
- Mikrozirkulationsstörung 22.15, 32.5
- - Perpetuation 22.14
- Nebennierenblutung 47.11
- Nebennierenrindenpräparate 32.21
- neurogener 51.4f
- - Ursachen 32.8
- Nierendurchblutung 32.20
- Osmodiuretika 32.20
- Pathophysiologie 32.1ff
- peripherer Widerstand 32.12
- peritonealer 29.7
- - Herz-Kreislauf-System 44.3
- - Leberfunktionsstörung 44.2f
- - Lungenfunktionsstörung 44.3
- - Nebennierenfunktionsstörung 44.3
- - Nierenfunktionsstörung 44.3
- - Therapie 44.15f
- - Volumensubstitution 44.15
- Phäochromozytom 47.18
- Plasmaersatzmittel 32.14ff
- postkapillärer Venolenbereich 32.4
- Prognose 32.22
- protrahierter 7.9
- Puffersubstanzen 32.20
- Pulmonalarteriendruck 32.9ff
- Pulmonalkapillardruck 32.9ff
- Pulsfrequenzauszählung 32.9
- Pyruvatkonzentration im Blut 32.13
- Sauerstoffverbrauch, Messungen 32.12
- Sauerstoffversorgung 32.19
- Schlafmittelvergiftung 53.3
- Schmerzbekämpfung 32.21
- septischer 5.11, 24.4, 32.7
- - Antibiotikaanwendung 25.8
- - Brandwundeninfektion 54.11
- - Lungenödem 28.7
- spinaler 50.5
- sympathikoadrenerge Reaktion 32.2
- Sympathikolytika 32.8, 32.19
- Sympathikomimetika 32.19
- Sympathikotonie 32.8

Schock
- Therapie 32.14ff, 53.10
- - bei Kindern, Ziel 55.54
- - beim Neugeborenen 55.14
- Thrombozytenkonzentrattransfusion 32.18
- traumatisch-hämorrhagischer Thromboseprophylaxe 31.12
- - 31.10f
- - Heparin 31.12
- - Therapie 31.11
- - Verbrauchskoagulopathie 31.12
- traumatischer 32.5, 34.1
- Ursachen 32.1
- Verbrauchskoagulopathie 32.4
- Verbrennung 54.4
- Vollbluttransfusion 32.17
- Vollelektrolytlösung 55.35
- Volumenmangel 32.5
- Volumensubstitution 32.14ff, 44.15
- zentraler Venendruck 32.9

Schockindex 32.9
Schocklunge 32.5, 34.10
- Entstehungsmechanismen 31.10
- Lungenödem 28.3
- Verbrennungskrankheit 54.7
- Vergiftung 53.2f

Schockniere 33.1f, 44.3
- Polytrauma 34.12

Schocksyndrom, hyperdynames 32.2, 32.6
- hypodynames 32.1f

Schoenlein-Henoch-Syndrom 31.4
Schrumpfblase 7.10
Schuhe, Stationspersonal 2.5
Schutzkleidung 2.5
Schutzleiter 9.20
Schutzleiteranschluß 9.21
Schwächezustand, hyperästhetisch-emotioneller 49.7
Schwachstrom-Verletzung, Kontaktmarke 54.2
Schwartz-Bartter-Syndrom 47.17
Schweineleberperfusion, extrakorporale 22.18
Schweiß, Natriumsekretion 21.15
Schwellstrom 8.3
Schwestern-Pfleger-Gruppe, Belastung, psychische 6.12f
- psychosomatische Probleme 6.1, 6.12

Schwesternarbeitsplatz 1.15, 1.21, 1.27
Scribner-Shunt 22.18, 23.3f
- Prinzip 23.3

Sedativa, Dosierung bei Kindern 55.59
Sedativakumulation 5.11
Sedierung, medikamentöse, bei Status asthmaticus 36.9

Sedierung, medikamentöse
- - therapeutische Hypothermie 24.7f

Sedierung, medikamentöse, bei Beatmung 16.28
Sedimentationsplatte 12.4
Sehnenreflexe, gesteigerte 21.17
Seife, desinfizierende, feste 2.5
Sekretolytika 18.4, 36.7
Selbstinfektion 12.6
Selbstmörder, Rechtsprechung 4.3
Seldinger-Katheterisierung 23.4
Sengstaken-Blakemore-Sonde 43.5f
- Anlegen 43.6
- Komplikationen 43.6

Sepsis 21.5, 44.2
- mit Hyperpyrexie, therapeutische Hypothermie 24.4
- iatrogene 55.52
- katheterinduzierte 5.5

Serotonin 32.5
Serotoninkonzentration, zerebrale 21.7
Serratia marcescens 5.11, 12.7
Serum-α-Amylase 11.17
Serum-Digoxinkonzentration 25.3
Serum-pH, Einfluß des Serumkaliums 21.16
Serumcalcium, hyperkalzämische Krise 47.8
- ionisiertes, Nomogramm 11.9

Serumcalciumspiegelsenkung 47.9
Serumelektrolyte, Normalwerte 11.9
Serumharnstoff-Teststreifen 11.6f
Serumhypermolalität 11.10
Serumhyperosmolalität 21.20
Serumhypomolalität 11.10
Serumhypoosmolalität 21.20, 51.15
Serumikterus, homologer 22.26
Serumionogramm 11.9
Serumkalium nach Herzoperation 41.11
Serumkaliumspiegel, Einfluß des Serum-pH 21.16
Serumkonserve 32.17
Serumkrankheit, Tetanus-Tier-Serum 52.9
Serumkreatinin 11.6
- Cimetidindosierung 42.3
- Glomerulusfiltrat 33.5

Serumkreatininbestimmung 11.6f
Serummolalität 11.10
Serumnatriumkonzentration, Zusammenhang mit Blutzuckerspiegel 21.15
Serumosmolalität, Berechnung 30.3

Serumosmolalitätsveränderung, Ursachen 21.20
Serumschock 52.9f
- Behandlung 52.10
Servo-Ventilator 900 17.16ff
- Bedienung 17.18
- Calculating Unit 17.20
- Funktionsprinzip 17.16
- Funktionsschema 17.17
- klinische Beurteilung 17.39
- Monitoring 17.19
- Sterilisation 17.19
- Überwachung 17.19
Servo-Ventilator 900 B 17.18
Sheehan-Syndrom 47.15
Shunt, arteriovenöser, funktioneller 32.2
- intrapulmonaler 16.5
Shwartzman-Sanarelli-Phänomen 48.2
Sicherheitsprobleme, technische 9.19ff
Sichtschutzvorrichtung 1.16
Sick-Sinus-Syndrom 38.17
Siemens Servoventilator 900 C 17.42
Siggaard-Andersen-Nomogramm 11.11f
Sinnestäuschungen 49.5
Sinusbradykardie 38.17, 40.2
Sinusrhythmus, EKG-Ableitung 13.16
Sinusthrombose 50.2
Sisomicin 25.8f
Skelettmuskulatur Alkylophosphatvergiftung 53.13
Slow reacting substance 32.5, 32.7
Sludge-Phänomen 44.2
Soja-Eiprotein 21.25
Somatopsychisches Syndrom 49.6f
Somatotropes Hormon 47.14
Somnolenz 49.2, 53.5
Sondenernährung 21.23ff
- Durchführung 21.25f
- Elementardiät 21.25
- Komplikationen 21.26
- Kontraindikationen 21.23
Sondenkost 21.23
- Fettanteil 21.24
- homogenisierte Lebensmittel 21.25
- industriell gefertigte 21.25
- lactosefreie 21.24f
- Osmolalitätsgrenze 21.24
- Tetanus 52.7
Sondenmaterial 21.23
Sopor 49.2
Sorbit 21.4
Sorbitinfusion, Dosierung 21.4
Sorgfaltsmangel 3.1
Sorgfaltspflicht, ärztliche 3.1
Spannungsgefühl, inneres 49.5
Spannungspneumothorax 7.3, 35.1f
Spannungspneumothorax
- Ausatemphase 35.2
- Einatemphase 35.2
- bei Kindern 55.58
- beim Neugeborenen 55.25
- bei PEEP 16.20
- Punktionsstelle 35.2
Spättetanus 52.2
Special circulatory management Polytraumatisierter 34.3ff
Speicheroszilloskop 9.2
Sphinkterfunktion, präkapilläre 32.2f
Spiraltubus 15.6
Spirometrie 26.10
Splenektomie 34.2
Splenoportographie 43.7
Spontanatmung s. Atmung
Spontanpneumothorax 35.1
Spulendialysator 23.5
Spurenelemente 21.8
Sputum, schaumiges 28.4
Stabilisierungsphase, Abkürzung 34.13
Stagnationshypoxie 16.19, 26.8, 29.6f
- Sauerstofftherapie 26.9
Stammhirnsyndrom 51.2
Standard management Polytraumatisierter 34.2f
Standardbicarbonat 11.12
- Transfusion 22.8
Staphylococcus aureus 12.6
Staphylokokken-Penicilline 12.3
Staphylokokkenkolitis, hämorrhagische 44.12
Stärkekolloide 32.16
Starlingsche Gleichung 28.1
Starlingsches Herzgesetz 16.13
Statham-Element 7.5
Status asthmaticus 36.1
- - Atmungsüberwachung 36.4
- - Betastimulantien-Inhalation 36.6
- - Blutgasanalyse 36.4
- - Herzglykoside 36.9
- - Intensivbehandlung, Indikation 36.4
- - Intensivüberwachung 36.4
- - kontraindizierte Medikamente 36.10
- - Kreislaufüberwachung 36.4
- - Patientenüberwachung 36.4f
- - Sedierung 36.9
- - Sekretolytika 36.7f
- epilepticus 51.19
- - bei Kindern 55.49
- tetanischer, Therapie 47.7
Stauungspapille 50.3, 51.3
Steal-Syndrom 51.17
Stellatumblockade 53.10
Stenose, subglottische 5.9
Sterbehilfe 4.4ff
- Richtlinien 4.6
Sterben, Verlängerung 4.2
Sterilisationsmethoden 10.2ff
STH s. Somatotropes Hormon
STH-Mangel 47.14
Stickgase 53.19ff
- mechanisch wirkende 53.19
Stickstoff 53.19
Stickstoffbilanz, parenterale 21.10
Stickstoffdioxidvergiftung 53.21ff
- Symptome 53.22
Stickstoffmenge, täglich zu infundierende 21.5
Stickstoffquelle, unspezifische 21.6
Stilett-Peritonealkatheter 23.9
Stirnhirnschädigung, Kohlenmonoxidvergiftung 53.21
Stoffwechsel bei Hunger 21.3
- bei Hypothermie 24.2f
- bei Streß 21.2f
Stoffwechselaktivität, erhöhte 21.1f
- gedrosselte 21.3
Stoffwechselstörung bei parenteraler Ernährung 5.10
Strahlen, ionisierende, sterilisierende Wirkung 10.2f
Strahlenunfall, Hämodialysebehandlung 23.7
Strahlung, ultraviolette 2.3f
Streptokinase 40.9
- Dosierung 39.5
- Thrombolyse 39.5
Streß, Stoffwechselreaktion 21.2f
Streßläsion, gastro-duodenale, Perforation 44.12
- gastrointestinale 42.1ff
- - Klinik 42.1
- - Pathogenese 42.1
- - Prophylaxe 42.1ff
Streßläsionenblutung 42.3
Streßulkus 5.11
- gastrointestinales, bei Beatmung 16.29
Stridor, exspiratorischer 13.2
- inspiratorischer 13.2, 55.48f
Stromgenerator 17.3
Strophantin 25.5
- Abklingquote 25.1
- Erhaltungsdosis 25.1
- - bei Niereninsuffizienz 25.4
- Resorptionsquote 25.1
- Vollwirkdosis 25.1
24-Stunden-Protokoll 7.13
Subarachnoidalblutung 51.10
Subklaviakatheter, Instrumentarium zur Anlage 20.9
- Röntgenkontrolle 20.10
- bei Verbrennungskrankheit 54.5
Substanzen, transperitoneal diffusible 23.8f
- zerebrotoxische 46.1f
Subtraction acidosis 29.5

Subtraction
- alkalosis, 29.8
Sudden-infant-death-Syndrom 37.1
Sudeck-Krankheit, physikalische Therapie 8.4
Suizidalität, akute 49.4f
Suizidkrise 49.1
Suizidrisiko, Abschätzung 49.5
Sulfamethoxazol 12.3
Sulfinpyrazon 39.8
Sulfonamide, Dosierung bei Kindern 55.60
Super-Safety-Cuff 15.4ff
Surfactant 27.2, 28.2
- Abnahme 32.5
- fehlender 28.3
Surfactantmangel 55.10
Surfactantsystem bei PEEP 16.10
Surfactantveränderung bei Sauerstoffatmung 19.3
Surfactantverbrauch bei Beatmung 16.6, 16.29
Swan-Ganz-flow-directed Monitoring-Katheter 20.15
Swan-Ganz-Katheter 5.6f, 38.2, 41.5
- Ballonruptur 20.17
- diagnostische Möglichkeiten 5.6, 20.15ff
- Lagekontrolle, röntgenologische 20.16
Sympathikolytika, Schock 32.19
- - neurogener 32.8
Sympathikomimetika bei Schock 32.19
Sympathikotonie, Schock 32.8
Sympathikusblockade 44.4
Syndrom gereizter Schwäche 49.7
Systemwiderstands-Lungenwiderstands-Verhältnis 34.7f

T

Tachyarrhythmie, digitalisinduzierte, Behandlung 25.4
Tachykardie 38.22
- digitalisinduzierte, ventrikuläre, therapieresistente 25.5
- bei Polyneuritis 50.11
- Rezidivprophylaxe 38.27
- supraventrikuläre 38.23
- - Behandlung 38.26
- - extrasystolische 38.23
Tauchen, Pathophysiologie 19.3
Teerstuhl s. Meläna
Telemetrie 9.17
Temperatursonde 9.6f
- Applikation 9.6
- Pflege 9.7
Temperaturstufe, Lokalisation 34.3
Temperaturstufe
- Verschiebung 34.3
Tenckhoff-Verweilkatheter 23.10
Tensilontest 50.16
Terbutalin 18.2
Terbutalin-Dosieraerosol 36.7
Terbutalinsulfat 36.6
Termingeborenes 55.5
Tetanie, hypokalzämische 47.6
- normokalzämische 47.6
- - Therapie 47.7
Tetanisches Syndrom 47.6f
- - diagnostische Maßnahmen 47.7
- - Symptomatik 47.7
- - Therapie 47.7
Tetanolysin 52.2
Tetanospasmin 52.1
Tetanus 50.18, 52.1ff
- Antibiotika 52.4f
- Augenpflege 52.8
- Beatmung, assistierte 52.6
- - kontrollierte 52.6
- Behandlung 52.4ff
- - symptomatische 52.5f
- Behandlungsende 52.8
- Diagnose 52.3
- Differentialdiagnose 52.3
- Drei-Stufen-Relaxation 52.6
- Ernährung 52.6f
- Frühsymptome 52.3
- Herzglykoside 52.7
- idiopatischer 52.1
- Immunisierung, aktive 52.10
- - passive 52.1
- - Reaktion, allergische 52.9
- - - anaphylaktische 52.9
- - Serumkrankheit 52.9
- - simultane 52.9
- - Voraussetzungen 52.8f
- Immunisierungsmethoden 52.9
- Immuntherapie, aktive 52.4
- - passive 52.4
- Inkubationszeit 52.2
- Kausaltherapie 52.4
- Muskelrelaxantien 52.6
- neonatorum 52.3
- Patientenpflege 52.7f
- Patientenüberwachung 52.7f
- physikalische Therapie 8.4
- Relaxation 52.5
- Sauerstoffüberdruckbehandlung 52.5
- Schnellimmunisierung 52.10
- Sedierung 52.5
- Streßulzera 52.7
- Stuhlentleerung 52.7
- Thromboseprophylaxe 52.7
- Tracheotomie 52.5
- Wärmeregulation 52.7
Tetanus-Adsorbatimpfstoff 52.8ff
Tetanusantitoxin 52.4
Tetanushyperimmunglobulin 52.4
Tetanusimmunglobulin 52.8
Tetanusimmunglobulin
- vom Menschen 52.9
Tetanusmyokarditis 52.2
- Herzglykoside 52.7
Tetanusprophylaxe 52.8ff
Tetanusserum 52.8f
- vom Menschen 52.9
- vom Tier, Gefahren 52.9
Tetanustoxin 52.1f
Tetanustoxoid 52.4
Tetracycline 25.8
Tetraplegie 50.5
Thallium-Intoxikation 50.9
THAM 13.17, 29.11f, 48.4
- Dosierung 29.12
- - Berechnungsbeispiel 29.14
- paravasale Applikation 29.12
- bei Schock 32.20
- Strukturformel 29.12
Therapie, medikamentöse, Risiken 5.10f
- physikalische 8.1ff
- - nach Respiratorentwöhnung 16.33
Thermodesinfektor 10.4f
Thermodilutionsmethode, HZV-Bestimmung 9.13f
Thermographie 39.4
- bei Brandverletzung 54.2
Thesaurismose 50.4
Thiersch-Lappen 55.50
Thionin 53.23
Thorakotomie 13.13, 55.58
Thorax, Darmgeräusche 13.2
- instabiler 13.13
- - Schienung 35.8
Thoraxabsaug-Vorrichtung 35.14ff
Thoraxcompliance 26.3
- Pickwick-Syndrom 37.5
Thoraxdauerdrainage 35.14
- Pumpen 35.14ff
Thoraxdrain, Entfernung 35.14f
Thoraxdrainage, Instrumentarium 35.13
- Troicart-Einstichrichtung 35.11f
Thoraximpedanzmessung 16.28
Thoraxorganverletzung 35.1ff
Thoraxprellung 35.8
Thoraxpumpe 16.3
Thoraxröntgenaufnahme bei Beatmung 16.23
Thoraxschublehre 7.4f
Thoraxverletzung, alveoloarterielle Sauerstoffdruckdifferenz 35.8
- Beatmung 35.8
- Blutgasanalyse 35.8
- penetrierende 35.1, 35.3
- Pleurapunktion 35.8
- stumpfe 35.3, 35.8ff
Thoraxvibrationen 8.6
Thoraxvibrationsmassage 36.8
Thoraxwandbruch 13.2
Thrombelastogramm 11.20

Thrombelastograph, Funktionsprinzip 11.20
Thrombelastographie 11.20
Thromben, gemischte Lungengefäße 27.3
Thrombenbildung bei zentralvenösem Katheter 5.5
Thrombinbildung 11.18
Thrombinzeit, Normalbereich 11.19
Thrombo-Embolie-Langzeit-prophylaxe 39.8
Thrombo-Embolie-Prophylaxe, medikamentöse 39.7
- physikalische 39.6
Thromboembolie bei Arterienkanülierung 20.19
- bei Arterienkatheter 5.4
- bei Cavakatheter 20.14
Thrombolysetherapie, Erfolgsaussichten 39.5
- Kontraindikationen 39.5, 40.9
- Lungenembolie 40.9
- Myokardinfarkt 38.10
- Venenthrombose 39.5
Thrombophlebitis 39.2
- Therapie 39.4
Thromboplastinzeit, partielle 23.4
- - Normalbereich 11.19
- nach Quick, Normalbereich 11.19
Thrombose, akute 39.3
- bei Cavakatheter 20.14
- paraneoplastische 39.3
- Pathophysiologie 39.1f
Thromboseprophylaxe 7.13, 8.7, 31.12
- bei Tetanus 52.7
Thromboserezidiv 39.3
Thrombozyten, transfundierte, Überlebenszeit 22.6
Thrombozytenabbau, gesteigerter 31.2
Thrombozytenaggregate, Lungengefäße 27.3
Thrombozytenantikörper, Häufigkeit 22.24
Thrombozytenbildungsstörung 31.2
Thrombozytenfunktionsstörung 31.3
- Diagnostik 31.6
- Klinik 31.6
- Therapie 31.6
- Urämie 33.8
Thrombozytenkonzentrat 22.20, 31.7
- bei Schock 32.18
Thrombozytensturz 27.7
- Verbrennung 54.8
Thrombozytenzahl 11.19
- Normalbereich 11.19
Thrombozytopathie 31.5
Thrombozytopenie 31.5, 33.8, 41.10
- Klinik 31.5f

Thrombozytopenie
- Therapie 31.6
- Ursachen 31.2f
Thrombus, arterieller 39.1
- flottierender 39.5
- gemischter 39.1
Thrombusentstehung 39.1
Thymektomie 50.17
Thymusbestrahlung 50.17
Thyreoidea stimulierendes Hormon 47.14
Tidal-Drainage 7.9f
Tiefschlafdefizit 37.2
Tiegel-Ventil 35.3
Tiemann-Katheter 7.6
TMP/SMZ 25.8f
Tobramycin 25.8f
Tod, Definition 4.1f
- klinischer 4.1
Todesangst 38.6
- anfallsartige 6.11f
Todeszeichen, klassische 14.2
Todeszeitbestimmung 4.1f, 14.1ff
Todeszeitpunkt 4.1
Tonsillenhypertrophie 37.5
Torsionslagerung 8.6
Totalherbizid 53.15
Totaltod 4.1
Totraumventilation 26.3
- alveoläre 26.5, 26.7
Tötungsdelikt 4.5
Tourniquet-Syndrom 32.8
Toxine, Lungenödem 28.3
Toxoplasmose, transfusionsbedingte 22.27
Trachealabstrich 12.1
Trachealkanüle 15.8f
- flexible 15.8
Trachealkanülengröße 15.6
Trachealkanülenwechsel 15.13
Trachealstenose, subglottische, beim Neugeborenen 55.23
- zirkuläre 15.10
Trachealtubusdurchmesser bei Neugeborenen 55.23
Trachealtubuslänge bei Neugeborenen 55.23f
Trachealtubusmaterial 55.23
Trachealwand, Druckulkus 15.9
Tracheaquerschnitt, Formvariationen 15.2
Tracheitis, subglottische 55.48
Tracheobronchialschleim, Bakteriostase 18.5
- Bakteriozidie 18.5
Tracheobronchialtoilette 15.5
Tracheostoma-Set 15.8
Tracheostomamaske 26.15
Tracheotomia inferior 15.7
- superior 15.7
Tracheotomie 13.5f, 15.1, 50.16f
- bei Hypoxie 26.24
- Indikationen 15.6
- Instrumentarium 15.7
- Komplikationen 15.7
- Luftweginfektion 12.7

Tracheotomie
- mediane 15.7
- beim Neugeborenen 55.28f
- Pickwick-Syndrom 37.4
- Poliomyelitis 50.8
- Polyneuritis 50.11
- Schädel-Hirn-Verletzung 51.14
- Technik 15.6
- bei Tetanus 52.5
- bei thermischer Lungenschädigung 54.4
- Trachealschädigung 5.9
Tracheotomiekanüle 13.6
Tranquilizer 49.6
Tranquillantienvergiftung 53.5f
- Gifteliminationsmethoden, Clearance-Werte 53.6
Transducer s. Druckwandler
Transfusion, Antigen-Antikörper-Reaktion 22.22
- autologe 22.17
- Citratintoxikation 22.7
- Citratspiegel 22.7
- bei disseminierter intravasaler Gerinnung 31.10
- Eiweißunverträglichkeit 22.25
- Fehlerrisiko 22.1
- gruppenserologische Identitätssicherung 22.1f, 22.3ff
- Hämostasestörung 31.3, 31.10
- Heparingabe, prophylaktische 22.13
- Hepatitisrisiko 22.26
- Hyperfibrinolyse 22.13
- Identitätskarte 22.4
- Ikterus 22.7
- Indikation 22.18
- Indikationsstellung 32.17
- Kaliumüberschwemmung 22.8
- Kaltblut 22.10ff
- Komplikationen 22.22ff
- Kontrollsystem 22.3
- bei Leberschaden 22.7
- - Citratabbau 22.8
- Mikrofilterung 22.14f
- ohne Mikrofilterung, Alveolargewebe 22.14
- beim Neugeborenen 55.14f
- Neugeborenes 55.14f
- Organisation 22.2ff
- - EDV-Systeme 22.17
- - Fehlleistungen 22.2
- - - Häufigkeit 22.5
- - Zuständigkeit 22.3
- vom Patienten verweigerte 22.27
- Patientenumhänger 22.3
- rechtliche Probleme 22.27
- Richtlinien 22.2f
- bei Säure-Basen-Haushaltsstörung 22.8
- bei Schock 32.17f
- Standardbicarbonat 22.8
- Urinausscheidung 22.22
- Verbrauchskoagulopathie 22.13

Transfusion
– Warmblut 22.10ff
Transfusionsdienst 22.1
Transfusionsfehler, technische 22.27
Transfusionsgeschwindigkeit, zu hohe 22.27
Transfusionshepatitis 22.26
Transfusionsindikation 22.3
Transfusionslues 22.27
Transfusionsmikrofilter 22.15
Transfusionsreaktion, allergische 22.55
– hämolytische 22.25
– nichthämolytische 22.24
Transfusionsstörung , 22.23ff
– bakterielle Kontamination 22.25
– Fieberreaktion 22.25
– hämolytische, latente 22.24
– Kortikoidgabe, prophylaktische 22.25
– Kreislaufüberlastung 22.25
– Symptomatik 22.25
– Verhalten 22.24f
Transfusionszwischenfall, Endotoxinschock 22.24f
– hämolytischer 22.1, 22.22
– – Dialysebehandlung 22.23
– – Diureseförderung 22.23
– – Schockbekämpfung 22.23
– – Therapieplan 22.22
Transmissionsrezeptor, photoelektrischer 9.5
Transportinkubator 55.16f
Transportkoffer für Neugeborene 55.17f
Tremor beim Neugeborenen 55.11
Trendrecorder 9.17f
Triamcinolon, Dosierungsverhältnis zu Prednison 36.8
Trias, inkurable 33.13
Triebwünsche, aggressive, Unterdrückung 6.4f
Triglyceride, mittelkettige 21.24
Trimethoprim 12.3
Tripple-Index 16.29
Trismus 52.3
Trispuffer 23.8, 33.16, 48.4
TSH s. Thyreoidea stimulierendes Hormon
Tube-Feeding-Syndrom 21.26
Tubomat 15.4
Tubus, Anforderungen 15.2f
– nasopharyngialer 13.3
– nasotrachealer, Lage 13.5
– oropharyngialer 13.3
Tumor, extrapankreatischer, Hypoglykämie 30.7
– intrakranieller 50.3
Tumorbehandlung, hyperbare Oxygenation 19.2f
Tupfer-Abstrich-Methode 12.5

U

Überdehnungsemphysem, bronchostenotisches 18.2
Überdruckbeatmung, assistierende intermittierende, Atemtherapie s. Beatmungsinhalation
– bei Rippenfraktur 35.10
– mit vorgeschaltetem Totraum 18.9
Überdruckkammer, begehbare 19.4
Überdrucktransfusion 22.27
Übernahmeverschulden 3.1, 5.3
– Rechtsprechungsgrundsätze 3.4
Überwachungssystem, Meßkette 9.1ff
Überwässerung, Therapie 33.16
Ulcus duodeni bei akutem Nierenversagen 33.5
Ulkusblutung 44.12
– Endoskopie 43.1
Ultrafiltration 23.1, 23.13
– isolierte 23.15
– sequentielle 23.2
Ultraschall-Aerosol 15.11
Ultraschall-Dopplersonde 39.4
Ultraschalldiagnostik, akutes Abdomen 44.9
Ultraschallkephalometrie 48.5
Ultraschallvernebler 17.40
Ultraviolettschreiber 9.18
Unruhe, psychische 6.8
Unterarmlagerung 7.14
Unterernährung 21.7
Unterkühlungsgerät 24.5
Unterschenkelkompression, pneumatische intermittierende 39.6
Unterschenkellagerung 7.14
Untersuchung, bakteriologische, Material 12.1
– – Materialaufbewahrung 12.1ff
– – Materialentnahme 12.1
Urämie 11.10, 22.23
– chronische terminale 33.4
– – – Hämodialyse 23.7
– – – Hämofiltration 23.16
– dekompensierte, klinische Psychologie 6.8
– Hämodialyse 23.7
– Lungenödem 28.8
– stille 33.4
– Therapie 33.16f
– Thrombozytenfunktionsstörung 33.8
Uremic lung 33.7
Uri-Trip 7.9
Urin s. Harn
Urinosmolalität 21.20
Urinosmolalitäts-Serumosmolalitäts-Verhältnis 21.13
Urokinase, Dosierung 39.5, 40.9
Urtikaria, posttransfusionelle 22.24
USCI-SM-Katheter, bipolarer 38.20
Uterusaktivitätshemmer 5.11
UV-Strahler 2.3f

V

Vagusstimulation 42.1
Vagusstimulierende Maßnahmen 38.23
Valtis-Kennedy-Effekt 22.9f
– Sauerstoffdissoziationskurve, Linksverschiebung 22.9f
Vasodilatation, periphere 25.5
Vasodilatatoren 25.6f
– Indikation 38.11
Vasokonstriktion 34.3
Vasopressin 43.6, 47.16
Vasopressoren 13.22
VDE-Bestimmungen 9.20, 9.23
V_D/V_T-Verhältnis 26.11
Vena cephalica 20.4
– mediana cubiti 20.4
– subclavia 20.4
– – Verlauf 20.10
Vena-brachiocephalica-Punktion 20.12
Vena-cava-inferior-Thrombose 39.3
Vena-cava-Kompressionssyndrom 32.8
Vena-femoralis-Punktion 20.12
Vena-jugularis-externa-Punktion 20.12
Vena-jugularis-interna-Punktion 20.11f
Vena-portae-Durchblutung bei PEEP-Beatmung 16.19
Vena-subclavia-Katheter 29.13
Vena-subclavia-Punktion 20.9ff
– erfolglose 20.13
– infraklavikuläre 20.9ff
– Instrumentarium 20.9
– Komplikationen 20.13
– supraklavikuläre 20.11
Vena-subclavia-Thrombose 39.3
Venae sectio 20.6ff
– – günstigste Lokalisation 20.6
– – Instrumentarium 20.5
Venen, Natriumnitroprussid-Wirkung 16.19
– Nitroglycerin-Wirkung 16.19
Venen-Lymph-System, Einwirkung auf arterielle Durchblutung 8.2
– – auf Muskulatur 8.2
– Massagewirkung 8.2
Venendruck 7.1ff
– Definition 7.1f
– klinische Bedeutung 7.1
– peripherer 7.1f
– zentraler 7.1ff, 16.26
– – Aussagekraft 7.2f
– – Blutvolumenänderung 7.3

Venendruck, zentraler
– – Einfluß von Medikamenten 7.3
– – erhöhter 32.9
– – erniedrigter 7.2, 21.13, 32.9
– – Herzbehinderung, mechanische 7.3
– – nach Herzoperation 41.5
– – intrathorakale Druckänderung 7.3
– – Lungenstrombahn, Einengung 7.3
– – Messung 5.5, 20.1 f
– – Myokardinfarkt 38.4
– – Normalwerte 7.2, 32.9
– – pathologischer 32.9
– – Polytrauma 34.3
– – Schock 32.9
– – – kardiogener 32.6
– – Überwachung 9.10
Venendruckbesteck 7.4
Venendruckmessung 7.3 ff
– Meßanordnung 7.3
– zentrale, Elektromanometer 9.10
– – Katheterapplikation 9.10
Venenkatheter, Fehllage 20.8 f
– zentraler 38.2
– – Applikation 9.10
– – Vena-subclavia-Thrombose 39.3
Venenpunktion, Ellenbeuge 20.3 ff
– Komplikationen 20.13
Venenthrombose, Antikogulantientherapie 39.5 f
– Diagnostik 39.4
– Häufigkeit 39.1 f
– Klinik 39.2
– Risikofaktoren 39.2
– Therapie 39.4
– Thrombolysetherapie 39.5
– tiefe s. Phlebothrombose
– Ursachen 39.2
Venolenbereich, postkapillärer, Ausstromwiderstand bei Schock 32.4
Venotonometer 7.4
Ventilation 26.1
– alveoläre 26.3
– – Verteilung 26.4 f
– – Volumen 26.6
– Indikation zur Beatmung 16.1
– intermittierende maschinelle 17.4
– – – Respirator 17.6
– – – synchronisierte 17.2
– – obligatorische, 17.4
– mechanische s. Beatmung
Ventilations-Perfusions-Störung 26.5 ff
Ventilations-Perfusions-Verhältnis 26.6
– nach Herzoperation 41.12
Ventilationsnomogramm bei Beatmung 16.6
Ventilationsstörung 26.5

Ventilationsstörung
– schmerzbedingte 26.6
Ventilationsszintigraphie 40.8
Ventilpneumothorax 35.1 f
– Notmaßnahme 35.1
Ventilstenose, bronchiale 18.2
Ventricular work index 34.6 f
Ventrikelfunktionskurve 16.14
Ventrikelseptumruptur 38.8
Verapamil 33.19
Verbandsmaterial, Entsorgung 2.6
Verbrauchskoagulopathie 11.18, 27.7, 31.3
– nach chirurgischer Blutung 44.14
– Herzoperation 41.10
– Leberkoma 46.7
– Polytrauma 34.12
– Schock 32.4
– – Therapie 54.4 ff
– – traumatisch-hämorrhagischer 31.12
– Therapie 32.21
– bei Transfusion 22.13
– bei Verbrennungskrankheit 54.7 f
Verbrennung 24.4
– Ausdehnung 54.2
– Biopsie 54.2
– drittgradige, Letalität 54.1
– Flüssigkeitsbilanzierung 32.6
– Gewebsschädigung 54.1
– Gewebszerstörung, schweregradabhängige 54.1
– hyperbare Oxygenation 19.2 f
– Infusionsbehandlung 55.51
– bei Kindern 55.50
– – Ausdehnung 55.52
– – Ernährung 55.52
– – Infektionsverhütung 55.52
– – lokale Therapie 55.50
– – Notfallbehandlung 55.50
– – Schockbehandlung 55.50
– Lungenödem 28.3
– Nekrektomie 54.11
– – Blutverlust 54.12
– Neunerregel 54.2
– Oberflächenbehandlungsmittel, bakterizides 54.9f
– Ödembildung 54.4
– Operationsindikation 54.11
– Pflegetechnik, aseptische 54.9
– physikalische Therapie 8.4
– Quick-Wert 54.8
– Schweregrade 54.1
– Thrombozytensturz 54.8
– Tracheotomieindikationen 54.4
– Wundbehandlung, antiseptische 54.9
Verbrennungsblaseninhalt, Analyse 54.4 f
Verbrennungskrankheit 54.1 ff
– Aminoglykosidantibiotika 54.10
– Blutgerinnungsstörung 54.8

Verbrennungskrankheit
– Breitbandantibiotika 54.10
– disseminierte intravasale Gerinnung 54.7 f
– Ernährung 54.8 f
– Gammaglobulinsubstitution 54.10
– Gewebshypoxidose 54.5
– Herzleistung 54.5
– Infektionsbekämpfung 54.9 ff
– Infusion, forcierte 54.5
– Lungenödem 54.7
– metabolische Azidose 29.7
– Mikrozirkulationsstörung 54.5
– Nierenfunktionsstörung 54.8
– Pathophysiologie 54.4 f
– reaktiv-seelische Traumatisierung 6.8
– Schocklunge 54.7
– Subklaviakatheter 54.5
– Verbrauchskoagulopathie 54.7 f
– Volumenmangel 54.5
– Volumensubstitution 54.5
– – Dauer 54.7
– – Mengenberechnung 54.6
Verbrennungsschock 32.5
Verbrennungstoxin 54.4
Verbrennungszentrum 1.5
Verbrühung Infusionsbehandlung 55.51
– bei Kindern 55.50
– – lokale Therapie 55.50
– – Notfallbehandlung 55.50
– – Schockbehandlung 55.50
Vergiftung, akute 53.1 ff
– – Behandlungsprinzipien 53.2 ff
– – Epidemiologie 53.1
– – Skandinavische Behandlungsmethode 53.2
– Antikoagulation 53.3
– endogene, Hämodialyse 23.7
– exogene, Hämodialyse 23.7
– – – Indikation 23.18
– – Hämofiltration 23.15 f
– – Hämoperfusion 23.18 f
– – Peritonealdialyse 23.12
– Hämoperfusion 23.18 f, 53.3 f
– Informations- und Behandlungszentren 53.23
– Lungenödem 28.3
– prophylaktische PEEP-Beatmung 53.3
– respiratorische Insuffizienz 53.3
– Volumensubstitution 53.3
Vergiftungssyndrome 53.1 f
Verletzung, chemische, Gewebsschädigung 54.2
– – Therapie 54.1 ff
– elektrische, Crash-Niere 54.8
– – Entlastungsschnitte 54.4
– – Erste Hilfe 54.3
– – Erstversorgung 54.3
– – Gewebszerstörung 54.2
– – Nebenverletzungen 54.3

Verletzung elektrische
– – Therapie 54.1 ff
– thermische, Blasenbildung 54.2
– – Differentialdiagnose 54.2
– – Erste Hilfe 54.2 f
– – Nasenrachenraum, Inspektion 54.4
– – Therapie 54.1 ff
– – Tiefenwirkung 54.2
Verleugnungsarbeit 6.5
Verlustalkalose 29.5, 29.8
Verlustazidose 29.5
Vernichtungsgefühl, vegetative Symptomatik 38.6
Verordnungsbogen 7.13
Verweilkatheter, arterieller 5.3
Video-Technik 9.2
Virchowsche Trias 39.1
Virusmyokarditis 50.8
Vitalangst 49.6
Vitalkapazität, Indikation zur Beatmung 16.1
Vitamin-D-Intoxikation 21.18
Vitamin-K_1-Mangel 31.7
Vitaminbedarf, täglicher, bei parenteraler Ernährung 21.8
Vitaminzufuhr, parenterale 21.8
Vollblutkonserve s. Blutkonserve
Volldigitalisierung 38.11
Vollelektrolytlösung 55.35
Volonteers 1.13
Volumenbilanz 45.4
Volumenmangel, Schock 32.5
Volumenmangelschock, Nierenfunktion 44.3
– Peritonitis 44.2
Volumensequestration 45.2
Volumensubstitution bei akutem Lungenversagen 27.8
– Mengenberechnung bei Verbrennungskrankheit 54.6
– bei Myokardinfarkt 38.14
– bei PEEP-Beatmung 16.17 f
– Vergiftung 53.3
Von-Willebrand-Syndrom 31.2
Vorhofflattern 38.22 f
– Behandlung 38.26
– Behandlungsindikation 38.22
– Volldigitalisierung 38.22
Vorhofflimmern 38.22 f
– Behandlung 38.26
– Behandlungsindikation 38.22
– Glykosidgabe 38.11
– Volldigitalisierung 38.22
Vorhoftachykardie, Behandlung 38.26
Vortex-Spirometer 17.24
VWI s. Ventricular work index

W

Wachstation s. Frischoperiertenstation
Wachstationspsychose 49.6
Wadenstimulation, elektrische 39.6
Wahn 49.5
Wandschienensystem 1.26
Warmbluttransfusion 22.10 ff, 22.21
Wärme, trockene 8.3
Wärme- und Feuchtigkeitsaustauscher 15.11
Wärmehaushalt, Physiologie 24.1
Wärmeregulation, chemische 24.1
– physikalische 24.1
Warnarrhythmien 38.23
Waschbecken als Infektionsquelle 2.6
Waschbeckenabflußrohr 2.6 f
– Schnellschlußventil 2.7
Wäsche, Stationspersonal 2.5
Wäscheimprägnation, desinfizierende 2.5
Wasserbilanz bei Oligoanurie 33.7
Wasserbilanzstörungen, Tonizität 11.10
Wasserhaushalt 21.12 ff
– Bilanzierung 7.5
– gastrointestinaler 44.4
– Regulationsmechanismen 21.12 f
Wasserhaushaltsbilanzbogen 7.13
Wasserhaushaltsstörung, Behandlung 21.11
Wassermangel 11.10
Wasserstoffionenkonzentration, tatsächliche, im Plasma 11.11
Wasserüberschuß 21.13 f
– klinische Zeichen 21.13
Waterhouse-Friderichsen-Syndrom 47.11
Wechselstromwiderstand, elektrischer, thorakaler 16.28
Weiterbildungsordnung, ärztliche 1.3
Wendl-Tubus 13.3 f, 13.7, 26.13
Wernicke-Syndrom 46.4
Westermark-Zeichen 40.3
Wet lung 28.3 f
Widerstand, peripherer, akute Senkung 25.6
– – Berechnung 32.12
– – Schock 32.12
– pulmonal-vaskulärer, erhöhter 34.6 f
– – – Therapie 34.9
– – Definition 34.7
Widerstandsquotient, system-pulmonaler, Berechnung 34.7
Wiederbelebung 13.1 ff
– Definition 13.1
– EEG-Verlauf 14.3 f
– Hirnödem 14.3 f
– Indikation 13.1
– Organisation 13.25 ff
Wiederbelebung
– pathophysiologische Grundlagen 14.1
– Polytraumatisierter 34.1
Wiederbelebungsmaßnahmen, Abbruch 14.2
– schriftliche Dokumentation 13.28
Wiederbelebungsphasen 13.27
Wiederbelebungszeit 14.1
Wiegebett 7.11
Wirkstoffseife 2.5
Witzel-Fistel 50.9, 51.20
Wright-Respirometer 26.3
Wundverhältnisse, anaerobe 52.1

X

Xanthinderivate 18.3 f
^{133}Xe-Clearance 51.13
Xylit 21.4
Xylitinfusion, Dosierung 21.4

Z

Zellseparator 22.20
Zelltod 14.1
Zentralnervensystem, Alkylphosphatvergiftung 53.13
– Hypothermie 24.2
Zerebralgefäßsklerose, Delirien 49.2
– Erregungszustände 49.4
Ziliarinsuffizienz, bronchiale 18.2
Zinksubstitution 21.8
Zuckeraustauschstoffe s. Nichtglucosekohlenhydrate
Zufuhr-Alkalose 29.5
Zunge, zurückfallende 13.2 f
ZVD s. Venendruck, zentraler
Zwangsunterbringung psychisch Kranker 49.9 f
Zwerchfell-Thoraxwand-Antagonismus 36.1, 36.3
Zwerchfellhernie 55.27
Zwerchfellhochstand, Peritonitis 44.3
– unilateraler 40.3
Zwerchfellruptur 13.2
Zyanose 13.2, 40.2
– beim Neugeborenen 55.11
Zyklothymie 49.4
Zytomegalie, transfusionsbedingte 22.27
Zytostatika 50.17

INA Intensivmedizin Notfallmedizin Anästhesiologie

Herausgegeben von P. Lawin, V. v. Loewenich, G. Rodewald, P. Schölmerich, H. Stoeckel

---

Band 21

Kohlenhydratverwendung im Streßstoffwechsel

Symposium in Frankfurt am Main

Herausgegeben von R. Dudziak, H. Hartmann, Frankfurt

1980. 181 Seiten, 120 Abbildungen 31 Tabellen, kartoniert DM 54,–

Band 22

Analgesie und Anästhesie in der Geburtshilfe

Symposium Münster/Westf.

Herausgegeben von P. Lawin, F. K. Beller, H. Stellpflug, Münster

1980. 84 Seiten, 31 Abbildungen 7 Tabellen, kartoniert DM 34,–

Band 23

Streßläsionen im Magen-Darm-Trakt

Symposium in Münster

Herausgegeben von E. Götz, Münster

1981. 74 Seiten, 25 Abbildungen, 20 Tabellen kartoniert DM 48,–

Band 24

Die Versorgung des bewußtlosen Patienten

Von W. R. Darmody

Mit Beiträgen von R. L. Krome J. E. Tintinalli, Detroit, Michigan, USA

Bearbeitet und übersetzt von W. Gobiet, Hessisch-Oldendorf

1981. 102 Seiten, 32 Abbildungen, 6 Tabellen kartoniert DM 48,–

Band 26

Rechnergestützte Intensivpflege

Symposium in Tübingen

Herausgegeben von E. Epple, Tübingen; H. Junger, Tübingen W. Bleicher, Stuttgart; R. Schorer, Tübingen J. Apitz, Tübingen; U. Faust, Stuttgart

1981. 197 Seiten, 86 Abbildungen, 26 Tabellen kartoniert DM 60,–

G T V

Georg Thieme Verlag Stuttgart · New York

Plasmaersatzmittel

3., neubearbeitete Auflage
Von H. Lutz, Mannheim

1980. 155 Seiten, 37 Abbildungen, 23 Tabellen, kartoniert DM 39,–

Neu in der 3. Auflage:
In diesem Teilgebiet der Volumenersatztherapie wurde eine Vielzahl neuer Erkenntnisse gewonnen und teilweise in die Praxis übernommen. Dies betrifft vor allem die neuentwickelten Stärkekolloide, Gammaglobulinpräparate und die durch Fremdkolloide ausgelösten anaphylaktoiden Reaktionen. Die wechselseitigen Beziehungen der verschiedenen Regulationsprinzipien zur Konstanterhaltung des Blutvolumens sind in dieser Auflage in erweiterter Form dargestellt. Neu aufgenommen wurden Kapitel über Spezialindikationen von Plasmaersatzmittel, Infusionsbehälter und Infusionspumpen.

Intra- und postoperative Zwischenfälle

Ihre Verhütung und Behandlung
In 4 Bänden
Herausgegeben von
K. Kremer, Düsseldorf; F. Kümmerle, Mainz;
H. Kunz; R. Nissen, Basel-Riehen;
H. W. Schreiber, Hamburg

Band I

Allgemeiner Teil – Thorax – Hals

2., neubearbeitete und erweiterte Auflage

1981. 580 Seiten, 139 Abbildungen in 210 Einzeldarstellungen, 69 Tabellen, gebunden DM 198,–

In Vorbereitung:
Band II: Abdomen, 3. Auflage
Band III: Extremitäten – Urologie, 2. Auflage

Aus einer Besprechung über das Gesamtwerk (1. Auflage):
Das Ziel der Herausgeber » . . . den Fachgenossen in kritischer und sorgenreicher Situation Ratschläge zu geben« ist voll und ganz gelungen.
Hartmann, Der Chirurg

Georg Thieme Verlag Stuttgart · New York

Gesamtumfang des Bandes: XXXII, 1038 Seiten